"十三五"国家重点图书出版规划项目

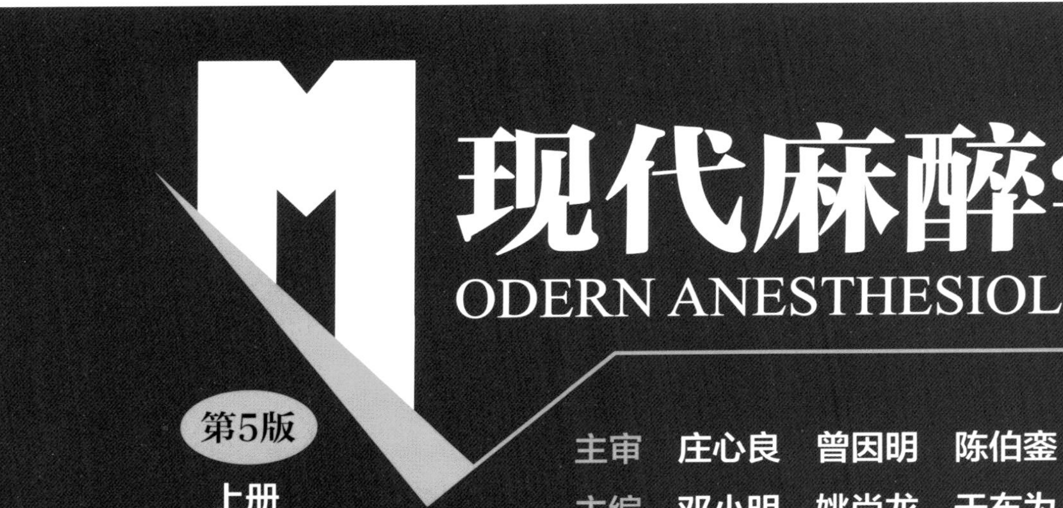

编　委（以姓氏笔画为序）

于布为　马　虹　马正良　王天龙　王英伟
王国林　仓　静　邓小明　刘　进　刘克玄
米卫东　李天佐　李文志　郑　宏　俞卫锋
姚尚龙　郭曲练　郭向阳　黄宇光　鲁开智
熊利泽　缪长虹

主编助理　倪　文　尚　游　薛庆生　申　乐

主编工作秘书　余喜亚　邹文漪

人民卫生出版社
·北　京·

图书在版编目（CIP）数据

现代麻醉学：全 2 册 / 邓小明等主编．—5 版．—北京：人民卫生出版社，2020.12（2022.4重印）
ISBN 978-7-117-30444-3

Ⅰ. ①现… Ⅱ. ①邓… Ⅲ. ①麻醉学 Ⅳ. ①R614

中国版本图书馆 CIP 数据核字（2020）第 166745 号

人卫智网	www.ipmph.com	医学教育、学术、考试、健康，购书智慧智能综合服务平台
人卫官网	www.pmph.com	人卫官方资讯发布平台

现代麻醉学
Xiandai Mazuixue
（上、下册）
第 5 版

主　　编：邓小明　姚尚龙　于布为　黄宇光
出版发行：人民卫生出版社（中继线 010-59780011）
地　　址：北京市朝阳区潘家园南里 19 号
邮　　编：100021
E - mail：pmph @ pmph.com
购书热线：010-59787592　010-59787584　010-65264830
印　　刷：三河市宏达印刷有限公司（胜利）
经　　销：新华书店
开　　本：889 × 1194　1/16　　总印张：197　　总插页：16
总 字 数：5825 千字
版　　次：1987 年 10 月第 1 版　　2020 年 12 月第 5 版
印　　次：2022 年 4 月第 2 次印刷
标准书号：ISBN 978-7-117-30444-3
定价（上、下册）：598.00 元
打击盗版举报电话：010-59787491　E-mail：WQ @ pmph.com
质量问题联系电话：010-59787234　E-mail：zhiliang @ pmph.com

作者名单（以姓氏笔画为序）

丁正年　南京医科大学第一附属医院
刁玉刚　中国人民解放军北部战区总医院
于布为　上海交通大学医学院附属瑞金医院
于金贵　山东大学齐鲁医院
于泳浩　天津医科大学总医院
万小健　中国人民解放军海军军医大学第一附属医院
马　虹　中国医科大学附属第一医院
马正良　南京大学医学院附属鼓楼医院
王　庚　北京积水潭医院
王　晟　广东省人民医院
王　强　西安交通大学第一附属医院
王　锷　中南大学湘雅医院
王天龙　首都医科大学宣武医院
王月兰　山东第一医科大学第一附属医院（山东省千佛山医院）
王东信　北京大学第一医院
王秀丽　河北医科大学第三医院
王英伟　复旦大学附属华山医院
王国林　天津医科大学总医院
王学军　青海红十字医院
王保国　首都医科大学三博脑科医院
王晓斌　西南医科大学附属医院
王海云　天津市第三中心医院
王祥瑞　同济大学附属东方医院
仓　静　复旦大学附属中山医院
卞金俊　中国人民解放军海军军医大学第一附属医院
方向明　浙江大学医学院附属第一医院
邓小明　中国人民解放军海军军医大学第一附属医院
古妙宁　南方医科大学南方医院
左明章　北京医院
石学银　上海交通大学医学院附属新华医院
龙　村　中国医学科学院阜外医院
申　乐　中国医学科学院北京协和医院
田玉科　华中科技大学同济医学院附属同济医院
田国刚　海南医学院
冯　艺　北京大学人民医院
朱　波　中国医学科学院北京协和医院
朱　涛　四川大学华西医院
朱文忠　中国人民解放军海军军医大学第一附属医院
朱科明　中国人民解放军海军军医大学第一附属医院
刘　进　四川大学华西医院
刘克玄　南方医科大学南方医院
刘金东　徐州医科大学附属医院
刘学胜　安徽医科大学第一附属医院
刘敬臣　广西医科大学第一附属医院
米卫东　中国人民解放军总医院
江　伟　上海交通大学附属第六人民医院
江　来　上海交通大学医学院附属新华医院
安建雄　中国医科大学航空总医院
许　力　中国医学科学院北京协和医院
许平波　复旦大学附属肿瘤医院
严　敏　浙江大学医学院附属第二医院
苏　帆　山东中医药大学附属医院
李　洪　中国人民解放军陆军军医大学第二附属医院
李士通　上海交通大学附属第一人民医院
李天佐　首都医科大学附属北京世纪坛医院
李文志　哈尔滨医科大学附属第二医院
李文献　复旦大学附属眼耳鼻喉科医院
李金宝　上海交通大学附属第一人民医院

杨立强　首都医科大学宣武医院
杨拔贤　北京大学人民医院
杨建军　郑州大学第一附属医院
杨承祥　中山大学附属佛山医院
连庆泉　温州医科大学附属第二医院
吴安石　首都医科大学附属北京朝阳医院
余剑波　天津市南开医院
应诗达　山东大学齐鲁医院
冷玉芳　兰州大学第一医院
闵　苏　重庆医科大学附属第一医院
宋海波　四川大学华西医院
张　卫　郑州大学第一附属医院
张　兵　哈尔滨医科大学附属第二医院
张　宏　中国人民解放军总医院
张　莹　上海交通大学附属第一人民医院
张　野　安徽医科大学第二附属医院
张马忠　上海交通大学医学院附属上海儿童医学中心
张加强　河南省人民医院
张励才　徐州医科大学麻醉学院
张秀华　中国医学科学院北京协和医院
张良成　福建医科大学附属协和医院
陈向东　华中科技大学同济医学院附属协和医院
邵建林　昆明医科大学第一附属医院
拉巴次仁　西藏自治区人民医院
杭燕南　上海交通大学医学院附属仁济医院
欧阳文　中南大学湘雅三医院
尚　游　华中科技大学同济医学院附属协和医院
易　杰　中国医学科学院北京协和医院
罗　艳　上海交通大学医学院附属瑞金医院
罗爱林　华中科技大学同济医学院附属同济医院
郑　宏　新疆医科大学第一附属医院
赵　平　中国医科大学附属盛京医院
赵　璇　同济大学附属第十人民医院
赵国庆　吉林大学中日联谊医院
赵雪莲　河北医科大学第四医院
思永玉　昆明医科大学第二附属医院
侯　炯　中国人民解放军海军军医大学第一附属医院
俞卫锋　上海交通大学医学院附属仁济医院
闻大翔　上海交通大学医学院附属仁济医院
姜　虹　上海交通大学医学院附属第九人民医院
祝胜美　浙江大学医学院附属第一医院
姚尚龙　华中科技大学同济医学院附属协和医院
袁世荧　华中科技大学同济医学院附属协和医院
袁红斌　中国人民解放军海军军医大学第二附属医院
贾　珍　青海大学附属医院
贾慧群　河北医科大学第四医院
夏中元　武汉大学人民医院
顾小萍　南京大学医学院附属鼓楼医院
柴小青　中国科学技术大学附属第一医院
倪　文　中国人民解放军海军军医大学第一附属医院
倪新莉　宁夏医科大学总医院
徐世元　南方医科大学珠江医院
徐仲煌　中国医学科学院北京协和医院
徐军美　中南大学湘雅二医院
徐国海　南昌大学第二附属医院
徐美英　上海交通大学附属胸科医院
徐铭军　首都医科大学附属北京妇产医院
郭　政　山西医科大学第二医院
郭曲练　中南大学湘雅医院
郭向阳　北京大学第三医院
容俊芳　河北省人民医院
黄文起　中山大学附属第一医院
黄宇光　中国医学科学院北京协和医院
梅　伟　华中科技大学同济医学院附属同济医院
曹君利　徐州医科大学麻醉学院
戚思华　哈尔滨医科大学附属第四医院
崔晓光　哈尔滨医科大学附属第二医院
阎文军　甘肃省人民医院
董海龙　中国人民解放军空军军医大学第一附属医院
韩文军　中国人民解放军海军军医大学第一附属医院
韩如泉　首都医科大学附属北京天坛医院
喻　田　遵义医科大学
黑子清　中山大学附属第三医院
嵇富海　苏州大学附属第一医院
傅　强　中国人民解放军总医院
傅志俭　山东省立医院
鲁开智　中国人民解放军陆军军医大学第一附属医院
曾因明　徐州医科大学附属医院
裴丽坚　中国医学科学院北京协和医院
熊利泽　同济大学附属上海市第四人民医院
　　　　中国人民解放军空军军医大学第一附属医院
熊源长　中国人民解放军海军军医大学第一附属医院
缪长虹　复旦大学附属肿瘤医院
薛庆生　上海交通大学医学院附属瑞金医院
薛张纲　复旦大学附属中山医院
薛富善　首都医科大学附属北京友谊医院

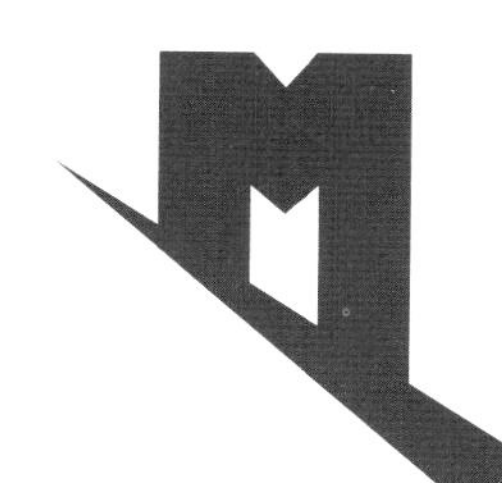

参编作者名单

（以姓氏笔画为序）

于春华　万　磊　马　爽　马璐璐　王　洁　王　颖　牛　静　方七五
尹芹芹　邓　萌　叶建荣　包　睿　朱正华　朱茂恩　朱倩云　乔　青
刘　星　刘立伟　闫春伶　安　珂　孙　杰　李　机　李　凯　李　锐
李孔兵　李玮伟　李建立　李勇帅　杨　春　杨　磊　杨陈祎　杨谦梓
吴　洁　佟冬怡　邹丽丽　宋思源　张　砡　张　琦　张丽娜　张青林
张俊峰　陈　辉　陈庆彬　陈雪吟　陈唯韫　范晓华　易　斌　罗天元
金培培　赵　磊　钟海星　姜　妤　类　振　袁　茵　贾辰飞　钱　玥
徐蓉蓉　徐嘉莹　凌晓敏　高　卉　高建翎　郭凤英　席宏杰　唐永忠
黄仰发　黄锦文　梅弘勋　曹　俊　曹江北　龚亚红　彭宇明　董树安
蒋懿斐　谢克亮　雷少青　虞雪融　蔡一榕　漆　红　谭　刚　颜　飞
穆东亮　魏　蔚　魏昌伟

《现代麻醉学》版次记载

版次	出版时间	主编
第 1 版	1987 年	刘俊杰　赵　俊
第 2 版	1997 年	刘俊杰　赵　俊
第 3 版	2003 年	庄心良　曾因明　陈伯銮
第 4 版	2014 年	邓小明　姚尚龙　于布为　黄宇光
第 5 版	2020 年	邓小明　姚尚龙　于布为　黄宇光

#《现代麻醉学》荣誉榜

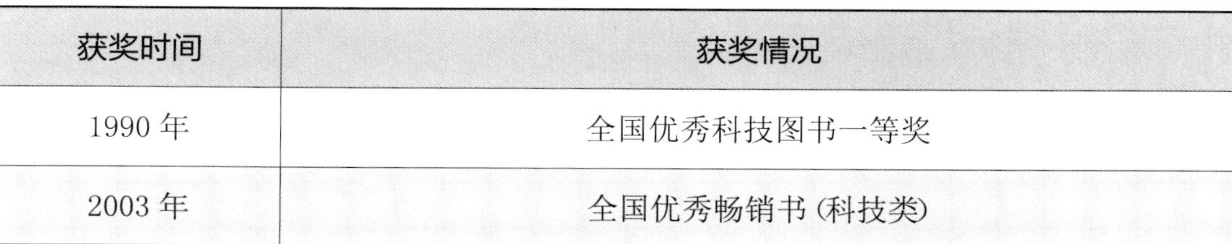

获奖时间	获奖情况
1990 年	全国优秀科技图书一等奖
2003 年	全国优秀畅销书（科技类）

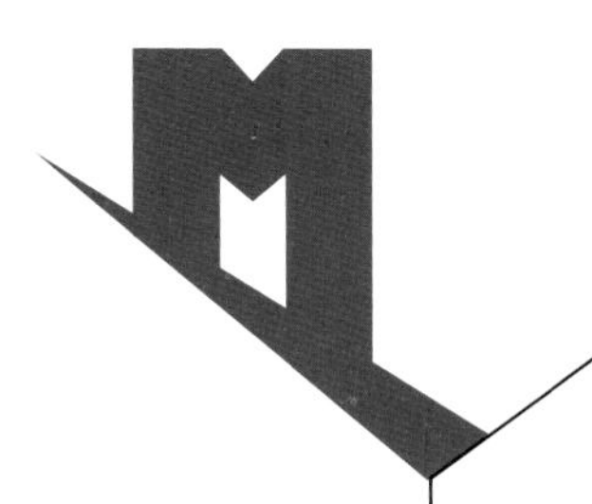

主编简介

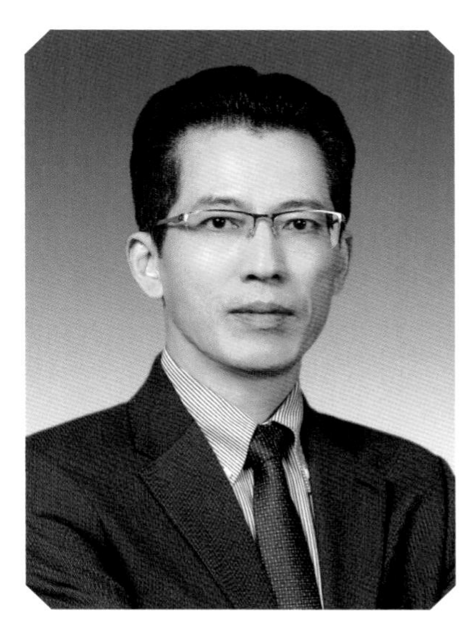

邓小明，1963 年 1 月出生于江西省吉安市。1984 年于第二军医大学军医系本科毕业后留校在第二军医大学第一附属医院麻醉科工作，先后师从王景阳教授、朱诚教授，获得麻醉学硕士与外科学博士学位。1998 年在德国杜塞尔多夫海涅（Heinrich-Heine）大学麻醉学研究所任访问教授。现为海军军医大学第一附属医院麻醉学部、麻醉学教研室主任，教授，主任医师，博士研究生导师；现任中华医学会麻醉学分会第十三届委员会候任主任委员兼麻醉学护理学组组长、中国高等教育学会医学教育专业委员会常务理事、全国高等学校麻醉学专业第四届教材编审委员会主任委员、上海市医学会麻醉科专科分会第十届委员会主任委员、全军麻醉学与复苏专业委员会副主任委员、《国际麻醉学与复苏杂志》总编辑、《中华麻醉学杂志》副总编辑、《临床麻醉学杂志》副总编辑等。

长期从事临床麻醉与危重病医学的医疗、教学和研究工作。擅长高危疑难患者的麻醉与围手术期管理；在脓毒症的基础与临床方面展开了较深入的研究，以第一申请者先后获得国家自然科学基金 5 项，以及多项省部级重点项目，并获得国家科学技术进步奖二等奖一项（第三完成人）、上海医学科技奖二等奖一项，以及军队医疗成果奖二等奖两项。主持我国麻醉学本科教育工作，以及原国家卫生和计划生育委员会“十三五”规划教材、住院医师规范化培训教材、专科医师规范化培训教材、继续医学教育教材等教材的编写组织工作。主编或主译著作和教材 30 余部，包括“十二五”“十三五”国家重点图书出版规划项目《现代麻醉学》（第 4、5 版），《米勒麻醉学》（第 6、7、8、9 版）（中文版），《中国麻醉学指南与专家共识》（2014 版、2017 版），《中国医学发展系列研究报告——麻醉学进展》（2015 版、2016 版、2017 版、2018 版、2019—2020 版），《麻醉学新进展》（2005 版、2007 版、2009 版、2011 版、2013 版、2015 版、2017 版、2019 版），原卫生部规划教材、原卫生部“十二五”规划教材、原国家卫生和计划生育委员会“十三五”规划教材《危重病医学》（第 2、3、4 版）（供麻醉学专业用），以及《麻海新知》(2017 版、2018 版、2019 版)等,并获全国高等学校医药优秀教材二等奖、首届中国大学出版社图书奖优秀学术著作奖一等奖等。获得上海市医学领军人才、上海领军人才、上海市曙光学者、上海市杰出专科医师奖、总后勤部育才奖银奖等。以第一作者或通讯作者发表论文约 400 篇,其中 SCI 收录约 100 篇。培养毕业博士研究生 55 名、硕士研究生 65 名。

主编简介

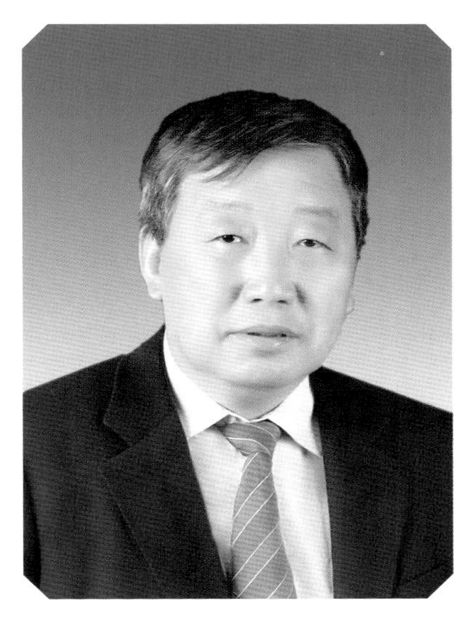

姚尚龙，安徽省芜湖市人。1982年于皖南医学院本科毕业，同年留校于皖南医学院附属医院麻醉科工作，先后师从刘俊杰和金士翱教授，分别于1987年和1990年在同济医科大学附属协和医院和同济医科大学附属同济医院获硕士和博士学位。毕业后在同济医科大学附属协和医院工作，1992年被评为副教授、副主任医师，1998年被评为教授、主任医师。现任湖北省麻醉临床医学中心主任，华中科技大学同济医学院附属协和医院麻醉与危重病研究所所长，教授，主任医师，博士研究生导师。2010年获卫生部有突出贡献专家，享受国务院政府特殊津贴。曾任中华医学会麻醉学分会十一、十二届委员会副主任委员、中国医师协会麻醉学医师分会第三任会长，现任中国高等教育学会麻醉学理事会副理事长、吴阶平基金会麻醉与重症医学部主任、国家卫生健康委能力建设和继续教育麻醉学专家委员会主任委员、国家卫生健康委员会麻醉质控中心副主任、湖北省麻醉质控中心主任、湖北省医学会麻醉学分会名誉主任委员、全国卫生专业技术资格考试麻醉学专业专家委员会主任委员、国际麻醉研究协会（IARS）会员和美国麻醉科医师协会（ASA）会员等。

长期从事麻醉与危重病医学的临床医疗、教学和研究工作，主要从事麻醉机制、急性呼吸窘迫综合征（ARDS）重症治疗、疼痛治疗、心肺脑复苏和体外循环损伤机制研究工作。先后承担10余项国家自然科学基金（其中一项国家自然科学基金重点项目）和10余项省部级课题，总科研经费2 000余万元。获各种奖项10余项，包括湖北省科技进步奖一等奖，教育部全国普通高等学校优秀教材一等奖，2019年第三届“国之名医·卓越建树”奖等。主编和参编专著和教材30余部，现任《临床麻醉学杂志》副总编辑、《中华麻醉学杂志》副总编辑、《中国麻醉学论坛》副总编辑、《国际麻醉学与复苏杂志》副总编辑、《实用诊断与治疗杂志》副总编辑、《中华生物医学工程杂志》副总编辑和其他12本杂志编委。获国家级发明专利5项，其中便携式电子视频喉镜专利成功转让并生产使用。培养80余名博士研究生，100余名硕士研究生，获湖北省优秀博士论文奖。发表论文 400 余篇，其中 80 余篇被 SCI 收录。先后获得最美医生、中国好医生、医学科学家、荆楚楷模等荣誉称号。2017 年入选华人麻醉名人堂。2015 年获中国消除贫困奖，并受到习近平总书记亲切接见。

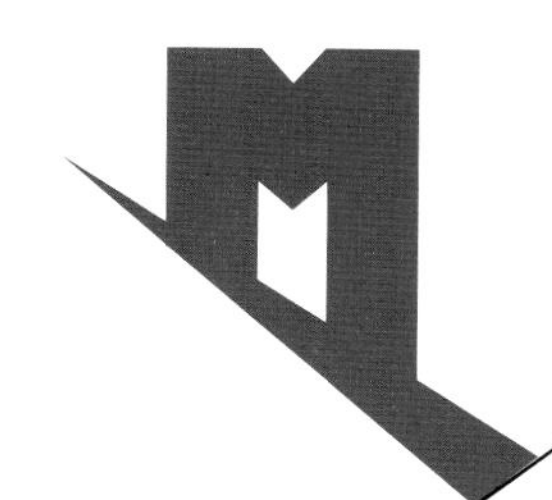

主编简介

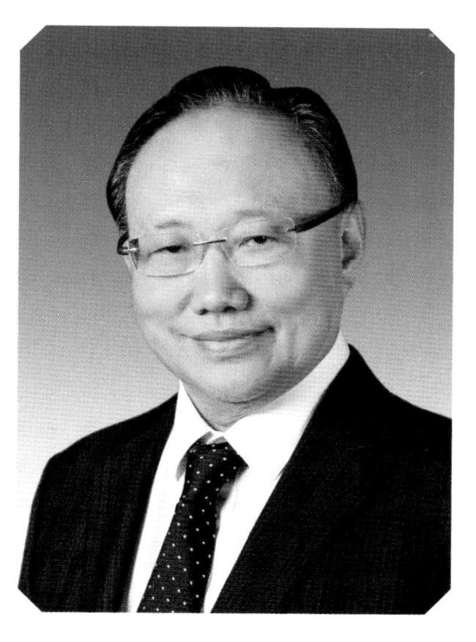

于布为，医学博士，主任医师，博士研究生导师，博士后流动站导师，上海交通大学医学院附属瑞金医院麻醉科教授。

曾任中华医学会麻醉学分会第十届委员会主任委员、上海交通大学医学院附属瑞金医院麻醉科主任、上海交通大学医学院附属瑞金医院北院副院长、上海交通大学医学院附属瑞金医院卢湾分院院长、上海市医学会麻醉科专科分会第九届委员会主任委员。

现任中国医师协会麻醉学医师分会第六届委员会会长，中国医药教育协会麻醉专业委员会首任主任委员，上海市医师协会麻醉科医师分会第一、二届委员会会长，上海市麻醉科住院医师规范化培训及专科医师培训专家组组长，中华医学会理事，中国医师协会第四届理事会理事，首届东亚麻醉联盟主席，世界麻醉学会联合会学术委员会理事，美国老年麻醉进展学会理事，德国麻醉与危重病学会名誉会员。

《医学参考报麻醉学频道》主编、《临床麻醉学杂志》总编辑、《中华麻醉学杂志》与《上海医学》副总编辑，以及《中华医学杂志》《国际麻醉学与复苏杂志》《交通大学学报（医学版）》等杂志的编委。

荣获 2016 年上海市医师协会第二届"仁心医者·上海市杰出专科医师奖"，2018 年第二届"国之名医·卓越建树"奖。2018 年第二届"白求恩式好医师提名奖"。

创立了"全身麻醉的哲学思辨""理想麻醉状态""精确麻醉管理""麻醉治疗学"等创新理念和临床实践。建立了"诱导期高容量血液填充""三明治麻醉""伤害性感受监测""气道困难优化处理"等临床新理念和新技术。率先提出"麻醉学科是舒适化医疗主导学科，保障医疗安全的关键学科，提高医院工作效率的枢纽学科，协调各科关系的中心学科，为社会所熟知和认可的重点学科"这 5 项中国麻醉学科的发展愿景，使"舒适化医疗"成为中国麻醉学科发展的特色与方向。在担任中华医学会麻醉学分会主任委员期间建立了全国基层医院麻醉科主任培训制度，推动了中国麻醉学科整体水平的快速提升，主持编撰《中国麻醉学快捷指南》(2014版)，主编 *Handbook of Clinical Anesthesia*。建立了国内首个“麻醉治疗科”，将麻醉学技术和药物用于难治性疾病的治疗，取得了满意的临床效果。

开展了麻醉药理、麻醉药物的中枢作用机制、麻醉对于认知功能的影响、疼痛产生的中枢机制等领域的基础研究。累计获得国家自然科学基金3项，上海市科学技术委员会和上海市卫生健康委员会等多项科研基金支持。累计发表文章500余篇，其中SCI收录80余篇，主编专业书籍15部，拥有专利9项，获得2013年上海医学科技奖二等奖和2018年上海医学科技奖成果推广奖等多项科技奖励。

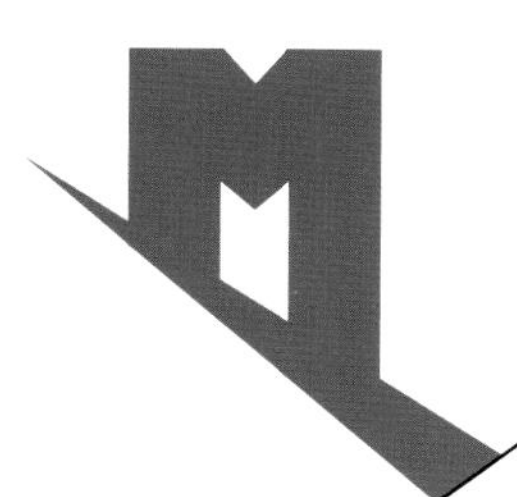

主编简介

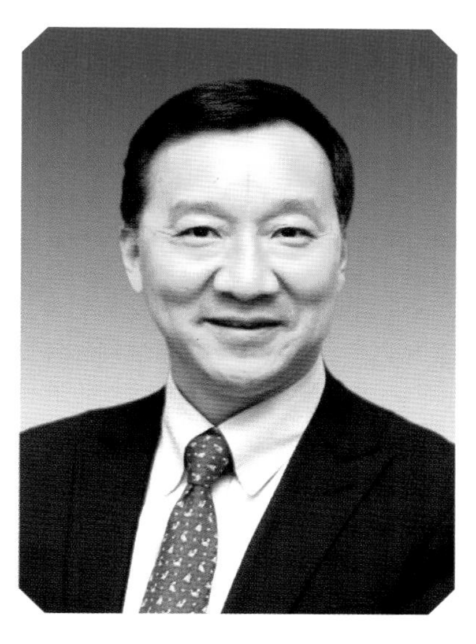

黄宇光，1960 年 7 月生于江苏省南京市。北京协和医院麻醉科主任、北京协和医学院麻醉学系主任、主任医师、教授、博士研究生导师。现任中华医学会麻醉学分会主任委员、国家麻醉专业质控中心主任、中国医师培训学院麻醉专业委员会主任委员、中国医师协会麻醉学医师分会第二任会长、世界麻醉医师协会联盟常务理事兼亚澳区常务理事、国际麻醉药理学会前主席、世界知名生物医学文献评估系统 Faculty of 1000（F1000）评审专家、中华医学会理事、北京医学会常务理事、中国日间手术合作联盟副主席。现任第十三届全国政协委员及教科文卫委员会委员，第十二、十三届北京市政协委员及教文卫体委员会委员，中央统战部党外知识分子建言献策专家组成员，中华海外联谊会常务理事。

担任《临床麻醉学杂志》总编辑、《麻醉安全与质控》杂志主编、《协和医学》杂志副主编兼执行主编、*Anesthesiology*（中文版）总主编、*Anesthesia & Analgesia*（中文版）主编。

研究领域涵盖临床安全、特殊重危患者麻醉和疼痛机制等，先后获得多项原卫生部（国家卫生健康委员会）行业专项基金和国家自然科学基金资助，发表 SCI 论文 50 余篇。关于重症肌无力患者临床诊疗和麻醉获得原卫生部科学技术进步奖二等奖。关于神经病理性疼痛机制研究先后获得 5 项国家自然科学基金资助并发表多篇 SCI 论文。在国内率先践行推广患者自控镇痛（patient controlled analgesia，PCA），并于 1996 年先后获得中华医学科技奖三等奖和教育部科学技术进步奖二等奖；1999 年开展神经刺激器引导下外周神经阻滞；2008 年倡导实施 WHO “手术三方核对”制度、麻醉不良事件上报和改进（PDCA 循环）；2012 年在原卫生部指导下牵头完成国家统一麻醉记录单，这是第一个全国麻醉专业国家标准；2012 年在北京麻醉界推行“传承行动”和“牵手行动”，启动了“京津冀麻醉一体化联盟”；2013 年倡导建立临床用血预警系统；2014 年协助国家卫生和计划生育委员会起草制定《临床输血技术规范》，关于临床用血不良反应研究先后获得 WHO 专项基金和中国医学科学院创新专项基金资助，先后两次在 *The Lancet* 杂志发表用血相关论文；2015 年带领国家卫生和计划生育委员会麻醉质量控制中心制定麻醉规范，由国家卫生和计划生育委员会首批发布了《麻醉专业医疗质量控制指标》(2015 年版)，并于 2020 年再次修订；2019 年以通讯作者在 *The Lancet* 杂志发表了关于麻醉和肿瘤患者预后的国际多中心研究成果；先后牵头制定多部全国麻醉专业指南和规范。

作为中华医学会麻醉学会主任委员，提出“四个麻醉”，即“安全麻醉、学术麻醉、品质麻醉、人文麻醉”，倡导“一起强大”的理念，推进全国麻醉学科优质资源的均值化和全覆盖。关注麻醉科医师短缺和职业耗竭问题，积极争取国家政策支持。2020 年抗击新冠肺炎疫情期间，应 *Anesthesiology* 主编和 *Anesthesia & Analgesia* 主编的邀请，分别在专业权威杂志发表相关文章，带领中华医学会麻醉学分会及时组织制定相关专家建议、加强人文呵护等多种途径支持一线抗疫工作。

1996 年获得吴阶平 - 保罗·杨森医学药学奖二等奖，2008 年获得中国医师奖，2014 年当选第六届“全国优秀科技工作者”，2015 年被评为国家卫生和计划生育委员会“突出贡献中青年专家”，享受国务院政府特殊津贴。2018 年获爱尔兰国立麻醉医师学院荣誉院士。

第5版 前言

1983年6月，《现代麻醉学》第1版第一次编委会召开，拉开了我国麻醉学领域里一部标志性学术巨著编写的序幕。30多年来，《现代麻醉学》作为国内麻醉学领域标志性的权威著作，经3次再版，累计发行数十万册，伴随着几代中国麻醉科医师的成长，见证了中国麻醉学事业的蓬勃发展与辉煌历程。在几代麻醉学大家们的努力下，《现代麻醉学》在我国麻醉专业人员心目的地位与影响力，已无可争辩地居国内众多麻醉学专业书籍之首，堪称我国最权威、影响力最大的麻醉学鸿篇巨制，已成为麻醉科医师成长的良师益友，为我国麻醉学的人才培养和学科建设与发展作出了重大贡献。

《现代麻醉学》第1~3版凝聚着我国麻醉学专家的心血和自主知识产权，其中主编刘俊杰、赵俊、庄心良、曾因明、陈伯銮等教授为此书的编撰付出了艰辛的努力与毕生的心血。前辈们的重托以及广大麻醉学同道的期望，让本书第4版新一代的主编与编委们深感责任重大。自2011年8月始至2014年7月，历时近3年的编撰与修订，《现代麻醉学》第4版终于正式出版。近年来，随着科学技术的迅猛发展，大数据、人工智能与5G时代来临，精准医学和智慧医疗纷至沓来，麻醉学理论与实践亦日新月异。《现代麻醉学》第4版距今出版虽仅5年，但诸多内容已有进一步修订的必要，许多新内容也亟须增加，广大读者对《现代麻醉学》再版的呼声也越来越高。为了顺应麻醉学科发展的需要，延续经典书籍的辉煌，特此修订。

本次再版编委是从国内麻醉学界知名度较高、学术造诣较深的众多专家中遴选产生，经过专家以及单位推荐，由人民卫生出版社及主编聘任。本届编委成员都是临床一线业务骨干，他们精力充沛、思维敏锐、基础理论扎实、临床实践经验丰富，而且均主持或参与编写过多部大型专业书籍。编委会可谓人才济济，精英荟萃。2018年6月，主审、主编、全体编委及主编助理在深圳市召开了"《现代麻醉学》第5版编写工作会议"，会议详细讨论确定了修订编写原则、各章节内容、编写进度、交叉审稿方式与流程等，以保证成书各部分内容的编写质量。

新版《现代麻醉学》参考前4版的编排目录，除了对各章节的具体内容进行了全面更新和补充以外，结合现代医学，尤其是现代麻醉与危重症医学的最新进展以及临床与科研的需求，对全书的篇目结构和章节作了较大的调整。全书由第4版的7篇共118章增至本版的10篇共128章。本书的篇目内容包括：绪论、麻醉生理学、麻醉药理学、临床监测、麻醉方法与麻醉管理、专科麻醉、合并疾病患者的麻醉、危重症医学、临床疼痛学、麻醉治疗学，共10篇。新增的10章内容为：第四章"麻醉科护理队伍的建设与管理"、第八章"人工智能与麻醉"、第十二章"意识、记忆与麻醉"、第七十五章"胎儿手术的麻醉"以及第十篇"麻醉治疗学"的全部6章，分别为"睡眠医学与麻醉""药物依赖患者的麻醉相关管理与治疗""姑息医学""中医药在围手术期的应用""麻醉技术在疑难杂症中的治疗作用""麻醉治疗学的未来发展”。并对第4版5个章节的名称进行了更改。当然，由于新的基础研究和临床试验证据不断出现，书籍的编写、出版难免有时间的滞后性，因此我们并非一味求新，而是与时俱进，重点介绍学科的新理念、新药物、新方法，充分体现“现代麻醉学”的进展。

2019年1月在重庆市召开了“《现代麻醉学》第5版定稿会”，本书主审、主编、编委代表及主编助理围绕着已提交书稿，从结构和层次上宏观把关，细节上仔细推敲，既突出定稿稿件的完整性与合理性，又强化内容的与时俱进、现代观点及指南更新，杜绝重大错误和遗漏，概念、定义是否准确，对药物名称、剂量进行严格审核。定稿之后，我们还专门组织人员对全书内容，尤其有关数据和单位等再次进行仔细校对，规范书中涉及的医学名词，消除编写过程中的笔误现象。确保编写质量，维持《现代麻醉学》一贯以来的精准性和权威性，不辜负广大麻醉学同道的关心和信任。尽管主观努力，但由于编撰工作量大、全书内容浩瀚繁杂、参编人员学识水平所限等原因，书中难免仍存在诸多不妥甚至错误之处，恳请广大读者批评指正。

作为满足人民群众舒适化医疗需求的关键学科，麻醉学的发展得到了党和国家领导人的高度重视和政府相关部门的大力支持。2018年8月8日国家卫生健康委员会等七部委局联合印发《关于印发加强和完善麻醉医疗服务意见的通知》(国卫医发〔2018〕21号)以及2019年12月9日国家卫生健康委员会办公厅发布的《关于印发麻醉科医疗服务能力建设指南(试行)的通知》(国卫办医函〔2019〕884号)为麻醉学科发展指明了新方向，给予了强有力的政策支持。近两年来，国家卫生健康委员会接连颁布文件，支持麻醉学科的发展。我国麻醉学科已步入新的里程碑式的转折点，处于一个大有可为的历史机遇期。《现代麻醉学》第5版的出版恰逢其时，将对我国麻醉学的发展起到推动作用。我们深信，中国麻醉学科必将传承创新，砥砺前行，迈向一个崭新的平台。

今年是中华人民共和国成立70周年，本书的修订也是麻醉学科为新中国70周年华诞献上的一份厚礼。谨此，在《现代麻醉学》第5版问世之际，我们对麻醉学前辈特别是第3版主编庄心良、曾因明、陈伯銮等教授的鼓励和大力支持致以崇高的敬意，对本书修订编写的指导表示衷心的感谢！感谢编写团队的精诚合作和共同努力，保障了本书的质量。感谢倪文、尚游、薛庆生及申乐4位主编助理花费大量时间与精力用于本书修订的审稿与校对；感谢中国人民解放军海军军医大学第一附属医院包睿教授和王晓琳、盛颖、樊玉花医师等对全书稿件的审订与校对；感谢邹文漪老师负责整理整个稿件，并负责与诸位作者和人民卫生出版社编辑联系交流。感谢人民卫生出版社对本书修订再版的大力支持，正是出版社一丝不苟、严谨细致的编辑工作才使本书更趋圆满。最后感谢所有一直关心本书再版的前辈、专家和广大读者们！

邓小明　姚尚龙　于布为　黄宇光

2019年10月

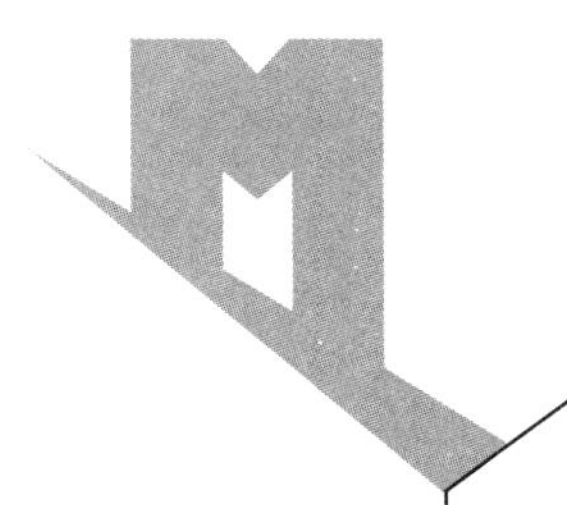

第1版 序一

祖国医药里，虽早有“迷蒙药”和“麻药”的报道，前者相当于“全身麻醉”，后者为“局部麻醉”，但由于文字记载佚失或失真，不论药名、炮制、用法和用量都还有待稽考核实。

麻醉药在临床上的常规使用，从乙醚、三氯甲烷(氯仿)、可卡因和普鲁卡因算起，至今不到150年。

麻醉学在这150年间的变革很多，列举其卓著的项目有：

1. 麻醉脱离外科而自成专业。当外科医师兼顾麻醉时，一般把麻醉的维持交给中技人员，不免进步慢、事故多，改由专业医师掌握，设想和改进就多而且快。

2. 麻醉方法曾一度尽可能采用局部麻醉浸润、神经阻滞或/和蛛网膜下腔阻滞，手术受到一定的限制。到了20世纪40年代，吸入和静脉全身麻醉药的品种增多，麻醉辅助药广泛地应用，全身麻醉才逐渐压倒局部麻醉，使胸腔、腹腔和神经外科等手术更加安全而且方便；并从仅用一种吸入全身麻醉药逐渐发展到静脉吸入复合全身麻醉和全凭静脉全身麻醉。肌松药的使用，为全身麻醉提供了更有利的条件。

3. 由于全身麻醉药及其辅助药的作用范围广，体内许多重要器官的功能都可直接或间接地受到影响，因此很自然临床麻醉工作者不仅要懂得内、外、妇、儿等一般临床医学知识，还应重视解剖、生理、生化和药理等基础医学知识。麻醉期间对患者情况的深入了解，还得应用时代先进的边缘学科知识，包括统计、微量分析、自控遥控、参数处理以及电子计算机等。

4. 在现阶段局部麻醉或全身麻醉的程度或深度，不仅要依据体征、呼吸和血压的描记、心电图、脑电图，以及应激反应的情况作出“质”的评定；遇有危急情况，还得要有“量”的指示，如血气参数、血药浓度以及肌松等的量变作为佐证。此外当然还留有些问题，主要是学科在发展和前进中的问题，至今迟疑未决。如：麻醉应否分科分专业，甚至分化成其他专业，如复苏、急症抢救和重危医学等。

显然，麻醉学是一门必不可少的临床学科。麻醉工作者不仅需要学识渊博，而且还必须技术优良，掌握灵活，也就是麻醉工作者既懂科学，又有技艺。本书分基础理论、临床麻醉以及复苏和监测三大部分，既谈理论，更重实践，要求理论与实践能密切结合，是一本较深入而详细的麻醉学参考书。

麻醉专业人员的培养，一般说来，都得经过在校学习、临床见习、专业训练以及从事科研等阶段，这在国外是比较一致的。在校学生的学习，教课者要能提纲挈领，本书对麻醉作全面的介绍，内容较多，不妨删繁就简，选择重点章节作为讲课中参考来源。临床见习，也就是实习医师阶段，本书对麻醉用具和操作，以及抢救中紧急处理，作了重点的介绍，值得参阅。

外科住院医师来到麻醉科轮转，本书中有关麻醉前准备，麻醉的选择、操作的步骤和方法，以及可能发生的意外和并发症及其处理的内容，值得细读。麻醉专业的住院医师训练，则应将本书列为指定必读的参考书，一般可随着日常医疗业务上的需要，不是从头看起，而是分章分节地细看，并应加以记忆，在一年内读完。麻醉上的任何一项操作和措施，包括给氧、用药、穿刺、插管、描记以及意外的预防等，都得知晓和熟悉其原则性的理论指导，违背了原则就难免犯错误，本书对此非常重视，使读者能有深刻的体会和收获。至于主治医师，包括那些主要在做科研工作的，都应该有能力辅导低年资医师阅读本书，解答疑难，并进一步按时代进展作出正确评价。

总之，本书各章都能解释详明，由浅入深，是切合临床实用的一部大型参考书，是我国麻醉学发展史上的里程碑之一。

吴　珏

1985 年 1 月 25 日

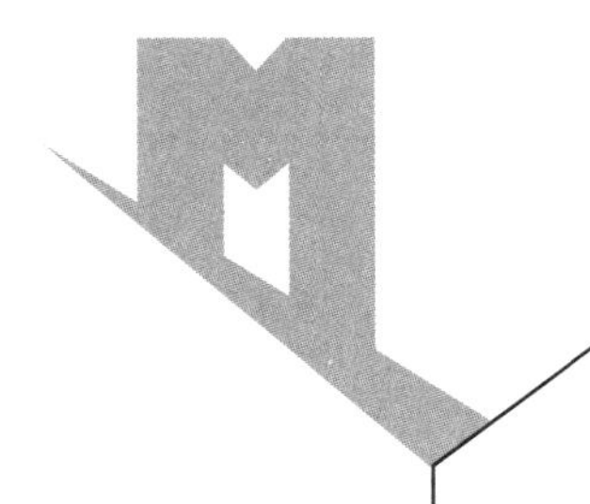

第1版 序二

回顾既往　瞻望未来

我国有悠久的麻醉和复苏历史，但作为现代麻醉学科，只是在新中国成立之后才逐步得到发展。不幸的是，正在蓬勃发展的麻醉学科又遭到了“文化大革命”的挫折。可喜的是，在此之后又在新的起点上逐年做出了新的成绩，直到1984年底，不论在麻醉学科的深度和广度上都呈现出新的面貌，有些临床和科研成果也已接近或赶上国际先进水平。但就全国而言，发展还很不平衡，特别是有不少单位干部队伍的数质量与仪器配备同所担负的任务还不相适应。这不仅阻碍了麻醉学科本身的发展，也影响了整个医学科学的进展。众所周知，麻醉学科的工作早已走出了手术室。即使在手术室内，麻醉人员不但要为手术创造良好的条件，并且承担着患者的安危；何况内、外、妇、儿等各科患者的抢救与复苏，常需麻醉科医师参与。正如本书绪论中所说，麻醉学实质上是一种深而广的综合学科，它要求从事麻醉专业的人员了解从数、理、化到基础医学和临床医学，以至其他有关边缘学科的各种知识和技能。我们要面向世界和未来，就应该采取有力的措施，切实解决我国麻醉学科当前存在的一些主要问题，特别是人才问题，麻醉学科的建制与编制问题，仪器与药物问题，以及书刊出版问题。

新中国成立以来，麻醉专业书籍虽续有专著，但为数有限，且有的又已绝版。自1979年成立麻醉学会以来，麻醉刊物虽相继问世，但全面、系统的现代麻醉学论著，至今尚阙如。麻醉专业人员苦无既有基础理论又有临床实际的书可读。本书的问世，给各级麻醉专业人员的培养和提高提供了一本比较全面而又比较现代的专业读物。这对我国的麻醉事业和整个医学的发展必将起到促进作用。此书可能有缺点或/和不足之处，但当再版时，相信必能得到充实与改进。

回顾既往，既光荣又坎坷。瞻望未来，任重而路远。切盼齐心协力，上下同心，为祖国的麻醉和医学事业现代化锐意改革，奋起直追，以尽早全面赶超国际先进水平。

中国医学科学院心血管病研究所　尚德延
1985年1月8日于北京

MODERN ANESTHESIOLOGY

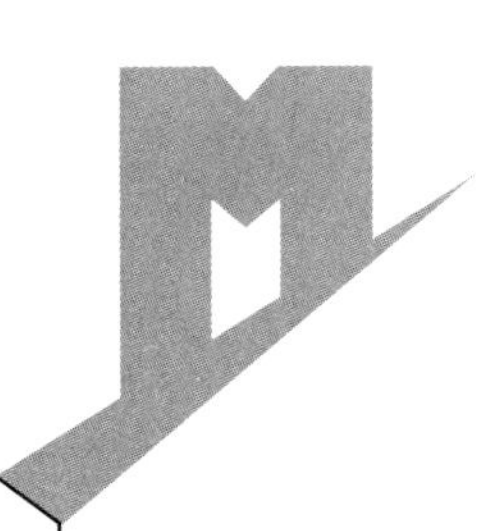

第1版前言

在现代化的进程中，传播信息和更新知识是至关重要的工作。作为近代新兴学科的麻醉学，举凡临床工作的变革、科学研究的进展以及新技术新方法的开发等项目，发展都极其迅速，变化也很多样。面临如此高速发展和频繁更新的学术局面，麻醉工作者对本专业（及其有关的）书籍的渴求，当不难理解。近些年来有关麻醉学的专著虽也已有相当数量，但由于种种原因，还难满足客观需求。《现代麻醉学》的出版，显然会受到广大读者的欢迎。

《现代麻醉学》的作者，都是经过审慎选聘，对各项专题既有丰富的实践经验，又有深厚理论修养的同志。这样便保证了该书的质量和水平。因此，作者们在内容上的求新、在写作上的求准以及力求理论结合实际的精神，已经充满字里行间。在定稿之前，每稿无不经过反复讨论和修改，确已达到细致入微的程度。作为多作者的论著，宜忌观点上的彼此矛盾和内容方面的前后重复，否则即有增添读者的困惑之虑。《现代麻醉学》的作者们已经重视此一问题，在编写过程中进行过反复核审，力求前后贯穿、浑然一体。迄今麻醉学的多作者专著还不多，经验还有待探索；相信《现代麻醉学》的许多编写经验将会为今后的工作提供借鉴。

在我国麻醉学的文库中，我们高兴地看到又增加了《现代麻醉学》这样一部博硕的专卷。作者们虽只论述了麻醉学的专业知识，并未直接触及作者们对专业的热爱以及精心传播专业知识的热情，但读后却不致对此无所体会的。换言之，《现代麻醉学》不仅为读者提供了可贵的专业知识，而且也将予读者以精神上的激励。

祝贺《现代麻醉学》为我国麻醉学作出的贡献！

谢　荣

1985年1月24日于北京

第2版 前言

当完成第2版《现代麻醉学》修订任务的时候，如释重负，心情难以平静。作为从事麻醉近半个世纪的麻醉科学工作者，不仅亲身经历和体验着我国麻醉学的进步和发展，而且编写的《现代麻醉学》也基本代表了我国麻醉学的水平和现状。《现代麻醉学》的组织编写，是我国麻醉学界的一件大事，它是与我国麻醉学的发展紧密联系在一起的！

20世纪50年代吴珏教授的《临床麻醉学》及谢荣教授的《麻醉学》先后问世，对促进我国麻醉事业的建设和专业人才的成长起了很大作用。20世纪60年代两书再版，以其精湛的内容而风靡海内。20世纪70年代编写的《实用麻醉学》，出版后仍受到广大读者的欢迎，可惜这些书都未能得到再版。1983年1月11日人民卫生出版社编辑部，根据广大读者的需要，向全国发出了征询函，希望组织编写一本具有我国水平的麻醉学著作，具体征询了以下意见：①你认为国内哪个单位或某人作为主编合适；②需要多少人的作者队伍，推荐哪些同志编写；③这次编写工作如何组织比较可行。不久编辑部就收到各地的回信，经过整理归纳大家的意见，确定组织全国的专家学者编写一部麻醉学。参考各地推荐的作者名单，编辑部决定组成一个相对年轻力壮并适当照顾地区分布的编委会，共有8名成员即史誉吾、庄心良、刘俊杰、陈伯銮、应诗达、郑斯聚、赵俊、曾因明。其中最高年龄61岁（1人），50~59岁（4人），最低年龄49岁（3人）。经过充分的准备以后，于1983年6月7~11日在北京人民卫生出版社召开了麻醉学第一次编委会，会议由人民卫生出版社王兵主任主持，贾同彪社长讲了话。会议回顾了近年来麻醉专业的迅速发展与广大专业人员的要求，认为在近期内编写一本能够反映现代麻醉理论与技术进步，具有我国麻醉特点的麻醉学是非常必要的。经过详细的讨论，确定该书的性质为高级参考书，特别是供高年医师参考阅读之用。编委会邀请我国麻醉学界先辈及知名专家吴珏、尚德延、谢荣、谭蕙英、金士翱、李德馨担任该书的评阅工作，编委会推荐刘俊杰、赵俊担任主编，即开始编委会的工作。就编书的指导思想、特点、编写内容、估计字数、预计进度和编委分工与编审程序等进行了充分的讨论，制订了详细的编写计划，推荐编写的作者。会议认为麻醉学的内容基本上包括三个方面，即基本理论、临床麻醉和复苏重症监测治疗等。要求本书既能反映现代麻醉学的新理论、新知识、新技术，又能反映我国麻醉的特点和专业水平。编写过程中应注意理论与实践相结合，具有科学性、系统性和实用性，以达到既有较高学术价值而又能指导临床实际的编写目的。

麻醉学的编写是一个庞大、复杂而又精密的系统工程，从1983年6月召开第一次编委会开始启动，到1987年10月《现代麻醉学》的出版，整整经历了四年多的时间，这期间先后在北京、桂林、徐州等地召开过四次编委会，还有两次是利用其他会议，在大连、南昌召开了部分编委参加的编委会。本书参考了国内外麻醉学专著如Miller R D、Gray T C 、Collin V J、山村秀夫、吴珏、谢荣等学者的权威著作和大批参考文献，根据麻醉学的进展和国内麻醉学的现状，拟定出全书编写的框架结构，同时从全国推荐具有一定学术水平、学有专长和写作能力的作者，发出征求意见函，经过约半年的书信往来反复磋商，于 1983 年 12 月 18~25 日在北京召开了第二次编委会，制定出编写提纲（章节细目），落实编写人员。在编写过程中编委要针对章节内容的重复和重要的遗漏进行调整，例如通过全书两个系统（呼吸系统和循环系统），从基础理论、临床麻醉和复苏监测治疗三个方面的内容进行纵横平衡、协调理顺，使之既互相衔接又各有侧重。对全书的书写格式、医学名词、药物剂量和计量单位进行统一规范，便于读者参考应用。1984 年 5 月 25~29 日在桂林召开第三次编委会，对全书稿件进行了初审，认为大部分稿件基本上符合要求并具有一定水平，对少数稿件进一步作了加工修改或补充。1985 年 2 月 3 日在徐州召开了第四次编委会，会议的中心任务是对全书定稿，要求全部书稿、图表达到出版要求的齐、清、定。最后于 1985 年 3~4 月由主编、部分编委、绘图人员和编辑同志的共同参与下通过定稿。这本最后定名为《现代麻醉学》的专著从最初设计为 74 章扩充为 95 章，参与编写的作者从最初全国推荐的 20 人（分布全国 11 个省市）最后增加至 34 人（分布全国 16 个省市）共计 197 万余字于 1987 年 10 月出版发行。

这是我国第一部全国性集体编写的麻醉学专著，在人民卫生出版社的大力支持与帮助下，通过广泛征求意见受到全国广大麻醉工作者热情支持，经过全体编委、编辑同志们的通力合作，全体参与编写的专家学者辛勤耕耘，而获得的丰硕果实。本书在 1990 年被评为全国优秀科技图书奖一等奖，在人民大会堂举行了颁奖大会，江泽民总书记在致评奖委员会的信中表示衷心祝贺并希望广大科技工作者和科技出版工作者再接再厉努力创新，不断提高科技图书的著作水平和出版质量，为促进科技进步，建设有中国特色的社会主义作出更大贡献。

《现代麻醉学》第 1 版出版以来，承全国同道雅爱，一再印刷发行，仍未能满足读者求索。

近年来，麻醉学在理论和实践上有许多重要进展，亟须在第 1 版的基础上再版修订。

读者不难发现：第 2 版在前版基础上新增了不少章节；对大多数旧有章节进行了大幅度修改；许多章节也增加了新内容。

我们仍沿用第 1 版的编辑方针：《现代麻醉学》是一部高级参考书，主要对象是麻醉界的中、青年医师。故而力求理论上讲深讲透，实践上反映国内外临床上成熟的经验，推荐当前的流行的处理方案。由于照顾到我国麻醉队伍参差不齐，水平殊异，故编写中仍遵从由简入繁，从浅入深原则，循序渐进地介绍，以利于广大基层同道学习。

第 1 版问世以来，我国麻醉事业有很大发展，从业人数倍增。当前我国既有系统的从麻醉专业本科学制到大学毕业后的硕士、博士培养教育；广大在职人员也有“毕业后教育”的迫切愿望，故第 2 版增加了麻醉学教育和科学研究的有关内容。

第 2 版基本上采用“中华人民共和国法定计量单位”。为了适应读者深刻的旧制印象，有些计量单位采用新旧并列的过渡方式，另外，少数章节中引用的旧参考资料，尤其是有些说明图表，骤难更改。

本版增加了少数学有专长的老专家，尤为可贵的是还收纳了一些新生力量，分布虽不够均衡，可能尚有些跨世纪的新秀未能罗致，但本版已开始注意到向此工作方向努力。

感谢全体编著者的支持，编委们的辛苦，编辑秘书的努力，本版历经两年编辑完成，虽未臻完善，但我们已尽了最大的努力，缺点和错误尚希广大读者批评指正。

本书插图少数沿用旧图，一些新图由同济医科大学附属协和医院彭晓兰、刘楚建设计描绘，在此一并致谢。

刘俊杰　赵　俊

1996 年 4 月 7 日

第3版 前言

自《现代麻醉学》再版至今又已过了5年，麻醉学科与其他学科一样都处在迅速发展之中。近年来，基础医学如分子生物学、免疫学和遗传学，以及与麻醉学密切相关的生理、药理、病理学等学科的进步，为麻醉学理论和临床工作提供了广阔的发展空间。面临新科学、新理论和新技术的挑战，为适应麻醉专业发展的需要，势必要进一步修订和充实《现代麻醉学》一书。由知识渊博、专业造诣精深的刘俊杰教授和赵俊教授继续主持第3版修订工作，才是众望所归。但两位教授高瞻远瞩，为了扶掖晚辈、加速麻醉专业队伍的培养，一再辞谢主编的工作，并以极大的热情关切这次修订工作，给予很大的鼓励、支持和指导，我们深受感动并致以最衷心的感谢。

人民卫生出版社考虑到本书编写工作的连续性，应能承上启下、继往开来，所以把第3版的修订工作就托付给原编委会中相对较年轻的我们三人。尽管我们从事麻醉专业工作已40余年，但因学浅才疏，实感难以承担如此之重任。人民卫生出版社在经过广泛听取各方面的意见后，决定聘请国内负有盛名、学有所长的11位专家学者参加本书的编委会工作，大大加强了第3版编委会的组织力量，为这次修订工作提供了学术和组织上的保证，使此书的再版工作得以顺利运转。

本书的出版得益于来自全国各高等医学院校和临床医院70余位作者的热心参与，他们都是具有20年以上丰富的医学教研工作经验，博学多能的主任医师或教授，多数人同时担任着博士研究生、硕士研究生导师的工作。他们是国内麻醉专业队伍中的中流砥柱，各有所长。他们的学术创作、学术体会将在不同的章节内得以呈现，为本书的内容增添了不少的光彩。这也反映出我们的麻醉专业队伍人才辈出，青出于蓝而胜于蓝，一定会创造出更加兴旺发达的明天。

我们努力去实现第3版编委会制订的编写要求，以期能较全面系统地介绍具有21世纪水平的医学科学和麻醉学理论以及临床知识与技能。尽管全书从原131章压缩为116章，但无论在篇幅上，还是知识覆盖面上，尤其对基础理论和相关的边缘学科知识都有了较大的拓展。临床麻醉部分不仅注意到新技术的进展，同时着重于以人为本的实用性。鉴于国内在危重患者的监护治疗方面有了迅速的发展，重症监护治疗病房（ICU）的设置不仅在数量上增长，而且管理工作也日臻完善。本书尽可能反映出国内外学术界在这方面所取得的新成就、新理论。此外，对疼痛治疗的基础理论、镇痛和急慢性疼痛治疗诸方面内容，以及对围手术期和分娩疼痛的临床评估和治疗的基本方法进行了详尽的介绍。麻醉科建设、麻醉质量管理、人才培养和科研工作是麻醉学科的重要工作，希望能引起读者对这方面工作的重视和关切。

尽管全书含有400余万的文字叙述和500余幅图表说明，但仍难全面概括麻醉专业有关的理论知识和技能。有的内容偏重于理论上的叙述，但在文字上还不够深入浅出，进一步结合临床工作仍有拓展的余地。

由于受知识水平和文字修养所限，使本书内容的编排以及编辑工作还不能做到十分地严谨，同时在章节间还可能存在一些内容重复或遗漏的问题，这多少会影响到内容的系统性和先进性的表述，为此，我们感到心存遗憾。

本版第一次编委会的组织工作是于2000年9月开始启动的，至今已两年有余了。在即将出版之际，我们由衷地感谢全体编者的辛勤劳动，编委们的关切与支持。老一辈专家们的帮助和具体指导使我们难以忘怀，尤其李德馨教授不辞辛苦、日夜兼程地复审了数以十余万字的稿件。这些老教授的德才风范永远是我们学习的榜样。我们还得感谢李士通、容俊芳和李军三位助理以及张莹博士等同志，他们为本书统稿编辑工作付出了大量的心血和时间。

在此，我们殷切地希望广大读者对本书的缺点和错误不吝赐教和指正。

庄心良　曾因明　陈伯銮

2002年12月

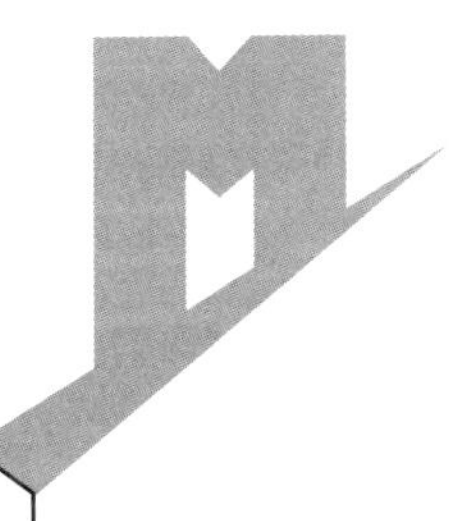

MODERN ANESTHESIOLOGY

第4版前言

1983年6月，《现代麻醉学》第1版第一次编委会召开，拉开了我国麻醉学领域里的一部标志性著作编写的序幕。近30年来，《现代麻醉学》作为国内麻醉学领域标志性的权威著作，经两次再版，累计发行数十万册，伴随着几代中国麻醉科医师的成长，见证了中国麻醉学事业的蒸蒸日上与蓬勃发展。在老一辈麻醉学大家们的努力下，如今《现代麻醉学》的影响力堪比中国版的《米勒麻醉学》，其在我国麻醉专业人员心目的地位与影响力，无可争辩地居国内众多麻醉学专业书籍之首，已成为麻醉科医师成长的良师益友。近年来，随着科学技术的快速发展，麻醉学理论与实践均日新月异，而第3版的《现代麻醉学》距今已出版了10年，诸多内容已经不适合现代麻醉学理论与临床需求。为了顺应麻醉学科发展的需要，延续经典书籍的辉煌，麻醉学同道们迫切需要《现代麻醉学》再版的呼声也越来越高。

《现代麻醉学》第1~3版是凝聚着我国麻醉学专家心血和自主知识产权的鸿篇巨制，其中主编刘俊杰、赵俊、庄心良、曾因明、陈伯銮为此书的编撰付出了艰辛的努力与毕生的心血。前辈们的重托以及广大麻醉学同道的期望，让我们新一届主编与编委们深感责任重大。在本次再版的编写过程中，我们得到了众多麻醉学前辈特别是前任主编庄心良、曾因明、陈伯銮等教授无私的关怀、大力的支持与鼓励以及许多细致的指导。在此，衷心地向支持关心本书修订编写的麻醉学前辈们致以最崇高的敬意！

本次再版编委成员是从国内麻醉学界知名度较高、学术造诣较深的众多专家中遴选而出，经过专家以及单位推荐，由人民卫生出版社以及主编聘任。本届编委成员都是临床一线业务骨干，他们精力充沛、思维敏锐，基础理论扎实，临床实践经验丰富，而且均主持或参与编写过多部大型专业书籍，可谓是人才济济，精英荟萃。2011年8月全体编委和主审以及主编助理在河北省石家庄市召开了“《现代麻醉学》第4版修订编写工作会议”，会议详细讨论确定了修订编写原则、各章节内容及深度、编写进度、交叉审稿方式与流程等，以保证成书各部分内容的编写质量，避免编写内容重复、前后观点矛盾等可能出现的问题；会议决定邀请目前国内在麻醉学临床和科研方面饶有建树的近百位专家亲自执笔编写，以确保编写质量。正是这次会议，使全体编委与作者能够理清思路，齐心协力，克服时间、空间上的诸多困难，稳步推进编写工作，保证了《现代麻醉学》再版修订编写工作的如期顺利完成。

本版《现代麻醉学》参考前3版的编排目录，将全书分为7篇：绪论、麻醉生理学、麻醉药理学、临床监测、临床麻醉、危重病医学和疼痛医学，共118章。虽然全书编排体例与前一版有相似之处，但是各章节在具体内容上对近年来麻醉学发生的巨大变化进行了全面的阐述与补充，其中涉及章名更改25章、内容有交叉的16章合并为8章、新增11章、删除1章。在此版中，对于已被广泛接受的经典内容，如“麻醉生理学”和“麻醉药理学”等，我们限制了原有篇幅，保留精华，增加了一些新的内容，并仔细核对了相关数据的准确性；对于近年来临床发展迅速的技术，如“麻醉深度监测”“气道管理技术”等，我们在介绍基本概念和原理的基础上，补充了许多新理论、新技术；此外，根据现代医学的发展和当前麻醉临床与科研的需要，增加了一些章节来讨论麻醉学相关的新问题，新增章节包括：第 6 章“模拟患者教学”，第 8 章“麻醉中的伦理与法律问题”，第 9 章“麻醉学科的前沿问题”，第 36 章“心电图”，第 40 章“肾功能监测”，第 41 章“神经功能监测”，第 67 章“机器人手术麻醉”，第 84 章“精神病患者的麻醉”，第 97 章“冠状动脉综合征”，第 101 章“急性肝功能障碍”以及第 111 章“危重患者的镇静与镇痛”。当然，由于新的基础研究和临床试验证据层出不穷，书籍的编写、出版具有时间的滞后性，因此我们并非一味求新，而是以介绍目前得到广泛认可的原则性观点为主。随着时间的推移，本书中描写的某些概念、理论、技术方法或药物应用等很有可能发生新的变化，请读者们注意领会文字的核心思想，而不要拘泥于个别细节。

现代计算机和信息技术飞速发展为本次再版的编写提供了极大的便利，尽管如此，文字的工作量仍是非常之大。初稿完成后，在编委交叉审稿的基础上于 2012 年 10 月在上海召开了“《现代麻醉学》第 4 版定稿会”，按统一标准将稿件质量评级并给出详细的修改意见，对于不理想的稿件甚至不惜代价，组织重写。在基本定稿之后，我们还专门组织人员对全书内容，尤其有关数据和单位等进行了仔细的校对，规范书中涉及的医学名词，消除编写过程中的笔误现象。严格控制编写质量的目的，是维持《现代麻醉学》一贯以来的准确性和权威性，不辜负麻醉学广大同道的关心和信任，让其仍成为麻醉工作者的必备参考书。但是尽管做出了大量的工作，由于全书内容繁杂、参编人员学识水平所限以及编写时间不能无限延长等原因，书中难免仍存在诸多不妥甚至错误之处，恳请广大读者提出批评指导意见。本书有些图片来源于网络及其他参考书，但一直未能联系到版权人，希望版权人看到本书后与我们联系，在此表示感谢！

现代医学的发展对麻醉学科提出了新的挑战和要求，如何转变观念，努力把麻醉学科建设成为现代医学领域的关键学科和医院的枢纽与平台学科，已经成为人们的共识。《现代麻醉学》30 年来伴随着中国麻醉学的日新月异，为我国麻醉学的发展起到推波助澜的作用。我们有理由相信，中国麻醉学科未来必将不断传承，越发创新，担当使命。谨此，在《现代麻醉学》新版完成之际，我们对参与修订编写本书的所有作者表示诚挚的谢意与崇高的敬意！正是这个团队的精诚合作和共同努力保障了本书的质量。同时感谢主编助理倪文教授以及上海长海医院孟岩医师、项明琼医师等的不懈帮助和无私奉献，他们花费大量时间与精力用于本书修订的审稿与校对；感谢邹文漪医师负责整理整个稿件，并负责与诸位作者和人民卫生出版社编辑联系交流。感谢人民卫生出版社对本书修订再版的大力支持，正是出版社一丝不苟、严谨细致的编辑工作才使本出书更倾向于圆满。最后感谢所有一直关心本书再版的前辈、专家和广大读者们！

邓小明　姚尚龙　于布为　黄宇光

2014 年 1 月

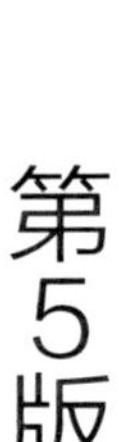

第5版 出版说明

《现代麻醉学》是我国麻醉学家自己组织编著、具有自主知识产权的原创学术专著、学科经典、麻醉学代表性巨著。自 1987 年第 1 版出版至今 30 余年，共计修订 5 版，从第 1、2 版刘俊杰、赵俊主编，到第 3 版庄心良、曾因明、陈伯銮主编，再到第 4、5 版邓小明、姚尚龙、于布为、黄宇光主编；从第 1 版史誉吾、庄心良、刘俊杰、陈伯銮、应诗达、郑斯聚、赵俊、曾因明等来自全国各地的 34 人执笔，到第 5 版全国杰出麻醉学专家 200 余人参加编写，《现代麻醉学》已成为我国麻醉学"圣经"样经典巨著，版版修订、代代相传、人才辈出。历届编委均来自麻醉学科学术鼻祖、学术领袖、学术旗帜或学术引领者；历届编委也通过参加编写《现代麻醉学》而成为国内外学术翘楚、学术精英和学科领袖。《现代麻醉学》作为医学生和麻醉科医师以及相关学科医师的必学教科书、必备参考书和案头工具书，为新中国培养了一代又一代医务工作者和杰出麻醉学人才，为人民的健康事业作出了卓越贡献。

20 世纪 50 年代吴珏教授编写的《临床麻醉学》及谢荣教授编写的《麻醉学》先后问世，对促进我国麻醉事业的建设与发展和专业人才的成长起了很大作用。20 世纪 60 年代两书再版，以其精湛的内容而风靡海内外。20 世纪 70 年代上海市《实用麻醉学》编写组编写的《实用麻醉学》，出版后仍受到广大读者的欢迎，可惜这些书都未能得到再版。1983 年 1 月 11 日人民卫生出版社编辑部根据广大读者的需要，向全国发出了征询函，希望组织编写一本代表我国水平的麻醉学著作《现代麻醉学》。

第 1 版在刘俊杰教授、赵俊教授主编下于 1983 年 6 月 7~11 日在人民卫生出版社召开了《现代麻醉学》第一次编委会，于 1987 年 10 月出版发行，共计 197 万余字。《现代麻醉学》是一部高级参考书，主要读者对象是麻醉界的中青年医师，故而力求理论上讲深讲透，实践上反映国内外临床上成熟的经验，推荐当时流行的处理方案。由于照顾到我国麻醉队伍参差不齐，水平殊异，故编写中仍遵从由简入繁，从浅入深原则，循序渐进地介绍，以利于广大基层医师学习。1990 年本书被评为全国优秀科技图书奖一等奖，在人民大会堂举行了颁奖大会，江泽民总书记在致评奖委员会的信中表示衷心祝贺并希望广大科技工作者和科技出版工作者再接再厉努力创新，不断提高科技图书的著作水平和出版质量，为促进科技进步，建设有中国特色的社会主义作出更大贡献。第 1 版问世以后，我国麻醉事业有很大发展，从业人数倍增。

第 2 版在刘俊杰教授、赵俊教授主编下于 1994 年启动编写，仍沿用第 1 版的编辑方针。当时我国即有系统的从麻醉专业本科学制到大学毕业后的硕士、博士培养教育；广大在职人员也有"毕业后教育"的迫切愿望，故第 2 版增加了麻醉学教育和科学研究的有关内容。

第 3 版在庄心良教授、曾因明教授、陈伯銮教授主编下于 2000 年 9 月召开了编写启动会。人民卫生出版社考虑到本书编写工作的连续性，应能承上启下、继往开来，所以把第 3 版的修订工作托付给原编委会中相对年轻的庄心良、曾因明、陈伯銮担任主编。经过广泛听取各方面的意见后，决定聘请国内负有盛名、学有所长的11位专家学者参加本书的编委会工作，大大加强了第3版编委会的组织力量，为这次修订工作提供了学术和组织上的保证，使此书的再版工作得以顺利运转。第3版的出版得益于来自全国各高等医学院校和临床医院70余位作者的热心参与，他们都是具有20年以上丰富的医学教研工作经验，博学多能的主任医师或教授，多数人同时担任着博士研究生、硕士研究生导师的工作。他们是国内麻醉专业队伍的中流砥柱，各有所长。他们的学术创作、学术体会在不同的章节内得以呈现，为第3版内容增添了不少的光彩。反映了我国麻醉专业队伍人才辈出，青出于蓝而胜于蓝。

第4版在邓小明教授、姚尚龙教授、于布为教授、黄宇光教授主编下，于2011年8月召开了修订编写工作会议。编委成员是从国内麻醉学界知名度较高、学术造诣较深的众多专家中遴选而出，经过专家以及单位推荐，由人民卫生出版社以及主编聘任。第4版编委成员都是临床一线业务骨干，他们精力充沛、思维敏锐，基础理论扎实，临床实践经验丰富，而且均主持或参与编写过多部大型专业书籍，可谓人才济济、精英荟萃。在《现代麻醉学》第4版修订编写工作会议上，详细讨论确定了修订编写原则、各章节内容及深度、编写进度、交叉审稿方式与流程等，以保证成书各部分内容的编写质量，避免编写内容重复、前后观点矛盾等可能出现的问题；会议决定邀请目前国内在麻醉学临床和科研方面饶有建树的近百位专家亲自执笔编写，以确保编写质量。正是这次会议，使全体编委与作者理清思路，齐心协力，克服时间、空间上的诸多困难，稳步推进编写工作，保证了《现代麻醉学》再版修订编写工作的如期顺利完成。

第5版在邓小明教授、姚尚龙教授、于布为教授、黄宇光教授主编下，2018年6月，主审、主编、全体编委及主编助理在深圳市召开了编写工作会议，总结了第4版修订出版经验，详细讨论确定了第5版修订编写原则、各章节内容、编写进度、交叉审稿方式与流程等，以保证成书各部分内容的编写质量。2019年1月在重庆市召开了《现代麻醉学》第5版定稿会，本书主审、主编、编委代表及主编助理围绕着已提交书稿，从结构和层次上宏观把关，细节上仔细推敲，既突出定稿稿件的完整性与合理性，又强化内容的与时俱进、现代观点及指南更新，杜绝重大错误和遗漏，对概念、定义是否准确，以及药物名称、剂量进行严格审核。定稿之后，主编专门组织人员对全书内容，尤其是数据和单位等再次进行仔细校对，规范书中涉及的医学名词，消除编写过程中的笔误现象，确保了编写质量，保持《现代麻醉学》一贯以来的精准性和权威性。

为了适应当前麻醉学日新月异发展的客观形势，内容能全面客观地反映国内麻醉学新进展，有助于读者更新知识，在本次修订工作遵循了“八项编写原则”。

一是坚持传承经典。《现代麻醉学》出版30多年来已经成为我国麻醉学学术经典著作，此版修订要传承前几版的精神、内容、文化和模式。

二是坚持创新精品。麻醉学科新进展、新技术、新方法、新理念等都要有所体现，以及要有精湛的内容和精心的制作。

三是坚持权威科学。在编者遴选方面要确保编者权威性，在编写内容方面要保证科学性。

四是坚持自主原创。要保证内容和编写体例的原创，体现中国原创特色。

五是坚持高、新、精、全、实。内容要体现高水平、新成就、精准性、全面性及实用性。

六是坚持深度融合。融入人工智能、5G、AR、VR及MR等先进技术，麻醉科医师借助人工智能和机器人系统来协助做好麻醉学临床工作，从而切实保障临床医疗安全和质量。

七是坚持指导实用。要体现实用性，指导临床实践，解决临床问题。

八是坚持质量品牌。从编写到出版过程各个环节确保高质量，打造思想精深、内容精准、技术精湛、图文精美、新媒精彩、制作精良的"六精"原创学术精品。

将八个坚持融为一体，打造新时代麻醉学科学术高峰品牌。

30多年来，《现代麻醉学》作为国内麻醉学领域标志性的权威著作，累计发行数十万册，伴随着几代中国麻醉科医师的成长，见证了中国麻醉学事业的蓬勃发展与辉煌历程。在几代麻醉学大家们的努力下，《现代麻醉学》在我国麻醉专业人员心目中的地位与影响力，已无可争辩地居国内众多麻醉学专业书籍之首，堪称我国最权威、影响力最大的麻醉学鸿篇巨制，已成为麻醉科医师成长的良师益友，为我国麻醉学的人才培养和学科建设与发展作出了重大贡献。第5版的出版将在继承前人的学术成果基础上，继续为中国麻醉事业的创新发展打造学术经典，开创新的未来，创造新的辉煌！

目录

上册

目录

下 册

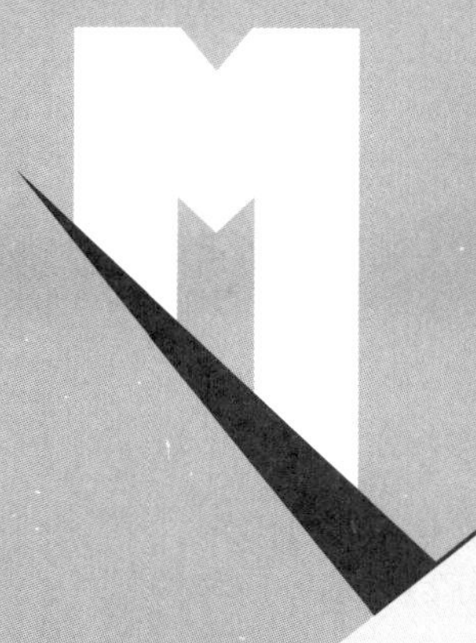

第一篇 绪 论

ODERN ANESTHESIOLOGY

第一章

麻醉学的发展史

目　录

在人类历史发展的长河中,麻醉的出现还是相对近代的事情。现代麻醉学的历史不过170多年,是医学领域中一个相对新兴的学科。但是现代麻醉学的出现对促进人类健康发展、人类社会文明进步具有划时代的意义,史学家和社会学家们将其作为人类文明发展的分水岭。从此以后,在病魔面前,人类的尊严、人性的光辉得到了切实的保障和彰显。因此,在20世纪末美国评选的影响人类文明进程的100项伟大发明中,麻醉名列第四位,即正是由于麻醉的出现,才使外科学乃至整个医学得以在患者无痛苦的状态下,对患者施行手术等一系列诊疗工作。也正是由于麻醉对人类社会进步所作出的巨大贡献,美国才将1842年3月30日人类首次在乙醚麻醉下施行手术的那一天定为美国医师节。

现代麻醉学是伴随着医学和科学技术的发展,以及临床学科发展的需要,在基础医学、临床医学、人文医学、仪器设备、信息技术,以及其他学科相关理论的基础上创建起来的。目前已成为临床医学的重要支柱学科。

中国麻醉学科的建立是中华人民共和国成立以后的事情。经过近70年几代人不懈地努力,麻醉学科取得重大发展,不仅培养了大批的麻醉专业人才,使专业队伍日益扩大,业务水平不断提高,也拓宽了麻醉工作的范畴和领域,加强了各级医院的麻醉科室建设。在保障医疗安全,支撑学科发展,创新舒适医疗等方面都取得了突出的成绩。今天,麻醉科的医务人员将更好地发扬救死扶伤精神,不仅要继承和发扬先辈开创的事业,更要培养一代代新人,在临床上作出优异成绩,促进中国麻醉学科的现代化,建设麻醉与围手术期医学科,在保证医疗各学科整体安全的基础上,推动兄弟学科和医学的快速发展。中国麻醉工作者不仅要追赶世界麻醉科学技术的发展潮流,更要深入挖掘和研究中国传统医学在麻醉和镇痛领域的创新应用,引领该领域的科技创新。

第一节 麻醉学的基本概念及其发展沿革

一、麻醉的基本概念

医学是在人类与疾病作斗争的长期过程中形成的。以后又衍化出临床医学,以及内、外、妇、儿等分支学科。尽管经历了漫长的历史发展才出现“麻醉”的概念,但是当人类遭遇各种伤害和手术操作所引起的疼痛时,人们一直在寻找解决疼痛的方法。因此,“麻醉”的出现是人类社会文明发展的里程碑。由于麻醉的出现,人类不必再对疾病及其治疗过程萌生恐惧、遭受折磨、丧失尊严;人类可以用更加安全、更加有效和更加舒适的方式开展高品质医疗,治愈自身的疾病。

“麻醉”(anesthesia,希腊文narcosis)一词源于Oliver Wendell Holmes(1809—1894年,解剖学教授,曾为哈佛医学院主任)在1846年11月21日写给William T.G.Morton(1846年10月16日在美国麻省总医院首次向公众成功演示了乙醚麻醉下的牙科实习医师)的私人信件中的提议。希腊语中an是“没有”的意思,esthesia是“知觉”的意思。麻醉的含义是指用药物或其他方法使患者整体或局部暂时失去感觉,以达到无痛的目的,从而能为进一步的手术或其他检查、治疗等创伤性操作建立条件。而随着药物和/或其他技术方法导致的上述作用消退后,这些暂时失去的感觉也能够恢复。

麻醉学(anesthesiology)则是运用有关麻醉的基础理论、临床知识和技术方法等建立起来的一大门类学科的总称,包括:

临床麻醉学和围手术期医学,即利用麻醉基础理论和临床技术来消除手术,以及创伤性检查操作给患者所带来的疼痛不适等过度应激反应,保障患者的安全,为手术操作等创造良好条件的医学专业;

在保障患者安全的基础上建立起的急救复苏和重症监测与治疗学;

在消除疼痛基础上建立起来的疼痛医学;

由麻醉学派生出来的姑息治疗学(亦称舒缓医学)、睡眠医学;

以及直接使用麻醉的方法、药物和技术治疗某些疾病的麻醉治疗学。

二、麻醉概念的发展

麻醉和麻醉学的范畴是在近代医学发展过程中逐渐形成的,并且仍在不断地更新变化。随着外科手术及麻醉学的发展,麻醉已远远超过单纯解决手术终止疼痛的早期目的，工作范围也不再局限于手术室，因而现代麻醉和麻醉学的概念也有了更广的含义。简言之，现代麻醉学不仅包括麻醉与镇痛，而且涉及麻醉前后整个围手术期对患者的评估、优化、准备与治疗，监测麻醉手术过程中重要生理功能的变化，调控和维持机体内环境的稳态，以及为手术提供良好的条件，为患者安全度过手术和术后顺利康复提供保障；并在一旦遇有手术或麻醉发生意外时，能采取及时有效的紧急措施抢救患者。此外，麻醉学科还承担着复苏急救、重症救治、疼痛治疗等临床重任。随着诊疗技术和理念的更新，日间手术、诊所手术和手术室外麻醉的比例越来越高，麻醉科的医护人员早已经走出了手术室，活跃在医院的各个场所，甚至是医院之外的社区或急救现场，不仅要保障患者的安全，也主导着舒适医疗的重任，让更多的患者在安全舒适的环境下接受各种复杂有创的检查或手术操作。

一些特殊疾病（如银屑病等顽固性皮肤疾病）患者由于接受麻醉科特有的技术、方法和药物治疗后，症状得到显著改善，甚至是治愈。随着临床实践病例的积累，笔者在1989年中国西安召开的全军麻醉与复苏学术会议上提出了“麻醉治疗学”的概念。麻醉治疗学是由经过专科化培训的麻醉科医师实施的，利用麻醉学特有的方法、技术和药物直接治疗患者的原发疾病的麻醉学的一门新型亚专业。随着麻醉学科的创新转型，笔者提出的麻醉治疗学也得到更多的同道们认可，同时也逐步被其他医学专业，以及广大患者所接受。近期，笔者率先在上海交通大学医学院附属瑞金医院卢湾分院创立了麻醉治疗科，开展麻醉治疗学的临床实践，并且取得了良好的临床效果、业界口碑和社会声誉。作为一种新型亚专业，麻醉治疗学也将会引领麻醉学科的整体发展方向，使得麻醉科医师能够成为真正具有诊断能力和治疗能力的临床医师。

随着信息技术和人工智能技术的发展，麻醉学科的人工智能（artificial intelligence，AI）将会是今后5~10年内快速发展的一门重要亚专业方向。静脉麻醉靶控给药方式（TCI）的临床应用，以及麻醉监测学的逐步完善，两者结合，通过脑电和生理指标监测所建立的闭环自动化麻醉系统是人工智能在麻醉学领域应用的初步实践，如加拿大麦吉尔大学研发的McSleepy麻醉机器人，在临床应用已超过3 000例；以及2014年被美国美国食品药品监督管理局（FDA）批准用于临床商业用途的无痛胃肠镜检查的麻醉镇静机器人SEDASYS系统等。很显然，在不远的将来，人工智能将会使麻醉更安全，临床医疗品质进一步提升，同时还能解放人力资源，有效缓解长期困扰麻醉学科发展的人力资源紧张问题，从而能更有效地将麻醉医疗服务渗透到每个相关学科，促进和支撑医学的整体发展。

总之，现代麻醉学是囊括临床麻醉学、急救复苏学、重症监测治疗学、疼痛诊疗学等多个传统范畴，同时涵盖围手术期医学、麻醉治疗学、人工智能等诸多新兴领域的一门综合性学科。它既包含有基础医学各学科中有关麻醉的基础理论，也需要从业者有扎实的临床知识、娴熟的操作技能、专业特色的直觉能力、快速的判断决策智慧，以及对于相关领域关键成果的知晓和熟悉的本领。中国麻醉工作者通过医疗、教学和科研工作，正在不断地提高麻醉工作的质量，充实麻醉学科的内涵，提升临床医疗的品质，同时支撑兄弟学科的快速发展，从而保障广大患者的安全与舒适。

三、麻醉发展的三个阶段

（一）古代麻醉发展阶段——麻醉的发现与萌芽

从史前时期开始，在人类进化的过程中，在人类与自然界特别是与其他物种竞争、搏斗以求生存发展的过程中，逐渐积累了原始的医学概念。此后，古代医学的发展经历了悠久的岁月，对麻醉的认识也从盲目无知、依靠巫神到有目的地寻找探索，一直到19世纪中叶进入了以化学麻醉药的出现为标志的近代麻醉阶段。这一阶段的特点是人类在遭受到伤病及手术所产生的痛苦后，逐步寻找解除病痛的方法。中国传统医学的结晶——中医的发展历程，即充分体现了这一点。从针石压脉，到“神农尝百草”，再到后来的“麻沸散”，《本草纲目》中提及的多种药物都含有麻沸（即“糜沸”，乃扰乱之义，言如糜粥之沸于鼎，见《辞通》）和镇痛的元素。其间还出现过应用鸦片、大麻、曼陀罗等草药镇痛等方法（主要是阿拉伯国家、印度等）。但从现代麻醉的概念来看，不论其麻醉效果和安全性均与现代麻醉应用的药物和方法存在较大距离，尚处在蒙昧或萌芽状态。

（二）近代麻醉发展阶段——临床麻醉学的形成

从19世纪中叶开始，乙醚等全身麻醉成功地应用于外科手术，是近代麻醉学的开端。这一阶段的特点是许多医学家、化学家乃至医学生等为麻醉药的发现和临床应用作出了贡献。同时使麻醉方法和药物在临床上的应用日益多样化。针对麻醉手术过程中的问题，也从单纯的镇痛发展到麻醉期间及麻醉前后比较全面的处理，直到20世纪30~40年代，在积累了丰富的临床经验的基础上，产生了较多的专职麻醉科医师，并在一些大学附属医院出现了麻醉科，才逐步形成了现代意义上的临床麻醉学。

（三）现代麻醉发展阶段

进入20世纪50年代，在临床麻醉学发展的基础上，麻醉的工作范围与领域进一步扩展，麻醉学的基础理论和专业知识不断充实，麻醉操作技术也不断改进和完善，麻醉学科和专业进一步发展壮大，从而迈进了麻醉学发展的第三阶段。这一阶段的特点表现在出现了大量专职从事麻醉专业的人员，如麻醉科医师、麻醉科护师、助理麻醉师，以及麻醉科技术人员等；由于麻醉工作的范围与领域的扩展，麻醉学又分出很多亚学科，如危重病医学、急救复苏、疼痛医学和近年来出现的围手术期医学、麻醉治疗学等。随着新理论、新知识、新技术的广泛积累和运用，使得麻醉学科的发展速度大大高于手术科室，其突出的标志就是麻醉学科已经基本解决了自身的安全问题，由此推动了外科学乃至整个医学现代化的发展。

四、麻醉学科在临床医学中的重要作用

麻醉学科在临床医学中日益发挥着重要作用，不仅为外科（包括腹部外科、神经外科、整形外科、胸心外科、血管外科、泌尿外科、小儿外科等）、妇产科、耳鼻喉科、眼科、口腔科的手术微创介入治疗，以及传统内科学系统如消化科、呼吸科、心脏科等检查治疗的患者们提供安全、无痛、舒适的体验与保障，以及包括术前评估、术中精确麻醉管理和术后随访等内容的围手术期医学，也给这些手术操作者提供了肌松、无体动的良好手术条件，以及消除或降低患者的不良反应，加快术后的康复。麻醉科医护人员同时也通过它所掌握的急救复苏知识和技术，对各临床科室患者，特别是危重症患者发生的循环、呼吸、肝肾等功能衰竭进行及时有效的救治，以至今日在重症监护治疗病房（intensive care unit，ICU）的管理、疼痛诊疗门诊以及其他有关治疗诊断等众多领域，麻醉科医护人员都日益发挥着重要作用。

麻醉学的发展也支撑和成就了其他学科的建立与发展。

临床麻醉是公认的外科学发展三大支柱之一。作为另外一大支柱的输血技术也是由麻醉科医师首先建立的。1933年Mayo Clinic的麻醉科医师John Lundy建立世界上第一个血库，保证了临床手术的大量开展。而新中国第一个血库也是由我国麻醉学先驱吴珏教授于20世纪50年代在上海中山医院（现复旦大学附属中山医院）建立。

1847年，苏格兰医师Simpson发明了氯仿麻醉，并于1853年用于英国维多利亚女王的无痛分娩，其发明的无痛分娩技术促进了医学和社会的进步。一百多年后，美国的产科麻醉科医师Virginia Apgar于1952年发明了Apgar评分，这成为评估新生儿出生状态和救治的经典指标，沿用至今，指导挽救了无数的新生儿。

约翰·斯诺（John Snow）作为世界上第一位学术型麻醉科医师，也是流行病学的开创者。他首先将乙醚和氯仿用于外科手术，被后人誉为英国麻醉学领域的开拓者。他于1847年编撰发行了第一部麻醉学专著《乙醚吸入麻醉》。1854年他通过研究证明霍乱是由被粪便污染的水传播的，并且通过干预，成功地控制了霍乱的进一步流行，成为流行病学现场调查、分析和控制的经典实例。

1927年美国麻醉科医师Ralph Waters全面推进麻醉学医教研发展，并建立和逐步推行从三年到四年，包含临床和科研训练的住院医师培训制度，Ralph Waters教授被公认为是麻醉学教育的教父。

美国麻醉科医师John Bonica在华盛顿大学医学院建立了世界上第一个汇集多个学科的疼痛诊所，并于1973年发起建立了国际疼痛研究联合会（IASP），开创了疼痛医学。Bonica同时将硬膜外阻滞技术应用于分娩镇痛，并提倡鞘内小剂量应用阿片类药，让“walking epidural（可行走的硬膜外镇痛技术）”成为可能。

1952年丹麦脊髓灰质炎流行期间，丹麦麻醉科医师Bjørn Aage Ibsen坚持给患者气管插管实施正压通气，使死亡率从95%降低到25%，并且于1953年在哥本哈根建立了世界上第一个外科重症监护治疗病房（SICU）。

美国麻醉科医师Peter Safer于20世纪60年代发明了心肺复苏技术，挽救了无数生命。Safer于1958年在美国建立了第一个ICU，Safer也被称为心肺复苏（CPR）之父。但实际上在1953年至

1959 年，中国王源昶医师在《中华外科学》等杂志上连续报道了用胸外心脏按摩（心脏按压）技术实施心肺复苏成功的病例报道。

原居瑞典后到美国加州大学工作的 John Severinghaus 发明了血中 CO_2 分压的测定技术，使临床血气分析技术成为可能，将危重患者的临床医疗救治提高到更高的水平。

中国李德馨教授于 1962 年开始有针对性地开展了脑复苏的研究，提出的深低温、大剂量激素和连续脱水的综合措施成功救治了多例患者。

美国麻醉科医师 Laborut 及 Huguenard 于 1951 年发明了“人工冬眠”技术。

1966 年美国历史上首位麻醉学讲座教授 Henry K.Beecher 在《新英格兰医学杂志》上发表论文批判医学实验中的不道德不规范操作，极大促进了人体试验和知情同意相关规则的完善，为医学伦理学的发展做出了重大贡献。

五、麻醉学与其他学科的关系

麻醉学是一门基础医学与临床医学密切结合的学科，其主要特征是为临床各科开展创伤、侵入性治疗手段提供安全保障和舒适条件；为接受各种检查、治疗的患者提供安全、舒适的服务；为濒危患者提供生命支持和有效救治；是兼具医学三大功能（救死、扶伤、疗病）的主体学科。在基础医学方面，麻醉学以药理学、生理学、生化学、病理生理学为基础。近年来麻醉学又与生物物理学、分子生物学、免疫学、遗传学、生物医学工程学等学科密切联系，进一步探讨疼痛与麻醉对机体的影响和机制。在临床医学方面，麻醉学主要在复苏和危重症医学方面研究机体死亡与复活的规律。通过临床实践，麻醉学又在不断验证和丰富诸如疼痛学说、麻醉药作用机制、麻醉对遗传、肿瘤的影响等基础理论。随着整个医学科学和麻醉学的发展，麻醉学与其他学科的关系将更加密切，相互促进，共同提高。

麻醉学科作为临床医学的高水平平台和支撑学科，通过自身发展已经极大地提高了临床安全性，麻醉死亡率已降至 1/10 万以下。在国际先进的医学中心和国内部分城市的大型医院，麻醉死亡率已低于 1/20 万。在麻醉安全性提高的同时，越来越多的麻醉科医师和专家学者把降低麻醉相关并发症发生率和围手术期死亡率作为学科进一步发展的方向，并且制定了细致的实施策略，如美国麻醉科医师协会（American Society of Anestheiologists，ASA）在 2011 年提出了“围手术期患者之家（perioperative surgical home）”的概念和路径，欧洲提出了“加速康复外科（enhanced recovery after surgery，ERAS）”的理念和实践，以及笔者所提出的舒适医学也成为我国麻醉学科乃至临床医学发展建设的一个重要方向和特色，麻醉科医师已成为主导舒适医学发展的核心力量。

随着麻醉学的进一步创新发展，如今麻醉学科承担着临床医学的重要支柱学科和高品质平台学科的重任。

中国的麻醉学科通过不断建设，凝练共识，由笔者于 2009 年提出了中国麻醉学科的发展愿景，即中国麻醉学科应当成为：

（1）推动“舒适化医疗”发展的主导学科。

（2）保障医疗安全的关键学科。

（3）提高医院工作效率的枢纽学科。

（4）协调各科关系的中心学科。

（5）被社会所熟知和认可的重点学科。

第二节 古代麻醉发展史

一、古文明国家的麻醉发展简史

医学的演进与人类社会文化、哲学、宗教、科学的发展密切相关。古代文化的中心在埃及、巴比伦、印度和中国。古代医学也是在这几个国家发源和发展起来的。公元前 6000 年人类已能进行比较复杂的手术，可以看到在新石器时代人的头颅上，有做过类似现在环钻手术的痕迹。在古代埃及已经知道做截肢术和睾丸切除术。但还没有发现有减轻疼痛的知识和措施。在埃及金字塔上所绘的手术图案中患者是清醒的，这一时期可能使用过鸦片和大麻镇痛。在公元前 2250 年的医书中可以看到亚述及巴比伦人实施手术的叙述。公元前 1400 年到公元前 1000 年，古印度人已知道在外科手术中用针、亚麻线或头发缝合组织。公元前 900 年在古希腊及古罗马已能从伤口中取出异物并进行止血手术。这一时期由于受宗教的影响，认为疾病和死亡是人们受到上帝惩罚的结果，只有依靠祈祷求神而消灾去痛。公元前400年，Hippocrates即描述过鸦片的镇痛作用，但是却没有被用于减轻手术的疼痛。公元前100年，Pedanius Dioscorides在其著作《药物学》中描述了曼陀罗的镇痛和记忆遗忘作用，但一直没有引起重视，认为它是邪恶的东西。在西亚古国阿西利亚曾经用压迫颈部血管引起患者昏迷的方法，实施包皮环切术。1562年法国医师Paré用绑扎四肢的方法，以压迫神经血管减轻手术的疼痛。1646年，Bartholin在其著作里描述了Severeno应用冷冻的止痛方法，但这些方法可能引起肢体的坏死。以后又有人采用放血的方法，使患者产生脑缺血引起意识消失而进行手术。中世纪的多种手稿都曾提到"麻醉海绵"，即使用浸有各种止痛或催眠药物如鸦片、莨菪碱等的海绵浸泡热水后给患者吸入或吮吸来进行麻醉的尝试，其中尤以应用含有莨菪碱和其他生物碱成分的曼陀罗为多。在这种药物的影响下，有可能使患者在较长时间的睡眠下实施手术。也有采用饮酒的方式，使患者在酩酊状态下实施手术。一直到19世纪化学麻醉药的出现，才结束了麻醉的启蒙状态。

二、中国古代的麻醉发展简史

我国很早以前就有关于麻醉的传说和记载，例如，"神农尝百草，一日而遇七十毒"，反映了我国古代人民很久以来千方百计寻找治病止痛良药的故事。在原始氏族公社时期，随着石器工具的使用，逐渐产生了用砭石治病的经验，有"伏羲制九针"的传说。据《山海经·东山经》记载："高氏之山……其下多箴石"。郭璞注解说："可以为砥针，治痈肿者"。是外科方面原始的医疗工具，也是我国针灸术的萌芽。在《列子·汤问篇》和《史记·扁鹊列传》中就有春秋战国时代著名医学家进行外科手术的记载。战国名医扁鹊以"毒酒"作麻药，为患者"剖腹探心"。公元2世纪，我国伟大的医学家华佗发明了"麻沸散"，据《后汉书·华佗列传》《三国志·华佗列传》记载："若疾发结于内，针药所不能及者，乃令先以酒服麻沸散，既醉无所觉，因刳破腹背，抽割积聚。若在肠胃，则断截湔洗，除去疾秽；既而缝合，敷以神膏，四五日创(疮)愈，一月之间皆平复。"说明在三国时期，华佗就已经使用全身麻醉进行了腹腔内手术。麻沸散又名麻肺散或麻肺汤，据宋人窦材说："汉北回回地方有草名押不芦，以少许磨酒饮，即通身麻醉如死，加以刀斧亦不知……押不芦即曼陀罗"。在公元1~2世纪左右《神农本草经》载有药物365种，其中就有不少具有镇痛麻醉的药，如羊踯躅、大麻、乌头、附子、莨菪子、椒等。公元652年孙思邈著《备急千金药方》和公元752年王焘著《外台秘要》，都有用大麻镇痛的记载。公元1337年元代危亦林著《世医得效方》记载了草乌散。公元1381年明代朱橚等所撰《普济方》亦载有草乌散的制法和用法。公元1578年李时珍在《本草纲目》中，介绍了曼陀罗花的麻醉作用说："用热酒调服三，少顷昏昏欲醉，割疮炙火，宜先服此则不苦也。"公元1642年明代张景岳《资蒙医经》记有蒙汗药，用羊踯躅、川乌、草乌、乳香、没药等磨为极细粉末，用热酒调服。公元1602年王肯堂《证治准绳》、公元1743年清代祁坤的《外科大成》及公元1759年赵学敏所著《串雅内编》等均介绍了由草乌、川乌、天南星、蟾酥、番木鳖等组成的药方。关于针灸镇痛，早在战国时期(公元前475—前221年)古典医书《黄帝内经》中，在针灸方面就已从经络穴位、针灸法到针灸理论做了比较系统的论述，有针刺治疗头痛、牙痛、耳痛、关节痛和胃痛等记载。相传为秦越人所著的《难经》论述了经络穴，公元215—282年晋黄甫谧著《针灸甲乙经》进一步总结了古代针灸的成就，是我国最早的一部比较完整的针灸专著。宋代王惟一撰成《铜人腧穴针灸图经》三卷，介绍了如何制成铜人模型。明代杨继洲著《针灸大成》十卷，总结了明代以前的针灸学方面的成就。清代《医宗金鉴·刺灸心法要诀》，流传很广泛。在复苏急救方面，公元前5世纪到公元前4世纪，有扁鹊切脉以诊断人之生死，用针、砭石和草药进行急救复苏的记载。据史记记载，虢国太子患尸厥症，呈现假死状态，扁鹊根据太子的病情，确认患者并未死亡，用针刺热熨和汤药等使患者起死回生。东汉末年张仲景目睹疫病流行而造成惨重的死亡，写成《伤寒杂病论》十卷。传现存的《伤寒论》载方113种。张仲景《金匮要略方论》载有对自缢者的抢救方法："徐徐抱解，不得截绳，上下安被卧之。一人以脚踏其两肩，手少挽其发，常弦弦勿纵之；一人以手按据胸上，数动之；一人摩捋臂胫，屈伸之，若已僵，但渐渐强屈之，并按其腹。"说明早在公元2~3世纪，中国即已实施了比较完善的复苏术。以后晋代葛洪《肘后备急方》中亦有关于复苏猝死患者的详细记载："徐徐抱解其绳，不得断之。悬其发，令足去地五寸许，塞两鼻孔，以芦管内(纳)其口中至咽，令人嘘之。有顷，其腹中转，或是通气也。其举手挥人，当益坚捉持，更递嘘之。若活了能语，乃可置。若不得悬发，可中分发，两手牵之”。这是对经口吹气法的最早记录。本法操作包括人工呼吸的基本要领：①悬发或牵发以保证呼吸道通畅；②用芦管插咽吹气，类似于今经通气管吹气；③塞鼻以防漏气，已符合经口人工呼吸的要求。其他在《普救类方》《广惠普救方》也载有关于吹气人工呼吸的方法。总之，在我国历代的医药著述中，有关麻醉止痛、复苏急救等方面的记载内容丰富，经验宝贵，有待我们进一步发掘整理。同时也说明在我国医学发展中，麻醉学方面也有很大的成就和贡献。

第三节 近代麻醉发展史

一、全身麻醉的发展

（一）吸入麻醉的发展

早在1540年，Valerius Cordus就已合成乙醚。在Paracelsus的有关著作中也提到乙醚有消除疼痛的作用。1754年，J.B.von Helmont发现了二氧化碳，1757年Joseph Black将其分离出来。18世纪中叶，1772年Priestley和Joseph Black发现了氧化亚氮，1799年，年仅20岁的化学家Humphry Davy证明氧化亚氮有镇痛作用。1818年Michael Faraday发现乙醚的麻醉作用。1824年Henry Hill Hickman在动物实验中发现吸入高浓度二氧化碳可产生麻醉作用，但未用于人体。1831年分别由von Liebig、Guthrie和Soubeiran发现氯仿。

1842年3月30日美国乡村医师Crawford W.Long使用乙醚吸入麻醉给患者做颈部肿物切除手术成功，只是因为地处偏僻一直到1849年才予报道。他的妻子为了纪念这次成功，将3月30日作为庆祝日，并延续使用下来。美国政府为他发行了一枚邮票。经美国国会绝大多数票通过，由乔治·赫伯特·沃克·布什（老布什）总统于1993年签署总统令，将每年的3月30日作为国家医师节，以纪念Long的发现对促进人类健康发展和文明社会进步所具有的划时代意义。设立此节日也是为了表彰医师对于人类健康和社会进步的贡献。在这一天，医院会张贴庆祝医师节的海报。提醒人们感谢“救治病患，富有同情之心，提供优良服务”的医师。患者也会选择在这一天给自己的医师送上一只红色康乃馨，亲切地道声“谢谢你”，以表达自己的尊重和感谢。自2017年起，中华医学会麻醉学分会也将每年3月份的最后一周确定为“中国麻醉周”，以增强宣传，推进科普，促进社会公众对于麻醉学科的了解。

1844年12月10日，化学家Gardner Colton在哈佛大学的课堂上示范氧化亚氮吸入令患者神志消失，正是这场演示引起了牙科医师Horace Wells的注意，使其萌生出使用吸入麻醉为患者拔牙的念头。次日，Wells以自己作为试验对象，请Colton为其吸入氧化亚氮，并成功拔除了第三磨牙。随后，Wells向Colton学习了氧化亚氮的合成方法，并为多名患者实施了麻醉下拔牙。1845年Wells再次表演氧化亚氮麻醉时，由于所用浓度过低，患者发生躁动并发出呻吟，Wells受到了很大的打击，从此不再在公开场合展示他的方法。

1846年美国波士顿的牙科实习医师William T.G.Morton在医学家兼化学家Charles Jackson的指导下，实验观察了牙科手术吸入乙醚蒸气的麻醉作用。同年（1846年）10月16日，Morton在麻省总医院的一间穹顶的手术室（后人称之为乙醚大厅Ether Dome）内当众为一例颈部血管瘤患者施用乙醚麻醉获得成功（图1-1），因而Morton被认为是临床麻醉的开创者。乙醚麻醉手术的成功，在医学发展史上具有里程碑式的重要价值和意义，它标志着人类社会文明的进步，标志着麻醉作为外科学发展的支柱，推动外科学乃至整个医学进入安全、文明、人文的时代。10月16日这一天被哈佛大学麻省总院定为“乙醚日（Ether Day）”，世界各地的麻醉科医师会在这天举行多样的活动来庆祝并纪念这个首次公开展示的成功的乙醚麻醉，同时10月也是ASA每年学术年会的举办月份。Morton因为此项贡献入选《影响人类历史进程的100名人排行榜》位列第37位。后人在他的墓志铭上写到：因为他，手术的疼痛得以预防和消除。在他之前，手术极度痛苦；在他之后，科学战胜了疼痛！以纪念Morton对于开创现代麻醉学的卓越贡献。

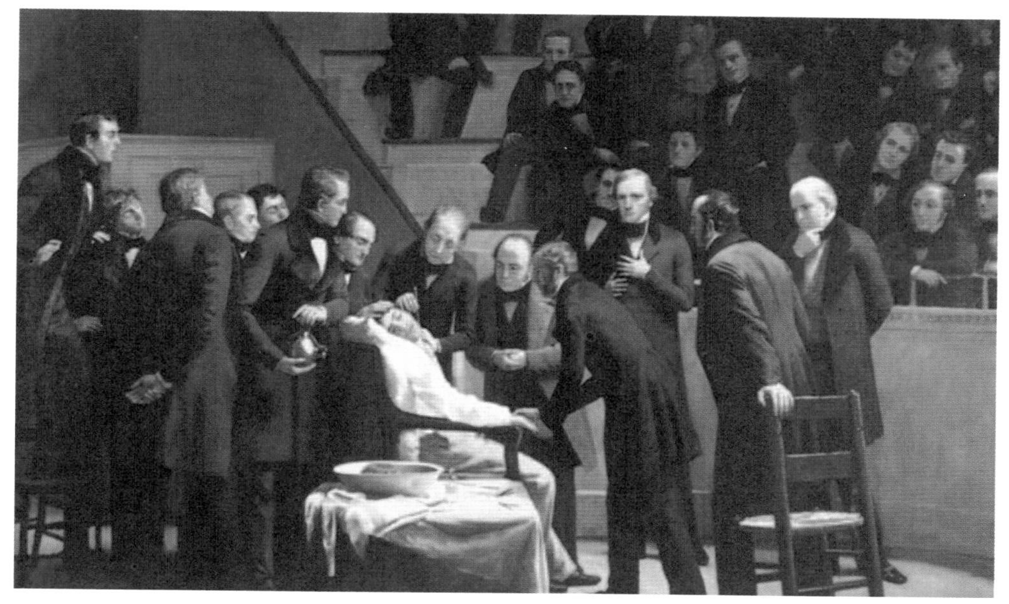

图 1-1 William T.G. Morton 于 1846 年 10 月 16 日公开演示乙醚麻醉

有趣的是，有关究竟谁是现代乙醚麻醉的发明人的问题，100 多年来一直争议不断。为了纪念麻醉的发明者，美国至少建立了 15 座雕像以分别纪念 Wells、Morton 和 Long。1945 年 Howard R.Raper 在《人类抵御疼痛——麻醉的史诗》一书中较客观地评价了上述三人所作出的贡献。Long 虽然是乙醚麻醉的发现者，但他在以后仍然尝试用威士忌和其他一些无效的药物进行麻醉试验，说明他缺乏对乙醚麻醉的热情和信心。如果从谁先有吸入麻醉想法的这一角度出发，Wells 应该是现代吸入麻醉的发现者。但 Morton 是第一个面对公众媒体把乙醚麻醉介绍给世界的人，他对乙醚麻醉的实践和推广起到了确实的推动作用。因此，目前一般仍将 1846 年 10 月 16 日作为现代麻醉学的开端。

在 Morton 演示试验后仅 63 天，英国一位著名的牙医 James Robinson 就使用乙醚为一名女孩拔除了一颗很深的臼齿。次日，Robert Liston 在伦敦大学医学院实施了第一例在乙醚麻醉下的截肢手术。之后短短数月，乙醚麻醉便风靡欧洲大陆。1847 年 John Snow 出版了《乙醚吸入麻醉》，是第一本麻醉专著。同年 Marie Jean Pierre Flourens 通过动物实验证明氯仿也有麻醉作用。英国外科兼妇产科医师 James Simpson 第一次将氯仿用于分娩镇痛成功。1848 年发生使用氯仿死亡的病例，以后陆续有相关报道，故认为应用氯仿不能超过一定浓度。同年 Heyfelder 首先在人体使用氯乙烷。1856 年英国将氧化亚氮装入筒中使用。1858 年 Snow 出版了《氯仿及其他麻醉剂》一书。1862 年 Clover 氯仿麻醉机问世，但到 1868 年才开始普遍使用。同年 Edmund Andrews 研究了氧和氧化亚氮的混合使用。Joseph T.Clover 首先将氧化亚氮应用于乙醚麻醉使患者更加舒适。1881 年，Stanislaw Klikovich 使用吸入氧化亚氮和氧气缓解产妇的分娩痛，该技术随后于 1887 年被 Frederick Hewitt 采用。1911 年，A.E.Guedel 则使用氧化亚氮产妇自控吸入行分娩镇痛。1917 年，Fritz Eicholtz 发现三溴乙醇(阿弗丁)。1918 年 Luckhardt 证明乙烯有全身麻醉作用。1924 年，Howard Wilcox Haggard 发表重要论著《乙醚的吸收、分布和消除》。1926 年 Otto Butzengeiger 将三溴乙醇应用于临床。早在 1882 年 August von Freund 即合成环丙烷，直至 1928 年 Lucas 和 Henderson 才发现环丙烷有麻醉作用，1930 年 Ralph Waters 临床应用环丙烷获得满意效果。1933 年 Gelfan 和 Bell 发现乙烯醚有麻醉作用，可供临床使用。1935 年 Cecil Striker 试用三氯乙烯做麻醉药，1941 年 Langton Hewer 和 Charles Frederick Hadfield 将其应用于临床。1937 年，Guedel 出版著作《吸入麻醉学》，将乙醚麻醉分为四期，后被临床广泛采用。1946 年就通过小鼠实验发现作为惰性气体的氙气具有麻醉效应，1950 年 Stuart Cullen 和 Erwin Gross 将氙气用于患者的麻醉中。1954 年 Charles Suckling 合成了氟烷，1956 年 Michael Johnstone 将其应用于临床，1958 年报告了第一例氟烷相关性肝炎。1963 年 Ross

C.Terrell 合成恩氟烷后经 Krantz 和 Dobkin 等动物实验后，于 1966 年由 Virtue 及同事应用于临床。1965 年 Ross C.Terrell 合成异氟烷后经 Krantz 和 Dobkin 等动物实验后于 1971 年应用于临床。1968 年 Regan 合成七氟烷以后经临床试验观察后于 1990 年较广泛地用于临床。1990 年 Jones 首先在临床应用地氟烷。实际上，恩氟烷、异氟烷、七氟烷、地氟烷均是由百特（Baxter）实验室研发的，但是该实验室在七氟烷一期临床试验未通过审查后被出售。从化学结构上来讲，恩氟烷、异氟烷均为五氟烷，地氟烷为六氟烷，其词头 Iso、Des、Sevo 分别为 5、6、7 之意。吸入麻醉药物发展简史见图 1-2。

（二）静脉麻醉的发展

关于静脉全身麻醉，早在 1872 年 Pierre-Cyprien Oré 就曾用水合氯醛做静脉注射产生全身麻醉作用。1874 年，法国海军外科医师 Forné 先给患者口服水合氯醛使其入睡后，再使用氯仿麻醉。1903 年 Emil Fischer 和 von Mering 合成巴比妥。1932 年 Helmut Weese、Scharpff 和 Rheinoff 开始用苯巴比妥钠静脉麻醉。1934 年 John S.Lundy 报告用硫喷妥钠实施静脉麻醉，他也是“平衡麻醉（balanced anaesthesia）”这一概念的始创者。1939 年，Schaumann 和 Eisleb 合成哌替啶。以后氯氮䓬（1960）、羟丁酸钠（1962 年）、地西泮（1963 年）、氯胺酮（1966 年）、依托咪酯（1972 年）、芬太尼（1965 年）、舒芬太尼（1976 年）、阿芬太尼（1976 年）、丙泊酚（1977 年）、咪达唑仑（1978 年）、右美托咪定（20 世纪 80 年代）、瑞芬太尼（1993 年）等静脉麻醉药相继应用于临床，丰富了静脉全身麻醉的药物品种。苏格兰化学家 John B.Glen 因为发现并开发了静脉全身麻醉药物丙泊酚而荣获 2018 年美国拉斯克·德贝基临床医学研究奖（即拉斯克奖）。

（三）肌肉松弛药的发现及应用

早在 1516 年，Peter Martyr Angherius 即描述过南美箭毒。1935 年 King 从筒箭毒中分离出右旋筒箭毒，1942 年 Harold Randall Griffith 和 G.Enid Johnson 将肌肉松弛药（肌松药）应用于临床。1948 年，Barlow 和 Ing 合成的十羟季铵有类箭毒作用。1949 年，Daniel Bovet 证明氯琥珀胆碱为短效肌松药，并在 1957 年获得诺贝尔医学奖。1951 年瑞典医师 von Dardel 和奥地利医师 Otto Mayerhofer 将其应用于临床获得良好效果。以后陆续有泮库溴铵、维库溴铵、阿曲库铵等肌松药的出现，对增强全身麻醉的肌松作用和安全性以及呼吸管理发挥了重要作用。20 世纪 70 年代，神经肌肉阻滞的监测技术和设备得到了快速的发展，来自美国波士顿的 Hassan Ali 发明了四个成串刺激（train of four stimulation，TOF）监测技术，来自丹麦哥本哈根的 Jørgen Viby-Mogensen 发明了监测深度肌松的强直刺激后计数（post-tetanic count，PTC）和监测肌松残余效应的双短强直刺激（double burst stimulation，DBS）。随着先进技术的涌现，现代麻醉已能够准确地掌握麻醉药的剂量和浓度，提高了麻醉的精确性和安全性。2001 年，Anton H Borm 介绍了罗库溴铵和维库溴铵的特效拮抗药——Sugammadex（布瑞亭），标志着临床麻醉中神经肌肉阻滞药物的使用进入了精准医学时代。

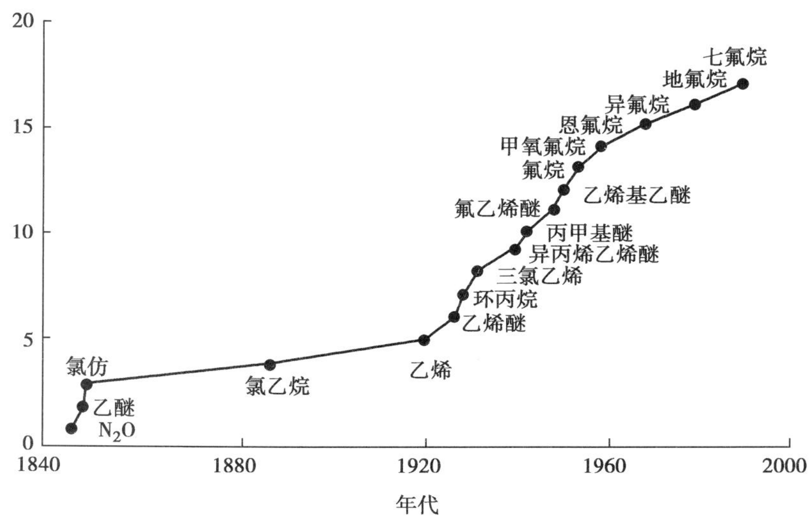

图 1-2 吸入麻醉药物发展简史

二、局部麻醉的发展

在应用乙醚、氯仿等全身麻醉的阶段时，由于施用方法简陋，经验不足，麻醉对于患者明显不够安全。这期间1853年Charles Pravaz和Alexander Wood发明了注射针筒，为局部麻醉的应用提供了工具。1856年Niemann发现了可卡因，1884年Carl Koller受到Sigmund Freud观察到的可卡因治疗吗啡成瘾患者时出现舌头麻木的启示，证明了可卡因滴入眼内可产生麻醉作用，从而开始用于眼部手术。在1884年9月的德国海丁堡眼科大会上，由其同事Josef Brettauer代为宣读了Koller的论文，这应该是世界上首次发现可卡因具有表面麻醉与镇痛作用的报道，此药随即得到普遍的肯定。次年，William Halsted和Alfred Hall开始将可卡因用于下颌神经阻滞，尽管其采用的并非当前经典的经皮穿刺神经阻滞的技术，而是采用了手术暴露出神经后直接实施神经注射阻滞的方法，但仍被视为当代神经阻滞麻醉的开端。同年James Leonard Corning在犬身上进行了脊麻的实验，在未抽出脑脊液的情况下，注射可卡因，意外地产生了下肢麻痹的现象，此为椎管内麻醉的开端。1886年，Corning出版了第一部关于局部麻醉学的教科书。1890年，法国外科医师Paul Reclus主张采用可卡因浸润局部麻醉，1892年Carl Schleich也发表文章介绍了该方法。1891年英国Walter Wynter和德国Heinrich I.Quincke介绍了腰椎穿刺术。1892年，Francois Frank介绍了“神经阻滞(nerve blocking)”这一概念，而Heinrich Braun则引入了“传导麻醉(conduction anaesthesia)”的概念。1898年德国外科医师August Bier在动物及人体做蛛网膜下腔阻滞获得成功，随后，法国医师Theodore Tuffier发展并推广了该项技术。1901年两位法国医师Jean Enthuse Sicard和Fernand Cathelin分别成功地进行了骶管阻滞，并于1903年报道了80例可卡因硬膜外阻滞的经验。1902年Heinrich F.Braun将肾上腺素加入可卡因以延长局部麻醉的时效。1904年，Ernest Fourneau合成斯妥伐因(stovaine)，Alfred Einhorn合成普鲁卡因，次年Braun将普鲁卡因应用于临床。1907年Braun出版了关于区域麻醉的教科书。1907年英国医师Arthur E.Barker使用重比重的局部麻醉药溶液行脊髓麻醉，并认为注射液的比重是影响局部麻醉药扩散的决定性因素。1908年Bier使用普鲁卡因行静脉区域麻醉。1909年Stoeckel将普鲁卡因阻滞用于分娩麻醉。1913年Heile用侧入法穿刺行胸部硬膜外阻滞成功。1920年Fidel Pages倡导用硬膜外阻滞麻醉，1921年Pages以穿刺时黄韧带抵抗消失感并无脑脊液流出来作为判定硬膜外腔穿刺成功的标志。1922年Gaston Labat发行《局部麻醉学》一书。1924年Buluhebckuu倡导用肾周围阻滞封闭，为封闭疗法的开端。1926年Janaen首先发现硬膜外腔的负压现象，并认为是由于穿刺时推开硬膜所产生的负压。1931年Achille Mario Dogliotti采用血浆等黏滞性溶液配药，可延长麻醉时间，增加了麻醉的安全性。1932年A.Gutierrez用悬滴法以确定穿刺针进入硬膜外腔。1940年William T.Lemmon倡导用分次给药行脊椎麻醉。1943年Lofgren和Lundqvist合成了利多卡因，1948年TorstenGordh将其用于临床。1949年由Manuel Martinez Curbelo等推广应用18号Tuohy针置入导管，行连续硬膜外阻滞。以后相继出现的局部麻醉药有甲哌卡因(1956年)、丙胺卡因(1960年)、布比卡因(1963年)、罗哌卡因等。由于新的局部麻醉药不断涌现，使用方法不断改进，局部和神经阻滞麻醉，包括椎管内阻滞，已成为目前临床上应用较多的麻醉方法，更加广泛地应用于术后疼痛治疗、分娩镇痛和疼痛门诊的医疗工作中。

三、特殊麻醉方法的发展

在20世纪初开始施行全身麻醉时，是将乙醚、氯仿简单地倒在手术巾上进行吸入麻醉，以后创造出简单的麻醉工具，如Esmarch口罩，由钢丝网构成，上蒙以数层纱布，用乙醚滴瓶点滴吸入乙醚挥发气体。以后Curl Schimmelbusch做了改进，将口罩与患者面部接触部分卷边，以防止乙醚流到患者面部及眼部引起刺激而受到伤害。开放点滴吸入麻醉的缺点是麻醉药丢失较多，麻醉的深度及呼吸不易控制。以后出现了简单的可以调节乙醚气体浓度(Cauobehko)的口罩。1869年，Joseph Clover和Alfred Coleman分别使用了经鼻氧化亚氮吸入器。1877年，Clover展示了其发明的便携式可调节挥发量的乙醚吸入器。1887年，伦敦麻醉科医师Frederick Hewitt设计出第一台使用氧气和氧化亚氮的麻醉机。1899年，美国医师Rudolf Matas采用风箱为接受胸科手术的患者行人工呼吸。1902年，英国A.G.Vernon Harcourt发明可调节吸入浓度的氯仿吸入器。1908年，法国医师Louis

Ombrédanne 设计出乙醚 - 空气吸入器。1910 年美国麻醉科医师、发明家 Elmer Ira McKesson 设计出第一台断续流的麻醉机，可以设定两种气体的百分比。1915 年 Dennis Jackson 将二氧化碳吸收剂试用于动物实验，为紧闭法吸入麻醉之前导。1916 年，Francis E.Shipway 发明乙醚加温挥发罐。1923 年 Ralph Waters 设计出往复式 CO_2 吸收装置，1928 年又出现循环紧闭式吸入麻醉装置，目前已发展出精密复杂的各种类型的麻醉机。

气管内麻醉方法的出现意义尤为重大。1543 年 Andreas Vesalius 曾给动物实施气管内插管。1667 年 Robert Hooke 在动物实验中用气管切开插入导管的方法进行麻醉。1792 年 James Curry 首先在人体进行了气管内插管。1869 年 Friederich Trendelenburg 行气管切开术，直接经气管导管吸入麻醉药。1880 年 William Macewen 用手引导施行气管内插管。1895 年 Alfred Kirstein 制成喉镜用作明视气管内插管。1907 年，Chevalier Jackson 展示了其发明的手持式喉镜。1909 年，S. J. Meltzer 和 J. Auer 为动物实施了气管内麻醉，次年，C.A.Elsberg 将该技术应用于人。1928 年 Ivan W. Magill 和 Edgar S.Rowbotham 改良气管内麻醉术，将金属导管改用橡皮导管，经鼻腔盲探插管。Arthur Guedel 和 Ralph M.Waters 倡导用带有套囊的气管内插管导管。1941 年，美国麻醉科医师 Frank J.Murphy 建议在气管导管前端设置一个侧孔以避免阻塞右上肺支气管开口。喉镜方面设计出 Miller、Guedel、Flagg 直型及 Macintosh 弯型喉镜。气管内插管普遍应用于各种全身麻醉及实施复苏术的患者，并设计出各种气管内麻醉的导管和不同的技术操作方法。1973 年，英国医师 A.J.Brain 设计出第一个喉罩雏形，1983 年喉罩正式面世并应用于临床。

关于低温的应用，早在 1797 年就有人开始试行全身降温法。1862 年 Walta 及 1902 年 Simpson 将乙醚麻醉动物降温至 25℃，不继续施用麻醉也可进行手术。1950 年加拿大医师 Wilfred Gordon Bigelow 及同事将控制性低温用于心脏手术。1951 年 Delorme 及 Boerema 行血液循环降温法。1953 年，John H.Gibbon 实施了首例体外循环下的心内直视手术。以后低温及深低温配合体外循环技术广泛应用于某些复杂的心内直视手术及其他手术。1948 年，H.W.C.Griffiths 和 John Gillies 采用高位脊麻的方法实施了首例术中控制性降压，随着 50 年代以后各种降压药的应用，控制性降压给某些外科手术创造了良好的手术野，并节约了输血量。1950 年 Paul Charpentier 合成氯丙嗪，以后相继有异丙嗪、乙酰丙嗪等吩噻嗪类药问世。1951 年 Laborut 及 Huguenard 等使用吩噻嗪类药等合剂或配合物理降温，以降低机体代谢及应激性，称为"人工冬眠"及强化麻醉。1959 年 De Castro 及 Paul Mundeleer 施行神经安定镇痛麻醉。近年来已较普遍应用复合不同药物及不同的麻醉方法来取长补短，称为复合麻醉。此法可以更好地发挥各种麻醉药物及方法的效能，减少各种药物的副作用，并相应减少各种麻醉并发症。

1894 年，Ernest Amory Codman 和 Harvey W. Cushing 倡导使用麻醉记录单，记录术中的给药情况及患者生命体征。最低监测标准指南最早由哈佛医学院 9 个附属医院组织出版。两年后，美国麻醉科医师学会出版了包括氧合、通气、循环、体温在内的监测标准。电子监护仪的出现大大提高了麻醉实践的安全性。

四、复苏及危重医学的发展

1819 年 Renée Lennec 发明了胸部听诊的"硬管"装置，1921 年 Bowles 利用听诊器的隔膜共振使声音加大。1903 年，荷兰医师和生理学家 Willhelm Einthoven 发明了最早的心电图测量装置，并因此于 1924 年获得诺贝尔生理学或医学奖。1940 年，美国医师 Arthur Guedel 和英国医师 Michael Nosworthy 共同发展和推广了控制呼吸，在随后的 10 年里，逐渐出现了"呼吸治疗病房"（respiratory care units），此即为现代重症监护治疗病房的雏形。1955 年，Vibierg Olof Björk 和 Carl Gunnar Engström 将间歇正压通气（intermittent positive-pressure ventilation，IPPV）用于治疗术后呼吸衰竭的患者。1941 年美国麻醉科医师协会将患者健康状况进行分级，可以作为麻醉时患者安危的参考。1952 年美国麻醉科医师 Virginia Apgar 提出用 5 项指标判断新生儿出生时状况的 Apgar 评分。对于各种原因引起的呼吸或循环停止，很久以来即试图用各种方法急救复苏。19 世纪早期采用手法进行人工呼吸，例如应用最多的是仰卧式压胸法（Silvester 法）和俯卧式压背法（Schafer 法），以后经过改进出现 Holger-Nielsen 举臂压胸法和提髋压背法等。随着麻醉技术的进展，将气管内插管及麻醉机械应用于复苏，进一步出现各种机械的人工呼吸器，如负压型铁肺和正压呼吸器。从20世纪50年代到60年代，国内外提出了胸外心脏按压和口对口吹气法进行心肺复苏（CPR），进一步发展为心肺脑复苏（CPCR）。在急救组织方面，有些国家建立了急救复苏中心，进行临床死亡复苏的研究。

从20世纪50年代开始对医院患者的管理提出了分级治疗（progressive patient care，PPC）的概念，改变了过去传统的分科界线，集中了各专科医师和设备，组织经过专门训练的护士进行对危重手术患者的集中治疗护理。20世纪50年代早期，丹麦麻醉学家Bjorn Ibsen提出了ICU的概念，以后在很多国家推广应用。随着对危重患者的治疗方法的改进、临床死亡和复苏的研究以及各种监测技术的进步，近年来，ICU也逐步发展成为一门新的学科——危重病医学（critical care medicine，CCM）。

五、麻醉专业组织的发展

随着麻醉和麻醉学的发展，麻醉专业人员逐渐增多。最初在英国（1893年）出现了伦敦麻醉科医师协会（London Society of Anaesthetists），1905年在美国成立了麻醉学会，1936年命名为美国麻醉师协会（American Society of Anesthetists），1945年，在Paul Wood的建议下，正式改名为美国麻醉科医师协会（American Society of Anesthesiologists）。以后在世界许多国家都相继成立了麻醉学学术组织。1955年，第一届世界麻醉科医师大会（World Congress of Anaesthesiologists）在荷兰召开，会上成立世界麻醉科医师协会联合会（World Federation of Societies of Anaesthesiologists）。从1962年开始每隔四年召开一次世界麻醉学大会，其他还有世界危重病监测治疗学会、世界疼痛学会等也定期召开学术会议。

1893年，麻醉科医师协会会报（Transactions of the Society of Anaesthetists）创办，随后发行多期。1914年James Taylor Gwathmey出版了第一部比较全面介绍麻醉的专著《麻醉学》（*ANESTHESIA*）。关于麻醉专业杂志，最早于1922年由Francis Hoeffer McMechan创办、美国麻醉科医师协会主编出版《麻醉与镇痛研究现状》杂志，后改为《麻醉与镇痛》；1923年出版了英国麻醉学杂志；1940年，《麻醉学》杂志创刊。1946年，《麻醉》杂志创刊。以后陆续在世界各国发行了英、德、法、日、中等语种的麻醉、复苏、重症监测治疗等杂志约50种。

从乙醚等麻醉药的发现并成功应用于临床，开启了近代麻醉学的历史进程，一直到20世纪50年代，麻醉学的全面发展奠定了现代麻醉学的基础，不论在麻醉学的基础理论和临床实践、麻醉学科的建设，以至麻醉专业的发展、麻醉队伍的壮大等各个方面，在国内外都取得了巨大的发展与成就，实现了麻醉学的现代化，进入了现代麻醉学新的发展历史阶段。

第四节　我国麻醉学的发展与成就

19世纪中后期，伴随着天主教、基督教的传教士到中国传教，各地相继建立了教会医院，进而招收学徒，创办医学校，西方医学开始传入我国。较早有1866年成立的广州博济医学堂、1879年成立的上海同仁医院、1883年成立的苏州博习医院等。1903年北京协和医学校、1904年上海震旦学院、1904年济南齐鲁医学校等相继设立。而由清政府举办的医学堂有1881年成立的天津医学馆、1903年成立的北京京师大学堂医学馆。辛亥革命后北京、浙江、奉天（沈阳）等地陆续建立了公立或私立医学专门学校，大部分均附设有医院，但这些医院创设之初都没有麻醉科，而从事麻醉专业的人员也是凤毛麟角，多为嬷嬷（修女）以及医学实习生，此后逐步转向外科助手轮流做麻醉。据北京协和医院记载，在建院之初（1921年），开设有外科、骨科、泌尿科、妇产科、眼科、耳鼻咽喉科等手术科，也没有麻醉科。当时国内也只有少数几个大城市的大医院才能实施较大的手术，如胃大部切除术、胆囊切除术等。北京协和医院从1922—1936年曾聘用外籍人士Holland司理麻醉，1938—1942年才有私立北平协和医学院（现北京协和医学院）毕业生马月青专职麻醉工作。1949年初，尚德延教授自美国学习麻醉后回国即在兰州中央医院创立了中国第一个麻醉科，并担任麻醉科主任。1947年上海李杏芳教授自美国学习回国，在上海仁济医院工作。新中国成立初，上海吴珏教授、北京谢荣教授相继从美国学成归国。吴珏教授领导建立了上海医学院中山医院（现复旦大学附属中山医院）麻醉科和国内第一个血库，谢荣教授则建立了北京医学院第一医院（现北京大学第一医院）麻醉科。此后通过带教进修生（吴珏教授，其早期学生如史济湘、王景阳、李德馨等以及南方地区学生）、开办学习班（谢荣教授，其学生遍及北方地区；尚德延教授，其早期学生后来多成为各军区总医院的主任），为国内麻醉学科的发展培养了第一批人才。此后谭慧英教授从法国回国，与前述4位教授成为中国麻醉界的奠基者，此外还有天津王源昶教授和南京军区总医院（现东部战区总医院）李德馨教授等，成为对中国麻醉早期发展做出突出贡献的几位教授。此后他们的学生遍布全国各地，完成了中国麻醉学的起步和奠基阶段。

回顾新中国成立70余年来中国麻醉事业的发展，可以按几个重大历史性事件将中国麻醉学科的发展历程划分为以下四个阶段：

一、初创与早期发展阶段（1949—1966年）

前已述及，几位前辈对中国麻醉的早期发展做出了重要贡献。首先是学科建设和人才培养，通过几位前辈的努力，在20世纪50年代，中国麻醉学科完成了奠基和初创阶段，其标志是在北京、上海及全国各大省会城市的大医院，都有了麻醉科或麻醉组的建制，拥有了专职的麻醉科医师，并通过办培训班、进修班的形式，进一步扩大了麻醉专科人员队伍。几位前辈的早期学生，日后都成为了中国各大学附属医院或省市医院、解放军总医院（靳冰教授）及各大军区医院麻醉学科的带头人。在此期间，北京谢荣教授和上海吴珏教授分别出版了麻醉学专著，为学科发展提供了理论支持。但在这个阶段，也出现了学科发展的两种模式，一是麻醉科以医师为主，北方多循这条模式发展；另一是以少数医师负责，大量工作人员则由护士充任，南方不少医院循此模式发展。时至今日，已可看出，前一模式对学科发展是有利的。在这一阶段，伴随着学科发展和老一辈专家的努力，中国麻醉出现了大发展的局面。以上海为基地，仿制生产了乙醚全身麻醉麻醉机、硬膜外及脊麻穿刺针及导管，喉镜、单双腔气管导管、支气管导管、心电图机、体外循环机等一大批麻醉专用设备、器材。同时生产了各种麻醉药品，包括乙醚、普鲁卡因、氯琥珀胆碱、箭毒等，基本满足了国内麻醉学科发展的需要。

在麻醉学科不断发展的有力支撑下，1953年，上海开展了中国首例二尖瓣狭窄扩张术。1958年起北京、西安、上海相继开展了体外循环心内直视手术。1958年上海抢救成功大面积烧伤患者，使新中国医学水平震惊了世界。在这一发展过程中，还有一些重要成果值得提及：20世纪50年代，天津王源昶教授两次报道胸外心脏按压实施心肺复苏成功；谭慧英教授介绍人工冬眠方法。进入20世纪60年代，李德馨教授重点研究了脑复苏和血气分析。此外，上海和陕西在1958年近乎同时开展了针刺镇痛的研究。1964年在南京召开的首届麻醉学术会议，对这一阶段麻醉学科的发展做了全面检阅，李德馨教授为会议的成功做出了重要贡献。

这一阶段还开展了研究生培养工作，由于1966—1976年这10年的影响，大多数学生未能完成学业，只有吴珏教授的两位学生庄心良、蒋豪教授基本完成学业。

这一阶段的麻醉专业论文多发表于《中华外科杂志》，并曾集中出过一期专刊；其他散见于各地方医学杂志和解放军的《人民军医》杂志。在《国外医学》外科学分册中，也有一些介绍麻醉学的综述和译文。

二、恢复阶段（1966—1979年）

在20世纪70年代，全国广泛开展了对针刺麻醉（针麻）和中药麻醉（中麻）的研究，有限的科研经费也投向了这两个领域。从正面的角度看，对针麻的研究使得中国在神经吗啡肽及其他神经血管因子方面没有落后世界太远，某些方面还有一定建树。对中药麻醉的研究也开发出了个别新药（如肌松药锡生藤碱）及催醒药物（催醒宁等），并推动了对微循环的研究。这些研究虽然也取得了一些成果，但总体上看，这一阶段过度强调针麻和中麻，对麻醉学科的发展还是有负面影响的。

由于我国在20世纪70年代中断了与世界的联系，中国麻醉的发展错过了氟烷时代，日常麻醉逐步演变为静脉普鲁卡因全身麻醉配合少量乙醚吸入以及硬膜外阻滞为主的局面，使得中国麻醉学科的发展几乎陷于停顿。在这个历史阶段，由于解放军的特殊历史地位，使得军队麻醉与复苏专业组相对于地方没有受到太大的冲击，逐步成为当时中国麻醉界的一支重要力量，无论是在针麻还是中麻，军队麻醉专业组都积极参与其中并有相当建树。

在这一阶段，氯胺酮、芬太尼和氟哌利多（氟哌啶醇）实现了国产化，使得分离麻醉、神经安定镇静镇痛麻醉一度风行。根据军事目的研制的一些药物也转用于民用(如二氢埃托菲、催醒宁、长托宁等)。

1976 年，百废待兴，麻醉学科也不例外，在 1978 年全国科学大会的鼓舞下，麻醉学科也在酝酿着崛起。

三、正式发展成为独立学科阶段(1979—1989 年)

1979 年经过较长时间的筹备，中华医学会在哈尔滨北方大厦召开了第一届全国麻醉学术会议(后改称为第二届，南京会议被追认为第一届)，同时正式成立了中华医学会麻醉学分会，尚德延教授任首位主任委员，吴珏、谢荣教授任副主任委员，标志着中华医学会麻醉学分会正式建立。此后，全国各地相继建立了地方麻醉学分会，相继创刊发行了《国外医学 - 麻醉学与复苏分册》(徐州)(后改为《国际麻醉学与复苏杂志》)、《中华麻醉学杂志》(石家庄)、《临床麻醉学杂志》(南京)等专业期刊，为推动中国麻醉事业的发展做出了重要贡献。此阶段的另一重要发展是以徐州医科大学曾因明教授为代表的创建麻醉系的工作，在中国麻醉学科发展史上留下了重要的一笔，为中国麻醉界培养了大批人才。

随着改革开放的不断深入和国民经济的不断增长，国际上先进的麻醉设备和药品器械开始进入中国。1984 年，“德尔格”麻醉机和异氟烷、恩氟烷等现代吸入麻醉药开始进入中国市场，标志着中国麻醉界对外界的开放。与此同时，国外专家也开始逐步进入国内讲学。在时任主任委员谢荣教授的领导下，中华医学会麻醉学分会和日本临床麻醉学会建立了正式的学术联系，中国麻醉专家也开始逐步参与国际上的学术会议，极大地推动了中国麻醉学的进步。

这一阶段，中国老一代麻醉学家通过不懈努力，终于在 1989 年，说服卫生部发出了 12 号文件，明确指明了麻醉学科成为独立于外科的临床学科，业务范畴包括了临床麻醉、急救复苏、疼痛治疗与重症监测治疗，为麻醉学科的进一步发展奠定了组织结构基础。

四、快速发展阶段(1990 年至今)

卫生部 1989 年 12 号文件为麻醉学科的快速发展提供了组织保证。对照这一文件要求，全国在数年内普遍建立了麻醉科这一编制机构，并不断发展壮大。

进入 20 世纪 90 年代，伴随着全国改革开放步伐的加快，麻醉学科也进入了一个快速发展期。随着一批在国外学习的中青年麻醉科医师逐渐回国，并在老一辈麻醉学家的指导下，逐步成长为新一代麻醉领军人物，中国麻醉学科的发展速度明显加快。

首先是现代化麻醉手术系统的建立，为保证患者安全和开展各类心脏手术、移植手术提供了良好的物质基础。1993 年，在中国人民解放军总后勤部的支持下，于布为领导组织了集临床麻醉、麻醉后恢复室、ICU 三位一体的中国第一个现代麻醉手术中心的建设，由此拉开了中国麻醉现代化的序幕。

其次是各种新型监测设备和麻醉设备大量进入中国，使得中国麻醉学科的装备，尤其是在大城市和沿海开放地区迅速与国际接轨。

第三是学科人才梯队建设有了长足的发展。大量本科生、研究生进入学科梯队，使麻醉学科的人才结构逐步趋于合理，梯队层次逐年提高。与此同时，原本在麻醉队伍中的大量护士，逐步过渡到麻醉科的各种辅助工作岗位。伴随着医师法的颁布和执业医师制度的执行，麻醉学科已名正言顺地进入了由医师执业的临床学科行列，明显区别于医院其他医技科室。近几年开展的住院医师规范化培训工作，也为今后学科水平的进一步提升打下了基础。

第四是临床麻醉安全明显改善。随着设备的不断完善，学科人才梯队建设的长足进步，麻醉质量控制工作的逐步开展，麻醉与手术的安全保障有了进一步的提高。在新的给药技术(如靶控输注)的引入以及国内在容量治疗方面的进展推动下，麻醉的安全界限不断提高，这为手术科室的进步提供了坚实的基础。目前国外所能开展的各种复杂手术，中国都已能熟练开展，其中麻醉学科所做的贡献是不言而喻的。

第五是麻醉科研工作已迎头赶上。随着中国经济日益走向世界前列，国家对麻醉科研的投入强度也越来越高，麻醉学科已开始向世界麻醉学领域的研究前沿发起了冲击。反映在具体数字上就是国家自然科学基金的项目逐年增多，SCI 论文逐年增多，影响因子也在逐步提高。在国际研究的热门领域，几乎都有中国麻醉学者涉足其间。

第六是一大批中青年领军人才已崭露头角，在各种国际学术机构和期刊编委会中，已开始有中国学者的位置。在国内重要的学术名誉方面，也有3人获得杰出青年学者称号，5人获得长江学者称号，距离诞生麻醉学科的院士已指日可待。

第七是亚专科不断发展，疼痛、ICU已成为麻醉学科的重要组成部分，一批在亚专科方面出类拔萃的专家，为这两个亚专科的发展做出了积极的贡献。

第八是学会自身的发展。在中华医学会麻醉学分会历任主任委员（图1-3）的辛勤努力下，特别是在罗爱伦主任委员的领导下，中华医学会麻醉学分会已发展成中华医学会各分科学会中的佼佼者。无论是在坚持开展学术工作方面，还是组织召开全国以至各地区学术会议方面，以及全面提升麻醉学科的学术水平和社会地位方面，中华医学会麻醉学分会都走在了各分科学会的前列，受到总会领导的多次表彰。从1997年起中华医学会麻醉学分会下设四个学组即临床麻醉、重症监测治疗、疼痛治疗和教育与管理学组。从1999年起每年举办一次全国麻醉学术年会，年会期间同时举办知识更新讲座。这些会议对促进学术交流、提高专业水平发挥了重大的作用。在对外交流方面，中华医学会麻醉学分会近年来也迎来了全面发展的新局面。在李树人教授任主任委员期间，中华医学会麻醉学分会正式加入世界麻醉科医师协会联盟，结束了中华医学会麻醉学分会与国际麻醉学界的隔绝状态。而在吴新民主任委员的领导下，中华医学会麻醉学分会恢复了与日本临床麻醉学会的正式学术联系；建立了和大不列颠与爱尔兰麻醉科医师协会的正式学术联系；与中国台湾、中国香港等地区的麻醉学会开展了有效的学术交流，并开展了部分临床技术和麻醉管理的指南与专家共识的制定。

2009年，在于布为主任委员的任职期间，其所倡导的“理想麻醉状态”“精确麻醉”管理、“麻醉无禁忌”理念，主导开展的“术前诱导期急性超容量血液填充”“困难气道对策优化”等多个创新性的临床研究与实践，得到了全国同道的认可与肯定。同时还开展了“基层医院麻醉科主任培训”，颁布了中华医学会麻醉学分会临床麻醉快捷指南，积极与国际学会组织开展双边对等交流等，这些措施都极大地推动了麻醉学科的进步。于布为教授提出了中国麻醉学科发展的五大愿景，即将麻醉学科建设成为：推动“舒适化医疗”发展的主导学科，保障医疗安全的关键学科，提高医院工作效率的枢纽学科，协调各科关系的中心学科，被社会所熟知认可的重点学科，也成为指导中国麻醉学科发展的总体纲领。

2012—2015年刘进教授在担任中华医学会麻醉学分会主任委员期间，除了继续推动住院医师规范化培训工作外，还推动超声等可视化技术的临床使用，制定了麻醉科医师和手术科室医师配置比

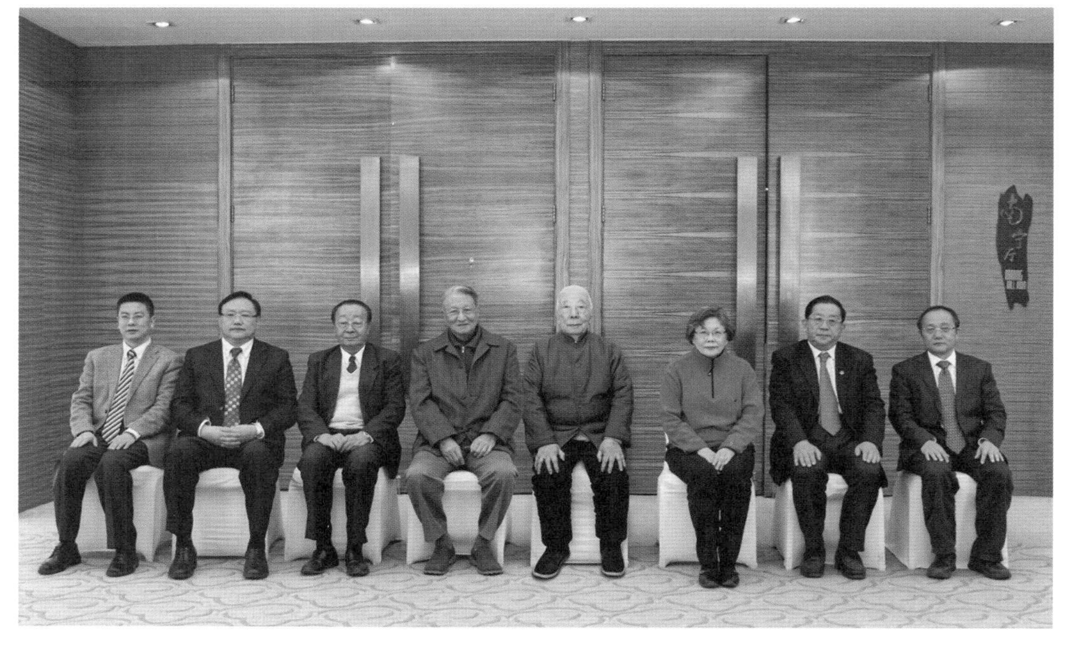

图1-3 中华医学会麻醉学分会历任主任委员合影（2013年北京）
左起分别为：熊利泽、于布为、李树人、金清尘、谢荣、罗爱伦、吴新民、刘进。

例，促进其接近国际化(1∶3)，并且建立完善的麻醉学各亚学科学会，进一步加强中华医学会麻醉学分会与全世界学者的交流合作，提高了中华医学会麻醉学分会在国际上的影响力，并组织编撰颁布了我国第一部《中国麻醉学指南与专家共识(2017版)》与《中国麻醉学快捷指南(2017版)》。

2015年熊利泽教授担任中华医学会麻醉学分会主任委员后，积极开展并推动麻醉学向围手术期医学的转变，成功举办了中国麻醉周科普宣传活动，启动了一带一路海外青年麻醉科医师的培训基地和培训项目，启动了走好长征路，从麻醉学到围手术期医学发展的系列基层培训的项目，编撰颁布了中华医学会第一部《中国医学发展系列研究报告——麻醉学进展(2015)》，并此后每年一部，以客观地记载中国麻醉学年度发展与进步。

上述这些举措极大地促进中国麻醉学科水平的整体快速发展，加速麻醉学和围手术期医学科的创新建设，推动中国麻醉学科走向世界，比肩国际先进水平。

在中国麻醉学科积极推动“舒适化医疗”，实现学科发展愿景，履行保障人民健康的重要关键阶段，国家对于麻醉学的发展也给予了高度的重视和重点指导。2018年8月8日，在首个“中国医师节”到来之际，国家卫生健康委员会、国家发展改革委、教育部、财政部、人力资源和社会保障部、国家中医药管理局、国家医疗保障局七部委局联合发布《关于印发加强和完善麻醉医疗服务意见的通知》(以下简称《通知》)及《政策解读》。

《通知》指出：麻醉学是临床医学的重要组成部分，麻醉科是体现医疗机构综合能力的重要临床专科。加强和完善麻醉医疗服务，是健康中国建设和卫生事业发展的重要内容，对于提升医疗服务能力，适应不断增长的医疗服务需求，满足人民日益增长的美好生活需要具有重要意义。《通知》总体要求：深入贯彻落实党的十九大精神和健康中国战略，坚持以问题和需求为导向，深化供给侧结构性改革，加强麻醉科医师培养和队伍建设，增加麻醉科医师数量，优化麻醉专业技术人员结构。扩大麻醉医疗服务领域，创新推广镇痛服务，满足麻醉医疗服务新需求。通过完善麻醉医疗服务相关政策，调动医务人员积极性，确保麻醉医疗服务质量和安全。《通知》的主要目标是：力争到2020年，麻醉科医师数量增加到9万，每万人口麻醉科医师数提高到0.65人；到2030年，麻醉科医师数量增加到14万，每万人口麻醉科医师数接近1人；到2035年，麻醉科医师数量增加到16万，每万人口麻醉科医师数达到1人以上并保持稳定。麻醉科医师与手术科室医师配比更加合理，岗位职责更加明确，麻醉与镇痛服务领域不断拓展，让人民群众享有更高质量、更加舒适的医疗服务。

《通知》在加强麻醉科医师培养和队伍建设，拓展麻醉医疗服务领域，保障麻醉医疗服务质量和安全，提高麻醉医务人员积极性，切实做好麻醉医疗服务组织实施等5个方面分别给予了具体的指导意见。

从卫生部1989年12号文件到国家七部委局2018年21号文件，中国麻醉科从临床科室到重要临床专科，历经30年的发展，凝聚着一代代中国全体麻醉人的努力和拼搏。正如笔者所言：国家七部委局在中国首个医师节前夕，专门为麻醉学科发布了学科建设的指导意见。特别是强调了手术室护理工作由麻醉科统一管理的内容。这个文件对麻醉学科来说，其意义不亚于1989年卫生部发布的12号文件，即将麻醉学科由大外科下的医技科室，明确规定为与内外妇儿平行的临床科室。这既是对麻醉学科多年奋斗所取得的成绩的肯定，也是对麻醉学科人员紧缺已经严重影响到医学的进一步发展、难以满足广大人民群众对医疗舒适化的需求越来越紧迫的现状的充分认识，更是对习总书记对麻醉学科现状的调查报告重要批示的最好落实。

通过以上简要回顾可以看出，新中国成立以来中国麻醉学科的发展历程，既是国家发展的一个缩影，也是一代一代麻醉学家努力奋斗的成果。在过去的岁月里，中国麻醉工作者为多少患者施行了麻醉，已很难考证。但他们对患者生命安全认真负责的工作态度，对学科发展殚精竭虑的毕生追求，对年轻学子健康成长所付出的艰辛，都将变成中国麻醉学科的宝贵财富，并将继续鼓舞新一代麻醉工作者向新的目标迈进。我们有理由相信，在今后的岁月里，中国麻醉学科一定会取得更加辉煌的成就。中国广大人民群众，也一定会从麻醉学科的发展中得到更多更好的服务。

(于布为　罗　艳)

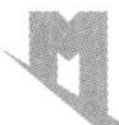

参考文献

[1] MILLER R D, ERIKSSON L I, FLEISHER L A, et al. Miller's Anesthesia [M]. 7th ed. Philadelphia: Churchill Livingstone, 2009: 3-41.

[2] 于布为 . 第十届中华麻醉学会委员会工作报告 [R]. 中华医学会全国麻醉学术年会 , 2010.

[3] 张立生 . 中国古代的麻醉与镇痛历史 [J]. 实用疼痛学杂志 , 2009(5): 395-399.

[4] 马丽 , 孙立 , 熊利泽 . 中国麻醉学领域科研工作现状分析 [J]. 中华麻醉学杂志 , 2010, 30 (6): 641-063.

[5] 于布为 . 中国麻醉学科发展 60 年概要 [J]. 上海医学 , 2009, 32(11): 941-943.

[6] 薛庆生 , 于布为 . 迎接麻醉学的人工智能时代 [J]. 上海医学 , 2018, 41(5): 260-263.

[7] 李启芳 , 于布为 . 做一名能诊断、会治病的麻醉科医生 [J]. 临床麻醉学杂志 , 2019, 39 (9): 1030-1032.

[8] EDMOND I EGER II, LAWRENCE J. SAIDMAN, ROD N. WESTHORPE. The Wondrous Story of Anesthesia [M]. New York: Springer, 2014.

[9] WOOD M, STARK R. John (lain) Glen wins 2018 Lasker Prize for development of propofol [J]. Anesthesiology, 2018, 129 (6): 1055-1056.

第二章

麻醉学教育

目　　录

麻醉学科的建设与发展关键靠人才，根本在教育。近代教育观念的改变主要体现在由一次性学校教育发展成为分阶段的终身教育。根据国家相应的规划与规定，麻醉学专业教育的目标应与医学教育的目标相一致，即在21世纪初期构建包括学校基础教育、毕业后教育和继续医学教育在内的终身教育体系。除了教育观念的改变外，临床医师培训的目标也发生显著的改变。1993年爱丁堡会议提出"五星级医师"的要求，即医师不仅是医疗卫生保健的提供者，还应具备决策、健康教育、社区领导以及服务管理的知识、素质和能力。着眼于面向2030年医学教育改革与健康中国建设，国务院2017年颁布了《国务院办公厅关于深化医教协同进一步推进医学教育改革与发展的意见》(国办发〔2017〕63号)，改革聚焦健康中国战略，突出问题导向，系统谋划发展，医教协同推进。为进一步推进我国麻醉学科与麻醉人才队伍持续健康发展，缓解麻醉从业人员短缺问题，加强和完善麻醉医疗服务，继2017年12月12日国家卫生和计划生育委员会办公厅发布《国家卫生计生委办公厅关于医疗机构麻醉科门诊和护理单元设置管理工作的通知》(国卫办医函〔2017〕1191号)后，2018年8月8日国家七部委局联合发布《关于印发加强和完善麻醉医疗服务意见的通知》(国卫医发〔2018〕21号)，主要目标是增加麻醉科医师培养数量，优化麻醉专业技术人员结构。这三个文件充分体现了国家领导人对我国麻醉学科建设与麻醉学科人才培养的高度重视，也反映了我国对麻醉学人才培养的迫切需求。切实落实文件中关于"稳定麻醉学本科专业招生规模，在临床医学专业本科教育中加强医学生麻醉学相关知识与能力的培养，鼓励有条件的高校单独开设麻醉学专业课程"的指示与精神，推动并加强我国医学本科教育中麻醉学教育的内涵。临床医师的培养模式已趋于成熟，即所有的专科医师都应在临床医师共同的基础上专科化，麻醉科医师也不例外，这些观念与做法都将对我国麻醉学专业教育的改革与发展产生深刻的影响。

第一节 学校基础教育

学校基础教育是指医学生在校期间需接受麻醉学的启蒙教育，应了解麻醉学的基本理论、知识和技术，为毕业后从事临床医师工作奠定较扎实的基础。从我国国情和学科现有基础出发，学校基础教育主要有两种形式：一是麻醉学在临床医学专业中独立开课；二是为尽快改善我国麻醉学科人才队伍的学历结构与整体素质，推进学科建设，在一定历史时期内，我国普通高等医学院校内可设置麻醉学专业(本科)。

一、麻醉学独立设置课程

着眼于面向2030年医学教育改革与健康中国建设，为探索新形势下我国高等麻醉学医学教育发展的新机遇，强化麻醉学作为二级学科的地位，长远地规划并完善包括学校基础教育、毕业后教育、继续教育在内的连续统一的麻醉医学终身教育体系，谋划新形势下高等麻醉学教育的改革，缓解我国麻醉从业人员短缺问题的同时，促进并加强我国麻醉人才队伍持续健康发展，加强和完善麻醉医疗服务，提升医疗服务能力，适应不断增长的医疗服务需求，满足人民日益增长对美好生活的需求。针对全国麻醉学从业人员短缺现状，了解全国医学院校独立设置麻醉学课程的现状，为麻醉学教育未来发展策略的制定提供参考依据。全国高等教育学会医学教育专业委员会麻醉学教育学组组长单位长海医院麻醉学教研室，对全国389所综合性大学和医学院校做了关于麻醉学课程设置调查，其中包括明确有麻醉专业的59所院校，74所综合性大学，256所医学院，对院校开展调查问卷，以公函、邮件及电话回访等方式收集资料。目前全国仅28所医学院校独立开设麻醉学课程，其中包括有麻醉专业的院校17所，综合大学中6所，医学院校中5所。现将《麻醉学》在全国临床医学专业中独立设置课程的相关问题叙述如下。

(一)在临床医学专业中独立设置《麻醉学》课程的必要性

1. 医学生知识结构的需要　麻醉学的核心理论、知识和技术是基本生命功能的监测和调控(包括意识和痛觉)，重要脏器的保护与支持。这不仅是麻醉科医师所必需，更是每个从事任何专业的合格临床医师所不可缺少的。对于临床医学生来说，应用麻醉学的基础理论和技术来分析、处理临床问题，尤其是对重症患者的监测与调控，生命支持与重症监护治疗，急救与心肺脑复苏、手术室外的镇痛与镇静、血液保护和节约用血以及药物依赖与戒断等。学好麻醉学不仅可以拓宽临床思路，还能增强发现问题、分析问题和解决问题的能力。因此，独立设置《麻醉学》课程是医学生知识结构的需要，更是我国医学教育课程体系与教学内容改革的需要。

2. 构建终身教育体系的需要　麻醉科是一个涉及医院运转全局的、具有枢纽作用的一级诊疗科室，更是手术学科建立和发展的前提与保证。在医学院校临床医学专业的毕业生中，毕业后将会有较高的比例到医院从事麻醉工作。因此，独立设置《麻醉学》课程是医学教育服从并满足于这一社会需求的需要，更是学校基础教育与毕业后教育衔接、构建终身医学教育体系的需要。

3. 二级学科建设的需要　自 1846 年乙醚临床应用成功以来，近代麻醉学的发展已历经 170 余年的历史。现代麻醉学是生命科学的重要组成部分，是一门研究临床麻醉、重症监护治疗、生命复苏、疼痛机制和治疗的二级学科。由于麻醉学曾是外科学的分支学科（三级学科），因此，在我国医学院校的课程体系中，麻醉学一直是《外科学总论》中的部分章节，其教学时数一般只有 6~8 学时，这就与当今医学人才的知识需求，特别是拓宽专业口径后医学人才的知识结构不相适应。在医学专业中，所有临床医学的二级学科均已独立设置课程，其学时数在 36~246 学时不等，平均每门课程约 80 学时，唯独麻醉学仍在外科学总论之中。因此，在医学专业中独立设置《麻醉学》课程是麻醉学作为二级学科建设与发展的需要。

（二）《麻醉学》独立开课的进程

《麻醉学》独立开课是新中国成立以来我国普通高等医学院校课程体系改革中的一件大事，通过认真论证，在全国同道的共同努力下，在国家教育部的理解与帮助下，在外科学前辈裘法祖、吴孟超、吴蔼然等院士、教授以及相关医学院校各位院（校）长的支持下，2003 年《麻醉学》终于作为一门独立的课程正式列入《临床医学专业本科教学基本要求》（简称《教学基本要求》），教育部高教司专门为《教学基本要求》批复发文，要求全国各高等医学院校参照执行。应当强调的是《教学基本要求》是教育部“新世纪高等教育教学改革工程”的重点项目，《宽口径医学本科教育人才培养模式的研究与实践》是这一工程的研究成果之一。在《教学基本要求》中，《麻醉学》被列入“全身生理变化与疾病”单元，《教学基本要求》明确指出：本单元涉及课程包括麻醉学、传染病学、内科学、外科学、儿科学、老年病学、中医学等内容。除此以外，《教学基本要求》还对《麻醉学》的教学目的、内容与要求作了明确阐述，从此开始了麻醉学在我国普通高等医学院校设置课程的新纪元。

2004 年由曾因明、罗爱伦主编的供基础、临床、预防、口腔医学专业用的《麻醉学》教材第 1 版由人民卫生出版社正式出版，2018 年《麻醉学》已更新至第 4 版，《麻醉学》独立开课的院校也不断增多。

2009 年教育部、卫生部联合发布《关于加强医学教育工作、提高医学教育质量的若干意见》，明确指出：为适应医学教育标准国际化的需要，必须实施医学教育认证，开展以本科医学教育标准为依据的医学教育专业认证工作。我国第一部《本科医学教育标准 - 临床医学专业（试行）》方案（简称《标准》）正式印发，《麻醉学》作为一门独立课程再次列入临床医学课程之中，《标准》明确指出：“临床医学课程通常包括诊断学、内科学、外科学、妇产科学、儿科学、眼科学、耳鼻喉科学、口腔医学、皮肤性病学、麻醉学、急诊医学、全科医学等课程的内容和临床见习”。现今《麻醉学》教材第 4 版已经出版。《麻醉学》独立开课将对我国医学教育，尤其是麻醉学专业教育产生深刻的影响。

（三）《麻醉学》课程的基本内容

《麻醉学》（供基础医学、临床医学、预防医学、口腔医学专业用教材）是面向临床医师共同知识需求的教材，麻醉科医师的培养与其他临床专科医师一样，必须通过毕业后教育即住院医师规范化培训去实现。据此，经过全国专家认真研讨，对《麻醉学》课程教材的编写大纲、教学基本要求及教学计划提出了指导性意见，《麻醉学》课程教材的主要内容由下列四部分组成：

1. 麻醉学的基本理论、知识与技术，包括麻醉前准备，主要麻醉方法及相关技术，约占 25%。

2. 人体主要生命功能的监测、判断与处理，即生命功能的调控，包括气道管理、氧供、呼吸、循环、体外循环及休克等，约占 47%。

3. 心肺脑复苏、急性肺损伤等约占 20%。

4. 疼痛诊疗及药物依赖与戒断等约占 8%。

在临床医学专业本科教育中加强医学生麻醉

学相关知识与能力的培养，鼓励有条件的高校单独开设麻醉学专业课程。从全国医学院校独立设置麻醉学课程调查来看，麻醉学独立开课的形势仍不容乐观，当前的主要任务仍是要开出课、开好课，为我国麻醉学终身教育体系的建立迈出坚实的一步。

二、麻醉学专业（本科）教育

（一）国际麻醉科医师培养模式

从19世纪40年代开始至今，现代麻醉学的发展经历了三个重要的平台，一是医技科室，当时麻醉学是一门以医疗技术为主要内容的学科，因此在医院内定位为医技科室，甚至是辅助科室；二是临床三级学科，麻醉学发展成为临床科室，是外科学的一个分支学科，一般由外科管理；从20世纪50年代末60年代初开始，由于麻醉科工作领域的拓展，麻醉学从其自身发展中汲取并集中了基础医学、临床医学、生物医学工程以及多种边缘科学中有关麻醉学的基本理论和工程技术，形成了麻醉学自身的理论和技术体系，组成了具有多学科理论和技术的综合性学科。现代麻醉学科已发展成为与“内科、外科、妇产科、儿科”等并列的临床二级学科。

麻醉学的基本任务已不仅是要为手术顺利进行提供安定、无痛、肌松和合理控制应激等必要条件，更要维护围手术期患者的安全并防治并发症，对人体生理功能进行监测、调节和控制。为此，麻醉后监护治疗室和ICU（重症监护治疗病房）的建立与管理；急救与生命复苏；疼痛机制的研究及疼痛治疗等均成为麻醉科的重要工作内涵。麻醉学经过百余年的演变和发展，其内容已超出了原来“麻醉”词义的范畴，现今麻醉学已是一门研究临床麻醉、重症监护治疗、生命复苏、疼痛诊疗理论和技术的科学。正因为如此，麻醉科医师培养的国际通用做法是医学生在医学院校毕业取得医学博士学位（MD）后，须再接受3~4年时间的麻醉科住院医师培训，经考核合格，授予麻醉科医师执业资格，方能合法行医。

（二）创建麻醉学专业（本科）教育

在20世纪70年代末、80年代初期，正值我国拨乱返正、百废待兴的时期，当时我国麻醉学科的实际情况与上述时代发展的基本要求极不相适应！据统计，当时我国各级医院麻醉专业人员总数不足两万人，其中80%以上是中技（护士为主）以下人员，甚至未经医学训练就从事麻醉工作，大学本科毕业生仅占9%，医院麻醉科普遍处于“人员少、条件差、负荷重、风险高、待遇低”的状况，临床医学专业毕业生不愿到麻醉科工作，后继乏人的情况非常严重，这种状况严重影响我国麻醉学科的建设与发展。如何迅速提高我国麻醉队伍的学历结构与整体素质，加强麻醉学二级学科内涵建设是当时摆在大家面前的一个重大问题。在教育部的关心与支持下，我国麻醉学界老、中、青三代人遵照“实事求是、一切从实际出发”的原则，把国际经验与中国国情和学科现有基础相结合，提出了具有中国特色的麻醉学专业人才培养模式，即我国麻醉学专业人才的培养要达到国际先进模式必须分两步走，第一步是在高等医学院校设置“麻醉学专业（本科）”，强化麻醉科对医学本科人才的引进，以能迅速提高我国麻醉学专业队伍的学历结构与整体素质，加快麻醉学科的建设与发展；第二步是在国家与学科均具备条件时过渡到毕业后教育即通过麻醉科住院医师培训培养麻醉科专门人才。通过反复认真论证，经国家教委批准，1986年在徐州医学院始办“麻醉学专业”（本科），1987年“麻醉学专业（本科）”正式列入国家专业目录，在国家层面为我国麻醉学科确立了地位，开辟了麻醉学专业教育的新篇章。实践证明，麻醉学专业（本科）的创建是在一定历史时期内将国际经验与国情相结合的产物，对迅速改善我国麻醉专业人员的学历结构和整体素质，推动我国麻醉学二级学科的内涵建设起到重要的历史作用。

（三）麻醉学专业（本科）的培养目标

通过反复研讨与实践，对麻醉学专业（本科）学生的培养目标达成以下共识。即在思想道德与职业素质目标、知识目标及技能目标三方面要达到临床医学专业的基本要求外，还要增加以下麻醉学专业（本科）的目标。

1. 初步具备从事麻醉学专业特有的非技术性技巧[anesthetists's nontechnical skills（ANTS）]：团队合作精神、管理能力、快速判断能力、情景意识和决策能力。

2. 掌握基本的麻醉药理知识及临床合理用药原则。

3. 掌握与麻醉学、危重病医学、疼痛诊疗学相关的解剖生理和医疗设备知识，并能用于指导未来的临床实践。

4. 掌握术前对病情进行评估与准备的基本理论与知识。

5. 系统掌握常用麻醉方法的基本理论与技术。

6. 系统掌握生命功能监测的基本理论与知识，具有初步的判断及处理能力。

7. 掌握围手术期临床常见危象的基本知识，具有对常见危象的判断及处理能力。

8. 掌握心肺脑复苏的基本知识及诊治，常见危重患者的判断与处理能力。

9. 掌握对急性疼痛患者的分析判断及处理能力。

10. 具有人道主义精神，重视医学伦理和依法行医。

根据上述目标，麻醉学专业（本科）的课程设置应当在基本完成本科临床医学专业的课程安排外，再在“教学计划”中增设麻醉学的专业课程，即在生物医学课程中，麻醉学专业（本科）必须增加课程的设置，通常应包括麻醉解剖学、麻醉生理学、麻醉药理学及麻醉设备学等麻醉基础课程内容，这些课程应在临床医学专业相应课程的基础上设置，而不是削弱或减少相应课程，但在教学方法上可以采用整合课程内容等形式进行教学。在临床医学专业课程中，麻醉学专业（本科）必须增加的课程设置通常应包括临床麻醉学、危重病医学和疼痛诊疗学等。

因此，麻醉学专业（本科）学生的学时负担明显重于临床医学专业（本科）学生，必须通过改革教学方法和减少不同学科的相同内容来减轻学生的负担，例如急救学与危重病医学的心肺复苏内容一致，可以选择在危重病医学课程中授课，而不是单纯减少学时，或删减某一课程，降低教学质量。

（四）严格办学标准，提高教学质量

为规范麻醉学专业（本科）的办学行为，规避不顾教学条件盲目设置专业，导致教学质量下降，即《关于印发加强和完善麻醉医疗服务意见的通知》（国卫医发〔2018〕21 号）中也重点强调建立以临床岗位需求为导向的人才供需平衡机制，坚持以需定招、以用定招。稳定麻醉学本科专业招生规模。为确保教学质量，必须严格掌握学校、附属医院的整体条件及学科（专业）必要条件。逐步加大麻醉科住院医师规范化培训招收力度，合理调控各专业招收比例，并向中西部地区倾斜。以中西部地区、地市级以下医疗机构在岗麻醉科医师队伍为重点，加强针对性继续医学教育培训。设置麻醉学专业（本科）院（校）、附属医院的整体条件及学科（专业）的主要条件原则意见如下：

1. 临床医学专业（本科）教育具有≥ 15 年的历史，已通过合格评估。

2. 学校办学层次较高，具有硕士和 / 或博士学位授予权。

3. 附属医院综合实力较强，属于三级甲等医院。

4. 麻醉学科工作领域能涵盖临床麻醉、ICU 及疼痛诊疗三部分。

5. 麻醉学科具有较好的医疗、教学、科研队伍。

6. 学校能为麻醉学专业（本科）的建设提供支撑与保障，并能确保教学质量等。

虽然全国麻醉学界已就麻醉学专业（本科）的办学目标与基本要求在原则上达成共识，并多次提出论证报告，但在具体执行中仍不尽人意。特别是受到社会需求（就业市场）的驱动，还是有部分院校不顾自身条件，盲目设置麻醉学专业（本科），导致各院（校）间教学质量参差不齐，特别是麻醉学专业（本科）学生毕业后如何与毕业后教育相衔接，尚无明确的计划，因而影响学生从业后的进一步提高与发展。这些问题值得注意，应在建立现代大学体制的过程中予以解决。

当前我国麻醉学科建设已取得长足的进步，以临床医学专业取代麻醉学专业毕业生作为住院医师培养的来源是历史赋予的重任，为迎接这一新时期的到来，我们应当努力做好五件事：即①推进《麻醉学》在临床医学专业中独立开课，强化麻醉学在学校基础教育中的地位，完善医学生的知识结构；②推进麻醉科规范化住院医师培训，力争覆盖全国绝大多数地区；③改革人才培养机制，尽快解决我国欠发达地区、基层医院麻醉科从业人员的学历结构与整体素质问题；④千军易得而一将难求，努力探索优秀人才培养之路；⑤加强学科建设，要使我国三级医院麻醉科成为真正的临床二级学科，成为一个能担任临床医疗、科学研究和人才培养重任的基地。

第二节 毕业后教育(住院医师规范化培训)

毕业后教育即麻醉科住院医师规范化培训是培养麻醉专科医师的重要途径,国际住院医师培训的经验要在中国推行目前仍面临着法律、人事及财政层面的困难。当前我国实行的是执业医师法,在人事体制方面,我国的住院医师绝大多数是单位人而不是社会人,在财政方面也缺乏保障。因此,我国麻醉科住院医师培训必须将国际经验与国情、省情相结合,逐步实施,最终达到国际先进模式的目标。目前住院医师规范化培训已在全国范围内开展,上海市 2010 年率先开展住院医师规范化培训,全国范围从 2015 年开展住院医师规范化培训。按照国家卫生健康委员会要求,逐步加大麻醉科住院医师规范化培训招收力度,合理调控各专业招收比例,并向中西部地区倾斜,到 2020 年全国住院医师规范化培训覆盖率要达到 100%。从当前我国各级医院的实际情况出发:①必须充分认识住院医师规范化培训的重要性,因为住院医师规范化培训决定主治医师队伍的综合素质与能力,而麻醉科主治医师队伍的综合实力是麻醉学科未来发展的基础和后劲所在;②应在卫生行政部门的统一领导下制定具体计划并组织实施;③要认真研究解决住院医师规范化培训期间必须解决的关键问题,诸如培训的规范化问题、待遇及奖金问题、工龄问题、培训合格后授予证书与学位问题以及经费补偿问题等;④要组织作为社会人的住院医师培训试点,为进入国际先进行列取得经验,现将相关问题简介如下。

(一) 培训对象

1. 住院医师规范化培训对象(以下简称“培训对象”)为医学院校毕业后进入医疗卫生机构从事麻醉科临床工作的本科及以上学历临床医学或麻醉学专业毕业生。

2. 对未与医疗卫生机构确立聘用关系,又准备从事麻醉科临床工作的临床医学专业毕业生,应选择到住院医师规范化培训基地进行培训,按国家卫生健康委员会及各基地的有关规定执行。

(二) 培训目标

通过全面、正规、严格的培训,能够打下扎实的麻醉科临床工作基础。培训结束时,能够具备良好的职业道德、责任心、人际沟通能力、应急能力和有团队精神,基本正确地运用常规麻醉方法,掌握麻醉学相关的基本理论、基本知识、基本技能;掌握各亚专业手术以及有创治疗的常用麻醉方法的实施与管理及常见麻醉后并发症的处理原则,能够基本正确和独立地实施手术患者的临床麻醉,掌握心肺脑复苏术。了解国内外麻醉学理论新进展、前沿监测与治疗技术。具体要求如下:

1. 系统掌握麻醉学基本理论和基本知识,了解本专业国内外新进展,并能与临床工作实际相结合。

2. 能规范并初步独立地实施常用的麻醉方法与技术,初步具备对患者生命功能进行监控的能力。

3. 能独立从事临床常见急救与生命复苏工作。

4. 能对见习和实习医师进行业务指导。

5. 熟悉科研的基本方法,能紧密结合临床实践,撰写具有一定水平的论文、病例报道或综述。

6. 能比较熟练地阅读医学外文书刊,并具有一定的外语听、读、写能力。

7. 具备良好的人文综合素质。

住院医师经过规范化培训,要求达到或接近国家卫生健康委员会《卫生技术人员职务试行条例》规定的高年住院医师水平。

(三) 培训医院

1. 住院医师规范化培训在经卫生行政部门认定的培训医院及其符合条件的科室内进行。住院医师规范化培训医院认定管理办法和临床科室标准细则由各省(自治区、直辖市)卫生健康委员会制定。

2. 因机构设置或条件限制无法完成个别科室轮转的,培训医院应与其他符合条件的医院签订联合培训协议,并上报省(自治区、直辖市)卫生健康委员会备案。

3. 省(自治区、直辖市)卫生健康委员会对培训医院实行动态管理,对培训医院培训工作情况定期进行抽查督导,每 3~5 年进行一次重新认定。未经认定的医院应暂停住院医师规范化培训工作。

4. 培训医院应落实相应管理部门和工作人员,具体负责住院医师规范化培训工作。

5. 各培训医院要制定培训相关管理制度,强化培训全过程监管,严格按照培养标准实施培训工作,同时,要为培训学员提供必要的工作和生活条件。

(四)培训计划及细则

1. 培训安排　麻醉科住院医师培训时间，采取麻醉科科内和相关临床科室轮转的方式进行，其中麻醉科24~28个月，相关临床科室轮转不少于6个月(表2-1)。

麻醉科轮转应包括麻醉学重要组成部分即临床麻醉、重症监护治疗和疼痛诊疗，临床麻醉要安排所有亚专科的基本训练。

相关临床科室轮转由各培训医院根据实际情况安排，可在普通外科、神经内科、神经外科、心胸外科、呼吸内科、心血管内科、内分泌科、小儿内科、急诊科、影像科、心电图等科室中任选2~4个科室，每个科室轮转时间为1~3个月，轮转培训总时间不能少于6个月，轮转顺序由各培训医院制定。

表2-1　麻醉科住院医师轮转科室及时间安排

轮转科室	时间(月)
非麻醉科室	
(普通外科、神经内科、神经外科、心胸外科、呼吸内科、心血管内科、内分泌科、小儿内科、急诊科、心电图室、影像科等，任选2~4个科室)	6
麻醉学亚专业	
普通外科麻醉	3
骨科麻醉	1
泌尿外科麻醉	1
眼科和耳鼻咽喉科麻醉	2
口腔颌面外科麻醉	1
神经外科麻醉	2
心胸外科麻醉	3
妇产科麻醉	3
小儿外科麻醉	2
门诊和手术室外麻醉	2
麻醉后监护治疗室(PACU)	1
疼痛治疗(疼痛门诊和/或疼痛病房2个月、术后急性疼痛1个月)	3
重症监护治疗病房(ICU)	3
合计	33

轮转顺序由各培训基地根据具体情况适当调整，但不能缺项。33个月的基本培训后余下的3个月为机动培训时间，建议安排非临床麻醉的轮转(麻醉超声技术、教学、科研等)。住院医师每完成一个临床亚专业轮转，应有相应的出科考试，并有相应的文档记录。

第一年结束后必须参加国家执业医师资格考试。对没有通过国家执业医师资格考试者，应于下一年重新考试，获得执业医师资格后方能参加后续的培训，若第二次仍未通过资格考试者，应退出本培训。

2. 培训计划

第一年：相关临床科室轮转培训；临床麻醉基本技能培训。

第二年：临床麻醉基本技能、各亚专业麻醉和人体生命功能监控培训。

第三年：强化临床麻醉各亚专业麻醉与人体生命功能监控培训；ICU及疼痛诊疗培训。

3. 培训内容和要求　麻醉科住院医师培训应强调临床能力即判断与处理能力的提高，因此，临床实践是必不可少的重要基础，为此提出如下基本内容与要求供参照执行。

(1)临床麻醉基本操作(表2-2)

表2-2　临床麻醉基本操作例数要求

名称	次数(例)(≥)
全身麻醉	250
椎管内麻醉(不含疼痛诊疗中的椎管内治疗)	50
各种神经阻滞(臂丛、颈丛等)	30
监测下的麻醉管理(MAC)	40

(2)麻醉学亚专业麻醉种类及例数要求(表2-3)

表2-3　亚专业麻醉种类及例数要求

名称	次数(例)(≥)	名称	次数(例)(≥)
普通外科麻醉(含泌尿、骨科、烧伤)	120	眼耳鼻喉科麻醉	80
神经外科麻醉	60	普胸科麻醉	40
心血管手术麻醉	20	妇产科麻醉	120
口腔外科麻醉	30	门诊和/或手术室外麻醉	200
小儿麻醉	60		

*心血管外科麻醉必须包含至少10例体外循环下的心血管外科麻醉。

(3)麻醉学分支学科(表 2-4)

表 2-4 分支学科轮转要求

名称	次数(例)(≥)	名称	次数(例)(≥)
麻醉重症监护治疗病房(AICU)	50	院内急救	10
麻醉后监护治疗室(PACU)	200	疼痛门诊和/或病房	30

(4)特殊麻醉技能要求(表 2-5)

表 2-5 麻醉特殊操作例数要求

特殊技能操作名称	最低例数	特殊技能操作名称	最低例数
动脉穿刺置管术	30	喉罩	30
深静脉穿刺置管术	20	自体血回输	10
纤维支气管镜	5	经鼻明视气管插管	2
双腔支气管插管术	10		
经口或经鼻盲插气管插管	2		

(5)ICU 技能(表 2-6)

表 2-6 ICU 临床技能操作例数要求

技术操作名称	最低例数	技术操作名称	最低例数
呼吸机管理	50	快速气管切开造口术	2
胸腔穿刺术	2	外科换药	10
腰椎穿刺术	2	腹腔穿刺术	2

(6)疼痛门诊和/或病房技能要求(表 2-7)

表 2-7 疼痛诊疗操作例数要求

技术操作名称	最低例数	技术操作名称	最低例数
外周神经阻滞	50(超声引导≥20)	硬膜外神经阻滞	20
关节腔注射治疗	10	交感神经阻滞	20
疼痛门诊看诊	50		

(7)模拟培训相关课程(表 2-8)

表 2-8 参加模拟培训课程要求

模拟培训相关课程名称	最低例数	技术操作名称	最低例数
心肺复苏	1	超声引导股神经阻滞	1
气管内插管	1	麻醉危机资源管理(6个基本病例)	20
环甲膜穿刺切开术	1	失血性休克	1
纤支镜插管	1	气胸	1
动脉穿刺置管	1	意外困难气道	1
中心静脉穿刺置管	1	饱胃患者的快速顺序诱导	1
气胸的胸腔穿刺术	1	过敏性休克	1
超声引导臂丛神经阻滞	1	手术室内意外应急反应	1

(8)其他相关技能(表 2-9)

表 2-9 其他临床技能要求

技术操作名称	最低例数	技术操作名称	最低例数
心电图读图	50	手工填写麻醉记录单及其他围手术期相关表单	100
大病历书写	30		
X 线/CT/MRI 读片	50		

工作日计算方法:每年非临床日=周末(六、日)104 天+教学 5 天+休假 7 天+法定假日 1 天,共计 126 天。每年应完成临床工作日 =365-126=239 天;三年应完成临床工作日 =239×3=717 天。

(9)教学能力:住院医师在培训期间需担任助教工作,同时须在第 3 年时担任见习带教工作。

1)住院医师至少应有 1 周时间担任专业基地内部教学的助教工作,协助做好教学工作(包括病例讨论、杂志俱乐部、科研讨论会、住院医师理论课和晨课等)(表 2-10)。

2)助教职责:提前 1 周与任教医师讨论学术周的计划和方案,准备杂志俱乐部读书报告至少 1

篇,所选文献应为具有科学意义和临床意义且设计较佳的文献,鼓励用英文讲解文献;并负责将相关的教学内容整理存档。

表 2-10 教学活动及其数量要求

名称	最低要求	名称	最低要求
病例讨论助教	1 次	杂志俱乐部助教	1 次
科研讨论会助教	1 次	急救与复苏教学	2 小时
晨课助教	1 次	助教工作日	7 天

(10)发表论文(任选一项)(表 2-11)

表 2-11 发表论文要求

名称	数量	名称	数量
论著	≥ 1	综述	≥ 1 篇
个案报道	≥ 1 篇		

4. 理论学习及要求 根据住院医师培训要求设置课程及理论学习,通过培训应掌握:①麻醉学基础理论包括麻醉药理、生理、解剖以及设备仪器等;②麻醉学临床包括临床麻醉学、危重病医学、疼痛学、急救复苏和药物成瘾与戒断等;③临床各相关科室常见患者的诊治知识等;④掌握相关监测技术的基本理论和操作流程,熟悉基本判断处理,为进一步掌握生命功能调控奠定坚实基础;⑤初步掌握围手术期常见危象的紧急判断与处理等。此外,应了解麻醉学、危重病医学和疼痛学领域国内外理论新进展、前沿监测与治疗技术。

(1)理论知识学习要求(表 2-12)

表 2-12 规范化培训期间理论知识学习要求

教学内容	时间和基地安排次数	三年参加的最低要求
病例讨论会	每次 45 分钟,每两周至少 1 次	45 个病例
晨课(密切结合临床)	每次 30 分钟,每周至少 1 次	90 次
住院医师理论课	每次 45 分钟,每周至少 1 次	50 次
教学查房	每次 30 分钟,每两周至少 1 次	5 次
杂志俱乐部	每次 30 分钟	20 次
科研讨论会(建议)	每次 30 分钟	10 次

3 年培训期间,住院医师必须参加至少 50 次的住院医师理论课学习,包括在其他临床学科轮转时所参加的学习课程。住院医师理论课建议采用问题为导向的授课模式(problem based learn and discuss,PBLD),授课的知识点见表 2-13。

表 2-13 建议授课知识点

1. 麻醉前评估与准备	2. 麻醉通气系统
3. 血流动力学监测及临床意义	4. 心肺脑复苏指南
5. 非麻醉患者镇静镇痛原则	6. 麻醉与脑血流、脑代谢
7. 麻醉与呼吸	8. 麻醉与循环
9. 麻醉与血液	10. 麻醉与肾脏
11. 麻醉与肝脏	12. 麻醉与内分泌
13. 麻醉与应激	14. 水电解质平衡及失调
15. 酸碱平衡及失调	16. 围手术期的液体治疗
17. 围手术期输血指征	18. 静脉全身麻醉药
19. 吸入全身麻醉药	20. 局部麻醉药和局部麻醉
21. 肌松药及肌松监测和拮抗	22. 作用于肾上腺素受体的药物
23. 拟胆碱和抗胆碱药物	24. 血管扩张药和强心药
25. 吸入全身麻醉	26. 全身静脉麻醉(包含 TCI)
27. 气管插管和肺隔离术	28. 困难气道处理
29. 麻醉期间的呼吸管理	30. 麻醉期间的循环管理
31. 全身麻醉期间严重并发症	32. 椎管内麻醉和治疗
33. 低温和控制性降压	34. 麻醉后监护治疗室和苏醒期并发症
35. 日间手术的麻醉	36. 术后恶心、呕吐防治指南
37. 术后镇痛的处理原则	38. 心脏患者非心脏手术的麻醉
39. 老年患者的麻醉	40. 儿科麻醉
41. 神经阻滞	42. 超声相关技术
43. 产科麻醉	44. 多器官功能衰竭
45. 危重患者的营养	46. 急性肺损伤和急性呼吸窘迫综合征
47. 出凝血功能的监测和调控	48. 体温管理
49. 中枢神经系统功能的监测	50. 疼痛诊疗

(2)课程内容建议如下,可组合实施。

主要参考书籍推荐如下:

1. 邓小明,姚尚龙,于布为,等.现代麻醉学[M].5版.北京:人民卫生出版社,2020.

2. WILTON C LEINE. 麻省总医院临床麻醉手册[M].9版.王俊科,马虹,张铁铮,等译.北京:科学出版社,2018.

3. RONALDD.MILLER. 米勒麻醉学[M].8版.邓小明,曾因明,黄宇光主译.北京:北京大学医学出版社,2016.

4. 邓小明,姚尚龙,曾因明.2017麻醉学新进展[M].北京:人民卫生出版社,2017.

5. 相关期刊 《中华麻醉学杂志》《国际麻醉学与复苏杂志》等。

除课堂学习外,住院医师应积极参加继续医学教育活动,每年应获继续教育Ⅰ类学分≥10分,三年累积应≥30分。

(五)考试与考核

对规培住院医师必须有严格、连续、定量的考核,要按培训内容与要求追踪记录在每个科室的培训情况,包括时间(工作日)、病种及例次数、技术操作例次数、医德医风及工作表现、理论学习等,每阶段要有评语,要有能力考核及理论考试的方法及得分。这是对规培住院医师评估的基础。

规培3年结束后进行统一考试,由省(自治区、直辖市)卫生行政管理部门决定,采用多站式考试,目前设置六站式,即①综合知识(上机);②辅助检查结果判读(上机);③病史采集(口试+床旁操作);④体格检查(口试+床旁操作);⑤病例分析(口试);⑥临床操作(口试+床旁操作)。一般采用同一地点、同一考试内容、同一评判标准及同一组主考老师即"四同"的办法进行,以能达到严格、统一、公开、公平的要求。规培住院医师经考核合格后按相关手续上报,由省(自治区、直辖市)卫生行政部门发给培训合格证书,作为晋升主治医师的必要条件。

第三节 继续医学教育

继续医学教育(CME)是继毕业后教育之后,以学习新理论、新知识、新技术、新方法为主的一种终身教育。CME的目的是使卫生技术人员在整个职业生涯中,保持高尚的职业道德,不断提高专业工作能力和业务水平,提高服务质量,以适应医学科学技术和卫生事业的发展,因此近年来又称为继续职业教育(CPE),其重要性已得到卫生行政部门的高度重视。CME的对象是完成毕业后医学教育培训或具有中级以上(含中级)专业技术职务从事卫生技术工作的人员。参加CME是卫生技术人员应享有的权利和应履行的义务。

一、组织体系

继续医学教育工作实行全行业管理。各级卫生行政部门要打破医疗机构的行政隶属关系和所有制界限,充分利用各地区的卫生和医学教育资源,按照专业技术人员继续教育的总体要求,加强对CME工作的规划、组织和领导。全国和各省、自治区、直辖市继续医学教育委员会是指导、协调和质量监控的组织。各单位要为卫生技术人员参加CME提供必要的条件。卫生技术人员要积极主动参加CME活动,并按照CME的有关规定,服从所在单位的安排,接受考核。按国家相关政策与规定,参加CME的医技人员在学习期间享受国家和本单位规定的工资、保险、福利待遇。医技人员在接受CME后,有义务更好地为本单位服务。

二、主要内容及形式

CME的内容,应以现代医学科学技术发展中的新理论、新知识、新技术和新方法为重点,兼及人文社会科学的教育,注意先进性、针对性和实用性。重视卫生技术人员创造力的开发和创造性思维的培养,根据学科发展和社会需求,开展多种形式的CME活动。CME坚持理论联系实际,按需施教,讲求实效的原则,根据学习对象、学习条件、学习内容等具体情况的不同,采用培训班、进修班、研修班、学术讲座、学术会议、学术论坛、考察交流和有计划、有组织、有考核的自学等多种方式组织实施。要努力开展以短期业余学习为主的CME活动。自学是CME的重要形式之一,但应有明确的目标,制定自学计划,经考核认可授予学分。相应的自学管理办法由省级行政主管部门制定。

三、学分授予及要求

经审批认可的CME项目分为国家级和省级。全国继续医学教育委员会评审国家级CME项目，此类项目按《国家级继续医学教育项目申报、认可试行办法》办理。省级继续医学教育委员会负责评审省级CME项目，此类项目按各省（自治区、直辖市）制定的省级CME项目申报、认可办法办理。CME实行学分登记制度，CME活动主办单位应对参加活动的卫生技术人员发放本单位签章的包括活动名称、编号、形式、日期、考核结果、学分类别、学分数等内容的登记证明或学习证明。各单位应建立CME档案，对本单位卫生技术人员每年参加各种CME活动和获得的学分进行登记。

（一）学分授予类别

1. Ⅰ类学分

（1）经全国继续医学教育委员会评审，由卫生部（现国家卫生健康委员会）批准和公布的项目。

（2）国家级继续医学教育基地举办，由卫生部（现国家卫生健康委员会）公布的项目。

（3）经省继续医学教育委员会评审，由省（自治区、直辖市）卫生厅（现省卫生健康委员会）批准和公布的项目。

（4）省（自治区、直辖市）级继续医学教育基地（含省级临床进修基地）举办，由省（自治区、直辖市）卫生厅（现省卫生健康委员会）公布的项目。

（5）经省（自治区、直辖市）继续医学教育委员会认定，由中华医学会、中华口腔学会、中华预防医学会、中华护理学会等一级学会及相关学术机构在各省（自治区、直辖市）举办的CME项目。

上述（1）（2）项属国家级CME项目，（3）（4）（5）项属省级CME项目。

2. Ⅱ类学分　由各市卫生健康委员会或二级以上医疗卫生单位举办的专业培训班、学术活动、专业进修、个人发表论文、承担科研任务以及有计划、有组织的自学等均属Ⅱ类CME项目，授予Ⅱ类学分。

（二）学分授予标准

1. Ⅰ类学分　参加国家级CME项目学习，经考核合格，按该项目规定的学分数授予学分，按3小时授予1学分，主讲人每小时授予2学分，每个项目所授学分，最高不超过10学分。参加省级CME项目学习，经考核合格，按6小时授予1学分，主讲人每小时授予1学分，每个项目所授学分，最高不超过10学分。

2. Ⅱ类学分　由各市卫生行政部门和厅直属单位主管CME的部门参照以下标准确定。

（1）由单位组织或经本科室领导同意后自学与本学科专业有关知识，有明确目标和自学计划，学习后写出综述并经认可，按每2 000字授予1学分，每年最高不超过5学分。

（2）学习由全国或省继续医学教育委员会制定和指定的自学资料和音像教材，经考核认可，按规定授予学分，刊物类别如下述。

（3）在刊物上发表论文或综述，按刊物类别授予学分，并按作者排序第1至第3作者依次递减1学分。

科学引文索引（SCI）、工程索引（EI）、科学技术会议录索引（ISTP）：10~8学分/篇。

核心期刊：8~6学分/篇。

非核心期刊：6~4学分/篇。

内部期刊：2~1学分/篇。

（4）已批准的科研项目，在立项当年按以下类别授予学分，并按课题组成员排序第1至第5名依次递减1学分。

国家级课题：6~10学分。

省、部级课题：4~8学分。

市、厅级课题：2~6学分。

（5）有书刊号的医学著作，每编写1 000字授予1学分；出国考察报告和国内专题调研报告，每3 000字授予1学分；发表医学译文每1 500汉字授予1学分。

（6）由二级以上医疗卫生单位组织的学术报告、专题讲座、技术操作示教、手术示范、新技术推广等，每次主讲人可授予2学分，参加者授予0.5学分。参加者全年所获得的该类学分，最高不超过10学分。

（7）由二级以上医疗卫生单位组织的临床病理讨论会、多科室组织的案例讨论会、大查房，每次主讲人可授予1学分，参加者授予0.5学分。参加者全年所获该类学分，最高不超过10学分。

（8）经单位批准，到省级以上进修基地进修（含省级和出国培训）6个月以上者（不含6个月），经考核合格，视为完成每年规定的30学分。进修6个月以下者，按进修基地规定，分别授予Ⅰ类学分和Ⅱ类学分。

参加现代远程 CME 项目学习，按该项目所属类别和规定学分数授予学分，最高不超过 5 学分，编制远程教育课件的脚本，按该 CME 项目所属类别授予学分。

（三）学分要求

1. 完成毕业后医学教育培训或具有中级以上（含中级）专业技术职务的麻醉科医师，参加 CME 所获学分，每年不得低于 30 学分，其中Ⅰ类学分不低于 10 学分，Ⅱ类学分不低于 20 学分。两类学分不可互相替代。Ⅰ类学分可以在任期内或注册期内累计完成。

2. 省级医疗卫生单位、三级医院的麻醉科医师，5 年内继续医学教育学分中必须有国家级 CME 项目 10 学分。

3. 初级专业技术职务的麻醉科医师（不含参加住院医师规范化培训人员），每年必须取得 CME 项目 15 学分。

四、继续医学教育基本要求

1. 医院主管 CME 部门对各级医护人员可设立学分卡，统一由院主管部门定期对各种学分证明予以核对及登记，并对每人 CME 的情况予以反馈。

2. 卫生技术人员接受 CME 的情况和所获学分应作为年度考核的重要内容，CME 情况经同级人事行政部门检查验证合格后作为卫生专业技术资格申报、卫生技术人员聘任、技术职务晋升和执业再注册的必备条件之一。凡在任期内 CME 学分未达到要求者，不得申报专业技术资格、晋升、聘任专业技术职务和执业再注册。

3. 省、市重点临床专科，其在编的 CME 对象，CME 考核合格率必须达到 100%，凡达不到考核标准，予以限期整改，整改不力的科室，卫生主管部门应撤销其重点专科称号。

4. 各级各类医疗卫生机构的麻醉科要不断提高对 CME 工作重要性的认识，要把开展 CME 作为提高学科核心竞争力和可持续发展的重要举措，把促进全员学习、建设学习型科室作为文化建设的重要内容；要结合实际制定 CME 工作规划和年度实施计划，完善相关制度措施，改进管理方法和手段，不断增强学科人员参加 CME 活动的自觉性，提高 CME 对象的学分达标率。

5. CME 的内容还应突出重点，密切联系本职工作。要大力推广临床诊疗规范、适宜医疗技术、合理用药指导原则，突发公共卫生事件应对以及医德医风、医学伦理、卫生法律法规、医药购销领域防控商业贿赂相关政策等方面知识的全员培训，促进卫生技术人员及时更新知识，增强能力，适应实际工作的需要。

进入 21 世纪以来，我国的 CME 工作围绕卫生工作重点和队伍建设的需要，坚持以人为本，深入贯彻落实科学发展观，求真务实，开拓进取，取得了显著成效，已经成为增强医疗卫生机构核心竞争力和提高卫生技术人员能力素质的重要途径和手段，在卫生人才队伍建设中发挥了重要作用。但仍然存在一些问题，当前存在的重学分轻效果的现象不容忽视，只有严格管理才能保证 CME 的质量和效果。因此要加强 CME 的规范化管理，包括执行和完善 CME 的各项政策法规和规章制度，增强卫生技术人员参加 CME 的内在动力，强化 CME 的激励约束机制，加强 CME 工作的评估，修订完善评估指标体系等。CME 的目的是不断提升各级各类卫生专业技术人员的素质和能力，而不仅仅是为了完成学分，更重要的是提高自学的积极性和学习能力。各单位麻醉科应根据自身的特点，积极开展科室学术讲座和自学，创新 CME 培训模式。坚持传统教育方式与现代化手段相结合、“走出去和请进来”相结合，传授理论知识与实践技能培养相结合，充分利用国际国内各类教育资源，加强协作、优势互补、资源共享，构建开放型、自主式、多元化的 CME 培训体系。

第四节 麻醉科医师的成长

青年医师的成长，主要依赖自身的努力，通过临床实践提高业务技能，刻苦自学丰富专业理论，逐渐成熟而成为一名合格的麻醉科医师。但是，组织的培养，良师的善诱和益友间切磋，是促进成才的客观条件。一个成熟合格的麻醉科医师，必须具备两方面基本素质，即高尚的医德和精湛的医术，青年医师的培养应以此为准绳。

一、高尚的医德

德为群育之首，是做人处世的基本品德，是区分正误的标准。医德应作为临床医师从业的行为规范和自律操守。自古以来历代医家都强调医德的重要性,唐代孙思邈在《急救千金方》一书中提出"大医精诚"、清江笔花在《笔苑医镜》中指出"医家首在立品"。医德要求医师有仁者之心。仁者爱人,故医家必须真诚仁爱为患者服务。医者以仁心施仁术,必会得到患者的敬爱和信赖,建立深厚的友谊,有些友情甚至终身不渝而传为佳话,也必然增加治疗效果。在当前,少数人错以为金钱万能,把崇高的医疗事业视为买卖关系,致医患之间缺乏感情沟通,一旦治疗效果不如患者理想,常因误解而引发医疗纠纷,甚至成为雠仇。这是医患双方都不愿发生的。有优良医德的医师,常能正确处理医患关系,避免这些尴尬的处境。

麻醉科医师主要面对的是失去感知的麻醉患者,他们随着意识的消失也丧失自我保护能力,唯有依赖麻醉科医师的保护和关爱,才能安全渡过手术期。麻醉科医师的责任心分外重要,为避免一切意外,麻醉科医师应寸步不离地守护在患者身侧,观察和监护病情,及时处理骤变。故耐心、细致和负责精神,也是医德的重要内容。

手术治疗是临床实践中最富于"团队"工作(team work)的实例,成功的手术不能看作某个人的业绩,而是手术医师、麻醉科医师和手术室护士通力合作的成果。成功的合作必须不分彼此,不强调主次,团队工作如同一个人一样协调。当前很多复杂的诊断和治疗,都是由不同科室医、技、护共同完成的。作为团队工作中的个人应养成谦虚谨慎的品德,只有尊重别人的工作才能得到他人的敬重。谦虚谨慎、不骄不傲也是医德所要求的。

医德的另一要求是诚信。麻醉工作常是一人独立完成,处于无监督的条件下,故应发扬"不欺暗室"的品德,忠实履行自己的职责。举凡麻醉的各项操作都应一丝不苟。麻醉记录应详尽无误,客观而忠实。这种记录才是病情的真实写照,可以作为以后治疗的参考、临床研究的资料和法律纠纷的依据。故记录必须真实,切忌文过饰非。麻醉科医师应是诚信的模范。

青年麻醉科医师应具有尊师重道的品德,在业务工作中要尊敬导师,尊重高年资医师,得到他们的爱护和教导。对同僚应谦虚,向一切人学习,"三人行必有我师焉",每个人在业务上都可能有其独特的经验和见解,要善于集思广益。重道则应尊重真理和客观法则,要坚持真理修正错误,立志做一个医德高尚受人敬重的麻醉专业医师。

二、精湛的医术

医术是为患者服务的本领,要服好务必须技术精湛。丰富的临床经验和纯熟的操作能力,只能通过长期的临床实践获得,舍此别无他法。

实践出真知。实践中首先从基本功开始,如各种穿刺技术(例如各种神经阻滞方法和椎管内麻醉操作等),全身麻醉诱导(含气管和支气管插管术)和维持,呼吸道的保持和呼吸支持治疗,麻醉深浅的辨识,各种监测技术的应用和所有急救方法(休克治疗、器官功能衰竭的处理和心、脑、肺复苏等)的施行,都应熟练掌握,操作应纯熟而规范。只有在麻醉基本功纯熟后,才能在以后的麻醉工作中得心应手、运用自如。青年医师学习过程应理论学习与实际操作并重,因为医师的首要任务是治病,治病的经验只有在临床工作中积累,过分强调实验室工作的培养和书写论文,会流入空头理论家,不会看病的医学理论家与不会治病的医学博士均不可取。青年医师的培养首先应重视实践。但是理论的学习也不可少,实践要结合理论学习才能提高,勤奋学习不断增加知识,吸取书本上间接的经验和理论以补自身的不足,然后通过思考予以消化,达到去粗取精,去伪存真,由表及里。善读书者不迷信书本,但又不能不读书,不然会沦为经验主义者而故步自封。青年医师应自觉地不做空头理论家,也不做无创见的经验主义者。

青年医师在导师指导下做一些研究工作也是必要的,可以在丰富的临床实践基础上注重总结,及时发现问题,积极开展研究,用科学的方法,如临床研究(临床病例分析、配合开展某些新业务新技术,书写综述等)可以提高自身的研究能力和培养严谨的思维能力,掌握一些研究的基本方法,书写论文的格式和收集资料等,以备为将来的发展打下良好的基础。参加基础实验研究也是必要的,以科学的思维和方法,对未知领域进行研究。随着青年医师年资的增高和业务的成熟,应争取成为一个会治病、善学习、能研究的全面人才。

三、成为优秀人才

综上所述,要成为一名合格的麻醉科医师必须要有高尚的医德和精湛的医术,要做到这一点的前提是一个医师的爱心和责任心,在此基础上通过理论与实践的反复磨炼才能形成。作为一名优

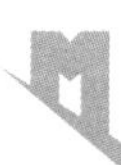

秀人才在理论上必须达到知识面宽、基础扎实、专业精通；在临床实践中则必须努力做到技术操作“轻、准、熟”；临床判断“敏、正、远”；诊疗过程“稳、变、忧”。即操作要轻巧、准确与熟练，要多做、用心做才能达到熟能生巧的境界；麻醉科医师的判断要敏捷，要正确，因为麻醉科医师面临的病情常是紧急而危重、瞬息万变的，必须敏捷与果断，而没有正确的判断就没有正确的治疗，此外还要看得远，就是要能预见到病情的发展趋势及可能出现的问题及其对策；在治疗与处理过程中要沉着稳重、胸有成竹，避免急躁慌张，要能及时发现主要矛盾及其转化，更要有忧虑意识，充分考虑病情向不利的方面转化的可能，并有对策与预案。这是一个优秀人才的必备条件。

应当强调指出，合格的麻醉科医师是麻醉科建设与发展的重要基础，但对促进学科整体发展而言，更重要的是优秀的学科带头人。一个优秀的学科带头人则必须在具备前述三个条件（即①知识面宽；②基础扎实；③专业精通）的基础上再具备以下三个条件，即④有较高的追求，有追求才能有精神，精神的力量是无限的；⑤具有较强的谋事、成事的能力，没有这种能力即使有抱负也可能是事倍功半，甚至一事无成；⑥具有较高情商，主要是认知、控制情绪和宽容，没有情商就没有人格魅力，就没有群体。学科的振兴关键靠人才、根本在教育，培养百千优秀人才既是教育的关键，也是学科发展的关键。

（邓小明）

第三章

麻醉科的组织结构、任务与管理

目　录

麻醉学是临床医学的重要组成部分。现代麻醉学在其自身发展过程中汲取并集中了基础医学、临床医学、生物医学工程以及多种边缘学科中有关麻醉学的基本理论、基本知识、基本技能和技术，经过170余年的积累，形成自身的理论与技术体系。现代麻醉学已是一门研究临床麻醉、生命功能监控、重症监测治疗、疼痛诊疗和围手术期加速康复外科（enhanced recovery after surgery，ERAS）的科学，是临床医学中重要的二级学科。麻醉科是医院的一级临床诊疗科目，是手术学科建设与发展的重要前提与支柱。麻醉科的质量和效率对整个医院床位周转和运行效率的提高起到关键性作用，体现了医疗机构综合服务能力，因此也是现代医院的重要枢纽科室。

医院麻醉科的工作任务是：①为手术提供安定、无不愉快记忆、无痛、肌松及合理控制应激等必需条件；②维护患者在手术前、中、后各阶段的安全并防治围手术期相关并发症；③麻醉后监护治疗室（PACU）及麻醉重症监护治疗病房（AICU）的建立与管理；④急救与生命复苏；⑤疼痛诊疗，包括各种急性疼痛，慢性疼痛和癌痛；⑥麻醉科门诊医疗服务；⑦手术室外麻醉、镇静与镇痛；⑧日间手术麻醉；⑨麻醉学教育；⑩麻醉科学研究等工作。

麻醉科的建设应与上述任务相适应，因此必具有以下基本特点：

1. 麻醉科人员在数量上必须与医院工作内容、工作量乃至所服务地区人口相适应：①从人群对麻醉医疗服务的需求上，麻醉科医师数量与医院所在地区的服务人口数量要相适应，到2030年达到每万人1名麻醉科医师；②麻醉科医师和手术科室医师比例逐步达到1∶3。二级及以下综合医院可以根据诊疗情况合理确定比例，但不低于1∶5。并与手术科室的床位数以及床位周转情况（周转率）相适应，以能保证全院手术室内、外麻醉和麻醉舒适化医疗的正常运行；③能适应麻醉科PACU、AICU以及开展急、慢性疼痛诊疗工作的需要；④能满足教学与科研工作的需要等。

2. 麻醉科医师的专业要求：麻醉科医师应在坚实的基础医学和较丰富的临床医学知识的基础上，进行系统的麻醉学专业理论和技术培训，以能胜任上述基本任务。

3. 配备足够数量的优质药物、器械和仪器。

4. 麻醉科门诊和麻醉科护理单元的建立和管理、PACU和AICU的建立与管理，危重患者急救和生命复苏工作的开展。

5. 在无痛医院、快速康复外科和舒适医疗中发挥麻醉科的主导和支撑作用。

6. 建成以医疗为基础、科研和转化医学为先导、多层次麻醉学教育为根本的医教研良性循环的统一体。

第一节 麻醉科的组织结构和任务

麻醉科的命名已不足以反映现代麻醉学科的工作内涵，综观国际动向，麻醉科易名已刻不容缓，国际常用的有以下几种称谓：①麻醉科（department of anesthesiology）；②麻醉与危重医学科（department of anesthesia and critical care）、麻醉与疼痛医学科（department of anesthesia and pain medicine）；③麻醉、疼痛与危重医学科（department of anesthesia，pain and critical care medicine）；④麻醉与围手术期医学科（department of anesthesiology and perioperative medicine）。近年来，中华医学会麻醉学分会提出了从麻醉学到围手术期医学的学科建设发展方向，国内已经有一批医院麻醉科更名为麻醉与围手术期医学科。在我国尚未正式统一更名前，各医院可根据实际情况结合卫生行政部门的最新文件适时更改命名。麻醉科的组织结构视医院等级、经济、技术条件以及麻醉科所开展的工作内容不同而有所差异，但均应按照二级学科的要求不断使其健全与完善。麻醉科的组织结构一般应由麻醉科门诊、麻醉手术中心（临床麻醉）、麻醉后监护治疗室（postanesthesia care unit，PACU）、麻醉重症监护治疗病房（anesthesia intensive care unit，AICU）或重症监护治疗病房（intensive care unit，ICU）、麻醉科治疗（和/或疼痛科）门诊及病房、麻醉学教研室和实验室等部门组成。

手术室是麻醉科的重要工作场所，在行政上隶属于麻醉科管理。在麻醉科主任领导下麻醉手术室总护士长负责管理麻醉、手术护理工作，手术室麻醉和手术护理业务工作同时接受护理部的技术指导。

一、麻醉科门诊

为了规范麻醉医疗服务的流程、完善麻醉服务制度、提高麻醉服务质量，促进麻醉科门诊服务能力建设是重要环节。国家卫生健康委员会进一步明确了麻醉科门诊的服务要求，要求医疗机构设置麻醉科门诊、加强门诊麻醉相关服务、完善麻醉科门诊管理制度、合理确定麻醉科门诊排班、选派麻醉科医师出诊。麻醉科门诊要开展的业务包括：

1. 为拟住院实施手术患者进行住院前手术风险评估、术前准备指导等。

2. 为有麻醉需求的患者提供麻醉风险评估、术前准备指导、麻醉预约、麻醉准备、实施麻醉和生命体征观察等。

3. 为实施麻醉后患者提供术后随访、恢复指导等。

（一）麻醉科门诊的重要性

1. 设立麻醉科门诊的目的是保障手术患者第一时间得到优质的麻醉医疗服务。

随着人民生活水平的提高，患者对自身知情权提高。对于接受诊断治疗、特别是将住院接受手术治疗的患者，他们的不安、焦虑和恐惧多来源于对麻醉不了解、对手术疼痛的恐惧和预后等的未知。麻醉科医师在门诊为所有手术患者进行充分的麻醉评估、麻醉知识讲解，麻醉科护士同时配合进行麻醉宣教、术前准备和指导，能够让患者全面了解手术、麻醉的过程，解除患者及其家属的疑虑，从而改善其就医体验。

麻醉科门诊医疗服务的提供会成为医院提供优质舒适化医疗服务的重要窗口。

2. 设立麻醉科门诊可以更有效地完善麻醉和手术医疗服务流程、提高麻醉手术的效率。

(1) 患者在入院后即可安排手术，可缩短住院日、提高床位周转率。

(2) 可避免因麻醉前检查不全或准备不足而延期手术，这种现象在我国还普遍存在，甚至患者已送到手术室再转回病房，给患者造成精神、经济上不必要的痛苦与损失。

(3) 杜绝手术医师与麻醉科医师因对术前准备意见或观点不一致而发生的争执，从而对麻醉前准备产生干扰。

(4) 麻醉前准备比较充裕，而且在患者入院前麻醉科医师已能充分了解到病情及麻醉处理的难度，便于恰当地安排麻醉工作。

随着现代医院对手术运行效率的要求，麻醉科门诊的有效运行必将成为我国医院提高工作效率的重要环节。

（二）麻醉科门诊的工作内容

1. 手术前评估　为缩短患者住院周期，保证麻醉前对病情作出清晰的评估与充分准备，凡拟接受择期手术的患者，在入院前均应在麻醉科门诊进行必要的检查与准备，然后将检查结果、准备情况、病情估计及麻醉处理意见等及时送达麻醉科。在麻醉科门诊接受麻醉前评估的患者分为以下几种：择期手术未入院患者、已经入院的择期手术患者、门诊手术患者、日间手术患者、内镜诊疗患者、计划无痛分娩患者和其他拟接受创伤性检查和治疗的患者、不能合作的特殊患者，如需特殊检查的小儿和儿童、精神病患者、需强制诊疗的被拘押患者等。

2. 手术后随访和麻醉恢复期指导　麻醉手术患者常规随访 72 小时，一般在住院期间完成。以往手术患者除了术中发生严重的麻醉并发症和意外的情况外，手术后中、长期随访由相关专科进行，麻醉相关并发症和不适很容易被忽视，大部分患者长期忍受着由此带来的不适和痛苦。例如，椎管内麻醉后棘上韧带损伤或术中体位不当所致的长期腰痛等发生率高，可以治疗，但是患者往往长期忍痛。围手术期患者发生麻醉并发症和意外的患者要常规进行麻醉后随访。另一种情况是日间手术和手术室外麻醉的恢复期指导和随访工作。特别是在我国医疗改革的新形势下，鼓励二、三级医院开展日间手术，目的是节约医保费用、提高诊疗效率、方便患者、减少医疗资源的过度使用，患者术后居家恢复期的指导和随访成为麻醉医疗服务的新内容和新任务，应该有效地组织好。

（三）麻醉科门诊的布局、组织架构、人员安排和工作流程

1. 组织架构和布局　一般医院根据麻醉手术工作量设立一到数间独立的麻醉科门诊诊室或诊区，一般应和外科门诊诊室设在一个区域或相邻区域，便于手术患者门诊就诊的便利性。应设分诊台或分诊护士、门诊诊室。门诊诊室内部布局除了一般诊室的办公桌椅、检查床、门诊电脑终端外，应配备基本的检查设备，如体重计、体温表、基本物理检查所需的听诊器、叩诊锤等全套器械和必要的量表图示如 VAS 评估尺等。有条件的应尽量配备生命体征监护仪、心电图仪、超声诊断仪、肺功能仪等设备，便于高效地实施麻醉评估。设立麻醉科门诊诊

区的医院应该合理布局诊区功能，如登记室、等候区、诊疗区、辅助区和生活区等。随着日间手术和手术室外麻醉医疗服务的大量开展，麻醉科门诊除了术前评估和麻醉后随访外，还承担着大量的手术预约、费用结算、保险办理等工作，规划设计时要把相应的功能有机地融入相应的区域。

2. 人员安排和工作流程 麻醉科门诊由主治医师为主的资深麻醉科医师主持，同时配备必要的麻醉科护士和辅助人员，麻醉科医师定期轮转。工作流程是：①在外科医师决定手术后，手术前对患者进行检查、评估与准备，并认真做好记录《麻醉科门诊评估记录》；②将病情，特别是危重疑难病例的情况在术前一日通知麻醉科住院总医师或负责麻醉工作安排的责任医师，以能做好麻醉前人员、技术与物质准备；③随访患者应该建立完整的随访记录和病历，便于跟踪随访和保持工作的连续性；④麻醉恢复期指导和随访应建立好沟通联络和协调的基本条件和工作机制，一般通过电话或互联网实现，应做好交接班制度和相关资料的保存工作。术前对患者进行检查、评估与准备后，应填写麻醉前访视记录等有关医疗文件，麻醉知情同意书需经患者或其授权委托的近亲属、法定代理人签字。危重疑难患者及新开展的重大手术的麻醉处理应汇报科主任同意，必要时组织病例讨论后经医务处等医疗管理机构批准实施。

麻醉科门诊的工作要在医院的统一安排下进行，各级麻醉质控中心要认真总结其运作与管理经验，形成建设管理规范，组织交流并逐步推广。

二、临床麻醉与监控的实施

临床麻醉是麻醉科医疗工作的重要基础，临床麻醉的执业范围主要包括手术室内麻醉和手术室外的麻醉、镇静与止痛。要为手术提供镇静（无不愉快记忆）、无痛、肌松和合理控制应激反应等必要条件，对手术患者的生命功能进行监测、调节与控制，对麻醉后恢复期患者进行监护与处理，预防并早期诊治并发症，保障围手术期患者安全等。

临床麻醉是由麻醉前评估、准备与干预、麻醉管理（麻醉与监控的实施）及麻醉后恢复等各有重点而又相互衔接统一的3个阶段组成，其相应的组织结构包括麻醉前评估（一般由麻醉科门诊或评估小组完成）、手术室内麻醉、手术室外麻醉、PACU等。根据医院的规模和手术科室的手术难度和麻醉特异性，临床麻醉可建设亚专业（或亚专科）：如小儿、老年、产科、心血管外科、脑外科、胸外科、日间手术和介入诊疗等，麻醉科高年资主治医师到主任医师阶段的资深医师可以相对稳定于某一亚专科（“一专多能”），也可专门从事亚专科工作，成为亚专科学术带头人，这对临床麻醉医疗水平的提高和科研病例的积累是至关重要的。

现代临床麻醉的精髓已转移到对患者的生命功能的监测、调节与控制，因此除提供手术的基本条件外，还必须做到：

1. 提供为保障患者安全所必需的特殊操作，如气管、支气管内插管，困难气道管理，控制性降压，控制性低温，人工通气及体外循环等。

2. 对患者的生命功能进行全面、连续、定量的监测，并调节、控制在正常或预期的范围内，以维护患者的生命安全、手术的特殊需求和术后的快速康复。应确保所有手术麻醉的患者均能达到下列最低监测标准：①血压（BP）；②心率（HR）；③心电图（ECG）；④脉搏氧饱和度（SpO_2）等4项监测。全身麻醉患者除上述4项外，应确保有呼气末二氧化碳（$P_{ET}CO_2$）及体温（T）监测，并创造条件实施一项麻醉、镇静深度[如脑电双频谱指数（Bis值）]监测。对患者生命功能进行监测与调控，是患者医疗安全的重要保障，这主要取决于麻醉科医师的知识、素质与能力以及麻醉科仪器与设备的先进性。

3. 规范手术室外麻醉、镇痛、镇静以及术后镇痛工作 手术室外麻醉包括手术室外手术、内镜诊疗、介入治疗等领域，隶属临床麻醉管理范围，要严格执行相应的法规、规章制度与技术指南，严格预防并发症和意外。

4. 规范日间手术的麻醉并扩大日间手术的实施范围 日间手术可减少患者平均住院日、增加医院经济效益和效率、节约医保费用等，其首先在欧美国家普及，国内日间手术数量日益增加。国家卫生健康委对三级公立医院绩效考核中把日间医疗的占比作为医院医疗质量的重要指标。日间手术数量和难度增加得益于微创手术技术、新的短效麻醉药使用、对手术创伤病理生理的深入了解和多模式镇痛技术的成熟使用。不断探讨制定并完善各类日间手术麻醉指南，使日间手术麻醉成为规范化操作程序至关重要。

5. 分娩镇痛技术的实施和规范化、规模化开展也是麻醉科的重要职责。

6. 加强PACU的建设与管理，预防并早期诊治各种并发症，以利术后快速康复。

三、麻醉后监护治疗室

早在 1873 年美国麻省总医院(Massachusetts General Hospital)就已始建设麻醉后恢复室(post-anesthesia recovery unit,PARU)。20 世纪 20~30 年代,随着复杂外科手术的开展,PARU 在美国及其他国家的医院中相继出现,又称麻醉后监护治疗室(recovery room,RR)。进入 20 世纪 50 年代末,麻醉后监护治疗室得到快速发展,在发达国家几乎所有的医院均建有麻醉后监护治疗室。麻醉后监护治疗室是对麻醉后患者进行严密观察和监测,直至患者的生命指征恢复稳定的单元,目前多称为麻醉后监护治疗室(post-anesthesia care unit,PACU)。进入 20 世纪 90 年代,随着非住院患者日间手术广泛开展,PACU 得以进一步发展,主要表现在床位明显增加,PACU 与手术台的比例一般均达到或接近 1∶1。

国内自 20 世纪 80 年代以来,随着外科学的发展,复杂手术、高龄患者、合并系统疾病患者手术的比例增加,随着麻醉技术和设备的进步,全身麻醉比例及需要加强监测治疗患者的比例也明显上升,对 PACU 的依赖也相应增加,当前国内不少三级甲等医院已建有 PACU,但远不够普及,PACU 床位数也较少。PACU 的建立是保障患者安全的需要、是提高手术台周转率的需要,更是医院整体发展的需要,PACU 的床位数及其管理与医疗水平是医院现代化的一个重要标志。

(一) 建立 PACU 的重要性

1. 能有效保障手术患者恢复期的安全,降低麻醉恢复期严重并发症的发生率　麻醉药物的终止和手术结束并不意味着真正意义的“麻醉结束”,麻醉作用的消失和患者主要生理功能的恢复,即从麻醉中完全恢复仍需要一个过程,在这一过程中,随时有可能发生生理功能的紊乱,如不及时诊治,可导致严重后果甚至危及患者生命安全。尤其是危重病患者、高龄患者、实施复杂和重大手术的患者,在麻醉手术后的恢复阶段发生各种意外情况的比例明显增加。实践证明:PACU 的建立对预防麻醉后近期并发症和意外,保障手术患者的安全,特别是危重患者的救治有肯定的意义。

2. 能有效防止患者在术后转送途中或在普通病房中发生低级恶性医疗事故　经统计发现,术后麻醉恢复阶段发生意外或严重并发症甚至死亡的病例,其发生时间大多在手术后的前几个小时,其中绝大部分发生在术后 1 小时内。国内已有报道在回病房途中甚至在电梯中或在普通病房发生低级恶性医疗事件。如能设立 PACU,则可加强监测和护理、及时发现并立即处理,完全可以避免恶性事件的发生,因此 PACU 是保证术后患者安全恢复的重要场所。

3. 提高手术台的利用率　PACU 的建立可缩短患者在手术室内停留时间,加快手术台周转,提高手术台利用率,可充分利用人力物力资源,提高效益。

4. 改善麻醉恢复期对患者的监护　由于有集中的场所,连续定量的监护和训练有素的医护人员,可明显提高恢复期对患者监护的水平,因此 PACU 已成为医院现代化的重要标志。

PACU 对保障患者安全、提高手术台利用率的重要作用已为国内外医疗实践充分证明,是成熟而又成功的经验,被认为是现代化、高效率医院的必然产物。因此,原国家卫生部在等级医院评审标准中明确规定了二级以上综合医院必须设立 PACU,同时对 PACU 的组织管理、人员配备、设备设施、工作流程和出入标准做了明确的规定。按照临床经验,年手术麻醉超过 6 000 例次的医院,或每日每手术台的手术患者≥2 例次者,均应建有 PACU。PACU 应设在与手术室同一楼层的共同区域内,其床位占有面积不小于 $6m^2$/ 床。PACU 的床位数与手术台比例一般以 1∶4~1∶2 为宜,应根据各医院的诊疗水平,即危重疑难病例及重大手术在总手术(麻醉)病例中所占比例的不同作适当调整。PACU 的日常工作由麻醉科主治或以上医师主持,在麻醉科医师负责下由麻醉科护士进行具体的监测与护理,并按规范要求认真记录及书写医疗文件。

四、麻醉重症监护治疗病房

麻醉重症监护治疗病房(anesthesia intensive care unit,AICU)的执业范围主要包括术中发生严重并发症和 / 或重要器官功能衰竭、心肺脑复苏(CPCR)、围手术期急危重症、重大或疑难手术等患者的急救与加强监测治疗等。

卫生部 1989 年第 12 号文件明确指出麻醉科的工作范围包括重症监测治疗。卫生部 2009 年第 9 号文件规范了重症医学科的科目名称和使用规范,即设置在专科医院和综合医院相关科室内的与本科重症患者治疗有关的病房,如内或外科重症监护科(内科或外科 ICU)、心血管重症监护治疗病房（CCU）、儿科重症监护治疗病房（PICU）等中文名称统一为 ×× 科重症监护治疗病房（室）。麻醉重症监护治疗病房（AICU）属于专科 ICU，因此，建立 AICU 是符合原卫生部（国家卫生健康委员会）文件要求的。

鉴于麻醉科工作的精髓已转移到对人体生命功能的监测、调节与控制和围手术期医学，因此，AICU 成为麻醉科工作的重要组成部分。AICU 的执业范围是：围手术期危重患者的诊治，诸如术后不能脱离呼吸机的患者，术中有严重并发症的患者，多发性、复合创伤以及围手术期 CPCR 患者等，是围手术期危重病诊治、保障重大手术安全、提高医疗质量的重要环节，是对手术科室开展重大及疑难手术治疗的有力支撑，更是保证术中、术后监测治疗连续性的必需。因此，麻醉科作为一个二级学科（一级临床科室），应充分发挥其理论与技术优势，加快人才培养，努力做好 AICU 的建设与规范管理。

五、麻醉科疼痛诊疗和舒适化医疗工作

加强手术室外麻醉与疼痛诊疗是麻醉科不断面临的新任务。麻醉科在保障手术麻醉的基础上，要积极开展手术室外的麻醉与镇痛，不断满足人民群众对舒适诊疗的新需求。

根据麻醉学的理论、方法和技术优势，结合近年来中外麻醉学科和相关学科的临床实践和科学研究成果，国家卫生健康委员会重新定义了麻醉科疼痛诊疗和舒适化诊疗的执业范围，“优先发展无痛胃肠镜、无痛纤维支气管镜等诊疗操作和分娩镇痛、无痛康复治疗的麻醉，开展癌痛、慢性疼痛、临终关怀等疼痛管理。通过医联体将疼痛管理向基层医疗卫生机构延伸，探索居家疼痛管理新模式。有条件的医疗机构可以开设疼痛门诊，提供疼痛管理服务。”

首先，麻醉科疼痛诊疗工作应以急性疼痛为基础，慢性疼痛为特色。同时，麻醉科应把舒适医疗的建设作为己任。二级以上医院应有目的、有规划地开展急慢性疼痛的诊疗工作，建立麻醉科疼痛诊疗门诊与病房，并努力探索开展急慢性疼痛诊疗以外的麻醉学治疗工作。麻醉科疼痛诊疗和舒适化医疗的组织结构可酌情作如下规划：

1. 建立麻醉科疼痛诊疗中心（简称“中心”）　中心应设有疼痛门诊及病房，配备一支相对稳定的人才梯队，并有较为合理的病种结构，中心在麻醉科主任领导下，可由一名科副主任或资深主治医师管理。暂无条件建立疼痛中心的二级医院麻醉科可先开设疼痛门诊，应配备主治医师以上人员从事该亚专业，条件成熟时再开设病房并向麻醉科疼痛诊疗中心过渡。

2. 麻醉科依托疼痛诊疗中心开展急慢性疼痛诊疗和舒适化医疗业务　建立以麻醉科为主，由神经内科、外科、产科、老年病科、骨科、康复医学科、全科医学科和社区等参与的多学科疼痛诊疗和舒适化医疗组织机构或工作机制。

3. 有序地开展慢性疼痛的诊疗，优先开展无痛胃肠镜、纤支镜管理，分步骤地开展规模化分娩镇痛　国家卫生健康委统计数据显示我国每年大约有 1 400 万患者需要胃肠镜检查，但是只有 10% 的患者做了无痛胃肠镜检查。提示疼痛诊疗和舒适化医疗这些领域会成为麻醉医疗工作的重点工作之一。

4. 近年来的实践显示麻醉科参与康复治疗的镇痛和麻醉、协助临终关怀诊疗方案制定或管理临终关怀病房（医院或诊所），主导癌痛的诊疗和无痛医院的建立会提高上述工作的技术和效率，要积极规划，可望形成麻醉治疗学的特色亚专业。

5. 随着我国三级诊疗体系的建设，在健康中国宏伟蓝图中，麻醉学科通过医联体将疼痛诊疗和舒适化医疗的理论技术延伸到基层和社区。有条件的麻醉科可以配合社区探索建立居家疼痛的新模式，条件成熟时总结先进的管理经验加以推广。

六、麻醉学教研室

现代医学教育已向终身医学教育体系发展，即学校基础教育（basic education schools，BE）、毕业后教育（postgraduate education，PGE）和继续医学教育（continuous medical education，CME），这是 3 个分阶段又连续统一的教育体系，医学院附属医院或教学医院均应成立麻醉学教研室。教学和科研是麻醉科的重要工作内容，科主任要制定计划，组织实施，定期总结。麻醉学教研室的主要任务是：

1. 承担医学院（校）医学生《麻醉学》等独立开课的讲课与实习任务。

2. 承担医学院（校）医学生的生产实习任务。

3. 承担研究生教学任务。

4. 承担进修医师的教学任务。

5. 承担毕业后教育即规范化住院医师培训工作。

6. 开展继续医学教育。

医学院(校)应将其所有的附属医院麻醉科联合组建麻醉学系(院),以能整合并优化教学资源,统筹实施《麻醉学》独立开课、麻醉学基础教育等的教学任务,同时联合进行住院医师规范化培训。

七、麻醉学实验(研究)室

在麻醉学科学研究中,临床研究与基础研究占有同等重要的地位而且必须紧密地结合。基础研究主要在实验室完成,临床研究主要在临床进行,但也包含一些需要在实验室中完成的内容。要树立"临床工作向前一步就是科研"的意识,要在日常诊疗工作中注意思考并发现问题,根据拟解决的问题确定课题进行科研设计、完善记录、积累资料,并统计分析、撰写论文,这是提高临床医疗水平和麻醉科学术地位的重要途径。在有条件的医院,麻醉科可成立麻醉学实验室或麻醉学研究室。

麻醉科成立实验室(研究室)时,应由麻醉科主任(或副主任)兼任研究室主任。成立实验(研究)室时一般应具备以下基本条件:

1. 要有学术水平较高、治学严谨,具有副教授或副主任医师以上职称的学科或学术带头人。

2. 已形成相对稳定的研究方向并有相应省(部)级及其以上的研究课题及经费。

3. 配备开展研究所必需的实验室、仪器设备及运行经费。

4. 配备一定数量的专职实验室人员编制。

5. 要形成一支结构合理的人才梯队。

麻醉学实验室是研究生、麻醉科医师进行科学研究的重要场所。实验室技术平台和管理水平的高低在很大程度上代表着实验室建设的整体水平,因此,在有条件的麻醉科,应积极建立并完善与科室规模相适应的麻醉学实验室,这对加强麻醉学人才的培养,推动麻醉学科发展具有重要意义。

第二节 麻醉科建设

一、建制

在二级以上综合医院以及开展手术治疗的专科医院中均应设立麻醉科。

(一) 麻醉科与各手术科室间的关系

尤其是与外科的关系非常密切,麻醉科是手术科室开展手术治疗的前提与保障,麻醉科与每个手术科室之间必须相互尊重与充分合作,麻醉科将以保障手术安全、为手术顺利进行创造优良条件为已任,而手术科室为更好地让麻醉科知情与协作,常邀请麻醉科医师进行术前会诊或参与术前讨论,就是这种尊重与合作的范例。在手术期间,手术医师的任务是精心施行手术,麻醉科医师的职责则是为手术操作的顺利进行提供条件,并对患者的生命功能进行监控,对患者的生命安全提供保障。因此,手术医师与麻醉科医师之间必须互相配合,协调一致,并互通病情。例如麻醉科医师应将重大病情变化告知术者,而手术医师亦应将手术意外(如出血、术式改变等)告知麻醉科医师,以便共同对患者负责完成手术任务。

(二) 麻醉科和手术室的关系

手术室是麻醉科的重要工作场所,麻醉科医师和手术室护理队伍工作在共同的场所,为了更好地统筹协调,手术室作为一个护理单元在行政上接受麻醉科主任领导,在业务上则接受医院护理部的指导。

麻醉科作为一个临床二级学科,同样需要完成繁杂而技术要求较高的护理工作任务,因此,培训并配备麻醉(专)科护士以配合麻醉科医师的工作是非常必要的,麻醉科护士主要配合麻醉科医师开展麻醉宣教、心理护理、物品准备、信息核对、体位摆放、管路护理、患者护送、仪器设备管理等适宜的护理工作。医院麻醉科及护理部要加强护理工作组织管理,麻醉科护士由科主任和护士长进行统一领导。

麻醉科与手术室合并设置的医院,可分设麻醉科、手术室护士长,由麻醉手术室总护士长统一管理,利于相关护理工作的统筹协调。要认真疏理麻醉医疗、护理服务相关流程,明确麻醉护理工作职责,提高麻醉医疗、护理服务专业化水平,确保麻醉科医师有充足时间和精力为患者提供麻醉医疗服务。但麻醉科配备护士必须吸取历史及国际的经验与教训,其中最基本的是我国的麻醉科护士应坚持不得从事医疗工作的原则,为此,从现在开始必须要逐步制定工作规范及相关制度,从而达到医师与护士能各按自己的专业和职责从事工作。

1

二、人员编制与职责

（一）麻醉科人员编制

各级医院均应以临床麻醉为基础，综合考虑麻醉后监护治疗室（PACU）、麻醉重症监护治疗病房（AICU）、疼痛诊疗以及教学、科研工作的需求，认真制定麻醉科人员编制，以保障麻醉科工作的规范实施。麻醉科医师及相关人员的数量需与麻醉科开展业务范围、手术医师数量、手术台数、年手术总量和手术台周转等情况相适应。各级医疗机构麻醉科每台麻醉均应实行主治医师负责制，即每台麻醉（包括麻醉苏醒）至少应有 1 名主治医师或主治医师以上资质的医师负责；在有下级医师共同参与麻醉工作的前提下，每位主治医师或主治医师以上资质的医师可同时负责手术麻醉 1~3 台（急诊手术麻醉不超过 3 台）；二级及以下医疗机构麻醉科至少应由主治医师负责科室临床麻醉的质量和安全。

1. 临床麻醉

（1）临床麻醉人员编制：可根据医院实际情况并参照下列标准之一执行。

1）按手术间（台）数定编制：人员与手术间（台）编制比例应≥ 2.0∶1。根据医院实际情况作适当调整，①凡手术难度和危重疑难患者的比重较高者，应增加人员编制至≥ 2.5∶1；②当手术科室床位多而手术台相对偏少时，应按下述比例进行校正，即手术间（台）数与手术科室床位数比例为 1∶25，由此计算出应有手术间（台）数作为人员编制的计算基数；③当手术台利用率每≥ 3 例次 / 台时应增加人员编制。

2）按手术麻醉例次数定编制：即约每 400 例次手术麻醉 / 年，定编临床麻醉科医师 1 人。

（2）下列情况应另增编制

1）医学院附属医院麻醉科为适应教学工作需要，应在总编制基础上增加 10%。

2）承担体外循环业务的麻醉科应视工作量酌情配备专职医师和技术人员。

（3）院方在制定麻醉科人员编制时应充分尊重麻醉科主任的意见与建议。

（4）麻醉科护士及辅助人员的配备：麻醉科的人员编制中除麻醉科医师外，还应根据医院规模和手术数量配备麻醉科护士、工程技术人员及其他辅助人员。麻醉科医师、麻醉科护士和其他技术人员要有一定比例，以保持合理的人才专业结构，其具体安排根据各医院的情况酌定。关于麻醉科护士的配备建议如下：

1）三级甲等医院应逐步实现手术间（台）与麻醉科护士的比例达到 1∶1。

2）三级乙等医院应逐步实现手术间（台）与麻醉科护士的比例为 2∶1~3∶1。

3）二级医院应逐步实现手术间（台）与麻醉科护士的比例为 4∶1~5∶1。

2. PACU　PACU 的人员编制：原则上每 5 张床至少配备 1 名麻醉科医师，即医师与 PACU 床位数比例应≥ 0.2∶1。每 2 张床至少配备 1 名经过培训的麻醉科护士，即护士与 PACU 床位数比例应≥ 0.5∶1。

3. AICU

（1）AICU 护士与床位数比例为 4∶1，即每床配备护士 4 名。

（2）AICU 医师与床位数比例　考虑到 AICU 的基本运转，AICU 医师的配备可参照如下：4 张床以下为每床≥ 1 名；≥ 5 张床每增加一张床增加医师 1 名；≥ 8 张床每增加 2 张床增加医师 1 名；≥ 14 张床每增加 4 张床增加医师 1 名。一般认为，AICU 医师与床位比约为 0.8∶1 较为合理。

4. 麻醉科疼痛门诊与病房　麻醉科疼痛门诊凡全日开诊者编制麻醉科医师 2 人；每周开诊 3 个工作日者编制 1 人，每周开诊少于 2 个工作日者可在麻醉科总编制中调剂安排出诊。

疼痛诊疗病房应视医院和科室的实际情况设置，凡疼痛病房床位≥ 20 张者，可设置独立护理单元。疼痛病房人员配备比例可参考如下标准：①床位与医师的比例为 1∶0.2，床位与护士的比例为 1∶0.5；②在医师队伍中至少有 2 名本专业具有主治及以上职称的医师，在护理队伍中至少有 2 名具有护师及以上职称的护士。住院医师、主治医师和高级职称医师的比例应合理，能够满足三级医师查房和值班的需求。

（二）麻醉科人员学历结构

为规范麻醉科医师的执业资格，保障患者安全，更有利于麻醉科的建设与发展，医院在聘任麻醉科医师和麻醉科主任时应注重其学历和职称要求。

1. 麻醉科医师　必须同时具备以下两个条件方可聘任。①学历要求：二级及其以下医院的麻醉科医师，凡年龄≥ 45 周岁者应具有医学院（校）专科及其以上学历；<45 周岁者应具有医学院（校）本

科及其以上学历；三级医院的麻醉科医师应具有医学院（校）本科及其以上学历；②通过执业医师考试并获得执业医师资格证书。

2. 科主任　必须同时具备以下条件方可受聘于科主任岗位。

（1）二级医院麻醉科主任原则上应具有：①医学院（校）本科及其以上学历；②主治医师及其以上职称。

（2）三级医院或省级临床重点专科的麻醉科主任原则上应具有：①硕士及其以上学历；②主任医师职称；③具备临床麻醉、重症监测治疗或疼痛诊疗专长之一者；④在教育及科研方面成绩显著者。除以上条件外，受聘者的奉献精神、谋事成事能力以及团队协作的工作作风也是必备的要求。

（三）麻醉科人员职责

1. 科主任

（1）在院长领导下，实行科主任负责制，负责全科的医疗、教学、科研、行政管理等工作。

（2）制定本科工作计划并组织实施，经常督促检查，定期总结汇报。

（3）主持疑难病例术前讨论，对手术准备和麻醉处理提出意见，必要时亲自参加操作。

（4）组织本科人员的业务训练和技术考核。对本科人员晋升、奖惩提出具体意见。

（5）领导本科人员认真执行各项规章制度和技术操作规程，严防差错事故。

（6）组织并担任教学，安排进修、实习人员的培训。开展科学研究工作，完善资料积累，完成科研任务。

（7）确定本科人员轮换、值班、会诊、出诊等事宜。

（8）审签本科药品、器材的请领和报销，检查使用与保管情况。

（9）实施集体领导、分工负责的领导方法，合理分配副主任分管工作范围。

（10）领导手术室护士长开展手术室（部）的日常工作，对手术室（部）日常工作流程、规章制度、人员编制及变动、业务技术学习与进修等事宜负有领导和审批责任。

2. 主任医师

（1）在科主任领导下负责指导麻醉科医疗、教学、科研、技术培训和理论提高工作。

（2）领导急、危、重、疑难病例的麻醉处理和抢救工作。担负特殊病例和疑难病例的会诊工作。

（3）组织危重、疑难病例的术前讨论，对麻醉前准备和麻醉处理作出决定，必要时亲自参加麻醉实施。

（4）领导本科人员的业务学习和基本功训练。学习运用国外先进医学经验，吸取最新科研成果，根据本科情况应用于临床。

（5）担任医学生、进修、实习人员的教学培训工作。

（6）做好住院医师培训和学科的人才梯队建设，并积极开展科学研究。

（7）完成科主任安排的其他工作，如在科主任领导下分管或负责临床麻醉、PACU、AICU、疼痛诊疗或麻醉前评估中心等工作。

3. 副主任医师　参照主任医师职责执行。

4. 主治医师

（1）在科主任领导下，上级医师指导下，负责指导本科住院医师、进修、实习人员的麻醉处理，并承担一定教学工作。

（2）担任危重疑难患者的麻醉处理。

（3）在上级医师指导下，具体负责临床麻醉（含亚专科麻醉）、PACU、AICU 或疼痛门诊等工作。

（4）按科室统一计划协助课题负责人从事科研工作。

（5）其他职责与麻醉科医师相同。

5. 总住院医师

（1）在科主任直接领导下，上级医师的指导下，重点负责麻醉科临床医疗的管理工作。

（2）根据本科任务及人员情况进行科学分工，贯彻执行工作职责、工作程序及各项规章制度。

（3）按本科计划安排进修、实习人员的培训工作以及本科人员的轮转、值班、会诊、出诊等项事宜。

（4）在上级医院指导下承担部分重大手术及危重患者的急诊手术。

6. 住院医师

（1）在主治医师指导下，按住院医师培训计划承担本科的日常医疗、教学、科研等具体工作。

（2）麻醉前检查手术患者，参加麻醉前讨论，提出麻醉方案和麻醉前用药，做好麻醉前的药品、器材和技术准备。

（3）施行麻醉过程中，要认真细致地进行麻醉操作，密切观察病情，并及时判断、处理，认真填写麻醉记录单。如果出现严重意外情况，要积极处理，并立即报告上级医师。

(4)手术后应和术者、巡回护士共同护送患者，并向 PACU、AICU、病房医师与护士交代病情及术后注意事项。

(5)手术后进行随访，随访结果应按规定记录。如有麻醉相关并发症发生要继续随访，并将随访结果记入病历中。

(6)遇有疑难病例不能单独处理时，应及时报告上级医师。

(7)严格执行各项规章制度和技术操作常规，严防差错事故。

(8)积极开展临床麻醉研究，参加科研及教学，做好进修、实习人员的培训工作。

(9)参加 PACU、AICU 及疼痛门诊等工作，并参加全院各科危重患者的抢救工作。

7. 麻醉科护士 麻醉科护士在科主任、护士长领导下，在麻醉科医师指导下，从事围手术期麻醉护理工作和与麻醉相关的设备、药品、耗材、文档及电子信息系统等管理工作，PACU、AICU 及疼痛诊疗工作中的护理工作，以及麻醉科的日常管理与护理工作。

8. 实验员 实验员主要从事实验室的实验技术操作和管理工作。各级实验人员的职责可根据各单位的实际情况另行确定。

9. 工程技术人员 主要负责麻醉科仪器、设备的保养、维修工作，以保证仪器设备的正常运行，并指导正确使用仪器设备。

(四) 医师分级管理制度和主治医师负责制

1. 麻醉科医师分级 麻醉科医师在依法取得执业医师资格后，应根据以下情况进行分级：①卫生专业技术资格及其相应的受聘职务与时间；②在本职岗位服务的年限、实际工作量和工作能力等。

2. 麻醉科主治医师负责制 借鉴国外比较成熟的经验，在三级医院要探讨实施主治医师负责制，主治医师负责制是指各项麻醉医疗服务由具备资格的主治医师及以上资格的医师实施(含主治医师、副主任医师和主任医师)。

国家卫生健康委住院医师规范化培训办法对住院医师的培训要求及资格的取得均有严格的规定，麻醉科应结合医师分级管理和考核探讨适合我国国情的主治医师负责制度的落实，既能保障患者安全，也有利于医师的培养和医师的自身成长。住院医师规范化培训可参考相关章节执行。

三、技术标准与设备条件

为患者提供优良的技术服务，是学科建设的重要组成部分，按照国家卫生健康委员会的相关要求，一般科室与重点科室的技术标准是有区别的，重点科室应在达到一般科室标准的基础上再增加更高的要求。为实现技术标准必须重点解决三个基本问题，一是设备条件；二是技术能力；三是管理。

(一) 技术标准

1. 一般科室 本标准是三级医院麻醉科必须达到的要求，二级医院麻醉科可参照执行。

(1)正确、规范地进行各种麻醉的实施与处理：包括各种阻滞麻醉、吸入全身麻醉、静脉全身麻醉和复合麻醉等。

(2)对所有手术患者均能做到以下项目的实时、连续、定量监测要求(即最低监测标准)：①有创或无创血压；②心电图；③血氧饱和度(SpO_2)；④呼吸。

(3)对气管插管全身麻醉患者必须进行呼气末二氧化碳($P_{ET}CO_2$)监测。

(4)具备血气及肌松监测的条件与技术。

(5)能规范进行各专科手术的麻醉处理，包括心血管外科、脑外科、胸外科、产科、小儿及老年患者的麻醉处理等。

(6)能规范进行危重、疑难患者的麻醉处理，包括休克、创伤、脏器功能不全及重大手术等的麻醉处理。

(7)能规范进行气管内插管术、支气管内插管术。

(8)能常规进行围手术期控制性降温、控制性降压及体外循环工作，有相应的专业技术人员，有技术操作规范或常规。

(9)能规范进行深静脉穿刺及动脉穿刺置管技术。

(10)能开展术后镇痛、分娩镇痛及无痛性有创或无创性诊断检查。

(11)能开展慢性疼痛诊疗工作，建立并能严格执行治疗管理规范与程序。

(12)能规范进行困难气道处理。

(13)能规范进行心肺复苏术。

(14)能正确掌握除颤技术及氧治疗技术。

(15)能正确掌握机械(人工)通气进行呼吸支持。

(16) 能严格掌握术中输血的适应证，合理、安全输血，能积极开展自体输血，具有血液回收的条件与技术。

(17) 抢救设备完好率达 100%，万元以上麻醉设备、仪器完好率达到 95%。

2. 重点科室　除具备一般科室所要求的技术指标外，还需具备以下技术指标：

(1) 能常规开展血流动力学监测，包括心排血量(CO)、中心静脉压(CVP)、肺动脉楔压(PAWP)等，具有相应的条件与技能。

(2) 能常规开展呼吸功能监测，包括呼吸力学等，具有相应的条件与技能。

(3) 能常规开展血气和血电解质、酸碱分析监测，具有相应的条件与技能。

(4) 具有激活全血凝固时间(ACT)等出凝血监测的条件与技能。

(5) 具有用纤支镜进行困难气道处理的条件与技能。

(6) 具有超声技术在麻醉中应用的设备与技术，能应用经食管超声监测心动图(TEE)。

(7) 具有混合静脉血氧饱和度监测的条件与技能。

(8) 具有麻醉深度监测的技术与条件。

(9) 能开展持续血液净化治疗，具备相应的条件与技术。

(二) 麻醉科仪器设备的配置

为达到上述技术标准，麻醉科必须配备下列仪器设备：

1. 一般科室

(1) 多功能监护仪[含有心电图(ECG)、无创及有创血压、HR、SpO_2、体温等功能]与手术台比例 ≥ 1。

(2) $P_{ET}CO_2$ 监测仪与手术台比例 ≥ 0.5。

(3) 多功能麻醉机与手术台比例为 ≥ 1。

(4) 血气分析及肌松监测仪。

(5) 按专科麻醉的特点，配备相应的设备条件，如小儿麻醉机及各种回路等。

(6) 进行气道管理的常规全套设备条件，如各种喉镜、单腔及双腔气管内导管等。

(7) 开展体外循环的相应设备，如体外循环机、变温箱等。

(8) 常规开展术后镇痛的相应条件和技能，如自控镇痛泵等。

(9) 麻醉科疼痛门诊开展神经及神经节阻滞等治疗技术的设备及相应条件。

(10) 处理困难气道的设备，包括喉罩、高喉头喉镜、光棒、视频喉镜等，至少应配备两种以上设备。

(11) 具有心电除颤仪等相应设备条件，心电除颤仪与手术台比例 ≥ 1 : 10。

(12) 配备有呼吸机，能进行有创和无创通气。AICU 床位与呼吸支持设备(含呼吸机) ≥ 1 : 1。

(13) 血液回收机 ≥ 1 台。

2. 重点科室

(1) 有创血压监测仪与手术台比例 ≥ 0.5，血流动力学监测仪(含 CO 及 PAWP 等)与手术台比例 ≥ 0.2。

(2) 呼吸功能监测设备与手术台比例 ≥ 0.1。

(3) 有血液酸碱气体分析仪(含电解质分析)。

(4) 有 ACT 测定及其他出凝血监测仪。

(5) 血液净化仪与 AICU 床位比例 ≥ 0.1。

(6) 配备有纤支镜，用于困难气管插管及诊疗。

(7) 具有 TEE 设备。

(8) 混合静脉血氧饱和度监测仪 ≥ 1 台。

(9) 脑功能监测仪(麻醉深度监测仪)与手术台比例 ≥ 0.2 台。

第三节　麻醉科管理

麻醉科管理涉及内容广泛，从组织机构方面涉及麻醉科门诊的麻醉前评估、临床麻醉、手术室外麻醉、日间手术麻醉、麻醉后监护治疗室(PACU)、麻醉重症监护治疗病房(AICU)，疼痛诊疗以及教育、科研等方面。本节重点介绍临床麻醉的管理，其他内容可参阅本书的相关章节。在临床麻醉方面主要涉及行政管理和业务技术管理两个方面，本节重点讨论临床麻醉的业务技术管理，包括基本工作流程及各项规章制度。

一、临床麻醉工作基本流程

1. 接到手术通知单后，由总住院医师或科主任指定的负责医师根据手术种类、患者状况，参照分级管理制度和麻醉科医师实际技术水平，妥善安排麻醉实施人员(即麻醉者)。

2. 通过麻醉前评估中心或手术前1天访视患者,在术前对患者病情作进一步检查、评估与准备,并填写术前访视单。对病情特殊者可通过术前麻醉科会诊或病例讨论等形式,协同相关科室完善患者的术前评估与准备。

3. 对凡需施行麻醉的手术患者,麻醉者应在麻醉前将麻醉方式、用药情况、麻醉相关风险以及医患双方的权利、义务和责任向患者和/或其直系亲属进行知情说明,必须与患者本人或患者委托代理人签署"麻醉知情同意书"。对于需要施行术后镇痛者,需在术前对患者进行术后镇痛相关事项的知情说明,并请患者在麻醉知情同意书的相关条目内签字。急诊手术不需要进行术前访视,由值班麻醉科医师负责麻醉处理,但需填写"麻醉知情同意书"。

4. 手术医师需待麻醉科医师确认效果确切后方可开始手术。麻醉科医师在麻醉、手术期间应坚守岗位,严密监测患者生命体征变化,遇有意外情况应及时发现,在请示上级医师同时进行必要处理。

5. 若手术时间很长,在当日班次内不能完成,需更换医师继续进行麻醉处理,交接双方应做好有关病情、麻醉药物使用、特殊情况等的交接工作,在麻醉记录单上要注明交接时间并签字。

6. 认真进行麻醉记录单及其他麻醉有关医疗文件的书写。

7. 对于全身麻醉术后未完全清醒者,或非全身麻醉但患者情况尚未稳定者,为保障患者在麻醉恢复期间的安全,应将患者送入麻醉后监护治疗室(PACU),并认真填写"麻醉后监护治疗室记录单",也可在麻醉记录单上继续记录。

8. 术毕麻醉科医师应与手术医师和巡回护士一起将患者送回病房,或送到PACU,或送到AICU,并向床位医师交代病情,按有关制度做好患者交接工作。

9. 术后72小时内应对手术患者进行随访,并将随访内容记入麻醉记录单"术后随访栏目"内,随访医师应签字并填写日期。

10. 在科室统筹安排下,负责手术室外的麻醉处理、院内外会诊及协助或指导病区的诊疗工作。其中,手术室外麻醉实施前必须依据手术室外麻醉管理规范进行,术前签署"麻醉知情同意书",术中认真填写麻醉记录单,术毕向患者详细交代麻醉后注意事项,并与患者本人或患者委托代理人签署"手术室外麻醉后处理知情协议书"。

二、临床麻醉管理制度

(一)麻醉前访视、评估与准备制度

1. 对于择期手术的患者,均应在手术前1天进行术前访视,目的在于:①获得有关病史、体检和精神状态的资料,做出麻醉前病情评估;②指导患者熟悉有关麻醉的相关问题,消除患者的焦虑心理;③通过协商,与外科医师和患者之间取得一致的处理意见;④在对患者实施知情告知并充分沟通后,由患者或委托代理人在"麻醉知情同意书"上签字。

2. 访视的内容除主诉、现病史、既往史和常规体检外,还应包括各项检查结果和手术的主要步骤,从而对病情作出评估,对术前准备做出必要的补充,选择适当的麻醉方法和拟定麻醉方案,对手术麻醉中可能发生的问题和处理提出预案,认真做好"麻醉前访视记录"。

3. 全面的麻醉前评估应包括以下几方面的内容:①患者的状况和特殊病情;②全身器官、特别是重要器官的功能状态,③患者接受麻醉和手术的耐受力;④术中可能发生哪些并发症,麻醉前需做哪些准备,需采取哪些防治措施。总的目的在于提高患者的麻醉耐受力和安全性。

4. 对于美国麻醉科医师协会(ASA)Ⅲ、Ⅳ、Ⅴ级患者,除需做好常规准备外,还必须根据个别情况做好特殊准备。当术前准备不充分时,可向床位主管医师提出完善准备或延期手术的建议。

5. 麻醉科门诊的建立与管理,该项工作要根据国家卫生健康委对麻醉科门诊医疗服务的具体要求组织管理,借鉴国际模式同时结合我国实际,建议如下。

(1)应诊与对象:①麻醉科门诊由麻醉科资深主治医师以上医师主持应诊;②麻醉科门诊的对象主要是经各手术科室或其他科室确定需要住院进行手术治疗、或在门诊接受日间手术、或需在麻醉下接受有创性及无创性诊疗的患者。

(2)业务范围:①对患者进行全面的手术与麻醉前检查、评估与准备;②对患者进行必要的体检、开列检查申请单、调整治疗药物;③对患者及其家属进行麻醉前谈话并签署知情同意书;④进行手术麻醉前准备、开列麻醉前医嘱等,以确保患者在接受麻醉与手术时其器官功能处于相对最佳状态。

(3) 工作流程:①诊疗对象在原诊疗科室完成诊疗工作后,若拟定进行手术治疗并需要施行相应的麻醉处理,则应转到麻醉科门诊就诊;②接诊医师应核对患者基本情况,调阅病历,熟悉患者的基本病情,了解手术科室的初步诊断和拟施手术;③进行常规体检,重点是与麻醉相关部分,避免重复检查,根据患者的病情和需要开列相关检查申请单;④对于无特殊内科并发症且有家属陪伴者,在完成基本检查内容后,即可进行麻醉前谈话和签署知情同意书;⑤对于有内科并发症患者,应了解其治疗效果,必要时应与相关科室讨论,根据麻醉和手术的需要,确定是否增加或调整药物种类及剂量,以确保患者在麻醉与手术治疗时,其器官功能处于相对最佳状态;⑥对于接受某些特殊检查的患者,则应预约下次门诊时间,并在复诊时完成麻醉前谈话和签署知情同意书;⑦要建立病历记录制度,在患者进入手术安排程序的同时,麻醉科门诊的医师要及时将患者的情况告知病房麻醉科负责医师,以保证工作衔接、及时做到按病情及手术难度安排麻醉者并做好各种准备工作。非手术科室拟行麻醉下检查者,其就诊流程与上述基本相同;⑧对个别直接入院的重危患者,可由主管医师提出申请,由麻醉科门诊医师到病房内急会诊;⑨对需要推迟择期手术、进一步检查与准备的患者,麻醉科医师必须提出明确的理由和相应的处理意见或建议,转诊至原主管科室进行处理。

(二) 麻醉前病例(含疑难危重病例)讨论制度

1. 麻醉前病例讨论应由科主任或委托科副主任、或委托分管临床麻醉业务工作的资深医师主持。

2. 由负责麻醉处理的医师报告患者的疾病诊断、拟行手术及重要步骤或要求;对患者病情评估及特殊情况提出麻醉处理方案,预测麻醉中可能发生的问题及其相应处理措施等。

3. 经讨论后着重对评估、麻醉方案及预案等予以确认或修正。

4. 如若日手术量较大、人员编制相对不足时,麻醉前病例讨论或可依据临床实际需要,选择疑难病例在当日早会上进行讨论。

(三) 药品管理制度

1. 麻醉科药品管理要严格执行《中华人民共和国药品管理办法》《处方管理办法》《麻醉药品和精神药品管理条例》《麻醉药品、精神药品处方管理规定》和《医疗机构麻醉药品、第一类精神药品管理规定》和医院有关麻醉药品管理规定。

2. 麻醉科药品种类繁多,使用量大,应将药品实行分类管理。一般可分为4类,即常规药品、特殊和贵重药品、抢救药品和毒麻药品。要做到药品分类、固定存放、标志清楚。

3. 对麻醉药品实行"专人负责、专柜专锁、专用处方、专册登记"的管理办法,麻醉药品应凭麻醉科医师处方由专人统一领取,定期清点,核对无误,保证供应。

4. 麻醉科医师必须坚持医疗原则,正确合理使用麻醉药品,做到明确药品的使用范围、明确药品的使用权、明确药品的使用流程。严禁利用工作之便为他人或自己骗取、滥用麻醉药品的违法行为。

5. 使用麻醉药品时应注意检查,做到过期药品不用、标签丢失不用、瓶盖松动不用、说明不详不用、变质混浊不用、安瓿破损不用、名称模糊不用,确保用药安全。

6. 麻醉科药品管理应按医院药房统一规定进行。①药品的领取:根据临床需要,按计划定期从医院药品库房领取,并详细登记药名、数量、批号、生产日期和有效期、生产厂家、规格、剂型、储存方式,对于毒麻药品必须特别注明;②药品的存放:药品要分类存放,毒麻药品必须按照国家关于毒麻药品管理的要求,采用保险柜单独存放。药品还要按照药物说明书注明的储存方式存放,以免因储存方式不当影响药效。急诊所需药品设专柜存放;③药品的取用:麻醉科医师凭麻醉药物处方领取手术麻醉中所需麻醉药品,领取时必须严格认真核对,确保无误。凡以各手术房间为单元进行药物定量配置管理的麻醉科,药物的使用与药物处方必须于当日内核清、按定量补齐。急诊药品从急诊专柜取用,清点工作由急诊值班人员负责完成,并于每个正常工作日晨与药品室(或准备室)一起进行清查核对,及时补充;④药品的销核:定期对存放的药品进行清查核对,保证药物品种齐全,数量准确,储备适当。如发现药品变色、有破损、出现异常沉淀物、超过规定的有效期等要及时向医院药品管理部门报请销毁。

(四) 手术安全核查制度

该制度是医疗安全18项核心制度之一。手术安全核查简称"三方核查",指在麻醉实施前、手术开始前和患者离开手术室前对患者身份、手术部位、手术方式等进行由麻醉科医师、手术医师和护

士等共同参与的核查,以保障患者安全的制度。三方安全核查的基本要求是:

1. 医院应当建立手术安全核查制度和标准化流程,原则上由麻醉科医师主导三方核查。

2. 手术安全核查过程和内容按国家有关规定执行。

3. 手术安全核查表应当纳入病历。

(五) 麻醉记录制度

1. 麻醉前记录 ①患者姓名、性别、年龄、身高、体重、住院号、病区、床位、手术日期、血型、病史及体格检查、有关实验室及仪器检查结果、术前的特殊治疗及结果;②按ASA分级,正确评估患者身体情况;③术前用药的名称、剂量、用法及时间;④患者到达手术室时的脉搏、呼吸、血压,必要时测体温及心电图等。

2. 麻醉过程记录 ①按规定进行监测,记录血压、脉搏、呼吸、脉搏氧饱和度、呼气末二氧化碳、中心静脉压、尿量、肌松和其他相关监测结果;②麻醉诱导和维持过程中主要操作环节和用药记录;③麻醉起、止时间,麻醉方法,麻醉药名称和剂量;④手术起、止时间;⑤椎管内阻滞时的穿刺部位和麻醉平面;⑥手术体位及术中体位改变情况;⑦麻醉过程中的重要治疗内容、用量和时间;⑧手术重要操作步骤;⑨术中意外情况。

3. 手术完毕时记录 ①施行手术的名称、术后诊断、手术者、麻醉者及巡回护士姓名;②输液、输血总量,麻醉用药总量;③术终时患者意识及反射,血压、脉搏、呼吸、瞳孔等情况。

4. 麻醉后随访记录 麻醉后应在72小时内对患者进行随访。随访情况或麻醉并发症及处理情况应分别记入“麻醉记录单”或病历的病程记录中。

5. ASA体格情况评估分级 麻醉科医师一直应用ASA体格状态分级来评估患者的术前状况。2014年,美国麻醉科医师协会批准在ASA体格状态分级中附加示例,以方便临床医师对患者进行更准确的评估(表3-1)。

表3-1 ASA体格情况评估分级表

分级	定义	举例(包含但不限于以下内容)
Ⅰ级	正常健康患者	健康,不吸烟,不饮酒或少量饮酒
Ⅱ级	合并轻微系统疾病	轻微的系统疾病,没有实质性器官功能限制。 例如:吸烟、饮酒、孕妇、肥胖(30<BMI<40),糖尿病/高血压控制良好、轻度肺疾病患者
Ⅲ级	合并严重系统疾病	实质性器官功能受限,合并一种或多种中度到重度疾病。 例如:糖尿病/高血压控制较差、COPD、病态肥胖(BMI ≥ 40)、活动性肝炎、酒精依赖或酗酒、心脏起搏器植入后、心脏射血分数中度下降、终末期肾病进行定期规律透析、早产儿孕后年龄<60周、心肌梗死、脑血管意外、短暂性脑缺氧发作病史或冠状动脉疾病/冠脉支架植入(发病至今超过3个月)
Ⅳ级	合并严重系统疾病,危及生命安全	例如:近3个月内发生过心肌梗死、脑血管意外、短暂性脑缺血发作病史或冠状动脉疾病/冠脉支架植入,合并心肌缺血或严重心脏瓣膜功能异常、心脏射血分数重度下降、脓毒症、DIC、ARD或终末期肾病未接受定期规律透析
Ⅴ级	垂死患者,如不进行手术则无生存可能	例如:胸/腹主动脉瘤破裂、严重创伤、颅内出血合并占位效应、缺血性肠病面临严重心脏病理改变或多器官/系统功能障碍
Ⅵ级	已宣布脑死亡的患者,准备作为供体对其器官进行取出移植	

分级上加上“E”代表急症手术。ASA:美国麻醉科医师协会。

随着信息化技术的进步,医院在信息化建设中应该把麻醉记录纳入其中,通过麻醉信息系统的建立使得麻醉记录更加规范,麻醉信息系统可以实现自动采集几乎所有患者的信息、生命监测体征和相关信息,根本上解放了麻醉科医师的双手。同时电子化的麻醉记录使得数以万计的麻醉患者信息成为大数据,便于临床总结经验、数据共享和科学研究。

(六) 医疗事故及严重并发症的预防和报告制度

医疗事故是指医疗机构及其医务人员在医疗活动中违反医疗卫生管理法律、行政法规、部门规章和诊疗护理规范、常规，过失造成患者人身损害的事故。麻醉并发症是指麻醉期间所用药物或方法本身产生的严重副作用或病理变化。麻醉工作直接涉及患者的安危，因而对于医疗事故及严重并发症的防范已成为临床麻醉工作质量控制的核心，为了确保麻醉工作安全，必须强调各级人员坚守职责，严格遵守法规、规章制度和技术规范，工作认真细致，技术精益求精，力求杜绝医疗事故，并使并发症减少到最低限度。

1. 麻醉前应正确判断病情，做好麻醉前准备，执行主治医师负责制，安排麻醉不应超越各级医师的技术水平，麻醉科住院医师在工作中遇到技术困难时，切勿轻率从事，应及时请主治医师协助处理。

2. 对危重疑难病例、新开展的重大手术的麻醉、新药、新技术或新方法的使用必须经科主任同意。必要时需报请医院主管部门批准，安排主治医师以上人员负责实施，经周密讨论后按预定方案执行。新研制的药物或新技术的临床试用则应经药品监督管理部门及院部批准。

3. 麻醉期间应集中精力，坚守岗位，密切观察病情变化，加强监测，及时记录患者各项生命体征的变化，疑有意外先兆时，应迅速判断、及时妥善处理。严重意外应报告上级医师协助处理。

4. 严格执行各种麻醉方法的操作常规和诊疗指南，切勿违章行事。常规是在实践经验中通过不断总结并经过验证的技术规范，指南是对诊疗的专家共识或指导性意见，随着麻醉技术的不断发展，应不断加以修订和补充。

5. 麻醉期间常使用多种毒性药品，且多由静脉注射，用量也较大，麻醉科医师必须熟悉各种药品的作用、副作用及其相互作用，根据病情与用药目的决定用量与使用方法。在用药过程中(包括输血及其代用品的应用)实行与病房相同的安全用药流程，在配置麻醉科护士的单位，该流程可由麻醉科护士按照麻醉科医师制定的麻醉计划或口头医嘱完成，若无麻醉科护士的单位，该项工作应由巡回护士承担。

6. 应积极组织对危重患者的救治，重大抢救事件应由科主任主持，报告院医政(务)处和/或院领导，使其知情与参加，并及时与患者家属(或随伴人员)进行沟通。

7. 在抢救危重症患者时，必须严格执行抢救规程和预案，确保抢救工作及时、快速、准确、无误。

8. 医护人员要密切配合，口头医嘱要求准确、清楚，护士在执行口头医嘱时必须复述一遍，并及时记录，特别是药名及其剂量、用法的记录要准确，记录时间应具体到分钟。未能及时记录的，有关医务人员应当在抢救结束后30分钟内据实补记，并加以说明。

9. 抢救室应做到设备齐全、性能良好、制度完善。急救用品必须实行“五定”，即定数量、定地点、定管理人员、定期消毒灭菌、定期检查维修。

10. 当术中或术后发生重大意外或并发症时，应立即向上级医师汇报，及时采取措施进行处理。对发生的医疗事故或差错、麻醉意外或严重并发症均应在全科进行讨论，认真吸取经验教训。死亡病例应在1周内组织讨论；特殊病例(存在医疗纠纷的病例)应在24小时内进行讨论；尸检病例需待出具病理报告后1周内进行讨论。讨论由科主任或指定资深医师主持，本科医护人员和相关科室人员参加，必要时请医政(务)处派人参加。讨论内容应详细记录，包括讨论日期、主持人及参加人员姓名、讨论意见等，要将形成的结论性意见摘要记入病历中。

11. 发生医疗事故或差错应及时上报医务处或院主管部门。

(七) 麻醉后随访、麻醉恢复期指导和总结制度

1. 麻醉科医师(麻醉者)要在术后72小时内对患者进行随访，随访结果要记录在麻醉记录单的相应记录位置或病历的病程记录中。发现麻醉相关并发症时要及时处理，并将处理结果记入病历。随着日间手术的开展，麻醉科医师逐渐承担起离院患者麻醉恢复期指导工作，建立高效、便捷的恢复期指导制度和流程成为未来麻醉科的重要工作。

2. 对于实施术后镇痛的患者，要认真客观观察并记录呼吸、循环、中枢神经系统等情况，对恶心、呕吐、瘙痒、尿潴留等术后镇痛常见并发症进行仔细分析，作出相应处理并记入病历。要客观评价镇痛效果，同时通过相关监测项目评估镇痛措施的安全性。

3. 应尽可能做到填写“麻醉后随访及患者自控镇痛(PCA)记录单”。倡导对术后镇痛进行制度化和规范化管理，制定科学合理的术后镇痛流程，努力建立PCA无线管理系统及PCA数据库，提高管理效率、术后镇痛效果，确保患者安全。

4. 当随访工作延续至患者进入 PACU 或 AICU 时，可协助 PACU 或 AICU 的主管医师加强对患者监测治疗，保持对患者病情观察及治疗的连续性，直至患者安全度过恢复期。

5. 每份麻醉记录单都要有麻醉前、麻醉中及麻醉后的完整记录，以利于积累资料和总结经验。

（八）麻醉科医师值班、交接班制度

1. 麻醉科值班需安排一、二线和三线值班人员。一线值班人员主要是取得执业医师资格的低年资住院医师，二线值班人员主要是主治医师和/或副主任医师，三线值班人员为资深副主任医师或主任医师。进修医师、实习医师值班时应在一线医师指导下进行协助性工作。

2. 值班医师主要负责手术室（病区）内各项急诊麻醉处理工作和部分生命复苏工作，值班医师要做好急、危、重患者病情观察及医疗处理的记录。

3. 值班医师实行逐级请求汇报制，即一线值班人员在诊疗活动中遇到困难或疑问时应及时请示二线值班医师，二线值班医师应及时指导处理。当二线值班医师遇到困难或疑问时，应请三线值班医师指导处理。遇有特殊情况，必要时可向分管医疗的科副主任或科主任请示报告，遇有需要行政领导解决的问题时，应由科主任及时报告医院总值班或医政（务）处。

4. 麻醉科实行 24 小时值班制，值班医师应按时接班，听取交班医师关于值班情况的介绍，承接交班医师交办的医疗工作。

5. 一、二线值班医师夜间必须在麻醉科值班室留宿，不得擅自离开工作岗位。如有急诊抢救、会诊等需要离开手术室（病区）时，必须向值班护士说明去向及联系方法。三线值班医师可在麻醉科值班室，也可在离手术室（病区）较近的区域留宿，但必须有确切的联系方式，接到请求电话时应及时到位。

6. 对于急、危、重病患者，值班医师应将其病情和相关注意事项，向接班医师交代清楚，双方均应进行交接班签字，并注明日期和时间。

7. 每日晨会，值班医师应将重点患者情况向病区医护人员报告，并向主管医师告知危重患者情况及尚待处理的问题。

（九）会诊制度

1. 麻醉科参加院内各临床科室会诊，主要涉及麻醉处理、生命复苏、呼吸管理、休克抢救、镇痛及麻醉科治疗等项。应由要求会诊的科室送会诊单，急会诊可用电话约请，由麻醉科总住院医师或主管医疗的负责医师会诊，必要时可由科主任会诊，也可召集有关人员讨论和请示科主任后提出会诊意见。

2. 麻醉科参加院外会诊需经医务处同意，由科主任安排资深主治医师以上人员或由科主任出诊。

3. 凡出诊会诊需携带医疗器材及药品等必须物品，应按相关管理手续，会诊结束应按要求核销。

4. 急会诊由一线值班医师负责，如有困难可请二线、三线医师指导或出席，必要时应向科主任报告。

（十）麻醉科护理工作职责及人员要求制度

1. 麻醉科护理工作职责

（1）总务护士：协助管理麻醉科药品（包括由麻醉科管理的国家管制的麻醉药品、精神药品和高危药品，以及麻醉期间的其他各类药品，有条件的医院应当由药学部门统一管理麻醉科药品）；负责麻醉科仪器设备、耗材管理，统计耗材应用情况，及时申领。

（2）手术间护士：麻醉科应当按照护士与手术台数量≥ 0.5∶1 的比例配备手术间护士。负责如下事宜，①麻醉前宣教和心理护理；②麻醉有关药品、物品、仪器和设备准备，并配合麻醉科医师进行核对、检查；③核对麻醉前相关检查结果，对检查缺项或异常结果及时报告麻醉科医师；④协助麻醉科医师完成麻醉相关操作（禁止护士单独实施深静脉包括中心静脉穿刺与置管、腰穿等操作）；⑤遵医嘱监测并记录麻醉患者各项生命体征及其他相关指标，及时报告异常变化，并遵医嘱处理；⑥日间手术麻醉与手术室外麻醉相关护理工作要求参照执行。

（3）麻醉诱导室及恢复室护士：在麻醉科医师指导下，根据麻醉或麻醉复苏需要，负责如下事宜。①摆放、调整患者体位；②遵医嘱实施管路（气管、导尿管、引流管、静脉置管等）护理；③观察、记录患者生命体征及监测指标，及时向医师报告异常情况，遵医嘱给予相应处理；④配合抢救及心肺脑复苏；⑤配合麻醉科医师进行患者转运护送，并做好护理交接。

（4）麻醉科门诊护士：配合麻醉科医师做好患者预约诊疗、门诊就诊、麻醉准备、健康教育、麻醉实施、跟踪随访等相关护理工作。

（5）相关法律法规、规范性文件及各级卫生计生行政部门和本医院规定的其他各项职责。

2. 麻醉科护士有关要求 医学院校护理学专业毕业、取得护士执业资格并经过注册，原则上在临床工作满2年以上，经过相关培训并考核合格，方可从事麻醉科护理工作。

（田国刚 曾因明）

参考文献

[1] 曾因明．麻醉学[M].2版．北京：人民卫生出版社，2008.

[2] 曾因明．进一步加强我国麻醉科建设，促进医院整体发展[J]. 中国医院管理杂志，2010，14(1)：22-24.

[3] 曾因明．杨建平．医院麻醉科建设管理规范与操作常规[M].2版．南京：东南大学出版社，2011.

[4] 曾因明．抓住机遇努力推进我国麻醉学科法规化建设[J]. 国际麻醉学与复苏杂志，2011，32(1)：1-2.

[5] 卫生部医疗服务监管司．卫生部医院评审评价工作文件汇编[G]. 北京：人民卫生出版社，2012.

[6] 熊利泽，彭云水．谱写麻醉大国迈向麻醉强国的时代华章：论学习贯彻："21号文件"精神[J]. 中华麻醉学杂志．2008，38(9)：1025-1026.

[7] 雅各布森．日间手术麻醉[M]. 田国刚，王颖林主译．上海：世界图书出版公司，2013.

第四章

麻醉科护理队伍的建设与管理

目　　录

随着现代麻醉学的发展，麻醉科已经发展成为了医院的重要临床专科，业务范畴不断拓展，临床麻醉、重症监测、镇静镇痛和急救复苏等成为麻醉医疗服务的重要领域。2018 年 8 月 17 日，国家七部委局联合正式发布 21 号文件《关于印发加强和完善麻醉医疗服务意见的通知》及《政策解读》，其中就二级以上医疗机构麻醉科配备临床护士等提出了专门要求。随着国家层面文件发布，建设一支符合中国国情的麻醉科护理队伍，协同麻醉科医师为人民群众提供更高质量、更加舒适的医疗服务，成为麻醉学与护理学建设的重中之重。

第一节 麻醉护理发展概况

麻醉护理学（anesthesia nursing）是一门以麻醉学与护理学专业理论为基础，研究麻醉学科领域内患者救治、护理和科学管理的综合性应用学科。麻醉护理是围手术期护理的重要内容。国际上，麻醉护理的发展起步较早，从事麻醉护理工作的护士俗称为“麻醉护士（anesthesia nurse）”。我国的麻醉护理一直属于外科护理范畴，麻醉护理学作为独立专科的提出与发展起步较晚，尤其是麻醉科护士岗位的设置在国卫办医函〔2017〕1191 号文件以前一直备受争议。

一、国外麻醉护理发展概况

国外麻醉护士的出现可追溯到 1861 年的美国南北战争时期，当时护士是外科医师的重要帮手，在外科医师实施手术期间对患者进行监护。经过百余年的发展积累，美国等发达国家在麻醉护理方面已经形成了较为完善的管理和教育培训体系。世界卫生组织的一项调查显示，目前全球有 100 余个国家的护士为患者提供麻醉及相关护理，其中近 1/3 的国家开设有麻醉护士的教育或培训项目。

（一）麻醉护理组织

1. 美国护理麻醉师协会（American Association of Nurse Anesthetists，AANA）是代表全美麻醉护士的专业组织。1931 年 6 月，47 位麻醉护士在美国俄亥俄州克里夫市成立了美国麻醉护士协会，并于 1939 年更名为美国护理麻醉师协会（AANA），总部设在伊利诺伊州。1976 年，AANA 第一次举行了独立于美国医院协会之外的年会。1980 年，AANA 在指南中通过了认证注册护理麻醉师（certified registered nurse anesthetist，CRNA）相关法案。目前，全美将近 90% 的护理麻醉师都是 AANA 成员。

2. 1989 年，国际护理麻醉师联合会（International Federation of Nurse Anesthetists，IFNA）在瑞士圣加仑成立。目前 IFNA 成员已包括 44 个国家和地区。

3. 1951 年，法国创办了法国护理麻醉师联盟（French Union of Nurse Anesthetists），并成为 IFNA 第一批成员国。

4. 英国政府在 20 世纪 70 年代开始将手术室助手（operating department assistants，ODAs）发展为麻醉助手，并于 1993 年加入 IFNA。

（二）麻醉护理学专业学术期刊

目前与麻醉护理相关的专业刊物有 *The AANA Journal*，*CRNA：The Clinical Forum for Nurse Anesthetists*，*Nurse Anesthesia*，*International Federation of Nurse Anesthetists*，*American Academy of Anesthesiologist Assistants*，*American Society of Peri-anesthesia Nurses*，*Journal of Peri-Anesthesia Nursing* 等。

（三）国外麻醉护士的培养

美国 CRNA 的教学课程方案是依据麻醉护理教育理事会的标准制定的。CRNA 的研究生课程包括临床实践教学，如麻醉诱导、维持以及苏醒管理，气道管理，麻醉药理学等；特殊患者麻醉，如妇产科、老年及小儿科等；指导学生熟悉麻醉机及其他监测治疗设备的使用并进行教学效果评估，如考试和写论文等。大多数的课程方案中包括 45~75 分与麻醉实践相关的毕业学分。美国的 CRNA 资格认证教育计划要求所有课程具备研究生水平，包括 109 门课程，要求每个学生至少具备 7 年的教育经历，参加 1 694 小时的临床实践。CRNA 可以通过参加学位课程接受继续教育，获得科学学位博士（Ph.D）、专业学位博士（DNAP）或者护士专业学位博士（DNP）。

澳大利亚的麻醉护士必须是受过专业培训和教育，且能够迅速配合麻醉科医师在手术间提供麻醉服务的护士。澳大利亚麻醉学会规定，注册和登记护士要参加 1~2 年总时间不超过 3 年的在岗麻醉助理培训，内容主要为护理专业基础课程和麻醉专业课程，如通气辅助工具的应用、动静脉插管和麻醉监测的配合以及院内感染控制等。另外，麻醉护士在工作后还需参加继续教育。

法国的护理麻醉师培养由卫生部直接承办，培训项目的时间跨度为两年。韩国的护理麻醉师相关教育历时 1 年，要求完成 200 学时的理论教育和 1 480 学时的临床实践。

（四）麻醉专科护士资格认证

美国的 CRNA 是指具有麻醉护理的专业教育背景及临床实践能力的注册护士。从 1978 年开始，美国就强制性要求护理麻醉师参加资格认证考试。CRNA 必须具备的教育和经验包括：①护理学或其他相当的学士文凭；②在有效期内的注册护士许可证；③至少有一年的紧急护理单元（如 ICU 等）临床工作经验；④从认可的护理麻醉师研究生院毕业；⑤接受的教育时间为 24~36 个月，获得硕士学位；⑥所有教育项目，包括临床培训以大学或大型社区医院为基础，时间为 18~24 个月；⑦通过国家护理麻醉师认证考试后方可毕业。CRNA 必须每隔两年进行一次资格再认证，其中包括要求参加的学术会议，在实践中至少要取得 40 个继续教育学分。

法国的麻醉护士被称为认证注册护理麻醉师（Infirmier A nes thésiste Diplméd'Etat，IADE），是拥有国家颁发的麻醉护理专科证书的注册护士。要成为 IADE 需要满足以下条件：①护理专业本科毕业 3 年及以上；②两年的临床工作经验；③参加由卫生部主办的麻醉护理培训项目，申报麻醉护理培训项目前需具备至少 1 年的重症监护工作经历；④通过国家考试并获得 IADE 证书。

英国的麻醉护理工作已广泛开展，但至今尚未有经过严格专科教育或培训的麻醉专科护士这一角色。

（五）麻醉护士的执业情况

国际上，麻醉护士的执业情况一般与其所在国家或地区的定位有关，主要分为两类。一类是以美国、澳大利亚和法国为代表，麻醉护士需经过专门的专科培训，部分国家还要求通过相应资格认证考试，通常称为“护理麻醉师（nurse anesthetist）”；护理麻醉师在麻醉科医师的监督下开展麻醉相关工作，也可参与院前急救与心肺复苏等；通常每位麻醉主治医师需要负责指导监督 2~3 位护理麻醉师，每个护理麻醉师分别负责 1 个手术房间的麻醉。另一类是以英国、德国和新加坡为代表，麻醉护士是麻醉科医师的助手，仅接受过基础麻醉知识的培训；没有独立执行麻醉操作的决策及实践权力；麻醉护士主要是在围麻醉期协助麻醉科医师工作，包括检查麻醉设备、抽取药物、准备耗材、开放外周静脉、辅助医师操作、麻醉后随访、麻醉过程记录、生命体征监护和麻醉恢复期患者护理等。

二、国内麻醉护理发展史

在我国麻醉学发展的早期，麻醉护理工作基本上由麻醉科医师代替或由手术室护士兼任。随着麻醉学发展，1989 年卫生部 12 号文件明确提出“麻醉科由原来的医技科室改为临床科室”。至 20 世纪 80 年代初，借鉴国际经验，结合国内麻醉学发展，一些麻醉专家提出按照临床科室要求，麻醉科应该编配护理人员，建议在我国开展麻醉护理学教育、培养并使用麻醉科护士的建议。

（一）国内麻醉护理的产生

近年来，随着先进的麻醉设备及麻醉药物的引进，我国的麻醉学逐步与国际接轨，麻醉临床、教学、科研工作也日益繁重。作为临床一级科室，由于历史原因，我国麻醉科护士的缺失造成了麻醉科人才队伍结构严重畸形。一方面是麻醉科医师队伍中的本科、硕士、博士比例逐年增高；另一方面则是麻醉科医师“亦医、亦技、亦护、亦工”，集多重角色于一身，绝大部分医院的麻醉科医师“自管、自取、自用”药品，尤其是毒麻药品的管理完全不符合法律、法规要求。而这种严重违规、违法的医疗行为，潜在严重的医疗隐患，对保障患者安全十分不利，有时甚至会引发恶性低级事件。而随着我国优质服务工程的不断深入，麻醉科的护理工作由麻醉科医师承担，围麻醉期护理服务的缺如越来越成为医院推进围手术期“无缝隙、全流程”优质护理服务的短板，因此，在麻醉科设置临床护士岗位，加强围麻醉期护理服务已成为刻不容缓的任务。

（二）开展麻醉护理教育

1993 年，徐州医学院麻醉学系和南京六合卫生学校在国内开设了第一个三年制麻醉与急救护理专业；继而 1997 年与福建闽北卫生学校合作开办了四年制中专麻醉护理专业；2001 年与福建医科大学联办了麻醉护理大专班，2002 年徐州医学院成教院联办了成人麻醉护理大专班。2004 年 7 月 21 日，全国高等麻醉学教育研究会在武夷山召开"关于设置护理学专业麻醉学方向本科教育论证会",经过充分讨论与研究一致达成共识,于2004年由徐州医学院率先开展麻醉护理本科教育。2007年,泰山医学院附属医院也开始了麻醉护理本科教育。随后相应的麻醉护理本科生实习已在全国部分省级及以上医院开展。

（三）召开麻醉护理专题教育会议

自2005年开始,在历年的全国高等麻醉学教育会以及其他全国性麻醉学术会议上,针对麻醉护理本科教育、麻醉科护士的培训以及麻醉科护士岗位职责等问题经常组织专题讨论,提出了许多建设性意见。

（四）成立全国麻醉专科护士资格培训咨询委员会

在中国高等教育学会医学教育专业委员会麻醉学教育研究会的倡导和支持下,2009年3月27日,在广州成立了全国麻醉专科护士资格培训咨询委员会并召开了第一次会议,明确了委员会的职责任务并提出在全国开展麻醉专科护士培训工作。

（五）组织召开在我国医院麻醉科设置麻醉专科护士岗位论证会

2009年7月18日,中国高等教育学会医学教育专业委员会麻醉学教育研究会在山西太原召开了"麻醉专科护士培训、资格认证及岗位职责论证会",卫生部、山西省卫生厅、国内麻醉学与护理学专业的领导和专家共38人参加了会议。大家通过广泛讨论,就医院麻醉专科护士岗位设置及职责达成相应共识,尤其是对麻醉科护士的培训与资格认证等问题提出了原则性意见。2010年12月25日,在上海召开了中国高等教育学会医学教育专业委员会麻醉学教育研究会麻醉专科护士资格培训咨询委员会主任会议,麻醉学专家联合签名向原国家卫生部提交了"关于在我国设立麻醉科护士岗位认证报告"。2013年9月,我国第一本《麻醉护理学》教材由人民卫生出版社出版。

（六）常态化开展麻醉护理相关研究与学术研讨

针对麻醉护理学发展问题,部分院校招收麻醉护理研究生,进行专题研究,为麻醉护理学发展和开展麻醉护理工作,提供了有力的证据。护理骨干们结合自身岗位与工作特点,积极开展科学研究,麻醉护理相关论文发表数量不断增长,麻醉护理相关培训教材也陆续出版。尤其是近年来,全国性、地方性的各类麻醉相关学术会议均开设了麻醉护理版块或专场,讨论麻醉科护理队伍规范化建设与管理等相关问题;各地医院纷纷举办培训班、研讨班,共同研讨麻醉科护理的发展问题;网络继续教育相继开展,以网络平台为媒介,用课程直播和互动问答的形式进行知识分享和经验交流。2018年6月23~24日,第一次全国麻醉科护理高峰论坛借着第七届东方麻醉与围手术期医学会议(OCAP2018)在上海成功召开,来自全国各省市的250余位代表就"麻醉科护理队伍的建设与管理"进行了充分讨论,同期召开了"中华医学会麻醉学分会护理学组全体委员(扩大)会议",与会专家一致认为必须紧密结合国家的有关法律法规来建立具有中国特色的麻醉护理体系。

（七）国家层面颁布麻醉科护理规范化建设与管理相关文件

2015年9月,中华医学会麻醉学分会决议筹建麻醉科护理学组。筹备学组成立后,依托学会麻醉专家力量,与国家卫生和计划生育委员会相关部门积极沟通,不断推进我国的麻醉科护理队伍规范化建设与管理。2017年初,中华医学会麻醉学分会先后正式向国家卫生和计划生育委员会医政医管局提交了《在我国二级以上医院麻醉科设置护士岗位的建议》和《建议在我国二级以上医疗单位开设麻醉门诊》的报告,并反复与医政医管局、中华护理学会就问题细节进行沟通讨论。努力终结硕果,2017年12月1日,国卫办医函〔2017〕1191号《国家卫生计生委办公厅关于医疗机构麻醉科门诊和护理单元设置管理工作的通知》文件正式下发。文件要求有条件的医疗机构要设置麻醉科护理单元,加强麻醉患者的护理服务,医院麻醉科及护理部要加强护理工作组织管理,麻醉科护士由科主任和护士长进行统一领导;同时,将制定的《麻醉科护理工作职责及人员要求(试行)》作为文件附件公开发布。更加令人欣喜的是,2018年8月8日,国家卫生健康委员会、国家发展改革委、教育部、财政部、人力资源社会保障部、国家中医药管理局、国家医疗保障局七部委局联合印发了《关于加强和完善麻醉医疗服务意见的意见》(国卫医发〔2018〕21号)。该《意见》中明确"优化麻醉专业技术人员结构:增设麻醉科护士、技师等辅助人员岗位设置;二级以上医疗机构麻醉科配备麻醉科护士。加强麻醉科护理服务:手术室护理服务由麻醉科统一管理"。该两项国家层面文件的正式发布,是中国麻醉学科发展历史上重要的一步,在制度上进一步完善了麻醉学科作为临床一级学科的架构内涵，为推进我国麻醉科护理队伍建设提供了政策支持与指导性意见。

（八）麻醉护理工作现状

目前，麻醉护理工作已在国内大部分医院展开。临床通常将所有归属于麻醉科管理的护士统称为麻醉科护士，而麻醉护士则为从事临床麻醉护理的护士。据2014年至2015年调查，我国从事麻醉护理工作的麻醉护士为8 591名。据2015年调查，上海市98家二级以上（含）医院麻醉护士为401名，广东省53家三甲医院麻醉护士为413名。然而，这批护士大多数由麻醉科直接招聘并接受科主任管理，脱离了护理部的业务管理与指导，导致这批护士在培训、管理、职称晋升等诸多方面与临床护理脱节，而"医管护"，无论从医师的精力还是专业发展来说都影响到了我国麻醉护士的长远发展。另一方面，目前，国内麻醉护士的岗位多为麻醉苏醒期患者护理、麻醉药品管理、麻醉前准备、镇痛泵配置与术后镇痛随访等。国卫医发〔2018〕21号文件明确指出：麻醉科护士要加强对麻醉患者的护理服务，配合麻醉科医师开展麻醉宣教、心理辅导、信息核对、体位摆放、管道护理、患者护送等工作，提高麻醉护理服务专业化水平。随着国家层面政策的出台，如何确保政策落地，建好健全我国的麻醉科护理队伍，专家们一致认为要"建章立制，明确麻醉科医护人员的职责分工；立足护理根本，凸显麻醉科护理的专科特色；规范麻醉科护理服务，切实保障患者权益；基于中国国情，走出麻醉科护理的中国特色"。笔者认为，当务之急是麻醉学专家、护理学专家以及相关管理部门能够切实统一思想，共同谋划，尽快就麻醉科护士的岗位设置、工作内容、培训考核、使用管理等提出可供国内各医疗机构参考实施的指南与标准。

三、麻醉科护士的命名问题

（一）麻醉科护士

与其他临床科室护士类似，麻醉科护士（anesthesiological nurse）是指从事麻醉学及其分支学科护理工作的临床护士。随着麻醉科业务范畴的不断拓展，麻醉科护士包括麻醉学所涉及的临床麻醉、重症监测治疗、疼痛诊疗等多个护理岗位的临床护士。国卫医发〔2018〕21号文件明确指出：手术室护理服务归麻醉科统一管理，因此，现有政策指导下，手术室护士应属于麻醉科护士范畴。

（二）麻醉护士

属于麻醉科护士范畴，是指专门从事临床麻醉，即围麻醉期护理工作的临床护士。目前，受国外麻醉护士概念的影响，临床上往往将"麻醉护士（anesthesia nurse）"与"麻醉科护士"混为一谈。

（三）麻醉专科护士

在我国，专科护士（clinical nurse specialist，CNS）是指在某一特定护理专科领域，具有熟练的护理技术和知识，并完成了专科护士所要求的教育课程学习而被认定合格的护士。从一名临床护士成长为专科护士，需要一个较长的积累过程，需要护士在日常工作中不断地提高自己，是一个从"全"到"专"的过程。麻醉专科护士（anesthesia nurse specialist）是指在麻醉护理领域内具有较高水平和专长的专家型临床护士，是具备博深理论知识、丰富临床经验以及精湛临床技能的麻醉科护士。鉴于我国的麻醉护理工作以及麻醉科护士的培养起步较晚，目前国内麻醉专科护士的准入、认证、培训、使用与管理等尚处于探索阶段。2009年3月成立的全国麻醉专科护士资格培训咨询委员会及其提出的麻醉专科护士培训、资格认证及岗位职责等，因当时专家们对专科护士的认知偏差，其提出的麻醉专科护士概念与定位一定程度上更贴近于麻醉科护士。

（四）麻醉监测护士

属于麻醉护士范畴，是指专门协助麻醉科医师监护麻醉期患者、配合麻醉科医师处置患者危象的临床护士。在我国，根据《护士条例》和《医疗事故处理条例》等法律法规，麻醉监测护士（anesthesia monitoring nurse）必须在麻醉科医师指导下实施患者监护，不得单独实施超出护士执业范围的麻醉相关操作，不能做医疗决策，不具有处方权和签字权。

（五）护士麻醉师

19世纪50~60年代，由于麻醉人员的缺乏，我国曾经培养了一批护士做麻醉工作，称为"护士麻醉师（nurse anesthetist）"。护士麻醉师在我国属于特定历史时期的产物。随着麻醉学发展，国家法律法规的细化，明确规定"无医师执照者不能实施麻醉"，自90年代起，"护士麻醉师"逐步退出历史舞台。

（六）认证注册护士麻醉师

以美国为代表，认证注册护士麻醉师（certified registered nurse anesthetist，CRNA）是指通过国家认证护士麻醉师资格考试，具有麻醉护理的专业教育背景及临床实践能力，具备独立的专业判断能力并能对自身临床实践负责的注册护士。美国的CRNA具有完善的角色定位、工作内涵、培养与资格认证体系等。CRNA的主要临床工作包括麻醉前的评估与准备，麻醉的实施、维持及麻醉意外的处理，麻醉后处置等。CRNA 可在美国所有的州从业，在一些州的农村医院，CRNA 几乎是唯一提供麻醉的从业者。

第二节 麻醉科护理单元建设与管理

随着现代麻醉学的不断发展，麻醉科的工作领域由原来的手术室逐步扩大到了门诊与病房；业务范围由临床麻醉逐步扩大到了急救、复苏与疼痛诊疗；临床麻醉的工作重点也逐渐由麻醉期管理向围手术期管理转变。麻醉科作为一级临床科室，除临床医疗工作外，护理工作占有重要的比例与地位，许多工作必须由护士完成。然而由于历史原因，我国的麻醉科医师"亦医、亦护、亦技、亦工"的现象还普遍存在，如麻醉前准备、麻醉药品及一次性用品管理、院内感染防控以及围麻醉期和疼痛诊疗的监测与护理等工作都由麻醉科医师一肩挑。随着诊疗法律、法规不断完善，没有护士岗位的麻醉科不仅面临管理不善、违法、违规的隐患，麻醉科医师也不能以充分的精力去从事更多、更复杂的麻醉管理和诊疗工作，手术患者也长期面临围麻醉期护理服务缺少的局面。经过近 30 年的努力，2017 年 12 月 1 日，国卫办医函〔2017〕1191 号文件的发布，我国的麻醉科护理单元设置与管理终于得到法律认可。

一、麻醉科护理单元的设置

麻醉科的基本任务包括：为外科手术提供安全、无痛、肌松及合理控制应激等保障；维护患者在手术前、中、后各阶段的安全并防治并发症；麻醉后监测治疗室及重症监护治疗病房患者的监测与管理；急救与生命复苏；疼痛诊疗；麻醉学教育及科研等工作。国卫办医函〔2017〕1191 号文件明确指出，有条件的医疗机构要设置麻醉科护理单元，加强对麻醉患者的护理服务。国卫医发〔2018〕21 号文件明确指出，二级以上医疗机构麻醉科配备麻醉科护士，在麻醉科医师的指导下从事围手术期护理、疼痛患者管理，以及麻醉相关的设备、耗材、药品、文档信息整理等管理工作。

（一）护理岗位设置

1. 护士长岗位　1191 号文件指出，麻醉科护士由科主任和护士长进行统一领导。配置专门的麻醉科护士长有利于规范管理体系，通过护士长的科学管理，为护士提供专业指导，有助于高质量地落实临床麻醉护理、教学与培训，确保麻醉护理学科可持续发展。

2. 临床麻醉护理岗位　临床麻醉是麻醉科最为主要的临床工作。此岗位主要是落实围麻醉期患者管理与护理工作，即为患者实施针对性护理并协助麻醉科医师实施麻醉，包括麻醉前评估与健康宣教、体位安置、手术间管理、麻醉期监测与护理、患者护送与麻醉后回访等。

3. 麻醉后监护治疗室（post anesthesia care unit，PACU）护理岗位　主要为麻醉恢复期患者的监测与护理、用物和药品管理、仪器设备管理、感染管理以及急救配合等。目前，我国麻醉科护士的主要工作岗位为 PACU 护理。

4. 日间手术护理岗位　对日间手术患者进行麻醉相关健康教育，协助麻醉实施、疼痛管理、术后麻醉恢复监护与指导等。

5. 手术室外麻醉护理岗位　包括麻醉门诊、内镜室、介入手术室、麻醉重症监护治疗病房（anesthesia intensive care unit，AICU）、疼痛病房、无抽搐电休克（modified electric convulsive therapy，MECT）诊疗等，主要负责落实各项检查的麻醉前准备、协助麻醉科医师实施麻醉，落实麻醉监测、麻醉恢复期护理与健康指导等。

随着现代化医疗水平的快速提高，麻醉工作范畴将不断扩展，将有更多的护理工作等待开展。国卫医发〔2018〕21 号文件要求手术室护理服务由麻醉科统一管理，因此，今后手术室护理岗位也将成为麻醉科护理岗位之一。

（二）护理岗位职责

岗位职责是指各级各类人员在日常工作中所负责的业务范畴和所承担责任。

1. 护士长职责

（1）在总护士长和科主任的指导下，根据护理部及科室工作计划，制定本护理单元的具体计划并组织实施。

（2）督促护理人员严格执行各项规章制度及操作规程，加强医护配合，严防差错事故发生。

（3）参加科室的院内感染管理小组，监督医护人员执行感染管理控制制度。

(4)负责本科室护理人员的思想工作，教育护理人员加强责任心，改善服务态度，遵守劳动纪律等。

(5)带领并指导护士完成科室护理工作，落实环节质量控制。

(6)组织开展护理新技术、新业务与护理科研工作。

(7)组织护理人员进行业务学习、护理查房与技术训练等，定期组织人员培训与考核。

(8)负责科室临床带教工作，结合科室特点制定带教计划，负责管理和指导实习、进修人员。

(9)协助科室做好仪器设备、药品、物品等管理工作。

(10)参与科室经济核算，协助科主任做好经济收入与支出等管理工作。

2. 麻醉科护士职责

(1)在护理部、科主任的双重领导下，在护士长的直接指导下开展工作。

(2)严格执行医院、护理部及麻醉科的各项规章制度及技术操作规程，防止差错事故的发生。

(3)严格执行院内感染管理制度，积极预防和控制院内感染。

(4)严格管理麻醉药品、物品和仪器设备，确保处于功能备用状态。

(5)配合麻醉科医师完成临床麻醉与围麻醉期护理工作，包括患者宣教、麻醉药品和物品管理、PACU患者护理、围麻醉期监测及护理、急救配合、镇痛泵的配制及镇痛回访和疼痛诊疗护理等。

(6)参与麻醉计费，经济收支统计，协助仪器管理员做好麻醉科门诊、PACU、手术间仪器设备与文档资料等管理。

(7)参加麻醉护理教学和科研工作，指导学生和进修生等的学习和临床实践，协助医师参与科室临床药理试验与临床科研等工作。

(8)参加护理部和科室组织的各类集体活动，业务学习与危重、疑难病例讨论等。

3. 总务护士职责 协助管理麻醉科药品(包括由麻醉科管理的国家管制的麻醉药品、精神药品和高危药品，以及麻醉期间的其他各类药品，有条件的医院应当由药学部门统一管理麻醉科药品)；负责麻醉科仪器设备、耗材管理。

(1)每日早晨与值班人员交接值班期间的药品、物品等使用情况并按需补充，确保处于备用状态。

(2)根据麻醉科医师出具的领药单正确发放药品及物品等。

(3)负责麻醉药品、精神药品以及高危药品等的清领、清点、保管与登记等工作。

(4)按照领药单核减麻醉药物等各类处方，收回剩余的药品及物品，根据实际使用情况落实收费记账等工作。

(5)按照麻醉科医师开具的处方到药房领取药品，检查药品的有效期并定点放置，做好登记。

(6)做好科室一次性耗材的管理、出入库登记与收费等工作。

(7)参与科室经济核算，每月统计收支并做好上报工作。

4. 临床麻醉监测护士职责 参与麻醉期患者的监护管理，主要负责术中患者的常规性监测并遵医嘱给药等。麻醉期间的特殊监测应由麻醉科医师亲自完成，监测护士在遇到患者病情变化需要进行药物或仪器参数调整时，必须请示医师，遵医嘱执行。气管内插管是医护人员必须掌握的基本技能之一，但困难气道的处理应由医师完成。护士应配合医师完成动脉置管、中心静脉穿刺置管、椎管内穿刺和神经阻滞等超出护士执业范畴的有创操作。

(1)做好麻醉前患者与麻醉相关的护理评估与健康宣教工作。

(2)领取当天麻醉所需的药品与物品。

(3)患者入室后，核对患者身份，核实禁食、禁水时间。

(4)连接监护设备，监测患者生命体征，发现异常及时汇报麻醉科医师，做好麻醉相关文书的记录。

(5)根据患者病情及医嘱，准备好麻醉和急救药品，并做好药品标志，同时提前准备好输液装置等。

(6)打开麻醉机，更换钠石灰，连接呼吸回路，检查麻醉机性能，必要时添加吸入麻醉药以确保备用状态。

(7)根据麻醉方式准备好相应的麻醉用物，如全身麻醉插管用物、椎管内穿刺用物或神经阻滞用物等。

(8)椎管内麻醉时，协助麻醉科医师摆放麻醉体位；全身麻醉时配合麻醉科医师完成麻醉诱导、气管插管和有创穿刺置管等。

(9)术中协助麻醉科医师监测患者的生命体

征，观察麻醉机的运行情况；椎管内麻醉者应评估麻醉阻滞平面。

(10) 遵医嘱留取动脉血气标本，根据血气结果遵医嘱调节麻醉机参数或药物剂量。

(11) 严密监测，及时向麻醉科医师汇报患者的病情变化，遵医嘱用药及管理液体，不擅自用药或做超出护士执业范围内的麻醉操作。

(12) 书写各类麻醉医疗文书，根据医嘱配制术后患者自控镇痛泵。

(13) 手术即将结束时，遵医嘱停止药物输注，在医师的指导下吸痰拔管或拔除椎管内导管。

(14) 经麻醉科医师同意后护送患者入 PACU 或病房。

(15) 麻醉期间使用的麻醉药物应开具处方，处方经麻醉科医师检查无误后提交上传，麻醉、精神类药品处方医师签字后交负责护士以备领药，麻醉相关文书由麻醉科医师签字后夹入患者病历留档。

(16) 根据次日手术安排，访视患者，告知患者及家属麻醉相关注意事项，做好麻醉前宣教。

(17) 回访当日手术患者，了解患者有无麻醉相关不适症状或体征，向患者的主管麻醉科医师反馈患者对麻醉工作的评价等。

5. 手术间麻醉护士职责

麻醉科应当按照护士与手术台数量≥ 0.5 : 1 的比例配备手术间护士。负责麻醉前宣教和心理护理；麻醉有关药品、物品、仪器和设备准备，并配合麻醉科医师进行核对、检查；核对麻醉前相关检查结果，对检查缺项或异常结果及时报告麻醉科医师；协助麻醉科医师完成麻醉相关操作；遵医嘱监测并记录麻醉患者各项生命体征及其他相关指标，及时报告异常变化，并遵医嘱处理。

(1) 负责一定数量手术间的辅助麻醉与麻醉护理管理工作。

(2) 协助手术间麻醉监测护士做好麻醉前准备。

(3) 辅助麻醉科医师完成麻醉诱导及气管插管等。

(4) 麻醉诱导结束后整理麻醉车，收回喉镜并按医院规定送消毒中心进行统一的清洗灭菌处理。

(5) 管理手术间的麻醉车，补充、清点并检查保存的麻醉药品、物品及急救用物，确保功能良好并在有效期内。

(6) 术后清整麻醉车，擦拭清整所有的麻醉设备及物品，确保所有的监护导连线及电源线等干净整齐并妥善放置。

6. 感染控制管理护士职责

(1) 该岗位一般由其他岗位护士兼任，负责组织感染防控知识的学习、小组活动及记录。

(2) 督查医护人员的感染防控、医疗器械的灭菌消毒与仪器设备的清洁等工作。

(3) 监督工勤人员完成所有手术间、麻醉辅助间以及台面等的清洁维护工作。

(4) 加强督查，确保手术间仪器设备做到无尘、无血迹、无污渍等。

7. 麻醉诱导室及 PACU 护士职责　在麻醉科医师指导下，根据麻醉或麻醉复苏需要摆放、调整患者体位；遵医嘱实施管路（气管导管、导尿管、引流管、静脉置管等）护理；观察、记录患者生命体征及监测指标，及时向医师报告异常情况，遵医嘱给予相应处理；配合抢救及心肺脑复苏；配合麻醉科医师进行患者转运护送，并做好护理交接。

(1) 在科主任和护士长领导下，在诱导室或 PACU 负责医师的指导下管理麻醉诱导期或复苏期患者，了解患者病情及麻醉手术过程，常规监测生命体征，发现异常情况及时汇报，保证患者麻醉诱导期或恢复期的安全。

(2) 配合麻醉科医师完成麻醉诱导工作，做好麻醉前患者核查、体位摆放与调整等，遵医嘱协助给药和生命体征监测，同时做好麻醉诱导等文书记录。

(3) 负责麻醉后患者的恢复期护理，做好医疗文书记录及 PACU 患者出入室登记。

(4) 严格执行医嘱，做好输血、输液管理，严格落实查对制度。

(5) 麻醉恢复期患者符合出室指征后，经麻醉科医师评估同意后，护送患者回病房，与病房接班护士认真做好交接班，如引流管、输液通路、皮肤等，确保患者安全和各引流管在位通畅。

(6) 每日常规检查诱导室或 PACU 内药品、物品、仪器，做好维护、保养，确保处于备用状态；仪器出现故障，注明原因，挂牌联系维修。

(7) 负责诱导室或 PACU 内的感染控制管理，严格执行感染管理相关制度。

(8) 统计麻醉诱导室或 PACU 的患者收治量、收入、耗材支出等。

8. 日间手术麻醉护士职责

(1) 按照手术预约安排，电话联系患者，针对患者病情做好健康宣教，告知患者相关的术前准备和注意事项。

(2)核查患者身份及术前准备落实情况。

(3)按照麻醉计划做好麻醉前准备,协助麻醉诱导及气管内插管等。

(4)做好术后麻醉恢复期患者护理。

(5)对出院患者,做好健康宣教指导。

(6)电话回访患者并做好记录。

(7)根据麻醉手术情况,协调决定患者去向,必要时协助转运患者。

(8)管理手术间的麻醉机、麻醉车等,补充麻醉药品与物品等。

(9)感染控制管理、总务管理等。

9. 麻醉门诊护士职责 配合麻醉科医师做好患者预约诊疗、门诊就诊、麻醉准备、健康教育、麻醉实施、跟踪随访等相关护理工作。

10. 疼痛护士职责 负责镇痛知识宣教,镇痛泵配制,手术后镇痛随访;急性疼痛治疗配合;手术室外无痛诊疗配合等工作。

11. 手术室外麻醉护士职责 核查患者禁食、禁水时间;落实确认相关检查完善情况;准备好麻醉药品、用物及仪器;协助医师做好生命体征监测并记录;特殊麻醉操作配合;辅助麻醉诱导;急救配合;术后麻醉恢复期护理;健康宣教及术后指导等。

12. 麻醉ICU护士职责 目前关于ICU护士岗位职责,国内已有统一的岗位设置和相关要求,请参考相关规定。

13. 手术室护士职责 手术室护士分为巡回护士和器械护士岗位,在国内已有统一的岗位设置和相关要求,请参考相关规定。

目前,国内争议较大的是临床麻醉监测护士岗位。国内麻醉学专家在大力支持与推进麻醉护理队伍发展的同时,提出了护士应遵循执业范围和不能触及的红线:麻醉科护士不能做超出护士执业范围的麻醉相关操作,不能有处方权,不能独立决定患者的治疗性处置,不能脱离护理队伍等。总之,麻醉科护士的管理应该参照病房医护分工合作的工作模式,护士应遵医嘱执行治疗方案并和麻醉科医师一起共同为围麻醉期患者提供专业、安全、优质的治疗护理服务,做到"凡护士职业范围内的工作护士都能做,凡超出护士职业范围的工作护士都不能做"。

二、麻醉科护理管理

明确行政与业务归属,制定相应的工作制度及岗位职责,是科学管理的基础,是各方面工作正常有序运行的保障。

(一)麻醉科护理单元管理

1191号文件明确要求:医院麻醉科及护理部要加强护理工作组织管理,麻醉科护士由科主任和护士长进行统一领导。可见,麻醉科护理单元同其他护理单元一样接受护理部与科室的双重管理,行政管理归属于护理部,专科业务管理归属于麻醉科,参加护理部和科室组织的各项学习、培训和活动,职称晋升、晋级、晋职纳入医院护理部的统一管理。

值得一提的是,在实际工作中,国内大多数医院的麻醉科护士虽然有岗位,但大都由麻醉科主任或者手术室护士长兼管。2015年,上海市被调查的93家二级以上医院中,仅有17家编配了专门的麻醉科护士长,绝大多数医院的麻醉科护士长都由手术室护士长兼任。而缺乏明确而专业的领导者和领导体制必然导致麻醉科护士管理的随意性,影响所属护士的归属感和职业规划。配置专门的麻醉科护士长有利于规范管理体系,通过护士长的科学管理,为护士提供专业指导,有助于高质量地落实临床麻醉护理、教学与培训,确保麻醉护理学科可持续发展。

(二)麻醉科护士的管理

21号文件明确要求:手术室护理服务由麻醉科统一管理。但是由于历史原因,我国大部分医院的手术室和麻醉科一直以来都是分开管理的,麻醉科没有护士而手术室没有医师。目前,虽然国家层面政策已经发布,但就手术室护理服务归麻醉科统一管理模式的落实,还需要很长一段时间的磨合与推进。当前,国内麻醉科护士的管理形式基本可分为两种。

1. 独立的麻醉护理单元 麻醉科有独立的麻醉护士护理单元,设置专门护士长,按照业务工作量编配一定数量的麻醉护士,为围手术期患者提供围麻醉期监测与护理,进行麻醉相关知识的宣教及健康指导,协助麻醉科医师实施麻醉,积极配合抢救。麻醉护理团队的工作围绕麻醉科业务范畴开展,包括临床麻醉护理、手术后急性疼痛护理、手术室外麻醉护理与麻醉门诊护理等。

2. 麻醉科手术室一体化管理 手术室由麻醉科统一管理,麻醉护士及手术室各自为独立的护理单元,分别设有专门的护士长,由麻醉科总护士长统一管理协调整个科室各护理单元的护理工作。

(1)手术室护士进行术前访视的同时进行麻醉相关宣教。

(2)麻醉护士岗位分为手术间内及手术间外,手术间外岗位主要是麻醉诱导室、PACU 和术后疼痛管理。

(3)手术间内的麻醉护理工作由手术室巡回护士承担,包括麻醉前准备,协助完成麻醉诱导、体位摆放、患者核查与感染控制管理等工作。

(4)手术结束后,由巡回护士将患者从手术间送入 PACU 并和 PACU 内护士做好交接班;PACU 内护士负责麻醉恢复期患者护理;病情稳定的患者由 PACU 护士送返病房,危重患者则必须由麻醉科医师亲自护送。

(5)麻醉用物由手术室回收集中处理。

(6)手术室护士进行术后访视的同时完成术后镇痛回访,并将患者情况向相应的麻醉主管医师汇报。

(7)麻醉药品、用物、计费等工作由手术室统一管理。

(8)麻醉护士与手术室分别组织各护理单元的业务学习及护理查房,麻醉科总护士长定期组织针对全科护士的业务培训与病例讨论等。

随着国家层面政策发布,各医院护理部与麻醉科有必要通过沟通协调,尽快推进麻醉科手术室一体化管理工作,手术室护理服务归麻醉科统一管理,有利于整个科室护理工作的统筹协调,避免人力资源的浪费和工作上的矛盾。但由于手术室护理和麻醉护理的工作内容侧重点不同,其专业知识与技能也各有不同,因此,目前更多的专家建议两个单元可以统一人事管理,但业务管理应分开,由各自的护士长管理,见图 4-1。

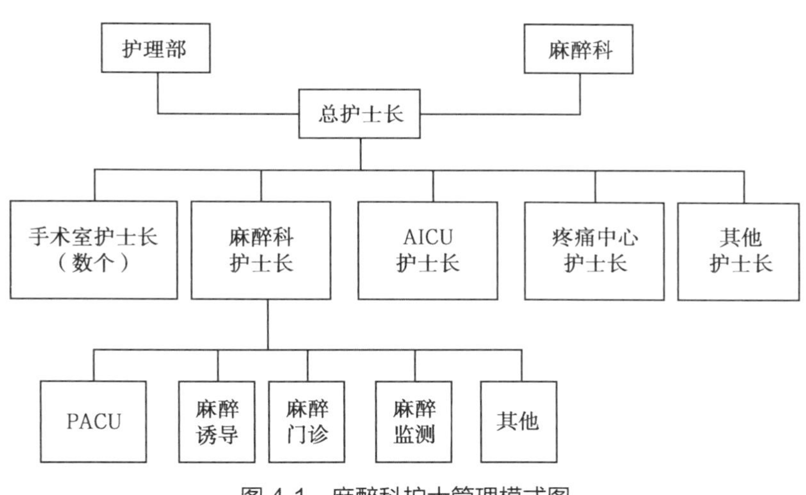

图 4-1 麻醉科护士管理模式图

第三节 围手术期麻醉护理工作常规

围麻醉期护理(peri-anesthesia care)是指从患者确定需行麻醉开始直至与此次麻醉相关诊疗基本结束为止的这段时间称为围麻醉期,此期间与麻醉相关的护理工作称为围麻醉期护理,包括麻醉前、麻醉中和麻醉后护理三个阶段,是围手术期护理的重要内容。

一、麻醉前护理

麻醉前护理(pre-anesthesia care)是指从患者确定需行麻醉开始直至麻醉实施前的这段时间内与麻醉相关的护理工作,包括麻醉宣教、心理评估、麻醉药品、物品的准备和仪器设备调试等。

(一)麻醉前访视

为使患者及其家属更为全面地了解麻醉,减轻患者术前焦虑,促进麻醉的顺利实施,减少术后并发症,麻醉科护士应进行术前麻醉护理访视。与麻醉科医师术前访视不同的是,麻醉科医师的术前访视注重对患者各系统功能状态、对麻醉的耐受能力进行评估,介绍术中可能发生的麻醉意外并进行麻醉同意书的签字;而麻醉科护士更注重除此之外的健康指导，帮助患者和家属了解麻醉，麻醉科护士在评估患者及家属的认知、精神心理状态后，指导其从身心各方面做好充分的麻醉前准备，指导其了解术中的麻醉配合及术后麻醉恢复和镇痛的注意事项等，帮助患者更为顺利地度过围麻醉期。

麻醉前访视的流程包括：核查患者身份；说明访视目的，落实麻醉前护理评估，进行针对性心理护理；做好麻醉相关知识和配合注意事项的介绍，针对不同的麻醉方式，宣教相关配合要点；针对不同的麻醉方式，作相应的体格检查；落实术前指导，包括禁食、禁水时间和术后的注意事项等；介绍PACU情况，告知麻醉复苏期注意事项等。

（二）麻醉前准备

麻醉前护理准备包括麻醉所需药物、器械、仪器和患者的准备等各方面。无论何种麻醉，均应准备各种抢救药品，每一个手术间应有可供药品与物品放置的专用柜。由于因麻醉方式和患者病情不同，所备的药品、器械与仪器设备也有所不同，因此除了常态化定期补充检查以外，还应根据患者的病情、麻醉与手术方式等进行针对性补充，确保备齐备全。

麻醉前，护士应根据麻醉计划和麻醉科医师医嘱，准备好相关药品、液体和急救药品。按照患者的具体情况准备麻醉机、监护仪、注射泵、吸氧装置、负压吸引装置、电子病历记录系统以及相关急救设备。检查确认各种仪器处于功能备用状态。麻醉穿刺用物、插管用物、特殊监测用物、呼吸回路与吸氧导管等均应结合患者病情和麻醉方式准备妥当。

麻醉诱导前，麻醉护士应和手术室护士、麻醉科医师、手术医师一起核查患者身份，执行“time out”，确认患者各项术前准备、麻醉所需药品物品等已经落实，各项检查结果已齐全。值得一提的是，无论何种麻醉，完善的药品、物品和仪器的准备是避免发生意外情况的重要防范措施，即使是较小的手术也不例外。麻醉科护士作为患者的代言人和质量控制管理者，麻醉前必须做好核查确认工作。

二、麻醉中护理

麻醉中护理（intra-anesthesia care）是指从患者麻醉开始直至麻醉结束的这段时间内与麻醉相关的护理工作，包括麻醉体位的摆放、协助麻醉操作、麻醉监测与护理等。

麻醉护士作为麻醉科医师的助手，在完善麻醉前准备后遵医师指令配合实施各种麻醉，协助医师严密监测患者的生命体征情况并做好麻醉记录。具体包括：配合麻醉科医师实施各种麻醉穿刺，协助摆放麻醉体位；严格遵医嘱注射麻醉药物或为患者实施面罩吸氧，托下颌，扣面罩，控制呼吸。协助医师完成气管内插管并做好导管固定。监测患者麻醉期间的生命体征和各项指标变化，发现异常情况及时汇报麻醉科医师，并积极配合抢救。遵医嘱调节液体的输入速度及药品用量，确保麻醉期安全。加强对患者体温的监控管理，落实好保温措施，避免发生术中低体温。结合患者的麻醉与手术方式，做好患者约束与隐私保护等工作，切实维护患者权益。对于非全身麻醉的意识清醒患者，做好手术麻醉期间患者的心理护理，关心了解并满足患者的相关需求，整个麻醉手术过程中，运用综合手段尽可能地保护患者处于安静、舒适状态，改善患者体验。全身麻醉结束后遵医嘱吸痰拔管，必要时送患者至AICU加强监护。

三、麻醉后护理

麻醉后护理（post-anesthesia care）是指从患者麻醉结束直至最后一次麻醉随访完成的这段时间内与麻醉相关的护理工作，包括麻醉苏醒期护理、并发症观察与护理、术后镇痛随访与访视护理等。

（一）麻醉苏醒期护理

目前大部分医院的麻醉科都设有PACU将麻醉苏醒期患者集中管理，在高年资麻醉主治医师指导下实施麻醉复苏护理。PACU的主要任务是收治当日手术后的麻醉恢复期患者；保障麻醉苏醒期患者的安全；监护和治疗在此阶段内出现的生理功能紊乱并给予针对性处置。

1. PACU应安排专门护士每日清点药品、物品、设备等，试运行呼吸机、监护仪、负压吸引器并确认其处于功能备用状态。麻醉科医师应根据患者的手术与麻醉情况提前预约PACU床位，护士应根据患者的具体情况准备用物。

2. 手术后患者在麻醉科医师、手术医师和手术室护士监护下从手术间转入PACU。入室后应立即固定床位并用床栏保护，立即给患者吸氧或连接呼吸机辅助呼吸。测量入PACU时患者的生命体征并做好入室记录；评估患者生命体征，监测各系统麻醉后恢复情况并做好护理记录，患者在PACU期间应至少每15分钟记录一次生命体征情况，一旦发现异常应立即向麻醉科医师报告并遵医嘱处理，做好护理记录。

3. 患者入室后，PACU 内护士应与手术室护士做好病情交接（包括手术名称、麻醉方式、输液通路、留置管道、皮肤、输血输液、引流、伤口以及特殊情况等）并填写《手术患者交接核查表》，双方签字。

4. 交班完毕，PACU 内护士应确认患者体位安置舒适，遵医嘱用药，注意调节适宜的液体滴速，妥善固定引流管路并确保引流通畅，加强引流情况的观察，及时处置异常情况。

5. 评估患者神志、呼吸、肌力等恢复情况，判断患者麻醉苏醒达到拔管指征后报告医师，遵医嘱落实吸痰拔管。拔管后继续做好氧疗和呼吸情况观察；做好麻醉苏醒后宣教，指导鼓励患者有效咳痰、深吸气并协助变换体位。

6. 评估患者是否符合转出 PACU 指征，汇报 PACU 内麻醉科医师，请其决定患者去向，联系病房护士并做好转运准备。

7. 门诊患者病情稳定后可由家属护送回家；住院患者则转回病房，必要时由麻醉科护士协助做好转运护送工作。

8. 做好麻醉后药品、物品以及仪器设备的清整维护工作；已经使用的药品与物品根据麻醉科医师开具的处方或物品使用记录单回收剩余药品及物品，按规定合理计费；所有用物按照消毒技术规范以及医疗废物管理条例做好处理。

（二）并发症观察与护理

麻醉苏醒拔管后患者应注意加强呼吸、循环和神经系统的观察与护理，在了解并掌握常见麻醉后并发症基础上，切实维持好患者的呼吸循环等各系统功能。

1. 呼吸功能维护

（1）防范呕吐与误吸：麻醉前未禁食、胃扩张、肠梗阻、上消化道出血等疾病的患者易发生呕吐和误吸；某些全身麻醉药物对胃肠或呕吐中枢等的刺激也会引起呕吐。呕吐物吸入气管，可造成吸入性肺炎甚至窒息，严重者会导致患者死亡。当患者出现恶心、呕吐时，应立即将患者头偏向一侧、摇低床头，使呕吐物容易排出，并用干纱布或吸引器立即清除口鼻腔等处呕吐物，以免因口腔内残存物造成误吸。同时，应向患者及家属做好解释，嘱患者放松情绪、深呼吸以减轻紧张感。对呕吐频繁者，除保持胃肠减压通畅、及时吸除胃内潴留物外，必要时遵医嘱给予甲氧氯普胺等止吐药物。

（2）防范喉头水肿：可与气管插管、手术牵拉或刺激喉头有关。患者表现为呼吸困难。对轻度喉头水肿者，可按医嘱经静脉注射皮质激素或雾化吸入肾上腺素；对重症者，应配合医师立即进行气管内插管或气管切开。

（3）防范舌后坠：麻醉后患者下颌肌肉松弛，舌根后坠，使上呼吸道不全梗阻而产生鼾声。对舌后坠者应托起其下颌、使下颌切牙咬合于上颌切牙之前，鼾音即消失，呼吸道梗阻解除。必要时可置入口咽或鼻咽通气管。

（4）呼吸道分泌物过多：麻醉药物的刺激、术前未用抗胆碱药或用量较小，术前呼吸道感染等原因，均可使分泌物增多并积存于咽喉部、气管或支气管内，患者可出现呼吸困难、发绀、喉及胸部有干、湿啰音。应及时用吸引器吸除咽喉及口腔内分泌物；遵医嘱注射阿托品以减少口腔和呼吸道腺体分泌。

（5）喉痉挛：刺激性麻醉药，或麻醉变浅，或有异物触及喉头均可诱发喉痉挛。喉痉挛时患者吸气困难、发绀、喉部发出高调鸡鸣音。应立即设法解除诱因，加压给氧。如不能缓解，可用一针头经环甲膜刺入气管给氧。如痉挛仍不能解除，需静脉注射肌肉松弛剂后气管内插管以控制通气。

（6）呼吸抑制：麻醉过浅或过深都会使呼吸节律及深度变化，可能导致肺通气量不足。尤其麻醉过深引起的呼吸抑制，可导致呼吸衰竭甚至停止。应立即加压给氧，必要时给予气管内插管辅助呼吸。

2. 循环功能维持　对全身麻醉后患者应进行血压、脉搏、心率、心律及心电图、中心静脉压等循环功能监测，发现异常及时报告医师并遵医嘱做好处理。

（1）血压下降：麻醉前容量不足、术中失血失液、内脏牵拉反应或麻醉过深等心血管活动的抑制，都可导致血压下降。一旦发生血压下降，应配合医师判断可能原因，调整输血输液速度，遵医嘱使用升压药。

（2）心律失常：手术刺激、低血容量、缺氧及二氧化碳蓄积等均可引起心动过速；内脏牵拉反应、体温过低等可使心动过缓。如果麻醉过浅过深或电解质、酸碱平衡紊乱，或原有心脏疾病，则术中术后更易发生心律失常，甚至心搏骤停，应加以警惕。当患者出现心律失常时，应结合患者具体情况协助医师判断可能原因，必要时遵医嘱使用抗心律失常药物。对于心搏骤停患者立即进行心肺复苏抢救。

3. 神经系统功能维持

(1)防范高热与惊厥:有些全身麻醉患者会出现高热甚至发生惊厥,应立即抢救,一旦延误可导致患者发生呼吸和循环功能衰竭而死亡。高热与惊厥可能与全身麻醉药不良作用引起的中枢性体温失调有关,或与脑组织细胞代谢紊乱、患者体质等因素有关。小儿生理调节功能差,故较易发生。一旦有高热甚至惊厥发生,应立即给予吸氧、物理降温,抽搐不止时给予硫喷妥钠肌内注射。

多数全身麻醉大手术后患者会发生体温过低,原因可能与体温的再分布、输入库存血过多过快、手术室及病室温度过低等有关,因此在整个麻醉手术过程中应特别注意保暖,必要时采取暖风机、输液加温装置等保温措施。

(2)防范苏醒延迟或不醒:全身麻醉后苏醒时间长短与麻醉药物种类、麻醉深浅程度、有无呼吸和循环系统并发症等因素有密切关系。若患者术后长时间昏睡不醒、瞳孔散大、神经反射活动消失等,即应考虑中枢神经系统发生了较严重的损害。

此外,在麻醉变浅,即将苏醒时,患者常出现躁动不安和幻觉,易发生坠床、非计划拔管等意外损伤,应给予身体约束、护栏等保护性措施。在麻醉苏醒过程中,如患者出现眼球活动,睫毛反射恢复,呼吸恢复,甚至有呻吟、躁动时,应提高警惕,加强防护。

(三)术后镇痛随访与麻醉后访视

手术后次日麻醉科护士应做好前一日麻醉患者的访视,了解患者有无麻醉后并发症,并进一步落实麻醉后健康指导;进行疼痛评估并实施镇痛护理,尤其是使用术后自控镇痛泵的患者应评估其术后疼痛情况,必要时追加镇痛药物,确保患者舒适无痛。麻醉科护士在访视期间了解到的所有术后出现的与麻醉相关问题,均应立即上报责任麻醉科医师,护士不能擅作处理。另外,护士应实事求是地做好问题记录,协助科室做好麻醉质控数据收集,以便科室通过分析不断提高麻醉服务质量。

四、麻醉重症监护治疗病房护理

当前越来越多的医院麻醉科尝试开设麻醉重症监护治疗病房(AICU)对部分围手术期危重症患者实施监测治疗。麻醉监护病房应按照ICU的建制要求和管理细则,配备好监护仪器、药品、物品,并编配具有危重症患者监护救治能力的医护人员,一般AICU为独立的护理单元,按照床护比1∶2编配护士。

患者入住AICU后,医护人员首选应依据患者的病情与监护需求,安置好监护床位、连接监护设备,采集入室时患者病情资料,并与麻醉科医师、外科医师做好病情交接,包括患者的一般资料、诊断、麻醉与手术方式、整个麻醉与手术期间患者的病情状况以及入住AICU的原因等。依据患者病情安置适宜卧位,若无病情禁忌则所有患者均应抬高床头30°~45°。

按照ICU监护要求给予患者持续监测,包括监测ECG、血压、呼吸与SpO_2等,必要时遵医嘱监测患者的有创血压、中心静脉压等,同时应根据患者的病情设定各监测数据的报警上下限。

加强病情观察,做好监护记录。观察并记录患者的意识、面色、心率、心律、脉率、呼吸及血压等,每小时一次。观察并记录患者体温,每4小时一次;对于疼痛患者定时应用"长海痛尺"或者"危重症患者疼痛观察工具(critical-care pain observation tool,CPOT)"进行疼痛评分并记录。备齐急救物品和药品,如有病情变化,立即报告医师,及时作必要处理。

遵医嘱给予氧疗或呼吸机辅助呼吸以维持有效氧合。建立并维持静脉输液通路通畅,按医嘱设定输液泵和微泵注射参数,根据病情及时调整滴注速度。维持引流管通畅,妥善固定,观察记录引流液的颜色、性状、量和气味并做好记录。保持呼吸道通畅,指导患者进行深呼吸、咳嗽、咳痰训练等。准确记录24小时出入量,维持出入平衡。遵医嘱确定患者的饮食种类及方式,做好针对性宣教。按特别护理要求落实基础、生活及心理护理,满足患者需求,确保其干净舒适。加强宣教,协助患者酌情床上活动,必要时被动活动。按要求进行管道滑脱、压疮、坠床以及深静脉血栓形成等危险因素评分,落实防范措施。有人工气道(气管内插管/气管切开)患者,按人工气道常规护理。使用呼吸机支持治疗患者,按机械通气常规护理。按各专病护理要点落实好并发症的观察和护理。

五、无痛诊疗麻醉护理

随着人们生活提高和舒适化诊疗需求的提高,无痛诊疗技术受到越来越多的患者关注,拓展了麻醉科的业务领域。无痛诊疗是通过镇静及麻醉药物等技术手段，消除或减轻患者在诊疗过程中的痛苦，使患者诊疗过程舒适、安全、无痛、无记忆，以此提高患者对诊疗的接受度，同时能使医师更顺利地完成诊疗过程。无痛诊疗技术有无痛胃肠镜、无痛人流、无痛分娩等。实施无痛诊疗的地点常在手术室外，范围包括介入治疗室、门诊胃肠镜室、门诊人流室与产房等。

（一）无痛诊疗麻醉前准备与核查

无痛诊疗从广义来说也是麻醉，因此应按照麻醉前准备要求评估患者病情及麻醉风险，如无禁忌证则向患者和／或患者委托人解释麻醉的目的和风险，取得患者和／或委托人同意并签署麻醉知情同意书，告知患者及其家属配合要点。

加强诊疗前宣教，告知患者诊疗当日应禁食 8 小时、禁水 4 小时。应保持口腔清洁，诊疗当天晨起刷牙漱口，取掉可取的义齿。对于高血压患者应嘱其当天用少量清水继续口服降压药，但糖尿病患者要叮嘱其不能吃降糖药。此外，做好相关诊疗项目的注意事项宣教，务必督促患者遵照诊疗医师的要求执行。

诊疗实施当日仔细做好麻醉前核查和诊疗相关准备落实情况的确认，一旦发现准备不足或者不宜诊疗的病情变化应立即报告医师，做好患者的诊疗前心理护理，确保患者以最佳状态接受治疗。护士要遵医嘱提前准备好实施无痛诊疗相关的仪器设备、药品与物品等，检查确认应对紧急情况的所有设备、药品与物品等均处于功能备用状态。

（二）无痛诊疗麻醉中配合

在诊疗过程中护士要根据麻醉与诊疗需求建立静脉通路，连接好相应的监护设备并做好相应数据记录；遵医嘱给药，配合麻醉科医师动态给药以维持镇静镇痛水平从而确保诊疗顺利进行；妥善安置患者体位，密切观察心率、心律、血压、呼吸以及氧饱和度等的变化情况，发现异常立即报告医师并协助处置。诊疗过程中做好安全防护，避免发生坠床、自伤或误伤事件。

（三）无痛诊疗麻醉后护理

诊疗结束后由麻醉科医师评估患者意识、呼吸、循环等情况后决定患者是否可以过床及离开治疗室，由麻醉科医师、护士等一起护送患者到复苏室复苏。在复苏室内患者要继续观察一段时间直至各项生命指标（血压、脉搏、血氧饱和度）正常，神志清楚，能正确回答问题。检查发现有特殊情况的患者，需要重点交代相关注意事项。门诊患者诊疗结束后意识完全恢复，自主行动能力恢复良好，各生命体征平稳，则可在家属陪同下离开复苏室；住院患者在意识恢复良好、生命体征平稳后可由相关科室工作人员接回病房。所有患者离开复苏室之前必须确认已经知晓诊疗后必须注意的事项和复诊要求等。

第四节　麻醉科护士应具备的能力和素质

在国外，麻醉护士须有在急诊室和重症监护室工作一年的经历，扎实地掌握急救技能和重症监护技术，才能应聘为麻醉专科护士。国内的麻醉科护士因工作内容与国外不同，要求较低，但是为了麻醉护理学科的更好发展，麻醉科护士仍需努力提高自己的专业水平和专业素质。为了适应现代麻醉学发展，满足麻醉科医师对护理工作的专业要求，保障患者在围麻醉期的安全，护士除了学会使用医疗设备外，还需要有一定的麻醉专业知识和熟练的专科技能。而护理队伍素质的高低会直接影响到围麻醉期患者的安全性和麻醉科的护理质量。因此，一名合格的麻醉科护士必须具备良好的心理素质、扎实的专业知识、快速的反应能力、熟练的操作技能。

（一）爱岗敬业

热爱自己的本职工作，具有高度的热情才能全身心投入其中。麻醉后患者正常生理状态被干扰，生命指标掌握在麻醉医护人员手中，危险性随时存在，医师护士的思维经常处于连续紧张之中，丝毫的松懈可能会带来永久的遗憾。因此，一名合格的麻醉科护士必须具备忘我工作、无私奉献精神，忠诚护理事业，只有这样，才能更好地完成本职工作，提供高质量的护理服务。

（二）具有良好的职业道德

严格遵守护理规程和慎独守密原则。与患者多沟通，打消其进入手术室需宽衣解带的顾虑；同情体贴患者，对患者一视同仁，帮助患者保护隐私；维护安静温馨的手术环境，在手术间内不谈论与患者病情无关话题。

（三）具备良好的心理素质

保持良好的心态，工作中能迅速进入角色，不

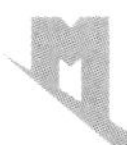

把生活烦恼带入工作中。麻醉后患者处于意识消失状态，随时可能发生意外；当发现异常情况时，护士要沉着冷静，不惊慌失措，同时立即启动应急预案，在紧张的工作中保持最佳身心状态。

（四）具备敏锐的观察力

术中对患者实施一对一监护，密切观察生命体征和各项参数的变化，对仪器的报警提示能引起高度重视，能根据仪器设备所提供的异常现象对数据变化做出正确的判断，汇报医师配合处理，使患者得到及时救治。

（五）具备丰富的专业知识

麻醉科护士除具有一般护理知识外，还应熟知麻醉专业知识，如麻醉药物的药理作用、使用方法与不良反应等，掌握麻醉设备的使用，麻醉期间各项监测指标的正常值以及异常情况发生原因和处理等，掌握各类麻醉并发症的应急预案。

（六）具备娴熟的操作技能

麻醉科护士应熟练掌握麻醉机、心电监护仪、除颤仪、转运呼吸机的使用、维护和简单的修理，掌握各种参数的正常值。掌握气管内插管术、气管导管拔除术、麻醉平面测试、有创穿刺操作的配合、困难气道处理配合等，以便在抢救患者时与医师默契配合，提高抢救成功率。

（七）具备良好的沟通和健康教育能力

麻醉科护士在做术前访视时，除了要评估患者的基本生理病理状态以外，还要发挥护士特长，对患者进行心理疏导，为患者介绍进入手术室后的注意事项和相应的麻醉告知内容。对实施椎管内麻醉患者，需指导其在床上练习麻醉操作配合体位，减少患者实施操作时的紧张情绪。介绍术后镇痛的优缺点。沟通交流时语言应通俗易懂。进入手术间后，实施监护过程应随时介绍监护目的，询问术前准备情况，给患者一种安全感。随时告知患者将要进行的操作和配合方法。麻醉恢复期，温和呼叫患者，忌对患者进行拍打针扎；对意识恢复的患者及时沟通，提供耐心细致的护理服务。术后回访时，注意询问手术麻醉体验，观察有无并发症。对于术后镇痛患者，教会患者和家属镇痛泵的使用，指导患者早期活动，确保患者早日康复。

第五节 麻醉科护士的培养

国际上，麻醉护士的培养模式主要为毕业后教育，护士在护理学专业毕业后再经过1~2年的麻醉学护理专科培训方可向注册机构申请注册。西方发达国家，特别是美国，在麻醉护士的准入、培养目标、课程设置、资格认证与考核方面已形成了完整、成熟的管理体系，麻醉护士以毕业后教育为主，准入标准严格，培养层次高，角色定位明确，注重综合能力培养。美国的CRNA培训、认证与使用管理模式在全球许多国家得到了推广和借鉴。

目前，国内麻醉专科护士的培训还未展开，麻醉护理相关的专业知识教育都涵盖在外科护理学中，在专科护理课程和本科护理课程教学中均包含很少部分的麻醉护理学内容，远不能满足当前麻醉护理学的发展需求。随着我国护理事业的发展，对具有丰富专业知识、娴熟护理技能的应用型专业护理人才的需求不断加大。为顺应时代发展，促进麻醉护理与国际接轨，将我国临床护士的专业领域向麻醉学拓展，在国内开展麻醉科护士的培训与使用变得非常迫切。目前我国麻醉科护士的培养主要分为学校教育和毕业后教育，学校教育主要聚焦于麻醉护理课程的设置和人才培养模式的探索；而毕业后教育则聚焦于临床麻醉护士培训现状的调查、培养方法的探索、培训需求的调查与培训内容的建议等。

近年来，国内开展麻醉科护士培训与使用的医院不断增加，但各医院的培训教学体制往往自成一套，在培训周期、培训内容等诸多方面尚未形成统一体系，无法保证培养质量。关于麻醉科护士的准入，目前国内专家的一致意见是：医学院校护理学专业毕业、大专及以上学历；完成国家规定的护理人员规范化培训并取得执业护士资格证书。

2018年8月8日国家卫生健康委员会等七部委局联合印发《关于印发加强和完善麻醉医疗服务意见的通知》（国卫医发〔2018〕21号）明确规定：麻醉科护士隶属于护理系列。因此，麻醉科护士应参加所在医院的护士规范化培训、麻醉科护士职称晋升应纳入医院护理队伍整体规划与管理。护士在进入麻醉科工作后，应经过为期3~6个月的专业培训，内容主要是麻醉护理学的相关理论与技能，教学方法包括讲课与临床实习，且应以提高实践能力与技术水平为重点；培训结束经考试考核合格即可获得从事麻醉科护理工作的资格。

为保证麻醉科护士培训质量，我国的麻醉与护理学专家一致认为，当务之急是借鉴国外麻醉护士培养与管理的成功经验，结合我国法律法规和临床工作实际，建立符合国情的麻醉专科护士培养、教育与管理体系，制定一套完整的培养方案及资格认证管理流程，编制统一的麻醉护理培训教材和麻醉科护理实践指南，培养一支高素质的麻醉护理师资培训队伍，遴选一批麻醉专科护士培训基地。以麻醉科护士培训基地建设为引导，通过制定培训基地的基本要求以及培训计划与大纲，编写培训教材，并建立以实践能力为指标的考核评估体系，逐步过渡到麻醉科护士持证上岗，以提高麻醉科医疗护理质量、保障患者安全。

众所周知，学科发展也离不开组织引导，麻醉科护士也应当尽快在全国范围内组建相应的学术团队。虽然目前我国已在中华医学会麻醉学分会下设麻醉科护理学组（筹），在中华护理学会手术室专业委员会下设麻醉恢复护理学组，但至今在中华护理学会下尚未成立专门的麻醉护理专业委员会，因此，当前情况下获得中华护理学会的支持，也是全体麻醉护理人必须努力的方向。

（韩文军）

参考文献

[1] 牟爱珍，李瑞华．麻醉护士的由来 [J]. 中华医史杂志，2015, 45 (3): 3.

[2] MATSUSAKI T, SAKAI T. The role of certified registered nurse anesthetists in the United States [J]. Journal of Anesthesia, 2011, 25 (5): 734-740.

[3] 国际麻醉护理联盟．http://ifna. site [EB/OL], 2018-08-19.

[4] 卫生部．卫生部关于将麻醉科改为临床科室的通知．http://www. law-lib. com/law/law_view. asp ?id=50474 [EB/OL], 1989-05-03/2018-08-14.

[5] 沈祎蕾，邓小明，朱思悦，等．上海市医院麻醉科护士人力资源管理现状调查 [J]. 国际麻醉学与复苏杂志，2017, 38 (5): 433-436.

[6] 国家卫生计生委医政医管局．国家卫生计生委办公厅关于医疗机构麻醉科门诊和护理单元设置管理工作的通知．http://www. nhfpc. gov. cn/yzygj/s3593/201712/251fb61008bc487797ed18a3a15c1337. shtml [EB/OL], 2017-12-12/2018-08-14.

[7] 国家卫生计生委医政医管局．国家卫生计生委关于印发全国护理事业发展规划 (2016—2020 年) 的通知．http://www. nhfpc. gov. cn/yzygj/s3593/201611/92b2e8f8cc644a899e9d0fd572aefef3. shtml [EB/OL], 2016-11-24/2018-08-15.

[8] 孙华君，晁储璋，陈松兰，等．中美麻醉护理课程设置的比较研究 [J]. 国际麻醉学与复苏杂志，2014, 35 (4): 381-384.

[9] 李蕾，刘化侠，吕春明，等．我国麻醉护理人才培养模式的探索与实践 [J]. 护理研究，2014, 28 (1): 104-105.

[10] 韩文军，沈祎蕾，钱火红，等．麻醉专科护士临床培训的探索 [J]. 解放军医院管理杂志，2013, 20 (7): 689-690.

[11] 吴隽彦，胡嘉乐，阮洪，等．中美麻醉护理教育比较 [J]. 护士进修杂志，2014, 29 (24): 2227-2230.

[12] MARY W S. Research news: nurse anesthesia [J]. Journal of Perianesthesia Nursing, 2011, 26 (3): 176-178.

[13] 美国围麻醉护士学会．http://www. aspan. org [EB/OL], 2018-08-15.

[14] 国家卫生计生委医政医管局．关于加强和完善麻醉医疗服务的意见．http://www. nhfpc. gov. cn/yzygj/s3594q/201808/4479a1dbac7f43dcba54e6dce873a533. shtml [EB/OL], 2018-08-17/2018-08-18.

[15] 韩文军．待势乘时，共塑麻醉学科护理的美好明天——第一次全国麻醉科护理高峰论坛在上海国际会议中心成功举办 [N]. 麻醉医学报，2018-07-10 (3).

第五章

麻醉安全与质量管理

目　录

麻醉学是临床医学的重要组成部分，麻醉科是体现医疗机构综合能力的重要临床专科。作为保障手术和医疗操作安全、确保患者舒适的“平台”学科，麻醉的安全和质量管理是麻醉临床工作的核心之一。麻醉学科应通过提升麻醉安全和质量，改善患者术后转归，进一步完善麻醉学科建设，实现麻醉安全和质量的持续改进。

本章将主要讨论医疗质量管理的发展，麻醉质量标准、指南和评价指标，质量管理的组成以及如何在大数据基础上获得持续的麻醉质量改进。

第一节　质量管理

麻醉质量管理是整个医疗质量管理的重要组成部分。了解质量本身的定义、质量管理的发展以及相关概念，有利于正确评估麻醉质量管理的现状，以及建立有效的麻醉质量管理体系并为实施麻醉质量管理提供机构和制度上的保证。

一、质量管理的发展和国内现状

质量管理最早是在工业生产中形成的。全球的医疗质量管理是在学习和应用工业质量管理的理论和经验中发展起来的。早在1960年，由Donabedian和Codman将Deming关于工业质量管理的理论应用于医疗卫生事业的质量管理。美国医疗机构开始认识到实行医疗质量管理的必要性，并直接将相关的质量管理理论应用于现代医学领域。美国最主要的医疗质量管理组织是医疗机构评审委员会(joint commission on accreditation of healthcare organizations，JCAHO)。JCAHO对质量管理的理念也经历了逐步发展和不断完善的过程。关于麻醉质量管理最初提出的是质量控制(quality control，QC)，以后发展为质量保证(quality assurance，QA)，两者的工作重点均着重在麻醉的结构和结果，以标准在事后判定质量是否合格，仅有低于标准者才会引起重视，而且常常带有评判性与惩罚性；故而持续质量改进(continuous quality improvement，CQI)系统现在越来越受到欢迎，其目标在于改变过程，并将改进构建到工作流程中，在质量事故发生前预防它们。为了帮助医疗卫生行业的质量定义标准化，美国医学研究所(Institute of Medicine，，IOM)在1990年的一篇题为“医疗保险：一项旨在质量保证的策略”一文中发表了自己的定义。IOM将质量定义为“针对个人及人群的卫生服务所增加的程度，并符合当前的专业知识”。医疗质量体现在整个医疗服务过程中，IOM随后在其2001年报告——《跨越质量鸿沟》——列出了质量的六个维度或目标：安全性、有效性、以患者为中心、及时性、高效性以及公平性。麻醉学科根据自身特点，从麻醉质量出发，与临床各学科紧密合作，提高整体的医疗质量，尤其是围手术期的医疗质量。

我国麻醉学科的发展令人瞩目。麻醉科的工作平台不断扩大，临床麻醉工作范围早已不再局限于手术室，越来越多的手术室外诊断性或治疗性操作已经成为了麻醉科医师的日常工作，麻醉学作为围手术期医学的观念正深入人心。麻醉学科的专业也在急救、心肺脑复苏、疼痛的研究与医疗等方面得到扩展。正因如此，作为保障全行业医疗安全的关键学科，麻醉质量管理越来越受到麻醉界、医疗行业乃至社会的关注。

自1989年浙江省率先成立麻醉质控中心以来，至2018年西藏自治区麻醉与手术室质量控制中心正式成立，全国各省、自治区、直辖市均已成立了省级临床麻醉质量控制与改进中心。在卫生行政主管部门的支持和领导下，国家卫生健康委员会麻醉专业质量控制中心(以下简称国家麻醉质控中心)于2011年正式成立，并挂靠北京协和医院麻醉科，由黄宇光教授任中心主任，组建以全国各省、自治区和直辖市麻醉质控中心负责人为班底的国家麻醉质控中心工作委员会。质控中心已经作为我国医疗质量管理中的专业质量管理模式日益受到广泛认可。麻醉质控中心旨在评估麻醉质量安全现状，提升麻醉科医师的知识和技能水平，提高麻醉质量和麻醉安全性以及改善患者满意度和降低麻醉风险，以期在为患者提供更高水平的医疗服务和努力实现麻醉质量全面管理的同时，推动麻醉学科的整体发展。麻醉质控中心的管理工作从17项麻醉质控指标以及其他麻醉科重要质量信息着手，详细调查医院麻醉科的人员编制、科室建制、麻醉设备和麻醉工作统计等，并从调查结果分析中把握现状，针对薄弱环节，提出改善质量管理的计划。通过各类培训，提高麻醉科医师的专业能力和综合素质。通过适当的行政指令，完善麻醉学科建制。制定麻醉工作制度和诊疗常规，规范麻醉质量管理。制定麻醉科基本装备要求，促进麻醉科设施和装备的建设。积极创造条件，提高从科室到全国层面的麻醉质控信息化水平。目前，国家和各省级麻醉质控中心的工作已有序开展，学科建制和人员配备尽管仍然存有问题，但是正逐渐完善，各种行业标准陆续出台，麻醉质控指标也已颁布。尤其是 2018 年 8 月 8 日，由国家卫生健康委联合国家发展改革委、教育部、财政部、人力资源社会保障部、国家中医药管理局、国家医疗保障局联合发布《关于印发加强和完善麻醉医疗服务意见的通知》(国卫医发〔2018〕21 号)。文件以麻醉科医师面临的问题为导向，以满足人民群众医疗服务需求为目标，通过加强麻醉科医师培养、拓展麻醉服务领域、提高麻醉医务人员积极性，切实保障麻醉医疗服务质量和安全，进一步加强和完善麻醉医疗服务。有理由相信，麻醉科在成功成为提高医院工作效率的枢纽学科以后，也定能成为保障全行业医疗安全的关键学科。

二、质量管理机构和系统

根据国家卫生计生委 2016 年 9 月 25 日颁布的《医疗质量管理办法》，以部门规章的形式明确了医疗质量管理的相关事宜。明确了各级各类医疗机构是医疗质量管理的第一责任主体，医疗机构医疗质量管理试行院、科两级责任制。二级以上医院各业务科室应当成立本科室医疗质量管理工作小组，组长由科室主要负责人担任，指定专人负责日常具体工作。科室质控小组应当承担以下 6 大职责：贯彻执行医疗质量管理相关的法律、法规、规章、规范性文件和本科室医疗质量管理制度；制定本科室年度质量控制实施方案，组织开展科室医疗质量管理与控制工作；制定本科室医疗质量持续改进计划和具体落实措施；定期对科室医疗质量进行分析和评估，对医疗质量薄弱环节提出整改措施并组织实施；对本科室医务人员进行医疗质量管理相关法律、法规、规章制度、技术规范、标准、诊疗常规及指南的培训和宣传教育；按照有关要求报送本科室医疗质量管理相关信息。《医疗质量管理办法》中还提到了包括首诊负责制、三级查房制度等在内的 18 项医疗质量安全核心制度，其中与麻醉 / 围手术期质量安全关系最为密切的是手术安全核对制度。在 18 项核心制度之外，不良事件报告制度也是医疗质量改进的重要手段。国家建立医疗质量(安全)不良事件报告制度，鼓励医疗机构和医务人员主动上报临床诊疗过程中的不良事件，促进信息共享和持续改进。医疗机构应当建立医疗质量(安全)不良事件信息采集、记录和报告相关制度，并作为医疗机构持续改进医疗质量的重要基础工作。在医疗机构院、科两级的医疗质量管理工作基础上，麻醉学专业还依托各级麻醉质控中心对麻醉质量安全进行持续地改进。质控中心作为卫生行政主管部门职能的延伸机构，是政府行政部门与临床一线安全的枢纽，是卫生主管部门提高决策执行力的抓手，也是发挥专长、协助政府决策的平台。各级麻醉质控中心已经成为了保障临床麻醉安全十分重要的举措。

第二节 标准、指南和指标

在麻醉质量管理过程中，需要对质量进行检查和评估，必然涉及标准、指南和指标。因此，有关标准、指南和指标的概念及其作用、制定和更新必然成为麻醉质量管理的重要内容。

一、标准和指南

根据国际标准化组织(ISO)的定义，标准是由一个公认的机构制定和批准的文件。它对活动或活动的结果规定了规则、导则或特殊值，供共同和反复使用，以实现在预定领域内最佳秩序的效果。而世界卫生组织(WHO)关于指南的定义则为：指南是包含了有关临床实践或公共卫生政策推荐意见的文件。推荐意见告诉终端用户在特定情况下能够做什么或应该做什么，进而从个人或集体角度获得可能的最佳健康结果。从临床实践的角度，标准和指南的最大区别在于：指南是建议性的，而标准是必须执行的。标准和指南的共同目的都是用来指导做正确的事情以及将正确的事情做好。此外，治疗规范或常规是一种系统发展的工作指南，用来指导医师做出正确的医疗决定。麻醉标准是实施麻醉时，对于麻醉科医师、麻醉设备以及麻醉场所等提出的必须达到的要求。麻醉指南是对各项具体麻醉工作的指导和建议。以历史回顾和现状分析的实用信息为基础，根据需要和可能，确定标准或指南的项目名称，再结合临床的作用评估和应用价值，制定出各项麻醉标准或指南。

我国麻醉学界借鉴国际麻醉安全与质量管理的发展经验，结合我国麻醉专业的实际情况，经过众多专家的多年努力，目前已经出台的麻醉相关国家卫生行业标准仅有《麻醉记录单标准》。2016年，卫生监督中心对《麻醉记录单标准》进行了追踪评价，发现在实施过程中，不规范、未按规定执行的项目不同程度存在。再结合其作为政府颁布的行业标准，其要求均为强制要求，即所谓的最低标准，要求所有开展麻醉工作的医疗机构必须达标。由此可见，对于唯一的麻醉相关卫生行业标准，落实情况仍难以令人满意。实施科学规范的行业标准对于中国麻醉学科发展，快速有效地降低临床麻醉区域差异和人员技术能力的巨大差别，应对临床麻醉发展困境，有效满足患者需求，配合中国医疗制度改革，降低临床手术患者的并发症发生率和死亡率，提高临床医疗水平等都具有非常迫切的意义。

指南方面，中华医学会麻醉学分会自2007年开始组织专家就临床麻醉中一些常见的重要问题编写麻醉指南或者专家共识，并将其公布在麻醉学分会的官方网站上供广大麻醉从业人员学习。迄今为止，网站上已能查询到82部麻醉学相关临床指南。这些工作会为我国的麻醉学科走向规范化教育，以及拉近地区间临床麻醉水平起到巨大推动作用。

二、指标

指标是考核与评估一个机构结构、过程和结局的工具。指标代表着严重事件、并发症或可能影响结果的结构或过程的差异。只有通过收集可靠的数据和采用合适的统计学方法才能得到正确质控指标。

由国家麻醉质控中心牵头起草，全国各省级麻醉质控中心专家共同参与制定的《麻醉专业医疗质量控制指标(2015年版)》已于2015年3月31日正式公布。该文件是我国麻醉质量控制工作经验的结晶，借鉴了美国麻醉质控中心所关注的麻醉质控指标及其定义，并结合了我国临床麻醉工作的实际情况。包含结构指标、过程指标和结局指标3大类共17个指标。结构指标5项：麻醉科医患比、麻醉患者病情危重程度分布(ASA分级)、急诊非择期麻醉比例、各类麻醉方式比例、术中自体血输注率；过程指标5项：麻醉开始后手术取消率、麻醉后监测治疗室(PACU)转出延迟率、PACU入室低体温率、非计划转入ICU率、非计划二次插管率；结局指标7项：麻醉开始后24小时内死亡率、麻醉开始后24小时内心搏骤停率、麻醉期间严重过敏反应发生率、椎管内麻醉后严重神经并发症发生率、中心静脉穿刺严重并发症发生率、全身麻醉气管插管拔管后声音嘶哑发生率、麻醉后新发昏迷发生率。这些质控指标的制定是麻醉质量管理工作进入“数据时代”的标志，获得所关注的质控指标数据，有助于了解目前麻醉安全与质量工作的具体情况。根据结果评估麻醉服务的质量，为麻醉的结构管理和过程管理提供数据上的证据。此外，标准化定义的质控指标还有助于各省市之间麻醉质量的横向比较，有利于缩小地区间的医疗水平差异，也有助于被国际学术界接受认可。

第三节 麻醉安全与质量管理的组成

医疗服务质量管理通常分为三个部分：结构管理、过程管理和结果管理，也就是美国医疗质量管理之父 Avedis Donabedian 提出的质量管理三联体。对于一个功能完善的机构来说，其结构必须足够履行其职责，过程必须可操作并且有效率，两者必须对改进结果产生效果。质量改进的重点就是监测和提高这些质量管理的基本组成部分。

一、结构管理

结构是提供医疗服务的各种设置，通常指人员、设备及其组织形式。麻醉学科的结构则包括麻醉科医师的一般素质和业务水平、开展的业务范围和工作量、麻醉仪器及监测设备、手术室和麻醉后监护治疗室的规模设置、麻醉科的建制、麻醉科的各项规章制度以及相应的法律法规等。结构管理为过程管理提供基本的保证条件。麻醉结构管理就是要求符合各项麻醉基本标准的管理，也是实施麻醉质量管理的基础。

(一) 学科设置

从1989年卫生部文件明确麻醉科是一级临

床学科，到 2018 年七部委联合印发《关于印发加强和完善麻醉医疗服务意见的通知》，国家卫生行政主管部门为麻醉学科的结构建设指明了发展方向。实施结构管理的初期，要确定质量管理的对象和范围，进行相当规模的基础调查，通常是对麻醉结构的内容进行调查。调查之后，可根据不同的项目，采用不同形式的调查，如建立月报表或年报表的形式，也可定期连续调查，连续调查特别有利于比较分析。调查的重要性在于对调查结果的分析并以此为依据，制定必要的计划和采取有针对性的措施。

根据《麻醉科质量控制专家共识(2014)》，开展麻醉学相关临床工作的二级以上(含二级)医疗机构必须设立麻醉科，其他医疗机构的临床麻醉及其相关工作须由麻醉科主治医师以上(含主治医师)人员承担。麻醉科作为独立的二级学科一级临床科室，承担临床麻醉、疼痛诊疗、麻醉重症监测治疗和体外循环工作，参与院内急救复苏和会诊等医疗任务。麻醉科必须设立质量控制小组，质量控制与安全管理的第一责任人应为科主任。麻醉科质量控制小组须制定年度工作计划，定期召开质量控制小组会议并有开展工作记录。应建立麻醉信息系统，并以此为麻醉科质量控制的技术平台。麻醉科质量控制小组应对涉及麻醉质量的相关结果指标建立年度统计档案，并对各项结果指标不断改进和提高。

除麻醉科内部的结构管理外，与麻醉科相关的结构管理还关注包括医院层面的麻醉相关科室的结构问题。如在 2018 年七部委局联合印发《关于印发加强和完善麻醉医疗服务意见的通知》中明确提出，三级综合医院麻醉科医师和手术科室医师比例逐步达到 1∶3；二级及以下综合医院可根据诊疗情况合理确定比例，但不低于 1∶5；专科医院根据需要合理确定比例。以调整麻醉科医师的工作负荷，确保医疗安全。

(二) 人员教育与培训

在麻醉结构管理过程中，必须清楚地认识到麻醉专业人员的结构水平与麻醉质量密切相关，人的因素在质量管理过程中发挥至关重要的作用。受历史影响，我国的麻醉科医师入门起点不一、培训经历不同，这使得不同医院甚至同一医院的不同麻醉科医师所提供的麻醉服务质量差别较大。因此，在我国现阶段，提高麻醉安全与质量恐怕需要从医学教育和培训抓起。进入临床的年轻麻醉科医师，其所接受的医学教育从三年制到八年制，可谓是参差不齐、各式各样；而临床麻醉的培训在许多医院还基本是“师傅带徒弟”的传统模式。可喜的是，学会在近些年已经认识到问题的严重性和紧迫性，规范的麻醉住院医师培训已在全国范围全面开展，针对高年资麻醉科医师的“麻醉科主任培训班”也已经开展多期，这些都为提高麻醉安全与质量提供了基本的保障。

(三) 设施与装备

应该根据实际情况制定麻醉科的基本设施和装备标准。足够的麻醉监测和正确使用麻醉监测设备不仅能够提高麻醉质量而且能够降低麻醉风险。因此，麻醉应有必要的监测设备和基本的监测标准。根据现行的临床麻醉监测指南，对于有麻醉科医师参与的所有麻醉行为，基本监测要求麻醉科医师必须全程在岗，患者的氧合、通气和循环应该得到连续监测评估。根据相关指南，所有全身麻醉患者必须具备血压、心率、心电图、脉搏血氧饱和度、呼气末二氧化碳分压监测。重大手术、特殊患者需要监测体温、尿量。术前存在肺部疾患(COPD)或手术影响肺功能者(单肺通气、腹腔镜、特殊体位等)应当监测呼吸力学指标(顺应性、气道阻力、压力容量环等)。对于无创血压测量不准、术中循环波动大、出血多、需反复进行血气分析的患者应当建立连续有创压力监测。对于血容量不足、右心功能降低、需要大量输血输液、重大手术的患者应当建立中心静脉压力测定。复杂大型手术、术前心功能明显异常，手术严重影响心脏功能的患者可以建立有效的心脏功能和心排血量的监测，如经食管超声心动图(TEE)，肺动脉压力测定、外周微创心功能测定、无创心输出量测定等。大型手术或手术时间长者需要放置导尿管，术中应及时监测尿量和颜色。留置胃管者，应监测胃管引流液体的颜色和容量。监测手术出血量和出血速度，并及时和术者交流，确认或预测可能的出血量；倡导术中动态监测血红蛋白水平，规范用血、合理用血。重大或特定手术患者，以及术前存在电解质酸碱平衡紊乱的患者应当在术中进行血气分析和电解质指标的监测，及时纠正异常，维持内环境稳定。对于重大手术、糖尿病患者术前血糖控制不佳，使用胰岛素者、胰岛细胞瘤患者，术中应监测血糖，避免严重的高血糖和低血糖发生。大量出血、输血、术前凝血功能异常、使用抗凝药物者，术中应根据情况分别监测血红蛋白、血细胞比容、活化凝血时间(activated clotting time,ACT)、凝血酶原时间(prothrombin time,PT)或弥散性血管内凝血(disseminated intravascular coagulation,DIC)全套以及血栓弹力图等指标。特殊手术(如颈动脉内膜剥离术)和/或特殊患者(脑缺血性疾病)建议监测局部脑氧饱和度和麻醉镇静深度(如BIS等),避免手术加重脑缺血缺氧损伤。重大复杂手术或长时间控制性降压的手术患者建议监测胃黏膜二氧化碳分压,反映内脏缺血缺氧的程度。坐位手术推荐常规心脏超声监测,及时发现心脏和肺动脉空气栓塞。

保证患者安全,单有监测设备还是不够的,一方面还应根据实际情况如对各种麻醉机和监测设备的原理、各参数的临床意义及其正确的使用方法等内容开展多种形式的继续教育,保证麻醉科医师能重视和正确使用各种监测设备;另一方面,受过良好训练的专业人员始终在患者身边进行专业的检测和调控,是保障麻醉安全的前提和基础。

二、过程管理

过程管理是遵循指南或者诊疗常规实施麻醉工作的实际过程,是麻醉安全与质量管理中最为复杂、难度最大、也是最为重要的关键所在。良好的过程管理是获得好结果的必要保证。过程管理应该明确定义和详细说明所有的过程,并且将过程记录在科室的服务指南或者质量管理手册上。

麻醉安全与质量的过程管理可以分为术前、术中和术后三大部分。①术前管理包括:术前访视及病情评估、患者知情同意、麻醉实施方案、特殊准备和伴随疾病的处理等。②术中管理包括:麻醉监测、麻醉记录和麻醉实施。③术后管理包括:麻醉后恢复、术后随访、并发症处理和重大事件讨论及报告等。这些内容将在本书的其他章节详细叙述,本节仅讨论知情同意、医疗记录及手术安全核查制度。

(一)知情同意

2010年7月1日起正式施行的《中华人民共和国侵权责任法》第五十五条规定:"医务人员在诊疗活动中应当向患者说明病情和医疗措施。需要实施手术、特殊检查、特殊治疗的,医务人员应当及时向患者说明医疗风险、替代医疗方案等情况,并取得其书面同意;不宜向患者说明的,应当向患者的近亲属说明,并取得其书面同意"。"医务人员未尽到前款义务,造成患者损害的,医疗机构应当承担赔偿责任"。《中华人民共和国侵权责任法》关于手术治疗、特殊检查、特殊治疗的风险说明、替代方案说明义务的规定,把证明这些义务的书面证据,包括知情同意书、告知书、其他经患方签字认可的病历记载等,作为证明医务人员是否尽到"前款义务"的必要证据。

因此,在手术麻醉前,医务人员更应重视告知义务,取得患方同意并留下相应的文字记录。对于患者而言,也需要在术前充分知情的情况下,对自己疾病的诊断、治疗做出选择,参与医师的医疗决策。麻醉知情同意书应该特别强调:①努力使患者亲属理解所有麻醉都有可能发生并发症和严重损伤,在极少情况下可能发生原因明确的或不明确的意外死亡;②记录已经与患者亲属充分讨论了麻醉的危险,以及改变麻醉方式的可能性;③患者亲属签名表示同意接受麻醉计划。

(二)医疗记录

良好的医疗记录不仅是患者诊治过程的记载,也是医师责任的自我保护手段。一旦发生医疗方面的法律问题,医疗记录就是医师证明自己没有过失的法律手段。医疗记录不当将导致难以预料的后果。《中华人民共和国侵权责任法》第六十一条规定,医疗机构及其医务人员应当按照规定填写并妥善保管住院志、医嘱单、检验报告、手术及麻醉记录、病理资料、护理记录、医疗费用等病历资料。

麻醉记录是临床麻醉工作中一个不容忽视的环节,麻醉科医师的主要医疗记录是麻醉记录单。不同医疗单位的麻醉记录单在形式和部分内容上存在一定差异,增加了医务人员进行临床质量控制、病例总结、地区之间交流等的难度。卫生部2011年颁布了《麻醉记录单标准》,该标准对麻醉记录书写和内容提出了明确要求。概括而言,麻醉记录应客观、真实、准确、及时、完整、规范,内容应包括患者一般信息、术前情况、术中情况、离室信息等。加强麻醉记录质量管理不仅有助于确保临床麻醉安全,总结经验教训,提高麻醉技术水平,也为临床麻醉教学、科研提供极为宝贵的第一手材料。此外,麻醉记录还是举足轻重的法律依据。

(三)手术安全核查制度

手术麻醉在外科患者所经历的医疗过程中是最为重要的医疗环节,针对手术麻醉进行的安全质量管理将直接影响到外科患者的整体医疗质量。

因此，应重视手术安全核查制度在麻醉安全与质量过程管理中的应用。

手术安全核查制度最初源于世界卫生组织（world health organization，WHO）在2008年发起的主题为“安全手术确保患者安全”的第二届全球患者安全挑战活动中所产生的“手术安全核对表”。其目的是在手术安全质量管理过程中，针对即将接受手术麻醉的外科患者通过加强外科医师、麻醉科医师和护理人员三方面的专业交流，以达到降低围手术期死亡率和并发症发生率的目的，从而构筑起确保手术麻醉安全的最后一道防线。“手术安全核对表”的主要内容由确保“正确的患者、正确的部位、正确的手术”以及确保围手术期最常见的三大并发症——手术部位感染、低氧血症和出血——其预防措施到位两部分组成。根据WHO组织的全球多中心研究，实施手术安全核对制度可以将围手术期的总死亡率由1.5%降至0.8%，整体并发症发生率从11.0%降至7.0%。研究同时发现手术安全核对制度的效果在低收入地区更加显著。

在WHO“手术安全核对表”发布之初，北京协和医院麻醉科以其敏锐的视角和对围手术期安全高度关注的专业态度，率先将其翻译成中文并全文刊登在中国麻醉科医师协会的官方出版物“新闻通讯”（2008年12期）上。而与此同时，在麻醉科黄宇光主任倡导下，在医院医务处支持下，该核对表得以在北京协和医院手术室试运行。随着核对制度在北京协和医院进入良性轨道，这种手术安全的最后一道防线逐渐得到国内公众的关注。在2009年初，健康报就以“构筑医疗风险的‘协和防线’”为题目报道了核对制度在北京协和医院的实施情况。随着众多媒体的跟进，该“手术安全核对表”也引起了我国卫生部的重视。经过调研，卫生部在2010年3月17日正式发布文件，要求在全国推广实施“手术安全核查制度”。根据卫生部医政司在2010年完成的实施手术安全核查制度的调查，从抽样调查的全国27个省（自治区、直辖市）的516家三级医院中，除去个别医院尚未开展外，其余所调查医院均已开始实施该手术安全核对制度，实施率为99.4%。目前，手术安全核查制度已经成为“三级综合医院评审标准(2011年版)”的核心条款。然而，实施并不代表正确实施，在手术安全核查制度落地的过程中，服从与怠工并存，赞扬与批评同在。通过卫生行业科研专项项目“现代手术麻醉安全管理体系的建设与推广”，在多所医院开展了手术安全核查制度再落实工作，通过精简改进核对内容、细化责任、信息化规范管理等手段，显著改善了执行情况。

执行手术安全核查制度的主要工具是“手术安全核对表”，由参与手术的三方医务人员，即手术医师、麻醉科医师和手术室护士在三个特定的时间点，即麻醉诱导前、外科切皮前和患者离开手术室前，分别针对下面三部分内容进行核对。

第一部分内容需要手术室护士、麻醉科医师和外科医师一起完成，主要是确认手术患者身份、手术部位和名称。其他需要核对的项目还包括麻醉机、麻醉药品，麻醉监护仪特别是血氧饱和度监测，是否存在过敏史，是否存在困难气道/误吸风险，是否存在可能较大量的出血等。毫无疑问，核对这部分内容的主要目的是确保对正确的患者、在正确的部位、实施正确的手术，但同时也必须要认识到本部分核对内容是在实施麻醉前对患者进行最后一遍安全检查。

第二部分核对内容需要手术室护士、麻醉科医师和外科医师一起完成，除了确保给患者预防性使用抗生素以外，其主要目的是确保参与手术的三方面医务人员在重大的专业问题上有良好的沟通。对于大手术，特别是当外科患者患有复杂的内科疾病时，应根据患者的具体情况来平衡内科疾病风险和外科手术要求之间可能的冲突，从而确保患者的围手术期安全。这不仅取决于主管医师临床能力，更取决于不同专业之间良好畅通的沟通。因此，核对本部分的主要目的是确保在手术开始之前对患者手术相关的专业问题进行最后一遍正式的交流。

第三部分核对内容也需要手术室护士、麻醉科医师和外科医师三方面一起完成，主要是确保完成手术器械、敷料等的清点，并确保手术标本得到合适的处置，以及患者术后的注意事项。

三、结果管理

实施结构管理和过程管理是获得令人满意结果的基础。结果是患者在接受医疗服务后健康状况的变化。结果代表着结构管理和过程管理的最后效果。结果管理是对结果的指标进行测量、分析、评估和比较，并且经过结果反馈，进一步改进结构管理和/或过程管理中存在的问题。

1. 质控指标　结果测量中，所观察指标要有明确、规范的定义，且宜采用量化指标来衡量结果。由国家麻醉质控中心制定的《麻醉专业医疗质量控制指标（2015年版）》为麻醉安全与质量的结果管理提供了科学、规范的考核与评估依据，共有17个指标（详见本章第二节）。五项结构指标勾勒了麻醉工作的概貌，对于某一个医疗机构来说，主要是进行自身纵向对比，及时发现新的变化趋势，分析变化的原因，并对可能带来的患者安全风险进行预防。五项过程指标本身并不直接指向麻醉不良事件，但是从逻辑上与手术、麻醉不良事件密切相关，可以帮助我们发现那些最终没有造成严重后果的不良事件；对于这些指标，必须进一步探讨相关原因，采用加强宣教或更改流程的办法对同类不良事件的再次发生加以预防。七项结局指标本身就是麻醉质控工作的关注重点，是引发了严重后果的不良事件，务必认真分析。

2. 建立数据库　尽管麻醉电子记录系统日益得到重视，越来越多的医院也开始使用信息系统，但是医院整体信息化水平还普遍较低，操作中不方便、“有信息技术，没有任何信息”的情况比较普遍。反映麻醉专业安全质量控制的主要指标，如危重患者麻醉比率和麻醉并发症等都需要信息系统的支持来获得数据。“三级综合医院评审标准(2011年版)”对此作出了明确要求：应建立麻醉质量数据库，以获得麻醉质量与安全相关数据；定期分析指标的数据变化趋势和原因，形成年度麻醉质量安全报告，并根据分析结果制定提高麻醉质量的各项措施。

数据库收集资料通常采用回顾性调查、自我报告以及分类目录表格方式。一般数据收集最好采用表格加扫描的输入方式。特殊或重大事件可采用叙述记录方式。麻醉数据库收集的内容包括：麻醉总量、全身麻醉数量、区域麻醉量、围手术期死亡、急症手术、择期手术、ASA评级分类、术后疼痛治疗及PACU入住人数等的数量统计。此类统计通常每月进行，年终总结。数据库还应该具有数据分析系统和指标测量系统的两大功能。

数据分析系统经过对群体调查结果或序贯调查结果的研究，将大量数据转变为有用信息，并且为质量管理提供评估依据和标准。此外，还应该建立指标测量系统。通过数据库，跟踪质量改进指标。麻醉科除了跟踪质量管理中常用的结构、过程和结果指标外，还应该特别关注术前访视率、知情同意率和术后随访率、不良事件和重大事件发生率等重要指标。应该将麻醉跟踪指标逐渐地、分阶段地引入麻醉质量的检查和评审过程中。医院根据指标测量系统要求向数据库提供指标数据。数据库将向医院提供相应的质量信息，包括从其他医院获得的比较数据。医院可以利用这些信息监控和改进自身医疗质量。同时，外部机构也能利用这些信息评价医院的医疗服务质量。此外，经过数据库的医疗风险分析，向医疗服务消费者提供有关并发症的信息，将有助于消费者对相应医疗服务做出选择。因此，发展全国性的用于医疗服务研究的数据库，将有利于所有医院跟踪同样的质量指标。数据库长期和连续收集客观数据，就能为各医院提供可比较的可靠数据。数据库也将在麻醉质量管理方面发挥极其重要的作用。

目前，大部分省级麻醉质控中心均有数据上报制度，部分省级麻醉质控中心已经建立了麻醉质控网站。随着麻醉信息系统的普及，一些麻醉质控中心开始实行了麻醉质控数据网络上报并形成数据库。

第四节　持续质量改进

持续质量改进（CQI）的概念是在全面质量管理基础上发展起来的，它是以系统论为理论基础，强调持续的、全过程的质量管理。在注重结果质量管理的同时更注重过程管理、环节控制的一种新的质量管理理论。CQI以质量保证（QA）为基础，通过对服务水平监测、评价和控制活动，不断提高医疗服务质量。QA需要制定一个质量标准，努力促使工作质量达到和稳定在这个标准水平，其目的是使工作质量保持在预定的水平。CQI是在QA的基础上着重解决质量管理中的一些具体问题，在解决问题基础上进一步制定新的制度，以使医疗质量稳定在一个更高的水平。现对持续质量改进的特点和方法作一概述。

一、持续质量改进的特点

持续质量改进主要是针对系统建设，通过不断加强和改善系统结构质量和过程质量，最终达到结果质量的持续改进。持续质量改进包括以下特点：

1. 目的性　以患者为中心，以满足患者一切必要的合理的需求为目的。

2. 持续性　持续质量改进是一种不间断的活动过程，只有起点没有终点，只有不断创新，才能不断满足患者的要求。

3. 主动性　质量改进是要在工作中找问题，而不是让问题等改进。

4. 全过程性　持续质量改进注重过程管理，全过程进行环节质量控制。

5. 竞争性　改进就是竞争，只有不断改进，才能保持竞争优势。

6. 创新性　改进不等于创新，但改进是创新的基础，ISO9000标准提示：持续改进不仅是符合标准要求的改进，还包括创新性改进，也就是从渐进的日常持续改进，直至战略性项目的改进(创新)。

7. 效益性　质量改进的最终衡量标准是效益，即是否实现了高医疗质量、高患者满意率和高经济效益等。

二、持续质量改进的方法

持续质量改进的目标是整个系统和程序，是要发现系统中产生不良事件的潜在问题甚至错误。持续质量改进还有一套发现问题、研究问题和解决问题的方法。

(一) 不良事件和重大事件上报制度

不良事件(adverse event)是指可能因诊疗行为造成患者明显损伤后果的事件。对不良事件的判断主要包含有三条标准：①非预期的(生理和/或心理)损伤；②导致了暂时或持续性的功能丧失、死亡或住院时间的延长；③由医疗行为而非患者的疾病所引起。

在持续质量改进过程中，不良事件被认为是系统错误的责任。因此，提供了确定发生此类事件原因以及改进患者治疗结构和方法的机会。持续质量改进计划通过对不良结果的研究，找出系统原因，并且实施完善结构和改善程序的计划。例如持续质量改进在研究死亡率时，还要研究医疗活动程序与患者死亡率的关系，患者的疾病及其身体状况与死亡率的关系，是否正确评估患者能否耐受麻醉手术，以及抢救复苏时的人员安排等。总之，要总结产生不良结果时，在结构管理和过程管理中存在的问题并找出原因，以及改进措施。对于不良事件上报从质量管理的角度基本是以无责和鼓励为主，医务人员有义务和责任帮助整个系统发现问题和解决问题。有些医疗单位采取不良事件的强制报告制度。以北京协和医院为例，要求不良事件发生后，当事科室应当在2个工作日内向医务处书面报告。造成死亡、伤残或重要器官功能损伤的严重不良事件应在事件发生后4小时内，首先电话报告医务处或院总值班，并在事件发生后1个工作日内向医务处书面报告。患者安全隐患是指诊疗行为存在过失、差错，但未造成明显损伤的事件。对于安全隐患，多采用志愿上报制度以改进医疗制度、管理体系和服务流程。

重大事件通常指在围手术期产生严重后果的不良事件。重大事件应作为麻醉质量管理指标，直接反映围手术期的医疗结果。由国家麻醉质控中心制定的《麻醉专业医疗质量控制指标(2015年版)》基本涵盖了目前麻醉相关的重大事件，如麻醉后24小时内死亡、麻醉后24小时内心搏骤停、麻醉期间严重过敏反应、椎管内麻醉后严重神经系统并发症、中心静脉穿刺严重并发症等。对于这些重大事件应建立报告制度，使麻醉质控中心得到这些重大事件的信息。各医院每月的工作报表中对重大事件的汇报是获取重大事件信息的基本方法，麻醉质控中心又可通过医疗事故鉴定获得信息。发生重大事件的医院可向麻醉质控中心提出咨询和请求会诊。质控中心一旦获得重大事件的报告，要认真调查重大事件发生的事实经过，分析围手术期发生重大事件的主要原因。如果其中有与麻醉质量相关的原因，则应研究原因并提出质量改进建议。重大事件发生率可用于评估医疗质量。重大事件报告不仅有警示防范作用，也是继续教育的重要内容。

当然，目前通过上报制度获取重大事件信息可能还不够完善。因为，通常认为发生重大事件总有医疗疏忽，报告重大事件意味着承认管理过失，而且还担心引起同行指责或者诉讼危险。事实上，质控中心建立重大事件报告制度的目的，并非为了责备个人，而是为了发现和解决系统及程序中存在的问题，最终是为了减少麻醉风险，提高麻醉质量。为了确实做好重大事件报告制度，质控中心要执行相应的保密制度。

(二) 持续质量改进的管理模式

持续质量改进一般遵循PDCA循环法，P即plan，D即do，C即check，A即action，也就是“计划-

实施 - 检查 - 整改”的循环管理模式。

PDCA 循环的八大步骤：

1. 分析现状，找出存在的质量问题。

2. 分析产生质量问题的各种原因或影响因素。

3. 从各种原因和影响因素中，找出影响质量的主要因素。

4. 针对影响质量的主要原因，制订质量改进的计划。

5. 执行计划，按预定计划和措施分头贯彻执行。

6. 检查效果，把实际工作结果和预期目标对比，检查计划执行情况。

7. 巩固措施，把执行的效果进行标准化，制订制度条例，以便巩固。

8. 把遗留问题转入下一个管理循环。

1~4 属于计划阶段，5 是执行阶段，6 是检查阶段，7~8 是总结和整改阶段。

PDCA 循环的主要特点是：管理循环是综合性的循环，四个阶段紧密衔接，连成一体；大环套小环，小环保大环，推动大循环；不断循环上升，每循环一周上一个新台阶。因此，持续质量改进是一个永无止境的质量循环管理过程。

对于麻醉安全和质量管理而言，实施持续质量改进的关键在于要使麻醉科医师了解麻醉质量管理的必要性和重要性。持续质量管理的重点是整个系统和程序，而非针对个人。遵循标准和指南不仅是为了保证医疗服务质量，而且是规范医师自身行为和保护医师正当行为的重要措施。只有当麻醉科医师积极参于麻醉质量管理活动，而不是害怕或者抵制质量管理的时候，才能真正落实持续质量改进计划。在部门实际质量改进工作中，麻醉科应该根据上级主管部门、麻醉质控中心和医院规定的各项麻醉标准、指南、诊疗常规及其相关的统计指标，以及不同阶段的重点管理目标制定持续质量改进计划，并实施计划，定期收集结果资料和分析汇报，不断地提高麻醉服务质量。科室质量改进计划的制订观察和分析评估应该在科室内充分讨论，寻找过程中的不足之处，提出进一步提高质量的措施方法。同时，对麻醉科医师也应该进行质量改进的训练，使麻醉科医师懂得怎样参与质量改进活动，同时要求他们为质量改进提出建议。

持续质量改进是实行麻醉安全与质量管理的重要方式，而麻醉科是医院重要的平台科室。因此，应将麻醉持续质量改进纳入整个医院的多学科质量管理体系中，以充分发挥麻醉质量管理的作用，最终达到医疗安全和质量持续改进的目的。而麻醉科医师也应该从传统的仅提供麻醉服务的角色向“围手术期医师”转换，调整职业定位，在手术患者的围手术期安全问题上起积极的主导作用，勇于承担更多的责任，使麻醉专业真正发展成为提高医院工作效率的枢纽学科和保障全行业医疗安全的关键学科。

三、大数据与持续质量改进

随着医疗信息化的逐步提升，越来越多的质控数据被采集，医疗行为也能越来越细节化的被呈现，为持续质量改进提供了更丰富的信息来源。

从麻醉质控中心层面，国家麻醉质控中心以 17 项麻醉质控指标为准，通过国家卫生健康委医政医管局相关数据调查系统，采集了 2015 年麻醉质控指标颁布以来，全国范围数千家医院的麻醉质控指标信息，可以为持续质量改进提供数据基础。例如，通过对相关工作负荷数据的分析和比较，得出随着医院等级提升，麻醉科规模逐渐扩大，相应人均年麻醉例次数也逐渐增加，且三级医院的年均增幅也显著高于二级医院。提示在大医院出现麻醉专业人员短缺与职业倦怠的可能性较高。面对这种情况，一方面需要加强分级诊疗，缓解三级医院工作负荷过重的现象，另一方面要注意加强三级医院麻醉科队伍的建设，以应对挑战。

从医院、科室层面，加强信息系统建设以采集 5 项结构指标和 PACU 相关的 2 项过程指标，通过加强术后随访以及不良事件上报制度采集 3 项非计划类过程指标以及 7 项结局指标，并通过 PDCA 循环对这些指标所暴露出来的缺陷进行改进。

总之，借助丰富的数据信息，麻醉医生可以从 3 个关键领域开展患者安全的持续改进：①将证据转换为实践，②识别与减轻危害，③改善安全文化氛围并促进沟通。

（黄宇光　裴丽坚　马　爽）

参考文献

[1] 邓小明，姚尚龙，于布为，等. 现代麻醉学 [M]. 4 版. 北京：人民卫生出版社，2014.
[2] HAYNES A B, WEISER T G, BERRY W R, et al. A surgical safety checklist to reduce morbidity and mortality in a global population [J]. N Engl J Med, 2009, 360 (5): 491-499.
[3] 朱斌，黄宇光. 手术安全核对表的实施与应用分析 [J]. 中国医院管理杂志，2012, 4: 34-35.
[4] 朱斌，黄宇光. 加强麻醉安全建设，改善手术患者转归 [J]. 中华医学信息导报，2012, 27 (20): 20.
[5] 马爽，朱斌，黄宇光. 手术安全核对制度在我院实施情况的调查与分析 [J]. 中国医院管理，2013, 33 (9): 43-44.
[6] 马爽，黄宇光，于晓初，等. 手术安全核对制度的实施与推进 [J]. 现代医院管理，2015, 13 (1): 6-8.
[7] 马爽，裴丽坚，黄宇光. 麻醉专业医疗质量管理与控制现状报告 [J]. 麻醉安全与质控，2017, 1 (1): 1-3.
[8] 马爽，裴丽坚，黄宇光. 从麻醉质控指标到围手术期患者安全 [L]. 麻醉安全与质控，2017, 1 (5): 223-225.

第六章

麻醉科信息管理系统

目　录

第一节 概 述

临床信息系统(clinical information system,CIS)是指利用计算机软硬件技术、网络通信技术对患者信息进行采集、储存、传输、处理、展现,为临床医护人员和医技科室的医疗工作服务,以提高医疗质量为目的的信息系统,主要包括电子病历系统(electronic medical record,EMR)、医师工作站系统(doctor working system,DWS)、实验室信息系统(laboratory information system,LIS)、放射信息管理系统(radiology information system,RIS)、麻醉信息系统(operating anesthesiology information)等。

随着外科手术学及麻醉学的发展,麻醉的概念已从单纯的止痛发展成对手术患者整个围手术期的准备、监测、治疗、麻醉过程,实现对患者生命体征的监测和生理功能的调控、手术结束后对患者并发症的预防、处理和术后镇痛效果的随访等一系列安全保障工作。因此,麻醉学信息化建设在推进围手术期医学发展、保障麻醉安全和促进围手术期多学科融合等方面的重要性与日俱增。麻醉信息系统作为临床信息系统的一个重要组成部分,以服务围手术期临床业务工作的开展为核心,覆盖了术前、术中、术后的全过程。通过与床边监护设备的集成,与医院信息系统的信息整合,实现了围手术期患者信息的自动采集与共享,降低了医护人员的工作负担,提高了整个工作流程的效率,为临床科研、提高医疗水平、建立质量控制体系奠定了坚实的基础。

(一) 发展现状

麻醉信息主要指的是患者在围手术期以与麻醉相关的医疗信息为核心,涉及麻醉工作流程中人员、手术、物品等内容。可分为术前信息(包括病史资料、麻醉计划和麻醉评估)、术中信息(麻醉过程中的临床事件、麻醉措施和生理数据)和术后信息(术后复苏评估、术后随访、麻醉总结)。

在世界范围内的医学数据库建设领域,美国起步较早。美国从20世纪80年代开始建立麻醉信息系统。其诞生之初便是为了解决术中对患者的麻醉监测和麻醉记录单,同时对数据流进行保存的问题。其中麻醉自动记录系统(automated anesthesia record,AAR)起到了核心作用。如今麻醉信息系统与医院信息系统(hospital information system,HIS)连接整合,实时调取患者的病历资料、实验室检查及影像学资料,更加便于进行麻醉学风险分级,指导术前准备。麻醉信息系统的发展有利于提高麻醉的安全性,便于教学和科研工作的档案收集和分析,同时也有利于帮助麻醉科室的日常工作安排与财务管理。

21世纪,人工智能在医学各个领域广泛应用,人工智能和麻醉信息管理系统的联系日益紧密,一些医院正在逐步建设人工智能辅助麻醉信息系统(artificial intelligence anesthesia assistant,AIAA 系统),从而实现人机协作麻醉。在AIAA系统构想中麻醉科医师可以通过麻醉信息系统利用人工智能机器人进行初步术前评估及临床决策,进行麻醉药品的管理与配送(包括麻醉药的自动分类抽取),利用人工智能控制监测以及调整麻醉深度,也能在执行麻醉相关影响操作时进行自动图像分析、建议诊断,甚至控制机器人来实施麻醉并进行气道管理,并可以利用人工智能的深度学习功能快速把握世界上最先进的麻醉技术与方案,快速提高麻醉科医师的学术水平和临床技能。

在我国,麻醉信息系统建设虽起步较晚,但发展较快,AIAA系统的建设也正在快速进行中。目前几乎所有的大型医院都开始采用了医学信息系统、麻醉信息系统、影像系统以及实验室信息系统。但麻醉信息系统仍存在一些不足之处:

1. 信息标准化欠缺,数据共享程度低下 目前暂无统一的麻醉信息系统信息标准,导致设备生产厂商、软件供应商之间技术标准不统一和数据存储各异。例如,同一医院中的不同信息系统或不同的医院之间信息管理系统的数据格式和标准不同,信息中心的数据存储设备的架构也有可能不同,这造成医院内和医院间的数据信息无法流通和共享。医院所积累的海量业务及科研数据目前多数仍然处于孤立使用的状态,机构之间的数据共享应用非常有限。这种“数据孤岛”现象阻碍了医疗效率的提高,迟滞了社会医疗健康保障体系的建立,加重了患者重复检查的经济负担。因此,疾病管理要在医疗信息领域得到应用,就必须打破技术壁垒,解决信息标准化的问题,让医疗机构的数据相互共享,真正形成医学研究、健康档案和医药信息大数据平台。

2. 信息管理质量欠佳　麻醉信息系统的数据采集、收集不能完全依靠麻醉自动记录系统进行全自动录入，也缺乏自动信息核查、纠错的功能，未能形成有效的管理制度，来保障其产生的数据是真实有效、标准化、非重复化的信息。

3. 信息利用度差　医院的信息化建设过程中，系统更新不可避免，而临床的疾病管理关注的是一个患者的全方面数据，这样就要求更新后的系统必须可调阅及利用原有系统的数据，从而实现与原有系统的数据整合。然而，现状却是这些数据都"沉睡"在医院里，无法得到有效利用，这样就大大阻碍了临床研究的发展。

（二）建设目标

麻醉信息系统能与医院信息系统的无缝连接，充分共享患者的医嘱、电子病历、检验结果、检查结果、医学影像、医疗费用、药品消耗等信息。麻醉科医师术前可通过系统对患者术前情况进行综合评估，下达术前医嘱，制订麻醉治疗方案，预见术中困难及防范措施。

采用计算机和通信技术，实现监护仪、麻醉机、输液泵等设备输出数据的自动采集，采集的数据能够如实准确地反映患者生命体征参数的变化，并实现信息高度共享，根据采集结果，综合患者其他数据，自动生成相关医疗文书，以达到提高麻醉科医师工作效率的目的，可在一定程度上减轻医护人员书写医疗文书的压力。通过该系统的实施，能够规范麻醉科和手术室的工作流程、实现麻醉、手术过程中的信息数字化和网络化、自动生成手术麻醉中的各种医疗文书等，实现医疗过程电子化管理，从而提高整个医疗管理工作的水平。同时系统要能够全面支持麻醉科和手术室的工作流程管理，并满足各环节特定的功能要求。

同时，系统还应融入医院的管理理念，真正体现管理的科学化、程序化、信息化，相关职能科室及院领导能随时调看科室的全部信息，从而实现现代医疗技术的安全及建立科室管理的安全保障体系。

因此，围绕优化医疗决策、优化工作流程的基本应用需求，麻醉信息系统的建设目标是：

1. 立足于"数字化医院"建设目标，建立数据标准，实现信息互通互联，保障数据安全；

2. 兼容多种数据采集设备，真实完整记录诊疗、操作过程，满足不同医疗应用需求；

3. 患者围手术期管理，并提供麻醉教学、科研、管理服务功能；

4. 实现临床决策支持及远程医疗等功能，辅助医师、护士更规范、更标准完成医疗操作，提高医疗管理质量。

第二节　麻醉信息系统分层架构

一、总体框架

麻醉信息系统可采用分层架构来对医院的信息系统进行整合。分层架构就是将整个业务应用划分为：表示层（user interface layer，UIL）、业务逻辑层（business logical layer，BLL）、数据访问层（data access layer，DAL）和数据层。这样以集成平台为基础建立起来的架构具有开放的接口服务体系，这些接口服务体系将原有紧耦合的信息系统分层解耦合为相对独立的信息子系统（图 6-1）。表现层又称作用户层，该层面向系统用户，与用户直接交互，提供可见的、可操作的、友好的功能界面；中间层为业务逻辑层，主要作用是实现系统功能，该层主要取得用户在界面输入的数据，进行业务逻辑判断，或是将数据库中的数据，通过计算以一定的形式反馈到用户界面上供其浏览；最底层是数据层，该层首先取到中间层的数据处理结果，然后对数据库执行增、删、改、查等操作，最后将数据库操作结果反馈到业务逻辑层，供业务逻辑层处理。

二、实现技术

（一）信息标准化

为了优化信息系统的设计，麻醉信息系统建设需要参考标准规范。若缺乏统一的信息标准，医院内部间、医院与其他医疗机构间、医院与医疗保险机构间的信息便不能充分共享，区域卫生信息化、居民健康电子档案、电子病历和远程医疗也无法实现。信息系统的标准化，不仅加快了信息系统增、删、改的操作，还可减少数据冗余及储存空间；建立标准的数据交换模式，一定程度上实现了医院内部各子系统的互联互通，消除信息孤岛，实现了医院信息数据的共享，为数据实时采集和分析提供了有

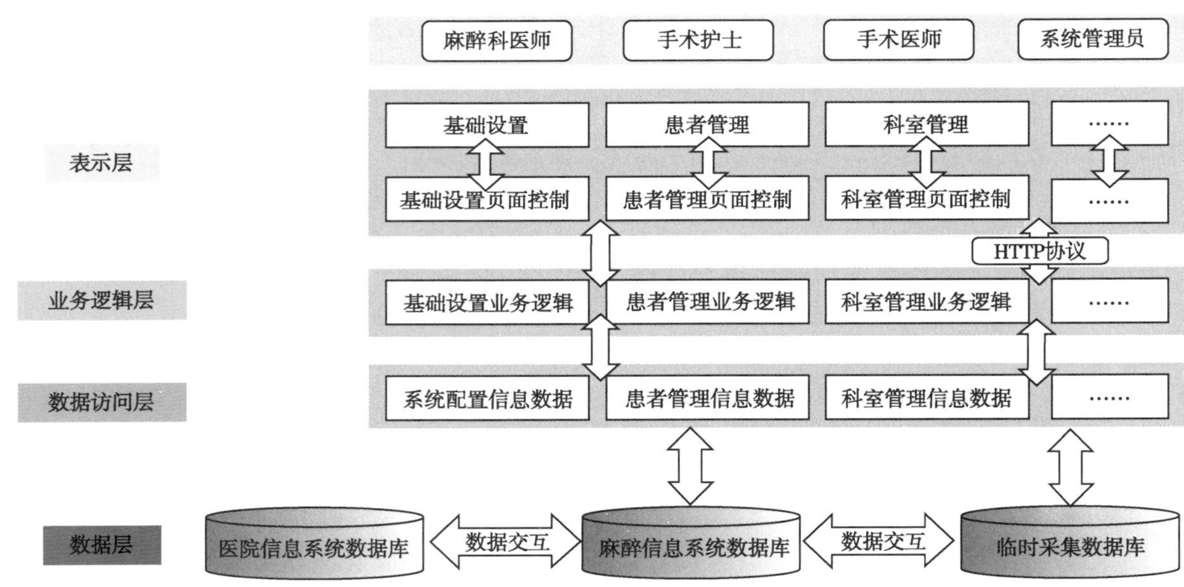

图 6-1 麻醉信息系统系统架构示意图

力支撑。麻醉信息系统可参考的标准规范包括：

1.《电子病历基本架构与数据标准（试行）》。

2.《基于电子病历的医院信息平台建设技术解决方案（1.0 版）》。

3. 符合《中国医院信息系统数据集》规范。

4. HL7 通信协议是为了达到让不同医疗机构或同一医疗机构中的不同单位的数据得以相互无碍地传输所提出的医疗相关数据的传输标准。

医用信息系统集成（integrating the healthcare enterprise，IHE）规范是北美放射学会（Radiological Society of North America，RSNA）和医疗卫生信息和管理系统协会（Healthcare Information and Management Systems Society，HIMSS）定期发布、修订和更新的一套技术文档，在文档中定义了一整套基于现行的医学标准集，实现医院信息化环境中工作流及功能集成目标的机制和规范。

医学数字成像与通信（Digital Imaging and Communications in Medicine，DICOM）标准：DICOM 是由美国风湿病协会（American College of Rheumatology，ACR）和美国电气制造协会（National Electrical Manufacturers Association，NEMA）联合推出的医学数字图像存储与通信标准，已发展成为医学影像信息学领域的国际通用标准。DICOM 标准的推出与实现，大大简化了医学影像信息交换的实现，推动了远程放射学系统、图像管理与通信系统的研究与发展，并且由于 DICOM 的开放性与互联性，使得与其他医学应用系统的集成成为可能。

1. ICD-10 国际疾病分类编码。

2. 数据字典 编制及使用的各种信息分类编码字典 219 个。选用国际标准、国家标准和原卫生部有关标准 55 个、系统编制并被原卫生部采用为标准的数据字典共 45 个。

（二）网络与通信

计算机网络与通信技术的发展是保证麻醉信息系统与医院其他系统之间互联互通的必备条件。计算机网络主要是指将地理位置不同的具有独立功能的计算机及外部设备，通过通信设备和传输介质连接起来，在网络软件及协议的管理和控制下，实现资源共享和数据传输的系统。它主要由计算机、通信设备、网络协议、网络软件组成，其主要功能是数据传输、资源共享、分布式处理、综合信息服务（如传输字符、图像、语音、视频等多种不同类型信息；提供电子邮件、公告等多种服务）、提高系统的可用性。数据通信技术是网络技术发展的基础。通信的目的是传送消息，如语音、图像、文字等。

（三）数据库技术

由于大型公立医院信息化建设时期较长，各业务信息子系统分散，各数据库模块信息耦合困难。围手术期过程中产生了大量的、多样的、复杂的临床数据，其中既有客观、定量的实验室检验及影像学检查信息，又有主观、定性的症状、体征及结论信息；既有长期随访、动态更新的数据，又有短期观察、静止不变的数据。在临床、科研、教学活动中，医务人员已不可能通过手工对这些数据进行及时的整理分析和有效利用，这极大地制约了工作效率和信度。因此，通过数据库建设，能够有效采集数据，高度集成数据，实时分析数据，提高数据信息的准确性和可利用性，实现医院内部各信息系统之间的数据整合、信息共享和流程协同，提高麻醉精细化管理水平。麻醉数据库就是源于临床决策支持的需求，从业务数据库中提取数据，经过数据转换及数据清理，形成的一个面向围手术期主题的、集成的、相对稳定的、反映历史变化的数据集合，它具有高效率、高质量、可扩展性和面向主题的特征。

数据库是信息系统的核心和基础，它是由相互关联的数据的集合，按照一定的数据模型来组织和存放数据，供多个用户共享，能及时有效地处理数据，保证数据的一致性和完整性。其建设内容应包括以下：

(1) 数据关联。

(2) 数据标准化。

(3) 数据主索引。

(4) 数据储存的物理集中或逻辑集中。

(5) 支持面向医院和区域信息系统的数据应用和共享。

(6) 访问权限管理、数据安全管理和隐私保护。

(7) 长期保存。

数据模型是数据库系统的核心和基础，所有数据库都是基于数据模型建立的。数据模型是现实世界数据特征的抽象形式，是描述数据间结构和联系的方法。P.P.S.Chen 于 1976 年提出实体 - 联系方法，即 E-R（Entity-Relationship）方法。该方法是“实体”“属性”“联系”三者的表现方式，主要用于描述现实世界的概念。客观世界中的所有事物都被称为实体，它可以是客观存在的事物，如麻醉科医师、手术医师、护士等；也可以是一些抽象的概念。实体的特征被称为它的属性，其不同可以区分开同类实体。联系是客观世界中相关事物之间通常保存着各种形式的联系方式。实体之间同样保持着联系，这些联系同时也制约着实体属性的取值范围。在麻醉信息系统中，各个实体之间是有联系的，这种联系就构成了系统 E-R 图（图 6-2）。E-R 模型图是数据模型设计的描述工具，该模型不依赖于具体的硬件环境，具有如下优点：在进行数据库设计时，可以将任务进行细分，各任务之间相互独立，从而使数据库的设计的复杂程度得到降低，便于组织管理；与具体的数据库管理系统没有关联，也独立于存储过程；不会涉及数据库的技术细节，这样就便于用户的理解，也能准确反映出用户的需求。

数据模型的种类包括层次模型、网络模型及关系模型，其中以关系模型最常用。关系模型用二维表格结构形式来表示实体与实体之间的关系。二维表的每一列为字段，每一行为一条记录，与特定的实体相对应，一张表成为一个关系。例如“用户信息”为一张表，表中有“用户编号”“用户名”等数据，表中的一列反映了每个患者某一方面的属性，每一行对应的实体是一个患者。关系数据模型可使数据冗余控制在最低程度，消除常见的大量数据冗余问题。临床麻醉信息系统的关系数据模型表示如下：

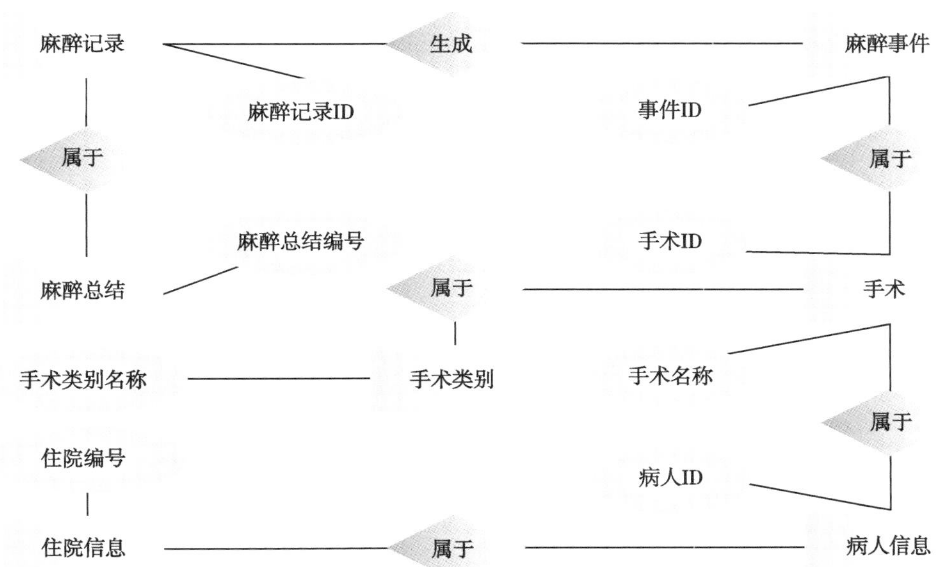

图 6-2　麻醉信息系统数据库的 E-R 模型示例图

矩形代表实体，椭圆代表实体的属性，菱形代表不同实体间的联系关系。

(1)患者信息(患者主索引、住院号、姓名、性别、出生日期、出生地、国籍、民族、身份证号、联系电话);

(2)患者住院信息(患者主索引、患者本次住院标志、入院科室、入院日期及时间、出院科室、出院日期及时间、职业、婚姻状况、入院方式、住院目的、接诊日期、入院病情、门诊医师、科主任、主治医师、经治医师);

(3)手术信息(患者主索引、患者本次手术标志、手术操作码、手术等级、切口等级);

(4)麻醉记录(患者主索引、患者本次手术标志、身高、体重、血压、心率、脉搏、麻醉方法、术前用药、麻醉开始时间、麻醉结束时间等);

(5)麻醉事件(患者主索引、患者本次手术标志、事件序号、时间类别、分类事件项目、名称、代码、规格、浓度、流速、剂量、用药途径、持续 / 一次性标志、属性、开始时间、停止时间、划价标志);

(6)麻醉总结(患者主索引、患者本次手术标志、穿刺患者体位、穿刺平面、麻醉药物剂量、麻插管情况、诱导方式、麻醉维持方式、麻醉恢复、录入时间、录入者等);

(7)用户信息(用户编号、用户名、密码、用户类型、用户姓名)。

(四)信息质量监控

信息质量监控针对的是信息系统中全生命周期所涉及应用过程数据的管理,主要包括描述构成应用系统构件属性的元数据,这些应用系统构件包括流程、文件、档案、数据元(项)、代码、算法(规则、脚本)、模型、指标、物理表、ETL(Extract-Transform-Load,抽取 - 转换 - 加载)过程,以及运行状态记录等。信息质量监控由数据项目和质量属性两个部分组成。数据项目是指医院信息系统中需要进行数据质量监控和管理的数据项目;质量属性是指对每个数据项目的质量描述,包括数据的合法值域以及数据的完整性、一致性、关联性、有效性和唯一性等内容。

(1)合法值域:数据的类型、长度和取值区间、正常值,以及遵从的标准等。

(2)完整性:数据表达是否完整,有无缺失、漏项等。

(3)一致性:同一数据的同一属性在数据系统或数据集内是否一致。

(4)关联性:数据系统或数据集内数据间是否存在逻辑、数值、应用等方面的关联。

(5)有效性:数据是否满足应用系统定义的条件。

(6)唯一性:数据在数据系统或数据集内是否存在重复记录。

(五)信息安全管理

医院信息既是医疗、管理等各项业务活动的记录,又是医疗事故处理的法律证据,必须保证其安全、真实、可靠。信息系统安全面临的威胁主要来自两方面:一是信息系统自身脆弱性,主要体现在信息系统自身的安全漏洞,数据库审计措施不力,数据库通信协议存在漏洞,操作系统存在缺陷等方面;二是网络攻击,包括网络传输威胁等。在开放的网络环境下,数据库系统面临的安全威胁和风险迅速增大。ISO 27001 :2005 标准中将信息安全定义为保密性、完整性、可用性等。数据安全的关键技术见表 6-1。

表 6-1 麻醉信息系统安全的基本要求及技术方案

安全项	基本要求	现状描述	安全方案
数据完整性	应能够检测到系统管理数据、鉴别信息和重要业务数据在传输过程中完整性是否受到破坏,并在检测到完整性错误时采取必要的恢复措施	应用系统未在传输过程中对业务数据采取完整性保护措施	采用数字证书、电子签名等密码技术保证数据传输完整性
数据保密性	应采用加密或其他有效措施实现系统管理数据、鉴别信息和重要业务数据传输保密性	应用系统口令经 MD5 算法加密后进行传输,业务数据字段在局域网内明文传输,通过 VPN 通信方式确保数据在网络传输过程中的保密性;在远程管理上,Windows 系统采用远程桌面登录;交换机开启有 Telnet 协议服务	采用具有传输加密功能的工具实施远程管理
	应采用加密或其他保护措施实现系统管理数据、鉴别信息和重要业务数据存储保密性	数据库对应用系统用户口令实行加密存储	

MD5 :Message Digest Algorithm 5,消息摘要算法第 5 版;Telnet:是一种应用层协议,使用于互联网及局域网中,使用虚拟终端机的形式,提供双向、以文字字符串为主的命令行接口交互功能;VPN:Virtual Private Network,虚拟专用网络。

第三节　麻醉信息系统主要功能

一、基础功能

（一）用户授权与认证

为能够灵活对麻醉信息系统的使用者进行授权操作，达到对系统数据的层级管理，麻醉信息系统需拥有用户授权功能，具体如下：

（1）麻醉信息系统可自动创建角色和工作组，并为各个使用者分配独立用户名，同时，信息系统管理者也可以根据系统使用者的需求自定义创建用户角色和工作组。根据使用者工作岗位，角色被划分为医师（主任医师、主治医师、住院医师）、护士、管理者等；根据使用者工作性质、级别的不同，工作组被划分为医师工作站、主任工作站、后台管理工作站。

（2）麻醉信息系统可为各个角色、工作组和用户进行授权并分配相应权限，提供取消用户的功能，用户取消后保留该用户在系统中的历史信息，做到每一条记录都有证可查。另外，当使用者登录系统时，麻醉信息系统可自动生成、保存使用日志，并可追踪查看用户的创建、修改、删除等所有操作。

（3）系统可创建、修改麻醉病历访问规则，根据业务规则对用户自动临时授权的功能，满足麻醉病历灵活访问授权的需要。

手术麻醉记录是患者治疗过程中的记录之一，是麻醉科医师进行诊疗的科学依据，是医疗级的保密信息。因此麻醉信息系统必须经过规范的用户认证，至少采用用户名 / 密码、数字证书、指纹识别其中一种认证方式保护其安全。当采用用户名 / 密码认证方式时，需提供修改初始密码、密码强度认证、设置密码有效期限制（用户使用超过有效期的密码不能登录）等功能。

（二）患者基本信息管理

在患者需要进行手术麻醉时，必须对患者的基本信息进行登记记录，具体内容见下表 6-2：

为了能让患者的基本信息记录和查询更加便捷，基本信息的保存更加安全完善，麻醉信息系统提供了患者基本信息管理功能。具体功能包括：

表 6-2　需采集患者基本信息

种类	内容
个人信息	姓名、性别、出生日期、年龄、婚姻、地址、电话、职业等
身份认证	身份证、军官证、驾驶证、居民健康卡等
保险信息	新农合号、社保卡号、商业保险号等

（1）基本信息采集：通过身份证、军官证、驾驶证、护照、居民健康卡等身份证件识别读取可将患者基本个人信息录入系统并保存，通过新农合号、社保卡号、商业保险号等保险类别识别登记患者的医保信息，对于缺少的信息进行询问后人工录入，并且系统自动进行实名制登记建档，使患者信息能够永久保存。

（2）基本信息查询：系统支持对患者基本信息进行按条件查询，并且可以进行多条件组合查询，使医务人员对患者信息的获取更加快速便捷。系统也提供对患者基本信息进行多维度统计功能，便于医师对多种病例进行总结分析，并提供了对查询和统计结果的导出功能。

（3）基本信息变更管理：通过医院信息管理系统对已录入的患者基本信息进行修改时麻醉信息系统自动同步更新，实现患者基本信息的变更管理。医务人员对患者基本信息的录入、修改等变更操作，系统可自动记录相应的操作内容、操作人员和操作日期，用于对操作的追溯和审计。

（三）数据储存与管理

麻醉信息系统就是一个以患者手术麻醉信息为中心并包含多种临床信息、科研数据、科室后勤信息的数据库，支持多种信息数据的储存和管理，主要包括：

（1）麻醉电子病历管理：麻醉信息系统支持对各种类型的麻醉病历资料的转换存储管理。首先，它采用公开的数据存储格式，并提供按标准格式存储数据或将已存储数据转换为标准格式的功能。处理暂时无标准格式的数据时，提供将以私有格式存储的数据转换为其他开放格式存储数据的功能。因此，使用非特定的系统或软件同样能够解读麻醉病历资料。其次，在存储的麻醉病历数据项目中保留文本记录，提供麻醉病历数据长期管理和随机访问的功能。并且，它具备保障麻醉病历数据安全的制度和措施，具有麻醉病历数据备份和恢复功能，当麻醉病历系统更新、升级时，能够确保原有数据的继承与使用。

(2)科室数据报送管理：按国家和行业标准要求，医院信息系统要与人口健康信息平台数据中心进行网络对接，实现医院数据的规范上报。而麻醉信息系统与医院信息系统已经实现了数据对接，这样就使麻醉科室的数据上报更加方便快捷。麻醉信息系统提供了麻醉科数据采集与整合功能，能够对采集到的数据进行统计分析，并在进行数据审核后自动按时上报。

(3)临床科研数据管理：麻醉信息系统可以对麻醉科科研项目和科研病历数据进行标准化管理，对临床科研数据进行统一采集、存储、分析，并可进行数据共享，同时对科研数据质量进行全过程监控，提高了科研数据的真实性，保证了科研数据的可追溯性。

(4)数据质量控制管理：麻醉信息系统通过检验和分析对数据质量进行规范化管理。首先，从数据格式、数据值域、数据间的逻辑关系等角度做质量审核。并且，可按照空值校验、重复校验、格式校验、一致性校验和逻辑校验等审核规则对各种信息数据进行质量控制，提高了数据的规范性。

二、患者管理功能

麻醉信息系统根据时间顺序设计患者管理功能，可分为术前管理、术中管理、术后管理三部分。其中，术前管理包括术前访视与评估、知情同意书、麻醉方案、术前安全核查；术中管理包括设备数据采集、术中麻醉记录、术中护理记录、麻醉复苏；术后管理包括麻醉总结、护理记录、术后随访、术后镇痛、麻醉质控等，实现麻醉手术全过程的自动数据采集，形成规范化术语的电子化记录单，从而达到病历书写的要求，进而为麻醉医疗质量、科研、教学提供真实、完整的数据服务。

(一) 术前管理

(1)术前访视与评估：利用麻醉信息系统可以使术前访视过程更加规范化、标准化。系统提供规范的麻醉术前访视记录单，便于麻醉科医师完成患者评估。评估前，麻醉科医师可提前提取患者围手术期相关资料，如术前患者病史回顾、检查检验结果、身体状况评估、医嘱信息、病历资料等，结合与患者的面对面的访视，辅助麻醉科医师完成患者术前评估，根据访视结果制订合理有效的麻醉方案。同时，所有访视信息和记录可录入系统并保存，系统自动使病历术语标准化，保证术前访视评估记录单整齐规范且易于查阅。

(2)知情同意书：首先麻醉信息系统提供了多种知情同意书模板，模板内包含麻醉危险情况及意外风险描述，也支持自定义编辑知情同意书内容，包含多种常用语模板，使作为具有很强法律效应的知情同意书的内容全面标准的同时又可以灵活变通，让患者及家属可以更加充分地了解麻醉手术风险，从而降低医患之间的沟通成本，提高医患沟通的效率，改善医疗服务质量。同时，系统支持麻醉科医师和患者及其家属电子签名，并可实时记录签名过程(甚至实现音频和视频的实时采集)，使签名的过程更加公开透明，签名的记录更加完善，解决了传统纸质签名潜在的弊端，通过音频和视频的学习和反馈，提高医患沟通的效率，改善医疗服务质量。

(3)麻醉方案：麻醉信息系统与医院信息系统数据对接，因此可以利用麻醉信息系统回顾患者病历资料，如病史、体检、检验检查结果、拟施手术以及制订计划麻醉方案(包括术前及诱导和维持用药，实时的监测监护手段，术中和术后并发症的防治措施，以及谈话方案等)，在术前访视后对手术麻醉风险作出评估及评分，可以参考麻醉信息系统制订的计划，医师最终得出较为理想的麻醉方案。

(4)术前安全检查核对单：手术患者进入手术间，在手术开始前由手术医师、麻醉科医师、手术护士三方同时确认手术患者的身份，进行手术前安全核对。系统可通过患者腕带扫描核对入室患者的身份信息和手术相关信息，确保入室患者和手术患者的一致性，减少错入室的发生，并将确认结果同步记录在系统内，便于追溯查询，保障患者的安全。

(二) 术中管理

(1)设备数据采集：利用麻醉信息系统可以通过麻醉机、监护仪等设备对麻醉手术过程中患者的生命体征数据进行采集并记录。系统可自动适配主流麻醉呼吸机、监护仪等设备的数据交换接口，与其进行数据对接，可实现患者生命体征数据同步自动采集，并将采集数据信息存储至麻醉管理部门，既更好地保证了临床数据的完整性和可靠性，又为麻醉科医师记录工作减负，使麻醉科医师能够时刻关注患者生命体征和手术进程，提高麻醉安全与质量，随着监测设备和手段的多样化，我们不仅可以对患者的生命体征数据进行采集记录，还可以采集可视喉镜、支气管纤维镜的视频信息，甚至通过音频、视频、指纹、红外等或者穿戴设备，实时采集麻醉科医师和外科医师以及手术室护士的生命体征和手术录像，通过大数据的分析，进一步了解围手术期手术团队的工作状态，对手术的进程进行一个全面的评估，并提出相应的对策，从而进一步保障患者的手术安全。

(2) 术中麻醉记录：通过麻醉信息系统可以提高术中麻醉记录数据的准确性、及时性和完整性。术中麻醉科医师对患者在麻醉手术全过程中的情况与变化、采取的处理措施及术中用药、麻醉手术时间等做及时、真实、确切的记录。同时，它提供其自动采集的麻醉呼吸机、监护仪上患者真实的生命体征数据，自动生成标准化电子麻醉记录单，还有对各项生命体征监测和报警提示功能，有利于保障患者生命安全。

(3) 术中护理记录：麻醉信息系统不仅仅可以对麻醉过程进行记录，还可以对进入手术室后患者的护理过程进行记录。首先，提供护理记录标准模板，方便手术室护士对术中患者情况进行登记，需要记录的护理相关内容包括患者体位状态、术中输液、执行医嘱等。

(4) 麻醉复苏单：麻醉的复苏过程顺利与否对患者的生命安全也是至关重要的，因此麻醉信息系统同样支持对患者麻醉复苏过程的数据采集和记录功能。首先，手术室护士通过系统对患者离室时生命体征进行准确记录，便于与麻醉复苏室护士进行患者交接登记、患者去向跟踪。麻醉信息系统也可以对麻醉复苏室的监护仪、呼吸机等设备进行数据交换，自动采集患者在麻醉复苏室的生命体征数据，记录麻醉复苏室中用药、时间、出入尿量、输血补液、出入室体温等信息，生成标准化电子麻醉复苏记录单；并根据国家卫生健康委员会提出的《麻醉专业医疗质量控制指标(2015 版)》，自动生成与上报麻醉质量管理数据。

(三) 术后管理

1. 术后麻醉总结　手术结束后，麻醉信息系统自动生成对患者的麻醉过程各项总结，包括美国麻醉科医师协会(American Society Anesthesiologists，ASA) 分级、麻醉效果如何、术中是否平稳，便于麻醉科医师对患者术后恢复情况做出评估，以及对麻醉方法进行改进；同时可提供复苏评估、出室情况和特别注意事项等内容，便于麻醉复苏室的麻醉科医师和护士对患者进行合理的监护处理和用药，提高麻醉复苏质量，并对整个麻醉过程提供可改进的建议，及时完整地反馈给整个手术团队，以期持续提高围手术期的管理质量。

2. 术后护理记录　术后的护理发生场所以病房和 ICU 为主体，因此麻醉信息系统应与护理系统进行对接，交换术中护理记录，并记录术后输血输液、术后用药、术后伤口恢复、术后雾化治疗以及术后康复锻炼等情况。

3. 术后随访　麻醉科医师作为围手术期医学中的重要组成，要及时对患者进行术后随访，才能更好评估麻醉效果，不断提高麻醉质量。麻醉信息系统能够同步临床病历系统中对神经、呼吸、循环、消化和泌尿系统进行逐项观察和检查的结果，提醒对特殊患者特殊情况临时增加随访，监控和记录麻醉后医嘱执行情况和麻醉并发症的发生情况，评估患者术后恢复情况。同时，麻醉信息系统为麻醉科医师或麻醉护士提供随访提醒服务，它可根据手术类型、手术大小、患者病情程度等来设定随访频率及内容，还可借助可穿戴式设备与患者及家属加强沟通，将随访服务延伸至社区、家庭。

4. 术后镇痛　通过麻醉信息系统可以更好地对患者术后镇痛情况进行记录和管理。系统可以记录患者术后镇痛方式，进行理想镇痛药物的选择并计算药物合理剂量，供麻醉科医师参考执行。它可以准确登记术后镇痛开始时间，并可根据术后随访对患者疼痛程度进行评分，评估术后镇痛效果，支持同时进行多种镇痛方式的记录。患者术后疼痛管理需多学科协作，其术后镇痛相关信息需要与医院信息系统，甚至是社区医院、家庭远程镇痛系统进行互联互通，更好地提高疼痛管理的质量与水平。

5. 麻醉质控　麻醉信息系统提供对多种麻醉质控指标进行登记记录的功能。首先，系统可以从麻醉记录数据中筛选出重要麻醉质控指标并进行分类记录，提供对术后镇痛项目汇总、麻醉工作量统计、麻醉复苏(Steward 苏醒评分)管理例数 / 季 / 年、麻醉总例数 / 季 / 年、ASA 分级等不同条件的多种麻醉信息报表的统计和查询，并能够通过饼图、柱状图、折线图、图形仪表盘与表格等多种方式为麻醉质控工作人员直观展现，使麻醉质控工作更加准确高效。

三、科室管理功能

麻醉信息系统具有对科室的各种事务的管理

功能，使科室管理更加及时和高效，有利于实现科室的科学管理。

（一）排班管理

随着人们健康意识的不断增强，医院接诊的患者数量也不断增加，造成人工进行手术室排班管理工作的难度增加。麻醉科室的排班管理是将手术医师、麻醉科医师、麻醉助手、护士等手术室工作人员在合适的时间合理地分配到各个手术室中。麻醉信息系统的出现和发展很好地解决了这个问题，它利用信息化手段进行手术室排班管理，使排班管理工作更加简单灵活。它可以与医院信息系统进行数据交流，根据手术医师、麻醉科医师、护士的不同属性和患者手术的不同类型及难易程度自动生成排班表，支持排班表打印及大屏幕显示排班信息，使手术室工作人员可以随时查看、明确自己的工作安排，从而提高手术室工作的效率。

（二）手术床位管理

手术室的开放是根据待手术患者数量、在值医护人员数量以及急重症手术数量等多种因素共同决定。既要保证当天待手术患者可以按时完成手术，也要保证每个手术间上都配有足够的医护人员，同时在接诊急重症手术时尽可能迅速准确地安排手术间，抢救患者生命。麻醉信息系统利用信息化技术对手术间进行合理调配，使手术间管理工作实现科学化、规范化。它可以记录待手术患者的信息以及医护人员的排班情况，并且实时了解手术进度，动态反馈手术床位的使用情况。同时它可以将手术进度及手术间信息投放至大屏幕，让患者家属可以及时接送患者，医护人员可以更好更高效地进行接台换台工作，在出现急重症患者时能够更及时地安排合适的手术间，使手术间的使用能更加合理、高效。

（三）麻醉科物资管理

1. 毒麻药品管理　根据国家相关的法律法规的规定，麻醉科制定了相关的毒麻药管理制度。但是传统的人工管理毒麻药存在很多弊端，如领取程序繁琐、容易发生事故等。利用麻醉信息系统进行毒麻药品统一程序化管理，使毒麻药管理快捷而规范，同时杜绝了麻醉科医师个人管理毒麻药品的现象。它可以对麻醉科毒麻药品的采购、支付、库存、使用、销毁等各个环节进行数据监测，分类进行记录，并在各个环节进行安全核对，同时可以收集药物在临床使用过程中的合理性、有效性、安全性，依从性等信息，从而提高了毒麻药品使用的安全性，减少使用差错事故的发生，并简化了麻醉科医师在使用毒麻药品时的程序。

2. 高值耗材管理　麻醉科的高值耗材主要是指一次性高消耗品，例如气管插管套件、气管切开套件、双腔支气管插管套件、动脉内压检测套件、中心静脉穿刺套件、一次性镇痛泵等。利用麻醉信息系统对高值耗材从进入医院到应用于患者的全过程进行监控，实现对高值耗材的全程追踪管理。首先，麻醉信息系统支持对高值耗材供应商资质信息进行统一管理，可以及时审核并登记合格的供应商信息，提示资质即将过期的供应商。其次，可以建立高值耗材档案，对高值耗材进行分类、分型号管理，并建立有效期预警机制。最后，在高值耗材购买以及使用时通过扫码或人工录入等方式进行使用登记，并自动计费，使高值耗材管理便捷可靠。

3. 医疗设备管理　麻醉信息系统通过编码技术进行医疗设备管理，使科室可以更轻松、有效地管理医疗设备，有助于提高科室的效益。它利用条码、射频识别标签（Radio Frequency Identification，RFID）等技术，实现医疗设备从购买到报废或停止使用的全生命周期的可溯化管理。管理涵盖了从固定资产申购、审批、招标、购买、出入库、盘点、使用、报废的全过程，同时支持对医疗设备的借还、维护、检修预警进行管理。麻醉信息系统可以对医疗设备进行远程管理；还可以对医疗设备利用率、故障率、维修率、闲置率等指标进行统计分析，为单位资产评估、决策提供更为可靠的依据，实现医疗设备的效益最大化；也可以对医疗设备的维修养护进行规划，使设备维修养护科学高效，减少安全隐患。

四、医疗质量管理

加强医疗质量管理与控制、保证医疗质量和医疗安全是医疗管理的永恒主题。麻醉信息系统使手术室工作为中心的多种医疗服务的质量管理变得更高效、便捷。医疗质量管理内容包括麻醉质控指标数据管理、手术分级管理、危急值管理、临床路径管理等。

（一）国家质控指标管理

为了进一步加强医疗质量管理与控制，完善医疗质量管理与控制体系建设，国家卫生健康委员会制定了统一的、符合我国国情的《麻醉专业医疗质量控制指标（2015 版）》，共 17 个，具体见下表 6-3。应用麻醉信息系统对国家麻醉质控指标进行管理，既能简化上报流程，又能同步围手术期的监护数据，提高指标的真实性。

表 6-3 麻醉专业医疗质量控制指标(2015 版)

指标	定义	意义
1. 麻醉科医患比	麻醉科固定在岗医师总数占同期麻醉科完成麻醉总例次数(万例次)的比例	是反映麻醉医疗质量的结构性指标
2. 各 ASA 分级麻醉患者比例	根据 ASA 分级标准,对于接受麻醉患者的病情危重程度进行分级,各分级麻醉患者数占同期各 ASA 分级麻醉患者总数的比例	是反映麻醉医疗质量的结构性指标
3. 急诊非择期麻醉比例	急诊非择期手术所实施的麻醉数占同期麻醉总数的比例	是反映麻醉医疗质量的结构性指标
4. 各类麻醉方式比例	各麻醉方式数占同期各类麻醉方式总数的比例	是反映麻醉医疗质量的结构性指标
5. 麻醉开始后手术取消率	麻醉科医师开始给予患者麻醉药物后手术开始前手术取消的数占同期麻醉总数的比例	体现麻醉计划性和管理水平,是反映医疗质量的重要过程指标
6. 麻醉后监测治疗室转出延迟率	入 PACU 超过 3 小时的患者数占同期入 PACU 患者总数的比例	体现手术和麻醉管理水平,是反映医疗机构医疗质量的重要过程指标
7. PACU 入室低体温率	入 PACU 第一次测量耳温低于 35.5℃患者数占同期入 PACU 患者总数的比例	反映围手术期体温保护情况,是反映医疗机构医疗质量的重要过程指标
8. 非计划转入 ICU 率	指开始麻醉诱导前并无术后转入 ICU 的计划,而术中或术后决定转入 ICU 患者数占同期转入 ICU 患者总数的比例	是反映医疗机构医疗质量的重要结果指标
9. 非计划二次气管插管率	指在患者术后气管内插管拔除后 6 小时内,非计划再次行气管内插管术患者数占同期术后气管插管拔除患者总数的比例	是反映医疗机构麻醉质量管理和手术质量的重要过程指标
10. 麻醉开始后 24 小时内死亡率	麻醉开始后 24 小时内死亡患者数占同期麻醉患者总数的比例	严重并发症;是反映医疗机构麻醉医疗质量的重要结果指标
11. 麻醉开始后 24 小时内心搏骤停率	麻醉开始后 24 小时内非医疗目的心搏骤停患者数占同期麻醉患者总数的比例	严重并发症;是反映医疗机构麻醉医疗质量的重要结果指标
12. 术中自体血输注率	麻醉中接受 400ml 及以上自体血(包括自体全血及自体血红细胞)输注患者数占同期接受 400ml 及以上输血治疗的患者总数的比例	可显著降低异体输血带来的风险,是反映医疗机构医疗质量的重要结构性指标
13. 麻醉期间严重过敏反应发生率	麻醉期间各种原因导致发生循环衰竭和/或严重气道反应(痉挛、水肿),明显皮疹,需要使用肾上腺素治疗的过敏反应例数占同期麻醉总例数的比例	严重并发症;是反映医疗机构麻醉医疗质量的重要结果指标
14. 椎管内麻醉后严重神经并发症发生率	椎管内严重并发症(椎管内麻醉后新发的重度头痛、局部感觉异常、运动异常等,持续超过 72 小时,并排除其他病因)发生例数占同期椎管内麻醉总例数的比例	反映医疗机构麻醉医疗质量的重要结果指标
15. 中心静脉穿刺严重并发症发生率	中心静脉穿刺、置管引起的气胸、血胸、局部血肿、导管或导丝异常等,需要外科手段(含介入治疗)干预的并发症发生例数占同期中心静脉穿刺总例数的比例	反映医疗机构麻醉医疗质量的重要结果指标
16. 全身麻醉气管插管拔管后声音嘶哑发生率	全身麻醉气管插管拔管后新发的、在拔管后 72 小时内没有恢复的声音嘶哑(排除咽喉、颈部以及胸部手术等原因)发生例数占同期全身麻醉气管插管总例数的比例	严重并发症;是反映医疗机构麻醉医疗质量的重要结果指标
17. 麻醉后新发昏迷发生率	麻醉前清醒患者麻醉手术后没有苏醒,持续昏迷超过 24 小时(昏迷原因可包括患者本身疾患、手术、麻醉以及其他任何因素,除外因医疗目的给予镇静催眠者)发生例数占同期麻醉总例数的比例	严重并发症;是反映医疗机构麻醉医疗质量的重要结果指标

注:ASA 分级:美国麻醉科医师协会分级,American Society Anesthesiologists;PACU:麻醉后监护室,post anesthesia care unit。

（二）手术分级管理

手术分级指手术及有创操作分级，指各种开放性手术、腔镜手术及麻醉方法（以下统称手术），依据其技术难度、复杂性和风险度，将手术进行分级。手术及麻醉科医师（所有医师均应依法取得执业医师资格）的级别是依据医师卫生技术资格、受聘技术职务及从事相应技术岗位工作的年限等进行规定的。不同级别的医师有不同级别的手术权限。

利用麻醉信息系统可以在手术申请流程中实现手术分级，可以使手术分级管理更加合理，也为手术和麻醉的安全实施提供更大的保障。首先，在系统内根据国家、地方标准设定手术分级标准，系统支持查询医师所具备的不同专业资格或职称并可以自动或人工进行不同等级的手术以及麻醉授权（允许进行修改或者删除）。医师在进行手术申请时也可以根据手术难易程度、复杂性以及风险高低在系统内对手术级别进行确认，系统支持对不同级别手术由不同级别医师确认分级。并且对于高度风险手术、急诊手术、资格准入手术、新技术新项目科研手术应进行特殊分级。

（三）危急值管理

“危急值”（critical values）是指某项或某类检验出现某种异常结果，表明患者可能正处于一种生命安全受到严重威胁的状态，临床医师需要及时得到检验信息，并迅速给予患者有效的干预措施或治疗，挽救患者生命。

麻醉信息系统和HIS的信息互通可以为危急值的管理提供充足的数据支持。在医院HIS系统中，支持在检查、检验系统设定入院急诊危急检查、检验项目表和项目指标危急界限值。当患者检验结果邻近或达到危急值时，系统会自动识别并筛选出危急值，提醒医师危急值复核或采取治疗措施。HIS系统的检验结果可以及时在麻醉信息系统中同步查询到，麻醉科医师可以更好地了解待手术患者的危急值，并作出相应的麻醉前准备，为患者手术麻醉及手术成功实施提供保障，更好地保护患者的生命安全，提高生命质量管理水平。

（四）临床路径管理

临床路径管理是指针对一个病种，制定出医院内医务人员必须遵循的诊疗模式，使患者从入院到出院依照该模式接受检查、手术、治疗、护理等医疗服务。通过麻醉信息系统可以实现对麻醉手术的临床路径的自动化管理。首先，在系统内对麻醉手术临床路径相关质控指标进行设定，之后，系统会对患者术前访视、进入手术室、送出手术室、术后恢复的全过程相关质控指标进行实时自动采集与记录，然后自动与麻醉手术相关临床路径的质控指标进行对比，并快速统计分析质控指标数据，发现实际记录指标与质控指标阈值之间的偏差。最后，总结并查阅偏差的具体明细，分析原因，并不断改进临床路径质控指标的设定，使临床路径管理更加标准化、规范化。

（五）院内感染管理

手术患者以及ICU患者是发生院内感染的高危人群，因此，麻醉科更加需要加强对院内感染的管理。通过麻醉信息系统可以对院内感染进行监控，从而及时控制院内感染，降低院内感染的发生率。系统可以对麻醉手术中以及手术后患者的感染相关情况进行监测、分析和反馈。并能够自动监测并筛选出感染疑似病例，提醒医师进行确诊、干预或上报，系统可记录干预措施、反馈干预效果。同时系统支持对手术室环境、手卫生、医疗器械卫生和消毒/灭菌等卫生情况进行登记记录并与标准进行对比，设定不合格警报系统。

（六）医疗安全（不良）事件上报

麻醉科不良事件主要指医疗活动后引起药物不良反应、并发症、意外事故以及医疗事故等。发生不良事件时必须及时逐级上报，并准确处理，必要时还要进行全科讨论分析原因和寻找解决办法，这样才能最大限度减少不良事件的发生。

医务人员可以利用麻醉信息系统进行不良事件管理，使医疗安全上报过程更加快速，使不良事件的解决更加快速高效。当发生疑似安全事件时医务人员可以通过麻醉信息系统进行登记记录，麻醉信息系统可以根据不良事件定义及分类标准对登记事件进行分类并判断是否需要上报，需要时快速上报上级。上报上级后自动发送信息给相关责任部门，当相关管理部门收到信息后及时给予批示，当事医务人员根据批示做出合理应对。并且，系统将不良事件的发生以及解决过程全程记录后会自动反馈给管理部门，为安全事件的解决提供经验。

第四节 麻醉信息系统扩展功能

一、科研服务功能

(一) 数据一览表

实现特定疾病所有诊疗数据的查询和任意字段的筛选和排序,包括患者基本信息、就诊记录、诊断记录、手术记录、检验结果、检查结果、用药记录、病理结果,以及病历文书等。用户可以自定义数据视图的显示列,对所有的列可以进行快速的筛选和组合筛选,并且可以根据诊疗过程的时间进行快速筛选;对于所有的列可以进行简单的统计,如果是数字型的列可以显示平均值、中位数、最大值及最小值等统计信息,便于用户快速了解单一因素的统计信息,例如快速展示手术麻醉患者地域分布、科室手术分布量、术中出血量及术中用药量等指标。

(二) 患者信息检索

依靠患者主索引(Enterprise Master Patient Index,EMPI),把患者当前和既往的全部门急诊就诊记录、住院病史、影像检查、检验结果、心电图及扫描文档等信息整合在一个界面里面,建立患者全方位诊疗信息的完整视图,为临床医师提供数据浏览服务,使医师不需要在各个系统翻看数据,迅速提升医师工作效率。依靠患者主索引就能实现全院范围内全部门急诊就诊记录、住院病史、影像检查、检验结果、心电图及扫描文档等信息的连通共享,用户只需访问单一来源,即可调取所要的全部信息,并且以历次诊疗事件时间轴为主线,集中展示患者历次诊疗过程中的医疗事件;可进一步深入展示历次具体医疗事件内容,实现多学科协作与集中展示;支持查看一个患者某个检验指标的曲线图、患者输血记录、患者手术记录、患者医嘱信息、患者电子病历、患者护理记录及患者费用信息等;支持关键指标时间轴展示,时间轴内容可依据需要配置。

查询结果包含以下类别信息:患者基本信息、检验结果、医学影像(含放射、超声、内镜、病理等)、影像报告、心电图检查、药物医嘱、药物治疗过敏史、诊断和手术、病理报告、既往史、病程记录、护理记录、门诊处方信息、医疗费用记录等。通过全院临床信息共享系统的客户终端,可以将相关数据放在一个窗口视图呈现,而不需要调用多个视图窗口。用户视图内所展现的信息可以根据不同的用户角色如麻醉科医师、麻醉护士、外科医师等加以配置和修改,以便跟角色的专业职务相符合。

(三) 人群队列查找

根据特定疾病的多维度诊疗数据自定义查询条件,再通过入选和排斥等集合运算实现研究人群的精确筛选,进行回顾性队列研究;并且可以把多维度查询条件保存,以便满足条件的新患者自动入组,进行前瞻性队列研究。

(四) 监测随访

对临床研究进行流程和数据管理,包括支持回顾性队列研究、前瞻性队列研究、随访、临床试验等临床研究活动;对临床研究的方案进行建模和管理,包括入选标准定义、基于数据仓库的候选者入组、事件定义、预警规则定义等;通过事件调度实现临床研究的日常执行,包括日常工作列表、事件的动作触发等。

(五) 探索分析

可以让用户对研究方向进行试探性分析,支持单向频数分析、卡方检验分析、一般线性分析、序变量相关分析、T 检验(双样本)、T 检验(单样本)、T 检验(配对)等;用户可以通过探索分析验证科研思路,确定研究方向。

(六) 生物样本库管理

麻醉信息系统在其本身的信息系统基础之上,依托于医院信息系统,以冻存管理系统为核心,以围手术期数据库为辅助,能够实现围手术期生物信息样本数据的管理。一方面,系统能够对样本库中样本信息进行信息化、规范化编码管理,追踪每一样本的采集、处理、接收、转移及样本的分发和返还等信息;利用可视化图形界面,对样本精确定位,直观显示冰箱、冻存架、冻存盒的存储状态。与此同时,通过与医院住院信息系统对接,可将相关临床信息导入到冻存管理系统,从而将样本信息与临床信息一一关联,查询时可通过临床信息对已有样本进行查询,亦可通过权限管理保护敏感临床信息。另一方面利用生物样本库管理功能,既可查询到每一样本所对应个体的临床诊疗信息,也可以根据临床信息检索到样本库中相应的样本,从而将样本信息与临床信息有机结合,实现查询检索、监测随访、队列研究、统计分析等高级功能。

二、教学服务功能

随着信息化技术的发展，信息管理系统的应用有力地促进了管理模式的转变。在医学生培养实践中发现：①对学生临床轮转考勤实行有效的统筹监管有很大的困难，缺乏实时监管机制和历史回顾数据；②带教老师教学工作评价体系不完善，激发老师带教积极性的奖励难以量化；③学生需要在繁重的临床工作之余填写培养手册，增加了额外工作量，且真实性难以衡量。教学服务功能可将学生的临床培训及考核、导师对学生的信息查询及科室带教老师的考核动态结合起来。实现整个临床培训和考核过程的自动化、规范化，从而提高临床培训教学质量和学生管理部门管理效率。针对教学医院的需求，教学服务需有不同的系统角色，在不同环节参与其中，详见下图6-3。

导师和学生可自主协商制定轮转计划，导师、带教老师和学生对自己的轮转计划实施和考核情况随时可查，并且可以通过配套的APP及时处理相关事宜，有效提高管理效率。主要功能包括：轮转方案模板、科室设置、角色功能设置、考核模块、制定轮转计划、学生考评、老师考核、考勤、统计报表。

1. 轮转计划制定　根据培养计划及学生个体需求，制定学生临床轮转期间的轮转计划。可考虑了学生个体需求和各科室带教老师情况，让学生和导师协商决定轮转安排。并且各带教资格教师信息作为基础数据库可被访问。学生登录系统后，可根据本学科培养计划和各科室带教老师信息自行选择轮转时间、带教老师等信息。学生自主参加轮转计划的制订，可以让学生对自己的轮转安排有更深刻的记忆，同时自己选择带教老师可以提高学生参加临床培训的积极性，提高临床技能学习效果。学生自主选择带教老师过程中，可以体现带教老师受欢迎程度，使带教老师更注重带教过程中与学生交流，提高带教质量。同时，科室教学秘书可以查询三年内在本科室轮转的学生人数和时间，导师可以实时知晓学生正在轮转的科室。

2. 打卡考勤管理系统　轮转计划制定以后，通过打卡考勤监督管理学生的出勤情况，提供切实可查的考勤依据。轮转计划制定以后，学生根据轮转计划进行临床技能学习过程中，由于没有管床责任压力，加之考勤监管缺乏，可能出现迟到、缺勤等情况。学生临床轮转考勤主要通过科室反馈和学生科抽查来进行监督。临床科室由于临床医疗任务繁重、科室进修学习人员流动性大、加之人员管理的人情观念等原因，学生考勤往往没有书面记载，回顾查询无数据可查。学生科由于人力有限，加之全院轮转学生基数大，只能做到不定期抽查，无法掌握整体学生出勤情况。

与门禁系统互联互通后，通过提取科室门禁系统的刷卡记录来记录学生的出勤情况。若出现迟到、缺勤等情况，系统会短信通知学生及带教老

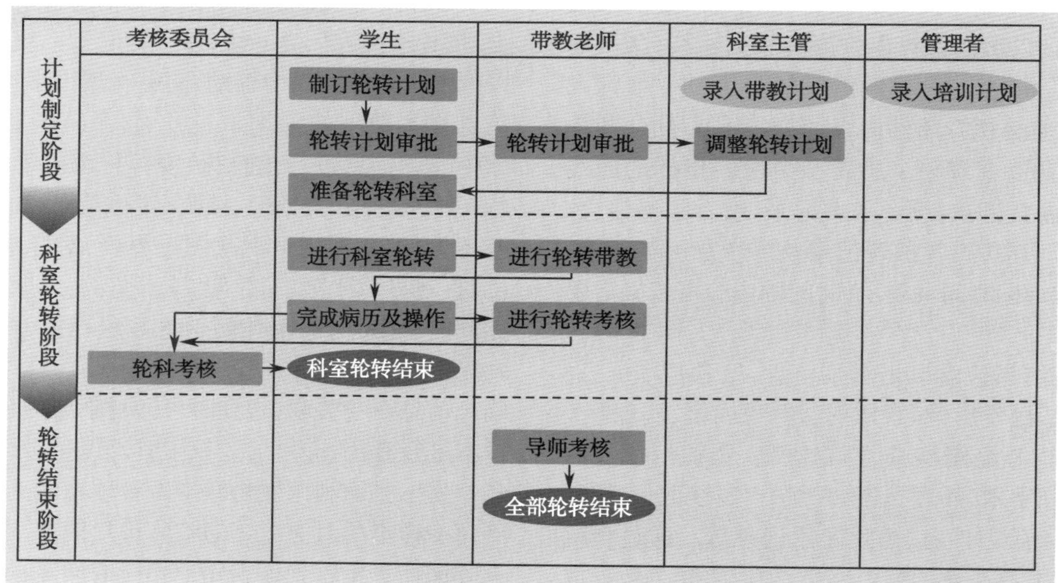

图6-3　教学轮科计划流程图

师，以此敦促学生主动出勤、按时到岗。教学管理员定期统计出勤情况，公布缺勤信息，以起激励作用。考勤记录可作为学生临床技能学习的依据，与学籍档案一起留档保存。

3. 学生工作量上报及统计模块电子病历签名模块 培养计划是各学科专家根据教育部、卫生部及医师协会住院医师培养现有规定，联系医疗卫生发展现状，通过商议讨论制定出来的临床技能培养考核标准。培养计划不仅规定了每个学生在不同科室的轮转时间，还规定了具体应当完成工作量，工作量包括管理不同病种的患者数和独立完成不同种类的操作数。现有考核管理系统无法细化到学生具体工作量的完成情况，故不能以此作为考核标准。设置"学生签名"栏记录学生管床病例数及独立完成操作情况。并且，该服务模块与现有电子病历系统、麻醉信息系统共享部分数据资源，教学管理员可查询学生完成管床病例数和操作数，并与培养计划核对是否与其相符，以此作为考核通过依据之一。学生还可以进行参与抢救患者、日常教学等相关事项的登记。

4. 学生老师互评模块 带教关系结束后，学生及老师登录系统对对方做出评价，系统做出量化并打分，以此作为学生及教师考核参考。

三、临床决策支持功能

近几十年来随着信息技术的迅猛发展，爆炸式增长的医疗数据量与临床医师有限的学习精力和知识更新速度成为了临床诊疗过程的主要矛盾。医师在面对大量信息时无法获取对自己真正有用的信息，对信息的利用效率反而低下，造成了信息超载(information overload)问题。如何从海量数据中提取知识并精准地展现给真正需要它的用户以提高临床决策的质量变得尤为突出和迫切。随着大数据时代的到来，数据的增长速度和数据分析能力大大提高了决策能力，促进了临床决策支持系统(clinical decision support system，CDSS)的形成和发展。

(一) CDSS 的发展历程

CDSS 的发展主要经历了四个过程：

1. 单机版临床决策支持系统(stand-alone systems) 它未与临床实际使用整合，所需数据需要手动输入，只能被动的被操作者使用，因此使用效率低。

2. 集成临床信息系统的临床决策支持系统(integrated systems) 为避免上述 CDSS 的缺点，这类系统可以主动触发，对医师和患者进行主动警报、提醒。但其系统共享性差，难以重复利用。

3. 支持知识标准化表达的临床决策支持系统(standards-based systems) 为解决 CDSS 知识共享问题，这类系统采用标准化方法对知识进行表达和编码。但目前尚无统一公认的标准及术语体系，因此共享也存在困难。

4. 基于服务模型的临床决策支持系统(service models) 这类系统再次从临床信息系统中独立出来，成为独立的系统，以服务的方式为临床信息系统提供标准接口，供不同信息系统使用。

(二) CDSS 的分类

1. 按建议方式 可分为主动式和被动式。主动式为系统主动地给医师提出决策建议，其优点在于可以强制性地阻止严重事件的发生，例如用药配伍禁忌等；被动式是指只有医师主动询问系统时系统才给出决策建议的方式。

2. 按交流方式 可分为提醒式、评判式和建议式。提醒式系统通过监测相关信息，自动生成警告，并同时向医师发送，例如疾病感染监测系统、抗生素治疗监测系统、药物不良反应事件监测系统、危急值报警系统等；评判式系统则是根据相关信息生成一个决策建议，该系统适用于医师愿意决策而需要系统再次确认的情况，或者用于辅助医师修正诊疗行为；建议式系统针对患者状况进行推理，给出建议供医师参考，它在医疗工作流程中不断与用户进行交互，最终确定建议信息；建议式系统不同于提醒式系统的是前者需要调用或录入相关数据并等待 CDSS 给出的建议，不同于评判式系统的是前者不需要先提交一个医嘱或诊疗操作再进行决策。

3. 按人 - 机交互方式 可分为与医师工作流程独立式和与医师工作流程集成式；人 - 机交互方式也是划分临床决策支持系统的一个比较重要的维度。早期的 CDSS 多是独立于医师工作流程之外，当医师要获得帮助时不得不在系统中手动输入信息，例如 Mycin 临床决策系统，造成时间和人力上的浪费。现代的 CDSS 大多与医师的工作流程相融合。

4. 按决策支持程度 可分为直接式和间接式。间接式系统不直接给出建议而只提供给决策者必要的信息，由医师做最后决定，它主要是一些与临床信息系统集成的在线知识库，如 Up To Date

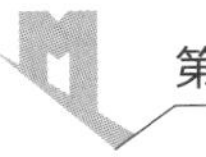

等。另外,间接式系统还包括一些数据图表分析功能。

5. 按内部决策机制 可分为基于规则 / 知识库的推理(rule-based reasoning,RBR)、基于数据挖掘 / 实例的推理(case-based reasoning,CBR)。传统的 CDSS 一般均基于 RBR,而 CBR 是一种类比的推理方法,它是通过对数据库中同类事物的求解以获得当前问题解决方法的一种技术。

(三) CDSS 的系统架构

临床决策支持系统一般由 3 个基本部分组成:推理引擎、数据中心及人机交互。通用框架如图 6-4 所示。

1. 推理引擎 是 CDSS 的核心,是问题求解的载体,它采用数据挖掘分析工具,对数据中心的数据进行清洗、分析并转化为决策信息。传统的 CDSS 一般均基于 RBR,其核心包括知识库和推理机两部分,知识库存有已收集到的专家知识,推理机利用其中的知识给出推理结果。但 RBR 的主要缺点是专家知识获取困难,有些经验与信息并不能够准确地转化为知识库中的知识。而且需要人工定时评估和修改,不断更新医疗成果。CBR 是一种类比的推理方法,它通过对数据库中同类事物的求解以获得当前问题解决方法的一种技术。相较于 RBR,CBR 更加符合人们对于新事物的认知过程,即人们在认识一个新事物时,往往会在自己的记忆里搜索类似的经历,利用旧的事例或经验来理解、解决和评价新事物。

2. 数据中心 是 CDSS 的重要组成部分,其来源可以是临床数据、文献数据、医疗保险数据、网络社交数据等,这些数据是针对特定问题求解的需要以知识表示方式链接、存储、管理。

3. 人机交互界面 能够使系统与用户对话,推理引擎通过人机交互界面调取用户信息,并通过该界面给出决策建议,并进行必要的解释。

4. 解释器 负责向用户解释根据其信息进行推理的过程及结论。所有 CDSS 都具有推理引擎、数据中心、人机交互界面,但并不一定具有解释器。

(四) CDSS 的主要功能

麻醉 CDSS 的主要功能包括警报(实验值危急值的提醒)、提醒(如提醒麻醉科医师应及时进行动脉血气分析)、评论(拒绝某项电子医嘱)、判读(判读术中心电图)、预测(预测手术风险)、诊断(列出低血压的鉴别诊断)、协助(为手术高危患者选择合适的麻醉方案),以及建议(生成麻醉药物剂量的调整建立)。若要使 CDSS 真正投入临床使用,就必须考虑其功能是否符合临床需求、方式是否符合医护人员行为以及技术上如何与电子病历集成。工作流就是指的在一个工作群组中,为达成某个共同目的需要多人协力以循序或平行工作的形式来共同完成任务。CDSS 若要与工作流恰当结合,首先要分析麻醉科医师临床工作流中涉及哪些具体活动内容。从表 6-4 可见,围手术期临床工作的各个阶段均离不开决策行为。

表 6-4 围手术期决策支持系统在临床工作流中的应用

临床工作流	围手术期临床决策支持系统可参与的工作流内容
1. 术前工作流	1.1 术前访视,回顾病史
	1.2 麻醉科医师回顾相关疾病知识
	1.3 手术风险评估
	1.4 帮助指导患者完成相关信息和决策
2. 术中工作流	2.1 麻醉方式及药物决策(安全性、成本、适用性)的制定
	2.2 术中监测及风险评估
	2.3 诊断及鉴别诊断
3. 术后工作流	3.1 麻醉恢复早期的监测及风险评估
	3.2 术后镇痛方案决策
	3.3 术后镇痛的有效性及不良反应的评估、调整
	3.4 术后不良事件的风险评估
	3.5 患者教育的决策建议

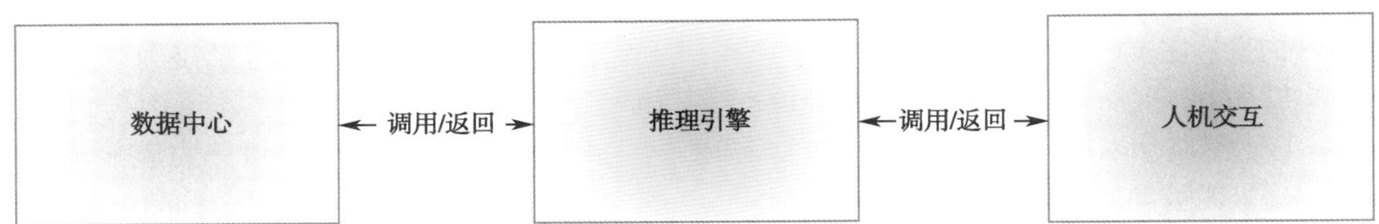

图 6-4 临床决策支持系统的通用框架

（五）CDSS 的评估

由于现有的临床研究对决策支持系统是否能改善医疗质量存在很多争议，其广泛应用也受到了限制。目前国内更注重医学信息系统的实现技术，缺乏对系统的临床效果进行科学评价。随机对照试验（randomized controlled trial，RCT）是一种评价医疗卫生服务中某种疗法或药物效果的手段，是国际公认的效果评价的金标准。实效性随机对照试验（pragmatic RCT，pRCT）是在真实临床医疗环境下，采用随机、对照的方式，比较不同干预措施的治疗结果（包括实际效果、安全性、成本等）的研究。pRCT 的典型特征在于：在临床医疗实际环境条件下，将相关医疗干预措施用于具有代表性的患者群体，采用对利益相关者（如临床医师、患者、医疗决策者、医疗保险机构等）有重要意义的结局指标（如心肌梗死、生存质量、死亡、成本等）进行评估。研究结果紧密贴近临床医疗实际，可更好地为医疗决策提供科学依据，帮助利益相关者在现有不同的干预措施中做出最佳选择。

临床决策的评估要基于 pRCT。首先选取一定的样本量并随机分到临床决策组和常规处理组，临床决策组对医师或患者进行辅助决策，对照组由医师采用常规方法处理，干预一段时间后比较结局变量（如血压、血糖、疾病并发症、远期预后，以及卫生经济学指标等）。

四、远程医疗

远程医疗即使用远程通信技术、全息影像技术、新电子技术和计算机多媒体技术发挥大型医学中心医疗技术和设备优势提供远距离医学信息和服务，它包括远程诊断、远程会诊、远程教育、远程医疗信息服务等所有医学活动。

（一）远程医学教育

远程教育，是指使用电视及互联网等传播媒体的教学模式，它突破了时空的界线，有别于传统的在校住宿的教学模式。在医学教育中运用远程教育，有利于医学教育资源利用最大化、学习行为自主化、学习形式交互化、教学形式修改化、教学管理自动化。本课题拟搭建一个以互联网为媒介的远程医学教育平台，在平台中实现医学资源共享、医学教育和教学、线上医学信息交流。

（二）远程监护

远程监护是一种以信息控制中心为中心，与患者、医师、护理人员建立的一种双向信息管理平台。它有利于对手术患者进行实时管理，同时节省医护人员的资源消耗。根据已有的手术与麻醉监控系统，完成所有手术患者的生理信息获取、生理与通信异常报警、远程提醒、动态显示等功能；还可与临床决策支持系统对接，建立手术与麻醉风险预警模型，通过现代传感与信息技术实现对所有手术患者心电、血压、血氧饱和度等的实时监测和数据推送，从而实现对突发事件的早预防、早发现、早治疗，提高围手术期医疗决策质量。

（三）移动医疗（术前、术中、术后）服务

移动医疗，是一种通过使用移动通信技术来提供医疗服务和信息的方式，它能使医疗服务随手可得，不再受时空的限制。移动医疗的应用可建立一种术前访视、术前医嘱、药品管理和分发、视频监控、麻醉科医师远程会诊、麻醉科医师远程指导、术后访视等全病程的医疗服务模式。

（四）远程急救

针对患者急救的实际医疗需求，利用急救医疗物联网，结合各医院中心现有远程急救设备，观察患者的外观特征，监控急救现场施救过程，与现场实时通讯，根据卫星导航快速定位，传输实时生理信息，评估伤情，制定手术及麻醉方案，提高急救诊治效率。

第五节　总结与展望

麻醉信息系统使得麻醉科医师有效地整合了患者的信息，提高了麻醉科医师的工作效率，使得围手术期的数据得以长期有效的保存，同时也为科研、教学、多学科协作等方面奠定了基础。但目前国内麻醉信息系统还未达到成熟的阶段，仍得不到全面推广应用，需要进一步提高麻醉信息系统对临床结局及经济效益等方面的影响。麻醉信息系统要在临床诊疗过程中得到真正应用，必须提出针对性的意见，帮助医师获得所需要的知识与经验，同时贴合医师在诊疗过程中的需求，实现全程支持。网络信息化时代，人工智能浪潮袭来的今天，医疗机构的信息化建设正在如火如荼。HIS 系统正在全国范围内高速发展，而麻醉信息系统却相对落后于医院其他的信息化建设，这也限制了麻醉学的发展。但是，人工智能麻醉辅助（AIAA）系统正在建设中，系统一旦建成，将人工智能和麻醉信息系统完美结合后，将解决大部分现有麻醉信息系统所解决不了的问题，广泛拓展麻醉信息系统的功能范围，真正实现整个围手术期的全面智能化管理，使得手术麻醉全程都能够具体化、直观化、数据化、自动化，提出更有意义的质量分析，会大大减轻麻醉科医师的工作负担，并且显著降低麻醉医疗事故的发生。麻醉信息系统的智能化发展和普及已然成为了必然趋势，其广泛运用必将成为麻醉学发展史上的丰碑。

（欧阳文 刘 星 唐永忠）

参考文献

[1] 胡建平．医院信息系统功能设计指导 [M]. 北京：人民卫生出版社，2018.

[2] 邓小明，姚尚龙，于布为，等．现代麻醉学 [M]. 4 版．北京：人民卫生出版社，2014.

[3] 李小华，周毅．医院信息系统数据库技术与应用 [M]. 广州：中山大学出版社，2015.

[4] 王忠庆，邵尉，杨伟锋，等．数字化医院手术麻醉信息系统设计与应用 [J]. 中国数字医学，2014 (2): 46-48.

[5] 陈金雄，王海林．迈向智能医疗：重构数字化医院理论体系 [M]. 北京：电子工业出版社，2014.

第七章

模拟患者教学

目　录

模拟是对真实事物或者过程的虚拟，需要表现出所选定的物理系统或抽象系统的关键特性。

第一节 医学模拟系统概述

临床技能的训练需要经过模仿、操作、多种操作的协调这样一个递进的过程才能最终走向成熟，最好的练习对象莫过于患者或真实的人体。然而随着社会的进步和医学教学要求的提高，在患者身上学习和演练已经凸现出越来越多的困难和弊端。执业医师法的规定、患者维权意识的增强、医学教育责任与义务的淡化等迫使我们医学人员的教育及住院医师的培养还在沿用传统的病例讨论模式或“学徒式”的临床教学模式，这些“学习者”成为“工作者”后，理论知识比较丰富，而实际工作能力则比较欠缺，跟随带教教师“学徒式”地一起管理患者，经验和成长在很大程度依赖于带教教师的个人特性，这种教学模式使我们的教育不能标准化，且有很大的随机性和局限性。模拟技术的发展给解决临床教学中面临的困惑带来了机遇，它具有传统教育无可比拟的优势，是实践教学的重要辅助手段，可以创建一个贴近临床的培训平台。

医学模拟技术起源于1736年，中国蒙古族医师觉罗伊桑阿用袋装笔管模拟骨关节进行骨科教学，从而开创了医学模拟技术的先河。20世纪以来，随着计算机及材料学等技术的进步，借鉴军事、航空航天和核工业中模拟技术的成果和理念，医学模拟教育及技术也日臻完善。医学模拟教育是一种以“模拟”来代替“真实”进行教学的教育方式，利用仿真模型，参照医学学科的教学考核内容，模仿出人的正常结构、功能以及疾病的表现、演变、诊疗过程，创设出模拟患者、模拟临床现场(病房、手术室等)乃至医院，代替真实患者、真实临床场景进行教学、实践训练和能力评估，从而以更科学化、人性化、更贴近临床环境和更符合医学伦理学的方式培养和培训医学生、住院医师的实践能力，因此医学模拟教育是医学理论通往临床实践的重要辅助手段。

医学模拟不仅是医学生进入临床前实习的必要手段，也在执业医师的临床技能训练上，尤其是一些新技术的临床推广，显出提高患者安全性、培养学员能力与自信心、教育标准化与规范化等方面巨大的潜力。与传统教育方式相比，医学模拟教育的优势在于：①更理性化及人性化：医学为高风险行业，选择模拟与虚拟技术作为不可或缺的培训手段，使学员在接触真正患者之前掌握一定的临床技能，在满足医学教育的同时又注重了患者的伦理关怀。②与真实的患者相比，模拟教学还有时间的方便性、病例的多样性、过程的可控性和可重复性、高度的针对性、患者的安全性、操作的纠错性等特点，根据课程要求创设出某种真实病例，学员和培训者可以反复实践。

我国麻醉学模拟教育，无论是模拟设备配置还是对模拟教育的了解程度等，均尚处于初级起步阶段。2008年中华医学会麻醉分会组织针对全国29个省、自治区、直辖市中的144个大中城市的模拟教育现状进行调查，问卷回收率仅12.2%，且多来自经济发达地区，仅有不到一半的回访医院麻醉科使用模拟技术作为其教学手段，全国仅不到10家医院具有高仿真生理驱动模拟系统。这一水平远远落后于欧美发达国家同行。在2009年中国首届国际麻醉学模拟教育高峰论坛上，中华医学会麻醉学分会将中国首家麻醉模拟教育培训基地授予首都医科大学宣武医院，标志着国内麻醉模拟教育规范化培训正式启动。从2004年首都医科大学宣武医院引进国内首台HPS生理驱动智能模拟人以来，北京、四川、陕西、广东、湖北、湖南、新疆、安徽等省(自治区、直辖市)的多家医院和教学中心，或与美国、香港等同行合作组织或独立开展了麻醉危机处理模拟培训，或将模拟教学方法应用于临床麻醉教学活动，逐步探索和建立了模拟课程开发和教学团队，建立病例库，掌握编程，模拟教学逐步规范化，并发表多篇模拟教育教学论文。在全国麻醉年会和省市级麻醉年会上，也多次设立麻醉模拟教学版块，通过观众与专家互动管理模拟病例，实时呈现患者病情动态变化与麻醉管理干预措施，生动地教学危重患者麻醉管理要点的同时，使麻醉模拟教学理念深入人心。麻醉模拟教育蓬勃发展，逐渐向系统化和规范化迈进。

第二节 模拟系统的分类和构成

目前,有近百种不同类型、原理和功能的模拟系统可以用于教学和培训,从简单的解剖模型到复杂的手术室危机管理模拟系统。模拟系统具有多种分类方法,可以基于模拟系统的交互方式将模拟系统分为借助于计算机显示器、借助于硬件和借助于虚拟现实的三种类型。借助于计算机显示器的模拟系统仅依靠计算机运行,不需要其他的硬件设施,使用者通过日常设备如键盘和鼠标控制系统;借助于硬件模拟系统的互动方式与管理真实患者类似;虚拟现实模拟系统通过三维模拟器和感觉反馈系统构建虚拟的环境。

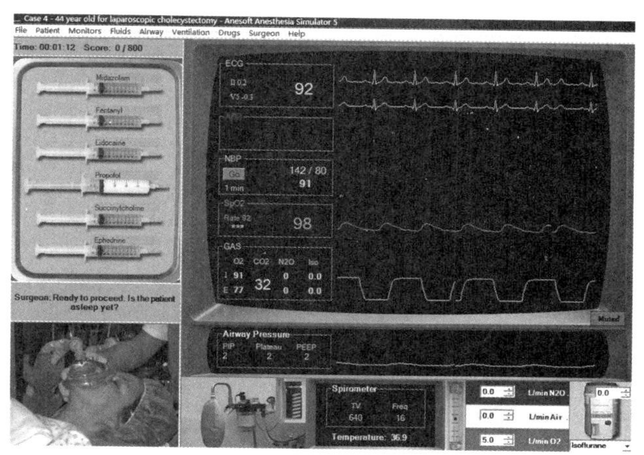

图 7-1 计算机模拟训练软件

一、借助于计算机显示器的模拟系统

又称为计算机 / 网络为基础的模拟训练或视频模拟系统。

计算机 / 网络为基础的模拟训练是大规模培训学员的最简单方式。模拟系统多采用标准患者的方式,采用下拉式菜单提供患者病史、体格检查和化验检查的信息,其优势在于方便进入系统、同时多用户使用、便于监测学员成绩和进展。目前有多种计算机为基础的模拟训练设备,简单的包括设计为模拟特定干预反应的程序,如麻醉气体和药物反应程序,复杂的包括以问题为基础的学习模块,为学员提供病例的诊断、处理、表现反馈的全方面模拟(图 7-1)。麻醉和重症监护模块可以训练和评估学员的复苏和重症病例处理能力,包括临床表现和检验结果的解释,知识结构,临床技能如通气、补液和药物使用等方面。佛罗里达大学开发出在线的虚拟麻醉机,可以模拟不同麻醉机的功能和运行模式。多伦多大学开发出在线的经食管心脏超声培训系统,用于基本超声平面的学习。计算机 / 网络为基础的模拟训练具有培训时间灵活,节约专用培训师资,培训设备方便,学习进度可控性好,便于远程教学等优势。

二、借助于硬件的模拟系统

借助于硬件的模拟系统包括单一任务训练器和高仿真计算机驱动模拟人。

单一任务训练器结构相对简单,非常适用于训练临床技能,如缝合、静脉置管、气道管理、椎管内麻醉、超声引导神经阻滞操作等。随着科技发展,新技术不断应用于模拟训练器的开发与应用,3D 打印技术被尝试应用于纤支镜训练,借助真实患者的 CT 影像资料,可以制作出各种正常或异常结构的气道模型,用于纤支镜操作,提供学员较高的仿真度。

高仿真计算机驱动模拟人又简称为模拟人,从 20 世纪 60 年代诞生的复苏模拟器演变而来,简单技能模型“复苏安妮”,用于训练基本的复苏技能(图 7-2)。60 年代中期,美国政府推动了 SimOne 的研发,用于训练麻醉住院医师,SimOne 由模拟计算机驱动,但是由于当时技术并不成熟,并未广泛应用。1968 年诞生了模拟心血管检查的训练器,Harvey 以及随后的版本追求模仿人体的生理。研究显示,接受训练的学员表现为临床能力的提高,随后用于医师、护士和家庭医师的继续教育和技能评估。随着计算机技术的发展,仿真模拟的主要改变为生理和药理系统的完善以及对事件的反应速度的明显提高,接近于同步反应。GAS 系统最初用于检测麻醉机的故障,但随后添加的肺部模型和模拟人,(Gas Man 系统)能够模拟吸入麻醉药在肺泡及体内其他组织中的分布情况,可以用于麻醉科医师的训练。药物注射识别系统的添加使之后的版本自动化程度更高,可以对更多种类的操作干预做出反应。“复苏安妮”的后继产品,模拟人 SimMan 和 SimBaby 由空气压缩机驱动机械系统,通过预先设定的程序或计算机实施实时指令控制。最新版本的 SimMan 模拟人可以评估和管理心血管、呼吸系统疾病，并通过射频识别系统识别和记录给药和其他干预措施，更便于回放讨论。这一类模拟训练系统通常装备于正式的模拟中心，价格昂贵。

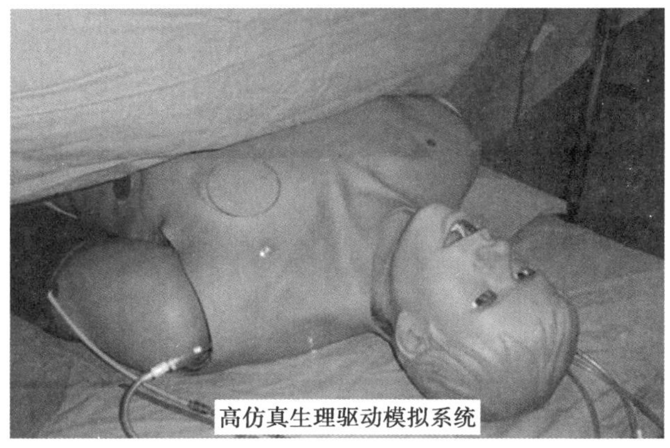

图 7-2　高仿真模拟人

三、虚拟现实技术

虚拟现实技术（virtual reality，VR）提供了新的人机交换模式，最初产生于 20 世纪 60 年代中期，约 20 年后才被命名为虚拟现实技术，可以分为仿真虚拟现实和非仿真虚拟现实。在仿真虚拟系统中，使用者完全进入计算机创造的环境中，模拟包括视觉、听觉、嗅觉、触觉和压力反馈全方面的感觉；模型复杂昂贵，因此通常仅采用非仿真虚拟现实技术。在非仿真虚拟系统中，使用者与计算机虚拟环境发生交流，但此种交流并不能做到全面完整。

虚拟现实系统，包括软件、硬件和输入输出部分。大多数虚拟环境通过计算机技术构建虚拟影像。增加构建元素的数量可以提高虚拟影像的质量，但是同时会导致虚拟环境变化时更新速度下降。这一平衡决定了产生的虚拟现实的真实性水准，而计算机处理器速度提升大大提高了虚拟系统的真实度，使得复杂虚拟现实模拟成为可能。感觉反馈技术的发展也推动了虚拟现实模拟技术在医学的应用，该技术提供使用者触觉和压力的反馈，可以逼真模拟穿刺针穿过不同阻力组织的感觉。虚拟现实技术已经被外科医师广泛接受，并且已经证实对于某些技术如结肠镜检查的训练效果明显优于传统的训练方式。麻醉技术培训方面，已经开发出用于训练硬膜外置管、纤维支气管镜检查、外周神经阻滞的训练器。非仿真虚拟技术与任务训练器相结合，使操作者可以看到操作结果并与虚拟场景互动。如经食管超声训练器允许操作者控制模拟人食管内的探头，并实时观察虚拟的超声三维画面；结合 3D 实时可视技术的中心静脉穿刺训练器可以使操作者实时观察模拟的穿刺针进针路线。虚拟现实是模拟领域最有发展前景的部分，但是目前尚处于起始阶段。未来随着相关科技如人工智能、反馈技术、计算机技术的发展，将有可能构建虚拟现实的手术室，拥有虚拟的工作人员和患者，并能够开展虚拟手术（图 7-3）。

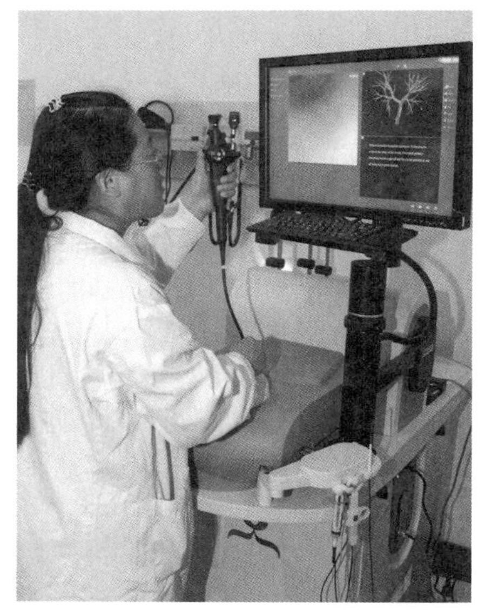

图 7-3　虚拟现实技术用于纤维支气管镜检查训练

第三节　模拟系统中心

模拟系统中心是一个多功能的中心，通常包括模拟场景室、讨论室、控制室、办公室等几个基本的空间。通常模拟场景室位于控制室和讨论室中间，场景室用于模拟训练，控制室用于工作人员控制模拟场景的运行，讨论室用于模拟训练前的介绍和训练后的总结讨论。

一、模拟场景室

模拟场景室内通常配备高仿真模拟人、麻醉机、监护仪、除颤仪、抢救车、各种药品等，环境布置和医疗设备的配置应该与临床环境相同，避免学员对设备操作生疏或是常常需要寻找医疗物品的摆放位置。模拟中心的设备分为两类，一类是需要发挥功能的医疗设备，除采购新的设备以外，还可以选择临床科室淘汰下来的尚能工作的设备；另一类用作背景布置的设备，可以采用废旧设备，如C形臂机、CT机，用于增加模拟场景的真实感。可以收集临床科室过期的药品和医疗耗材，用于模拟教学，但要严格避免重新流入临床使用，这些物品需要标明禁止临床应用并储存于专门的场所(图 7-4，图 7-5)。

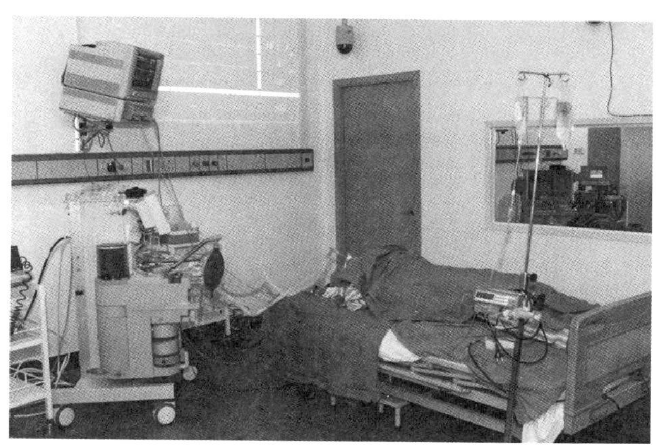

图 7-4 模拟场景室

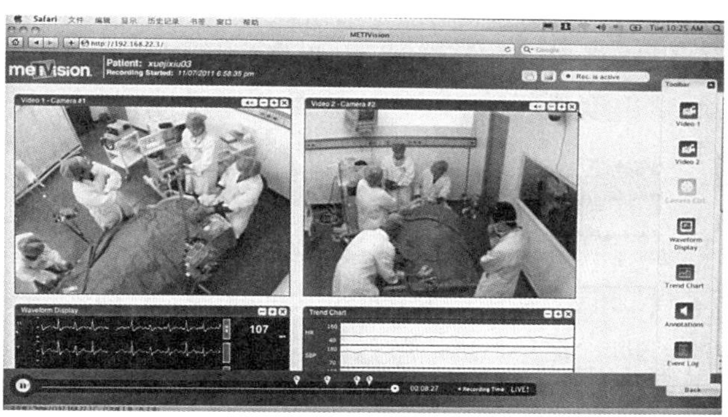

图 7-5 模拟控制界面

模拟场景室内良好的音频视频采集系统对于模拟教学非常重要。第一，提供反馈：使学员检查他们的操作和处理，并从中收获知识；第二，控制模拟场景：通过音频视频系统，控制者可以了解模拟场景的进行情况，并操纵模拟人反应。通常设置多台录像设备和微型麦克风，从不同角度录制学员的模拟操作及采集学员的对话，摄像机的最佳角度为模拟人的头顶、脚下和正上方屋顶鸟瞰角度。可以设置不同房间音视频同步采集传输系统，使讨论室内的投影系统可以收看模拟场景室内的直播和回放，控制室内可以收看模拟场景室内和讨论室的直播和回放(用于给参观者展示)。音频数据的采集甚至比视频还要重要，不仅要求控制室内的教师能够知道场景室内学员交谈的内容，而且在讨论的回放阶段仍然需要高质量的声音回放。音视频数据的处理多采用四分割显像技术，将多个摄像机同时工作的画面以及监护仪屏显同步呈现于控制台，使不同摄像机录像记录的时间轨道能够契合，这些录像画面通过计算机整合为一套数据记录，并且通过软件可以在时间轴上任意添加标记，以标出关键事件。

二、模拟控制室

控制室用于工作人员控制模拟场景的运行，控制室和模拟场景室之间最好完全隔音，以免控制室的杂音影响模拟场景的进行。控制人员之间避免无关交谈，更要避免在麦克风未关闭情况下讨论学员表现。控制室与模拟场景室之间通常设置单透玻璃，可以使教师随时看到学员的操作状况，同时避免学员产生被观察的感觉，以专注于模拟操作，而且场景室内的指导教师通过简单的手势示意控制室内的培训人员，可在学员无察觉的情况下，报告模拟教学的进程。

三、模拟中心通讯交换

控制室内工作人员、教室内的指导教师、演员、学员、参观室内的参观人员之间都需要不同程度的通讯联系。根据不同程度的需要，可以选择设定两两之间或多向联系，前提是在满足需要的前提下，尽可能简化各种联系方式，使其更便于控制，才能充分发挥作用。场景室内需要配备扬声系统和电话，电话系统用于学员模拟呼叫X线检查、请求血制品，或是呼叫相关人员会诊。电话系统终端设于控制室，培训者在控制室内扮演相应人员，对学员的呼叫做出应答。同时，控制室也可以回叫模拟场景室，扮演被呼叫者或是汇报实验室检查结果。场景室内的独立扬声器可用于控制室内工作人员向场景室内的学员通话，控制人员可通过单独的扬声器对学员进行指导，确认用药等。模拟人的发声可通过控制室内的工作人员经安装在模拟人头部的麦克风模仿患者与学员对话，或在程序内设定一些短句的录音并在设定的情境播放。

四、模拟中心的运行

模拟系统中心的运行需要以下类别的工作人

员:①负责模拟中心管理的负责人,通常需要一定的专业知识,并且热心于新技术在医学教育领域的应用,负责帮助培训人员将培训课程与模拟系统整合,安排模拟中心的日程,根据模拟教学内容设定系统程序,协调各个教学科室;②专业的模拟系统工程师,主要负责模拟系统的维护、正常工作、检修;③临床指导专家,负责协助临床教师设计模拟场景,向模拟中心技术人员解释临床问题。对于参与模拟中心教学和管理的专家,需要合理安排时间以保证模拟教学工作的实施,而且培训者和管理者需要定期召开会议,制定工作目标,讨论教学任务的执行情况,交流模拟工作期间存在的问题、模拟器材的购买、财务支出等状况。

模拟中心需要定期邀请临床相关科室和教育职能部门参观模拟教室,举行座谈,推广并制定模拟教育计划,从而促使创立更多的教育项目。

第四节 模拟场景

课堂讲授和病例讨论只能够传授理论知识,技能训练室用于训练操作,但是无法覆盖实际操作的全部方面,临床医疗需要学员具备在实际病例场景中的应用知识和解决实际任务的能力。高仿真模拟系统可以设定复杂场景,从而同时全面培养和考察学员掌握知识、应用知识、临床操作和综合决策的能力。

学员可以通过各种不同的模拟场景学习和锻炼各种技能,模拟场景教学允许学员做出错误的判断和决定。在场景进行中,应以学员为中心,而培训者的任务是提供一些基本的场景信息并启动场景,维护场景的顺利进行,待模拟场景结束后帮助学员回顾并找出错误或是可以改进之处。

一、模拟场景的设计

模拟场景的设计对于学习者的学习效果非常重要,需要明确学习对象的专业、目前的学习年限、教学目标、课程时间。明确主要学习目标,排除干扰学习目的的次要因素,例如,除非考察根据体重的药物剂量计算,否则应将模拟患者的体重设定为70kg,避免分散学员精力。模拟场景最好来源于真实病例,将主要学习目标加以精炼,使之用于模拟,选择真实病例的优点在于,指导教师熟悉病例的全部信息,而且确保病例的真实可行性,尤其在学员质疑病例可信度时可以做出合理解释。如果患者死亡不是模拟教学的目的之一(如训练如何与家属交流),避免设定死亡程序,避免通过使模拟患者死亡而“惩罚”学员的错误操作和判断。在设计场景时,需要充分考虑学员可能做出的反应和发生的错误,从而保证场景进行连贯,避免在场景进行期间暂停并纠正指导学员的教学方式。

模拟场景设计通常流程为,编写脚本、讨论修改、彩排、重新修改、二次彩排、实际模拟教学。场景设计是费时费力的工作,需要反复演练纠错,使病情演变的速度、程度、趋势更为真实可靠。通常最初数次的模拟教学后,仍可发现若干可修改之处,可根据现场进行状况和学员反馈进行修改。

二、模拟场景的运行

全自动模拟场景运行期间,计算机设定的程序使场景进行中模拟人的变化按照主要的趋势进行,而培训指导教师仅仅需要在模拟过程中微调相关参数,使之更具有真实性。临床能力不足的初级学员在模拟场景中犯错误的概率较高,教师可以选择手动控制模式,在患者病情恶化时,可以调整进度或暂停,避免学员无法完成模拟教学任务。另外,也可在自动程序中添加手动调节,如果操作者熟悉操作界面并具备丰富的临床经验,可以随时根据学员的表现调整模拟教学的难度。总之可以根据工作经验,选择全自动、手动或是两者结合的合适的控制方式,只要能够完成教学目的即可。

三、模拟场景真实度

对于模拟真实度的认知困难常发生于学员首次进入高仿真模拟教室面对模拟人时。克服这一天然缺陷的方法,在于指导教师首先以对待临床真实患者的感情和态度对待模拟人。另一个重要的手段是允许模拟人与学员交谈,甚至对检查或操作做出情感反应,都可以增加真实度。模拟人的自主身体活动如眨眼等也可以增加真实度。

模拟场景的真实度取决于对真实环境的各种线索的复制,而首先由模拟教育的任务目标所决定。如果教学主要目标是技能训练,则需要尽量减少无关干扰；如果教学主要目标是训练临床实际处理能力，则需要有目的地在场景中增加临床常见的干扰因素，从而增加场景的真实度，并且训练学员的综合处理各种信息的能力，便于模拟训练后直接转换入临床工作环境。另外，一些临床道具可以用来增加模拟的真实感，如患者图表和身份信息，有助于将模拟患者个体化，图表可以从临床科室获取，并自行填写。影像学材料如X线片、CT和心电图等，可以为患者的症状提供支持，给予学员更多的相关信息，应注意的是需要遮盖材料来源患者的真实信息。可调节的静脉输液系统、带有药名和剂量标签的注射器都可以增加真实感。避免使用吸引器吸引模拟人的口腔，因为在模拟人气道或是口腔内注射液体会导致模拟人故障。模拟伤口可以增加真实度，效果明显好于口头告知学员设想某处存在伤口的方式。

四、模拟场景演员

模拟场景中可以设置演员，扮演相关角色，如上级医师、外科医师、护士、患者家属等。演员的作用是多功能的，可以作为模拟任务的一部分，发挥分散学员注意力或是施加压力的作用，更重要的是维护模拟场景的真实性，以及防止对模拟人的破坏性处理和伤害性操作，负责处理或掩盖小的技术故障，保证模拟人存活以使模拟场景能够继续，防止人身伤害（如制止不正确使用除颤仪）。

五、模拟场景后总结和讨论

模拟后的讨论是模拟训练中最重要的部分，是真正的学习时间，在讨论部分，学员从激动人心的模拟场景中冷静下来，通过回顾模拟的过程学习知识。讨论的方式可以是正规地坐在讨论室内，回放录像，总结讨论；也可以是由指导教师重新按照标准方式进行模拟场景，同时进行点评。由于具有视频回放的便利，可以充分发挥自省式的学习方式，教师尽量充当引导的角色，提供总结讨论的主题和内容，避免过多的指导性干预，有助于调动学员的思维。当学员表达完全错误的观点时，教师及时发挥指导的作用，给予纠正。讨论时间避免过长，主要着重于技术和管理方案；而如果时间允许，则可以涉及一些非技术的问题，如团队协作、领导能力、沟通能力等。

第五节 模拟培训指导者

模拟培训指导者通常为经验丰富的优秀临床教师，同时热衷于模拟教育。传统的临床教师并不能够自然地适应模拟教育的方式，需要针对性地定期培训，掌握医学、心理学、工程学、管理学等相关知识。

一、模拟中心职能与模拟培训指导者素质

了解模拟培训指导者所具备的素质，首先我们需要明确模拟中心的职能：教学、控制、技术、管理。

1. 教学　模拟中心的主要任务是使用模拟系统和模拟人进行教学，在教学过程中，医学专业性技能和非专业性技能同时得到训练。在专业技能的训练过程中，需要指导教师具有相当的专业知识以示范和指导，例如外科缝合技术需要外科医师示范指导，而气管插管、困难气道管理则需要专业的麻醉科医师。非专业性技能指在完成指定任务时，所需要具备的决策、管理、交流等能力，非专业性技能的训练对指导者具有一定的难度，需要指导者既具有沟通和总结的能力，又了解训练涉及的专业领域的相关知识，所以虽然心理学家更善于培训学员的非专业性技能，但是通常缺乏专业知识也使专业的心理专家无法单独胜任培训工作。

2. 模拟控制　控制人员需要了解设备的使用方法，并具备一定的临床知识和技术水平，以控制模拟人的生理指标和音频视频系统。

3. 技术支持　模拟系统的各项高科技设备，音视频系统、任务训练器、全功能模拟人、医疗设施、计算机系统等共同构成复杂的互动、紧密联系的网络，需要具备专业能力的负责人员维护和检修。技术人员除需要技术专业知识外，对于系统的运行、教学课程的设置也需要了解，以助于模拟系统的改进。技术人员可以通过独特的视角进行思考，尤其在进行模拟场景设计时，跳出对医学原理相关知识的拘束，反而可以提出创造性的建议。模拟场景的创新和改进一方面可以发掘模拟设备的作用，另一方面可以缓解模拟培训指导者的疲劳和厌倦。

4. 组织管理　模拟中心的组织管理包括设定培训主题、准备课程素材、设计课程病例、制定评估方法、设计具体培训计划、考虑工作人员（指导教师、设备操作人员、技术人员）构成。需要管理者具有设计课程的撰写能力、计划教学的管理能力和编写病例的专业知识。

多数模拟中心的工作人员拥有丰富临床的工作经验，模拟控制人员和中心管理者通常为专职人员，而指导教师通常为临时召集的麻醉科医师、急诊医师，还有重症医学、儿科、内科、妇产科等专业的专家。没有一类专业人员能够替代其他人员的所有工作，所有不同专业的工作人员必须各司其职，互相配合，才能够成功完成模拟教学工作。

二、模拟培训指导技巧

在模拟学习过程中，所施加的压力是可控的。如果模拟病例过于简单，学员会感到厌烦、被轻视而不积极参与。如果难度适中，学员会兴奋于迎接挑战，克服苦难，并收获知识。但是如果模拟病例难度过大，超出学员具备的专业能力，学员会失去兴趣，不再积极进行临床思维。指导教师需要具备临床和模拟教学的经验，并始终观察学员的表现，听其言、观其行，及时发现学员流汗、语速加快、表达不清、情绪失落等压力失控的表现，迅速调整模拟难度。

讨论总结是模拟教学的一个重要部分，需要指导者具有一定的心理学知识，能够敏锐地观察学员，判断形势，组织讨论和反馈。对于学员正确的做法需要在总结阶段加以正面的重复强化，对于学员在模拟学习过程中的错误做法要予以指出。有些学员在总结阶段会诡辩自己的错误行为，辩解自己在临床实际中从不会采取该种方式，此时需要指导教师反思模拟场景中的压力难度设定是否过低。对于此类轻率的错误，模拟人如果能够及时表现出严重的后果，并且被所有学员观察到，对于纠正这类错误将是很有效的方法。

与学员达成共识，永远不在模拟中心之外讨论模拟教学中的表现。教师需要让学员充分地思考，勇敢地做出决断，哪怕是错误的决定。使学员相信模拟学习中可以犯错误，并且是最好的从犯错中学习知识的场所。保护学员隐私，录像仅作为讨论回放或是科学研究使用，除考试之外，平时的模拟教学表现不应作为学员考核的依据。

尝试在模拟场景设计中添加选择，如在转运气管插管的患者过程中，如果学员给予潮气量过大的手控通气，可以设计使慢性阻塞性肺疾病的患者发生气胸，但不设计为最终发展为心搏骤停。通过这一设计，如果确实发生这种意外，学员对于手控通气注意事项的学习效果，远远好过于仅仅在讨论阶段由教师口述有哪些事项需要注意的方式。

第六节　模拟培训的效果评估

常规教育方式通过不同形式的考试评估学员学习效果，利用调查表评估教师表现，模拟教学课程后也需要类似的反馈，以帮助改进教学。科学设计的调查问卷和真实有效的信息反馈才能发挥评估的价值。调查问卷需要采取匿名方式，由于模拟教学的学员数量通常较少，所以为了避免课后即时评估可能会泄露评估者的身份信息，通常采用阶段性统一归纳调查问卷，集中总结评估意见的方式。

调查问卷在模拟教学前发给学员，问卷避免过长，设计尽可能简短并容易填写，仅询问对总结和研究有帮助的问题。对于可能引起学员误解的概念，应该给予标注。例如，调查学员分别曾经参与过的传统操作训练和模拟技能训练的次数时，有必要对两种训练分别标注定义和举例，避免学员理解错误，导致调查结果无效。

问卷抬头为教学日期、教学题目和指导教师名称。调查内容应该首先包括学员性别、年龄、专业、学制、所在学年、是否接受过模拟教育、其类型和次数等一般性问题。随后主要咨询学员对本次模拟的个人观点。调查问卷需要通过伦理审核，尤其是需要作为研究性论文的数据。调查问卷的表达方式需要风格一致，尤其是评分式问卷，分数的多少与肯定否定的风格需要一致，避免迷惑填写者。最后提出开放性的问题，允许学员给予点评。

第七节 模拟患者系统的应用

模拟患者系统的快速发展一方面得益于计算机技术的进步，另一方面主要源于越来越多的临床教育者认可模拟教育系统可以提供安全有效的环境来帮助医学员成功掌握医学技能。模拟技术可以应用于几乎所有的医学领域，可用于训练外科、产科、心脏介入等学科的技术性能力，或用于训练高风险管理和干预，如麻醉、重症医学和急诊医学。随着模拟技术和设备的发展，手段日益先进，模拟教学的普及率逐步提高，在医学教学过程中发挥越来越重要的作用，针对模拟教学的多项研究已经发现，模拟教学可以缩短学习曲线，提高技能的固化度。

一、模拟患者系统在麻醉学专业教育中的应用

麻醉科医师需要具备处理各种临床状况的经验，但是目前重症病例的减少和对患者的保护限制了麻醉专业学员有足够的机会在实践中学习临床技能。麻醉专业是较早的认识到模拟教育的重要性并积极推动模拟教学的医学专业。近些年来，已经设计出各种模拟系统和场景用于麻醉科医师的训练，如模拟手术过程中各种设备故障、困难气道的管理、术中呼吸循环恶性事件的早期识别等。

（一）高仿真麻醉模拟系统

近年来，METI（Medical Education Technologies Inc.，Sarasota，FL，USA）和MedSim（Laerdal Medical，Stavanger，Norway）两种基于高仿真模拟人的模拟系统被广泛采用。高级模拟人与计算机控制的模拟场景相结合，麻醉学员使用真实的设施包括麻醉机、监护仪和气道管理工具对模拟人进行管理。模拟人具备多种生命体征，可以呼吸，产生呼吸音、气道压力、气流并呼出二氧化碳；可以产生心音，可触及桡动脉和颈动脉搏动，具备心电图和中心静脉压，可以通过直接置管和无创袖带测定动脉压，可以测定脉搏血氧饱和度；可以实施肌松监测；眼睑可开闭，瞳孔可散大和缩小，肢体可对疼痛刺激做出反应。模拟人由基于生理和药理学模型设计的计算机程序控制，同时可以手动控制。通过设定模拟人表现出不同的疾病状态，可以设定和调整多种危重事件。系统具有自动药物识别能力，自动对推注药物的种类、剂量和速度进行识别。新版本的模拟人可以输出肺动脉漂浮导管和经外周动脉波形衍生的心输出量监测的数据，提供模拟真实情景下危重患者管理的更多血流动力学数据。

低仿真任务训练器非常适用于训练临床技能如缝合、静脉置管、气道管理等，但是其缺点在于真实感较差，而且学员往往专注于技能的训练过程，忽视任务完成的时间要求。如当学员利用头颈模型学习气管插管时，可能忽视时间的限定要求；而在高仿真模拟人实施气管插管时，如果在一定时间限制内无法完成插管操作且未实施通气，模拟患者的血氧饱和度会下降。

儿科麻醉和急诊医学是高风险、高要求的领域，Laerdal SimBaby 和 METI BabySIM 与成人模拟人类似，具有各项生命体征和气道参数，可模拟舌体肿胀、喉痉挛，呼吸参数和呼吸音，心血管参数，以及其他如肠鸣音、囟门膨隆等。允许进行多种治疗干预，如面罩通气、气管插管、动静脉置管等，并做出相应反应。

（二）借助于计算机显示器的麻醉模拟系统

Anesoft Anesthesia Simulator 麻醉模拟软件可以在软件界面模拟患者、麻醉机和监护仪，使用者通过鼠标控制和简单的菜单实施检查患者、控制气道、实施通气和给药补液等操作。软件包括80例患者，涵盖各种麻醉场景，如全身麻醉、局部麻醉、心脏、神经外科、儿科、产科麻醉；内置100种以上的药物反应，心血管系统、呼吸系统和药理学参数可以不同程度变化，表现正常和不同程度疾病状态，也可以模拟复杂的病理生理过程和危机事件如恶性高热。自动记录系统存储所有诊断和治疗输入，允许在无指导教师的情况下独立管理病例，并自动总结评估。另外，实时咨询系统可以在训练期间随时提供管理建议。

GAS MAN 模拟器模拟吸入麻醉药的摄取和分布，利用数学模型和互动图形描绘麻醉药在不同腔室的分布，准确地预测麻醉诱导和苏醒过程中呼出的麻醉药浓度。Virtual Anesthesia Machine 仿真麻醉机可互动式模拟训练麻醉机的使用和故障排除。RELAX 用于训练肌松药的使用。Anesoft

ALCS Simulator 用于心肺复苏训练。Anesoft Hemodynamic Simulator 用于训练心血管生理和血管活性药物使用。Anesoft Critical Care Simulator 提供 20 种重症和急诊模拟场景。Anesoft Sedation Simulator 提供清醒镇静训练，包括患者评估、镇静药物应用、常见问题管理。

（三）麻醉虚拟现实系统

训练臂丛神经阻滞的三维虚拟现实模型的灵活性超越其他教学模式，可以动态改变视角，选择合适的解剖层面，拆分组织结构以学习解剖关系，演练正确和错误的操作，允许学员在屏幕而不是患者身上通过失败摸索改进技能。

经食管超声虚拟现实模拟系统通过模拟真实操作感受和图像，在避免真实患者操作可能导致创伤的情况下，允许学员反复训练，提高熟练度，而且可以通过设置不同场景和难度等级，提供不同等级阶段的学习课程。

虚拟现实技术与任务训练器相结合，提高了训练者的真实度体验，在提供逼真的操作反馈的同时，可以借助虚拟现实技术实现实时的可视化。新一代高仿真触觉反馈经食管超声模拟器可以追踪超声探头三维空间运动的轨迹，持续提供仿真的超声影像，并提供触觉和方位反馈。指导教师对医学员下达操作指令，计算机系统可以通过持续记录的医学员操作的超声探头运动轨迹的数据，评价医学人员的操作表现。目前已经商用的 Vimedix、EchoCom 等心脏超声模拟器由逼真的人体模型、计算机工作站、高清监视器和专用的超声探头组成，提供经食管超声和经胸超声两组模式，探头运动可以实时显示，并且操作者可以选择从多个角度和 360° 视角观察心脏模型，计算机屏幕可以同屏显示心脏解剖图像和超声图像，帮助医学人员理解超声下心脏结构，而且模拟器可以模拟瓣膜病、扩张性心肌病、急性心梗和心包积液等疾病状态。研究发现，由于模拟训练不局限于时间和手术计划，且指导教师无需同时进行危重患者麻醉管理和食管超声教学，医学人员学习效果优于在手术间内的真实患者床旁学习。

（四）麻醉危机管理训练

某些临床紧急事件如恶性高热、局部麻醉药中毒、心跳骤停、失血性休克，发生率很低或较为罕见，麻醉科医师通过临床工作获得相关经验困难，而一旦类似事件发生，只有迅速并熟练地给予针对性处理措施，才能够有效地保障患者安全。在 20 世纪 90 年代早期尚无系统的麻醉危机管理培训，培训合格的麻醉科医师即使具备全面的专业技能，仍然缺乏危机管理能力。危机管理培训着重于团队协作和资源整合，兼顾临床技能和危机处理能力，弥补早期培训的不足，该培训已经成为商业飞行员训练的标准课程。手术室内的麻醉工作包含多重任务，需要麻醉科医师在手术团队不同成员的同时影响下，具有处理瞬息万变的复杂问题的能力，具备警觉、操作、监测和决策的能力，具备多学科有效沟通、组织和协作的能力，这些非麻醉技术能力无法在理论学习的模式下得到锻炼，而这些能力对危重病患者的并发症发生率和总体死亡率有直接影响。模拟技术提供了学习训练麻醉相关技能包括危机管理能力、且不会伤害真实患者的方法。目前已经普遍使用高仿真模拟人进行全仿真情景模拟，实施危机管理训练，并通过模拟场景和回顾总结，发现导致临床不良事件发生的各种错误，学习处理临床危机的能力。起源于英国的儿科麻醉危机管理课程（Managing Emergencies in Pediatric Anesthesia，MEPA）借助于现代化高速便捷的网络沟通技术，已经实现了 5 大洲多个教学中心的均质化联合培训，高速网络可以提供多中心教员的定期会议、教学交流和在线的多中心现场模拟教学、点评和讨论，质量控制保证各中心的模拟课程一致。

二、模拟患者系统在其他临床医学专业教育中的应用

（一）急诊医学

模拟教学尤其适用于复杂、少见、带有明显风险的任务。要成功完成复苏一类的复杂任务，不仅需要对任务中每项技能熟练掌握，而且需要综合应用技能的能力。虽然单项技能可以使用技能模拟器训练，但是综合技能训练只能使用高级模拟系统，例如室颤模拟场景不仅训练基本技能如心电图识别、心肺复苏和除颤，而且包括气道管理、静脉开放、药物治疗和复苏后治疗等能力。

（二）外科

外科医师需要不断学习新的技术和新的手术器械。多种模拟系统已经用于外科教学、训练和评估。多数接受模拟训练的外科医师反馈积极，并表现为操作技能的提高。

（三）产科

多种常规任务训练器和高仿真分娩模拟系统

用于训练产科医师，分娩模拟器甚至可以娩出模拟胎儿。已有证据支持模拟训练可改善技术能力，并增强医师的自信和团队协作。研究发现，医疗团队接受"肩难产"模拟训练之后，新生儿损伤由 9.3% 降至 2.3%。

（四）儿科

高仿真模拟训练包括新生儿复苏。研究发现执业医师新生儿复苏达标率不足，存在训练相关技能的必要。

（五）重症医学

重症医学所需的多种非专业性能力，如团队协作、领导能力等可通过模拟系统训练获得。各种风险性操作如中心静脉置管也可在实际临床操作前进行模拟练习。对于特殊重症疾病爆发，可以使用模拟系统紧急训练医务人员，如 SARS 时期利用模拟系统制定 SARS 时期工作流程并对医务人员进行培训。

（六）影像医学

模拟系统除可以用于影像医学专业知识的学习以外，还可以用于放射科医师危机管理的培训，模拟重症患者实施放射检查的工作流程。最近在美国的大型医学中心，也已经把冠状动脉造影技术等介入技术通过影像模拟介入技能训练用于介入医师的临床技能培训，从而缩短介入医师掌握介入诊断及治疗技能的时间，并降低与介入治疗相关的并发症发生率，以及提高处置紧急意外事件的临床能力。

三、模拟患者系统在医学科研中的应用

模拟系统可用于对新药物、新技术、新设备、工作流程、安全管理、极限状态下病理生理机制、临床医师心理学等方面进行的试验和研究，已经实施的多项针对床旁信息系统、手术室运行效率、小儿低氧病理生理、新式麻醉机、感染控制的研究发现：与在真实的医疗环境中相比，模拟系统用于研究具有更加安全、可控性更好的优势。在设定的临床环境中，所有真实临床环境中的干扰因素都可以根据需要进行删除或调整，伦理方面也不需要患者签署知情同意书。而且，模拟系统允许试验者从内部观察患者的反应，包括各项生命体征参数的变化、药物血浆浓度和效应部位浓度的实时变化都可以持续监测。

四、其他应用

模拟系统还可以用于学员考核和职业认证。当前的专业考试基于口试和多选题结构，可以评估认知，但是缺乏评估行为表现的能力。随着模拟技术的进步、种类丰富的模拟系统和设备应用越来越广泛、临床医师和教育者对模拟的日益关注，基于模拟的训练和评估逐渐发挥了考核学员"临床实际应用"的能力。对于简单技能的考试如盆腔检查、心肺复苏操作等，可以使用训练器通过特殊的模块与电脑系统相连，自动对学员的操作进行各方面的评分。对于复杂的病例综合处理能力的考核，由于模拟系统更接近于真实环境，相比较于笔试，可以将临床病例设计为模拟场景作为考试题目，由专家现场或根据录像回放达成共识的评分标准进行评分。模拟场景中评分标准的制定主要根据：公认的治疗指南，如心肺复苏指南；模拟系统开发者制定的正确操作标准；麻醉危机管理系统；治疗任务分解成的若干设定权重的行为；临床判断和决策的"反应时间"和"解决时间"。

模拟系统可以随意调整患者信息和状态，避免考试内容一成不变，试题重复。采用模拟系统考试，反过来可以促进学员训练临床技能，达到医学教学的目的。但是，模拟用于考试需要更为科学准确的设计，与传统多选题笔答的考试方式相比，需要管理人员花费更多的精力，准确定位测试对象的能力水平，选择适合的模拟系统。模拟程序需要稳定一致，评估手段需要保证有效性和可靠性，学员需要了解模拟系统的使用，评分专家需要专业培训以降低评分偏差，而且考试耗时较长。

多个学科已经建立了依赖模拟技术的学员考试系统，然而使用模拟技术用于资格认证等高风险考核尚处于起步阶段。美国执业医师考试首先尝试应用计算机为基础的病例模拟，提供病历摘要，要求考生管理虚拟的患者，实施各种干预以改变患者的状况。2004 年，美国执业医师考试增加了使用标准化患者的临床技能考试。以色列麻醉考试委员会完全采用了模拟技术用于认证考试，通过 5 个标准化的场景考核创伤管理、高级生命复苏、手术室危机管理、机械通气和局部麻醉。随着新的评估工具的测试和生效，更多的医学专业将采用模拟作为资格认证的手段。

第八节 模拟患者系统在麻醉学领域中的应用前景

相比其他医学领域，麻醉学科在模拟应用的很多方面始终处于领先地位。麻醉模拟的持续发展有赖多方面的因素，熟悉模拟教育的培训者、软件硬件的不断升级、模拟教育中心之间的经验交流。模拟教育尚需高质量研究作为支撑，研究机构之间需要共同协作，制定科学的研究方案，并实施大样本的研究。

新的教学理念和技术促使了新式的模拟教学方式的出现，包括远程模拟教学和原地模拟教学。

1. 远程模拟教学 对于所在医院并不具备模拟培训能力，或麻醉临床工作繁忙难以抽出时间集中参加模拟培训课程的临床医务人员，可采用远程模拟教学方式，其可以便利地接受模拟训练和专家指导。远程模拟系统通过网络或同步视频传输，学员可以与指导教师互动，实施远程模拟教育。目前视频传输多为二维图像，有公司正在研究创建远程三维模拟场景用于增加远程模拟的真实感。远程模拟虽然不能提供实地模拟训练的操作机会，但同样可以训练诊断、治疗、危机管理和团队协作能力。

2. 原地模拟教学 将模拟系统置于真实的临床环境，提供了模拟教室内无法比拟的真实度。参与学习的医学员或临床医师在熟悉的环境下进行模拟训练，更有助于增强学习效果。同时，有些特殊环境如救护车、救护直升机、导管室、牙科诊室，模拟教室难以真实复制，实施原临床环境模拟具有硬件优势。另外，原地模拟可以将整个医疗团队纳入模拟培训，整个团队按照日常方式进行医疗处置，可以发现团队中存在的问题，直接加以解决。但是原地模拟教学存在问题，如某些设备无法方便地转运至临床环境，用于回放讨论的音视频记录系统无法如模拟中心模式设置，解决方案是可以选择在模拟场景进行的关键节点暂停模拟，随时进行讨论总结，虽然中断场景进行会降低模拟的真实感，但是这种方式也可以使学员和培训指导教师之间尽可能地分享和交流临床经验、探讨医疗观点、讨论更多可能的正确选择。

模拟评估是模拟发展方向之一，目前还需要更多的研究以收集模拟评估有效性的证据，并最终推动模拟评估的发展。至少目前为止，模拟评估尚不适于用于如资格认证之类的重要考试。未来的目标是，医师的高级诊断和治疗技能、综合知识、临床判断、交流、团队协作都可以通过高仿真模拟进行评估，形成统一的评估标准，并最终常规应用于高风险测试。

未来，模拟应该成为日常学习工作环境的常规部分。学员参与模拟以实现学习目标，并用以部分替代临床训练。但是，与其他应用模拟培训的领域不同，因为当前科技还无法复制完美的人体模型，模拟始终无法替代真实患者的操作，无法完全取代临床教学和经验，但它可以让学员通过预先模拟，训练专业能力和逻辑判断、组织、沟通、应急、协作等非专业技术能力，更好地为真实的临床环境做好准备，并有效地保持临床技能。模拟是真实医疗环境中的医学教育的补充，如何应用快速发展的现代技术，如何合理地结合传统学习、模拟学习和实际患者医疗处置，通过专家协作改进模拟培训设计、方案和方法，发挥模拟教育在麻醉科医师培养和继续教育体系中的作用，是重要的研究方向。

（王天龙 赵 磊）

参考文献

[1] 王天龙，薛纪秀，肖玮，等. 我国麻醉学模拟教育现状调查分析 [J]. 中华医学杂志，2010, 90 (9): 614-617.

[2] SCHAAD, SHELLY. Simulation-based training: malignant hyperthermia [J]. AORN Journal, 2017, 106 (2): 158-161.

[3] SAPPENFIELD J W, SMITH W B, COOPER L A, et al. Visualization Improves Supraclavicular Access to the Subclavian Vein in a Mixed Reality Simulator. Anesth Analg, 2018, 127 (1): 83-89.

[4] PORTEOUS G H, BEAN H A, WOODWARD C M, et al. A simulation study to evaluate improvements in anesthesia work environment contamination after implementation of an infection prevention bundle [J]. Anesth Analg, 2018, 127 (3): 662-670.

[5] CIPOREN J, GILLHAM H, NOLES M, et al. Crisis management simulation: establishing a dual neurosur-

gery and anesthesia training experience [J]. J Neurosurg Anesthesiol, 2018, 30 (1): 65-70.

[6] CHEN X X, TRIVEDI V, ALSAFLAN A A, et al. Ultrasound-Guided Regional Anesthesia Simulation Training: A Systematic Review [J]. Reg Anesth Pain Med, 2017, 42 (6): 741-750.

[7] BISWAS M, PATEL R, GERMAN C, et al. Simulation-based training in echocardiography [J]. Echocardiography, 2016, 33 (10): 1581-1588.

[8] EVERETT T C, MACKINNON R, DE BEER D, et al. Ten years of simulation-based training in pediatric anesthesia: The inception, evolution, and dissemination of the Managing Emergencies in Paediatric Anaesthesia (MEPA) course [J]. Pediatric Anesthesia, 2017, 27 (10): 984-990.

[9] KRAGE R, ERWTEMAN M. State-of-the-art usage of simulation in anesthesia: skills and teamwork [J]. Curr Opin Anaesthesiol, 2015, 28 (6): 727-734.

[10] MATYAL R, MONTEALEGRE-GALLEGOS M, MITCHELL JD, et al. Manual Skill Acquisition During Transesophageal Echocardiography Simulator Training of Cardiology Fellows: A Kinematic Assessment [J]. J Cardiothorac Vasc Anesth, 2015, 29 (6): 1504-1510.

[11] PERSONA P, SARACENI E, FACCHIN F, et al. Pulse contour analysis of arterial waveform in a high fidelity human patient simulator [J]. J Clin Monit Comput, 2018, 32 (4): 677-681.

[12] CUMIN D, MERRY A F. Simulators for use in anaesthesia [J]. Anaesthesia, 2007, 62 (2): 151-162.

[13] BOULET J R, MURRAY D J. Simulation-based assessment in anesthesiology: requirements for practical implementation. Anesthesiology. 2010, 112 (4): 1041-1052.

[14] MURRAY D J. Current trends in simulation training in anesthesia: a review [J]. Minerva Anestesiol, 2011, 77 (5): 528-533.

[15] EICH C, TIMMERMANN A, RUSSO S G, et al. Simulator-based training in paediatric anaesthesia and emergency medicine-thrills, skills and attitudes [J]. Br J Anaesth, 2007, 98 (4): 417-419.

[16] BERKENSTADT H, YUSIM Y, ZIV A, et al. An Assessment OF A POINT-OF-CARE INFORMATION SYSTEM FOR THE ANESTHESIA PROVIDER IN SIMULATED MALIGNANT HYPERTHERMIA CRISIS [J]. Anesthesia & Analgesia, 2006, 102 (2): 530-532.

第八章

人工智能与麻醉

目　　录

第一节 人工智能与临床医学

人类正在经历第四次工业革命，其特点是融合了物理、数字和生物世界的一系列新技术，影响了所有学科、经济和产业。随着计算机芯片、网络技术以及大数据等飞速发展，人工智能（artificial intelligence，AI）以难以想象的潜力将彻底改变我们生活的每个领域，包括医疗健康领域，它的用途是无限的，AI将通过新技术和创新影响日常的医疗工作，包括数字化诊断、疾病预测、制定诊疗计划、完善电子健康记录等。

一、人工智能的定义及其概述

（一）人工智能的定义

1956年，McCarthy在Dartmouth学会上正式提出人工智能概念。但关于人工智能的定义众说不一。美国斯坦福大学人工智能研究中心Nilsson教授认为"人工智能是关于知识的学科，即怎样表示知识以及怎样获得知识并使用知识的科学"。而麻省理工学院的Winston教授则认为"人工智能就是研究如何使计算机去做过去只有人才能做的智能工作"。总而言之，人工智能是研究人类智能活动的规律，构造具有一定智能的人工系统，研究如何让计算机去完成以往需要人的智力才能胜任的工作，也就是研究如何应用计算机的软硬件来模拟人类某些智能行为的基本理论、方法和技术。

近年来，随着计算机技术的迅猛发展和日益广泛的应用，人类智力活动能否由计算机来实现的问题应运而生。几十年来，人们只是把计算机当做是以快速、准确地运算数字的机器。但是像语言的理解和翻译、图形和声音的识别、决策管理等，特别像疾病诊断需要有专门知识和特有经验才能作出正确的诊断。这就要求计算机能从"数据处理"扩展到"知识处理"的范畴，计算机能力范畴的转化是导致人工智能快速发展的重要因素。

（二）人工智能的应用范围

人工智能是计算机学科的一个分支，被认为是21世纪三大尖端技术（基因工程、纳米科学、人工智能）之一。近30年来它获得了迅速的发展，其研究范围极为广泛，包括自然语言处理、知识表现、智能搜索、推理、规划、机器学习、知识获取、感知问题、模式识别、人工生命、神经网络、复杂系统以及遗传算法等，其研究成果已开始应用于社会，造福于人类。

人工智能可以分为强人工智能和弱人工智能。强人工智能观点认为有可能制造出真正能推理和解决问题的智能机器，并且这样的机器能将被认为是有知觉及自我意识。弱人工智能观点认为不可能制造出能真正地推理和解决问题的智能机器，这些机器并不真正拥有智能，也不会有自主意识。现阶段，主流科研集中在弱人工智能上，下文提到的人工智能研究方向也属于弱人工智能。

目前，已经有许多人工智能的研究成果进入到人们的日常生活中。随着医院管理信息化和智能化水平的不断提高，AI与医疗行业的结合已是未来医疗发展的必然方向。2017年2月17日国家卫计委发布了《人工智能辅助诊断技术管理规(2017年版)》及《人工智能辅助诊断技术临床应用质量控制指标(2017年版)》，预示着AI已经真正开始走入临床工作并引起相关部门重视。相信随着人工智能技术的急速发展，将来AI技术的发展也必将会给人们的工作、生活和教育等带来长远深刻的影响。

二、人工智能在临床医学领域应用概况

现代医学面临着分析和应用大量知识来解决复杂临床问题的挑战。医学人工智能的发展与人工智能程序的开发有关，旨在帮助临床医师制定诊断，制定治疗决策和预测结果。它们通过数据和知识的处理来帮助医护人员完成临床工作。这些系统包括人工神经网络，模糊专家系统，进化计算和混合智能系统。

（一）人工神经网络（artificial neural networks，ANN）

ANN是受生物神经系统启发的计算分析工具，由称为"神经元"的高度互连的计算机处理器网络组成，能够执行数据处理和知识表示的并行计算。ANN能从历史数据中学习，分析非线性数据，处理不精确信息以及将模型的应用程序归纳成独立数据，这使该技术成为医学领域非常有应用潜力的分析工具。

1943年，McCulloch和Pitts利用简单的二

元阈值函数发明了第一个人工神经元。Frank Rosenblatt 于 1958 年里程碑式地将感知器发展为实用模型。目前已有基本感知器网络的许多变体，但最流行的模型是多层前馈感知器(图 8-1)。这些网络由神经元层组成，通常是输入层，一个或多个中间或隐藏层和输出层，每个层与其他层完全连接。神经元通过链接进行连接，并且每个链接具有与其相关联的数字权重。神经网络通过重复调整这些权重来“学习”。ANN 的一个重要特征是在训练环境中它们可以从经验中学习。ANN 精确地分类和识别能力吸引了研究人员将其应用于解决许多临床问题，几乎在医学各个领域均得到应用。

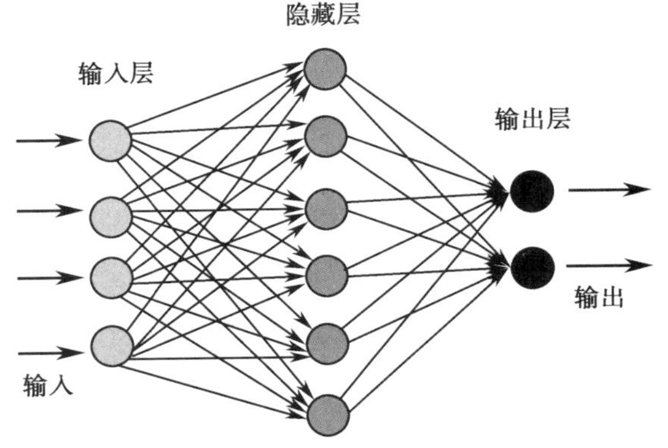

图 8-1 多层前馈人工神经网络

1. 诊断(diagnosis) 人工神经网络已被用于临床诊断，例如放射科和病理科中的图像分析，重症患者监护仪波形分析中的数据解释。PAPNET 是一种基于神经网络的计算机化自动筛查系统，用于进行宫颈癌细胞学筛查，是少数几种商业推广的 ANN 模型之一。在乳腺，胃，甲状腺，口腔上皮，尿路上皮，胸膜和腹膜渗出物的细胞学诊断方面也取得了不同程度的成功。

ANN 模式识别能力已被用于分析各种波形，包括对心电图进行分析以诊断心肌梗死、心房颤动和心室心律失常。通过神经网络对脑电图(EEG)的分析已应用于癫痫和睡眠障碍的诊断。他们还能应用于分析肌电图(EMG)和多普勒超声波形以及重症监护患者血流动力学模式。在放射学中，可以使用直接数字化图像作为网络的输入。

2. 判断预后(prognosis) 预测功能在制定治疗预案和随访方面非常重要。准确识别高风险患者可能有助于有针对性的积极辅助治疗，这可能有助于治愈疾病和延长生命。ANN 利用变量之间的非线性关系特别适合分析复杂的癌症数据。例如，预测乳腺癌和结直肠癌患者的生存率要优于外科医师。同样 ANN 也被用于预测肺部和前列腺癌的预后，在预测重症监护患者的预后要优于急性生理与慢性健康(Acute Physiology and Chronic Health Evaluation，APACHE)II 评分系统。

(二) 模糊专家系统(fuzzy expert systems)

模糊逻辑(fuzzy logic)是关于推理、思考推理的科学，它识别和使用现实世界中的现象——一切都是关于程度的问题。模糊逻辑不是假设一切都是黑白(传统逻辑)，而是认识到实际上大多数事物会介于两者之间，即不同的灰色阴影。它使用从 0 到 1 的连续集员，与使用 0 表示假、1 表示真的布尔或传统逻辑有明显的区别。医学本质上是一个连续的领域，大多数医学数据本质上是不精确的。模糊逻辑是一种允许模糊数据处理的方法，因此特别适用于医疗应用。模糊专家系统使用一系列“if-then”结构规则进行建模。

模糊逻辑技术在许多医学应用中进行了探索。Schneider 等认为，模糊逻辑在使用肿瘤标志物谱诊断肺癌方面比多重逻辑回归分析要更好。急性白血病、乳腺癌和胰腺癌诊断，乳腺的超声图像、肝脏病变的超声和 CT 图像、脑肿瘤 MRI 图像的特征，以及预测乳腺癌患者的生存率等都有模糊逻辑的应用。同时，模糊控制器已被用于管理血管扩张剂以控制围手术期的血压以及手术室麻醉药品的管理。

(三) 进化计算(evolutionary computation)

进化计算是基于自然进化过程的几种计算技术总称，它模仿自然选择和适者生存的机制来解决现实问题。医学应用中最广泛使用的进化计算形式是“遗传算法”(genetic algorithms)。它们是一类基于自然生物进化的随机搜索和优化算法。他们通过为手头的问题创建许多随机解决方案来工作。然后，这些解决方案将从一代发展到下一代，最终得出令人满意的解决方案。最好的解决方案被添加到总体中，而劣等的解决方案被消除。通过在更好的一组中重复这一过程，方案会被重复改进，留下并产生新的解决方案。

大多数医疗决策可以表述为在非常大而复杂的空间中进行搜索。例如，病理科分析细胞学标本以确定它们是否是恶性的，就需要在所有可能的细胞中搜索一组能够提供明确诊断特征的细胞。遗传算法利用自然进化机制在给定空间内有效搜索。进化计算用于进行几种类型的任务，如诊断和预测，医学成像和信号处理，以及计划和调度。

（四）混合智能系统

每种 AI 技术都有自己的优点和缺点。神经网络主要关注学习，模糊逻辑关注于不精确，进化计算关注于搜索和优化。这些技术的优点可以组合在一起，产生可以互补方式工作的混合智能系统。它们的协同作用使混合系统能够适应常识，从原始数据中提取知识，使用类似人类的推理机制，处理不确定和不精确的事物，并学会适应快速变化和未知的环境。有许多不同的混合系统，流行的是用于 ANN 设计的模糊系统，以及用于自动训练和生成神经网络架构的遗传算法。混合智能系统的应用已经在许多不同的临床场景中进行了探索。

目前有许多不同的 AI 技术可以解决各种临床问题，然而医疗人工智能技术尚未得到热情的欢迎。其中一个原因是临床医师对决策过程中使用技术的态度，像接受自动分析仪产生的生化结果一样认可磁共振成像图像判读结论并不是一件容易的事。因此，相关领域的研究人员有义务提供证据证明这些人工智能技术的实际应用有效性。因此，需要进行更多随机对照研究以证明 AI 系统在医学中的作用至关重要。

已有大量证据表明，人工智能医疗在协助临床医师在 21 世纪有效提供医疗保健方面发挥着至关重要的作用。毫无疑问，这些技术将有助于增强和补充未来临床医师的“医学情报”。

第二节　人工智能在麻醉领域中的应用

一、决策支持系统

技术进步已成为现代麻醉实践的重要组成部分。这些技术趋势的出现非常有帮助，并且显著改变了麻醉科医师的思维方式。引入更新的技术有助于麻醉实践的快速进展。

决策支持系统（decision-making support system，DSS）通过几乎类似人类中枢神经系统的方式发挥作用，作为一个数字化的信息接收器和中转站，与麻醉信息管理系统（anesthesia information management system，AIMS）一起帮助临床医师提供健康服务并同时监测患者的健康状况。它能保存所有输入和输出的数据和信息，这在日常的手术室和恢复室中非常有用。

DSS 对麻醉科医师的实用性突出表现在它可以克服麻醉理论与实践的巨大差距，最大限度地减少麻醉期间的差错和意外。它通过整合各种实验检查室，行政、急诊和手术室区域来使麻醉过程变得规范而顺畅。尽管 AIMS 已经在麻醉实践中取得了更大的进展，但如果没有 DSS，AIMS 在麻醉方面的实用性会受到限制。

现代麻醉在围手术期中经常会碰到需要进行快速决策的关键时刻，而现代监测设备本身的复杂性可能在临床决策过程中引发错误。这是 DSS 发挥其重要性的地方，因为它通过允许快速和恰当的行为来管理正确的治疗干预，并在完整分析所有数据后，DSS 可以帮助医师制定适当的补救措施。一个很好的例子是脉搏氧饱和度仪的报警系统，它可以通过改变脉搏蜂鸣音量的声音模式来检测不良事件。

临床决策支持系统目前主要应用在以下几个方面：

（一）临床技术层面

1. 维持正常血糖　虽然术中高血糖的准确定义因人而异，但维持相对血糖正常是共同目标。高血糖与患者不良预后密切相关，但过度治疗高血糖症与低血糖发生率增加有关。围手术期使用 DDS 工具有助于识别有风险的患者，提醒医师定期监测血糖，使用胰岛素，降低手术部位感染。未来的研究可能会继续改进符合临床工作流程的报警，以更好地识别高风险患者，并使用更先进的剂量算法优化胰岛素治疗。

2. 实验室值异常　手术患者通常在围手术期进行一系列实验室检查。麻醉科医师必须在开始麻醉之前核查实验室检查结果，但有时在麻醉科医师对患者进行访视之后，实验室结果可能才会出来。在没有自动警报的情况下，可能会错过关键实验室检查结果。目前需要进行临床研究，获取在围手术期使用异常实验室值的自动警报能否改善患者预后的临床相关证据。

3. β 受体阻断剂管理　尽管围手术期 β 受体阻断剂可降低心脏病患者非心脏手术围手术期发病率和死亡率，但患者通常由于各种原因而忽视服用 β 受体阻断剂。有研究表明围手术期 β 受体阻断剂基线服药依从性仅为65%。通过将围手术期β阻滞剂使用的“医嘱权”分配给麻醉团队并为家庭使用β受体阻断剂患者实施自动提醒可将服药依从性提高到95%。

4. 抗生素剂量 围手术期抗生素合理使用与改善患者预后相关，是外科医疗质量改善项目指标之一。自动电子警报可以提高重症预防性抗生素的使用率。由Nair等开发的“智能麻醉信使”通过准确地识别预防性抗生素，更新给药间隔时间，其表现优于传统的自动电子报警。随着自动电子报警变得“更加智能”并整合来自不同来源的数据，它们识别最佳环境和选择警报时间的能力将会提高。

5. 优化呼吸机参数 急性肺损伤是医院发病率和死亡率的重要原因。根据急性呼吸窘迫综合征网络(acute respiratory distress syndrome network，ARDSNet)试验中对急性肺损伤重症患者的管理经验，医疗人员在围手术期已经开始大幅改变他们的呼吸管理模式，减少潮气量和增加PEEP的使用，以期提供“肺保护性通气”。Blum等人试图识别出患有先前存在的急性肺损伤的患者，并向麻醉科医师提供自动电子警报，以帮助提供最佳的肺保护呼吸机策略。

6. 术后恶心呕吐 术后恶心和呕吐的风险因素业已明确，随着风险因素的数量增加，需要增加预防的程度，可通过使用AIMS的DSS向麻醉科医师提供最佳预防建议。Kappen等根据建议增加了预防性止吐药的使用量，然而并没有发现术后恶心和呕吐的发生率有明显差异。

（二）管理层面

1. 最大限度地减少麻醉废气 过量的新鲜气流可能导致麻醉气体浪费，这是增加麻醉成本的重要原因。这种废物也可能作为温室气体释放到环境中，从而导致全球变暖。通过在过量新鲜气体流量时通知麻醉科医师，Nair等人成功地减少了麻醉气体的使用量。

2. 麻醉收费 麻醉费用主要是根据时间计算的，因此，准确记录时间可能会对整体临床收入产生很大影响。使用自动电子警报来识别和建议改变严重不准确的时间已被证明可以显著提高文档的精确性。即使在停止自动警报后，医疗人员也会从警报中获得证据，并显示更准确的文档。

3. 手术室使用效率 减轻麻醉科医师的工作并进行优化可以降低医疗成本以及提高公平性。通过AIMS系统近乎实时地统计工作时间，Wax等人证明了夜间的急诊可以更公平地分配给每个麻醉科医师。DSS还可以合并AIMS和病例日志数据，在住院医师培训期间提高特定病例的教育价值。为了改善非手术室麻醉(NORA)调度效率，Tsai等人使用AIMS数据为医师创建临床工作基数，以确保能更好地进行工作分配。除了在整个手术室(OR)病例分派中的作用外，AIMS还可用于支持受训人员的合理人员配置。

4. 麻醉成本控制 DSS能改变麻醉科医师的临床不良习惯，Malapero等使用AIMS数据为临床医师提供医疗费用的个性化反馈，有效地降低了麻醉费用。未来的研究将继续评估类似的优化应用，以便更好地告知医疗人员如何以最具成本效益的方式最佳地优化围手术期医疗的质量。

DSS在麻醉中的应用是循序渐进的，重点在于系统工具易于理解，用户界面友好直观，以及决策形成快速准确。当然DSS也有一定的限制，例如数据传送延迟或遗漏、不能区别错误的数据输入等对决策制定和管理工作流程产生重大影响，从而导致不良后果。DSS在临床麻醉中的主要限制是到目前为止还没有一种准确的算法能计算麻醉诱导期间麻醉药物的用量。一些围手术期临床事件可以通过其他替代方法来处理，在不久的将来，我们可能会看到DSS的改进可以帮助管理围手术期的关键事件。

二、麻醉闭环系统

从本质上来说，无论是地球复杂的生态系统还是单细胞生物，反馈和控制对于维持生命来说都至关重要。在临床麻醉中，自动反馈控制可以使患者个体差异对麻醉的影响最小化，从而提高麻醉的安全和质量。

（一）闭环麻醉

1. 定义 闭环是一种系统，其中控制器监测一个或多个系统变量(BIS，TOF，动脉压等)，通过专门的算法对一个或多个药物的给药进行调整以便将监控目标保持在预期范围内。为确保使用通用语言，在闭环系统中，输入(input)指的是控制器的干预(例如药物管理)，输出(output)指输入产生的结果，即患者监测的参数(例如BIS、TOF和血压)。开环(open-loop)指输出对输入没有影响的一种系统。闭环(close-loop)指控制器利用检测到的输出来重新确定系统输入的一种系统。设定点(set

point）指的是控制系统需要达到的预设值。误差（error）指的是设定点和检测到的输出之间的差值。

控制器可以持续进行调整以达到并保持在设定点。麻醉科医师自己构成一个控制器：监测患者的生命体征。人工控制器与专用设备相比，它的监控或操作是间歇性的并且不规则，这促进了自动控制的自动闭环系统的发展。

2. 实现自动闭环的条件 设计闭环的挑战包括选择：①相关目标值（设定点）与相应的监视器；②严密监视，不受外部伪影的干扰；③反应类型，即使用具有较短延迟反应和短半衰期的药物，优于确保系统的反应性；④控制器的种类（比例 - 积分 - 微分（PID）控制器，自适应模型控制器，人工神经网络控制器）和具有动态学习策略的自适应控制算法或模糊逻辑系统。所有这些算法可以相互组合（级联结构），以创建一种特定的控制器，可以修改药物输注速率或药物浓度。目前，PID 是工业中最常用的控制器。它能连续计算“误差值”作为测量的变量和期望值之间的差值。对包括正比响应，整合的快速响应和对预测值的估计进行调整。该算法逐渐被使用大量输入并具有预测算法的人工神经网络所取代，该技术接近于人工智能。对控制器的计算机模拟评估是一步，但控制器的关联性只能通过临床研究来评估。设计优良的自动控制器有以下优点：将使手动操作的任务实现自动化以及提高控制变量的稳定性和准确性。此外，闭环系统不能将任务转移，并且所实现的算法是完全可重复的，这意味着它可以在实践中进行测试和稳定改进。关于麻醉的三个组成要素，其中的两个已经进行了改进：通过脑电图监测（BIS，熵或频谱分析）给出的目标值使用短效麻醉药物（丙泊酚），以及使用 TOF 测量神经肌肉阻滞程度和应用罗库溴铵（术毕可以被舒更葡糖快速拮抗）。然而闭环控制器在镇痛方面的应用仍然存在质疑，因为对伤害性刺激直接和有效的测量目前尚未得到证实。

（二）麻醉中的单闭环控制器

1. 镇静中的闭环回路 将镇静深度和神经肌肉阻滞深度作为一种变量首先尝试进行了闭环麻醉。因此，Mayo 于 1950 年首先进行了报道，并将脑电图分析作为指导乙醚或硫喷妥钠给药的指标。计算能力的提高和新兴的数学建模技术都推动了目标控制输注设备和软件的发展，从而改变了药物的管理方式。特别是双频谱指数（Bis）监测和用于麻醉诱导维持的单环丙泊酚的开发。在中国香港 60 名 ASA Ⅰ~Ⅱ级的女性患者中进行的研究是第一个使用 BIS 值作为自动麻醉系统目标的随机研究。将 BIS=50 作为设定点进行了插管，从而证实了这种技术的可行性。作者比较了麻醉诱导和维持期间联合连续输注瑞芬太尼时手动与自动丙泊酚给药的差异。发现自动给药组减少了过度镇静（丙泊酚过量）的持续时间，两组的血流动力学稳定性或丙泊酚消耗没有差别。Dumont 等人使用 Neurowave® 选择 EEG 进行频谱分析以维持合适的麻醉水平。最近，在计算机上进行了 PID 控制器和神经网络控制器如强化学习算法之间的比较，为未来更好的闭环麻醉提供了更多的选择。

2. 神经肌肉阻滞中的闭环回路 使用自动控制装置似乎更容易确保在手术期间用最少量的肌松药物。因此，神经肌肉阻滞是闭环控制器的合适目标，因为这些药物的效果相对容易监测。在 20 世纪 80 年代中期报道了第一个闭环肌松输注系统，后来研究显示闭环靶控神经肌肉阻滞水平比间歇性推注或持续输注更稳定。

3. 镇痛中的闭环回路 Hemmerling 等人利用痛觉缺失分数表（Analgoscore，平均动脉压和心率的乘积）作为瑞芬太尼闭环回路的标准。但是瑞芬太尼等在闭环回路中设定值的选择值得怀疑，因为疼痛不能仅仅描述为心率或平均动脉压的变化。而用伤害性疼痛镇痛指数，手术应激指数或瞳孔测量证明它们在外科手术中与疼痛强度相关有些困难，这方面仍需要进一步的研究。

4. 动脉压控制中的闭环回路 低血压通常发生在椎管内麻醉或全身麻醉诱导期间。闭环控制器可以快速反应来减小血压降低的幅度，尤其是在麻醉科医师有许多其他操作期间。在剖宫产时第一个利用具有此系统的新设备（Nexfin™）应用了两种血管升压药。该装置的优点是测量非血管内的血压并记录每一搏动的血压值。根据二步算法，当收缩压在基线的 90% 和 100% 之间时，系统每 30 秒体内注射 25μg 的去氧肾上腺素，或者血压处于此范围同时心率 <60 次 /min 时注射 2mg 的麻黄碱。这项研究表明了这种技术的可行性。

5. 优化容量治疗中的闭环回路 麻醉期间不仅需要维持适宜的镇静深度，还应确保血流动力学的稳定性，包括容量治疗，血管活性药物或输血。一些研究通过对心输出量进行监测（通常是经食管超声）来对液体进行管理。但是液体或心血管活性药的自动化管理才是真正的挑战。在麻醉过程中，自动化系统最重要的考虑因素是安全，避免使患者受到伤害，这要求在液体管理时不能超负荷或严重容量不足。

（三）复杂系统

1. 闭环控制器与人工智能之间的联系 目前可以使用装置自动对麻醉的多个组分进行控制，将一个或多个变量保持在预期范围内以使整个过程（诱导，维持）实验自动化。Hemmerling 和 Puri 是第一个对全自动麻醉进行描述的作者，他们将不同的设备联合起来命名为“Macsleepy”。脑电双频谱指数（BIS）被认为是衡量平衡全身麻醉中催眠程度或者伤害性感受的复杂信号。先前有学者的研究表明了 BIS 在理想范围内时催眠药与阿片类药物之间的平衡可能会受到干扰并导致 BIS 值升高。这个假设促使作者开发了一个双控制器，以 BIS 等于 50 作为单一信号使用丙泊酚和瑞芬太尼指导全凭静脉麻醉。控制器测量并计算设定点（50）与测量的 BIS 之间的差异。如果测量的 BIS 与设定点之间存在差异，则控制器重新设定新的丙泊酚和 / 或瑞芬太尼输注速率以获得目标 BIS 值。此外，这个控制器还能发挥平台作用：①计算异丙酚和瑞芬太尼的效应部位浓度；②显示计算出的实时效应部位浓度；③提供用户界面以填写患者的人口统计数据（性别，年龄，体重和身高）；④连续记录 BIS 值，计算效应部位浓度和每 5 秒间隔计算血流动力学数值。这种双闭环控制器用于不同的多中心研究，比手动给药具有显著的优势。

2. 门诊镇静麻醉人工智能实例 临床麻醉的另一领域是门诊患者在轻度镇静下进行诊断或治疗，这是舒适化医疗的一项重要内容。最近，闭环药物输注引起了广泛的关注，这是一种新型丙泊酚输送装置（2014 年被美国 FDA 批准用于临床商业用途的无痛胃肠镜检查的麻醉镇静机器人 SEDASYS 系统），该装置已被 FDA 批准用于 ASA Ⅰ或Ⅱ级患者内镜手术的清醒镇静。该装置包括床边监控部分，记录生命体征（无创血压，心电图，脉搏氧饱和度和患者的反应），以及靶控输注（TCI）软件和丙泊酚输注装置。该系统根据输入的患者体重和输入软件中内置的估算程序计算初始负荷剂量。以临床医师指定的速率开始丙泊酚的输注。当患者过度镇静时，包括氧饱和度和呼吸频率的降低和 / 或患者反应的减少在内的输入变量的变化会引起药物输注速率的调整。根据这些指标降低的严重程度，该装置能自动停止并随后降低输注速度或完全停止输注。

（四）闭环控制器面临的挑战

自动化控制的好处是通过连续分析麻醉药物浓度的变化来获得对设定点的精确控制。因此，这种药物的输注与每位患者的特定需求有关，兼顾到个体差异和手术的特殊性。特别是由 EEG 指导的催眠药物的连续自动滴定提高了麻醉的稳定性，避免药物过量或不足的发生。随着手术时间的推移，麻醉科医师的警觉性可能会降低或有波动。但自动控制器不会疲劳，因此在整个外科手术过程中保持相同的效率和警惕并使麻醉科医师更能关注维持循环和呼吸的稳定。通过将一些决策转移到自动化和可靠的系统，使用者的注意力可以集中在其他方面。

由于安全性是首要考虑因素，最近陆续开发了具有安全保护备用模式的闭环控制系统技术。在临床试验之前，必须经过很多步骤来严格设计麻醉控制系统，而这些初步临床试验应证明系统的安全性和有效性。临床医师在没有推荐的控制方法的情况下进行控制算法的设计开发时需要在控制工程师的帮助下进行分析和测试。若发现有严重缺陷应在临床前评估中进行补救和全面测试。如果对已经有缺陷的方案进行临床研究，则应该使用修改后的方案重新进行临床研究。

在确保快速和安全的诱导后，麻醉科医师需要根据外科手术的要求使患者保持适当的催眠，镇痛和肌肉松弛状态。这需要不断调整麻醉药和阿片类药物的用量，以避免患者的药物剂量不足或逾量。但未来的解决方案是开发自动化系统自动调节药物剂量以维持麻醉方案，但闭环麻醉不会取代麻醉科医师，只会让他们专注于更高级别的任务。

三、远程麻醉

远程医疗被定义为使用互联网远距离传输医疗保健和共享医学知识，允许交互式视频介导的临床会诊。虽然远程医疗已经广泛应用于外科或其他专业，但远程麻醉咨询和实施鲜有文献报道。

世界上首次远程麻醉是 2010 年 8 月 30 日在加拿大蒙特利尔总医院和意大利比萨的 Cisanello 医院之间进行的。使用闭环系统和互联网连接，对在比萨接受甲状腺手术的 20 名患者进行了一次跨地域的麻醉。该研究表明，通过视频实时传输患者的监测指标，通过远在蒙特利尔的麻醉科医师处理，患者的临床表现良好，在跨大洲之间使用自动麻醉传送系统的远程麻醉是可行的。并且作者还研究了远程术前评估的可行性，显示远程术前评估与本地评估(包括气道评估)具有良好的一致性。

先前的研究主要侧重于远程麻醉监测，2009年2项关于儿科肝移植的远程麻醉会诊和监测案例被成功报道，提示当本地医疗资源不能满足需求时，可以通过远程医疗来寻求帮助。当然，想要成功完成跨地区甚至跨国的远程麻醉需要克服以下挑战：

1. 执业资质　参与远程麻醉的医师必须有来自当地的医疗执照和执业资质。统一化标准将有利于远程医师和会诊需求医师，在实施远程麻醉会诊时，应仔细审查双方地区的法律要求。

2. 设备功能　建议在手术日期之前模拟双边连接，以确保设备的兼容性。通常采用在线软件作为在线通信的备份系统，目前的软件已支持视频交流，但需要注意连接效率会受到带宽和因特网流量的限制。

3. 责任划分　在不良医疗结局的情况下该如何解决？受害者向谁并且在哪提起诉讼？在国与国之间远程麻醉会诊时，医疗事故保险是否有效？此外知情同意的标准因不同国家和地区而异，也是导致争议的责任问题之一。

4. 报销和成本问题　当远程麻醉会诊影响本地的临床麻醉工作时，这些误工损失以及通讯设备的花费都要考虑在内。随着远程麻醉的发展，人们期望会诊医师的执业和赞助机构能够获得相应的报酬。目前有一些医疗保险和医疗补助计划可提供远程医疗服务的报销。国际医疗服务的报酬将取决于主办国或地区的保险公司。美国制定了由私人保险公司对远程医疗报销的规定。据AMD远程医疗公司(远程医疗设备的供应商)2003年进行的一项调查，在美国的25个州都存在私人付款支付远程医疗服务费用的情况。最近的一项最新调查报告显示，57%的受访者表示他们从私人保险公司那里得到了某种形式的远程医疗补偿。

5. 理想的远程麻醉系统　该系统可使患者的数据在两个位置实时显示，允许两个团队完全访问正在进行远程麻醉咨询中患者的记录。并让会诊专家小组更容易检查患者数据和浏览化验结果。

来自加拿大蒙特利尔麦吉尔大学的Hemmerling和来自意大利比萨大学的Terrasini指出，机器人麻醉不再属于科幻小说，他们在综述中详细描述了远程控制全身麻醉的可行性。Wong等人在一项前期临床研究中概述了远程术前评估的重要性。如今，这项远程术前评估作为加拿大安大略省远程无线健康网络的一部分进行，为安大略省和曼尼托巴省的遥远地区提供服务。

远程麻醉不仅意味着在远处进行麻醉，而且意味着在远处进行术前评估。远程医疗的重要性是由于农村地区对医疗保健需求的增加。在农村地区，由于没有足够的专家或全科医师，患者无法得到某些医疗咨询。因此，专家、医师和基础设施的不足推动了远程医疗的发展。远程医疗可以比传统医学便宜；例如，患者可以接收在农村诊所提供的视频咨询，而不必支付前往三级保健中心的高昂转诊费用。麻醉科医师常常担心机器人技术的进步带来的发展。然而，机器人可以帮助医师达到最高标准，它们可以最小化错误，从而提供最佳的医疗。

四、手动机器人麻醉

(一) 背景

外科机器人最早可追溯到20世纪80年代。现今应用最广泛的外科机器人——达芬奇机器人，已于2000年被美国食品和药品管理局(FDA)批准应用于临床。关于“自动麻醉”的概念在2009年已经由Hemmerling等人提出，但是机器人还没有真正走进麻醉领域。机器人在麻醉界的发展停滞不前，原因多种多样，并且解释起来也是相当复杂。但麻醉科医师应该像外科医师一样努力获得最新的设备和工具，以便跟上技术创新的步伐，从而能够为患者提供更高质量的医疗服务。麻醉机器人具有无限潜能，可使得麻醉质量、麻醉安全性以及个人技能大大提高，并消除临床操作中人为带来的主观性。

(二) 类型

麻醉领域的机器人可分为：药理机器人和手动机器人。药理机器人主要是指闭环系统，用于麻醉药物的管理。而手动机器人，顾名思义就是可以替代麻醉科医师完成手动操作的机器人。

(三) 机器人气管插管探索

Tighe等人使用达芬奇手术机器人(DVS，美国)在人体气道模型上进行纤支镜引导气管插管，结果发现使用DVS进行气管和鼻光纤插管非常具有挑战性，困难较大并且成本高昂。

在加拿大蒙特利尔开发出一种机器人插管系统即开普勒插管系统(Kepler Intubation System，

KIS)。Hemmerling 等人通过摇杆来遥控机械臂模拟手腕和手臂的运动,使机器人手臂可代替麻醉科医师实施气管插管。KIS 的关键部件包括操纵杆、机械臂、视频喉镜和被称为“KIS 插管驾驶舱”的接口软件控制系统(图 8-2)。KIS 驾驶舱接收两个实时视频反馈,一个来自视频喉镜,另一个来自位于患者侧面的网络摄像头。在插管开始后的 2 分钟和 3 分钟,还显示一个带有视觉和听觉报警的计时器。手动机器人不仅可以在临床上进行气管插管,并可作为一种教学工具来使用。

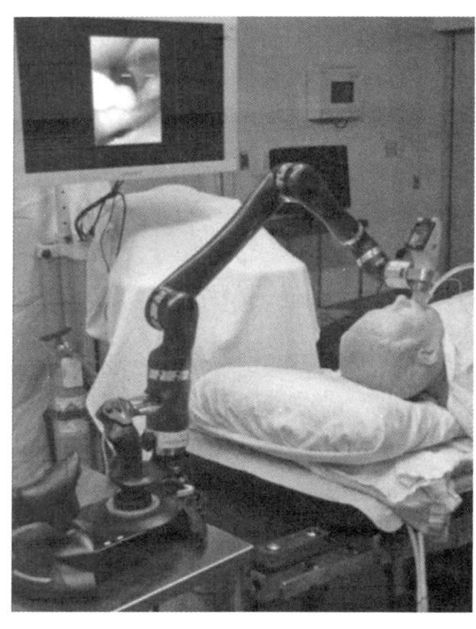

图 8-2 开普勒插管系统(KIS)的主要组成部分显示:操纵杆、机械臂、视频喉镜。一旦神经肌肉阻滞满意,则由一个助手帮助打开患者的嘴巴,当达到正确的喉镜位置时,气管导管被 KIS 操作员推进到气管中

(四) 手动机器人与区域麻醉

Cleary 等人首次尝试将机器人技术应用于区域麻醉,结果显示手动机器人椎管内神经阻滞可以达到手动麻醉相似的精准度和术后镇痛效果。手动机器人可以使区域技术自动化,从而减少麻醉科医师的工作量,并改善患者的护理预后。TigHe 等人使用 DVS 进行超声引导神经阻滞并在超声假体上插入周围神经阻滞导管,表明使用 DVS 进行区域麻醉是可行的。麦哲伦系统(加拿大蒙特利尔 ITAG 实验室)是专门为机器人神经阻滞而设计的。在一项人体初步研究中,用平面外技术在腘窝进行了超声引导下坐骨神经阻滞。麦哲伦系统的主要部件是配备有标准注射器的三种速度机器人手臂以及软件控制系统(图 8-3)。机器人手臂由操纵杆控制。软件控制系统具有图形界面,显示超声波图像和摄像头视频信息,以及当前的手臂速度。定位摄像头用于检测目标神经插入区和超声探头。作者使用标准的超声探头手动检测神经,然后机器人进行神经阻滞。局部麻醉剂的注射是通过手动推动注射器杆来完成的。结果示机器人辅助下神经阻滞成功率为 100%,无一例发生神经损伤。

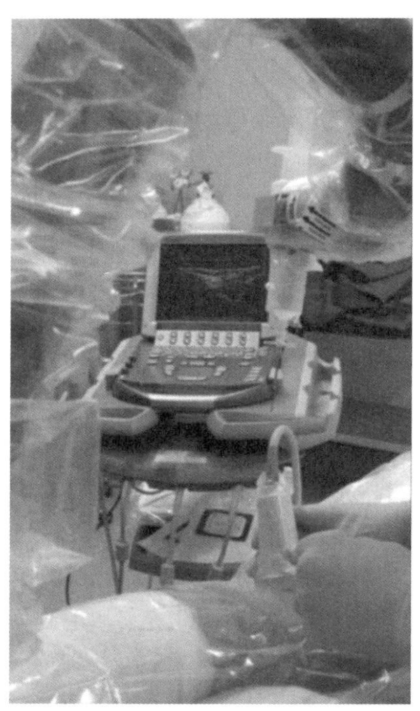

图 8-3 麦哲伦机器人神经阻滞系统
(Magellan robotic nerve block system)
远程控制的机器人系统被用来执行神经阻滞,而神经识别是由人工操作标准超声进行神经探查。图形界面(麦哲伦驾驶舱)显示了超声波和摄像头视频以及当前的机器人手臂速度。

机器人能以同样的精确度重复同样的过程,不受环境条件或外部因素的影响,可以完成最高的安全性和精确标准的医疗任务。然而手动机器人仍然面临诸多挑战,不仅是因为相比于外科机器人,这方面的临床研究较少;而且开展这些项目融资是个较大问题。因此,在麻醉机器人被引入市场并进入临床之前,还需要接受很多挑战。

五、人工智能在麻醉学领域中的应用前景

近年来,人工智能已经成为一个热门话题,但人工智能系统在医疗世界的变革中可以发挥什么作用目前还存在很大分歧。目前,医疗保健系统高度依赖于医疗人员,包括医师、护士、医院管理者等,而在不远的未来,人工智能会参与其中的许多

领域，带来一系列挑战。人工智能在麻醉学领域中广泛应用，如上所述主要体现在闭环控制系统、临床决策支持、远程麻醉、手动机器人等多个范畴。

随着人们生活水平的提高，患者的年龄越来越大，心血管疾病负担逐渐上升，导致治疗越来越复杂，尤以心脏手术、胸科手术、血管手术的围手术期管理为显著。随着科学技术逐渐渗入到围手术期管理中，使得我们提高了对疾病的认识从而达到更高的诊疗能力。

（一）闭环控制系统

控制和反馈在自然界以及人工改造的世界中均扮演着至关重要的角色。现实生活中，控制技术无处不在。内环境稳态是生理上的闭环控制系统，在自然界中，从地球复杂的生态系统到单一的细胞，对于维持生命，反馈和控制也是必不可少的。每天麻醉科医师都在持续不断地进行控制与反馈。例如调整药物以及控制液体输入都是以临床观察和监护数据为反馈来做出调控。这种简单的控制可以扩展到镇静、镇痛、肌松、体温、代谢状态、通气、血流动力学稳定等范围。

自从20世纪80年代闭环麻醉首次引入以来，有多个研究组关注于自动化控制系统的发展和提升。麻醉中闭环系统被应用于静脉滴注药物、机械通气、血管活性药物的使用。在实施安全快速的麻醉诱导之后，麻醉科医师需要根据手术操作来维持足够的镇静、镇痛和肌松状态。麻醉药物需要不断地调整来避免剂量不足和过量使用。一个能够自动调整药物剂量维持足够的麻醉深度的想法应运而生。闭环麻醉控制系统虽然不会替代麻醉科医师，但是能够允许他们集中于更高层面的医疗任务。

提高临床诊疗质量一个关键的目标就是降低临床管理的异质性。由于临床环境复杂性以及患者的个体差异，限制了医师提供同质诊疗的能力。尽管可以人为的通过连续调整药物输注速率来达到实时临床决策从而增加临床获益，但是使用闭环控制系统会更加有效。与临床医师相比，反馈控制系统不会分散注意力从而使工作效率更高，当在多变量环境中对动态交互进行修正时，闭环控制系统更加有效且精确。因此，与麻醉科医师人为控制相比，麻醉中闭环控制系统的合理的设计和实施能够减少临床实践中的异质性，并且能够使麻醉科医师得到解放，从而从事与更高水平的临床任务以及临床决策。数个系统综述表明自动化的系统在控制目标变量方面在特定范围内比人工更加有效，并且能够减少麻醉药物用量以及减少麻醉恢复时间。即便在复杂的临床情况下，闭环反馈系统也可以用来维持麻醉深度。但这并不是意味着闭环系统麻醉能替代麻醉科医师来完成完全自动的控制。

人工智能的引入包括自动化麻醉，能够提高麻醉的安全性。在麻醉诊疗中，采用闭环反馈系统，能获得确切的受益，前提是设计完善的工程方法来实施完善的闭环反馈系统。在不久的将来，我们将会看到麻醉闭环反馈系统被广泛应用于日常临床实践中。

（二）决策支持系统

麻醉信息管理系统（AIMS）是一种基于计算机的用来补充或者替代纸质文件的术中麻醉记录设备，其核心是记录患者的生理数据，同时允许手工记录事件如药物输注，可以向麻醉科医师提供电子反馈。这种反馈可以为临床决策支持（CDS）提供帮助，以帮助临床医师进行患者诊治和数据利用。

临床决策支持系统是一种用来提高临床决策的信息系统。人类处理数据时有局限性，并且人类无法拥有无限记忆细节的能力，常容易分散注意力。此系统可弥补该局限性从而提供实用技术来提高麻醉科医师的认识水平。CDS系统能够快速的分析较大量的数据，并且能做出对重要任务的提醒。CDS分为3个领域：行政决策、诊疗流程、成果导向的决定。行政决策支持关注于有效的利用资源，例如优化手术室人员的部署以及高效的患者排序。诊疗流程决策支持是用来提高指南的依从性和提供诊疗标准，例如外科手术前预防性抗生素的管理。基于结果的决策支持系统旨在促进诊疗，从而改善患者的预后。这些不同类型的CDS系统可以联合使用，以帮助改善患者整体的治疗效果。

临床决策系统为临床医师提供患者特定的评估和建议来帮助其进行临床决策。同时其类型越来越细：诊治过程（如提高对临床建议和指南的依从性）、行政管理以及资源管理（如文件处理和开账单）。其应用范围越来越广：围手术期预防性使用抗生素、术后恶心呕吐的预防、生命体征的检测和报警、血糖管理、血压管理、通气管理、临床文书处理以及资源利用。有系统综述表明CDS已经嵌入到医院的电子病历系统，从而提高临床效益、资源利用和常规诊疗。

创建可用的CDS系统需要了解围手术期的工

作流程,并以有针对性的方式向正确的临床医师提供信息。与减少药物管理错误的努力类似,已经提出了一个“五权”框架:CDS 系统应该通过正确的方式,通过正确的渠道,在正确的时间内,改善健康决策。在围手术期环境中,信息传递的方法包括字母数字文本页面、屏幕弹出警告和电子邮件通知。许多这样的系统都是在麻醉特定软件的扩展中创建的。

尽管 CDS 系统可以为一些临床问题提供有用的解决方案,由于信息系统的固有限制性,导致一些邻域现代的技术无法普及。其中一个主要的局限性就是延迟。如前所述,生理监测数据以一定的间隔储存在中心围手术期信息管理系统数据库中,一般来说,每分钟不超过一次。一旦记录了这些数据,一个单独的 CDS 程序将检索这些数据以进行定期分析,这通常也不超过每分钟一次。组合这些不同步的过程就会产生额外的延迟,这可能会在诸如分页系统之类的事件通知方法中延迟。对于持续时间段的临床事件,如术中缺氧,大多数事件在被检测到的时候就已经解决了,并且麻醉科医师已经得到通知和回应。在这些延迟的基础上,CDS 依赖临床医师输入数据例如操作的起始和终止时间,从而可能有事件进入延迟。因此,目前这些系统充其量只能被认为是接近实时的,并等待进一步的创新,然后才能应用到时间有限性的临床问题上。

随着更多的机构采用围手术期信息管理系统(PIMS),以及越来越复杂和实用系统的构建,在围手术期医学中使用 CDS 系统将会随着时间的推移而增加。这些系统将继续在设计中要求专家投入,以适应现有的临床工作流程和具体的技术,并与它们相互作用的信息系统实现必要的集成。改进的通信系统可能会减少事件通知的延迟,而 PIMS 的创新可能会增加物理的频率。这些改进和发展将会极大地扩大 PIMS 依赖的 CDS 系统的潜在领域。

CDS 系统已被证明可以改善患者的监测,影响 β 受体阻断剂指南的依从性,增加收入,帮助管理按时使用抗生素,减少 PONV。未来很可能会看到这些系统的功能增加,以及它们在我们的卫生保健系统中的使用。成功地部署 CDS 系统需要了解当前的临床工作流程和适当的电子干预选择。

(三) 远程麻醉

远程医疗正变得越来越容易获得,其各种应用也在迅速发展,并取得了可喜的成果。越来越多国家允许远程医疗保健计划旨在改善偏远地区卫生保健的获得。同样,远程医疗计划也应用在麻醉学领域,例如术前评估、远程麻醉监测、围手术期咨询、模拟和训练等。

随着计算机和电信技术的进步,使世界范围内的实时、面对面的交流变得更大。视频会议和宽带互联网连接的广泛普及,使得可以将医疗服务扩展到全世界的患者。通过远程医疗系统可以为无法获得当地医疗服务的患者提供专科医师咨询。麻醉学领域随着物理监测数字界面的引入,出现了重大变化,可以跨区域对患者进行远程监控。在美国和加拿大,部分医院正在建立成功的术前评估项目,在患者长途跋涉到医院之前可以提供患者的教育和评估。远程麻醉虽然仍处于初级阶段,但在向农村和偏远地区提供医疗 / 外科治疗方面可能是一个积极的进展。远程医疗应用的技术可能非常简单,但是真正需要沟通 / 协作才可以完全成功。随着技术的不断进步,远程医疗的潜力及其在医疗保健中的作用将是巨大的。在未来,远程麻醉技术可能在偏远地区麻醉诊疗中扮演一个常规角色。

(四) 手动机器人

在过去的几十年里,机器人在医学上的使用有所增加,如今机器人麻醉已成为一个现实。机器人不像人类那样容易出错,它们可以在以同样的精度重复相同的事件过程,并且不受环境条件和外在因素的影响。在机器人自动化系统的帮助下,可以提高医疗保健的安全性和标准性。

机器人麻醉是麻醉的未来。机器人可能会逐渐地在临床诊疗中推广,就像入侵我们的工业一样。麻醉科医师不必害怕这种发展,而是要推动它。在不久的将来,一位麻醉科医师将与机器人携手合作,在同等的环境下,提供最好的患者管理。

(五) 人工智能在麻醉学领域中应用的局限性

1. 不能完全替代人脑 人工智能理论和技术日益成熟,但仍然不能像人类一样去思考及推理,人类大脑是由数十亿个神经细胞组成的器官,完全模拟大脑是很困难的事情。即使人工智能在医学领域的应用越来越广泛,但是人工智能终究代替不了所有医师。首先,人工智能只是运用人类已有的知识,对于未知的东西没有处理分析能力,因此人工智能的医疗水平不能超越现有的最高医疗水平。

此外,人工智能系统目前缺乏创造能力,人类除了会从经验中学习之外,还会创造,这在某些情形下被称为灵感、直觉、顿悟和形象思维的智能。对于临床上一些复杂的操作，人工智能系统更替代不了麻醉科医师，因为操作过程是非常复杂和千变万化的，需要现场的分析及判断，不像影像及病理，手术和操作是没有固定答案的。人工智能系统不是人类，也没有人类的思维及情感，其所作出的诊断及提出的治疗策略是来源于大数据，给出的可能是客观的、次优化的建议。但在临床中，医师会与患者及家属有情感上的沟通和交流，会根据患者具体情况给出婉转的解释或适合的治疗选择，这一点人工智能是达不到的。这也体现人工智能医疗缺少灵活性，不能因时、因地、因人、因情而区别对待。

2. 社会伦理问题　随着人工智能在人类医学领域的广泛渗入，也必将引发很多社会伦理问题，规范、监管通常落后于创新。设想当人工智能与医师出现诊断及治疗分歧时，在医疗纠纷的处理上是以什么为标准？在人工智能治疗失败时，患者会向谁问责？人工智能的出现会不会加剧医患矛盾，降低患者对医师的信任度？医师过度依赖人工智能，医疗水平提高是否会受到影响？

也许还有很多社会、伦理问题随着人工智能的出现而出现，但创新仍会继续，只有不断创新，人类社会才能不断进步。综上，人工智能将是未来人类医疗的一个发展方向及趋势，在医疗领域能否取代医师我们将拭目以待，但人工智能将会很好地辅佐医师，将在某些方面缓解医疗压力、提高医疗服务质量、促进医学不断地发展及进步。因此，我们要用宽容的态度去看待它、用欢迎的态度接受它、用积极地态度完善它、用科学的态度提高它、用理性的态度使用它，使之成为医学进步与发展的帮手而非竞争对手。

（刘学胜　朱倩云）

参考文献

[1] STRODE S, GUSTKE S, ALLEN A. Technical and clinical progress in telemedicine [J]. JAMA, 1999, 281 (12): 1066-1068.

[2] MAIR F, WHITTEN P. Systematic review of studies of patient satisfaction with telemedicine [J]. BMJ, 2000, 320 (7248): 1517-1520.

[3] ROINE R, OHINMAA A, HAILEY D. Assessing telemedicine: a systematic review of the literature [J]. CMAJ, 2001, 165 (6): 765-771.

[4] CONE S W, GEHR L, HUMMEL R, et al. Case report of remote anesthetic monitoring using telemedicine [J]. AnesthAnalg, 2004, 98 (2): 386-388.

[5] FIADJOE J, GURNANEY H, MURALIDHAR K, et al. Telemedicine consultation and monitoring for pediatric liver transplant [J]. AnesthAnalg, 2009, 108 (4): 1212-1214.

[6] CHARLES B L. Telemedicine can lower costs and improve access [J]. Healthc Financ Manage, 2000, 54 (4): 66-69.

[7] GRAY G A, STAMM B H, TOEVS S, et al. Study of participating and nonparticipating states'telemedicine Medicaid reimbursement status: its impact on Idaho's policymaking process [J]. Telemed J E Health, 2006, 12 (6): 681-690.

[8] Hemmerling T M, Terrasini N. Robotic anesthesia:, not the realm of science fiction any more.[J]. CurrOpinAnaesthesiol, 2012, 25 (6): 736-742.

[9] WONG D T, KAMMING D, SALENIEKS M E, et al. Preadmission anesthesia consultation using telemedicine technology: a pilot study [J]. Anesthesiology, 2004, 100 (6): 1605-1607.

[10] CHATRATH V, ATTRI J P, CHATRATH R. Telemedicine and anaesthesia [J]. Indian J Anaesth, 2010, 54 (3): 199-204.

[11] Hemmerling T M. Automated anesthesia [J]. Curr Opin Anaesthesiol, 2009, 22 (6): 757-763.

[12] TIGHE P J, BADIYAN S J, LURIA I, et al. Robot-assisted airway support: a simulatedcase [J]. AnesthAnalg, 2010, 111 (4): 929-931.

[13] HEMMERLING T M, TADDEI R, WEHBE M, et al. First robotic tracheal intubations inhumans using the Kepler intubation system [J]. Br J Anaesth, 2012, 108 (6): 1011-1016.

[14] TIGHE P J, BADIYAN S J, LURIA I, et al. Technical communication: robot-assistedregional anesthesia-a simulated demonstration [J]. AnesthAnalg, 2010, 111 (3): 813-816.

[15] Cleary K, Stoianovici D, Patriciu A, et al. Robotically assisted nerve and facetblocks: a cadaveric study [J]. AcadRadiol, 2002, 9 (7): 821-825.

[16] CLEARY K, WATSON V, LINDISCH D, et al. Precision placement of instruments forminimally invasive procedures using a 'needle driver'robot [J]. Int J Med RobotComp, 2005, 1 (2): 40-47.

[17] MANBERG P J, VOZELLA C M, KELLEY S D. Regulatory challenges facing closed-loopanesthetic drug infusion devices [J]. Clin Pharmaco lTher, 2008, 84 (1): 166-169.

[18] BROGI E, CYR S, KAZAN R, et al. Clinical perfor-

mance and safety of closed-loop systems: a systematic review and metaanalysis of randomized controlled trials [J]. AnesthAnalg, 2017, 124 (2): 446-455.

[19] PURI G D, MATHEW P J, BISWAS I, et al. A multi-center evaluation of a closedloopanesthesia delivery system: a randomized controlled trial [J]. Anesth-Analg, 2016, 122 (1): 106-114.

[20] KAWAMOTO K, HOULIHAN C A, BALAS E A, et al. Improving clinical practice using clinical decision support systems: a systematic review of trials to identify features critical to success [J]. BMJ, 2005, 330 (7494): 765.

[21] GARG A X, ADHIKARI N K, MCDONALD H, et al. Effects of computerized clinical decision support systems on practitioner performance and patient outcomes: a systematic review [J]. JAMA, 2005, 293 (10): 1223-1238.

第九章

麻醉学领域的科学研究

目　录

一个学科要发展，必须重视创新，而创新的基础就是科学研究。在我国改革开放早期，由于受科研经费的限制而又急需培养大批具有基本科研能力的人才，我国自然科学的各领域包括麻醉学，做了大量重复或模仿他人的研究，这些在当时都是非常必要的。但随着我国国民经济的增长、国家整体科技实力的增强、民族工业的壮大、科研人员素质的提高和人才储备的增加，现在的情况已有较大改变。积极开展具有创新性和实用性的科学研究已成为我国科研工作努力的方向。

现代麻醉学的内涵十分丰富，其科学研究应包括基础科研和临床科研。当前研究的热点集中在下列领域：

1. 临床麻醉　主要包括临床新方法、新技术、新产品和新方案的临床应用，围手术期对人体基本生理功能的监测和调控，对重要脏器的保护与支持。

2. 疼痛的机制研究，以及疼痛的诊断和治疗。

3. 危重患者的监测和治疗。

4. 急救与复苏。

5. 成瘾性药物的快速戒断。

6. 麻醉学教育。

7. 麻醉学相关的基础研究　如麻醉药作用机制、休克、炎症反应、心肌保护等。

如同其他临床学科一样，现代麻醉学研究的对象为人体、动物、离体器官组织和细胞，非化学物品(含药品)和电子机械设备等。研究的手段除了传统的生理、生化和药理学方法外，近20年来分子生物学和电生理学等高新科学研究技术的应用日益增多。此外，使用计算机进行模拟计算和研究，以及人工智能的应用也成为现代麻醉学研究的重要组成部分。

第一节　麻醉科研工作的组织

20世纪的后半叶，在老一辈麻醉学家的带领下，我国麻醉学科的科研工作取得了可观的成绩，培养了大批的中青年科研人才，建设了一批现代化的麻醉学科室和麻醉学实验室，为我国现代麻醉学科研工作的持续发展奠定了坚实的基础。在此基础上我们应组织好人力和物力，在麻醉学的科学研究上做出更好的成绩。

一、麻醉学科研的组织管理

1. 规模较大和条件较好的麻醉科可以设立分管科研的副主任和/或科研主管医师，引进专门从事基础研究的工作人员，建立自己的实验室。麻醉科可以考虑配备药物护士和研究护士，他(她)们除了为日常临床麻醉工作准备药物外，还可承担临床药理双盲研究中所必需的实验药物和安慰剂的准备工作，以及后继的随访和数据录入等工作。

2. 在有条件的麻醉科，应定期召开科研讨论会(research seminar)。科研讨论会由主管科研工作的老师负责，由主持科研项目的课题负责人或研究生轮流主持，讨论开题报告、预实验报告、课题中期小结和结题报告。对每一次报告，一定要留下充足的时间供大家讨论。讨论可以涉及实验的设计、实施、数据处理、图表的绘制、论文的书写和语言的表达。但讨论的重点应放在实验设计的科学性方面，因为科研讨论会的主要目的是提高全体科研人员的科研能力。科研讨论会的另一个目的是培养科研人员和研究生组织材料的能力、准备幻灯(现多为多媒体幻灯)的技能、语言表达的技巧和答辩的能力。

3. 为配合科研讨论会，还可以定期开展杂志俱乐部(journal club)的活动。杂志俱乐部在发达国家的科研单位十分普及，它一般由全科的医师轮流主持，给全科的同事介绍数篇近期在本专业和相关专业学术期刊上发表的有创意的研究论文。本活动的主要目的是：①让更多的人了解本专业科研动态，使更多的人把握本专业的科研脉搏；②学习和了解科研思路及方法；③根据科研动态，讨论在本科室可以如何开展科研工作。前面介绍的科研讨论会是介绍并讨论自己的科研做什么、怎么做、有什么结果和今后再做什么。而杂志俱乐部则是介绍并讨论别人的科研做什么、怎么做、有什么结果和今后自己能做什么。科研讨论会和杂志俱乐部的结合将有利于建立一个开放的能发挥集体智慧的科研系统，使研究工作做得更具有创新性、科学性和实用性。如果一个科室能长期坚持这两项活动，则其整体科研能力肯定会得到快速而持续的提高。

4. 科研工作需要投入大量的时间、人力、物力和财力。而任何个人拥有的时间、智力、体力、精力和财力都是有限的。麻醉科应该给予一些对科学研究有兴趣且有能力的专职科研人员和临床医师足够的时间专门开展科学研究工作。如同开展其他工作一样，科学研究工作也基本遵循“没有时间肯定没有水平、业余时间最多业余水平、专门时间才可能专业水平”之规律。虽然一个优秀的科研工作者应具有广泛的兴趣和敏锐的洞察力，但在做具体的科研工作时，在一个相当长的时间里，甚至是终身的研究生涯中应该有一个明确的研究方向。在此方向上持之以恒地努力是保证研究工作取得成绩的基本条件。一个科研工作者所做的研究工作如果“过于广泛”，同时在不同的方向进行研究工作，或在较短的时间内不停地改变研究方向，往往难成大业。所谓“没有方向的小鸟是永远也飞不远的”和“有所不为才能有所为”说的就是这个道理。现在部分青年科研工作者有忽视这一点的趋向，应引起我们的高度重视。

二、麻醉学科研的主要内容

1. 更多更好地开展大样本随机双盲对照临床试验　较大的麻醉科有条件时应联合开展多中心临床研究，甚至是多个国家参与的临床研究。

2. 积极开展具有创新性和实用性的科研　新产品和新药品的研究应尽快实现产业化。

3. 将临床科研和基础研究更加密切地结合起来。

4. 抓住世界科技进步的苗头，开展前沿工作　如越来越多的研究表明纳米技术将被广泛应用在生物医学领域，这必将导致临床麻醉设备和药品的进步。此外，人工智能的应用必将导致临床医学革命性的变化。我们在这些方面都应该做好准备，并积极开展探索性的研究。

5. 积极向国内外英文期刊投稿　虽然近年来我国越来越多的麻醉科医师以英文发表论文，但与许多非英语国家或地区（如日本和中国台湾）相比尚有较大差距。与国内多数其他学科相比，麻醉学科在这方面也是相对落后的。实际上，麻醉科医师在国内完成的很多研究工作是有较高水平的，完全可以，也应该到国际杂志上去发表，向世界介绍我国麻醉科医师在中国完成的研究工作，积极参与国际科技竞争。待有条件时，也可以考虑由我国的麻醉学家自己主办英文杂志。

三、麻醉学科学研究的资源

争取各种资源，是开展科学研究的保证。

目前国内获得相关资源的渠道有：

1. 积极申请每年都面向全国招标的国家自然科学基金。

2. 国家科技部的各种基金，如新药创制的重大专项等。

3. 各医院可以向医院所在的省、地、市、教委、科委和卫生健康委申请相应的科研基金。

4. 麻醉科的领导可以在保证临床工作所需基本设备的前提下，在适当的时机考虑申请购买一些临床科研设备。如脑电图、肌松监测仪、心输出量测定仪、血气分析仪等。条件较好、规模较大的麻醉科根据自己科室的业务特点，也可以考虑购买大型的临床和科研兼用的设备，如超声心动图仪和经食管心脏超声、数字化C形臂X线机等。

5. 麻醉科与医学相关企业和商业单位联合，利用他们提供的资源，在保证患者安全性和研究科学性的前提下，开展对双方、对患者和我国医疗事业发展均有利的科学研究。由于我国医疗设备、耗材和药品工业相对落后，医务工作人员更应该积极开展与医疗产品工业合作的新技术和新药品的研究，支持民族工业的发展。没有医疗设备、耗材、药品工业的发展和他们对临床学科学术上的积极支持，我国医学（包括麻醉学）的学术水平要想跻身于世界先进行列只能是空洞的口号。同样，没有高水平的医师和临床科室的积极支持和参与，我国医疗产品工业也不可能得到迅速而健康的发展。

6. 可能争取到的可用于科学研究的各种慈善经费。

第二节　科学研究的思维和步骤

传统的观点认为科学研究的最终目的是从一般的现象中寻找或证实尚未被认识的具有共性的规律。现在越来越重视科研的实用性，强调研究成果的转化或新产品（药品）的研究和开发。无论目的如何，科学研究中要遵循的原则都是科学性、创新性、真实性和可行性。与其他学科的科研工作相同，无论是临床麻醉学还是基础麻醉学的研究，一般都要经历选题、复习文献（综述）、研究设计及预实验、研究实施、数据统计和撰写论文等步骤。

一、选题

科研选题一般有以下几个来源:①临床或实验室工作中遇到的特殊情况或现象,如某种药物产生的特殊作用;②公认存在的但又未经证实的规律,如全身麻醉药的作用机制;③研究和开发新药物和新技术或拓展药物和技术的应用范围;④跟随前人或其他学者的研究方向继续研究某一专题。从这些来源可以看出,选题中最重要的是创新性。重复证明已认知的规律,或者“深入探讨”并不存在的客观现象的发生发展机制,既浪费人力、物力和财力,又没有实际意义。以前我国在研究吸入麻醉药导致未成熟大脑发育障碍的机制方面投入了大量的人力和财力,应该说是有教训可以吸取。因此,从选题的角度来讲,科研人员不仅需要具备本专业的基础知识和基本技能,还要掌握研究领域中的最新动向,以及研究立项的科学依据。

二、复习文献(综述)

虽然选题是建立在平日广泛阅读相关研究领域文献和参加学术交流的基础之上,但在初步选定研究题目或方向后,还应更广泛细致地收集并仔细复习相关文献。这是保证避免重复劳动、维持课题创新性、有序完成课题的重要步骤。文献复习的目的有:①查新、检查以往是否有相同的研究,结果是否为结论性的,若已有结论性的结果,则无必要重复研究,从而避免盲目实施课题;②检查相关研究的内容,是否有经典的研究方法、实验手段、实验模型。若有,应尽量在实验设计时采用;③再次复习研究领域中的动向;④既往相关研究的缺点和不当之处,如何在自己的研究中避免类似的错误。复习文献之后,最好写出综述。这样,不仅能够对该专题的认识条理化、层次化,还能为其他进行该方面研究的人员提供信息。文献检索常用的方法有手工和联机检索两种,目前主要以联机检索为主。中国医药科技文献目录是手工检索国内文献常用的工具,万方数据库和维普数据库等则是联机检索的常用网站。对文献的阅读和引用应该持科学的批评态度,不应盲目采用。

三、研究设计和预实验

研究设计和预实验是整个课题实施过程中最重要的环节,是保证实验科学性的关键。实验设计应遵循统计学的基本原理,包括随机、对照和足够的样本量。有条件时应尽量采用盲法(见第三节)。在实验设计中应考虑到各单位的具体条件和经费情况,写出详细的实验设计方案和具体的经费预算,这对保证课题的顺利完成也十分重要。对每一个实验尽量先行小规模的预实验,为正式实验做好人员、实验方法、实验材料和实验步骤的准备,将正式实验中出现不利情况的可能性降至最低程度。当实验设计和预实验完成后应在一定范围内进行开题和预实验报告,内容包括研究背景、研究目的、技术线路、统计学方法、预期结果(或预实验结果)和研究意义。应与专家和同事讨论正式实验的设计,使其尽量完善。

四、研究的实施

研究实施的原则是按设计步骤进行研究并保证实验的真实性和结果的客观性。对于一些大规模的实验,需要进行中期汇报和讨论,一方面检查实验进程,另一方面修正实验设计。

五、数据处理和论文撰写

实验完成后按既定的统计学方法处理数据,并完整保存原始数据。科学研究中极其认真地分析自己所获结果非常重要,也是写好有价值论文的基础。现在年轻研究者中普遍存在的问题之一就是对自己辛辛苦苦获得的实验数据处理太草率,未花足够的时间去分析原始数据内隐藏的有价值的规律,也未曾去认真分析各参数间的逻辑关系或因果关系。其结果可能使一个做得非常好的实验最后以很多数据的简单堆积而结束,且并没能得出最有科学意义和实用价值的可信结论。

论文撰写时要注意交代清楚研究背景和目的、研究的材料与方法、结果和讨论。对研究方法要有详细、准确的描述,以便读者能清楚地了解实验的全过程,而且可以依此重复本实验。讨论是论文的精华所在。讨论的内容可以包括与相关实验结果(可以是同一研究小组的,也可以是其他人的研究)的比较。科技论文讨论的重点为:①以本试验的结果为论据,通过逻辑推理,得出可靠结论的过程。虽然在进行逻辑论证的过程中可以援引他人的结果作为辅助论据,但讨论中应充分挖掘自己的实验结果(即自己的数据),找出数据间和参数间的规律和关系,从而引出本文的精髓——结论。结论则应该是完全从本实验的结果直接经逻辑推理而获得,非常客观,而且经得起读者推敲的论断。

②说明自己的研究及其发现的创新所在。③说明研究工作的创新和结论的科学意义和/或使用价值。论文的讨论切忌成为文献综述，更不能想当然而行盲目推测，得出与本研究的结果(数据)没有逻辑关系的结论。论文完成后应请所有的署名作者提出修改意见，投稿前和定稿复印前应征得所有署名作者的同意，论文发表后也应该通报所有的署名作者并呈报已发表的论文，以示谢意。

第三节 科研设计和统计学处理

医学统计学是应用概率论和数理统计的基本原理和方法，结合医学实际、研究资料和信息的搜集、整理与分析的一门学科。科研中的各项研究结果，除研究中规定的实验因素外，还受到多种其他因素的影响。因此，研究前应进行周密合理的研究设计，使用各种方法排除无关因素的干扰，才能得出较可靠的结论。由于研究设计中所遵循的各项原则的基础是统计学原理，因此，掌握统计学的知识对于科研人员是非常必要的。系统和具体的统计学知识和方法已有专门的教科书和专著详细论述。本节仅对麻醉学科研中常用的统计学原则作一概述。

一、随机化原则

随机化是控制误差和偏倚的重要原则。许多非实验因素在设计时研究者并不完全知道，随机误差不可避免。要做到真正随机就必须贯彻随机化原则，即总体中的每一个观察单位都有同等的机会被选入到样本中来，并有同等的机会被分配到不同的实验组去。正规实验均要求使用随机数字表或随机排列表进行随机分配。

二、设立对照

设立对照是控制实验中其他非实验影响因素和偏差不可缺少的重要手段。设立对照的正确方法是把研究对象随机分配到对照组和实验组进行比较，并要求它们之间具有可比性。即所比较的各组间除处理因素不同以外，其他的因素应尽可能地相同。常用的对照包括：①空白对照，对照组中不加任何处理因素；②实验对照，对照组不加处理因素，但施予处理因素相关的实验措施；③标准对照，用已确立的标准条件作对照；④自身对照，对照和实验措施在同一研究对象上进行。

三、足够的样本含量

足够的样本含量可以保证研究的可重复性。正确估算样本量是研究设计的一个重要问题。在估计样本量时，应当注意避免两种倾向：片面追求增大研究例数，结果导致人力、物力和时间上的浪费；忽视应当保证足够样本量的重要性，样本量太小导致总体中本来存在的差异未能被检验出来，实验结果失去真实性。样本量不足是目前医学研究中普遍存在的问题，应引起高度重视并力求在研究设计中避免。实验前确定样本量可按以下步骤进行：

1. 建立检验假设(无效假设) 即两样本间无显著性差异。

2. 制定检验水平 容许Ⅰ型的错误概率水平，即当拒绝无效假设时，客观上检验假设却是正确的。通常规定为 $\alpha=0.05$。规定的 α 值越小，所需的样本量越大。

3. 制定期望的检验效能(power=1-β) 检验效能由Ⅱ型错误 β 的概率大小所决定。通常规定 $\beta=0.20$，此时 power=1-0.20=0.80。研究设计时，power 不宜低于 0.75，否则易出现非真实的阴性结果。

4. 寻找总体和样本间差异的资料 比较两样本间差异时，应知道样本间差异的信息。通常的来源是：①公认的有意义的差值；②文献资料中报告的差值；③预实验得到的信息。当这些资料缺乏时，也有学者主张用 0.25 倍或 0.5 倍的标准差估计样本均数间的差值。

当具备了上述4方面条件后，可参阅统计学教科书，依据样本量公式计算研究所需的最小样本量。

四、均衡原则

使各处理组非实验因素的条件基本一致，以消除其影响称为均衡。例如，要求研究设计时各组研究对象的病情、年龄、性别分布等条件基本一致，以免偏倚的干扰。

五、盲法

盲法是研究中,尤其是临床研究中防止出现各种偏倚的重要措施。研究课题的负责人采取措施使参与研究的人员和研究对象均不知道研究过程中谁接受了实验措施或对照措施,称为双盲法。仅让研究对象不知情时为单盲法。在临床研究中,有条件时应尽量采用盲法。使用盲法时,统计学处理完成后再揭盲。

六、常用研究设计中的统计学处理方法

科学研究中常根据不同的研究目的应用各种设计,如比较各分组间的差异、寻找两种变量间的关系、确定影响某一变量的因素等。这里应该强调的是,重统计轻设计、认为统计处理万能的观点是错误的。对每一项研究,设计实验时就应该确定好统计学方法,在数据收集完毕后,按设计的方案进行正确的统计学处理。虽然统计学方法多种多样,并且近年来有很多新的发展,但是对于大多数的设计方案,均有特定有效的统计学方法。掌握统计学方法的正确选择,对得出正确的研究结果和结论十分重要。目前已有各种医学统计学专著供大家阅读学习,本部分仅简要介绍现代麻醉学临床和实验室研究中常用研究设计方案的统计学方法。

(一)两组计量资料间样本均数的比较

两组计量资料的样本均数间是否存在显著性差异,如单一实验组和对照组间的比较,特别是完全随机设计的两样本均数间的比较,由 t 检验完成。若研究设计时采用配对的方法,在统计学处理时就应该采取配对 t 检验。不同时点的自身对照试验也应采用配对 t 检验,可避免同组内个体间的差异。

(二)两个或两个以上计数资料样本率(或构成比)差别的比较

两个或两个以上计数资料样本率(或构成比)差别的比较,采用卡方(χ^2)检验。对于两组分两类(2×2)的计数资料,使用四格表卡方检验。对多于 2×2 分组的计数资料,使用列联表的卡方检验。对于列联表卡方检验,有下列注意事项:①列联表中不宜有 1/5 以上的理论频数小于 5,或有一个理论频数小于 1。若发生这种情况,应增大样本量;②当多个样本率或构成比间的卡方检验提示存在显著性差异时,只说明总体率之间有差异,而不能说明两两间全部有差异。为进一步说明每两组间的差异,还需进行列联表的分割检验。

(三)多组计量资料均数间的检验

多组计量资料均数间的检验,采用方差分析。完全随机分组的样本均数检验,使用单因素方差分析。自身对照的多组检验,采用无重复的两因素方差分析。对于析因设计,应采用有重复的两因素方差分析。方差分析的种类较多,依研究目的和研究设计的不同而不同。在选择时一定要在研究设计时就确定好统计分析的类型,否则数据收集完成后,再发现设计缺陷,无法按既定的统计方法处理,便造成浪费。这里仅举例说明析因设计中使用有重复的两因素方差分析。如 A 药和 B 药均有致心率加快的作用,为比较 A 药和 B 药作用的强弱,可在设计时分 4 组:单用 A 药、单用 B 药、联合应用 A 药和 B 药、既不用 A 也不用 B(空白对照)(表 9-1)。记录数据时采用表中的格式。经有重复两因素方差分析可得出:A 药与空白对照间的差异、B 药与空白对照间的差异、A 药 B 药间是否有交互作用。

表 9-1 A 药与 B 药致心率加快作用的析因设计

B 药	A 药	
	用	不用
用		
不用		

(四)两变量相互关系的分析

因变量随自变量的变化而变化,反映两变量间关系最简单的检验是线性相关分析,其应用也最为广泛。但是,实际使用时很多人往往在没有观察散点图之前就盲目进行线性相关分析。这时,虽然线性相关系数可能有统计学意义,但得出的结果不一定代表真实情况。在进行两变量间关系的分析时,应先观察散点图,确定是线性关系时,再完成相关分析。若发现两变量是指数或对数关系,应进行必要的数据转换后,再进行线性相关检验。线性回归分析得到的信息多于线性相关,可得出回归检验显著性、线性的斜率和截距等,便于由自变量推测因变量。如麻醉学中使用较多的测定药物的半数有效量(ED_{50})实际上就是经数据转换后进行线性回归。以药物剂量为自变量,研究对象对药物反应的累积频数百分率为因变量时,散点图多表现为长尾的 S 形。将药物剂量进行对数转换后,散点图表现为对称的 S 形。再将累积频数百分率转换为

概率单位后，散点图变成线性关系。进行线性回归后，计算出 50% 个体对药物有反应时的药物剂量，即为 ED_{50}。

（五）预计值和实测值间的比较

科学研究的目的是由已知推测未知，由特殊推测一般。在具体的实验中，得出的规律性常需要进行预计值和实测值间的比较，以证实规律的正确性。最早进行该方面研究的方法是进行线性回归，当线性关系明确、所拟合线性的斜率趋向于 1，截距趋向于 0 时，即认为预计值能够较好地代表实际情况。近年来，发展出的 Bland-Altman 检验方法，通过计算实测值和预计值的残差（或比值），用残差 95% 可信区间估计预计值的代表性。该方法不仅能配对实测值和预计值间的相关性，还能提供预计值的 95% 可信区间，为越来越多的研究所采用。

第四节　麻醉学实验室建设

多数麻醉学科学的基础研究主要在实验室完成，部分临床研究也包含一些需要实验室完成的内容。以往对实验室的认识常局限于完成实验研究这一方面，而对实验室科研人员及麻醉科医师科研素质和能力的培养方面重视不够。而后者正是维持实验室长期稳定并有科研产出的重要保证。因此，在有条件的麻醉科积极建立并完善与科室规模相适应的麻醉学实验室，对麻醉学科研和麻醉学人才的培养，以及推动我国麻醉学学科的发展均有重要意义。

一、麻醉学实验室的职能

理想的麻醉学实验室，其职能应包括：①完成基础麻醉学研究；②协助临床麻醉学研究；③为科研人员提供硬件和软件支持，包括场地、仪器、图书期刊、文献检索、对实验设计和实施提供帮助和指导等；④完成从事麻醉学工作医疗科研人员的继续教育中的科研训练部分；⑤为其他二级学科的研究工作提供相应的帮助和指导。

二、麻醉学实验室的人员配备

对于承担基础科研任务的实验室，应配备专门的实验室管理人员和实验员。实验室主任（可以是麻醉科主任或分管科研工作的副主任）的主要职责是制订全面的科研规划，明确实验室的主要研究方向。因此，他（她）应具备丰富的临床工作经验，或有长期临床工作的背景，同时也应具备高层次的科研素质，是学术方面的带头人。承担有科研项目的麻醉科医师和麻醉学研究生等科研人员是实验室的流动人群。实验室管理人员的主要任务是具体安排这些人员在实验室从事科研活动、维持实验室的正常运转、协调实验室和其他科室的关系。实验员的工作则是为科研人员的研究提供具体的协助，包括硬件和软件两个方面。如仪器的维护和调试、管理实验室的图书文献资料、协助举行交流活动等。

三、实验室的药品和仪器使用维护制度

1. 实验室的仪器统一由实验员负责管理，包括日常维护、维修和消耗品的报领。实验员必须建立每一种仪器的使用档案，包括说明书（及复印件）、使用常规、注意事项和使用登记。

2. 研究人员长期使用一种仪器时，应定期向实验员报告仪器运转情况。当仪器出现异常情况时，研究人员应及时向实验员汇报，擅自处理后出现的一切情况由个人负责。

3. 研究人员借阅有关仪器的使用档案时应打借条，用后及时归还。

4. 研究人员研究结束时，应与实验员共同检验仪器运转情况。

5. 研究人员所用实验药品应自行保管，与实验员协商后确定药品存放位置。

四、麻醉学研究中常用的实验动物

可用于麻醉学研究的动物种类很多，有关实验动物学的专著中都有较详细的叙述。本节仅就麻醉学研究中最常用的动物做简单的介绍。

1. 大鼠　大鼠寿命在 2~3 年之间，出生后约 90 天进入成年期。成年大鼠体重在 200~400g，总血量为体重的 6%~8%。大鼠有尾静脉 3 条，背侧 1 条、两侧各 1 条，均可供静脉穿刺。大鼠的吸入麻醉实验常用有机玻璃筒完成，简便易行。一般体重在 200~300g 的大鼠，圆筒的内径为 6cm 左右，使之在内无法转身。头尾端均盖口径合适的橡胶

塞，既可用于通气，也可用于穿过鼠尾。大鼠麻醉的判断标准有：前爪直立位消失、前爪翻正反射消失、夹尾无体动反应等。

2. 小鼠 小鼠性情温和。寿命2~3年，出生后约80天进入成年期。成年小鼠体重30~50g。总血量为体重的6%~7%。小鼠实验给药多为腹腔注射，但也可尾静脉穿刺注射给药。小鼠尾静脉解剖与大鼠相同。

3. 家兔 家兔性情温顺，出生后约8个月进入成年期。依种类不同，成年兔体重在1.5~8kg。寿命7~10年。总血量约为体重的5%~8%。家兔耳缘静脉清晰、固定，易行静脉穿刺。按压静脉近心端，使静脉膨胀，常可穿刺成功。家兔声门较高，对成年家兔用小号直喉镜多可在明视下插入3.5F气管导管。现有国产小动物呼吸机，可经气管插管以30~50ml潮气量、25~30次/min呼吸频率行机械通气，同时实施吸入麻醉。

4. 犬 犬的品种很多，体型悬殊。出生后约2岁进入成年期，寿命约为15年。总血量占体重的7%。在药代动力学研究中，犬的麻醉常选用硫喷妥钠，一次静脉注射25mg/kg维持麻醉45分钟。也可使用吸入麻醉药维持麻醉。犬口腔明视气管插管较容易，麻醉后置于仰卧位，头后仰，颈部伸直，可使口腔与喉头气管成直线。将犬舌拉出，置入喉镜可见会厌。向上挑起，暴露声门，便插入气管导管。

5. 果蝇 果蝇具有与脊椎动物类似的神经递质、受体和离子通道；吸入麻醉药半数有效量和哺乳动物相关性好；遗传背景简单、清楚；培养经济、方便、繁殖迅速，便于大样本研究，是较好的研究吸入麻醉药作用机制的模型动物。我国麻醉学科研工作者和北京大学的生物学家从秦岭采集了野生黑腹果蝇，在每一代选出位于1~5百分位最敏感和95~100百分位最耐药的雌、雄果蝇分别作为亲本繁殖40余代，建立了能稳定遗传的、对七氟烷敏感和耐药的两种果蝇品系，分别命名为阜外-北大敏感1号(FB-S1)和阜外-北大耐药1号(FB-R1)。这些果蝇品系和其他实验室已有的果蝇品系均可以用于麻醉学的相关研究。近年来完成的果蝇基因组全序列测序和人类基因组测序，显示果蝇与人类基因有61%的同源性，且果蝇的基因数目为人类的1/3，这些都表明果蝇是研究人类基本生命现象和药物作用机制的良好模型。

五、科研程序

在实验室工作的研究人员，包括研究生、研究学者和在实验室进行科研的临床医师，一般应遵守以下科研程序。

1. 向实验室主任提交申请，通过初审。实验涉及患者安全性时其方案必需经医院有关部门和科室审批通过。

2. 向实验室主任报到，并签署协议书。为规范所有使用实验室人员的科研活动，使用者在使用实验室之前应和实验室主任就双方的义务、责任、经费的安排和论文署名及单位，以及科研成果的分享等事项签订协议书。

3. 提交研究课题计划书，并完成预实验。正式实验开始前需进行开题和预实验报告。

4. 所有实验中必须用专门的记录本详细记录原始实验数据，并妥善保存原始实验数据和其他实验资料。

5. 在实验中至少进行一次中期汇报。

6. 实验结束后，尽快完成论文撰写，并在科内进行结题汇报。

7. 课题结束后将科研档案资料按要求在医院和实验室归档。

8. 论文外投前需在研究室主任或主管科研的医师处填写论文登记表。

第五节 麻醉学科学研究的基本内容和研究方法

麻醉学科学研究基本上包括麻醉学基础研究(fundamental research)、麻醉学临床研究(clinical research，或者称应用研究，applied research)和结合这两者的麻醉学转化研究(translational research)。虽然上述三种研究都有着自己的研究特点和特殊的研究方法，但三者应该是密切结合的有机整体。

一、麻醉学基础研究

麻醉学基础研究探究与麻醉相关的基本规律、原理和知识，研究内容包括麻醉药理研究、麻醉药物作用机制研究(包括麻醉药物对神经系统、呼吸系统和心血管系统以及内分泌和免疫系统的调节作用机制）和急慢性疼痛相关的基础研究等。这些研究一般应用性不是非常直观、明确，研究结果一般以论文和专著等形式发表。目前基本的研究方法从整体、组织器官到细胞分子水平有如下方法：

1. 整体上的方法主要有各种动物行为学的方法　评估动物睡眠或麻醉状态的在体电生理记录实验，如脑皮质电图 electrocorticogram（ECoG）、脑电图 electroencephalogram（EEG）、肌电图 electromyogram（EMG）以及翻正反射（loss of righting reflex，LORR）实验等；评估动物认知、学习和记忆的 MORRIS 水迷宫、Y 迷宫；评估动物精神状况的旷场（Open Field）实验、悬尾（tail suspension）实验、强迫游泳（forced swimming）实验，高架十字迷宫（elevated plus maze）实验；以及评估疼痛行为的动物甩尾（tail immersion）实验、热辐射（hargreaves test）实验、冷板（cold plantar test）实验和 von Frey 触丝实验等。另外转基因动物也被大量应用到麻醉基础研究中。

2. 在组织器官水平　研究方法包括各种动物模型，比如心、肺、脑、肝脏等各种器官的缺血缺氧动物模型，以及在组织水平进行的各种研究，包括在脑组织和外周神经进行的组织切片上的全细胞膜片钳记录和场电位记录和利用平滑肌进行的张力测定等。

3. 在细胞分子水平　研究方法包括细胞培养，DNA、核苷酸和蛋白质的定量和定性测定，比如 RNA 提取和测定、PCR、荧光定量 PCR、免疫组织化学、蛋白质提取和定量测定、蛋白质组学、单细胞（single cell）以及单通道（single channel）膜片钳电生理实验和利用计算机进行与麻醉相关的生物信息学研究等。

另外，应注意麻醉基础研究中的安全性和伦理问题。现在有很多新的研究技术被应用到与麻醉相关的基础和应用基础研究中。这些新技术的应用使我们不得不更加重视麻醉科研中的安全性和伦理道德问题。比如，基础研究中的动物使用安全性和伦理问题；一些病毒载体、干细胞技术和其他基因干扰技术目前也大量应用于麻醉疼痛相关的基础研究中，这些研究都涉及比较重要的安全性和伦理问题。目前很多杂志的投稿在安全性和伦理问题方面都有比较严格的要求，国内大多数的大学附属医院和科研院所也都制定了比较规范的实验安全性规则和伦理规范，要求科研工作者严格遵守执行。

二、麻醉学临床研究

麻醉学临床研究一般以健康受试者或患者为研究对象，可以是总结临床工作中的现象和规律，从而指导今后的临床工作，比如术后认知障碍的大样本临床研究；也可以是寻求新的解决方案或干预措施去解决临床工作中所遇到的问题，包括麻醉药物的合理使用、新的监测模式和器械的临床应用价值、麻醉新技术的研究等。临床研究的研究对象是人，研究不仅涉及自然科学知识，而且涉及社会科学知识。因为不容易控制研究的条件，混杂因素较多，大样本、多中心的随机对照研究相对能提供更高级别的研究证据。但在探索创新技术、效果不确切的优化临床技术研究方面，涉及风险控制、受试者安全、伦理申报等原因，不一定适用。因此根据研究需求采用适宜的研究类型，兼顾可行性是恰当的做法。总的来说，临床医学最终的目标是满足患者的需求，但还应该满足以下四个方面的进步（简称 4S）：延长寿命（save more life）；提高生存质量（save a higher quality of the life）；节约医疗资源（save medical resources）；提高满意度（satisfy more patients）。目前比较基本的临床研究方法有：

1. 麻醉临床观察性研究　常用于调查某一疾病在人群的发病率（如调查术后严重肺部并发症的发生率）；或用病例对照研究和队列研究进行病因学和危险因素的研究。一般是总结不同的麻醉药物、麻醉技术、围手术期管理方法等对麻醉质量、患者围手术期安全、术后并发症等结果的影响，探究更优良的麻醉方法以指导临床麻醉。

2. 麻醉临床干预性研究　一般是采用平行设计（parallel design）或交叉设计（crossover design），应用随机分组、盲法和对照等方法，以人为研究对象，前瞻性对比一种或几种麻醉药物、技术或其他干预方法所产生效应的临床研究。下面的第七节将重点阐述新药的临床前和临床研究。

三、转化医学研究

20 世纪末，发达国家在医学领域研究投入了大量经费，发明了大量的新技术，积累了大量的新知识，发表了大量的高水平论文，但这些国家人群的健康状况却没有得到显著的改善。例如，20 世纪最后 40 年，美国 NIH 在肿瘤研究的总投入科研经费超过 2 000 亿美元，受这些科研经费的支持共发表了 150 万篇论文，但最常见的一些癌症 5 年生存率却没有明显的提高。显然，在基础研究和临床医学中存在一道道高大的“篱笆”（fences）。由于人类的生命活动是地球上最复杂的物质运动形式，且还与人类的社会行为和精神活动密切相关。因此分子、亚细胞、细胞和组织水平的研究，以及动物整体的研究结果往往不能客观地反映人体内的生命过程。鉴于医学是研究人和人类疾病的科学，美国 NIH 院长 Zerhouni 于 2003 年提出转化医学研究（translational research）的概念：医学研究应该更多地以人的整体为研究对象，以患者的需求为导向（patient driven research），从临床中发现和提出问题，由基础研究人员进行深入研究，再将其科研成果快速转化至临床应用，以提高医疗总体水平。也就是 From bedside to bench，back to bedside with better outcome（4B）。如果说医学研究应该以患者的需求为导向，研究者首先就必须认识到患者到医院求医的基本需求就是希望临床医师能对其疾病进行正确迅速的诊断和治疗，以达到延长其寿命和提高其生存质量之目的。当然，在获得同样或更好的诊治效果时，患者希望医疗费用更低和医疗服务更满意。基于患者的上述需求，医学研究的终极目标(终点，end point）就应该是能延长患者寿命，能提高患者生存质量，能节约医疗资源，能提高患者满意度。也就是前面所述的“4S”：save more life，save higher quality of life，save more medical resources，save higher satisfaction。显然，要能实现这 4 个终极目标，任何医学研究仅仅满足于或终止于发表高影响因子的科研论文是远远不够的。要在新的临床实践（New practice）中实现这 4 个终极目标，在医学研究过程中必须创造出能用于临床的新的产品、新的诊治方法、新的指南，或发现新的临床证据。也就是：New product，New procedure，New protocol，New proof of clinical concept（4P）。所以，我们现在提倡的转化医学研究可以表述为：4S+4P=4B。

第六节 麻醉学中的药理学研究

由于麻醉过程中要使用多种药物，麻醉学科是一个“药物依赖性临床科室”，目前麻醉学科研有很大一部分是有关药物的研究。因此，麻醉科医师和从事麻醉学研究的人员很有必要熟悉药物研究，特别是临床药理学研究的基本原则。

一、药效学研究

（一）量效关系

任何一种药物都有一个主要药效，如地西泮主要药效为镇静，芬太尼为镇痛。通过药效学研究，明确药物的作用强度和特点。在一定范围内药物的药理作用随着剂量或浓度的增加而增加，二者间的规律性变化称之为量效关系。当以纵坐标表示累积效应百分比，横坐标表示药物剂量时，量效曲线多呈长尾 S 型。当横坐标改为对数剂量时，呈对称 S 型。若同时将纵坐标以概率单位表示，则近似于直线。一般来说，较安全的药物，其量效曲线较平坦(斜率较小)。毒性较大的药物，曲线较陡峭(斜率较大)。由量效曲线可求出某一药物的效价和效能。效价和效能是两个不同的概念，不能混淆。效价是指达到相同药物作用强度时所需要的药物剂量。一般用于比较不同药物间的作用强度。常用的效价指标有半数有效剂量（ED_{50}）、95% 有效量（ED_{95}）、最小诱导剂量（MID）等。效能则是指使用剂量不受限制时药物所能引起的最大效应。药物的安全范围常用治疗指数（TI）表示，定义为半数致死量（LD_{50}）与 ED_{50} 间的比值：$TI=LD_{50}/ED_{50}$。TI 越大，药物越安全。近年来，也常用可靠安全系数（CSF）表示药物的安全性，CSF 被定义为 LD_1 与 ED_{99} 的比值。该比值大于 1，则药物的安全性较大。

（二）药效学研究需注意的问题

药效学研究可以是动物实验，也可是人体试验。研究中最为重要的是判断治疗作用的指标、剂量的选择和对照的确立。

1. 判断指标　首先是判断指标的灵敏度问题。灵敏度过高，可能造成假阳性过多；反之，灵敏度过低造成假阴性过多。两种情况都会明显影响研究结果。因此，若没有公认的文献报道的判断指标，就应先进行预实验，确立明确可靠的判断指标，并验证方法的合理性和可行性。其次，应该明确判断指标是否会受到人为因素的干扰。尽量选择客观性指标和采用盲法能在一定程度上减少人为因素的干扰。

2. 剂量　研究量效关系时确定剂量十分重要，理论上应包括 0% 和 100% 显效剂量。但是在人体试验，应考虑到伦理学方面的问题。现在部分文献中采用的 Logistic 回归方法，并不严格要求做到 100% 显效剂量组。虽然续贯法也可有效避免实验中超过常规剂量给药，但这种方法无法获得 ED_1、ED_{95} 和 ED_{99} 等数据。因此，在实验开始前，研究者应广泛阅读文献，开展小规模预实验，选择合适的统计学方法，最终确定正确的实验剂量。

3. 对照和随机　设立对照是生物学实验中最重要的手段之一。没有对照，很多实验结果都无法判断。现代实验科学的显著特点之一是有严密的对照设计，新的科学结论都必须在与严格的对照作比较后才能得出。由于会受到药物相互作用或药物残留作用的影响，药效学研究中常常不使用自身对照的方法。因此，就需要通过随机的方法避免不同实验对象组间的生物固有的变异性。随机并不等于随便分配。如小鼠实验，随便抓取实验动物分组，表面上看是“随机”。但是，最先抓到往往是行动比较迟缓的动物，反应敏捷的动物往往到最后也抓不到，这本身就是一种误差。正确的方法是将动物编号后，按随机数字表随机分配动物至各组中。对于无法做到随机的实验，应采用配对或完全排列等实验设计方法，目的都是尽量避免系统误差。因此，从事药理学研究的人员应掌握好统计学和实验设计方面的理论知识，并在工作实践中不断提高研究水平。

（三）一般药理学研究

一般药理学研究是探讨药物重要药效以外的广泛药理作用，包括对中枢神经系统、心血管系统、呼吸系统、胃肠道、肝、肾、内分泌功能的影响，经常是评价药物的毒副作用。在进行一般药理学研究时，应明确给药剂量与实验结果的关系。在何种剂量产生何种药理学作用，代表什么样的实验或临床意义，都是影响实验结论的重要因素。在比较两种药物的毒副作用时，往往是在使用等效剂量的基础上进行。在确定等效剂量时，则往往是使两种药物的剂量都是其 ED_{50} 或 ED_{95} 的相同倍数（如吸入麻醉药的 MAC 数），或在实验中将两种药物的主要作用（如血压的降低）都维持在同一水平（如 MAP=60mmHg，1mmHg=0.133kPa）。

二、药代动力学研究

药代动力学主要研究药物在体内的吸收、分布、代谢和排出过程。如果说，药效学是研究药物对机体的作用，而药代动力学则是研究机体对药物的作用。近年来，由于计算机的应用日益广泛、分析科学的不断发展和药代动力学基本数据的不断积累，药代动力学研究有向数学模拟方向发展的趋势，即利用数学公式对药物体内代谢动态规律进行科学分析。药代动力学研究是一个既有广度，又有深度的领域。有关药代动力学的基本概念和基本原理，有专门的章节进行叙述。本节仅对进行药代动力学研究时常用的分析仪器作一简单的介绍。

药代动力学研究，离不开高灵敏的分析测定技术。药物的理化性质具有高度的多样性，分析药物浓度时应因药而异选择不同的检测仪器和分析方法。下面简要介绍几种主要的仪器和技术。

（一）高效液相色谱仪

是研究静脉注射用药最常用的仪器，可配多种检测器。

1. 紫外检测器　适于检测有吸收紫外线特点的化学物质。不能吸收紫外线的药物可通过化学衍生的策略接上具有吸收紫外线的官能团而被检测。因此，该检测器应用较广。

2. 荧光检测器　适用于具有荧光和可通过衍生接上荧光基团的药物。灵敏度高于紫外线检测器。但是易受到干扰，激发光源氙灯价格昂贵。

3. 电化学检测器　具有氧化还原的药物都可被测定，但检测氧化性药物会受到流动相中溶解氧的干扰，因此一般多用于检测还原性药物，如儿茶酚类物质。电化学检测的灵敏度一般比紫外吸收检测高 2~3 个数量级。

4. 蒸发激光散射检测器　原理为色谱流出液经喷射进入高温蒸发室，激光照射难蒸发的药物微粒并测定其散射光。被测药物浓度越高，微粒越多，散射光越强。本法灵敏度较高，主要问题为缺乏选择性，检测中可能出现多种杂峰干扰。

5. 发射检测器　发射检测器直接与色谱相连，可连续测定每个色谱峰的发射性，操作简便可靠。

（二）气相色谱

主要优点是分辨度高，适用于多成分分析，分离条件的选择比液相色谱简单。但是不能应用于难于气化而又不能衍生化的药物。虽然气相色谱的绝对灵敏度高于液相色谱，但其进样量小，使最终的相对灵敏度可能不如液相色谱。

1. 氮磷检测器　适用于多数含氮化合物，分子中氮原子越多灵敏度越高。主要缺陷是电极稳定性较差，使用一段时间后灵敏度明显下降。因此需要经常更换电极，价格较高。

2. 电子捕获检测器　适用于含氟、氯的药物，灵敏度较高。电极易受污染，需要精心维护。

3. 氢火焰检测器　是目前氟化挥发性麻醉药浓度测定中最常用的气相色谱检测器。灵敏度较高，色谱条件容易控制。只需按常规维护色谱仪，使用寿命较长。

（三）气质联用仪

气质联用仪是指气相色谱仪和质谱仪联合使用，这是气相色谱性能的扩展，而质谱仪则作为气相色谱仪的一个检测器进行使用。气质联用仪检测化合物的范围与气相色谱仪基本相同，但性能大大提高，可同时进行定量和定性分析。气质联用机的价格较贵，单独一台的价格相当于 2 台气相色谱仪。气质联用仪的灵敏度很高，检测浓度的下限可达 pg 水平。检测专一性也优于气相色谱，原因为除色谱峰外，质谱仪还为带正电荷的离子碎片分析定性。气质联用仪的另一个突出的优点是不经过预先纯化就可以对检测物进行初步鉴定。

（四）放射性核素分析技术

使用放射性核素标记药物进行检测的主要缺点是专一性差。为克服这一缺点，目前常用以下两种技术：

1. 放射受体检验技术　多种药物在体内有特定的受体，能与放射性配体竞争结合受体。在一定范围内，药物浓度越高，与受体结合的放射性配体量越少。因此，通过测定受体结合的放射性可以定量分析样品中的药物浓度。

2. 放射免疫测定技术　如能获得与药物相对应的抗体，就可利用免疫结合试验测定标本中的药物浓度。此技术多用于蛋白质多肽类药物的研究。主要问题是必须预先制备药物的特定抗体。

随着现代科学技术的迅猛发展，新的分析方法也不断涌现。因此，进行药代动力学研究的人员除应熟练掌握现有的实验技术外，还应该注意了解新技术的发展动向，不断开辟新方法的应用，才能使研究进一步发展。

第七节　新药的临床前和临床研究

随着中国加入 WTO，药品知识产权保护问题更加受到重视，单纯仿制国外已有药物将越来越难。因此，必须加强力度开发我国自己的新药。即使从国外引进新药，根据国家药品监督管理局（SDA）规定，这些药物在正式投入医药市场前，也需要做相应的临床前和／或临床研究。由于现代麻醉用药的种类和数量较多，麻醉科医师或从事麻醉科研的人员了解有关新药开发的法规和知识十分必要。根据我国 1999 年国家药品监督管理局颁发的《新药审批办法》规定，新药系指我国未生产过的药品。已生产的药品，凡增加新的适应证、改变给药途径和改变剂型的亦属新药范围。

一、新药的分类

根据国家食品药品监督管理局（SFDA）关于发布化学药品注册分类改革工作方案的公告（2016 年第 51 号），化学药品的新药分以下五类：

第一类：未在国内外上市销售的药品。

第二类：境内外均未上市的改良型新药。

第三类：仿制境外上市但境内未上市原研药品的药品。

第四类：仿制境内已上市原研药品的药品。

第五类：境外上市的药品申请在境内上市。

二、新药的研究

新药需经过临床前和临床研究验证后才能在临床中常规使用。新药研究的内容，包括药学研究、临床前药理毒理研究及临床研究。

1. 新药的临床前研究　系指新药的药学研究和临床前药理毒理研究。前者包括原料药生产工艺研究、制剂处方及工艺研究、确证化学结构研究、质量研究、稳定性研究等；后者包括新药的生物利用度、动物药理、动物药代动力学、动物一般毒理和动物的特殊毒理。

2. 新药的临床研究　新药的临床研究，按照新药分类，分为临床试验和临床验证。临床试验一般分 4 期进行，临床验证可不分期。第一、二、三类新药进行临床试验，第四、五类新药进行临床验证。参加每种新药临床研究的医院不得少于3家。

(1) Ⅰ期临床试验：目的为确立人体对新药的耐受程度，制剂安全性，有效给药方案，了解新药药代动力学特点等。Ⅰ期临床试验原则上在健康志愿者中进行。病例数可在10~100例之间。

(2) Ⅱ期临床试验：目的是通过盲法随机对照多中心临床试验对新药的有效性和安全性作出初步评价，推荐临床给药剂量和方案。Ⅱ期临床试验在患者中进行，应仔细考察新药的适应证、疗效及不良反应；与标准常规治疗相比，新药的优缺点；研究新药在患者中的药代动力学、剂量或血药浓度与疗效和不良反应间的关系，确定最佳剂量和给药方案。Ⅱ期临床的病例数一般应不少于100对(其主要病种不少于100例)。必须另设对照组，其病例数根据专业和统计学要求而定。少见病种所需病例数可视情况而定。

(3) Ⅲ期临床试验：为扩大的多中心临床试验。遵循随机对照的原则，在较大的范围内通过研究新药的疗效、适应证、不良反应、药物间相互作用等进一步评价其有效性和安全性。病例数不应少于300对。

(4) 四期临床试验：为新药上市后监测。在广泛使用条件下考察疗效和不良反应，可以为开放试验，特别应注意罕见不良反应。

三、临床药理学研究中的伦理学问题

对于人体生物学研究，都必须遵守伦理学原则，临床药理学研究也不例外。提到伦理学问题，人们往往仅注意到受试者的知情同意。但是，人体生物医学研究的伦理学涉及问题很多，其核心是保护受试者。1964年在芬兰召开的第18届世界卫生大会上，通过了赫尔辛基宣言，并于1975年在日本东京的第29届世界卫生大会上修订。该宣言界定了人体生物学实验中的伦理道德问题。人体生物医学研究的目的必须是为了促进诊断、治疗和预防措施，以及增进对疾病病原和病因的理解。当前的医学实践中多数诊治和预防措施包含着危险，这同样适用于生物医学研究。因此，人体生物医学研究必须遵守已普遍接受的科学原则，并应以充分进行过的实验室研究、动物实验和全面的科学文献知识为基础。人体试验应由科学上合格的人员进行，并应由具备临床经验的医师监督。人体生物医学试验前应对可能产生的危险进行全面仔细的评估。受试者保护自身完整的权利必须始终得到尊重，应采取一切措施保护受试者的隐私，并减少实验时受试者生理、精神和人格的损害。试验前均应充分告知受试者研究的目的、方法、预期的利益和潜在的危险，并自愿签署知情同意书。在研究过程中，受试者有权随时退出试验。一旦研究人员发现危险超过试验所能带来的潜在利益时，应该立即停止研究。

归纳起来，从伦理道德方面考虑，人体药理学研究应遵守以下六点原则：

1. 必须有一个科学的试验设计，以便选择合理的受试对象；确定终止试验的条件；根据已掌握的资料，力求提高安全性，降低危险性。

2. 研究的最后结果要对受试者(患者)有利。

3. 合格的研究人员，有能力处理潜在可能发生的危险。

4. 受试者必须完全自愿，并签署知情同意书。保证受试者有随时退出试验的权利。

5. 一般情况下，不选择不能表达自身意愿的人作为受试者。

6. 对于遭受到由于试验引起损害的受试者，应进行补偿，并负责进行有效的治疗。

第八节　循证医学及其在现代麻醉学研究中的应用

20世纪90年代初兴起的循证医学(evidence-based medicine，EBM)正强劲地推动着全球医学从经验医学模式向循证医学模式转变。我们希望本节对循证医学的介绍能引导更多的临床麻醉科医师学习循证医学，参与循证医学，作为研究者去提供证据，作为实践者去使用证据，作为教育者去推广证据。使我国麻醉学的发展跟上世界潮流，让循证医学在21世纪的中国临床麻醉实践中变为现实。

一、循证医学的基本概念

1992年加拿大麦克玛斯特大学David Sackett教授及同事在长期的临床流行病学的基础上正式提出循证医学的概念。循证医学意为遵循证据的

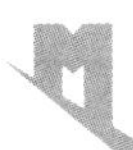

医学。Sackett 教授在"怎样实践和讲授循证医学"中,再次定义循证医学为"慎重、准确和明智地应用当前所能获得的最好研究依据,同时结合临床医师个人专业技能和多年临床经验,考虑患者的价值和愿望,将三者完美地结合制定出患者的治疗措施"。其核心思想是:在临床实践中将个人经验与当前最佳科学依据结合起来制订医疗决策,其结果是医师和患者形成诊治联盟,使患者获得最好的临床疗效和生存质量。

循证医学不是使用陈旧过时的证据。EBM 强调的是在证据、医师技能和患者价值三者结合的基础上,使用当前的最好证据。当今时代是"证据的时代"(evidence era),证据至少在三方面已发生变化,即证据的标准、证据的综合分析方法、证据在不同社会文化背景中的应用。随着医学科学的迅速发展,临床实践的进步日新月异,每天都有大量医学论著发表,新证据源源不断产生,或填补证据的空白,或迅速地更正、替代原有的旧证据。临床医师所面临的困难是如何从新证据的浩瀚海洋中有效地搜索和归纳自己需要使用的最好证据,一旦停止这种搜索和归纳,医师个人的知识就难以保持更新、原先拥有的证据就难免过时。

循证医学不是一门难以实践的医学。临床一线医师早已开始不自觉地实践循证医学,利用难得的时间,有效和有选择地获取以患者为中心的临床研究证据。但要保持知识更新、随时掌握最好的证据似乎太勉为其难,实践中很难做到。国际 Cochrane 协作网的 Cochrane 图书馆资料库,正是为了解决这一实际问题而建立。Cochrane 图书馆是治疗研究证据的重要来源,是临床医学各专业防治方法的系统评价和临床对照试验的资料库。

二、为什么要开展循证医学

人们在研究中发现:①一些理论上有效的疗法在实际中无效或弊大于利;一些疗法似乎无效,但实际上利大于弊;动物实验结果不能直接推广于人体;一些临床上行之有效的疗法却暂时无法从理论上解释清楚;临床疗效的判断,必须以临床试验来检验;一些有效的疗法长期得不到推广,而一些无效甚至有害的疗法却广泛使用,高额医疗费用买来的经常是没有证据证明有效的疗法,导致上涨的医疗费用与医疗质量的不匹配。②多因素疾病的疗效判断需要依赖大样本的随机对照试验(randomized control trial,RCT)。这需要消耗大量人力、财力和时间,多数单位没有条件实施。联合多个小样本 RCT 进行高质量的系统评价 /Meta 分析,其结果类似于大规模多中心的 RCT,因而已被广泛接受,成为临床疗效评价的金标准。③医学信息爆炸,必须借助计算机和互联网,尽量检索经二次加工的资料,否则短时间内不可能查出有用的信息,找出最好的证据。循证医学与传统医学的主要区别见表 9-2。

表 9-2 循证医学与传统医学的主要区别

	传统医学	循证医学
证据来源	强调动物实验、实验室研究、零散的临床研究和教科书	强调临床的人体试验结果
证据收集	限于时间和条件,不够系统全面	强调系统全面
证据质量评价	不重视	很强调
医疗模式	强调以疾病和医师为中心	强调以患者为中心
疗效判定	关注实验室指标的改变、仪器或影像学结果(中间指标)	强调患者的最终结局(终点指标)
治疗方法选择	注重基础研究 / 动物实验的推论和个人临床经验	强调当前能够得到的最好临床证据
临床决策	依据零散的研究报告,患者不参与选择	很强调考虑患者选择

三、实践循证医学的基本步骤

循证医疗实践分为五个步骤。①从临床实践中,发现需解决的临床问题,确定所涉及的研究对象、采用的措施和关心的临床结果。②检索相关的、现有的最好研究证据,对于临床问题,可以查询教科书、医学期刊及其相关的电子出版物(如 M edline,Cochrane library)等。③评价研究证据的真实性、临床重要性。临床医师应根据流行病学和循证医学评价文献的原则进行严格评价。不同研究类型的文献资料有不同的评价方法,如治疗性研究的文献,我们应看研究对象是否被随机分配,是否采用双盲法进行研究和测量结果,各组研究对象的基线情况是否可比,统计方法是否正确等。循证医学中的证据主要指临床人体研究的证据。治疗研究依据按质量和可靠程度大体可分为五级,一级:按照特定病种的特定疗法收集所有质量可靠的随机对照试验后所作的系统评价或 Meta 分析。二级:单个的样本量足够的随机对照试验结果。三级:设有对照组但未用随机方法分组的研究。四级:无对照的系列病例观察。五级:专家意见。循证医学最可靠的证据是随机对照试验及其系统评价结果。但循证医学也不仅限于随机对照试验和 Meta 分析。循证医学的核心是追踪当前最好的外在证据以回答临床待解决的问题。某些治疗方案并不需要 RCT(如某些治疗致死性疾病的成功治疗方案),或者说患者不可能有时间等待 RCT 的产生。所以必须结合实际,认真分析,选取当前最好证据。④应用研究证据并结合临床专业知识、患者的选择解决临床问题,指导医疗决策:由于主管的患者与临床试验中病例存在差异(如疾病严重程度,并存症及临床特征等差别),真实、可靠且具有临床价值的研究证据并不一定能直接应用于每一个医师主管的患者。医务人员必须结合临床专业知识、患者的具体情况、患者的选择进行综合考虑,作相应的调整。⑤评价实践后的效果,以利进一步提高医疗质量。

四、系统评价、Cochrane 系统评价及 Meta 分析

系统评价(systematic review):是一种临床研究方法,是全面收集相关的所有临床研究并逐个进行严格评价和分析,必要时进行定量合成的统计学处理,得出综合结论的过程。系统评价也称为综合分析(overview,systematic review,pooling project 等)。由于“系统”和“评价”是 systematic review 的重要特点,与一般的综述有着本质的不同,故中国循证医学 /Cochrane 中心将其翻译为“系统评价”。

Cochrane 系统评价:指 Cochrane 协作网成员在 Cochrane 协作网统一工作手册指导下,在相应 Cochrane 评价组编辑部指导和帮助下所作的评价。因有严格的质量控制措施,故被认为其平均质量比普通系统评价更高。Cochrane 协作网(The Cochrane Collaboration,CC)是一个国际性、非赢利的民间学术团体,旨在通过制作、保存、传播和更新系统评价,提高医疗保健干预措施的效率,帮助人们制定遵循证据的医疗决策。现有系统专业评价组 51 个,几乎覆盖临床医学的全部专业,Cochrane 麻醉系统评价组于 1999 年 5 月在第七届欧州麻醉年会上宣布成立,于 2000 年 8 月在 Cochrane 协作网正式注册。Cochrane 协作网的主要产品是“Cochrane 图书馆”,这一种以只读光盘(CD-ROM)和软盘形式发表的电子出版物(也可通过互联网提供资料:http://www.cochrane org),每年出版 4 期。目前 Cochrane 系统评价的结果正成为许多发达国家卫生决策的参考依据,影响着这些国家的医疗实践、医疗保险、医学教育、临床科研和新药开发。

Meta 分析:Meta 分析由 Beecher 于 1955 年最先提出,Glass1976 年首次命名。国内翻译为荟萃分析。Meta 分析是系统评价的一种,是一种研究过程。目前存在广义和狭义两种概念。广义的 Meta 分析指系统评价用定量合成的方法对资料进行统计学处理。狭义的 Meta 分析只是一种定量合成的统计处理方法。如果不加特殊说明,一般所说的 Meta 分析就是广义的 Meta 分析。

目前国外文献中以广义的概念应用更为普遍。“系统评价”常与“Meta 分析”交叉使用,意义相同。多认为 Meta 分析是系统评价的一种类型,但系统评价不一定都是 Meta 分析。

进行系统评价和 Meta 分析的目的是为临床实践和卫生决策提供尽可能减少偏倚和接近真实的科学证据。将所有单个的样本量不大的试验联合起来进行 Meta 分析就增大了样本含量,减少了各种偏倚和随机误差,增强检验效能,得出的结论就更为真实可靠。高质量的系统评价结果与高质量的大样本多中心临床试验一样已被循证医学专家列入质量最高的证据级别,并作为权威治疗指南的最重要的证据基础。此外,对以往的临床试验进行系统评价或 Meta 分析,可以发现某些问题已有结论,不必进行重复研究。目前发达国家在审批临床试验课题时,要求首先出示系统评价的结果。

进行系统评价和 Meta 分析的另一个理由是,目前人们处于信息爆炸时代,世界上每年有两百万篇以上有关生物医学的文章发表在两万多种杂志上。临床医师及卫生决策者正处于被大量难于驾驭的信息所淹没的状态,繁忙的工作使他们难以迅速找出所需要的证据。首先查询系统评价或 Meta 分析就可以得到一个可靠、简明的综合答案而省去

大量的查询时间。

Meta 分析一般采取下列步骤：

1. 确定研究目的　即提出临床上迫切需要解决的问题。

2. 收集文献　方法必须正确、全面，不能遗漏对结果评价有重要影响的文章。检索方法有：①联机检索，如 Medline、Embase 及中文医学文献计算机检索数据库。②人工检索，包括有关专业杂志、综述后面的参考文献，有关会议上的论文，与该领域的主要研究者联系，获得该研究者对这个问题的研究结果。③药厂提供资料。④请国际国内临床试验资料数据库提供资料。

3. 纳入标准　列出所有的文献，删除不符合条件的文章，并说明删去的理由及对总的结果判断的影响。常用于确定纳入标准的因素有试验设计方式、对照治疗的方法、感兴趣的结局。

4. 质量评定　评定文献质量的内容应包括：有是否详细的介绍研究方法；有无陈述随机分组方法；是否用双盲法测定结果；统计方法是否正确；测定结果时有无偏倚；是否计算了样本量大小；对阳性结果是否计算了把握度。

5. 资料摘要　将每篇入选文献的主要内容如患者特点、疾病严重程度、并发症、可能影响结果的诱因、治疗方法的可比性以及各种结果都摘要列出。

6. 资料的合并　①合并分析来自不同临床试验的结果。②合并的方法。现在一般采用 Meta 分析的软件进行：同质资料采用“固定效应模式”合并，不同质资料采用“随机效应模式”合并（基本原理见 Meta-analysis 及其在流行病学中的应用．中华流行病学杂志，1994，15（6）：363-366）。

7. 敏感性分析　对不同的研究方法、不同研究质量的临床试验进行分析，看结果是否一致。通过敏感性分析可确定研究结果的可靠性。

8. 结论　结论的内容主要包括：①说明根据所包括试验的综合分析结果是否能够作出某一疗法有效或无效的结论，是否可以在临床实践中推广。②如果现有资料尚不足以下结论，那么有什么趋势？提出是否应该进一步进行临床试验的建议。

并非所有的系统评价结论都是可靠的。同其他研究方法一样，方法学的正确与否严重影响结果甚至导致错误的结论。Sackett 等建议，评价一个系统评价主要是看①结果是否真实可靠，即是否为随机对照试验的系统评价？是否收集和纳入了所有相关的研究？是否对单个试验的质量进行了评估？各试验之间的同质性是否好？②结果是否有意义，即效果的幅度和效果的精确性怎样？根据对系统评价结果真实性和意义的评估可以判断其结论的可靠程度和应用价值。

五、循证医学在麻醉学中的应用

和其他临床医学的二级学科一样，传统的临床麻醉学模式以经验和推理为基础。它评价药物或非药物治疗手段所用的指标是临床替代终点（clinical surrogate）或替代终点（surrogate end-point），如血压、血流动力学、血液生化指标等。随着麻醉学科的发展，各种麻醉药物的应用和麻醉新技术的出现，均需要在可靠的临床试验基础之上建立循证麻醉。因此，大量的临床麻醉随机对照试验就成为必然。近年来国际上许多大规模多中心、前瞻性、双盲安慰剂对照的临床试验结果表明，不少治疗手段临床替代终点的影响与该手段对患者最后终点（outcome end-point）的影响不平行，并且一些对临床替代指标有明显治疗效果的药物，反而增加患者的死亡率，使患者的预后恶化。如Ⅰ类抗心律失常药物可能明显减少心肌梗死后左室功能不良患者的室性期前收缩，但却显著增加猝死和总死亡率。

循证医学要求对患者疾病的防治干预建立在有充分的科学证据基础之上，它不但评价药物或非药物手段对替代终点的作用，而且强调评价它们对预后终点（如总死亡率、生存率、并发症、成本 - 效益比等）的影响。我们在进行疼痛治疗、重症监测治疗和临床麻醉的研究中，应按循证医学的要求，不但选用中间指标，还应尽量使用临床相关的终点指标。

临床麻醉实践系统评价有下列来源：

（一）Cochrane 图书馆资料

1. Cochrane 麻醉组已经完成的 Cochrane 综述　如 NO 的吸入治疗成人或儿童的急性低氧性呼吸衰竭、成年人门诊手术的抗焦虑药的应用、氧饱和度仪围手术期使用等。

2. Cochrane 麻醉组已有 Cochrane 综述方案　如小儿包皮环切术后的骶麻镇痛、危重患者的谷氨酸钠应用、利多卡因应用于腰麻的神经并发症、罗库溴铵还是氯琥珀胆碱用于快速静脉诱导插管、术后恶心呕吐的药物预防、Setrons控制术后恶心呕吐、气管切开的外科技术还是经皮技术、大腿近端骨折患者围手术期的最佳液体输注等。

（二）美国麻醉科医师协会的临床实践指南

美国麻醉科医师学会（ASA）现已制定一批临床实践指南（很多指南都源自Meta分析）。如围手术期的急性疼痛的围手术期处理临床实践指南、血液成分治疗临床实践指南、癌性疼痛管理临床实践指南、慢性疼痛管理临床实践指南、困难气道的处理临床实践指南、产科麻醉临床实践指南、围手术期的经食管超声临床实践指南、术前禁食和术前用药降低误吸的危险性临床实践指南、肺动脉置管临床实践指南、非麻醉科医师的镇静和镇痛药物应用临床实践指南。

附：麻醉临床实践的Cochrane系统评价实例（摘要）：

题目：脉搏血氧仪用于围手术期监测

引文：PEDERSEN T，DYRLUND PEDERSEN B，MOLLER AM.Pulse oximetry for perioperative monitoring（Cochrane Review）。Cochrane图书馆2001年第2期。牛津：Update Software。

背景：脉搏血氧仪可对缺氧进行早期诊断，纠正围手术期低氧血症，从而可能减少术后并发症甚至死亡事件，因而改善患者的结局。但关于麻醉中和麻醉恢复期间用脉搏血氧仪监测发现围手术期低氧血症、术后心肺并发症以及认知功能障碍方面的随机临床试验，还仅仅只有几篇报道。

目的：通过研究围手术期使用脉搏血氧仪进行监测的效果，明确使用脉搏血氧仪可预防或改善哪些不良结果。

检索策略：机检Cochrane图书馆，美国国立医学图书馆（MEDLINE），欧洲生物医学文献数据库（EMBASE），同时检索各试验和综述所列出的参考文献。

选择标准：凡是在围手术期，包括在手术室和麻醉后监护治疗室中，把患者随机分入使用脉搏血氧仪组和不使用脉搏血氧仪的对照组的试验都纳入研究。

资料收集和分析：收集有关在围手术期或者术后用脉搏血氧仪监测发现的任何严重并发症，术中或术后发生的死亡以及在恢复室或加强监护室（ICU）中的停留时间等所有资料。由于所研究的结果不同，没有把所有单个试验结局进行正规统计合成分析（formal statistical synthesis）。

主要结果：共检索到6篇报道，有4个临床试验共21 773例患者的数据可用于分析。仅有2个试验特别提出使用脉搏血氧仪对改善疾病结局的作用不确定。这2个试验都指出在围手术期使用脉搏血氧仪对术后并发症的发生率无影响。2个试验通过研究用脉搏血氧仪来监测低氧血症的发生，从而评价围手术期使用脉搏血氧仪监测的价值，但未报道这2个试验的结果。试验中发现，使用脉搏血氧仪的患者术中和术后在麻醉后监护治疗室中低氧血症的发生率降低。在恢复室中，使用脉搏血氧仪组低氧血症的发生率降低了1.5~3倍。在围手术期使用脉搏血氧仪对术后认知功能无影响，术后认知功能是通过Wechsler记忆量表和持续反应时间来测定的。其他研究表明脉搏血氧仪组术后并发症发生率为10%，对照组为9.4%。两组患者在心血管、呼吸、神学系统的并发症以及感染的发生率方面无差异，两组患者住院时间均数均为5天，院内死亡数也相等。

评价者结论：研究表明，脉搏血氧仪监测可发现低氧血症和相关病症。然而，尚无证据表明脉搏血氧仪对麻醉结局有影响。尽管我们仔细而有条理地收集了来自较大群体的资料，但客观的研究结果和我们主观的想象结果还是不一致，对于在围手术期用脉搏血氧仪监测改善结局及其效果、效能，有待进一步探讨。

第九节　人工智能和大数据

人工智能（artificial intelligence，AI）是计算机科学的一个分支，是研发用于模拟和扩展人的智能，包括感知、认知、决策和精准执行能力的理论、技术方法及应用系统的一门新的技术科学。2017年发布的《新一代人工智能发展规划》中明确提出了要发展智能医疗，“推广应用人工智能治疗新模式新手段，建立快速精准的智能医疗体系”。由于麻醉学的核心理论、知识和技能是人体基本生命功能的监测和调控、重要脏器的保护与支持，所以麻醉和手术中必然是短时期内多源、多维数据的密暴发，且数据间关系复杂，诊疗决策的信息负荷量大，延迟容忍度低，快速及时干预具有高强需求。大数据及人工智能技术能为复杂数据管理、分析和辅助决策提供新型突破性速度和力度，其与临床麻醉的高度结合将对我们学科的诊疗模式、临床实践模式以及培训教育等诸多方面产生深远影响。因此，我们现在就应该在这个领域积极开展研究工作。

现阶段的人工智能在临床麻醉中的应用还不可能完全替代麻醉科医师，但我们能够研制人工智能麻醉辅助系统（artificial intelligent anesthesia analgesia assistant，Ai-AAA）。人工智能成功应用于临床医学的影像学科、病理科和皮肤科等，对静态图像的智能化和自动化识别与诊断方面已取得了显著的成就。而人工智能在麻醉学科中的应用将在智能化的动态生命功能监测与调控方面实现重大突破，这也将带来人工智能在临床医学应用中的划时代进步。

目前，人工智能在麻醉学的应用可以在以下几个方面开展研究：

1. 研发 Ai-AAA 预诊系统，辅助麻醉前评估和制定围手术期管理方案 这对开展门诊麻醉、日间手术，以及当日入院当日手术意义重大。

2. 床旁影像 特别是床旁超声图像的自动识别与诊断。例如，可以通过对左心室内缘的自动识别实现对其收缩和舒张末面积的自动测量，再通过对心肌收缩力、前负荷、外周阻力状况的计算，做出对这三个方面的半定量分级：重度降低、轻度降低、正常、轻度升高、重度升高，进而提出诊断和干预意见。最后，与全身麻醉药的调控、其他循环监测指标和循环调控措施整合形成自动反馈调控系统，实现自动化的循环管理。

3. 麻醉维持期间基本生命功能的动态智能监测与调控 我们首先希望在病情基本平稳期间实现以下方面的自动和精准的监测与调控①通过调整全身麻醉药的给药速度调控麻醉镇静深度与动脉血压；②通过调整阿片类镇痛药的给药速度来调控镇痛水平与心率；③通过调整肌肉松弛药的剂量调控骨骼肌松弛程度；④通过调控主动加温强度来防治低体温；⑤通过心脏超声和血浆代用品的输注速度来调整循环血容量；⑥通过调整吸入气氧浓度来维持正常的 SpO_2；⑦通过调整肺泡通气量将 $ET\text{-}CO_2$ 维持在正常范围。

4. 远程麻醉。

5. 麻醉科用药的智能配制与配送。

6. 手术室和麻醉科的智能物流、智能物管和智能物联。

7. 自动化的精准麻醉操作，如机器人辅助建立人工气道、神经阻滞、血管穿刺与置管。在经食管超声、体表超声和超声引导下的神经阻滞和血管穿刺中，智能机器人可以实现自动调控超声探头，实现自动寻找超声扫描切面和对超声图像的自动分析。

由于 Ai-AAA 不仅具有更灵敏、更精准、更迅速、不疲劳等优点，还具备互联网、大数据、云计算、深度自我学习和持续改进的能力，所以麻醉科医师与 Ai-AAA 的人机协作将实现最佳个体化医疗，使临床麻醉更安全、患者无痛苦和更舒适。Ai-AAA 的研制和普及应用，可以节省麻醉科住院医师约 50% 的“守摊”的时间，使他们能在相同的受训期间有更多的时间去接受更高级的临床培训，学习更重要的知识与技能。也能使麻醉科主治医师拥有更多的时间去开展其他重要的临床、教学和科研工作。如同很多其他的麻醉科技术一样，这项技术也将扩展到 ICU 和急诊科。因为基本生命功能的监测和调控以及重要脏器的保护与支持也是这些科室的重要工作内容。

谁拥有真实世界大数据，谁就拥有重大原始创新先机。我国当前的围手术期信息化水平和发达国家相比落后两代。我国现有的手术信息系统大都缺乏强大的数据分析和挖掘功能。所以，我们急需人工智能工程专家和麻醉、手术、护理专家联合组成多学科研发团队，来研究人工智能和大数据在围手术期中的应用。随着集成一体化、信息化、智能化、互联互通时代的来临，Ai-AAA 的研制和应用，以及各大医院积累的海量病例资源，我们将建立大数据驱动的具有世界先进水平的安全、无痛、感控和高效的围手术期管理平台。

（杨 磊 刘 进）

参考文献

[1] 胡同增.实验外科学[M].北京:人民卫生出版社,1992.

[2] SACKETT D L, RICHARDSON W S, ROSENBERG W M, et al. Evidence-based medicine. How to practice and teach Evidence-based medicine [M]. Edinburgh: Churchill Livingstone, 1997.

[3] MOLLER A M, SMITH A F, PEDERSEN T. Evidence-based medicine and the cochrane collaboration in anaesthesia [J]. Br J Anaesthesia, 2000, 84 (5): 655-658.

[4] AKHTAR M, BREITHARDT G, CAMM A J, et al. CAST and beyond: implication of the cardiac arrhythmia suppression trial [J]. Circulation, 1990, 81 (3): 1123-1127.

第十章

麻醉中的伦理与法律问题

目　　录

法律是一种公平的规则，是国家制定和认可的，由国家强制力保障实施的，以规定当事人权利和义务为内容的具有普遍约束力的社会规范。近年来，随着医药卫生体制、医疗保险制度和卫生法制的不断健全，就医者的法律意识不断提高。患者对医师提出了更多更新的要求，不仅希望医师掌握高超的医疗技术，尊重患者的生命价值，还希望医师尊重患者的人格、尊严、地位和自主权。而医疗机构的医务人员是否能熟悉和掌握相关卫生法律法规并贯彻落实，医院以及各科室是否能以系统的、完善的卫生法律法规和管理制度来规范和约束医疗服务行为，是直接影响医疗服务质量的重要问题。

医疗行业是一个拥有高技术含量、关涉人身健康的职业，医疗风险无处不在。随着医疗实践活动的逐步规范以及与医疗活动相关法律法规的健全，要做到遵守规范与法规，必须加强对医务人员的法律法规培训，用法律来约束和规范医疗行为，同时要持续改进服务，提高医疗服务质量，优化操作流程，走质量效益型可持续发展之路，才能有效避免纠纷发生。

第一节　与医学相关的伦理和法律概念

一、医学与法学

医学与法学是两个不同范畴、不同属性的学科。医学是以保护和增进人类健康，预防和治疗疾病为研究内容的科学，具有广泛的社会性。法学由国家制定并以国家强制力保障实施的行为规范，具有强烈的阶级性和浓厚的政治色彩。从表面上看，医学与法似乎没有联系，而实际上两者相互影响，相互作用，并且相互交叉形成一个新的部门法即医学法。

医学的发展对法学产生了较大的影响，医疗活动的普及引出了大量法律、法规的产生。人们在医学领域里形成一定的社会关系，这些社会关系就受到当时法律的调整。医学中的伦理和法律问题将对卫生保健的策略和医学技术的发展方向产生重要影响。

临床医学与法律基本关系有三大方面：①医患行政法律关系，通常由医患双方遵守医疗行政法律关系与否而产生；②医患民事法律关系，主要由医患双方间有无侵权及人身损害结果而产生；③医患刑事法律关系，围绕当事人是否构成犯罪及怎样处罚而进行。

医务人员在日常为患者提供医疗服务的过程中，应当遵循《宪法》中关于国家尊重和保障人权和进行医疗救助、医疗保障等的原则性规定；应当遵循《民法通则》中关于尊重和实现公民生命健康权、尊重公民隐私利益等以及《合同法》关于医疗服务合同等规定；应当遵循《中华人民共和国执业医师法》关于执业医师的权利和义务的有关规定；应当遵循《医疗机构管理条例》关于医疗机构的权利和义务的有关规定；应当遵循其他有关医疗卫生服务及医疗机构和医院管理等规定。由医学法律规范调整人们在特定的医疗卫生活动领域中所形成的权利和义务的关系亦称为医学法律关系。

二、医学伦理学与医学法学

伦理是有关道德的研究，医学伦理是伦理学的一个分支，处理医疗执业中的道德议题，在医学教育中起重要作用。医学伦理学是运用一般伦理学原则解决医疗卫生实践及医学发展过程中的医学道德问题和医学道德现象的学科；是运用伦理学的理论、方法研究医学领域中人与人、人与社会、人与自然关系等道德问题的一门学问。

医学伦理学来源于医疗工作中医患关系的特殊性质。患者求医时一般要依赖医务人员的专业知识和技能，并常常不能判断医疗的质量；患者常要把自己的一些隐私告诉医务人员，这意味着患者要信任医务人员。这就给医务人员带来一种特殊的道德义务：把患者的利益放在首位，采取相应的行动使自己值得和保持住患者的信任。所以，刻画医患关系基本性质的是信托模型，即基于患者对医务人员的特殊信任，被信任者出于正义和良心会真诚地把前者利益放在首位。

医学法学是由国家制定或认可，由国家强制力保证实施的，旨在调整人们在医学发展和保护人体健康的实践中形成的各种社会关系的法律规范总和。医学法学的调整对象是指由医学法调整的社会关系，即在国家卫生行政机关、医疗卫生组织因预防和治疗疾病，改善人们劳动、学习和生活环境及生活状况，保护和增进人体健康的活动过程中产生的纵横交错、相互交织的多层次、多侧面的各种社会关系，涉及医疗保健、卫生防疫、医药监督管理、医学科研等诸多方面。其特征是以保护人民健康为根本宗旨，具有综合性、科学性、技术性和社会共同性等特征。

医学法的基本原则包括维护公民身体健康的原则、预防为主的原则和有利于医学发展的原则。其主要作用：①依法管理医药卫生事业，促进我国卫生事业的发展；②保护公民健康，促进经济发展；③推动医学科学的进步和发展；④维护国家主权，促进国际卫生交流。

医学伦理与法律息息相关。大多数国家都有法律规定医师该如何处理在照顾病患和研究中的伦理问题。伦理与法律不同，伦理所要求的行为标准往往比法律的要求还高。法律会随国家不同有很大的差异；伦理是可以超越国界的。

医学伦理学和医学法学是两门交织在一起的学科。医学法律制度的背后往往存在医学伦理原则的指导。医学法律制度的缺失也不妨碍医学伦理原则主动发挥对问题的指导作用。在医学伦理领域有四大基本原则，即自主原则、从善原则、无伤害原则和公正原则，这不仅成为医学伦理学观察医患关系、规范医疗行为的基准，而且成为具体医学法律制度构建的法理基础和指南。

三、医事法律和医学法律关系

医事法律是指医学法规，即规定医疗业务之法律规章及行政命令。不同的国家对此有不同的称谓：在德国和日本称为医疗事务法（medizinreeht）；在美国有“法律医学”（legal medicine）、医学法学（medical law）等名称，所涉及的内容基本上都是与医疗执业相关的法律规范。从这些国家和地区建立的与医学、法律相关部门的内容和体系来看，主要是医疗执业者对人体实施医疗行为的相关法律规则。

我国长期以来对该学科的概念存在认识上的混乱，又或把卫生法与医事法律等同。卫生法与医事法律是既有区别又有联系的两个概念。卫生法（health law）是指由国家制定或认可，并以国家强制力保障实施的，调整在保护人体生命健康活动中形成的各种社会关系的法律规范总和。医事法律体系的内容包括：医疗主体立法、医疗行为立法、医疗用品管理立法、医疗争议处理立法。医事法律与医事法学的区别在于，前者是一个法律部门，而后者是专门对医事法律这个特定的法律对象及规律展开研究的法律学科。医事法学除包括医事法律的规则和规范外，还有大量的理论和学说，对医事法律的制定，医事法律的理解、执行和运用，具有很好的指导和推进作用。

医事法律的主要特点是：①医事法律是综合性法律。医事法律所调整的主要法律关系—医患关系是一种平等主体之间的关系，故其兼具民事法律的性质和特征。实际上，有时很难区别医事法律到底是行政法律还是民事法律。另外，在刑法中也会涉及医事法律关系，这也是该法律部门定位困难的一个重要原因。正因如此，医事法律涉及多个法律部门，调整多种法律关系，因而是一门综合性的法律。②医事法律是技术性法律。医事法律是法学与医学、卫生学、药学等自然学科相结合的产物，其许多具体内容依据基础医学、临床医学、预防医学和药学、生物学的基本原理、研究成果而制定。医学及其他相关学科的技术成果是医事法律的立法依据，也是医事法律的实施手段和依据。医疗工作是一项科学技术性很强的工作，当前科技的发展更使医学诊断和治疗过程日益复杂，这就要求将直接关系到公民健康的医疗方法、程序、操作规范、卫生标准等大量的技术规范法制化，把遵守技术法规确定为医疗机构及其医务人员的法定义务，以确保公民健康权的实现。因此，在众多医事法律文件中，都包含着大量的操作规程、技术常规和卫生标准。这些广泛用于医疗卫生工作中的规定，既具有科技性，又具有法律性，构成了医事法律的重要内容，这在绝大多数非医事法律规范性文件中是没有的。医事法律与医学等自然科学紧密联系、相互促进、互为依存的关系是与其他众多法律明显不同的。③医事法律是具有一定国际性的国内法。医事法律的根本任务是预防和消灭疾病，改善人们劳动和生活环境的卫生条件，保护人体健康。这是全人类根本利益、长远利益所在。虽然医事法律在本质上属于国内法，但疾病的流行并不受地域、国界和人群的限制，疾病防治的措施、方法和手段也不会因国家社会制度的不同而不能互相借鉴。在全球积极探索人人享有健康保障的今天，各国政府都重视医疗事务的立法工作，把一些具有共性的医疗原则、诊疗标准、卫生要求等载入本国法律，并注意借鉴和吸收各国通行的医疗规则，使医事法律具有明显的国际性。

医学法律关系是指医学法律规范调整人们在特

定的医疗卫生活动领域中所形成的权利和义务的关系。在这个特定领域中，有国家卫生行政机关、医疗卫生组织、企事业单位、个人及国际组织，它们之间或在它们内部因为预防和治疗疾病、改善人们劳动、学习和生活环境及卫生状况、保护和增进人们身心健康、获得健全后代而形成了各种社会关系，而那些被现有的医学法律规范调整的关系即为医学法律关系。例如，医师和患者之间的医患关系，因为有《中华人民共和国执业医师法》的调整而成为医患法律关系，属于医学法律关系的一种。同样，还有许多其他的医学法律关系，如卫生行政部门和医疗机构、药品生产企业之间的监督与被监督的关系等。如果以内容为标准，医学法律关系可以分为医学民事法律关系、医学行政法律关系、医学刑事法律关系等。

医学法律关系是法律关系的下位概念，除具有一般法律关系的特征，还有其自身特点：①医学法律关系产生的前提是医学法律规范的存在。医学法律关系是由医学法所调整的社会关系，医学法律关系的存在必须以相应生效的医学法律规范的存在为前提。没有医学法律规范，就不可能存在医学法律关系；②医学法律关系形成的宗旨是保护人民的健康。医学法律关系是在卫生管理和医药卫生预防保健服务过程中基于保护人的健康这一根本宗旨而产生的法律关系，并始终全面地围绕人的健康问题，其他法律关系尽管也可能涉及卫生领域，但都不是以保护人民健康为直接目的，如民事法律关系中涉及保护人们的健康条款，刑事法律关系中有惩罚损害人们健康的条款，但它们都不是直接以保护人们健康为目的，前者是为了调整各种平等主体之间的财产关系和人身关系，后者是为了制裁违法者，打击犯罪从而维护社会秩序而制定的；③医学法律关系是一种综合性法律关系，是纵横交错、内外交叉的有机整体。基于医学法律关系双方主体地位的平等与否，分为纵向和横向法律关系两大类。纵向医学法律关系中双方主体的法律地位不平等，存在隶属关系，通常是管理与被管理、监督与被监督的关系。它既包括外部的卫生行政部门及卫生监督机构与其行政相对人之间结成的卫生行政法律关系，也包括企事业单位与其内部职工之间结成的卫生业务管理关系，以及卫生行政部门与同级政府、与同级卫生监督机构、上级卫生行政部门与下级卫生行政部门和各级卫生行政部门与其公务员各自结成的内部管理关系。在纵向医学法律关系中，双方主体享有的权利和承担的义务不对等。横向医学法律关系中双方主体的法律地位是平等的。它既包括典型的医疗机构及其医务人员与就医者之间结成的医患法律关系，也包括从事药品、食品、保健品等的生产经营企业和提供公共卫生服务的单位以其卫生服务质量和药品疗效与被服务者之间所结成的医学服务法律关系。在横向医学法律关系中，双方主体享有的权利和承担的义务总是对等的。④医学法律关系的主体具有专业性的特征。医学法是专业性很强的一个部门法，是关于医药卫生管理和卫生服务的法律规范。因此，体现在医学法律关系主体方面的特征就是很强的专业性，即无论是在纵向卫生行政管理法律关系中，还是在横向医药卫生服务法律关系中，至少要有一方主体是国家卫生管理机关或卫生监督机构或从事医药卫生保健服务的单位或个人。需要注意的是，虽然医学法律关系的主体具有专业性的特征，但并非卫生管理机关或卫生保健服务的单位或个人参加的法律关系都是医学法律关系，只有依照医学法进行医药卫生管理和服务时所形成的社会关系才是医学法律关系。

第二节　临床麻醉面临的伦理和法律问题

一、医疗规范与相关法律

早在西周时代，《周礼》就有对医师进行年终考核以定其报酬的记载。以后历代的法典《唐律》《元典章·刑部》《大明会典》等都有规范医师执业行为的法律条文。20 世纪 50 年代后，卫生部陆续颁布《医师暂行条例》《中医师暂行条例》《卫生技术人员职称及晋升条例(试行)》(1979 年)、《医院工作人员职责》(1982 年)、《医师、中医师个体开业暂行管理办法》(1988 年)、《外国医师来华短期行医管理办法》(1993 年)等一系列规范性文件。随着法律法规制度的不断完善，《中华人民共和国执业医师法》(1999 年)，以及《医师资格考试暂行办法》《医师执业注册暂行办法》《关于医师执业注册中执业范围的暂行规定》等配套规章的出台，标志着我国的执业医师管理走上了法制化、规范化的轨道。

我国目前规制医师的、法律位阶较高的法律是《中华人民共和国执业医师法》，该法于1999年5月1日起实施，2009年进行了修正，共六章，四十八条。与其他国家的相关法律一样，我国的《中华人民共和国执业医师法》也设置了我国执业医师的入门机制、行为规范和对行为失范者的处罚机制；明确了我国医师资格考试制度和医师执业注册制度；具体规定了医师应遵循的7条执业规则和4条责任规范。《中华人民共和国执业医师法》规定医疗机构及其医务人员在医疗活动中，必须严格遵守医疗卫生管理法律、行政法规、部门规章和诊疗护理规范、常规，恪守医疗服务职业道德。实际上，医疗卫生管理法律、行政法规、部门规章和诊疗护理规范、常规所确定的主要义务，也是相关医疗活动中医务人员技术水平的一般标准。医疗活动具有很强的实践性，每一种有效的防治疾病的方法都需要在实践中反复探索和验证，这就有必要对医疗活动进行总结和归纳，对其中的已经定型的基本经验，如进行某一诊疗活动时应遵循的程序、步骤与标准等，通过制定行政法规、规章或者诊疗护理常规、规范的方式确定下来，从而规定医务人员在医疗活动中对各种具体情况的主要义务，以便医师在医疗行为时遵循。

为进一步规范医疗机构从业人员行为，根据医疗卫生有关法律法规、规章制度，结合医疗机构实际情况，原卫生部、国家食品药品监督管理局和国家中医药管理局组织制定并颁发了《医疗机构从业人员行为规范》(下称《规范》)(2012年7月)。《规范》以10章60条的内容，明确规定了医疗机构从业人员基本行为规范、管理人员行为规范、医师行为规范、护士行为规范、医技人员行为规范、药学技术人员行为规范、其他人员行为规范以及实施与监督办法。并要求医师应规范行医，严格遵循临床诊疗和技术规范，使用适宜诊疗技术和药物，因病施治，合理医疗，不隐瞒、误导或夸大病情，不过度医疗。针对医疗机构从业人员医疗服务、诊疗行为中存在的问题，《规范》对进一步规范医疗服务行为，提高医疗服务水平，改进医疗服务质量，解决医疗服务中群众反映强烈的突出问题，提升医疗机构从业人员的职业素养，加强医疗机构管理，保障医改顺利进行，促进卫生事业科学发展，都具有十分重要的意义。此《规范》应当定位为原卫生部制定的规范性文件。

从现有法律和制度来看，《中华人民共和国执业医师法》《护士条例》等医疗卫生法律法规、规章制度和原卫生部、各级卫生行政部门的政策文件中都有相应内容，对医疗机构从业人员行为进行了规范约束。但是，上述法律和制度文件中关于医疗机构从业人员行为规范的规定有的比较原则，操作性不强，不利于落实；有些是禁止性约束，缺乏正面教育引导作用；且随着社会经济的发展，医疗机构从业人员在执业行为上也会出现一些新的问题。由于法律文件的滞后性，这些新问题在相关法律和文件中还未涉及或没有明确规定。因此，《医疗机构从业人员行为规范》整合、细化了有关医疗卫生法律法规、规章制度中的要求和规定，并结合医疗卫生改革发展新要求，对医疗机构从业人员行为规范做了进一步完善。

然而，受原卫生部的立法权限所限，《规范》对如何处理违反人员没有具体规定，一定程度上可能影响到行为规范的执行力。根据国家法律规定，“行业主管部门没有对所属行业的从业人员设置处分或者处罚的立法权限”，换言之，原卫生部没有权限在其文件中就医疗机构从业人员违反什么规定应该给予什么处分或者处罚作出具体规定。因此，如果行业从业人员有违反这些规定的行为，可以依据相应的法律法规进行处罚，以维护《规范》的严肃性，保证有效落实。法律是必须遵守的底线，行为规范中部分是道德层面的规范，二者相辅相成。

与临床麻醉相关的规范，还有由原卫生部和中华医学会组织各专科分会专家编写出版的《临床技术操作规范·麻醉学分册》与《临床诊疗指南》两部权威性技术操作规范。《临床技术操作规范》明确规定了临床麻醉的范畴和各级人员职责、麻醉科准入标准和工作制度、麻醉科十项工作制度(岗位责任制、术前会诊制度、讨论制度、术后访视制度、交接班制度、疑难危重病例讨论制度、安全防范制度、业务学习制度、药品管理制度、仪器与设备保管制度、麻醉用具保管消毒制度)、麻醉后监护治疗室管理规定、麻醉疼痛专科门诊管理制度、麻醉科工作制度执行记录规范、临床麻醉操作规程以及麻醉效果评级标准和医疗事故、并发症的认定等重要内容，其内容科学实用，具有很强的可操作性。这使得进一步指导和规范医务人员的诊断、治疗、护理等业务工作行为，变得有章可循，对规范我国麻醉学技术操作、提高麻醉质量有重要的指导作用。

诊疗规范是医疗标准的反映，对每个医疗差

错案件涉及的相关问题,可将诊疗规范视为根据,以认定被告的治疗行为是否符合医疗标准,同时还可减少医疗费用,促使医疗标准愈趋明确。美国医学会《医疗数据指南》等权威诊疗规范常被引为证据。值得注意的是,医师遵循了规范性文件而造成患者的损害并不能完全免责。这些主要义务只是对医师的一般要求,如果这些规范所确定的义务已落后于现有的医疗护理理论及实践,或已有更高的标准,医师则应遵循这种标准,否则应认为其违反了主要义务。

二、临床医学科研中的伦理

早在20世纪70年代,美国学者比彻姆(Beauchamp TL)和查尔雷德斯(Childress JF)出版了《生物医学伦理学原则》一书,提出尊重、不伤害、有利和公正四项原则并作为医学伦理道德的原则。随后,英国医学会等组织都认同上述原则。目前,国际社会基本上认同了这四项原则。在我国医学伦理学的教科书和医学道德实践中,也基本上接受这四项原则。

随着医学研究活动的广泛展开,有关临床医学研究的伦理问题已成为社会关注的焦点之一。临床医学试验中人类受试者的权利和利益必须得到尊重和保护。为此,国内外已制定相应的伦理准则,其中独立的伦理委员会审查及受试者知情同意书的签署是人类研究受试者权利的福利和保障。临床试验是否符合伦理原则,首先取决于研究证据是否真实可靠。从随机对照试验中获取的证据具有最强的真实性和可靠性,其设计目的和优点能使对研究结果有影响的各种因素在各组之间等同化,从而保证受试者利益与风险的公正分配,并能有效阻止无效治疗的滥用,肯定有效治疗的价值。循证医学特别重视人体的整体状态、终点指标和卫生经济学指标评价,十分注意证据的不断更新,提供更真实可靠的研究证据。随着循证医学的兴起,对临床试验的要求越来越高,其中所涉及的医学伦理问题将愈发突出。在此情况下,迫切需要让临床研究者和受试者明确各自的权利和义务,并采取切实可行的方式去保护受试者。受试者享有的权利:知情选择权、隐私权、安全和及时救治权和赔偿权。

临床医学试验的伦理要求中,最主要的是不能对患者隐瞒试验性治疗的性质。如果不向患者告知试验的自愿原则、目的、后果及赔偿事项,就违反了必须是在没有别的治疗办法和已有充分的动物实验基础才允许的原则;未能提供充分的防止意外的保障措施;没有向患者提供试验成果利益分享的承诺;没有向患者说明可以随时退出试验的允诺等。国际医学界向来十分关注医学试验,制定了许多伦理规范,以防止危害人类。临床医师在研究中应该遵循三个最基本的伦理学原则:一是尊重患者;二是把患者的利益放在首位;三是公正。

随着麻醉学的快速发展,各种新药的问世伴随着新药临床试验的需求。新药临床试验研究属于人体生物医学研究范畴,是新药开发研制过程中不可缺少且极其重要的阶段。新药临床研究者通过试验,掌握人体对新药的耐受程度、药代动力学指标以及药物的安全性、有效性研究数据,为药品上市提供临床相关依据。药品是一种特殊的商品,密切关系到人类的生命健康,必须保证药品的安全、有效和质量可控,切实保障人体用药安全,维护人们身体健康和用药的合法权益。要保证药品的安全、有效和质量可控,研究者必须严格按照临床试验标准规范操作;要保障临床试验受试者的安全与权益,需要伦理委员会对临床试验方案及其附件进行严格审查。我国《药物临床试验质量管理规范》、世界医学会的《赫尔辛基宣言》、国际医学科学组织委员会的《人体生物医学研究国际伦理指南》,制定和确立了人体生物医学研究的伦理和科学标准,为临床试验研究者和伦理委员会提供了工作依据,使参与临床试验受试者的安全与权益得到保证。

我国药监部门结合临床试验的实际情况制定了相关的政策、法规,对保障人民健康和用药安全具有重大意义。对临床试验受试者权益的保护在行政法、民法等多部法律中涉及,可见对受试者权益的重视。所涉及的法律、法规目前仍存在一些不足,表现在仅限于起指导作用,缺乏具体性和针对性。国家药品监督管理局颁布的《药品临床试验质量管理规范》(简称GCP)对临床受试者的权益保护规定虽然相对集中、较为具体并有针对性,但仍然原则性过强,操作性不够,很可能导致临床研究者在设计试验方案时忽略一些保障受试者安全和权益的重要细节。

临床医学研究相关伦理问题的焦点在于受试者权益的保护。在临床试验中,研究者必须对此清晰明确并保护受试者的权益。其内容主要包括:①受试者的自愿参与权:受试者自由决定参与试验的权利和随时退出试验的权利。②受试者的知悉权：即知情同意的权利，是受试者享有了解临床试验中与自身利益密切相关的信息资料的权利。③受试者的隐私权：受试者要求保密其与临床试验有关个人隐私的权利。④受试者的安全权：受试者享有的保障其人身和财产安全，不因参与临床试验而遭受不必要损害的权利。⑤受试者的及时救治权：受试者参与临床试验期间出现严重不良反应事件时，要求得到及时治疗的权利。在临床试验中，受试者使用试验药品、标准品、对照品和安慰剂后，有可能出现严重的不良反应，如果研究者不及时治疗就会严重损害受试者的生命健康，法律法规应保证受试者在试验中出现严重不良反应后享有得到全力及时救治的权利。⑥受试者的补偿权：除非法律有其他规定，参加临床试验或由于参加临床试验而出现不良反应的受试者享有得到申办者和研究者给予适当补偿的权利。对于受试者参与试验承受的身体和精神上的痛苦，给予一定补偿是为了帮助受试者克服这些痛苦，也是为了保证试验能够顺利进行。

三、知情同意

有关知情同意的首次记载可追溯至1767年的英国Slater诉Baker与Stapelton案。在该案中，法院认为在实施手术前取得患者同意是“外科医师的惯例和法则”。在美国，医学法上的“知情同意”在20世纪初酝酿成形。美国早年的知情同意案关注的是在医疗行为实施中缺少患者的同意引发的案件。美国法官在肯定患者“自主决定权”的同时，表达了这样一段引用率较高的名言：“每一个成年且心智健全的人均具有决定如何处置其自身身体的权利；外科医师如果没有患者的同意便实施手术则构成人身攻击（assault），该医师应对其损害负责，这一原则应被坚持，除非患者意识不清或获取同意前有必要进行手术的紧急情形”。因此，知情同意象征着尊重。从生命伦理的角度说，知情同意更像一种道德必须，是处理科学和生物科技的利益与参与者利益之间公平性的一个关键伦理要求。医学伦理学用高度理想化的方式对待知情同意。自1947年纽伦堡宣言颁布后，知情个体的志愿同意已被公认为人参与医学诊疗和研究的基本要求。全面切实地维护患者的知情同意权，是医学人文关怀中十分重要的目标，也是改善医患关系的重要举措。应当全面、准确且科学地向患者履行告知义务；完善知情与同意的程序和手续；正确对待患者的知情不同意；提高履行知情同意权的法律意识；加强对维护患者知情同意权相关工作的管理。

知情同意是处理医患关系的核心，也是医疗行为合法性的基础之一。知情同意观念是根据尊重患者自主权的伦理原则，表明患者具有自我决定的权利。《中华人民共和国执业医师法》和《医疗事故处理条例》明确规定，在诊疗工作中要向患者履行知情同意原则，签署知情同意书，它体现了以人为本的精神和对患者权利的尊重。患者的知情同意权，包括知情权、选择权、同意权和拒绝权，在医疗保健工作中履行知情同意原则，是对患者生命权和医疗权的尊重，也是医务人员与患者之间建立互相信任、密切医患关系、减少医患纠纷所必须；它有利于患者主动参与治疗，有利于保护医患双方的正当权益。

知情同意须通过告知义务和患者的同意来实现。根据相关医疗卫生法律、法规以及诚实信用原则，在医疗活动中为满足患者的知情权，医疗机构有义务告知患者如下内容：①就诊医疗机构和医务人员相关情况，包括医疗机构的基本情况、专业特长，医务人员的职称、学术专长、以往治疗效果等。②医院规章制度中与其利益有关的内容。③医疗机构及其医务人员的诊断手段和诊断措施。④所采用的治疗仪器、药品等的疗效和副作用等。⑤手术的成功率、目的、方法及预期效果，手术过程中可能出现的不适和麻烦以及手术不成功可能导致的后果和潜在危险等。⑥患者的病情。⑦患者所患疾病的治疗措施，即可能采用的各种治疗措施的内容，通常能够达到的效果及可能出现的风险等。⑧告知患者需要的费用等。患者的同意权是患者在知情基础上作出的同意，是患者自己决定权的重要体现。同意在医患关系中发挥着两种不同的作用：一是法律上的作用，它为医疗提供了合法理由，没有这种同意的治疗是不法行为。二是临床上的作用，它能获得患者的信任与合作。然而，同意作为医疗合法理由，有时也会与传统的伦理原则相矛盾，尤其是当医师的治疗方案对患者无害甚至有利时。例如，患者出于宗教信仰拒绝输血、不适宜妊娠的患者坚持要妊娠等。在此种情形下，即使在医师看来患者的选择不明智，甚至会危及患者生命，不经患者同意也不能对患者进行输血和流产的治疗。

纵观我国的相关法律法规，结合医疗实践可以看出，关于我国患者权利的立法问题尚欠完善。我国《医疗事故处理条例》《医疗机构管理条例》

《中华人民共和国执业医师法》和《医疗机构管理条例实施细则》等法律法规都对患者知情同意权作出规定，但上述法律法规未对患者知情同意权的内涵和外延作出明确的法律界定，在实践中容易引起误解。《中华人民共和国执业医师法》第26条规定："医师应当如实向患者或家属介绍病情，但应注意避免对患者产生不利后果，医师进行试验性临床治疗，应当经医院批准并征得患者本人或其家属同意"。此条的立法原则是依据宪法和民法为基础，体现出患者因病就医的行为已和医疗机构形成事实上的医疗服务合同，患者和院方已构成民事主体，患者有权利知道自己的真实病情和健康状况，有权利知道各项检查结果和医师对自己采取的诊疗措施及预后信息，在患者知情同意下和院方达成共识。医患双方在诚信的前提下，医方应做到诊断明确，治疗措施得当，康复快经济损失少，但涉及患者本人隐私的地方应尊重患方意愿，特别是对一些顽症的治疗更要尊重患者的意见，以避免对患者产生不利的治疗和康复，如患者被诊断为恶性肿瘤，应采取适当的形式向亲属告知，有关病情恶化、预后不良等信息不要轻易告诉患者本人，医方应采取谨慎的方式履行告知，并尊重患者的隐私权。

为切实有效地保障患者的知情同意权，维护患者的利益，减少医疗纠纷的发生，在医疗机构履行告知义务时应注意以下几点：①履行告知、取得同意的形式。医疗机构应当注意在履行告知义务，实现患者知情同意权时，原则上应当尽可能书面化。在紧急情况下无法书面告知时，应当明确要求临床医务人员或其他相关医疗服务人员事后应忠实、详细进行记录并签字证明，作为医学证明材料。②告知的方式。告知应当选择适当的时机或方式，以避免对患者的疾病治疗和康复产生不良影响，尽量采用通俗的语言，认真履行告知义务。在医疗活动中，医疗机构常要求患者或其家属签订某些协议，如输血协议、麻醉知情同意书、手术知情同意书等，这些协议无一例外地均以免责或限制责任条款为主。但这种条款本身除能够证明已经尽了告知义务、满足患者的知情同意权外，并没有什么法律意义。③我国医疗实践中一直将患者作为治疗的服从对象看待，遇到紧急情况或危重病情时，首先考虑的是向患者家属交代，而对患者本人却保密，这种做法需要进一步研究。应当明确，患者知情同意权的主体是患者本人，只在特殊情况下才能由他人行使。而且，在告知时应当注意保护患者的隐私权，对于在医疗活动中获知的患者隐私，未经患者本人同意，不得向他人泄露。④医疗机构及其医务人员应当全面、真实、准确、客观地履行告知义务，不能有所选择或保留，不宜带有倾向性，应当由患者或其监护人等在医务人员帮助下自主作出选择，切忌误导或者不适当地影响患者，否则将为未来的医疗纠纷埋下隐患。

医师在对患者履行告知义务时，也要适度，注意避免不利后果。卫医政发〔2010〕11号《病历书写基本规范(试行)》第10条明确规定，对按照有关规定需取得患者书面同意方可进行的医疗活动(如特殊检查、特殊治疗、手术、实验性临床医疗等)，应当由患者本人签署同意书。患者不具备完全民事行为能力时，应当由其法定代理人签字；患者因病无法签字时，应当由其近亲属签字，没有近亲属的，由其关系人签字；为抢救患者，在法定代理人或近亲属、关系人无法及时签字的情况下，可由医疗机构负责人或被授权的负责人签字。同时，根据法律规定，为避免因手术签字而给患者造成不良影响，上述规范还规定，因实施保护性医疗措施不宜向患者说明情况的，应当将有关情况通知患者近亲属，由患者近亲属签署同意书，并及时记录。无近亲属的或者患者近亲属无法签署同意书的，由患者的法定代理人或关系人签署同意书。在手术过程中可能出现临时变更手术内容或方式的情况。在这种情况下，医疗机构及其医务人员仍应征得患者本人的同意，在患者无法行使该项权利时，应及时征得患者家属的同意。

四、医患关系中的情理法

著名医史学家亨利·西格里斯曾经说过："每一个医学行动始终涉及两类当事人：医师和患者，或者更广泛地说，医学团体的社会，医学无非是这两群人之间多方面的关系"。医患关系是医疗机构及医务人员与患者及其亲属之间因诊疗护理行为而产生的权利义务关系，它既是人际关系在医疗环境下体现的一种特殊关系，也是一种民事法律关系。医患关系的实质是"利益共同体"。"医"和"患"不仅有着"战胜病魔、早日康复"的共同目标，战胜病魔既要靠医师精湛的医术，又要靠患者战胜疾病的信心和积极配合。对抗疾病是医患双方的共同责任，只有医患双方共同配合，积极治疗，才能得到比较好的治疗效果。医患双方在抵御和治疗疾病的过程中都处于关键位置，患者康复的愿望要通过医方去实现,医方也在诊疗疾病的过程中加深对医学科学的理解和认识,提升诊疗技能。

近几年来我国的医患关系日趋紧张,医疗纠纷日益增加,一方面经常有患者投诉、殴打甚至杀死医务人员的事件发生,另一方面医务人员也多有抱怨。为处理患者投诉和医疗纠纷,卫生行政部门、医院主管部门和相关医务人员要耗费大量时间和精力。医患关系紧张不仅影响到患者及家属的心理,影响到和谐社会的构建,也严重干扰了医疗单位的正常工作秩序,加重了医疗管理部门的工作量和医务人员的心理压力,降低了医疗单位和医务人员在社会上的声誉形象。然而,医患关系是一个十分复杂的问题。医患关系紧张究其原因,主要包括社会、医学、媒体、患方等方面的因素。医患和则两利,伤则两败。正确解决当前医患关系紧张的现状,维护医疗服务秩序和医患双方利益,构建和谐医患关系是社会主义和谐社会建设的重要内容。

在社会学中,处理任何关系的基本方法要运用情、理、法。而如何运用情、理、法来处理各种关系,首要的是情理法运用序列。在东西方这一点有根本差异:东方人处理关系是先讲情再讲理不得已而后讲法,西方人处理关系是先讲法再讲理而后讲情。以法律的眼光来审视当前错综复杂的医患关系,只有情、理、法兼容,相互依存才是逐渐改善医患关系,建立符合时代要求的新型医患关系,即建立在互相理解和互相信任的基础上的平等、公正、和谐和理性化的医患关系。

处理医患关系需要学会调适。调适是指人与人、群体与群体、文化与文化之间的相互配合、互相适应的过程,是维持社会正常秩序的一种社会互动方式。医患关系的调适作为人与人之间的调适,也即社会调适。调适应遵循的原则包括:

1. 尊重理解的原则 彼此尊重,相互理解不仅是医患交往的基础,也是化解矛盾、消除隔阂,达成亲和状态的基本原则。医疗活动作为一种人道的服务,其精神应该植根于医疗工作者的内心深处。在医患交往中,医务人员只有尊重患者,患者才会信任医师。而且,对患者的尊重还包括对其平等权利的认同。医务人员在任何时候、任何场合、任何事情上,不论是男女老幼、种族国别、地位高低、权力大小、美丑智愚、关系亲疏、金钱多寡,都要给予关怀尊重、积极救治、尽职尽责,切不可厚此薄彼、亲疏不一;当然,患者要想获得医务人员的尊重,也必须尊重医务人员的人格和劳动,必须自尊、自爱,履行自己的健康道德和责任,积极配合医师诊治,只有这样才能使医务人员的价值得以充分显示,赢得医务人员的尊重。

理解和信任是加强医患沟通、协调医患关系的又一基础。医患在交往中相互传递的信息多种多样、十分复杂。而医患双方的内心活动又受外界复杂的影响,使动机、行为、结果常常处于矛盾状态中,此时的信任和理解显得格外重要。医患之间之所以能够建立关系是因为各自对对方的需要。患者需要医者的技术帮助自己康复,医者需要患者的配合实现自身价值。但仅此还不够,还必须存在一定程度的理解和认同。在出现彼此分歧,发生冲突时,更需要双方的理解,需要双方能够站在对方的立场去思考问题,将心比心。孔子说:“己所不欲,勿施于人”。基督教义主张:“己所欲,施于人”。这从正反两个方面说明了换位思考的重要。信任和理解是医患合作的必要条件,疾病越复杂、病情越严重、诊治时间越长,就越需要双方的信任和理解。医患交往中的信任理解程度可以作为医患关系发展的标志,可以用来检验医患关系的协调程度。

2. 求同存异的原则 医患交往需要遵循求大同存小异、彼此相容的原则。古人云:“宽以待人,厚以载德。”宽容是中华民族在处理人际关系上的一种美德。医务人员应以宽容的胸怀尽量满足患者的利益需求,以宽厚的精神去调节医患关系。患者由于身受病痛折磨,在心理、行为等方面可能表现出异常之举,甚至提出一些无礼要求,这就需要医务人员不能像对待常人那样去要求患者。在医患交往中,要做到宽容对方,需注意以下两点:其一,有理谦让。其二,严于律己,宽以待人。唐代文学家韩愈说:“古之君子,其责己也重以周,其待人也轻以约”。也就是说,古代有修养的人,待人很宽厚,而要求自己却十分严格而全面。在医患交往中,必须大力提倡严于律己、宽以待人的风尚,这是改善医患关系的重要环节。

3. 诚实守信的原则 对医方而言,诚信是立业之本。医疗机构只有讲诚信,才能真正赢得患者的尊重和理解,才能找到发展的动力和优势。对患方而言,只有对医方诚信,如实告知自己的病情,按时交纳医疗费用,严格遵守医嘱,积极配合诊治,才能获得医务人员的信任和有效诊治。

4. 依法调适的原则 中国传统交往理念是重情轻法,人情至上,做人要有情有义,做事要符合“人之常情”。这种传统的交往原则,有其精华之处。

但“人之常情”却是个十分模糊没有确切定义的标准。每个人站在自己的立场,有自己认为充足的情由。公说公有理、婆说婆有理,而这理又都是“人之常情”,无法判断对错。

医患关系不同于一般人际关系的特征之一,就是它具有鲜明的法律属性,是一种特殊的法律关系。因此,调适医患关系不仅要依据道德伦理规范,考虑“人之常情”,还必须依照有关法律法规的阐释,合乎法的精神和原则。医患双方也只有以法律来规范自己的行为,依照法律合理地享有自己的权利,履行自己的义务,用法律来处理矛盾和分歧,才能避免矛盾的激化。在解决医患矛盾过程中,必须依法依规保护医患双方的合法权益;合理保护医患双方的合法诉求;用情调解医患双方的矛盾。只有真正依法、合理、重情,才能构建和谐医患关系。

第三节 从法律角度看麻醉学科建设与发展

一、普及法律知识是麻醉学科建设和发展的必要前提

我国法的渊源主要为以宪法为核心的各种制定法,包括宪法、法律、行政法规、地方性法规、规范性文件、法律和国际条约、国际惯例等。我国现行法律法规共 1 109 部,其中医疗医药卫生法规 59 部,涉及相关文件及司法解释 683 条。加强法律知识的教育与培训在规范诊疗工作程序中至关重要。随着社会的进步,法制的完善以及信息渠道的多元化,公民维权意识逐渐增强,对医疗的要求越来越高。

二、依据法律行医是麻醉学科建设和发展的必由之路

依法行医能够使复杂的医疗活动按照规范进行;能够有效协调医疗活动,发挥整体合力,提高服务效率;能够最大限度避免医疗风险的发生,是实现科室建设目标的制度保障。①依法管理规范执业行为:医疗活动是医护人员和患者在特定的环境和条件下互动的高风险活动。由于服务对象的特殊性和服务内容的复杂性,决定了其必须遵守严格的规范,这种规范包括两方面的内容。首先是医疗行业内部的服务程序和标准,其次是属于上层建筑的国家法律法规,它具有国家强制性,必须严格遵照执行。法在其中的作用主要体现为设定医护人员的准入资格、规范操作方法和流程,界定仪器药品使用规程和范围、约束医患关系等。科室管理必须在普法教育的基础上,从依法执业的高度充分认识医疗规章制度的建立和执行是提高医疗质量、保障医疗安全的前提。②以法为律落实规章制度:规章制度是规范医院管理和运行秩序,促使医院有序、高效、协调发展的保证,规章制度是否切实可行、是否齐全、是否落实到位是衡量医院管理运行状况的关键。职责是从业的根据与根本,也是从业的职守与责任,保证医院的正常运行就要做到在岗言岗,执业尽责。制度健全、职责分明是科室科学管理的基础。③依法维权调解医患关系:在医疗服务中要依照规范常规、技术标准来进行规范操作;要认真履行告知义务,尊重患者的知情权、选择权;要树立证据意识,做好病历、影像等重要证据的保全工作等。④依法行医注重“医”与“法”结合:医疗机构和医务人员应该重点转变观念,树立医法结合新理念,加强法制化和制度化以提高医疗质量。⑤从法律和制度上明确各类医务人员的职责和任务,实现权利和义务的统一,能够大大强化医务人员的责任感和主人翁意识,增强科室的凝聚力。医疗设备的现代化有赖于科学技术的发展和运用,而在科技资源的开发利用并最终转化为医疗行为的过程中,完备的法律制度起着组织、协调和保证作用。医疗质量是人的素质、医疗体系、医疗安全、医疗技术、后勤保障等诸多因素构成的系统,必须建立科学严密和稳定的行为规范,并以法律法规条例的强制性保证其实施,逐步降低诊疗的法律风险,减少医患纠纷。

三、维护法律行规是麻醉学科建设和发展的必然选择

法律代表着社会所需要的秩序和正义,法律的权威和尊严必须得到维护,触犯法律、残害生命、破坏秩序必须受到法律制裁,这是国际社会普遍认同的基本价值。

从法律角度分析医学技术的独特性,即①医学是一门存有自身缺陷的技术:医学是以治病救人

为目的的科学。在深入到人类生老病死的自然进程中，不可避免地要对其进行技术干预，而这种干预本身即会产生对人体的伤害，甚至蕴涵着产生重大伤害乃至危及生命的可能性。②医学具有技术受益人和受害人同一的特点：现代社会中蕴涵自身安全缺陷的技术很多，某种有风险的医学技术的应用，其目的是让患者免于疾病所带来的生命和健康威胁，但同时也承担着医学技术负面的影响。③医学是具有应用紧迫性的科学技术：医学是基于可能的受害人利益和需求而发展出来的存有安全缺陷的技术。医学技术区别于其他技术的另一特点是其具有应用的紧迫性。医学基于其紧迫性不得不对技术缺陷予以容忍，而这种容忍导致了医学技术自身的不安全因素被大量保留，使得医学变为相对不安全的科学。

医疗规章制度的不断完善是为了更进一步规范服务行为，只有每一位医疗工作者都能认真执行各项规章制度，才能保障各项工作持续、高效、快速的发展。缺乏遵守规则的素质和维护规则的勇气，就无从谈维护法律的尊严、权利和公正。维护法律才能维护医患双方的利益，而维权的基础是自律。科室管理者应该改变传统管理方式，使现代管理方式向制度化、规范化、法制化发展。应该知法遵法，能够运用法律来规范管理行为，使整个科室的医疗工作在法律范围内运行。

四、完善立法是麻醉学科建设和发展的重要保障

随着医学科学的不断发展和人们认识的不断提高，原有的医疗管理规章制度和方法在某些方面已不能适应，需要修改完善，与时俱进地完善各项法律规章，并建立与法律相适应的制度是依法执业的有力保障。比如，备受关注的《侵权责任法》首次在我国民法体系中对医疗损害责任作出了法律层面的规定，对医患之间的权利、义务关系制定了一系列新规则。然而遇到关系错综复杂的医疗侵权案时，则凸显出传统法学对现代临床医学的高科技、高风险问题缺乏与之相应的法律方法。在鉴定专家和法官之间表现为互不信任，鉴定专家常认为法官不懂临床医学，做出的判决不科学；法官则认为鉴定专家不懂法律，做出的判决不公正；而当事人则无所适从，难以依法及时维权，这既严重影响了医疗侵权案件的正确认定，也影响解决医疗侵权损害赔偿问题的司法制度和社会保障制度的构建。从“综合医疗事务法”的角度探讨融汇临床医学和法学的医疗侵权认定方法，构建科学的医疗侵权论证思路和方式，是医事法学的研究重点之一。

医学知识作为立法之源而进入法律体系。健全法制需要有一部独立的医事法，对医患关系中的民事法律关系进行调整；确立医患双方的权利义务；设立医疗行为的规范标准，以及医疗损害的赔偿和影响正常医疗运行行为的具体处罚项目和标准；确切保障医学科学技术发展和教学工作开展的法律地位。

科室建设应该注重：①加强组织管理，提高管理者的法律意识和水平，不仅严格按法律法规办事，更要提高整章建制的自觉性和能动性，始终把规范化、制度化、质量化建设作为不同时期科室建设规划的重要内容。②提高医务人员综合素质，加强职业道德教育，强化职业职责和职业法律教育，从法律角度认识完善医事法律法规的重要性。③顺应医疗技术快速发展的要求，适当修改补充完善各项规章制度，尤其是新型科室管理模式下各种规章制度的重建、对开展新技术新业务的操作常规的新建。④加大制定协调制度，加强监督检查力度，保证医疗质量。要明确医疗质量的三级结构（即基础质量、环节质量和终末质量），重视基础质量管理，严把环节质量，制定一整套质控标准以监控终末质量，为依法行医提供有力的医疗保障。

医务工作是高技术行业、高风险行业，医务人员风险意识决定医疗质量和医疗安全的水准，没有意识到的风险是最大风险。在当前法律法规不断发展和患者维护自我权利的意识越来越强的新形势下，迫切要求医务人员在日常为患者提供医疗服务的过程中，必须加强法律法规意识，加强医疗风险防范意识。必须建立完整的医疗风险管理机制，有效规避医疗事故、医疗风险，提高医疗护理质量，创建和谐的医疗环境和社会环境。

五、麻醉学相关诉讼与一般法律程序

随着医疗中各种不良事件的曝光，麻醉中医患冲突的敏感性也在增加。这首先由麻醉本身的特性决定，麻醉科医师工作主要场所在手术室内，对患者来说，麻醉过程充满着神秘感。如果一个人能将自己的生命托付给别人，这个人一定是他最信任的人。但对于一个遭受病痛而需要手术治疗的患者来说，只能被动地将自己的生命交付给一个“陌生”的麻醉科医师来守护，患者既满怀希

望又充满恐惧。麻醉很舒适时患者不知道,但是如果麻醉不好或感觉疼痛,患者首先想到的是麻醉科医师。因此,一旦围手术期出现任何问题,患者首先会对麻醉过程提出质疑。比如,手术过程中患者出现意外或死亡,不论何种原因,麻醉科医师要证明自己医疗过程规范无误。从医疗层面来看,麻醉科医师是手术团队中的弱势群体,在外科医疗纠纷过程中,麻醉科医师常常处于第一"被告人"的境地。

20 世纪 50 年代及以前,医患之间是一种"充满同情心的医师和对医师充满信任的患者"的关系。此后的医患冲突则引起学界的广泛关注。塔尔科特·帕森斯在《社会系统》一书中曾阐述了复杂社会功能模型,并提出了医患社会角色理论,医患之间常常因角色差异而产生认知冲突。鲁宾逊等也提出:医患双方由于分工、知识背景的差异,以及各自权益的不同,在处理同一诊疗结果时,常常产生归因的动机性与认识的偏差性。由于疾病的复杂性和医学的局限性,理想化期望并非总是能够实现理想化结果,治疗效果也存在多义性差别。随着新医改的深入,各种医疗法律、法规不断出台,但对医学中的负面影响的遏制仍收效甚微,这让很多患者对医师的职业幻想破灭,社会多方面对医学的指责,也给医患冲突种下潜在危机。国内外医患冲突的研究已涉及多元因素的介入,而务必要从医师、患者和社会等多方面进行综合协调。

发生医疗纠纷时,医患双方可以通过下列途径解决(参考国令〔2018〕第 701 号《医疗纠纷预防和处理条例》):

第三章第二十二条

(一) 双方自愿协商;

(二) 申请人民调解;

(三) 申请行政调解;

(四) 向人民法院提起诉讼;

(五) 法律、法规规定的其他途径。

(郑 宏 张 宏 叶建荣)

参考文献

[1] 张宝珠, 刘鑫. 医疗告知与维权指南 [M]. 北京: 人民军医出版社, 2004.

[2] 卢小红. 医疗实践中影响患者知情同意权实施的原因分析 [J]. 现代医院, 2004, 4 (5): 90-91.

[3] 高祥阳, 陈宇. 医患纠纷·医疗事故赔偿·患者维权完全手册 [M]. 北京: 中国城市出版社, 2003.

[4] INC W M A. Declaration of Helsinki. Ethical principles for medical research involving human subjects [J]. Journal of the Indian Medical Association, 2009, 14 (1): 233-238.

[5] 卜擎燕, 熊宁宁, 吴静. 人体生物医学研究国际道德指南 [J]. 中国临床药理学与治疗学, 2003, 8 (1): 107-110.

[6] 熊宁宁, 刘芳, 蒋萌, 等. 临床试验机构伦理委员会标准操作规程 [J]. 中国临床药理学与治疗学, 2003, 8 (4): 477-480.

第十一章

麻醉学科的前沿问题

目　录

自从 1846 年 William Morton 在美国麻省总医院成功实施首例乙醚麻醉以来，现代麻醉学已经发展成为临床医学中一门重要专业，在手术治疗、术后转归、临床诊断、急救复苏、重症救治、疼痛管理、科研教学甚至麻醉治疗等诸多领域都取得了许多重大成就，积极支撑并推动了现代医学的整体发展。乙醚麻醉是开启现代麻醉的一个里程碑，解决了手术疼痛问题；近两百年麻醉学的发展将麻醉死亡率降至 1/300 000~1/200 000，大大提升了麻醉安全性，使得临床麻醉进入一个相对安全的“轨道”，这是麻醉学发展的第二个重要里程碑，即实现了安全身麻醉醉；近年来“从麻醉学向围手术期医学转变”理念的提出和实践则毫无疑义地开启了又一个新的里程碑，不仅为麻醉学的发展指明了方向，也必将为提升患者围手术期管理质量、改善术后转归奠定坚实基础。随着麻醉学向围手术期医学方向的深入实践和发展，麻醉学科必将成为医院医疗安全的关键学科、舒适医疗的主导学科、未来医院的支柱学科、医学创新的重点学科和社会熟知的品牌学科，引领并主导舒适化医学的发展，拥有自身的核心技术，成为医院发展建设的重要平台。

全球每年约 3.1 亿人接受手术治疗，2017 年中国手术量达 5 600 万例次，麻醉是手术治疗过程中必不可少的环节，麻醉学所涉及的医疗活动已从传统的手术麻醉逐步向更加关注术后转归的围手术期医学方向转变，麻醉学诊疗技术的进步也将直接促进临床医疗质量和医疗水平的整体提升而惠及广大手术患者。因此，麻醉学科面临的挑战也会越来越多，作为麻醉从业者，把握好麻醉学科的前沿问题，在挑战中促进麻醉学的快速发展时不我待。本章梳理了若干麻醉科学发展的前沿内容与挑战，挂一漏万，虽无法面面俱到，但是期待所述内容有助于启发麻醉同道在实践工作中的思索。

第一节　麻醉学向围手术期医学转变的问题

一、围手术期医学理念

2007 年“手术和麻醉”被《商业周刊》(Business Week)评选为人类历史上最有价值的创新之一(生物医学领域仅有三项入选，其他两项为疫苗和抗体、基因测序)，2018 年，John Glen 因开发了使用最广泛的静脉麻醉药丙泊酚获得了具有“诺贝尔奖风向标”之称的美国最具声望的生物医学奖项——拉斯克临床医学奖，可见麻醉的发明在人类的健康发展史上的重要作用。

经过几十年的发展，尤其是 40 多年改革开放后，中国从 20 世纪 80 年代开始引进了先进的药物、设备和技术，并培养了一大批年轻有为的麻醉科医师，促进了麻醉学科的蓬勃发展。今天的麻醉对于绝大多数手术患者是安全的，围手术期镇痛及舒适性也有了显著改善和提升。令人遗憾的是，术后近期和远期的并发症发生率仍然居高不下，据国外研究和统计报告，患者手术后 30 天内死亡率高达 0.56%~4.00%，心肌梗死是第一位死亡原因，其他严重并发症如卒中、急性肺损伤、急性肾损伤等发生率更高。如果按全世界的平均值 2.28% 估算我国外科手术后死亡，以 2016 年全国手术量超过 4 000 万计算，那么 2016 年手术后死亡例数至少 90 万以上，成为我国排名第四位的死亡原因。不管导致这些严重后果的原因是手术、麻醉还是患者自身疾病，如果麻醉科医师通过多学科合作，通过培训和科研，努力减少或降低手术后并发症的发生率或死亡率，不仅提高了麻醉服务质量，造福广大患者，也能促进麻醉学科的发展。拥有术前到术后的全局视野，不仅关注术中无痛及安全，更加关注术后舒适顺利恢复和患者长期转归。因此，这就要求麻醉学必须向围手术期医学转变。

因此，麻醉科医师仅仅关注手术中是不够的，手术结束远不是终点，而要将视野拓宽至围手术期全程。麻醉科医师不仅要关注麻醉安全，同时也要关注患者手术后的长期康复和转归，尤其是各种并发症的防治，包括近期和远期并发症。手术后数天内发生的近期并发症很多，如心肌梗死、卒中、急性呼吸窘迫综合征、急性肾衰竭、肺栓塞、感染、谵妄等；远期并发症包括手术后认知功能障碍、慢性疼痛等。针对手术后的这些并发症，不管是由患者因素、手术因素还是麻醉因素引起的，麻醉科医师要有担当、有能力，主动作为，与外科及相关科室一起，进行有效防治，千方百计地防治围手术期并发症。在此背景下，国内麻醉领域提出并践行麻醉学走向围手术期医学的新概念，其意义就是要建立一个从手术前到手术后完整的诊治流程，保证手术患者最佳的治疗效果和康复。

实际上，围手术期医学本身是在20世纪末和本世纪初建立发展起来的一类多学科融合体系，起初是由麻醉科医师、手术医师、重症医学医师、内科医师和护理人员共同参与手术患者的术前、术中和术后期间的医疗管理模式，历经各种尝试，如较早的围手术期外科之家（perioperative surgical home，PSH），到目前推崇的加速康复外科（enhanced recovery after surgery，ERAS）、快速康复外科（fast track surgery，FTS）及临床多学科综合治疗团队（multidisciplinaryteam，MDT）等。围手术期医学强调的是：①对手术患者术前阶段的客观准确评估，建立并遵循以确凿证据为基础的指南；②术中积极维护和精确调控患者机体生理功能的稳定；③联合多学科，相互协调配合，科学处置，降低手术风险及围手术期的并发症和死亡率，保证手术患者的安全，促进患者康复，优化转归，尽快回归家庭和社会生活；④有效利用医疗资源，减少医疗耗费。

由于麻醉科医师在临床医学、生理、药理、病理、解剖等众多领域具备全面的知识理论，在保障患者安全、精确调控其生理功能、快速干预与化解医疗危机，促进患者术后快速恢复等方面中所具备的独特专科技能，以及对患者疾病诊治的整体观念和对于手术医师及外科治疗的熟悉与合作，使其自然成为围手术期医学的领导者。如今，部分麻醉科医师已经成为新型的围手术期医师，部分麻醉学科也更名为麻醉与围手术期医学科。围手术期医学也逐渐演变为麻醉科学临床发展的新阶段。只有成为围手术期医师，麻醉科医师才能真正突破传统技术层面的称谓 -“麻醉师”的束缚，从“幕后英雄”走向前台，成为主导多学科合作的医学专家。

如何实现向围手术期医学的转变呢？这是当今摆在所有麻醉从业者面前最艰巨的任务和挑战，唯有努力践行才能有所为。以下四点供参考：

1. 观念的转变　正如前述，随着医学领域对患者围手术期生存、恢复质量以及对远期生存质量的关注度增加，围手术期医学的建立已发展成为医学领域的共识。麻醉学科从无到有，从弱到强，整个发展历程中麻醉学科的业务领域仍然一直集中于关注术中管理和麻醉安全，但这是不够的，这仅仅是服务于外科的功能，缺乏服务于患者的功能，医疗行为的目的是解除患者的痛苦，治愈疾病，让他们尽快回归工作、回归社会。麻醉科医师要突破“中间科室”的思维，不但关注术中患者的医疗质量与安全，而且要意识到，术中麻醉管理优质与否，将会影响到患者围手术期甚至术后数月乃至数年的转归与预后。在我国，麻醉专业已错过一些发展机会，不能再等待、担心及观望，要积极参与包括快速康复外科在内的、旨在改善患者预后的医疗实践和探索中。因此，理念与思维上的突破，是麻醉学科走向围手术期医学的第一步。

2. 专业知识技能的积累和拓展　未来的麻醉科医师，要引领围手术期医学的发展，就要加强对围手术期医疗系统的整体把握，更主动地肩负起建立和管理围手术期医疗系统的重任。要想在围手术期医学实践中有所作为，单纯依赖麻醉学知识和技能是不够的，提升和拓展专业知识水平和技能是根本。

3. 积极的实践和探索　融入围手术期医学，抓住关键环节、重点问题、核心问题、前沿问题，积极实践探索是当务之急，执行力是万力之本。践行围手术期医学，抓住患者手术后恢复这一根本，哪怕是一个新举措，也是进步。如果不探索、不开始，永远不可能走向围手术期医学。

4. 理论总结和提高　从麻醉学到围手术期医学之路对传统麻醉学概念和范畴提出了挑战，麻醉学范畴怎样去定义、怎样去归纳总结，需要思考和讨论。在一般的理解下，围手术期医学是针对手术治疗的患者，国务院七部委《关于加强和完善麻醉医疗服务的意见》（21号文件）已经将分娩镇痛和癌痛治疗等划归麻醉学范畴，怎样理顺这些范畴的关系是需要回答的理论问题。建议麻醉与围手术期医学的关键词包括麻醉学和围手术期医学，癌痛和分娩痛治疗、舒适化医学等应该属于麻醉学范畴。

二、围手术期医学实践面临的前沿问题

（一）如何践行和引领加速康复外科（ERAS）？

1997年，丹麦外科医师Henrik Kehlet教授提出了加速康复外科的新理念，该理念尽管没有涉及新技术和新药物的创新，只是对已有知识和技术的整合，对手术前、手术中和手术后全过程进行了重新思考，对围手术期管理流程进行了重新规划，但可减少一切可能的损害，降低机体不良的应激反应，从而使患者并发症减少，住院时间缩短，恢复工作时间加快，医疗费用降低。

延迟患者恢复的因素有很多，如手术创伤、长

期卧床、恶心呕吐、禁食水、疼痛应激、各种导管、睡眠障碍等，上述任何因素的解决，都会加快患者的康复。如手术前要对患者进行心理干预，进行促进健康和疾病预后的宣教；肠道准备不要使用促泻剂；术前 2 小时仍可饮用清亮液体；患者内科疾病的处理等。手术中，要优化麻醉方案，使用预防性镇痛；目标导向输液，预防低体温；微创手术，减少切口暴露，减少出血。手术后充分镇痛，保证患者睡眠质量；防治恶心呕吐，早期下床活动，早期进食及营养支持，尽早拔除各种导管，限制液体输入等。这需要麻醉科、外科、护理团队等成员组成多学科团队充分合作，共同完成。由于麻醉科医师在上述多方面、多环节具有优势，应该成为重要力量，并积极努力成为领导者。

以手术后疼痛治疗为例，如果手术后疼痛没有得到有效缓解，部分患者会发展成为慢性疼痛，如乳腺癌根治术后慢性疼痛发生率高达 20%。疼痛药物知识、经验和技术等优势，决定了麻醉科医师是手术后镇痛的专家。由于麻醉科医师数量缺乏，在一些医院手术后疼痛的治疗是外科医师在负责。如果将围手术期医学的理念广泛推广并获得认可，医院就会给麻醉科更多的人员编制，麻醉科就有人力组成专职的镇痛团队，手术后疼痛的治疗效果会更好。因此，要组成专门的急性疼痛治疗小组（acute pain service，APS）。

总之，ERAS 作为一种围手术期管理医疗模式，强调多学科协作，通过应用临床上成熟的循证医学证据和方法，减少与阻断患者围手术期所遭遇的应激反应，维持患者机体内环境状态接近术前生理状态，从而加速手术患者的术后康复进程。其核心内容在于减少手术患者的应激反应。一方面，外科医师可通过缩短术前禁饮时间、避免机械性灌肠、微创手术等操作减少围手术期应激；另一方面，麻醉科医师采取抗应激、抗炎、维持重要脏器灌注防止脏器缺血缺氧发生、维护围手术期肠道功能以及采用低阿片 / 去阿片多模式镇痛等措施，防范围手术期外科操作、麻醉操作等伤害性刺激对重要脏器功能的伤害。目前，ERAS 在国内方兴未艾，也为麻醉学向围手术期医学转变提供了一个很好的契机。如何充分发挥麻醉科优势，引领并深度践行 ERAS，有许多工作尚待探索和完善。

（二）践行围手术期医学的效果评价

麻醉学科践行围手术期医学后的效果如何，一定要有数据和证据来说明。为避免做错手术患者和手术部位，WHO 组织有关专家制定了外科手术安全核查单，其效果如何？经过 6 个国家 8 个医学中心的观察，在 2009 年《英格兰医学杂志》发表的外科手术安全核查单效果的评价结果，发现不仅有利于避免做错患者和部位，还可以使手术后死亡率从 1.5% 降至 0.8%，并发症发生率从 11% 降至 7%。践行围手术期医学的效果期待更多的研究来评价，评价指标可以包括术后死亡率、并发症发生率，也可以是效率指标、经济学指标等。

（三）精准麻醉的内涵及临床实践

21 世纪初，医学模式进入 4P 时代：前瞻性、预防性、参与性和个体化是当代临床医学发展的主流。针对个体化医疗模式，美国医学行政管理部门在 2011 年提出了精准医学（precision medicine）的概念。今后医学的发展，尤其是药物治疗学必须遵守个体化的诊断和治疗方案，越来越多的证据发现循证医学的不足与弊端，将更多的个体化医疗管理写入新修订的指南。

精准麻醉（precision anesthesia）体现了麻醉医学中“个体化”的医疗特点，兼顾前瞻性和预防性。精准麻醉分为狭义和广义两种，狭义的精准麻醉是指 根据患者的基因型、生物标志物以及其他一些个体化相关因素来优化麻醉与镇痛治疗的方案，选择个体化的药物种类和剂量，使每位患者得到最恰当的麻醉和镇痛处理，以达到适宜的麻醉与镇痛效果。作者更倾向于广义的精准麻醉，即通过靶向监测、目标控制和规范化的管理，调控患者术中的生理功能，实现“理想麻醉状态”，提升临床麻醉管理的内在标准，在保证患者安全的基础上，降低围手术期麻醉相关并发症发生率，最大限度地改善和提高患者的术后转归质量，促进舒适化医学的发展。

精准麻醉的临床实施方案是建立完善的临床监测，根据患者和手术特征，设定与麻醉管理和患者脏器功能相对应的靶向监测及目标数值，实现靶向监测的目标控制管理。临床监测内容主要包括以下方面：麻醉镇静深度、伤害性感受、肌肉松弛程度、有效循环血容量和血流动力学、机体和组织的氧供氧耗状态、心肺功能、血液和凝血功能、水电解质及酸碱平衡等内环境指标、重要组织脏器功能、体位、体温等。在实施方法上，主张采用简洁、有效、干扰小、转归佳的麻醉技术和方法，在精确的监测指标指导下，针对设定的麻醉目标和治疗靶向，联合有效实用的技术方法，提升临床麻醉管理质量。

精准麻醉的建立与完善，面临着许多学科发

展的前沿挑战。诸如麻醉镇静深度监测指标的确立，心血管指标能否反映麻醉深度，伤害性感受的定义与监测，有效循环血容量的测量，凝血功能监测，以及重要组织器官的灌注与氧供等。这些评价临床麻醉质量的客观量化项目的确立和标准推广，将会使临床麻醉管理突破传统经验技术的束缚，使"麻醉艺术"转变为"麻醉科学"，推动和丰富"精准医学"的临床实践。因此，制定符合国情的专业指南，建立麻醉监测和麻醉技术的标准操作程序（standard operation procedure，SOP）对实施精准麻醉非常重要。

1. 指南的更新　随着大数据及人工智能时代的到来，经验医学、循证医学已经进一步发展到了真实世界的研究，精准医学已不再可望而不可及。但是近年发表的循证医学证据，如围手术期β受体阻滞剂的使用、围手术期抗凝药物治疗、阿司匹林的应用、胶体液的应用等，使得许多理念、观念在不断否定中得到更新。因此，许多药物应用、麻醉操作技术及管理理念相关指南的更新及本土化，变得更加迫切和重要。

2. 特殊麻醉管理　胎儿手术麻醉学是近年来手术和麻醉学的新发展。胎儿手术是在妊娠期对胎儿开展手术治疗，以消除或缓解其出生后的生理疾病，主要分为孕期微创手术（如胎儿镜手术）、产时宫外治疗及孕期开放宫内手术三类，胎儿麻醉不同于儿科麻醉，也有别于产科麻醉，极富挑战性。其特殊性是既要考虑妊娠期母体麻醉的安危，又要权衡每种类型胎儿手术的麻醉特点，关注胎儿的安全及提供有效的麻醉镇痛，力求将母体和胎儿的风险降至最低，尤其是当下对麻醉药物发育期神经毒性作用的担忧。因此，麻醉管理方式、麻醉和镇痛药物选择使用、特殊监测设备和医疗仪器的使用等，都是胎儿手术麻醉学发展的前沿。

特殊手术的麻醉管理还有许多前沿领域有待发展，如高龄患者、过度肥胖患者、高度复杂手术、多次心脏手术、器官移植后的手术、危重患者的手术麻醉等。

特殊麻醉管理还包括在特殊地点开展的麻醉手术，如手术室外特定区域内的患者麻醉。随着人类科学的发展，更多的人有机会离开地球，甚至居住在太空，因此，如何在失重和低氧的非地球环境下开展麻醉管理也是今后麻醉学科发展的一个特殊分支。

近年来，随着清醒开颅手术麻醉、不插管电视胸腔镜手术麻醉及超声引导的神经阻滞技术的推广及普及，传统的麻醉理念也在悄然改变，特殊类型手术麻醉如何选择将接受新的挑战。

（四）麻醉对疾病转归的影响

见本章第四节。

（五）转化医学

转化医学（translational medicine）是近十多年来医学科学领域出现的新概念。转化医学的核心就是将纯基础研究成果尽量向实际应用转化，鼓励从事基础研究的科研人员与掌握患者疾病的临床医师建立起有效联系，从临床实践中发现问题，将其凝练成基础研究内容，据此进行科研，再将研究成果应用于临床，目的是打破基础研究和临床实践之间的屏障，按照临床 - 实验室 - 临床的路径，使基础研究成果能够更有效更快速地用于临床疾病诊治，促进人类健康。

麻醉学科的科研工作，尤其是前沿领域也应该建立在转化医学的研究模式之上，更加有效地解决临床实际问题，促进麻醉学科的发展。目前的热点领域有：更客观、可靠、实用的临床监测设备的开发，重要脏器保护措施的临床转化应用，基因相关研究指导药物临床应用个体化及新药开发等。

第二节　麻醉与脑科学前沿问题

一、全身麻醉药物中枢作用机制

（一）机制研究

自现代麻醉诞生以来，全身麻醉机制研究始终是公认的前沿核心科学问题。100 多年来，国内外学者对全身麻醉机制进行了孜孜不倦地探索，先后提出过多种学说，如脂质学说（非特异性学说、蛋白学说（特异性学说）、网络调控学说等，但绝大多数仍缺乏足够的证据或因新的相反证据而受质疑。国际上有许多知名教授及其所在实验室都在长期从事麻醉机制的研究工作。近年来，随着实验条件的不断改善，国内许多单位对全身麻醉机制进行了探索性研究，如利用果蝇研究对吸入全身麻醉的敏感基因、利用草履虫提出吸入全身麻醉的双向效应学说、利用PET/fMRI研究全身麻醉中枢敏感核团、麻醉药对学习和记忆的影响、全身麻醉对脑内神经递质及第二信使的影响等，这些研究仅揭示了复杂的全身麻醉机制的冰山一角。

全身麻醉机制研究仍有很多问题尚未解决：①局部脑区或神经环路在全身麻醉效应中发挥多大作用？调控某个核团或环路是否可以产生麻醉状态或促进麻醉觉醒？②全身麻醉药物引起的意识消失与意识恢复是否通过相同的脑机制？③静脉麻醉药和吸入麻醉药的作用机制是否不同（包括结合位点差异）？④麻醉状态下的慢波振荡是怎样产生的？它是麻醉效应产生的结果还是原因？⑤麻醉状态下，爆发抑制是怎样产生的？爆发抑制及其维持时间对脑功能特别是麻醉后远期脑功能有多大影响？⑥不同麻醉药物引起脑电频谱特征性改变的神经机制是什么？⑦麻醉状态下，脑区功能连接异常（神经网络碎片化）的神经机制是什么？⑧基于皮质脑电分析的麻醉深度监测方法（如BIS等）是否能真正反映麻醉深度？能否准确监测和控制麻醉深度？⑨伤害性刺激信号能否体现在麻醉深度监测中？不同感觉（痛觉、听觉、视觉、嗅觉）和体征（血压和心率变异度、微循环等）的信息整合在麻醉深度监测中的潜在价值。⑩在经典递质理论研究中，神经递质或许并非“多米勒骨牌效应”中的第一个环节。最近的研究提示，脑内最常见的一种快速调节方式蛋白磷酸化，对神经递质的上游和下游环节均可快速调控，而且在全身麻醉药物产生的意识消失、神经保护和神经毒性中均具有一定作用，这也许会为全身麻醉与脑功能的研究提供一种新思路，尤其是潜在的药物开发思路。⑪睡眠通路一直以来被作为全身麻醉机制研究的重点环路，但睡眠和全身麻醉状态显然存在明显区别，常规睡眠模式是无法反映意识消失、不能唤醒、对外界伤害性刺激反应消失的特点，反而临床上的深昏迷或癫痫、电休克等伴有意识消失的病理状态模型是否值得关注？

（二）方法学进展

全身麻醉是由药物引起的一种整体生物效应，传统的形态学、电生理、分子技术、基因技术等由于技术条件的限制，研究多偏重于离体和细胞分子水平，而很少有整体水平研究的有效手段。虽然从特异性受体、分子靶点等不同层次做了大量探索，但至今仍未阐明全身麻醉效应与脑功能性神经解剖之间的关系。近20年来，随着现代物理、电子与计算机技术的迅速发展，脑功能成像（functional brain imaging）技术取得了长足进步，一批功能强大的无创性脑功能成像手段相继诞生，如功能磁共振（functional magnetic resonance imaging，fMRI）、正电子发射计算机断层扫描技术（positron emission tomography，PET）、磁共振波谱分析技术（magnetic resonance spectroscopy，MRS）、脑电图（electroencephalogram，EEG）等，为在体脑功能的研究开辟了一条崭新道路。这些技术能在整体水平探索全身麻醉药物的作用部位及其相应机制，可以无创、动态、定量的从形态和功能相结合的角度探索全身麻醉机制。已有功能影像学技术研究提示，丘脑、下丘脑、基底核等皮质下结构及与皮质间的通路、皮质不同区域间的功能性连接（functional connection）或信息解偶联（unbinding or decoupling）与再整合（reorgnization or integration）障碍可能是引起意识消失的重要机制，但其分子基础不清楚，是否存在解剖性连接亦不清楚。因此，如何将影像学、神经环路及分子水平研究在整体进行融合研究以寻求建立可靠的因果关系，仍是整个脑科学研究领域的瓶颈。由此，美国国家卫生研究院（National Institutes of Health，NIH）2014年提出的脑计划研究路线图的重要目标之一，即“通过利用精确干预改变神经环路活动明确大脑活动与行为之间的因果联系”。因此，在研究技术方法上寻求突破非常重要。在此背景下，光遗传学（optogenetics）与fMRI相结合产生的光激活磁共振脑功能成像（optogenetic fMRI，opto-fMRI）技术应运而生。

光遗传学技术是近几年发展起来的利用转基因技术将光敏感离子通道基因导入细胞的一种新型技术。光敏感离子通道是一类在特定波长的激发光照射下能被活化的蛋白，利用光遗传学方法使特定类型神经细胞的膜上表达该类离子通道后，再用相应频段的光激发便能调控细胞活动。在光遗传技术出现前，人们常用电刺激来诱发神经元活动，但电刺激最大的缺点是缺乏特异性，无法实现神经元的精确定位，而化学药物结合转基因技术虽然可以精确定位到特定神经元，但化学刺激却无法实现时间上的精确控制。光遗传技术能同时做到细胞特异性（细胞类型精确）和时间特异性（ms尺度），并且将损害降到更低。

光遗传学技术能够多水平、多模式地控制神经活动，与 fMRI 技术结合，更是研究全脑神经网络功能连接的有效手段。通过实现对神经环路中某特定节点的特定类型的细胞进行精确激活，fMRI 技术能获取全脑的血流动力学信息，从而研究出某个或某些特定脑区对网络系统产生的功能效应，尤其是在考察相关脑区对整个网络的反馈作用机制的问题上，opto-fMRI 具有其他技术不可替代的优势，为研究大脑的解剖连接与功能连接关系提供了新思路。集结了光遗传学和 fMRI 两项技术优势的 opto-fMRI 新技术，一定会给全身麻醉机制的研究带来新突破。

二、麻醉与学习记忆、神经毒性及脑保护

（一）全身麻醉与学习记忆

随着神经科学的快速发展，麻醉药物对学习记忆功能的影响逐渐成为麻醉学领域的重要研究方向。全身麻醉暴露是否损害远期学习记忆功能，是否影响婴幼儿神经系统发育，已经成为临床麻醉科医师最为关切的问题之一。

动物实验发现，异氟烷间断暴露可损害老年小鼠的认知功能，增加淀粉样蛋白 β（Aβ）的沉积。幼年大鼠暴露于异氟烷 4 小时可导致其 5~8 个月后的认知功能明显下降。氯胺酮能够以量 - 效依赖方式损害恒河猴的认知功能。此类麻醉药物损伤认知功能的基础研究也越来越多，结果也大多近似，即全身麻醉药物可能通过神经细胞凋亡和 / 或坏死、炎症因子积聚、突触可塑性改变、神经细胞再生、细胞能量代谢异常，甚至是基因表达修饰的变化等一种或多种机制，影响实验动物的学习记忆功能。

上述基础研究虽然精彩纷繁，成果丰硕，目前的问题是它们很难转化到临床实践中。临床麻醉手术中，影响患者认知功能的因素复杂多样，如接受全身麻醉的婴幼儿通常有早产史或围生期受到有害事件影响的经历，存在先天性疾患，在重症监护室内长时间使用镇静或肌松药物，手术、术后家庭环境和社会环境等许多因素都会对其智力发育产生重大影响。

（二）全身麻醉药物和围手术期应激对发育脑功能的影响及其远期效应

每年约有数百万婴幼儿在全身麻醉下接受外科手术或影像学检查。婴幼儿神经系统发育期是神经系统最脆弱、最容易受到损害的时期。细胞和动物研究均明确表明，几乎所有的麻醉药物都可影响神经系统发育，早期接受麻醉药物可引起成年后学习记忆能力受损。临床研究则发现，短时接受麻醉药物对其学习记忆功能没有明显影响，但婴幼儿（3 岁以下）、长时间（超过 3 小时）、多次（超过 3 次）接受全身麻醉，其成年后学习记忆能力下降和其他神经 / 精神系统疾病易患性增加。显然，基础研究的结果还需要更规范的临床多中心、前瞻性、大样本、随机对照、多因素分析研究来验证。目前，国际上正在开展的多项关于全身麻醉对于婴幼儿发育期神经功能影响的多中心注册研究，值得麻醉科医师的关注和期待，其中有国际麻醉学研究协会（International Anesthesia Research Society，IARS）与美国食品和药物管理局（FDA）共同发起的 SmartTots 多中心研究，美国哥伦比亚大学摩根士丹利儿童医院组织并且由波士顿儿童医院、费城儿童医院、芝加哥儿童医院、匹兹堡儿童医院等多家美国著名儿童医学中心共同参与的小儿麻醉神经发育评价研究（pediatric anesthesia neurodevelopment assessment，PANDA），波士顿儿童医院联合欧洲、澳洲、加拿大等多国的 9 所儿童医院所开展的国际多中心研究（GAS Study）以及 MASK、APRICOT 等研究，国内的多家著名儿童医学中心也正在联合开展这方面的临床多中心研究。这些临床大规模前瞻性多中心研究结果会在未来几年内陆续公布，并可能会影响临床麻醉管理方案和指南的制定与更新。

探讨全身麻醉药物神经发育毒性的发生机制，为筛选出适合婴幼儿的麻醉用药，寻找防治全身麻醉药物神经发育毒性新途径提供理论依据，对提高临床小儿麻醉的安全性具有重要的理论和临床意义。该领域急需明确的问题有：①同一（或同类）全身麻醉药物对不同类型神经元和胶质细胞发育的影响是否存在差异？不同（或不同类型）全身麻醉药物对同类神经元或胶质细胞的发育是否存在差异？②全身麻醉药物对发育脑的影响是否有关键的时间窗（使用持续时间和接受者的年龄）？③是否具有遗传易感性（其意义在于能否预测其影响）？介导这一效应的神经生物学基础是什么？（寻找预测的生物标志物、预防和治疗的潜在靶点）；④生理应激（如创伤和疼痛）和心理应激（如恐惧）对神经发育的影响及其远期效应；⑤国际上大样本和多中心前瞻性研究结果是否适合我国婴幼儿？

(三) 全身麻醉药物和围手术期应激对衰老脑功能的影响及其远期效应

老龄化是世界人口发展的必然趋势,我国已进入老龄化社会。预计到2040年,我国65岁以上的人口占总人口的比例将超过20%,中国将在很短时间内进入"深度老龄化社会",这意味着将有更多的老年患者在全身麻醉下接受外科手术。全身麻醉药物是通过作用于脑内不同类型的神经元,进而影响到不同脑区之间的功能连接而产生意识消失效应,但全身麻醉药物对不同类型的神经元产生怎样的影响,是否会在某些神经元或某些脑区产生远期的不良效应,或增加某些神经/精神系统疾病的易感性尚不清楚。老年患者手术后出现神经/精神系统功能异常较为常见,甚至可持续数月或数年,少数患者可发生永久性认知功能障碍,甚至发展为痴呆。

这一领域亟待解决的问题:①以海马和学习记忆功能改变为主要研究目标的围手术期神经认知障碍(perioperative neurocognitive disorders, PND)基础研究是否能真正反映PND的临床病理生理变化?②不同麻醉药物和麻醉深度对衰老脑功能的影响的差异及其远期效应;③PND是否具有遗传易感性?④不同脑区或不同类型神经元在PND不同临床表现中的作用及其神经生物学机制;⑤能预测或反映治疗效果的特异性生物标志物研究;⑥适合中国人群的风险预测模型;⑦有效防治的新方法和新药物。

此外,关于老年患者PND的研究前沿更趋向于多因素和个体化。神经退行性疾病、麻醉、手术、疼痛、睡眠障碍、非生理性刺激(如导尿管和引流管)等多种因素可能通过中枢神经炎症影响神经细胞代谢功能紊乱,从而影响产生学习记忆功能的特定区域的突触可塑性及新蛋白合成等。

在PND的临床研究中还有两点值得重视:①术前已经存在的轻度认知功能损伤,或者是认知功能储备的降低与PND的关系。如果术前轻度认知功能损伤,或者是患者术前的认知功能储备降低,那么发生PND的可能性将会增加;②PND的诊断方法和评价指标。临床PND的诊断方法还没有做到完全统一,不同的医学中心使用不同的测试标准,因此PND的发生率也千差万别,有些研究结果甚至是术后认知功能增强。

(四) 麻醉药与脑保护

在麻醉药的神经毒性引起重视之前,大量研究主要集中在神经保护,无论吸入麻醉药、静脉麻醉药还是阿片类药,多数在动物研究中表现出了很好的神经保护效应,包括最近由国内学者发表在Lancet上的关于右美托咪定可减少PND的临床研究。由于人体及临床的复杂性,如何在临床中进一步证实和应用这些保护效应的相关转化研究仍是目前研究的重点。

第三节 麻醉与围手术期重要器官损伤及保护

围手术期器官损伤引起的器官功能衰竭是手术患者术后死亡的首要原因。数据显示,围手术期心脑血管并发症发生率高达11.4%~19.6%,复杂心血管手术后急性肾损伤发生率甚至高达50%,由于器官衰竭导致患者术后30天内死亡在所有手术患者中发生率为1.5%左右。其总人数仅次于每年死于恶性肿瘤的人数,由此可见,器官保护对于降低患者术后死亡率,降低术后严重并发症发生率,促进患者术后转归,提升医疗质量具有重要价值。

围手术期常见的严重器官损伤包括脑卒中、心肌梗死、急性呼吸窘迫综合征、急性肾损伤和急性肠损伤。动物和细胞实验发现全身麻醉药物和部分局部麻醉药物具有脏器保护功能,尤其是心、脑、肺等重要脏器,但这些令人兴奋的基础研究成果很难被临床医师所接受,其原因主要是围手术期患者的器官损伤复杂多变,动物模型和其研究结果不能转化到临床,许多临床研究也未能证实基础研究中的保护作用,相关转化医学研究还面临着重重困难。与保护作用相反的是麻醉药物的毒性损伤作用,尤其是在心、脑系统。学术观点的差异,实验模型、研究手段、观察指标的不同,是导致这些研究结果矛盾的主要原因。今后的研究需要寻根溯源,厘清争论,更加客观地分析实验现象,否则会重回保护或损伤的老路,遭遇不被临床认可的尴尬。

1. 脑卒中　围手术期脑卒中并非罕见,调查显示,非心脏手术患者卒中发生率为0.1%~0.7%。而冠脉旁路术和心脏瓣膜术中,这一比例分别为1.6%和2.2%。一旦术后患者并发了脑卒中,其30天死亡率在12%~32.6%。术后卒中的诊断往往存在延后性，一方面因为麻醉和镇静药物掩盖了症状，另一方面是受术后状态限制（不宜搬动、插管状态等），CT 等大型检查无法及时进行。

大多数卒中是由血管闭塞引起的脑梗死，闭塞原因多为局部血栓形成，以及心脏、大动脉栓子脱落，或者静脉系统的栓子通过右向左分流进入脑部。其预防措施应着眼于高危因素，积极控制血脂、血糖和血压；对既往有脑梗死的患者要长期抗血小板治疗；房颤及心脏瓣膜疾病患者围手术期评估出血风险后执行抗凝桥接策略；术中最佳血压个体化调控等。

脑卒中高危人群和手术的评判、最佳个体化血压的目标设定、预防策略和有效预警监测指标设定等，都是目前临床研究关注的重点。

2. 心肌梗死　在非心脏手术中，围手术期心肌梗死（myocardial infarction，MI）发生率在 1%~3%，其 30 天内死亡率在 11.6%。心肌梗死是由心肌长时间缺血引起，首要原因为急性冠脉闭塞导致的绝对血供不足，一般继发于冠状动脉粥样硬化（1 型），此外还有心肌氧供需失衡，也称相对缺血，比如贫血、心律失常、血压过高或过低等（2 型）。术后患者 2 型 MI 更为多见，主要原因是围手术期血流动力学不稳定以及术后的高凝状态。因此，MI 的预防也需要针对上述原因，尤其是维护心肌氧供需平衡。

基础研究证实，吸入麻醉药物、静脉麻醉药物、阿片类药物等都具有心肌保护作用，并且建立了麻醉药物预处理和后处理的干预策略，但是相关临床研究还缺乏足够令人信服的结果。麻醉科医师期待更多有价值的前瞻性大样本的临床研究结果。

3. 急性肾损伤　急性肾损伤（acute kidney injury，AKI）是术后最常见的并发症之一。围手术期 AKI 的总体发生率为 11.8%，其中约 2.2% 需要接受肾脏替代治疗。其中心脏手术后 AKI 的发生率最高，根据手术类型不同发生率为 36%~70% 不等。一旦发生 AKI，患者发展成慢性肾病或死亡的概率将会大大增加，严重影响患者预后，但目前缺乏针对 AKI 的有效治疗手段。改善全球肾脏病预后组织颁布的两套 AKI 分级标准，即 AKI 分级和 RIFLE（the risk，injury，failure，loss，end-stage renal disease）分级均将血清肌酐和每小时尿量作为主要的分级标准，这两条分级标准对于诊断 AKI 均有较高的敏感性和特异性，但尿量和肌酐的改变相对于肾脏损伤在时间上仍是滞后的，目前有一些新的生物标记物用于早期诊断 AKI，比如中性粒细胞明胶酶相关脂质运载蛋白（neutrophil gelatinase-associated lipocalin，NGAL）、肾损伤因子 -1（kidney injury molecule-1，KIM-1）、胰岛素样生长因子结合蛋白 -7、组织金属蛋白酶抑制剂 -2 等，它们的预警和诊断效果值得临床医师的期待。

临床 AKI 的挑战除了缺乏有效的筛查预警指标外，还缺乏好的药物治疗方法。研究显示，低剂量多巴胺对 AKI 患者死亡率和肾功能改善均没有帮助，却会诱发心脏术后的房颤；应用呋塞米利尿将引起肾小球滤过率下降，继而导致肌酐上升，强制利尿甚至会导致容量不足，降低肾脏灌注。对于严重酸碱平衡水电解质紊乱的患者，必须应用肾脏替代治疗。临床研究显示，AKI 需要替代治疗的患者其死亡率为 44.7%。由此可见，AKI 的预防、诊断和治疗都是围手术期器官保护研究的重点与难点，需要更多的学者关注和参与。空军军医大学西京医院历时 5 年，纳入 244 例行多瓣膜置换的心脏手术患者，发现在体外循环开始时给予吸入 80ppm 一氧化氮（NO）能将术后 AKI 的发生率从 64% 降至 50%，长期随访中发现吸入 NO 组患者慢性肾脏损伤的发生率也显著降低。

4. 远隔器官之间的相互影响　在临床中有一种现象，在脑、心、肺、肝、肾、肠道等重要器官之间，当一个器官出现损伤时可引起另一远隔器官的损伤，如脑 - 心、脑 - 肺、脑 - 肠、肝 - 肾、肾 - 肺、肝 - 肺等，机制尚不清楚，值得深入研究。

总之，围手术期死亡率居高不下的一个主要因素是重要脏器损伤及并发症发生，同时脏器损伤所致的功能障碍极大影响手术患者的长期转归。毫无疑问，围手术期重要脏器的保护非常重要。这一方向需要重点研究：①围手术期发生重要脏器损伤的核心机制？明确手术麻醉相关因素在心、脑、肺、肝、肾、肠等重要脏器损伤发生中的作用并研究器官的相互作用，寻找针对手术患者脏器损伤特殊机制的干预手段；②通过应用大数据队列研究、新型组学研究等方法，研究围手术期重要脏器损伤发生高危人群评估方法与新的预警标志物，建立风险评估与预警体系；③探索非侵袭性、简便易行的围手术期脏器损伤干预措施，进行大规模临床效果验证，在此基础上建立新的技术标准与临床路径；④围手术期重要脏器损伤防治新型药物研发应关注于靶点特异、起效迅速、效应可控的新型药物，其中蛋白多肽类药物的研发应重点予以关注；⑤围手术期液体管理与重要脏器功能保护。

第四节 麻醉对疾病、免疫及肿瘤转归和预后的影响

麻醉的产生和发展解决了手术疼痛和安全的问题，为手术治疗和患者康复提供了平台。但随着麻醉领域研究的不断深入，越来越多的研究提示，麻醉似乎远非如此“单纯”。近些年来，至少有三大颇具争议的热点问题引起了从业者的高度关注和研究兴趣：1. 麻醉究竟对疾病转归有多大影响？如何应对？ 2. 麻醉究竟对免疫有什么影响？如何应对？ 3. 麻醉对肿瘤结局有什么影响？如何应对？

一、对疾病转归和预后的影响

麻醉作为一把“双刃剑”，既可引起重要脏器损伤或毒性效应，也有脏器保护效应，如何扬长避短？研究表明，麻醉深度可直接影响患者死亡率，尽管许多研究报道具有一定局限性，但毫无疑问给从业者敲响了警钟，麻醉科医师不能再局限于麻醉手术期间的短期生命体征监测和调控，更为重要的是建立围手术期管理策略，促进手术患者的术后良好转归，整体提升临床医疗质量。

通过围手术期的管理新理念和新策略，麻醉对于术后转归的影响越来越重要。诸如麻醉期间体温和吸入氧浓度，以及术后镇痛等因素，会影响术后切口感染的发生与转归；麻醉药物和方法，术中血糖控制等影响到肿瘤的复发与转归；围手术期血液管理和术中输血对术后肺部并发症和生存率等指标有影响；围手术期疼痛管理和术后急性疼痛慢性化有相关性；麻醉药物对于发育期大脑功能的影响以及神经退行性疾病转归的作用等。虽然许多研究还存在争议，但是这些通过麻醉管理策略干预患者术后转归的临床工作已经成为围手术期医学发展的重点内容，受到更多的临床医师和学者们的关注。

二、对免疫功能的影响及其远期效应

手术创伤引起的机体应激反应及全身麻醉药物或麻醉相关用药直接作用于免疫系统或通过中枢神经系统造成机体内环境和免疫功能失衡是围手术期感染等并发症发生的主要原因。一般认为，全身麻醉及相关药物和围手术期应激（包括手术创伤、心理、睡眠障碍等）对机体免疫功能影响的机制包括：①一些麻醉用药，如吗啡直接作用免疫细胞发挥调控作用；②通过作用于下丘脑－垂体－肾上腺轴调节免疫功能；③通过自主神经系统调节免疫功能；④通过其他中枢神经系统如边缘系统、基底前脑、奖赏系统调节免疫功能。围绕围手术期免疫功能变化及其临床意义仍有以下大量问题需要解决：①围手术期迷走神经功能调控能否通过提高患者免疫功能从而改善预后？②参与外周免疫功能调节的脑机制及其作为潜在治疗靶点（如深部脑刺激）的可能性；③神经肽、激素和神经递质对细胞免疫功能调节的分子机制和潜在的治疗前景；④奖赏系统增强围手术期免疫功能的神经生物学基础；⑤免疫表型是否可用于预测术后临床转归？⑥麻醉及麻醉相关用药（如阿片类药物）对围手术期免疫功能的影响是否与肿瘤患者长期预后相关？临床上仍需大样本、多中心、前瞻性的研究明确麻醉因素与肿瘤手术患者预后之间的关联，明确不同麻醉方式（如区域阻滞和全身麻醉）对机体免疫功能的影响及与肿瘤手术患者预后之间的关联；⑦免疫功能改变与围手术期重要脏器功能损伤的关系；干细胞免疫调节在治疗围手术期重要脏器功能损伤及脓毒症中的潜在价值；⑧免疫功能低下或缺陷患者围手术期管理策略优化；⑨肥胖尤其是病态肥胖是一种慢性炎症反应状态，与体内免疫系统激活、免疫细胞浸润和炎性介质释放密切相关，也是高血压、冠心病、糖尿病、非酒精性脂肪肝等慢性代谢性疾病的高危因素。病态肥胖影响机体遭受急重症等打击后启动的免疫炎症反应，增加器官功能损害的风险，导致患者预后不良。开展病态肥胖合并急重症的基础研究，揭示其发生发展的分子机制；围绕病态肥胖合并急重症的液体管理、气道管理、血管活性药物应用等开展临床研究，探索更加精确合理的病态肥胖诊断标准，为病态肥胖合并急重症患者的

个体化治疗提供依据，具有重要临床意义。

三、对肿瘤转归和预后的影响

全世界每年大约有 1 200 万人被确诊为肿瘤。每年大约有 700 万患者死于肿瘤，目前 2 500 万人处于肿瘤确诊状态。在发达国家，肿瘤已成为人口死亡的主要原因，而在发展中国家，它仅次于心脏疾病位居第二。2014 年初，世界卫生组织发布研究报告警告未来将出现肿瘤病例大爆发的情况，而中国的肿瘤在 2012 年的发病例数几乎占了全球一半，高居第一位。

手术干预是治疗早期及部分晚期实体肿瘤的主要方案，每年都有大量肿瘤患者需要接受手术治疗。近 20 年来，许多研究者致力于回答围手术期干预，如手术本身、麻醉药、镇痛药、β 受体阻滞剂、抗炎药及输血等是否影响肿瘤患者的预后。基础研究表明，手术应激、吸入麻醉药及镇痛药会通过直接作用于肿瘤细胞、激活炎症反应、抑制免疫反应、促进血管生成，甚至改变细胞代谢等作用从而促进肿瘤细胞增殖及浸润。2006 年 Exadaktylos 等发表的回顾性研究发现，乳腺癌手术术后接受阿片类药物镇痛的患者乳腺癌复发率高于接受椎旁阻滞术后镇痛患者复发率。该回顾性研究将麻醉与肿瘤的关系，尤其是对肿瘤复发的影响再次聚焦在学者们的关注中心，成为炙手可热的前沿课题。

目前研究者们正在跟踪全身麻醉药物、阿片类药物、局部麻醉药以及全身麻醉、局部麻醉、术后镇痛、非甾体类药物、低温、输血等不同的药物和技术操作对于肿瘤复发和转移的影响。已有研究表明，人体免疫细胞可表达麻醉药物作用的受体，如 γ- 氨基丁酸（GABA）受体、N- 甲基 -D- 天冬氨酸（NMDA）受体及阿片受体等，麻醉药与免疫细胞上存在的其相对应的受体结合，引起免疫细胞的结构和功能改变，影响免疫系统功能，从而对肿瘤的发生、发展以及患者的预后和转归产生影响；无论多么精准的麻醉管理及高超的麻醉技术，都不可避免手术创伤带来的应激反应和炎症反应，而炎症反应与人体的免疫系统密切相关，炎症反应程度的变化必然影响到免疫细胞的功能，而免疫细胞功能的改变必将引起肿瘤患者转归和预后的改变；静脉麻醉药物、吸入麻醉药物、阿片类药物、局部麻醉药物乃至非甾体类药物等都可影响肿瘤的十大生物学特征。毫无疑问，这些证据表明麻醉药物对肿瘤的发生、发展、转归存在影响，尽管这方面的研究尚需要临床“大数据”资料的支持。因此，多中心联合及全球合作是研究结果客观可信的保证，这方面的研究结果也必定会促进目前临床麻醉方法和用药习惯和理念的转变，值得临床医师的期待。目前的研究热点：①不同麻醉药或麻醉方式对不同类型肿瘤究竟有什么作用？临床如何选择？②各自机制是什么？

第五节 麻醉与急慢性疼痛

急慢性疼痛是围手术期患者的痛，也是麻醉科医师永远的痛。解决患者手术疼痛本是麻醉的强项，但大量数据和文献提示，术后重度疼痛患者比例高达 30%，而且发展成为慢性疼痛的患者比例 5%~50%，甚至更高。源自麻醉学的疼痛医学发展非常活跃，其前沿也一直热点频频，和手术麻醉相关的围手术期镇痛和多模式镇痛管理，疼痛的性别差异，急性疼痛慢性化，炎性及神经病理性疼痛的预防和治疗，疼痛对术后认知功能障碍的影响，情绪反应对疼痛感知的干扰作用，疼痛基因的确定，镇痛药物治疗相关基因的发现，疼痛对于遗传基因的影响等，都是临床疼痛医学发展的热点和前沿。

传统的麻醉与镇痛治疗是根据患者的病情、身体状况等信息以及麻醉科医师的临床经验来选择药物、确定剂量与治疗方式等，但是由于个体差异，麻醉与镇痛治疗的效果往往变异较大。精准麻醉与镇痛则要求根据患者的基因型、生物标志物以及其他一些个体化相关因素来优化麻醉与镇痛治疗的方案，选择个体化的药物种类和剂量，使每位患者得到恰当的麻醉和镇痛处理，以达到适宜的麻醉与镇痛效果。药物基因组学是保证个体化麻醉与镇痛的首要理论基础，一方面需要考虑基因型差异与麻醉相关不良反应和不同种类疼痛的联系；另一方面需要考虑基因型与患者对不同药物有效性和安全性的联系。在这一领域需要重点关注的问题：①基因型差异与药物反应性差异之间的相关性；②不同类型的急慢性疼痛相对应的基因型及生物标志物；③麻醉相关不良反应或并发症的发生是否与基因型和表型相关？④基因型与表型如何指导个体化麻醉与镇痛方案的制订；⑤麻醉与疼痛相关的基因组学、蛋白质组学、代谢组学、表观遗传学等研究之间如何相互影响，相互关联。

2016 年国际疼痛研究联合会对疼痛的定义进行了修正，这个新定义强调了疼痛特别是慢性疼痛状态下，疼痛个体的情感、认知和社会维度的变化；也将引导以往以脊髓为“中心”，以疼痛感觉为重点的疼痛理论和临床研究向更加关注疼痛多维度临床表现及脑与脊髓机制研究的转变。

目前重要的研究方向：①外周感受和调控不同痛刺激（如机械性痛、热痛、冷痛等）的离子通道机制；②疼痛的闸门控制学说的微环路机制；③脑对疼痛感觉信号处理机制；④疼痛感觉和疼痛相关情感相互作用的脑机制；⑤胶质细胞和神经免疫调节在急性疼痛慢性化中的作用及其作为镇痛靶点的可能性；⑥不同类型神经元在疼痛发生的不同阶段作用差异；⑦急性疼痛慢性化是否具有遗传易患性？是否具有可预测的生物标志物？⑧慢性疼痛与精神 / 神经系统疾病（如抑郁、焦虑、神经退行性疾病）共病的脑机制；⑨疼痛性别差异的神经生物学机制；⑩物理疗法及安慰剂镇痛的理论基础等。

第六节　针药平衡麻醉与围手术期医学

中医药是我国的国粹。在麻醉领域，洋金花、川乌、祖师麻等中药依然在发挥作用，而针刺在 20 世纪 50 至 70 年代就已被证明能够实现手术麻醉；尽管以西医为主导的现代麻醉已发展了 170 多年，取得了长足进步，但仍有许多不完善和困惑的地方，如每年要花费大量资金的术后恶心呕吐问题、临床穷尽所有仍有大量患者术后不能获得满意镇痛、小儿神经发育是否受影响及老年人术后认知障碍问题等。近年的研究发现，针刺具有镇痛、减少麻醉药副作用、减少术后并发症、器官保护等效应，藉此国内学者提出了针药平衡麻醉理念。另一方面，国外对电针灸的研究一直保持高度兴趣。因此，在当今麻醉学向围手术期医学的转变过程中，如何使传统医学优势得到最大限度发挥仍需要大量研究和实践，尤其是中医药在围手术期的应用价值值得期待。

目前亟待解决的问题：①中医药在围手术期的应用价值还需大量临床研究予以验证；②围手术期应用中医药的有效单体成分和作用机制需要进一步阐明；③围手术期针药平衡麻醉的穴位选择和配伍以及刺激技术在国际上尚无统一的规范和临床标准；④针药平衡麻醉与西药平衡麻醉能否构建成一个新的整体麻醉平衡体系？⑤围手术期使用中医药对患者的远期优势效应还需要进一步研究。

第七节　麻醉药新应用及新药开发

麻醉药物的开发和利用毫无疑问是麻醉发展史中非常重要的一部分。伴随着每一种新的吸入麻醉药、静脉麻醉药、肌松药等的出现，都会引起麻醉的一些重大变革。回顾麻醉药物的发展史，尤其近些年麻醉药物机制的研究以及精准医学理念的冲击，除了前述的全身麻醉机制研究以外，还有两点非常值得关注：① 已有药物的新用途及开发；② 传统理想药物特性模式的变化。

一、麻醉药物的新用途

传统麻醉药物（如全身麻醉药物、镇痛药物等）与麻醉技术（如神经阻滞、全身麻醉等）目前主要应用于手术及介入治疗患者，以提供完善的镇痛和意识消失为主要目的。然而，随着麻醉药物与神经 / 精神系统疾病相关机制及肿瘤的研究探索，一些麻醉药物能够改善一些难治疾病的治疗结局，例如全身麻醉的快速脱毒作用，麻醉药物对重要脏器损伤的保护效应，全身麻醉药物用于失眠患者的治疗，以及越来越多的证据所提示的全身麻醉药物（如氯胺酮、氧化亚氮等）在传统药物无效的抑郁症治疗领域内的价值。与传统的电休克方法相比，全身麻醉药物不仅具有相同的治疗效果，更为重要的是不会造成记忆功能的损伤。此外，近年来基于不同麻醉药物及麻醉方法可能对肿瘤手术患者的预后和复发、转移存在影响，使其正成为麻醉学科研究的新热点（见本章第四节）。因此，学术界已经认识到麻醉药物与技术本身可能具有更大范围的医学应用可能。

在这个方向上应重点关注以下方面：①阐明麻醉药物对神经退行性疾病（阿尔茨海默病、帕金森病等）、精神疾病（抑郁症、孤独症等）、神经电活动异常疾病（癫痫等）的影响以及作用靶点；②对麻醉药物与技术在特定疾病（癫痫、抑郁症等）中应用的效果进行临床研究验证，评估有效性及安全性，并建立临床标准；③结合麻醉药物与技术在神经疾病进程中的交互机制，探索麻醉与功能影像学（PET、fMRI 等）、行为能力评估及 EEG 分析相融合的诊断新方法；④脑功能调控（深部脑刺激、经颅脑刺激等）在心肺复苏后脑复苏中的应用价值；⑤治疗睡眠障碍。

随着麻醉科医师的工作内容向手术室外发展，麻醉技术和麻醉药物在手术麻醉以外领域的广泛使用，麻醉治疗学也初步形成，并且逐渐发展成为一个崭新的领域。在对一些复杂疾病的治疗提供了新的有效手段的同时，麻醉治疗学的发展也将会改变麻醉科医师自身的临床角色，使其从“幕后”走向“前台”，但如何主动参与、规范疾病的治疗过程，提供有效的治疗方案仍需积极探索。

二、麻醉新药开发

如前所述，丙泊酚的发明者 John Glen 获得了 2018 年度拉斯克临床医学奖，不仅体现了麻醉在人类健康发展史上的重要作用，也说明了麻醉药在麻醉中的重要作用。纵观麻醉药的发展史，理想的麻醉药应具备以下特性：快速起效、快速代谢（短的 $t_{1/2}Ke0$）、快速平衡（时 - 量相关半衰期）；清除不受限于肝肾功能和年龄因素；可靠的剂量、浓度效应；无心血管不良反应和组胺释放效应，无脏器毒副作用；代谢产物无活性和毒副作用；好用、易用、易稀释、易储存；性价比高。目前临床常用的七氟烷、地氟烷、丙泊酚、依托咪酯、瑞芬太尼等基本具备了上述大部分特性而被广泛使用，但离理想的麻醉药仍有距离。因此，新的麻醉药物的开发更是所有麻醉从业者的期待。

基于局部麻醉药的各种神经阻滞是重要的镇痛方式，尤其近些年加速康复外科（enhanced recovery aftersurgery，ERAS）理念的推进，在镇痛中占有重要分量。为解决长效镇痛问题，阿片类药物已开发许多缓释、长效型片剂、贴剂等，尽管罗哌卡因时效可达 6 小时，但能否开发出更长效的局部麻醉药，是一个值得关注的问题。许多研究者及企业正在努力，相信不久的将来会有惊喜。

舒更葡糖钠拮抗罗库溴铵更是给研究者们提供了一个新的思路。现在的高科技已可将许多麻醉药物分子的立体结构清晰模拟显示，由此为设计相应的拮抗剂提供了可能，而分子材料技术的进步更是为药物的最终研发提供了可能。

精准医学的推进和麻醉药物基因的研究，同样给未来药物的研发提供了思路和技术方向。既往许多的药物逐渐被淘汰，多与选择性不强、作用位点不单一以及基因多态性等有关，开发高选择性、作用位点单一、基因位点变异性小的药物可能是将来的趋势。

第八节　麻醉与人工智能

随着信息化社会和互联网、物联网的发展，大数据和人工智能在医疗领域的引入，当代麻醉学也已经进入了信息化时代，部分领域实现了自动化，并且朝着今后临床麻醉管理的更高层次——智能化方向发展。

临床麻醉评价指标的量化使得其更符合医学信息化的要求，麻醉电子记录软件的涌现以及监测设备的整合，使得麻醉科医师能够更快更便捷的获得患者信息，及时准确地制定对策，提升麻醉管理质量。麻醉和手术室内信息的电子化也是数字化医院建设的关键内容，对提高医疗工作效率，提升医疗品质，降低医疗耗费都具有重要作用。

医学信息的电子化也促进了麻醉科医师工作内容和方式的变化。如随着住院和非住院手术的大量开展，患者的医疗信息能够更方便更快捷地从网络获得，传统的术前访视工作得以在术前评估中心内完成，麻醉科医师更多地在手术室内完成麻醉手术前的访视工作。此外，信息化也促进了远程医学的发展，结合自动化麻醉的新型技术，麻醉科医师能够更多地参与偏远地区或特定区域（如战场复杂环境、宇宙飞船、外太空低氧环境等）的麻醉医疗服务。

自动化医疗已经在麻醉领域的部分技术中获得成功。在操作方面，出现了能够自动完成气管插管及外周神经阻滞的机器人。如加拿大麦吉尔大学发明的开普勒（Kepler）气管插管系统、麦哲伦（Magellan）神经阻滞系统。

随着人工智能的深度开发，依托于人工智能决策系统的麻醉管理将成为可能。其发展方向可能包括：①通过对围手术期医疗大数据、专业文献的采集与分析、数学建模、算法集成、神经网络决策体系建立，构建基于学习的人工智能麻醉决策系统；②通过围手术期医疗数据采集标准化与规范化，对麻醉设备与检测设备新功能的研发，实现肺功能、循环变异度、脑功能、药代 / 药动模式、组织氧合及代谢等多个状态的自动化计算与呈现，从而完成人工智能决策体系，以辅助诊断患者围手术期病理生理状态，结合最新研究指南给出适宜的调整建议；③基于人工智能和虚拟现实的模拟教学系统的开发和应用；④麻醉机器人。目前，在麻醉管理方面已经出现了“闭环麻醉”（以前也称之为“私服麻醉”），以及“闭环输液”等新型技术，并由此衍生了智能化的麻醉机器人，如 McSleep 麻醉机器人系统。

人工智能起源于 20 世纪 40~50 年代，尤其经历了近 30 年的快速发展，从“深蓝”击败人类国际象棋顶尖高手到 AlphaGo 击败人类国际围棋顶尖高手，从“无人机”“无人驾驶”到“Boston Dynamics Atlas”，从“人工智能翻译”“人工智能影像诊断”到“沃森”10 分钟诊断白血病，从美国政府的《为人工智能的未来做好准备》到中国政府的《新一代人工智能发展规划》，人工智能已不再是“狼来了”。大数据和人工智能无疑给医疗领域带来了巨大冲击和生机，在享受其带来的“红利”时，也引起了学者们的深深担忧：数据的安全性如何保证？我们真的可以让智能机器人代替我们做决策吗？如果机器人失控了怎么办？这些问题不仅是针对医疗领域，更是对全人类的严峻挑战，正如霍金在接受 BBC 采访时所说：“人类由于受到缓慢的生物进化的限制，无法与机器竞争，并会被取代。全人工智能的发展可能导致人类的终结……”这不是危言耸听，我们必须未雨绸缪，充分利用好人工智能这把“双刃剑”，不断地学习完善，在未来通用智能及人机共存的时代占得一线先机。

第九节 麻醉与模拟教学

随着麻醉学科规模的扩大，亚学科建设也日趋成熟，麻醉科医师、麻醉科护士、麻醉助理等从业人员职责愈加细化，麻醉科的教学工作也面临着巨大的挑战，一方面医学生的临床实践机会和时间在缩短。一方面需要他们掌握和吸收的医学知识在不断增长，随着临床手术效率的提升，麻醉手术期间老师与学生的交流时间也在相应缩短。因此，传统的麻醉教学形式和内容都亟待修改更新，“互联网 +”时代的到来使得网络教程变得越来越普遍，让学生能够更加主动地根据自身情况选择学习内容。越来越多的临床实践及操作培训被模拟教学所取代。

临床操作技能、围手术期危机管理水平，以及准确判断快速反应的能力是每个麻醉科医师必须具备的 3 项基本素质。原先这些能力的培养需要通过长期反复的临床训练和经验积累才能获得，而且不同的培养体系存在严重的差异。如何高效培养学科专业发展所需高质量人才、师资队伍？模拟教育系统的出现改变了过去的模式，通过计算机模拟和软件更新，越来越多的医学生在模拟人上完成了上述基础训练，这一方面缩短了培训时间，减少了操作培训可能给患者带来的伤害，另一方面能够随时评估培训效果，不同的培养体系均能够获得较一致的培养效果。因此，模拟人系统在当代麻醉教学中被更多地采用。尽管模拟培训系统具有时间方便性、可调节性、可重复性、允许出错、记录和回放、高仿真性等优点，但是模拟人系统也存在缺陷，该系统毕竟与临床实际环境存在差别，患者麻醉手术和抢救的真实情景也无法被该系统完全克隆；临床麻醉管理中团队合作通常是成功的保证，而模拟人体系在展现团队合作方面存在不足。因此，今后如何更好地利用模拟教学系统，模拟教学如何与临

1

床的床旁面授培养相互衔接，如何开发出更加符合临床麻醉情景的软件系统及培训课程、专业师资力量的培养等，都是麻醉模拟教学体系面临的挑战。随着人工智能时代的到来，如何利用好人工智能促进上述问题的改进必将迎来新的契机。

（朱正华 熊利泽）

参考文献

[1] 邓小明，姚尚龙，曾因明. 2017 麻醉学新进展 [M]. 北京：人民卫生出版社，2017.

[2] 熊利泽，邓小明. 麻醉学进展 [M]. 北京：中华医学电子音像出版社，2016.

[3] 刘杨，熊利泽. 围术期医学是麻醉学的发展方向 [J]. 中华麻醉学杂志，2016, 36 (1): 3-4.

[4] 曹君利，董海龙，方向明，等. 麻醉学亟待解决的十大科学问题 [J]. 中华麻醉学杂志，2018, 38 (1): 4-7.

[5] 吕建平，向月应. 中外模拟医学学科发展对比与思考 [J]. 中国医院管理，2018, 38 (2): 66-68.

[6] AKEJU O, BROWN E N. Neural oscillations demonstrate that general anesthesia and sedative states are neurophysiologically distinct from sleep [J]. Curr Opin Neurobiol, 2017, 44: 178-185.

[7] ALAM A, SUEN K C, HANA Z, et al. Neuroprotection and neurotoxicity in the developing brain: an update on the effects of dexmedetomidine and xenon [J]. Neurotoxicol Teratol, 2017, 60: 102-116.

[8] ANDROPOULOS D B. Effect of anesthesia on the developing brain: infant and fetus [J]. Fetal Diagn Ther, 2018, 43 (1): 1-11.

[9] ARCHER D P, MCCANN S K, WALKER A M, et al. Neuroprotection by anaesthetics in rodent models of traumatic brain injury: a systematic review and network meta-analysis [J]. Br J Anaesth, 2018, 121 (6): 1272-1281.

[10] BILOTTA F, EVERED L A, GRUENBAUM S E. Neurotoxicity of anesthetic drugs: an update [J]. Curr Opin Anaesthesiol, 2017, 30 (4): 452-457.

[11] BLANCH L, QUINTEL M. Lung-brain cross talk in the critically ill [J]. Intensive Care Med, 2017, 43 (4): 557-559.

[12] BROWN E N, PAVONE K J, NARANJO M. Multimodal general anesthesia: theory and practice [J]. Anesth Analg, 2018, 127 (5): 1246-1258.

[13] DAVIDSON S M, ARJUN S, BASALAY M V, et al. The 10th Biennial Hatter Cardiovascular Institute workshop: cellular protection-evaluating new directions in the setting of myocardial infarction, ischaemic stroke, and cardio-oncology [J]. Basic Res Cardiol, 2018, 113 (6): 43.

[14] EVERED L, SILBERT B, KNOPMAN D S, et al. Nomenclature consensus working group. recommendations for the nomenclature of cognitive change associated with anaesthesia and surgery-2018 [J]. Anesthesiology, 2018, 129 (5): 872-879.

[15] GLATZ P, SANDIN R H, PEDERSEN N L, et al. Association of anesthesia and surgery during childhood with long-term academic performance [J]. JAMA Pediatr, 2017, 171 (1): e163470.

[16] GOPINATH R, AYYA S S. Neurogenic stress cardiomyopathy: what do we need to know [J]. Ann Card Anaesth, 2018, 21 (3): 228-234.

[17] GRAHAM M R. Clinical update regarding general anesthesia-associated neurotoxicity in infants and children [J]. Curr Opin Anaesthesiol, 2017, 30 (6): 682-687.

[18] HABRE W, DISMA N, VIRAG K, et al. APRICOT Group of the European Society of Anaesthesiology Clinical Trial Network. Incidence of severe critical events in paediatric anaesthesia (APRICOT): a prospective multicentre observational study in 261 hospitals in Europe [J]. Lancet Respir Med, 2017, 5 (5): 412-425.

[19] HU B, BAI F, XIONG L, et al. The endocannabinoid system, a novel and key participant in acupuncture's multiple beneficial effects [J]. Neurosci Biobehav Rev, 2017, 77: 340-357.

[20] JEVTOVIC-TODOROVIC V, BRAMBRICK A.General Anesthesia and Young Brain: What is New？[J]. J Neurosurg Anesthesiol, 2018, 30 (3): 217-222.

[21] LEI C, BERRA L, REZOAGLI E, et al. Nitric oxide decreases acute kidney injury and stage 3 chronic kidney disease after cardiac surgery [J]. Am J Respir Crit Care Med, 2018, 198 (10): 1279-1287.

[22] LUO Y, TANG H, LI H, et al. Recent advances in the development of neuroprotective agents and therapeutic targets in the treatment of cerebral ischemia [J]. Eur J Med Chem, 2019, 162: 132-146.

[23] POWELL N, WALKER M M, TALLEY N J. The mucosal immune system: master regulator of bidirectional gut-brain communications [J]. Nat Rev Gastroenterol Hepatol, 2017, 14 (3): 143-159.

[24] SCHMID F, WACHSMUTH L, ALBERS F, et al. True and apparent optogenetic BOLD fMRI signals [J]. Magn Reson Med, 2017, 77 (1): 126-136.

[25] SORIANO S G, VUTSKITS L, JEVTOVIC-TODOROVIC V, et al. 2016 BJA Neurotoxicology and Neuroplasticity Study Group. Thinking, fast and slow: highlights from the 2016 BJA seminar on anaesthetic neurotoxicity and neuroplasticity [J]. Br J Anaesth, 2017, 119 (3): 443-447.
[26] VINSON A E, HOUCK C S. Neurotoxicity of anesthesia in children: prevention and treatment [J]. Curr Treat Options Neurol, 2018, 20 (12): 51.

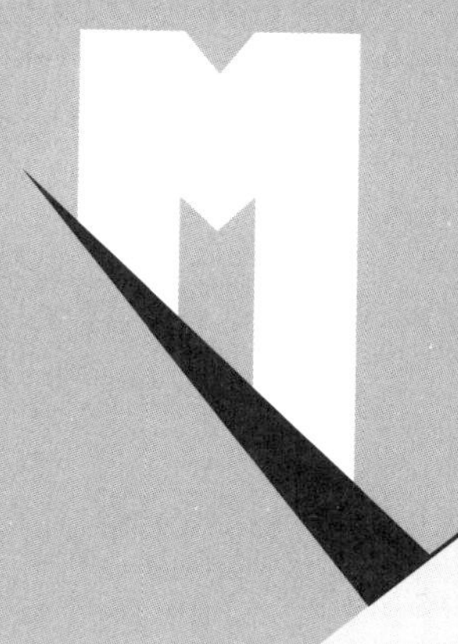

第二篇　麻醉生理学

ODERN ANESTHESIOLOGY

第十二章

意识、记忆与麻醉

目　录

第一节　意　　识

现代麻醉学出现以来，麻醉科医师已广泛采用静脉或吸入全身麻醉药使患者意识消失、疼痛消失，肌肉松弛，同时维持生理功能的稳定，为手术治疗创造了良好条件。但全身麻醉导致意识消失的机制至今未完全阐明。因此，揭示意识消失的神经机制，将进一步加深我们对全身麻醉的理解。相信随着研究的深入和人类对机体神经生物学功能的不断了解，麻醉与意识的关系将逐渐清晰。

一、意识的概念

意识（consciousness）是指大脑对客观物质世界的反应，是赋予现实的心理活动的总和。从医学角度来讲，意识是指人类对环境和自身的感知，是对外界刺激和内在需求有所反应的状态。意识是一个多方面的概念，当前的共识认为，整体意识状态主要由意识水平与意识内容两个成分组成。意识水平，即觉醒（wakefulness），是指由脑干网状结构上行激活系统（ascending reticular activating system，ARAS）传入神经冲动激活大脑皮质，使其维持一定的兴奋性。保持觉醒是人和高等动物普遍的生理现象，是大脑意识内容活动的基础。觉醒的程度反映了大脑的整体活动状态。

意识内容，即觉知（awareness），包括语言、思维、学习、记忆、定向与情感，每个感觉或心理过程都对意识的形成有潜在的影响。其中，语言和思维是人的核心意识内容，大脑皮质是形成意识内容的器官。意识内容是动态且复杂的，涉及多个大脑网络在同一时间的活动。普遍认为，意识内容的产生是由于大脑皮质与丘脑特异或非特异核团之间的相互作用。意识水平和意识内容也可以互相影响。丧失觉醒的状态下不存在觉知。相反，觉知也可以影响觉醒，比如在睡眠过程中，当警报声突然响起时，觉醒水平会陡然增加。意识水平（觉醒）与意识内容（觉知）两个维度的关系如图 12-1 所示。

意识是一个多维度的概念，现有的定义尚不能完全解释那些相对独立却又相互作用的意识的组成成分。科学家对于这些成分如何构成完整的意识状态还没有完全理解，部分原因是意识存在主观性和易变性。尽管如此，最近研究采用神经生理学及功能性神经成像技术揭示了一些意识成分及其相互作用的机制，包括觉醒、注意力、感觉加工、学习及记忆等。研究人员应用疾病模型或麻醉药物进行的相关研究，将会分离出部分意识的组成成分，进而揭示这些成分对大脑整体功能的影响。

二、意识的机制

意识的生物学基础是个古老且不明确的问题。尽管越来越多的科学家加入意识研究领域，并

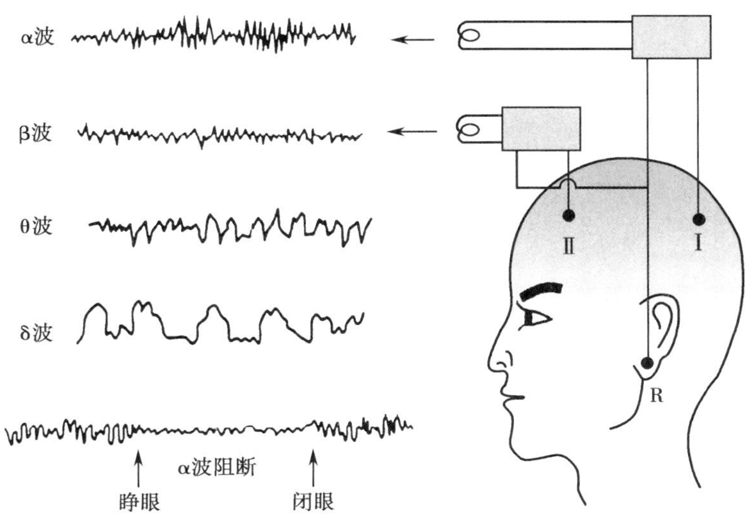

图 12-1　脑电图记录方法与正常脑电图波形

Ⅰ、Ⅱ:引导电极放置位置（分别为枕叶和额叶）；R：无关电极放置位置（耳廓）。

得到了大量的结论,但真正有价值的理论依据并不是很多。基于现有的理论知识,对于意识的形成将从意识水平和意识内容两个组成成分进行阐明。

(一) 意识水平的调控机制

在过去的一个世纪里,有两个方面的研究为觉醒机制的探索提供了重要依据:一是研究方面是意识水平相关的皮质脑电研究;二是脑干、丘脑和基底前脑等脑区对意识水平的调控研究。

1. 意识水平相关的脑电活动 在大脑皮质记录的神经元电活动,往往是大量神经元同步放电所引起,而非单个神经元的电活动。大脑皮质可以记录到自发脑电活动和皮质诱发电位两种不同形式的电活动。

(1) 自发脑电活动:是指在无明显刺激情况下,大脑皮质自发产生的节律性电位变化。通过脑电图仪在头皮表面记录到的自发脑电活动称为脑电图(electroencephalogram, EEG)。

1) 脑电图的频率:脑电图由不同频率的波段所组成,根据频率可将脑电波分为α、β、θ和δ波。α波频率为8~13Hz,幅度为20~100μV,表现为波幅由小逐渐变大,再逐渐变小的反复出现的梭形。α波在枕叶皮质的记录最为显著,成年人在清醒、安静并闭眼时出现,睁眼、接受其他刺激或进行思考时,α波能量立即降低,取代为β波能量增强,这一现象称为α波阻断,这种现象有时也称为唤醒反应。β波频率为14~30Hz,幅度为5~20μV,在额叶和顶叶较显著,是新皮质处于紧张活动状态的标志。θ波频率为4~7Hz,幅度为100~150μV,是困倦时主要的脑电活动表现,可在颞叶和顶叶记录到。δ波频率为0.5~3Hz,幅度为20~200μV,常出现在成人入睡后,或处于极度疲劳或麻醉时,在枕叶和颞叶比较明显(表12-1)。

表 12-1 正常脑电图的 4 种波形

	δ波	θ波	α波	β波
频率(Hz)	0.5~3	4~7	8~13	14~30
波幅(μV)	20~200	100~150	20~100	5~20
常见部位	颞叶、枕叶	颞叶、顶叶	枕叶	额叶、顶叶
出现条件	婴幼儿正常脑电 成人熟睡时	少年正常脑电 成人困倦时	成人安静、闭目、清醒时	成人活动时
生理意义	同步化、抑制状态	同步化、抑制状态	同步化、抑制状态	去同步化、兴奋状态

2) 脑电波形的变化:一般情况下,频率较低的脑电波振幅较大,而频率较高的脑电波振幅较小。脑电波形可因记录部位及人体所处情况不同而有明显差异(图12-2)。在睡眠时脑电波呈高幅慢波,

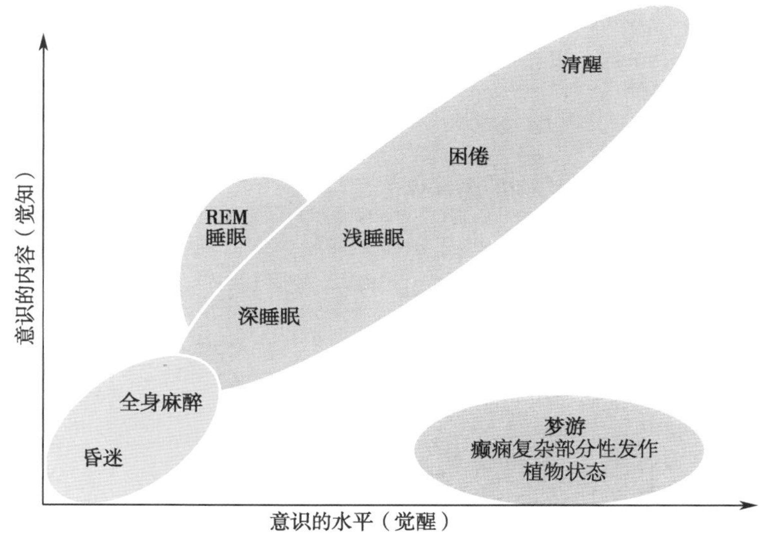

图 12-2 意识水平与意识内容之间关系的简化图

除了快速动眼睡眠(REM)之外(蓝绿色),意识水平与意识内容呈正相关性。当人处于全身麻醉或昏迷状态时(粉色),由于觉醒功能被抑制,对自身及外界的觉知也将停止,而出现意识丧失的状态。意识分离状态(紫色)下,人的觉醒机制完好,似乎是清醒的,但是缺乏自主的或者有意识的思维及行为,多出现于梦游、癫痫发作或植物状态。

称为脑电的同步化，而在觉醒和快速动眼睡眠时呈低幅快波，称为脑电的去同步化。

(2)皮质诱发电位：是指刺激感觉传入系统或脑的某一部位时，在大脑皮质一定部位引起的电位变化。常见的皮质诱发电位有体感诱发电位（somatosensory evoked potential，SEP)、听觉诱发电位（auditory evoked potential，AEP）和视觉诱发电位（visual evoked potential，VEP）等。体感诱发电位是指刺激一侧肢体，从对侧对应大脑皮质感觉投射区位置头皮引出的电位。以声音或视觉刺激外耳或视网膜，分别从大脑皮质记录到的电位则为听觉或视觉诱发电位。

(3)睡眠过程中脑电变化：基于睡眠过程中EEG变化，通过对眼动及体动的情况，可将睡眠分为慢波睡眠（slow wave sleep，SWS）及异相睡眠（paradoxical sleep，PS)。前者的脑电图呈现高波幅慢波，而后者脑电图与觉醒状态下或睡眠一期脑电图相似，表现为低波幅快波，但是患者在此期很难被唤醒，又称为快速动眼（rapid eye movement，REM）睡眠。睡眠过程表现为慢波睡眠和异相睡眠两种时相周期性交替。入睡后，先进入慢波睡眠，继而转入异相睡眠，异相睡眠持续20~30分钟后，又转入慢波睡眠。整个睡眠过程有4~5次的交替。慢波睡眠主要出现在前半夜的睡眠中，在睡眠后期的周期中逐渐减少甚至消失。与此相反，异相睡眠在睡眠后期的周期中比例逐渐增加。两种睡眠时相状态均可直接转为觉醒状态；但从觉醒状态转为睡眠状态时，只能先进入慢波睡眠，而不能直接由觉醒进入异相睡眠。

(4)脑电活动与意识的关系：意识清醒状态下可记录到低波幅、不规则、较高频率的脑电波。非快速动眼（non rapid eye movement，NREM）睡眠、昏迷、全身麻醉及癫痫失神发作等无意识状态下，脑电图呈低频率、规则且高波幅的振荡波。

一些研究人员推测意识起源于短暂的神经同步，范围在30~70Hz的γ频段。丘脑皮质中大量神经元的同步振荡造成意识产生。然而，还没有证据证明，阻断γ频段的同步化可致意识内容中断。γ同步化在REM和NREM两个睡眠时相出现比例相等，在麻醉期间，γ同步化也可能会有较高比例出现。以上证据说明，神经同步化对于意识的形成是必要的，但是仅靠神经同步是远远不够的。在清醒状态的健康人体上很容易检测到10Hz左右的神经振荡。最早被EEG记录的神经振荡为α频段的振荡。一般认为α振荡代表大脑皮质的空闲态，不受感觉系统、运动系统和认知任务的干扰。在过去的几十年间，大量的研究揭示，α振荡并不是一个被动的过程，α频段振荡的相位和功率决定了潜在神经群的兴奋性，并调节信号处理过程，从而形成知觉。神经振荡与同步化一起在选择性空间注意、工作记忆等方面起重要作用。除了对知觉的直接调节影响之外，α振荡还是清醒状态的显著标志。基于EEG的自动区分清醒和睡眠的算法中，α节律降低同时伴随慢波增加和θ振荡的增加，是困倦和睡眠发生时的波形特征。

2. 与觉醒调控相关的脑区　单纯的觉醒行为，包括觉醒状态眼睛睁开，患者能够从睡眠样状态转变为眼睛睁开的状态，通常有自发的睡眠-觉醒周期。觉醒是意识内容活动的前提。丧失觉醒能力的无意识状态通常被定义为昏迷。觉醒的产生和维持是大脑皮质不断接受感觉信号传入的结果。

觉醒状态与网状结构上行激活系统（ARAS)。ARAS由多个连接脑干和皮质的神经环路组成，ARAS在大脑皮质上的活动（特异感觉的传入和非特异感觉的投射）是觉醒的基础。刺激猫的中脑网状结构可唤醒正在睡眠的动物，脑电波呈现去同步化快波；如果选择性地破坏动物的中脑网状结构头端部分，动物立即进入持久的昏睡状态，其脑电图表现为同步化慢波，此时，尽管一些感觉传入冲动可沿特异传导途径抵达大脑皮质，但都不能唤醒动物。这是由于位于中脑网状结构的上行激活系统被损坏所致。网状结构是个多突触系统，神经元在此相互联系，形成复杂的神经网络。网状结构中没有特异的神经束及核团，一些感觉信息到达网状结构后，弥散性地投射到大脑皮质的广泛区域，使各种特异感觉的传入失去专一性，因而非特异投射系统的主要功能是维持和改变大脑皮质的兴奋状态，具有上行唤醒作用。此外，大脑皮质的感觉运动区、额叶、眶回、扣带回、颞上回、海马、杏仁核及下丘脑等部位也可通过下行纤维兴奋网状结构。网状结构还是多种神经递质组成的离散系统，已知网状结构中大多数神经元上行和下行纤维的递质是谷氨酸。与意识水平和意识内容相关的主要大脑结构总结见表12-2。

从神经化学角度来说，还有一些脑区及投射

2

表 12-2　与意识水平和意识内容相关的主要大脑结构

脑区	与意识状态的相关性
ARAS	上行神经纤维达到丘脑，经由丘脑核团投射至大脑皮质的广泛区域。ARAS 的功能与维持大脑的觉醒相关。在脑桥头端水平离断网状结构会导致昏迷或植物状态
丘脑	丘脑与大脑皮质的紧密联系保证了意识状态的维持，具有调节唤醒的作用。丘脑 - 皮质和丘脑 - 基底核 - 下丘脑 - 皮质非特异性投射系统的完整性被破坏会导致植物状态（VS）或微意识状态（MCS）
下丘脑	下丘脑连接着脑干和基底前脑，与睡眠 - 觉醒时相转换及维持清醒状态相关
基底前脑	基底前脑接受来自 ARAS 胆碱能神经的投射，在 REM 睡眠期间主要发挥促觉醒的作用。基底前脑与特异脑干觉醒核团的失连接，可在创伤性昏迷患者中发现
杏仁核	杏仁核参与情绪唤醒，具有调节情绪唤醒阈值的作用
基底神经节	皮质 - 基底神经节 - 丘脑 - 皮质环路的弥漫性破坏与情感、动机和认知过程的损害有关，也可导致昏迷状态
前额皮质	深度 NREM 时，前额皮质与默认模式神经网络（DMN）断开连接。在丙泊酚诱导的意识消失期间，前额皮质是活动较低的区域之一。脑损伤、脑葡萄糖代谢降低及背外侧前额皮质的功能连接降低可导致植物状态的发生
扣带回	前扣带回和后扣带回作为默认模式神经网络的一部分，广泛参与意识状态的维持。扣带回在休息状态下比注意力集中时表现更高的活动。前扣带回的功能连接降低与包括植物状态在内的意识改变有关
楔前叶	楔前叶在一些病生理性的意识状态改变的情况下会出现彻底的功能失活，比如慢波睡眠、REM 睡眠、药物导致的全身麻醉及持续植物状态。由于在这些情况下，楔前叶相较于其他默认模式神经网络区域，其代谢率更低，因此有人提出用楔前叶代谢率作为区分 VS 和 MCS 的可靠标准

系统对于觉醒的维持和调节起着重要作用，如脑桥蓝斑去甲肾上腺素能系统、低位脑干的中缝背核5- 羟色胺能系统、脑桥头端胆碱能神经元、中脑黑质多巴胺能系统、基底前脑胆碱能系统、下丘脑结节乳状体核组胺能神经元和下丘脑外侧区的增食因子能神经元等。并且，这部分脑区及传导通路与丘脑存在广泛的纤维联系，它们可能经丘脑和前脑基底部上行至大脑皮质而产生和维持觉醒。乙酰胆碱被认为可短暂提高大脑觉醒水平，从而形成意识。下丘脑后部的组胺能神经元与去甲肾上腺素能神经元作用相似，可强化清醒状态。组胺能神经元与增食因子能神经元相连，增食因子是一种神经肽，最近被证实其在维持觉醒方面有重要作用。组胺能神经元缺失会导致嗜睡症出现，机体不能维持清醒状态。在慢波睡眠时，这些系统受到 GABA 能神经元的抑制。

除此之外，一些特殊结构也参与觉醒状态的调节。下丘脑的视交叉上核是觉醒状态的计时器，是调节机体内的昼夜活动节律的中枢结构。视交叉上核接受视网膜光感受器的传入纤维投射，受到外界明暗周期交替的影响，使其自身的振荡节律与自然光照周期相耦合，并控制机体各种活动的昼夜节律。异相睡眠时，可以在脑桥网状结构、外侧膝状体和枕叶皮质记录到棘波，该脑电波可能起自脑桥中脑连接处及脑桥背外侧核的胆碱能神经元，称为脑桥、外侧膝状体、枕叶锋电位（ponto-genieulo-occipital spikes，PGO 锋电位）。离断网状结构后快速眼球运动消失、肌紧张消失、EEG 及 PGO 波形改变，证实脑桥网状结构及其邻近区对异相睡眠的产生十分关键。

最近的人脑功能影像研究将上述动物实验得到的结论延伸到人类。在慢波睡眠时，全脑的糖代谢下降至少 20%，在快速动眼睡眠阶段糖代谢可以恢复甚至超过清醒水平。慢波睡眠时头侧脑干、丘脑、前额叶和扣带皮质的局部脑血流量下降。快速动眼睡眠时头侧脑干、丘脑和边缘区域局部脑血流量增加，但是前额叶、后扣带皮质及部分顶叶皮质局部脑血流量下降。

（二）意识内容的分类及相关机制

意识内容，是大脑皮质（特别是皮质丘脑系统）

的神经元相互作用产生的更高级的意识形式。持续性植物状态意味着有觉醒但是没有觉知。在这种情况下，患者能够从睡眠中被唤醒，有自发的睡眠 - 觉醒周期，但是缺乏知觉、思维及记忆功能，对于外在或内在的刺激缺乏有目的的行为活动。持续性植物状态与弥漫性大脑皮质功能障碍相关，见于缺血缺氧性脑病或低血糖脑损伤。也可能是由于广泛皮质下轴突损伤中断了大脑皮质与丘脑的联系，见于创伤后弥漫性轴索损伤。此外，丘脑损伤使信息不能向大脑皮质传递也可出现持续性植物状态。

整体意识状态之间的差异主要取决于如何划分意识的内容。正常清醒体验状态下可以识别很广泛的内容，并将其纳入意识中。除了低级别的对象特征，比如颜色、运动、质地、音调等，人还可以觉察到很多高级别的特征。比如，把看到的椅子当做椅子，听到的警笛声当做警笛声。除此之外清醒个体还拥有能力去有意识地思考。然而，在许多意识状态下，意识的内容可能以多种形式被划分，导致个体只能意识到有限范围的内容。轻度镇静的个体能够识别低级别的对象特征，但是不具有将感知到的对象进行分类的能力，不能够进行复杂的思考。比如最小意识状态的患者能够觉察到意识对象在运动，但无法识别运动对象的种类。

意识内容丰富，且相互影响，但为了理解方便，在此分开进行讨论。

1. 感觉及知觉　感觉是人脑对作用于感觉器官的客观事物个别属性的反应。感受器感受到体内、外各种环境因素的变化，然后将信息转变为神经冲动，由传入神经传导到大脑皮质特定的感觉接受区域，对信息做进一步分析处理，产生相应的感觉。人的感觉主要分为外部感觉和内部感觉两大类。外部感觉包括视觉、听觉、嗅觉、味觉和皮肤感觉五大类。它们分别通过眼、耳、鼻、舌、身等不同的感觉器官产生。皮肤感觉又可分为触觉和温度觉。内部感觉有包括平衡感觉、运动感觉及内脏感觉。特定的感觉类型通过特定的感觉传入通路到达大脑皮质的特定部位。大脑皮质的每个主要感觉区域都有前向和后向的关联区域，每个感觉系统都存在并联和串联的信息传递及处理。

知觉是指对感觉信息进一步加工，形成对外界事物整体及象征意义的认识，是对客观事物整体属性的反应。知觉的产生以大脑中的感觉信息为前提，是大脑对不同感觉器官的信息进行综合加工的结果，属于高于感觉的感性认识阶段。当客观刺激与客观反应反复同时作用于感觉器官后，这种固定关系会在机体中形成条件反射。知觉的综合加工很大程度上依赖于这种条件反射，依赖于既往的经验和主观感受。人的感性认识等更复杂的心理活动主要是通过知觉过程获得。知觉的分类可以根据起主导地位的感受器进行命名，比如以视觉为主的知觉称为视知觉。视觉是人类感知信息最主要的来源，视知觉的相关研究为揭示意识内容的形成机制提供了大量证据。在物体视觉中，图像被区分为前景和背景，形状和对象融合形成印象。对物体的意识，首先通过初级视皮质接受及处理视觉信息，继而传递至视觉相关脑区，大脑对信息分类、整合后存储至视觉记忆存储器，再进行解码提取信息形成视知觉。此外，注意力集中是视知觉产生的必要条件。如果初级视皮质被损毁或离断，即使激活该区域也不能产生视知觉。在某些情况下，个体明明不存在感觉，却仍可以产生知觉，较为经典的证据支持为盲视现象（blindsight）。盲视的患者不能接收盲区内的视觉刺激，却可正确描述盲区内的物体特点，这说明一些形成视知觉的大脑皮质区域可以相互作用。另外，Baars 等人发现，顶叶及额叶皮质区域与知觉有着重要的联系。前额叶皮质区域功能的心理学术语为执行功能，包括思想冲突的辨证、区分相同或不同的能力、区分好或坏的能力、完成既定目标、对当下活动未来结果的预期能力等，是一种高阶的认知能力。

2. 注意力　是指有选择地加工某些信息而忽视（或抑制）其他信息。注意力在知觉形成的机制中起着闸门作用。注意力具有指向性和选择性。无论是在等待预期事件发生过程中予以关注，或是在目标事物之间切换注意焦点，还是在特定任务中投入持久的注意力，人们总是能在众多事物中选择加工兴趣刺激同时抑制其他竞争性刺激。注意力、觉醒及知觉有很紧密的生理关联。涉及注意力的大脑皮质区域解剖位置包括前扣带回及顶下小叶，其与皮质下区域（丘脑、网状结构及上丘）密切连接。研究人员在猴子大脑中插入微电极探针测量单个神经元的电活动，当猴子凝视食物等感兴趣的目标时，其顶叶皮质中的某些神经元发生放电。这种放电模式与猴子的眼球运动相关。当猴子凝视不感兴趣的目标时，神经元放电减弱。背外侧额叶区域病变可导致注意力不集中的情况发生。

3. 记忆　是神经系统将所获得的信息予以储存和读取的过程。突触可塑性是学习和记忆的神经生理学基础，包括习惯化、敏感化、长时程增强和长时程抑制。工作记忆是精神意识活动的暂时加工、储存并立即调动使用。在猴子实验中发现，背外侧前额叶皮质的损伤可改变视觉工作记忆。

4. 动机与情绪　动机是直接推动个体进行行为活动的内部动力，是人类大部分行为的基础。动机是知觉、注意力、记忆和情感以相互关联的方式运作的。杏仁核、下丘脑和相关边缘结构是产生内部感觉和动机的重要结构。海马体将感觉和知觉处理的信息发生整合。杏仁核通过与大脑皮质和边缘系统相连，赋予外界信息相适应的情绪。下丘脑组胺能神经元及增食因子能神经元的活动减低可导致神经精神疾病的发生。近期，科学家提出了一个新的理论：皮质及皮质下结构的高度交互作用被认为参与了动机相关刺激的加工处理。

5. 语言　语言包含听说读写，是人类的高级认知功能，其中语言文字的读写是人类独有的高级认知功能。左侧大脑皮质为语言的优势半球。颞顶叶将加工后的信息转换为词的语声表象，形成概念性表述，然后投射到运动皮质，启动相应发声器官的运动而发声。然而，破坏该区域后个体仍然可以与其他人以其他非语言的方式进行意识交流。因此，语言功能对于意识来说并不是必不可少的，它仅仅提供了意识活动的一方面。

（三）潜意识

不是所有的信息处理和行为结果都是由意识引导的。确实存在一种意识现象，大脑可以在不需要注意力、在没有认知和决策参与的情况下处理内部或外部信息的现象。潜意识是人类没有认知到的意识，也是意识的一部分。例如，开车的时候，人不会注意到视野中的所有信息，但一些情况下，人会不经过思考而对车辆的速度和方向进行调整。当某个具有特殊意义的事情出现时，比如闪烁的红灯，会被人无意识地关注到，并因此产生一系列的行为。因此，许多涉及视觉、记忆、躯体感觉及运动等功能区会在无意识的条件下进行信息加工，当需要注意力作出重要决策的时候，完整的意识才会出现。

三、意识的评估

意识状态可通过行为学表现及客观量化指标两个方面来进行评估。由于知觉的复杂性、主观性及易变性，现有的意识评估手段主要集中于觉醒状态（意识水平的）的评估。

（一）格拉斯哥昏迷评分

在日常的神经科临床实践中，意识被等同于清醒状态、感知能力、与外界环境及他人交流能力的整体状态。从觉醒这个层面上来讲，意识包括从清醒至睡眠再至昏迷的一系列意识状态。这些状态可以用行为标准来区分，比如格拉斯哥昏迷评分法（表 12-3）。在这个层面上，有意识代表着清醒、可被唤醒及具有警觉。

表 12-3　格拉斯哥昏迷（Glasgow coma scale，GCS）评分

睁眼反应（E）	语言反应（V）	肢体运动（M）
4 分：自然睁眼	5 分：说话有条理	6 分：可依指令动作
3 分：呼唤会睁眼	4 分：可应答，但有答非所问的情形	5 分：施以刺激时，可定位出疼痛位置
2 分：有刺激或痛楚会睁眼	3 分：可说出单字	4 分：对疼痛刺激有反应，肢体会回缩
1 分：对于刺激无反应	2 分：可发出声音	3 分：对疼痛刺激有反应，肢体会弯曲
C 分：因眼肿不能睁眼	1 分：无任何反应	2 分：对疼痛刺激有反应，肢体会伸直
	T 分：因插管或气切无法正常发声	1 分：无任何反应

昏迷程度以 E、V、M 三者分数加总来评估。轻度昏迷：13~14 分；中度昏迷：9~12 分；重度昏迷：3~8 分。

（二）RASS 镇静程度评分（The Richmond Agitation-Sedation Scale）

RASS 镇静程度评分是重症医学领域常用的一种意识评估工具。因危重患者常应用镇静和镇痛药物，意识评估有助于个体化的精确镇静。RASS 镇静评分包括 10 个等级，其中 +1~+4 级为镇静不足，0~-3 级为轻、中度镇静水平，是临床上所期望的镇静水平，-4~-5 级为过度镇静（表 12-4）。

表 12-4 RASS 镇静程度评分

分数	命名	描述
+4	有攻击性	明显的攻击性或暴力行为，直接危及医务人员安全
+3	非常躁动	拔、拽各种插管，或对医务人员有过激行为
+2	躁动	频繁的无目的动作或人机对抗
+1	不安	焦虑或紧张，但动作无攻击性或表现精力过剩
0	清醒但安静	
–1	嗜睡	不完全警觉，但对呼唤有超过 10 秒持续清醒，能凝视
–2	轻度镇静	对呼唤有短暂（少于 10 秒）清醒，伴眨眼
–3	中度镇静	对呼唤有一些反应（但无眨眼）
–4	深度镇静	对呼唤无反应但对躯体刺激有一些反应
–5	不易觉醒	对呼唤或躯体刺激无反应

RASS 评估步骤：

1. 观察患者
   a. 患者是否清醒但安静（0 分）？
   b. 患者清醒，烦躁不安，或躁动不安（+1~+4 分）？

2. 假如患者没有清醒，呼叫患者的名字，让患者睁开眼睛并看着讲话者，在必要的时候重复一次。可以提示患者持续看着讲话者
   a. 患者醒来，保持睁眼和眼睛接触大于 10 秒（–1 分）
   b. 患者醒来，有睁眼和眼睛接触，但不能维持 10 秒（–2 分）
   c. 患者在声音刺激后有体动，但没有眼睛接触（–3 分）

3. 如果患者对声音刺激无反应，采用推摇患者的肩膀 / 或按摩胸骨进行身体刺激
   a. 患者在身体刺激后出现体动（–4 分）
   b. 患者对任何刺激都没有反应（–5 分）

（三）脑电双频指数（bispectral index）

脑电双频指数是目前最广泛应用于监测麻醉状态下意识水平的仪器。BIS 数值整合了时域、频域及高阶频谱参数的相关信息。从 EEG 波形中提取出以上参数，将这些参数的权重纳入一个多变量模型（基于 1 500 例健康人麻醉状态的数据库），最终得出一个范围为 0~100 的简单数值。0 代表完全无脑电活动状态（大脑皮质抑制），100 代表清醒状态。一般认为 BIS 值 85~100 为完全清醒状态，65~85 为镇静状态，40~65 为麻醉状态。

（四）扰动复杂性指数

长期以来，意识的量化评估都是具有挑战性的科学问题。目前临床上对于意识的评估往往依赖于患者对外界环境的反应能力的评估。但在某些情况下，比如全身麻醉或严重颅脑损伤，患者的感觉、运动及执行功能受到抑制，不能与外界有交互能力，因此，无法评估个体意识水平，而此类患者可能存在意识。遗憾的是，目前临床实践中缺乏一个客观量化的指标来衡量其意识水平。

科学界提出了整合信息理论，认为在有意识的大脑中，每个不同的神经元群都有自身特定的运行模式，但它们也与其他神经元群进行沟通，不同类型的信息在丘脑皮质的特殊功能区迅速有效地进行整合。人是以整合信息的方式来获得意识，或者说意识是一个系统所能整合的信息，并可以通过信息论的方法加以计算。当意识存在时，大脑复杂性高；当处于睡眠、麻醉及昏迷状态下，大脑复杂性低。

2013 年 Marcello Massimini 等基于此理论，设计了一个检测大脑复杂程度的客观指标—扰动复杂性指数（perturbational complexity index，PCI），有助于区分不同的意识水平。研究者用一个磁刺激对大脑进行一次轻微的扰动，记录丘脑皮质系统神经元的整体反应，这些数据被用来计算大脑产生的整体的信息量。研究者在清醒、做梦、非快动眼睡眠及麻醉药诱导的不同镇静程度的受试者中测量了 PCI，

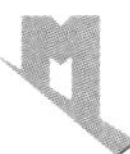

还对从昏迷中恢复的脑损伤患者测试了这项指标。PCI反映了不同状态参与者的意识水平。结果提示，不同的意识水平与大脑反应的复杂性有着紧密的联系。这种指数是基于对EEG复杂的数学分析，从0至1评判人们的意识性水平。研究中完全清醒个体的PCI为0.55±0.05，同样人群如果处在非快动眼睡眠或麻醉状态下，PCI平均值减至0.23±0.04，麻醉镇静程度越深，PCI值越低。这项技术不需要患者从事感觉、运动及认知的任务，是一项有用的评估意识水平的工具，但仍需要进一步的研究。

第二节 记 忆

一、记忆的历史认识与术语

学习与记忆是动物和人类中枢神经系统的高级功能。一般认为，学习是指人和动物通过神经系统接受外界环境信息而影响自身行为的过程。记忆指大脑将获取的信息进行编码、储存及提取的过程，是大脑认知活动的基础。

尽管人类早在3 000多年前就对脑的功能有所认识，但直到20世纪初巴甫洛夫将条件反射作为客观指标来探讨大脑的活动规律时，人类才开始把对学习记忆的研究纳入实验神经科学的范畴。此后，神经生理学家、神经形态学家、生物物理学家、神经药理学家等从不同的角度对脑的学习记忆功能进行了探索。20世纪40年代，加拿大心理学家Hebb提出突触修饰理论，该理论认为学习记忆过程中细胞间的突触发生了某些变化，导致突触结合的增强、传递效能的提高(如在短时记忆时)及突触结构的改变(如在长时记忆时)。Llord在脊髓单突触传递通路上发现的强直后增强(posttetanic potentiation，PTP)和Bliss在哺乳动物的海马部位发现的长时程增强(long-term potentiation，LTP)为突触修饰理论提供了电生理方面的有力证据，使得突触修饰理论很快成为研究学习记忆的重要理论依据。20世纪60年代，Kandel在海兔上成功地揭示了习惯化和敏感化这一简单学习形式的突触机制，首次在细胞水平和分子水平阐明了学习记忆的神经机制。近年来随着分子生物学、生物物理学、计算机科学、信息科学、脑功能成像等新兴学科和新技术的迅速发展，科学家开始在细胞、分子水平研究脑的功能方面取得了突破性进展。

(一) 记忆的分类

记忆是极为复杂的心理活动过程，从角度不同或采用的标准不同，记忆的分类方法不同。根据记忆储存和提取方式不同可将记忆分为陈述性记忆(外显性记忆)和非陈述性记忆(内隐性记忆)；根据记忆保留时间的长短可将记忆分为短时程记忆和长时程记忆。

1. 陈述性记忆和非陈述性记忆

(1) 陈述性记忆：陈述性记忆是指与特定时间、地点、任务有关的事实或事件的记忆。它的形成或读取依赖于意识或认知过程，需要意识成分的参与，一般经过一次测试或一次经验即可建立并且能通过语言进行表达。日常所说的记忆通常指陈述性记忆。陈述性记忆又可分为情景式记忆和语义式记忆。前者是对一件具体事物或一个场面的记忆，如事件发生的时间、地点及其相关信息；后者则是有关一般知识和事实的记忆，与事件发生时间、地点等信息无关。

(2) 非陈述性记忆：非陈述性记忆指对一系列规律性操作程序的记忆，是下意识的感知及反射，又称反射性记忆。它的形成或读取不依赖于意识或认知过程，它没有意识成分的参与，需要经过多次重复测试才能形成，主要表现为对某些操作的完善，但不能用语言表达出来，如经典的条件反射、技巧的掌握和习惯的形成等。非陈述性记忆又可进一步分为四种类型：程序性记忆、启动效应或初始化效应、通过联合型学习所形成的简单经典条件反射、由非联合型学习所形成的记忆。

陈述性和非陈述性记忆可同时参与学习记忆的过程，并且两种记忆可相互转化，但两者涉及的脑区结构和神经机制有所不同。陈述性记忆涉及边缘系统的脑结构，依赖大脑皮质和某些特异性脑区，而非陈述性记忆只需激活参与该项学习记忆有关的感觉系统和运动系统。

2. 短时程记忆和长时程记忆

(1) 短时程记忆：短时程记忆的特点是保存时间短，仅几秒到几分钟，容易受干扰，不稳定，记忆容量有限。短时程记忆可有多种表现形式，如对影像的视觉瞬间记忆称为影像记忆，对执行某些认知行为过程中的一种暂时的信息储存称为工作记忆或操作记忆,它需要对时间上分离的信息加以整合,如在房间内搜寻遗失物时的短暂记忆。

(2)长时程记忆:长时程记忆的特点是保留时间长,可持续几小时,几天或几年。有些记忆甚至可保持终身,称为永久记忆。长时程记忆的形成是海马和其他脑区对信息进行分级加工处理的动态过程。短时程记忆可向长时程记忆转化,促进转化的因素是反复运用和强化。长时程记忆是一个庞大而持久的储存系统,其容量几乎没有限度。

短时记忆和长时记忆是整个记忆过程的不同阶段,区别两者的主要指标是记忆保留的时间,其间并没有十分严格的界限。但研究发现短时记忆和长时记忆形成的神经机制却不尽相同。目前认为,短时记忆可能与神经可塑性有关,而长时记忆则可能涉及脑内新蛋白质的合成,并且与突触传递效能和突触结构的改变有关。

(二) 记忆的存储

一系列的研究证实,记忆不是在学习后立刻形成的,而是需要时间巩固和储存。感觉系统将获取的外界信息在脑内感觉区短暂储存,形成感觉性记忆,此阶段一般不超过1秒。没有加工处理的信息很快会消失,人们往往感觉不到。当某些信息被注意到时,可进入到短时记忆。此时,记忆材料经过暂时存储区域进一步加工进入工作记忆和长时记忆。工作记忆作为短时记忆的一种,是对信息的暂时保存和加工。不同类型的信息存储在不同部位:视觉信息加工存储在脑后部的枕叶;听觉信息加工存储在脑两侧的颞叶;运动知觉信息则在脑顶部的运动皮质。在这些脑区的联合皮质中,短时记忆被暂时存储,要么被大脑遗忘,要么得到有效的加工,作为经验被存储在长时记忆中,并被标记以利于提取。研究发现,记忆是由两种反映神经活动的“痕迹”组成,首先产生短期记忆,随后产生长期记忆。但这些短期和长期的记忆痕迹是串联还是并联发生尚不清楚。有研究推测它们是串联发生的,但仍有一些研究提出它们可以独立的形成并联。

二、记忆的机制

(一) 记忆的神经机制

1. 参与记忆的神经通路　迄今为止,有关记忆的机制仍不十分清楚,但众多证据表明,不同类型的记忆有不同的神经结构和通路。研究发现不同的记忆活动有不同的脑区参与,大脑为不同的记忆的存储与提取提供不同的记忆通路,并将每种记忆进行标记、归类安放,从而得以有效提取,形成了记忆系统(图12-3)。

例如,颞叶损伤的动物的认知性记忆发生严重障碍,而非陈述性运动技巧记忆不受影响;损害基底神经节则可导致运动学习记忆严重障碍,而对认知性记忆没有影响。前额叶协调短期记忆的形成,

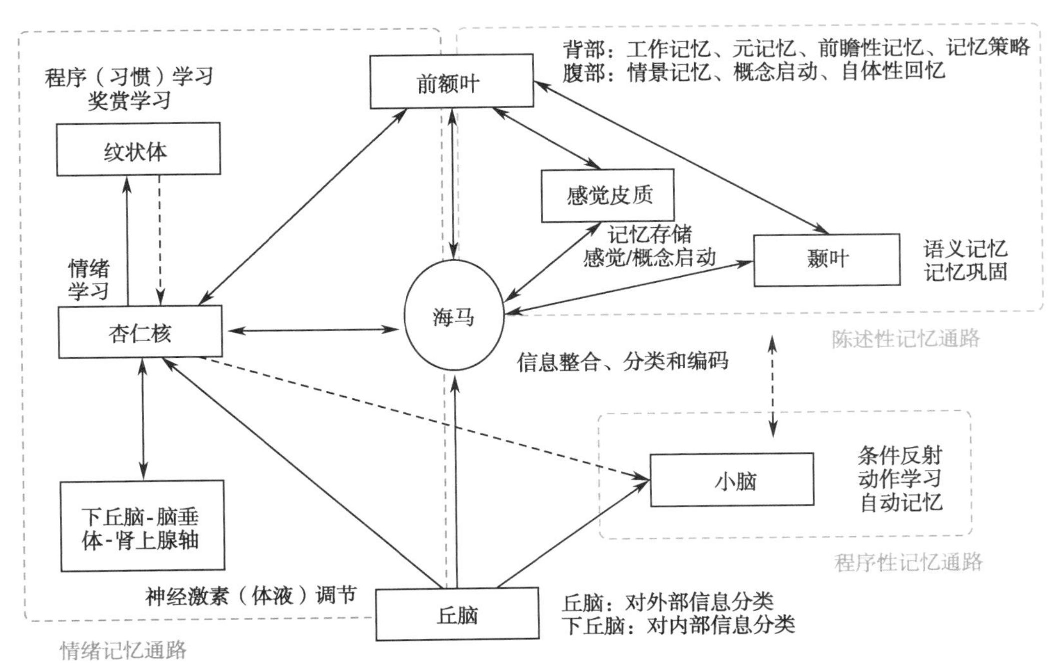

图12-3　记忆系统和记忆通路

蓝色虚线框示情绪记忆通路;桔黄色虚线框示陈述性记忆通路;粉色虚线框示程序性记忆通路。

海马则在长时记忆的形成中起十分重要的作用。大量事实证明,陈述性记忆需要边缘系统的参与,而非陈述性记忆系统则以基底神经节为主要环节。

边缘系统在陈述性记忆的形成中具有重要作用,其中内侧颞叶(包括嗅皮质、杏仁复合体、海马结构和海马旁回等)、内侧丘脑(包括背内侧核和前部核团的巨细胞部)和额叶腹内侧部(包括眶回、内侧前额叶和扣带回)是陈述性记忆回路的三个重要环节。感觉信息到达大脑的感觉皮质,加工整合后进入边缘系统,经内侧颞叶边缘结构投射至内侧丘脑,丘脑的内侧核团发出投射至额叶的腹内侧部,进而与基底前脑的胆碱能系统相连。基底前脑的胆碱能系统与边缘系统之间存在双向联系,可回返性地投射到皮质,从而形成一个陈述性记忆的神经回路。而基底神经节在非陈述性记忆回路中具有重要作用。研究发现,损毁基底神经节新纹状体的尾部可导致运动学习记忆的严重障碍,亦有学者证明了尾核、苍白球在运动性记忆环路中的作用。运动性记忆的神经环路可概括为:刺激引起皮质感觉 - 颞叶系统的兴奋,进而激活尾核新纹状体系统,使新纹状体 - 颞叶前区回路协助锥体运动系统进而引发已学会的运动反应。

2. 突触可塑性 突触是神经元传递信息的重要结构,是神经元与神经元之间或神经元与非神经元以及同一神经元突起之间结构上的功能联系部位。因此,在突触水平上研究学习记忆的机制具有重要意义。自 Hebb 提出学习记忆的突触修饰理论以来,关于突触可塑性的研究已成为学习记忆研究领域中的重要研究内容。突触可塑性是指突触的形态和功能可发生改变的特性,包括形态结构和传递效能的变化。突触结构(如新突触形成,已有突触体积变大等)和生理功能的改变(通道敏感性的变化,受体数目的变化等)都可以引起其传递效能的改变。根据可塑性变化维持时间的长短,分为短时程改变和长时程改变。突触效能的短时程改变包括突触易化、突触压抑、强直后增强、增高等形式。这些改变都与突触活动时 Ca^{2+} 在突触前神经元胞体及轴突末梢内积聚及随后的再摄取密不可分。长时程改变包括长时程增强和长时程抑制(long-term depression,LTD)两种形式。关于突触可塑性的研究主要围绕 LTP 和 LTD 这两种现象展开。LTP 指突触传递效应的长时程易化。LTP 普遍存在于中枢神经系统中,已被公认为是脊椎动物学习和记忆机制的细胞水平的基础。不同部位所产生 LTP 可能有不同的神经机制,但是持续时间长是其共同特性。目前对发生在海马的 LTP 机制已有较多了解。在海马有苔藓纤维 LTP 和 Schaffer 侧支 LTP 两种类型。前者发生于突触前,其机制尚不清楚。可能与 cAMP 和一种超极化激活的阳离子通道有关。后者发生于突触后,依赖于 AMPA 型和 NMDA 型两种促离子型谷氨酸受体。其产生机制是:当给予 Schaffer 侧支低频刺激时,突触前末梢释放少量谷氨酸递质,激活海马 CA1 区神经元树突膜(突触后膜)上的 AMPA 受体通道,Na^+ 内流,产生一定幅度的兴奋性突触后电位(excitatory postsynapatic potential,EPSP)。此时,NMDA 受体通道因 Mg^{2+} 阻塞于通道内而不能开放。当给予强直刺激时,突触前末梢释放大量谷氨酸,使突触后膜产生的 EPSP 加大,导致阻塞于 NMDA 受体通道中的 Mg^{2+} 移出,而使 Ca^{2+} 和 Na^+ 得以一起进入突触后神经元。进入突触后神经元的 Ca^{2+} 可激 Ca^{2+}-CaMKII,进而使 AMPA 受体通道磷酸化而增加其电导,也能使储存于胞质中的 AMPA 受体转移到突触后膜上而增加其密度,因而使突触后反应增强。LTD 是中枢神经系统突触可塑性的另一个重要模式,LTD 指突触传递效率的长时程降低,LTD 亦普遍存在于中枢神经系统中。大多数研究者认为,LTD 和 LTP 一样是参与学习记忆形成的重要细胞机制。关于 LTD 的研究主要集中在小脑功能上,研究表明小脑 LTD 可能主要与小脑的运动性学习过程相关。有学者认为,LTD 在运动学习中起着纠正错误的作用,对运动性学习的适应性调控具有重要意义。LTD 有多种形式,且不同部位不同形式的 LTD 具有不同的发生机制,有的依赖谷氨酸促代型受体(mGluR),而多数则明显需要大麻素(cannabinoid)受体的激活。

(二)记忆的分子机制

尽管不同类型的记忆具有不同的神经基础,但研究发现,不同类型的记忆在形成上具有极相似的分子原理。研究表明,决定记忆内容的,不是在突触上生成了哪种蛋白质或分子,而是突触改变发生在哪些脑区和神经通路上。记忆根据储存的时间分为短时记忆和长时记忆,短时记忆的形成只需要对已经存在的蛋白前体进行修饰使突触的传递效能发生暂时的改变,而长时记忆的形成则需要新基因的表达和蛋白质的合成引起突触结构或数目的改变,从而使突触的传递效能发生长时程的改变。

Kandel 等在关于习惯化和敏感化的突触机制的研究中发现,习惯化的产生是由于突触前膜在动

作电位发生过程中 Ca^{2+} 内流减少及突触小泡数量减少导致神经递质释放量减少所致。敏感化的产生则是由于伤害性刺激引起了突触前易化使神经递质释放增多所致。5-羟色胺(5-HT)介导了敏感化的发生。5-HT 通过使 cAMP 增多等一系列变化使 Ca^{2+} 内流增加从而促进了递质的释放增多，此外 5-HT 还可通过蛋白激酶 A(protein kinase A, PKA) 和蛋白激酶 C(protein kinase C, PKC) 的协同作用促使突触小泡活化和递质的释放。近年来，科学家们进一步探索长时敏感化的分子机制，因为它代表了一种比较简单形式的记忆贮存机制。实验表明，短时和长时敏感化共同的细胞和分子基础在于都有突触前感觉神经元递质释放增多和突触后运动神经的 EPSP 增强，这种突触前易化都由 5-HT 所诱发，而它们之间的主要区别则在于后者需要基因转录和新蛋白的合成而前者却不需要。

大量研究证实，cAMP 信使系统在长时记忆过程中起关键性作用。在培养的神经元中加入 cAMP 可触发长时程易化，而加入其他信使系统的激动剂则不能诱导产生此反应；进一步加入蛋白合成抑制剂，可抑制 cAMP 诱发长时程易化，而对短时易化则没有影响。进一步研究发现，cAMP 重复应用可导致神经元内特异蛋白合成，而这种作用可被转录抑制剂所阻遏。在海马脑片的 LTP 模型中也发现，cAMP 可诱导产生晚时相 LTP(late phase of LTP, L-LTP)，L-LTP 可持续 24h 以上，其诱导和维持依赖新蛋白质的合成。这些结果说明，cAMP 信使系统介导长时记忆形成过程，其机制可能是通过激活细胞核内基因转录和表达引起了新蛋白质的合成。cAMP 究竟是如何介导蛋白合成依赖的长时记忆的形成呢？研究表明，各种因素激活腺苷酸环酶(adenylate cyclase, AC)使细胞 cAMP 水平升高，cAMP 与 PKA 结合释放 PKA 的催化亚基，PKA 的催化亚基转位入细胞核，使核内的转录因子 cAMP 反应元件结合蛋白(cAMP response element-binding protein, CREB)发生磷酸化，CREB 磷酸化后与协同活化因子 CREB 结合蛋白(CREB binding protein, CBP)相互作用增强 DNA 与 CREB 的 CRE 结合区结合，进而易化 CRE 相关基因的转录。基因的转录与表达导致新蛋白的合成，进而使突触连接发生了结构上的改变或是形成新的稳定突触连接。

(三) 参与记忆的神经递质

学习和记忆也与脑内某些神经递质的功能有关，包括乙酰胆碱、去甲肾上腺素、谷氨酸、γ-氨基丁酸以及加压素和脑啡肽等，这些神经递质的含量改变会引起学习和记忆障碍。中枢胆碱能递质系统与记忆之间的关系已是众所周知。大量研究显示，抗胆碱药可明显抑制记忆的获得，而拟胆碱药则可增强记忆的保持。另一种对记忆有重要调节作用的神经递质是去甲肾上腺素。在多种哺乳动物上的研究证明，去甲肾上腺素在工作记忆中起着重要作用，连续给予利血平，可使动物空间工作记忆受损，而去甲肾上腺素受体激动剂可乐定则可逆转利血平导致的工作记忆障碍。谷氨酸是中枢神经系统发挥兴奋性传递的最重要的递质，与神经的突触可塑性密切相关，是学习和记忆形成的重要基础。关于加压素对记忆过程的作用及还存在一些争议，但目前普遍认为，加压素可易化记忆巩固和再现过程，而其作用机制可能涉及多种神经递质及神经结构。不同的内啡肽对记忆也起不同的调节作用。α-内啡肽可增强记忆功能，β-内啡肽可易化记忆，其作用与剂量和给药时间呈明显相关性。但亦有报道认为 β-内啡肽可损害记忆能力。

虽然从整体水平、细胞水平及分子生物学水平对记忆机制开展了大量的研究工作，但目前对记忆的认识还很局限。记忆是大脑的重要高级功能，是脑内多种活性物质和多种作用机制共同协调相互作用的结果。突触可塑性变化被公认为可能是记忆形成与巩固的分子与细胞基础，随着神经突触联结的形成，大脑进一步构建出不同的记忆通路，不同类型的记忆又有各自的记忆系统。相信随着人们对认知神经科学研究的深入及现代生物学技术的发展，记忆形成、维持的神经机制将被进一步阐明。

第三节 麻醉对意识与记忆的影响

一、麻醉对意识的影响

意识如何在大脑中产生至今尚不完全清楚。麻醉科医师在给患者实施全身麻醉时，理想的麻醉状态首先应确保患者术中无意识，对术中刺激无记忆，同时满足手术需要。但在临床麻醉过程中，每

1 000 例全身麻醉手术，大约有 1~2 例患者会暂时恢复意识，甚至在手术过程中保持清醒。这种麻醉下意识的出现，可能是由于我们对意识水平的评估能力有限所致。全身麻醉无疑会导致患者无反应和无意识，但它导致意识消失的程度难以确定。例如，某些麻醉药物作用于中线附近的大脑皮质区域并能够抑制行为反应，但这不一定代表意识消失。然而，当大脑后顶叶复合区域失活时，该区域与大脑皮质功能性连接断开，意识消失就会发生。

（一）麻醉的患者：无意识还是无反应？

临床上，在低镇静剂量下，麻醉药物会导致患者出现类似于醉酒的状态，同时伴有镇痛、健忘、时间感知的扭曲和嗜睡增加。随着麻醉药物剂量增加，患者不能对指令做出反应，这种状态被认为是意识消失。这种意识消失的定义，早在 160 多年前的麻醉中就有所引入，虽然方便，但有缺点。例如，当我们做梦时，我们会有生动的意识体验，但是由于脑干的抑制会导致肌肉麻痹，从而使得机体处于无反应状态。

麻醉药物常通过影响大脑的执行中枢而改变患者的反应状态。但氯胺酮是选择性地阻断皮质联络系统和丘脑 - 皮质系统，在临床上出现分离麻醉状态的一种麻醉药物。亚剂量的氯胺酮会导致幻觉、去人格化、现实感丧失、健忘及失去遵循指令的动机。在给予麻醉剂量时，氯胺酮会引起一种典型的状态，即眼睛睁开及空白凝视。神经影像学数据显示区域代谢变化的复杂模式，包括前扣带皮质和基底神经节的执行回路的失活。在运动不能性缄默症中，由于双侧前扣带皮质周围病变，也可见类似的睁眼无反应。在某些情况下，患者能够理解问题，但可能无法做出回应。例如，一名临床上无反应的大面积前额叶病变的女性，被要求想象打网球或指引她的房间时，她表现出与健康受试者类似的皮质激活模式。因此，临床无反应性不一定同时伴有无意识。

麻醉药物在接近意识消失阈值的剂量下，会影响工作记忆。因此，患者可能无法对指令做出反应，这是由于他们会立即忘记要做什么。采用孤立前臂技术进行研究，在给予肌松药之前将止血带应用于手臂（允许手在身体的其余部分瘫痪时能够移动），实验表明全身麻醉下患者可以使用手势进行交流，但患者术后并不能记得所发生的事情。因此，追溯遗忘并不能证明无意识。然而，在行为无反应和脑电图接近直线（表明脑电活动的停止，脑死亡的标准之一）之间的某种麻醉水平，则出现意识消失。因此，使用脑功能监测仪可以改善麻醉期间的意识评估。例如，BIS 监测能记录前额上的 EEG 信号，并将复杂信号计算为一个数字，随着时间的推移跟踪患者的麻醉深度。这些监测设备的应用有助于指导麻醉药物的使用，但并不能降低术中知晓的发生。例如：孤立前臂技术已经表明，尽管 BIS 值很低，个体患者在手术过程中可以有意识并能产生反应。

（二）丘脑在麻醉药物所致意识消失中的作用

麻醉药物引起的意识消失在大脑产生一致的效应为丘脑代谢降低和血流减少，提示丘脑可能是作为意识有无的开关。实际上，动物实验已经发现丘脑类似开关的效应。例如，注射到丘脑髓板内核中的 γ- 氨基丁酸（gamma-aminobutyric acid，GABA）激动剂（模仿麻醉作用）导致大鼠迅速入睡，相应的 EEG 变慢。相反地，可以通过向丘脑髓板内核注射尼古丁来唤醒七氟烷麻醉下的大鼠。在人类，丘脑近中线损伤可导致植物人状态。通过恢复丘脑和扣带皮质之间的功能连接，可以预示植物状态的恢复情况。此外，丘脑中央的深部脑电刺激能够改善处于微意识状态的患者行为反应。

然而，丘脑活动的降低并不是所有麻醉药物作用于大脑的特征。氯胺酮能够增加全脑新陈代谢，尤其是丘脑。其他麻醉药物可以在镇静剂量下显著降低丘脑活动。例如，当受试者清醒并且有反应时，七氟烷在镇静浓度时导致丘脑代谢相对减少 23%。实际上，麻醉药物对丘脑的影响很大程度上是间接的。麻醉期间的自发性丘脑放电主要由皮质神经元的反馈驱动，特别是麻醉药物敏感的第 5 细胞层。这些细胞中许多神经纤维也投射到脑干觉醒中心，因此皮质的失活可以降低丘脑活动和觉醒。此外，麻醉药物对动物丘脑的代谢和电生理效应通过皮质的去除而消失。相比之下，在丘脑消融后，皮质仍会产生激活的脑电图，这表明丘脑不是皮质觉醒的唯一介质，也不是最直接的。在已放置深部脑刺激器的患者中，植入脑电极进行第二次手术，皮质脑电图在患者意识消失的瞬间发生了显著变化。然而，丘脑 EEG 活动直到 10 分钟后才发生改变。相反，在癫痫患者 REM 睡眠期间（通常与做梦有关），皮质脑电图被激活类似于清醒状态，但是丘脑脑电图显示出缓慢的波形，类似于睡眠状态。因此，丘脑活动可能不是意识产生的必要条件。

尽管如此，完全否定丘脑在麻醉药物所致意

识消失中的作用为时过早，研究发现丘脑－皮质系统对意识至关重要，因此有学者提出丘脑－皮质回路的共振是意识的“动力核心”，并且40Hz的振动波与意识相关。Alkire及同事描述了基于全身麻醉破坏丘脑－皮质回路这一发现的“统一麻醉理论”，现已通过神经成像技术得以证实。对于皮质区域的亚阈值去极化可以由钙结合蛋白阳性基质细胞提供，这些细胞主要集中在层内丘脑核并且扩散到皮质的浅层。椎板内核中的细胞可以高频放电，从而提供连贯的振荡偏差，这可以促进远距离皮质－皮质相互作用。因此，虽然在没有丘脑活动的情况下可以发生皮质觉醒，但意识的产生离不开丘脑－皮质回路。

（三）皮质在麻醉药物所致意识消失中的作用

麻醉药物引起的意识消失，某些皮质区域是否比其他脑区更为重要？研究发现，在麻醉状态下、深度睡眠和植物状态下，初级感觉皮质中的诱发反应（接受刺激的第一次传递）通常不变；此外，初级感觉区域的活动通常与感知体验无关。额叶皮质对于麻醉引起的意识消失可能不是必需的，因为不同的麻醉药物对该区域具有不同的影响。例如，在相同的催眠剂量下，丙泊酚和硫喷妥钠使后脑区域活动失活，但只有丙泊酚使前额皮质失活。此外，额叶皮质的病变本身也不会导致意识消失。麻醉引起的意识消失通常与近中顶叶皮质、后扣带皮质和楔前叶的失活有关。这些区域在植物人中失活，在患者恢复过程中首先被激活。此外，这些区域的神经活动在与意识障碍相关的癫痫发作及睡眠期间发生改变。这些区域是大脑连接的主要枢纽，也是默认网络的一部分，该网络在休息时尤其活跃。然而，在REM睡眠期间，当受试者经历生动的梦境时，近中皮质区域失活。令人感兴趣的是，在中等剂量下，某些麻醉剂（如氧化亚氮）会选择性使得后中大脑皮质失活，受试者会通过去人格化和身体体验诉说梦幻般的感受。除了近中皮质核心区域，许多麻醉药物也会使下顶叶皮质为中心的多模态关联区域颞－顶－枕复合体失活或断开。对于这种现象，在病理状态下也可发生，例如，病变在颞－顶－枕的患者没有表现出感知经历的迹象，尽管有一些非定向运动活动，这种情况称为多动缄默症。因此，包括颞－顶－枕叶及近中皮质的后脑区域复合体可能是麻醉引起意识消失的靶点。

（四）皮质整合的中断

神经元活动的动态改变，特别是它们影响大脑整合信息的能力对意识的产生具有重要的作用。麻醉期间意识逐渐消失时，左右额叶皮质之间以及额叶和枕叶区域之间的γ频率范围（20~80Hz）的EEG相干性下降。麻醉药物可以在视觉刺激或静息态抑制动物的枕叶γ相干性；麻醉药物可以通过作用于远距皮质－皮质相互作用的结构来破坏皮质整合，例如，后皮质连接中枢，某些丘脑核、屏状核；此外，麻醉药物还可能通过减缓神经反应来破坏远距离区域之间的同步。研究发现，皮质中反馈作用的消失尤其重要，当大鼠在麻醉下变得无反应时，信息传递首先在反馈方向上减少。此外，麻醉抑制了视觉反应的后期成分（>100ms），也可能是通过抑制反馈连接所致，而不是早期的前馈组件。皮质丘脑系统特别容易受到麻醉药物的影响，由于该系统是小世界网络，其主要是由本地连接及较少的远程连接构成。实际上，计算机模拟证实了麻醉药物作用下意识状态的转变与网络整合的中断相符。

来自麻醉和睡眠状态的研究表明，意识消失与皮质连接与整合的破坏，或皮质活动模式的改变有关。有学者提出：信息和整合可能是意识的本质。整合信息理论认为大脑是意识产生的物质基础，意识的本质是各系统之间的信息整合。整合信息理论通过对信息的分化和整合的论证，说明了神经元及其联合体的表征机制是意识的基础，意识是复杂物理世界的基本特征。该理论对麻醉有一定的指导意义，例如，它解释了为什么皮质丘脑复合体对于意识的形成至关重要，该复合体也是全身麻醉作用的主要靶点：通过广泛的皮质－皮质和皮质－丘脑连接，皮质丘脑复合体可作为赋予大量的可辨别状态的动态实体。相比之下，由小的，独立的模块组成的小脑，以及通过基底神经节的平行环，没有充分整合，这也许可以解释为什么它们可以在无意识消失的情况下受到损害的原因。该理论认为，人们不应该将个体运动反应或局部脑区激活现象解释为意识的迹象，也不应该将运动反应的缺失解释为无意识的明确标志。最后，从这个理论的角度来看，意识不是一种全有或全无的属性，而是可按程度进行分级。

（五）麻醉期间觉醒

在麻醉期间，麻醉深度的监测一直是麻醉学研究和技术发展的主要焦点。目前，除了麻醉药物浓度的实时或模拟监测仪外，还有商业化的麻醉深度监测仪，可在大多数手术室中使用。许多用于术中监测的设备都是以原始 EEG 信号经过傅里叶转换，从而衍生出功率谱和边缘频率谱等指数，进而方便在临床判断患者镇静深度。但目前尚无单一可靠的麻醉技术或监测仪能够避免麻醉期间觉醒的发生。越来越多的研究重点集中在究竟应该是用处理过的还是原始的 EEG 来指导麻醉深度监测，以及哪种方式更利于避免麻醉下觉醒的发生。有研究学者提出，原始的 EEG 数据用于术中评估麻醉深度并不适用，其主要原因如下：首先，原始 EEG 波形对于大多数麻醉科医师还很陌生，并不能掌握每个波形所代表的含义，这需要前期对 EEG 知识有一定基础；其次，术中由于各种设备的干扰，很难依靠原始 EEG 波形来准确判断麻醉的深浅；最后，大多数脑电监测设备采集的脑电变化主要是反映前额部脑区活动，其并不能代表整个大脑的状态，单纯依靠前额部脑电变化来判断麻醉深度存在局限性。但哈佛大学的 Purdon 教授及其同事发现，七氟烷麻醉下原始脑电图出现年龄依赖性变化，例如，婴幼儿随着月龄的增加，α 波功率逐渐增强；而对于成年患者，随着年龄的增加，α 波功率逐渐降低，65 岁后逐渐消失。这些变化对依赖于处理后的脑电信号为基础的麻醉深度监测也具有指导意义。此外，老年患者对麻醉药物的敏感性增加及脑电图容易出现爆发抑制已被许多研究所证实。因此，随着麻醉科医师对脑电图知识的掌握，原始脑电波指导下的麻醉深度监测未来也将成为可能。

全身麻醉在抑制记忆和觉醒方面失败的原因可能归因于技术问题或某些意外情况，例如意外终止或使用非常低浓度的全身麻醉药物。此外，神经肌肉阻滞剂也可以掩盖意识的表现，并影响基于 EEG 的麻醉深度监测的可靠性。这些问题在 Thomsen 及其同事的两项研究中得到了证实，来自丹麦登记的患有丁二烯胆碱酯酶（血浆胆碱酯酶）缺乏症的患者，这类患者由于血浆胆碱酯酶缺乏，使得酯酶依赖性神经肌肉阻滞剂的消除受损，从而导致长期麻痹并显著增加麻醉期间出现觉醒的可能性，特别是在未使用神经肌肉功能监测时。

尽管麻醉药物存在不同的作用机制和作用位点，但大多数药物可通过直接或间接靶向下顶叶为中心的后外侧皮质丘脑复合体以及内侧皮质进而导致意识消失。至于是内侧、外侧皮质还是前皮质区域至关重要，仍然是未来研究的重点。其次，麻醉药物不仅可以通过后皮质丘脑复合体失活而导致意识消失，还可以通过在该复合体的亚区域之间中断功能性连接来引起意识消失。尽管用口头指令来评估意识状态是可行的，但可能会产生误导。根据整合信息理论，麻醉药物会通过阻止整合（阻断特定大脑区域之间的相互作用）或通过减少信息容量（缩小皮质网络可用的活动模式数量）来引起意识消失。尽管意识作为一个重要的科学问题出现并与全身麻醉关联，但手术中出现麻醉下意识会导致术后患者严重的心理学后遗症，包括创伤后应激综合征。因此可靠、实用的判断术中觉醒的方法仍有待将来进一步研究。

二、麻醉对记忆的影响

在人类的认知功能中，记忆是最核心和最重要的脑功能。全身麻醉下思维的大脑发生了什么变化？麻醉期间是否存在记忆？大脑的高级认识功能是否关闭？提出这些疑问并不奇怪，因为至今我们尚未完全清楚全身麻醉的作用机制，记忆发生的神经过程以及麻醉对记忆的影响。

（一）麻醉与记忆：术中知晓现象

目前，全身麻醉基本上为复合式麻醉，即多种不同作用的药物同时使用。镇静遗忘、镇痛、肌肉松弛为主要的三个部分。如果出现术中知晓，意味着镇静遗忘作用减弱或消失，而肌松、镇痛作用还可存在。在这样的状况下，患者可存在意识，可听见周边环境的声音，但却无法控制肢体的任何运动，包括睁眼、咳嗽等。同时，伴有或者不伴有对疼痛的感知。在这种现象中，意识与记忆之间存在紧密的联系。但是，无意识所需的麻醉剂量要高于遗忘所需的剂量，同时麻醉药物引起的意识消失及遗忘存在不同的神经环路。术中知晓可能涉及外显或者内隐记忆，前者是指对既往体验、信息有意识的回忆，而后者是指在不需要意识或有意回忆的条件下，个体的过去经验对当前任务自动产生影响的现象。在镇静深度不足或患者突然恢复意识的情况下，外显记忆可以发挥作用。相对于外显记忆，内隐记忆与全身麻醉的联系较复杂。这种类型的记忆完全在意识控制范围之外，在麻醉状态下对听觉指令有反应但是没有回忆。内隐记忆是麻醉期间无意识记忆形成的一个例子。

全身麻醉期间，这种潜意识学习是涉及许多神经生理学因素的复杂现象，但全身麻醉下无意识记忆的机制与临床相关性非常重要。研究发现，无明确回忆的术中知晓发生率(其中内隐记忆可能无法被有意识地回忆起来,但以后可能会影响行为或表现)明显高于能够回忆的术中知晓发生率。许多研究都集中在无意识记忆的神经生理学机制和解剖学基础。虽然编码新的意识需要海马,同时发现海马也参与了独立于意识觉醒的过程。在对镇静状态下健康志愿者的研究表明,在缺乏意识的情况下,特定的原代皮质区域的活化甚至联合皮质中的反应可以发生。因此,认知过程可以在没有意识的情况下发生。Jessop 把麻醉中的意识形态、认知功能分为 4 个阶段:有意识的知晓、有清晰的记忆(外显记忆);无意识的知晓、无清晰的记忆;无意识的知晓、无清晰的记忆但有模糊记忆(内隐记忆);无知晓。随着麻醉的加深,记忆形成逐渐减弱,第一个被抑制的是有意识的记忆,最后是内隐记忆。

(二) 麻醉药物引起遗忘的机制

遗忘可以分为顺行性遗忘和逆行性遗忘,前者是指不能再储存新获得的信息,而后者指不能回忆过去储存的信息。切除双侧海马和颞叶联合皮质的癫痫患者产生顺行性遗忘,特点是对早先的记忆无影响,只干扰获得新的记忆。即短期记忆不受影响,但无法过渡到长期记忆。说明海马不是信息的储存处,只是参与了记忆的过程。全身麻醉期间,遗忘主要是通过全身麻醉药物来实现,不同类型的麻醉药物均可以影响记忆。丙泊酚是用于诱导和维持全身麻醉最常用的静脉药物之一,它通过影响海马记忆巩固,从而产生顺行性遗忘。γ- 氨基丁酸(gamma-aminobutyric acid,GABA)A 受体是丙泊酚作用的重要靶位,GABAA 受体可能同样在丙泊酚的遗忘作用中具有重要地位,但是目前还缺乏从整体研究的资料。全身麻醉期间出现术中知晓事件,丙泊酚可能会干扰其外显记忆,但不能干扰与该事件相关内隐记忆。此外,在分子水平,丙泊酚抑制海马神经元 N- 甲基 -D- 天冬氨酸(N-methyl-D-aspartate,NMDA)受体介导的 MAPK 超级家族一个亚类的激活,这个亚类即细胞外信号 - 调节蛋白激酶 1/2(extracellular regulated protein kinases,ERK1/2)。由于干扰 MAPK 的作用使得突触和细胞核反应解偶联,因此导致了转录活性的抑制。这一发现可能是麻醉药物损害转录依赖记忆编码的原因。硫喷妥纳和美索比妥是用于诱导和维持麻醉的超短效巴比妥类药物,这类药物具有较弱的遗忘作用。依托咪酯的遗忘效应是由含有突触外 α5 亚基(GABAARs)的 GABAA 受体介导的。这些研究的重要性在于通过与受体亚型的相互作用来解释麻醉药物对不同认知功能(记忆和意识)影响的可能性。氯胺酮是一种具有多种药效学特性的分离麻醉药物,其遗忘作用的机制尚不清楚。其遗忘作用可能是由于 α4β2 神经元烟碱乙酰胆碱受体的抑制,使得海马突触神经递质释放降低有关。最近发现,糖原合酶激酶(Glycogen synthase kinase,GSK)3β/β- 连环蛋白信号通路可能在氯胺酮诱导的逆行性遗忘中发挥作用。

吸入麻醉剂包括异氟烷、七氟烷和地氟烷,以及氧化亚氮和氙气。氙气具有明显的遗忘效应。在一项鼠脑切片的研究中,发现氙气能够抑制杏仁核神经元中谷氨酸 N- 甲基 -D- 天冬氨酸受体和谷胱甘肽受体。因此,氙气具有调节记忆情绪成分的作用。长时程增强(LTP)是一种突触可塑性,有助于形成记忆。麻醉药物如异氟烷除了能在行为学水平影响记忆,还能消除海马切片的 LTP。此外,异氟烷、氟烷和氧化亚氮具有遗忘特征,可能与干扰海马 θ 节律性振荡,进而影响记忆的形成有关。咪达唑仑产生可顺行性遗忘作用,特点是损害陈述性记忆(外显记忆),而不影响非陈述性记忆(内隐记忆);在陈述性记忆中,主要损害事件记忆,而不影响语义记忆;表现为在药物产生作用期间,对服药前所学词汇的回忆不受影响,甚至高于对照组;对服药后所学词汇的回忆明显受影响;说明即刻记忆完整,事后记忆受损;无逆行性遗忘作用,增大剂量并不明显提高疗效。尽管有研究表明小剂量阿片类药物能够增强内隐记忆的发生,但总的来讲阿片类镇痛药物对记忆的影响,目前尚无统一的结论。

如上所述,不同种类的麻醉药物具有不同的遗忘特性。从这个假设出发,是否有可能在全身麻醉下进行记忆调节?关于全身麻醉期间潜意识学习和有意识记忆形成的时间目前存在争议。现有证据表明,从麻醉状态下苏醒后 30 秒足以使记忆巩固,因此,我们可以在 30 秒内找到必要的对策来纠正麻醉技术中的错误或利用苯二氮䓬类药物来避免术中知晓的发生。虽然我们一直使用苯二氮䓬类药物作为术前准备药物,但我们更应该重视该类药物的遗忘效应,从而中断意外的从麻醉中苏醒时的记忆回路。由于术后存在认知障碍的风险,使得苯二氮䓬类药物的使用受到限制。因此麻醉科医师面临的挑战不仅是要找到合适的苯二氮䓬类药物剂量以避免术中知晓发生的风险,还要预防术后认知障碍的发生。

(三) 麻醉对记忆的影响

内隐记忆是无法有意识地回忆但仍然可以对情感、思想和行为产生影响的记忆。虽然内隐记忆与麻醉的相关性尚未阐明,但有证据表明成人在麻醉期间存在内隐记忆。但已发表的儿科相关研究并未发现儿童麻醉过程中有内隐记忆形成的证据。这些研究可能归因于各自的方法学限制,如样本量小、缺乏正式构建的对照组及仅使用有限验证的记忆任务等。此外,听觉启动刺激数量太多或持续时间太短,依赖二分类结果测量可能进一步降低了这些研究的敏感性。对儿童麻醉期间是否能形成内隐记忆尚需要进一步验证。

接受全身麻醉的患者可能会在手术后数天或数周内出现记忆和认知障碍。对于老年患者,术后出现记忆力下降、意识模糊、思维混乱等认知障碍是全身麻醉严重的神经并发症,这些症状可以持续数天、数周或数年。研究发现,阿尔茨海默病(Alzheimer's disease,AD)是一种以记忆丧失和痴呆为主要表现的疾病。AD 患者在麻醉后特别容易出现认知功能恶化,此外,老年患者全身麻醉后会增加 AD 的风险。对于儿童患者,2016 年发表在 JAMA 上 PANDA 研究发现,在 3 岁之前单次麻醉暴露的健康儿童中,与未行麻醉暴露的健康兄弟姐妹相比,视觉记忆与言语记忆在统计学上无明显差异;同年发表在 Lancet 杂志上的 GAS 研究发现,与清醒区域麻醉相比,婴儿暴露 1 小时内的七氟烷全身麻醉未增加患儿 2 岁时神经发育不良结局。但 2016 年 12 月,FDA 发布了一份让美国以及世界各地的麻醉科医师都震惊的安全警告:3 岁以下婴幼儿或第三孕期(妊娠第 8~10 孕月,即妊娠晚期)孕妇接受手术或医疗操作期间重复或长时间使用全身麻醉药或镇静药,可能对小儿将来的大脑发育产生不利影响。随后,2018 年发表在 Anesthesiology 杂志上的 MASK 研究发现:根据暴露状况,多次暴露和一次暴露麻醉的儿童相对于未暴露儿童言语记忆指数无明显差异。但次要结果分析,发现多次麻醉暴露的儿童处理速度和精细运动能力较未暴露儿童降低。尽管全身麻醉药对记忆的影响确切机制尚不清楚,但这种影响与麻醉过程密切相关,包括接受麻醉的次数、麻醉深度,持续时间和药物选择等。

学习和记忆的神经基础是脑功能研究的核心,也是脑科学最活跃的领域。记忆的发生并不完全取决于意识的存在。由于记忆的形成具有复杂的过程,涉及广泛的神经回路,人类对于记忆的了解仍然有限。记忆的维持需要新的基因表达、新的蛋白质合成以及神经元功能形态的改变。全身麻醉对于记忆的影响涉及神经科学、认知科学、神经药理学等诸多学科,目前对其认识尚不足。麻醉下记忆的研究开辟了记忆的神经生物学研究的新领域,从一个侧面推动了脑功能的研究。未来通过神经生物学、神经电生理技术、分子生物学技术、脑内微透析、高效液相色谱分析技术结合脑成像技术将会进一步揭示复杂的大脑功能。

(吴安石)

参考文献

[1] 王庭槐 . 生理学 [M]. 9 版 . 北京 : 人民卫生出版社 , 2018.

[2] LAUREYS S. The neural correlate of (un) awareness: lessons from the vegetative state [J]. Trends Cogn Sci, 2005. 9 (12): 556-559.

[3] BAYNE T, HOHWY J, OWEN A M. Are There Levels of Consciousness? [J]. Trends Cogn Sci, 2016. 20 (6): 405-413.

[4] ANTOGNINI J F, CARSTENS E, RAINES D E. Neural Mechanisms of Anesthesia [M]. New Jersey: Humana Pr Inc, 2003.

[5] 孙凤艳 . 医学神经生物学 [M]. 上海 : 上海科学技术出版社 , 2008.

[6] 修代明 , 薛红莉 . 学习与记忆神经机制研究进展 [J]. 生物学通报 , 2013, 48 (8): 1-3.

[7] AVIDAN M S, JACOBSOHN E, GLICK D, et al. Prevention of intraoperative awareness in a high-risk surgical population [J]. N Engl J Med, 2011, 365 (7): 591-600.

[8] MASHOUR G A. Consciousness, Awareness, and Anesthesia [M]. New York: Cambridge University Press, 2010.

[9] CORNELISSEN L, KIM S E, LEE J M, et al. Electroencephalographic markers of brain development during sevoflurane anesthesia in children up to 3 years old [J]. Br J Anaesth, 2018, 120 (6): 1274-1286.

[10] PURDON P L, PAVONE K J, AKEJU O, et al. The Ageing Brain: Age-dependent changes in the electroencephalogram during propofol and sevoflurane general anaesthesia [J]. Br J Anaesth, 2015, 115 (Suppl.1): 46-57.

[11] SUN L S, LI G, MILLER T L, et al. Association

Between a Single General Anesthesia Exposure Before Age 36 Months and Neurocognitive Outcomes in Later Childhood [J]. JAMA, 2016, 315 (21): 2312-2320.

[12] DAVIDSON A J, DISMA N, DE GRAAFF J C, et al. Neurodevelopmental outcome at 2 years of age after general anesthesia and awake regional anesthesia in infancy (GAS): an international multicenter, randomized controlled trial [J]. Lancet, 2016, 387 (10015): 239-250.

[13] WARNER D O, ZACCARIELLO M J, KATUSIC S K, et al. Neuropsychological and Behavioral Outcomes after Exposure of Young Children to Procedures Requiring General Anesthesia: The Mayo Anesthesia Safety in Kids (MASK) Study [J]. Anesthesiology, 2018, 129 (1): 89-105.

第十三章

麻醉与自主神经系统

目　　录

神经系统包括中枢及外周神经系统。中枢神经系统由脑和脊髓构成，外周神经系统将中枢神经系统与受其支配的效应器官和组织联系起来。外周神经系统由躯体神经系统或随意神经系统和自主神经系统(autonomic nervous system，ANS)构成。ANS 控制着机体内的不随意活动，autonomic 是自身控制之意(self-control)，翻译成中文为“自主”，受 ANS 控制和调节的靶器官及其功能包括：心率、心排血量、血压、血管直径、消化道蠕动、呼吸频率、肺通气量、体温、唾液腺和汗腺分泌、神经内分泌、瞳孔及视觉适应、排尿、睡眠与觉醒、认知功能、性功能、痛觉与内脏感觉及其反应性等，从而维持机体对环境的最佳适应性。这种适应性体现为迅速应对刺激(应激)、抑制过度应激和迅速恢复静息状态的能力。有些机体功能受随意和“自主”双重控制，如呼吸运动。

临床麻醉的目的之一就是在手术创伤对机体产生严重应激时，阻断伤害性刺激传入，适当抑制 ANS 过度应激，维持机体内环境稳定。此外，基础疾病可能显著影响 ANS 功能，改变 ANS 对手术和麻醉的正常反应。为了维持 ANS 的平衡，许多拟交感或副交感功能药物已广泛用于临床。因此，麻醉科医师应该全面、深入了解 ANS 的解剖、功能、监测，以及麻醉、疾病、药物对 ANS 的影响。

第一节　自主神经系统解剖

在功能和解剖上，ANS 包括两个亚系统：交感神经系统(sympathetic nervous system，SNS)和副交感神经系统(parasympathetic nervous system，PSNS)。但近期的研究表明，ANS 还有一个既非肾上腺素能又非胆碱能神经元群的亚系统，其递质为 NO，主要存在于肠道(又称肠神经系统，enteric nervous system)和肺，有人甚至认为其应属于一个独立的亚系统。

ANS 的高级控制中枢在延髓和下丘脑，电刺激上述区域，可以诱发全部 ANS 反应。ANS 是两级神经元中继结构，通过自主神经节进行交换。自主神经节相当于中枢神经系统中的神经核团结构。ANS 的初级神经元胞体位于脑内或脊髓内的灰质，其轴突(节前神经纤维)与位于自主神经节中的二级神经元形成突触联系。因此，初级神经元称作神经节前(突触前)神经元，二级神经元的胞体一般位于外周的自主神经节内，称作神经节后(突触后)神经元。神经节后神经元的轴突(节后神经纤维)与靶器官的细胞也通过突触联系。ANS 自中枢神经系统发出时是有髓鞘纤维(B 纤维，直径 <3.0μm，传导速度 3~15m/s)，在神经节内进行突触换元后，发出无髓鞘纤维(C 纤维，直径 0.4~1.3μm，传导速度 0.3~2.3m/s)分布于靶器官，易被局部麻醉药物阻滞。

从功能上，ANS 也可分成感觉(传入)和运动(传出，指血管运动、内脏运动、内、外分泌腺分泌运动)两大系统，分别对应感觉神经元和运动神经元。

1. 感觉神经元　感觉神经元可感知血 O_2 和 CO_2 变化、血糖变化、血压水平、胃肠道内化学成分和味觉感受等。位于颈动脉分叉处的颈动脉体可以感受血 O_2 和 CO_2 的变化，并通过脑神经Ⅸ传入中枢。初级感觉神经元的传入纤维在延髓内通过突触与二级感觉神经元发生联系，构成孤束核(the nucleus of the solitary tract)，传递所有的内脏感觉。孤束核也接受来自附近化学感受中枢的信号，感受血和脑脊液中的有毒物质，引发呕吐和厌食等保护性反应。

2. 运动神经元　运动神经元可分为交感、副交感及肠道性三类。交感运动神经元位于交感链和主动脉前神经节中。副交感运动神经元位于其支配器官的附近，如颌下神经节位于唾液腺附近，心旁神经节位于心脏附近。还有肠神经节就位于肠道壁内，其复杂性犹如脊髓，包含运动、感觉和中间神经元，具有高度的自主性，导致肠道在离体状态下亦功能良好，因此又称为“肠神经系统”或“第二脑”。

神经节中的运动神经元受节前运动神经元(位于中枢内)调控。节前交感运动神经元位于胸腹段脊髓侧角。节前副交感运动神经元位于延髓的迷走神经背侧运动核(dorsal motor nucleus of the vagus nerve)、疑核(nucleus ambiguus)、催涎核(salivatory nuclei)以及骶髓节段的神经核。肠运动神经元接受中枢神经系统的调控，其节前神经元也像副交感系统一样，位于延髓内。

ANS 的感觉和运动中枢间有直接和间接的联系通路，相互反馈调节，并通过 SNS 和 PSNS 间的平衡，维持正常功能。

2

一、交感神经系统

交感神经系统（SNS）节前运动神经元位于延髓前外侧、延髓前中部、尾缝核、脑桥和海马内室旁核。其中位于延髓前外侧的SNS元节前运动神经元在维持基础血压以及调节血压的时相性中起重要作用。

SNS的外周部分由脊髓T_1~L_2或L_3的侧角发出。SNS节前运动神经元的传出通路下行至T_1~L_2或L_3脊髓侧角的灰质更换神经元，位于脊髓前侧角的神经元发出的神经纤维以三种方式形成神经节：椎旁成对的SNS链、各种不成对的远端神经丛和位于靶器官附近的神经节。

SNS节前纤维在脊髓前角离开脊髓，随脊神经干进入椎旁SNS节，22对SNS节成对排列于脊柱两侧，各神经节间彼此交通形成SNS链。SNS纤维在同水平的交感链交换神经元或向上、向下在高水平或低水平的神经节或神经丛交换神经元。另外，SNS的节前纤维可以进入多个SNS节，一个脊髓节段发出的SNS节前纤维可以和20多个SNS节形成突触连接，一个效应器官的细胞可以由上下不同节段脊髓发出的SNS支配。触发引起的交感反应并不限定在某一特定节段，而表现为SNS的泛化兴奋，引起剧烈的多器官交感反应。躯体SNS与每一条脊神经（灰色支）相伴支配相应皮节（dermatome）的皮肤。支配头、颈和胸腔内脏器的SNS纤维由特殊神经节发出。支配腹腔、盆腔脏器的SNS纤维自脏器附近的神经丛发出。

（一）SNS神经节

除椎旁神经节外，机体内有几处主要的SNS神经节：

1. 颈部神经节　有三个：①颈上神经节（superior cervical ganglion）：起自C_{1-4}，发出纤维支配颈内及颈外动脉、耳和睫状肌，还参与构成颌下神经节、脊神经支和心神经丛。②颈中神经节（middle cervical ganglion）：起自C_5和C_6，发出纤维支配甲状腺下动脉，构成脊神经支和心神经丛。③颈下神经节（inferior cervical ganglion）：起自C_7和C_8，发出纤维支配椎动脉、参与构成脊神经支和心神经丛，而与T_1融合构成星状神经节的比例达80%。

2. 星状神经节（stellate ganglion）　起自C_7和T_1，位于C_7横突和第一肋骨之间，椎动脉后方，与下方交感链有着紧密的解剖联系，是疼痛治疗的常用神经节。

3. 胸神经节（thoracic ganglia）　共12个，由相应节段的脊髓侧角脊神经发出，与脊神经支、三支内脏神经（内脏大、小和内脏下神经）以及心脏、肺和食管神经丛的纤维相联系，支配主动脉。

4. 腰神经节（lumbar ganglia）　通常有4个，由相应节段的脊髓侧角脊神经发出，与支配肠道的腹腔神经节、肠系膜上神经节、肠系膜下神经节相联系，发出神经纤维支配主动脉，参与构成腹腔下神经丛和腰段脊神经。

5. 肾上腺嗜铬细胞（adrenal chromaffin cell）不是常规的两级神经元结构，而是通过突触直接与节前神经元轴突联系，是交感肾上腺系统（sympathoadrenal system）的重要组成部分。

6. 骶神经节（sacral ganglia）　通常有4个，起自骶髓侧角相应节段，参与构成盆腔神经丛和骶部脊神经。

上述神经节内也含有内脏传入神经纤维，参与内脏感觉。

（二）SNS神经丛

1. 心神经丛（cardiac plexus）　包括：①心深神经丛（deep cardiac plexus），位于气管分叉前方，由颈部和上胸部4个神经节及迷走神经分支构成；②心浅神经丛（superficial cardiac plexus），位于肺动脉前方，主动脉弓下方，接收来自右侧颈上神经节的纤维和左侧迷走神经的下心支。

2. 腹腔神经丛（coeliac plexus，太阳丛）　位于腹主动脉（L_1）前方，胰腺和胃上缘的密集神经网络，是最大的SNS神经丛。接收来自内脏大、小、下神经以及右迷走神经内脏支的纤维。部分神经换元后直接支配肾上腺髓质（肾上腺髓质细胞相当于节后神经元），其余的沿着主动脉下行构成主动脉神经丛（aortic plexus）。

3. 腹腔下神经丛（hypogastric plexus）　位于骶骨岬与髂总动脉之间，接收来自腰交感干和主动脉神经丛的纤维，进一步扩散至盆腔神经丛。

二、副交感神经系统

副交感神经系统（PSNS）的节前神经元（也称初级神经元）位于脑干，其外周部分由脑神经Ⅲ、Ⅶ、Ⅸ、Ⅹ和位于骶髓侧角的S_2、S_3、S_4发出的神经纤维构成。轴突与节后神经元在特定部位形成突触联系并构成神经节。PSNS神经节与脊髓相距较远，更靠近支配的靶器官，因此PSNS节后神经纤维要比SNS短。主要包括：

1. 位于颅内的神经节及神经　脑神经Ⅲ构成睫状神经节、脑神经Ⅶ构成翼腭和颌下神经节、脑神经Ⅸ构成耳神经节。

2. 位于支配器官附近或内部的神经节及神经　迷走神经(脑神经Ⅹ,最重要的PSNS神经)、骶神经S_2、S_3、S_4。迷走神经走行于颈部、胸腔和腹腔，支配心脏、肺脏、肝脏及胃肠等大器官。

（一）脑神经部分

12对脑神经中有4对(Ⅲ、Ⅶ、Ⅸ、Ⅹ)含有PSNS。功能涉及缩小瞳孔、促进唾液腺和泪腺分泌、增强胃肠道蠕动、抑制心脏和收缩支气管平滑肌，其中：①第Ⅲ对神经(动眼神经)在睫状神经节换元，支配虹膜平滑肌和睫状肌；②第Ⅶ对神经(面神经)在翼腭和颌下神经节换元，分布到鼓室和构成颞上大神经，支配颌下腺和舌下腺；③第Ⅸ对神经(舌咽神经)在耳神经节换元，支配黏液腺、唾液腺和泪腺；④第Ⅹ对神经(迷走神经)起自延髓的迷走运动背侧核，是最重要的PSNS冲动来源，涵盖了75%的PSNS功能，支配心脏、气管、支气管、肝、脾、肾脏及除了远端结肠以外的所有胃肠道。

（二）骶髓神经部分

起自$S_{2\sim4}$脊神经前根，构成盆腔内脏神经，并与SNS丛相伴，在支配器官形成小的终末神经节，支配结肠、直肠、膀胱运动，抑制括约肌和扩张生殖器血管。

第二节　自主神经系统的递质和受体

一、神经递质的分类

所有交感和副交感神经的节前和副交感神经系统(PSNS)节后神经纤维，以及少数交感神经系统(SNS)的节后神经纤维(支配汗腺、肾上腺髓质和舒张骨骼肌血管)释放的递质是乙酰胆碱。大多数SNS的节后神经纤维释放的递质为去甲肾上腺素。少数中枢神经和肾脏的神经释放递质为多巴胺，少数肠道神经释放的递质是嘌呤和NO，结肠中的肠道神经和少数中枢神经释放的递质是神经肽。释放乙酰胆碱的神经称为胆碱能神经，释放去甲肾上腺素的神经称为肾上腺素能神经。

二、神经递质的受体

乙酰胆碱可激活烟碱(N型)和毒蕈碱(M型)两种胆碱能受体。N受体广泛存在于SNS和PSNS的神经节，在骨骼肌与神经肌肉接头(终板)处发挥信号转导作用。M受体在PSNS中广泛存在，因此激动或拮抗M受体可以产生明显的副交感能效应。M受体有5种不同的亚型(M_1~M_5)，M_1、M_2和M_3受体尤为重要，皆可被阿托品拮抗。M_1受体存在于中枢神经系统、ANS神经节和胃壁细胞；M_2受体存在于心脏和突触前部位；M_3受体主要存在于平滑肌、血管内膜(使血管扩张)和外分泌腺。

SNS的节后神经元释放去甲肾上腺素，激活效应器官突触后膜上的肾上腺素能受体(也可被儿茶酚胺激活)。肾上腺素能受体分成α和β两类，还可细分为α_1、α_2、β_1和β_2等不同亚型。α_1受体存在于突触后膜，产生兴奋效应。α_2受体存在于突触前膜，产生抑制作用。β_1和β_2受体都存在于突触后膜，前者产生兴奋效应，后者产生抑制效应。

表13-1列出了ANS在不同器官上的受体分布和被激动后的生理效应。有些效应是相互拮抗的，其最终表现取决于综合效应。

表13-1　激动交感神经系统和副交感神经系统不同受体的效应

	交感(肾上腺素能)	副交感(毒蕈碱能)
心脏		
心排血量	β_1，(β_2)：增加	M_2：减少
窦房结：心率(变时性、传导性、自律性)	β_1，(β_2)：增加	M_2：降低，房室阻滞
心房(室)肌：收缩性(变力性)	β_1，(β_2)：增加	M_2：减低
心室肌(自律性)	β_1，(β_2)：增加	—

2

续表

血管		
一般血管平滑肌	α_1:收缩;β_2:舒张	M_3:舒张
肾动脉	α_1:收缩	—
大冠状动脉	α_1与α_2收缩	—
小冠状动脉	β_2:舒张	—
内脏动脉	α:收缩	—
皮肤动脉	α:收缩	—
脑动脉	α_1:收缩	—
勃起组织动脉	α_1:收缩	M_3:舒张
唾液腺动脉	α:收缩	M_3:舒张
肝动脉	β_2:舒张	—
骨骼肌动脉	β_2:舒张	—
静脉	α_1与α_2:收缩;β_2:舒张	—
呼吸系统		
支气管平滑肌	β_2:舒张作用;α_1:收缩作用	M_3:收缩、减少无效腔
中枢神经系统		
瞳孔括约肌	α_1:收缩(瞳孔散大)	—
虹膜括约肌	—	M_3:收缩(瞳孔缩小)
睫状肌	β_2:舒张(远视)	M_3:收缩(近视)
消化系统	β:稠黏液、淀粉酶分泌	M_3:清黏液分泌
唾液腺分泌		
泪腺	α_1:钾离子分泌;β:蛋白分泌	M_3:分泌
胃的壁细胞	—	M_1:胃酸分泌
肝脏	α_1、β_2:糖原分解、糖异生	—
脂肪细胞	β_1、β_3:脂肪分解	—
胃肠道平滑肌运动	α_1、α_2、β_2:减少	M_3,(M_1):增强
胃肠道括约肌	α_1、α_2、β_2:收缩	M_3:舒张
胰腺、胃肠道外分泌	无作用	M_3:分泌
内分泌系统		
胰岛细胞	α_2:减少β细胞分泌胰岛素,增加α细胞分泌胰高血糖素	M_3:增加胰岛素和胰高血糖素分泌
肾上腺髓质	ACh N:分泌肾上腺和去甲肾上腺素	—
泌尿系统		
肾小球旁器	β_1:肾素分泌	—
膀胱逼尿肌	β_2:舒张	M_3:收缩
尿道内括约肌	α_1:收缩	M_3:舒张
生殖系统		
子宫	α_1:收缩(妊娠时)β_2:舒张(非妊娠时)	—
生殖器	α_1:收缩(射精)	M_3:勃起
表皮系统		
汗腺分泌	ACh M:激活(主要);α_1:激活(次要)	—
立毛肌	α_1:激活	—
其他		
血小板	α_2:聚集	—
肥大细胞 - 组胺	β_2:抑制	—

三、乙酰胆碱的合成、储存、释放和失活

(一) 合成

在神经细胞内，乙酸和胆碱在胆碱乙酰转移酶作用下，合成乙酰胆碱。但合成所需胆碱并不能在神经细胞内合成，且主要来自食物中的磷脂、肝脏合成的卵磷脂以及乙酰胆碱水解。大多数胆碱都来自于肝脏，以磷脂形式转运，并被神经细胞膜上的高亲和力 Na^+ 泵主动转运跨膜，进入神经细胞。对胆碱有高亲和力的 Na^+ 泵决定了神经系统中乙酰胆碱的水平，血中的胆碱水平也影响乙酰胆碱释放。

(二) 储存和释放

作为神经递质，乙酰胆碱合成后首先溶解在轴浆中，并储存在直径为 300m 的囊泡中，以浓缩形式释放，从而产生神经兴奋传导。每个囊泡含有约 10 000 个乙酰胆碱分子，中枢胆碱能神经中的乙酰胆碱囊泡要比运动神经中少。乙酰胆碱囊泡在神经体中合成，被神经轴微管转运到神经末梢。包绕囊泡的膜具有复杂的结构，对乙酰胆碱的储存和释放起重要调节作用。

无神经冲动时，囊泡能够自发释放乙酰胆碱，在突触后膜产生 0.5mV 微电位。当神经冲动到达神经末梢时，引起 Ca^{2+} 跨膜内流进入神经末梢，从而诱发突触囊泡在神经末梢的特定释放活动带与突触前膜融合，并将乙酰胆碱释放到突触间隙。每个囊泡释放的乙酰胆碱可在 0.3ms 内使突触后膜上 2 000 个通道开放，可以 12 000 个 /ms 的速度将 Na^+ 引入突触后膜，产生 0.22V 的去极化电位。因此，每个神经冲动诱导 100~300 个囊泡释放，大约开放 500 000 个离子通道，在突触后膜迅速产生 50~100mV 的去极化电位。

(三) 失活

乙酰胆碱在碱性溶液中自发水解为乙酸盐和胆碱，这两个水解产物都没有明确的药理作用。在体内酶的催化下，乙酰胆碱水解为乙酸和胆碱的速度大大增加。

人体有两种水解乙酰胆碱的酶，即乙酰胆碱酯酶和丁酰胆碱酯酶。乙酰胆碱酯酶又称组织酯酶或真性胆碱酯酶，存在于所有胆碱能神经的突触间隙，可在乙酰胆碱释放后数毫秒内将其水解，终止胆碱能神经作用。乙酰胆碱酯酶也存在于没有神经支配的组织（如红细胞）中，其作用尚不清楚。丁酰胆碱酯酶又称血浆胆碱酯酶或假性胆碱酯酶，为可溶性酶，由肝脏合成，广泛存在于血浆、肝、肾、小肠等组织内。

两者中，乙酰胆碱酯酶更为重要，不仅因为其存在于所有胆碱能神经的突触间隙中，水解神经末梢释放的乙酰胆碱，而且其效能强大，1 个乙酰胆碱酯酶分子每秒能够水解 2 500 个乙酰胆碱分子，每个催化反应持续 40μs。丁酰胆碱酯酶的生理功能尚不完全清楚，但其可分解某些胆碱能药物、酯性局部麻醉药、肌肉松弛药，而乙酰胆碱酯酶却不能分解上述药物。

乙酰胆碱是一种季铵化合物，季铵基通过 2 个碳原子链与酯基相连。乙酰胆碱酯酶上有两个可分解乙酰胆碱的位点，即荷负电阴离子和酯解部位。荷负电阴离子与乙酰胆碱上的荷正电季铵基结合，酯解部位借氢键与乙酰胆碱的羰基相结合，破坏乙酰胆碱的酯链，生成乙酰化胆碱酯酶和胆碱。乙酰化胆碱酯酶再与水作用，失去乙酰基而还原为胆碱酯酶并生成乙酸。胆碱酯酶抑制剂则是通过与胆碱酯酶的阴离子部分或酯解部位或两者同时结合，从而阻止乙酰胆碱酯酶与乙酰胆碱结合及水解。抑制乙酰胆碱酯酶能减轻对乙酰胆碱的破坏，从而增强胆碱能神经的作用。

四、去甲肾上腺素的合成、储存、释放、失活和代谢

(一) 合成和储存

去甲肾上腺素由酪氨酸合成，而酪氨酸由苯丙氨酸转化而成。SNS 兴奋时，酪氨酸的合成显著增加。体内的酪氨酸被输送到节后 SNS，在神经胞体和轴突内经酪氨酸羟化酶催化形成多巴，而后经多巴脱羧酶催化形成多巴胺，被转运到神经末梢囊泡内，经多巴胺 -β- 羟化酶（DH）作用形成去甲肾上腺素。存在于胞浆内的酪氨酸羟化酶是合成去甲肾上腺素的限速酶，其活性取决于蝶啶协同因子和分子氧，分子氧数量显著减少时，酪氨酸羟化酶活性受到抑制，去甲肾上腺素合成减少。去甲肾上腺素水平升高时可抑制酪氨酸羟化酶，水平下降时则激活酪氨酸羟化酶。

在肾上腺髓质和脑内的少数部位，去甲肾上腺素经苯乙胺 -N- 甲基转移酶作用生成肾上腺素。85% 的去甲肾上腺素在肾上腺髓质内转化成肾上

腺素。肾上腺皮质合成的糖皮质醇通过肾上腺髓质时，能够激活苯乙醇胺-N-甲基转移酶，因此，应激所触发的皮质醇释放，可增加肾上腺素生成，增强应激反应。

囊泡内还含有 Ca^{2+}、Mg^{2+}、ATP、多巴胺-β-羟化酶和多种肽，生成的去甲肾上腺素进入 SNS 囊泡后，与 ATP-Mg^{2+} 结合为复合物，再与一种可溶性蛋白质结合成稳定的储存型去甲肾上腺素。囊泡有大小之分，大囊泡直径约 75~90nm，主要位于神经胞浆内，具有合成去甲肾上腺素的能力。小囊泡直径约为 45~55nm，附着于神经末梢，储存去甲肾上腺素。囊泡膜上有两类不同的蛋白，一类与去甲肾上腺素转运进入囊泡有关，另一类与囊泡的定向运动、附着、融合有关。生理状态下 SNS 兴奋引起小囊泡释放去甲肾上腺素，应激状态下则由大囊泡参与释放。每次 SNS 末梢去极化约可释放 1% 的去甲肾上腺素，新合成或再摄取的去甲肾上腺素都很容易进入小囊泡，且首先被释放，约 10% 的去甲肾上腺素始终存储在囊泡内。

（二）释放

去甲肾上腺素释放入突触间隙的方式有两种。一种是从囊泡漏出，进入胞浆，再离开 SNS 末梢到达突触间隙，称为去甲肾上腺素的间接释放。麻黄碱和溴苄胺等能够从囊泡中置换出去甲肾上腺素，或作用于囊泡内颗粒引起去甲肾上腺素的间接释放。另一种释放方式是通过胞吐机制完成，即神经冲动到达 SNS 末梢引起突触前膜去极化，开放活动带的电压门控性钙通道，钙离子进入突触前膜，诱导含有去甲肾上腺素的囊泡与突触前膜接近并融合，形成裂孔，以胞吐方式将去甲肾上腺素释放到突触间隙。一些特异、可溶性的膜结合蛋白（N-乙基马来酰亚胺敏感因子、N-乙基马来酰亚胺敏感因子附着蛋白、三磷酸鸟苷结合蛋白）参与去甲肾上腺素的胞吐过程，血管紧张素Ⅱ、前列环素和组胺都能增强去甲肾上腺素的胞吐释放，而乙酰胆碱和前列腺素 E 则起抑制作用。

（三）失活

释放的去甲肾上腺素通过 SNS 末梢主动摄取，迅速离开突触间隙，是终止其生理效应的主要机制。被称为胺泵的特异性转运系统可逆浓度梯度将 75%~95% 的去甲肾上腺素摄入 SNS 末梢及囊泡内，钠离子在去甲肾上腺素转运入 SNS 末梢中起关键作用。少量未能进入囊泡的去甲肾上腺素被线粒体外的单胺氧化酶（monoamine oxidase，MAO）代谢。循环系统内的去甲肾上腺素可被非神经组织摄取。可卡因和三环类抗抑郁药能够抑制去甲肾上腺素的再摄取及重新进入突触囊泡，使更多的去甲肾上腺素与突触间隙受体结合，增强 SNS 效应。不同组织 SNS 末梢摄取去甲肾上腺素的速度差异很大，外周血管的 SNS 末梢存在解剖屏障，几乎无法再摄取，而心脏的再摄取速度最快。

25% 的去甲肾上腺素可被肺毛细血管和肺静脉的内皮细胞摄取。肺血管内皮细胞主动摄取去甲肾上腺素及其他血管活性物质对左心具有重要保护作用。肺动脉高压时，肺血管床增厚，内皮细胞功能改变，对去甲肾上腺素摄取减少。

（四）代谢

去甲肾上腺素被组织摄取后经儿茶酚胺氧位甲基转移酶（catechol-O-methyl transferase，COMT）和 MAO 代谢。大部分的去甲肾上腺素首先在 COMT 催化下，代谢为活性很低的间甲去甲肾上腺素，其中一部分再经 MAO 的作用脱氨形成香草扁桃酸（vanillyl mandelic acid，VMA）。肾上腺素同样被 MAO 和 COMT 代谢，代谢终产物为 VMA，多巴胺的代谢终产物主要是高香草酸。去甲肾上腺素和肾上腺素的再摄取和代谢均极为迅速，生物半衰期极短（<1 分钟），从而确保其生物学效应的精确性，也决定了必须以持续静脉输注的方式给予甲肾上腺素或肾上腺素，而且测量代谢产物要比测量其本身更能准确反映体内儿茶酚胺水平。

五、其他递质

最新研究证实，ANS 对器官功能的调控，尤其是对血管张力的调控，并不仅仅通过释放乙酰胆碱或去甲肾上腺素完成。三磷腺苷（adenosine triphophate，ATP）、舒血管肠肽（VIP）、P 物质（PS）、5-羟色胺（5-HT）、NO、神经肽 Y（neuropeptide Y，NPY）和降钙素基因相关肽（calcitonin-generelated peptide，CGRP）都参与了 ANS 对血管张力的调节。上述神经递质与乙酰胆碱或去甲肾上腺素在同一个神经中合成、储存和释放，释放后分别作用于相应受体，以递质联合作用的形式影响靶器官功能。对血管张力联合调控的主要递质是去甲肾上腺素、ATP 和 NPY：去甲肾上腺素作用于 α_1 肾上腺素能受体，引起血管收缩；ATP 作用于 P_2-嘌呤受体，通过电压依赖性钙通道，引起血管收缩；NPY 可以增强去甲肾上腺素的作用，同时可直接收缩脾、骨骼肌、脑的血管和冠状动脉。PSNS 释放乙酰胆碱和 VIP，乙酰胆碱和 VIP 分别储存于同一 PSNS 的不同囊泡中，低频刺激时乙酰胆碱释放，高频刺激时 VIP 释放。多种神经递质的联合作用对于精确调控机体重要生理功能十分重要。

第三节　自主神经系统的功能

SNS 可类比为加速器，而 PSNS 为制动闸。SNS 负责运动、消耗能量；而 PSNS 主管休息、消化、补充能量。但在多数情况下，不能这样简单地类比，二者间的相互拮抗才能维持功能的平衡，例如从卧位转为站立时会发生体位性血压降低，此时 SNS 兴奋可使血压维持在所需水平。在一般状态下，自主神经持续释放神经冲动，形成所谓基础神经"张力"，维持功能稳定，一旦稳定失衡则会对机体造成损害。

机体中大多数器官都是既有 SNS 又有 PSNS 支配，综合结果可以产生拮抗（antagonistic effect）、互补（complementary effect）和协同（cooperative effect）三种效应：兴奋其中的一个系统对效应器官产生兴奋作用，兴奋另一个系统却产生抑制效应，即拮抗效应，如对心脏窦房结和瞳孔的调节；而在调节唾液腺分泌时，两系统为互补作用，兴奋 PSNS 使唾液分泌清而稀，兴奋 SNS 使唾液分泌黏稠；在泌尿生殖系统，二者则为协同作用，PSNS 兴奋使阴茎勃起，SNS 兴奋导致射精。膀胱收缩虽是肌源性的，但 PSNS 兴奋有促进收缩作用，SNS 兴奋则产生排尿反射，同时也进一步加强膀胱收缩（表 13-1）。

少数器官如某些血管、脾脏和竖毛肌仅有 SNS 支配，通过其功能的上升或降低而调节。

一、交感神经系统的功能

SNS 具有自发放电活动（交感张力），维持静息时的心排血量和器官局部血流量。压力反射是维持心血管稳态的重要生理机制。压力反射的传入神经来自主动脉弓和颈动脉窦的压力感受器，颈动脉窦压力感受器的传入神经进入舌咽神经，主动脉弓压力感受器的传入神经进入迷走神经，两者均终止于孤束核。孤束核一方面与疑核心脏运动神经元和迷走运动神经背核相连，另一方面与延髓的交感前运动神经元相连。

压力感受器属牵张受体，当血压迅速改变时被激活。血压降低将兴奋 SNS，抑制 PSNS，增快心率、增强心肌收缩力、收缩外周血管，使下降的血压回升；血压升高将加强 PSNS 对心脏的抑制作用，减弱 SNS 对心脏和血管的作用，使升高的血压下降。

SNS 兴奋的主要功能有：增快心率、加速心脏传导、增强心肌收缩力、舒张冠状动脉、收缩外周静脉、增加回心血量、增加心排血量、升高血压；收缩皮肤、肠管、肝脏和肾脏的血管平滑肌，使血液集中于心脏、肺、脑、骨骼肌；兴奋呼吸中枢，舒张支气管，增加肺通气量；扩张瞳孔，舒张睫状肌，以使更多光线进入眼内和增强远视能力；收缩胃肠道和泌尿系统括约肌、松弛平滑肌、减少胃肠道分泌和蠕动；释放肾素、血管升压素、增加肾上腺髓质分泌去甲肾上腺素和肾上腺素；促进肝脏和肌肉的糖原、脂肪分解，提供更多葡萄糖和脂肪酸，抑制胰岛细胞分泌胰岛素，增加胰高血糖素分泌，升高血糖，为细胞提供更多能量，以利于机体兴奋和动员相应器官应对应激状态；激发性高潮。

二、副交感神经系统的功能

从进化角度看，PSNS 比 SNS 更古老，其对维持生命更重要。PSNS 的作用主要是为机体保存能量储备，维持器官生理功能以及恢复应激后的机体。

PSNS 兴奋的功能包括：抑制 SNS 释放去甲肾上腺素，使窦房结细胞膜超极化，延迟阈电位恢复，影响动作电位产生，从而减慢心率，减弱心房收缩力；减慢房室结传导速率，延长房室结有效不应期，产生房室传导阻滞；降低浦肯野（Purkinje）系统自律性，提高心室肌纤颤阈值；促使血管内皮释放一氧化氮，扩张血管；兴奋颈动脉窦和主动脉体化学感受器；收缩瞳孔和睫状肌，以利于视近物；收缩支气管、胃肠道和泌尿生殖系统平滑肌、松弛括约肌，导致肺通气下降、增强胃肠道蠕动；PSNS 过度兴奋，引起恶心、呕吐、肠痉挛和大小便失禁；增加泪腺、气管及支气管腺体、唾液腺和消化腺分泌；导致性唤醒和性器官勃起。

2

第四节 自主神经系统功能的测定

ANS功能复杂,涉及方面较多,可根据具体需要选择测定项目。ANS功能测定分成三类,均属无创监测,包括:心脏PSNS功能、交感肾上腺素能功能及副交感胆碱能功能。

一、心脏副交感神经系统功能测定

1. 深呼吸时的心率变异性 测定心脏PSNS功能的完整性,观察指标是在试验条件下,排除年龄、呼吸深度等变异因素的影响,产生的最大心率变异。

2. 心率对瓦尔萨尔瓦动作的反应(Valsalva ratio) 观察指标是Valsalva动作中最大心率与Valsalva动作后最低心率的比值。

3. 心率对突然站立的反应(30∶15 ratio) 突然站立后3~12秒内心率加快,20秒后心率减慢。初始的心率加速是运动反射,随后的心率减慢是压力反射。测定指标是30∶15比值,即突然站立后,ECG上第30个心动的R-R间期与第15个心动的R-R间期的比值。

上述三种测定均有很好的敏感性、特异性、重复性,变异系数为20%,已有10余年的临床应用史。

二、交感肾上腺素能功能测定

1. 血压和心率对直立体位的反应(站立或斜板试验) 测定心率和血压在体位变动中的变化,具有很好的敏感性和特异性,是成熟的测定方法。

2. 血压对Valsalva动作的反应 测定血压在Valsalva动作中的变化,也有很好的敏感性、特异性。

3. 持续握物试验 手部肌肉持续收缩不仅引起持续的握物动作,还可升高收缩压和舒张压,加快心率。本测定的敏感性和特异性有限,干扰因素未知,属于研究性应用。

三、交感胆碱能功能测定

1. 温度调节出汗试验(thermoregulatory sweat test) 以标准化的变色粉剂来确定出汗范围,实现半定量化测量。单独应用有较高的敏感性,但干扰因素多,特异性差,需要与以下方法联合使用,以提高特异性。该试验已在临床应用近50年,是成熟的测定方法。

2. 定量泌汗轴突反射试验(quantitative sudomotor axon reflex test,QSART) 有关仪器可测定手臂、下肢排汗情况,反映节后交感胆碱能功能,具有良好的敏感性和特异性,干扰因素已知,是成熟的测定方法。

3. 汗印迹法(silastic sweat imprint) 通过汗液印迹,定量反映汗腺密度、单位面积分泌汗量、汗滴大小,敏感性较好,是成熟的测定方法。

4. 交感皮肤反应(sympathetic skin response) 测定出汗时的皮肤电阻及幅度变化,简单易行,但敏感性和特异性较低,需要综合其他测定结果以判定可信性。

上述自主神经测试,可用于识别自主神经功能障碍者,从而预测其死亡率及围手术期风险。目前麻醉中最容易监测的指标是心率变异性(heart rate variability,HRV)及其衍生参数,通过测定EEG中每个R-R间期的变化,反应心搏间期的变化,从而判定SNS和PSNS的平衡情况。但目前尚无循证医学证据证实该监测对患者术后转归和治疗有决定性影响。

第五节 影响自主神经系统功能的因素

影响ANS功能,甚至引起其功能障碍的因素有很多,包括生理因素、病理因素、药物及不良生活习惯等。

一、年龄

新生儿时期ANS功能尚不完善,表现为SNS功能不全,PSNS功能相对亢进,因此新生儿在麻醉中易发生流涎、气管插管时易发心动过缓、喉痉挛等(PSNS功能亢进),可预防性使用阿托品。

SNS功能在婴儿晚期才发育完善。随着年龄的增长,血管反应性的变化首先变现为血压的不稳定,即原发性高血压、直立性低血压及晕厥(发生率约 20%),与压力感受器反射的钝化、SNS 功能降低、PSNS 功能相对亢进有关。同时,由血压改变、Valsalva 动作、呼吸周期引起的心率反射也会随年龄增长而钝化。即使是在健康患者,随着清除功能的下降,运动 - 静息间的去甲肾上腺素的差值也会增大,年龄每增长 10 岁,差值增大约 13%。随着年龄增长,运动及应激引起心脏去甲肾上腺素的释放增加,与再摄取减少相关,从而可诱发心律失常及心源性猝死。同时,效应器官反应性的下降,也与代偿性的 β_1 肾上腺素受体下调、G 蛋白活性下降、β_2 肾上腺素受体解脱有关。随着年龄的增长,由于突触前 α_2 肾上腺素受体对神经元释放去甲肾上腺素的抑制作用的减弱,导致去甲肾上腺素释放增加。但突触后 α_2 肾上腺素受体活性的减弱,降低了压力反射,进一步降低了血管张力。增高的循环去甲肾上腺素水平、血小板肾上腺素受体的密度及反应性的下降,相互叠加形成恶性循环。随着年龄增长,α_2 及 β 肾上腺素受体反应减弱,交感神经系统活力减低,难以维持心血管稳定性,从而引发诸如慢性心力衰竭等各种心脑血管功能紊乱。

二、血管迷走神经性晕厥

发生原因不明,可表现为“晕针”或“晕血”或自发性触发,是由 PSNS 过度兴奋引起心动过缓、心排血量不足、同时 SNS 的收缩血管功能代偿不足造成。

三、酗酒

长期酗酒可引起 ANS 功能障碍,表现为直立性低血压、阳痿、韦尼克脑病(Wernicke encephalopathy)、低体温,高温时排汗减少。

四、帕金森综合征

约 10% 的帕金森综合征患者合并 ANS 功能障碍,表现为直立性低血压,症状可被治疗帕金森综合征的药物掩盖或加重。

五、多系统萎缩

多系统萎缩(multiple system atrophy,MSA)的病因不明,表现为中枢神经系统的广泛退行性病变,多在发病 7 年内死亡,可引起进行性 ANS 功能障碍。根据累及的 ANS 不同,又分为夏 - 德(Shy-Drager)综合征、纹状体黑质变性(striatonigral degeneration)、橄榄体脑桥小脑萎缩(olivopontocerebellar atrophy)。

六、脊髓横断损伤

脊髓完全横断伤不仅影响感觉和运动功能,而且能够显著改变 ANS 的功能状态。脊髓损伤或横断的位置、程度和时间不同,所引起的 ANS 功能紊乱程度也不同。很多受脊髓上反馈抑制的自主神经反射在脊髓横断伤后消失了。在截瘫患者,微小刺激也可引起过度的交感反射。

脊髓横断后的急性期和慢性期的反应可能截然不同:损伤即刻至几周内,处于 ANS 兴奋性降低的脊髓休克状态,表现为四肢无张力,外周血管扩张。高位脊髓损伤者表现为仰卧位基础血压低,血浆儿茶酚胺水平仅为正常值的 35%。低位脊髓损伤者,ANS 功能正常,可表现为代偿性心动过速;慢性高位截瘫患者,迷走神经对压力反射的调节作用正常,故低血容量时不表现为心率增快,反而出现心率减慢,尤其是在体位改变、Valsalva 动作、胸腔压力增高时更为明显。需要引起重视的是,此类患者由于呼吸肌麻痹,往往需要人工气道及呼吸机支持,在气管内吸痰或严重缺氧时,失去制衡的迷走反应,可引起严重心动过缓。

肾素 - 血管紧张素 - 醛固酮系统功能代偿性增加以维持血压,故此类患者对血管紧张素转化酶抑制药(angiotensin converting enzyme inhibitors,ACEI)、体位改变及血容量改变较为敏感。肾素的释放不依赖于交感系统,而由肾灌注下降引起的肾压力反射诱发。损伤部位以下的脊髓受到刺激时,出现 ANS 反射紊乱。例如,膀胱或肠道充盈扩张时,可以引起血压显著升高、外周血流明显减少、心率减慢及脊髓损伤部位以上出现潮红、出汗。高位截瘫患者,也会出现膀胱及直肠收缩,骨骼肌麻痹及阴茎勃起。血中儿茶酚胺仅轻度增加,肾上腺素能受体过度敏化,故对外源性儿茶酚胺极为敏感,约为正常患者的 5~10 倍。损伤水平低于 T_5 的慢性截瘫患者,虽然有肢体瘫痪,但肾上腺素受体可能已恢复正常。此外,由于皮肤血管扩张、体温调节机制受损,寒战机制的缺失,截瘫患者容易出现术中低体温。同样,出汗反射的异常也可导致高体温。应注意对此类患者的体温监测和维持。

七、自主神经病变

自主神经病变(autonomic neuropathy)是导致

2

ANS 功能障碍的重要原因之一，也是糖尿病的重要并发症之一，此时又称为糖尿病性自主神经病变（diabetic autonomic neuropathy，DAN）。其在胰岛素依赖型糖尿病患者中的发病率约 20%，主要风险为无痛性心肌梗死。DAN 主要表现为静息时心动过速、运动能力下降、直立性低血压、晕厥、胃肠蠕动减弱、腹泻、便秘、盗汗和阳痿。如果只有阳痿、腹泻等症状，则极少影响生存率。但如果出现了直立性低血压及胃肠道麻痹，其五年的死亡率则高达 50%。出现心率变异性改变时，外周交感神经张力下降，血流增加，出汗减少则表明处于小纤维损伤的早期。在糖尿病足患者中，痛觉和温度觉的病变早于触觉改变。交感神经支配丧失的表现为，正常支配对应小动脉的交感神经纤维逐渐减少和远离其效应器。DAN 中研究最多的是心血管自主神经病变（cardiovascular autonomic neuropathy，CAN），因 CAN 主要与心肌梗死高死亡率和无痛性心肌梗死有关，除上述临床症状外，还要进行三个心血管功能试验，即心率变异性（深呼吸时心电图 R-R 间期变异）试验、Valsalva 动作和体位血压变化试验。当这三个试验皆异常时，结合临床症状，可明确诊断。

并发自主神经病变的糖尿病患者，围麻醉期的风险升高，即使是经历极小的手术，也有可能发生严重的并发症。迷走神经退变引起的胃瘫需要清醒插管或快速序贯诱导。伴发直立性低血压者，存在全身性滋养血管病变，围手术期发生血流动力学不稳甚至循环虚脱的风险增加。随着维持正常血压的机制的改变，站立时的毛细血管前动脉收缩功能丧失。颈动脉窦和主动脉弓的压力感受器同样受损。并发直立性低血压的糖尿病患者，去甲肾上腺素水平下降。在糖尿病病人群中，有自主神经病变者，诱导期严重低血压及需要血管活性药的可能性更大，已有文献报道 5 例并发自主神经病的年轻糖尿病患者，出现未预测的心搏呼吸骤停。一项大样本前瞻研究表明，96% 的糖尿病自主神经病变者表现为 5 种前述自主神经功能测试异常，且副交感系统功能障碍早于交感系统。

八、手术应激反应

手术应激反应是指围手术期，尤其是大手术期间发生的剧烈的代谢及内分泌反应，包括自主神经、激素、代谢等的改变。一系列研究显示，阻断交感系统反射可以显著降低术中及术后应激。经胸部硬膜外腔持续输注局部麻醉药可以抑制血浆儿茶酚胺、皮质醇、胰高血糖素的升高，改善预后结果。结果的改善与疼痛缓解并不相关，因为使用诸如非甾体类抗炎镇痛药、阿片制剂虽然可以减轻疼痛，但代谢及内分泌反射不能降至同等程度。术后持续硬膜外镇痛可显著降低应激，促进老年患者结肠癌术后更快更好的恢复。炎症及免疫反应是控制感染、促进伤口愈合的必要因素，却不受其影响。一系列文献显示，长时间抑制应激反应可改善小儿外科患者的预后。需行心外科手术的复杂先天性心脏病儿童，在围手术期及术后第一天使用高剂量舒芬太尼输注者，术后炎症反应更弱，脑内啡肽、去甲肾上腺素、肾上腺素、高血糖素、醛固酮和皮质醇均比对照组更低。

第六节 麻醉对自主神经系统功能的影响

麻醉药主要通过抑制 SNS 和压力反射，从而影响心血管系统。

一、吸入麻醉药

氟烷可呈浓度依赖性地抑制 SNS 和压力反射，高浓度时引起外周血管扩张、血压下降和心率减慢。

异氟烷浓度为 1.5%~2.5% 能直接抑制 SNS，但对降压反射几乎没有影响，因此，异氟烷直接抑制 SNS 引起的低血压，可通过降压反射兴奋 SNS 而抵消，表现为血压无显著变化，但心率增快。随着异氟烷浓度进一步增加，对 SNS 的抑制亦增强，表现为外周血管显著扩张，血压下降，心率增快。

恩氟烷对 SNS 和压力反射都有抑制作用，表现为外周血管扩张，血压下降，心率无明显增快。

低浓度七氟烷对 SNS 没有显著影响，高浓度时产生明显抑制效应。七氟烷浓度高于 3% 时，出现 SNS 中枢抑制效应，高于 4% 以上显著抑制心 SNS 与降压反射。

地氟烷在麻醉诱导或迅速增加浓度时，直接

刺激中枢神经系统及呼吸道，显著增加 SNS 活性。在地氟烷诱发的交感兴奋中，迷走神经同样发挥重要作用。动物实验显示，切除兔双侧迷走神经后，地氟烷就不能诱发交感兴奋。

吸入 50%~70% 氧化亚氮能兴奋 SNS，使肾 SNS 活动增加 40%~50%。因此，同时应用氧化亚氮与其他抑制心血管的吸入麻醉药，则比较容易维持心血管功能稳定。

吸入麻醉药影响 SNS 所引起的临床表现均不一样的，主要涉及压力感受器和降压反射。吸入麻醉药抑制 SNS，扩张外周血管，直接抑制心肌，引起血压下降。在吸入麻醉药对压力反射没有严重影响时，低血压将通过压力反射激活 SNS，维持血压不致过低，如果吸入麻醉药同时抑制压力反射，血压将显著降低。

二、静脉麻醉药

丙泊酚(2.5mg/kg)诱导时，SNS 的传出冲动减少 34%，在其稳态输注[0.1mg/(kg·min)]过程中，SNS 传出冲动减少 37%。丙泊酚能够兴奋迷走中枢并抑制压力反射，因此和其他静脉麻醉药相比，更容易引起心动过缓。证据显示，丙泊酚能够直接抑制窦房结功能和心脏传导系统，引起心动过缓。

硫喷妥钠(4mg/kg)减少 50% 的 SNS 活动。

氯胺酮引起 SNS 兴奋，使心率增快、血压升高。

麻醉剂量的依托咪酯对 ANS 无明显影响，对心脏传导系统亦无抑制作用。

三、麻醉性镇痛药

麻醉性镇痛药，特别是大剂量输注时，抑制 SNS，激活迷走神经心脏运动纤维，引起心动过缓和血压下降。证据提示，兴奋中枢 μ 受体的麻醉性镇痛药的上述心率、血压改变更明显。而芬太尼不引起组胺释放，对心肌收缩力和外周血管阻力无明显影响。

四、肌肉松弛药

去极化肌肉松弛药氯琥珀胆碱，特别是其代谢产物琥珀酰胆碱，能够兴奋心脏毒蕈碱样受体，引起心动过缓或心律不齐。

非去极化肌松药泮库溴铵能够阻断心脏毒蕈碱样受体，抑制 SNS 再摄取甲肾上腺素，引起心动过速和血压升高。其他临床常用的非去极化肌松药对 ANS 并无显著影响。

五、椎管内阻滞

局部麻醉药注入蛛网膜下腔或硬膜外腔阻滞感觉神经的同时，也阻滞 SNS，阻滞范围比感觉神经阻滞范围宽 2~6 个节段。SNS 被阻滞后，外周血管扩张，机体依靠降压反射维持血压。如果心 SNS 亦被阻滞，心率减慢，则血压难以维持。

正常静息情况下，SNS 对肠道活动无抑制作用。腹部手术时对肠道的触摸可激活 SNS 对肠道活动的抑制，导致术后肠麻痹。椎管内阻滞达到中胸部至腰部范围时，能够阻断 SNS 对肠道的抑制，松弛括约肌，收缩小肠，保持肠蠕动，加上完善的肌肉松弛作用，可为腹部手术提供满意条件。术后使用患者自控硬膜外镇痛(patient-controlled epidural analgesia，PCEA)，亦有利于胃肠功能恢复。

总之，麻醉药对 ANS 的影响广泛且多样。大多数吸入麻醉药在高浓度时都抑制 SNS 活动和压力反射，也需谨慎用于循环系统本已脆弱的人群。另一方面，氧化亚氮、地氟烷、氯胺酮和泮库溴铵增加 SNS 活动，患者能否从中获益主要取决于合并疾病。丙泊酚、硫喷妥钠以及广泛的椎管内阻滞，能够抑制 SNS 活性和压力反射，引起心动过缓和血压下降，甚至严重的心血管抑制。

人类基因组计划的开展使得识别基因变异成为可能。接下来是要明确基因多态性对生理及药理差异的作用。从单核酸多态性到基因大片段的插入及删除，都可能引起 ANS 重要组成部分的差异。已有文献证实，每一个肾上腺素及多巴胺受体亚型都与单核酸多态性及基因大片段的插入或删除有关。但决定毒蕈碱受体亚型的基因编码是高度保守的。此外，参与编码蛋白的基因变异可以影响儿茶酚胺合成、再摄取、降解，还参与了 G 蛋白偶联受体的变异。虽然基因可导致自主神经相关疾病，如原发性高血压、脂质及糖代谢异常、体位性心动过速综合征等，但单个基因变异不能导致所有的自主神经功能障碍。然而可以肯定的是，自主神经系统疾病与基因改变及环境影响均相关。未来一旦确定某些基因导致了自主神经系统的变异及疾病，基因及相关药物治疗就有望进入临床。

（李 凯 赵国庆）

2

参考文献

[1] BOULTON A J M, VINIK A I, AREZZO J C, et al. Diabetic Neuropathies: A statement by the American Diabetes Association [J]. Diabetes Care, 2005, 28 (4): 956-962.

[2] MATTHEWS T G. The autonomic nervous system-a role in sudden infant death syndrome [J]. Archives of Disease in Childhood, 1992, 67 (5): 654-656.

[3] AKSELROD S, GORDON D, UBEL F A, et al. Power spectrum analysis of heart rate fluctuation: a quantitative probe of beat-to-beat cardiovascular control [J]. Science, 1981, 213 (4504): 220-222.

[4] MATTHEWS S C, PAULUS M P, SIMMONS A N, et al. Functional subdivisions within anterior cingulate cortex and their relationship to autonomic nervous system function [J]. Neuroimage, 2004, 22 (3): 1151-1156.

[5] VINIK A I, MITCHELL B D, MASER R E, et al: Diabetic Autonomic Neuropathy [J]. Diabetes Care, 2003,26 (5): 1553-1579.

[6] HUIKURI H V, MÄKIKALLIO T, AIRAKSINEN J, et al. Measurement of heart rate variability: A clinical tool or a research toy？ [J]. J Am Coll Cardiol, 1999, 34 (7): 1878-1883.

[7] CRITCHLEY H D, MATHIAS C J, JOSEPHS O, et al. Human cingulate cortex and autonomic control: converging neuroimaging and clinical evidence [J]. Brain, 2003, 126 (Pt 10)2139-2152.

第十四章

麻醉与中枢神经系统

目　　录

2

全身麻醉状态是使用不同麻醉药物或药物组合引起的一种可逆性的中枢神经系统（特别是大脑）功能改变的结果；临床上因不合适的麻醉状态（麻醉深度）或药物选择可导致神经系统损伤，而引起相关并发症（如谵妄、围手术期神经认知障碍、焦虑抑郁、神经发育毒性等），严重影响手术患者的临床转归。目前所用的麻醉深度监测技术都是基于对脑电信号特别是皮质脑电信号的提取和处理。由此可见，麻醉与中枢神经系统关系密切，麻醉科医师熟练掌握中枢神经系统的结构和功能及麻醉对中枢神经系统的影响至关重要。

第一节　中枢神经系统解剖和功能概要

中枢神经系统（central nervous system，CNS）包括脑和脊髓。脑分大脑、间脑、脑干和小脑等部分；脊髓由含神经细胞的灰质和含上、下行传导束的白质组成。

一、脑

脑是人体最重要的器官之一，位于骨性的颅腔内。脑重约 1 200~1 500g，中国成年男性平均为 1 375g，成年女性为 1 305g。脑管理和调节着脑本身和身体所有的其他系统，使人体内部脏器的复杂活动能取得相互协调与统一。脑的结构和功能极其复杂，主要分为大脑、间脑、小脑和脑干四个部分。此外，脑内还有丰富的脑血管以及脑室系统。脑室系统内充满脑脊液。不仅如此，脑内存在脑屏障，将不同的神经、体液分隔开来（图 14-1）。

（一）大脑

大脑包括左右大脑半球以及连接两个半球之间的中间部分，即第三脑室最前端的终板。左右半球以大脑纵裂为界，由胼胝体连接。人类的大脑半球极度发达，笼盖在间脑、中脑和小脑的上面。半球的室腔称为侧脑室，经室间孔与第三脑室相通。大脑皮质占端脑的大部分，约为全脑的 40%，重约 600g，面积达 2 200cm^2。每侧大脑半球可分为额叶、颞叶、顶叶和枕叶。大脑皮质表面布满深浅不等的沟称为大脑沟，沟间隆起部分称为大脑回。中央前回主司运动；中央后回主司感觉；颞上回和颞横回主司听与说；海马旁回主司味觉、嗅觉；舌回及楔回主司视觉。其中听、嗅、味、视觉由双侧大脑支配；而运动和感觉则是单侧大脑交叉支配，即左侧半球支配右侧肢体的运动和感觉，右侧半球支配左侧。两侧大脑半球看似互相对称，但事实上彼此并非镜像关系。一般认为，左侧半球是语言优势半球，而右侧为非优势半球。除此之外，左半球主管语言文字、数学技巧和分析思维，右侧半球则与非语言文字的功能有关，主管音乐、图形、情绪、时空概念和整体思维。

基底神经节位于大脑半球底部，包括尾状核、豆状核、屏状核及杏仁核。尾状核和豆状核构成纹状体，属于锥体外系的一部分，参与运动功能的调控。杏仁核与情绪和动机的反应有关。屏状核的功能不是十分清楚，可能和学习记忆有关。

间脑位于两侧大脑半球中央的深部，可以分为五个部分：背侧丘脑或丘脑、上丘脑、下丘脑、后

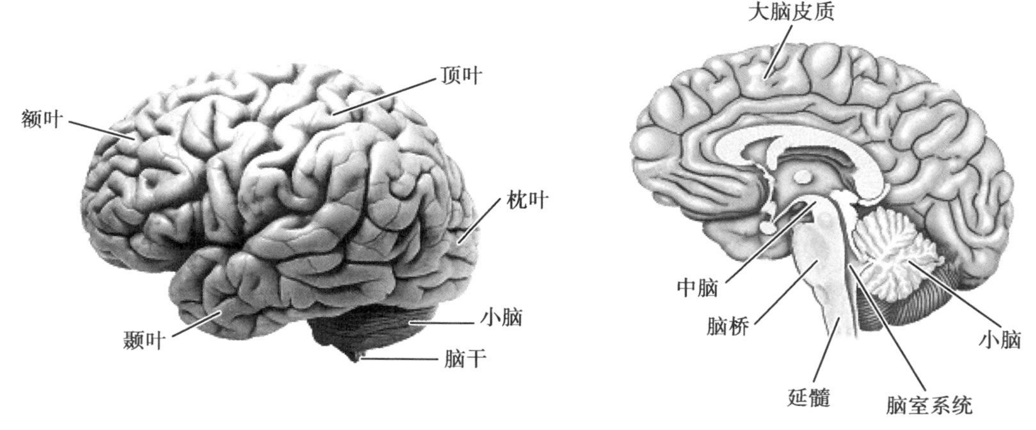

图 14-1　脑解剖结构示意图

丘脑和底丘脑。丘脑是承上启下的重要结构，其中上丘脑位于第三脑室顶部周围，包括丘脑髓纹、缰三角、缰连合、松果体和后联合。成人的松果体约重 0.2~0.3g，附于缰连合后方，夹在两个上丘脑之间的浅沟内。

（二）小脑

小脑位于脑桥和延髓背面，被小脑幕覆盖，借三对小脑角与延髓和脑桥相连。小脑包括一个卷曲的中间部（称小脑蚓或蚓部）；两个外侧部（称小脑半球），内含齿状核、顶核、栓状核和球状核。小脑主要是调节和维持在各种姿势中的平衡，使身体在运动中保持平衡；这种功能也是单侧性的，而非交叉性支配，即右侧司理右侧，左侧司理左侧。小脑半球下部为小脑扁桃体，颅内高压时可引起小脑扁桃体疝。

（三）脑干

脑干位于颅后窝，上与间脑，下与脊髓相连，由中脑、脑桥和延髓三部分组成。脑干是脑部所有重要神经传导束的共同通道，也称为生命中枢。内部结构主要为神经核、上下行传导束和网状结构。

1. 脑干神经核　为脑干内的灰质核团。中脑有第Ⅲ、Ⅳ对脑神经的核团；脑桥有第Ⅴ、Ⅵ、Ⅶ、Ⅷ对脑神经的核团；延髓有第Ⅸ、Ⅹ、Ⅺ、Ⅻ对脑神经的核团。除上述神经核以外还有传导深感觉的中继核（薄束核、楔束核）及与锥体外系有关的红核和黑质等。

2. 脑干传导束　为脑干内的白质，包括深浅感觉传导束、锥体束、锥体外通路及内侧纵束等。

3. 脑干网状结构　脑干中轴内呈弥散分布的胞体和纤维交错排列的“网状”区域，称网状结构。其中细胞集中的地方称为网状核，与大脑皮质、间脑、脑干、小脑、边缘系统及脊髓均有密切而广泛的联系。在脑干网状结构中有许多神经调节中枢，如心血管运动中枢、血压反射中枢、呼吸中枢、呕吐中枢等，这些中枢在维持机体正常生理活动中起着重要的作用。

网状结构的一些核团接收各种信息，又传至丘脑，再经丘脑非特异性核团中继后传至大脑皮质的广泛区域，以维持人的意识清醒，因此被称为上行网状激活系统。如网状结构受损，可出现意识障碍。

（四）脑血管

人脑的血液供应非常丰富，在安静状况下，仅占体重约 2% 的脑，大约需要全身供应血量的 20% 左右。所以脑组织对血液供应的依赖性很强，对缺氧十分敏感。脑血管的特点是动脉壁较薄；静脉壁缺乏平滑肌，无瓣膜。静脉不与动脉伴行，形成独特的硬脑膜窦。血液与神经元间有血 - 脑屏障，此屏障有重要的临床意义。

（五）脑室与脑脊液

在脑实质中有一些固有的腔隙，称为脑室，包括第四脑室、第三脑室和侧脑室。脑脊液存在于脑室系统、脑周围的脑池和蛛网膜下隙内，可被视为脑和脊髓的组织液和淋巴。正常成人的脑脊液总量约为 140~180ml，其中侧脑室 30~40ml，第三和第四脑室 25~30ml，蛛网膜下隙 55~65ml，脊髓蛛网膜下隙约 10~15ml，终池 20~30ml。每天脑脊液的产生量约 500~600ml，但同时有等量的脑脊液被吸收入血液，可见脑脊液的更新较快。

脑脊液主要由侧脑室、第三脑室和第四脑室的脉络丛分泌。侧脑室内的脑脊液经室间孔流入第三脑室，再经过导水管进入第四脑室，然后进入蛛网膜下隙。除脉络丛外，室管膜细胞也能分泌脑脊液。软脑膜血管和脑的毛细血管滤过的液体，一部分被重吸收，其余的则沿着血管周围间隙进入蛛网膜下隙，成为脑脊液的一部分。脑脊液主要通过蛛网膜绒毛被吸收入静脉的血液内。蛛网膜绒毛有活瓣状的细微的管道，其直径为 4~12μm。当蛛网膜下隙的压力高于静脉窦的压力时，这些管道就开放；这时脑脊液（包括其中所含的蛋白质分子，甚至小的颗粒如红细胞等）可进入静脉窦血液。当蛛网膜下隙的压力低于静脉窦压力时，管道关闭，液体不能由静脉窦向蛛网膜下隙倒流。脑脊液压力的高低取决于其生成和吸收之间的平衡关系。正常人在侧卧位时，脑脊液压平均为 1.3kPa（10mmHg）。当脑脊液吸收受到阻碍时，脑脊液压升高，并影响脑血流和脑功能。

脑脊液的主要功能是在脑、脊髓和颅腔、椎管之间起缓冲作用，有保护性意义。脑浸浴于脑脊液中，由于浮力的作用，使脑的重量减轻到仅 50g 左右。另外，脑脊液还作为脑和血液之间进行物质交换的中介。以往认为，脑组织中没有淋巴管，由毛细血管漏出的少量蛋白质，主要经过血管周围间隙进入蛛网膜下隙的脑脊液中，然后通过蛛网膜绒毛回入血液。但近年来研究表明，哺乳动物脑内存在淋巴系统，但其调节机制仍不清楚。

（六）脑屏障

中枢神经系统内神经元功能活动的正常运行，要求其周围的微环境保持一定的稳定性。与此相适应，在结构上表现为血液和脑脊液中的物质在进入脑组织时要受到一定的限制(或选择),这就是脑屏障。

1. 血 - 脑脊液屏障　脑脊液主要由脉络丛分泌,但其成分和血浆不同。脑脊液中蛋白质的含量极微,葡萄糖含量也较血浆为少,但 Na^+ 和 Mg^{2+} 的浓度较血浆中的高,K^+、HCO_3^- 和 Ca^{2+} 浓度较血浆低。可见,血液和脑脊液之间物质的转运属于主动转运过程。另外,一些大分子物质较难从血液进入脑脊液,表明在血液和脑脊液之间存在某种特殊的屏障,故称之为血 - 脑脊液屏障(blood-cerebrospinal fluid barrier,BCB)。这种屏障对不同物质的通透性不同,如 O_2、CO_2 等脂溶性物质可很容易通过屏障,但对许多离子的通透性较低。血 - 脑脊液屏障的基础是无孔的毛细血管壁和脉络丛细胞中运输各种物质的特殊载体系统。

2. 血 - 脑屏障　血液和脑组织之间也存在类似的屏障,可限制物质在血液和脑组织之间的自由交换,称为血 - 脑屏障。脂溶性物质如 O_2、CO_2、某些麻醉药以及乙醇等,很容易通过血 - 脑屏障。对于不同的水溶性物质来说,其通透性并不一定和分子大小相关,如葡萄糖和氨基酸的通透性较高,而甘露醇、蔗糖的通透性则很低,甚至不能通透。这说明脑内毛细血管处的物质交换和身体其他部分的毛细血管处是不同的,也是一种主动转运过程。电子显微镜观察发现,脑内大多数毛细血管表面都被星状胶质细胞伸出的突起(血管周足)所包围,推测毛细血管的血液和神经元之间的物质交换可能要通过胶质细胞作为中介。因此,毛细血管的内皮、基膜和星状胶质细胞的血管周足等结构可能是血 - 脑屏障的形态学基础。另外,毛细血管壁对各种物质特殊的通透性也和这种屏障作用有重要关系。

3. 脑脊液 - 脑屏障　位于脑室或蛛网膜下隙的脑脊液与中枢神经系统的神经组织之间,其结构基础为室管膜上皮或软脑膜和软脑膜下胶质膜。细胞之间有紧密连接、缝隙连接等构成屏障,能限制大分子物质在脑脊液和脑实质之间的自由扩散。

二、脊髓

脊髓(spinal cord)呈微扁圆柱体,位于椎管内,为脑干向下的延伸部分。脊髓由含有神经细胞的灰质和含上、下行传导束的白质组成。脊髓发出 31 对脊神经分布到四肢和躯干。正常的脊髓活动是在大脑的控制下完成的(图 14-2)。

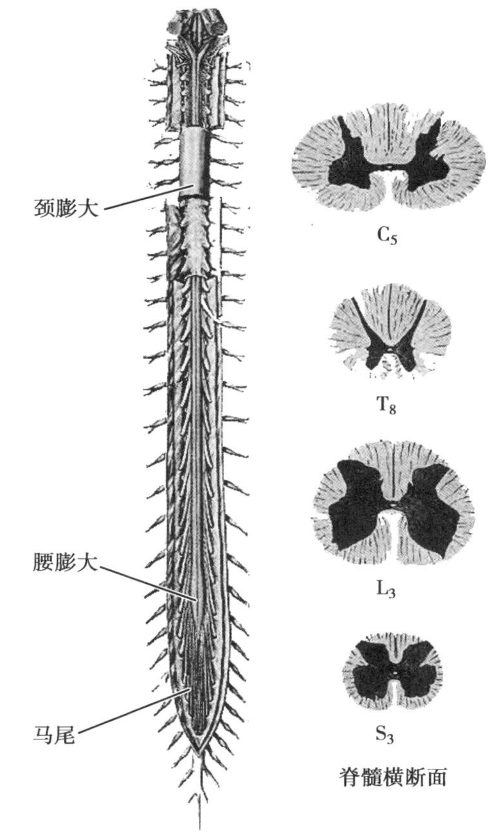

图 14-2　脊髓结构示意图

(一) 脊髓外部结构

脊髓是中枢神经系统组成部分之一,是脑干向下延伸的部分,全长 42~45cm,上端在枕骨大孔处与延髓相接,下端至第一腰椎下缘,占据椎管的上 2/3。脊髓自上而下发出 31 对脊神经,与此相对应,脊髓也分为 31 个节段,即 8 个颈节($C_{1\sim8}$),12 个胸节($T_{1\sim12}$),5 个腰节($L_{1\sim5}$),5 个骶节($S_{1\sim5}$)和 1 个尾节(Co)。每个节段有两对神经根——前根和后根。在发育过程中,脊髓的生长较脊柱生长慢,因此到成人时,脊髓比脊柱短,其下端位置比相应脊椎高:颈髓节段较颈椎高 1 个椎骨;上中段胸髓较相应的胸椎高 2 个椎骨,下胸髓则高出 3 个椎骨;腰髓位于第 10~12 胸椎;骶髓位于第 12 胸椎和第 1 腰椎水平。由于脊髓和脊柱长度不等,神经根由相应椎间孔穿出椎管时,愈下位脊髓节段的神经根愈向下倾斜,腰段的神经根几乎垂直下降,形成马尾,由 L_2 至尾节 10 对神经根组成。

脊髓呈前后稍扁的圆柱形。全长粗细不等,有两个膨大部,颈膨大部始自 C_5~T_2,发出支配上肢的神经根。腰膨大始自 L_1~S_2,发出支配下肢的神经根:脊髓自腰膨大向下逐渐细削,形成脊髓圆锥,圆锥尖端发出终丝,终止于第 1 尾椎的骨膜。

脊髓表面有6条纵行的沟裂：前正中裂深达脊髓前后径的1/3；后正中沟伸入脊髓，将后索分为对称的左右两部分；前外侧沟与后外侧沟左右各一。脊神经前根由前外侧沟离开脊髓，后根由后外侧沟进入脊髓。

与脑膜相对应的脊髓膜也有三层，最外层为硬脊膜，是硬脑膜在椎管内的延续，在骶髓节段水平，硬脊膜形成盲端；硬脊膜下面是一层薄而透明的蛛网膜；最内层为富有血管的薄膜，称为软脊膜，紧包于脊髓的表面。硬脊膜外面与脊椎骨膜之间的间隙为硬膜外腔，其中有静脉丛与脂肪组织；硬脊膜与蛛网膜之间为硬膜外下腔，其间无特殊结构；蛛网膜与软脊膜之间为蛛网膜下腔，与脑的蛛网膜下腔相通，其间充满脑脊液。脊神经穿过蛛网膜附着于硬脊膜内面为齿状韧带，脊神经和齿状韧带对脊髓起固定作用。

（二）脊髓内部结构

脊髓由白质和灰质组成：灰质呈灰红色，主要由神经细胞核团和部分胶质细胞组成，横切面上呈蝴蝶形或“H”形居于脊髓中央，其中心有中央管；白质主要由上下行传导束及大量胶质细胞组成，包绕在灰质外周。

1. 灰质　脊髓灰质可分为前部的前角、后部的后角及C_8~L_2和$S_{2\sim4}$的侧角；此外，还包括中央管前后的灰质前连合和灰质后连合，它们合称中央灰质。灰质内含有各种不同大小、形态和功能的神经细胞，是脊髓接受和发出冲动的关键结构。前角主要参与躯干和四肢的运动支配；后角参与感觉信息的中转；C_8~L_2侧角是脊髓交感神经中枢，支配血管、内脏及腺体的活动，$S_{2\sim4}$侧角为脊髓副交感神经中枢，支配膀胱、直肠、性腺。

2. 白质　脊髓白质分为前索、侧索和后索三部，前索位于前角及前根的内侧，侧索位于前后角之间，后索位于后正中沟与后角、后根之间。灰质前连合前方有白质前连合，灰质后角基底部的灰白质相间的部分为网状结构。白质主要由上行（感觉）、下行（运动）传导束及大量的胶质细胞组成。上行纤维束将不同的感觉信息上传到脑，下行纤维束从脑的不同部位将神经冲动下传到脊髓。

（1）上行纤维束：又称感觉传导束，将躯干和四肢的痛温觉、精细触觉和深感觉传至大脑皮质感觉中枢进行加工和整合。①薄束和楔束：走行在后索，传导肌肉、肌腱、关节的本体感觉和皮肤的精细触觉至延髓的薄束核和楔束核，进而传至大脑的皮质；②脊髓小脑束：分前后束，分别位于外侧索周边的前后部，将下肢和躯干下部的深感觉信息经小脑上、下脚传至小脑皮质，与运动和姿势的调节有关；③脊髓丘脑束：可分为脊髓丘脑侧束和脊髓丘脑前束，分别走行于外侧索的前半部和前索，两束将后根的传入信息向上传至丘脑腹后外侧核，进而传至中央后回和旁中央小叶后部进行整合，是感觉传导通路的重要部分。

（2）下行纤维束：又称运动传导束，将大脑皮质运动区、红核、前庭核、脑干网状结构及上丘脑的冲动传至脊髓前角和侧角，继而支配躯干肌和四肢肌，参与锥体束和锥体外系的形成，与肌肉的随意运动、姿势、平衡有关，包括皮质脊髓束、红核脊髓束、前庭脊髓束、网状脊髓束、顶盖脊髓束、内侧纵束等。

（三）脊髓的血管

1. 脊髓的动脉　脊髓动脉供应来自椎动脉的脊髓前动脉、脊髓后动脉及根动脉。根据脊髓动脉分布特点，循环最不充足的节段常位于相邻的两条根动脉分布区交界处，T_4和L_1最易发生供血不足。

2. 脊髓的静脉　脊髓静脉主要由脊髓前静脉和脊髓后静脉引流至椎静脉丛，后者向上与延髓静脉相通，在胸段与胸内奇静脉及上腔静脉相通，在腹部与下腔静脉、门静脉及盆腔静脉多处相通。椎静脉丛内压力很低，没有静脉瓣，血流方向常随胸、腹腔压力变化而改变，是感染及恶性肿瘤转移入颅的可能途径。

第二节　神　经　元

中枢神经系统主要由神经细胞，也称神经元（neuron）和神经胶质细胞（neurogliocyte）两大类细胞组成，它们与机体各种生命活动息息相关。麻醉或镇痛药物主要通过作用于这两类细胞从而发挥麻醉和镇痛效应。

基于其结构和功能的不同，神经元和神经胶质细胞还可分成许多细胞类型。成人脑内约含有上百亿个神经元；神经胶质细胞的数量约为神经元的10倍。神经元在脑发挥其独特功能中最为重要，感觉神经元检测机体内外环境的各种变化，

2

并把信息传递到中枢神经系统；中间神经元将感觉信息组构、加工和贮存，再把指令传给运动神经元；运动神经元指挥效应器（肌细胞或腺细胞），最后使机体对感觉作出反应。神经胶质细胞对脑的主要功能是绝缘、支持和营养相邻的神经元，近年来研究表明，神经胶质细胞在各种神经系统生理功能调节和神经精神系统疾病的发生发展中均发挥重要作用。

一、神经元的形态结构

神经元即神经细胞，是神经系统最基本的结构和功能单位。从脑细胞的探索到神经元学说的形成，经历过一个漫长而艰辛的历程。由于显微镜的发明，组织固定和切片、染色技术的发展，使人们对神经元的结构有了深入的认识(图 14-3)。在此基础上，Cajal 提出了"神经元学说"，即神经元是神经系统发生、遗传、结构、营养和功能的基本单位，所有神经通路、神经回路和反射弧都是以简单或复杂的形式连接或排列组成的。神经元由胞体(soma)和突起（process）组成，突起又分树突（dendrite）和轴突（axon）。

（一）神经元的类型

目前尚无统一的标准对所有神经元进行分类。一般来说，可以根据神经元突起及其分支的数目、长度、模式、形状和大小以及胞体的形状、大小及其所处位置的多样性和复杂性进行神经元的分类。

1. 基于神经突数目的分类　神经元可按从胞体发出的神经突（包括轴突和树突）的总数目进行分类，有单个神经突的神经元称为单极神经元（unipolar neuron)；有两个神经突的神经元称为双极神经元（bipolar neuron)；如有三个或三个以上神经突的神经元称为多极神经元，其中多极神经元（multipolar neuron）是最典型的神经细胞。

2. 基于联系的分类　信息通过神经元在身体的感觉表层（如皮肤、视网膜）中的神经突传送到神经系统，具有这种联系的细胞称为初级感觉神经元（primary sensory neuron)；如神经元的轴突末梢与肌肉形成突触，并支配其运动，则称为运动神经元（motor neuron)；在神经系统中绝大多数神经元与另一些神经元形成联系，所有这些神经元称为中间神经元（interneuron)。在中枢神经系统中，中间神经元的数量最多，结构和功能也最为复杂。

3. 基于轴突长度的分类　有些神经元具有很长的轴突，其轴突可延伸到胞体范围以外的区域，从脑的一个部分延伸到另一个部分，这些神经元称为 Golgi Ⅰ型神经元或投射神经元（projection neuron)。Golgi Ⅱ型神经元的轴突短，轴突分支不超出其树突延伸的范围，如大脑皮质、小脑皮质和脑干网状结构中的星状细胞（stellate cell)。

4. 基于神经递质的分类　组织化学或免疫细胞化学方法可鉴定神经元所含的特异神经递质，从而在化学基础上对神经元进行分类。如支配随意运动的运动神经元，都在其突触释放神经递质乙酰胆碱，因此，这些神经元在分类上称为胆碱能神经元；含单胺类神经递质（如去甲肾上腺素、多巴胺和 5- 羟色胺）的神经元称为单胺能神经元。现已发现的神经递质主要有乙酰胆碱、多巴胺、去甲肾上腺素、肾上腺素、5- 羟色胺、氨基酸类（如谷氨酸、γ- 氨基丁酸、甘氨酸等）等。有些神经元内存在两种或两种以上的神经递质。

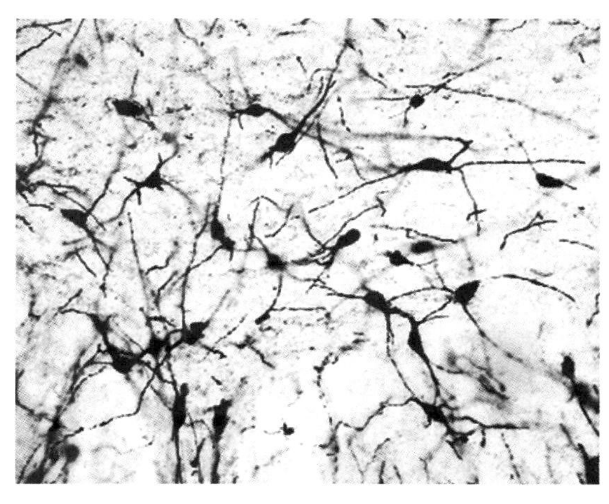
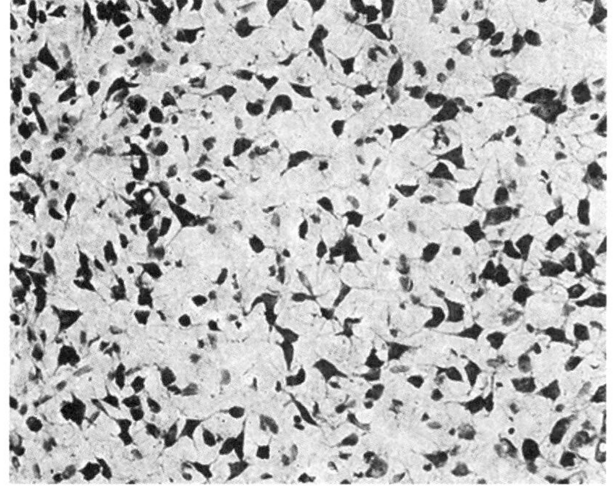

图 14-3　神经元的形态结构

（二）神经元的结构

1. 胞体 胞体（soma）是指神经元略呈球形的中央部分。典型神经元胞体直径约 20μm，胞体内充满着富含钾盐的水质液，称为细胞液（cytosol）。细胞膜将细胞内外分隔，膜的厚度约 5nm。胞体内除核外，聚集着由质膜包裹着的结构，这些结构称为细胞器（organelle）。细胞器主要包括粗面内质网、滑面内质网、高尔基复合体和线粒体。除细胞核外，细胞膜内所包含的各种物质统称为细胞质（cytoplasm）。神经元一般具有一个细胞核。在光镜下通过碱性染料（如亚甲蓝、甲基胺蓝、硫堇和焦油紫）可将其染成深蓝的块状物质（尼氏染色），称嗜染质（核外染色质、虎斑），不同类型神经元尼氏质的特征不同。在电镜下，尼氏质或尼氏体（Nissl' s body）由粗面内质网和游离核糖体组成。

2. 树突 树突是神经突从胞体发出的像树样的分支。单个神经元的树突称为树突树（dendritic tree），树的每个分支称为一个树突分支（dendritic branch）。树突树的形状和大小差别很大。通常利用这些差别对不同的神经元群进行分类。由于树突的功能是作为神经元的天线（antennae），可形成成千上万个突触。突触下的树突膜—突触后膜（postsynaptic membrane）有许多特异的蛋白分子，称为受体（receptor）。它可接收突触间隙中神经递质的信息。

3. 轴突 轴突（axon）是神经元特有的，在神经系统中它是将信息传递一定距离高度特化的结构。所有轴突都有轴丘（axon hillock）、轴突起始段（axon initial segment）、中间段（axon proper）和末端。轴突不被碱性染料显色。在电镜下，可在轴突中观察到游离多聚核糖体（free polysome）、线粒体、微管、神经微丝。轴突起始段是指由轴丘的顶端到开始有髓鞘的一段。髓鞘（myelin sheath）在中枢神经系统由少突胶质细胞形成，在周围神经系统由施万细胞形成，内含髓磷脂，呈同心圆状围绕在轴索周围，在神经冲动传导过程中有绝缘作用。相邻两段髓鞘之间轴索裸露，称郎飞节（Ranvier node）。

二、突触及其可塑性

神经元与神经元之间发生功能联系的部位被命名为突触（synapse）（Sherrington，1897）。突触是神经元间通讯的重要生理结构，按其传递机制主要分为化学性突触和电突触。电突触传递是由传递到突触前末梢的动作电位直接扩散到突触后细胞，传递速度快，几乎不存在潜伏期。化学性突触传递是以神经介质为中介，将突触的电信号传递给突触后的神经元。本节主要介绍化学性突触传递。突触传递易受化学因素影响，是多种全身麻醉药作用的重要靶点。

中枢突触可塑性被认为是大脑学习与记忆功能的重要生理基础，研究全身麻醉药的作用机制需要重点研究全身麻醉药如何作用于中枢突触可塑性。广义的突触可塑性包括突触传递可塑性、突触发育可塑性和突触形态可塑性。

（一）化学性突触

化学性突触由突触前部、突触间隙和突触后部三部分组成（图 14-4）。突触前部呈囊袋状，直径为 1~2μm，包括突触前膜、突触囊泡、微管、线粒体、多泡小体以及一些终止在突触前部而远离突触前膜的神经细丝，微管可直达前膜附近。突触间隙位于突触前后膜之间，宽 20~40nm。突触间隙内有横行的由高电子密度的细胞间质形成的致密板片，板片内有将突触前、后膜联系起来的垂直细丝通过。突触间隙内有唾液酸、糖蛋白和神经细胞黏附分子等。突触后部包括突触后膜、突触下网与突触后致密小体以及线粒体等。突触后膜是神经元胞膜的一部分，其胞质面有致密物质紧密附着形成的突触后膜致密层。突触后膜上有多种受体和离子通道，对于突触功能具有重要作用。

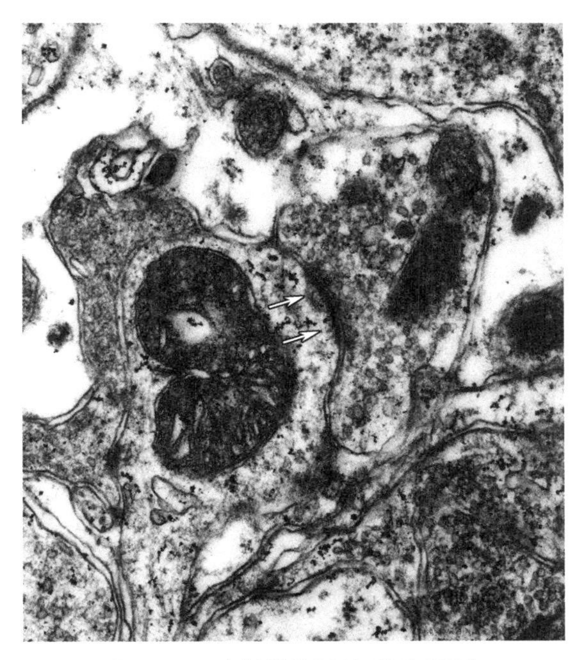

图 14-4 突触结构图（如箭头所示）

化学性突触主要借助突触前部释放突触囊泡中的化学物质（递质、调质等）发挥作用。突触囊泡的大小和形状在不同的突触内不尽相同，其直径多在 40~50nm。根据囊泡的形状及所含化学物质，分为：①无颗粒囊泡：内含乙酰胆碱、γ- 氨基丁酸或甘氨酸；②颗粒囊泡含致密核心：内含单胺类物质，如儿茶酚胺和 5- 羟色胺等。

2

化学性突触的分类有很多种，其中以连接成分可以分为轴 - 树、轴 - 体、轴 - 轴、树 - 树等。从超微水平可以将突触分为Ⅰ型突触和Ⅱ型突触。Ⅰ型突触的突触后膜较Ⅱ型的厚而致密，呈不对称性，主要为兴奋性突触，神经递质主要为单胺类。Ⅱ型突触为对称性，多为抑制性突触，递质种类为γ- 氨基丁酸或甘氨酸。

化学性突触具有以下功能特点：①单向传递，即信号只能从突触前细胞向突触后细胞传递，突触后细胞的兴奋却不能传向突触前细胞；②突触延搁，即从冲动传到突触前膜之后，通过递质的释放、扩散及对突触后膜产生作用，耗费的时间较长，约 0.5~2ms；③总和，突触末梢传来的一次冲动及其引起的递质释放的量常不足以使突触后神经元产生扩布性兴奋，因为此时引起的兴奋性突触后电位达不到应有的临界水平。如果由同一突触前末梢连续传来一系列冲动，或是由许多突触前末梢同时传来一排冲动，引起了较多的神经递质释放，则将产生较大的兴奋性突触后电位，从而引发突触后神经元产生扩布性兴奋，这种现象称为兴奋总和；④易疲劳，即当突触前细胞受到较高频率的刺激而兴奋时，会因递质的消耗和再生速度的缓慢而出现传递阻滞；⑤易受到环境的影响，凡是能影响递质代谢、释放和受体功能等的因素都会影响化学突触的信号传递。

（二）电突触

电突触的传递是电耦合（electric coupling），可使信号通过突触直接传递给下一个神经元，其突触延搁极短，甚至无延搁现象，而电信号可双向传递，在功能上总是兴奋性的。从超微结构来看，电突触是对称性的，其突触间隙很窄，约 2nm，为闭锁型的突触间隙，属缝隙连接，借细管使相邻细胞的离子相通，产生一个电流的低阻抗通路，很容易使电流通过。电突触内虽然有时也见类似突触囊泡样结构，但在生理学和生物化学上未能证实这种囊泡样结构有化学传递的特性。

（三）突触可塑性

突触可塑性（synaptic plasticity）是指突触的形态和功能可发生较持久改变的特性或现象。从生理学的角度看，突触可塑性是指突触传递效率的改变。突触可塑性普遍存在于中枢神经系统中，与未成熟神经系统的发育以及成熟后的学习、记忆和大脑其他高级功能活动密切有关。突触可塑性主要有以下几种形式：①强直后增强：重复刺激突触前神经元可使突触后电位幅度短时性发生改变；②习惯化和敏感化：习惯化通常由反复的平和刺激而引起，刺激刚开始时通常有新奇感并引起一定反应，但随着刺激的重复，便对该刺激习以为常而不再予以重视。敏感化则是一种对原有刺激反应增强和延长的表现；③长时程增强和长时程压抑。

（四）突触可塑性与疼痛

突触可塑性与疼痛关系的研究始于 20 世纪 90 年代初，Randic 等首先报道在离体实验中，一定频率的突触前刺激可以导致背根痛觉传入纤维与脊髓背角感觉神经元之间的突触传递出现长时程增强（long term potentiation，LTP）。随后，在体研究也发现高频刺激坐骨神经可引起脊髓背角 C 纤维诱发的场电位 LTP；而低频刺激另一类伤害性感觉传入纤维 Aδ 纤维可诱发其与脊髓背角感觉神经元之间的突触传递长时程减弱，具有突触后神经元细胞内钙依赖性。进一步的研究发现，脊髓背角 LTP 和长时程抑制（long term depression，LTD）与许多受体和离子通道相关，而且这些受体和离子通道大多是参与海马 LTP/LTD 的分子，这说明学习和记忆与疼痛拥有部分共同机制。痛觉系统突触可塑性现象是对 20 世纪 60 年代提出的经典“闸门控制”学说的重要补充。

三、神经环路

神经元参与麻醉与疼痛的神经调节活动大多是通过不同的神经元组成的各种神经环路（neural circuit）或称神经网络（neural network）进行的，通过这些神经网络对大量繁杂的信息进行处理和整合。神经环路中能进行信息传递作用的部位是突触。一个神经元的树突或胞体能够接受许多轴突末梢的突触联系，这些轴突可以来自一个神经元，也可以来自多个神经元，这种多信息影响同一个神经元的调节方式称为聚合。一个神经元也可同时与多个神经元建立突触联系，使信息放大，这种方式称为辐散。中枢神经系统中各种不同的神经环路均包含着多次的辐散、聚合形式，使信息处理出现扩散或聚合、时空模式的叠加，构成复杂的神经网络，使信息加工、整合更加精细，调节活动更加准确、协调、和谐。神经元的树突、轴突与其他神经元各个部分均可建立突触联系，构成具有各种特殊功能的微环路。

中枢神经系统存有大量具有短而突、胞体较小的中间神经元，人脑中间神经元数目占神经元总数的99%，这些中间神经元都参与脑内各核团间或核团内局部神经环路的组成。随着神经科学研究的深入，发现中间神经元在中枢神经系统的功能发挥中占有极其重要的作用，中枢神经系统活动的复杂性主要是由神经回路的多样性决定的。同样的传入信息可经不同途径传递到脑内各级中枢，也可通过不同的途径传至效应器，许多中间神经元又与各种长投射系统的神经元建立联系组成复杂得多形式的局部神经环路，对信息进行深加工并不断对传递的信息进行调制。

(一) 全身麻醉与神经环路

麻醉时大脑部分区域神经元放电活动增加，而且核团活性在不同麻醉状态下呈现时空差异。此类核团分布在脑干、下丘脑、丘脑等部位，通过不同的神经递质相互调控，形成复杂的网络，共同控制皮质的信息传入与交流。目前认为与麻醉和意识密切相关的神经环路主要有3类：丘脑 - 皮质环路、下丘脑睡眠 - 觉醒环路、皮质碎片化。

1. 丘脑 - 皮质环路　丘脑是上行激活系统和下行易化通路的共同通道，也是皮质 - 皮质神经通路的中继站，同时与下丘脑核团也有广泛联系，因此丘脑是多个神经网络的交汇口。麻醉状态下丘脑功能受到抑制，丘脑 - 皮质环路信息处理受限，外周信息传递至皮质的通道受阻，这有可能是麻醉导致可逆性意识消失的重要机制。

2. 经典睡眠 - 觉醒环路　随着对网状激活系统的深入研究，发现围绕下丘脑等区域存在一些特定类型的神经元，参与睡眠和觉醒调控，从而构成睡眠中枢。此类核团分泌或释放觉醒相关递质，如乙酰胆碱、去甲肾上腺素、5- 羟色胺、多巴胺、组胺等。核团包括基底前脑、蓝斑核、中缝核、结节乳头核、下丘脑腹外侧视前核等。研究发现经典睡眠 - 觉醒环路也参与麻醉诱导和麻醉觉醒过程。

3. 皮质碎片化的神经环路　全身麻醉状态下，大脑皮质的电活动在时空上呈现出“碎片化”。总体上，远距离(2cm)皮质间的信息传送中断，而短距离(< 4mm)皮质电活动仍保持同步。具体表现为，慢波振荡的相位在远隔皮质差异较大，局部神经元放电活动与慢波同相发生，但这种同步在远隔皮质被打破。这意味着在麻醉时，皮质被分隔成若干孤立的小岛，当某一部位皮质兴奋时，远隔部位正处于抑制状态，从而失去了皮质之间的信息交流和处理能力。

(二) 疼痛矩阵

经典的观念认为，痛觉信号经过脊髓丘系一直传递到大脑皮质。脑干部位存在痛觉下行抑制或易化系统，直接作用于脊髓背角发挥痛觉调制作用。然而，近年来人们发现，众多脑区参与了痛觉调制，不仅调控痛觉的感觉成分，同时也调节疼痛的情感、认知等活动。现已将脑内一些与疼痛调控密切相关区域的组合称为“疼痛矩阵(pain matrix)”，大致包括部分扣带皮质、杏仁核、体感觉皮质1和2(S1和S2)、岛叶、丘脑、中脑导水管周围灰质、前额皮质、中脑奖赏系统、海马等。值得注意的是，“疼痛矩阵”并不是机械地指疼痛调控的元件，而是指脑内与认知、情感、动机、感觉以及疼痛等神经精神功能相关的脑内区域的集合，这些功能区在疼痛调控中共同发挥作用，从而完成疼痛感受；在急性疼痛慢性化、慢性疼痛维持、慢性疼痛 - 精神系统疾病共病中也发挥重要作用。

第三节　胶质细胞

神经胶质(neuroglia)一词最早由Virchow(1846)提出，系指在神经元之间起连接作用的物质，类似其他器官中的结缔组织。神经胶质是神经组织不可缺少的组成部分，具有重要的功能。据估计，脑体积的一半是由不能传导神经冲动的神经胶质构成的。从数量上看，胶质细胞是神经细胞的10倍；从发生和起源看，胶质细胞主要有两类：大胶质细胞(macroglia)，包括星形胶质细胞和少突胶质细胞，起自神经外胚层，是神经胶质的主要部分；小胶质细胞(microglia)，体积较小，一般认为是一种单核 - 吞噬细胞，来自中胚层。胶质细胞形态多种多样，由于其体积较神经元小，长期以来，由于方法的限制，不能将它们进行详细而准确的区分。随着免疫组织化学、细胞培养、电子显微镜和激光共聚焦显微镜等先进技术的问世，使神经胶质形态和功能研究有了长足进展(图14-5)。

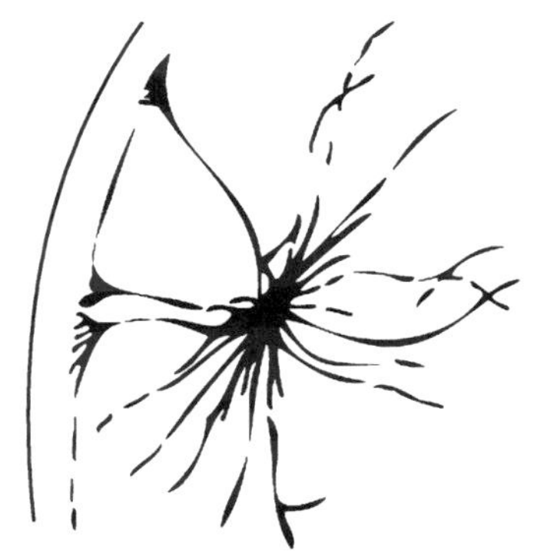

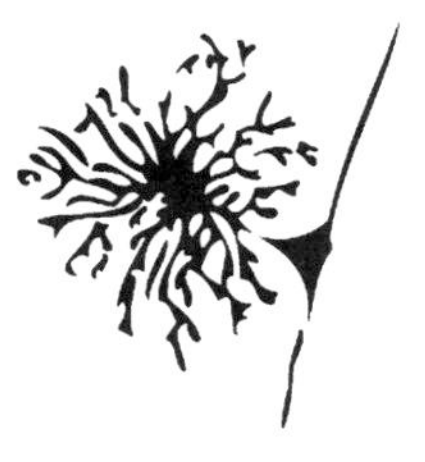

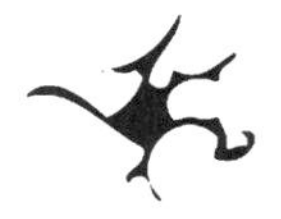

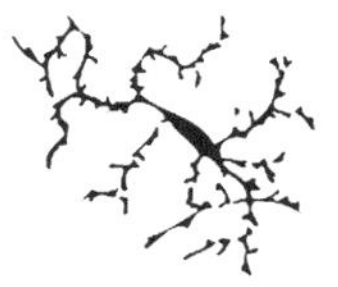

图 14-5　不同类型胶质细胞形态模式图

一、星形细胞

星形细胞（astrocyte）是 19 世纪后期 Golgi 和 Cajal 根据金属浸染法对胶质细胞进行分类而命名的。在各种胶质细胞中，星形细胞的数量最多（在视皮质星形细胞占整个胶质细胞的 5%，在丘脑占 30%~40%），分布最广，除分布于中枢神经系的灰质和白质外，还存在于神经垂体（垂体细胞）、视网膜（Müller 细胞）、室管膜（室管膜细胞）和脉络丛（脉络丛细胞）。

传统认为星形细胞的功能是：①通过广泛分布的突起构成神经组织的支架，对神经元胞体和突起起支持作用；②星形细胞在生后仍保留分裂能力，在创伤刺激时进行分裂，形成胶质瘢痕；③星形细胞一方面位于神经细胞附近，另一方面通过附着于毛细血管的终足，参与物质运输和血 - 脑屏障的形成；④星形细胞与兴奋性递质谷氨酸和抑制性递质 γ- 氨基丁酸的代谢密切相关，介导二者的互相转化；⑤星形胶质细胞参与维持脑内离子的平衡，参与合成神经活性物质；⑥星形胶质细胞围绕在突触结构附近，防止释放入突触间隙内的神经递质扩散。除此之外，还可以摄取神经递质和调节神经递质释放。

1. 星形胶质细胞与神经炎症反应　手术和麻醉不仅能增加外周血炎症因子水平，也能诱发中枢神经系统的炎症反应。动物研究表明，异氟烷麻醉、腹腔注射脂多糖模拟外周炎症都能诱发海马区炎症反应，导致认知功能受损。神经炎症反应表现为胶质细胞激活和外周免疫细胞通过血 - 脑屏障进入脑实质内。炎症反应刺激星形胶质细胞分泌 IL-1β、IL-6、TNF-α 等炎症因子，降低星形胶质细胞对中枢的保护作用，星型胶质细胞激活释放的炎症因子和趋化因子导致血 - 脑屏障的损伤，进一步加重神经炎症反应。

2. 星形胶质细胞与疼痛　星形胶质细胞不具细胞之间的信号传递功能，痛觉传入信号只能引起脊髓神经元的兴奋性改变，因而认为疼痛在脊髓水平的调制和整合只与脊髓神经元及其递质有关。关于星形胶质细胞在疼痛领域中的研究始于 20 世纪 90 年代，在神经病理性疼痛动物模型中观察到脊髓星形胶质细胞活化以及抑制神经病理性疼痛的药物会同时抑制星形胶质细胞的活化。之后在不同的神经病理性疼痛模型上均发现星形胶质细胞被激活的证据。抑制星形胶质细胞活化，减少炎症细胞因子的释放，有利于缓解神经病理性疼痛。多种星形胶质细胞的分子物质参与病理性疼痛的发生和发展，如多种趋化因子（CCL2、CXCL1、CXCL10）和缝隙连接（Cx43）等。

二、少突胶质细胞

少突胶质细胞（oligodendrocyte）较星形细胞小，在中枢神经系内，位于有髓纤维之间（束内细胞，intrafascicular cells）或紧贴在神经元胞体或树突表面（卫星细胞 satellite cell），或分布于血管周围（血管周围细胞，perivascular cell）。胞体为球形或多角形，突起及分支少，核染色较星形细胞深，胞质较少，呈中等密度。电镜下，核异染色质较星形细胞多，胞浆中线粒体、微管、游离核糖体较多，高尔基复合体发达，糖原较少。

少突胶质细胞表达半乳糖脑苷脂（galacocerebroside）、碳酸酐酶（carbonic anhydrase）Ⅱ（CAⅡ）、髓磷脂碱性蛋白（myelin basic protein，MBP）、环核苷磷酸二酯酶（2，3-cyclicnucleotide 3′-phosphodiesterase，CNPase）及转铁蛋白（transferrin）。现已证实，少突胶质细胞的功能与中枢神经纤维髓鞘形成有关。中枢神经纤维髓鞘的每个结间段由少突胶质细胞的一个突起形成，突起呈螺旋状缠绕轴突，形成同心圆状板层，一个少突胶质细胞可形成多达 40~50 个结间段。

三、小胶质细胞

小胶质细胞（microglia）一词早在 1800 年就已

提出,1919 年 Del Rio-Hortega 用碳酸银染色法将小胶质细胞与神经细胞和其他胶质细胞区分开来,它是中枢神经系统内的小树突状细胞。大量证据支持小胶质细胞来源于中胚层。在胚胎发育后期形成脑血管时,胚胎单核细胞和 / 或其前体以阿米巴样形式通过血管壁侵入脑内,后来失去运动性,就转变为典型的具有分支状突起的小胶质细胞。在成年,新的小胶质细胞可能来自内源性的增殖,因为成熟的单核细胞在出生后侵入脑变为巨噬细胞而不是小胶质细胞。Sievers 等(1994)的工作证明,造血细胞在脑内转变为小胶质细胞是由星形细胞诱导的。将单核细胞接种在单层星形细胞上进行培养,结果单核细胞转变为树突状细胞,其形态、抗原表型和独有的内向整流 K^+ 通道都与小胶质细胞相似。啮齿类动物脑内 10%~20% 胶质细胞是小胶质细胞,其在灰质的分布较白质多。光镜下,小胶质细胞较星形胶质细胞和少突胶质细胞小,胞体扁长或呈现多角形,分支上有棘,无血管足。胞核扁或卵圆,可用碱性染料深染。电镜下,胞质少,不含胶质原纤维,粗面内质网扁长,高尔基复合体明显。

小胶质细胞的作用与免疫功能调节有关。在中枢神经系统,由于其特定的位置和环境,细胞因子的主要来源为胶质细胞,胶质细胞也是细胞因子作用的靶点,即胶质细胞上有细胞因子的受体。当胶质细胞受到刺激后产生细胞因子,释放的细胞因子反过来又可调节胶质细胞的发育和功能。

小胶质细胞在慢性疼痛发生发展中的作用越来越受到人们的重视。在多种神经病理性疼痛模型中均观察到了小胶质细胞活化,数量增加,胞体增大,细胞突起变短;伤害性信息的传入能够上调小胶质细胞相关受体的表达,导致脊髓小胶质细胞大量活化,活化的小胶质细胞产生并释放多种细胞因子以及神经元或胶质细胞兴奋性物质,直接或间接活化痛觉传导神经元,导致疼痛中枢敏化,阻断小胶质细胞活化及其活性物质释放能明显减轻神经病理性疼痛症状。

当外周神经损伤时,脊髓水平小胶质细胞的表型、功能发生了改变,活化的小胶质细胞建立起神经元与胶质细胞之间、胶质细胞与胶质细胞之间双向的信息交流通路。其中,神经趋化因子、嘌呤类受体以及丝裂原活化蛋白激酶在小胶质细胞的活化中发挥着关键性作用。细胞外高浓度 ATP 与相应的嘌呤类受体结合,激活小胶质细胞内 p38 丝裂原活化蛋白激酶(p38MAPK)并引起可溶性神经趋化因子 Fractalkine 释放增多,Fractalkine 通过与 CX3CR1 受体结合反馈到小胶质细胞使 p38MAPK 进一步激活并释放炎性介质,这种正反馈的建立维持小胶质细胞的活化并促进神经病理性疼痛的发生与发展。

活化后的小胶质细胞能够释放大量神经活性物质(如前列腺素、神经营养因子、NO、ATP)和促炎细胞因子(如 IL-1、IL-6、TNF-α 等),它们既可以作用于神经元,增强突触前初级传入神经末梢伤害性神经递质的释放以及突触后痛觉传递神经元敏感性和反应性,亦可以进一步活化胶质细胞释放更多的细胞因子,形成正反馈效应,从而引发持续性的神经病理性疼痛。

第四节　神经递质和受体

一、神经递质

神经递质(neurotransmitter)是指由突触前神经元合成并在末梢处释放,能特异性作用于突触后神经元或效应细胞上的受体,并使突触后神经元或效应细胞产生一定效应的信息传递物质。

1. 递质的鉴定　一般认为,神经递质应符合或基本符合以下条件:①突触前神经元应具有合成递质的前体和酶系统,并能合成该递质;②递质储存于突触囊泡内,当兴奋冲动抵达末梢时,囊泡内的递质能释放入突触间隙;③递质释出后经突触间隙作用于突触后膜的特异受体,而发挥其生理作用,人为施加递质至突触后神经元或效应细胞旁,应能引起相同的生理效应;④存在使该递质失活的酶或其他失活方式(如重摄取);⑤有特异的受体激动剂和拮抗剂,能分别模拟或阻断相应递质的突触传递作用。

2. 神经调质　除递质外,神经元还能合成和释放一些化学物质。它们并不在神经元之间直接起信息传递作用,而是增强或削弱递质的信息传递效率,这类对递质信息传递起调节作用的物质称为神经调质(neuromodulator)。神经调质所发挥的作用称为调制作用(modulation)。

3. 递质共存现象　过去认为,一个神经元内

2

只存在一种递质，其全部末梢只释放同一种递质，这一观点称为戴尔原则(Dale principle)。现已发现，有两种或两种以上的递质(包括调质)共存于同一神经元内，这种现象称为递质共存(neurotransmitter co-existence)。递质共存的意义在于协调某些生理功能活动，如唾液腺接受副交感神经和交感神经的双重支配，副交感神经内含乙酰胆碱和舒血管肠肽，前者能引起唾液分泌，后者则可舒张血管，增加唾液腺的血供(水源)，并增强唾液腺上胆碱能受体的亲和力，两者共同作用，结果引起唾液腺分泌大量稀薄的唾液；交感神经内含去甲肾上腺素和神经肽Y，前者有促进睡液分泌和减少血供(水源)的作用，后者则主要收缩血管，减少血供，结果使唾液腺分泌少量黏稠的唾液。

4. 递质的代谢　递质的代谢包括递质的合成、储存、释放、降解、重摄取和再合成等步骤。乙酰胆碱和胺类递质都在有关合成酶的催化下，且多在胞质中合成，然后储存于突触囊泡内。肽类递质则在基因调控下，通过核糖体的翻译，并在翻译后经酶切加工等过程而形成。递质消除方式主要有酶促降解和被突触前末梢重摄取等。如乙酰胆碱的消除依靠突触间隙中的胆碱酯酶，后者能迅速水解乙酰胆碱为胆碱和醋酸，胆碱则被重摄取回末梢内，用于重新合成新递质；去甲肾上腺素主要通过末梢的重摄取及少量通过酶解失活而被消除。

二、受体

受体(receptor)是指任何能够同神经递质、药物或细胞内信号分子结合并能引起细胞功能变化的生物大分子。神经系统的受体具有一般受体的基本特征，但它们一般以神经递质为自然配体，且一般为膜受体。临床上和实验室研究中使用的许多药物实际上就是神经系统受体的激动剂或拮抗剂，两者都能与受体特异结合，但前者与受体结合后能产生与自然配体相同的生物效应，而后者则不产生效应，反因占据受体而产生对抗自然配体或激动剂的效应。神经系统的受体具有以下一些重要的共同特性。

1. 受体亚型　每一种受体都有若干种亚型(subtype)。例如，胆碱能受体可分为毒蕈碱受体(M受体)和烟碱受体(N受体)，N受体可再分为N_1、N_2受体亚型；肾上腺素能受体则可分为α受体和β受体，α受体和β受体又可分别再分为α_1、α_2受体亚型和β_1、β_2、β_3受体亚型。受体亚型的出现，表明一种递质能通过作用于多种不同受体或受体亚型而产生多样性生物效应。

2. 突触前受体　受体一般存在于突触后膜，但也可分布于突触前膜。分布于突触前膜的受体称为突触前受体(presynaptic receptor)。突触前受体被激动后，可调制突触前末梢的递质释放，即抑制或易化递质释放。如突触前膜释放的去甲肾上腺素作用于突触前受体，可抑制突触前膜对去甲肾上腺素的进一步释放，这种类型的突触前受体也称自身受体(autoreceptor)；有些突触前受体被激动时能易化递质释放，如交感神经末梢的突触前血管紧张素受体被血管紧张素Ⅰ激动后，可易化突触前膜释放去甲肾上腺素。

3. 受体作用机制　受体在与递质发生特异性结合后被激活，然后通过一定的跨膜信号转导途径，使突触后神经元活动改变或使效应细胞产生相应的效应。介导跨膜信号转导的受体主要有G蛋白偶联受体(促代谢型受体)和离子通道型受体(促离子型受体)两类，前者占绝大多数。

4. 受体调节　膜受体蛋白的数量和与递质结合的亲和力在不同的生理或病理情况下均可发生改变。当递质分泌不足时，受体的数量将逐渐增加，亲和力逐渐升高，称为受体上调(up regulation)；反之，当递质释放过多时，则受体数量和亲和力均下降，称为受体下调(down regulation)。由于膜的流动性，储存于胞内膜结构中的受体蛋白可表达于细胞膜中，使发挥作用的受体数量增多；细胞膜中的受体也可通过受体蛋白的内吞入胞，即内化(internalization)，减少膜中发挥作用的受体数量。受体亲和力改变通常是通过受体蛋白的磷酸化或去磷酸化而实现的。

三、中枢神经系统主要的神经递质/受体系统

1. 乙酰胆碱及其受体　乙酰胆碱(acetylcholine，ACh)是胆碱的乙酰酯。以ACh为递质的神经元称为胆碱能神经元(cholinergic neuron)。胆碱能神经元在中枢分布极为广泛，如脊髓前角运动神经元、丘脑后部腹侧的特异性感觉投射神经元等，都是胆碱能神经元；脑干网状结构上行激动系统的各个环节、纹状体、前脑基底核、边缘系统的梨状区、杏仁核、海马等部位也都有胆碱能神经元。以ACh为递质的神经纤维称为胆碱能纤维(cholinergic fiber)。

能与 ACh 特异性结合的受体称为胆碱能受体(cholinergic receptor),根据其药理学特性、胆碱能受体可分为毒蕈碱受体(muscarinic receptor,M 受体)和烟碱受体(nicotinic receptor,N 受体)两类,它们因分别能与天然植物中的毒蕈碱和烟碱结合并产生两类不同的生物效应(即毒蕈碱样和烟碱样作用)而得名。这两类受体广泛分布于中枢神经系统。分布有胆碱能受体的中枢神经元称为胆碱能敏感神经元。中枢胆碱能系统参与几乎所有的中枢神经系统功能,包括学习和记忆、觉醒与睡眠、感觉与运动、内脏活动以及情绪等多方面的调节。

2. 单胺类递质及其受体 单胺类递质包括去甲肾上腺素、多巴胺、5- 羟色胺和组胺等,其中前二者属于儿茶酚胺(catecholamine)类,即含邻苯二酚结构的胺类。

(1)去甲肾上腺素及其受体 作为神经递质的去甲肾上腺素(norepinephrine,NE)分布于中枢和周围神经系统,在中枢以 NE 为递质的神经元称为去甲肾上腺素能神经元。其胞体绝大多数位于低位脑干,尤其是中脑网状结构、脑桥的蓝斑以及延髓网状结构的腹外侧部分。其纤维投射分上行部分、下行部分和支配低位脑干部分。上行部分投射到大脑皮质、边缘前脑和下丘脑;下行部分投射至脊髓后角的胶质区、侧角和前角;支配低位脑干部分分布在低位脑干内部。

能与NE结合的受体称为肾上腺素能受体(adrenergic receptor),广泛分布于中枢神经系统。这类受体可分为 α 型肾上腺素能受体(简称 α 受体)和 β 型肾上腺素能受体(简称 β 受体)。α 受体又有 α_1 和 α_2 受体两种亚型,α_1 受体主要分布于突触前膜,属于突触前受体;β 受体也有 β_1、β_2 和 β_3 受体三种亚型。所有肾上腺素能受体均属 G 蛋白偶联受体,中枢 NE 及其受体的作用涉及心血管活动、精神情绪活动、体温、摄食和觉醒等方面的调节。

(2)多巴胺及其受体 多巴胺(dopamine,DA)系统主要存在于中枢神经系统,包括黑质 - 纹状体、中脑 - 边缘前脑、结节 - 漏斗三条通路。黑质 - 纹状体通路与运动调节有关,中脑腹侧被盖 - 边缘前脑伏核通路与奖赏行为和成瘾有关,而结节 - 漏斗通路则主要参与垂体内分泌活动的调节。正电子发射断层扫描(PET)显示,正常人基底神经节内多巴胺受体,数量随年龄的增长而逐渐减少,以男性更为显著。已发现并克隆出 D_1~D_5 五种多巴胺受体,它们都是 G 蛋白偶联受体,中枢多巴胺系统主要参与对躯体运动、精神情绪、垂体内外泌和心血管活动等的调节。

(3)5- 羟色胺及其受体 5- 羟色胺(serotonin 或 5-hydroxytryptamine,5-HT)浓度最高是在血小板及胃肠道的肠嗜铬样细胞和肌间神经丛;在中枢 5-HT 能神经元胞体主要集中于低位脑干的中缝核内,由此发出的纤维可上行至下丘脑,边缘系统、新皮质和小脑,下行到脊髓,还有一部分纤维分布在低位脑干内部。

5-HT 受体多而复杂,已被鉴定的至少有七种受体。5-HT1 受体又可分五种亚型 5-HT_{1A}、5-HT_{1B}、5-HT_{1D}、5-HT_{1E} 和 5-HT_{1F},其中有部分 5-HT_{1A} 受体是突触前受体;5-HT_2 受体可分为三种亚型 5 HT_{2A}、5-HT_{2B} 和 5-HT_{2C};5-HT_5 受体也可分为 5-HT_{5A} 和 5-HT_{5B} 两种亚型。除 5-HT_3 受体为离子型受体外,其余均属于 G 蛋白偶联受体。研究表明,5-HT_{2A} 受体介导血小板聚集和平滑肌收缩。敲除 5HT_{2C} 受体的小鼠不再对瘦素有正常反应,食欲增大而致肥胖,且易伴发严重癫痫。5-HT_3 受体和 5-HT_4 受体在脑内和消化道被发现,位于第四脑室后缘区的 5-HT_3 受体与呕吐的发生有关,存在于消化道 5-HT_4 受体参与调节消化腺分泌和消化道蠕动。5-HT_6 受体和 5HT_7 受体广泛分布于边缘脑,5-HT_6 受体与抗抑郁药有高度的亲和力。总之,中枢 5-HT 系统功能复杂,涉及痛觉、精神情绪、睡眠、体温、性行为、垂体内分泌等多种功能和活动的调节。

(4)组胺及其受体 组胺(histamine)能神经元的胞体集中于下丘脑后部的结节乳头核内,其纤维到达中枢几乎所有部位,包括大脑皮质和脊髓。此外,组胺还存在于组织肥大细胞和胃黏膜的肠嗜铬细胞中。组胺的三种受体 H_1、H_2 和 H_3,受体广泛存在于中枢和周围神经系统中。多数 H_3 受体为突触前受体,通过 G 蛋白介导抑制组胺或其他递质的释放。组胺与 H_1 受体结合后,能激活磷脂酶 C,而与 H_2 受体结合后则能提高细胞内 cAMP 的浓度。中枢组胺系统可能与觉醒、性行为、腺垂体激素的分泌、血压、饮水和痛觉等调节有关。

3. 氨基酸类递质及其受体

(1)兴奋性氨基酸类递质及其受体:这类递质主要有谷氨酸和门冬氨酸。谷氨酸(glutamicacid 或 glutamate,Glu)是脑和脊髓内主要的兴奋性递质,在大脑皮质和脊髓背侧含量较高;门冬氨酸

2

(asparlie acid 或 aspartate, Asp)则多见于视皮质的锥体细胞和多棘星状细胞。

谷氨酸受体广泛分布于中枢神经系统中，它们可分为离子型受体(ionotropic receptor)和代谢型受体(metabotropic receptor)两类。离子型受体可分为海人藻酸(kainic acid 或 kainate, KA)受体、AMPA (a-amino-3-hvdroxy-5-methyl-4-isoxazole propionate) 受体和 NMDA 受体(N-methyl-D-aspartate receptor)三种类型，目前已有多种亚型被鉴定。已知 KA 受体有五种、AMPA 受体有四种，而 NMDA 受体则有六种。KA 受体和 AMPA 受体过去合称为非 NMDA 型受体，它们对谷氨酸的反应较快，其通道电导较低，尤其是 KA 受体。KA 受体主要对 Na^+ 和 K^+ 通透，部分 KA 受体位于分泌 γ- 氨基丁酸的突触前末梢膜中。常见的 AMPA 受体有两种，一种是单一钠通道，另一种除通透 Na^+ 外，还允许 Ca^{2+} 通透。NMDA 受体对谷氨酸的反应较慢，其通道电导较高，对 Na^+、K^+、Ca^{2+} 都通透。此外，NMDA 受体还有以下特点：①膜外侧有甘氨酸结合受点，甘氨酸与之结合为谷氨酸产生兴奋效应所必需；②当谷氨酸与 NMDA 受体结合时通道开放，但通道在静息电位水平因通道内侧某一位点与 Mg^{2+} 结合而被阻塞，只有当膜去极化达一定水平时，Mg^{2+} 从通道内移出，阻塞方可解除；③通道内此受点可与苯环利定(phencyclidine, PCP)和氯胺酮(ketamine)等致精神障碍的药物结合而使通道变构，从而降低对 Na^+、K^+、Ca^{2+} 等的通透性。

多数谷氨酸敏感神经元上同时存在 NMDA 和 AMPA 受体。NMDA 受体在海马表达高，与 LTP 的产生密切有关。谷氨酸代谢型受体(mGluR)已有 11 种亚型被鉴定，mGluR 在突触前和突触后神经元上均有分布，可能参与突触可塑性，若敲除 mGluR 基因可严重损害运动协调和空间认知的能力；但谷氨酸受体过度激活可造成 Ca^{2+} 大量内流或细胞内储存的 Ca^{2+} 释放而导致神经元死亡。

(2) 抑制性氨基酸类递质及其受体：这类递质主要包括 γ- 氨基丁酸和甘氨酸。γ- 氨基丁酸(γ-aminobutyric acid, GABA)是脑内主要的抑制性递质，在大脑皮质浅层和小脑皮质浦肯野细胞层含量较高。甘氨酸(glycine, Gly)则主要分布于脊髓和脑干中。

GABA 受体可分为 $GABA_A$、$GABA_B$ 和 $GABA_C$ 受体三类。$GABA_A$ 和 $GABA_β$ 受体广泛分布于中枢神经系统，而 $GABA_C$ 受体则主要存在于视网膜和视觉通路中。$GABA_A$ 和 $CABA_C$ 受体属于促离子型受体，其通道都是氯通道，激活时都增加 Cl^- 内流。所不同的是：$GABA_A$ 受体的组成较复杂，是由 10 多种不同的亚单位(6 种 α、4 种 β、4 种 γ、1 种 δ 和 1 种 ε 单位)组合成的九聚体。$GABA_C$ 受体的组成则较简单，是由 3 种不同的 ρ 亚单位组合成的五聚体。与 $GABA_A$ 受体相比，$GABA_C$ 受体对 GABA 的敏感性较高，激活时通道开放较缓慢而持久，且不易脱敏。$GABA_β$ 受体属于代谢型受体，在突触前和突触后均有分布。突触前 GABA，受体被激动后，可通过相偶联的 G 蛋白增加 K^+ 外流，减少 Cl^- 内流而使递质释放减少；突触后 $GABA_β$ 受体激活后，则可通过 G 蛋白抑制腺苷酸环化酶，激活钾通道，增加 K^+ 外流。在突触后，无论是 Cl^- 内流增加(通过激活 $GABA_A$ 和 $GABA_C$ 受体，还是 K^+ 外流增加(通过激活 $GABA_β$ 受体)，都能引起突触后膜超极化而产生 IPSP。

甘氨酸受体为离子型受体，与 $GARA_A$ 受体相同，其通道也是氯通道，通道开放时允许 Cl^- 和其他单价阴离子进入膜内，引起突触后膜超极化而产生 IPSP，甘氨酸受体可被士的宁(strychnine)阻断。此外，甘氨酸也能结合于 NMDA 受体，但此时产生兴奋效应，且为谷氨酸兴奋 NMDA 受体所必需。

4. 神经肽及其受体 神经肽(neuropeptide)是指分布于神经系统的发挥信息传递或调节信息传递效率的肽类物质。神经肽主要有以下几类。

(1) 速激肽：哺乳动物的速激肽(tachykinin)包括 P 物质(substance P)、神经激肽 A、神经肽 K、神经肽 α、神经激肽 A(3-10)和神经激肽 B 六个成员。已有三种神经激肽受体，即 NK-1、NK-2 和 NK-3 受体被克隆，它们分别对 P 物质、神经肽 K 和神经激肽 B 敏感。它们都是 G 蛋白偶联受体，均可激活磷脂酶 C 而增加 IP_3 和 DC。P 物质在脊髓初级传入纤维中含量丰富，可能是慢痛传入通路中第一级突触的调质，它在黑质 - 纹状体通路中的浓度也很高，而在下丘脑则可能起神经内分泌调节作用。

(2) 阿片肽：目前已有 20 多个有活性的阿片肽(opioid peptide)被鉴定，其中最主要的是内啡肽(endorphin)、脑啡脉(enkephalin)和强啡肽(dynorphin)三大族。内啡肽中主要是 β- 内啡肽，多见于腺垂体、下丘脑、杏仁核、丘脑、脑干和脊髓等处，对缓解机体应激反应具有重要作用。脑啡肽主要有甲硫脑啡肽和亮脑啡肽两种，在脑内分布广泛，在纹状体、下丘脑、苍白球、杏仁核、延髓和脊髓中浓度较高。强啡肽主要有强啡肽 A 和 B 两种分子，强啡肽在脑内的分布与脑啡肽，有较多重叠，但其浓度低于脑啡肽。已确定的阿片受体有 μ、κ 和 δ 受体，均为 G 蛋白偶联受体，均通过降低 cAMP 而发挥作用。这些受体除在脑内分布外，几乎遍及全身，对多种阿片肽均具有亲和力。激活 μ 受体可增加 K^+ 电导，引起中枢神经元和初级传入纤维超极化，产生镇痛、呼吸抑制、便秘、欣快、镇静、缩瞳、促生长激素和催乳素分泌等作用；激活 κ 受体可引起钙通道关闭，产生镇痛、利尿、镇静、焦虑和缩瞳等表现，激活 δ 受体也可使钙通道关闭，产生镇痛效应。

(3) 其他神经肽：中枢神经系统中还发现多种其他肽类物质，如缓激肽、血管紧张素 1、内皮素、心房钠尿肽、降钙素基因相关肽、神经肽 Y、促肾上腺皮质激素释放激素、生长抑素、缩胆囊素、缩宫素和血管升压素等，这些肽类物质都可由神经元释放而兴奋或抑制其他神经元，并参与神经系统的调节活动。

5. 嘌呤类递质及其受体　嘌呤类递质主要有腺苷和 ATP。腺苷在中枢通常起抑制性作用，如咖啡和茶的中枢兴奋作用就是由于咖啡因和茶阻断腺苷受体而产生的。腺苷还能舒张脑血管。腺苷也有中枢兴奋作用，这与激活不同的受体亚型有关。腺苷受体有 A_1、A_{2A}、A_{2B} 和 A_3 四种，均为 G 蛋白偶联受体。A_1 和 A_3 受体被激动时降低 cAMP 水平，A_1 受体在突触前使 Ca^{2+} 内流减少，而在突触后使 K^+ 外流增加，从而产生抑制效应。腺苷的中枢抑制效应主要由 A_1 受体介导。A_{2A} 和 $A_{2β}$ 受体被激动时增高 cAMP 水平。A_2 受体激活后产生的效应与 A_1 受体激活后的效应正相反，尤其是 A_{2A} 受体。腺苷的中枢兴奋作用即由 A_2 受体所介导。

6. 气体分子类神经递质

(1) 一氧化氮：体内的一氧化氮（nitric oxide，NO）来源于其前体物质 L- 精氨酸，由一氧化氮合酶（nitric oxide synthase，NOS）催化而形成。与经典递质不同的是 NO 不储存于突触囊泡内，不以出胞形式释放，也不与靶细胞膜上特异性受体结合，而是以扩散的方式达到邻近靶细胞，直接结合并激活一种可溶性鸟苷酸环化酶，使胞质内 cGMP 水平升高而产生生物效应。NOS 在脑内分布广泛，以小脑、上丘、下丘、嗅球内含量最高，其次是大脑皮质、海马、终纹等区。NOS 与 NMDA 受体的分布一致，提示两者在功能上有密切联系。NO 在中枢参与 LTP 和 LTD 等突触可塑性。此外，NO 具有神经毒作用，除介入谷氨酸（通过 NMDA 受体）引起的神经毒外，它还与超氧自由基发生反应，生成过氧亚硝酸和二氧化氮等活性氮。当 NO 生成过多时，可产生大量活性氮而导致神经细胞死亡。

(2) 一氧化碳：一氧化碳（carbon monoxide，CO）在血红素代谢过程中由血红素氧合酶（hemeoxygenase，HO）的催化而生成。HO 有 HO-1 和 HO-2 两种异构体，前者存在于神经胶质细胞和少数神经元中，肝和脾中浓度很高；后者在小脑和海马神经元中浓度很高。CO 的作用与 NO 相似，也通过激活鸟苷酸环化酶而发挥其生物效应。

7. 其他　有许多类固醇激素能影响脑功能，故称为神经活性类固醇（neuroactive steroid）。循环血中的类固醇激素，极易进入中枢，脑内神经元上也存在许多性激素和肾上腺皮质激素受体。除了作用于核受体外，这些神经活性类固醇还可产生快速效应，很可能是由膜受体介导的。

第五节　颅内压、脑血流及脑代谢

一、颅内压

颅腔被坚硬的颅骨包绕，其内存在脑组织、血液和脑脊液等内容物，形成一定的压力称为颅内压。通常所指的颅内压是水平侧卧位下经腰椎穿刺接上一定内径（2~3mm）的测压管所测得的压力。一般认为成人颅内压正常值为 5.3~13.5mmHg，压力在 13.5~15mmHg 为可疑颅内压增高，超过 15mmHg 即可确定为颅内压增高。压力在 3.8~5.3mmHg 为可疑低颅压，低于 3.8mmHg 可确定为低颅压。正常情况下，脑组织、脑血液和脑脊液的体积与颅腔是相适应的，从而保持颅内压的相对稳定。

（一）影响颅内压的主要因素

动脉血二氧化碳分压对颅内压的影响来自其对脑血流的影响。当动脉血二氧化碳分压在 20~60mmHg 之间急剧变化时，脑血流改变十分明显，同时伴有脑血容量和颅内压的改变。临床上，过度通气可通过降低动脉血二氧化碳分压，减少脑血流量，从而降低颅内压。

动脉血氧分压在 60~135mmHg 范围内时，脑血流量和颅内压基本不变。当动脉血氧分压低于 50mmHg 时，颅内压的升高和脑血流量的增加相平行。如果低氧的时间过长，出现脑水肿，即使恢复正常氧合后，颅内压也不能恢复正常。高氧时轻度减少脑血流，从而减少颅内压，但这一影响只有在高压氧时才较为明显。

2

平均动脉压在 60~150mmHg 范围内变动时，脑血流量靠其自身调节作用而保持不变，此时血压对颅内压的影响较小超过该范围后，颅内压将随血压的升高或降低而以平行关系的方式升高或降低。中心静脉压升高可逆行增加脑静脉压，从而升高颅内压。胸腹内压增加、呛咳等可导致椎管内的静脉扩张，从而提高脑脊液压力。临床麻醉中多个环节均可使颅内压增高，如气管内插管和拔管、围手术期烦躁、呛咳、术中体位的变化（头低位）等，因此神经外科手术麻醉过程中应采取多种措施预防颅内压的增高。

年龄因素影响颅内压的代偿。婴幼儿的颅缝尚未牢固地融合，颅内压增高可使骨缝裂开，缓解颅内压的增高进程。老年人脑实质萎缩，颅内压代偿空间大，病程相对延长。恶性肿瘤生长较快，引起颅内压增高较早较重；良性肿瘤生长较慢，颅内压增高的症状出现较晚，程度也较轻。不同部位的病变也影响颅内压增高的病程。位于中线和颅后窝的病变容易堵塞脑脊液循环通路，颅内压增高出现较早。颅内大静脉窦附近的病变，可压迫颅内静脉血液的回流，使颅内压增高出现较早。

（二）颅内压增高引起的生理功能紊乱

1. 库欣（Cushing）反应　Cushing 曾将等渗盐水灌入实验犬蛛网膜下隙造成颅内压升高的动物模型，发现当颅内压升到接近舒张压水平时，动物的血压显著升高，脉搏减慢，脉压增大。继续注水则出现潮式呼吸，血压下降，脉搏细弱，最终呼吸停止，心脏停搏而死亡。这被认为是急性颅内压增高的典型表现，称为 Cushing 反应。

2. 脑水肿　颅内压增高可影响脑血流量和脑代谢，从而产生脑水肿。后者进一步增加脑体积，使颅内压更高。临床上所见的脑损伤、脑肿瘤等病变中的脑水肿在开始时多为血管源性脑水肿，而脑缺氧、缺血引起的脑水肿多为细胞中毒性脑水肿。

3. 脑疝　颅内压增高到一定限度时，推挤邻近或远隔部位的脑组织向某些生理性间隙或孔道移位，引起相应的临床症状，称为脑疝。

4. 胃肠道功能紊乱　一部分患者首先表现为胃肠道功能紊乱，主要为胃及十二指肠消化性溃疡的形成和并发穿孔、出血等。这可能与颅内压增高引起下丘脑自主神经功能紊乱有关。

5. 脑血流自动调节功能损害　颅内压影响脑血流自动调节功能。脑灌注压 = 平均动脉压 – 颅内压。在颅内压呈渐进性升高时，脑血流量主要取决于血压与颅内压的关系，而不是颅内压本身。在颅内压增高导致脑血流量严重减少的情况下，适量放出部分脑脊液可使颅内压下降，脑血流量增多。

6. 脑干出血和枕叶皮质梗死　脑干受到颅内压力的推移可导致脑干出血，多见于中脑和脑桥。引起出血的原因可能是动脉血管受到牵拉，特别是基底动脉的穿通支在移位时被拉断或引起血栓形成。大脑后动脉的小脑幕裂孔疝时，游离缘被压于小脑幕裂孔，可导致枕叶皮质梗死。

二、脑血流及其调节

正常人脑重量约占体重的 2%~3%，但脑血流每分钟约 750~1 000ml，占心排血量的 15%~20%。脑血流的分布并不均匀，约(45~60) ml/(100g·min)，平均为 54ml/(100g·min)。灰质的血流量较白质高。在静止状态下，脑灰质的血流量为(76 ± 10) ml/(100g·min)，而白质仅为(20 ± 4)ml/(100g·min)。灰质中又以大脑皮质的血流量最高，平均约 80ml/(100g·min)。而脑皮质的血流量又以中央区或中央前后回最高，为(138 ± 12) ml/(100g·min)。临界脑血流的概念是以脑丧失电和代谢功能为界。脑电活动衰竭的脑血流阈值一般认为是在(16~17) ml/(100g·min)。脑血流量大于 24ml/(100g·min)时，人脑无脑电图缺血表现。氟烷麻醉下，人脑出现脑电图缺血改变时的脑血流量小于 18ml/(100g·min)。体感诱发电位在脑血流量 20ml/(100g·min)时尚能完全维持，但此后开始迅速改变，在 12ml/(100g·min)时完全消失。在导致电活动发生衰竭的脑血流量阈值水平，脑能量贮存尚可大致正常，脑细胞外液的钾离子浓度正常或轻度升高，但离子泵的速度已受到影响。引起离子泵衰竭的脑血流量阈值大约在 10ml/(100g·min)。脑血流量下降导致细胞膜离子泵功能障碍，钾离子大量外流，而钙离子内流。一般以细胞外液钾离子浓度升高超过 10μmol/ml 为泵衰竭标志。脑水肿形成的脑血流量阈值在 20ml/(100g·min)，当脑血流量低于此阈值时，水分开始向细胞内转移。

(一) 脑血流的自动调节

脑血流自动调节是脑血管系统的一种内在能力，当脑灌注压在一定范围内波动时，它能维持脑血流量相对恒定，从而保证了脑代谢的需要。具有正常的自动调节能力对于机体是至关重要的。在健康成年人，当平均动脉压波动于 60~160mmHg 时，脑血流自动调节可以正常发挥作用。但是，当发生脑卒中、高血压、脑外伤、脑肿瘤等严重的脑损伤时会使脑血流自动调节功能下降，这种功能下降可能在短期内恢复，也可能在很长一段时间内处于波动状态，使脑组织耐受损伤的能力下降。

1. 脑灌注压与自动调节　脑灌注压是指输入颅内的平均动脉压与出颅的平均静脉压力之差。正常情况下，颈内静脉压接近于右心房压，故脑血流量主要取决于颈内动脉的压力。当颈内动脉压升高时，脑血流量相应增多；颈内动脉压降低时，脑血流量减少。但脑血流自动调节效应往往大于颈内动脉血压对脑血流的影响。当动脉灌注压升高到维持脑血流恒定的最高值时，血管阻力最大；当动脉灌注压超过维持脑血流恒定的最高值时，脑血流的自动调节机制已不能维持脑血流的稳定，脑血流成线性升高，脑血管阻力反而降低，此时毛细血管压升高，管壁受到过分的牵张，血管内液体成分过多地漏出血管外，形成脑水肿。当动脉灌注压降低到维持脑血流恒定的最低值时，脑血管阻力最低，若动脉灌注压进一步降低则脑血流呈线性减少，导致脑功能障碍。维持脑血流恒定的最低动脉灌注压为脑血流自动调节的下限。

2. 脑血管阻力与自动调节　正常脑血管阻力为(1.3~1.6) mmHg/(100g·min)。若脑血流和颅内压不变，则脑血管阻力与平均动脉压成正比。在脑血流自动调节中，脑灌注压在一定范围内波动不引起脑血流量的改变，是通过脑血管阻力的改变来完成的，脑灌注压升高，脑血管阻力也增高；脑灌注压降低，脑血管阻力也降低。当脑灌注压升高至自动调节的上限时，脑血管阻力最大，超过这一界限，脑血管阻力降低，脑血流量增加。高血压患者，由于脑血流自动调节上限的上移，脑血管阻力也随之上升。高血压患者的脑血管阻力增高是机体通过自动调节，使脑组织免受因脑灌注压增高引起脑血流过度灌注损害的一种保护性反应。动脉硬化时，血管由于动脉粥样硬化斑块的沉着和管壁增厚，形成了血管口径的逐步缩小，脑血管阻力逐步增高。然而，由于机体具有高度的脑血流自动调节能力，在脑血管阻力增高时，平均动脉压亦随之增高，脑血流速度加快而使脑血流量保持相对恒定。反之，若脑血管阻力增高而平均动脉压不增高时，机体会出现脑供血不足的症状。脑血管壁发育不全、血管弹性减退和小血管扩张时，可使脑血管阻力降低和脑血流量增高。在血管口径和脑灌注压不变时，脑血流与血液黏滞度成反比，血液黏滞度越高，脑血流量降低越明显。

3. 颅内压力与自动调节　临床上急性颅脑损伤时，颅内压急剧增高，患者出现血压升高(全身血管加压反应)、心跳和脉搏缓慢、呼吸节律紊乱及体温升高等各项生命体征变化，这种变化即称为库欣反应，是机体为保证脑血流量稳定的一种保护性反射。脑灌注压在颅内压与脑血流关系中有重要作用。当颅内压逐渐升高而脑灌注压维持在 100mmHg 以上时，脑血流量无明显变化；当脑灌注压下降至 61~100mmHg 时，脑血流下降仍不明显，直至脑灌注压下降至 51~60mmHg 时，脑血流量才明显减少。也即在颅内压呈渐进性升高时，脑血流量主要取决于血压与颅内压的关系，而不是颅内压本身。在颅内压增高导致脑血流量严重减少的情况下，适量放出部分脑脊液可使颅内压下降，脑血流量增多。

4. 脑血流自动调节的原理　脑血流自动调节是一个非常复杂的过程。它的调控机制至今尚未完全阐明。目前主要有四种学说解释脑血流自动调节功能的生理机制。

(1) 肌源性学说：最早于 1902 年由 Bayliss 提出，被大多数学者承认并引用。此学说认为当血管跨壁压增加时，压力敏感性钙离子通道被激活，平滑肌细胞内钙离子浓度增加，平滑肌收缩，血管管径变小，脑血流量减少；相反，压力减低时管径扩大，脑血流量增加。体外动物实验证实，当血管内压力快速增加时，离体动脉会发生收缩。但是，体内实验还没有上述充分的证据。

(2) 代谢学说：代谢学说认为脑血流量的减少能刺激大脑释放一些致舒张物质，如二氧化碳、氢离子、腺苷、钾等，均会导致血管舒张。当腺苷等物质增加时，血管舒张，血流量增加；当代谢产物减少时，血流量随之减少。高碳酸血症可以导致强烈的脑血管舒张，因此有学者认为细胞间隙内的游离氢离子浓度也是脑血流自动调节的一个代谢性因素。

(3) 神经源性学说：该理论认为血管周围分布的自主神经在脑血流量自动调节中起一定作用，交感神经兴奋时可使血管的舒缩改变，血管直径、阻力随之发生改变。但是，有学者发现在去除交感神经和副交感神经的动物身上，自动调节功能仍保持，因此指出神经源性并不在脑血流自动调节过程中发挥主要作用。

(4) 内皮细胞源学说：越来越多的研究者认为在脑血流自动调节中某些内皮因素如 NO 发挥着重要的作用。完整的内皮细胞对维持脑血管的反应力是必不可少的，当血管内皮细胞损伤、脱落后，血管自动调节功能紊乱。抑制环氧化酶的活性或抑制内皮源性舒张因子的释放，可使脑动脉丧失内皮细胞依赖性压力舒缩反应。动物实验表明，NO 合成受到抑制的动物脑血流自动调节功能受损。另外，还有研究发现，内皮素、降钙素基因相关肽、神经肽 Y 等也参与了脑血流自动调节。

(二) 脑血流的化学调节

脑血流的化学调节指机体内外环境中各种化学因素对脑血流量的调节作用。这些因素主要是氧、二氧化碳、脑脊液的酸碱状态、氢离子、钾离子和代谢产物腺苷等。

1. 氧　动脉血氧含量可影响脑血流量，从而维持脑组织合适的氧张力，以供脑代谢所需。动脉血氧含量影响脑血流量的机制很复杂，目前尚不完全清楚。脑代谢产物腺苷被认为在这一反应中有重要作用。动脉血氧分压高于 50mmHg 时，脑血流量不受影响。动脉血氧分压低于 50mmHg 时，脑血管开始扩张，脑血流量增加。动脉血氧分压为 32mmHg 时，脑血流量可增加 32%；动脉血氧分压为 15mmHg 时，脑血流量可增加到正常的 4 倍。

2. 二氧化碳　动脉血二氧化碳分压是影响脑血流量的重要因素。动脉血二氧化碳分压对脑血流量的影响主要是通过影响脑脊液 pH 值实现的。当动脉血二氧化碳分压在 25~75mmHg 变化时，脑血流量与动脉血二氧化碳分压呈线性关系，脑血流量随动脉血二氧化碳分压增加而增加，动脉血二氧化碳分压每增加 1mmHg，脑血流量增加 4% [2ml/(100g·min)]。当动脉血二氧化碳分压增加到正常的 2 倍 (80mmHg) 时，脑血流量也会增加 2 倍。而动脉血二氧化碳分压减少到正常的一半时 (20mmHg)，脑血流量也会减少一半。动脉血二氧化碳分压在 75mmHg 以上时，脑血流量增加很少，主要是由于脑血管扩张已接近最大限度，脑血流自动调节能力丧失所致。过度通气可降低动脉血二氧化碳分压，从而降低脑血流量，故在临床上常将过度通气作为降低颅内高压的一种措施。

3. 其他化学因素　脑脊液氢离子可通过脑动脉和小动脉血管壁张力的变化来调节脑血流。pH 值降低可使脑血管扩张，pH 值增高则使脑血管收缩。血液中二氧化碳可自由通过血 - 脑屏障，而血液中 HCO_3^- 仅能缓慢地通过主动运输通过血 - 脑屏障，所以脑脊液 pH 主要取决于脑组织内的 HCO_3^- 和动脉血二氧化碳分压。动脉血二氧化碳间接通过氢离子调节脑血管舒缩。

钾离子也能调节脑血管舒缩功能。在一定浓度范围内，脑脊液钾离子浓度增加，脑血管随之扩张。脑脊液钾离子浓度过低或过高，可导致脑血管收缩。腺苷是脑代谢产物，在脑血流的调节中也有一定作用。腺苷可影响血管平滑肌对钙离子的摄取，对脑血管有扩张作用。

三、脑代谢

大脑的血流量非常丰富，重量只占体重的 2%，血流量却占心排血量的 15%~20%（约 800ml/min）。2/3 的脑血流由颈内动脉供给，其余 1/3 由椎动脉供给。Willis 动脉环使颈内动脉和椎动脉来源的血液混合与平均，并保护大脑免受高血压的影响。脑灰质的血流量平均为 (60~100) ml/(100g·min)，脑白质为 25ml/(100g·min)，但脑局部的血流量差异很大。大脑是高代谢率器官，60% 的能量消耗用于维持神经生理功能，40% 用于维持神经结构的完整性，即大部分的能量消耗用于维持电生理功能，主要是维持离子浓度梯度；其余用于细胞内环境稳定，包括维护细胞膜的功能，神经递质的合成、运送和再吸收等。神经胶质细胞占大脑容量的一半，能量消耗却明显少于神经元。神经胶质细胞除了提供大脑物理性支架外，还具有神经递质重吸收、提供代谢底物和清除代谢废物以及离子缓冲功能。

(一) 脑的能量代谢

脑的正常生理活动需要丰富和稳定的能量供应。在安静状态下，成人脑的代谢率为 1.05J/min，而全身的基础代谢率则仅为 5.23J/min，不足体重 2% 的脑能量代谢却需要全身代谢能量的 20%。正常情况下脑的呼吸商为 1，说明脑的能量需要是由葡萄糖提供的。脑中糖原的贮备量很少，而脑动脉、静脉血流中葡萄糖浓度的差别又很大，说明脑组织依赖血液中葡萄糖为主要能源。脑葡萄糖消耗量约占总体消耗量的 1/4。正常人从 100ml 脑血流中可以摄取葡萄糖 10mg。在安静时，正常脑血流量是 750ml/min，可摄取葡萄糖 75mg/min；脑血流降低时，摄取比率将增大。正常条件下，脑所需葡萄糖主要来自肝贮存糖原的分解，部分来源于肌肉及其他器官。与其他组织相比，脑组织的己糖激酶活性特别高，因此对葡萄糖有较高的利用效率。脑中葡萄糖在正常情况下主要进行有氧代谢，无氧酵解仅占 5%~15%。10mg 葡萄糖在 8~10 秒内需 6.5ml 氧以供分解之用。脑摄取葡萄糖量的 85% 可以分解为二氧化碳和水，转化为能量，其余 15% 葡萄糖大部分不全分解形成乳酸，只有极少量形成糖原贮存在脑组织内。虽然葡萄糖可从非碳水化合物途径生成（如氨基酸、脂肪等），但糖原异生不是脑的主要能量来源。脑中存在氧化酮体的酶系，在一些情况下，脑可以通过氧化酮体获得能量。循环停止后，脑失去氧和葡萄糖的供应，所储存的 ATP 和糖原在 10 分钟内即可完全耗尽，脑组织很快就丧失功能。临床上脑血供停止 5~10 秒就能引起晕厥，接着发生抽搐，超过 4~5 分钟，则有生命危险。

（二）脑代谢与脑功能

正常情况下，脑功能与脑代谢息息相关，大脑组织局部脑代谢的变化与脑区功能的变化相适应，使机体在各种内外环境变化时中枢神经系统功能保持稳定。用 ^{14}C- 脱氧葡萄糖测量大鼠脑局部葡萄糖代谢率，发现皮质、丘脑、内外膝状体以及上下丘的葡萄糖利用率明显高于脑桥灰质或大脑白质等区域。在麻醉条件下，脑的几乎所有部位的代谢率和血流量均比清醒时要少。脑功能的抑制伴有脑代谢率的减少。原发性痴呆患者脑氧消耗量减少，且与痴呆程度相关。电刺激诱发癫痫时，脑功能活动增加，脑氧和葡萄糖代谢率也明显增加。脑的局部功能活动发生改变时，其相应区域的脑氧和葡萄糖代谢率也发生改变。如当嗅球和听觉感受器受到刺激后，可引起嗅觉和听觉相应脑区脑血流和代谢率增加。多种麻醉药可降低脑氧代谢率，临床上可使用麻醉药进行脑功能保护。低温也明显降低脑氧和葡萄糖代谢率，临床上行复杂心脏和肺血管血栓剥脱手术时已广泛使用深低温技术降低脑代谢率，保护脑功能。

局部脑血流、脑代谢和脑功能活动相互协调的关系，也是脑功能磁共振成像的生理学基础。区域脑组织功能增强（激活）时，会伴随一系列局部脑血流、脑血容量、氧摄取和局部脑葡萄糖利用的动力学改变，区域血管内氧合血红蛋白量增加，而去氧血红蛋白量减少。去氧血红蛋白是顺磁性物质，可产生局部梯度磁场，使质子快速去相位。通过磁共振成像系统采集图像可见到激活脑区信号强度增加，从而获得激活脑区的功能成像图。这种方法又称血氧水平依赖（blood oxygenation level dependent，BOLD）对比脑功能成像。脑功能磁共振成像不仅能显示脑功能激活区的部位、大小和范围，而且可直接显示激活区所在的确切解剖位置，其图像的时间和空间分辨率均较高，而且重复性好，无辐射损伤。目前这一技术已广泛应用于心理学、神经科学和麻醉学的研究，取得了大量的研究成果。可以预期，不远的将来术中实时脑功能成像技术将应用于麻醉中脑功能变化的持续监测，成为麻醉科医师的重要监测手段，在揭示麻醉奥秘中发挥重要作用。

第六节　麻醉与脑的生物电活动

本节所述的脑电活动是指大脑皮质许多神经元的集群电活动，而非单个神经元的电活动。脑电活动包括自发脑电活动和皮质诱发电位两种不同形式。

一、自发脑电活动与脑电图

自发脑电活动（spontaneous electrical activity of brain）是在无明显刺激情况下，大脑皮质自发产生的节律性电位变化。用脑电图仪在头皮表面记录到的自发脑电活动，称为脑电图（electro-encephalogram，EEG）。英国生理学家 Richard Caton 首先于 1875 年在动物脑记录到节律性脑电波，而人的脑电波是在 1928 年由德国精神病学家 Hans Berger 首次记录到的。脑电波的发现和脑电图记录实现了人们对睡眠状态的准确判断和定量分析，是研究睡眠的必备手段。现有的麻醉深度监测技术也建立在对特征性脑电信号处理分析基础上的。

（一）脑电图的波形

脑电波的基本波形有 α、β、θ 和 δ 波四种。α 波的频率为 8~13Hz，幅度为 20~100μV，常表现为波幅由小变大、再由大变小，反复变化而形成波的梭形。α 波在枕叶皮质最为显著，成年人在清醒、安静并闭眼时出现，睁眼或接受其他刺激时立即消失而呈快波（β 波），这一现象称为 α 波阻断（alpha block），β 波的频率为 14~30Hz，幅度为 5~20μV，在额叶和顶叶较显著，是新皮质处于紧张活动状态的标志。θ 波的频率为 4~7Hz，幅度为 100~150μV，是成年人困倦时的主要脑电活动表现，可在颞叶和顶叶记录到。δ 波的频率为 0.5~3Hz，幅度为 20~200μV。δ 波常出现在成人入睡后，或处于极度疲劳或麻醉时，在颞叶和枕叶比较明显。此外，在觉醒并专注于某一事时，常可见一种频率较 β 波更高的 γ 波，其频率为 30~80Hz，波幅范围不定。而在睡眠时还可出现另一些波形较为特殊的正常脑电波，如驼峰波、σ 波、λ 波、κ 复合波、μ 波等。

（二）脑电波形的变化

一般情况下，频率较低的脑电波幅度较大，而频率较高的脑电波幅度较小。脑电波形可因记录部位及人体所处状态不同而有明显差异。在睡眠时，脑电波呈高幅慢波，称为脑电的同步化（synchronization），而在觉醒时呈低幅快波，称为脑电的去同步化（desynchronization）。

脑电图的主要波形可随年龄而发生改变。在婴儿期，可见到 β 样快波活动，而在枕叶却常记录到 0.5~2Hz 的慢波。在整个儿童期，枕叶的慢波逐渐加快，在幼儿期一般常可见到 θ 样波形，到青春期开始时才出现成人型 α 波。另外，在不同生理情况下脑电波也可发生改变，如在血糖、体温和糖皮质激素处于低水平，以及当动脉血 CO_2 处于高水平时，α 波的频率减慢；反之，则 α 波频率加快。

临床上，癫痫患者或皮质有占位病变（如脑瘤等）的患者，其脑电波可出现棘波（频率高于 12.5Hz，幅度 50~150μV，升支和降支均极陡峭）、尖波（频率为 5~12.5Hz，幅度为 100~200μV，升支极陡，波顶较钝，降支较缓）、棘慢综合波（在棘波后紧随一个慢波或次序相反，慢波频率为 2~5Hz，波幅为 100~200μV）等变化。因此，可根据脑电波的改变特征，并结合临床资料，用于肿瘤发生部位或癫痫等疾病的判断。

（三）脑电波形成的机制

脑电波的节律比神经元的动作电位慢得多，和神经元的突触后电位的时程较近似。在动物实验中观察到，应用微电极所记录的皮质神经元的慢突触后电位与皮，层表面记录到的脑电波的电位变化相似，尤其在波出现时。但单个神经元的微弱的突触后电位显然不足以引起皮质表面的电位改变，因此认为，脑电波是由大量神经元同步发生的突触后电位经总和后形成的，而突触后电位总和的结构基础是锥体细胞在皮质排列整齐，其顶树突相互平行，并垂直于皮质表面，因此其同步活动较易发生总和而形成强大的电场，从而改变皮质表面电位。大量皮质神经元的同步电活动则与丘脑的功能活动有关。在中等麻醉深度的动物，在皮质广泛区域可记录到 8~12Hz 的类似 α 波的自发脑电活动；在切断丘脑与皮质的纤维联系或切除丘脑后，皮质的这种类似 α 波的节律便大大减弱或消失。但切除皮质或切断丘脑与皮质的纤维联系后，丘脑髓板内核群的类似 α 波的节律仍然存在；以 8~12Hz 的频率电刺激丘脑非特异投射核，可在皮质引导出类似 α 波的电变化。记录丘脑髓板内核群神经元的细胞内电活动时，可观察到重复刺激可出现兴奋性突触后电位（excitatory post-synaptic potential，EPSP）和抑制性突触后电位（inhibitory post-synaptic potential，IPSP）的交替，在皮质也可见到同样节律的电位周期性变化，因而推测皮质电活动的同步化是由于丘脑非特异投射核的同步化 EPSP 和 IPSP 交替出现的结果。以高频电刺激丘脑髓板内核群，可使皮质中类似 α 波的节律变为去同步化快波，这可能就是 α 波阻断的产生机制。

（四）脑电与麻醉深度

临床麻醉中，准确地判断和维持适当的麻醉深度十分重要。美国麻醉科医师协会（ASA）近年提出五条麻醉应达到的目标，即避免术中知晓、最佳的麻醉恢复质量、维持理想的血流动力学、避免术后认知功能障碍和避免术后死亡率增高都与手术过程中麻醉深度调控密切相关。临床上，脑电双频谱指数（bispectral index，BIS）与 Narcotrend 是最常用于麻醉深度监测的方法（详见第三十八章麻醉深度监测）。

二、皮质诱发电位

皮质诱发电位（evoked cortical potential）是指刺激感觉传入系统或脑的某一部位时，在大脑皮质一定部位引出的电位变化。皮质诱发电位可由刺激感受器、感觉神经或感觉传入通路的任何一个部位而引出。诱发电位一般包括主反应、次反应和后发放三部分，主反应为一先正后负的电位变化，在大脑皮质的投射有特定的中心区，出现在一定的潜伏期后，即与刺激有锁时关系。其潜伏期的长短取决于刺激部位与皮质间的距离、神经纤维的传导速度和所经过的突触数目等因素。主反应与感觉的特异投射系统活动有关。次反应是尾随主反应之后的扩散性续发反应，可见于皮质的广泛区域，与刺激无锁时关系。次反应与感觉的非特异投射系统活动有关。后发放则为在主反应和次反应之后的一系列正相周期性电位波动，是非特异感觉传入和中间神经元引起的皮质顶树突去极化和超极化交替作用的结果。

诱发电位的波幅较小，又发生在自发脑电的背景上，故常被自发脑电淹没而难以辨认出来。应用电子计算机将诱发电位叠加，平均和处理，能使诱发电位突显出来，经叠加和平均，处理后的电位称为平均诱发电位（averaged evoked potential）。平均诱发电位目前已成为研究人类感觉功能、神经系统疾病、行为和心理活动的方法之一。临床常用的有体感诱发电位（somatosensory evoked potential，SEP）、听觉诱发电位（auditory evoked potential，AEP）和视觉诱发电位（visual evoked potential，VEP）。体感诱发电位是指刺激一侧肢体，从对侧对应于大脑皮质感觉投射区位置头支引出的电位。以短声或光照刺激侧外耳或视网膜，分别从相应头皮（对应于颞叶和枕叶皮质位置）引出的电位则为听觉或视觉诱发电位。

1. 听觉诱发电位与麻醉深度　听觉是全身麻醉诱导过程中最晚消失及最早恢复的感觉，随着麻醉加深听觉被抑制并逐渐消失。AEPindex 是听觉系统在接受声音刺激后，从耳蜗至各级听觉中枢产生的相应电活动，分为 3 部分：脑干听觉诱发电位（又称短潜伏期听觉诱发电位，接受刺激后 10ms 且≤ 100ms 产生）、中潜伏期听觉诱发电位（middle latency auditory evoked potential，MLAEP）和长潜伏期听觉诱发电位（接受刺激后 >100ms 产生）。MLAEP 是在刺激后 10~100ms 出现，主要产生于内侧膝状体和初级听皮质，MLAEP 与大多数麻醉药（氯胺酮、地西泮除外）呈剂量依赖性变化，并能监测术中知晓。

AEPindex 可用简单的数字（0~100）来反映麻醉、镇静深度。100~60 表示处于清醒状态，59~40 为镇静状态，39~30 为浅麻醉状态，<30 则表示处于充分麻醉状态。内隐记忆形成被抑制的患者 MLAEP 明显被抑制。因此，MLAEP 可预测术中听觉刺激对内隐记忆的影响。

2. 体感诱发电位用于脊髓功能监测　对许多脊柱手术，需做脊髓功能监测，常使用体感诱发电位方法。如果脊髓受损，则体感诱发电位幅度及潜伏期都会发生变化。强效吸入麻醉药使体感诱发电位的潜伏期明显延长，幅度下降，且随吸入浓度的增加抑制作用增强。静脉麻醉药对体感诱发电位的影响较小，氧化亚氮 - 芬太尼类药物 - 肌肉松弛药的麻醉方式对体感诱发电位没有影响。目前尚不清楚控制性降压和中度低温对体感诱发电位的作用，但严重的低血压和休克会明显抑制体感诱发电位。体感诱发电位主要显示脊髓背侧的功能，而脊髓前动脉的血流减少会造成脊髓腹侧部缺血，体感诱发电位往往监测不到。

第七节　麻醉药对中枢神经系统的影响

一、吸入性麻醉药

吸入性麻醉药物均扩张脑血管，使脑血流、脑血容量以及颅内压均增加。增加脑血流的程度与各个药物的内在血管扩张作用与继发性血流 - 代谢偶联的血管收缩作用间的平衡有关。

（一）氧化亚氮

又称笑气，麻醉作用弱，吸入 30%~50% 氧化亚氮有镇痛作用，80% 以上时有麻醉作用。尽管氧化亚氮对脑血流影响的量效反应仍然有争议，但 60%~70% 的氧化亚氮可以产生脑血管扩张和颅内压升高。氧化亚氮对脑代谢影响的争议较大，这与预先应用其他影响脑血流和脑代谢的药物以及种属差异有关。若预先应用地西泮或硫喷妥钠可以阻断氧化亚氮引起的颅内压升高，临床上更受预先用药和联合用药的影响。动物实验表明，在没有预先用药情况下，氧化亚氮可以在 5 分钟内增加脑血流 150%，并且持续近 1 小时。脑血流增加主要在大脑皮质，而且氧的代谢率也增加 150%。颅内压升高的患者吸入 50% 或以上浓度的氧化亚氮可以引起有临床意义的颅内压升高。因此，对颅内顺应性减低的神经外科患者应当慎用氧化亚氮。

2

50%~70% 的氧化亚氮可以引起患者意识消失，并伴有脑电图的 α 节律消失和以 δ 波叠加的快波。80% 的浓度并联合应用肌肉松弛药时，患者的脑电图表现为 4~6Hz 的慢波。

（二）氟烷

氟烷为强效吸入麻醉药，对中枢神经系统可产生较强的抑制作用，但镇痛作用弱。随着氟烷浓度的升高，脑血流逐渐增加，直到发生全身性低血压使脑灌流压减低至脑血管自动调节阈值以下时为止。由于种属差异和实验条件的不同，很难精确获得氟烷的脑代谢量效曲线。动物实验表明，1% 的氟烷可以减少脑氧代谢率 25%；2.3%~9% 的高浓度时，每增加 1% 浓度可使脑氧代谢率降低 15%，直到脑电图呈等电位。过高浓度时，脑的能量代谢发生可逆性的紊乱和乳酸酸中毒。4%~5% 的氟烷可以引起脑电图等电位，在此之前，脑电图发生与浓度有关的改变。在亚麻醉状态，脑电图表现为 12~18Hz 的正弦波；1MAC 时，为 11~16Hz 波；此后每升高 0.5MAC，脑电波的频率减慢 1~15Hz。氟烷还引起脑诱发电位的改变，并与剂量有关。

（三）恩氟烷

随血中恩氟烷浓度升高，中枢神经系统抑制逐渐加深，脑电图呈高电压慢波。吸入 3%~3.5% 恩氟烷，可产生暴发性中枢神经抑制，有单发或重复发生的惊厥性棘波。临床上可伴有面及四肢肌肉强直性阵挛性抽搐。在脑电图上还可以看到恩氟烷能增强对视、听刺激的诱发反应。惊厥性棘波是恩氟烷深麻醉的脑电波特征，$PaCO_2$ 低于正常时棘波更多。当 $PaCO_2$ 升高时，棘波的阈值也随之升高。所以减浅麻醉与提高 $PaCO_2$ 值，可使这种运动神经受刺激的症状立即消失。儿童若吸入 3% 恩氟烷并有中等度 $PaCO_2$ 下降，即见到癫痫样脑电活动。因此，癫痫患者或阻塞性脑血管疾病的患者慎重应用恩氟烷，尤其应避免高浓度吸入和低碳酸血症状态。临床应用的资料与动物实验都没有证明恩氟烷会引起持久的中枢神经系统功能改变。

恩氟烷麻醉时若动脉压保持不变，则脑血管扩张，脑血流量增加，颅内压升高。恩氟烷是较强的大脑抑制药。麻醉愈深，脑氧耗量下降愈多。吸入 3% 恩氟烷，中枢氧耗量降低 50%。恩氟烷麻醉出现癫痫样活动时，则代谢率升高，但也只增高到接近麻醉前水平。

（四）异氟烷

异氟烷对中枢神经系统的抑制与浓度相关。在 1MAC 以内，脑电波频率及波幅均增高；超过 1MAC 时，波幅增高，但频率减少；深麻醉时两者皆减。1.5MAC 时出现暴发性抑制，2MAC 时出现等电位波。深麻醉时、$PaCO_2$ 低或施加听刺激等不产生恩氟烷样的抽搐。0.6~1.1MAC 异氟烷麻醉时，不增加脑血流量；1.6MAC 时，脑血流量倍增，但增加幅度仍不如氟烷麻醉，故颅内压升高亦少。对开颅患者异氟烷在低 $PaCO_2$ 条件下可防止颅内压升高，而氟烷及恩氟烷则不易达到此目的。

（五）七氟烷

用 4% 七氟烷 - 氧气面罩吸入诱导 2 分钟患者意识消失，脑电出现有节律的慢波，随麻醉加深慢波逐渐减少，出现类似巴比妥盐诱发的棘状波群。用 1% 七氟烷行慢诱导，10 分钟意识尚不消失，脑电也无变化。七氟烷抑制中脑网状结构的多种神经元活动，且与剂量相关。七氟烷麻醉过深时也可引起全身痉挛，但较恩氟烷弱。

七氟烷具有与剂量有关的脑血管扩张作用，但比等效剂量的氟烷、异氟烷和地氟烷作用轻微。动物实验表明，七氟烷引起与剂量相关的颅内压升高，氧代谢率降低，而脑血流无明显改变。七氟烷可明显增加猫的颅内压，但对颅内顺应性正常犬的颅内压作用不明显。临床试验表明，七氟烷扩张脑血管，引起与剂量有关的脑血流增加。1.5% 七氟烷对脑血流、颅内压、脑血管阻力以及脑氧代谢无明显影响，而 1.5%~2.5% 的七氟烷却明显降低脑血管阻力，但脑血流增加的程度尚不会引起颅内压升高，脑氧代谢仍无明显改变，脑血管对二氧化碳的反应性仍敏感。

（六）地氟烷

地氟烷有抑制脑代谢和扩张脑血管作用，可以促进脑组织的氧供和缓解动脉阻塞引起的组织氧分压降低。地氟烷具有较强的与剂量有关的扩张脑血管、增加脑血流和升高颅内压的作用。地氟烷引起与剂量有关的脑氧代谢率降低，其对全脑的脑血流 - 脑代谢偶联的影响与氟烷和异氟烷相似。地氟烷维持脑血管对二氧化碳反应的敏感性与异氟烷相似；抑制脑功能作用比其他吸入性麻醉药物强；对脑电图的影响也与异氟烷相似，可以在早期达到突发性抑制。地氟烷引起脑血管扩张，可能会导致敏感患者的颅内压升高；如能维持适当的麻醉深度和适当的过度通气，还可用于颅内顺应性降低的患者。无颅内病变患者快速吸入地氟烷浓度高于 0.5MAC 时，将损害脑血管的静态和动态自动调节功能。而吸入 1.5MAC 或以上浓度的异氟烷时，却可保存脑血管的自动调节功能。单纯应用地氟烷诱导麻醉，可导致心率加快、血压升高和脑血流量增加，因此不宜用于颅内顺应性降低的患者麻醉诱导。

1MAC 地氟烷抑制脑代谢与其他麻醉药物相似，而降低脑氧代谢比其他麻醉药物显著。脑代谢率的降低主要是麻醉药物引起脑活动的抑制，此外还与其抑制交感神经活性有关。因此，地氟烷也具有一定的脑保护作用。

二、静脉麻醉药

（一）巴比妥类药物

巴比妥类最可能作用的靶点为 GABA 受体。在人体中枢神经系统内，GABA 是主要的抑制性神经递质，其受体是一种低聚物的复合体，至少含有 5 个蛋白亚单位，集合形成 GABA 受体及其相关的氯离子通道，以及巴比妥酸盐、苯二氮䓬类、甾体类与印防己毒素结合点。GABA 受体的激活可使氯离子经过离子通道的电导增强，使细胞膜产生超极化状态，因而抑制突触后神经元的兴奋性。所以将 GABA 受体称为配体闸门的氯离子通道（ligand-gated chloride ion channels）。巴比妥能增强和模拟 GABA 的作用。当与受体结合后，此类药物可减少 GABA 与受体的解离，同时能使氯离子通道开放的频率和时间延长。给予稍高于临床浓度的巴比妥类药物，甚至在无 GABA 时也能直接激活氯离子通道。巴比妥能增强 GABA 的作用，故出现镇静与催眠效果；在稍高浓度时的拟 GABA 作用，可使其产生麻醉作用。

硫喷妥钠的中枢作用部位主要是大脑皮质和网状结构，抑制后者的上行激活系统，降低皮质的兴奋性，且直接影响皮质的多突触传导；对小脑、前庭和脊髓的抑制作用较弱。脑电图的变化类似自然睡眠，由清醒状态时的 α 波形渐变为高幅、低频的 δ 和 θ 波，直至出现暴发性抑制，最后呈平台状，恢复正常需要 48 小时。硫喷妥钠对脑氧代谢率呈剂量依赖性抑制；当脑电图呈坪台状时，抑制达最大限度（55%），此反映神经元的需氧量减少，而不是代谢的抑制。脑血流与颅内压呈平行性下降，前者约减少 48%，后者可降低 50% 左右。颅内压的降低能缓解脑疝及氯胺酮、氟烷等引起的颅内压升高，对颅脑手术有利，但对颅内压正常者却无影响。若用药发生呼吸抑制，由于二氧化碳蓄积和脑血流增加，反而使颅内压升高。此外，硫喷妥钠可提高大脑皮质神经元的兴奋阈，故有抗惊厥作用。

在硫喷妥钠亚麻醉浓度下患者呈痛觉过敏，即对疼痛刺激的反应增强。由于当时记忆已缺失，故并无疼痛的回忆。痛觉过敏的表现有心动过速、肌张力增强、出汗、流泪与呼吸急促。硫喷妥钠麻醉后患者可因痛觉增强而挣扎，甚至持续较长时间，其原因可能是同时阻断了网状结构内疼痛传入抑制系统。

（二）阿片类药物

用 1mg/kg 吗啡与 70% 的氧化亚氮麻醉时，人体仍可保持脑动脉自动调节功能的完整。3mg/kg 吗啡与 70% 的氧化亚氮麻醉只引起轻微的脑血流减少和轻度脑代谢抑制。等效剂量的哌替啶或芬太尼复合 70% 的氧化亚氮麻醉也具有相似的作用。阿片类药物拮抗剂可以逆转阿片类药物引起的脑血流和脑代谢改变。

作为术前用药，阿片类药物对脑电图的影响轻微。大剂量的吗啡（1~2mg/kg）或哌替啶（5~10mg/kg）可中度降低 α 频率。动物实验指出，大剂量芬太尼可以诱发大鼠的癫痫样活动，但临床上未证实大剂量芬太尼会诱发神经兴奋性活动。

1. 吗啡　单纯研究吗啡对脑血流和脑代谢作用的试验很少，应用 1mg 吗啡后，对脑血流没有影响，而脑氧代谢却减少了 40%。大多数的试验是在探讨复合麻醉时吗啡对脑血流和脑代谢的影响。70% 氧化亚氮复合吗啡 1~3mg/kg 麻醉时，脑血流和脑代谢无明显改变。由于吗啡可引起组胺释放，引发脑血管扩张，使脑血容量增加，脑血流也受到动脉血压的影响。70% 氧化亚氮复合 2mg 吗啡麻醉时，平均动脉压在 60~120mmHg 范围内，脑血管的自动调节功能完整。

2. 芬太尼　芬太尼对人类脑血流和脑代谢影响的研究资料较少。综合相关资料表明，芬太尼引起中度的脑血流减少和脑代谢降低。大剂量的芬太尼与巴比妥类药物麻醉相比，不改变犬的脑血流自动调节功能，也不影响脑血流对 $PaCO_2$ 变化的敏感性。此外，芬太尼麻醉时，还可以保留大脑对缺氧的充血性反应。

3. 阿芬太尼　巴比妥类药物麻醉的犬，加入 320μg/kg 的阿芬太尼后，脑血流、脑代谢、脑血管对二氧化碳的反应以及脑血管自动调节功能未受影响。目前尚缺乏临床患者的资料。

4. 舒芬太尼　舒芬太尼也引起与剂量有关的

2

脑血流减少和脑代谢降低。对颅压高的患者，应用1~2μg/kg的舒芬太尼可以降低颅内压。

5. 瑞芬太尼 其对脑血流和脑代谢的影响较小，与其他阿片类药物相似。

（三）丙泊酚

丙泊酚作用于中枢神经系统后产生的效应包括镇静、催眠与遗忘，会有短时间镇痛作用。此药与硫喷妥钠不同之处是无抗镇痛作用，亚催眠剂量也不增强躯体对疼痛刺激的敏感性，故用于镇静较为理想。在无刺激的情况下，静脉输注至少2mg/(kg·h)，血中浓度大于2μg/ml才可达到遗忘。短小外科手术，丙泊酚麻醉后患者的情绪可能有变化，但较硫喷妥钠轻微。丙泊酚苏醒后患者常有安宁感，也有报告麻醉后出现幻觉、性幻想与角弓反张等不良反应。肌阵挛现象较硫喷妥钠麻醉后多，但较依托咪酯或甲己炔巴比妥钠少。

麻醉后脑电图的变化与其他静脉麻醉药相似。静脉注射丙泊酚2.5mg/kg，然后连续输注时脑电图初期为α节律增加，继之为γ和θ频率，快速输注时可出现突发性抑制。脑电图功率分析显示诱导后振幅增加，此后在血药浓度3~8μg/ml时无改变。血药浓度高于8μg/ml时，振幅明显降低，并有突发性抑制。脑电双频谱指数（BIS）反映中枢镇静的程度，此指数与血药浓度相关良好，麻醉前清醒患者BIS一般在90以上，麻醉加深时可降至0。丙泊酚麻醉时BIS指数降低，呈血药浓度依赖性抑制。在BIS值63与51时，分别有50%与95%的患者对语言指令无应答。在BIS值77时95%的患者无回忆。丙泊酚麻醉时BIS值的变化曲线与异氟烷、咪达唑仑的曲线大致相同，受试者95%神志消失时的BIS值均为50或略低。

丙泊酚有抗惊厥作用，且为剂量依赖性，也有认为此药可用于处理癫痫发作。与其他静脉麻醉药一样，丙泊酚对脑干听觉诱发电位无影响，但潜伏期延长，并可使皮质的中潜伏期听觉电位振幅降低。研究显示，清醒患者进入无应答状态后听觉诱发电位指数可有突发性变化；而BIS指数不同，在给丙泊酚后随着镇静程度的加深与神志逐渐消失，BIS指数下降。

对颅内压正常与升高的患者，丙泊酚均可降低颅内压，这对颅内手术有利。颅内压正常者，麻醉后颅内压的降低（30%）与脑灌注压稍下降有关；而颅内压高者，颅内压的降低（30%~50%）却伴随着脑灌注压的明显下降，颅内血流量减少，对患者不利。附加小剂量芬太尼或补充适量丙泊酚可消除气管内插管时反应性颅内压升高。在输注丙泊酚时，脑血管对CO_2的正常代偿性反应与自动调节功能尚可保持。丙泊酚对于急性脑缺血，与氟烷和硫喷妥钠一样，具有脑保护作用，且可降低脑氧代谢率。

（四）氯胺酮

氯胺酮的麻醉体征与传统的全身麻醉药不同。单独注射氯胺酮时不像其他全身麻醉呈类自然睡眠状，而呈木僵状。患者麻醉后眼睛睁开，虽然各种反射如角膜反射、咳嗽反射与吞咽反射依然存在，但无保护作用。患者对麻醉与手术失去记忆，但遗忘作用不如苯二氮䓬类药显著。患者神志完全消失，但肌张力增强，眼球呈凝视状或震颤，外观似浅麻醉，但镇痛效果好，尤其体表镇痛明显。上述现象曾被描述为分离麻醉（dissociative anesthesia）。此药虽有良好的镇痛作用，但对内脏的镇痛效果差，腹腔手术时牵拉内脏仍有反应。麻醉中有的患者流泪和唾液分泌增多，并且膝反射、跟腱反射和H反射（脊髓传入反射）亢进。诱发电位的研究结果表明，视觉冲动和躯体感觉冲动仍可从末梢到达皮质感觉区，但因脑不能解读这些传入信息，因而无法对光刺激和皮肤切口的疼痛刺激作出恰当的反应。麻醉期，患者颈部和肢体骨骼肌的张力增强，少数有牙关紧闭和四肢不自主活动。这种表情淡漠、意识消失、眼睛睁开、深度镇痛和肌张力增强的麻醉现象，一般称为类倔强状态或木僵状，系氯胺酮麻醉的特征。

此药选择性地作用于大脑的联络系统，对脑干网状结构激活系统没有或很少影响。感觉的传入冲动可到达大脑皮质，但不能被辨识，因为一些联络区已被氯胺酮所抑制。动物实验发现，氯胺酮麻醉后，对中枢与中脑网状结构行电刺激，疼痛刺激和光刺激所诱发的电位消失，说明此药作用的部位是在弥散的丘脑新皮质投射系统，使通过非特异性网状结构和丘脑的冲动产生功能性阻滞。此外，牙髓疼痛性刺激在皮质的躯体感受区、非特异性丘脑核和中脑网状结构内所引起的电位，也可被氯胺酮消除，提示此药可阻断疼痛冲动向丘脑和皮质区的传播。因而认为氯胺酮的镇痛作用是由于非特异性中脑和丘脑核的通路产生功能性障碍所造成。除抑制丘脑新皮质系统外，氯胺酮还激活边缘系统，使两者功能分离。边缘系统兴奋，可导致苏醒期患者情绪方面的过度活动。脑电图显示用药后

α 节律抑制，丘脑新皮质系统呈同步性高 δ 波，而海马和边缘系统呈慢 θ 波。

氯胺酮麻醉时延髓和边缘系统兴奋，丘脑抑制。因这种选择性的兴奋和抑制作用，以致出现感觉与环境分离、情绪活动与神志消失不符、外观似浅麻醉与深度镇痛作用不一致；感觉虽仍能传入中枢，但不能识别等矛盾现象。

氯胺酮为中枢神经系统非特异性 N- 甲基 -D- 天门冬氨酸（NMDA）受体阻滞剂，阻断兴奋性神经传导的 NMDA 受体是氯胺酮产生全身麻醉作用的主要机制。有些证据显示氯胺酮与脑、脊髓内的阿片受体结合，使阿片受体兴奋，特别是氯胺酮的异构体 S-(+) 对映体具有一定的阿片 μ 受体激动作用，这可部分解释此药的镇痛作用。氯胺酮的脊髓镇痛与抑制广动力神经元活性（wide dynamic range neuronal activity）有关。迄今尚无特异性受体拮抗药能拮抗氯胺酮的全部中枢作用。

氯胺酮能增加脑血流，可导致颅内压与脑脊液压升高。脑代谢与脑氧代谢率亦随之增多。脑电图出现 θ 波，意味着镇痛作用的产生。对于颅内压与脑脊液压升高的患者，只在颅内压与脑脊液压能连续监测和能迅速采取减压措施时才允许应用氯胺酮。预先给予硫喷妥钠或地西泮能阻断此药增加脑血流与升高颅内压的作用。氯胺酮麻醉时脑对 CO_2 的扩血管反应不受影响，因此降低 $PaCO_2$ 能减弱其颅内压升高作用。

（五）依托咪酯

依托咪酯起效快，其起效时间与硫喷妥钠和甲己炔巴比妥钠类似，患者可在一次臂 - 脑循环时间内迅速入睡。此药作用强度约为硫喷妥钠的 12 倍，诱导期安静、舒适、平稳，无兴奋挣扎，且有遗忘现象。

依托咪酯在不影响平均动脉压的情况下，脑血流减少 34%，脑氧代谢率降低 45%。脑灌注压稳定或稍增加，有利于脑的氧供 / 需比值提高。颅内压升高患者用此药麻醉至脑电波呈突发性抑制时，颅内压下降 50%。此药优点是颅内压降低时平均动脉压并不下降。麻醉时脑血管的反应性不消失，理论上过度通气能降低颅内压。

麻醉时脑电图的变化与硫喷妥钠相似，初期 α 波幅增加，伴有突发性 β 波，然后为 δ-θ 波混合，在突发性抑制前 δ 波占优势。麻醉中致癫痫病灶的脑电活动增加，这有助于外科摘除病灶的手术中为癫痫病灶定位。注射依托咪酯后睡眠开始时的脑电图有兴奋现象，其程度与频率接近等效量的甲己炔巴比妥钠，麻醉前用药应给予阿片类药物，以削弱这种作用。此药对听觉诱发电位的影响类似吸入性麻醉药，潜伏期延长，初期皮质成分的振幅降低，脑干诱发电位无变化。当需要监测经颅刺激的运动诱发反应时，依托咪酯对脑电振幅的抑制轻，此点优于丙泊酚。

三、肌肉松弛药

常用的肌肉松弛药对脑血管无直接作用，肌松药可降低中心静脉压，降低脑静脉回流阻力和颅内压。颅内压升高患者的脑血流自动调节功能受损时，升高动脉压的肌松药会升高颅内压。有些肌松药因释放组胺引起脑灌流压降低。在选用肌松药时，要考虑患者的病理生理改变、肌松药的心血管作用以及组胺释放程度。

1. 非去极化肌松药　非去极化肌松药通过释放组胺对脑血管产生影响。组胺可引起平均动脉压降低，导致脑灌注压降低，同时颅内压升高（脑血管扩张）。在血 - 脑屏障完整的情况下，这一作用是由于组胺直接作用于脑血管，还是继发于平均动脉压降低所致尚不清楚。筒箭毒释放组胺的能力最强。目前应用的非去极化肌松药释放组胺的作用很小，包括泮库溴铵、阿曲库铵、维库溴铵等。

非去极化肌松药的间接作用也可影响脑生理，但大多发生在异常情况下，或超大剂量应用时才会出现。肌肉松弛药抑制咳嗽和屏气，可降低颅内压。因此，大部分非去极化肌松药可以用于颅内压升高的患者，但要掌握适当剂量和给药速度，以免引起低血压和组胺释放。

2. 去极化肌松药　在浅麻醉状态下，氯琥珀胆碱可以引发患者颅内压升高。氯琥珀胆碱的肌颤作用与颅内压升高关系不大。加深麻醉或先应用非去极化肌松药可以预防其升高颅内压的副作用。只要麻醉深度适当或配合其他防止患者应激反应（包括控制二氧化碳分压和血压）的措施，氯琥珀胆碱仍可以用于神经外科患者的麻醉诱导。

四、椎管内麻醉

椎管内麻醉系将局部麻醉药注入椎管内的不同腔隙，使脊神经所支配的相应区域产生麻醉作用，包括蛛网膜下腔阻滞麻醉和硬膜外阻滞麻醉两种。蛛网膜下腔阻滞是通过腰穿，把局部麻醉药注入蛛网膜下腔的脑脊液中，从而产生的阻滞。尽管有部分

2

局部麻醉药浸溶到脊髓表面，但局部麻醉药对脊髓本身的表面阻滞作用不大。现在认为，蛛网膜下腔阻滞是通过脊神经根阻滞，离开椎管的脊神经根未被神经外膜覆盖，暴露在含局部麻醉药的脑脊液中，通过背根进入中枢神经系统的传入冲动及通过前根离开中枢神经系统的传出冲动均被阻滞。因此，脊麻并不是局部麻醉药作用于脊髓的化学横断面(chemical transection)，而是通过脑脊液阻滞脊髓的前根神经和后根神经，导致感觉、交感神经及运动神经被阻滞。Cohen 将 ^{14}C 标记的普鲁卡因或利多卡因注入蛛网膜下腔，发现脊神经根和脊髓都吸收局部麻醉药，进一步证实了局部麻醉药的作用部位，而且脊神经根的局部麻醉药浓度后根高于前根，因后根多为无髓鞘的感觉神经纤维及交感神经纤维，本身对局部麻醉药特别敏感；前根多为有髓鞘的运动神经纤维，对局部麻醉药敏感性差。所以局部麻醉药阻滞顺序先从自主神经开始，次之感觉神经纤维，而传递运动的神经纤维及有髓鞘的本体感觉纤维最后被阻滞。交感神经阻滞总是先起效而最后消失，因而易造成阻滞后低血压，尤易出现直立性低血压，故麻醉后过早改变患者体位是不恰当的。交感神经、感觉神经、运动神经阻滞的平面并不一致，一般来说交感神经阻滞的平面比感觉消失的平面高 2~4 神经节段，感觉消失的平面比运动神经阻滞平面高 1~4 神经节段。

局部麻醉药注入硬膜外间隙后，沿硬膜外间隙进行上下扩散，部分经过毛细血管进入静脉；一些药物渗出椎间孔，产生椎旁神经阻滞，并沿神经束膜及软膜下分布，阻滞脊神经根及周围神经；有些药物也可经根蛛网膜下腔，从而阻滞脊神经根；尚有一些药物直接透过硬膜及蛛网膜，进入脑脊液中。所以目前多数意见认为，硬膜外阻滞时，局部麻醉药经多种途径发生作用，其中以椎旁阻滞、经根蛛网膜绒毛阻滞脊神经根以及局部麻醉药通过硬膜进入蛛网膜下腔产生“延迟”的脊麻为主要作用方式。鉴于局部麻醉药在硬膜外腔中要进行多处扩散分布，需要比蛛网膜下腔阻滞大得多的容量才能导致硬膜外阻滞，所以容量是决定硬膜外阻滞“量”的重要因素，大容量局部麻醉药使阻滞范围广。而浓度是决定硬膜外阻滞“质”的重要因素，高浓度局部麻醉药使神经阻滞更完全，包括运动、感觉及自主神经功能均被阻滞。相反，可通过稀释局部麻醉药浓度，获得分别阻滞(differential block)，这种分别阻滞尤其适用于术后镇痛，即仅阻滞感觉神经而保留运动神经功能。硬膜外阻滞可在任何脊神经节段处穿刺，通过调节局部麻醉药的容量和浓度来达到所需的阻滞平面和阻滞程度。

局部麻醉药多经血流而进入大脑。一种方式是经注射部位的血液吸收；另一种方式为局部麻醉药误入血管。局部麻醉药对中枢神经系统的作用，取决于血内局部麻醉药的浓度，低浓度(如普鲁卡因)有抑制、镇痛、抗惊厥作用，高浓度则诱发惊厥。利多卡因、甲哌卡因、辛可卡因，甚至可卡因均有抗惊厥的作用。但利多卡因的治疗范围较广，从抗惊厥至诱发惊厥间的剂量相差 2 倍。利多卡因抗惊厥剂量，与治疗心律失常的剂量十分接近(1~5μg/ml)。局部麻醉药所诱发的惊厥，被视为局部麻醉药的毒性表现。

一旦血内局部麻醉药浓度骤然升高，可引起一系列的毒性症状，按其轻重程度序列：舌或唇麻木、头痛头晕、耳鸣、视力模糊、注视困难或眼球震颤、言语不清、肌肉颤搐、语无伦次、意识不清、惊厥、昏迷、呼吸停止。此时，局部麻醉药一般血内水平多在 4~6μg/ml，但强效的布比卡因或依替卡因在较低浓度(2μg/ml)就可出现毒性症状。毒性症状虽已趋明显，但在脑电图上可无显著改变。酰胺类局部麻醉药中毒的脑电图改变，可呈 α 波消失和慢的 θ 和 δ 波显著增多。

局部麻醉药引起的惊厥为全身性强直阵挛性惊厥。由于肌肉不协调的痉挛而造成呼吸困难。同时因血内局部麻醉药浓度较高对心血管的抑制，造成脑血流减少和低氧血症，也间接影响了脑功能。发生惊厥的机制，可能与局部麻醉药作用于边缘系统、海马和杏仁核有关；杏仁核的血液灌流较其他部位更为丰富，局部麻醉药通过杏仁核的血 - 脑屏障也较容易。因局部麻醉药选择性抑制大脑抑制性通路，使易化神经元的释放未遇到阻抗，故出现兴奋和惊厥。若血内浓度继续升高，则易化和抑制性通路同时受到抑制，使全部中枢神经系统处于抑制状态。

五、麻醉辅助药

(一) 右美托咪定

右美托咪定是一种高选择性 α_2 肾上腺受体激动剂，其对 α_2、α_1 受体的选择性为 1 620 : 1。右美托咪定激动中枢和外周 α_2 受体，发挥良好的镇静、镇痛、降低交感活性等作用，无明显呼吸抑制。

右美托咪定在中枢的主要作用部位为 α_2 受体最密集区 - 脑干蓝斑核，它是控制觉醒的重要部位，通过兴奋蓝斑内的 α_2 受体，产生镇静作用，使患者进入类似生理性自然睡眠状态，且可被语言刺激唤醒。一些颅脑手术需要患者配合完成神经功能定位和肿物切除，右美托咪定可以达到满意的清醒镇静的效果。Plunkett 等报道了 1 例存在严重心肺疾病需在清醒状态下进行甲状腺手术的患者，进行区域阻滞后持续泵注右美托咪定，患者术中能够良好配合外科医师的指令。麻醉手术前良好的镇静有利于缓解术前焦虑。右美托咪定可作为麻醉前用药，可发挥有效的镇静作用，缓解患者的术前紧张焦虑状态，减少由于紧张焦虑引起的不良反应。

右美托咪定激动突触前膜与脊髓的 α_2 受体，使去甲肾上腺素的释放受到抑制，终止疼痛信号下传，产生镇痛作用，因此常被用于围手术期辅助镇痛。

（二）苯二氮䓬类药物

苯二氮䓬类药物主要作用于脑干网状结构和大脑边缘系统（包括杏仁核、海马等）。脑内有两类神经元可影响情绪反应，并互相制约；去甲肾上腺素能神经元增加焦虑反应，而 5- 羟色胺能神经元则抑制之。苯二氮䓬类药可增加脑内 5- 羟色胺水平，并增强另一种抑制性递质——GABA 的作用。GABA 则可抑制去甲肾上腺素能神经元的作用。

1977 年丹麦学者 Squires 和 Braestrup 以及瑞士学者 Moehler 和 Okada 几乎同时发现动物脑内存在苯二氮䓬受体，以后在人体也证明其存在。苯二氮䓬受体分布于整个中枢神经系统，而且在其他组织（如肾、肝、肺）等中也存在。在中枢神经系统中分布最密的是额叶和枕叶皮质、海马和小脑皮质，其次是纹状体、苍白球、下丘脑等；延髓、脊髓等部位也有少量存在。苯二氮䓬受体位于神经元突触的膜上，与 GABA 受体相邻，耦合于共同的氯离子通道，成为 GABA 受体 - 氯离子通道复合体的组成部分。在苯二氮䓬受体水平存在 GABA 调控蛋白（GABA-modulin），它能阻止 GABA 与其受体结合；而苯二氮䓬类与苯二氮䓬受体结合时就阻止 GABA 调控蛋白而发生作用，从而增强 GABA 与其受体的结合，促使氯离子通道开放，大量氯离子进入细胞内，形成超极化，由此产生苯二氮䓬类的一系列作用。边缘系统的受体与苯二氮䓬类的结合可能是产生抗焦虑作用的主要机制；大脑皮质的受体与其抗惊厥作用有关，而脊髓的受体则与其肌松作用有关。研究还表明，苯二氮䓬类的作用还与苯二氮䓬受体被占据的量有关；20% 苯二氮䓬受体被占据产生抗焦虑效应，30%~50% 被占据产生镇静效应，>60% 被占据产生催眠效应。

苯二氮䓬类药物抑制人类和动物的脑血流和脑代谢。脑外伤的患者给予地西泮后，脑血流和脑代谢同步降低。在 70% 氧化亚氮麻醉时，给予地西泮或咪达唑仑可使脑血流在氧代谢变化之前减少 45%。增加咪达唑仑的剂量可使脑血流和脑代谢同步降低。临床上，0.15mg/kg 的咪达唑仑可使患者的脑血流降低 33%，并轻度增加脑血流对 $PaCO_2$ 的敏感性。一般来说，苯二氮䓬类药物可以安全地用于颅内压升高的患者，只要控制 $PaCO_2$ 不过度升高。

（三）氯丙嗪

氯丙嗪是中枢性抑制药，主要作用于边缘系统、网状结构和下丘脑。可产生安静、活动减少、淡漠无欲、嗜睡等。入睡后呼之能醒，脑电图改变与正常睡眠相似。可增强催眠药、镇痛药和其他中枢抑制药的效应。

对下丘脑的抑制作用产生自主神经阻滞，有较显著的抗肾上腺素作用和轻度抗胆碱作用。其抗肾上腺素作用使之有一定的抗休克作用。抑制体温调节中枢，消除寒冷反应，有利于降温。对第四脑室底的化学感受区有抑制作用，故有显著的镇吐作用。

长期应用大剂量氯丙嗪可引起锥体外系症状，表现为肢体震颤、肌张力增高、运动减少、静坐不能等。上述症状一般在停药后可消失，症状严重时可用抗胆碱药治疗。氯丙嗪长期应用也可产生神经安定药恶性综合征。

（四）氟哌利多

有很强的抗精神病作用，持续时间长达 24 小时，但镇静作用远弱于氯丙嗪。抗肾上腺素作用也较氯丙嗪弱，故对血压影响较轻。镇吐作用很强，其效力相当于氯丙嗪的 50 倍。可增加巴比妥类和镇痛药的效应。对呼吸无明显影响。锥体外系反应发生率高，主要表现为运动障碍和静坐不能。

长期应用氟哌利多等神经安定药的患者可发生一种类似恶性高热的严重不良反应，称为神经安定药恶性综合征。其主要表现为高热，骨骼肌张力增高，意识障碍，以及自主神经功能紊乱；转氨酶和肌酸磷酸激酶常增高。病死率可高达 20%。其发生机制可能是中枢多巴胺受体过度阻滞所致的中枢性多巴胺能神经传递功能障碍。

（五）三环类抗抑郁药

三环类抗抑郁药属于非选择性单胺摄取抑制剂，主要抑制去甲肾上腺素和 5- 羟色胺的再摄取，从而增加突触间隙这两种递质的浓度。三环类抗抑郁药以及文拉法辛具有阻断上述神经递质再摄取的作用，使突触间隙的去甲肾上腺素和 5- 羟色胺增加而发挥抗抑郁作用。大多数三环类抗抑郁药有抗胆碱的作用，引起口干、便秘、排尿困难等副作用。此外，还阻断 α_1 肾上腺素受体和 H1 组胺受体而引起过度镇静。

正常人使用后出现安静、嗜睡、血压稍降、头晕、目眩，并常出现口干、视力模糊等抗胆碱反应，连续服用数天后这些症状可能加重，甚至出现注意力不集中和思维能力下降。但抑郁症患者连续服药后，出现精神振奋现象，连续 2~3 周后疗效才显著，使情绪高涨，症状减轻。

第八节　中枢神经系统监测技术

一、脑电图

脑电图是脑生物电活动的检查技术，通过测定自发的有节律的生物电活动以了解脑功能状态。

目前国际脑电图学会建议使用的电极安放方法是采用国际 10~20 系统电极放置法，其特点是电极的排列与头颅大小及形状成比例，电极名称与脑解剖分区相符。放置方法如下：以顶点为圆心，分别向颞侧的各等分点（分 10 等分）引直线，然后以矢状线各等分点为半径作同心圆，按相交点确定电极放置位置，参考电极通常置于双耳垂或乳突。共放置 21 个电极，可根据需要增减电极，电极可采用单极和双极的连接方法。脑电图的描记要在安静、闭目、觉醒或睡眠状态下进行记录，房间温度不宜过高或过低，常采用诱发试验提高脑电图的阳性率。

正常成人在清醒、安静和闭眼放松状态下，脑电的基本节律为 8~13Hz 的 α 节律，波幅为 20~100μV，主要分布在枕部和顶部；β 活动的频率为 14~25Hz，波幅为 5~20μV，主要分布在额叶和颞叶；部分正常人在大脑半球前部可见少量 4~7Hz 的 θ 波；频率在 4Hz 以下称为 δ 波，清醒状态下的正常人几乎没有该节律波，但入睡可出现，而且由浅入深逐渐增多。频率为 8Hz 以下的脑电波称为慢波。与成人不同的是，儿童以慢波为主，随着年龄的增加慢波逐渐减少，而 α 波逐渐增多，14~18 岁接近于成人脑电波。

二、诱发电位的监测

诱发电位（evoked potential，EP）是神经系统在感受外来或内在刺激时产生的生物电活动。绝大多数诱发电位（又称信号）的波幅很小，仅 0.1~20μV，埋没在自发脑电活动（波幅 25~80μV）或各种伪迹（统称噪声）之中，必须采用平均技术与叠加技术：即给予重复多次同样刺激，使与刺激有固定时间关系（锁时）的诱发电活动逐渐增大而显露。目前能对躯体感觉、视觉和听觉等感觉通路以及运动通路、认知功能进行检测。

三、颅内压的监测

颅腔对容积的变化耐受性极差。在正常的生理条件下，脑组织、血液和脑脊液（cerebro spinal fluid，CSF）与颅腔和脊储腔的容积相一致。Monro-Kellie 学说提出了关于颅腔内容物及由其产生的压力之间的关系的观点。当其中任意成分增加时，其余部分适应性转移至相邻区城以避免颅内压（intracranial pressure，ICP） 升高。一旦调节能力达到极限，即使容积少量增加也会起压力呈指数性升高。ICP 的升高会引起脑灌注压（cerebral perfusion pressure，CPP）的下降（CPP=ICP−MAP；MAP= 平均动脉压），氧输送的减少会导致缺血的发生。当 ICP 严重升高时，脑组织会从硬脑膜或骨边缘疝出，会引起突发的致命性的脑组织或脑干缺血。

脑室内导管（intraventricular catheter，IVC），常称为脑室外引流（extraventricular drain，EVD），通常被认为是 ICP 监测的“金标准”，ICP 传递至充满 CSF 的脑室，然后至充满液体的导管，该导管连接到标准外部换能器，从而测得全脑 ICP。此外，导管腔内也可自带换能器。通过脑室导管准确测量 ICP 有赖于所有充满 CSF 的腔室和自由流动的 CSF 之间通畅无阻力。在 Kocher 点头颅钻孔经皮将 IVC 引导至侧脑室前角。导管尖端的理想位置是在病变引起占位效应的大脑半球的对侧脑室内。如果病变导致明显的中线移位和对侧脑室消失，那么导管应放置在患侧大脑半球的脑室内以避免加重中线移位。IVC 传感器系统应校准到零点即 Monroe 孔，与外耳道在同一平面。与一些脑实质内监测设备不同的是，IVC 置入后可反复调零，而前者在置入后不能重新调零。IVC 的主要优势在于脑室导管具有诊断和治疗双重作用。例如，如果出现 ICP 急剧上升（由 IVC 系统测得），可以从 IVC 引流 CSF 从而降低压力，IVC 的双重作用使其成为神经重症监护室常用的监测手段。此外，IVC 也可用来进行药物治疗（例如抗生素或溶栓药），也便于采集 CSF 以进行实验室检查。

四、脑血流的监测

（一）^{133}Xe（氙）清除法

^{133}Xe 是一种可溶性惰性气体，可以从血液快速扩散到大脑，然后再经由大脑清除。通过测量脑外 Gamma 射线的量，分析核素清除率来测定脑血流。此方法可以提供二维的数据，是 ICU 中常用的脑血流监测方法。这种测量方法理论上存在缺陷，因为二维方法是脑组织叠加和透视的结果，并非三维局部脑血流的结果。因此在低血流状态时往往得出错误的结果。^{133}Xe 会从低灌流区扩散到高灌流区，很难维持稳定的 ^{133}Xe 分压也是这种方法的不足。虽然应用了多探头技术，但是仍然不能进行精确的局部解剖定位。这种方法更适用于弥漫性脑病变的脑血流监测。

（二）正电子发射断层

正电子发射断层（postron emission tomography，PET）的基本原理是正电子与电子结合时产生一对光子，通过监测光子的高能放射性，经过回旋加速器和正电子计算机扫描形成一系列二维横向大脑生理功能的图像。这种方法的优点是可以测量疾病的脑血流、血容量、脑代谢和脑深层次的结构。常用的放射性物质有 $^{15}O_2$ 标记的 CO_2 以及 ^{18}F、^{11}C、^{13}N 等正电子发射物质。

（三）阻抗法

阻抗血流图用来测量脑血流量是根据组织内血液对电的阻抗最小，血供多少可增加或减少组织的阻抗。阻抗血流图主要反映脑血容量的变化，只能在减少程度上反映血流量，而且影响阻抗变化的因素较多，阻碍了其在临床的广泛应用。

（四）经颅多普勒

经颅多普勒（TCD）技术是将多普勒技术与低发射频率相结合，从而使超声波能够穿过颅骨薄弱区进入颅内直接获得颅底血管的多普勒信号，进行颅底动脉血流速度监测。该技术的特点是可无创、连续和动态监测脑血流动力学。经颅多普勒技术所测得的是颅内血管的血流速度，由于脑血流速度与脑血流量有良好的相关性，所以经颅多普勒技术可反映脑血流的变化情况。临床一般监测大脑中动脉的流速，间接反映脑血流的变化。

（五）近红外光光谱法

将红外光示踪剂经中心静脉导管注入右心房，记录示踪剂通过脑循环的光信号变化曲线，可计算示踪剂的脑通过时间。脑通过时间反映脑血流量。平均脑通过时间 = 脑血容量 / 脑血流量。

（六）激光多普勒法

采用氦 - 氖激光照射局部大脑皮质，通过计算机分析反射光的多普勒效应可得到局部脑血流的灌流量及变化趋势。该技术可持续无创监测脑微循环血流量，常用于监测脑血管自动调节功能和脑血管对二氧化碳的反应性。

五、脑代谢的监测

脑氧代谢率的测定需要准确测定脑血流量（CBF）、动脉血氧含量及颈内静脉血氧含量。脑氧代谢率 $CMRO_2=CBF(CaO_2-CjO_2)$，脑葡萄糖代谢率 $CMRglu=CBF(Caglu-Cjglu)$。这种方法在动物实验中常被采用，但因为要使用放射性核素，所以临床应用受到限制。

目前临床麻醉中，常采用脑氧代谢率的评估值 $eCMRO_2$ 作为脑氧代谢率的有效替代指标。$eCMRO_2=avDO_2\times PaCO_2\times(CBF/PaCO_2)/100$。目前脑代谢监测的主要手段有颈内静脉氧饱和度、近红外光谱仪和脑组织氧分压等。

（一）颈内静脉氧饱和度监测

颈内静脉氧饱和度（$SjvO_2$）监测技术是通过测量脑静脉血的血氧饱和度，反映脑氧供和氧需求之间的关系，间接反映脑血流情况。通过颈内静脉逆行置管，测量颈静脉球部以上血红蛋白的氧饱和度，在置管过程中要注意颈内静脉插管的深度须在颈内静脉球部以上，避免因混入颅外血液干扰测定结果。颈内静脉氧饱和度的正常值是 55%~71%，其变化与脑氧摄取呈负相关。脑氧摄取增加，颈内静脉氧饱和度下降，当颈内静脉氧饱和度低于 50% 时，提示脑缺血缺氧。在脑严重充血、脑氧代谢率下降和脑死亡患者中，颈内静脉氧饱和度升高，可能与脑氧代谢下降及动静脉分流等有关。颈内静脉氧饱和度反映的是全脑混合静脉血的氧饱和度。

（二）近红外光谱仪监测

近红外光谱仪的65~1 100nm近红外光对人体组织有良好的穿透性，它能够穿透头皮、颅骨到达颅内数厘米的深度。在穿透过程中，近红外光被几种特定分子如氧合血红蛋白、还原血红蛋白及细胞色素等吸收。通过测定入射光和反射光强度上的差异，可用数学公式计算近红外光在此过程中的衰减情况，即可计算出脑血氧饱和度。脑血氧饱和度是局部脑组织的混合血氧饱和度，它的70%~80%成分来自于静脉血，所以主要反映大脑静脉血氧饱和度。脑血氧饱和度的正常值是64% ± 3.4%，小于55%提示异常。影响脑血氧饱和度的主要因素是缺氧、颅内压升高、灌注压下降等。脑血氧饱和度监测目前主要应用于复杂和危重神经外科和心脏外科手术术中脑代谢的监测，判断患者预后。

（三）脑组织氧分压监测

通过在脑局部放置探头可以直接测量脑组织的氧分压。该指标直接反映脑组织的氧合状态，是有创的监测方法。脑组织氧分压的正常值范围是16~40mmHg。10~15mmHg提示轻度缺氧，小于10mmHg提示为重度缺氧。目前该技术主要应用于严重颅脑损伤的患者，以指导治疗和判断预后。

（四）磁共振波谱分析（MRS）

MRS可无创地评估活体脑代谢，MRS的物理学基础是化学位移效应，指处于不同化学环境的原子核，其周围磁场强度会有轻微变化，从而表现出不同的共振频率。以某种物质作为参考基准，以它的共振频率作为频谱图横坐标的原点，不同基团原子核共振频率相对于原点的频率之差作为该基团的化学位移，且与浓度高低有关，以“每百万分之一（parts per million，ppm）”为单位表示。不同的化学环境导致了共振频率的细微差别，由此可鉴别各种生物学相关的代谢产物。这些代谢产物能反映神经的完整性、能量代谢、细胞膜增殖或降解等方面。

六、脊髓功能的监测

（一）术中脊髓诱发电位

刺激外周神经干就可获得脊髓诱发电位。将导管电极置于接近颈膨大的颈段硬膜外腔，然后刺激臂丛神经、桡神经、尺神经或正中神经（分段脊髓诱发电位）可以监测颈髓功能。将导管电极置于腰膨大附近，刺激胫神经或腓总神经（分段脊髓诱发电位）就可以监测腰髓功能。

（二）术中经颅电刺激运动诱发电位或经颅磁刺激运动诱发电位

进行经颅电刺激时，将电极片置于头皮的C3或C4部位，连续给5个（间隔0.2ms）250~1 000V的方波，持续时间0.02~0.2ms，由于刺激电压较高，必须使用耐用的电极片如螺旋形电极片，否则将会造成局部皮肤灼伤。监测经颅磁tc-MEP时，使用电磁线圈进行刺激。一般在拇短展肌（上肢）或胫骨前肌（下肢）插入针状电极记录EMG（CMAP）。

在使用一系列脉冲进行电刺激时（经颅刺激必须重复进行），巨锥体细胞可以直接去极化产生D波。在进行磁刺激时，首先去极化的是中间神经元，随后才是巨锥体细胞，在1.5~2.0ms间隔后产生I波。D波和I波可以组成尖峰波（多种下行冲动）减弱锥体束的传导，脊髓的运动神经元被这些冲动所刺激，从而形成一系列兴奋性突触后电位（excitatory postsynaptic potentials，EPSP）的累加，因此脊髓运动神经元的兴奋有几毫秒的延迟。临床检查中，对清醒状态的患者进行刺激容易引起抽搐，但是在全身麻醉状态下则很少发生抽搐。对脊柱或脊髓的手术通常在全身麻醉下进行，需要进行脊髓功能监测。

（三）术中经颅刺激脊髓诱发电位的监测

经颅刺激同样可以引起脊髓电位的改变，它在监测脊髓功能方面的效果要优于tc-MEPs。经颅电刺激和磁刺激的方法如前述，tc-SCP的记录方法也与SCP相似。

在进行经颅磁tc-SCP监测时，锥体束多种下行冲动和脊髓背角电位累加的产生机制已经有了详细的描述。在te-MEP监测中这一现象并不存在，因为tc-MEP只能记录诱发的肌电图。因此经颅磁tc-SCP监测提供的数据十分可靠。

七、中枢神经成像

成像技术为神经系统疾病的评估和治疗提供了重要的诊断、预后、病理生理学资料，已成为神经系统疾病患者不可或缺的检查，解剖学（结构）成像技术如CT和MRI可提供颅骨结构、脑实质、神经系统血供、脑脊液、脊柱、脊髓和脊神经的信息，从而有助于评估颅内出血、肿瘤、动脉瘤、血管畸形。功能性（生理性）成像技术如灌注CT（perfusion

CT)、弥散-加权MRI(diffiusion-weighted MRI,DWI)、弥散张量成像(diffusion tensor imaging,DTI)、灌注-加权MRI(PWI)和磁共振波谱分析(MR spectroscopy,MRS)提供了重要的介子、生理、生物学信息。

(一) CT

由于CT应用广泛,扫描时间短,在初步评估颅内病变时是首选的成像技术。因扫描时间短,故对那些需快速诊断、紧急手术的脑出血、脑积水、情绪激动不稳定患者,可快速获取资料,有利于早期外科干预,从而改善预后。因而近十年来,急诊CT的应用快速增加。另外,CT容积数据采集行三维重建能提高评估颅内和脊髓结构的能力。CT主要缺点是电离射线照射和不能评估颅后窝和颅中窝底损伤,如颞骨和斜坡易造成"射线硬化"伪影,另外CT造影剂多为非离子型碘剂,血-脑屏障破坏使病变更易显见。

(二) MRI

MRI基于活性氢核在水中的松弛特性,逐步应用于复杂的中枢系统疾病。脉冲序列决定着将从组织获得何种信号。在T1WI(T1-weighted images)加权成像时,脂肪呈明亮信号,充满水的结构如脑脊液则呈黑色。在T2WI(T2-weighted images)加权成像时,脂肪为中间信号呈灰色,而水和脑脊液则呈明亮信号。骨皮质由相对固定的质子组成,不产生信号。流动的血液不产生信号(即导致所谓的信号缺失),一般来说,病灶通常含自由水量过多,因此在T1WI呈黑色,而在T2WI呈明亮信号。因此,T1WI适合于显示解剖结构,T2WI更易于显示病变。使用MRI顺磁性造影剂如喷替酸钆[gadolinium(Gd)-DTPA(diethylenetraminepenta-acetic acid)],使血管和颅内、椎管内病理损伤的显影更清晰,表现为T1信号显影增强区域。

(三) 功能性成像方法

功能性(或生理性)成像提供了结构成像的补充信息,从而有助于更好地显示中枢神经系统病理学特征。脑功能成像或许能说明神经元损伤早期的病理生理过程,评估治疗效果,并可指导进一步治疗以逆转或预防神经元损伤。

1. 灌注CT成像　在多室示踪动力模型的基础上,通过注射碘造影剂首次通过脑循环来完成动态灌注CT(perfusion CT,PCT),因为增强CT中的变化[以亨斯菲尔德(Hounsfield,HU)为单位]与造影剂的浓度成比例,故基于以下中心容积定律,运用数学计算法则,对密度-时间曲线上的每个像素的变化用重叠法计算出灌注参数:

(1)平均通过时间(mean transit time,MTT):指动脉流入和静脉流出的时间差。

(2)注射达峰时间(time to bolus peak,TTP):指从开始注射造影剂到目标区域造影剂浓度达到峰值的时间。

(3)脑血容量(cerebral blood volume,CBV):指每单位脑组织的血容量(灰质血容量的正常范围是4~6ml/100g)。

(4)脑血流量(cerebral blood flow,CBF):指每单位脑组织每分钟的血流量[灰质CBF正常范围是50~60ml/(100g·min)]。

CBF与CBV间的关系公式:CBF=CBV/MTT

PCT主要的优点是应用广泛、定量准确。主要的局限性是无法全脑成像,因为每次注射只限于2~3cm脑组织断层。但320排多模式CT的应用,其可显示全脑脑血流的动态变化。

2. 弥散加权MRI(DWI)和弥散张量成像(DTI)　DWI基于测量水分子的随意运动(布朗运动)、检测组织内水分子移动(或弥散性)水平。从空间磁场梯度可得对水分子沿选择方向弥散的性能敏感的MR序列,获得所谓的DWI。在不同弥散敏感度水平获得弥散-加权成像比值(称为b值),可定量测量平均弥散率,称为表观弥散系数(apparent diffusion coefficient,ADC)。ADC测量水的弥散性,常反映出DWI信号的变化。在弥散增强的区域(如血管源性水肿),DWI信号强度低,而ADC则升高。在弥散受限区域(如细胞毒性水肿),DWI信号强度增加,而ADC信号降低。

该技术广泛用于急性缺血型卒中,在普通MRI显示出异常之前就可见ADC信号降低,DWI信号增加。在病灶处,有一个从弥散受限(即急性卒中时细胞毒性水肿)到弥散不受限(即慢性阶段时的血管源性水肿和脑软化)的短暂的进展。DWI也可用于评估其他中枢神经系统疾病,如脑和脊柱脓肿、表皮样囊肿、创伤性脑损伤(traumatic brain injury,TBI)及研究脑发育成熟尤其是髓鞘形成的过程。

水的弥散特性也用于DTI成像技术中。从微观结构上看,灰质排列无方向性,而白质束的排列则方向性强。大脑中水分子弥散一般成各向同性,但水分子优先沿白质束弥散而非穿过白质(即白质呈各向异性)，弥散张量计算法则常用于模拟白质中的各向异性弥散。可作出部分各向异性(fractional anisotropy，FA)图，FA 指数在 0(代表无弥散方向性的均匀各向异性介质如水)和 1(代表各向异性最大值)之间波动，并且可定向编码彩色图，进行 3D 纤维束成像来显示白质。

3. 灌注加权 MRI　DWI 是检测不可逆梗死组织最有效的方法，而灌注加权 MRI(perfusion-weighted magnetictesonance imaging，PWI)可用于鉴别可逆的缺血，区域 PWI 技术依赖于完成灌注造影的外源性方法[即应用 MRI 造影剂，通常是钆喷酸葡胺溶液(gadopentetatedimeglumine，Gd-DTPA，Magnevist)]或内源性方法(即使用内源性弥散示踪剂通过应用磁共振脉冲以标记流入的水质子来测量 CBF)，在静脉团式注射轧造影剂后，PWI 最常用作造影剂示踪术，由于造影剂敏感性(T2*)的影响，造影剂穿过脑毛细血管时可引起短暂的信号缺失，通过与 PCT 相同的计算法则，可作出血流动力学时间 - 信号强度曲线及计算 MTT、达峰时间、CBF 和 CBV 灌注图。

同样，在注射钆造影剂后，也可用 T1 加权成像来完成 PWI，该技术的图像采集时间长，但可测量血 - 脑屏障的通透性。

"动脉自旋标记"MRI 技术也可以评估脑灌注，该方法没有使用外源性造影剂，而是用内源性弥散示踪剂来测量灌注参数，通过应用磁共振脉冲对流入水质子进行磁性标记。既往该技术多应用于项目研究，但随着计算机处理速度的提升，已逐渐应用于临床。由于不使用造影剂，该技术尤其适用于肾功能不全的患者。

4. 术中 MRI　术中 MRI 逐渐应用于颅内和脊髓病变，切除术中精确定位导航，因此从事现代神经外科的麻醉科医师需要了解术中 MRI 工作原理、程序。研究发现，外科医师认为病变组织已做最大清除的患者中，其中 65%~92% 的患侧在 MRI 指导下还可进一步切除。

1994 年波士顿布莱根妇女医院最先建立术中 MRI，目前此技术已在世界多个医疗中心应用，但是术中 MRI 会影响对患者的管理，例如 MRI 相容性器械监测设备的电磁干扰以及降低麻醉科医师对患者术中管理的便利性。

目前术中 MRI 分为三种类型，最初为固定磁体和患者的开放系统，但是此系统限制了外科和麻醉科医师对患者的操作和管理，也限制术中某些器械和设备的应用，固定磁体 / 可移动患者和可移动磁体 / 固定患者是另外两种常用系统。其中普遍使用的是移动磁体 / 固定患者类型，该类型可使用不相容器械，缺点是患者只有进入磁体空间内才可行图像采集，由此增加时间成本同时还要保持无菌环境以及高成本，固定磁体 / 可移动患者 MRI 与可移动磁体 / 固定患者具有相似的优缺点，但另外其还具有其他成像形式的优点如正电子发射断层、双平面透视等。

近期研究发现，颅内病变切除术中，应用术中 MRI 者手术时间增加约 1 小时 47 分钟。肉眼下病变组织已最大切除者，其中 42% 患者在 MRI 指导下还可做进一步切除。与术中 MRI 组相比，非 MRI 组早期再次开颅(术后 2 周内)发生率增加 7.7%。虽然术中 MRI 增加了成本和手术时间，但是其降低了早期再次手术率，从长远来看，合理应用术中 MRI 可降低医疗费用。

(宋思源　曹君利)

参考文献

[1] 邓小明，姚尚龙，于布为，等．现代麻醉学 [M]. 4 版．北京：人民卫生出版社，2014.

[2] 朱长庚．神经解剖学 [M]. 2 版．北京：人民卫生出版社，2009.

[3] KANDEL E R. Principles of neural science [M]. 5th ed. New York: McGraw-Hill, 2013.

[4] RHOADES R, BELL D R. Medical physiology: principles for clinical medicine [M]. 4th ed. Philadelphia: Wolters Kluwer Health/Lippincott Williams & Wilkins, 2013.

[5] LONGNECKER D E. Anesthesiology [M]. 2nd ed. New York: McGraw-Hill Professional, 2012.

[6] 韩如泉，王保国，王国林．神经外科麻醉学 [M]. 3 版．北京：人民卫生出版社，2018.

[7] ABBOTT N J, PIZZO M E, PRESTON J E, et al. The role of brain barriers in fluid movement in the CNS: is there a 'glymphatic'system ? [J]. Acta Neuropathologica, 2018, 135(3): 387-407.

[8] FRANKS N P. General anaesthesia: from molecular targets to neuronal pathways of sleep and arousal [J]. Nat Rev Neurosci, 2008, 9(5): 370-386.

[9] LEE U, KU S, NOH G, et al. Disruption of frontal-parietal communication by ketamine, propofol, and sevoflu-

rane [J]. Anesthesiology, 2013, 118 (6): 1264-1275.

[10] LEUNG L S, LUO T, MA J, et al. Brain areas that influence general anesthesia [J]. Progress in Neurobiology, 2014, 122: 24-44.

[11] FODALE V, TRIPODI V F, PENNA O, et al. An update on anesthetics and impact on the brain [J]. Expert Opinion on Drug Safety, 2017, 16 (9): 1-12.

[12] COLON E, BITTNER E A, KUSSMAN B, et al. Anesthesia, brain changes, and behavior: Insights from neural systems biology [J]. Prog Neurobiol,2017, 153: 121-160.

[13] LEGRAIN V, IANNETTI G D, PLAGHKI L, et al. The pain matrix reloaded: a salience detection system for the body [J]. Prog Neurobiol, 2011, 93 (1): 111-124.

[14] JI R R, NACKLEY A, HUH Y, et al. Neuroinflammation and central sensitization in chronic and widespread pain [J]. Anesthesiology, 2018, 129 (2): 343-366.

[15] LOGGIA M L, CHONDE D B, AKEJU O, et al. Evidence for brain glial activation in chronic pain patients [J]. Brain, 2015, 138 (Pt 3): 604-615.

[16] RICKARDS C A. Cerebral blood-flow regulation during hemorrhage [J]. Compr Physiol, 2015, 5 (4): 1585-1621.

[17] PUNJASAWADWONG Y, PHONGCHIEWBOON A, BUNCHUNGMONGKOL N. Bispectral index for improving anaesthetic delivery and postoperative recovery [J]. Cochrane Database Syst Rev, 2014 (6): CD003843.

[18] VUTSKITS L, XIE Z. Lasting impact of general anaesthesia on the brain: mechanisms and relevance [J]. Nat Rev Neurosci, 2016, 17 (11): 705-717.

[19] MACDONALD A A, NACI L, MACDONALD P A, et al. Anesthesia and neuroimaging: investigating the neural correlates of unconsciousness [J]. Trends Cogn Sci, 2015, 19 (2): 100-107.

[20] MASHOUR G A, HUDETZ A G. Neural correlates of unconsciousness in large-scale brain networks [J]. Trends Neurosci, 2018, 41 (3): 150-160.

[21] UPADHYAY J, GEBER C, HARGREAVES R, et al. A critical evaluation of validity and utility of translational imaging in pain and analgesia: Utilizing functional imaging to enhance the process [J]. Neurosci Biobehav Rev, 2018, 84: 407-423.

第十五章

麻醉与呼吸

目　　录

围手术期呼吸功能与麻醉的实施密不可分。在循环系统的密切配合下，呼吸系统的主要功能是完成气体交换，为机体提供氧气和排出二氧化碳。同时，它还有调节体内酸碱平衡、分泌激素、排泄和储血等作用。肺是唯一暴露于多种作用力之下的器官，其所受力包括肺通气、血流和表面张力，因此，要理解麻醉和手术中出现的呼吸功能改变、解读相关监测结果、削减各种呼吸系统相关不良事件对预后的影响，应全面了解和掌握肺脏生理学以及麻醉和手术对呼吸功能的影响，这是提供安全麻醉的基础。

第一节　呼吸系统的解剖

呼吸系统由鼻、咽、喉、气管、支气管（叶、段、亚段）、细支气管、终末支气管、呼吸性支气管及肺泡等组成。呼吸系统的基本结构，除包括气道、肺与肺泡组织外，还包括胸廓、各种呼吸肌及肺和胸廓的血供、淋巴、神经支配等。

一、气道

以环状软骨下缘为界，通常将气道分为上、下气道。上气道由鼻、咽、喉组成，是气体进入肺内的门户。主要功能除传导气流外，尚有加温、湿化、净化空气和吞咽、嗅觉及发声等功能。下气道主要由气管、支气管、支气管树及肺泡等组成，根据功能不同，又分为传导气管（气管、支气管树）和呼吸区。

1. 气管　呈管状结构，上端起于环状软骨，通过颈部向下延伸入胸内，在胸骨上、中 1/3 处分叉为左、右支气管。气管分叉部即所谓隆突。成人气管平均长度约 10~13cm，直径约 2.0~2.5cm。气管由 16~20 个 U 形软骨环组成，开口部向背面，由富于弹性的纤维结缔组织连接。气管虽有“C”形软骨支撑，但仍容易受外来压力影响，通常受压 50~70cmH$_2$O 即可引起气管萎陷，如颈部肿瘤、血肿压迫常引起气管狭窄。在人体气管内外压差达 10cmH$_2$O 时，可使气管容量有 42%~56% 的变化。

2. 支气管　气管于第 5、6 胸椎之间，相当于胸骨角水平分叉为左右支气管。在成人，右支气管较左支气管短、粗而陡直，平均长 2.5~3cm，与气管纵轴夹角为 20°~30°。左支气管细，长约 4~5cm，与气管纵轴夹角为 40°~50°。因此插管过深或吸入异物时易入右主支气管。3 岁内的儿童左右支气管与气管纵轴夹角基本相等，约为 55°。

3. 支气管树　左右支气管经肺门进入肺内后反复分支，分别为叶、段、亚段、细支气管、终末支气管、呼吸性支气管、肺泡管、肺泡等共约 23 级（图 15-1）。终末支气管以上不参与气体交换，为传导气道；从 14 级开始的呼吸性支气管以下为腺泡区，是气体交换的主要场所，面积已变为 70cm^2。从 12~19 级气道内径虽从 1.0mm 减小到 0.5mm，但其整个横断面积明显增加，至第 23 级达 0.8m^2，是大支气管横断面积的 30 倍，气流阻力也相应减小，仅占气道全部阻力的 10% 左右（表 15-1）。应用较高压力克服呼吸道阻力来进行通气时，压力主要在大气道内衰减，因此不至于造成肺泡的损伤。

表 15-1　各级气管的内径和横断面积

气道分级	名称	气道直径 / cm	横断面积 / cm^2
0	气管	1.80	2.54
1	主支气管	1.22	2.33
2	叶支气管	0.83	2.13
3	段支气管	0.56	2.00
4	1 级亚段支气管	0.45	2.48
·			
8	5 级亚段支气管	0.18	6.95
·			
16	终末支气管	0.06	180
17	1 级呼吸性支气管	0.05	300
·			
20	肺泡管	0.045	1 600
·			
23	肺泡囊	0.041	11 800

4. 支气管腺体　气管与支气管相似，均由黏膜、黏膜下层和外膜组成。黏膜上皮为假复层柱状纤毛上皮，其间散在着分泌黏液的杯状细胞。支气管分支越细，杯状细胞越少，至细支气管时黏膜仅为一层纤毛上皮和极少的杯状细胞。黏液腺位于气管和支气管的黏膜下层，以中等大小的支气管中数目最多。腺体的大小及数目变化很大，最大者可达 1mm。慢性支气管炎时，腺泡增多，腺体增大。腺体分泌的黏液主要含有酸性和中性多糖，此外还有白蛋白和球蛋白。黏液腺的分泌除源于直接刺

激外，还可由迷走神经反射诱发。乙酰胆碱可促使黏液腺分泌，但对杯状细胞无影响。阿托品能减少黏液腺体的分泌。

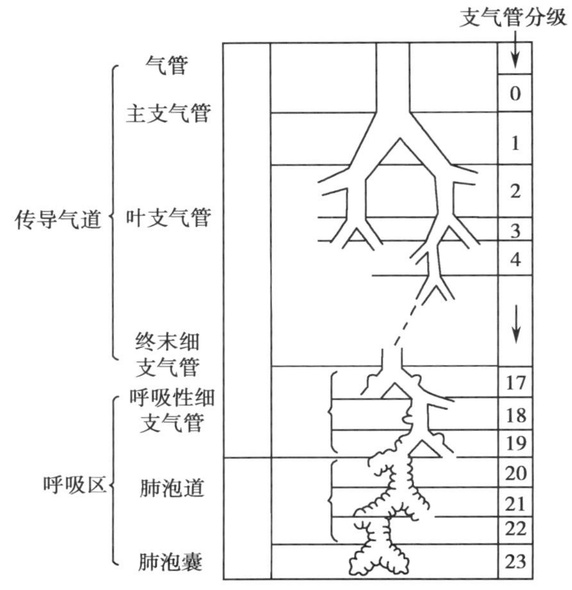

图 15-1　气道分支示意图

正常情况下，气道分泌物有助于维持气道正常功能，减少气道水分丢失，维持纤毛上皮的正常运动，形成黏液毯，并通过特异性或非特异性免疫因子对吸入的病原体起防御作用。病理情况下，黏液腺分泌过多，以致纤毛不能摆动，黏液不能排出；过量黏液还可能阻塞细支气管，使气道引流不畅而易发生感染。

5. 支气管的纤毛　上、下气道除极少部位，均分布有纤毛上皮。纤毛从黏膜的纤毛细胞上长出，纤毛顶端有厚约 5μm 的黏液毯。纤毛在较稀的液体中摆动，速度可变。黏液毯向上方移动的速度为 2.5~3.5mm/min，能有效地将颗粒和病原体等排出气道。

影响纤毛上皮运动和黏液毯活动的因素很多，环境过度干燥可破坏黏液毯；吸烟和一些药物可影响纤毛运动；流感病毒能引起纤毛细胞变性；慢性支气管炎和支气管扩张时，可引起纤毛数目减少。吸入麻醉药如氟烷能通过抑制纤毛运动频率，改变黏液的质和量降低黏液纤毛清除率。吸入氟烷 6 小时后，黏液纤毛清除率降低，并至少延续到停药后 3 小时。

二、肺与肺泡

1. 肺　是有弹性的海绵状器官，形状似圆锥形，位于纵隔两侧。上端称肺尖，下端称肺底，内侧称纵隔面，外侧称肋面。右肺三叶，左肺二叶，外被胸膜、以叶间裂相隔，每叶肺又依支气管和血管的分支，再分为肺段。肺段在解剖构造和功能上，均可认为是一独立单位。

2. 肺泡　是气体交换的场所，为多面型薄壁囊泡，总的表面积成人约 $140m^2$。肺泡的平均直径约为 0.25mm，实际大小因呼吸深度而异，是重力和肺容积相互作用的结果。

肺泡的数目随年龄的增加而增长，在出生时约为 0.24 亿，到 8~9 岁时即可达到成人水平（3 亿）。

三、胸廓

胸廓是由 12 块胸椎骨，12 对肋骨，1 块胸骨和肋间肌构成的骨性结构。肺、气管、支气管、纵隔等重要器官均位于胸廓之内。胸廓的底部由膈肌组成，膈肌的收缩导致胸腔底部下降 1.5~7cm，肺容积增大。正常生理下的呼吸，吸气是主动的，呼气是被动的。在吸气时，胸廓与肺可在前后径、横径、长径三个方向增大体积，产生胸内负压，这有助于将体外的气体抽吸入肺泡，完成吸气。75% 的胸腔容积变化是膈肌运动的结果。

第二节　肺　通　气

肺通气是肺与外界环境之间的气体交换过程。实现肺通气的器官包括气道、肺泡和胸廓等。气道是沟通肺泡与外界的通道；肺泡是气体与血液进行交换的主要场所；而胸廓的节律性呼吸运动则是实现肺通气的动力。理解呼吸力学的基本原理，有助于评估与调控吸入气体的肺内分布，为围麻醉期肺疾病的诊治和确定预后提供理论指导。

一、呼吸动力

呼吸肌收缩、舒张所造成的胸廓扩大和缩小，称为呼吸运动。呼吸运动时，由于胸腔体积的改变，引起胸腔内和肺内压力的变化，形成大气与肺泡气之间的压力差，不仅克服胸廓和肺的弹性阻力以及气道与组织的非弹性阻力，还引起气体在肺与体外间的流动。

1. 呼吸肌　引起呼吸运动的肌肉为呼吸肌。使胸廓扩大产生吸气动作的肌肉为吸气肌，主要有膈肌和肋间外肌；使胸廓缩小产生呼气动作的肌肉为呼气肌，主要有腹壁肌肉和肋间内肌。

2. 吸气运动　总是主动过程。吸气时，膈肌收缩，隆起的圆顶变平下移，从而增大了胸腔的上下径；肋间外肌收缩，使肋骨和胸骨上提，肋骨下缘向外翻转，从而增大了胸腔的前后径和左右径，胸腔体积增大，产生胸腔负压。膈肌收缩引起的呼吸运动称为腹式呼吸；相应地，肋间外肌收缩引起的呼吸运动称为胸式呼吸。在平静呼吸时，75% 的肺通气量是依靠膈肌的收缩来完成；但肋间外肌运动产生胸廓扩张能力较膈肌大，所以在用力呼吸时以胸式呼吸为主。

3. 呼气运动　平静呼吸时，呼气是被动的，膈肌和肋间外肌舒张，肺依靠本身的弹性回缩力量而复位。用力呼吸时，呼气肌才参与收缩，使胸廓进一步缩小，呼气也有了主动的成分。最主要的呼气肌是腹壁肌组织。

4. 肺内压和胸膜腔内压　肺内压是指肺泡内的压力。当呼吸动作产生时，随胸腔体积变化，可产生一系列压力改变。吸气之初，胸腔容量增加，肺内压下降，低于大气压，空气在此压力驱动下进入肺泡，随着肺内气体逐渐增加，肺内压也逐步升高，至吸气末，肺内压和大气压相等，气流也停止。反之，在呼气之初，胸腔容量减小，肺内压升高并超过大气压，肺内气体排出肺外，使肺内气体逐渐减少，肺内压下降至呼气末，肺内压又和大气压相等，重新开始吸气（图 15-2）。

呼吸过程中肺内压变化的程度，视呼吸的缓急、深浅和气道是否通畅而定。平静呼吸时，肺内压在吸气相较大气压约低 1~2mmHg，呼气相较大气压高 1~2mmHg；用力呼吸时，肺内压变化程度增大。当气道不通畅时，肺内压的升降将更大。

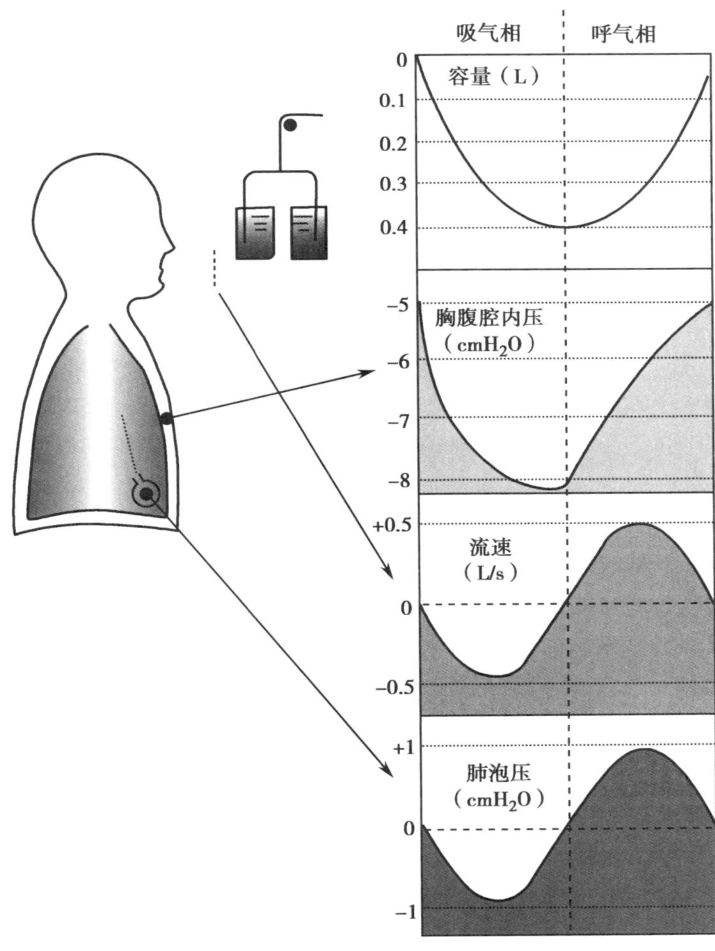

图 15-2　吸气与呼气时，肺容量、胸腔内压力、气体流速与肺泡压的变化过程

2

胸膜腔内压即壁层胸膜与脏层胸膜间的压力，是由肺的弹性回缩力所致。胸膜腔内压是使肺泡扩张的肺内压和使肺泡缩小的弹性回缩力两种力之和，即：胸膜腔内压 = 肺内压 – 肺弹性回缩力。正常情况下，肺总是表现出回缩的倾向，胸膜腔内压因而常为负压。

自主呼吸时，吸气是由胸腔负压引起，为负压呼吸。人工呼吸时是气体被压入肺内，吸气时肺内压比大气压高，胸膜腔内压也因此从负值变为正值，呼气末肺内压逐渐回降至零，为间歇加压呼吸。机械通气时，肺内压和胸腔内压力的增高，是间歇加压呼吸对机体正常生理功能产生影响的基本原因。

二、肺泡表面张力和肺表面活性物质

肺弹性阻力来自肺组织本身的弹性回缩力和肺泡内侧的液体层同肺泡内气体之间的液 - 气界面的表面张力所产生的回缩力。在低肺容量时，决定肺弹力最主要的因素是肺泡表面张力。肺泡表面张力主要受肺表面活性物质（PS）影响。PS 是由肺泡Ⅱ型上皮细胞合成并释放的复杂的脂蛋白混合物，其主要成分是二棕榈酰卵磷脂及一些蛋白质，存在于覆盖肺泡内面极薄的液体膜中，具有降低表面张力的作用。肺表面活性物质中蛋白质占 10%，含量最多的是亲水性、分子量为 28~36KD 的蛋白 A（SP-A）；还有分子量较小的疏水性蛋白 SP-B、SP-C 和 SP-D。从动物肺提取的 PS 制剂含有 SP-B、SP-C，可促进磷脂在肺泡气液界面的吸附和扩展，并有助于单分子层的稳定。SP-A 具有重要的生理功能，如对肺泡Ⅱ型细胞摄取 PS 进行再循环起作用，参与肺的防御机制，抵御感染，诱导巨噬细胞对微生物的杀伤活动。肺损伤时这些蛋白进入循环系统，可能作为判定肺损伤严重程度的标志物。

正常人肺泡大小不等，如以肺泡内压力为 P，肺泡表面张力为 T，肺泡半径为 r，根据 Laplace 定律（P=2T/r），肺泡内压力与半径成反比，与表面张力成正比。若表面张力相同，肺泡大小不等时，则小肺泡内压要比大肺泡内压高。由于肺泡间有交通，所以气体从小肺泡流入大肺泡，小肺泡塌陷，大肺泡膨胀，肺泡将失去稳定性。但实际上由于 PS 的作用，当表面积缩小时，表面张力也按比例下降。肺泡越小，PS 作用越强，这就平衡了大小肺泡腔内的压力，从而保持了肺泡相互间稳定，防止了肺泡萎陷（图 15-3）。PS 的作用与肺容量增减呈平行变化，也使肺泡在吸气过程中不至于过度膨胀，呼气时不会过于萎陷。此外，PS 使肺泡液气界面的表面张力下降，减弱了表面张力对肺毛细血管中液体的吸引作用，防止了液体渗入肺泡。

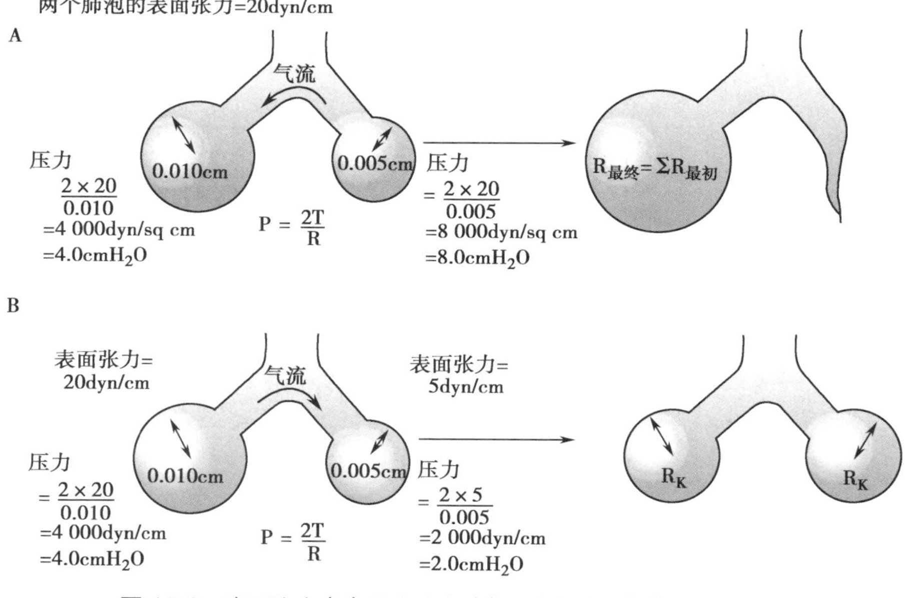

图 15-3　表面张力（T）、肺泡半径（r）和肺泡内压（P）之间的关系

A. 在不同半径的肺泡内，表面张力相等，气流从小肺泡流向大肺泡，导致仅余一个大肺泡；B. 由于肺表面活性物质的存在，小肺泡表面张力小，气流从大肺泡流向小肺泡，最终两肺泡半径相等，容量维持稳定。

PS的代谢非常活跃。正常成人约18~24小时即进行一次更新，其代谢主要为肺泡Ⅱ型细胞再摄取及肺泡巨噬细胞吞噬而排除。正常状态下，合成与分解处于平衡状态。PS的代谢异常与下面因素有关：①先天性缺乏，如胎儿宫内窘迫致肺缺血，Ⅱ型肺泡上皮细胞因供血不足，生成PS的功能降低。胎龄小于32周的早产儿，因PS缺乏，导致肺萎陷和肺泡内表面透明膜形成，造成呼吸窘迫综合征；②任何原因导致肺血流量减少，均可使Ⅱ型肺泡上皮细胞生成PS的功能受损，而致肺塌陷不张。吸入高浓度氧所致氧中毒，可使Ⅱ型肺泡上皮细胞的线粒体发生肿胀和多型性变，妨碍PS的生成。一些有害物质如消毒剂被吸入肺内及X线照射也可损害Ⅱ型肺泡上皮细胞正常功能；③吸入麻醉药如氟烷能可逆性抑制肺泡Ⅱ型上皮细胞合成PS，且这种影响随着氟烷浓度的增大和暴露时间的延长而增强；④长期吸烟和慢性阻塞性肺疾病的患者，PS的合成和活性都降低。此外，机体内还存在PS的对抗剂如胆固醇、油酸、磷脂酶及血液等。血浆蛋白中的许多成分亦可抑制PS的活性，如纤维蛋白、白蛋白等。继发于任何原因的肺泡渗出液均含有丰富的血浆蛋白成分，因降低PS活性而诱发肺萎陷和肺不张；⑤急性胰腺炎患者的血内磷脂酶增加，加速PS灭活和破坏，导致肺不张和严重肺功能障碍。

三、肺通气阻力

肺通气的阻力有两种：弹性阻力(肺和胸廓的弹性阻力)，是平静呼吸时的主要阻力，约占总阻力的70%；非弹性阻力，包括呼吸道阻力，惯性阻力和组织的黏滞阻力，约占总阻力的30%，其中又以呼吸道阻力为主。

1. 呼吸道阻力　指气体流经气道时，由气体分子之间及气流与气道管壁之间的摩擦力所形成，它占呼吸时非弹性阻力的90%。可用单位流速(V)所需要的驱动压(ΔP)来表示：$R(cmH_2O/L/s)=\Delta P(cmH_2O)/V(L/s)$。

呼吸道阻力受气流流速、气流形式、流动气体的密度和管径大小的影响。气流形式主要分层流和湍流两种，两种形式可单独或同时存在，形成混合型气流。层流呼吸道阻力小，湍流呼吸道阻力大。层流见于气体以较慢的速度流经规则的管道时，当气流太快和管道不规则容易发生湍流，如气管内有黏液、渗出物或肿瘤。由于支气管收缩可使层流变为湍流，导致呼吸道阻力急剧增加，这对哮喘患者有重要的临床意义。小支气管和细支气管直径的变化则尤为重要，沿着气道，压力差与气体流速的关系越来越密切。

正常成人全部气道的平均阻力为$1\sim3cmH_2O/(L\cdot S)$，女性的呼吸道阻力比男性高20%，可能与女性气道较狭窄有关。

2. 呼吸道阻力的分布　虽然支气管分支级数越多管腔越细，但是其数量大增，所以其总横断面积也随之显著增大。根据气流速度与横断总面积成反比，横断总面积愈大，气流速度愈慢，而阻力就愈小，至14级支气管后，由于气道与肺泡合并，参与气体交换的总横截面积大幅度增加，故总阻力骤降。因此气道的阻力80%来自大气道，包括鼻、口腔、咽喉和气管。用鼻呼吸时，鼻腔阻力占全部呼吸道阻力的50%，用口平静呼吸时，咽喉和气管阻力占全部阻力的20%~30%。如剧烈活动而分钟通气量增加时，阻力可增加50%。

3. 呼吸道阻力的临床意义　呼吸道阻力与肺内气体分布关系密切。气道梗阻如吸入异物、舌后坠、鼻(口)咽部肿物、喉水肿、气管受压狭窄或扭曲、支气管痉挛、气道黏膜水肿及低肺容量或气流相关的气道塌陷等均使呼吸道阻力显著增高。由于呼吸道阻力增加导致患者通气量减少，患者将用力呼吸以克服呼吸道阻力。由此可产生：①胸腔内压变化，吸气时胸腔负压增大，可出现锁骨上窝凹陷，同时静脉回心血量增加；呼气时胸腔内压明显增高，静脉回心血量减少，可出现颈静脉怒张；②肺泡充盈时间延长；③呼吸肌做功及耗氧量增加。如呼吸阻力增加，机体用力克服呼吸道阻力所消耗的总氧量可高达300ml/min以上，如不及时解除，常因呼吸肌疲劳而导致呼吸衰竭。

正常时呼吸道阻力约为$3cmH_2O/(L\cdot S)$，全身麻醉后可达$3\sim6cmH_2O/(L\cdot S)$，如加上机械阻力，总阻力可达$10cmH_2O/(L\cdot S)$以上。麻醉手术中呼吸道阻力增加见于：①麻醉回路引起的呼吸道阻力增加。因为气流在直导管流动时，其阻力与导管长度及气流速度成正比，而与导管半径的4次方成反比，所以导管过细、过长或扭曲，呼吸道阻力增加更为显著。吸入麻醉装置故障也使呼吸道阻力增加；②气道高反应性、过敏等原因诱发的支气管痉挛；③麻醉药物的影响：吸入麻醉药如氟烷、异氟烷、七氟烷被证实具有扩张支气管的作用，但是对地氟烷的研究显示，吸入1MAC地氟烷对呼吸道阻力无影响，而吸入 1.5MAC 地氟烷则显著增加呼吸道阻力。这可能与吸入高浓度地氟烷增加吸入气体密度有关，并不表明地氟烷具有收缩支气管作用。

四、呼吸功

2

在呼吸过程中，呼吸肌克服弹性阻力和非弹性阻力实现肺通气所做的功为呼吸功。根据克服阻力的不同，可分为弹性功，气流阻力功和惯性功。呼吸功增加，见于胸壁顺应性下降、肺顺应性下降、呼吸道阻力增加、分钟通气量增加。潮气量增加和呼吸频率增加，分别通过克服弹性回缩力和气流阻力使做功增加。顺应性下降的患者更倾向于浅快呼吸，而气流阻力增加的患者倾向于深慢呼吸。呼吸功可用下式表达：

呼吸功 = 胸腔压力差 × 肺容量的改变

呼吸功可通过压力 - 容量曲线测定（图 15-4）。在图 15-4 中，直线 AB 的斜率表示肺顺应性；AB 右侧椭圆形区域面积表示吸气时用以克服非弹性阻力的功；AB 左侧椭圆形区域面积表示呼气时用以克服非弹性阻力的功；三角形 ABC 去除椭圆形后所剩的面积表示吸气时克服弹性阻力的功。

正常情况下，平静呼吸时，呼吸功约为 0.5kg/(m·min)，呼吸耗能仅占全身总耗能的 3%。平静呼吸时，正常人体总的耗氧量为 200~300ml/min，而呼吸器官耗氧量为 0.3~1.8ml/min，约占总耗氧量的 5% 以下。分钟通气量逐渐增加时，呼吸器官耗氧量所占百分数可达 30%。哮喘患者平静呼吸时，呼吸器官氧耗量为正常 4~10 倍。通气量增加时，呼吸器官氧耗量即急剧增加，这是哮喘患者运动耐受性减少的主要原因。

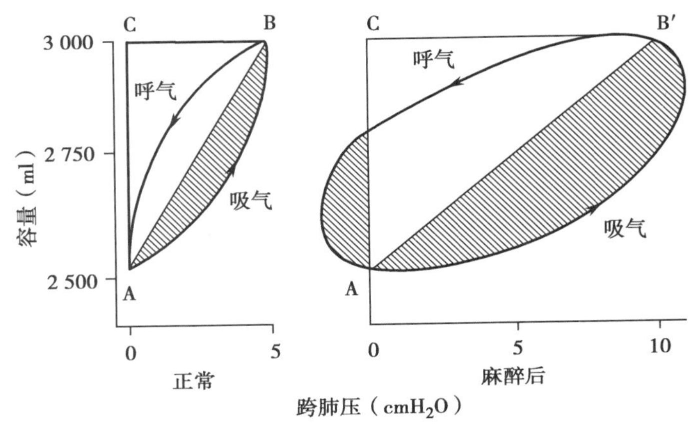

图 15-4　健康清醒与麻醉的患者肺容量和跨肺压在压力容量曲线中的关系

第三节　肺循环生理

肺具有双重供血系统，即肺循环和支气管循环。肺循环主要从右心向左心输送血液，并提供充分的空气与血的接触面，以便进行气体交换，还有一定程度的贮血作用。支气管循环起自胸主动脉，主要为呼吸性小支气管以上的气道组织供应营养物质。肺循环和支气管血管的末梢之间有吻合支沟通。因此，有一部分未经过气体交换的支气管静脉血液（<4% 的心排血量）可经过这些吻合支进入肺静脉和左心房，使主动脉血液中掺入 1%~4% 的静脉血。

一、肺循环和体循环的差异

正常时右心与左心排血量基本相等。相对于体循环系统，肺循环系统是低压、低阻系统，而且缺少瓣膜，易受各种压力的影响而变化。结构上肺循环血管更短更宽，血管壁也较薄，血管平滑肌更少，肺动脉壁只有主动脉壁 1/3 厚，更易扩张；肺的微动脉也无肌组织，因而肺动脉平均压只有主动脉的 1/10~1/5，约 14mmHg，肺静脉压力仅 6mmHg，肺毛细血管平均压或静水压仅为体循环毛细血管的 1/4，约 8mmHg，加上血浆胶体渗透压为 25mmHg，使毛细血管壁和肺泡壁足够薄以利于气体交换，同时又防止肺水肿。

正常时成人肺循环的血容量为 400~600ml，占总血容量的 8%~10%，肺毛细血管切面的总面积为 $40m^2$。静息时，仅 1/15~1/10 的肺毛细血管开放，肺脏的血流大都处于动静脉中，在肺毛细血管直接参与氧合作用的血流仅 60ml。运动时，单位时间内肺血流量增加，毛细血管开放增加，甚至全部开放，从而使肺动脉压不至于增高。

二、调节肺血流和阻力的因素

肺血流量（灌注量）与肺血管阻力密切相关。肺血管分布有完善的神经，对血氧和二氧化碳分压的变化也产生反应，但由于肺微动脉无肌组织，所以此段血管内径的变化主要是受跨壁压的影响，主动舒缩对其血管阻力的影响为次要因素。因肺动脉极易伸张和毛细血管开放数量增加，一般心排血量增加时，肺动脉压不显著上升。只有心排血量比休息时增加 4 倍以上，肺动脉压才升高。而当肺动脉或者肺静脉压力急剧增加达 30mmHg 以上，会导致毛细血管断裂和血液渗漏到肺泡腔，缓慢增加（数月甚至数年）则导致血管重构，使得气体扩散受到影响。

影响肺血管阻力的因素如下：①肺动脉和肺静脉压力上升均可降低肺血管阻力，这是通过血管扩张和关闭的血管重新开放两种机制实现的；②肺容量的变化，当肺容量等于功能残气量时，肺血管阻力最低；高肺容量时肺血管受压，而在低肺容量时肺血管又会失去周围组织的支撑作用而扭曲、狭窄，上述两种情况下肺血管阻力都会增加；③化学介质因素，如低氧血症、高碳酸血症使肺血管阻力上升。无论是内源性还是外源性的一氧化氮或一氧化碳均可调节肺动脉舒张。目前，吸入外源性一氧化氮已经在临床用于降低肺动脉压力；④慢性肺疾病因缺氧肺血管收缩及结构重构，最终导致肺血管阻力增加和肺动脉高压。

第四节　肺容量及肺功能检查

一、肺容量

肺容量（lung capacity）是指不同程度用力呼吸产生的肺内气体容量。虽然各文献专著对各容量概念均提供了一定的参考范围，但肺容量除了存在较大的个体差异外，还受体型、呼吸肌力量和胸廓 - 肺顺应性以及呼吸道通畅程度的影响。肺容量有以下几种（图 15-5）。

1. 潮气量（tidal volume，V_T）　指平静呼吸时，每次所吸入或呼出的气量。男性为 350~550ml，女性为 260~540ml。小儿潮气量可按 6~8ml/kg 计算。

2. 深吸气量（inspiratory capacity，IC）和补吸气量（inspiratory reserve volume，IRV）　IC 是指平静呼气末再用力吸气，吸至不能吸为止，所能吸入的最大气体容量。IRV 指平静吸气末再用力吸入的最大气量。男性为 2 100ml，女性为 1 500ml，它反映肺的储备能力。IRV 是 IC 中的一部分，IC=IRV + V_T。IC 和 IRV 都是肺活量的主要组成部分，反映肺和胸廓在静态状态下的最大膨胀度。

3. 补呼气量（expiratory reserve volume，ERV）指平静呼气末再用力呼气至不能呼出为止所能呼出的气体容量。男性为 1 100~1 900ml，女性为 800~1 300ml。

4. 残气量（residual volume，RV）和功能残气量（functional residual capacity，FRC）　RV 指一次用力呼气后，肺内所残存的气量。男性为 400~1 900ml，女性为 500~1 200ml。老年人及肺气肿患者的肺泡弹性减弱，残气量明显增加，从而使肺活

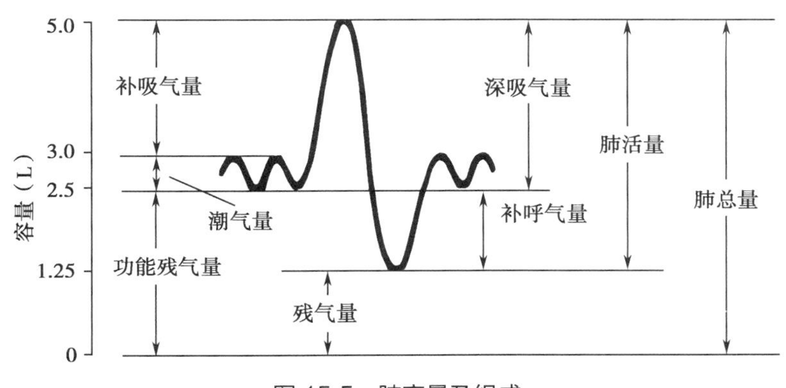

图 15-5　肺容量及组成

量显著减少。FRC 指平静呼气后存留在肺内的气量，即 FRC = ERV + RV。

FRC 是反映气体交换功能的重要标志之一，对 FRC 的影响因素如表 15-2 所示。在呼吸过程中 RV 和 FRC 的重要生理作用，是对吸入到肺泡内的气体有缓冲作用，可使肺泡 O_2 和 CO_2 分压保持相对稳定，对肺泡内气体的弥散过程有一定的稳定作用。RV 和 FRC 能反映肺泡膨胀程度，是目前判断阻塞性肺疾病的最可靠指标。RV 的高低通常不以绝对值表示，而以占肺总量的百分比（RV/TLC%）表示。正常人 RV/TLC<35%，当 RV/TLC>35% 时，提示有不同程度的肺气肿。在急性呼吸窘迫综合征（ARDS），肺内存在广泛性、小灶性肺不张，FRC 明显减少。有学者将 FRC 作为判断 ARDS 病变严重程度及疗效、预后的主要指标。

表 15-2　影响功能残气量（FRC）的因素

降低 FRC 的因素	FRC 增加的因素
卧位	胸内压增加：PEEP，CPAP
麻醉	肺气肿
腹部和胸部手术术后	哮喘
肺纤维化	高龄
肺水肿	
肥胖	
腹胀：妊娠，肿瘤，腹水	
胸廓畸形	
肌肉松弛	

5. 肺活量（vital capacity，VC）　于最大吸气后，作最大努力呼气所能呼出的气量，即深吸气量加补呼气量。男性为 3 400~4 800ml，女性为 2 500~3 200ml。如果以个人肺活量为标准，定期动态观察，肺活量的改变可作为衡量患者呼吸代偿功能的指标。但是肺活量绝对值与肺疾病对呼吸功能损害程度不完全一致，由此单纯以肺活量值衡量肺功能意义不大。

6. 肺总量（tatal lung capacity，TLC）　于深吸气后肺内所含的气量，即肺活量加残气量。男性为 4 600~6 400ml，女性为 3 000~4 200ml。在肺总量不变的情况下，FRC 的增加必然引起深吸气量的减少，从而限制了在必要时增加通气功能的能力。

二、肺通气功能参数及其意义

1. 分钟通气量（minute ventilation，MV/VC）　V = 潮气量（V_T）× 呼吸频率（f）。成人静息分钟通气量约为 6~8L，随人体活动量的增加，分钟通气量也随之增加。在病理情况下，如患甲状腺功能亢进时，由于人体的基础代谢率增加，分钟静息通气量也可明显增高。因此，可将分钟静息通气量作为基础代谢率的指标。此外，还有很多因素能使分钟静息通气量增加，如严重缺氧和紧张、恐惧等精神、神经因素。

2. 最大自主通气量（maximum voluntary ventilation，MVV）　MVV 指人体在 1 分钟内所能呼吸的最大气体容量。根据患者情况，酌情限定患者在 10 秒、12 秒或 15 秒内，进行最快和最大的深呼吸，所测得的通气量分别乘以 6、5 或 4，即为分钟最大自主通气量。正常值：男性为 70~120L，女性为 50~80L。一般以其实测值占预计值的百分比做为判断指标。正常值 >75%，其正常界限为 60%。MVV 受呼吸时弹性及非弹性阻力的影响，因此肺组织病变（肺纤维化、肺水肿），气管、支气管阻塞或狭窄（支气管哮喘），胸廓畸形或呼吸肌障碍（脊柱后弯或侧弯、重症肌无力）等临床改变，均能使 MVV 减少。MVV 主要反映人体通气的储备功能，是通气功能测定中很有价值的一项指标。一般以 MVV 40L 或 MVV 占预计值的 50%~60% 作为手术安全指标，低于 50% 应列为低肺功能，低于 30% 者，一般应列为手术禁忌证。

3. 用力肺活量（forced vital capacity，FVC）　也称时间肺活量（time vital capacity）是指受试者尽量吸足气，然后尽快呼气且尽量呼完的气体容量。正常人 FVC 与缓慢或非用力动作所测得的肺活量相等；但在气道有阻塞者，用力呼气可致气道提早变窄或闭合，FVC 可较肺活量低。二者之差可反映受压气道远端陷闭的气体量。当 FVC<15ml/kg 时，术后肺部并发症的发生率常明显增加。

4. 用力呼气量（forced expiratory volume，FEV_T）　在 FVC 的测定过程中，分别测定最初 3 秒内的呼气量，即为用力呼气量（FEV_T）的值，并分别求其各秒气体容量所占最大用力肺活量的百分比。其中 T 表示呼气时间。由于 FEV_T 测定的是在不同时间呼出的气体容量，所以它实质上测定的是流量。通过估计在特定时间的呼气流量可确认气道阻塞的严重程度。在阻塞性和限制性肺疾病，FEV_T 都会减少。

正常情况下，健康成人能在 0.5 秒内呼出 50%~60%FVC，1 秒内呼出 75%~85%FVC，2 秒内呼出 94 % FVC，3 秒内 97% FVC，其中以第 1 秒用力呼气量（FEV_1）或第 1 秒最大呼气率（也称 1 秒率 FEV_1）最有实用意义。在大多数阻塞性肺疾病患者中，FEV_T/FVC 明显降低，而在限制性肺疾病患者中保持正常。

最大通气量和用力肺活量关系密切，其影响因素也相同。由用力肺活量利用公式可以推算出最大自主通气量，即最大自主通气量（L）=$FEV_1 \times 35$。本公式适应于测定最大自主通气量有困难的患者。

5. 用力呼气流量（forced expiratory flow，FEF）　FEF 为 25%~75% 是在测量 FVC 过程中，呼气在 25%~75% FVC 水平的平均流量，也称最大呼气中段流率（maximum mid expiratory flow rate，MMFR）。体重 70kg 的健康成人正常值为 4.7L/s。这段肺活量水平的呼气流率是与用力无关的，主要反映肺泡弹性回缩力和呼吸道阻力的情况。阻塞性肺疾病患者通常 MMFR 降低，而在限制性肺疾病患者中，保持正常。在早期阻塞性肺疾病患者 MMFR 最先出现降低，较其他指标敏感。MMFR 较 FEV_T/FVC 对受试者用力程度的依赖性更小，且可重复性高。

6. 通气储量百分比　将 MVV 减去分钟静息通气量即为通气储量，以通气储量与 MVV 相比即为通气储量百分比，其公式为通气储量百分比 =（MVV−V）/MVV，是衡量通气功能好坏的又一重要指标。百分率低，提示在应激情况下，所能发动的呼吸储备能力小，即呼吸代偿能力越差。一般正常值为 93%。凡引起 MVV 减少的疾病，通气储量百分比也降低，百分比越低，通气功能越差。当此值降至 60%~70% 时，患者接近气促的阈值。肺切除术前如果在 70% 以下，术后应警惕发生呼吸功能障碍。

7. 流量 - 容量曲线　用力吸气至最大限度，然后用力呼出至不能再呼出为止，其作法与用力肺活量测定基本相同，以 x-y 记录仪描记流量和容量的变化，即可得出流量 - 容量曲线（图 15-6）。从此曲线可得知用力肺活量，最大吸气流量和最大呼气流量，特别是流量与肺容量关系方面有重要的诊断意义。

阻塞性肺疾病通常伴有流量的降低，而限制性肺疾病常有容量的降低。而呼气曲线的变化在很大程度上与患者用力无关，流量主要决定于肺弹性回缩力（从 75% 肺活量至残气量）。健康成人在大部分肺活量范围流量的降低与容量呈正相关，因而呼气相曲线呈线性（图 15-6A）。在阻塞性肺疾病患者中，流量在低肺容量时明显降低，曲线呼出相呈勺状（图 15-6B），这是由于胸膜内压辐射性牵

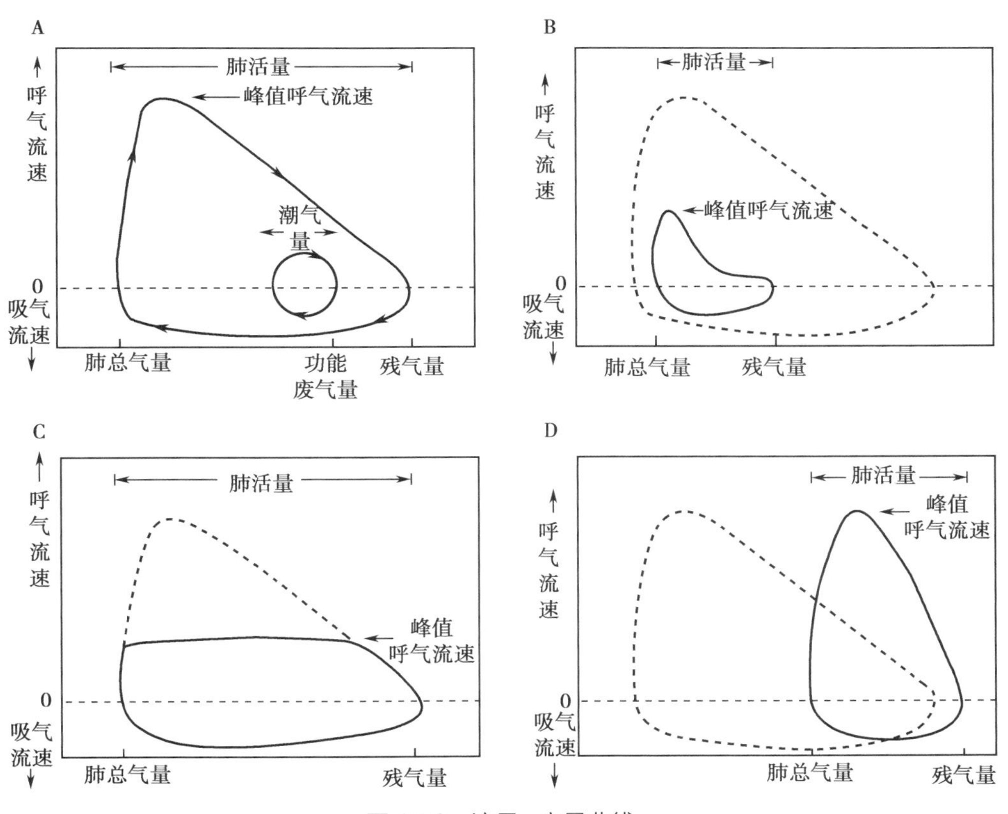

图 15-6　流量 - 容量曲线

A. 健康成人；B. 阻塞性肺疾病；C. 固定大气道梗阻；D. 限制性肺疾病。

引力降低，使小呼吸道阻力增加所致。当有气道梗阻时，伴有典型的呼气和吸气流量受限，吸、呼相曲线均变平坦，曲线呈卵圆形（图 15-6C）。限制性肺疾病患者通常峰值呼气流量相对正常，并随肺容量减少线性降低，但肺容量本身降低（图 15-6D）。

三、用力呼气流量受限的机制

在流量 - 容量曲线中，25% VC 以上水平，随受试者呼气用力程度的增加，呼气流量上升，但当达到某个高水平，即峰流量（peak flow），尽管受试者继续用力，呼气流量非但不会继续增加，反而会逐渐下降，此阶段大约相当于 75% VC 水平（图 15-7）。因此，与用力有关部分的流量增加被称为用力依赖，与用力无关部分的流量被称为非用力依赖。当有肺和胸部疾病时，这种流量限制现象会更加明显。影响呼气流量的主要因素有三个：①呼吸肌的力量（muscular pressure，Pmus）；②肺的弹性回缩力（elastic recoil pressure，Pel）；③呼吸道阻力（airway resistance，Raw）。这三个因素中任何一个因素的异常均会导致呼气流量受限。一般情况下，Pmus 和 Pel 与呼气流量成正比，呼气用力越大，弹性回缩力越大，呼气流量越多；Raw 与呼气流量成反比，Raw 越高，呼气流量越小。

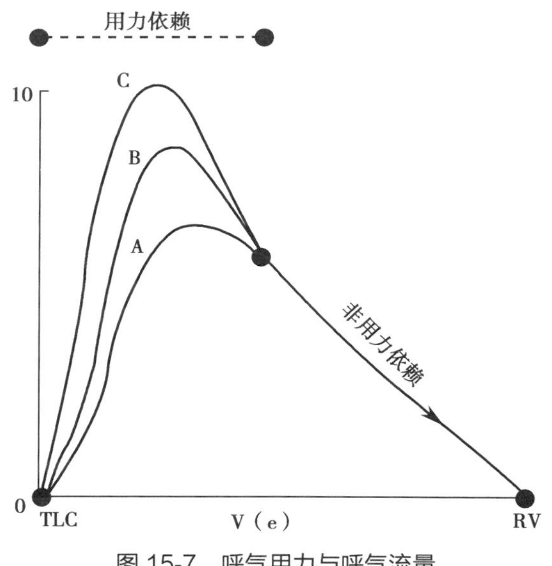

图 15-7　呼气用力与呼气流量

目前应用等压点（equal pressure point，EPP）学说来解释用力呼气流量受限的原因（图 15-8）。图 15-8A 显示了在 FRC 水平时，正常肺内及胸腔内压力，此时跨气道压为 5cmH$_2$O，气道保持扩张。在正常吸气中段胸腔内负压增加，跨气道压增加至 6.8cmH$_2$O（图 15-8B）。在正常呼气时，呼气为被动的，肺泡压（P_A）仅由肺弹性回缩力产生（2cmH$_2$O），跨气道压减小（5.2cmH$_2$O）但仍能维持气道扩张（图 15-8C）。在用力呼气开始时 P_A 较大（12cmH$_2$O），随气流速度增加，呼吸道阻力也随之增加，故 P_A 不断被衰减；当衰减至某一点，此点的气道内、外相等时就被称为等压点（EPP）（图 15-8D）。EPP 的上端靠近肺泡侧为上游段；EPP 的下端，靠近口腔侧为下游段。在上游段，气道内压（Pin）大于气道外压（Pout），气道不会受压变窄；一旦至下游段，随驱动压衰减，Pin<Pout，气道就可能不同程度受压；一旦气道被动态压缩，呼吸道阻力继续增加，呼气流速必然进一步减慢。此时继续用力，只能增加气道外压，使内外压力差更大，气道受压更明显，流量受限也更明显，由此形成非用力依赖段。

这就可以解释为什么在生理状态下用力呼气时，正常的跨壁压发生逆转可引起小气道提早关闭，形成气流相关的气道塌陷。肺气肿的患者肺泡弹性回缩力减弱，EPP 更靠近肺泡侧，气道动态压缩增加，呼气流量受限加重（图 15-8E）。临床上，人们常见到 COPD 患者缩唇样呼气，原因在于通过增加口腔阻力，限制呼气流速，有助于 EPP 向口腔方向移动，呼气流量受限减轻（图 15-8F）。

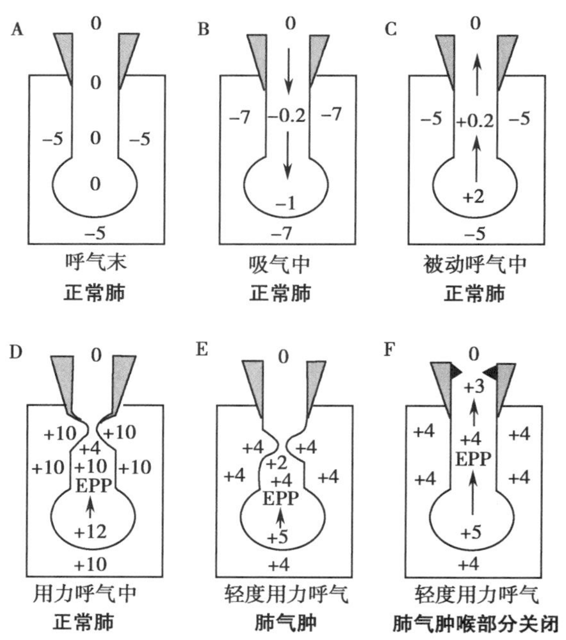

图 15-8　跨气道压力梯度示意图

四、肺泡通气量和无效腔量

依据人体所处的不同状态和实际参与肺泡气

体交换通气量多寡，可将肺的通气量分为分钟通气量、肺泡通气量和无效腔量。

一般情况下，大约每次呼吸有 2/3 的通气量到达有血液灌注的肺泡参与气体交换，这部分称为肺泡通气量或有效通气量。其余 1/3 通气量未参与气体交换，称为无效腔量或生理无效腔量。生理无效腔量又可分为两部分：充填传导气道部分的气量，也称解剖无效腔量；肺泡通气良好而相应的血液灌注不良时，气体交换不能充分进行的那部分气量，也称肺泡无效腔量（图 15-9）。

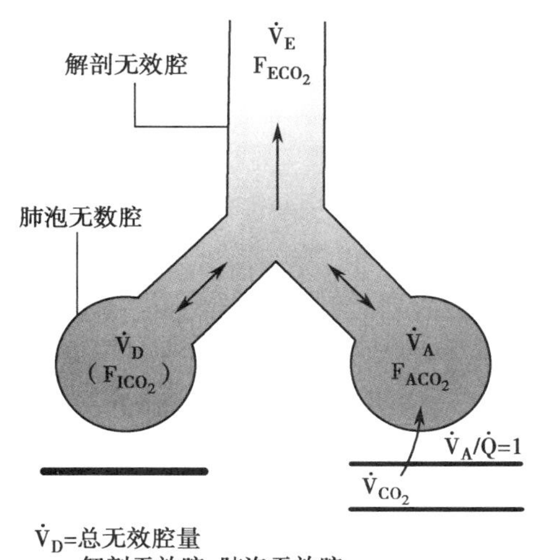

图 15-9　生理无效腔量示意图

解剖无效腔量大约为 2ml/kg，健康人仰卧位时，由于肺泡无效腔量极小，可以忽略不计，此时生理无效腔量约等于解剖无效腔量。病理情况下，解剖无效腔量一般变化不大，生理无效腔量主要反映肺泡无效腔量。影响肺泡无效腔量的因素有：①肺泡血液灌注压不足。在各种类型循环衰竭引起低心排血量出现肺循环压下降时，无血液循环灌注的肺泡明显增加，这种效应在低血容量时更明显。在行控制性降压时，也可使肺泡无效腔量明显增加，若患者的生理肺泡无效腔量可超过潮气量的 75% 时，就会发生严重的肺泡通气不足。②体位的影响。肺血流的分布受重力影响，在侧卧位时，约有 2/3 的肺血流分布在下侧肺，而自主呼吸的通气大部分也通向下侧肺，因而肺泡无效腔量变化很小。然而在人工通气下，则上侧肺的通气较多，而血流分布较少，形成肺泡无效腔量增加。近来研究发现，当发生急性呼吸窘迫综合征时，将患者由仰卧位变为俯卧位，会使胸膜腔负压梯度减小，肺内气体的分布变得更为均匀，从而使背侧肺组织的通气得到改善，同时肺内血流又优先分布到背侧肺组织。因此背侧的肺组织通气 / 血流比率改善，气体交换增加，氧合程度也改善。③无血液灌注的肺泡通气。在肺栓塞、肺毛细血管收缩、或肺泡隔和其中血管广泛性破坏所致肺阻塞性疾病以及胸外科手术时，外力引起肺循环阻塞等，使部分肺泡没有血液灌注，肺泡内气体不能进行气体交换而增加肺泡无效腔量。④全身麻醉时无论自主呼吸或人工通气，均能使肺泡无效腔量增加，平均增加约 70ml。在气管内插管全身麻醉下，患者的无效腔 / 潮气量（$\dot{V}_D/\dot{V}_T$）约为 30%~35%，然而由于存在机械无效腔及其他增加解剖无效腔的因素，所以全身麻醉中应适当增加潮气量，以提供足够的肺泡通气量。

$\dot{V}_D/\dot{V}_T$ 的比值可作为反映通气效率的指标。在健康成人比值通常小于 0.30，即 70% 的通气量是有效的。在严重阻塞性肺疾病时，$\dot{V}_D/\dot{V}_T$ 可增加到 60%~70%，此时通气效率明显降低。如果 $\dot{V}_D/\dot{V}_T$ 增加，将使分钟通气量相应降低而引起 $PaCO_2$ 迅速升高。若在 $\dot{V}_D/\dot{V}_T$ 增高时要保持 $PaCO_2$ 不变，则必须增加分钟通气量。

如应用面罩等装置进行呼吸，面罩内腔属无效腔，也称为机械无效腔。例如患者潮气量为 400ml，其解剖无效腔为 150ml，当用内腔容量为 250ml 的面罩呼吸时，则肺泡通气量为 400–250–150=0。可见此人虽有呼吸动作，其实并没有进行有效的气体交换，发生缺氧、窒息则是必然的后果。所以在临床上观察患者的通气量，更应注意到有效肺泡通气量。

第五节　气 体 交 换

一、肺血流分布

与体循环不同，虽然总肺血流量取决于总驱动力和总血管阻力，但血流量在肺内的分布存在明显的不均一性，而且这种不均一性是动态变化的。局部肺血流量受重力和非重力因素的共同影响，重力因素在血流分布中为次要因素，非重力因素包括体位、血管阻力、肺泡压等多种因素。

2

重力因素对肺血流分布的影响，主要与局部血液的静水压密切相关，体现在①垂直方向重力平面分布不均匀；②零重力使灌注更加均匀；③直立位相对仰卧位影响更大。以直立位为例，自肺底到肺尖的高度共约25cm，静水压和肺动脉压逐渐下降，肺动脉压即驱动压也从25cmH_2O（约18mmHg）降到约0。非重力因素对肺血流分布的影响更大（图15-10），具体体现在：①相同重力平面，水平方向的不均匀性要比垂直方向的不均匀性更显著，如肺中央区域的灌注高于肺外周区域；②仰卧位和俯卧位的肺血流分布相似；③增加肺泡压力（如正压通气）会压迫其周围的毛细血管，进一步降低局部血流；④呼气末气道正压（PEEP）可促进肺中央区域的血流向外周区域分布。

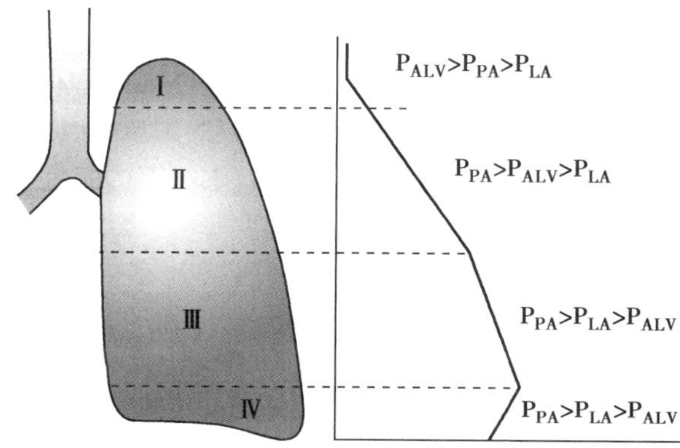

图15-10　体肺灌注扫描垂直位显示，除重力因素外，从中心到外周的肺血流分布在增加下侧肺区域血流的作用中起主导地位

在肺血管压力和肺泡通气的共同作用下，为了模拟血流分布不均一性，West等建立了一个简化的分类模型，根据肺泡压（P_{ALV}）、肺动脉压（P_{PA}）和肺静脉压（P_{PV}）在不同肺区有着不同的相关性，将肺血流量分为三个区域（图15-11）。Ⅰ区在肺的最上部分，此区$P_{ALV}>P_{PA}>P_{PV}$。肺泡压传递至肺毛细血管，血管被压塌陷，肺血流量少。在理论上此区为无血流灌注区，即使接受人工通气也缺乏血流灌注，仍为肺泡无效腔量。正常情况下，所涉及的范围较小，但当肺动脉压降低，如低血容量性休克、正压通气，使肺泡内压上升时，Ⅰ区范围会扩大。

Ⅲ区出现于肺的重力依赖性区域，此时$P_{PA}>P_{PV}>P_{ALV}$，肺血流量受肺动静脉压力差所影响。由于重力作用，P_V增加，肺毛细血管呈持续开放状态。因此，此区血液灌注呈相对过剩，即存在血灌注而无通气，即为生理性分流区。

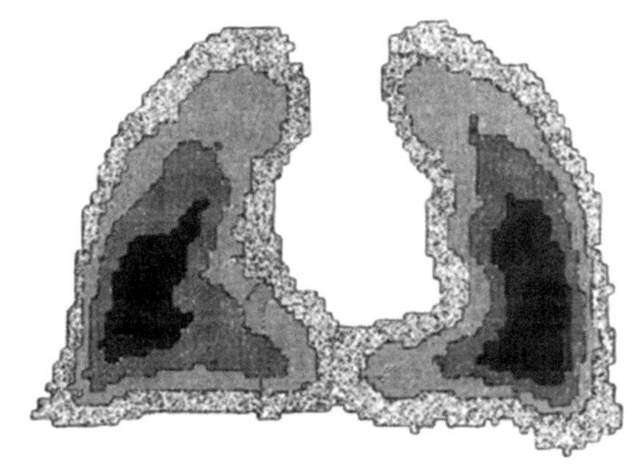
图15-11　不同肺区的肺血流量差异

Ⅱ区出现在Ⅰ区下限至Ⅲ区的上限，此时$P_{PA}>P_{ALV}>P_{PV}$。肺血流量决定于肺动脉压与肺泡内压的差。肺静脉压力对肺血流影响不大。此区包括大部分肺泡，是通气和血流匹配区。

单纯以肺泡压、肺动脉压和肺静脉压之间的关系来解释肺血流的重力分布并不完善。研究发现肺血流在肺的基底部下降，这一现象与上述理论不符。于是引入了肺间质压力这个因素作为补充，认为在肺基底部肺间质压力上升压缩了肺泡外血管，因此肺血流下降，肺基底部被称为Ⅳ区。此外，近期研究表明，不同肺区血管的结构差异、血管的顺应性区别也是影响该肺区血流的重要因素。

实际上，肺血流分布存在时间和空间的不均一性。因为肺血流量和呼吸呈周期性变化，所以每一瞬间的P_{PA}、P_{PV}和P_{ALV}都是在不停地变化，并且它们之间的关系也随着呼吸和循环呈动态性周期变化。因此，在Ⅱ区中某一点，在某一时刻可以出现Ⅰ区或Ⅲ区的情况，这主要是取决于患者是处于吸气阶段还是呼气阶段，是循环的收缩期还是舒张期。

此外，低氧性肺血管收缩（hypoxic pulmonary vasoconstriction，HPV）是在各种原因导致的肺泡氧分压（P_AO_2）降低的情况下，使血流从低氧的肺区域向氧合更好的区域转移的一种代偿机制，也参与了肺血流分布的不均一性的形成。

二、肺泡的气体分布和闭合气量

呼吸过程中肺通过多种机制实现吸入气体

的分布。例如，在大气道和中等大小的气道，气体以对流形式分布，有利于其快速进入参与气体交换的气道部位，而 14 级支气管以后参与气体交换的呼吸道横截面积大幅度增加，气道总阻力骤降，气体以扩散的方式分布。分析呼吸系统疾病如何影响呼吸力学，有助于评估和调控吸入气体分布。

1. 肺泡的气体分布 正常人肺泡的气体分布受重力的影响，下肺部较上肺部的通气分布多，与胸腔压力梯度有关(图 15-12)。正常胸腔压力为负压，由于肺和胸廓内不同部位的液体静力学和结构性的改变，胸腔内的压力并不一致，肺尖部负压最大。健康成人直立时，肺尖部周围的胸膜腔内压为 $-10cmH_2O$，向下按 $0.25cmH_2O/cm$ 递增，肺基底部约为 $-2cmH_2O$。胸内压垂直梯度对呼吸时气体分布和排空均有影响。健康人直立时，在残气位，随胸腔内压从上到下的逐渐递减，肺泡的膨胀度也随之减低。如从残气位开始吸气，气体虽然首先分布到肺尖，然后再逐渐向下分布；但由于肺尖周围负压较高，在残气位时肺尖部有部分肺泡已处于膨胀状态，故进入肺尖部的气量较少。继续吸气时，胸膜腔内压继续降低，肺下部气道开放，大量气体进入肺基底部。呼气时，气体的排出顺序与吸气时相反，肺基底部胸内压力原较肺尖高，呼气时压力增加，使该部位肺容量最先缩小气体排出，使基底部肺单位关闭。待肺下部肺单位关闭后，才使肺尖部气体呼出。故肺尖部的肺泡气具有先进后出的特点。

2. 闭合气量(closing volume，CV) 呼气过程中肺容量减少，气道变狭窄，甚至部分气道关闭。闭合气量可作为早期发现小气道阻塞病变的一个敏感检测项目。正常人吸气时，各部分肺泡均扩张，呼气时肺容量减小，当肺容量为肺总量的 30% 左右时，大约 11 级远端的小气道缺乏软骨支撑有闭合的倾向。这是由于肺底部胸腔负压较小，在深呼气后可变为正压，使小气道发生关闭，通常最早发生于肺下垂部位。CV 是指肺下垂部位小支气管开始关闭后所呼出的气量。闭合气量加上残气量称为闭合容积(closing capacity，CC)，即气道发生闭合时肺的总容积。闭合气量不用绝对值表示，通常是以闭合气量与肺活量之比，即 CV/VC(%)表示。闭合气量明显增高时，提示有小气道功能障碍。

生理情况下，深呼气或者用力呼气时，正常的跨壁压发生逆转可引起小气道提早关闭。但就麻醉相关性而言，闭合气量主要涉及三个方面(图 15-13)：第一，气道闭合与年龄相关。年轻人呼气达到或者接近 RV 才会发生气道闭合，而年老者在呼气时较早发生气道闭合(即肺容量较高时)。因为随着年龄增加，P_{PL} 的平均值变得更加趋于“正数”(即大气压，等于 P_{AW})。到 65~70 岁时，CC 达到甚至高于 FRC 时也会发生气道闭合，导致在正常呼气时，肺下垂部位的肺组织也会发生气道闭合。这可能是氧合作用随着年龄增加而降低的最主要原因。第二，仰卧位时 FRC 比直立位时低，但是 CC 不变。因此 45 岁时，仰卧位时呼出正常的潮气量可达到闭合气量，导致气道闭合；但在 70 岁时，仰卧位就可能发生持续的气道闭合。最后，COPD 患者气道闭合时的肺容积增加，而气道水肿和支气管张力增加时可能会加重这一现象。

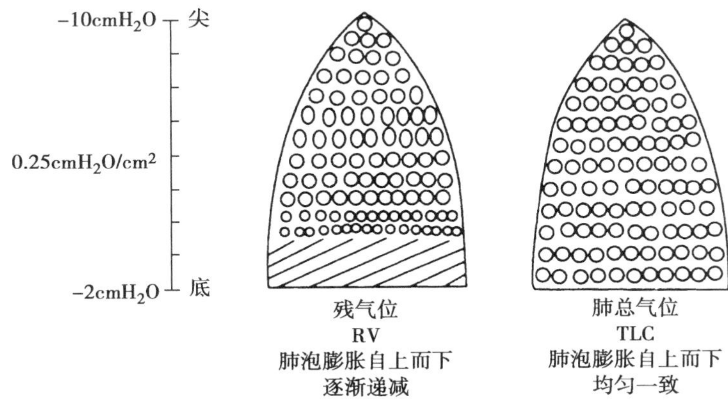

图 15-12 肺泡的气体分布

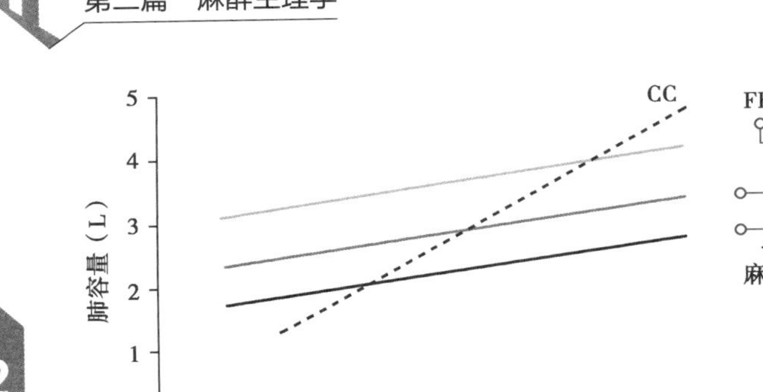

图 15-13 静息状态下的功能残气量（FRC）与闭合气量（CC）

早期气道闭合的结果，轻度者使下部肺组织只在吸气时扩张，气道闭合使气体滞留在肺泡内，造成气体在肺内分布不均匀，通气 / 血流比率失调，使动脉血氧分压下降。特别当 CC 超过 FRC 与 V_T 之和时，在整个呼吸周期部分气道均将处于闭合状态，使肺泡完全失去功能。长期滞留在肺泡内的气体可被吸收，引起肺不张，此时若血流继续，将产生静动脉血混合的结果，严重可引起低氧血症。

三、胸和肺顺应性

肺、胸壁组织类似弹性体，在生理弹性限度内，气道内压越大，肺容量也越大。外力和容量之间的关系代表肺与胸廓组织的弹性，即单位压力变化（P）引起肺内气体容量的改变（V）称为肺 - 胸顺应性（C_T），即：

$$\text{肺 - 胸顺应性}(C_T)=\frac{\text{肺容量改变}(V)}{\text{经胸廓压改变}(P)}\ \text{L/cmH}_2\text{O}$$

由于肺顺应性（C_L）和胸壁顺应性（C_{Th}）很难单独测定，所以临床上通常用肺 - 胸顺应性表示：

$$\frac{1}{C_T}=\frac{1}{C_L}+\frac{1}{C_{Th}}$$

肺顺应性约为每 cmH_2O 的压力改变 0.2L 肺容积，胸壁顺应性和肺顺应性近似相等。

1. 肺 - 胸顺应性分类　顺应性又可分为静态顺应性和动态顺应性两种。静态顺应性是指在呼吸周期中，气流暂时阻断测得的顺应性。动态顺应性指在呼吸周期中，气流未阻断时测得的顺应性。前者不受时间限制，主要影响因素是肺组织的弹性；后者受时间的限制，主要影响因素是呼吸道阻力和气体流速。

2. 顺应性的意义　利用一些现代麻醉机在术中行机械通气时，麻醉机会自动给出压力 - 容积环，并自动计算出顺应性。监测顺应性可用于：①判断病理生理的变化，肺静态顺应性的降低反映肺实质的病变，而动态顺应性 / 静态顺应性比值的降低提示气道阻塞性病变或吸气流速过大；②指导最佳 PEEP 的确定与应用，虽然滴定方法有多种，但临床上一般将 PEEP 设定为稍高于压力 - 容积环下拐点；③麻醉中也可借此判断病情变化，合理设置通气参数后顺应性的改善与否是判断病情转归和疗效的重要指标。

3. 影响肺 - 胸顺应性的因素　①残气量或功能残气量增加时，肺 - 胸顺应性降低，如肺气肿或哮喘患者；②吸气的流速缓慢，则动态肺 - 胸顺应性增加；③肺弹性及扩张程度的变化，如肺组织实变或胸壁畸形肺扩张受限，使肺 - 胸顺应性降低；④全身麻醉后由于肺不张及肺表面活性物质功能下降时，肺顺应性逐渐下降，采取肺复张策略可使顺应性恢复；⑤体位对肺 - 胸顺应性的改变类似对肺通气量的改变，俯卧位使顺应性降低 35%；反之，截石位可使顺应性增加 8%；⑥外科手术过程对肺 - 胸顺应性的影响较为复杂，开腹手术及开胸手术可使顺应性较术前分别降低 18% 和 10%。临床上一些微创手术要求在人工气腹下完成，由于气腹对膈肌下降的阻碍，也会导致肺顺应性下降。

四、肺的换气

肺脏为了完成气体交换任务，需要完成两方面的工作。首先要将气体自外界吸入肺内，并将经过交换的气体自肺泡呼出，此过程称通气；同时肺泡内气体还要与流经肺脏的血流进行气体交换，此过程称为换气。通气功能与换气功能互相联系，互不可分。肺内气体交换是呼吸功能的根本所在。肺内的气体交换，有赖于肺泡各部分通气（$\dot{V}$）与血流（$\dot{Q}$）比率的均衡，也有赖于肺弥散功能的良好。任何能引起 $\dot{V}/\dot{Q}$ 比值失调和弥散障碍的因素，均可以妨碍肺的气体交换功能。

1. 通气与血流比值（$\dot{V}/\dot{Q}$）　即分钟肺泡通气量与分钟肺毛细血管血流量的比值。正常条件下 $\dot{V}_A/\dot{Q}$ 在肺内的分布是不均匀的，通常用总体通气 / 血流比值（$\dot{V}/\dot{Q}$）表达肺内所有区域的通气与血流比值的平均情况，约为 0.8。这是由于在静息状态下，虽然大部分肺区域 $\dot{V}_A/\dot{Q}$ 接近于 1，但在肺上部，无论通气还是血流均较少且以低灌注为主，$\dot{V}_A/\dot{Q}$ 可达 3.0~5.0，随着肺高度下降，通气和血流都在增加，血流增加幅度大于通气增加幅度，使 $\dot{V}/\dot{Q}$ 逐渐降低(图 15-14),在肺底部受气道早期闭合对肺泡通气的共同影响,$\dot{V}_A/\dot{Q}$ 可达 0.3~0.5,因此,正常人总的比值为 0.8,这是不同肺区域高低不等的 $\dot{V}_A/\dot{Q}$ 比值的综合结果。生理条件下,肺组织的比值在 0.5~1.0 之间可使血液完全饱和。

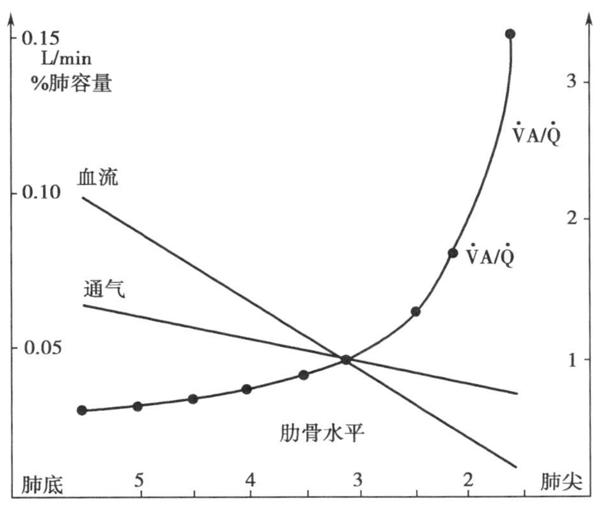

图 15-14 肺内通气、血流及通气 / 血流比的分布

在疾病状态下最常见的换气功能障碍是 $\dot{V}/\dot{Q}$ 失调,其本质为肺泡通气和肺毛细血管血流的不匹配,进而影响血液氧合和 / 或血二氧化碳的排出。$\dot{V}/\dot{Q}$ 失调有两种类型:分流效应($\dot{V}/\dot{Q}<1.0$)和无效腔量效应($\dot{V}/\dot{Q}>1$)。此外,肺还存在一些内源性 $\dot{V}/\dot{Q}$ 代偿调节机制,例如,当 $\dot{V}/\dot{Q}$ 增高时,该区肺泡的 PCO_2 降低,产生低碳酸血症,并引起细支气管收缩,减少通气使 $\dot{V}_A/\dot{Q}$ 降低。在 $\dot{V}_A/\dot{Q}$ 降低时,由于肺泡低氧引起低氧性肺血管收缩,使该区域肺血流明显减少。这样,通气差的肺泡接受的血流就相应减少。肺血流减少进一步使局部支气管收缩,减少了无效腔通气量。当这些反应发生后,无论是无效腔区还是分流区均逐渐变为通气和灌注很少的静息区。这就使通气与血流在各部分匹配更为合理,相对保持 $\dot{V}/\dot{Q}$ 稳定,保证了肺脏换气功能的有效进行。

临床上,$\dot{V}/\dot{Q}$ 失调往往以缺氧为主要表现,只有当严重通气不足时,才出现 CO_2 潴留。原因有三个:①动脉血 PO_2(100mmHg)与混合静脉血 PO_2(40mmHg)的压力差为 60mmHg,而动脉血 PCO_2(40mmHg)与混合静脉血 PCO_2(46mmHg)的压力差仅为 6mmHg。当 $\dot{V}_A/\dot{Q}$ 异常时,混合静脉血加入动脉血之后,对 PO_2 的影响大于对 PCO_2 的影响;② $\dot{V}_A/\dot{Q}$ 失调时,将引起通气增强,这只是限于正常的肺泡和原来 $\dot{V}_A/\dot{Q}$ 大于正常的肺泡,CO_2 的弥散率是 O_2 的 20 倍,而且 CO_2 解离曲线呈线性,因此能排出更多的 CO_2;③氧解离曲线达平坦段后,即使增加通气量,也不能使血红蛋白结合更多的氧;肺通气增加,可使 PO_2 肺泡升高至 130mmHg,而氧饱和度的增加极微。因此,通过正常肺泡的过度通气,难以纠正由于肺泡 $\dot{V}_A/\dot{Q}$ 失调引起的缺氧。

2. 肺内分流　肺内分流是指由于不同的原因使肺内血流未经氧合便直接与已氧合的、动脉化的血相混合,使血氧下降,其性质类似先天性心脏病患者的"右向左分流",但发生在肺内,故为肺内分流,也称为静脉血掺杂。正常支气管静脉和心最小静脉的血不经气体交换,直接进入右心,形成肺内分流,但其量占心排血量的 2% 以下。在 $\dot{V}_A/\dot{Q}$ 比例失调的改变中,若通气少于血流量,即可引起不同程度的静脉血掺杂,或肺内分流样改变;若通气完全停止,而血流继续,则形成病理性肺内分流,这是换气障碍中最严重的一种。气道梗阻、肺炎、肺不张、肺水肿等使毛细血管内血流不能与肺泡气进行交换,即血流未能获得氧合、动脉化,均可形成肺内分流。麻醉状态下,自主呼吸比控制呼吸时的分流形成显著减少。严重肺内病变时,肺内分流可占心排血量的 30%~50% 之多,患者出现严重低氧血症与发绀,非一般吸氧所能纠正。提高吸入氧浓度(FiO_2)会降低静脉血掺杂的严重程度,但是,过高的 FiO_2 导致的吸收性肺泡塌陷可继发分流,只能通过改善肺泡通气解决。

3. 肺内弥散　肺泡气相和毛细血管血液液相间的气体交换决定于气体的分压差(ΔP)、肺血流速度、肺泡 - 肺毛细血管壁(呼吸膜)的厚度(小时)、肺泡膜总表面积(SA)及反映气体弥散能力的分子量(MW)和溶解度(Sol)。肺泡膜总面积可达 50~140m^2,厚度小于 0.5μm,有利于气体弥散。气体可从高分压向低分压处弥散。与 O_2 相比,CO_2 分子量大但溶解度高,总的弥散能力约为氧的 20 倍。

在静息状态下,氧弥散量为(15~20)ml/mmHg,肺毛细血管血流通过肺泡的时间为 0.75 秒,而氧弥散的时间需 0.3 秒,如弥散时间超过 0.8 秒即可造成 PaO_2 降低;同时,因缺氧引起通气增加使 $PaCO_2$ 得以保持正常或偏低。此外,肺泡弥散量的变化,可随肺的生长发育而增加,儿童的弥散量小于青年人。老年人有肺泡退行性变及肺气肿,也使氧的弥散量减少。男性肺泡面积较女性大,故弥散量大于女性。深吸气可扩张毛细血管，增加肺血容量，使弥散量增加。仰卧位时弥散量大于直立位，运动时弥散量大于静息时。通气不足首先表现为缺氧，严重气道阻塞才兼有二氧化碳蓄积。若发生肺间质纤维化、肺水肿、肺淤血，或弥散面积缩小（肺气肿、肺不张、肺组织病变）时，均存在不同程度的弥散障碍。在吸入氧化亚氮或挥发性麻醉药时，由于麻醉气体占有一定的分压，使吸入气中氧的分压相对减少，此时提高吸入氧浓度是增加氧分压的有效措施。但麻醉过程中出现呼吸抑制引起潮气量不足，只要肺泡内氧分压不低于60mmHg，氧的弥散可不受影响。但肺泡二氧化碳分压很快升高，与血中二氧化碳分压水平相差无几，使其弥散发生障碍，很容易造成二氧化碳蓄积。所以，非控制呼吸的麻醉中，二氧化碳蓄积远较缺氧多见。

弥散呼吸（diffusion respiration）是指无呼吸运动，只有摄氧而不能排出二氧化碳的呼吸状态。弥散呼吸状态下给健康成人吹氧，$PaCO_2$ 即以每分钟3~5mmHg的速度升高，在20~30分钟内就可超过100mmHg，并诱发心律失常。

第六节　氧和二氧化碳的运输

心脏和肺脏的基本功能是为组织供氧，并将二氧化碳从组织中排除，以满足组织代谢的需要，并维持动脉血氧分压和二氧化碳分压在一个狭窄的范围内。这个过程主要包括：空气中的氧（PO_2 为100mmHg）通过肺的外呼吸功能，进入肺泡与流经肺泡毛细血管的混合静脉血（$P_{\bar{v}}O_2$ 为40mmHg）进行气体交换，经氧合使静脉血成为富氧的动脉血，通过血液循环将所携的 O_2 输送至体内各个器官与组织的过程，这是氧的运输；由组织细胞代谢生成的二氧化碳，进入血液，随血液循环运送至肺泡的过程，这是二氧化碳的运输。

在静息状态下，流经人体组织的每100ml血液将释出5ml O_2 供组织利用，同时从组织吸收4ml CO_2 运到肺内。血内的 O_2 和 CO_2 以物理溶解和化学结合两种方式进行输送。以物理溶解方式运送的气量虽小，但它是化学结合所必需的中间过程。

一、氧的运输

血液运氧量取决于心排血量、血红蛋白浓度和动脉血氧饱和度三个主要因素。

1. 氧的运输方式

（1）物理溶解：物理溶解在血液中的氧含量，受氧分压和溶解系数的影响。

（2）与血红蛋白（Hb）结合：是氧运输的主要方式。血内溶解的氧以扩散方式自由通过红细胞膜，进入红细胞后立即与Hb结合，这种结合为可逆性。每一Hb分子可结合4个 O_2，结合位点在 Fe^{2+} 离子上，无电子的变化，故不属氧化还原反应。氧的结合与解离、氧饱和度改变主要受血液中氧分压的控制和调节，反应式表示如下：

$$Hb+O_2 \underset{PO_2\downarrow}{\overset{PO_2\uparrow}{\rightleftharpoons}} HbO_2$$

2. 氧含量　指100ml血液内所携带的氧量，包括物理溶解方式溶解在血液内的氧和与Hb结合的氧。正常人血浆中以物理溶解方式携带的氧只有2.9ml/L，约占动脉血氧含量的1.5%。溶解 O_2 在 O_2 的运输中虽不起主要作用，但细胞组织均从血液内直接摄取溶解氧，提高溶解氧量对休克患者有重要意义。

Hb是氧的主要携带者。血液中由Hb携带的氧受多种因素影响，其中主要是Hb含量与 SaO_2。标准状态下，每克Hb可结合1.39ml氧。按人均Hb 150g/L、SaO_2 96%计算，动脉血内Hb携带的 O_2 约 $1.39\times150\times96\%=200ml/L$。但动脉血氧含量（$CaO_2$）$=1.39\times150\times96\%+2.9=203ml$。

二、氧合血红蛋白解离曲线

氧合血红蛋白（HbO_2）解离曲线（图15-15）反映Hb与氧分子结合或分解的能力。Hb与 O_2 结合的饱和度主要决定于 PO_2 并呈正相关，显示成S型曲线。

1. HbO_2 解离曲线的生理特征　HbO_2 解离曲线呈S形，上部较平坦，说明 PO_2 较高，使Hb充分摄氧并与之结合。相当于 PO_2 60~100mmHg之间，尽管 PO_2 有很大变动，但对血氧饱和度（SaO_2）的影响很小。因此，对轻度呼吸功能不全或高原居住者，虽然血中 PO_2 轻度下降，但 SaO_2 改变不明显，这就能保证机体能够得到较多的氧供。同理，此时即使增加吸氧浓度，对 SaO_2 改善也不明显。

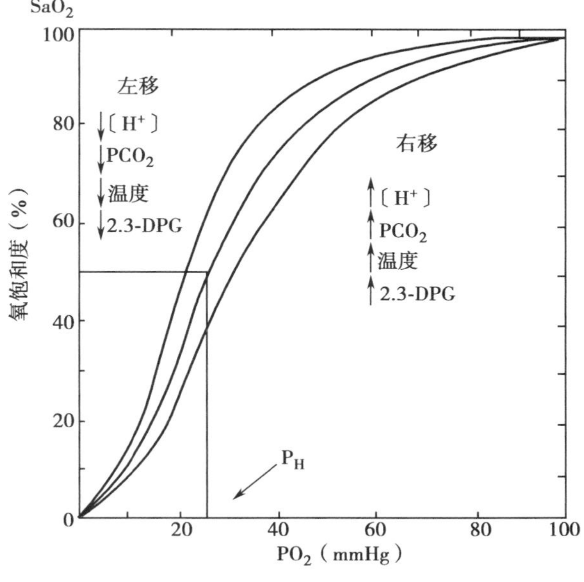

图 15-15 血红蛋白氧解离曲线

当 PO_2 60mmHg 以下时，曲线的坡度陡直即 PO_2 轻度下降，就能促使大量氧与 Hb 解离，SaO_2 下降显著。当 $PO_2$10~40mmHg 时，坡度更陡。这种特点有利于组织摄氧，特别是当组织代谢活跃、氧需求增加时。当 PO_2 轻度上升，会产生大量氧合，这有利于血液在肺的氧交换。此时吸入少量氧，SaO_2 明显升高。

给氧治疗的指征定为吸空气时 PaO_2<60mmHg，就是根据此原理。当 PaO_2>60mmHg 时，即使给予氧疗，使 PaO_2 升高，SaO_2 改善并不明显；相反，当 PaO_2<60mmHg 时，即使氧疗后 PaO_2 仅轻度升高，却可使 SaO_2 明显改善。

2. P_{50} 及其意义　P_{50} 是指血液 pH 值为 7.40、$PaCO_2$ 为 40mmHg、温度为 37℃条件下，SaO_2 为 50% 时的 PaO_2，正常人约为 26.6mmHg。其主要意义在于大致反映解离曲线的位置，即反映 Hb 与氧的亲和力。P_{50} 值增大表明曲线右移，Hb 与氧亲和力降低；如其值减少则曲线左移，则表明 Hb 与氧的亲和力增加。

3. 影响氧解离曲线的因素　氧离曲线受血液的 PCO_2、H^+ 浓度（pH）及温度等因素影响（表 15-3）。由于 PCO_2、pH 的变化而引起的氧离曲线的移动，称 Bohr 效应，即 pH 每降低 0.10，P_{50} 可增大 15% 左右。在组织内如细胞代谢产生大量 CO_2，可使血浆和红细胞内 PCO_2 升高，pH 降低，从而使曲线右移而有利于氧的释放。此外，在红细胞内有 2,3- 二磷酸甘油酸酯（2,3-DPG），与 Hb 结合后可使 Hb 对 O_2 的亲和力低下，且可降低红细胞内 pH，二者均使曲线右移有利于 O_2 释放。但库血内 2,3-DPG 含量将随储存的日期而降低。

回流至右心室的血液引自上腔静脉、下腔静脉及冠状动脉循环（通过冠状窦），为混合静脉血（通常在肺动脉采集），只能反映全身氧供和氧耗的总体情况。由于对应区域代谢状态和血流量的不同，不同来源的静脉血的氧饱和度略有差异。

表 15-3 影响氧离曲线的因素

曲线左移	曲线右移
pH ↑	pH ↓
PCO_2 ↓	PCO_2 ↑
温度↓	温度↑
2,3-DPG 在下述情况减少	2,3-DPG 在下述情况增加
pH ↓	pH ↑
库存血	低氧血症
ADP ↑	贫血
ATP ↓	ATP ↑
磷酸盐↓	磷酸盐↑
丙酮酸激酶↑	丙酮酸激酶↓
已糖激酶↓	

三、二氧化碳的运输

CO_2 是机体氧化代谢最终的产物，它从组织进入血液，经循环和肺内气体交换进入肺泡，随呼吸而排出体外。所谓 CO_2 的运输，即是 CO_2 由组织运至肺泡的过程。CO_2 的运输也有多种方式，同时也受多种因素所影响。

1. CO_2 的运输方式　静息状态正常人，由肺呼出 CO_2 约 200ml/min；随运动量和代谢水平的增加，其产生量也急剧增加，甚至达 2 000ml/min。血液循环是 CO_2 运输的主要媒介。在血液中，CO_2 的运输方式主要有两种。

（1）物理溶解：以物理溶解状态存在于血液中的 CO_2，只占血内 CO_2 总量的 5%。正常人 $PaCO_2$ 为 40mmHg，系指溶解在血内 CO_2 的分压，此时溶于动脉血中的 CO_2 为 27ml/L。物理溶解在血浆中的 CO_2 虽少，却是 CO_2 弥散的驱动力，直接影响着血液的酸碱平衡或 pH 值。肺是调节血液中 CO_2 含量的主要因素，血液中 CO_2 水平也可直接影响机体的呼吸功能，两者互为因果，具有重要的生理意义。

（2）化学结合：即 CO_2 与血液中某种化学物质结合后进行运输，且是体内运输 CO_2 的主要方式，有两种：①碳酸氢盐（HCO_3^-）的形式溶解于血浆中的 CO_2 大部分扩散入红细胞，在碳酸酐

2

酶作用下，迅速与 H_2O 结合，形成 H_2CO_3，继后解离为 H^+ 和 HCO_3^-，后者约占动脉血 CO_2 总量的 87%；②与 Hb 结合，形成氨基甲酰血红蛋白（carbaminohemoglobin）。虽然仅占血液中 CO_2 总量的 7%，但由于其具有可变和易于交换的特性，在 CO_2 运输中起重要作用。

2. O_2 解离曲线　是表示血液中的 CO_2 含量与 $PaCO_2$ 关系的曲线（图 15-16）。在生理范围内的 $PaCO_2$（30~50mmHg）条件下，血液 CO_2 含量与 $PaCO_2$ 成线性正相关。

CO_2 解离曲线的位置直接受血红蛋白氧合程度的影响。在任何 CO_2 分压下，脱氧血红蛋白和 CO_2 的亲和力均高于氧合血红蛋白。即当血红蛋白被氧饱和时，CO_2 解离曲线便右移，即 CO_2 不易与 Hb 结合；当氧合血红蛋白脱氧时，CO_2 解离曲线便左移，即 CO_2 易与 Hb 结合；此即所谓 Haldane 效应，因此静脉血会携带更多的 O_2。CO_2 解离曲线此种特征对 CO_2 的运输，具有重要的生理意义。因为在组织水平，SaO_2 降低，脱氧血红蛋白增多，有益于脱氧血红蛋白与 CO_2 结合，并将 CO_2 运至肺循环内。肺循环的血液过经呼吸膜时 HbO_2 增多，CO_2 容易解离，继后通过呼吸将 CO_2 排出体外。

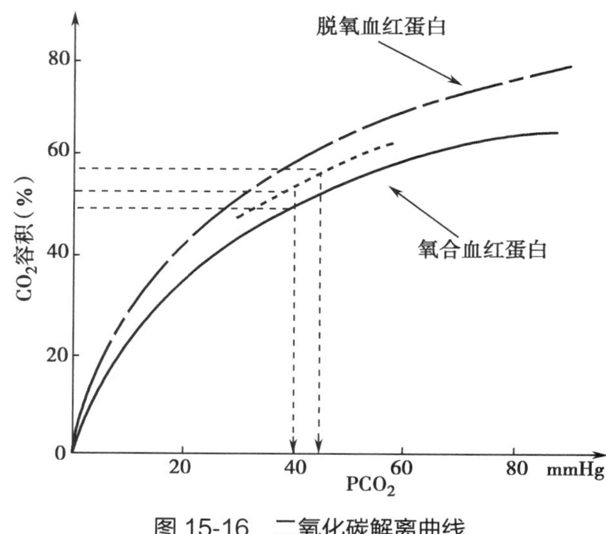

图 15-16　二氧化碳解离曲线

第七节　呼吸的调节

人体通过中枢神经系统、神经反射和体液化学变化等三种途径进行呼吸调节。在不同的状态下，呼吸调节的目的在于较好地完成呼吸动作，为机体提供氧和排出二氧化碳，调控血液 pH 值，以保持内环境的平衡。

一、呼吸的中枢调节

呼吸中枢是指在中枢神经系统中产生和调节呼吸运动的神经细胞群，分布在大脑皮质、脑桥、延髓和脊髓等部位。脑的各级部位在呼吸节律产生和调节中所起作用不同。正常呼吸运动是在各级呼吸中枢调控与反馈机制下完成的（图 15-17）。生理状态下，代谢需求和肺功能状态决定了呼吸的深度和频率。

1. 延髓中枢　延髓呼吸中枢分别管理吸气和呼气动作，故又可分称为吸气中枢和呼气中枢，

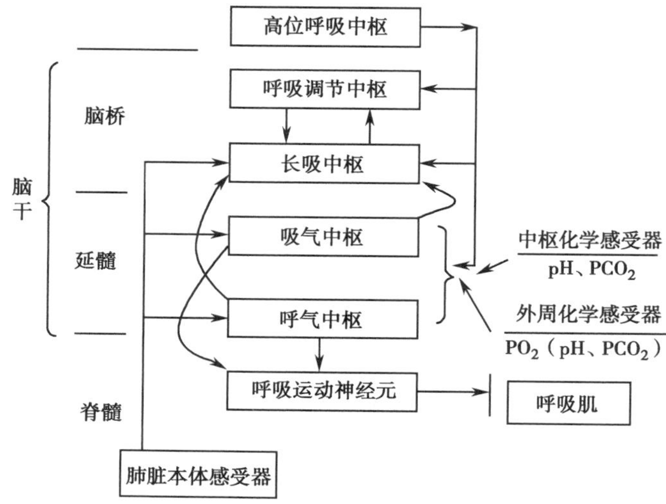

图 15-17　呼吸的中枢性神经调节

是调控呼吸节律最基本的中枢。吸气中枢主要在延髓网状结构的背侧，称为背侧呼吸组（dorsal respiratory group，DRG）。DRG是基本自主呼吸节律的起源部位，在功能上相当于呼吸系统的起搏器。在所有外周和中间神经元被切断或阻滞后，DRG的节律性活动仍在进行，产生不规则的喘息样呼吸。

腹侧呼吸组（VRG）是呼气相调控中枢，位于延髓网状结构的腹侧。吸气相和呼气相神经元存在交互抑制或负反馈。当DRG产生吸气性神经冲动时，发生吸气动作。然后DRG冲动被一个交互抑制的VRG冲动所阻止。这种VRG冲动传导抑制了吸气相时肌肉的进一步收缩，发生被动呼气运动。至于延髓呼吸神经元如何产生呼吸的节律性，至今尚不完全清楚。

2. 脑桥中枢　脑桥中枢发布起源于延髓的信息。长吸中枢位于脑桥的中部或下部。当其兴奋时，该中枢产生神经冲动至吸气性DRG神经元，产生吸气动作。电刺激此中枢，可产生吸气性痉挛。在脑桥中部和下部的特殊区域存在有跨时相神经元，这些神经元有助于吸气至呼气的转换。呼吸调整中枢位于脑桥上部臂旁内侧核和相邻的Kolliker-Fuse核。如将此部分损毁，可出现呼吸频率下降伴潮气量增加，如果再切断双侧迷走神经，将出现长吸呼吸。这说明，该呼吸调整中枢的基本功能是限制吸气深度。当被最大限度激活后，呼吸调整中枢能继发性增加通气频率，但呼吸调整中枢无起搏功能，也无内在节律性。

3. 高位呼吸中枢　许多高位脑结构很明显地影响呼吸调控过程。在中脑，刺激网状兴奋系统能够增加呼吸频率和幅度。脑边缘系统和下丘脑也可影响呼吸形式，例如在愤怒或恐惧之类情感时呼吸的变化。大脑皮质对呼吸的调节是随意的呼吸调节系统，这区别于脑干的不随意自主呼吸节律调节。在少数情况下，呼吸调节过程对于其他调控中枢有帮助。例如，呼吸系统在调控机体体温方面起很重要作用。因为，它能为热量交换提供很大的表面积。

二、呼吸的反射性调节

直接影响呼吸的反射是为了防止气道梗阻发生的保护性反射。

1. 吞咽动作有舌咽和迷走神经的参与　刺激咽后部的前后咽弓能够产生吞咽动作。在吞咽时，吸气暂时停止，常继发一次深大呼吸，短期内增加通气量。协调呼吸和吞咽的呼吸中枢至今还不清楚。

2. 呕吐　明显地改变了正常的呼吸活动。在一个非常短的时间内，吞咽、流涎、胃肠反射、节律性阵发性呼吸运动和大幅度的膈肌和腹肌运动必须保持协调。因为有吸入胃内容物的危险，在呕吐期间吸气受到抑制。传入呼吸中枢的冲动来源于脑神经和脊髓神经。

3. 咳嗽　来源于气管的刺激，尤其是气管后壁和隆突。咳嗽动作也需要气道和呼吸肌活动的协调来完成，有效的咳嗽需要深吸气，然后短暂的声门紧闭以增加胸腔内压力，强迫呼气，允许气流排出。芬太尼等阿片类药物可能通过诱发咳嗽反射，甚至引起胸壁强直而影响呼吸。

4. 牵张反射　继发于脑干呼吸控制中枢的起搏和调节作用，与肺脏内本体感受器有关。

1868年，Hering和Breuer发现，肺扩张或缩小而引起呼吸反射性变化，此种反应称赫-布氏反射，即牵张反射。在切断双侧迷走神经后赫-布氏反射消失。此反射牵张感受器位于支气管、细支气管平滑肌内。赫-布氏反射包括两种反射。当吸气肺膨胀时，感受器受刺激产生冲动，沿迷走神经上传至呼吸中枢（延髓）和长吸中枢，抑制吸气中枢兴奋，反射地引起呼气，称肺扩张反射。相反，肺缩小时能反射性引起吸气，称肺缩小反射。全身麻醉时，可由于潮气量过大、过度膨肺或肺不张通过此反射影响自主呼吸。

三、呼吸的化学因素调节

肺的正常通气和换气能维持动脉血中PO_2、PCO_2和pH的相对稳定，而动脉血中PO_2、PCO_2和pH的改变又可影响肺的通气功能，即呼吸的化学性调节。外周化学感受器的主要刺激因素是缺氧，中枢化学感受器主要是感受PCO_2、pH变化和酸碱平衡失调。

1. 外周化学感受器　外周化学感受器由颈动脉体和主动脉体组成。颈动脉体位于颈总动脉的分叉处，有重要的呼吸调节功能。主动脉体在主动脉弓及其分叉处，有重要的循环调节效应。由颈动脉体发出的神经冲动通过舌咽神经传入到达呼吸中枢。主动脉体发生的神经冲动通过迷走神经到达延髓中枢。当PaO_2下降时将引起颈动脉体和主动脉体的冲动。当PaO_2下降至100mmHg以下时，这些感受器的神经冲动开始增加。只当 PaO_2 下降至 60~65mmHg 时，才能引起分钟通气量增加。一旦 PaO_2 值超过 60~65mmHg，则对通气的刺激作用将趋减少。

颈动脉体对 pH 和 $PaCO_2$ 的变化也很敏感，但是这种反应是次要的。这些感受器兴奋对通气的效应是使呼吸频率和潮气量增加，同时发生血流动力学的变化包括心动过缓、高血压、细支气管紧张性增加和肾上腺分泌增加。

2. 中枢化学感受器　位于第四脑室侧壁和延髓表面腹外侧面，靠近或接触脑脊液，对 H^+浓度特别敏感，其本质可能是酸敏感型离子通道。CO_2 对中枢化学感受器的刺激作用，也是通过与 H_2O 反应形成碳酸，然后分解为 H^+ 和 HCO_3^- 发挥效应，CO_2 对这些化学感受器几乎无直接的刺激作用。

CO_2 增加比代谢产生动脉血 H^+浓度增加对通气刺激更为强烈。CO_2 比 H^+更容易通过血 - 脑屏障和血 - 脑脊液屏障，脑脊液、脑组织和颈静脉血中的 PCO_2 会迅速增高到 $PaCO_2$ 水平。一旦 CO_2 进入脑脊液中，即产生 H^+，使脑脊液 H^+ 浓度升高。因为 H^+ 不易通过血 - 脑屏障，导致脑脊液中 H^+ 浓度明显高于血中浓度。

第八节　麻醉对呼吸的影响

临床麻醉可通过影响呼吸力学、气体交换和心肺交互作用最终实现对氧供的影响。麻醉期间，麻醉方法（全身麻醉或区域阻滞）、麻醉药物、特殊麻醉技术（如单肺通气和心肺转流）、机械通气的方式、氧疗等因素均可能对呼吸的不同环节（如通气、血流和表面张力等）产生影响，其中最主要是通过影响肺的通气储备能力和肺的力学变化实现的。而呼吸的改变（如肌张力的减弱或消失、呼吸力学各要素间平衡的改变）也可反映有关麻醉的某些特性，最经典的即是利用呼吸改变来判定吸入乙醚麻醉深度的分期。呼吸的深度、特征和频率可以作为评估麻醉深度的重要临床指标。

一、呼吸的控制

肌松药可直接抑制呼吸相关肌群，而大多数全身麻醉药物对呼吸最重要的影响是直接或间接导致通气不足，主要通过抑制中枢或者外周化学感受器实现，其次与直接或间接抑制肋间外肌活动有关。

单独或者复合应用各种麻醉药物都能抑制呼吸。吸入麻醉药、静脉麻醉药及阿片类药物可通过抑制二氧化碳刺激呼吸中枢引起的通气增强反应（图 15-18）而导致通气不足。这些抑制反应的机制和表现各不相同。阿片类药物的特点是降低呼吸频率，而高于 1MAC 的吸入麻醉药使呼吸频率增加。相同 MAC 值、不同挥发性麻醉药引起的静息状态下 $PaCO_2$ 的升高的效应顺序为：氧化亚氮 $<$ 氟烷 $\leqslant$ 七氟烷 $<$ 异氟烷 $\leqslant$ 地氟烷 $<$ 恩氟烷。挥发性麻醉药可造成呼吸阈值（即引起自主呼吸所需最低的 $PaCO_2$ 值）升高。

在麻醉药物作用下患者意识一旦丧失，可出现上呼吸道开放肌活性下降（如下颌或咽部肌肉松弛，导致舌后坠），这称之为意识丧失 - 上呼吸道开放肌功能受损偶联，也可导致咳嗽反射与吞咽反射消失。与丙泊酚等药物相比，氯胺酮麻醉能够消除这一偶联，有利于自主呼吸下保持呼吸道通畅。吸入麻醉过程中，肋间肌功能严重受抑制，促使平静呼吸时不参与呼吸运动的腹部呼气肌群激活，会导致呼吸肌群整体协调性下降，而膈肌功能相对保存完整。

与呼吸中枢对血 CO_2 浓度所产生的反应相比，外周感受器对麻醉引起的低氧血症更为敏感，大多数吸入麻醉药（如氧化亚氮）和许多静脉麻醉药在亚麻醉剂量即可消除外周感受器对低氧血症的反应（低氧通气反射）。其他的气道反应，如对气道梗阻和咳嗽的敏感性，在麻醉期间也有所降低，吸入麻醉药还可剂量依赖性地降低纤毛摆动能力，降低呼吸道黏膜清除速率。麻醉期间呼吸形式较清醒时更规律。

与清醒状态下相比，麻醉状态下胸肺顺应性下降，而且不论是自主呼吸还是机械通气，呼吸阻力都增加。

二、呼吸容量和力学变化

高于 1MAC 的挥发性麻醉药和大多静脉麻醉药均可引起剂量依赖性的潮气量和呼吸频率的减少，从而导致分钟通气量减少。平卧位下，麻醉（氯胺酮除外）能使 FRC 降低约 0.5~1.5L，即呼气

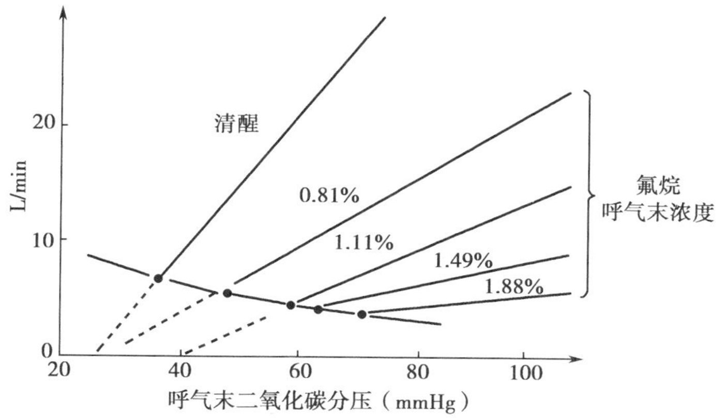

图 15-18　二氧化碳刺激通气反应被氟烷抑制

虚线所示为二氧化碳引起通气量增加的阈值。

末肺容积(end expiratory lung volume，EELV)下降，此与吸气肌张力下降、膈肌向头侧的移位有关，使功能残气量趋近于残气量。这种效应在复合了神经肌肉阻滞后更为显著。麻醉期间大约90%的麻醉患者会发生不同程度的肺不张，包括压缩性和吸收性肺不张两种类型。压缩性肺不张的形成源于膈肌活性降低以及肺自身和腹腔器官重量的压迫。压缩性肺不张的形成很快，并且使用10~12cmH_2O压力就可使其复张。高浓度氧(80%~100%)可在几分钟内引起吸收性肺不张，与小潮气量通气和吸入氧浓度过高直接相关，使其复张需要更大吸气压力。麻醉诱导前吸入高浓度氧(预充氧)可增加无通气期间氧合维持时间，麻醉结束前提高吸入氧浓度也可临时增加拔管后短期内血氧维持时间，但会进一步增加吸收性肺不张的风险，因此对这两种方法的使用应充分考虑困难气道所致无通气时间延长与肺不张形成之间的风险效益关系。

麻醉期间预防FRC下降和肺不张的方法包括：①坐位或头高30°可减少麻醉降低FRC的作用，这一方法在肥胖患者效果更为显著；②麻醉诱导和苏醒期时采用5~10cmH_2O持续气道正压通气(CPAP)以提高FRC、减少肺不张；③麻醉中行呼气末正压(PEEP)通气，通常为10~15cmH_2O的压力，最好根据压力-容量曲线设定最佳PEEP值，并应高于腹腔内压力；④合理设置吸入氧浓度，在保证氧合和氧供的条件下降低氧浓度，这是预防苏醒期吸收性肺不张的重要因素。同时还应认识到吸入较高浓度氧的益处，如增强肺泡巨噬细胞吞噬能力、降低切口感染率和降低术后恶心、呕吐发生率等。所以，通常麻醉维持期氧浓度设定在30%~40%，特殊情况下可增加至不超过80%，对氧合指数和FRC的影响没有显著差异；⑤间断应用持续60秒肺复张策略，尤其是在麻醉诱导期和苏醒期。即使吸气压力达30~40cmH_2O，较低的呼吸频率达4次/min和较长的吸气时间(吸呼比=1:1或者吸气时间达8秒)，这样可使几乎所有萎陷的肺泡重新开放。由于该方法使胸膜腔内压增加，进而可能影响到回心血量和右心室后负荷，使用时应注意鉴别对循环系统的不利影响。

三、通气-血流比

行麻醉诱导时通常不影响血流分配，除非因机械通气增加胸腔内压力而降低心排血量，且使肺泡压增高导致使肺泡压大于肺动脉压的区域增加，这时无效腔量增加。

全身麻醉时因FRC降低、闭合容积增加形成肺不张，导致通气-血流比降低，出现分流。这在肥胖、高龄和并存肺脏疾病的患者更为显著。机械通气或PEEP可能使正常肺泡通气过度，在血流灌注不变的情况下增加了通气-血流比。同时缺氧性肺血管收缩(HPV)的代偿机制可被低浓度的吸入麻醉药所抑制。因此，麻醉中的患者无效腔量和肺内分流都有所增加，导致动脉血二氧化碳分压增加和氧分压降低。在麻醉中常规使用混入纯氧的空气(FiO_2>0.3)，可以减少低氧血症的发生率，增加患者安全。

四、气体交换和运输

由于上述原因，麻醉期间气体交换受到损坏；氧供也可因心排血量下降而受损。但氧供的降低可因代谢率和耗氧量的下降而使得机体供氧/耗氧的平衡部分得到补偿。过度通气可通过降低 $PaCO_2$ 致氧离曲线左移而减少氧供。并可引起组织血管收缩，进一步减少组织供氧。因此，神经外科手术中已不再将过度通气列为常规降低颅内压的方法，以免加重或诱发脑缺血。术后恢复阶段常出现寒战，能引起氧耗的显著增加，加重低氧血症。肺的弥散功能在围手术期出现急性肺水肿时可能受到破坏。

2

五、其他影响呼吸的围手术期因素

围手术期能够影响呼吸功能的因素除了麻醉药物外，还存在患者因素（如年龄、肥胖、并存肺部疾病）、手术因素（如体位、气腹）、麻醉操作技术（如单肺通气和心肺转流）以及术后理疗等。（详见分论）

六、围手术期肺功能检查

目前，尚未明确规定哪些患者必须接受围手术期肺功能检查，一般有下列情况者通常需引起特殊注意：①有慢性肺疾病的患者；②有持续咳、喘病史的吸烟患者；③胸廓或脊柱畸形的患者；④过度肥胖的患者；⑤需要单肺通气麻醉或将行肺叶切除术的患者；⑥有严重神经肌肉疾病的患者。

可通过病史和体格检查来确认这些患者。肺功能检查的目的是确定患者术后发生肺部并发症的可能性，及是否要求择期手术的患者改善肺功能后再行手术。

一般围手术期肺功能检查包括病史、体格检查、胸部X线片、动脉血气分析和肺量计。咳痰史、喘息或呼吸困难、活动耐量和其他活动受限的现象是非常重要的信息。动脉血气分析采样时，患者应吸空气，可以提供有关气体交换和酸碱平衡等方面的基本信息。肺量计检查包括FVC、$FEV_{1.0}$ 和 $FEV_{1.0}$/FVC，以及MMFR，这将有助于将肺疾病分类（阻塞性，限制性或混合性），并确定疾病的严重程度。

第九节　肺的非呼吸功能

呼吸是肺的主要功能，但非唯一功能。肺所完成的呼吸以外的功能称为肺的非呼吸功能，包括维持酸碱平衡功能、代谢功能、过滤功能、储血功能和防御功能等，在维持肺内和整个机体的内环境稳态中发挥作用。

一、酸碱平衡

维持正常的动脉血pH值对细胞功能和代谢具有重要的意义。呼吸系统通过控制 CO_2 的排出，快速调节动脉血pH值。

动脉血pH值下降后，通过中枢化学感受器刺激呼吸中枢，从而增加肺泡通气量，降低 $PaCO_2$。这在糖尿病酮症酸中毒的患者表现尤为明显，患者通气量明显增加，呈现深大呼吸，即是对代谢性酸中毒代偿的结果。当患者存在代谢性碱中毒时，则出现相反的表现而引起 $PaCO_2$ 代偿性升高。

慢性呼吸性酸碱失衡时，将出现代偿性代谢因素改变。如处于高原乏氧状态时，PaO_2 降低刺激通气量增加导致 $PaCO_2$ 慢性下降，肾脏代偿性排出碳酸氢盐增加以保持动脉血pH值正常。而当呼吸衰竭引起 $PaCO_2$ 慢性升高时，肾脏保持碳酸氢盐以维持酸碱平衡。

二、代谢功能

肺脏与肝脏相似，有许多酶系统，用来合成、激活和分解一些具有生物活性的物质。肺脏可制造某些物质供局部微环境利用，其中有重要生理作用的是肺表面活性物质（Surfactant）、内皮素-1（ET-1）和一氧化氮（NO），肺组织在生理状态下可产生少量NO，作用于局部，病理状态下可长时间大量释放NO，产生持续的内源性血管扩张作用。当发生肺栓塞或变态反应时，肥大细胞可释放5-羟色胺（5-HT）和组胺（histamine），而且肺是变态反应时组胺合成和释放的主要部位。肺脏还可合成一些化学物质如缓激肽、前列腺素 I_2 等花生酸类物质以及肝素等，入血可引起局部或远离器官的反应；输注或吸入前列腺素 I_2 可降低肺血管阻力，用于治疗肺动脉高压。

肺脏有激活某些物质的作用，已肯定的是血管紧张素。血液流经肺循环时，肺血管内皮表面的血管紧张素转化酶将活性低的血管紧张素Ⅰ转化为活性高的血管紧张素Ⅱ。肺脏还可灭活血中的一些物质，包括去甲肾上腺素、5-羟色胺、缓激肽、前列腺素和白介素等。肺泡细胞还承担着大部分肝外氧化作用，感染可诱发肺内的中性粒细胞和巨噬细胞产生氧自由基。

肺脏具有蛋白水解系统，能水解纤维凝块；在肺上皮内含有纤维蛋白溶酶激活剂能活化纤维蛋白溶酶原；且肺内富含肝素和凝血酶原，因此肺脏可能在凝血功能的调节中起重要作用。

肺脏可摄取某些被吸入的药物，肺内的细胞色素 P-450 酶系统虽然有一定活性，但与肝脏相比对药物代谢影响很小。

此外肺内的某些肽类、肺血管系统的防御能力、毛细血管内水和电解质的平衡也能够更好的阐明病理状态下肺的清除功能。

三、过滤作用

肺毛细血管在循环中独特的连续性排列结构使其可作为血流中碎片的过滤器。较大的异物包括血栓入血后经静脉系统进入肺循环内将被阻挡。肺内高浓度的肝素和纤溶酶原激活物使滤过的纤维碎片降解。理论上肺的滤过孔径平均为 7μm，但仍发现有更大的颗粒流入左心，目前推测异物可能通过动静脉短路越过肺脏。

四、储血功能

肺循环作为体循环储备器的作用：体循环的容量也会影响肺循环的容量，全身血管收缩使血液从体循环进入肺循环，而血管扩张会引起肺循环血液向体循环血液重新分布，肺通过这种方式为体循环提供储备。

五、防御功能

肺脏能抵御吸入的空气中的颗粒和经空气传播的细菌及病毒，保护末梢支气管和肺泡。在上呼吸道，鼻毛可以阻挡较大的颗粒进入，而鼻甲沟的形状则使许多颗粒直接撞击在黏膜上或因重力而沉积在黏膜上。这样流经鼻腔空气中直径大于 10μm 的颗粒几乎完全被清除掉。直径在 2~10μm 的颗粒可通过鼻腔而进入气管、支气管和细支气管，但这里管壁黏膜有分泌黏液的杯状细胞和纤毛上皮细胞。所分泌的黏液覆盖在纤毛上。许多纤毛有力地、协调地和有节奏地摆动，将黏液层和附着于其上的颗粒向咽喉方向移动，到达咽部后，或被吞咽或被咳出。直径小于 2μm 的小颗粒进入呼吸性细支气管、肺泡管和肺泡后被巨噬细胞吞噬。

整个气道和肺泡遍布巨噬细胞，它们吞噬吸入的颗粒和微生物，释放蛋白酶杀死细菌。肺含有 α_1- 抗胰蛋白酶，具有灭活蛋白酶保护自身免受伤害的作用。巨噬细胞释放出具有高度活性的氧化剂，包括氧自由基。肺能产生超氧化物歧化酶保护肺脏免受损害。肺黏膜能分泌 IgA，有助于杀灭微生物。

麻醉药物可能影响到肺泡局部的免疫、防御机制。例如，与丙泊酚相比，吸入七氟烷或地氟烷麻醉可抑制肺泡局部促炎症细胞因子的释放。但这些差异是否会在某些病理情况下影响到肺部并发症的发生，其临床意义还有待进一步探索。

（王 颖　戚思华　李文志）

参考文献

[1] 邓小明，姚尚龙，于布为，等．现代麻醉学 [M]. 4 版．北京：人民卫生出版社，2014.

[2] MILLER R D. Anesthesia [M]. 6th ed. New York: Churchill Livingstone, 2006.

[3] MILLER R D. Anesthesia [M]. 7th ed. New York: Churchill Livingstone, 2010.

[4] MILLER R D. Anesthesia [M]. 8th ed. New York: Churchill Livingstone, 2016.

[5] JOHN F BUTTERWORTH. Morgan & Mikhail's Clinical Anesthesiology [M]. 5th ed. New York: McGraw-Hill Medical, 2015.

[6] SARASWAT V. Effects of anaesthesia techniques and drugs on pulmonary function [J]. Indian J Anaesth, 2015, 59 (9): 557-564.

[7] 钟南山．呼吸病学 [M]. 2 版．北京：人民卫生出版社，2012.

[8] KOSTIC P, LOMAURO A, LARSSON A, et al. Specific anesthesia-induced lung volume changes from induction to emergence: A pilot study [J]. Acta Anaesthesiologica Scandinavica, 2017, 62 (3): 282-292.

[9] PFANNKUCH F,BLÜMCKE S. What's New in Lung Physiology？ Pulmonary vessel regulation/non-respiratory metabolic lung functions [J]. Path Res Pract. 1985, 180 (6): 718-720.

[10] EMMA LEFRANÇAIS. The lung is a site of platelet biogenesis and a reservoir for haematopoietic progenitors [J]. Nature, 2017, 544 (7648): 105-109.

[11] BRYAN G. YIPP. The lung is a host defense niche

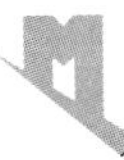

for immediate neutrophil-mediated vascular protection [J]. Sci Immunol, 2017, 2 (10): 8929.

[12] DUGGAN M. Perioperative modifications of respiratory function [J]. Best Pract Res Clin Anaesthesiol, 2010, 24 (2): 145-155.

[13] BARBOSA F T. Positive end-expiratory pressure (PEEP) during anaesthesia for prevention of mortality and postoperative pulmonary complications [J]. Cochrane Database Syst Rev, 2014, 6 (6): CD007922.

第十六章

麻醉与循环

目　录

循环系统生理是麻醉学的重要基础理论，目前的循环生理不仅仅停留在生理学范畴，而且已经拓展到分子生物学水平。本章主要探讨有关循环系统生理和解剖，包括心脏收缩的机制，收缩的调节及心功能的评估等。

心脏是机体的总“泵”，从出生前直至死亡，始终处于持续工作状态。一位70岁的老年人，如果按平均心率70次/min计算，其心脏一生中大约跳动26亿次；如果心排血量为3~5L/min，则其心脏一生中大约泵出1亿~2亿升血液，为全身组织提供约96亿升的氧气。因此心脏属于可靠而经久耐用的“泵”。本章仅讨论心肌收缩的一般机制，老年人和婴幼儿心肌收缩的特殊性详见其他章节。

第一节　心　　脏

心脏有四个腔室，分别是左心房和右心房、左心室和右心室；构成左右两侧并列的“心泵”：左侧“心泵”和右侧“心泵”，每侧“心泵”分别由一个心房和一个心室组成，分别将血液输送到体循环和肺循环。心腔壁有三层结构，最内层为心内膜，由薄层的内皮细胞构成；中间层为心肌细胞，由一群纵行分叉、直径约为1μm的肌原纤维构成心肌纤维；最外层为心包脏层，由间皮细胞构成，它也是心包膜的内层。

心脏的收缩活动推动全身血液流动，将氧和养分输送给每个器官，并运走代谢产物。体内各器官、组织间的各类激素和营养物质的运输，也依靠心脏来输送。具体过程是：体循环血液经上、下腔静脉流入右心房，通过三尖瓣入右心室，经肺动脉进入肺循环，在肺泡处进行氧-二氧化碳交换后，含大量氧气的新鲜血液经肺静脉至左心房，流经二尖瓣到左心室，再通过主动脉将养分运输到全身各处，以满足机体新陈代谢的需要。神经和体液反馈环路精细调节心脏和循环系统的功能。

左右两侧心房的壁较薄，产生的压力也较低，处于0~10mmHg之间。房间隔由胚胎期的卵圆孔衍化，是心脏最薄的部位。心脏的自律活动由窦房结和房室结产生，二者均位于右心房。心房和心室之间为房室瓣，右侧为三尖瓣，由前、中、后三个瓣膜组成，并向右心室单向开放，构成心房至心室的单向通路，面积约8~11cm^2。左侧为二尖瓣，由前、后两个瓣膜组成，面积约6~8cm^2。

心室壁较厚，产生的压力较高。血液从这里被泵入肺循环和体循环。由于左心室泵出血液所要克服的主动脉压力远远高于右心室所需克服的肺动脉压力，所以，左心室壁也远厚于右心室。在胚胎期，左右心室壁厚度的比例为1∶1。出生后，随肺泡扩张，肺血管阻力迅速下降，而体循环阻力迅速升高，1个月后，左右心室壁的厚度比例为2∶1，已接近成人水平。室间隔由上部较薄的膜部和下部较厚的肌部组成，膜部与房间隔相连，肌部构成了室间隔的主要部分，以及左室游离壁的一部分。正常的右室压为(15~30)/(0~10)mmHg，左室压为(100~140)/(3~12)mmHg。

每个心室和其流出道之间有一组半月瓣。肺动脉瓣分隔右心室和肺动脉，由前、右、左三个瓣膜组成，在心室收缩时开放，使血液流向肺动脉；而在心室舒张时关闭，防止血液倒流。正常肺动脉瓣的面积约4cm^2。主动脉瓣稍厚于肺动脉瓣，由后、左、右三个瓣膜组成，正常面积为3~4cm^2。正常肺动脉压为(15~30)/(0~12)mmHg，而正常主动脉压为(100~140)/(60~90)mmHg。

一、心肌超微结构

在细胞水平，心脏可以分为心肌组织、传导系统和细胞外连接组织（主要为胶原）。心肌细胞很独特，具有兴奋性、自律性、传导性和收缩性四种基本生理特性，其中兴奋性、自律性和传导性是以心肌细胞膜的生物电活动为基础，属电生理特性；收缩性是以收缩蛋白的功能活动为基础，是心肌的一种机械特性。心肌细胞兼有骨骼肌细胞和平滑肌细胞的特点，其形态也很特别。

心肌细胞的主要成分包括：①细胞膜：又称肌膜(sarcolemma)，为脂质双层结构，脂质双层中含有受体、离子通道、离子泵等以完成细胞之间及细胞和外环境之间的联系。另外还有亚细胞膜，如线粒体膜。②细胞核：担负细胞生长和修复，蕴藏遗传基因。③肌原纤维：由收缩蛋白构成，负责心肌的收缩功能。每个肌原纤维由若干圆柱形肌节(sarcomere)连接构成，两端比较透明，称明带（即I带，light zone)，中央部分较暗，称暗带（即A带，dark zone)。④细胞质：处于肌膜内，细胞核和收缩蛋白周围。心肌细胞纵横相连，构成融合体(syncytium)，由闰盘(intercalated disc)分隔(图16-1)。肌膜内褶使细胞外空间延伸到心肌细胞内，包裹细胞质，并形成横管系统(transverse tubular system，TT)参与心肌细胞电信号转导。横管系统与胞内膜结构—肌质网(sarcoplasmic reticulum)紧密连接，肌质网是细胞内离子钙的主要储存地。根据其功能，肌质网又可分为两类：粗面(交叉形)和滑面(纵形)。在骨骼肌细胞，触发肌肉收缩的 Ca^{2+} 来自肌质网内 Ca^{2+} 的释放。但心肌细胞的肌质网不如骨骼肌发达，贮 Ca^{2+} 量少，其收缩有赖于细胞外 Ca^{2+} 的内流，如果去除细胞外 Ca^{2+}，心肌不能收缩，停在舒张状态。心肌兴奋时，细胞外 Ca^{2+} 通过肌膜和横管膜上的L型钙通道流入细胞质，触发肌质网终池大量释放贮存的 Ca^{2+}，使细胞质内 Ca^{2+} 浓度升高100倍而引起收缩。这种由少量的 Ca^{2+} 引起细胞内钙库释放大量 Ca^{2+} 的机制，称为钙诱导钙释放(calcium-induced calcium release，CICR)。心肌肌质网上有两种钙释放通道，因分别可与雷诺丁(ryanodine)和三磷酸肌醇(IP3)结合而分别称之为雷诺丁受体和IP3受体，心肌上主要是雷诺丁受体起作用。Ca^{2+} 是雷诺丁受体的特异性激活物，从细胞外内流的 Ca^{2+} 可与之结合而使通道开放，大量 Ca^{2+} 从肌质网释放入细胞质而引起心肌收缩。心肌的舒张有赖于细胞内 Ca^{2+} 浓度的降低。心肌收缩结束时，肌质网膜上的钙泵逆浓度差将细胞质中的 Ca^{2+} 主动泵回肌质网，同时肌膜通过 Na^+-Ca^{2+} 交换和钙泵将 Ca^{2+} 排出胞外，使细胞质 Ca^{2+} 浓度下降，心肌细胞舒张。与骨骼肌细胞类似，心肌细胞上也有Z线，划分出肌节的界限。肌节是心肌细胞收缩性的最小单位，长约2~2.5μm。肌原纤维由许多蛋白质微丝组成，分粗、细两种。粗微丝在A带中，几乎完全由肌球蛋白(myosin)分子组成。肌球蛋白是一构型不对称的大分子蛋白，电子显微镜观察发现，其具有两条重链和四条轻链，分子量分别为220 000kD和20 000kD。到目前为止，轻链的功能尚不清楚，可能参与调节横桥的形成。肌球蛋白分子有一个长的柱状尾部，一个铰链区和两个球形头部。头部含有ATP酶，能水解ATP释放能量，在微丝表面形成横桥，是肌球蛋白与肌动蛋白(actin)细微丝相接触的部位。铰链区与张力形成有关。尾部由两条重链缠绕形成，与粗微丝中的其他肌球蛋白分子结合并构成微丝的中心。

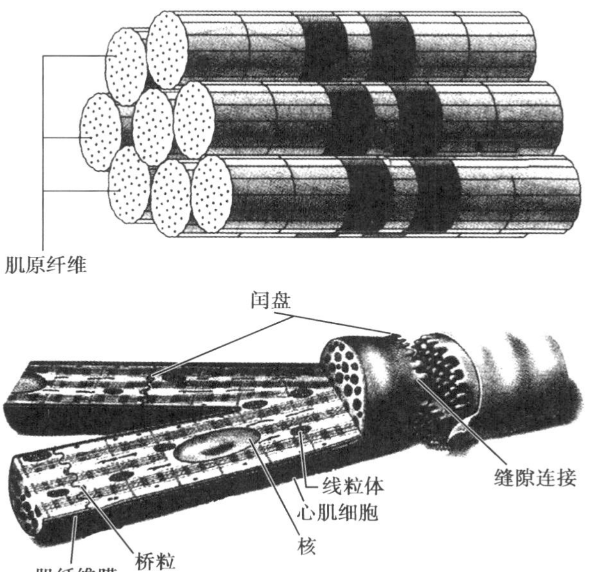

图16-1　心肌细胞的组成

细微丝的蛋白质分子由三个亚单位组成，主要为肌动蛋白(分子量43 000kD)，相互以双螺旋结构结合，另外有少量的原肌球蛋白(tropomyosin，Tm)和肌钙蛋白(troponin，Tn)(图16-2)。

细微丝的一端固定在Z线上，另一端插入A带，而相邻的细微丝构成I带。粗、细微丝相互穿插，排列规则。原肌球蛋白是一线状蛋白质多肽链，分子量约70 000kD，位于肌动蛋白分子的双螺旋沟内。肌钙蛋白含有3个不同的多肽链亚单位：TnT、TnI和TnC，依附于原肌球蛋白氨基末端7个单位链上，构成复合体，分别与心肌收缩机制的不同功能相关。肌钙蛋白的3个亚单位中，肌钙蛋白C与钙离子结合，引起一些蛋白分子构象改变，导致心肌收缩；肌钙蛋白I抑制肌球蛋白与肌动蛋白反应，形成横桥；肌钙蛋白T使肌钙蛋白与原肌球蛋白相结合。

TnC是小分子量蛋白质(分子量18 000kD，属于 Ca^{2+} 结合蛋白——EF臂蛋白——的一种，此类蛋白都有一特殊的氨基酸序列，构成带多个氧原子的袋状结构，与 Ca^{2+} 有高度特异性和亲和性。与骨骼肌细胞相比，心肌细胞的TnC少一个 Ca^{2+} 结合位点。

每个肌节都有一整齐排列的粗微丝、细微丝和第三种微丝。第三种微丝由大分子量蛋白(titin)组成，分子量约30 000kD，其主要反映解剖结构的完整性和受压后的张力反应。Titin是继肌球蛋白

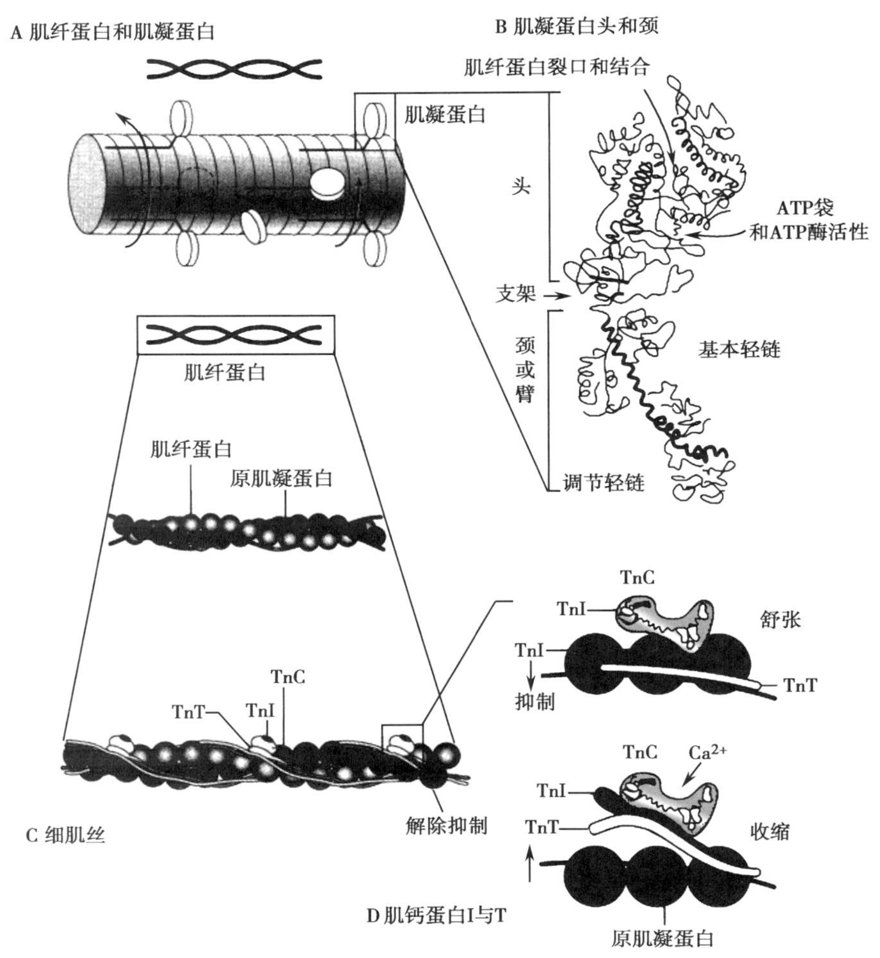

图 16-2　心肌细胞收缩系统分子结构

和肌动蛋白之后第三大含量的肌蛋白，约占肌蛋白的 10%，有两个主要功能区：免疫蛋白区（Ig）和 PEVK 区，分别反映弹性和张力特性。PEVK 区含有反复重复的脯氨酸（P），谷氨酸（E），缬氨酸（V）和赖氨酸（K）残基。心肌是最坚硬的横纹肌，其坚硬性与 Ig 和 PEVK 区相关。

与骨骼肌细胞不同的是，心肌细胞的细胞膜呈不连续状，这些细胞膜上有纵横交错的皱襞构成的广泛网络，在闰盘处将各个纤维的 Z 线连接在一起。由此将纵行纤维紧密连接，在此轴向上的张力也将在细胞间一致传递。另外，水平相邻肌纤维之间的胞膜融合或间隙连接使纤维间的去极化电位的传播通路阻力很低。间隙连接对心肌细胞的心电连贯性很重要。

间隙连接的渗透性较并列连接的细胞质膜呈数量级的增加。间隙连接的蛋白主要为 connexin，组成相邻细胞间通道的 6 个亚单位。此类蛋白家族含有独特的氨基酸序列。在心肌细胞中已发现有 connexin40，connexin43，和 connexin45。此通道的特性（开放和调节机制）尚在进一步研究之中，现已发现此通道保持的开放时间明显长于心肌细胞膜的其他离子通道。间隙连接有效地保证了心肌细胞的同步运动，实现了细胞的完整性。

心力衰竭、心肌缺血以及由各种心血管疾病引起的心肌肥厚或扩大时，心肌超微结构将发生异常改变：肌节长度在 2.0~2.2μm 时心肌收缩性减退；线粒体、肌质网结构破坏，干扰钙离子转运和三磷腺苷（ATP）的产生等，减弱心肌的收缩性。

二、起搏传导系统

心传导系统由特殊分化的心肌细胞构成，包括 P 细胞、过渡型细胞和 Purkinje 细胞等。它们聚集成结和束，产生并传导兴奋，从而保证了心脏的自动节律，带动心房和心室的一般心肌进行节律性的舒缩活动，完成射血。

正常心脏的激动起源于窦房结，其为一盘状结构，大约 15mm × 5mm × 2mm，位于右心房的上部与上腔静脉连接处。窦房结血供来自窦房结动脉，绝大多数为一支，多起始于右冠状动脉，距离主动脉壁约 0.3~3.0cm。窦房结动脉经右心耳与主动脉之间向右上穿行，最后在上腔静脉根部结束。由左冠状动脉发出的窦房结动脉较少（约占 35%），可由左冠状动脉起始处直接发出，也可由旋支钝缘附近发出。窦房结向下传导通过三条通路：前通路起源于窦房结的头端，分为两支，一支到左心房（Backmann 束），另一支沿房间隔的右侧到房室结；中结间通路（Wenckebach 束）起源于窦房结的心内膜面，沿房间隔下行到房室结；后通路（Thorec 束）从窦房结的尾端发出，到达房室结后侧（图 16-3）。由窦房结发出的自主节律为 60~100 次 /min，经心房的传导速度为 1 000mm/s。房室结呈纽扣状，约 22mm × 10mm × 3mm，位于右心房下方，冠状窦开口的前方，三尖瓣的上方，它分 3 个区，即上、中、下区，除中区外，均具有自律性。房室结血供来自房室结动脉，该动脉大多起始自右冠状动脉主干，是后者细小而恒定的动脉分支，在心脏膈面房室交界处或左侧向深面穿入分布到房室结区。窦房结与房室结的供血动脉，半数以上起源于右冠状动脉，约 1/3 起于左冠状动脉，当出现房室传导阻滞、窦性心律失常时，应考虑到右冠状动脉栓塞可能。

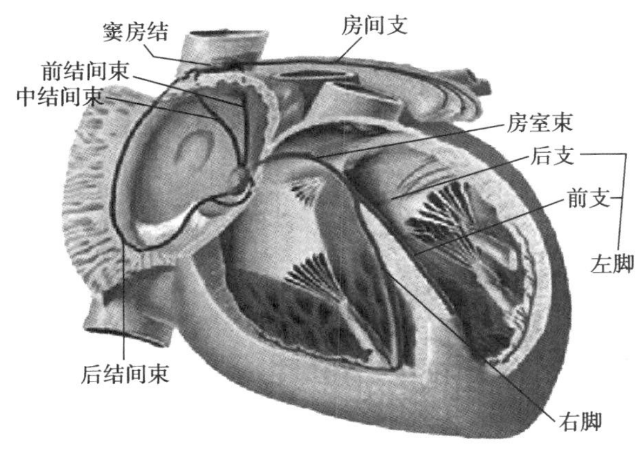

图 16-3　心脏传导系统

房室结中间区在房室传导过程中有一延迟作用，使心室收缩稍晚于心房收缩，保证了心室充盈，心电图上表现为 PR 间期。正常时，房室结的自主节律为 40~60 次 /min，由于该节律较窦房结慢，故由窦房结控制心律。经房室结的传导速度转慢，约为 200mm/s。在房室结的下缘形成单独的纤维束——希氏束（或房室束），然后穿过环状纤维到达肌性室间隔的上缘，成为希氏束的起点。希氏束从室间隔开始形成左束支，可分为两组：前支经室间隔前面向下到前乳头肌，然后形成浦肯野纤维；后支粗短，向后到后内侧的乳头肌基底，再有分支进入浦肯野纤维网。电活动离开房室结后即进入希氏束，然后沿两束支下传。

心室首先除极的部分是室间隔中部的左侧，两心室的游离壁同时去极化。由于浦肯野纤维的细胞直径较大，通过浦肯野纤维网的传导速度也快于其他的心肌传导系统，约为 4 000mm/s。如此特性保证心室肌同步收缩。传导系统的某些细胞还具有发放和传导电活动的能力，称为起搏细胞。电活动从窦房结经历 0.04 秒到达房室结，由于房室结内心肌纤维的传导速率减慢，又经 0.11 秒电活动才传至希氏束。而从希氏束传至浦肯野纤维网的速率较快（正常时 <0.03 秒），故电活动从窦房结起始直至整个心脏去极化，正常≤ 0.2 秒。

在正常情况下，心搏的电活动起源于窦房结，由动作电位触发。动作电位有两种类型：快反应动作电位和慢反应动作电位。大多数心肌组织（包括心房、心室和传导系统的浦氏细胞）发生快反应动作电位；而与心肌自律性有关的起搏细胞（窦房结和房室结细胞）产生慢反应动作电位。窦房结产生的激动先传布到两个心房，然后经过房室结传到两个心室，称为正常窦性心律，凡偏离这种正常心律的心脏活动都属心律失常。

麻醉和手术过程中影响心脏节律和传导的因素很多，通过神经系统、内分泌、电解质和体液酸碱度的改变均可引起心律的变化。有些强效吸入麻醉药可抑制窦房结的自律性，而对于房室结，这些药物仅有轻度的直接作用，表现为延长传导时间、增加不应期。吸入性麻醉药对于浦肯野纤维网和心室肌的电生理效应由于自律性的相互作用而变得比较复杂，既有抗心律失常作用，又有致心律失常作用，前者可能受到离子内流的直接抑制，后者可能由于对儿茶酚胺的增效作用，尤其是氟烷。临床常用剂量静脉麻醉药的电生理效应有限。阿片类药物，尤其是芬太尼和舒芬太尼可以抑制心脏传导，增加房室结传导时间和不应期，延长浦氏细胞动作电位时长。局部麻醉药不同血药浓度可产生一定的心脏电生理作用，例如一定血浆浓度的利多卡因所产生的电生理效应有治疗心律失常的作用。

但过高浓度则通过作用于钠离子快通道而抑制心脏的传导。又如布比卡因对心脏有明显的抑制作用，尤其是浦肯野纤维网和心肌细胞，作用于钠离子快通道可引起明显的窦性心动过缓和窦性停搏。

三、心肌动作电位

如前所述，心肌动作电位有快反应和慢反应两种类型，两者的静息膜电位（Vm）和决定动作电位传播速度的快速去极化过程不同。专司心肌收缩活动的工作细胞是快反应动作电位，可以分为四个时相（图 16-4）。静息膜电位约为 −80~−90mV，这是由于离子在细胞膜两侧分布不同的结果，细胞内钾离子浓度比细胞外高，K^+ 从细胞内通过细胞膜进入细胞外，由于 K^+ 的运转，使细胞内带负电而细胞外呈正电，因此静息电位主要取决于跨细胞膜的钾离子浓度梯度。除极开始，细胞膜的闸门机制——Na^+ 快通道瞬时开放（约 1ms）。此 Na^+ 快通道为双重门结构，当膜电位达到 −60~−70mV 时激活细胞外侧的 m- 门（即活性门）开放，由于 Na^+ 的浓度梯度以及细胞的电荷势能梯度，使 Na^+ 迅速进入细胞内，此时带正电荷的离子从细胞外流向细胞内，细胞内呈正电（约 +20mV），而细胞外是负电，此时的动作电位称为 0 期，相当于心电图的 QRS 波。当膜电位达到 +30mV 后，细胞内侧的 h- 门（即非活性门）关闭，阻止 Na^+ 继续内流（抑制钠通道），从而有效地结束 0 相。在膜电位处于 0 时，没有电势能促进 Na^+ 进入细胞，但浓度梯度差的作用仍使 Na^+ 进入细胞内，使细胞内产生正电荷。此 Na^+ 快通道可以被河豚毒阻断。

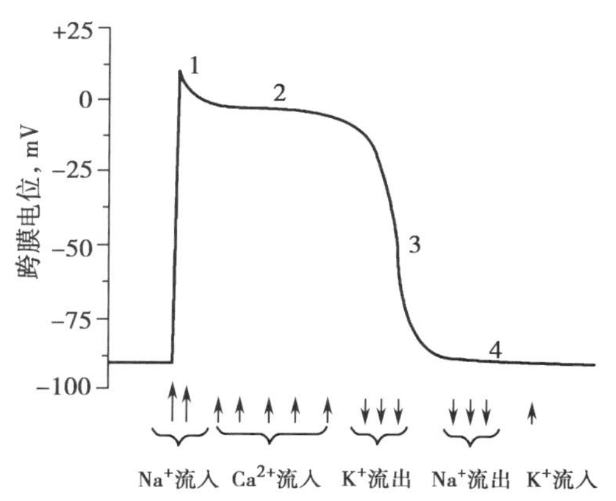

图 16-4　心肌动作电位

1. 超射期：由快速内向 Na^+ 电流引起；2. 平台期：由 L 型 Ca^{2+} 通道介导的慢 Ca^{2+} 电流；3. 复极化：有外向型 K^+ 电流引起；4. 静息期：Na^+ 外流，K^+ 内流，通过 Na^+-K^+-ATP 酶维持。

快通道关闭后，随着 Na^+ 内流减慢，细胞内正电荷减少，复极化过程开始，称为 1 期。复极化的 1 期和平台期的 2 期主要由 Ca^{2+} 通过 L 型电压依赖的慢通道内流而产生，也有少量 Na^+ 由此慢通道内流。在去极化阶段，膜电位达到 −30mV 时，慢通道被激活，Ca^{2+}（以及 Na^+）开始顺其浓度梯度内流。随着 Ca^{2+} 的内流，触发肌质网释放更多的钙离子，促使细胞内游离 Ca^{2+} 结合收缩蛋白，产生收缩力。2 期时，动作电位接近于等电位，细胞仍处于除极状态，相当于心电图的 ST 段。3 期为快速复极化阶段，相当于心电图的 T 波。此时，钾离子通透性增加，并沿浓度梯度向细胞外流出，致使细胞内电位又呈负电，膜电位降至静息膜电位，慢钙通道和快钠通道被关闭，细胞处于绝对不应期，新的刺激也不能引起细胞去极化反应。复极化完成时，细胞膜电位接近于 −90mV，但细胞膜内外离子分布与去极化前不同，因为 Na^+ 进入细胞，而 K^+ 流出细胞，结果使细胞内 Na^+ 浓度较高，而 K^+ 浓度较低。在 4 期时，由于细胞膜上依赖 ATP 酶的 Na^+/K^+ 泵的作用，使 Na^+ 从细胞内流出，并将 K^+ 带入细胞内（6 : 3 的比例），恢复去极化前的离子状态。去极化开始时的静息膜电位（4 期）水平，是决定电活动向其他细胞传导的重要因素。4 期电位负值越小，0 期上升速度越慢。

对慢反应动作电位而言，细胞的静息膜电位大约为 −60mV。缺乏快 Na^+ 通道的活性，去极化的产生机制类似于快反应动作电位的 2 时相，主要是 Ca^{2+} 和 Na^+ 的缓慢内流。其他时相的作用机制两者类似，只是绝对不应期在慢反应动作电位中的时间更长。

起搏细胞的动作电位和心肌细胞明显不同（图 16-5），具有自律性，动作电位的一个重要特点是 4 期不在一恒定的水平，有一缓慢的自主去极化，称前电位或起搏电位。4 期时少量的 Ca^{2+} 和 Na^+ 进入细胞，K^+ 外流减少，静息膜电位负值减小。4 期的坡度是影响电活动频率的一个重要因素。坡度越陡，则起搏细胞的激动频率越快；反之，坡度越小，频率越慢。兴奋交感神经系统（或儿茶酚胺释放增加）使 4 期坡度变陡，自律性增强；兴奋副交感神经系统则结果相反。通常用的抗心律失常药物，如利多卡因、普鲁卡因胺、奎尼丁和苯妥英钠等均能使 4 期坡度减小，即舒张期自动去极化频率降低。

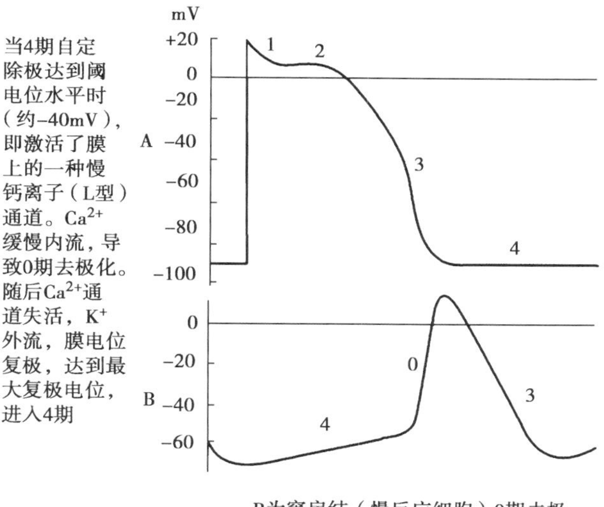

图 16-5　起搏细胞(窦房结)的动作电位

四、心肌收缩原理

心肌收缩的基本过程源于 Ca^{2+} 激活肌球蛋白分子头部与肌动蛋白相交部位之间的横桥。当心肌细胞膜除极时,电活动经过横管系统进入细胞内,引起主要贮存于肌质网的 Ca^{2+} 释放,Ca^{2+} 浓度升高达 10^{-5}mol/L 后 Ca^{2+} 与肌钙蛋白 C 结合,解除肌钙蛋白 I 的抑制作用。接着原肌球蛋白使肌球蛋白头部的横桥移向肌动蛋白,并与之结合,致使肌动蛋白向 A 带中央滑行,造成肌节长度缩短,整个心肌产生收缩(图 16-2)。当心肌细胞膜复极时,Ca^{2+} 离开肌钙蛋白 C 进入肌质网,细胞内 Ca^{2+} 浓度低于 10^{-7}mol/L,致使原肌球蛋白又覆盖肌动蛋白的结合处,肌动蛋白离开 A 带中央,故肌节长度延伸,整个心肌处于舒张状态(图 16-6)。

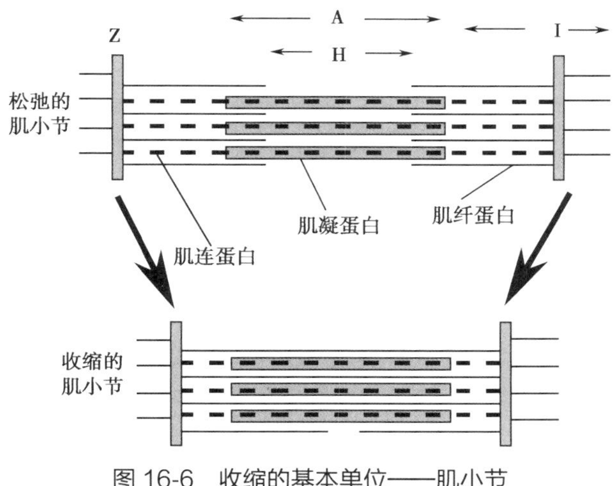

图 16-6　收缩的基本单位——肌小节

肌动蛋白和肌球蛋白的结合所需的能量,由 Ca^{2+} 激活肌球蛋白头部的三磷腺苷使 ATP 水解为二磷酸腺苷(ADP)和高能磷酸键而产生。因此心肌收缩性取决于肌质网 Ca^{2+} 的运转、线粒体产生 ATP 和肌球蛋白 ATP 酶活性的程度。心肌缺血、肥厚和心肌有病变时,心肌收缩力减弱,因为:①肌质网对 Ca^{2+} 摄取和释出减少;②肌球蛋白 ATP 酶活性降低;③心肌细胞内线粒体减少,能量的提供减少。

心肌收缩过程中,肌动蛋白和肌球蛋白相互重叠的程度极为重要。根据 Starling 心脏定律,静息时肌原纤维的长度与心肌收缩力有关。因此,静息时肌动蛋白和肌球蛋白重叠越多,也即原纤维长度越短,则肌原纤维产生的力越小;反之,肌动蛋白和肌球蛋白分离过度,两者之间相互交叉不合适,也影响心肌的收缩性。因此,静息时粗细微丝应有合适的长度,两者之间应达到最有效的相互交叉,使心肌收缩性处于最佳状态,心肌纤维静息时的最适长度为 2.0~2.3μm。

五、心肌代谢

心肌代谢的主要目的:产生能量,维持细胞内外离子一定的浓度梯度,保证细胞完整性,实现心脏不停息的泵血功能。代谢的主要底物是葡萄糖、乳酸及游离脂肪酸(free fatty acid,FFA)等,产生可直接利用的能量 ATP 及肌酸磷酸,满足心肌化学和机械功的需要,即离子转运和心肌收缩。

ATP 释放能量受贮存在肌球蛋白分子头部的 ATP 酶调节。ATP 酶对 Ca^{2+} 很敏感,当 Ca^{2+} 浓度升高时,ATP 经水解释放能量。肌酸磷酸通过肌酐磷酸酶的催化作用迅速转化为 ATP。此外,心肌内含有肌激酶,使 ADP 直接产生 ATP。ATP 水解速度是决定心肌收缩速率的主要因素。心肌收缩的最大速率与肌球蛋白 ATP 酶活性有非常明显的相关性,故影响酶活性的因素均可影响心肌功能。由于禁食患者血清中游离脂肪酸浓度升高,所以此类患者的心肌细胞主要代谢游离脂肪酸和葡萄糖,而 FFA 又抑制细胞对葡萄糖的利用,使心肌主要代谢 FFA。血液中 FFA 主要与白蛋白结合,而心肌细胞有白蛋白受体,为代谢 FFA 提供了条件。大约 60%~70% 的氧由 FFA 利用,葡萄糖仅利用 30%~40%。FFA 为脂溶性,能自由通过细胞膜进入细胞质,在细胞质中经硫激酶催化生成乙酰辅酶 A 衍生物,后者再进入线粒体经三羧酸循环后氧化产生 ATP。

线粒体是进行物质代谢，提供 ATP 能量的主要场所，占心肌细胞容量的 23%，由此反映了 ATP 对心功能的重要性。线粒体为双层膜结构，内层膜有很多皱褶，其上含有大量与有氧代谢和细胞色素循环有关的酶，FFA 和葡萄糖的代谢中间物在线粒体中被进一步分解。还原型烟酰胺腺嘌呤二核苷酸（reduced nicotinamide adenine dinucleotide，NADH）和还原型黄素腺嘌呤二核苷酸（reduced flavin adenine dinucleotide，FADH2）参与了电子转运链。

葡萄糖和 FFA 是初级底物。葡萄糖在有氧情况下经糖酵解产生丙酮酸，在无氧条件下产生乳酸。丙酮酸进入线粒体进行枸橼酸循环，被分解为二氧化碳、水，同时产生 ATP。线粒体内膜上有丙酮酸脱氢酶，丙酮酸在其催化下生成乙酰辅酶 A 和 NADH，乙酰辅酶 A 通过枸橼酸循环后被氧化，生成 NADH、FADH2 和 2 份 ATP，此过程称为底物水平磷酸化。NADH 和 FADH2 又进入呼吸链，在有还原当量（一个还原当量就是一份 H^++e^-）的环境中被氧化。其氧化磷酸化的基本方程式如下：

$NADH+H^+ +O \rightarrow NAD^+ +H_2O$，同时耦合 ADP 的氧化：

$$3ADP + 3Pi \rightarrow 3ATP$$

因此一份氧原子能产生 3 份 ATP，即磷 / 氧（P/O）是 3。但不同底物产生的 P/O 比例在 2.83~3.17 之间。氧在代谢过程中起电子受体的作用，保证电子转运链循环的顺利进程。

1mol 葡萄糖经过三羧酸循环产生 38mol ATP。虽然 ATP 合成可来自无氧代谢，但 1mol 葡萄糖分解为乳酸却只产生 2mol ATP。脂肪酸经过 β 氧化作用效果最佳，1mol 棕榈酸盐能产生 8mol 乙酰辅酶 A 和 35mol ATP，而 8mol 乙酰辅酶 A 又经三羧酸循环再产生 96mol ATP。葡萄糖进入心肌细胞需要胰岛素，糖原形成也需要胰岛素，胰岛素还抑制甘油三酯的分解，故胰岛素有利于甘油三酯的贮存。葡萄糖透过细胞后，在糖酵解过程中，经磷酸果糖激酶的催化作用，将 6- 果糖磷酸盐转化为 1，6- 二磷酸果糖。而磷酸果糖激酶又受 ATP 的控制，若 ATP 的水解速度超过合成，则 ADP 和单磷腺苷（AMP）增多，促使磷酸果糖激酶形成。缺氧时，糖酵解增加，而脂肪分解受抑制。

麻醉药都能直接抑制心肌细胞的收缩功能，其作用机制是多方面的，例如乙烷能干扰 Ca^{2+}、葡萄糖透过肌质网；氟烷、戊巴比妥酸盐抑制线粒体摄取 Ca^{2+}，氟烷还抑制葡萄糖透过肌质网。胰岛素能增加心肌细胞摄取葡萄糖。此外，麻醉药可抑制 ATP 的合成和转化。氟烷还能抑制葡萄糖磷酸盐异构酶的活性和糖酵解作用，也抑制脂肪酸氧化作用。因此，麻醉药既抑制无氧代谢的糖酵解，又干扰其他物质代谢的氧化作用。最近的研究结果表明，挥发性全身麻醉药均不同程度地抑制心肌收缩，扩张微动脉，降低冠状动脉血流储备，且可以被低钙血症、β 肾上腺素能受体阻滞剂和钙通道阻滞剂增强。挥发性全身麻醉药增加心肌对儿茶酚胺的敏感性，其机制主要是：当心肌除极时，全身麻醉药使 Ca^{2+} 进入细胞减少，改变了 Ca^{2+} 释放的动力学和 Ca^{2+} 通过肌质网，从而降低收缩蛋白对 Ca^{2+} 的敏感性。但有研究证明：七氟烷虽然降低心脏灌注压和冠状动脉血流，对心肌收缩有一定抑制作用，但同时降低心肌耗氧，心肌氧代谢平衡仍能维持，而且不干扰缺血心肌血流分布，对缺血心肌供血的影响与正常心脏无明显差异。因此，与其他常用吸入麻醉药相比，对心肌缺血患者具有一定优越性。

静脉全身麻醉药则通过降低心肌细胞内 Ca^{2+} 浓度，使心肌在收缩过程中得不到足够的 Ca^{2+}，而产生心肌抑制作用。其降低 Ca^{2+} 的途径包括：①抑制细胞外 Ca^{2+} 的跨膜内流；②增加心肌细胞膜系统结合 Ca^{2+} 的能力；③抑制肌质网对 Ca^{2+} 的摄取，使肌质网内 Ca^{2+} 储存量减少；④抑制肌质网 Ca^{2+} 的释放；⑤减慢肌质网 Ca^{2+} 从摄取部位向释放部位的转运。至于抑制线粒体功能使能量生成障碍，可能不是静脉麻醉药抑制心肌作用的原因，至少不是主要原因。目前尚无足够证据证实静脉麻醉药能降低收缩蛋白对 Ca^{2+} 的敏感性，对心肌收缩蛋白有直接的抑制作用。在所有静脉麻醉药中，氯胺酮对心肌收缩力的直接抑制作用最小。

六、心动周期

每一次心房和心室收缩和舒张的过程即构成一个心动周期。每一个心动周期中，双心房先收缩，然后舒张；当心房开始舒张时，双心室也几乎同时收缩；然后心室舒张，接着心房又开始收缩。成人心率若为 75 次 /min，则每一心动周期平均为 0.8 秒。若心率增快，心动周期即缩短，且舒张期的缩短更为显著。若心率增快达 180 次 /min，心动周期明显缩短，为 0.33 秒，特别是舒张期缩短更多，致使心室充盈时间显著缩短，心排血量明显下降。

（一）心房

心动周期中，正常心房压力曲线呈三个正向波。心房收缩，心房压升高，压力曲线呈正向 a 波。当心室收缩开始，房室瓣关闭，又使心房压力升高，压力曲线呈正向 c 波。心室收缩期后半阶段，房室瓣仍关闭，周围静脉血液回流入心房，心房压力升高，压力曲线呈正向 v 波。x 降支是位于 c 波和 v 波之间的压力下降，被认为是由心室收缩对心房产生的拖拽引起的。任何一侧房室瓣的关闭不全都会使另一侧的 x 降支消失，并导致显著的 cv 波。y 降支出现在 v 波之后，代表房室瓣开放时的心房压力下降。心房收缩发生在心室舒张末期，心房内血液射入心室，其容量为心室总充盈量的 30%。因此，在心房颤动或心房收缩无力时，心室充盈减少。一般通过代偿作用不致发生严重心功能抑制，但在运动或应激状态时，若心房收缩消失，心排血量将明显减少，以致发生心力衰竭。心房舒张期几乎贯穿在整个心室收缩期和舒张期中。

（二）心室

1. 等容收缩期　相当于心电图 R 波顶峰时心室开始收缩，室内压力升高。由于房室瓣和半月瓣均关闭，心室肌纤维长度和容积均未改变，仅有压力或张力的变化，故称等容收缩期。

2. 快速射血期　当心室继续收缩，室内压力不断升高，超过主动脉压和肺动脉压，使半月瓣启开，心室内约 2/3 容量迅速射入主动脉和肺动脉，心室内容积迅速下降。此期约 0.11 秒。

3. 减慢射血期　当主动脉和肺动脉压力曲线达最高峰时，心室开始舒张，血流继续从心室流向主动脉和肺动脉，但流速减慢，故称减慢射血期。心室容积继续下降达最低值，此期历时 0.14 秒。

4. 舒张前期　心室舒张开始，心室内压力急骤下降，当主、肺动脉压超过心室内压，两侧半月瓣关闭，产生第三心音，此期历时 0.03 秒。

5. 等容舒张期　当主动脉瓣关闭后，由于动脉弹性回缩，主动脉压下降后又回升，当心室内压力继续下降到达低于心房内压时，房室瓣开放。从半月瓣关闭到房室瓣开放，心室内压力迅速下降，心室内容量变化很小，故称等容舒张期，历时 0.06 秒。在心室射血期中，心室射出的血量约相当于舒张期容积的 50%~60%，因而在等容舒张期心室内仍有部分血液。

6. 快速充盈期　在心室舒张期初 1/3 阶段，房室瓣开启后，心室内容积迅速增加，由于心室内压力低于心房内压，致使心房和大静脉的血液快速大量流入心室，约占整个心室充盈量的 2/3。此期历时 0.11 秒。左心室充盈受许多因素的影响，诸如心包膜、心室壁厚度以及心肌弛张程度等（表 16-1）。

7. 舒张后期（减慢充盈期）　静脉回心血液经心房回流入心室的速度逐渐减慢，心室内充盈不断增加。接着心房又开始收缩。此期历时 0.2 秒。

表 16-1　左心室充盈的决定因素

外因
心包膜
右心室
胸膜腔和纵隔内压力
冠状血管容量
左心室物理性质
左心室腔面积
容量、室壁厚度
室壁结构（瘢痕组织、淀粉样变）
心肌弛张程度
负荷
活动受制
弛张不均匀（暂时性、部分性）

在实验室和临床上使用各种方法，测定和描记心动周期过程中各期的时相和压力等，有助于估价心功能（图 16-7）。计算各期时相可以指导进行主动脉内囊反搏泵等的治疗。

心动周期也可用反映容量与压力关系的环形图来显示（图 16-8）。容量 - 压力环包括 4 期。AB 段起始于舒张末期，血液从肺循环和体循环分别回流入左心房和右心房，随着回流量的增加，房内压逐渐升高，当房内压大于心室压力时，房室瓣开放，血液从心房流入心室，心室压迅速上升，当注入约 75% 的心室容量时，房室压基本平衡，此时窦房结去极化并沿结间束传播动作电位（ECG 图中的 P 波），使心房收缩，将另外 25% 的血液注入心室。AB 段的斜率与心房壁的弹性或顺应性有关。某些病理条件如：心肺转流术后，冠状动脉狭窄或心肌梗死引起的左室肥大，使室壁顺应性下降，阻碍了心室灌注，此时，心房收缩对获得足够的心室灌

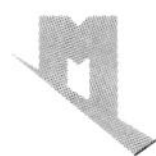

注非常重要。

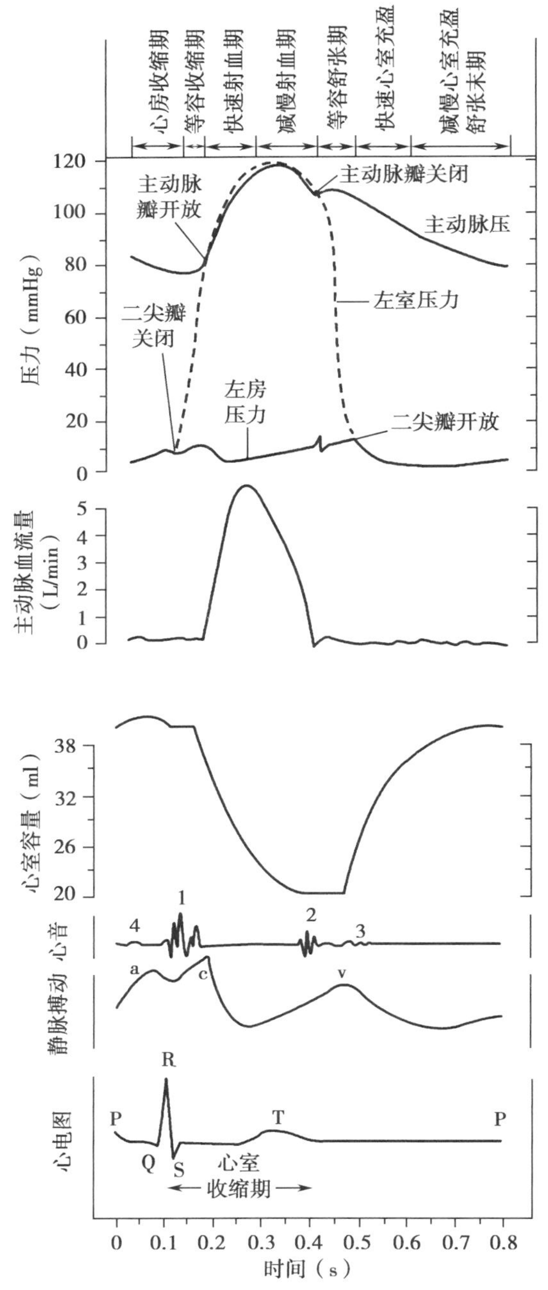

图 16-7 心动周期中各时相的电、机械活动和压力

当动作电位从房室结传播至浦肯野纤维，心室开始收缩，至心室压大于心房压后，房室瓣关闭，在 ECG 图上表现为 R 波结束（B 点），心室的等容收缩期对应于 B 至 C 曲线。随着心室收缩，室内压力也逐步上升，当心室内压力大于肺动脉压或主动脉压时（C 点），肺动脉瓣或主动脉瓣开放，血液进入肺循环和体循环。CE 段为心室射血期，又分为快速射血期（CD 段）和慢速射血期（DE 段）。

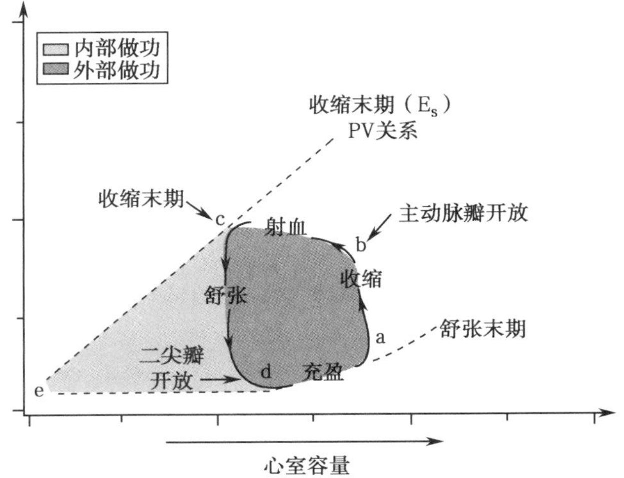

图 16-8 心动周期的压力容量环（内外部做功的总和）
a 点等容收缩的开始，主动脉瓣在 b 点开放，随后射血（b~c），二尖瓣在 d 点开放，接着心室充盈。

心室射血开始后左右心室内的压力逐步下降，直至肺动脉瓣和主动脉瓣关闭（E 点），心室舒张开始。EA 段表示等容舒张期，此期间传导系统和心肌细胞复极化，处于相对不应期，ECG 表现为 T 波结束。心室内压继续下降直至低于左右心房压，三尖瓣和二尖瓣开放，又回复至 A 点，开始下一个心动周期。近年有许多报道认为容量 - 压力环可进行心功能研究，又可解释心脏病病理生理变化等。

七、心排血量

心排血量（CO）指心室每分钟输出到周围循环的血量。心室每搏输出的血量称为每搏量（SV），是心室舒张末期容量与收缩末期容量之差。心率是每分钟的心跳次数，主要受自主神经系统影响。心肌收缩性是指排除其他影响因素前提下，心肌固有的变力性，受细胞内钙离子浓度和心肌顺应性的影响。故心排血量（CO）= 每搏量（SV）× 心率（HR）。正常成人 70kg，当心率为 80 次 /min 时，每搏量为 60~80ml，心排血量平均为 5~6L/min。由于心排血量与体表面积有关，比较不同身材大小患者的心排血量常采用心脏指数（CI）=CO/ 体表面积（BSA）。70kg 成人 CI 为 2.5~3.5L/（min·m^2）。

传统测量心排血量的方法依据 Fick 的质量守恒定律，即静脉回心血液中的氧含量（q1）与通过肺泡进入血液的氧含量（q2）之和等于动脉血的氧含量（q3），具体方程式如下：

$$q1+q2=q3$$

即 $CO \times [O_2]_{静脉}+q2=CO \times [O_2]_{动脉}$

$$CO=q2/([O_2]_{动脉}-[O_2]_{静脉})$$

其他测定心排血量的方法还有染料指示剂方法。静脉注入吲哚菁绿，计算其在动脉中的稀释曲线下面积，得出心排血量。此方法的主要缺点是染料的再吸收，需要外推稀释曲线的下降斜率，以便得出曲线下面积。如果反复注入染料，血液中会存留一定的染料，影响计算的精确性。但利用此缺点却能计算动静脉分流。当染料因重吸收再次通过心脏时，会在初次稀释曲线峰值之后产生重吸收峰。如果有右向左的分流，则初次吸收峰值升高，且重吸收峰值提前。而左向右分流表现为初次吸收峰值下降，且重吸收峰值降低并延迟出现。

另一种无创方法是多普勒超声，利用超声技术计算通过主动脉瓣横截面的血流速率。尽管有研究证明此方法与其他方法有很好的相关性，但其可靠性的不足仍限制了临床应用。

目前常用的是温度稀释法。单次注入 4℃或室温的生理盐水 / 右旋糖酐，通过电热传感器计算心脏内血液温度的变化曲线，同样通过曲线下面积反映心排血量。尽管此方法仅计算通过右心室排出的血量，但一般认为左右心室的排血量相关性良好。此方法的影响因素包括：动静脉分流、注射液的性质、注射速度和基础体温等。

（一）心排血量的调节

心排血量的影响因素很多，包括静脉回心血量、外周血管阻力、周围组织需氧量、血容量、体位、呼吸方式、心率和心肌收缩性等。但决定心排血量的主要因素有两个：心率和每搏量。

1. 心率的调节　心率快慢在清醒状态下主要取决于窦房结的自律性，而麻醉状态下，还要受到包括麻醉药物和血管活性药物在内的各种因素影响。正常青年人约 70~100 次 /min，随年龄增长而减慢，公式：正常心率 =118 次 /min–0.57× 年龄。心率受内因和外因的支配，内因即窦房结的自律性；外因为神经和体液。

前已述及，交感和副交感神经自主调节窦房结和房室结，调节不同生理反应中心率的变化，机体在不同年龄和环境中产生的变化也不一样。交感神经影响心率是通过颈交感神经节（上、中、下星状神经节）和心胸加速神经（$T_{1\sim4}$），影响窦房结、房室结和心室肌等传导系统。副交感神经是通过迷走神经分布到窦房结和房室结的神经纤维影响心率。兴奋副交感神经，释放乙酰胆碱，激活毒蕈样胆碱能受体，使起搏细胞超极化，并减慢 4 期除极速率，4 期去极化坡度减少，从而减慢心率。兴奋交感神经，释放去甲肾上腺素，激活 β 受体，使窦房结起搏细胞 4 期去极化坡度增加，从而增快心率。

心率的改变受两种自主神经的共同支配。在应激状态下交感神经兴奋，则伴有副交感神经的抑制。正常成人在静息状态下以副交感神经支配为主。在某些特定情况下（如心脏移植或药物阻断）去除两类神经的支配后，心脏固有的节律才表现出来，此时心率约 105 次 /min。

现已发现心房中参与调节心率或心脏容量的副交感神经反射受体有三种。A 受体在右心房中分布于上下腔静脉交界处，左心房中位于肺静脉交界处，受有髓鞘的迷走神经传入纤维支配。其对心率变化的反应大于心房容量的变化，在正常心动周期的 a 波时相内持续发放冲动。β 受体分布位置与 A 受体相似，并且也受到有髓鞘的迷走神经传入纤维支配，但其对心房伸展性和心室容量改变的反应性大于对心率改变的反应，在收缩晚期的 v 波时相内发放冲动。此两类受体在心房收缩时被抑制，但在心动过速时（房内压升高速率加快）被激活。C 类受体受 C 型副交感纤维支配，当心房内压改变大于 2~3mmHg 时产生反应。但在一般情况下其反应性较低，激活速率也慢于 β 受体。

心室中也有受体接受有髓鞘迷走神经传入纤维的支配，分布于整个心室和冠状动脉，对心动过缓和低血压或者心血管交感神经反射刺激产生的压力改变都有反应。对心室压力升高速率的改变尤其敏感，在心室射血伊始产生冲动，参与副交感神经刺激产生的心肌镇静作用。另外还有两类受体接受无髓鞘迷走神经传入纤维的支配：对辣椒碱或藜芦定起反应的化学受体，以及对主动脉和心室收缩起反应的物理受体。

大多数交感神经传入纤维是无髓鞘的，但在心房中发现了有髓鞘和无髓鞘两种纤维，并且对机械性和化学性刺激（如钾离子和缓激肽）都有反应。心室中有髓鞘神经纤维也对两种刺激都有反应，在心室压力增加或血管活性肽（缓激肽和藜芦定）刺激情况下冲动增加。

心脏病患者体内心肌贮存的儿茶酚胺减少，压力感受器反射机制异常，均可影响心率的调节。

2. 每搏量的调节　每搏量受心肌纤维缩短程度的影响，是测定心功能的指标之一。决定每搏量的因素有四个方面即前负荷、后负荷、收缩性和心

2

室壁异常活动。

（1）前负荷：是舒张末期心肌纤维长度，与心室内容量有关，受静脉系统容量、心室顺应性，胸内压力、心包膜腔压力、静脉张力等因素影响。在完整无病变心脏中，前负荷常以左心室舒张期末压力（LVEDP）表示。临床上应用 Swan-Ganz 导管进行血流动力学测定，并用温度稀释法测心排血量等，运用这些数据即描绘出所谓 Starling 心功能曲线(图 16-9)，反映 LVEDP 和 CO 的关系。曲线向上、向左移动，提示在较低的充盈压力下，能完成更多的功，表示心肌收缩性增加；反之，曲线向下、向右移动，表示心室充盈压力较高，做工减退，心功能受抑制。

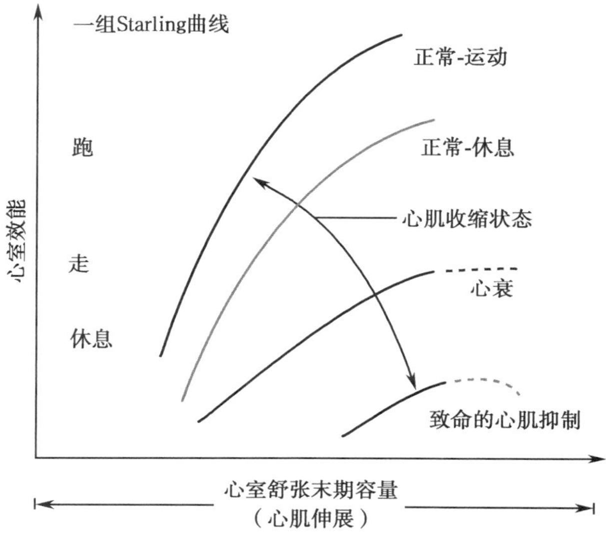

图 16-9　一组 Starling 曲线

左侧移位表示收缩状态增强，右侧移位表示收缩力减弱。

因此当心率恒定时，在一定范围内，前负荷与 CO 的变化成正比。临床上测定 LVEDV 十分困难，即使借助于心室腔造影术、核扫描和经食管超声心动图等方法，也仅取得双维的近似值，还不能代表真正的 LVEDV。若心室内压力与容量关系恒定，则可通过测定左心室舒张末压（LVEDP）了解前负荷的变化。但正常情况下心室的顺应性呈非线性，并受许多因素影响，诸如心室壁增厚强直使顺应性降低。在缺血性心脏病或主动脉瓣狭窄的患者，左心室的顺应性左移，左心室内容量稍有增加，即引起左心室充盈压力明显增加(顺应性降低)。主动脉瓣关闭不全，或心内直视手术患者使用心脏停搏液后，停止人工心肺机即刻，左心室充盈量剧增，而左心室压力升高很小(顺应性增加)。由此可见，当心肌顺应性异常时，左心室压力不能准确反映左心室舒张末容量。二尖瓣正常患者，在进行心脏手术时，可通过左房压（LRP）反映左心前负荷，同时也能较好地反映 LVEDP。目前临床上使用 Swan-Ganz 导管测肺小动脉楔压（又称肺毛细血管楔压，PAWP），也能间接提示左房压力的变化。中心静脉压（CVP）反映右心前负荷，当左、右心室功能良好时，CVP 变化能反映心功能，若左、右心室功能有明显差异时，采用 CVP 读数反映左心室充盈压可造成严重误读，在这种情况下，左、右心室的前负荷和左、右心室功能曲线常不相等，甚至变化也并非平行。

根据 Frank-starling 机制，随着心室充盈压的增高与舒张末期心肌纤维长度的增加，心搏量可相应增加，但有一定的限度。当 LVEDP 达 15~18mmHg 时，心搏量不再进一步增加，甚至反而降低。LVEDP 增高可引起左房压、肺静脉压和肺毛细血管楔压升高，当后者超过 18mmHg 时，即可出现肺循环淤血的症状和体征。当右室舒张末压和左房压升高使 CVP 超过 12mmHg 时，可出现体循环淤血的症状和体征。

（2）后负荷：是指左心室射血时，心肌壁所面临的应力。正常情况下，后负荷就是左心室射血时的阻抗，即等容收缩期和射血期间心室肌纤维收缩产生的张力。它受心室容量、室壁厚度、外周血管阻力等因素影响。临床常测定平均动脉压（MAP）反映后负荷，但确切地说测定体循环阻力（SVR）更能反映后负荷。MAP 取决于每搏量和左心室射血时的阻抗，MAP 升高，提示左心室射血时阻抗增高，因此计算 SVR 以反映后负荷比测量 MAP 更为确切。通过无创或有创方法测定 CO、MAP 等，即可计算 SVR，其公式为：

$$SVR = 8 \times (MAP-CVP)/CO$$

SVR 正常值为(9~20)mmHg/(min·L) kPa/(S·L)。而右心室的后负荷取决于肺血管阻力（PVR），计算 PVR 的公式为：

$$PVR = 8 \times (PAP-LAP)/CO$$

其中，PAP 为平均肺动脉压，LAP 为左房压，通常 LAP 与 PAWP 相当，PVR 正常值为 0.25~1.6mmHg/(min·L)。上述两个公式都表明心排血量与后负荷成反比，由于右心室壁比左心室薄，故右心室对后负荷变化更敏感。但无论左心室或右心室，在功能不全时，后负荷急剧升高，均导致 CO 明显下降，常见于麻醉期间心肌受抑制时。临床上，若出现 SVR 或 PVR 升高，均可采用扩血管药降低后负荷治疗，以提高 CO，改善组织灌流和心功能。

(3)收缩性:是心肌固有的变力特性,不受其他心排血量因素的影响,而与细胞内钙离子浓度和心肌顺应性有关。心肌顺应性又决定了心室充盈能力。若前、后负荷都恒定不变,则每搏量能反映心肌收缩性的状态。反映心肌收缩性的指标包括:单位时间内心室压力的变化速率(dP/dt)、射血时心肌纤维的平均缩短速率、心脏压力 - 容量环、力 - 速率曲线等。射血分数为每搏量除以左室舒张末期容量,正常成人为 60%~70%,如果低于 40% 则心肌收缩性严重不良。

由于窦房结由胚胎期的右侧结构发展形成,主要受右侧迷走神经和星状神经节的支配,而左侧心脏主要受左迷走神经和左星状神经节支配。左迷走神经末端接近房室结,对传导产生不同程度的抑制;而左交感神经在心包脏层上纵横分布,构成广泛的网络系统,并沿冠状动脉穿透心肌。因此心脏加速纤维通过左星状神经节释放的交感肾上腺活性主要对心肌收缩性产生作用,而加速纤维通过右星状神经节的交感肾上腺活性主要对心率起作用。心房组织中去甲肾上腺素的浓度大约是心室的三倍,也反映出交感神经对心脏不同部分支配的差异。在心脏移植中,去神经心脏的组织中几乎没有去甲肾上腺素。

刺激 β 受体可增加环磷腺苷(cAMP)水平,从而增加心率和心肌收缩性(图 16-10)。其具体机制为:交感节后神经末端释放神经递质去甲肾上腺素,结合受体后使兴奋性鸟苷酸结合调理素耦合蛋白(Gs)构象改变。G 蛋白是一类同源结构的蛋白质家族,有 α、β 和 γ 三个亚单位,不同蛋白 α 亚单位的分子量和功能都不同。Gs 蛋白通过 β 受体与

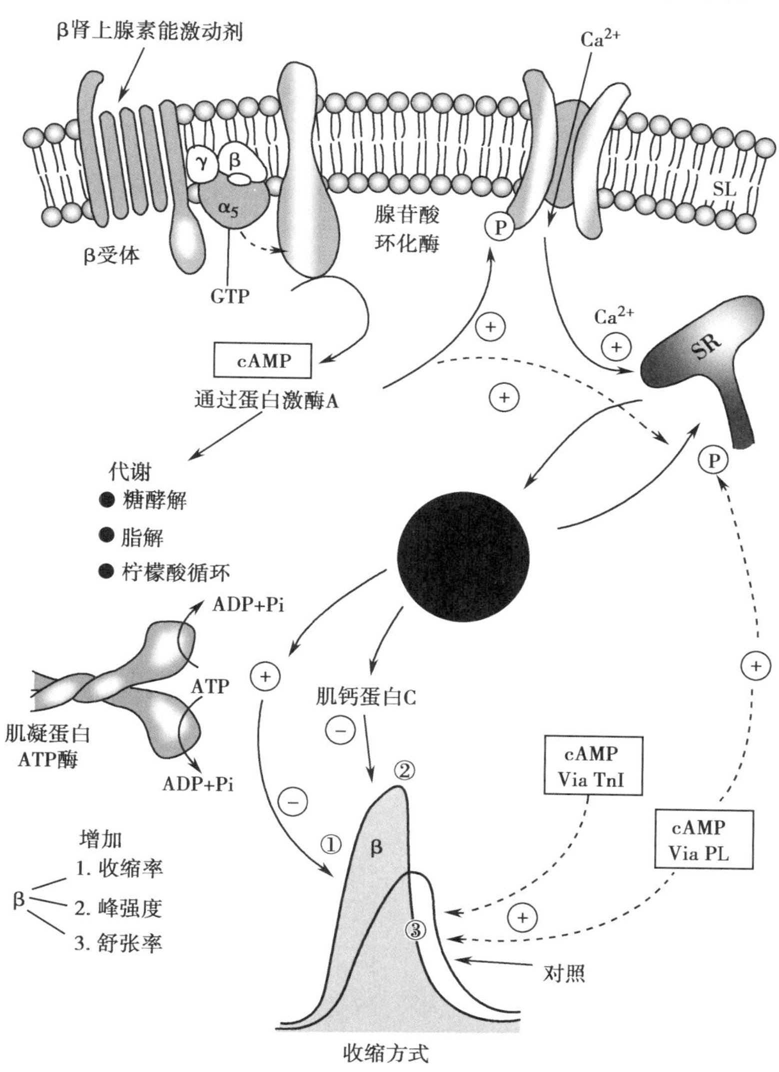

图 16-10　β 肾上腺素能受体信号系统激动后,导致心率增快,收缩力和舒张性增强

SL. 肌纤维膜;SR. 肌浆网。

2

腺苷酸环化酶耦合，当β受体被激活后，α亚单位(分子量43 000D)从Gs蛋白的βγ复合物上分离，同时释放三磷酸鸟苷，随后α亚单位又刺激腺苷酸环化酶增加细胞内cAMP水平。cAMP作用于特定的蛋白激酶，使细胞内功能蛋白磷酸化，尤其那些与肌质网有关的蛋白，最终使细胞内钙离子浓度升高。

激活β_1和β_2受体均有增加心率和心肌收缩性的作用，但β_1受体对心率增加的影响更显著，而β_2受体对平滑肌松弛的效果更显著，此特性是控制哮喘或早产儿反应性气道疾病的主要机制。

如前所述，尽管副交感神经对心室的支配作用弱于交感神经，但刺激副交感神经对心肌收缩性也有影响。其中副交感神经递质乙酰胆碱所起的具体作用尚不清楚，但最终能降低cAMP水平。乙酰胆碱与心肌细胞毒蕈碱样受体结合后产生双重效果，一方面激活鸟苷酸环化酶增加cGMP水平，从而促进cAMP的降解(也许是通过激活磷酸二酯酶途径)；另一方面通过抑制性G蛋白(Gi)抑制腺苷酸环化酶，减少cAMP合成。Gi蛋白也是G蛋白家族之一，与Gs蛋白类似，通过毒蕈碱样受体与腺苷酸环化酶耦合，当α亚单位(分子量41 000D)βγ复合物分离后对腺苷酸环化酶产生抑制作用。另外，副交感节后神经末梢与交感节后神经末梢很接近，前者释放乙酰胆碱能抑制后者释放去甲肾上腺素，从而减少β受体的刺激，最终降低cAMP水平。

增强心肌收缩性的因素是：①兴奋交感神经直接增强心肌收缩性，又使心率加速；②抑制副交感神经使心率增快；③使用增强心肌收缩性的药物，而各种药物的作用机制不同：地高辛可通过抑制Na^+-K^+-ATP酶间接地减少细胞内Ca^{2+}，氨力农通过抑制二磷脂酶增加心肌细胞内的环磷腺苷(cAMP)，胰高血糖素通过激活特殊的非肾上腺素能受体，增加细胞内cAMP，使心肌收缩性增强。正常生理时交感神经系统的活性对心肌收缩性影响最为重要，交感神经纤维支配心房、心肌传导系统，除增加心率外，由于释放去甲肾上腺素，兴奋β_1受体，使心肌收缩性增加。拟交感药物如肾上腺素，通过激活β_1受体，可增强心肌收缩性。

抑制心肌收缩性的因素包括：①兴奋副交感神经，心肌收缩性减弱，心率减慢；②通过阻滞肾上腺素能受体抑制交感神经或阻断儿茶酚胺而发挥作用；③使用β肾上腺素能受体阻滞药；④心肌缺血或梗死；⑤心肌病变，如心肌病等；⑥低氧血症和酸中毒。大部分麻醉药和抗心律失常药均可抑制心肌收缩性(负性肌力作用)。

心肌电活动和收缩有赖于Ca^{2+}，心力衰竭或心肌缺血时肌质网对Ca^{2+}摄取和释放减少，抑制心肌收缩。根据Starling机制，心肌纤维长度增加，产生的心肌张力也增加。产生最大张力的肌节长度为2.0~2.3μm，此时粗、细纤维之间收缩蛋白充分结合。小于此长度，肌原纤维被过多重叠，妨碍横桥的形成；反之，大于此长度，横桥形成不够充分，导致心肌收缩不良。当肌节长度超过3.6μm时粗、细肌丝间已无横桥形成，心肌纤维张力为0。

近10年来，研究发现部分充血性心力衰竭患者主要由心脏舒张期功能紊乱所致，患者表现为不同程度的充血性心力衰竭，但左心室收缩功能正常甚至增强。因此，评估此类患者心功能时应注意等容舒张期和心室充盈期，而后者又分为早期(快速充盈)和后期(缓慢充盈)。

(4)左心室壁运动异常：左心室壁局部有异常活动，可呈现心肌收缩性低下，收缩消失以及收缩失常。心肌壁出现活动失常能使前后负荷、每搏量和收缩性均降低，其严重程度与活动失常的范围和数量有关，常见于冠心病和二尖瓣狭窄患者。

(5)心脏瓣膜功能异常：任一瓣膜出现狭窄或关闭不全，或两者兼有，就可导致瓣膜功能异常。房室瓣狭窄(二尖瓣或三尖瓣)时，由于前负荷减少，致使SV下降。而半月瓣(主动脉或肺动脉瓣)狭窄时，因后负荷增加，能使SV下降。反之，瓣膜关闭不全时，由于心室每次收缩均产生反流，既使前负荷、心肌收缩性以及室壁活动均无明显改变，但有效SV仍下降。

心排血量增加的原因包括：①心率加快(在保证有足够心室灌注量的前提下，一般心率最快不超过160次/min)；②左心室容量增加(即前负荷增加)；③回心血量增多；④外周血管扩张所致后负荷减少；⑤动静脉瘘；⑥内、外源性儿茶酚胺增加。心排血量减少的原因是：①兴奋副交感神经、心率变慢；②前负荷降低；③后负荷增加；④心肌收缩性减退等。

八、心室功能

临床上常通过描绘心功能曲线和心肌收缩性各项指标评估心室功能。

(一)心功能曲线

它是由心排血量，或通过心排血量计算的参

数，以及心室充盈压所构成的曲线。测左心室功能曲线时，横轴为PCWP数值，纵轴为左心每搏做功等参数；描绘右心室功能曲线时，横轴为CVP，纵轴为右室每搏做功等（图16-9）。心肌收缩性增强，则曲线向上、向左移位；心功能受抑制，曲线向下、向右移位。因此心功能曲线能用以：①指导麻醉和手术时、手术后治疗心血管功能异常；②有助于了解心力衰竭患者使用血管扩张药和正性肌力药的效果；③在心内直视手术体外循环转流结束后为治疗提供方案；④指导应用主动脉内囊反搏泵。

有研究者证实，舒张期改变会对心功能产生很大影响，一些病理状态可直接影响舒张功能，如：心肌缺血或心肌肥大，也间接影响收缩功能。舒张是一复杂过程，分为四期：①等容舒张期；②快速心室灌注期；③心休息期或慢速灌注期；④心房收缩期。每一期都有独立的机制，但又互相影响。

测量舒张期功能有许多方法，大都属有创监测。其中包括左心室压的最大下降速率，负dP/dt的最大值。但此值受心室内压的最大值，负荷量等影响，并且仅能作瞬时监测，从而忽略了舒张期其他许多监测值。另一指标是压力下降速率τ，其反比T是左室压从最大–dP/dt以指数衰减向其渐近线接近的时间常数。T增加表示舒张期延长。挥发性麻醉药或心肌缺血时T值延长。与T值有关的机制包括肌质网对Ca^{2+}的吸收，Ca^{2+}与TnC的解离，肌动蛋白-肌球蛋白横桥结构的松解以及克服心肌黏弹性。

舒张包括被动和主动机制。心室腔顺应性和心肌硬度是反映被动舒张的两个指标。心室腔顺应性为从最低室内压至心房收缩开始期间，心室压力随心室内容积改变的比率（dP/dV）。心室腔顺应性的倒数是心肌顺应性（dV/dP）。舒张期内，左室压可以表示为心室容量（或其他能反映心室空间改变的指标）的线性衰减模式，具体方程式如下：

$$P = be^{k_cL}$$

P是心室内压，b为常数，L是容量，k_c是心腔顺应性常数。

为保证顺应性常数的精确，应尽量在较广的范围内获取舒张期心室压力和容积数值。其他一些与心室腔顺应性相关的指标包括：心肌被动弹性特征、心肌舒张长度、黏弹力、冠状动脉扩张性、心室形状及室壁厚度。k_c根据所选用参数的不同，可以是心腔容积、面积或长度的倒数。

心肌硬度主要指心肌和结缔组织的硬度，是心肌压力与张力的比率。压力指单位横截面上所受的力，张力指物质在压力作用下产生的变形。以压力和张力作图为一曲线，其切线的斜率是弹性硬度k_m。心肌硬度反映了心肌细胞的内在特性。心肌肥大不仅使心肌质量增加，细胞外结缔组织，甚至细胞内细胞质结构成分也增加，导致心肌硬度（k_m）增加。慢性心肌缺血或心肌梗死也使心肌硬度增加，k_m升高。心肌硬度与张力/压力作用在局部面积上产生的变形有关，心室不同部位（正常组织与缺血或梗死区域）的张力、弹性和硬度系数（k_p）等都不相同。

图16-11提示治疗低心排综合征时心功能曲线的变化。图中第1点表示患者处于低心排状态，但心室充盈过多，经多巴胺5μg/（kg·min）治疗或其他药物（氯化钙、洋地黄等）治疗，第1点即向第2点移动。若患者接受呋塞米治疗时，左心室充盈压随之下降，SV、CO或血压并未增加，患者的心功能曲线即由第1点向第6点移动。若对患者采取扩血管治疗（酚妥拉明、硝普钠等），以降低射血阻抗，减少后负荷，患者的心功能曲线从第1点移至第3点，其结果与使用正性肌力药相似，既可改善心功能，又无增加心肌氧需的缺点。但扩血管药过量，则可从第1点移向第4点，后负荷下降过度。如输注液体后，增加前负荷，可使第1点移至第4点，而又返回至第3点。因此降低后负荷又增加前负荷是临床上有效的治疗原则。若采用正性肌力药结合扩血管药（如有动静脉扩血管作用的硝普钠），可使心室充盈压明显降低，而CI显著升高，心功能曲线从第1点移至第5点。

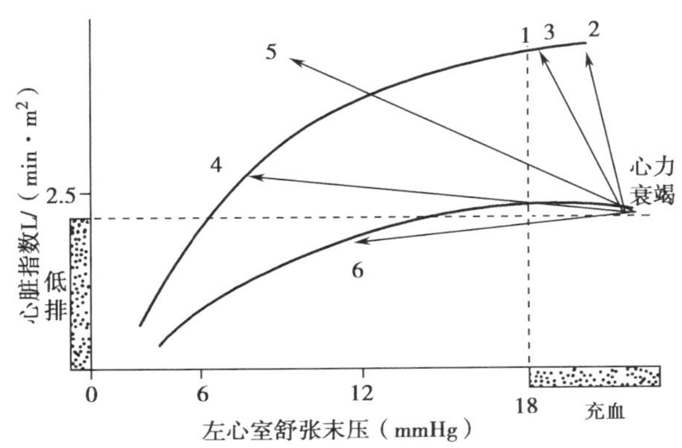

图16-11 低心排综合征治疗的心功能曲线

（二）心肌收缩性测定

心肌收缩状态是心排血量决定因素之一，但仅测定心排血量对估价心肌收缩意义有限，必须明确测定心排血量和心肌收缩性两者是有区别的。目前对心肌收缩性的定义和测量技术尚有争论,评估在体心脏的收缩功能很复杂,有许多影响因素,诸如前负荷、后负荷、心率和自主活性等,且都很难控制。在此方面曾进行诸多努力,也取得不同的成果。

测定心肌收缩性的方法分有创和无创性两种。

创伤性技术主要有:

1. 力 - 速度曲线 此项测定尚未能完全肯定代表心肌收缩性。

2. Walton-Brodie 弹簧压力弓 将弹簧缝于心脏表面,直接测量心肌收缩性。

3. 心室内压力升高速率(dP/dt) 即心室压力(P)与时间(t)的积分(dP/dt)。单位是 kPa/s(mmHg/s),正常值为 107~227kPa/s(800~1 700mmHg/s),心肌收缩性增强,则 dP/dt 升高。常用 dP/dt 的最大值评估左心室的收缩功能。尽管此项指标很容易获得,但仍须注意确保高精度微量流体压力计进入左心室是正确计算 dP/dt 的首要条件。目前至少有三条途径供微量流体压力计进入左心室:①逆行通过主动脉和主动脉瓣;②通过肺静脉进入左心房,经二尖瓣到达左心室;③通过左心室尖。每一途径都有其优缺点。由于临床上很难实施左心室插管测压,通常可做桡动脉穿刺置管,从动脉波形中计算 dP/dt,其结果与左心室 dP/dt 有良好相关。以 dP/dt 评估收缩性的缺点是受心率、前负荷、后负荷的影响,若三者均增加,dP/dt 也升高。

4. 心室造影术 左心室插管作心室造影能提供反映心功能的参数。射血分数(EF)是当今临床上公认估价心室功能的良好指标。EF 指心室舒张末期容量(EDV)和心室收缩末期容量(ESV)之差(即 SV)与 EDV 的比值,即每搏输出量占心室舒张末期容量的百分数,公式为:

$$EF = (EDV - ESV)/EDV = SV/EDV$$

正常值大于 0.55。

近年术中应用经食管超声心动图(TEE),可连续测定 EF 值。正常时,左、右心室的 EF 值相似,故临床上使用新型漂浮导管(热敏电阻为 50ms),将该导管插入肺小动脉,可采用温度稀释法,描记右心室 CO 曲线,测定右心室的 EF 值,并推算左心室 EF 值。但是当肺血管阻力增加时,右心室 EF 值的降低反映的是后负荷的变化,而不是收缩力。当有二尖瓣关闭不全时,左心室 EF 值不能精确地反映心室收缩力。

5. 导管尖端血流测定 有报告认为测主动脉血流量最大加速度是测定收缩性比较可靠的指标,因为受前、后负荷干扰小,常用此法与无创性方法作比较。

无创性方法有:用心阻抗血流图测定左室收缩时间间期(STI)等。

第二节 冠状动脉循环

一、解剖

心脏的血液供应来自左、右冠状动脉及其分支。左、右冠状动脉起源于主动脉根部瓣膜附近的主动脉窦(又名乏氏窦)。左冠状动脉主干行走于主动脉与左心房之间,在长度为 10~15mm 处分出前降支和左旋支。前降支在前面室间沟中下行至心尖,它供应左心室前壁和右心室。左旋支在前面房室沟中下行,并有分支至左心房、左室壁和后壁。右冠状动脉在后面房室沟中下行,有分支至窦房结、房室结和左心室后上部。在后面室间沟中是右冠状动脉的后降支,它供应左、右心室的后壁。但冠状动脉的走向可有各种变异。85% 的人由右冠状动脉发出后降支,属于右优势型冠状动脉循环;剩余 15% 的人,后降支由左冠状动脉发出,属于左优势型冠状动脉循环。有报道 55% 的人窦房结血液供应来自右冠状动脉,而 45% 的人来自左冠状动脉左旋支。冠状动脉之间有许多吻合支。冠状动脉经过外膜时,分出许多小分支,呈直角穿透心尖,最后形成丰富的小动脉和毛细血管网。冠状血流经毛细血管床进入小静脉。

心室肌间有小静脉,静脉血管经此汇集至较大的静脉,在心脏表面平行于冠状动脉。左心室小部分静脉和右心室大部分静脉都汇集至心前静脉,进入右心房,其血容量约占全部心脏静脉血的 15%~20%。左心室大部分静脉汇集至心大静脉和其他静脉,再由冠状窦流入右心房,其容量约为 65%~75%。而冠状窦开口于下腔静脉和三尖瓣交界处。此外,还有 3%~5% 心脏静脉血,经心室壁内心最小静脉直接流入左右心室。

二、生理

冠状动脉灌注的独特性在于其灌注是间歇性的，而不像其他器官一样是持续性的。静息时70kg成人的冠状循环血流量为225ml/min，约为心排血量的4%~5%；运动时正常人的冠状血流量随着心排血量的增加成比例的增多。由于右心室压力和张力低，而冠状血流灌注压高，故无论收缩期或舒张期，冠状血流都可进入右心室，而最大灌注速率发生在收缩期峰值期。左心室壁厚，室内压高，小动脉呈垂直方向穿过室壁，收缩期时由于左心室压力高，小动脉壁又受心室壁收缩的压迫，以致左心室冠状血流暂时中断；舒张早期，左心室内压力下降，70%~90%的冠状血流进入心肌，灌注速率最大。因此，冠状动脉灌注通常由主动脉压力与心室内压力之间的差值决定，舒张期在冠状动脉循环中十分重要，左心室在几乎整个舒张期得到灌注，而右心室可以在舒张期和收缩期均得到灌注（图16-12）。心率减慢，舒张期延长，使冠状循环血流量增加。

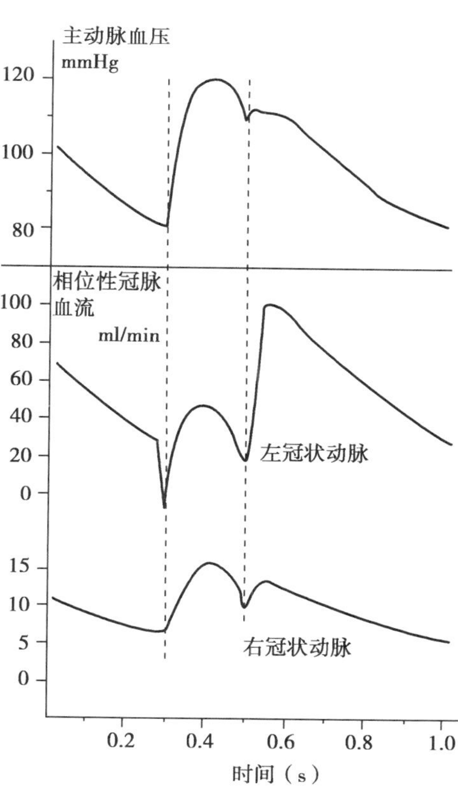

图16-12 心动周期中冠状动脉血流（1mmHg=0.133kPa）

冠状动脉行走于心包脏层表面，氧合血流经心肌外层再进入内层，故心肌外层的动脉血氧分压要比内层动脉血高。当冠状动脉发生闭塞时，心内膜下心肌容易引起缺血，形成心肌梗死。收缩期时，左心室外膜下心肌的血流量和内膜下心肌不同。由于心肌收缩，心内膜下心肌血流明显减少，心肌血液供应不足。为了代偿上述情况，在舒张期冠状动脉扩张，心内膜下心肌可获得更多的血流。

三、冠状循环的调节

静息时冠状循环血流量占心排血量的5%左右，最大活动时能增加至10%。为了适应机体的需要，冠状循环受许多因素的调节。

（一）主动脉舒张压

当主动脉瓣关闭后，主动脉舒张压有效地使冠状动脉充盈。若主动脉舒张压发生变化，则冠状血流也受影响。冠状动脉灌注压在60~150mmHg时冠状循环具有自动调节功能。舒张期时心肌对血管的压迫解除，主动脉舒张压升高，能使冠状动脉大部分血流进入心室壁，冠状血流量增多。但收缩期时心肌内血管壁受压，冠状血流无法进入左心室。右心室的冠状动脉压力稳定，无论在收缩期或舒张期，右心室始终能获得冠状循环的血液供应。但对肺动脉高压或心室肥厚患者，右心室压力升高，影响右心室的血液供应。

心脏收缩时，由于心内膜下压力突然升高，而心包脏层压力很小，就形成明显的心脏压力阶差，致使左室心肌压迫心内膜下血管远超过心包脏层血管，从而使心内膜下血供明显减少，左室压力与心内膜下压力几乎相等，左心室内膜下区域无血供。但正常时心肌压力阶差不会引起心内膜下缺血，其原因可能由于心内膜下血管张力比心包脏层低。若出现低血压时，心内膜下与心包脏层的血流比值小于1，表明流入心内膜下的血流比心包脏层明显减少。因此当出现低血压、冠状动脉阻塞、缺血、心肌肥大和严重的主动脉狭窄等病理状况时，心内膜较之心包脏层更易受缺血影响。

（二）左心室舒张期末压（LVEDP）

心脏舒张期时LVEDP升高，而心内膜下心肌的冠状血流则减少；同时，当主动脉舒张压下降时，冠状血流也减少。这是因为冠状动脉灌注压（CPP）等于主动脉舒张压减去左心室舒张期末压，即CPP=DBP-LVEDP。任何情况下，凡引起DBP

下降，或 LVEDP 升高的因素，都能导致 CPP 下降。冠心病时，冠状动脉狭窄，使冠状动脉舒张压比主动脉舒张压低，而 LVEDP 升高，从而导致心内膜缺血，并产生一系列恶性循环，而心肌缺血本身又能导致心律失常，心室功能低下和 LVEDP 升高。

（三）心率变化

心脏 70% 以上的冠状血流在舒张期流入心肌。心动过速时，舒张期缩短，直接使冠状血流减少；反之，心动过缓时，舒张期延长，冠状血流增多。

心率变化与心室舒张期时间百分率有关，从表 16-2 可见，当心率自 75 次 /min 增快至 90 次 /min 时，舒张期从 0.45 秒下降至 0.34 秒（下降了 25%）。因此，心率稍有变化即可引起舒张期时间百分率明显下降，尤见于心动过缓时。而舒张期时间百分率降低，就可导致冠状循环血流减少。

表 16-2 不同心率时心动周期中心室收缩期与舒张期时间

心率 /（次·min^{-1}）	收缩期 /s	舒张期 /s
75	0.35	0.45
90	0.32	0.34
120	0.28	0.22
150	0.23	0.17
200	0.16	0.14

（四）内在调节机制

冠状动脉血流行病调查节主要适用于心脏做工代谢的需要，故冠状动脉血流与心肌耗氧呈平行关系。由于心肌摄氧一直保持最大限度，当心肌氧耗增加时，就增加冠状动脉血流。此外，心肌做工和身体氧耗增加可引起代谢性冠状动脉扩张，冠状动脉血流比静息时增加达 3~5 倍。

（五）局部代谢物质

动脉血氧分压下降时，如缺氧和贫血等，冠状动脉血管扩张，血流增加；反之，冠状动脉血氧分压升高时，冠状血管收缩，血管阻力增加，冠状血流减少。冠状血流对组织缺氧十分敏感，缺氧时体内产生腺嘌呤核苷酸，它是一种强力血管扩张物质，使冠状动脉扩张。pH 下降，CO_2 蓄积以及乳酸血症等，均可使冠状血管扩张，增加冠状动脉血流。冠状动脉狭窄引起损伤区组织释放舒血管物质，使局部血管代偿性扩张，以增加损伤区的血流灌注。但如果狭窄超过血管横截面的 90%，其扩张的代偿机制将不足以弥补血流量的下降。如果同一冠状动脉有两条分支，一条为正常血管，另一条是严重狭窄血管，则内源性释放的舒血管介质将首先作用于正常血管，因为狭窄血管已经达到其扩张的极限。此现象称“冠状动脉窃血”（coronary steal phenomenon），即正常组织的冠状动脉血流相对增加，而狭窄区域的血流反而下降。因此，在使用具有较强扩血管作用的麻醉药时，应注意避免过深麻醉引起的“冠状动脉窃血”。

当冠状动脉某一分支发生狭窄时，为满足心肌血供需求，其远端阻力血管发生代偿性扩张，通过自动调节的方式满足正常血流量。此时，若予以血管扩张药物或当机体运动负荷增加时，这种刺激将使正常冠状动脉分支扩张，而已出现狭窄的冠状动脉分支，因远端阻力血管已最大化扩张，使缺血区血流量难以再增加。从宏观现象上来看，狭窄血管远端的血流仿佛被血供正常区域“窃取”，故称“冠状动脉窃血”。氟烷、恩氟烷、地氟烷并不引起“冠状动脉窃血”，异氟烷是否可致“冠状动脉窃血”仍有争议。

（六）神经和内分泌的调节

冠状动脉血流在 60~150mmHg 的范围内有一定的自主调节能力。影响冠状动脉自主调节的因素包括神经、代谢、体液以及心肌反射（交感或副交感）。

交感神经直接支配冠状小动脉，神经纤维进入血管壁的 α 和 β 受体。心脏表面的冠状动脉以 α 受体为主，而心肌和心内膜下的冠状动脉以 β 受体为主。一般认为兴奋交感神经先引起代谢增加，随后导致血管扩张，由于心肌内小动脉的 β 受体兴奋，冠状血流阻力减小；但也有因兴奋交感神经导致心包脏层冠状动脉的 α 受体激动，致使血管收缩，阻力增加，心肌产生缺血（称之为变异型心绞痛）。胆碱能（迷走）纤维也支配冠状小动脉，兴奋冠状动脉的副交感神经，可直接引起轻度血管扩张。

交感神经系统兴奋时，体内儿茶酚胺释放增多，肾上腺素兴奋心脏，结果心率加速和心肌收缩性增强，冠状动脉血管扩张，冠状动脉血流增加达 200%，但心肌氧耗也增加。去甲肾上腺素是冠状动脉的主要缩血管物质，使其阻力加大，冠状动脉血流减少，冠状静脉内血氧饱和度下降。自主神经系统对冠状动脉血流的间接作用比其对冠状动脉血管的直接作用重要。

局部代谢产物对冠状动脉阻力的调节也很重要。一般认为此类血管活性物质由心肌细胞分泌，与细胞的活性程度有关，以确保满足代谢需要。而血管内皮细胞也产生血管调节介质，并且与心肌代谢程度无关。这些介质包括：腺苷、ATP、前列腺素、一氧化氮以及体液中的氧和钾离子等。

腺苷是最早提出的冠状动脉调节介质，许多实验证明其与心肌氧耗和冠状动脉血流有重要关联，并认为它反映了心肌氧耗和氧供的不平衡：心肌细胞中ATP浓度增加，促进5'-核酸酶的活性；AMP经5'-核酸酶去磷酸化产生腺苷；细胞中腺苷浓度增加后穿透至细胞外，使冠状动脉血流增加以满足代谢的需要。但腺苷引起冠状动脉扩张的具体机制尚不明确，可能与其激活α_2腺苷受体，增加cAMP浓度有关。也有研究者认为与α_1腺苷受体和鸟苷酸环化酶有关。前列腺素E_1也是通过腺苷实现其舒血管活性。

1987年，内皮衍生血管松弛因子被证实即为一氧化氮，其激活鸟苷酸环化酶促进细胞内cGMP合成，后者进一步诱发了一系列磷酸化和去磷酸化的级联式反应，尤其是肌球蛋白轻链的去磷酸化，导致平滑肌舒张。动脉血管床对一氧化氮的舒张作用尤为敏感。

内皮素是首先被发现的血管收缩因子，顾名思义，也由内皮细胞生成，是有21个氨基酸的多肽链，包含2个链间二硫键。在平滑肌和心肌内皮细胞表面都发现其受体。当与其受体结合后也触发了一氧化氮和前列腺素的合成，因此内皮素可能通过直接和间接两种途径调节血管张力。内皮因子激活肌糖磷脂酶C，破坏平滑肌的三磷酸肌糖，使细胞内钙离子释放，导致血管收缩；三磷酸肌醇的另一代谢中间产物——乙酰甘油——激活了蛋白激酶C，使细胞内众多蛋白磷酸化，最终也导致血管收缩。

血中含氧量多寡，尤其是混合静脉血氧分压(P_VO_2)在冠状动脉的自主调节中发挥很重要的作用。冠状动脉阻力的改变与组织PO_2直接相关。其机制可能是：组织氧分压降低直接导致血管平滑肌细胞上ATP-K^+通道开放。随着细胞内K^+外流，细胞膜超极化，阻碍了Ca^{2+}通道的开放，胞内Ca^{2+}浓度降低，导致平滑肌松弛，血管阻力下降。

大部分挥发性麻醉药都具有冠状动脉扩张作用。由于直接血管扩张特性、心肌代谢下降(和由于自体调节的继发性下降)以及对动脉血压的作用，它们对冠状动脉血流的效应各不相同。氟烷和异氟烷的效应最强，前者主要影响大的冠状动脉血管，后者则主要影响小血管。地氟烷的血管扩张作用主要通过自体调节来介导，七氟烷则缺少冠状动脉扩张特性。剂量依赖性的对自体调节作用的影响以异氟烷最强。

四、心肌的氧平衡

在人体，冠状循环的血流量与心肌氧耗有非常密切的关系。冠状动脉血流通过心脏时，心肌可以从动脉血摄取约65%的氧[(6~10)ml/(min·100g)](其他组织仅25%的氧)。这表明心肌摄氧已接近血红蛋白解离曲线的最大值。而冠状窦的血氧饱和度正常值为30%。心脏活动增加时，心肌氧耗增多，但往往难以从血液中摄取更多的氧，而主要通过增加冠状动脉血流量。因此心脏的储备功能是通过冠状动脉血流的增加，以提供心肌更多的氧。有许多因素使心肌耗氧增加：①心率加快；②心室壁张力增强，前、后负荷增加；③心肌收缩性增加。心肌供氧减少的原因有：①冠状血流减少，起因有心动过速、动脉舒张压过低、前负荷增加、二氧化碳分压过低和冠状血管痉挛；②氧供应减少，主要由于贫血、缺氧和2,3-二磷酸甘油酯(2,3-DPG)减少。心排血量若因血管阻力减小而增加，则不增加心肌的氧耗。若心率增快，心排血量增多，或动脉压明显升高，均可使心肌氧耗量急剧增加。若能维护血压和心率稳定，即使每搏量有所增加，心肌氧耗也无变化。因此临床上应用扩血管药降低血管阻力，增加心排血量，以减少心肌氧耗，维持心肌氧的平衡。心脏正常时，使用正性肌力药能使心肌收缩性增强，心肌氧耗增加。但心力衰竭或心肌缺血时，应用正性肌力药却使心肌氧耗减少，有明显的治疗效果。

在实验室心肌缺血和心肌梗死的研究中，挥发性麻醉药表现出有益的效应。它们可以降低心肌氧需，还可以保护心肌、抵抗再灌注损伤，这些效应可能与ATP敏感的K^+通道激活有关。一些证据还显示，挥发性麻醉药可增强“顿抑”心肌(心肌缺血后出现可逆性的收缩力下降)的恢复。此外，尽管挥发性麻醉药抑制心肌收缩力，但也可能对心力衰竭患者具有潜在的益处，因为它们可以降低前负荷和后负荷。

第三节 血管与微循环

心血管系统是由心脏、动脉、静脉和毛细血管及其附属部分组成的一套密闭管道系统。由心室射出的血液流经动脉、毛细血管和静脉相互串联构成的血管系统，再返回心房。

一、容量血管与阻力血管

结合血管结构及功能特点，血管可主要分为阻力血管与容量血管两大类。近年来，随着围手术期目标导向液体治疗策略的兴起，系统了解两类血管的特点，有助于进一步理解麻醉状态下机体循环功能的变化与监测。

（一）容量血管

与动脉比较，静脉数量较多，直径较粗，管壁较薄，故其容量较大。可扩张性较大，即较小的压力变化就可使容积发生较大的变化。全身血容量在循环系统内的分布并不均匀，以静脉系统为主，约为64%，其次为体动脉循环（13%）、肺动脉循环（9%）、毛细血管（7%）。心房、室内血容量仅为全身血容量的7%。在静脉系统里，约有1/3血液流动于肝脏、骨髓和皮肤内。当静脉的口径发生较小变化时，静脉内容纳的血容量就可发生较大变化，而压力变化较小。因此，静脉在血管系统中起着血液贮存库的作用，在生理学中将静脉称为容量血管。

（二）阻力血管

对外周血液流动阻力有影响的血管包括小动脉、微动脉还有小动脉分支血管，统称为阻力血管。血液在血管系统中流动时可由于外界影响，导致血管壁平滑肌收缩，改变血管压，从而导致阻力改变，这种情况大部分发生在小动脉，特别是微动脉。小动脉和微动脉收缩和舒张，可显著地影响器官和组织中的血流量。

此外，主动脉、肺动脉主干及其发出的最大分支又称为弹性贮器血管。此类血管管壁较厚，壁内含有丰富的弹性纤维，故有较大的顺应性和弹性。当心室射血时，大动脉血压升高，一方面推动大动脉内的血液向前流动，使一部分血液进入毛细血管和静脉；另一方面使动脉被动扩张，使另一部分血液暂时储存，缓冲收缩压过高；当心室舒张时，被扩张的大动脉发生弹性回缩，将射血期贮存的这部分血液在心舒张期继续推向外周血管，同时维持一定的舒张压。大动脉的这种功能称为弹性贮器作用，它可以使心脏间断的射血变为血管系统中连续的血流，并减小每个心动周期中动脉血压的波动幅度。

血液在血管内流动时遇到的摩擦力，称为血流阻力，主要来自血液内部各成分之间的摩擦和血液与血管壁之间的摩擦。摩擦消耗的能量一般表现为热能。这部分热能不可能再转换成血液的势能或动能，故血液在血管内流动时压力逐渐降低。由于血流阻力与血管半径的4次方成反比，血管半径减小一倍，则血流阻力增加16倍，因此血管口径是形成血流阻力的主要因素。

在整个体循环总血流阻力中，大、中动脉约占19%，小动脉、微动脉约占47%，毛细血管约占27%，静脉约占7%，可见小动脉和微动脉（毛细血管前阻力血管）是产生血流阻力的主要部位。小动脉和微动脉管壁富有平滑肌细胞，收缩时血管口径明显缩小，此处的血流阻力显著增大。因此，将小动脉和微动脉处的血流阻力称为外周阻力。

二、微循环结构

微循环是由毛细血管及其有关结构组成，它包括小动脉末梢的微动脉、中间微动脉、毛细血管、微循环和小静脉（图16-13），具有血压低、血流慢、潜在血容量大、灌流量易变等生理特点。毛细血管平均管径为6~9μm，遍及全身，约有400亿根。重60kg的成年人，其毛细血管总面积约为6 000m^2。毛细血管管壁极薄、通透性强，便于血液与组织细胞间物质和气体交换。小动脉与小静脉之间有下列三条血流通路。

（一）直接通道（又名通血毛细血管）

这是微动脉的分支中间微动脉的延伸，管壁平滑肌纤维由稀少而逐渐消失，即为毛细血管。它比真毛细血管稍粗，与真毛细血管汇合成微静脉。直捷通路经常有血液流通，血流速度较快，故微循环的交换功能有限。此类血管在骨骼肌微循环中较为多见。

（二）真毛细血管

从中间微动脉呈直角地分出许多毛细血管，

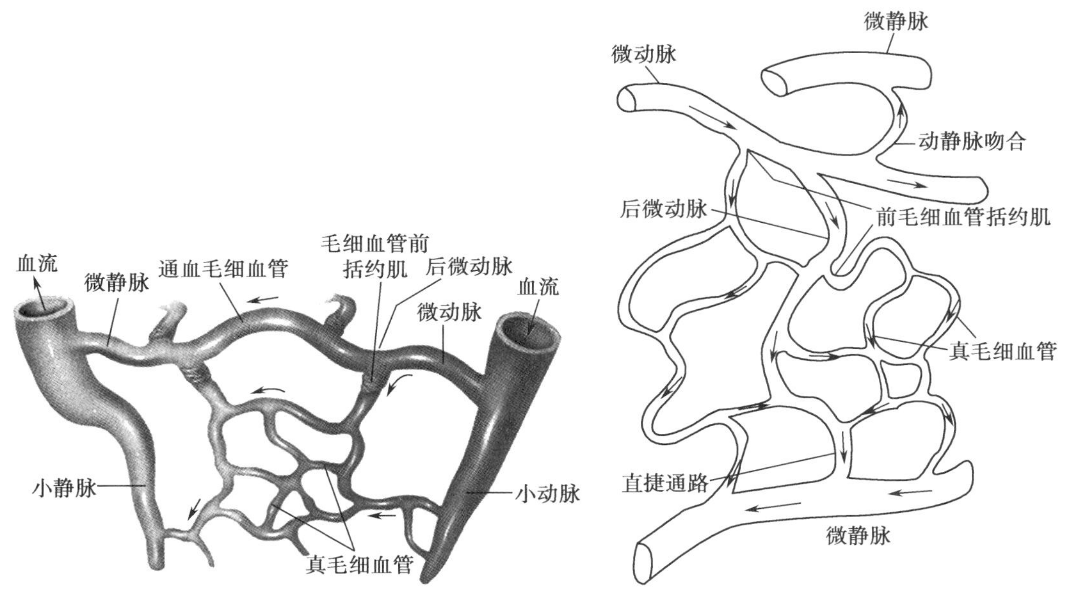

图 16-13 微循环模式图

彼此互相连通成网状，穿插于各细胞组织之中，是真的微循环交换血管，故称真毛细血管网。在血管的分支处有平滑肌细胞围绕在血管根部，称为毛细血管前括约肌。它是神经肌肉组织连接到毛细血管充盈的终末部分。毛细血管前括约肌收缩时，毛细血管中无血流流通，或仅有少量血浆以及呈条状的少量红细胞流过；毛细血管前括约肌松弛时，毛细血管入口开放，血管内血流通畅，从压力较高的动脉端纡回曲折流向压力较低的微静脉。血液酸碱度、氧分压、二氧化碳分压和体温等变化均可影响括约肌的舒缩活动。

真毛细血管口径约 10μm 左右，平均长度约 750μm 左右，估计人体毛细血管总长超过几公里，总面积达 6 500m^2 左右。虽然毛细血管口径最细，但由于数量多，使毛细血管内血液流速远比小动脉慢，平均为 0.7mm/s。毛细血管壁仅是一层扁平内皮细胞，细胞的边缘由粘合物质相互粘连，管壁外有一层基膜。毛细血管具有良好的通透性，成为血液与血管外组织间液交换物质和液体的场所，故又称交换血管。在静息时，只有小部分血流通过真毛细血管。

（三）动静脉吻合支

这是小动脉与小静脉之间的短路血管，使小动静脉直接相通，吻合支血管壁有平滑肌，收缩时吻合支关闭；弛缓时吻合支启开，小部分动脉血由此直接流入小静脉而不通过真毛细血管。人体手掌、甲床、足底、耳壳等皮肤组织均有丰富的吻合支。这些吻合支在体温调节中发挥作用，但无交换功能。

三、毛细血管的通透性和吸收作用

微循环的主要功能是进行物质、液体和气体的交换。静息时正常人 24 小时内流经全部毛细血管的血液约有 8 400L 或血浆 4 200L，血浆又通过毛细血管壁，以弥散方式与组织间液进行交换，24 小时毛细血管弥散性循环将近 1 386 000L，约为血浆流经毛细血管量的 300 倍。每分钟约有 0.25% 血容量透过毛细血管床流入组织间隙（不包括肾小球滤过率），24 小时内将近 20L。但上述液体的 80%~90% 即约 18L 的组织间液再经毛细血管床静脉端吸收入血管内；另有 2L 组织间液，未被再吸收而进入淋巴循环。

毛细血管壁层由内皮细胞粘合而成。细胞膜的最外层是黏多糖分子，其下是蛋白质分子，中层是脂质分子，氧和二氧化碳可自由透过毛细血管壁，故血液与组织中氧和二氧化碳以及许多脂溶性物质极易透过毛细血管壁进行交换。在电镜下，毛细血管内皮细胞膜上有许多凹陷点，内皮细胞相连接的部位有裂孔，细胞膜内侧有一些小泡（图 16-14）。凡比裂孔小的物质分子，都能通过壁层，故非脂溶性物质也能透过毛细血管，在血液与组织间液之间自由出入互相交换。身体各部位毛细血管壁的裂孔大小有显著差别，故通过毛细血管壁的物质也不同。肝、脾的毛细血管内皮细胞之间裂孔较大，蛋白质和红细胞都能通过；肾小球的毛细血管裂孔只能透过蛋白质；皮肤、肌肉的毛细血管裂孔更小,蛋白质分子也不能透过。

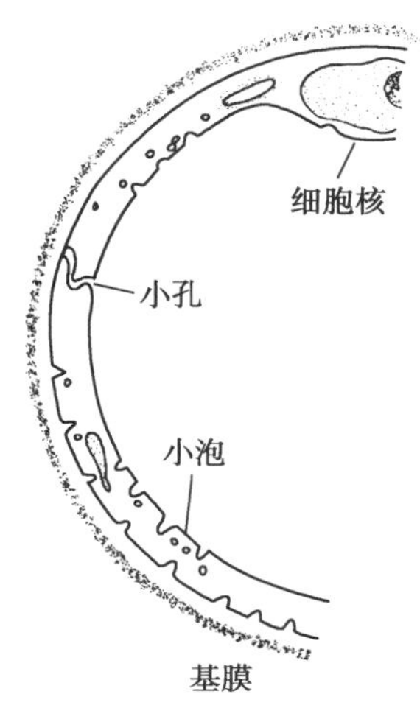

图 16-14　毛细血管壁显微结构

毛细血管的通透性可随各种化学和物理因素而改变,诸如 pH 下降、缺氧、体温升高、组胺和缓激肽释放增多等,均能使毛细血管通透性增加。若毛细血管的通透性无变化,而毛细血管内外压力变化,也将影响毛细血管的通透性和组织间液的回收。凡引起毛细血管压力升高的因素都可促进组织间液和淋巴液的生成;反之,毛细血管压力降低,则组织间液和淋巴液生成减少。正常情况下血浆的晶体和胶体渗透压的变化幅度较小,胶体渗透压是维持血管内循环血量的重要因素。人体胶体渗透压(主要来自白蛋白)约为 25mmHg,而毛细血管动脉端压力平均为 30mmHg,静脉端为 12mmHg。组织间隙中组织间液压为 10mmHg,组织间液胶体渗透压为 15mmHg。组织间液从压力较高的毛细血管中滤出,而一些压力较低的毛细血管又将部分组织间液重新吸收到血浆中。因此,临床上可有许多原因引起水肿:①各种原因的血浆渗透压下降;②毛细血管压力升高,如不同体位、局部静脉栓塞等;③细胞外液容量增加;④毛细血管通透性增加,诸如缺氧、炎症和局部毒性作用等。治疗上应针对各种发病机制才可获得显著成效。

四、微循环的调节

主要从三方面进行调节:

(一) 神经调节

外周血管末梢均受交感和副交感神经支配。毛细血管前括约肌、动静脉吻合支和中间微动脉管壁周围平滑肌都有交感和副交感神经纤维分布。血管壁末梢有 α 和 β 肾上腺素能受体。兴奋交感神经末梢,释放肾上腺素能递质——去甲肾上腺素,作用于 α 受体,引起血管收缩。各脏器血管的肾上腺素能神经元分布不一,肠系膜和肾血管含量丰富,在脑血管壁含量却很少,小动脉壁含量丰富,而静脉壁内只有少量,故毛细血管前括约肌和后括约肌对交感神经兴奋的效应也不同。刺激交感神经后 α 受体兴奋,引起毛细血管前括约肌收缩,致使括约肌前的血管阻力比括约肌后的血管阻力大 2 倍。但毛细血管的面积迅速恢复至交感神经兴奋前的对照值,这提示毛细血管前括约肌的调节是以局部调节为主。

(二) 体液调节

是通过肾上腺释放儿茶酚胺,再经血液循环作用于外周血管。骨骼肌小动脉对不同浓度的肾上腺素具有双相效应:低浓度肾上腺素作用于血管壁 β 受体,使血管扩张;高浓度作用于 α 受体,使血管收缩。去甲肾上腺素对血管的作用主要是收缩作用。临床上无论经静脉或局部应用肾上腺素,由于其浓度都超过血浆水平,一般都引起毛细血管括约肌收缩。在病理情况下(如出血性休克)血浆中儿茶酚胺明显上升,对血管调节起着重要作用。

此外,有些血管活性物质如肾素、血管紧张素、前列腺素和缓激肽,都参与体液调节,可直接或间接地通过交感神经进行调节。

(三) 局部调节

可分为代谢性和肌原性两种。

1. 代谢性调节　是通过某些代谢底物或产物(如 O^-、二氧化碳和 H^+ 等)的浓度变化进行微循环的调节。血中 K^+、H^+、腺苷、磷酸盐、镁盐和二氧化碳等的浓度增加以及氧分压降低,都能引起血管扩张。氧分压对微循环的调节是通过增加血管阻力和毛细血管的密度(每单位容积中毛细血管的开放数),小动脉收缩则血管阻力增加,毛细血管前括约肌的舒缩决定毛细血管的密度。微循环各部分的氧分压也不相同,人体大动脉的氧分压正常为 85~100mmHg,但小动脉的氧分压为 30~40mmHg,这说明毛细血管动脉端氧分压已下降,血液进入毛细血管前 O_2 从小动脉释放。组织中氧分压为 20mmHg,因此氧分压本身对小动脉张力的调节作用不大,除非组织发生炎症或缺氧,也有可能通过某些至今尚未明确的中间产物进行微循环调节。毛细血管前括约肌的舒缩活动与代谢和氧分压有关,括约肌弛缓时来自小动脉的氧分压较高,使平滑肌收缩;毛细血管前括约肌收缩时,组织细胞只能从细胞间隙中摄取氧。当心肌细胞的氧分压下降时，心肌内氧化磷酸化作用遭受抑制，致使血管平滑肌松弛，从而提高了心肌细胞的氧分压。此外，毛细血管的密度和交换面积的调节也与氧的供应有密切关系。

2. 肌原性调节 其机制是通过增强经管壁的膨胀力，使血管壁的平滑肌张力增加。许多报告证实肌原性调节与神经调节无关。肌原性调节主要发生于毛细血管前括约肌和小动脉，因此它调节在毛细血管前的血管。对这种调节的重要性至今尚不清楚。

有关麻醉药对微循环影响的认识，目前主要来自动物实验的结果。硫喷妥钠浅麻醉对微循环无干扰，但大剂量时小动脉和毛细血管扩张。深麻醉时小动脉张力消失，氟烷浓度达 1.42% 时使小动脉和静脉扩张。麻醉药对微循环的作用主要影响交感神经和药物改变血管平滑肌的敏感性。

第四节 心血管的调节

机体为了维护体内循环系统的稳定，可通过多种途径进行心血管调节，分为中枢神经调节、自主神经调节、神经反射和体液调节。

一、中枢神经调节

延髓是调节心血管活动的重要神经中枢，延髓前端网状结构的背外侧部分有加压中枢，实际上是缩血管中枢和心交感中枢，兴奋该区能引起全身交感神经兴奋，血压急骤上升。脑桥下部前外侧区也具有调节血管作用。在延髓后端网状结构的腹内侧部分能引起动脉压急骤下降。它抑制延髓或脊髓交感神经神经元的兴奋。由上述中枢的肾上腺素能细胞内分出许多纤维进入脊髓，这些肾上腺素能细胞又受体内肾上腺释放的儿茶酚胺的影响，促进了心脏的自律性收缩性。

刺激下丘脑和中脑一些部位也引起加压反应，故下丘脑和脑干各个水平也存在心血管中枢。脑干内调节心血管的神经元，由于经常受到血液和脑脊液中某些物质（如二氧化碳）的影响，或因受各种感受器以及来自高级神经中枢的作用，致使神经中枢对心血管系统的调节经常处于兴奋状态，形成了一定的交感中枢和迷走中枢张力。

正常情况下交感神经系统使血管床保持一定的紧张性收缩，麻醉诱导和交感神经切除术可使这种张力丧失，导致围手术期低血压。

二、自主神经调节

（一）心脏的神经支配

支配心脏的传出神经有交感神经和副交感神经系统的迷走神经。前者兴奋心脏活动，后者抑制心脏活动。

1. 心交感神经 它的节前纤维起源于 $T_{1\sim5}$ 灰质侧角神经元，随后主要在星状神经节与节后神经元形成突触联系，递质为乙酰胆碱，故心交感节前纤维为胆碱能纤维。乙酰胆碱与节后神经元细胞膜的胆碱能神经受体结合。心交感节后神经元的神经纤维支配窦房结、房室结、房室束和心房、心室肌，递质为去甲肾上腺素，故心交感节后纤维为肾上腺素能纤维。去甲肾上腺素与心肌细胞膜上的肾上腺素能 β 受体结合，可兴奋心肌细胞，它能提高窦房结和潜在起搏点的自律性，使心率增快；也可产生异位节律，增加心房、房室间和心室内兴奋的传导速度；缩短有效不应期，并提高心肌兴奋性和收缩性。肾上腺素与心肌 β 受体相结合，能兴奋心肌，促进心肌代谢，增强心肌收缩性，使心率加速。用 β 受体阻滞药（如普萘洛尔），使心脏自律性降低，传导减慢，心肌收缩性减弱，心肌耗氧减少。

2. 心迷走神经 其节前神经起源于延髓，进入心脏后，神经末梢与心内神经节细胞形成突触联系，递质为乙酰胆碱。心迷走神经的节后纤维支配窦房结、房室结、房室束和心房肌，递质也是乙酰胆碱，故心迷走神经节前、后纤维均属于胆碱能纤维。节后纤维释放的乙酰胆碱与心肌细胞膜上胆碱能毒蕈碱样受体（M 受体）结合，导致心肌细胞的抑制，不应期缩短，兴奋传导速度减慢，兴奋性、收缩性和自律性降低。注射阿托品可阻滞胆碱能 M 受体，引起心动过速。

心脏有接受压力或牵张刺激的传入神经纤维，主要在心迷走神经内。而接受伤害性刺激引起的痛觉的传入神经纤维主要在心交感神经干中。迷走神经作用经常快速开始并快速消除，而交感神经作用则通常逐渐开始，逐渐消除。窦性心律不齐是与呼吸节律相一致的心率的周期性变异（吸气期减慢，呼气期增快），这是由于迷走神经张力的周

2

期性改变所引起的。

（二）血管的神经支配

除毛细血管外，所有血管的平滑肌受交感神经的支配，绝大部分交感神经能引起血管收缩，故称交感缩血管神经。副交感神经和小部分交感神经能引起血管舒张，称为副交感舒血管神经和交感舒血管神经。

1. 交感缩血管神经　其节前神经元在胸腰脊髓各节段的灰质外侧角，在各个交感神经节中与节后神经元形成突触联系，递质为乙酰胆碱。交感缩血管纤维末梢释放去甲肾上腺素。血管壁平滑肌上有α和β肾上腺素能两种受体。去甲肾上腺素与α受体结合，导致血管收缩；肾上腺素与β受体结合，引起血管舒张。肾上腺素也能与α受体结合，导致血管收缩，但作用不如去甲肾上腺素强。身体各个部位血管壁的肾上腺素能受体分布不一，且各血管交感缩血管纤维分布密度也不一，故兴奋交感神经后血管效应也不同。总之，兴奋交感神经后，体循环的血管阻力增加，动脉压上升，血管容积减小，也影响静脉张力，促使静脉血回流至心脏。动脉血管张力的变化可以影响血压和不同器官的血流分布，而静脉张力的变化则影响血管床的容量及回心血量。

2. 副交感舒血管神经　少数器官如生殖器的小血管除受交感缩血管神经支配外，还接受副交感神经支配，能引起血管扩张。而所谓血管迷走性晕厥，是指情绪受剧烈刺激后，激发了迷走和交感扩血管纤维所致。

此外，还有交感舒血管神经，在骨骼肌和小肠的血管床用小剂量肾上腺素可引起血管舒张。最重要的扩血管神经纤维主要分布于骨骼肌，使运动时血流量增加（通过 β_2 肾上腺素能受体）。造成血管扩张的递质可能是 H^+ 增多，或组胺的释放。

三、心血管反射

机体通过心血管反射和代谢性自动调节机制，以维持心血管系统的稳定，在心房、心室、心包膜和冠状动脉系统布满心血管反射的感受器，通过有髓鞘或无髓鞘传入神经纤维，与脑干或脊髓背根神经节相连，接受并向上传导交感或副交感神经刺激，经中枢神经系统整合后分别作出反应。以下是常见的几种反射：

（一）颈动脉窦和主动脉弓压力感受器反射

颈动脉窦和主动脉弓管壁上有特殊的压力感受器（图 16-15），在动脉外膜下有极其丰富的传入神经末梢。动脉压上升时，管壁扩张，外膜下神经末梢受机械的牵张产生神经冲动。颈动脉窦的传入神经纤维随舌咽神经，而主动脉弓的传入神经纤维随迷走神经分别进入脑干心血管中枢。中枢含有两个功能区：外侧喙状的升血压（缩血管）中枢和中央尾状的降血压（舒血管）中枢。任何原因导致的动脉压升高会抑制交感中枢，使心率减慢，心肌收缩性和血管张力降低，同时兴奋迷走中枢，也使心率减慢，并进一步降低心肌收缩性，最终使动脉舒张，血压下降。一般在血压升高到 170mmHg 时，压力感受器开始受到刺激，对慢性高血压患者，此触发点会上调。反之，当动脉压降低时，交感神经兴奋，引起动脉收缩压上升，又抑制迷走神经，使心率加速，动脉压也升高。压力感受器反射对血压急剧变化有反应，特别对急性失血患者显得尤为重要。在这两个外周感受器中，颈动脉压力感受器在生理上更为重要，主要负责减小在急性事件，如体位变化时的血压波动。血压在 80~160mmHg 之间时，颈动脉压力感受器对平均压最为敏感。这种对血压变化的适应性调整要持续到事件发生后的 1~2 天。但当血压降至 50~60mmHg 时，压力感受器已基本丧失功能。所有挥发性麻醉药都抑制正常的压力感受器反射，但异氟烷和地氟烷效力最低。心肺牵张感受器位于心房、左心室和肺循环，具有相似的效应。

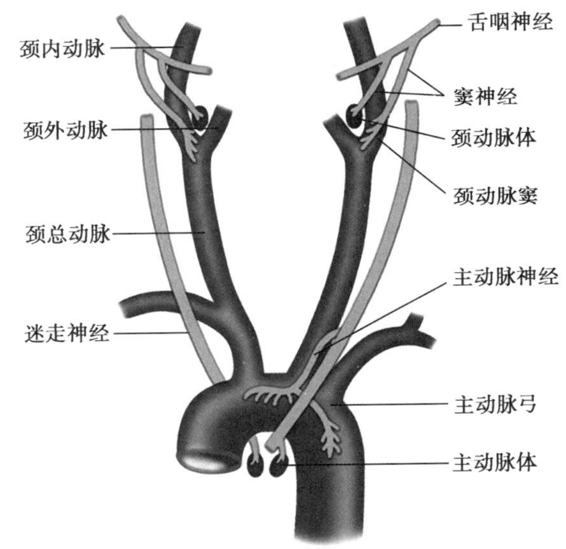

图 16-15　颈动脉窦和主动脉弓压力感受器

（二）颈动脉体和主动脉体化学感受器反射

颈动脉体位于颈总动脉分叉处，而主动脉体分散在主动脉弓、锁骨下动脉和颈总动脉分支处血管壁外。小体直径约 1~2mm，含有丰富的血管和传入神经末梢。当血液流速减慢，血中 PO_2 下降（低于 50mmHg），PCO_2 升高，或 H^+ 浓度增高时，可使小体的传入神经兴奋。而主动脉体的传入神经纤维随迷走神经，颈动脉体的传入神经随舌咽神经，最终兴奋延髓的呼吸中枢，增加通气；增加迷走中枢兴奋性，降低心率和心肌收缩性。如果持续缺氧，将直接刺激中枢神经，改善通气，而不依赖副交感活性。

（三）静脉心脏反射（Bainbridge 反射）

感受器位于右心房壁和腔静脉血管壁内膜下，当静脉回心血量增加，右心房和中心静脉压升高时，静脉扩张有效地兴奋大静脉血管壁内膜下的传入心迷走神经受体，反射地引起心率增快。当静脉回心血量减少时，通过心迷走神经作用使心率减慢。

（四）Bezold-Jarisch 反射

左心室壁存在有一定的压力感受器，在左心室内容量降低时兴奋，通过 Bezold-Jarisch 反射，使心率减慢，为心室赢得更多的充盈时间，维持满意的心排血量。

Bezold-Jarisch 反射和静脉心脏反射在椎管内阻滞时尤为明显，椎管内阻滞后，特别是患者循环血容量不足时，静脉回心血量减少，前负荷显著降低，腔静脉、右心房和左心室压力感受器兴奋，通过 Bainbridge 和 Bezold-Jarisch 反射，可出现严重的心动过缓，甚至心脏停搏。

（五）眼心反射

压迫眼球或牵引眼周围结构将刺激眼外肌（尤其是中直肌）上的受体，沿长、短睫神经至睫神经节，再沿三叉神经的分支——动眼神经至半月神经节，使副交感张力增加，心率减慢。在 30%~90% 的动眼神经手术中，会出现眼心反射，预防方法包括术前使用抗毒蕈碱样药物，如阿托品等。

（六）中枢神经缺血反射（Cushing 反射）

颅内压增加引起中枢神经缺血，最初的反应是中枢神经交感兴奋性增加，心率加快，心肌收缩性增加，血压升高。随后压力感受器兴奋导致外周血管张力增加，体内释放大量肾上腺素和去甲肾上腺素，结果使心排血量增加达 100% 以上。

（七）肺血管、冠状动脉和肠系膜血管反射

肺动脉压力升高可反射地使心率加速。左心室壁的左冠状动脉左旋支末端附近有化学感受器，兴奋经无髓鞘的迷走传入 C 纤维传导，增加副交感张力，产生心动过缓、低血压和冠状动脉扩张。心肌缺血后再灌注、溶栓治疗后会出现此类反射。手术时牵拉肠系膜引起迷走神经兴奋，使心率减慢，血压下降。

四、体液调节

可分为局部和全身性两种：

（一）局部体液调节

组织细胞代谢率增加，或血流灌注不足时，都能引起小血管扩张；反之，血流量过多则引起小血管收缩。缺氧、CO_2 和 H^+ 增多，K^+ 浓度升高以及腺苷、腺苷酸、三羧酸循环中许多代谢中间产物等，都能引起血管扩张。

缺氧可能是引起局部血管扩张的主要原因，并提出氧分压下降后产生某些血管扩张物质。体内各脏器血管对缺氧的反应不一，严重缺氧后血管扩张的程度按顺序是：心脏 > 肠道（门静脉）> 肾脏 > 皮肤 > 骨骼肌。缺氧或组织氧分压下降时，小动脉和毛细血管扩张、改善细胞组织氧的供应。CO_2 和 H^+ 增加可引起局部血管扩张，CO_2 是强力扩血管物质。在脑组织中，CO_2 通过血 - 脑屏障，可能是调节脑血管的主要因素。过度通气后 PCO_2 下降，能引起脑血管痉挛，脑血流减少。K^+ 浓度升高，对大部分组织有明显的扩血管效应，并能拮抗肾上腺素收缩血管的作用。

激肽是一类具有扩血管作用的直链低分子多肽，最常见的是由 9 个氨基酸分子所组成的缓激肽和由 10 个氨基酸分子构成的血管舒张素。激肽形成后主要作用于局部，血浆中有激肽酶能迅速破坏激肽，使其失去活性。缓激肽作用于毛细血管内皮细胞，引起内皮细胞收缩，使细胞之间的裂孔扩大，血管内血浆渗出增加。身体许多组织特别是皮肤、肺和肠黏膜组织的肥大细胞含有大量组胺。组织受到机械的、温度和化学性刺激以及创伤等，促使各组织释放组胺增多，致使局部毛细血管尤其是小静脉的通透性增加。组胺还使毛细血管内皮细胞收缩，细胞之间裂孔扩大，致使血浆渗出增多，血压明显下降。

如前所述，腺苷是一种具有扩血管作用的递质，参与血管的自动调节，与冠状血管和骨骼肌血管调节有关。当冠状血管痉挛或栓塞时，冠状静脉末端立即释放腺苷，使冠状动脉扩张，改善心肌血液供应。同样，若肢体发生缺血，肢体静脉末端也释放腺苷，促使肢体血管扩张，增加局部循环。因此腺苷是一种特殊的代谢性递质。

（二）全身性调节

主要是通过内分泌系统释放激素，经血液循环作用于全身心血管系统，进行全身性调节。醛固酮

2

是肾上腺皮质激素，对细胞外液和血容量的调节起着很大作用，能促进肾小血管对钠和水的重吸收。醛固酮分泌过多，有潴留钠和水的作用，细胞外液增多，使血容量增加，血压升高，心排血量增多。肾上腺素是肾上腺髓质嗜铬细胞的主要激素，由血液输送至全身，作用于心血管系统，使心排血量增加，心率加速，又使皮肤、内脏血管收缩，肌肉（包括心肌）血管舒张。肾上腺髓质活动受交感神经控制。

肾小球近球细胞由于交感神经兴奋或肾脏灌注不足，释放出的一种多肽酶，称为肾素。它激活 α_2 球蛋白血管紧张素原，使之水解为血管紧张素Ⅰ，随后在肺循环中经转换酶脱去两个氨基酸，形成血管紧张素Ⅱ。后者是体内强烈缩血管物质，引起动脉壁平滑肌强烈收缩，以致产生高血压。血管紧张素Ⅱ又刺激肾上腺皮质释放醛固酮，增加细胞外液量和血浆量，使静脉回心血量增多，心排血量增加，血压上升。血管紧张素Ⅱ还能直接作用于肾脏，引起潴留钠和水的作用。

麻醉对心血管调节的影响是多方面的，复杂的，它取决于麻醉药的应用、通气方式、外科手术类别、失血量以及其他许多因素。全身麻醉药和 PCO_2 的变化通过中枢神经和自主神经系统，干扰压力感受反射的功能。在人体静脉注射硫喷妥钠（7mg/kg）能抑制压力感受器调节心率，引起心动过速。氯胺酮可抑制交感神经节前纤维作用，并能抑制压力感受器兴奋引起的心率变化。氟烷作用于交感神经节前纤维，当其单独使用或与氧化亚氮合用，可明显破坏压力感受器反射对心率的调节。此外，麻醉药也干扰神经调节功能和心脏或动、静脉的状态。血中二氧化碳浓度上升，能兴奋交感神经节前纤维，也有局部调节作用。

应激反应是机体受到强烈刺激而发生的，以交感神经兴奋和下丘脑-腺垂体-肾上腺皮质功能增强为主要特点的一种非特异性防御反应。麻醉和手术操作是围麻醉期机体应激反应的主要刺激因素，因此在整个麻醉手术期存在交感神经兴奋性升高。吸入麻醉药对心血管功能和心肌收缩性均有程度不等的抑制作用，且呈剂量依赖性。近年来的研究发现，吸入麻醉药的心血管效应与自主神经系统调节之间有一定关系，七氟烷和异氟烷等吸入性全身麻醉药均可作用于自主神经系统，剂量依赖性减低自主神经紧张度，从而影响心排血量及周围血管阻力。

患者及健康志愿者在麻醉诱导期间，当地氟烷的呼气末浓度快速增加到 1.0MAC 时，可以看到 2~4 分钟短暂的交感神经介导的心血管兴奋效应（即心动过速、血压升高、肾上腺素及血管升压素水平上升）。异氟烷在其浓度突然增加时也有相似的交感神经兴奋反应，但作用明显减小。而快速增加七氟烷的吸入浓度并不引起上述反应。其原因是七氟烷对呼吸道的刺激性小，而且较异氟烷、地氟烷更易为患者接受。这种作用是自限性的，因为随后地氟烷浓度快速增加（即呼气末浓度一次性从 0.55MAC 快速上升至 1.1MAC），减弱了心血管刺激的频率和程度。初步资料提示，这种交感神经兴奋可能由中枢引发，而不像过去推测的那样通过气道或肺受体引发。这种短暂的心血管反应可被氧化亚氮或其他能对抗或减少交感神经活动度的药物，如阿片类药（芬太尼）、β 肾上腺素能阻滞剂（艾司洛尔）或 α_2 肾上腺素能受体激动剂（可乐定）所减弱。

无论是健康志愿者还是冠状动脉疾病患者，地氟烷与异氟烷均可扩张血管，从而导致剂量依赖性的体循环血管阻力和动脉压下降。一项健康志愿者的研究证明，地氟烷增加皮肤温度及引起皮肤血管扩张。

阿片类药物芬太尼和静脉全身麻醉药丙泊酚可呈剂量依赖性抑制缺血再灌注心律失常的发生。阿芬太尼主要通过增强心肌细胞对氧自由基的清除而起作用，丙泊酚的抗心律失常作用与增强肌质网钙泵活性及膜钠泵活性有关。

（贾辰飞　罗　艳　于布为）

参考文献

[1] SOEDING P F, HOY S, HOY G, et al. Effect of phenylephrine on the haemodynamic state and cerebral oxygen saturation during anaesthesia in the upright position [J]. British Journal of Anaesthesia, 2013, 111 (2): 229-234.

[2] MARTIN M L, BLAXALL B C. Cardiac Intercellular Communication: Are Myocytes and Fibroblasts Fair-Weather Friends? [J]. Journal of Cardiovascular Translational Research, 2012, 5 (6): 768-782.

[3] DUN W, BOYDEN P A. The Purkinje cell; 2008 style [J]. Journal of Molecular and Cellular Cardiology, 2008, 45 (5): 617-624.

[4] VASILEIOU I, XANTHOS T, KOUDOUNA E, et al. Propofol: A review of its non-anaesthetic effects [J].

European Journal of Pharmacology, 2009, 605 (113): 1-8.

[5] LÅNGSJÖ J W, KAISTI K K, AALTO S, et al. Effects of subanesthetic doses of ketamine on regional cerebral blood flow, oxygen consumption, and blood volume in humans [J]. Anesthesiology, 2003, 99 (3): 614-623.

[6] MARKS A R. Calcium cycling proteins and heart failure: mechanisms and therapeutics [J]. Journal of Clinical Investigation, 2013, 123 (1): 46-52.

[7] OLSHANSKY B, SULLIVAN R M. Inappropriate sinus tachycardia [J]. J Am Coll Cardiol, 2013, 61 (8): 793-801.

[8] ENGELHARDT S, ROCHAIS F. G proteins: more than transducers of receptor-generated signals ? [J]. Circ Res, 2007, 100 (8): 1109-1111.

[9] TAYLOR C W, TOVEY S C. From parathyroid hormone to cytosolic Ca^{2+} signals [J]. Biochem Soc Trans, 2012, 40 (1): 147-152.

[10] HOOD J A, WILSON R J. Pleth variability index to predict fluid responsiveness in colorectal surgery [J]. Anesth Analg, 2011, 113 (5): 1058-1063.

[11] FORGET P, LOIS F, DE KOCK M. Goal-directed fluid management based on the pulse oximeter-derived pleth variability index reduces lactate levels and improves fluid management [J]. Anesth Analg, 2010, 111 (4): 1.

[12] BICCARD B M, RODSETH R N. The pathophysiology of peri-operative myocardial infarction [J]. Anaesthesia, 2010, 65 (7): 733-741.

[13] ISHIZAWA Y. General anesthetic gases and the global environment [J]. Anesth Analg, 2011, 112 (1): 213-217.

[14] KOMATSU R, TURAN A M, ORHAN-SUNGUR M, et al. Remifentanil for general anaesthesia: a systematic review [J]. Anaesthesia, 2007, 62 (12): 1266-1280.

[15] FONTES M L, ARONSON S, MATHEW J P, et al. Pulse Pressure and Risk of Adverse Outcome in Coronary Bypass Surgery [J]. Anesthesia & Analgesia, 2008, 107 (4): 1122-1129.

[16] GANONG W F. Review of Medical Physiology [M]. 23rd ed. McGraw-Hill, 2009.

[17] BERLIN D A, BAKKER J. Starling curves and central venous pressure [J]. Critical Care, 2015, 19 (1): 55.

[18] MAGDER S. Volume and its relationship to cardiac output and venous return [J]. Critical Care, 2016, 20 (1): 271.

[19] PINSKY MICHAEL R. The right ventricle: interaction with the pulmonary circulation [J]. Critical Care, 2016, 20 (1): 266.

第十七章

麻醉与肝脏

目　　录

肝脏是机体中最大的实质器官，也是人体内最大的腺体器官。肝脏不仅解剖结构复杂，而且又具有十分重要和复杂的生理功能，它与消化、物质代谢、分泌、排泄、解毒、血液凝固及免疫等诸多生理功能密切相关，在维持机体内环境稳定中起重要作用。因此，肝功能的改变会引起全身广泛的病理生理改变，为手术麻醉及围手术期管理带来诸多困难。麻醉和麻醉药对肝脏的影响，以及肝脏功能改变可能对麻醉产生的影响，更为麻醉科医师所关注。

第一节　肝脏解剖与生理

一、肝脏的解剖

肝脏位于腹腔右上部，占右季肋部、腹上部一部分以及左季肋部一小部分，其大小因人而异，一般左右径（长）约 25.8cm，前后径（阔）约 15.2cm，上下径（厚）约 5.8cm，肝脏重 1 200~1 500g，约占成人体重的 1/36。肝脏是由肝实质和一系列管道结构组成。肝内有两个不同的管道系统。一个是 Glisson 系统，另一个是肝静脉系统。前者又包含门静脉、肝动脉和肝管，三者被包裹于一结缔组织鞘内（称 Glisson 鞘），经肝脏脏面的肝门（称第一肝门）处出入于肝实质内。这三者不论在肝门或肝门附近，都是在一起走行的。肝静脉是肝内血液的输出道，单独构成一个系统，它的主干及其属支位于 Glisson 系统的叶间裂或段间裂内，收集肝脏的回心血液。没有独立的肝静脉，左右中肝静脉经肝脏后上方的腔静脉窝（称第二肝门）分别直接注入下腔静脉。

肝实质由发挥主要功能的上皮细胞网络结构组成，由结缔组织提供结构支撑，并由肝动脉和门静脉分支提供血液供应。肝细胞通过细胞间连接形成肝索或肝板，周围围以疏松结缔组织形成肝脏的基本功能单位—肝小叶（图 17-1）。人类肝脏约有 50 万个肝小叶，每个肝小叶内，肝板之间的肝血窦（内流动肝动脉及门静脉混合血液）在中央静脉周围呈放射状排列，中央静脉实为引流肝小叶血液的肝静脉属支。另外，相邻肝脏的侧面质膜形成微小的管道，即胆小管，这些胆小管最终汇合为胆小管网，在肝小叶周边形成小叶内胆管。

过去人们常常以肝脏膈面的镰状韧带分界，将肝脏分为左、右两叶。这种肝脏的分叶法与肝内血管分布并不相符合，因而不能适应肝脏外科的需要。现在临床上广泛采用的是从门静脉系统分布提出的肝脏分叶、分段的概念。通过对 Glisson 系统或单独对门静脉系统的灌注腐蚀标本进行肝内结构的研究表明，肝脏内存在明显裂隙，从而形成各叶段间的分界线。肝脏有 3 个主裂，2 个段间裂和 1 个背裂，并依此将肝脏分成 5 叶 6 段。正中裂将肝分成左、右两半肝；左半肝又被左叶裂分成左外叶和左内叶，右半肝又被右叶间裂分成右后叶和

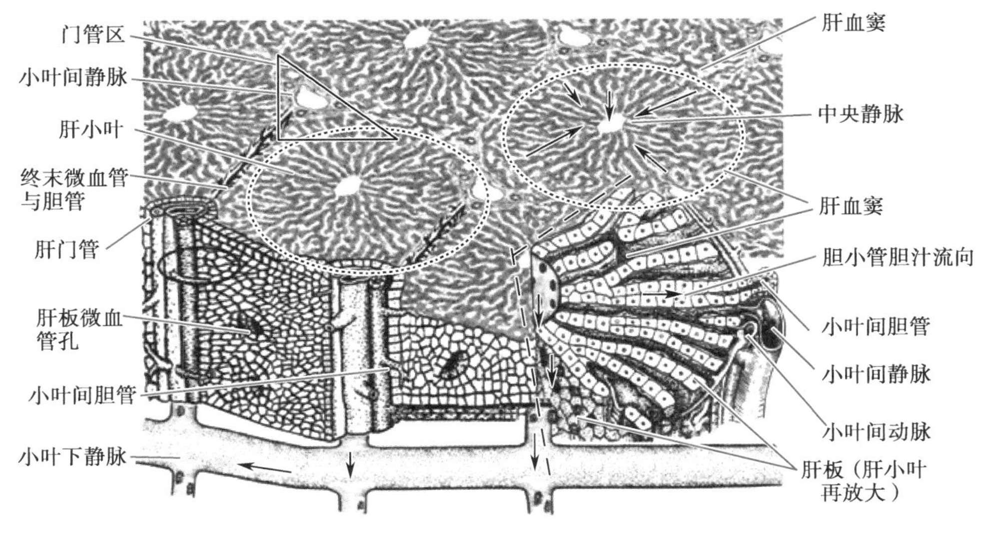

图 17-1　肝小叶、肝血窦及小叶间管道

右前叶；背裂划出了尾状叶。此外，左外叶被左段间裂分为上下两段，右后叶也被右段间裂分为上、下两段；尾状叶被正中裂分为左、右两段，分别属于左、右半肝。这种肝叶的划分法，对于肝脏疾病的定位诊断和安全地施行肝脏手术均具有重要临床意义（图 17-2A）。还有更为简捷又有很好外科临床实用性的 Couinaud 以罗马数字Ⅰ～Ⅷ表示的肝脏八段分区法，其解剖学基础是由三大主支肝静脉将肝脏分隔为 4 个扇面体（图 17-2B）和三大肝静脉根部与腔静脉之间相对独立的一部分，共五部分，每一部分都有相应的门静脉支供血，称门静脉蒂，也有称叶蒂，含门静脉蒂的裂隙称为肝裂；含肝静脉走行的线称为门裂。肝静脉支与门静脉支在肝内走行的相互关系呈互相交错状，形象地称为叉指状。

二、肝脏的血液循环

肝脏的血液供应非常丰富，是唯一有双重血液供应的器官；其一是门静脉，主要接受来自胃肠和脾脏的血液；另一是腹腔动脉的分支之一肝动脉。门静脉与肝动脉进入肝脏以后，反复分支并与肝内胆管并行共同组成肝内 Glission 系统，在肝小叶周围形成小叶间静脉和小叶间动脉，进入肝血流窦中（肝毛细血管），再经中央静脉，注入肝静脉，最

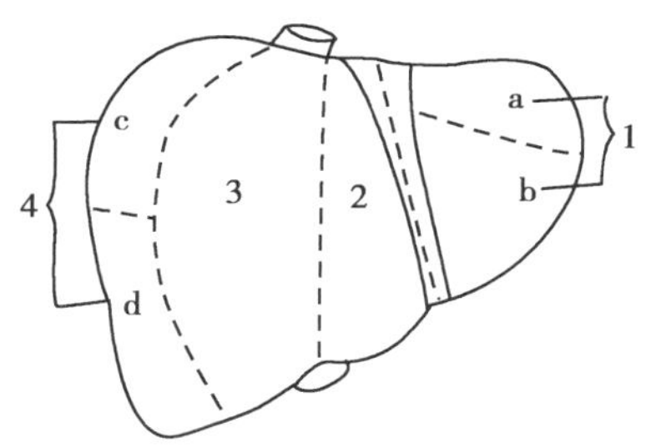

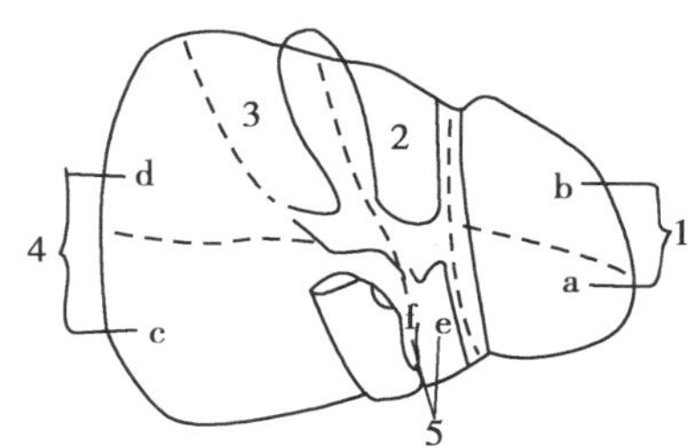

图 17-2A　肝脏的分叶分段

1. 左外叶（a. 左外叶上段，b. 左外叶下段）；2. 左内叶；3. 右前叶；4. 右后叶（c, 右后叶上段，d, 右后叶下段）；5. 尾状叶（e. 左段，f. 右段）。

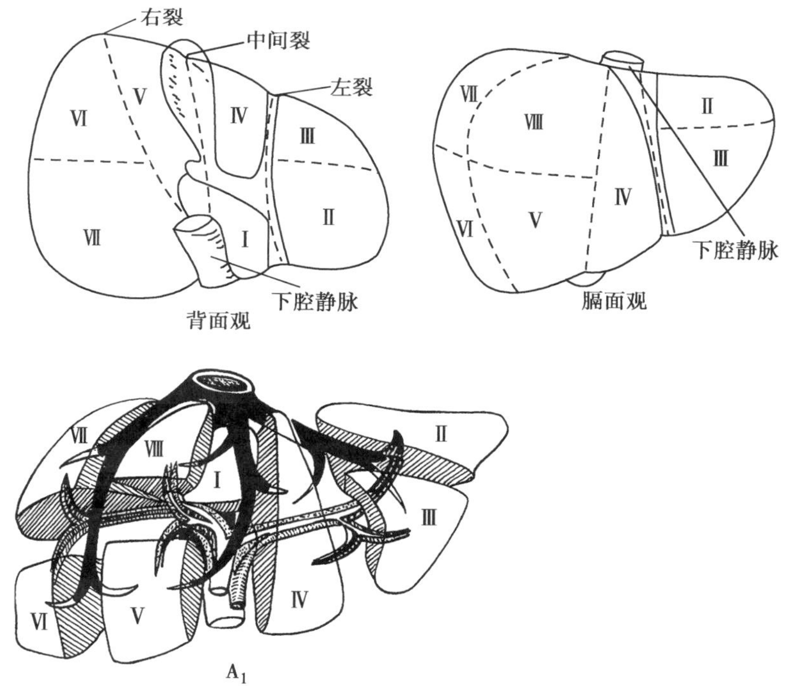

图 17-2B　Couinaud 肝脏八段分区及各肝段与肝静脉裂的关系

Ⅰ段．尾状叶；Ⅱ段．左外叶上段；Ⅲ段．左外叶下段；Ⅳ段．左内叶；Ⅴ段和Ⅵ段．右前叶下段和上段；Ⅶ段和Ⅷ段．右后叶下段和上段。

后进入下腔静脉而回心脏。肝静脉分支及 Glisson 鞘内管道如合掌手指交叉样走行于肝内，负责肝脏双重血供系统的静脉引流。(图 17-3)。

正常人心排血量的 25% 进入肝脏，肝血流量每分钟约为 1 275~1 790ml/1.73m^2，100 ml/(min·100g)，其中 70%~80% 来自门静脉，仅 20%~30% 来自肝动脉，而供应肝脏的氧含量则相反。肝动脉输入血量不多，但其压力高达 15.6 kPa(120mmHg)，血中含氧量多，氧张力为 85%；因门静脉血流已经门脉前器官与组织(胃、肠、脾、胰)等的充分摄氧，故门静脉压力仅为 0.78~1.56kPa(6~12mmHg)，氧张力仅约 30%。因此肝脏所需的氧，主要来自肝动脉，一般认为肝动脉供给肝脏所需氧量的 60%~80%。

门静脉位于肝十二指肠韧带内，其右前方有胆总管，前方有肝动脉。在肝门横沟处分为左、右干入肝。门静脉左干一般可分为横部、角部、矢状部和囊部。整个左半肝和尾状叶左段的门静脉血管均由这四个部位发出，门静脉右干较左干短而略粗，沿肝门右切迹进入肝实质分布于整个右半肝。

门静脉由肠系膜上静脉和脾静脉汇合而成：前者收集空肠、回肠、升结肠和横结肠的静脉血液；后者除收集脾脏的血液外，还接受肠系膜下静脉的血液。肠系膜下静脉又收集降结肠、乙状结肠及直肠上部的静脉血液，胃、十二指肠和胰头的血液又通过胃冠状静脉、幽门静脉及胰十二指肠静脉直接注入门静脉。门脉血流虽然氧含量较低，但其富含胃肠道吸收而来的营养成分，其流量受到门脉前腹腔器官动脉血流的直接影响。肝血窦前括约肌(毛细血管前)调节门脉血流的肝内分布，而决定门脉系统压力的根本部位是门脉后括约肌。门脉前后括约肌的平衡决定了肝血管内的压力。静脉壁平滑肌调节静脉的顺应性及血流量。调节血管阻力及顺应性的括约肌及血管壁平滑肌均受通过 α 受体起调节作用的交感神经支配。

门静脉系统与全身其他血管相比，有其突出的不同点：门静脉系统的两端均为毛细血管网，可构成独立的循环系统。门静脉系统无静脉瓣，故门静脉系统血液可逆流，当门脉高压时，可造成门体交通支淤血曲张。门静脉血液可能有分流现象，动物实验证实，肠系膜上静脉血液较多经门静脉右干流入右肝，而脾静脉及肠系膜下静脉血液较多经门静脉左干流入左肝，这可能与是临床上不同部位结肠癌肝转移位置不同的原因。

门静脉系统与体循环之间有四处主要交通支，即胃冠状静脉与食管下端静脉丛吻合；肠系膜下静脉到直肠上、下静脉与肛门静脉吻合；脐旁静脉与腹壁上、下深静脉吻合，在腹腔后，肠系膜静脉分支与下腔静脉分支相吻合，这些吻合支在平时很细小，血流量很少，临床意义不大，但在门静脉高压时，则吻合支扩大，大量门静脉血液流经此吻合支

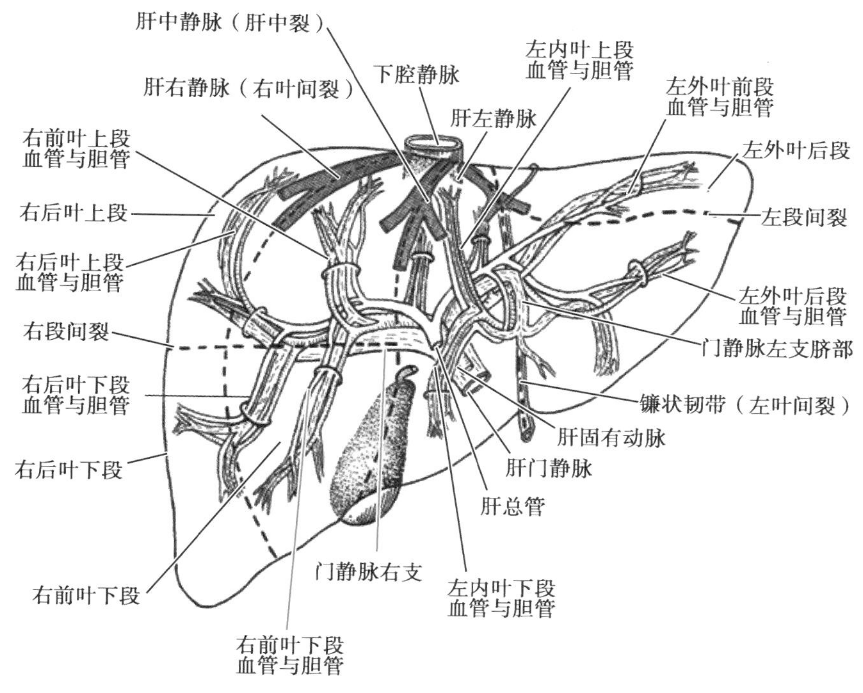

图 17-3 肝内 Glission 系统与肝静脉肝裂的关系

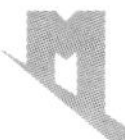

进入体循环,特别是食管下端静脉扩大,壁变薄,可引起破裂大出血。

肝脏又是一个巨大的贮血器官,肝静脉阻力的升降往往伴随着肝内血容量的急剧变化。这种贮血功能也受交感神经的调节。例如,术中大出血时,肝脏可以"挤出"500ml 额外的血液进入体循环。麻醉药物对自主神经功能都有抑制作用,亦干扰了这种代偿作用。所以在出血得不到及时补充时,易导致机体的失代偿状态。肝病患者均对儿茶酚胺敏感性降低,血中胰高糖素浓度升高。所以这类患者通过交感神经调节作用代偿出血及低血容量的能力降低:①血液从肌内及腹腔循环转移至心脑等重要脏器;②血液从腹腔贮血部分进入中央循环;③毛细血管系统的收缩。

肝动脉从腹腔动脉发出后,称为肝总动脉,到达十二指肠第一部之上方,先后分出胃右动脉和胃十二指肠动脉,此后本干即称为肝固有动脉,在肝十二指肠韧带内与门静脉,胆总管共同上行。肝固有动脉位于胆总管内侧,门静脉前方,在其进入肝门之前,即分为左、右肝动脉。肝动脉在肝内的分支、分布和行径,基本上与门静脉一致,但要比后者不规则得多。肝动脉血流行病调查节的主要部位在于肝动脉的细小分支。通过其局部及内在的机制调节肝动脉血流以代偿门脉血流的变化,这一现象又被称为"动脉缓冲应激"。门脉血流下降往往伴随着肝动脉血流的代偿性增高以保持肝脏的氧供(肝细胞功能所必须)及总肝血流(主要在肝脏代谢的外源性及内源性化合物的廓清所必须)。这种肝动脉血流的自动调节作用涉及神经、肌肉、代谢等机制及门脉血流的流量及其化学成分的变化。如门脉血流中 pH 及氧含量下降,即使门脉血流不变也会伴随肝动脉血流增加的效应。"洗出"理论提示肝组织自生的腺苷发挥重要的桥梁作用。当门脉血流下降时,这种有扩血管作用的腺苷在肝内就会蓄积,从而导致了肝动脉的扩张。而门脉血流升高时加快了这种扩张因子的洗出,而对肝动脉的效应减弱。

肝静脉系统的形态结构、分支、分布较 Glisson 系统简单,变异情况较肝动脉复杂。肝静脉系统包括左、右、中三支主要肝静脉和一些直接开口于下腔静脉的小肝静脉,又称为肝短静脉,三支主要肝静脉则靠近肝脏的脏面,直接注入下腔静脉的左、右前壁。在肝内肝静脉的走行与门静脉、肝动脉和肝管相互交叉,如合掌时各指相互交叉一样。肝右静脉走在右叶间裂内,肝中静脉走在正中裂内,肝左静脉的主干虽不在左叶间裂内,但其叶间支仍走在左叶间裂内。肝静脉血流直接影响心脏的血液回流量,所以它是决定心排血量的一个主要因素,而肝静脉血流几乎不受代谢因子及其本身血管平滑肌作用的影响,所以决定肝血流的最根本的因素就是 α 受体介导的交感神经功能。肝脏及肝脏的血管系统对调节体液平衡也发挥极其重要的作用,即使肝静脉压很小的变化,也会使大量的液体转移至淋巴或直接漏出肝脏表面进入腹腔,其中约含 80%~90% 的血浆蛋白质。

三、肝脏的神经

肝脏具有双重神经支配(图 17-4),肝实质由肝丛神经支配,包括交感和副交感神经纤维,肝丛定位不准确,来自于肝实质的疼痛较难定位,常可牵涉至胃周部。肝包膜有肋间神经的一些细小分支分布,脊神经定位准确,肝包膜扩张或破裂时的疼痛定位准确。

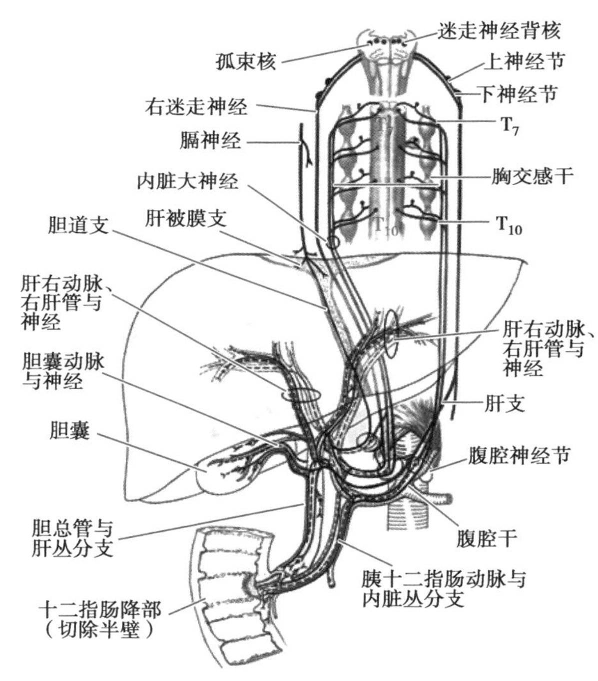

图 17-4 肝、胆道的神经来源与分布

(一)神经丛

在肝十二指肠韧带内,有丰富的自主神经纤维,形成神经丛,可分为肝前丛与肝后丛。肝前丛的交感神经来自左腹腔神经节,其节前纤维来源于左侧交感神经干第 7~10 胸神经节。

副交感神经直接由左迷走神经发出。肝后丛

的交感神经来自右腹腔神经节，节前纤维来源于右侧交感神经干第7~10胸神经节，副交感神经由右迷走神经发出，穿过右腹腔神经节内，分布到肝后丛。肝前后丛均发出分支到肝外胆道系统，大部分神经纤维随肝动脉进入肝内。

肝脏内神经分布很丰富，随血管的分布而分布，在血管及肝小叶间形成神经丛，进而分布到肝小叶内，形成分支状神经末梢附于肝细胞及肝血窦状隙内皮的表面。肝动脉和门静脉由交感神经支配，而胆管系统则同时受交感和副交感神经调节。

（二）肋间神经分支

肝包膜上有肋间神经的一些细小分支，属脊神经来源。这些分支也分布于腹膜壁层，肝脏肿胀时包膜扩张或肝破裂时包膜破裂时定位准确的疼痛原因就源于此。

右膈神经的感觉纤维也分布于冠状韧带、镰状韧带及附近的肝包膜内，尚有部分纤维与肝前后丛结合，随肝丛的纤维分布到肝内及肝外胆管系统。因此，肝胆疾患引起的肝区痛和胆绞痛，可放射至右肩部。

四、肝脏的功能

（一）蛋白质代谢

肝脏与机体的蛋白质代谢关系极为密切。它是人体合成和分解蛋白质的主要器官，也是血浆内蛋白质的最重要来源。肝脏合成的蛋白质包括肝的组织蛋白：各种酶蛋白和大部分血浆蛋白（表17-1）。肝脏具有很强的合成蛋白质的能力，肝内蛋白质的更新率很快，肝脏蛋白质的半衰期约7~10天。

表17-1 主要在肝脏合成的血浆蛋白

1. 白蛋白
2. 凝血因子：纤维蛋白原、凝血酶原、Ⅴ、Ⅶ、Ⅷ、Ⅸ、Ⅹ和ⅩⅢ因子
3. 运载蛋白：结合珠蛋白、转铁蛋白、血浆铜蓝蛋白、激素运载蛋白（如甲状腺素结合蛋白、运皮质激素蛋白等）、Y蛋白、α-脂蛋白、β-脂蛋白
4. 损伤及炎症反应蛋白：α-球蛋白、β-球蛋白、大部分补体成分等

肝内蛋白质的分解可能主要在溶酶体中进行，由各种蛋白分解酶类分解为氨基酸，然后进一步代谢。肝内代谢的氨基酸有两个来源，一个来自门静脉的氨基酸，一个则来自肝蛋白或血浆蛋白分解产生的氨基酸。大多数的必需氨基酸是在肝内分解，而支链氨基酸主要在肌肉内通过转氨基作用而降解。

当肝功能障碍时，蛋白质代谢障碍的突出表现为：①低蛋白血症；②甲种胎儿球蛋白（AFP）重现；③血浆氨基酸含量升高；④尿素合成减少。由于这类患者常发生低蛋白血症，影响了药物的体内代谢过程，血中与血浆蛋白结合的药物浓度相对减少，游离药物浓度增多，从而增强药物的药效，所以应适当减少某些药物的用量。

（二）糖代谢

肝脏是维持血糖浓度的重要器官，空腹时肝脏释出的葡萄糖是血糖的唯一来源。所以具有这种功能首先是肝脏能将消化道吸收的单糖转变为糖原并贮存起来（糖原合成作用）。当机体需要时就将糖原分解成葡萄糖（糖原分解作用），通过血液将葡萄糖送到全身组织。肝脏还能将某些非糖物质合成为糖原（糖原异生作用）。肝脏也是将葡萄糖彻底氧化，产生能量的重要场所。葡萄糖在有氧条件下，彻底氧化成二氧化碳和水，释放大量能量。每一分子的葡萄糖经三羧酸循环途径代谢后共产生38个分子的ATP；在无氧条件下生成乳酸，每一分子葡萄糖则经糖酵解途径后仅产生2个分子的ATP。当进食后，门静脉内血糖浓度增高（>150mg/dl），肝脏能摄取血液中的葡萄糖，以糖原的形式贮存起来。血糖浓度越高，肝脏摄取葡萄糖的量越多。当血糖浓度为150mg/dl左右时，肝脏摄取或释出葡萄糖的速率达到相对平衡，因而实际上并无葡萄糖进出肝脏。在空腹时，血糖处于较低水平（100~120mg/dl），肝内糖原则逐渐被动用，分解成葡萄糖并释放到血液中，使血糖维持相对稳定。肝内糖原的含量随营养和机体的活动亦有很大的变异，所以对营养情况差、长时间禁食的患者，应适当补充葡萄糖。

由于肝脏具有这样的血糖稳定作用，所以肝功能障碍患者易发生低血糖，糖耐量降低，血中乳酸和丙酮酸增多。对于肝功能障碍患者，应该监测血、尿糖水平，根据监测结果决定糖的用量。

（三）脂类代谢

肝脏对脂类的代谢和调节血脂浓度有重要作用。概括起来有如下几方面：①脂肪酸的β-氧化（图17-5）；②甘油三酯和脂蛋白的合成；③磷脂的代谢；④胆固醇代谢；合成内源性胆固醇，并使其酯化；分解和排泄胆固醇；将胆固醇合成胆汁酸；调节血液胆固醇的浓度。所以肝功能障碍时脂肪代谢

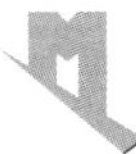

的突出改变为脂肪肝形成和胆固醇代谢障碍。

脂肪酸的形成与下列因素有关:①肝糖原减少,脂肪动员增加,进入肝脏的脂肪酸增多;②脂肪酸β氧化及由脂肪酸合成磷脂或胆固醇减少,肝内形成甘油三酯增多;③载脂蛋白合成或释放减少。肝功能障碍时,由于卵磷脂胆固醇酰基转移酶合成减少,血浆胆固醇酯化作用减弱,血浆胆固醇总量不一定有变化,但血浆胆固醇酯浓度下降。临床上可根据血清胆固醇酯的含量推测肝功能损害的程度。

（四）激素代谢

许多激素在发挥其调节作用之后,主要是在肝脏内被分解转化,从而降低或失去其活性。此种过程称为激素灭活。灭活过程对于激素作用的时间长短及强度具有调节控制作用。肝细胞功能障碍时,由于激素灭活能力减弱,必然会对机体产生一系列的影响(图 17-6)。

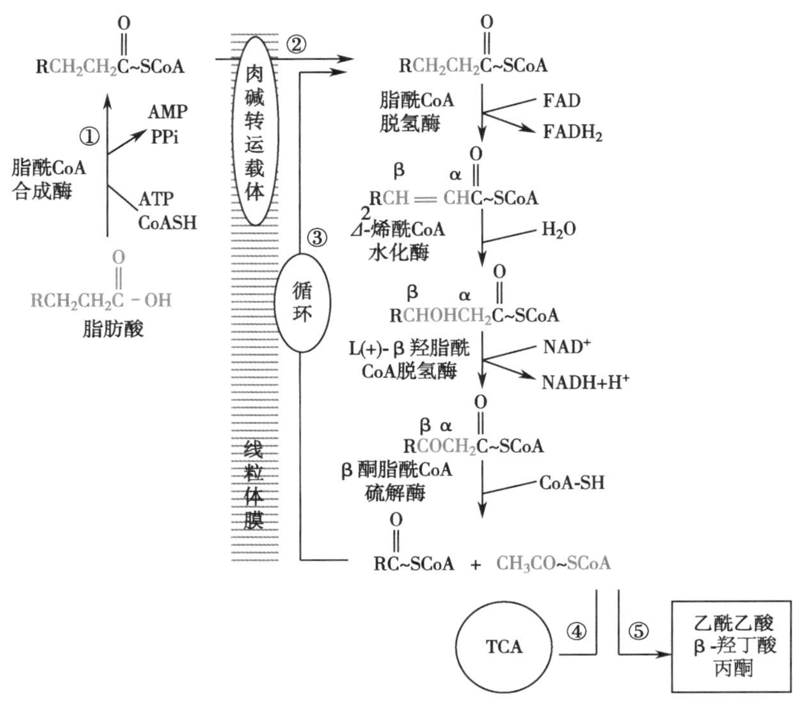

图 17-5　肝脏脂肪酸氧化分解和酮体生成

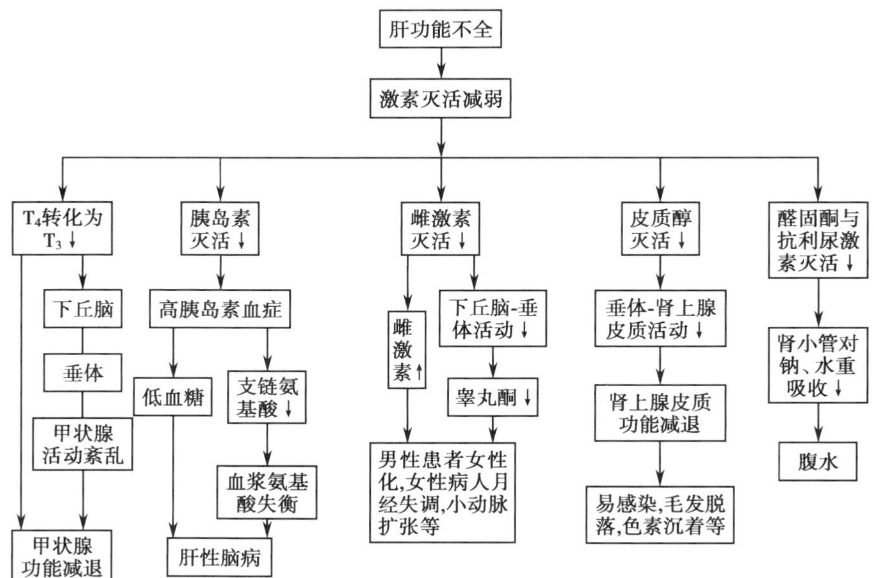

图 17-6　激素灭活障碍对机体的影响

（五）电解质代谢

肝功能与电解质代谢具有密切关系。肝功能障碍时常发生：

1. 低钾血症　低钾血症又可引起碱中毒，两者在诱发肝性脑病和肝性肾功能不全中均具有一定作用。这种低钾血症常常由以下原因引起：①肝细胞对醛固酮灭活减弱；②腹水形成致有效循环血量减少，反射性醛固酮分泌增加；③术前利尿剂应用；④输注葡萄糖使钾离子转移到细胞内。所以应针对低钾血症的原因给予纠正，对防止危重患者肝性脑病的发生很重要。

2. 低钠血症　比低钾血症更属于病情危重的表现。急性肝功能不全患者发生持续性低钠血症时，一般并非是由于失钠所致，而是机体濒于死亡的表现，常预示患者预后险恶。水潴留是形成稀释性低钠血症的主要原因。水潴留往往与肝病时有效循环血量减少引起血管升压素分泌过多或与血管升压素灭活减少有关。

3. 低磷血症和低钙血症　Darnis 等在 120 例急性重症肝炎伴昏迷患者中，发现入院时 77% 患者血游离钙降低，29% 伴有低磷血症。虽然每天补钙和磷，但血钙和磷还是进行性下降，提示 25- 羟维生素 D_3 和 1,25- 二羟维生素 D_3 缺乏。同时还发现降钙素的升高与肝细胞功能障碍的加重相平行，所以肝功能不全时降钙素灭活减少是钙磷代谢紊乱的主要原因。当磷缺乏过甚时，糖酵解所需的磷也逐渐不足，必然使大脑细胞不能很好地利用葡萄糖。但是低磷血症是否可能引起肝性脑病，或是否为肝性脑病不得清醒和恢复的原因，有待阐明。

（六）分泌、排泄和解毒功能

肝细胞分泌消化用的胆汁，主要包括胆盐和胆色素，经胆道系统排入肠内。胆道阻塞，必将影响脂肪和脂溶性维生素的消化吸收，也关系到维生素 K_1 和多种凝血因子的合成，可导致出血倾向。

胆色素中胆红素是主要色素，来源于退变的红细胞中的血红蛋白。胆红素连接于血清白蛋白被运送到肝脏的特殊蛋白质受体 Y 和 Z，即很快使其进入肝细胞，在光面内质网内成为结合胆红素（即葡糖醛酸胆红素或称结合胆红素），性质也由原来的低极性脂溶性变为高极性水溶性结合物，从而起到解毒作用，而又利于排泄。

结合胆红素经高尔基小体转运排泄至毛细胆管而成为胆汁的一部分，因此胆汁中的 98%~99% 的胆红素为结合胆红素，因其为非脂溶性，通常全部排入肠道而不再吸收入血。在肠道内再分解成葡糖醛酸和胆红素，后者由肠道细菌作用还原成无色的尿胆素原和粪胆素原（两者结构相似又常同时存在，习惯于任提一种名称），大部分随粪便排出，氧化成棕黄色；小部分随血液循环进入肾脏自尿中排出，同样氧化成棕黄色。

正常人血清胆红素总量 <1mg/dl，其中未结合（或称间接）胆红素占 80%，凡能引起胆红素生成亢进，或胆红素的结合、排泄障碍的因素，都可使血中胆红素增高而出现黄疸。结合胆红素在水中溶解度大，且有小部分不与蛋白质结合，故浓度超过肾阈时，可经肾脏排出。因此，尿中出现胆红素就反映血中结合胆红素浓度的增高。未结合胆红素则相反，不能由肾排出，故正常尿中胆红素为阴性。如患者出现黄疸而尿中胆红素为阴性，则说明系由肝前原因（溶血）或肝内原因（不能结合）所致。

胆汁中的胆固醇，胆色素和某些酶（如碱性磷酸酶）、电解质（Ca^{2+} 和 Fe^{2+}）均随胆汁排入肠腔。胆道阻塞时，血液中的胆固醇、胆红素、碱性磷酸酶、Ca^{2+}、Fe^{2+} 等均增高。

肝脏处于门体静脉系统之间，有如滤过系统，可从门脉循环中除去有害物质。直接来自体外的毒素或药物以及代谢过程中产生的毒性物质，也均在肝内转变为无毒或毒性物质结合，在酶的催化下变成无毒性或毒性小而溶解度大，容易排泄的物质后排出体外。

肝脏的解毒方式包括氧化、还原、结合、水解、脱氨等 5 种，以前三种最为重要。某些体外物质只通过一种方式即可解毒，而另一些则须通过一种以上的方式才能解毒。结合解毒是肝细胞内所含有的葡糖醛酸、硫酸盐以及甲基化合物与毒性小而溶解度大的化合物，随胆汁或尿排出体外。葡糖醛酸来自肝糖原，故增加肝糖原的储备量对解毒功能颇为重要。此外，约 20% 体热由肝产生，故肝移植手术，于无肝期体温可下降，加上冷灌注液及冷库血的输入，体温可降至危险程度。

肝病主要通过三方面影响肝脏的药物代谢：①通过血流灌注的改变而间接地使药物或毒物代谢发生异常，例如通过侧支分流，使门脉血中药物逃避肝细胞的代谢；②肝病损害了肝脏代谢药物的能力，如肝脏混合功能氧化酶的活力改变；③血清白蛋白合成减少，药物同血浆蛋白结合率降低，从而使药物在体内的分布、代谢或排泄也发生改变，而易发生药物中毒。

2

（七）肝脏的吞噬与免疫功能

全身各处的巨噬细胞，如肝内称为库普弗细胞，肺内称为尘细胞，脾和淋巴结以及腹腔内称为巨噬细胞，均来源于血液内的单核细胞，只因发育阶段和所在位置不同而有各种不同的命名。这些细胞统属于单核吞噬系统。

肝脏中吞噬和非特异免疫功能主要与库普弗细胞有关。库普弗细胞位于肝血窦内，为具有最活跃和强力吞噬功能的细胞，能吞噬胶体颗粒、某些染料、衰老或破坏了的红细胞和白细胞、微生物以及抗原抗体复合物等；未被血液中粒细胞吞噬的细菌进入肝脏后亦可被库普弗细胞吞噬。巨噬细胞的吞噬作用包括识别、附着、内吞以及消化分解等三个相互联系的过程。对某些细菌、病毒、异体细胞等，则需要 IgG、IgM 先与细菌或病毒表面的抗原结合，形成抗原抗体复合物，或抗原抗体补体复合物，才易被巨噬细胞识别和吞噬，这是由于巨噬细胞表面膜上有能与 IgG 分子的 FC 段相结合的受体，称为 FC 受体。同样还有补体受体，即 C3 受体。这些受体有利于颗粒性抗原的附着。当异物颗粒等附着于巨噬细胞表面时，可见巨噬细胞伸出伪足，包围异物颗粒并吞入细胞质内，形成一个由细胞膜包围异物的小体，称为吞噬体。在这吞噬过程中尚能产生过氧化氢（H_2O_2），有杀菌作用。多余的过氧化氢可被还原性谷胱甘肽还原而消失。在消化分解过程中，先由初溶酶体与吞噬体靠拢，并且两者的膜合并，溶酶体将水解酶释入吞噬体，形成吞噬溶酶体，也称为次级溶酶体；然后被吞噬的异物颗粒在其中被酸性水解酶等消化分解，最后残余的物质形成残余体，可被排出到巨噬细胞外面或积存在巨噬细胞内。

库普弗细胞除吞噬功能外，还有特异免疫应答和调节作用，归纳如下：

1. 在免疫过程的感应阶段，提供抗原，实现抗原信息的传递。外来抗原和库普弗细胞表面的 HLA D/DR 抗原（相当于小鼠的 Ia 抗原）联合刺激辅助性 T 细胞（Th）。

2. 在免疫过程的反应阶段，库普弗细胞分泌白介素 -1（IL-1），对 Th 细胞和 B 淋巴细胞均有促增殖作用。

3. 在免疫过程的效应阶段，库普弗细胞表面的 FC 受体与亲细胞型 IgG 特异抗体结合，从而更有效地杀伤靶细胞或起吞噬调理作用。

库普弗细胞在免疫调节中发挥重要作用，与它分泌的活性物质密切相关，见表 17-2：

表 17-2 库普弗细胞分泌的免疫调节因子

因子名称	主要作用
白介素 -1（IL-1）	促使 Th 增殖分化 促使成纤维细胞增殖，有助于炎症纤维化
γ- 干扰素	加强自然杀伤细胞（NK 细胞）的活性 促使细胞 HLA 抗原的表达加强
前列素 E	调节急性和慢性炎症反应，抑制淋巴因子的产生
补体成分	分泌补体 C2、C3、C4、C6，激活后成为炎症介质
集落刺激因子	作用于粒细胞和巨噬细胞的前身，促分泌增殖成熟
致肿瘤坏死因子	分泌分子量 130 000 的糖蛋白，具有使肿瘤细胞坏死的效应

第二节 肝脏在药物代谢中的作用

肝脏与肾脏是大部分肌松药代谢的主要部位。肝脏主要通过细胞色素 P450、UDP- 葡糖醛酸基转移酶等代谢酶对药物进行氧化还原（或）和结合反应，使代谢产物较易于通过肾脏和 / 或胆汁排出体外。

一、肝脏在麻醉药物代谢中的作用

肝脏对药物的代谢主要指对药物进行生物转化和 / 或分泌入胆汁而排泄。血浆中的药物经肝细胞摄取、代谢酶进行转化从而生成新的代谢产物，从而易于通过肝脏和 / 或肾脏排出体外。在肝脏的生物转化主要依赖三相代谢（图 17-7）：

（一）Ⅰ相代谢

Ⅰ相反应也称官能团反应，参与Ⅰ相代谢的是一个庞大的基因家庭编码的依赖细胞色素 P450 的混合功能氧化酶系统，其中主要成分为细胞色素 P450。Ⅰ相反应包括羟化、脱烃、脱氨、环氧化、脱硫、脱卤和水解等反应。如泮库溴铵，10%~20% 在肝脏内代谢羟化成为 3 羟基维库溴铵；而维库溴铵在体内可产生 3- 羟基维库溴铵、

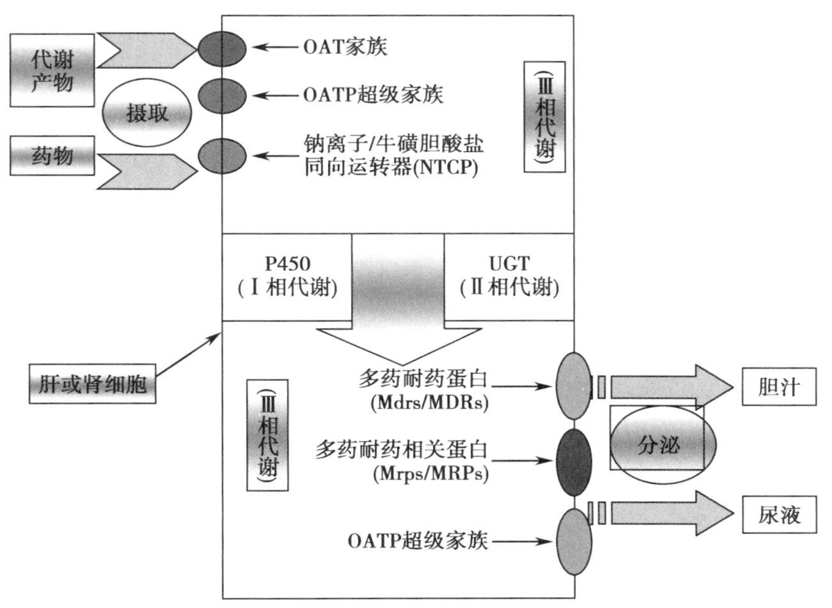

图 17-7 代谢药物和药物在肝脏或肾脏的代谢示意图

17- 羟基维库溴铵和 3,17- 羟基维库溴铵三种代谢产物,其中前者为主要途径。

1. P450 Ⅰ家族 P450 Ⅰ家族包括 CYP1A1、CYP1A2 和 CYP1B1 三种同工酶蛋白,与大多数化学致癌物的“增毒”作用有关,与临床常用麻醉药物的代谢关系不大。

2. P450 Ⅱ家族 P450 Ⅱ家族是目前已知的细胞色素 P450 同工酶中最大最复杂的家族,包含 2A、2B、2C、2D、2E 和 2F 等众多亚族,其中以 CYP2D6 和 CYP2E1 与麻醉药的代谢关系密切。

CYP2D6 能代谢多达 60 多种常见临床药物,包括抗焦虑药、镇咳药、抗心律失常药和抗高血压药等,典型的底物如可待因、曲马朵、卡托普利、美托洛尔等。CYP2D6 的一个突出特点是遗传多态性,7%~10% 的白种人由于无效的等位基因而成为慢代谢者(PM),在中国人和日本人中 PM 约占 1%。Jerling 等研究表明纯合子高代谢者(EM)口服安定类药物奋乃静后的清除速率是 PM 个体的 3 倍。另外,可待因转化为吗啡也由该酶催化,因此,在白种人群中 10% 的 CYP2D6 功能缺陷者,其可待因镇痛作用就极差。这种遗传多态性在临床上可表现为药物作用强度和时效的显著差异,甚至在特定情况下 PM 者还会发生药物蓄积中毒现象。

CYP2E1 在人和哺乳动物的肝脏中表达个体差异较小,该酶主要参与乙醇、丙酮、氯仿等小分子的代谢。临床常用的卤族类挥发性麻醉药虽大部分以原型排出体外,但尚有部分经 CYP2E1 催化代谢,其中最典型的是氟烷。

另一个值得注意的现象是卤族类挥发性麻醉药不仅是 P450 的底物还能诱导肝药酶。已经证实氟烷、恩氟烷、异氟烷和七氟烷使肝细胞色素 P450 酶活性增加,表现为氧化反应产物无机氟和有机氟化物的血中浓度明显增加。

3. P450 Ⅲ家族 CYP3A 是人肝脏中含量最丰富的 P450 形式,在某些个体可达到总 P450 含量的 60%。该亚族主要包括 CYP3A3/3A4、CYP3A5、CYP3A7 四种同工酶,其中 CYP3A3/3A4 为主要组成形式,肝脏中尤以 CYP3A4 为主。它主要通过 C- 或 N- 脱烃和 C- 羟化反应来完成药物的代谢。该酶底物覆盖面极广,如地西泮、咪达唑仑、芬太尼、阿芬太尼、胺碘酮、奎尼丁、硝苯地平、丙米嗪以及免疫抑制剂环孢素等。可以说从致癌物黄曲霉素 B_1 到大多数临床口服药物的生物转化,都有 CYP3A 的参与。因此一般认为它是参与口服药物首关效应的主要酶系,也是造成药物间相互作用的重要原因。

（二）Ⅱ相代谢

Ⅱ相反应又称结合反应,谷胱甘肽、葡糖醛酸及硫酸根等基团在相应基团转移酶的作用下,使药物形成非活性形式(也有例外,如吗啡生成的是活性物)而易于从肾脏随尿或从肝脏随胆汁分泌而排泄。Ⅱ相药物代谢反应在药物的生物转化过程中占据重要地位。尿苷二磷酸葡糖醛酸转移酶（UDP-glucuronosyltransferases，UGTs）是人体Ⅱ相反应中最重要的酶之一，在细胞内位于内质网膜腔边和细胞核膜，利用葡糖醛酸为糖基供体催化广泛的内源性和外源性化学物质进行结合反应，增加其极性而利于排出体外。同细胞色素P450（CYP450）一样，UGTs的编码基因也是一个超家族。至今已有至少26种UGTs的cDNA被探明，其中的十八种编码功能性蛋白并被分为UGT1和UGT2家族（图17-8）。一些基因缺陷和多态性会改变其基因产物，产生重要的药理学影响并被证实与一些代谢性疾病（如Gilbert's和Crigler—Najjar综合征）和肿瘤易患性有关。虽然许多肝外组织包括肾脏、胃、小肠、肺、皮肤和脑也存在UGTs的表达，但肝脏被认为是UGT同工酶存在的主要器官。UGTs有广泛而又重叠的底物，其活性可被许多化合物所诱导，年龄、种族、饮食、激素水平、药物治疗、疾病状态等因素也可影响UGTs活性。与近年来在Ⅰ相代谢及CYP450秒取得的进展相比，关于UGTs的代谢、调节、基因治疗、对治疗的潜在作用的了解还明显存在差距。鉴于UGTs在药物代谢中的重要性，开展更多的基础及临床研究以提高对其的认识是十分必要的。

（三）Ⅲ相代谢

近年来发现肝细胞和肾小管上皮细胞上存在一类转运载体，即有机阴离子转运多肽（organic anion translating peptide，OATP），它们在细胞摄取和分泌内源性化合物和外源性物质如药物时起着重要作用，机体首先需要从血浆中摄取这些物质，才能进一步对它们进行代谢。有学者将OATP对其底物的转运作用称为除Ⅰ相和Ⅱ相代谢之外的Ⅲ相代谢，把OATP称为Ⅲ相代谢酶。此外，以往发现的有机阳离子转运体（Organic cation transporter，OCT）和有机阴离子转运体（Organic anion transporter，OAT）均是细胞跨膜转运体，它们分别主要转运分子量较小的有机阳离子和有机阴离子。从代谢的角度而言，由于物质在体内的代谢首先需要将它们转运至细胞内，除了OATP之外，OAT和OCT等膜转运体都应是Ⅲ相代谢酶。

OATP是一个超级家族的转运体（图17-9），最初命名时因为其主要转运有机阴离子，但后来发现它还转运种类众多的内源性化合物和外源性有机阳离子和无电荷的化合物，如胆红素等有机胆盐、维库溴铵等二价有机阳离子等体积较大的化合物。OATP还对血-脑屏障、胎盘屏障等生物屏障的形成和维持起重要作用。它们在肝脏和肾脏等器官表达的改变，可影响其底物的代谢。已经发现一些麻醉药和内源性阿片类物质是OATP的底物。如肌松药罗库溴铵是大鼠Oatp1、Oatp2和Oatp3及人类OATP-A的底物。

各种酶的基因多态性是个体及种间药物代谢差异的基因基础，酶活性的数量或活性的下降也会使药物的代谢受到明显影响。有研究表明，慢性肝

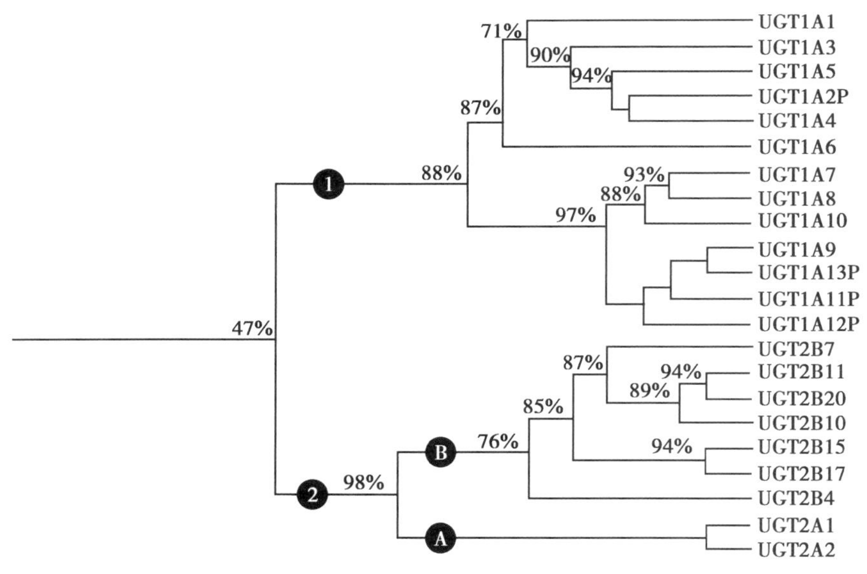

图17-8　UGT同工酶基因多态树

硬化和阻塞性黄疸患者P450数量和活性均有明显下降。这也可能是慢性肝病患者药物代谢能力下降的主要原因之一。此外,不同病理条件下,内源性化合物在体内代谢的堆积可导致一些酶类的数量和质量发生改变,这些代谢酶的变化可进一步影响同一底物的药物的代谢。

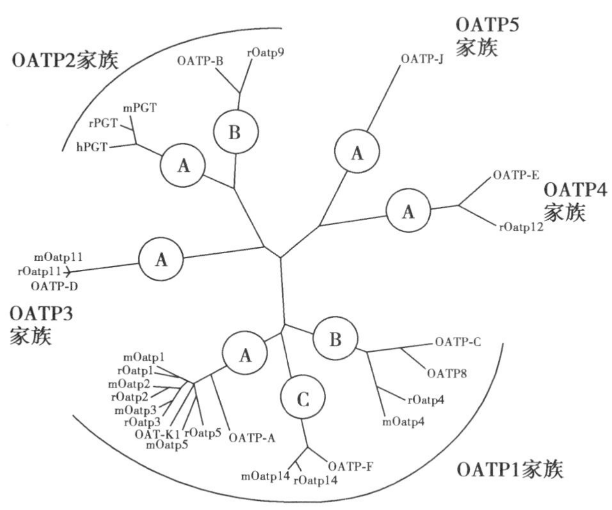

图17-9　有机阴离子转运多肽OATP家族

麻醉药通常有数个代谢途径,其目的是将脂溶性的、有活性而无法排出的药物转变成水溶性的、灭活的物质从而能够通过肾脏或胆道排出体外。药物代谢通常涉及两相反应,Ⅰ相反应包括氧化、还原、羟化和水解主要通过细胞色素P450进行氧化或羟基化反应。这些酶的代谢产物可能活性已较小也可能反应性较好甚至是有毒物质。通常Ⅰ相反应产物尚需进一步行Ⅱ相反应,即与谷胱甘肽,葡糖醛酸或硫酸根等结合。咪达唑仑就是一个典型的通过Ⅰ、Ⅱ相反应代谢的药物,即先转化为1-羟基咪达唑仑,再转化为1-羟基咪达唑仑葡糖醛酸(图17-10)。

另一些麻醉药物则主要通过Ⅱ相反应代谢,如吗啡代谢为吗啡3-葡糖醛酸(M-3-G)及吗啡-6-葡糖醛酸(M-6-G),值得注意的是许多药物有数条代谢途径,事实上药物常在这些途径中转换代谢方式。

P450及其他Ⅰ相反应酶的表达较Ⅱ相反应酶要少而且更易受各种病理生理因素的影响,如前者含量减少,后者将缺乏底物而导致药物不能代谢。因此药物代谢的速度主要由Ⅰ相反应酶的量及功能决定。

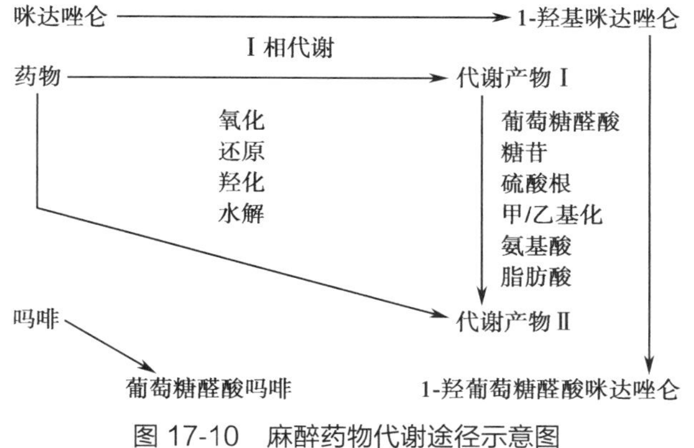

图17-10　麻醉药物代谢途径示意图

二、药物自身化学结构对肝脏和肾脏代谢的影响

(一)分子大小对药物在体内代谢的影响

药物及其代谢产物通常是通过尿和胆汁排泄的,而这两种消除通路又是相互补充的。Hiron等1976年就证实,低分子量化合物通过尿液排泄多,而通过胆汁排出少(<10%);高分子量化合物主要通过胆汁消除。30种有机芳香族化合物在大鼠体内的消除表明,分子量<350时主要排泄途径为尿液,350~450时两种途径都有,而在450~850时主要经胆汁排泄。1984年,Klaassen等证明,要通过胆汁排泄的有机阴离子其分子量界限值大约500。如果其中一条通路被阻断或抑制,另一条通路则可能总体上增强。既然这个过程为载体介导,内源性血浆内物质和药物在组织摄取和/或分泌时就可能有竞争和饱和。

(二)脂溶性和电荷基团对药物在体内代谢的影响

在大鼠单价有机阳离子分子量位于200±50,两价有机阳离子易于从胆汁中排泄。然而,同样是两价阳离子的泮库溴铵和维库溴铵却不同,虽然分子量在此范围,但维库溴铵主要在肝内消除,而后者却以肾脏排泄为主,提示除分子量因素外,化学分子结构也应参与进来。许多分泌到胆汁中去的有机物是含有亲水亲脂两极性分子,有电荷的极性基团,如羧酸、磺酸、四铵基团,或结合于非极性部分如环结构或长链。用一系列分子量逐渐增加的单价有机阳离子及两价有机阳离子(铵基甾类肌松药)及有机阴离子来研究分子的极性和非极部分的平衡对其胆汁中排泄至关重要。虽然维库溴铵和泮库溴铵仅有单甲基不同,维库溴铵从阳离子中心分离出一个质子,脂溶性可变得更大，并平衡剩余的阳离子团，从而出现显著的胆汁分泌。

分泌到胆汁中去的许多药物，其特点是其总的脂溶性和电荷基团，高度结合于血浆蛋白。阴离子药物主要结合于白蛋白，而阳离子药物则结合于血清类黏蛋白或α1 酸性糖蛋白。可以看出，阳性、阴性离子的脂溶性和其与血浆蛋白结合及肝内的排泄率都有很大关系。总体而言，能分泌到胆汁中去的药物，其常有较高的分子量，包含有亲水亲脂两重的结构，并有较高血浆蛋白结合率；而分泌到尿中去的药物其分子量常较低，可溶性较强，血浆蛋白结合率较低。

第三节　麻醉对肝血流及肝氧供需平衡的影响

肝脏本身调节血管张力的作用甚微。肝血流量的变化取决于：①体循环的动脉压（肝动脉压）；②内脏血管阻力（门静脉压）；③中心静脉压（肝静脉压）。麻醉和手术对这三者都可能有影响，从而使肝血流减少。健康人在麻醉和手术中，肝血流虽减少，但不致引起肝脏缺氧、乏氧代谢或对肝功能产生明显影响。可是，对肝血流量已经受损害的肝硬化患者，这种医源性肝血流量减少极为有害。肝血流量的减少可以解释潜伏期或已罹病毒性肝炎患者为何全身麻醉后会发生暴发性肝坏死。所以在肝脏手术或肝病患者的非肝脏手术中，应尽量维持肝血流量的稳定。

肝血流量与肝灌注压成正比，而与内脏血管阻力成反比。也就是说，全身循环状态的变化是影响肝血流的主要因素。肝病患者由于以下诸多方面的特殊性，所以在麻醉和手术中更易造成对全身循环的影响而间接影响肝血流：①解剖特点：正常肝脏血管丰富，其血流量占心排血量的 25%，肝脏血管解剖特点又使术中控制失血困难；②门静脉高压：肝硬化患者在其硬化病理过程中丧失大量血管，从而造成许多小肝静脉闭塞，血流回流受阻，导致门静脉高压。胃肠道周围血流多处形成门脉 - 体循环分流，静脉回流多，所以机体处于继发性高心排血量的循环状态，术中失血明显增多，渗出尤其突出；③凝血障碍：肝细胞病变患者往往存在凝血及抗凝机制的缺陷。蛋白质合成抑制使纤维蛋白原、凝血酶原、第Ⅴ、Ⅶ、Ⅸ和Ⅹ因子减少。严重门脉高压合并脾肿大时，还可有血小板减少症。单纯阻塞性黄疸使维生素 K 吸收障碍，导致凝血酶原缺乏；④腹水：大量腹水造成腹内压增高，CVP 增加，呼吸受限，胸膜腔内压升高，患者感到窘迫或不适。术前数小时应放腹水，但麻醉科医师应警惕突然放腹水而致腹内压迅速降低，造成一过性静脉回流突然减少，而使心排血量减少，血压下降；⑤阻塞性黄疸和心动过缓：阻塞性黄疸患者因胆盐作用可引起心动过缓，若未用阿托品，术中牵拉内脏时心动过缓将更为明显。

此外，除麻醉药本身对肝血流影响外，两个因素最值得加以考虑：其一是交感神经的兴奋性。凡增加交感神经兴奋的因素，使内脏血管收缩，血管阻力增加者，均可使肝血流量下降。如麻醉过浅，气管插管或手术操作造成的应激可使内脏血流减少而影响肝血流。而麻醉过深，造成循环过度抑制，则可导致继发性肝血流量下降。其二是缺氧和二氧化碳蓄积。二氧化碳对肝脏血管床的直接作用使其扩张而增加肝血流量：但二氧化碳可兴奋交感神经中枢，使内脏血管阻力增加，从而减少肝血流量。有报道认为，在氧化亚氮 - 氧麻醉合并二氧化碳蓄积时，主要表现为二氧化碳对内脏血管的间接作用，而减少肝血流，氟烷麻醉合并二氧化碳蓄积时，主要表现出二氧化碳对内脏血管的直接作用，而使肝血流量增加。氧化亚氮 - 筒箭毒碱麻醉时，过度通气形成低碳酸血症使肝血流量减少，可能是由于过度通气本身反射性地引起内脏血管收缩的结果。

几乎所有的麻醉药都对肝脏产生一定的影响，只是影响程度轻重不等而已。

一、吸入全身麻醉药

氧化亚氮 - 氧麻醉时，肝血流量无明显改变。乙烷麻醉时，有引起肝血流减少的报告，但也有一些实验结果提示肝血流量不变，甚至有所增加。其他吸入麻醉药几乎都使肝血流量不同程度地减少。氟烷使肝动脉血流和门静脉血流均显著减少，这是继发于氟烷心排血量（CO）和平均动脉压（MAP）的抑制所致。但是有研究表明，氟烷使肝动脉血流的下降程度超过 MAP 和 CO 的下降程度，同时证明氟烷可使肝动脉阻力增加，肝内血管阻力升高，肝微循环血流减少，血流速度缓慢。另外，对氟烷麻醉患者进行肝动脉造影发现，肝动脉血管床明显收缩，说明氟烷所致肝血流下降，除继发于MAP、CO下降外，还与肝循环阻力增加有关。

有关恩氟烷对肝血流影响的研究不及氟烷广泛。一般认为恩氟烷稍优于氟烷。恩氟烷可通过门脉前血管的直接扩张作用而使门脉血流减少。对肝动脉血流的影响，结果不一。有报道肝动脉血流于浅麻醉时无改变，深麻醉时则减少。

异氟烷对血流动力学影响的研究显示其血管扩张作用明显。异氟烷对门静脉前血管床和肝动脉均有扩张作用，从而使门脉血流减少，肝动脉血流增加，两者互补的结果使总肝血流相对稳定。

七氟烷的血流动力效应类似异氟烷。有报告1.5MAC七氟烷可一过性地使犬肝动脉及门脉血流分别减少25%和27%。早期的临床试验发现，在使用七氟烷或地氟烷麻醉时，麻醉诱导即刻就出现了与动脉血压下降的肝血流量估测值的急剧下降。手术开始后，肝血流量迅速恢复到正常。这一发现提示，肝血流量降低是由于心排血量和血压的整体降低引起的，而不是由于某种特定的挥发性麻醉药对肝血流量的持续不良影响所致。所以，七氟烷和地氟烷对维持肝血流量的作用要优于氟烷和异氟烷。

二、静脉麻醉药

静脉注射硫喷妥钠，阿法多龙（安泰酮，althesin）和依托咪酯（etomidate）均可使总肝血流下降，原因可能是由于肝动脉血管阻力增加所致。大剂量静脉注射可能系通过循环的过度抑制而降低肝血流量，而较低剂量则可能通过对肝动脉和肠系膜动脉的直接收缩而降低肝血流量。其他巴比妥类静脉麻醉药仅在深麻醉时因动脉压下降而使供肝血流减少。氯胺酮具有心血管兴奋作用，而使肝血流量增加。神经安定镇痛麻醉时，循环功能相对稳定，肝血流量无显著改变。

用敏感的放射性微球示踪测量动物的器官血流发现，丙泊酚既可增加肝动脉血流量，也可增加门静脉血流量，故肝总血流量增加。因此，这一结果提示丙泊酚对内脏血管有显著的扩张效应。Meierhenrich等的研究表明，丙泊酚可增加人体肝血流量。其监测方法是经食管超声心动图测定肝血流量，这是一种比肝指示剂染料清除率更准确的技术。但是，也有些研究表明丙泊酚会减少肝血流量，可能由于种族特异性和测量技术的偏差所造成。

总之，基于有限的临床和试验资料，当血压和心排血量维持良好时，静脉麻醉药似乎对肝血流量只有轻度影响，对术后肝功能则没有明显的不良影响。

三、局部麻醉药

局部麻醉药用于脊麻和硬膜外腔阻滞时，对肝血流量的影响与阻滞平面有关，并随外周动脉压下降而减少达23%~33%。有报道感觉阻滞平面在T_4以下，肝血流量约下降20%；高于T_4则下降较显著。Kennedy等观察到硬膜外腔阻滞时，肝血流量的改变因局部麻醉药中是否含有肾上腺素而异。使用不含肾上腺素的2%利多卡因，阻滞平面达T_5时，肝血流量减少26%，他们认为这是由于血中利多卡因（2~3mg/L）引起内脏血管阻力增加的结果。而当使用含肾上腺素(1∶20万)的2%利多卡因时，由于吸收入血液循环中肾上腺素的作用，心排血量增加，内脏血管阻力减少，肝血流量维持不变；30分钟后，肝血流量随平均动脉压下降而减少23%。各种麻醉停止使用后1~2小时内，肝血流量恢复到麻醉前水平。

四、麻醉对肝氧供、氧耗的影响

麻醉对肝氧供的影响，也是通过影响肝血流量和影响门脉前组织摄氧两条途径。

有关吸入麻醉药对肝氧供影响的研究表明，氟烷显著减少肝氧供。1.5MAC氟烷麻醉后，肝氧供减少50%左右。氟烷对门脉前组织的氧耗无明显影响，而肝氧耗减少。氧供和氧耗比无明显改变或轻度下降。对氟烷麻醉时肝氧耗减少的原因及意义有不同解释。有人认为，肝氧耗受氧供制约，供氧减少后，氧耗自然下降，以免肝细胞缺氧，属机体的保护性反应。也有人认为肝氧耗量下降与氟烷对肝细胞器结构和功能的损害有关。恩氟烷麻醉时肝氧供较氟烷略好，肝氧耗无改变或轻度减少。异氟烷麻醉时，肝氧供最佳，肝氧量保持不变，甚至增加。七氟烷使氧供氧耗指标改变的意义以肝氧耗量最重要，因其反映肝细胞活动情况。异氟烷和七氟烷不抑制肝细胞氧耗，说明两药对肝细胞内呼吸及代谢影响不大。吸入麻醉药对肝血流动力，氧供、氧耗的影响，以氟烷最强，恩氟烷次之，异氟烷和七氟烷较小。临床遇肝功能减退患者需行麻醉时，以选择对肝血流动力，氧供耗影响较小的药物为好。

2

第四节　麻醉药物与肝功能

一、吸入麻醉药与肝功能

（一）吸入麻醉药在肝内的代谢

肝脏是体内代谢卤代类吸入麻醉剂的主要器官。吸入麻醉药在体内的代谢率主要取决于药物的吸收量，因此，在不同情况下，其代谢率还与其在血浆和组织中的溶解度有关（表 17-3）。

表 17-3　以血 / 气分配系数表达的溶解度以及卤代类麻醉剂的代谢率

	血 / 气分配系数	代谢率
氟烷	2.30	20%
恩氟烷	1.80	2.0%
异氟烷	1.41	0.2%
地氟烷	0.42	0.01%
七氟烷	0.69	3%~5%

氟烷有两种代谢途径，即还原代谢和氧化代谢，与吸入氧浓度有关。在较低的氧浓度下（14%O_2 或 10%O_2），氟烷主要通过 P450 2A6 和 P450 3A4 两种 P450 同工酶催化。氟烷与酶结合后，被一个单电子还原。溴离子释放后，即形成 CF3CHCl 自由基中间产物，或者产生第二个单电子还原反应，再脱去一个氟离子而形成 2- 氯 -1，1- 二氟乙烯（CDE），或者释放的 CF_3CHCl 自由基获取一个氢自由基形成 2- 氯 -1，1，1- 三氟乙烷（CTF）。CDE、CTF 本身无毒性，但 CF_3CHCl 自由基中间产物会造成过氧化损伤。在氧充足时（>21%O_2），氟烷主要通过 P450 2E1 和 P450 2A6 同工酶催化，氧化降解为稳定的终产物三氟乙酰（TFAA）。它就是造成自身免疫损伤的半抗原。恩氟烷，异氟烷，地氟烷在体内也能代谢生成三氟乙酰化物，但其代谢率远远低于氟烷（图 17-11），这样它们产生的类似于氟烷代谢的酰化产物就非常少，与肝脏蛋白结合生成的结合蛋白达不到刺激机体免疫应答所需的阈值浓度。但这四种药物毕竟有同样的代谢方式都有形成酰化产物的可能，只是程度的差异而没有本质的区别。

七氟烷也经肝脏 P450 2E1 系统代谢（图 17-12），它和其他的卤代物的化学结构不同，其代谢形成的中间产物不是三氟乙酰化物，因此不能与肝蛋白形成乙酰化蛋白复合物，肝细胞毒性明显降低。它在体内的主要降解产物是无机氟离子以及六氟异丙醇（hexafluoroisopropanol）。六氟异丙醇进一步与葡糖醛酸共轭形成萄糖醛酸六氟异丙醇，并且很快经肾排出。吸入七氟烷后血浆无机氟离子峰浓度明显高于恩氟烷，但是由于吸入七氟烷后血浆中氟离子溶解度很低而且消除很快，因此血浆中总的氟离子量还是明显低于恩氟烷的。

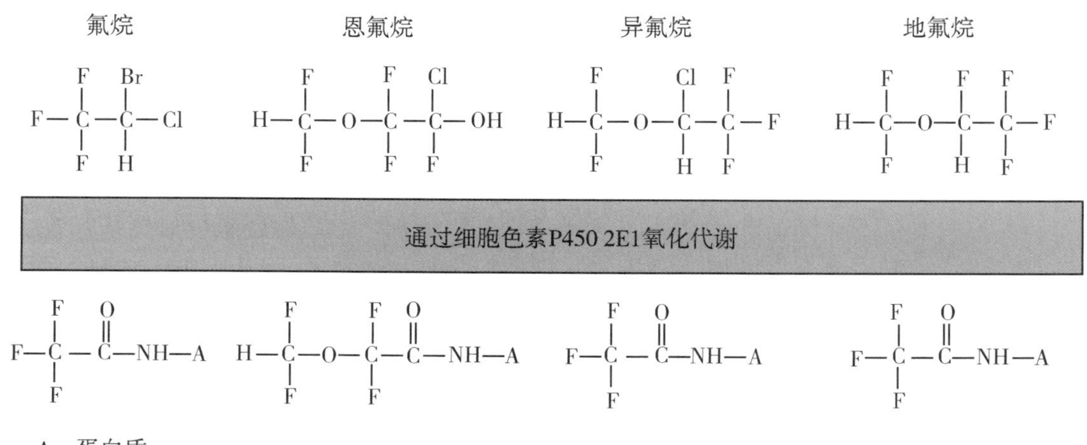

图 17-11　四种常用卤代类吸入麻醉药在肝内氧化代谢生成三氟乙酰化产物

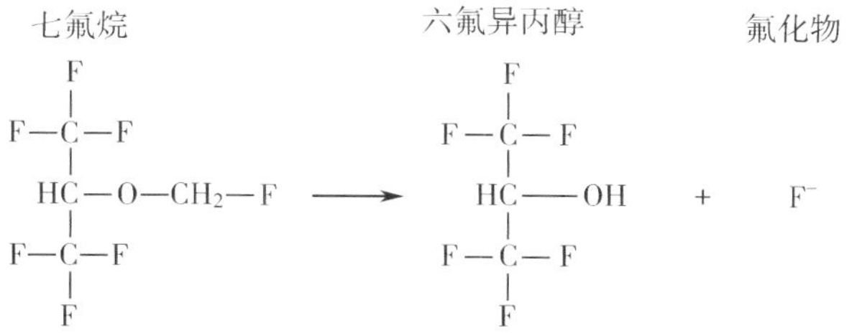

七氟烷 → 六氟异丙醇 + 氟化物

```
      F                        F
      |                        |
  F—C—F                    F—C—F
      |                        |
  HC—O—CH2—F     ——→       HC——OH        +      F⁻
      |                        |
  F—C—F                    F—C—F
      |                        |
      F                        F
```

图 17-12 七氟烷的肝内代谢

（二）吸入麻醉药的肝毒性

氟烷最初应用于临床的时候被认为是一种非常安全的药物，最初的动物研究认为氟烷几乎没有什么肝脏毒性，早期的临床研究也支持这种观点。但 1958 年报告了第一例吸入氟烷麻醉后引起的肝坏死。到 1963 年，5 年之中全世界就报告了 350 例“氟烷性肝炎”的病历。目前氟烷已较少使用，临床上可以粗略地把氟烷肝毒性分成两型。

1. 代谢性肝细胞毒性　Ⅰ型氟烷性肝炎即还原代谢性肝毒性表现为轻度肝损害的表现，是在麻醉后约 20% 的患者引起轻度的肝功能紊乱，临床上以 AST、ALT、GST 等肝酶增高为主要表现，肝细胞损害的早期标志是蛋白合成的降低和细胞内蛋白的分泌减少。形态学改变为浓度和 / 或剂量依赖性的小叶中心性变性和坏死并伴有空泡样改变。超微结构的改变包括空泡形成、核糖体消失、线粒体膨胀和滑面内质网断裂。可能与氟烷的还原代谢过程中产生自由基中间产物介导的脂质过氧化作用有关。

解释Ⅰ型氟烷性肝炎的是代谢激活学说。其基本要点为：①代谢激活：各种因素所造成的细胞色素 P450 酶的激活，常见的如苯巴比妥、聚氯联苯及氟烷自身的诱导，而使氟烷代谢增加；②低氧：内质网周围氧分压需近 1mmHg 时，氟烷还原代谢加强；③共价结合：用 ^{14}C、^{3}H、^{36}Cl 标记氟烷进行研究证实 ^{14}C、^{3}H、^{36}Cl 的结合比例接近 1∶1∶1，揭示参与共价结合的主要为 CF_3CHCl 自由基；④脂过氧化反应：CF_3CHCl 能夺取多聚不饱和脂肪酸亚甲桥的氢而形成 CF_3CH_2Cl 的共轭烯结构，同时释放出脂肪酸自由基；CF_3CHCl 自由基也能结合到脂双键的一个碳原子上，使邻近的碳原子成为一个活性基因，从而形成脂肪酸自由基。在厌氧条件下 CF_3CHCl 自由基形成率最高，但氧分压太低此自由基又不能激发脂质过氧化反应。所以，要使自由 CF_3CHCl 激发脂过氧化反应，氧分压低到足够能产生 CF_3CHCl（<10mmHg），而又要高到足够由自由基 CF_3CHCl 激发的脂肪酸自由基形成脂过氧化反应（>1mmHg）的程度。即这合适的氧分压为 1~10mmHg。CF_3CHCl 激发脂质过氧化反应导致质膜破坏及蛋白的失活，造成细胞内膜结构如内质网、线粒体损伤，溶酶体酶释放，膜离子梯度破坏最终导致肝细胞死亡。

因此，代谢激活造成氟烷代谢增高是氟烷性肝炎发生的诱因。而低氧使氟烷还原代谢增强，生成的 CF_3CHCl 自由基与微粒体膜不饱和脂肪酸形成共价结合是氟烷性肝炎发生的关键。由 CF_3CHCl 激发的脂过氧化反应是肝细胞死亡的直接原因。

2. 免疫介导的肝细胞毒性　Ⅱ型氟烷性肝炎为氧化免疫介导的暴发性重度致死性肝损害，约有 1/35 000~40 000 例氟烷麻醉患者术后会引起暴发性肝坏死，临床上表现为高热、黄疸、嗜酸性粒细胞增多、血清自身抗体、胃肠道不适、非特异性皮疹、关节痛等自身免疫反应的表现和严重的转氨酶升高，是一种对被乙酰化后的肝细胞分子为自身抗原的免疫应答反应。机体暴露于氟烷后很快形成抗体，已经证实抗体的靶向目标是三氟乙酰化的胞浆网蛋白。约 75% 的病例无法控制病情而死亡。重复用药后发生肝坏死的风险增加。重度肝毒性的概率在肥胖和女性患者更高。一种麻醉剂所产生的抗体和另一种麻醉剂所产生的抗原有明显的交叉反应。

氟烷性肝炎的诊断标准：①麻醉后 3 星期内出现不明原因的发热、黄疸；②术前无肝病史；③排除其他肝毒性原因（肝脓肿、术中低血压、病毒性肝炎、巨细胞病毒及 Epstein-Baer 病毒感染）；④以提纯的三氟乙酰化的肝脏微粒体蛋白（100kDa、76kDa 和 57kDa）为抗原通过酶联免疫吸附法（ELISA）检测那些抗体。

氟烷性肝炎的免疫学机制：氟烷在肝脏内经 P450 2E1 酶氧化代谢生成三氟乙酰醋酸（TFA），在这反应过程中能结合肝细胞内某些蛋白的赖氨酸残基，形成 TFA 蛋白加合物，这些内源性肝蛋白由“自我”改变为“非我”，产生免疫原性，激发机体的免疫反应，破坏肝细胞，最终导致肝坏死。抗原接触机体后发生免疫应答的过程，包括三个阶段：①感应阶段，包括抗原的加工呈递，由抗原呈递细胞（Kupffer 细胞）介导；②增殖分化阶段，主要是特异性 B 细胞和特异性 T 细胞的增殖分化；③效应阶段，包括体液免疫和细胞免疫。体液免疫由特异

性B细胞介导；细胞免疫由特异性T细胞介导。

除了最为公认的代谢和免疫学说外，还有钙失衡及线粒体直接损害等学说也起到了很好的补充作用。恩氟烷、异氟烷、地氟烷与氟烷相比，肝脏内只有氧化代谢途径，形成的肝损害类似于Ⅱ型氟烷性肝炎，虽然由于其体内代谢率很低肝毒性的发生率有明显下降，但并未完全根除。七氟烷因在体内没有氧化代谢的酰化产物故几无肝毒性。一些物质能够抑制自身抗原的形成例如：半胱氨酸或者是谷胱甘肽，还有细胞色素P450 2E1的特异性抑制剂，它们有可能成为潜在的治疗药物。为了开发新的麻醉药并预见其肝毒性的类似性，更为了预防和杜绝肝毒性的发生，以氟烷为代表研究肝毒性的机制，仍有其重要的意义。

总之，氟烷麻醉易诱发剂量依赖性肝细胞功能障碍，主要表现为亚细胞结构改变和一过性肝酶升高而无明显临床症状。致死性肝炎是由于三氟乙酰化的肝蛋白成为自身抗原，引起的自身免疫反应。氟烷最易诱导这种超敏反应，异氟烷和地氟烷体内代谢率较低，其术后肝损伤的发生率明显降低。由于交叉反应的风险存在，不建议曾有吸入麻醉后不能解释的肝功能损伤病史的患者再次使用卤代类吸入麻醉剂。七氟烷既不经还原代谢生成自由基中间产物又不经氧化代谢产生酰化产物，故几无肝毒性的可能。

二、静脉麻醉药与肝功能

（一）静脉麻醉药药效学与肝功能

静脉麻醉药以及阿片类药物对肝脏的作用还没被深入研究。在狗的研究中发现，依托咪酯静脉持续点滴可有时间依赖性肝动脉血流下降。但是，这些变化可能继发于其对全身血流动力学影响所致，依托咪酯及阿法多龙可剂量依赖性地降低心排血量及平均动脉压。但也有报道认为依托咪酯及阿法多龙在不影响心排血量及平均动脉压的剂量范围即有降低肝动脉血流的作用。这些结果在离体灌注肝模型也有同样发现。在这些实验中发现，在灌注液中加入阿法多龙及氯胺酮均有肝动脉血管的收缩作用。Thomson等发现这两种药物在低流量输注时均可增加肝动脉及肠系膜血管阻力。在高流量输注时可发现继发于全身血流动力学的抑制而减少肝动脉血流。

在应用依托咪酯、丙泊酚、硫喷妥钠、咪达唑仑及阿法多龙麻醉下进行小手术后未发现肝功能试验异常，而氯胺酮麻醉时则发现血清中肝酶升高。而在同样上述药物麻醉下行大手术后则可发现血浆中肝酶明显升高。Sear在其静脉麻醉药肝毒性一文中指出“所有催眠类静脉麻醉药(可能除硫喷妥钠及氯胺酮)行单纯静脉输注后，均在普通肝功能试验中发现有轻度血浆肝酶的升高。

阿片类药物均能使Oddi括约肌痉挛而使胆道内压升高及剧烈腹痛。而在术中胆道造影中未能证实这一结果。一般认为应用阿片类药物发生Oddi括约肌痉挛的发生率将近3%。在等效剂量下，芬太尼及吗啡增加胆管内压的作用最强，而盐酸哌替啶及喷他佐辛则此作用较弱。Nalbuphine则无Oddi括约肌痉挛作用。

（二）静脉麻醉药药代学与肝功能

有关进行性肝病患者应用咪达唑仑的药代动力学研究，各家研究报道结果各异。有一研究证明在肝硬化患者该药的清除半衰期是降低的，而另一研究则证明影响较小。单次剂量芬太尼及丙泊酚在肝病患者与正常肝功患者之间其药代动力学无差异，仅清除半衰期略有差异。这一结果提示在进行性肝病患者重复多次应用该类药物后，其药物清除速率减慢，有增加药理作用之虑。另外，由于与蛋白结合比例减少特别是在内源性结合抑制剂胆红素蓄积时，由于游离药物增加，而使药理作用增强。在进行性肝病患者应用咪达唑仑时药理作用增强就属这样的情况。

就硫喷妥钠而言，在肝硬化患者其总血浆清除率及表观分布容积不变，所以其清除半衰期不延长。硫喷妥钠清除不依赖于肝脏的血流。但是，由于非结合游离药物浓度增加，所以单次剂量应用该药显示较强的药理作用，增加麻醉清除不良反应的发生。

肝硬化患者芬太尼的清除率显著低于对照组。总的表观分布容积不变，由于血浆清除率降低，其清除半衰期延长。肝硬化患者阿芬太尼游离药物比例增高，故其药物作用加强，持续时间延长。

有关肝病患者吗啡的药代动力学研究多有矛盾。例如Patuardhan等研究发现，肝病患者与健康志愿者之间吗啡药代动力学无甚差异，并指出“有些患者对吗啡的中枢作用特别敏感不是由于吗啡清除缓慢或吗啡对中枢受体亲和力增加所致”。但Maziot等研究发现，肝病患者与健康志愿者相比，吗啡及其代谢产物的清除半衰期是延长的。

阿片类药物及其他静脉麻醉药均不影响肝功

能、肝血流及肝氧供。以血清内肝细胞内酶活力升高为评价指标的肝功能试验表明外科应激比麻醉药的选择更为重要。不同的麻醉药物对肝脏氧供需平衡的影响是不同的。这就提出这样一个问题，即多大剂量的药物预防外科应激比较合适，换句话说，重要的是要知道是否麻醉药物与外科应激有协同引起术后肝功能障碍的作用。

（三）麻醉药物对其他药物药代动力学的影响

麻醉药物能减慢许多其他药物的清除，主要是通过降低肝细胞代谢及分泌药物或减少肝脏的血流而起作用。例如，氟烷显著降低咪达唑仑和丙泊酚的肝脏清除，氟烷麻醉时，利多卡因的清除率显著降低，而恩氟烷及氟烷对氨茶碱的清除影响不大。有关氟烷减慢其他药物清除的报道很多。

恩氟烷对硫喷妥钠的药代动力学影响甚微，异氟烷在这方面研究很少，但有报道异氟烷可抑制氟烷的氧化代谢。氧化亚氮延长依托咪酯的半衰期，而咪达唑仑延长氯胺酮的半衰期。

三、肌肉松弛药与肝功能

肌松药的药代动力学一般属开放二室模型。开始时血药浓度迅速降低，系由于肌松药分布于血液、细胞外液以及与神经肌肉接头的受体相结合所造成，即分布相。然后血药浓度缓慢降低，则是药物在体内排泄、代谢以及被神经肌肉接头再摄取所造成，即消除相。

严重肝脏病变患者影响大多数药物代谢动力学特性的主要因素是表观分布容积增加。门脉高压、低蛋白血症和水钠潴留使患者细胞外液增加，可能是表观分布容积变大的原因，尤其对于水溶性药物如肌肉松弛药更是如此。最终的结果是，患者似对常规插管剂量的肌松药物产生一定的抵抗作用，为此必须增加剂量才能获得和正常人同样效果的神经肌肉阻滞，这样的后果又使药物从体内消除的时间延长，导致肌松恢复延迟或不良反应增加。

肝病患者对肌松药常有异常反应，主要为对肌松药的拮抗性增强和肌松作用延长。肝脏疾患时，泮库溴铵的消除相分布容积增大，消除半衰期延长，作用时效因而延长。维库溴铵为肝脏大量摄取并排泄，肝硬化时其作用时效延长。在黄疸患者，这两种甾类肌松药时效也有延长，可能与胆酸盐蓄积有关。阿曲库铵和琥珀胆碱经肝代谢而降解失活。使代谢减慢的因素，如低温对于阿曲库铵，假性胆碱酯酶活性降低或遗传导常对于琥珀胆碱，均使其作用时效延长。

另外，肝脏疾病本身也可影响肌松药的消除。小部分泮库溴铵和大部分维库溴铵在肝脏代谢。研究发现，静脉注射后肝脏中聚集了10%~20%的泮库溴铵、40%的维库溴铵的药物原形和代谢产物。肝脏疾病患者血浆胆盐浓度升高，使肝脏摄取药物的能力降低，从而导致药物的消除减慢，作用时间延长，恢复延迟。同样，有关罗库溴铵的研究也说明其药物分布容积增大，起效和消除均减慢，作用时间延长。

然而，对于阿曲库铵和顺阿曲库铵，由于其不依赖于脏器而进行消除的独特方式，肝脏疾病似乎不影响它们的临床作用时间。而且从理论上说，分布在中央室和外周室的阿曲库铵、顺阿曲库铵能同时消除，如果分布容积增大，则其从中央室的清除速率应该加快。有两个研究结果证明了这一点。但是，药物的作用时间并没有相应缩短。

在那些严重肝病患者，由于肝脏合成酶能力的降低，血浆中的乙酰胆碱酯酶活性下降。这样，一些依靠其分解而消除的肌松药清除速率减慢，临床作用时效延长。如美维松的清除率在肝硬化患者降低了50%，而作用时间延长了3倍。

（一）肝功能障碍对肌松药药效的影响

临床研究表明，严重肝硬化患者需要更大剂量的筒箭毒碱和泮库溴铵才能达到普通患者相同程度的肌松。这是因为筒箭毒碱和泮库溴铵在肝硬化患者往往有较大的分布容积，故需较大一些的剂量才能达到相同的药效，该类患者有较高浓度的γ-球蛋白，与球蛋白结合的筒箭毒碱和泮库溴铵增多，游离药物较少，也会使有效药物减低，严重肝病时，血浆胆碱酯酶水平降低，以至神经肌肉接头处的乙酰胆碱浓度升高，结果对筒箭毒不敏感。

（二）肝功能障碍对肌松药药代学的影响

肝功能障碍对多数肌松药的代谢有明显影响，尤其是以肝脏作为代谢主要部位的药物。

1. 影响药物生物转化　所有在肝脏内转化的药物作用时间可延长。对氨基类固醇类肌松药代谢的羟化作用会明显减弱，从而影响此类药物的代谢速度。由于一些肌松药的代谢需在肝脏进行生物学转化，在肝功能出现障碍时这些药物的消除减慢，所有在肝脏内转化的药物作用时间可延长。肝硬化和阻塞性黄疸患者的肝细胞色素3A4家族活性和含量都有明显下降。约有12%的维库溴铵清除通过转化为3-羟基维库溴铵，30%~40%原形通

2

过胆汁分泌。维库溴铵也通过肾脏排泄。

2. 影响药物从胆汁中排泄 肝硬化及阻塞性黄疸的患者胆汁分泌速度明显减慢，尤其是阻塞性黄疸。对于主要从胆汁分泌的肌松药，其消除时间可有明显延长；部分从胆汁中分泌的药物，其代谢也有一定延长。如罗库溴铵等在肝功能障碍时，其作用有一定延长。有研究表明，胆管结扎大鼠罗库溴铵作用时效延长 1 倍。

3. 影响依赖血浆胆碱酯酶代谢肌松药的消除 肝脏是血浆胆碱酯酶合成的主要场所。严重肝病时，血浆胆碱酯酶水平降低，以至神经肌肉接头处的乙酰胆碱浓度升高，大大延长琥珀胆碱的作用时间；同时米库氯铵的时效也大大延长。Cook 等和 Heed-Papson 等观察到肝硬化和肝功能衰竭患者血浆胆碱酯酶活性明显低于正常水平；米库氯铵的药代学参数显示肝硬化患者 T_1 期恢复到 75% 和 TOFr 恢复到 0.7 的时间比正常肝功能正常者分别延长 85.8% 和 58.1%；肝功能衰竭患者 T_1 期恢复到 25% 时间为肝功能正常患者的 3.06 倍，显示肝功能越差，米库氯铵的神经肌肉阻滞作用越长。

虽然肝功能障碍对阿曲库铵代谢水平并无明显影响，但由于其代谢产物之一的 N- 甲基四氢罂粟碱能自由通过血 - 脑屏障并且具有中枢兴奋作用，而且其在体内需要通过肝肾消除，并且半衰期较其母体长，伴有肝脏病症的患者使用阿曲库铵时 N- 甲基四氢罂粟碱浓度可能升高。但目前尚未有术中 N- 甲基四氢罂粟碱引起的不良反应报告。ICU 内合并肝功能障碍的患者如长期输注阿曲库铵应警惕阿曲库铵代谢产物引起的不良反应。

4. 肝功能障碍时水电解质紊乱、低蛋白血症影响肌松药的代谢 肝功能障碍常可产生腹水和水肿、低蛋白质血症、电解质紊乱，而这些对肌松药的代谢可产生复杂的影响。低蛋白质血症时，应用与蛋白质结合的肌松药，有药理活性的部分增多，可能发生“意外的”药物敏感性增强。肝硬化、门脉高压可使肝血流减少，药物的代谢和清除可减慢。

第五节 外科应激与肝功能

外科操作会干扰机体的内在平衡，有时还相当严重，如引起肝脏循环及功能的变化。众所周知，外科应激会引起循环内儿茶酚胺、皮质激素、生长激素、血管升压素升高及肾素血管紧张素与醛固酮系统激活。但有关应激对患者功能影响的研究却较少。许多研究均证明剖腹术本身即可引起肠肝血流减少。虽未对这种应激反应的发生机制进行直接研究，但是，由于内脏牵拉及各种外科操作可能发挥了重要作用；当然对应激的一般生物学反应也是重要的。例如，剖腹术可引起肠系膜血管收缩，胃肠血流减少，如做垂体切除则无上述现象。外科应激往往导致一些激素及其他一些物质释放，包括儿茶酚胺、肾素血管紧张素、血管紧张素胺，这些物质均能干扰内脏循环。这些激素升高常持续术后数小时甚至数天。

有研究表明，经苯巴比妥预处理(酶诱导)后的大鼠在氟烷麻醉下行单纯剖腹术或剖腹后行肝动脉结扎术，发生了肝坏死。而在同样的条件下，只行氟烷麻醉，而未行剖腹术的大鼠则未发生肝坏死。这一研究表明，在这种特定的实验条件下，剖腹术可使肝氧供下降到足以引起肝坏死的程度。实际上不值得大惊小怪的是肝脏对缺氧是极度敏感的。

在一些慢性肝脏疾患患者，当氧含氧量低于 9ml/dl 时，几乎均发生了肝损害，而心肌及脑损害却不明显。无论是实验室或临床资料均证明，即使在同种麻醉条件下，这种肝脏氧供减少对围手术期肝功能而言极其有害。所以有人给它取了一个专有名词“缺血性肝炎”，即使轻度肝氧供下降，亦能引起相对中度的肝损害。肝血流下降所致的肝功能损害主要表现为肝酶升高。这种升高的程度取决于外科手术类型及大小，而非取决于何种麻醉方法。例如，在同样的麻醉条件下，小的外科手术很少观察到肝酶升高。其他研究也证明术后肝功能障碍主要的决定因素为外科手术本身，而非选择何种麻醉方法。所以，外科手术，尤其是剖腹手术，会影响到肝功能，但通常不至于引起严重后果，而对于进行性肝病患者而言，剖腹术会引起极高的术后死亡率。20 世纪 60 年代有报道，急性肝炎患者行剖腹术术后急性死亡率约为 10%~11%。近 20 年来，这种情况没有明显改善。

正如前述，所有的麻醉药，尤其是吸入麻醉药，均有不同程度降低总肝血流的作用，并呈剂量依赖性，在此基础上再行外科手术，肝血流会进一步下降，其与手术类型有关，一些周围的小手术对肝血流影响较小，一些大手术尤其是上腹部手术则可明显降低肝血流。这些资料表明，在手术与麻醉的复合因素中，麻醉起到了协同的作用；在不同的麻醉条件下，即使同种的外科手术也会引起不同程度肝循环改变，所以，这种麻醉的协同作用在对肝循环干预及术后肝功能的改变方面在临床上比麻醉本身的作用更为重要。对一个同样的外科手术，应该选择对肝循环及肝功能影响最小的麻醉药物及麻醉方法。

在外科应激期间，由异氟烷引起平均动脉压即使下降30%，也不会引起明显的肝脏氧供的下降。而在猪由氟烷所致同样程度的动脉压下降却在外科应激（开胸术、剖腹术、大创面的外科手术）条件下引起肝氧供及氧供耗比的下降，应用猪模型行芬太尼麻醉，可以维持肝氧供于基础水平，而肝氧耗则高于异氟烷及氟烷麻醉。所以，芬太尼麻醉时肝氧供耗比较高。氟烷则低于异氟烷及芬太尼麻醉。芬太尼麻醉时肝氧供耗比升高的机制还不明确，可能由于外科应激条件下，肝内代谢增强，而引起肝氧需增加有关。这种氧需增加(随氧供增加)并不被芬太尼麻醉所阻断，而明显被异氟烷及氟烷所减弱。

（俞卫锋）

参考文献

[1] 王祥瑞，俞卫锋，杭燕南．吸入麻醉药-吸入麻醉药对肝脏的影响[M]．上海：世界图书出版公司，2008：147-158.

[2] 俞卫锋．肝胆麻醉和围手术期处理[J]．上海：世界图书出版公司，2016：3-64.

[3] PALLAGI P, HEGYI P, RAKONCZAY Z Jr. The Physiology and Pathophysiology of Pancreatic Ductal Secretion [J]. The Background for Clinicians. Pancreas, 2015, 44 (8): 1211-1233.

[4] GAIVORONSKIY I V, KOTIV B N, ALEKSEYEV V S, et al. Variant anatomy of splenic ligaments and arteries passing through them [J]. Morfologiia (Saint Petersburg, Russia), 2015, 147 (2): 38-43.

[5] LV X, WANG Z M, HUANG S D, et al. Emulsified isoflurane preconditioning reduces lung injury induced by hepatic ischemia/reperfusion in rats [J]. International journal of medical sciences, 2011, 8 (5): 353-361.

[6] SONG J C, SUN Y M, ZHANG M Z, et al. The etomidate requirement is decreased in patients with obstructive jaundice [J]. Anesthesia and analgesia, 2011, 113 (5): 1028-1032.

[7] SONG J C, SUN Y M, YANG L Q, et al. A comparison of liver function after hepatectomy with inflow occlusion between sevoflurane and propofol anesthesia [J]. Anesthesia and analgesia, 2010, 111 (4): 1036-1041.

第十八章

麻醉与肾脏

目　录

肾脏是由肾单位组成的具有多种功能的重要器官，其主要功能包括外分泌排泄功能和内分泌功能。肾脏的外分泌排泄功能是通过改变水的排泄、维持血浆渗透压；维持每一种电解质的血浆浓度于正常范围之内；通过排 H^+、保 HCO_3^- 维持血浆 pH 于 7.4 左右；排出蛋白代谢所产生的含氮废物，主要包括尿素、尿酸、肌酸等，从而保持机体内环境稳定。此外，肾脏还具有多种内分泌功能，分泌的激素与维持体液内环境稳定、骨代谢、红细胞生成等有关，分泌的肾素在血压调节中发挥重要作用；分泌的促红细胞生成素刺激骨髓生成红细胞的重要因子；活化维生素 D_3 使维生素 D 转化为活化型；降解胰岛素、生成前列腺素等。

第一节 肾脏的解剖生理

肾脏的基本结构单位和功能单位为肾单位。每个肾脏约有 1×10^6~1.25×10^6 个肾单位。每个肾单位包括肾小球和肾小管，肾小球的主要功能是形成和滤过原尿；肾小管由近端小管、远端小管及髓襻组成，其主要功能为重吸收和分泌功能（图 18-1）。

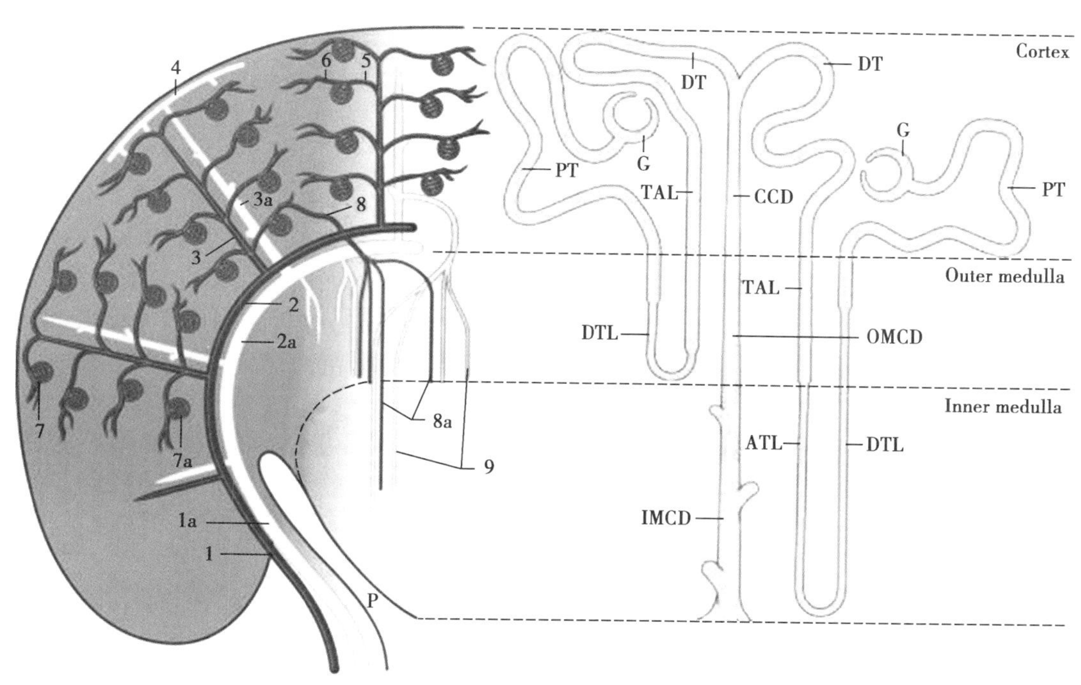

图 18-1 肾脏的血管系统和肾单位的解剖关系

图左侧表示肾脏血管分布于内层髓质、外层髓质和皮质。动脉以实线表示，静脉以中空线表示。图右侧代表两个肾单位。左边的肾单位数量多，位于皮质表层，有短的髓袢。右侧是近髓肾单位，髓袢长，深入内层髓质，形成尿液浓缩所需要的高渗间隙。ATL：髓袢升支细段；CCD：皮质集合管；DT：远端小管；DTL：髓袢降支细段；G：肾小球；IMCD：内层髓质集合管；OMCD：外层髓质集合管；PT：近端小管；TAL：髓袢升支粗段。

一、肾脏血液循环的生理特点

肾脏血流量与肾功能有密切关系。正常人安静时每分钟有 1 000~1 250ml 血液流经肾脏，相当于心排血量的 20%~25%。这个量远远超过肾脏自身的氧需求量，它能确保机体最理想地清除所有代谢废物和药物。实质上所有的血液都流经肾小球，其中约 10% 的肾血流被滤过，即成年人正常肾小球滤过率（glomerular filtration rate，GFR）为 125ml/min。以每克组织计算，肾脏是全身血流量最多的器官，其基本血流量为 3~5ml/(min·g)，为冠状动脉血流量的 7~8 倍，骨骼肌血流量的 400 倍。肾小球毛细血管襻介于入球和出球小动脉之间，每一入球小动脉可分出 5~8 个分支，每一分支

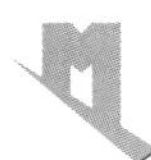

再分出20~40个毛细血管襻，滤过面积大约1.5m²。入球小动脉粗短，出球小动脉细长，导致肾小球毛细血管压力高，约相当于动脉平均压的60%，为8~10kPa，比其他器官毛细血管压高1倍左右，有利于血浆的滤过。

肾脏血管结构非常复杂，血流分布不均匀，皮质外层血流量最大，每100g组织约为440ml/min，占肾总血流量的80%；内层皮质和外层髓质血流量明显减少，为120ml/min，占肾总血流量的15%；内层髓质和乳头部的血流量最少，只有14ml/min，约占肾总血流量的2%。由于大多数肾小球在肾脏皮质，需要氧化供能以满足代谢需要，缺血缺氧会对皮质结构造成损害。常温下阻断肾脏血流超过30~60分钟将导致急性肾衰竭和不可逆的细胞损害。缺血25分钟可造成肾小管损伤，24小时内远端小管腔内出现阻塞性管型，即使60~120分钟后完全恢复肾血流，GFR也不会立刻改善。

肾血流量的调节：肾血流量的调节包括肾血流自身调节和神经体液调节。肾血流（renal blood flow，RBF）的自身调节能力表现为动脉血压在一定范围内即使大幅波动的情况下，肾血流量仍保持相对恒定，以确保肾脏仍能调节水和溶质平衡。肾动脉压在80~180mmHg之间变化时，肾血流和肾小球滤过率变化不明显。目前认为，肾血流调节的这一特点只存在于肾皮质区，肾髓质区的血流常随着血压的变化而波动。肾血流自身调节的确切机制还未阐明，目前认为是肌源性反应。动脉压升高，小动脉收缩；反之，平均动脉压降低时，肾血管阻力也下降，从而维持肾血流。由近球旁器引发的球管反馈也起作用，当动脉压增加超过自身调节范围时，流经致密斑的NaCl增加，使入球小动脉收缩，降低肾血流；动脉压降低时与之相反。神经体液调节是指一些激素和血管活性物质可影响肾小球血流动力学从而改变单个肾小球滤过率。根据这些物质对血流动力学影响不同，又可分为血管收缩性和血管舒张性两大类，即：①血管收缩性应用微穿刺技术在大鼠观察静脉注射去甲肾上腺素对肾小球血流动力学的影响，发现去甲肾上腺素主要影响出球小动脉，使其收缩。同类作用的物质还有血管紧张素Ⅱ等；②血管舒张性前列腺素族、乙酰胆碱，以及缓激肽等都可增加毛细血管血流量，降低滤过系数。

大多数麻醉药并不消除肾脏的自身调节作用，但严重脓毒症、急性肾衰竭、心肺转流期间肾脏自身调节功能均会受到影响。在这些情况下，肾血流在低血压期间会显著降低，并随肾灌注压的恢复而恢复正常。

二、肾小球结构与功能

肾小球由一系列毛细血管襻高度卷曲的血管丛以及系膜细胞组成，两端分别与入球小动脉和出球小动脉相连。肾小球共包括五种不同成分：肾小球毛细血管壁的内皮细胞、肾小球基膜和脏层上皮细胞三者构成了肾小球毛细血管滤过膜，另外还有壁层上皮细胞（鲍曼囊，Bowman's capsule）和血管系膜（间质细胞）。肾小球基膜总的横断面约350nm²，人类每个肾小球的平均滤过面积为0.136mm²。肾小球的主要功能是通过滤过作用产生超滤液。

分子必须连续通过由肾小球毛细血管壁内皮细胞、肾小球基膜和脏层上皮细胞三者构成的肾小球毛细血管滤过屏障。此屏障具有分子大小和电荷选择性。有效半径小于1.8nm的分子（如水、钠、葡萄糖、尿素和菊粉等）可以自由滤过；大于3.6nm的分子（如白蛋白和血红蛋白等）不能滤过；介于1.8~3.6nm之间的分子是否能够滤过则取决于其所带的电荷，阳离子可以自由滤过，阴离子则不能。

肾小球滤过程遵循Starling力平衡机制调节通过滤过屏障的液体量。肾小球滤过率（GFR）是由跨毛细血管静水压（ΔP）和滤过膜两侧胶体渗透压（Δ）的平衡决定的。

$$GFR=K_{uf}[(P_{gc}-P_{bs})-(gc-bs)] \qquad (18\text{-}1)$$

其中uf：超滤，gc：肾小球毛细血管，bs：鲍曼间隙。

超滤系数（K_{uf}）由毛细血管有效静水通透性（K）和滤过总面积（S）决定。单个肾单位肾小球滤过率（single nephron glomerular filtration rate，SNGFR）可用下列公式表示：

$$SNGFR=K_{uf}\cdot P_{uf}=K_{uf}(\Delta P-\Delta)=K\cdot S(P_{gc}-P_{bs})-gc \qquad (18\text{-}2)$$

式中：P_{gc}为肾小球毛细血管平均静水压；P_{bs}为鲍曼囊静水压；gc为肾小球毛细血管平均胶体渗透压。肾小球滤过率与毛细血管血流量（Q_A）有密切关系。在一定范围内，当Q_A增加时，Δ改变较小，一般SNGFR平行性上升。

三、肾小管的结构和功能

肾小管由近端小管、髓襻（又名亨利襻，loop of Henle）、远端小管和连接段组成。髓襻又可以分为直部（近端小管的垂直部分）、降支细段、升支细段和升支粗段。每一个远端小管最终流入集合管，集合管贯穿肾脏皮质、外层髓质和内层髓质，在肾乳头处注入肾盂。肾小管具有强大的重吸收功能。肾脏每天能产生180L不含蛋白的肾小球超滤液，其中99%的水分和NaCl被肾小管重吸收，只产生约2L的终尿，这对维持体液的恒定有重要意义。

肾小管的主要功能是通过肾小管及集合管的重吸收与分泌而完成的。经肾小球有三类物质滤出：电解质（Na^+、K^+、Ca^{2+}、Mg^{2+}、HCO_3^-、Cl^-及HPO_4^{2-}）、非电解质（糖、氨基酸及尿素、尿酸、肌酸）和水。尿形成的第二步是滤过物质的选择性重吸收回到肾小管周围的血管内及一些物质从肾小管周围的血管分泌至肾小管的过程，这种选择性吸收及分泌过程主要通过主动与被动两种机制完成：①近曲小管中的等张重吸收肾小球滤过液刚进入近曲小管时与血浆等渗。在近曲小管有多达80%的滤过液被等张重吸收至肾小管周围毛细血管，约20%滤过液保留在肾小管内，在作为终尿排出体外之前还需进一步通过浓缩机制，大大减少容量。②尿的浓缩与稀释：正常个体尽管饮水与排尿的量变化很大，但体液中总的溶质浓度维持十分恒定，肾脏可以将尿液浓缩和稀释，使体液的渗透压恒定在285mOsm/kg左右。这是肾脏通过改变制造不同渗透浓度的尿液，在机体水分相对过多时（低渗状态）将水分排除体外；而当机体内水分相对过少时（高渗状态）则使溶质的排出增加并重吸收部分水分，以维持机体内环境渗透压恒定。

（一）近端肾小管功能与相应病理生理变化

近端肾小管的主要功能为重吸收，其中Na^+的重吸收最为关键。推动Na^+重吸收的主要动力为Na^+泵，该泵由ATP供能使Na^+泵出。细胞内Na^+浓度维持低值，从而跨膜浓度梯度差成为Na^+重吸收的动力。Na^+重吸收与许多氨基酸、葡萄糖、碳酸氢离子以及H^+分泌相耦联；此外，近曲小管还对许多小分子蛋白质重吸收发挥重要作用。全身有效血容量状况可以明显影响Na^+的重吸收，其中容量过高时，重吸收减少；过少时则重吸收增加。输注盐水可扩张有效血容量，使Na^+重吸收减少，Na^+、H^+交换减少，HCO_3^-重吸收随之也减少。因此，尿中可出现HCO_3^-，血pH下降，此即容量过高性酸中毒。相反，有效血容量过低时，HCO_3^-重吸收增加，出现容量缩减性碱中毒。容量对近曲小管Na^+重吸收的影响主要通过：①改变了出球小动脉的蛋白浓度：容量减少使环绕近曲小管的毛细血管中胶体渗透压上升，通过Starling定律的作用，水、Na^+重吸收增加；②交感神经：兴奋后可以通过影响出球小动脉阻力的改变，影响肾素分泌，对肾小管细胞的直接作用而发挥作用；③血管紧张素Ⅰ：可以直接增加滤过液及HCO_3^-在肾小管的重吸收。在肾前性原因造成肾灌注不足而致尿素氮过高者，尿Na^+明显下降；肾小管坏死时，尿Na^+量增多，通常>30mmol/L。

（二）髓襻生理功能

髓襻的主要功能为稀释浓缩，其中上升支后段NaCl的转运，是形成肾间质从深部到皮质浅部渗透梯度的关键。目前已知血管升压素、交感神经活动以及血管紧张素Ⅰ可以促进NaCl在该段重吸收，前列腺素E则抑制该作用。作用结果分别为尿液的浓缩或稀释创造条件。

（三）远端肾小管细胞生物学基础与水电解质酸碱平衡代谢

远端肾小管的远曲小管、连接小管、集合管的功能受到许多激素作用的影响，主要包括心房钠尿肽、醛固醇、前列腺素等，对决定尿钠、钾排出浓度、尿液浓缩与稀释以及血液酸碱平衡的调节发挥终控的关键作用。

很多滤过物可以完全重吸收，但有些物质，例如葡萄糖，其肾小管重吸收具有封顶效应。肾小管对葡萄糖的重吸收率等于滤过负荷的速率。如果GFR恒定，肾小管葡萄糖重吸收率与血糖浓度成正比，一旦血糖浓度超过肾小管吸收极限量（375mg/dl），多出的葡萄糖不会被重吸收而产生糖尿。

四、尿液的形成及其理化性质

肾小球毛细血管丛附着于系膜细胞上，由内层细胞层、基膜、上皮细胞足突等三层所组成，此即滤过膜。该膜上有滤孔，是一个管壁由有孔内皮细胞层、基膜和上皮细胞层的裂孔（和称肾小球滤过膜）构成的毛细血管网，对物质分子大小和电荷性质有一定的选择通透性。当循环血液流经肾小球毛细血管网时，血浆中的水分子和小分子物质，包

2

括少量分子量较小的血浆蛋白，依其在肾毛细血管内的静水压比机体其他部位毛细血管内静水压高约1倍的特点，滤过毛细血管壁进入囊腔而形成原尿。肾血浆流量600~800ml/min，肾小球滤液每分钟约生成120ml，每天总量约180L。肾内形成的滤液由开口处顶端的肾乳头流入肾小盏内，滤液经肾小管时，约99%可被重吸收，故正常人尿量每天约1 500~2 000ml。葡萄糖、氨基酸、维生素、多肽类物质及少量蛋白质在近曲小管几乎全部被吸收，而肌酐、尿素、尿酸及其他代谢产物则部分吸收或完全排出。

尿液的酸碱度pH为4.5~8.0，一般比重为1.015~1.025，波动范围在1.002~1.032，尿渗量600~1 000mOsm/(kg·H_2O)，血浆渗量300mOsm/(kg·H_2O)，尿/血浆渗量比值3~4.5∶1。

五、老人和孕妇的肾生理功能的改变

老年人肾单位明显减少，肾血管硬化，肾血流量减少，肾小球滤过率逐年降低1%~1.5%。70岁老人肾小球数可减少50%。肾血管硬化和肾组织形态的变化，导致老年人特有的肾功能减退。与年轻人相比，老年人体液总量减少，尤其是细胞内液明显减少。在脱水、失血、低血压和缺氧的情况下，老年人更易发生肾功能障碍和水、电解质紊乱及酸碱失衡。老年人一般尿量较多，是由于肾浓缩功能降低所致，故易出现不同程度的脱水。

妊娠期肾脏形态学可发生改变，表现为体积和重量增加。镜下可见血液和间质容积增加，肾小球数目不变但体积增大。其主要原因是妊娠期血液循环总量增加所致。妊娠期肾脏血流动力学发生巨大改变，肾小球滤过率和有效血浆流量较妊娠前提高30%~40%。随着肾小球滤过率和有效血浆流量的增加，可以出现血肌酐、尿素氮和血尿酸水平降低，尿蛋白、尿糖、氨基酸及水溶性维生素排出增加等现象。

孕妇对血管紧张素Ⅱ的升压反应有抵抗作用而表现为血管反应性降低。由于周围血管阻力的下降，妊娠早期即有可能血压下降，平均低10~15mmHg。正常妊娠期细胞外液明显增加，体内总水量约增加8L，血浆容量可增加40%~60%，水的增加比钠的增加更明显，因此表现为稀释性低钠血症和低渗透压。

第二节　肾功能的神经内分泌调节

肾脏通过一系列复杂的相互作用调节人体的内环境，两个相互依赖而作用相反的神经激素系统维持血压、血管内容量、电解质和水的稳定。交感肾上腺素轴、肾素-血管紧张素-醛固酮系统，以及血管升压素通过促进血管收缩和保钠保水作用，防止低血压和低血容量的发生。前列腺素类物质、缓激肽和心房钠尿肽通过促进血管扩张和水钠的排泄，防止高血压和高血容量的发生。

一、肾脏产生的激素及生理作用

（一）前列腺素族（PGs）

前列腺素族是一组由花生四烯酸代谢产生的不饱和脂肪酸，具有强大的生理作用。肾内前列腺素类物质通过扩张近髓血管和维持内层皮质的血流量对内源性肾保护发挥重要作用。前列腺素又称为自分泌物（autocoids），它们不同于真正的激素，其生成量很小，只在局部起作用，且作用时间较短。由肾脏产生的PGs主要作用于本身，其各部位各种PGs的合成、降解的情况各不相同，反映各部位生理功能亦不同。前列腺素的生理作用主要包括：①调节肾脏血液循环：通过扩张肾血管，增加肾血流量，尤其在低血容量的情况下，此种作用较为明显，且髓质部较皮质部更为明显；②影响肾脏对NaCl的排泄：PGs直接促进集合小管及髓袢（亨利袢）升支的NaCl转运；③影响水的调节：PGs干扰亨利襻对NaCl的重吸收，影响肾髓质间质的渗透梯度，由此调节机体代谢。

（二）肾素-血管紧张素

肾素-血管紧张素是调节血压、血容量以及电解质（主要是Na^+、K^+）的重要激素系统。肾素由肾小球球旁器分泌的一种蛋白水解酶，交感神经系统的激活、肾灌注压的下降以及流经肾小管的钠减少都可以刺激分泌肾素。肾素使血管紧张素原（肝脏释放入循环的一种大分子糖蛋白）降解为一种十肽的血管紧张素Ⅰ；在肾脏和肺内，血管紧张素Ⅰ由位于内皮基底的血管紧张素转化酶（ACE）分解成一种八肽的血管紧张素Ⅱ。肾素分泌受肾血管张力、致密斑、交感神经张力以及PGs等因素调

节，肾素是血管紧张素Ⅱ生成的限速酶。血管紧张素Ⅱ的生理作用主要包括：①增加血管平滑肌张力：通过提高平滑肌细胞内 Ca^{2+} 浓度，直接刺激血管平滑肌收缩，使血压上升；刺激交感神经系统，使去甲肾上腺素释放增加，同时肾小管对去甲肾上腺素的敏感性增加。②刺激醛固酮合成：促使肾小管 Na^+ 重吸收增加，H^+、K^+ 排泄增加。③影响肾小球血流动力学：通过增加肾小球出球小动脉阻力及肾小球毛细血管滤过率而改变单个肾单位 GFR；④影响水代谢：刺激口渴，促使血管升压素分泌。

（三）血管舒缓素、激肽系统

肾脏血管舒缓素又称激肽释放酶，主要由肾皮质分泌。其生理功能可能与水、钠代谢有关。激肽是一种肾血管扩张剂，受盐摄入、肾素释放和激素水平的调节，具有以下功能：①激肽可刺激前列腺素合成；②激肽酶Ⅱ实质是血管紧张素转化酶，因此本系统与肾素 - 血管紧张素系统及前列腺素族之间的相互关系甚为密切。

（四）活性维生素 D [1,25(OH)$_2$D$_3$]

活性维生素 D 由近端肾小管合成。该段肾小管内含有 1 羟化酶，可将 25(OH)D_3 转化为 1,25(OH)$_2$D$_3$ 及 24,25(OH)$_2$D$_3$。1,25(OH)$_2$D$_3$ 有很强的生物活性，可促使胃肠道钙、磷的吸收。在肾脏可促使钙的转运，但对磷的重吸收却减少。24,25(OH)$_2$D$_3$ 对钙、磷的作用较 1,25(OH)$_2$D$_3$ 为弱。维生素 D_3 可通过与甲状旁腺上的维生素 D 受体结合而抑制甲状旁腺激素分泌。肾脏疾病时，1,25(OH)$_2$D$_3$ 生成减少，甲状旁腺激素分泌增多，患者骨骼生长发育障碍，发生佝偻病、软骨病等肾性骨营养不良。

（五）促红细胞生成激素（促红素）

促红素是肾脏在缺氧时产生的一种可以促使骨髓红细胞系列干细胞增殖和成熟的物质。肾脏产生促红素的部位主要在近端肾小管附近的间质细胞，肾小球毛细血管也产生少量促红素。促红素分泌的机制与 PGs 以及肾上腺能受体兴奋有关。

二、肾脏外激素对肾脏的作用

肾脏除了可以产生激素外，也是许多肾外激素的作用器官。其临床意义包括：

（一）肾脏作为激素作用的重要靶器官调节肾功能

（二）一些激素经肾小球滤过后，通过三种方式被分解

①肾小管重吸收并分解；②在肾小管管腔内降解；③由肾小管周围的毛细血管重吸收后降解。

（三）与肾功能调节相关的肾外激素

1. 精氨酸加压素（AVP） 曾称作血管升压素，是一种九肽氨基酸，由下丘脑前部的视上核和室旁核合成，经由神经轴突的转运到达神经垂体贮存，经胞吐作用由末梢的囊泡进入循环。AVP 作用于集合管上特异的 V_2 受体，引起水的重吸收和浓缩尿流量的降低，还可增加 NaCl 从髓袢升支粗段重吸收回髓质间质，从而维持髓质的高渗性，并使水顺浓度梯度移出集合管。丘脑的渗透压感受器对血浆渗透压的增加很敏感，轻度脱水即会导致快速的抗利尿反应。而 AVP 释放的最强刺激因素是由主动脉弓和颈动脉窦压力感受器感知的全身低血压状态，它可使血浆 AVP 水平超过正常的 10~1 000 倍。在此高浓度下，AVP 成为血管收缩剂，可激动位于血管平滑肌细胞、肾小球膜细胞和直小血管细胞上的 V1 受体，并通过磷脂酰肌醇途径促使血管收缩。AVP 是出球小动脉的极强收缩剂，可以有效维持肾小球滤过压，而对入球小动脉无作用。在围手术期，麻醉药物除了通过引起动脉血压、静脉容量、血浆渗透压的改变影响 AVP 分泌外，对其分泌无直接作用。外科创伤是 AVP 分泌的主要激动因素。

2. 钠尿肽 主要包括心房钠尿肽（ANP）、脑型钠尿肽（BNP）和 C 型钠尿肽（CNP）。ANP 在局部心房壁张力和心房容量增加时，由心房肌细胞内的电子致密颗粒释放。BNP 由心室扩张时释放。CNP 由大血管内皮细胞释放。

钠尿肽可激活鸟苷酸环化酶生成环鸟苷酸，从而舒张血管平滑肌。在磷脂酶 C 结合的受体部位，钠尿肽可以竞争性抑制去甲肾上腺素，非竞争性抑制血管紧张素Ⅱ，因而使血管平滑肌收缩过程逆转。钠尿肽可以引起入球小动脉的扩张，伴有或不伴有出球小动脉的收缩。钠尿肽与内皮素有相互拮抗作用。钠尿肽可以抑制肾素分泌，并减少由血管紧张素引起的醛固酮释放。钠尿肽还可以直接抑制肾上腺皮质球状带释放醛固酮，以及醛固酮在远端小管和集合管处的保钠作用。

3. 醛固酮（aldosterone） 醛固酮是甾类激素，在高钾血症或低钠血症时，由肾上腺皮质球状带分泌。血管紧张素Ⅱ和促肾上腺皮质激素也可促使其释放。醛固酮作用于髓襻升支粗段、远端小管的主细胞和集合管，增加钠的主动重吸收和水的被动重吸收，直至血容量扩张。管壁的钠潴留可以增强

它们对缩血管物质的反应。慢性腹水导致血管内容量减少会造成长期的醛固酮分泌，最终引起钾缺乏和低钾性碱中毒。

4. 甲状旁腺激素（PTH）　PTH 除对骨骼及胃肠道有作用外，对肾脏的主要作用包括：①抑制无机磷在肾小管重吸收；②促进肾小管重吸收钙；③促进 1 羟化酶作用，使 25（OH）D_3 转化为 1，25（OH）$_2D_3$；④参与酸碱平衡及水、电解质代谢调节。

5. 降钙素　降钙素抑制肾小管对无机磷的重吸收，使尿磷排泄增加，对部分钟属尚有明显的排钠作用。

6. 胰高血糖素　胰高血糖素促进尿钠和无机磷的排泄。

第三节　麻醉药物与麻醉方法对肾脏功能的影响

围手术期影响肾功能的因素诸多，与麻醉相关的主要是患者术前病理生理状态、手术创伤和机体的应激反应、麻醉药物的药理作用以及肝肾功能对药代和药效的影响。

一、麻醉药物与肾脏功能

药物及其代谢产物经尿道的排泄取决于：①肾小球的滤过；②肾小球的主动滤过；③肾小管的被动重吸收。通过这三个过程，药物最终从体内经肾排出。

从药代学和药效学的角度考虑，麻醉用药与肾功能相关的重要意义在于肾脏是药物代谢和排泄的主要器官之一。影响药物作用的肾源因素有：①大多数麻醉药物是高脂溶性的，这些药物若不能通过代谢降解成为水溶性的，就会被肾小管重吸收而滞留于体内；②药物与血浆蛋白结合后，不容易通过肾小球血管膜孔而被滤过，蛋白结合率越大或是在脂肪内储积量多的药物，排泄速度转慢，作用时效就延长；③尿液的 pH 值亦直接影响药物排泄，碱性尿液使巴比妥类和哌替啶等酸性药物排泄加速；而碱性药物则在酸性尿液中排泄较快。

（一）基础用药

常用术前药阿托品和东莨菪碱很少影响肾功能。阿托品有部分以原形经肾排出；而东莨菪碱则更少，仅有 1%，因此更适用于危重肾病患者。

苯二氮䓬类药物主要由肝脏降解，部分代谢产物经肾脏排出，治疗剂量对循环和肾功能影响轻微。

（二）静脉麻醉药

静脉麻醉药中，巴比妥类明显减少肾小球滤过率（20%~30%）和尿量（20%~50%），常用的硫喷妥钠以剂量相关方式使肾小球滤过减少，肾血流灌注降低，严重肾功能障碍患者诱导剂量可较正常减少 75%，并随尿毒症严重程度而药效延长。神经安定镇痛剂使肾小球滤过及肾血流灌注轻度受抑制而下降约 12%，仍能保留清除过量水负荷的能力。氯胺酮 2mg/kg 并不增加肾素活性，但增加心脏负荷，对伴有高血压、心脏病的肾病患者慎用。麻醉性镇痛药基本上由肝脏代谢，其代谢产物大部分经肾由尿液排泄。由于有 10% 随胆汁进入肠道，代谢产物被肠内的酶水解转为原形，又被吸收再进入血液循环，此谓肝肠循环。吗啡减少肾血流 9%，降低肾小球滤过 17%；哌替啶类似吗啡，减少肾血流 25%~50%，降低肾小球滤过 21%~45%。丙泊酚的代谢主要是在肝脏，一小部分在肝外。给药 30 分钟后代谢产物即占 81%，其中的 88% 经肾脏排出，对肾功能的影响取决于对心血管系统的干扰程度。有研究报道丙泊酚在麻醉期间可使尿酸分泌增加，临床尚未见严重后果的报道。依托咪酯主要在肝脏代谢，主要的代谢产物无药理活性，只有 2% 的药物以原形排出，其余以代谢产物形式从肾脏（85%）和胆汁（13%）排泄。依托咪酯对心血管功能的作用轻微，对肾功能也未见明显影响。α_2 肾上腺素能受体激动剂右美托咪定分布迅速，绝大部分在肝脏代谢，经尿和粪便排泄。右美托咪定对血流动力学影响较大，其主要作用为减慢心率，降低全身血管阻力，间接降低心肌收缩力、心排血量和血压，但因其不影响肾脏自身调节功能，故对肾功能没有显著影响。

（三）吸入麻醉药

吸入麻醉药影响肾功能多为肾外因素，如降低心排血量、低血压等。目前常用的安氟烷、异氟烷、七氟烷以及地氟烷对循环的抑制程度多呈剂量相关。安氟烷、异氟烷可使肾小球滤过率下降和肾血流减少 1/5 至 1/2 不等，通常在停药后能较快恢复。但如发生休克或缺氧，会加重抑制而导致恢复延迟。

吸入麻醉药的潜在肾毒性主要为由于其代谢降解的游离氟离子。游离氟离子可以引起肾小管损伤，从而降低肾的浓缩能力，产生多尿性急性肾衰竭。肾毒性可因氨基糖苷类药物或已存在的肾功能障碍加重。以前认为无机氟代谢物浓度的肾毒阈值为 50mol/L，现知肾毒性发生与无机氟峰值和持续高浓度时间两者相关。若血浆内无机氟的高浓度持续时间很短，瞬间一过性明显超阈值，尚不致产生不可逆的肾功能损害。但也有研究表明氟化物峰值高于 150mol/L 与多尿性急性肾衰竭的高发率有关。抗结核药异烟肼能增加氟化物的产生。恩氟烷代谢很快，大部分研究表明其氟化物峰值很少超过 25mol/L；异氟烷产生的氟化物峰值低于 4mol/L，氟烷不代谢产生氟化物。七氟烷是否有潜在的肾毒性还存在争议。虽然其代谢产生的氟化物比恩氟烷多，但临床上并未发现其有明显的由氟化物引起的肾毒性。即使中度肾功能障碍的患者使用低流量七氟烷进行麻醉，也未见有明显肾损害的报道。尽管如此，仍需遵循目前 FDA 标准，新鲜气流量至少要达到 2L/min 才能减少复合物 A 的形成和重复吸入，即七氟烷经过二氧化碳吸收剂后降解成的氟甲基 -2,2- 二氟 -1-(三氟乙基) 乙烯烷，并增强其洗出。

有实验证据表明，挥发性麻醉药能缓解肾脏缺血 / 再灌注损伤。机制可能与抑制促炎症反应细胞因子和趋化因子有关，而与 K^+-ATP 通道无关。

（四）神经肌肉阻滞剂

去极化肌松药琥珀胆碱 1mg/kg 可使正常人血钾上升 0.5~0.7mmol/L，预注非去极化肌松药也不能预防。非去极化肌松药其血浆蛋白结合率在肾衰与无肾功能障碍患者之间没有明显差异。戈拉碘铵全部经肾脏排出，故不宜用于肾病患者。阿曲库铵的排泄不经肾脏，为肾功能障碍患者首选。

总之，麻醉药物对肾功能的影响要考虑其主要代谢排泄途径是否对肾脏有毒害作用，注意避免对循环和呼吸的抑制，以减少不良影响。

二、麻醉方法与肾脏功能

（一）区域阻滞

区域麻醉与肾的相互作用相当复杂，根据患者心血管、肾、体液和电解质状态不同而不同。多种因素（例如：儿茶酚胺、ADH、类固醇、前列腺素等）的复合作用决定了肾功能的变化。交感神经阻滞的影响取决于阻滞的平面和合并疾病情况。伴有心室收缩功能障碍或心肌舒张功能减低的患者行区域麻醉可由于前、后负荷降低而产生有益的影响。但对于伴有低血容量的患者则可导致低血压和肾血流灌注减少。缺血性心脏病患者，区域麻醉可因血管舒张、低血压、冠状动脉灌注压下降而加重局部心肌功能障碍，从而降低肾血流量。

腰麻或硬膜外麻醉若阻滞了 $T_{4\sim10}$ 节段的交感神经，能有效地抑制交感肾上腺素反应，阻断儿茶酚胺、肾素及精氨酸加压素的释放。术中必须仔细调节阻滞平面以维持足够的肾灌注压，进而维持肾血流量和肾小球滤过率。在手术过程中有必要将输入液体量增加 25%~50%。但是也有研究发现，硬膜外麻醉虽然可以引起肾交感神经阻滞，但它并不能抑制因肾下腹主动脉夹闭所引起的肾血管阻力的增加，也不能防止术后肌酐清除率的下降。

（二）全身麻醉

几乎所有的麻醉方法和麻醉药物均有降低 GFR、减少术中尿量的倾向，一些药物还能降低肾血流量。不过这些作用与手术应激相比显得微不足道，而且这些影响通常在麻醉结束后很快消失。尽管大多数麻醉药并未消除肾脏的自身调节功能，但是任何导致低血压的麻醉方法均会改变管周毛细血管的静水压梯度，从而引起尿量减少。除非一开始就存在肾功能异常，或者长时间的血容量不足、肾毒性损伤加重，否则很少发生永久性肾损伤。

吸入麻醉所使用的氟烷、恩氟烷、异氟烷复合氧化亚氮引起 RBF 和 GFR 轻度至中度减少，主要是由于它们作用于循环系统，产生心肌抑制和回心血量减少的结果，预先扩容可以削弱这些反应。术中使用大剂量阿片类药物如芬太尼、舒芬太尼或瑞芬太尼，不会抑制心肌收缩性，对 RBF 和 GFR 影响小。阿片类药物比挥发性麻醉药更明显地抑制儿茶酚胺、血管紧张素Ⅱ、醛固酮及 AVP 的释放。静脉麻醉药如硫喷妥钠和地西泮可引起肾功能轻微改变。氯胺酮可增加 RBF 但 GFR 减少，可能是交感神经兴奋的结果。在出血导致低血容量时，使用氯胺酮可以维持 RBF。

（三）机械通气

持续正压通气和呼气末正压通气可以降低 RBF、GFR 和钠排泄。对肾功能的抑制程度取决于平均气道压。反比通气比间歇指令通气（IMV）对肾功能的影响大，而 SIMV 比 PEEP 下自主呼吸（持续气道正压）对肾脏的影响大。其机制是气道压和胸膜腔内压传导至血管内腔，导致静脉回流减少，有效心脏充盈压和心排血量降低。平均气道压过高可增加肺动脉阻力，从而增加右室后负荷，使室间隔左移，减少左室充盈和心排血量。正压通气可增加下腔静脉压力和肾静脉压力，并通过增加管周毛细血管压力促进肾小管对钠的重吸收。机械通气治疗时的水钠潴留最初被认为是 AVP 的作用，但现在认为是交感神经反应发挥主要作用，钠潴留则主要由于传送到肾小管中的钠量减少所致。肾素 - 血管紧张素 - 醛固酮系统增强了肾脏对正压通气的反应。PEEP 为 15cmH_2O 时，心排血量、RBF、GFR 减少 20%~30%，并伴有肾素、醛固酮的增加，而 AVP 不增加。通过扩充血容量或使用多巴胺保持正常的循环状态，可以避免或逆转通气治疗时引起的肾功能损伤。

（四）控制性降压

麻醉中应用控制性降压时，肾小球滤过率明显降低。即使是老年患者，只要低血压状态持续不超过 2 小时，就不会产生永久性肾损伤。控制性降压时使用的血管扩张剂对 RBF 的影响不同。硝普钠可降低肾血管阻力，但引起肾脏血液分流；硝普钠还可以激活肾素 - 血管紧张素系统、释放儿茶酚胺，若突然停药可引起反跳性高血压。硝酸甘油降低 RBF 的作用比硝普钠弱。选择性 DA_1 受体激动剂非诺多泮在降低血压的同时不会引起 RBF 显著下降。

（五）主动脉阻断

在大血管手术时，阻断肾上主动脉或肾下主动脉均会使 RBF 降低，可降至正常的 50%。这可能是由于对肾动脉的直接压迫或者肾动脉的反射性痉挛所致。开放肾上主动脉后，由于反射性充血，RBF 可高出正常，但 GFR 仍为正常的 1/3，并持续 2 小时左右，24 小时后 GRF 仍不能完全恢复正常。肾小管的浓缩功能和保水保钠能力显著降低，但尿流量没有明显变化。夹闭超过 50 分钟以后，可能引起 GRF 持续降低和一过性氮质血症。夹闭肾下主动脉使体循环血管阻力增加，从而引起心排血量降低，进而引起 RBF 和 GFR 下降。在主动脉粥样硬化斑块密集的部位夹闭或进行处理，可引起肾动脉栓塞，还可发生部分或完全性皮质坏死，通常是不可逆的。

在主动脉阻断时使用甘露醇保护肾脏功能已经有 40 余年的历史。在大血管手术中也通常使用小剂量多巴胺以期保护肾脏功能。目前也有研究表明，在人体肾下主动脉夹闭过程中，分别使用利尿治疗（甘露醇复合多巴胺）和液体负荷治疗（输注盐水使肺动脉楔压维持在 12~15mmHg），尽管夹闭时甘露醇和多巴胺可显著增加尿流量和钠排泄，但在开放后并不能减轻持续的 GFR 抑制，与盐水相比差异无显著性。

（六）心肺转流

心肺转流（CPB）可以引起低血压和非搏动性血流，这将促使肾血管收缩，降低 RBF。在转流中，去甲肾上腺素水平进行性增加，肾素 - 血管紧张素系统被激活。体外循环中被激活的血小板释放血栓素和血管内皮素促使肾血管收缩。急性肾衰竭的发生率不到 2%，其主要与血浆肾素水平持续增加有关。但心脏手术后一旦发生急性肾衰竭，死亡率将高达 60%~90%。另外，许多研究表明，CPB 时肾脏的自身调节能力减弱。而几乎没有证据显示，肾功能正常或受损的患者在 CPB 过程中，预防性给予小剂量多巴胺能保护肾功能。况且，即使小剂量多巴胺也可以引起心动过速，这与术后室上性和室性心律失常的高发生率有关。

三、循环、呼吸、代谢改变与肾脏功能

肾脏的供血与心排血量密切相关。维持正常心功能的任何一个因素失常，或多种因素综合的不利影响均会使心排血量降低。肾血流在肾脏灌注压居于 80~180mmgHg（10.7~24.0kPa）之间时，可依靠自动调节保持恒定。肾小球滤过率受肾血流量、交感神经兴奋以及内分泌活性的多重影响，综合作用集中在改变肾小球入球小动脉阻力，这是正常范围内自动调节的关键部位。

控制呼吸的间歇正压，使胸腔内负压下降，导致回心血量减少，时间稍长，就有可能削减肾血流和降低肾小球滤过率。呼吸衰竭时，肺动脉高压使右心室负荷加重，造成右心室扩张。如用低压高频通气，可降低休克或低心排综合征的右心室衰竭超负荷，对于肾灌注有所改善。呼气末正压通气，虽有助于一些呼吸衰竭的换气障碍，但其限制静脉血回流所造成的对循环的不利影响，较间歇加压呼吸更大。机械通气所导致的水、钠潴留，多继发于循环功能改变，增加了肾脏的工作负荷。无论呼吸性酸中毒或碱中毒，都能造成肾血流的下降。

肾脏的神经支配来自交感神经的 T_{10}~L_2 节段。交感神经兴奋导致肾血管收缩，肾血流减少。由于

肾脏缺乏副交感神经的支配，对于交感神经 α 受体兴奋刺激肾素和血管紧张肽增多的血管挛缩，以及引起醛固酮释放导致的水钠潴留，只能依靠反馈的内分泌生化调整，以促成生理上的平衡。对于缺氧（如吸入氧浓度 14% 氧时），肾血流的反应表现为代偿性增加；吸入氧浓度降低为 9% 时，肾血流与正常值相近。渐进性缺氧或低灌注，均可使肾血管压力感受器转变交感系活性释放肾素，造成肾血管阻力大增，肾血流急剧下降。

四、手术对肾脏功能的影响

机体对伤害性刺激的应激反应主要靠神经和内分泌系统来调节。手术伤害性刺激的激惹诱发兴奋作用；而麻醉则多为双向反应，有兴奋也有抑制，恰到好处的适当抑制对患者而言更加有利。倘若出现激烈的应激反应，则能导致肾血流自动调节功能的丧失；过度抑制同样也会造成肾功能障碍乃至肾衰竭。肾血流动力学平稳及水电解质平衡，与内分泌系统有密切关系。

（一）肾素 - 血管紧张素 - 醛固酮

该系统主司血压和水电解质平衡的调控，包括容量、渗透压、血压、水和钠、钾的动态平衡。肾脏对外来刺激诱发的肾动脉压下降，或肾小管远端低钠的反应为分泌肾素。肾素进入循环经由血浆球蛋白，释放出血管紧张素Ⅰ，并由转化酶作用而生成血管紧张素Ⅱ，使血压上升；并促使肾上腺皮质分泌醛固酮，直至血钠和血压恢复到稳定平衡，消除了兴奋作用，肾素分泌才告终止。

（二）精氨酸加压素（血管升压素）

系由下丘脑前叶合成，经神经垂体分泌，对血浆渗透压的改变极为敏感。手术刺激可使精氨酸加压素大量释放，从而导致水分潴留、低渗透压和低钠血症，此反应常能持续至术后 2~3 天。

（三）前列腺素

不同结构的前列腺素对肾血管的作用可以相反。由于机体缺氧产生的花生四烯酸衍化而生成的一些外源性前列腺素，能使肾血管扩张；而其他一些结构不相同的前列腺素则具有肾血管收缩作用，使肾素分泌减少。当缺氧造成肾灌流量下降时，前列腺素与肾素共同调控血管张力以保持血流动力学平衡的作用削弱，其影响已无足轻重。

除了对外科手术的神经内分泌应激的生理改变之外，某些外科操作会显著改变肾脏生理。腹腔镜过程的气腹可产生腹腔间隔室隔综合征或类似表现。腹内压增高可以产生与注入气压成正比的少尿或无尿。其机制包括中心静脉（肾静脉和腔静脉）受压、肾实质受压、心排血量降低、血浆肾素、醛固酮和精氨酸加压素水平升高。其他显著影响肾功能的外科操作包括体外循环、主动脉夹闭和肾动脉附近的外科操作。

第四节　肾脏功能的评估

肾脏浓缩尿液的能力至少取决于以下三个步骤的相互作用：①由逆流机制和尿素再循环产生高渗的髓质间质液；②小管液在髓襻中先浓缩再稀释；③精氨酸加压素在远端小管后半部分和集合管中增加水通透性的作用。肾功能储备轻度或中度下降的患者，常没有明显的临床迹象，但麻醉和手术会导致其急性肾衰的危险性明显增加。肾功能障碍一般涉及肾小球与肾小管功能异常两个方面。绝大多数肾功能障碍均同时有肾小球和肾小管功能异常，但程度不一。通常在以肾小管损害为主的慢性病例，早期往往仅有肾小管功能异常而没有肾小球功能异常，但后期则可继发肾小球功能不全。

一、肾小球滤过功能的评估

肾小球功能异常主要表现为肾小球滤过率降低和肾小球滤过膜通透性改变。导致肾小球滤过率降低的主要原因有：①肾血流量减少　有效循环血量减少，心排血量降低以致肾血管收缩导致肾血流量减少；②有效滤过压降低　失血、失液时肾毛细血管血压随全身血压下降而降低以及尿路梗阻、管型阻塞或间质水肿压迫肾小管引起囊内压升高，致使肾小球有效滤过压降低；③肾小球滤过面积减少　见于慢性肾炎、慢性肾盂肾炎等引起肾小球广泛损伤，肾小球滤过面积极度减少。

肾小球滤过功能是临床上了解肾功能的重要指标之一。肾小球滤过与许多代谢产物排泄有重要关系，肾脏疾病过程中，或多或少都会影响肾小球的形态或功能，从而导致代谢产物滤过减少并在血中潴留，严重时可产生许多临床症状。临床上可检查肾小球滤过情况判定肾小球是否有病变及其

2

程度，同时还可通过系列的动态检查，判定疾病的发展过程和对治疗的反应，以及作为估计预后的重要依据。肾小球滤过功能，广义上也包括其对各种不同直径蛋白质滤过的限制等情况，即出现选择性蛋白尿等情况，但本节不拟予以讨论。肾血流量的多少，会影响肾小球的滤过情况，同时可影响滤过分数从而改变肾小管周毛细血管的胶体渗透压、静水压等。许多病理改变也可影响肾血流量，间接影响肾小管功能。

肾脏清除率的测定以 Fick 原理为依据，可以间接评价肾功能。肾脏排出 X 物质的数量等于动脉供应的量减去静脉回流中的量。流经肾脏的 X 物质的量等于动脉血浆浓度和 RBF 的乘积。从肾回流的量等于静脉血浆浓度和 RBF 的乘积。X 物质的尿排泄率等于尿浓度与尿流速率的乘积。然而，实际中 RBF 和静脉回流率无法测量。肾脏从血浆中清除 X 物质用清除率的概念表示。清除率(clearance，C)是指单位时间内肾脏完全清除 X 物质的血浆容量(ml/min)。这一定义的前提是假定 X 物质的尿排泄率与其肾动脉血浆浓度相等。如果假设 X 物质的肾动静脉血浆浓度相同，X 物质的清除率可以通过尿样、上肢静脉血样和尿流率计算得出。

肾小球清除率是反映肾小球滤过功能的客观指标，在临床上常被用于评价肾功能的损害程度。由于肾脏有较强大的储备能力，目前临床上常用的方法其敏感程度有所不同，各有优劣。常用的检测指标有以下几种：

1. 对氨基马尿酸清除率　对氨基马尿酸(para-aminohippurate，PAH)是一种有机阴离子，随着血液流经肾循环一周后通过肾小球滤过和近端小管的排泄几乎可以完全从血浆中清除，因此计算 PAH 的清除率(C_{PAH})可以代替 RBF。为提取最大的 PAH 分泌量，必须通过静脉给予负荷剂量而后持续输注以维持血浆 PAH 浓度大约为 0.02mg/ml，以获得稳定的低血浆 PAH 浓度。插入导尿管以按时间准确收集尿液。由于只有 90% 的 RPF 进入近端小管周围毛细血管，所以 PAH 清除率小于实际肾血流量，被称为有效肾血浆流量(effective renal plasma flow，eRFP)。eRBF 正常值是 660ml/(min·1.73m^2)。在很多情况下 C_{PAH} 不能正确反映 RPF。如果血浆 PAH 的浓度超过肾小管最大重吸收的量 0.12mg/ml，多余的 PAH 会回到肾静脉，RPF 被低估。约 80% 的 PAH 通过肾小管分泌的形式被清除，如果近端小管功能被破坏，PAH 清除率下降也会低估 RPF。在低血容量和少尿的情况下，PAH 在肾脏中滞留，即使应用提取技术，PAH 清除率仍不能准确代表 RBF。除了作为一种实验工具相对方便以外，在麻醉和手术应激的干扰下 PAH 清除率作为 RPF 的标记物可能并不可靠。

2. 菊粉清除率　菊粉是一种无活性多聚果糖，它能够完全被肾小球滤过，而肾小管不能对其进行分泌和重吸收。可以用每分钟被清除菊粉的血浆毫升数来表示 GFR(ml/min)。菊粉清除率(inulin clearance，C_{In})的测定与 PAH 清除率相同。静脉给予负荷剂量的菊粉 30~50mg/kg，然后持续输注，以维持稳定的血浆浓度 15~20mg/dl。通常用空气冲洗清除膀胱中的尿液，进行精确定时的尿液收集，可以短至 30 分钟内的尿液。一般认为菊粉清除率可以提供一个最精确的 GFR 测定方法。但由于其精密的测定十分费力且对细节的要求过分严格，此方法很少用于临床。菊粉清除率的正常值为 110~140ml/(min·1.73m^2)(男性)，95~125ml/(min·1.73m^2)(女性)。

3. 滤过分数(FF)　滤过分数是指肾小球滤过率与肾血流量的比值，即被肾小球滤过的 RPF 的比值。通常该值用百分比(%)来表示。

$$FF = GFR/RPF = C_{In}/C_{PAH} \qquad (18\text{-}3)$$

通常，GFR 约为 125ml/min，RPF 约为 660ml/min，故 FF 约为 125/660，即 20% 左右。正常人滤过分数男性为 19.2% ± 3.5%，女性为 19.4% ± 3.9%。滤过分数与有效滤过压及肾小球毛细血管对水的通透性有关。FF 发生变化时，常表明近球小动脉张力发生了改变。FF 增加，说明 GFR 相对于 RPF 增加。这一增加可以通过收缩出球小动脉或舒张入球小动脉来实现，在 RPF 下降时维持肾小球滤过压。相反，FF 减少表明 GFR 相对于 RPF 减少，这可通过收缩入球小动脉或舒张出球小动脉来实现。

4. 肌酐清除率(Ccr)　肌酐是由肌肉内磷酸肌酸转变而来。由于人体肌肉重量在一定时期内相当恒定，因此肌酐血浓度也较恒定。肌酐除极少部分由肾小管分泌外，绝大部分由肾小球滤过；也不被肾小管所代谢。当肾小球滤过功能下降时，体内产生的肌酐不能及时从肾脏清除，血肌酐就会升高。但实验研究证明只有当 GFR 下降到正常人的 1/3 时，血肌酐才会明显上升。肌酐清除率的临床应用已受到限制。因为当膀胱自然排空后，残留在膀胱颈的尿液会导致测量结果的误差,必须延长尿液收集时间至12~24小时才能消除这一误差。肌酐清除率正常值波动范围较大,也有昼夜差异。由于肌酐清除率受许多因素干扰,单独应用这一指标不能作为肾功能障碍的诊断标准。不过对肌酐清除率的连续测定可以为肾功能的改变及预后提供有效益的临床指导。

5. 血清肌酐 血清肌酐是检测肾功能常用的较稳定指标,但当GFR迅速改变时,其数值可靠性差。血清肌酐浓度与肌酐分布容积、肌酐生成率、肌酐排泄率有关。围手术期液体输入会增加体内总水量,使肌酐分布容积增加,稀释血清肌酐,会导致低估肾功能障碍程度。恶病质患者肌肉量减少,肌酐的生成会减少,以至于即使GFR明显降低时,血清肌酐水平仍低于正常。血清肌酐与GFR之间呈倒指数关系。血清肌酐增加一倍,说明GFR减少一半。

6. 碘海醇清除率 20世纪90年代以来有报道研究非放射性的碘造影剂—碘海醇(iohexol)清除率,其准确性与核素无异,是目前较为理想的方法。碘海醇是较为常用的非离子碘造影剂,其全名为三碘三酰苯,即N.N'-bis(2,3-二羟基丙基)-5-[N-(2,3-二羟基丙基)乙酰胺基]-2,3,6-三碘异苯二酰胺,商品名为碘海醇(Omnipaque),相对分子质量为821(碘含量为46.4%),是一种含有3个碘分子的非离子水溶性造影剂。Torsten报道,碘海醇在体内与蛋白质结合率非常低(<2%),不被任何器官吸收,也无任何代谢产物,在24小时内近乎100%从尿中以原形排出,而且只经肾小球滤过,不被肾小管重吸收及排泌,非常适合作为GFR测定的标记物。碘海醇作为非离子碘,所引起的不良反应,其严重性及频度上均显著低于目前常用的离子造影剂。Stephen等的研究显示较大剂量的碘海醇不会造成肾功能的损伤。因此应用碘海醇的安全性较好。

碘海醇清除率采用静脉一次注入法,不需静脉持续输注,一般为一次静脉注射3~6g;目前发现小剂量仍能达到满意的结果,在GFR<30ml/min时,可使用更小的剂量(3g)。碘海醇清除率测定方法简便,结果准确,不需要接触核素,无放射性,对医护人员及受检者均较安全,是测定GFR的理想方法。

二、肾小管功能的评估

肾小管功能异常可由缺血、缺氧及肾毒物等的作用引起上皮细胞变性坏死所致,也可由醛固酮和血管升压素等调节因素的变动而导致功能改变。肾小管各段的结构与功能各异,受损时出现的功能异常也不同:①近曲小管重吸收功能异常;②髓襻功能异常;③远曲小管功能异常;④集合管功能异常等。

(一)近端肾小管功能测定

1. 肾小管葡萄糖最大重吸收量 正常血糖经过血液循环从肾小球全部滤过后,在近端小管被全部重吸收,所以用肾小管对葡萄糖的最大重吸收量(TmG)代表肾小管的最大重吸收功能。正常人TmG为(340±18)mg/min。当肾小球滤过的葡萄糖量超过近端小管的最大重吸收能力时,尿中即有葡萄糖排出。当血糖大于8.9~10mmol/L时,尿中葡萄糖即呈阳性,该数值称为肾糖阈。当血糖低于肾糖阈而尿糖呈阳性时,表示近端小管重吸收葡萄糖的能力下降,称为肾性糖尿。

2. 肾小管对氨基马尿酸最大排泄量 血液中的对氨基马尿酸(PAH)经肾小球滤过并由肾小管排泄,当血中PAH达到一定浓度时,肾小管排泄PAH的能力达最大值,该值称为肾小管PAH最大排泄量,正常成人该值为60~90mg/min。

3. 尿氨基酸和溶菌酶测定 肾小球滤过的氨基酸绝大多数被近端小管重吸收,通过对尿中氨基酸谱的测定可了解近曲小管的重吸收功能。溶菌酶分子量为14~17kD,由于其分子量小,经肾小球滤过的该物质可在近曲小管重吸收。正常人尿溶菌酶含量<3pg/ml,如血中含量正常而尿中含量增高,说明近端小管的重吸收能力障碍。

4. 酚磺酞排泄试验 测定经肾小管分泌排出体外的酚磺酞等,以衡量近端肾小管排泄功能。

(二)远端肾小管功能测定

远端肾小管在神经体液的调节下,对维持内环境的稳定及终尿的质与量具有非常重要的意义,其检测指标主要关于尿浓缩与稀释试验。其结果是根据尿液渗透浓度和血浆渗透浓度相比较而确定的。如尿液渗透浓度高于血浆渗透浓度则为高渗尿,表示尿液浓缩;如尿液渗透浓度低于血浆渗透浓度则为低渗尿,表示尿液稀释;如两者相近或相等,则为等渗尿。

1. 尿比重 正常人24小时尿比重为1.015~1.030,如每次尿比重均固定于1.010,说明肾小管浓缩功能差。

2. 浓缩、稀释试验 其做法为晚6时后禁水,

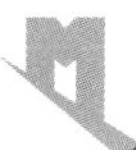

2

次晨6、7、8时各留尿一次，此三次尿中至少一次尿比重大于1.026，如小于1.020提示肾小管浓缩功能下降。

3. 尿渗透压测定：尿渗透压反映尿液中物质的克分子浓度，单位为mOsm/(kg·H_2O)，常用冰点法或蒸汽压渗透压法测定。正常人每日从尿中大约排出600~700mOsm/(kg·H_2O)的溶质，如禁水8小时后晨尿的渗透压<700~800mOsm/(kg·H_2O)，说明肾脏浓缩功能下降，较尿比重测定对了解肾脏浓缩功能更具准确性。

（三）肾小管酸化功能测定

1. 碳酸氢根、可滴定酸及尿氨测定　肾脏为排出氢离子的主要场所，肾小球滤过的氢离子量等于GFR与血浆HCO_3^-浓度之乘积，如成年人GFR为180L/d，血浆HCO_3^-浓度为24mmol/L，则肾小球每日将滤过4 320mmol的HCO_3^-。如此巨大的HCO_3^-量对维持体内酸碱平衡至关重要。可滴定酸及尿氨测定可直接了解远端小管泌氢产氨的功能。正常人每日饮食约产生70mmol的酸性物质，均可通过尿排出体外，当肾小管发生病变时，尿中可滴定酸(UTA)及尿酸(Ud)排出减少，而尿HCO_3^-($U_{HCO_3^-}$)排出增多，可产生酸中毒。

2. 氯化铵负荷试验(酸负荷试验)　该试验主要用于远端肾小管泌氢、产氨能力的测定，但有明显酸中毒的患者不宜进行该试验。具体方法为：①一次口服氯化铵0.1g/kg，然后收集每小时尿液，共3~8次，如尿pH不低于5.5，可诊断为远端肾小管性酸中毒；②每日服用氯化铵量如上法，共三日，分别收集三日尿，结果判断如上法。

3. 碳酸氢根负荷试验　正常肾脏滤过H^+的80%~85%被近端小管重吸收，10%~15%由远端小管重吸收，尿中几无HCO_3^-排出。具体作法为根据患者酸中毒的情况口服或滴注碳酸氢钠直至酸中毒被纠正，计算如下：

尿中排出的HCO_3^-量(%)=尿每分钟排出的HCO_3^-量×血肌酐/(尿每分钟排出的肌酐×血HCO_3^-量)

正常时该值为0；当Ⅰ型肾小管性酸中毒时，该值<5%；Ⅱ型肾小管性酸中毒时>15%。

（四）肾小管损伤标记物

1. $β_2$-微球蛋白　$β_2$-微球蛋白是所有细胞表面的主要组织相容性复合物的小分子蛋白成分，一般被肾小球滤过之后部分被肾小管重吸收。肾小管损伤初期时，$β_2$-微球蛋白重吸收受损，其在尿中水平升高而在血清中水平下降。

2. N-乙酰-β-D-氨基葡萄糖苷酶　肾小管酶N-乙酰-β-D-氨基葡萄糖苷酶(NAG)在尿中浓度增加的测定，可识别亚临床肾小管损伤。尿NAG水平或其同工酶比率已用于移植患者排斥反应的早期检测或慢性肾病病程的跟踪。

3. 中性粒细胞明胶酶相关脂质运载蛋白　中性粒细胞明胶酶相关脂质运载蛋白(NGAL)表达于近端小管细胞，在缺血性肾小管损伤时发生显著上调。NGAL是一种蛋白酶抗体，在早期肾损伤时即可在微量尿液中检测出来，比NAG和$β_2$-微球蛋白出现更早。在小儿或成人行体外循环的2小时之内会显著升高。尿NGAL是代表缺血或肾毒性损伤时一种早期敏感无创的生物标记物。

三、肾血流量测定

肾脏功能能反映和体现局部肾单位的异型性和局部肾血流的变化。肾脏的血管类型十分复杂，且肾血流的分布又不均匀。由于肾血流分配、肾单位结构和功能均存在个体性差异，并且局部肾血流分布变化可以影响肾的水电解质平衡，这使研究者们致力于发展新的测量肾内部血流量的技术。研究人肾脏血流量分布的方法包括对氨基马尿酸清除率、指示剂稀释法、测定肾皮质组织氧分压、放射性核素示踪法、多普勒超声检查以及外部的气体冲洗技术。但这些技术的危险性和局限性限制了它们的应用。

肾血流量包括肾血流量及肾血浆流量。临床上一般不作为常规检查要求，但也是肾功能的一个重要指标，特别是通过RPF与GFR测定，可以计算出滤过分数，这对了解许多生理和病理生理情况有重要意义。

通常采用对氨基马尿酸(PAH)测定RPF。PAH可从肾小球滤过，从出球小动脉出来的PAH可大量被近曲小管摄取而后几乎完全地迅速被分泌入肾小管管腔内，当使用较大剂量PAH时，一次通过肾即可完全排出，因此PAH曾被认为是测定RPF的理想物质。但有试验表明肾皮质PAH的排出率并非100%，从而使人们对该方法测定肾血流量的精确性产生了疑问。

靛氰绿(indocyanine green，ICG)作为一种染料，注入血浆中可以迅速和血浆白蛋白结合，从而通过密度指示剂稀释法测定肾血流量。指示剂稀释法需要肾动静脉置管。尽管试图通过染色剂稀释曲线分别测定肾皮质和肾髓质血流量，但是还没有明确的结果。用热稀释法持续监测肾血流量需要肾静脉置管和持续注入生理盐水。这种测量方法只能测得总的肾血流量。

组织氧分压可以通过多线圈的体表氧分压电极和温度探测器测量。这种 Clark 电极在和组织接触的中间位置排列着多重的铂金微电极，并且与一个极谱记录仪银质阳极形成回路。将探针直接放置在肾皮质上，通过测量该部位 PO_2 的变化，间接反映肾表面灌注。但是这种装置仅能测量肾皮质表层的血流量变化。

利用氪 ^{85} 和氙 ^{133} 的外部清除率可以估计每克组织的局部血流量。这种技术要求选择性肾动脉置管，常在肾动脉造影时应用，也可在手术中做肾动脉穿刺注射。动脉注射后气体快速弥散入肾组织，理论上在组织和血液中达到平衡。通过外部计数绘制出肾冲洗曲线图。不过这种方法不能测定绝对肾血流速度，在无尿患者其测定值受其他因素干扰较大。

运用 Gamma 照相机记录放射性物质在肾脏的转移可以进行肾灌注的定性和半定量评估。肾灌注的定性评价包括一系列的影像学评估以及与该示踪物从主动脉（或髂 - 肾动脉）流入肾脏的影像比较性评估。因为得到的是比较性的结果，只有当两肾灌注不对称时才能发现存在肾脏损伤。

二维超声技术可以监测肾血管阻力和肾内血流量。其测得的是肾脏大血管相对的流速改变，不能测定肾脏血流的绝对值。这项无创性检查可以根据需要反复进行。高对比的超声波检查已经运用于监测肾血流量。这种机器的超声波处理装置可以产生微泡，这些微泡比红细胞还小，可以跟随红细胞进入毛细血管床，从而产生回声波反映这些组织的体积和血流量。通过这种多普勒超声技术，微泡可以像红细胞那样显示腔内的血流速度。已发现用这种方法测得的肾脏血流量与其他直接的评估方法存在一定相关性。

第五节　肾功能的支持

一、营养代谢支持

胃肠道功能基本正常的肾功能障碍，应尽早进行胃肠内营养支持。实施过程中应注意营养液的热卡量及容量、非蛋白热卡、氮的供应以及微量元素和维生素的补充。尤为重要的是维持水、电解质及酸碱的平衡。

二、药物支持

（一）多巴胺能激动剂

1. 多巴胺　曾经有研究认为小剂量多巴胺可以增加尿量，改善肾功能，近年来这一说法遭到质疑。Olsen 等阐述了多巴胺的“三阶段”效应，对水、电解质负荷正常的受试者进行了多巴胺的剂量 - 反应研究。剂量在 1~2μg/（kg·min）时，平均动脉压下降，表明主要是血管扩张的多巴胺能效应。剂量为 3μg/（kg·min）时，eRPF 达峰值，高于基础值 50%，而 GFR 在任何剂量下都未见增加。剂量是 5μg/（kg·min）时，心排血量增加，与 β 肾上腺素能正性肌力作用一致。剂量超过 7.5μg/（kg·min）时，平均动脉压逐渐升高，可能是由于反射性增加了 α 肾上腺素能引起的血管收缩。理论上，多巴胺可以保护肾功能主要是通过选择性增加 RBF 和引起尿盐增加（DA1 作用），或通过作用于 β 肾上腺素能作用增加心排血量和肾灌注。但是有研究发现，多巴胺血浆分布范围广，所以在临床上可能会引起多变的不可预测的反应。甚至在小剂量下，多巴胺也可以产生心动过速。在 10μg/（kg·min）以上，多巴胺增加 α 肾上腺素能受体活性，部分是由于它可以生物转化为去甲肾上腺素，多巴胺的纯作用是逐渐收缩肾血管和减少肾尿流速率。目前，没有资料支持在手术、创伤或脓毒血症时预防性应用小剂量多巴胺对肾脏具有保护作用。应该限制多巴胺作为具有利尿活性的正性肌力药的应用。如果血容量充足但持续性少尿，特别是合并低血压时，多巴胺能提升血压、心排血量和 RBF，并且有利于提高尿流量。

2. 多培沙明　多培沙明是一种合成的多巴胺同型药。它是一种强效的 β_2 受体激动剂和非选择性的多巴胺能激动剂，对肾血管的作用是多巴胺的 1/3。在 1~5μg/（kg·min）范围内，在急慢性心力衰竭时，多培沙明能够减少左右心室的后负荷，增加 RBF。

3. 非诺多泮　非诺多泮是苯二氮䓬类的多巴

2

胺同型物，是选择性 DA_1 受体激动剂。在 0.03~0.3μg/(kg·min) 剂量范围内，引起剂量相关的 RBF 增加和利钠作用。非诺多泮在控制严重肾血管性高血压时与硝普钠效能相似，但与硝普钠不同的是，它可以显著增加 GFR、尿流量和尿盐排泄，不出现反射性高血压。非诺多泮的选择性 DA_1 受体激动剂的活性使得它可以保护肾毒性或肾缺血性损害，而没有多巴胺的 β 肾上腺素能副作用。非诺多泮可减轻造影剂引起的肾损害作用。最近有研究支持，在心脏手术期间输注小剂量非诺多泮有肾保护作用。

（二）前列腺环素

血管扩张剂前列腺环素能对抗去甲肾上腺素和血管紧张素的血管收缩效应，维持内层皮质的灌注。外源性注射人造前列腺素，如 PGE_1，可以抑制试验动物缺血所导致的急性肾衰竭，对肾移植的供体肾具有保护作用。

（三）钙通道阻滞剂

钙通道阻滞剂能够通过多种途径防止肾脏的缺血性损伤，包括防止缺血再灌注所导致的血管收缩，抑制肾小球血管紧张素的作用，减少循环中 IL-2 受体数量等。它们通过阻止细胞钙内流和依赖钙 / 钙调蛋白的黄嘌呤脱氢酶向黄嘌呤氧化酶的转化，从而减少氧自由基的聚集和再灌注损伤。但是当钙通道阻滞剂引起低血压时，可以破坏肾脏的自身调节能力，使肾功能恶化。有研究发现钙通道阻滞剂对由环孢素、顺铂和放射性染料引起的肾毒性有重要的保护作用。

（四）钠尿肽

人类重组钠尿肽类似物已经生产，供外源性补充。源于心房钠尿肽（ANP）的阿那立肽，其可以抑制水电解质重吸收，扩张入球小动脉，收缩出球小动脉，增加肾小球滤过率而不影响肾血流，从而改善肾功能。一项大型的前瞻性研究证明对于少尿性急性肾衰竭使用阿那立肽会显著提高不需要透析患者的存活率。在体外循环期间使用阿那立肽具有肾保护作用。源于 BNP 的奈西立肽已经被 FDA 批准为非口服用药治疗失代偿充血性心力衰竭，其可降低心脏前负荷和后负荷、增强心功能、利尿和缓解肺水肿症状。

（五）生长因子

有多种生长因子在受损肾小管细胞的再生修复中发挥重要作用，如表皮生长因子、转化生长因子、胰岛素样生长因子和肝细胞生长因子等，这些物质可以促进肾小管功能的恢复。

（六）精氨酸加压素（AVP）

感染性休克表现为低血压、心脏指数增加和血管阻力降低，血浆中 AVP 明显降低。感染性休克患者应用 AVP 可使肾的低灌注压升至自动调节范围内，保护肾功能；另外 AVP 优先收缩出球小动脉，可改善滤过分数和 GFR。

三、肾脏替代治疗

透析治疗的目的一是纠正尿毒症及水、电解质和酸碱平衡失调，二是保证足够的营养支持以防营养不良的损害。

（一）血液透析对肾功能的影响

回顾性研究比较血液透析治疗与非透析治疗，结果显示透析治疗可改善患者预后。但是，血液透析造成患者血容量和渗透压的剧烈改变，常引发低血压和心律失常等并发症，可能导致肾脏缺血加重，在血液透析期间应密切观察。另外，血液透析对血管内皮细胞的损害，导致血管内皮细胞对缩血管物质的敏感性增加，而舒血管物质释放减少，破坏肾脏血管的自身调节作用，导致肾血管痉挛，亦加重肾脏缺血。因此，血液透析有可能加重肾脏缺血、延缓肾脏功能的恢复。在血液透析期间，避免低血压是防止肾脏损害恶化的重要手段。

（二）肾脏替代治疗的时机

近年来，肾脏替代治疗的时机倾向于尽早干预，即在急性肾衰竭早期实施肾脏替代治疗。尤其是急性肾衰竭患者出现液体超负荷或高钾血症时，或患者出现明显的尿毒症症状和并发症时，早期积极的肾脏替代治疗显然是必要的。

（三）肾脏替代治疗的方法选择

美国肾脏病学会的调查显示，急性肾衰竭患者可依次采用间歇性血液透析、连续性肾脏替代治疗（continuous renal replacement therapy，CRRT）和腹膜透析实施肾脏替代治疗。近年来，碳酸盐透析的出现，使血流动力学不稳定的 ICU 急性肾衰竭患者也可较安全地接受血液透析治疗。CRRT 是急性肾衰竭、代谢不稳定与液体超负荷患者治疗的重大进展。其常用的方式为体外循环转流泵从一条静脉通道抽血，经血液滤器后自另一条静脉通道回输到体内。其最大优点是可以去除大量的超滤液体。

（四）肾脏替代治疗的充分性

公认的开始肾脏替代治疗的指征指威胁生

命的水、电解质、酸碱平衡紊乱，包括高钾血症、严重的代谢性酸中毒、容量负荷过重、明显的尿毒症症状及中毒等。当肾功能基本恢复正常可满足机体需要时考虑停止使用。美国透析研究协作组（NCDS）提出将尿素氮作为衡量透析充分与否的小分子溶质清除指标。肾脏替代治疗的充分性反映了替代治疗对代谢产物的清除效率和血浆中代谢产物降低的程度。

四、生物人工肾小管装置

对于急慢性肾衰患者，尽管血液透析、透析滤过及 CAPD 治疗已经显著延缓了疾病的进展，但其临床死亡率仍然较高。因为这些方法主要替代了肾脏对小分子溶质的清除和滤过功能，并不具有肾小管重吸收、平衡代谢和内分泌等重要功能，其可引起氨基酸等有用物质的丢失、影响血流动力学、液体控制失常、导管和体外循环通路并发症等。生物人工肾小管辅助装置（bioartificial renal tubule assist device，RAD）通过细胞治疗技术和组织工程学技术的完美结合，制造出能模拟肾小管生理功能的人工器官装置，可有效替代肾脏转运、代谢和内分泌功能，提供了完全的肾脏替代治疗，在急慢性肾衰治疗具有良好应用前景和显著临床意义。

随着信息技术、材料技术肌组织工程技术的发展融合，有望设计出可携带式或植入式的生物人工肾、微缩化生物人工肾，并应用于肾脏替代治疗的临床，使肾衰竭的治疗效果得到重新评价。

（傅 强 张 宏）

参考文献

[1] KOEPPEN B M, STANTON B A. Structure and function of the kidneys [M]//KOEPPEN BM, STANTON BA. Renal Physiology. 4th ed. Phila delphia: Mosby Elsevier, 2007: 19-30.

[2] MADSEN K M, NIELSEN S, TISHER C C. Anatomy of the kidney [M]//BRENNER BM. Brenner & Rector's The Kidney. 8th ed. Philadelphia: Saunders Elsevier, 2008: 25-90.

[3] GONG R, DWORKIN L D, BRENNER B M, et al. The renal circulations and glomerular ultrafiltration [M]// BRENNER B M. Brenner & Rector's The Kidney, 8th ed. Philadelphia: Saunders Elsevier, 2008. 91-129.

[4] GENUTH S M. The adrenal glands [M]//BERNE RM, LEVY EM. Physiology, 4th ed. St. Louis: Mosby, 1998: 930-964.

[5] CORREA A H, CHOI M R, GIRONACCI M, et al. Atrial natriuretic factor decreases renal dopamine turnover and catabolism without modifying its release [J]. Regul Pept, 2008, 146 (113): 238-242.

[6] SANSOE G, FERRARI A, BARALDI E, et al. Dopaminergic control of renal tubular function in patients with compensated cirrhosis [J]. Dig Dis Sci, 2002, 47 (2): 392-400.

[7] MOLITORIS B A. Transitioning to therapy in ischemic acute renal failure [J]. J Am Soc Nephrol, 2003, 14 (1): 265-267.

[8] SENER M, TORGAY A, AKPEK E, et al. Regional versus general anesthesia for donor nephrectomy: Effects on graft function [J]. Transplant Proc, 2004, 36 (10): 2954-2958.

[9] LEGRAND M, BEZEMER R, KANDIL A, et al. The role of renal hypoperfusion in development of renal microcirculatory dysfunction in endotoxemic rats [J]. Intensive Care Med, 2011, 37 (9): 1534-1542.

[10] NIJSSEN E C, RENNENBERG R J, NELEMANS P J, et al. Prophylactic hydration to protect renal function from intravascular iodinated contrast material in patients at high risk of contrast-induced nephropathy (AMACING): a prospective, randomised, phase 3, controlled, open-label, non-inferiority trial [J]. Lancet, 2017, 389 (10076): 1312-1322

[11] EGER E I, GONG D, KOBLIN D D, et al. Dose-related biochemical markers of renal injury after sevoflurane versus desflurane anesthesia in volunteers [J]. Anesth Analg, 1997, 85 (5): 1154-1163.

[12] KHARASCH E D, FRINK E J J, ZAGER R, et al. Assessment of low-flow sevoflurane and isoflurane effects on renal function using sensitive markers of tubular toxicity [J]. Anesthesiology, 1997, 86 (6): 1238-1253.

[13] LEE H T, OTA-SETLIK A, FU Y, et al. Differential protective effects of volatile anesthetics against renal ischemia-reperfusion injury in vivo [J]. Anesthesiology, 2004, 101 (16): 1313-1324.

[14] KUIPER J W, GROENEVELD A B, SLUTSKY A S, et al. Mechanical ventilation and acute renal failure [J]. Crit Care Med, 2005, 33 (6): 1408-1415.

[15] ONORATI F, PRESTA P, FUIANO G, et al. A randomized trial of pulsatile perfusion using an intra-aortic balloon pump versus nonpulsatile perfusion on short-term changes in kidney function during cardiopulmonary bypass during myocardial reperfusion [J]. Am J Kidney

2

Dis, 2007, 50 (2): 229-238.

[16] MACGREGOR D A, SMITH T E, PRIELIPP RC, et al. Pharmacokinetics of dopamine in healthy male subjects [J]. Anesthesiology, 2000, 92 (2): 338-346.

[17] LANDONI G, BIONDI-ZOCCAI G G, MARINO G, et al. Fenoldopam reduces the need for renal replacement therapy and in-hospital death in cardiovascular surgery: A meta-analysis [J]. J Cardiothorac Vasc Anesth, 2008, 22 (1): 27-33.

[18] RANUCCI M, SORO G, BARZAGHI N, et al. Fenoldopam prophylaxis of postoperative acute renal failure in high-risk cardiac surgery patients [J]. Ann Thorac Surg, 2004, 78 (4): 1332-1337.

[19] SISILLO E, CERIANI R, BORTONE F, et al. N-acetylcysteine for prevention of acute renal failure in patients with chronic renal insufficiency undergoing cardiac surgery: A prospective, randomized, clinical trial [J]. Crit Care Med, 2008, 36 (1): 81-86.

[20] PANNU N, NADIM M K. An overview of drug-induced acute kidney injury [J]. Crit Care Med, 2008, 36 (4 Suppl): S216-S223.

[21] PERAZELLA M A, LUCIANO R L. Review of select causes of drug-induced AKI [J]. Expert Rev Clin Pharmacol, 2015, 8 (4): 367-371.

[22] CAIRONI P, TOGNONI G, MASSON S, et al. Albumin replacement in patients with severe sepsis or septic shock [J]. N Engl J Med, 2014, 370 (15): 1412-1421.

[23] LEITE T T, MACEDO E, MARTINS IDA S, et al. Renal outcomes in critically ill patients receiving propofol or midazolam [J]. Clin J Am Soc Nephrol, 2015, 10 (11): 1937-1945.

[24] LUO C, YUAN D, LI X, et al. Propofol attenuated acute kidney injury after orthotopic liver transplantation via inhibiting gap junction composed of connexin 32 [J]. Anesthesiology, 2015, 122 (1): 72-86.

[25] KUHN M. Endothelial actions of atrial and B-type natriuretic peptides [J]. Br J Pharmacol, 2012, 166 (2): 522-531.

第十九章

麻醉与内分泌

目　　录

2

内分泌系统功能正常对机体适应内外环境变化以及维持内外环境平衡十分重要。内分泌系统是由多个内分泌腺体及某些脏器的内分泌组织所组成的体液调节系统，它分泌的激素作用于靶细胞后产生一系列生物反应而发挥其效应。内分泌腺体功能亢进或功能减低时出现机体内分泌紊乱，引起多系统器官功能障碍及代谢异常。许多内分泌疾病能够通过外科手术得到治疗，一些接受手术治疗的患者又常常合并有内分泌系统疾病和/或内分泌功能异常，同时麻醉和手术对内分泌系统也有不同程度的影响。因此，麻醉科医师应熟悉内分泌系统的主要生理功能及病理生理变化，了解有关麻醉与内分泌系统的相互影响，正确处理围手术期各种内分泌系统的功能紊乱，对选择合适的麻醉方法及麻醉用药、改善麻醉管理、使患者安全顺利的渡过围手术期十分重要。

第一节　内分泌系统的生理功能

一、内分泌腺及其生理功能

内分泌腺体主要包括垂体、甲状腺及甲状旁腺、胰岛、肾上腺等，它们合成及分泌相应的激素，进入血液循环发挥其效应。

（一）垂体

位于蝶鞍内，呈卵圆形，分为前叶（又称腺垂体）和后叶（又称神经垂体）。

1. 腺垂体　腺垂体分泌的激素有促进其他内分泌腺体激素释放的作用，又称为促激素，包括：①促甲状腺激素（TSH）；②促肾上腺皮质激素（ACTH）；③促性腺激素，有卵泡刺激激素（FSH）和黄体生成激素（LH）。这些促激素通过作用于周围腺体而发挥其效应。此外，腺垂体还分泌：①生长激素（GH）：通过影响糖、脂肪及蛋白质等代谢，促进机体的生长发育；②催乳素（PRL）：可促进乳腺分泌组织的发育、生长并分泌乳汁；③黑色素细胞刺激素（MSH）：促进黑色素的合成，使皮肤黏膜色素加深。这些激素直接作用于外周器官组织。腺垂体分泌的激素除受到内分泌腺体分泌功能的负反馈调节外，下丘脑分泌各种释放激素或释放抑制激素调节腺垂体的内分泌功能，如促甲状腺激素释放激素（TRH）、促肾上腺皮质激素释放激素（CRH）、促性腺激素释放激素（GnRH），包括卵泡刺激素释放激素（FRH）和黄体生成素释放激素（LRH）、生长激素释放激素（SRH）和生长激素释放抑制激素（SRIH）、催乳素释放激素（PRH）和催乳素释放抑制激素（PRIH）、黑色素细胞刺激激素释放激素（MRH）和黑色素细胞刺激激素释放抑制激素（MRIH）等。

2. 神经垂体　神经垂体分泌抗利尿激素（ADH）和缩宫素（OXT），两者均合成于下丘脑。ADH合成于下丘脑的室上核，OXT合成于室旁核，沿下丘脑-垂体束的神经纤维输送到神经垂体贮存。抗利尿激素在调节机体水平衡方面发挥着重要的作用，主要作用是促进肾小管对水的重吸收，从而保留了水分，浓缩尿液成为高渗。它又能使动脉和毛细血管收缩，升高血压，故又称为血管升压素。缩宫素的生理作用为促进子宫收缩，并促进乳腺分泌。

（二）甲状腺及甲状旁腺

1. 甲状腺　甲状腺位于甲状软骨下，紧贴在气管的第3、4软骨环前面，由左右两叶和中间的峡部组成。甲状腺是人体最大的内分泌腺体，甲状腺滤泡上皮细胞从血液中摄取碘经酪氨酸碘化，最终合成甲状腺激素，主要为甲状腺素（T_4）和少量的三碘甲腺原氨酸（T_3），并贮存于甲状腺内。外周组织将T_4转化为T_3，T_3的半衰期较短，作用效能是T_4的8~10倍。大部分T_4与甲状腺结合球蛋白（thyroid binding globulin，TBG）结合，小部分与甲状腺结合前白蛋白（TBPA）结合，只有很小一部分与白蛋白结合。T_3与TBPA结合很少，与TBG结合也较松散。只有游离（非结合）的T_3、T_4才具有生理活性。甲状腺的生理功能包括：①产热：加速体内细胞氧化反应，释放能量；②调节生长、发育及组织分化：甲状腺激素对于维持正常的生长发育十分重要，甲状腺激素和生长激素对生长发育有协同作用；③对蛋白质、糖、脂肪代谢的影响：促进机体蛋白质合成，维持机体正常的需要，但分泌过多时可加速蛋白质分解；加速肠道对糖的吸收，同时促进肝糖原分解和糖异生，增加组织对糖的利用，促进肝、肌肉和脂肪组织摄取葡萄糖；促进脂肪的氧化和分解；④对神经系统的影响：甲状腺功能正常对中枢神经系统的发育和功能调节十分重要，在胎儿及幼年时期缺乏甲状腺激素可影响大脑发育，出现智力低下；而成年人甲状腺激素缺乏时，可表现为反应迟钝、智力减退；⑤对心血管系统的影响：甲状腺素过多时，心脏收缩增强，心率加快，心排血量增加。甲状腺素减少时，心肌张力减低，心率减慢，心排血量减少。甲状腺素和肾上腺素、去甲肾上腺素又相互增强作用。⑥其他：甲状腺素对维持机体内环境的生理平衡及病理过程都有影响。

2. 甲状旁腺　正常甲状旁腺分上下2对，上甲状旁腺一般位于甲状腺上极背侧附近，下甲状旁腺位于甲状腺下极前或侧后面。甲状旁腺分泌甲状旁腺激素（PTH），其生理功能为调节机体钙磷代谢和维持血钙磷浓度稳定，它直接作用于骨和肾，间接作用于小肠，包括：①作用于破骨细胞，促进骨质的溶解；②促使肾小管对钙的重吸收增加，抑制肾小管对磷的再吸收，促进尿中磷酸盐的排出；③促使肠钙吸收增加，其结果是血钙增高、血磷降低、尿磷增高。

（三）胰腺

胰腺的胰岛细胞分为β细胞和α细胞。前者分泌胰岛素，后者分泌胰高血糖素。

1. 胰岛素　是人体血糖调节最主要的激素，其主要生理作用有：①糖代谢：胰岛素增加细胞对葡萄糖的通透性，促进葡萄糖从细胞外向细胞内转移，加速糖的利用；促进葡萄糖的氧化和酵解，促进葡萄糖转变为脂肪；促进肝糖原的合成和贮存，抑制糖原的分解及异生；②脂代谢：胰岛素能促进肝脏和脂肪细胞的脂肪酸的合成，抑制脂肪的分解，降低血中游离脂肪酸含量，减少酮体的产生；③蛋白质代谢：促进蛋白质的合成，抑制其分解。

2. 胰高血糖素　具有升高血糖的作用，它促进肝糖原分解和异生，抑制肝糖原的合成，升高血糖浓度；激活脂肪细胞中的脂肪酶，加快脂肪分解，使血中游离脂肪酸升高；促进氨基酸进入肝细胞，加速脱氨基作用，增进糖异生，促进蛋白质分解；促进降钙素分泌，降低血钙浓度。

（四）肾上腺

肾上腺包括肾上腺皮质和髓质两个在形态发生、生理功能完全不同的部分，外层皮质占90%，中央髓质占10%。

1. 肾上腺皮质　按解剖结构从外层到内层分别为球状带、束状带和网状带，依次分泌盐皮质激素、糖皮质激素及性激素。肾上腺皮质激素具有广泛的生理功能，为机体维持正常的生命所必需。

（1）盐皮质激素：以醛固酮为代表，在维持体内钠和钾离子平衡方面起主要作用，醛固酮能明显增加肾远曲小管对钠离子的重吸收和对钾离子、氢离子的分泌作用，从而导致细胞外液中钠离子浓度增高、细胞外液容量增高，维持正常的血钾浓度。如果摄入的钠量减少，或肾近曲小管重吸收钠增多，到达远曲小管的钠量减少时，醛固酮的排钾作用明显减弱。值得注意的是，醛固酮的储钠作用有“脱逸”现象。近年来对心房钠尿肽的研究发现，心房钠尿肽作为排钠激素，在醛固酮等盐皮质激素产生的钠“脱逸”中发挥重要作用。当体内钠量过多时，体液容量增多，促使心房钠尿肽分泌而使尿钠排泄增多。但醛固酮的排钾作用并不出现“脱逸”现象。另外，与糖皮质激素一样，盐皮质激素可增强血管对儿茶酚胺的敏感性。盐皮质激素的分泌与肾血流量和血钠浓度有关。当肾血流不足或血钠浓度下降，以及前列腺素或β肾上腺素能兴奋时，引起肾小球旁细胞分泌肾素，肾素促使血液中血管紧张素原转变为血管紧张素Ⅰ，然后在肺和其他组织中血浆转换酶的作用下转变为血管紧张素Ⅱ，血管紧张素Ⅱ直接作用于肾上腺皮质，促进醛固酮分泌，同时还有强烈的收缩血管、升高血压的作用。血钠浓度改变通过细胞外液的容量变化调整醛固酮分泌。高钾血症可刺激醛固酮分泌，而低钾血症抑制其分泌。腺垂体的促肾上腺皮质激素（ACTH）也参与醛固酮的调节，但ACTH对醛固酮分泌的长期持续作用则不明显。醛固酮除了促进肾脏的储钠排钾作用外，对其他有分泌和吸收功能的组织，如胃肠道、唾液腺、汗腺等也有减少钠排泄和增多钾排泄，即储钠排钾的作用。由于储钠时细胞外液增多导致有效血容量增加，心排血量增多，同时小动脉壁的钠、水含量增加，使小动脉管腔半径缩小，外周血管阻力增加而导致高血压。此外，醛固酮和钠可相应影响去甲肾上腺素的代谢，使交感神经系统的活性增强，也使血压升高。

（2）糖皮质激素：主要是皮质醇（氢化可的松）和少量皮质酮，其作用极其广泛，主要调节糖、蛋白质、脂肪和水盐代谢，从而维持内环境的平衡。糖皮质激素是机体对抗胰岛素低血糖症的“升糖”调节激素之一，它通过刺激肝脏葡萄糖异生、增加肝脏糖原合成、抑制外周组织葡萄糖利用而升高血糖；通过直接作用或通过增强儿茶酚胺和生长激素等的脂解作用促进脂肪分解，增加非酯化脂肪酸入血，另一方面使血糖升高，兴奋胰岛素分泌，促进脂肪合成，使身体总的脂肪量增多；促进蛋白质分解，抑制其合成，导致负氮平衡。长期过量的糖皮质激素可引起严重肌肉消耗萎缩，骨质疏松，影响儿童生长发育；皮质醇在生理情况下具有弱的盐皮质激素活性，即保钠排钾；主要的心血管作用是增加血管对血管紧张素Ⅱ和儿茶酚胺的敏感性，从而维持血压。糖皮质激素还可以增加心排血量。糖皮质激素可使胃壁细胞增多，胃酸和胃蛋白酶分泌增多。糖皮质激素影响多种神经系统功能，包括情绪、行为和神经活动等。长期大量应用糖皮质激素一方面抑制蛋白质合成，促进蛋白质分解，影响骨基质的形成，另一方面促进骨吸收，增加钙磷排泄，使骨骼的矿化不足，从而引起骨质疏松。糖皮质激素具有稳定溶酶体膜的作用，能抑制过敏反应、炎症及毒性反应。糖皮质激素对机体应激反应具有保护作用，其机制为允许作用，即在基础水平下对内环境稳定预防机制的允许作用，使机体在受到应激时能作出适当反应；另一方面为抑制作用，限制已经激活的内环境防御机制不要反应过度，防止损害机体。

(3) 性激素：主要是脱氢表雄酮和具有弱雄性激素作用的雄烯二酮，以及少量的睾酮和雌二醇。其主要生理功能是在正常情况下与青春期的发动有关，作用于肌肉、毛发等第二性征，也有促进蛋白质合成作用。一般情况下肾上腺皮质分泌性激素的量很小。

2. 肾上腺髓质　肾上腺髓质起源于外胚层，主要由嗜铬细胞构成，间有少量交感神经细胞。嗜铬细胞分泌和储存儿茶酚胺(CA)，即肾上腺素(E)、去甲肾上腺素(NE)和多巴胺(DA)。嗜铬细胞按其不同的形态、功能及组织化学特征分为产生E或NE的两种细胞，人类肾上腺髓质嗜铬细胞产生的CA中约85%是E。这些细胞还存在于胸、腹椎旁神经节、心、脑、脾、前列腺、卵巢、膀胱等处。肾上腺髓质受交感神经胆碱能节前纤维直接支配，分泌和贮存肾上腺素和去甲肾上腺素，通过肾上腺素能受体而产生作用，调节心血管、中枢神经系统及自主神经，对糖、脂肪代谢均有重要的生理意义。它能兴奋心脏，心肌收缩力增强，心率加快、传导加速，心排血量增大；能使小动脉和小静脉收缩，增加外周血管阻力；支气管平滑肌松弛，解除支气管痉挛；促进糖原分解，升高血糖，促进脂肪分解，并可刺激下丘脑和垂体引起促肾上腺皮质激素和促甲状腺素的分泌。

二、内分泌功能的生理调控

内分泌系统功能受多种因素的影响及调控，保持其功能状态相对稳定。如果这一稳定状态因某种原因而破坏，导致内分泌功能亢进或低下，将影响机体正常的生理功能。

(一) 神经系统对内分泌系统的影响

1. 中枢神经系统对内分泌功能的影响　高级神经及自主神经活动均可影响内分泌系统的功能，而内分泌功能正常与否也能影响神经系统的功能。高级神经活动，如紧张、焦虑、饥饿、寒冷、手术创伤、疼痛等可影响下丘脑内分泌功能，也能引起交感神经兴奋，使肾上腺皮质激素及儿茶酚胺分泌增加；而甲状腺功能低下可出现智力低下、反应迟钝等，胰岛素瘤患者可出现精神症状。

2. 神经递质对内分泌功能的影响　中枢神经递质如多巴胺、去甲肾上腺素、乙酰胆碱、5-羟色胺等均参与调节下丘脑及腺垂体激素的释放或抑制。

(二) 下丘脑-垂体-内分泌腺的反馈性调节

1. 下丘脑-垂体-甲状腺之间的反馈性调节　腺垂体分泌的TSH能促进甲状腺增生肥大，刺激甲状腺素的合成与分泌。TSH的分泌受两种因素的调节：下丘脑分泌的TRH可刺激TSH的分泌；同时甲状腺激素也可直接抑制TSH的分泌，又可对抗TRH的作用。甲状腺激素负反馈机制控制体内的TSH分泌的平衡。

2. 下丘脑-垂体-肾上腺之间的反馈性调节　下丘脑分泌的CRH刺激垂体分泌ACTH，ACTH又刺激肾上腺皮质分泌皮质醇；当血中肾上腺皮质激素浓度过高时，能抑制下丘脑分泌CRH及垂体分泌ACTH。

3. 下丘脑-垂体-性腺之间的反馈性调节　在月经周期的排卵前，垂体分泌FSH、LH增加，作用于卵巢导致雌激素分泌增多；当排卵时，下丘脑、垂体分泌功能兴奋，FSH和LH分泌增加，促进排卵。

(三) 内分泌腺体及激素之间的相互影响

1. 腺体内及腺体之间的互相影响　甲状腺内调节同样非常重要，有机碘在腺体内含量的改变可影响甲状腺素的合成与分泌，其可能是通过改变对TSH反应而产生作用。胰岛内分泌的胰岛素和胰高血糖素可相互影响，相互制约。嗜铬细胞瘤分泌大量儿茶酚胺可抑制胰岛β细胞的分泌功能，患者表现为血糖升高或糖尿病。

2. 相关激素之间的相互影响 TSH 对 TRH 反应还受其他因素的影响，如生长抑素及多巴胺对 TRH 的分泌有抑制作用，女性激素增强 TRH 的反应，而糖皮质激素对此则是抑制作用。生长激素有抗胰岛素作用，肢端肥大患者可有血糖升高表现；ACTH 可直接影响醛固酮的合成与分泌。

（四）体液因素对内分泌功能的影响

1. 钙磷代谢与甲状旁腺素及降钙素之间的相互作用 血清钙离子浓度增高时，PTH 的分泌受到抑制，降钙素分泌增多；而血清钙离子浓度降低时，兴奋甲状旁腺分泌 PTH，同时抑制降钙素的分泌。PTH 和降钙素通过调节血钙而相互影响。

2. 血糖与胰岛素及胰高血糖素之间的相互作用 当血糖升高时，刺激胰岛 β 细胞分泌胰岛素，同时抑制胰岛 α 细胞分泌胰高血糖素；血糖降低时，刺激胰岛 α 细胞及肾上腺髓质，胰高血糖素和肾上腺素分泌增加，胰岛素的分泌受到抑制。

3. 水及电解质与抗利尿激素及醛固酮之间的相互作用 当有效血容量减少，血压下降时，血管升压素分泌增加，同时肾素 - 血管紧张素系统兴奋，刺激醛固酮分泌。高钾血症也刺激醛固酮的分泌，而低钾血症抑制醛固酮的分泌。

第二节 内分泌系统功能异常对机体的影响

一、垂体功能异常对机体的影响

垂体可因各种疾病而影响其分泌功能。当垂体分泌功能亢进时，可出现相应的临床表现及症状，如垂体腺瘤可引起泌乳素增高、生长激素增高以及皮质醇增多症。垂体功能减退，除其分泌的激素减少外，同时因促激素分泌不足，可影响内分泌靶腺功能。神经垂体功能减退可出现血管升压素分泌过少，发生尿崩症。

垂体瘤的临床表现根据肿瘤分泌激素的不同而有所差异，此外还包括组织压迫症状。腺瘤体积过大可使正常垂体组织受压而萎缩，引起垂体促激素分泌减少和相应周围靶腺萎缩。尤其以 LH/FSH 分泌减少致闭经、不育或阳痿最早发生，其次为 TSH 分泌不足引起的继发性甲状腺功能减退症，ACTH 不足引起的继发性肾上腺皮质功能减退症者较少见，临床上常见复合症状。此外，垂体周围组织压迫症状包括：①神经刺激症状：大多数患者主诉头痛，位于前额、双颞侧、眶后等处，呈钝痛或胀痛，系由于肿瘤压迫、侵蚀硬脑膜或蝶鞍膈膜、或牵引血管外膜神经纤维所致。②视神经、视交叉及视神经束压迫症状：引起双颞侧、同侧或 1/4 视野缺损等，视力常减退，甚至失明。眼底检查可见视神经色泽浅淡，视乳头萎缩。③下丘脑疾病综合征：肿瘤向上生长可影响下丘脑结构和功能，发生各种下丘脑疾病综合征。④海绵窦综合征：肿瘤向两侧及后方发展侵蚀海绵窦可发生第Ⅲ、Ⅳ、Ⅵ脑神经受压、眼球运动障碍与突眼，第Ⅴ神经受累时可发生三叉神经痛或面部麻木等。⑤脑脊液鼻漏：见于肿瘤向下发展破坏蝶鞍鞍底与蝶窦时，常合并脑膜炎。

（一）垂体功能亢进

主要原因为垂体腺瘤，根据垂体细胞分泌激素的不同分为：泌乳素（PRH）瘤、生长激素（GH）瘤、促肾上腺皮质激素（ACTH）瘤、多形性腺瘤及无功能腺瘤。

1. 泌乳素（PRH）瘤 泌乳素分泌增加，导致男性性功能减退、睾酮合成减少和精子发生减少，女性患者抑制卵巢合成黄体酮，表现为闭经、泌乳。肿瘤增大可出现肿瘤压迫和垂体功能减低症状，如头痛、视野缺损、眼外肌麻痹、急性视力下降、复视等，以及甲状腺、肾上腺皮质功能继发性减低。泌乳素是应激激素，精神紧张、体力活动、低血糖、麻醉和手术等刺激均可引起 PRL 分泌增加，手术后 PRL 水平可升高 5 倍以上。泌乳素瘤对全身影响较少。

2. 生长激素（GH）瘤 生长激素过度分泌，发生于骨骺闭合前表现为巨人症，发生在骨骺已融合后为肢端肥大症。其特征有：骨骼增大突出、手足增宽、特殊面容（鼻大而宽厚，唇厚舌肥），腭垂及软腭增厚以及声门下气管狭窄；糖耐量降低或糖尿病；腺垂体功能减低，首先影响性腺，甲状腺及肾上腺皮质功能影响较少；高血压、心脏肥大及左心室功能不全、冠心病和心律失常等。呼吸系统可因口咽软组织增生导致口咽部狭窄，表现有阻塞性睡眠呼吸暂停。

3. 促肾上腺皮质激素（ACTH）瘤 由于垂体分泌过多的 ACTH，促进肾上腺皮质增生并分泌过量的皮质醇，引起以糖、脂肪及蛋白质代谢异常的皮质醇增多症又称库欣综合征（Cushing's syndrome）。其表现主要有向心性肥胖、满月脸、水牛背，躯干肥胖而四肢细弱；皮肤菲薄、紫纹、瘀斑、肌肉萎缩无力、骨质疏松和病理性骨折及伤口愈合困难；糖耐量降低或糖尿病；高血压、低钾血症及性腺功能紊乱等。

4. 无功能腺瘤　垂体腺瘤无分泌功能，其表现主要取决于肿瘤的大小及其压迫正常组织情况。表现为头痛、视力下降、视野缺损、复视及斜视、腺垂体分泌功能减低。

（二）垂体功能减退

1. 腺垂体功能减退　腺垂体功能减退症是由不同病因引起腺垂体全部或大部受损，导致一种或多种垂体激素分泌不足所致的临床综合征。病因分为原发性和继发性，原发性包括垂体肿瘤、缺血坏死、感染、炎症、垂体卒中等；继发性病因包括手术、放疗、下丘脑及中枢神经系统肿瘤、外源性激素抑制（如类固醇治疗）等。临床表现取决于各种垂体激素减退的速度及相应靶腺萎缩的程度，腺垂体组织毁坏50%以上时即可出现临床症状。一般促性腺激素及泌乳素受累最早且较严重，其次为促甲状腺激素，促肾上腺激素缺乏较少见。

(1) 促性腺激素和泌乳素分泌不足症状：产后无乳，乳腺萎缩，长期闭经与不育为本症的特征。毛发常脱落，尤以腋毛、阴毛为明显，眉毛稀少或脱落。男性胡须稀少，伴阳痿。性欲减退或消失，如发生在青春期可有第二性征发育不全。女性生殖器萎缩，宫体缩小，会阴部和阴部黏膜萎缩，常伴阴道炎。男性睾丸松软缩小，肌力减退。

(2) 促甲状腺激素分泌不足症状：体温低，皮肤干燥而粗糙，较苍白无光泽和弹性，较重者可有食欲缺乏、便秘、精神抑郁、表情淡漠、记忆力减退、行动迟缓等。可伴精神失常，心电图示心动过缓、低电压、心肌损害、T波平坦等。

(3) 促肾上腺皮质激素分泌不足症状：患者常极度疲乏，体力软弱，厌食、恶心、呕吐、体重减轻、脉搏细弱、血压低。重者可有低血糖发作，对外源性胰岛素敏感性增加，肤色变浅。

(4) 并发症：可能出现垂体危象及昏迷，各种应激，如感染、腹泻、呕吐、失水、饥饿、受寒、中暑、手术、外伤、麻醉等，常可诱发垂体危象，表现为高热（>40°C），低温（<30°C），低血糖，循环衰竭，水中毒等。出现精神失常、谵妄、恶心、呕吐、昏厥、昏迷等症状。

2. 神经垂体功能减退　主要为尿崩症，由于肿瘤、炎症、结核、颅脑外伤和垂体手术后，出现血管升压素分泌减少。临床表现为烦渴、多饮、大量低渗、低比重尿，严重者出现脱水，甚至嗜睡、意识障碍、虚脱和死亡。可用血管升压素治疗，或DDAVP治疗；氯磺丙脲及氢氯噻嗪也有效。

（三）垂体疾病与麻醉

垂体肿瘤的麻醉处理应根据病情、手术方式等具体情况而定。对于大多数种类的垂体腺瘤，经鼻蝶窦入路垂体瘤切除术手术是主要的治疗方式。对经鼻手术的患者，需在拔管前充分吸引，确保患者充分清醒、呛咳反射正常后拔除气管导管，严格防止血液流入气道。

肢端肥大症患者由于舌根肥大、咽部软组织显著增生，麻醉诱导时可能会遇到上呼吸道梗阻、面罩通气和气管插管困难，应给予重视。术前谨慎评估患者气道条件，是否存在夜间打鼾及憋醒等。值得注意的是，对于肢端肥大症患者，采用常规指标（如Mallampati分级、张口度、颈部活动度、甲颏距离）评估气道可能会得出假性的良好结果。对这些患者进行麻醉诱导时，应备好困难气道管理的设备和人员，诱导时可使用氯琥珀胆碱替代非去极化肌松药，采用合适型号的口咽通气道辅助通气，常常需要更大号的喉镜片。如直接喉镜暴露困难，可使用视频喉镜辅助插管，若仍存在插管困难，可待患者自主呼吸恢复后，采用经鼻或经口纤维支气管镜清醒插管。严重受累患者的最佳选择可能是直视清醒插管。

库欣病患者麻醉诱导时可能存在通气困难，使用口咽通气道多可缓解。此外，还应注意其高血压、高血糖、水电解质紊乱等病理改变，麻醉诱导期间循环波动可能较明显。

泌乳素瘤对全身影响较小，如无肿瘤压迫所引起的垂体分泌功能障碍，其手术麻醉的处理应无特殊。否则，应针对病情给予补充激素治疗和对症治疗。无功能腺瘤患者出现垂体功能减低时，术中应根据肾上腺皮质功能和应激水平适当补充糖皮质激素。

垂体功能减退患者对麻醉药物非常敏感，机体代偿功能差，麻醉诱导时循环波动大，易发生顽固性低血压。因此，术前应认真检查，充分准备，可根据病情进行激素替代疗法，纠正水电解质紊乱、代谢紊乱。应选择适当的麻醉方法，麻醉药用量适当减少，术中加强监测，防止缺氧和二氧化碳蓄积。此类患者易发生心功能不全或肺水肿，术中应注意控制输液速度和输液量。

二、甲状腺功能异常对机体的影响

（一）甲状腺功能亢进

甲状腺素主要调节组织的代谢。当甲状腺素分泌过多时，基础代谢率可增高35%左右，机体产热增加，耗氧量增高、加速蛋白质分解、促进脂肪的氧化和分解，神经兴奋性增强，心肌收缩力增强。常由Graves病引起。

1. 高代谢症状　疲乏无力、多汗、皮肤温暖潮湿、体重锐减、糖耐量异常或糖尿病加重，负氮平衡。

2. 甲状腺肿　甲状腺肿大，可为弥漫性或局部结节肿大，可包绕并压迫气管，使气管偏移或狭窄，出现呼吸困难；还可浸润喉返神经，导致声带运动障碍，声音嘶哑，饮水呛咳，为插管和拔管带来困难。

3. 眼部表现　非浸润性突眼为交感神经兴奋眼外肌群和上睑肌所致，眼征包括下视露白，瞬目减少，上视前额皮肤不能皱起和内聚不能。浸润性突眼患者有畏光、流泪、复视、视力减退、眼部肿痛、异物感等。重者眼睛不能闭合，角膜外露可有溃疡。

4. 精神神经系统　易激动，双手震颤，多言多动，焦虑烦躁。

5. 心血管系统　甲状腺功能亢进患者心率加快，可出现窦性心动过速、期前收缩甚至心房颤动，心肌收缩力增强、循环血容量增多、心排血量增加，心肌舒张功能增强和全身血管阻力降低，脉压增大，心肌耗氧量增加，容易发生心肌缺血。晚期可能出现甲亢性心脏病，心肌肥厚、心脏扩大，甚至出现严重心律失常和心力衰竭。甲亢完全控制后心脏功能可恢复正常。部分老年患者可以心血管症状为主要表现，交感兴奋和焦虑激动的症状不突出。

（二）甲状腺功能低下

甲状腺分泌不足导致了甲状腺功能低下。甲状腺素具有调节生长、发育及组织分化作用；甲状腺功能正常对中枢神经系统的发育和功能调节十分重要，在胎儿及幼年时期缺乏甲状腺激素可影响大脑发育，出现智力低下，又称为呆小病；而成年人甲状腺激素缺乏时，可表现为反应迟钝、智力减退。甲状腺功能低下时，心肌张力减低，心率减慢，心排血量减少，体内水钠潴留，患者可表现为畏寒、无力、疲倦、便秘、舌大、面部水肿、心排血量减少、心动过缓、心电图上显示QRS幅度降低，以及心包积液、胸腔或腹腔积液、贫血、胃排空延迟以及麻痹性肠梗阻等。甲状腺激素和肾上腺素、去甲肾上腺素有相互增强作用。因此，患者可能存在肾上腺萎缩、皮质激素生成减少、稀释性低钠血症以及水排泄减少。黏液性水肿昏迷多见于老年人或长期未获治疗者，诱因多为严重躯体疾病、替代中断、受寒、感染、手术、麻醉等，临床表现为嗜睡、低温（<35°C）、呼吸减慢、心动过缓、血压下降、四肢肌肉松弛、反射减弱或消失，甚至昏迷、休克。

（三）甲状腺疾病与麻醉

1. 甲状腺功能亢进患者的麻醉管理　麻醉管理的关键是术前控制甲亢，预防术中甲状腺危象，处理气道梗阻。

术前已经过正规诊治，并且甲状腺功能正常的患者，可常规接受麻醉和手术，抗甲状腺药物应服用至术晨。对于仍处于甲状腺功能亢进状态的患者，应推迟择期手术，进行药物治疗，包括抗甲状腺药物和/或普萘洛尔、碘剂。如病情未完全控制而必需急诊手术，可用短效β受体阻滞剂艾司洛尔静脉泵注以控制心率。但对已经出现心力衰竭的患者，β受体阻滞剂应谨慎使用。麻醉前用药慎用阿托品。术中注意维持血管内容量和电解质平衡，建立有创动脉血压监测以便即刻发现血压波动。甲状腺功能亢进患者的交感神经反应性增加，对麻醉药的需求量增大。术中应注意避免增加交感神经兴奋的因素（如避免使用氯胺酮），维持足够的麻醉深度。尽量避免使用拟交感神经作用的药物，首选直接作用的缩血管药物，如去氧肾上腺素治疗低血压。甲亢控制不佳或气道梗阻患者原则上应选择全身麻醉，尤其是基础代谢率在+30%以上者。甲亢性心脏病患者围手术期可能出现血流动力学不稳定。甲状腺危象相关内容见第四节“内分泌危象”。

巨大的胸骨后或侵袭性甲状腺肿可能导致气道梗阻，术前需要行颈部X线或CT以明确受压程度。如果患者存在呼吸困难，应选择保留自主呼吸的清醒插管，以防止麻醉诱导后肿大的甲状腺失去肌肉支撑、气道完全阻塞。备好比常规型号更小的气管导管。拔管前应注意有无气管环软化、双侧喉返神经麻痹和术后出血，避免拔管期间呛咳和高血压。对于存在气道梗阻风险的患者，可在拔管前放入交换导管，以便气管壁塌陷时立即重新插管，同时应准备好气管切开的急救器械。

2. 甲状腺功能低下患者的麻醉　尽量在恢复正常甲状腺功能后择期手术，对急诊手术的患者应重视。甲状腺功能低下患者对麻醉药物非常敏感，清除率下降，对 α 和 β 肾上腺素能药物的反应可能会减弱。可能出现呼吸肌无力、呼吸抑制，麻醉恢复期延长，甚至循环不稳定。重度甲状腺功能减退患者（特别是黏液性水肿昏迷患者）有苏醒延迟的风险，可能需要延长通气支持。由于舌体积增大，有发生上气道阻塞的风险。术中应及时补充血容量、纠正贫血及低血糖、补充皮质激素、注意体温保护，避免不必要的用药，加强术中监测以及麻醉恢复期的管理。

三、甲状旁腺功能异常对机体的影响

（一）甲状旁腺功能亢进症

由于甲状旁腺腺瘤、增生等引起甲状旁腺素合成和分泌过多，出现钙、磷和骨代谢紊乱的一种全身性疾病，表现为高钙血症、高尿钙、低血磷和高尿磷。甲状旁腺素分泌过多，使骨钙溶解释放入血、肾小管和肠道吸收钙的能力加强，血钙升高；同时使近端肾小管对磷的吸收降低，尿磷排出增多，血磷降低。

甲状旁腺功能亢进症主要累及骨骼、肾脏、消化系统和神经肌肉系统。骨病和肾结石是甲状旁腺素过量的典型症状，表现为骨质疏松及骨质软化，以及纤维性囊性骨炎；肾结石、近端肾小管酸中毒，甚至肾功能损害。消化系统症状表现为厌食、恶心呕吐、便秘、消化道溃疡、急性胰腺炎等。神经系统症状，包括注意力不集中、抑郁、嗜睡等，还可出现四肢近端肌无力。循环系统可表现为高血压、心动过缓和 QT 间期缩短。

甲状旁腺功能亢进症的治疗以手术为主，术前应给予低钙、高磷饮食，并多饮水，应纠正高钙血症、血容量及其他电解质的异常。麻醉前应注意检查及治疗肾功能损害、心律失常和心力衰竭等。如患者需用洋地黄治疗，应从小剂量开始。麻醉用药应注意患者的心、肾功能状态，避免进一步肾功能损害。术中输注 0.9% 生理盐水可起到稀释高钙血症的作用，也可使用肾上腺皮质激素、静脉注射降钙素、依地酸二钠，或透析治疗降低血钙。在搬动患者过程中应轻柔，防止出现骨折。术中术后应监测血清游离钙的浓度。

（二）甲状旁腺功能减退症

因甲状旁腺素产生减少而引起的代谢异常，多是由于甲状腺手术中误切除或损伤甲状旁腺所致。甲状旁腺功能减退症的症状通常发生于术后数周或数月，但偶尔在手术后即刻也可发生急性低钙血症，常见表现为末梢感觉异常和手足搐搦，严重者可发生喉痉挛和低钙性惊厥。治疗上应纠正钙和其他电解质的异常、呼吸或代谢性碱中毒，同时应警惕患者因低钙血症引起的凝血功能障碍、QT 间期延长导致的心律失常，罕见情况下可能出现心力衰竭。注意当快速输注血制品、低温和肾功能障碍可加重低钙血症。

四、胰腺功能异常对机体的影响

（一）糖尿病

由于各种原因造成胰岛素相对或绝对不足，使体内糖、脂肪及蛋白质代谢紊乱，出现血糖增高等症状的慢性全身性疾病称为糖尿病。当胰岛素不足时，肝糖原合成减少，糖原分解和糖异生增加，肌肉及脂肪组织中葡萄糖利用减少，血糖增高；血糖超过肾糖阈值时出现尿糖；脂肪合成减少，分解加强，严重者可出现酮症；蛋白质合成受到抑制而分解加快，出现负氮平衡和水电解质紊乱。

糖尿病的主要类型包括胰岛 β 细胞被破坏导致胰岛素绝对缺乏的 1 型糖尿病，以及遗传或环境因素导致不同程度胰岛素抵抗和胰岛素缺乏的 2 型糖尿病。2 型糖尿病是一种成年人的常见疾病，患病率随肥胖程度增加而明显增加。

1. 代谢紊乱症状　血糖升高的渗透性利尿作用引起多尿，体内水分丢失，患者口渴思饮，体内缺乏能源导致饥饿、多食，以补充丢失的糖分，脂肪和蛋白质消耗增多引起乏力和体重减轻，即“三多一少”症状。血糖控制不佳或应激等诱因可引发糖尿病急性并发症，即糖尿病酮症酸中毒或糖尿病非酮症高渗性昏迷，在 1 型糖尿病常见。

2. 慢性并发症　糖尿病是一种慢性全身性疾病，长期的胰岛素不足和血糖增高可造成大血管并发症和微血管并发症。前者指全身各大、中动脉粥样硬化，可侵犯主动脉和心、脑、肾等重要脏器供血动脉，临床上常见冠心病和下肢动脉狭窄缺血。微血管并发症包括糖尿病性肾病、视网膜病变、糖尿病性周围神经病变导致的“糖尿病足”、自主神经病变如胃肠功能紊乱和体位性低血压等。糖尿病患者易发生感染，以皮肤疖、痈等化脓性感染多见。糖尿病也会增加围手术期感染的风险及术后的心血管并发症发病率和死亡率。随着糖尿病患者的血管并发症增加，需要的外科手术干预也越来越多。

3. 定义和诊断标准　不同日期两次检查满足以下任一标准即可确诊为糖尿病：空腹血糖（FPG）值大于等于 126mg/dl（7.0mmol/L），口服糖耐量试验（OGTT）后 2 小时血浆葡萄糖值大于等于 200mg/dL（11.1mmol/L），糖化血红蛋白 HbA1C 值大于等于 6.5%。如果有典型的高血糖症状且随机血糖值大于等于 200mg/dl（11.1mmol/L）时，也可诊断糖尿病。

（二）胰岛素瘤

因胰岛细胞肿瘤分泌过多胰岛素，导致反复发作性低血糖，饥饿、劳累、精神刺激、发热等均可诱发。典型的胰岛素瘤特征为惠普尔（Whipple）三联症：低血糖发作、发作时血糖低于 2.5mmol/L、补充糖后低血糖症状迅速缓解。低血糖在临床上表现为交感神经兴奋症状和脑功能障碍症状。前者表现为心悸、饥饿感、软弱、手足颤抖、面色苍白、大汗、心率加快、血压升高等。后者从大脑皮质开始，表现为思维迟钝、头晕、嗜睡，可有幻觉、躁动等精神症状。皮质下受累可出现神志不清、抽搐、昏迷、低体温等。长期反复发作低血糖可致中枢神经的器质性损害，部分患者会有精神症状甚至癫痫发作。

（三）胰岛细胞疾病与麻醉

1. 糖尿病患者的麻醉

（1）手术和麻醉对糖尿病患者代谢的影响：手术和全身麻醉可引起神经内分泌应激反应，表现为胰岛素反调节激素（如肾上腺素、肾上腺皮质激素、胰高血糖素和生长激素）以及炎症细胞因子释放。这些神经激素变化会导致代谢异常，包括胰岛素抵抗、外周葡萄糖利用降低、胰岛素分泌受损、脂肪分解和蛋白质分解代谢增加，从而导致和加重高血糖，甚至诱发糖尿病患者酮症酸中毒或非酮症高渗性糖尿病昏迷。麻醉期间应最大限度减轻这些应激引起的代谢紊乱。胰岛素反调节激素的释放量因人而异，并且受手术大小、麻醉方法和其他因素（如感染、饮食摄入改变、肠内外营养支持和糖皮质激素应用等）的影响。例如体外循环冠状动脉搭桥手术导致胰岛素抵抗的程度明显更高。与全身麻醉相比，椎管内或区域麻醉对糖代谢和胰岛素抵抗的影响最小。此外，术前禁食、术后恶心呕吐导致的热量摄入不足可能减轻高血糖反应。术前长时间禁食并同时应用胰岛素的患者，也可能发生低血糖，但较为罕见。这些因素复杂的相互作用可能导致血糖水平的波动，使得最终的血糖平衡难以预测。

（2）糖尿病患者的血糖控制目标：糖尿病患者围手术期管理的原则是避免低血糖和严重高血糖，预防酮症酸中毒 / 高渗状态，维持水和电解质平衡。手术应尽量安排在清晨第一台，以缩短术前禁食水（NPO）时间，减少糖尿病治疗方案受到的干扰。血糖控制的最佳目标尚缺乏循证医学证据。参照危重患者的管理，术中和术后的目标是维持血糖值在 140~180mg/dl（7.8~10.0mmol/L），上限也可放宽至 200mg/dl（11mmol/L）。对于正常进食的患者，餐前血糖目标为低于 140mg/dl（7.8mmol/L），所有随机血糖低于 180mg/dl（10.0mmol/L），高于 100mg/dl（5.6mmol/L）。过于强化的血糖控制并不能减少患者的感染和心血管事件并发症，而低血糖的风险有所增加。目标血糖值的制定必须考虑患者的个体情况。对于年龄较大患者和有严重并发症的患者，增加的低血糖风险可能超过任何潜在的益处。频繁监测血糖（术中每 1~2 小时监测 1 次）有利于达到控制目标并降低低血糖风险。

在手术当日早晨，患者应停用口服降糖药和非胰岛素注射药物，大多数血糖控制良好的患者（糖化血红蛋白 <7.0%），短时间手术不需要使用胰岛素。术前使用胰岛素的患者应根据进食情况减少胰岛素用量。长时间大手术及血糖控制欠佳的患者通常需要静脉输注胰岛素，同时密切监测血糖。可采用胰岛素与葡萄糖溶液分别单独输注，或输注葡萄糖 - 胰岛素 - 钾（glucose insulin potassium，GIK）复合溶液，并根据手术操作刺激的大小和胰岛素抵抗程度来调整速度。术后恢复正常饮食后换回胰岛素皮下注射或口服降糖药物。如出现低血糖，应当立即给予高糖溶液积极救治，并严密监测血糖直至恢复正常。

（3）糖尿病患者围手术期管理：术前应检查血糖水平、糖化血红蛋白、心电图及肾功能。糖化血红蛋白水平升高预示术后不良事件的发生率更高，包括术后感染、心肌梗死和死亡。与糖尿病本身的代谢紊乱相比，糖尿病造成的器官病变对围手术期的影响更大。ECG 异常（如提示既往发生过心肌梗死的异常 Q 波）及慢性肾脏病是术后重大心脏事件的危险因素。由于冠心病在糖尿病患者中比在一般人群中常见得多，同时糖尿病患者往往存在自主神经功能障碍，心肌缺血症状不明显，因此应警惕糖尿病患者合并无症状性心肌缺血，术前可基于个体情况考虑进一步的心脏检查。自主神经功能障碍还可能引起胃蠕动减弱，导致胃排空延迟，诱导时容易发生反流误吸。如果突然发生急性血液丢失或体位变动，由于交感神经代偿性能消失，可能发生大幅度血流动力学变化，术中应引起重视。严重的自主神经功能异常者还可能造成呼吸系统对缺氧的反应性降低，麻醉药物更容易引起呼吸抑制。糖尿病围手术期还需要针对可能合并的高血压、肥胖、脑血管病等其他相关疾病进行评估和管理。糖尿病并发症如低血糖症、糖尿病酮症酸中毒和非酮症高渗性昏迷的处理详见“第四节内分泌危象”。

2. 胰岛细胞瘤患者的麻醉　术前正确诊断及防止低血糖发作十分重要。麻醉处理应力求平稳，目前多主张在全身麻醉下进行手术，同时避免 $PaCO_2$ 过低，造成脑血流下降而减少血糖的供应，进一步导致神经损害。术中应随时监测血糖变化，尽量输无糖液体，避免外源性葡萄糖引起的血糖波动。术中探查和挤压肿瘤时可能造成胰岛素大量释放，导致严重低血糖，必要时给予 10% 葡萄糖溶液输注，仍可观察肿瘤切除后的高血糖反应。围手术期使用生长抑制类似物奥曲肽可以抑制胰岛素释放，降低严重低血糖风险。肿瘤组织全部切除后，血糖可比肿瘤切除前升高 2 倍。术后几天患者可能会出现高血糖，可使用胰岛素进行控制。

五、肾上腺功能异常对机体的影响

（一）糖皮质激素分泌过多

皮质醇增多症是由于多种原因使肾上腺皮质分泌过多的糖糖皮质激素（主要为皮质醇）所致。其病因可为下丘脑 - 垂体性（CRH 和 / 或 ACTH 分泌过多）、肾上腺增生（或肿瘤）和异位分泌 CRH 或 ACTH 的肿瘤。各病因的相对发病率依次为：垂体疾病占 70%，肾上腺瘤和癌约占 15%，异位 ACTH 综合征约占 15%。其临床表现为肝糖原增加，血糖增高；蛋白质分解代谢增加，出现肌肉无力、皮肤较薄、骨质疏松；脂肪代谢加强，血胆固醇增高，脂肪重新分布，呈现四肢细弱、满月脸、水牛背等向心性肥胖；大量皮质醇有储钠排钾作用，导致低钾性碱中毒、血容量增大、血浆肾素活性增高，使血压升高；心肌收缩力降低，心肌发生退行性变；胃壁细胞增多增高，胃酸和胃蛋白酶分泌增多。长期大量应用糖皮质激素可导致胃溃疡形成，同时一方面会抑制蛋白质合成、促进蛋白质分解，影响骨基质的形成，另一方面促进骨吸收，增加钙磷排泄，使骨骼的矿化不足，从而引起骨质疏松。异位 ACTH 综合征可因肿瘤产生大量 ACTH 及其前体，因其分子内含有促黑色素细胞活性的序列，故患者出现皮肤色素沉着。过多的皮质醇对垂体存在抑制作用，尤其是促性腺激素，导致性功能障碍。

（二）盐皮质激素分泌过多

醛固酮分泌过多导致钠潴留和钾丢失，称为醛固酮增多症。若因肾上腺以外原因导致有效血容量降低，肾血流量减少，引起肾素 - 血管紧张素 - 醛固酮系统（renin-angiotensin-aldosterone system，RAA）功能亢进，称为继发性醛固酮增多症；而由于肾上腺皮质腺瘤或增生分泌过多醛固酮，反馈性抑制 RAA 系统者为原发性醛固酮增多症。其中，肾上腺皮质腺瘤约占原发性醛固酮增多症的 60%~90%。该病以高血压和低钾血症为特征性表现。醛固酮增多导致水钠潴留，体液容量扩增，血压升高；同时促使肾小管排钾增加，尿中大量丢失钾，使细胞外液的钾浓度降低，一般血钾浓度在 3.0mmol/L 以下。高血压一般为缓慢发展、中等程度的良性高血压。低钾血症导致神经肌肉应激性下降，发生肌无力，甚至周期性四肢麻痹或抽搐，并伴有碱中毒和细胞内酸中毒。麻痹多累及下肢，严重者可致吞咽和呼吸困难。长期失钾可引起肾小管上皮细胞功能严重紊乱，肾功能减退，患者可有多尿、夜尿增多和尿比重偏低。

（三）皮质性激素分泌过多

由于先天性肾上腺皮质增生，如 21- 羟化酶缺陷症（21-HD）或 11β- 羟化酶缺陷症（11-HD），以及肾上腺皮质肿瘤分泌大量的肾上腺皮质雄性激素，出现肾上腺性异常征。一般以雄激素分泌过多引起的临床表现为主，女性男性化或男性假性性早熟。21- 羟化酶缺陷症患者皮质醇分泌低于正常，有不同程度的失盐倾向，患者可出现皮肤色素沉着、女性男性化及男性假性性早熟。而 11β- 羟化酶缺陷症因 11- 去氧皮质酮和 11- 脱氧皮质醇的生成明显增加，11- 脱氧皮质醇具有弱的盐皮质激素作用，患者不仅无失盐的表现，还有水钠潴留的效果，导致血容量增加，血压升高。此类患者应在术前、术中及术后应注意补充肾上腺皮质激素，预防手术及麻醉期间出现肾上腺皮质功能低下。

（四）肾上腺皮质功能低下

肾上腺皮质功能减退症分为原发性及继发性两类，原发性又称艾迪生病（Addison disease），主要由肾上腺本身病变导致肾上腺激素分泌不足，继发性主要由下丘脑和垂体功能不良导致。病因包括特发性自身免疫性萎缩、肾上腺结核、手术切除后、放疗、肿瘤转移、感染或垂体肿瘤所导致 ACTH 缺乏、产后大出血引起的希恩（Sheehan）综合征、外源性补充激素等。临床表现为乏力、体重下降、厌食、恶心呕吐、腹痛腹泻或便秘、血压偏低或体位性低血压、高钾血症等。艾迪生病者最具特征性的表现是皮肤黏膜色素沉着，为全身性，但暴露及易摩擦部位更明显。继发性患者反而会因反馈性抑制 ACTH 及其前体而出现肤色苍白。肾上腺皮质功能减退症的患者容易发生感染，并且病情往往严重，甚至死亡，提示内源性糖皮质激素可控制炎症过程，也控制自身免疫反应。此类患者对手术及麻醉耐受性差，心肌极易受抑制。遇有应激时，机体不能做出适当的反应，患者可出现急性肾上腺皮质功能衰竭，甚至导致死亡。麻醉前应纠正水、电解质紊乱、补充皮质激素；麻醉药剂量应适当减小，麻醉期间应加强监测；术中、术后应酌情补充激素。

（五）肾上腺髓质功能亢进

嗜铬细胞瘤是由于肿瘤阵发性或持续性释放大量儿茶酚胺入血，作用于肾上腺能受体，造成血管剧烈收缩、血压增高等心血管系统改变，是一种对麻醉科医师造成挑战的少见疾病。90% 的嗜铬细胞瘤位于肾上腺髓质内，10% 位于肾上腺外，多数为良性，恶性发生率为 10%，儿童中发生率为 10%。80% 的嗜铬细胞瘤分泌去甲肾上腺素（NE）为主，20% 分泌肾上腺素（E）为主，此外部分患者分泌一定水平的多巴胺。血、尿儿茶酚胺（CA）及其代谢物测定阳性可诊断，CT/MRI、MIBG 核素扫描等检查有助于肿瘤定位。手术切除是嗜铬细胞瘤的主要治疗手段，因此大多数患者都需要接受麻醉。

1. 心血管系统表现　嗜铬细胞瘤经典的临床表现包括阵发性高血压、头痛和大汗三联症，但是大多数患者并不会表现出全部三种症状。发作时常伴有心悸、焦虑、皮肤苍白、恶心呕吐等，可由情绪激动、体位改变、灌肠、大小便或某些药物触发。发作持续时间长短不一，对一般降压药效果不佳，对 α 肾上腺素能受体拮抗剂有效。儿茶酚胺过多分泌还可造成器官或肢体缺血、容量不足、主动脉夹层、心绞痛、心肌梗死，甚至儿茶酚胺性心肌病，导致充血性心力衰竭和心律失常。不同个体临床表现差异较大，可从毫无症状到突发心力衰竭、脑出血或恶性高血压。嗜铬细胞瘤患者还可能出现低血压甚至休克，机制可能为：体位性低血压、肿瘤骤然发生出血坏死，以致急速停止分泌儿茶酚胺；大量儿茶酚胺诱发心力衰竭；α 受体阻滞剂后血管扩张、血容量相对不足导致血压下降等。

2. 代谢紊乱　交感神经系统兴奋使耗氧量增加，基础代谢率增高可致发热、消瘦。肝糖原分解加速及胰岛素分泌受限制而使糖耐量降低，血糖增高，出现多尿、烦渴。大量儿茶酚胺可加速脂肪分解，使血非酯化脂肪酸增高而致高脂血症。

3. 其他系统　过多的儿茶酚胺可使肠蠕动及张力减弱，可致便秘和肠扩张；严重高血压导致视物模糊、视盘水肿；病情持久者可致肾功能减退；外周血中白细胞和红细胞可增多；本病可为Ⅱ、Ⅲ型多发性内分泌腺瘤综合征（MEN）的一部分，可伴发甲状腺髓样癌、甲状旁腺腺瘤、肾上腺腺瘤等。

（六）肾上腺疾病与麻醉

1. 皮质醇增多症患者的麻醉　皮质醇增多可能引起糖尿病、高血压，应进行相应的术前评估和处理。患者可能存在骨质疏松，骨折风险增加，摆放体位时应特别注意。皮质醇可能影响伤口皮肤愈合，并且具有免疫抑制作用，术后感染风险增加。术中静脉麻醉药应选择对肾上腺皮质功能及心血管功能影响小的药物。苯二氮䓬类药物不影响肾上腺皮质功能，而依托咪酯可抑制肾上腺皮质功能。氯胺酮可使血浆 ACTH 和皮质醇浓度升高。吸入麻醉药中恩氟烷、异氟烷和七氟烷无影响，氟烷和甲氧氟烷可抑制肾上腺皮质功能。此外，该病患者肌张力弱，肌松剂剂量应减少。由于单侧肾上腺切除后对侧肾上腺仍呈萎缩状态，因此要求术中常规给予氢化可的松 100mg，并在术后继续补充激素直至减至维持量。

2. 醛固酮增多症患者的麻醉　术前应使用醛固酮拮抗剂将血压、血钾、机体总钾量和肾功能尽可能恢复至正常。低钾血症可能增加心律失常的风险，术中应密切监测心电图。防止过度通气造成或加重碱中毒。

3. 嗜铬细胞瘤患者的麻醉　许多接受嗜铬细胞瘤切除的患者在手术期间和术后都会出现血压不稳定、心律失常和心动过速，但绝大多数患者都能被成功救治。在嗜铬细胞瘤未被发现、患者因其他手术而接受麻醉时，风险会更高。因此，术前内科治疗，控制高血压和逆转容量不足，最大限度降低儿茶酚胺释放的生理影响非常重要。所有儿茶酚胺分泌性肿瘤的患者都需要接受术前药物准备，一般需要 10~14 天以上，控制血压在 165/90mmHg 以下。术前使用 α 肾上腺素能受体阻滞剂可防止或降低嗜铬细胞瘤手术期间的高血压危象，允许血管内容量扩张，并改善儿茶酚胺心肌病患者的心功能。必要时在 α 肾上腺素能受体阻滞的基础上加用 β 肾上腺素能受体阻滞。术前心电图和超声心动图检查有助于评估心脏状态。

由于术中循环波动较大，麻醉方式以全身麻醉为佳。麻醉管理的目标包括平稳地进行诱导并达到充足的麻醉深度，以防止对气管内插管的高血压反应；与外科医师进行密切的沟通，提前预测可能会引起血流动力学不稳定的事件。术前放置连续有创动脉测压，以及中心静脉导管以便给药，准备好多种快速短效的血管活性药物。根据肿瘤血供的结扎，嗜铬细胞瘤的切除术可被分为 2 个阶段。第 1 阶段在肿瘤静脉结扎前，常常以多个时期的高血压、心动过速和心律失常为特征，特别是气管内插管期间、腹腔镜操作的腹部充气期间及肿瘤切除操作期间，可使用硝普钠、酚妥拉明等药物降压，同时提示手术医师暂停手术操作，尼卡地平和硫酸镁也是高血压危象的辅助治疗药物。第 2 阶段在肿瘤静脉结扎后，血儿茶酚胺浓度骤降，常常并发低血压，需提前大量补液扩容，并使用去甲肾上腺素等血管活性药提升血压。

术中应避免使用琥珀胆碱，因其可以诱发肌颤而增高腹内压，机械性挤压肿瘤从而诱发儿茶酚胺释放。氟烷因增加心肌对儿茶酚胺的敏感性，能够诱发心律失常；甲氧氯普胺可能诱发高血压危象，应避免使用。嗜铬细胞瘤患者中 58% 伴有儿茶酚胺性心肌病，因此扩容期间应严密监测心功能变化，避免发生心力衰竭。以分泌肾上腺素为主的患者术中易发生心律失常，甚至室性心律失常和心源性休克，使用抗儿茶酚胺类药物的同时，应慎用强心苷类，因其能增加细胞内钙的利用而诱发室颤。镁离子可抑制儿茶酚胺性钙流入，静脉推注硫酸镁可减轻其心肌损伤。顽固性心律失常还应考虑合并低钾血症，必要时予以补充氯化钾。值得注意的是，该病患者组织器官已适应了长期较高的血压水平，因此血压维持以不低于术前水平的 2/3 为佳。

第三节　手术麻醉对内分泌系统功能的影响

一、麻醉药物对内分泌功能的影响

大多数麻醉药能够抑制机体对手术刺激等应激的内分泌反应。

1. 麻醉性镇痛药　阿片类镇痛药的作用是阻断外周刺激向中枢的传导，从而抑制气管插管时引起的一系列交感 - 肾上腺系统反应性增强，同时抑制垂体 - 肾上腺皮质轴相关激素的分泌。芬太尼、舒芬太尼、瑞芬太尼均可在一定程度上抑制麻醉操作和手术等应激反应导致的 ACTH、肾上腺皮质激素、儿茶酚胺和血糖的升高。有较多文献报道不同种类麻醉性镇痛药对内分泌的影响，其激素水平变化根据手术类型和麻醉方式的不同而略有差异。概括而言，舒芬太尼抑制应激反应的作用明显优于芬太尼，其血浆皮质醇、儿茶酚胺和血糖水平明显低于芬太尼。此外，在心脏、神经外科等手术中的研究发现，持续静脉输注瑞芬太尼较间断静脉注射芬太尼相比也能更有效抑制气管插管、手术切皮、体外循环等各种刺激导致的肾上腺皮质激素、ACTH、血管升压素的分泌增高和血糖升高。吗啡可抑制下丘脑促肾上腺皮质激素释放激素（CRH）的分泌，从而影响垂体 ACTH 及肾上腺皮质激素的分泌，促进血管升压素分泌。吗啡也能刺激肾上腺髓质释放儿茶酚胺。哌替啶可抑制垂体分泌 ATCH。

2. 静脉麻醉药　使用丙泊酚进行麻醉诱导时对内分泌的影响明显小于硫喷妥钠和依托咪酯，后两种药物在诱导时存在显著的血浆皮质醇分泌增高、泌乳素分泌增高和血糖升高。临床研究表明，联合使用丙泊酚和瑞芬太尼进行全凭静脉麻醉（TIVA）时，血浆皮质醇 ACTH 和血浆儿茶酚胺浓度在麻醉诱导和手术切皮刺激时均较术前明显降低，泌乳素水平轻度升高，提示能够有效抑制手术和麻醉操作引起的应激反应。此外，依托咪酯可抑制肾上腺皮质的 11-β 羟化酶和碳链酶，影响皮质醇的合成，降低血中皮质醇的水平。它与细胞色素 P450 结合后游离咪唑基团还抑制维生素 C 的再合成。补充维生素 C 能够使接受依托咪酯的患者皮质醇水平恢复正常。巴比妥类药物还可抑制甲状腺摄碘和释放碘的作用，刺激血管升压素的释放。吩噻嗪类药物可增加 ACTH 的分泌。氯胺酮和 γ- 羟丁酸钠促使 ACTH 分泌和肾上腺皮质激素分泌。与苯二氮䓬类相比，α_2 肾上腺素能受体激动剂可乐定和右美托咪定能更有效地减轻插管和术中应激反应，其机制是减少中枢及外周的去甲肾上腺素释放。

3. 吸入麻醉药　乙醚明显刺激内分泌系统的活性，血管升压素、生长激素、ACTH、甲状腺素（T_4）及儿茶酚胺均升高。氟烷增加血管升压素、生长激素、ACTH、甲状腺素、醛固酮、肾上腺皮质激素的分泌。甲氧氟烷可促进血管升压素、生长激素分泌。恩氟烷、异氟烷对内分泌影响较小，生长激素及泌乳素变化不大。七氟烷对内分泌影响较大，手术和麻醉刺激时可使肾上腺皮质激素、ACTH、生长激素、儿茶酚胺和泌乳素分泌增高。研究表明，七氟烷联合瑞芬太尼平衡麻醉较丙泊酚和瑞芬太尼 TIVA 麻醉相比，上述激素分泌增高更为明显。

4. 肌松剂　目前所知，肌松药对内分泌系统活性无明显的直接影响。

二、麻醉方法对内分泌功能的影响

1. 椎管内阻滞麻醉　椎管内阻滞麻醉对内分泌的影响较全身麻醉轻微。由于被阻滞的脊髓节段支配区域的外周伤害性刺激不能上传到中枢，加之阻滞了交感神经，能抑制机体对气管插管、拔管、手术牵拉等刺激的应激反应，肾上腺皮质激素、甲状腺素、儿茶酚胺等分泌均减少，血糖也明显降低。对于上腹部手术，仅用椎管内阻滞通常不能阻断全部的传入神经冲动，牵拉反应难以完全消除，呼吸管理也比较困难，可以选用全身麻醉联合硬膜外麻醉，患者的上述内分泌激素水平明显低于单纯全身麻醉。

2. 全身麻醉　全身麻醉对内分泌的影响较椎管内阻滞麻醉显著，气管插管等刺激使交感神经兴奋、腺垂体 - 肾上腺皮质功能增强、胰高血糖素素分泌增加而胰岛素分泌受到抑制，导致血浆儿茶酚胺、血浆皮质醇及血糖水平明显升高。现代全身麻醉药对内分泌的影响明显小于手术刺激的影响。

三、手术对神经内分泌的影响

1. 患者精神紧张、手术刺激等引起的应激反应，均可引起促肾上腺皮质激素释放激素（CRF）和促肾上腺皮质激素（ACTH）分泌增加，从而使得肾上腺皮质激素分泌增加。同时，手术刺激使交感神经兴奋，肾上腺素、去甲肾上腺素分泌增加；促甲状腺素、胰高血糖素分泌增加，胰岛素分泌减少，患者血糖水平明显升高；激活肾素 - 血管紧张素 - 醛固酮系统，使血管紧张素Ⅱ水平升高；手术刺激还可使泌乳素分泌增加。

2. 低温可抑制内分泌反应，肾上腺皮质激素、甲状腺素、胰岛素、儿茶酚胺分泌减少。

3. 缺氧及二氧化碳蓄积可促进垂体 ACTH 的分泌，同时刺激颈动脉体化学感受器，兴奋延髓呼吸和心血管中枢，增加了交感缩血管神经传出冲动，进一步使儿茶酚胺分泌增加。

4. 循环容量不足时，血管升压素、肾上腺皮质激素、生长激素、胰岛素分泌增加，儿茶酚胺释放增多。

第四节　内分泌危象

一、腺垂体功能减退危象

腺垂体功能减退症是临床上常见的内分泌疾病，系因腺垂体激素分泌功能部分或全部丧失的结果。

（一）病因

引起腺垂体功能减退的主要疾病包括：

1. 原发性　①垂体缺血性坏死：产后大出血［希恩（Sheehan）综合征］、糖尿病、颞动脉炎及子痫等。②垂体区肿瘤：原发于鞍内的各种垂体腺瘤、颅咽管瘤、鞍旁肿瘤如脑膜瘤、视神经胶质瘤及转移性肿瘤。③垂体卒中：一般发生在垂体瘤出血坏死时。④医源性：鼻咽部或蝶鞍区放射治疗后、手术创伤。⑤其他：感染性疾病（包括炎性肉芽肿）、免疫性疾病、各种浸润性病变、海绵窦血栓形成、原发性空泡蝶鞍征及外伤等。

2. 继发性　①垂体柄损伤破坏：外伤性、肿瘤或动脉瘤压迫。②下丘脑或其他中枢神经系统病变、创伤、恶性肿瘤、类肉瘤、异位松果体瘤及神经性厌食等。

2

（二）临床表现

一般认为，腺垂体组织毁损达75%~90%以上时，临床上才有不同程度的腺垂体功能减退表现；当残存的腺垂体组织不足3%时，临床上则有严重的、持续的腺垂体功能减退，这些患者各种腺垂体激素分泌均减少，性腺、甲状腺及肾上腺皮质均呈继发性萎缩和功能减退。其中，性腺功能减退较早出现。这类患者因感染、过度劳累等应激情况下，腺垂体及其靶腺（主要是肾上腺皮质）激素分泌不足的矛盾更加突出，腺垂体功能减退的症状急剧加重而发生危象。

从病情进展过程可分为危象前期和危象期两个阶段：

1. 危象前期　在一些诱因促发下，原有的腺垂体功能减退的症状加重，是危象的开始阶段，以精神神志改变和胃肠症状加重为突出。患者严重软弱无力、精神萎靡、体温正常或有高热、低血压、脉压缩小或有体位性低血压，胃肠道症状为恶心、呕吐，可伴有中上腹痛。

2. 危象期　患者出现严重低血糖、昏迷、休克，表明病情已进入危象期：

1）低血糖及低血糖性昏迷：如果较缓慢地发生低血糖，则患者以神志改变为主，表现为嗜睡、神志蒙眬、逐渐不认识周围环境及亲属，进而导致昏迷。如果快速发生低血糖，交感神经兴奋的表现明显，有心慌、气促、烦躁、面色苍白、四肢凉、脉率快、全身潮汗、颤抖等，往往短时间内出现昏迷，伴有血压下降、休克。

2）感染或其他原因诱发的昏迷：各种原因的感染是诱发危象的常见原因。感染导致高热、厌食、呕吐、神志蒙眬、昏迷、血压下降等。镇静安眠药物是导致昏迷的原因之一；过量输液也可引起水中毒性昏迷；少数患者，尤其是有黏液性水肿的患者可出现低温性昏迷。

3）休克：表现与腺垂体功能减退的一些症状、低血糖症状和危象前期症状相重叠，不易察觉，此时血压明显下降是重要指标。其原因除肾上腺皮质功能不足、失水、低钠血症外，感染、低血糖均会引起或加重休克。

4）精神病样发作：发病快，常无明显危象前期症状，由烦躁不安、自言自语、幻听、幻视开始，直至有喊叫、狂躁打骂等攻击性行为。

（三）治疗

腺垂体功能减退的治疗原则是“缺什么补什么”，根据腺垂体功能减退情况，主要是肾上腺皮质、甲状腺和性腺激素水平，予以相应激素替代治疗，剂量以生理性分泌量为度。

一旦发生腺垂体功能减退危象，应立即处理，措施包括：

1. 纠正低血糖　①紧急处理：昏迷、神志蒙眬或有不同程度精神异常的患者，立即静脉注射50%葡萄糖40~80ml，纠正低血糖，多数患者很快神志恢复。低血糖昏迷时间越长，神志恢复越慢。②维持治疗：静脉注射50%葡萄糖后，以10%葡萄糖静脉持续点滴维持，或数小时后再注射50%葡萄糖40~60ml，以免再次昏迷。

2. 肾上腺皮质激素　静脉滴注氢化可的松100~150mg，或甲泼尼龙20~40mg，继之氢化可的松30~50mg每小时静脉持续点滴，日剂量200~300mg。病情稳定后，通常在3~8天后根据病情改为口服，2~3周内递减到维持剂量。

3. 纠正水和电解质紊乱　水、电解质的补充按患者出入量、失水程度、电解质测定和血气分析结果补充和调整。

4. 治疗休克　失水、血容量不足及低血糖、皮质激素缺乏等是休克的重要原因。因此，经上述纠正低血糖、补充肾上腺皮质激素治疗后，血压可逐渐恢复，休克得到纠正。但一些血压下降严重的患者，仍要及时使用升压药物和综合性抗休克措施。

5. 去除诱因及一般性处理　控制感染是尽快治疗危象的关键之一，应根据感染的性质、细菌学检查结果选择有效的抗生素，剂量及疗程要足够。应注意保暖，环境安静。

二、甲状腺危象

甲状腺危象是指由于应激反应使甲状腺功能亢进病情突然加重，出现危及生命的状态。本病不常见，但死亡率很高。甲状腺功能亢进患者最严重的并发症为甲状腺危象，病情愈严重，发生危象的危险性愈大。一旦发生甲状腺危象后，应立即开始治疗。

（一）甲状腺危象的诱因

感染是常见的诱发因素，精神极度紧张、过度劳累、高温、饥饿、心绞痛、妊娠及分娩等应激情况，不适当停用抗甲状腺药物等内科原因，或外伤、甲状腺手术或身体其他部位的急症手术均能诱发甲状腺危象。甲状腺功能亢进患者未用抗甲亢药准备，或药物准备不充分、症状未被控制时进行手术可以诱发危象，或用碘剂做术前准备时间长导致

"碘脱逸",使甲状腺又能合成及释放甲状腺激素,也可诱发危象。

（二）临床表现

甲状腺危象一般是在甲状腺功能亢进未控制的情况下或在手术刺激后发生,通常见于术后6~18小时。其表现有体温升高、心动过速(心率>160次/min)或室上性心律失常、大汗、烦躁、呕吐、腹泻、谵妄或昏迷。甲状腺危象的临床表现类似于恶性高热、嗜铬细胞瘤、脓毒症、输血反应等。

（三）甲状腺危象的治疗

一旦出现甲状腺危象应立即处理。治疗原则是去除诱因,支持治疗,降低循环中甲状腺素水平,抑制循环中的甲状腺素对外周组织的作用。治疗措施包括:

1. 降低循环中甲状腺激素水平　使用硫脲类抗甲状腺药和碘剂抑制甲状腺激素的生成和分泌,如口服或经胃管鼻饲丙硫氧嘧啶(PTU)300~400mg,复方碘溶液30滴,或静脉注射3~4ml/d(加入5%葡萄糖溶液1 000ml中,防止发生静脉炎)。手术后的甲状腺危象不需再用硫脲类。

2. 降低周围组织对甲状腺激素的反应　β肾上腺素能阻滞剂可降低心率,因此可静脉注射艾司洛尔。另可肌内注射利血平或口服胍乙啶。

3. 对症治疗　保护机体脏器功能,防止功能衰竭,包括吸氧、物理降温、扩容、纠正水及电解质失衡、补充葡萄糖和维生素、抗感染、镇静,必要时采用人工冬眠。皮质激素的疗效不确切,有观点认为肾上腺皮质激素可抑制T_4转换为T_3,甲状腺危象时肾上腺皮质激素的需要量增加,对有高热或休克者应加用肾上腺皮质激素。降温以物理降温为主,可给予对乙酰氨基酚,但不能用阿司匹林,其会替代甲状腺激素与蛋白的结合,从而增加游离激素水平。血流动力学监测(如动脉压、肺动脉压等)对有左心功能障碍的患者十分有益。

4. 一般应经过治疗,病情基本稳定后再考虑手术。

三、肾上腺皮质危象

肾上腺皮质功能低下的患者如遇感染、创伤、手术刺激和严重的精神创伤时,可导致肾上腺皮质功能减退症加重,或由于急性肾上腺皮质破坏(如急性出血、坏死和血栓形成)导致肾上腺皮质功能的急性衰竭,即为肾上腺皮质危象。长期使用皮质激素治疗突然停药,也可出现肾上腺皮质危象。

（一）临床表现

患者表现为发热,体温可达40℃以上;严重乏力、体位性低血压甚至休克、心动过速;四肢厥冷或发绀、虚脱、萎靡淡漠和嗜睡,也可表现为烦躁不安和谵妄惊厥;低钠血症和高钾血症,常伴有恶心呕吐、严重脱水、昏迷,甚至死亡。

（二）治疗

肾上腺皮质危象是危及生命的急症,必须及时治疗。治疗措施包括:

1. 补充皮质激素　静脉单次注射氢化可的松或琥珀酸氢化可的松100mg,随后24小时内每6小时注射50~100mg。如果病情稳定,第二天激素可减量至50mg/6h,在第4~5天减至维持量。如果有严重的疾病同时存在,则氢化可的松用量在50~100mg/6h静脉点滴,直至病情稳定后逐渐减量。

2. 纠正低血容量和电解质紊乱　补液应根据脱水程度、患者年龄和心脏情况而定。第一个24小时内可静脉补充葡萄糖生理盐水2 000~3 000ml。必要时补充钾盐和碳酸氢钠,同时应注意预防和纠正低血糖。

3. 支持疗法和去除病因　积极控制感染和其他病因。如果患者需要手术,在麻醉期间用药尤应小心,药物应从小剂量开始,因为该类患者的心肌极易受抑制,并加强监测,有创监测十分必要。

4. 对双侧肾上腺皮质切除的患者,有时使用去甲肾上腺素静脉注射即可纠正低血压,然后根据血压的变化调整输注速度。

5. 围手术期肾上腺皮质功能低下的患者应增加糖皮质激素以满足机体的需要。对原发性肾上腺皮质功能低下的患者,应同时补充糖皮质激素和盐皮质激素。正常成人分泌可的松(氢化可的松)20mg/d,醛固酮0.1mg/d。当轻度应激时,给予糖皮质激素剂量应高于基础分泌量的50%;应激增加时,糖皮质激素量可增高至基础分泌量的3~4倍,盐皮质激素可补充醋酸氟氢松0.05~0.1mg/d。择期手术患者的用药方案为:术前静脉注射氢化可的松25mg、术中100mg,然后于术后第一个24小时每8小时给50mg,第二个24小时每8小时静脉注射25mg。

四、糖尿病相关危象

（一）糖尿病酮症酸中毒

由于胰岛素不足及升糖激素不适当升高,引起糖、脂肪和蛋白代谢紊乱,以致水、电解质和酸碱平衡失调,以高血糖、高酮体和代谢性酸中毒为主要表现的临床综合征，是糖尿病的急性并发症。

1. 诱因 常见诱因为急性感染，其他包括胰岛素不适当减量、突然中断治疗、饮食不当（过量或不足、食品过甜、酗酒等）、胃肠疾病（呕吐、腹泻等）、脑卒中、心肌梗死、创伤、手术、妊娠、分娩、精神刺激等。

2. 临床表现 代偿阶段患者可有多尿、多饮和乏力等症状加重，如未及时治疗发展至失代偿阶段，出现食欲减退、恶心呕吐、嗜睡、呼吸深快，呼气中有烂苹果味，病情进一步发展可出现严重失水、尿量减少、皮肤黏膜干燥、脉快而弱、血压下降、四肢厥冷，到晚期各种反射迟钝甚至消失，并出现昏迷。实验室检查方面，尿糖和尿酮体阳性，血糖升高至16.7~33.3mmol/L（300~600mg/dl），高于此值多伴有高渗状态和肾功能障碍。

3. 治疗

（1）胰岛素：补充胰岛素是关键，目的是消除酮体，一般采用短效胰岛素持续静脉滴注。开始为胰岛素 + 生理盐水持续静脉滴注，0.1U/（kg·h），血糖每小时降低5.5mmol/L（100mg/dl），血糖达到13.9mmol/L（250mg/dl）后改用5%葡萄糖 + 胰岛素静脉滴注。血糖降低过快可导致低渗和脑水肿。

（2）补液：患者失水可达10%体重，只有补足血容量后胰岛素才能发挥作用。通常先补充生理盐水，第二阶段补5%葡萄糖或糖盐水。补液总量可按原体重的10%估计，先快后慢，如无心力衰竭，2小时内要补入2 000ml生理盐水。以后根据血压、尿量、组织灌注情况等决定输液量。

（3）纠正电解质紊乱：患者丢钾严重，在尿量正常情况下，血钾低于3.5mmol/L时即可静脉补钾，24小时总量3~6g。患者可存在酸中毒，使周围血管扩张、降低心肌收缩力，血pH值<7.1时可以静脉滴注5%碳酸氢钠100~200ml以纠正酸中毒。

（二）非酮症高渗性糖尿病昏迷

糖尿病的严重急性并发症之一，以严重高血糖而无明显酮症酸中毒、血浆渗透压升高、失水和意识障碍为特征。多见于老年人。

1. 诱因 感染、应激、急性胃肠炎、胰腺炎、脑血管意外、血液或腹腔透析、水摄入不足、大量摄入含糖饮料、糖皮质激素和利尿剂等药物。

2. 临床表现 起病隐匿，主要有严重失水和神经系统两组症状和体征，明显失水表现包括唇舌干裂、血压下降、心动过速、无尿、休克等，中枢神经系统表现包括不同程度意识障碍、幻觉、癫痫样抽搐、偏瘫、昏迷等。实验室检查方面，可有尿糖强阳性，尿酮体阴性，血糖>33mmol/L，血钠>155mmol/L，血浆高渗>350mOsm/L。

3. 治疗

（1）补液：患者严重失水，尤其脑细胞失水是主要矛盾，故积极补液至关重要。一般先等渗补充生理盐水和胶体液以纠正休克，输注1 000~2 000ml后可给予一定量的低渗溶液，当渗透压降至330mOsm/L时再改为等渗溶液。输液总量按患者体重的10%~12%估算，开始2小时内输入1 000~2 000ml。

（2）胰岛素治疗：治疗原则与酮症酸中毒相同，当血糖降至16.7mmol/L、渗透压降至330mOsm/L时即转为第二阶段治疗。

（3）补钾：体内钾丢失可达5~10mmol/kg，在输注生理盐水过程中可能出现严重低钾，应及时补充，方法同酮症酸中毒。

（三）低血糖症

低血糖症是血糖浓度低于正常的临床状态，可由多种原因引起。一般认为血糖<2.5mmol/L可诊断为低血糖，同时还出现相应症状和体征时，称为低血糖症。临床表现的严重程度取决于：①低血糖的浓度；②低血糖发生的速度及持续的时间；若血糖下降过快也可出现低血糖症；③机体对低血糖的反应性；慢性低血糖患者可出现无知觉性低血糖；④年龄等。

1. 诱因 药物、饮酒、脓毒症、肝肾衰竭、营养不良、胰岛细胞瘤、肠外营养治疗等。其中，临床上以药物性低血糖和饮酒多见，尤其是胰岛素和磺脲类药物导致的低血糖症。

2. 临床表现 主要为两组症状，其中交感神经兴奋是交感神经和肾上腺髓质对低血糖的代偿性反应，主要表现为心慌、软弱、手足颤抖、面色苍白、大汗、心率加快等；脑功能障碍从大脑皮质开始，初期表现为精神不集中、思维和语言迟钝、头晕、嗜睡等，病情发展后皮质下依次受累，患者出现神志不清、肌肉颤动，甚至癫痫样抽搐、瘫痪，最后陷入昏迷、低体温、瞳孔对光反射消失，以至死亡。长期反复发作的低血糖可致中枢神经的器质性损害，出现性格异常、痴呆等。

3. 治疗 轻者可口服糖水，重者静脉注射50%葡萄糖液50ml，必要时可重复，直至清醒或症状缓解；严重者除静脉注射葡萄糖液外，还需继以5%~10%葡萄糖液静脉滴注，必要时可加用氢化可的松100mg静脉滴注和/或胰高血糖素0.5~1mg肌内或静脉注射。

第五节 多发性内分泌腺瘤病与麻醉

多发性内分泌腺瘤病(multiple endocrine neoplasia，MEN)是由两个或两个以上内分泌腺体发生肿瘤或增生而产生的临床综合征，是一种常染色体显性遗传性疾病，常呈家族性发病。多发性内分泌腺瘤病的治疗顺序取决于受累腺体病变的严重性，还应考虑其疗效及轻重缓急，尽早诊断、尽早治疗。对于嗜铬细胞瘤、原发性甲状旁腺功能亢进症、垂体瘤导致视神经压迫等，应尽早采取手术治疗。值得注意的是，50% 以上的嗜铬细胞瘤为双侧及两个腺瘤，肾上腺外少见，并主要分泌肾上腺素；治疗上应首先考虑切除肾上腺嗜铬细胞瘤，否则其他腺瘤手术时，强烈刺激可诱发致死性的发作。

一、多发性内分泌腺瘤病的分类

根据受累的腺体不同可分为三型，MEN-Ⅰ、MEN-Ⅱa 和 MEN-Ⅱb 或 MEN-Ⅰ、MEN-Ⅱ和 MEN-Ⅲ(表 19-1)。

表 19-1 MEN 分型及受累内分泌腺体

分型	受累腺体	临床表现
MEN-Ⅰ	甲状旁腺	甲旁亢
	胰腺	胰岛素瘤
	垂体前叶	垂体腺瘤
MEN-Ⅱ	甲状腺	甲状腺髓样癌
(MEN-Ⅱa)	肾上腺髓质	嗜铬细胞瘤
	甲状旁腺	甲旁亢
MEN-Ⅲ	甲状腺	甲状腺髓样癌或 C 细胞增生
(MEN-Ⅱb)	肾上腺髓质	嗜铬细胞瘤
	神经系统	口腔黏膜神经瘤、神经节瘤

MEN-Ⅰ型主要常见于甲状旁腺、胰岛细胞和腺垂体的肿瘤，此外，肾上腺皮质、类癌和脂肪瘤在 MEN-Ⅰ型的病例中也见报道；MEN-Ⅱa 型或 MEN-Ⅱ型主要是甲状腺髓样癌、嗜铬细胞瘤和甲状旁腺肿瘤，而 MEN-Ⅱb 型或 MEN-Ⅲ主要是甲状腺髓样癌、嗜铬细胞瘤合并马方综合征体型、黏膜神经瘤、肠道自主神经功能障碍所致的巨结肠。

二、多发性内分泌腺瘤病的特点

(一) 多发性内分泌腺瘤病Ⅰ型

1. 病理 甲状旁腺的病理改变主要为增生、腺瘤或腺癌，其中甲状旁腺细胞增生是 MEN-Ⅰ型的典型病理改变，且为多发性病变，通常 4 个甲状旁腺均受累。胰腺病变可为胰岛细胞腺瘤或腺癌，常为多发性病变，极少数为增生。腺垂体病变多为腺瘤，从功能上分类约有 60% 分泌泌乳素、25% 分泌生长激素、3% 分泌促肾上腺皮质激素，其余均为无功能腺瘤。在肾上腺病变中，高达 40% 为无症状性肾上腺皮质肿瘤，包括皮质腺瘤或增生；也有功能性腺瘤可分泌皮质醇或醛固酮。甲状腺病变可有腺瘤、增生、胶样体甲状腺肿、甲状腺癌等。在 MEN-Ⅰ型中，类癌较多见，可见于支气管、胃肠道、胰腺或胸腺，大多数患者无症状，往往到肿瘤已转移到肝脏时才被发现。

2. 临床表现 主要为受累腺体功能异常的表现，如甲状旁腺功能亢进症状。由于不同来源的胰岛细胞肿瘤可分泌不同种类的激素或生物活性物质，因此临床上表现为相应激素分泌增多的症状。其中包括胃泌素瘤(gastrinoma，Zollinger-Ellison)、胰岛素瘤(insulinoma)、胰高血糖素瘤(glucagonoma)、舒血管肠肽瘤[VIPoma，或弗纳 - 莫里森(Verner-Morrison)综合征]、降钙素瘤(calcitonioma)、生长抑素瘤(somatostatinoma，SMS 瘤)等。类癌(carcinoid tumors)患者可有面部潮红、腹泻、腹痛、心脏瓣膜病变、支气管哮喘等类癌综合征的表现。

3. 手术及麻醉 内分泌腺体的病变为肿瘤或增生，因此手术治疗是首选方案。特别是因肿瘤分泌过多出现了内分泌危象时，应尽早采取手术治疗。应了解此病具有多个内分泌腺体或多发性病变的特点，治疗的顺序应取决于每一种病变的严重程度、病情的轻重缓急及其可能的疗效。合并有甲状旁腺功能亢进的 MEN-Ⅰ患者，应先治疗甲状旁腺功能亢进。对于不同的腺体受累手术的麻醉处理可见本书相关章节。但胰腺内分泌肿瘤常为恶性、多灶性，且常有转移，故手术中除应对整个胰腺、局部淋巴结、肝脏等部位进行仔细探查外，还应对手术切除后的组织进行仔细的病理及内分泌学检查，并同时监测血中有关激素水平。

(二) 多发性内分泌腺瘤病Ⅱa 型

1. 病理 甲状腺髓样癌起源于甲状腺滤泡旁的 C 细胞，可能为一侧，也可能发展为双侧，局部

2

淋巴结转移较常见，还可远处转移到肝、肺、纵隔等处。肾上腺嗜铬细胞瘤多为良性，大多为双侧病变，也可为肾上腺髓质弥漫性或结节性增生及多发性嗜铬细胞瘤，恶性嗜铬细胞瘤可浸润肾上腺包膜，但转移很少见。甲状旁腺的病变可为增生性或多发性甲状旁腺瘤。

2. 临床表现　①甲状腺髓样癌是MEN-Ⅱa的主要病变，出现较早。甲状腺髓样癌细胞除分泌降钙素外，还分泌多种激素及其他生物活性物质，如甲钙素基因相关肽（CGRP）、生长抑素、前列腺素、ACTH或ACTH样物质、5-羟色胺、组胺酶、多巴脱羧酶等，临床上可见到伴有库欣综合征、面部潮红、腹泻以及其他相应的生化改变和临床症状。②嗜铬细胞瘤以分泌肾上腺素为主，其典型症状为发作性高血压，伴头痛、多汗、心悸、紧张、焦虑、面色苍白，以后可转为潮红、胸闷、憋气、腹痛等。约有45%的患者无典型发作史，而仅有阵发性或持续性高血压，10%的患者血压正常或偏低，无常见的症状和体征。③甲状旁腺功能亢进临床表现与一般甲状旁腺功能亢进症状相似。

3. 手术及麻醉　MEN-Ⅱa确诊后，首先应考虑进行肾上腺嗜铬细胞瘤切除术，否则在进行其他外科手术时可因强烈应激状态诱发致死性的严重高血压。术前准备同一般的嗜铬细胞瘤，手术时应仔细探查双侧肾上腺以免漏诊。如必须手术切除双侧肾上腺，术中及术后应补充肾上腺皮质激素。肾上腺嗜铬细胞瘤切除后，应手术切除甲状腺及甲状旁腺以治疗甲状腺髓样癌和甲状旁腺功能亢进症。

（三）多发性内分泌腺瘤病Ⅱb型

1. 病变特点　受累腺体及部位为甲状腺、肾上腺髓质、神经系统，表现为甲状腺髓样癌或C细胞增生、嗜铬细胞瘤和/或肾上腺髓质增生、多发性黏膜神经瘤、类马方综合征体型等。

2. 临床表现　①口唇粗厚、唇外翻、舌尖或舌前1/3处可见散在的粉红色、黄色或透明的半圆形结节样神经瘤。②眼部可见结节样或弥漫性眼睑增厚，结膜和角膜均可受累。③胃肠道症状：胃肠道弥漫性神经瘤可使肠道运动异常而出现便秘或腹泻，X线检查可见肠黏膜皱襞增厚，有肠憩室、巨结肠等。④神经肌肉异常表现为局部或全身性肌无力或感觉异常。⑤类马方综合征体型：约80%患者有类马方体型，其特征为体型瘦长、关节活动伸展过度、指骨细长呈蜘蛛样手足、肌张力过低、足外翻、脊柱后凸或侧凸等畸形。

3. 手术及麻醉　甲状腺髓样癌和嗜铬细胞瘤的治疗原则同MEN-Ⅱa。类马方综合征体型不需要治疗，面神经瘤也可不处理，对神经瘤引起的肠憩室及巨结肠可手术切除。

三、类癌综合征和舒血管肠肽瘤

在此介绍两种MEN的特殊临床表现形式——类癌综合征和舒血管肠肽瘤。

（一）类癌综合征（carcinoid syndrome，CS）

在MEN患者中，类癌并不常见，但在MEN-Ⅰ型患者中，类癌的发生率较高。大多数的类癌发生于胃肠道，最常见于阑尾，其他部位包括胸腺、肺、乳腺、头颈部、性腺、生殖泌尿系。10%的类癌组织可分泌激素类介质或血管活性物质，从而引起类癌综合征。

1. 病理生理　类癌组织分泌的活性介质包括5-羟色胺（5-TH）、缓激肽、组胺、前列腺素和激肽等。类癌综合征的生化诊断依据是5-TH生成过量引起的尿中代谢产物（5-羟氧吲哚醋酸）水平升高或血浆嗜铬粒蛋白A水平升高。刺激上述介质释放的因素包括儿茶酚胺、组胺以及肿瘤的机械性压迫等。

2. 临床特征　类癌综合征的临床特征取决于肿瘤的部位和是否有肝转移所引起的肝功能损害。肿瘤释放的介质一般经肝脏首关代谢，严重的肝转移致使肝功能障碍或肿瘤位于门脉系统以外时，即可能出现临床类癌综合征的表现，其症状包括：皮肤潮红、腹痛、腹泻、支气管痉挛、轻度高血糖和室上性心动过速等。肿瘤转移有时可累及心脏瓣膜，尤其是右心病变，引起三尖瓣脱垂和肺动脉狭窄。外周血管扩张可能导致严重的低血压。

3. 麻醉处理　此类患者围手术期管理较为困难，可采用生长激素抑制因子衍生物奥曲肽（sandostatin或octreotide）治疗，该药可阻断5-TH和缓激肽的外周作用，防止其他介质的释放，可在麻醉前使用，术中亦可以酌情追加。如果围手术期发生类癌危象（carcinoid crisis），其表现为顽固性的低血压和支气管痉挛，抢救措施包括：静脉注射奥曲肽50~100μg；输液和使用血管活性药物如去氧肾上腺素等。当出现低血压时，应在必要的监测下适当输液治疗、奥曲肽、血管紧张素1.5mg/kg，而应避免使用交感肾上腺素能药物。具有组胺释放作用的麻醉药物如吗啡、阿曲库铵等，应避免单次大剂量给予。循环不稳定或已有心脏病的患者，术中经食管超声监测对麻醉管理有益。

（二）舒血管肠肽瘤（VIPoma 或 vipoma）

舒血管肠肽瘤是由于肿瘤分泌大量舒血管肠肽（vasoactive intestinal polypeptide，VIP），导致患者严重水样腹泻、低钾血症、胃酸缺乏或低胃酸等临床表现。这类患者中，恶性肿瘤占 35%，良性肿瘤占 41%，其余为良性增生。因肿瘤组织分泌 PTH 样物质，患者可有高钙血症表现。

1. 临床表现　临床上舒血管肠肽瘤经常见于 MEN-Ⅰ 型患者，12% 的患者可引起水样腹泻、低钾血症、胃酸缺乏综合征（water diarrhea，hypokalemia and achlorhydria，WDHA），其临床表现为严重的水样腹泻和低钾血症、胃酸缺乏，患者有不同程度的脱水、低血压甚至休克、糖耐量异常等。患者也可能出现皮肤阵发性潮红、高钙血症、胆石症等。

2. 麻醉处理　麻醉的重点是纠正酸碱和水电解质紊乱，维持心血管功能的稳定。肾上腺皮质激素对控制腹泻，纠正水电解质紊乱有辅助作用，并可适当纠正代谢性酸中毒。

（高 卉　谭 刚　张秀华）

参考文献

[1] 邓小明，姚尚龙，于布为，等．现代麻醉学 [M]. 4 版．北京：人民卫生出版社，2014.

[2] BARASH P G, CAHALAN M K, CULLEN B F, et al. Clinical Anesthesia [M]. 8th ed, Philadelphia: Lippincott Williams & Wilkins, 2017.

[3] LEE A. FLEISHER. Anesthesia and Uncommon Diseases [M]. 6th ed. Philadelphia: W. B. Saunders Company, 2012.

[4] MILLER R D. Miller's Anesthesia [M]. 8th ed, Philadelphia: Churchill Livingstone, 2014.

[5] 陈灏珠，林果为．实用内科学 [M]. 15 版．北京：人民卫生出版社，2017.

[6] 赵俊．新编麻醉学 [M]. 北京：人民军医出版社，2000.

[7] 史轶蘩．协和内分泌和代谢学 [M]. 北京：科学出版社，1999.

[8] 陈家伦．临床内分泌学 [M]. 上海：上海科学技术出版社，2011.

[9] 盛卓人，王俊科．实用临床麻醉学 [M]. 4 版．北京：科学出版社，2009.

[10] GOLDMAN L, SCHAFER A I. Goldman-Cecil Medicine [M]. 25th ed. Philadelphia: Elsevier, 2015.

[11] GARBER A J, ABRAHAMSON M J, BARZILAY J I, et al. Consensus Statement by the American Association of Clinical Endocrinologists and American College of Endocrinology on the Comprehensive Type 2Diabetes Management Algorithm-2018 executive summary [J]. Endocr Pract, 2018, 24 (1): 91-120.

[12] 中华医学会麻醉学分会．2017 版中国麻醉学指南与专家共识 [M]. 北京：人民卫生出版社，2017.

第二十章

麻醉与应激反应

目　　录

第一节 应激反应的定义

应激（stress）作为一个术语最早出现于物理学中，指作用于某物之上的足够使其弯曲或折断的拉力或力量。在人文、社会科学领域，“stress”有多种含义，也有多种中文译法。20 世纪 30 年代，加拿大内分泌生理学家 Hans Selye 首次将 stress 引入医学领域，提出了应激概念。如何定义应激，目前有许多观点，没有一种被广泛接受。随着应激研究的进展，应激的定义迄今已有 300 多个。Selye 在 1935 年提出应激是机体受到各种内外因素刺激时所出现的一组综合征，包括生物系统内产生的非特异性改变。Chrousos 在 1990 年提出应激是不协调状态和内环境受到威胁后的反应，可以是特异性的，也可以是非特异性和全身性的反应。

目前认为应激是指当内环境稳定受到威胁时，机体对应激原产生的特异性和/或非特异性反应，使机体维持在新的稳态。新稳态如果继续被破坏，则将进一步发展，直至该系统崩溃，在其他系统内再寻求稳态。各种躯体因素和社会心理因素的强烈刺激均可引起应激反应（stress response），这些刺激因素称为应激原（stressor），如创伤、失血、缺氧、疼痛、冷热、恐惧、剧烈运动、急性感染、手术和麻醉等。应激反应一般分为生理反应和行为反应，生理反应包括神经内分泌反应、免疫反应、代谢的改变和细胞应激反应等，而经典的应激反应主要涉及神经内分泌反应和细胞应激反应等。

应激反应根据应激的时间长短，可分为急性应激和慢性应激；按应激结果则可分为生理性应激和病理性应激。

以往研究证明，应激是一种典型的神经内分泌反应，而应激对免疫系统的影响应是神经内分泌系统的调控结果。进入 20 世纪 80 年代后，由于技术方法的进步以及新的学说和理论的问世，神经、内分泌与免疫系统之间关系的探讨进入一个新的阶段，免疫系统在应激反应中的作用逐渐被重视，神经免疫内分泌学渐趋成形，这主要基于下述事实：①众多的神经递质、神经肽及激素于在体和离体条件下可影响免疫细胞及免疫应答的各环节；②免疫细胞膜上及胞内有多种神经递质、神经肽或激素受体的表达；③免疫细胞可合成某些应激神经肽或激素；④神经细胞及内分泌细胞均可合成并分泌免疫分子（如细胞因子等），且细胞因子对内分泌影响亦极为广泛；⑤神经内分泌与免疫系统之间存在双向往返的反馈联系；⑥许多临床疾病的发生和发展与神经免疫和内分泌系统间的交互作用密切相关。因此，神经内分泌系统和免疫系统的调节是双向的，前者主要通过神经递质和激素作用于免疫细胞上的相应受体而实现，而后者通过白介素-1（interleukin-1，IL-1）、白介素-6（interleukin-6，IL-6）、肿瘤坏死因子（tumor necrosis factor，TNF）等细胞因子和促肾上腺皮质激素（adrenocorticotropic hormone，ACTH）、β-内啡肽（β-endorphin，β-EP）等激素调节神经内分泌功能。

应激反应是机体对外界刺激的一种非特异性防御反应，属于生理现象。适当的应激能增强机体对外界有害因素的免疫和抗御能力，对机体不会产生有害的影响；但应激负荷过强或应激时间过长，对机体则会造成一定程度的损害，此时如果转化为病理现象，将导致机体生理功能紊乱或应激病（stress disease）的发生。

围手术期手术和麻醉都是对机体的刺激，会引起应激反应。相对而言手术的刺激要比麻醉强烈而持久，围手术期所引起的应激反应多由于手术的刺激、失血、疼痛和缺氧等原因所致。麻醉对应激的影响，过去多侧重研究气管插管所引起的应激反应或者是各种药物和麻醉方法对机体应激反应的影响。围手术期应激反应至少包括三方面内容：一是术前的心理应激，即面临手术时出现的一系列身心反应；不适当的禁饮禁食导致机体过早进入应激状态；术前机械性灌肠导致过多容量丢失和肠道内环境紊乱，影响术后肠功能早期恢复。二是术中应激，一方面来源于麻醉应激，主要包括麻醉用药、麻醉方法、机械通气、镇痛不全、循环紊乱、缺氧、二氧化碳蓄积等因素对机体内环境的影响；另一方面来源于手术创伤应激、失血、二氧化碳气腹、特殊体位、各种留置的引流导管等，均是导致术中及术后严重并发症及延迟术后转归的应激因素。三是术后应激，主要来源于急性术后疼痛、重症监护室环境因素、机械通气、睡眠障碍、禁饮禁食、留置的引流管和尿管等因素。

创伤除了引起应激反应之外，也同时会引起

2

炎症反应和免疫反应，所以应激反应包含了机体因创伤所致的炎症反应和免疫反应，是当前研究的热点。随着炎症反应和相关免疫反应的深入研究，扩大了应激反应的研究内容，也改变了对应激反应的认识。细胞因子在手术应激反应中的作用以及麻醉、手术等诸因素对其影响日益受到重视，因而有人提出了免疫细胞-下丘脑-垂体-肾上腺轴(HPA)的观点，为研究手术应激反应的发生机制及有效调控手段开辟了新途径。

随着加速康复外科(ERAS)的广泛开展与深入研究，证明了合理控制围手术期应激反应是患者术后加速康复的重要环节。

第二节　应激对机体功能和代谢的影响

机体受到应激性刺激，首先是蓝斑-交感神经-肾上腺髓质系统和下丘脑-垂体-肾上腺轴系统(hypothalamic-pituitary-adrenal axis，HPA)出现兴奋(图 20-1)，同时许多组织和器官的功能和代谢发生变化，以维持内环境的稳定，恢复正常的生理状态。

一、神经内分泌系统的变化

应激反应相关的重要神经结构，包括大脑皮质、边缘系统、下丘脑和脑桥蓝斑等。应激时，这些部位可出现活跃的神经活动，包括神经传导、神经递质释放和神经内分泌反应等，产生相应的情绪反

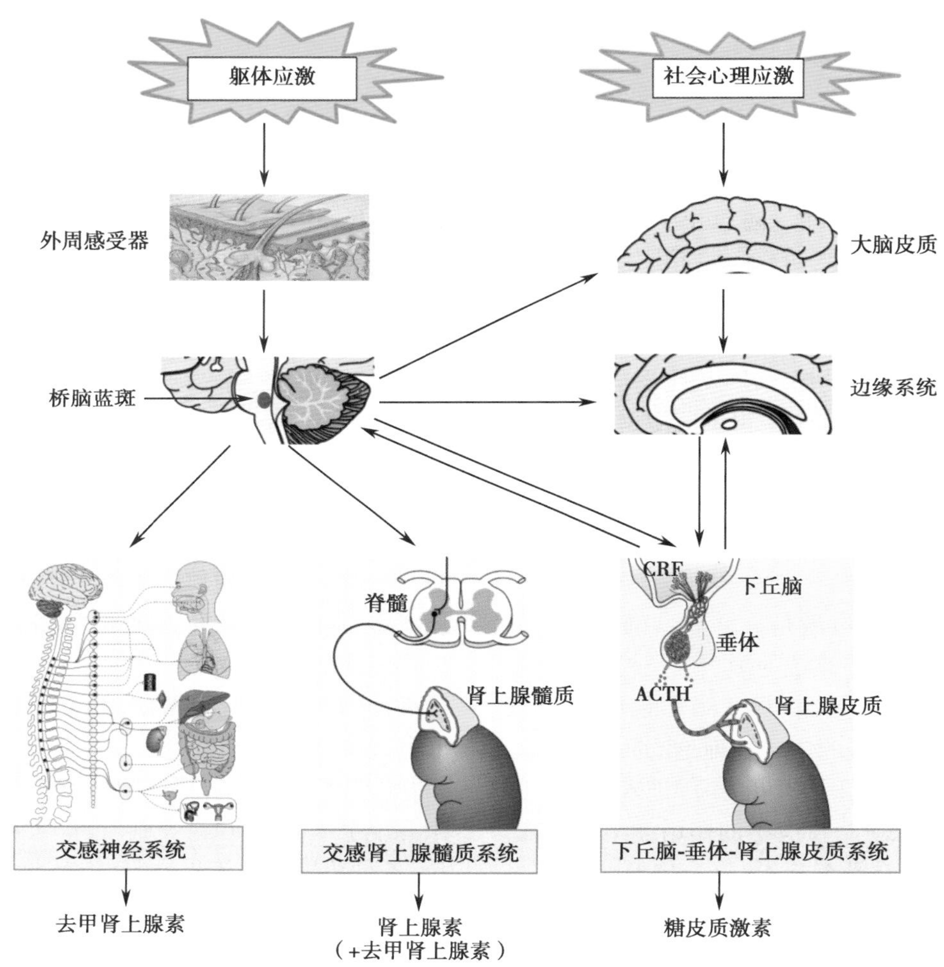

图 20-1　应激时机体的神经内分泌反应

CRF(corticotropin-releasing factor)：促肾上腺皮质激素释放因子；ACTH(adrenocorticotropic hormone)：促肾上腺皮质激素。

应，如兴奋、警觉、紧张等。

应激时，神经内分泌反应是代谢和多种器官功能变化的基础，其中最重要的神经内分泌反应是激活蓝斑-交感-肾上腺髓质系统和下丘脑-垂体-肾上腺皮质系统。此外，还可出现其他多种神经内分泌的变化。

（一）蓝斑-交感-肾上腺髓质系统的变化

1. 结构基础　蓝斑核（locus coeruleus），简称蓝斑，是位于第四脑室底，脑桥前背部的一个神经核团，是脑中合成去甲肾上腺素的主要部位，其上行纤维主要投射至杏仁体、海马和新皮质，是应激时情绪、认知和行为变化的结构基础；下行纤维则主要投射至脊髓侧角，调节交感神经的活性和肾上腺髓质中儿茶酚胺的释放。此外，蓝斑去甲肾上腺素能神经不与下丘脑旁核有直接的纤维联系，可能在应激启动下丘脑-垂体-肾上腺皮质系统中发挥作用。

2. 中枢效应　蓝斑-交感-肾上腺髓质系统被激活后，其中枢效应主要表现为奋、警觉、专注和紧张；过度则会产生焦虑、恐惧或愤怒等情绪反应。

3. 外周效应　蓝斑-交感-肾上腺髓质系统激动后，其外周效应主要表现为去甲肾上腺素（由交感神经系统产生）、肾上腺素（由肾上腺髓质产生）和多巴胺等儿茶酚胺水平迅速升高（可增加约100倍），并通过对血液循环、呼吸和代谢等多个环节紧急动员和综合调节，使机体处于一种唤起状态，保障心、脑和骨骼肌等重要器官在应激反应时的能量需求。其机制包括如下四个方面：

（1）增强心脏功能：交感神经兴奋和儿茶酚胺的大量释放导致心率加快、心肌收缩力增强，从而提高心输出量。

（2）调节血液灌流：在儿茶酚胺的作用下，心输出量和外周血管阻力增加，导致血压升高同时发生血流重新分布。皮肤以及胃肠道、肾脏等内脏器官的血管强烈收缩，血流灌流减少，而冠状动脉和骨骼肌血管扩张，血流增加，脑血管口径无明显变化，从而保证了应激时心脏、脑和骨骼肌等重要器官的血流灌注。

（3）改善呼吸功能：儿茶酚胺引起支气管扩张，有利于改善肺泡通气，以满足应激时机体氧耗和二氧化碳排出增加的需求。

（4）促进能量代谢：儿茶酚胺通过兴奋α受体抑制胰岛素的分泌，通过兴奋β受体促进胰高血糖素的分泌，从而促进糖原分解和葡萄糖异生，导致血糖升高；同时，还促进脂肪的动员和分解，导致血浆非酯化脂肪酸增加，以满足应激时机体能量代谢增加的需求。

另一方面，强烈和持续的交感-肾上腺髓质系统兴奋也可产生明显的损害作用。如腹腔内脏血管的持续收缩可导致相应器官的缺血、缺氧，胃肠黏膜糜烂、溃疡、出血；儿茶酚胺可使血小板数目增加和黏附聚集性增强，导致血液黏滞度升高，促进血栓形成；心率加快和心肌耗氧量增加可导致心肌缺血，严重时可诱发致死性心律失常等。

（二）下丘脑-垂体-肾上腺皮质激素系统的变化

1. 结构基础　下丘脑室旁核（paraventricular nucleus，PVN）是下丘脑-垂体-肾上腺皮质激素系统（hypothalamus-pituitary-adrenal cortex system，HPAC）的中枢位点，其上行神经纤维主要投射至杏仁体、海马，下行纤维通过分泌的促肾上腺皮质激素释放激素（corticotropin releasing hormone，CRH）调控腺垂体释放促肾上腺皮质激素（adrenocorticotropic hormone，ACTH），从而调节肾上腺皮质合成与分泌糖皮质激素（glucocorticoid，GC）。此外，室旁核与蓝斑之间有着丰富的交互联络，蓝斑神经元释放的去甲肾上腺素对CRH的分泌具有调控作用，CRH分泌是HPAC系统激活的关键环节。应激时，直接来自躯体的应激传入信号，或是经边缘系统整合的下行应激信号，都可促进CRH的分泌。

2. 中枢效应　应激时HPAC系统激活的中枢效应主要是导致情绪行为的变化。目前认为，适量的CRH分泌增加可使机体保持兴奋或愉快感，是有利的适应反应；而CRH过度分泌，特别是慢性应激时的持续分泌，导致适应机制障碍，出现焦虑、抑郁、学习与记忆能力下降、食欲和性欲减退等。

3. 外周效应　应激时HPAC系统激活的外周效应主要由GC介导。正常情况下，成人每日分泌约为25~37mg。应激时，GC分泌量迅速增加。如外科手术导致的应激可使GC分泌量增加3~5倍，达到100mg/d。如无术后并发症，血浆GC通常于24小时内恢复至正常水平。若应激原持续存在，血浆GC水平则可持续升高。如大面积烧伤患者，血浆GC水平升高可持续2~3个月。

GC在机体抵抗有害刺激的应激反应中发挥至关重要的作用。动物实验表明，切除双侧肾上腺后，几乎不能适应任何应激环境，轻微的有害刺激

2

即可导致其死亡。但如果仅去除肾上腺髓质而保留肾上腺皮质，动物在应激状态下仍可存活。给摘除肾上腺的动物注射 GC，可恢复其抗损伤的应激能力。GC 进入细胞后，与胞质中的糖皮质激素受体（glucocorticoid receptor，GR）结合，激活的 GR 进入细胞核，通过调节下游靶基因的转录水平发挥作用。GC 在应激反应中的正面作用主要包括以下方面：

（1）有利于维持血压：GC 本身对心血管没有直接的调节作用，但是儿茶酚胺发挥心血管调节活性需要 GC 的存在，这被称为 GC 的允许作用（permissive action）。肾上腺皮质切除后，循环系统对儿茶酚胺的反应性减弱甚至不反应，应激时容易发生低血压和循环衰竭。

（2）有利于维持血糖：促进蛋白质分解、葡萄糖异生，补充肝糖原储备，诱导肌肉组织对葡萄糖的利用，从而有利于升高血糖，以保证脑等重要器官的葡萄糖供应。肾上腺皮质功能不全的动物，应激时很容易发生低血糖。

（3）有利于脂动员：对儿茶酚胺、胰高血糖素和生长激素的脂动员具有允许作用，促进脂肪分解、供能。

（4）对抗细胞损伤：GC 的诱导产物脂调蛋白（lipomodulin）对磷脂酶 A_2 的活性具有抑制作用，从而可抑制膜磷脂的降解，增强细胞膜稳定性，减轻溶酶体酶对组织细胞的损害，对细胞具有保护作用。

（5）抑制炎症反应：抑制中性粒细胞活化和促炎介质产生，促进抗炎介质的产生，从而发挥抑制炎症和免疫反应的作用。

但是，GC 持续分泌增加也会对机体产生一系列不利影响，如抑制免疫系统，导致机体免疫力下降，容易并发感染；抑制甲状腺和性腺功能，导致内分泌紊乱和性功能减退、月经不调、哺乳期泌乳减少等，导致胰岛素抵抗，血糖和血脂升高。

（三）其他神经内分泌反应

1. 胰高血糖素与胰岛素　一方面，交感兴奋可导致胰高血糖素分泌增多、胰岛素分泌减少；另一方面，糖皮质激素可抑制骨骼肌的胰岛素敏感性和葡萄糖利用，从而有助于维持血糖水平，以保证脑等重要器官的葡萄糖需求。

2. 血管升压素与醛固酮　运动、情绪紧张、创伤、疼痛、手术等应激原可引起血管升压素（抗利尿激素，antid-uretic hormone，ADH）分泌增加，也可激活肾素 - 血管紧张素 - 醛固酮系统，使得血浆醛固酮水平升高，从而导致肾小管上皮细胞对水和钠的重吸收增加，尿量减少，有利于维持血容量。

3. β- 内啡肽　β- 内啡肽（β-endorphin）主要在腺垂体合成，也可在其他组织细胞（如免疫细胞）中产生。β- 内啡肽和 ACTH 都来自阿黑皮素原（pro-opiomelanocortin，POMC）这一共同的前体，在 CRH 的刺激下释放增加。多种应激原(创伤、休克、感染等）可使其分泌增多。β- 内啡肽有很强的镇痛作用，可减轻创伤患者的疼痛及由此诱发的其他不良应激反应。此外，β- 内啡肽还可抑制交感 - 肾上腺髓质系统，抑制 ACTH 和 GC 的分泌，以避免这两个系统在应激中被过度激活，从而在应激反应的调控中发挥重要作用。

除上述变化外，应激时还可引起其他多种神经内分泌的变化，其中降低的有 TRH、TSH、GnRH、LH、FSH 以及 T_3、T_4 等，升高的如催乳素等（表 20-1）。

表 20-1　应激反应时其他内分泌激素水平的变化

名称	分泌部位	变化
β- 内啡肽（β-endorphin）	腺垂体	升高
血管升压素（抗利尿激素，ADH）	下丘脑室旁核	升高
促性腺激素释放激素（GnRH）	下丘脑	降低
生长激素（grorwth homone）	腺垂体	急性升高，慢性降低
催乳素（PRL）	腺垂体	升高
促甲状腺素释放激素（TRH）	下丘脑	降低
促甲状腺激素（TSH）	腺垂体	降低
甲状腺素（T_3，T_4）	甲状腺	降低
黄生成素（LH）	腺垂体	降低
促卵泡激素（FSH）	腺垂体	降低

二、免疫系统的变化

机体对创伤等刺激的应激反应，最终目的是恢复内环境的稳定，需要免疫、心血管、内分泌和神经系统的协作才能完成。免疫系统在应激反应过程中的作用呈抑制性。主要表现为：

1. 电击刺激可降低淋巴细胞对 PHA 的增殖反应，减弱脾脏中 NK 细胞活性，抑制 Mφ 生成 H_2O_2，但是脾脏淋巴细胞对电击刺激较易产生适应性。

2. 如果用 2- 去氧葡萄糖抑制细胞对糖的氧化利用，可减少实验性自身免疫性疾病的发生率和严重性。

3. 应激可降低机体对单纯疱疹病毒（HSV）感染的免疫力，使脾脏中细胞毒性淋巴细胞数量减少，实验性肿瘤的转移率增加。

4. 外科手术的应激反应可使血浆中的激素和细胞因子浓度发生改变，如降低 GH、TT_4 及 IL-2 等，增加 GC 及 IL-6。这些作用可被吲哚美辛（消炎痛）所阻断。外科手术的应激反应还可降低淋巴细胞对 PHA 的反应。机体在缺氧刺激后，首先引起外周淋巴细胞增多，$CD16^+$ 细胞增多，NK 细胞活性升高，随后出现细胞数量减少。

5. 心理因素造成的应激反应可降低机体免疫力，使体内潜伏的病毒激活；也能增高肿瘤的发生率和转移率。对应激因素的预见性和可控性调节可以有效地改善或防止应激反应。短时的应激刺激可出现免疫反应抑制，而较长时间的应激则可能引起免疫反应增强。这对器官移植中排斥反应的发生可能有意义。

三、单核 - 吞噬系统的变化

目前将单核 - 吞噬细胞系统称为单核 - 吞噬系统，Mφ 主要来自骨髓内的单核细胞，为多功能细胞，在机体内起到防御作用。在不同的器官中其名称各异，在肝脏为库普弗细胞，中枢为小神经胶质细胞，肺脏为肺巨噬细胞。在许多急慢性病变过程中，一个重要的特征是单核 - 吞噬细胞的浸润。单核细胞在特异性趋化因子的作用下，聚集在不同的病变组织中，发挥其生物学效应。单核细胞自主或在诱导下可分泌单核细胞趋化蛋白 -1（MCP-1）；血小板也可通过分泌血小板源性生长因子（PDGF），诱导成纤维细胞分泌 MCP-1。MCP-1 是一种趋化单核细胞的因子，使该细胞趋化、聚集在病变部位，发挥抵抗细菌的入侵、组织修复与重建的重要作用。

四、凝血系统的变化

不论何种原因引起的应激反应对凝血系统均有影响。急性应激时，炎症反应释放的介质如多种细胞因子、脂类、酶类、胺类、补体、黏附分子与其受体、纤维蛋白肽、纤溶酶、激肽、内皮素等均可激活凝血系统，损伤内皮细胞，促使血小板和白细胞黏附在内皮细胞上，并激活凝血因子生成凝血酶，使凝血因子Ⅰ转变成纤维蛋白，且在微血管内有局部的血栓形成，导致局部组织器官缺氧，甚至形成弥散性血管内凝血（DIC）。早期患者的血液呈高凝状态。另外，纤溶系统也被激活，引起纤溶功能亢进，大量微血栓形成消耗了凝血因子，共同导致患者发生广泛的出血现象。

慢性应激时患者常出现贫血。其特点为低色素性，血清铁降低，类似于缺铁性贫血，但与缺铁性贫血不同的是其骨髓中铁含量正常甚至增加，用补铁治疗无效。其机制可能与单核 - 吞噬细胞系统对红细胞的破坏加速有关。有学者将上述血液系统变化称为血液应激综合征（haematological stress syndrome）。

五、机体代谢的变化

代谢变化的特点是分解增加、合成减少，代谢率明显升高。应激时糖原的分解及糖异生明显增强，使血糖明显升高，甚至可超过肾糖阈而出现糖尿，称为应激性高血糖及应激性糖尿。在严重创伤及大面积烧伤时，这些变化可持续数周，称为创伤性糖尿病。机体的脂肪分解增加，使血液中游离脂肪酸及酮体有不同程度的增加，同时机体对脂肪酸的利用亦增加，严重创伤后机体所消耗的能量有 75%~95% 来自脂肪的氧化。蛋白质分解代谢也增强，血浆中氨基酸水平升高，尿氮排出增多，出现负氮平衡。应激时血糖水平、血液中游离脂肪酸水平等升高为机体应激反应提供了足够的能源；而血浆中氨基酸水平的升高则为机体合成 APP 及 HSP 提供了原料。但持续应激状态可使机体能源物质大量消耗，导致消瘦、贫血、抵抗力下降、创面愈合迟缓，如患者合并糖尿病则其病情可恶化。

（一）下丘脑 - 垂体系统

应激反应中最有影响的激素主要包括 ACTH 和 ADH。ACTH 分泌增多能加强肾上腺皮质的功能，促进对脂肪的利用，保存蛋白质和葡萄糖。ADH 可加强肾远曲小管对水的重吸收，以维持细胞外液量和血容量。严重创伤后因 ADH 不断分泌，可导致创伤后稀释性低钠血症。肾上腺皮质激素（皮质醇和醛固酮）还可促进蛋白质分解、尿氮增加、负氮平衡、糖原异生和糖耐量降低、水钠潴留等。

（二）肾素 - 血管紧张素 - 醛固酮系统

肾素 - 血管紧张素 - 醛固酮系统激活后，醛固酮分泌增加，可促进远曲小管重吸收钠和排出钾和氢离子，对调节钠和钾、恢复血容量有极重要的作用。

(三) 胰岛素

应激反应时可发生胰岛素抵抗(resistence)增强,胰岛素所产生的效应要比预计的正常水平低,即产生了抵抗或称之为敏感性下降。其发生机制包括:①应激反应时 GC、GH 和胰高血糖素都可下调受体的数目,如胰肾联合移植术后发生的 IR,与受体数目下调有关;②应激时胰岛素受体酪氨酸残基自身磷酸化受到抑制,从而胰岛素受体 TPK 的活性下降。胰岛素与受体结合所介导的信号转导以及一系列受体后变化的机制,可能是应激时胰岛素敏感性下调的关键;③应激反应过程中产生的一些细胞因子,对胰岛素敏感性下降也有一定作用,如 TNF-α、IL-1α 和 IL-6。

手术应激可引起外周的胰岛素敏感性下调,此时产生的高胰岛素血症可诱导胰岛素样生长因子结合蛋白 -3 水解酶活性增高,进而导致胰岛素样生长因子 -1 的活性增高,以补偿胰岛素敏感性过度下降引起的损害,防止胰岛素敏感性过度下降而干扰糖代谢。

(四) 胰高糖素

应激时胰高糖素分泌增多,协同其他应激激素,如皮质醇、CAs 等对机体的蛋白质代谢产生重要影响,导致蛋白质分解加快和氮丢失增加。

(五) 甲状腺激素

70% 以上的促甲状腺释放激素(TRH)分布于下丘脑以外的脑脊髓部分。机体受到了强烈刺激后血清总三碘甲状腺原氨酸(TT_3)降低,反三碘甲状腺原氨酸(rT_3)升高,而血清总甲状腺素(TT_4)、游离甲状腺素(FT_4)和促甲状腺激素(TSH)的反应正常。这些改变曾经称为正常甲状腺病综合征,是机体为了适应应激期间代谢增高的需要而减少机体能量消耗。

(六) 生长激素(GH)

应激反应时 GH 有不同程度的增加,其程度与受刺激的程度有关。GH 也能促进脂肪分解和增加糖原异生。在创伤或手术后约 1 周血中生长激素浓度恢复正常。

第三节 应激时神经 - 内分泌 - 免疫系统的变化及相互作用

人体内各系统的功能大致归属于两大类:一类是主管营养、代谢和生殖等基本生理功能的系统,包括循环系统、呼吸系统、消化系统及泌尿生殖系统等;另一类主要是调节上述各系统活动的系统,包括在体内广泛分布的神经、内分泌及免疫三大系统。

神经系统、内分泌系统和免疫系统之间存在交互作用,因此神经免疫内分泌学的名称包含了这三大系统之间的相互关系。应激过程中神经内分泌对免疫系统的影响,是通过激素、神经肽和神经递质等的作用来实现的。

一、神经内分泌系统对免疫的调控

(一) 神经内分泌系统对免疫调控的基础

交感或副交感神经纤维伴随着血管攀附于脏器表面形成丛,由丛再发出分支至各种淋巴组织和器官。肽能神经纤维也支配免疫组织和器官,包括骨髓、胸腺、脾、淋巴结和淋巴管,它可影响至少包括血流调节,淋巴细胞的分化、发育、成熟、移行和再循环,细胞因子或其他免疫因子的生成和释放,以及免疫应答的强弱和持续时间等。

免疫细胞膜上或胞内存在许多激素、神经肽和神经递质的特异性受体。这些受体可分为四类:①经典神经递质受体,包括肾上腺素能受体(adrenergic receptor)、多巴胺受体(dopamine receptor,DAr)、乙酰胆碱(acetylcholine,Ach)受体、5- 羟色胺(5-hydroxy tryptamine,5-HT)受体、组胺受体(histamine receptor);②类固醇激素受体超家族,包括糖皮质激素受体(glucocorticoid receptor,GR)、雄激素受体(androgen receptor,AR)、孕激素受体(progesterone receptor,PR)、盐皮质激素受体(mineralocorticoid receptor,MR)、甲状腺激素受体(thyroid hormone receptor,TR)、视黄酸受体(retinoic acid receptor,RAR)、维生素 D 受体(vitamin D receptor,VDR)等;其中有四种受体即 GR、MR、AR 和 PR 均能识别和结合 DNA 分子中一段基因序列,称为糖皮质激素反应元件(glucocorticoid response element,GRE),由 GRE 介导可影响靶基因的转录;③神经肽及肽类激素受体,包括促肾上腺皮质激素(ACTH)受体、生长激素(growth hormone,GH)受体、催乳素(prolactin,PRL)受体、阿片肽(opioid peptide)受体、P 物质(substance P,SP)受体和其他

一些受体，如心房钠尿肽（atrial natriuretic peptide，ANP）受体、舒血管肠肽（vasoactive intestinal peptide，VIP）受体、血管紧张素（angiotensin）Ⅱ受体等；④褪黑素（melatonin）受体。

免疫细胞本身也合成一些神经肽或者激素，包括：①前阿黑皮素（pro-opiomelanocortin，POMC），POMC 是 ACTH 的前体分子，也是 β- 促脂肪分解激素（β-lipotropic hormone，β-LPH）、α- 黑素细胞刺激素（α-melanocyte stimulating hormone，α-MSH）和 β-EP 的前身；②促甲状腺激素（thyroid stimulating hormone，TSH）；③生长激素（GH）和催乳素（PRL）；④ P 物质；⑤舒血管肠肽（VIP）和生长抑素（somatostatin，SS）；⑥促黄体生成激素释放激素（luteinizing hormone releasing hormone，LHRH）；⑦促肾上腺皮质激素释放激素（corticotropin releasing hormone，CRH）。

（二）神经内分泌系统对免疫的影响

神经内分泌信息分子包括激素、神经肽和神经递质。这些分子可通过经典内分泌、自分泌、旁分泌和神经分泌四种途径，影响免疫应答反应，还参与某些免疫的病理过程。

1. 类固醇激素　包括四种激素：糖皮质激素、雌激素、雄激素和醛固酮。

（1）糖皮质激素（glucocorticoid，GC）：对免疫功能的影响比较广泛。一般认为 GC 对免疫功能的影响主要是抑制作用，特别是在器官移植术中使用大剂量的甲泼尼龙。然而，目前研究提示，GC 可抑制免疫功能，但小剂量的 GC 在某些实验条件下可以提高淋巴细胞的增殖反应。GC 抑制免疫功能包括以下一些方面：①影响胚胎期免疫系统的发育；②减少骨髓中成熟 B 细胞数目，提高骨髓内巨噬细胞（macrophage，Mφ）及粒细胞集落形成；③改变脂肪细胞的重新分布；④调节淋巴细胞的功能；⑤抑制肥大细胞的脱颗粒反应，减少组胺释放；⑥影响某些细胞因子的产生和生物活性，如抑制 IL-1 引起的 IL-6 基因表达，减弱脂多糖（LPS）诱生 TNF-α，增加 IL-1α、IL-1β 及 IL-6mRNA 的不稳定性，减少 IL-2 的分泌，抑制 IL-2 受体（IL-2R）的信号传递，降低免疫细胞对 IL-2 的反应性等；⑦抑制主要组织相容性复合体（major histocompatibility complex，MHC）Ⅰ类及Ⅱ类分子的表达；⑧抑制血管内皮细胞对黏附分子的表达；⑨调节某些酶的合成，如抑制成纤维细胞合成胶原酶，抑制多种磷脂酶的合成，影响某些金属蛋白酶的表达，促进血管紧张素转换酶（angiotensin converting enzyme，ACE）及中性肽链内切酶（neutral endopeptidase，NEP）的生成，从而降解缓激肽和速激肽等炎症介质；⑩调节一氧化氮（NO）的产生：GC 阻抑 NOS 的基因转录，减少 NO 的合成和释放。

（2）雄激素：通过直接作用于胸腺或者淋巴细胞，对细胞免疫和体液免疫都具有明显的抑制作用，从而影响机体免疫能力。

（3）雌激素：可提高体液免疫功能，削弱细胞免疫功能。

（4）醛固酮：通过胞膜受体快速影响人类单个核细胞 Na^+ 交换，改变细胞内离子浓度及细胞体积；这可能与三磷酸肌醇（IP3）的生成有关。

2. 甲状腺激素　甲状腺激素有促进体液免疫和细胞免疫的作用；其促进淋巴细胞对丝裂原的增殖反应呈明显的剂量依赖性。

3. 肽类激素

（1）生长激素（GH）：GH 是腺垂体激素中非常重要的免疫调节因子。虽然 GH 可影响免疫系统的各个环节，但是其主要的靶器官是胸腺。GH 的主要作用表现在：①切除垂体后胸腺体积缩小，淋巴组织萎缩，T 淋巴细胞 DNA 合成减少，抗体反应减弱，脾脏中天然杀伤（NK）细胞的活性降低；②儿童垂体功能下降可引起侏儒症；③衰老时，GH 分泌减少，免疫功能降低；④ GH 促进正常人 T 细胞集落形成，刺激淋巴细胞的增殖，还可加强单个核细胞的趋化活性，Mφ 在 GH 刺激下能加快对低密度脂蛋白的摄取和降解。重组人类 GH 可直接刺激 B 细胞增殖和分泌免疫球蛋白。目前有可能应用 GH 治疗骨髓抑制、免疫功能低下，并且其具有抗衰老作用。

（2）催乳素（PRL）：PRL 主要参与对渗透压、生长、发育和代谢的调节。PRL 调节免疫的作用包括：①促进抗体合成；②刺激法氏包囊细胞的分裂增殖；③促进胸腺组织增生；④与 IL-2 协同刺激 T 细胞增殖；⑤刺激大鼠 Nb2 淋巴瘤的增殖；⑥激活 Mφ；⑦激活 NK 细胞，并与 IL-2 协同诱导淋巴因子激活的杀伤细胞（LAK）的活性。

（3）促肾上腺皮质激素（ACTH）：ACTH 可影响多种免疫细胞。这种效应的发挥通过两条途径：一条是刺激 GC 分泌而间接抑制免疫；另一条是通过免疫细胞膜上的特异受体，直接影响免疫功能。ACTH 还可引起胸腺和脾脏萎缩，且同时使淋巴细胞数量减少。这种作用即使肾上腺切除后仍然

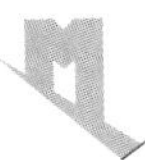

存在。

(4) β- 内啡肽(β-EP):ACTH 和 β-EP 都是来源于共同的前体前阿黑皮素(POMC),但 β-EP 也可以在免疫细胞中合成,其受体也广泛分布在多种免疫细胞中。因此,β-EP 是神经内分泌与免疫系统双向联系的重要介质之一,在免疫系统内发挥重要的调理功能,包括促进 T 细胞的增殖反应,抑制 T 细胞表达 IL-2R、抑制人外周血 T 细胞的玫瑰花环形成率、改变 T 细胞膜上 CD3 抗原表达、影响植物血凝素(phytohaemagglutinin,PHA)引起的 CD3γ 链的磷酸化以及干扰 CD3- 体细胞抗原受体(TCR)复合物的内化过程。β-EP 也呈剂量依赖性促进 NK 细胞的细胞毒作用,激活 Mφ 和增强其趋化和吞噬活性,调节 MHC- Ⅱ类分子表达。

(5) 促肾上腺皮质激素释放激素(CRH):CRH 不仅来自下丘脑,也可以由胸腺和脾脏等免疫器官合成。CRH 通过两条途径影响免疫功能:单独或与 ANP 协同刺激 ACTH 的释放,最后刺激 GC 的分泌;而 ACTH 和 GC 都具有广泛的抑制免疫的效应。CRH 还可借助免疫细胞膜上的受体而直接影响免疫细胞。CRH 可抑制人类外周血单个核细胞分泌 IL-1β 和 IL-6。妊娠时血浆 CRH 和 GC 的浓度升高,可抑制母体对胎儿的免疫反应。

(6) 促黄体生成激素释放激素(LHRH):LHRH 在体内或体外都具有促进免疫功能的作用。在胸腺和脾脏中不仅含有 LHRH 及其 mRNA,也有受体表达;LHRH 受体直接分布在鼠淋巴细胞上。

(7) P 物质(SP):SP 对免疫调节作用的研究较为深入,其影响所有的免疫细胞。作用包括:①促进淋巴细胞增殖,加强刀豆素 A 和 PHA 的刺激作用,而 SP 受体拮抗剂抑制这种反应;②可促进 B 细胞分泌免疫球蛋白,明显影响 IgA 的合成,提示其具有调节局部免疫功能的作用;③ SP 既促进单核 - 吞噬细胞的吞噬作用和趋化游走活性,也可刺激其氧化爆发反应(oxidative burst),以释放出多种介质;其可加强花生四烯酸的代谢,促进人类外周血单核细胞释放 IL-1、IL-6 及 TNF-α,促进 IFN-γ 的合成和分泌,间接调节 Mφ 与 T 细胞间的识别、抗原加工及呈递等过程;④刺激人类中性多形核白细胞(PMN)的趋化运动,增强 C5a 所致的 PMN 趋化、游走及吞噬杀菌活性,促进 PMN 黏附于支气管上皮细胞上,通过肥大细胞促进粒细胞浸润;⑤可刺激肥大细胞释放组胺,引起血管扩张、血浆外渗、炎症细胞浸润,导致局部充血水肿;它作为一种炎性介质参于重要的免疫病理过程;还可促进肥大细胞释放 5-HT,释放反应在 30 秒内达到最大值的 90%;肥大细胞能表达及分泌许多细胞因子,但是 SP 则选择性促进肥大细胞表达 TNF-α mRNA 和释放 TNF-α;⑥可促进成纤维细胞、滑膜细胞等结缔组织细胞增生,协同 IL-1 促进成纤维细胞的增殖活性,还可刺激上述细胞释放胶原酶和前列腺素 E_2(PGE_2)。

4. 神经递质　神经递质由突触前神经末梢释放,经过突触间隙作用于突触后膜,导致离子通道开放。不同的神经递质可激活不同的离子通道,结果可产生兴奋性突触后电位(EPSP)或抑制性突触后电位(IPSP)。神经递质的作用起效快,由于有高效的灭活机制,因此作用消失也快,作用范围较局限,起到"点对点"的传递作用。神经递质主要有以下几种:

(1) 儿茶酚胺(catecholamine,CAs):由支配淋巴器官的神经末梢处释放出去甲肾上腺素(norepinephrine,NE)和由肾上腺髓质释放出肾上腺素和 NE,通过 α 和 β 受体影响各种免疫细胞和免疫功能。CAs 对免疫的影响复杂,结果也不完全一致。肾上腺素可降低 T 淋巴细胞对丝裂原刺激的增殖反应,降低体液免疫的应答反应,减少抗体合成,抑制 Ⅰ 型变态反应。生理浓度的肾上腺素和 NE 可抑制 Mφ 分泌 IL-1,并抑制 Mφ 的游走、趋化和吞噬活性。CAs 可降低对移植物的排斥反应,改善移植物抗宿主反应。

(2) 乙酰胆碱(Ach):Ach 作用于 M 受体,可提高大鼠 T 淋巴细胞的细胞毒作用,促进产生 PHA 的淋巴细胞转化和蛋白质合成。Ach 还可直接刺激肥大细胞释放组胺。

(3) 5- 羟色胺(5-HT):为神经递质,也可以由血小板和肥大细胞释放。5-HT 解除抑制 T 细胞增殖的因素,影响 NK 细胞活性,抑制 Mφ 对免疫反应 - 相关(immune-response-associated,Ia)分子的表达。

(4) 褪黑素(melatonin):由松果体产生,与免疫功能有密切的关系。褪黑素可促进小鼠脾细胞生成 IFN-γ。其水平下降可抑制混合淋巴细胞反应(mixed lympho-cytereaction)。

二、免疫系统对神经内分泌系统的调控

免疫应答反应可影响中枢与外周神经系统的功能活动及传统激素的分泌;在神经内分泌组织与细胞有多种免疫因子受体的表达;免疫因子中如白

介素可在神经内分泌组织中稳定合成或诱发生成；免疫因子通过其受体对神经内分泌系统产生广泛的影响。

(一) 免疫应答过程中神经内分泌的变化

体液免疫应答的主要器官是脾脏和淋巴结。抗原诱发抗体生成反应的同时，伴有支配脾脏淋巴结的交感神经活动的变化。脾脏交感神经的活动也受到免疫的调控。CAs 等肾上腺素能递质对免疫功能的影响主要是抑制。中枢神经系统可以感受机体内免疫功能的状态，并据此向免疫系统发出调控的信号。免疫系统可作为中枢神经系统的感受器官，能够感知机体内环境化学性和生物性的动态变化，神经内分泌系统对此能作出精确的调控，以保障机体内环境稳定和进行正常生理活动。

(二) 细胞因子对神经内分泌系统的影响

细胞因子是由活化的免疫细胞和某些基质细胞分泌的小分子多肽，可介导和调节免疫及炎症反应，是除免疫球蛋白和补体外的非特异性免疫效应物质，可影响神经内分泌的各项功能。在各种应激反应中，特别是创伤、休克、感染、炎症反应等时，细胞因子的重要地位和意义是无可置疑的。在应激反应中细胞因子作用的生物学特征包括以下各个方面：①正常循环血液中可检测到 IL-1、IL-6、TNF、IL-2 等细胞因子，不过浓度有较大波动；②神经细胞和神经内分泌细胞可合成 IL-1、IL-2、IL-6、白细胞抑制因子(leukocyte inhibitory factor，LIF)、TNF-α、TNF-β、IFN-γ 等细胞因子；③而且这些细胞的细胞膜上分布有细胞因子的特异性受体；④由于脑内的终板血管器(organum vasculosum of lamina terminalis，OVLT)、最后区、脉络丛、正中隆起等处无血 - 脑屏障，以及新生儿或某些病理情况下血 - 脑屏障发育不全或通透性增加时，循环中的细胞因子可以到达中枢部位；⑤淋巴组织与器官也有神经支配，免疫细胞所生成的细胞因子可作用于支配淋巴组织与器官的内脏感觉性神经末梢，起到调节神经内分泌功能的作用，如 IL-1、IL-2 等可影响神经元的电活动。

1. IL-1　IL-1 是炎症反应中的重要细胞因子。星形胶质细胞、小胶质细胞、神经元及胶质瘤细胞中存在 IL-1β 及其 mRNA。腺垂体 TSH 细胞、肾上腺髓质嗜铬细胞中分别含有 IL-1β 和 IL-1α 的 mRNA。IL-1 可能作为神经递质，介导神经元之间、神经元与胶质细胞之间、胶质细胞之间以及胶质细胞与免疫细胞之间的信息传递过程。IL-1 受体(IL-1R)也较广泛地分布在神经内分泌细胞中。IL-1 对神经系统的影响大致包括以下几个方面：①IL-1 可引起中枢性发热反应：作用部位包括延髓、中脑网状结构、脑干及外侧丘脑。这可能是由花生四烯酸产物和 β-EP 所介导。②IL-1 的活性代谢片段可调节睡眠：在蓝斑内注射 IL-1 产生的睡眠作用较 IL-2 和 IL-3 大约 6 倍。③中枢注入 IL-1 可抑制胃排空和胃酸、胃蛋白的分泌。④IL-1 的电生理效应似可引发精氨酸血管加压素(arginine vasopressin，AVP)和缩宫素的释放。⑤IL-1 可影响各种中枢神经递质的合成和代谢，如 NE 和 5-HT。⑥IL-1 通过前列腺素(PG)的介导可激活 CRH 神经元，促进 CRH 基因的表达；还可抑制下丘脑分泌 LHRH，从而影响生长激素释放激素(growth hormone releasing hormone，GHRH)和促甲状腺素释放激素(thyrotropin-releasing hormone，TRH)的分泌。⑦脑室内给予 IL-1 或促进脑内的 IL-1 合成，可明显抑制外周的免疫效应。⑧IL-1 可增加交感神经节合成 SP，促进施万细胞增殖和 LIF 的 mRNA 表达。⑨IL-1 可提高胆碱乙酰化酶的活性，促进 Ach 的合成，诱导神经生长因子 mRNA 的生成。

IL-1 可影响内分泌系统，包括腺垂体、肾上腺皮质与髓质、性腺、甲状腺和胰岛等，主要包括以下方面：①IL-1 对腺垂体激素影响的研究较多，但结果尚有争议。IL-1 与 IL-6 均可升高 ACTH 浓度；与 TNF-α 协同增加 ACTH 对 LPS 的反应。IL-1 还可刺激 GH、TSH 及黄体生成素(luteinizing hormone，LH)分泌，抑制卵泡刺激素(follicle-stimulating hormone，FSH)释放。通过花生四烯酸产物介导，IL-1 可刺激 IL-6 的分泌。IL-1 经蛋白激酶 C(PKC)介导刺激 β-EP 分泌的研究结果尚有争议。②IL-1α 及 IL-1β 以时间和剂量依赖方式，通过 PGE 介导可促进皮质醇释放。IL-1α 或 TNF-α 可调节肾上腺髓质嗜铬细胞合成脑啡肽(ENK)、VIP、神经降压肽(NT)和 SP 等神经肽。③IL-1 可抑制睾酮和类固醇激素的合成，影响生殖细胞的成熟和发育。④IL-1 可抑制甲状腺激素的分泌。⑤IL-1 可降低血浆中胰岛素水平，抑制胰岛细胞释放胰岛素。

2. IL-2　IL-2 对神经内分泌系统有广泛的影响，参与以下病理生理过程：①将微量 IL-2 注入第三脑室，可增加腹内侧核神经元的放电频率，也增强室旁核及视上核神经元的电活动，促进 AVP 的释放，参与机体水的平衡。② IL-2可作用于蓝斑引起催眠，纳洛酮可对抗IL-2的这种作用，提示其与阿片肽类有一定联系。感染患者嗜睡反应可能与IL-2的作用有关。③ IL-2可抑制黑质和纹状体的多巴胺能系统。④ IL-2可抑制离体海马脑片在K^+刺激下引起的Ach释放，而IL-1和IL-4无该作用。IL-2可能减弱海马神经元的长时程增强现象，从而影响海马的学习和记忆过程。⑤与IL-1、IL-6及TNF一样，IL-2具有较强的神经内分泌效应，参与免疫反应时激活下丘脑-垂体-肾上腺皮质轴。IL-2可刺激离体的腺垂体细胞分泌ACTH，抑制PRL及TSH的分泌，抑制GH、LH/FSH的释放。⑥ IL-2可刺激胶质细胞表达髓鞘碱性蛋白及其mRNA，对少突状胶质细胞有细胞毒性样作用。⑦ IL-2参与多发性硬化症的病理过程，因为脑内多发性硬化症斑块中心与边缘区IL-2的免疫阳性染色增强。以上说明IL-2也是重要的神经免疫内分泌介质。IL-2及其受体在脑内分布不均，提示其具有特定功能，参与行为、学习和记忆的生理过程。

3. IL-6和IL-6R　脑内分布有IL-6和IL-6R，外伤后两者表达均升高。腺垂体培养细胞能生成较多的IL-6，主要由滤泡星形细胞分泌。人类各种垂体腺瘤中均有IL-6及其mRNA的表达，某些瘤体中甚至20%的瘤细胞为IL-6免疫染色阳性。IL-6在垂体前体中的合成和分泌受到许多因素的影响，如IL-1、TNF-α、垂体腺苷酸环化酶激活肽（pituitary adenylate cyclase activating polypeptide，PACAP）、促胃液素释放肽（gastrin-releasing peptide，GRP）、LPS等均可以刺激释放IL-6。IL-6对细胞内分泌的影响包括通过磷脂酶A2（PLA_2）介导可刺激下丘脑释放CRH，也可作用于正中隆起促进CRH分泌，但不影响AVP的释放。IL-6可促进星形胶质细胞合成神经生长因子（never growth factor，NGF）。IL-6还可刺激清醒大鼠分泌ACTH，促进FSH、LH及PRL的分泌。

4. TNF-α　TNF-α在人脑小胶质细胞中合成。人脑D54-MG恶性胶质瘤细胞也有TNF-α及其受体的表达。星形胶质细胞在LPS、IFN-γ及IL-1β的诱导下也产生TNF-α。TNF-α对中枢神经系统有致热效应，并可促进星形细胞表达脑啡肽原mRNA，下调人类胶质瘤细胞SP受体。TNF-α可诱导人类胶质瘤细胞合成IL-8和单核细胞趋化活化因子，减少脑瘤体积。TNF-α可降低神经元细胞体的K^+通道电导，诱发去极化反应。脑脊液中注入TNF-α可增加脑屏障通透性，使白细胞渗出增多。TNF-α对腺垂体激素分泌影响的结果不一。有报道TNF-α可抑制多种下丘脑释放激素对腺垂体激素分泌的刺激效应，尤其是抑制ACTH和GH的分泌。另有报道认为TNF-α可明显刺激ACTH、TSH及GH的分泌，并刺激PRL、LH及IL-6的释放。TNF-α可降低胞内cAMP水平，TNF-α在PG介导下也可促进TSH、GH及ACTH的分泌作用。IFN-γ可剂量依赖性刺激海马神经元的放电活动。IFN-γ可促进离体腺垂体细胞分泌PRL及IL-6。有报道还发现IFN-γ通过FSC介导可抑制ACTH、PRL和GH的分泌。体内注射IFN-α_2可增高人血浆中ACTH和皮质醇的浓度。

5. 其他细胞因子　IL-4、IL-7和IL-8对海马神经元具有保护性作用。巨噬细胞集落刺激因子（M-CSF）存在于神经元、小胶质细胞及神经母细胞的瘤细胞中。M-CSF可调控小胶质细胞的自分泌作用。粒细胞-巨噬细胞集落刺激因子（GM-CSF）影响小胶质细胞的分化，诱导其不依赖IFN-γ的抗原呈递细胞（及辅佐细胞）功能。

三、皮质激素受体与应激反应

一般而言，应激反应的程度与应激原的刺激强度呈正相关，刺激越强，反应越强。但当刺激原过度强烈如严重创伤时，由于生物机体的高度复杂性，机体往往不能做出适度的反应，而出现应激低下或应激过度，统称为应激紊乱。机体一旦出现应激紊乱，则可导致严重的继发性损害，甚至危及生命。近年来大量研究表明，糖皮质激素受体（GR）调控改变参与了严重创伤后应激紊乱的发生。

（一）GR在应激反应中的作用

GR是激素核受体家族中的一个主要成员，同时也是一种重要的核转录因子。通常情况下GR与热休克蛋白（heat shock proteins，HSP）70、90等分子相结合而处于失活状态，一旦GC与其结合，分子蛋白则会从GR上解离出来，后者便被激活，由细胞质进入胞核，从而发挥它的转录调控作用。除红细胞外，机体几乎所有有核细胞均存在GR。GR在机体的生命活动中发挥重要作用，它是GC效应的执行者，不仅参与机体的能量代谢，而且还对多种基因具有转录调控作用。当受到强烈刺激时，由于HPA轴的兴奋，机体生成和释放大量的GC，GC通过其受体而参与机体的应激反应。

除了参与机体的应激反应外，GR还对整个机体的应激反应状态发挥重要调控作用。在海马、垂体和前脑室部位的 GR 是 HPA 轴负反馈反应的主要调控者，尤以海马最为重要。研究表明，机体应激反应时，HPA 轴兴奋，引起肾上腺大量分泌肾上腺皮质激素，后者通过下调海马 GR 而抑制 HPA 轴兴奋。

除此之外，GR 对应激反应的另一个重要调控作用是抑制炎症反应。炎症反应是机体受到强烈刺激后的一种应激反应，起到抵抗损害和促进修复等作用，属于机体内部固有的防御反应。由于 GR 能够直接或间接抑制多种炎症介质如 PG、花生四烯酸及血小板活化因子（PAF）等的生成，同时还通过与核因子 -κB（NF-κB）、活化蛋白 -1（AP-1）等转录因子发生蛋白 - 蛋白交互作用，从而抑制 TNF-α、IL-1、IL-6 等炎性细胞因子的生成。因此，GR 具有显著的抗炎作用。由于其表达与分布的广泛性，使其成为机体内部抑制炎症反应的主要分子。在受到强烈刺激时，机体一方面启动以炎症反应为主的防御反应，同时另一方面释放出大量 GC 以激活其受体，发挥 GR 对炎症反应的调控作用，使炎症反应不至于过度而引发继发性损害。

（二）GR 的调控

GR 除了具有转录调控作用外，它本身也具有可调控性。在应激或其他炎症及自身免疫性疾病中，GR 均会发生改变。研究表明，GR 受多种因素的调控，目前认为主要包括以下几个方面：

1. 血浆肾上腺皮质激素浓度可以影响 GR 的表达与活性　大鼠切除肾上腺后，海马、垂体、肝、脾等组织的 GR 均发生下调，补充皮质醇后 GR 表达又趋于正常，大剂量应用皮质醇或地塞米松则可使 GR 表达明显下调。

2. GR 的活性与细胞所处的氧化还原状态密切相关　当细胞处于氧化环境时，GR 的功能就受到抑制。反之，应用抗氧化剂或还原剂时，GR 功能就得以恢复。有研究通过诱导表达具有抗氧化活性的硫氧还蛋白（TRX）来调控 GR，取得了较满意的结果。因此认为，机体的神经内分泌应激反应与细胞的氧化 - 抗氧化系统之间存在显著的交互作用。

3. 盐皮质激素受体（MR）与 GR 可以相互影响　由于它们都属于肾上腺皮质激素受体，分子结构上具有一定的相似性，因此 GC 也可以与 MR 相结合。至于这两种受体之间的作用到底是竞争抑制还是相互协同，尚无定论。有研究表明，在海马和外周组织中皮质醇与 MR 的亲和力强于 GR。MR 拮抗剂螺内酯可增强大鼠 GR mRNA 及其蛋白表达，说明 MR 具有介导抑制 GR 转录调控的作用。Spencer 等认为，盐皮质激素的表达有利于 GR 对 HPA 轴兴奋的调控；另有学者认为这两种肾上腺皮质激素受体的平衡状态影响着机体的应激反应，两者比例不同，HPA 轴活动也不同。不过无论两者的关系如何，它们在机体的应激反应中都起着非常重要的作用。

4. 任何作用于分子结合蛋白的因素都会影响 GR 由细胞质向胞核的转运，从而间接地调节 GR 的活性。

5. 其他核因子　可与 GR 共同竞争类固醇受体辅活化因子（SRC）、cAMP 反应元件结合蛋白（CBP）等辅活化因子（coactivator），从而相互影响各自的转录活性。

6. GR 的活性与它的磷酸化状态有关　以往认为，GR 作为一种蛋白只有被磷酸化激活才能有效行使其功能。近年研究表明，GR 的过度磷酸化可严重影响其转录调控作用，而在应激等情况下 GR 的磷酸化常受应激信号通路 c-Jun N- 末端蛋白激酶（JNK）等的调控。因此，GR 调控与细胞信号通路之间也存在交互作用。此外，新近研究表明，GR 分为 α、β 两种亚型：α 为功能型，β 为抑制型；正常情况下机体 α 型起主要作用，而在某些疾病时可发生 α、β 互换，β 亚型表达增强，结果可造成 GR 受抑制，导致糖皮质激素效应抵抗。

正是由于 GR 的可调控性，才使得人们对它的研究越来越重视。通过调节 GR 有望实现对机体应激反应的调控，使应激反应朝着对机体有利方面进行。

（三）创伤时 GR 变化及作用的研究

严重创伤情况下，虽然患者血浆皮质醇浓度已非常高，但是临床治疗中仍需要应用大剂量外源性 GC。这提示严重创伤时机体在糖皮质激素效应的某一水平上存在应激反应紊乱。随后大量研究表明，严重创伤可造成 GR 表达和功能下调，从而引起机体 GR 水平的应激反应紊乱。

国内在这方面曾进行了大量的研究。对大鼠失血性休克和烫伤的研究表明，大鼠失血后肝、脑组织胞液 GR 显著减少；大鼠烫伤后肝脏 GR 明显降低，且与烫伤的程度密切相关，烫伤越重，GR 越少。应用 GR 拮抗剂后大鼠生存率明显降低，提示创伤后 GR 功能受到抑制，这种抑制对机体

2

非常不利。研究显示，严重脑外伤患者外周血淋巴细胞GR水平显著下降，而且GR水平与患者预后存在一定的相关性。GR水平越高，患者预后越好，反之预后很差。国外有研究证实，呼吸窘迫综合征患儿肺组织和外周血白细胞GC水平与患儿病情、死亡率密切相关。严重创伤后机体GR与炎性细胞因子之间存在相互影响的关系，创伤后早期炎性细胞因子增加可以抑制GR的表达和功能，而GR抗炎调控作用的下降又可引起炎性细胞因子的进一步增加。同时，作为机体重要的抗炎分子，GR表达和功能受抑制也可导致其他炎症介质的大量生成与释放，使炎症反应更为严重，当炎症反应失去控制后即会引起全身炎症反应综合征（systemic inflammatory response syndrome，SIRS）、多器官功能障碍综合征（multiple organ dysfunction syndrome，MODS）等继发性全身损害。

综上所述，GR改变参与了严重创伤后机体应激反应紊乱的发生，并与继发性全身损害的发生发展密切相关，对机体产生显著的影响。因此，深入探讨严重创伤后GR变化机制，并对其进行调控，则有望为揭示严重创伤后应激反应紊乱以及防治严重继发性全身损害的发生提供重要的理论与实验依据。

第四节　应激时的细胞应激反应

细胞应激反应（cellular stress response）是指各有害因素导致生物大分子（如膜脂质、蛋白质和DNA）损伤、细胞稳态破坏时，细胞通过调节自身蛋白表达与活性，产生一系列防御性反应，以增强其抗损伤能力、重建细胞稳态。导致细胞应激反应的应激原很多，包括理化因素（冷、热、低氧、渗透压、射线、活性氧、自由基、化学药物、化学毒物）、生物因素（细菌病毒等病原微生物感染）和营养因素（营养不良、营养过剩）等。

根据应激原和应激反应特点的不同，细胞应激反应可分为热应激、低氧应激、氧化应激、基因毒应激、渗透性应激、内质网应激、代谢性应激等。基因毒应激是由于各种理化和生物因素造成DNA损伤，从而导致的细胞应激反应。一些应激原往往可引起两种甚至多种细胞应激反应，如氧自由基可同时攻击膜脂质、蛋白质和核酸，既可导致氧化应激，也能引发基因毒应激；而DNA损伤制剂除了能引起基因毒应激外，还可损伤蛋白质，并能促进活性氧（reactive oxygen species，ROS）的产生而导致氧化应激。

细胞应激反应是一个高度复杂的有序过程，包括信号感知、转导和效应等环节。细胞通过监控生物大分子损伤、间接感知各种应激原的刺激，而大多数应激原引起的生物大分子损伤都与ROS有关，因此ROS被认为是启动细胞应激反应的第二信使。细胞感知应激原信号后，通过复杂的生化机制和特定的转录因子，使多种蛋白质的表达水平发生改变，从而发挥抗损伤和稳态重建功能（见数字部分）。若细胞的损伤比较严重，则可通过诱导细胞凋亡来清除损伤细胞，以维护内环境的稳定。

尽管导致生物大分子损伤的应激原差异很大，但是由其激发的细胞防御反应往往表现出应激原非特异性。同时，一些应激原特异性的应激反应大多与细胞稳态重建有关。

细胞对多种应激原，特别是非心理性应激原，可出现一系列细胞内信号转导和相关基因的激活，大部分表达具有相关保护作用的一些蛋白质，如急性期反应蛋白、热休克蛋白、某些酶或细胞因子等，这是机体应激反应在细胞、蛋白质、基因水平的表现。

一、急性期反应和急性期反应蛋白

感染、各种炎症、烧伤、手术、创伤等应激原都可迅速诱发机体产生以防御为主的非特异性反应，如体温升高、血糖升高、分解代谢增强、负氮平衡及血浆中某些蛋白质浓度迅速升高。这种反应被称为急性期反应（acute phase response，APR），这些蛋白质被称为急性期蛋白（acute phase protein，APP），属分泌型蛋白（表20-2）。

1. APP的来源　主要由肝细胞合成，单核-吞噬细胞、成纤维细胞可产生少量的APP。正常血浆中APP浓度较低，在应激原作用下有些APP浓度可升高数倍至1 000倍以上（表20-2）；少数蛋白质在APR时反而减少，如白蛋白、前白蛋白、运铁蛋白等，被称为负APP。

表 20-2 一些重要的急性期反应蛋白

成分	分子量	正常血浆浓度 /（mg·ml^{-1}）	急性炎症时增加
C- 反应蛋白	105 000	<8.0	>1 000 倍
血清淀粉样 A 蛋白	16 000	<10	>1 000 倍
α_1- 酸性糖蛋白	40 000	0.6~1.2	2~3 倍
α_1- 抗糜蛋白酶	68 000	0.3~0.6	2~3 倍
结合珠蛋白	100 000	0.5~0.2	2~3 倍
[凝血]因子 I	340 000	2.0~4.0	2~3 倍
铜蓝蛋白	151 000	0.2~0.6	50%
补体成分 C3	180 000	0.75~1.65	50%

2. APP 的生物学功能　APP 种类繁多，其功能十分广泛，但总体而言，它是一种启动迅速的机体防御机制，其生物学功能具体如下：

（1）抑制蛋白酶：创伤、感染时体内蛋白分解酶增多，APP 中的蛋白酶抑制剂可避免蛋白酶对组织的过度损伤。

（2）清除异物和坏死组织：以 APP 中的 C- 反应蛋白的作用最明显，它可与细菌细胞壁结合，起抗体样调理作用；激活补体经典途径；促进吞噬细胞的功能；抑制血小板的磷脂酶，减少其炎症介质的释放。

（3）抗感染、抗损伤：C- 反应蛋白、补体成分的增多可加强机体的抗感染能力；凝血蛋白类的增加可增强机体的凝血能力。

（4）结合、运输功能：铜蓝蛋白、血红素结合蛋白等可与相应的物质结合，避免过多的游离血红素等对机体的危害，并可调节它们在体内的代谢过程和生理功能。

二、热休克反应与热休克反应蛋白

1. 概念　热休克反应（heat shock response，HSR）是指生物体在热刺激或其他应激原作用下，所表现出以热休克蛋白（heat shock protein，HSP）生成增多为特征的细胞反应。

许多研究表明，除热休克外，其他的物理、化学、生物应激原及机体内环境变化均可诱导 HSP 的产生。因此，HSP 又称为应激蛋白，热休克反应也具有应激反应的基本特征。

2. HSP 分类　根据其分子量、等电点不同，将 HSP 分成 HSP110、HSP90、HSP70、HSP60、小分子 HSP、HSP10、泛素等多个亚家族，每个亚家族又有多个成员组成。其中，与应激关系最为密切的是 HSP70 亚家族成员，应激时表达明显增加。

3. HSP 功能　HSP 主要功能包括：

（1）分子伴侣作用：①帮助蛋白质的折叠（folding）：保持新合成蛋白分子的恰当构型，防止在正确的多聚体形成前新合成蛋白质的错误折叠或聚集；②移位（translocation）：允许其穿过生物膜，陪伴蛋白分子在细胞内跨膜转运；③复性（renaturation）：使蛋白质正确折叠或聚集，参与多聚复合体的组装；④降解（degradation）：促使受损、变性蛋白质的恢复或加速其降解和消除，能重新激活某些酶的作用，以维护细胞的功能和生存。

HSP 作为分子伴侣，其机制可能为：HSP 以依赖于 ATP 的方式结合和释放非天然构象多肽的疏水片段，并通过遮蔽这些片段来稳定蛋白质的松弛构象或阻止聚集。

研究证实，神经细胞、心肌细胞、肝细胞、肺组织等多种细胞在应激原（包括内毒素）的作用下，可产生相应的 HSP，从而保护细胞免受损伤。

（2）HSP 的免疫功能：HSP 除与自身免疫疾病关系密切外，还参与抗原加工、呈递；增强细胞对 TNF 和自然杀伤细胞攻击的耐受性；参与抗感染免疫与肿瘤免疫等。对 HSP 在免疫损伤和保护机制的进一步探讨，有可能发现临床免疫治疗性应用的潜在可能性。期望通过药物或基因工程来影响 HSP 的表达，如作为新型疫苗的载体分子，从而对疾病的防治起到一定的作用。

（3）参与细胞凋亡的调控：实验研究显示，HSP 可抑制某些因素引起的细胞凋亡，但也有研究表明，HSP 可促进细胞凋亡。

（4）HSP 的其他生物学功能：HSP 与肿瘤关系密切，如经高温处理或转染的 HSP70 基因的肿瘤细胞不仅能直接抑制肿瘤细胞的增生，降低其致瘤性，而且能够诱导细胞 HSP72、CD54、HLA-DR 等分子的表达，有利于机体免疫系统的识别。

三、氧化应激

正常生理条件下，机体的氧化—抗氧化（即还原）能力保持相对稳态。一方面，机体自身会产生具有氧化作用的自由基；另一方面，机体可通过抗氧化系统来清除自由基。由于内源性和 / 或外源性刺激使机体自由基产生过多和 / 或清除减少，导致氧化—抗氧化稳态失衡，过多自由基引起组织细胞的氧化损伤反应称为氧化应激(oxidative stress)。广义上讲，参与氧化应激的自由基也包括 ROS 和活性氮(reactive nitrogen species，RNS)等。氧化应激通过其氧化作用调节许多生理过程和生化反应，同时也可对细胞、亚细胞结构以及膜脂质、蛋白质和核酸等生物大分子造成氧化损伤。因此，氧化应激具有广泛的生理与病理学意义，参与神经系统疾病、心血管疾病、糖尿病和肿瘤等多种疾病的病理过程。

氧化应激也可激活机体的抗损伤反应。如 ROS 可激活细胞的多条信号转导通路以及转录因子(如 AP-1 和 NF-κB)，诱导锰离子超氧化物歧化酶(Mn-SOD)、过氧化氢酶和谷胱甘肽过氧化物酶(GSH-Px)等抗氧化系统相关蛋白酶的表达，从而增强对 ROS 的清除能力，产生对氧化损伤特异性的保护作用。此外，NF-κB 还能增强多种抗凋亡基因的表达，提高细胞在活性氧条件下的抗凋亡能力和存活能力。若活性氧生成过多，或者细胞抗氧化能力不足，氧化应激也可激活信号通路，诱导细胞的凋亡。

四、内质网应激

应激时除了细胞作为一个整体做出反应外，内质网、线粒体及胞核等细胞器亦发生反应。内质网是细胞中加工蛋白质及贮存 Ca^{2+} 的主要细胞器，对应激原的刺激十分敏感。各种应激原作用于细胞后，通过诱发内质网腔中错误折叠和未折叠蛋白质的堆积以及 Ca^{2+} 平衡紊乱而激活未折叠蛋白反应及细胞凋亡信号通路等内质网反应，称为内质网应激(endoplasmic reticulum stress)。近年来人们较关注内质网在应激反应中的作用。内质网应激对于增强细胞对损伤的抵抗力及适应能力具有重要意义，对细胞存亡具有重要影响。

内质网应激的主要表现形式为：

1. 未折叠蛋白反应导致内质网应激蛋白表达增多　内质网应激蛋白包括内质网分子伴侣、蛋白二硫键异构酶、血红素加氧酶 -1 及内质网 Ca^{2+}-ATP 酶等，这些蛋白质具有促进错误折叠及未折叠蛋白质的正确折叠、恢复内质网 Ca^{2+} 转运、清除活性氧等功能，有助于增强细胞对损伤的抵抗力，促进细胞存活。

2. 应激原过强时，内质网应激倾向于诱导细胞凋亡发生　应激原较强可导致内质网功能受损，激活细胞凋亡信号通路，引起细胞凋亡。内质网应激时细胞凋亡的启动主要涉及 caspase-12 的活化。caspase-12 位于内质网的细胞质面，正常状态下它与内质网分子伴侣 GRP78(即糖调节蛋白 78，也叫免疫球蛋白重链结合蛋白)结合而不能释放至细胞质。内质网应激时，细胞质中的 caspase-7 迁移至内质网表面，激活 caspase-12。

总之，内质网应激既是细胞防御适应反应的重要组成部分，也是细胞损伤及死亡的重要机制。一定程度的内质网应激可诱导内质网中分子伴侣及其他内质网应激蛋白的表达，减轻各种应激原所致错误折叠或未折叠蛋白质堆积而造成的细胞损伤。当应激原过于强烈时，内质网应激将倾向于诱导细胞凋亡。

五、基因毒应激

生物机体暴露于各种有害的理化和内外环境因素之下，其基因组 DNA 易受到损伤，称为基因毒应激(genotoxic stress)，属于亚细胞水平的应激反应。基因组 DNA 的损伤可引起基因组结构的改变，影响遗传信息的精确传递。但机体在长期的进化过程中亦获得了一整套抗 DNA 损伤机制。基因毒应激时，细胞通过感受和识别、信号转导、转录调控、翻译后修饰、细胞周期调节等反应机制对损伤的 DNA 进行修复，以维持基因组的稳定性和遗传信息的准确传递；如果 DNA 损伤后机体反应和修复不良，将会引起基因组结构改变，导致恶性肿瘤、遗传性疾病、代谢性疾病、退行性疾病等的发生。另一方面，恶性肿瘤细胞常具有很强的 DNA 修复功能，这是肿瘤对化疗、放疗等产生抵抗和耐受的重要原因。因此，揭示基因毒应激及 DNA 修复的机制对于上述诸多疾病的防治具有重要意义。

六、应激的细胞信号转导通路

20 世纪 80 年代及其之前的应激研究主要集中于机体整体、系统和器官层次，20 世纪 90 年代后则越来越注重应激分子及其信号转导机制的研究。机体对应激原的反应表现为一系列的生理、生化过程及生物学效应，而所有这些过程及效应都是应激原通过影响细胞特定基因的调控与表达来实现的。要真正从本质上认识应激反应的实现过程并应用于相关疾患的“防、诊、治”，有必要认识应激的信号转导分子基础。

(一) NF-κB 与应激反应

核因子 κB（nuclear factor κB，NF-κB）是一种有多向性调节作用的转录因子，主要参与调节与机体免疫、炎症感染及包括白细胞黏附有关的蛋白质分子基因的转录，与细胞对内外因素刺激敏感性有关，是细胞应激反应的重要调控分子。应激早期，即刻早期基因（immediate early genes）的快速表达以及炎症级联反应中细胞因子和黏附分子等大量表达都受到 NF-κB 的调控。应激原引起细胞 NF-κB 激活是细胞的保护反应。近年来有研究通过抑制 NF-κB 活性来增强细胞对放射线、细胞因子 TNF-α 等应激原作用的敏感性，已引起肿瘤和炎症治疗领域的广泛关注。

1. NF-κB 基本结构与活性调控　NF-κB 家族主要包括 p65（RELA）、c-REL、RELB、p100/p52（NF-κB2）、p105/p50（NF-κB1）。其 N 端均有 Rel 同源结构域，参与 DNA 的结合及互相形成同源或异源二聚体，最常见的是 p50/p65 异二聚体。在静止的细胞中，p50/p65 通常与核转录因子 κB 抑制子（inhibitor of NF-κB，IκB）α 以无活性的形式停留在细胞质中，而当被激活时，IκBα 被磷酸化、泛素化及蛋白酶体降解，从而导致 p50/p65 进入细胞核，与核内相应的 DNA 位点结合，激活下游转录。IκB 家族主要包括 IκBα、IκBβ、IκBε、IκBγ、IκBζ 和 Bcl-3，这些 IκB 蛋白均含有重复锚蛋白序列。IκBα 的磷酸化受 IκB 激酶（IκB kinase，IKK）的激活，而 IKK 包括 IKKα、IKKβ、IKKγ，其中 IKKβ 的作用是在经典途径中使 IKKα 磷酸化。IKK 的活性受上游 IKK 激酶如 TAK1（TGF-beta activated kinase 1）、NIK（NF-κB inducible kinase）调控。目前 NF-κB 激活主要包括 2 个途径，根据其所利用的 NF-κB 前体蛋白有所不同而分为两种：经典途径及非经典（旁路）途径。经典途径中主要依赖 TAK1 激活，而非经典途径中则主要依赖 NIK 激活（图 20-2）。

（1）经典途径：通过 IL-1R/Toll 样受体通路和 TNF-α 介导通路激活 NF-κB，当细胞因子、有丝分裂原、内毒素、病毒蛋白、蛋白激酶 C、过氧化物、蛋白合成抑制剂、紫外线等细胞外信号刺激时，通过激酶作用，IKK 催化 IKKβ 亚单位被磷酸化激活，使三聚体 p50-p65-IκB 上 IκBα 的 Ser32/36 磷酸化，磷酸化的 IκBα 泛素化后被 26S 蛋白水解酶复合体降解，而被释放的 p50/p65 则进行核易位，与基因上的 κB 位点发生特异性结合。经典途径主要参与调节先天性免疫。

（2）非经典途径：主要是指含有 p100 或 p105 的二聚体的 NF-κB 的激活，在特定细胞类型中，细胞外信号刺激细胞后，在 NF-κB 诱导激酶（NIK）的作用下引起 IKKα 磷酸化活化，从而进一步活化 p100，导致 p100 发生磷酸化依赖性剪切，生成有活性的 p52：RelB 复合物并进入细胞核与靶基因结合，调节基因的表达。非经典途径主要参与调节适应性免疫。

了解 NF-κB 的活性调控机制，有利于设计新治疗策略来防治危急疾病相关的炎性损害。

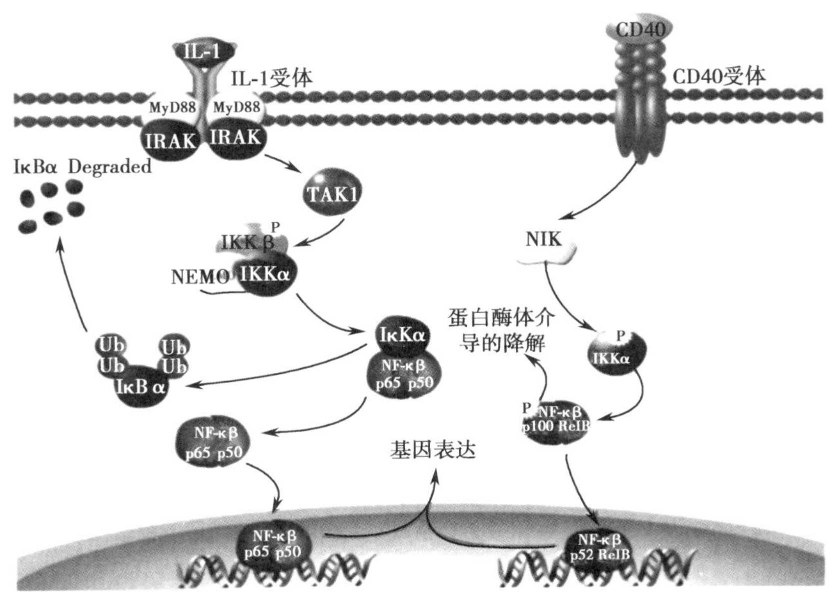

图 20-2　NF-κB 信号通路简图

2

2. NF-κB 与细胞应激耐受性

(1) 抑制 NF-κB 活性与细胞放射敏感性：Yamagishi 报道抑制 NF-κB 的活性可增加人类恶性神经胶质瘤细胞对辐射的敏感性。将表达 IκBα 的质粒转染到实验细胞，经 X 线照射后，未转染的对照细胞 NF-κB 明显上升，转染细胞 NF-κB 无明显变化。但高表达 IκBα 的转染细胞辐射存活率明显降低，提示抑制 NF-κB 活性可使细胞对放射线的敏感性增加。MiraJung 研究报道，共济失调性毛细血管扩张症（AT）患者的成纤维细胞可转录表达大量的 IκBα，使 NF-κB 活性降低，细胞对电离射线表现出高敏感特性，其 Do 值（细胞活性下降 37% 所需剂量）与正常人类成纤维细胞比较明显下降（分别为 0.7Gy 和 1.2~1.4Gy）。将截断型 IκBα 质粒转入该细胞，IκBα 表达量和 NF-κB 活性恢复正常，细胞的 Do 值上升到 1.6~1.7Gy，放射敏感性大为降低。

(2) 抑制 NF-κB 活性与细胞对 TNF 的敏感性：TNF 是肿瘤治疗中常用的细胞因子，但 TNF 处理后细胞往往表现出一定的抵抗性，Wang 等认为这是由于 TNF 对 NF-κB 的强激活作用引起细胞自身应激性保护所致。一般认为 Ser32，Ser36 位点是介导 IκB 磷酸化及降解信号的关键残基，因此突变的 IκBα 不能被磷酸化及降解，从而可作为超级抑制剂阻断 NF-κB 的激活，并可阻断其与 DNA 的结合。将有 Ser32、Ser36 位点突变的 IκBα 质粒转入 HT1080 细胞（一种人类纤维肉瘤细胞）获得 HT1080 I 细胞，经 TNF-α 处理的 HT1080 I 细胞的 NF-κB 核转移被阻断，细胞存活率较对照组明显降低。将该细胞模型进行放射线照射，得到相同的结果。为进一步证明 NF-κB 激活、抑制与细胞脱敏、增敏之间的关系，将编码 NF-κB 亚单位 P50 和 P65 的质粒转入 HT1081 I 细胞，结果表明该细胞可表达 NF-κB 而表现出对 TNF 的抵抗性。Beg 也证实，Rel A（P65）/ 细胞对 TNF α 的敏感性明显高于 Rel A+/+ 细胞，表明 NF-κB 是细胞对应激产生耐受性的重要因子。IκB C 末端 PEST 序列也是 NF-κB 与 IκBα 解离所需的基本结构。Van Antwerp 研究表明，IκBα　NH_2- 和 COOH- 端磷酸化位点产生突变，可形成 IκBα M，因 IκBα M 不被磷酸化而不能降解，故转染 IκBα M DNA 的细胞没有激活 NF-κB 的能力。

3. NF-κB 与危重病　NF-κB 除了能介导多种炎性介质转录表达外，它也参与了细胞凋亡的调控，主要是通过调控凋亡相关的重要基因表达。当 NF-κB 激活时，可抑制细胞凋亡并延长细胞生存周期。

研究表明，ARDS 患者中性粒细胞的凋亡延迟，肺内数量增加的中性粒细胞激活并产生大量氧自由基和炎性介质。失血或内毒素所致急性肺损伤的实验模型也证明，NF-κB 活性在肺内明显增强，但未见于外周血中性粒细胞；肺内中性粒细胞的凋亡也受抑制。

对于 ARDS 患者，NF-κB 激活所致肺内炎性中性粒细胞凋亡受到抑制，可能是肺部炎症反应过程延长的原因之一。针对 ARDS 患者使用 NF-κB 靶向治疗策略可能有两方面优势：①抑制 NF-κB 介导的多种炎性介质表达，减少其对肺部及其他脏器的损害；②抑制 NF-κB 介导的免疫细胞抗凋亡作用，使得炎性中性粒细胞数量减少和作用减弱。

（二）Toll 样受体家族

实验及临床研究表明外科应激时机体出现内分泌和代谢的一系列变化，通过直接影响免疫系统或激活下丘脑 - 垂体 - 肾上腺轴和交感神经系统影响机体的免疫系统，从而导致机体的免疫功能受损，表现为淋巴细胞数量减少、粒细胞功能受抑、免疫球蛋白产生减少、单核 - 吞噬细胞表面受体的改变等。这种手术后的免疫抑制使得机体对病原微生物的易感性增加，可能导致术后局部及全身感染甚至发生全身炎症反应综合征（systemic inflamatory response syndrom，SIRS），其发生的原因之一在于微生物感染诱生的促炎细胞因子，如 TNF-α 和 IL-6 等。

宿主防御机制（包括非特异性免疫和特异性免疫）研究中发现哺乳动物细胞中存在与果蝇 Toll 受体结构、功能类似的受体家族，并将其命名为“Toll 样受体”（Toll-like receptors，TLRs）。单核 - 吞噬细胞表面的 TLRs 可以识别病原体上保守的病原相关分子模式（pathogen associated molecular patterns，PAMPs），并将信号传递入胞内，活化 NF-κB 等核转录因子，促进 TNF-α、IL-1、IL-6 等炎性因子的转录、合成，启动机体的炎症反应来降低感染的发生，并对其后产生的适应性免疫起到至关重要的作用，在先天性免疫与获得性免疫间建立一个紧密相连的桥梁。TLRs 是与入侵机体的各种病原体直接接触的细胞膜表面蛋白。它是机体免疫系统的“前哨”，其免疫作用包括：①迅速激活 Mφ 以产生大量炎性介质，清除外来微生物，发挥非特异性免疫作用；②与病原体结合并内吞，将抗原成分加工处理并呈递给T淋巴细胞，启动更强有力的特异性免疫反应。

1. Toll家族蛋白的信号转导途径 在哺乳动物，TLRs细胞部分与配体结合后，x细胞质段的TIR结构首先与MyD88结合。MyD88与果蝇的Tube相对应，与果蝇的Tube作用相同，但两者在结构上却无同源性，这是两条信号通路中的唯一不同。已知MyD88是IL-1R信号传递中的重要分子，作为接头蛋白，MyD88的C末端TIR结构与TLR细胞质的TIR形成蛋白同嗜性结合，同时其N端的死亡区与下游的IRAK（IL-1R相关激酶）的死亡区也以此种方式结合。IRAK与果蝇的Pelle对应，介导天然免疫效应的信号转导，IRAK进而还能与TNFR相关因子TRAF6作用。TRAF6可与NIK（NF-κB诱导激酶）形成免疫共沉淀，后者能活化IκKs（IκB激酶），使IκB磷酸化而降解，从而使NF-κB解除抑制发生核转位，诱导多个基因的表达。经NIK还能激活MAPK级联反应。

植物、动物Toll家族信号通路未完全明确，但现有研究结果认为不同种属生物之间这条通路是高度保守的，它们接收相似的刺激（感染、炎症），借助相同或相似的组分进行着相似的信号转导，完成相近的生理功能，似乎提示这是一条在植物和动物分化之前就已存在、至今已有数十亿年的古老信号通路。

比较不同种属Toll/IL-1R家族成员的信号通路可以发现，它的高度保守性表现在受体、蛋白激酶、转录因子、转录因子抑制物各个水平。由于这一信号通路能历经漫长的生物进化而被保留下来，说明它在动植物的生长发育中起着重要而且不可替代的作用。

2. TLRs的结构及其在免疫中的作用 人们研究果蝇时发现了Toll基因，该基因主要决定果蝇腹背侧体轴发展方向及非特异性免疫反应。Toll基因编码的TLRs由富含亮氨酸重复序列的胞外区、跨膜区和胞内区组成。TLRs胞内区与IL-1受体细胞质区有高度同源性，又将TLRs胞内区称为Toll/IL-1 R（TIR）同源区，该胞内区是决定信号转导的主要区域。1997年，Medzhitov等首次克隆了人类TLRs，目前已认识到人类及哺乳动物存在一个TLRs家族，该家族可识别病原菌，激活机体有效防御基因的转录，启动特异性与非特异性免疫反应以抵抗病菌入侵。不同TLRs识别谱有所不同。例如TLR2识别范围广，包括革兰阳性球菌的肽聚糖和脂磷壁酸、分枝杆菌和疏密螺旋体的脂蛋白、酵母菌、支原体等，缺乏TLR2可明显增加对葡萄球菌易感性；TLR3可识别病毒双链RNA，并激活NF-κB诱导IFN产生，发挥抗病毒效应；TLR4主要识别LPS、真菌表面多聚糖和热休克蛋白等，还可通过IL-12协同作用识别呼吸道合胞病毒。目前研究发现，脂质A类似物E5564可特异性阻断TLR4识别LPS诱发的脓毒症，为通过TLR4途径治疗脓毒症提供了实验依据；TLR5可识别带有鞭毛蛋白的病原菌，如沙门菌；TLR6是支原体脂蛋白的受体（图20-3），识别革兰阳性菌的肽聚糖（peptidoglycan，PGN）；TLR7可激活先天性免疫反应识别单链RNA病毒、疱疹性口腔炎病毒和流感病毒，浆细胞起源树突状细胞（DC）和B细胞也可通过TLR7激活协同刺激分子，诱导获得性免疫反应清除病毒，缺乏TLR7可导致机体对疱疹病毒抵抗力下降。联合CD40/TLR7可诱导抗原特异性$CD8^+$T细胞增强溶菌酶活性和IFN的产生；TLR9可识别细菌DNA，主要是非甲基化CpG二核苷酸序列。最新研究发现TLR11，表达在Mφ以及肝脏、肾脏、膀胱的上皮细胞中。TLR11不对其他TLR配体发生反应，但对泌尿系统细菌发生特异性反应。不同TLR的分布也有所不同，TLR2、TLR4在小鼠肝脏无论年龄变化都是高表达，在不成熟肺脏中几乎检测不到，但随年龄增长可成倍增加。人类TLRs在脑、心、肾、肝、肺、脾、卵巢、胃肠道、胎盘、皮肤、甲状腺、前列腺中都有表达，其中脾脏中表达最多。研究发现某些激素如地塞米松、生长激素等可增强TLR2表达，减弱TLR4表达，影响免疫系统。TLRs将各种病原信息传递至胞膜内，经MyD88激活等一系列信号转导，迅速触发早期非特异性炎症反应。

非特异性免疫反应触发后，便激发机体的特异性免疫反应，表现为抗原特异性的T、B淋巴细胞大量增殖、分化和成熟。在非特异性免疫反应向特异性免疫反应转化过程中，树突状细胞（dendritic cells，DCs）的贡献最大。

感染早期，外周组织中发生的非特异性免疫反应作用有限，而更有效地抗感染免疫作用是发生在淋巴组织的特异性免疫反应。树突状细胞（DCs）能将机体免疫反应的中心从外周组织迁移至淋巴组织，并促发特异性免疫反应（图20-4）。

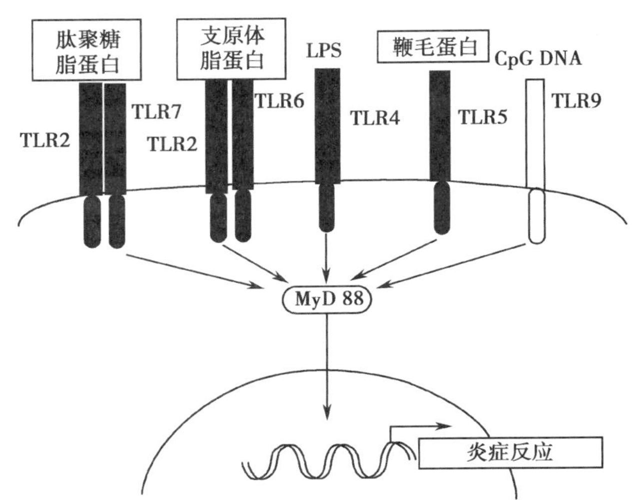

图 20-3 TLRs 在天然免疫中作用

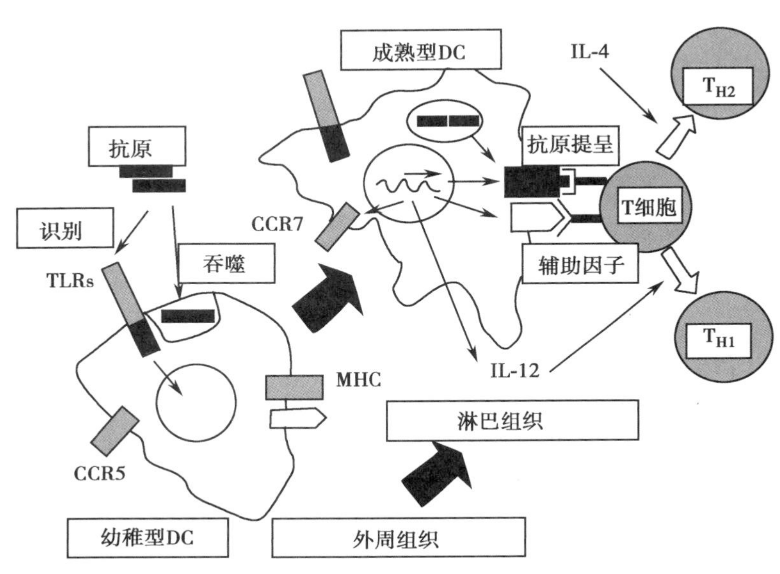

图 20-4 TLRs 在获得性免疫中的作用

在外周组织中非成熟 DCs 能接触到入侵的病原体，并通过 TLRs 识别或吞噬病原体。TLRs 的信号转导促发了 DCs 的成熟，成熟的 DCs 表现出 CCR5 低表达和 CCR7 高表达，这些变化使得 DCs 获得离开外周组织进入淋巴组织的能力。同时，被吞噬的病原体经加工处理后以抗原 -MHC 复合体形式呈递给前 T 淋巴细胞。TLRs 信号转导使 DCs 增强表达 MHC 分子和辅刺激分子，这对 T 细胞克隆的激活发挥了重要作用。另外，TLRs 还可通过产生 IL-12 调节 T 细胞→ Th_1 细胞的转化过程。所以，DCs 中的 TLRs 信号通道对激发特异性免疫反应起到重大的作用。

3. TLRs 与细胞因子的关系　TLRs 在激活免疫反应时，影响细胞因子产生，例如 TLR4 诱导 IFN-β、TNF-α、IL-lβ、IL-6 和 IL-10 产生，对 IL-4 和 IL-5 无影响；TLR2 可增强 IL-4、IL-6、IL-8 和 IL-10 生成，对 IL-lβ 无影响。暴露给抗原时间长短可改变 TLRs 对配体反应强度，非洲加蓬地区血吸虫磷脂酰丝氨酸成分可诱导未感染儿童 TLR2 刺激 IL-8、IL-10、IL-6 和 TNF-α 生成，但是感染儿童的这种刺激反应明显减弱。

4. TLRs 研究的应用前景　TLRs 在介导天然免疫应答，促使机体免疫系统早期启动抵御病原体的入侵中发挥着重要的作用，并且能够诱生多种促炎症细胞因子，活化抗原呈递细胞，从而介导对入侵病原体的获得性免疫应答，在天然免疫应答与获得性免疫应答之间架起了一座桥梁。此外在组织损伤（如缺血再灌注损伤和心血管疾病）的炎症和组织修复应答中的作用也日益受到人们关注。如果能够阻断或抑制TLRs的激活，则有可能抑制细胞活化，阻断细胞炎性因子的合成与分泌，避免多种细菌成分导致的严重炎症反应的发生。因此，通过干预TLRs信号转导通路或许可为将来感染的预防、治疗提供全新的治疗策略。

（三）应激的细胞信号转导通路

细胞应激发生过程中，细胞信号转导通路是应激反应重要的细胞学基础之一。应激的细胞信号转导通路涉及PKC途径、Fas途径和磷脂酰肌醇途径等，而丝裂原活化蛋白激酶（mitogen activated protein kinase，MAPK）体系是应激反应中最重要的细胞信号转导通路。

MAPK家族的信号转导通路包括细胞外信号调节酶（ERK）、c-Jun N端激酶（JNK）/应激激活的蛋白激酶（SAPK）、P38MAPK以及ERK5/BMK1四条途径，它们激活的级联反应都相似，即通过保守的三级酶促级联反应。

1. MAPK家族的组成　分裂原激活的蛋白激酶家族信号系统是非常保守的信号系统，它们存在于从酵母到哺乳动物的细胞中。迄今已证明该家族有4个成员，即① MAPK/VERK1，2（external-signal regulated kinase，ERK1，2）；② c-Jun N端激酶（c-Jun N-terminal kinase，JNK）应激激活的蛋白激酶（stress activated protein kinase，SAPK）；③ P38MAPK；④ ERK5、BMK1（bigmitogen-activated protein kinase，BMK1）。其中ERK也被称为分裂原激活的MAPK通路，而后三条通路为应激激话的MAPK通路。该家族每一种酶都有其亚型或同种型，它们通过对底物的选择，使不同的信号转导通路均有特异性。

2. 应激活化的蛋白激酶途径　最早证实的应激激活MAPK通路的是SAPK通路，之后又陆续证实了P38MAPK通路和氧化应激数活的ERK5通路。不同的应激原可激活一条信号转导通路，也可同时或顺次激活几条通路，但不同的应激原启动信号转导的机制尚未阐明。

SAPK/JNK通路的SAPK能使转录因子c-Jun N端转录活性区中的Ser63和Ser73磷酸化，从而提高其转录活性，故也被称为c-Jun N端激酶（JNK）。已知紫外线照射、活性氧、高渗状态以及促炎细胞因子均可激活JNK/SAPK通路，它们激活的磷酸化级联反应是MEKK1，2-MKK4/SEK1-JNK/SAPK。

（1）MEKK的激活在SAPK通路中，作为促分裂原活化蛋白激酶激酶激酶（mitogen-activated protein kinase kinase kinase，MAPKKK）的是MEKK1，以及已报道的一些MEKK样激酶。MEKK1的激活可能有以下途径。

1）PAK途径：PAK是一种丝/苏氮酸蛋白激酶，已证明活化的小G蛋白Rac能通过PAK激活MEKK。

2）GCK途径：细胞因子TNF-α可通过MEKK1激JNK和转录因子NF-κB，促进促炎细胞因子的合成。

3）NIK途径：TNFR2和IL-l的Ⅰ型受体能激活NIK，后者是一种Ste20样的蛋白激酶，能激活MEKK1-MKK4/7-JNK信号转导通路。

（2）MKK4/SEK1/JNKK的激活

MEKK1和2的靶酶是一种MKK相关蛋白MKK4，也称为SAPK激酶或JNK激酶。激活MKK4进而激活SAPK/JNK。

（3）SAPK通路的靶蛋白：SAPK的靶蛋白包括多种转录因子，它们都是细胞即刻基因的表达产物。

1）c-Jun：如上述，c-Jun是转录因子AP-1家族的一员，c-Jun的磷酸化可增加它的转录活性，从而促进含TRE的基因，如c-Fos，c-Jun的表达。可见，MAPK/ERK能从转录水平促进c-Jun的表达，而SAPK/JNK则通过磅酸化修饰，提高c-Jun的转录活性。

2）ATF-2：ATF-2是与cAMP反应元件结合的转录因子，它能与c-Jun或ATF-2家族的其他成员形成异源或同源二聚体。JNK能使ATF-2的N端激活区相互靠近的两个苏氨酸残基磷酸化，这种磷酸化是ATF-2调节基因表达所必需的。

3）NF-κB：其异源二聚体与它的阻遏蛋白和IκBα以三聚体的形式存在于胞质。MEKK1在体外能磷酸化IκBα激酶并使其激活。激活的IκBα激酶能磷酸化IκBα，从而使其易于被泛素-蛋白酶体降解，结果使NF-κB激活。可见，MEKK1是JNK和NF-κB应激反应通路中的关键性酶。NF-κB激活后能迅速转入核中调节许多基因，特别是与机体的防御反应有关的基因的表达，导致细胞

2

的保护性反应。

3. MAPK家族信号转导通路的效应细胞被分裂原、应激原刺激后，能激活MAPK家族的信号转导通路，作用于各种效应因子，包括膜蛋白及多种转录因子，促进细胞增殖、分化，产生细胞保护及诱导细胞凋亡等效应。MAPK通路导致的效应，依刺激信号的强度、种类、MAPK信号通路激活的持续时间以及细胞的种类不同而异。

（1）产生非特异性防御反应：多种细胞应激等能快速诱导热休克蛋白的生成，这是细胞抵抗不利环境的一个普遍机制。见上述的热休克蛋白。

（2）促进细胞的增殖分化：一些应激原激活的MAPK/ERK信号通路具有促进细胞生长分化的作用。对特定细胞来说，该通路是导致增殖还是分化，与不同受体介导的MAPK的激活方式不同有关。已证实多种应激原能激活MAPK/ERK通路，导致细胞增殖。

（3）产生特异性的防御反应：不同的应激原能诱导不同的基因表达，产生特异性的细胞保护作用，如氧化应激可诱导氧化应激基因，这些基因产物能消除超氧阴离子，产生对细胞特异的保护作用。

（4）在细胞凋亡中的作用：已证明上述多种物理和化学的应激，以及TNF、神经酰胺等均可激活SAPK和P38，而这些刺激又同时能诱导细胞凋亡。但P38和JNK信号通路的激活并不是凋亡发生的充分条件。这些通路激活的程度和持续时间，以及细胞内其他保护机制能否同时激活，也可能是与凋亡发生与否有关。

MAPK的几条信号通路既有分工，又有联系，表现在通路中多个环节成分的作用具有交叉性。这些通路导致的效应也具有相互协同和拮抗作用。应激激活的SAPK、P38、ERK5能相互协同，导致对细胞的保护。至于不同的应激原是如何启动MAPK家族信号转导通路尚不清楚，可能通过多种激活机制。在应激反应时，什么情况下细胞开启细胞凋亡的通路，应激激活的MAPK家族信号转导通路与细胞凋亡的确切关系，目前均未阐明，尚得进一步研究。

第五节 围手术期应激反应及其调控

人们在对意外伤害的应激反应进行早期研究之后，开始关注手术创伤引起的应激反应，并证实了应激反应存在于整个围手术期。产生应激的各种刺激中气管插管和手术创伤所产生的应激反应最为严重。手术创伤所引发的应激反应，其特点是神经内分泌激素释放增加，并通过上调各种细胞因子及激活免疫系统，全身炎症反应和下丘脑-交感神经刺激共同作用于靶器官（如大脑、心脏、肌肉和肝脏）。这一系列的反应导致代谢变化，从而动员底物以保证些重要器官能量供应。围手术期应激反应的组成部分包括焦虑、疼痛、组织损伤、肠梗阻、心动过速和其他血流动力学障碍、认知功能障碍、缺氧、睡眠模式紊乱、低温、酸中毒、高血糖、体重损失，这些因素均可破坏内环境的稳定，甚至改变纤维蛋白溶解。术前并存疾病（如心肺疾病，糖尿病，肥胖和癌症）可降低生理储备，使应激反应恶化，进而导致术后恢复不良。轻度而短暂的正常应激反应不必干预，但强烈而持久的围手术期应激反应可改变机体稳态，甚至导致围手术期的并发症和死亡率增加。因此，对强烈而持续的围手术期应激反应需进行调控，达到最适程度，促进患者术后康复。

一、围手术期应激反应的发生机制

目前普遍认为，传入神经刺激和创伤引起的体液因子释放是激发围手术期应激反应的两个主要因素。

（一）传入神经刺激

创伤部位的传入刺激是引起手术期应激反应的主要机制。在20世纪50年代，人们假设在损伤组织中可能产生刺激垂体-肾上腺轴的相关物质。随后，Egdahl在经典的动物实验中，证实了神经系统在创伤性应激反应的作用。他研究了神经支配和失神经肢体的犬肾上腺皮质对肢体损伤的反应，结果显示，在具有完整坐骨神经的动物中，手术损伤和肢体烧伤导致肾上腺静脉血液中的肾上腺素浓度立即和持续升高；如果损伤后切断神经，激素反应即迅速下降；在手术或烧伤前切断坐骨神经的动物中，创伤后肾上腺素浓度并没有升高。临床上，脊髓损伤患者应激反应亦明显减弱。

伤害信号从创伤部位向中枢神经系统的传入主要通过有髓鞘(A)和无髓鞘(C)感觉传入神经纤维。神经冲动到达中枢后,应激所涉及的中枢神经系统部位主要为大脑皮质、边缘系统、下丘脑及脑桥的蓝斑等。应激时脑桥蓝斑的去甲肾上腺素(NE)神经元激活,使其上行纤维投射区(下丘脑、边缘系统及新皮质等)的去甲肾上腺素水平升高,使机体出现兴奋、紧张、焦虑、恐惧及愤怒等情绪反应。其下行纤维则分布于脊髓侧角,使交感一肾上腺髓质系统兴奋;同时,下丘脑的室旁核与边缘系统亦有广泛联系,应激时下丘脑室旁核分泌的促肾上腺皮质激素释放激素(CRH)可通过边缘系统而导致情绪行为变化,通过垂体门脉系统进入腺垂体而激活 HPA 轴,从而导致各种应激激素的释放,介导了经典的神经内分泌代谢反应(见本章第二节)。

(二)体液因子

实验研究表明,在去神经支配的肢体受到严重创伤时亦能引起肾上腺皮质反应,说明除了传入神经外,另有其他途径介导了应激反应。

围手术期创伤后,创伤区直接大量释放各种炎症介质(如组胺、前列腺素、缓激肽、P 物质等),并激活各种体液级联系统,包括花生四烯酸代谢途径、补体系统和细胞因子等。

免疫细胞在各种抗原刺激下可以合成并释放多种神经 - 内分泌激素,现知 β- 内啡肽、ACTH、TSH、GH、LH、AVP、P 物质等多种激素可在局部或全身发挥作用,参与应激反应的调控。另外,免疫细胞受抗原刺激后产生的各种细胞因子(TNF、IL-1、IL-6、IL-10 等)在应激反应中亦发挥重要作用。业已证实,细胞因子及其受体可以很好地反映及预测围手术期应激患者的预后。

细胞因子(cytokines):细胞因子是一组低分子量蛋白质,包括白介素和干扰素。它们由活化的白细胞、成纤维细胞和上皮内细胞产生,作为对组织损伤的早期反应,在介导免疫和炎症方面起重要作用。细胞因子作用于许多不同靶细胞的表面受体,它们的作用最终通过影响这些细胞中的蛋白质合成而产生。

肿瘤坏死因子(TNF-α)是机体应激反应产生最早和最核心的炎症介质。在手术 4 小时内,几乎所有患者其血浆中的 TNF-α 浓度均明显升高,之后迅速下降。TNF-α 半衰期虽然很短,约 14~18 分钟,但它是导致机体代谢和血流动力学明显变化、促进炎症介质生成和炎性因子“瀑布效应”的启动因子;同时,TNF-α 也是一种肌肉分解的主要诱导剂,它能促进肝内蛋白质,氨基酸作为能量消耗而导致恶病质的形成;TNF-α 还可激活凝血及补体系统,促进黏附因子、前列腺素 E_2、血小板刺激因子(PAF)、糖皮质激素(GC)等的表达和释放。TNF-α 的分泌还可诱发 IL-1、IL-6、IL-8 以及继发性炎症介质的释放。

IL-1 是在机体受到应激原刺激后,与 TNF-α 一起最早释放的炎症介质之一。IL-1 在循环中的半衰期大约 6 分钟,因此不易测到。IL-1 可分为两种类型:IL-1α 和 IL-β。IL-1α 大多数以其前体形式存在于细胞液内,少数以其生理活性存在于细胞膜上。IL-β 主要存在于血液循环中,能诱导出与 TNF-α 相似的生理和代谢改变,能与 TNF-α 产生相互协同作用。IL-β 能通过神经元上的 IL-1 受体或刺激神经胶质细胞产生包括 P 物质、N0 合成酶、谷氨酸在内的疼痛介质来诱导中枢的敏感性,而所有这些介质都能改变中枢神经(CNS)内对疼痛的处理过程。CNS 内高水平的 IL-β 也能促进大脑和脊髓神经元合成环氧酶 -2,并进一步合成增加疼痛敏感性的 PGE_2。

IL-6 来源于所有经过 TNF-α 和 IL-1 诱导的细胞和组织,手术后 6 分钟内即可见循环中的 IL-6 增高,6~12 小时后达高峰,持续时间约 48~72 小时后逐渐下降。IL-6 是一种多功能的调节因子,是机体防御机制和炎症反应的重要介质,也是导致术后免疫损伤的主要细胞因子。应激反应中 IL-6 不仅激活中性粒细胞,而且还能延迟吞噬细胞对衰老和丧失功能的中性粒细胞的吞噬,从而加剧了应激后炎症介质的产生。组织损伤是细胞因子释放的主要原因,IL-6 的峰值与手术创伤及失血量相关,是反映组织创伤和应激的敏感指标。IL-6 明显升高可见于诸如关节置换术、大血管手术和结直肠手术等大手术之后,在 24 小时左右达到最大值,术后 4~72 小时仍保持升高。

IL-10 是抑制性免疫调节因子,有拮抗促炎性细胞因子的作用;IL-10 的变化趋势与 IL-6 相同,切皮 2 小时升高,6 小时达峰值,术后 3 天恢复至术前水平。IL-10 在正常人体内浓度很低,脓毒症和腹部大手术时升高,是感染和创伤时机体的一种自我防御机制。对毒脓症动物模型的研究表明,血清 IL-10 水平升高可降低动物的死亡率并改善其预后。但持续升高的 IL-10 水平会导致术后单核细胞功能紊乱，从而导致免疫功能紊乱，并有可能导致脓毒症的发生。

二、围手术期应激反应的调控

麻醉和手术刺激引起的应激反应存在于整个围手术期，尽管手术刺激引起机体的应激反应比麻醉强得多，除部分手术可通过改变手术方式（如腹腔镜手术）以减轻手术刺激强度来降低应激反应外，其他大手术对机体严重创伤导致的应激反应难以避免。因此选择合适的麻醉方法、改善麻醉技巧、调整麻醉药的剂量和搭配，以及使用非麻醉性药物等综合措施进行调控围手术期应激反应，促进患者术后康复，这也是加速康复外科的关键环节之一。

（一）麻醉前管理与围手术期应激反应的调控

多数患者在手术前都存在不同程度的紧张、焦虑、恐惧等心理状态，通过神经内分泌系统的作用，引起患者器官系统功能的短暂变化。精神紧张可引起心率加快、血压升高等。对一些特别紧张患者在术前作好解释工作，并使用镇静药物，多数都能得到充分的术前准备。对伴有心血管系统和内分泌系统疾病的患者，术前都应作好心理准备，以减轻应激反应的发生。另外，术前禁食时间过长，也是加重围手术期应激反应的原因之一，研究证实，成人患者术前禁食时间缩短至麻醉前 6 小时，并于麻醉前 2 小时进饮 400ml 碳水化合物，可减轻围手术期应激反应，有利于患者术后康复。

但从另一方面看，应激反应是机体的一种生理保护机制，不应过度抑制，如处理不当则会走向过度抑制的极端。如术前为了减轻应激反应，用某些药物控制心率和血压，此时可能导致某些有特殊并发症的患者出现循环衰竭。术前已经存在的疾病如损伤、感染、炎症、失血、休克、低温等可使患者术前应激反应加强，甚至导致麻醉诱导期和维持期患者内环境不稳定，在术前应予以重视和处理。

（二）麻醉方法与应激反应的调控

创伤或手术部位的传入刺激，是引起围手术期应激反应的主要原因。切除神经、神经阻滞或脊髓损伤后这种应激反应明显减弱。

椎管内阻滞麻醉可以阻断交感神经和部分副交感神经的传入冲动，使外周血管扩张，体循环血管阻力下降，心脏前后负荷降低。上胸段（$T_{1\sim5}$）的阻滞还可改善心肌缺血区的局部血流，提高心内膜/心外膜的血流比例，改善心肌氧的供需平衡，降低心律失常的发生率。但是由于患者清醒状态下存在心理应激和迷走反射，硬膜外阻滞抑制应激反应的作用有限。因此有人主张采用硬膜外麻醉联合全身麻醉，来减轻患者的应激反应。在冠状动脉旁路移植术中，高位硬膜外麻醉复合全身麻醉时血流动力学稳定，应激反应减轻和血管活性药物用量明显减少，心肌缺血发生率降低。

不同的麻醉方法和药物对手术应激时 CAs 的影响有所不同。椎管内阻滞麻醉能够明显抑制盆腔手术和下肢手术应激时血中 CAs 升高的反应。但在上腹部或胸部手术中，即使广泛地硬膜外局部麻醉阻滞，也不可能完全防止垂体激素反应。在 Bromage 及其同事的经典研究中，硬膜外阻滞至 C_6 皮肤区域可抑制血糖变化，但不能抑制上腹部及胸部手术皮质醇浓度的增加。硬膜外麻醉阻滞平面在 T_8 以上时，NE 水平降低才有统计学上意义。而全身麻醉下手术患者的应激反应较硬膜外麻醉强烈。

蛛网膜下腔阻滞或硬膜外腔阻滞对血浆 ACTH、皮质醇均无显著的影响。手术开始后 60 分钟两者均升高。盆腔、前列腺和下肢手术时，椎管内阻滞麻醉能阻断手术区的伤害刺激向中枢传入，抑制 ACTH 和皮质醇的释放。但上腹部手术时，硬膜外阻滞麻醉不能完全阻断迷走神经、交感神经以及膈部与躯体神经的传入途径，因此可引起强烈的应激反应。也有研究证实，无论全身麻醉或者全身麻醉复合胸段硬膜外阻滞麻醉都不能阻断上腹部手术时 ACTH 和皮质醇的分泌。

然而，Masataka 等对 30 例食管癌根治术的患者进行分组研究，结果发现联合应用区域/全身麻醉和硬膜外麻醉并不能减弱食管癌根治术中及术后应激反应所导致的细胞因子的生成，而且他们的数据也证明，通过双管的广泛硬膜外阻滞不能在术后保护机体的免疫功能和抑制剧烈的炎症反应。Mandy 等的研究也证明全身麻醉复合硬膜外麻醉并不能使 IL-6 水平下降。因此，全身麻醉复合硬膜外对围手术期应激反应的调控机制还存在争议，有待进一步研究。

（三）全身麻醉药物与围手术期应激反应的调控

1. 吸入麻醉药　氧化亚氮本身对神经内分泌

系统无影响。氟烷和 60% 氧化亚氮合用，诱导后 15 分钟血浆皮质醇较诱导前升高 1.33 倍，术中升高 2.24 倍。而恩氟烷则使皮质醇较麻醉前轻度降低，ACTH 不升高。单纯吸入七氟烷对 ACTH 和皮质醇的浓度均无影响。吸入氟烷、恩氟烷、异氟烷时血中皮质醇水平均降低，如与氮化亚氮合用则血中皮质醇升高。目前常用的挥发性吸入麻醉药对肾上腺皮质均有抑制作用。

恩氟烷、异氟烷或七氟烷都不能有效地抑制手术应激反应时 CAs 的分泌增加。患者血浆肾上腺素和 NE 浓度升高与手术性质密切相关。

氟烷、恩氟烷、异氟烷等多数麻醉药都可以使血中的 T_4 升高，但是甲状腺并不增加 T_4 分泌，说明 T_4 增加是从周围组织内，尤其是从肝脏转移而来。

2. 静脉麻醉药　依托咪酯是一种羧基化咪唑，通过可逆地抑制酶 11β- 羟化酶和胆固醇侧链裂解酶来干扰肾上腺皮质中类固醇的产生，醛固酮和皮质醇的合成都被阻断。单次诱导剂量的依托咪酯可抑制激素产生 6~12 小时，而输注可阻断皮质醇合成达 24 小时。但在健康患者中，在骨盆手术期间输注依托咪酯未见有心血管不良影响。

研究发现，静脉注射依托咪酯作为危重患者静脉镇静的一部分，与死亡率增加有关，因此，该药物不适合用于长期镇静。有项研究检测了依托咪酯或硫喷妥钠诱导麻醉后危重患者的肾上腺皮质功能，测量诱导前皮质醇浓度，并在 24 小时进行促 ACTH 刺激试验以评估肾上腺功能。麻醉诱导前皮质醇浓度高，与其他危重患者肾上腺功能研究相一致，但那些接受依托咪酯的患者，其 ACTH 刺激的皮质醇反应比对照硫喷妥钠组小。虽然使用单一皮质醇浓度和 ACTH 刺激试验评估危重病患者肾上腺皮质功能是备受争议的话题，但这项研究表明依托咪酯可能干扰这些患者的皮质醇合成。

咪达唑仑，除了基本的苯二氮䓬结构外，还具有咪唑环，它可减弱外周和上腹部手术的皮质醇反应。咪达唑仑和地西泮均能抑制离体牛肾上腺皮质细胞产生皮质醇。

3. 麻醉性镇痛药　众所周知，阿片类药物可抑制下丘脑和垂体激素的分泌。有研究证明，治疗剂量的吗啡对人的下丘脑 - 垂体 - 肾上腺轴具有抑制作用。在正常和应激条件下，吗啡可抑制促肾上腺皮质激素和皮质醇的释放。吗啡的抑制作用发生在下丘脑水平。在心脏外科手术中，吗啡和其他阿片类药物对外科手术应激反应的抑制已被充分证实。大剂量吗啡（4mg/kg）阻断生长激素的分泌，抑制皮质醇的释放，直至体外循环（CPB）开始。芬太尼（50~100μg/kg）、舒芬太尼（20μg/kg）和阿芬太尼（1.4mg/kg）可抑制垂体激素的分泌，直至体外循环（CPB）形如。CPB 开始后，生理变化非常明显，阿片类物质不能完全抑制下丘脑和垂体的反应。大剂量阿片类药物的应用不可避免地导致术后呼吸抑制，需要在术后为患者提供通气支持，不利于患者术后加速康复。

在麻醉诱导期间给予芬太尼 50μg/kg 可抑制盆腔手术过程中生长激素、皮质醇和血糖的变化，而另在骨盆手术开始后 60 分钟给予芬太尼 50μg/kg 时，对已建立的内分泌反应则无明显影响。随后证实，芬太尼 15μg/kg 足以抑制下腹部手术的皮质醇和血糖反应。在上腹部手术中，全身性阿片类药物在预防上腹部手术应激反应方面相对无效。研究表明，芬太尼用量高达 100μg/kg 时方能完全消除了传统胆囊切除术后的激素变化，但术后导致呼吸抑制，需要通气支持。

（四）非麻醉类药物与围手术期应激反应的调控

1. 非甾体抗炎药与糖皮质激素　手术对组织的损伤可刺激花生四烯酸（AA）的代谢，并释放其代谢产物，其中前列腺素 E_2（PGE_2）为免疫抑制剂，可以改变粒细胞功能，恶化分解代谢。血栓烷（TAX_2）、前列腺环素 I_2（PGI_2）亦可加重应激反应程度，TAX_2/PGI_2 失衡与心肌缺血、心绞痛、心肌梗死密切相关，也是气管插管心血管应激反应致血流动力学紊乱的介导因素之一。非甾体抗炎药（NSAIDs）如吲哚美辛、布洛芬等通过抑制环氧酶而阻断 AA 的代谢，从而降低炎症反应，减轻疼痛，并稳定心血管功能。由于内毒素的释放可加重应激反应，NSAIDs 可降低内毒素所致的发热、心动过速、代谢率的提高及应激激素的释放等不良反应。

糖皮质激素通过抑制磷脂酶 A_2 和环氧酶的作用而抑制 AA 代谢产物的生成，而且有效抑制单核细胞和巨噬细胞分泌各种细胞因子，并能阻断炎症反应中某些蛋白酶的作用。已经证明，在感染和内毒素存在的情况下，外周白细胞亦释放 ACTH 类物质，而在外周白细胞上亦存在糖皮质激素的受体。总之，糖皮质激素是唯一对应激反应中的多种体液因子均发挥抑制作用的药物。虽然其具有延缓伤口愈合和免疫抑制的副作用，但是术前单次大剂量应用可以减轻疼痛，减少麻醉药的剂量，预防术后高热反应及改善术后肺功能。

既然传入神经刺激和体液因子是引起应激反应的两条主要途径，那通过干扰两条途径将有助于控制应激反应。有学者将硬膜外麻醉、吲哚美辛和泼尼松联合应用于结肠切除术中，并与单纯硬膜外麻醉相比，发现前者术后疼痛和高热反应几乎完全被抑制，肺功能得到明显改善，而且 PGE_2，IL-6，C反应蛋白水平亦得到明显抑制。类似研究亦表明，神经阻滞与体液因子抑制相结合对应激反应具有良好的调节作用。

2. α_2 肾上腺素能受体激动剂　可乐定、替扎尼定和右美托咪定具有抑制交感神经、镇静、镇痛、催眠和抗焦虑等药理作用。可乐定具有有效的镇痛镇静作用，但由于非选择性 α 受体激动作用，其心血管副作用较大，临床使用受限。替扎尼定是可乐定的衍生物，也具有和可乐定相似的作用如镇静、抗焦虑和止痛作用，但血压和心率的副作用较少。用于治疗与痉挛有关的疼痛如肌筋膜综合征、头痛、腰背部疼痛等。右美托咪定是新型高选择性的 α_2 受体激动剂，作为麻醉辅助药在临床使用安全有效，可作为术前镇静药、全身麻醉辅助药、区域麻醉辅助药和术后镇静、镇痛，尤其适用于非气管插管患者以及高风险患者的镇静、镇痛。右美托咪定可有效减少麻醉剂和镇静剂的需求量，缩短麻醉恢复期，同时有潜在的心脏和脑保护作用。国内外研究表明，具有降低围手术期应激反应，其作用与硬膜外麻醉相当。

3. β 受体阻滞剂　美托洛尔（metoprolol）、拉贝洛尔（labetalol）和艾司洛尔（esmolol），主要用来减轻全身麻醉时气管内插管时的心血管应激反应。在冠状动脉旁路移植手术中气管内插管、切皮和锯开胸骨时使用艾司洛尔，结果发现血流动力学稳定，心血管应激反应减弱，同时可预防心肌缺血的发生。

4. 钙通道阻滞剂　钙通道阻滞剂能够有效地控制高血压，减轻 NE 的升压反应，同时还可预防儿茶酚胺诱发的冠脉痉挛和心肌炎。围手术期常应用其来控制高血压、心律失常及改善心肌缺血，但不宜与 β 受体阻滞剂合用。

5. 硝普钠和硝酸甘油　这两种药虽然能够有效地控制围手术期的血压升高，但这类药可促使 CAs 的释放，往往加重心血管系统以外的应激反应，因此有人建议与 β 受体阻滞剂或 α_2 受体激动剂联合使用。

（五）术后镇痛与围手术期应激反应的调控

1. 术后镇痛对应激激素的影响　由于手术创伤所致的神经源性疼痛，如剖胸手术后肋间神经损伤及中枢神经系统高敏感性等均可使阿片类镇痛药物的药效下降，过多依赖阿片类药物可能对呼吸循环产生不良后果。因此，局部镇痛（如椎旁阻滞和硬膜外阻滞等）得到了广泛应用。Richardson 等比较研究了 100 例剖胸手术后，患者应用布比卡因行椎旁阻滞或硬膜外阻滞镇痛对应激反应的影响。结果这两种方法均能使术后患者疼痛大为缓解，其中椎旁镇痛较硬膜外镇痛能更有效地控制术后血清皮质醇和葡萄糖的水平。这可能与椎旁镇痛能更有效地阻滞躯体神经、交感神经链及交通支有关。Giesecke 的研究也证实椎旁镇痛在上腹部及胸部手术中能有效地控制应激反应。Lewis 等研究表明，硬膜外镇痛可部分减弱下腹部、下肢术后的应激反应，但对上腹部、胸部的术后应激反应则效果不佳。局部麻醉药物虽能用于减轻局部疼痛，但不能减轻应激反应。

2. 术后镇痛对代谢的影响　手术伤口的疼痛会引起其自身的炎症和代谢反应，从而进一步加重应激反应。临床上虽然很难将疼痛本身引起的应激反应与外科手术切口创伤的直接结果区分开来，但疼痛刺激本身确实可以引起应激反应。Griesen 等人建立了一种在没有手术切口的腹壁上持续疼痛刺激的实验模型，并能够测量明显的内分泌、代谢和炎症反应。核素标记葡萄糖的消失率下降了 16%，维持目标葡萄糖血浆浓度（5.5mmol/L）所需的葡萄糖输注率下降了 22%。在这种情况下，任何旨在减轻疼痛的干预措施都可望减少（或完全消除）胰岛素抵抗。研究表明于手术前、手术中和术后应用神经阻滞（硬膜外阻滞或腰麻），可降低术中和术后胰岛素抵抗的水平，这可能与内分泌反应（皮质醇和肾上腺素）的减弱，以及较小程度的炎症反应有关。全身性阿片类药物对胰岛素抵抗没有影响，而关于非甾体抗炎药（NSAIDS）、β 受体阻滞剂、α_2 激动剂或静脉注射利多卡因的使用，目前尚缺乏相关数据。

硬膜外镇痛除了使糖代谢正常化外，对蛋白质分解和氨基酸氧化也有明显的影响。在硬膜外镇痛的同时加入营养素，无论是单独添加碳水化合物还是添加氨基酸的碳水化合物，都能使术后蛋白质平衡和胰岛素抵抗正常化。Carli 等研究认为硬膜外镇痛组患者血糖及血中激素水平变化不大，且不影响患者术后的脂肪代谢。但也有一些研究报道硬膜外镇痛可影响患者术后血中甘油及脂肪酸的水平。

3. 术后镇痛对免疫功能的影响 大量研究表明，手术创伤所致的应激反应均可抑制患者的免疫功能，且免疫抑制时间越长，感染等并发症越多。研究表明，手术应激可引起免疫抑制性激素活性增强，而免疫增强性激素（如 IL-2）及淋巴细胞明显降低，并且免疫功能的抑制主要表现为细胞免疫的抑制。术后镇痛可缓解因疼痛所致的应激反应，从而对免疫抑制也有一定的缓解作用。但是 Gajdosz 研究表明，硬膜外镇痛对内源性免疫球蛋白及补体如 IgG、IgA、IgM、C_2、C_1 等均有抑制作用，且 CD_4/CD_8 比值下降。目前常用的阿片类药物对免疫功能均有一定的抑制作用。因此，术后镇痛在减轻应激反应的同时，可产生一定的免疫抑制作用。

总之，围手术期应激反应本质上也是机体遭受外来刺激时的自我保护机制，它涉及神经、内分泌和免疫三个重要系统。麻醉和手术创伤对患者都是强烈的刺激因素，从患者的心理状态到康复出院，均处于应激反应过程中。因此，在临床麻醉中，单纯控制麻醉诱导中的心率加快或血压升高，即认为应激反应到底有效控制显然不足，从应激反应的内涵而言比较片面。围手术期应激反应机制复杂，受多种因素影响，因人而异，应酌情对待，采用有效的调控措施把应激反应控制在最适程度，达到调控患者内环境稳定的目的，从而避免或减轻围手术期严重并发症，加速患者术后康复。

（刘敬臣 邓小明）

参考文献

[1] 王建枝，钱睿哲 . 病理生理学 [M]. 9 版 . 北京：人民卫生出版社，2018.

[2] CARLI F. Physiologic considerations of Enhanced Recovery After Surgery (ERAS) programs: implications of the stress response [J]. Can J Anaesth, 2015, 62 (2): 110-119.

[3] 蒋春雷，王云霞 . 应激与疾病 [M]. 上海：第二军医大学出版社，2015.

[4] DEUSSING J M, CHEN A. The Corticotropin-Releasing Factor Family: Physiology of the Stress Response [J]. Physiol Rev, 2018, 98 (4): 2225-2286.

[5] JEN-CHYWAN WANG, CHARLES HARRIS. Glucocorticoid Signaling: From Molecules to Mice to Man [M]. NewYork: Springer, 2015.

[6] DEDOVIC K, DUCHESNE A, ANDREWS J, et al. The brain and the stress axis: the neural correlates of cortisol regulation in response to stress [J]. Neuroimage, 2009, 47 (3): 864-871.

[7] BEERE H M. The stress of dying & quot: the role of heat shock proteins in the regulation of apoptosis [J]. J Cell Sci, 2004, 117 (Pt 13): 2641-2651.

[8] HAHNENKAMP K, HERROEDER S, HOLLMANN M W. Regional anaesthesia, local anaesthetics and the surgical stress response [J]. Best Pract Res Clin Anaesthesiol, 2004, 18 (3): 509-527.

[9] BORSOOK D, GEORGE E, KUSSMAN B, et al. Anesthesia and perioperative stress: Consequences on neural networks and postoperative behaviors [J]. Prog Neurobiol, 2010, 92 (4): 601-612.

[10] DANG Y, SHI X, XU W, et al. The Effect of Anesthesia on the Immune System in Colorectal Cancer Patients [J]. Canadian Journal of Gastroenterology and Hepatology, 2018 (1, article e129): 1-8.

[11] KENNY E F, O'NEILL L A. Signalling adaptors used by Toll-like receptors: an update [J]. Cytokine, 2008, 43 (3): 342-349.

[12] LAO X, CHEN S, DAI Y, et al. Cellular stress response and pulmonary inflammation [J]. Microbes & Infection, 2014, 16 (10): 871-876.

[13] BEVERLY A, KAYE A D, LJUNGQVIST O, et al. Essential Elements of Multimodal Analgesia in Enhanced Recovery After Surgery (ERAS) Guidelines [J]. Anesthesiology Clinics, 2017, 35 (2): e115.

[14] CRIPPA J, MARI G M, MIRANDA A, et al. Surgical Stress Response and Enhanced Recovery after Laparoscopic Surgery-A systematic review [J]. Chirurgia, 2018, 113 (4): 455.

[15] LI Y, WANG B, ZHANG L L, et al. Dexmedetomidine Combined with General Anesthesia Provides Similar Intraoperative Stress Response Reduction When Compared with a Combined General and Epidural Anesthetic Technique [J]. Anesthesia & Analgesia, 2016, 122 (4): 1202.

[16] SHAMIM R, SRIVASTAVA S, RASTOGI A, et al. Effect of Two Different Doses of Dexmedetomidine on Stress Response in Laparoscopic Pyeloplasty: A Randomized Prospective Controlled Study [J]. Anesth Essays Res, 2017, 11 (4): 1030-1034.

[17] 邓小明，曾因明 . 2011 麻醉学新进展 [M]. 北京：人

民卫生出版社, 2011.
[18] ILIES C, GRUENEWALD M, LUDWIGS J, et al. Evaluation of the surgical stress index during spinal and general anaesthesia [J]. Br J Anaesth, 2010, 105 (4): 533-537.
[19] PRUESSNER J C, DEDOVIC K, PRUESSNER M, et al. Stress regulation in the central nervous system: evidence from structural and functional neuroimaging studies in human populations-2008 Curt Richter Award Winner [J]. Psychoneuroendocrinology, 2010, 35 (1): 179-191.
[20] 徐华, 王保国. 手术应激反应研究进展 [J]. 国际麻醉学与复苏杂志, 2003, 24 (5): 23-26.

第二十一章

麻醉与免疫

目　　录

2

第一节　免疫学基础知识

免疫学在麻醉学中具有重要的作用和地位。随着生命科学尤其是分子生物学、细胞生物学和遗传学等学科与免疫学的交叉和渗透，免疫学在基因、分子、细胞和整体层面上，研究免疫细胞生命活动基本规律的机制，对细胞活化、信号转导、细胞凋亡、细胞分化发育和细胞活动的生物活性调节分子等根本问题有了更深入的理解。免疫是指机体识别“自身”与“非己”抗原，对“自身”抗原形成天然免疫耐受，对“非己”抗原产生排斥作用的一种重要生理功能。免疫系统由免疫器官、组织、免疫细胞和免疫活性分子等组成。正常情况下，免疫系统可发挥抗感染和抗肿瘤等维持机体生理平衡和稳定的免疫保护功能。但在一定条件下，免疫功能失调也会对机体产生有害的反应和结果，如超敏反应、自身免疫性疾病和肿瘤等。免疫系统的主要功能包括：①免疫防御（immunologic defence）：防止外界病原体的入侵、清除已入侵的病原体及机体内源性的危险分子。免疫防御功能过强或持续时间过长将导致机体损伤或功能异常，发生超敏反应；但若防御功能过低或缺如，则可发生免疫缺陷。②免疫监视（immunological surveillance），及时识别和清除机体内环境出现的“非己”成分，如突变的肿瘤细胞及衰亡、凋亡细胞；③免疫耐受（immunological tolerance）：免疫系统对自身组织细胞表现出一种特异性的无应答状态，从而避免自身免疫疾病和过敏性疾病的发生；④调节功能：免疫系统参与机体功能的调节，与神经系统和内分泌系统一起构成神经 - 内分泌 - 免疫网络调节系统，在调节整个机体内环境的稳定中发挥作用。

一、免疫器官和组织

免疫器官按其功能不同可分为中枢免疫器官和外周免疫器官，二者通过血液循环及淋巴循环互相联系。中枢免疫器官又称初级免疫器官，主要由骨髓及胸腺组成，是免疫细胞发生、分化和成熟的场所，对外周淋巴器官发育和全身免疫功能起调节作用。多能造血干细胞在中枢免疫器官发育为成熟免疫细胞，并通过血液循环输送至外周免疫器官。外周免疫器官又称二级免疫器官，由淋巴结、脾及黏膜相关淋巴组织（mucosa associated lymphoid tissue，MALT）等组成，是成熟淋巴细胞等免疫细胞聚集的场所，也是接受抗原刺激产生免疫应答的部位。

免疫组织又称淋巴组织，在人体广泛分布，其中胃肠道、呼吸道、泌尿生殖道等黏膜下含有大量的弥散性淋巴组织和淋巴小结，在黏膜局部抗感染免疫中发挥重要作用。

单核细胞和淋巴细胞经血液循环和淋巴循环到达外周免疫器官和组织，再由外周进入淋巴循环，构成免疫系统的完整网络，既能及时动员免疫细胞，使之聚集于各处病原体等抗原存在部位，又能使这些部位的抗原成分经抗原呈递细胞摄取并携带至相应外周免疫器官或组织，活化 T 细胞和 B 细胞，从而发挥特异性免疫应答。

二、免疫细胞和免疫分子

免疫细胞都源于造血干细胞（hematopoietic stem cell，HSC），其中淋巴系祖细胞继续分化为 B 细胞、T 细胞和自然杀伤细胞（natural killer cell，NK 细胞）；髓系祖细胞发育分化为红细胞、血小板、（中性、嗜酸性和嗜碱性）粒细胞、单核 / 巨噬细胞、巨核细胞和部分树突状细胞（图 21-1）。

（一）免疫细胞

免疫细胞是一群分类极为复杂的细胞，按免疫应答的类型分为参与固有免疫的细胞和参与适应性免疫的细胞。

1. 固有免疫细胞

（1）吞噬细胞：吞噬细胞在固有免疫中发挥重要作用，是清除致病微生物的重要效应细胞，包括单核 / 巨噬细胞（大吞噬细胞）和中性粒细胞（小吞噬细胞）。这两类吞噬细胞对入侵体内微生物的应答极为快速，尤以巨噬细胞的作用更为持久，是参与晚期固有免疫应答的主要效应细胞。

1）中性粒细胞：广泛分布于骨髓、血液和结缔组织，成人外周血中性粒细胞数量占白细胞总数的 55%~70%，具有寿命短、更新快和数量多等特点。中性粒细胞胞质内有中性颗粒，内含多种溶酶体酶，参与中性粒细胞生物学功能，也可介导某些病理性损伤。中性粒细胞处于机体抵御病原体的第一线，当炎症发生时，大量中性粒细胞趋化至炎症

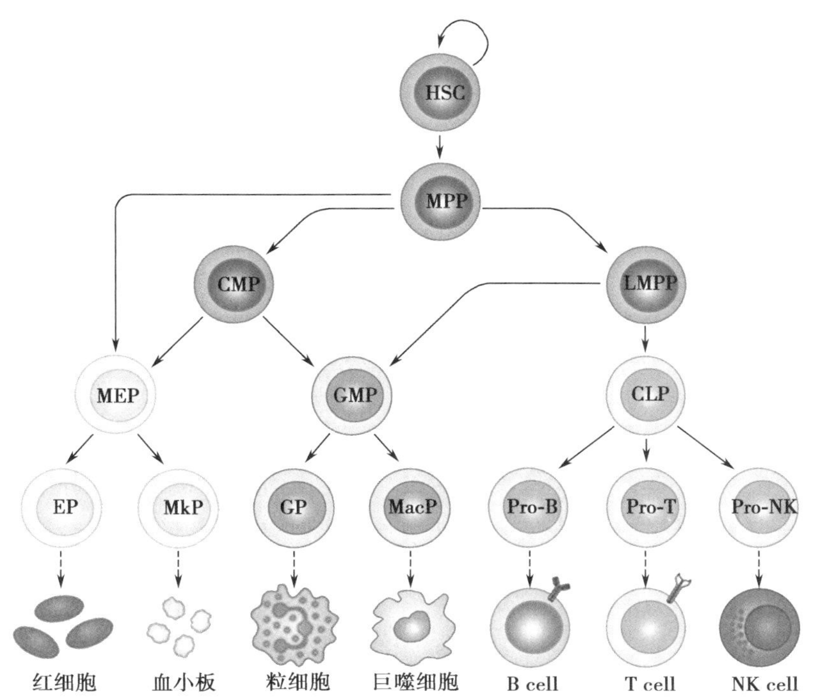

图 21-1 造血干细胞发育的表观遗传学

部位，其作用为：吞噬病原体；释放溶酶体酶，水解胞内细菌和组织碎片，防止病原体在体内扩散；释放细胞毒性分子，发挥杀伤作用；解体的中性粒细胞释放溶酶体酶，溶解周围组织而形成脓肿；释放嗜酸性粒细胞趋化因子、激肽酶原、凝血因子和白三烯等，参与炎症反应。

2）单核／巨噬细胞：骨髓髓样干细胞受某些细胞因子作用而发育为骨髓前单核细胞，继而在单核诱生因子刺激下发育为单核细胞，并进入血液。单核细胞在血液中仅存留数小时至数日，随即移行至全身各组织器官，发育成熟为巨噬细胞。与中性粒细胞不同的是，巨噬细胞可在炎性灶中发生细胞分裂。巨噬细胞的生物学特征为有较强的可塑性，在不同微环境中可分化为不同生物学功能的亚群：①Ⅰ型巨噬细胞，具有强吞噬和细胞毒作用，可分泌大量炎症细胞因子，参与杀灭微生物及促炎；②Ⅱ巨噬细胞，主要参与免疫调节、抑制炎症、清除寄生虫及组织修复，并与感染性疾病慢性进展相关。

（2）NK 细胞：NK 细胞来源于骨髓 HSC，主要分布于外周血和脾脏，在淋巴结和其他组织中也有少量存在。NK 细胞属非特异性免疫细胞，它们不需要抗原预先致敏，就可直接杀伤某些肿瘤和病毒感染的靶细胞，因此在机体抗肿瘤和早期抗病毒或胞内寄生菌感染的免疫过程中起到重要的作用。此外，NK 细胞活化后，还可分泌干扰素（IFN-γ）和肿瘤坏死因子（TNF-α）、IL-2 等细胞因子（CK），产生免疫调节作用。

（3）抗原呈递细胞（antigen-presenting cell，APC）：APC 能摄取、加工和处理抗原，并将蛋白质抗原降解为肽，呈递给淋巴细胞。该呈递过程是通过抗原呈递细胞表面的主要组织相容性复合物（MHC）来完成的。MHC 分子有两种类型，通常称为 MHC Ⅰ类和 MHC Ⅱ类。其中 MHC Ⅰ类分子在机体大多数细胞表面都有分布，而 MHC Ⅱ类分子只表达在专职抗原呈递细胞 - 树突状细胞（DC）、单核／巨噬细胞和活化的 B 细胞的表面。APC 属固有免疫细胞，但也是参与启动适应性免疫应答的关键细胞。

（4）固有样淋巴细胞：① γδT 细胞，是执行非特异免疫作用的 T 细胞，主要分布于黏膜和上皮组织。可直接识别结合某些完整的多肽抗原，且不受 MHC 限制，对肿瘤细胞也有一定的杀伤作用。② NKT 细胞，是指表面具有 NK1.1 和 TCR-CD3 复合受体分子的 T 细胞，主要分布于肝脏、骨髓和胸腺。该细胞可非特异性杀伤肿瘤细胞和病毒或胞内寄生菌感染的靶细胞，并且可分泌 IL-4、IFN-γ 和 MCP-1α 和 MIP-1β 等细胞因子，参与免疫调节和介导炎症反应。③ B1 细胞，是具有自我更新能力的 $CD5^+$、$mIgM^+$B 细胞，主要分布于胸膜腔、腹膜腔和肠道固有层中。B1 细胞表面受体缺乏多样性，可直接识别结合某些病原体或变性自身成分所共有的抗原表位分子，迅速产生应答。

2. 适应性免疫细胞

(1) T 细胞：来源于骨髓中的淋巴样前祖细胞，在胸腺中接受激素胸腺肽的刺激发育成熟，在血液和淋巴中循环或者驻扎在淋巴结的副皮质区。T 细胞具有高度的异质性，根据其表面标志和功能特征，T 细胞可分为若干个亚群，各亚群之间相互调节，共同发挥免疫学功能。T 细胞可介导适应性细胞免疫应答，在体液免疫应答中亦发挥重要的辅助作用。按分化群（CD）分子不同，T 细胞可分为 $CD4^+$ 和 $CD8^+$ 两亚群；按 T 细胞受体（TCR）类型不同可分为 TCRαβ（TCR Ⅱ型）和 TCRγδ（TCR Ⅰ型）T 细胞；按功能不同可分为辅助性 T 细胞（Th）、细胞毒性 T 细胞（CTL 或 Tc）和调节性 T 细胞（Tr）；按对抗原的应答不同可分为初始 T 细胞、抗原活化过的 T 细胞和记忆 T 细胞等。辅助 T 细胞，通过分泌不同细胞因子增强吞噬细胞介导的抗感染作用，促进 B 细胞的增殖、分化和抗体的生成。而 Tc 细胞，直接杀伤病毒感染靶细胞和肿瘤细胞。T 细胞又是免疫调节细胞，具有辅助其他免疫细胞分化和调节免疫应答的功能，所以 T 细胞在机体的细胞免疫和体液免疫中均具有重要的作用。

(2) B 细胞：是免疫系统中产生抗体（Ab）的细胞，它存在于血液、淋巴结、脾、扁桃体及其他黏膜组织，是介导体液免疫的主要细胞。依据其表面标志等不同，可将 B 细胞分为不同亚群，或区分 B 细胞所处的不同分化发育阶段。静息 B 淋巴细胞藉血液循环进入淋巴结与脾脏。B 细胞表面受体（BCR）对抗原的特异识别及两者的结合，在 Th 细胞辅助下，启动 B 细胞激活信号。此信号被转导入胞内，诱导 B 细胞激活、增殖，形成生发中心，进一步分化为分泌抗体的浆 B 细胞或记忆 B 细胞。此外，活化 B 细胞还具有加工和呈递抗原给 T 细胞的作用。

(3) 髓系抑制性细胞（myeloid-derived suppressor cells，MDSC）：在炎症、感染或肿瘤等病理状态下，不成熟髓系细胞（immature myeloid cells，IMCs）的分化受到抑制，并被激活形成 MDSC。由于 MDSC 是病理状态下形成的，因此其不属于骨髓细胞的一个亚型，而是不成熟骨髓细胞（IMCs）的一种异质性群体。MDSC 主要通过抑制多种免疫细胞活性，对机体的免疫功能起负性调节作用。

（二）免疫分子

1. 免疫球蛋白（Ig） Ig 是指具有抗体活性或化学结构上与抗体相似的球蛋白。它主要由脾、淋巴结和其他淋巴组织内的浆细胞产生，分布于血液、组织液和外分泌液中，主要参与体液免疫。根据 Ig 重链恒定区抗原特异性的差异，Ig 可分为五大类，即 IgG、IgA、IgM、IgD 和 IgE，其中 IgG 和 IgM 以高浓度遍布全身，是全身性体液免疫反应的主要效应分子。

(1) IgG：是血液及其他体液中含量最高，且唯一能通过胎盘的 Ig，在出生后 3 个月开始合成，3~5 岁接近成人水平，故在婴幼儿抗感染免疫中起重要作用。它主要由脾和淋巴结中的浆细胞合成并释放至血液和组织液中。IgG 抗体是寿命最长的抗体类型，半衰期约为 3 周，是再次免疫应答产生的主要抗体，大多数抗菌、抗病毒抗体和抗毒素为 IgG 类，某些自身抗体也是 IgG，如抗甲状腺球蛋白抗体和抗核抗体等。人 IgG 有 4 种亚型，分别为 IgG1、IgG2、IgG3 和 IgG4，这些亚型具有不同的功能。如 IgG3 固定补体的作用最强，IgG1 擅长结合入侵者并调理它们，以利于专职吞噬细胞的吞噬。

(2) IgM：是分子量最大的 Ig，主要存在于血液中。IgM 是个体发育中最早形成的抗体，在胚胎发育晚期的胎儿即能产生 IgM，故脐带血某些病毒特异性 IgM 增高提示胎儿有宫内感染（如风疹病毒或巨细胞病毒等感染）。在体液免疫应答中，IgM 也是初次体液免疫应答中最先产生的抗体，是激活补体级联反应的关键抗体。血清 IgM 升高说明存在新近感染，有助于感染的早期诊断。IgM 与抗原结合能力比 IgG 强 100 倍。它对革兰氏阴性菌具有特别强的杀伤力。现已证明，冷凝素、类风湿因子、梅毒补体结合抗体均为 IgM。

(3) IgA：IgA 是人体内最丰富的抗体类型。它有血清型和分泌型两种亚型，前者多为单体，存于血清中，后者为双聚体，存于分泌液中，如泪液、鼻腔液、唾液、初乳和气管、胃肠及生殖泌尿器官的分泌液等。因此，分泌型 IgA 参与黏膜局部免疫，大约 80% 位于这些黏膜表面下的 B 细胞会产生 IgA。二聚化的 IgA 分子有四个区结合抗原，所以 IgA 非常有利于把病原体聚集成更大的簇，从而以黏液的形式排出体外。另外 IgA 独特的尾部结构能抵抗消化道的酸和酶。婴儿可从母亲初乳中获得 SIgA，是重要的自然被动免疫。

(4) IgD：IgD 仅占血清免疫球蛋白 0.3% 的比例，其生物学功能尚不清楚。IgD 是 B 细胞的重要表面标志：幼稚 B 细胞分化过程中，表面先出现 mIgM，后出现 mIgD；若 B 细胞仅表达 mIgM，接受抗原刺激后易致耐受性，若同时表达 mIgM 与 mIgD，则受抗原刺激后可被激活。

(5) IgE：IgE 是正常人血清中含量最少的 Ig，主要由黏膜下淋巴组织中的浆细胞分泌。IgE 也称反应素或亲细胞抗体，其结构域可与肥大细胞、嗜碱性粒细胞上的高亲和力 FcεRI 结合，当结合再次进入抗体的抗原后可引发Ⅰ型超敏反应。

2. 补体系统　补体并非单一分子，而是存在于血清、组织液和细胞膜表面的一组经活化后具有酶活性、可介导免疫和炎症反应的蛋白质，包括 30 余种可溶性蛋白和膜结合蛋白，故被称为补体系统。补体活化过程及其活化所形成的产物具有调理吞噬、溶解细胞、介导炎症、调节免疫应答和清除免疫复合物等生物学功能。

(1) 补体系统的组成：构成补体系统的 30 余种成分按其生物学功能可分三类：①存在于体液中参与补体激活级联反应的各种固有成分，包括 C1q、C1r、C1s、C4、C2、C3、C5、C6、C7、C8、C9 和 B 因子及 D 因子；②以可溶性或膜结合形式存在的各种补体调节蛋白如 C1 抑制因子、Ⅰ因子和 H 因子等；③介导补体活性片段或调节蛋白生物效应的各种受体如 CR1~CR5 和 C3aR 等。

(2) 补体激活途径：体内许多不同的组织细胞均能合成补体蛋白，其中肝细胞和巨噬细胞是主要合成细胞。在生理情况下，血清中大多数补体成分均以无活性的酶前体形式存在，只有在某些活化物作用下或在特定的反应表面上，补体各成分才依次被激活。其激活过程依据其起始顺序的不同可分为三条途径：①经典途径，指激活物结合 C1q 启动级联酶促反应过程，是最先被人们所认识的补体激活途径；②旁路途径，又称替代激活途径，其不依赖于抗体，而由病原微生物等直接激活 C3 启动级联酶促反应；③凝集素途径，血浆中甘露糖结合凝集素等直接识别病原体表面糖结构启动级联酶促反应过程。上述三条激活途径具有共同的末端通路（terminal pathway），即膜攻击复合物（membrane attack complex，MAC），也是 C5~C9 级联激活的形成及其溶解细胞的效应。在进化以及发挥抗感染作用过程中，最先出现或发挥作用的依次是不依赖抗体的旁路途径和 MBL 途径，最后才是依赖抗体的经典途径。

(3) 补体的生物学功能：①细胞毒作用，补体系统激活后最终在靶细胞表面形成 MAC，从而使细胞内外渗透压失衡，导致细胞溶破；②调理作用，补体激活过程中产生的 C3b、C4b 和 iC3b 均是重要的调理素，可与细菌和其他颗粒物质结合，并促进吞噬细胞的吞噬作用；③炎症介质作用，C5a、C3a 和 C4a 等是具有炎症介质作用的活性片段，与炎症细胞表面相应受体结合，触发炎症细胞脱颗粒，释放组胺之类的血管活性介质，从而增强血管通透性和刺激平滑肌收缩；同时它们对巨噬细胞和中性粒细胞有趋化作用，最终介导急性炎症反应；④清除免疫复合物，补体成分可参与清除循环免疫复合物（IC），其机制为 C3b 与 IC 结合，同时黏附于 CR1+ 红细胞、血小板，从而将 IC 运送至肝脏和脾脏被巨噬细胞清除。

3. 细胞因子　细胞因子（cytokine，CK）是由免疫细胞和组织细胞分泌的在细胞间发挥相互调控作用的一类小分子可溶性蛋白质，通过结合细胞表面的相应受体发挥生物学效应。CK 有多种，如单核 - 吞噬细胞产生的细胞因子称为单核因子，由淋巴细胞产生的细胞因子称为淋巴因子，可刺激骨髓干细胞或祖细胞分化成熟的细胞因子称为集落刺激因子等。它们既是免疫应答的调节分子，也是效应分子。CK 与靶细胞上的受体结合后，可参与信号转导，并可激活多种负责生长、分化和细胞活化的基因。

(1) CK 的共同特性：CK 种类繁多，生物学效应各异，但仍具有共同特征：①绝大多数 CK 是低分子量（8 ~30kD）的可溶性蛋白质。② CK 是在抗原、丝裂原等刺激物作用下产生的，并通过旁分泌、自分泌或内分泌的方式发挥作用。③ CK 具有多效性、重叠性、协同性、拮抗性和网络性。一种细胞可产生多种 CK，不同类型的细胞可产生一种或数种相同的 CK；一种 CK 可以对多种靶细胞发挥作用，几种不同 CK 也可对同一种靶细胞发挥作用；一种 CK 可以抑制或增强另一种 CK 的某种生物学作用，所以 CK 的免疫调节作用是十分复杂的网络。④通常情况下，CK 对靶细胞的作用没有抗原特异性，不受 MHC 限制，微量（1pg~1ng）即产生显著生物效应，但维持时间短暂。

(2) 细胞因子的分类：根据结构和功能，可将

CK分为白介素、干扰素、肿瘤坏死因子、集落刺激因子、趋化性细胞因子和生长因子六类。每类CK又包含许多种CK。

1）白介素（interleukin，IL）：最初是指由白细胞产生又在白细胞间发挥作用的细胞因子，但是后来发现白介素可由其他细胞产生，也可作用于其他细胞。目前已命名38种白介素（IL-1~IL-38）。

2）干扰素（interferon，IFN）：IFN是最早发现的细胞因子，因具有干扰病毒复制的功能而得名。由IFN分为α、β和γ三种，IFN-α和IFN-β主要由浆细胞样树突状细胞及病毒感染的细胞产生，合称为Ⅰ型干扰素。IFN-γ主要由活化T细胞和NK细胞产生，也称为Ⅱ型干扰素。

3）肿瘤坏死因子（tumor necrosis factor，TNF）家族：TNF分为α和β两种，分别由活化的单核-吞噬细胞和T细胞产生，主要功能是诱导局部炎症、杀伤或抑制肿瘤以及激活内皮细胞。

4）集落刺激因子（colony stimulating factor，CSF）：CSF能刺激多能HSC和不同分化阶段HSC的分化增殖。目前发现主要有三种CSF：粒细胞/巨噬细胞集落刺激因子（GM-CSF）、巨噬细胞集落刺激因子（M-CSF）和粒细胞集落刺激因子（G-CSF），可分别刺激单核-吞噬细胞、巨噬细胞和粒细胞的增殖和分化。此外，红细胞生成素（EPO）、干细胞生长因子（SCF）、血小板生成素（TPO）和白介素-11也是重要的造血刺激因子。

5）生长因子（growth factor，GF）：GF具有刺激细胞生长的作用，包括转化生长因子-β（TGF-β）、表皮生长因子（EGF）、血管内皮生长因子（VEGF）、成纤维生长因子（FGF）和神经生长因子（NGF）、血小板衍生生长因子（PDGF）等。多种未以生长因子命名的细胞因子也具有刺激细胞生长的作用，如IL-2是T细胞的生长因子，TNF-α是成纤维细胞的生长因子。有些生长因子在一定条件下也可表现对免疫应答的抑制活性，如TGF-β可抑制多种免疫细胞的增殖、分化及效应功能的表达。

6）趋化因子（chemokine）：由多种细胞分泌的对不同细胞具有趋化作用的细胞因子，统称为趋化因子，主要由白细胞与造血微环境中基质细胞分泌。趋化因子除了趋化免疫细胞外，还能活化免疫细胞，也参与调节血细胞发育、血管生成、细胞凋亡等，并在肿瘤发生、发展、转移，病原微生物感染及移植排斥反应等病理过程中发挥作用。迄今已发现50余种趋化因子，根据半胱氨酸的位置可分为4个亚族：CC趋化性、CXC趋化性、C趋化性以及CX3C趋化性。

（3）CK受体：各种CK都有其相应的受体，两者结合后可介导细胞信号转导的启动，经过复杂的生物化学过程，引起细胞基因转录的变化，最终产生免疫应答效应。CK受体绝大多数是跨膜蛋白，由胞膜外区、跨膜区和细胞质区组成。胞膜外区为识别、结合细胞因子的部位，细胞质区启动受体激活后的信号转导。根据CK受体结构的不同，可分为五个家族，即Ig基因超家族、Ⅰ型CK受体家族、Ⅱ型CK受体家族、Ⅲ型CK受体家族和趋化性细胞因子受体家族。大部分CK受体除表达在细胞膜上以外，还存在分泌游离的形式，即可溶性CK受体。一些可溶性CK受体可作为相应CK的运载体，也可与膜受体竞争配体而起到抑制作用；检测这类受体水平有助于某些疾病的诊断、病程发展与转归的评价。一些细胞因子的受体存在天然拮抗药，如IL-1受体拮抗药（IL-1Ra）是一种由单核-吞噬细胞产生的多肽，它可以结合IL-1受体，从而抑制IL-1α和IL-1β的生物学活性。有些病毒产生的细胞因子结合蛋白也是细胞因子的拮抗药，如痘病毒产生的TNF和IL-1结合蛋白可抑制或消除TNF和IL-1的致炎症作用。

（4）CK的免疫学功能：细胞因子在免疫细胞的发育分化、免疫应答及免疫调节中起重要作用。

1）调控免疫细胞的发育、分化和功能：①调控免疫细胞在中枢免疫器官的发育和分化：中枢免疫细胞均来自HSC。HSC受骨髓基质细胞分泌的多种细胞因子（IL-7、SCF、CXCL12等）所调控，进而发育分化为不同谱系的免疫细胞。骨髓和胸腺（T细胞发育场所）微环境中产生的细胞因子对调控造血细胞和免疫细胞的增殖和分化起着关键作用；②调控免疫细胞在外周免疫器官的发育、分化、活化和功能：IL-4、IL-5、IL-6和IL-13等可促进B细胞的活化、增殖和分化为抗体产生细胞。IL-2、IL-7、IL-8等活化T细胞并促进其增殖，IL-12和IFN-γ诱导T细胞向Th1亚群分化，而IL-4诱导T细胞向Th2亚群分化。IL15刺激NK细胞增殖，IL-5刺激嗜酸性粒细胞分化为杀伤蠕虫非效应细胞等。

2）调控机体免疫应答：①抗细菌作用：细菌可刺激感染部位的巨噬细胞释放IL-1、TNF-α、IL-6、IL-8和IL-12，这些细胞因子转而启动对细菌的攻击；②抗病毒作用：IFN-α和IFN-β可激活自然杀伤细胞，通过作用于病毒感染细胞和其邻近的未感染细胞产生抗病毒蛋白酶而进入抗病毒状态。被病毒感染细胞激活的 CTL 可分泌高水平的 IFN-γ；③抗肿瘤作用：多种细胞因子可直接或间接发挥抗肿瘤作用。例如 TNE-α 和 LT 可直接杀伤肿瘤细胞，IFN-γ 和 IL-4 可抑制多种肿瘤细胞生长；④诱导细胞凋亡：如 IL-2 可诱导抗原活化的 T 淋巴细胞凋亡，以避免免疫损伤的发生；TNF 可诱导肿瘤细胞的凋亡。

3）临床应用：采用现代生物技术研制开发的重组 CK、CK 抗体和 CK 受体拮抗蛋白已广泛应用于临床，并且在感染性疾病、肿瘤、移植物排斥、血细胞减少症、超敏反应和自身免疫性疾病的治疗等方面具有广泛的应用前景。美国 FDA 批准上市的 CK 及其受体相关的生物制品包括重组 INF-α、重组促红细胞生成素（EPO）、重组 INF-γ、重组 INF-β、IL-11 等。

4. 白细胞分化抗原和细胞黏附分子　两者是重要的免疫细胞表面功能分子，参与免疫细胞之间的相互识别。

（1）人白细胞分化抗原：人白细胞分化抗原（human leukocyte differentiation antigen，HLDA）是指造血干细胞在分化成熟为不同谱系、各个细胞谱系分化不同阶段和成熟细胞活化过程中表达的细胞表面分子。应用以单克隆抗体鉴定为主的方法，将来自不同实验室的单克隆抗体所识别的同一分化抗原其编码基因及其分子表达的细胞种类均鉴定明确者，统称为分化抗原簇（cluster of differentiation，CD）。人类 CD 的编号已从 CD1 命名至 CD247，可大致划分为 T 细胞、B 细胞、髓系细胞、NK 细胞、血小板、CAM、内皮细胞、细胞因子 / 趋化性细胞因子受体、非谱系碳水化合物结构、树突状细胞、干细胞 / 祖细胞和红细胞 13 个组，其主要表达细胞、分子量、结构和功能的详细内容可参阅有关免疫学专著。

（2）细胞黏附分子：细胞黏附分子（cell adhesion molecule，CAM）是众多介导细胞间或细胞与细胞外基质间相互结合的分子。CAM 以受体 - 配体结合的形式发挥作用，使细胞与细胞间、细胞与基质间或细胞 - 基质 - 细胞间发生黏附，参与细胞的识别、活化与信号转导、细胞增殖与分化以及细胞伸展与移动。CAM 是免疫应答、炎症发生、凝血、肿瘤转移和创伤愈合等一系列重要生理和病理过程的分子基础。CAM 与 CD 分子的命名方式不同。黏附分子以黏附功能来分类，而 CD 分子范围十分广泛，其中包括黏附分子簇组，因此大部分黏附分子已有 CD 的编号。根据结构特征，CAM 可分为整合素家族、选择素家族、Ig 超家族黏蛋白样血管递质素和钙黏蛋白家族等。

（3）临床应用：CD 和 CAM 及其单克隆抗体在基础医学和临床医学中的应用十分广泛，主要包括：①阐明发病机制：如 CD4 分子包膜外区第一结构域是人类免疫缺陷病毒（HIV）外壳蛋白 gp120 识别的部位，因此人类 CD4 分子是 HIV 的主要受体。HIV 感染 $CD4^+$ 细胞后，选择性地使 CD4 细胞数量锐减和功能降低。由于 $CD4^+$T 细胞是免疫系统中最重要的免疫调节细胞，其可产生多种重要的细胞因子，因此 HIV 感染后临床上突出的表现是获得性免疫缺陷综合征。②辅助诊断和判断病情变化和预后：正常人 CD4/CD8 的比值在 1.7~2.0。如 HIV 感染后 CD4/CD8 比值迅速降低甚至倒置，若外周血中 $CD4^+$T 细胞数目降至 200/μl，则为疾病恶化的先兆。③在预防和治疗中的应用：如临床上将抗胸腺细胞球蛋白和抗 CD3、CD25 等单克隆抗体用作免疫抑制剂，已取得明显疗效。

三、免疫应答

免疫应答是指机体免疫系统受抗原刺激后，淋巴细胞特异性识别抗原分子，发生活化、增殖、分化或无能、凋亡，进而表现出一定生物学效应的过程。免疫应答分为固有免疫应答和适应性免疫应答。

（一）固有免疫应答

固有免疫指机体固有免疫细胞和分子在识别病原体及其产物或体内衰老损伤、畸变细胞等抗原性异物后，迅速活化有效吞噬杀伤、清除病原体或体内“非己”抗原性异物，产生非特异性免疫防御、监视、自稳等保护作用的过程，又称为非特异性免疫应答。参与这种免疫作用的组织和细胞的功能在遇到抗原以前已经存在，执行功能后不产生免疫记忆。固有免疫应答在机体非特异性抗感染免疫过程中具有重要意义，在特异性免疫应答的启动、调节和效应阶段也起重要作用。固有免疫系统由屏障结构、固有免疫细胞和固有免疫分子组成。

1. 皮肤黏膜屏障　主要包括：①物理屏障，由致密上皮细胞组成的皮肤和黏膜组织具有机械屏障作用，可有效阻挡病原体侵入体内；②化学屏障，皮肤和黏膜分泌物中含有多种杀菌、抑菌物质；

③微生物屏障，寄居在皮肤和黏膜表面的正常菌群，可通过与病原体竞争结合上皮细胞和营养物质的作用方式，或通过分泌某些杀菌或抑菌物质对抵御病原体感染。

2. 体内屏障　主要包括：①血 - 脑屏障，由软脑膜、脉络丛的毛细血管壁和包在壁外的星形胶质细胞形成的胶质膜组成，其结构致密，能阻挡血液中的病原体和其他大分子物质进入脑组织及脑室，对中枢神经系统起到保护作用；②胎盘屏障，由母体子宫内膜的基蜕膜和胎儿的绒毛膜滋养层细胞共同构成，可防止母体内病原体和有害物质进入胎儿体内，从而保护胎儿免遭感染、使之正常发育。

3. 固有免疫细胞的作用　主要包括：①吞噬细胞，包括中性粒细胞和单核 / 巨噬细胞，这些细胞是执行固有免疫作用的效应细胞。感染发生时，在局部某些细菌或其产物（如 LPS）、某些补体裂解片段（如 C3a、C5a）和促炎细胞因子（如 IL-1、IL-8、MCP-1、TNF 等）作用下，血液中的中性粒细胞、单核细胞及组织中的巨噬细胞可穿越血管内皮细胞和组织间隙，迁移募集至感染炎症部位。吞噬细胞通过表面模式识别受体或通过表面调理性受体与结合 IgG 和 C3b 的病原微生物结合，而迅速产生吞噬杀菌效应。在胞内氧依赖 / 氧非依赖杀菌系统和多种蛋白水解酶的作用下，将病原微生物杀伤破坏、消化降解。吞噬细胞可产生各种 CK（如 TNF-α、IL-1、IL-6、IL-8、IL-12 等）及炎性介质［如前列腺素（PG）E、白三烯（LT）B4、血小板活化因子（PAF）等］。此外吞噬作用还可启动特异性免疫应答。② NK 细胞，它们不需要抗原预先致敏，就可直接杀伤某些肿瘤、病毒或胞内寄生菌感染的靶细胞；也可通过 ADCC 效应定向杀伤与 IgG 特异性结合的肿瘤细胞和病毒感染的靶细胞。NK 细胞通过释放穿孔素、颗粒酶和表达 FasL 使靶细胞溶解破坏和发生凋亡。NK 细胞可被 IFN-γ、IL-12 和 IL-18 等细胞因子激活，活化的 NK 细胞还可通过分泌 IFN-γ、IL-2 和 TNF 等细胞因子发挥免疫调节作用。③固有样淋巴细胞，NKT 细胞、γδT 细胞和 B1 细胞是一类介于适应性免疫和固有免疫细胞之间的固有样淋巴细胞，此类型存在于某些特殊部位，其抗原识别受体为有限多样性，可直接识别某些靶细胞或病原体所共有的特定表位分子，并在未经克隆扩增条件下，通过趋化募集、迅速活化发生应答，产生免疫效应。

（二）适应性免疫应答

适应性免疫应答是机体受抗原刺激后，抗原特异性淋巴细胞识别抗原，发生活化、增殖、分化或失能、凋亡，进而显示生物学效应的全过程。淋巴细胞对抗原的特异性识别能力受遗传基因控制，并在个体发育过程中形成。它包括产生特异性抗体的体液免疫和致敏淋巴细胞介导的细胞免疫，两者相互作用和影响。

适应性免疫应答的过程十分复杂，可分为以下阶段：①感应阶段，指进入机体的抗原被 APC 摄取、加工、处理并呈递给 T 细胞；②增殖和分化阶段，指 T、B 细胞特异性识别抗原（提供第一信号），T/B 细胞与 APC 表面多种黏附分子之间相互作用（提供第二信号），并在激活的 APC 和 T 细胞所产生淋巴因子作用下，淋巴细胞增殖分化最终形成 T 效应细胞和浆细胞；③效应阶段，指免疫效应细胞与效应分子共同发挥作用，清除非己抗原或诱导机体产生免疫耐受；④恢复阶段，指非己抗原被清除，活化增殖的淋巴细胞克隆通过被动性死亡及活化诱导的细胞死亡，使免疫系统恢复平衡，并产生长寿命的抗原特异性记忆淋巴细胞。

1. 体液免疫　机体的特异性体液免疫应答主要由 B 细胞介导。静息 B 淋巴细胞藉血液循环进入淋巴结与脾脏，B 细胞表面 BCR 特异识别抗原并与之结合后，在 Th 细胞辅助下，启动 B 细胞激活信号。此信号被转导入胞内，诱导 B 细胞激活、增殖，形成生发中心，进一步分化为分泌抗体的浆 B 细胞或记忆 B 细胞。B 细胞产生特异的免疫球蛋白，能特异性地与抗原结合。

（1）B 细胞表面标志：B 细胞表面最主要的分子是 B 细胞抗原受体复合物。BCR 复合物由识别和结合抗原的胞膜免疫球蛋白（mIg）和传递抗原刺激信号的 Igα（CD79a）/Igβ（CD79b）异源二聚体组成；B 细胞活化辅助受体，如 CD19/CD21/CD81/CD225 等对第一活化信号转导有辅助作用，增强 B 细胞对抗原刺激的敏感性；协同刺激因子（如 CD40、CD80 和 CD86 等）在 B 细胞分化、成熟和功能分化上十分重要，此外 B 细胞表面还有补体受体等。

（2）B 细胞特异性识别抗原后，启动 B 细胞的激活信号，导致细胞激活、增殖和分化，在此过程中依赖或者不依赖 Th 细胞的辅助，最终分化成分泌抗体的浆细胞或者记忆细胞。在浆细胞内抗体基因发生基因重排，形成由不同基因片段组成的功能基因，编码不同氨基酸序列的蛋白，从而产生理化性质及功能不同的五种特异性抗体：IgG、IgA、IgM、IgD 和 IgE。这些抗体经淋巴液和血液流向全身，血流中抗体在相当时间内可维持在一定的有效浓度。

(3) B 细胞的主要功能：B 细胞的三个主要功能是产生抗体、呈递抗原及参与免疫调节。

1) 抗体以三种主要的方式参与免疫反应：①中合作用，抗体与病原体结合，可阻断病原体与靶细胞的结合；②调理作用，抗体与病原体表面结合，结合病原体的抗体 Fc 段又与吞噬细胞表面的 Fc 受体结合，将病原体带至吞噬细胞表面，使之易被吞噬；③抗体与病原体表面结合后，激活补体，并形成抗原 - 抗体 - 补体复合物，激活补体级联反应。

2) 呈递抗原：B 细胞可借其表面的 BCR 结合可溶性抗原，通过内化和加工后，以抗原肽 -MHC 分子复合物形式呈递给 T 细胞。只有活化 B 细胞才有抗原呈递作用，因为只有活化的 B 细胞才表达协同刺激分子 CD80，特别是 CD86。

3) 免疫调节：活化的 B 细胞通过与其他细胞的接触及产生细胞因子参与免疫调节、炎症反应和造血过程。

2. 细胞免疫　细胞免疫是 T 细胞介导的。细胞免疫应答过程可分为三个阶段：①抗原识别阶段；② T 细胞活化、增殖、分化阶段；③效应细胞产生和效应阶段。当特异抗原物质侵入机体后，可被 APC 处理，分解为抗原肽，并与该细胞所具有的 MHC 分子结合，表达于 APC 胞膜上，成为抗原肽 -MHC 复合体。

(1) TCR-CD3 复合物：TCR 为所有 T 细胞表面的特征性标志，以非共价键与 CD3 分子结合，形成 TCR-CD3 复合物。TCR 不能直接识别蛋白质抗原表面的表位，只能特异性识别抗原呈递细胞或靶细胞表面的抗原肽 -MHC 分子复合物，即识别抗原肽的表位，也识别自身 MHC 分子的多态性部位。CD3 蛋白锚定在细胞膜上，拥有足够长的胞质尾部能够进行信号传递。成熟的 T 细胞只能表达 CD4 或 CD8 分子，即 $CD4^+T$ 细胞或 $CD8^+T$ 细胞。CD4 和 CD8 分子的主要功能是辅助 TCR 识别抗原和参与 T 细胞活化信号的转导。CD4 可与 MHC Ⅱ类分子结合，CD8 可与 MHC Ⅰ类分子结合，这样就形成了抗原肽 -MHC-TCR 三元复合体。T 细胞的活化还需要第二信号的参与。

(2) 协同刺激信号与 T 细胞表面分子：抗原呈递细胞或靶细胞表面的协同刺激分子与 T 细胞表面的相应的协同刺激分子受体相互作用可产生第二信号（或称为协同刺激信号）。在协同刺激信号的作用下，已活化的抗原特异性 T 细胞增殖（克隆扩增），并分化为效应 T 细胞。T 细胞表面的协同刺激分子主要包括：① CD28，是协同刺激分子 B7 的受体。B7 表达于专职性 APC。CD28 分子与 B7 分子结合产生的协同刺激信号在 T 细胞活化中发挥重要作用，该信号可促进 T 细胞增殖和合成 IL-2 及其他细胞因子，并促进 T 细胞的分化。② CTLA-4，表达于活化的 $CD4^+$ 和 $CD8^+T$ 细胞，其配体亦是 B7 分子。与 CD28 相反，CTLA-4 与 B7 分子结合产生抑制性信号，终止 T 细胞活化。③ CD40L，主要表达于活化的 $CD4^+$ T 细胞，CD40 表达于抗原呈递细胞。CD40L 与 CD40 的结合可促进抗原呈递细胞活化，也促进 T 细胞的活化。

(3) T 细胞中重要的两类效应细胞：① Th 细胞，通常指表达 CD4 分子的 T 细胞。根据分泌的细胞因子的不同，Th 细胞又可分化为 Th1、Th2 和 Th3 三类效应 Th 细胞；其中，Th1 细胞和 Th2 细胞分别在细胞免疫和体液免疫应答中发挥重要作用。Th3 细胞则通过分泌的 TGF-β 对免疫应答发挥负调节作用，分泌的细胞因子以 TGF-β 为主。② $CD8^+Tc$（CTL）细胞，该细胞能够非特异性地杀伤病毒，清除异物，以及检测肿瘤的发生。

四、免疫调节和免疫耐受

（一）免疫调节

免疫调节是指免疫应答过程中免疫细胞间、免疫细胞与免疫分子间以及免疫系统与机体其他系统间相互作用，构成一个相互协调与制约的网络，感知机体免疫应答并实施调控，从而维持机体的内环境稳定。针对病原体的入侵，机体一方面动员免疫系统的各种成分产生快速和足够强的应答，清除病原体；另一方面，高强度的应答可导致内环境稳定的偏移，甚至诱发程度不同的病变和组织损伤，故机体在病原体清除之后必须作出相应的反馈调节。因此免疫系统必须具备的内部调节和对其他系统的整体调节能力，以维持或恢复机体内环境的稳定，稳定状态的恢复是通过免疫调节。机体是否能动员高效的反馈调节能力，及时消除病理性的过激反应，不仅决定免疫应答能否在时空上被控制在有效而适度的范围，也是挽救患者生命的一个重要环节。免疫调节有赖于正、负反馈两方面的良好平衡。参与免疫调节的因素有：分子、细胞、整体和群体不同水平。

1. 免疫细胞表面活化性受体和抑制性受体的免疫调节 ①激活性受体，该受体通常携带免疫受体酪氨酸活化基序（ITAM）。该 ITAM 本身的磷酸化可发挥募集胞质中各种分子的作用，包括各种游离的激酶和信号分子，条件是后者需带有 SH2 结构域，从而进行信号转导和基因的转录；②抑制性受体，该受体分子胞内段所携带的免疫受体酪氨酸抑制基序 ITIM，造成带有 SH2 结构域的 PTP（而不是 PTK）对 ITIM 中发生磷酸化的酪氨酸进行识别，PTP 被招募并进一步活化，起到抑制 PTK 参与的激活信号转导通路作用。如 T 细胞表面的 CTLA-4 和 CTLA-1、NK 细胞表面的 KIR、B 细胞表面的 CD22 和 FcγRII-B 等，它们启动的信号转导可抑制免疫细胞激活。

2. 调节性 T 细胞对免疫系统的调节作用 调节性 T 细胞（regulatory T cell，Treg）具有下调免疫应答、维持自身免疫耐受以及抑制自身免疫病发生等作用。Treg 具有免疫失能性和免疫抑制性两大功能，其免疫调节机制主要体现在五个方面：①Treg 活化后能抑制常规 T 细胞的活化与增值；②Treg 抑制效应 T 细胞表达 IL-2 及其他细胞因子，从而发挥免疫抑制作用；③Treg 对靶细胞的抑制作用是接触依赖性的，但也能够分泌抑制性细胞因子，如 IL-10 和 TGF-β 等；④Treg 能以颗粒酶 B 或穿孔素依赖的方式介导效应 T 细胞或 APC 的裂解，从而抑制免疫应答；⑤Treg 还可以通过减弱共刺激信号及抑制抗原呈递作用等方式对 APC 进行负向调节。

3. 独特型网络调节 抗原进入体内后，表达特定 BCR 的 B 细胞发生克隆扩增，大量分泌特异性抗体（Ab1）；当数量足够大时，Ab1 可以作为抗原在体内诱发抗抗体（Ab2）的产生。抗抗体所针对的抗原表位只能是抗体分子上的独特型，因而 Ab2 称为抗独特型抗体（AId）。结构上，独特型主要位于抗体分子的抗原结合部位即互补决定区（CDR），另一些则分布在接近 CDR 的非抗原结合部分。这样，抗独特型抗体可以有两种，分别针对抗体分子 V 区的支架部分（α 型，称 Ab2α）和抗原结合部位（β 型，称 Ab2β）。其中的 Ab2β，因其结构和抗原表位相似，并能与抗原竞争性地和 Ab1 结合，因而 β 型的抗独特型抗体被称为体内的抗原内影像。抗抗体中的 Ab2α 和 Ab2β 都可作为一种负反馈因素，对 Ab1 的分泌起抑制作用。然后，大量抗抗体的产生，又可以诱发出抗抗体（Ab3）。如此反复，构成独特型网络。事实上，该网络在抗原进入前已经存在，只是针对某一特定抗原的 Ab1 及相应的 Ab2、Ab3 等，在数量上并未达到能引起应答性连锁反应的阈值。抗原一旦出现，Ab1 的数量上升，突破原有的阈值和平衡，呈现特异性独特型网络应答。

4. 凋亡对免疫应答的负反馈调节 Fas 介导的凋亡在特异性免疫调节中起到重要的作用。Fas 一旦和配体 FasL 结合，可启动死亡信号转导。Fas 是普遍表达的受体分子，可以出现在包括淋巴细胞在内的多种细胞表面，但是 FasL 的大量表达通常只见于活化的 T 细胞（特别是活化的 CTL）和 NK 细胞。因此活化的 CTL 往往能够最有效地以凋亡途径杀伤表达 Fas 分子的靶细胞。Caspase 简称半胱天冬氨酸蛋白酶，在 Fas 相关的凋亡信号转导中发挥重要作用。Fas 介导的凋亡途径中，发挥启动作用的是 caspase8。接着激活的是 caspase3 及其他的效应性 caspase，最终使细胞出现一系列特征性变化，包括：活化内切酶，在核小体处切断 DNA，形成 DNA 片段化、染色质浓缩；破坏细胞构架蛋白，使胞膜泡化、细胞皱缩，最终导致细胞死亡，并裂解形成凋亡小体。

5. 免疫 - 内分泌 - 神经系统的相互作用和调节 免疫系统行使功能时，往往与其他系统，特别是神经和内分泌系统发生相互作用。例如，紧张和精神压力可加速免疫相关疾病的进程，内分泌失调也影响免疫性疾病的发生发展。

（1）神经内分泌系统对免疫的调控：免疫细胞存在能接受多种激素信号的受体。在大多数情况下，皮质类固醇和雄激素等内分泌因子可通过相应受体下调免疫反应；而雌激素、生长激素、甲状腺素、胰岛素等增强免疫应答。神经细胞与免疫细胞可产生神经介质（如内啡肽、神经肽 Y 等）及其相应受体而相互作用。神经递质包括去甲肾上腺素、P 物质、血管活性肠肽和 5- 羟色胺，对免疫功能也具有广泛而特异的作用。

（2）免疫系统对神经 - 内分泌系统的调控：免疫细胞可以通过分泌 IL-1、IL-6、TNF-α 等细胞因子作用于神经元或内分泌细胞；同时免疫细胞也可以通过分泌激素或神经肽如促肾上腺皮质激素、促甲状腺激素、生长激素、脑啡肽等调控神经 - 内分泌系统。另外小胶质细胞是中枢神经系统脑组织内在的固有免疫细胞，直接负责对神经系统的免疫监视与调控。

（二）免疫耐受

生理条件下，机体免疫系统对外来抗原刺激产生一系列应答以清除抗原物质，但对体内组织细胞表达的自身抗原却表现为“免疫无应答”，从而避免自身免疫疾病。机体免疫系统对特定抗原的这种“免疫无应答”状态称为免疫耐受。免疫耐受可天然形成，如机体对自身组织抗原的免疫耐受；也可后天获得，如人工注射某种抗原后诱导的获得性耐受。免疫耐受具有高度特异性，即只对特定抗原不应答，对其他抗原仍能产生良好的免疫应答。因此免疫耐受不影响适应性免疫应答的整体功能，从而不同于免疫抑制或免疫缺陷所致的非特异性的低反应或无反应状态。

免疫耐受是T及B淋巴细胞对抗原的特异不应答或负应答表现，对自身抗原的免疫耐受是免疫系统的正常功能，其形成主要机制是：①在T及B细胞发育过程中，对自身共有抗原应答的细胞被克隆消除或克隆无能（中枢耐受）；②在外周，对组织特异自身抗原应答的T及B细胞由于克隆无能、克隆不活化、免疫忽视以及免疫调节抑制Tregs/Ts细胞作用（外周耐受）而不能执行免疫应答所致。对自身抗原的免疫耐受，可因感染的分子模拟作用或DC及Th细胞旁路活化作用而被打破，结果导致自身免疫性疾病。对非己抗原的耐受是由于抗原剂量太低，不足以活化APC和淋巴细胞；或抗原浓度太高，导致细胞凋亡及诱导Tregs/Ts细胞功能。免疫耐受与临床医学密切相关，建立耐受可使移植物存活；恢复对自身抗原耐受，可治疗自身免疫性疾病。反之，打破免疫耐受、恢复免疫应答在抗感染、抗肿瘤免疫中具有重要作用。

五、免疫病理和免疫性疾病

免疫系统的功能除了对机体的防御作用外，在一定条件下还可导致免疫病理性损伤及免疫性疾病，概括为三类：超敏反应、自身免疫性疾病和免疫缺陷病。

（一）超敏反应

免疫系统对经皮肤、消化道和呼吸道所接触的抗原或半抗原（如食物，花粉，衣物和金属离子等）一般情况下不产生应答。而少数人对上述抗原或半抗原发生较强的免疫反应，并由此导致皮肤、消化道和呼吸道等急慢性炎症。这种异常的、过高的免疫应答称为超敏反应。这是机体与抗原性物质在一定条件下相互作用，产生致敏淋巴细胞或特异性抗体，如与再次进入的抗原结合，可导致机体生理功能紊乱和组织损害的免疫病理反应。根据超敏反应发生机制和临床特点，可将其分为四型：Ⅰ型超敏反应，即速发型超敏反应；Ⅱ型超敏反应，即细胞毒型或细胞溶解型超敏反应；Ⅲ型超敏反应，即免疫复合物型或血管炎型超敏反应；Ⅳ型超敏反应，即迟发型超敏反应。

1. Ⅰ型超敏反应　又称变态反应或速发型超敏反应，其主要特征是：①由IgE介导，肥大细胞和嗜碱性粒细胞释放生物活性介质引起的局部或全身反应；②发生快，消退亦快；③常引起生理功能紊乱，几乎不发生严重组织细胞损伤；④具有明显个体差异和遗传倾向。

（1）参与Ⅰ型超敏反应的主要成分

1）变应原：指能诱导机体产生IgE，引起Ⅰ型超敏反应的抗原物质。临床常见的变应原包括：①某些药物或化学物质变应原，如青霉素、磺胺、普鲁卡因和有机碘化合物等；②常见的吸入性变应原均是体积很小、可溶性强的物质，如花粉颗粒、尘螨排泄物、真菌菌丝及孢子、昆虫毒液和动物皮毛等；③常见的食物变应原，如奶、蛋、鱼虾、蟹贝等食物蛋白或部分肽类物质；④金属和植物毒素常引起接触性皮炎；⑤某些酶类物质，如尘螨中的半胱氨酸蛋白可引起呼吸道过敏反应，细菌酶类物质（如枯草菌溶素）可引起支气管哮喘。

2）IgE：针对某种变应原的特异性IgE是引起Ⅰ型超敏反应的主要因素。正常人血清中IgE抗体含量很低，而发生Ⅰ型超敏反应患者体内IgE抗体含量显著增高。这些个体易对变应原产生IgE类抗体而介导超敏反应的发生，因此亦常被称为特异性个体。IgE主要由鼻咽、扁桃体、气管和胃肠道黏膜下固有层淋巴组织中的B细胞产生，这些部位也是变应原易于侵入引发过敏反应的部位。IgE为亲细胞抗体，不需要与抗原形成免疫复合物就能通过其Fc段与肥大细胞、嗜碱性粒细胞和嗜酸性粒细胞表面IgE Fc受体结合，而使机体处于致敏状态。

IgE的产生依赖于Th2细胞产生的细胞因子IL-4。Th2细胞受变应原刺激活化，分泌IL-4、IL-13等细胞因子，可诱导变应原特异性B细胞增殖分化成浆细胞产生特异性IgE抗体。研究表明，敏感特异性个体的黏膜相关淋巴组织中的Th

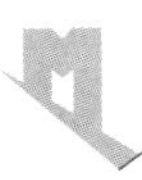

细胞倾向分化为 Th2 型。而 Th2 细胞的活化可被 Th1 细胞分泌的细胞因子 IFN-γ 和 DC、巨噬细胞分泌的 IL-12 抑制。因此，提高 Th1 细胞活性，减少 IL-4 及 IL-13 的产生，进而增加 IgG（如 IgG4）抗体产生，降低 IgE 抗体的产生，将有助于过敏反应患者的治疗。

2

3）细胞：参与Ⅰ型超敏反应的细胞有：①肥大细胞和嗜碱性粒细胞，它们在形态学上非常类似，均来源于骨髓髓样前体细胞。肥大细胞主要分布于呼吸道、胃肠道和泌尿生殖道的黏膜上皮下及皮肤下的结缔组织近血管处。嗜碱性粒细胞主要分布于外周血中，数量较少，但也可被招募到变态反应发生部位发挥作用。这两种细胞表面都表达有高亲和力的 IgE 的 Fc 片段受体，胞质中含有嗜碱性颗粒，储存有肝素、白三烯（LTs）、组胺和嗜酸性粒细胞趋化因子等生物活性介质。②嗜酸性粒细胞，来源于骨髓髓样前体细胞。它主要分布于呼吸道、消化道和泌尿生殖道黏膜上皮下的结缔组织内，循环血中仅有少量存在。嗜酸性粒细胞活化，使其胞质中嗜酸性颗粒脱出，释放一系列生物活性介质。其中一类介质是具有毒性作用的颗粒蛋白和酶类物质；另一类介质类似于肥大细胞和嗜碱性粒细胞释放的介质，如 LTs、血小板活化因子（PAF）等。这些介质可杀伤寄生虫和病原微生物。嗜酸性粒细胞还能释放组胺酶和芳基硫酸酯酶，抑制肥大细胞释放的组胺和 LTs，对炎症反应起到一定的抑制作用。

（2）Ⅰ型超敏反应的发生过程及机制

1）机体致敏：变应原第一次进入机体后，可选择性诱导变应原特异性 B 细胞产生针对这些变应原的 IgE 类抗体应答。IgE 以其 Fc 段与肥大细胞或嗜碱性粒细胞表面相应的 Fc 受体结合，从而使机体处于对该变应原的致敏状态。通常致敏状态可维持数月甚至更长。如长期不接触相应变应原，致敏状态可逐渐消失。

2）IgE 受体交联引发细胞活化：处于对某种变应原致敏状态的机体再次接触相同变应原时，变应原与致敏的肥大细胞或致敏的嗜碱性粒细胞表面 IgE 抗体特异性结合，因为过敏原通常是具有重复序列的小蛋白质，因此过敏原就能交联许多肥大细胞上的 IgE 分子，从而把 Fc 区受体拖到一起。这种受体的簇集与 B 细胞受体的交联相似。这些受体的簇集可导致信号传递。这里的信号是脱颗粒，然后肥大细胞将其颗粒释放到组织中。

3）预存的介质及其作用：①组胺，是引起即刻反应的主要介质，其主要作用是：使小静脉和毛细血管扩张、通透性增强；刺激支气管、胃肠道等平滑肌收缩；促进黏膜腺体分泌增加。②激肽原酶，可作用于血浆中激肽原使之生成具有生物活性的激肽，其中缓激肽的主要作用是：刺激平滑肌收缩，使支气管痉挛；使毛细血管扩张、通透性增强；吸引嗜酸性粒细胞、中性粒细胞等向局部趋化。

4）细胞内新合成的介质及其作用：激发阶段细胞内新合成多种介质，主要有 LTs、前列腺素 D2（PGD2）、PAF 及多种细胞因子：① LTs，是引起晚期反应的主要介质，其主要作用是使支气管平滑肌强烈而持久地收缩，也可使毛细血管扩张、通透性增强，并促进黏膜腺体分泌增加；② PGD2，主要作用是刺激支气管平滑肌收缩，使血管扩张、通透性增加；③ PAF 主要参与晚期反应，可凝聚和活化血小板使之释放组胺、5- 羟色胺等血管活性胺类物质，增强Ⅰ型超敏反应。

5）效应阶段：此阶段是释放的生物活性介质作用于效应组织和器官，引起局部或全身性的过敏反应。根据效应发生的快慢和持续时间的长短，可分为早期反应（immediate reaction）和晚期反应（late-phase reaction）两种类型。早期反应通常在接触变应原后数秒钟内发生，可持续数小时。该种反应主要由组胺、前列腺素等引起，表现为血管通透性增强，平滑肌快速收缩。晚期反应主要发生在变应原刺激 6~12 小时，可持续数天或更长时间。这种反应主要是由新合成的脂类介质如 LTs、PAF 和某些细胞因子所致。此外，嗜酸性粒细胞及其产生的酶类物质和脂类介质，对晚期反应的形成和维持也起一定的作用。

（3）临床常见的Ⅰ型超敏反应

1）药物过敏性休克：以青霉素引发最常见，此外头孢菌素、链霉素、普鲁卡因等也可引起。青霉素具有抗原表位，本身无免疫原性，但其降解产物与体内组织蛋白共价结合后，可刺激机体产生特异性 IgE 抗体，使肥大细胞和嗜碱性粒细胞致敏。

2）血清过敏性休克：临床应用动物免疫血清如破伤风抗毒素、白喉抗毒素。

3）呼吸道过敏反应：常因吸入花粉、尘螨、真菌和毛屑等变应原或呼吸道病原微生物感染引起。过敏性鼻炎和过敏性哮喘是临床常见的呼吸道过敏反应。

4）消化道过敏反应：少数人进食鱼、虾、蟹、蛋、奶等食物后可发生过敏性胃肠炎，出现恶心、呕吐、腹痛和腹泻等症状，严重者也可发生过敏性休克。

5）皮肤过敏反应：主要包括荨麻疹、特异性皮炎（湿疹）和血管神经性水肿。这些皮肤过敏反应可由药物、食物、肠道寄生虫或冷热刺激等引起。

2. Ⅱ型超敏反应　又称溶细胞型或细胞毒型超敏反应，它是由 IgG 或 IgM 类抗体与靶细胞表面相应抗原结合后，在补体、吞噬细胞和 NK 细胞参与下，引起以细胞溶解或组织损伤为主的病理性免疫反应，发作较快。

（1）发病机制：参与Ⅱ型超敏反应的抗体主要是 IgG 和 IgM 类抗体。该抗体与靶细胞表面抗原结合后，通过结合补体活化的经典途径以及补体裂解产物 C3b、C4b、iC3b 介导的调理作用，使靶细胞溶解破坏。该抗体还可以通过其 Fc 段与效应细胞表面存在的 Fc 受体结合，调理吞噬和 / 或诱导 ADCC 作用，以溶解破坏靶细胞。靶细胞表面抗原主要有：①正常存在于血细胞表面的同种异型抗原，如 ABO 血型抗原、Rh 抗原和 HLA 抗原；②外源性抗原与正常组织细胞之间具有的类似抗原，如链球菌胞壁的成分与心脏瓣膜、关节组织的抗原相似；③感染和理化因素改变的自身抗原；④结合在自身组织细胞表面的抗原 - 抗体复合物。

（2）临床常见的Ⅱ型超敏反应

1）输血反应：多发生于 ABO 血型不符的输血。供血者的 A 型血红细胞误输给 B 型受血者，由于 A 型血红细胞表面有 A 抗原，受血者血清中存在天然抗 A 抗体（IgM），两者结合后激活补体可使供血者红细胞溶解破坏引起溶血反应。

2）新生儿溶血症：母子间 Rh 血型不符是引起新生儿溶血症的主要原因。血型为 Rh 阴性的母体由于输血、流产或分娩等原因接受红细胞表面 Rh 抗原刺激后，可产生 Rh 抗体（IgG）。当体内产生 Rh 抗体的母体再次妊娠，且胎儿血型为 Rh 阳性时，母体内的 Rh 抗体便可通过胎盘进入胎儿体内，与其红细胞结合使之溶解破坏，引起流产或发生新生儿溶血。

3）自身免疫性溶血性贫血：服用甲基多巴类药物，或某些病毒感染机体后，能使红细胞膜表面成分发生改变，从而刺激机体产生红细胞自身抗体。这种抗体与自身改变的红细胞特异性结合，可引起自身免疫性溶血性贫血。

4）药物过敏性溶血：青霉素、磺胺等药物抗原表位能与血细胞膜蛋白或血浆蛋白结合获得抗原性，从而刺激机体产生抗体。这种抗体与药物结合的红细胞、粒细胞或血小板作用，或与药物结合形成抗原 - 抗体复合物后再与血细胞结合，可引起药物性溶血性贫血、粒细胞减少症和血小板减少性紫癜。

5）肺出血 - 肾炎综合征：该病产生针对基底膜抗原的自身 IgG 类抗体，该抗体可结合肺泡基底膜和肾小球基底膜，激活补体或通过调理作用，导致肺出血和肾炎。

6）毒性弥漫性甲状腺肿：又称 Graves 病，该病患者体内可产生针对甲状腺细胞表面甲状腺刺激素受体的自身抗体。该抗体与甲状腺细胞表面 TSH 受体结合，可刺激甲状腺细胞合成分泌甲状腺素，引起甲状腺功能亢进，而不是使甲状腺细胞破坏。

3. Ⅲ型超敏反应　又称免疫复合物型或血管炎型变态反应。它是由可溶性自身或外来抗原与相应的 IgG 或 IgM 类抗体结合，可形成可溶性抗原 - 抗体复合物。正常状态下，免疫复合物会被单核 / 巨噬细胞吞噬清除。但是如果宿主的吞噬细胞功能异常或者所形成的复合物超过了它们的吞噬能力，则血液中的免疫复合物就会在组织中沉积下来，并通过激活补体和炎症细胞，引起以充血水肿、局部坏死和中性粒细胞浸润为主要特征的炎症反应和组织损伤。临床常见的Ⅲ型超敏反应性疾病有血清病、链球菌感染后肾小球肾炎、类风湿关节炎和局部过敏坏死反应（Arthus 反应和类 Arthus 反应）。

4. Ⅳ型超敏反应　又称迟发型超敏反应（delayed type hypersensitivity，DTH），是由致敏 T 细胞与相应抗原作用后引起，与抗体和补体无关。效应 T 细胞与特异性抗原结合作用后，可引起以单核细胞浸润和组织损伤为主要特征的炎症反应。DTH 与抗体和补体无关，而与效应 T 细胞、吞噬细胞及其产生的 CK（淋巴毒素、IFN-γ、TNF-β 和趋化因子等）有关。该型超敏反应发生较慢，通常在接触相同抗原后 24~72 小时出现炎症反应。临床常见的Ⅳ型超敏反应性有结核菌素试验、肉芽肿和接触性皮炎。

超敏反应性疾病的发生机制十分复杂，临床所见往往是混合型，有些超敏反应性疾病可由多种免疫损伤机制引起。同一抗原在不同条件下可引起不同类型的超敏反应。同一种抗原物质，如青霉素可引起Ⅰ、Ⅱ、Ⅲ和Ⅳ型超敏反应。同一疾病，如链球菌感染后肾小球肾炎和系统性红斑狼疮(SLE)均可通过Ⅱ、Ⅲ型超敏反应引起。

(二) 自身免疫病

自身免疫病是在某些内因和外因诱发下，自身免疫耐受状态被打破，持续迁延的自身免疫对自身抗原产生异常的免疫应答，造成了自身细胞破坏、组织损伤或功能异常，导致临床病症。

自身免疫病有下述特点：①患者体内可检测到自身抗体和/或自身反应性T淋巴细胞；②自身抗体和/或自身反应性T淋巴细胞介导对自身细胞或组织成分的获得性免疫应答，造成损伤或功能障碍；③病情的转归与自身免疫反应强度密切相关，有遗传倾向；④反复发作，慢性迁延。

自身免疫病可分为器官特异性自身免疫病和全身性自身免疫病。前者的病变局限于某一特定的器官，由对器官特异性抗原的免疫应答引起。典型的疾病有：桥本甲状腺炎、突眼性甲状腺肿和胰岛素依赖性糖尿病。全身性自身免疫性疾病，又称系统性自身免疫性疾病，患者的病变可见于多种器官和组织。系统性红斑狼疮是典型的全身性自身免疫性疾病，患者的皮肤、肾脏和脑等均可发生病变，表现出相关的症状和体征。

(三) 免疫缺陷病(immunodeficiency disease，IDD)

IDD是由于遗传因素或其他多种原因造成免疫系统先天发育不全或后天损害而使免疫细胞的发育、分化、增殖和代谢异常，并导致免疫功能障碍所出现的临床综合征。按发病原因，IDD可分为原发性(先天性)免疫缺陷病和继发性(获得性)免疫缺陷病。IDD的主要临床特点是：①反复、慢性和难以控制的感染，感染的性质与缺陷类型有关，例如体液免疫缺陷和吞噬细胞、补体缺陷时，以化脓性细菌感染为主，细胞免疫缺陷时，主要是病毒、真菌、胞内寄生菌感染；②常伴发自身免疫、超敏反应和炎症性疾病；③易发肿瘤，特别是淋巴系统恶性肿瘤；④多数原发性IDD有遗传倾向。

原发性IDD非常罕见且多发生于婴幼儿，其中体液免疫缺陷约占50%，细胞免疫缺陷约占18%，两者联合的免疫缺陷约占20%。引起继发性TDD的常见因素有：①营养不良；②感染，如HIV、风疹病毒、结核分枝杆菌、麻疹病毒、巨细胞病毒等；③药物，如免疫抑制药(糖皮质激素、环孢素)、抗癌药物和放射性损伤等；④恶性肿瘤，特别是淋巴组织的恶性肿瘤可进行性抑制免疫功能。此外，手术、创伤和脾切除等均可引起免疫缺陷病。

第二节 麻醉、手术对免疫的影响

麻醉与手术创伤引起的免疫系统损害，表现为过于剧烈的炎症反应及抑制细胞介导的免疫，可影响术后的疗程及预后。单纯全身麻醉或硬膜外麻醉对免疫功能的影响较小和/或持续的时间短暂。某些麻醉和镇痛方式可改善免疫功能，减轻炎症反应。手术创伤愈大，免疫抑制愈明显。过于剧烈的促炎反应可导致机体损害，甚至多器官功能障碍。适宜调节围手术期麻醉与手术创伤引起的过于剧烈炎症反应与免疫抑制，具有重要的临床意义。

麻醉与手术通过多种因素的影响，改变免疫系统的功能。围手术期影响免疫功能的因素包括：①恐惧；②组织损伤；③低温；④药物与输血；⑤疼痛；⑥感染；⑦高血糖；⑧增加的应激。每种因素可作为围手术期免疫信号，通过提高术后炎症反应或抑制术后适应性免疫来影响免疫系统。

围手术期炎症主要由固有免疫系统参与产生，其特征是：①活化血单核细胞、中性粒细胞、组织巨噬细胞及补体；②释放促炎细胞因子、趋化因子及增加过氧化自由基；③上调内皮黏附分子。

术后早期适应性免疫功能降低的常见原因：①总淋巴细胞数减少；②T淋巴细胞数减少；③淋巴细胞增殖下降；④细胞因子向Th2型细胞因子偏移。

免疫反应改变的大小主要与手术或创伤的严重程度及内分泌反应的程度有关。麻醉如吸入麻醉、复合麻醉和局部麻醉，可直接影响围手术期免疫功能，尽管比起手术创伤的影响较小，但对一些高危患者与免疫功能已损害的患者具有临床意义。

一、麻醉药、镇静药和镇痛药对免疫的影响

(一) 局部麻醉药

局部麻醉药的作用机制主要是阻断Na^+通道，使传导阻滞，从而产生局部麻醉作用。局部麻醉药

物对外科手术患者的影响主要是通过阻断外周神经传入纤维将伤害性信号传入中枢，从而降低神经内分泌应激反应，抑制外科创伤应激引起的免疫抑制效应。大量研究表明，局部麻醉药减轻重要的促炎效应物功能。例如，子宫切除的患者中，全身麻醉联合硬膜外麻醉的患者其手术创伤应激引起的NK细胞毒性抑制效应被阻断，该现象与抑制皮质醇激素水平相关。对于全髋关节置换术患者，局部麻醉组患者血浆皮质醇水平显著低于全身麻醉患者。硬膜外麻醉手术患者体内淋巴细胞增殖和淋巴因子的产生没有减少。蛛网膜下腔麻醉可以阻止全身麻醉下前列腺手术患者有丝分裂原诱导的淋巴细胞增殖抑制效应。动物实验也证实，硬膜外麻醉和蛛网膜下隙麻醉可以阻止手术应激导致的Thl/Th2细胞失衡，使NK细胞/NK-T细胞功能恢复，从而能够防止术后感染并发症的发生和肿瘤病灶的转移。最新Yardeni IZ等研究表明，术前和术中静脉应用利多卡因可以改善子宫切除手术患者术后疼痛，并且可以降低患者IL-6和IL-1受体拮抗药水平，维持正常淋巴细胞增殖功能，减少手术应激诱导的免疫功能改变。

（二）吸入麻醉药

许多体内外研究已经证实，吸入麻醉药对各种免疫效应细胞存在作用，可以抑制机体免疫效应。Welch最早报道，氟烷能够可逆性地抑制中性粒细胞的体外杀菌功能，进一步研究也证实氟烷、恩氟烷、异氟烷、七氟烷均可以抑制活化的中性粒细胞活性氧（reactive oxygen species，ROS）的产生，从而抑制中性粒细胞的氧化杀菌活性，减少中性粒细胞与内皮细胞的黏附，抑制炎症反应。

Kotani N等研究表明，异氟烷可以降低人肺泡巨噬细胞的吞噬功能；同时，吸入异氟烷可以降低内毒素所致的小鼠支气管肺泡灌洗液中IL-1β等促炎因子的水平。另外有研究表明，吸入异氟烷可以增加一氧化氮（NO）的释放和诱导型一氧化氮合酶（iNOS）的表达，从而发挥抑制炎症反应的作用。同时，Tschaikowsky等研究发现，除异氟烷外，其他吸入麻醉药（包括氟烷、恩氟烷和地氟烷）都能够增加ILPS和IFN-γ刺激的小鼠巨噬细胞iNOS的表达。但是，也有研究报道，异氟烷或七氟烷可以抑制LPS诱导的鼠巨噬细胞NO的释放。至今为止，还没有吸入麻醉药对单核-吞噬细胞和DC细胞抗原呈递功能影响的研究报道。

Woods和Griffiths研究发现，氟烷和恩氟烷在体外能够可逆性地抑制NK细胞的活性，并呈剂量依赖性。体内外研究证实，氟烷和异氟烷可以抑制IFN-γ诱导的小鼠脾脏NK细胞的细胞毒性作用。研究表明，吸入麻醉药抑制NK细胞的活性可能与吸入麻醉药诱导$CD8^{+}$T细胞产生和活化神经内分泌系统、升高血浆皮质醇水平有关。

吸入麻醉药可以抑制淋巴细胞的增殖及外周血单个核细胞（PBMC）细胞因子的释放。1%氟烷麻醉5小时的大鼠，其脾脏T细胞的增殖能力明显降低，有丝分裂原诱导表达CD25受体（IL-2）功能受损。氟烷还能够抑制有丝分裂原诱导淋巴细胞IFN-γ的释放。研究表明，七氟烷、异氟烷和恩氟烷都能够抑制PBMCs（包括淋巴细胞、NK细胞）合成和释放IL-1β和TNF-α。虽然目前关于吸入麻醉药抑制淋巴细胞功能的机制尚不是很清楚，但吸入麻醉药诱导淋巴细胞凋亡在其中发挥着一定的作用。研究已经表明，吸入麻醉药可以降低线粒体膜电位，促使线粒体膜释放细胞色素c，干扰MAPK级联信号通路，从而发挥诱导淋巴细胞凋亡效应。

基础和临床研究提示，吸入麻醉药可能通过调控TNF-α、IL-1β等炎症介质的基因转录、蛋白翻译加工，从而调节炎症反应程度，影响肺损伤的发生发展。研究表明吸入麻醉药七氟烷能抑制LPS刺激的肺泡巨噬细胞产生TNF-α、IL-1β等炎症因子，从而调节肺部免疫炎症反应。炎性小体可能在七氟烷调节肺上皮细胞免疫炎症反应中发挥重要作用。

（三）静脉麻醉药

目前对于静脉麻醉药物在围手术期炎症反应中研究最多的是丙泊酚。丙泊酚是酚羟基类药物，化学结构与抗氧化剂维生素E相似。许多研究表明，丙泊酚可以抑制固有免疫反应中中性粒细胞、单核细胞和巨噬细胞功能，但对NK细胞和淋巴细胞功能没有明显影响。丙泊酚可以通过抗炎反应和抗氧化活性抑制免疫炎症反应，其效应可能部分与其临床制剂中的脂质载体有关。

1. 对中性粒细胞、单核细胞和巨噬细胞的影响　中性粒细胞对多器官功能障碍的发生起重要作用，中性粒细胞的黏附与脱颗粒作用是启动此过程的关键。研究表明，丙泊酚可以降低中性粒细胞细胞质内钙离子浓度，从而剂量依赖性地抑制中性粒细胞的趋化活性和ROS产生。另外一项研究发现，丙泊酚可以减少LPS刺激的中性粒细胞释放

2

IL-18，但是对细胞内 IL-18 的 mRNA 水平没有影响，表明丙泊酚在翻译后水平调节 IL-18 的释放。Heller A 和 Chen RM 研究表明，丙泊酚可以使单核细胞和巨噬细胞的化学趋化、呼吸氧爆发和吞噬功能受损，小鼠巨噬细胞化学趋化和呼吸氧爆发功能在丙泊酚去除 6~24 小时后恢复。丙泊酚降低巨噬细胞线粒体膜电位和 ATP 的合成是丙泊酚发挥调节巨噬细胞免疫功能的主要机制。研究还表明，高浓度的丙泊酚（300μmol/L）可以诱导细胞死亡，然而，30μmol/L 浓度的丙泊酚则可以保护 NO 诱导的小鼠巨噬细胞凋亡和细胞死亡。

2. 对淋巴细胞的影响　淋巴细胞增值反应是产生有效的免疫应答的基础。体外实验表明，丙泊酚对健康志愿者淋巴细胞无影响，但抑制手术后 ICU 患者的淋巴细胞增殖反应。除丙泊酚外，硫喷妥钠、依托咪酯、美索酮抑制健康志愿者 T 淋巴细胞的增殖反应。

丙泊酚或硫喷妥钠和芬太尼麻醉诱导后，外周血淋巴细胞亚群均出现相似反应，T 淋巴细胞（$CD3^+$ 细胞）数、记忆淋巴细胞（$CD45^+RO$）及 B 淋巴细胞（$CD20^+$ 细胞）数均增加，而 NK 细胞（$CD16^+$ 细胞）数降低；其中最重要的差异是丙泊酚麻醉能提高辅助 T 淋巴细胞（$CD4^+$ 细胞）绝对数或相对数，而硫喷妥钠麻醉无此作用。丙泊酚对 NK 细胞活性没有明显影响，不影响健康人淋巴细胞增殖反应，但是能够抑制危重患者 B 淋巴细胞的增殖。而氯胺酮、硫喷妥钠、氟烷抑制 NK 细胞的活性，促进肿瘤细胞转移；β 肾上腺素受体阻滞药或小剂量慢性免疫增强剂可明显预防此作用的发生。研究还表明，丙泊酚可以增加 PBMCs 中 Thl/Th2 的比例，维持细胞介导的免疫效应，有利于免疫功能不全的患者。

3. 对细胞因子的影响　药理学浓度的硫喷妥钠和氯胺酮能抑制 LPS 诱导的 TNF-α 释放，但用低浓度丙泊酚则增加其浓度，IL-1β 仅受氯胺酮抑制。硫喷妥钠、依托咪酯和丙泊酚抑制 IL-1 受体拮抗药的释放，而 IL-10 浓度增加。相反，咪达唑仑和丙泊酚对任何细胞因子无影响。另一研究将人中性粒细胞与咪达唑仑和丙泊酚接触，虽然细胞内 IL-8 和 mRNA 水平仍然增加，但 LPS 介导的细胞外 IL-8 聚集却降低。说明药物改变 IL-8 释放发生于转录后水平，而不影响 mRNA 的产生。

（四）阿片类镇痛药

阿片类镇痛药具有免疫抑制效应。阿片类药物主要通过与阿片类受体作用、自主神经系统和 HPA，共同参与调节免疫功能。目前为止，主要鉴别出 4 类阿片类受体：δ、κ、μ、σ 受体。这些受体不仅分布在 HPA 等中枢神经系统，同时分布在免疫效应细胞包括：中性粒细胞和 NK 细胞均表达 μ 和 δ 受体，单核 - 吞噬细胞和淋巴细胞表达 μ、δ 和 κ 受体。阿片类药物活化中枢 HPA 和自主神经系统阿片类受体能够调节外周免疫系统。HPA 阿片类受体活化之后，促使脑垂体产生促肾上腺皮质激素，促肾上腺皮质激素作用于肾上腺，促使糖皮质激素的释放，从而抑制免疫系统。阿片类药物通过活化自主神经系统，诱导儿茶酚胺类激素的释放，从而抑制淋巴细胞、NK 细胞和巨噬细胞的功能。

研究表明，吗啡能够抑制固有免疫和获得性免疫系统功能。吗啡可以使单核细胞和中性粒细胞功能受损，抑制 NK 细胞介导的细胞毒性作用和淋巴细胞增殖，诱导巨噬细胞和淋巴细胞启动程序性细胞死亡。吗啡抑制免疫反应的效应与其免疫细胞表面的阿片类受体作用有关，吗啡与细胞表面的阿片类受体作用后，可以下调细胞质内蛋白激酶 C 的活性，诱发促细胞凋亡酶活化连锁反应，从而诱导免疫细胞凋亡。吗啡的促免疫细胞凋亡效应能够被阿片类受体拮抗药纳洛酮阻断。研究还表明，吗啡能够与其他免疫细胞表面阿片类受体结合，通过改变 NO 的释放，抑制细胞黏附调节应激激素的水平从而调节免疫炎症反应。

与吗啡不同的是，合成类阿片类药物（芬太尼、舒芬太尼、瑞芬太尼）对免疫效应的影响很小。其原因可能是合成类阿片类药与淋巴细胞表面阿片类受体的作用非常弱。Yeager 等研究发现，给健康志愿者注射芬太尼，其 NK 细胞和 CD8+ 细胞增加。但是增加效应维持的时间短暂，并且注射芬太尼的志愿者体内多形核粒细胞超氧化物的产生和循环 B 和 T 细胞没有增加。

（五）非甾体抗炎药

非甾体抗炎药是目前临床疼痛治疗广泛应用的一类药物，它能有效控制术后轻、中度疼痛，但对于外科大手术，单独应用非甾体抗炎药不能控制术后剧烈疼痛。随着 PGE 的免疫抑制作用的证明，越来越多的研究将能减少 PGE 生成、减轻术后细胞因子反应及细胞免疫抑制作用的非甾体抗炎药联合抑制免疫功能的阿片类药用于大手术术后镇痛。此外，非甾体抗炎药通过抑制环氧合酶（COX），减少中枢及外周前列腺素及其代谢产物的生成，有效地阻断了它们所引起的外周敏感化及中枢敏感化的发生，因此非甾体抗炎药常作为超前镇痛药物用于术后镇痛，从而获得满意的镇痛效果，同时又能减少术后阿片药30%左右的用量。采用脂质体包裹技术制备的氟比洛芬脂，还具有向手术切口及肿瘤部位靶向聚集、缓慢释放以及易跨越细胞膜起效快的优点。Kim等研究了酮咯酸辅助吗啡静脉PCA用于经腹子宫切除术术后镇痛对细胞因子反应的影响，发现酮咯酸组与单纯吗啡组镇痛效果没有明显差异，但吗啡用量明显减少；此外，术后24小时，单纯吗啡组IL-6水平明显高于酮咯酸组，术后4小时，单纯吗啡组IL-10水平明显低于酮咯酸组。Mahdy等报道了双氯芬酸对泌尿道大手术术后细胞因子反应与应激反应的影响，发现术后12小时，双氯芬酸组IL-6浓度明显低于安慰药组；术后6小时，双氯芬酸组IL-10浓度明显高于安慰药组；同时，双氯芬酸组发热、CRP以及白细胞计数均较低。

（六）麻醉对免疫功能影响的小结

1. 对固有免疫功能的抑制作用　麻醉手术期间对固有免疫功能的抑制作用主要包括对免疫屏障的功能和结构完整性、吞噬细胞的数量和活性以及正常体液和组织中抗微生物物质的含量的影响。研究证实，阿托品和高浓度氧的应用可使气管黏膜纤毛摆动受抑制，动静脉穿刺，气管插管以及手术可使皮肤黏膜的完整性破坏。有研究认为，长期接触NO、三氯乙烯、氯仿、氟烷可使骨髓细胞发育停止，外周白细胞减少，而且氟烷、乙烷对吞噬作用和吞噬细胞的移动都有直接抑制作用。麻醉、手术、严重创伤、缺氧等应激反应对存在或并存有病毒感染、抗生素和局部利多卡因浸润对吞噬作用及吞噬细胞的趋化性均可产生显著的抑制作用。糖皮质激素的应用可抑制中性粒细胞的代谢和细胞免疫功能，同时使皮肤变薄，削弱了皮肤的防御功能。近期研究发现，严重创伤、体外循环术后血清补体各种成分均有不同程度下降，而补体激活产物C3a、C5a等水平则明显升高，血中备解素含量下降，调理功能严重扰乱，特别是对大肠埃希菌和铜绿假单胞菌调理作用明显下降。麻醉对补体系统的影响则研究甚少，有文献报道连续胸段硬膜外麻醉下补体C3、C4含量较麻醉前水平下降。

2. 对适应性免疫功能的影响　麻醉、手术对机体适应性免疫功能的各方面（包括细胞免疫、体液免疫、红细胞免疫等）均有影响。吸入全身麻醉（包括氟烷、恩氟烷、异氟烷）可使淋巴细胞转化率、IgG、IgA、IC、C3和C1a显著降低。近期有研究证明，七氟烷吸入麻醉后T细胞总数显著减少，其中主要以辅助性或诱导性T细胞下降为主，静脉麻醉药中治疗量的硫喷妥钠、吗啡以及大剂量或长期使用依托咪酯、氯胺酮、丙泊酚可抑制淋巴细胞的转化功能（包括淋巴细胞的转化数、IL-2R表达及诱生IL-2能力）显著下降。有研究发现，椎管内麻醉后淋巴细胞转化率、IgG、IgA、IgM和C3显著降低，而且对机体的红细胞免疫功能有明显抑作用，包括红细胞C3b受体花环率（RC3bRR）、促肿瘤红细胞花环率（ETER）和协同肿瘤红细胞花环率（ATER）均明显低于麻醉前。新近研究证明，严重创伤大手术和体外循环术后均可显著抑制机体特异性免疫功能，增加术后感染发生率，甚至造成多器官功能衰竭。另外，四环素、氨基糖苷类抗生素的使用也可抑制细胞免疫功能，大量输血可产生抗个体基因型抗体抑制机体的固有免疫和适应性免疫功能。

二、创伤、手术对免疫的影响

最初，人们认为创伤后机体主要表现为免疫功能下降。据统计，严重创伤患者在治疗后期发生感染、脓毒症直接或间接导致的病死率高达70%~80%，是创伤治疗后期患者死亡的主要原因。到20世纪90年代，人们发现创伤后免疫功能应为紊乱，并非单纯的免疫功能下降。机体一方面表现为过度的炎性反应状态，容易引起全身炎性反应综合征，造成组织损伤，成为细菌入侵的途径；另一方面表现为抗感染免疫防御能力下降，容易发生细菌的感染，从而导致脓毒症，最终导致预后不良。过度的炎性反应与受抑制的免疫功能最终可以导致多器官功能障碍综合征。

1. 对细胞免疫和体液免疫变化的影响　淋巴细胞功能作为细胞免疫的一个标志，在创伤后受到很大的影响。国内外已有多项研究证明，在各种危重病如严重感染、重型颅脑损伤、急性重症胰腺炎和急性中毒时均出现免疫功能抑制，特别是细胞免疫的抑制，主要表现为$CD3^+$、$CD4^+$细胞百分比和$CD4^+/CD8^+$比值的下降，并在创伤后1~3天达到低谷，此后缓慢回升，在第14天基本恢复正常。$CD3^+$是成熟T淋巴细胞标志物，$CD4^+$则是诱导性T细胞和辅助性T细胞的标志物，$CD4^+/CD8^+$比值的下降则说明处于细胞免疫抑制状态。此外，严重创伤后还表现为T细胞和B细胞增殖抑制、B细胞分化抑制、NK 细胞活性降低、淋巴细胞因子（IL-2，IL-3，IFN-γ）生成减少、IL-2 受体表达下降、IL-4 和 IL-10 生成增加、人白细胞抗原 -DR（HLA-DR）表达降低和 DTH 皮肤试验反应减弱。细胞免疫功能受抑制程度与创伤严重程度 ISS 评分有关，但与病情严重程度 APACHE Ⅱ评分无明显相关性。

2. 对红细胞免疫的影响 创伤后红细胞免疫功能明显下降，其改变与体内 β- 内啡肽明显升高密切相关。机体在创伤应激反应下，下丘脑释放因子促使腺垂体分泌释放大量 β- 内啡肽，部分进入血液使血浆 β- 内啡肽增高。血液中阿片类物质 β- 内啡肽水平升高，可使红细胞出现变形，屈曲能力降低，膜结构改变，致使 CR1 的表达和构型发生变化。β- 内啡肽对红细胞 CR1 有双重调节作用，在一定范围内，红细胞免疫功能随着 β- 内啡肽含量的增加而增强，但超过一定范围，随 β- 内啡肽含量的增加红细胞免疫功能反而降低。并推测其原因是过多的 β- 内啡肽超过了红细胞表面 β- 内啡肽受体的结合点，改变了 CR1 的构象而降低其活性，从而影响了红细胞免疫黏附能力。

3. 对细胞因子的影响 较小的组织损伤和 / 或手术有益于 Th1 免疫应答，使细胞免疫（活化单核细胞、B 淋巴细胞和细胞毒性 T 细胞）和调理素作用的抗体免疫保持完整，有助于清除病原体。较大程度的损伤如大手术后，患者淋巴细胞亚群 Th1、Th0 向 Th2 免疫应答偏移，导致免疫抑制，从而不能有效清除病原体。已知 Th2 细胞的细胞因子如 IL-4、IL-10 抑制 Th1 免疫应答，Th1 细胞的细胞因子如 IL-2、IFN-γ、IL-1β 抑制 Th2 免疫应答。例如，与腹腔镜胆囊切除术相比，剖腹胆囊切除术可出现 T 淋巴细胞功能显著受抑制，Th1 细胞因子如 IL-2、IFN-γ、IL-1β 产生降低，淋巴细胞亚群向 Th2 免疫应答偏移，IL-4、IL-10 生成增高，导致术后患者免疫抑制。手术创伤是围手术期免疫抑制的重要因素，手术创伤愈大，免疫抑制愈明显。

大手术创伤导致的细胞因子反应由促炎性和抗炎性两部分组成，但小手术与微创手术缺乏此反应。例如，腹部手术（子宫切除术）患者术后血浆 IL-6、IL-10、IL-1ra 显著增高，腹部手术细胞因子反应由促炎性（IL1β、IL-6 和 TNF-α）和抗炎性（IL-4）两部分组成，但腹腔镜胆囊切除术缺乏此反应。心脏和大血管手术亦存在促炎和抗炎细胞因子反应，体外循环后引起的全身炎症反应的许多变化同脓毒症相似，其机制归因于细胞和激素的激活，如细胞因子和补体分泌增高。

三、麻醉对应激反应的抑制

应激反应是机体在受到内外环境、社会和心理因素刺激时所出现的全身性非特异性适应反应，生理反应表现为交感神经兴奋、垂体和肾上腺皮质激素分泌增多、血糖升高、血压上升、心率加快和呼吸加速等。应激反应时，首先是蓝斑 - 交感神经 - 肾上腺髓质系统和下丘脑 - 垂体 - 肾上腺皮质系统兴奋，伴有神经内分泌激素分泌，以及机体代谢和功能变化，引起血中去甲肾上腺素（norepinephrine，NE）、肾上腺素（adrenaline，E）和皮质醇等分泌增加，血糖升高和血流动力学改变。应激反应通过 IL、TNF 和 IFN 等细胞因子影响免疫功能。患者在进行手术期间会出现不同程度的应激反应，这是患者的自我保护机制。但严重、持久且难以控制的应激反应会损伤机体重要脏器功能，造成器官功能障碍甚至死亡。合理的麻醉能够降低围手术期应激反应，为手术提供安全支持。

研究报道，自体外循环开始至转流结束后 6 小时，血浆胰高糖素显著升高。体外循环期间可阻碍下丘脑 - 垂体水平释放 TSH，以及术中出现的游离 T_4 增高抑制了垂体对低游离 T_3 的反应。椎管内阻滞麻醉对血浆 ACTH、皮质醇均无显著影响。手术开始后 60 分钟两者水平均升高，减弱 IL-6 反应。IL-6 是 Th2 淋巴细胞产生的 CK 中之一，降低 IL-6 不仅能降低应激反应，还使 Th1/Th2 中 Th1 容易占优势。与全身麻醉相比，全身麻醉复合硬膜外麻醉可以消除应激反应，并不导致 IL-6 浓度降低。盆腔、前列腺和下肢手术时，椎管内阻滞麻醉能较好地阻断从手术区传来的伤害刺激向中枢传入，抑制了 ACTH、皮质醇的释放。但上腹部手术，由于硬膜外阻滞麻醉不能完全阻断迷走、交感神经以及膈、躯体神经的传入途径，会引起强烈的应激反应。也有研究证实，对上腹部的手术，无论是全身麻醉或者是全身麻醉复合胸段硬膜外麻醉，都不能阻断 ACTH 和皮质醇的分泌。

四、免疫应答与应激反应的相互作用

创伤和大手术后机体免疫功能普遍下降，包括白细胞趋化和吞噬功能下降，抑制单核 / 巨噬细胞对抗原的呈递，阻碍 B 细胞合成抗体和 T 细胞的转化。手术创伤应激导致该神经内分泌轴剧烈兴奋，大量的糖皮质激素释放入血。研究发现，大手术后数天糖皮质激素仍增高，且糖皮质激素的水平与组织损伤的程度以及术后免疫功能抑制的程度密切相关。其次，所有的淋巴组织均受交感神经支配，大部分白细胞都表达 β 受体，围手术期大量的儿茶酚胺释放入血。体外研究提示，儿茶酚胺通过 β 肾上腺素受体介导的 cAMP 通路直接抑制自然杀伤细胞（NK）和细胞毒淋巴细胞（CTL）活性；此外，儿茶酚胺还可影响巨噬细胞和 T 细胞因子的分泌，减少 IL-2、IL-12、IFN-γ 释放，刺激具有免疫抑制作用的 IL-10 释放。多项研究证明，围手术期应用 β- 受体阻断药可减轻术后免疫功能抑制。术后疼痛和应激导致垂体和肾上腺髓质分泌大量阿片肽，如脑啡肽、β- 内啡肽和强啡肽等，尤其是 β- 内啡肽入血。体内及体外试验均证明 β- 内啡肽能抑制细胞免疫功能。Nelson 等报道，腹腔镜术后大鼠应用纳曲酮能显著缓解术后免疫抑制，提高 NK 细胞的细胞毒作用，促进淋巴细胞增殖以及 IFN-γ 分泌。术中机体受精神紧张、麻醉、手术刺激等多种因素影响，各种因素可通过神经内分泌系统影响免疫应答，而免疫又可通过释放 CK、分泌内分泌激素和感受抗原刺激等方面发挥调节神经内分泌反应的功能。

（一）神经内分泌对免疫应答的影响

1. 糖皮质激素　糖皮质激素通过其受体介导以下作用：抑制化学物质（C3a、C5a、LTS）引起细胞趋化、活化；抑制 CK（IL-1、TNF、IFN-γ）生成，抑制花生四烯酸介导的炎症介质的释放。

2. 交感和副交感神经兴奋对免疫应答的影响　交感神经兴奋抑制免疫应答，副交感神经兴奋加强免疫应答。

3. 生长激素（GH）和阿片肽类　GH 几乎对所有的免疫细胞都有促进分化和加强功能的作用。Gilman 等研究发现，β- 内啡肽在浓度为 0.33~33μmol/L 时可加强淋巴细胞转化，而浓度降到 10^{-3}~10^{-1}μmol/L 则明显抑制外周淋巴细胞的转化反应。

另外，一些神经细胞自身可以产生 CK 影响免疫应答。如星形胶质细胞和神经胶质细胞可合成 IL-1。

（二）免疫应答对神经内分泌功能的影响

1. 免疫细胞产生内分泌激素　免疫细胞在各种抗原刺激下可以合成并释放一些典型的内分泌激素及神经肽类，从而参与调节应激反应。现已知 β- 内啡肽、ACTH、TSH、GH、PRL 等 10 多种激素均可由免疫细胞合成和释放。Smith 的实验提示，病毒可通过刺激淋巴细胞产生 ACTH，再作用于肾上腺皮质。

2. 免疫细胞的感受功能　一般情况下神经内分泌系统并不能直接感受来自病毒、内毒素、肿瘤、异体蛋白等的刺激，而免疫系统对这些刺激较敏感，且可感受、识别、记忆。

3. CK 与神经内分泌的关联　免疫细胞被激活后可产生多种 CK，可影响神经内分泌活动。如 IL-1 可刺激下丘脑的前部使体温上升；IL-2 可通过垂体 - 肾上腺素轴促进肾上腺皮质激素分泌；IL-6 可促使垂体细胞释放 PRL、LH 和促黄体生成素等。

五、麻醉药和麻醉方案的选择

围手术期免疫炎症反应的改变对于不同的外科手术患者的远期预后产生不同的影响。研究表明，恶性肿瘤患者，尽管选择合适的麻醉技术和外科手术，患者最终死于肿瘤的进展、肿瘤病灶的多发转移。外科手术应激诱导的免疫抑制效应和麻醉 / 镇痛药物对免疫细胞的直接抑制作用可能加速肿瘤的复发和转移。外科应激本身引起的免疫抑制效应是麻醉药物和镇痛药物联合应用抑制免疫细胞效应的 3~4 倍。对于普通健康患者，免疫抑制效应达 20% 可能对机体不会产生大的危害。但是，对于老年患者、肿瘤患者或糖尿病患者等本身免疫处于抑制状态的人群，麻醉药物引起的免疫抑制效应可能显著恶化患者的预后。因此，全身麻醉联合硬膜外麻醉，可以减轻外科手术应激反应，保护肿瘤外科手术患者免疫功能进一步受损，利于患者的远期预后。对于缺血 - 再灌注损伤和全身炎症反应的患者，麻醉药物抑制免疫炎症反应效应有利于减轻炎症反应对组织的损害，改善患者的预后。大量研究已经表明，吸入麻醉药物可以通过抑制炎症因子的产生、中性粒细胞黏附分子的表达和聚集、活性氧簇反应等效应，抑制炎症反应，对心、肺、脑等脏器缺血 - 再灌注损伤具有保护作用。研究还发现，LPS 等诱导小鼠急性肺损伤后，持续吸入一定浓度的七氟烷或异氟烷能明显减少肺泡内炎性细胞和血浆蛋白的渗出，减轻肺组织损伤，改善组织的氧供，吸入麻醉药物对小鼠脓毒症肺损伤具有保护作用。因此，对于心肺转流手术、缺血 - 再灌注损伤以及 SIRS 患者，吸入全身麻醉方法可以抑制免疫炎症反应，保护脏器功能。

麻醉、手术对免疫功能抑制作用的并发症可

能有：①术后感染：主要与高龄、肥胖、营养不良以及手术时间冗长及激素治疗有关；②肿瘤扩散：对肿瘤的抵抗需要免疫完整性，免疫缺陷和免疫抑制治疗常与肿瘤发生率增高有关，麻醉、手术和输血的免疫抑制作用可使肿瘤容易在术后扩散。

2

围手术期外科手术创伤、麻醉方式和药物的选择都可以影响患者的免疫功能。外科手术创伤应激反应引起的机体神经内分泌系统的改变以及麻醉药物对免疫细胞的直接抑制效应是围手术期免疫炎症反应抑制的主要原因。围手术期对于外科手术患者的远期预后至关重要，麻醉药物对免疫细胞的直接抑制作用是一把双刃剑，对不同患者利弊不一。免疫抑制效应可以增加肿瘤患者术后转移和术后感染风险；相反，抗炎反应有利于保护缺血-再灌注损伤和SIRS引起的组织损伤。因此，未来麻醉科医师有必要依据外科手术患者本身的免疫状态选择合适的麻醉方式和麻醉药物，从而，最大限度地利于外科手术患者的远期预后。

硬膜外麻醉通过抑制皮质醇的分泌，减轻皮质醇对细胞免疫功能的抑制。硬膜外麻醉及镇痛由于阻滞了手术创伤所致的传入刺激产生的经脊髓上传的神经冲动，从而抑制了对下丘脑-垂体-肾上腺皮质轴的兴奋性，使皮质醇产生减少；同时也减弱了交感神经-肾上腺髓质轴的兴奋性，从而改善B细胞和T淋巴细胞的免疫功能。全身麻醉只能抑制大脑皮质边缘系统或下丘脑对大脑皮质的投射系统，不能有效地阻断手术区域伤害性刺激向中枢传导。全身麻醉复合胸部硬膜外麻醉通过降低围手术期皮质醇反应来减轻对T细胞亚群的影响。同时，硬膜外复合全身麻醉能够减少全身麻醉药的用量，有可能减轻了全身麻醉药本身对免疫系统的抑制作用，在一定程度上减轻T淋巴细胞亚群的波动。

总之，麻醉、手术对免疫应答都有影响，但以手术创伤引起的应激反应为主，且与手术的广泛程度、创伤的严重性、时间长短以及是否引起内毒素、肿瘤细胞扩散等密切相关，故手术应迅速、轻柔、减轻创伤和避免毒素释放。联合麻醉和恰当的麻醉药，使麻醉对术中各种伤害性刺激引起的不良反应调控得越完善，加之围手术期镇静、镇痛越充分，避免乏氧，减少能量消耗，则应激反应越轻，就越有利于对正常免疫应答的维护。

六、麻醉手术期间保护免疫功能的措施

围手术期过于剧烈的促炎或抗炎反应对患者有害，适宜的促炎或抗炎反应对患者有利，因此有必要采取一些措施对手术创伤患者的炎症和免疫反应进行适宜调控，以降低围手术期免疫抑制和炎症反应的负性后果。

1. 恢复机体的营养状态　麻醉手术期间的应激性高代谢反应常使机体处于营养不良的状态，目前认为改善机体的营养状态是抑制免疫功能低下及防止感染的最简单和有效的方法。具有免疫增强作用的营养成分主要包括谷氨酸、精氨酸、核糖核酸（RNA）和n-3多聚不饱和脂肪酸。

2. 纠正细胞缺氧和钙过载　目前正在试用的措施包括肝素治疗、己酮可可碱、ATP-$MgCL_2$和硫氮䓬酮。上述方法主要通过改善血流动力学，增加淋巴细胞的功能，促进脾细胞IL-2、IL-3的合成和分泌等作用来增加机体的免疫功能。

3. 拮抗免疫抑制因子及抑制细胞的作用　主要措施包括：①抑制PGE_2的产生；②一氧化氮合成酶抑制剂；③糖皮质激素受体抑制剂；④阿片肽受体抑制剂等。

4. 细胞因子的应用　如前所述，细胞因子在免疫应答和免疫调节过程中具有十分重要的作用，目前所应用的具有增强免疫功能或免疫保护作用的细胞因子包括IL-2、IL-8、IL-12、IFN-γ、胸腺素、类胰岛素生长因子I和粒细胞或巨噬细胞集落刺激因子（GM/CSF）。

5. 避免不必要的同种异体输血　大量研究表明，同种异体输血可导致免疫抑制，从而引起感染和输血相关的肺损伤等，也可能增加肿瘤的复发，对患者产生有害的影响。其可能机制为：①减少细胞因子生成，降低丝裂原反应，减少Th细胞、NK细胞及淋巴细胞数；②PGE_2和IL-2对下调免疫应答也起作用，增加单核细胞PGE_2的生成，抑制IL-2生成和IL-2细胞反应，削弱Th细胞活性。依据围手术期患者情况，采取节约用血的策略：①术前自体输血；②急性等容血液稀释；③围手术期血液回收技术；④重组人红细胞生成素；⑤成分输血；⑥用电刀分离组织；⑦微创手术技术。

6. 选择已知的特异性麻醉相关药物　麻醉和镇痛药可调节神经体液内分泌反应，直接和/或间接影响手术患者的免疫功能，减轻应激反应。选用适宜的麻醉相关药物可改善机体免疫功能，例如，麻醉药如丙泊酚与小剂量氯胺酮，镇痛药如小剂量阿片类药（除外目前已知的吗啡对免疫功能的抑制）、丁丙诺啡和曲马多，镇静药如右美托咪定和可乐定。

第三节 麻醉与手术中的超敏反应

随着医学的快速发展，围手术期广泛应用大量合成药物和新的医用物品，导致麻醉与手术中超敏反应逐年增多。围手术期的超敏反应是一种严重的，可危及生命的，全身性或系统性的速发超敏反应，可以是IgE介导的，也可以是非IgE介导的。2002年挪威研究表明，围手术期超敏反应的发生率1/6 000，2010年挪威调查发现，大约有70%的患者在麻醉过程中会发生从皮肤到心血管和呼吸系统的程度不同的超敏反应。根据最新的法国流行病学调查，引起超敏反应的首要原因是肌松药(69.2%)，其次是乳胶制品(12.1%)，局部麻醉药(0.6%)最少，见表21-1。超敏反应多为轻微和一过性，死亡极少，约1/10 000。任何静脉注射的麻醉或非麻醉药均可引起超敏反应，有报道称麻醉中静脉药物引起超敏反应的患者约1/5 000至1/15 000例，死亡率4%~6%。

表21-1 麻醉期间常发生过敏反应和类过敏样反应的物质

物质	与过敏反应相关药品	发生率(%)
肌松剂	氯琥珀胆碱、罗库溴铵、阿曲库铵	69.2
乳胶制品	乳胶手套、止血带、引流管	12.1
抗生素	青霉素等	8.0
镇静药	丙泊酚、硫喷妥钠	3.7
血浆代用品	右旋糖酐、明胶	2.7
阿片类药物	吗啡等	1.4
其他物质	抑肽酶、鱼精蛋白等	2.9

研究表明，在麻醉下发生严重药物反应中，50%左右属于免疫性反应。麻醉常用药物，有的会引起涉及免疫机制的超敏反应，有的则介导于炎性细胞所释放的介质，而引起临床的症状和体征。按照发生机制，可将麻醉与手术期间的超敏反应分为四种类型：①过敏反应，即Ⅰ型超敏反应：此反应的发生多曾有与相同或相似的药物制剂接触过，使机体产生IgE免疫球蛋白，当抗体与肥大细胞或碱性粒细胞的受体结合后，再次受相应药物(抗原)的刺激，可迅速发生超敏反应；②Ⅱ型超敏反应；③Ⅲ型超敏反应；④类过敏反应。

类过敏反应是由药物直接刺激肥大细胞和嗜碱性粒细胞释放组胺所致，其症状与过敏反应相似，但并无免疫系统参与，即使首次用药也可发生临床反应。因其机制是非免疫性，故不属Ⅰ~Ⅳ型超敏反应，不需要事先致敏或有特异性抗体的存在。有学者建议将类过敏反应用非变态反应性过敏反应(nonallergic anaphylaxis)表示。麻醉常用的药物如阿片类药物、氯琥珀胆碱、丙泊酚等，在敏感的机体内可使其他碱基分子从碱性粒细胞和肥大细胞内外移，释放的介质可直接诱发类过敏反应。类过敏反应的严重程度与药物剂量及注射速度有关。血液组胺浓度小于或等于1ng/ml时，可无症状；1~2ng/ml时，可仅有皮肤反应；大于3ng/ml时，可出现全身反应；大于100ng/ml时，可出现严重全身反应，主要表现为循环与呼吸系统症状。快速静脉注射药物时造成血浆高浓度比缓慢静脉注射更容易激起肥大细胞和嗜碱性粒细胞脱颗粒。同一患者产生的超敏反应可能涉及一种或一种以上的机制。

发生药物超敏反应，需具备三个重要条件：①药物与抗体的相互作用；②释放有药理活性的介质；③机体对介质产生应答。

超敏反应的易发因素包括：①遗传因素，主要指特异性反应，包括补体系统的异常等；②机体的免疫病理状态，如慢性感染，全身性红斑狼疮等；③多次与药物的接触。

一、麻醉与手术中超敏反应的病因学

(一)局部麻醉药

临床广泛使用局部麻醉药，但是不良反应少。局部麻醉药的所有不良反应中约1%属于免疫反应，似乎与组胺释放有关。对疑有局部麻醉药过敏的患者，仔细询问病史及发病表现常能明确其机制。如患者有荨麻疹和呼吸困难，可能是超敏反应；如用药后发生惊厥，则可能是局部麻醉药过量或误入血管；用药后出现心悸、头痛、头晕，则可能是局部麻醉药中肾上腺素吸收过量后的全身反应。

酯类局部麻醉药普鲁卡因较易引起过敏反应，因其代谢产物对氨基苯甲酸(PABA)具有高度抗原性和复合性。但其诱发的过敏反应还不足1%。酰胺类局部麻醉药极少引起过敏反应，因其为非

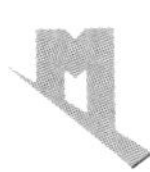

蛋白类物质，本身不能致敏，但有时可作为一种半抗原，同蛋白质或多糖结合形成抗原致超敏反应，其机制是激活补体系统的免疫反应，不涉及IgE抗体。丁卡因属于长效酯类局部麻醉药，其表面麻醉的主要不良反应是由于浓度过高或用量过量所引起的中毒反应，而过敏反应较少见。

局部麻醉药超敏反应也可能与保存剂中的对羟苯甲酸甲酯或类似物质有关，后者在结构上类似于PABA。抗氧化剂如亚硫酸氢盐或次亚硫酸氢盐也有这种可能性。

局部麻醉药超敏反应的证据是皮内试验，但其可靠性尚有争议。如前所述，皮内试验必须用一种不含保存剂的制剂。有证据说明对一个有或疑有局部麻醉药超敏反应的患者，用该药1∶100稀释液作皮内试验，92%为真阴性，所以临床上用皮内试验进行估计还是有帮助的。

另一种更为实用的方法是：遇到对一种酯类局部麻醉药有超敏反应的患者，直接选用酰胺类局部麻醉药，反之亦然。此乃基于一种假定，即酯类和酰胺类局部麻醉药无交叉过敏性，这样皮内试验和体外诊断性试验只在一种情况下是必要的，即对两类药均有怀疑，如诊断仍不明确则所有局部麻醉药均不能使用。

（二）静脉麻醉药及麻醉性镇痛药

所有静脉诱导药均可能引起致命性过敏反应，有的可能与其溶剂有关。

1. 巴比妥类药物　硫喷妥钠和甲己炔巴比妥两种药静脉注射后引起的超敏反应发生率极少，约1∶30 000。硫喷妥钠超敏反应极少，约1/22 000，大部分报道的病例都是有慢性特异质病史者。据案例报道，无论是静脉注射还是口服硫喷妥钠，均可能出现过敏反应或类过敏反应；典型者发病甚急，表现为严重低血压、支气管痉挛和全身性红斑。即使静脉注射硫喷妥钠前即开始用氨茶碱，也未能防止硫喷妥钠引起的支气管痉挛。

2. 依托咪酯　该药不引起组胺释放。罕见报道与依托咪酯有关的过敏反应，故认为该药适用于有特应性和有麻醉药类过敏反应史的高危患者。

3. 苯二氮䓬类药物　苯二氮䓬类药物不引起组胺释放。很少报道其有关超敏反应，可能与其早期溶剂-聚氧乙基蓖麻油溶液有关。一般认为这类药物适用于超敏反应的高危人群。

4. 丙泊酚　早期临床制剂为聚氧乙基蓖麻油溶液，现在制剂为含有大豆油的水乳剂。两种制剂的丙泊酚均有报道由IgE介导的超敏反应。国内多次报道丙泊酚第一次使用时即发生过敏反应，尤其是既往有药物过敏史的患者，常见诱导后面部、颈部出现红疹，呈一过性，较轻微。

5. 氯胺酮　临床上有类过敏反应报道。

6. 麻醉性镇痛药　临床常用的阿片类药物仅吗啡、哌替啶和可待因能明显释放组胺。其他麻醉性镇痛药极少引起超敏反应。

（1）吗啡：可引起组胺释放，静脉注射可出现沿该静脉的红斑，全身反应为外周血管扩张和体位性低血压。吗啡静脉注射后血浆组胺浓度与全身血管阻力和平均动脉压下降有关。这种反应可能是类过敏反应。

（2）哌替啶：对个别患者可引起超敏反应。

（3）芬太尼：不引起组胺释放，极少引起超敏反应。表现为低血压、循环衰竭和呼吸困难。舒芬太尼和阿芬太尼也有类过敏反应。

（三）肌松药

肌松药为麻醉期间过敏反应的常见诱因，所有肌松药均可引起超敏反应。其中琥珀酰胆碱风险最高，占48%；阿曲库铵、维库溴铵分别占18%、12%。目前对罗库溴铵诱发超敏反应发生率的报道具有争议，挪威报道其发生率为1/3 500，而美国为1/445 000。肌松药因其特殊的分子结构式-季铵基团，使其不需要与大的载体分子结合或半抗原化，可直接与肥大细胞和嗜碱性粒细胞表面的IgE分子发生交联，诱发过敏反应。苄异喹啉类化合物的米库氯铵起效时有三种结构，不易与IgE分子发生交联。肌松药之间的交叉过敏发生率高达60%，对一种肌松药过敏的患者中约20%对其他肌松药有交叉过敏。交叉过敏可以发生在某一类型肌松药中（氨基甾类或苄异喹啉类），也可以发生在不同化学结构的肌松药之间，因为过敏原可能是许多肌松药共有的季铵基团。

对肌松药过敏的患者中有85%为第一次使用肌松药。已有研究证明，对抗肌松药的抗体可以持续30年。此外，对肌松药过敏的患者中有10%~50%对相似结构的季铵基分子有交叉过敏，如抗组胺药物、新斯的明和吗啡也有交叉过敏，而且对含有相似季铵基结构的食物、化妆品和工业材料也有交叉过敏。这种交叉过敏可使患者在第一次使用肌松药即发生超敏反应。皮内试验帮助很少，因为即使浓度很低（1μg/ml）也常引起疹块和潮红。危及生命的肌松药超敏反应是Ⅰ型超敏反应。

另外也有一些肌松药可引起类过敏反应。

1. 氯琥珀胆碱　该药能释放组胺，但远弱于某些非去极化类肌松药如筒箭毒碱。氯琥珀胆碱首次注射可使患者致敏，当第二次注射后可引起大量组胺释放。Ravindran 等报道了 1 例有青霉素过敏史者，静脉注射氯琥珀胆碱后立即出现全身性红斑和上呼吸道水肿，注射后 5 小时血浆 IgE 抗体浓度增高，证明为超敏反应。此例患者 1 年前曾接受过 1 次全身麻醉，当时应用氯琥珀胆碱无异常反应。Levy 等报道另一例患者，也有青霉素过敏和支气管哮喘史，在第一次用氯琥珀胆碱后出现呼吸道水肿而无心肺改变。其气道水肿直到术毕气管拔管后出现气道梗阻才发现，因是第 1 次使用氯琥珀胆碱即出现，考虑是类过敏反应。此 2 例中青霉素与氯琥珀胆碱不像是存在交叉过敏，因这两药在化学结构、药理学和免疫学上无共同特征。

大多数氯琥珀胆碱超敏反应的表现为支气管痉挛和低血压，伴或不伴全身红斑，但 Assem 报道一例其唯一的表现为支气管痉挛，而既往无支气管哮喘和药物过敏史，事后经白细胞组胺释放试验证明出现了组胺，证实氯琥珀胆碱是过敏反应的原因。因是第一次使用该药，故推测为类过敏反应。Youngman 报道一组 28 例患者对氯琥珀胆碱有致命过敏反应，男女比例为 1∶8，有些是第一次用药，大多数对其他肌松药有交叉过敏，全组患者 50% 仅表现为循环衰竭。氯琥珀胆碱的超敏反应也可能由其保存剂所致，皮内试验时应注意假阳性。氯琥珀胆碱发生过敏性休克的危险仅在多次全身麻醉后才增加，所以氯琥珀胆碱仍被广泛应用。

2. 非去极化肌松药　当首次较大剂量快速静脉注射非去极化肌松药时，较易引起组胺释放。其组胺释放与肌松药的化学结构有关，其中筒箭毒碱、氯二甲箭毒、阿曲库铵和米库氯铵较明显。可引起过敏反应的有筒箭毒碱、氯二甲箭毒、加拉碘铵、泮库溴铵、阿曲库铵、维库溴铵、米库氯铵、多库氯铵等。筒箭毒碱的过敏反应通常在第一次应用时即出现，因而被认为是类过敏反应。

（四）阿托品

很少与超敏反应有关，但仍有一例报道，38 岁女性患者在腰麻中静脉注射阿托品后过敏性休克，临床表现包括荨麻疹、面部水肿、心动过速和循环衰竭。后经皮内试验和被动转移试验均为阳性，说明有特异性 IgE 抗体，该患者对东莨菪碱无异常反应。

（五）皮质激素

皮质激素用于超敏反应的治疗，然而泼尼松、甲泼尼龙琥珀酸钠本身也有报道产生超敏反应。虽然这些反应较少，但临床医师必须警惕：用于治疗超敏反应的药物本身也可引起超敏反应。

（六）鱼精蛋白

鱼精蛋白为低分子多肽，其成分为异体蛋白，可直接刺激细胞释放组胺，故发生过敏反应的概率较高。糖尿病患者长期使用含鱼精蛋白的胰岛素，其发生过敏反应的风险增加 10~30 倍，但与心脏手术鱼精蛋白的使用相比，其发生比例仅为 0.6%~2.0%，这主要是因为心脏手术中鱼精蛋白在短时间内使用量较大。Chalse 将鱼精蛋白引起的不良反应可分为 3 种类型：Ⅰ型为快速给药反应型（循环抑制型），最常见，当注射鱼精蛋白速度过快时易引起心肌抑制、外周血管阻力下降而导致低血压；Ⅱ型为过敏反应型，临床表现为皮肤潮红、黏膜和内脏水肿、支气管痉挛、外周血管阻力下降和血压下降；Ⅲ型为严重肺血管收缩型，除血压下降外，尚有肺血管收缩、肺动脉压力升高、右室膨胀和呼吸道阻力上升，临床较为罕见，预后较差。目前多主张缓慢给药，也有报道鱼精蛋白稀释后给药可减少过敏的发生。

鱼精蛋白过敏反应的确切机制尚不完全了解，可能包括补体、肥大细胞激活，或抗体形成。此外，鱼精蛋白 - 肝素复合物也可能通过传统途径激活补体系统。

（七）抗生素

青霉素、头孢菌素等 β- 内酰胺类抗生素最常引起围手术期的过敏反应。其中青霉素的过敏反应报道最多，死亡率高达 75%。

据 WHO 统计，β- 内酰胺类抗生素的过敏反应发生率为 0.7%~8.0%，过敏性休克发生率为 0.004%~0.015%，100 万例过敏患者中有 15~20 例死亡。青霉素过敏的患者对半合成青霉素和头孢菌素也有交叉过敏反应，发生率为 3%~5%。

青霉素是由 β- 内酰胺和噻唑两个环组成的小分子药物，它本身没有抗原性，不能直接引发过敏反应。主要是其降解产物与蛋白质、多肽等大分子载体结合形成全抗原才可诱发机体产生抗体（IgE、IgM、IgG），抗体附着在肥大细胞与嗜碱性粒细胞表面使其致敏，当再次接触抗原时，两者相互作用，一分子抗原上所含有的两个以上的抗原决定簇与两分子抗体形成桥式结合，导致组胺、缓激肽、白三烯、乙酰胆碱等活性物质的释放，从而产生各种不同的超敏反应。但是，青霉素类抗生素也可直接与T细胞表面的MHC-肽复合物结合，而不需要半抗原自身载体蛋白的递呈。

虽然头孢菌素与青霉素的β-内酰胺环略有不同，但是两种药物间存在交叉过敏现象。青霉素抗原决定簇与亚胺培南间有很高的交叉反应率。多数有青霉素过敏史的患者用氨曲南可能较为安全。

快速静脉注射万古霉素可引起致死性过敏反应，10分钟内静脉注射1g万古霉素，血压可下降25%~50%，并伴有红斑样疹。万古霉素也可引起剂量依赖性心肌收缩性抑制。如历时30分钟缓慢滴注，血压不下降。也有报道静脉注射万古霉素有血压下降的患者有组胺释放，这可能是快速静脉注射后血压下降的原因。

（八）非甾体抗炎药

阿司匹林、布洛芬和酮咯酸等常出现药物反应，临床表现类似于超敏反应，如支气管痉挛、荨麻疹、血管水肿和其他皮肤反应等，甚至出现过敏性休克。成人患者哮喘发作8%~20%是由上述药物所致。然其机制尚不完全明了。

（九）抑肽酶

抑肽酶是一种非特异性的丝氨酸蛋白酶抑制剂，能抑制激肽释放酶，显著减少术中与术后出血。据报道，首次接触发生超敏反应的患者占0.7%，二次接触其超敏反应上升至10%左右。值得注意的是，目前有较多的生物制品含有抑肽酶成分（如医用黏合剂等），故患者不一定有明确的抑肽酶使用病史。抑肽酶的不良反应轻者为全身皮肤红斑（A型），重者为不明原因的呼吸循环不稳定（B型）。8个月内连续使用抑肽酶的患者发生超敏反应的概率增大，提示抑肽酶应用的次数越多，超敏反应的危险越大。

（十）木瓜凝乳蛋白酶

木瓜凝乳蛋白酶注射剂于20世纪60年代开始用于椎间盘突出症的治疗。该药可引起不同程度的超敏反应，甚至导致循环衰竭和死亡。新的制剂去除了保存剂，并减少了异体蛋白含量，超敏反应发生率可能降低。木瓜凝乳蛋白酶可作肉类的柔嫩剂、化妆品和啤酒，接触的人更易发生超敏反应。

（十一）血液制品

血液制品包括红细胞悬液、全血、新鲜冷冻血浆、血小板、冷沉淀和纤维蛋白胶复合物（fibrin glue compounds）。任何血液制品输注后都可发生许多不良反应。输注正确血型和交叉配型的血制品时超敏反应的发生率约为3%。

非溶血性输血反应包括抗原-抗体反应，发生在供血者白细胞、血小板和免疫球蛋白与受血者抗体之间。全血和成分输血治疗，包括红细胞悬液、新鲜冷冻血浆或血小板，可能发生严重，甚至致命的非溶血性输血反应，这是由于供血者抗体对抗白细胞抗原所产生的白细胞凝集。致命性溶血反应多发生于IgM介导的ABO血型不符的输血。

有些特殊患者血浆中缺乏IgA抗体，其输血的风险更高，因为这些患者体内已产生抗IgA抗体，当接受含有IgA的血液制品时可激发超敏反应。如需输血，则应接受缺乏IgA抗体的供血者的相容血或对供血者的血液进行洗涤，以去除血液中的IgA。

血液制品的超敏反应表现为瘙痒、红斑和荨麻疹，常伴有体温升高和嗜酸性粒细胞增多，也可能发生喉痉挛和支气管痉挛。如果发生白细胞凝集，可出现更严重的后果：微血管堵塞、血管炎症导致内膜损害、低氧血症、肺动脉高压和非心源性肺水肿。严重的反应需停止输血，并采用积极的治疗。

对有输血超敏史者，采取预防措施可能有益，如用苯海拉明和西咪替丁加上洗涤红细胞或血小板，以确保清除大部分潜在的有变应原性蛋白质。

（十二）血浆扩容剂

输注人造血浆代用品或人类血浆衍生物包括人类血清蛋白、葡聚糖（右旋糖酐）、明胶和羟乙基淀粉（HES）均可引起超敏反应或类过敏反应。

人造血浆代用品更容易引起类过敏反应而非超敏反应，或激活补体通路。有研究者观察了19 593例患者应用各类胶体后不良反应的发生率和严重程度。根据所用胶体的种类不同，过敏反应和类过敏样反应的发生率差别很大，明胶类为0.345%，右旋糖酐为0.273%，白蛋白为0.099%，羟乙基淀粉中的HES为0.058%。过敏反应和类过敏样反应的发生与所使用血浆代用品的种类、输注速度以及患者的特异性体质有关。明胶在血浆代用品中发生过敏反应或类过敏反应的概率最大。某些患者对明胶制剂的免疫敏感性起着重要的作用，特别是在风湿性疾病患者体内已经存在抗胶原抗体。这些抗体与明胶类过敏样反应间可能存在某些关系。有报道，长期应用HES的患者可出现难治性瘙痒，这类瘙痒具有剂量依赖性，潜伏期较长，提示可能是血管内淀粉颗粒沉积所致。HES发生过敏反应的机制尚不明了。

白蛋白发生超敏反应的机制是凝集物与IgG结合，启动补体系统或对稳定剂起作用。另外稳定剂可能改变白蛋白，引起致敏和组胺释放。

（十三）对比染料

注射离子造影剂后超敏反应发生率为5%~8%。临床表现有恶心、呕吐、潮红或感觉发热，严重者可有荨麻疹、血管神经性水肿，喘鸣、呼吸困难、低血压或死亡，占静脉注射对比染料的2%~3%。其机制多样，有免疫原性和非免疫原性，其中造影剂引起的反应被认为属于超敏反应，其确切机制尚不明了。有5种不同类型的反应：血管运动、血管迷走神经、皮肤、渗透和类过敏反应。最严重的反应是特应性性质的。有反应史者也不能预测将来的反应。对比剂溶液的渗透压过高（hyperosmolarity）可能对血流动力学有显著影响，或可直接作用于肥大细胞和嗜碱性粒细胞。没有证据支持造影剂所致的超敏反应是由IgE所介导。

（十四）血管移植物

血管移植物的材料可引起超敏反应，表现顽固性低血压和弥散性血管内凝血。一般认为血管移植物材料中的涤纶不会致敏，但与之混合的其他材料属各公司专利权，可能有所差别。

（十五）乳胶制品（天然橡胶）

由于乳胶制品（如面罩、橡胶手套、引流管和黏合剂等）在医学和其他领域的广泛应用，乳胶过敏反应日趋增多，已成为继肌松药发生过敏反应的第二大类物质。据报道，乳胶所致的过敏反应占手术期间过敏反应的12.1%。天然橡胶含有低分子量水溶性蛋白，可导致IgE介导的反应。已知橡胶蛋白有240种，其中60种与过敏有关。临床上表现为心血管系统、呼吸系统和皮肤症状，甚至过敏性休克。

先天性脊柱裂、长期留置导尿患者和医疗工作者中乳胶过敏高发。多次经历手术的患者7%对乳胶过敏，其发作时间可在接触后40~290分钟，其性质是超敏反应或类过敏反应。手术时乳胶手套直接与血液、黏膜和组织接触而缺乏皮肤屏障，这可能是乳胶过敏反应特别严重的原因。临床表现为循环系统、呼吸系统和皮肤症状，甚至过敏性休克。对乳胶敏感者应避免使用含乳胶的制品，而使用代用品如乙烯基或氯丁橡胶手套。

二、超敏反应的临床表现和诊断

（一）临床表现

药物过敏反应或类过敏反应症状常在注药后1~5分钟内出现，80%以上来势凶猛，有的来不及抢救即已死亡。主要表现为在皮肤，循环系统和呼吸系统。

皮肤即刻反应的特征是皮肤潮红、瘙痒、风团样皮疹或一过性血管性水肿。皮肤症状是肥大细胞在局部释放化学介质的结果，是局部血管内液体大量丢失、静脉回流受阻所致。眼睑水肿可能很明显。少见而严重水肿部位是上呼吸道组织，特别是喉头。

循环系统一般首先表现为低血压，患者面色苍白、四肢厥冷、烦躁不安、冷汗、心悸；随后表现有胸闷、心律失常、脉率细速、血压迅速下降甚至神志不清、严重休克。很可能是由于组胺使毛细血管通透性增加，液体转移至血管外间隙，引起血管内容量明显减少所致。广泛凹陷性水肿提示血管内液体大量丢失。连续的血细胞比容测定可粗略地估计液体从血管内转移的量。组胺使血管平滑肌松弛，引起血液蓄积于静脉，也是血压下降的原因之一。与低血压并存的心动过速很可能与组胺诱导肾上腺释放内源性儿茶酚胺有关。心脏局部组胺释放可能是心律失常和/或房室传导阻滞的原因。

呼吸系统首先表现为咽喉部发痒、咳嗽、喷嚏和声音嘶哑，严重时可出现咽喉部水肿，表现为迅速出现的喘息、喉痉挛、顽固性支气管痉挛、呼吸急促、严重发绀，甚至肺水肿。支气管痉挛是超敏反应中最威胁生命的表现。

清醒患者还可表现为呕吐和腹泻。还可出现有凝血障碍、白细胞减少和体温降低。

过去认为全身麻醉能抑制组胺释放，但这种推测的唯一根据是全身麻醉下极少发生超敏反应这一事实。实际上，麻醉药本身可改变介质释放，麻醉药（如吸入麻醉药或氯胺酮）可能影响超敏反应引起支气管痉挛的严重程度。因此有可能延误早期诊断。椎管内麻醉也不能减弱超敏反应中化学介质的释放。事实上，由于周围交感神经阻滞阻止了肾上腺分泌肾上腺素，反而能促进化学介质的释放；而且周围交感神经阻滞可制止代偿性血管收缩，从而加重低血压的程度。麻醉期间的超敏反应有时仅表现为心血管虚脱，但这已是超敏反应较晚期的表现。

超敏反应的症状轻重因人而异，差别很大。影响的因素有：注入的药量、肥大细胞和嗜碱性粒细胞的活性、支气管和血管平滑肌的反应性和自主神经系统的反应性，如果 α 和 β 受体的活性不平衡似乎也影响超敏反应的严重程度，特别在慢性特应性患者中，正常人的 α 受体的活化（引起细胞内 cGMP 浓度增高）将被 β 受体的活化（使细胞内 cAMP 浓度增高）所抵消。而有超敏反应史的患者其自主神经系统活性可能有持续的不平衡，使其易于发生超敏反应，即小量组胺注入特应性患者体内产生的反应比正常人严重。情绪的变化也可影响超敏反应的症状，因为周围自主神经系统的活性是受中枢神经系统影响的，例如手术和麻醉前的情绪变化可能影响支气管哮喘的严重程度。

目前国际通行做法是将过敏反应临床症状分为 4 级：

Ⅰ级：仅仅出现皮肤症状。

Ⅱ级：出现明显的但尚无生命危险的症状，包括皮肤反应，低血压（血压下降 30% 伴其他不可解释的心动过速）。

Ⅲ级：出现威胁生命的症状，包括心动过速或心动过缓，心律失常及严重的气道痉挛。

Ⅳ级：循环无效，呼吸心搏骤停。

有文献报道，麻醉过程中发生严重过敏反应患者中有 90% 左右会出现低血压和循环衰竭，40% 左右会发生支气管痉挛。麻醉药物诱发的严重过敏反应的致死率可达 6%，是围手术期风险增高的重要因素。

当用此标准来比较临床症状的严重程度时，过敏反应的临床表现大大重于类过敏反应。大多数过敏反应的临床表现属于Ⅱ～Ⅲ级，多表现为心血管系统受损和支气管痉挛；而类过敏反应多属于Ⅰ级，主要表现为皮肤症状。类似的是，同样是过敏反应，由肌松药和抗生素引起的临床症状的严重程度往往超过了由乳胶引起的症状（表 21-2）。

（二）诊断

大多数药物过敏反应的诊断是推测的，常基于问题的发生恰好在某一药物注射之后，而将二者联系起来。当应用某药物后出现血压下降，不管是否伴有支气管痉挛，都要考虑药物过敏反应。而要证实已经发生的过敏反应，临床资料最重要，但缺乏免疫学证据和实验室检查则难以明确诊断和引起反应的药物。目前国际公认的诊断标准，即给予麻醉药物后 15 分钟内出现皮肤黏膜表现，呼吸道方面表现和循环系统方面临床症状中的任意两组，且皮肤试验阳性，可诊断为围手术期过敏反应。

表 21-2　过敏反应和类过敏样反应的临床征象

器官或系统	非麻醉时症状	麻醉时症状
皮肤	发红、瘙痒、荨麻疹，血管性水肿	发红、荨麻疹、血管性水肿
消化系统	恶心，呕吐，胃肠痉挛，腹泻	全身麻醉时不明显
呼吸系统	喉水肿，呼吸困难，呼吸停止	呼吸道阻力增加，支气管痉挛
循环系统	心动过速，血压下降，心律失常，心衰	心动过速，低血压，心律失常，心衰
肾脏	尿量减少	尿量减少（继发于急性肾小管坏死）
血液系统	DIC	DIC

因为麻醉中药物的多样性，确定致敏药物很困难，通过皮肤试验和免疫化学分析检验显示特异性 IgE 可能为致敏原提供信息。常规实验室检查包括在反应发生后 72 小时内连续测定 IgE 抗体总量和补体蛋白 C3 和 C4 的血浆浓度（问题发生 72 小时后的血标本应该反映患者的正常值，所以事前缺乏对照值也无防）。有过敏史的患者发生超敏反应后 1 小时内的首先表现是血浆中 IgE 抗体浓度突然降低，说明对药物特异的抗体与新近注射的药物结合成复合物。以后又出现血浆 IgE 抗体浓度显著升高。经补体系统传统途径引起的超敏反应，连续测定其血浆补体成分，显示 C3 和 C4 的消耗。补体蛋白 C3 转化一般少于 30%，如超过 30% 而无 C4 消耗或转化，提示其机制为补体系统替代途径。

然而连续测定血浆 IgE 抗体浓度和补体蛋白 C3 和 C4 浓度只能提示超敏反应的发生，而不能确定引起反应的药物。而对于严重的药物超敏反应重要的是确定引起反应的药物，以便对以后的用药作出选择。如用过多种药，常需作体内和 / 或体外诊断性试验，找出引起超敏反应的具体药物，否则，为了安全起见只能在以后的麻醉中避免使用所有可疑的药。

如不良反应在第一次接触药物时即发生，而血浆 IgE 抗体和补体蛋白 C3 和 C4 均无改变，提示为类过敏反应。可用血浆组胺浓度测定、皮内试验、细胞试验和血浆特异蛋白分析进行检验。放射免疫法测定血浆组胺浓度很敏感，可能成为常规检查之一。

已用的体内和体外免疫诊断试验有：

(1) 皮内试验：简单、便捷，诊断率高，是麻醉前估测过敏反应和类过敏样反应最常用的方法，是证实与药物起作用的特异性 IgE 抗体的存在的金标准。皮内注射一种或多种可疑药物，常为 0.1ml，1∶1 000 稀释度，注入前臂内侧皮内，以刺激全身性超敏反应，但其表现局限于注射部位。尽管局部注射的药量很小，仍可出现全身性超敏反应，故强调做试验时应备有必要的急救措施。如果采用药物的商品制剂做试验，还应考虑到其稀释液或保存液引起超敏反应的可能性，所以单独用稀释液或保存液分别作皮内试验也是绝对必要的。

皮内试验阳性结果为：边界清晰的疹块，直径至少 10mm(不包括红斑)，注射后 15 分钟内出现，持续(距注射毕)至少 30 分钟。其周围是红斑，常感瘙痒。阳性皮内试验并不能明确超敏反应的机制，特别是以前接触过该药但无不良反应。如第一次接触该药即有超敏反应，皮内试验又是阳性，则提示为类过敏反应。

皮内试验假阳性的最常见原因是注射本身的机械创伤，引起局部组胺释放。由于这种机制引起的疹块称为皮肤划痕现象。可以用生理盐水对照性皮内试验来鉴别皮肤划痕现象。虽然皮肤试验的假阳性率较高，但在有过敏反应病史的病例中，阳性结果对判断变应原有很高的价值。

皮内试验的用途和可靠性除了对青霉素外还有争议。如注射部位的条件不能使该药或其代谢产物与蛋白质载体结合，或不能使该药降解成抗原性物质，皮内试验就可能为假阴性。如循环血中的降解产物才是负责超敏反应的物质，那么皮内试验也可不呈阳性，或延迟数小时。还有，皮肤的蛋白质可能与循环血中的蛋白质不同，而后者才是与药物(半抗原)结合形成完全抗原的物质，其结果皮内试验也可以是假阴性。如果同时应用了治疗超敏反应或慢性特应性的药物，如抗组胺药、β 受体激动药、氨茶碱，则可能掩盖阳性皮内试验的产生。另外，皮内试验对局部麻醉药和肌松药是否有价值，尚有不同意见。

(2) 被动转移试验：是皮内试验的变异方法。将怀疑发生过超敏反应患者的小量血浆注入无变态反应者的皮内，血浆标本中的 IgE 抗体局限地固定在受试者细胞上，24~48 小时后将怀疑的药物注入该处皮内，如患者血浆标本中存在药物特异性抗体，20 分钟内将出现疹块和潮红反应。此法可靠，可证明是否存在能产生超敏反应的抗体。其危险性是可能给受试者传染病毒性肝炎。

(3) IgE 抑制试验：将超敏反应患者的血浆和所怀疑的药物一起孵育，在此以前和以后测定其中 IgE 抗体浓度，假如 IgE 浓度下降，说明存在药物特异性抗体。但此试验费时和昂贵。

(4) 白细胞组胺释放试验：将发生过药物超敏反应患者的白细胞与可疑的药物放在一起孵育，如组胺浓度升高，证明此药即是引起类过敏反应的物质。如用不同浓度的药物做试验，还可证实在体内引起肥大细胞和嗜碱性粒细胞直接释放组胺所需的药物剂量。此试验是在超敏反应缺乏免疫学证据时用以建立类过敏反应的诊断方法，但此法做起来困难。白细胞组胺释放试验为超敏反应提供了一个基本的体外试验方法，已用于肌松药、硫喷妥钠和青霉素过敏反应后的诊断。当皮肤试验不能进行、皮肤试验结果阴性或模棱两可而需证实时和皮肤试验阳性但与病史不符时，可用白细胞组胺释放试验。

(5) 放射变应原吸收试验：本法是在体外检测是否存在某一药物的特异性抗体的诊断性试验。用一种商品抗原制剂，加入患者血浆，便产生抗原-抗体(IgE)复合物，再加入放射标记的抗 IgE 抗体，抗原-抗体复合物的放射活性与特异性 IgE 抗体在体内的存在和浓度相关。敏感性高，可以定量测定血清中 IgE 存在，是确诊过敏反应的主要试验，可代替皮内试验和其他体外试验，对过敏物质检测的敏感性为 89%~97%，特异性为 97%。

(6) 放射免疫试验(RIA)是通过测定血浆的组胺浓度和血清的类胰蛋白酶浓度，对过敏反应和类过敏样反应进行鉴定，但其对多种过敏物质的分辨率差。血浆组胺浓度在反应开始后约 5 分钟出现，维持 10~20 分钟。血浆组胺浓度在 9mmol/L 以上则为阳性。血清组胺浓度的实用价值低，因其半衰期短，相比较而言，尿中组胺浓度更为有用，在出现反应后 24 小时内可检出，正常值为 15~20μg/L。血清类胰蛋白酶是肥大细胞脱颗粒的最佳指示者，其半衰期为 1~2 小时，血中峰值约在出现反应后 1~2 小时，在出现反应后 12~14 小时恢复基线水平，因此需要在三个时间点(过敏反应发生后即刻，发生后 1~2 小时和发生后 24 小时)分别采血检测血清类胰蛋白酶的水平来判断是否发生过敏反应。血清类胰蛋白酶在 25μg/L 以上为阳性，其阳性诊断率为92.6%。

(7)酶联免疫吸附试验：可用于测定IgE抗体，曾用于多种物质的抗体测定包括HIV。但尚缺乏测定麻醉中药物反应所致IgE抗体的试剂盒。

三、超敏反应的预防和治疗

(一)术前预防

药物引起的过敏反应可发生于任何人，无法预测。尽管如此，一般认为有慢性特应性病史患者更容易对麻醉药中静脉注射的药物产生超敏反应，此外多次接触同一药物或相关药物也影响超敏反应的发生率，特别是对于那些有超敏反应史的患者，所以对特应性患者，同样和同类药物应避免重复使用。对于既往全身麻醉诱导时有超敏反应史或对某诱导药皮肤试验阳性的患者应避免使用同样的药物，并在术前药中应用泼尼松龙(50mg，麻醉前13小时、7小时和1小时口服)和苯海拉明(50mg，术前1小时口服或肌内注射)。与药物多次接触的间隔期也很重要，2周是药物超敏反应发生和发展的最佳潜伏期，静脉注射和肌内注射更容易发生超敏反应。以前用过且无不良反应的药物也不能排除再用时发生严重超敏反应的可能性。许多对硫喷妥钠或肌松药发生超敏反应的病例都是曾经多次用过均无明显不良反应。

过敏反应和类过敏样反应的发生虽然不可能绝对避免，但如果麻醉前给予足够的重视，并给予适当的预防措施，则可以尽可能地降低其发生率。

1. 询问过敏史　包括并存疾病、既往过敏史和麻醉意外史，其次了解既往接受相同结构或类似结构药物的反应史、避免使用易过敏的药物。

2. 术前准备　对可疑的过敏患者，术前可进行药物的皮肤试验、IgE抑制试验，以确定过敏药物。术前给予皮质激素或抗组胺类药物。备好急救设备和抢救药物。

3. 正确使用药物　尽量选用过敏反应小，使用较为安全的药物，对于有过敏反应和异常症状产生的药物，在使用时要先用试验剂量，并严密监测血流动力学和呼吸功能变化，注射速度要缓慢。有异常症状出现，立即停止使用。

4. 加强观察和监测　对于多种药物有过敏史的患者，在使用药物后应密切观察患者的神志和生命体征，正确判断异常情况。

Beaven及Watkins主张对有超敏反应史的患者，术前预防性用药以减少发生率和减轻严重程度。下列用药是合理的：H_1受体拮抗药苯海拉明0.5~1mg/kg，口服或肌内注射，和H_2受体拮抗药西咪替丁4~6mg/kg，口服。这些药能够占据组胺的周围受体。麻醉性镇痛药引起的组胺释放常影响血流动力学。Philoin等在静脉输注吗啡以前应用苯海拉明和西咪替丁可使反应减轻，联合应用的效果较好。另外，预防性应用色甘酸能预防组胺从细胞内释放。

术前预防性应用组胺拮抗药对那些曾对某药有类过敏反应而随后又必须再用时特别适合。此外，在用某药时剂量要缓慢增加，尽可能避免血浆药物浓度过高，因为后者有利于肥大细胞和嗜碱性粒细胞脱颗粒。

对放射性造影剂有超敏反应史的患者需再用同样或类似的造影剂前，应口服泼尼松50mg/6h，持续1日，最后一次服药在造影前1小时，此时加用苯海拉明50mg，均经口服或肌内注射。另外如无心绞痛、心律失常或其他禁忌证可口服麻黄碱25mg。这一方案能预防严重的反应(5%仍有轻度反应)。

(二)治疗

围手术期发生药物过敏治疗的原则是立即终止致敏药物的使用，更换手套和输液器具。如患者仅有轻度头晕、恶心、出汗和皮肤荨麻疹，在停止用药和及时、有效抢救的同时，进一步查清致敏药物，待病情稳定后再查明变应原。对于同时复合使用数种药物，尤其是麻醉期间用药较多时，则需及时、迅速、细致和客观地分析。

根据过敏反应和类过敏样反应征象的轻重分为3度：轻度反应仅出现荨麻疹和血压轻度下降等体征，一般停药后病情会自动缓解，不需要特殊处理；中度反应除全身荨麻疹外尚有低血压、心动过速、心律失常及气急，需吸纯氧，气管插管或气管造口行机械通气，扩容并给予多巴胺、肾上腺素等血管加压药物，维持循环、呼吸稳定。重度反应出现呼吸困难，肺水肿、右心功能衰竭，病情进展迅速，即刻或数小时危及生命，治疗时应给予大剂量的肾上腺素或其他儿茶酚胺类药物，并随时做好心肺脑复苏准备。

治疗的目标是纠正动脉低氧血症，抑制化学介质的继续释放和恢复血管内容量。具体措施是：

1. 立即停止应用可疑有超敏反应的药物。

2. 保持呼吸道通畅，喉痉挛或喉水肿可致气道堵塞，需吸入纯氧，必要时行气管内插管，有呼吸衰竭时应机械通气。

3. 出现血压下降时立即缓慢静脉注射小剂量肾上腺素(0.5~2μg/kg)(不太严重者可皮下注射或肌内注射),可在数分钟内重复一次,并根据用药反应调整药物剂量,酌情持续泵注维持;如遇严重反应,可引起心搏骤停,立即心肺复苏,肾上腺素作为复苏药加以应用。肌内注射较安全,静脉注射可能引发心肌缺血和梗死,对剂量应慎重,注意患者反应,最好有心脏监测。肾上腺素有迅速和救命之效,最可能的解释是增加细胞内 cAMP 的水平,从而降低肥大细胞和嗜碱性粒细胞释放化学介质的能力,另外是肾上腺素的 β 刺激效应和松弛支气管平滑肌的作用。

4. 如肾上腺素不能迅速缓解休克应立即输晶体或胶体液,因毛细血管渗透性已增加,胶体液的扩容反应可能更迅速。同时需注意患者的中心静脉压或颈静脉充盈度以判断是否有容量欠缺。

5. 使用肾上腺素一次后可肌内或静脉注射 H_1 受体阻滞药氯苯那敏 10mg,然后注射氢化可的松 200mg 以加强治疗。也可用苯海拉明 0.5~1mg/kg,静脉注射,竞争 H_1 受体,减少循环中组胺继续与相应受体的结合。

6. 遇支气管痉挛,应迅速进行解痉治疗,相关措施请见本书第六十一章第三节的相关内容。

7. 在血管内容量恢复以前,也可能需要用去甲肾上腺素或一种拟交感药(间羟胺、去氧肾上腺素)以维持灌注压,但必须了解 α 刺激作用可能增加细胞内 cGMP 的浓度,后者理论上可能促进肥大细胞和嗜碱性粒细胞释放化学介质。

发现患者有严重代谢性酸中毒时,可用碳酸氢钠予以纠正。早期使用皮质激素,以消除气道水肿,减轻症状。其他已证明的或理论上有效的药物有异丙肾上腺素和抗胆碱药。过敏反应症状多样,在手术麻醉中干扰因素较多,要仔细观察,科学分析,冷静应对。另外必须加强监测,必要时进行桡动脉和肺动脉漂浮导管置管,甚至经食管超声心动图了解心脏功能状态。过敏反应可能会重复反应,故对于发生过敏反应的患者应在 ICU 监测 24 小时。

(三) 长期治疗

包括预防、自我治疗和脱敏治疗。先通过病史、皮肤试验或放射免疫试验查出变应原,以后应尽量避免再次接触。自我治疗很重要,因早期治疗易使过敏反应逆转。对于容易发生严重过敏反应者,应配备预先包装好的肾上腺素针(成人 300μg,儿童 150μg)或喷雾剂以便自我治疗;口服抗组胺药也是有效的自我治疗药物。脱敏疗法,指干预治疗,对患者用小剂量特异性变应原长期注射,并逐渐增加剂量,通过调节患者对此过敏原的免疫反应,使其过敏反应症状逐渐减轻并最终消除。

第四节　自身免疫性疾病、免疫缺陷病与麻醉

一、自身免疫性疾病与麻醉

为缓解自身免疫性疾病的症状,除用免疫抑制剂治疗外,还采用胸腺切除、脾切除等外科治疗,且这类患者也会有其他疾病需外科治疗,故麻醉科医师应了解自身免疫性疾病与麻醉之间的相互关系。

(一) 麻醉前准备

为缓解自身免疫性疾病症状,多数患者术前常合用抑制免疫的药物、细胞毒性药物和激素或用其代用药进行治疗,因此多需用激素保护机体。凡属仍在用药者、过去半年以内曾用药达一个月以上者和新用药物总量经换算相当于氢化可的松 1g 以上者,应于术前或在麻醉前用药中加氢化可的松 100~200mg 肌内注射,术中术后再给予半量,如无术后并发症,自术后第 1 日起逐渐减量。术前用其他免疫抑制药者,因有细胞毒作用,有可能与某些麻醉药的免疫抑制作用相重叠,术前应停药,并等待肝、肾、骨髓功能恢复后再行手术。常规剂量的哌替啶、芬太尼和吗啡的血药浓度不影响幼稚淋巴细胞。

(二) 某些自身免疫性疾病的麻醉特点

1. 系统性红斑狼疮　临床表现有面部蝴蝶形红斑、雷诺现象、肾功能障碍、贫血、白细胞减少和持续性蛋白尿等。用激素治疗者须注意有无多发性消化道溃疡、肾上腺皮质功能不全和感染等。对鼻部及颊部有病变的盘状狼疮型患者麻醉时应注意使面罩与面部接触良好。

2. 慢性类风湿关节炎　有的患者因骨端融合而致颈椎后仰受限,全身麻醉时气管插管困难,可使用纤维支气管镜清醒插管。腰椎受累时应当避

免椎管内麻醉。据报道，约有 26% 的病例并发环杓软骨关节炎，表现为杓状软骨黏膜发红、肿胀和声门狭窄，软骨呈象牙样变性和纤维化，由于插管困难，很容易损伤声带，所以最好避免气管内插管，应考虑气管造口。对血清胆碱酯酶降低的病例，氯琥珀胆碱和普鲁卡因须慎用。肝功能异常主要表现为肝组织变性，选择麻醉药需注意。还可并发肺的弥漫性间质纤维化，术中术后呼吸管理也有一定困难。

3. 白塞综合征　表现为口腔黏膜和外阴的疼痛性小溃疡和眼症状，进而并发假性延髓麻痹、惊厥、脑神经麻痹和髓膜炎症状等。中枢神经系统受损害者称神经性白塞综合征。一旦出现中枢神经症状，病程多迅速发展，有时与麻醉后神经障碍的症状混淆不清，故最好避免椎管内麻醉。咽部溃疡瘢痕形成而局部变形的病例，应预料到插管可能困难，术前应做详细的气道评估。病变常累及大小血管，术中尽量维持血流动力学平稳。由于皮肤黏膜脆性增加，注意保护，减少不必要的有创操作。

4. 干燥（Sjögren）综合征　该综合征包括干燥性角、结膜炎、口内干燥并发胶原病。由于气管和支气管黏膜分泌减少，麻醉前可不使用颠茄类药，麻醉中吸入气应增加湿化处理。因其他分泌腺功能也有异常，上呼吸道干燥可致气管支气管炎。

5. 多发性动脉炎　多为男性，表现为小动脉坏死性炎症性病变，多发生于动脉分支处。症状可因侵犯血管的部位不同而各异，除非早期行激素治疗，多经数月至一年左右死于脑、心和肾脏的损害。麻醉处理应注意可并发肺内感染和肾功能减退、有的可并发蛛网膜下腔出血、偏瘫和惊厥。对有发生心肌梗死可能者进行麻醉相当危险，多需以激素保护性治疗。

6. 特发性艾迪生病　术前应尽可能口服食盐 10g/d，并给予乳酸复方氯化钠等输注。

7. 慢性甲状腺炎　表现为甲状腺功能低下，术前只用阿托品。以氧化亚氮 - 氧 - 肌松药维持浅麻醉，因颈动脉窦反射功能降低，改变体位时要注意。耐寒能力低，术中注意保温。急诊手术最好能静脉注射速效甲状腺素，无条件且病情允许者应延期手术，直至甲状腺功能得到改善。

8. 特发性上皮小体功能降低　术前应给予钙剂以保持血钙正常。术中如过度通气可发生抽搐。由于锥体外系已受损害，氟哌利多应慎用。

9. 主动脉炎综合征　表现为锁骨下动脉狭窄和闭塞而致一侧或两侧桡动脉搏动微弱或消失，难以测得上肢血压。可有颈动脉窦反射亢进，脑电图出现慢波化。肾动脉狭窄可致肾性高血压。降主动脉狭窄可致上半身高血压和脑缺血性病变，心电图示左室肥厚、ST 段或 T 波异常等。麻醉中应考虑各脏器血管狭窄并非一致，应用多种监测仪掌握各重要脏器的血流量很重要。应以激素保护，术前术中应避免诱发心动过速和血压上升。

10. 自身免疫性心脏病　系心肌损害后或心脏手术后心脏产生的抗原反应。麻醉时应注意鉴别心肌梗死的复发，需使用激素和预防肺炎等。

11. 肺肾（Goodpasture）综合征　多见于青年男性，系急性肾小球性肾炎并发呼吸紊乱，以咯血为特征，早期有血尿，晚期出现蛋白尿。麻醉中应注意呼吸障碍、肾功能减退（急性肾功能不全）、贫血、激素治疗和肾性高血压等。

12. 类狼疮性（lupoid）肝炎　主要表现为肝、脾肿大，长期持续黄疸，血清丙氨酸氨基转移酶及门冬氨酸转氨酶升高，血清硫酸锌浊度试验、麝香草酸浊度试验强阳性，磺溴酞钠试验异常，并发胶原病。麻醉时应以激素保护，避免使用对肝有毒性的麻醉药，避免减少肝血流量的因素，并需注意肝肾损害、胸腔积液和心包炎等全身性红斑狼疮并发的症状。

13. 溃疡性结肠炎　手术前多已用激素治疗或已停药 1~2 个月者，须行激素保护。因肺活量多低于预测值，术后应鼓励患者深呼吸和咳嗽等，以防心肺并发症。

14. 多发性肌炎　对既往有骨骼肌肌力降低、吞咽无力和肺并发症者，应尽量减少肌松药的用量，并防止误吸和肺并发症。

二、免疫缺陷病与麻醉

围手术期间，HIV 患者临床表现可以表现为各种并发症：①呼吸障碍；②神经系统功能障碍（与病毒因素，宿主反应和环境因素，如酗酒，吸毒成瘾，丙型肝炎病毒感染有关）导致的认知功能不全或周围神经病变；③脂肪代谢障碍，血脂异常和胰岛素抵抗，是动脉粥样硬化的主要原因；④主要营养障碍，对艾滋病患者的麻醉几乎与正常人一样，没有艾滋病毒 - 区域麻醉的相关禁忌。麻醉药品的主要限制，在于蛋白酶抑制剂，这可能会影响阿片类药物、非甾体抗炎药和苯二氮䓬类药物(超过剂量的风险)的代谢途径。术后期间,后续治疗应包括血栓预防(与正常人相比风险增加)、对心血管的副作用、营养状况等。此外,心理状态和医师的密切配合也是至关重要的。

(一) HIV 感染患者的麻醉

关于 HIV 血清阳性患者麻醉和手术的总体风险报道极少,患者感染 HIV 病毒,只有到晚期 AIDS 时免疫系统才受严重破坏且其他器官和系统也受到损害。而 HIV 病毒携带者免疫系统损伤较轻,其他器官和系统基本不受损害。ASA 分级和手术固有的风险可用于综合风险评估,WHO 及美国疾病控制中心(center for disease control,CDC)根据临床症状和 $CD4^+$ T 细胞凋亡表现的免疫抑制程度将 HIV 感染分为四期:急性感染期、潜伏期、艾滋病前期、典型艾滋病期,可为 HIV 血清阳性者提供一个最好的综合性术前风险预测。

潜伏期 HIV 患者的麻醉无特别注意事项,然而对第三、四期的患者,需要采取谨慎的麻醉管理。术前要仔细进行体格检查,评估实验室结果、器官受损情况和药物的副作用,来推测患者感染的程度。实验室检查包括全血细胞计数,凝血功能和肝肾功能等。还应了解呼吸、神经、胃肠和血液系统并发症,以及继发性感染。应严格实施无菌技术,以预防机会感染。有创监测的潜在价值须与脓毒症的危险性衡量利弊。

HIV 患者并无特别需要的麻醉方式,麻醉方式的选择取决于患者的已有疾病和身体状况。免疫系统虽然与人体的应激系统有一定关系,但并不是主要的,所以患者对麻醉和手术刺激反应仍然敏感,若麻醉过浅或疼痛存在,这些患者同样可引起血压高、心率快、血糖高、儿茶酚胺高等应激反应,导致应激损伤,所以麻醉深度要足够。患者麻醉中的心率、血压、苏醒生命体征与 HIV 阴性患者无差异。HIV 病毒携带者,免疫系统受到一定程度损伤,加之麻醉、手术应激等均可对患者的免疫功能产生影响,所以抗病能力较正常人差,因此麻醉科医师应该重点预防麻醉过程给患者带来继发感染,以尽量减少对病情的影响。脊髓型颈椎病、脊椎或脊髓肿瘤会增加椎管内麻醉中枢神经系统感染的风险。然而有国外学者研究认为,硬膜外麻醉、蛛网膜下腔麻醉不会使神经系统感染 HIV,并且对免疫功能影响较小,因此,HIV 感染者可选用连续硬膜外麻醉。目前 HIV 病毒感染患者术前术后相关免疫指标对照研究甚少,所以持续硬膜外麻醉是否为 HIV 患者感染者手术的理想麻醉方式还值得进一步研究。

全身麻醉和阿片类药物可能对免疫功能有负面影响,对于 HIV 导致的免疫抑制的患者术后的免疫抑制可更长一些,可能导致术后感染和促进肿瘤生长或转移。因此就麻醉技术而言,除非某些有神经系统病者,应选择区域阻滞麻醉。

(二) HIV 在麻醉、手术过程中的传播

1. HIV 病毒由患者传播给麻醉科医师　通过对医护人员与总人群感染 AIDS 的比例对比,以此估计职业因素所带来的风险,发现医务人员并不高,且绝大多数是由非职业因素所致。

为预防 HIV 的传播,麻醉科医师需要了解必要的自我防护措施,除常规更换手术室衣帽鞋裤外还应做到:①加穿一次性手术隔离衣,鞋套,戴双层手套;②凡有可能接触到患者血液、体液及分泌物时必须戴防护眼罩,手和皮肤有伤口时除认真包扎原伤口外,必须戴双层手套。一般认为戴单层手套后被患者血液污染的机会可减少 80%,戴双层手套则可使穿透里层的危险性又可减少 50%;③为预防围手术期被安瓿、针尖刺伤手和皮肤,安瓿瓶颈须用医用沙轮轻划后才能用手掰,使用完毕的空针不得再套上针头鞘套,针头放入损伤性医疗废物贮存器内;④气管内插管时用安全套(避孕套)作为咽喉镜片及镜柄的保护套,或使用一次性咽喉镜,并戴防护眼罩,全身麻醉诱导时要防止患者呛咳分泌物飞溅沾染麻醉科医师颜面;⑤吸痰、拔管、接触引流瓶等时必须穿隔离衣裤、鞋套、戴手套。

2. HIV 在患者间互相传播　数个患者共用一个注射器注射麻醉药有潜在的危险。麻醉设备的污染也是 HIV 传播的一个潜在危险。尽管呼吸管道在患者之间不重复使用,但其他麻醉设备可被患者分泌物污染而成为新的污染源,例如丙肝可因为呼吸机 Y 型接头污染而暴发流行。热、湿过滤器可以过滤细菌、病毒,从而减少通气管道的污染。喉镜片和镜柄被可见或不可见的血液污染也常有发生。在一项调查中,检查了 65 套准备用于患者的喉镜,有 26 套(40%)被血污染。

预防术中 HIV 由患者间互相传播的措施有:①尽可能使用一次性器械和耗材,包括气管导管、吸痰管、牙垫及其他各种导管。②消毒和灭菌是常规用于预防 HIV 病毒传播的方法。③尽可能地使用呼吸道过滤器。④所有血液和血制品如为

HIV 抗体阳性，经检验均可查出，但感染 HIV 后与血清反应阳性之间存在时间差，故这样仍不能消除传染 HIV 的危险性。输血传播 HIV 病毒概率为 1∶100 000，因此，是否输血应慎重。⑤对麻醉机、呼吸机、监测仪器、钠石灰罐等，术毕用 2% 戊二醛涂抹，并用清水抹净，然后与手术房间一同消毒处理。

3. 麻醉科医师对患者的传播　这种危险性很低，首先是麻醉科医师受创伤导致出血，然后再污染器械和设备，后者再污染患者的组织，这种危险在百万次操作中只有 2.4~24 次。

（三）对患者血液、体液及分泌物的处理

1. 患者的大小便、血液、胸腹腔引流液、呕吐物等均应放入专用的标志醒目的容器内，术毕向容器内加入 0.5%（5 000mg/L）过氧乙酸浸泡处理 30 分钟后方可倒入便池。

2. 对沾有患者血液、体液、痰、肠道、阴道分泌物等的敷料、棉球、纱球、一次性麻醉用具（硬膜外包、穿刺针、导管、螺纹管、钠石灰等）放入可防漏的袋内，术毕向袋内喷洒 0.5%（5 000mg/L）过氧乙酸密封消毒 1 小时后由专人送到焚烧炉焚烧处理。

（四）被带有 HIV 病毒的体液污染后的处理

如果不慎被针头刺伤的伤口又被带有 HIV 病毒的体液污染则具有高度危险，应尽快地实施污染后预防处理（postexposure prophylaxis，PEP），理想时间为 1~2 小时内，但伤后 1~2 周也可进行。很高危险的污染就不是预防而是在上述时间内进行治疗。一种推荐的方法为齐多夫定（zidovudine）250mg 每日 2 次，拉米夫定（amivudine）150mg，每日 2 次，再加茚地那韦（indinavir）800mg，每日 3 次，共治疗 4 周。如果毒性大或治疗不确切则需换其他药物。

（五）HIV 与疼痛

疼痛可发生于 HIV 感染的任何阶段，更常见于病情严重者，HIV 疼痛综合征类似播散性恶性肿瘤者。与 HIV 感染有关的疼痛有头疼、单纯性疱疹感染、背痛、疱疹后神经痛、喉痛、腹痛、与 HIV 有关的关节痛或 Reiters 综合征（非淋病性关节炎、结膜炎和尿道炎）、与治疗药物（如叠氮胸苷或茚地那韦）有关的疼痛和痛性周围神经病。虽然大多数与 HIV 相关的疼痛综合征不能作出诊断，但重要的是可排除机会性感染或癌引起的疼痛。

痛性周围神经病是 HIV 最常见的神经病，可影响高至 30% 的 HIV 感染者，一般由 HIV 病毒或抗反转录病毒（antiretroviral）药物引起。

HIV 中的疼痛综合征可能诊断不明从而治疗不够。一项对 315 例 HIV 患者的多中心调查发现，多至 30% 的门诊患者和 62% 的住院患者诉痛。在中至重度疼痛者中 57% 未用过止痛药。

对 HIV 感染者疼痛的治疗应是多学科的，建议用下列方案：对疼痛应定位、定性，可能的病因（感染和癌）应排除、对痛的精神和情绪成分应剖析。评估应包括全面的病史和体格检查，包括用药史、使用或错（滥）用毒品史、神经和心理的评估。必要时应咨询疼痛治疗专家。当前治疗疼痛的药物包括：麻醉性和非麻醉性镇痛药、三环类抗抑郁药、抗惊厥药、物理治疗和心理治疗技术。治疗应按癌痛治疗原则。多学科综合的疼痛治疗将帮助患者改善其疾病临终阶段的舒适、功能和生活质量的水平。

（六）HIV 和产科

HIV 和 AIDS 已常见于育龄妇女，几乎没有明显证据提示 HIV 增加孕期的并发症或改变 HIV 感染的过程，但可能早产、死胎和其他并发症较多。

在生产过程中经阴道自然分娩者，阴道有撕裂等可能性，增加了感染的机会。而择期剖宫产则有充分的准备，如提前服用抗病毒药物、应用杀菌剂等，避免了产程中可能出现的危险性，故强烈建议选用剖宫产，联合应用抗反转录病毒治疗和择期剖宫产可降低传染率至 2% 左右。一项研究显示，HIV 血清阳性的临产妇用区域麻醉未见与麻醉或分娩过程有关的神经病学或感染性并发症。在产后即刻期间免疫功能的测定和其疾病的严重程度基本维持不变。

为了使艾滋病母婴传播阻断取得显著明显，必须做好以下几个环节的工作：①对产妇进行产前 HIV 抗体检测；②尽早发现 HIV 阳性人员；③对 HIV 阳性人员做好追踪服务，建议采取避孕措施，并给予药物治疗；④对 HIV 阳性孕妇尽可能在孕 28 周以前采用联合抗 HIV 病毒药物，对高危人群在孕前、产时、新生儿最初几周抗病毒干预和人工喂养，HIV 母婴传播率可以降到 2% 以下。因此，孕前期以及孕早期进行 HIV 抗体检测是预防艾滋病母婴传播工作成败的关键。

（方向明）

参考文献

[1] 龚非力.医学免疫学[M].4版.北京:科学出版社,2014.

[2] (美)L.松佩拉克.免疫学概览[M].2版.李琦涵,施海晶,译.北京:化学工业出版社,2005.

[3] 张燕燕.现代免疫学概论[M].北京:科学出版社,2017.

[4] 曹雪涛.医学免疫学[M].7版.北京:人民卫生出版社,2018.

[5] SHIN K, MASATO K. Anesthetics, immune cells, and immune responses [J]. JAnesthesia, 2008, 22: 263-277.

[6] SIEBERT J N. Influence of anesthesia on immune responses and its effect on vaccination in children: review of evidence [J]. Pediatric Anesthesia, 2007, 17: 410-420.

[7] KATARINA SAKIC, Neuroimmunomodulation by regional and general Anaesthesia [J]. Periodicum Biologorum UDC, 2009, 111: 209-214.

[8] HOGAN BRIAN V, PETER MARK B, SHENOY HRISHIKESH G. Surgery induced immunosuppression [J]. Surgeon-journal of the royal colleges of surgeons of Edinburgh and ireland, 2011, 9: 38-43.

[9] FORGET PATRICE, COLLET VALERIE. Does analgesia and condition influence immunity after surgery?Effects of fentanyl, ketamine and clonidine on natural killer activity at different ages [J]. Eur J Anaesthesiol, 2010, 27: 233-240.

[10] DEWACHTER P, MOUTON-FAIVRE C, EMALA CW. Anaphylaxis and anesthesia: controversies and new insights [J]. Anesthesiology, 2009, 111 (5): 1141-1150.

[11] 郑利民.少见病的麻醉[M].北京:人民卫生出版社,2004.

[12] VERA VON D. Perioperative cell-mediated immune response [J]. Frontiers Bioscience, 2008, 13: 3676-3684.

[13] LEELANUKROM R. Anaesthetic considerations of the HIV-infected patients [J]. Curr Opin Anaesthesiol, 2009, 22 (3): 412-418.

[14] HOWARD C, YEHUDIT B. Epigenetics of haematopoietic cell development [J]. Nature Reviews Immunology, 2011, 11: 478-488.

第二十二章

麻醉与遗传

目　录

遗传学(genetics)是研究生物的遗传与变异的科学,同时也是研究基因的结构、功能及其变异、传递和表达规律的学科。从遗传学的角度看,在一般麻醉药物的常规剂量下,遗传学差异对于接受麻醉患者的安危无重大影响。但某些遗传基因的差别可影响患者个体对药物的吸收、代谢、排出速率,导致药物反应的个体差异现象,表现为即使年龄、性别以及体重等条件相同,不同个体对同等剂量的同一种药物可以有不同的反应,某些携带遗传缺陷的患者接受麻醉时甚至可发生异常反应。因此,认识和理解药物反应个体和群体间差异的产生机制对提高药物的治疗效果及避免不良反应具有重大的临床意义。药物遗传学就是阐明遗传因素在机体对药物的治疗效应和不良反应的个体差异中的作用,特别是运用基因组的顺序和变异等信息来阐明药物反应个体差异发生机制的一门学科。药物在体内的代谢过程均与酶和受体有关,基因突变可致某些酶缺陷,从而影响药代动力学和药效学。有些麻醉药物作为化学物质本身也可能具有致突变(mutagenicity)、致畸(teratogenicity)和致癌性(carcinogenicity)。因此,了解遗传因素与麻醉药物间的相互作用对于提高麻醉质量和安全十分必要。具有遗传性疾病的患者接受手术治疗时,应根据不同疾病的解剖、生理和功能特点合理选择麻醉方法和药物。

第一节　医学遗传学基本知识

一、遗传学基础

细胞是生命的基本结构和功能单位,在光学显微镜下分为细胞膜、细胞质和细胞核。细胞膜控制物质出入,对信息传递、细胞识别和能量转换都有重要作用。细胞质中含有丰富细胞器和胞质溶胶,是各种生化反应的主要场所。细胞核在一定程度上控制着细胞代谢、生长、分化和繁殖等活动。遗传物质主要存在细胞核中。

染色体(chromosome)是遗传物质的载体,是细胞核里的线形结构,因能被碱性染料着色而得名,其化学本质是核酸和蛋白质。体细胞通常是二倍体,有两组染色体,人体体细胞的染色体数为46条,常染色体(autosome)为44条,男女一样。2条为性染色体(sex chromosome),男性为XY,女性为XX。染色体经过一定程序处理并用特定染料染色后,在普通光学或荧光显微镜下,可显出不同深浅颜色的条纹或不同强度的荧光节段,称为染色体带(chromosome band)。各号染色体带的形态不同,称带型(banding pattern)。着丝粒(centromere)到染色单体的两端之间的部分称为染色体臂(chromosome arm),一条染色体被着丝粒分为长臂(q)和短臂(p);两臂均由一系列染色深和染色浅的带所构成,不存在带间区。在长臂或短臂中都可依明显的形态特征(如着丝粒、端粒,明显的深染带或浅染带)作界标,区分为几个区,每区中可包括若干个带、亚带。

基因(gene)是遗传的基本功能单位、突变单位、重组单位。基因是载着特定遗传信息的DNA分子片段,在一定条件下表达遗传信息,产生特定的生理功能。控制每种相对性状(trait)的基因在成对的同源染色体上占有相对应的位置,这种成双成对的基因称为等位基因(alleles)。等位基因在精子和卵子中并不成对。在一对基因中,只要一个存在就能够使性状得到表现,这一基因称为显性基因(dominant gene),而只有成双存在时才能使性状得到表达的基因,称为隐性基因(recessive gene)。等位基因同为显性或同为隐性,称为纯合子(homozygote),一个为显性,另一个为隐性基因,称为杂合子(heterozygote)。某些基因决定某个蛋白质或酶的分子结构,这些基因称为结构基因(structural gene)。有些基因起到控制其他基因的作用,称为调控基因(regulation gene)。结构基因的突变可导致某一特定蛋白质的一级结构(即蛋白质的氨基酸顺序)和蛋白质量的改变。调控基因的突变可以影响一个或多个结构基因的功能。对人类遗传性代谢疾病的研究证明,“一个基因一个蛋白质”的概念是生物界的普遍规律。基因多态性(gene polymorphism)是指群体中正常个体的基因在相同位置上存在差别(如单碱基对差别;单基因、多基因以及重复序列数目的差别等),这种差别出现的频率大于1%。相关研究表明,基因多态性是造成药物反应个体差异的主要原因。

二、遗传方式

基因携带着的遗传信息按一定方式从亲代传

递给子代，经过表达，形成一定的遗传性状或遗传病。致病基因的遗传方式多种多样，主要为单基因和多基因遗传两大类。此外，某些染色体病也有特定的遗传方式。

（一）单基因遗传（single gene inheritance）

单基因遗传是指某种性状的遗传主要受一对等位基因的控制。等位基因按照孟德尔定律传递，这种遗传方式也称为孟德尔遗传。依照等位基因所在的染色体和基因性质的不同，单基因遗传又可分为常染色体遗传和性连锁遗传。

1. 常染色体遗传（autosomal inheritance） 单基因遗传中，凡是某种性状的基因位于常染色体（第 1~22 号染色体）的任何一对上，这种性状的遗传属于常染色体遗传，可分为常染色体显性遗传和常染色体隐性遗传。

(1) 常染色体显性遗传（autosomal dominant inheritance）：一种性状或遗传病的基因位于常染色体上，这种基因性质如果是显性的，其遗传方式叫常染色体显性遗传。等位基因之间的显性和隐性关系是相对的。基因可以用符号来表示，显性基因用英文大写字母（如 A）表示，其等位的隐性基因则用英文小写字母（如 a）表示。由于体细胞中的基因都成对存在，所以一个个体的基因型可能是 AA、aa（纯合子）或 Aa（杂合子）。在显性遗传病中，基因型为 AA 的个体，由于纯合子的致病基因的作用，该个体是该病的患者；基因型为 aa 的个体，由于纯合子的正常基因的作用，该个体是无病的正常人；基因型为 A 杂合子中，致病基因 A 的作用得以表现，也形成遗传病，基因 A 的作用表现出来，称显性基因；基因 a 的作用则被基因 A 所掩盖而得不到表现，叫隐性基因。显性和隐性基因并非完全是基因本身的特性，而是基因型在一定的遗传背景和环境因素影响下所形成的结果，具有复杂的分子生物学机制。如果等位基因之间不存在显性和隐性关系，而是独立地制造自己的产物，杂合子中两种基因的作用都能得到表现，叫共显性（如 ABO 血型遗传）。

(2) 常染色体隐性遗传（autosomal recessive inheritance）：一种性状或遗传病的基因位于常染色体上，这种基因作用如果是隐性的，这种性状的遗传方式就叫常染色体隐性遗传。隐性遗传病的特点是纯合状态时才表现为遗传病。在杂合状态时（Aa），由于有显性基因 A 的存在，基因 a 的作用不能表现，因而杂合体并不发病，与正常人近似，但可将致病基因 a 传给后代。这样的个体叫致病基因或变异基因携带者。

2. 性连锁遗传（sex-linkage inheritance） 如果基因位于 X 或 Y 染色体上，就与性连锁，这一基因所控制的性状传递方式就叫性连锁遗传，该遗传方式又可分为 X 连锁显性遗传、X 连锁隐性遗传、Y 连锁遗传（或限男性遗传）。一些遗传性状或遗传病的基因位于 X 染色体上，Y 染色体由于缺少相应的同源节段，因为没有相应的等位基因。所以，这些基因将随 X 染色体传递，如果这一基因的性质是显性的，其遗传方式叫 X 连锁显性遗传；如果这一基因的性质是隐性的，遗传方式就是 X 连锁隐性遗传。一些遗传性状或遗传病的基因位于 Y 染色体上，X 染色体缺少相应基因，这些基因将随 Y 染色体而传递，这种遗传方式则是 Y 连锁遗传。

（二）多基因遗传（polygenic inheritance）

性状的表达受多种基因控制，而每一个基因对表型的效应都很小，但若干对基因作用积累，可以形成一个明显的效应，一部分则是由于环境因素影响所致，这种遗传方式就是多基因遗传，或称为数量性状的遗传。研究表明，一些常见的畸形或疾病有明显的家族倾向，如高血压、冠心病、消化性溃疡及某些先天性畸形等，这些疾病有多基因遗传基础，可称为多基因遗传病。

（三）线粒体遗传

线粒体是除细胞核以外唯一含有 DNA 的细胞器。因此，线粒体有自己的 DNA 和蛋白质合成体系，即独立的遗传系统。线粒体基因组中发生基因突变所导致的一类疾病，其传递和表达完全不同于由核基因突变引起的疾病，是一组独特的遗传病，称为线粒体基因病（mitochondrial genic disorders）。线粒体基因病是由于线粒体 DNA 发生了重复、缺失或点突变，呈母系遗传（matrilinear inheritance），父亲不能将性状传给子女，不遵循孟德尔遗传方式。

三、遗传的变异

遗传物质发生的可遗传的变异称为突变（mutation），可分为两类。

（一）染色体畸变（chromosome aberration）

染色体畸变指在某些条件下，细胞中的染色体组（genome）发生数量或结构上的改变，包括整个染色体组成倍增加、个别染色体整条或某个节段的增减以及由于染色体个别位置改变所造成的染色体结构上的改变，其结果必然破坏基因作用之间的平衡，影响物质代谢的正常进行。染色体畸变所引起的疾病称为染色体病，通常伴有发育畸形和智力低下，同时也是导致流产与不育的重要原因。

（二）基因突变（gene mutation）

基因突变是指基因的碱基对组成或排列顺序由于物理、化学和生物等因素所引起的分子结构改变。基因突变可以有三种结果：一是变异的后果轻微，对个体不产生可察觉的有害或有利效应；二是可能给个体的生育能力及适合度带来一定好处；三是不利于个体的生育能力和生存，DNA 分子结构变化、遗传信息改变，不能合成正常的蛋白质或酶。蛋白质的质和量的异常所导致的一系列病理生理变化称为分子病。由于基因突变导致酶的质量改变，通过所催化的酶促反应所引起的一类疾病，称为遗传性代谢病。

第二节 遗传因素对药物代谢动力学的影响

麻醉药物的代谢主要在肝脏进行生物转化，代谢的方式包括氧化、还原、分解、结合等。药物代谢过程通常分为两相：第Ⅰ相主要是官能团反应，在酶的催化下对药物分子进行氧化、还原或水解；第Ⅱ相则是结合反应，将第Ⅰ相中药物产生的极性基团与内生性亲水物质结合使其更具水溶性，易于排除。许多药物的代谢过程是由肝脏或其他组织的特异性或非特异性药物代谢酶所催化。根据药物代谢过程，药物代谢酶可分为Ⅰ相酶类和Ⅱ相酶类。前者包括：细胞色素 P450（CYP450），丁酰胆碱酯酶（butyrylcholinesterase，BChE），二氢嘧啶脱氢酶（dihydropyrimidine dehydrogenase，DPD）等；而后者有 N- 乙酰化转移酶（N-acetyltransferase，NAT），尿苷二磷酸 - 葡萄糖醛酸转移酶（UDP-glucuronosyltransferase，UDPGT）和硫嘌呤甲基转移酶（thiopurine methyltransferase，TPMT）。遗传基因调控药物代谢酶的合成，基因变异可导致药物代谢酶合成不足或缺陷，导致药物代谢异常。

一、血浆胆碱酯酶变异

酯酶（esterases）是机体内作用于酯键使物质发生水解反应的一类代谢酶的总称。酯酶对人体具有重要的生理、病理、药理和毒理学意义，如重要神经递质乙酰胆碱在体内有特异性的乙酰胆碱酯酶灭活。人体有两种胆碱酯酶：一种是乙酰胆碱酯酶（又名真胆碱酯酶，acetylcholinesterase，AchE），主要分布于红细胞膜，能特异性水解乙酰胆碱。对其他胆碱酯类水解较慢，AchE 的活性在人群中并不呈遗传多态性分布；另一种是丁酰胆碱酯酶（butyrylcholinesterase，BchE），又名血清胆碱酯酶、假胆碱酯酶（pseudocholinesterase）和非特异性胆碱酯酶，由肝脏合成释放入血，能有效地水解包括氯琥珀胆碱和普鲁卡因在内的许多胆碱酯和其他酯类。常规用量的氯琥珀胆碱能很快被 BchE 水解，仅有 50% 左右能到达神经肌肉接头，呼吸肌麻痹持续 2~3 分钟。

（一）BchE 变异

BchE 的活性在人群中呈遗传多态性分布，遗传变异可引起 BchE 酶活性降低或丧失，此类患者接受常规用量的氯琥珀胆碱后，肌肉麻痹可持续 1 小时甚至数小时。这种异常临床反应是因为患者血清中的非典型（atypical，A）BchE 对氯琥珀胆碱的亲和力很低，酶的活性降低，不能以正常的速率水解氯琥珀胆碱，神经肌肉接头处的氯琥珀胆碱积聚过多。研究发现，非典型 BchE 与带正电荷的酯的结合能力缺陷是因为其本身带负电荷的底物结合部位有氨基酸改变。此外，BchE 还存在其他一些变异，如缄默（silent，S）变异，对氟化钠抑制不敏感的变异（F 变异），J 变异，K 变异，H 变异等。S 变异其纯合子的酶活性完全缺如或仅有正常酶活性的 2%。H、J、K 如果不合并其他变异，它们的表型（VH、VJ、VK）与正常个体（VU）则难以区别，但与其他变异如 A 变异合并杂合子（AH、AJ、AK）出现时，则易被检测出。H 变异在家系研究中，可导致酶活性降低 90% 以上；J 变异可使酶活性降低 66%；K 变异可使酶活性降低 33%，是最常见的变异，其发生率达 1%。应用氯琥珀胆碱时，VA 或 AK 表型的个体肌肉麻痹与正常个体相比可略延长，AF、FS 或 AJ 表型的个体则有较长时间的呼吸停止，而基因型为 SS、AA 或 AS 的个体则有显著的呼吸停止时间延长。

在临床试验中，对于氯琥珀胆碱反应异常的患者或有这种亲戚的患者，可间接通过酶抑制法确定 BchE 的表型和基因型。最常见的酶抑制剂是地布卡因(又名辛可卡因、dibucaine)。地布卡因数(dibucaine number,DN)指 10μmol 的地布卡因对 BchE 活性的百分抑制数。正常 BchE 对地布卡因很敏感,80% 以上活性可被其抑制,非典型 BchE 对地布卡因不敏感,仅 20% 的活性被抑制,DN 为 20。确定 DN 分型时,应注意控制实验反应温度和浓度。其他抑制剂如氟化钠、氯琥珀胆碱、丁醇(butanol)和尿素(urea)等,使 F、H、J 和 K 等变异得以发现。

在临床上应用神经刺激器有助于发现 BchE 表型异常,应用神经刺激器后给予氯琥珀胆碱,若患者发生Ⅱ相(非去极化)神经肌肉阻滞,则表明患者有 BchE 基因异常。

(二) BchE 遗传变异的分子遗传机制

正常 BchE 的蛋白为四聚体,四个亚基的结构完全一样,各包括 574 个氨基酸,这些氨基酸的分子量为 65 092,每个 BchE 亚基有 10 个天冬酰胺残基,其中有 9 个被糖基化而各带一短糖链,四聚体的 BchE 共结合有 36 个糖链。BchE 酶蛋白分子共带有 72 个负电荷。根据人类基因命名委员会的命名,BchE 代表酶蛋白,而四个字母全部大写并斜体的 *BCHE* 表示相应基因。

1. 典型 BchE 的基因变异　研究表明,在正常 BchE 上存在一个由带负电荷的氨基酸残基如天冬氨酸、谷氨酸等构成的阴离子底物结合部位,而非典型 BchE 上缺乏这一部位,影响酶分子与带正电荷配基的亲和力。分子生物学研究显示,非典型 BchE 上的第 209 位发生 A 和 G 的突变,导致酶蛋白第 70 位的天冬氨酸变成了甘氨酸(Asp70Gly)。

2. 变异体　部分非典型 BchE 变异在基因水平上除 Asp70Gly 突变外,第 1 615 位核苷酸可发生点突变,导致 Ala539(GCA)变为 Thr539(ACA)。人群中 K 变异的发生频率很高,突变纯合子发生率可达 1%。

3. 缄默 BchE　缄默 BchE 是由于 BchE 自第 351 位起发生了 GGT 到 GGAG 的基因变异。杂合子的 DN 正常,而 BchE 的活性仅为正常的 50%,纯合子的 BchE 活性极低,有的甚至完全没有活性。

4. J 变异体　J 变异个体的 BchE 上存在两个点突变,一个是 K 突变(Ala539Thr),另一个是第 1 490 位的核苷酸由 A 变成了 T,相应地 Glu497 变为 Val497。BchE 酶活性可减少 60% 以上,因而具有较重要的临床意义。

(三) BchE 活性降低的麻醉处理

在正常个体,氯琥珀胆碱静脉注射 1 分钟内 90% 以上的药物由 BchE 水解,到达神经肌肉接头处的药物只占所给剂量的极小部分,其所产生的肌肉麻痹可以很快恢复。一般静脉注射氯琥珀胆碱 1.0~1.5mg/kg 后,肌肉功能完全恢复的时间是 5~10 分钟。但是,如果 BchE Asp70Gly 多态性杂合子(单个等位基因)表达,会导致血浆 Bch 活性降低,这类患者在注入氯琥珀胆碱后神经肌肉功能恢复要延长 3~8 倍;而 BchE Asp70Gly 多态性纯合子表达,则肌肉功能的恢复将延长更多。同样,米库氯铵也可出现这种情况。所以,临床上遇到常规使用氯琥珀胆碱和米库氯铵后肌力迟迟不能恢复者,首先要排除导致 BchE 活性降低和酶量减少的病理生理因素。由遗传变异所致的 BchE 活性降低,应在 DN 等遗传学检查后方能确定。对于 BchE 基因异常的患者应尽量避免或者谨慎使用这些药物,以减少肌力恢复时间延迟的发生。对于 BchE 缺陷的个体,及时注射从人血浆中浓缩和纯化的正常活性的 BchE 可缩短肌肉麻痹的持续时间。但如注射过晚,则无明显的作用。对呼吸未恢复者,主要是控制呼吸,不需要作其他特殊处理,同时维持适当的麻醉深度,使患者保持无意识状态。如果周围神经刺激仪证明去极化阻滞已变为Ⅱ相阻滞,可试用依酚氯铵 1mg 予以拮抗。控制呼吸应持续到神经肌肉阻滞完全消失后。

BchE 活性降低变异对某些麻醉药物的水解也有影响。据报道,具有非典型或缄默 BchE 的个体,在应用普鲁卡因或氯普鲁卡因时,其麻醉作用时间明显延长,甚至出现毒性反应。因而对 BchE 变异个体使用此类药物也应予以注意。

二、生物氧化酶多态性

药物代谢过程由一系列酶促反应来完成,参与的酶有两大类:微粒体酶和非微粒体酶。微粒体酶主要存在于肝脏、肺、肾等部位,以肝脏微粒体酶活性最高,主要是催化药物等外源性物质的代谢,所以又称药物代谢酶。其中又以细胞色素 P450(CYP450)最重要。由细胞色素 P450 酶系催化的Ⅰ相反应是药物体内代谢转化的关键性步骤,其可以影响药物的半衰期、清除率和生物利用度等许多重要的药物动力学特性。

人类许多药物代谢 CYP450 酶具有遗传变异,在人群中分布呈遗传多态性。CYP450 酶遗传多态性是一种单基因性状,其特异性基因的等位基因发生改变而引起该基因产物酶的缺失或变异,并在人群中至少有两种表型（或基因型），是导致不同个体及种族间对同一底物代谢能力不同的原因之一。CYP450 有广泛的底物对象。如果该酶缺乏，则有些药物治疗出现毒性，而有些药物则治疗失败。

抗高血压药物异喹胍（debrisoquin）的氧化过程需 CYP450 家族中异喹胍水解酶（CYP2D6）参与，如该酶缺乏，则异喹胍结构中脂环羟化受阻，代谢减慢，导致血药浓度升高，效应增强。异喹胍弱代谢者的基因表型的遗传方式是常染色体隐性遗传。这种人对异喹胍等 20 多种药物缺乏代谢能力，因而可能出现毒性作用。除了异喹胍，CYP2D6 还参与了包括心血管药物、中枢神经系统药物、麻醉药物等在内的 80 余种药物的代谢。CYP450 家族参与代谢的药物及缺乏时引起的不良反应见表 22-1。

表 22-1 常见 CYP450 酶代谢的药物

CYP450	底物	可能的不良反应
CYP2D6	异喹胍	低血压
	美托洛尔、布非洛尔	β 阻滞效应过度增强
	去甲替林	精神错乱
	苯乙双胍	乳酸中毒
	芬太尼、吗啡、羟考酮	药效延长
CYP2A6	香豆素	出血
CYP2C19	奥美拉唑	药效增强，高度敏感
	地西泮	镇静时间延长

三、醇脱氢酶的多态性

醇脱氢酶（alcohol dehydrogenase，ADH）是一种含锌金属酶，在肝脏中表达最高，肺、消化道、大脑等组织器官中也有不同的表达。乙醇首先经 ADH 作用可氧化成乙醛，80% 的酒精氧化是在肝脏中通过该途径实现的。其次，乙醛再由乙醛脱氢酶（ALDH）作用转化为乙酸，乙酸分解为二氧化碳和水排出体外。ADH 编码基因目前被鉴定出最少有 6 种，该酶在不同的人群中表达有差异，即 ADH 具有遗传多态性。ADH 酶的多态性可引起个体对乙醇耐受力的差异。亚洲人群对该酶亲和力低者较多，这些人常出现戒酒反应，即少量饮酒后出现面红、心悸、头痛。酒精会影响机体多种药物代谢酶，如细胞色素 P450 2E1（CYP2E1）等。大量饮酒短时间内可能通过竞争性抑制，从而抑制 CYP2E1 的代谢，而长时间酗酒则会诱导其活性。急性乙醇戒断会使 CYP2E1 活性急剧下降。这种相反的作用机制使得饮酒状态不同对药物代谢影响不同。

四、二氢嘧啶脱氢酶基因突变

氟尿嘧啶（5-FU）是许多肿瘤化疗的首选药，二氢嘧啶脱氢酶（DPD）是体内嘧啶碱分解代谢的起始酶和限速酶，是将 5-FU 代谢成无活性产物的关键酶，且广泛分布于人体的各部分正常组织（肝脏、胰腺、肺和胃肠黏膜等）中，尤其以肝组织、外周血单核细胞中活性最高。DPD 的编码基因 DPYD 基因以及发生突变的情况，多位学者进行了大量的研究。DPYD 在辅酶 NADP 的参与下，把氟尿嘧啶类还原成二氧氟尿嘧啶。氟尿嘧啶类 80% 由 DPYD 代谢，DPYP 基因突变将导致酶活性降低，氟尿嘧啶类代谢减慢，发生毒性反应（严重黏膜炎、粒细胞减少症、神经系统症状，甚至死亡）风险增加。

五、尿苷二磷酸 - 葡萄糖醛酸转移酶不足

尿苷二磷酸 - 葡萄糖醛酸转移酶（UDPGA）主要分布在肝内，是参与人体药物代谢Ⅱ相结合反应的一种药物代谢酶，它可以催化葡萄糖醛酸与内生性胆红素结合。葡萄糖醛酸化是药物和环境化学物质排泄的主要途径，许多药物与葡萄糖醛酸结合后失去活性。如麻醉性镇痛药、苯二氮䓬类、洋地黄类及对乙酰氨基酚等。但吗啡与葡萄糖醛酸结合后仍有活性，如 UDPGA 不足，而吗啡用量又过大时，则易发生中毒。

人类 UDPGA 遗传变异呈多态性。临床上许多高胆红素血症都与 UDPGA 等位基因的突变有关。日尔伯（Gibert）综合征是以轻度慢性高血胆红素为特点的良性疾病，其分子生物学机制是遗传性药物葡萄糖醛酸化障碍。为常染色体显性伴不完全外显性遗传，发生率为 2%~5%。

六、单胺氧化酶遗传多态性

单胺氧化酶（monoamine oxidase，MAO）主要位于细胞线粒体，可催化生物胺类，包括神经递质如去甲肾上腺素、多巴胺、5-HT 的氧化降解。MAO 活性与人类的某些疾病具有相关性，MAO 基因调控区存在遗传多态性。而许多激素和药物也可影响 MAO 活性，糖皮质激素可阻断切除肾上腺后所导致的 MAO 活性增高。丙硫氧嘧啶、利血平也可增加 MAO 的活性。MAO 基因缺失则可导致严重的精神神经改变。

第三节　遗传因素对药效学的影响

2

遗传对药效学的影响是指在不直接影响药动学的条件下，对药效学所产生的影响。临床上有些疾病可能因使用某些药物而诱发代谢紊乱或临床表现，也有因解剖异常在使用某些药物后出现特殊药效学效应。

一、卟啉症

卟啉症（porphyria）又名紫质症，是由先天性卟啉代谢紊乱所致的卟啉前体和 / 或卟啉在体内聚集的一组疾病，主要特点是血红素生成缺陷以及其前体过多生成。卟啉是血红素合成过程中的中间产物，主要在红骨髓和肝内合成。根据卟啉代谢紊乱的临床表现，卟啉症分为急性间歇型（acute intermittent porphyria，AIP）、遗传性粪卟啉型（HC）、变异型（variegate porphyria，VP）和症状型。与麻醉有密切关系的是 AIP。

1. 临床表现　AIP 是由于尿卟啉原合成酶 Ⅰ（即 PBG 脱氨基酶）缺乏所致，该病为常染色体显性遗传。青年女性居多，90% 为潜伏者，仅 10% 有临床症状。该类患者其 PBG 脱氨基酶活性仅为正常人的一半。因肝脏卟啉前体，即 δ- 氨基酮戊酸（δ-ALA）和卟胆原(porphoilinogen，PBG)生成过量，在体内堆积过多而出现腹痛和精神症状。临床症状为慢性病急性发作和间歇缓解。腹痛呈持续和绞痛状，并可向背部放射，腹软但有触痛，可伴有剧烈呕吐、脱水、电解质紊乱及便秘，其症状易与阑尾炎、肠梗阻及胆石症相混淆而被施行手术。

2. 诱发因素　许多药物可使 CYP-450 肝酶原活性增强，从而使 ALA 合成酶活性增强，δ-ALA 和 PBG 在体内堆积，出现急性发作的症状。

所有的巴比妥类、氯氮䓬、依托咪酯、磺胺类、安泰酮、吸入麻醉药如恩氟烷、甲氧氟烷，某些局部麻醉药如利多卡因，均可诱发 AIP 急性发作。其他一些药物如乙醇、苯妥英钠、类固醇激素、氨基比林、丙米嗪、尼可刹米、麦角新碱、硫脲类等，以及手术创伤、感染、进食不足、劳累、精神刺激、妇女的月经和妊娠，也可引起 AIP 发作。

3. AIP 急性发作的治疗措施　对 AIP 发作引起的脱水、低钠血症和低镁血症、心动过速及腹痛应给予对症处理。有癫痫发作时，用地西泮或硝西泮（clonazepam）作为巴比妥类的替代品。葡萄糖能抑制 δ-ALA 合成酶的活性，减少 δ-ALA 的合成，可静脉滴注葡萄糖 10~20g/h，直至接近 300g/d。若经上述处理神经精神症状仍进一步发展，可用羟高血红素（Hematin）静脉输注 1~4mg/（kg·d）以抑制卟啉前体的过度生成，并注意预防急性肾衰竭、血栓性静脉炎以及凝血功能障碍等并发症。

二、恶性高热

恶性高热（malignant hyperthermia，MH）是一种罕见的具有临床异质性的疾病，是最先发现受体缺陷而具有遗传药理学特性的疾病之一。它是一种以体温升高、代谢亢进和肌肉强直为特征的致死性综合征。当易感个体用强效的全身麻醉药如氟烷或去极化肌松药如氯琥珀胆碱时，可诱发该综合征。该病为常染色体显性遗传，其发生率呈年龄依赖性，儿童约为 1/15 000，成人约为 1/50 000，分布遍及全世界。白种人发生率远较黑种人为高，亚洲亦有发生该病的报道。连锁分析图谱及分子遗传学研究显示，假设的恶性高热基因与肌浆网钙释放通道的雷诺定（ryanodine）受体基因位点紧密连锁。雷诺定受体基因位于 19 号染色体的长臂（19q131-132 区带），这种突变在人类恶性高热家庭中占 5%，另一可能的基因是激素敏感型酯酶。恶性高热临床表现、症状严重程度和病死率各不相同。恶性高热患者及其家族成员常患有隐性或显性先天性肌病，如先天性骨骼肌畸形、眼睑下垂、斜视、肌肉抽搐症、疝及自发性关节脱位，这些均为染色体改变的突出表现。不同麻醉用药对恶性高热的发病率的影响程度不尽相同（表 22-2）。

表 22-2　不同麻醉用药 MH 的发病率

麻醉方法	暴发型	不典型	MH 易感患者发病率
总发病率	1∶251 063	1∶17 435	1∶16 303
全身麻醉	1∶221 811	1∶15 404	1∶14 403
全身麻醉用氯琥珀胆碱	1∶140 006	1∶8 819	1∶8 297
吸入全身麻醉药	1∶84 488	1∶6 653	1∶6 167

典型的恶性高热可发生于儿童、青春期或年轻人。已知的可引起MH的药物有：去极化肌松药、所有挥发性麻醉药，包括地氟烷，以及氧化亚氮。易感患者在接受上述触发剂后出现突然长时间的肌肉强直，其程度可以是轻度的，也可能非常严重而成为最主要的临床表现，气管插管变为困难，胸壁强直使呼吸减弱。经过长短不一时间后，体温开始上升，甚至可达44.4℃，同时出现严重的代谢性和呼吸性酸中毒。如治疗不及时，可能在数分钟内死于室颤，或数小时内死于肺水肿或凝血功能障碍，或数天内死于神经系统损害或肾衰竭。2/3的患者最终死于心搏骤停。

MH及易感者可安全使用的药物包括巴比妥类、丙泊酚、依托咪酯、麻醉性镇痛药、地西泮、咪达唑仑。酰胺类及酯类局部麻醉药也可安全用于MH及易感患者。

丹曲林（dantrolene）是一种细胞内肌松剂，作为恶性高热的预防和治疗用药能显著地改善预后，早先的病死率高达70%~80%，但早期诊断和非特异性治疗可使其降至30%。而丹曲林的早期使用已使麻醉诱发恶性高热的病死率降至10%以下。它直接抑制雷诺定受体进而抑制组织钙离子释放而发挥作用。

三、葡萄糖-6-磷酸脱氢酶缺乏症

红细胞葡萄糖-6-磷酸脱氢酶缺乏症（glucose-6-phosphate dehydrogenase deficiency，G-6-PD）是一种X连锁遗传性疾病，是红细胞酶缺乏引起的溶血性贫血中最常见的一种。该病在我国主要分布在两广及西南省份。

正常人红细胞膜的完整性依赖于足量的还原型谷胱甘肽的存在，它可防止细胞内氧化性物质（包括外源性具有氧化性的药物）对细胞膜的损伤。G-6-PD缺乏时，使细胞内还原型辅酶Ⅱ（NADPH）产量减少，不能及时将氧化型谷胱甘肽（GSSG）还原成还原型谷胱甘肽（GSH），因而体内GSH生成量减少。一般情况下，GSH量不足还不至于引起细胞膜损伤，但在某些情况下，如食入新鲜蚕豆、感染和新生儿期，或使用了具有氧化性的药物，即可诱发急性溶血反应。

能引起溶血反应的药物和化学制剂有50多种，常见的有氨基喹啉类衍生物、磺胺类、呋喃类、解热镇痛药、维生素K等（表22-3）。

G-6-PD缺乏症患者麻醉时应避免使用上述可诱发溶血的药物。溶血发生后，患者可表现为头晕、发热、恶心、呕吐、腹痛、黄疸、血红蛋白尿、肝脾肿大等，严重者可发生脱水、酸中毒、休克、肾衰竭甚至死亡。抢救措施包括输血、纠正酸碱失衡及对症处理。

表22-3 G-6-PD酶变异时禁用、慎用的药物

禁用药物：	1. 磺胺类：磺胺、乙酰磺胺、磺胺吡啶、磺胺甲噁唑
	2. 抗疟药类：氨喹啉、帕马喹
	3. 硝基呋喃类
	4. 其他抗生素：萘啶酸
	5. 其他：苯肼、亚甲蓝、乙酰苯胺
	6. 硝普钠
慎用药物：	1. 解热镇痛药：非那西丁、阿司匹林、氨基比林、安替比林等
	2. 磺胺类：磺胺西丁、磺胺咪、磺胺异噁唑、SM
	3. 维生素类：维生素K_3、维生素C
	4. 抗疟药类：氨奎、奎宁
	5. 各种退热止痛中成药
	6. 其他：氯霉素、左旋多巴、对氨基苯甲酸、秋水仙碱、苯海拉明、苯妥因钠、保泰松、丙磺舒、普鲁卡因酰胺、链霉素、乙胺嘧啶

四、受体遗传多态性与药物效应

受体的概念最初在药物效应研究中提出。药物和毒物等外源性活性物质进入体内后，经过代谢动力学，与靶器官的受体发生相互作用，最后导致药理或毒理效应。受体是基因表达的产物，绝大多数药物的受体（药物靶点）是蛋白，受基因调节，从而也受基因多态性的影响。受体遗传多态性至少包括了基因和蛋白质两个水平的多态性，这种遗传多态性一旦具有功能意义，就可能对药物效应产生影响。

1. 阿片受体的遗传多态性　阿片受体体内至少存在8种亚型，在中枢神经系统内至少存在4种亚型：μ、κ、δ和σ。阿片受体与痛觉形成及传导、镇静催眠、精神活动、循环及呕吐等多种生理功能和反应有关。阿片类药物是临床上常用的镇痛药，但目前该类药都有成瘾性问题。人群中对疼痛的刺激和对阿片类药的反应存在显著的个体差异。长期滥用阿片类药物或毒品会导致阿片成瘾

2

性，包括个体对药物的耐受性（tolerance）和依赖性（dependence）。其中耐受性在很大程度上归因于阿片受体的下调或脱敏。研究表明，δ 受体羟基末端的氨基残基对阿片受体下调起决定作用，而 μ 受体的羟基末端的某些氨基酸残基是受体脱敏的关键部位。有学者提出，在 μ 受体基因调控区可能存在一些明显影响受体表达的多态性，这些多态性可能是个体对阿片类药物产生差异的主要原因。

2. 肾上腺素受体的遗传多态性　肾上腺素受体基因突变可能影响药物反应。个体对肾上腺素受体阻滞药的反应存在很大差异，其中体内 β 肾上腺素受体数量变化是造成这种差异的主要原因之一；此外，不同种族由于遗传背景的差异，对于肾上腺素受体激动药和阻断剂的敏感程度也不尽相同。肾上腺素受体由 α 和 β 两个亚家族（subfamily）组成。α 受体可被分为 α_1 和 α_2 两种类型。β 受体也可被区分为 β_1、β_2 和 β_3 三种亚型。人群中肾上腺素受体的遗传多态性比较常见，目前以 β_1 和 β_2 受体的遗传多态性的研究报道较多。

β_1 肾上腺素受体常见遗传多态性为 Ser49Gly 和 Gly389Arg 多态性。有关研究发现，健康受试者在使用 β_1 肾上腺素受体阻滞药后，均出现血压降低，其中 Gly389Arg 纯合子的血压降低程度更显著。而对于高血压患者而言，β_1 肾上腺素受体基因单倍体可作为美托洛尔抗高血压疗效的预测指标。

β_2 肾上腺素受体在人体内也呈多态性表达。基因突变 46A → G 导致受体蛋白 16 位氨基酸 Arg16 → Gly（Arg16Gly）的改变。Arg16Gly 在人群中的发生频率较高。临床观察似乎支持 Gly 受体与重症支气管哮喘的发生有关。也有报道 Gly16 受体介导较高的血管反应性，显然与药物效应的个体差异有关。有报道 Gly16 纯合子的重症心衰生存率显著低于其他基因型个体。因而 β_2 受体的遗传多态性可能是影响心血管疾病的发病程度、药物治疗效应和预后的重要遗传因素之一。

3. $GABA_A$ 和 NMDA 受体　尽管作用靶点尚未完全弄清，但许多麻醉药物具有调节 γ- 氨基丁酸 A 型（$GABA_A$）受体功能的能力。苯二氮䓬类、吸入麻醉药、丙泊酚均可作用于 $GABA_A$ 受体从而对神经元活动产生中度抑制作用，使患者消除焦虑感（抗焦虑作用），而更强的抑制作用则会产生全身麻醉作用。氧化亚氮、氙气和氯胺酮则优先作用于 N- 甲基 -D- 天门冬氨酸（NMDA）受体。$GABA_A$ 受体的亚单位（α、β、γ、δ、ε 和 θ）中，有些编码基因存在多态性，可能与孤独症、酒精依赖、癫痫及精神分裂症有关，但尚无与麻醉药物敏感性有关的报道。NMDA 受体的多态性现象也有报道，发现可能与阿尔茨海默综合征、抑郁症有关。

4. 其他　维生素 K 受体基因的遗传突变可使少数个体对抗凝剂香豆素的治疗具有抵抗性而导致治疗无效。长 Q-T 间期综合征可能与钾通道功能异常和钙 / 钙调节蛋白依赖性蛋白激酶Ⅱ变异有关，具有这些遗传性变异的人群，易于被某些药物如 H_1 受体拮抗药、特非那定和阿司咪唑引发室性心律失常。

第四节　麻醉用药对遗传物质的影响

随着对化学物致突变、致畸、致癌研究的进展，有些化学物（包括药物）已被证明为致突变物。大多数常用麻醉药不属于致突变物，有的毒性尚未肯定，仅含烯基成分的麻醉药具有较强的致突变作用。新合成的药物不断增加，其中也可能会出现新的致突变物。这类药物对机体的危害，主要是以损害遗传物质（DNA）为基础。突变无论在体细胞或生殖细胞内均可发生。当生殖细胞内 DNA 分子发生突变时，可导致死胎、不育和畸形；体细胞内 DNA 分子发生改变时，可引起肿瘤。因此，检测麻醉药的致突变性以筛选药物，对优生和预防疾病都具有重要的意义。由于致突变物对 DNA 的损伤可反映在染色体结构异常和姐妹染色单体互换上，故采用细胞遗传学技术是敏感的细胞遗传损伤指标。常用方法为染色体畸变、姐妹染色单体交换和微核测定。

对一种药物损伤遗传物质的顾虑，主要集中在致突变、致畸、致癌三者的可能性上。这三者之间有很高的相关性。90%~95% 的致癌物同时也是致突变的物质；通常致畸的剂量也都可导致突变；凡对生殖细胞有诱变作用的化学物质也均可致癌。所以，有些能使染色体断裂的药物，也可以同时是诱变因素。有些既能导致染色体断裂，又是致畸或致癌的因素，其作用是重叠的。用细胞遗传学方法测定致突变效应可较快地得到结果，而进行致畸和致癌试验则相对地需要较长时间，故目前多是根据某种药物致突变性来判断它是否具有潜在的致畸或致癌危害性。

一、致突变性

麻醉药，特别是吸入麻醉药可能有潜在的致突变性和致癌性，近年来颇受关注。大量非人体研究表明，只有乙烯醚（divinyl ether）和氟烯醚（fluroxene）得到了致突变阳性结果。三氯乙烯（trichloroethylene）是一个弱诱变剂。值得注意的是，氧化亚氮和氟烷对果蝇也是一个微弱诱变剂。一般而言，含有双键结构的麻醉药均有致突变性，与这类化学物质具有高度的化学反应活性相一致。因而，含有双键结果的吸入麻醉药的代谢产物，1-二氟-2-溴-氯乙烯和1，1-二氟-2-氯乙烯也具有微弱的致突变性。

手术室无论是否安装排污装置，其工作人员外周血淋巴细胞姐妹染色单体交换和染色体畸变研究，虽有少数阳性结果，但大多数均为阴性结果。人体研究目前尚缺乏微量麻醉废气有致突变性的充分证据。苯巴比妥、地西泮、氯氮䓬、东莨菪碱及氯丙嗪等镇静安定药也可能具有潜在的致突变性。

二、致畸性

致畸性指的是药物对发育生物学体系的副作用，即对生殖细胞、胎儿、未成熟的产后婴儿发育过程中的不良影响。

（一）吸入麻醉药对生殖细胞的影响

将实验动物长时间暴露于吸入麻醉药，如2%氧化亚氮、5×10^{-5}氧化亚氮和1×10^{-6}氟烷或5×10^{-4}氧化亚氮和1×10^{-5}氟烷，可致生精管萎缩，精子减少，睾丸减轻，精子染色体损伤；1.2%恩氟烷、0.04%或0.08%氯仿、0.2%三氯乙烯，轻度增加精子畸形数。但另有报道，0.3%恩氟烷、50%氧化亚氮对实验动物生殖细胞无影响。对人类精子的初步研究表明，手术室微量麻醉废气的影响为阴性结果。

（二）吸入麻醉药的胚胎毒性

包括两方面的内容：一是手术室工作人员长期暴露于微量麻醉废气对胎儿的致畸作用，二是孕妇接受吸入麻醉后对胎儿的致畸作用。

1. 动物实验研究　麻醉浓度的氟烷、氧化亚氮、恩氟烷及异氟烷等均降低实验动物胎儿体重和增加骨骼肌畸形率。由于这些阳性致畸结果也可能是氧分压、二氧化碳分压及体温等的变化所致，而且有报道用吸入麻醉药平均麻醉6~8小时并无致畸作用，反复暴露于吸入全身麻醉药也为阴性结果，因而动物实验研究结果并未获得吸入麻醉药能致畸的充分证据。

氧化亚氮是动物实验中唯一有充足证据的弱的直接致癌剂，其机制是使维生素B_{12}失活，耗竭叶酸，抑制谷氨酸合成酶，从而干扰正常的叶酸代谢，最后影响到DNA的合成，致使胚胎发育受阻而产生畸形。

补充外源性N5甲酰四氢叶酸可使DNA合成恢复，但并不能完全消除因蛋氨酸合成酶缺乏所引起的不利影响。研究提示，暴露于50%氧化亚氮，1小时内大鼠胸腺嘧啶脱氧核糖核苷酸的合成即受影响。危重患者，70%氧化亚氮吸入2小时或更短时间即有影响，在2~6小时之间，其抑制程度与麻醉时间长短有关。

吸入麻醉药致畸性的关注点，近年集中在胚胎期和出生后虽未观察到的中枢神经系统形态学改变，却有持续存在的行为学缺陷。在胚胎器官形成期，许多器官和系统对化学致畸剂敏感，尤其是中枢神经系统髓鞘形成期。而在某些动物实验研究，实验人员甚至还观察到了化学致畸剂对脑结构的改变。

2. 流行病学调查　仅有的几项大规模的调查显示，虽然孕妇因宫颈发育不全等疾病行手术治疗似乎可导致流产、早产和围生期婴儿死亡率增加，但与动物实验的阳性结果形成鲜明对比的是，孕妇接受吸入全身麻醉并不增加胎儿畸形率。有研究认为，孕妇接受吸入麻醉，甚至硬膜外麻醉，胎儿出生后的认识、运动技能和语言等行为的发展，至少在7岁以内受到一定程度的影响，但这种观点并非得到广泛赞同。

（三）其他麻醉用药的胚胎毒性

硫戊巴比妥钠、异戊巴比妥钠和甲哌卡因可能具有致畸性。此外，妊娠最初几周内服用甲丙氨酯、氯氮䓬使新生儿畸形增加1.5~4倍。口服地西泮与婴儿唇裂增多的因果关系可能较小。吩塞秦类可能引起心血管畸形。

虽然孕妇接受吸入麻醉并不增加新生儿畸形率，但妊娠早期，特别是妊娠前3个月内，仍应尽可能避免手术和麻醉。必须接受麻醉时，宜选用局部麻醉。氧化亚氮在妊娠前4周内宜避免应用，若使用时间控制在2小时内，并补充N5甲酰四氢叶酸，则致畸危险性极小。妊娠早期也不宜应用硫戊巴比妥钠、地西泮、甲丙氨酯、氯氮䓬、甲哌卡因及吩噻嗪类药。要将麻醉药致畸的危险性降至最低程度，除妊娠期少用麻醉药外，更应注意麻醉技术本身所带来的生理状态变化及其他环境因素对胚胎发育可能带来的不利影响。

第五节　某些遗传性疾病的麻醉特点

许多遗传性疾病因本身的畸形或并存疾病需手术治疗，麻醉处理与各相关系统疾病的麻醉类似，详见有关章节。本节仅列举某些特殊和少见遗传性疾病的麻醉特点。

一、肌肉疾病

（一）肌强直症

包括强直性肌营养不良症、先天性肌强直症及先天性副肌强直症，均为常染色体显性遗传。肌强直的特征是骨骼肌主动收缩后需较长时间方能放松，经多次动作后症状好转。强直性肌营养不良症最为常见，其麻醉处理有以下特点：①加强呼吸管理，因呼吸肌和咽喉肌无力，常累及呼吸，反复发生吸入性肺炎。镇静安定药宜减量应用，气管插管至术后呼吸完全满意。②防治肌强直，氯琥珀胆碱、寒战及叩击可诱发肌强直发作，因此，应避免使用氯琥珀胆碱，注意保暖，避免冷刺激。局部麻醉可能有助于减弱或终止肌强直。如果广泛的肌强直发作，用普鲁卡因胺、奎宁、苯妥英钠和泼尼松等膜稳定剂治疗。③注意防治因心脏传导系统异常所引起的血流动力学紊乱。④麻醉方法可选用小剂量硫喷妥钠等诱导，吸入麻醉药维持麻醉。对非去极化肌松药虽反应正常，仍以不用或慎用为好，如确需应用，宜选用作用时间较短的阿曲库铵和维库溴铵等，术后让呼吸自动恢复，不用新斯的明拮抗，抗胆碱能药物在逆转去极化肌松的过程中可能诱发肌强直收缩。另两种肌强直症的麻醉参照上述原则。

（二）周期性瘫痪

周期性瘫痪（periodic paralysis）是以反复发作的骨骼肌松弛性麻痹为特征的一组疾病。根据发作时的血清钾水平，分为低钾血症性、高钾血症性及正常血钾性周期性瘫痪，均属常染色体显性遗传。

对低钾血症性者的麻醉处理应注意：①术前晚餐不宜进食过多，以免钾随大量葡萄糖进入细胞内而加重低钾血症；②术前尽可能纠正低钾血症及酸碱紊乱；③麻醉中输注5%葡萄糖，0.25%氯化钠，以免钠负荷过大，诱发肌肉麻痹；④注意保暖，以免低温诱发肌无力；⑤加强心电图监测，有助于早期发现低钾血症；⑥术后长时间严密观察，全身肌肉麻痹时，及时气管插管，控制呼吸。

对高钾血症性者，严重而又长期无力发作时，可静脉注射葡萄糖酸钙或用葡萄糖和胰岛素以降低血钾，亦可用利尿剂以加速排钾。输注库存血可出现明显的钾负荷，在适当情况下可以考虑使用洗涤红细胞。围术期注意保暖避免体温降低诱发其发作。

对正常血钾者，麻醉中输注大量生理盐水可使肌麻痹好转。三种周期性瘫痪患者，均避免应用氯琥珀胆碱，以免诱发肌强直发作。

（三）进行性肌营养不良症

进行性肌营养不良症（progressive muscular dystrophy）是一组原发于肌肉组织的遗传病，临床表现特征是进行性加重的肌肉萎缩与无力，部分类型还可累及心脏、骨骼系统，但面部和手部肌肉常不受损害。传统上分为假肥大型肌营养不良、面肩肱型肌营养不良、肢带型肌营养不良、Emery-Dreifuss肌营养不良、眼咽型肌营养不良、眼型肌营养不良、远端型肌营养不良和先天性肌营养不良。按照遗传方式可分为性连锁隐性遗传型、常染色体显性遗传和常染色体隐性遗传型。因肌萎缩肌无力，常引起反复的肺部感染、吞咽和喉反射减弱，胃平滑肌受累可致胃排空减慢。因此，麻醉前要控制已存在的肺部感染，麻醉前禁食至少6小时，麻醉中注意防止误吸。不用氯琥珀胆碱和挥发性吸入麻醉药，以免出现类似MH的表现。加强体温监测。若出现类似于MH的肌强直，迅速给予丹曲林。麻醉方法宜选用局部麻醉和静脉麻醉复合氧化亚氮吸入。

二、骨和结缔组织疾病

（一）马方（Marfan）综合征

这种常染色体显性遗传综合征主要表现为手

指细长和全身长管状骨过长，两臂伸开的长度超过身长。关节运动过度，肌肉发育差，常伴有主动脉扩张、主动脉瓣关闭不全及脊柱侧弯。心血管病变是最常见的直接死亡原因。

术前重点了解可能因颌骨过度生长而导致的高弓状硬腭和过度突出的颌骨对气管插管的影响及心血管状况。麻醉诱导前应置患者合适体位以避免关节损伤或脱位，对心功能不全者可作动脉穿刺置管，但对于动脉壁已受损者则有一定危险。麻醉诱导时应预防气管插管所可能引起的高血压，以防血管瘤破裂。喉镜暴露和气管插管应注意不要过度牵拉下颌关节。因脊髓管内容量增加可影响椎管内或硬膜外阻滞所需药量。这类患者发生气胸的风险较大，在使用正压通气时需谨慎。

（二）成骨不全症

成骨不全（osteogenesis imperfecta，OI）是一种全身性结缔组织病，以危弱易折的骨骼、蓝色的巩膜及耳聋为特征。妊娠时母亲和胎儿都是危险的，应进行剖宫产，麻醉中注意骨骼的机械结构异常、牙骨化不全及出血倾向。由于骨骼极端脆弱导致围术期发病率显著增多。颈部过伸可导致骨折，运用喉镜时可造成下颌骨骨折，氯琥珀胆碱导致的肌颤也可引起骨折，甚至患者摆放体位或血压计袖带充气也会引起骨折。严重 OI 患者，麻醉科医师可考虑不用袖带血压计，直接动脉插管测压。

（三）软骨发育不全

软骨发育不全（achondroplasia，AC）是由于软骨内成骨缺陷所致的遗传性侏儒症，主要病理变化是长骨干骺端软骨内成骨受阻而影响到骨的长度，为侏儒的最普遍形式。AC 妇女妊娠常需剖宫产以解决难产。麻醉诱导时面罩密闭常有困难，注意维持呼吸通畅。颈部手术时有脊髓缺血危险，所以围术期进行神经和运动系统检查很重要，围术期脊髓功能监测可能有助于早期识别手术中脊髓的压迫。臂丛神经易受损伤，注意安置适当的体位。

（四）皮肤弹力过度症

又称埃唐（Ehlers Danlos）综合征。疾病特征包括皮肤脆弱、关节过度松弛、易淤伤和出血，可伴有心血管畸形、肌病及骨骼异常。气管插管易引起脆弱的血管出血，也可导致松弛的下颌关节脱位。血管畸形可影响到静脉通路的建立。现有的静脉麻醉药和吸入麻醉药均可安全应用于 ED 患者。尚未有指南明确推荐该类患者首选全身麻醉或是区域阻滞。尽管也有区域阻滞成功应用于此类患者的案例，考虑到患者皮肤组织脆弱，麻醉方式选择区域麻醉仍需谨慎。

三、皮肤病

（一）大疱性表皮松解症

大疱性表皮松解症（epidermolysis bullosa）是一组遗传性慢性非感染性疾病，临床特点是以轻微的机械损伤后，皮肤或某些黏膜即可发生水疱，特别是在手、足、肘膝等骨骼突出部位。表现为糜烂、结痂等重度皮损，最后形成瘢痕。口、喉、食管黏膜的瘢痕可造成舌活动障碍、食管狭窄。麻醉中应保护皮肤，医用胶带、心电图电极、透热垫等均可能引起大疱形成，甚至从病房将患者送至手术室的途中，便可能引起严重的皮肤损伤。局部浸润麻醉和肌内注射均应避免。区域阻滞往往较易成功。放置面罩时宜小心谨慎，最好是用塑料面罩，面罩的压力和手持面罩加压会引起面部大疱。口腔瘢痕形成使患者张口受限，让喉罩置入和气管插管变得困难，应有应急预案。如果气管插管，应保留至合适的拔管时期。伴有肌萎缩者应用氯琥珀胆碱可能引起高钾血症，应慎重选用。

（二）无汗腺外胚层发育不良

主要临床表现为毛发稀少，牙齿发育异常，无汗或少汗，患者对热的耐受性差，应仔细监测体温变化。黏液分泌少所继发的肺部感染是术后常见的并发症。

四、其他遗传性疾病

（一）21 三体综合征（Down syndrome，DS）

本病临床体征多样，许多器官组织都有异常。肌张力低下，颜面部畸形，约 50% 的患者患有先天性心脏病，免疫缺陷致常发呼吸道感染。麻醉前应常规给予镇静药，DS 患者呼吸道分泌物多，抗胆碱药须常规给予。该类患者因小下颌、舌突出，气管插管可能困难，气管导管型号选择应偏小。耳鼻喉手术中，手术定位可能导致旋转型颈椎脱位，如果可能的话，患者和手术床应作为一个整体转动，头部的转动应保持在最低限度内。常用剂量的镇静药和麻醉药可能引起过度反应。

（二）遗传性血管神经性水肿

遗传性血管神经性水肿（hereditary angioneurotic edema）是一种较罕见的常染色体显性遗传病。临床特征是发作性眼、唇、口、皮肤和肠急性水肿。上呼吸道水肿相当普遍，外伤可诱发。糖皮质激素和抗组胺药均无效。静脉给予肾上腺素仍是急性发作时的一线药物，氨基己酸等纤溶酶抑制剂及雄激素较为有效。新鲜血浆富含患者所缺乏的C1酯酶抑制剂（C1EI），可用于预防4天内的发作和治疗。发作时应特别注意呼吸道通畅与否，严重喉水肿者应紧急气管切开。体外循环和肝素-鱼精蛋白复合物都会激活补体，导致灾难性后果，故体外循环前需经过术前周密的治疗准备。

（三）黏多糖贮积症

黏多糖贮积症（mucopolysaccharide storage disease）是一组由不同酶缺乏而导致的黏多糖过多分泌和沉积于组织中的遗传性疾病。与麻醉关系密切的是IH型，多为小儿，有智力差、侏儒状、头大、嘴唇大且外翻、舌大、牙小而疏松、颈短、扁桃体和腺样体异常增大、下颌短小、喉和气道异常等表现。麻醉危险性大，麻醉前全面评价心、肺及神经功能。以地西泮和东莨菪碱做麻醉前用药，既达到镇静目的，又不严重抑制呼吸。麻醉诱导宜选用静脉麻醉药。气管插管前最好不用肌松药。采用各种方法确保气管插管成功。有喉畸形时，呼吸音可作为气管插管是否满意的指征。麻醉维持可用氯胺酮。术后注意呼吸支持。

（四）糖原贮积症

糖原贮积症（glycogen storage disease，GSD）是糖原降解代谢障碍所引起的一组疾病。麻醉处理较为特殊的是Ⅰ型（葡萄糖-6-磷酸酶缺乏症）和Ⅴ型（肌肉磷酸化酶缺乏症）。Ⅰ型主要累及肝脏，出生后即肝大，禁食可快速发生低血糖，感染和外科手术也能引起致死性低血糖、惊厥及乳酸性酶中毒。手术开始前即给予葡萄糖，围术期定时监测血糖和酸碱平衡状态。如血小板异常，应避免局部麻醉。Ⅴ型仅累及肌肉，早期肌酸痛，运动时僵直，晚期发展成肌无力和肌萎缩。术中补充葡萄糖，不用止血带。由于肌肉异常，肌松剂应避免选用氯琥珀胆碱，需使用时以阿曲库铵为好。

（五）肝豆状核变性

肝豆状核变性（hepatolenticular degeneration）又称威尔逊病（Wilson Disease，WD），以铜的转运和储存异常为特征。铜沉积在角膜内形成的卡-氟氏色素环具有诊断价值。儿童往往表现为肝脏疾病，类似于慢性活动性肝炎，而老年人则主要表现为神经系统疾病。可伴肌张力降低。麻醉前检查肝功能，评估基础血细胞比容和血小板计数。治疗药物青霉胺易致过敏反应，需特别注意皮质激素用药史。抗惊厥用药史也应注意。虽然青霉胺易致皮肤损害，但该药及其他治疗仍宜用至术前。小心使用面罩，注意选择静脉穿刺和心电图电极放置的部位，以免加重已有的皮损。青霉胺本身可引起肌无力样表现，慎用肌肉松弛药，加强监测。甲氧氯普胺可能引起锥体束外系效应，应避免使用。吩噻嗪、丁酰苯及其他多巴胺能的阻滞药可能加重运动失调。昂丹司琼作为止吐剂可能是安全的，因为其没有抗多巴胺效应。

（雷少青　夏中元）

参考文献

[1] BYER, DAVID E. Anesthesia and uncommon diseases [M]. Amsterdam: Elsevier Saunders, 2006.

[2] 左伋. 医学遗传学 [M]. 6版. 北京：人民卫生出版社，2013.

[3] 周宏灏，张伟. 新编遗传药理学：遗传药理学 [M]. 北京：人民军医出版社，2011.

[4] 叶铁虎，李大魁. 麻醉药理学基础与临床 [M]. 北京：人民卫生出版社，2011.

[5] VICTOR C B, JENNIFER E O. 麻醉相关的小儿遗传和代谢性疾病综合征 [M]. 北京：人民卫生出版社，2014.

[6] WIESMANN T, CASTORI M, MALFAIT F, et al. Recommendations for anesthesia and perioperative management in patients with Ehlers-Danlos syndrome (s) [M]. Orphanet J Rare Dis, 2014, 9 (1): 109.

[7] TORPY JANET M, LYNM CASSIO, GLASS RICHARD M. JAMA patient page. Malignant hyperthermia. JAMA, 2005, 293 (23): 2958.

[8] SMITH B E. Teratology in anesthesia [M]. Clini Obstet Gynecol, 1974, 17 (2): 145.

[9] TAKAHASHI H, MARUO Y, MORI A, et al. Effect of D256N and Y483D on propofol glucuronidation by human uridine 5′-diphosphate glucuronosyltransferase (UGT1A9) [J]. Basic Clin Pharmacol, 2008, 103 (2): 131-136.

[10] KHAN M S, ZETTERLUND E, GRÉEN H, et al. Pharmacogenetics, plasma concentrations, clinical signs and eeg during propofol treatment [J]. Basic Clin Pharmacol, 2014, 11 (6): 565-570.

[11] MASTROGIANNI O, GBANDI E, ORPHANIDIS A, et al. Association of the CYP2B6c. 516G> T polymorphism with high blood propofol concentrations in women from northern Greece [J]. Drug Metab Pharmacok, 2014, 29 (2): 215-218.

[12] EUGENE A R. CYP2B6 genotype guided dosing of propofol anesthesia in the elderly based on nonparametric population pharmacokinetic modeling and simulations [J]. Int J Clin Pharmacol Toxicol, 2017, 6 (1): 242-249.

[13] LI Y, JACKSON K A, SLON B, et al. CYP2B6*6 allele and age substantially reduce steady-state ketamine clearance in chronic pain patients: impact on adverse effects [J]. Br J Clin Pharmacol, 2015, 80 (2): 276-284.

[14] LESLEY K, RAO L K, ALICIA M, et al. Role of cytochrome P4502B6 polymorphisms in ketamine metabolism and clearance [J]. Anesthesiology, 2016, 125 (6): 1103-1112.

[15] HODGES L M, MARKOVA S M, CHINN L W, et al. Very important pharmacogene summary [J]. Pharmacogenet Genom, 2011, 21 (3): 152-161.

[16] KIRCHHEINER J, MEINEKE I, FREYTAG G, et al. Enantiospecific effects of cytochrome P450 2C9 amino acid variants on ibuprofen pharmacokinetics and on the inhibition of cyclooxygenases 1 and 2 [J]. Clin Pharmacol Ther, 2002, 72 (1) 62-75.

[17] DELACOUR H, LUSHCHEKINA S, MABBOUX I, et al. Characterization of a novel BCHE "silent" allele: point mutation (p. Val204Asp) causes loss of activity and prolonged apnea with suxamethonium [J]. PLoS One, 2014, 9 (7): e101552.

[18] LANDAU R, KERN C, COLUMB M O, et al. Genetic variability of the mu-opioid receptor influences intrathecal fentanyl analgesia requirements in laboring women [J]. Pain: J Inter Assoc Study Pain, 2008, 1 (1): 5-14.

[19] BUTELMAN, E. R., YUFEROV, V., KREEK, M. J.. κ-opioid receptor/dynorphin system: Genetic and pharmacotherapeutic implications for addiction [J]. Trends Neurosc, 2012, 10 (10): 587-596.

[20] NELSON, E. C., LYNSKEY, M. T., HEATH, A. C., et al. Association of OPRD1 polymorphisms with heroin dependence in a large case-control series [J]. Addiction Biol, 2014, 1 (1): 111-121.

[21] J KIRCHHEINER, H SCHMIDT, M TZVETKOV, et al. Pharmacokinetics of codeine and its metabolite morphine in ultra-rapid metabolizers due to CYP2D6 duplication [J]. Pharmacogen J, 2007, 4 (4): 257-265.

[22] NICHOLSON, WAYNE T FORMEA, CHRISTINE M. Clinical Perspective on the Clinical Pharmacogenetics Implementation Consortium Updated 2014 Guidelines for CYP2D6 and Codeine [J]. Clin Chem: J Am Assoc Clin Chem, 2015, 2 (2): 319-321.

[23] DARBARI D S, VAN-SCHAIK R H, CAPPARELLI E V, et al. UGT2B7 promoter variant-840G>A contributes to the variability in hepatic clearance of morphine in patients with sickle cell disease [J]. Am J Hematol, 2008, 3 (3): 200-202.

[24] CAMPA D, GIOIA A, TOMEI A, et al. Association of ABCB1/MDR1 and OPRM1 gene polymorphisms with morphine pain relief [J]. Clin Pharmacol Therap, 2008, 4 (4): 559-566.

第二十三章

神经肌肉兴奋传递

目　录

神经肌肉兴奋传递是兴奋中的运动神经元冲动经神经肌肉接头将电兴奋转化为化学递质传递至肌纤维的过程。神经肌肉接头是运动神经轴突分支末梢与骨骼肌肌纤维膜的连接点。神经肌肉接头由四部分组成，即接头前膜（膨大的神经末梢）、接头后膜（肌纤维膜在接头部位相应增厚的部分）、神经肌肉接头间隙（接头前膜与接头后膜的间隙）及接头旁地带。

兴奋在神经细胞膜和在肌纤维膜的传导属于电兴奋传导，而兴奋在神经肌肉接头传递要经过递质释放、递质与受体结合和形成肌纤维膜内外电位变化等过程。概括起来分三个步骤：①接头前膜神经冲动到达神经末梢，促使钙离子内流，激发囊泡膜与接头前膜融合而破裂；②囊泡中的乙酰胆碱释放入神经肌肉接头间隙；③乙酰胆碱与接头后膜上N_2-乙酰胆碱受体结合，引发可扩布到整个肌纤维膜的终板电位，引起骨骼肌肌纤维收缩。

参与神经肌肉兴奋传递的各组织的结构完整及功能正常是机体保证随意行动和维持肌张力的前提。神经末梢及神经肌肉接头发育并形成成熟的肌肉功能状态受多种外源性或内源性分子的影响和调节。

肌松药作用于神经肌肉接头，阻断神经肌肉兴奋的传递，产生骨骼肌松弛作用。因此，要了解肌松药的作用与消退，以及不同性质肌松药的作用机制，必须先理解神经肌肉接头的解剖结构及其在神经肌肉兴奋传递过程中的功能，此外还需了解兴奋传递各过程的异常、一些神经肌肉疾病其相关病理生理变化对神经肌肉兴奋传递的影响和其他可能影响肌松药作用与药效的因素。

第一节　神经肌肉接头的解剖学

通常运动神经元轴突末梢的每一分支分别与一个肌纤维形成1对1的神经肌肉接头。这样，一个运动神经元可支配多个肌纤维，形成功能同步的运动单元。运动神经电兴奋在神经纤维膜表面传导，在神经细胞体内合成接头前膜膜成分和离子通道所需的各种酶、蛋白质、大分子物质，并由轴突胞质运送至神经末梢，维护正常功能所需。

一、运动神经末梢与接头前膜

来源于外胚层的胚胎干细胞在胚胎发育第三周到第四周时发育为运动神经元。运动神经元在神经生长因子刺激作用下，分化出有髓鞘包裹的轴突，从脊髓前角或髓质向下延伸至肌肉组织，轴突末梢脱髓鞘并膨大形成接头前膜。接头前膜（直径1~5μm）包含合成、包裹、运输、贮存以及释放乙酰胆碱的各种必需成分。在该部位的细胞质内，含有许多突触囊泡（50~100nm）以及一些微丝和微管、线粒体和滑面内质网等。接头前膜上含释放点、钙离子通道和乙酰胆碱受体等结构（图23-1）。

（一）突触囊泡（又称突触小泡，synaptic vesicle）

1955年突触囊泡首次被报道，它们储存于神经末梢，内含神经递质。神经肌肉接头前膜的突触囊泡呈球形，直径20~60nm，每个囊泡内含5 000~10 000个乙酰胆碱分子。乙酰基转移酶催化由胆碱和从乙酰辅酶A中获得的乙酸合成乙酰胆碱。占其总量60%的乙酰胆碱以量子的形式与ATP共同储存在囊泡内，其余乙酰胆碱则存于轴浆内。囊泡主要存储在三个囊泡池，一个位于接头前膜距接头后膜乙酰胆碱受体最近的释放点，这些囊泡直径较小，以集簇的形式有序分布，受到刺激后可即刻释放囊泡，称为即刻释放囊泡池。其释放的乙酰胆碱可通过最短路径到达接头后膜并与接头后膜上的乙酰胆碱受体结合。而神经末梢大多数比较大的囊泡存储在距离接头前膜较远的位置，在神经高强度工作时，如高频长时间刺激，这些囊泡可通过细胞骨架运输到释放点释放，称为储存池。另外还有循环囊泡池，此处的囊泡用于补充生理刺激下的即刻释放囊泡池。此外还有通过连接结构与突触前膜相连的囊泡、与接头前膜直接接触的囊泡等不同形态的囊泡。

在接头前膜内，一个由纤维丝状物组成的复杂网络，称为连接器。它能将突触囊泡彼此连接并连接至细胞基质，一个囊泡可以和多个囊泡相连。囊泡表面附有囊泡相关蛋白，称突触素Ⅰ（synapsin Ⅰ），它使囊泡聚集并附在细胞骨架上。突触体素（synaptophysin）是囊泡上钙离子结合蛋白，当神经兴奋到达末梢时，钙离子内流增加，与突触体素结合，参与囊泡的胞吐作用。突触素是神经细胞的磷酸蛋白，有调节神经递质释放的作

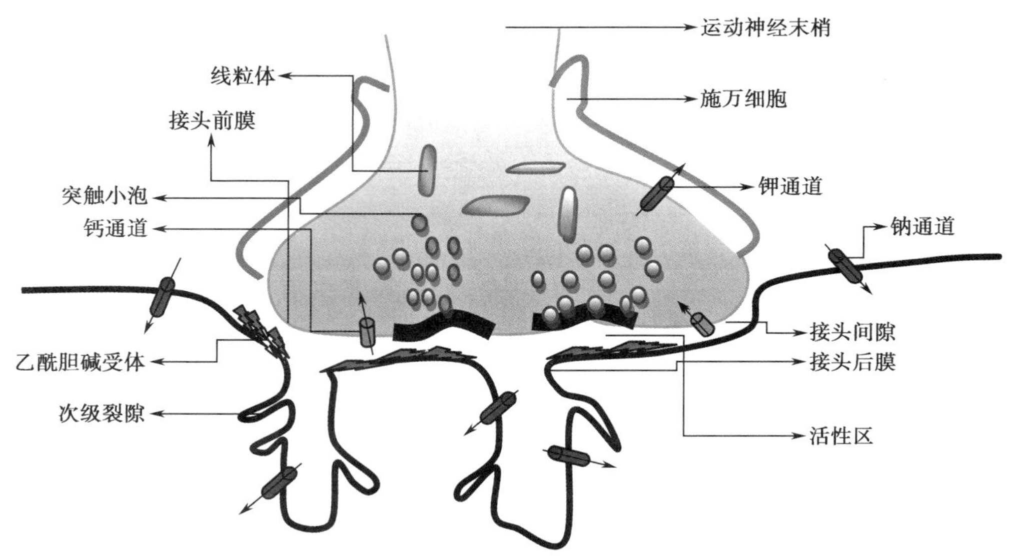

图 23-1　神经肌肉接头示意图

构成神经肌肉接头的三种细胞：运动神经元（即神经末梢）、肌纤维和施万细胞。每个肌纤维只与一个运动神经轴突末梢联系，形成神经肌肉接头。神经末梢在膜周围有成簇分布的囊泡，使膜区增厚，这是活性区，它的一端朝向接头，另一端朝向线粒体和微管。接头间隙由初级的和很多次级的裂隙构成。肌纤维的表面褶皱"肩部"的密斑区含有乙酰胆碱受体，钠通道存在于裂隙的底部，并遍及肌膜。稳定神经肌肉接头的乙酰胆碱酯酶、蛋白和蛋白聚糖也分布于接头间隙。

用。囊泡相关膜蛋白（vesicle associated membrane protein，VAMP）是囊泡膜的结构蛋白，可能对囊泡代谢有重要作用。突触体素，突触素（synapsin）和囊泡相关膜蛋白等三种蛋白参与乙酰胆碱的包装、储存和释放。

（二）运动神经末梢内的重要亚显微结构

1. 线粒体（mitochondria）　线粒体在神经肌肉接头的接头前膜和接头后膜富集，在神经肌肉接头的发育、稳定和神经传递过程中是必不可少的。接头前膜的线粒体集中分布在高代谢释放点，参与细胞的新陈代谢，钙稳态，细胞凋亡及乙酰胆碱的合成、运输和释放，并可通过肌动蛋白依赖机制调节接头前膜分化。

2. 细胞骨架（cytoskeleton）　细胞骨架由神经丝、微管和微丝三种纤维构成。微管是圆形细管，延伸到神经元的突起中，在胞质内与神经丝配列成束，交织成网。微管的表面有动力蛋白，它本身具有 ATP 酶的作用，在 ATP 存在的状态下，可使微管滑动。微管参与胞质内物质的转运活动，接近微管表面的各种物质流速最大。微丝是最细的丝状结构，长短不等，集聚成束，交织成网，广泛分布在神经元的胞质和突起内，具有收缩作用，能适应神经元生理活动的形态改变。细胞骨架对于神经元发育形成轴突、树突和组装突触也是必不可少的，并在成熟神经元中继续维持轴突和树突的结构，作为细胞内运输的轨道，允许动力蛋白在细胞内运送特定的物质。

3. 活动区(active zone)和释放点(release site)　活动区是指一些横跨神经末梢膜表面条带的交叉点，电子显微镜下可见在接头前膜电子致密度很高的小而厚的膜。释放点是囊泡破裂、囊泡膜融入接头前膜、乙酰胆碱进入接头间隙之前囊泡所附着的部位，其结构尚不清楚。在活动区内，每个释放位点含有单独的电压 - 门控钙通道簇。释放点的数目由可释放囊泡的最大量决定。其数目与释放准备池相同。

（三）接头前乙酰胆碱受体（pre-synaptic acetylcholine receptor）

运动神经末梢存在多种受体，除 N- 乙酰胆碱受体外，还有 M- 乙酰胆碱受体、阿片受体、肾上腺素能受体等。这些受体的生理作用及麻醉药对其的影响还不完全明确。接头前膜烟碱型乙酰胆碱受体为 a3b2 亚型，它与维持神经肌肉接头的营养功能有关，如乙酰胆碱和营养因子的释放和再补充。这一过程所需的信号由多种受体介导，接头前乙酰胆碱受体参与其中。在运动神经受到高频刺激时，通过接头前乙酰胆碱受体的正反馈作用，引起更多乙酰胆碱释放。非去极化肌松药和六烃季铵可抑制该受体，影响其正反馈机制，使乙酰胆碱释放量降低，表现为强直刺激和四个成串刺激后出现的“衰减现象”。而去极化肌松药氯琥珀胆碱在临床剂量范围内的首剂使用无此作用。接头前膜N- 乙酰胆碱受体与接头后膜乙酰胆碱受体在药理特性上完全不同。前者仅仅控制特异性钠通道，而后者控制非特异性阳离子通道。接头前膜 M- 乙酰胆碱受体（M_1 和 M_2 亚型）在神经肌肉接头发育和成熟后的乙酰胆碱释放过程中发挥作用。阿托品作为一种非特异性的毒蕈碱受体阻滞药，可通过抑制 M_1 和 M_2 乙酰胆碱受体来调节乙酰胆碱释放，从而降低自发性微终板电位频率，增加乙酰胆碱的诱发释放。

（四）接头前膜钙离子通道和钾离子通道

钙通道和钾通道均存在于接头前膜。神经肌肉接头前膜钙通道与乙酰胆碱释放过程关系紧密，主要为 N 型钙通道，此外还有 P/Q 型钙通道。N 型钙通道在新形成的神经末梢有大量表达，P/Q- 型钙通道则更多分布在成熟的神经末梢。电压门控钙通道分布在囊泡间的释放点，钙通道离乙酰胆碱释放点很近，甚至就位于囊泡下方，从神经末梢去极化、钙通道开放、钙离子进入神经末梢、再至乙酰胆碱释放，只有 200μs 的时程。这些钙通道受神经膜电位改变而调控通道开放与关闭。N- 型或 P/Q- 型钙通道被阻断后，乙酰胆碱释放急剧减少。各种钙离子通道、钙转运蛋白、钙感受蛋白相互配合，共同维护接头前膜钙稳态。其中任何环节发生功能异常，都可能会导致乙酰胆碱释放异常。

钾离子通道包括电压门控钾通道和钙激活型钾通道。钾通道限制神经末梢去极化的时间，因此影响钙内流和递质释放。钙内流的改变也可以影响神经递质的释放。钾离子通道阻滞药（如 4- 氨基吡啶，四乙铵）可以延长钙离子的流动，延缓或阻止钾离子外流，使乙酰胆碱释放量显著增加，从而拮抗肌松药的作用。罗库溴铵能明显缩短由钾离子通道阻滞药 4- 氨基吡啶引起的 EPP 时程延长作用，从而增强其肌松作用。

（五）施万细胞（Schwann cell，Sc）

施万细胞的作用主要是维持神经肌肉之间的连接和促进运动神经元的生存。施万细胞可以分泌多种神经营养因子促进轴突再生，并在神经末梢损伤后的再生过程中发挥关键作用。神经损伤时，施万细胞发挥自噬细胞功能，可清除 40%~50% 的髓鞘碎片和受损细胞残留物质，为神经末梢再生做准备，即促进神经末梢延长并到达肌纤维膜。

二、神经肌肉接头后膜（post-junction membrane）

接头后膜为神经肌肉接头的致密肌纤维膜。该部位接头后膜凹陷形成许多深沟和皱褶。接头后膜皱褶又形成许多凹陷，称为初级裂隙和次级裂隙，这种结构能增大接头后膜总表面积数倍。在皱褶“肩部”分布有密集的乙酰胆碱受体（10 000 个 / μm^2），每个接头处约有 500 万个乙酰胆碱受体，细胞骨架蛋白将乙酰胆碱受体锚定在接头后膜。在皱褶肩部分布的乙酰胆碱受体密度是皱褶底部的两个数量级。皱褶肩部大致与接头前膜释放点相对，因而乙酰胆碱可通过较短距离到达接头后膜，与乙酰胆碱受体结合。在皱褶底部分布着大量 Na^+ 离子通道和少量的乙酰胆碱受体。

神经肌肉接头后膜乙酰胆碱受体（nAchR）由肌纤维核合成，通过特殊的 43kD 细胞骨架蛋白锚定于肌纤维膜上（图 23-2）。乙酰胆碱受体是配体门控的离子通道蛋白，属于半胱氨酸环超家族（还包括基因同源的 5- 羟色胺受体、γ- 氨基丁酸 A 型受体和甘氨酸受体等）。乙酰胆碱受体是 290kD 的糖蛋白，由 5 个同源性很高的亚基构成。5 个亚基环绕细胞外孔道呈漏斗样延伸为亲水性离子通道。每一个亚基都是一个四次跨膜蛋白，分子量约 60kD，由 437~501 个氨基酸残基构成。跨膜部分为四条 α- 螺旋结构（TM_1~TM_4），其中 TM_2 含较多的极性氨基酸，构成中央离子孔道。跨膜区的外侧面氨基端有一很大的细胞质外区（ECD）（约 200 个氨基酸），它有一个由 13 个氨基酸和一小段羧基隔开的半胱氨酸二硫键。细胞内区域位于 TM3 和 TM_4 之间。用通道阻滞药标记受体研究发现，受体五个亚基的 TM_2 区排列成跨膜通道。TM_2 区的氨基酸序列极其保守。TM_2 影响受体对通道阻滞药的敏感性、单通道离子电导系数和通道关闭后再开放的时间。用疏水探针标记研究表明，受体 TM_4 跨膜区直接与细胞膜的脂双层部分相连。对于 TM_1 和 TM_3 的结构和排列还不清楚，估计它们包含 β 结构，位于 TM_2、TM_4 之间。

从侧面看，乙酰胆碱受体可以分三个主要部分：①包含受体激动药结合位点的较大的细胞外结构域，也是孔道的入口；②当通道孔隙打开时，通过

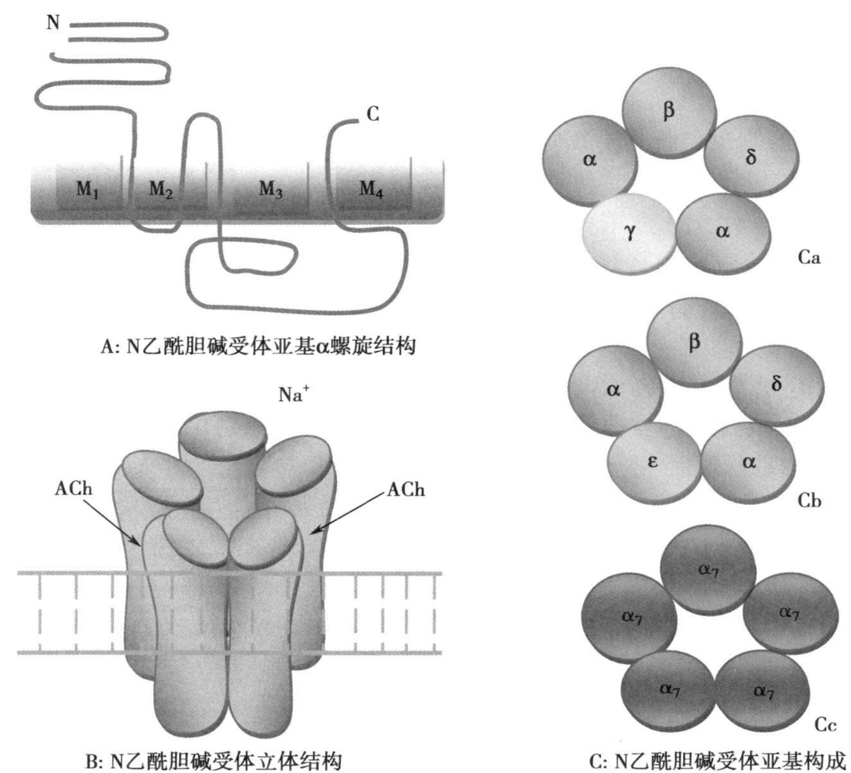

图 23-2 乙酰胆碱受体示意图

左上：乙酰胆碱受体 α 螺旋结构；左下：乙酰胆碱受体四级结构，可见 2 个乙酰胆碱的结合位点，中间为离子通道；右：神经肌肉接头后膜表达的三种乙酰胆碱受体。由上至下依次为成人型乙酰胆碱受体、胎儿型乙酰胆碱受体和 $α_7$- 乙酰胆碱受体。

脂质双层膜形成充满水的亲水性离子通道的跨膜结构域；③胞内结构域，在亚基中变化最大，包含修饰位点和与胞质内成分相互作用的位点。主要免疫原性区域是 $α_1$ 亚单位的短氨基酸序列，其中有许多抗体结合位点，包括抗人重症肌无力肌肉烟碱型乙酰胆碱受体的自身抗体。

接头后乙酰胆碱受体有三种亚型：①成熟型乙酰胆碱受体（又称成人型或接头乙酰胆碱受体），由 2 个 $α_1$ 亚基、1 个 $β_1$ 亚基、1 个 ε 亚基和 1 个 δ 亚基组成；②未成熟型乙酰胆碱受体（又称胎儿型或接头外乙酰胆碱受体），由 2 个 α 亚基、1 个 β 亚基、1 个 γ 亚基和 1 个 δ 亚基组成；③ $α_7$- 乙酰胆碱受体，肌肉的 $α_7$- 乙酰胆碱受体由 5 个同源 $α_7$ 亚基组成。五个 $α_7$ 亚基都有与配体或药物的结合位点。在 2 个 α 亚基上 2 个相邻的半胱氨酸是乙酰胆碱的结合位点，其对乙酰胆碱的亲和力不同，反应时间也稍有不同。这些位点同样是受体激动药和受体拮抗药的竞争目标。

成熟型乙酰胆碱受体只在成人接头后膜表达。未成熟型乙酰胆碱受体和乙酰胆碱受体见于胎儿未成熟的神经肌肉接头内外，以及上或下运动神经元损伤、烧伤、脓毒症或其他原因导致的肌纤维失神经支配，肌蛋白分解等病理情况。此时未成熟型和 $α_7$- 乙酰胆碱受体可在含接头后膜的肌纤维膜任何位置表达。健康成年人的接头后膜只表达成熟型乙酰胆碱受体，而在一些病理情况下，三种受体可共存于整个肌膜包括接头周围区域。由于三种受体的亚基构成和蛋白质结构不同，使机体对肌松剂反应存在差异，导致临床上肌松药药效学的改变。成熟型乙酰胆碱受体代谢较稳定，半衰期 2 周左右；而未成熟型乙酰胆碱受体半衰期不到 24 小时，其单通道导电性较小，平均通道开放时间比成熟型乙酰胆碱受体长 2~10 倍。去极化肌松药或乙酰胆碱受体激动药与未成熟型乙酰胆碱受体结合后，更易导致受体构型改变而激发阳离子流，其剂量仅需与成熟型乙酰胆碱受体结合所需剂量的 1/100~1/10。未成熟型和 $α_7$- 乙酰胆碱受体对非去极化肌松药抵抗，使其药效减弱，这可能与非去极化肌松药的亲和力下降有关。

三、神经肌肉接头间隙(neuromuscular junction cleft)

接头前膜与接头后膜之间的裂隙称为神经肌肉接头间隙,其宽度为50~100nm。其中包含由蛋白丝构成的基底膜,它是特化的细胞外基质,通过Ⅵ型胶原与基质中的微纤维将神经末梢和肌纤维膜紧密联合,并分隔形成接头间隙。接头间隙内有许多胶原样物质形成网状结构,其内充填着能迅速降解乙酰胆碱的乙酰胆碱酯酶,有助于细胞黏附和神经肌肉兴奋信号转导。乙酰胆碱酯酶由肌组织分泌出来,通过胶原的细柄附着于肌纤维的基底膜上。乙酰胆碱酯酶在接头前膜释放点至接头后膜最近距离部位的初级裂隙和接头后膜皱褶中分布最多。初级裂隙中的乙酰胆碱酯酶更接近肌纤维而不是神经末梢。乙酰胆碱酯酶沿接头后膜皱褶全长分布。接头外区域也有较低浓度的乙酰胆碱酯酶。乙酰胆碱酯酶这样分布能增强乙酰胆碱的有效水解,并防止其重新与烟碱样乙酰胆碱受体结合。接头前膜释放的乙酰胆碱都要绕过这些酶到达乙酰胆碱受体与受体结合。由于这种酶的活性极高,那些经过酶活性区却未与受体结合的乙酰胆碱或与乙酰胆碱受体结合又解离的乙酰胆碱几乎即刻就被乙酰胆碱酯酶降解。无论是先天性或获得性乙酰胆碱酯酶活性改变,均可引起神经肌肉功能紊乱。

四、旁接头地带

神经肌肉接头旁的区域组织称为旁接头地带,在接头前膜信息转导至肌膜的过程中发挥重要作用。在旁接头地带中,乙酰胆碱受体密度低,而钠离子通道的密度高,且远远超过肌纤维膜其他区域的钠离子通道密度。受体的混合存在增强了旁接头地带乙酰胆碱受体对终板电位的反应,并将其转化成去极化波,扩布到整个肌纤维,从而引发肌纤维收缩。旁接头地带的钠离子通道密度高于肌膜远端。该区域离神经末梢较近,受其释放的神经递质影响,且在生命的不同时期,此区域的受体和通道会发生一些特殊变异,以回应神经活动的异常下降。也有一些乙酰胆碱受体、钠离子或钙离子通道存在先天异常(即突变),这种变异性有可能导致患者在不同年龄和病理条件下,对肌松剂产生不同反应。

第二节 神经肌肉兴奋传递

运动神经元兴奋转化为肌纤维膜兴奋按时间先后可分为三个过程。神经肌肉接头兴奋传递的特点为:①兴奋只从运动神经向肌纤维单向传递;②乙酰胆碱释放、扩散和与接头后膜乙酰胆碱受体结合激发受体通道打开需要时间,神经冲动通过一个神经-肌肉接头至少需要0.5~1ms;③兴奋传递是化学过程,因此易受其他药物或内环境影响。

一、神经肌肉接头前过程

此过程主要包括运动神经末梢兴奋与乙酰胆碱释放:

1. 神经末梢以“量子形式”释放乙酰胆碱 神经末梢内每个囊泡所含乙酰胆碱总量叫一个递质量子。乙酰胆碱被释放时,以囊泡为单位成批地倾囊而出,这种释放方式称量子式释放。已经证实乙酰胆碱量子释放分为自发性量子释放和由神经冲动诱发的量子释放。在静息态时,一般只有一个到几个囊泡自发性量子式释放乙酰胆碱,乙酰胆碱可使接头后膜产生微小的去极化电位变化,称为微小终板电位(MEPP)。微小终板电位只有神经刺激激发终板电位的百分之一,因而其去极化仅限于终板区而不能向整个肌纤维膜扩散。而当神经末梢受兴奋刺激去极化时,接头前膜几百个囊泡瞬间移行到释放点,与接头前膜融合,约10^7个乙酰胆碱分子被释放进入接头间隙。每一囊泡释放引起的微小终板电位的总和形成终板电位,其强度足以向终板周围的肌纤维膜扩布产生动作电位,引起肌肉收缩。乙酰胆碱释放还有非量子释放,神经末梢细胞质内的乙酰胆碱直接由跨膜转运蛋白“泵送”至接头间隙。非量子释放的乙酰胆碱所诱发的接头后膜终板电位很低,并不能引发接头后膜的去极化。非去极化肌松药罗库溴铵不但可与接头后膜乙酰胆碱受体结合发挥受体阻滞作用,也可作用于接头前膜影响乙酰胆碱的释放。

2

2. 神经末梢释放乙酰胆碱与钙离子内流关系十分密切 神经末梢去极化时，膜电位到达接头前膜使钙离子通道开放，细胞外钙离子内流，进入接头前膜近释放点，与囊泡壁钙离子靶蛋白结合，致乙酰胆碱释放。乙酰胆碱释放不仅取决于钙离子与位于囊泡下的传感器蛋白的结合，还取决于活动区的结构，即囊泡分布疏密，以及电压门控钙离子通道是聚集还是均匀分布。细胞外钙离子浓度与乙酰胆碱的释放量有极大关系。电刺激神经去极化，如细胞外液不含钙离子，则神经末梢不释放乙酰胆碱；如细胞外钙离子浓度增加一倍，可使接头释放乙酰胆碱量子量增加16倍。钙离子通过接头前膜电压门控依赖性钙离子通道进入神经末梢。钙离子内流使乙酰胆碱囊泡移行到释放点，囊泡壁与接头前膜融合，乙酰胆碱释放入接头间隙。神经末梢内钾离子经钾离子通道外流使膜电位复极化，钙离子通道关闭，从而限制神经末梢去极化时程，影响钙离子内流和乙酰胆碱释放。患者应用非去极化肌松剂后，持续强直刺激运动神经后再给予单刺激，肌肉收缩出现“强直刺激后易化”现象。这与每一次刺激后引起内流的钙离子不能即刻被排出有关，引起肌肉强直收缩期间钙离子蓄积。此时神经末梢内钙离子含量较正常多，如此时以一个单刺激刺激神经，则激发乙酰胆碱释放量超出正常。这些超量的乙酰胆碱可以部分拮抗肌松药并出现特征性的肌肉收缩幅度增加。

3. 突触囊泡循环 乙酰胆碱囊泡释放乙酰胆碱的整个过程称为胞吐作用。囊泡膜与接头前膜分离重新内陷，称为胞吞作用。囊泡通过胞吐和胞吞作用完成一次突触囊泡循环。胞吞作用与胞吐作用的平衡对避免突触囊泡耗竭具有重要意义。突触囊泡循环主要包括以下九个步骤：锚靠、激活、融合/出胞、入胞、移位、内质体融合、出芽、神经递质摄取、囊泡移回接头前膜的活化区。

(1) 突触囊泡胞吐作用：囊泡膜融合和胞吐过程由多种蛋白介导，且钙离子在其中发挥重要作用。胞吐作用经历三个预备过程，即囊泡的集聚(recruitment)、锚定(docking)和预激(priming)过程。经过预备过程后，囊泡内的乙酰胆碱最后从囊泡与接头前膜形成的融合孔释放到接头间隙。囊泡释放乙酰胆碱前的三个预备步骤都依赖于钙离子，但不同环节对钙离子的依赖程度不同，最后的融合步骤需要的钙离子浓度最高。静息时，囊泡附着于距释放点较远的细胞骨架蛋白(如肌动蛋白)上。兴奋时，囊泡必须从细胞骨架上释放下来，并向释放点迁移和集聚，然后锚定在接头前膜上，此过程需要的钙离子浓度约为0.5mol/L。当囊泡与接头前膜结合后，并不立即释放神经递质，还需要在钙离子的存在下(0.3mol/L)消耗ATP进行预激，此过程比较缓慢。预激后，当钙离子的浓度达到>100mol/L时，囊泡就可以与接头前膜快速融合并形成融合孔，释放乙酰胆碱。

很多突触蛋白参与了囊泡递质的释放过程。突触素是一种存在于囊泡壁的蛋白质，具有四次跨膜结构，为电压敏感型离子通道，参与囊泡集聚过程。在静息态下，突触素Ⅰ使突触囊泡结合于细胞骨架蛋白上。兴奋时，随着细胞内钙离子浓度的升高，钙离子激活钙调蛋白依赖性蛋白激酶(CaMK)，后者磷酸化使其与囊泡的结合减弱，囊泡由细胞骨架蛋白上解离下来后向释放点集聚，锚定在接头前膜上，与接头前膜融合，释放乙酰胆碱。N-乙基马来酰胺敏感因子附着受体蛋白(N-ethylmaleimide-sensitive-factor attachment receptor protein，SNARE蛋白)在囊泡的释放中起重要作用。SNARE是由突触囊泡蛋白(小突触泡蛋白)、接头前膜相关蛋白、突触融合蛋白和25kD突触小体相关蛋白(SNAP-25)组成的蛋白质复合体。梭状芽孢杆菌的神经毒素，如破伤风毒素，可以将SNARE分解，因此可以阻断囊泡的神经递质释放。几种细胞质蛋白也参与了囊泡的预激过程，如N_2-乙基马来酰亚胺敏感因子(NSF)和可溶性NSF结合蛋白(SNAP)。当囊泡与接头前膜锚定后，NSF通过SNAP与SNARE蛋白复合体连接，NSF水解ATP，并使SNARE蛋白复合物构象改变，完成预激过程。此时的囊泡膜就可以进一步与接头前膜发生融合，并形成融合孔，释放神经递质。现在认为，融合孔的形成是囊泡膜上的突触素蛋白和接头前膜上的亲彭体素(physophilin)蛋白相互作用的结果。突触结合蛋白是囊泡胞吐步骤中最后的钙离子感受蛋白，其上具有多个磷脂依赖性的钙离子结合位点，提示它很可能是突触囊泡神经递质释放过程中的重要钙离子感受蛋白。

(2) 突触囊泡的胞吞作用：释放乙酰胆碱后的突触囊泡通过胞吞作用重新回收形成新囊泡，完成囊泡循环。突触囊泡胞吞作用存在四种机制：①经典胞吞作用：突触囊泡膜回收利用由网格蛋白介导，按其发生的过程分为网格蛋白包被组装、质膜内陷和凹窝形成、囊泡的剪切、去包被等过程。② kiss-and-run 机制：乙酰胆碱释放时，囊泡膜未完全塌陷，乙酰胆碱由纳米级瞬时融合孔道释放，随后孔道关闭，突触囊泡在活动区回收利用，直接填充神经递质进入下一个突触囊泡循环，整个过程大约只需要 1 秒。③超速胞吞机制：网格蛋白介导的囊泡循环一次需要 20 秒，Kiss-and-run 整个过程需要 1 秒，而超速内吞机制整个过程只需 1/10 秒。通过超速胞吞的囊泡循环可以保护神经元，防止肌萎缩性侧索硬化症和阿尔茨海默病等神经退行性疾病，有助于研发相应治疗方法。④批量胞吞（bulk endocytosis）机制：在较强刺激下，接头前膜内陷一大块胞膜，形成一个大的"内吞体"，由此生成一批囊泡，从而补充胞内囊泡，形成囊泡循环。

4. 囊泡修复、乙酰胆碱合成及再利用　神经末梢不能合成蛋白质，接头前膜上囊泡蛋白的再循环保证了囊泡的快速再生。如果没有突触囊泡的再循环，在刺激频率为 10Hz 的情况下，大约在 100 秒内将耗竭神经肌肉接头处的囊泡。正常情况下，除了融合到接头前膜上的囊泡可以通过胞吞的方式再生外，突触结合蛋白（synaptotagmin）、囊泡膜蛋白动力素和细胞质 Rab3A 也参与了接头前膜对囊泡的胞吞过程。

释放入接头间隙的乙酰胆碱被乙酰胆碱酯酶降解成胆碱和乙酸盐，它们可从神经末梢的外部环境获得。胆碱可通过一个特殊的系统从细胞外液转运到细胞质中，乙酸盐则以线粒体中的乙酰辅酶 A 的形式摄取。乙酸根和胆碱经胆碱乙酰基转移酶合成乙酰胆碱。合成的乙酰胆碱先储存在细胞质中，然后被囊泡乙酰胆碱转运体运输到囊泡。释放入突触间隙的乙酰胆碱也可以被接头前膜的转运蛋白重新摄取，重新充盈囊泡。释放入突触间隙的乙酰胆碱可被胆碱酯酶降解为胆碱和乙酸，由接头前膜再摄取重新合成乙酰胆碱，然后被囊泡壁上的乙酰胆碱转运蛋白摄取。囊泡壁存在 H^+-ATP 酶，使囊泡内的质子浓度很高，囊泡内氢离子的同时反向转运是乙酰胆碱进入囊泡的能量来源。因此，即使刺激频率较高时，也不会发生囊泡和神经递质耗竭的情况。

二、乙酰胆碱在神经肌肉接头间隙扩散

乙酰胆碱经神经肌肉接头前膜释放点进入间隙，大部分被乙酰胆碱酯酶分解，其他经由最短路程到达神经肌肉接头后膜。

三、乙酰胆碱与接头后膜乙酰胆碱受体结合与兴奋传递

乙酰胆碱穿过神经肌肉接头间隙，与接头后膜上的乙酰胆碱受体结合。静息态乙酰胆碱受体是由五个亚基组成的圆柱状结构，其间的通道裂孔是关闭的。乙酰胆碱与受体的两个 α 亚基上的位点结合后，受体被激动，受体蛋白分子结构发生变形，中间孔道打开，肌纤维膜内外阳离子顺着浓度梯度通过受体开放的孔道流动，即钠离子和钙离子内流，钾离子外流。此通道只允许阳离子及一些中性分子通过，排斥阴离子通过。电子流动使肌纤维膜去极化，产生微小的电位变化，即微终板电位。受体通道关闭，跨通道电流消失。每个离子通道产生的电流很小，仅几 μA。但是运动神经元兴奋时，神经末梢同时释放数百个乙酰胆碱囊泡，使 50 万个离子通道同时开放，产生的微终板电位电量可达 60mV，形成持续 1~2ms 的终板电位。此电位足以向接头周围的肌纤维膜扩散，使整个肌纤维膜去极化。只要有一个或两个 α 亚基上的结合点未与激动药分子结合，受体的构型就不发生改变，离子通道处于关闭状态。受体拮抗药就是通过与受体 α 亚基的一个或两个结合点结合，阻止 α 亚基上的结合位点与乙酰胆碱结合，从而阻断离子通道开放的。非去极化肌松药和去极化肌松药都是和乙酰胆碱竞争结合位点，但不同的是非去极化肌松药结合后阻止了通道开放，不产生去极化，而去极化肌松药结合后可引起通道开放并产生去极化。离子通道的构型变化，如开放和关闭的快慢、持续时间、开放方式是短暂开放或是重复开放，以及离子通过量的多少等受多种因素影响，包括药物、膜流动性、温度及环境条件等。这些因素影响离子通道活性，结果影响神经肌肉兴奋传递和肌纤维收缩的强弱。

乙酰胆碱与接头后膜乙酰胆碱受体结合后，由于扩散、被乙酰胆碱酯酶降解及接头前膜再摄取，其浓度迅速下降，接头后膜乙酰胆碱受体离子通道关闭，重新恢复至静息状态，保证对下次神经冲动产生有效的终板电位。

第三节　肌松药在神经肌肉接头的作用机制

2

肌松药作用于神经肌肉接头后膜N-乙酰胆碱受体，阻断神经-肌肉兴奋传递。有些肌松药也与接头前膜N-乙酰胆碱受体结合，增强肌松药对接头后膜乙酰胆碱受体的作用，加强肌松作用。此外，肌松药还可通过改变受体构型及受体功能和动力学而影响神经肌肉兴奋传递。

一、竞争性阻滞

两类肌松药都是与乙酰胆碱竞争接头后膜乙酰胆碱受体α亚基上的结合位点。非去极化肌松药阻滞乙酰胆碱受体，不能产生终板膜去极化；去极化肌松药产生与乙酰胆碱相似的作用，可致终板膜去极化。

（一）非去极化肌松药作用机制

非去极化肌松药与乙酰胆碱竞争接头后膜乙酰胆碱受体结合位点，其阻滞兴奋传递作用取决于接头后膜处肌松药与乙酰胆碱的相对浓度、两者与受体相对亲和力以及消除速度。非去极化肌松药相对浓度高或对乙酰胆碱受体亲和力强，则有利于肌松药与受体结合的占有率。肌松药的亲和力反映肌松药与受体的结合能力，亲和力强则结合受体时间长。肌松药和乙酰胆碱在神经肌肉接头与受体结合是动态结合。由于乙酰胆碱与受体结合时间非常短，仅数毫秒，且乙酰胆碱又迅速被乙酰胆碱酯酶降解，乙酰胆碱分子与受体解离后就没有机会再与肌松药竞争受体，但新的神经兴奋又促使接头前膜释放乙酰胆碱。肌松药作用的消除不是在神经肌肉接头，而是从神经肌肉接头转移到血浆中，才能通过不同途径消除。因此，肌松药不仅受体亲和力比乙酰胆碱强，与乙酰胆碱受体结合时间长，且停留在神经肌肉接头的时间也较长，肌松药分子与受体解离后仍有可能与受体再结合而维持其肌松作用。只有当肌松药分子转入血浆后，神经肌肉接头处的肌松药相对浓度降低，其作用才减弱。有些非去极化肌松药还通过对接头前膜乙酰胆碱受体的作用，减少乙酰胆碱释放量，使肌松药的相对浓度增加而增强阻滞作用。

用抗胆碱酯酶药拮抗非去极化肌松药就是通过抑制胆碱酯酶分解乙酰胆碱的作用，使乙酰胆碱相对浓度增加，延长乙酰胆碱在神经肌肉接头部位的活性时间，从而发挥逆转非去极化肌松药的作用。一个肌松药分子与1个α亚基结合部位结合就可阻止受体激活，阻断兴奋传递，这提示两点：①用提高乙酰胆碱浓度拮抗非去极化肌松药的效果，不是1:1的关系。如果筒箭毒碱的浓度加倍，乙酰胆碱的浓度必须是原来的4倍才能够与筒箭毒碱相竞争；②大剂量非去极化肌松药引起的阻滞比低浓度非去极化肌松药产生的阻断作用更加难于逆转。只有等接头部位非去极化肌松药通过再分布或清除等作用，肌松药浓度降到一个较低水平，乙酰胆碱酯酶抑制剂的拮抗作用才能发挥出来。钾离子通道阻断剂（如4-氨基吡啶）作用于神经肌肉接头前，阻滞钾离子流出，延长神经末梢去极化，间接增加神经末梢钙离子流入，增加神经肌肉接头前膜释放乙酰胆碱的时间和数量，可拮抗非去极化肌松药。γ-环糊精衍生物-舒更葡糖（sugammadex）能够与氨基甾类非去极化肌松药（尤其是罗库溴铵）间依靠范德瓦耳斯力（van der Waals force）及氢键形成1:1牢固不易分解的复合物；同时，舒更葡糖分子亦可进入组织并包裹罗库溴铵，上述双重作用使罗库溴铵浓度迅速降低而失去肌松作用，起到肌松拮抗效果。

（二）去极化肌松药作用机制

去极化肌松药氯琥珀胆碱对神经肌肉兴奋传递有双重作用，开始是激动，引起肌纤维收缩，其后阻断神经肌肉兴奋传递而使骨骼肌松弛。其与乙酰胆碱受体的亲和力比乙酰胆碱大。神经肌肉接头内的乙酰胆碱酯酶不能降解氯琥珀胆碱，因此氯琥珀胆碱与乙酰胆碱竞争能保持较长的持续去极化作用。接头后膜氯琥珀胆碱与乙酰胆碱受体结合后，阻碍乙酰胆碱与受体结合产生正常的神经肌肉兴奋传递。静脉注射氯琥珀胆碱后出现肌纤维成束收缩，是运动神经元轴突所支配运动单元内肌纤维同步收缩的结果。但由于整块肌肉内的许多运动单元不是同步收缩，或可引起运动单元亚显微结构之间的连接损伤。氯琥珀胆碱与受体结合致使受体构型持续改变，离子通道开放保持终板电位，直至氯琥珀胆碱与受体解离后，离子通道关闭，终止去极化。氯琥珀胆碱与受体结合最初产生的终板电位使接头旁肌膜去极化，再扩散至整个肌纤维膜激发肌收缩。

接头旁肌膜上有不同于乙酰胆碱受体的另一种钠离子通道，它对化学物质无反应，但在跨膜电压变化时开放，引起钠离子内流。此钠离子通道也是一种圆柱形跨膜蛋白，由两部分组成，如同两个闸门控制钠离子通过。离子通道内口是时间依赖性闸门，即非激活闸门。在肌膜外的离子通道外口是电压依赖性闸门，两个闸门相继开放。钠离子必须在两个闸门同时开放时才能通过，任何一个闸门关闭都将阻断钠离子流动。

静息状态时的钠离子通道，非激活的时间依赖性闸门开放，电压依赖性闸门关闭，钠离子不能通过。当邻近部位膜去极化时，电压依赖性闸门开放，此时非激活时间依赖性闸门仍处于开放状态，钠离子通过通道，使膜电兴奋传递。非激活时间依赖性闸门开放极短时间后自动关闭，离子流再次被切断。这时，时间依赖性闸门不再因电压依赖性闸门开放而开放，一直到终板去极化作用停止时，电压依赖性闸门关闭，非激活时间依赖性闸门再开放，此时钠离子通道再次回到静息状态。这整个过程如果是由乙酰胆碱引起，则时间很短。去极化肌松剂导致的最初反应类似于乙酰胆碱，由于肌松剂不能被迅速水解，终板的去极化作用时间较长，导致肌纤维膜持久去极化，钠离子通道内的时间依赖性闸门关闭，阻滞了终板电位向整个肌纤维膜扩散，进而阻断了神经肌肉接头的兴奋传递。

氯琥珀胆碱引起终板去极化时，整个肌纤维膜的钠离子通道和电位变化可区分为三个区域。在接头后膜区，受体兴奋，离子通道开放，接头后膜去极化产生终板电位。接头旁区域刚开始时钠离子通道电压门控闸门开放，导致终板去极化，产生的去极化使终板电位向周围肌纤维膜传递。接头旁区域电压依赖性闸门保持开放状态，时间依赖性闸门则处于关闭状态，此时钠离子通道处于失活态，不能传导兴奋。在持续去极化状态下，肌纤维膜的钠离子通道处于静息状态。此时，接头前膜释放的乙酰胆碱不能激活接头周边的钠离子通道，神经肌肉兴奋传递被阻断。此现象也称为适应（accommodation）。只有待这种终板去极化终止后，接头旁组织的钠离子通道恢复静息态才可兴奋。这解释了为什么用抗胆碱酯酶药拮抗氯琥珀胆碱的去极化阻滞没有效果，并可能加强氯琥珀胆碱的阻滞作用。肌纤维膜钠离子通道变化见图 23-3。

二、非竞争性阻滞

非竞争性阻滞是相对于竞争性阻滞而言，指肌松药或其他药物通过作用于受体的非乙酰胆碱结合位点，影响肌纤维膜细胞膜流动性进而影响神经肌肉兴奋传递。这些药物可改变乙酰胆碱受体动力学，使受体开放或关闭时间延长，或两者并存。如果乙酰胆碱受体通道不能开放，则兴奋传递减慢；如果受体通道关闭缓慢，则传递加快。两者均能影响运动终板的去极化。有些药物如普鲁卡因、氯胺酮和吸入麻醉药等，均能溶入肌纤维脂膜，具有改变受体通道开放和关闭的特性。这些药物能削弱神经肌肉兴奋传递功能，且不能用胆碱酯酶抑制剂拮抗。

1. 乙酰胆碱受体离子通道阻滞　是指肌松药或某些药物可直接非竞争性阻塞离子通道或影响离子通道的离子流动，使神经肌肉接头后膜不能正

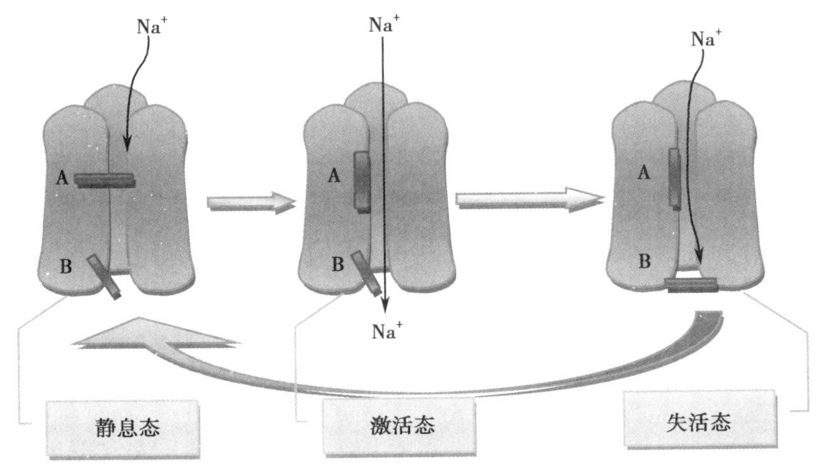

图 23-3　去极化过程中接头旁区钠离子通道活性变化模式图

常去极化，从而减弱或阻滞了神经肌肉兴奋传递。离子通道阻滞分为关闭型阻滞和开放型阻滞。开放型阻滞较常见，乙酰胆碱激动药激活受体，通道开放后药物不一定完全进入通道内，发挥其阻滞效应，其效应强弱取决于离子通道开放的多少和开放的频率。关闭型阻滞是药物分子阻塞在离子通道肌膜外开口部分，在离子通道关闭时或开放时均可发生阻滞，能阻断离子通道开放时离子流通过，减弱运动终板去极化，从而削弱或阻断神经肌肉兴奋的传递。这些药物的作用位点不是传统乙酰胆碱结合位点，与乙酰胆碱无竞争性，抗乙酰胆碱酯酶药对其无拮抗作用。如应用新斯的明和其他胆碱酯酶拮抗药增加乙酰胆碱浓度可使受体通道频繁开放，只会增强通道阻滞药的作用。局部麻醉药和钙通道阻滞药物能阻断钠离子通道和钙离子通道的离子流动。局部麻醉药、某些抗生素、可卡因、奎尼丁、三环类抗抑郁药、纳曲酮和纳洛酮等通过关闭型离子通道阻滞干扰神经肌肉兴奋传递。

一些肌松药可与乙酰胆碱结合位点相结合并进入通道，但不能穿过通道，这是因为离子通道的外口部较大，而内部较窄。泮库溴铵优先与此识别位点结合。加拉碘铵在两位点作用相似。氯筒箭毒居中，低剂量时，临床上可产生轻微的传导阻断作用；大剂量时，它可进入通道并阻断离子流。十烃季铵和氯琥珀胆碱作为激动药可使通道开放，这些细长型的、分子量小的肌松药甚至可进入通道将通道阻断，还可能进入肌细胞质。在对 ICU 中重症患者长期使用非去极化药物时，是否会发生离子通道阻滞作用还不清楚。

2. 受体脱敏感阻滞　是指运动终板长时间受到乙酰胆碱或其他激动药作用后，激动药激发受体离子通道开放的敏感性下降。一般情况下，静息态受体无激动药结合，则通道关闭。当受体的两个 α-亚基均与乙酰胆碱结合时，通道开放，受体呈激活态。然而，当受体与激动药结合后，若构型无变化，则通道也不打开，终板膜不再发生去极化，此时的受体称为脱敏感态。其表现为受体与激动药的亲和力虽增强，但结合复合物的解离缓慢，受体恢复至静息态的速率降低。脱敏感受体构型的多种形式受受体周边脂质的流动性和灵活性的影响。脱敏感受体增加，以至于功能正常受体所产生的终板膜电位达不到引起肌纤维收缩的阈值时，神经肌肉兴奋传递就不再发生。有证据表明，受体蛋白中酪氨酸的磷酸化可能导致受体脱敏感。脱敏感阻滞具有以下特点：①肌松作用时效延长，氯琥珀胆碱肌松时间大于 20 分钟；②强直刺激不能维持恒定的肌张力；③ TOF T_4/T_1 比值 <0.5；④强直刺激后有易化现象；⑤肌松作用可被抗胆碱酯酶药拮抗；⑥氯琥珀胆碱可增强非去极化肌松药的肌松作用。

能引起乙酰胆碱受体发生脱敏感现象的药物很多，如乙酰胆碱受体激动药、吸入麻醉药氟烷和异氟烷、局部麻醉药、巴比妥类药、抗胆碱酯酶药、钙通道阻滞药等。这些药物可削弱神经肌肉兴奋传递功能，通过减少神经肌肉接头处的安全阈值，增加非去极化肌松剂的阻滞效果。

乙酰胆碱受体激动药如去极化肌松药（氯琥珀胆碱等）可促进受体进入脱敏感态，使受体很难转换回静息态，因而脱敏感受体比例增大，这也部分解释了为什么氯琥珀胆碱能增强在其后使用的非去极化肌松药的肌松效应。乙酰胆碱受体拮抗药如非去极化肌松药，亦可与受体紧密结合，阻止受体恢复到静息态，促进受体脱敏感。

3. Ⅱ相阻滞　长期使用去极化肌松药后可引起Ⅱ相阻滞。通常认为Ⅱ相阻滞是一种脱敏感阻滞，但实际并非如此，因为受体脱敏感，仅仅是Ⅱ相阻滞过程中的许多现象之一。Ⅱ相阻滞是与Ⅰ相阻滞相对而言。Ⅰ相阻滞是指去极化肌松药与接头后膜乙酰胆碱受体结合后发生的经典的去极化阻滞。Ⅱ相阻滞是指由于去极化肌松药长时间与乙酰胆碱受体结合，导致受体脱敏感，这时即使肌松药与受体已经分离，但由于脱敏乙酰胆碱受体与乙酰胆碱结合能力已下降，因而呈现出类似于非去极化阻滞的状态。

发生Ⅱ相阻滞后，肌松监测显示为非去极化阻滞特点，即对强直刺激和 4 个成串刺激（TOF）的反应出现衰减，出现强直刺激后易化现象，可部分或全部被抗胆碱酯酶药拮抗。一般认为，应用氯琥珀胆碱后，TOF 比值（T_4/T_1）<50% 即发生Ⅱ相阻滞。Ⅱ相阻滞发生的原因可能有：①受体脱敏感阻滞：激动药使乙酰胆碱受体离子通道构型发生变化，离子通道失活，接头后膜缓慢恢复到极化状态，但在去极化肌松药长时间存在时，受体通道蛋白仍处于结构异常状态，接头不能正常进行神经肌肉兴奋传递；②离子通道阻滞；③去极化肌松药可以通过离子通道进入细胞质而损伤细胞内结构；④离子通道反复开放而影响邻近肌纤维膜的功能；⑤因肌松药对接头前膜作用影响乙酰胆碱的动员和释放，钙离子内流使受体及亚终板结构破裂；⑥通道长时间

开放引起钠离子和钙离子不停进入细胞，钾离子持续出胞，而使接头部位膜内外电解质浓度失平衡，接头处膜功能遭到破坏。随着胞内钠离子增多，膜上钠钾泵活动增强，将细胞内的钠泵出，细胞外的钾泵入，使膜内外离子恢复平衡，膜电位趋于正常。只要去极化药物存在，受体通道就保持开放状态，通过通道的离子流就保持很高的浓度。

多种因素可以影响Ⅱ相阻滞的进程，包括暴露于药物的时间、使用药物的种类和浓度以及肌纤维的类型（即快纤维和慢纤维）。麻醉药物之间以及和其他药物之间的相互作用也可影响此过程。这些药物具有接头前膜效应，影响神经递质的释放和运动，也会影响到Ⅱ相阻滞的进程，如吸入麻醉药和局部麻醉药。使用胆碱酯酶抑制剂逆转去极化肌松剂所导致的Ⅱ相阻滞的效果很难预测。尽管可用四个成串刺激或肌强直反应来预测非去极化肌松剂的阻断程度，但全身各部肌肉，甚至同一肌肉的不同肌纤维，它们之间发生Ⅱ相阻滞的水平亦不一致。因此，建议最好不用胆碱酯酶抑制剂逆转Ⅱ相阻滞，否则效果可能适得其反。

第四节 神经肌肉兴奋传递异常

神经肌肉兴奋传递有三个重要的环节，其中任一环节受损都有可能导致肌肉无力或瘫痪。

一、神经肌肉接头前膜病理生理理改变引起的神经肌肉兴奋传递异常

1. 接头前膜钙离子通道正常开放时只有钙离子内流，其他二价无机阳离子（如镁，镉，锰）的浓度高于正常浓度二倍时也能通过P/Q通道阻断钙离子内流，明显减弱神经肌肉兴奋传导。先兆子痫时孕妇使用硫酸镁治疗，孕妇和胎儿出现的肌无力其原因可能与此有关。维拉帕米、地尔硫䓬、硝苯地平等属L型钙离子慢通道拮抗药，是否影响接头前膜释放乙酰胆碱还无定论。因这些药的作用是L型钙离子慢通道拮抗药，而对P通道无影响，所以，治疗剂量时不会明显影响乙酰胆碱的正常释放或神经肌肉传递。但也有一些研究报道，钙离子通道阻断剂会轻微增加非去极化肌松剂对神经肌肉传导的阻断程度，从而推测接头前膜也可能有L型钙离子通道。

2. Eaton-Lambert肌无力综合征（Lambert-Eaton myasthenic syndrome，LEMS）是一种累及神经肌肉接头前膜电压门控钙离子通道，进而影响兴奋-收缩耦联过程的罕见自身免疫性疾病。其病因就是体内存在特异的接头前膜钙离子通道自身抗体。这种疾病是因为钙离子通道功能受损，使乙酰胆碱量子释放频率减少，终板电位的量子量减少。因不能释放正常量的乙酰胆碱，使接头后膜去极化不充分，从而导致肌肉无力。LEMS易发人群为中老年患者，青少年偶有累及。约50%的Lambert-Eaton肌无力综合征发生于肿瘤相关患者人群中。如小细胞肺癌、霍奇金淋巴瘤、非霍奇金淋巴瘤、T细胞淋巴瘤、非小细胞肺癌、前列腺癌以及膀胱移行细胞癌。其主要临床表现为晨起较严重，活动后即疲劳，但短暂用力收缩后肌力反增强，而持续收缩后又呈疲劳状态。通常不累及呼吸肌及面部表情肌。

3. 接头前蛋白基因变异 接头前膜蛋白至少由26个基因编码，其中12个基因与接头前膜结构缺陷有关。编码接头前膜蛋白的基因变异可导致接头前膜结构缺陷，影响囊泡的运输、胞吐作用、胞吞作用、活性区及活性旁区的形成和神经肽的调节，从而导致乙酰胆碱释放减少，产生肌肉无力。

二、接头后病理生理理改变引起的神经肌肉兴奋传递异常

胎儿型乙酰胆碱受体和α_7-乙酰胆碱受体在成人肌纤维的再表达见图23-4。

自胎儿出生后逐渐被成人型乙酰胆碱受体取代的胎儿型乙酰胆碱受体和α_7-乙酰胆碱受体会因烧伤、制动、严重感染或失神经支配等病理生理改变而在肌纤维核重新合成。肌纤维表达的α_7-乙酰胆碱受体不仅可与乙酰胆碱或氯琥珀胆碱结合，亦可与其他激动药（如烟碱和胆碱）及拮抗药（如肌松药泮库溴铵、眼镜蛇毒素和α_7-银环蛇毒素）结合。在骨骼肌失神经支配数小时后，肌纤维核激活，开始重新表达胎儿型和α_7-乙酰胆碱受体，并在几天后覆盖包括接头后膜的整个肌膜（图23-4）。此时终板部位出现三种受体共存，称为“受体上

调”。三种受体亚型的表达受许多因素调控，如电活动、生长因子信号（胰岛素与集聚蛋白、神经生长调节因子等）及是否受神经支配等。肌肉的 α_7- 乙酰胆碱受体的五个 α_7 亚基都能结合乙酰胆碱或者氯琥珀胆碱，与其他激动药和拮抗药也能结合。肌肉的 α_7- 乙酰胆碱受体功能和药理学与神经型 α_7- 乙酰胆碱受体不一样。低浓度胆碱不能激动成人型 α_7- 乙酰胆碱受体，但能激动肌肉型 α_7- 乙酰胆碱受体，且不易脱敏，使肌纤维内钾持续外流。

2

骨骼肌成人型和胎儿型乙酰胆碱受体因亚基组成不同，其在电生理学、药理学及代谢方面特点各异。成人型乙酰胆碱受体代谢较稳定，半衰期 2 周左右；而胎儿型乙酰胆碱受体半衰期不到 24 小时，其单通道导电性较小，平均通道开放时间比成熟型乙酰胆碱受体长 210 倍。小剂量的氯琥珀胆碱和乙酰胆碱即可激动胎儿型乙酰胆碱受体。烧伤、去神经和制动情况下的患者对非去极化肌松药表现不敏感。这种抵抗现象可能与胎儿型乙酰胆碱受体和 α_7- 乙酰胆碱受体对非去极化肌松药亲和性下降、接头周围受体上调有关。且 α_7- 乙酰胆碱受体有五个激动药结合位点，因而需要更多的肌松药分子才能阻滞受体激动。氯琥珀胆碱及其代谢产物胆碱可以长时间激动乙酰胆碱受体，使细胞内钾大量流出，产生高钾血症。

烧伤、去神经支配和制动等情况下因受体上调和胎儿型及 α_7- 乙酰胆碱受体对氯琥珀胆碱非常敏感，应用氯琥珀胆碱可引起严重的高钾血症。某些先天性肌营养不良，给予氯琥珀胆碱也可引起高钾血症甚至心搏骤停。

三、年龄对神经肌肉兴奋传递功能的影响

1. 新生儿和婴儿　人类 12 周胎儿咬肌的神经肌肉接头已经开始成熟。胎儿乙酰胆碱受体已经在神经肌肉接头聚集，接头外乙酰胆碱受体逐渐减少。接头间隙宽大，接头后膜尚无皱褶形成。出生后，新生儿神经肌肉兴奋不断成熟，多神经支配接头转化为一对一神经肌肉接头。接头间隙变窄，后膜皱褶形成。至 2 岁开始，出现成熟神经肌肉接头。新生儿和婴儿细胞外液和体液容积较大，故水溶性肌松药的浓度较低。小儿应用氯琥珀胆碱按体重计算用量常导致阻滞不全，如按照体表面积计算用量，可产生完全肌松，其 10%、50%、90% 恢复

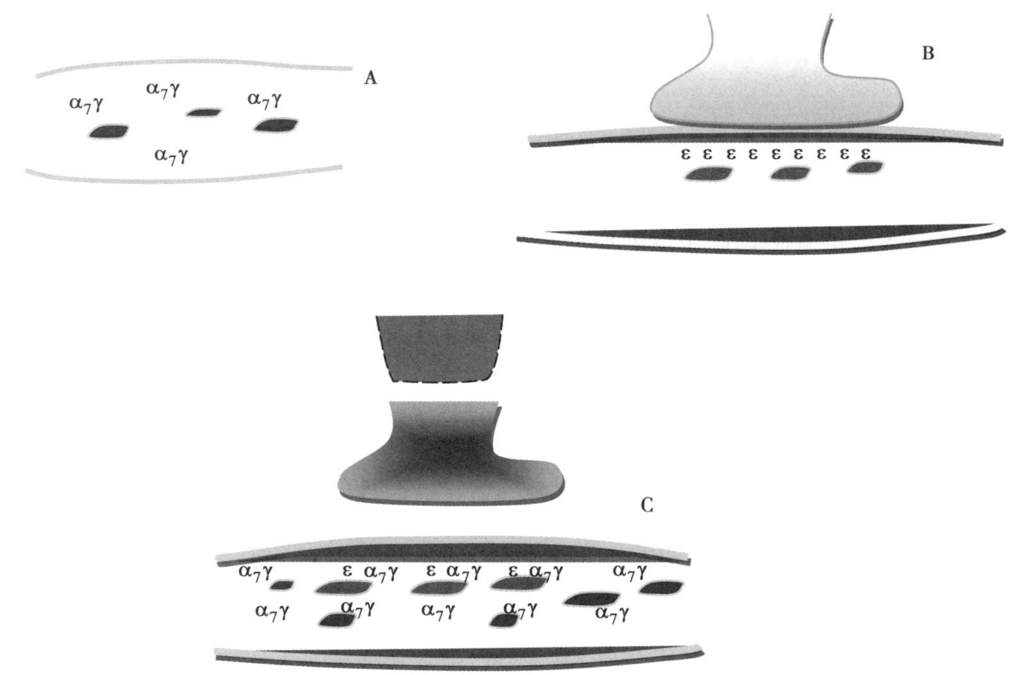

图 23-4　乙酰胆碱受体亚型分布的变化示意图

A. 胎儿期，无神经支配的肌纤维核合成未成熟型和 α_7- 乙酰胆碱受体，并分布在整个肌膜；B. 健康成人只在接头后膜表达成熟型乙酰胆碱受体，其由接头后膜下细胞核合成；C. 肌纤维去神经支配或其他如烧伤、制动、慢性肌松弛症，脑卒中，脓毒症等病理情况可导致未成熟型和 α_7- 乙酰胆碱受体在接头处和接头外再表达。

时间也与成人无差异。新生儿和婴儿神经肌肉接头对非去极化肌松药比成人敏感，但由于药物分布容积增大，其用药量按体重计算给药量能达到完全肌松。

2. 老年人 老年人肌力减弱除与收缩蛋白减少有关外，也与肌浆网对钙的摄取和 Ca^{2+}-ATP 酶活性下降有关。在老年人也发现骨骼肌中可释放钙量的减少。运动神经元和有髓鞘轴突数目也随年龄增加而减少，运动单位数量减少，神经肌肉接头退化，与肌肉的接触面积缩小，接头间隙增宽，递质传递功能下降。老年人接头后膜乙酰胆碱受体减少，但这不影响神经肌肉兴奋传递。老年人用肌松药后药效作用延长，主要原因是药代动力学的改变所致。随着年龄增加，体液总量减少，脂肪相对增多，使药物分布容积降低。同时，血清白蛋白减少，游离态药物增加，但肌松药除阿曲库铵外，为低血清蛋白结合率药物，因此受血清白蛋白浓度改变影响较小。衰老使肾小球滤过率降低，肾血流减少，肾小管转运能力降低，因此会影响长效肌松药经肾脏排泄。老年人假性胆碱酯酶活性可能有变化，但并不明显影响由此酶分解的米库氯铵的作用。

四、神经肌肉疾病对神经肌肉兴奋传递的影响

神经肌肉疾病是一大类包括脊髓、周围神经、神经肌肉接头和骨骼肌的疾病的统称，如周围神经病、重症肌无力、肌病和多系统萎缩等。神经肌肉疾病的病理变化可影响神经肌肉兴奋传递功能，并且改变机体对肌松药的反应。

1. 多发性硬化（multiple sclerosis，MS） 是最常见的慢性脱髓鞘疾病，与患者基因异常或因不明物致敏有关，是以中枢神经系统白质炎性脱髓鞘病变为主要特点的自身免疫病，可发生在脑和脊髓的任何部位，引起感觉减退、肢体无力以及视力、自主神经或神经精神异常。此类患者的神经肌肉接头动作电位平均发放速度减慢，发放变异增大。疾病、手术和麻醉的应激可能加重病情恶化。此病对局部麻醉药敏感，高浓度局部麻醉药可能有神经毒性。这类患者接头后膜乙酰胆碱受体表现为上调，对去极化肌松药敏感性增加；非去极化肌松药作用增强或变化不明显，这与肌肉量的减少和神经肌肉兴奋传递安全系数（出现肌松的最低受体阻滞比例）降低有关。术中应密切监测患者神经 - 肌肉接头功能。

2. 吉兰 - 巴雷综合征（Guillian-Barre syndrome）系一种自身免疫性疾病，体内出现抗周围神经成分的自身抗体，这些抗体在急性期可阻断接头前膜电压门控钙离子通道和接头后乙酰胆碱受体通道，所以急性期血浆置换对病情有缓解作用。脊神经和周围神经表现为脱髓鞘改变，周围神经脱髓鞘病变引起机体类似去神经状态，接头后膜乙酰胆碱受体上调，即使交感神经功能恢复很长一段时间后，氯琥珀胆碱仍有引起高钾血症的危险。该类患者对非去极化型反应有剂量敏感性增强的病例报道，临床应用时应加强肌松监测。应选择没有组胺释放和迷走交感刺激的肌松药。

3. 长期制动 可引起肌肉失用性萎缩。与上、下运动神经元疾病不同的是，制动患者的神经功能本身无异常。肌肉蛋白合成下降、分解增多、肌萎缩、肌肉糖摄取减少、对胰岛素的反应性下降，甚至细胞凋亡均可见于失用性的肌肉。尽管运动神经元正常，但仍可能有接头外非成熟的乙酰胆碱受体增生，同样表现出对非去极化肌松药的抵抗和对氯琥珀胆碱或乙酰胆碱敏感。动物实验发现，犬完全制动 4 天即出现对非去极化肌松药的抵抗，氯琥珀胆碱可引起高钾血症、心搏骤停和死亡。如患者恢复运动，神经肌肉接头的功能有时需 20~50 天才可完全恢复正常。

4. 肌营养不良症（myodystrophy） 主要是 X 染色体连锁隐性遗传病，或由患者自身基因突变导致。主要表现为进行性的近端肌肉无力，伴肌纤维的破坏与再生，以及被结缔组织所取代。患者 Xp21 位点上出现基因突变，使抗肌营养不良蛋白缺失。抗肌营养不良蛋白是肌纤维膜内部的一种结构性蛋白质。该病有明显的家族史，其中男性多于女性。由于慢性肌退变，成人型和胎儿型乙酰胆碱受体同时在肌纤维膜表达，对去极化肌松药异常敏感，有多例氯琥珀胆碱致死的报道，应避免使用氯琥珀胆碱。患者实际上对非去极化肌松药也敏感，表现为恢复延迟。此类患者恶性高热的发生率高。有报道用舒更葡糖（suggamadex）可完全拮抗肌营养不良患者罗库溴铵的肌松效应。

5. 重症肌无力（myasthenia gravis，MG） 是一种由抗乙酰胆碱受体抗体和肌特异性受体酪氨酸激酶抗体（MuSK-Ab）介导、细胞免疫依赖、补体系统参与，主要累及神经肌肉接头后膜乙酰胆碱受体的自身免疫性疾病。全身肌无力患者中，85%

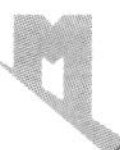

的患者发现存在乙酰胆碱受体抗体，其中 50% 的患者只呈现眼肌无力。乙酰胆碱受体抗体为 IgG3 亚型，能引起相邻受体交联，激活补体，致接头后膜溶解。可激动的有功能的乙酰胆碱受体数量减少，并且结构发生改变。这种乙酰胆碱受体抗体对神经系统烟碱型乙酰胆碱受体无作用。

乙酰胆碱受体抗体通过三种机制减少神经肌肉接头的突触传递：①阻断乙酰胆碱与乙酰胆碱受体的结合；②加速自身抗体交联乙酰胆碱受体的内化和降解；③补体激活后，损伤神经肌肉接头处的接头后膜，减少膜表面积，减少乙酰胆碱受体和电压门控钠离子通道（VGSC）的数量。这导致了神经肌肉传递的异常和与重症肌无力相关的特征性肌肉无力。环境因素与免疫遗传因素相互作用可能是导致重症肌无力发病的始动机制。其中，环境因素主要包括微生物如病毒感染、药物如氨基糖苷类抗生素或 D- 盐酸青霉胺等；免疫遗传因素则取决于不同的人类白细胞抗原（HLA）等位基因、T 细胞受体、免疫球蛋白、细胞因子等化学物质的基因多态性等。先天性肌无力综合征则是因囊泡、乙酰胆碱酯酶或肌肉型乙酰胆碱受体的遗传性变异引起的非自身免疫性疾病。

肌肉收缩所需动作电位的实际终板电位和阈值电位之间的比率称为安全系数。健康的神经肌肉接头，由神经肌肉接头产生的终板电位振幅要超过肌肉收缩所需动作电位的阈值。慢性重症肌无力患者，受体数量可下降 30%，剩余的受体大多数也被抗体结合，导致对乙酰胆碱的敏感性下降，重复刺激后反应下降，其安全系数降低。重症肌无力患者由于神经肌肉接头后膜乙酰胆碱受体数目减少或被抗体阻滞，故对非去极化肌松药敏感，对氯琥珀胆碱呈现抵抗效应，但治疗或血浆置换引起的假性胆碱酯酶减少可加强氯琥珀胆碱和米库氯铵的作用。因此术中应加强神经 - 肌肉传递功能监测。

（赵雪莲　庄心良）

参考文献

[1] MILLER R D. Miller's Anesthesia [M]. 7th ed. Churchill: Livingstone, 2009.

[2] HONG Z, JOSEPH B, ZIHENG Z, et al. Three-dimensional imaging of Drosophila motor synapses reveals ultrastructural organizational patterns [J]. J Neurgenet, 2016, 30 (314): 237-246.

[3] WILSON R J, DRAKE J C, CUI D, et al. Mitochondrial protein S-nitrosation protects against ischemia reperfusion-induced denervation at neuromuscular junction in skeletal muscle [J]. Free Radic Biol Med, 2018, 117: 180-190.

[4] NIKLAS B, ANDREAS R, IGOR D, et al. How to maintain active zone integrity during high-frequency transmission [J]. Neurosc Res, 2018 (127): 61-69.

[5] JOHN A D. Neuronal nicotinic acetylcholine receptor structure and function and response to nicotine [J]. Int Rev Neurobiol, 2015, 124: 3-19.

[6] TYAPKINA O V, MALOMOUZH A I, NURULLIN LF, et al. Quantal and non-quantal acetylcholine release at neuromascular junctions of muscles of different types in a model of hypogravity [J]. Doki Biol Sci, 2013, 448: 4-6.

[7] CHRISTINA N, SILKE W, KATRIN S L, et al. Cholinergic activation of the murine trachealis muscle via non-vesicular acetylcholine release involving low-affinity choline transporters [J]. Int Immunopharmacol, 2015, 29 (1): 173-180.

[8] JINGHUA T, JING X, YIAN X, at al. Effect of rocuronium on the level and mode of pre-synaptic acetylcholine release by facial and somatic nerves, and changes following facial nerve injury in rabbits [J]. Int J Clin Exp Pathol, 2015, 8 (2): 1479-1490.

[9] CLAIRE G, DAVID H. The First 100 nm Inside the Pre-synaptic Terminal Where Calcium Diffusion Triggers Vesicular Release [J]. Front Synaptic Neurosc, 2018 (10): 1-12.

[10] KIM Y B, SUNG T Y, YANG H S. Factors that affect the onset of action of non-depolarizing neuromuscular blocking agents [J]. Korean J Anesthesiol, 2017, 70 (5): 500-510.

[11] TILLERY E E, CLEMENTS J N, HOWARD Z. What's new in multiple sclerosis [J]？ Ment Health Clin, 2018, 7 (5): 213-220.

[12] JAMES F, HOWARD J R. Myasthenia gravis: the role of complement at the neuromuscular junction [J]. Ann NY Acad Sci, 2017, 1412 (1): 113-128.

[13] FAGERLUND M J, ERIKSSON L I. Current concepts in neuromuscular transmission [J]. Bri J Anaesthesia, 2009,103 (1): 108-114.

[14] KHALIQ A, JENKINS F, DECOSTER M, et al. A new 3D mass diffusion-reaction model in the neuromuscular junction [J]. J Comput Neurosci, 2011, 30 (3): 729-745.

[15] JANG Y C, VAN REMMEN H E. Age-associated alterations of the neuromuscular junction [J]. Exp Gerontol, 2011, 46 (213): 193-198.

[16] MAHADEVA B, PHILLIPS LH 2ND, JUEL V C. Autoimmune disorders of neuromuscular transmission [J]. Semin Neurol, 2008, 28 (2): 212-227.

[17] MARTYN JA, FAGERLUND MJ, ERIKSSON LI. Basic principles of neuromuscular transmission [J]. Anaesthesia, 2009 (64 Suppl.1): 1-9.

[18] CULLHEIM S, THAMS S. Classic major histocompatibility complex class I molecules: new actors at the neuromuscular junction [J]. Neuroscientist, 2010, 16 (6): 600-607.

[19] BERNARD V, GIRARD E, HRABOVSKA A, et al. Distinct localization of collagen Q and PRiMA forms of acetylcholinesterase at the neuromuscular junction [J]. Mol Cell Neurosci, 2011, 46 (1): 272-281.

[20] MOLINA W, REYES E, JOSHI N, et al. Maturation of the neuromuscular junction in masseters of human fetus [J]. Rom J Morphol Embryol, 2010, 51 (3): 537-541.

第二十四章

体液与电解质平衡

目　录

第一节　体液、电解质和渗透浓度基础知识

体液是以水为溶剂，以一定的电解质和非电解质成分为溶质所组成的溶液。相对于外界大自然环境（机体的外环境）而言，存在于细胞周围的体液，为机体的内环境。内环境的稳定与体液的容量、电解质的浓度比、渗透浓度和酸碱度等有关。围手术期患者体液容量、电解质浓度和成分等的变化将对脏器功能的稳定、手术的成功和患者的康复产生影响。麻醉科医师应掌握有关体液的基础知识、失衡机制、诊断要点、治疗原则，从而在手术创伤等应激条件下，有效地纠正体液紊乱，维护内环境稳定，为患者的生命安全提供相应的保障。

一、体液的总量、分布和组成

（一）体液的总量

水是体液的主要成分。成人的体液约占体重的60%。70kg的成人，其体液量约为42L。年龄、性别及组织不同，体液所占的比例也有所不同。例如，肌肉组织中的体液占75%，脂肪组织中只占10%。胎儿体液含量较高，但在妊娠后期和出生后3~5岁内逐渐降低。出生0~1个月的婴儿体液约为体重的76%，1~2个月时约为65%，1~10岁小儿的体液则约为体重的62%。男性成人体液含量比女性多，约占体重的61%，女性成人为50%；60岁以上男性为52%，女性为46%。

（二）体液的分布

体液分为细胞内液（intracellular fluid，ICF）及细胞外液（extracellular fluid，ECF）两大部分。由细胞膜所分隔，水能自由通过细胞膜（图24-1）。ICF是细胞进行生命活动的基质，约占体重的40%，平均为400~450ml/kg。ECF是细胞进行新陈代谢的周围环境。婴儿的ECF约占体重的45%，随年龄增加逐渐降低，成人约占体重的20%，平均为150~200ml/kg。年轻成年男性的ECF比女性及老年人多。ECF可分为血浆和组织间液两部分，其中血浆约占体重的5%，为30~35ml/kg。组织间液则随年龄增长而变化较大：婴儿约占体重的40%，1岁小儿为25%，2~14岁为20%，成人为15%，相当于120~165ml/kg。血容量60~65ml/kg，其中15%分布于动脉系统，85%分布于静脉系统。

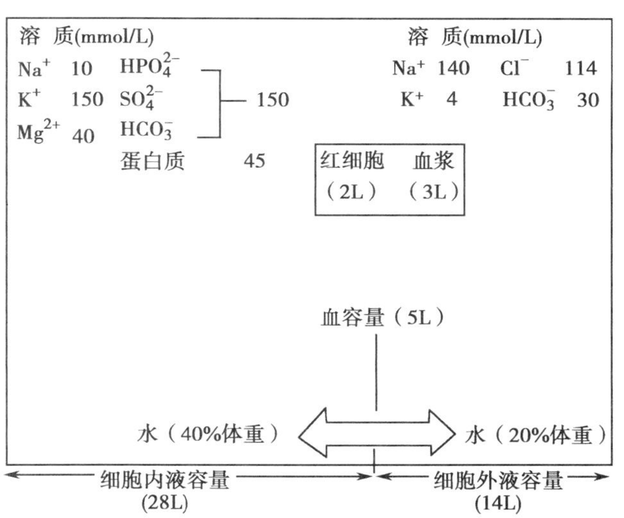

图24-1　细胞内液与细胞外液水、电解质构成示意图（以70kg成人为例）

组织间液的基本成分与血浆类似，但只含有少量蛋白质且不含红细胞。绝大部分的组织间液能迅速与血管内液体或ICF进行物质交换，并取得相互平衡，在维持机体的水和电解质平衡方面起重要作用，称为功能性ECF。尚有部分组织间液不能或仅缓慢地与血浆或ICF进行物质交换，虽有一定的生理功能，但在正常情况下对维持机体的水和电解质平衡所起的作用甚微，称之为非功能性ECF。它们包括结缔组织液和跨细胞液（transcellular fluid），如胸、腹膜液、房水、淋巴液、脑脊液、关节液、消化道分泌液、尿液、汗液等，占体重的1%~2%。在病理情况下，后者的产生量或丢失量显著增多时，也可导致水、电解质代谢紊乱。

临床上体液的分布与转移涉及“第三间隙”的概念。一般而言，第一间隙是指组织间液。第二间隙是指快速循环的血浆。血容量的增加或减少主要指血浆的增加或减少。第一间隙和第二间隙在毛细血管壁两侧相互交换成分，处于动态平衡状态，都属于功能性ECF。手术创伤、局部炎症可使ECF转移分布到损伤区域或感染组织中，引起局部水肿；或因疾病、麻醉、手术影响致内脏血管床扩张淤血；或体液淤滞于腔体内（如肠麻痹、肠梗阻时大量体液积聚于胃肠道内），这部分液体虽均衍生于ECF，但功能上却不再与第一间隙和第二间

2

隙有直接的联系，故称这部分被隔绝的体液所在的区域或部位为第三间隙。但是，Chappell 等人最近评估了相关文献后，对“第三间隙”的存在提出了质疑。

（三）体液的组成和血清电解质及非电解质正常浓度范围

前已述及，组织间液与血浆的电解质浓度类似，区别在于前者的蛋白质含量明显少于血浆。由于血浆富含蛋白，故血浆胶体渗透浓度明显高于组织间液。ECF 的电解质浓度与 ICF 的差异很大。ECF 中主要阳离子为高浓度的 Na^+，阴离子为 Cl^-、HCO_3^-。ICF 中主要阳离子为 K^+，其次为 Mg^{2+}，阴离子以磷酸根和蛋白质为主（图 24-1，表 24-1，表 24-2）。

表 24-1 不同部位体液内电解质浓度（mmol/L）

电解质	血浆	细胞内液（骨骼肌）	组织间液
阳离子 Na^+	142	10	145
K^+	4	159	4.1
Mg^{2+}	1	40	1
Ca^{2+}	2.5	<1	2.4
总计	149.5	209	152.5
阴离子 Cl^-	104	3	117
HCO_3^-	24	7	27.1
蛋白质	14	45	<0.1
其他	7.5	154	8.4
总计	149.5	209	152.5

表 24-2 血清电解质及非电解质正常浓度范围和异常改变程度

血清浓度	降低		正常范围	升高	
	重度	中度		中度	重度
Na^+（mmol/L）	<120	120~130	135~145	155~170	>170
K^+（mmol/L）	<2.5	2.5~3.0	3.5~5.5	6.5~8.0	>8.0
Ca^{2+}（mmol/L）	<1.6	1.6~2.1	2.2~2.6	3.0~3.7	>3.7
Cl^-（mmol/L）	<80	80~90	96~106	115~130	>130
CO_2（mmol/L）	<10	10~20	25~30	35~45	>45
pH	<7.0	7.0~7.15	7.35~7.45	7.5~7.6	>7.6
蛋白质（g/L）		30~45	60~80		
葡萄糖（mmol/L）	<1.1	1.11~2.22	3.9~6.1	16.6~33.3	>33.3
血尿素氮（mmol/L）			2.9~7.5	17.8~35.7	>35.7

（四）渗透压和渗透浓度的基础知识

渗透指的是半透膜两侧因为不可自由穿透半透膜移动的溶质浓度的差别而造成水在半透膜两侧的净移动。渗透压指的是溶质浓度高的一侧产生的促进水跨膜移动以稀释溶质的压力。渗透压仅取决于溶剂中所含溶质分子颗粒的数量，而与其分子量、体积、原子（或分子）价等无关。

在溶液中，任何不解离或不能再进一步解离的溶质，其每一摩尔（mole，以下简写成 mol）都含有 6.023×10^{23} 个颗粒（即 Avogadro 常数）。因血浆和其他体液所含起渗透作用的溶质克分子数（osmole）较低，故均以它的千分之一，即毫渗克分子数（milliosmole，简写为 mOsm）计量。1mOsm 的不可解离的溶质溶于 1kg 水中可产生 19.4mmHg 的渗透压。对于可电离的物质而言，1 摩尔可产生 n 摩尔的渗透克分子。因此，对于类似 NaCl 这样在溶液中溶解后高度解离的 1 摩尔物质应该产生 2 摩尔的渗透克分子。但实际上，由于阳离子和阴离子间的离子作用可降低电离程度，因此 NaCl 只有 75% 可以解离，1 摩尔可产生 1.75 摩尔的渗透克分子。

容积渗克分子浓度（osmolarity）是指每升溶液中渗透克分子的数目，重量渗克分子浓度（osmolality）是指每千克溶剂中渗克分子的数目。由于溶剂的容积永远小于溶液的实际容积，所以重量渗克分子浓度的数值总是大于容积渗克分子浓度。例如血浆含水 93% 左右，若血浆重量渗克分子浓度为 280mOsm/kg，换算成容积渗克分子浓度则必须乘以 0.93，即 280×0.93=260mOsm/L；若其容积渗克分子浓度为 280mOsm/L，则重量渗克分子浓度为

280÷0.93=301mOsm/kg。在实际应用中，由于体液中溶质浓度极低，两者的差别常予不计，但在概念上必须明确区别。由于其数值不受血浆中脂类和蛋白质的影响，重量渗克分子浓度在临床上得到更广泛的使用。

根据 Van't Hoff 定律，渗透压的计算公式如下：

$$\pi = CRT \tag{24-1}$$

π：溶液的渗透压（以 kPa 为单位）

C：溶质总浓度（以 mol/L 为单位）

R：为摩尔气体常数，其值为 8.314kPa·L/(mol·k)

T：绝对温度[以 K(kelvin)为单位]

在体温条件下（37℃，即 273+37=310K），以重量渗克分子浓度 0.28Osm/kg 代入公式可得人体血浆渗透压约为 721.66kPa（约相当于 5 426mmHg）。由上述可知，渗透压和渗透克分子浓度（以下简称渗透浓度）是有区别的，而在以往的医学书籍中以及目前有些临床医师都习惯地将渗透浓度称为渗透压，比如人体血浆渗透浓度的正常值是“280mOsm/kg”，说成“人体血浆渗透压的正常值是 280mOsm/kg”，这样显然是混淆了压力与浓度两个不同性质的单位概念。对这种说法有更正的必要。但胶体渗透压仍习惯用 mmHg 这一压力单位来衡量。

利用溶质能降低水冰点的“超冻”原理，可直接测定溶液的重量渗透浓度 mOsm/kg。人体血浆渗透浓度（Posm）正常值波动于 275~290mOsm/kg。在缺乏实测渗透浓度条件的场合，可凭血浆[Na^+]、[葡萄糖]和[尿素氮]用下式计算 Posm 的近似值：

$$\text{Posm} \cong 2\times[Na^+]$$

$$\text{或 Posm} \cong 2\times[Na^+]+\frac{\text{BUN(mg/dl)}}{28}+\frac{\text{血糖(mg/dl)}}{18} \tag{24-2}$$

以上计算所得的数值为（容积）渗透浓度近似值，要除以血浆含水的比率 0.93 方为（重量）渗透浓度的近似值，但一般可不再换算。

因为以上算式中只包括血浆的[Na^+]、[葡萄糖]和[BUN]，而其他物质都未考虑在内，故计算值总是小于实测值，两者的差值称为“渗透间隙”（osmolar gap），正常时约在 10mOsm/kg 范围内。如果超过 20mOsm/kg，则提示存在有高脂血症或高蛋白血症；也可能由输入高渗溶液或存在内源性有毒物质（如乳酸）所致；若超过 40mOsm/kg，即可致死。后者可见于脓毒症和休克患者中，这对判断危重患者的预后有重要的参考价值。

根据等渗浓度规律，所有 ECF（包括血浆）的渗透浓度必然与 ICF 相同。因此，静脉输入溶液的渗透浓度的高低至关重要。凡输入的溶液与 ICF 间不存在渗透梯度，细胞容积和形状都不发生改变者，为等张溶液（isotonic solution）；渗透浓度低于 ICF，使水向细胞内转移，从而使细胞肿胀者，为低张溶液（hypotonic solution）；渗透浓度高于 ICF，使细胞内水向外转移，从而使细胞容积收缩者，为高张溶液（hypertonic solution）。虽然等张溶液都是等渗溶液，等张葡萄糖液和 NaCl 溶液也都可以算做等渗溶液，但等渗溶液并不都是等张溶液。例如 1.68% 尿素溶液的渗透浓度为 280mOsm/kg，虽为等渗溶液，但因它能自由通过半透膜，在红细胞膜两侧不能形成张力梯度，水随尿素进入红细胞内，红细胞膨胀而破裂（溶血），其效应与蒸馏水相似，故而虽是等渗液，但不是等张液。

二、机体对水、电解质的调节

每人每天从饮食中摄入的盐和水是有差异的，但 ECF 在正常人却维持在较小的波动范围，这说明机体有精细的调控系统不断地监控和调节体液、电解质的平衡。该系统内含有感知渗透浓度、容量改变的感受器，存在各种信息物质的交换过程。肾脏是该系统中主要的效应器官。它通过对尿液的稀释和浓缩及对各种电解质的排出与重吸收，从而发挥调节水、电解质平衡的作用（图 24-2）。

参与水钠代谢调节的因素如下：

1. 心房钠尿肽（ANP） ANP 是心房肌合成的多肽类激素，由 28 个氨基酸组成。它能明显促进钠和水的排出。当它与集合管上皮细胞的心房钠尿肽受体结合时，激活鸟苷酸环化酶，造成细胞内 cGMP 含量增加，后者使集合小管基底侧膜上的 Na^+ 通道关闭，抑制 Na^+ 重吸收，从而促使 Na^+ 排出。ANP 可使肾血管平滑肌舒张，增加肾血流量和肾小球滤过率，并能抑制肾素、醛固酮和抗利尿激素的分泌。除此之外，ANP 可使所有血管壁对水的通透性明显增加，使血管内容量下降，起到调节 ECF 的作用。

2. 抗利尿激素（ADH） 又称血管加压素（AVP），ADH 是由 9 个氨基酸残基所组成的短肽。它是下丘脑的视上核及室旁核神经元分泌的一种激素，能

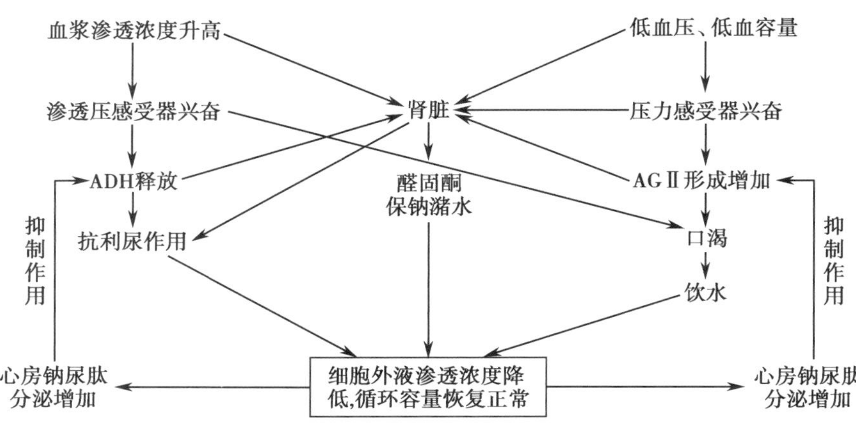

图 24-2　血浆渗透浓度、血容量等对水钠代谢的影响

提高远曲小管和集合管上皮细胞对水的通透性,从而增加水的重吸收,使尿液浓缩,尿量减少。ADH 还增加髓袢升支粗段对 NaCl 的主动重吸收和提高内髓部集合管对尿素的通透性,从而增加髓质组织间液的溶质浓度,提高髓质组织间液的渗透浓度,利于浓缩尿液。引起 ADH 合成及分泌的因素有渗透性及非渗透性两类(图 24-2)。渗透性因素是指血浆渗透浓度升高可刺激 ADH 的释放。而非渗透性刺激因素是指血管内容量的变化,在血容量相对不足时,可刺激 ADH 释放。

3. 醛固酮(肾素 - 血管紧张素 - 醛固酮系统)在调节水、钠、钾平衡中起重要作用。详见下一节有关钠代谢调节的章节。

4. 前列腺素　前列腺素按分子结构的差别,可以分为多种类型,如前列腺素 E_2(PGE_2)有强烈的舒血管作用,前列腺素 F_2(PGF_2)则使静脉收缩。前列腺素可使血管对去甲肾上腺素和血管紧张素的敏感性降低。血管平滑肌生成的前列腺素在神经 - 平滑肌接头间隙作用于交感神经纤维末梢的前列腺素受体,使交感神经末梢释放递质减少。在低血容量时前列腺素使肾血管舒张,对维持肾血流量有重要意义。

5. 口渴机制　为正常机体最有效的补充失水的机制。各种原因致 ECF 渗透浓度增高时,刺激下丘脑视上神经核和室旁核的渗透压感受器。当兴奋传至大脑即感口渴,从而引起机体饮水的欲望。大量饮水后,血浆渗透浓度恢复正常,渴感解除,从而调节水、盐平衡。

6. 交感神经　肾交感神经由 $T_{6\sim12}$ 脊髓侧角发出,当其兴奋时,引起入球小动脉和出球小动脉的收缩,肾小管周围血流量减少,肾小球滤过率减少,从而刺激近球小体中的颗粒细胞释放肾素,致体循环中的血管紧张素和醛固酮含量增加,增加肾脏对 Na^+ 和水的重吸收。Na^+ 在近端小管的重吸收增加也与 β 肾上腺素能受体的作用有关。肾交感神经的兴奋可以提高钠泵活力,有利于 Na^+ 的重吸收。

7. 多巴胺受体　小剂量多巴胺可扩张肾血管,增加肾血流量,从而增加尿量。

第二节　水、电解质平衡与管理

一、水和钠

(一) 水的生理作用与代谢

1. 水的生理作用　生命起源于水,生命活动离不开水。水作为溶剂,溶解电解质和非电解质成分形成体液。因此,水是机体内环境的最基本要素,在调节体温,润滑各关节和器官,以及物质转运等生命活动过程中起重要作用。

2. 水的摄入与排出　水的平衡主要由适当的水的摄入与排出来维持(图 24-3)。肾脏是水排出的主要器官,每天约 60% 的水经尿排出。若环境温度增高,运动量增加,汗液增加可达正常水平的 50 倍之多,通过呼吸道的不显性挥发量也随之增加。在此情形下,由肾脏排出的水分将随之减少,以补偿经汗液和不显性失水所丢失的量(表 24-3)。

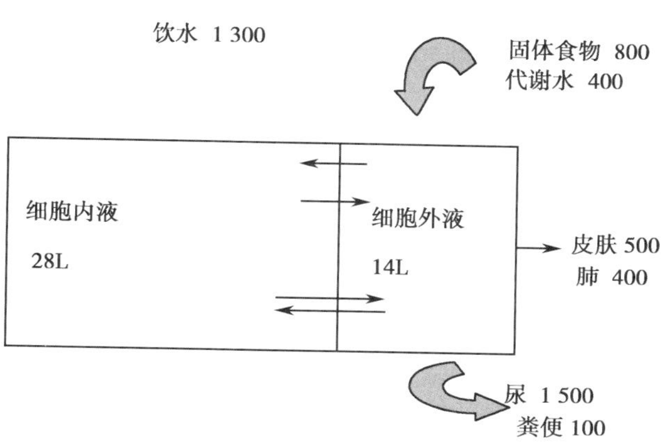

图 24-3　日常水平衡(进出量,单位:ml)

表 24-3　机体每日失水量(ml)

	正常活动和正常体温	正常活动和高体温	持续重体力劳动
尿量	1 400	1 200	500
汗液	100	1 400	5 000
粪便	100	100	100
不显性失水量	700	600	1 000
总量	2 300	3 300	6 600

表 24-4 列出的各年龄阶段对水的最低需求量,可供临床纠正水钠代谢紊乱时参考。

表 24-4　各年龄组对水的最低需求量

年龄(岁)	体重(kg)	ml/(kg·d)	ml/h
成人	70	20~40	120
小儿 8	35	50	70
2	15	60	40
1/2	8	70	25
新生儿	3	80~150	10~20

3. 水代谢的调节　主要受体液渗透浓度变化的影响。血浆渗透浓度上升时刺激渗透压感受器,一方面通过口渴机制增加饮水;另一方面 ADH 释放增多,减少水从肾脏的排出,从而保持水的稳态平衡。

4. 水代谢的紊乱　体液中水的代谢活动与电解质、渗透浓度及酸碱平衡密切相关,尤其与钠的关系最为密切。这是因为:①钠是 ECF 中重要的阳离子,钠总量的改变,对 ECF 容量的变化起关键性作用;②钠对 ECF 的渗透浓度的维持占重要地位。高渗状态或低渗状态合并缺水或水中毒均表现为 ECF 中钠浓度的变化,导致高钠血症或低钠血症。其临床诊断和处理,将在钠代谢紊乱中叙述。

(二) 钠的生理作用与代谢

1. 钠的生理作用　Na^+ 是 ECF 中含量最多的阳离子,在维持 ECF 的渗透浓度中起主要作用。Na^+ 在维持 ECF 容积,神经肌肉和心肌的应激性及动作电位中也起重要作用。

2. 钠的摄入与排出　通常情况下,机体钠的来源为食物中所含的钠盐。正常成年人每天摄入的食盐量相差很大,6~12g 不等。钠主要在空肠被吸收。人体维持正常钠平衡每日所必需的钠仅为 85mmol 左右,约相当于 NaCl 0.5g。摄入多余的 NaCl 主要通过肾脏从尿液排出。消化液中含钠量较高,如胃液平均为 60mmol/L,胆汁、胰液为 140~150mmol/L,回肠液为 120mmol/L,结肠液为 80mmol/L。腹泻、呕吐或胃肠引流时可从胃肠道丢失大量的钠。人体失钠的另一个途径是出汗。汗液中含钠量约 10~70mmol/L。一般情况下,每天皮肤的不显性出汗 100~400ml,高温下可达 1 400ml,长时间重体力劳动可高达 5 000ml(见表 24-3),故有较多的钠丢失。

3. 钠代谢的调节　钠代谢的调节主要通过肾脏,在钠负荷增加时,每天可从肾脏排钠达几十克:在机体缺钠时,可仅排出 1mmol(23mg)。尿量随着血容量及尿钠浓度而变化。若钠吸收减少或血容量下降,肾脏产生抗排钠和抗利尿反应,减少尿钠和尿量排出。在病理状态下,尿钠排出可发生异常改变。

调控钠排出的主要机制与因素有:

(1) 肾小球 - 肾小管平衡:依照肾小球滤过钠量的多少,肾小管随之成比例地重吸收钠,即近球小管的重吸收率始终占肾小球滤过率的 65%~70%,称为肾小球 - 肾小管平衡,简称为球 - 管平衡。

(2) 容量感受器:容量感受器在感知和调节容量变化的同时,起到对钠代谢平衡的调节作用。肾脏的容量感受器包括位于入球小动脉处的牵张感受器和远端小管起始部的致密斑感受器。它们主要通过干预肾素的分泌而发挥作用。当循环血容量减少时,肾入球小动脉压力下降,血流量减少,于是对小动脉壁的牵张刺激减弱,从而激活牵张感受器,肾素释放量增加。同时入球小动脉压力的降低和血容量的减少可使肾小球滤过率降低,滤过的钠量也因此而减少,以致到达致密斑的钠量减少,从而激活致密斑感受器,增加肾素释放量。肾外容量感受器主要位于心房、颈动脉窦、主动脉弓等处,它们通过刺激 ANP 的释放以及影响交感神经的活性而发挥作用。

(3)肾素 - 血管紧张素 - 醛固酮系统(RAAS):RAAS 在应激情况下起到调节钠的内稳态和肾功能的重要作用。RAAS 系统的激活由以下几种因素促发:肾动脉内血压的降低,流经肾致密斑的钠减少以及交感神经活性的增强。肾素是一种蛋白酶,由其前体肾素原合成并从近球旁细胞分泌,经肾静脉进入血液循环。血浆中的血管紧张素原作为肾素底物,在肾素的作用下水解生成十肽,为血管紧张素Ⅰ。血管紧张素Ⅰ有刺激肾上腺髓质释放肾上腺素的作用,对血管的收缩作用较弱。在血浆和组织中,特别是在肺循环血管内皮细胞表面,存在血管紧张素转换酶。在后者作用下,血管紧张素Ⅰ降解生成八肽,为血管紧张素Ⅱ。

血管紧张素Ⅱ有较强的缩血管作用,并能刺激肾上腺皮质球状带合成和分泌醛固酮。血管紧张素Ⅱ被氨基肽酶水解后形成七肽,为血管紧张素Ⅲ。其作用类似血管紧张素Ⅱ,但因其在血中浓度较低,故其作用不占主导地位。在血管紧张素Ⅱ作用下,醛固酮的合成和分泌增加。醛固酮可调节远曲小管和集合管上皮细胞的 Na^+ 和 K^+ 的转运;并直接刺激近球小管对 Na^+ 重吸收,使尿中排出的 Na^+ 减少。血管紧张素Ⅱ还具有刺激中枢产生渴感、促使 ADH 释放增加和兴奋交感神经轴的作用,从而增加远曲小管和集合管对水的重吸收,使尿量减少(表 24-5)。

表 24-5 影响尿钠排泄与抗尿钠排泄的主要因素

	促尿钠排泄
容量扩张状态	高盐摄入,ADH 分泌不当综合征(SIADH)
容量缺失状态	艾迪生病,肾盐排出过多,滥用利尿药
	抗尿钠排泄
水肿状态	心功能衰竭,慢性肝炎,肾病综合征,急性肾小球肾炎,自发性水肿
非水肿状态	失血,低盐摄入,禁盐饮食,服用盐皮质激素,经出汗和 / 或呕吐等肾外丢失

(4)对钠调节的其他因素可见本章第一节有关内容。

(三)水钠代谢紊乱

1. 低钠血症 即血清钠低于 135mmol/L。这是临床上最常见的水、电解质代谢紊乱之一。因为 Na^+ 是人体血浆渗透浓度(Posm)的主要决定因素,故低钠血症经常表现为低渗状态。

(1)病因:导致低钠血症的机制有两方面:①钠丢失过多,如过度出汗、呕吐、腹泻、大面积烧伤和利尿药的应用等;②水潴留过多,如肾衰竭、ADH 分泌不当综合征(syndrome of inappropriate antidiuretic hormone secretion,SIADH)。须注意的是,低钠血症有时并不代表总体钠的不足,而常因全身水分相对增多引起血清钠浓度的降低所致。导致低钠血症的常见原因见图 24-4。

由于正常人血浆含水量为 93%,该部分为钠盐溶解所在的部分。临床上假性低钠血症可见于不溶性物质在血浆中增多,如高脂、高蛋白血症等。它们引起血浆容积的增大,势必减少水的相对容积,故血浆总容积中钠的浓度减低,而实际血浆水分中的钠浓度仍正常,常被测定为低钠血症;又可见于可溶性物质在血浆中增多,如给予过多高张葡萄糖、甘露醇引起细胞内水转移到细胞外所致低钠血症。

总体钠的降低则常常是由于利尿药的应用。经肾钠丢失过多;或由于胃肠道丢失,皮肤丢失等肾外性钠丢失过多。

此外,经尿道前列腺切除术(transurethral resection prostate,TURP)时,经血管可能吸收大量灌洗液,从而导致低钠血症。

导致低钠血症的另一常见原因是 ADH 分泌不当综合征(SIADH),SIADH 常见于肺、颅脑疾病和一些肿瘤患者,尤其是支气管肺癌(表 24-6)。SIADH 是指在非生理性因素刺激作用下,即非血浆渗透浓度的增高或血容量的减少而引起抗利尿激素释放增加。近年来,有研究表明,SIADH 患者并非都存在 ADH 分泌增多。由于血管加压素 V_2 受体基因突变或水通道蛋白 2(aquaporin 2)的异常,当血中 ADH 并未升高时也可表现为 SIADH。SIADH 的特征是体液张力减低,其诊断标准包括以下三点:①患者的血容量正常或稍增高;②血浆渗透浓度 <280mOsm/kg,尿渗透浓度 >300~400mOsm/kg;③肾、心、肝、肾上腺、甲状腺功能均正常。该病的基础治疗方法是控制水的摄取,或加用利尿药。术后 SIADH 多为暂时现象,可自行缓解。慢性 SIADH 需用去甲四环素治疗,该药可抑制 ADH 介导的肾集合小管对水的重吸收。

表 24-6	导致 SIADH 的因素
肿瘤	燕麦细胞癌、胰腺癌、淋巴瘤
肺部疾病	肺结核、肺气肿
中枢神经疾病	颅内出血、蛛网膜下腔出血、脑血栓、脑膜炎
药物	长春新碱、抗抑郁药、氯贝丁酯、氯磺丙脲、抗癫痫药
其他	甲状腺功能减退、正压通气、疼痛、创伤

重建渗透稳态(reset osmostat)时也可发生低钠血症。所谓重建渗透稳态是指渗透压感受器对血浆渗透浓度改变的反应正常,但 ADH 的释放阈值降低,结果使血钠浓度处于低水平(125~130mmol/L),部分病例渴感的阈值也降低。这一情况可见于严重的营养不良等疾病,也可见于精神异常、妊娠、部分 SIADH 患者。

低钠血症伴容量负荷过重可由混合性原因所致,由于非渗透因素引起的抗利尿激素释放增加和尿钠分泌的减少,导致水、钠潴留,多见于难治性心力衰竭、晚期肝硬化伴腹水患者。

(2)临床表现:低钠血症的临床表现依据其发病的缓急,可分为急性低钠血症(48 小时内)及慢性低钠血症。主要表现为神经系统的症状及体征。由于血钠降低后,血浆的渗透浓度下降,ICF 相对呈高渗,水从 ECF 转移到细胞内,可引起脑细胞水肿,导致一系列的中枢神经系统症状及体征。急性低钠血症时,因脑细胞尚无适应性反应,水进入较多较快,故临床症状及体征较显著。在慢性低钠血症时,细胞内的溶质可外移,初始为钠和钾,而后则为氨基酸,从而使神经细胞内的渗透浓度也下降,与血浆的渗透浓度达平衡状态,故临床症状及体征较轻。低钠血症时消化系统的症状为食欲下降、恶心、呕吐并伴乏力和木僵等。

急性低钠血症的临床表现主要为头痛、恶心、呕吐、无力、木僵、惊厥、昏迷。尸体解剖可见脑水肿,沟回变平,亦可发生脑疝。

(3)诊断:血清钠浓度低于 135mmol/L,特别是低于 132mmol/L 即可诊断低钠血症。因低钠血症的临床表现多不具特征性,且易被原发病所掩盖,又因低钠血症的病因众多,故应进行鉴别诊断(图 24-4),以便有的放矢地进行临床处理。

首先测定血清渗透浓度,判断是否存在低渗状态。如有低渗状态,则进一步评估 ECF 容量状况,尿钠含量有助于区别肾性和非肾性钠丢失,当超过 20mmol/L 时,提示肾性钠丢失;当尿钠低于 15mmol/L 则提示钠、水潴留。

(4)治疗:低钠血症低渗状态形成的原因,不外乎血浆(ECF)中"无电解质水"(electrolyte free water,EFW)相对增多和 Na^+ 相对减少。形成这种情况,必须具备两个基本条件,一是 EFW 有来源,二是有 ADH 参与,阻止多余的 EFW 经肾排出。急性与慢性低钠血症在这两方面各有侧重(表 24-7),故在处理上应有所区别,预防在治疗中可能发生的危险。轻度或无症状性低钠血症一般不必治疗,主要以处理原发性疾病为主。严重低钠血症或伴有明显症状的低钠血症应及时加以处理。治疗低钠血症的目的是纠正血浆渗透浓度使之接近正常水平,以利于脑组织细胞内的水外移,减轻脑水肿。治疗中不宜过快纠正低钠血症,否则会产生渗透性脱髓鞘作用,造成中枢神经系统的损害。

表 24-7 急、慢性低钠血症的病因分类
急性低钠血症(<48 小时)
(一) EFW 的来源增多
1. 外源性(静脉输入或口服)
2. 内源性(静脉输液或体液被"脱盐")
(1)术后早期
(2)脑性脱盐(cerebral salt wasting)
(3)水肿患者应用氢氯噻嗪利尿
(4)SIADH 患者应用等渗盐水
(二) 存在 ADH 的作用
慢性低钠血症(>48 小时)
(一) 也存在 EFW 的来源问题,但非最主要的因素
(二) ADH 的作用
1. 有效循环量降低
2. 疼痛、烦躁、恶心、精神障碍
3. 内分泌作用(肾上腺、甲状腺、脑垂体)
4. 代谢障碍(例如卟啉症)
5. 药物(刺激 ADH 分泌或加强其活性)
6. 其他

1)低血浆渗透浓度与渗透性脱髓鞘综合征:有鉴于一旦发生低钠血症低渗状态,血浆渗透浓度明显降低,首当其冲的是脑细胞的 ICF 即处于相对高张状态,水分即向细胞内转移,直至 ICF 与血浆渗透浓度达到等张状态。因脑细胞水肿和脑压增高,势必导致一系列神经症状。在随后的一段时间内(一昼夜或更长),脑细胞进行"适应性反应"(adaptive response),排出 K^+、Cl^-、Na^+ 等电解质和水,其 ICF 容积基本上恢复正常;在几日内,还

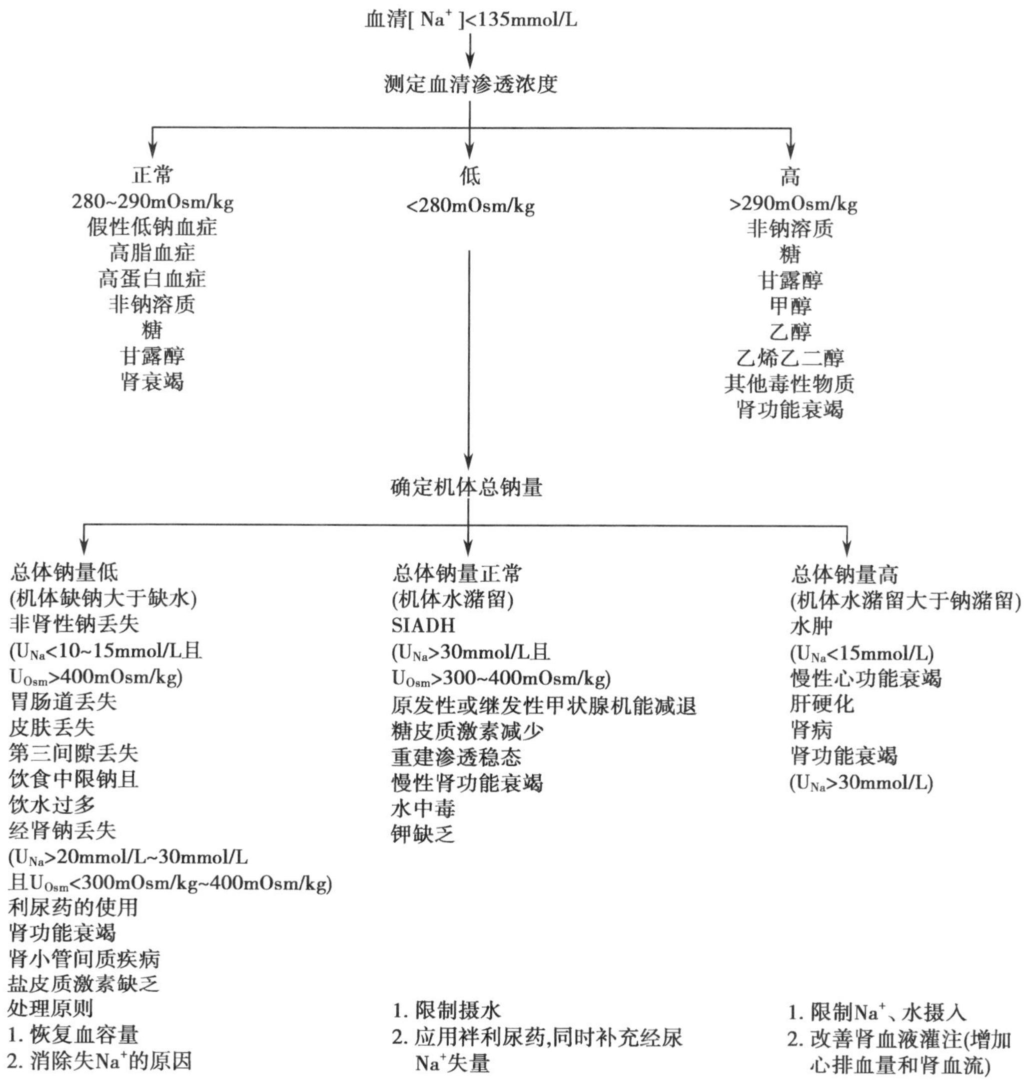

血清[Na^+]<135mmol/L

↓

测定血清渗透浓度

- **正常**
  280~290mOsm/kg
  假性低钠血症
  高脂血症
  高蛋白血症
  非钠溶质
  糖
  甘露醇
  肾衰竭
- **低**
  <280mOsm/kg
- **高**
  >290mOsm/kg
  非钠溶质
  糖
  甘露醇
  甲醇
  乙醇
  乙烯乙二醇
  其他毒性物质
  肾功能衰竭

低 ↓

确定机体总钠量

- **总体钠量低**
  (机体缺钠大于缺水)
  非肾性钠丢失
  (U_{Na}<10~15mmol/L且
  U_{Osm}>400mOsm/kg)
  胃肠道丢失
  皮肤丢失
  第三间隙丢失
  饮食中限钠且
  饮水过多
  经肾钠丢失
  (U_{Na}>20mmol/L~30mmol/L
  且U_{Osm}<300mOsm/kg~400mOsm/kg)
  利尿药的使用
  肾功能衰竭
  肾小管间质疾病
  盐皮质激素缺乏
  处理原则
  1. 恢复血容量
  2. 消除失Na^+的原因
- **总体钠量正常**
  (机体水潴留)
  SIADH
  (U_{Na}>30mmol/L且
  U_{Osm}>300~400mOsm/kg)
  原发性或继发性甲状腺机能减退
  糖皮质激素减少
  重建渗透稳态
  慢性肾功能衰竭
  水中毒
  钾缺乏
  1. 限制摄水
  2. 应用袢利尿药,同时补充经尿Na^+失量
- **总体钠量高**
  (机体水潴留大于钠潴留)
  水肿
  (U_{Na}<15mmol/L)
  慢性心功能衰竭
  肝硬化
  肾病
  肾功能衰竭
  (U_{Na}>30mmol/L)
  1. 限制Na^+、水摄入
  2. 改善肾血液灌注(增加心排血量和肾血流)

图 24-4　低钠血症病因、鉴别诊断和处理原则流程

可排出肌醇(myo-inositol)、氨基酸等有机分子,以至其 ICF 和血浆一样处于低渗状态。在治疗时,如果血浆渗透浓度提高过快,对低渗状态已经适应的脑细胞,因来不及摄回已排出的有机分子以重建正常的渗透浓度和成分,脑细胞因之被脱水而皱缩,可导致永久性神经损伤,此即所谓“渗透性脱髓鞘综合征”(osmotic demyelination syndrome, ODS),脑桥底部最为易损,常形成对称的脱髓鞘变化,故又名“中枢性脑桥髓鞘溶解”(central pontine myelinolysis)。最轻者可无症状,重者可表现为一过性神志紊乱,激动不安,可能发生严重的四肢软瘫或痉挛,甚至可能损及延髓,后果更为严重。伴有营养不良或低钾血症的患者,因缺乏回补到脑细胞中的有机分子和 K^+,更易发生 ODS。ODS 一旦发生,病残率和死亡率极高,目前尚无有效的治疗方法。故而,对慢性低钠血症低渗状态,切忌过快地提高血浆 Na^+ 浓度,严格控制提高血浆 Na^+ 浓度的速率。对上述低渗状态本身和进行补钠治疗时可能发生脑细胞损伤,尤其是 ODS 应该做到谨慎施治,强调预防为主。

2)急性低钠血症的治疗要点

A. 治疗目标在于使已经肿胀的脑细胞回缩,以控制抽搐和昏迷等神经症状,可首先应用高张 NaCl 溶液,用量可用下述方法计算:

$$\text{预期}[Na^+]\text{升高程度} \times (\text{体重} \times 0.6) = \text{补充的 } Na^+ \text{ 量(mmol)} \tag{24-3}$$

例如:某患者体重 50kg,术后 24 小时血浆[Na^+]降至 120mmol/L,计划在 1 小时内使[Na^+]升高 5mmol,代入上式:

$$5 \times (50 \times 0.6) = 150\text{mmol}$$

5% NaCl 溶液每升含[Na^+]856mmol，所以其用量应为：

$$150/856 \times 1\,000=175ml$$

B. 用以上溶液静滴，一旦抽搐停止，即减慢滴速，在严密监测血浆[Na^+]的条件下，使血浆[Na^+]每小时增高 1~2mmol/L，直至达到 130mmol/L。

C. 维持血浆[Na^+]于 130mmol/L 水平直至 ADH 的活性消退。为防止输入等张盐水后被肾"脱盐"（desalination，意即排出高渗尿，在体内留下新的"无电解质水"），而使血浆[Na^+]再度下降，可采取"张力平衡"（tonicity balance）策略：

a. 着眼于输入——输入与尿量和尿渗透浓度相等的高张盐水。

b. 着眼于排出——使尿排钠减少。若尿液为高渗，可应用袢利尿药或渗透性利尿药，使尿转呈等渗后可开始输入与尿量相等的等张盐水，直到刺激 ADH 释放的诱因消退。随后患者开始排稀释尿，血浆[Na^+]将自行回升。

3）慢性低钠血症的治疗：慢性低钠血症在住院患者中并不少见，一般并无明显的与低血浆渗透浓度有关的症状，往往在术前或术后做常规血液电解质测定时方才发现，病程早已超过 48 小时，机体组织细胞（尤其是脑细胞）早已完成了"适应性反应"，脑细胞容积已恢复正常，ICF 的张力已经与血浆渗透浓度取得平衡。在治疗时为防止 ODS 的发生，应采取按部就班的策略，使 ICF 已经低渗的脑细胞有充分的时间重新适应而复原。

慢性低钠血症（包括 SIADH）一般都存在原发病，对其诊断和治疗不属本章讨论的范畴，可参看有关章节或其他专著。存在水肿状态的低钠血症患者，原来总体 Na^+ 并未减少，且有 Na^+ 和水潴留，基本处理的重点在于限制 Na^+ 和水的摄入，同时改善循环和促进利尿。对肾衰竭患者在有条件时还可应用连续性血液透析和超滤，调整总体的水和电解质内稳态。

在处理原发病的前提下，处理慢性低钠血症低渗状态的要点如下：

A. 若患者存在昏迷、抽搐等严重症状，可像前述急性低钠血症患者一样，静脉输入高张盐水，至症状消退为度。此为"快处理"。

B. 因这类患者脑细胞的大小已近乎正常，为避免发生 ODS，不容许使其快速改变。若静脉输入高张盐水，原则是血浆[Na^+]增高的速率（每 24 小时）不能快于 8mmol/L；若患者还伴有低钾血症、营养不良或处于分解代谢状态（例如烧伤患者），补钠速度更应减慢。此为"慢处理"。

C. 在慢处理中，输注高张盐水时，宜同时考虑到以下三方面：a. 为使脑细胞内过多的"无电解质水"缓慢消失，除限制输入水量外，还可适量选用利尿药等其他措施；b. 在 EFW 负平衡的同时造成 Na^+ 的正平衡，使 ECF 的成分恢复正常；c. 同时补充钾和其他营养物质，使脑细胞 ICF 的组成重新恢复正常状态。但是，须知这是一个相当缓慢的过程，对慢性低钠血症的治疗，在快处理达到目的后即宁慢勿急，切勿指望一蹴而就。应严密监测血浆[Na^+]和血浆渗透浓度，控制 Na^+ 和水的入量和出量。输注高张盐水时，注意血钠浓度不要超过 155mmol/L 或不能超过原血钠值 10mmol/(L·d)。

2. 高钠血症　血清 Na^+ 浓度大于 145mmol/L。高钠血症多伴有血浆渗透浓度升高，整个机体含钠量可升高、正常或降低，ECF 容量可正常、减少或增加。

（1）病因：造成高钠血症的主要原因是机体摄入水不足、失水大于失钠（表 24-8）、或钠摄入过量。如：由于大量渗透性物质从尿中丢失可引起糖尿病患者的多尿；由于垂体外科手术、颅脑骨折、严重头颅外伤后 ADH 缺乏所致的多尿。任何影响肾小管功能的疾病，无论是肾脏本身的还是全身性疾病，也可致肾源性高钠血症。

表 24-8　高钠血症的病因

1. 水摄入不足	昏迷，缺水
2. 经肾排出水过多	（1）渗透性利尿（应用甘露醇；糖尿病酮症酸中毒；高渗性非酮症昏迷） （2）中枢性尿崩症，肾性尿崩症
3. 经肾外水丢失	出汗，烧伤，呼吸道感染，消化液丢失
4. 钠摄入过多	昏迷后胃肠外高渗性营养

（2）临床表现：高钠血症在开始阶段为 ECF 失水，但随着血浆渗透浓度的升高，细胞内水分转移到 ECF，血容量暂时能维持。如缺水不能及时终止，病情进一步加重则会有血压下降。临床上最常见的一种类型是高钠血症伴有 ECF 量减少，钠与水均丢失，但水的丢失量大于钠的丢失量，形成高渗状态合并脱水。由于低渗性液体的丢失和水的入量不足，此时一旦发生高钠血症，多表示水的丢失量已相当大。

临床表现为低血压，心率加快，中心静脉压降

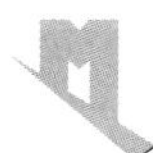

低，少尿，体温上升。由于机体口渴机制的存在，血钠浓度轻微升高（如3~4mmol/L），即可引起强烈的口渴感。如果高钠血症时无口渴感，应警觉患者渗透压感受器或大脑皮质的口渴中枢存在缺陷。高钠血症如导致脑细胞脱水，将出现中枢神经系统的症状与体征，表现为嗜睡或精神状态改变，可发生昏迷和惊厥。其他的症状和体征可有休克、肌阵挛、肌震颤、肌强直、腱反射过度等。严重的或急性的高钠血症，因血浆渗透浓度迅速升高，神经细胞内的水分向细胞外快速转移，致脑组织萎缩，脑膜血管撕裂，甚至颅内出血。

（3）诊断：血清钠大于145mmol/L，伴有血浆渗透浓度升高，即可诊断为高钠血症。高钠血症发生在成年人多伴有意识障碍，同时高钠血症的临床表现常被原有疾病所掩盖，因此临床上对高钠血症的病因应进行鉴别诊断，以指导临床正确处置（图24-5）。

（4）治疗：主要是补水，逐步纠正高钠血症。治疗高钠血症时，切记不要纠正过快，若血浆渗透浓度迅速降低，神经细胞来不及重新适应，水将从血浆转移进入细胞内，导致脑水肿，出现抽搐，造成脑损害，严重者可致死。故多主张血清钠降低的速度以不超过1~2mmol/h为妥。在48小时内，降到150mmol/L为止，血清钠不应低于正常。以下为治疗措施：

1）高钠血症伴有ECF容量正常，以下列公式计算体内缺水量：

$$体内缺水量(L)=体重(kg)\times 0.6\times(测得血清钠值\div 140-1) \quad (24\text{-}4)$$

女性计算体内缺水量时为体重 ×0.5，瘦人则为体重 ×0.4。公式中140代表正常血清钠水平（mmol/L）。

例如：体重65kg男性，测得血清［Na^+］为170mmol/L，则其缺水量为：

$$65\times 0.6\times(170\div 140-1)=39\times 0.21\approx 8(L)$$

补充方法：能口服尽量口服，若不能口服可改用鼻饲方法给予。若两者都不能，则用5%葡萄糖液静脉滴注。补液种类依病因而定，单纯失水者用5%葡萄糖液，必要时给予少量胰岛素，若同时合并有失盐，补液总量的3/4可为5%葡萄糖液，另1/4为生理盐水。一般以每小时180ml补充所需水为宜，48小时将所需水补完。大量补水时应注意电解质和血流动力学的监测。

2）高钠血症伴有ECF容量减少：先给予生理盐水纠正血容量，当血容量基本恢复后，再用5%葡萄糖液补充所缺的水，调整血清钠的浓度，使其逐步恢复正常。

3）高钠血症伴有ECF容量增多：在以5%葡萄糖液补水稀释血清钠浓度的同时，辅用袢利尿药，排钠利尿，使血清钠和机体含水量都得到纠正。

若患者伴肾衰竭，用血液净化方法纠正。

在发病较慢的高钠血症中，脑组织通过适应

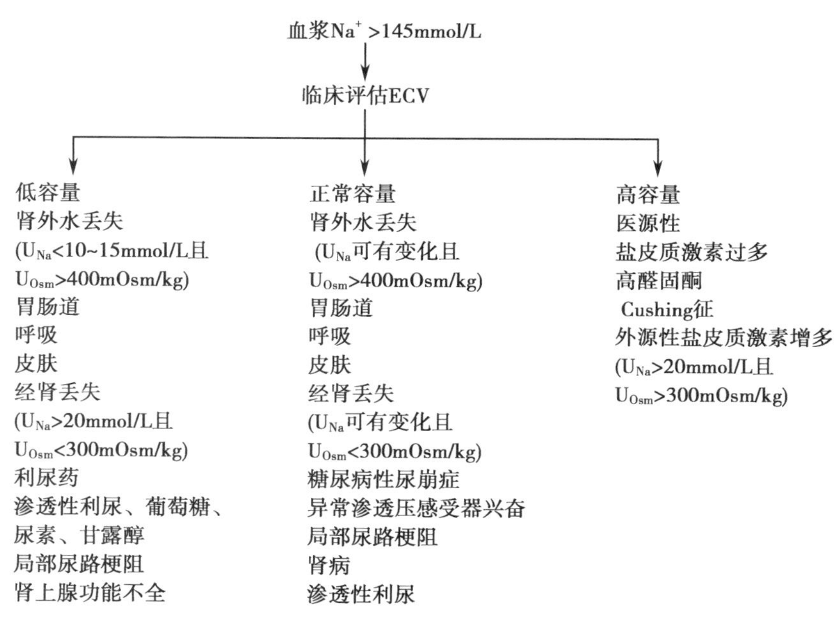

图24-5　高钠血症鉴别诊断流程图

性反应调节自身体积。治疗多用低张晶体溶液、利尿药和/或除去过多钠的方法来恢复正常的渗透浓度。纠正的速度主要看高钠血症发展的速度以及相关症状。慢性高钠血症多可以耐受，快速治疗不仅无利反而有害，甚至因脑水肿而致死。

二、钾

（一）钾的生理作用与代谢

1. 钾的生理作用　①细胞代谢：钾为糖代谢过程中某些酶的激动剂。每合成1g糖原需钾0.15mmol，合成1g蛋白质约需钾0.45mmol。②神经肌肉兴奋性和传导性：细胞内外钾离子浓度的比率是形成静息电位的基础。动作电位的产生则依赖于静息电位。一般来说，心肌、神经肌肉的兴奋性是由其静息电位和引起刺激兴奋的阈电位差来决定的。低钾血症增加静息电位的幅度，使细胞膜超极化，膜电位与阈电位之间的差值增大，细胞对兴奋刺激的敏感性降低。例如，严重低钾血症时常发生迟缓性麻痹；反之，高钾血症时，细胞兴奋性增高。但严重高钾血症时，因静息电位会降低到阈电位以下，在这种情况下细胞将不再能兴奋。因此，严重高钾血症时也能引起肌肉麻痹，甚至导致死亡。③钾是ICF的主要渗透分子，并参与酸碱平衡。

2. 钾的代谢　正常情况下，钾的摄入主要通过饮食从胃肠道进入体内。人体每日摄入钾量为50~100mmol，其中90%以上由尿排出，其余大部分由粪便排出。钾的需求随年龄的变化而变化，婴儿每天需2.0~3.0mmol/kg，成人只需1.0~1.5mmol/kg。饥饿者进食后，由于细胞代谢的需要，钾的需求将增多。机体通过下述机制，精细调节细胞内外钾浓度的稳态平衡。

（1）Na^+-K^+-ATP酶：Na^+-K^+-ATP酶以3∶2的比率将Na^+泵出细胞外并将K^+泵入细胞内，从而维持细胞内外钠钾离子的浓度梯度。但由于细胞膜对K^+通透性较高，K^+外流形成了细胞去极化状态。在大量饮用富含钾的果汁后，Na^+-K^+-ATP酶可以将摄入的钾大部分转运入细胞内，以避免血清钾浓度的急剧上升。

（2）儿茶酚胺：β肾上腺素能受体激动剂能促使钾进入细胞内，其机制与增强Na^+-K^+-ATP酶活性有关；反之，β肾上腺素能受体阻滞药则减少钾向细胞内转移。α受体的作用则相反，可使血钾升高。

（3）血糖和胰岛素：血糖升高可刺激胰岛素释放，后者促进钾向细胞内转移。

（4）血钾浓度：血浆和ECF内的钾浓度升高可促使钾向细胞内转移；反之血浆和ECF中的钾浓度降低，则促使钾向细胞外转移。

（5）运动：可促使钾从细胞内转移到细胞外，从而引起局部血管的扩张，形成一种适应性反应。因此抽取静脉血标本，扎上止血带后令患者做反复握拳运动，可使局部静脉充盈。这种运动之后，将使抽取血样中钾浓度明显升高，导致假性高钾血症或假性正常血钾而误导判断。若标本有溶血现象，则所测血钾会更高。

（6）肾脏对钾平衡的调节作用：摄入钾的增加将通过各种细胞机制促进肾脏对钾的排泄能力。肾脏的排钾活动受下列因素影响：

1）醛固酮：醛固酮可刺激远端肾小管分泌钾，对体内钾代谢调节起重要作用。其机制为醛固酮增强肾小管细胞膜上的Na^+-K^+-ATP酶活性，促使钾从ECF进入肾小管细胞内，从而提高了肾小管ICF与肾小管腔内尿液之间的钾浓度梯度，钾顺浓度梯度迅速渗透到管腔内，肾小管内的钾浓度随之升高。醛固酮尚可提高肾小管细胞膜的通透性，有利于钾从肾小管细胞内向小管腔内渗透。

2）血钾：醛固酮的释放受血钾浓度的影响。血钾增高，刺激醛固酮释放，故血钾浓度的高低对肾脏排钾活动起调节作用。

3）远曲肾小管内尿流量：如上所述，钾从肾小管细胞向小管腔的分泌是顺浓度梯度进行的，若尿流量增大，可将分泌到小管腔内的钾很快冲走，使浓度梯度不减小，故有利于肾小管细胞分泌钾，向体外排钾增多。某些利尿药能抑制钠和水重吸收，使尿液增多的同时，排钾也增多。

4）远曲小管及集合管上皮细胞内的H^+浓度：K^+和H^+在与Na^+交换上具有竞争性，若肾小管上皮细胞内的H^+浓度增加，Na^+与H^+交换增加，而Na^+与K^+交换减少，K^+排出减少。

5）与Na^+的重吸收有关：当肾小管滤过率明显降低时，Na^+在近曲小管几乎完全被重吸收，到达远曲小管的Na^+已很少，Na^+与K^+交换无法进行，K^+排出减少。

6）血HCO_3^-水平增高，肾排钾增多。

（二）钾代谢紊乱

1. 低钾血症　血钾低于3.5mmol/L。一般来说，血清钾的浓度与体内钾的总储备成正比。血清钾从4.0mmol/L降到3.0mmol/L时，体内钾的总量

2

缺失 100~400mmol。

(1)病因:①钾的摄入不足:如神经性厌食及禁食等。②胃肠丢失:正常情况下,每昼夜分泌到胃肠道的消化液约有 6L,每升消化液中含钾 5~10mmol。因此,呕吐、腹泻、肠瘘、胆瘘会造成大量钾丢失。③肾性钾丢失(如盐皮质激素分泌过多或过多使用利尿药)。④钾从细胞外转移到细胞内,常见于碱中毒、胰岛素治疗、应激状态下儿茶酚胺的分泌和低钾引起的周期性瘫痪。手术应激可使钾浓度降低约 0.5mmol/L,儿茶酚胺类药物如异丙肾上腺素、特布他林、肾上腺素等均可降低血 K^+ 水平。临床上接受保胎治疗的孕妇、用 β_2 受体激动药治疗呼吸系统疾病的患者以及需心血管药物支持的重症患者均可发生低钾血症。

(2)临床表现:低钾血症引起的各种症状及其严重程度与血清钾降低的程度有关。出现临床症状时,血清钾一般在 3.0mmol/L 以下,但不同患者之间存在很大的个体差异。其临床表现有:

1)神经肌肉症状:骨骼肌表现为肌无力,严重者累及呼吸肌,可出现软瘫和呼吸肌麻痹。部分患者甚至发生肌纤维溶解。平滑肌无力或麻痹可表现为腹胀、便秘和麻痹性肠梗阻。长期低钾可累及心肌,出现心脏扩大。

2)心脏症状:由于低钾血症影响心肌细胞的除极和复极进程,所以常有心电图改变,其特征性改变是心室复极延迟。表现为 ST 段低平,T 波低平或倒置,u 波增高达 1mV 以上,P-R 间期和 Q-T 间期延长。因动作电位 0 期去极化速度减慢,导致传导减慢,易发生各种类型的心律失常(图 24-6)。

3)肾损害:多尿、夜尿和烦渴,这是由于肾小管病变,肾脏浓缩功能明显障碍所致。

4)酸碱失衡:当 ECF 失 K^+,细胞内 K^+ 移至细胞外,等量 H^+ 和 Na^+ 反向转移,H^+ 进入细胞内增多,致细胞内酸中毒;ECF 中 H^+ 减少,致 ECF 碱中毒。肾小管上皮细胞内 K^+ 减少,而 H^+ 与 Na^+ 交换增加,结果尿液呈酸性。缺钾时,因 K^+ 贮备不足,肾脏保留 Cl^- 的功能减退,肾排出 Cl^- 增多,当 Na^+ 重吸收时,不能与 Cl^- 同时吸收,而与 HCO_3^- 同时吸收,结果 HCO_3^- 吸收增加。因此,低钾血症时可出现代谢性碱中毒,而尿呈酸性这一重要特征。

(3)诊断:血清钾低于 3.5mmol/L 即为低钾血症,低于 2.5mmol/L 为严重低钾血症。结合病史、症状和体征诊断低钾血症并不困难。但在确定病因时需注意鉴别诊断,见低钾血症诊断流程图(图 24-7)。

(4)治疗

1)病因学的治疗:积极防治原发病,如库欣综合征可进行手术治疗;预防导致低钾血症的诱因,如对呕吐、腹泻的患者除补液外尚需补钾。

2)缺钾量的评估:一般认为血清 K^+ 低于 3.5mmol/L 时,体内缺钾量为 300~400mmol,若血清钾为 2.1mmol/L,缺钾量为 400~800mmol。但所补充的钾在细胞内外达到平衡需 15~18 小时,故正确估算体内缺钾量相当困难,宜边补充边复查,逐步纠正血钾水平。

3)补钾的方法

A. 口服钾盐:轻度低钾血症,口服钾盐即可。

B. 静脉滴注补钾:多采用 10% 氯化钾。1g 氯化钾含钾量约为 13mmol。

补钾的有关注意事项如下:a.“见尿补钾”,少尿或无尿时,应暂缓补钾。若每小时尿量在 30~40ml 以上时,补钾较为安全。b. 补钾速度不宜过快,以 10~20mmol/ 小时的速率补钾,以免发生高钾血症。c. 补钾速率如达每小时 10~20mmol,

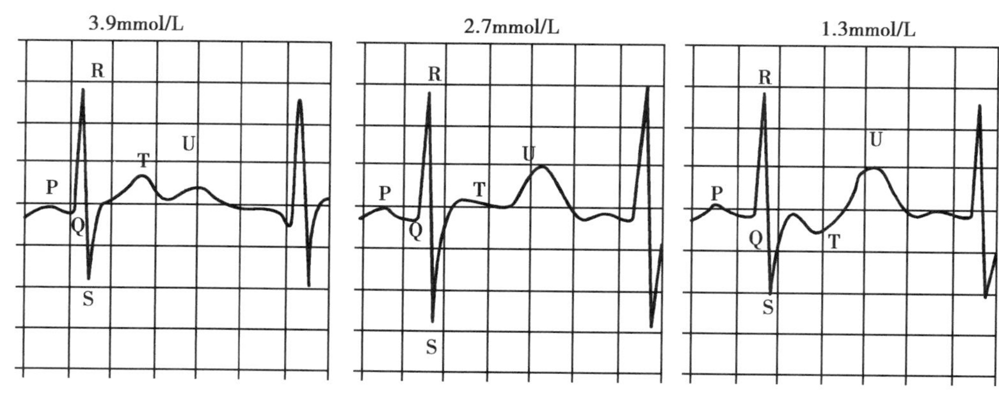

图 24-6 低钾血症心电图改变

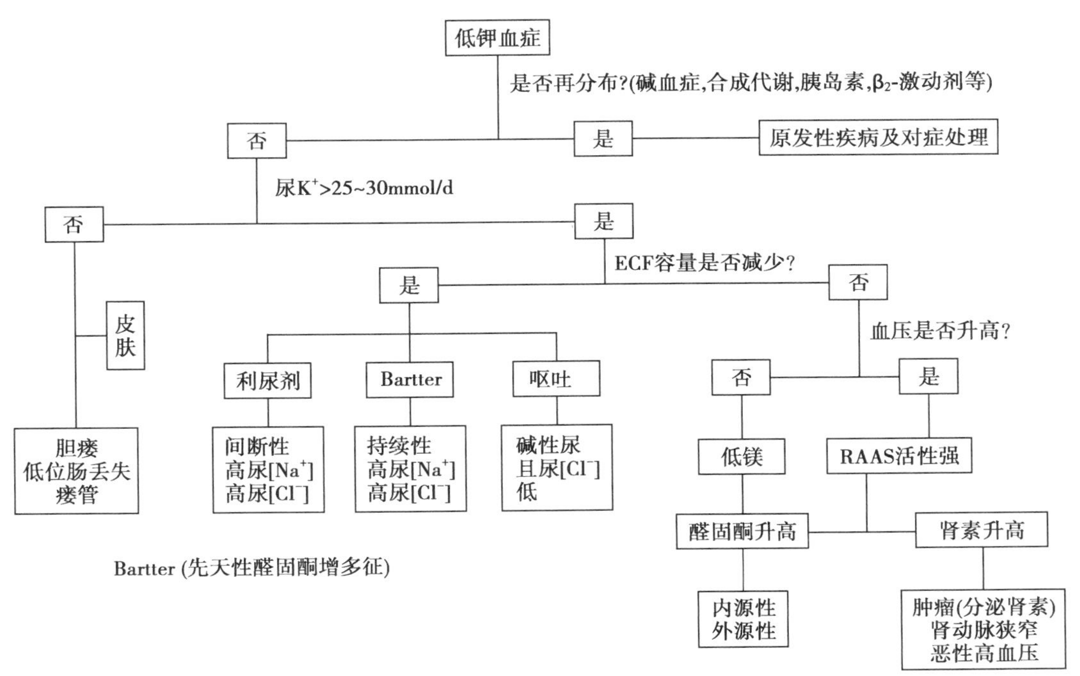

图 24-7　低钾血症诊断流程

应严密监测心电图，同时进行血清钾监测。d. 因葡萄糖可刺激胰岛素的释放，使 ECF 中钾转移入细胞内，因此有人建议将钾盐溶解于生理盐水内补充较好。若每升葡萄糖液中只加入氯化钾 20mmol (1.5g)，输入 1L 此溶液可使血钾降低 0.2~1.4mmol/L。故轻、中度低钾血症者合并应用洋地黄时，以此种方式补钾有促发心律失常的可能性。e. 顽固性低钾血症往往伴有低镁血症，应同时补镁方可纠正。f. 周围静脉补钾浓度不宜超过 3g/L，速度不宜过快，否则会引起局部静脉疼痛、静脉炎和血栓形成。

如需快速静脉补钾（10~20mmol/h）应从深静脉输注并密切监测心电图，因更快速地从中心静脉（颈内静脉）补钾时心脏内局部钾浓度可能会极高，故此时选择股静脉更为安全。静脉补钾不宜超过 240mmol/ 天。

2. 高钾血症　血清钾大于 5.5mmol/L。

（1）病因：钾摄入过多，肾脏排钾功能下降，大量钾从细胞内转移到细胞外的情况下，均可发生高钾血症。要注意排除血细胞溶解、破坏等所致的假性高钾血症（表 24-9）。

（2）临床表现：主要症状为肌无力和心律失常。

1）神经肌肉症状：与低钾血症一样可有肌无力症状，主要累及骨骼肌，甚至产生肌麻痹、腱反射减低或消失。但如前所述，其发生机制与低钾血症不同。高钾血症使静息电位降低，当降到与阈电位相等或阈电位以下时，细胞不产生动作电位即出现上述症状。

表 24-9　导致高钾血症主要原因

导致高钾血症主要原因
1. 钾的摄取增加
2. 肾脏排钾减少
(1) 肾功能不全
(2) 血容量不足
(3) 醛固酮减少症：急、慢性肾上腺皮质功能减退及肾上腺腺瘤切除术后，应用肝素，血管紧张素转化酶抑制剂
3. 钾从细胞内转移到细胞外液
(1) 高钾血症型周期性瘫痪
(2) 代谢性酸中毒
(3) 胰岛素缺乏和高血糖症
(4) 细胞破坏
(5) 应用 β 受体阻滞剂
(6) 组织缺氧
(7) 剧烈运动
(8) 心脏手术：大量输入库血
(9) 某些药物：洋地黄，氯琥珀胆碱、盐酸精氨酸
4. 假性高钾血症
(1) 标本中细胞破坏
(2) 抽取标本时，患者反复握拳运动
(3) 实验室技术误差

2）心脏：出现传导阻滞及各种快速性室性心律失常，严重时能导致心室纤颤和停搏（asystole）。心

电图改变可分为以下几个阶段：第一阶段（早期），因复极加快，出现高尖T波，血清钾在5.5~6.0mmol/L水平；第二阶段，QRS波变宽，Q-R间期延长和ST段降低；第三阶段，P波降低增宽，最后消失。QRS波时间和P-R间期进一步延长，此时血清钾往往大于8.0mmol/L；第四阶段，QRS波群极度增宽，因与T波融合呈正弦曲线；第五阶段，出现心室纤颤或停搏。上述五个阶段的心电图变化除与血钾的上升高度有关外，还与血钾上升的速度有关（图24-8）。

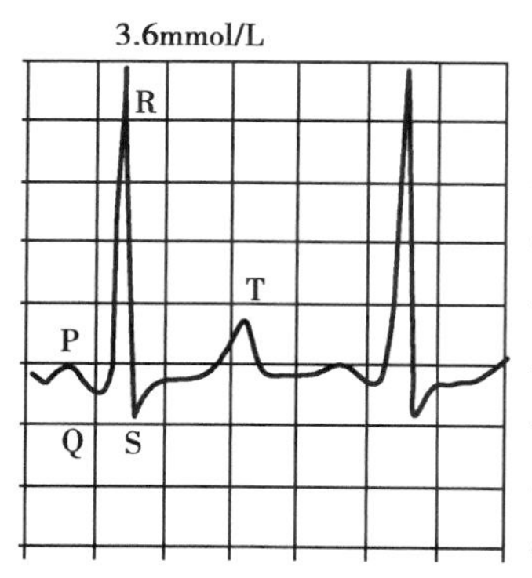

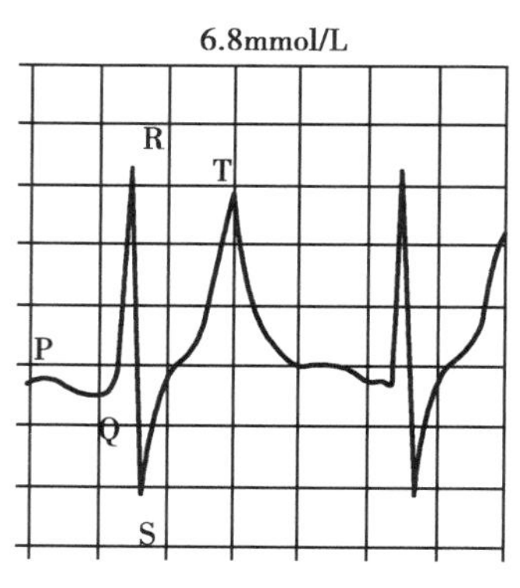

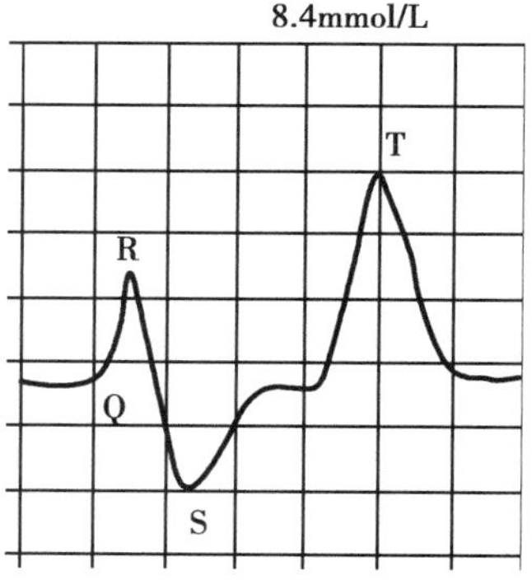

图24-8　高钾血症心电图改变

3）中枢神经系统症状：可出现淡漠、迟钝、嗜睡、昏迷等。

（3）诊断：高钾血症常见于肾衰竭、严重挤压伤、烧伤等患者。麻醉中如对此类患者或神经肌肉瘫痪患者误用氯琥珀胆碱可致高钾血症。在这种情况下，结合病史、心电图表现和血清学检查，不难作出高钾血症的诊断。

（4）治疗

1）限制钾的摄入。

2）促进钾的排泄以及向细胞内转移。

3）拮抗钾的心肌毒性作用。

一般认为血[K^+]>6.5~7.0mmol/L即为危险水平，对少尿、无尿的患者尤应警惕。高钾血症的治疗措施（表24-10）。临床上治疗高钾血症除要根据心电图及血钾浓度而定外，尚要考虑心脏的稳定性和静脉滴注钙的效应以及钾由血浆进入细胞内再分布的情况而综合制定。

表24-10　高钾血症的治疗措施

高钾血症的治疗措施
1. 拮抗K^+对心肌的毒性作用，常用钙盐、钠盐制剂
（1）当发生心律失常时可用10%葡萄糖酸钙或5%的氯化钙10ml缓慢静脉注射
（2）伴低钠血症时，可用3%~5%的氯化钠100~150ml静脉滴注；心、肾功能不全慎用
2. 促进K^+进入细胞内
（1）静脉滴注葡萄糖-胰岛素液，一般用量为10%葡萄糖500ml+胰岛素12.5U
（2）用5%碳酸氢钠100~150ml静脉滴注，可促使K^+进入细胞内
（3）手术中过度通气
3. 促使钾排出体外
（1）应用排钾利尿药
（2）透析
4. 治疗原发病

三、钙

（一）钙的生理作用与代谢

1. 钙的生理作用　钙具有广泛的生理作用，如维持神经肌肉的正常兴奋性、调节肌肉收缩过程、影响心肌电生理、参与腺体分泌和激活补体、酶等。它是构成骨骼的主要成分。在细胞分子生物学中，钙作为第二信使参与多种信号转导过程。

2. 钙的摄入与排出　钙是体内最多的阳离子之一，70kg的成人体内约含1 300g钙，其中99%贮存于骨和牙齿中，仅1%存在于ECF中。牛奶等奶制品中富含钙。食物中的钙仅有小部分由小肠吸收，大部分从粪便和尿液中排出。血钙主要以三种形式存在：①与血浆蛋白（主要是白蛋白）结合，占40%，它不能通过肾小球毛细血管壁；②离子钙（Ca^{2+}），有生理活性，能通过肾小球血管壁，浓度约为1.0~1.25mmol/L，占50%；③非离子钙，与磷酸、硫酸以及枸橼酸形成化合物，约占10%。

3. 血钙的调节 血钙浓度主要受甲状旁腺激素与降钙素的调节，肾脏是效应器官。

(1)甲状旁腺素：它是由甲状旁腺细胞分泌的调节血钙水平的主要激素。有升高血钙和降低血磷的作用。它能动员骨钙入血，还能促进远曲小管对钙的重吸收，使尿钙减少，从而升高血钙。同时还能抑制近曲小管对磷的重吸收，增加尿磷排出，降低血磷。

(2)降钙素：主要降低血钙、血磷。其主要靶器官是骨，对肾也有作用。主要抑制破骨细胞活性，减少溶骨反应。同时还能抑制肾小管对 Ca^{2+}、磷的重吸收，使这些离子从尿中排出增多。pH 的改变将影响血浆蛋白钙的含量，尽管总钙水平不变，但离子钙的浓度会发生变化。所以 pH 升高时，Ca^{2+} 在血浆中的比例将降低；pH 降低时，Ca^{2+} 在血浆中的比例则升高。血浆中被滤过肾小球血管壁的 Ca^{2+} 主要在近端肾小管、髓袢的升支粗段以及远曲小管被重吸收。

Ca^{2+} 的浓度可应用特制的钙电极直接测得，由于 Ca^{2+} 的浓度主要受血浆蛋白的影响，也可通过以下公式计算出与蛋白结合钙的近似值：

$$\%\text{蛋白结合钙} = 0.8 \times \text{白蛋白(g/L)} + 0.2 \times \text{球蛋白(g/L)} + 3 \quad (24\text{-}5)$$

血钙水平的评估应考虑血浆白蛋白的数值，对于低蛋白血症的患者，若血浆白蛋白小于40g/L，每降低 10g/L 白蛋白，所测的血钙浓度应增加纠正值 0.25mmol/L。如某患者所测血钙浓度为 1.95mmol/L(低于正常)，血清白蛋白为 30g/L，则血清钙应增加纠正值 0.25mmol/L，经纠正后的血钙值为 2.2mmol/L，属于正常范围。pH 也影响血 Ca^{2+} 水平，pH 增加 0.1，Ca^{2+} 下降 0.04mmol/L (0.16mg/dl)。

正常成人每天摄取钙约 1g，从粪便排出钙每天约 0.8g。维生素 D 对钙的吸收起重要的调节作用。甲状旁腺切除术的患者，甲状旁腺素浓度将逐渐降低，从而破坏了血钙的平衡。降钙素是由甲状腺分泌的，它能短期抑制钙的重吸收，但对长期的钙平衡影响较少。外科切除甲状腺的患者，尽管不再分泌降钙素，也不会影响细胞外 Ca^{2+} 的浓度。

(二) 血钙代谢失调

1. 低钙血症 血清钙低于 2.1mmol/L。

(1)病因：常见病因和机制(表 24-11)。在手术过程中低钙血症最常见的原因是过度通气导致 pH 值升高和快速大量输注含枸橼酸库血(每分钟超过 1.5ml/kg)，其中多余的枸橼酸与循环血中的 Ca^{2+} 螯合而使 Ca^{2+} 失活，血清钙数值虽未降低，但因离子钙浓度下降，可出现低钙的症状。低蛋白血症是造成低钙血症最常见的原因(一些重症患者如脓毒症、烧伤、急性肾衰竭以及大量输液者常存在低蛋白血症)。但是许多患者存在低蛋白、低血浆钙，而 Ca^{2+} 浓度却是正常的。

表 24-11 围手术期低钙血症的病因

甲状旁腺激素缺乏	先天性或获得性甲状旁腺功能减退，手术损伤或切除甲状旁腺
游离 Ca^{2+} 的减少	大量输入枸橼酸库血，严重碱血症，急性坏死性胰腺炎，EDTA，高镁血症
甲状旁腺激素功能抑制	严重或急性高磷酸血症，肿瘤坏死，急性肾衰竭，横纹肌溶解，纤维性骨炎

(2)临床表现：主要为神经肌肉的应激性和兴奋性增高，低钙血症的出现及其严重程度不仅与血钙降低的幅度有关，而且与降低的速度有关。其常见症状有：①神经肌肉症状，患者有感觉异常、四肢刺痛、发麻，可出现典型的手足搐搦发作，部分患者为隐性搐搦症。下列实验有助于诊断：面神经叩击试验(Chvostek 征)、束臂加压试验(Trousseau 征)阳性。②支气管平滑肌痉挛、喉痉挛、呃逆见于重度低钙血症患者。③神经精神症状，患者焦虑、烦躁，小儿易激惹。④心血管系统症状，主要为传导阻滞、心律失常、心电图 Q-T 间期延长、T 波异常，可发生窦性心动过速等心律失常。

(3)诊断：依据血清电解质检查，结合上述临床表现可作出诊断。

(4)治疗：治疗慢性低钙血症可口服钙剂、维生素 D。低钙血症危象(血钙 <0.87mmol/L)时，可发生喉痉挛、窒息或惊厥发作，须立即处理，抢救措施如下：

1) 以 10% 葡萄糖酸钙或 10% 氯化钙 10~20ml，缓慢静脉推注，必要时可在 1~2 小时后再重复一次。

2) 若抽搐不止者，可用上述药物的任何一种，取 20mmol 放入 5%~10% 葡萄糖溶液 500ml 中，持续滴入，每小时每公斤体重不超过元素钙 4mg(10% 葡萄糖酸钙 10ml 含元素钙 40mg)。每 2~3 小时测血钙和其他电解质一次，以血钙达 2.2mmol/L (9mg/dl) 左右为宜。

2

3）若经上述方法补钙效果不好，应考虑存在低镁血症。可用25%硫酸镁20ml，肌内注射。亦可用25%硫酸镁10ml，放于5%~10%葡萄糖液100~200ml中，静脉滴入。

4）若抽搐严重，可辅用镇静剂如苯二氮䓬类等药物。

2. 高钙血症　血清钙大于2.6mmol/L。

（1）病因：引起高钙血症的原因（表24-12），主要与甲状旁腺激素、维生素D活性与水平、骨代谢状态、恶性肿瘤、肾衰竭等有关。

表24-12　高钙血症的病因

1. 与甲状旁腺有关	原发性甲状旁腺功能亢进，包括单发的或多发的腺瘤
2. 与维生素D有关	家族性低钙尿症高钙血症 维生素D中毒 1,25(OH)$_2$维生素D增多症 肉瘤或其他肉芽肿疾病
3. 伴有高度骨质转化	甲状腺功能亢进，免疫抑制 噻嗪类利尿药，维生素A中毒
4. 恶性疾病	转移性硬癌 能对高钙血症产生体液调节的硬癌，恶性血液病
5. 伴有肾衰竭	严重的继发性甲状旁腺功能亢进，铝中毒 碱乳综合征

（2）临床表现：高钙血症最初可出现中枢神经系统的改变，如精神错乱、抑郁、反应迟钝、注意力不集中、肌无力。胃肠道症状：如恶心、呕吐、腹痛、便秘，同时胰腺炎和消化性溃疡发病率增高。肾脏表现：如多尿、肾结石、少尿性肾衰竭。心电图的特征性改变是Q-T间期缩短。严重高钙血症（血清钙大于4.0mmol/L）时，T波增宽，顶端圆钝，有使Q-T间期延长的倾向，并可发生心律失常。

（3）主要治疗方法：①利尿和给予生理盐水稀释血浆钙浓度；②给予钠制剂（如磷酸二氢钠盐等），抑制肾脏对钙的重吸收；③其他措施：如使用降钙素，以及嘱患者下床活动等。与肿瘤相关的高钙血症可以用普卡霉素、糖皮质激素拮抗甲状旁腺素的作用。

血钙急剧增高超过3.7~4.5mmol/L（15~18mg/dl）时，可发生高钙血症危象。患者常因心律失常、心搏骤停、循环衰竭而致死，须行紧急处理。抢救措施如下：

1）补液：此类患者常有脱水，以致使肾小球滤过率降低，减少了钙从肾脏的排出，从而形成恶性循环。故首选静脉滴注生理盐水，不仅能纠正脱水和扩容，改善肾脏灌注，尚能使肾脏排钠增加的同时促使钙大量排出体外。

2）利尿药：输入生理盐水1 000~2 000ml后，如血容量补足，可静脉推注呋塞米40~80mg，必要时2~6小时后重复一次。

3）透析：适用于肾衰竭、心力衰竭患者。

在抢救的同时，密切监测电解质、血流动力学指标，并寻找病因和治疗原发病。如发现血磷降低，可口服补充磷酸钠盐；如系维生素D中毒，可用皮质激素；若系恶性肿瘤引起，可用普卡霉素和泼尼松。

对高钙血症的患者施行麻醉时，应当使用含钠液体扩容稀释血清钙，促使钙从肾脏排出。对于心电图有异常（P-R间期、Q-T间期延长和QRS波增宽）的患者，同时进行心电监护；肌无力的患者应减少非去极化肌松剂的用量。

四、镁

（一）镁的生理作用与代谢

Mg^{2+}在机体的生化反应中占有重要的地位。镁是细胞内许多酶系统的激活剂，它能激活近300种酶，其中镁与三磷腺苷（ATP）结合，形成Mg^{2+}-ATP，能激活多种参与蛋白质、糖、脂肪代谢的酶，尤其与糖酵解和枸橼酸循环紧密相关。人体代谢所需的能量由ATP提供，有关酶与镁接合后ATP才得以产生并提供能量。镁对维持正常细胞膜结构起重要作用。此外DNA、RNA和蛋白合成均依赖镁。镁与钙关系密切。它是钙进入细胞，在细胞内发挥作用的重要调节物。因此镁可作为钙的天然拮抗药。

成人体内镁的总量约为1 000mmol（相当于24g）。53%~57%的镁分布在骨组织，约27%分布在骨骼肌细胞内，约19%分布在骨骼肌以外的软组织，其中肝脏最高，仅有1%存在于ECF。血清镁浓度为0.80~1.20mmol/L，20%~30%与蛋白结合，15%被螯合，55%离子化，仅部分镁离子具有生理活性。

（二）镁的代谢紊乱

1. 低镁血症　血清镁低于0.7mmol/L。

（1）病因：导致低镁血症的主要原因可分为三大类，详见表24-13。

表 24-13 低镁血症的病因

1. 镁摄入不足	全凭胃肠外营养，长期饥饿
2. 镁丢失过多	(1) 胃肠道：长期腹泻，胃肠减压，胰腺炎 (2) 肾脏：利尿剂，酒精中毒，醛固酮增多症，甲状旁腺功能亢进症
3. 镁的重新分布	甲状腺功能亢进 甲状旁腺切除术后的“饿骨综合征”，糖尿病酮症酸中毒纠正酸中毒后，急性肾小管酸中毒的恢复期，长期使用肾上腺素类药物，SIADH

(2) 临床表现：临床上低镁血症常与原发疾病的临床表现混杂在一起或为后者所掩盖；亦可被其他电解质的紊乱所掩盖。轻度低镁血症一般无症状，当血清镁下降到 0.5mmol/L 时，其症状和体征方才明显，故临床上不易识别，应仔细观察临床表现（表 24-14）和分析病情，并进行有关的实验室检查。

表 24-14 低镁血症的临床表现

1. 神经肌肉症状和体征	面神经叩击试验阳性，束臂加压试验阳性，手足搐搦，全身痉挛，肌纤维震颤
2. 精神症状	情感淡漠，抑郁，谵妄，人格改变
3. 中枢神经系统症状和体征	头晕，眼震颤，咽下困难，手足徐动样运动 腱反射亢进，偏瘫，失语
4. 心脏症状和体征	室性心律失常，室上性心律失常，扭转型室速，非特异性 ST-T 改变
5. 电解质紊乱	低钾血症，低钙血症

(3) 诊断：低镁血症常见于住院患者尤其是 ICU 的患者。轻度低镁血症出现在剧烈运动或代谢旺盛状态（如妊娠与寒冷气候）。可结合实验室检查和临床表现作出诊断。

(4) 治疗：单纯镁缺乏，或由于联合应用利尿药和洋地黄引起的低镁血症可用口服镁剂治疗，选用氯化镁，1~2g/d，分次服用。在麻醉手术过程中，低镁血症患者有增加围手术期心律失常的危险，尚可造成呼吸肌无力，因而在麻醉或重症监护过程中会产生严重的后果。发生上述情况时可在严密监测电解质水平下静滴 $MgSO_4$ 1g。治疗急性心律失常时，常用 $MgSO_4$ 8~12mmol（200~300mg）于 1~5 分钟内静脉注射，同时应监测血压、心律。镁对心血管系统和神经系统具有抑制作用，因此在治疗中对于动脉压、深腱反射及血镁浓度的监测都是很重要的。

2. 高镁血症　血清镁超过 1.25mmol/L。

(1) 病因：高镁血症的病因可分为三大类，详见表 24-15。

表 24-15 高镁血症的常见病因

1. 镁摄取与吸收过多	镁制剂：泻药、抗子痫药、含镁抗酸药、高镁透析液 肠管吸收：维生素 D、锂盐 肾小管吸收：甲状腺功能减退、肾上腺功能不全、甲状旁腺功能亢进
2. 镁的排出障碍	慢性肾功能不全、尿毒症
3. 镁的重分布（从细胞内转移到细胞外）	溶血、酸中毒、急性肝炎、细胞坏死、白血病

(2) 临床表现：高镁血症的症状主要是中枢神经及周围神经和心血管系统的抑制，其表现与血镁水平相关。血镁水平大于 2.0mmol/L 时，血压下降，皮肤潮红。大于 3.2mmol/L 时，则抑制心脏传导，QRS 波增宽，P-Q 间期延长，自主神经功能障碍，出现恶心、呕吐。在 4.8~6.0mmol/L 时，神志淡漠、昏迷、低通气、深反射受抑制或消失、肌无力及麻痹。大于 7.2mmol/L 时，可发生完全性传导阻滞及心脏停搏。根据上述情况，临床上用镁治疗的患者应密切监测，以防镁中毒。

(3) 诊断：结合病史，临床表现和实验室检查，血镁 >1.25mmol/L 可作出诊断。

(4) 治疗：高镁血症的治疗包括补液和利尿药的配合使用。确定性的治疗方法为透析。临时逆转镁作用可用钙剂。常用 10% 葡萄糖酸钙 10~20ml 缓慢静脉推注，能缓解症状。但高镁血症与高钙血症并存时应慎用钙剂。此情况可见于慢性肾功能不全，也可见于大量吸入海水者。此时应注意分析危及患者生命的症状是高镁血症还是高钙血症所致，从而谨慎处理。

五、磷

（一）磷的生理作用与代谢

成人每天摄取约 1g 磷。其中约 70% 被小肠吸收，剩余的从粪便排出。通常情况下，除去存在腹泻、使用钙剂或抗酸剂以及磷由造瘘口或瘘管排出等情况外，磷主要由肠分泌入肠腔，再由肠壁细胞重吸收。肾脏每天滤过 6g，重吸收 5.3g，总共排出 700mg 磷。这样，肾排出量与小肠吸收量基本持平。因此磷的平衡调节主要由肾脏和胃肠道来完成。

磷酸盐的功能是通过高能磷酸键贮存和释放能量。磷是蛋白、脂肪、骨骼肌以及神经组织和细胞膜的构成成分。血浆和 ICF 中的磷酸盐是血液缓冲系统的重要组成部分，对体液酸碱平衡和机体内环境的稳定起到重要作用。细胞内的磷酸盐除了参与酸碱平衡的缓冲作用外，还是许多酶促反应的底物或产物。葡萄糖、果糖、碱血症、胰岛素、合成代谢等均促进细胞对磷的吸收。磷存在有机和无机两种形式。临床上通常测定血清中的无机磷，其正常值成人为 0.8~1.45mmol/L(2.6~4.5mg/dl)，小儿为 1.45~1.78mmol/L(4.5~5.5mg/dl)。血浆中含磷物质有磷脂、有机磷酸和无机磷酸盐，还有 HPO_4^{2-} 和 $H_2PO_4^-$。正常 pH 值时，80% 无机磷是二价的。甲状旁腺素抑制肾近曲小管对无机磷的再吸收，促使磷排出。切除甲状旁腺的动物，因缺乏甲状旁腺素，无机磷吸收显著增加，致血磷升高。反之，原发性甲状旁腺功能亢进的患者，甲状旁腺激素分泌增多，导致血磷降低，此时肾排磷的量不会显著增加，这是因为磷从肾脏的排泄量还取决于小肠对磷的吸收量。限制磷的摄取可以使肾重吸收 100% 的磷，从而使尿磷降至零水平。

（二）磷的代谢紊乱

1. 低磷血症 血磷小于 0.81mmol/L(2.5mg/dl) 为低磷血症。当血磷低于 0.48mmol/L（1.5mg/dl）时，临床上出现低血磷的症状，若低于 0.32mmol/L（1.0mg/dl）则为严重低磷血症，应立即进行治疗。

（1）病因：①经肠吸收的磷减少：如酒精中毒、呕吐与腹泻、吸收不良综合征、低磷饮食；②维生素 D 缺乏症；③尿中丢失磷过多：甲状旁腺功能亢进、利尿药、肾小管功能障碍；④磷向细胞内转移：如糖负荷增加，胰岛素应用、碱中毒等。

（2）临床表现：尿排磷减少，钙及镁排出增加。此时因碳酸氢根排出增多，而发生高氯性代谢性酸中毒。临床症状和体征有：食欲缺乏、恶心呕吐、胃肠张力降低、心肌收缩力降低以及继发于肌无力的通气不足等；红细胞内 2，3-DPG 和 ATP 生成减少，使氧离曲线左移，易发生溶血；白细胞功能障碍、骨骼肌萎缩以及神经系统功能紊乱，如肢体麻木、腱反射降低、精神异常等。

（3）诊断：临床症状不明显，依据实验室检查血磷低于正常值即可确诊。

（4）治疗：在治疗之前应进行血气分析和检测离子钙、镁、钾及血清磷和尿磷的确切浓度以判断低磷的原因。磷酸钠、磷酸钾等可从静脉内补充，也可口服增加无机磷。

补磷量的计算公式为：

$$磷的缺失量(mmol/L)=[1.29-实测血磷浓度(mmol/L)]\times 0.2\times 体重(kg) \quad (24\text{-}6)$$

式中 1.29 为正常血磷水平，0.2 代表 ECF 占体重的比例。

磷酸盐滴注的速率不能太快（24 小时内不超过 0.25mmol/kg），以避免发生低钙血症和组织损伤。口服量应小于每天 30mmol（1g），以免引起腹泻。由于高磷血症会导致低钙血症，出现眼、心、肺、血管以及肾脏的晶体沉积物，所以应尽量避免高磷血症的发生。除长期低磷血症的患者外，一般低磷不会造成严重后果。一杯牛奶（含磷 100mg/dl 或 33mmol/L）即可有效补充。血清磷正常后应测试血清无机磷、离子钙、24 小时尿量等，以确保各指标均达平衡。

2. 高磷血症 成人血清磷大于 1.50mmol/L（4.7mg/dl），儿童高于 2.0mmol/L（6.2mg/dl）。

（1）病因：常因组织破坏，细胞崩解所致。中到重度高磷血症常继发于肾衰竭而致磷排出能力下降。医源性因素、肝衰竭也可能致高磷血症。

（2）临床表现：当发生急性高磷血症时，常伴有低钙血症，可发生手足抽搐等。当血磷缓慢升高时，可诱发继发性甲状旁腺功能亢进及启动肾脏调节作用，血钙浓度可正常，但其产生的磷酸钙因其溶解度小，在慢性肾衰竭时可出现组织钙化。

（3）治疗：主要用能结合磷的抗酸剂（如氢氧化铝凝胶，碳酸钙等）口服。当血磷急剧升高达 3.23mmol/L（10mg/dl）以上时，将危及生命，应及时处理。肾衰竭患者可用透析治疗，非肾衰竭患者可输入葡萄糖溶液，同时加用胰岛素和排钠利尿药，以降低血磷。

第三节 手术患者的体液平衡与管理

一、体液状态评估

依据病史，体检和实验室检查结果，术前访视时可对手术患者的体液状态进行初步评估，为制订术前、术中液体治疗方案提供参考依据。

1. 病史　患者的年龄、性别、体重、此次手术治疗的疾病和并存的其他疾病；手术方式和术前禁食时间等均会影响水、电解质平衡。禁食时间越长，机体缺水症状越明显。有报道，成人禁食12小时以上，失水量可达8~10ml/kg。小儿基础代谢率高于成人，水分丢失每小时可达1.5~2.0ml/kg。夏季和患者体温上升尚需注意经皮肤失水量的增加。术前肠道准备将会加重水和电解质紊乱。高血压患者长期服用的抗高血压药物及疾病本身对水、电解质平衡将产生影响。患者的饮食、摄水量、尿量、失血量和出汗量，有无呕吐、腹泻病史及口渴感等均应了解。

2. 体检　须注意因水、电解质紊乱对中枢神经系统、循环系统、消化系统、肾脏和外周灌注的影响。

(1) 神志：反映了脑血流灌注和脑细胞功能情况。严重脱水时，患者嗜睡，表情淡漠，意识丧失。脑水肿时，患者可出现头痛、昏迷、呕吐、抽搐。

(2) 皮肤：皮肤可反映外周组织灌注情况。脱水时皮肤干燥，无光泽，弹性差。皮肤四肢厥冷，反映了末梢循环差。皮肤凹陷性水肿，提示有水钠潴留。

(3) 颈静脉充盈情况：颈静脉塌陷提示血容量不足；水钠潴留时，颈静脉怒张并伴眼球结膜水肿。

(4) 心率和血压：在血容量相对不足时，机体交感神经兴奋，引起外周血管收缩，心肌收缩力加强和心率加快，一般可能无明显低血压。只有血容量减少超过体重的30%时，血压才明显下降。仅以心率和血压尚不足以明确判断是否存在低血容量，还应结合病史，行体位试验来加以判断。若患者从仰卧位改为直立体位时，每分钟心率增加10次以上，或收缩压降低超过20mmHg，说明试验阳性，提示患者存在血容量不足，体液缺失量占体重的6%~8%。

(5) 尿量：尿量减少或无尿，提示机体缺水或容量不足、肾血流量及灌注压降低。

3. 实验室检查

(1) 血清钠：如前所述，水、钠代谢密切相关。血清钠 <135mmol/L，提示低钠血症伴低渗性状态。血清钠 >145mmol/L，提示高钠血症，水分丢失多于钠丢失，处于高渗性状态。

(2) 尿生化检查：尿量、尿钠浓度及渗透浓度监测是常用的监测体液紊乱的指标。除尿量反映了容量和组织灌注情况外，尿渗透浓度、电解质浓度和pH有助于鉴别诊断体液紊乱的病因。

(3) 血液成分：容量不足、机体缺水时，HCT、Hb和BUN均上升，提示血液浓缩；反之，水相对过剩，血液被稀释。

二、液体的种类与选择

常用输液制剂分为晶体液与胶体液两大类。血制品及常用输液制剂的成分与渗透浓度见表24-16。

1. 晶体溶液　包括平衡盐溶液、高张盐水和低张盐水。液体治疗时，晶体溶液可提供水分及电解质，并起到扩容作用。用等张晶体溶液扩容的量须是失血量的3~4倍，因为晶体溶液在ECF的血管内液与组织间液之间呈1∶4比例分布。

(1) 乳酸林格液（lactated Ringer's solution）：属于平衡盐溶液（balanced salt solutions），其电解质浓度与ECF相似。钠离子浓度低于生理盐水，故它们所形成的渗透浓度比生理盐水低。该溶液在林格溶液的基础上增加了乳酸钠28mmol/L，经肝脏代谢后变为等当量的 HCO_3^-，有缓冲酸性物质作用。术前、术中使用乳酸林格液具有降低血液黏稠度，稀释血液，有利于微循环灌注，扩容，保护肾功能和纠正酸中毒的功能。

(2) 醋酸钠林格液：又称醋酸钠平衡盐溶液，除不含 Ca^{2+} 外，其组成成分与ECF更近似，pH值与血浆相同，故不易引起静脉炎，与碱性药物合用时不会产生混浊沉淀。其所含 Cl^- 浓度为98mmol/L，低于生理盐水与乳酸林格液，大量应用不会引起高氯性酸中毒。以醋酸根（27mmol/L）和葡萄糖酸根（23mmol/L）作为抗酸的缓冲物质，可避免肝肾功能损伤时，大量使用乳酸林格液所引起的血浆乳酸根浓度增高（乳酸酸中毒）。适用于术中液体治疗，失血性休克的液体复苏及代谢性酸中毒的防治。另外，醋酸不仅可以在肝脏代谢，还可在肾脏和肌肉代谢，因此，醋酸钠林格液适用于肝功能不全、肝脏手术的患者。

表 24-16　常用容量治疗制剂的成分(mmol/L)与渗透浓度(mOsm/L)

制剂	Na^+ (mmol/L)	K^+ (mmol/L)	葡萄糖 (g/L)	渗透浓度 (mOsm/L)	pH	其他
CPD 全血*	168~156	3.9~21.0	—	—	7.20~6.84	HCT=35~40
AS-1 浓缩红细胞△	117	? ~49	—	552	6.6	HCT=59
CPD 浓缩红细胞△	—	? ~95	—	—	6.6	HCT=77
CPDA-1 浓缩红细胞△	169~111	5.1~78.5	—	—	7.55~6.71	HCT=65~80
新鲜冰冻血浆(FFP)	154	—	—	—	—	—
5% 白蛋白	145 ± 15	<2.5	0	330	7.4	COP=32~35mmHg
2.5% 白蛋白	145 ± 15	<2.0	0	330	—	
血浆注射剂(plasmanate)	145 ± 15	<2.0			7.4	COP=20mmHg
10% 右旋糖酐 40	0	0	50	255	4.0	—
羟乙基淀粉						
200/0.5	154	0	0	310	5.9	—
130/0.4	154	<0	0	308	4.0~5.5	—
明胶	154	0.4	0	250~300	7.1~7.7	—
0.9% 氯化钠	154	0	0	308	6.0	—
5% 葡萄糖溶液	0	0	50	252	4.5	—
乳酸林格液	130	4.0	0	273	6.5	乳酸盐 =28
醋酸钠林格液	140	5.0	0	294	7.4	醋酸根 =27 葡萄糖酸根 =23Mg=3
5% 葡萄糖复合乳酸林格液	130	4.0	50	525	5.0	—
5% 葡萄糖复合 0.45% 氯化钠	77	0	50	406	4.0	—
Normosol	140	5.0	100	555	7.4	Mg=3，醋酸盐 =27，葡萄糖酸盐 =23
Normosol-M	40	13	50	363	5.0	Mg=3，醋酸盐 =16，葡萄糖酸盐 =27
Normosol-R	140	5.0	0	294	6.6	Mg=3，醋酸盐 =27，葡萄糖酸盐 =23
5% 葡萄糖 Normosol-R	140	5.0	0	547	5.2	Mg=3，醋酸盐 =27，葡萄糖酸盐 =23
Normosol-R pH 7.4	140	5.0	0	295	7.4	Mg=3，醋酸盐 =27，葡萄糖酸盐 =23

注：* 指库存的天数，CPD(1-21 天)、CPDA-1(35 天)、AS-1(42 天)。
△ 表示以果糖取代葡萄糖。
COP(colloid oncotic pressure)，胶体渗透压；HCT(hematocrit)，血细胞比容。

(3)生理盐水(normal saline，0.9%NaCl)：等渗等张，但 Cl^- 含量超过 ECF，大量使用会产生高氯血症。因不含缓冲剂和其他电解质，在颅脑外伤、代谢性碱中毒或低钠血症的患者，应用生理盐水比乳酸林格液更加优越。因不含 K^+，更适合于高钾血症患者(如肾衰竭需反复行血管造瘘者)，主要用于补充 ECF 丢失和扩容。

(4)高张盐溶液(hypertonic salt solution)：高张

盐溶液的钠浓度达 250~1 200mmol/L，平时在临床上应用较少，多用于低钠血症的治疗。常用制剂有 3%、5%、7.5% 氯化钠和一些复方制剂。

由于其较小的容量可获得较好的复苏效果。近年来，在创伤（包括战伤）中的应用价值受到人们重视。其原理在于利用高张盐溶液产生的渗透压使水从相对低渗的细胞内转移到血管内间隙。这对于易发生水肿的患者至关重要（如长时间肠管手术、烧伤、脑外伤等）。临床已证实，中度高张盐溶液（Na^+=250mmol/L）与乳酸林格液相比，更能降低肌间隙的压力，也有利于肠道蠕动功能的恢复。有研究证实：输注高张盐溶液的动物颅内压较低。但在含钠量相同情况下，高张盐溶液的血管内半衰期并不比等张溶液更长。大多数研究提示：只有在液体复苏时使用了胶体液，高张盐溶液才能持续维持血容量的扩容效应。因高张盐溶液的高渗透浓度，注射部位可引起溶血。

（5）5% 葡萄糖溶液（5%dextrose）：为临床常用等渗不含电解质的晶体液，起到补充能量和水的作用。成人糖的基础消耗量每小时约 240~300mg/kg，输注 5% 葡萄糖液约 240ml/h 即可予以补充。手术创伤的刺激将引起儿茶酚胺、皮质醇、生长激素的释放增加，导致胰岛素分泌的相对不足，葡萄糖利用率下降，结果形成高血糖，故一般不用其作为术中补液之用，常用于防治糖尿病患者接受胰岛素治疗时产生的低血糖。

2. 胶体溶液和血浆替代品　胶体溶液因初始分布容积等同于相应的血容量，故常用于补充等量的血液丢失量。白蛋白的半衰期一般是 16~21 天，但在病理状态下可以缩短为 2~3 天，如果存在感染的情况，合成胶体、白蛋白制剂及蛋白片段的半衰期更短。血浆替代品对于暂时性扩容很有效，常作为进一步治疗的基础；并具有价廉、能长期保存和减少病毒性疾病传播的优点。

（1）5% 白蛋白溶液（5% albumin）：5% 人体白蛋白溶液是一种从健康成人血液中分离得到的天然胶体溶液，该溶液为等渗，其渗透压为 20mmHg（接近生理胶体渗透压）。若晶体液不能有效维持血容量时可用 5% 白蛋白来扩容，尤其适用于血浆白蛋白丧失的患者（如腹膜炎、大面积烧伤）。另有 25% 白蛋白制剂，为高渗溶液，使用时可用生理盐水稀释至 5%。

（2）6% 右旋糖酐液 70（6% dextran70）：右旋糖酐溶液根据分子量的大小分为 D40 和 D70 两种。D40 的平均分子量 40 000D（40kD），为低分子右旋糖酐。而 D70 的分子量为 70 000D（70kD），属中分子右旋糖酐。国内还有分子量为 20 000D（20kD）的 D20，属小分子溶液。右旋糖酐由蔗糖分解而来，最终都可被酶分解为葡萄糖。6% 的 D70 与 5% 白蛋白的适应证相同。它所产生的胶体渗透压高于白蛋白溶液和血浆，适合用于扩充血容量，作用可持续 4 小时。D40 在血中停留时间短，扩容作用只持续 1.5 小时，故很少用于扩容，和 D20 一样，常用于改善微循环和血管手术后预防栓塞。右旋糖酐可引起血小板的黏附力下降，红细胞缗钱状改变，剂量为每天 20ml/kg 时，出血时间相应延长。不良反应主要是过敏，发生率约为 1/3 300，偶尔会发生非心源性肺水肿。

（3）羟乙基淀粉（hydroxyethyl starch，HES）：羟乙基淀粉溶液是从玉米淀粉合成的高分子量支链淀粉。由于支链淀粉会迅速被 α- 淀粉酶降解，为减少这种降解，在其 C_2、C_3 和 C_6 位置上以羟乙基基团取代原葡萄糖基。因此羟乙基淀粉的分类主要参考其两个数值：平均分子量（M_W）和取代程度。以平均分子量划分：M_W 小于 100 000D 称为低分子羟乙基淀粉；在 100 000~300 000D 之间为中分子羟乙基淀粉；大于 300 000D 为高分子羟乙基淀粉；以取代程度（用平均克分子取代级 MS 表示）：MS 0.3~0.5 为低取代级，MS 0.6 为中取代级，MS $\geqslant$ 0.7 为高取代级。HES 的扩容效应还与取代方式（C_2/C_6）有关。羟乙基淀粉的稀释效应和其他扩容液体相似，可使部分凝血活酶时间延长，反复使用会产生蓄积和副作用，如过敏反应。

新一代羟乙基淀粉（分子量 130 000D/ 取代级 0.4），相对于分子量 200 000D/ 取代级 0.5 的羟乙基淀粉制剂来说，其取代级从 0.5 降低到 0.4，平均分子量从 200 000 降低到 130 000，取代方式（C_2/C_6）从 5/1 升至 9/1，从而能够提供更加稳定可靠的容量效应和持续时间。其峰值血浆容量效力为 100%，可以维持 4~6 小时的平台期，持续至少 6 小时的相应临床容量效应，并可快速经肾脏清除，组织蓄积明显减少。每日最大用量可达 50ml/kg，显示出更加有利的药理特性和安全性。

国际顶级学术刊物如 NEJM、JAMA 等发表文章，总体认为 HES 用于危重患者容量复苏或重症脓毒症患者液体治疗的效果不佳，甚至可能增加死亡率以及肾脏损害或出血风险。美国 FDA 于 2013 年 6 月 24 日对 HES 的临床应用发出黑框警告，推荐：①成人危重患者不应使用羟乙基淀粉(HES)，包括脓毒症和ICU患者；②肾功能障碍患者避免使用HES；③患者一旦出现肾损伤，应停用HES；④已有报道，使用HES后90天，仍然存在需要肾脏替代治疗的可能性，因此对于使用HES的所有患者，均应持续监测患者的肾功能至少90天；⑤体外循环下开胸心脏手术患者应避免使用HES，因可导致这类患者出血增加；⑥一旦出现凝血功能障碍，应停用HES。

(4)明胶溶液(gelatin)：由牛胶原水解而成，是人造胶体溶液，临床用于补充血浆容量。目前最常用制剂为4%琥珀酰明胶(改性液体明胶)，分子量为35 000，血管内停滞时间为2~3小时，时间短于中分子右旋糖酐和羟乙基淀粉。可反复使用，对凝血系统无明显影响。适用于低血容量时的扩容，血液稀释，人工心肺机的预充液。休克容量补充和维持时，可在24小时内输注10~15L(注意保持血细胞比容不低于25%，高龄者不低于30%)。输注明胶制剂后，偶可出现类过敏样反应，如荨麻疹、低血压等。

3. 晶体液与胶体液的比较　两类输液制剂有各自的优缺点，表24-17对此进行了比较，供液体治疗时参考。液体在全身的分布可由Starling-Landis公式算得：$J_v=K_hA[(P_{m\xi}-P_T)-\delta(COP_{M\xi}-COP_T)]$。

表24-17　胶体液与晶体液的比较

制剂	优点	缺点
胶体液	较少的输入量起到较好扩容效果 扩容维持时间长 很少引起外周组织水肿	费用高 影响凝血功能(右旋糖酐>HES) 肺水肿(肺毛细血管渗漏) 降低肾小球滤过率
晶体液	费用低 增加尿量 补充组织间液	短暂地改善血流动力学 外周水肿(蛋白稀释) 肺水肿(蛋白稀释及肺动脉嵌压升高)

公式中，J_v表示单位时间通过毛细血管壁的净液体量，单位为$\mu m^3/min$；K_h表示水的液压传导率，即毛细血管壁对液体的通透性。K_h值在普通毛细血管壁动脉端较静脉端高出4倍；A为毛细血管表面积；$P_{m\xi}$表示毛细血管流体静水压；P_T为组织静水压；δ为血浆蛋白的折射系数。因毛细血管壁对血浆蛋白有轻微通透性，故为防止两侧的胶体渗透压相差过大，δ是必需的。当δ为0时，分子可自由通过细胞膜，当δ为1时，分子不能通过细胞膜。正常情况下，在大多数器官的微血管中的血浆蛋白δ值超过0.9并保持稳定，但可因机体病理生理改变而明显降低，如低氧血症、炎症和组织损伤。$COP_{M\xi}$表示毛细血管内胶体渗透压；COP_T是组织中胶体渗透压。

毛细血管壁两侧静水压及胶体渗透压的差异(如Starling力)导致水和溶质向组织间隙移动。相对于单纯扩散，这种移动在组织营养方面作用较小。折射系数反映半透膜阻止溶质移动的能力，其在不同组织中差别很大。相对于其他器官，肺的通透性为中度。在病理状态如外科创伤时，折射系数会进一步改变，因而改变毛细血管通透性。这可导致毛细血管通透性增加或者出现渗漏。在这种情况下，胶体更易进入间质引起间质水肿。

随着胶体分子渗漏入组织间隙，恶化的压力阶差导致组织进一步水肿。胶体分子由淋巴系统清除。并且胶体的清除时间比晶体长，尤其是烧伤和大手术患者。故有分析资料显示：创伤患者应使用晶体液复苏，而胶体液在非感染性、非创伤性、择期手术患者中更为有效。

4. 液体治疗的选择原则

(1)晶体液和胶体液的选择原则：晶体液和胶体液的选择应考虑疾病的种类和液体治疗的目的等多方面因素，个体化地选择液体种类和治疗方案。中华医学会麻醉学分会发布了《麻醉手术期间液体治疗专家共识(2014)》，其中对于晶体和胶体的选择建议如下：

①麻醉手术期间生理需要量和累计缺失量主要采用晶体液。②部分患者术前存在非正常的体液丢失，如术前呕吐、腹泻、利尿及麻醉前的过度不显性失液，包括过度通气、发热、出汗等，对此主要选择晶体液(醋酸林格液或乳酸林格液)，并根据监测结果调节Na^+、K^+、Mg^{2+}、Ca^{2+}、HCO_3^-的含量。③术中失血采用晶体液和/或胶体液及血制品进行补充时，给予足够晶体液可有效产生与胶体液相同容量效应；补充与胶体液相同容量效应需要3~4倍晶体液；手术中失血导致血容量减少采用胶体液是有效/有益的。④胃肠手术患者术前肠道丢失液体，推荐采用晶体液治疗。⑤不推荐肺水肿患者继续晶体液治疗。不推荐严重脓毒症患者麻醉手术期间采用胶体液治疗。⑥尚不确定补充大量晶体液的有益性，快速大量(>4~5L)输注晶体液常导致明显组织水肿。

(2) 小儿围手术期液体治疗的选择原则

1) 避免高 / 低血糖的原则：大量研究证实，尽管术前禁食，但由于患儿对麻醉和手术的应激反应可升高血糖，多数患儿的血糖水平正常，因此，大多数患儿不必常规应用葡萄糖。近年来，围手术期高血糖引起临床上广泛关注，高血糖可引起渗透性利尿，继发性脱水和电解质紊乱等。因此，应避免术中发生高血糖。但对一些高危患儿，如新生儿，早产儿，由于这类患儿对葡萄糖有特殊需要，需至少输入 5% 葡萄糖，并监测血糖。

2) 小儿晶体液和胶体液的选择：围手术期液体的选择，应根据患儿的需要。如果患儿没有大量失血，不需要应用胶体液替代晶体液进行复苏治疗。小儿血浆容量小，电解质易被稀释，因此，小儿术中的液体治疗首选等张晶体液（生理盐水或乳酸钠林格液）。最近，许多儿科医师和麻醉科医师认识到 HES 的短期和长期不良反应，许多国家医疗官方已明确限定 HES 的日允许输入量和持续输注时间，因此，HES 不可应用于早产儿和新生儿。

(3) 脓毒症与脓毒性休克液体治疗选择原则：2016 脓毒症指南推荐使用晶体液，不建议对脓毒症或脓毒性休克患者使用 HES 复苏。大量使用晶体液的时候可以使用白蛋白来增加胶体渗透压，协助扩容。

(4) 实施目标导向液体治疗时液体的选择原则：作为新近的液体治疗策略，围手术期目标导向液体治疗（goal-directed fluid therapy，GDFT）最大的优势在于指导医师在适当的时机为患者补充适当和适量的液体。近年来，不断有文献研究比较晶体液和胶体液在目标导向液体治疗中的使用。有研究显示，对于大型肠道手术患者，胶体液在目标导向液体治疗方案中发挥的扩容作用优于晶体液。在患者术后并发症的发生率方面，两者并没有统计学差异。由此可见，晶、胶体之争会一直存在，这种新的补液模式下的目标导向液体治疗仍有待进一步研究。

三、术中液体补充

20 世纪 50 年代 Moore 指出，手术应激反应使 ADH 和醛固酮分泌增加，结果导致水钠潴留。因此，他主张限制手术中的输液量，提出所谓的“干架子”（dry side）理论。具体做法是：手术当日等渗氯化钠溶液输入不超过 500ml，根据手术失血量以等量的生理盐水补充。到 20 世纪 60 年代，Shires 提出了另一见解。他认为手术、创伤时 ADH 和醛固酮分泌亢进与 ECF 减少有关。这种体液减少与部分 ECF 被隔绝在局部损伤的组织间隙和滞留在某一体腔间隙（即第三间隙）有关。因此，为纠正这种非生理状态，须在术中、术后补充这一被“扣除”的 ECF 容量，方能达到循环稳定，恢复组织有效灌注的目的。此即所谓的“开放性液体治疗策略”，认为术中液体治疗应基于以下几方面：①术前禁食水或非正常体液丢失；②术中失血及生理需要量；③麻醉所致血管扩张或相对血容量不足；④术中液体再分布。故术中、术后不仅需要补充所丢失的血液，尚需补充所缺失的 ECF。

此外，手术、麻醉本身所致的生理改变对体液平衡的影响不可忽视。硬膜外阻滞麻醉、蛛网膜下隙麻醉、骶管麻醉均可导致相应的交感神经阻滞，引起相对性血管容量扩张。因此，严重脱水、应用抗高血压药物和利尿药的患者麻醉后，可致血压严重下降。麻醉前应输注足量的液体以扩容，有时还需辅助应用血管收缩药，如麻黄碱、去氧肾上腺素等以克服交感神经阻滞所带来的血流动力学紊乱。

吸入麻醉药虽不直接引起液体丢失，但此类麻醉药物均可降低机体对低血容量及应激的反应能力。如手术应激状态下抗利尿激素释放增多的生理反应会被麻醉所抑制。各种静脉麻醉药和吸入麻醉药对心脏功能、静脉回流量及血管张力会产生不良影响。机械通气也可降低心钠素的释放水平、增加抗利尿激素的释放而致水钠潴留等。

针对重症患者和复杂手术，主张实施目标导向个体化的输液策略。脓毒症、休克、烧伤、肠梗阻、肝功能衰竭、心力衰竭、多器官衰竭、颅脑损伤、成人呼吸窘迫综合征的患者以及重度妊娠期高血压疾病孕妇等复杂手术的液体治疗，应首先判定患者的病理生理特点，综合动态监测的结果，采用适当种类的液体，并针对术中液体的实际需要量进行积极治疗。

四、术中常规补液方案

术中补液的主要目的是保持组织的有效灌注压，维持氧运输、体液、电解质浓度和血糖水平等在正常范围。一般而言，术中所需输入液体总量的计算公式如下：输入液体总量 = 补偿性扩容 + 生理需要量 + 累计缺失量 + 继续损失量 + 第三间隙缺失量。以下分别予以简述。

1) 补偿性扩容（compensatory intravascular volume expansion，CVE）：由于麻醉本身可引起一定范围

或某一程度上的血管扩张和心功能抑制，故在麻醉前应进行适当的CVE，以弥补麻醉导致的相对性容量不足。一般在麻醉前或诱导时就必须静滴5~7ml/kg的平衡盐液来实施CVE。

液体治疗以保证机体氧的运输，满足组织氧需要为目的。组织氧供与血红蛋白浓度、血氧分压、组织器官灌注压和血管阻力有关。组织灌注压则取决于体循环动脉压、静脉压或组织压。已知动脉压与心输出量和血管阻力有关。心输出量取决于每搏量和心率，每搏量又与前负荷、心肌收缩力、后负荷有关。大部分全身麻醉药和局部麻醉药均使动静脉扩张，血管内容量增大，外周静脉压降低，从而使回心血量减少及心输出量下降。因此，必须在诱导前和诱导时实施CVE以弥补这一相对不足部分，防止由于相对性容量不足引起的组织氧供减少。全身麻醉药物抑制心脏收缩力，根据Starling机制，输注相应液体后，将增加心脏前负荷，从而增加每搏输出量，使心输出量达到合适的范围。手术后随着麻醉效应的终止，前述静脉扩张和心肌抑制即行消退。因此对于心脏或肾脏受损的患者将有急性血容量过多的风险。

2）生理需要量：一般根据4-2-1法则（表24-18），可算出机体每天对水的基本需求量。以70kg手术后患者为例，生理需要量包括水110ml/h，能量110kcal/h，即每天需水2 640ml和能量2 640kcal。成人所需的钠量每天约为1.5mmol/kg；所需钾量为1.0~1.5mmol/kg，即约为钾100mmol，稀释在每日所需的2 640ml水中。钾的浓度为100mmol/2.64L=42mmol/L。若从周围静脉输注含钾溶液，钾浓度太高会产生化学性刺激引起局部血管壁疼痛，故要严格限制钾的浓度（氯化钾不宜超过3g/L，即40mmol/L）和输入量（每小时不超过10~20mmol）。大脑和红细胞消耗的葡萄糖量每分钟为2mg/kg。如果碳水化合物提供不足，机体将加速蛋白质分解，经糖原分解和糖异生途径提供所需的葡萄糖。因此，提供必要的生理需要量的碳水化合物可减少蛋白质的分解。

但由于手术操作和创伤的应激作用，儿茶酚胺类激素、皮质醇和生长激素的分泌增加，将抑制胰岛素的释放量或拮抗胰岛素降低血糖的作用，使血糖升高。如果术中按正常速度输入含有5%葡萄糖的液体，将会引起严重的高糖血症，因此术中用于维持生理需要量的液体一般情况下应不含葡萄糖。

表24-18 4-2-1法则*

体重(kg)	水比例(ml/kg)	体重(kg)	补液量(ml/h)
0-10	4	10	40
11-20	2	10	20
>21	1	5	5
总计	—	25	65

注：假设患者体重25kg，结果每小时需水量为65ml；

*即第一个10kg的液体量以4ml/kg计算，第二个10kg的液体量以2ml/kg计算，其余公斤体重所需液体以1ml/kg计算。

如果当日尚有额外丢失量（如胃肠引流等），必须同时补充已丢失的水与钠（表24-19）。若胃引流0.5L/d将丢失30~50mmol的Na^+和50~60mmol的Cl^-，将这些额外丢失的水和盐加入到每日维持量中时，使其浓度近似于0.45%的NaCl。这样配制的溶液适用于术后胃肠引流患者维持生理需要量和额外缺失量。

表24-19 唾液和胃肠液的容积（ml）和组成（mmol/L）

	24小时容积				
	Na^+	K^+	Cl^-	HCO_3^-	
唾液 30	500~2 000	2~10	20~30	8~18	
胃液	1 000~2 000	60~100	10~20	100~130	0
胰液 95~120	300~500	135~145	5~10	70~90	
胆汁 95~120	300~600	135~145	5~10	70~90	
空肠 30~40	2 000~6 000	120~140	5~10	90~140	
回肠 30	1 000~2 000	80~150	2~8	45~140	
结肠	—	60	30	40	—

3）累计缺失量：累计缺失量=生理需要量×禁食时间+术前额外缺失量和第三间隙丢失量。

术前若因疾病、外伤引起额外缺失和向第三间隙丢失，可造成有效血容量不足，此时体液丢失量和失血量往往难以估计，一般都根据对循环系统的影响来估计。因此麻醉诱导前最好输注充足的液体量以恢复平均动脉压、心率，使灌注压接近正常。若时间允许，最好也使尿量恢复到正常水平[>0.5ml/(kg·h)]。如果临床出现低血容量症状，但颈静脉怒张，CVP或肺动脉压升高，不应快速大量输注液体，须严密监测血流动力学指标。对于情况尚可的患者，输注速率可以是一般维持速度的3~4倍，直至所计算的缺失量得到纠正。

在外科急诊情况时，常需要麻醉科医师评估并纠正与外科情况直接有关的水、电解质紊乱，处理并存的内科疾病或调整有关的治疗（有关的原则可见本章节其他部分）。麻醉诱导、应用机械通气和外科创伤引起的应激反应能引起水、蛋白质和电解质的再分布。最常见和需予关注的有 Na^+、K^+、Ca^{2+}、Mg^{2+} 等电解质的异常。累积缺失量应在入院后8~12小时内补充。对于择期手术且无额外液体丧失的患者，可在麻醉中补充，在手术时间内补完。

4）继续损失量：术中额外损失的量（如出血、腹水）等应得到相应的补充，以维持正常的血容量和ECF组成。液体治疗时失血量与晶体容积比例为1∶3，而胶体液则为1∶1，即丢失1ml血就须以3ml平衡盐或生理盐水来替代，而胶体液只需1ml即可维持血压、心率和灌注压。一般而言，为达到相同的容量效果，胶体液的用量明显少于晶体液。手术失血主要包括红细胞和凝血因子丢失及血容量减少，需进行针对性的处理。精确评估失血量可采用称重法，切除的器官和组织会影响失血量的估计。

若失血2ml，则可输1ml浓缩红细胞，其余以胶体液或晶体液按照上述比例补充。若血容量正常，心功能无异常但交感兴奋，伴静脉血氧饱和度下降，心电图有心肌缺血表现时须补充红细胞。浓缩红细胞的血细胞比容约为60%。麻醉手术中可按下述公式大约测算浓缩红细胞的补充量，计算公式为：

$$\text{浓缩 RBC} = (\text{目标 Hct} - \text{实测 Hct}) \times 55 \times \text{体重} \div 0.6 \qquad (24\text{-}7)$$

不推荐在没有监测血红蛋白（Hb）和/或血细胞比容的情况下输注浓缩红细胞。Hb<70g/L（Hct<0.21）必须立即输血，重症患者应维持Hb>100~120g/L（Hct>0.30）。

术中大失血所致凝血功能紊乱的处理主要是针对不同原因治疗，必要时补充一定凝血成分，以维持机体凝血功能正常。凝血因子、血小板的补充主要依靠输注新鲜冷冻血浆（FFP）、冷沉淀和血小板（PLT）。据北美洲、欧洲的资料，体内仅需30%的正常凝血因子或5%~20%的不稳定凝血因子即可维持正常的凝血功能，但国人尚无这方面的研究资料，还需根据临床症状和监测结果及时进行对症处理。

FFP含有血浆中所有的蛋白成分和凝血因子，其治疗适应证包括：①补充凝血因子缺乏；②逆转华法林抗凝药物的作用。每单位（200~250ml）FFP可使成人增加约2%~3%的凝血因子，如给予患者FFP10~15ml/kg，就可维持30%凝血因子，达到正常凝血状态。FFP也常用于大量输血及补充血小板后仍然继续渗血的病例，纤维蛋白原缺乏的患者也可采用FFP。FFP需加温至37℃后再输注。

血小板明显缺少（$\leqslant 50 \times 10^9$/L）和血小板功能异常时，应补充浓缩血小板。大量失血（>5 000ml）补充FFP后，术野仍明显渗血时，应考虑输注浓缩血小板。每单位浓缩血小板可使血小板增加 7.5×10^9~10×10^9/L。

冷沉淀主要含有Ⅷ因子、ⅩⅢ因子、vWF和纤维蛋白原。一个单位FFP可分离出一个单位冷沉淀，不需行ABO配型，溶解后立即使用。一个单位冷沉淀约含250mg纤维蛋白原，使用20单位冷沉淀可使纤维蛋白原严重缺乏患者恢复到必需水平。

各种原因引起的凝血因子减少并伴有明显手术创面渗血时应适当输注FFP、冷沉淀或相应的凝血因子。

腹水和胸膜腔渗出液在手术中引流速度较快，其电解质组成与ECF相似，蛋白含量是血浆的30%~100%，很适合用平衡盐溶液来补充。若患者的胶体渗透压（colloid osmotic pressure，COP）低于15~17mmHg时，就需用胶体液补充，否则晶体液的再分布容积将会显著增加。

经胃肠道丢失的体液的电解质含量，根据消化道部位不同而有所不同（表24-19）。

手术部位经蒸发丢失的完全是水分。蒸发的数量与环境温度和暴露面积成正比，与环境相对湿度成反比。利尿药使用、尿糖或糖尿病性多尿应根据尿电解质的测定而补充。通常状况下尿 Na^+ 为50~100mmol/L，尿 K^+ 为20~60mmol/L。

5）再分布：再分布又称为第三间隙丢失，主要由于组织水肿或跨细胞液体转移所致，功能上这部分液体不能被动员参与维持血容量。胶体进入损伤组织的速度虽比进入正常组织时要快，但较电解质慢，所以肠壁水肿用胶体液治疗比应用晶体液治疗效果要好。第三间隙液的组成与ECF相似，适合用平衡盐溶液来补充。再分布量的补充与手术部位和方式有关。一般腹部小手术（如疝修补术）

需补充 2ml/(kg·h),腹部大手术(如肠切除术)需补充 4~6ml/(kg·h)。但此经验型的补充公式,近来也广受质疑,机械性地照搬照用有致输液过多的风险。

6)术中输液方案的制订:术中输液计划的步骤参照表 24-20。

2

举例说明常规的术中液体治疗方案如下:

70kg 体重男性患者拟行胃切除术,该患者术前 Hb 150g/L,禁食 10 小时。试制定液体治疗方案:

(1)术前访视:该患者行择期手术,术前无明显的额外损失量。

(2)计算每小时生理需要量:依据 4-2-1 法则(表 24-18)。

第 1 个 10kg 体重:10kg × 4ml =40ml;

第 2 个 10kg 体重:10kg × 2ml =20ml;

其余的公斤体重:50kg × 1ml =50ml;

总计:每小时生理需要量 110ml。

(3)计算禁食所造成的缺失总量:累积缺失总量等于生理需要量乘以禁食时间。

即:110ml/ 小时 × 10 小时 =1 100ml。

一般将此量的 1/2 在手术第一小时之内输完,余量在后继的 2~3 小时内补完。

(4)计算补偿性扩容量(CVE):此例患者以 5ml/kg 计算。

即:5ml/kg × 70kg =350ml。

在麻醉诱导前 15~20 分钟,输入 CVE 350ml,累计缺失量 220ml,生理需要量 110ml,总计 680ml。诱导至手术进腹约 1 小时左右再输入累计缺失量 200ml 和生理需要量 110ml,计 330ml。

(5)术中出血量:手术第 1 和第 2 小时各失血 100ml。以平衡盐溶液 3:1(即 300ml)来补充。第 3 小时失血量减少一半,故以 150ml 补充。第 4 小时不再失血,故停止补充此部分缺失量。

(6)评估第三间隙丢失量:由于胃肠手术属腹部大手术,故第三间隙再分布量为每小时为 4~6ml/kg,我们取中间值每小时 5ml/kg,因此第三间隙再分布量为每小时为 350ml。第 4 小时关腹,第三间隙再分布量减少,故从每小时 350ml 减少至 200ml。

表 24-21 总结了该患者术中补液的方案,实际补液可分为两步进行。①扩容阶段:首先补充术前体液累计缺失量和麻醉诱导后的 CVE。②维持阶段:补充术中继续缺失量、生理需要量、第三间隙丢失量。

当然,术中补液应根据每个患者的实际情况并结合上述指标来调整。CVP 或尿量一旦增加,即可放慢补液速率。反之,若仍存在心动过速和少尿等,则应考虑加快补液。

(7)重症患者和复杂手术,主张对重症患者和复杂手术患者实施目标导向个体化的输液策略。输液的速度和剂量应是维持心率和收缩压不低于术前的 20%,中心静脉压 6~8mmHg,尿量不少于 0.5ml/(kg·h),混合静脉血氧饱和度不低于 75%,血乳酸不大于 2mmol/L,心脏每搏量变异不大于 13%。

(8)术中输液的监测。

上述所介绍的术中液体治疗方案是在假设患者器官无严重并发症的情况下拟订的,实际工作中尚有许多因素影响术中液体治疗。有关因素见表 24-22。

特殊疾病患者术中液体须采用必要的监测手段并针对其特殊性调整临床补液方案,具体方案可见有关疾病麻醉的章节。

表 24-20 制定术中输液计划步骤

时间	CVE (ml)	累积缺失 (ml)	生理需要量 (ml)	补充失血 (ml)	补充第三间隙量 (ml)	每小时输液量 (ml)	输液累计 (ml)
诱导前	350	220	110	0	0	680	680
诱导至手术进腹(约 1 小时)		220	110	0	0	330	1 010
第 1 小时		220	110	300	350	980	1 990
第 2 小时		220	110	300	350	980	2 970
第 3 小时		220	110	150	350	830	3 800
第 4 小时		0	110	0	200	330	4 130

表 24-21 术中补液方案

时间	CVE (ml)	累积缺失 (ml)	生理需要量 (ml)	补充失血 (ml)	补充第三间隙量 (ml)	每小时输液量 (ml)	输液累计 (ml)
诱导前	350	220	110	0	0	680	680
诱导至手术进腹(约1小时)		220	110	0	0	330	1 010
第1小时		220	110	300	350	980	1 990
第2小时		220	110	300	350	980	2 970
第3小时		220	110	150	350	830	3 800
第4小时		0	110	0	200	330	4 130

表 24-22 影响液体治疗的因素

术前	血管内容量、心血管功能
术中	麻醉技术、麻醉药的药效
	患者体位
	体温调节
	手术液体的给予
	手术部位、手术方式
	内脏缺血
	术中心功能
	毛细血管通透性：内毒素血症、全身性炎性反应综合征、脓毒血症、过敏反应

有关观察项目如下：

(1) 患者临床症状或体征的观察：如皮肤弹性、眼球压、口腔黏膜干湿程度及婴儿囟门是否下陷或饱满，是估计缺水或水过多的重要体征。

(2) 呼吸系统的监测：①存在自主呼吸的患者，若出现呼吸急促，甚至出现呼吸肌麻痹，应考虑高镁血症；②出现过度通气，应考虑是否存在酸血症；③低通气，须注意是否有碱血症；④若有湿性啰音，乃至泡沫样痰，是肺水肿的征象。

(3) 循环系统的监测：①颈静脉怒张是水过多的征象；颈静脉塌陷多为液体欠缺。②心率增快多由缺水或低钠血症所致，但需与手术刺激、麻醉偏浅、血管活性药物作用和心脏功能异常等其他原因相鉴别。③低血压见于高镁血症及低钠血症，一般维持术中收缩压大于 90mmHg 或平均动脉血压大于 60mmHg。④心律失常：低钾、高钾、高钙、低镁均可出现心律失常，房室传导阻滞，严重者可致心搏骤停。高镁血症的患者以房室传导阻滞为主。⑤脉搏血氧饱和度(SpO_2)：SpO_2 是围手术期的重要监测项目，在组织血流灌注良好的情况下，SpO_2 波形描记随呼吸变化提示患者血容量不足；但是若波形不随呼吸变化，不能完全除外患者血容量不足。⑥尿量：是反映肾灌注和微循环灌注状况的有效指标，术中尿量应维持在 1.0ml/(kg·h) 以上，但麻醉手术期间抗利尿激素分泌增加，可影响机体排尿，故尿量并不能及时反映血容量的变化。⑦有创血流动力学监测：包括中心静脉压(central venous pressure，CVP)、有创动脉血压、心脏每搏量变异(stroke volume variation，SVV)、Swan-Ganz 漂浮导管监测肺动脉压(PAP)和肺毛细血管楔压(PCWP)、脉搏波形分析技术等，可更直观地了解血流动力学参数的变化。大手术的患者需常规监测 CVP，重视其动态的变化。SVV 是指在机械通气时，一个呼吸周期中心脏每搏量(stroke volume，SV)的变异程度。据研究，此指标对判断血容量有很高的敏感性和特异性。SVV 是通过 FloTrac 计算动脉压波形面积得到，SVV=(SVmax−SVmin)/SVmean，SVV 正常值为 10%~15%，通常 >13% 提示循环血容量不足。Swan-Ganz 导管是公认的血流动力学测定的金标准，然而，它却具有易受心室顺应性的影响、监测结果延迟、操作复杂、并发症多等缺点。脉搏波形分析技术监护设备分为需校正和不需要校正：脉搏指数连续心输出量(pulse indicated continuous cardiac output，PICCO)和 LiDCO plus 在应用时需要通过进行校正；FloTrac/Vigileo，ProAQT，MostCare 和 LiDCOrapid 不需要校正。脉搏波形分析技术最大的优势是可以应用于完全清醒的患者，但它的准确性不如 Swan-Ganz 漂浮导管和食管超声心动图。⑧食管超声心动图(transesophageal echocardiography，TEE)：TEE 目前已成功应用于目标导向液体治疗的管理，对血流

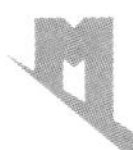

动力学监测的准确性也有目共睹。大量临床试验显示，食管超声通过监测患者的心输出量(cardiac output，CO)、校正血流时间(corrected flow time，FTc)、每搏量变异度(stroke volume variation，SVV)等指标进行围手术期目标导向液体治疗完全可行。

上述 Swan-Ganz 导管、脉搏波形分析和 TEE 是目标导向液体治疗常用的监测方法，另外还包括经胸连续多普勒法、二氧化碳重复吸入法、生物电阻抗法等无创监测方式，但因其各自的技术局限性，围手术期临床应用并不广泛。

(4) 相关实验室指标监测：当术中大量输血或输液时，应进行相关实验室指标的监测，包括：

A. 动脉血气、电解质、血糖、胃黏膜 pH(pHi)及血乳酸。在循环血容量和组织灌注不足时，需及时进行动脉血气监测。pH 对于维持细胞生存的内环境稳定具有重要意义，二氧化碳分压(PCO_2)是反映呼吸性酸碱平衡的重要指标，标准碳酸氢盐(SB)和实际碳酸氢盐(AB)是反映代谢性酸碱平衡的指标，两者的差值可反映呼吸对[HCO_3^-]的影响程度。电解质、血糖和肾功能指标如尿素氮(BUN)、肌酐(Cr)等的变化也需进行及时的监测。血乳酸和胃黏膜 pH 监测是评估全身以及内脏组织灌注的有效指标，对麻醉手术患者的液体治疗具有重要的指导作用。

B. 血红蛋白和 Hct。贫血状态下机体的代偿机制包括：a. 心输出量增加；b. 全身器官的血流再分布；c. 增加某些组织血管床的摄氧率；d. 调节 Hb 与氧的结合能力，遇到术中出血量较多或液体转移量较大时，应监测血红蛋白含量。

C. 凝血功能：大量输血输液以及术野广泛渗血时，均应及时监测凝血功能。凝血功能的监测，包括血小板计数、凝血酶原时间(PT)、活化部分凝血活酶时间(APTT)、国际标准化比值(INR)、血栓弹性描记图(TEG)或 Sonoclot 凝血和血小板功能分析等。

(5) 精神症状观察：①清醒患者出现精神症状：多由于低钠血症或低镁血症；②渴感：只出现于清醒患者，是缺水或高钙所致；③嗜睡：可为低钠血症或酸血症所引起，神志不清则可能为低钠血症所致；④木僵：见于水过多或代谢性碱中毒；⑤肢体麻木：可见于高钙血症。

(6) 肌力的改变：①手足搐搦：提示低钙、低镁；②肌无力：提示低钾血症、高钙血症或低镁血症；③肌麻痹：见于低钾、代谢性碱中毒。应用肌松药的患者不能显示肌无力或肌麻痹，但呼吸长时间不恢复或运动肌长时间麻痹，应该考虑到电解质失衡。

另外，若不明原因的体温升高应考虑缺水或低钠血症。未作气管切开的患者，出现喉鸣音，有可能为低钙。

围绕围手术期液体管理方案，即“开放性补液”和“限制性补液”之间的争议一直持续存在。主张开放性补液策略者认为，由于手术患者术前禁食、胃肠道准备、非显性出汗和手术创伤造成的体液重分布(第三间隙)等原因，手术患者是相对低血容量的。因此需要在围手术期进行积极的体液管理，通过应用胶体液和晶体液补充所缺失的体液量。主张限制性补液策略者则认为，手术刺激触发机体应激反应，进而激活下丘脑 - 神经垂体 - 抗利尿激素系统和肾素 - 血管紧张素—醛固酮系统，导致水钠潴留，所以适当限制围手术期液体的摄入亦能有效维持内环境稳态。然而有文献报道，血容量不足和血容量过多都会增加围手术期并发症的发生率和死亡率。所以，准确评估患者的血流动力学状态才能更好地指导液体治疗。传统的补液疗法目标单一，不能满足患者的个体化差异，常常导致患者术中摄入过多或不足。随着精准医疗这一概念的提出，目标导向液体治疗在一片争论声中，应运而生。实施目标导向液体治疗，旨在通过监测某一系列生理指标，调整入液量以维持器官灌注及组织氧供。其中，生理指标的监测是目标导向液体治疗的关键所在。

目前临床上通用的“4-2-1 法则”即基于开放性补液理论。限制性补液策略则是根据临床调查研究的结果而提出的，即：经典的“第三间隙”实际上并不存在，它只是一个虚构的用来解释围手术期液体转移的概念；禁食和不显性蒸发引起的血容量可以忽略不计；开放性补液引起的术后体重增加与术后死亡率的上升有相关联系。在限制性补液策略基础上制定的补液方案中，患者所需要的补液量大大减少。在临床研究中，如小儿外科、腹部外科、血管外科的手术中，采用限制性输液方案的患者预后好于采用相对多量液体的对照组。由于能有效地降低术后肺水肿的发生率，限制性的输液方式在胸科手术中达成了共识。但是，对于一般情况良好，进行小手术的门诊患者，开放性输液的效果更好。

限制性或者开放性液体管理的争议尚没有结束，这涉及个体、病种和手术方式的差异；以及实施准则、判断标准和临床监测指标的不统一。因此，临床实施液体治疗方案过程中，切忌机械地实施液体治疗计划，须加强监测工作，及时了解手术和患者情况的变化，依据血流动力学和组织氧合等指标所提供的反馈信息，相应地调整输液量、种类和补液速度及有关电解质的补充，从而达到维持手术患者循环稳定，组织灌注良好，改善患者术后结局的目的。随着加速康复外科理念的践行，努力保证患者术后康复舒适和提高术后的长期转归，是围手术期液体管理的最终目标。

（佟冬怡 赵平 曾因明）

参考文献

[1] RONALD M, NEAL H C, LARS I E, et al. Perioperative Fluid and Electrolyte Physiology [M]//MILLER R D. Miller's Anesthesia. 8th ed. New York: Churchill Livingstone, 2014.

[2] NELIGAN P J, HORAK J. Monitoring and Managing Perioperative Electrolyte Abnormalities, Acid-Base Disorders, and Fluid Replacement [M]//Longnecker D E. Anesthesiology. New York: McGraw-Hill, 2007. 639-684.

[3] CHAPPELL D, JACOB M, HOFMANN-KIEFER K, et al. A rational approach to perioperative fluid management [J]. Anesthesiology, 2008, 109 (4) 723-740.

[4] LOBO S M, RONCHI L S, OLIVEIRA N E, et al. Restrictive strategy of intra-operative fluid maintenance during optimization of oxygen delivery decreases major complications after high-risk surgery [J]. Crit Care, 2011, 15 (5): R226.

[5] FORGET P, LOIS F, DE KOCK M. Goal-directed fluid management based on the pulse oximeter-derived pleth variability index reduces lactate levels and improves fluid management [J]. Anesth Analg, 2010, 111 (4): 910-914.

[6] ROCHE A M, MILLER T E. Goal-directed or goal-misdirected-how should we interpret the literature [J] ? Crit Care, 2010, 14 (2): 129.

[7] LEES N, HAMILTON M, RHODES A. Clinical review: Goal-directed therapy in high risk surgical patients [J]. Crit Care, 2009, 13 (5): 231.

[8] KEHLET H, BUNDGAARD-NIELSEN M. Goal-directed perioperative fluid management: why, when, and how?[J] Anesthesiology, 2009, 110 (3): 453-455.

[9] JACOB M, CHAPPELL D, REHM M. Clinical update: perioperative fluid management [J]. Lancet, 2007, 369 (9578): 1984-1986.

[10] YEAGER M P, SPENCE B C. Perioperative fluid management: current consensus and controversies [J]. Semin Dial, 2006, 19 (6): 472-479.

[11] GROCOTT M P, MYTHEN M G, GAN T J. Perioperative fluid management and clinical outcomes in adults [J]. Anesth Analg, 2005, 100 (4): 1093-1106.

[12] DELLA R G, POMPEI L. Goal-directed therapy in anesthesia: any clinical impact or just a fashion ? [J]. Minerva Anestesiol, 2011, 77 (5): 545-553.

[13] HABICHER M, JR A P, SPIES C D, et al. Contemporary fluid management in cardiac anesthesia [J]. J Cardiothor Vasc An, 2011, 25 (6): 1141-1153.

[14] THIELE R H, BARTELS K, GAN T J. Inter-device differences in monitoring for goal-directed fluid therapy [J]. Can J Anaesth, 2015, 62 (2): 169-181.

[15] RHODES A, EVANS LE, ALHAZZANI W, et al. Surviving Sepsis Canmpaign. International Guidelines for Management of Sepsisand Septic Shock: 2016 [J]. Intensive Care Med, 2017, 43 (3): 304-377.

[16] 王英伟，连庆泉．小儿麻醉学进展 [M]. 上海：上海世界图书出版公司，2011.

第二十五章

酸碱平衡及其失常

目　录

酸碱度适宜的体液环境是机体进行正常生理活动和物质代谢全过程的必要条件，比较理想的体内酸碱值是 pH 7.35~7.45。人体正常的代谢过程会不断产生酸性物质，如碳酸、乳酸等固定酸，也会从食物中摄取酸性或碱性的物质，但通过体内缓冲系统以及肺与肾的调节，血液 pH 仍能维持在正常范围内，这即是酸碱平衡。

酸碱平衡是体液内稳态的重要组成部分，许多因素，特别是一些病理因素能够破坏这种平衡，引起酸碱平衡失调。酸碱平衡与麻醉和复苏关系密切。麻醉过程中，机械通气、输血输液、药物使用等均会影响机体的酸碱平衡。发现、诊断和治疗酸碱平衡失调已成为临床管理的重要组成部分。

对酸碱平衡的认识也在逐步发展。过去我们注重 H^+ 浓度、CO_2 平衡及碱剩余，现在我们认为强离子差（SID）、二氧化碳分压和总弱酸浓度（A_{TOT}）对于生理状态下酸碱平衡的理解非常重要。所有的酸碱平衡失调都是由强离子、弱酸和 CO_2 的局部浓度变化造成的，所有酸碱平衡失调都可以根据 SID、A_{TOT}、PCO_2 加以分析和解释。

目前，临床医师可以方便快捷地获取动脉血 pH 和血气以及酸碱分析的各项数据，对于机体状态的把握更加精确。本章拟用实用和简单的方式探讨与麻醉相关的酸碱平衡的基本理论和临床问题。

第一节 基本理论

一、酸与碱的概念

目前多数人接受 Brønsted 和 Lowry 所提出的关于酸与碱的定义：凡能释放 H^+ 的物质称为酸（H^+ 的供者），凡能接受 H^+ 的物质为碱（H^+ 的受者）。据此定义，可以列出以下常见的酸和碱：

酸	H^++ 碱	K 值
（盐酸）	$HCl \rightleftarrows H^+ + Cl^-$	约 10^7
（碳酸）	$H_2CO_3 \rightleftarrows H^+ + HCO_3^-$	$10^{-6.1}$
（水）	$H_2O \rightleftarrows H^+ + OH^-$	10^{-10}
（铵）	$NH_4^+ \rightleftarrows H^+ + NH_3$	$10^{-9.3}$
（蛋白酸）	$HPr \rightleftarrows H^+ + Pr^-$	$10^{-6.6\sim-7.8}$

从上可以看出，一种酸的存在必然有对应的碱，酸的强弱取决于释放 H^+ 的多少，而碱的强弱则取决于与 H^+ 结合的牢固程度；一种酸在水溶液中释放 H^+ 的多少取决于酸的性质，可用离解常数 K 表示。K 值愈大，能离解出的 H^+ 愈多，即为强酸；反之则为弱酸。强酸可快速地不可逆地释放 H^+，使[H^+]增加；强碱易于与 H^+ 结合，降低[H^+]。相反，弱酸和弱碱释放和结合 H^+ 均是可逆的。

既然酸与碱的定义是以能否释放或结合 H^+ 来区分的，所以体液的酸碱平衡实质上就是体液[H^+]的平衡。

要特别注意：阳离子如 Na^+、K^+、Ca^{2+}、Mg^{2+} 等不能称之为碱，而阴离子如 Cl^-、HCO_3^-、SO_4^{2-}、PO_4^{2-} 等亦不能称为酸。相反，血浆中的阴离子大多是碱，因为它们能不同程度地接受 H^+。

二、酸碱平衡

正常酸碱平衡的动态变化由机体的呼吸和代谢两个部分参与完成。机体新陈代谢可产生两种酸，即呼吸酸（H_2CO_3）和代谢酸。[H^+]浓度的调控应该从呼吸酸和代谢酸两方面来考虑。

呼吸酸（H_2CO_3）来自 CO_2，又可分解成 CO_2 和 H_2O，由于 CO_2 可由肺排出，因而也称为挥发性酸，是人体酸的最大来源，在体内由碳水化合物、脂肪和氨基酸等物质生物氧化产生。体重 60kg 的人，每天产生约 15 000mmol 的 CO_2 或碳酸，若体液量是 36L，则相当于每升体液的[H^+]增加了 416mmol。

代谢酸一般来自氨基酸、脂肪和碳水化合物的中间代谢产物（乳酸等有机酸；还有磷酸及硫酸等无机酸），每天可产生 50~100mmol H^+，它们主要由肾脏排出。

由此可以看出，酸碱平衡与机体的呼吸、代谢状态以及肺、肾功能有着直接的关系。

三、肾脏与 HCO_3^-

肾脏排酸由三部分组成，即尿铵（$U_{NH_4^+}$）、可滴定酸（TA）排泄（U_{TA}）和尿中的 HCO_3^-（$U_{HCO_3^-}$）的重吸收，三者的代数和（$U_{NH_4^+}$+ U_{TA}−$U_{HCO_3^-}$）称为净排酸（NAE）。净排酸量等于体内产生的固定酸量时，酸碱才能平衡。

（一）肾脏对滤过 HCO_3^- 的重吸收

每天经肾小球滤过的 HCO_3^- 总量，成年人约为 4 320mmol（来源于血浆）。这些 HCO_3^- 必须重吸收

2

回血液，否则，NAE 为负值，相当于血液中加入了等量的 H^+。肾重吸收 HCO_3^- 的大致情况是：近端小管（PT）重吸收滤过总量的 85%；髓袢升支粗段（TAL）为 10%；远曲小管（DCT）与集合管（CD）约 5%。正常情况下尿中不会有 HCO_3^- 排出体外。

在上皮细胞内，CO_2 与 H_2O 经碳酸酐酶（CA）催化生成 H_2CO_3，后者离解为 H^+ 和 HCO_3^-；H^+ 经管腔膜上的 Na^+-H^+ 逆向转运体及 H^+-ATPase（H^+ 泵）转运至管腔液，即分泌 H^+。由于 PT 管腔膜上也有 CA，它催化滤过的 HCO_3^- 与分泌的 H^+ 迅速生成 H_2CO_3；H_2CO_3 分解为 CO_2 和 H_2O，CO_2 很易透过管膜进入细胞内，CO_2 与 H_2O 又生成 H^+、HCO_3^-。细胞内的 HCO_3^- 经基侧膜上 $3Na^+$-HCO_3^- 协同转运体和 HCO_3^--Cl^- 逆向转运体运送到管周间隙液；进入细胞的 Na^+，经 Na^+-K^+-ATPase 泵到间隙液，HCO_3^- 与 Na^+ 匹配进入血液。这样，PT 每分泌一个 H^+，相应地重吸收一个滤过的 HCO_3^-。

TAL 重吸收 HCO_3^- 的机制与 PT 基本相同。

DCT 后段和 CD 主要由主细胞（principal cell）与闰细胞（intercalated cell）两类细胞组成。闰细胞分泌 H^+ 和重吸收 HCO_3^-。闰细胞内也有 CA，它催化 CO_2 与 H_2O 生成 H^+ 和 HCO_3^-。H^+ 由管腔膜的 H^+-ATPase（可能还有 Na^+-K^+-ATPase）将其转运到管腔液，即分泌 H^+。这些节段小管的 H^+ 分泌与 Na^+ 虽然无直接耦联关系，但主细胞重吸收 Na^+ 所造成的管腔负电位可促进 H^+ 的分泌。细胞内生成的 HCO_3^- 由基侧膜上 Cl^--HCO_3^- 逆向转运体运送到间隙液，再与主细胞重吸收的 Na^+ 一起进入血液。

（二）HCO_3^- 重吸收的调节

1. 球 - 管平衡　球 - 管平衡是指 PT 重吸收 HCO_3^- 的量随 GFR 增减而增减的现象。

2. 机体的酸碱状态　无论代谢性酸中毒，还是呼吸性酸中毒，均可促进 PT、髓袢与 CD 重吸收 HCO_3^-。

3. 醛固酮　它能直接刺激闰细胞分成 H^+；又促进主细胞吸收 Na^+，后者也促进 H^+ 的分泌。

（三）肾脏新的 HCO_3^- 的生成

若肾脏仅把滤过的 HCO_3^- 全部重吸收回血液，机体仍不能保持酸碱平衡。因为体内每天还产生 50~100mmol 固定酸需要被缓冲。故肾脏还应重吸收等量 HCO_3^- 以及补充碱储备，这一部分 HCO_3^- 的生成与滤过 HCO_3^- 无关系，称为肾新生成的 HCO_3^-。HCO_3^- 新生成量与管腔 $HPO_4^{2-}/H_2PO_4^-$ 及 NH_3/NH_4^- 两类缓冲物密切相关。

NH_3/NH_4^- 缓冲系统的调节因素：细胞外液 pH 改变时，通过影响细胞内液 pH 而调节 NH_4^+ 生成。机体酸中毒时，肾上皮细胞的谷氨酰胺酶等受刺激，包括酶活性与合成新酶的增强，分泌氨增强，以适应机体酸碱状态的变化，完全适应需几天时间。

由上可以看出，肾脏调节酸碱平衡的作用起效较慢，但调节能力最强、最彻底，只要每天摄入的酸性或碱性物质不超过 500mmol，即可被调节到完全正常水平。

四、Henderson-Hasselbalch 方程式

碳酸（H_2CO_3）和碳酸氢盐（$BHCO_3$）是体液中最重要的一个缓冲对（buffer pair）。体液中 H^+ 浓度 $[H^+]=K\dfrac{[H_2CO_3]}{[BHCO_3]}$，其中，$K$ 是碳酸的离解常数，此即 Henderson 公式。

根据 pH 是 $[H^+]$ 负对数（即 pH =$-\log[H^+]$）的定义，上式可改写成：

$$-\log[H^+]=-\log K-\log\frac{[H_2CO_3]}{[HCO_3^-]} \quad (25\text{-}1)$$

因为 pH=$-\log[H^+]$，如再以 pK 代替 $-\log K$，则上式可写成：

$$pH=pK-\log\frac{[H_2CO_3]}{[HCO_3^-]} \quad (25\text{-}2)$$

若将 $-\log$ 变成 $+\log$，则：

$$pH=pK+\log\frac{[HCO_3^-]}{[H_2CO_3]} \quad (25\text{-}3)$$

此公式就是 Henderson-Hasselbalch 方程式（以下称 H-H 公式）。

现已证实，分母部分的 $[H_2CO_3]$ 实际上可以用 $\alpha\cdot PCO_2$ 来代表，因此上式又可写成：

$$pH=pK+\log\frac{[HCO_3^-]}{\alpha\cdot PCO_2} \quad (25\text{-}4)$$

式中 pK 是常数，相当于溶质 50% 离解时的 pH 值，碳酸的 pK=6.1；α 是 CO_2 的溶解系数，即在每 1mmHg PCO_2 下，1L 血浆中 CO_2 的溶解量，约为 0.66ml。如将 ml 换算成 mmol，则 $\dfrac{0.66}{22.2}$=0.030 1mmol，故 α=0.030 1。在正常情况下，动脉血液中 $[HCO_3^-]$ 为 24mmol/L，而 $PaCO_2$ 为 40mmHg，$\alpha\cdot PCO_2$ 为 40×0.03=1.2mmol/L。因此，$pH=pK+\log\dfrac{24}{1.2}=6.1+\log\dfrac{20}{1}=6.1+1.3=7.4$。

H-H 公式显示了血液的 pH 取决于血液中 [HCO_3^-] 与 PCO_2 的比值。不论 [HCO_3^-] 或 PCO_2 发生什么变化，只要其比值保持 20/1 不变，pH 亦将保持 7.40 不变。这就揭示了临床上发生代谢性酸中毒（以下简称代酸）、代谢性碱中毒（以下简称代碱）、呼吸性酸中毒（以下简称呼酸）或呼吸性碱中毒（以下简称呼碱）时，pH 仍可维持在正常范围的原因。

H-H 公式中的分子部分 [HCO_3^-] 反映的是代谢性酸碱平衡及其失常的情况，因此称之为代谢分量，其调节主要通过肾脏；公式中的分母部分是 PCO_2，反映着呼吸性酸碱平衡及其失常的情况，因此称之为呼吸分量，主要通过肺调节。基于上述分析，从生理学概念来认识问题，pH 值受到代谢和呼吸因素的共同影响，即与肾和肺的功能密切相关。因此，H-H 公式又称为肺 - 肾相关公式，或代谢分量 - 呼吸分量相关公式。代谢性酸碱失衡是由 [HCO_3^-] 发生原发性变化而引起，呼吸性酸碱失衡是由 PCO_2 发生原发性变化而引起的。

在 H-H 公式中，pH、HCO_3^- 和 PCO_2 三个变量相关，此公式又称三量相关公式。只要测出其中两个数值，就可根据该公式计算出第三个数值。现代血液酸碱分析已可提供很多参数，但事实上直接测得的参数仅两项，即 pH 与 PCO_2，其他参数均是以 H-H 公式为基础计算所得。熟悉此公式对理解参数、辨识数据真伪十分重要。

五、酸碱平衡的调节

正常人体血液 pH 是相当恒定的，即动脉血 pH=7.40，其波动范围甚小，为 7.35~7.45。这是由于机体具有完善的酸碱平衡调节机制。机体对 [H^+] 变化的生理性调节机制包括三个阶段：①即刻发生的化学性缓冲作用；②呼吸代偿（随时可能）；③缓慢发生的但更为有效的肾代偿反应，即使病理过程仍然存在，也可能调整使动脉血 pH 达到正常。换言之，人体对酸碱平衡的调节主要有三种方式，即缓冲、代偿和纠正。离子转移仅影响 H^+ 的分布，可对细胞外液的 pH 产生影响，但不属于调节的范畴。下面简述缓冲、代偿和纠正的概念和特点。

（一）缓冲

缓冲作用从本质上说是一种化学反应：

强酸——缓冲——→弱酸

$HCl+NaHCO_3 \longrightarrow NaCl+H_2CO_3$

强碱——缓冲——→弱碱

$NaOH+H_2CO_3 \longrightarrow H_2O+NaHCO_3$

缓冲的特点是反应发生快，但它对机体酸碱平衡的调节作用必须以脏器功能正常为基础，否则其作用非常有限。

缓冲作用由缓冲对完成，每个缓冲对均由一弱酸与其弱酸盐组成。人体细胞外液缓冲系统有两类五对组成，存在于各种体液内，其效应与浓度有关。

1. 开放性缓冲对

碳酸 - 碳酸氢钠（H_2CO_3-$NaHCO_3$）

$$\frac{[H^+][HCO_3^-]}{[H_2CO_3]}=K \quad (pK=6.1) \qquad (25\text{-}5)$$

2. 非开放性缓冲对

磷酸二氢钠 - 磷酸氢二钠（NaH_2PO_4-Na_2HPO_4）

$$\frac{[H^+][HPO_4^{2-}]}{[H_2PO_4]}=K \quad (pK=6.8) \qquad (25\text{-}6)$$

血浆蛋白酸 - 血浆蛋白根（HrP-Pr^-）

$$\frac{[H^+][Pr^-]}{HPr}=K \quad (pK=6.6\sim7.8) \qquad (25\text{-}7)$$

还原血红蛋白酸 - 还原血红蛋白根（HHb-Hb^-）

$$\frac{[H^+][Hb^-]}{HHb}=K \quad (pK=7.85) \qquad (25\text{-}8)$$

氧合血红蛋白酸 - 氧合血红蛋白根（$HHbO_2$-HbO_2^-）

$$\frac{[H^+][HbO_2^-]}{HHbO_2}=K \quad (pK=6.6) \qquad (25\text{-}9)$$

五种缓冲对中以碳酸氢钠 - 碳酸缓冲对所起的作用最大。它是细胞外液中最重要的缓冲对，不仅含量大，更重要的是 H^+ 与 HCO_3^- 结合成 H_2CO_3，H_2CO_3 极不稳定，很易分解成 CO_2 与 H_2O，CO_2 通过呼吸排出体外。当呼吸增强、通气量增加使 CO_2 过度排出时，PCO_2 就会降低，以保持 $\frac{[HCO_3^-]}{a \cdot PCO_2}=\frac{20}{1}$ 的比值稳定。因此这一缓冲对又有开放性缓冲对之称。

磷酸二氢钠 - 磷酸氢二钠在细胞外液中含量不多，作用不大，但是在肾脏超滤液排出 H^+ 的过程中起重要作用，是重要的泌尿系缓冲对。

血浆蛋白缓冲对对 [H^+] 的调节作用是通过运输 CO_2 来完成的。由于细胞外液 pH=7.40，稍带碱性，因此血浆蛋白处于蛋白根（Pr^-）状态。当机体代谢产生的大量 CO_2 到达血浆区时，即出现如下反应：

$$CO_2+H_2O$$
$$\downarrow$$
$$NaPr+H_2CO_3 \rightarrow NaHCO_3+HPr$$

由于蛋白酸的离解度比碳酸的离解度更低，可对碳酸起缓冲作用，以抵消碳酸产生 H^+ 的影响。新形成的 $NaHCO_3$，又可成为碳酸氢钠 - 碳酸缓冲对中的 HCO_3^-。因此，血浆蛋白缓冲对对呼吸性酸碱失衡更有价值。

血红蛋白富含组氨酸，在 pH 5.7~7.7 范围内是有效的缓冲系。在细胞外液中，血红蛋白是最重要的非碳酸缓冲系。存在于红细胞的血红蛋白处于一种弱酸与钾盐的平衡状态。与碳酸盐缓冲系统相比，血红蛋白对于含碳(CO_2)和不含碳(非挥发性)的酸均具有缓冲作用，是血液中的重要缓冲对。

还原血红蛋白和氧合血红蛋白亦在运输 CO_2 的过程中起缓冲作用。成人每日产生 CO_2 400~470L。CO_2 很容易通过细胞膜。在红细胞内，CO_2 在碳酸酐酶的作用下与水结合形成 H_2CO_3，然后解离成 H^+ 和 HCO_3^-。H^+ 和还原血红蛋白上的组氨酸残基结合，HCO_3^- 被主动泵出细胞外。Cl^- 向细胞内主动移动(Cl^- 漂移)以维持电中性，同时也保持 H_2CO_3 的持续生成。此外，溶解在血浆中的 CO_2 也直接由血红蛋白(氨甲酰血红蛋白)和血浆蛋白(氨甲酰蛋白)缓冲。静脉血比动脉血 CO_2 高 1.68mmol/L：65% 以 H^+ 和 HCO_3^- 的形式存在，与血浆蛋白结合；27% 以氨甲酰血红蛋白(即 CO_2 与血红蛋白结合)的形式存在；8% 溶解。

如果呼吸功能正常，由呼吸排出 CO_2 的效率最高；若呼吸功能不能充分调节时，就大大地降低了 HCO_3^--H_2CO_3 缓冲对的缓冲效应。此时，血浆蛋白的两个缓冲对起主要作用，尤其是还原血红蛋白，而血浆蛋白缓冲对亦起重要作用。

如果呼吸功能障碍不能被解除，CO_2 不能排出，就会出现如下改变：

$$CO_2+H_2O \Leftrightarrow H_2CO_3 \Leftrightarrow H^++HCO_3^-$$

结果使这三个缓冲对的缓冲潜力耗竭，PCO_2 就会不断增高，$\frac{[HCO_3^-]}{a \cdot PCO_2}=\frac{20}{1}$ 必将发生变化，此时机体唯一的调节方式就是代偿，即依靠肾脏排出 H^+ 和保留 HCO_3^-。

由于 HCO_3^- 在细胞外液中有相当高的浓度，以及 PCO_2 和血浆$[HCO_3^-]$可分别经肺和肾调节，因此 HCO_3^--H_2CO_3 缓冲对具有重要作用。但并不意味着它就是一个全能的细胞外缓冲系，应当强调，HCO_3^--H_2CO_3 缓冲对是对抗代谢性酸碱失衡的有效缓冲系，而对呼吸性酸碱失衡的调节由于依赖呼吸功能状态而受限。

（二）代偿

代偿系指 $\frac{[HCO_3^-]}{PCO_2}$ 中一个分量发生改变时，由另一个分量继发变化而使得比值接近 20/1。代偿有两种形式，即代谢分量代偿呼吸分量(简称肾代偿肺)和呼吸分量代偿代谢分量(简称肺代偿肾)，其具体形式如下：

$$\frac{[HCO_3^-]\text{原发}\uparrow\text{或}\downarrow}{PCO_2\text{代偿}\uparrow\text{或}\downarrow};\frac{[HCO_3^-]\text{代偿}\uparrow\text{或}\downarrow}{PCO_2\text{原发}\uparrow\text{或}\downarrow}$$

肺的代偿性调节是通过增加或减少 CO_2 的排出来实现的。$PaCO_2$ 每增加 1mmHg，分钟通气量就增加 1~4L/min。肾的代偿性调节则是通过排出 H^+ 和回收 HCO_3^-、或保留 H^+ 和排出 HCO_3^- 来实现的。

代偿是机体维持酸碱平衡的一个重要调节机制。具有以下几个特点：

1. 肺快肾慢　快与慢是指代偿作用的产主、并达到最大代偿程度和消退的速率而言。肺代偿起始于代谢分量变化后 30~60 分钟，在数小时内即可达高峰；与此相反，肾的代偿则始于呼吸分量变化后 8~24 小时，在 5~7 天方能达到最大代偿程度。肾代偿的消退亦慢，约需在呼吸分量纠正后 48~72 小时。充分认识肺快慢这一特点，对临床病情判断与治疗都是十分重要的。临床上常见的慢性通气障碍的患者，其 PCO_2 升高。当病程达到 1 周左右后，机体对呼吸性酸中毒的代偿已很充分。因此，这些病例在 PCO_2 升高的同时，$[HCO_3^-]$亦相应升高，$\frac{[HCO_3^-]}{PCO_2}$的比值仍可接近 20/1；此时血液 pH 可维持或接近正常低值水平。给这样的患者通气治疗后，若迅速排除体内的 CO_2，PCO_2 可急剧下降，原有的呼吸性酸中毒被纠正，而通过肾脏代偿增加的 H^+、K^+ 与 Cl^- 排出仍在进行，肾脏在一定时间内仍将继续排出酸性尿。机体使$[HCO_3^-]$下降，通常需要 2 天左右的时间。所以，这样的病例在通气改善、原有的呼吸性酸中毒被纠正后，短期内将仍有代谢性碱中毒，pH 明显升高而呈现碱血症。与此相反，在急性呼吸性酸碱失衡时，pH 常随着 PCO_2 的改变而改变，因为肾脏对急性呼吸分量的改变难以立即代偿，见图 25-1。

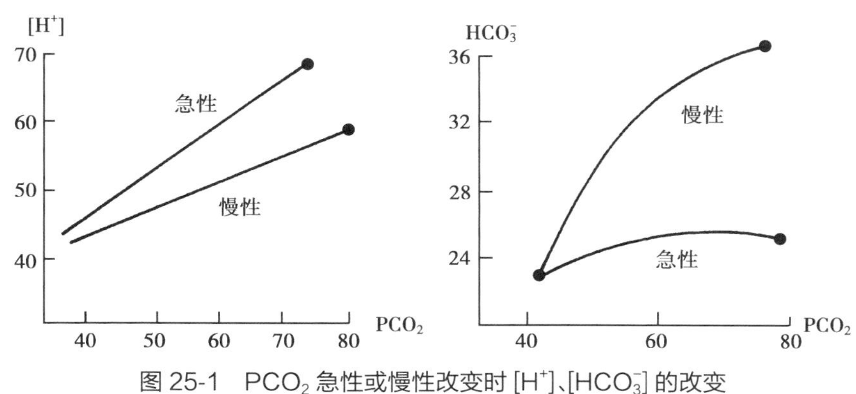

图 25-1 PCO_2 急性或慢性改变时 $[H^+]$、$[HCO_3^-]$ 的改变

2. 代偿作用是有限度的 这就是代偿的极限概念。所谓肾代偿肺的极限，系指单纯性呼吸性酸中毒的患者，当 $PaCO_2$ 超过 60mmHg 并继续升高时，肾代偿也无法使血液中的 HCO_3^- 超过 40mmol/L；换言之，$HCO_3^- \leq 40mmol/L$ 或 BE ≤ 15mmol/L 就是肾代偿的极限。此时患者的 $PaCO_2$ 若进一步增加（>60mmHg），pH 就会随着 $PaCO_2$ 的上升而相应地下降。根据同一法则，慢性呼吸性酸中毒患者，如果 BE>15mmol/L，则不应单纯归咎于代偿所致，而应考虑此病例合并有代谢性碱中毒，应当做出复合型酸碱失衡的判断。

慢性呼吸性酸中毒的最大代偿 95% 可信限若以 SBE 为指标，其计算公式如下：

$$SBE = -10.7+0.285PaCO_2 \pm 3.8$$

将实测 $PaCO_2$ 代入上式，即可计算出最大代偿时的 SBE 值。若患者的 $PaCO_2$ 未超出 60mmHg，而实测 SBE 低于计算 SBE，则表示肾代偿不足或合并有代谢性酸中毒；若实测 SBE 高于计算的 SBE，则表明合并有代谢性碱中毒。

代谢性酸中毒时的呼吸代偿（肺代偿肾）亦是很明显的，$PaCO_2$ 可随 $[HCO_3^-]$ 的下降而相应降低。当 BE 分别是 -5mmol/L、-10mmol/L、-15mmol/L 和 -20mmol/L 时，通过肺代偿 $PaCO_2$ 的最大代偿值则分别约为 35mmHg、30mmHg、25mmHg 和 20mmHg。一般而言，$PaCO_2$ 在 15~20mmHg 是肺代偿代谢性酸中毒的极限。

至于慢性呼吸性碱中毒，在临床上是比较罕见的。而肺对于代谢性碱中毒的代偿因受到生理反馈机制的约束，其作用亦很微小。

3. 代偿是机体的一种生理性反应，它以原发分量的改变为动力 代偿是一种继发性改变，在变化幅度上不会超越原发分量。在 H-H 公式中，虽然代偿分量的改变使 pH 变化幅度减小，但 pH 的变化仍然和原发分量相一致，也就是说，代偿不会过度。临床上发现过度代偿，应考虑复合型酸碱失衡。

4. 代偿作用以重要脏器功能为基础，代偿过程是有规律可循的、是可以预测的。在临床实践中，应按照单纯型酸碱失衡代偿反应的规律去认识疾病。在诊断方面，凡符合单纯型酸碱失衡代偿规律的患者，均可诊断为单纯型酸碱失衡。代谢分量和呼吸分量的关系是原发改变和继发性代偿改变的关系；凡是不符合代偿的速率和幅度者，均应考虑有复合型酸碱失衡的存在。在治疗方面，正确认识代偿反应，不要错误地把代偿当成原发酸碱失衡而纠正。亦不要操之过急，纠正原发改变（如 $PaCO_2$ 升高）应与代偿（如 $[HCO_3^-]$）改变的变化相适应。确立代偿的速率和幅度的正确概念，掌握其特点，是诊断慢性及复合型酸碱平衡紊乱的必备条件。

（三）纠正

纠正系指 $\frac{[HCO_3^-]}{PCO_2}$ 中一个分量的改变由其相应器官来进行调节。纠正作用对 $\frac{[HCO_3^-]}{PCO_2}$ 的比值尽量接近 $\frac{20}{1}$ 亦是十分重要的。纠正包括通过肺调节 PCO_2 和通过肾调节 $[HCO_3^-]$。

在正常氧代谢时，代谢的最终产物主要是 CO_2 与 H_2O。正常成人在静息状态下每分钟约产生 CO_2 约 200ml，相当于 10mmol。在剧烈运动时代谢亢进，CO_2 的产生量可增加 10 倍，由于肺的纠正作用，PCO_2 是相当恒定的，保持在 36~44mmHg。如果机体产生 CO_2 增多，通过 CO_2 对延髓呼吸中枢以及化学感受器的作用，呼吸运动加快、增强，通气量增加，CO_2 排出亦增加；反之亦然，这就是肺的纠正作用。

正常情况下，肾脏每天可排出 H^+ 50~100mmol。当体内 H^+ 产生增加时，肾脏的排 H^+ 功能可增加 10 倍。肾脏排出 H^+ 及保留 HCO_3^- 的作用就是肾脏纠正作用的基本形式。通过呼吸排出 CO_2，虽然并没有直接排出 H^+，但却可使 H_2CO_3 中的 H^+ 灭活，所以，应当强调肺与肾排 H^+ 作用的区别：

1. 肺只能排出具有挥发性的物质，即那些可转变成气相的物质，如乙醚、水、酒精等。因此，肺通过排出 CO_2 所能起到的排 H^+ 作用是间接的，并非将 H^+ 直接排出，而是在排出 CO_2 的过程中，去除有活性的 H^+，因为 $H_2CO_3 \rightarrow H^+ + HCO_3^- \rightarrow H_2O + CO_2$。肺只能起到使 H^+ 灭活的作用，而肾脏却可以直接地将 H^+ 从机体排出。

2. 通过改变肺泡通气量，可使 P_ACO_2 与 $PaCO_2$ 很快发生改变，从而可以使血液 pH 很快地发生升高或降低的变化；而肾脏则通过排出 H^+ 及电解质（髓袢的阴离子）来改变血液 pH，需要一定的时间完成这一过程，因此血液 pH 的改变亦发生得较慢。

除了上述三种调节机制外，通过离子转移可使[H^+]的分布发生改变。当细胞外液的 H^+ 增加时，H^+ 可向细胞内转移，细胞内液中的 K^+ 和 Na^+ 相应地移出。所以酸血症通常存在有高钾血症，碱血症时情况则相反。当原发[K^+]改变时，则 K^+ 亦可与 H^+、Na^+ 交换。其关系如图 25-2 所示。

离子转移并不能使体内 H^+ 数量发生变化，其本质上是一种稀释作用，其结果可减少细胞外液 pH 的波动，同时伴随着血钾浓度的变化。

除 H^+ 外，HCO_3^- 也可发生这样的转移。例如，呼吸性酸中毒时，PCO_2 升高，红细胞内 $CO_2+H_2O \rightarrow H_2CO_3$，由于 H_2CO_3 增加，还原血红蛋白首当其冲；$H_2CO_3+KHb \rightarrow KHCO_3+HHb$，此时 HCO_3^- 从红细胞转移到血浆，血浆中的 Cl^- 则相应地移入红细胞内。呼吸性碱中毒时则相反，HCO_3^- 移入，而 Cl^- 移出。

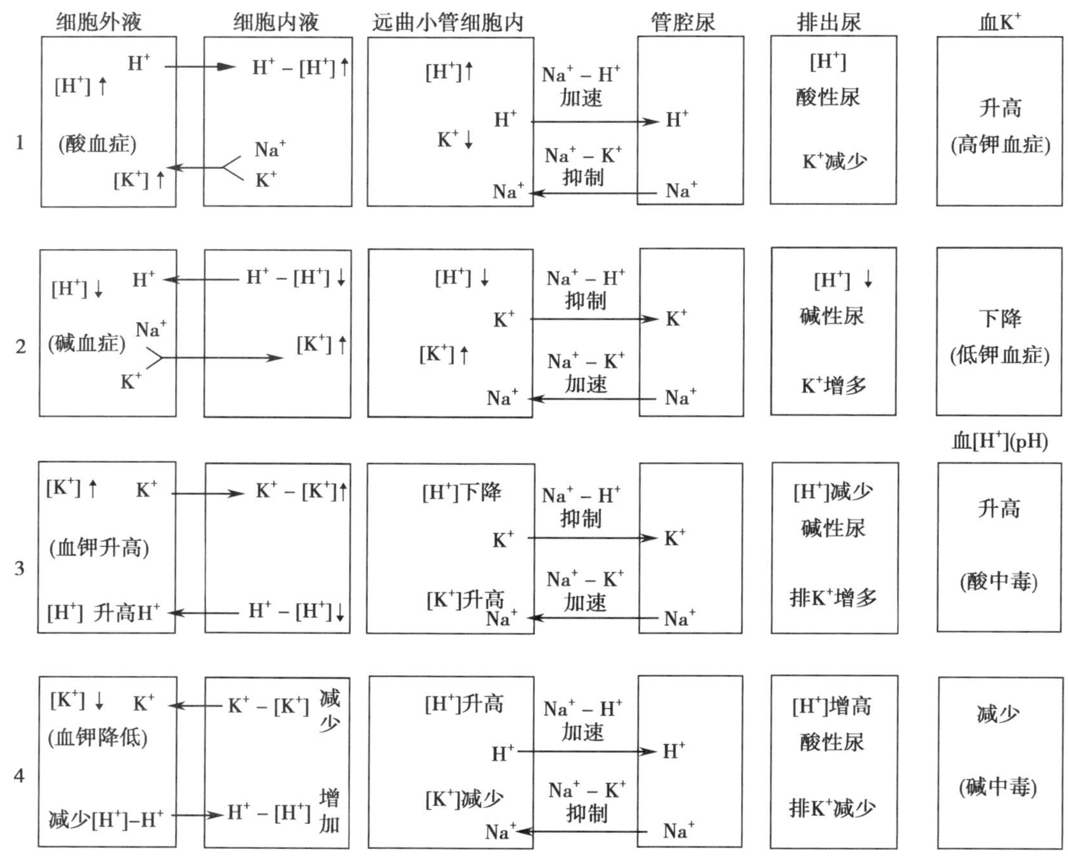

图 25-2 细胞外液中 [H^+] 和[K^+]的关系

第二节 酸碱平衡与电解质平衡的关系

酸碱平衡与电解质平衡之间是相互联系、相互依赖的,酸碱失衡可引起电解质的失常,电解质失常亦可引起酸碱失衡。

一、基本定律

(一)电中性定律

电中性定律是指在含电解质的溶液中,阴电荷数等于阳电荷数。

据此定律,机体各间区,包括血浆、组织间液和细胞内液中的阴电荷数与阳电荷数必须相等。如以mmol/L表示,血浆、组织间液和细胞内液中的各阳离子电荷总和必然与各阴离子电荷总和相等。就血浆而言,阳离子与阴离子电荷均是153mmol/L。因此,当体液在各个区间进行交换时,一个阳离子必须与另一个阳离子交换,阴离子的交换亦是如此。例如 Na^+ 与 H^+ 以及 Na^+ 与 K^+ 细胞内外之间的交换,阴离子如 HCO_3^- 与 Cl^- 的交换,如此才能保证各区间内阴阳电荷相等。

(二)等渗透浓度定律

等渗透浓度定律是指在能相互进行水交换的机体各区间内,如细胞内外或血管内外,其渗透浓度必须是相等的。换言之,血浆、组织间液和细胞内液的渗透浓度必须是相等的,血浆的总渗透浓度约为300mOsm/L,正常范围为280~320mOsm/L。组织间液与细胞内液则亦应是300mOsm/L。在上述各区间,水可以自由移动。如果某一间区内渗透浓度有所增高,那么水就会从低渗透浓度的部分向较高渗透浓度的部分移动,直到三个区间之间出现新的平衡,达到一个新水平的等渗透浓度为止。

有时电中性规律与等渗透浓度定律之间会彼此出现干扰,因为机体各个区间之间是被一半透膜隔开的,水可以自由通过半透膜;但对于离子,有些离子可通过半透膜,有些则不能。因此,就会出现所谓的多南(Donnon)现象或多南效应。例如,在血浆区与组织间液区之间,由于蛋白质阴离子不能自由通过毛细血管壁,这就使组织间液缺少不透性蛋白质阴离子。因此,组织间液的渗透浓度完全由可透性阴离子来组成,此时要保待渗透浓度的平衡,只有增加毛细血管内可透性阴离子(如 Cl^-、HCO_3^- 等)的渗出,才能既保持组织间液的电中性,又保持血管内外渗透浓度的平衡。与此同时,毛细血管内的阳离子(如 Na^+)亦因蛋白质阴离子不能透出而被吸引在血管内。结果是组织间液中的阴离子[Cl^-]、[HCO_3^-]等比血浆内高,而阳离子如[Na^+]等则相反,在组织间液中要比血浆中略低。为便于理解,可以进行具体的计算。已知在血浆内的总渗透浓度约为290mOsm/L,其中:

阳离子	Na^+	142	共150.5mOsm/L
	K^+	4.0	
	Ca^{2+}	2.5	
	Mg^{2+}	2.0	
阴离子	HCO_3^-	27	共138.5mOsm/L
	Cl^-	103	
	HPO_4^{2-}	1.0	
	SO_4^{2-}	0.5	
	有机酸	6.0	
	蛋白质	1.0	

为保持血管内外渗透浓度的平衡,组织间液的渗透浓度亦必须是290mOsm/L。但此区域无蛋白质阴离子,故渗透浓度几乎全部由可透性阴阳离子各半组成,即290/2=145mOsm/L,因此组织间液中阳离子与血浆中阳离子之比将为145/150=0.963,如把血浆[Na^+]值(142)乘以0.963即得组织间液[Na^+]值(136);同样,组织间液阴离子与血浆阴离子之比将为145/138=1.046,如果把血浆[Cl^-]值(104)乘以1.044即得组织间液[Cl^-](109)。其余可依此类推。

二、血浆阴阳离子

为进一步理解电解质平衡和酸碱平衡的关系。首先应了解血浆阴阳离子对照,见图25-3。血浆中主要阳离子是 Na^+(142mmol/L),占阳离子总量的90%以上。在各种不同的情况下,Na^+ 可以发生很大的变化,如高渗性脱水时,血浆 Na^+ 可超过150mmol/L;相反,低渗性脱水时,血浆 Na^+ 可以低于130mmol/L,其变化幅度可超过20mmol/L。但是,另外三种离子(K^+、Mg^{2+}、Ca^{2+})的数量变化则比较稳定,且其变化对整个阳离子的总量影响并不大。即使三种离子同时上升1/2或同时下降1/2,其变化幅度亦不过6mmol/L。但是,这三种离子却有重要的生理功能。

2

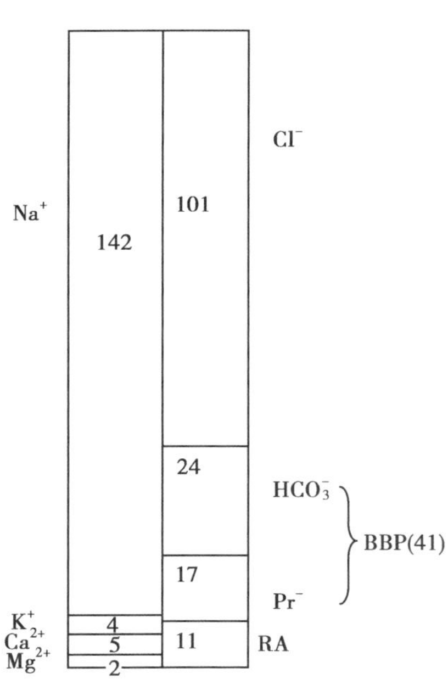

图 25-3　血浆阴阳离子对照图（单位 mmol/L）

Cl^- 是血浆中的主要阴离子（101mmol/L），Cl^- 与 HCO_3^- 对血浆阴离子总量有着决定性作用，二者总量占阴离子总量的 80% 以上。Cl^- 的变化幅度有时是很大的，而 HCO_3^- 亦很易发生变化，两者的变化对阴离子总量将带来很大的影响。

如前所述，已知 HCO_3^- 是酸碱平衡中的重要组成部分，是 H-H 公式的分子部分即代谢分量。血浆中的阴离子还有蛋白质（17mmol/L）及其他一些低浓度的阴离子，包括 HPO_4^{2-}、SO_4^{2-} 和有机酸根离子（如乳酸根、丙酮酸根等）。这些离子的变化对血浆阴离子总量的影响不显著，但是在代谢性酸中毒中具有重要临床意义。蛋白质离子虽占阴离子总量的 10%，但其含量亦是比较稳定的，很少发生 1/2 以上的变化。HPO_4^{2-}、SO_4^{2-} 及有机酸根离子的总量不及阴离子总量的 10%，此三种阴离子又称为残余阴离子（RA）。

综上所述，通过血浆阴阳离子对照图，可以看到下列情况：

1. 阳离子总浓度 = 阴离子总浓度

即 $[Na^+]+[K^+]+[Ca^{2+}]+[Mg^{2+}]=[Cl^-]+[HCO_3^-]+[Pr^-]+[RA^-]$　(25-10)

2. 阳离子中的“相对稳定离子”（简称 M）

$M=[K^+]+[Ca^{2+}]+[Mg^{2+}]=11mmol/L$　(25-11)

3. 阴离子中的“相对稳定离子”（简称 R）。

$R=[Pr^-]+[RA^-]=28mmol/L$　(25-12)

$[RA^-]=[HPO_4^{2-}]+[SO_4^{2-}]+[有机酸根离子]=11mmol/L$　(25-13)

4. 血浆缓冲碱（BBp）　$BBp=[HCO_3^-]p+[Pr^-]p$，由于 HCO_3^- 变化显著，同时 HCO_3^- 是 H-H 公式中的代谢分量，是酸碱平衡的要素之一，因而应当把 HCO_3^- 看成是联系酸碱平衡与电解质平衡的桥梁。

三、酸碱平衡与电解质平衡的关系

（一）血浆缓冲碱与钠氯离子的关系

1. BBp 与 $[Na^+]p$、$[Cl^-]p$ 之差　血浆缓冲碱 $=[HCO_3^-]p+[Pr^-]p$，已于前述。血浆缓冲碱还可以另一种形式来表示，即血浆缓冲碱≌血浆钠氯浓度差。

$BBp ≌ [Na^+]p — [Cl^-]p$　(25-14)

该公式对迅速判定酸碱平衡的动向是有益的。血浆钠浓度减去血浆氯浓度即得 BBp，即虽然只测得两种电解质，但已能估计酸碱平衡中代谢性成分的变化。这亦反映了酸碱平衡与电解质平衡的关系，临床上遇到代谢性酸中毒等情况，血液酸碱分析 BBp 降低，电解质测定则显示 Na^+、Cl^- 差缩小。

公式(25-14) 反映了 $[Na^+]p$、$[Cl^-]p$ 与 BBp 三者之间的关系，在临床上具有实际意义。例如在代谢性酸中毒患者中，部分患者可表现为 BBp 降低而 $[Cl^-]p$ 无明显变化，此时 $[Na^+]p$ 降低，经胃肠道或肾丢失 HCO_3^- 型代谢性酸中毒即属此例；当 H^+ 负荷增加而导致代谢性酸中毒时，如高 RA 性代谢性酸中毒，由于其 RA 明显升高，$[HCO_3^-]$ 降低，而 $[Na^+]p$ 可以正常。当代谢性碱中毒（BBp 升高）时，如合并有 $[Cl^-]p$ 降低，则 $[Na^+]p$ 可正常，如 $[Cl^-]p$ 正常，则 $[Na^+]p$ 可升高。

2. BEp 与 $[Cl^-]$ 的关系　BE 可反映 $[HCO_3^-]$ 的净变化量，HCO_3^- 与 Cl^- 又常呈逆向的变量关系，因此：

实际　$[Cl^-]p ≌ 正常[Cl^-]p-BEp$　(25-15)

或实际　$[Cl^-]p ≌ 103-BEp$　(25-16)

因此，我们可以从 BEp 的测定来推算患者的血氯浓度。按照公式（25-15）或（25-16），在正常情况下，$[Cl^-]p=103 \pm 3mmol/L$，凡残余阴离子（RA）无明显改变者，BEp 升高常可伴有低氯血症。如测定 BEp 为 +10mmol/L，$[Cl^-]p$ 可降至 93mmol/L 左右，反之亦然，即 BEp 下降又常可伴有 $[Cl^-]p$ 升高，即高氯性代谢性酸中毒。

（二）残余阴离子（RA）与酸碱平衡

按照阴阳离子对照图，不难发现：

$RA ≌ ([Na^+]p+11)-(BBp+[Cl^-]p)$　(25-17)

其中（[Na^+]p+11）为阳离子总量，正常情况下，RA=(142+11)-(41+103)=9mmol/L。

计算残余阴离子的临床意义是诊断代谢性酸中毒，其常见病因见表25-1。残余阴离子增高是原发性改变，故RA增高即可诊断为RA增高型代谢性酸中毒。如糖尿病酮症酸中毒、休克时乳酸酸中毒等。代谢性酸中毒的一般规律是BBp、BEp、HCO_3^-明显减少，RA可增高，[K^+]p增高，[Na^+]p和[Cl^-]p变化不大。其中RA增高与HCO_3^-降低的比例是1∶1。

表25-1 代谢性酸中毒的病因学分类

RA正常型代谢性酸中毒	RA增高型代谢性酸中毒
1. 经胃肠丢失HCO_3^-(腹泻等)	1. 酮症酸中毒（糖尿病等）
2. 经肾丢失HCO_3^-（肾小管性酸中毒等）	2. 乳酸酸中毒（休克等）
3. H^+摄入（氯化铵等）	3. 肾衰竭
	4. 摄入性代谢性酸中毒

计算残余阴离子需三个未知数，即[Na^+]p、[Cl^-]p和BBp，所以如果测定误差较大，计算误差会更大。因此，必须注意测定结果的可靠性，如测定可靠，残余阴离子的计算将比较可靠。应当通过临床病例的诊治过程具体地了解如何利用阴阳离子对照图和上述一般规律来理解酸碱平衡与电解质的关系。例如，糖尿病酮症患者明显酸中毒时，RA显著升高，BEp显著降低的同时，可有[Na^+]p、[Cl^-]p降低和[K^+]p的升高；由于pH很低，补充$NaHCO_3$是很重要的，否则可能很快死亡。但对于已昏迷的患者，一般在给予适量$NaHCO_3$的同时，就应给予生理盐水，以补充Cl^-的不足。否则电解质的改变可出现[Na^+]p回升，[Cl^-]p仍低，而RA明显降低，[HCO_3^-]显著升高。此时，可有代谢性碱中毒的情况出现。鉴于血钾与血pH的关系，一旦发生碱血症还可以出现低钾血症，而低钾血症可能比代谢性碱中毒本身更为严重，对机体危害更为显著。关于[Na^+]、[K^+]、[H^+]的关系将在后面再讨论。

当代谢性碱中毒时，BEp和BBp都是增加的。要保持电中性，必须使BB以外的阴离子减少，或使阳离子增多。因此，代谢性碱中毒时一般情况下[Cl^-]p总是降低的。在临床上代谢性碱中毒最常见的原因之一就是氯丢失，有氯离子丢失必然有其他阴离子的增加而取代氯，此时机体总是从代谢中利用HCO_3^-，使[HCO_3^-]p增加而补充[Cl^-]p的下降，因此BBp升高。

此外，HCO_3^-在细胞外液的浓度不仅仅取决于其生成与排出情况，还取决于阳离子与阴离子的构成。HCO_3^-对Na^+有较多的依附性，在Na^+增多的情况下，HCO_3^-亦可增加。

（三）H^+与K^+的相互关系

[H^+]是酸碱平衡的核心，H^+与K^+的关系亦很密切。在远曲肾小管内，钠钾交换（排出K^+回吸收Na^+）与钠氢交换，（排出H^+回吸收Na^+）是相互竞争的，下面的公式可以体现这一竞争关系。

$$[K^+]p(mmol/L)=26.2-3pH \quad (25\text{-}18)$$

碱中毒时，钠氢交换抑制，钠钾交换加强，此时经肾脏回收的$NaHCO_3$量也就相应减少，钾的排出增加，可出现低钾血症；相反，酸中毒时，钠氢交换加强，钠钾交换受到抑制，此时经肾脏回收的$NaHCO_3$量就相应增加，钾排出减少，可以出现血钾增高。公式(25-18)有助于判断酸碱失衡时的血钾情况。一般pH每变化0.1单位，[H^+]p要向相反方向变化0.3mmol/L。

除了酸碱平衡可影响到钾平衡外，血钾的高低还可反过来造成酸碱失衡，此即低钾血症时的碱中毒合并反常性酸性尿和高钾血症时的酸中毒合并反常性碱性尿。上述几种情况总结如下：

（1）细胞外液[H^+]增高（即酸中毒）引起高钾血症。

（2）细胞外液[H^+]减少（即碱中毒）引起低钾血症。

（3）细胞外液[K^+]增高引起酸中毒和反常性碱性尿。

（4）细胞外液[K^+]降低引起碱中毒和反常性酸性尿。

实际上，不是一切酸中毒患者都有高钾血症，也不是所有低钾血症都有碱中毒，因为血钾浓度并不代表体钾的总量。在体钾总量不足但同时有脱水及严重酸中毒时（如腹泻），血钾可以正常。如果在此情况下测定血钾已有降低，则表示全身缺钾很严重；如果患者有低钾血症病史而又有酸中毒，那么一旦用碱性药物纠正了pH后，应当预见到血钾将显著下降，应及时补充。

（四）RA、Cl^-与HCO_3^-的关系

RA与Cl^-、HCO_3^-之间具有一种逆向变量的关系。当RA增加时（如糖尿病、肾衰），HCO_3^-+Cl^-即减少，RA可增至40以上，[Cl^-]p+[HCO_3^-]p可

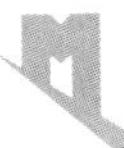

2

被压低到 100~107mmol/L。

此外，正如前面已经提到的 BE 与 Cl^- 关系那样，Cl^- 与 HCO_3^- 之间亦具有一种互相逆向变量的关系，即：

$$[HCO_3^-]p+[Cl^-]p=127mmol/L \quad (25\text{-}19)$$

由于$[HCO_3^-]$正常值为 24mmol/L，因此上式可写成。

$$24+BE+[Cl^-]p=127\pm3mmol/L，即：$$

$$BE+[Cl^-]p=103\pm3mmol/L \quad (25\text{-}20)$$

该公式说明了 HCO_3^- 与 Cl^- 的相互关系，也说明了 Cl^- 与酸碱平衡的关系，亦即前面提到的所谓高氯性酸中毒与低氯性碱中毒。

大量长期口服或静脉注射氯化铵或稀盐酸时，由于 NH_4Cl 进入血液循环，血氯可以升高。每当有一个 NH_4Cl 或 HCl 分子进入血液，就会消耗一个 HCO_3^-；同时，由于电中性原理，HCO_3^- 就必然被 Cl^- 所代替。按照公式(25-20) $BE+Clp^-=103$，$[Cl^-]$升高时$[HCO_3^-]$即下降，BE 也相应下降，形成代谢性酸中毒。当大量胃液丢失时，如幽门梗阻呕吐，大量的 Cl^- 丢失，使 Cl^- 无法返回血液，血浆$[Cl^-]$降低，$[HCO_3^-]$升高，BE 亦必将升高，即形成代谢性碱中毒。

总之，电解质与酸碱平衡都是细胞新陈代谢的必要条件。电解质平衡和酸碱平衡相互联系，而且这种联系受到很多因素的制约。因此，在临床治疗中，只有掌握了水、电解质、酸碱平衡及其失常的全部情况，搞清其互相的因果关系，才能进行正确的治疗。要做到这一点，需要对全部实验室数据和病史资料进行综合分析，更需要对这些资料进行动态研究和分析。

四、强离子差和弱离子总浓度

(一) 强离子差

在含有强离子的溶液中，根据已知的 NaOH 和 HCl 浓度，依据电中性原则，即$([Na^+]-[Cl^-])+([H^+]-[OH^-])=0$，可以得出$([Na^+]-[Cl^-])$决定了$[H^+]$和$[OH^-]$。若 Na^+ 和 Cl^- 浓度已知，其净正电荷减去净负电荷的量就可以计算出来，这个值就是强离子差(SID)。逻辑上，在任何溶液中，所有的包括完全和近完全离解的强阳离子(Na^+、K^+、Ca^{2+}、Mg^{2+})与强阴离子(Cl^-、乳酸根等)之差(图 25-4)即 SID。

SID 独立地影响着 H^+ 浓度(图 25-5)。在人体的细胞外液中，SID 总是正值：

$$SID=([Na^+]+[K^+]+[Ca^{2+}]+[Mg^{2+}])-([Cl^-]+[A^-])=40\sim44mmol/L$$

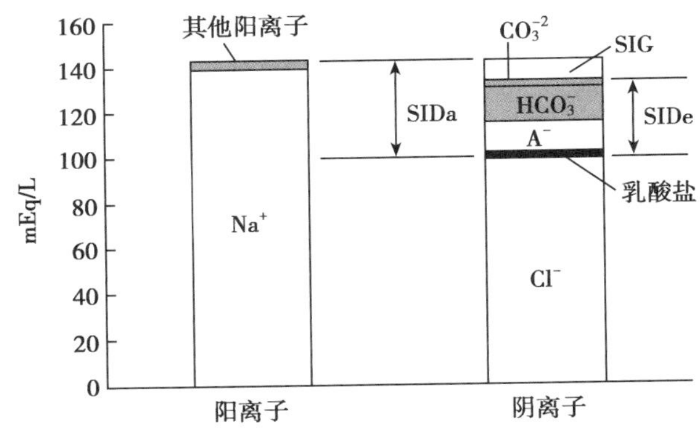

图 25-4 强离子差

SIDa 为表观强离子差；SIDe 为有效强离子差；SIG=SIDa-SIDe 为强离子间隙，并代表阴离子间隙。

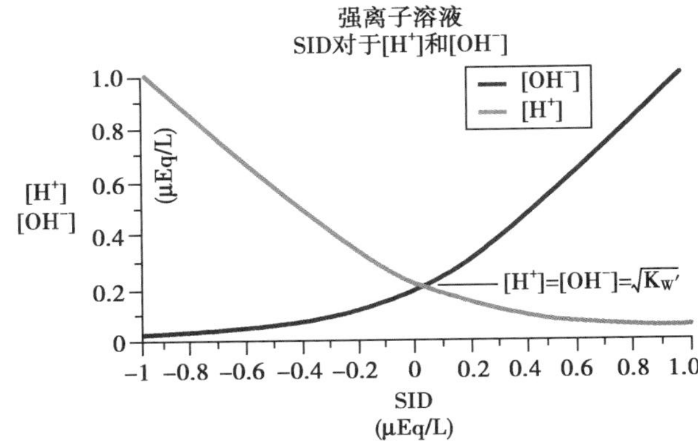

图 25-5 强离子差(SID)的变化对于氢离子和氢氧根离子浓度的影响

溶液中 OH^- 在数量上总是超过 H^+。在这种情况下，SID 与$[H^+]$并非线性相关。SID 的任何变化都可以改变$[H^+]$和$[OH^-]$的浓度。由于水解离常数 Kw，这种关系是反向的：当$[H^+]$增加，则$[OH^-]$下降(图 25-5)。SID 是自变量，$[H^+]$和$[OH^-]$是因变量。这意味着，单独改变氢离子而没有相应的强阳离子改变的话，就不会影响溶液的 pH 值。

(二) 弱离子总浓度

水的解离程度以及 H^+ 浓度都受到弱酸的电荷的影响。弱酸是部分解离的化合物，其解离程度是由主要的环境温度和 pH 值决定的。这组弱酸缓冲中占优势的分子是蛋白质和磷酸盐。

Stewart 用 A_{TOT} 代表能影响酸碱平衡的弱离子总浓度。

弱酸 HA 仅部分解离，以如下平衡式表示：

$$[HA]=K_A[H^+][A^-] \quad (25\text{-}21)$$

K_A 是弱酸的解离常数。如果我们假设 HA 和 A^- 在这个反应中不发挥进一步作用(根据物质守恒定律),那么该溶液中 A^- 的总量一定是与最初的总量相等的。因此:

$$[HA]+[A^-]=[A_{ror}] \quad (25\text{-}22)$$

在该式中$[A_{ror}]$是弱酸总浓度。

要计算弱酸解离对$[H^+]$的影响,必须考虑水的解离和电中性定律:

$$[H^+][OH^-]=K_w'(\text{水解离}) \quad (25\text{-}23)$$

$$[SID]+[H^+]-[A^-]-[OH^-]=0(\text{电中性}) \quad (25\text{-}24)$$

以上四个平衡式决定了含有强离子和弱酸的溶液中的$[H^+]$。SID 和 A_{ror} 是自变量,其浓度取决于系统的总产量。K_w' 和 K_A 是恒定的。因此其他变量$[HA]$、$[H^+]$、$[OH^-]$和$[A^-]$必须调整到能满足以上平衡式,它们是因变量。

(三) 影响水解离的独立因素

现在我们发现,若干因素可影响溶液中的 H^+ 浓度,包括强离子、弱酸和 CO_2,我们结合衍生出来的等式计算$[H^+]$:

水解离平衡:$[H^+]\times[OH^-]=K_w'$ (25-25)

弱酸解离平衡:

$$[H^+]\times[A^-]=K_A\times[HA] \quad (25\text{-}26)$$

弱酸的物质守恒:

$$[HA]+[A^-]=[A_{TOT}] \quad (25\text{-}27)$$

碳酸氢根离子形成平衡状态:

$$[H^+]\times[HCO_3^-]=K_c\times PCO_2 \quad (25\text{-}28)$$

碳酸根离子形成平衡状态:

$$[H^+]\times[CO_3^{2-}]=K_3\times[HCO_3^-] \quad (25\text{-}29)$$

电中性:

$$[SID]+[H^+]-[HCO_3^-]-[A^-]-[CO_3^{2-}]-[OH^-]=0 \quad (25\text{-}30)$$

这里有六个独立的联立方程式,并由它们决定六个未知的因变量:$[HA]$、$[A^-]$、$[HCO_3^-]$、$[CO_3^{2-}]$、$[OH^-]$和$[H^+]$;有三个已知的自变量:SID、$[A_{ror}]$和 PCO_2。

虽然这些方程式看似简单,但它们需要四级多项式来计算,没有计算机技术无法完成。

计算$[H^+]$的方程式如下:

$$[SID]+[H^+]-K_c\times P_c/[H^+]-K_A-[A_{TOT}]/(K_A+[H^+])-K_3\times K_cP_c/[H^+]^2-K_w'/[H^+]=0 \quad (25\text{-}31)$$

换而言之,$[H^+]$是 SID、Arror、PCO_2 和其他许多常数的函数。所有的其他变量,特别是$[H^+]$、$[OH^-]$和$[HCO_3^-]$都是因变量,不能独立影响酸碱平衡。

第三节　常用测定指标

一、测定指标

酸碱平衡测定指标的符号、名称及其单位见表 25-2。具体阐述如下:

表 25-2　酸碱平衡测定指标的符号、名称及其单位

符号	名称	单位
Hb	血红蛋白	g/dl
$[H^+]$	氢离子浓度	mmol/L
pH	氢离子浓度负对数	无单位
pH_{NR}	无呼吸影响的 pH(理论值)	无单位
PCO_2	二氧化碳分压	mmHg
AB	实际碳酸氢盐	mmol/L
SB	标准碳酸氢盐	mmol/L
BB	缓冲碱	mmol/L
BBP	血浆缓冲碱	mmol/L
BBb	全血缓冲碱	mmol/L
BEp	血浆碱超	mmol/L
BE	全血碱超	mmol/L
BE_5	细胞外液碱剩余(SBE,即标准 BE)	mmol/L
BD	碱缺(即 -BE)	mmol/L

注:[ ]表示浓度。

(一) pH 与氢离子浓度

pH 是反映体液氢离子活性的指标。即活性氢离子浓度(α$[H^+]$)的负对数。从 Henderson-Hasselbalch 方程式可以看出,pH 是 HCO_3^- 和 PCO_2 二因素共同作用的结果。

用 pH 这一指标反映酸碱度主要是因为人体液中$[H^+]$量极微。但是 pH 值是经过负对数处理的,pH 值与$[H^+]$的变化并不呈现直线线性相关,pH 的数值每改变 0.3 单位,α$[H^+]$就要加倍或减半。

因此，近来仍主张用实际[H^+]来反映体液酸碱度。动脉血[H^+]正常值是40nmol/L或40×10^{-9}mol/L，正常动脉血 pH 为 $-\log(40\times10^{-9})=7.40$。氢离子浓度在 16~160nmol/L（pH 6.8~7.8）之间是与生物机体相容的。为了应用简便，目前临床上将 pH 和[H^+]实现互换有三种方法：

1. Thumb 原则 1　即 pH 与[H^+]数值的换算方法。即将 pH 的 7 及 7 后的小数点去掉，即变为[H^+]nmol/L。如 pH 7.40，去掉 7 及 7 后的小数点，既得[H^+]40nmol/L。当 pH 低于 7.40 时，将低于 40 的值与 40 相加，即得 H^+ 浓度数值。当 pH 高于 7.40 时，用 40 减去高于 40 的值即得 H^+ 浓度数值。此原则使用于 pH 7.28~7.55 之间，即 H^+ 浓度 52~25nmol/L 之间，因在此范围内 pH 与 H^+ 浓度近于线性关系（表 25-3）。

表 25-3　pH 与[H^+]的关系

pH	[H^+]（nmol/L）	
6.8（↓ 0.6）	160（40×2×2）	酸
7.1（↓ 0.3）	80（40×2）	
7.2	64	
7.3	50	
7.4	40	正常
7.5	32	碱
7.6	25	
7.7（↑ 0.3）	20（40/2）	
7.7	16	
7.8（↑ 0.6）	10（40/2/2）	

2. pH 0.1 改变规则　即 pH 每升高 0.1，将 pH 为 7.0 时的 H^+ 浓度乘以 0.8。pH 为 7.0 时的[H^+]=100nmol/L，如 pH 为 7.1 则[H^+]=100×0.8=80nmol/L。如 pH 为 7.2，则[H^+]=100×0.8×0.8=64nmol/L。

（二）pH_{NR} 和 pH_{NM}

pH_{NR} 即无呼吸影响的 pH，是指排除了呼吸影响的 pH。亦就是假定 $PaCO_2$=40mmHg 时的 pH 值。因此，pH_{NR} 可以认为是反映代谢性酸碱平衡状态的一个指标。如果将 pH_{NR} 与 pH 相比较，则又可反映出呼吸因素的参与及其程度。不论 pH_{NR} 大于还是小于 pH 的数值，都说明有呼吸因素的参与。如 pH_{NR}>pH，则说明存在有呼吸性酸中毒；相反，如 pH_{NR}<pH，则说明有呼吸性碱中毒。除了反映有无呼吸因素参与外，pH_{NR} 还可帮助临床医师对呼吸性酸碱失衡患者的情况做出判断，即若呼吸异常得到纠正（使 $PaCO_2$ = 40mmHg），患者的 pH 会发生什么变化。例如患者的 pH_{NR}=7.56、pH=7.35，pH_{NR}>pH，说明体内 $PaCO_2$ 升高，有呼吸性酸中毒，若此时使呼吸迅速恢复正常，$PaCO_2$ 降到 40mmHg（如应用人工通气治疗），可以预测 pH 会从 7.35 升至 7.56。

pH_{NM} 是指 BE=0 时的 pH 值，其原理与上述相同而含义相反。

一般地说，如果 $PaCO_2$ 无改变。[HCO_3^-]每增加 10mmol/L，pH 可升高 0.15 单位，因为 = pH $6.1+\log\dfrac{34\text{mmol/L}}{40\text{mmHg}}=6.1+\log28.3=7.55$。按照同样的方法还可以计算出 $PaCO_2$ 变化 10mmHg，pH 可增减约 0.08 单位。这可以看作是二条定律，即 Thumb 原则 2，由于其误差很小，故很有实用价值。

临床上常用 Thumb 原则 2 进行 pH 值与 $PaCO_2$ 之间的换算。将 pH 值 7 及 7 后的小数点去掉，剩余的数值即为 $PaCO_2$ 值。例如 pH 值为 7.30，则预计的 $PaCO_2$ 为 30mmHg。此原则有助于估计代谢性酸中毒或代谢性碱中毒时 $PaCO_2$ 代偿性改变的预计值。

（三）TCO_2

即二氧化碳总量，是指存在于血浆中的各种形式的二氧化碳量的总和，以 mmol/L 为单位，测定条件是血温 37℃，血液标本应（包括取血与检验时）与大气隔绝，以免血浆中 CO_2 逸出。

二氧化碳在血浆中的存在形式有以下几种：①大部分以结合形式存在，约占 95%（随[H^+]的改变而有所变动），其主要形式是 HCO_3^-；②以 CO_3^{2-} 与蛋白质结合的形式存在，极少量；③约有 5% 主要以物理溶解的形式存在。还有极少量可离解的碳酸，占物理溶解 CO_2 的 1/700 左右，但其能离解出 H^+，对酸碱平衡的影响颇大。

（四）[$BHCO_3$]（碳酸氢盐浓度）

SB 即标准碳酸氢盐，是指血温在 37℃、血红蛋白充分氧饱和的条件下，经用 $PaCO_2$ 为 40mmHg 的气体平衡后所测得的碳酸氢盐浓度，此结果可以从 Siggaard-Andersen 列线图上查得（图 25-6）。它的特点是不受 $PaCO_2$ 和 SaO_2 的影响，因此，被 Astrup 等认为是判断代谢性酸碱平衡改变的可靠指标，正常值为 24mmol/L。由于碳酸氢盐仅是整个缓冲碱的一个重要组成部分，因此用它来判断机体全部缓冲碱的变化仍有一定的局限性。

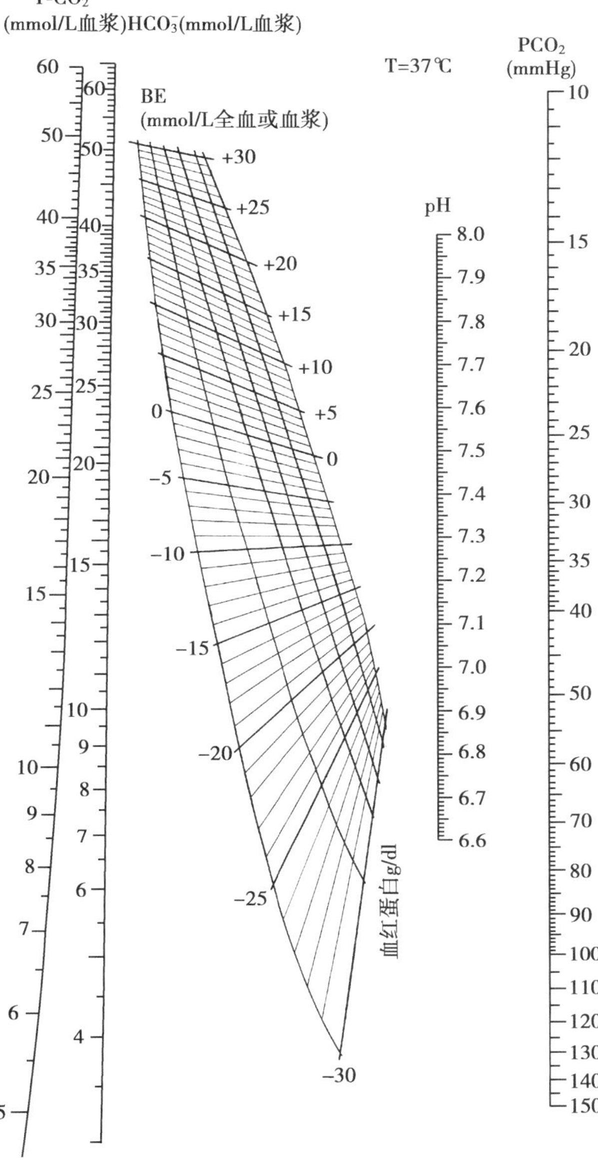

图 25-6　Siggaard-Andersen 列线图

AB 即实际碳酸氢盐，是指未经 $PaCO_2$ 为 40mmHg 的气体平衡处理的血浆中[$BHCO_3$]。与 SB 相比，AB 包括了具体条件下呼吸因素的影响。在正常人，两者数值是一致的，即 AB 应等于或接近 SB，只有在呼吸性酸碱失衡时，二者才会出现不一致的情况。当 AB<SB 时，说明有呼吸性碱中毒的存在；当 AB>SB 则说明有呼吸性酸中毒存在。AB 受到呼吸因素的影响可以下式示之。

$$
\begin{array}{ccc}
CO_2\uparrow\text{(正平衡)} & & HBuf \\
\downarrow & & \uparrow\quad\text{(AB}\uparrow\text{)} \\
CO_2+H_2O \rightleftharpoons H_2CO_2 & \rightleftharpoons & H^++HCO_3^- \\
\downarrow & & \uparrow \\
CO_2\downarrow\text{(负平衡)} & & H^++Buf\quad\text{(AB}\downarrow\text{)}
\end{array}
$$

（五）PCO_2

即二氧化碳分压或称二氧化碳张力，是指在血浆中溶解的二氧化碳所产生的压力。混合气体中的各成分都有其各自成分的分压，而分压的大小与该气体在混合气体中的浓度成正比。二氧化碳在水中的溶解度很小，在温度 37℃下和纯 CO_2 气压为 760mmHg 时，在 100ml 水中仅能溶解 51ml 的 CO_2，也就是 1ml 水中可溶解 0.51ml CO_2，此即 CO_2 的溶解系数。人体体温是恒定的，决定 CO_2 在血液中溶解量的因素主要是 CO_2 分压，即 PCO_2 越高，CO_2 就溶解得越多。由于 CO_2 的弥散力很强，动脉血与肺泡气中 CO_2 几乎是完全平衡的。正常时，动脉血中二氧化碳分压等于肺泡气中二氧化碳分压，均为 40mmHg 左右。因此，溶于 100ml 血浆内的 CO_2 量等于$51\times\dfrac{40}{760}$=2.6ml，相当于 1.2mmol/L。当以 mmol/L 计时，CO_2 的溶解系数为 0.030 1，即每升血浆中每 1mmHg 的 PCO_2，CO_2 的溶解量约为 0.03mmol。静脉血的二氧化碳分压比动脉血略高，为 46~50mmHg。当二氧化碳在血浆中的浓度升高时（高碳酸血症），二氧化碳分压也就增高，反之亦然。因此，二氧化碳分压是反映呼吸性酸碱平衡的重要指标。以往由于直接测量 PCO_2 方法很困难，因而妨碍这一指标在临床诊断中的普及应用。在 50 年代，Astrup 利用 pH 与 $logPCO_2$ 之间的直线关系推算 PCO_2，后来又利用 4% 与 8% 二氧化碳气体平衡法以求得 PCO_2。目前，由于直接测量 CO_2 分压电极的应用，使 PCO_2 的测量更为简便与正确，临床应用亦更加方便。

（六）BB

即缓冲碱，系指一切具有缓冲作用的碱的总和，也就是具有缓冲作用的阴离子的总和。BBp 系指血浆中的缓冲碱，主要包括碳酸氢根[HCO_3^-]和血浆蛋白[Pr^-]两个部分，即：

$$BBp=[HCO_3^-]+[Pr^-] \tag{25-32}$$

其正常值为 41mmol/L。它是机体对酸碱失衡进行缓冲的重要物质基础。除此以外，血红蛋白也具有缓冲作用，但是，血红蛋白存在于红细胞之内。还有作用较小的磷酸盐部分，其作用部位主要在细胞内与肾脏远曲小管。BBb 系指全血缓冲碱。

$$BBb=BBp+0.42Hb \tag{25-33}$$

以 Hb 为 150g/L 计算，BBb 约等于 47mmol/L

（七）BE 和 BD

在 BE 即碱超，BD 即碱缺，是指在标准条件下，

2

即血温 37℃、PCO_2 40mmHg 和血红蛋白充分氧饱和的情况下，将血浆或全血的 pH 滴定至 7.40 时所需用的酸或碱量。凡 pH>7.40，需加酸测定，说明体内碱过多，称为碱超(BE)，其值冠之以"+"号。凡 pH<7.40，需加碱测定，说明体内酸过多，称为碱缺(BD)，其值冠之以"–"号。因为血液的正常pH就在7.40附近，因此不需要滴定或仅需很少的酸或碱来滴定，所以正常人的 BE 或 BD 是在 0 附近变化。在代谢性酸中毒时，BD 负值增加；在代谢性碱中毒时 BE 增加。由于在测定这一指标时排除了呼吸的干扰，BE 或 BD 是一个反应代谢性酸碱平衡及其失常的重要指标。

二、分析数据获取

(一) 指标检测

常规血气检测包括氧气和二氧化碳分压(PO_2 和 PCO_2)、pH、[HCO_3^-]、碱剩余、血红蛋白和血氧饱和度。[HCO_3^-]通过 Hederson-Hasselbalch 等式、碱剩余通过计算图获得。

(二) 标本收集

临床上通常采集动脉血进行血气分析。静脉血氧分压(正常值 40mmHg)反映组织摄取氧的情况，不能反映肺功能情况。静脉 PCO_2 通常比 $PaCO_2$ 高 4~6mmHg，结果静脉血 pH 比动脉血 pH 低 0.05。血样用带肝素帽的注射器采取，并尽可能快速进行检测，必须排除气泡，样本加盖放置在冰块中以防止其中气体发生增减。肝素对 pH 影响很小，但可对 PCO_2 和 PO_2 产生影响。

(三) 温度校正

温度的改变可直接或间接影响 CO_2 和 PO_2 的测定。尽管总的气体含量不变，温度降低可使溶液中的气体分压减少，因为气体溶解度与温度成反比。PO_2 和 PCO_2 在低温时降低，pH 增高，因为温度对[HCO_3^-]没有影响，$PaCO_2$ 降低，而[HCO_3^-]不变。血气值和 pH 是在 37℃测定的，对患者的测量值是否进行修正，以接近实际体温的真实值仍存在争议。患者实际体温下的血气值和 pH 是未知的。

第四节　酸碱失衡的诊断

一、分类和命名

(一) 分类

传统的酸碱失衡一直以动脉血二氧化碳分压的改变进行分类(呼吸性酸中毒或呼吸性碱中毒)，或以血液化学的改变进行分类(代谢性酸中毒或代谢性碱中毒)。实际上，代谢性或呼吸性异常很少会单独发生，所以临床中通常把酸碱失衡分为单纯型和复合型两大类。下表(表 25-4)中列出了临床常见的酸碱失衡，及 pH、BE、[HCO_3^-]和 $PaCO_2$ 等主要指标的变化。

表 25-4　酸碱失衡的分类(一)

分类		名称	代谢性参数(BE、[HCO_3^-])	呼吸性参数($PaCO_2$)	pH
单纯型		代谢性酸中毒	下降	下降(代偿)	下降或正常偏酸
		代谢性碱中毒	上升	上升(代偿)	上升或正常偏碱
		呼吸性酸中毒	上升(代偿)	上升	下降或正常偏酸
		呼吸性碱中毒	下降(代偿)	下降	上升或正常偏碱
复合型	双重型	代谢性酸中毒 + 呼吸性酸中毒	下降	上升	下降
		代谢性酸中毒 + 呼吸性碱中毒	下降	下降	下降、上升或正常
		代谢性碱中毒 + 呼吸性碱中毒	上升	下降	下降、上升或正常
		代谢性碱中毒 + 呼吸性酸中毒	上升	上升	下降、上升或正常
		代谢性酸中毒 + 代谢性碱中毒	上升(RA 增加)	下降、上升或正常	下降、上升或正常
	三重型	代谢性酸中毒 + 代谢性碱中毒 + 呼吸性酸中毒	上升(RA 增加)	上升	下降、上升或正常
		代谢性酸中毒 + 代谢性碱中毒 + 呼吸性碱中毒	上升(RA 增加)	下降	下降、上升或正常

Stewart 法允许我们用简单的模型解释酸碱失衡，所有的异常都可以用 SID、A_{TOT} 或 PCO_2 来解释。换言之，SID、A_{TOT} 或 PCO_2 是影响酸碱平衡的独立因素。因而可以用强离子差 SID 或弱离子总浓度 A_{TOT} 来分类：代谢性酸碱失衡由 SID 或 A_{TOT}，或两者联合的改变引起。SID 增加可引起碱血症，SID 减少可导致酸血症。这种改变可能是由溶液中强离子总体或相对浓度的改变引起。例如，SID 减少（即阴离子相对多于阳离子）可引起酸中毒，这可能是由于阴离子的净增加（如高氯血症、乳酸血症）或是同等量离子的分布容积增加（如稀释性酸中毒）所引起（表 25-5）。

表 25-5 酸碱失衡的分类（二）

异常	酸中毒	碱中毒
呼吸性	PCO_2 增加	PCO_2 降低
代谢性		
SID 异常		
由水过多或水缺失引起	水过量 = 稀释性 ↓ SID+ ↓ [Na^+]	水缺失 = 浓缩性 ↑ SID ↓ [Na^+]
由电解质引起	氯过量	氯缺失
氯离子（测得的）	↓ SID ↑ [Cl^-]	↑ SID+ ↓ [Cl^-]
其他离子（未测得的），如乳酸和酮酸	↓ SID ↑ [UMA^-]	—
A_{TOT} 异常		
白蛋白 [Alb]	↑ [Alb]（少见）	↓ [Alb]
磷酸盐 [Pi]	↑ [Pi]	

注：[Alb]，血清白蛋白浓度；A_{TOT}，弱离子总浓度；[Cl^-]，氯离子浓度；[Na^+]，钠离子浓度；PCO_2，二氧化碳分压；[Pi]，无机磷酸盐浓度；SID，强离子差值；[UMA^-]，未测阴离子。

（二）命名

在诊断酸碱失衡的命名中，要避免概念混淆，特别是强调酸中毒与酸血症，碱中毒与碱血症并不是同一概念。酸血症和碱血症是依据血浆中氢离子浓度，即以 pH 值为诊断标准的。当 pH<7.35 时诊断为酸血症；当 pH>7.45 时诊断为碱血症。酸中毒是引起酸在体内潴留、可导致酸血症的病理生理过程，而碱中毒则是引起碱在体内潴留、可引起碱血症的病理生理过程。应当强调指出，酸中毒或碱中毒是指由于原发改变导致酸性物质（或碱性物质）潴留或丢失的临床病理过程，不是由于这个过程所产生的结果。pH 降低或增高是酸中毒或碱中毒过程所造成的结果，是原发病因及其所引起的继发性改变共同作用的结果。临床病例中，pH 在正常范围时，同样可能存在酸中毒或碱中毒的情况，pH 在 7.36~7.44 之间并不能排除有酸中毒和碱中毒。因此，以实测 pH 来诊断酸中毒或碱中毒是一种误解。

呼吸性酸碱失衡是由于原发于呼吸因素改变，导致过度通气或通气不足而引起 $PaCO_2$ 改变，从而影响血液酸碱平衡的过程。代谢性酸碱失衡是由于原发性的得到或丧失固定酸或固定碱而引发 [HCO_3^-] 改变的过程。

诊断中，首先要确定患者的原发过程。当原发过程为单纯性代谢性酸中毒时，机体继发的代偿反应是过度通气，导致 $PaCO_2$ 下降。为了强调代偿是一种继发性生理反应，不应将代偿反应写入诊断。故不应写成“代谢性酸中毒伴代偿性呼吸性碱中毒”，而应称为“单纯性代谢性酸中毒”。同理可诊断“单纯性慢性呼吸性酸中毒”，而不应称为“呼吸性酸中毒伴代偿性代谢性碱中毒”。若同时存在两个原发过程，则诊断为复合型酸碱失衡。如代谢性酸中毒和呼吸性酸中毒并存，可诊断为“代谢性酸中毒合并呼吸性酸中毒”或“呼吸性酸中毒合并代谢性酸中毒”。一般应将严重的部分或主要的部分写在前面。

在呼吸性酸碱失衡诊断时，必须了解病因、发病过程和各种检查结果。首先要分清是急性还是慢性病程，这对正确分析判断非常重要。如急性呼吸性酸中毒，在肾未及代偿时，不能因此时的 pH 偏离正常范围，而称此为“失代偿”，按其本质，应称“未代偿”为妥。单纯以 pH 为指标，把 pH 偏离正常统称为“失代偿”，乃是对代偿的误解。

Van Slyke 等曾将代偿程度分为三种，即未代偿、部分代偿和完全代偿。所谓完全代偿，不应理解为将pH代偿到7.40，而是指在一定时限内达到了肾或肺代偿的上限：事实上单靠代偿，pH是不可能达到7.40的。如果原发为酸中毒，即使完全代偿，pH总是小于7.40；反之，如原发为碱中毒，则pH总是大于7.40。因此，以最大代偿取代完全代偿可能更合理些。由于代偿作用而造成的某些指标的变化，不能诊断为复合型酸碱失衡。在代偿诊断方面，时间是一个很重要的因素，特别是呼吸性酸碱失衡的肾代偿更是如此。

二、各种酸碱失衡的特点

(一) 单纯型酸碱失衡

所谓单纯型酸碱失衡是可用一个病理生理过程预测，由一个原发改变和其对应的代偿性改变所组成的酸碱失衡。原发改变是患者病理生理过程中的最初和最基本的改变，有四种形式：代谢性酸中毒、代谢性碱中毒、呼吸性酸中毒和呼吸性碱中毒。代偿性改变是机体对原发改变进行的适应性调节，其生理意义就是阻止血浆pH偏离7.40，其生理基础是各重要脏器的功能正常。正常情况下，代偿改变是按一定规律进行的，即代偿性改变是一个可以预测的过程。这些规律包括代偿的速率、发挥最大代偿的时间、代偿幅度及极限，具体内容见表25-6。认识这一点不仅可以深刻理解单纯型酸碱失衡，而且对鉴别单纯型酸碱失衡与复合型酸碱失衡具有十分重要的意义。

表25-6 常用单纯型酸碱失衡的预计代偿公式

原发失衡	原发变化	代偿反应	预计代偿公式	代偿时限	代偿极限
代谢性酸中毒	HCO_3^- ↓	$PaCO_2$ ↓	$PaCO_2$=1.5×[HCO_3^-]+8±2 或 Δ$PaCO_2$=SBE	12~24小时	10mmHg
代谢性碱中毒	HCO_3^- ↑	$PaCO_2$ ↑	ΔPCO_2=0.9×Δ[HCO_3^-]±5 或 Δ$PaCO_2$=0.6SBE	12~24小时	45mmHg
急性呼吸性酸中毒	$PaCO_2$ ↑	HCO_3^- ↑	代偿引起HCO_3^-升高3~4mmol/L	数分钟	30mmol/L
慢性呼吸性酸中毒	$PaCO_2$ ↑	HCO_3^- ↑	Δ[HCO_3^-]=0.35×ΔPCO_2±5.58 或 SBE=0.4×Δ$PaCO_2$	3~5天	42~45mmol/L
急性呼吸性碱中毒	$PaCO_2$ ↓	HCO_3^- ↓	Δ[HCO_3^-]=0.2×ΔPCO_2±2.5	数分钟	18mmol/L
慢性呼吸性碱中毒	$PaCO_2$ ↓	HCO_3^- ↓	Δ[HCO_3^-]=0.5×ΔPCO_2±2.5 或 SBE=0.4×$PaCO_2$	3~5天	12~15mmol/L

注：有Δ者为变化值，无Δ表示为绝对值；
代偿时限是指体内达到最大代偿反应所需的时间；
代偿极限是指单纯型酸碱失衡代偿所能达到的最小值或最大值。

1. 代谢性酸中毒 代谢性酸中毒是临床最常见的一种类型。BE<-3mmol/L，$PaCO_2$代偿性下降，BB、SB、AB均下降，阴离子间隙(AG)正常或增加，常伴有电解质异常。

(1) 主要原因：引起代谢性酸中毒的主要原因见表25-7，除病理性原因外，如乳酸酸中毒、酮症酸中毒及肾性酸中毒等，与麻醉相关的主要是某些麻醉药的影响、术前禁食、术中缺氧、低血压、大量输注库血等医源性因素。

高氯性酸中毒在围手术期也常见，通常在大量使用生理盐水(0.9% NaCl)后出现。该溶液含有154mmol/L钠和154mmol/L氯，其SID是0。如某患者丢失了5L的细胞外液，输注5L NaCl作为补充，将出现Na^+和Cl^-净增加。在这种情况下，[Na^+]增加到144mmol/L，[Cl^-]增加到118mmol/L，[K^+]下降到2.6mmol/L，SID降低到29mmol/L。这是高氯性酸中毒的基础。

高氯性酸中毒在临床上是否重要？作为酸中毒的原因之一，高氯血症并不比其他病因更凶险：在一项一系列酸碱失衡的危重患者的研究中，乳酸酸中毒的死亡率最高(56%)；强离子间隙(SIG)酸中毒的死亡率是39%；高氯性酸中毒的死亡率是29%，该结果与其他研究的数据一致。然而不少研究发现，高氯血症可导致临床显著的器官功能障碍，可能还与肾毒性有关；使用生理盐水的患者并发症增多，包括术后感染、需要输血和肾损伤需要透析，使用富含Cl^-的液体相较于平衡盐溶液，需要进行肾替代治疗的概率绝对值增加3.7%，因而支持使用平衡盐溶液。脓毒症的危重患者常发展为高氯性酸中毒，其发生与预后的恶化有关。

表 25-7 代谢性酸中毒的原因

阴离子间隙增加
- 内源性不挥发酸生成增加
  - 肾衰
  - 酮症酸中毒
    - 糖尿病
    - 饥饿
  - 乳酸酸中毒
  - 混合性
    - 非酮症高渗性昏迷
    - 饮酒过度
  - 先天性代谢缺陷
- 摄入有毒物质
  - 水杨酸盐
  - 甲醇
  - 乙二醇
  - 聚乙醛
  - 甲苯
  - 硫黄
- 横纹肌溶解症

阴离子间隙正常(高氯血症)
- 胃肠道 HCO_3^- 丢失增加
  - 腹泻
  - 使用阴离子交换树脂(考来烯胺)
  - 摄入 $CaCl_2$、$MgCl_2$
  - 瘘管(胰、胆或小肠)
  - 输尿管乙状结肠吻合术或回肠曲梗阻
- 肾 HCO_3^- 丢失增加
  - 肾小管性酸中毒
  - 碳酸酐酶抑制剂
  - 醛固酮减少症
- 稀释性
  - 大量输入不含碳酸氨盐液体
- 全静脉营养(含 Cl^- 的氨基酸盐)
- 含氯的酸性物质摄入增加
  - 氯化铵
  - 赖氨酸盐
  - 盐酸精氨酸

(2)主要的体内变化

1)H^+ 产生增多和/或排出受阻并积聚时:

$$H^+\uparrow-\begin{cases}H^++HCO_3^-\rightarrow H_2CO_3\cdots\cdots([HCO_3^-]\text{减少})\rightarrow CO_2+H_2O\\H^++Buf^-\rightarrow HBuf\cdots\cdots([Buf^-]\text{减少})\end{cases}$$

前者主要发生在组织血流减少(如休克)、缺氧以及代谢障碍时,后者则见于肾功能不全或衰竭。

2)HCO_3^- 丢失过多时:

$$\begin{array}{l}CO_2+H_2O\\\downarrow\\H_2CO_3+Buf^-\rightarrow HBuf+HCO_3^-\cdots\cdots(\text{丢失})\end{array}$$

上述两项改变造成了体内缓冲碱减少(Buf、HCO_3^-、BE 均下降)。至于 CO_2,前者是产生了过多的 CO_2,后者则是 CO_2 被利用,正常情况下,这种多余或被利用的 CO_2 量与机体代谢产生的 CO_2 量相比微小,不足以对酸碱平衡产生影响。

3)作为代偿,患者呼吸兴奋,通气量增加,导致 $PaCO_2$ 下降,从而可减小 pH 下降的幅度。这两类患者的 AB、SB 均下降,但 AB<SB。

(3)临床表现:轻度代谢性酸中毒可无明显症状。重症患者可有恶心呕吐、疲乏、眩晕、嗜睡,可有感觉迟钝或烦躁。最明显的表现是呼吸变得又深又快,呼吸肌收缩明显,呈 Kussmaul 呼吸。呼吸频率有时可高达每分钟 40~50 次。呼出气带有酮味。患者面颊潮红,心率增快,血压常偏低。可出现腱反射减弱或消失、神志不清或昏迷。患者常可伴有缺水症状。代谢性酸中毒可降低心肌收缩力和周围血管对儿茶酚胺的敏感性,患者容易发生心律失常、急性肾功能不全和休克。一旦发生很难纠治。

2. 代谢性碱中毒　血 pH>7.45,BE>3mmol/L,HCO_3^- 增高,$PaCO_2$ 可代偿性增高,AB、SB、BB 均增高,AB 略 >SB,常伴有低钾、低氯血症。

(1)主要原因:代谢性碱中毒现在认为是 SID 增高或 A_{TOT} 降低所致。主要原因见表 25-8,围手术期代谢性碱中毒常是医源性的。与麻醉相关的原因主要是某些碱性药物用量过大、大量输血后血中枸橼酸钠含量增加以及麻醉后呕吐等。

表 25-8 代谢性碱中毒的原因

低氯性
- 胃肠因素
  - 呕吐
  - 胃引流
  - 腹泻
  - 绒毛状腺瘤
- 肾性原因
  - 利尿剂
  - 高碳酸血症
  - 氯摄入过低
- 大汗
  - 囊性纤维化病

高氯性
- 盐皮质激素活性增强
  - 原发性醛固酮增多症
  - 水肿(继发性醛固酮增多症)
  - 库欣综合征
  - 摄食甘草类药物
  - 巴特综合征:先天性醛固酮增多症
- 严重的低钾血症

续表

混合因素
大量输血
含醋酸盐的胶体溶液
肾功能不全给予强碱
碱治疗
复合抗酸药和阳离子交换树脂治疗
高钙血症
乳碱综合征
骨转移
头孢青霉素类
餐后给予葡萄糖

慢性呼吸衰竭患者过度通气最终可引起急性代谢性碱中毒，因为他们存在的因尿液中氯丢失引起的慢性代偿性碱中毒。更常见的代谢性碱中毒与 Na^+ 增加引起 SID 升高有关。这是由于输注液体中的 Na^+ 被弱离子如柠檬盐（血制品中）、醋酸盐（胃肠道营养液中）和 HCO_3^- 所"缓冲"，在缓冲离子正常情况下很快被肝清除，并不参与酸碱平衡。Na^+ 和 Cl^- 遵循质量守恒定律。Na^+ 增高导致 Cl^- 敏感性碱中毒，可以通过给予氯负荷来治疗。这对于纠正 Cl^- 敏感性碱中毒十分重要，因为正常代偿方法是低通气，但这会导致 $PaCO_2$ 升高，可引起 CO_2 麻醉或使患者不能脱离机械通气。

富含 Cl^- 的液体从胃肠引流管丢失是围手术期患者发生代谢性碱中毒的另一个原因。胃液含有 HCl，遵循质量守恒定律。由于持续的胃肠减压和呕吐使胃液丢失即 Cl^- 减少，必然导致碱中毒。而氢离子的丢失却不会导致碱中毒，因为机体生成 H^+ 的能力几乎是无限的。

此外，危重症患者单一的酸碱失衡往往是由低蛋白血症所致。低蛋白血症非常常见，可导致严重程度无法预测的代谢性碱中毒。急性肾衰竭患者存在低蛋白血症时，通过透析纠正代谢性酸中毒的过程可能会加重低蛋白血症引起的代谢性碱中毒。

（2）主要的体内变化

1）H^+ 丢失过多时：

$$CO_2+H_2O \downarrow$$

$$OH^-\uparrow - \begin{cases} OH^-+H_2CO_3 \rightarrow HCO_3^-+H_2O \cdots\cdots (HCO_3^- \text{增加}) \\ OH^-+HBuf \rightarrow Buf^-+H_2O \cdots\cdots (Buf^- \text{增加}) \end{cases}$$

2）HCO_3^- 增多时：

$$HCO_3^-+HBuf —— Buf^-+H_2CO_3 \downarrow H_2O+CO_2 \cdots\cdots (Buf^- \text{增加})$$

体内缓冲碱增多（Buf^-、HCO_3^-、BE 均增加）。CO_2 的变化与代谢性酸中毒时相反，但意义相似。

3）作为代偿，$PaCO_2$ 理应升高，但由于肺的这种代偿作用很弱，因此，发生代谢性碱中毒时 pH 通常随着[HCO_3^-]增加而升高。这种患者的 AB、SB 增加，但 AB 略 >SB。

（3）临床表现：一般无明显症状，代谢性碱中毒典型症状是呼吸浅慢，但严重脱水和循环衰竭时，呼吸变化不明显。可有精神淡漠、惊厥、嗜睡、谵妄、手足麻木、抽搐等神经症状，低钾时可有肌肉软弱无力、腹胀。呕吐者可伴有脱水表现。严重时可因脑和其他器官代谢障碍而发生昏迷。

3. 呼吸性酸中毒 $PaCO_2$>45mmHg（6kPa），AB>SB，均呈代偿性增高，血钾增高。

（1）主要原因：见表 25-9，围手术期呼吸性酸中毒常与机械通气不当、麻醉或神经肌肉阻滞未恢复有关。

表 25-9 呼吸性酸中毒原因

肺泡通气不足
中枢神经系统抑制
药物导致
睡眠障碍
肥胖通气低下综合征（皮克韦坎综合征）
脑缺血
脑外伤
神经肌肉障碍
肌病
神经病变
胸壁异常
连枷胸
脊柱后侧凸
胸膜异常
气胸
胸膜腔积液
气道梗阻
上呼吸道
异物
肿瘤
喉痉挛
睡眠障碍
下呼吸道
严重的哮喘
肺慢性阻塞性疾病
肿瘤
肺实质病变
肺水肿
心源性
非心源性

续表

肺栓塞
肺炎
误吸
间质性肺病
通气障碍
CO_2 生成增加
热量摄入过多
恶性高热
强烈的寒战
持续性癫痫
甲状腺危象
大面积烫伤(烧伤)

(2) 主要的体内变化

1) 呼吸性酸中毒的主要原因是肺泡有效通气量不足，此时体内 CO_2 蓄积，$PaCO_2$ 升高，产生如下反应，即：$CO_2+H_2O \rightarrow H_2CO_3$，而 $H_2CO_3+Buf^- \rightarrow HBuf+HCO_3^-$。因此，$CO_2$ 每增加 1mmol/L，即可增加 1mmol 的 HCO_3^-(AB)，同时减少 1mmol 的 Buf^-。在呼吸性酸中毒时，Buf^- 的减少首先是 Pr^-、Hb^- 和 HbO_2^- 的减少。当 Pr^-、Hb^- 和 HbO_2^- 的代偿潜力耗尽后，H_2CO_3 将随 CO_2 的继续蓄积而升高，从而导致[HCO_3^-]与 $PaCO_2$ 比值改变，进而导致 pH 的改变。因此，患者 Buf^- 减少，AB 升高，SB 及 BE 无明显改变，而 AB>SB。

2) 作为代偿，当 $PaCO_2$ 升高时，肾脏以 HPO_4^{2-} 和 NH_4^+ 的形式排出 H^+，HCO_3^- 被重吸收，体内[HCO_3^-]增加。但这一作用完成需较长时间。如图 25-7 所示，急性 H_2CO_3 增加时 HCO_3^- 无显著改变。pH 常随着 $PaCO_2$ 的增加而相应下降。当慢性 $PaCO_2$ 增加时，[HCO_3^-]增加，pH 的下降幅度反可减少，此时 SB 升高，BE 增加，但 AB 仍大于 SB。

3) 麻醉期间由于呼吸抑制造成体内 CO_2 蓄积是比较常见的。所谓高 CO_2 血症系指 $PaCO_2$>45mmHg，而高 CO_2 血症与呼吸性酸中毒的实际含义是相同的。就病程而言，麻醉期间的呼吸性酸中毒都是急性的，特别在腹腔镜手术中很常见。呼吸性酸中毒对人体的生理功能有着广泛的影响，主要包括：

A. 急性呼吸性酸中毒时由于肾脏未及代偿，pH 一般均随 $PaCO_2$ 升高而下降。$PaCO_2$ 每增加 10mmHg，pH 大致下降 0.08 单位。

B. $PaCO_2$ 急性增高可导致脑血管显著扩张，在 $PaCO_2$ 20~100mmHg 范围内，$PaCO_2$ 升降 1mmHg，脑血流量可相应增减 4%~7%，或 2~3ml/100g 脑组织。因此，当 $PaCO_2$ 到达 70mmHg 时，脑血流量可增加 1 倍；$PaCO_2$ 150mmHg 时，脑血管极度扩张，其容积达正常的 240%。由于脑血流量增加，颅内压亦随之升高。应当指出，$PaCO_2$ 升高时，脑血管的自身调节作用减弱，而低氧血症则可强化 $PaCO_2$ 的血管扩张作用。此外，当脑组织有损害时，$PaCO_2$ 升高可致盗血综合征。

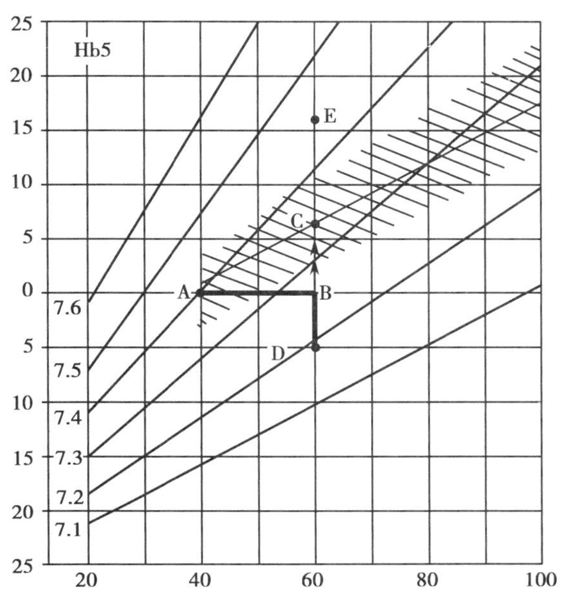

图 25-7 对呼吸性酸中毒的代谢代偿

横坐标与外侧纵坐标加坐标名称。

C. $PaCO_2$ 升高可刺激肾上腺素能神经释放去甲肾上腺素，肾上腺髓质释放儿茶酚胺；由于垂体-肾上腺皮质系统兴奋，血液中皮质类固醇也增加。

D. 心血管方面，表现为心率增快，心肌收缩力增强，心输出量增加。当 $PaCO_2$ 从 40mmHg 升至 60mmHg 时，心脏指数可增加一倍。$PaCO_2$ 升高时心、脑和皮肤血管扩张，骨骼肌和肺血管则收缩，可导致或加重肺动脉高压。

E. 通过中枢和化学感受器的作用，可显著兴奋呼吸，但在麻醉期间这一作用常不能显示出来。综上所述，在麻醉期间，尤其是保留自主呼吸的静脉麻醉和腔镜微创手术，防止 CO_2 蓄积乃是呼吸管理的基本目的之一。

(3) 临床表现：急性呼吸性酸中毒可无明显症状，若呼吸发生障碍，换气不足，可引起胸闷、呼吸困难、躁动不安，甚至骤然诱发室颤。慢性呼吸性酸中毒常被慢性肺部疾病掩盖，可有慢性咳嗽、呼吸短促、发绀、桶状胸、红细胞增多等表现。随酸中

2

毒加重，可有血压下降、谵妄、昏迷等。脑缺氧可致脑水肿、脑疝，甚至呼吸骤停。

4. 呼吸性碱中毒　$PaCO_2$<35mmHg（4.67kPa），AB<SB，且均呈代偿性下降。

（1）主要原因：见表 25-10，与麻醉相关的因素主要有机械通气过度、呼吸兴奋剂的使用、麻醉过浅或效果不佳，围手术期疼痛和焦虑导致的过度通气应受到关注。

表 25-10　呼吸性碱中毒主要原因

中枢性刺激
疼痛
焦虑
缺血
脑卒中
肿瘤
感染
发热
药物因素
水杨酸
黄体酮（妊娠）
苏醒药（多沙普仑）
外周刺激
低氧血症
高原病
肺部疾病
充血性心力衰竭
非心源性肺水肿
哮喘
肺栓塞
严重贫血
未知的机制
脓毒血症
代谢性脑病
医源性
呼吸机诱导

（2）主要的体内变化

1）呼吸性碱中毒起因于过度通气，此时体内 CO_2 排出增多，$PaCO_2$ 下降，因此体内 HCO_3^- 减少（AB）。即 $HCO_3^-+Hbuf \rightarrow H_2CO_3+Buf^-$，而 $H_2CO_3 \rightarrow CO_2+H_2O$。$CO_2$ 每减少 1mmol，即可减少 1mmol HCO_3^-，同时增加 1mmol Buf^-。因此 AB 下降，AB<SB。

2）由于临床上慢性呼吸性碱中毒是很少见的，肾的代偿作用亦常不明显，故 pH 随 $PaCO_2$ 的下降而上升。当［HCO_3^-］无改变时，$PaCO_2$ 每下降 10mmHg，pH 大致升高 0.08 单位。

3）麻醉期间由于过度通气致 CO_2 排出过多很常见。主动性过度通气系指通过神经中枢发出冲动传导至呼吸肌而使通气增强；被动性过度通气则指由于辅助或控制通气所致的通气过度，麻醉期间以后者多见。低碳酸血症与呼吸性碱中毒的实际含义相同。过去认为呼吸性碱中毒对机体利多弊少，现已证实，呼吸性碱中毒可在短期内使脑血管收缩，脑血流减少，颅内压相应下降；当 $PaCO_2$ 快速下降到 20mmHg 时，脑血流降至正常的 60%；当 $PaCO_2$ 低于 15~20mmHg 时，脑血流减少可造成脑组织缺氧的危险。$PaCO_2$ 下降可使氧离解曲线左移，P_{50} 下降，影响氧从血红蛋白向组织释放；对心血管的影响主要是心输出量减少，心脏、脑和皮肤血管收缩，肌肉血管则扩张；由于对中枢和外周化学感受器的刺激减弱，可致呼吸抑制，这在应用全身麻醉和镇痛药的患者更加明显，不但会出现过度通气后的低通气阶段，而且需要有较高的 $PaCO_2$ 方能刺激呼吸的恢复。当 $PaCO_2$ 降低时，还可发生血钾降低，全身氧耗量增加。因此，应当提倡麻醉期间合理控制 $PaCO_2$ 水平，避免盲目地过度通气造成呼吸性碱中毒。

（3）临床表现：多数患者有呼吸急促。呼吸性碱中毒后，患者可有眩晕、手、足和口周麻木、针刺感，肌震颤及手足搐搦。患者常有心率加快。危重患者发生急性呼吸性碱中毒常提示预后不良，或即将发生急性呼吸窘迫综合征（ARDS）。

（二）复合型酸碱失衡

所谓复合型酸碱失衡是指由各种原因引起的，由两个或两个以上原发改变和相应的代偿所构成的酸碱平衡紊乱。通常所说的复合型酸碱失衡是指各个单纯型代谢性酸碱失常与单纯型呼吸性酸碱失常同时出现。在呼吸性酸碱失衡中，一个患者不可能同时既存在呼吸性碱中毒，又有呼吸性酸中毒，所以没有呼吸性碱中毒和呼吸性酸中毒合并存在。代谢性酸碱失衡则不然，代谢性酸碱失衡的类型很多，而 RA 概念的引入使我们有可能对各种单纯型代谢性酸碱失衡加以区分，因此就有了代谢性酸中毒与代谢性碱中毒二重酸碱失衡复合的情况。RA 的正常值为 12mmol/L，RA 增高提示有酸中毒的存在，往往是复合型酸碱失衡中代谢性酸中毒存在的唯一线索。如果在此基础上再加上一种呼吸性酸碱失衡，就构成了三重酸碱失衡。复合型酸碱失衡的改变比较复杂，往往见于围手术期和危重症患者，是分析的难点，要根据病因、病程、治疗措施、电解质及酸碱检查结果等，进行动态观察、综合分析，才能做出准确的判断。

三、诊断与分析

对酸碱失衡的诊断应了解病史、病程（时间及治疗情况），并对实验室指标（包括电解质等）进行综合分析。一个正确而全面的诊断总是这三者的综合。在血液酸碱测定中，临床医师所能获得的指标很多，但对诊断酸碱失衡最重要的是四项，即 pH、$PaCO_2$、BE 或 HCO_3^- 和 RA，对这四项指标的分析在诊断中具有重要地位。

（一）诊断标准

酸血症 pH<7.35，碱血症 pH>7.45；

代谢性酸中毒 BE<-3mmol/L，或 RA>15mmol/L；

代谢性碱中毒 BE>3mmol/L；

呼吸性酸中毒 $PaCO_2$>45mmHg（6kPa）；

呼吸性碱中毒 $PaCO_2$<35mmHg（4.67kPa）。

（二）分析方法

可对 pH、BE（HCO_3^-）、$PaCO_2$ 和 RA 四项指标的数值进行如下分析判断。整个分析过程见图 25-8，可分为两个阶段：①根据血气分析结果作出最初诊断；②证实最初诊断而得出最终诊断。

1. 做出最初诊断

（1）首先注意 pH 的改变：血浆 pH 可给出两方面的信息：①根据 pH 可以诊断酸血症或碱血症。②根据 pH 的倾向性推测单纯型酸碱失衡的原发改变。pH 的倾向性是指 pH 虽然在正常范围内，但其改变方向总是与 BE（或 HCO_3^-，代谢分量）或 $PaCO_2$（呼吸分量）改变的方向相一致。如 pH 的变化与一个指标（BE 或 HCO_3^- 与 $PaCO_2$）的变化方向相一致，则相一致的分量常为原发过程，而另一个分量可能为继发性代偿改变。

（2）注意 BE 与 $PaCO_2$ 的变量关系：当 BE 或 HCO_3^- 与 $PaCO_2$ 呈反向变化时，应诊断为复合型酸碱失衡（相加性二重复合型）。如 BE 或 HCO_3^- 下降、$PaCO_2$ 升高为代谢性酸中毒合并呼吸性酸中毒；BE 或 HCO_3^- 升高、$PaCO_2$ 下降，则为代谢性碱中毒合并呼吸性碱中毒。

当 BE 与 $PaCO_2$ 呈同向变化时，则可能是：①单纯型酸碱失衡，二者的关系属原发改变和继发性代偿改变的关系。②二重复合型酸碱失衡（对消性二重复合型），鉴别的要点是 pH 的倾向性、代偿的速率和代偿的幅度。凡超越代偿速率和幅度者均为复合型酸碱失衡。③三重复合型酸碱失衡。

2. 证实最初诊断而得出最终诊断

（1）代偿的速率、幅度和极限：若 pH 的改变与一个指标的数值相一致，而另一个指标的数值已超越了代偿的速率与幅度，亦应认为复合型酸碱失衡。在代谢性酸中毒、代谢性碱中毒的病例中，检查 $PaCO_2$ 以证实呼吸性酸碱失衡的存在。如果 $PaCO_2$ 大于预计值，就复合有呼吸性酸中毒；若 $PaCO_2$ 明显少于预计值，就提示存在呼吸性碱中毒。估计呼吸性酸碱失衡的代谢代偿，应根据临床情况首先区

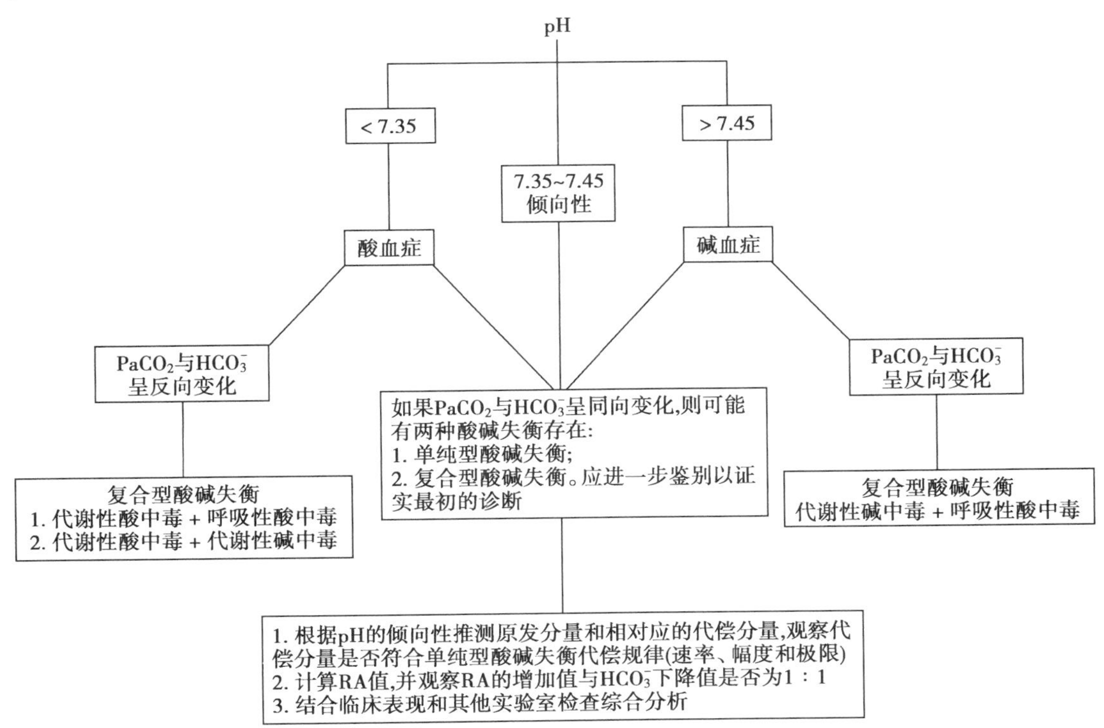

图 25-8　酸碱平衡诊断步骤示意图

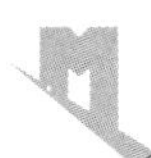

别急性和慢性失衡。在所有的呼吸性酸碱紊乱中，如果[HCO_3^-]较预期值高，提示同时存在代谢性碱中毒；若[HCO_3^-]较预期值低，提示同时存在代谢性酸中毒。在急性呼吸性酸中毒，[HCO_3^-]仅轻度增加；在慢性呼吸性酸碱失衡时，[HCO_3^-]的改变幅度较大。

代偿时肺快肾慢，代偿的幅度以不超过 20∶1 为准则，即不改变 pH 倾向于原发分量的规律。肾与肺的代偿均有极限，超越极限时也应诊断为复合型酸碱平衡失常，一般 $PaCO_2$ 为 2.66kPa 或 7.98kPa，BE 为 ±15mmol。

代谢性酸中毒的呼吸代偿：BE 为 −5mmol/L、−10mmol/L、−15mmol/L、−20mmol/L 时，$PaCO_2$ 下降 4.522kPa、3.724kPa、2.926kPa、2.218kPa。代谢性碱中毒的呼吸代偿：[HCO_3^-]每升高 1mmol/L，$PaCO_2$ 约升高 0.078 9kPa。慢性呼吸性酸中毒的肾代偿：$PaCO_2$ 每升高 1.33kPa，[HCO_3^-]可升高 3.5mmol/L。慢性呼吸性碱中毒的肾代偿：$PaCO_2$ 每降低 1.33kPa，[HCO_3^-]可降低 5.6mmol/L。

(2) 比较 RA 增加的幅度与 HCO_3^- 下降的幅度：RA 增加 5mmol/L，可以诊断患者有代谢性酸中毒。在单纯型 RA 增高型代谢性酸中毒，血浆中[HCO_3^-]下降的数量应等于 RA 增高的数量。如果血浆 RA 增高的数量超过[HCO_3^-]下降的数量，则推测有另一个 HCO_3^- 来源，提示有同时存在的代谢性碱中毒，如静脉给予碳酸氢钠治疗等，应诊断为代谢性酸中毒合并代谢性碱中毒；如果 RA 增加的幅度明显小于[HCO_3^-]的下降幅度，可以推测患者有两个导致[HCO_3^-]下降的过程，即一个正常 RA 型代谢性酸中毒，另一个是 RA 增高型代谢性酸中毒，此时应诊断为代谢性酸中毒合并代谢性酸中毒。在诊断代谢性酸碱紊乱的过程中，应当明确代偿性 $PaCO_2$ 变化的预期值。如果 $PaCO_2$ 明显低于预期值，说明患者有同时存在的呼吸性碱中毒；如果 $PaCO_2$ 明显高于预期值，说明患者有同时存在的呼吸性酸中毒。

(3) 将临床表现和实验室检查结果与酸碱失衡结合起来分析。

(4) 诊断复合型酸碱失衡的注意事项

1) 对实验室检查结果进行正确分析的前提是要资料准确。有两种方法可以检查实验室错误。第一种方法是计算血浆 RA。如 RA 非常低或者为负值，则至少有一种电解质的值是错误的，除非患者有多发性骨髓瘤或低蛋白血症。第二种评估实验室结果的方法是将[H^+]、[HCO_3^-]和 $PaCO_2$ 代入 H-H 公式。如果其误差 >10%，三个参数中至少有一个是不正确的；如果差别太大足以改变诊断，这个检验就应当重新进行检查并证实错误的存在。

2) 在呼吸性酸碱平衡紊乱时，我们应当根据临床表现对急性和慢性（大于 3~4 天）酸碱失衡加以区别，因为两者的生理代偿程度不同。

Siggaard-Anderson 酸碱诊断图（图 25-9）有助于临床使用，一般在意义带以外应考虑有复合型酸碱失衡。

（三）例解

为了有助于理解上述分析方法，下面举例进行分析。

例 1：pH=7.3
$PaCO_2$=70mmHg
BE=+9mmol/L

首先根据诊断标准可以诊断为酸血症。然后发现 $PaCO_2$ 和 BE 呈同向变化。如上所述，同向变化见于单纯型酸碱失衡和复合型酸碱失衡两种情况，需要进一步分析。患者 pH 为酸血症，倾向于 $PaCO_2$ 的增高。可以假设患者的原发改变为呼吸性酸中毒而把 BE 增高看作是对呼吸性酸中毒的代偿。患者为慢性呼吸衰竭，慢性呼吸性酸中毒预计代偿公式为：

$$SBE=0.4\times\Delta PaCO_2 \quad (25\text{-}34)$$

根据预计代偿公式计算得预计 SBE=0.4×30(70−40)=12。而实际测得 SBE 为 9，在预计代偿范围内，符合代偿规律，可以认为患者呼吸性酸中毒是原发过程，BE 升高是一种代偿型改变（肾代偿），属单纯型酸碱失衡，可诊断为单纯性慢性呼吸性酸中毒。若该患者病程较短，肾未及代偿，则应诊断为呼吸性酸中毒合并代谢性碱中毒。

例 2：pH= 7.3
$PaCO_2$=30mmHg
BE=−10.0mmol/L

首先根据诊断标准可以诊断为酸血症。然后观察 $PaCO_2$ 和 BE 彼此的变化方向，两者呈同向变化。如上所述，同向变化见于单纯型酸碱失衡和复合型酸碱失衡两种情况，需要进一步分析。患者 pH 为酸血症，倾向于 SBE 降低。可以假设患者原发改变为代谢性酸中毒而把 $PaCO_2$ 降低看做是对代谢性酸中毒的代偿。代谢性酸中毒预计代偿公式为：

$$\Delta PaCO_2=SBE \quad (25\text{-}35)$$

现患者 BE 为 −10mmol/L，符合单纯性代谢性酸中毒的代偿规律，可诊断为单纯型酸碱失衡，代谢性酸中毒。代谢性酸中毒是原发过程，而低 CO_2

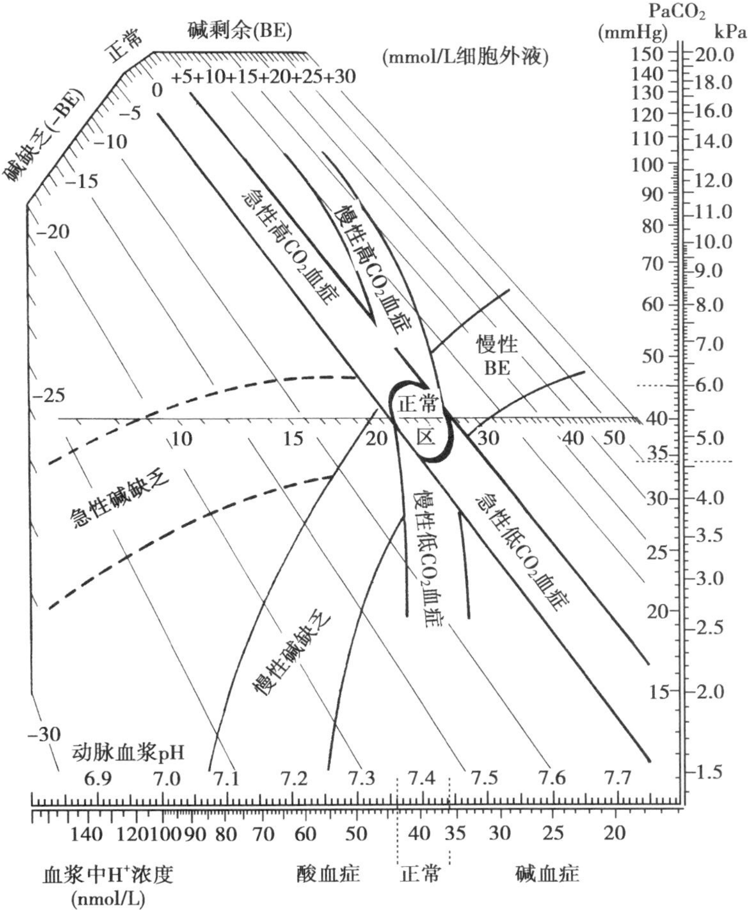

图 25-9　Siggaard-Anderson 酸碱诊断图

血症（$PaCO_2$ 下降）是一种代偿性改变（肺代偿），而且已达到最大代偿。

例 3： pH=7.4　　　　　pH=7.4

$PaCO_2$=51mmHg　$PaCO_2$=31mmHg

BE=6.2mmol/L　　BE=−4.7mmol/L

首先看 pH，两组 pH 均等于 7.40，无倾向性。假设两者均为单纯型酸碱失衡，无论其代谢分量和呼吸分量何者为原发改变，代偿不能过度，代偿只能阻止 pH 偏离 7.40，而不会将 pH 代偿至 7.40。pH 等于 7.40 恰恰说明患者不是单纯性酸碱失常，而是复合性酸碱失常。上述两患者可诊断为：呼吸性酸中毒合并代谢性碱中毒（左）；呼吸性碱中毒合并代谢性酸中毒（右）。

例 4： pH=7.2

$PaCO_2$=60mmHg

BE=−5.0mmol/L

本例 pH 达到酸血症诊断标准，而 BE 与 $PaCO_2$ 呈反向变量，即代谢分量和呼吸分量都使得 pH 向酸的方向发展。此例可以直接诊断为：酸血症、代谢性酸中毒合并呼吸性酸中毒，不必进一步分析。

例 5： pH=7.5

$PaCO_2$=70mmHg

BE=30mmol/L

首先根据 pH 值可以诊断为碱血症。而 BE 与 $PaCO_2$ 呈同向变化，需进一步分析。pH 的改变与 BE 相一致，即 pH 的倾向性偏碱，因此，假设患者为单纯性代谢性碱中毒为原发改变，而把呼吸分量的改变看作是对代谢性碱中毒的代偿性改变。但因 $PaCO_2$=70mmHg 已超越肺代偿的限度，说明 $PaCO_2$ 的升高不可能是代偿引起，推测患者有另外一种可导致通气不足的情况存在，即呼吸性酸中毒。因此，此例可诊断碱血症、代谢性碱中毒合并呼吸性酸中毒。

例 6： pH =7.3

$PaCO_2$= 90mmHg

BE=20.1mmol/L

此例可诊断为酸血症。代谢分量和呼吸分量呈同向变化，需要进一步分析。根据 pH 的倾向性，可以假设为单纯性呼吸性酸中毒，而把 BE 增高看作是代谢分量对呼吸性酸中毒的代偿过程。此例 SBE=20.1mmol/L，已超越了肾脏的最大代偿能力，应考虑第二种疾病（代谢性碱中毒）的存在。因此可诊断为酸血症、呼吸性酸中毒合并代谢性碱中毒。

例 7：某慢性肾功能不全患者因上腹部不适呕吐而急诊入院。血气分析和电解质检查结果如下：pH=7.39，$PaCO_2$=43.8mmHg，HCO_3^-=26.3mmol/L，BE=+2，Na^+=142mmol/L，K^+=3.5mmol/L，Cl^-=96.5mmol/L。

本例 pH、HCO_3^-、BE、$PaCO_2$ 均在正常范围内，似乎没有明显的酸碱失衡存在。但计算 AG 时发现：AG= Na^+-（HCO_3^-+ Cl^-）=142-26.2-96.5=19.3。较 AG 正常值 12 高出 7.3mmol/L，提示有高 AG 性代谢性酸中毒的存在。如果患者属单纯性高 AG 性代谢性酸中毒，则 AG 升高值应该等于[HCO_3^-]的下降值，即[HCO_3^-]的预计值应该等于 25-10.8=14.2，而本患者的实测[HCO_3^-]为 26.3，远远高于预计值。加上患者发生过呕吐，可因 Cl^- 丢失而发生[HCO_3^-]增高，提示患者合并代谢性碱中毒。本例患者可以诊断为高 AG 性代谢性酸中毒合并代谢性碱中毒。

例 8：一位 24 岁的妇女患有肾小管酸中毒，有严重腹泻，出现循环血容量不足的临床表现。其临床表现如表所示。

pH=6.83，HCO_3^-=5mmol/L，AG=22，$PaCO_2$=30mmHg，Na^+=130mmol/L，K^+=2.3mmol/L，Cl^-=103mmol/L，血浆乳酸浓度 =10mmol/L。

患者出现严重的酸血症。AG 增高提示有高 AG 性代谢性酸中毒存在，乳酸浓度增高证实了上述判断。如果是单纯性高 AG 性代谢性酸中毒，其 AG 增高值应当等于[HCO_3^-]下降值，[HCO_3^-]下降的预计值应当为 25-10=15mmol/L，而[HCO_3^-]的实测值为 5mmol/L，远较[HCO_3^-]预计值低，提示患者有其他原因导致的[HCO_3^-]丢失，这与患者有肾小管酸中毒病史相一致。代谢性酸中毒呼吸代偿 $PaCO_2$ 的预计值 =1.5×［HCO_3^-］+8=1.5×5+8=15.5mmHg，而 $PaCO_2$ 的实测值为 30mmHg，说明患者有呼吸性酸中毒存在，尽管患者实测 $PaCO_2$ 尚低于 40mmHg。这也可以从病史中找到证据。

该病例的病理生理解释如下：患者因严重腹泻导致肠液大量丢失，一方面使得循环血容量减少，不能输送足够的氧以满足组织有氧代谢的需要，导致乳酸在体内潴留，导致高 AG 性代谢性酸中毒；另一方面使得[HCO_3^-]大量丢失，引起正常 AG 性代谢性酸中毒。患者因血容量不足，醛固酮分泌增多，再加上患者的肾小管酸中毒导致大量 K^+ 丢失，K^+ 缺乏导致肌肉无力，影响到呼吸肌肉而致通气不足，不能对代谢性酸中毒进行相应的代偿而使 $PaCO_2$ 达到预期的水平。因此患者有三种单纯性酸碱失衡同时存在，即三重酸碱失衡：呼吸性酸中毒合并高 AG 型代谢性酸中毒(乳酸酸中毒)合并正常 AG 型代谢性酸中毒。

以上例解仅是对前述诊断方法的具体理解和应用。在临床实践中，我们所遇到的病例是多样的、复杂的，并非都如此易于分析。急症患者实验室检查的一个重要部分就是分析酸碱失衡。最常见的失衡是急性呼吸性酸中毒或碱中毒和急性代谢性酸中毒。急性代谢性碱中毒很少见。混合型的呼吸性合并代谢性酸中毒见于严重创伤或感染患者。除了在急诊情况下的酸碱失衡，围手术期和危重患者的酸碱失衡往往更为复杂和特殊（表 25-11）。

表 25-11 围手术期常见的酸碱失衡

失衡	病因
呼吸性酸中毒	通气不足：麻醉、神经肌肉阻滞恢复不全
呼吸性碱中毒	通气过度：焦虑、疼痛
未测得的阴离子引起的代谢性酸中毒（离子间隙增宽的酸中毒）	低灌注—乳酸酸中毒，糖尿病酮症酸中毒，肾衰竭
由测得的阴离子引起的代谢性酸中毒（非离子间隙性的高氯性酸中毒）	高氯血症—输注生理盐水和含盐水的液体，肾小管性酸中毒，膀胱重建
游离水过多引起的代谢性酸中毒（低钠血症、稀释性酸中毒）	输注低张液体；钠丢失—腹泻；输注高渗液体—甘露醇、酒精；高蛋白血症
代谢性碱中毒	有二氧化碳潴留（COPD）病史机械通气过度的患者，钠增高（输注碳酸氢钠，大量输血），氯丢失—鼻胃管吸引

注：COPD，慢性阻塞性肺疾病。

此外，还应注意药物治疗（诸如碱性药、利尿药及激素等）、输注液体等可造成医源性酸碱失衡，在诊断时应排除或指出这些因素。动态诊断是指对患者的连续测定与诊断，这比一次性诊断重要得多，因为它不仅有助于提高诊断的正确性，还有助于指导治疗以及判断治疗措施是否正确与及时、适量，因而提倡在临床实际工作中使用。

第五节 酸碱失衡的治疗

酸碱失衡并不是一种独立的疾病，而是继发于多种病因的病理生理过程。通过消除病因可以治疗大多数酸碱失衡。酸碱失衡的治疗方法还存在争议，特别是在提到使用 $NaHCO_3$ 治疗乳酸性酸中毒时。虽然病因治疗应占首要地位，只有去除病因才能从根本上纠正酸碱失衡是普遍的共识，但是酸碱失衡本身可对机体的基本生命活动构成干扰和威胁，特别是对血流动力学和代谢的影响尤甚，严重时可促进或导致患者死亡。为维持患者的基本生命活动，为病因治疗创造条件与争取时间，必要的治疗措施亦是十分重要的。

一、代谢性酸中毒

代谢性酸中毒根据 AG 的改变分为两种类型，由于其病因和病理生理的不同，治疗方面 AG 增高型代谢性酸中毒更应强调病因治疗，AG 正常型代谢性酸中毒在病因治疗的同时强调 HCO_3^- 的补充和 H^+ 的排出。

(一) 紧急措施

在生化检查结果出来前，保持适当的通气、充分的循环功能和氧供是努力追求的目标。

(二) 避免对生命的威胁

确定 H^+ 产生的速率非常重要。H^+ 产生的速率很高，终止 H^+ 产生的最有效措施就是增加氧供。导致代谢性酸中毒的原因对患者生命有严重威胁，此时特异性治疗是最重要的治疗。另外，某些类型的酸中毒与低钾血症有关，在给予 $NaHCO_3$ 之前或使用期间，必须补充 K^+ 以避免严重的心律失常或呼吸衰竭。

1. 终止 H^+ 产生　在 H^+ 产生速率非常快的情况下，终止 H^+ 的产生至关重要。缺氧时 L- 乳酸酸中毒产生的速率可达 72mmol/(L·h)。

2. 通过降低静脉血 PCO_2 以降低 H^+ 与蛋白质的结合量　快速降低细胞内 H^+ 与蛋白质结合量的措施有两种。第一是保证一定程度的过度通气，第二是增加重要脏器的血流量。这些措施对相加性复合型酸中毒(如心搏骤停患者)是最有效的，也是最基本的治疗。糖尿病酮症酸中毒和甲醇过量的患者，H^+ 离子产生的速率非常低，此时终止 H^+ 的产生就没有那么紧迫。

3. 增加内源性 HCO_3^- 产生　增加内源性 HCO_3^- 产生是高 AG 型代谢性酸中毒患者治疗的一项措施，该治疗可增加循环中有机阴离子的代谢。这些有机阴离子的净减少是由于清除速率超过了产生速率。

(三) 对酸负荷的治疗

轻度代谢性酸中毒常可随脱水的纠正而好转，一般可给予适量的平衡液；如病情较重，则需用碱性药物治疗，包括常用的 5% 碳酸氢钠、11.2% 乳酸钠和 3.6% 氨丁三醇 - 羟甲基 - 氨基 - 甲烷(THAM)等。

1. 碳酸氢钠　使用碳酸氢钠治疗代谢性酸中毒仍存在争议　每 1g 碳酸氢钠中含 HCO_3^- 约为 12mmol。使用 $NaHCO_3$ 治疗有三重效应：①血管内容积扩张，因为 7.5% 的溶液是高张性的(因此常会显著改善心血管反应，在休克患者可带来血流动力学的益处)；②因为使用了没有强阴离子的 Na^+，增加了 SID；③ CO_2 产生增加。没有证据显示使用 $NaHCO_3$ 能改善循环休克时的预后。许多讨论集中于 HCO_3^- 可诱导细胞内酸中毒，但这在临床上没有显著意义。也没有证据支持在乳酸酸中毒和酮症酸中毒中使用该药物。

乳酸酸中毒应通过血管内容量复苏和病因控制来治疗。糖尿病酮症酸中毒应使用血管内容量复苏和胰岛素治疗。

高氯性或稀释性酸中毒应使用增加 SID 来治疗(不含 Cl^- 的 Na^+)。尽管目前制药商并没有生产现成的这种液体用于临床，还是可以用结构与之相似的 $NaHCO_3$ 或醋酸钠替代。

肾性酸中毒通过透析治疗可以移除固定酸类。对等待透析的患者输注 $NaHCO_3$，目的在于提高 SID，减轻患者的症状并防止高钾血症，从而改善患者的舒适度，可作为透析前的治疗。

2. 乳酸钠　每 1g 乳酸钠约相当于含有 HCO_3^- 9mmol。乳酸钠有赖于肝脏氧化代谢后产生 HCO_3^-，因此，当患者肝功能障碍或血流锐减(如休克)、病情紧急时(如心肺复苏)，均不宜选用。

3. 氨丁三醇 - 羟甲基 - 氨基 - 甲烷(THAM)　每 1g THAM 中约相当于含有 HCO_3^- 8.2mmol。THAM 是质子受体，产生 NH_3^+/HCO_3^-，而不产生 CO_2。质子化了的 $R\text{-}NH_3^+$ 和 Cl^- 通过肾排出。THAM 在缓冲酸中毒时，因增加血清 Na^+ 而不产生 CO_2，具有显著

的优势，适用于心血管不稳定的高碳酸血症患者。

碱性药物的使用方法：

1. 急用法 紧急情况下按 5% $NaHCO_3$ 每次 2~4ml/kg、11.2% 乳酸钠 1~4ml/kg 或 3.6%THAM 2~3ml/kg 缓慢静脉滴注（4~8 小时）。待化验结果获得后可按以下公式计算：

$$5\%\ NaHCO_3(ml)=\frac{(二氧化碳结合力正常值-测得值)}{2.24}\times 体重(kg)\times 0.3 \quad (25\text{-}36)$$

$$11.2\%\ 乳酸钠(ml)=\frac{(二氧化碳结合力正常值-测得值)}{2.24}\times 体重(kg)\times 0.2 \quad (25\text{-}37)$$

$$3.6\%\ THAM(ml)=\frac{(二氧化碳结合力正常值-测得值)}{2.24}\times 体重(kg)\times 2 \quad (25\text{-}38)$$

2. 按细胞外液 BE 计算 得到动脉血气结果后按下式计算：补充碱量（mmol）=BE × 0.25 × kg（体重）。经计算先用 1/2~2/3 量，用药 1 小时后再进行酸碱测定，然后按 BE 计算后再补给。

代谢性酸中毒常伴有 Na^+ 和水的丢失及热量的消耗，血 K^+ 可能偏高，但体内钾总量仍可能偏低，应分析情况，予以纠正。特别是酸中毒纠正以后，注意补充 K^+ 和 Ca^{2+}。

婴幼儿要防止大量应用碳酸氢钠引起高钠血症，如需用量大时，宜选用 THAM，可同时纠正呼吸性酸中毒和代谢性酸中毒，兼有利尿作用。

应当指出，碱性药物的使用应注意：①适量及缓慢滴注，不要过量或短时间内输入过快、过多，易致碱血症、低钾血症、高渗状态、氧离解曲线左移以及脑血流减少等不良后果，并需注意观察呼吸和循环状况。②若重复使用，应参照首次用药后的酸碱平衡和电解质参数再使用，切勿单凭经验而盲目补钾。

二、代谢性碱中毒

代谢性碱中毒的治疗中应特别强调纠正电解质紊乱的重要性，因为两者因果关系非常密切。原则上低氯性碱中毒的治疗应输注生理盐水以补充 Cl^- 的缺失，适用于轻度者。补充钾离子在多数情况下仍属必要，但剂量要适当控制。重症者可用酸性溶液，由中心静脉导管缓慢注入 HCl 0.1~0.2mol/L。

（一）低细胞外液和低有效循环容量

有细胞外液容量减少的患者需要补充 Na^+ 和 Cl^-。Cl^- 与代谢性碱中毒的关系很密切。当阴离子总量无明显改变时，[Cl^-]的减少往往由[HCO_3^-]的增加所补偿，补充[Cl^-]是[HCO_3^-]下降的重要前提。KCl 溶液仅能补充 K^+，而补充 Cl^- 还需用生理盐水。当细胞外液容量恢复时，[HCO_3^-]由于稀释的原因而稍有下降；若细胞外液过量，碳酸氢根尿就会出现。总之，当给予 NaCl 时，即使在 K^+ 缺乏尚没有完全恢复时，细胞外液中[HCO_3^-]即下降。此时，细胞内大量的钾缺乏和细胞内酸中毒就很容易被忽视。因此，补充 NaCl 仅仅是这些患者治疗的一部分，因为单纯补充 NaCl 不能逆转同时出现的细胞内酸中毒和钾缺乏。在很多情况下，缺 K^+ 与代谢性碱中毒有密切关系。缺 K^+ 既可是代谢性碱中毒原发诱因，又是代谢性碱中毒持续存在的原因，而碱血症又可促进 K^+ 的排出。因此，代谢性碱中毒治疗时要补足够的 K^+。

有些代谢性碱中毒的患者几乎没有细胞外液减少。对这样的患者 NaCl 不是治疗的关键。为了治疗细胞内液酸中毒和 K^+ 消耗，K^+ 必须补充，同时给予能促使 K^+ 保留与细胞内液的阴离子。大多数情况下经过给予 KCl，K^+ 进入到细胞内，而大部分 Na^+ 和 H^+ 排出。H^+ 中和细胞外液过多的 HCO_3^-，过多的 NaCl 依细胞外液容量的情况不同而保留下来或排出体外。如果某些 K^+ 缺失是由于 K^+ 和磷酸根的丢失，钾的全部缺失不可能被很快补足，必须等待细胞内磷酸酯的合成。

（二）细胞外液容量高或正常

如果代谢性碱中毒是由于有效循环血容量减少伴有细胞外液容量的扩张（如充血性心力衰竭患者正在使用利尿剂），患者需要用氯化钾治疗，不应再补充 Na^+。因为 K^+ 进入细胞内，Na^+ 进入细胞外液而增加细胞外液容量，患者必须排出过多的 Na^+。此时[Cl^-]无明显改变，[HCO_3^-]增高导致代谢性碱中毒，体内 Na^+ 总量可增加，细胞外液容量增加，增加了治疗的复杂性。应同时纠正 HCO_3^- 增多并注意肾功能。如果患者有肾衰竭和严重的碱血症，应给予含有 H^+ 的 HCl 和 NH_4Cl 治疗。如果患者正在透析，其透析液中应不含有碳酸氢根。如果患者有肾上腺皮质功能亢进，抑制 Na^+ 在集合管重吸收的药物在治疗中起重要作用。有镁缺乏的患者应当及时纠正。乙酰唑胺有时被用于快速缓解碱血症，

但这种药物常加重 K^+ 丢失。如果患者正在进行机械通气，有固定的肺泡通气，动脉血 $PaCO_2$ 可能随着 H^+ 的输入而增高。$PaCO_2$ 轻微增高并没有什么不利影响。

（三）紧急措施

代谢性碱中毒较重时，可发生手足搐搦、脑血流减少和呼吸抑制。有手足抽搐时可用10%葡萄糖酸钙10~20ml静脉注射以纠正低钙血症。此外，由于 P_{50} 下降，可致细胞缺氧，应补充 NH_4Cl，一般补充 NH_4Cl 2~3mmol/kg，能提高[Cl^-]约10mmol/L，可配成0.8%溶液静脉滴注。肝病患者宜选用盐酸精氨酸钠或盐酸精氨酸钾，避免使用氯化铵。多数情况下仍需要补充KCl，即使是服用碱性药物过多造成的代谢性碱中毒，虽然此时血[Cl^-]可正常，血[Na^+]增加，但 K^+ 排出仍多，因此必须补充 K^+，而 Cl^- 则不必积极补充。若给予0.1mmol的等渗盐酸，必须选用中心静脉匀速滴入，先给予预剂量的1/2，根据病情再决定后续补充量。补氯量可用以下公式计算：

$$补氯量(mmol)=(100-实测血氯)\times 体重(kg)\times 0.2 \qquad (25\text{-}39)$$

需要指出：在处理酸碱失衡，尤其是代谢性酸碱失衡时，正确理解使用的液体效应十分重要。对围手术期使用1~2L液体的患者来说，选择何种液体并无太大差别。如果考虑使用较大量晶体液，则应使用能反映细胞外液电解质含量的平衡缓冲液，建议如乳酸林格液、Normosol或血浆-Lyte。如果患者持续使用鼻胃管吸引，则需要输注生理盐水直至碱剩余回调至0；然后应该使用平衡缓冲液。同样的，输注大量血液或血浆时，也应输注生理盐水。必须注意防止低钾血症、低钙血症、低镁血症及低磷血症。已接受清洁灌肠的肠道手术患者也应使用平衡缓冲液。

三、呼吸性酸中毒

对于呼吸性酸中毒的治疗，改善通气占主要地位，液体治疗仅是一种辅助。要保持气道通畅，根据病情选用经口或经鼻气管内插管、或气管造口，进行人工通气。常用的通气方式是间歇正压通气（IPPV）；当换气功能衰竭时，则可应用呼气末正压（PEEP）。

对呼吸性酸中毒的患者盲目补充碱性药物将增加治疗的复杂性，严重时甚至可危及生命。

慢性呼吸性酸中毒的患者在进行通气治疗时，要警惕通气障碍纠正后由于肾代偿（高碱血症）后遗的碱血症和低钾血症。通气的调节应使血液pH不超过7.45~7.50。若动脉血氧饱和度 <85% 时可给氧，但吸入氧浓度应≤40%，以25%~35%为宜，吸入浓度过高易引起呼吸抑制甚至二氧化碳麻醉状态。由于肾脏代偿的消失需要时间，而排出 HCO_3^- 必须有足够的 Cl^-，应适当地补充 Cl^- 和 K^+。应用BBp=[Na^+]-[Cl^-]，pH_{NR} 等公式或指标将有助于对病情的预测。

麻醉期间以急性呼吸性酸中毒为多见。如果 $PaCO_2$ 较高，而且持续一定时间，经治疗 $PaCO_2$ 快速下降时可发生二氧化碳排出综合征，表现为血压下降、心动过缓、心律失常，甚至心搏停止。其原因有：① $PaCO_2$ 升高时的应激反应突然消失；②骨骼肌等血管扩张，加之过度通气时胸内压增高，使回心血量减少；③ CO_2 突然排出可使冠状血管和脑血管收缩，以致心脏和脑供血不足。处理方法是对 $PaCO_2$ 升高的患者，人工通气量要适当控制，逐步增加。此外，要注意补充血容量，必要时可使用多巴胺、间羟胺等升压药或异丙肾上腺素等β肾上腺素能兴奋药。

自20世纪90年代以来，对于高碳酸血症性酸中毒的关注尤为突出。在ARDS的患者引入了“允许性高碳酸血症”的概念，用以防治呼吸机相关肺损伤。逐步积累的证据显示，高碳酸血症有肺保护效应，纠正酸中毒可能会有相反的效果。然而对于心血管不稳定的高碳酸血症患者，我们建议使用THAM，在缓冲酸中毒的同时不产生 CO_2，具有显著的优势。对于严重的哮喘持续状态，单纯应用增加肺泡通气量来纠正呼吸性酸中毒常难以见效，可应用气管平滑肌扩张剂，必要时也可给予不产生 CO_2 的THAM。

四、呼吸性碱中毒

呼吸性碱中毒可延长阿片类药物引起的呼吸抑制，这可能与阿片类药物蛋白结合增高有关。呼吸性碱中毒引起脑血流量明显减少，可继发脑缺血，特别在低血压时更易发生。伴有低钾的碱血症患者要注意严重心律失常。有报道碱血症时非去极化肌松药作用增强，可能和伴有的低钾相关。

单纯呼吸性碱中毒的处理以治疗原发病为主。如适当降低人工呼吸机的通气量，或加大无效腔以使患者重复吸入无效腔的空气，或吸入 O_2 及5% CO_2 混合气体，亦可应用镇静药以适当减少通气量，停用呼吸兴奋剂，纠正细胞外液容量不足，减轻疼痛，治疗感染与发热。当合并有低氧血症时，应积极而合理地纠正缺氧等。若碱血症程度严重，pH>7.55，有发生室性心律失常、抽搐等严重致命性并发症的危险，可使用镇静药和肌肉松弛药，并应用人工通气调节 $PaCO_2$，使 pH 下降。当病情延续至数日，则应注意补充 K^+。对严重碱中毒者尚可考虑补充 HCl 和其他氯化物，因血 Cl^- 升高可促进肾脏排出 HCO_3^-，以利于纠正碱中毒。当 $PaCO_2$ 下降时伴有 PaO_2 的下降，提示换气功能障碍，应警惕 ARDS 的发生。

五、复合型酸碱失衡

复合型酸碱失衡的治疗原则是：注重针对基础疾病或病因的防治，强调在整个治疗全过程中应以 pH 的变化指导治疗，注意在一种原发酸碱失衡被纠正后会引起或加重另一种原发性酸碱失衡的程度。

（一）二重酸碱失衡

1. 代谢性酸中毒合并呼吸性酸中毒　此型酸碱失衡[HCO_3^-]减低，$PaCO_2$ 增高，pH 可显著降低。此型失衡的治疗主要是改善通气、纠正缺氧与 CO_2 潴留及治疗和去除引起代谢性酸中毒的病因，并在上述综合治疗的基础上，适当补充碱性药物，使 pH 回升。pH<7.20 是代谢性酸中毒合并呼吸性酸中毒的用药指征，应及早用药，使 pH 上升到 7.20~7.30，或使 HCO_3^- 浓度上升到 15~18mmol/L。注意，如果改善通气措施不力，应慎用或禁用 $NaHCO_3$。高钾血症常是代谢性酸中毒合并呼吸性酸中毒时的严重并发症，应加以控制。

2. 代谢性碱中毒合并呼吸性酸中毒　此型失衡 $PaCO_2$ 增高，[HCO_3^-]增高且高于呼吸性酸中毒时[HCO_3^-]代偿预计值，pH 可正常、轻度增高或轻度降低，故常不需要特殊治疗以纠正 pH。然而对原发性代谢性碱中毒的认识和治疗很重要，因为增高的[HCO_3^-]本身可抑制呼吸，甚至严重抑制。治疗时首先去除引发代谢性碱中毒的诱因，如停用排钾利尿剂、肾上腺皮质激素、呼吸兴奋剂，以及改善通气、治疗呕吐等。在病因防治的基础上，酌情选用以下治疗：①补氯补钾；②乙酰唑胺的应用；③静脉输注稀盐酸。补氯补钾时要注意补充血容量以保证足够的碳酸氢盐经尿排出，否则血 pH 过高将进一步抑制呼吸。为防止高碳酸血症纠正后的代谢性碱中毒加重，给予机械通气时应使 $PaCO_2$ 缓慢下降。

3. 代谢性碱中毒合并呼吸性碱中毒　此型失衡[HCO_3^-]增高，$PaCO_2$ 减低或正常，pH 增高。该复合型失衡由于代谢过程（[HCO_3^-]增高）阻止了呼吸性碱中毒的代偿，而呼吸过程（$PaCO_2$ 降低）又阻止代谢性碱中毒的代偿，故而可出现严重碱血症，严重影响患者的预后。为使 pH 降至正常，理论上必须同时纠正两种原发性失衡，如补氯、补钾和补充细胞外液以治疗代谢性碱中毒，通过各种措施提高 $PaCO_2$，以治疗呼吸性碱中毒。然而，在纠正通气过度的病因之前，要使得过度通气的患者其 $PaCO_2$ 升高是很困难的。对这类复合型酸碱失衡的治疗，应把注意力集中在纠正代谢性碱中毒，而对呼吸性碱中毒则可允许其存在，强调病因治疗。

4. 代谢性酸中毒合并呼吸性碱中毒　此复合型酸碱失衡较少见，多较严重。多因严重感染、休克、肝肾综合征等造成酸的蓄积而形成高 AG 型代谢性酸中毒。本型多表现为：$PaCO_2$ 降低，[HCO_3^-]降低，AG 增高，以呼吸性碱中毒为主者 pH 增高或正常，以代谢性酸中毒为主者 pH 降低或正常。对此型酸碱失衡治疗应注意 pH。如果 pH 正常，只治疗原发因素和纠正电解质紊乱，不宜使用酸性药物或碱性药物，否则治疗不当会导致 pH 值明显异常。以代谢性酸中毒为主者，pH<7.20 时可适当给予少量碱性药物，使 pH>7.20，同时积极治疗原疾病；以呼吸性碱中毒为主者在积极治疗原发疾病的同时，使 pH<7.50。

5. 代谢性酸中毒合并代谢性碱中毒　此复合型酸碱失衡，[HCO_3^-]与 $PaCO_2$ 可增高、略低或正常，取决于每种单纯型失衡的程度，pH 常接近正常，此时判断代谢性酸中毒的存在具有一定困难，但反映高 AG 代谢性酸中毒的 AG 值具有诊断意义，AG 值增高可作为判断代谢性酸中毒的指标。如果血气值都在正常范围，但 AG 明显增高，则可判断代谢性酸中毒合并代谢性碱中毒的存在。代谢性碱中毒合并代谢性酸中毒时，因 pH 通常很少偏离正常，故治疗应放在基础疾病上，针对病因治疗，一般不应用碱性药或酸性药。应该记住，在纠正此复合型酸碱失衡中的某一失衡时，可能会使另一失衡失去对抗而加重，从而可使 pH 明显偏离正常，加重病情，处理时应十分慎重。

（二）三重酸碱失衡

三重酸碱失衡常分呼吸性酸中毒型和呼吸性碱中毒型两种类型，即代谢性酸中毒＋代谢性碱中毒＋呼吸性酸中毒，代谢性酸中毒＋代谢性碱中毒＋呼吸性碱中毒。治疗上注意以下几点：①分析病因，分清主导地位的失衡。②预测治疗措施在纠正一种失衡时对另两种失衡的影响。③建立动态分析的记录。④要根据病情变化不断修正治疗方案。

总之，酸碱平衡问题是临床工作面临的核心问题之一，明显的酸碱失衡往往是一种危险的信号。对酸碱平衡及其失常的认识也在不断发展，所有酸碱失衡都可以根据 SID、A_{TOT}、PCO_2 加以分析和解释，这并不意味着“传统的”方法是错误的。理解这些对于麻醉科医师非常重要，我们对于液体治疗和机械通气策略的选择可显著影响机体的酸碱平衡。

（张加强　曾因明）

参考文献

[1] 邓小明，姚尚龙，于布为，等．现代麻醉学 [M]. 4 版．北京：人民卫生出版社，2014.

[2] 戴体俊，刘功俭，姜虹．麻醉学基础 [M]. 上海：第二军医大学出版社，2013.

[3] GREENBAUM J, NIRMALAN M. Acid-base balance: Stewart's physiochemical approach [J]. Curr Anaesth Crit Care, 2005, 16 (3): 133-135.

[4] STEWART P A. Modern quantitative acid-base chemistry [J]. Can J Physial Pharmacol, 1983, 61: 1444-1461.

[5] 王天龙，刘进，熊利泽，主译．摩根临床麻醉学 [M]. 5 版．北京：北京大学医学出版社，2015.

[6] GUNNERSON K, SAUL M, HE S, et al. Lactate versus non-lactate metabolic acidosis: a retrospective outcome evaluation of critically ill patients [J]. Crit Care, 2006, 10 (1): R22.

[7] SHAW A D, BAGSHAW S M, GOLDSTEIN S L, et al. Major complications, mortality, and resource utilization after open abdominal surgery: 0. 9%saline compared to Plasma-Lyte [J]. Ann Surg, 2012, 255 (5): 821-829.

[8] NORITOMI D T, SORIANO F G, KELLUM J A, et al. Metabolic acidosis in patients with severe sepsis and septic shock: a longitudinal quantitative study [J]. Crit Care Med, 2009, 37 (10): 2733-2739.

[9] YUNOS N. Association between a chloride-liberal vs chloride-restrictive intravenous fluid administration strategy and kidney injury in critically ill adults [J]. JAMA, 2012, 308 (15): 1566-1572.

[10] REHM M, FINSTERER U. Treating intraoperative hyperchloremic acidosis with sodium bicarbonate or tris-hydroxymethyl aminomethane: a randomized prospective study [J]. Anesth Analg, 2003, 96 (4): 1201-1208.

[11] NIELSEN H B, HEIN L, SVENDSEN L B, et al. Bicarbonate attenuates intracellular acidosis [J]. Acta Anaesthesiol Scand, 2002, 46 (5): 579-584.

[12] HOLMDAHL M H, WIKLUND L, WETTERBERG T, et al. The place of THAM in the management of acidemia in clinical practice [J]. Acta Anaesthesiol Scand, 2000, 44 (5): 524-527.

[13] HICKLING K G. Permissive hypercapnia [J]. Respir Care Clin North Am, 2002, 8 (2): 155-169.

[14] LAFFEY J G, ENGELBERTS D, KAVANAGH B P. Buffering hypercapnic acidosis worsens acute lung injury [J]. Am J Respir Crit Care Med, 2000, 161 (1): 141-146.

[15] 杭燕南，王祥瑞，薛张纲，等．当代麻醉学．2 版．上海：上海科学技术出版社，2013.

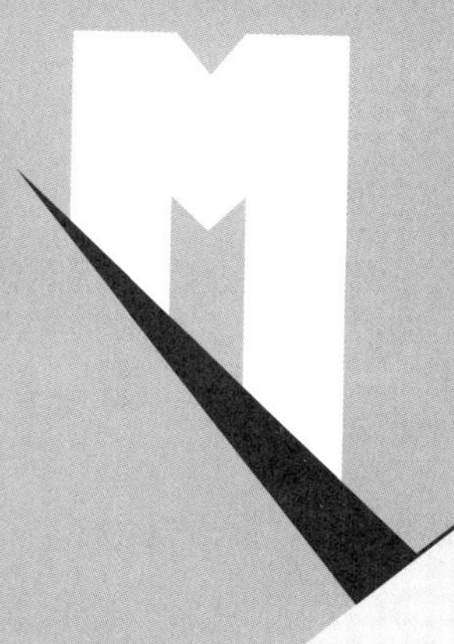

第三篇　麻醉药理学

ODERN ANESTHESIOLOGY

第二十六章

麻醉药理学基础

目　录

药物（drug）指用于治疗、治愈、预防和诊断疾病或促进健康的已知结构的化学物质。药理学（pharmacology）是研究药物与机体（包括病原体）相互作用的科学。其中，研究机体对药物作用（吸收、分布、生物转化、排泄等）的称为药物代谢动力学（pharmacokinetics），简称药动学（PK）；研究药物对机体作用（防治作用、不良反应等）的称为药物效应动力学（pharmacodynamics），简称药效学（PD）。药动学与药效学的关系可用图 26-1 表示。麻醉药理学（anesthetic pharmacology）是药理学的一个分支，是麻醉常用药物（全身麻醉药、局部麻醉药、肌松药等）的药理学，主要研究这些药物与机体的相互作用。其主要任务是为麻醉科医师合理用药、设计用药方案打下基础。

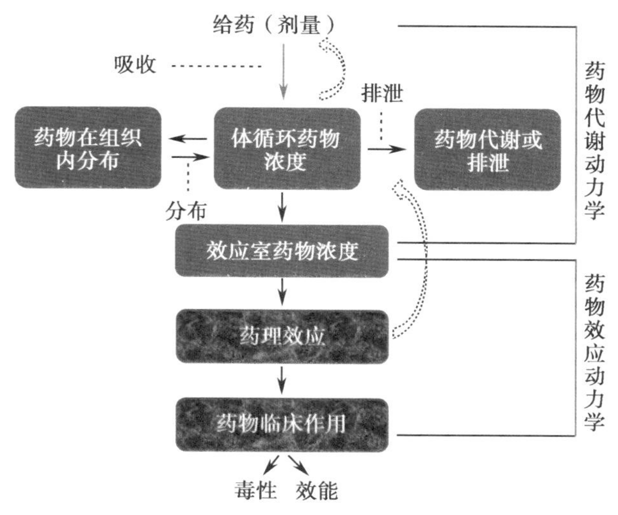

图 26-1　药动学和药效学的关系

虚线空心箭头代表反馈作用，即根据药动学或药效学进行剂量调整。

第一节　药物代谢动力学

药动学是研究机体对药物处置动态变化的学科。大多数药物的治疗作用、作用时间、不良反应与机体处置体内药物的过程密切相关。调控体内药量（或浓度）既可达到用药预期目的，又可减少或避免不良反应。药动学研究的目的一是定性药物的体内过程，包括吸收、分布、代谢及排泄等；二是定量药物在体内随时间变化的过程。通过总结生物体内药量与时间的函数关系，建立数学模型并确定有关参数、导出算式，以便用数学语言定量描述药物体内的动态变化规律。根据该模型可模拟、探讨并预测一定时间内生物体药量或血药浓度或效应部位药物浓度变化的规律，从而指导临床合理用药、设计和优选给药方案。

一、细胞膜结构与药物转运

药物到达作用部位产生药理效应，除首先溶于水之外，还必须跨过各类细胞膜。药物跨过细胞膜的运动称为药物的转运。

（一）细胞膜的结构与性质

细胞膜主要由类脂（磷脂为主）、蛋白质和少量糖类组成。分子结构模式一般认为是“液态镶嵌模型”，即以脂质双分子层为基本结构，磷脂质与结构蛋白相聚集、形成球形蛋白和脂质二维排列的流体膜。流动的脂质双分子层构成细胞膜的连续主体，蛋白质分子以不同方式和深度嵌入磷脂双分子层。镶嵌于类脂双层分子之间者称为“镶嵌蛋白质”，附在类脂双层分子层内面者称为“附着蛋白质”。镶嵌蛋白质有很多功能，如作为转运膜外物质的载体、药物或激素作用的受体、催化作用的酶及具有特异性的抗原等。附着蛋白质的功能则与吞噬、胞饮等作用有关。细胞膜上含有的少量糖类主要是寡糖和多糖链，绝大多数存在于细胞膜外侧，以共价键的形式与膜内脂质或蛋白质结合，形成糖脂和糖蛋白。

流动性、不对称性及半透性是生物膜结构的主要特性，与物质转运、细胞分裂和融合及其表面受体功能等关系密切。流动性和不对称性意指膜结构并非静止的，而是动态的，其中的蛋白质分布不对称；半透性指某些小分子量药物能顺利通过，某些大分子量药物则不能通过，这在很大程度上影响药物的跨膜转运。由于膜的液体脂质结构特征，因而脂溶性药物容易透过，而脂溶性小的药物则难以通过。

（二）药物的转运方式

药物经细胞膜转运时，基于驱动力和转运方式大致可分为被动转运（passive transport）、载体转运（carrier transport）和膜动转运（membrane moving transport）。

1. 被动转运　又称非载体转运（non-carrier transport）或下山转运，指膜两侧药物顺其浓度梯度，从高浓度一侧向低浓度一侧扩散的过程。被动转运分为简单扩散和滤过两种形式。

(1)简单扩散(simple diffusion)：又称脂溶扩散，是最常见、最重要的药物转运形式，主要受药物脂溶性、极性和解离度等因素的影响。脂溶性高、极性低的药物易直接溶于膜脂质，容易通过细胞膜。大多数药物属弱电解质，为有机弱酸或有机弱碱，在体液中其解离型和非解离型处于动态平衡。由于非解离型是脂溶性的，易于通过细胞膜，而解离型较难溶于脂类，不易通过细胞膜，因此在考虑药物扩散速率时，除观察药物的脂溶性外，还要了解非解离型与解离型的浓度比。该比值主要取决于药物本身的pKa和所在环境的pH，它们之间的关系可用Henderson-Hasselbalch公式表示。以弱酸性药物为例：

因为：$HA \overset{K_a}{\Leftrightarrow} H^{+}+A^{-}$，$Ka=\dfrac{[H^{+}][A^{-}]}{[HA]}$，$pKa=pH-\log\dfrac{[A^{-}]}{[HA]}$，

$pH-pKa=\log\dfrac{[A^{-}]}{[HA]}$

所以：$10^{pH-pKa}=\dfrac{[A^{-}]}{[HA]}$，即$\dfrac{[解离型]}{[非解离型]}$

同理：弱碱性药物 $10^{pKa-pH}=\dfrac{[BH^{+}]}{[B]}=\dfrac{[解离型]}{[非解离型]}$

当 pH=pKa 时，[HA]=[A^-]，[B]=[BH^+]，即pKa是弱酸性或弱碱性药物50%解离时溶液的pH值。pH与pKa的差以数学值增减时，解离型与非解离型药物浓度比值相应以指数值变化，即pH变动1时，二者比值随之变动10倍。弱酸性药物pKa>pH时，如酸性药物在胃中，非解离型浓度比例大；弱碱性药物pKa>pH时，解离型浓度比例大；随着小肠pH从上到下逐渐增大，非解离型药物浓度增大，药物吸收量增加。总之，药物所处环境的酸碱度显著影响药物的解离度，从而影响药物的转运。

(2)滤过(filtration)：又称膜孔扩散，指药物通过亲水膜孔的转运，主要与药物分子的大小有关。不论极性或非极性物质，只要分子小于膜孔，又是水溶性，都可以借助细胞膜两侧流体静压或渗透压差被水带到低压侧，该过程称为滤过，如肾小球的滤过等。

被动转运的特点：①顺浓度梯度，即从高浓度向低浓度转运；②不需要载体，膜对通过的物质无特殊选择性；③不消耗能量，扩散过程与细胞代谢无关；④不受共存类似物的影响，即无饱和现象和竞争抑制现象，一般也无部位特异性。

2. 载体转运(carrier transport)　指细胞膜上的载体蛋白与药物结合，并载运该药物到膜的另一侧的过程，包括促进扩散和主动转运两种形式。

(1)促进扩散(facilitated diffusion)：又称易化扩散，指物质在细胞膜载体的帮助下由膜高浓度侧向低浓度侧扩散的过程。易化扩散时，药物与细胞膜上的载体蛋白在膜外侧结合，然后通过蛋白质的自动旋转或变构将药物转入细胞膜内。

易化扩散需要载体参与，一种载体蛋白只能转运某种结构的物质且其数量有限，故具有结构特异性和饱和现象。一种物质的易化扩散作用往往会被其结构类似物竞争抑制。易化扩散与被动转运虽然都是顺浓度梯度扩散，不消耗能量，但前者速度远快于后者。研究发现，在小肠上皮细胞、脂肪细胞、血-脑脊液屏障血液侧的细胞膜中，单糖类、氨基酸、季铵盐类药物的转运属于易化扩散。

(2)主动转运(active transport)：指药物借助载体或酶促系统的作用，从低浓度侧向高浓度侧的跨膜转运。作为人体重要的物质转运方式，生物体内一些必需物质如单糖、氨基酸、水溶性维生素、K^+、Na^+、I^-以及一些有机弱酸、弱碱等弱电解质的离子型都是以主动转运方式通过生物膜。

主动转运特点：①逆浓度梯度；②耗能，能量主要来源于细胞代谢产生的ATP；③需载体；④有结构特异性和部位特异性，如维生素B_{12}的主动转运仅在回肠末端，而维生素B_2和胆酸仅在小肠上端吸收；⑤受代谢抑制剂影响，如氰化物可抑制细胞代谢而影响主动转运过程；⑥伍用结构类似物能产生竞争性抑制作用；⑦主动转运的速率及转运量与载体的量及其活性有关，当药物浓度较低时，载体的量及活性较高，药物转运速度快。

3. 膜动转运　通过膜的运动而转运大分子物质，包括胞饮和胞吐。

(1)胞饮(pinocytosis)：又称吞饮或入胞，指大分子物质通过膜的内陷形成的小泡进入细胞。

(2)胞吐(exocytosis)：又称胞裂外排或出胞，指大分子物质从细胞内转运到细胞外。

二、药物的吸收

吸收(absorption)是指药物从给药部位进入血液循环的过程。除直接注入血管内之外，给药后至出现全身作用之前，都要经细胞膜的转运被吸收入血。吸收速率和吸收程度直接影响血药浓度和药物作用强度。除经静脉给药，临床麻醉围手术期常

用给药途径包括胃肠道、经鼻、经皮肤或皮下吸入等多种。

（一）胃肠道给药

1. 口服给药　多数药物在胃肠道内以简单扩散方式被吸收。胃肠道的广泛吸收面、胃内容物的搅拌作用、小肠适度的酸碱性对药物解离影响小等是吸收的有利因素。但口服给药影响因素较多（图 26-2）。

（1）制剂因素：溶解度和剂型影响药物崩解和溶解速度。大部分药物溶解后的吸收机制是非离子型被动转运，吸收程度与其分子大小、形状及脂溶性相关。但小肠特异性转运系统参与很多药物的吸收，如中性氨基酸转运蛋白、寡肽转运体等。

（2）胃肠蠕动：胃并非药物的主要吸收部位，但胃排空速度是影响吸收的主要因素之一。排空延缓有利于一些碱性药物的胃中溶解，促进其进入肠道吸收；酸性药物则相反。禁食状态下胃表现为 90~120 分钟的四相周期性运动，即静息期、进展期（持续不规则收缩）、短时暴发性强烈收缩期（从胃扩散直至回肠，称移行性运动复合波，MMCs）和过渡期（收缩性逐渐减弱）。进食后 MMCs 抑制且胃近、远端运动不协调，胃内静息张力降低；但固体食物可激发强烈而持久的收缩，促进胃内容物颗粒缩小。幽门部分收缩仅允许直径 <1mm 的颗粒和液体进入小肠，较大颗粒则滞留于胃内。空腹状态下摄入片剂将在 2 小时内离开胃，但油腻食物在胃内的滞留时间可能长达 10 小时。

小肠 pH 接近中性，黏膜吸收面广，是主要吸收部位。适当的肠蠕动可促进固体药物制剂崩解和溶解，有利于药物的吸收；但蠕动加快时药物在肠内停留时间缩短，溶解度小的药物或有特殊转运的药物吸收不完全、生物利用度降低。

（3）食物成分：对不同药物的胃肠道吸收影响不一。食物致利福平、异烟肼、左旋多巴等药物的吸收延缓；地高辛等药物与食物纤维结合后吸收减缓。食物可促进呋喃妥因的吸收；脂肪可抑制胃的排空，延长灰黄霉素在胃中的溶解时间而促进吸收。药物细胞色素 P450 代谢可发生在经肠壁吸收时。某些食物可诱导或抑制肠细胞色素酶，导致食物 - 药物相互作用。新生儿酶浓度低于大龄儿童，囊性纤维化或腹腔疾病等对这些酶也有影响。

（4）首过消除：某些药物经胃肠道吸收后进入体循环之前，在胃肠道或肝脏被代谢灭活，进入体循环的实际药量减少。首过消除是药物生物利用度必须考虑的影响因素，首过消除明显的药物不宜口服。临床常用的硝酸甘油、普萘洛尔、利多卡因、吗啡及维拉帕米等药物具有明显的首过消除。

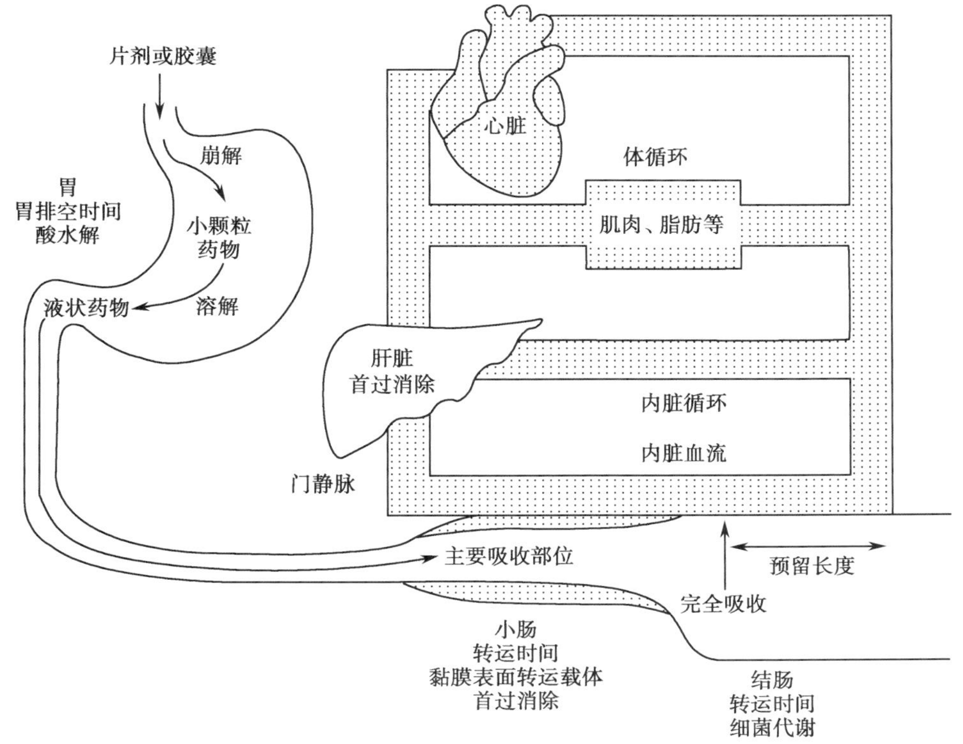

图 26-2　影响口服给药后药物吸收速度和程度的多种因素

(5) 吸收环境：环境 pH 值影响药物的解离，如碱性药物在胃内酸性环境中解离度增加，吸收迟缓，而弱酸性药物在胃内的解离度降低，吸收较快。另外高酸性环境还能使某些药物受到不同程度的破坏。

2. 舌下给药　口腔吸收面积约 0.5~1.0m^2，血流丰富，舌下给药吸收迅速，经舌下静脉绕过肝脏直接进入体循环，无首过消除，适用于口服给药易被破坏或首过消除明显的药物，如舌下给予硝酸甘油、异丙肾上腺素等。

3. 直肠给药　保留灌肠或直肠栓剂等方式给药后，药物经痔上、中和下静脉或直肠淋巴等进入循环系统。但痔上静脉仍然流经肝脏，不能完全避免首过消除。肛门栓剂给药时，药物吸收受塞入直肠深度的影响，塞入距肛门口 2cm 处时，吸收总给药量的 50%~70% 不经门脉系统，而距肛门口 6cm 处时大部分药物吸收后进入门脉系统，易受肝脏首过作用影响。药物及其配方佐剂也影响吸收。

（二）注射给药

1. 静脉给药　直接进入体循环，无吸收过程。须严格控制静脉输注给药的速度，油性赋形剂药物、沉淀血液成分或溶解红细胞药物等不宜采用。

2. 肌内注射和皮下注射　肌内注射及皮下注射时药物吸收一般较口服快。吸收速度取决于局部循环，局部热敷或按摩可加速吸收；注射液中加入少量缩血管药则可延长药物的局部作用。注射给药还可将药物注射至身体任何部位发挥作用，如局部麻醉药。

（三）其他给药途径

1. 吸入给药　气体或挥发性药物可被肺上皮细胞或呼吸道黏膜吸收。药物吸入后从呼吸道直接进入肺泡，经肺泡表面吸收后产生全身作用。肺泡与血液仅以肺泡上皮及毛细管内皮分隔，表面积达 200m^2 且血流量大。药物溶液雾化后直径 5μm 左右的微粒达到肺泡迅速吸收，2~5μm 以下微粒可重被呼出，直径 10μm 微粒可在小支气管内沉积。后者可用于异丙肾上腺素治疗支气管哮喘。较大雾粒的喷雾剂适用于鼻咽部局部治疗，如抗菌、消炎、祛痰、通鼻塞等。

2. 鼻腔给药　鼻黏膜通透性强于胃肠道、口腔等处黏膜，黏膜细胞的微绒毛使药物有效吸收面积大大增加，药物经黏膜细胞下富含的血管和淋巴管吸收后直接进入体循环；鼻腔内酶的代谢作用又远低于胃肠道。因而，鼻腔给药吸收快速、方便、高效，但有刺激鼻黏膜和剂量受限的缺点。

影响鼻腔药物吸收的因素：①药物沉积部位。沉积于鼻前部滞留时间较长但渗透率低，沉积于鼻后部则反之。②鼻黏膜纤毛洁净作用缩短药物与鼻黏膜的接触时间，制剂对纤毛的刺激或抑制以及鼻炎、感冒等黏膜病理状态均影响药物吸收。③酶活性。鼻腔内含多种影响药物稳定性的酶系，如蛋白酶和氨肽酶可降解蛋白质和多肽类药物。④其他。包括制剂 pH 值、缓冲剂容量、制剂张力，药物载体、稳定剂、防腐剂的影响、抗氧剂、保湿剂、吸收促进剂等均可影响鼻腔药物吸收。

3. 经皮给药　是指将药物涂擦于皮肤表面经完整皮肤吸收的给药方式。脂溶性药物可缓慢通过皮肤，尤其是用于耳后、臂内侧、胸前区、阴囊皮肤等较单薄部位或有炎症等病理变化的皮肤。儿童皮肤含水量较高，经皮肤吸收速率快于成人。药物加入促皮吸收剂制成透皮吸收剂或软膏，经皮给药后可达到局部或全身疗效，如芬太尼等透皮吸收剂可经皮肤吸收，产生全身疗效。透皮吸收剂还可制成缓释剂以维持持久作用，如硝酸甘油缓释透皮吸收剂贴一剂就可用于全天预防心绞痛发作。

三、药物的分布

药物吸收后随血液分布（distribution）到各组织、器官。药物在各组织、器官的分布常具有选择性，即药物在体内的分布呈不均一性，随药物的吸收与消除处于动态平衡中。药物分布与其药理作用并非完全平行，药理作用强度取决于药物在效应部位（效应室）的浓度。但血药浓度或剂量通常与药物效应呈正相关。药物在血液中的分布、血药浓度或效应部位的浓度随时间变化的规律是药动学研究的主要目的。了解药物分布不但可指导合理用药，还可警惕不良反应的发生。

（一）组织及其血流量

药物吸收入循环系统后，大部分转运至血流丰富组织（vessel rich group，VRG），少部分至血流相对不丰富的骨骼肌、脂肪等组织。药物血浆浓度随时间逐渐降低，当血浆浓度低于 VRG 浓度时，药物离开这些组织并再分布至血流低灌注组织。多次或连续输注后，脂肪等低灌注组织药物达饱和状态，停药后随着血浆浓度的降低，脂肪中的药物可释放入血，帮助维持药物有效治疗浓度。分布过程的速度取决于组织血流量、膜通透性和非解离药物的血液组织浓度梯度，分布范围很大程度上取决于药物的组织溶解性和组织体积。通常药物在 VRG 的分布速度快而且转运量较多，反之亦然。所以各组织器官动脉血流量为影响分布的一个重要因素。在循环速度快的脏器，如脑、肝、肾、甲状腺等组织药物分布较快，随后还可以再分布。如静脉注射硫喷妥钠，首先分布到血流量大的脑组织，随后由于其脂溶性高又向血流量少的脂肪组织转移，所以单次注射后起效迅速，但维持时间短。

脂肪和肌肉组织对药物分布有较大影响。早产儿和足月新生儿两者占体重比低于儿童和青少年。因此，依靠肌肉脂肪再分布终止其效应的药物，起始血药峰浓度较高；由于可供再分布的组织较少，新生儿血药浓度持续时间可能较长。剂量不当可致长时间不良效应。婴儿肌肉组织含量较低，较低肌松剂血清浓度即可获得神经肌肉阻滞。此外，肺脏对许多麻醉药的药动学也有重要作用。丙泊酚、芬太尼、舒芬太尼和阿芬太尼等药物单次注射后首次通过肺组织时，65% 以上可被肺摄取（也称肺首关效应），这些药物在肺的分布不受自主呼吸、控制通气和呼吸暂停影响，而与药物动脉峰浓度相关，可作为药物释放入血再分布的储库。

（二）蛋白结合

多数药物可不同程度地与血浆蛋白结合。酸性药物主要结合于白蛋白，与 α_1- 酸性糖蛋白、球蛋白和脂蛋白结合程度较小；碱性药物与白蛋白结合容量大于酸性药物，碱性亲脂性药物可与 α_1- 酸性糖蛋白、球蛋白和脂蛋白结合。

药物与血浆蛋白结合的特点包括：①可逆性。结合与游离处于动态平衡，游离型药物被肝肾清除浓度降低时，结合型药物则解离补充作用部位的药物浓度。结合型药物无药理活性，不能进行被动转运。药物与血浆蛋白结合程度常用结合药物浓度与总浓度的比值表示，取值 0~1.0，比值大于 0.9 提示高度结合，小于 0.2 者为蛋白结合率很低。②对药效的影响存在药物间差异。结合型与游离型转换迅速的药物，高血浆蛋白结合率对药理作用强度无明显影响，但作用时间延长。③饱和性和非选择性。血浆蛋白结合能力有限，饱和状态后药物浓度升高，游离浓度亦升高。药物与血浆蛋白的结合为非选择性，增加高蛋白结合率药物剂量使蛋白出现饱和 / 或同时服用其他结合能力更强的药物，竞争作用可导致游离型药物浓度增加，药理作用显著增强或出现毒副作用。药物与血浆蛋白结合对药物分布、排泄过程中的转运有很大影响，只有游离药物能在体内组织自由分布。④血浆蛋白结合程度取决于药物脂溶性、血浆浓度及受体亲和力。

1. 年龄　老年人和新生儿药物血浆蛋白结合率一般低于成年人，这与血浆蛋白的含量差异有关。新生儿血浆蛋白（包括白蛋白）的总量较少，胎儿型白蛋白与酸性药物的亲和力弱；同时体内胆红素和自由脂肪酸等内源性物质浓度增加也可降低药物与白蛋白的亲和力，导致高蛋白结合性的药物以非结合形式大量存在。小儿高亲和力低含量球蛋白的血浆浓度较低，在血浆治疗浓度范围内药物结合即可达饱和。

2. 疾病状态　血浆 α_1- 酸性糖蛋白可视为急性期反应物，炎症性疾病、急性心肌梗死、烧伤、癌症、手术和创伤时浓度升高，导致结合型药物增多；相反，肝硬化和肾病综合征等严重肝肾疾病可导致 α_1- 酸性糖蛋白浓度降低和游离药物增加。α_1- 酸性糖蛋白浓度出生时较低，生后 1 年时可达成人水平。舒芬太尼游离型部分（有药理活性）随年龄增长而降低（新生儿 20%，婴幼儿 12%，儿童和成人 8%）。肾衰竭时血浆蛋白浓度、结构的变化降低药物血浆蛋白结合率。

3. 竞争性物质　蛋白结合率降低可致游离型药物增加，药效也随之增加，这对蛋白结合率高的药物特别重要。例如健康婴儿苯妥英钠血浆蛋白结合率为 85%，而黄疸患儿仅为 80%，这意味着黄疸使血浆游离苯妥英钠增加了 33%。蛋白结合率的差异对酸性、高蛋白结合率药物的药效影响很大（如苯妥英钠、水杨酸、布比卡因、巴比妥、抗生素、茶碱和地西泮）。此外，一些药物如苯妥英钠、水杨酸、咖啡因和头孢曲松等与胆红素具有竞争性，如果这些药物将与白蛋白结合的胆红素大量置换出来，特别是并存低氧血症和酸中毒等促进血液脑屏障开放的因素时，可能导致新生儿核黄疸，在选择小儿麻醉药时应特别注意。

（三）体液 pH 和药物解离度

生理情况下细胞内、外液的 pH 分别为 7.0 和 7.4。由于弱酸性药物在较碱性细胞外液中解离增多，因而弱酸性药物在细胞外液浓度高于细胞内液，升高血液 pH 值可使弱酸性药物由细胞内向细胞外转运，降低血液 pH 则使弱酸性药物向细胞内转移，弱碱性药物则相反。口服碳酸氢钠碱化血液可促进巴比妥类弱酸性药物由脑细胞向血浆转运，同时碱化尿液，可减少其在肾小管的重吸收，促进药物从尿中排出，这是临床抢救巴比妥类药物中毒

3

的措施之一。

（四）生物屏障

1. 血 - 脑屏障　药物从血流向中枢神经系统（CNS）分布主要在细胞间隙和脑脊液受限。脑组织毛细血管内皮细胞紧密相连，连续无膜孔的毛细血管壁外表面又包被星形胶质细胞。这种结构将血浆与脑细胞外液和脑脊液隔离，解离型、非脂溶性及与血浆蛋白结合的药物难以通过，非解离脂溶性药物虽可通过，但受限于脑血流。但某些病理状态下（如脑膜炎）血 - 脑脊液屏障通透性增大，正常不易进入 CNS 的大多数水溶性药物以及在血浆 pH=7.4 时能解离的抗生素透入脑脊液的量明显增多，利于药物发挥治疗作用。急性脑损伤、低氧血症、尿毒症、脑膜炎时，血 - 脑屏障作用降低，麻醉药物及其他药物的作用时间可能延长。新生儿血 - 脑屏障发育尚未完全，CNS 易受某些药物的影响。

2. 胎盘屏障　位于胎盘绒毛与子宫血窦间，由于母亲与胎儿间交换营养与代谢废物的需要，通透性与一般毛细血管无异，几乎所有药物都能穿过胎盘（主要被动转运）。药物转运决定于其理化特性，非解离型脂溶性低分子量（<1 000）药物易于通过；仅少数高度解离非脂溶性或分子量 >1 000 的药物不易通过。胎盘转运受母体和胎儿两方面的影响，任何改变药物血浆蛋白结合、体液 pH、子宫血流量、胎儿血容量以及影响药物亲和力改变的因素均可导致胎盘转运出现不同程度的变化。药物进入胎盘后即进入胎儿体内循环，胎盘和胎儿间平衡很快。因此孕妇用药应特别谨慎，禁用可引起畸胎或对胎儿有毒性的药物。

四、药物的代谢

代谢是药物在体内化学结构发生改变的过程。体内药物效应的终止取决于药物消除，包括代谢和排泄。代谢是多种药物的消除方式，脂溶性药物代谢后水溶性和极性增加，易于排出。代谢结果通常包括：①最常见的形式是活性药物转化为无活性物质；②无活性药物转化为活性代谢产物；③活性药物转化为其他活性代谢产物；④产生毒性代谢产物。代谢主要在肝脏进行，某些药物也可发生在胃肠道、肾、肺、血浆、胎盘等组织。

（一）药物代谢反应步骤

通常分为Ⅰ相反应和Ⅱ相反应。Ⅰ相反应指脂溶性大的药物通过氧化、还原和水解反应生成极性基团的反应。Ⅰ相反应后生成的代谢产物水溶性增加，有利于排出体外。Ⅱ相反应是指含有极性基团的药物或代谢产物与机体内源性物质发生结合反应，使药物极性和水溶性进一步增加，利于排泄。

1. Ⅰ相反应　包括氧化、还原或水解。氧化反应最常见、最重要。肝酶催化的典型氧化反应有羟基化、脱氨、脱硫、脱烷基、脱卤素。羟化可发生于芳香环或侧链，如戊巴比妥侧链氧化生成戊巴比妥醇；地西泮脱甲基生成活性代谢产物去甲基地西泮属脱烷基作用；卤素挥发性麻醉药脱卤素后释放出溴、氯、氟离子。氧化代谢的环氧化中间产物与大分子形成共价键，可能有器官毒性作用，易发于酶诱导中间产物大量积聚时。常见还原反应有硝基还原、偶氮还原及非线粒体酶催化的还原反应。水解多在血浆、组织和线粒体中的非微粒体酶作用下完成，底物多为含酯链或酯胺链药物，如常用的氯琥珀胆碱、阿曲库铵、利多卡因等。

2. Ⅱ相反应　为合成或共轭反应，增加分子亲水性而利于肾脏消除，反应产物大多失去药理活性，但也有某些结合反应产生有毒代谢产物。Ⅱ相反应包括葡萄糖醛酸转移酶、磺基转移酶、N- 乙酰转移酶、谷胱甘肽 S- 转移酶和甲基转移酶等，将药物转变为较高极性，不易被再吸收至体循环，而较快由肾脏、胆汁或黏液排泄。Ⅱ相反应需要能量和特异性转移酶，转移酶多位于线粒体和细胞质中。

尿苷葡萄糖醛酸转移酶（UDP-GT）参与的Ⅱ相反应最为熟知。此酶系包括许多同工酶，参与内源性化合物如胆红素的葡萄糖醛酸化。吗啡、对乙酰氨基酚和劳拉西泮经葡萄糖醛酸化代谢。儿童和成人代谢吗啡的主要步骤是 3- 和 6- 葡萄糖醛酸化。新生儿醛酸化吗啡能力有限，需要进行剂量调整。

（二）药物代谢的酶系

少数药物体内代谢在体液环境下自发进行，如酯类药物可在体液的 pH 值下发生水解反应。但绝大多数药物代谢反应需多种酶系统参与，包括微粒体酶系和非微粒体酶系，后者包括血浆、细胞质和线粒体中的多种药物代谢酶、肠道菌群酶系等。其中微粒体酶系是药物代谢的主要酶系，主要存在于肝脏。

1. 微粒体代谢酶系　主要存在于肝细胞或小肠黏膜、肾、肾上腺皮质细胞内质网亲脂性膜。其中肝微粒体混合功能氧化酶系是最重要，催化的氧化反应类型极为广泛，是药物体内代谢的主要途径，大多数药物均经该酶系统生物转化。细胞色素P450（CYP450）是微粒体中催化药物代谢的活性成分，已发现多种对不同药物具有底物特异性的细胞色素P450酶系统同工酶。CYP催化氧化反应特异性不强，同一种CYP可催化多种反应，同一代谢反应也可由多种酶催化。不同药物由同种CYP催化的代谢途径，在合并用药时可能发生竞争性代谢抑制。

2. 非微粒体酶系　主要指一些结合酶(除葡萄糖醛酸结合酶)、水解酶、还原酶等，其催化药物代谢常有结构特异性，如酯酶催化各类酯及内酯水解，酰胺水解酶催化酰胺水解等。尽管仅少数药物由非微粒体酶代谢，但这些酶也非常重要。通常凡是结构类似于体内正常物质、脂溶性较小、水溶性较大的药物都由这组酶系代谢。

（三）影响药物代谢的因素

1. 酶基因型差异　CYP酶DNA序列的单核苷酸改变或多态性通常降低（也可能增加）特异性药物底物的代谢活性。人群中个体药物反应的差异（生物变异）很可能与药物代谢遗传、受体结合及细胞内偶联效应机制的差异有关。

前体药可待因经CYP2D6去甲基化后形成活性代谢物吗啡，若去甲基化缺乏，则镇痛效应极弱。可待因镇痛效果主要源于代谢产物可待因6-葡萄糖醛酸。人群中2%~10%为可待因CYP2D6弱代谢型，仅产生有限的阿片类效应。而其他药物如普萘洛尔、华法林、氨甲蝶呤等，酶的遗传多态性致其代谢降低，常规剂量即可引起强烈作用。氨甲蝶呤治疗前进行基因分型已成为常规，借以筛选常规剂量可能致命的硫嘌呤甲基转移酶活性低下者。已经确定上百种单核苷酸多态性与个体药物效应变异可能有关。

2. 药物的诱导与抑制　许多物质可诱导或抑制药物代谢酶，改变药物作用的持续时间与强度。使药物代谢酶活性降低、代谢减慢的物质为酶抑制剂；使药物代谢酶活性增高、代谢加快的物质为酶诱导剂。有些药物是自身的酶诱导剂，也有一些药物对某一药物来说是诱导剂，对另一药物则可能是抑制剂。如保泰松对洋地黄毒苷等药物代谢起诱导作用，而对甲苯磺丁脲、苯妥英钠起抑制作用。

3. 肝脏血流　是影响肝脏降解作用的另一重要因素。如输送至肝脏的血流量占心输出量的比例增加，则药物转运量、相应的代谢量也增加。可通过肝脏或其他器官广泛代谢（如小肠、肺）的药物称为高萃取率药物并产生首过消除，大部分药量在流经这些器官、进入体循环前失去活性，给药途径显著影响最终到达体循环的活性药物量。其他影响肝脏代谢能力的因素包括败血症和营养不良。

4. 其他因素　包括环境、昼夜节律、生理因素、病理因素等。

（四）肾脏代谢

肾功能不全时，如无其他途径，经肾脏消除的药物单次或两次使用，通常即能获得并维持长时间的治疗浓度。首剂可通过分布和组织结合从循环中消除。这种功能低下源于肾小球发育不全、低灌注压和渗透压不足（不利于完全发挥逆流倍增效应）等因素的综合作用。主要经肾小球滤过和肾小管分泌排泄的药物，如氨基糖苷类、头孢类抗生素的消除半衰期延长。

五、药物的排泄

药物排泄是指药物在体内吸收、分布、代谢以后，最终以原形或代谢产物通过不同途径排出体外的过程，与药效及其维持时间和副作用等密切相关。主要排泄途径是肾，其次是经胆汁、肺、肠道、唾液腺、乳腺和汗腺。当药物排泄速度增加时，血中药物量减少，药效降低；当排泄速度降低时，血中药物量增大，往往会产生副作用甚至出现中毒现象。

（一）肾脏排泄

药物在肾脏的转运过程包括肾小球滤过、肾小管分泌和肾小管重吸收，多数弱酸性药物经肾脏排泄时涉及这三个过程。游离型药物及其代谢产物经肾小球滤过，与血浆蛋白结合的药物分子较大不易滤过。药物自肾小球滤过进入肾小管后的重吸收程度不同。脂溶性药物的重吸收多，排泄慢。水溶性药物的重吸收少，排泄快。有的药物可在尿中形成较高浓度而发挥治疗作用，如呋喃妥因经肾排泄时，尿中可达有效抗菌浓度，故可治疗泌尿道感染。

肾小球毛细血管的通过性较大，药物滤过速率取决于肾小球滤过率和血浆蛋白结合率，肾小球滤过率降低或血浆蛋白结合率增加时滤过降低。后者是肾衰患者药物肾脏排泄的主要限速步骤；肾小管分泌为需载体参与的主动转运，有饱和现象。分泌机制相同的药物可呈现竞争性抑制，从而改变药效或增强毒性；肾小管重吸收为被动转运，高脂溶性药物几乎可完全重吸收，反之则重吸收较少，易于从尿中排泄。非解离型弱酸或弱碱可被重吸收，但解离型药物通透性较小，大部分不能被重吸收。肾小管重吸收率受尿量和尿液pH影响，增加尿量可降低尿液浓度，减少重吸收并增加药物排泄。尿液呈酸性时，弱碱性药物在肾小管中大部分解离，因而重吸收少排泄多。同理，碱性尿液时弱酸性药物重吸收少则排泄增多。

肾功能不全时，药物及其代谢产物的排泄速度较慢，反复用药易致蓄积甚至中毒。普鲁卡因、吗啡、哌替啶等麻醉药物主要经肾脏排泄，如仍按常规给药，可因药物过量蓄积而导致毒性反应。因此，肾功能减退患者使用主要经肾排泄消除且毒性较大的药物时，必须根据肾功能减退程度调整给药方案。

(二) 胆汁排泄

通常具有极性基团(如羟基、磺酸等)的原型药物及其代谢物(葡萄糖醛酸或谷胱甘肽结合的产物)可经胆汁排泄。主动转运是胆汁排泄的主要形式，类似于肾小管分泌，具有相同机制的药物呈现竞争性抑制，肝功能受损时药物胆汁分泌速率降低。有的抗菌药在胆道内形成较高浓度，有利于治疗肝胆系统感染；有的药物胆汁排泄后，在肠道再次吸收形成肝肠循环。肠肝循环的意义取决于经胆汁的药物排出率，如排泄量较多，药物反复循环于肝、胆汁与肠道之间，延缓排泄而使血药浓度维持时间延长。有肠肝循环的药物在肾脏尚未将药物最后从体内排出之前，胆道分泌和肠道重吸收将持续进行。有时肠肝循环使药物在体内长时间存留，而且总药量的相当一部分都进入肠肝循环内。一些强心苷类药物属于这种类型，其中有的多至20%药量都进入肠肝循环中，而且从粪便中排出的药量(即不被重吸收部分)与尿中相同。如静脉注射地高辛后，57%~80%原药由肾排泄，20%~30%被代谢，6%进入肠肝循环。洋地黄毒苷的胆汁排泄更多，其大部分被肠重吸收入肠肝循环，这可能是洋地黄毒苷生物半衰期长的原因之一。

(三) 肺脏排泄

气体或挥发性麻醉药排出体外的主要方式是以原型经肺脏排出，机制为简单扩散。排出速率受肺通气量、肺血流量、药物的血/气分配系数和组织/血分配系数等影响。肺通气量大或分配系数低的药物易于排出。

(四) 其他排泄途径

某些药物可经乳腺、唾液腺、汗腺等途径分泌而排泄。经乳腺排泄药物的机制主要是简单扩散。由于乳汁略呈酸性又富含脂质，脂溶性高的药物和弱碱性药物如吗啡、阿托品等可自乳汁排出，故哺乳妇女用药应予注意，以免对婴幼儿造成不良反应。也有些药物经唾液排泄，其唾液浓度与血药浓度有一定相关性，据此可利用唾液进行治疗药物浓度监测。

六、药物的时量关系

大多数药物的药理作用强弱与其浓度平行。药物浓度随时间推移而变化，临床医师应重视药物浓度(血浆、血清或全血)而非剂量，因为：①从药效学角度看，浓度-效应关系的变异性远低于剂量-效应关系。药物吸收、分布和消除过程具有较大的个体间变异性，这对剂量-效应关系影响很大，但对游离药物浓度(非蛋白结合)和效应强度关系的影响较小；②线性药物的浓度-效应关系常表现为S型曲线，当浓度增加到某一临界值时，继续增加剂量，药物浓度增加但效应并不增加，增加的可能是不良反应。

(一) 药物浓度的经时变化

一次给药后不同时间测定血药浓度，可描记出血药浓度-时间关系曲线。静脉注射(图26-3A)由急速下降的以分布为主的分布相和缓慢下降的以消除为主的消除相两部分组成；而口服给药(图26-3B)形成的曲线，则由迅速上升的以吸收为主的吸收相和缓慢下降的以消除为主的消除相两部分组成。以口服用药为例(图26-3B)，用药开始至出现疗效之间的一段时间称为潜伏期；维持基本疗效的时间称为持续期；血药浓度下降到最小有效浓度以下，但尚未被机体完全消除的这段时间，称为残留期。临床药物治疗中，不仅要求给药后血药浓度尽快达到预期水平，而且要求该浓度能够维持适当的时间。

(二) 治疗窗

药物治疗总是希望获得疗效且无不良反应，这就需要维持药物浓度在治疗窗范围内，即浓度水平高于最低有效浓度但低于最低中毒浓度，其间的浓度范围称为治疗窗。无论是静脉注射还是其他途径单次给药(见图26-3A)，血浆浓度随时间变化很难维持稳定，不符合治疗窗的要求，为维持有效治疗浓度，药物需持续输注或重复给药，输注速度或给药频率取决于对药动学的理解，主要基于药物的清除率，剂量太大可能导致毒性反应，而剂量过低时治疗可能无效。

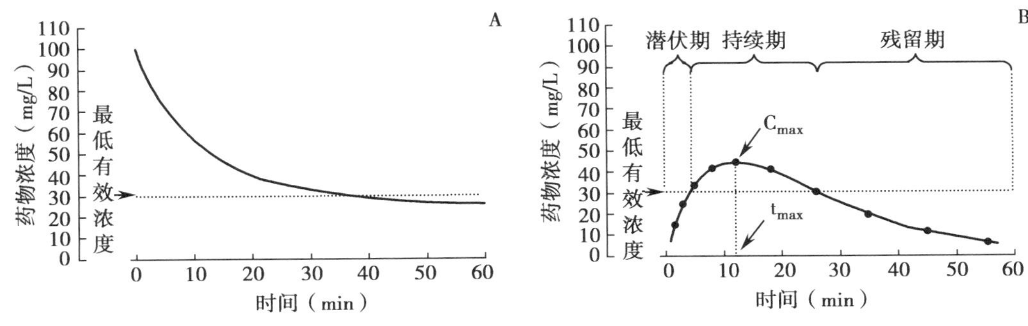

图 26-3　同一患者静脉注射（A）和口服（B）某一药物的药物浓度 - 时间曲线

显然，药物浓度监测（TDM）可提高治疗“效率”。基于药动学原则选择药物的种类、剂量辅以 TDM 作为药物治疗的整体方案称为“靶浓度策略”。得益于药物浓度分析技术和药动学的发展，“靶浓度策略”的临床应用范围正逐步扩大。但由于临床麻醉的短暂性和缺乏浓度即时获取技术，“靶浓度策略”几无应用，所幸的是基于药动学原理的靶控输注技术有助于提高药物浓度和效应的可预测性和可调节性。

七、药动学的速率过程

药动学研究直接涉及药物跨过细胞膜转运速率。药物通过各种给药途径进入体内后，体内药物量或浓度处于动态变化过程，其药量随时间变化的微分方程可用公式 26-1 表示：

$$-\frac{dx}{dt}=kX^{n} \qquad (26\text{-}1)$$

式中 X 为体内药物量；t 为时间；k 是跨膜转运（或消除）的速率常数；n=1 时为一级速率过程；n=0 时为零级速率过程；负号表示药量随时间延长而减少。药动学研究中通常将药物体内转运的速率过程分为如下三种类型。

（一）一级速率过程（first order processes）

指药物在体内某部位的转运速度与该部位的药量或浓度的一次方成正比，也称一级动力学过程，有以下特点：①半衰期与剂量无关；②单次给药后血药浓度 - 时间曲线下面积（area under the curve，AUC）与剂量成正比；③单次给药后尿排泄量与剂量成正比。多数药物常用剂量时，体内吸收、分布、代谢、排泄等动态变化过程都表现一级速率过程的特点。

当 n=1 时将 26-1 式改写成 $dx/dt=-kX$，积分整理得：

$$X_t=X_0e^{-kt} \qquad (26\text{-}2)$$

式中 X_0 为初始药量，X_t 为 t 时刻的药量。可见，药量变化与初始药量成正比，药量随时间延长呈指数衰减。对公式 26-2 取对数得：

$$\log X_t=\log X_0-\frac{k}{2.303}t \qquad (26\text{-}3)$$

此式相当于 Y= a + bx，故称线性动力学。如以 Xt 对 t 在半对数纸作图，则可得一条直线，直线的斜率 b=$-k$/2.302 6，$\log X_0$ 为截距。k 是一项比例常数或转运速率常数或消除速率常数。根据公式 26-3，t_1、t_2 时体内的药量分别为：

解此联立方程得：

$$\begin{cases}\log X_{t_1}=\log X_0-\dfrac{k}{2.303}t_1\\ \log X_{t_2}=\log X_0-\dfrac{k}{2.303}t_2\end{cases}$$

k 的含义是单位时间内转运或消除的比例。k 能定量描述一种药物转运或消除的快慢。k 值越大，说明转运或消除速率越快。

（二）零级速率过程（zero order processes）

指药物的转运速度在任何时间都是恒定的，与药物量或浓度无关，亦称零级动力学过程。恒速静滴给药和控释剂中药物释放速度即属于零级速率过程；以零级速率过程消除的药物，其生物半衰期随剂量增加而不成比例地延长；药物从体内消除的时间取决于剂量大小。

当 n = 0 时将 26-1 式改写成 $dx/dt=-k$，积分整理得：

$$X_t=X_0-kt$$

X_t 对 t 作图在普通坐标纸上呈一直线，斜率 b=$-k$，X_0 为截距，$k=(X_0-X_t)/t$，即单位时间内转运或消除恒量的药物。

（三）非线性速率过程（nonlinear processes）

药物半衰期与剂量无关、浓度时间曲线下面积（area under curve，AUC）与剂量成正比时其速率

3

过程称为线性速率过程，一级速率过程即为线性速率过程；如药物浓度较高而出现饱和现象，其体内动态变化过程不具有上述特征，半衰期与剂量有关、AUC 与剂量不成比例，此为非线性速率过程，此类药物体内动态变化过程可用 Michaelis-Menten 方程描述，因而也称米氏动力学过程。非线性速度过程的产生，通常是由于药物的体内过程有酶或载体参与，药物高浓度时，代谢酶或参与药物透膜过程的载体被饱和。因此，非线性速度过程的产生大都与给药剂量有关。非线性速度过程中当药物浓度较高而出现酶被饱和时的速度过程称之为能力限定过程。

总之，药物跨膜转运或消除为一级动力学过程时，药物量随时间延长呈指数衰减；而药物跨膜转运或消除为零级动力学过程时，随时间延长，单位时间跨膜转运或消除的药量恒定。一级动力学药量 - 时间曲线在半对数纸上是一条直线，而零级动力学药物量 - 时间曲线在普通坐标纸上是一条直线。此外，一级动力学过程的药物转运或消除半衰期与体内的药量无关，是一常数；而零级动力学过程的药物转运或消除半衰期与体内药量成正比，不是恒值。

八、房室模型

药物体内吸收、分布、代谢及排泄都是随时间推移而变化的动态过程。但药物进入体内后，机体各部分并非瞬间达到均匀分布。因此常借助模型将机体视为一个系统，并根据药物跨过生物膜转运速率的不同，将该系统按动力学特性划分为若干个房室（compartment），考量药物在其间的绝对量或浓度的动态变化。其中有一个室处于中心位置，可与其他各室进行可逆的药物转运。将处于中心位置的房室称为中央室，其余各房室统称外周室，并假定消除仅发生在中央室，并且吸收、分布及消除均为一级动力学过程。

房室概念与解剖学、生理学的概念不同，它是人为地把机体内药物转运速率及分布相仿的部位合并成同一房室，所以它是理论上的空间组合，是一个抽象名词。房室的划分主要根据药物与组织的亲和力、蛋白结合率以及组织、器官的血流量、生物膜的通透性等因素而定。

（一）一室模型

药物进入体内后迅速（通常 1~2 分钟）在血液、各组织器官间达到动态平衡，形成均一单元，即药物在全身各组织转运速率相同或相似，整个机体可视为单一房室。如图 26-4 左侧，可将人体视为单一圆柱形容器，容积为 V_1，药物进入后瞬间均匀分布；更直观的表达见图 26-4 右侧。单室模型并不意味着所有身体各组织在任何时刻的药物浓度都一样，但要求机体各组织药物水平能随血药浓度的变化平行地发生变化。

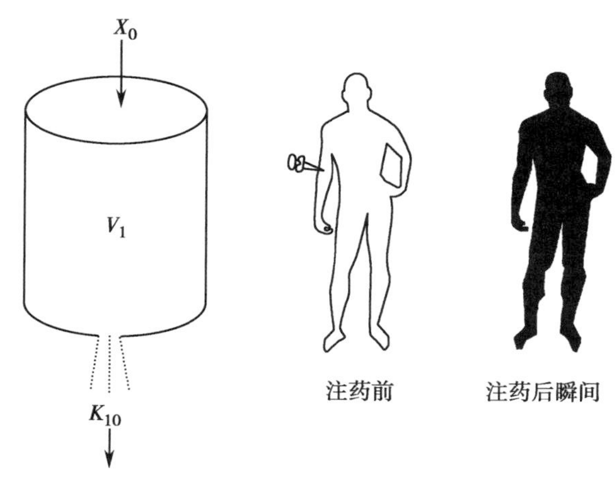

图 26-4 药物体内分布的一室模型

（二）二室模型

药物进入体内后能很快进入机体一些部位，但某些部位则需要一段较长时间的转运过程才能完成分布。可基于速度论将机体划分为分布均匀程度不同的两个独立系统，即“二室模型”。二室模型中，一般将血流丰富及药物分布能瞬时达到与血液平衡的部分划分为一个“房室”，称为“中央室”；而将血液供应较少，药物分布达到与血液平衡时间较长的部分划分为“外周室”。如图 26-5 左侧，可将人体视为两个底部相连的圆柱形容器，分别为中央室（容积 V_1）和外周室（容积 V_2），药物进入体内后在中央室和外周室间自由往返转运并从中央室消除，药物在中央室瞬间均匀分布并达到峰浓度，但进入外周室的速度较为缓慢，其中的药物浓度升高或下降均较为缓慢；图 26-5 右侧示给药后瞬间动静脉血流、心、肾等器官药物很快达到峰浓度，其余组织器官药物分布较慢。

（三）三室模型

若在上述二室模型的外周室中又有一部分组织、器官或细胞内药物的分布更慢，则可从外周室中划分出第三室，分布快的称为“快速外周室”，分布慢的称为“缓慢外周室”，由此形成三室模型。如图 26-6 左侧，可将人体视为三个底部相连的圆柱形容器，药物进入体内后在中央室（容积 V_1）和

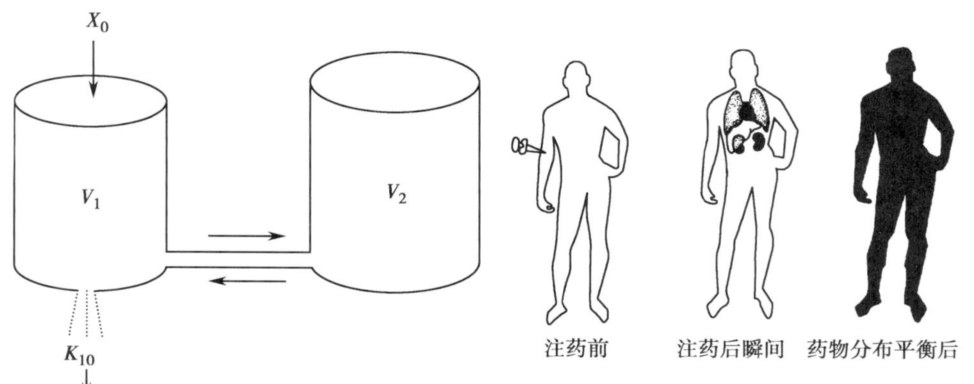

图 26-5　药物体内分布的二室模型

快速外周室（容积 V_2）、缓慢外周室（容积 V_3）中自由往返转运并从中央室消除，在中央室瞬间均匀分布，但进入快速外周室较慢，进入缓慢外周室更慢；图 26-6 右侧示注药后瞬间动静脉血流、心、肾等器官中（类似中央室）很快达到峰浓度，而点状组织（类似快速外周室）较为缓慢，其余（白色）区域类似缓慢外周室最为缓慢。

（四）模型的物质基础

房室划分基于速度论，依据药物在体内各组织或器官的转运速率确定，转运速率与药物和组织的亲和力、蛋白结合率及组织器官的血流量、生物膜的通透性等因素有关，转运速率相同的那些部位均视为同一房室。但这里的房室只是一个假设空间，与解剖和生理功能无关，不代表解剖学上的任何一个组织或器官，因此房室模型划分具有抽象性和相对性。尽管如此，“房室”仍然具有一定的物质基础，对多数药物而言，血液、心、肝、脾、肺、肾等血管分布丰富、血液流速快、流量大的组织器官可以称为“中央室”；骨骼、脂肪、肌肉等血管分布较少、血液流速慢、流量小的组织器官可称为“外周室”。同一房室中的各组织部位的药物浓度并不一定相同，但药物在其间的转运速率相同或相似。

临床，同一药物在某些情况下可能划分为二室模型，有些情况下则划分为三室模型，受多种因素影响。但房室数并非判断优劣的标准，“所有的模型都是错误的，但一些模型是有用的”（实际上没有一种模型能“完全”切合实际），应该“从建模者的角度考虑问题”，主要考量所得模型是否有利于临床治疗或判断。

九、药动学参数的意义

（一）速率常数（rate constant）

速率常数是描述速度过程的动力学参数，其大小可定量比较药物转运速度快慢，速率常数越大，转运过程也越快。速率常数用“时间”的倒数为单位。当药物的体内转运属于一级动力学过程时，药物从一个部位转运到另一部位的转运速率与转运药物量的关系可用以下公式表示：

$$-\frac{dx}{dt}=k_{ij}X$$

其中，k_{ij} 为转运速率常数，表示单位时间内药物转运量与药物现存量之间的比值，例如 $k_{ij}=0.15\text{h}^{-1}$，表示剩余药量中每小时有 15% 药物从 i 部位转运到 j 部位。图 26-7 以含吸收过程的三

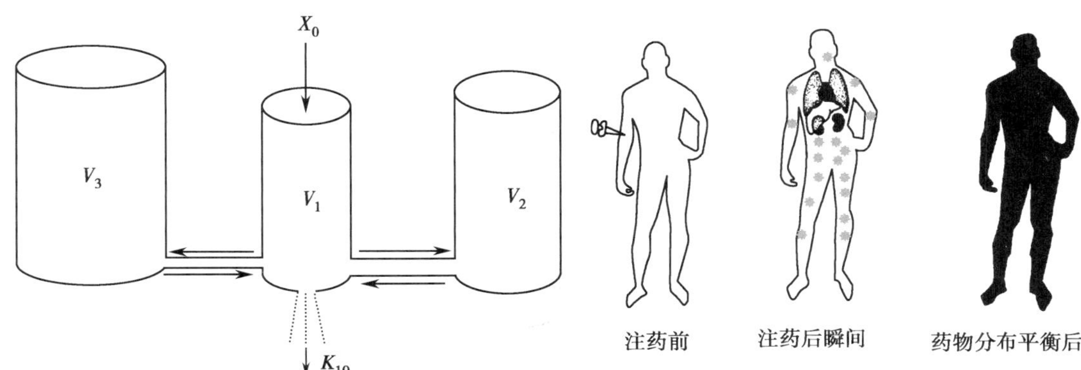

图 26-6　药物体内分布的三室模型

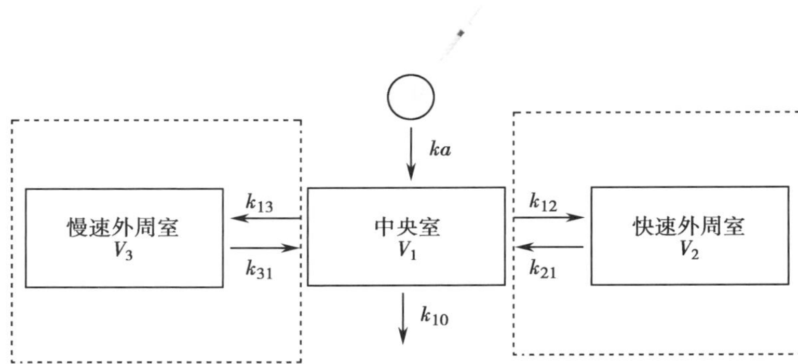

图 26-7 常见的速率常数

ka:吸收速率常数;

k_{12} 和 k_{13} :模型中药物从中央室向周边室转运的一级速率常数;

k_{21} 和 k_{31} :模型中药物从周边室向中央室转运的一级速率常数;

k_{10} :模型中药物从中央室消除的一级消除速率常数。

室模型为例,描述了常见速率常数。注意,当删除图 26-7 左侧虚框内的第三室时,药动学模型简化为二室;如同时删除左右两侧虚框内的第二、第三室,模型简化为一室。此外,常用 *ke* 表示尿液排泄速率常数,k_{10} 或 k 表示总消除速率常数。

需要说明的是,总消除速率常数反映体内的总消除情况,包括经肾排泄、胆汁排泄、生物转化以及从体内消除的一切其他可能的途径。因此 k_{10} 或 k 为各个过程的消除速率常数之和,其加和性是一个很重要的特性。

(二) 生物半衰期(biological half life time)

生物半衰期指药物在体内的量或血药浓度消除一半所需要的时间,常以 $t_{1/2}$ 表示,取“时间”为单位。生物半衰期是衡量药物从体内消除快慢的指标。该参数由测定血浆或血清浓度的衰变求得,称为表观血浆(或血清)半衰期更确切。按一级消除的药物半衰期和消除速率常数之间的关系可用下式表示:

$$t_{1/2}=\frac{0.693}{k}$$

显然,无论药物初始量或浓度,一级消除药物 $t_{1/2}$ 为常数。一般来说,代谢快、排泄快的药物 $t_{1/2}$ 短,反之则较长。$t_{1/2}$ 是线性药物的特征参数,不因药物剂型或给药方法而变。临床多用 $t_{1/2}$ 来反映药物消除快慢,是制定给药方案的主要依据之一。生理与病理情况的差异可能导致同一药物在不同个体的 $t_{1/2}$ 不同。为此,根据患者生理与病理情况下不同的 $t_{1/2}$ 制订个体化方案,对治疗浓度范围小的药物非常必要。

(三) 表观分布容积(apparent volume of distribution)

表观分布容积(V)是指药物在体内达到动态平衡时,体内药量(X)与血药浓度(C)之间相互关系的一个比例常数,即体内药物按血药浓度分布时,所需体液的总体积。单室模型药物的分布容积与体内药量 X 和血药浓度 C 之间存在下列关系:

$$V=\frac{X}{C}$$

V 是某一特定药物的特征参数,大小有确定的值,反映该药的分布特性。但其本身不代表真实的容积,因此无直接生理学意义(是表观的),主要反映药物体内分布广窄程度,单位为 L 或 $L\times kg^{-1}$。一般水溶性或极性大的药物,不易进入细胞内或脂肪组织中,血药浓度较高,表观分布容积较小;亲脂性药物在血液中浓度较低,表观分布容积通常较大,可超过体液总体积。因此,我们可以通过分布容积来了解药物在体内的分布情况。

(四) 清除率(clearance)

清除率是单位时间内从体内消除的含药血浆体积或药物表观分布容积,常用“CL”表示,又称为机体总清除率(total body clearance,TBCL),是反映血液或血浆中清除药物的速率或效率的药动学参数,单位 $L\cdot h^{-1}$ 或 $L\cdot h^{-1}\cdot kg^{-1}$。

清除率可用于与消除有关的任何组织器官。一级消除过程药物的清除率等于各消除器官清除率之和,具有加和性。例如 $CL=CL_r+CL_{nr}$,其中 CL_r 为肾清除率,CL_{nr} 为非肾清除率;如无其他清除途径,清除率等于肾清除率加肝清除率(CL_h),表示为

$CL= CL_r+ CL_h$。

清除率是 k 与 V 的乘积，而后两者均为常数，因此 CL 也是一个常数。实际上，只要药物消除速率是一级过程，CL 就是常数。

（五）浓度 - 时间曲线下面积（area under the curve，*AUC*）

AUC 是指血药浓度数据对时间作图所得的曲线下的面积。它代表体内药物的量，是评价药物吸收程度的一个重要指标，常被用于评价药物的吸收程度。

如图 26-3 右图所示，药物经血管外给药吸收后出现的血药浓度最大值称为药物峰浓度（peak concentration，C_{max}）；达到药峰浓度所需的时间为药峰时间（peak time，T_{max}），它们是反映药物体内吸收速率的两个重要指标，常用于评价制剂吸收速率的质量。与吸收速率常数相比，它们更能直观和准确地反映出药物的吸收速率，因此更具有实际意义。

（六）生物利用度（bioavailability，*F*）

生物利用度是指药物活性成分从制剂释放经吸收进入血液循环的速度和程度，是评价药物吸收的重要指标。生物利用度可以分为绝对生物利用度（F_A）和相对生物利用度（F_R），前者主要用于比较两种给药途径的吸收差异，而后者主要用于比较两种制剂的吸收差异。

$$F_A(\%)=\frac{AUC_{\text{血管外给药}}}{AUC_{\text{静脉给药}}}\times 100\%;$$

$$F_R(\%)=\frac{AUC_{\text{受试试剂}}}{AUC_{\text{参比试剂}}}\times 100\%$$

制剂的生物利用度研究主要考虑三个参数，即 C_{max}（药物峰值浓度）、T_{max}（给药后达到峰值浓度的时间）以及 *AUC*。通常用 *AUC* 反映药物的吸收程度，同一受试者，*AUC* 大，表示吸收程度大。C_{max} 和 T_{max} 的大小综合反映药物制剂的吸收、分布、代谢和排泄情况，同一受试者中，C_{max} 和 T_{max} 主要与药物制剂有关。

十、静脉给药的药代动力学分析

（一）一室模型

1. 单次注射（bolus）

（1）模型建立：简化房室模型常表达为一个闭合方框，指向方框的箭头代表药物进入其中，背离方框的箭头代表药物离开此房室。单室模型单次静脉给药后体内过程的动力学模型如图 26-8 左，无吸收过程，迅速完成分布，药物只有消除过程，且消除速度与体内该时刻的药物浓度（或药物量）成正比。

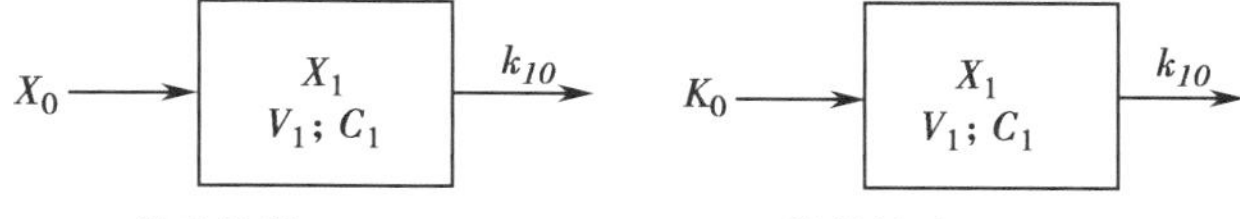

单次注射

X_0：药物剂量
X_1：t时刻体内药物量
V_1：药物分布容积
C_1：t时刻体内药物量
k_{10}：消除速率常数

持续输注

K_0：输注速度
X_1：t时刻体内药物量
V_1：药物分布容积
C_1：t时刻体内药物浓度
k_{10}：消除速率常数

图 26-8　单室模型示意图

（2）血药浓度 - 时间关系：根据以上模型，单室模型静脉注射给药后，药物的消除按一级速度进行，即：

$$-\frac{dX_1}{dt}=-k_{10}X_0 \qquad (26\text{-}4)$$

式中 dX_1/dt 表示体内药物的消除速率，k_{10} 为药物的一级消除速率常数，负号表示药量在体内逐渐衰减。应用 Laplace 变换表，得到下列函数关系式：

$$X_1=X_0 \cdot e^{-k_{10}t} \qquad (26\text{-}5)$$

临床无法测得体内药量，仅可测得血药浓度，因此，将式 26-5 两端同时除以表观分布容积 V_1，即可将体内药量随时间变化的函数关系转化为血药浓度随时间变化的函数关系：

$$C_1=C_0 \cdot e^{-k_{10}t} \qquad (26\text{-}6)$$

将上式两边取对数，使之变为：

$$\lg C_1=-\frac{k_{10}}{2.303}t+\lg C_0 \qquad (26\text{-}7)$$

式 26-6 是体内药物浓度随时间变化的指数函数表达式，其浓度 - 时间曲线为一单指数曲线；式 26-7 表明浓度对数值与时间呈直线关系，即以 $\lg C_1$ 对 t 作图，可得一条直线，其斜率为 $-k_{10}/2.303$，截距为 $\lg C_0$。

（3）基本参数求算

1）半衰期 $t_{1/2}$：根据半衰期的定义，有如下式 26-8 推导过程，

$$\lg\frac{C_0}{2}=-\frac{k_{10}}{2.303}t+\lg C_0 \Rightarrow t_{1/2}=\frac{0.693}{k} \qquad (26\text{-}8)$$

2）表观分布容积：如公式 26-9，体内药量与血药浓度之间相互关系的一个比例常数（V_1），其中 C_0 为初始浓度，可由回归直线方程的截距求得，

$$V_1=\frac{X_0}{C_0} \qquad (26\text{-}9)$$

3）曲线下面积：

$$AUC=\int_0^{\infty} \text{C}dt=\int_0^{\infty} C_0 \cdot e^{-k_{10}t}dt=C_0\int_0^{\infty} e^{-k_{10}t}$$

$$=\frac{C_0}{k_{10}}=\frac{X_0}{k_{10}V_1} \quad (26\text{-}10)$$

AUC 与 k 和 V 成反比

2. 持续输注

（1）模型建立：持续输注是经静脉以恒速方式向血管内给药的一种方式。输注期间体内药量不断增加，同时伴有药物消除，而停止输注后体内仅有药物的消除过程。因此，单室模型药物静脉输注时其体内过程包括两方面：一是药物以恒定速度 K_0 进入体内，二是体内药物以一级速率常数 k_{10} 即一级速率从体内消除。模型示意图见图 26-8 右侧。

（2）血药浓度 - 时间关系：药物输注期间，体内药量 X_1 的变化受恒定滴速 K_0 和一级速率常数 k_{10} 双重影响，变化速度是这两部分变化的代数和，而且药物体内的消除速度与当时体内药量成正比。用微分方程式可表示为：

$$\frac{dX_1}{dt}=K_0-k_{10}X_1 \quad (26\text{-}11)$$

式中，dX_1/dt 表示体内药量瞬间变化率；K_0 为滴注速率，以单位时间内输注的药量表示；k_{10} 为一级消除速率常数；X_1 表示体内当时的药量。经 Laplace 变换得：

$$X_1=\frac{K_0}{k_{10}}(1-e^{-k_{10}t}) \quad (26\text{-}12)$$

由于 $X_1=C_1V_1$，所以 V_1 中的药物浓度（C_1）可表示为：

$$C_1=\frac{K_0}{k_{10}V_1}(1-e^{-k_{10}t}) \quad (26\text{-}13)$$

该式为单室静脉输注给药时体内血药浓度 C 与时间 t 的函数关系式。

（3）稳态血药浓度（steady state plasma concentration）：单室模型药物静脉输注期间，随着药物不断滴入体内，血药浓度开始时逐渐上升，然后趋于一个恒定水平，此时的血药浓度值称为稳态血药浓度或坪浓度，用 C_{ss} 表示。由式 26-13，当 t 趋向于∞时，$e^{-k_0t}\rightarrow 0$，则 $1-e^{-k_0t}\rightarrow 1$，此时的血药浓度用 C_{ss} 来表示，则：

$$C_{ss}=\frac{K_0}{k_{10}V_1} \quad (26\text{-}14)$$

该公式为单室模型静脉输注给药时稳态血药浓度的求算公式，从公式可看出，稳态血药浓度与静滴速度 K_0 成正比，如图 26-9A。

（二）二室模型

1. 单次静脉给药

（1）模型建立：二室模型的简化表达方式同一室模型。如图 26-10 左，二室模型药物静脉单次给药后，药物进入中央室，再逐渐向外周室转运；同时外周室的部分药物从外周室返回中央室，药物在中央室与外周室之间进行着可逆性的转运。药物在中央室同时按一级速度过程消除。

（2）血药浓度 - 时间关系：

$$\frac{dX_1}{dt}=k_{21}X_2-k_{12}X_1-k_{10}X_1$$

$$\frac{dX_2}{dt}=k_{12}X_1-k_{21}X_2$$

经 Laplace 变换得：

$$X_1=\frac{X_0(\alpha-k_{21})}{\alpha-\beta}e^{-\alpha t}+\frac{X_0(k_{21}-\beta)}{\alpha-\beta}e^{-\beta t} \quad (26\text{-}15)$$

上式中，$\alpha+\beta=k_{12}+k_{21}+k_{10}$；$\alpha\beta=k_{21}k_{10}$；$\alpha$ 称为分布速度常数，β 称为消除速度常数。α 和 β 分别代表两个指数项即分布相和消除相的特征。由于中央室内的药量与血药浓度之间存在如下关系：$X_1=V_1\times C_1$。其中 V_1 为中央室的表观分布容积，将上式代入（26-15）式，得到中央室血药浓度与时间的函数表达式如下：

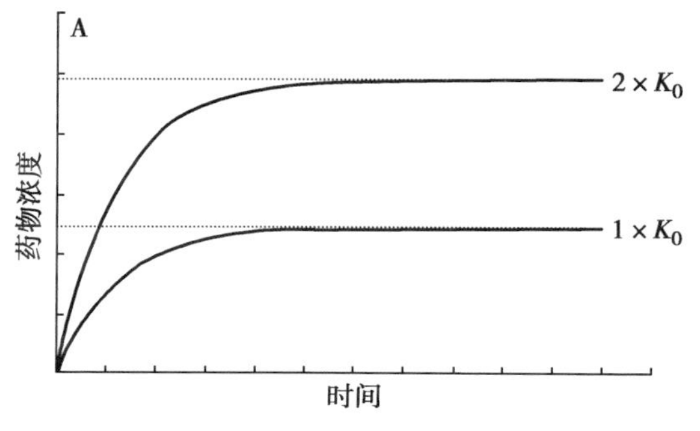

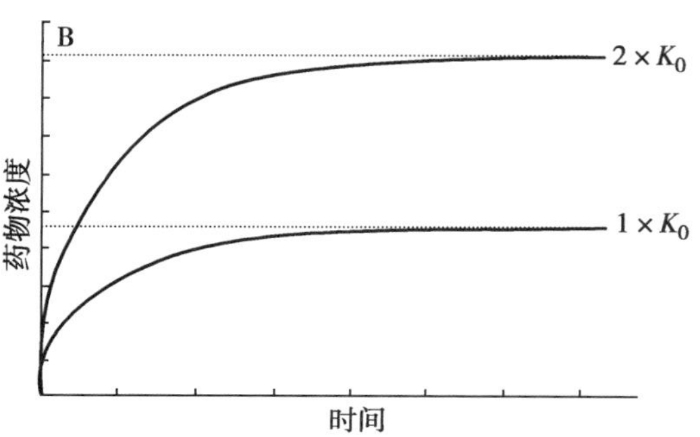

图 26-9　静脉输注时一室（A）和二室模型（B）稳态血药浓度与输注速度的关系

$$C_1=\frac{X_1(\alpha-k_{21})}{V_1(\alpha-\beta)}e^{-\alpha t}+\frac{X_1(k_{21}-\beta)}{V_1(\alpha-\beta)}e^{-\beta t}$$

上式中，设

$$A=\frac{X_1(\alpha-k_{21})}{V_1(\alpha-\beta)};B=\frac{X_1(k_{21}-\beta)}{V_1(\alpha-\beta)}$$，则有

$$C_1=A\cdot e^{-\alpha t}+B\cdot e^{-\beta t} \tag{26-16}$$

从公式 26-16 可见，若以血药浓度的对数对于时间作图，将得到一条二项指数曲线。

2. 持续输注

(1) 模型建立：二室模型药物静脉持续输注给药时，一方面药物以恒速 K_0 逐渐进入中央室，不断补充中央室的药物量；另一方面，药物同时也在中央室与外周室转运。因此，只需将静脉注射模型的给药部分改作恒速给药，即得静脉滴注给药的二室模型，如图 26-10 右侧。

(2) 血药浓度 - 时间关系：设滴注时间 t 时，中央室与外周室的药物量分别为 X_1 与 X_2，药物浓度分别为 C_1 和 C_2，表观分布容积分别为 V_1 和 V_2，则二室模型静脉滴注给药，各空间药物的转运方程为：

$$\frac{dX_1}{dt}=K_0+k_{21}X_2-(k_{12}+k_{10})X_1$$

$$\frac{dX_2}{dt}=k_{12}X_1-k_{21}X_2$$

经 Laplace 变换得：

$$C_1=\frac{K_0}{V_1k_{10}}\left(1-\frac{k_{10}-\beta}{\alpha-\beta}e^{-\alpha t}-\frac{\alpha-k_{10}}{\alpha-\beta}e^{-\beta t}\right) \tag{26-17}$$

(3) 稳态血药浓度：输注开始后血药浓度随时间的推移而增高，接近于一个恒定水平，即稳态血药浓度 C_{ss}(图 26-10B) 此时消除速度等于输入速度。求算稳态血药浓度 C_{ss} 时可令式 (26-17) 中 t→∞，则 $e^{-\alpha t}$ 及 $e^{-\beta t}$ 趋于零，得二室模型药物静脉输注给药的稳态血药浓度计算公式 26-18。由式 26-14、26-18 参考图 26-10A、B 可知，不论是一室或二室模型，稳态浓度均与输注速度 K_0 成正比，与机体总清除率 ($=V_1k_{10}$，后述) 成反比，因而清除率降低的患者，使用较低的输注速度即可获得与清除率正常患者相同的血浆浓度。

$$C_{ss}=\frac{k_{10}}{V_1k_{10}} \tag{26-18}$$

十一、效应室的概念

静脉单次注射某种药物后，根据经典药动学模型，理论上在给药后瞬间，中央室 (类似于血浆) 浓度应该最高。但临床实际观察发现，大部分药物临床效应明显滞后于血浆峰浓度。这主要是因为血浆并非药物作用部位，同时经典房室模型中也没有任何房室的药物浓度与其效应平行，因而人们提出了效应室 V_E(图 26-11) 的概念，藉以解释药物峰效应滞后于血浆峰浓度的临床现象。

(一) 效应室特点

1. 容积很小　为经典房室模型中除中央室和外周室以外的一个假想房室，其容积 V_E 通常假定为中央室容积的 1/100 000，因此，药物进出其中不影响药物的体内代谢。

2. 属一级速率过程　中央室向效应室转运的速率常数 k_{1e}，效应室消除速率常数 k_{e0}。因为药物房室间转运的速率常数比 = 房室容积比，故 V_E=1/100 000V_1，则 k_{1e}=1/100 000k_{e0}。k_{1e} 太小，因此临床更重视 k_{e0} 的作用。也因此，图 26-11 中标志 k_{e0} 的箭头指向中央室或其他方向并不重要。

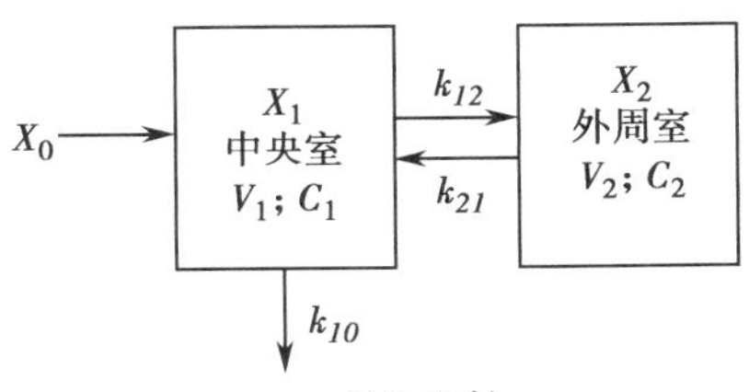

单次注射

X_0：药物剂量　X_2：t时刻外周室药物量
V_1：中央室容积　C_1：t时刻中央室药物浓度
V_2：外周室容积　C_2：t时刻外周室药物浓度
X_1：t时刻中央室药物量　k_{10}：消除速率常数
k_{12}：中央室向外周室转运速率常数　k_{21}：外周室向中央室转运速率常数

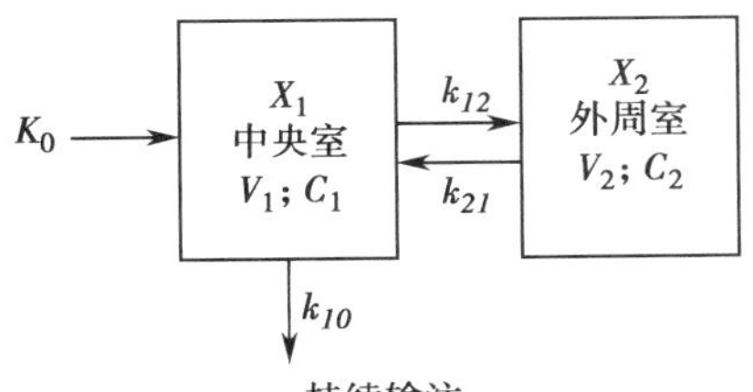

持续输注

K_0：药物输注速度　X_2：t时刻外周室药物量
V_1：中央室容积　C_1：t时刻中央室药物浓度
V_2：外周室容积　C_2：t时刻外周室药物浓度
X_1：t时刻中央室药物量　k_{10}：消除速率常数
k_{12}：中央室向外周室转运速率常数　k_{21}：外周室向中央室转运速率常数

图 26-10　二室模型示意图

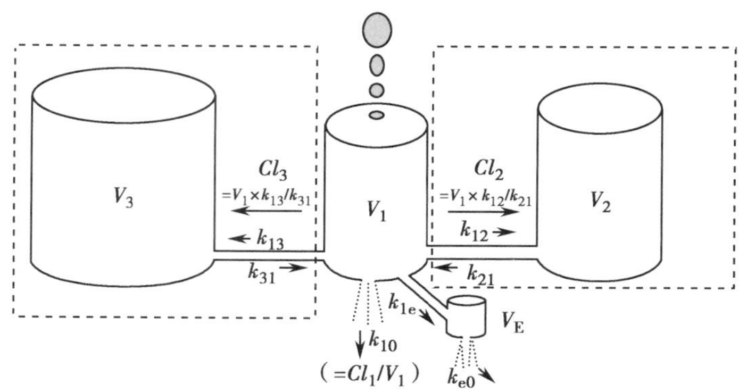

图 26-11　效应室模型及相应的药动学参数

3. 浓度不可测　效应室的提出与效应密不可分，不能脱离药物效应单纯讨论效应室。效应室为药物的作用部位，如细胞膜、受体或其他分子结构，其药物浓度以目前的技术无法测量，也没有意义。可通过测量药物血浆浓度，同时监测临床效应，建立完整的 PK/PD 得到 k_{e0}，并推算出效应室浓度。

4. 效应和模型依赖性　效应室的作用与相应药动学模型整合后能够很好地预测临床效应。一种药物可能有多种效应，对应不同的 k_{e0}，如静脉麻醉药丙泊酚，以双频指数（bispectral index，BIS）作为效应指标和以血压作为效应指标时的 k_{e0} 明显不同；不加区分地将不同研究所得的药动学模型和 k_{e0} 结合后计算效应室浓度是错误的。

（二）效应室相关概念

1. 效应室浓度计算　k_{e0} 可帮助预测效应室药物浓度，单次或连续静脉输注后，可根据药动学模型计算任意时刻 t 的中央室药物药量 $a_1(t)$ 和浓度，则效应室中药物量 $a_e(t)$ 可根据下式（欧拉法）计算：

$$a_e(t)=(k_{1e}(t)-k_{e0}(t))\Delta t+a_e(t-1)=\left(\frac{k_{e0}}{100\ 000}a_1(t)-k_{e0}a_e(t)\right)\Delta t+a_e(t-1)$$

上式中 $a_e(t-1)$ 为前一个时间间隔效应室中的药量，$a_e(t)$ 除以 1/100 000V_1 即得效应室浓度 C_e。欧拉法计算效应室浓度方法简单、易懂，计算精确度与时间间隔 Dt 的取值有关。Dt 趋近于无穷小时即等同于解析解，非常类似于单室模型持续静脉输注：

$$C_e=C_1(1-e^{-k_{e0}t})$$

2. 血浆 - 效应室平衡半衰期（$t_{1/2ke0}$）　药物效应室浓度达 50% 血浆浓度所需的时间为 $t_{1/2ke0}$=0.693/k_{e0}。单次经脉注射时，k_{e0} 越大，$t_{1/2ke0}$ 越小，药物峰效应滞后现象越不明显，反之亦然（图 26-12A）；维持血浆浓度恒定的条件下，效应室浓度达 95% 血浆浓度大约需要 4~5 个 $t_{1/2ke0}$（图 26-12B）。临床用药中如反复给药可根据 $t_{1/2ke0}$ 进行估算给药间隔时间，以避免效应室药物浓度过高。

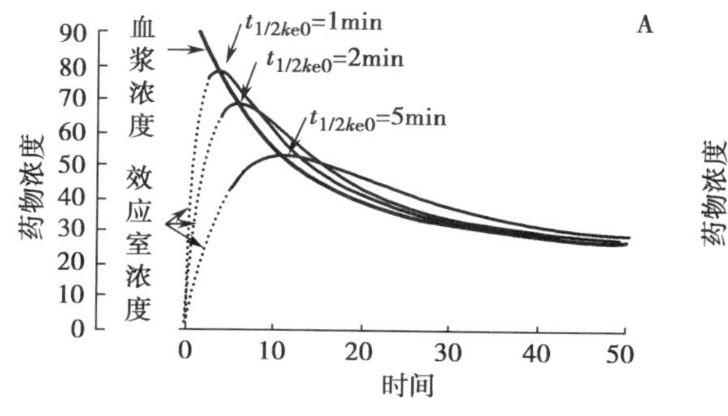

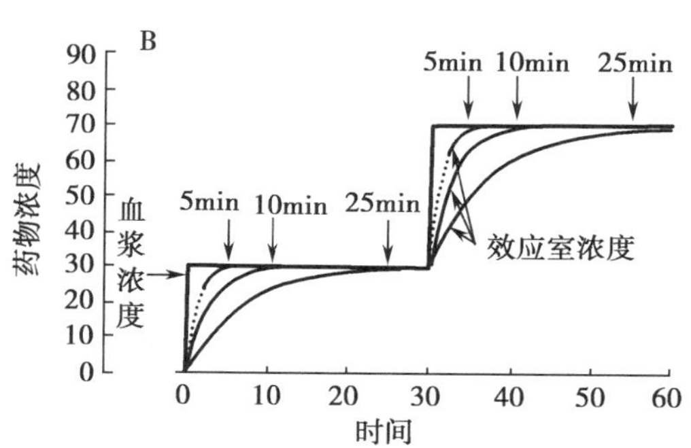

图 26-12　静脉给药后 k_{e0} 与效应室浓度及时间的关系

假定有三个动力学过程相同的药物，$t_{1/2ke0}$ 分别等于 1、2、5 分钟。A. 随着 $t_{1/2ke0}$ 的增加，效应室药物浓度达到峰浓度的时间也增加，且峰幅也减小；B. 维持血浆浓度恒定时，随着 $t_{1/2ke0}$ 的增加，效应室药物浓度与血浆药物浓度达到平衡的时间缩短。

十二、药动学的临床应用

某些治疗过程中，依据药物治疗窗实施治疗药物浓度监测已经成为现实可能，但用于临床麻醉受到诸多限制。所幸的是，静脉麻醉药的药动学研究大大改善了临床麻醉的可操作性、预测性，以及某些实验方法的合理设计。

（一）判断药物临床效应

药物在效应室浓度达到峰值（最大）时，相应的药物效应也应该最大；效应室浓度可用已知的 k_{e0} 计算并推测单次注射后的峰效应室浓度时间。临床麻醉诱导通常的给药方式是静脉单次注射。例如，根据芬太尼药动学模型和 k_{e0}，单次注射后峰效应室浓度时间是 3.2~3.7 分钟，此时应是气管内插管的最佳时机。提前或过分延迟，效应室浓度未达峰值或已经下降，则可能出现镇痛不足而致插管后血压剧烈升高和下降。实际上临床常用的静脉麻醉药、镇痛药的峰效应时间略有差异，设计合理的给药方案是维持平稳麻醉诱导的重要前提。

麻醉维持通常采用持续输注或靶控输注的方式给药。例如，靶控输注血药浓度时，血药浓度迅速达设定值，而效应室浓度则以半衰期 $t_{1/2ke0}$ 逐步趋近于血药浓度，达到 95% 血药浓度值大约需 4~5 个 $t_{1/2ke0}$（见图 26-12B）。这提示，为获得并判断稳定的药物浓度产生的效应，需要等待充分的时间，而不应盲目过量增加设定的药物浓度。

表 26-1 列出了常用麻醉药单次或靶控血药浓度输注时正确评定峰效应的时间，有助于制定实验方案和解释某些临床现象。特别是临床麻醉诱导，权衡不同药物的效应室浓度达峰时间，是设计、优化麻醉诱导的基础。

表 26-1 常用静脉麻醉药血药浓度和效应室浓度的关系 *

药物	k_{e0}（min^{-1}）	单次注射达峰时间（min）	靶控血药浓度	
			95% 平衡时间 **	99% 平衡时间 **
丙泊酚	0.291	3.7~4.5	10	14.5
咪达唑仑	0.124	7~15.8	23.5	34
硫喷妥钠	0.460	2.2~4.0	6.3	9.2
依托咪酯	0.480	1.8	6.2	8.8
芬太尼	0.147，0.149	3.2~3.7	19.5~19.8	28.3~28.7
舒芬太尼	0.227	3.7~4.8	12.8	18.7
阿芬太尼	0.770	1.3~2.7	3.8	5.5
瑞芬太尼	0.516，0.530	1.5~1.8	5.5~5.7	8.0~8.2

注：* 部分 k_{e0} 和药动学模型非来源于同一研究，估计的峰效应可能与临床不一致，实际上以此评价峰效应室浓度和效应并不正确，但有助于概念理解和临床研究设计；** 效应室浓度达血药浓度的 95% 和 99% 时间。

（二）设计临床给药方案

1. 计算负荷剂量　对于一室模型药物，单次给药方案非常简单，将目标浓度（C_T）与其容积 V_1 相乘即可，即剂量 $=C_T' V_1$；但对于多室模型药物，单次注射后效应室浓度达峰前，药物在体内存在再分布和消除，根据 V_1 计算的药物剂量太小；如果使用 Vdss（$=V_1+V_2+V_3$）又太大。

计算负荷剂量的方法如下。图 26-13 示多数药物在临床用量范围内表现为线性，单次给药后效应室峰浓度与起始血浆峰浓度比例恒定，芬太尼、阿芬太尼和舒芬太尼的比例分别是 17%、37% 和 20%。且达峰时效应室浓度等于血浆浓度，因此，如果知道峰效应时药物分布容积 $V_{峰效应}$，即可按下式计算负荷剂量：

$$剂量 =C_T \times V_{峰效应}$$

由于药物达到峰效应的过程中，体内消除持续进行，因而 $V_{峰效应}$ 也是一个理论上的容积，可依据效应室峰浓度与起始血浆峰浓度的比值确定 $V_{峰效应}$ 并计算负荷剂量：

$$V_{峰效应}=V_1 \times \frac{C_{血浆，起始}}{C_{血浆，峰效应}}$$

表 26-2 为常用麻醉药 $V_{峰效应}$ 值及单次注射后效应达峰时间，后者也是临床单次用药后峰效应时间。如芬太尼的 $V_{峰效应}$ 为 75L，如欲达到 4.0mg/L

的峰效应室浓度，所需剂量为 300mg。

表 26-2　计算单次给药剂量的 $V_{峰效应}$

药物	$V_{峰效应}$(L)
芬太尼	75
阿芬太尼	5.9
舒芬太尼	89
丙泊酚	24

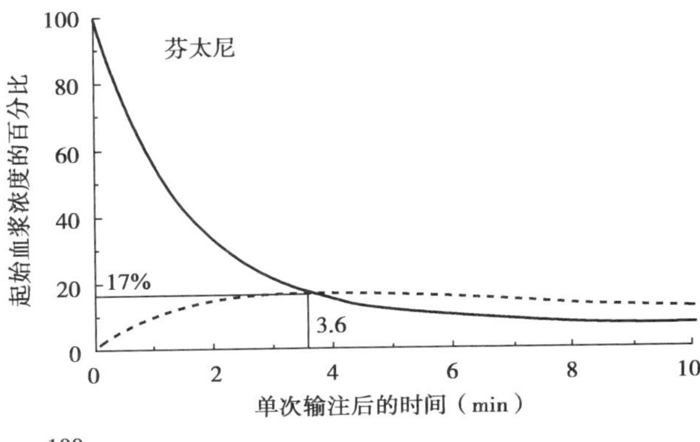

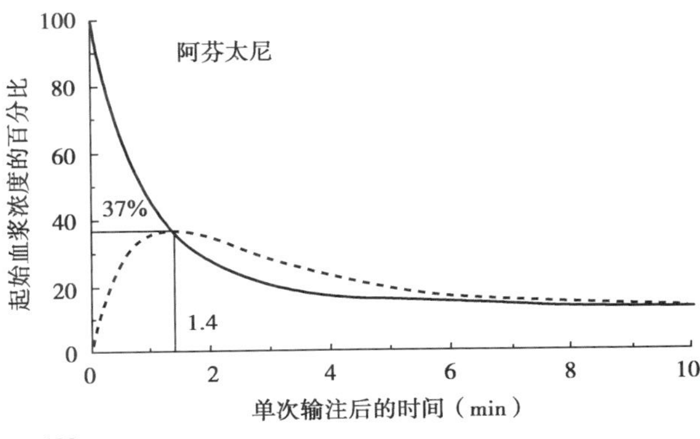

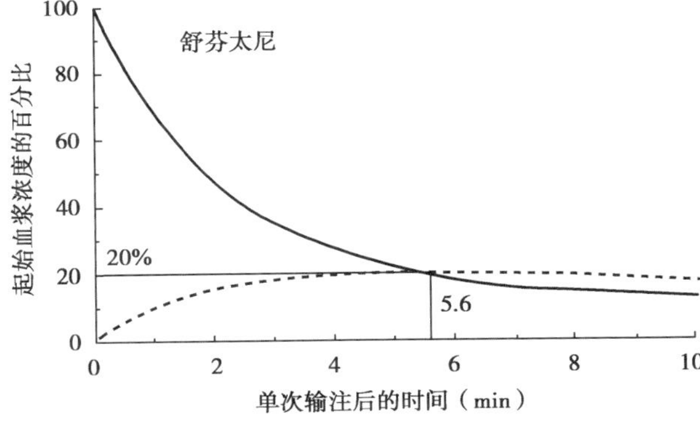

图 26-13　阿片类药物血浆浓度和效应室浓度的变化

2. 持续给药方案　单次给药获得目标效应室浓度和希望的药理效应后，需要进一步维持效应室浓度以维持药物效应，为此，应在药效达峰时立刻开始输注给药。药物达到峰效应后瞬间，血药浓度等于效应室浓度，此时及以后，为维持药物效应，输入的药物量应足以维持峰血药（或峰效应室）浓度。对于一室模型药物，维持给药的滴注速率 = $C_T \times CL$ 即可，即药物进入体内的量等于排出量。多室模型药物进入外周组织的同时也从人体排出，输入药物的量必须与此匹配。进入组织的药物分布速率随组织浓度和血药浓度趋于平衡而变化。但外周组织的浓度与血药浓度达到平衡需数小时之久，只有平衡后上述维持给药的滴注速率 = $C_T \times CL$ 才适用，在此之前维持速率 $C_T \times CL$ 显然太慢。

图 26-14 左是维持芬太尼（配药浓度 50mg/ml）效应室浓度 1.5ng/ml 所需的输注速率。基于目标浓度和 $V_{峰效应}$单次给药 112.5mg 后即刻的输注速率为 0，效应室浓度达峰时（约 4 分钟）开始输注。起初速率较快约 7ml/h，随后逐渐递减。首剂后 30 分钟，滴注速率约 4ml/h。少数麻醉科医师在临床工作中根据具体情况调整给药剂量及滴注速率，但这需要有相当丰富的给药经验。最简单的办法是持续向下调整给药速率，防止给药过量，但精确度较差。也可从列线图 26-14 右侧获得速率。根据临床具体情况调整给药速率的频率和时间，简单实用。

例如，欲维持芬太尼浓度 1.5ng/ml，负荷剂量后可按照下列方案给药：15 分钟内 4.5mg/（kg·h），约 30 分钟给予 3.6mg/（kg·h），约 60 分钟给予 2.7mg/（kg·h），约 120 分钟给予 2.1mg/（kg·h），约 180 分钟给予 1.5mg/（kg·h）。

3. 靶控输注　靶控输注（target controlled infusion，TCI）技术是药动学理论与计算机技术相结合而产生的给药方法，能快速达到并维持设定的血药或效应部位药物浓度，并根据临床需要随时调整给药。TCI 系统的组成包括输注泵、控制输注泵运转的程序以及发生错误时关闭系统的安全机制等。

（1）TCI 原理：靶控血浆浓度输注即是维持中央室浓度恒定于预设 C_T，因为 $C_T'V_1=D$，也即维持中央室药量 D 恒定——此即 TCI 的理论基础。尽管前述药动学计算方法涉及数理统计、计算机等繁琐知识，但药动学知识应用于靶控输注的方法却非常简单。以下简单介绍靶控血浆浓度时药物输注速度的计算。

1）前提假设：假设 TCI 系统内嵌药动学模型如图 26-12，参数见表 26-3 脚注，DT 设定为 10 秒，药物配制浓度为 10mg/ml，输注泵最大速度为 1 200ml/h=200mg/min。由于 K_{10}、K_{12} 和 K_{13} 都是药物离开中央室的速率常数，统称为 $K_{out}=K_{10}+K_{12}+K_{13}$。

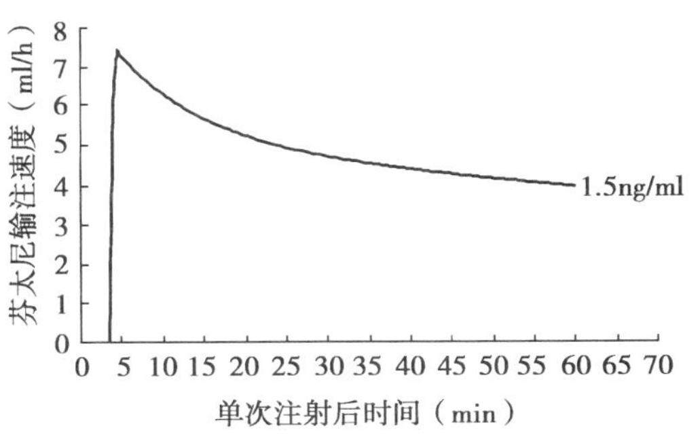

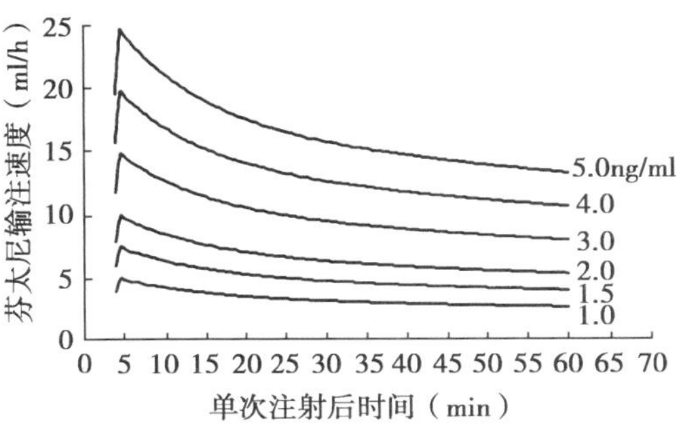

图 26-14 维持芬太尼不同浓度所需输注速度

表 26-3 靶控血药时输注速度计算方法

时间(分)	房室间药量(mg)			输注速度(ml/h)	中央室浓度(mg/ml)
	中央室	外周室 1	外周室 2		
0.00	0.00	0.00	0.00	1 200	0.00
0.17	33.33	0.00	0.00	1 080	3.33
0.33	60.00	1.67	0.56	214.5	6.00
0.50	60.00	4.63	1.55	211.7	6.00
0.67	60.00	7.51	2.55	209.1	6.00
0.83	60.00	10.32	3.55	206.5	6.00
1.00	60.00	13.06	4.54	204	6.00
¼	¼	¼	¼	¼	¼

注：1. 假定：V_1=10L，k_{10}=0.2/min，k_{12}=0.3/min，k_{21}=0.15/min，k_{13}=0.1/min，k_{31}=0.01/min；2.DT=10 秒，为保持与速率常数单位一致将其折换成 10/60 分钟；3. 药物浓度 10mg/ml；4. 输注泵最大输注速度 1 200ml/h；5. 因为有效数字取舍，计算结果可能略有差异。

2）输注速度计算：假设某一时刻 V_1、V_2 和 V_3 中的药物分别为 a_1、a_2 和 a_3，一个 DT 前药量分别是 a_{1T}、a_{2T} 和 a_{3T}，任意时刻各房室间的药量可通过下列公式计算：

$$a_1=a_{1T}+(a_{2T}'k_{21}+a_{3T}'k_{31}-a_{1T}'k_{out}+R)'DT$$

$$a_2=a_{2T}+(a_{1T}'k_{12}-a_{2T}'k_{21})'DT$$

$$a_3=a_{3T}+(a_{1T}'k_{13}-a_{3T}'k_{31})'DT$$

开始 TCI 时（时间 0 分钟，表 26-3），$a_1=a_2=a_3=$ 0mg，一个 DT 前的药量也都是 0mg。目标血药浓度 6mg/ml，也即中央室药量迅速达到 60mg（=6mg/ml′10L）。

10 秒（0.17 分钟）后，各房室药量：

$$a_1=0+(0'0.15+0'0.01-0'0.6+200)'(10/60)=33.33mg$$

$$a_2=0+(0'0.3-0'0.15)'(10/60)=0mg$$

$$a_3=0+(0'0.1-0'0.01)'(10/60)=0mg$$

中央室药量 33.33mg，浓度 3.33mg/ml。下一个 10 秒离开 V_1 的药量（离开中央室的药量－回到中央室的药量）是：[$a_1'k_{out}-(a_2'k_{21}+a_3'k_{31})$]′DT=[33.33′0.6−(0′0.15+0′0.01)]′(10/60)=3.33mg。我们的目标是 V_1 中的药量达到 60mg，则下一个 10 秒内需要输入的药量是 60−(33.33−3.33)=30mg。将 30mg 药物在 10 秒内输入，输注速度 R = 30mg/10 秒 = 1 080ml/ 小时；

0.33 分钟后，各房室药量：

$$a_1=33.33+(0'0.15+0'0.01-33.33'0.6+180)'(10/60)=60mg$$

$$a_2=0+(33.33'0.3-0'0.15)'(10/60)=1.67mg$$

$$a_3=0+(33.33'0.1-0'0.01)'(10/60)=0.56mg$$

中央室药量为 60mg，浓度 6mg/ml。下一个 10 秒离开 V_1 的药量是[$a_1'k_{out}-(a_2'k_{21}+a_3'k_{31})$]′Dt=[60′0.6−(1.67′0.15 + 0.56′0.01)]′(10/60) = 5.96mg。将 5.96mg 在 10 秒内输入，维持中央室药量为 60mg，输注速度 R = 5.96mg/10s=214.5ml/h。

以此类推，可计算任意时刻维持血药浓度所需要的药物剂量和输注速度。靶控效应室浓度的输注方法略微复杂，但计算方法类似。

（2）TCI 系统的特点：由上述计算可知，速度计算的根本在于药动学参数，但后者存在巨大的个体间变异性，因此，靶控浓度与实测浓度完全匹配是不可能的。

此外还需注意：① DT 取值范围 5~30 秒。因输注泵不可能瞬时改变速度，虽然理论上 DT 越小越好，但事实并非如此。②输注泵的精确度也有很大影响。③并非所有药物均适合 TCI。例如芬太尼半衰期、效应消除耗时很长，必须 TCI 时建议手术结束前 2 小时停止输注。④ TCI 计算的前提是体内没有该药，如果 TCI 前已经人工注入负荷量，再施以 TCI 时则会导致系统预测浓度与实测浓度产生巨大差异。同样，如输注过程中导管脱落，系统依然会认为药物已经注入体内，也会导致预测浓度与实测浓度巨大差异。⑤由于效应滞后于血药浓度，靶控血药浓度达峰时，药物效应室浓度（和药理效应）并未达峰，因此，须等待足够的时间施行有创操作以保证药物疗效。表 26-1 是常用麻醉药单次注射和靶控输注时效应达峰的时间。

(3) TCI 系统性能分析：根据药动学模型设定的靶控输注程序，系统预测性能的高低取决于药动学与患者本身药动学参数切合度。但临床药动学模型不可能适合于所有患者，完全吻合是一种不可能的事件。因此，判断 TCI 系统性能需了解准确性（accuracy）和精确度（precision）两个概念。

准确性意指当以预测浓度作为参照时，实测浓度 - 预测浓度之差的和偏离零的程度。偏离越小，准确性越高。但实测浓度可能高于也可能低于预测浓度，此时所有实测浓度 - 目标浓度误差之和可能为零，依据定义准确性较高，但实际并不能为临床接受，这种情况下不能依据药物浓度调节麻醉深度。

而精确度则意指实测浓度偏离其本身均值的大小，此时实际测定的血药浓度可能远远偏离预测浓度，但实测值彼此之间差异较小，这种情况下，尽管模型预测的准确性较差，但可通过调节目标浓度调节麻醉深度，显然具有较大的临床应用价值。如果系统既不准确也不精确，则没有任何临床应用价值。

TCI 系统输注精度：输注期间取样分析血药浓度，比较实测浓度与预测浓度，执行误差（the percent performance error，PE%）应小于 ±30%，不得超过 ±50%~60%。执行百分误的计算：PE%=［（实测 – 预测）/ 预测］×100%。输注偏差以执行误差绝对值的中位数表示（the median absolute value of percent performance error，MAVPE）。

第二节　药物效应动力学

药动学简单说来就是药物的浓度（剂量）与时间之间的关系，以及影响药物吸收、分布、代谢和排泄的相关机制和影响因素。但是与麻醉科医师临床工作联系更加密切的是药物的效应，比如肌肉松弛药导致肌肉松弛，阿片类药减轻痛感，丙泊酚的镇静作用等。药效学就是研究药物浓度（剂量）和药物效应之间关系的学科。本节将首先讨论药物的基本作用、麻醉药物的不良反应、麻醉药的效能和效价强度，随后讨论药物的作用机制及影响药物作用的因素，最后讨论药效学建模以及药效学的临床应用。

一、药物的基本作用

药物作用（drug action）是指药物对机体所产生的初始作用，是动因，是分子反应机制。药物效应（drug effect）指初始作用所引起的机体功能和 / 或形态改变，是继发的。例如，肾上腺素对支气管平滑肌的初始作用是激动支气管平滑肌细胞膜上的 β_2 受体，并引起一系列生理、生化反应。其效应则是使支气管平滑肌松弛。但习惯上，药物作用与药物效应两者常互相通用。

（一）兴奋作用和抑制作用

任何药物都不能使机体产生新的作用，只能使机体原有活动的功能水平发生改变。使原有功能提高的称为兴奋（excitation）、亢进（augmentation），功能降低的称为抑制（inhibition）、麻痹（paralysis）。过度兴奋转入衰竭（failure），是另外一种性质的抑制。

（二）药物作用的选择性（selectivity）

指同一剂量的某一药物对不同的组织器官引起不同的反应（兴奋或抑制，强度亦可不同）。

1. 机制　药物作用的选择性机制多种多样，如药物在体内分布不匀；与不同的组织、受体、受体亚型亲和力不同；各组织器官结构不同、生化过程有差异等。

2. 特点 药物作用的选择性是相对的，有的药物选择性较高，有的药物则选择性较低。同一药物剂量小时往往选择性较高，剂量增大后则选择性降低。如主要兴奋大脑皮质的咖啡因剂量增大时可兴奋皮质下中枢和脊髓。

3. 意义 通常选择性高的药物针对性强，是研制新药的主要方向。但少数情况下，选择性低的药物如广谱抗菌药、广谱抗心律失常药在应用上也具有优势。

（三）局部作用和全身作用

依据药物作用部位可分为局部作用（local action）和全身作用（general action）两种。局部作用指药物被吸收进入血液之前对其所接触组织的直接作用，如利多卡因的局部麻醉作用；全身作用指药物进入血液循环后，分布到全身各部位引起的作用，也称吸收作用或系统作用（systematic action），如注射依托咪酯产生的全身麻醉作用。

二、麻醉药物的不良反应

药物作用具有二重性（dualism）。凡符合用药目的、达到防治疾病效果的称为治疗作用（therapeutic action）；凡不符合用药目的，甚或引起不利于患者的反应称为不良反应（untoward reaction）。显然，区分标准为是否符合用药目的。不良反应又可分为不良反应、毒性作用、后遗效应、停药反应、特异质反应、变态反应、“三致”作用等。

（一）不良反应（side reaction）

又称副作用，是药物在治疗剂量时出现的与治疗目的无关的，给患者带来不适、但多数可自行恢复的功能性变化，系药物选择性不高、作用广泛所致。利用药物的某一药理作用当做治疗作用时，其他药理作用就成为与治疗目的无关的副作用。如阿托品可阻断多部位的M胆碱受体，产生扩瞳、心率加快、抑制腺体分泌和松弛平滑肌等多种效应。当阿托品用于缓解内脏绞痛时，其松弛平滑肌的作用符合用药目的，是治疗作用，而其他如抑制腺体分泌可致的口干等作用因不符合用药目的，是不良反应。但当阿托品用做麻醉前给药以预防呼吸道并发症时，其抑制腺体分泌的作用是治疗作用，而其他作用为不良反应，如松弛平滑肌所致的腹胀等。所以，不良反应随着用药目的改变而改变。不良反应是药物本身所固有的，是在常用剂量下发生的，可以预知并可设法纠正。如某些吸入麻醉药可刺激呼吸道腺体分泌，可合用抗胆碱能药物进行预防。

局部刺激性也是不良反应的一种，不论何种给药途径（口服、吸入、注射等）均可产生，主要由药物制剂本身的理化性质引起。例如口服药物刺激胃肠道黏膜可引起恶心、呕吐、腹痛、溃疡、出血等。异氟烷合地氟烷亦对呼吸道有一定的刺激性，可能引起呼吸道分泌物增加，麻醉前给予阿托品可减少腺体分泌；恩氟烷、氟烷、七氟烷和氧化亚氮对呼吸道无明显刺激性。

刺激性强的药物（如静脉麻醉药硫喷妥钠）肌内注射时可引起疼痛、硬结和坏死，故应少用，必须应用时需深部注射；静脉注射时可引起局部疼痛、静脉炎，漏出血管外可造成组织坏死，一旦发生，应立即停药，局部热敷并给普鲁卡因封闭；若误入动脉，可引起动脉强烈收缩、肢体和指端剧痛、皮肤苍白、脉搏消失，此时应立即从动脉注入血管扩张药（利多卡因、罂粟碱等）或作臂丛阻滞，以解除动脉痉挛。若处理不当，可造成肢体坏死。

（二）毒性反应（toxic reaction）

毒性反应主要由药物剂量过大或用药时间过长引起。规定剂量范围内使用时也可由于机体对药物的敏感性增高（高敏性，hyperreactivity）引起毒性反应。毒性反应通常比不良反应严重，但是可以预知和避免。如所有挥发性麻醉药都可因吸入浓度过高导致血压下降。恩氟烷吸入浓度过高时还可引起惊厥性脑电活动和肢体抽搐等。氯胺酮呼吸抑制轻微，但超量使用时，也可引起严重的呼吸抑制。

毒性反应中，因剂量过大而迅速发生者，称为急性毒性（acute toxicity）；因长期用药而逐渐发生者，称为慢性毒性反应（chronic toxicity）或长期毒性。

致突变（mutagenesis）、致畸胎（teratogenesis）和致癌（carcinogenesis）作用统称为“三致”作用，属于特殊的慢性毒性反应，是药物损伤细胞遗传物质引起的，是评价药物安全性的重要指标。药物损伤DNA、干扰DNA复制所引起的基因变异或染色体畸变称致突变作用，引起此变异的物质称为致突变原。基因突变发生于胚胎生长细胞可致畸胎，发生于一般组织细胞可致癌。药物通过妊娠母体进入胚胎，干扰正常胚胎发育，导致胎儿发生永久性形态结构异常的作用称为致畸作用。具有致畸作用的物质称为致畸因子或致畸原，临床麻醉围手术期常用药物如阿司匹林、苯二氮䓬类药物、华法林、苯妥英钠等均有一定的致畸作用。妊娠第三周至第三月末是胎儿器官的分化形成期，最易造成畸胎，此期最好不要用药。药物造成 DNA 或染色体损伤，使抑癌基因失活或原癌基因激活，导致正常细胞转化为肿瘤细胞的作用称为致癌作用。具有致癌作用的物质称为致癌因子。砷化合物、氯霉素、环磷酰胺等均有一定致癌作用。具有致突变作用的药物同样具有致癌和致畸作用，例如抗肿瘤药物烷化剂。

3

（三）后遗效应（residual effect，after effect）

停药后血浆中的药物浓度已降至阈浓度（最低有效浓度）以下，残存的药理效应称为后遗效应。如睡前服用长效巴比妥类药物苯巴比妥后，次晨仍感头晕、头痛、乏力、困倦、嗜睡等，被称为“宿醉”现象，便是后遗效应的一种。后遗效应也可能比较持久，如长期应用肾上腺皮质激素，由于其对腺垂体的负反馈抑制作用引起肾上腺皮质萎缩，一旦停药后，肾上腺皮质功能低下，数月内难以恢复。硫喷妥钠静脉注射后 10~20 秒便可使意识消失。由于该药迅速由脑“再分布”到肌肉、脂肪等组织，15~20 分钟便可出现初醒。但醒后仍有“宿醉”现象，这就是后遗效应，系因硫喷妥钠由肌肉、脂肪组织缓慢释放到血液所致。

（四）继发反应（secondary reaction）

由药物的治疗作用（符合用药目的）所引起的直接不良后果（不符合用药目的）称为继发反应或治疗矛盾（therapeutic paradox）。例如长期应用广谱抗生素时，由于改变了肠道正常菌群，敏感细菌被消灭，不敏感的细菌如葡萄球菌或真菌大量繁殖，导致葡萄球菌肠炎（假膜性肠炎）或念珠菌病（菌群交替症）等继发性感染。

（五）变态反应（allergic reaction）

变态反应又称超敏反应（hypersensitivity），指药物引起的病理学免疫反应，即机体受抗原刺激时出现的免疫应答导致的组织损伤或功能紊乱。变态反应按发生机制一般可分为四型。其中，Ⅰ型变态反应（速发型）也称过敏反应（hypersensitive reaction），其反应类型、性质和严重程度与药物原有效应及剂量无明显关系，药物本身、药物的代谢产物、制剂中的杂质或辅剂均可成为变态原（allergen），即能引起变态反应的抗原。大分子多肽、蛋白质类药物可直接具有抗原性，小分子药物可能作为半抗原与体内蛋白质结合形成抗原。

药物变态反应特点：①过敏体质易发生；②首次用药很少发生，需在第一次接触药物 7~14 天（敏化过程或致敏过程）后，第二次或多次用药后出现。但有少数人第一次用药即可出现，可能存在隐匿性敏化过程；③已致敏者其过敏性可能消退，多数可能保持终身；④结构相似的药物可有交叉过敏反应；⑤皮肤敏感试验可呈假阳性或假阴性。

变态反应的表现各药不同，各人也不同，形式多样，严重程度不一。轻者有皮疹、发热、血管神经性水肿，重者有哮喘、血清病样反应、造血系统抑制和肝肾功能损害，最严重的表现是过敏性休克，以青霉素较为常见。值得一提的是，几乎所有的药物、包括一些抗过敏药都可能引起变态反应。有些变态反应可能在以前多次用过该药均无明显不良反应。

变态反应的防治原则是：①询问药物过敏史，避免使用可疑药物；②皮肤敏感试验；③严密观察患者，警惕过敏先兆；④做好抢救过敏性休克的准备。防治药物的作用在于：①脱敏；②阻止活性介质释放；③对抗活性介质作用；④改善效应器官的反应性。

（六）类过敏反应（anaphylactoid reaction）

类过敏反应也称为过敏样反应，指不需预先接触抗原，无敏化过程，也无抗体参与，可能与药物直接促使组胺释放有关。某些静脉麻醉药、局部麻醉药、肌松药和麻醉性镇痛药均可直接促使肥大细胞和嗜碱性粒细胞释放组胺；有些药物则通过补体旁路系统激活 C3，释放介质；还有些药物（右旋糖酐等）因注射速度过快或与其他药物混合使蛋白质与循环中某些免疫球蛋白（IgM 或 IgG）发生沉淀。类过敏反应的临床表现与变态反应相似。

（七）特异质反应（idiosyncratic reaction）

机体对某些药物产生的遗传性异常反应称为特异质反应。目前认为特异质反应指少数遗传缺陷者，因为特定的生化（蛋白质、酶）功能的缺损，而对药物反应异常（通常是特别敏感）。这种反应不是变态反应，不需要预先敏化过程，无免疫机制参与。如遗传性血浆胆碱酯酶缺陷者，常规剂量的氯琥珀胆碱就可引起长时间呼吸麻痹。葡萄糖 -6- 磷酸脱氢酶缺乏者，接受伯氨喹、奎宁、氯霉素、磺胺类或维生素 K 治疗时，易发生溶血现象。

（八）耐受性(tolerance)和耐药性(resistance)

与高敏性相反，机体对药物的敏感性或反应性降低称为耐受性。耐药性则指病原体或肿瘤细胞对治疗药物的敏感性或反应性降低。耐受性与耐药性二词意义相似而所指对象不同。

耐受性有先天的和后天获得的两种。先天耐受多与遗传有关，第一次用药即可出现，属于个体差异（individual variability）。后天获得性是在反复多次用药后发生的，增加剂量可达到原有效应，停药后机体对药物的敏感性或反应性可逐渐恢复到原有水平。其中，短期内反复用药数次即产生耐受性的称为快速耐受性（tachyphylaxis），如麻黄碱、垂体加压素和硝酸酯类药物。

耐受性非常普遍。机体在长期生物进化过程中获得了强大的适应能力，能对药物多次刺激发生适应性变化，很多药物反复使用后均可产生耐受性，只是产生速度与强度不等。麻醉药氯胺酮即较易产生耐受性，与连续使用后神经组织对其产生适应性以及酶诱导作用有关，即氯胺酮经肝微粒酶进行生物转化，同时又是此酶的诱导剂，增加酶的降解活力进而加速氯胺酮的代谢、产生耐受性。

（九）药物依赖性（drug dependence）

药物依赖性是反复用药(具有依赖性潜力的药物)引起的机体对该药心理和/或生理的依赖状态，表现出渴望继续用药的行为和其他反应，以追求精神满足和避免不适。分为躯体依赖性(physical dependence）和精神依赖性（psychic dependence））两种。

精神依赖性俗称“心瘾”，指药物可使人产生一种愉快、满意的感觉，并在精神上驱使人们具有一种继续用药的欲望，以获得满足感，停药后，不出现躯体戒断症状。精神的欣快给人留下的记忆和渴求非常强烈，精神依赖性非常顽固，难以消除，是戒毒者复吸的主要原因，也是当前治疗的难点和方向。

躯体依赖性是由于多次用药造成的机体对药物的适应和依赖状态，一旦停药，机体即出现严重的生理功能紊乱(即戒断综合征)，甚至可危及生命。患者非常痛苦，难以忍受，可能有自残、自杀行为，因惧怕戒断症状而继续用药。

（十）停药反应（withdrawal reaction）

长期使用某些药物突然停药使原有疾病症状迅速重现或加重的现象称为停药反应或反跳现象（rebound）。例如长期使用β受体阻滞药治疗高血压或冠心病，一旦突然停药就会出现血压升高或心绞痛发作。苯二氮䓬类和糖皮质激素类药物也可引起停药反应。

为避免停药反应，结束治疗时应逐渐减量后停药，或在减量同时加用有类似治疗作用的其他药物。一旦出现停药反应，需要重新开始治疗。

三、药物作用的构效、时效和量效关系

（一）构效关系

药物的化学结构与其效应的关系称为构效关系（structure activity relationship，SAR）。药物作用的特异性取决于化学反应的专一性，后者取决于药物的化学结构，包括基本骨架、活性基团、侧链长短、立体构型、旋光性、手性等。多数药物的左旋体药理活性较强，而右旋体较弱或全无；但也有少数药物的右旋体作用强，如右旋糖酐、右旋筒箭毒碱等。同类药物往往有相同的基本骨架，若其他结构稍有变化，便可有强度上或性质上（后者如同一受体的激动药和阻断药）的改变。但也有部分药物如全身麻醉药的作用与其结构关系不大。了解药物的构效关系不仅有助于了解药物的作用机制，也利于药物开发。

（二）时效关系

药物效应与时间的关系称为时效关系（time-effect relationship）。药物效应常随着时间变化，从给药到开始出现效应的一段时间成为潜伏期（latent period），主要反映药物的吸收、分布过程和起效的快慢。静脉注射时无吸收过程，但可能有潜伏期。根据潜伏期可将药物分成(超）速效、中效、慢效药。从开始起效到效应消失称为持续期（persistent period），反映了药物作用维持时间的长短。根据持续期可将药物分为（超）短效、中效、长效药。

机体“生物钟”对药物效应的影响属于时间药理学（chronopharmacology）研究范畴。时间药理学是研究药物与机体生物节律（biological rhythm）间相互关系的科学，是时间生物学（chronobiology）与药理学的交叉学科。生物节律对药物的药动学和药效学均有影响，药物也可影响生物节律。如镇痛药曲马多（tramadol）对小鼠的急性死亡率、镇痛作用及药动学均存在昼夜节律性。了解时间药理学对制订合理的治疗方案、选择最佳给药时机、发挥最大疗效和减少不良反应均有重要意义（图26-15）。

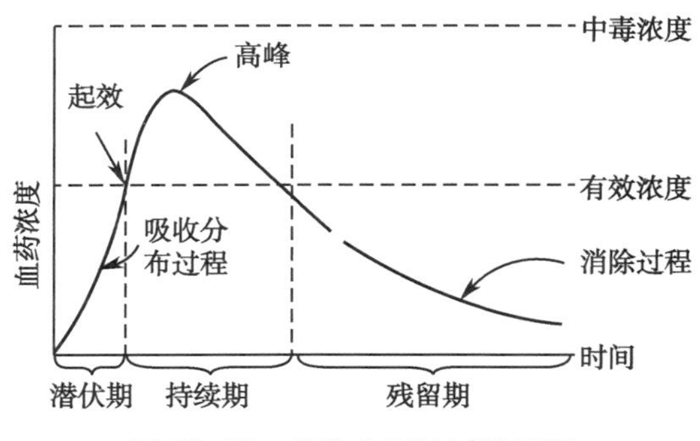

图 26-15　药物作用的时效关系

3

（三）量效关系

药物剂量与其效应的关系称为量效关系(dose-effect relationship)。不同的药物有不同的量效关系，量效曲线也多种多样。但一般说来，在一定的范围内，药物效应随剂量的增大而增强（但并非成正比）。若剂量继续增大到一定限度，效应可不再增强甚至减弱，而不良反应往往加重。因此，不能为提高疗效而任意加大剂量。

药理效应分为量反应(graded response)和质反应(quantal response)两种。量反应指效应强弱呈连续增减的变化，可用具体数量或最大反应的百分率表示，如血压升降、平滑肌舒缩、细胞数增减等，其研究对象为单一的生物单位。质反应以阳性或阴性、全或无的方式表现，如生与死、睡与醒、惊厥与否等，其研究对象为一个群体。

能引起药理效应的最小剂量（浓度）称为最小有效量或阈剂量(threshold dose)，高于此剂量的依次称为治疗量（常用量）、极量、最小中毒量和最小致死量。极量(maximal dose)是药典规定的最大用量，超过极量用药引起医疗事故者应负法律责任。

半数有效量(median effective dose，ED_{50})指药物引起半数实验动物发生阳性反应（质反应）的剂量。若以死亡作为阳性反应的指标，则为半数致死量(median　lethal dose，LD_{50})。ED_{50}表示药物作用强度的大小，LD_{50}表示药物毒性的大小，两者测定原理、计算方法相同。药物的治疗指数(therapeutic index，TI)等于两者的比值，即 $TI = LD_{50}/ED_{50}$，表示对半数动物有效的剂量增大多少倍可引起半数动物死亡，是评价药物安全性的重要指标。TI越大，药物越安全。但以治疗指数评价药物的安全性还不够，因为药物的和两条曲线的首尾有重叠（图 26-16），即有效剂量与其致死剂量之间有重叠。为此，也有使用1%致死量(LD_1)与99%有效量(ED_{99})的比值或5%致死量(LD_5)与95%有效量(ED_{95})之间的距离来衡量药物的安全性。

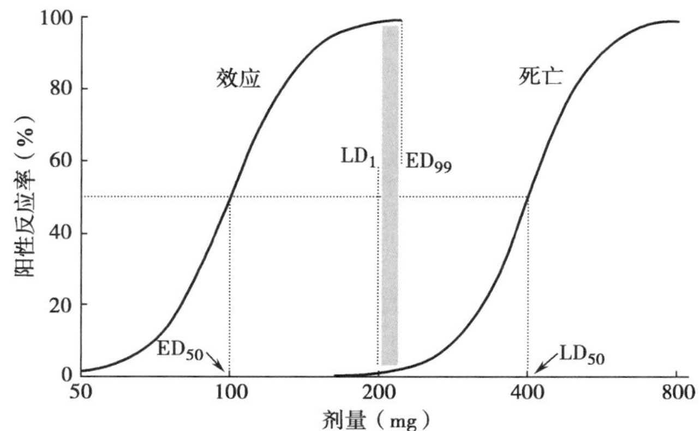

图 26-16　质反应的量效曲线、ED_{50} 和 LD_{50}

四、麻醉药的效价强度和效能

效价强度(potency)是指药物产生某一效应（如半数有效量）所需剂量或浓度。所需剂量或浓度越大，效价强度越小。效能(efficacy)是指药物（不受剂量限制）产生最大效应的能力。如图 26-17 左所示，a 激动药产生 50% 最大效应的浓度 EC_{50a} 仅为 b 激动药(EC_{50b})的 1/10，因而可以说前者效价强度为后者的 10 倍；又如图 26-17 右所示，a 激动药产生的最大效应仅 60%，而 b 可达 100%，显然 b 的效能大于 a。

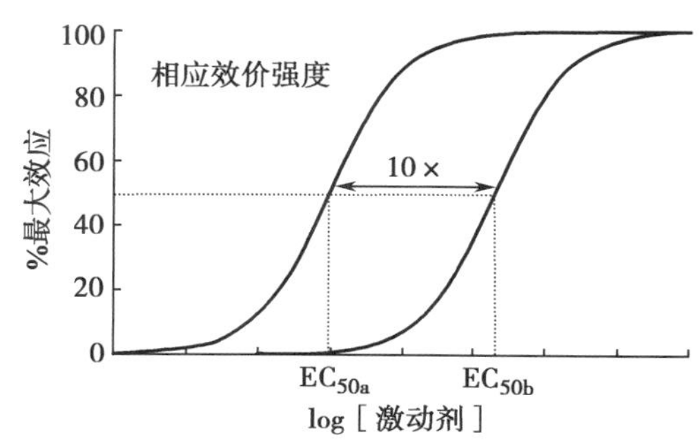

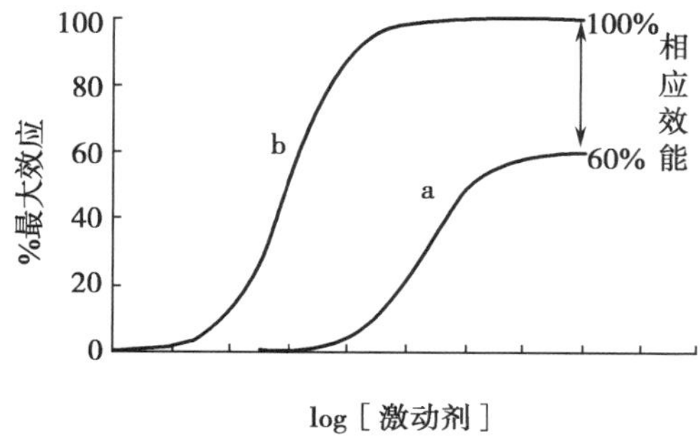

图 26-17　效价强度和效能

全身麻醉药的效能通常指它所能达到的最大麻醉深度。例如，大部分吸入麻醉药如果给予足够高的浓度，均能使患者达到深度麻醉，甚至延髓麻痹而死亡，故都是高效能全身麻醉药。但即使吸入浓度高达 80% 的氧化亚氮，也只能引起浅麻醉，再加大浓度，则势必引起缺氧，甚至吸入 100% 氧化亚氮（临床上不允许），也不能产生深麻醉，如造成死亡，也是由缺氧引起，而非麻醉太深所致，因此氧化亚氮是低效能全身麻醉药。吗啡对锐痛有效，而阿司匹林等解热镇痛药仅对钝痛有效，无论是用多大剂量，也不能明显缓解锐痛和内脏绞痛，故吗啡的镇痛效能高而阿司匹林的镇痛效能低。

吸入全身麻醉药的效价强度常用"肺泡气最低有效浓度"（minimum alveolar concentration，MAC）表示。MAC 指在一个大气压下，使 50% 的患者或动物对伤害性刺激不再产生体动反应（逃避反射）时的呼气末气体（相当于肺泡气）内麻醉药浓度，单位是 Vol%。乙醚、氟烷虽同属高效能全身麻醉药，但效价强度不同。氟烷的 MAC 较小，故其效价强度大于乙醚。氧化亚氮的 MAC 高达 105%，不仅效能低且效价强度也小。又如吗啡、芬太尼虽属高效能镇痛药，芬太尼 0.1mg 的镇痛作用与吗啡 10mg 相当，故称芬太尼的镇痛作用比吗啡约强 100 倍，这是指效价强度而非效能。吗啡 10mg、哌替啶 100mg、芬太尼 0.1mg 的镇痛效果大致相似，称为"等效剂量"。同类药物的比较，常在等效剂量下进行；类似地，吸入麻醉药的比较，通常在同一 MAC 下进行。

麻醉深度取决于脑内麻醉药的分压，后者则直接取决于该药在动脉血中的分压，间接取决于该药的肺泡内的分压或浓度。临床很难直接测定脑组织内麻醉药浓度，故常用 MAC 作为吸入全身麻醉药的镇痛效价强度指标。采用肺泡内浓度（分压）的基本原理是：在稳定状态下（即达到动态平衡时），肺泡内麻醉药的分压和动脉血、脑组织相等，故肺泡内麻醉药的分压可反映脑内分压，从而作为麻醉深度和从麻醉状态恢复的指标。由于脑血流量大，吸入麻醉药脂溶性高，可较快达到这种平衡。

MAC 应用广泛，具有以下特点：肺泡内药物浓度允许反复、频繁、精确地测定；对各种伤害性刺激，无论是夹鼠尾还是切开腹壁，或是电刺激，MAC 几乎不变；个体差异、种属差异都较小；性别、身长、体重以及麻醉持续时间等均不明显影响 MAC（但联合用药、温度和年龄等可使之改变，如老年人 MAC 较低）。此外，麻醉药的 MAC 可以"相加"，即一种药物 0.5MAC 加另一种 0.5MAC 全身麻醉药仍然使一半动物对伤害性刺激不发生体动反应。

MAC 实际上即是半数有效量，改变指标，亦可人为定义"清醒 MAC"（亚 MAC 范围）或"气管内插管 MAC"（深麻醉范围）。通过测定循环、呼吸抑制时的 MAC，可确定治疗指数（安全系数）。通过配伍药物引起的全身麻醉药 MAC 的改变，可知二者合用是协同还是拮抗。尽管 MAC 是吸入麻醉药极其重要的参数，但 MAC 仅反映吸入麻醉药的制动（immobility）作用，并不能反映全身麻醉药药效学的全貌，如镇痛、镇静、催眠、遗忘、肌松、意识消失等，以之评价吸入麻醉药有其固有的局限性。

五、药物的作用机制

药物作用机制（mechanism of action）指药物在何处起作用、如何起作用和为什么起作用的问题。学习药物的作用机制有助于更好地了解和使用药物，也有利于研究、发展新药和生命科学。

药理的作用机制可以归纳为下列两大类型：

（一）非特异性作用机制

非特异性作用机制一般是药物通过其理化性质，如酸碱性、脂溶性、解离度、表面张力、渗透压等发挥作用，而与药物的化学结构无明显关系。

主要包括以下机制：

1. 改变细胞外环境的 pH　如给予消化性溃疡患者使用氢氧化钠，通过中和作用，降低胃酸酸度，促进溃疡愈合。

2. 螯合作用　如汞、砷、锑等重金属化合物中毒的患者应用二巯丙醇，后者可与汞、砷、锑等离子螯合生成螯合物，促进毒物经尿排出。

3. 渗透压作用　如围手术期给予脑水肿患者静脉注射甘露醇使血浆渗透压升高，可促使脑组织间液进入血液，经肾排泄时，由于甘露醇不被肾小管重吸收而使原尿的渗透压升高，阻止水分重吸收，产生利尿作用，使脑水肿减轻。

4. 脂溶性影响神经细胞膜功能　全身麻醉药脂溶性高，进入细胞膜时可引起膜膨胀，并使膜脂质分子排列紊乱、流动度增加，干扰细胞膜传导冲动的功能，产生全身麻醉作用。某些药物改变细胞膜兴奋性，但不影响其静息电位。膜稳定药（membrane stabilizer）可降低细胞膜对离子的通透性，如局部麻醉药、某些抗心律失常药等；膜易变药（membrane labilizer）则增加细胞膜对离子的通透性，如藜芦碱等。这些都是作用特异性低的药物。

5. 消毒防腐例 如酸类、醛类、卤素类、重金属化合物或表面活性剂等，分别通过分子、离子或表面活性作用于病原微生物，或使蛋白质变性，或使细胞内物质外流，从而发挥杀灭微生物的作用。

（二）特异性作用机制

药物的特异性作用机制与其化学结构有密切的关系。

1. 对酶的影响 例如胆碱酯酶抑制药通过抑制胆碱酯酶，使神经末梢释放的乙酰胆碱灭活缓慢而堆积，通过乙酰胆碱引起药理效应或毒性；胆碱酯酶复活药则恢复胆碱酯酶活性，用于有机磷酸酯类农药或战争毒剂解毒治疗。

2. 对离子通道的影响 如钙拮抗药阻滞细胞膜钙通道；局部麻醉药进入外周神经细胞后，能从膜内侧阻滞钠通道等。

3. 影响自体活性物质合成和储存 例如色甘酸钠通过稳定肥大细胞的细胞膜，阻滞组胺和过敏介质的释放而发挥预防支气管哮喘发作的作用。

4. 参与或干扰细胞代谢 补充生命代谢物质可治疗相应缺乏症，如铁盐补血、胰岛素治糖尿病等。有些药物化学结构与正常代谢物非常相似，参与代谢过程却往往不能引起正常代谢的生理效果，实际上导致抑制或阻断代谢的后果，称为抗代谢药（antimetabolite）。例如氟尿嘧啶结构与尿嘧啶相似，插入癌细胞 DNA 及 RNA 中干扰蛋白合成而发挥抗癌作用。

5. 影响核酸代谢 核酸（DNA 及 RNA）是控制蛋白质合成及细胞分裂的生命物质。许多抗癌药通过干扰癌细胞 DNA 或 RNA 代谢过程而发挥疗效，许多抗生素（包括喹诺酮类）也是作用于细菌核酸代谢而发挥抑菌或杀菌效应的。

6. 影响免疫机制 除免疫血清及疫苗外，免疫增强药（左旋咪唑）及免疫抑制药（如环孢素）通过影响免疫机制发挥疗效。某些免疫成分可直接入药。

7. 影响转运体 基因转运体（transporter）是细胞膜上可促进内源性递质或代谢产物转运的蛋白质成分。如氢氯噻嗪抑制肾小管对 Na^+、K^+、Cl^- 的再吸收而利尿。

8. 通过受体作用 相当多的药物作用都是直接或间接通过受体而产生的。

必须指出：一个药物可以有多种机制，甚至同时包括特异性和非特异性机制。

六、药物与受体

（一）受体的概念和特性

受体是一类介导细胞信号转导的功能蛋白质，能识别周围环境中某种微量化学物质，并与之结合进而通过中介信息放大系统，触发后续生理反应或药理效应。体内能与受体特异性结合的物质称为配体（ligand），也称第一信使。受体对相应的配体有极高的识别能力，受体均有相应的内源性配体，如神经递质、激素、自体活性物质（autacoid）等。受体是大分子蛋白质，配体是小分子物质，故配体只能与受体大分子中的小部分结合，该部位叫做结合位点或受点（binding site，receptor site）。

受体具有如下特性：①灵敏性（sensitivity），受体只需与很低浓度的配体结合就能产生明显的效应。②特异性（specificity），引起某一类型受体兴奋反应的配体的化学结构非常相似，但不同光学异构体的反应可完全不同。同一类型的激动药与同一类型的受体结合时产生的效应类似。③饱和性（saturability），受体数目是一定的，因此配体与受体结合的剂量反应曲线具有饱和性，作用于同一受体的配体之间存在竞争现象。④可逆性（reversibility），配体与受体的结合是可逆的，配体受体复合物可以解离，解离后可得到原来的配体而非代谢物。⑤多样性（multiple-variation），同一受体可广泛分布到不同的细胞而产生不同效应，受体多样性是受体亚型分类的基础，受体受生理、病理及药理因素调节，经常处于动态变化之中。

（二）受体药物效应动力学

Clark 于 1926 年提出的占领学说认为：受体只有与药物结合才能产生效应，而效应的大小与被占领的受体数目成正比，当受体全部被占领时出现最大效应。此学说是以后众多学说的基础，但不能解释受体阻滞药的作用。1954 年 Ariens 提出，药物与受体结合不仅需要亲和力（affinity），而且还需要有内在活性（intrinsic activity）才能激动受体而产生效应。内在活性指药物与受体结合后产生效应的能力。只有亲和力而没有内在活性的药物，虽可与受体结合，不但不能产生效应，反而会阻碍激动药物与受体的结合，拮抗激动药物的作用。根据质量作用定律，药物与受体的相互作用，可用以下公式表达：

$$D+R \underset{k_2}{\overset{k_1}{\rightleftharpoons}} DR \rightarrow E \tag{26-19}$$

D：药物，R：受体，DR：药物-受体复合物，E：效应

$$K_D=\frac{k_2}{k_1}=\frac{[D][R]}{[DR]} \quad (26\text{-}20)$$

K_D 是解离常数

设受体总数为 R_T，R_T 应为游离受体 R 与结合型受体 DR 之和，即 $R_T=[R]+[DR]$，代入 26-20 式则

$$K_D=\frac{[D]([R_T]-[DR])}{[DR]} \quad (26\text{-}21)$$

经推导得：

$$\frac{[DR]}{[R_T]}=\frac{[D]}{K_D+[D]} \quad (26\text{-}22)$$

根据占领学说，受体只有被药物占领才能被激活并产生效应，而效应的大小与被占领的受体数目成正比，全部受体被占领时出现最大效应，由上式可得：

$$\frac{E}{E_{max}}=\frac{[DR]}{[R_T]}=\frac{[D]}{K_D+[D]} \quad (26\text{-}23)$$

当 $[D]>>K_D$ 时，$\frac{[DR]}{[R_T]}=100\%$，达最大效应，即 $[DR]_{max}=[R_T]$

当 $\frac{[DR]}{[R_T]}=50\%$ 时，即 50% 受体与药物结合时，$K_D=[D]$

K_D 表示药物与受体的亲和力，单位为摩尔，其意义是引起最大效应的一半时（即 50% 受体被占领）所需的药物浓度。K_D 越大，表明药物与受体的亲和力越小。亲和力指数（pD_2）意指药物受体-复合物的解离常数 K_D 的负对数（$-\lg K_D$），其值与亲和力成正比，且数字简明，故较为常用。

药物与受体结合产生效应不仅要有亲和力，还要有内在活性，后者可决定药物与受体结合时产生效应的大小，可用 α 表示，通常 $0 \leqslant \alpha \leqslant 1$。故公式 26-23 应加入这一参数：

$$\frac{E}{E_{max}}=\alpha\frac{[DR]}{[R_T]}$$

当两药亲和力相等时，其效应强度取决于内在活性的大小；当内在活性相等时，则取决于亲和力大小。

（三）作用于受体的药物分类

根据药物与受体结合后所产生效应（其实质是内在活性）的不同，可将作用于受体的药物分为激动药、部分激动药、拮抗药（阻断药）和反向激动药 4 类。

1. 激动药（agonist） 激动药既有亲和力又有内在活性，能与受体结合并激动受体而产生效应。依其内在活性大小又可分为完全激动药（full agonist）和部分激动药（partial agonist）。前者具有较强亲和力和较强内在活性（α=1）；后者有较强亲和力，但内在活性较弱（α<1），单独使用时起激动药的作用，而与激动药合用时则可拮抗激动药的部分效应。如吗啡为完全激动药，而喷他佐辛则为部分激动药。

2. 拮抗药（antagonist） 拮抗药能与受体结合，具有较强亲和力而无内在活性（α=0）。其本身可能产生或不产生明显作用，但因占据受体而拮抗激动药的效应，如纳洛酮和普萘洛尔均属于拮抗药。

根据拮抗药与受体结合是否具有可逆性而将其分为竞争性拮抗药（competitive antagonist）和非竞争性拮抗药（noncompetitive antagonist）。竞争性拮抗药能与激动药竞争相同受体（受点），其结合是可逆的。通过增加激动药的剂量与拮抗药竞争结合部位，可使量效曲线平行右移，但最大效应不变（图 26-18）。

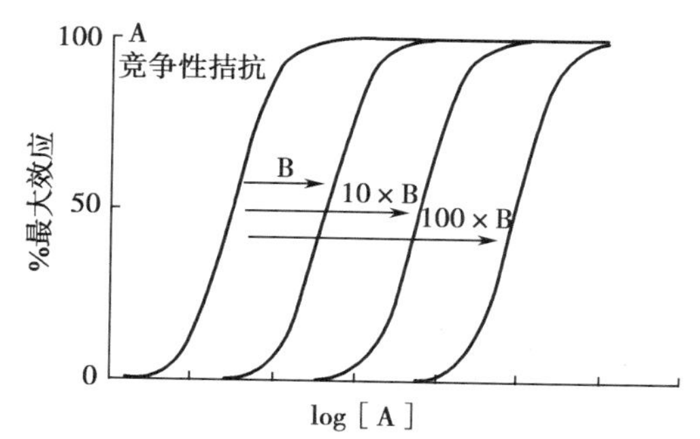

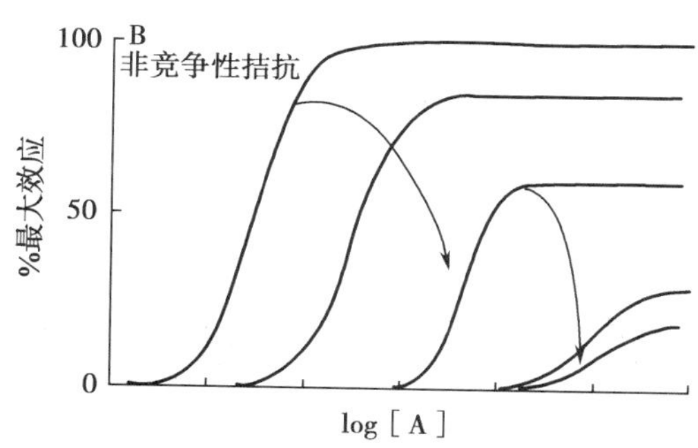

图 26-18 竞争性拮抗药（A）与非竞争性拮抗药（B）

非竞争性拮抗药与激动药并用时，不仅使激动药的量效曲线右移，而且也降低其最大效应（图 26-18）。可能与受体结合比较牢固，呈不可逆性，妨碍激动药与特异性受体结合；与受体解离非常慢的竞争性拮抗药，其作用实质是不可逆的。

占领学说强调受体必须与药物结合才能产生效应，而效应强度与药物所占领的受体数量成正比，全部受体被占领时方可产生最大效应。但一些活性高的药物只需与一部分受体结合就能发挥最大效应，在产生最大效应时，剩余的未结合的受体称为储备受体（spare receptor），拮抗药必须完全占领储备受体后，才能发挥其拮抗效应，如肌松药。

3

二态模型学说可解释为什么化学结构类似的药物对于同一受体有的是激动药，有的是拮抗药，还有的是部分激动药。二态学说认为，受体蛋白有两种可以互变的构形状态：活动状态（active，R_a）与静息状态（inactive，R_i）。静息时（没有激动药存在时）平衡趋向 R_i。有激动药存在时，平衡趋向的改变取决于药物对 R_a 及 R_i 亲和力的大小。如激动药对 R_a 亲和力大，可使平衡趋向 R_a，并激动受体产生效应。完全激动药在剂量足够大时，可使受体构型完全转为 R_a。部分激动药对 R_a 的亲和力大于对 R_i 的亲和力，即便是有足够的药量，也只能产生较小的效应。拮抗药对 R_a 及 R_i 亲和力相等，并不改变两种受体状态的平衡。另有些药物（如苯二氮䓬类的 β-CCE）对 R_i 亲和力大于 R_a，药物与受体结合后引起与激动药相反的效应，如惊厥和焦虑，称为反向激动药（inverse agonist）（图 26-19）。

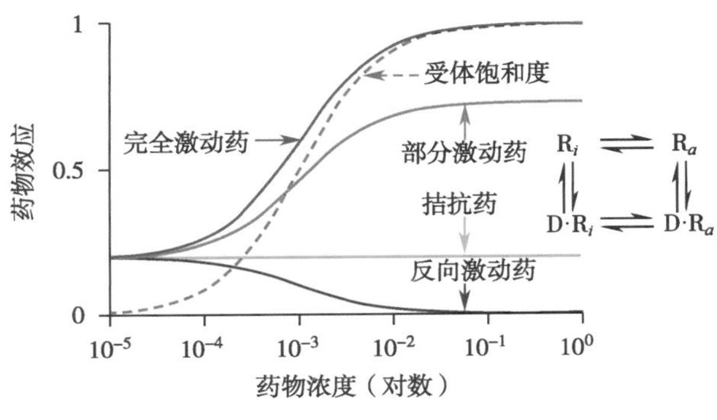

图 26-19　受体的二态模型

（四）受体的分类

根据受体蛋白结构、信号转导过程、效应性质、受体位置等特点，受体一般分为以下 5 类（图 26-20）：

1. 离子通道受体　按生理功能可分为配体门控性离子通道（ligand-gated ion channel）与电压门控性离子通道（voltage-gated ion channel）。配体门控离子通道受体（ligand-gated ion channel receptor）由配体结合部位及离子通道两部分构成，此类受体包括 N 型乙酰胆碱受体、γ- 氨基丁酸（GABA）受体等。受体由多个亚单位组成，亚单位由单一肽链往返 4 次穿透细胞膜形成，4~5 个亚单位组成穿透细胞膜的离子通道，受体激动时离子通道开放使细胞膜去极化或超极化，引起兴奋或抑制效应。

2. G 蛋白耦联受体（G protein-coupled receptor）　G 蛋白耦联受体是一类由 GTP（鸟苷三磷酸）结合调节蛋白（简称为 G 蛋白，G-protein）组成的受体超家族，可将配体带来的信号传送至效应器

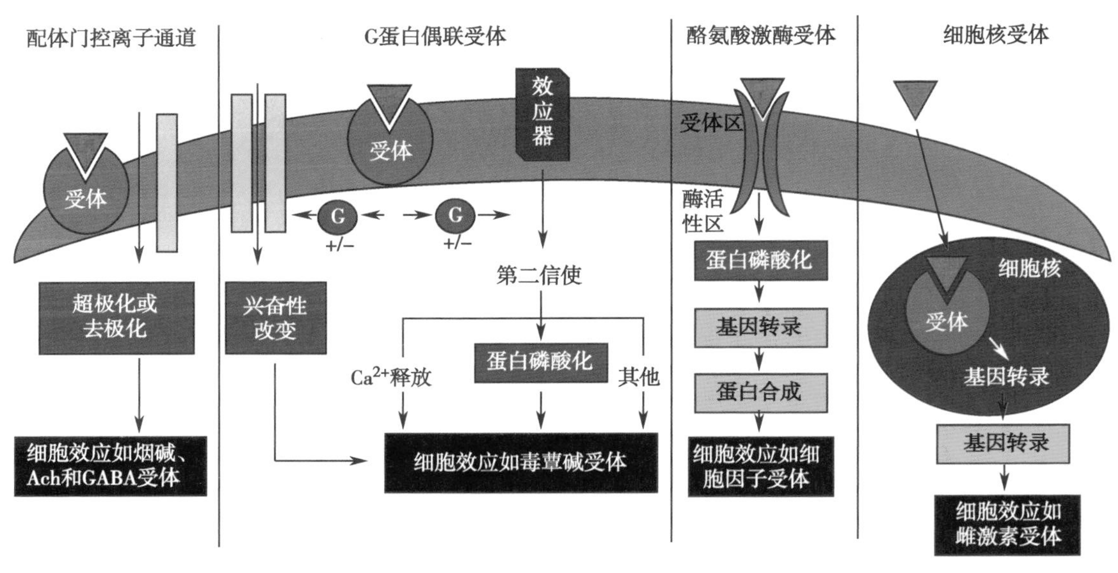

图 26-20　受体结构及其信号通路

(effector)蛋白,产生生物效应。此类受体目前种类最多,包括生物胺、激素、多肽激素及神经递质等受体。G 蛋白的调节效应器包括腺苷酸环化酶(adenylatre cyclase,AC)、磷脂酶 C(phospholipase C,PLC)等酶类及 Ca^{2+}、K^{+} 等离子通道。

3. 酪氨酸激酶受体(tyrosine-protein kinase receptor)　此类受体本身具有酪氨酸蛋白激酶活性,称为酪氨酸蛋白激酶受体,如胰岛素及一些生长因子的受体。这一类受体由三个部分组成:细胞外侧与配体结合部位,用于接受外部信息;与之相连的是一段跨膜结构;细胞内侧为酪氨酸激酶活性区域,既能促进自身酪氨酸残基的磷酸化而增强此酶活性,又能促进细胞内底物的酪氨酸残基磷酸化,激活胞内蛋白激酶,增加 DNA 及 RNA 合成,加速蛋白合成从而产生生长效应。

4. 细胞核受体　甾体激素、甲状腺激素、维生素 D 及维生素 A 受体属于细胞内受体,可调节某些特殊基因的转录。甾体激素受体存在于细胞质内,与相应的甾体激素结合后进入细胞核中发挥作用;甲状腺素受体存在于细胞核内,功能与甾体激素大致相同。这两种受体产生的细胞效应很慢,常需数小时。

5. 其他酶类受体　鸟苷酸环化酶(ruanylate cyclase,GC)是一类具有酶活性的受体。心钠肽(atrial natriuretic peptides)可兴奋鸟苷酸环化酶,通过使 GTP 转化为 cGMP 而产生生物效应。

(五) 细胞内信号转导

受体在识别相应配体并与之结合后,需通过第二信使(second messenger)将信息放大、分化、整合并传给效应器,才能产生特定的效应。在此过程中,第一信使是指药物、多肽类激素、神经递质及细胞因子等细胞外信使物质。大多数第一信使不能进入细胞内,而是与靶细胞膜表面的特异受体结合,激活受体而引起细胞某些生物学特性的改变,如膜对某些离子的通透性及膜上某些酶活性的改变,从而调节细胞功能。

第二信使是第一信使作用于靶细胞后在胞浆内产生的信息分子。最早发现的第二信使是环磷腺苷(cAMP),随后发现许多其他物质参与细胞内信号转导,主要有:

1. 环磷腺苷(cAMP)　cAMP 是 ATP 经 AC 作用的产物,cAMP 被磷酸二酯酶(phospho-diesterase, PDE)　水解为 5'-AMP 后灭活。cAMP 能激活蛋白激酶 A(protein kinase P, PKA),后者在 ATP 存在的情况下使许多蛋白质特定的丝氨酸残基和 / 或苏氨酸基磷酸化,从而产生生物效应。β、D_1、H_2 等受体激动药通过 Gs 使 AC 活化,催化 ATP 使细胞内 cAMP 增加。阿片类、α、D_2、和 M_2 等受体激动药通过 G_i 抑制 AC,使细胞内 cAMP 减少。

2. 环磷鸟苷(cGMP)　cGMP 是 GTP 经 GC 作用的产物,也被 PDE 灭活。cGMP 作用与 cAMP 相反,使心脏抑制、血管舒张、肠腺分泌等。cGMP 可激活蛋白激酶 C(protein kinase C,PKC)而引发各种效应。

3. 肌醇磷脂(phosphatidylinositol)　$α_1$、H_1、5-HT_2、M_1、M_3 等受体被激动后,通过 G 蛋白介导激活磷脂酶 C,磷脂酶 C 使 4,5- 二磷酸肌醇(PIP_2)水解为二酰甘油(DAG)及 1,4,5- 三磷酸肌醇(IP_3)。DAG 再激活 PKC,使许多靶蛋白磷酸化而产生腺体分泌、血小板聚集、中性粒细胞活化及细胞生长、代谢、分化等效应。IP_3 能促进细胞内钙池释放 Ca^{2+},引发多种效应。

4. 钙离子　细胞内 Ca^{2+} 浓度在 1μmol 以下,不到血浆 Ca^{2+} 浓度的 0.1%,对细胞功能有多种重要的调节作用,如肌肉收缩、腺体分泌、白细胞及血小板活化等。细胞内的 Ca^{2+} 可以从细胞外经细胞膜上的钙离子通道流入,也可以从细胞内肌浆网等钙池释放,两种途径互相促进。前者受膜电位、受体、蛋白、G 蛋白、PKA 等调控,后者受 IP_3 作用而释放。细胞内的 Ca^{2+} 激活 PKC,与 DAG 有协同作用,共同促进其他信息传递蛋白及效应蛋白活化。很多药物通过影响细胞内的 Ca^{2+} 而发挥其药理效应。

第三信使是指负责细胞核内外信息传递的物质,包括生长因子、转化因子等。它们参与基因调控、细胞增殖和分化以及肿瘤的形成等过程。

细胞内信号转导绝大部分通过酶促级联反应方式进行。它们最终通过改变酶的活性、开启或关闭细胞膜离子通道及细胞核内基因的转录,调节细胞功能。

(六) 受体的调节

受体经常代谢转换,处于动态平衡状态,其数量、亲和力及效应力经常受到各种生理及药理因素的影响。受体的调节是维持机体内环境稳定的重要方式,包括脱敏和增敏等。

1. 受体脱敏(receptor desensitization)　受体脱敏指使用受体激动药后,组织或细胞对激动药的敏感性下降。若脱敏仅限于该激动药本身,而对其他激动药的敏感性不变,称为同种脱敏（honologous desensitization）或激动药特异性脱敏（agonist-specific desensitization）；若对其他激动的敏感性也下降，则称为异种脱敏（heterologous desensitization）或激动药非特异性脱敏（agonist-non-specific desensitization）。同种脱敏可能因受体自身的变化（如磷酸化、内移等）引起；而异种脱敏可能是所有受影响的受体拥有一个共同的反馈调节机制，或者是它们信号转导通路上的某个共同环节受到调节。

2. 受体增敏（receptor hypersensitization）　受体增敏指受体对激动药的敏感性增高，多因受体激动药水平降低或长期应用阻断药引起。如长期应用β受体阻滞药普萘洛尔时，突然停药可致“反跳”现象，这是由于β受体的敏感性增高所致。若受体脱敏和增敏只涉及受体密度的变化，则分别称之为下调（down regulatio 和上调（up regulation）。

七、影响药物作用的因素

药物的作用受药物和机体多种因素的影响，表现为不同个体药动学差异（pharmacokinetic variation）或药效学差异（pharmacodynamic variation），两者均能导致药物效应的个体差异（interindividual variation）。个体差异在绝大多数情况下只是“量”的不同，但有时药物作用出现“质”的差异。通常将影响药物作用的因素分成内在因素和外在因素（图 26-21）。

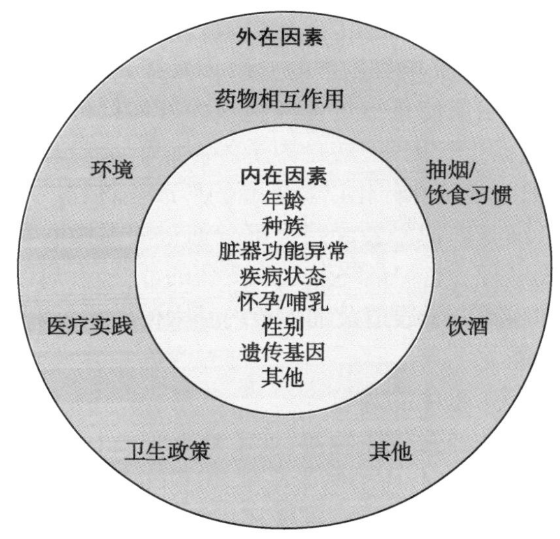

图 26-21　影响药物作用的因素

（一）外在因素

药物相互作用（drug interaction）是常见的外在影响因素。药物相互作用是指两种或两种以上药物同时或先后序贯应用时，使药物药理效应或毒性发生变化的现象。药物相互作用有利有弊，合理的联合用药可提高疗效、减少不良反应、降低医疗费用；不合理的联合用药则可增加不良反应。合并用药的种类越多，不良反应的发生率越高。合用 1~5 种药物时不良反应的发生率为 3.5%，6~10 种为 10%，10~15 种为 28%，16~20 种为 54%。这些不良反应可能比原疾病更严重。

合并用药后效应增强称为协同（synergism），效应降低称为拮抗（antagonism）。药物相互作用产生的机制有药剂学、药动学和药效学三个方面。

1. 药剂学机制　指药物在体外发生物理性或化学性相互作用（变色、混浊、沉淀、药效降低或生成新的毒性物质等），又称为配伍禁忌（incompatibility）。药物混合静脉注射或静脉滴注时尤其应注意，应参阅相关图表。

2. 药动学机制　药物合用后其吸收、结合、生物转化和排泄发生改变。如抑制胃排空的抗胆碱药阿托品延缓药物的吸收；促进胃排空的甲氧氯普胺则加快药物的吸收。血浆蛋白结合率高的双香豆素类抗凝药和口服降血糖药易受阿司匹林等解热镇痛药置换，使解离型药物增加，作用增强，分别产生出血或低血糖反应。苯巴比妥、利福平、苯妥英钠等通过诱导肝药酶活性增加在肝脏转化药物的消除使药效减弱。异烟肼、氯霉素、西咪替丁等则抑制肝药酶活性，减慢在肝脏转化药物的消除使药效加强。用碳酸氢钠碱化尿液可加速酸性药物的排泄，减慢碱性药物的排泄；酸化尿液则相反。水杨酸盐可竞争性抑制甲氨蝶呤自肾小管排泄而增强后者作用；丙磺舒则竞争性地抑制青霉素从肾小管的分泌。咪达唑仑是细胞色素 P450 3A4 酶（简称 CYP3A4）的底物，抗病毒药物沙奎那韦可降低咪达唑仑在小肠 CYP3A4 的代谢从而提高咪达唑仑的口服生物利用度。

3. 药效学机制　指合并用药后血药浓度不一定改变但是药物效应发生了改变，它包括以下几方面：

（1）生理性协同或拮抗：两种药物作用于同一生理系统，作用相似则协同，作用相反则拮抗。两种吸入全身麻醉药如七氟烷与异氟烷合用时表现效应“相加”作用；术前镇静催眠药、镇痛药多因中枢抑制作用而增强麻醉药的麻醉作用；很多中枢兴奋药则具有非特异性的催醒作用；呼吸兴奋药有非特异性拮抗阿片类药和麻醉药呼吸抑制的作用。

(2)受体水平的协同或拮抗:同一受体的激动药与拮抗药合用因竞争同一受体(受点)而产生拮抗,如氟马西尼拮抗苯二氮䓬类药物的作用;纳洛酮拮抗吗啡的作用。同一受体的激动药(不包括部分激动药)合用则往往产生相加作用。

(3)组织对药物敏感性改变:排钾利尿药使血钾降低,导致心脏对强心苷敏感性增强,容易发生毒性反应;氟烷则增强心肌对儿茶酚胺的敏感性而易诱发心律失常,故氟烷麻醉时不宜使用肾上腺素。

(4)干扰神经递质转运:利血平可耗竭递质从而降低吸入麻醉药的MAC;丙米嗪抑制儿茶酚胺的再摄取,可使儿茶酚胺类药物的作用增强。

（二）内在因素

1. 年龄 大多数药物在肝脏和肾脏消除。新生儿和老年人肝脏降解和肾脏排泄功能不全,部分药物作用更为强烈、持久。

新生儿药物结合代谢能力低,如胆红素与白蛋白结合的位点被药物置换后引起核黄疸;肝脏结合代谢能力低下导致氯霉素蓄积可致“灰婴综合征”。新生儿肾小球滤过率和肾小管重吸收低于成人,故主要经肾清除的药物在新生儿的 $t_{1/2}$ 较长。

老年人各系统多有退行性变化(如心血管反射减弱),机体脂肪占比随年龄增长而增加,导致脂溶性药物的分布容积增高;肾小球滤过能力大约从20岁开始缓慢减弱,到50岁和75岁时分别降低约25%和50%,导致药物的肾脏清除速率降低。故一些药物的 $t_{1/2}$ 随着年龄的增长而延长。此外,老年人常需服用多种药物,发生药物相互作用的可能性增加。老年人对药物的敏感性发生改变,如苯二氮䓬类药物在老年人中更易引起精神障碍。降压药物在老年人中因心血管反射减弱常引起体位性低血压。

2. 性别 女性体重一般轻于男性,在使用治疗指数低的药物时,女性可能需要剂量较小。与男性相比,女性体内脂肪所占比例大,水所占比例小,这也可影响药物的分布和作用。

药物可从母体进入胎儿体内,影响母体的药物都可能影响胎儿发育,故除维持妊娠的药物以外,应尽量不用其他药物。母体分娩过程中所用影响子宫收缩改变产程药物,也可能对新生儿产生影响,因为新生儿自身药物代谢和排泄功能不全,切断和母体的循环联系后其利用母体消除药物的机制也进一步丧失。此外,药物可影响乳汁的分泌或通过哺乳进入婴儿体内,故哺乳期用药要慎重。

3. 遗传基因 遗传基因是影响药物效应的重要因素。基因可决定药物代谢酶、药物转运蛋白和受体活性及功能表达等的结构基础,其突变可引起所编码的药物代谢酶、转运蛋白和受体蛋白的氨基酸序列和功能异常,是药物效应个体差异和种族差异的主要原因。特异质反应也与遗传因素有关。肝内葡萄糖醛酸转移酶2B7(UGT2B7)是吗啡代谢的关键酶,UGT2B7-161C>T基因型个体的吗啡代谢率降低,由于吗啡的代谢产物吗啡-6-葡萄糖酸(M6G)具有比吗啡更强的镇痛作用,所以有上述基因型的个体用吗啡的镇痛效果较差。

阿片类镇痛药可待因和曲马多主要通过细胞色素P450 2D6酶(CYP2D6)代谢,可待因代谢为效力更强的吗啡;曲马多则代谢为O-去甲基曲马多(简称为M1),M1具有镇痛效果且阿片类药物作用更强。CYP2D6具有高多态性,超快代谢者(人群中约占2%,种族不同略有不同)将快速大量地将可待因和曲马多代谢成吗啡和M1,导致严重的阿片类药物不良反应,如嗜睡和呼吸抑制,严重者可导致死亡。这些不良反应在儿童中尤为严重,且CYP2D6超快代谢者筛查尚未普及,因此,FDA和CFDA都禁止可待因和曲马多用于儿童;由于二者也经过乳汁排泄,所以也警告/禁止用于哺乳期妇女。

4. 病理状态 消化道黏膜水肿会导致口服药物吸收障碍;肝肾功能损伤易引起药物体内蓄积,产生过强或过久的药物作用,甚至毒性反应;中枢神经系统抑制状态时能耐受较大剂量的中枢兴奋药;甲状腺功能低下时对镇痛药哌替啶的敏感性增高;体温过低可显著降低许多药物的消除。

5. 其他因素 药物治疗的效应由多种因素引起,包括药理学效应、非特异性药物效应、非特异性医疗效应和疾病的自然恢复等。患者的心理因素包括其精神状态、对医师的信任度等与药物疗效关系密切。

安慰剂(placebo)多为乳糖、淀粉等制成,本身没有特殊药理作用;广义上安慰剂还包括那些没有特殊作用的医疗措施如假手术等。安慰剂不仅对功能性疾病有效,对器质性疾病也有效,因此在评价药物的临床疗效时,应充分考虑安慰剂效应的影响。实际上不少药物或其他手段的治疗效果往往不是药物本身的作用,只是安慰剂效应。

八、药效学模型及药效学临床应用

随着分析测量技术和计算机运算能力的不断改善,药效学建模近年有了长足的进展。临床常用麻醉效应指标如意识消失、切皮反应等定性指标，描述的是其发生的时间及概率；其他如神经肌肉阻滞、呼吸抑制程度及一些替代判断（如脑电双频指数）等则为定量指标，可直接测量并描述。不论效应评价指标的性质如何，这些指标与治疗效应高度相关。由此，在实践中药动学（PK）和药效学（PD）建模常常联合使用，即所谓的 PK/PD 模型（图 26-22）。PK 与 PD 通过效应室连接；药动学部分以及效应室浓度的分析和计算已如前述。

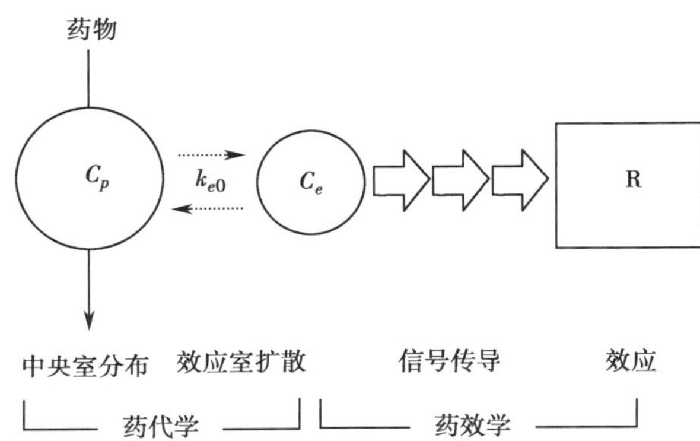

图 26-22　PK/PD 模型示意图

C_P：血浆浓度，k_{e0}：血浆效应室平衡速率常数，C_e：效应室浓度，R：药物效应。

（一）浓度效应关系模型

药效学描述药物浓度和效应之间的关系（这里的浓度指的是效应室浓度，或与效应室浓度达到平衡状态的血浆浓度）。大多数麻醉药物起效迅速，其浓度效应关系模型可用最大反应方程（E_{max} 模型）进行描述。效应强度（或概率）随浓度增加而增加并在高浓度时达到最大值，呈 S 形曲线，其数学表达如下：

$$R=\frac{E_{max}C_e}{EC_{50}+C_e}$$

其中，R 是观察效应，C_e 是药物浓度，E_{max} 是最大效应，EC_{50} 是产生 50% 最大效应时的药物浓度。上式在坐标轴上形如图 26-23 的 S 形最大反应曲线。最大效应出现在药物效应不再随浓度增加之时。例如由受体介导的最大效应，出现于受体全部被占领的时候。当浓度为 0 时，无任何效应发生，当浓度是 EC_{50} 的时候，效应达最大效应的 50%。更为复杂的药效学模式是 Hill 方程：

$$R=\frac{E_{max}C_e^{\gamma}}{EC_{50}^{\gamma}+C_e^{\gamma}}$$

这里 g 是 Hill 系数，它描述的是曲线上升部分的陡峭程度（斜率）。如图 26-23，g 值较高的药物（实线），相对难以滴定，此类药物要么无效，要么效应快速达到最大，药物浓度的轻微变化会引起药物效应的较大变化（安全范围较小）。相反，药物效应随浓度逐渐升高的药物，其 g 值则较小（虚线），浓度轻微变化时效应的变化亦较小。

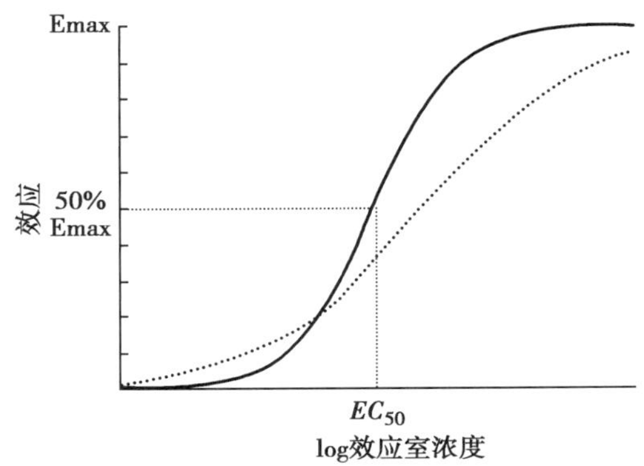

图 26-23　假想的药物浓度 - 效应关系曲线

实线 γ 值 =1，虚线 γ 值（斜率）降低（<1）。

对于同一种药物，其浓度效应曲线（量 - 效曲线）会随着用药目的的不同而有所差异。图 26-24 示阿芬太尼浓度与术中不同刺激（缝皮、切皮、插管）时镇痛效果之间的关系。比较这三种量 - 效曲线可以发现，50% 患者对上述刺激无疼痛、反应时所需阿芬太尼浓度随刺激种类不同而不同：气管插管 > 切皮 > 皮肤缝合。实际上，临床也已发现，50% 患者对镇痛满意的阿芬太尼浓度与手术类型有关：上腹部手术 0.42mg/L> 下腹部手术 0.31mg/L> 乳房手术 0.27mg/L。

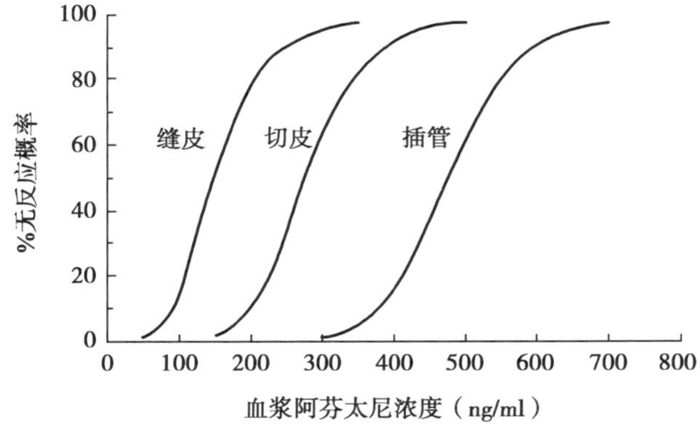

图 26-24　血浆阿芬太尼浓度和不同手术刺激时患者无反应概率之间的关系

（二）药效相互作用模型

全身麻醉一般需具备镇静、镇痛和肌松三要素，但临床常用药物仅具有某一方面的优势，如阿片类药物主要产生镇痛作用，高浓度时有轻微镇静效应，但可中度增强镇静药的镇静作用；而丙泊酚、依托咪酯或咪达唑仑等主要产生镇静作用，几无镇痛作用，但与阿片类合用则明显协同增强镇痛效应(其导致的效应远高于两者单独作用之和)。

临床对上述两类药物合用后的镇静或镇痛效应分析主要关注的是 EC_{50} 和曲线形状。早期常用等辐射分析描述药物的相互作用，即药物 A 和 B 合用后的浓度 - 效应之间的线性关系：预测药效 = α[A]+β[B]+γ[A][B]，也称 Greco 模型(其中 α、β 和 γ 为线性系数)，根据 γ 判断药物间是协同还是拮抗作用。Minto 等建议采用反应曲面模型，假想 2 种药物的任意浓度组合为一种“新药”，新药浓度定义为单药浓度与其 EC_{50} 的比值，产生的效应遵循 S 型最大效应模型。Greco 和 Minto 模型均可创建三维药效学模型图形，x 轴和 y 轴表示药物 A、B 的浓度，z 轴则表示药物的效应。从单独使用 A 药、A 药和 B 药合用，直至单独使用 B 药，分别对应于一条径向 S 型量效曲线(图 26-25)。实际上，如从图 26-25A 中 0.5(50%)和(0.95) 95% 处横断，即可得到图 26-25B 类似于早期描述的二维等辐射 EC_{50} 和 EC_{95} 模型。药物相互作用模型创建基于测量浓度和效应，可采用群体分析方法描述所有浓度范围内的药物效应。

(三) 药效学模型的局限性

药效学或相互作用模型的局限性首先来自效应评价指标的可靠性，迄今为止麻醉深度、镇痛等效应缺乏一致性指标。即便是临床研究，采用的效应评价指标多为替代性指标，这给模型推广应用带来很大难题。其次，药物相互作用创建的数学模型缺乏理论基础，实际上无论是 Greco 模型还是 Minto 模型，均是创建在 100 多年前 Loewe 经验模型的基础之上，无法从药物作用机制上对其加以阐述。此外，尽管非线性混合效应模型具有强大的功能，但鉴于药效学评价指标多为定性数据(痛或不痛)和定序数据(很痛，痛或不痛)，鲜有连续变量数据(脑电双频指数)，且数据采集中变异波动巨大，使得考察协变量对 PD 参数影响难以实施。

(四) 药效学的临床应用

药效学是研究药物对机体作用(防治作用、不良反应等)的学科，药效学知识能帮助麻醉科医师合理用药、设计用药方案。利用 PK/PD 模型这一强大工具得到药物的时间效应曲线，从而精确评估药物的起效时间和作用持续时间，在增强药物的防治作用的同时将不良反应控制在理想范围，达到给药方案的优化。

临床麻醉至少包括镇静和镇痛两个部分，须考量其间的相互作用。从临床应用角度看，反应曲面模型虽然描述全面但难于理解。为方便起见，可将反应曲面模型仅描述为二维 EC_{50} 和 EC_{90}(或 EC_{95})等辐射曲线。基于 TCI 系统预测或实测阿片类和镇静催眠药物浓度，直接屏显预测患者药理效应的可能状态，包括过去、现在和未来的趋势。图 26-26 即为实现上述方法的示意图，有助于临床医师调整药物输注、预测伤害性刺激的反应，借助脑电图监测也可更好地预测镇静深度。

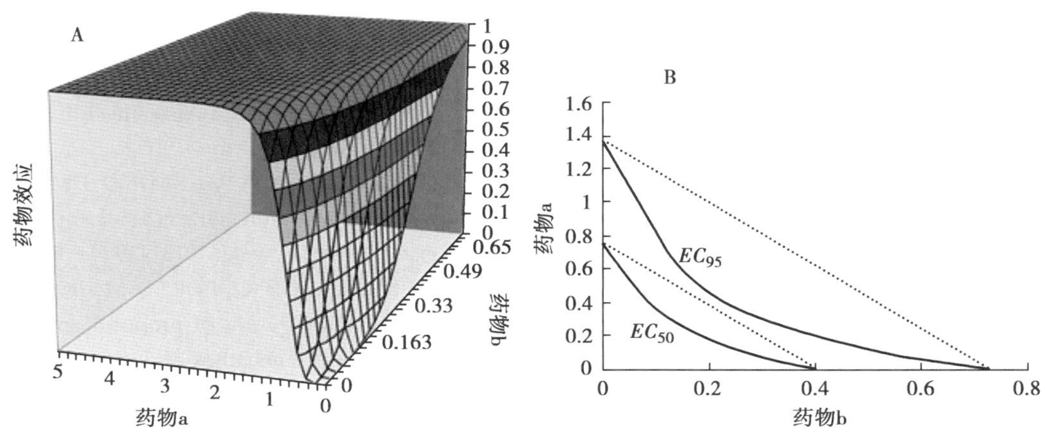

图 26-25 两药相互作用三维模型(A)及等辐射模型(B)

虚线分别表示药物 a 和 b 表现为相加作用时，产生 50% 和 95% 临床效应两种药物的浓度(任意单位)；凹向原点的实线表示两药产生 50% 和 95% 临床效应时具有协同效应；如实线凸离原点则表示具有拮抗效应(图中未显示)。

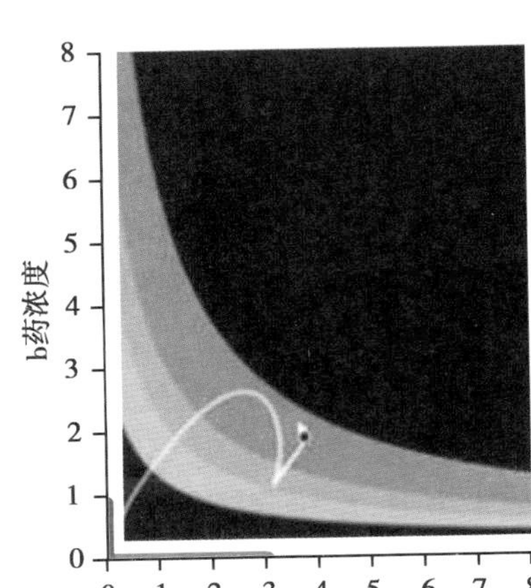

图 26-26　药物相互作用影响麻醉效应实时显示系统

a 为镇静药，b 为镇痛药；实时模拟浓度（任意单位）分别以红线和蓝线标识；浅灰带：50%~90% 概率对语言指令无反应；暗灰带：50%~90% 概率对切皮无体动；黄点：患者当前状态位置；白色箭头：如无浓度变化未来 10 分钟状态位置；白线：自麻醉诱导以来患者状态的变化。手术过程中如患者出现反应，表明应调节麻醉至更深状态以降低伤害性刺激。

（牛　静　张马忠）

参考文献

[1] LOUCKS J, YOST S, KAPLAN B. An Introduction to Basic Pharmacokinetics [J]. Transplantation, 2015, 99 (5): 903-907.

[2] VAN D B J P, VEREECKE H E M, PROOST J H, et al. Pharmacokinetic and pharmacodynamic interactions in anaesthesia. A review of current knowledge and how it can be used to optimize anaesthetic drug administration [J]. Bri J Anaesth, 2017, 118 (1): 44-57.

[3] CHANG J, SHEN Y, HUANG Y, et al. Population Pharmacokinetic Modeling of Remifentanil in Infants with Unrepaired Tetralogy of Fallot [J]. Eur J Drug Metab Pharmacok, 2018 (6): 1-10.

[4] RIGBY-JONES A E, SNEYD J R. Pharmacokinetics and pharmacodynamics-is there anything new [J]?Anaesthesia, 2012, 67 (1): 5-11.

[5] SHEN Y, CAI M H, JI W, et al. Unrepaired Tetralogy of Fallot-related Pathophysiologic Changes Reduce Systemic Clearance of Etomidate in Children [J]. Anesth Analges, 2016, 123 (3): 722-730.

[6] LIN L, ZHANG J W, HUANG Y U E, et al. Population pharmacokinetics of intravenous bolus etomidate in children over 6 months of age [J]. Paediatr Anaesth, 2012, 22 (4): 318-326.

[7] ATKINSON A J, HUANG S M, LERTORA J J L, et al. Principles of Clinical Pharmacology [J]. 3rd Edition. [S. l.]: Elsevier Inc, 2013.

[8] LIN L, GUO X, ZHANG M Z, et al. Pharmacokinetics of dexmedetomidine in Chinese post-surgical intensive care unit patients [J]. Acta Anaesthesiol Scand, 2011, 55 (3): 359-367.

[9] MÜLLER M, MÜLLER-ZELLENBERG U, HOCHHAUS G, et al. Current concepts in pharmacokinetics and their implications for clinical medicine [J]. Wien Klin Wochenschr, 2001, 113 (15/16): 566-572.

[10] 张瑞冬，张马忠 . 效应室及其浓度的理解误区和解读 [J]. 临床麻醉学杂志，2013, 29 (1): 90-92.

[11] PATEL K, KIRKPATRICK C M. Pharmacokinetic concepts revisited-basic and applied [J]. Curr Pharm Biotechnol, 2011, 12 (12): 1983-1990.

[12] GABRIELSSON J, MEIBOHM B, WEINER D. Pattern recognition in pharmacokinetic data analysis [J]. AAPS J, 2016, 18 (1): 47-63.

[13] MINTO C F, SCHNIDER T W, SHORT T G, et al. Response surface model for anesthetic drug interactions [J]. Anesthesiology, 2000, 92 (6): 1603-1616.

[14] ZHANG M Z, YU Q, HUANG Y L, et al. A comparison between bispectral index analysis and auditory evoked potentials for monitoring the time to peak effect to calculate the plasma effect site equilibration rate constant of propofol [J]. Eur J Anaesthesiol, 2007, 24 (10): 876-881.

[15] DUMONT G A, ANSERMINO J M. Closed-loop control of anesthesia: a primer for anesthesiologists [J]. Anesth Analg, 2013, 117 (5): 1130-1138.

[16] DUSSAUSSOY C, PERES M, JAOUL V, et al. Automated titration of propofol and remifentanil decreases the anesthesiologist's workload during vascular or thoracic surgery: a randomized prospective study [J]. J Clin Monit Comput, 2014, 28 (1): 35-40.

第二十七章

全身麻醉原理

目　　录

3

第一节　概　　述

自 1846 年 10 月 16 日，William T.G.Morton 在美国波士顿麻省总医院（Massachusetts General Hospital）公开演示乙醚吸入麻醉取得成功以来，全身麻醉发展至今已有 170 余年的历史。2015 年，*The Lancet* 报道数据显示，全球每年完成超过 3 亿例手术及麻醉；而中国自 2010 年以来，手术量每年以超过 10% 的速度增长，在 2016 年已达 5 000 万台之多，这些手术中大多数患者都会用到全身麻醉药物。全身麻醉应用如此广泛，技术也更为成熟，但临床麻醉仍有一些尚待解决的问题，例如全身麻醉药对呼吸及循环的抑制、苏醒期谵妄与术后认知功能障碍，以及婴幼儿应用后是否影响学习记忆能力等。要从本质上解决此类问题就需要明确全身麻醉药发挥作用的机制，进而引导更安全的药物研发和相应的临床预防策略。但是目前存在的问题是，我们并不完全清楚全身麻醉药是如何发挥作用的。*Science* 杂志在其创刊 125 周年之际，提出了人类尚未解决的 125 个重大科学问题，其中之一就是全身麻醉药是如何发挥作用的？并进一步指出，如何理解全身麻醉药致意识消失的机制是问题的核心和焦点；在 2018 年《中华麻醉学杂志》，“全身麻醉药物作用机制”也被列在麻醉学亟待解决的十大科学问题之首。全身麻醉机制的解析对研究新型理想全身麻醉药物，建立更好的麻醉深度监测方法，阐明全身麻醉药对脑功能的影响，最终提高临床麻醉的安全和质量都具有重要的意义。

目前已发现具有全身麻醉作用的化合物有近百种，在化学结构上分别属于脂肪类、脂环族、芳香族、醇类、醛类、酮类、酯类、醚类及卤化烃等，甚至有些单质分子也具有全身麻醉作用（图 27-1）。此类化合物无论是化学结构、分子大小或化学特性之间等都有很大的差别。这些结构、大小和化学活性相距甚远的化合物是如何产生相似的全身麻醉作用？主要是通过什么途径发挥作用？是否具有

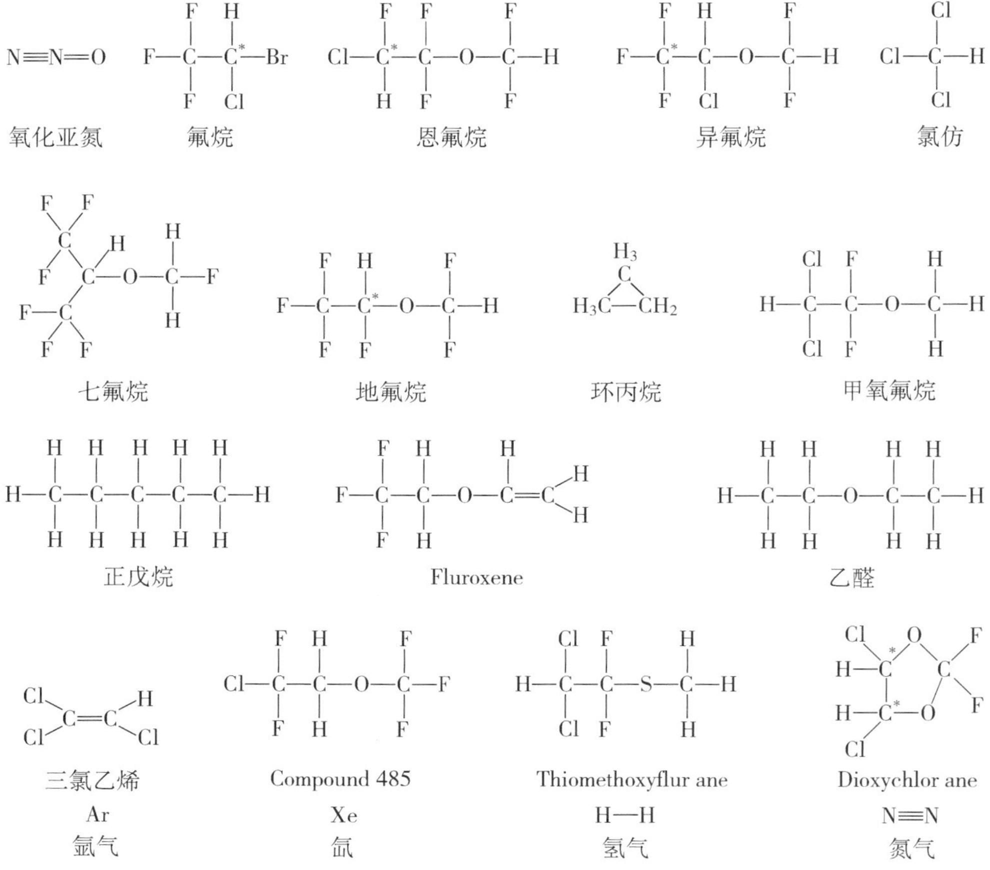

图 27-1　吸入全身麻醉药的分子结构

共同的作用部位和作用靶点？是长期困扰麻醉学界的难题。从现有的研究来看，尚很难找出一元论的解释。针对不同类型的麻醉药可能有不同的调控机制，早期的研究聚焦在全身麻醉药的理化特性与麻醉效能强度的关系，提出了脂质学说、自由容积学说、水相学说等理论，这些理论也就是全身麻醉药作用的非特异性学说，其核心思想是吸入麻醉药通过脂溶性影响神经细胞结构来产生麻醉效应。随着麻醉学、神经药理学、神经科学的飞速发展和研究的不断深入，脂质学说逐渐向蛋白质学说转变，麻醉学家 Franks 和 Lieb 教授的大量发现展示全身麻醉药发挥作用部位不是脂质而是蛋白质，包括离子通道以及各种受体等靶点，这种观点已日趋引起重视。

随着微注射、立体定位、光遗传学以及神经影像学等技术的应用，全身麻醉原理的研究从微观逐渐向宏观水平过渡。大量的研究揭示：全身麻醉作用原理涉及神经网络调控的参与，神经网络调控结合蛋白质的作用靶点，可能是探讨全身麻醉原理的路径。这些神经网络包括睡眠 - 觉醒通路、丘脑 - 皮质环路、脑干结构等。就宏观领域而言，全身麻醉机制的解析可分为上行模式（Bottom-up）和下行模式（Top-down），前者指外界信息向中枢神经系统的传递过程，类似于视觉形成中，物像刺激视网膜，视网膜形成视觉信号，经丘脑外侧膝状体传递到视觉皮质，有效的外周刺激信号传递形成感知。后者指大脑，尤其是皮质和丘脑系统，对外界传入信息的整合。这两种模式的抑制被认为是全身麻醉药致意识消失的机制。

一直以来 Bottom-up 模式占据主导地位，它指麻醉药通过调控睡眠 - 觉醒核团或脑干以及间脑的觉醒神经环路而发挥作用，主要表现为对唤醒作用的抑制，在脑桥 - 中脑 - 间脑的结构中，大量皮质下核团通过释放 NE、Ach、多巴胺等促觉醒递质而唤醒皮质，全身麻醉药抑制此类唤醒作用而诱导麻醉现象。这也是睡眠 - 觉醒通路在全身麻醉机制解析中占据大幅板块的原因。目前，大量研究发现在上行激活系统中的脑干、丘脑、下丘脑及中脑等部位的核团或脑区，都参与全身麻醉药物或睡眠引起的意识消失或恢复。改变这些重要核团的兴奋性可以对麻醉或睡眠产生影响，从而支持麻醉诱导的意识消失是以 Bottom-up 模式为主的作用方式。

近来，随着网络联系分析方法的进步，Top-down 理论显示出不可或缺的作用。它认为全身麻醉药诱导意识消失是通过打断丘脑 - 皮质、皮质 - 皮质之间的信息整合而实现的，“皮质碎片化”就是 Top-down 的一种表现。氯胺酮麻醉是对 Top-down 理论的支持，发挥麻醉作用时可以激活脑干的部分促觉醒核团，增加皮质的高频脑电活动，并打断了重要皮质区域的功能连接，显然 Top-down 理论较 Bottom-up 模式能够更好契合氯胺酮发挥麻醉作用的机制。功能磁共振研究发现听觉皮质在无意识状态时仍能被外界声音所激活，但大脑并不能形成声音的感知（图 27-2）；另外，在地氟烷麻醉中，视觉皮质也仍对视觉刺激起反应，这种反应的长潜时电位（long latency potentials）呈地氟烷剂量依赖性抑制，早期电位不受影响。长潜时电位的抑制可能正是皮质与皮质之间反馈抑制致意识消失的原因，也表明 Top-down 理论在意识形成上的重要性。已有研究报道，在丙泊酚腹腔注射 80mg/kg 麻醉时，皮质 S1、S2 区与丘脑仍存在功能连接；而在丙泊酚腹腔注射 160mg/kg 麻醉时，皮质 S1、S2 区与丘脑功能连接中断（图 27-2），由此看出随着麻醉用药量增加，原有的部分功能连接被中断。另外，全身麻醉、睡眠、植物状态的功能磁共振及神经生理学研究显示：皮质 - 皮质、皮质 - 丘脑连接的药理、生理、病理学抑制或破坏是形成无意识状态的共同原因。氯胺酮、丙泊酚、异氟烷虽然是三种作用于不同分子靶点的全身麻醉药，但磁共振及脑电研究显示它们在皮质具有相同的作用形式：抑制额 - 顶叶连接（反馈连接），而顶 - 额叶连接（前馈连接）无明显改变（图 27-3）。额 - 顶叶连接的中断似乎与多种麻醉药发挥麻醉效应的共同通路有关。

Top-down 和 Bottom-up 理论参与了全身麻醉作用，孰轻孰重一直存在争议。意识最重要的两个维度是意识水平和意识内容，全身麻醉药可同时或单独抑制意识的水平和内容。现有研究结果表明：临床常用麻醉药七氟烷、丙泊酚等同时作用于 Top-down 和 Bottom-up 两个系统，麻醉程度及效果最为符合临床应用。而右美托咪定通常认为只作用于 Bottom-up 系统，对额 - 顶叶连接的抑制较丙泊酚、七氟烷、氯胺酮等明显减轻，所以右美托咪定麻醉程度较轻，只能诱导类似于睡眠的状态且能在外界刺激中迅速恢复意识；氯胺酮则被认为主要作用于 Top-down 系统，它对皮质下的部分觉醒核团起激活作用并增加皮质乙酰胆碱的释放，因此在氯胺酮麻醉中保留了部分清醒状态的症状比如睁

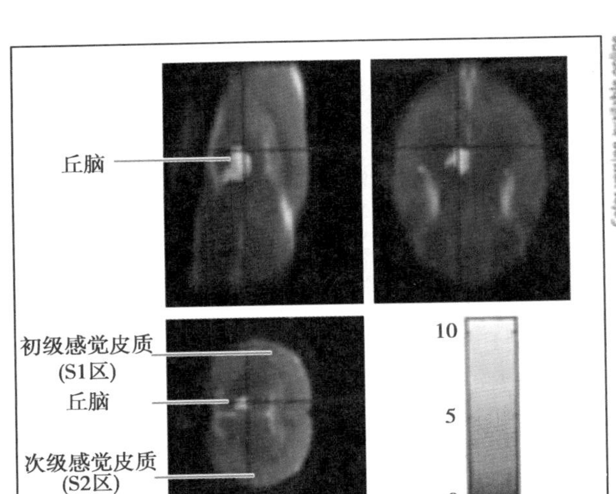

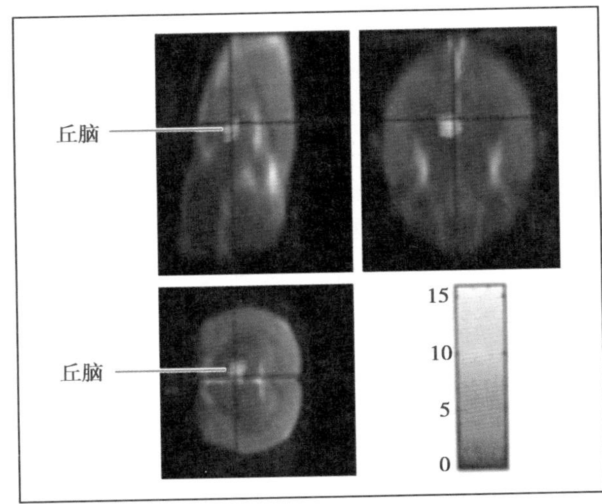

轻度麻醉(丙泊酚80mg/kg)　　深度麻醉(丙泊酚160mg/kg)

图 27-2　丙泊酚浅麻醉与深麻醉时皮质 S1、S2 区与丘脑功能连接变化

在丙泊酚腹腔注射 80mg/kg 麻醉时，初级感觉皮质（S1 区）、次级感觉皮质（S2 区）—丘脑仍存在功能连接；而在丙泊酚腹腔注射 160mg/kg 麻醉时，皮质 S1、S2 区—丘脑功能连接中。

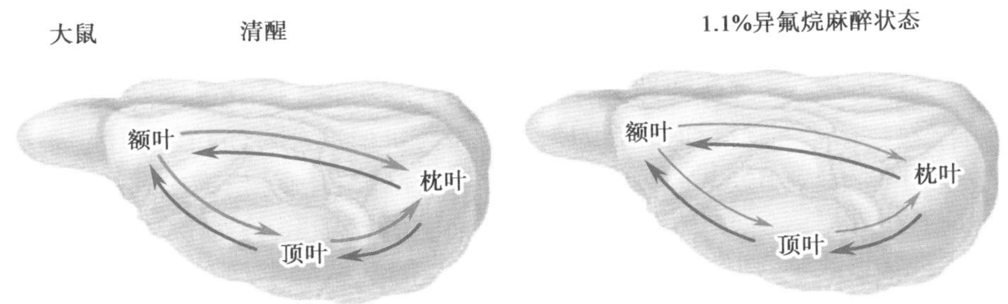

图 27-3　全身麻醉药作用下的皮质功能连接变化

眼、运动以及高频脑电波。从全身麻醉程度控制的角度来说，兼顾意识水平和意识内容控制的全身麻醉药才是目前临床较为理想的药物。

综合而言，全身麻醉经历了脂质学说到蛋白质学说，又从蛋白质学说进一步发展到神经网络调控理论，在神经网络调控理论分为 Top-down 和 Bottom-up 作用机制，这些理论的积累和升华，让我们对全身麻醉药的作用原理有了更加深入的认识。

本章将以全身麻醉原理研究历程中提出的、对现今仍有影响的理论与学说为引子，结合近年来的神经生理和分子生物学研究结果，对全身麻醉药作用机制进行阐述和讨论。

一、全身麻醉的本质

全身麻醉是由药物引起的一种可逆的行为和生理学状态，从临床实施的角度看，全身麻醉应达到意识消失、遗忘、镇痛、抑制伤害性刺激反应、制动肌松等临床需求，同时也涉及尽量避免其药理学不良反应如循环紊乱、兴奋、惊厥等药理学不良反应的发生。其中意识消失（loss of consciousness，LOC）是全身麻醉最具特征性的表现，因此成为麻醉科医师和神经科学工作者关注的焦点。

临床观察显示，不同的全身麻醉药物产生全身麻醉效应的表现形式有一定差异。如氯胺酮麻醉时可出现特征性的“分离麻醉”，其神志消失的程度与其较强的镇痛效应不相一致。丙泊酚具有良好的镇静效能，但镇痛及制动作用较为微弱，常需辅以镇痛药以完成手术。而吸入麻醉剂是作用较为全面的麻醉药，随着麻醉的加深，可依次出现镇静增强、遗忘、意识消失、制动和自主反应抑制，其敏感性依次为记忆 > 意识 > 制动 > 心血管反应。

1965 年 Eger 教授等人根据麻醉药的作用效应提出了吸入麻醉药作用强度的评价指标—最低肺泡有效浓度（MAC）。MAC 是指在 1 大气压下，能使 50% 的受试对象对伤害性刺激无体动反应时的呼气末肺泡气体浓度，反映的是吸入麻醉药的镇痛及制动作用。MAC 的测定是给人或动物一个伤害性刺激（钳夹、切皮或电刺激等），然后用序贯法（或称上下法）测定一半研究对象无体动反应时呼气末的吸入麻醉浓度。显然，这是一个质反应，相当于半数有效量（ED_{50}），只能反映药物的抗伤害性效应，即镇痛作用的大小。MAC 越小，药物的镇痛效应越强，MAC 越大，镇痛效应越弱。当以翻正反射消失来评估 MAC 值时，可见夹尾 ED_{50} 明显高于翻正反射消失的 ED_{50} 值，两者测定值的比率平均为 1.8，但不同麻醉药之间存在一定的差异（表 27-1）。同等 MAC 的吸入麻醉药称为“等效浓度”，即不同吸入麻醉药比较应在等效浓度即同等 MAC 条件下进行。MAC 效价指标的出现是早期吸入麻醉作用机制探讨的基础。

表 27-1　夹尾 ED_{50} 与翻正反射 ED_{50} 比率

麻醉药	小鼠	大鼠
氟烷	1.67	1.74
恩氟烷	1.91	–
异氟烷	2.10	2.41
氯仿	1.61	–
环丙烷	1.97	–
氧化亚氮	>1.82	–
甲氧氟烷	1.63~2.08	–
乙醚	–	1.25

总的来看，全身麻醉效应的产生可能来自于不同的脑区或神经环路，比如：脊髓与镇痛和制动有关，而前脑与催眠和遗忘密切相关。全身麻醉药多个成分的组成中，意识消失是最重要的一个特点，因此，一些专家认为对全身麻醉药致意识消失的深层次探讨是解决全身麻醉药如何发挥作用的核心问题，这也是本章节讨论的重点。

二、影响全身麻醉作用的因素

随着全身麻醉作用机制研究的深入和大量临床实践发现，全身麻醉药的作用强度一定程度上受到某些物理因素、生理因素、手术与麻醉时间的影响。

1. 麻醉持续时间　过往通常认为在整个手术麻醉期间 MAC 值是固定不变的，即麻醉持续时间不影响 MAC 值。但在用电刺激测定手术前后异氟烷的 MAC 时发现，手术前的 MAC 为 1.28% ± 0.22%，手术开始后 3 小时为 1.04% ± 0.22%，由此表明吸入全身麻醉药的 MAC 值会随着手术麻醉时间的延长而降低。这可能是因为中枢神经系统（CNS）的组织中溶解的吸入全身麻醉药增多，也可能是与某种神经递质合成与释放有关，或者与初次测定 MAC 时吸入全身麻醉药在组织中的平衡时间太短有关。

2. 伤害性刺激方式与部位　不同强度及部位的伤害性刺激需要不同的麻醉深度来抑制，如给动物氟烷、异氟烷麻醉时，夹尾与夹爪两种刺激比较，前者 MAC 值低于后者，提示不同部位对疼痛的敏感性不同所需要的 MAC 值也不同；采用同等电刺激强测得异氟烷的 MAC 值为 1.03% ± 0.09%，而切皮刺激时 MAC 值上升为 1.16%，这种刺激方式和刺激部位的不同使 MAC 随之变化的现象受到临床的重视，并在传统切皮刺激观察体动反应测量 MAC 值方法的基础上，相继出现了清醒 MAC（$MAC_{awake95}$）、半数清醒 MAC（MAC_{awake}）、半数气管插管 MAC（MAC_{EI}）和阻滞肾上腺素能反应 MAC（MACEAR）值等。

3. 温度的影响　在哺乳动物中，几乎所有麻醉药的 MAC 值均随体温下降而下降，体温每下降 1℃，不同吸入全身麻醉药的 MAC 下降值有所不同（2%~5%），例如体温每下降 1℃，环丙烷的用量减少 2%，而氟烷则减少 5%。这种随温度变化产生的麻醉药作用强度改变，只在气相麻醉药 MAC 中有所反映，在麻醉药的液相浓度中，并未见类似现象，可能与液相中麻醉药随着温度下降溶解量增加有关。经校正后，液相麻醉药的 ED_{50} 在温度变化时保持稳定（图 27-4）。除了物理因素的影响外，近年研究也发现，调控全身麻醉作用的相关核团也能影响体温调节，如下丘脑视前区、蓝斑核以及臂旁核等区域。全身麻醉致体温下降的效应可能与相关核团或通路的抑制或激活有关，如右美托咪定镇静后产生的低温，与外侧视前区神经元的激活相关。相反，某些与体温调控有关的核团也一定程度影响了全身麻醉药的作用效能。

4. 压力的影响　外周环境压力增加可导致机体对吸入全身麻醉药敏感性显著降低。随着外周环境压力的不断升高，吸入全身麻醉作用逐渐减弱直至消失的现象称为压力逆转效应。目前已知在 70 个大气压下，小鼠异氟烷的麻醉效力降低会

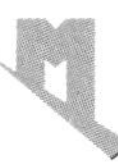

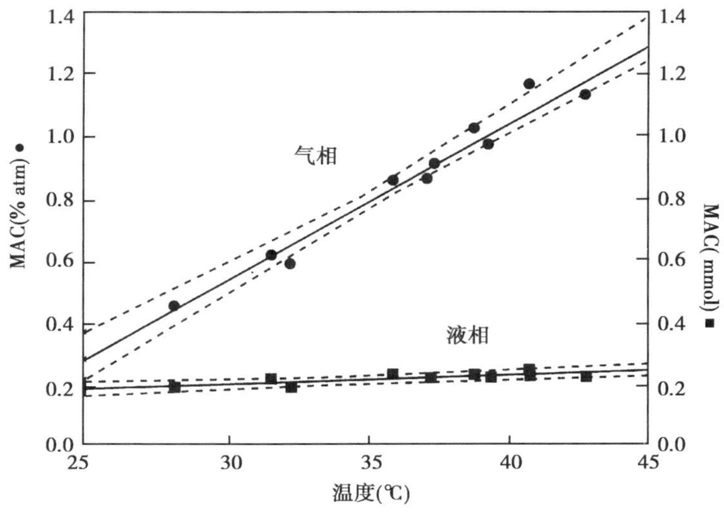

图 27-4　不同温度下氟烷 MAC 的汽相分压与液相计算浓度变化

超过 50%。小鼠在 1 个大气压下，1.0% 异氟烷持续麻醉 30 分钟后，用氦气加压到 70 个大气压并保持 2 小时，期间小鼠恢复正常反射。相比在 1 个大气压下用 1.2% 异氟烷麻醉的小鼠，压力逆转的小鼠 VLPO 中 c-fos 阳性神经元减少 85% ± 2%，似乎麻醉作用位点 VLPO 受到抑制。加压至 100 个大气压时，大鼠翻正反射消失时的吸入全身麻醉药的 MAC 值增加 30%~60%。但也有研究表明并非所有种系动物均能出现这种压力逆转现象，例如，氟烷、氯仿及乙烷对淡水虾在水中活动的抑制并不被高压所逆转。那么，吸入麻醉的压力逆转现象是麻醉作用部位构象变化，还是一种非特异性的拮抗尚待证实。

5. 年龄的影响　在临床麻醉中发现，随年龄的增加吸入麻醉药的 MAC 值逐渐减低，这种现象见于所有的吸入麻醉药。6 月龄左右婴儿的吸入麻醉药 MAC 值最大，80 岁时仅为婴儿的一半。因此，老年患者的 CNS 对吸入麻醉药的作用更为敏感。在动物实验中也发现相同的改变。例如，在鼠和人的相对寿命阶段作比较显示，二者随年龄增长所致麻醉药需要量减少十分相似（图 27-5）。

6. 离子浓度的影响　已有研究表明，大脑细胞间隙液中的 Na^+、K^+、Ca^{2+}、Mg^{2+} 等离子浓度的变化可以直接改变睡眠 - 觉醒及麻醉状态。2016 年 *Science* 杂志发表的研究报道，清醒时，皮质细胞外液 K^+ 浓度升高而 Ca^{2+}、Mg^{2+} 及 H^+ 减少，相反，

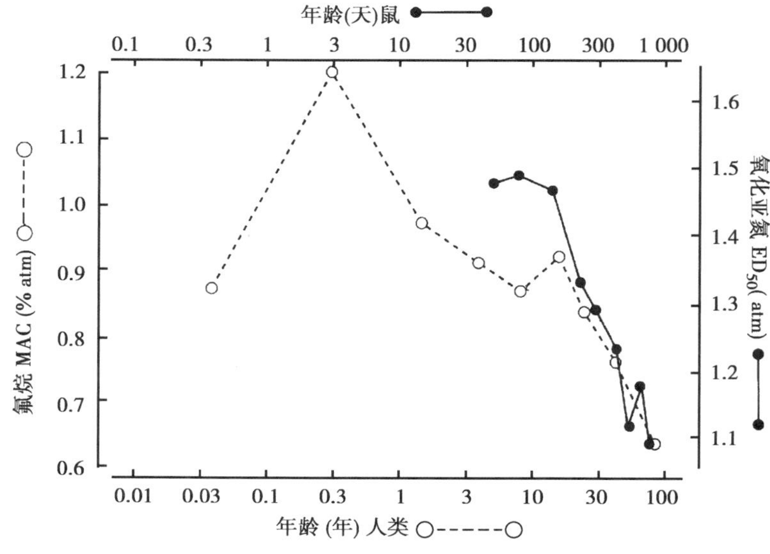

图 27-5　与年龄相关的氟烷和氧化亚氮需要量

在睡眠及麻醉状态时，细胞外液 K^+ 减少而 Ca^{2+}、Mg^{2+}、H^+ 增加。更有意义的是，简单地改变细胞外离子组成，可以直接将睡眠小鼠的皮质电活动转换为典型的清醒脑电模式。因此，细胞外离子可控制神经活动状态，可能是全身麻醉效应调控的直接靶点。当高钠血症时脑脊液(CSF)中 Na^+ 成比例增加，氟烷的 MAC 也可增加达 43%。相反，低钠血症时 CFS 钠下降，氟烷 MAC 也降低。但实验性高钾血症时，犬的 CSF 中 K^+ 含量增加对 MAC 均无明显影响，甚至向鼠脑室内注射克罗卡林和吡那地尔使流经钾通道的离子流增加时 MAC 也无明显改变。给狗输注钙剂使血清和 CSF 中 Ca^{2+} 浓度分别增加到 2.6 倍和 1.3 倍时，氟烷的 MAC 也不受影响。但较高浓度的钙通道阻滞药可增强吸入麻醉药的作用。如维拉帕米(0.5mg/kg)可使狗氟烷 MAC 降低 25%，尼莫地平(1μg/kg)可使异氟烷 MAC 降低 22%。输注盐酸或碳酸氢钠改变阴离子浓度并使动脉血 pH 明显改变之后，吸入麻醉药的 MAC 值几乎无明显影响。而给鼠鞘内或脑池内注射药物阻止氯离子转运时，则可增加异氟烷和氟烷的 MAC 值。

7. 感染因素的影响　严重感染的重症患者通常表现出对全身麻醉的敏感性增强。基础研究证实：炎症增加了在神经元表面 GABA 元的 GABA 能抑制性电流，这表明炎症使 GABAa 受体对全身麻醉药的敏感性增强。

8. 情感因素的影响　研究结果证实，术前焦虑和疼痛敏感度是全身麻醉中丙泊酚和七氟烷需要量的独立预测因子，术前因素(如焦虑，疼痛高敏)会影响手术期麻醉用药和术后预后。术前严重的焦虑状态可使麻醉诱导中丙泊酚的需求量增加，而术中七氟烷的需要量与术前疼痛敏感度评分显著相关。

9. 睡眠状况的影响　全身麻醉与自然睡眠之间存在行为及脑电表现的相似性，而睡眠状况也会直接影响全身麻醉效能。自然睡眠期间大鼠的麻醉敏感性增高(MAC 值约降低 15%)，而睡眠剥夺(24 小时)大鼠对麻醉药异氟烷和丙泊酚的需求减少，麻醉效能增强，并且全身麻醉药停用后睡眠剥夺大鼠需要更长的时间来恢复清醒状态。临床观察也发现，睡眠障碍患者对全身麻醉药物的敏感性增高。由此可知，睡眠状态或睡眠需求与全身麻醉状态之间存在明显的联系。这也是借助睡眠 - 觉醒通路研究全身麻醉调控机制的基础。

第二节　早期的全身麻醉原理研究

早期的全身麻醉原理研究主要从全身麻醉药物的理化特性与效能的内在关系来揭示全身麻醉药的作用机制。虽然多年来的研究结果尚不能阐明全身麻醉机制，但也归纳总结了全身麻醉药作用的部分规律，丰富了我们对全身麻醉作用机制的认识。其中，以下几种学说至今仍被一些学者关注。

一、疏水学说

疏水学说是建立在吸入麻醉药的脂溶性特性上，也叫脂质学说。吸入麻醉药与细胞膜脂质成分结合，影响细胞膜生理特性改变而产生全身麻醉效能。这一基本特性至今仍受重视。

(一) Meyer-Overton 法则

在 20 世纪初，Meyer 和 Overton 对吸入全身麻醉药的物理特性研究发现，吸入全身麻醉药的脂溶性与麻醉效能之间关系最为密切，由此推测吸入麻醉的作用机制可能是药物与神经细胞膜脂质发生物理和化学结合，从而导致神经细胞结构的正常关系发生改变而产生全身麻醉作用，并命名为 Meyer-Overton 法则，即为全身麻醉机制的脂质学说。该法则的主要依据是，对于绝大多数吸入全身麻醉药而言，在 10 万倍的麻醉药分压范围之内各种吸入全身麻醉药分压与橄榄油油 / 气分配系数的乘积之间基本上没变化，趋于一常数(表 27-2)。脂溶性与麻醉作用强度的显著相关关系提示：① CNS 存在全身麻醉药分子作用的单一共同部位；②这个部位的理化特性具有疏水性；③当一定数量的全身麻醉药分子与 CNS 特定的疏水部位结合即产生全身麻醉作用。

为研究全身麻醉作用部位的性质，发现吸入全身麻醉药的作用强度与其在橄榄油的溶解度密切相关，提示橄榄油酷似麻醉的作用部位。当全身麻醉药分子进入 CNS 脂质部位并达到一定的临界

浓度即可出现全身麻醉状态。但是橄榄油是多种分子油的混合物，从理化属性分析难以确定其特性。为了更好确定麻醉作用部位的性质，应在结构较为单一的溶剂中确定全身麻醉药的脂溶性，并以表示分子间力的溶解度值作为纯溶剂的划分指标。研究表明，在溶解度参数为 8~11（cal/cm^3）$^{1/2}$ 的溶剂中，吸入全身麻醉药的麻醉强度与其溶解性呈最佳相关。此类溶剂的代表为苯和辛醇。结果提示全身麻醉药的作用部位类似于苯和辛醇的性质，即疏水性。

表 27-2　吸入全身麻醉药的油 / 气分配系数（λ）及其对狗、鼠、人的麻醉强度

药物	油 / 气分配系数（λ，37℃）	狗		鼠		人	
		MAC（atm）	MAC×λ	ED_{50}（atm）	ED_{50}×λ	MAC（atm）	MAC×λ
硫代甲氧氟烷	7 230	0.000 35	2.53				
Dioxychlorane	1 286	0.001 1	1.41	0.003 3	4.24		
甲氧氟烷	970	0.002 3	2.23	0.002 3	2.33	0.001 6	1.55
氯仿	265	0.007 7	2.08	0.003 57	0.95		
氟烷	224	0.008 7	1.95	0.006 45	1.45	0.007 4	1.66
氟环丙烷	124	0.018 4	2.28				
$HFClCOCHFCF_3$	96.6	0.022 4	2.16				
恩氟烷	96.5	0.026 7	2.58	0.012 3	1.19	0.016 8	1.62
Synthane	95	0.012	1.14				
异氟烷	90.8	0.014 1	1.28	0.006 63	0.60	0.011 5	1.04
地氟烷	18.7	0.072	1.35			0.060	1.12
乙醚	65	0.030 4	1.98	0.032	2.08	0.019 2	1.25
F1uroxene	47.7	0.059 9	2.86	0.034 5	1.65	0.034	1.62
七氟烷	47.2	0.023 6	1.11			0.020 5	0.97
Iso-Indoklon	27.0	0.460	1.24	0.026 5	0.72		
化合物 -485	25.8	0.125	3.23				
环丙烷	11.8	0.175	2.06	0.142	1.68	0.092	1.09
氧化亚氮	1.4	1.88	2.63	1.54	2.16	1.04	1.46
氙气	1.9	1.19	2.26	0.95	1.80	0.71	1.35
乙烯	1.26			1.30	1.64	0.67	0.84
氦气	0.5			4.5	2.25		
六氟化硫	0.293	4.9	1.44	5.4	1.58		
氩气	0.15			15.2	2.28		
四氟化碳	0.073	26	1.90	18.7	1.36		
氮气	0.072	43.5	3.13	34.3	2.47		
均值 ± 标准误			2.04 ± 0.14		1.80 ± 0.19		1.30 ± 0.08

注：（1）atm 为标准大气压。通常 MAC 以 atm 的 % 表示，如人的恩氟烷 MAC 通常写作 1.68%。

（2）鼠的 ED_{50} 检测指标为翻正反射。

尽管近年来的研究发现许多化合物的麻醉特性并不完全遵循 Meyer-Overton 法则，但至今尚无比脂溶性与麻醉作用强度的显著相关关系更能广泛适合于吸入全身麻醉药的特性，也没有比脂质学说更能对脂溶性与麻醉强度高度相关的合理解释。

（二）Meyer-Overton 法则的相加效应

根据 Meyer-Overton 法则，全身麻醉状态的产生主要取决于吸入全身麻醉药溶解于作用部位的分子数量，而与其分子存在形态和类型无关。同时应用两种 0.5MAC 不同的吸入全身麻醉药所产生的麻醉强度应该与单独任何一种 1MAC 的吸入麻醉药所产生的麻醉强度相等，称为 Meyer-Overton 法则的相加效应。在人和整体动物复合应用甲氧氟烷、氟烷、恩氟烷及三氯乙烯等所获的实验数据表明，与此推论是相符的。在鼠和儿童也观察到同时吸入氧化亚氮和其他麻醉气体时出现有轻微的拮抗作用，不过大量临床实践的证据表明吸入全身麻醉药间的作用在人和整体动物是相加的。

（三）Meyer-Overton 法则的例外现象

由表 27-2 发现，尽管全身麻醉药的脂溶性与其作用强度之间存在密切的关系，但仍存在一些偏离现象，各种吸入麻醉药的 MAC 与油 / 气分配系数的乘积也并非真正成一个常数。这种差异现象提示，除脂溶性外尚有其他因素参与吸入全身麻醉药的作用强度。如果结论成立就会出现非 Meyer-Overton 法则的现象。

1. 同分异构体的作用强度差异　由同分异构体组成的某种吸入全身麻醉药因其同分异构体的脂溶性不同而出现麻醉作用强度的差异，这种现象称为 Meyer-Overton 法则的例外现象。例如恩氟烷和异氟烷是同分异构体，油 / 气分配系数大致相同，但两者的 MAC 相距甚远，前者的麻醉需用量比后者大 45%~90%（表 27-2）。甚至出现同一化合物由于旋光结构不同，麻醉作用强度出现类似差异的现象。例如具有相似油 / 气分配系数的旋光异构体 D- 美托咪定和 L- 美托咪定，前者的麻醉作用比后者强 8 倍多。现知，临床常用的几种吸入麻醉药中，氟烷、恩氟烷、异氟烷及地氟烷均以两种互为旋光异构体的混合形式存在。这类异构体有着不同的理化性质，在整体动物的麻醉作用强度也有所差异，例如，异氟烷的正构体（+）比反构体（-）的强度增加 17%。但此种轻微的作用强度改变并不能说明 Meyer-Overton 法则是完全错误并予全面的否定，只能说明存在偏差。

2. 致惊厥效应　偏离 Meyer-Overton 法则的另一现象是某些脂溶性化合物具有致惊厥作用。当某些烷烃及醚类末端甲基被完全卤化后，其麻醉作用减弱而致惊厥作用增强，这类化合物不能作为理想的吸入麻醉药。例如化合物 -485，结构上是恩氟烷和异氟烷的同分异构体（其末端甲基完全卤化），应具有相似的作用强度和溶解特性。但事实上，它的 MAC 值高达 12.5%atm，而油 / 气分配系数低至 25.8，甚至当吸入浓度达 6%atm 时可使狗产生惊厥。再如，丁烷上的 H 被卤素全面取代生成的 2，3- 二氯八氟丁烷和 1，2- 二氯六氟环丁烷，给药后虽可迅速到达脑中，但却产生兴奋甚至惊厥作用。

许多脂溶性气体具有麻醉和致惊厥双重效应。例如，flurothyl（$CF_3CH_2OCH_2CF_3$）在高浓度时具有麻醉作用，其抑制大鼠翻正反射的 ED_{50} 浓度为 1.22%，但低浓度时可致惊厥，使 50% 大鼠产生惊厥的浓度为 0.122%。同样，恩氟烷在动物和人也有此双重效应，使猫产生最大惊厥效应浓度是 3%~4%。对于这些不遵从 Meyer-Overton 法则现象尚无合理的解释。但已发现，致惊厥性卤化烷具有不同于麻醉性卤化烷的物理特性，前者的特征是溶解参数低。例如三氟乙醚的溶解参数为 6.9，而麻醉卤化烷的数值接近 8.0。此外，在蟹的神经 - 肌肉接头中发现，两类卤化物对突触传递有不同的影响。吸入麻醉药降低兴奋性谷氨酸的生理作用，对 GABA 的抑制性信号传递无明显影响，而致惊厥则是抑制性传递受到阻滞而不是兴奋性。应用大鼠脑神经元的研究发现，氟烷和恩氟烷可增强 GABA 的效应，而三氟乙醚使此效应减弱。据此推测，与兴奋性及抑制性传递有关部位的分子微环境可能存在彼此不同的溶解度参数，使得两类药物在这些部位的分布不同，从而产生不同的生理效应。

3. 截止效应　在同系列化合物研究中惊奇的发现，n- 烷烃并不遵从 Meyer-Overton 法则，当分子链增加到一定长度时，即使其脂溶性增强，但麻醉作用却减低或消失，这种现象称之为截止效应。例如 n- 癸烷、n- 辛烷及 n- 戊烷属同系列脂溶性化合物，前二者的脂溶性均高于后者，但 n- 癸烷却没有麻醉作用，n- 辛烷虽可抑制离体神经的传导性，其作用却低于脂溶性较低的 n- 戊烷。对于这种截止效应很难作以解释，曾推测是由于 n- 癸烷分子过大以至不能进入麻醉作用部位，或由于长链烃同

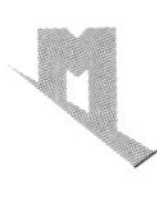

系物在作用部位的溶解度受限所致。虽然给大鼠单独应用饱和蒸气压的癸烷也不能产生麻醉作用，但癸烷能降低异氟烷的需要量从而显示其麻醉特性，全氟烷烃可产生“真正的”截止效应，全氟甲烷（CF4）对大鼠具有麻醉作用（MAC ≈ 60atm），而全氟乙烷（CF3CF3）和更长链的全氟化衍生物虽然可以溶于疏水性溶剂和组织，但没有麻醉作用。

二、亲水区作用学说

3

多年来，关于全身麻醉机制的研究主要集中在脂溶性与作用部位的疏水性方面，但也有部分学者认为全身麻醉作用部位也有可能是亲水性的。Pauling 指出全身麻醉药通过与水形成微结晶水合物而产生全身麻醉作用，称之为水相学说。脑组织含水量占脑总重量的 78%，某些吸入全身麻醉药如氯仿、氙气等可在体外形成水合物微结晶体，故推测吸入全身麻醉药进入脑组织后与水分子发生作用，形成以全身麻醉药分子为中心的水合物微晶体，干扰了细胞膜表面的电传导或突触部位的冲动传递，使 CNS 的正常活动受抑制。但计算表明，吸入全身麻醉药形成的水合物微晶的能力与麻醉强度关系远不如与油气分配系数密切。难以单纯用水相学说来解释全身麻醉机制，而且至今也没有吸入全身麻醉药形成水合物微晶的证据，因此这一学说基本被否定。

另一种亲水假说认为，某些吸入全身麻醉药可通过干扰氢键，使带电流的水合离子的传送发生改变，而引起神经元功能障碍。但此假说也不能作为一个整体理论来解释，如氙气和氩气不形成氢键但具有麻醉作用。还有学者认为，全身麻醉作用的靶部位除了在总体上为疏水性外还含有极性成分，这种极性成分是一个较弱的氢键供体但与水一样接受氢键。如果氢键改变是全身麻醉状态发生的关键，那么全身麻醉分子中的氢与重氢（氘）原子进行互换，应能改变氢的键合能力以至影响其麻醉作用强度。但实验表明，氯仿和氘化氯仿、氟烷和氘化氟烷的麻醉作用强度是相同的，并不支持这种假说。

三、容积膨胀学说

（一）临界容积学说

根据 Meyer-Overton 法则，当足够数量的全身麻醉药分子溶入某些特定部位，使神经细胞膜产生容积膨胀而出现全身麻醉作用，被称为膜容积膨胀学说。Mullins 认为，全身麻醉作用强度与药物摩尔容积有关，当全身麻醉药分子进入作用部位，填充了膜脂质中孔隙的自由容积而导致全身麻醉。但根据此学说测定的多种全身麻醉药与其摩尔容积之间的关系仍有一定误差，也不能解释为何产生麻醉。后经修正补充为临界容积学说，认为当药物进入作用部位后，使疏水区容积膨胀，当此种膨胀超出一定临界值时，可阻塞离子通道或改变神经元的电特性而产生麻醉。

根据临界容积学说，吸入麻醉药在疏水的模型中可使容积产生膨胀，同时产生一定的压力或降低模型的温度应使疏水区的容积回缩，在整体动物中的全身麻醉状态也应随之逆转。此推测在体外和整体实验中得到证实，不仅进一步证实全身麻醉药的作用强度与其神经脂质区所占的容积相关，尤其与膜膨胀相关，说明全身麻醉药的作用部位与压力逆转部位是同一部位，就可以一元化地解释全身麻醉原理。研究证实，临床麻醉剂量的吸入麻醉药可引起疏水溶剂的容积显著增加，在整体动物实验中也表明在高压下可实现麻醉逆转，当环境压力增高时，消除鼠翻正反射所需吸入麻醉药量增加，而且每种吸入全身麻醉药剂量增加的百分率是相似的，线性与斜率也基本一致，与公式推算亦大致相符。似乎较为圆满地阐述压力与吸入全身麻醉药之间的相互作用。

临界容积学说还提示，降低温度应使疏水区膨胀的容积回缩，并像压力逆转一样产生“低温逆转”而抵消全身麻醉作用。但是，这种假说不仅至今未能在动物实验中得到证实，而且恰恰相反。当体温下降时，MAC 非但不升反而进一步减低，事实与临界容积学说是矛盾的。但应注意到，低温的影响是复杂的，不仅使吸入全身麻醉药在水相及非极性成分中的分配增加，同时对机体有未确定的影响。

由于在压力逆转全身麻醉作用时发现，所需的压力并非像推测那样呈线性改变，对不同吸入麻药产生的全身麻醉作用，高压逆转的程度不尽相同。因此，临界容积学说对于评估压力和吸入麻醉药之间的关系是一个很好的模型，但用于一元化解释吸入麻醉药原理可能过于简单化，所以又有学者了提出了多部位膨胀学说。

（二）多部位膨胀学说

多部位膨胀学说是对临界容积学说的补充与完善，如果产生全身麻醉的基本作用机制是作用部位的容积膨胀学说，其核心是全身麻醉药的作用部位不是一个而是多个，而且这些部位的大小和物理特性各不相同，即全身麻醉是全身麻醉药分子作用在多个限定容积不等、疏水特性不同部位而产生的结果。因此，不同部位对不同种类全身麻醉药的亲和性和受全身麻醉药分子饱和的程度不同，所产生的容积改变不同，因而出现麻醉作用强度的差异。作用部位的容积大小取决于脂质所在的部位，如位于细胞膜的膜脂质容积较大，而位于某些具有受体和通道特性膜蛋白周围，尤其在蛋白的卷曲部位者容积较小。后一部位可能是各类全身麻醉药具有不同效应的基础。现已证实全身麻醉药分子的确可与某些通道蛋白周围或内部的疏水部位发生相互作用。

多部位膨胀学说不仅可以解释不同全身麻醉药之间作用强度的差异，而且不难解释压力逆转各种全身麻醉药作用时呈现的不同曲线坡度及非线性改变。因此该学说对全身麻醉机制的解释至今仍有较强的说服力。

四、全身麻醉药与膜脂质的相互作用

(一) 全身麻醉药与膜脂质的结合

研究表明，吸入全身麻醉药的作用强度与其在膜脂质中的溶解度密切相关，其相关程度与橄榄油模型中结果相近。全身麻醉药的分布几乎不受模型膜中磷脂的脂肪酸链长度及饱和度的影响，但磷脂双层中加入胆固醇可减少吸入全身麻醉药的分布，不过并不改变吸入全身麻醉药作用强度与脂膜溶解度之间的相关性。温度降低也可增加吸入麻醉药在磷脂膜中分布。当吸入全身麻醉药浓度接近 1MAC 时，脂质膜中磷脂分子数与药物分子数之比为 80∶1，全身麻醉药在膜脂质中的分布是一动态过程，药物分子可在膜脂质和膜内外水相中迅速进行交换，也可积聚在双层的中间或附着在磷脂膜头部的极性基团部位，甚至可穿越整个脂质双层进入细胞质内。目前，虽然对吸入全身麻醉药在脂质膜分布的确切部位尚不清楚，并可能受吸入全身麻醉药特性及实验模型脂质结构成分的影响，但根据生物膜结构特征和 Meyer-Overton 法则，吸入全身麻醉药在脂质膜疏水区的作用部位的分布可能为：①磷脂双层内部非极性区；②膜蛋白嵌入脂质双层内的疏水囊穴；③膜蛋白突出膜外部分的疏水囊穴；④膜内蛋白质与脂基质间的疏水交界面(图 27-6)。据此推测，吸入麻醉作用抑制伤害性反应可能与界面部位有关，而遗忘作用则可能与吸入全身麻醉药渗入磷脂双层膜的非极性内部区域有关。

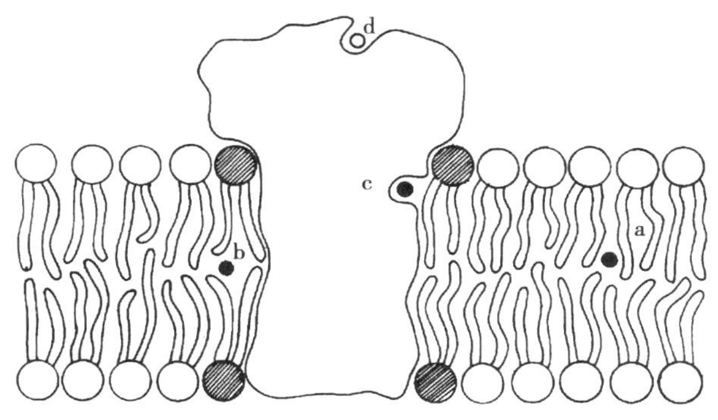

图 27-6 全身麻醉药分子在神经细胞膜的可能作用部位

(二) 全身麻醉药对膜通透性的影响

全身麻醉药可促进阳离子和质子跨脂质膜流动。有研究显示吸入全身麻醉药可剂量依赖性的增加脂质体膜对阳离子的通透性，使脂质体内的离子从内向外流出。吸入全身麻醉药使脂质体膜通透性增高的意义在于使突触内贮存神经递质的囊泡对质子的通透性增加，从而改变了囊泡贮存神经递质所需的 pH 梯度，使突触囊泡内儿茶酚胺等递质外泄以至耗竭，导致神经传递功能受抑制而产生全身麻醉作用。但此种推测的可能性并不充分，原因是虽然中枢去甲肾上腺素含量减少可增加对全身麻醉药的敏感性，但在全身麻醉过程中 CNS 的去甲肾上腺素含量并无明显减少，临床浓度吸入麻醉药对囊泡内儿茶酚胺释放的影响也是极其轻微的，而且并不是所有的吸入全身麻醉药都可使囊泡内的阳离子外流增加。最新研究表明，离子电流的变化主要归因于氯离子的跨膜转运，吸入麻醉药氟烷、氯仿、乙醚和三氯乙烯能够介导双层脂质膜内亲水性电解质离子浓度的增加，从而改变膜离子渗透系数，这个结果对进一步揭示吸入全身麻醉药对细胞膜脂质学说和水相学说的结合有重要意义。

(三) 全身麻醉药对膜容积的影响

吸入全身麻醉药吸收入脂质双层膜的一侧后，该侧的容积增大，同时侧向压力增加。此压力增加的程度与吸入全身麻醉药的作用强度相一致，并可被高压所逆转，此发现与吸入麻醉作用的临界容积学说是一致。由于离子通道受到膜膨胀所致的外部压迫而关闭或开放受阻，冲动传导受到阻抑，从而产生全身麻醉。目前认为，膜膨胀的原因除吸入麻醉药分子的本身占有容积外，尚可能由于药物与脂质分子之间、药物与脂相中的水分之间，以及受药物作用发生了变化的脂质分子与水分子之间的相互作用等导致膜容积的改变，并进一步推测吸入全身麻醉药引起的膜容积膨胀增加了脂质双层膜的厚度，使跨膜电场发生改变并影响离子经通道流入膜内。

但精确的容积测定显示，吸入全身麻醉药引起的膜膨胀程度是很小的。将膜悬挂在含 1MAC 吸入全身麻醉药的水相介质中，其容积膨胀率仅为 0.1%。在显微镜下直接观测红细胞的表面，显示 1~4MAC 的氟烷、甲氧氟烷、乙醚、三氟乙烯醚及异氟烷仅可使红细胞表面积膨胀 0.13%~0.62%。况且无麻醉作用的长链醇类也可使红细胞的表面积扩增。此外，根据临界容积学说，增加压力或降低温度可使膜容积压缩，应能逆转麻醉。但是，临床上体温降低时不仅不能逆转反而是增强麻醉。实验证明，吸入麻醉药与温度降低引起的膜改变并不相同，前者引起膜膨胀时并不改变膜厚度，而低温所致的膜收缩则伴随厚度增加。有关膜膨胀在全身麻醉产生中的确切作用尚待证实。

（四）全身麻醉药对细胞膜物理状态的影响

在关于分子变化的进一步研究中，生物膜中的脂质双层不仅作为屏障以保持细胞内环境的稳定，而且对镶嵌其中的膜蛋白质的功能起支持作用。当脂质环境发生改变，如膜脂质流动性增加、由排列较为整齐的胶晶态，变为排列不规则的液态的相互转换等，可致使膜双层结构中脂质分子的侧向运动和立体旋转的改变，直接影响膜的受体蛋白和离子通道功能，当达到一定程度时，便产生全身麻醉状态。关于吸入全身麻醉药分子对膜脂质区物理状态的改变及其对膜蛋白功能的影响，提出了下述设想：

1. 膜流体性假说　细胞膜脂质含有较多不饱和脂肪酸，熔点低于正常体温，在正常情况下处于流动状态，呈流体样等特性。正常状态下细胞膜的这种流动性保持均匀一致，当与吸入全身麻醉药分子接触后，膜流体性增加、黏滞性降低、膜容积增大，从而影响和干扰膜蛋白的正常功能。研究证实，吸入全身麻醉药增加膜脂质流体性的程度与药物分子结构及脂质膜成分有关。例如，在电中性的磷脂膜中混入胆固醇或神经节苷脂时，可增强吸入全身麻醉药所致的膜紊乱作用。临床浓度的吸入全身麻醉药可使膜脂质的流体性增加 0.5%~31%。实验研究表明，脂质的流体性发生微小变化就可显著影响膜的生理功能。例如，当流体性结构参数改变 1%~2% 时，可引起脂质体的阳离子流出明显增加以及鼠脑突触小体的钠进入受阻，并可能与吸入全身麻醉药引起磷脂囊泡溶化现象有关。也有人认为吸入全身麻醉药可加速突触后膜兴奋电流的衰减以及加快关闭开放的膜通道，可能是由于突触后膜流体性增加，导致膜通道蛋白松弛，以至返回关闭构型加快。另一不支持的研究表明，主要是温度改变与该假说预计不符。按预计，低温应使膜脂质的流体性减低而产生拮抗作用，但实际却可增加氟烷的麻醉作用；尤其是临床剂量的吸入麻醉可引起的脂质双层流体性增加，仅相当于温度升高 0.2℃所致的改变程度。如此之小的流体性变化，难以对活体膜蛋白功能发生强有力的影响，更不能解释高热患者缘何不出现全身麻醉状态。

2. 相转换假说　细胞膜脂质分子是高度协调的组合群体，并有胶晶态和液态两种相态。当在某些物理因素（如温度）的作用下，膜脂质出现组合紊乱，当超出某一临界值时，就可发生由正常的胶晶态变为液态的所谓相转换现象。许多实验证明，某些膜特性的变化如流体性及表面积的增加、膜厚度及表面电荷密度的减低等，均与膜脂质中的相转换成函数关系。进一步的研究证实，当温度升高超出临界值时，由单一磷脂组成的脂质体可由固相或凝胶相转变为液相或流动相。例如，一种称作二棕榈磷脂酰胆碱（DPPC）的卵磷脂分子，含有两条由 16 个碳原子组成的饱和脂肪酸链，通常在 41℃时发生明显的相转换。临床浓度的氟烷可使 DPPC 的相转换温度降低 0.5℃。吸入麻醉药引起的相转换温度降低的幅度，取决于脂质双层的组成及所带电荷，并可被压力所逆转。此学说认为，钠通道蛋白正常活动时，要求其外周的脂质分子群应保持相对固态。吸入全身麻醉药分子与其作用后，这种固相的“脂质群”流动性增加，使通道蛋白变为无功能构形。由于此种理论过于简单化，且实验中未能证实温度与 MAC 之间存在突变性的相关，故至今尚未得到广泛认同。

3. 侧向分离假说　神经细胞膜脂质是以流体态的液相与凝胶态的固相两种形式共同存在。如图 27-7 所示，膜蛋白四周的脂质分子排列较松散，所占体积较大，相对呈液相；而外周的脂质分子排列紧密、规则，所占体积较小，相对为固相。这种两个相区的交错分界现象称为侧向分离（图 27-7A）。在生理情况下，离子通道（膜蛋白）的开放及使离

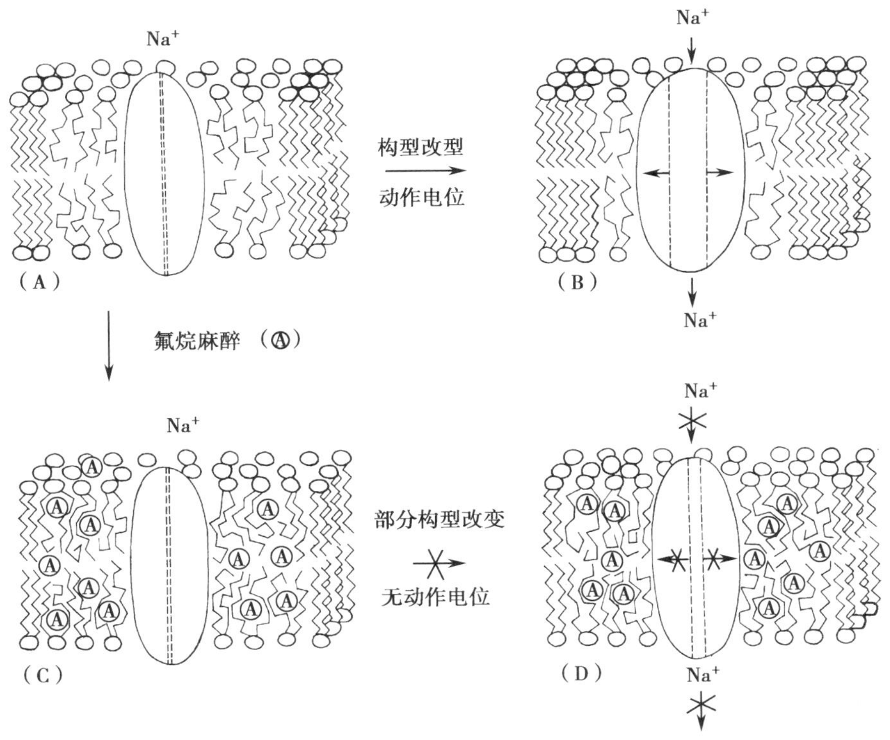

图 27-7 侧向分离假设示意图

子通过，需要侧向分离处的一部分排列松散的分子转变为排列紧密，即脂质发生了由流体相向凝胶相的转换，此时膜蛋白发生膨胀，使通道由关闭态转向开放，此现象为侧向压缩（图 27-7B）。当吸入麻醉药分子进入膜脂质后，可使相转换临界温度降低，致使液相区扩大，侧向分离界面远离膜蛋白（图 27-7C），甚至固相消失。因此膜蛋白侧向膨胀难以发生，而无法开放通道（图 27-7D）。

以上三种假说均可通过高压逆转实验证实，均获得不同程度的支持和认可，但由于这些假说对体温升降及随年龄增大所预计的膜流体性或膜紊乱改变程度而造成对全身麻醉作用的影响均无法做出合理的解释，也无法解释以下的事实，即温度升高 1℃所致的脂质流体性增加与临床浓度吸入全身麻醉药所产生的作用相当，但并不能因此而产生麻醉。此外，有关吸入麻醉药进入膜脂质后如何影响膜蛋白功能的臆测学说尚有很多。由于对蛋白质的结构、作用机制及其与膜脂质的相互关系知之尚少；尤其是各种离子通道和受体等的激活与失活状态如何发生，现仅知与构型和变构有关。至于具体过程均是专家提出的许多假说予以说明，皆未证实。因此全身麻醉药分子如何通过改变膜脂质的物理特性来改变膜蛋白功能，也只能依据这些假说予以推论，均无充足证据予以肯定或否定。

第三节 全身麻醉药作用的分子靶点机制

全身麻醉药发挥作用依赖于其在中枢神经系统的特异性结合位点，目前研究表明位于神经细胞膜上的各种受体、离子通道、酶和其他蛋白质等是其主要分子靶点。全身麻醉药具有抑制兴奋性突触和增强抑制性突触传递的作用，而这些作用是通过膜蛋白离子通道实现的，而离子通道蛋白是镶嵌在细胞膜脂质中的跨膜蛋白，是由 4~5 个亚基围绕而成，中间是一贯穿细胞内外的孔道。当通道开放时，可允许某些离子通过而产生电活动。

关于全身麻醉药发挥作用主要是通过离子通道以及各种受体等靶点的观点已日趋引起重视。主要有赖于以下几方面：①随着研究的深入，脂质学说的缺陷越来越明显，一些按脂质学说做出的推论或权威性论断，如压力逆转麻醉及温度对麻醉的影响等，不仅未能得到进一步的解释或证实，反而被某些实验的相反结果所质疑。②全身麻醉药与蛋白质相互作用现象十分普遍，尤其与细胞膜上的受体通道蛋白的相互作用，可直接影响神经信号的传递，导致麻醉作用的产生。③全身麻醉药的同分异构体麻醉作用的质或量的差异、或采取分子生物学方法改变受体通道蛋白多肽链上的氨基酸组成，可使全身麻醉药的效应受到明显影响等，提示全身麻醉药是直接与膜上的功能性蛋白作用的结果。④在临床上，药物作用的普遍机制是直接与蛋白质结合，此规律也可推广引申：全身麻醉药理也应以同样的方式即作用于蛋白质而发挥作用。因此，蛋白质学说认为，全身麻醉药可能通过选择性作用在突触离子通道或通道的调节系统上产生作用，而这些部位的分子基础是蛋白质。即便如此，蛋白质学说也面临一定的质疑，例如，多数蛋白质对吸入全身麻醉药是不敏感的，但在立体选择性研究中，加入胆固醇的脂质双分子层对异氟烷的作用同样具有立体选择性，吸入麻醉药也可能作用于疏水部位影响通道的功能等。更重要的是蛋白学说至今仍未形成较系统的理论，未能对全身麻醉机制研究中的一些重要事件做出解释，如全身麻醉药的脂溶性-作用强度的一致性与蛋白质作用是何关系，压力逆转全身麻醉时是怎样通过蛋白质实现的等。同时，目前的研究已发现全身麻醉药作用下不同区域的蛋白质靶点作用可能并不一致，比如抑制性神经递质 GABA 在脑桥网状结构嘴侧部额增加并不如我们预想的那样增加麻醉效应，相反，它促进麻醉苏醒。而新发现的内源性大麻素受体靶点也只有在特定的神经环路才发挥作用。这些结果提示全身麻醉的作用原理并不局限于蛋白质学说。

根据通道开启时是否需要特殊配体激活，目前将离子通道分为配体门控和电压门控两类。肌型和神经型乙酰胆碱受体、甘氨酸受体、GABAA 受体、5-羟色胺受体及离子型谷氨酸受体等同属于配体门控通道家族，其共同特征均为 5 聚体（亚基）结构，每一亚基有 4 个跨膜的疏水片段（M1~M4）；而 Na^+、K^+ 和 Ca^{2+} 等电压门控通道由 4 个高度同源的亚基组成（Ⅰ~Ⅳ），每一亚基又含有 6 个跨膜片段（S1~S6）。另外，细胞内信号转导，即细胞表面受体和离子通道之后的下游进程，也在一定程度上调控全身麻醉作用。

一、配体门控离子通道

（一）抑制性 GABAa 受体

GABA 是中枢神经系统中最主要的抑制性神经递质，GABA 可分别作用于 GABAa 受体（配体门控氯离子通道）和 GABAb 受体（G 蛋白耦联受体），其中 GABAa 受体与全身麻醉关系最为密切。醚类麻醉药（异氟烷、七氟烷和地氟烷）、烷烃类麻醉药氟烷、大部分静脉麻醉药（丙泊酚、依托咪酯、巴比妥类等）以及神经甾体麻醉药均能增强 GABAa 受体的功能。GABAa 受体是大脑皮质内主要的递质门控 Cl^- 通道，全身麻醉药可激活突触后膜的 GABAa 受体，引起 Cl^- 内流，使细胞膜超极化，产生快速、短暂的抑制性突触后电流（Inhibitory postsynaptic currents，IPSC），抑制神经元兴奋。另外，Cl^- 平衡电位通常比正常静息电位值更负，通道开放也减少了膜阻抗和“分流”兴奋性反应。氟烷、恩氟烷及异氟烷等吸入麻醉药都可延长及增强 GABA 触发的超极化作用。吸入麻醉药对 GABAa 受体的作用存在立体选择性，正构体异氟烷在整体动物的麻醉作用为其反构体的 2 倍，并在鼠海马神经元中证实，此种增强作用是由于延长了 GABAa 受体介导的抑制性突触后电流所致。ED50 浓度的全身麻醉药一般可增强低浓度 GABA 的诱发电流 50% 以上。

GABAa 受体包括 19 个亚基，但在中枢神经系统内大于 85%GABAa 受体亚基组成主要为以下三种：α1β2γ2（最多）、α2β3γ2、α3β1-3γ2。每种亚单位组合的药理学特性、脑区分布、细胞特异性表达和亚细胞定位都是独特的，不同脑区 GABAa 受体的操控对全身麻醉药作用效能的影响也不全一致。GABAa 受体亚基的突变可以改变全身麻醉药的效应，其中 α 亚基变异可以降低或消除吸入麻醉药的效能，但对静脉麻醉药未见显著影响。然而，β 亚基突变既可以减小静脉麻醉药的效应，又降低吸入麻醉药的效能。例如，β3N265M 突变可以大幅度降低依托咪酯、丙泊酚和戊巴比妥导致小鼠翻正反射消失的效应。α1β2γ2 是哺乳动物中枢神经系统中最丰富的亚型。α4βxδ，α5β3γ2 和 α6βxδ 亚型分别主要分布在丘脑，海马和小脑。含有 γ2 的受体通常对苯二氮䓬类药物敏感性较高，而含有 α4~6 的受体则对吸入麻醉药的敏感性较高。另外，近年的研究也发现全身麻醉药可以使 GABAa 受体的表面表达发生改变，丙泊酚作用于海马椎体神

经元会增加其 β3 亚单位的表面表达，与此类似依托咪酯可以使 α5 表面表达短暂性增加，2 周内恢复正常。这种受体表面表达的改变似乎与麻醉后短期记忆障碍有关。

（二）抑制性甘氨酸受体

甘氨酸是一种性质类似于 GABA 的抑制性神经递质，在脊髓和低位脑干表达丰富。丙泊酚可增强脊髓神经元的甘氨酸抑制性电流（I_{Gly}），脊髓甘氨酸受体也被认为是吸入麻醉药发挥制动效应的原因之一。研究显示，甘氨酸受体拮抗药士的宁（strychnine）可消除乙醇诱导的大鼠翻正反射消失，但对氯胺酮诱导的翻正反射消失无影响，这表明甘氨酸受体在乙醇诱导的催眠过程中发挥作用。另外，士的宁也呈剂量依赖性的方式延长丙泊酚麻醉诱导所需时间，并且丙泊酚增强了大鼠下丘脑神经元中由甘氨酸和 GABA 介导的抑制性电流，这说明中枢甘氨酸受体也参与了丙泊酚麻醉的调控。对鼠孤束核分离神经元的研究发现，吸入全身麻醉药也可增加甘氨酸与受体的亲和性，增强低浓度甘氨酸诱发的抑制性 Cl^- 电流，导致超极化抑制。

（三）兴奋性谷氨酸受体

谷氨酸是中枢神经系统最主要的兴奋性神经递质，其相应的结合位点谷氨酸受体在大脑内分布广泛。谷氨酸受体分为两类，一类为离子通道型受体，包括 NMDA（N- 甲基 -D- 门冬氨酸）、KA（红藻氨酸、Kainate）及 AMPA（α- 氨基 -3 羟基 -5 甲基 -4 异噁唑）受体三种亚型，此类受体主要介导快信号转导；另一类为代谢型受体，主要在细胞内信号转导等方面起作用。其中，NMDA 受体与麻醉的关系尤为密切。典型的 NMDA 受体，药理学上通过外源性激动药 NMDA 的选择性激活来界定，是由一个必需亚基 GluN1 和调节亚基 GluN2 组成的多聚体。通道开放需要谷氨酸（或其他激动药如 NMDA）与 GluN2 亚基结合，同时协同激动药甘氨酸与 GluN1 亚基结合。NMDA 受体也需要通过细胞膜去极化来解除 Mg^{2+} 引起的电压依赖性阻滞。非卤化吸入麻醉药氙、氧化亚氮和环丙烷，虽对 GABA 受体的影响很小，但可通过阻滞 NMDA 受体来抑制突触后兴奋性谷氨酸能突触传递。较高浓度的挥发性麻醉药也能单独抑制 NMDA 受体。阻断 NMDA 受体能明显减小吸入麻醉药的最低肺泡有效浓度值（MAC），NMDA 受体拮抗药地佐环平、D-CPP-ene 或 CGS19755 均可减低异氟烷 MAC 的 33%~54%，联合应用 NMDA 和 AMPA 受体拮抗药（CGS19755 和 MBQX）时可使氟烷的 MAC 降低 80%。

静脉麻醉药中对 Glu 受体起作用的主要为氯胺酮。氯胺酮是 NMDA 受体非竞争性拮抗药，呈浓度依赖性地降低 NMDA 受体通道开放时间和频率。氯胺酮抑制内侧孤束核突触前传递过程和突触后 NMDA 受体电流。NMDA 受体 GluR 亚基敲除小鼠对氯胺酮麻醉的敏感性显著减弱。听觉皮质脑片的研究也提示，氯胺酮呈浓度依赖性抑制非 NMDA 受体介导的 EPSC 快成分，这个作用与电导的降低、兴奋性突触后电位和动作电位的幅度减小一致。另外，丙泊酚可以产生对 NMDA 受体激活电流的可逆及浓度依赖性抑制，降低 NMDA 通道开放概率，但不影响通道平均开放时间及单通道电导，提示丙泊酚麻醉可能也部分通过了对 NMDA 受体的变构调节来发挥作用。

（四）兴奋性乙酰胆碱受体（nAchR）

乙酰胆碱也是脑内重要的兴奋性神经递质，抑制中枢胆碱能通道传递一直被认为是产生全身麻醉的机制之一。乙酰胆碱受体包括毒蕈碱型乙酰胆碱受体（muscarinic acetylcholine receptor，mAChR）和烟碱型乙酰胆碱受体（nicotinic acetylcholine recept，nAChR）两类。毒蕈碱型乙酰胆碱受体是 G 蛋白耦联受体，有 5 种亚型（M_1~M_5），mAChR 在突触前和突触后均有分布，其突触前的 mAChR 可以调节各种神经递质的释放，包括 GABA、谷氨酸和乙酰胆碱。前期研究发现，丙泊酚可抑制 GABA 能神经元上的 M_1 型乙酰胆碱受体，减少 GABA 能神经元对 VLPO 的抑制作用，进而诱导麻醉效应。神经元烟碱型乙酰胆碱受体是异五聚体配体门控离子通道，由 α 和 β 亚基组成，每个亚基又均有可与氟烷结合的部位，而且多种全身麻醉药均可减低 nAchR 对激动药的敏感性，也可与通道内某些氨基酸残基结合产生通道阻滞作用。在中枢神经系统，nAchRs 主要集中在突触前膜，激活时使膜电位去极化。异氟烷和恩氟烷使该通道的平均开放时间缩短，还可使通道产生摇曳摆动，干扰离子通过；乙醚可在 nAchR 通道孔内发生结合，产生频繁、短暂、断续的通道阻滞。吸入全身麻醉药还可使 nAchR 与激动药呈高亲和性结合，成为脱敏感受体，导致通道处于持续失活状态，其中神经型比肌型 nAchR 对吸入全身麻醉药更为敏感，甚至 0.1MAC 的浓度即可对神经型受体产生抑制作用。此种差异可能与两型通道亚基在跨膜功能区部位的氨基酸种类不同有关，导致该区的疏水性和对吸入全身麻醉药的敏感性不同。氯胺酮引起新生大鼠的空间辨别记忆能力的下降，可能与海马胆碱能系统有关，单次给药能引起短期内海马胆碱能系统变化，而重复给药则可导致长时间的影响。另外，异氟烷和丙泊酚可以抑制 α4β2 nAChR，而在丘脑中微注射 nAChR 激动药尼古丁可使持续七氟烷麻醉状态下的大鼠恢复翻正反射，由此推断抑制中枢神经系统中特定的 nAChR 亚基可能也是一些全身麻醉药发挥麻醉作用的机制之一。

3

（五）其他可能的作用位点

内源性大麻素（endocannabinoids，eCB）系统广泛分布于中枢神经系统，由 eCB〔包括花生四烯酸乙醇胺（anandamide，AEA）和 2- 花生酰基甘油（2-arachidonoylglycerol，2-AG）〕、大麻素受体 1（cannabinoid receptor 1，CB1R）和 CB2R、代谢酶和转运体等组成。eCB 系统参与多种形式的突触传递调控，也可能是全身麻醉药的作用靶点。研究发现，预先使用 CB1R 阻断剂（SR141716）可以显著抑制丙泊酚诱导的 LORR 现象，而预使用激动药（WiN55212-2）可增强丙泊酚诱导 LORR 的效应，说明 CB1R 参与丙泊酚麻醉效能的调控。后续研究表明下丘脑背内侧核（dorsomedial hypothalamic nucleus，DMH）在 eCB 调节全身麻醉后意识恢复中发挥着核心作用。在大脑下丘脑背侧中线区（DMH）内注入大麻素 CB1 受体拮抗药 AM281 可加速小鼠的全身麻醉苏醒过程。前额叶皮质向 DMH 投射兴奋性谷氨酸能神经元（PFC—DMH），该投射的谷氨酸能神经元随后作用于 DMH 内的谷氨酸能和 GABA 能神经元并产生双向投射路径。其中，谷氨酸能神经元主要投射到促觉醒的穹窿周围区（perifornical area，Pef）；而 GABA 能神经元则投射至促睡眠的腹外侧视前区（ventrolateral preoptic area，VLPO）。吸入麻醉药可以激动位于 PFC—DMH 兴奋性谷氨酸神经元突触上的 CB1 受体，向下抑制 DMH—Pef 的兴奋性传递或 DMH—VLPO 的抑制性传递，使 Pef 的兴奋性神经肽——orexin 兴奋性传递递质减少或 VLPO 的抑制性释放递质增多而促进麻醉效应。由此可说明特定投射通路的 CB1R 受体也参与了全身麻醉的调控。

二、电压门控离子通道

电压门控离子通道主要有钠、钾、钙等离子通道，广泛分布于可兴奋性细胞中，是细胞动作电位产生的结构基础。由于全身麻醉对动作电位的抑制作用，因此电压门控离子通道很可能是全身麻醉药作用的分子靶点之一。

（一）Na^+ 通道

电压门控钠离子通道是所有动物中电信号的主要启动键，在神经、肌肉及其他电兴奋性细胞中对动作电位的产生发挥重要作用。在外周电压门控性钠通道是局部麻醉药的重要作用靶点；对中枢而言，静脉麻醉药和吸入麻醉药对钠通道也有电压依赖及频率依赖的阻断作用。电生理研究表明给予临床剂量的吸入性麻醉药可以抑制突触前 Na^+ 通道，减少神经递质和兴奋性氨基酸的释放，吸入麻醉药抑制的钠离子通道亚型包括神经元亚型（$Na_v1.2$）、骨骼肌亚型（$Na_v1.4$）、心肌亚型（$Na_v1.5$）和外周亚型（$Na_v1.8$）等。临床剂量浓度的丙泊酚也可以竞争性地抑制箭毒蛙毒素（batrachotoxin，BTX）与钠通道位点 2 的结合，使突触前膜 Na^+ 内流减少，而且可以抑制藜芦碱诱发的谷氨酸释放。这说明丙泊酚诱导的全身麻醉效应也与抑制电压门控 Na^+ 通道，阻滞神经元动作电位的产生和传导有关。利用电生理学方法对剥离的鼠垂体神经终端研究发现，丙泊酚对 Na^+ 通道的抑制作用呈剂量依赖效应，给予 –70mV 和 –90mV 诱发电位时，丙泊酚 IC50 值分别为 4.1μmol/L 和 6.0μmol/L。

（二）Ga^{2+} 通道

细胞功能依赖于细胞内严格控制的游离 Ga^{2+} 浓度，它取决于电压门控钙通道、容量钙通道、质膜和肌浆网 / 内质网 Ga^{2+}-ATP 酶、Na^+/Ga^{2+} 交换及线粒体 Ga^{2+} 存留的整体活性。电压门控 Ca^{2+} 通道有 4 种亚型，分别为 T、L、N 和 P 亚型。T 和 L 型通道广泛分布在兴奋性和非兴奋性细胞，而 N 和 P 型通道主要在神经元表达。P 型通道直接影响突触前神经递质的释放。研究表明，临床浓度异氟烷、恩氟烷和氟烷对 T 型、N 型和 L 型钙通道均有抑制作用，但异氟烷和恩氟烷对 T 形钙通道的阻滞作用明显大于对 L 型和 N 型，而氟烷却无此差别。细胞内 Ca^{2+} 浓度以及细胞兴奋性的变化可以引起神经递质释放入突触间隙，使得人们注意到全身麻醉药物引起神经元 Ca^{2+}-ATP 酶变化也许是其发挥麻醉作用的潜在机制。Ca^{2+} 通道由基因 CACNA1E 编码，并存在 42 个表达序列标签 SNPs。其中 rs3845446 A/G SNP 与麻醉或镇痛密切相关。Ga^{2+} 通道抑制在挥发性麻醉药的负性肌力效应中所起的作用已经得到确定，Ga^{2+} 的可用性、收缩蛋白对 Ga^{2+} 的敏感性和胞质 Ga^{2+} 清除率介导了挥发性麻醉药的负性肌力作用。而且 L 型钙通道以及细胞内 Ga^{2+} 快速释放的 Ryanodine 受体 RyR 受体的基因突变与吸入性麻醉药诱导的恶性高热相关。丙泊酚也可抑制门控 Ca^{2+} 通道，使心肌细胞 L 型钙通道电流下降 9.2%，其对 L 型钙通道的抑制作用是动作电位时程缩短和负性肌力作用的主要原因。这些研究表明 Ga^{2+} 通道的抑制也部分参与了全身麻醉作用的调控。

（三）K^+ 通道

K^+ 通道是一类变化丰富的离子通道家族，具有各式各样的激活模式。K^+ 通道调节电兴奋性、肌肉收缩性和神经递质释放调节，而且在决定输入阻抗、促进复极化以及决定兴奋性和动作电位持续时间方面有重要作用。K^+ 通道家族成员对全身麻醉药的敏感性和反应性差异也较大，有不敏感的 Kv1.1 和 Kv3 等，也有敏感的双孔结构域 K^+ 通道（K2P）。双孔钾通道包含 15 个不同的亚基，并且该通道家族的 5 个成员（TREKl、TREK2、TASKl、TASK3 和 TRESK）可以通过吸入麻醉药直接进行激活。K2P 被麻醉药激活后，可使细胞超极化或者膜电导增加，抑制细胞活性，从而减小兴奋性电流。TASK1 和 TREK1 亚型在中枢神经系统中分布广泛，可能是参与吸入麻醉药调控的主要靶点。后续研究也发现 TASK 基因敲除小鼠对吸入麻醉药耐受性增高，敏感性降低。对 K2P 通道的全身麻醉机制研究以往主要集中于吸入麻醉药如七氟烷和异氟烷等，现对静脉麻醉药物的研究发现依托咪酯可阻滞非洲爪蛙卵母细胞上的 TASK1，TASK3 通道和豚鼠卵母细胞上的 2.1 型内向整流钾离子通道（Kir2.1），这与吸入麻醉药的激动作用相反，可能 K2P 并不是静脉麻醉药产生麻醉作用的主要靶点。总之，K^+ 通道在全身麻醉中的作用仍有待进一步研究。

（四）HCN 通道

超极化激活环核苷酸（HCN）离子通道共有 4 个亚型（HCN1-4），除 HCN3 外，其他 3 种亚型大量分布于脑、心脏和脊髓等与麻醉药作用相关的重要组织。HCN 是一类有孔阳离子通道，激活可产生超极化激活电流（hyperpolarization-activated current），这一独特的特性使其在中枢、外周神经兴奋及心脏电生理方面起重要作用。HCN 通道是局部麻醉药和静脉麻醉药的分子靶点，局部麻醉药通过抑制 HCN 通道产生非选择性感觉阻滞、疼痛阻滞、运动麻痹及交感神经阻滞。在 HCN1 敲除小鼠的大脑皮质细胞中，观察到麻醉介导的兴奋性突触后电位（excitatory postsynaptic currents，EPSP）缺失与 HCN1 离子通道有关。HCN1 亚型现已被证明在麻醉药对神经元电生理特性及突触完整性的调节中具有重要作用。非特异性整体敲除 HCN1 基因以及条件性敲除前脑 HCN1 基因均使小鼠对氯胺酮麻醉作用不敏感，说明 HCN1 通道参与了氯胺酮的麻醉作用。另外，HCN1 基因敲除小鼠对丙泊酚麻醉相对不敏感。在吸入麻醉药研究中也发现前脑 HCN1 参与吸入麻醉药的催眠及遗忘效应，但对其制动效应不发挥作用。

综上可知，离子通道是全身麻醉药发挥作用的重要靶点。通过离子通道，全身麻醉药可以抑制兴奋性突触和增强抑制性突触的传递作用，进而调控神经元活性。然而每种麻醉药所对应的离子通道通常不是单一的，通常需要多个离子通道的共同作用（图 27-8），比如：氯胺酮的作用位点通常认为是 NMDA 受体，但直接给予 NMDA 受体拮抗药 MK801，其拮抗作用比氯胺酮强上百倍，并不能诱导类似氯胺酮的明显麻醉现象，提示多靶点可能是全身麻醉药发挥作用的基础，后续也发现 HCN 通道参与氯胺酮麻醉作用。另外，相应的分子靶点可能也具有区域特异性，需要结合特定的神经环路来研究。

三、细胞内信号转导

细胞内信号转导指细胞通过胞膜或胞内受体感受信息分子的刺激，经细胞内信号转导系统转换，从而影响细胞生物学功能的过程。目前认为该过程中 G 蛋白耦联受体、蛋白质磷酸化、基因表达参与了全身麻醉作用的部分调控。

（一）G 蛋白耦联受体

细胞膜与 G 蛋白耦联的受体很多，其中包括代谢型谷氨酸受体，这些受体本身不具备离子通道功能，但可以通过第二信使间接影响离子通道活性。当神经递质与受体结合后可改变 G 蛋白的功能状态，依次控制离子通道的开闭。这种结构关系与配体门控通道显著不同，与 G 蛋白相关的离子通道改变或兴奋信息传递常需较长的时间（数百毫秒）才能实现，而配体门控通道仅需数毫秒。G 蛋白可能是吸入全身麻醉药麻醉药作用的靶点，研究发现，吸入全身麻醉药能减少鸟嘌呤核

	$GABA_A$	NMDA	钾离子通道			甘氨酸受体	乙酰胆碱受体N型	乙酰胆碱受体M型	五羟色胺受体	AMPA	KA
			双孔	内向整流	电压依赖						
静脉麻醉药											
巴比妥类	++	/	/	−	−	+	−	−−	−	−−	−−
丙泊酚	++	−	/	/	−	++	−	−	/	−	−
依托咪酯	++	/	++	/	−	+	−	−	/	/	/
氯胺酮	+	−−		/	−	/	−	−−	+	/	/
吸入麻醉药											
氧化亚氮	+	−−	++	+	/	+	−−	−	−−	−	−−
异氟烷	++	−	++	−−	−	++	−	−	++	−−	++
七氟烷	++	−−	+	/	−	++	−	−	−−	−−	
地氟烷	++	−−	+	/	−−			±		/	−−

++主要效应点　+轻微作用点　−−主要抑制点　−轻微抑制点　± 双相作用　/无作用

图 27-8　常用全身麻醉药物的分子作用靶点

苷酸的交流并促进 G 蛋白 α 和 βr 亚基的相互作用，为吸入全身麻醉药在 G 蛋白上作用提供支持证据。但是，应用氟烷和标记技术在 G 蛋白亚基上并没有发现直接的结合部位。另外一种机制可能是吸入全身麻醉药直接作用于耦联的离子通道从而抑制了代谢型受体的功能。挥发性麻醉药和非制动性麻醉药都能抑制 5-HT$_{2A}$ 血清素受体、代谢型谷氨酸 mGluR5 受体和毒蕈碱型乙酰胆碱受体，说明这些 G 蛋白耦联受体不参与麻醉性制动效应。

（二）蛋白质磷酸化

特异性丝氨酸、苏氨酸或酪氨酸羧基上的蛋白质磷酸化涉及许多麻醉药敏感性受体和离子通道的翻译后修饰，对于突触可塑性非常关键。磷酸化受控于蛋白激酶和磷酸激酶之间的活性平衡，这些酶类也是合理的麻醉作用靶点。PKC 是一种与蛋白磷酸化有关的酶，它能够通过影响递质的释放和跨膜通道的离子电导而调节神经传递。多功能中的蛋白激酶 C（PKC）家族受到脂类信号分子二酰甘油激活，涉及多种离子通道和受体的调节。PKC 以几种同工酶的形式存在，麻醉药对这些酶的作用也非常复杂，活性测定影响因素较多。近年来研究表明，吸入全身麻醉药可影响 PKC 的活性，从而影响蛋白的磷酸化过程，导致神经递质释放、离子传导和神经信息传递受阻。PKC 的抑制剂 staurosporine 还可减少吸入全身麻醉药需要量。同时发现吸入全身麻醉药对 5-HT$_{2A}$ 型受体、代谢型谷氨酸 mGluR5 受体、P 物质受体及选择性钠通道的抑制作用都依赖于 PKC 的激活。利用磷酸化状态特异性抗体能够检测激酶底物的磷酸化形式，这种方法可以用来研究麻醉药对于特异性底物上个别残基磷酸化的作用。而麻醉药对激酶途径的影响是直接作用，还是通过调节蛋白激酶和磷酸酶活性的 Ga^{2+} 和其他第二信使等信号转导分子的间接作用，还有待进一步研究。

（三）基因表达

自从全身麻醉药改变脑基因（即早基因 c-fos 和 c-jun）表达的能力被首次观察到，在多种麻醉药和器官的研究中开始了麻醉作用影响基因表达的观察。目前的研究已经证实，全身麻醉药物（包括吸入麻醉药和静脉麻醉药）还能引起中枢脑细胞的许多基因积极参与和表达变化，如血红素加氧酶 1、BDNF、孤啡肽前体、胰岛素样生长因子 -1 基因、VEGF 基因等。在老龄大鼠的海马，基因表达的变化一直持续到吸入异氟烷和氧化亚氮后两天，而蛋白表达的变化在吸入地氟烷后 3 天仍可观察到。持续的基因和蛋白表达变化的显著性仍然有待确定。

第四节 全身麻醉药对中枢神经递质的影响

随着对脑研究的不断深入，在CNS中新发现的神经递质种类在不断增加，除了经典递质外，内源性氨基酸和肽类也可能起到神经递质的作用或者调节其他神经递质的作用。虽然中枢神经递质的种类不断被发现，但真正符合神经递质条件者仍是经典的传统递质和氨基酸递质。前者包括乙酰胆碱、肾上腺素、去甲肾上腺素、多巴胺和5-羟色胺，后者则为谷氨酸、门冬氨酸、γ-氨基丁酸（GABA）及甘氨酸等。而神经肽类、环核苷酸、一氧化氮（NO）和ATP等只是在神经信息的传递过程起调节作用。研究表明全身麻醉药对影响中枢神经递质的影响是多方面的，包括对递质和其成分的摄取、合成、释放、重吸收、耗损等。不同全身麻醉药对不同神经递质的上述生物学过程有不同的影响，试图以全身麻醉药对某单一递质生物学过程的影响来一元化解释全身麻醉机制是不符合实际的。根据目前的研究结果，不同全身麻醉药的全身麻醉作用可能是与中枢神经系统不同的一个或多个递质系统相互作用的综合结果。

一、经典中枢神经递质的影响

（一）乙酰胆碱（Ach）

Ach属于兴奋性神经递质，在意识调控、注意力、学习记忆以及运动调控等方面起重要作用。有研究表明，丙泊酚亚麻醉剂量和麻醉剂量均可以显著降低大鼠海马细胞外液的Ach含量，在苏醒期Ach才缓慢回升至基线水平。而异氟烷可以降低额叶皮质、海马、感觉皮质、脑桥网状结构等区域Ach浓度。虽然临床浓度氟烷、恩氟烷及异氟烷对大脑或全脑的Ach总含量无显著影响，但可明显抑制鼠突触体对胆碱的摄取，限制了Ach的合成速率，也减低了皮质及皮质下某些脑区Ach的更新速率。氯胺酮麻醉时则表现为脑桥网状结构Ach下降，而额叶、脚间核、扣带回等区域的Ach增高，另外N_2O和氙气麻醉也均可使额叶皮质Ach水平增高。说明不同麻醉药对Ach的影响不一致，不同核团的参与情况也不一样。因此，全身麻醉药对Ach的影响及相应作用可能必须结合神经网络机制进行深层次探讨才能更准确。

（二）儿茶酚胺

目前，儿茶酚胺被作为神经递质的主要是去甲肾上腺素（NA）和多巴胺（DA）。脑内NA含量与精神状态有密切关系，含量减少可致精神抑制，过多可出现狂躁。脑内NA含量与麻醉也有密切关系，应用氟烷或环丙烷麻醉大鼠后，大部分脑区的NA浓度变化不明显，但伏核、蓝斑和中央灰质NA的含量增加，亚麻醉剂量的氯胺酮和30% N_2O对前额叶皮质NA含量无明显影响，而麻醉剂量氯胺酮以及60% N_2O可以显著增加前额叶皮质的NA含量，说明麻醉状态影响前额叶皮质NA释放的有关。另外，部分切除鼠脑干中NA含量较丰富的区域后，全身麻醉药的MAC可减少16%~35%。丙泊酚和异氟烷麻醉时可以降低前额叶皮质的NA含量，而直接在中央内侧丘脑微注射NE也发现可以加速丙泊酚麻醉的脑电觉醒及行为恢复。改变脑内NA含量能明显影响吸入麻醉药需要量，应用α_2肾上腺素受体激动药也可明显降低动物和人对吸入全身麻醉药的需要量。疼痛刺激时脊髓的NA水平上调，而脊髓内应用α_2肾上腺素受体拮抗药能够阻断氧化亚氮和异氟烷的镇痛作用，说明吸入全身麻醉药中枢镇痛作用与肾上腺素能机制有关。

DA参与奖赏、觉醒、运动等行为调控，在全身麻醉中也发挥作用。用甲基多巴增加鼠纹状体DA含量可产生与剂量相关的氟烷MAC下降。相反，以化学物损毁多巴胺能神经元并减少DA含量，可使氟烷MAC增加。用微透析-电化学技术检测结果表明，丙泊酚可非竞争性的抑制多巴胺转运蛋白（DAT）的转运功能，降低DA的再摄取，导致伏核区突触间隙DA浓度升高，而在前额叶皮质则表现为DA含量的下降，表明丙泊酚对DA的影响具有区域特异性。

（三）5-羟色胺（5-HT）

在CNS中5-HT与睡眠、行为、镇痛、体温调节及精神活动等有密切关系。有研究表明，异氟烷麻醉20分钟可使海马区5-HT浓度下降，一直持续到停药后苏醒时才恢复到基线水平。额叶皮质细胞外液5-HT含量在异氟烷（0.1~1.5MAC）的作用下均显著降低，使用选择性5-HT再摄取抑制剂氟西汀可以增加细胞外液5-HT含量，进而需要更高浓度的异氟烷才能诱导麻醉。这表明5-HT可能在觉醒维持中占有重要作用。但丙泊酚麻醉时，背侧海马以及纹状体5-HT均无明显变化。氯胺酮麻醉时则引起前额叶皮质及伏核的5-HT浓度增加，N_2O应用时脊髓背角细胞外液5-HT浓度增加，提示不同全身麻醉药对中枢5-HT释放的影响不同，可能是与药物不同的作用机制有关。

二、氨基酸类递质的影响

（一）γ-氨基丁酸（GABA）

大量研究证明，全身麻醉药是通过GABA发挥作用，而GABA这一重要的神经递质是通过介导突触前或突触后抑制Cl^-内流所致。即GABA是脑内主要抑制性递质。睡眠时，大脑皮质GABA释放增多，GABA对中枢神经元有普遍抑制作用，既可作用于突触前神经末梢，减少兴奋递质的释放引起突触前抑制，又可作用于突触后引起突触后神经元超极化抑制。有实验表明，吸入1%~4%的氟烷30分钟，虽不影响整个脑组织GABA的含量，但可改变某些脑区GABA的水平。研究证明，GABA在抑制性神经元中堆积使抑制作用增强，致使突触传递减弱而产生全身麻醉状态，而应用能够透过血-脑屏障的GABAa受体激动药THIP能使啮齿类动物产生麻醉状态。还有研究采用突触模型观察到丙泊酚对GABA释放的影响，不同的脑区可有不同的结果，如丙泊酚可剂量依赖性的抑制大鼠皮质突触体的GABA的释放，而对纹状体GABA的释放不产生影响，但对其重吸收功能则产生抑制作用，而在脑桥网状结构嘴侧部的GABA递质则主要起促麻醉苏醒作用。

（二）甘氨酸

甘氨酸是CNS（主要是脊髓）中主要抑制性神经递质，在脑区也有分布，其作用与GABA相似，主要作用于Cl^-离子通道复合物。近年来，研究表明高浓度的吸入全身麻醉药能够轻微增加大鼠整个脑区的甘氨酸水平，甘氨酸受体拮抗药（士的宁）可以增加异氟烷的MAC，表明甘氨酸受体在吸入全身麻醉引起外科手术无体动反应过程中起一定作用。因为相关研究较少，尚不能得出更多结论。

（三）兴奋性氨基酸

在CNS中兴奋性氨基酸主要包括谷氨酸和门冬氨酸。兴奋性氨基酸在脑内广泛分布，对维持中枢神经系统功能正常活动具有重要作用。谷氨酸是脑内含量最高的氨基酸，主要参与学习、记忆和精神状态的维持等中枢神经活动。门冬氨酸在脊髓腹根中分布较多，是脊髓中间神经元的兴奋递质。如果抑制兴奋性氨基酸在CNS中的生物代谢过程，就将降低CNS的兴奋性，可能与全身麻醉作用的机制有关。

现已知，吸入全身麻醉药抑制谷氨酸引起的兴奋性传递，并证实应用兴奋性氨基酸神经传递的拮抗药可减少吸入全身麻醉药需要量的50%，可见兴奋性氨基酸在吸入全身麻醉中起到一定作用。但也发现氟烷和恩氟烷可增加兴奋性氨基酸递质的释放，使全脑的门冬氨酸及谷氨酸含量增加，由此可见吸入全身麻醉期间并不引起兴奋性氨基酸总量的减少。恩氟烷增加突触体释放谷氨酸被认为与恩氟烷麻醉时出现的异常脑电波有关，还发现吸入全身麻醉药异氟烷能够增加兴奋性氨基酸转运体3（EAAT3）的活性和转运过程，从而介导异氟烷产生全身麻醉作用。离体研究表明，丙泊酚主要抑制脑内突触前膜谷氨酸的释放，而这种抑制作用可被GABAa受体拮抗药荷包牡丹碱完全拮抗。

三、其他活性递质的影响

（一）腺苷

内源性腺苷浓度的轻微变化不会影响吸入全身麻醉药的需要量。但外源性给予狗或鼠腺苷或腺苷同类物可减低氟烷MAC的50%，其机制可能与腺苷诱发减低中枢去甲肾上腺素能的传递有关，但临床应用加压素维持血压的剂量，不改变七氟烷MAC和$MAC_{清醒}$。虽然腺苷可能有助于减轻慢性疼痛，但不能改变外科手术引起无体动反应时的吸入全身麻醉药的用量。

（二）内源性阿片肽

在20世纪70年代后期，有学者提出，吸入全身麻醉药有可能是通过阿片受体发挥镇痛作用。经临床验证各种麻醉性镇痛药无论外周给药或是脑室给药均可显著减少吸入麻醉药的用量。阿片类药物的拮抗药纳洛酮，可部分拮抗吸入全身麻醉药的作用，但大剂量的纳洛酮对吸入全身麻醉药的需要量（MAC）影响很小或没有影响。进一步研究发现，吸入麻醉后大鼠脑内β-内啡肽和甲硫脑啡肽等肽样物质增加，经颅电刺激使大鼠的氟烷MAC减少作用可被纳洛酮逆转。氧化亚氮对啮齿类动物和人的镇痛作用可被阿片拮抗药部分拮抗，认为吸入全身麻醉药的镇痛作用是通过释放内源性阿片物质起作用。但是，联合应用氟烷、氧化亚氮或异氟烷麻醉的患者脑脊液中阿片肽并无变化。妇科手术患者单独使用七氟烷血浆中褪黑激素和β-内啡肽的水平无明显改变，这些证据均不支持内源性阿片肽的释放参与全身麻醉过程。此外，以阻断伤害性刺激反应或抑制翻正反射作指标进行量效曲线分析发现，纳洛酮拮抗后吸入麻醉药的量效关系只发生轻微偏移，即使纳洛酮剂量高达250mg/kg，仅使MAC轻微增加（不超过10%）。因此，纳洛酮对吸入全身麻醉药作用的轻微拮抗，并非是药理学上与阿片受体竞争的结果。综合两种不同的研究结果，阿片受体和内源性阿片肽是参与了吸入全身麻醉药的镇痛过程，但单一以阿片受体和内源性阿片肽作用来解释吸入全身麻醉药的镇痛机制尚缺乏足够的证据。

（三）环核苷酸

环磷鸟苷（cGMP）和环磷腺苷（cAMP）为核苷酸代谢生成的化合物，在CNS信息传递过程中起第二信使作用，而神经递质和吸入全身麻醉药可能会影响环核苷酸的生成。多数吸入全身麻醉药能够增加脑中cAMP的含量，但不同的受试对象和不同的脑区cAMP的含量增加幅度有所不同。研究表明，吸入全身麻醉药可通过激活腺苷酸环化酶、抑制磷酸二酯酶的活性从而影响脑内cAMP或cGMP的含量，脑内cAMP增加或cGMP减少也可使吸入麻醉作用加强。与cAMP的情况相反，吸入全身麻醉药可减少脑组织中cGMP的含量，而脑内cGMP减少时又可使全身麻醉药的作用加强。一氧化氮可激活鸟苷酸环化酶而形成cGMP，吸入麻醉药可通过干扰NO-cGMP通路而减少脑组织中cGMP的含量。

（四）一氧化氮（NO）

NO是体内分布和生理功能均十分广泛的一种因子，其生理功能涉及心血管、呼吸、胃肠、神经和免疫等多方面的活动。在脑内NO是调节CNS活动的重要神经递质，并在意识状态的调控中起重要作用。研究表明，中枢NO通路与全身麻醉的发生有密切关系，给予选择性较高的神经型一氧化氮合成酶抑制剂7-硝基吲唑，可使大鼠的脊髓神经元NO合成酶活性降低；同时可呈剂量相关性增强吸入麻醉药的作用，氟烷的MAC可降低至0.05%。给啮齿类动物应用一氧化氮合成酶抑制剂可降低氟烷和异氟烷的MAC约30%~50%，但也并不能证实所有一氧化氮合成酶抑制剂均可减少吸入麻醉药的用量。NO通过cGMP和各种神经递质通路影响细胞内信号传递过程，而这些过程对于全身麻醉状态的产生非常重要。

（五）钙离子

Ca^{2+}通常被认为是一种递质，对维持CNS的兴奋性有重要作用。近年来的研究结果表明，吸入麻醉药能够改变细胞内Ca^{2+}浓度，通过Ca^{2+}依赖性神经递质的释放而影响神经元的兴奋性。吸入全身麻醉药可使静息细胞的胞质Ca^{2+}浓度增加，从而减少神经元受刺激所引起的细胞内Ca^{2+}增加。例如氟烷对鼠海马脑片的抑制与神经元内的储备钙释放，导致由GABA介导的抑制效应发生。Ca^{2+}浓度的改变可通过钙相关的神经递质释放而影响神经元的功能。

总体而言，现有的研究并不支持单神经递质来解释全身麻醉机制。不同全身麻醉药可引起不同的神经递质水平变化，而同一麻醉药对大脑各个区域的神经递质影响也不一致，这使得我们相信全身麻醉药是通过复杂的神经网络调控来实现的，单纯一种递质的变化对全身麻醉机制的明确意义有限，只有将神经递质的作用放在特定的核团及神经环路上才能更好地理解其变化的含义。

第五节　全身麻醉药作用的中枢神经系统调控靶点

在微观分子靶点层面对全身麻醉机制的解析已渐显清晰，全身麻醉药对多种离子通道的联合作用可能才是最终导致意识消失的基础。而从宏观层面来看，意识的维持依赖于中枢神经系统大脑与脊髓的特定神经网络结构，离子通道的局部解析并不能完全反映大脑的整体状态，比如说大脑内一些特定区域的GABAa受体激活表现为促清醒作用而非加强麻醉效应，这说明神经网络调控理论可能才是全身麻醉原理的最终解释，这也是目前麻醉学界更推崇的理论。本节主要从中枢核团、神经网络、脊髓及突触传递作用原理进行介绍。

一、神经核团及网络调控在全身麻醉中的作用

目前，全身麻醉依赖于大脑内特定核团及神经网络结构而发挥作用的原理已得到较为广泛的认识，Leung 教授等人也对全身麻醉作用的神经网络调控做了一定的总结。目前来看主要的通路有睡眠 - 觉醒通路，丘脑 - 皮质环路、缰核以及脑干等特殊作用位点。

3

(一) 睡眠—觉醒通路

睡眠是动物正常的生理状态，而全身麻醉是全身麻醉药物诱导产生的特定状态，二者都以一定程度的意识消失为基本特征。无论动物还是人类在接受全身麻醉后，所表现出来的无意识状态与睡眠状态都十分相似。脑电图研究发现丙泊酚诱导意识消失后的脑电图活动与睡眠慢波十分相似，且发源于相同的皮质区域。丙泊酚麻醉维持期的脑电活动可呈现睡眠状态下的 γ 波、δ 波和梭形波(spindle wave)。同时一些研究还发现，GABA 等多种递质的对应核团结构，以及核团间通过突触联系及多重递质相互作用，形成了调控睡眠 - 觉醒的神经网络结构。大量的研究已证实睡眠 - 觉醒神经网络结构中的关键核团也参与对全身麻醉作用效应的调控，因此睡眠 - 觉醒通路被认为是研究全身麻醉作用的重要途径之一。

1. 下丘脑视前区促睡眠中枢　下丘脑在睡眠 - 觉醒调节中起重要作用，包括内侧视前区(meidan preoptic area，MnPO)和腹外侧视前区(ventrolateral preoptic area，VLPO)，核团中大多睡眠活性神经元被证实为 GABA 能神经元。内侧视前区微注射丙泊酚、戊巴比妥或三唑仑可以降低大鼠睡眠潜伏期，增加慢波睡眠时间。在 MnPO 内预注射苯二氮䓬类受体拮抗药氟马西尼可拮抗丙泊酚的全身麻醉效应，提示 MnPO 参与丙泊酚的镇静催眠作用。腹外侧视前区被认为是最为经典的促睡眠核团，在慢波睡眠时，VLPO 的 GABA 能神经元表现为 c-fos 染色的高度表达，而双侧毁损 VLPO 后慢波睡眠显著减少而清醒时间显著增加。在麻醉机制的探讨中也发现，丙泊酚或戊巴比妥麻醉可上调 VLPO 神经元的 c-fos 表达，但氯胺酮麻醉未对其产生明显影响。在急性分离的 VLPO 神经元及鼠脑片，丙泊酚可促进谷氨酸释放，增强谷氨酸能神经元向 VLPO GABA 能神经元发放冲动，从而促进 VLPO GABA 能神经元对关联觉醒核团的抑制作用。异氟烷直接去极化 VLPO 神经元，增加膜电阻，而去甲肾上腺素则引起 VLPO 神经元超极化。鹅膏蕈氨酸双侧毁损 VLPO 可降低右美托咪定的镇静效应。促食欲素 - 皂草素双侧毁损 VLPO 核团 10 天后，损毁组大鼠异氟烷麻醉导致的 EEG 暴发性抑制率较非毁损组明显增加，且苏醒时间延长。因此，损毁 VLPO 后并非减浅麻醉，而是加深了麻醉，同时延迟麻醉的苏醒时间。毁损一个促睡眠核团应减轻麻醉效应，但以上研究结果却相反。其内在原因可能是 VLPO 毁损导致了睡眠剥夺，而睡眠剥夺减少麻醉的需求量。另外一项研究分别观察了毁损 VLPO 后 6 天和 24 天大鼠对异氟烷麻醉的反应，结果显示 VLPO 毁损后 6 天，异氟烷麻醉导致的大鼠 LORR 剂量反应曲线右移，ED50 为 0.95%，而对照组为 0.85%。然而，VLPO 毁损后 24 天，异氟烷麻醉导致的大鼠 LORR 剂量反应曲线发生左移，ED50 为 0.78%。急性毁损(6 天)的结果更符合毁损一个关键的促睡眠核团促进觉醒和增强麻醉耐受的观点。

2. 结节乳头体核组胺能通路　结节乳状体核(tuberomammillary nucleus，TMN)位于后下丘脑，是中枢神经系统组胺能神经元主要聚集区，组胺能神经能投射至多个脑区参与睡眠 - 觉醒调控。觉醒期组胺能神经元活性显著升高并释放大量组胺，而睡眠期组胺释放量明显下降。应用外源性组胺可以减少多种全身麻醉药的麻醉维持时间，表明组胺系统也参与全身麻醉觉醒调控。应用丙泊酚或戊巴比妥时，TMN 神经元的 c-fos 表达减弱，表明 GABA 能全身麻醉药可抑制 TMN 神经元活性。TMN 中注射 GABAa 受体拮抗药 gabazine 能够阻断丙泊酚和戊巴比妥钠对实验大鼠的麻醉效应；而当实验大鼠被氯胺酮麻醉时，TMN 中注射 gabazine 却不能逆转其麻醉作用。此外，GABAa 受体激动药 - 蝇蕈醇直接微注射至 TMN 可以导致大鼠翻正反射(Loss of righting reflex，LORR)消失。然而，TMN 直接注射丙泊酚或丙泊酚或戊巴比妥只引起镇静效应，并不能导致 LORR。特异性损毁 TMN 组胺能神经元可以提高大鼠对异氟烷麻醉的敏感性，延迟异氟烷麻醉大鼠的苏醒，但对大鼠麻醉诱导时间没有影响。在异氟烷麻醉大鼠的基底前脑 NBM(nucleus basalis of Meynert)核团内给予组胺，结果发现组胺不仅能激活异氟烷麻醉大鼠的脑电波，而且能加速麻醉大鼠的觉醒。有趣的是，特异性损毁 TMN 组胺能神经元对丙泊酚、戊巴比

妥和氯胺酮麻醉均未产生明显影响，包括麻醉敏感性、苏醒时间和 LORR 时间。Zecharia 等研究发现基因敲除 TMN 组胺能神经元 GABAa 受体并没有影响小鼠的睡眠 - 觉醒节律和丙泊酚麻醉导致的 LORR。这些结果提示 TMN 核团并非介导麻醉致意识消失效应的唯一靶点，可能尚存在其他神经核团的参与。

3. 蓝斑核去甲肾上腺素通路　蓝斑核（locus coeruleus，LC）是脑内网状上行觉醒系统的组成部分，是维持大脑皮质兴奋和觉醒状态的关键核团，并且是中枢神经系统合成去甲肾上腺素（NE）的主要部位。LC-NE 能系统在全身麻醉药物作用中也至关重要。单独静脉注射右美托咪定（肾上腺素 α_{2A} 受体激动药）可以使大鼠翻正反射消失，将右美托咪定微注射至 LC 也可以直接导致大鼠 LORR，但如果微注射位置偏离 LC 2mm 则不能使大鼠出现 LORR 现象。而在 LC 同时使用 α_2 肾上腺素受体拮抗药（atipamezole）可以阻断右美托咪定的麻醉效应。多巴胺 β- 羟化酶（DBH）基因敲除的小鼠（不能合成 NE），对右美托咪定具有较高的敏感性，同时，对吸入麻醉药也变得更加敏感，包括氟烷、异氟烷和七氟烷。利用化学遗传学 DREADD 技术特异性地激活 LC-NE 神经元延长异氟烷麻醉诱导所需时间，并加速异氟烷麻醉的行为及脑电觉醒。另外，α_2 受体拮抗药育亨宾增加前额叶皮质 NE 的释放，缩短大鼠丙泊酚麻醉持续时间，而 α_2 受体激动药可乐定则产生相反的作用。斑马鱼模型电生理研究显示，丙泊酚和依托咪酯通过抑制 LC 去甲肾上腺素能神经元的突触前兴奋性传入以及介导 GABAa 受体所引起的 LC 自身抑制双重作用来发挥麻醉效应。人体功能磁共振研究显示 LC 通过后扣带回皮质、丘脑以及基底神经节发挥促觉醒作用。在 LC 投射核团中央内侧丘脑微注射 NE 也发现可以加速丙泊酚麻醉的苏醒。氯胺酮麻醉效应展现出不一样的结果，氯胺酮麻醉期间，LC 处 c-fos 阳性神经元多，说明氯胺酮可能激活了 LC 的神经元。利用 DSP4 毁损 LC75% 的 NE 能神经元，延长硫喷妥钠（45mg/kg）腹腔麻醉诱导的 LORR 持续时间，而缩短氯胺酮（100mg/kg）腹腔麻醉 LORR 的持续时间。表明 LC 神经元可能是多种麻醉药作用的调控靶点。

4. 多巴胺能通路　中枢神经系统多巴胺能（dopaminergic，DA）神经元主要位于腹侧被盖区（ventral tegmental area，VTA）和中脑黑质区（substantia nigra，SN）。尽管 DA 神经元数目不多，但纹状体、部分大脑皮质以及皮质下的组织均接受 DA 神经元的支配。研究发现，在健康受试者身上，编码多巴胺转运体（dopamine transporter，DAT）的基因出现功能性遗传变异后，其慢波睡眠的时相也出现相应变化。而敲除 DAT 基因后小鼠表现出异常的昼夜活动模式，且 NREM 睡眠时间减少。苯丙胺类兴奋剂能通过刺激多巴胺的释放而促进觉醒，莫达非尼也是通过激活多巴胺系统产生促觉醒作用，而在缺少多巴胺受体的小鼠身上，DA 神经元失去唤醒作用，由此可见多巴胺能神经系统是重要的调控睡眠觉醒的神经元。在全身麻醉机制的探索中，发现哌甲酯（一种可抑制多巴胺和去甲肾上腺素再摄取的试剂）能够促进异氟烷全身麻醉的苏醒。在 1.5% 异氟烷麻醉大鼠时，静脉输注 3mg/kg 多巴胺 D1 受体激动药 Chloro-APB 组平均麻醉苏醒时间为 50 秒，而对照组平均苏醒时间 330 秒。当吸入异氟烷浓度为 1% 时，Chloro-APB 可剂量依赖性降低脑电 δ 波，并诱导麻醉大鼠翻正反射恢复及麻醉觉醒。多巴胺 D1 受体拮抗药 SCH023390 能够抑制 Chloro-APB 的促觉醒效应。多巴胺 D2 受体激动药喹吡罗不能诱导产生促麻醉觉醒效应。利用光遗传学方法特异性激活 VTA 的 DA 神经元，可改变 VTA DA 神经元的放电模式，并且加速异氟烷麻醉小鼠的苏醒。在体电生理刺激的方法研究中发现，通过置入 VTA 的电极给予 62μA 的电流强度的电刺激，能够使 0.9% 异氟烷麻醉大鼠翻正反射恢复时间缩短，促进其苏醒。然而，在相同的环境和实验条件下，对 SN 给予相同强度的电流刺激，并不能使大鼠翻正反射恢复时间缩短，即便给予最大 120μA 电流强度的电刺激，对其翻正反射的恢复以及苏醒也无显著影响，这说明对于全身麻醉苏醒的调控，VTA 和 SN 的 DA 神经元有不同的功能。中脑导水管腹外侧灰质（ventrolateral periaquaductal gray，vlPAG）是另一个富含多巴胺能神经元的核团，特异性毁损 vlPAG 的多巴胺能神经元可以缩短丙泊酚麻醉诱导时间，并延长麻醉苏醒时间。以上研究表明，多巴胺能觉醒系统也参与全身麻醉的相关调控。

5. 食欲肽能神经元通路　食欲肽能神经元位于下丘脑外侧穹窿周围区，是重要的促觉醒类神经元，一般有两种食欲肽（orexin-A 和 orexin-B），都具有促觉醒作用，但 orexin-A 与 Orexin 受体的亲和力远高于 orexin-B。Orexin 能神经元可投射至皮质、基底前脑、丘脑等与觉醒密切相关的脑区，并影响组胺、去甲肾上腺素等促觉醒神经递质的释放。早期在发作性嗜睡症的患者血液、脑脊液中发现，orexin-A 含量明显低于正常，表现为睡眠结构紊乱和发作性嗜睡甚至猝倒。此类患者在全身麻醉后苏醒时间也显著长于正常人。丙泊酚、异氟烷和七氟烷麻醉后小鼠 orexinergic 神经元 c-fos 表达减少，无论选用 orexin/ataxin-3 小鼠（成年后 orexin 神经元丧失）还是药理学方法采用 orexin-A 受体拮抗药（SB-334867-A）干扰 orexin 系统信号，受试动物对异氟烷和七氟烷麻醉诱导所需的药物浓度和诱导时间基本没有变化，但这些小鼠的苏醒时间却出现了显著的延迟。这些结果提示，吸入性麻醉药物异氟烷和七氟烷所介导的全身麻醉的诱导与苏醒过程，并非简单的镜像逆反过程，其所依赖的神经环路可能存在一定差异。另外，食欲肽能神经也可减弱丙泊酚、氯胺酮和巴比妥盐类药物的作用。在下丘脑外侧穹窿周围区微注射丙泊酚可导致皮质一种重要的促觉醒递质 - 乙酰胆碱的释放量减少，而在该区域使用 GABAa 受体阻滞药蝇蕈醇可以降低食欲肽能神经元的 c-fos 表达同时增加右美托咪定致翻正反射消失的持续时间。在 orexin 能神经元的投射区基底前脑局部注射 orexin 可加速异氟烷和七氟烷麻醉的行为和脑电觉醒。但在氟烷麻醉中，食欲肽敲除鼠与正常鼠比较并未发生改变，提示 orexin 能神经可能并非参与介导所有全身麻醉药的中枢作用。

6. 5- 羟色胺能神经元通路　中枢神经系统 5- 羟色胺能（5-hydroxytryptamine，5-HT）神经元胞体主要位于中缝核群，参与调控睡眠 - 觉醒调控。电生理、微透析等技术证明在觉醒期 5-HT 神经元放电增加，细胞外 5-HT 含量增加，阻断 5-HT 神经元可以诱导睡眠，激活 5-HT 神经元诱导觉醒；在非快速动眼睡眠期，5-HT 神经元活性显著减弱，而在快动眼睡眠时其活性几乎消失。尽管目前 5-HT 作为一种促觉醒物质被广泛接受，但值得注意的是，在某些情况下，5-HT 也可以增加睡眠，这也是早期 5-HT 能系统在睡眠 - 觉醒调控中存在争议的地方。而 5-HT 究竟发挥哪方面的作用与哪种 5-HT 受体亚型系统被激活有关，与被激活发生的时间（白天 - 黑夜周期）也相关。在全身麻醉机制的探索中发现，全身麻醉药物能抑制 5- 羟色胺能递质引起的大脑皮质兴奋，并加强 5-HT 受体拮抗药的作用。毁损中缝背核（dorsal raphe，DR）可降低氟烷和环丙烷的 MAC 值，增强麻醉效应。在 DR 注射钙离子通道阻断剂或钙离子螯合剂能增加苯巴比妥麻醉动物的麻醉维持时间。当动物大脑 5-HT 摄取功能被干扰后，异氟烷诱导动物翻正反射消失的浓度将明显升高。这些研究结果都支持 DR 内的 5-HT 神经元参与了全身麻醉的致意识消失作用。但操控同样富含 5-HT 神经元的中缝中核（median raphe，MR）似乎并不影响全身麻醉，在 MR 微注射 GABAa 受体激动药 Muscimol 不影响氟烷和戊巴比妥钠麻醉大鼠翻正反射消失和夹尾反射消失的持续时间。

7. 乙酰胆碱能神经元通路　乙酰胆碱通常被认为是调控意识状态的关键神经递质。在清醒及快动眼睡眠时，乙酰胆碱能神经元的放电活性最强，皮质乙酰胆碱的释放也最多，而在慢波睡眠状态时释放减少。在全身麻醉状态时，皮质乙酰胆碱的释放也是显著减少的，这也部分反映了全身麻醉与慢波睡眠状态的相似性。脑室内注射密胆碱 -3 和氧化震颤素减少大鼠前脑乙酰胆碱的释放进而可以降低异氟烷的 MAC 值，相反，脑室内使用胆碱酯酶抑制剂毒扁豆碱增加前脑乙酰胆碱浓度可以增加异氟烷的 MAC 值，降低异氟烷麻醉深度。在临床研究中也发现，毒扁豆碱全身用药增加中枢神经系统乙酰胆碱水平，加速丙泊酚和氟烷麻醉患者的苏醒。但是也有其他的一些研究显示毒扁豆碱并不能加速 1% 异氟烷麻醉大鼠的苏醒，也不能诱导 1% 异氟烷麻醉状态下的翻正反射恢复，而只是可以减轻深麻醉状态（2% 异氟烷）时的暴发性抑制率。这可能和不同的实验设计以及麻醉浓度的选择有关。

脑桥的侧背部被盖区（laterodorsal tegmentum，LDT）、脑桥角被盖区（pedunculopontine tegmentum，PPT）以及基底前脑区域一起构成了大脑乙酰胆碱的来源并广泛投射至整个大脑皮质区域。此外，也有直接到丘脑的投射，是产生慢波振荡和睡眠纺锤波的神经基础，这两种波形的意义可能是传递到皮质的信息受阻。化学遗传学激活 PPT 的胆碱能神经元抑制慢波睡眠期的低频脑电波，光遗传学激活 PPT 或 LDT 的胆碱能神经元可以诱导快动眼睡眠，但针对 LDT 和 PPT 直接开展的全身麻醉机制研究比较少，具体作用未知。使用 192 IgG-saporin 选择性毁损基底前脑的胆碱能神经元增强丙泊酚麻醉效能（>100mg/kg i.p.），延长丙泊酚以及戊巴比妥钠致翻正反射消失的持续时间，但并没有改变

2% 氟烷的麻醉效能。特异性毁损基底前脑内侧隔核胆碱能神经元增加异氟烷麻醉敏感性，加速异氟烷对海马 γ 节律的抑制。而在大脑皮质胆碱能神经系统的研究中发现，激活前额叶皮质的胆碱能神经元可诱导七氟烷（1.9%~2.4%）麻醉状态中的大鼠行为和脑电觉醒，而激活顶叶皮质的胆碱能神经元并不能诱导行为觉醒，这说明胆碱能神经元参与全身麻醉的调控存在区域特异性。

8. 臂旁核谷氨酸能觉醒通路　臂旁核（parabrachial nucleus，PB）是脑干上行网状激活系统的关键调控核团，在睡眠 - 觉醒维持中具有重要且独特的作用，PB 激活可以促使大鼠长时间处在觉醒状态，且并不会导致睡债的积累。而毁损 PB 会直接诱导昏迷，同时脑电表现为高幅低频的脑电慢波，与全身麻醉状态的行为及脑电表现较为一致。后续研究发现 PB 神经元可被丙泊酚及异氟烷显著抑制，但苏醒期又大量激活，使用化学遗传学激活 PB 神经元可以加速丙泊酚及异氟烷麻醉苏醒，且在苏醒期可以诱导 δ 脑电波的显著下降，而采用电刺激的方法刺激 PB 核团也会诱导异氟烷麻醉状态的小鼠行为和脑电觉醒。在七氟烷麻醉中，也见到激活 PB 的谷氨酸能神经元改变小鼠对七氟烷麻醉的敏感性，增加麻醉诱导时间而减弱苏醒时间，抑制 PB 谷氨酸能神经元虽不改变七氟烷诱导时间，但也延长了苏醒时间，这说明 PB 谷氨酸能神经元参与多种全身麻醉药物作用效应的调控。

（二）丘脑 - 皮质环路

丘脑皮质系统是大脑信息整合发挥关键作用的区域，打断丘脑皮质间的有效连接，使皮质对外界信息的感知和控制失效，可能是全身麻醉药致意识消失的本质原因。神经影像学研究证实丙泊酚麻醉诱导意识消失期间，志愿者大脑的信息整合功能显著下降。在大鼠磁共振研究也证实丙泊酚可以显著抑制丘脑皮质功能连接。丘脑 - 皮质环路由丘脑中的丘脑皮质神经元（thalamocortical neuron，TC）与网状神经元（reticular neuron，RT）以及由皮质发射的皮质 - 丘脑神经元共同形成。脑电图研究表明，丘脑 - 皮质环路是睡眠特征性脑电波——纺锤波的物质基础，也是丙泊酚麻醉维持期特征性脑电波—α 波的物质基础。麻醉药可以激活双孔钾通道或增强 GABAa 受体引起丘脑皮质神经元超极化，丘脑皮质神经元超极化可以引起 δ 振荡，影响丘脑皮质信息处理能力。

1. 丘脑　丘脑是上行激活系统和下行易化通路的共同通路，也是皮质 - 皮质神经网络连接的中继站，同时与下丘脑核团联系广泛，因此丘脑是多个神经网络的交汇口，是全身麻醉机制研究的重点区域。根据丘脑各部分向大脑皮质投射特征的不同，丘脑分为特异性投射系统和非特异性投射系统，前者主要负责感觉和运动信息的传递和编码，后者主要参与维持皮质觉醒和信息的整合。功能磁共振研究发现，在丙泊酚深度镇静时，丘脑皮质特异性功能连接下降 43%，而非特异性功能连接则下降 79%；在意识恢复的过程中特异性功能连接增加 58%，而非特异性功能连接增加高达 123%，高于基线水平，这一研究结果表明丘脑皮质非特异性功能连接与意识的消失和恢复关系更为密切。

有人提出丘脑是麻醉状态转换的“开关”，因为多种吸入或静脉麻醉药（除氯胺酮外）均可致丘脑出现一致性代谢抑制。丘脑的超极化可使紧张性放电转化为暴发性放电，阻止传入的感觉信息唤醒大脑皮质。在丘脑正中的非特异性投射核团丘脑中央正中核（central medial thalamus，CMT）微注射 Ach 受体激动药尼古丁，能够促使七氟烷麻醉中的大鼠恢复翻正反射并保持觉醒状态。另一项研究也显示 CMT 微注射延迟整 Kv1.2 通道阻断剂可加速七氟烷和地氟烷麻醉的苏醒，离体脑片研究证实吸入麻醉药延迟 CMT 神经元动作电位的发生，降低了动作电位的发放频率，因此 CMT 脑区延迟整流 Kv1.2 通道也是吸入麻醉药抑制觉醒的重要分子靶点。另外一个非特异性核团丘脑网状核（thalamic reticular nucleus，TRN），是丘脑信息传递的“门卫”系统，在全身麻醉机制的研究中也受到重视。光遗传学激活 TRN 可诱导皮质出现类似睡眠状态的慢波，相反，抑制 TRN 神经元可诱导觉醒状态。TRN 受外侧下丘脑 GABA 能神经系统调控，激活外侧下丘脑到 TRN 的抑制性 GABA 能神经元投射可加速异氟烷麻醉苏醒。另外，在丘脑特异性投射核团的研究中也发现，丘脑腹后内侧核（ventral posteromedial nucleus，VPM）的 GABAa 受体介导丙泊酚对初级感觉皮质（S1）的抑制作用，依托咪酯增强丘脑 GABA 能抑制性神经投射，减弱兴奋性谷氨酸投射，这些都可能都是全身麻醉药致意识消失作用的基础。

2. 皮质　全身麻醉药能显著抑制皮质神经元的电活动，镇静浓度的异氟烷和恩氟烷可使皮质神经元的自发放电降低 50%，而浅麻醉浓度更可使神经元自发放电下降 70%。诱导意识消失剂量的丙泊酚可降低额叶、颞叶和枕叶皮质的葡萄糖代谢率。另外丙泊酚还呈剂量依赖性地抑制皮质之间的同步化电活动。从临床表现上来看，与皮质相关的高级认知功能，如逻辑思维和语言，在全身麻醉时也最先被抑制，所以全身麻醉药物对皮质神经元间的同步活动和信号传递的影响可能是其致意识消失的机制之一。

除了皮质神经元受到抑制外，目前更多的研究支持皮质"碎片化"是全身麻醉药发挥作用的重要机制。全身麻醉药的种类繁多而分子式缺乏规律，然而无论是表现为皮质抑制的丙泊酚、异氟烷等，还是具有特殊作用能诱导皮质兴奋的氯胺酮，它们在麻醉中均可诱导出皮质"碎片化"表现。皮质"碎片化"即皮质之间的连接整合失效，各个区域失去统一均衡的调控，使得信息不能有效整合，而信息整合功能的受损足以导致意识丧失，这就是Top-down 理论。

大脑皮质参与全身麻醉的调控中，额叶显得尤为重要。近期发现，操控前额叶的胆碱能系统可以直接促进持续麻醉状态的大鼠翻正反射恢复和脑电觉醒，而操控顶叶的胆碱能神经系统以及前额叶及顶叶的去甲肾上素能系统均不能诱导行为觉醒。此研究表明前额叶可能是麻醉中意识调控的重要靶点。氯胺酮、丙泊酚和七氟烷三种身麻醉药应用于外科手术患者致意识消失时，均能选择性地抑制从额叶到顶叶的功能连接，而不影响顶叶到额叶的功能连接，由此，破坏额叶到顶叶的功能连接可能是麻醉致意识消失的一个共同通路。

(三) 边缘系统及缰核

边缘系统主要包括海马结构、海马旁回及内嗅区、齿状回、扣带回、乳头体以及杏仁核，它是中脑、间脑和新皮质神经元之间信息交换的场所。在情绪及学习记忆上发挥重要作用，可能是麻醉药致顺行性遗忘、术后认知功能障碍的调控靶点。目前研究还显示，边缘系统也参与对全身麻醉致意识消失作用的调控。海马局部微注射 GABAa 受体激动药蝇蕈醇可减少机体运动，延迟多种静脉麻醉药和吸入麻醉药致翻正反射消失的持续时间，而且这种效果随海马神经元抑制范围的增大而相应变强。海马的运动调控信号可投射至伏核，进而投射到腹侧苍白球，使用 GABAa 受体激动药蝇蕈醇分别抑制伏核和腹侧苍白球均可延迟氟烷和戊巴比妥钠麻醉的苏醒。由此，海马 - 伏核 - 腹侧苍白球通路参与意识调控，是全身麻醉调控靶点之一。另外，吸入全身麻醉药和静脉全身麻醉药都具有增加海马 γ 脑电波以及诱发体动反应的作用，毁损或抑制海马 - 伏核 - 腹侧苍白球通路可以减少麻醉药诱导时的体动反应。但调控边缘系统的中缝中核、内嗅区以及梨状皮质并不影响麻醉药诱导时的体动反应。

缰核位于背侧丘脑后部近中线处，为双侧复合性结构，分为较小的内侧缰核（medial habenula，MHb）和较大的外侧缰核（lateral habenula，LHb）两部分。LH 是边缘系统与脑干结构的联络驿站。最新研究发现，丙泊酚麻醉可以显著增加 LHb 的 c-fos 表达，表明丙泊酚可以激活 LHb 的神经元。抑制 LHb 的兴奋性传出神经元可以显著缩短丙泊酚麻醉致翻正反射消失的持续时间，而且丙泊酚的 ED50 显著增加，大约为对照组的 3 倍，脑电图研究也显示麻醉深度变浅。这个直接的证据表明丙泊酚的麻醉作用需要 LHb 兴奋性传出通路的参与，可能与该通路后续激活了抑制多巴胺及 5-HT 相关的促清醒神经元有关。

(四) 脑干特殊作用位点——中脑脑桥被盖麻醉区和脑桥网状结构嘴侧部

脑干包括中脑、脑桥和延髓，是机体重要的生命中枢，也是中枢神经系统信号上行传导通路的关键中转站。脑干参与调控的生理功能涉及觉醒、睡眠、感觉、运动和内脏的神经活动，其中位于上位脑干的网状结构具有促进和维持皮质兴奋和觉醒行为的功能。脑干中的许多结构内的特定神经元已被证明参与全身麻醉作用调控，前面已介绍了蓝斑、中缝背核等系统的作用情况，这里主要介绍脑干的两个特殊作用位点——中脑脑桥被盖麻醉区和脑桥网状结构嘴侧部。

寻找麻醉药作用靶点的一个直接方法是脑区麻醉药物微注射观察是否能诱导麻醉效应。研究发现，于中脑脑桥被盖区双侧微注射戊巴比妥钠可以直接诱导大鼠进入麻醉状态，包括对伤害性刺激无反应、肌肉松弛、翻正反射消失以及高振幅 δ 慢波。在该区域旁开 1~2mm 注射戊巴比妥钠并不能诱导麻醉效应，说明该区域是戊巴比妥钠作用的区域性特异位点。由于该区域参与麻醉现象的发现，Marshall Devor 教授团队将其命名为中脑脑桥被盖麻醉区（mesopontine tegmental anesthesia area，MPTA）。另外，在 MPTA 区微注射 GABAa 受体激动药蝇蕈醇也可以诱导肌肉迟缓和对伤害性刺激无反应的表现。肌肉迟缓和翻正反射消失认为是由于MPTA向下投射至脑桥、延髓以及脊髓区域所介导,而皮质慢波脑电被认为是由于MPTA向上至中央内侧丘脑、间脑、基底前脑、前额叶皮质的投射被打断所致,另外,戊巴比妥钠作用于MPTA也降低了脊髓丘脑束疼痛纤维的兴奋性和自发放电频率。在腹腔戊巴比妥钠注射诱导麻醉时,MPTA的c-fos染色明显减少,说明戊巴比妥麻醉可能是通过抑制MPTA神经元及其相关通路而实现。但腹腔注射和MPTA脑区微注射戊巴比妥致麻醉效应的全脑c-fos染色区域并不一致,前者还同时抑制了TMN等觉醒区域的c-fos表达,说明全身用药时参与作用的通路可能更多。

脑桥网状结构嘴侧部(pontis oralis,PnO)是脑干上行网状激活系统的重要组成部分,在全身麻醉的调控中具有独特的特点。尽管MPTA似乎包括了部分PnO,但PnO较MPTA在麻醉调控上具有相反的效应。在PnO脑区微注射GABAa受体激动药蝇蕈醇表现为抑制睡眠促进麻醉觉醒,而增加PnO区细胞外GABA神经递质浓度可以延长异氟烷诱导小鼠翻正反射消失的所需时间,相反抑制PnO区GABA递质合成加速异氟烷诱导小鼠翻正反射消失。另外,PnO区微注射GABAa受体阻滞药荷包牡丹碱(bicuculline)减少清醒时间、降低呼吸频率,增加PnO区的Ach释放,最终表现为延长异氟烷麻醉的觉醒时间。这些证据表明PnO区GABA能神经传导不同于其他区域的促麻醉作用而相反起促麻醉觉醒作用,也从另外的角度表明,单纯的GABAa受体靶点并不能完全解析全身麻醉药的作用机制。

二、全身麻醉药作用下的脊髓调控机制

全身麻醉药致意识消失和遗忘的产生可能是其作用于脑内的神经核团及神经网络所引起,而抑制伤害性刺激诱发的体动反应和抗伤害效应主要与脊髓有关。全身麻醉药通过减少信息的正常传入、降低脊髓感觉神经元对伤害和非伤害刺激的反应、破坏脊髓神经元间的网络联系和抑制运动神经元的兴奋性发挥镇痛和制动效应。切除包括丘脑和海马在内的大鼠双侧大脑皮质,或者在高位胸段横断大鼠的脊髓从而使大脑与脊髓在功能上分开时MAC值没有发生明显变化。山羊的大脑供血特点使得可以优先麻醉前脑,实验时异氟烷的MAC值比通过正常循环给药高2倍,说明抑制疼痛所需要的吸入全身麻醉药浓度(MAC值)的主要部位在脊髓。

全身麻醉药在脊髓内涉及的作用位点包括:初级传入的中枢末梢、背角神经元和前角运动神经元的胞体及其轴突初始段。节段性脊髓诱发电位中代表初级传入去极化(primary afferent depolarization,PAD)的P2波能够被1mg/kg丙泊酚所增强,而PAD是GABAa受体介导的突触前抑制形成的基础,提示丙泊酚可能通过脊髓初级传入末梢处的GABAa受体产生突触前抑制,减少外周感觉信息的传入。全身麻醉药也可直接抑制脊髓背角神经元对伤害性刺激的感觉神经反应、阻断伤害性信息向高级中枢和运动神经元的传入。丙泊酚、氯胺酮和氟烷均可减小背角神经元的低阈值感受野,降低广动力范围性神经元(wide dynamic range,WDR)和伤害特异感受性神经元对热、机械性等伤害性刺激的反应。抑制脊髓前角运动神经元的兴奋性是全身麻醉药发挥制动效应的重要机制。全身麻醉药可通过直接作用于运动神经元本身,或调节与运动神经元有联系的突触前成分降低其兴奋性。1%~2%氟烷能够抑制前角运动神经元对电刺激的早期和延迟反应,且较对背角WDR细胞的抑制作用更明显。制动浓度的异氟烷、氟烷和丙泊酚在未影响背角神经元对机械伤害性刺激的反应时,分别使前角运动神经元的反应降低了60%、45%和90%,提示抑制前角运动神经元对伤害性刺激的反应可能才是全身麻醉药制动效应的关键机制。丙泊酚和七氟烷还能降低初级传入通过多突触回路到达运动神经元,后者兴奋性和抑制性突触后电位的总和——累计去极化,且七氟烷的作用强于丙泊酚,说明全身麻醉药抑制多突触回路的作用与其镇痛和抑制伤害性体动的效应有关。综合来看,如果全身麻醉的定义至少包括意识消失和对伤害性刺激无体动反应两层含义,那么吸入全身麻醉药的作用部位在解剖学上也应该包含两个部分,产生意识消失和遗忘作用在脊髓以上部位,而与抑制对伤害性刺激产生体动反应主要部位在脊髓。

三、全身麻醉药作用下的神经传导调控

(一)对外周感受器的作用

现有研究结果和临床现象均表明,全身麻醉药没有类似于局部浸润麻醉的作用,不能够通过阻滞位于感觉神经末梢的感受器,抑制伤害性刺激产生的痛信号或阻止痛信号向中枢传入而导致麻醉

作用。临床浓度的乙醚、氟烷或甲氧氟烷不但不能改变鼠皮肤受体对触觉及毛发运动的反应，甚至可增加哺乳动物 A 和 C 纤维对伤害性刺激的敏感性和所产生的兴奋性。进一步采用区域灌注方法研究表明，使全身麻醉药不能进入伤害刺激区域，再观测对 MAC 的影响，发现异氟烷的 MAC 无明显改变。因此，说明全身麻醉药对外周感受器无明显影响，同时也不影响外周神经冲动的传导。

（二）轴突传导和突触传递的影响

1. 对轴突传导的影响　神经轴突对全身麻醉药不敏感。虽然有研究发现全身麻醉药对神经轴突的传导可产生一定的抑制作用，尤其是海马部位较细的无髓鞘纤维，而且可影响神经轴突的动作电位的扩布对突触传递产生影响。但阻滞神经轴突传导所需全身麻醉药是突触的 5 倍，比临床应用浓度高得多，故一般认为神经轴突对全身麻醉药是不敏感的。此外，对海马结构和嗅皮质的研究显示，当兴奋性突触传递已被全身麻醉药明显抑制时，从轴突末梢传入冲动的电位幅度和潜伏期并无变化，上述均不支持轴突传导阻滞假说。另外，轴突阻滞学说也不能解释全身麻醉药为何能增强抑制性突触的功能。很难设想，释放抑制性递质和释放兴奋性递质的轴突末梢，两者在性质上会有根本不同，相同的神经轴传导抑制何以产生相反的作用。因此，临床麻醉作用并非是神经轴传导阻滞所致，全身麻醉药对突触传递的阻滞，也并非由于抑制轴突末梢的电传导所产生，而更可能是直接作用于突触的化学传递过程所致。

2. 对突触传递的影响　突触是神经元之间彼此广泛联系的基本结构，在中枢的调节活动中具有最重要的作用，也是全身麻醉药作用的重要部位。在功能上可将突触分为兴奋性和抑制性两类。正常情况下，神经冲动抵达神经末梢时，使突触前膜去极化，引起电压门控型钙通道开放，Ca^{2+} 经突触前膜进入膜内，神经末梢内游离钙增加，触发突触囊泡释放兴奋性递质；后者与突触后膜受体结合，使后膜对 Na^{+} 通透性增强，并引起去极化，产生兴奋性突触后电位（EPSP），致使突触后神经元发生兴奋性动作电位。抑制性突触是指中枢中普遍存在的所谓突触后抑制，是在胞体上接受多半来自抑制性中间神经元返回的神经冲动。其传递过程与兴奋性突触相似，但释放的是抑制性递质如 GABA，与突触后膜上的受体结合后，主要是增加突触后膜对 K^{+} 和 Cl^{-} 的通透性，使突触后膜超极化，产生抑制性突触后电位（IPSP），因而降低了其后神经元的兴奋性，故称超极化抑制。另外，中枢内尚存在轴突 - 轴突型的突触前抑制。这种抑制在生理上的意义尚不完全清楚，据推测可能与高级中枢控制感觉传入，以保持“注意力”集中有关。有研究结果表明静脉麻醉药丙泊酚对大鼠海马 CA1 区突触传递具有双向作用，能够直接激活 GABAa 受体，且增强长时程增强（LTP），同时抑制长时程抑制（LTD）。全身麻醉药主要通过以下几种方式干扰正常的突触传递，通过影响突触前神经末梢向突触间隙释放神经递质，影响神经递质的重吸收、影响神经递质与后膜受体的结合，及干扰其结合后产生的效应等方面的影响突触的传递过程。现已证实，多数吸入全身麻醉药可对兴奋性突触传递产生抑制，而抑制性突触传递产生增强作用。

（1）对突触前膜传递的影响：应用电生理方法测定突触前刺激诱发或直接应用神经递质产生的突触后电位的比较，突触前膜是吸入麻醉药重要的作用部位。在小鼠的海马切片中，1MAC 的氟烷可使谷氨酸能兴奋性突触后电流降低 50%。但是增加谷氨酸激动药后氟烷提高到 5MAC 对诱发电流没有明显影响。对豚鼠丘脑和大鼠海马神经元的研究显示，七氟烷和异氟烷也能明显抑制电刺激诱发的兴奋性突触后电位，亦并不影响谷氨酸盐诱发的去极化反应，均提示吸入麻醉药的作用是在突触前。吸入麻醉药也可促进突触前神经递质的释放，如氟烷可增加猫中缝核神经元 GABA 的释放，也有报道吸入麻醉药不影响大鼠皮质突触体谷氨酸基础释放量，但对 K^{+} 诱发的谷氨酸释放可产生抑制。因此，吸入全身麻醉药对突触前神经递质释放的影响仍未完全阐明。除对突触前神经递质释放影响外，吸入全身麻醉药尚可通过影响神经末梢递质的重摄取而改变递质的作用持续时间，包括对 5-HT、多巴胺和谷氨酸重摄取增加。近来，利用单分子显微成像技术也直接发现临床使用剂量的丙泊酚和依托咪酯均可抑制突触前膜 syntaxin1A 蛋白的活动性，进而损害突触前神经递质的释放。

（2）对突触后膜传递的影响：现有研究表明吸入全身麻醉药对兴奋性和抑制性神经元突触后膜均产生一定影响。吸入麻醉药对突触后膜的作用主要是能够直接作用于突触后膜受体。采用离子电渗法研究豚鼠新皮质脑片的树突，结果表明氟烷和异氟烷（0.5~2.5MAC）可明显降低乙酰胆碱或谷氨酸诱发的去极化反应，并且对乙酰胆碱反应的抑制程度高于谷氨酸，但对 GABA 的诱发反应几无影响或抑制甚弱；在分离的鼠海马及孤束核神经元，吸入麻醉药可增加 GABA 的诱生电流等。另外，临床所见吸入麻醉药产生的肌松作用，现知与其减低乙酰胆碱诱发的终板电位幅度及加快终板电位的衰减速率有关，并显示吸入麻醉药的作用与抑制乙酰胆碱诱发终板去极化能力有密切关联。如果全身麻醉药是通过阻滞突触传递而起作用的话，可以推测多突触通路比单突触通路更易被麻醉药所阻滞，因为突触点数量增加时被阻滞的可能性就越大。但研究表明，吸入麻醉药抑制单突触或多突触的反应是等同的，甚至对前者的抑制更明显。因此，突触通路的多寡对全身麻醉药在神经传递方面的影响似乎并不重要。

总之，全身麻醉药可作用于突触部位，包括神经末端的传入。全身麻醉药能够影响分散的单突触或多突触系统的轴突和突触传导，并对突触前和突触后都可能有作用。临床浓度的吸入麻醉药对突触前神经递质的释放和突触后反应可能产生抑制、不变或增强作用，这些变化取决于脑的不同部位、神经传导的频率、不同的神经递质和全身麻醉药。

第六节　全身麻醉原理研究的新策略、新技术

全身麻醉原理的研究充满挑战，现有的理论体系还不能完全解释全身麻醉药的作用机制。只有不断理论积累和技术拓新才能更加接近本质，神经科学研究技术发展日新月异，在科学问题的解析上日臻完善，相信更多先进技术的应用将使全身麻醉原理的研究取得更大的突破。

一、基因编辑小鼠的应用

基因编辑技术的发展和成熟使得构建针对特定靶点的工具小鼠备受神经科学研究青睐，其最大的优势在于使研究更加特异和精确。

基因编辑小鼠的构建技术流程：①确定需要研究的目的基因，包括神经元特异性标记物、受体的靶点基因等；②确定基因编辑方式，基因编辑方式包括基因敲除（knockout，KO），条件性基因敲除（conditional Knockout，CKO），基因敲入（knock-in，KI），基因敲减（knockdown，KD）等。基因敲除是指通过基因编辑技术或基因打靶技术将小鼠体内的基因从基因组上删除，或者造成移码突变。可用于研究某个基因的功能以及该基因对小鼠全身生理病理的影响。但由于影响涉及全身，范围过广，比较适用于遗传性基因缺陷疾病的研究，而在麻醉机制的研究中应用较少。而条件性基因敲除技术，可人为控制基因敲除的时间和位置。其原理是利用 Cre/Loxp 重组的基因编辑系统，Cre 基因可被具有组织特异性的启动子启动，或在合适的时机人为诱导表达。将目标基因的两端用 Loxp 位点进行定位，CRE 酶可以识别 Loxp 结构，进而敲除 Loxp 位点，同时就敲除了两个 Loxp 片段之间的目的基因。基因敲入技术是指把外源基因序列敲入到小鼠特定的基因位点，利用小鼠的表达调控元件指导目的基因表达。现广泛应用的各种神经元的 CRE 小鼠就是基于该技术构建，将 CRE 序列敲入特定的目的基因，目的基因就可以特异性的带上 CRE 酶，从而可进一步进行条件性敲除或针对该基因进行标记、调控等操作。利用该技术进行的全身麻醉原理研究很多，如张遐教授团队在研究内源性大麻素系统参与下丘脑神经环路调控麻醉苏醒机制的研究中就利用 Vglut1-cre，Vglut2-cre 等基因敲入小鼠进行谷氨酸能神经元的条件性基因敲除或化学遗传学操控，证明了内源性大麻素系统参与麻醉苏醒调控。基因敲减技术是在 RNA 水平实现，指通过降解具有同源序列靶基因的 mRNA，达到阻止基因表达的作用。一般用于细胞水平的基因敲减，包括 siRNA、shRNA 介导的敲减。

基因编辑小鼠的应用是神经科学发展的重要推动力量，在全身麻醉机制的研究中，可以利用特定神经元标记的 CRE 系列工具小鼠，来追踪麻醉机制的神经环路或针对不同的神经元进行调控。这也是后续神经环路示踪、钙信号监测、光遗传学、化学遗传学等最新研究方法的基础。

二、工具病毒策略的应用介绍

除基因编辑小鼠外，工具病毒的应用也是现代神经科学领域不可或缺的一环。目前，比较常用的病毒有腺病毒、慢病毒、反转录病毒和腺相关病毒（adenovirus-associated virus，AAV），其中 AAV 类病毒，是一类细小病毒，基因组为单链 DNA，对

分裂细胞和非分裂细胞均具有感染能力，由于其宿主范围广、血清型丰富、安全性高、免疫原性低、扩散性强等特点，现已成为神经科学领域最常用的病毒载体。不同血清型的 AAV 具有不同的组织亲和性，在神经系统的研究中选择中枢神经系统亲和性高的血清型作为载体，比如 AAV2、AAV9 等血清型，将其和启动子结合，启动子能决定病毒表达的位点。随着技术的发展和进步，也逐渐开发出了针对特定神经元的启动子，比如 TH 启动子是多巴胺能神经元的特异性启动子，C-fos 启动子能特定性地启动兴奋性神经元。在蓝斑核调控异氟烷麻醉机制的研究中，Vazey 教授团队在普通大鼠身上利用去甲肾上腺能神经元的特异性启动子 PRSx8 将化学遗传学的 hM3Dq 受体特异性地表达在蓝斑的去甲肾上腺素能神经元上，发现了蓝斑去甲肾上腺素能神经调控异氟烷麻醉的机制。除了启动子外，病毒构建中还要带上最为重要的标记或者调控蛋白，包括标记所用的荧光蛋白(绿色荧光 EGFP、红色荧光 mCherry)，钙信号敏感的荧光蛋白(Gcamps)以及调控所用的光遗传通道蛋白(激动蛋白 CHR2、抑制蛋白 NPhr2)、化学遗传学蛋白(激动蛋白 hM3Dq、抑制蛋白 hM4Di)等。除了以上的携带策略外，在联合转基因 CRE 小鼠使用时，可以在病毒载体上构建 DIO 控制元件，该元件可使得病毒载体所携带的信息只表达在由 CRE 酶标记的神经元上，可做到针对性调控。另外具有逆传导的 PRV(伪狂犬病毒)也在神经环路的解析中发挥重要作用，将其和 CRE 酶等结合，再联合光遗传学或化学遗传学，可以做到特定神经环路的调控。总之，病毒为我们提供了丰富的研究手段，掌握其使用方法及原则将在全身麻醉原理的解析中发挥更多重要的作用。

三、神经环路示踪技术

神经环路结构是神经功能的基础，绘制神经元的解剖及联络图谱，是解析大脑功能的前提条件。现有的关于全身麻醉机制的认识更倾向于特定的神经网络调控学说，而要追踪麻醉效应发挥的源头，神经环路示踪技术的应用将提供很好的帮助。以病毒为导向的示踪技术具有很多优点：①方向可控，可以顺行或逆行传导；②沿神经传导可以跨单极或多级突触；③病毒跨突触后仍可复制，保证信号传递稳定、不衰减；④可携带多种不同颜色的标记物；⑤结合 CRE-LoxP 系统，可以用于针对指定神经元的示踪。按照功能划分主要包括顺行标记和逆行标记两类病毒。又根据是否跨突触传递而进行细分，通常跨突触的嗜神经病毒毒性强，出于安全考虑，病毒注射必须在 BSL-2 实验室操作，而且跨突触级数具有一定的不确定性，限制了它的应用。而腺相关病毒这种不跨突触、安全性高的病毒也在示踪领域发挥重要作用，当其感染神经元胞体原位表达后，可沿着神经纤维顺向投射到下游脑区，进而可在下游脑区观察到表达的荧光信号。加州大学伯克利分校丹扬教授团队利用腺相关病毒的顺行追踪、狂犬病毒的逆行追踪结合经 CRE 酶特异性标记的胆碱能神经($ChAT^+$)、谷氨酸能神经($VGLUT^{2+}$)、小清蛋白阳性的 GABA 能神经(PV^+)、生长抑素阳性的 GABA 能神经(SOM^+)小鼠，追踪了这四种神经元在基底前脑的长距离传入与传出通路，为揭示基底前脑在睡眠、注意力、学习记忆方面的作用奠定了基础。基底前脑在睡眠-觉醒调控中发挥重要作用，同时也是全身麻醉药物作用的靶点，借鉴该研究所描绘的基底前脑联络图谱，可进一步帮助我们探究以基底前脑为联络点的环路在麻醉意识消失或恢复中的作用。同时也提示我们在既往研究明确的麻醉药物作用核团，利用示踪病毒追踪，继而利用后续将要介绍的光遗传学和化学遗传学进行操控验证，可为探明全身麻醉作用机制的神经网络图谱构建提供技术支持。

除示踪病毒的应用外，先进的染色及影像技术的发展也是神经环路追踪的关键。CLARITY 技术是一种组织透明化技术。其基本原理是利用一种水凝胶来替换大脑中的脂类，脂类在大脑中帮助形成细胞膜，赋予大脑多种结构，但也令化学物质和光线难以深入大脑，将其去除将使组织透明化，便于观察。利用该技术可以使大脑中的神经元、轴突、树突、突触、蛋白、核酸等都能完好地维持在原位，便于更精确的研究和分析。另外先进显微成像系统的应用也很重要，包括显微光学切片段层成像系统(micro-optical sectioning tomography，MOST)和荧光显微光学切片段层成像系统(fluorescence micro-optical sectioning tomography，fMOST)，结合病毒示踪、透明化技术，可以做到全脑自动化标记、切片、成像，并可进行小鼠全脑内长距离轴突投射通路的连续追踪，极大地促进了对大脑结构立体维度的再认识。可以相信在不久的未来，这些技术的应用将让麻醉相关神经环路机制更加透彻明了。

四、神经元活动钙信号检测技术

机体的正常运转依赖于神经系统不同类型神经元的有序调控，而行为方式对应的深层神经机制主要体现为相应核团或特异性神经元的激活或抑制，因此研究神经元在特定行为方式下的活性变化一直是神经科学的重点，全身麻醉机制的研究也主要是探寻麻醉药作用下关键核团或神经元的激活或抑制。既往要明确某一类型的神经元在某种行为范式内是否激活需要借助于免疫染色或电生理检测，而前者无法实现活体即时记录，后者在细胞类型特异性的活性检测上存在缺陷。现在，新发展的脑神经活动钙信号光学检测技术有助于解决以上不足。该技术利用光学方法实现对神经环路中特定类型神经元活动情况的检测。神经元的动作电位可刺激细胞膜上的钙离子通道打开，细胞内钙离子浓度瞬间增加，因此通过监测胞内钙离子影像可以真实反映神经网络的活动信息。基于光纤的神经活动钙信号光学检测方法如基于多模光纤的群体钙信号记录（光纤记录）和基于渐变折射率光纤（GRIN lens）的行为小鼠深脑钙成像等，克服了传统光学成像的仅能观测 1mm 以内的皮质区域和不能对自由活动的小鼠进行钙信号记录等缺点，越来越受到神经科学研究者的青睐。将钙离子浓度敏感蛋白（genetically encoded fluorescent calcium indicator，GCaMP）表达到神经元中，通过光纤激发 GCaMP 的荧光并实时监测记录荧光信号强度的方法即光纤记录。通过荧光信号强度变化可以很好地表征神经元的活性。而利用渐变折射率光纤将深部脑区的图像信息传递到浅表，再利用已有的成像技术（双光子，共聚焦等方式）进行二次成像则是目前实现行为小鼠深脑钙成像较为有效的方法。通过与光遗传学、动物行为学等结合，对神经环路的探究、动物行为控制的精确解析及疾病发病机制的研究具有重要作用。Cox 等利用钙信号的光纤记录和 GRIN lens 钙成像技术研究了小鼠背侧脑桥区不同类型神经元在睡眠 - 觉醒周期中的活性变化，发现背侧脑桥区的谷氨酸能神经元在快动眼睡眠时期被大量激活，而 GABA 能神经元则在清醒时期活性最强。这也启发我们将钙信号监测技术用于麻醉机制研究的探索中，它的应用将使我们可以了解特定区域或特定类型神经元在全身麻醉或者其他生理状态中是否参与并发挥作用，是一个极佳的初步探索手段。但该光学测量方法也有一定不足，它通过钙信号来表示，其时间分辨率较直接的神经元电活动低，因此，神经科学界目前正高度期望能开发出新一代对细胞膜电位变化敏感、有高信噪比、能分辨单个动作电位（毫秒级）的荧光分子或纳米粒子探针，并可以特异性地标记各种类型的神经元，从而实现高时空分辨率、大范围神经元集群电活动的同时检测。

五、神经元及神经环路特异性调控技术

在通过钙信号、C-fos 染色、电生理等初筛发现麻醉或苏醒中的关键核团或靶点后，再利用特异性调控技术，主要包括化学遗传学和光遗传学技术，人为地激动或抑制相关神经元，观察它对行为等的影响，是神经科学领域切实可行的研究策略。

（一）光遗传学

光遗传学技术（optogenetics），是一种将光控技术与遗传学相结合以进行细胞生物学研究的新技术，它利用遗传学方法在细胞膜上表达特定的视蛋白，这些视蛋白会在特定波长光照下开放，将质子泵出胞外，或者将阴离子（如 Cl^-）/ 阳离子（如 Na^+，K^+）泵入胞内，使细胞超极化或去极化，从而可以抑制或兴奋神经元。该技术具有以下优点：①神经元特异性，即通过光遗传技术可选择性地调控某一类型神经元，而不影响其他神经元；②高时间精度，表达视蛋白的神经元能响应光照刺激的频率迅速进行发放，这也克服了起效缓慢的药理学方法的缺陷；③双向调节，传统的微电流刺激通常只能兴奋，而注射药物通常是抑制性；④在光照刺激的同时记录神经元的反馈。在基底前脑参与睡眠 - 觉醒领域的研究中，Xu 等将光遗传学技术与 CRE 酶标记的四种不同类型的神经元小鼠相结合，得出基底前脑控制睡眠 - 觉醒环路的基本神经元组成：谷氨酸能、乙酰胆碱能和小清蛋白阳性的 γ- 氨基丁酸能神经元参与觉醒形成及维持，而生长抑素阳性的 γ- 氨基丁酸能神经元则主要起抑制以上三类神经元进而促进睡眠的作用，该研究结果使睡眠 - 觉醒机制的研究拓展到特异性神经元水平，并能将行为学表型和神经元作用机制有机结合，解密了基底前脑参与睡眠 - 觉醒的神经环路机制。而在全身麻醉机制的研究中也有重大突破，Ken Solt 团队利用光遗传学技术，选择性激活小鼠位于中脑腹侧被盖区的多巴胺能神经元，能够促使持续异氟烷麻醉中且翻正反射消失的小鼠行为觉醒和翻正反射恢复。这一结果证明了中脑腹侧被盖区多巴胺能神

经元在麻醉苏醒中的重要作用，同时，也为全身麻醉机制的研究提供了新的技术导向。另外将光遗传技术和病毒传递特性相结合，可以做到不同核团间投射通路的调控。Herrera 等人利用光遗传学技术激活外侧下丘脑投射到丘脑网状核的 GABA 能神经通路（LHGABA-TRNGABA），从而抑制丘脑网状核的神经元作用，使小鼠从非快速动眼睡眠期迅速觉醒，并且在异氟烷的深麻醉状态时，激活该通路也可诱发皮质觉醒；相反，抑制 LHGABA-TRNGABA 之间的传递会增加非快速动眼睡眠持续时间并且增加皮质脑电 δ 波。最终得出结论，外侧下丘脑投射到丘脑网状核的 GABA 能神经元调控 TRN 所介导的非快动眼睡眠时期的皮质下觉醒并且可能参与睡眠深度的调节。光遗传技术的应用使得对于神经核团及神经环路的调控能够更加符合研究者的设想和要求，为进一步的研究提供更精准的实验条件和可靠的依据。

3

（二）化学遗传学

利用生物活性小分子与特定蛋白质相互作用，并且能够条件性的改变靶标蛋白的功能和活性从而达到研究条件的新的遗传学研究方法被称为化学遗传学（chemical genetics）。可快速、可逆、条件性地干扰靶标蛋白的功能，并通过 G 蛋白偶联受体（GPCRs）实现对生物学系统功能的细胞分子水平的调控。由于生物活性小分子可以随时加入或移除，这使得化学遗传学除了克服基因冗余和基因致死等难题外，还有与生俱来的优势——时空可控性。正因为化学遗传学的这些优势，使得它在现代药物靶点的发现和神经环路的研究方面扮演着越来越重要的角色。DREADDs 技术（designer receptors exclusively activated by designer drugs），即基于特定药物特异性激活特定受体的化学遗传学技术，是在神经元调控领域最常用的化学遗传学方法，它利用 N- 氧化氯氮平（clozapine N-oxide，CNO），一种体内不存在的外源性激动药，激活转染在目标神经元上的受体，进而实现对目标神经元的调控。该技术现被广泛应用于研究从果蝇到非人灵长类动物的神经环路和各种行为情感表现时的细胞内信号特点。Vazey 等通过化学遗传学特异性激活蓝斑 - 去甲肾上腺素能神经元以观察其在异氟烷麻醉中的作用。在异氟烷持续麻醉中的大鼠，当用 CNO 特异性激活由 hM3Dq 标记的蓝斑 - 去甲肾上腺素能神经元后，EEG 的 δ 波频带能量减少，θ 波频带能量增加，而 α 波和 β 波则没有变化，即表现为皮质脑电的觉醒。结合其他的实验和数据对比分析得出，蓝斑 - 去甲肾上腺素能神经系统调控全身麻醉从无意识状态到有意识状态的苏醒，并且可以影响诱导阶段机体对麻醉药的敏感性。另外，化学遗传学也可用于神经环路的调控，Qiu 等在探究臂旁核参与睡眠 - 觉醒机制的调控中，利用化学遗传学结合逆传导病毒的方式，提出了臂旁核—基底前脑—大脑皮质、臂旁核—外侧下丘脑—大脑皮质的促觉醒通路，为全身麻醉机制的研究提供了很好可借鉴的方法。近来 DREADDs 中的 CNO 激活作用被证明是通过其代谢物氯氮平而发挥作用的，这也要求设置严格的对照试验来避免假阳性的出现。

六、神经递质微透析技术

微透析（microdialysis，MD）技术是一种较为新型的生物取样技术。它可在同一受体上进行多部位或同一部位多个位点连续取样，且取样过程中，由于半透膜的特性将与蛋白结合的药物拦截在膜外，所以微透析技术检测的是靶组织中游离药物浓度，样品可直接进行测定，不需要复杂的分离净化等处理。在麻醉或活动状态动物体内靶组织或部位埋入具有半透膜的探针，将透出的物质通过高效液相色谱法（HPLC）、液相色谱联 - 质谱联用（HPLC-MS）、荧光检测及试剂盒分析等测定其中的物质浓度来达到研究目的。微透析技术具有的“在线、实时、活体、微量、高效”的特点，可快捷有效地对脑内细胞外液中游离神经递质或药物及其代谢产物进行实时监测，将其应用于全身麻醉机制的探索中，将有助于在递质和药物代谢层面解析麻醉药的作用机制。另外，由于物质跨膜扩散的双向性，脑微透析不仅可对脑部细胞外分子进行采样，还可向脑内传递药物，同时不会引起脑脊液或细胞外液的增加或丢失。喻田团队前期工作利用该技术探究了大鼠前额叶皮质多巴胺及其代谢产物 3，4- 二羟基苯乙酸（DOPAC）、高香草酸（HVA）在静脉注入丙泊酚麻醉前后的变化，同时也利用逆透析技术将 Gabazine 泵入前额叶皮质区，证明了丙泊酚所导致的意识消失作用部分是通过直接抑制前额叶皮质的多巴胺释放引起，而这一作用并非由该区域的 $GABA_A$ 受体所介导。Janneke 教授团队将光遗传学和微透析技术相结合，发明了光纤和透析膜整合一体的光纤 - 微透析探针，将其用于基底前脑参与睡眠 - 觉醒机制的研究发现：①光遗传学激活基底前脑的胆碱能神经能够促进清醒；②利用联合的微透析技术证明了基底前脑胆碱能神经的促清醒作用并不是单纯的自身激活后向皮质投射而实现，而是通过基底前脑局部释放乙酰胆碱作用于周围的非胆碱能神经而实现。该项技术的应用使得对神经科学机制的解释更为透彻和准确，也为麻醉机制的研究提供新的依托方法。

七、神经影像学新技术

功能磁共振成像(functional MRI，fMRI)，即基于血氧水平依赖(blood oxygen level dependent，BOLD)的信号变化来间接反映神经元功能活动的磁共振成像技术，能够灵敏地测量由脑活动激发而引起的血氧浓度变化，可以用于探究大脑的事件相关活性。凭借低辐射、高穿透、高分辨、高通量等优势，功能磁共振已迅速发展为生物影像学中的重要研究手段之一，可实现大脑皮质功能定位、不同脑区功能图谱绘制、研究感觉、感知等基本脑功能机制和学习记忆等高级脑功能机制。喻田等前期利用 fMRI 技术探究发现丙泊酚能够改变大鼠丘脑与皮质之间的功能连接，指出了丘脑—皮质网络连接的可逆性阻断可能是丙泊酚麻醉作用的主要机制。功能磁共振的另一个重要优势是能够以人为直接研究对象，更直观地展示人类在各种状态下的大脑活性以及神经网络变化。Anthony G.Hudetz 等让 8 位志愿者分别在清醒状态、轻度镇静、深度镇静和苏醒阶段听并且尝试拼出四十个英文单词，用即时的 BOLD 信号来判断特异性和非特异性丘脑核团的功能性连接，最终发现丙泊酚可以引起特异性和非特异性丘脑皮质系统的功能性连接改变，尤其是在与语言类刺激和任务相关的左侧大脑半球，并推测非特异性丘脑皮质的连接性的改变与意识的消失和恢复相关。另外，在功能磁共振技术上发展的分子磁共振成像技术也值得关注，它将功能磁共振和对神经信号敏感的分子探针技术相结合，不仅克服了传统 fMRI 不能观察脑内神经信号通路变化的缺陷，而且还能做到全脑甚至整个机体的神经信号追踪，是一项很有前景的新技术。

(罗天元　喻　田)

参考文献

[1] LEUNG L S, LUO T, MA J, et al. Brain areas that influence general anesthesia [J]. Prog Neurobiol, 2014, 122: 24-44.

[2] DU W J, ZHANG R W, LI J, et al. The Locus Coeruleus Modulates Intravenous General Anesthesia of Zebrafish via a Cooperative Mechanism [J]. Cell Rep, 2018, 24 (12): 3146-3155.

[3] VANINI G, NEMANIS K, BAGHDOYAN H A, et al. GABAergic transmission in rat pontine reticular formation regulates the induction phase of anesthesia and modulates hyperalgesia caused by sleep deprivation [J]. Eur J Neurosc, 2014, 40 (1): 2264-2273.

[4] TAYLOR N E, VAN DORT C J, KENNY J D, et al. Optogenetic activation of dopamine neurons in the ventral tegmental area induces reanimation from general anesthesia [J]. Proc Natl Acad Sci USA, 2016, 113 (45): 12826-12831.

[5] MASHOUR G A, HUDETZ A G. Bottom-Up and Top-Down Mechanisms of General Anesthetics Modulate Different Dimensions of Consciousness [J]. Front Neural Circuits, 2017, 11: 44.

[6] 董海龙，熊利泽. 走进未知的科学前沿：全身麻醉机制研究进展与思考 [J]. 中华麻醉学杂志，2017, 37 (3): 257-259.

[7] FRANKS N P. General anaesthesia: from molecular targets to neuronal pathways of sleep and arousal [J]. Nat Rev Neurosci, 2008, 9 (5): 370-386.

[8] ZHONG H, TONG L, GU N, et al. Endocannabinoid signaling in hypothalamic circuits regulates arousal from general anesthesia in mice [J]. J Clin Invest, 2017, 127 (6): 2295-2309.

[9] ZECHARIA A Y, NELSON L E, GENT T C, et al. The involvement of hypothalamic sleep pathways in general anesthesia: testing the hypothesis using the GABAA receptor beta3N265M knock-in mouse [J]. J Neurosci, 2009, 29 (7): 2177-2187.

[10] ALKIRE M T, HUDETZ A G, TONONI G. Consciousness and anesthesia [J]. Science, 2008, 322 (5903): 876-880.

[11] LIU X, LAUER K K, WARD B D, et al. Differential effects of deep sedation with propofol on the specific and nonspecific thalamocortical systems: a functional magnetic resonance imaging study [J]. Anesthesiology, 2013, 118 (1): 59-69.

[12] TU Y, YU T, FU X Y, et al. Altered thalamocortical functional connectivity by propofol anesthesia in rats [J]. Pharmacology, 2011, 88 (516): 322-326.

[13] BROWN E N, LYDIC R, SCHIFF N D. General anesthesia, sleep, and coma [J]. N Engl J Med, 2010, 363 (27): 2638-2650.

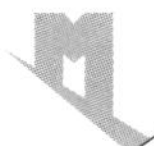

[14] ANTKOWIAK B, RUDOLPH U. New insights in the systemic and molecular underpinnings of general anesthetic actions mediated by gamma-aminobutyric acid A receptors [J]. Curr Opin Anaesthesiol, 2016, 29 (4): 447-453.
[15] 蔡霜 , 罗天元 , 余守洋 , 等 . 全身麻醉药机制的研究技术进展 [J]. 国际麻醉学与复苏杂志 , 2018, 39 (8): 805-809.
[16] FU B, YU T, YUAN J, et al. Noradrenergic transmission in the central medial thalamic nucleus modulates the electroencephalographic activity and emergence from propofol anesthesia in rats [J]. J Neurochem, 2017, 140 (6): 862-873.

3

第二十八章

吸入麻醉药

目　　录

3

第一节　概　　述

吸入麻醉是利用气体或挥发出来的气体通过呼吸道进入体内而起到麻醉作用的麻醉方法。吸入麻醉药包括氧化亚氮、乙烯、环丙烷等。挥发性吸入麻醉药又分为烃基醚，卤代烃基醚和卤烃三类。烃基醚包括双乙醚(即乙醚)、双乙烯醚、乙基乙烯醚等，卤代烃基醚包括甲氧氟烷(二氟二氯乙基甲醚)、恩氟烷、异氟烷、七氟烷及地氟烷等，卤烃类包括氟烷、三氯乙烯、氯仿等。吸入麻醉药经过摄取及分布后作用于神经系统而引起感觉丧失。某些因素如麻醉药的溶解性、患者的心输出量以及肺泡气体交换量等均可影响到麻醉药物的效能。

所有的吸入麻醉药对呼吸和循环系统功能均有影响，同样地也会影响到其他系统器官的功能。有些作用与产生麻醉效果无直接相关性且会造成机体的不良反应，这些作用被认为是它们的副作用。吸入麻醉药的麻醉效能、对全身的影响以及副作用等均有待于进一步探讨。

近年来静脉麻醉药有很大发展，如起效快、苏醒快的丙泊酚和瑞芬太尼在临床中得到了广泛应用，但吸入麻醉药具有麻醉效能强和易于调控麻醉深度的优点，故在全身麻醉中仍占有重要地位。理想的吸入麻醉药应具备下列条件：

1. 麻醉作用具有可逆性，长期应用无蓄积作用。
2. 安全范围广。
3. 麻醉作用强，可使用低浓度。
4. 诱导及清醒迅速、舒适、平稳。
5. 化学性质稳定，与其他物质接触不产生毒性物质。
6. 体内代谢率低，代谢产物无毒性。
7. 无燃烧爆炸性。
8. 制造简单、易提纯、价廉。
9. 良好的肌肉松弛。
10. 能抑制不良自主神经反射。
11. 具有松弛支气管平滑肌的作用。
12. 无刺激性气味，对气道无刺激作用。
13. 对呼吸系统、循环系统抑制轻。
14. 不增加心肌对儿茶酚胺的应激性。
15. 无肝、肾毒性。
16. 无依赖性及成瘾性。
17. 无致突变、致癌及致畸作用。

然而，目前尚没有一个药物能够完全符合上述这些条件。

第二节　吸入麻醉药的理化性质

吸入麻醉药通常以液态贮存于高压钢瓶内，挥发性麻醉药在室温时易挥发成蒸气。吸入麻醉药的分子结构式见图 28-1，理化性质见表 28-1。

吸入麻醉药的理化性质决定其麻醉强度、给药方法、摄取速率、分布与排除，也关系到诱导和苏醒的快慢、患者和手术室工作人员的安全等。

一、克分子容量

分子量及密度(比重)常用于计算挥发性麻醉药由液态变为气态的量。1 摩尔(mole，用克表示的分子量)的任何物质都含有相等的分子数(6.023×10^{23} Avogadro 常数)。它是指在标准状态下(0℃、1 个大气压力)等容积的气体含有相等的分子数，1mole 容积为 22.4L。一般情况下，由测得的气体密度来计算气体的克分子容积均低于理论值。挥发性麻醉药的蒸气比较近似于理想气体，符合 22.4L/mole 这个数值，如 20℃、1ml 氟烷液体能挥发出 227ml 气体，计算方法如下：

$$=1 \times 1.86\text{g}$$

$$=\frac{1 \times 1.86}{197.4}\text{mole}$$

$$=\frac{1 \times 1.86}{197.4} \times 22.4 \times \frac{293}{273}\text{L} \times 1\,000\text{ml/L}$$

=227ml 气体(20℃)

其中，1.86 是氟烷的液体密度，197.4 是分子量。

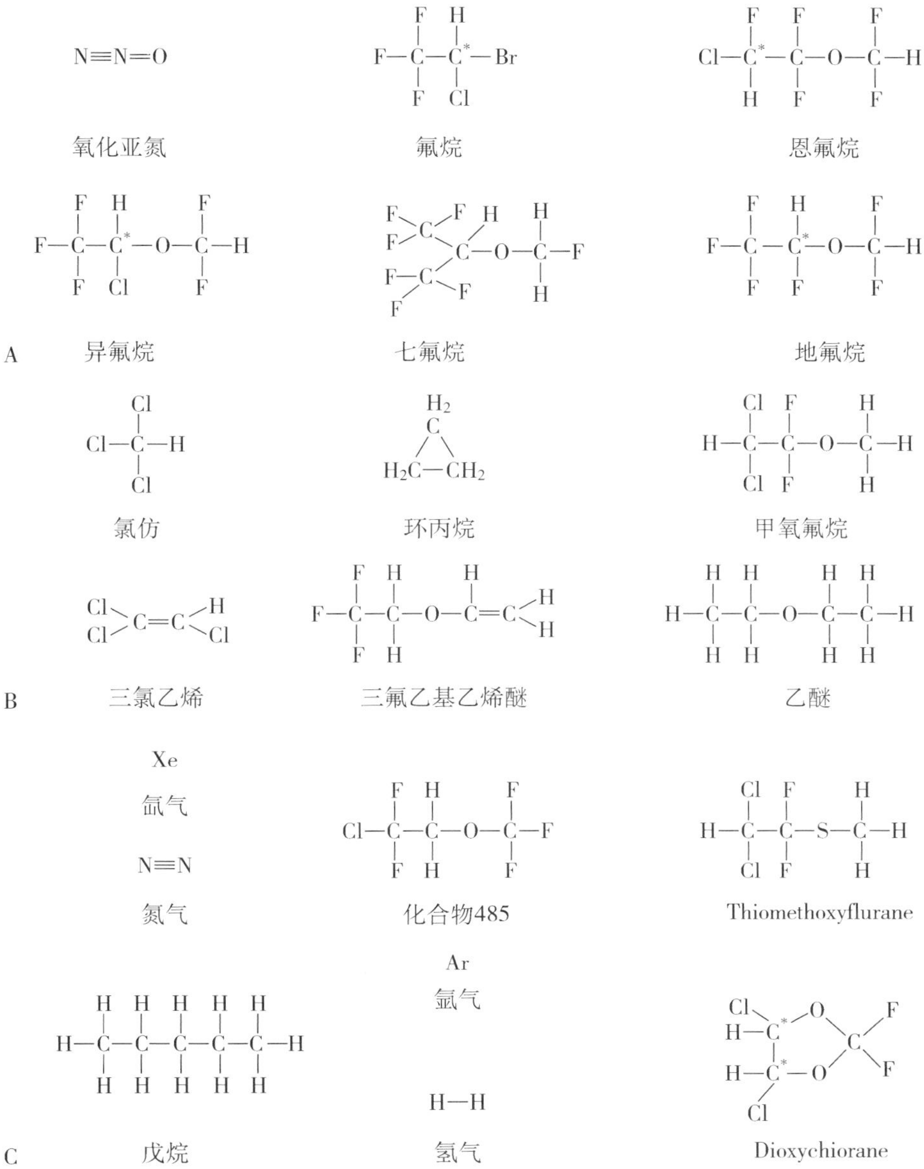

$N{\equiv}N{=}O$

氧化亚氮

氟烷

恩氟烷

A

异氟烷

七氟烷

地氟烷

氯仿

环丙烷

甲氧氟烷

B

三氯乙烯

三氟乙基乙烯醚

乙醚

Xe

氙气

$N{\equiv}N$

氮气

化合物485

Thiomethoxyflurane

C

戊烷

Ar

氩气

H—H

氢气

Dioxychiorane

图 28-1　吸入麻醉药的分子结构式

消耗的吸入麻醉药的量＝新鲜气流量(ml)×挥发器的刻度 × 吸入时间(分钟)÷ 每毫升液体吸入麻醉药所产生的蒸气量(参考表 28-1),用此计算法可计算挥发器中液体麻醉药的消耗量。如使用 1.5% 恩氟烷,新鲜气流量为 2L/min 时,1 小时约消耗恩氟烷 9.1ml。其具体计算方法如下:

$$\frac{2\times1\,000\times0.015\times60}{198}=9.09\text{ml}$$

二、溶解度

血 / 气、脑 / 血、肌肉 / 血和油 / 血分配系数是决定吸入麻醉药摄取、分布和排除的重要因素,吸入麻醉药最重要的物理特性是它在体内不同组织中的溶解度。分配系数是麻醉药分压在两相中达到平衡时的麻醉药物浓度比。当第二相是气体时,分配系数就等于奥斯特瓦尔德(Ostwald)溶解度系数,即在测量时的温度和发生溶解时的压力下,每单位容积的溶剂所能吸收的气体容积数。由于分配系数一般不受麻醉药绝对浓度的影响,所以它符合亨利(Henry)定律,即温度恒定时,气体溶解在溶剂中的分子数与液面上气体分压成正比。分配系数(λ)的优点是不同相之间的数值可以换算:

$$\lambda\,肌肉/血=\frac{\lambda\,肌肉/气}{\lambda\,血/气}$$

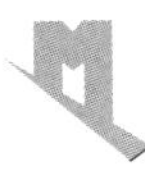

3

表 28-1　常用吸入麻醉药的理化性质

	乙醚	氟烷	甲氧氟烷	恩氟烷	异氟烷	七氟烷	地氟烷	氧化亚氮	氙气
分子量	74.1	197.4	165.0	184.5	184.5	200	168	44.0	131.3
沸点(1 个气压) ℃	34.6	50.2	104.7	56.5	48.5	58.5	22.8	-88.0	-108.1
蒸气压 20℃ (kPa)	59.1	32.1	3.0	23.3	31.8	20.9	89.3	5 200	—
(mmHg)	442	241	22.5	175	240	156.9	664	43 880	—
潜热 20℃ (kJ/mol)	27.6	28.9	33.9	32.3	—	7.90	—	18.2	—
液体比重(g/ml)	0.72	1.86	1.43	1.52	1.50	1.5	1.45	1.84×10^{-3}	3.06
Antoine 常数 A(kPa)	6.151	5.892	6.206	6.112	4.822	—	—	6.702	6.678
B	1 109.58	1 043.70	1 336.58	1 107.84	536.46	—	—	912.90	573.48
C	233.2	218.3	213.5	213.1	141.0	—	—	285.3	260
每毫升液体产生的蒸气(ml)20℃	233	227	208	198	196				519(0℃)
MAC	1.92	0.77	0.2	1.58	1.28	2.05	6.0	105.0	0.71

表 28-2 是不同的麻醉气体的分配系数，有些因素可影响麻醉药的溶解度，这些因素包括：

1. 麻醉药本身的影响　对于同一种溶剂（橄榄油），甲氧氟烷的溶解度是氧化亚氮的 700 倍。

2. 溶剂的影响　一般吸入麻醉药较难溶于水，而较易溶于油或脂质。氟烷在油中的溶解度约为水的 300 倍，在血中的溶解度介于水和脂肪之间。血溶解度因血液成分、分配系数以及机体的营养和血液状态不同而变化（图 28-2）。一般溶解度由小到大排列顺序是水、血液、脂肪。溶解的越多，其血中分压升高就越慢，也就是说气体的溶解度越大，麻醉起效也就越慢，如甲氧氟烷比氧化亚氮要慢得多。当吸入氧化亚氮时血中氧化亚氮分压就会快速升高，这是因为氧化亚氮的血 / 气分配系数低(0.47)，相比之下由于甲氧氟烷的血 / 气分配系数高(13)，在血中溶解得多，其血中分压升高得就非常慢。

血 / 气分配系数也因年龄的不同而变化（图 28-3），各种血浆成分随年龄的增加而发生变化。各种组织的分配系数还有种属间的差异。非生物性溶剂对橡胶、塑料 / 气分配系数的影响见表 28-3。某些麻醉药可被麻醉机上的橡胶或塑料大量摄取。

表 28-2　常用吸入麻醉药 37℃时的分配系数

吸入麻醉药	血 / 气	脑 / 血	油 / 气	肝 / 血	肾 / 血	肌肉 / 血	脂肪 / 血	诱导
地氟烷	0.45	1.3	18.7	1.4	1.0	2.0	27	快
氧化亚氮	0.47	1.1	1.4	0.8	—	1.2	2.3	快
七氟烷	0.65	1.7	55	1.8	1.2	3.1	48	快
异氟烷	1.4	1.6	98	1.8	1.2	2.9	45	快
恩氟烷	1.8	1.4	98	2.1	—	1.7	36	快
氟烷	2.5	1.9	224	2.1	1.2	3.4	51	快
乙醚	12	2.0	65	1.9	0.9	1.3	5	慢
甲氧氟烷	13	1.4	970	2.0	0.9	1.6	38	慢
氙	0.115	0.13/0.23	1.8	—	0.1	0.1	—	快

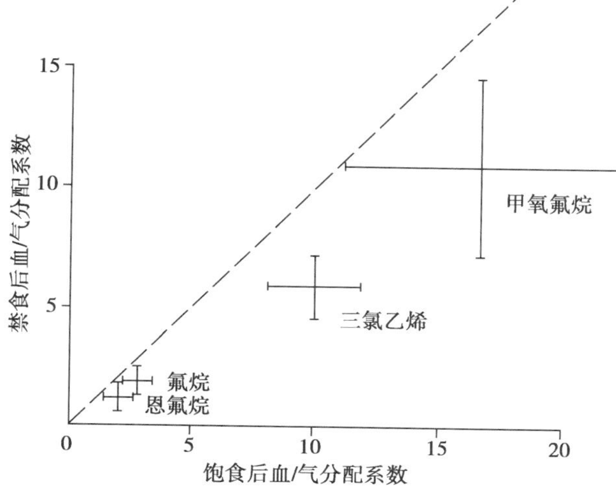

图 28-2 饱食后及禁食对血 / 气分配系数的影响（虚线是横等线）

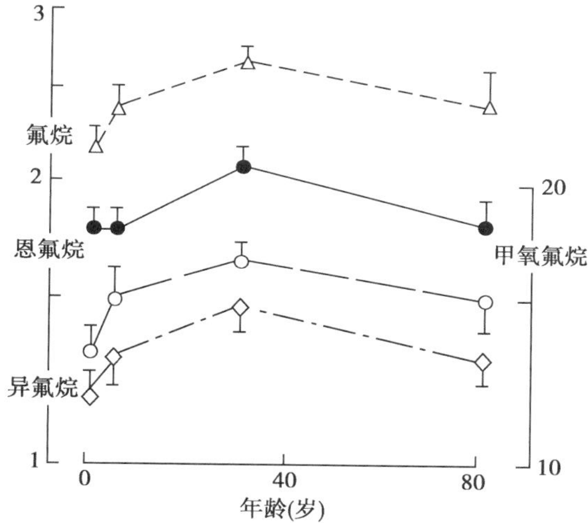

图 28-3 年龄对血 / 气分配系数的影响

表 28-3 橡胶或塑料 / 气分配系数（20~25℃）

	导电的橡胶 / 气	聚氯乙烯 / 气	聚乙烯 / 气
氯仿	300		
环丙烷	6.6		
乙醚	58		
恩氟烷	74	120	2
氟烷	120	190	26
异氟烷	62	110	2
甲氧氟烷	630		118
氧化亚氮	1.2		
七氟烷	14.0	17.4	1.3
地氟烷	19.3（储气囊） 10.4（螺纹管）	34.7	16.2

3. 温度的影响 气体溶解时释放热量，温度越高，溶解度越低（表 28-4）。麻醉气体在水和油介质中的温度系数与麻醉药的溶解性有关，即麻醉药越易溶解，负性温度系数就越大。也就是说，油 / 气分配系数随着温度下降而增加，意味着在疏水作用点的有效浓度增加，使麻醉药的强度增加，即 MAC 在低温时减小，在高温时增加。

吸入麻醉药的药代动力学受溶解度的影响很大。麻醉诱导与苏醒的速度多与含水组织的溶解度有关，如与血 / 气分配系数成反比；而麻醉药的强度多与油 / 气分配系数成正比。氧化亚氮在两者中的分配系数均最低，所以诱导迅速而作用很弱。此外，易溶于橡胶的吸入麻醉药，诱导时一部分可被橡胶吸收，停药后又可不断从橡胶中释出，影响麻醉的诱导和苏醒。

表 28-4 温度和分配系数的变化

	$\lambda_{水/气}$ 20℃	水温度系数（%℃）	$\lambda_{油/气}$ 20℃	油温度系数（%℃）
甲氧氟烷	9.3	–4.18	2 108	–4.58
三氯乙烯	3.4	–3.94	1 570	–4.53
氯仿	7.7	–3.76	881	–4.54
氟烷	1.6	–4.01	469	–4.36
恩氟烷	1.4	–3.22	180	–3.51
乙醚	30.5	–4.89	117	–3.39
环丙烷	0.3	–2.11	16.7	–2.18
氧化亚氮	0.7	–2.33	1.7	–1.13
七氟烷	0.36	—	47~54	—
地氟烷	0.27	—	18.7	—

三、饱和蒸气压

分子可从液相变为气相，也可从气相变成液相，蒸发是两种效应之差。在密闭的容器中，随着液相向气相变化，气相分子数增多，蒸气压上升；气相向液相变化，液相分子数也会上升，最后两者达到平衡形成饱和蒸气，此时的压力就称为饱和蒸气压。当蒸气压强小于饱和压强时，为达到饱和蒸气压，液相将继续蒸发为气相。此外，容易蒸发的液体，其饱和蒸气压高。

1. 温度对饱和蒸气压的影响 温度上升，分子平均动能增大，将有更多的分子容易蒸发，使平衡时的蒸气密度上升，导致饱和蒸气压增大。

2. 液面形状对饱和蒸气压的影响　凹液面时，由于与水平面相比，分子离开液面要受到更多分子的吸引，就使蒸气压下降；相反，凸液面时，由于与水平面相比，分子受到液面较少分子的吸引，更易离开液面，使蒸气压上升。表面曲率越小，气压就越大。

吸入麻醉药在正常情况下都是以液体形式贮存的，处于室内温度和1个大气压下为液体（如氟烷、异氟烷），或在高压下以液化气形式贮于钢瓶内（如氧化亚氮）。

液体的蒸发主要是依其饱和蒸气压和温度，而不依靠总大气压。表28-1中说明不同吸入麻醉药在20℃时的饱和蒸气压，以及其饱和蒸气压等于大气压时的液体沸点，Antoine方程描述了饱和蒸气压随温度变化的情况。

$$\log(P)=A_{t+C}^{B}$$

A、B和C是不同的常数，C是273.15℃（即℃转换成°K），则此方程通过改变C与A和B能较好的符合原始数据。Rodgers和Hill在1978年列出了Antoine常数，从这些常数可计算出特定温度下的蒸气压，关于这两个函数的概括图如图28-4所示。

四、蒸发热

蒸发热（latent heat of vaporization）是在一个特定温度下，单位质量的物质从液相转化为气相所必需提供的热量。在一个较小的温度范围内（例如室温的变化），蒸发热可以看作是恒定的。如果温度变化大，则蒸发热的变化也相当大。图28-5是N_2O的蒸发热、饱和蒸气压与温度的关系曲线，N_2O的蒸发热变为零时的温度是它的临界温度（36.5℃），即可自发地从液态变成气态，而不需要额外的外部能量。事实上，物质以气态存在是比较稳定的。蒸发热的热量与被蒸发物质的量成正比，即蒸发的速度过快，所需要的热量就大于实际能供给的热量，此时温度就下降。所以当液化汽钢瓶供给大流量的N_2O时，钢瓶的温度下降，蒸发热增加。

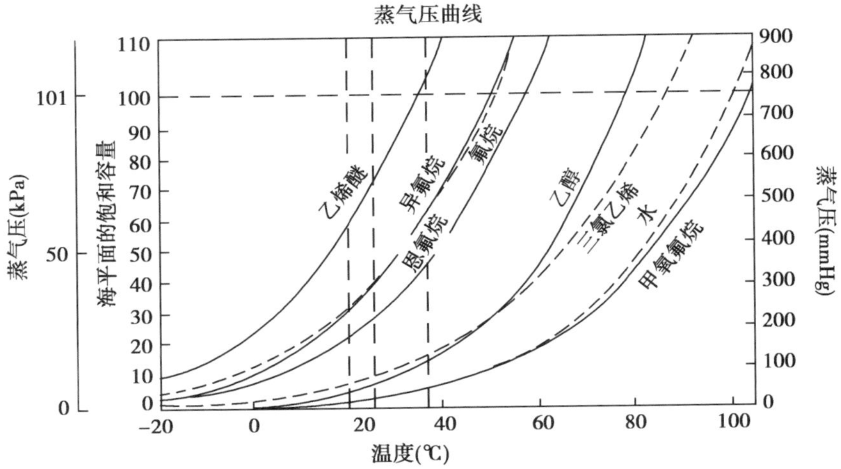

图28-4　水、乙醇及十余种麻醉药温度与蒸气压的关系

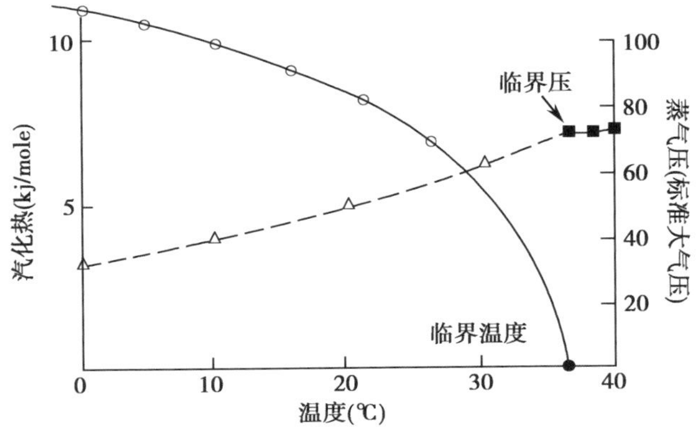

图28-5　N_2O的蒸发热、饱和蒸气压与温度的关系

第三节　吸入麻醉药的肺泡气最低有效浓度

一、肺泡气最低有效浓度的概念

在吸入麻醉中，必须明确一个非常重要的概念，即肺泡气最低有效浓度（minimum alveolar concentration，MAC）。其定义是，在一个大气压下，有50%患者在切皮刺激时不产生体动反应，此时肺泡内麻醉药物的浓度即为1个MAC。MAC的概念包含有4个基本要素：①当受到强烈有害刺激后必须发生一个全或无的体动反应；②把肺泡内呼气末麻醉药浓度作为一个平衡样点，以反映脑内麻醉药浓度；③用适当的数学方法表达肺泡内麻醉药的浓度与相应反应间的量化关系来评估MAC；④MAC还可量化以反映生理或药理状态的变化，如可以作为一项敏感的手段以确定其他麻醉药、中枢性药物与吸入麻醉药的相互影响。由于MAC非常类似药理学中反映量效曲线的ED_{50}的值，通过此指标可进行各种吸入麻醉药药效（或副作用）的比较，而且还能以相加的形式来计算，即两种麻醉药的MAC均为0.5时，可以认为它们总的MAC为1.0。这个概念不但应用于临床麻醉，而且还可用于吸入麻醉药的基础研究。然而，用MAC来评价不同吸入麻醉药的效能也存在不同的观点。有观点认为，MAC只是一个单一方面，它不能反映肌肉对疼痛的反应。也有观点认为，MAC缺乏对机体疼痛反应曲线斜率的反映。但MAC仍应用得最广泛。

二、肺泡气最低有效浓度与药理学原理

MAC使用的是量子剂量（浓度）-反应曲线，区别于等级反应和顺序反应曲线。等级反应可以连续地在度量衡上精确地测定出来，如体温、脉率、血压等。顺序反应在本质上是定性的，如可以知道X大于Y，Y大于Z，但其差别无法用数字表示，即尚无精确的测定方法，乙醚麻醉深度体征就是一种顺序反应。量子反应是“是”或“不是”观察数目的计算，受试者仅能反应两种中的一种。这种量子剂量-反应曲线实质上是一种累积频数分布，它适用于MAC。

MAC提供了一种麻醉药效力的测量方法，表示连续麻醉深度中一个设定的点，其他的点表示不同水平的麻醉深度。MAC的各种扩展皆基于此原理。

1. 半数苏醒肺泡气浓度（MAC $awake_{50}$）　MAC $awake_{50}$（又简称为MAC awake）为亚MAC范围，是50%患者对简单的指令能睁眼时的肺泡气麻醉药浓度。MAC $awake_{95}$指95%患者对简单的指令能睁眼时的肺泡气麻醉药浓度，可视为患者苏醒时脑内麻醉药分压。MAC_{awake}=0.4MAC，不同麻醉药的MAC_{awake}与MAC的比值均为0.4。

2. MAC EI_{50}　MAC EI_{50}是半数气管插管肺泡气浓度，指吸入麻醉药使50%患者于咽喉镜暴露声门时，容易显示会厌，声带松弛不动以及插管时或插管后不发生肢体活动所需要的肺泡气麻醉药浓度，而MAC EI_{95}是使95%患者达到上述气管内插管指标时吸入麻醉药肺泡气浓度。在小儿，气管插管较切皮的MAC高30%。

3. MAC BAR　MAC BAR是阻滞肾上腺素能反应的肺泡气麻醉药浓度，是超MAC范围。MAC BAR_{50}是指50%患者在切皮时不发生交感、肾上腺素等内分泌应激反应（通过测定静脉血内儿茶酚胺的浓度）所需要的肺泡气麻醉药浓度，而MAC BAR_{95}是使95%患者不出现此应激反应的浓度。氟烷和恩氟烷的各种MAC的比较见表28-5。

表28-5　MAC、插管MAC和MAC BAR的比较

	氟烷	恩氟烷
MAC_{50}	1.0MAC（0.7%±0.03%）	1.0MAC（1.68%±0.04%）
MAC EI_{50}	1.3MAC	1.4MAC
MAC BAR_{50}	1.5MAC	1.6MAC
MAC_{95}	1.2MAC	1.1MAC
MAC EI_{95}	1.7MAC	1.9MAC
MAC BAR_{95}	2.1MAC	2.6MAC

4. 95%麻醉剂量（AD_{95}）与99%有效剂量（ED_{99}）　MAC相当于半数麻醉剂量，AD_{95}为95%患者对手术刺激无反应时的麻醉药剂量，在临床上更为常用。临床麻醉中，AD_{95}与ED_{99}的含义基本相同。不同麻醉药的AD_{95}与ED_{99}基本上等于1.3MAC。

5. 0.65MAC 是较常用的亚 MAC（Sub MAC）剂量，大多是一种挥发性麻醉药与 N_2O 或其他静脉麻醉药、麻醉性镇痛药合用时，常采用的挥发性麻醉药浓度。

6. 超 MAC（super MAC） 超 MAC 一般为 2MAC，目的在于确定吸入麻醉药的毒、副作用以及确定麻醉药安全界限，为动物实验提出的参考指标。临床麻醉中在诱导期及手术刺激过大或饮酒患者中应用。临床常用麻醉药的 MAC、AD_{95} 及 MAC_{awake} 见表 28-6。

以异氟烷麻醉为例，不同刺激对机体的反应，其吸入麻醉药浓度与反应曲线如图 28-6 所示。对于不同刺激，使 50% 患者不产生体动时的呼气末异氟烷浓度：呼唤反应时的浓度是 0.37%；挤压斜方肌时为 0.84%；50Hz 电强直刺激时为 1.03%；喉镜检查时为 1.0%；切皮时为 1.16%；喉镜下气管插管时为 1.76%。说明不同刺激需要不同浓度的吸入麻醉药，而这个不同浓度即可反映出麻醉的深度。

以前许多有关 MAC 的研究都认为吸入麻醉药抑制体动反应的作用部位是在中枢 - 脑皮质，但近来一些研究认为其作用部位是在大脑皮质和皮质下（脊髓）水平。

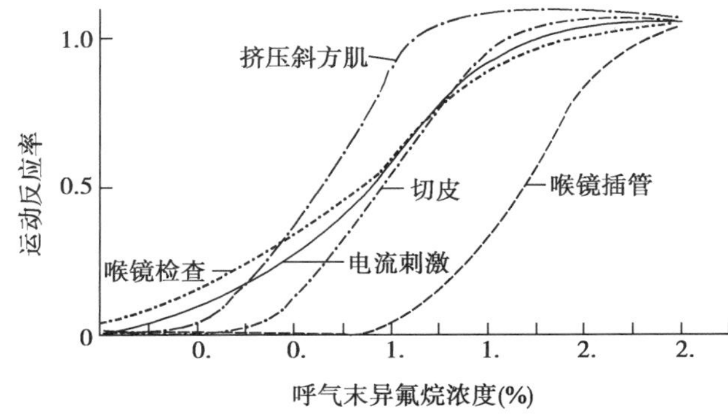

图 28-6 呼气末异氟烷浓度与运动反应率

表 28-6 常用麻醉药的 MAC、AD_{95} 及 MAC_{awake}

麻醉药	0.65MAC	1.0MAC	MAC_{awake}	AD_{95}	2MAC
氟烷	0.50	0.77	0.31	1.00	1.54
恩氟烷	1.03	1.58	0.63	2.05	3.16
异氟烷	0.83	1.28	0.51	1.66	2.56
甲氧氟烷	0.13	0.2	0.08	0.26	0.4
氧化亚氮	68.25	105.00	42.00	136.50	—
七氟烷	1.33	2.05	0.82	2.67	4.10
地氟烷	3.9	6.0	2.4	7.8	12.0

注：MAC 数据来源于：邓小明，曾因明，黄宇光，主译．米勒麻醉学 .8 版．北京：北京大学医学出版社，2016.

三、影响肺泡气最低有效浓度的因素

（一）降低 MAC 的因素

1. $PaCO_2$>90mmHg 或 $PaCO_2$<10mmHg（动物）。

2. 低氧血症，PaO_2<40mmHg（动物）。

3. 代谢性酸中毒。

4. 贫血（血细胞比容在 10% 以下），血中含氧量 <4.3ml/dl（动物）。

5. 平均动脉压在 50mmHg 以下（动物）。

6. 高龄 挥发性药物的 MAC 在 6 月龄时最高，随着年龄的增加 MAC 逐渐降低，80 岁时仅为婴儿期的一半。吸入麻醉药的强度均随年龄的增加而增加（即 MAC 降低）。年龄每增长 10 岁，麻醉药的作用强度平均增加约 6%。

7. 使中枢神经系统儿茶酚胺减少的药物（如利血平、甲基多巴等，动物）。

8. 巴比妥类及苯二氮䓬类药物（人和动物）。

9. 麻醉药物，如氯胺酮或并用其他吸入麻醉药及局部麻醉药（人和动物）。

10. 妊娠（动物）。

11. 低体温（动物）所有麻醉药在哺乳动物中的 MAC 均随温度的下降而下降，但是体温每下降 1℃时不同麻醉药的 MAC 下降值有所不同（2%~5%）。虽然吸入性药物的气相效能随温度的下降而升高，但是，由于药物的溶解度随着温度的下降而增加，所以当温度下降时药物的液相效能仍保持相对稳定。

12. 长期应用苯丙胺（动物）。

13. 胆碱酯酶抑制剂（动物）。

14. α_2 受体激动药（动物）。

（二）升高 MAC 的因素

1. 体温升高时 MAC 升高，但 42 ℃以上时 MAC 则降低（动物）。

2. 使中枢神经系统儿茶酚胺增加的药物，如右旋苯丙胺等（动物）。

3. 脑脊液中 Na^+ 增加时（静脉输注甘露醇、高渗盐水等）；高钠血症时，犬脑脊液（cerebrospinal fluid，CSF）中的 Na^+ 浓度成比例地增加，犬的氟烷 MAC 增加约 43%；相反，低钠血症时，犬 CSF 中的 Na^+ 水平下降，氟烷的 MAC 降低。高钾血症不影响犬 CSF 中的 K^+ 水平及 MAC。给犬输注钙剂使血清和 CSF 中 Ca^{2+} 水平分别增加 2.6 倍和 1.3 倍时并不影响氟烷的 MAC。将犬血清中 Mg^{2+} 水平增加 5 倍从而使 CSF 中 Mg^{2+} 水平增加 12% 时也不影响氟烷的 MAC。当大鼠血清中 Mg^{2+} 浓度增加到对照组的 10 倍时，氟烷的 MAC 降低约 60%。输注盐酸或碳酸氢钠从而改变阴离子浓度之后，除了动脉血 pH 值发生变化之外，MAC 基本没有影响。

4. 长期饮酒者可增加异氟烷或氟烷 MAC 30%~50%。

5. 甲状腺功能亢进（动物）。

6. 环境压力增加　当生物体所处环境中的压力增加时，生物体失去反应所需的麻醉药剂量将增加，这种现象称为“麻醉作用的压力逆转”（pressure reversal of anesthesia）。在哺乳动物实验中，氦气在高压下很少或根本不产生麻醉作用，所以人们用氦气来增加压力。当加压至 100 个大气压时，消除小鼠翻正反射所需的吸入麻醉药分压增加 30%~60%。不过，压力逆转现象是麻醉药作用部位的特异性拮抗还是对麻醉药全身抑制作用的拮抗，目前尚存争议。

（三）不影响 MAC 的因素

1. 性别（人和动物）。

2. 麻醉时间，麻醉开始及经过数小时皆不改变（人和动物）。

3. 昼夜变化。

4. 甲状腺功能减低。

5. $PaCO_2$ 在 10~90mmHg 之间。

6. PaO_2 在 40~500mmHg 之间。

7. 等容性贫血（动物）。

8. 高血压（动物）。

四、肺泡气最低有效浓度的应用意义

MAC 是衡量吸入麻醉药效能强度的指标，也是监测患者麻醉深度的基础。当行外科手术时，需 1.5~2.0 倍的 MAC，但也可因患者状况的不同以及当时并用的药物等因素而有所差异。

以 MAC 作为吸入麻醉药作用强度的指标具有以下优点：①在短时间平衡之后，MAC 代表麻醉药物在中枢神经系统内的分压，与药物在其他组织内的摄取和分布无关；②对于特定的动物或种属以及不同种属或纲之间 MAC 能保持一致，这种一致性有助于辨别麻醉药物需要量的细微改变，从而为探索麻醉药物作用机制提供线索。吸入麻醉药应在溶剂中发挥作用，其作用部位是在细胞膜还是细胞质，是作用于脂质还是蛋白质等仍有待进一步确定。如果该溶剂中有相同数目的麻醉药分子时，则应得到相同水平的麻醉效果。虽然不同麻醉药的 MAC 及脂肪 / 气分配系数 λ(f/g) 的差异甚大，但其 MAC·λ(f/g) 值却很近似（表 28-7），表明在 MAC 浓度下，存在于脂肪内的吸入麻醉药物分子数大致是一定的，而水中溶解量及含水化合物的形成不一致（图 28-7）。由此可以推测吸入麻醉药的作用部位是脂质或与脂质性质近似的蛋白质疏水部分。

表 28-7　各种吸入麻醉药的 MAC 和脂质分配系数及乘积

吸入麻醉药	MAC(%)	λ(f/g)	MAC·λ(f/g)
甲氧氟烷	0.16	970	155
氯仿	0.17	394	67
氟烷	0.75	224	168
恩氟烷	1.68	98	165
乙醚	1.92	65	125
环丙烷	9.2	11.2	109
氙	71	2.8	199
氧化亚氮	105	1.4	147
六氟化硫	490	0.29	142
七氟烷	2.05	47.2	97
地氟烷	6.0	18.7	112

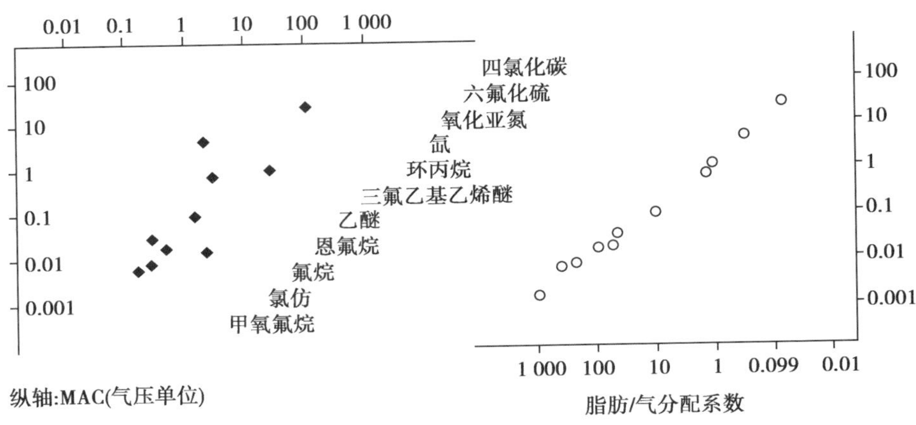

图 28-7　脂肪、水的溶解度与 MAC 的关系

第四节　吸入麻醉药的分布与吸收

吸入麻醉药的药代动力学与静脉麻醉药有许多相似之处，但吸入麻醉药必须依靠其分压梯度从麻醉机进入肺，再经循环系统带至中枢神经系统而发挥麻醉作用。全身麻醉药吸入后，最终将达到肺泡、各周围组织、中枢(脑)内的麻醉药分压相等，即达到动态平衡。其体内排出的过程将按相反的方向和顺序进行。

一、麻醉药的肺泡气浓度

气体的扩散是从高分压区向低分压区进行的。吸入麻醉时，吸入麻醉药的分压梯度是：挥发罐 > 肺内 > 肺毛细血管 > 周围组织(脑)。由于麻醉回路内有一定的容量，大约是 7L(贮气囊 3L，二氧化碳吸收罐 2L，螺纹管及附属器 2L)，气流量为 5L/ 分钟时，75%~100% 的完全洗入需要 10 分钟。

麻醉药物的吸入浓度(见“浓度效应”)和肺通气量是决定肺泡气(F_A)达到吸入气浓度(F_I)速率的两个因素，后者又称为“通气效应”。气体流过挥发罐所带出的麻醉药浓度在麻醉回路进口处大致与挥发罐所指示的刻度相符合，但在回路前端患者吸入浓度则因气体总流量以及患者的分钟通气量的多少而发生变化。当每分钟气体总流量超过患者的分钟通气量时，吸入浓度近似于挥发罐所指示的麻醉药浓度。如果分钟通气量大于每分钟气体总流量，由于受麻醉回路内呼出浓度的影响，吸入浓度则偏低。吸入浓度(分压差)越大，麻醉药向肺泡内扩散越快，达到平衡所需要的时间就越短。在诱导期间加强通气可使肺泡内吸入药浓度快速升高(F_A/F_I 接近 1)，这个过程与去氮给氧是类似的。通常，在无重复吸入的情况下，95% 或更高的氧洗入需要 2 分钟或更短，而吸入麻醉药的洗入却不如氧气迅速。这是因为吸入麻醉药的溶解度远比氧或氮气高，高溶解性意味着将有更多麻醉药以溶解的形式通过肺进入血液，这种摄取能够对抗肺通气提升肺泡气麻醉药浓度的效果。通气带来的麻醉药与摄取带走的麻醉药之间的平衡决定了 F_A/F_I 的比值。F_A/F_I 与吸入麻醉药的摄取有直接关系，摄取越多，F_A/F_I 就越小，反之，摄取越少，F_A/F_I 就越大，例如，如果摄取带走了 1/3 的吸入麻醉药物分子，F_A/F_I=0.67；如果摄取带走了 2/3 的吸入麻醉药分子，F_A/F_I=0.33(图 28-8)。

时间常数是反映肺泡气浓度变化的一个指标，是指新鲜气流的成分改变引起整个环路气体成分相应变化所需的时间。它可以通过 Conway 公式计算出来：

$$T = V_S(\dot{V}_D - \dot{V}_U)$$

其中 T 为时间常数，V_S 是整个环路容积，$\dot{V}_D$ 为新鲜气流中的麻醉药量，$\dot{V}_U$ 是机体摄取量。若 V_S 和 $\dot{V}_U$ 是已知的，则时间常数与新鲜气流量成反比，即当流量由高变低时，时间常数明显延长。若需快速改变环路内或肺泡气麻醉气体的浓度(吸入麻醉加深或减浅)，应增加新鲜气流量。

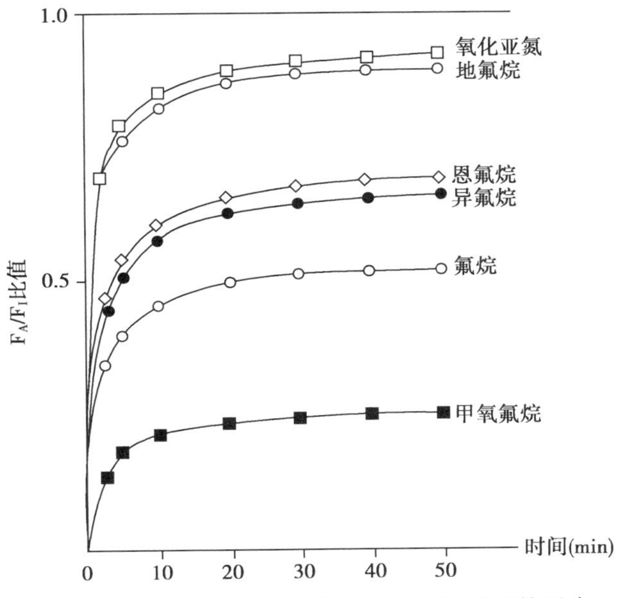

图 28-8 各种吸入麻醉药溶解度对 F_A/F_I 比值的影响

肺泡通气量大，则肺泡气麻醉药分压升高得就快，反之，则升高的就慢。另一方面，肺内残气量也是影响肺泡气浓度的一个重要因素，肺泡通气量一定，肺内残气量越大，时间常数延长，肺泡气麻醉药分压升高就慢，反之，升高就快。

二、吸入麻醉药的摄取

影响吸入麻醉药摄取的因素有：药物的溶解度、心输出量以及肺泡气与静脉血药物分压差（P_A-P_V），可以表示为：

摄取＝溶解度（λ）× 心输出量（Q）×（P_A-P_V）

吸入麻醉药的溶解度实际上就是血/气分配系数。由上面的表达式可以看出，三个因素均与摄取成正比，三个因素中任何一项为零时，其摄取为零。较大的血/气分配系数产生较大的摄取，由此引起 F_A/F_I 比率下降。

吸入麻醉药的血/气分配系数的跨度非常大，从地氟烷的 0.45 到甲氧氟烷的 15，而组织/血的分配系数（组织的溶解度）一般是 1~3.4。例如，氟烷的脑/血分配系数是 1.9，意味着在相同的氟烷分压下，每毫升脑组织所含的氟烷是血液的 1.9 倍。

脂肪组织的组织/血分配系数也是明显大于 1 的，尤其是对于效能强的麻醉药物。脂肪/血分配系数由氧化亚氮的 2.3 到氟烷的 51，以及甲氧氟烷的 61，所表达的意思与血/气分配系数类似。

吸入麻醉药在体内的摄取应是吸入浓度与呼出浓度之差，同时要考虑潮气量的影响，应以 $1-F_A/F_I$ 来表示体内的摄取量，而不是 F_A/F_I 本身。

吸入麻醉药的摄取主要受心输出量的影响，通过肺的血流量越大，从肺泡中带走的麻醉药就越多，由此就导致肺泡内麻醉药浓度的下降。一般认为，心输出量越大，将肺泡的麻醉药带到组织的就越多，组织中药物的分压就会上升得快。但事实上，增加心输出量并不能加速组织中麻醉药分压与动脉血分压间的平衡。相反，心输出量大时动脉血中的麻醉药物分压却比心输出量正常时要低。心输出量对吸入麻醉药物的摄取作用类似于溶解度的作用，如溶解度大将使等容血量摄取更多的麻醉药，但心输出量使麻醉药摄取量的增加则是由于血容量的增加所致。

呼吸对麻醉药摄取也有影响，在心输出量不变的情况下，增加潮气量使进入肺泡内麻醉药物增多，加快 F_A/F_I 升高的速率。此外，F_A/F_I 的升高与麻醉药物溶解度也密切相关，即溶解度越大的吸入麻醉药 F_A/F_I 的升高越明显。如将通气由 2L/min 增加到 8L/min，溶解度大的乙醚的 F_A/F_I 将升高 3 倍，氟烷升高 2 倍，而溶解度低的氧化亚氮则变化不明显。同时，吸入麻醉药从肺血流进入体内也越多，麻醉药呼出的浓度就减少，结果 F_A/F_I 曲线降低（图 28-9）。若增加潮气量，经肺血流进入体内麻醉药的量不变，而呼出麻醉药浓度增加，则 F_A/F_I 曲线上升。与潮气量的影响方式不同，心输出量增加，带进体内的麻醉药量多，呼出麻醉药浓度减少，F_A/F_I 曲线下降，曲线以上的面积增大；反之，心输出量减少，呼出麻醉药浓度增加，F_A/F_I 曲线上升，曲线以上的面积减少（图 28-10）。因此，在吸入麻醉药的体内摄取过程中，心输出量的影响远比潮气量的影响明显。

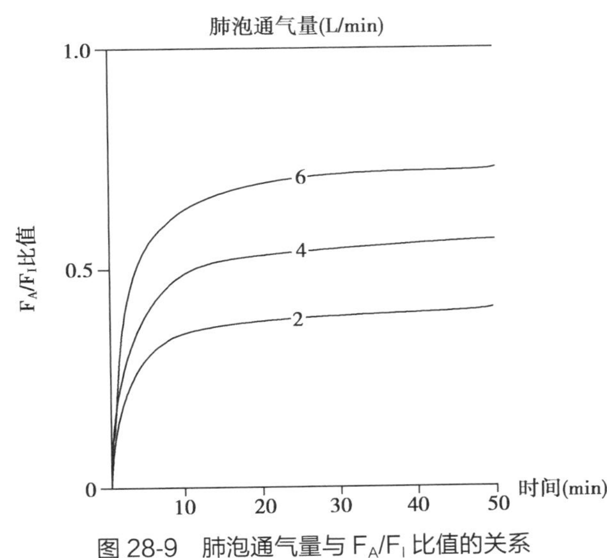

图 28-9 肺泡通气量与 F_A/F_I 比值的关系

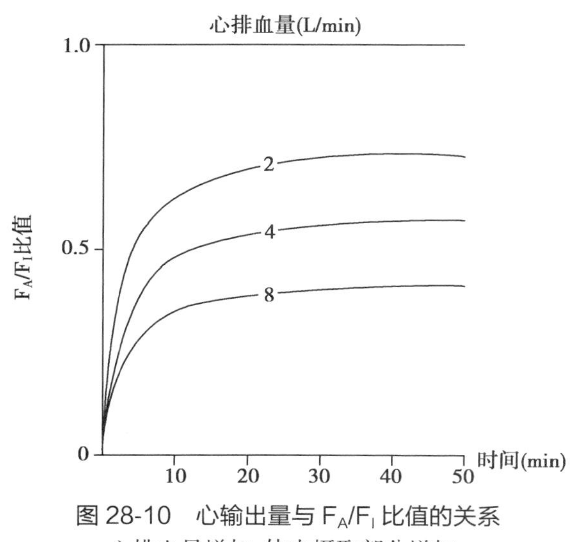

图 28-10　心输出量与 F_A/F_I 比值的关系
心排血量增加，体内摄取部分增加；
心排血量减少，体内摄取部分减少。

肺泡膜对麻醉药物的摄取也有影响，气体跨肺泡膜的摄取完全是一个顺浓度差的被动弥散过程，严格遵循 Fick 原则，吸入麻醉药也不例外，故其扩散速度应为 $(P_1-P_2)\times DAK/X$，其中 D 为弥散常数，A 代表肺泡膜与麻醉药接触的总面积，K 为所给麻醉药固有的溶解系数，X 为肺泡膜的厚度，P_1、P_2 分别代表肺泡膜内外两侧的麻醉药的气体分压。由此可见，吸入麻醉气体的弥散对浓度存在依赖性，而气体的摄取主要取决于心输出量。吸入浓度愈高，则跨肺泡膜被血液摄取的麻醉药量愈多。如果吸入麻醉药浓度过大引起血中浓度增高，抑制心肌功能，使心输出量降低，在减少跨肺泡膜的摄取的同时，脑内麻醉药的分压也因血流量的减少而降低。

吸入麻醉的摄取量不仅与摄取分数有关，还与麻醉药的吸入浓度以及肺泡通气量有关，所以摄取量可表示为：

吸入浓度(%)× 摄取分数 $(1-F_A/F_I)$× 肺泡通气量(ml/min)

根据以上公式可以简单地计算出各种吸入麻醉药的摄取量，如成年人吸入 1% 氟烷，氟烷的摄取分数为 0.5，假设肺泡通气量 3 000ml/min，则其摄取量大约为：1/100 ×(1-0.5)× 3 000ml/min = 15ml/min，如果吸入浓度增至 2%，摄取量即为 30ml/min。所以，在一定肺泡通气量的情况下，可以计算出每分钟体内对吸入麻醉药的摄取量。但当肺泡通气量增加时，摄取分数 $(1-F_A/F_I)$ 反而减少，结果净摄取仍保持不变；反之，肺泡通气量减少时，摄取分数增加，净摄取量也没有大的改变。这也进一步说明，肺泡通气量本身没有直接参与麻醉气体的摄取过程，这与 Fick 公式中肺泡通气量没有参与气体弥散速度一样。因此，在一般情况下，肺泡通气量的改变对麻醉药的摄取只起到间接或辅助的作用，只有当肺泡通气量突然大量地减少时，由于不能及时补充被肺血液循环带走的药量，导致肺泡吸入浓度的降低，才会导致体内的摄取也随之减少。

身体各组织器官对麻醉药均有不同程度的摄取作用，各组织对吸入麻醉药摄取量的总和决定了肺泡气与静脉血之间药物分压差，以及此时麻醉药在肺内的摄取。这是因为各组织器官的血液供应不同，其摄取也不同。如果没有组织的摄取，回到肺的静脉血与离开肺的动脉血中将含有相同的麻醉药量，肺泡气(动脉血)- 静脉血分压差将为零。当血液通过组织时，血液中的一部分麻醉药将被组织吸收，影响吸收比例的因素与影响肺吸收的因素相似：组织的溶解度(即组织 / 血液分配系数)、流经组织的血流量以及动脉血 - 组织分压差。组织的摄取量是以上各因素的乘积，如果任何一个因素为零，组织摄取也将不复存在。组织吸收麻醉药的量等于组织的容积与麻醉药在该组织中溶解度的乘积。

各种麻醉药的血 / 气分配系数跨度比较大，从地氟烷的 0.45 到甲氧氟烷的 15(33 倍的范围)。相反，无脂肪组织的组织 / 血分配系数跨度较小，范围从 1 左右最高达到 3.4；对于不同的无脂肪组织而言，每单位组织从血液中摄取麻醉药的能力非常接近。与血 / 气分配系数一样，组织 / 血分配系数是指平衡时麻醉药物的浓度比值。例如，氟烷的脑 / 血分配系数是 1.9，意味着在相同氟烷分压下，脑组织中所含的氟烷量是血液中的 1.9 倍。

组织的体积与血流相比要大得多，从而促使麻醉药物从血液向组织内转移。但是，将麻醉药转运入容量相对高于血流的组织需要更长的时间。对肌肉等组织来说，需要更长的时间才能与血液中的麻醉药物分压达到平衡，从而使动脉血和肌肉之间的麻醉药物分压差(以及摄取)维持更长的时间。由于脑的血流灌注快，脑内麻醉药物分压与血中麻醉药物分压能很快达到平衡。肌肉组织的血流灌注速度是脑组织的 1/20，因此肌肉 / 血达到平衡的时间比脑 / 血长 20 倍，在脑组织停止摄取麻醉药物后，肌肉对麻醉药物的摄取还要持续很长一段时间。

麻醉药物的脂肪/血分配系数远远大于1，尤其是那些效能较强的麻醉药物，其范围从2.3(N_2O)到51(氟烷)和61(甲氧氟烷)。在相同的N_2O或氟烷分压下，脂肪组织溶解的N_2O或氟烷分别是血液的2.3倍和51倍。脂肪的这种强大容纳能力意味着当血液流经脂肪时，血液中的麻醉药绝大多数被脂肪吸收。虽然血液中的麻醉药大部分进入脂肪，但是脂肪组织中的麻醉药分压上升得非常缓慢。脂肪的高容积和低灌注延长了动脉血和脂肪之间麻醉药物分布平衡所需的时间。

表28-8表明了血液丰富的组织虽然所占体重的比例不高，却获得较高比例的血液供应，而占体重50%的肌肉却只得到不足20%的心输出量。

各种麻醉药物组织/血分配系数(脂肪组织除外)之间的差异不似血/气分配系数差别那样大(表28-9)。根据组织的容积及血供状态，可将全身组织分为四类。

表28-8 体内组织的供血情况

	供血丰富的组织	肌肉	脂肪	供血差的组织
占体重的百分比(%)	10	50	20	20
占心输出量的百分比(%)	75	19	6	0

表28-9 各种吸入麻醉药血中浓度与各组织浓度达到平衡所需的时间

	组织重量(kg)	组织灌流量(L/min)	氟烷			异氟烷			地氟烷		
			组织/血分配系数	组织容量	时间常数(min)	组织/血分配系数	组织容量	时间常数(min)	组织/血分配系数	组织容量	时间常数(min)
脑	1.4	0.75	1.9	2.65	3.55	1.6	2.24	2.99	1.3	1.82	2.43
心	0.3	0.25	1.8	0.54	2.16	1.6	0.48	1.92	1.3	0.39	1.56
肝	2.6	1.56	2.1	5.46	3.64	1.8	4.68	3.12	1.3	3.38	2.25
肾	0.3	1.26	1.0	0.30	0.23	1.2	0.36	0.29	1.0	0.30	0.23
肌肉	31.0	0.84	3.4	105.40	125.48	2.9	89.9	107.02	2.0	62.0	73.81
脂肪	27.4	0.84	51	1 397.4	1 663.6	45	1 233	1 467.9	27	739.8	880.7

1. 富含血管组织类 包括高血流量的脑、心、肝、肾、内脏和腺体。这类组织只需要短时间即可与动脉血中的麻醉药物分压达到平衡。

2. 肌肉组织类 包括肌肉和皮肤，血流供应虽为中等，但单位容积组织的灌注量较低，组织内与动脉血中的麻醉药分压达到平衡的时间很长。

3. 脂肪组织类 与肌肉组织的差别不但是组织的灌注量很低，而且麻醉药物的溶解度有很大的差异，如氧化亚氮的脂肪/血分配系数低至2.3，氟烷则高达51。总而言之，麻醉药物在该组织中达到平衡所需的时间甚长。

4. 血管稀疏组织类 包括骨、肌腱韧带和软骨。它们在机体占很大比重，但灌注量却甚少，故在计算摄取和分布时可忽略不计。

虽然血流丰富的组织如脑、心脏、内脏血管床，肝、肾，以及内分泌器官等所占重量不足体重的10%，但其血流量却占心输出量的75%。这些血流丰富的组织会在麻醉诱导的早期摄取大量的麻醉药，通常用组织中麻醉药物分压达到动脉血中分压一半所需的时间，即半平衡时间来反映吸入麻醉药物在组织中的摄取情况。氧化亚氮的半平衡时间仅为1分钟，而氟烷为2分钟。氟烷组织/血分配系数高，故需较长的半平衡时间。供血丰富的组织与动脉血中麻醉药分压的平衡在4~8分钟内即可达到90%以上，因此8分钟以后在血流丰富组织中的摄取显著下降，也就是动脉与血流丰富组织间麻醉药物分压差越小，对肺泡内麻醉药浓度的影响越大。尽管8分钟后供血丰富组织对麻醉药物的摄取明显减少，但仍有其他组织将继续摄取麻醉药，主要是肌肉组织。

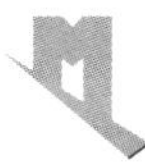

肌肉与皮肤组成了肌肉群，它们有相同的血液供应和溶解度特性。区别于血流丰富组织[70ml 血液 /(100ml 组织·min)]，低灌注[3ml 血液 /(100ml 组织·min)]是它们的主要特征。尽管身体近一半的组织是肌肉和皮肤，但它们在静息时只得到 1L/ 分钟的血流。这个组织群所获得麻醉药物仅为血流丰富组织的 1/4。说明在麻醉诱导期大多数分布到肌肉群的麻醉药物是通过肌肉血流运输过来的。要达到半平衡时间，氧化亚氮需要 20~25 分钟，七氟烷或氟烷则为 70~80 分钟。所以，在血流丰富组织器官达到平衡以后的一段时间，肌肉要继续摄取大量的麻醉药物，达到平衡需要 2~4 小时。

3

肌肉达到完全平衡后，脂肪组织还将进一步继续摄取麻醉药物。一般情况下，脂肪约占体重的 1/5，血流量大约为 400ml/min，也就是每单位的脂肪灌注近似等于静止状态下的每单位的肌肉灌注。所以，在麻醉药向组织转运的开始，脂肪就能获得肌肉群 40% 的麻醉药物。脂肪对于麻醉药物的亲和力也不同于肌肉，其高亲和力特性大大延长了它摄取麻醉药的时间。其半平衡时间氧化亚氮是 70~80 分钟，而七氟烷和氟烷是 30 小时。

三、浓度效应

吸入麻醉药浓度对肺泡气浓度以及达到该浓度的速率均存在影响，吸入的浓度愈高，则升高的速率愈快。当吸入浓度为 100% 时，肺泡气浓度上升速率极快。因为此时肺泡内浓度上升的速率完全取决于通气洗入肺内的速度，即在吸入浓度 100% 时，摄取不影响 F_A/F_I 水平。浓度效应的原理在于浓缩效应和吸气的增加。如图 28-11 所示，第一部分表示吸入气含 80%N_2O，假设有一半 N_2O 被吸收，1% 的第二气体和 19% 的氧气不变，则剩余 N_2O 体积为 40，气体总体积由 100 降为 60，N_2O 浓度就下降至 67%(图 28-11A)，即一半的摄取并未使浓度减半，因为 N_2O 吸收后肺泡容积缩小使剩下的气体在一个较小的体积内浓缩所致。同时，下一次呼吸潮气量增加，以填补由于气体吸收而产生的"真空"，即再次吸入气体的总量为 40 体积，其中 1% 的第二气体、80% 的 N_2O 以及 19% 的氧气，由此再进入肺泡内 N_2O 的量就为 40×80%=32%，再加上原来剩余的 40%，结果 N_2O 最终浓度为 72%(图 28-11B)。肺泡内麻醉药浓度的提高有利于药物的吸收和麻醉的加深。

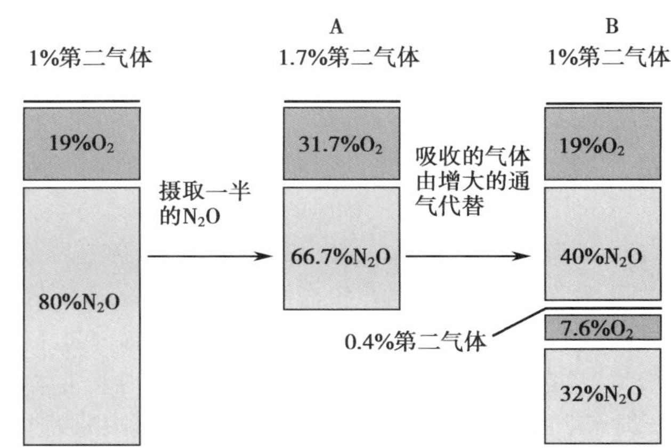

图 28-11　浓度效应和第二气体效应示意图

四、第二气体效应

决定浓度效应的因素也同样影响同时吸入的另一种麻醉药的浓度。同时吸入高浓度和低浓度两种气体时，高浓度气体很快被吸收，而低浓度气体也同时被吸收，其吸收的速率比单独吸入时为快。也就是说，当高浓度气体被大量吸收后，肺泡内低浓度气体的浓度就相应升高，其吸收的速度就会加快。通常将高浓度的气体称为第一气体，低浓度气体称为第二气体，并将这种效应称为第二气体效应。这种第二气体效应适用于氟烷或恩氟烷与 N_2O 同时吸入时，由于 N_2O 被摄取，肺内容量减少，浓缩了氟烷或恩氟烷的浓度(图 28-11)。下一次呼吸，吸气量增加，以填补由于 N_2O 被吸收而留下的真空。由此又进一步提高了肺内氟烷或恩氟烷的浓度。

Epstein 等通过动物实验验证了浓度效应和第二气体效应。给实验犬吸入 0.5% 氟烷并用 10% N_2O 或 0.5% 氟烷并用 70%N_2O。当吸入 70% N_2O 时，N_2O 的 F_A/F_I 比值上升速度快于吸入 10% N_2O 时(浓度效应)，氟烷的情况相同(第二气体效应)。

五、有效血液浓度

肺泡气与血中的麻醉药分压差始终存在，要使脑内麻醉药分压与肺泡内分压达到平衡，一般需要 15 分钟左右。麻醉气体是从肺泡进入血液，再由血液运送到脑。尽管肺泡浓度能反映脑内的麻醉药浓度，但由于受多种因素的影响，动脉血中麻醉药分压与肺泡气分压或与脑内分压平衡需要一定的时间。所以单纯以肺泡浓度不能较准确地反映脑内麻醉药浓度，即不能准确地反映麻醉深度。由于混合静脉血中麻醉药浓度代表了血管丰富组织的饱和状态，也就是说可以通过混合静脉血中麻醉药浓度来代表脑内浓度。由此表明了有效血液浓度能更合理地反映麻醉深度(即脑内麻醉药浓度)。有效血液浓度的概念,消除了时间对 MAC 的限制。

另外,混合静脉血中麻醉药浓度也可以通过麻醉药的吸入和呼出浓度简单地计算出来,方法及原理如下。肺泡膜将肺泡内吸入的麻醉气体与来自肺动脉的混合静脉血分开。肺毛细血管跨肺泡膜摄取麻醉气体也遵循 Fick 原理:

$$跨肺泡膜的速度=DAK/X\cdot(C_i-C_b)$$

C_i 和 C_b 分别代表吸入气和混合静脉血中麻醉药浓度。假设肺泡血流量(心输出量)在一定时间内不变以及吸入麻醉药的浓度不变,表示肺泡膜特性的 DAK/X 应是衡定的,可以用一个肺泡膜常数 K 来表示。该公式可以简化为:

$$跨肺泡膜的速度=K\cdot(C_i-C_b)$$

当心输出量和肺通气量保持不变时,经口端连续测量吸入麻醉药浓度,麻醉药摄取速率应是吸入麻醉药浓度(C_i)与呼出麻醉药浓度(C_a)之差:

$$麻醉药的摄取速率=C_i-C_a$$

由于跨肺泡膜的速度就等于麻醉药的摄取速率,所以:

$$C_i-C_a=K\cdot(C_i-C_b)$$

也可写成:

$$K=\frac{C_i-C_a}{C_i-C_b}$$

当患者吸入麻醉药时,肺残气量洗入完成后 $C_b=0$。通过测量的吸入麻醉药浓度(C_i)和呼出麻醉药浓度(C_a)可以计算出肺泡膜常数 K:

$$K=\frac{C_i-C_a}{C_i}=1-\frac{C_a}{C_i}$$

在麻醉过程中,经过短暂的肺残气量洗入时间,都可以通过测量的吸入(C_i)和呼出麻醉药浓度(C_a)计算出混合静脉血中的麻醉药浓度:

$$C_i-C_a=K\cdot(C_i-C_b)$$

公式转换得到 C_b:

$$C_b=\frac{C_i(K-1)+C_a}{K}$$

有些动物实验验证了上述公式,结果显示:混合静脉血和呼出气氟烷浓度的相关系数高达 0.9。在人体使用同样的方法以及快速降低吸入浓度的方法也证明了其可行性。

六、循环系统的功能状态

吸入麻醉药经过肺泡吸收进入动脉血后,必须通过循环系统将药物带到脑部并达到或维持一定的浓度。为了达到此目的,要保证有充足的组织器官灌注压,也就是要有足够的有效循环血量及足够的心输出量。脑组织中麻醉药的浓度决定于脑血流量和脑组织/血分配系数,通常可以通过脑组织容量、脑血流量,以及脑组织/血分配系数计算出脑组织内麻醉药浓度达到平衡所需的时间。

$$时间常数=脑组织容量\times\frac{脑组织/血分配系数}{脑血流量}$$

组织与血中麻醉药浓度达到平衡时通常需要 3 个时间常数。氟烷的 1 个时间常数 = 1 400 × 1.9/750=3.55(分),也就是脑组织浓度要与血中浓度达到平衡需要 10~15 分钟的时间(3 个时间常数)。

不同的麻醉药因脑组织/血分配系数不同,其时间常数也不同(表 28-10)。如地氟烷的脑组织/血分配系数为 1.3,其时间常数为 1 400 × 1.3/0.75=2.43(分)。因达到血中所需浓度的时间常数的缩短,其麻醉速度加快。同时也说明了只能通过增加吸入麻醉药的浓度或增加心输出量,否则很难缩短与血液浓度达到平衡所需的时间。

表 28-10 各种吸入麻醉药血中浓度与脑组织浓度达到平衡所需的时间

	脑/血分配系数	脑容量(ml/%)	脑血流量(ml/min)	时间常数(min)
地氟烷	1.3	1 820	750	2.43
七氟烷	1.7	2 380	750	3.17
异氟烷	1.6	2 240	750	2.99
恩氟烷	1.4	1 960	750	2.61
氟烷	1.9	2 660	750	3.55
氧化亚氮	1.1	1 540	750	2.05

如果一味地增加吸入麻醉药的浓度，又容易抑制循环功能，反过来又进一步降低对麻醉药的摄取、延长麻醉作用发挥的时间。临床实际中，麻醉诱导时经常人为地过度通气可以增加麻醉药向肺内的输送，进而加快肺泡麻醉药浓度的上升；另一方面，过度通气降低血中二氧化碳分压，引起脑血管收缩，导致脑血流量的减少，延缓了脑内麻醉药浓度的升高。

第五节　吸入麻醉药的排出

3

吸入麻醉药除一小部分被代谢，极少量经手术创面、皮肤排出体外，大部分以原形经肺排出。其肺排出量与该麻醉药的脂肪 / 血分配系数成反比。皮下脂肪有储存吸入麻醉药的作用，它可以减少麻醉药经皮肤的排出。氧化亚氮可以经皮肤、腹膜等处排出，因而在紧闭循环麻醉超过 6 小时后，还需适当增加流量以补充所排出的量。

吸入麻醉的苏醒过程，即麻醉药的排出过程，恰好与麻醉诱导过程相反，组织→血液→肺泡→体外。

吸入麻醉药的排出也受多种因素的影响，其中影响较大的有血液溶解度、组织 / 血分配系数、血 / 气分配系数、心输出量以及肺泡通气量。组织溶解度高的麻醉药，如乙醚、甲氧氟烷麻醉苏醒时间就会延长。血液溶解度低的麻醉药，如氧化亚氮、恩氟烷，容易从血中移至肺泡，苏醒较快。目前临床上所应用的吸入麻醉药，如恩氟烷、异氟烷、七氟烷以及地氟烷均具有麻醉苏醒快的优点，尤其是与氧化亚氮混合应用，苏醒会更快、更平稳。与苏醒快慢有关的因素还有患者本身的因素，即心输出量及肺泡通气量。没有足够的心输出量就不能将吸入麻醉药从组织带到血液，再从血液带到肺泡。所以，任何影响组织血流灌注、降低心输出量的因素，均可影响患者的苏醒。肺泡通气量也是影响吸入麻醉药排出的一个非常重要的因素。一方面肺泡通气量大，可以将血液中带到肺泡的麻醉药很快地排出体外，但另一方面，肺泡通气增大，势必造成血中二氧化碳分压下降，导致各器官及组织的血供下降，反过来影响麻醉药物的排泄。目前常用的吸入麻醉药大部分都会在 6~10 分钟内降至苏醒浓度以下。

第六节　吸入麻醉药的生物转化（代谢）

一、吸入麻醉药的生物转化（代谢）方式

药物发生分子结构的改变，包括功能（活性）基团的增减、交换以及分子的结合或降解，统称为药物的生物转化（代谢）。药物经转化后，其药理作用和活性也随之消失或改变。已经证实，许多组织均存在使药物转化的某些非特殊酶类，其中以肝脏转化外源性化合物的功能最强。

吸入麻醉药并不像其他药物一样在体内发生生物化学转化后就失去活性，而是大部分经原形排出体外；但也有经 CYP2E1 催化代谢，如氟烷。CYP2E1 是细胞色素 P450 的一种同工酶，主要参与麻醉药的代谢。吸入麻醉药在体内的代谢主要经过以下几个过程。

（一）药物的生物转化

麻醉药脂溶性大，不能由肾排出，必须先转化成为水溶性的代谢产物后经肾排出。代谢分两个阶段进行。

$$\underset{\text{(基质)}}{\text{RH}}\ \xrightarrow[\text{羟基化作用}]{\text{第一阶段}}\ \text{ROH}\ \xrightarrow[\text{结合作用}]{\text{第二阶段}}\ \underset{\text{(水溶性化合物)}}{\text{ROR'}}$$

第一阶段（第一相反应）指羟基化、脱羟基、脱氨基等氧化代谢过程。第二阶段（第二相反应）指与硫酸酯、葡萄糖醛酸等亲水性功能基团的结合过程。药物通过以上反应转化后排出体外。药物的代谢过程如图 28-12 所示。

肝内质网的细胞色素 P450，是最主要的药物氧化代谢酶，细胞色素 P450 在还原型辅酶Ⅱ（NADPH）及分子氧存在下催化第一阶段的反应。

1. 在有氧条件下，体内的药物 R 与细胞色素 P450（Fe^{3+}）结合。

2. 酶 - 基质 - 复合体中的细胞色素的 Fe^{3+} 通过 NADPH- 细胞色素 P450 还原酶作用，接受 NADPH 的电子，还原为 Fe^{2+}。

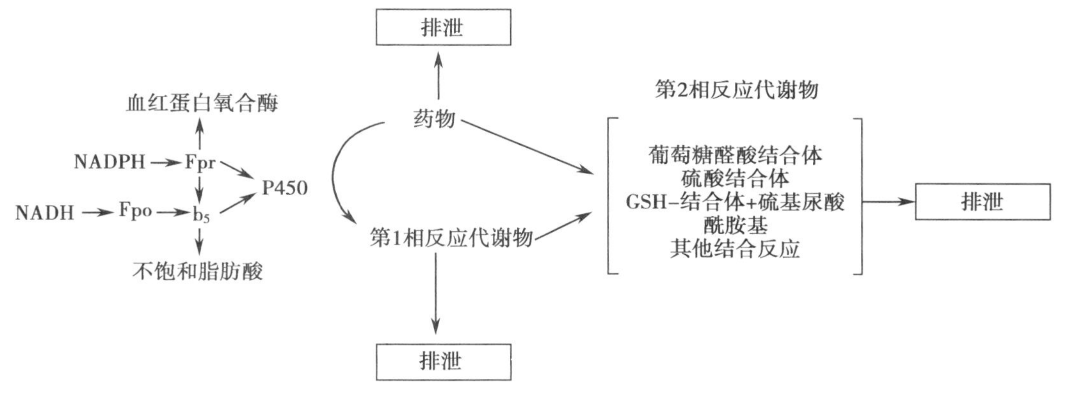

图 28-12 吸入麻醉药的代谢过程

Fpo：NADH- 细胞色素 b5 还原酶 Fpr：NADH- 细胞色素 P450 还原酶 b5：细胞色素 b5。

3. 与分子状态的酶相结合。

4. 因为酶 - 二价铁 - 基质复合体不稳定，又恢复成 Fe^{3+}。

5. 由 NADPH 细胞色素 P450 还原酶导入电子，形成过氧化物。

6. 向基质输入氧，而释放出 ROH，细胞色素 P450 与基质分开而复原。

（二）药物代谢的酶诱导

吸入麻醉药中氟烷、甲氧氟烷、N_2O 等皆有自身酶诱导作用，可加速其自身代谢的速率。长时间吸入亚麻醉剂量的健康人，其肝脏药物代谢能力明显增加，每周 4 小时连续 2 周，其唾液中安替比林（一种药物代谢标记物）清除率增加 29%。若将实验动物长时间接触亚麻醉剂量的恩氟烷和异氟烷后，可以明显缩短戊巴比妥的睡眠时间，表明了这些吸入麻醉药有酶诱导作用。

（三）自由基团的形成与过氧化脂质

所有化学结合由 2 个电子构成，按下述方式结合分离 A–B → A·+·B。2 个电子向左右分开，此过程称为异种溶解（heterolysis），其生成物是基团，它在溶液中以均匀的状态自由移动，故称为自由基团。此基团反应活跃，一旦生成后即可破坏构成生物膜磷脂中的不饱和脂肪酸，易成为连锁反应，产生脂质过氧化物的蓄积。但通常情况下，由于维生素 E 及还原型谷胱甘肽等抗氧化物的作用，在连锁反应的早期即可控制自由基团的产生，但在维生素 E 缺乏症、放射线损伤及有麻醉药中间代谢产物时，都可引起自由基团生成。

（四）代谢活性物质与组织的结合（共价结合，covalent binding）

近年来认为许多物质的毒性反应是因共价结合（即与组织内高分子化合物如蛋白质、核酸、脂质等结合）所致，尤其许多致癌物质在受到代谢致活后即与组织内高分子物质结合。自由基能与磷脂脂肪链共价结合，也可以与脂双键的碳原子结合使邻近碳原子活化，而激活脂质过氧化反应，最终引起如氟烷对肝脏的损害作用（肝细胞膜结构破坏、肝细胞凋亡）。

二、各种吸入麻醉药的代谢

众所周知，三氯乙烯在体内代谢而其他吸入麻醉药尤其是新型吸入麻醉药大部分均以原形经肺排出。事实上吸入麻醉药在体内均有不同程度的代谢物产生，只是代谢多少因不同药物而异。表 28-11 中显示，三氯乙烯的代谢率最高（15.0~20.0），而地氟烷和异氟烷最低。

表 28-11 吸入麻醉药的代谢

吸入麻醉药	尿中代谢物	代谢率（%）
乙醚	葡萄糖醛酸，脂肪酸，胆甾酸，甘油三酯	2.1~3.6
三氯乙烯	三氯乙酸，三氯乙醇	15.0~20.0
氯仿	盐酸	4.5~5.0
三氟乙基乙烯醚	三氟乙酸，三氟乙醇	12.1~15.4
氟烷	Br^-，Cl^-，F^-，三氟乙酸	10.6~23.2
甲氧氟烷	F^-，甲氧二氟乙酸，草酸	7.4~44.0
恩氟烷	F^-，有机 F^-	2.4~2.9
异氟烷	F^-，有机 F^-	0.17~0.20
七氟烷	F^-，有机 F^-	3.0
地氟烷	F^-，有机 F^-	0.1

（一）氧化亚氮的代谢

氧化亚氮在体内的代谢不是通过酶作用，而是经肠道内细菌与维生素 B_{12} 反应生成氮气（N_2）。N_2O 在细菌中的降解是以单纯电子传递形式产生 N_2 和自由基。有人提出 N_2O 形成的自由基对人体可能产生毒性作用，但至今还没有证据证实 N_2O 对手术患者产生有害作用。一些动物实验结果表明，长时间应用 N_2O 不引起肝脏的损害。应用 N_2O 能抑制蛋氨酸合成酶的活性，但这一作用是由维生素 B_{12} 被氧化，改变了与 B 族维生素相似的蛋白质结构所引起。

（二）甲氧氟烷的代谢

体内实验证明，反复给动物苯巴比妥及甲氧氟烷后，会产生肝酶诱导，促进甲氧氟烷的代谢。对人用 ^{14}C 标记的甲氧氟烷进行观察，表明在麻醉初始可出现代谢，且持续 9~12 天，如图 28-13 所示。血清及尿中无机氟逐渐增加，在近端肾小管有草酸钙蓄积。血清及尿中的无机氟含量与甲氧氟烷的用量平行，肾毒性亦与用量相关。因此，临床上应控制甲氧氟烷给药量及用药时间，且对应用有肝酶诱导的其他药物及应用异烟肼、庆大霉素的患者应慎用甲氧氟烷。

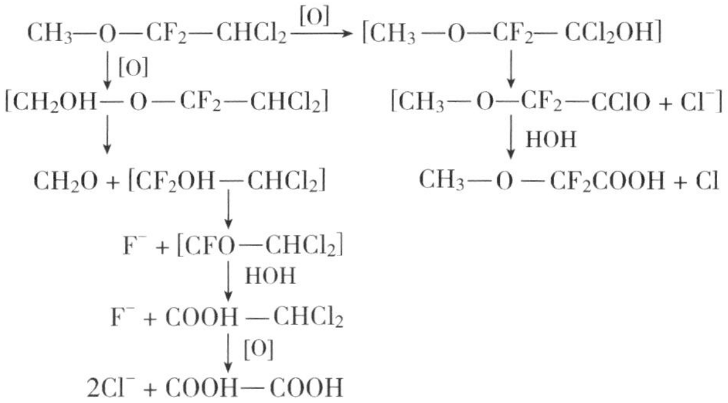

$CH_3—O—CF_2—CHCl_2 \xrightarrow{[O]} [CH_3—O—CF_2—CCl_2OH]$

$CH_3—O—CF_2—CHCl_2 \xrightarrow{[O]} [CH_2OH—O—CF_2—CHCl_2] \rightarrow CH_2O + [CF_2OH—CHCl_2]$

$[CH_3—O—CF_2—CCl_2OH] \rightarrow [CH_3—O—CF_2—CClO + Cl^-] \xrightarrow{HOH} CH_3—O—CF_2COOH + Cl$

$[CF_2OH—CHCl_2] \rightarrow F^- + [CFO—CHCl_2] \xrightarrow{HOH} F^- + COOH—CHCl_2 \xrightarrow{[O]} 2Cl^- + COOH—COOH$

图 28-13　甲氧氟烷的代谢

（三）氟烷的代谢

人体有 12%~20% 的氟烷在体内被代谢，在 2 周内以非挥发性物质由尿中排出。氟烷亦能引起肝脏的酶诱导。Cohen 等对氟烷代谢的研究结果表明，0.4% 的氟烷代谢为 CO_2，11.6% 被代谢成非挥发性物质由尿中排出，29% 以原形留在脂肪组织内，其余以原形排出体外。非挥发性物质都为低分子量（1 000 以下）化合物，大部分是三氟乙酸钠（CF_3COONa）的乙醇胺化合物，主要存在于肝脏、胆汁、肾及精液腺中。乙醇胺的来源可能是细胞膜中的磷脂酰乙醇胺。三氟乙酸的形成是经过如图 28-14 所示的分解过程。有人认为三氟乙酸盐是无害的，但三氟乙酸易与蛋白质、多肽、氨基酸及脂质结合，可能因致敏反应而引起肝损害。

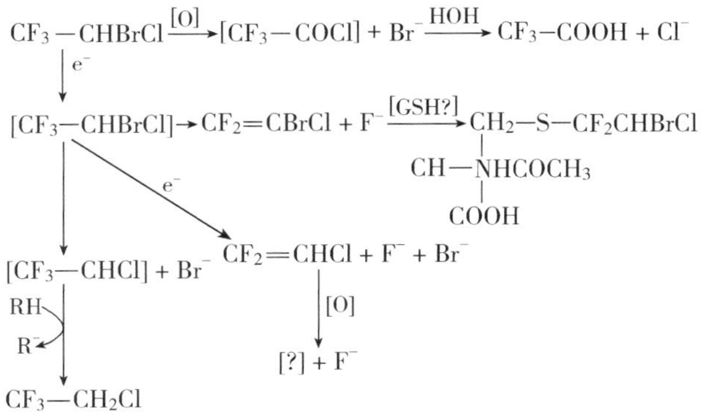

$CF_3—CHBrCl \xrightarrow{[O]} [CF_3—COCl] + Br^- \xrightarrow{HOH} CF_3—COOH + Cl^-$

$CF_3—CHBrCl \xrightarrow{e^-} [CF_3—CHBrCl] \rightarrow CF_2{=}CBrCl + F^- \xrightarrow{[GSH?]} CH_2—S—CF_2CHBrCl$（$CH—NHCOCH_3$，$COOH$）

$[CF_3—CHBrCl] \xrightarrow{e^-} CF_2{=}CHCl + F^- + Br^- \xrightarrow{[O]} [?] + F^-$

$[CF_3—CHBrCl] \rightarrow [CF_3—CHCl] + Br^- \xrightarrow{RH \rightarrow R^\cdot} CF_3—CH_2Cl$

图 28-14　氟烷的代谢

（四）恩氟烷的代谢

恩氟烷有近 82.7% 以原形经肺排出，有近 2.4% 以非挥发性氟代谢产物由尿中排出。麻醉后 7 小时排氟率最高，恩氟烷主要在肝脏微粒体内代谢。有 2.5%~10% 的恩氟烷在肝内降解为无机氟与有机氟化物。其代谢途径如图 28-15 所示，其中以途径Ⅱ的去卤化作用最为重要。

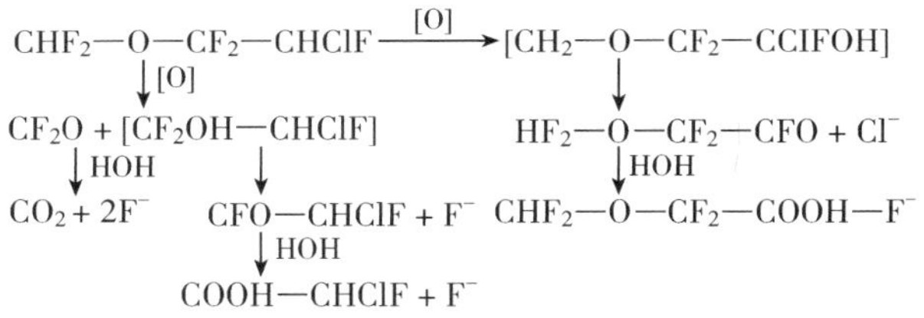

$CHF_2—O—CF_2—CHClF \xrightarrow{[O]} [CH_2—O—CF_2—CClFOH] \rightarrow HF_2—O—CF_2—CFO + Cl^- \xrightarrow{HOH} CHF_2—O—CF_2—COOH—F^-$

$CHF_2—O—CF_2—CHClF \xrightarrow{[O]} CF_2O + [CF_2OH—CHClF]$

$CF_2O \xrightarrow{HOH} CO_2 + 2F^-$

$[CF_2OH—CHClF] \rightarrow CFO—CHClF + F^- \xrightarrow{HOH} COOH—CHClF + F^-$

图 28-15　恩氟烷的代谢

恩氟烷吸入的浓度和所吸入的时间决定了血清氟化物的多少，即 MAC·h。吸入的浓度越高、持续的时间越长，则血清氟化物浓度就越高，如吸入 2.7MAC·h 后，血清氟化物平均峰值达 22μmol/L，健康人吸入 9.6MAC·h 后则峰值可达 34μmol/L。

（五）异氟烷的代谢

由于异氟烷的组织溶解度低，化学性质稳定，因此在体内的代谢甚少。虽然少，但仍有一部分被代谢，其最终代谢产物是三氟乙酸及无机氟。有研究结果表明，以 1.2% 异氟烷吸入麻醉 4 小时，在麻醉后 6 小时测定血清无机氟的量仅为 4.4μmol/L，24 小时内即可恢复至正常值。其代谢过程见图 28-16。

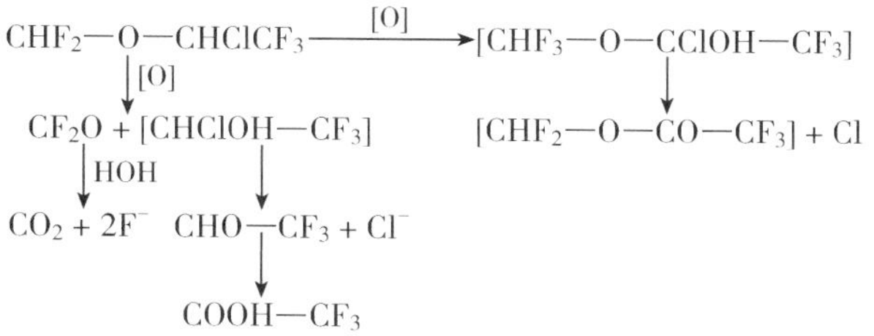

$CHF_2—O—CHClCF_3 \xrightarrow{[O]} [CHF_3—O—CClOH—CF_3]$

$\downarrow [O]$ $\qquad\qquad\qquad\qquad \downarrow$

$CF_2O + [CHClOH—CF_3] \qquad [CHF_2—O—CO—CF_3] + Cl$

$\downarrow HOH \qquad \downarrow$

$CO_2 + 2F^- \quad CHO—CF_3 + Cl^-$

$\downarrow$

$COOH—CF_3$

图 28-16 异氟烷的代谢

（六）七氟烷的代谢

七氟烷的代谢近些年来备受重视，研究表明，七氟烷的主要代谢产物是六氟异丙醇（hexafluor-oisopropyl alcohol）、CO_2 和 F^-（图 28-17）。这些代谢产物又很快地从体内被排出，如六氟异丙醇以葡萄糖醛酸缩合物形式从尿中排出，该化合物与无机氟化物在停用七氟烷后 48 小时内几乎完全排出体外。

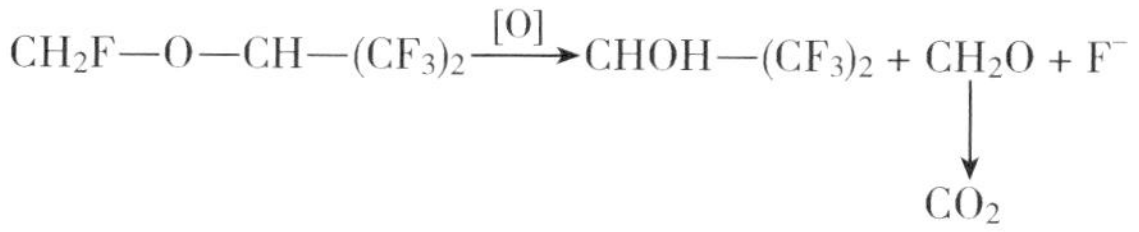

$CH_2F—O—CH—(CF_3)_2 \xrightarrow{[O]} CHOH—(CF_3)_2 + CH_2O + F^-$

$\downarrow$

CO_2

图 28-17 七氟烷的代谢

体外研究表明，七氟烷与甲氧氟烷的代谢程度近似。但在大鼠体内，七氟烷麻醉后血浆中氟化物的含量较甲氧氟烷麻醉低。在志愿者七氟烷麻醉 1 小时后，峰氟浓度是（22.1 ± 6.0）μmol/L。这种浓度相对低的原因可能是其在脂肪中的溶解度为甲氧氟烷的 1/20，术后代谢的可能性非常小。此外，与甲氧氟烷不同，七氟烷的有机氟化物是稳定的。七氟烷的代谢可被苯巴比妥和其他相似的诱导剂所诱导，然而氟浓度不会增加到导致肾脏毒性的程度。

（七）地氟烷的代谢

地氟烷是目前在体内代谢最少的吸入麻醉药。动物实验结果表明，地氟烷代谢产生的 F^- 及非挥发性有机氟化物均较异氟烷少。鼠吸入地氟烷后约 4 小时达血浆峰氟浓度。其代谢途径可能与异氟烷相同。异氟烷用一个氟原子取代氯原子形成地氟烷，能降低 α- 碳的代谢。用苯巴比妥或乙醇预处理能增加血浆浓度。地氟烷的代谢如图 28-18。

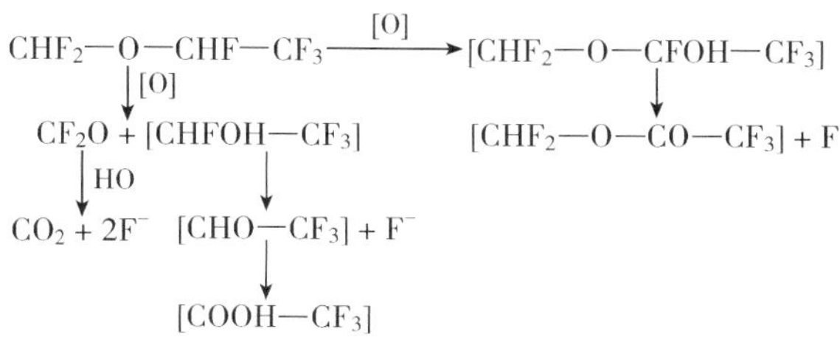

图 28-18 地氟烷的代谢

（八）氙气

氙气是一种惰性气体，无色无味，化学性质稳定，在生物圈中完全没有活性，不与其他物质发生反应，基本不在体内生物代谢，主要经肺脏排出，是唯一不造成环境污染的吸入麻醉药物。

第七节 吸入麻醉药的器官保护作用与副作用

一、吸入麻醉药的器官保护作用

（一）心血管系统

七氟烷、地氟烷、异氟烷可以减轻心肌缺血 / 再灌注后的损伤程度。异氟烷不仅能降低缺血 / 再灌注后内皮和心肌的损伤程度，还可以保护心肌细胞内线粒体的呼吸作用。七氟烷还能改善缺血 / 再灌注后的心肌收缩力，抑制炎症因子、影响 ATP 合成，从而发挥心脏保护作用。吸入麻醉药的心脏保护作用机制可能与三磷腺苷敏感性钾通道（K_{ATP}）活化、蛋白激酶 C 活化、G 蛋白偶联受体活化、抑制细胞内 Ca^{2+} 超载和活性氧的产生等有关。

（二）呼吸系统

吸入麻醉药可以降低患者术后呼吸系统并发症的发生率。异氟烷、七氟烷可以通过抗炎作用减轻肺缺血 / 再灌注损伤。有动物实验结果提示，七氟烷和异氟烷还可能通过抗细胞凋亡和抗氧化应激作用来减轻肺缺血 / 再灌注损伤。

（三）泌尿系统

吸入麻醉药（七氟烷、异氟烷、氟烷、地氟烷），可以通过抗炎、抗坏死的作用减轻肾缺血 / 再灌注损伤，其机制可能与线粒体或肌纤维膜 K_{ATP} 通道活化、蛋白激酶 C 活化和抑制细胞内 Ca^{2+} 超载等有关。

（四）肝脏

动物实验证实七氟烷预处理能降低肝脏缺

3

血/再灌注后硫酸乙酰肝素（HS）和黏结蛋白聚糖（Syn-1）的浓度，降低丙氨酸氨基转移酶（ALT）和天冬氨酸氨基转移酶（AST）等肝细胞损伤指标的水平，并且对内皮细胞糖萼具有保护作用。

（五）肠道

目前，尚缺乏吸入麻醉药物对肠道功能影响的临床研究结论，但动物实验证实肠缺血/再灌注后，给予异氟烷可以改善血管通透性，并减少肠黏膜损伤、炎症反应和细胞凋亡，同时还能减轻肠缺血/再灌注造成的肝脏和肾脏功能障碍。

（六）中枢神经系统

临床研究和动物实验均证实吸入麻醉药具有减轻脑缺血/再灌注损伤的神经保护作用。七氟烷、异氟烷、安氟烷、氟烷能抑制具有兴奋毒性的谷氨酸释放、抑制 AMPA 和 NMDA 受体的激活，从而减轻脑缺血/再灌注引起的神经细胞毒性。七氟烷、异氟烷、氟烷能通过抗细胞凋亡、抑制炎症反应发挥神经保护作用。有些研究表明，吸入麻醉药还可以通过调节脑血流量、脑代谢率以及儿茶酚胺的释放发挥中枢神经系统保护作用。

二、吸入麻醉药的副作用

（一）心血管系统

1. 血压　除氧化亚氮外所有的吸入麻醉药均使血压产生剂量依赖性降低，氧化亚氮则可以轻度升高血压。氟烷和恩氟烷引起血压的下降主要是由于抑制了心肌的收缩力，而异氟烷、七氟烷和地氟烷主要是由于全身血管阻力降低所致。

2. 心率　异氟烷和地氟烷引起剂量依赖性心率增快，在吸入少量的异氟烷或大量的地氟烷时，可以并用阿片类药物以减轻心率的增快。氧化亚氮、氟烷和七氟烷对心率的影响不大。

3. 心脏功能　氟烷和恩氟烷由于抑制心肌收缩力，可剂量依赖性降低心输出量。氧化亚氮有拟交感神经作用，可增加心输出量，但大剂量时也可引起心肌抑制。异氟烷、七氟烷及地氟烷对心输出量无明显作用。

4. 全身血管阻力　异氟烷、七氟烷及地氟烷均可产生剂量依赖性的全身血管阻力下降。

5. 肺血管阻力　氧化亚氮可提高肺血管阻力，使原有肺动脉高压症更趋升高。其他吸入麻醉药均可降低肺血管阻力，并削弱缺氧性肺血管收缩反射（HPV）。

6. 冠脉血流　异氟烷可引起冠状血管扩张，甚至引起冠状血管的“盗血”现象，即血液从供血不足区分流至供血较好的区域血管。然而，大多数临床研究结果表明应用异氟烷并不增加心肌缺血发生的危险，目前仍然广泛应用于冠状动脉搭桥手术以及 ICU 患者的镇静等。氟烷、恩氟烷、七氟烷及地氟烷对冠状血管的作用均较异氟烷弱。

7. 心律失常　氟烷将提高心肌对儿茶酚胺的敏感性，与肾上腺素合用时更易引起心律失常，临床上应特别引起重视。

所有的吸入麻醉药对心脏的抑制作用是可逆的。即使吸入麻醉超过 5 小时，待停药后其心输出量、心率以及全身血管阻力仍可恢复到基础水平。

（二）呼吸系统

1. 呼吸频率　所有的吸入麻醉药均可引起剂量依赖性呼吸频率增快。这主要是因潮气量降低所致，进一步会产生分钟通气量的下降，从而引起二氧化碳蓄积。吸入麻醉药还可降低中枢对高二氧化碳的反应性，这也反映出吸入麻醉药对呼吸中枢的直接抑制作用。同时，所有的吸入麻醉药也能抑制呼吸对动脉低氧血症的反应，此反射通常是由颈动脉体所引起的。也就是说，吸入麻醉药可以减弱缺氧和二氧化碳蓄积对呼吸的刺激作用。

2. 呼吸道阻力　恩氟烷、异氟烷、七氟烷、氧化亚氮，尤其是氟烷可产生剂量依赖性气道压力降低。氟烷曾用于治疗哮喘状态，而单独吸入地氟烷进行麻醉诱导时可引起咳嗽和喉痉挛，表明地氟烷对呼吸道有刺激作用。

3. 功能残气量　所有的吸入麻醉药包括氧化亚氮均可降低功能残气量。

（三）泌尿系统

所有挥发性麻醉药均可产生剂量依赖性的肾血流量降低、尿少以及肾小球滤过率下降。吸入麻醉药对肾的毒性作用将在其他章节进行论述。

（四）肝脏

所有吸入麻醉药均产生剂量依赖性的肝血流降低，这可能会影响到肝脏对其他药物的清除。由吸入麻醉药引起的肝脏功能改变通常在临床上表现得并不明显，有关挥发性麻醉药潜在的肝毒性作用将在其他章节进行详细论述。

（五）中枢神经系统

所有吸入麻醉药都具有脑血管扩张作用，即引起脑血流及脑血容量的增加，从而导致颅内压的增高，且颅内压的升高与脑血流量的增加直接相关。恩氟烷有诱发癫痫样活动的可能性。

（六）生殖系统

吸入麻醉药有剂量依赖性子宫血管扩张作用，并且降低子宫的收缩力。吸入麻醉药引起子宫的松弛将有助于胎盘的娩出。但是，由于子宫血管的扩张可引起产科手术或分娩过程的失血。此外，母体吸入的吸入麻醉药，也可能通过胎盘屏障影响到胎儿。

（七）骨骼肌系统

挥发性麻醉药不但具有神经肌肉阻滞药的作用，还呈现各自不同的肌松特性。恩氟烷、异氟烷、七氟烷及地氟烷均可产生骨骼肌的松弛，其程度大约为氟烷的 2 倍。氧化亚氮无肌松作用，尤其在与阿片类药物合用时将引起骨骼肌的强直。此外，氟烷、异氟烷、七氟烷等均有诱发恶性高热的危险。

（八）红细胞

在呼吸回路内由钡石灰或钠石灰降解的吸入麻醉药所产生的一氧化碳，可引起患者一氧化碳中毒。这些情况多发生在周一的早晨，因为麻醉机经过周末的闲置，气流的通过使二氧化碳吸收剂干燥。地氟烷产生一氧化碳的浓度最高，其次是恩氟烷和异氟烷，而七氟烷和氟烷最低。产生高一氧化碳的因素有：干燥的吸收剂、二氧化碳吸收所产生的高温，钡石灰（相对于钠石灰），吸入高浓度挥发性麻醉药等。所以，在每例手术结束时必须减小通过麻醉机的新鲜气流量，且在晚上或周末必须关闭气源。这样才能减少 CO_2 吸收剂可能发生的变化。

术中一般不易发现一氧化碳中毒，双波长脉搏血氧饱和度监测不能区别碳氧血红蛋白和血红蛋白。地氟烷和异氟烷的降解产物三氟甲烷可与吸收剂反应生成一氧化碳和恩氟烷。在地氟烷和异氟烷麻醉期间，若气体分析监测屏幕上出现恩氟烷，就说明已经有一氧化碳的存在。

第八节　几种吸入麻醉药的药理作用及特点

一、氟烷

氟烷（fluothane，halothane）又名三氟氯溴乙烷，1951 年由 Suckling 合成，1956 年 Raventos 对其药理作用进行了详细研究，1956 年 Johnston 首先应用于临床，从此氟烷被广泛应用于临床麻醉。

（一）药理作用

1. 中枢神经系统　氟烷为强效吸入麻醉药，对中枢神经系统可产生较强的抑制作用。但镇痛作用弱。与其他吸入麻醉药有相同的扩张脑血管作用，使颅内压升高。

2. 循环系统　氟烷对循环系统有较强的抑制作用，主要表现在抑制心肌和扩张外周血管。氟烷麻醉时，血压随麻醉加深而下降，其下降程度与吸入氟烷浓度相关。血压下降原因是多方面的：氟烷直接抑制心肌，使心输出量中度减少；轻度神经节阻滞作用，使外周血管扩张，回心血量减少，心输出量也随之下降；由于交感和副交感神经中枢性抑制，削减了去甲肾上腺素对周围循环的作用，从而降低交感神经维持内环境稳定的有效作用，使氟烷对心血管的直接抑制得不到有效的代偿；由于压力感受器的敏感度改变，限制了交感肾上腺素系统做出相应的反应。

氟烷引起的心输出量减少，虽与其他麻醉药的程度相似，但因失去交感神经反应，血压下降表现得更为明显。

氟烷能增加心肌对肾上腺素、去甲肾上腺素的敏感性，给接受氟烷麻醉的犬静脉注射肾上腺素后可产生室性心动过速。但氟烷应用于人时，若 $PaCO_2$ 正常，并不出现室性心律失常；而 CO_2 蓄积的患者或存在内源性儿茶酚胺增加的其他因素时，则可出现室性心律失常。

氟烷麻醉中低血压伴心动过缓时，宜慎用阿托品，因阿托品可使迷走神经张力完全消失，从而增加室性心律失常的发生率。

3. 呼吸系统　氟烷对呼吸道无刺激性，不引起咳嗽及喉痉挛，小儿可用做麻醉诱导，且有抑制腺体分泌及扩张支气管的作用，术后肺部并发症较少。氟烷对呼吸中枢的抑制较对循环的抑制强。随着麻醉加深，通气量减少，直至呼吸停止。氟烷使支气管松弛，易于进行控制呼吸。

4. 消化系统　术后很少发生恶心和呕吐，肠蠕动恢复快，但对肝脏影响较大。

5. 肾脏　氟烷麻醉中肾小球滤过率及肾血流量只在血压下降时才减少，血压恢复后即恢复。

6. 肝脏　由于氟烷是卤代化合物，对肝脏会有一定的影响。氟烷麻醉后肝脏损害表现为麻醉后 7 天内发热，同时伴有胃肠道症状，嗜酸性粒细胞增多，血清谷草转氨酶（SGOT）、血清碱性磷酸酶增高，凝血酶原时间延长，并出现黄疸，病死率高。肝组织检查有肝小叶中心坏死，周围空泡变性，脂肪变性，与病毒性肝炎在组织学上不易区别。

3

通过大量研究对比，氟烷麻醉对肝损害与其他全身麻醉相比，并无统计学差异。但在1个月内接受2次以上氟烷麻醉者，对肝功能影响较大，黄疸发生率亦较高，病死率远高于病毒性肝炎，可能与氟烷的致敏作用有关。亦有人认为多次氟烷麻醉后肝炎的发生率高是抑制了免疫反应所致，因此再次施行氟烷麻醉，应间隔3个月以上。

7. 子宫　浅麻醉时对子宫收缩无大影响，麻醉稍深即可使子宫松弛，收缩无力，用于产科内倒转术虽较理想，但易增加分娩出血。

8. 内分泌系统　氟烷可使ADH、ACTH、肾上腺皮质醇、甲状腺素血中浓度稍增加，较乙醚引起的改变轻微。血中儿茶酚胺在浅麻醉时升高，而加深麻醉后则不增加。人类生长激素及胰岛素几乎不增加。此外，对血糖的影响轻。

（二）临床应用

1. 优点及适应证　①无燃烧爆炸性，可使用电灼及电刀的手术；②麻醉效能强，适用于各科手术，尤其适合于出血较多需行控制性降压者；③对气道无刺激，诱导和苏醒迅速，适用于吸入诱导，尤其适合于小儿的麻醉诱导；④有扩张支气管作用，对哮喘、慢性支气管炎患者有利；⑤不升高血糖，因此适用于糖尿病患者的麻醉；⑥术后恶心呕吐发生率低。

2. 缺点及注意事项　①因有较强的呼吸、循环抑制作用，因此对于心功能不全、休克患者及中毒性心肌损害的患者禁用；②使心肌对肾上腺素的敏感性增高，需并用肾上腺素者禁用；③安全范围小，须有精确的挥发器；④镇痛作用弱，最好并用其他镇痛药；⑤ 肌松作用不充分，需要肌松时，最好与肌松药合用；⑥对橡胶，金属有腐蚀作用；⑦可发生严重肝损害，所以急慢性肝脏疾病患者禁用；⑧由于对子宫的松弛作用，剖宫产术禁用。由于氟烷麻醉有以上缺点，目前已不主张单独使用。近年来使用精确的环路外挥发器，并与其他麻醉药（如氧化亚氮、其他静脉麻醉药或麻醉性镇痛药）复合应用，以减少氟烷的用量和浓度，氟烷由于其略带果香味、不刺激气道、效能强等优点，国外仍在临床上继续应用，尤其是在小儿麻醉中。

3. 使用方法

（1）用于小儿：因略有果香味不刺激气道，所以最适用于小儿麻醉的诱导。一般在口服术前药的小儿，入手术室后可用半开放回路（如Bain回路）或F型多用途回路直接面罩吸入氟烷（由0.5%逐渐增加到1%）及50%~60%的氧化亚氮来完成麻醉诱导。同时进行静脉通路的开放，当肌松药静脉注射后即可行气管内插管。同时，氟烷也可并用50%~65%氧化亚氮进行麻醉维持。但对于曾经用过氟烷吸入麻醉的病例，尤其是近期（3个月）内用过的，最好不再选择吸入氟烷麻醉，因可诱发急性坏死性肝炎。

（2）用氟烷挥发器半紧闭法施行高流量或低流量麻醉，也可行全紧闭麻醉。临床上一般不单独选择氟烷吸入麻醉，经常与其他吸入麻醉药或静脉药物复合应用。在全紧闭法氟烷麻醉时，尤其并用氧化亚氮复合麻醉时，除要有比较好的麻醉机外，还要有相应的监护设备，如氧浓度监护仪、二氧化碳以及呼气末麻醉药物浓度监测仪、麻醉深度监护仪等。此外，在低流量或全紧闭麻醉时还要注意二氧化碳吸收剂可降解氟烷，生成具有毒性作用的不饱和复合物。在复合麻醉时，要相应减少各麻醉药物的用量。

二、恩氟烷

恩氟烷（enflurane，ethrane）由Terrell合成后，1963年由Krantz用于动物实验，1966年Virtue作了进一步的动物实验及对人的应用研究，目前在世界上已广泛应用。

（一）药理作用

1. 中枢神经系统　随血中恩氟烷浓度升高，中枢神经系统抑制逐渐加深，脑电图呈高电压慢波。吸入3%~3.5%恩氟烷，可产生脑电图暴发性抑制，有单发或重复发生的惊厥性棘波。临床上可伴有面及四肢肌肉强直性阵挛性抽搐。在脑电图上还可以看到恩氟烷能增强对视、听刺激的诱发反应。惊厥性棘波是恩氟烷深麻醉的脑电波特征，$PaCO_2$低于正常时棘波更多。当$PaCO_2$升高时，棘波的阈值也随之升高。减浅麻醉与提高$PaCO_2$值，可使这种运动神经受刺激的症状立即消失。儿童吸入3%恩氟烷时，如并有$PaCO_2$中等度下降，即可见到癫痫样脑电活动。临床资料与动物实验都未能证明恩氟烷会引起持久性的中枢神经系统功能改变。

恩氟烷麻醉时若动脉压保持不变，则脑血管扩张，脑血流量增加，颅内压升高。

恩氟烷是较强的大脑抑制药。麻醉愈深，脑氧耗量下降愈多。吸入3%恩氟烷，中枢氧耗量降低50%。恩氟烷麻醉出现癫痫样活动时，代谢率升高，但也只增高到接近麻醉前水平。

2. 循环系统　恩氟烷对循环系统有抑制作用，抑制程度随剂量增加而加重。以离体心脏乳头肌进行实验研究，比较几种全身吸入麻醉药的抑制作用，发现恩氟烷的抑制作用大于氟烷与甲氧氟烷。但1978年Smith对人体进行的研究却表明，恩氟烷对心血管系统抑制较氟烷轻，心脏麻醉指数（心脏衰竭浓度/麻醉所需浓度）为3.3，较氟烷（3.0）大。

恩氟烷降低心输出量。吸入1MAC的恩氟烷即可产生抑制；2MAC可严重减少心输出量。心输出量的下降是由于每搏量降低所致，并与$PaCO_2$值有关；$PaCO_2$升高时，心脏指数明显增加。

恩氟烷麻醉时心率变化不定，与麻醉前的心率相关。麻醉前心率略快者（90次/min），麻醉后可减慢；心率略慢者（65次/min）则可增快。

恩氟烷降低动脉压的程度与减少心输出量的程度一致或更重。由于低血压与麻醉深度成正比，临床上把血压下降作为恩氟烷麻醉过深的指标。吸入1MAC和1.5MAC恩氟烷，可使血压分别下降30.0%±3.3%与38.3%±4.0%。恩氟烷1.5MAC对血压及心输出量的抑制程度相当于氟烷2MAC。血压下降是恩氟烷直接抑制心肌与扩张血管的结果。术前高血压的患者经恩氟烷麻醉后血压下降较多，无手术刺激时降低最多。手术开始后由于刺激可使血压回升到正常，减浅麻醉、输液或用血管收缩药，也可使血压回升或恢复正常。

恩氟烷和乙醚、氟烷、甲氧氟烷一样，抑制心脏交感神经末梢释放去甲肾上腺素。恩氟烷麻醉时心律稳定，心电图上虽可见到房室传导时间延长，但对心室内传导无影响。即使出现室性期前收缩，也往往持续时间短，改善通气即可消失。恩氟烷不增加肾上腺素心律反应的敏感性。吸入1.25MAC恩氟烷麻醉时，50%患者出现室性期前收缩的肾上腺素用量是10.9μg/kg，而在1.25MAC氟烷麻醉下则是2.1μg/kg。

3. 呼吸系统　临床应用的恩氟烷浓度，对呼吸道无刺激作用，不增加气道分泌。增加吸入浓度亦不引起咳嗽或喉痉挛等并发症。

与其他吸入麻醉药物相比，恩氟烷是一种较强的呼吸抑制药，对体弱患者可引起呼吸性酸中毒。1978年Wolfson在大鼠实验中证实，恩氟烷“呼吸麻醉指数”（呼吸停止浓度/麻醉所需浓度）较甲氧氟烷、氟烷均低。在小儿，甚至未达手术麻醉深度时，便发生严重呼吸抑制。呼吸抑制主要表现为潮气量下降，虽然呼吸频率增快，但不足以代偿潮气量的降低。通气量下降程度与麻醉深度成正比，$PaCO_2$升高亦与麻醉深度相平行。1966年Virtue等对健康人的研究表明，吸入1MAC恩氟烷时，$PaCO_2$为61mmHg；吸入1.5MAC时则为76mmHg；若吸入2MAC，则可发生呼吸暂停。手术刺激可对抗一部分恩氟烷的呼吸抑制作用，各项呼吸参数趋向恢复到对照值水平。

恩氟烷能降低肺顺应性，1.0%恩氟烷降低肺顺应性8.3%，浓度为2.0%时则降低14%，但停药后肺顺应性迅速恢复至原有水平。有少数研究表明恩氟烷麻醉引起支气管收缩反应，但应用于慢性阻塞性肺疾病的患者，恩氟烷与氟烷麻醉均可收到同样好的效果。也有研究表明，恩氟烷能抑制犬气管黏膜纤毛运动，抑制程度与剂量相关，随着麻醉药物的排出，抑制作用消失。

4. 肝脏　通过对麻醉后血清酶的检查证实，恩氟烷对肝功能的影响很轻。恩氟烷对肝脏无毒的结论也在动物实验中得到证实。1978年Stacey等调查卤族麻醉药对鼠肝细胞的毒性作用，以细胞内钾离子逸出和丙氨酸转氨酶释放作为毒性作用的指标，结果表明恩氟烷不影响细胞对钾的通透性与丙氨酸转氨酶的释放，甚致使用最高浓度60分钟也不发生变化。有些研究结果表明了重复应用恩氟烷不产生明显肝功能损害，多次吸入氟烷后37%的患者肝功能试验异常，而多次恩氟烷麻醉者只有14%肝功能试验异常。因此短期内需反复麻醉的患者，用恩氟烷较氟烷安全。此外，临床上也有恩氟烷麻醉后肝功能损害的报道，但不能肯定肝损害与恩氟烷的应用存在直接的联系。即使所报道的病例与恩氟烷有关，其发生率也极低，不超过1/250 000。

5. 肾脏　恩氟烷能产生轻度肾功能抑制，但麻醉结束后很快恢复。恩氟烷麻醉时，尿量无明显变化，有时也减少尿量。肾小球滤过率可减少20%~25%。肾血流量减少23%，麻醉停止后2小时内上述变化均恢复正常。

恩氟烷麻醉后血清无机氟有一定的变化，最

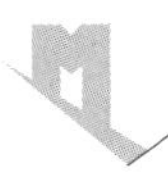

高可达 22.2μmol/L，但未超过损害肾功能的阈值(50~80μmol/L)。这说明短时间恩氟烷麻醉后肾脏损伤的危险性很小。氟离子对肾小管的毒性除与氟离子浓度有关外，还与肾小管上皮细胞接触高浓度无机氟离子的时间长短有关。恩氟烷麻醉后尿中排氟率最高可达 180μmol/L，但至 24 小时急骤减少至 15μmol/L，说明排氟浓度高的持续时间越短，对肾小管损伤越小。苯巴比妥不增加恩氟烷的代射。重复麻醉也不增加尿中无机氟排出量。对于术前有肾脏疾病的患者，恩氟烷麻醉后发生暂时性肾功能损害，并且血清氟化物浓度增高。有报道肾脏无功能的患者，恩氟烷麻醉后血清氟化物的峰值与肾功能正常者无差异，说明肾脏不是清除血内氟化物的唯一器官，骨组织可能是清除氟化物的有效器官。但对术前已有肾脏疾病者，或手术过程中有可能累及肾功能者，使用恩氟烷仍应慎重。

6. 子宫与胎儿　恩氟烷有松弛子宫平滑肌的作用，0.5MAC 恩氟烷对子宫肌肉的松弛作用轻微，但吸入 1.5MAC 时，抑制子宫肌肉收缩的程度可达 74%。无论处于产程的何阶段，均可出现与恩氟烷剂量相关的宫缩减弱，甚至出现宫缩无力或产后出血。

7. 对神经肌肉的作用　恩氟烷单独使用或与肌松药合用所产生的肌松作用可满足各种手术的需要。恩氟烷的神经肌肉阻滞作用与剂量有关，1.25MAC 时对肌肉刺激表现为收缩无力，进而抑制强直反应，强直后易化作用消失。新斯的明不能完全逆转其阻滞作用，故推测恩氟烷对神经肌肉的作用方式有别于非去极化肌松药。恩氟烷抑制乙酰胆碱引起的运动终板去极化，可能是干扰离子通过膜通道所致。

恩氟烷对氯化筒箭毒碱、泮库溴铵等非去极化肌松药有强化作用，其程度随恩氟烷肺泡气浓度增加而增强，作用时间也随之延长。恩氟烷麻醉时，氯化筒箭毒碱的用量只需氟烷麻醉时的 1/2。

8. 眼内压　恩氟烷能降低眼压，故适用于眼科手术。

9. 内分泌　除使血中醛固酮浓度升高外，对皮质激素、胰岛素、ACTH、ADH 及血糖均无影响。

(二) 临床应用

1. 优点及适应证　①化学性质稳定，无燃烧爆炸危险；②诱导及苏醒快，恶心呕吐少；③不刺激气道，不增加分泌物；④肌肉松弛好；⑤可并用肾上腺素。以上优点也就决定了其适应证，恩氟烷吸入麻醉适应于各部位、各年龄的手术；重症肌无力手术；嗜铬细胞瘤手术等。

2. 缺点及禁忌证　①对心肌有抑制作用；②在吸入浓度过高及低 $PaCO_2$ 时可产生惊厥；③深麻醉时抑制呼吸及循环。禁忌证应包括：严重的心、肝、肾脏疾病，癫痫患者，颅内压过高患者。

3. 麻醉方法

(1) 低流量紧闭法：①用环路内挥发器，多用各种简易装置，应注意用药量及密切观察麻醉深度的临床体征；②用环路外挥发器，例如能精确提供预定浓度的恩氟烷挥发器，按体重或体表面积计算不同时间的恩氟烷用药量，并用氧化亚氮时，氧流量不得低于每分钟耗氧量，充分排氮，维持量应递减。

(2) 半紧闭法：可并用氧化亚氮，方法与氟烷麻醉相同，只是吸入浓度应是氟烷的 2 倍左右。

(3) 复合麻醉：与氧化亚氮同时吸入或与静脉麻醉药、硬膜外阻滞等复合麻醉，此时各麻醉药的用药剂量必须相应减少。

在临床上单独应用恩氟烷麻醉时，应该逐步加深麻醉，或者逐步减浅麻醉，否则患者可能出现痉挛抽搐或术后恢复期间特别不平稳。

三、异氟烷

异氟烷(isoflurane，forane)由 Terrell 合成于 1965 年，后经 Krantz、Rudo 和 Dobkin 等进行了实验研究，阐明了其药理作用。1975 年 Dobkin，Byles，Stevens 及 Eger 先后在犬、猴的实验中证实了长时间应用异氟烷麻醉，无论有无二氧化碳蓄积或低氧血症，肝肾均无损害，无毒性作用。而 Corbett 通过鼠实验证实了异氟烷可致肝癌，由此停止了推广使用。1978 年 Eger 等进行大量实验，结果证明异氟烷无致癌作用，其后开始在世界上大量应用。

(一) 药理作用

1. 麻醉效能　异氟烷的组织及血液溶解度低，血 / 气分配系数仅 1.48，高于地氟烷及七氟烷，但低于恩氟烷和氟烷，其肺泡气浓度 / 吸入浓度见图 28-19。异氟烷的 MAC 在 31~55 岁是 1.15，20~30 岁是 1.28，55 岁以上是 1.05，如并用 70% 氧化亚氮则分别降至 0.50、0.56 及 0.37。低温、妊娠、利多卡因和镇静药可降低异氟烷用量。清醒较氟烷、恩氟烷稍快(为 7~11 分钟)。

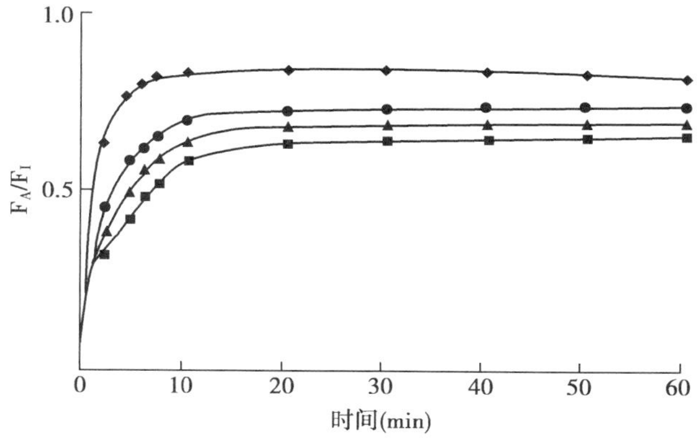

图 28-19　不同吸入麻醉药的 F_A/F_I

F_A/F_I 肺泡气浓度 / 吸入浓度

◆—◆：七氟烷；▲—▲：恩氟烷；

●—●：异氟烷；■—■：氟烷。

2. 中枢神经系统　异氟烷对中枢神经系统的抑制与用量相关。在 1MAC 以内，脑电波频率及波幅均增高；超过 1MAC 时，波幅增高，但频率减少；深麻醉时两者皆减。1.5MAC 时出现暴发性抑制，2MAC 时出现等电位波。深麻醉时、$PaCO_2$ 低或施加听刺激等不产生恩氟烷样的抽搐。吸入 0.6~1.1MAC 异氟烷时，脑血流量不增加；但吸入 1.6MAC 时，脑血流量倍增，但增加幅度仍不如氟烷，故颅内压升高亦少。对于开颅患者，异氟烷在低 $PaCO_2$ 条件下，可防止颅内压升高，而氟烷及恩氟烷则不易达到。

3. 循环系统　异氟烷对心功能的抑制小于恩氟烷及氟烷，心脏麻醉指数为 5.7，大于恩氟烷（3.3）及氟烷（3.0），2MAC 以内则较安全。随吸入浓度的增加，心输出量明显减少。与相同 MAC 的氟烷相比，异氟烷使动脉压下降的幅度相似，而心输出量几乎不减，说明异氟烷降低血压主要是由于外周血管阻力下降所致。异氟烷能减低心肌氧耗量及冠状动脉阻力，但并不改变冠状动脉血流量。

异氟烷使心率稍增快，但心律稳定，对术前有室性心律失常的患者，应用异氟烷麻醉维持，期间并不增加发生心律失常的频率。异氟烷与氟烷相比，在 1.5MAC 条件下，异氟烷麻醉引起的 50% 动物发生室性心律失常时的肾上腺素剂量为氟烷麻醉时的 3 倍多。Homi 等在异氟烷麻醉时观察到将 $PaCO_2$ 增至 70mmHg，亦不产生室性期前收缩，而氟烷麻醉时则易产生。

4. 呼吸系统　异氟烷抑制呼吸与剂量相关，能严重地降低通气量，使 $PaCO_2$ 增高，且抑制机体对 $PaCO_2$ 升高的通气反应。Flemming 等认为异氟烷抑制呼吸的作用小于氟烷，在 1.1MAC 时，呼吸对 CO_2 的反应仍为清醒时的 85%，同样深度的氟烷为清醒时的 68%；约 2MAC 时，所有麻醉药的反应曲线均等于零。随着麻醉浓度的增高，呼吸停止。

异氟烷和其他吸入麻醉药一样，抑制人和犬对 PaO_2 下降的呼吸反应。所有麻醉药浓度大于 0.1MAC 时，上述反应即受到抑制，1.1MAC 时完全消失。异氟烷麻醉增加肺血管阻力，并使肺顺应性和功能残气量稍减。

5. 肝脏　由于异氟烷的物理性质稳定，对抗生物降解，提示可能无肝毒性或毒性甚小。临床研究证实异氟烷对肝无损害。肝酶（SGOT、SGPT 和 LDH）血清水平在异氟烷麻醉后加上手术创伤的因素，也仅有轻度增加。

6. 肾脏　异氟烷降低肾血流量，使肾小球滤过率和尿量减少，与恩氟烷、氟烷或氧化亚氮类似。异氟烷由于代谢少和迅速经肺排出，不对肾脏产生抑制或损害，肾功能没有或只有轻微影响。长时间麻醉后血清尿素氮、肌酐或尿酸不增加。

7. 子宫　异氟烷对子宫肌肉收缩的抑制与剂量相关。浅麻醉时并不抑制分娩子宫的收缩力、收缩率和最大张力；在深麻醉时有较大的抑制，分娩时若异氟烷麻醉较深，易引起子宫出血。浅麻醉时胎儿能耐受；深麻醉时，由于子宫血液灌注降低，对胎儿可产生不良影响。

在终止妊娠的手术中，异氟烷和氟烷一样增加吸刮时的子宫出血，故施行这类操作时不宜用异氟烷麻醉。

8. 神经肌肉　异氟烷能产生足够的肌肉松弛作用。其肌松作用大于氟烷，可增加非去极化肌松药的作用，随着麻醉加深，肌松药用量减少。正常人 2MAC 异氟烷麻醉下，氯化筒箭毒碱 ED_{50} 为 1.6mg/m^2，ED_{90} 为 3mg/m^2，为氟烷麻醉下的 1/20~1/3。异氟烷还能增强琥珀胆碱的作用，而恩氟烷及氟烷则无此作用。由于异氟烷本身有良好的肌松作用，可免用或少用肌松药，适用于重症肌无力患者的麻醉。

（二）临床应用

1. 优点及适应证

（1）优点：①麻醉诱导及苏醒快，无致吐作用；②无燃烧、爆炸危险；③循环稳定；④肌松良好；⑤扩张冠状动脉，有利于心肌缺血的患者；⑥对颅内压无明显的升高作用，适用于神经外科手术的麻醉。

(2)适应证:临床应用的适应证与恩氟烷相同,而优于恩氟烷。异氟烷对老年人、冠心病患者影响较小,对此类患者可以应用。由于不引起抽搐,可用于癫痫患者。在临床麻醉深度下对颅内压影响不大,可用于颅内压增高患者。此外,低浓度的异氟烷吸入还适用于ICU患者的镇静。

2. 缺点及禁忌证

(1)缺点:①价格贵;②有刺激性气味不适用于小儿麻醉的诱导;③增加心率。

(2)禁忌证:因增加子宫出血,不适用于产科手术。

3. 麻醉方法 与恩氟烷相同,如吸入异氟烷5~10分钟,肺泡气中异氟烷浓度为吸入浓度的50%,也可以说诱导时所需的吸入浓度是肺泡气浓度的2倍。一般诱导时若肺泡气浓度大于MAC的50%,便可加速脑平衡。与70%N_2O合并应用时,肺泡气中异氟烷浓度需1.1%,单纯吸氧时则需要1.7%,按此推算吸入气中所需的异氟烷浓度应分别为2.2%及3.4%。麻醉维持期间,可降低吸入浓度,只需要补偿组织异氟烷平衡所需量即可。可在监测呼气末异氟烷浓度,保持为1.3MAC的条件下,来调节异氟烷的吸入浓度。

在异氟烷吸入麻醉时,由于血管的扩张作用,经常会出现血压下降,尤其是在术前禁食水时间过长或应用了脱水药物、进行胃肠道准备后,麻醉后血压下降更为明显,应与麻醉过深相鉴别。最好是在麻醉前或麻醉中补充一定量的液体,可以避免血压和心率出现大幅度的波动。

四、氧化亚氮

氧化亚氮(nitrous oxide)俗称笑气。1779年由Priestley制成,同年Davy发现有麻醉作用,1844年Wells用于拔牙麻醉,当今仍为广泛应用的吸入麻醉药之一。

(一)药理作用

1. 中枢神经系统 麻醉作用极弱,吸入30%~50%氧化亚氮有镇痛作用,80%以上时有麻醉作用,氧化亚氮MAC为105。

吸入75%氧化亚氮时的麻醉效能相当于氟烷0.5%~1.0%。氧化亚氮有升高颅内压的作用,对脑肿瘤患者吸66%氧化亚氮可使颅内压平均升高26.7mmHg。有研究表明,吸入0.2%氟烷的犬再吸入60%氧化亚氮,脑血流量增加达2倍。

2. 循环系统 对心肌无直接抑制作用,对心率、心输出量、血压、静脉压、周围血管阻力等均无影响。但在氟烷麻醉下,吸入氧化亚氮时出现平均动脉压、右房压、食管温度升高,全身血管阻力增加,瞳孔增大。另外,氧化亚氮可使肾血流量减少,认为氧化亚氮有α肾上腺素能作用。

3. 呼吸系统 对呼吸道无刺激性,亦不引起呼吸抑制,但术前应用镇痛药的患者,硫喷妥钠诱导时产生呼吸抑制,再吸入氧化亚氮时增强呼吸抑制作用。

(二)不良反应

1. 对骨髓的作用 为治疗破伤风、小儿麻痹等连续吸入氧化亚氮3~4天及以上的患者,可出现白细胞减少,以多形核白细胞和血小板减少最先出现。骨髓涂片出现渐进性细胞再生不良,与恶性贫血时的骨髓改变相似。因此,吸入50%氧化亚氮应限于48小时内较为安全。

2. 体内气体容积增大作用 由于氧化亚氮弥散率大于氮,氧化亚氮麻醉可以使体内含气腔隙容积增大,麻醉3小时后容积增大最明显,故肠梗阻、气腹、气脑造影等体内有闭合空腔存在时,氧化亚氮麻醉应列为禁忌。

3. 弥散性缺氧 氧化亚氮易溶于血中,在氧化亚氮麻醉结束时血中溶解的氧化亚氮迅速弥散至肺泡内,冲淡肺泡内的氧浓度,这种缺氧称为弥散性缺氧。氧化亚氮快速洗出的另一个效应是肺泡PCO_2的稀释,这也会降低呼吸驱动力。Shaffer等证实,在氧化亚氮麻醉结束后3~5分钟(此时氧化亚氮呼出量最大),自主呼吸状态下吸空气时,PaO_2由69mmHg下降至54mmHg,而$PaCO_2$由50mmHg减至42mmHg。因此为防止发生低氧血症,在氧化亚氮麻醉结束后继续吸纯氧5~10分钟是必要的。

(三)临床应用

1. 优点及适应证

(1)优点:①只要不缺氧,氧化亚氮并无毒性;②麻醉诱导及苏醒迅速;③镇痛效果强;④对气道黏膜无刺激;⑤无燃烧性。

(2)适应证:①与其他吸入麻醉药、肌松药复合应用可行各类手术的麻醉;②对循环功能影响小,可用于严重休克或重危患者;③分娩镇痛。

2. 缺点及禁忌证:

(1)缺点:①麻醉作用弱,使用高浓度时易产生缺氧;②体内有闭合空腔时,引起其容积增大。

(2)禁忌证:①肠梗阻、空气栓塞、气胸等患者;

②可能导致空气栓塞的手术，如体外循环或部分体外循环的患者；③麻醉装置的氧化亚氮流量计、氧流量计不准确时禁用。

3. 使用方法 一般临床上不单独使用氧化亚氮麻醉，均与其他吸入麻醉药、静脉麻醉药或硬膜外阻滞等联合应用。临床上使用的氧化亚氮浓度一般为50%~66%，也有用40%或30%的。当开胸手术或颅内手术时，即氧耗量较大时，应将氧化亚氮的吸入浓度降低至50%以下，防止组织缺氧。

近些年来，氧化亚氮也被应用于低流量麻醉或全紧闭吸入麻醉，使氧化亚氮的临床麻醉应用范围更加扩大。采用氧化亚氮低流量或全紧闭吸入麻醉时，一定要根据麻醉科医师的知识水平和临床经验以及监护设备等来决定，不可盲目实施。

五、七氟烷

七氟烷（sevoflurane）于1968年由Regan合成，于1971年Wallin等最先报道，并于1975年对其理化性质、药理作用及毒理学进行了评价，1976年由Holaday、1984年由池田和之分别进行临床一期试验，1986年完成了Ⅲ期临床试验，1990年日本正式批准临床使用。

（一）理化性质

七氟烷的化学结构为$FCH_2OCH(CF_3)_2$，化学名为氟甲基-六氟-异丙基醚。为无色透明、带香味无刺激性液体，血/气分配系数为0.63。对医用高分子材质如传导性橡胶、丁腈橡胶、聚氟乙烯、聚乙烯的吸附性低于氟烷及恩氟烷，对铜、铝、不锈钢、铁无腐蚀性。分子量为200.05，沸点58.6℃，20℃时饱和蒸气压156.9mmHg。临床使用浓度不燃不爆，但在氧中浓度达到11%、在氧化亚氮中达10%时可燃烧。七氟烷化学性质不够稳定，与碱石灰接触可产生五种分解产物（P_1~P_5）：P_1是氟甲基二氟（三氟甲基）乙烯醚，为七氟烷的脱羟基氟化产物；P_2是氟甲基甲氧二氟（二氟甲烯）乙醚；P_3是氟甲基甲氧二氟（三氟甲基）乙醚；P_4和P_5氟甲基甲氧二氟（三氟甲基）乙烯醚有相同的质谱峰，可能是同一结构的顺式与反式。其产生与温度有关，室温及40℃时只产生P_1，此物质为七氟烷中的不纯物，有微弱的麻醉作用，对机体无害。其余分解产物在45℃以上出现，其中P_3对机体毒性尚不明确，半紧闭麻醉时不出现、全紧闭麻醉有时产生，需要注意。

（二）药理作用

1. 中枢神经系统 用4%七氟烷面罩吸入诱导，2分钟后患者意识消失，脑电出现有节律的慢波，随麻醉加深慢波逐渐减少，出现类似巴比妥盐出现的棘状波群。用1%七氟烷行慢诱导，10分钟意识尚不消失，脑电也无变化。七氟烷抑制中脑网状结构的多种神经元活动，且与剂量相关。七氟烷麻醉过深时也可引起全身痉挛，但较恩氟烷弱，临床上无此顾虑。七氟烷也增加颅内压、降低脑灌注压，但此作用较氟烷弱。

2. 循环系统 给犬吸入0.9%~7%（约0.4~3.0MAC）七氟烷，在一定的前负荷及心率条件下，左室收缩功能降低，此作用与剂量相关，其抑制程度与异氟烷相似，而较氟烷轻。人吸入2%（约1.2MAC）及4%（约2.4MAC）七氟烷，左室收缩及心泵功能均降低且与剂量相关，4%七氟烷的抑制与1.5%（2MAC）氟烷的抑制程度大致相等或略轻。

吸入2%~3%七氟烷（自主呼吸下、$PaCO_2$约50mmHg）收缩压约下降11%，吸2%~4%七氟烷（机械呼吸、$PaCO_2$保持正常情况下）使平均动脉压下降约15%，动脉压的下降与心功能抑制、心输出量减少及阻力血管扩张有关。七氟烷对心率的影响不明显。使用10%七氟烷诱导时，心率减少约5%，但用2%~3%七氟烷维持时（自主呼吸下、$PaCO_2$约50mmHg），可恢复至麻醉前值。在正常$PaCO_2$条件下吸1.5%氟烷时心率减慢，但吸2%~4%七氟烷有心率增快倾向。实验犬吸入5%（约2MAC）七氟烷，可出现中心静脉压升高，吸入1.8%~3.15%（0.8~1.3MAC）时，心脏每搏量减少，但由于心率增快，故心输出量下降较少。

吸入麻醉药与肾上腺素引起的室性期前收缩、心室纤颤心肌敏感评分，七氟烷为9.7，氟烷为34，两者有显著差异。犬吸入1.3MAC七氟烷、氟烷、恩氟烷时的“肾上腺素致心律失常剂量”（arrhythmogenic dose of epinephrine，ADE）及此时的血中肾上腺素浓度，由低至高的顺序为：氟烷，恩氟烷，七氟烷。在1.25MAC时的ADE及血中肾上腺素浓度与异氟烷相似。2MAC七氟烷与异氟烷比较，降低冠状血管阻力的程度无明显差异。

3. 呼吸系统 七氟烷对气道的刺激非常小，经常通过面罩吸入进行小儿的麻醉诱导，与氟烷相似。

七氟烷随麻醉加深加重呼吸抑制。以CO_2反应曲线及$PaCO_2$为指标检查呼吸抑制作用时，1.1MAC的七氟烷与氟烷抑制程度相等。1.4MAC七氟烷麻醉时，可使$PaCO_2$升高至55mmHg。动物实验证明，七氟烷不抑制肺血管对低氧的收缩作用，但七氟烷可松弛土拨鼠的气管平滑肌，抑制乙酰胆碱、组胺引起的支气管收缩作用，此作用与氟烷、恩氟烷一样与剂量相关。七氟烷可治疗实验性喘息，故可用于喘息患者的麻醉。

4. 肝脏 七氟烷麻醉后肝血流量下降，但麻醉结束后迅速恢复正常。门脉血流也减少，且在麻醉后恢复较慢。七氟烷麻醉时肝脏总血流量维持正常，上述肝血流减少与七氟烷麻醉深度相关。七氟烷麻醉对肝细胞线粒体呼吸活性及细胞能量负荷均无明显影响。临床麻醉中七氟烷麻醉后血清SGOT有轻度增高，一周内恢复正常。大鼠在卤族麻醉药物麻醉和低氧状态下可引起肝损害，12%的低氧状态下，氟烷引起肝损害为100%，异氟烷为88.5%，七氟烷为86.8%，而在14%的低氧状态下，出现的肝损害分别为95.7%、57.1%和42.3%。可以认为七氟烷较氟烷和异氟烷对肝损害少。麻醉及手术引起的肝损害是多因素的，今后尚需在不同条件下进行深入研究。

5. 肌松作用 不同吸入麻醉药物合并应用泮库溴铵时，从剂量反应曲线求得的ED_{50}，氟烷麻醉下泮库溴铵用量为1，七氟烷麻醉下为0.6。显然七氟烷对泮库溴铵的肌松作用有强化作用，对维库溴铵作用更强。各种吸入麻醉药加强维库溴铵作用的顺序是七氟烷＞恩氟烷＞异氟烷＞氟烷。

6. 肾脏 含氟麻醉药在体内的代谢程度若很高，用药后血清氟浓度上升到一定程度并持续一定时间，便可造成肾脏损伤。七氟烷的组织溶解性较低，化学性质较稳定，在体内的代谢较低。与甲氧氟烷相比，七氟烷麻醉后血清氟离子浓度约为甲氧氟烷麻醉后血清氟离子浓度的1%左右。在大鼠，用0.5%的甲氧氟烷麻醉3小时和用1.4%的七氟烷麻醉4小时比较，血清中氟离子浓度分别为(26.3 ± 0.8) μM和(11.5 ± 1.8) μM。七氟烷麻醉后，尿中氟离子排出量约为甲氧氟烷的1/3~3/4。七氟烷麻醉后血清氟离子浓度恢复正常所需时间明显缩短，为48小时，而甲氧氟烷需4天。目前尚未见有七氟烷造成肾脏损伤的报道。Cook等用七氟烷麻醉大鼠10小时并未发现肾损害，而甲氧氟烷麻醉1~3小时，就能引起中度多尿和抗ADH性的肾毒性。

（三）临床应用

1. 优点及适应证

(1) 优点：诱导迅速、无刺激性气味、麻醉深度易掌握。

(2) 适应证：凡需要全身麻醉的患者皆可应用。

2. 缺点及禁忌证

(1) 缺点：①遇碱石灰不稳定；②对某些可能导致颅内压增加的手术，使用七氟烷有进一步增加颅内压的风险。

(2) 禁忌证：①本人或家属对卤族麻醉药有过敏或有恶性高热因素者；②肾功能不全者慎用。

3. 麻醉方法 可用静脉诱导插管或用七氟烷-氧、七氟烷-氧-氧化亚氮面罩诱导插管，然后高流量吸入10~20分钟后改用低流量吸入麻醉维持。

因诱导及苏醒快，可用于小儿或成人门诊小手术或检查性手术的麻醉，此时可用面罩吸入法。因七氟烷与钠石灰作用后可产生有毒的分解产物，尤其是在二氧化碳吸收剂温度升高至45℃时，有害代谢产物更多，故建议首选钙石灰，其次可用钠石灰，不用钡石灰，并降低二氧化碳吸收剂的温度。

六、地氟烷

1959—1966年Terrell等合成了700多种化合物，其中第635个即地氟烷(desflurane)，因合成时用氟元素有爆炸危险很难合成，且蒸气压接近1个大气压，不便使用标准挥发器而被摒弃。随着门诊和日间手术的增多，这些手术要求麻醉后苏醒快、无并发症，故对地氟烷的需求愈加强烈。1988年9月在加州大学首次通过鉴定，1990年初Jones首先在临床试用，而后英、美等国许多学者都相继报道了地氟烷的应用研究。由于地氟烷具有组织溶解度低、麻醉诱导快、苏醒快、对循环功能影响小和在机体内几乎无代谢产物等特点备受青睐。

（一）药理作用

1. 中枢神经系统 地氟烷对中枢神经系统的抑制程度与用量有关，脑电图表现为脑皮质电活动呈剂量相关性抑制，但不引起癫痫样改变，也不引起异常的脑电活动。地氟烷与异氟烷脑皮质抑制相似，在相等的MAC浓度作用下地氟烷与异氟烷脑电图的参数变化相同；浓度增加，脑电图波形的振幅及频率均降低，表明抑制程度增加。$PaCO_2$正常时，吸入0.8MAC或1.2MAC的地氟烷或异氟烷均出现单一的偶发尖波，它与外界刺激无关，可能是正常脑电图变化；在低二氧化碳血症时，地氟烷与异氟烷的高频电活动略有增加，暴发性抑制轻度减少，但恩氟烷相反，易发展为暴发性癫痫样的异常脑电活动。地氟烷和其他吸入麻醉药一样，大剂量时可引起脑血管扩张，并减弱脑血管的自动调节功能。地氟烷对神经元的抑制程度与其剂量呈正相关。

地氟烷具有低溶解特性，故麻醉后恢复迅速，比七氟烷、异氟烷、氟烷更快。鼠吸入 1.2MAC 持续 2 小时后，恢复至肌肉协调运动所需的时间，地氟烷为(4.7 ± 3.0)分钟，七氟烷为(14.2 ± 8.1)分钟，异氟烷为(23.2 ± 7.6)分钟，氟烷为(47.2 ± 4.7)分钟，差异明显。

2. 循环系统 对健康志愿者，在控制呼吸维持正常的 $PaCO_2$ 条件下，地氟烷和异氟烷一样降低血管阻力及平均动脉压，升高静脉压，此作用与剂量相关。与异氟烷不同的是，浅麻醉(0.83MAC)下心率无明显变化，但在深麻醉时(1.24MAC 和 1.66MAC)出现与剂量相关的心率增加。与氟烷不同的是，地氟烷升至 1.66MAC 时心输出量不变，并能维持良好的心室射血分数(ventricular ejection fraction)。和其他现代挥发性麻醉药一样，地氟烷能抑制心血管功能，然而在一定 MAC 下并用氧化亚氮能减轻地氟烷的循环抑制及心率加快作用，如与 1.66MAC 的地氟烷 /O_2 麻醉相比，1.74MAC 的地氟烷 / 氧化亚氮麻醉不出现心动过速。与麻醉最初 90 分钟相比，地氟烷麻醉 7 小时后，其对循环的抑制作用反而减轻。

在冠心病患者，地氟烷能抑制劈开胸骨的血压反应，从而保持正常的心脏指数及肺毛细血管楔压(PCWP)。

3. 呼吸系统 地氟烷抑制呼吸，减少分钟通气量、增加 $PaCO_2$，并降低机体对 $PaCO_2$ 增高的通气反应，其抑制作用与剂量有关。但地氟烷对呼吸的抑制程度不如氟烷、异氟烷强，由此可通过观察潮气量和呼吸频率的变化来估计麻醉的深度。

4. 肝脏 Jones 给 10 名健康男性志愿者吸入 3.6% 地氟烷 89 分钟，分别测定吸入地氟烷后 4 小时、24 小时、72 小时、192 小时的总胆红素、非结合胆红素、血清天冬氨酸酶、丙氨酸转氨酶、γ- 谷氨酰环化酶和碱性磷酸酶，结果在地氟烷吸入前后，所测定的上述各项指标无显著变化，说明对肝脏功能影响不大。

5. 肾脏 对肾功能的影响包括观察吸入地氟烷后 24 小时、72 小时肌酐清除率、尿浓缩能力和尿中视黄醇结合蛋白(retinol-binding protein，RBP)和 β-N- 乙酰 -D- 氨基葡萄糖苷酶(β-N-acetyl-D-glucose-aminidase，NAG)的变化，结果表明各测定值在用药前后无显著变化。其中 NAG 反映药物诱发的肾脏毒性作用，RBP 是反映有无肾小管损伤的敏感指标。

6. 毒性反应 地氟烷是已知的在机体内生物转化最少的吸入麻醉药，在血和尿中所测到的氟离子浓度远小于其他氟化烷类麻醉药。Koblin 在小鼠实验中，先注射苯巴比妥后，分别吸入氟烷、异氟烷和地氟烷，结果表明氟烷组血浆和尿中氟离子浓度较对照组显著增高，异氟烷组轻度增高，地氟烷组则无显著变化。Jones 同样用术前注射苯巴比妥的小鼠，以 1.2MAC 的氟烷、异氟烷和地氟烷麻醉 1 小时，24 小时后发现，氟烷组小鼠肝细胞肿胀、坏死，异氟烷组有轻度的肝细胞肿胀，而地氟烷则无显著的肝组织表现。

（二）临床应用

1. 优点 ①血、组织溶解度低，麻醉诱导及苏醒快；②在体内生物转化少，对机体影响小；③对循环功能干扰小，更适用于心血管手术麻醉；④神经肌肉阻滞作用较其他氟化烷类吸入麻醉药强。

2. 缺点 ①沸点低，室温下蒸气压高，需用特殊电子装置控制温度的挥发器；②有刺激性气味；③价格较昂贵；④有研究认为苏醒期躁动高于七氟烷和静脉麻醉药。

3. 麻醉方法 由于地氟烷对气道的刺激性，临床上很少单独用于麻醉诱导。一般是先用静脉麻醉诱导后，单纯吸入地氟烷或加用 60% 氧化亚氮进行麻醉。临床上可用硫喷妥钠 4~8mg/kg 静脉注射后，按 40 : 60 比例吸入地氟烷和氧化亚氮的混合气体，顺利完成气管插管。许多静脉麻醉药或镇痛药均可降低吸入麻醉药的用量，静脉注射芬太尼 3μg/kg 可使地氟烷 - 氧化亚氮的 MAC 下降 20%。术前用药也可不同程度地降低吸入麻醉药的用量，术前 0.05mg/kg 咪达唑仑可使地氟烷 MAC 从 6.0 ± 0.3 下降至 4.7 ± 0.3。麻醉维持用 2.3%~3.0% 地氟烷加 60% 氧化亚氮和 O_2，静脉麻醉药、阿片类镇痛药或相应部位的硬膜外阻滞均可降低地氟烷的使用量，并降低单独应用地氟烷所带来的副作用。

当前地氟烷吸入应用于心脏及大血管手术的麻醉，在防止术中知晓方面取得了良好的作用。同时，与短效阿片类镇痛药联合应用，更适应于不停跳冠状动脉搭桥手术以及快通道心脏手术患者的麻醉。

地氟烷因其血/气分配系数低，起效和消退都迅速，在体内蓄积少，因此更适用于短时和较长时间的手术，老年患者和肥胖患者的手术，一般情况差的危重患者手术等。

七、氙气

氙（xenon）虽然在1951年由Culen提出，但将其作为吸入麻醉药进行深入研究只有十几年。后继研究表明，它比任何其他的吸入麻醉药都更加接近理想麻醉药。1898年，Ramsay和Travers在蒸发液体空气时发现了氙气，并首先通过空气分馏而纯化。1935年Berken发现氙气具有麻醉属性，1946年Lawrence等将氙气作为麻醉剂进行系统研究，首次发表论文明确指出氙气对小鼠有镇痛作用。1951年，Cullen and Gross首次将氙气用于人类全身麻醉。然而，昂贵的造价限制了氙气的基础研究和临床应用。近年来，随着氙气吸入麻醉各种优点的显现，加之人们环保观念的增强，使得人们对无污染、诱导苏醒迅速、具有潜在心脏和神经系统保护作用的氙气再次充满兴趣。氙气目前已被俄罗斯、德国、法国和英国批准用于临床使用。

（一）理化性质

氙气只占大气中很少成分，是空气中的稀有气体。目前氙气不能人工合成，只能通过空气液化提取，纯度可达99.995%。氙气是无色、无味，并且无环境污染的气体麻醉药，化学符号Xe，相对分子质量131.2，密度是空气的4倍，熔点为-111.9℃，沸点为-108.1℃。氙气的水/气分配系数为0.075（37℃）~0.095（25℃），血/气分配系数为0.115，油/气分配系数为1.8~1.9（37℃），脑/血分配系数为0.13~0.23，最低肺泡气浓度MAC 0.71。氙气在血液（λb/g=0.115）和身体组织中的溶解度比任何其他吸入麻醉药包括N_2O都要小，故麻醉诱导及苏醒快。氙气的物理和生物学特性见表28-12。使用60%氙气麻醉时，患者睁眼时间（3.4分钟）、拔管时间（3.6分钟）、精神运动恢复时间（6.0分钟）都较同效力的60%N_2O+0.5%异氟烷或60%N_2O+0.7%七氟烷快2~3倍。自主通气和意识恢复迅速平稳，无躁动不安，有利于较早离开麻醉恢复室。氙气油/气分配系数为1.8（37℃）~1.9（25℃），麻醉效能大于氧化亚氮。

若将70%的氙气和30%的氧气混合后通过普通的重复吸入的呼吸环路（新鲜气流量0.5L/分钟）中，2小时后实际进入呼吸环路的氙<20%，约80%的氙漏入大气中。所以当前用氙气麻醉时，只能通过紧闭方式来完成。对传统麻醉机进行简单改造及新式小型低温废气循环系统（从废气中将氙气浓缩为液态，然后将氙气再蒸馏回到纯净状态，实现氙气的低成本回收）的使用，使得在密闭环路麻醉技术中的氙气相对于其他吸入性麻醉药物更具成本效益和竞争性。术中氙气浓度可用氙气监测仪进行监测。

表28-12 氙气的物理和生物学特性

熔点（℃）	-111.9	
沸点（℃）	-108.1	
Ostwald溶解度系数(ml气体/ml液体)	37℃	25℃
水/气	0.075	0.095
油/气	1.8	1.9
磷脂酰胆碱双分子层/气		1.36
磷脂酰胆碱-胆固醇双分子层/气		1.23
辛醇/水		19.1
血	0.115	
肌肉、肺、肾脏	0.10	
脑（灰质）	0.13	
脑（白质）	0.23	
MAC（大气压下）		
人类	0.71	
狗	1.19	
大鼠	1.61	
小鼠	0.95	

（二）药理作用

1. 中枢神经系统　氙气主要通过抑制中枢神经系统NMDA受体和乙酰胆碱受体而产生作用，对$GABA_α$受体或非NMDA受体影响很少。与其他吸入麻醉药物相比，氙气神经毒性更小。当吸入浓度>60%时，氙气有增加脑血流的作用。在清醒开颅手术、老年、高风险神经外科手术、氙气可能具有脑保护作用。在新生儿和小儿麻醉中可能具有潜在神经保护作用，尚需进一步临床研究。此外，氙气具有与氧化亚氮同样效能的镇痛作用。

2. 循环系统　对心血管系统的影响极微。临床研究证实，氙气麻醉对伴或不伴心脏疾病的患者具有显著的心血管稳定性。对心率、房室传导速度、冠脉血流、心肌耗氧量、氧摄取等都没有显著影响。

有研究认为，氙气吸入能减少冠脉搭桥手术患者对去甲肾上腺素的需求，维持血流动力学的稳定，减少术后24小时心肌肌钙蛋白I的释放。氙气不影响心肌的电压门控性离子通道，也不增加心肌对肾上腺素致心律失常的敏感性，对肠系膜血管阻力也无明显变化，不抑制心肌的收缩性，因此适用于心血管手术的患者。

3. 呼吸系统　氙气具有较低的血/气分配系数，但它的密度和黏滞度都高于空气，对呼吸的影响表现为可轻度增加气道阻力。与N_2O相比，氙气麻醉引起弥散性缺氧的可能性非常小，因为惰性气体的分配系数同氮气相似，弥散到肺泡的速度相对慢。

4. 肝脏、肾脏　几乎不在体内代谢，对肝肾无明显影响。

5. 其他　氙气不引起恶性高热或产生已知其他麻醉药的毒性。

（三）临床应用

1. 优点　①血/气分配系数低，麻醉诱导及苏醒快；②在体内生物转化少，对机体影响小；③对循环功能干扰小；④具有潜在的神经保护和心血管保护作用。

2. 缺点　①需用密闭回路的麻醉机及带有特殊回收系统的麻醉装置；②药效低，价格昂贵；③和N_2O一样，麻醉所需的氙气高分压可能会引起内部含气空间膨胀，肠梗阻患者慎用；④吸入浓度>60%时，增加脑血流，颅内压增高患者慎用；⑤有研究认为，和丙泊酚相比，其导致术后恶心呕吐的发生率大约增高一倍。

3. 麻醉方法　临床上很少单独加氧气用于麻醉诱导。一般是先用静脉麻醉诱导后，单纯吸入50%~60%的氙气（FiO_2 0.35~0.45）或加用七氟烷或复合丙泊酚进行麻醉维持。在使用密闭重复吸入回路时，成人麻醉第1小时平均氙气消耗量约为6L，前2小时为9~15L。因此，临床使用氙气麻醉必须使用带有特殊回收装置的紧闭回路麻醉机。

由于氙气的价格仍然较贵，当前氙气吸入麻醉多应用于临床研究。已有的研究结果显示，氙气具有神经功能保护和心血管保护作用，但尚需进一步的临床研究来确定。

（张　兵　李文志）

参考文献

[1] 邓小明，姚尚龙，于布为，等. 现代麻醉学[M]. 4版. 北京：人民卫生出版社，2014.

[2] JANA S, PALIWAL J. Molecular mechanisms of cytochrome P450 induction: Potential for drug-drug interactions [J]. Curr Protein Pept Sci, 2007, 8 (6): 619-628.

[3] BAILLIE T A. Metabolism and toxicity of drugs. Two decades of progress in industrial drug metabolism [J]. Chem Res Toxicol, 2008, 21 (1): 129-137.

[4] BAUMERT J H, ROEHL A B, FUNCKE S, et al. Xenon protects left ventricular diastolic function during acute ischemia, less than ischemic preconditioning [J]. Med Gas Res, 2016, 6 (3): 130-137.

[5] HOU B, LI F, OU S, YANG L, et al. Comparison of recovery parameters for xenon versus other inhalation anesthetics: systematic review and meta-analysis [J]. J Clin Anesth, 2016, 29: 65-74.

[6] LAW L S, LO E A, GAN T J. Xenon Anesthesia: A Systematic Review and Meta-Analysis of Randomized Controlled Trials [J]. Anesth Analg, 2016, 122 (3): 678-697.

[7] LAW LS, LO EA, CHAN CC, et al. Neurologic and cognitive outcomes associated with the clinical use of xenon: a systematic review and meta-analysis of randomized-controlled trials [J]. Can J Anaesth, 2018, 65 (9): 1041-1056.

[8] LYNCH C 3RD, BAUM J, TENBRINCK R. Xenon anesthesia [J]. Anesthesiology, 2000, 92 (3): 865-868.

第二十九章

静脉麻醉药

目　　录

第一节 概 论

1934 年，Water 和 Lundy 首次将硫喷妥钠应用于临床，标志着现代静脉麻醉的开始。硫喷妥钠静脉注射后起效迅速，且无兴奋现象。但在临床应用初期，由于对其临床药理学特性了解甚少，麻醉中低血压、苏醒延迟等不良反应的发生率极高。进入 20 世纪 50 年代，随着对硫喷妥钠药代动力学的深入了解，用药方法也得到不断的改良，使其逐渐成为经典的静脉麻醉药。但是硫喷妥钠和其他巴比妥类药并非理想的静脉麻醉药，这主要是由于它们仅有催眠作用，而且持续或反复用药后，清醒时间明显延迟。理想的静脉麻醉药应具有催眠、镇痛、遗忘和肌肉松弛作用；具有良好的可控性，静脉注射能迅速起效，无论单次静脉注射还是反复持续静脉输注均无体内蓄积，可快速清醒；无循环和呼吸等重要生命脏器功能抑制；良好的理化特性，易溶于水，溶液稳定，可长期保存；对静脉刺激及对组织无损伤作用，不产生血栓或血栓性静脉炎；安全范围大，不易出现用量偏大带来的不良反应。但遗憾的是，尽管目前有 10 余种静脉麻醉药物应用于临床，但尚无一种能满足上述所有要求，往往需多种药物联合应用方可产生部分或全部的上述效果。近些年来，随着丙泊酚、依托咪酯、右美托咪定等一些新型可控性良好的静脉麻醉药以及先进的静脉给药系统的出现，静脉麻醉药的临床应用逐渐呈现增多的趋势。

已如前述，目前临床应用的麻醉药物，无论是静脉麻醉药还是吸入麻醉药物，单独应用时均不能平衡地满足临床麻醉的多元需求，故现代的麻醉管理中，多采用几种麻醉药物的联合应用即平衡麻醉方式。多项临床麻醉病例研究显示，平衡麻醉较仅应用 1 种或 2 种麻醉药物单独麻醉的方法更为安全，7 天内的死亡率更低。随着新型静脉麻醉药的不断涌现，不仅使麻醉科医师有了更多的选择，而且多种药物的合理应用使现代麻醉也更为安全。而合理复合用药不仅需要麻醉科医师了解各个麻醉药物的药效动力学和药代动力学特性，还应掌握各药物复合应用时在药效和药代方面可能存在的相互作用。

本章介绍目前临床应用的主要非阿片类静脉麻醉药。

第二节 丙 泊 酚

一、历史

丙泊酚，又名异丙酚(propofol，disoprofol，diprivan)，是目前最常用的静脉麻醉药。在 20 世纪 70 年代初期人们就对具有催眠作用的各种苯酚衍生物进行了研究并开发出 2,6- 双异丙基酚。1977 年 Kay 与 Rolly 首次报道了丙泊酚用于麻醉诱导的临床试验，确认丙泊酚可作静脉诱导药物。此后，各类临床研究报告逐年增多，对其药效动力学与药代动力学进行了系统而深入的研究，大量的文献结果为丙泊酚临床推广应用奠定了坚实的理论基础。

丙泊酚临床作用特点是起效迅速，作用时间短，苏醒迅速而完全，持续输注后无蓄积，这些均为其他静脉麻醉药所无法比拟。目前广泛用于麻醉诱导、麻醉维持和各类无痛诊疗技术，也常用于手术后与 ICU 病房的镇静。

二、理化性质

丙泊酚化学名称为 2,6- 双异丙基酚(2,6-diisopropyl phenol)。从化学结构看(图 29-1)，此药与已知的任何一类静脉麻醉药均不同。

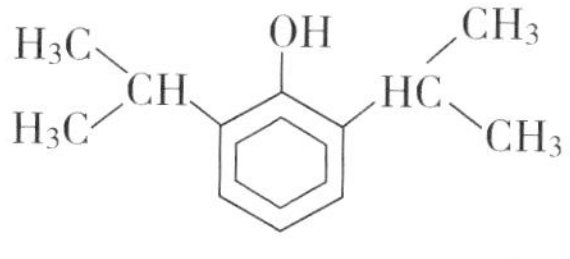

OH
H_3C CH CH_3
H_3C HC CH_3

图 29-1 丙泊酚的化学结构

丙泊酚为烷基酚的衍生物，具有高脂溶性，室温下为油状，不溶于水。此药没有酚的局部麻醉与腐蚀作用。早期临床制剂为聚氧乙基蓖麻油溶液(cremophor EL)，因过敏反应与此种溶媒有关，故现改为乳剂。目前临床常用丙泊酚制剂内含 1% 丙泊酚(W/V)、10% 大豆油(W/V)、2.25% 甘油(W/V)、1.2% 纯化卵磷脂(W/V)。在美国还加入 0.005% 依地酸二钠(disodium edentate),作为细菌生长的抑制剂。在美国,丙泊酚还有另一种配方,其中含有焦亚硫酸盐作为抗菌剂。在我国和欧洲,还有浓度为 2% 的配方及含有中、长链甘油三酯混合物的配方,此配方在减轻静脉刺激和减少机体脂代谢紊乱方面具有优势。目前临床应用的各类丙泊酚制剂为白色乳状液体,pH 值 7.0,稍有黏性,易于注射,在室温下稳定,对光不敏感。安瓿以氮气密封,使用前应振荡混匀,不推荐与其他药物混合静脉注射。如果需要静脉注射低浓度丙泊酚,可用 5% 葡萄糖水溶液稀释。应在 25℃环境下保存,不宜冰冻。

三、药代动力学

关于丙泊酚在不同剂量单次注射及连续输注后的药代动力学研究众多,数据结果也不尽相同。总体来说,可按二室及三室药代动力学模型进行描述。

单次静脉注射丙泊酚后,由于在体内迅速再分布,以及代谢与排泄,全血丙泊酚药物浓度很快下降。静脉注射诱导剂量 2mg/kg,达到麻醉时的血药浓度为 2~5μg/ml,当血药浓度下降为 1.5μg/ml 以下时患者开始苏醒。丙泊酚的初期分布半衰期为 2~8 分钟,应用二室模型的研究显示,消除半衰期为 1~3 小时不等。但根据丙泊酚的特性,此药更适合于按三室模型描述,其初期与慢相分布半衰期分别为 1~8 分钟与 30~70 分钟,消除半衰期为 4~23.5 小时。消除半衰期长说明存在一个灌注有限的深部房室,从而导致丙泊酚返回到中央室的速度缓慢。由于丙泊酚能在中央室快速消除,而从深部房室反流回中央室缓慢,因此药从深部房室缓慢反流时,对丙泊酚浓度的初期快速降低影响很少。

连续输注不同剂量的丙泊酚,其消除半衰期为 4~7 小时,清除率为 20~30ml/(kg·min),此数字超过了肝血流量,提示丙泊酚有肝外代谢。中央室的分布容积为 20~40L,稳态表观分布容积(VD_{SS})为 2~10L/kg。其与其他临床用静脉麻醉药的药代动力学参数的比较见表 29-1。从这些参数对比来看,并不能很充分地解释丙泊酚的临床作用特点。近十几年来,人们在研究静脉麻醉药物持续输注的药代动力学参数与麻醉恢复的相关性时,发现静脉输注时量相关半衰期(context sensitive half-time)更能客观准确地反映临床实际。所谓时量相关半衰期是指在静脉连续输注过程中,在任何时点停止输注,血浆药物浓度下降一半所需要的时间。这一参数数值与单次注射后所测得的半衰期不同,随输注的时间不同可能会有所变化,故其更能准确反映临床麻醉的实际情况。研究显示,静脉连续输注丙泊酚时,随输注时间的延长,其时量相关半衰期并不呈现显著的增加,这就可以解释:即使长时间输注丙泊酚进行麻醉维持,停药后患者仍可以较迅速地清醒。有报道指出,连续输注丙泊酚 8 小时,其静脉输注时量相关半衰期短于 40 分钟。因为丙泊酚镇静与麻醉时,苏醒所需要的血药浓度降低一般小于 50%,所以即便延长输注时间也能很快苏醒。

表 29-1　常用静脉麻醉药的药代动力学参数

药物	消除半衰期(h)	清除率[ml/(kg·min)]	稳态分布容积(L/kg)
丙泊酚	4~7	20~30	2~10
依托咪酯	2.9~5.3	18~25	2.5~4.5
氯胺酮	2.5~2.8	12~17	3.1
右美托咪定	2~3	10~30	2~3
咪达唑仑	1.7~2.6	6.4~11	1.1~1.7
地西泮	25~50	0.2~0.5	0.7~1.7
硫喷妥钠	7~17	3~4	1.5~3
甲乙炔巴比妥钠	2~6	10~15	1.5~3
氟哌利多	1.7~2.2	14	2.0

丙泊酚具有很强的亲脂性,注入体内后能迅速而广泛地从血液分布到各器官和身体各部位的组织中。开始时为快速分布相,继而为快速中间相,最后为缓慢地消除。在分布后的时相,丙泊酚浓度很快下降,其平均消除相半衰期($t_{1/2}\beta$)为 35~45 分钟。所有患者均出现缓慢的终止相,此相反映丙泊酚从血流灌注缺乏区域如脂肪组织向血液回流再排出体外的过程。丙泊酚到达峰效应的时间平均为 92 秒,故其起效很快。

丙泊酚的药代动力学参数受诸如性别、年龄、体重、伴发疾病及同时所用药物的影响。丙泊酚的分布容积和清除率女性高于男性,但二者消除半衰期相似。老年人清除率下降,但中央室容积变小。儿童中央室容积较大(50%),清除率较快(25%)。

3岁以上儿童，其分布容积和清除率应按体重进行调整。3岁以下儿童，其药代动力学参数也与体重呈一定比例，但是与成人和年长儿童相比，其中央室及全身清除率均较高。这一发现可解释此年龄段丙泊酚所需剂量增加的现象。上述药代动力学参数的变化也可解释儿童期丙泊酚剂量需求的增大。基于脑电图(EEG)抑制(与意识消失密切相关)计算出丙泊酚血浆药物浓度和脑电图效应之间的平衡半衰期为2.5分钟。达峰效应时间为90~100秒。丙泊酚脑电图效应起效时间似乎与年龄无关。但是，若以收缩压作为测量指标，其起效时间更慢(延长1倍)，并随年龄增大而增加。

心输出量和肝脏血流对丙泊酚的药代动力学和药效均有显著影响。丙泊酚麻醉时，心输出量下降、肝血流减少，从而使药物室间的清除与肝脏自身的清除减少。心输出量的变化可影响丙泊酚单次注射和恒速输注时的血药浓度。心输出量增加，丙泊酚血药浓度则降低，反之亦然。在出血性休克模型中发现，休克代偿期丙泊酚的血药浓度可增加20%；而达失代偿性休克后，血药浓度可更显著而快速地升高。此外，在体外循环下行冠状动脉搭桥手术时，丙泊酚药代动力学参数会出现变化。在体外循环转流时，中央室容积增加、初期清除率加快，故在开始转流初期，丙泊酚输注速度应适当增加，才能使丙泊酚血药浓度维持在转流前的水平。

丙泊酚与阿片类药物，包括芬太尼、阿芬太尼、舒芬太尼及瑞芬太尼等复合应用，是近二十年来最常用的静脉麻醉组合。丙泊酚与阿片类药物合用时，在诱导意识消失和抑制手术刺激所致反应方面均显示明显的协同，它们在药代动力学方面的相互影响，可能是其协同作用的原因之一。关于阿片类药物对丙泊酚药代动力学参数的影响有较多的临床及基础研究。有许多研究显示，阿片类药物明显影响丙泊酚的分布与消除过程。阿芬太尼在400ng/ml的血浆浓度可使患者血浆丙泊酚浓度增加20%，这可能与阿片类药物减少丙泊酚最初的肺摄取量有关。相对应的是，丙泊酚也可增加阿芬太尼的血浆浓度。芬太尼同样可引起丙泊酚的药代动力学变化。静脉注射芬太尼0.1mg，使丙泊酚分布容积和消除减少40%，从而使其血浆水平上升，但并不改变其半衰期。对人肝细胞的离体研究发现，丙泊酚可剂量依赖性地抑制舒芬太尼和阿芬太尼的酶解过程。这些都是丙泊酚与阿片类药物存在药代动力学相互作用的证据。但是，也有报告指出单次静脉注射丙泊酚与芬太尼时，后者并不改变前者的药代动力学参数。进一步的研究发现，在芬太尼给药后立即给予丙泊酚，猫的肺脏对丙泊酚的摄取量可降低30%，若在3分钟后给予则不受影响。故而，用药时机不同可能是以上一些研究结果存在差异的原因。

丙泊酚在血药浓度为0.1~20μg/ml范围内，药物与白蛋白的结合率达95%。肝脏病患者的稳态分布容积与中央室容积可能较大，消除半衰期稍延长。一定程度肝肾功能受损者，丙泊酚的清除不受影响，提示肝脏代谢此药的能力很强，并存在有肝外代谢部分。丙泊酚在肝内与葡糖苷酸和硫酸盐通过共轭作用，很快代谢为水溶性的化合物而经肾脏排泄，以原型从尿排出不足1%，随粪便排泄仅2%。丙泊酚的代谢产物无药理学活性，故适合于连续输注法静脉给药。肾脏疾病不影响丙泊酚的药代动力学。研究显示，丙泊酚的清除率超过肝血流量，成为其有肝外代谢的佐证之一；另外，肝移植手术时无肝期丙泊酚药代动力学的研究结果，也基本确认此药存在肝外代谢。体外试验发现人体肾与小肠的微粒体可形成丙泊酚葡糖苷酸。丙泊酚对细胞色素P-450有抑制作用，从而会影响依赖此酶药物的代谢。丙泊酚的代谢与排泄很快，故苏醒期迅速而完全。

四、药理作用

(一) 作用机制

丙泊酚主要是一种催眠剂，其确切的作用机制可能与γ-氨基丁酸(GABA)A受体的β亚基相关。丙泊酚通过与$GABA_A$受体的β亚基结合增强GABA诱导的氯电流，从而产生催眠作用。$GABA_A$受体跨膜区域$β_1$(M286)、$β_2$(M286)、$β_3$(N265)亚基上的位点对丙泊酚的催眠作用至关重要。α亚基和$γ_2$亚型似乎也参与调控丙泊酚对GABA的作用。丙泊酚还可以作用于海马的$GABA_A$受体，抑制海马和前额叶皮质释放乙酰胆碱，有人推测这与丙泊酚的镇静作用相关。另外，研究还显示丙泊酚具有较弱的士的宁(strychnine)敏感甘氨酸受体作用，通过中枢这另外一个重要的抑制性氨基酸受体系统而发挥一定的作用。对其他可能的受体机制尽管研究众多，但均非确定：包括中枢$α_2$肾上腺素能受体系统、胆碱能受体系统以及兴奋性氨基酸N-甲基-D-门冬氨酸(NMDA)受体系统等。同其他全身麻醉药一样，丙泊酚的催眠作用为压力逆转性，其麻醉效能与辛醇 / 水分布系数相关。

（二）中枢神经系统

丙泊酚对中枢的作用主要是催眠、镇静与遗忘，也可产生短暂而轻度的镇痛。给予 2.5mg/kg 静脉注射后，一个臂 - 脑循环时间即迅速起效，90~100 秒达到最大效应，催眠作用时间为 5~10 分钟。亚催眠剂量的丙泊酚可用于诊断和治疗中枢性疼痛，但对神经病理性疼痛无效。在外科手术或有创操作过程中，采用静脉推注泵持续静脉推注丙泊酚，可维持良好而稳定的镇静催眠状态。在良好的神经及椎管内阻滞或无疼痛刺激的情况下，静脉输注使丙泊酚血药浓度大于 2μg/ml 可达到良好的镇静效果。但如果单独使用丙泊酚，即使在更高的浓度，也不能保证所有患者均获得充分的遗忘。如果需获得充分的遗忘，尚需复合其他药物，如苯二氮䓬类药物和吸入麻醉药等。短小外科手术时，丙泊酚麻醉后患者在苏醒期会发生情绪变化，但较硫喷妥钠轻微。丙泊酚苏醒后患者常有安宁和舒适感，这也是患者易于接受丙泊酚麻醉的重要原因。少数患者麻醉后出现幻觉、性幻想与角弓反张等不良反应。肌阵挛现象较硫喷妥钠麻醉后多，但较依托咪酯或甲己炔巴比妥钠少。

麻醉后脑电图的变化与其他静脉麻醉药相似。静脉注射丙泊酚 2.5mg/kg，然后连续输注时脑电图初期为 α 节律增加，继之为 γ 和 θ 频率，快速输注时可出现暴发性抑制。脑电图功率分析显示诱导后振幅增加，此后在血药浓度 3~8μg/ml 时无改变。血药浓度高于 8μg/ml 时，振幅明显降低，并有暴发性抑制。双频谱指数（BIS）反映中枢镇静的程度，此指数与血药浓度相关良好，麻醉前清醒患者 BIS 一般在 90 以上，麻醉加深时可降至 0。BIS 值在 63 与 51 时，分别有 50% 与 95% 的患者对语言指令无应答。而当 BIS 值为 77 时，95% 的患者无回忆。丙泊酚麻醉时 BIS 值的变化曲线与异氟烷、咪达唑仑的曲线大致相同。丙泊酚可使躯体感觉诱发电位的早期成分振幅降低，P40 和 N50 成分潜伏期小幅度延长。与其他静脉麻醉药一样，丙泊酚对脑干听觉诱发电位无影响，但潜伏期延长，并可使皮质的中潜伏期听觉电位振幅降低。研究显示清醒患者进入无应答状态后听觉诱发电位指数可有突发性变化；而 BIS 指数不同，在给丙泊酚后随着镇静程度的加深与神志逐渐消失，BIS 指数逐渐下降。

丙泊酚的抗惊厥作用尚有争议。早期研究提示丙泊酚对小鼠既不能导致惊厥，也无抗惊厥作用。但近年来的研究发现，多动物模型均显示丙泊酚具有剂量依赖性的直接抗惊厥效应，同时丙泊酚还可用于处理癫痫发作。丙泊酚在电休克治疗后也可引起体动和脑电图癫痫发作。丙泊酚可导致癫痫大发作，但丙泊酚可用于神经外科癫痫灶的皮质定位。尽管有关于丙泊酚多次麻醉或长时间输注（持续数日）后发生耐受的报道（发生率极低，约 1 : 50 000），但是尚无患者一次麻醉后即出现急性耐受。除耐受外，还有丙泊酚成瘾的报道。最近发现丙泊酚可有效地治疗慢性顽固性头痛，但成熟的治疗方案有待进一步摸索。

临床研究显示，丙泊酚可降低脑血流、颅内压和脑代谢率。对颅内压正常与升高的患者，丙泊酚均可降低颅内压，这对颅内手术有利。颅内压正常者，麻醉后颅内压的降低（30%）与脑灌注压稍下降（10%）有关。由于丙泊酚可使颅内压升高患者的脑灌注显著下降而降低颅内压（30%~50%），因此可能对机体并非有益。适量丙泊酚复合小剂量芬太尼可消除气管内插管时反应性颅内压升高。输注丙泊酚时，脑血管对 CO_2 的正常代偿性反应与自动调节功能尚存在。丙泊酚可使脑氧代谢率（cerebral metabolic rate of oxygen，$CMRO_2$）降低 36%。若同时吸入 0.5% 的恩氟烷，丙泊酚仍可使 $CMRO_2$ 降低 18%，而乳酸和葡萄糖代谢不变。丙泊酚是否有神经保护作用仍存在争议。在大鼠不完全缺血模型中，致暴发性抑制剂量的丙泊酚与芬太尼相比可显著改善神经系统预后，并减轻脑组织损伤。丙泊酚对急性缺血性损伤也具有同氟烷或硫喷妥钠相同程度的脑保护作用。同输注脂肪乳的清醒对照组相比，缺血性损伤后即刻或 1 小时后输注镇静浓度的丙泊酚均可显著减少梗死面积。丙泊酚的神经保护作用可能与减轻缺血性损伤对三磷腺苷（ATP）、钙、钠和钾的影响，以及抑制脂质过氧化的抗氧化作用有关。不过丙泊酚预处理对局灶性缺血性损伤并无保护作用。另有研究结果认为在脊髓损伤模型中，丙泊酚在损伤后 1 小时仅能减轻脂质过氧化，而硫喷妥钠还能改善超微结构。多项研究显示，3 岁以下儿童以及胎儿发育期特别是孕晚期多次或长时间应用丙泊酚可能对大脑发育产生不良影响。值得注意的是，用丙泊酚对分离培养的新生大鼠皮质进行处理，3 天后胶质细胞和 GABA 能细胞死亡，但是完整的海马切片用丙泊酚处理7天却无损害。同样,动物实验还显示丙泊酚对神经发育的影响可能起着双重的作用,在一定合理的浓度范围内,丙泊酚对神经元可能起到保护作用,而一旦超出浓度范围即可产生明显的毒性作用。而虽然有研究显示丙泊酚可通过降低 $CMRO_2$ 等作用具有脑保护作用,但由于其对循环系统的抑制性作用,因此,临床上对于将丙泊酚用于循环骤停后脑复苏的治疗尚存有顾虑。

丙泊酚能快速使眼压降低30%~40%,较硫喷妥钠降低眼内压的作用更为明显。因此,可用于预防琥珀胆碱与气管内插管时眼压升高。丙泊酚引起脑电图暴发性抑制时,动静脉氧含量差的测量结果显示脑组织代谢仍可维持正常的自主调节。

丙泊酚有两种药理作用值得关注,即止吐作用和产生安宁感。丙泊酚可增加伏核的多巴胺浓度(常见于药物滥用)。丙泊酚的止吐作用可能与其作用于GABA受体,降低极后区的5-羟色胺水平有关。

越来越多的证据表明丙泊酚具有镇痛作用。丙泊酚的镇痛作用的机制可能与体内 $GABA_A$ 受体有关,并且脊髓的δ阿片受体也参与其镇痛作用的产生。脊髓在丙泊酚的镇痛作用可能起到了重要的作用。丙泊酚0.25mg/kg静脉注射后可以显著提高对急性疼痛的耐受。但丙泊酚对慢性疼痛的作用还有待于进一步的研究。

对语言指令反应消失的丙泊酚稳态血浆药物浓度(C_{P50})为2.3~3.5μg/ml。切皮时抑制体动的丙泊酚 C_{P50} 为16μg/ml。芬太尼或舒芬太尼等阿片类药物可显著降低丙泊酚抑制切皮体动的 C_{P50}。小手术术中所需丙泊酚血药浓度(复合66%氧化亚氮)为1.5~4.5μg/ml,大手术为2.5~6μg/ml。血药浓度降至1.6μg/ml以下时通常患者可清醒,1.2μg/ml以下则可恢复定向力。但是,若血中丙泊酚与效应部位达到平衡,清醒所需血药浓度(2.2μg/ml)则更接近于对语言指令反应消失的血药浓度。影响麻醉所需丙泊酚的血药浓度的因素包括患者年龄、BMI值等因素,通常随年龄的增加麻醉所需的 C_{P50} 会显著降低,而肥胖患者麻醉所需的 C_{P50} 也较正常体重患者低。

(三)呼吸系统

诱导剂量的丙泊酚可引起呼吸暂停,发生率和持续时间取决于给药剂量、注射速度和合并用药情况。丙泊酚对呼吸的影响与硫喷妥钠相似,注药后先有瞬间的呼吸急促,然后呼吸呈轻度抑制,呼吸减浅、变慢,潮气量、每分通气量和脉搏氧饱和度(SpO_2)均稍下降。这种呼吸抑制持续时间很短便可恢复正常的呼吸,一般不用处理。有25%~30%的患者在麻醉诱导后会出现呼吸暂停,若与阿片类药并用,呼吸暂停时间能长达30秒以上,且发生的机会增多,对此应引起重视。因此,即使短小手术麻醉如人工流产、内镜检查,亦应备有辅助和控制呼吸的相关设备。静脉持续输注丙泊酚100μg/(kg·min)时,呼吸频率增加20%,潮气量减少40%,而分钟通气量变化不定。输注速度加倍时[由100μg/(kg·min)增加至200μg/(kg·min)],呼吸频率无进一步改变,而潮气量进一步减少。丙泊酚维持麻醉期间,呼吸对 CO_2 的反应减弱, CO_2 反应曲线的斜度下降,丙泊酚输注速度为100μg/(kg·min)时, CO_2 反应曲线降低58%,与1MAC氟烷对 CO_2 反应性抑制程度相近,与短时间输注硫喷妥钠3mg/(kg·min)相似。若输注速度加倍(假设血药浓度也增高一倍), CO_2 反应性仅继续略微减低;而吸入2MAC氟烷时, CO_2 反应曲线继续降低一半。丙泊酚诱导后,随呼吸的抑制, $PaCO_2$ 很快升高, PaO_2 一般下降不明显。

丙泊酚对慢性梗阻性肺疾病患者有支气管扩张作用,但其扩张支气管作用不如氟烷和氯胺酮。丙泊酚血药浓度较低时可减弱迷走反射引起的支气管收缩,高血药浓度时可减弱乙酰胆碱诱发的支气管收缩。丙泊酚还可能是直接作用于毒蕈碱受体,以及通过产生磷酸肌醇和抑制钙释放从而抑制受体耦联信号转导途径,并最终发挥支气管扩张作用。丙泊酚的支气管扩张作用与其保存剂有关,含有焦亚硫酸盐的丙泊酚不能抑制迷走神经或乙酰胆碱诱发的支气管收缩。

丙泊酚也影响成人呼吸窘迫综合征肺脏的病理生理过程。在脓毒性内毒素血症的动物模型中发现,丙泊酚10mg/(kg·h)可明显减轻氧自由基介导环氧合酶催化的脂质过氧化过程。此外, PaO_2 及血流动力学也可维持接近基础水平。但在临床,丙泊酚的上述有益作用尚未被证实。治疗范围血药浓度的丙泊酚对小鼠巨噬细胞具有保护作用,能防止一氧化氮所致的细胞凋亡和死亡。

在犬的慢性模型中发现,丙泊酚对基础肺血管张力及肺血流无影响;但若肺血管张力处于增加状态,丙泊酚则可增强血管收缩;若用药物降低血管张力,这一收缩影响消失。丙泊酚还可剂量依赖性地减轻缺氧性肺血管收缩的程度,这一点在胸科

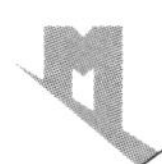

手术等单肺通气的麻醉管理中需予以关注。丙泊酚对肺血管张力的影响可能部分是通过一氧化氮和一种细胞色素P450代谢物(可能是内皮源性超极化因子,EDHF)抑制乙酰胆碱诱导的肺血管舒张而实现的。

诱导剂量的丙泊酚对喉反射有一定抑制作用,故而由气管内插管引起的喉痉挛很少见;并可降低下颚肌群的张力,有利于无肌松剂条件下喉罩和气管内导管置入的操作。

(四)心血管系统

关于丙泊酚用于麻醉诱导和维持对心血管系统产生各种影响的相关研究很多。通常诱导剂量的丙泊酚对心血管系统有明显的抑制,特别在快速静脉推注时,可使动脉压显著下降,其发生概率与程度并不亚于硫喷妥钠。静脉注射丙泊酚2~2.5mg/kg,收缩压下降可达25%~40%,舒张压与平均动脉压的变化也是这样。动脉压的下降与心输出量、心脏指数、每搏指数和全身血管阻力的减少有密切关系。这是由于丙泊酚引起外周血管扩张与直接心脏抑制的双重作用,且呈剂量与血药浓度依赖性。丙泊酚的血管扩张作用则可能与交感神经抑制及对平滑肌细胞内钙移动直接产生影响有关。与等效量的硫喷妥钠相比,丙泊酚的外周血管扩张作用更为明显,所以其降压的程度也较硫喷妥钠显著。在心脏瓣膜病患者,肺动脉压与肺毛细血管楔压也下降,提示动脉压的下降是由于前负荷与后负荷均降低的缘故。

丙泊酚给予诱导剂量后心率变化不明显,是由于其抑制压力感受器反射,从而减弱了机体对低血压的心动过速反应。随着丙泊酚镇静程度的加深,心脏副交感张力也相应下降。此药对窦房结功能和正常房室传导途径的直接作用很小。丙泊酚可剂量依赖性减弱心率对阿托品的反应性。丙泊酚以10mg/(kg·h)输注,阿托品累计剂量达30μg/kg时仅能使20%受试者的心率增加20次/min以上;而无丙泊酚时,则为100%。值得注意的是,有研究发现丙泊酚可抑制房性(室上性)心动过速,因此电生理检查时应避免应用。

在丙泊酚静脉输注麻醉维持阶段,收缩压一般较麻醉前水平低20%~30%。静脉输注100μg/(kg·min)时,全身血管阻力明显降低,甚至可达30%,而心脏指数与每搏指数无改变。若术前给阿片类药、术中复合氧化亚氮,丙泊酚输注速度为54μg/(kg·min)和108μg/(kg·min)维持麻醉时,全身血管阻力无明显降低,而心输出量与每搏量减少。这或许是由于丙泊酚抑制交感神经活性与压力感受器反射被减弱的缘故。在高碳酸血症时,交感神经的反应性较易维持,增加丙泊酚输注速度至108μg/(kg·min),动脉压下降的程度仅稍增加约10%。由于丙泊酚对心肌的抑制与外周血管扩张作用均为血药浓度依赖性,故连续输注对血压的影响较诱导时单次注射轻微。丙泊酚维持麻醉时心率可增加、减慢或保持不变。心肌血流与心肌氧耗量明显减少,提示心肌整体氧供/需能保持平衡。

丙泊酚对心血管系统的抑制作用与患者年龄和注药速度有关。用同样剂量的老年人可发生严重低血压,而青年人则较轻微。缓慢注射时降压不明显,且发生率减少,但麻醉效果减弱。老年人诱导前先给小剂量芬太尼,应酌情将丙泊酚减量,虽在气管内插管时可有呼吸抑制,但可以减轻丙泊酚对心血管的抑制作用,提高临床使用安全性。

(五)肝肾功能

丙泊酚对肝肾功能无影响,麻醉后肝脏酶(天门冬氨酸转氨酶、丙氨酸转氨酶)和血浆碱性磷酸酶均没有明显变化。除钠离子排泄稍减少外,对肾功能无影响。

(六)其他作用

同硫喷妥钠一样,丙泊酚不增强非去极化和去极化肌肉松弛剂的神经阻滞作用,丙泊酚也不影响诱发肌电图和颤搐张力。但是有报道指出,单用丙泊酚即可提供良好的气管插管条件,与其降低下颚肌群张力的作用特性相关。丙泊酚不诱发恶性高热,故有恶性高热病史或恶性高热易感倾向的患者可以应用。

单次静脉注射或连续输注丙泊酚不影响皮质甾体的合成,也不改变机体对ACTH刺激的正常反应,故重复应用对肾上腺皮质功能无影响。

乳剂配方的丙泊酚也不影响肝脏、血液系统以及纤溶功能。但是离体环境中,脂质乳剂本身可减少血小板聚集。还有丙泊酚发生类过敏反应的报告。其中有一部分患者是对丙泊酚而非脂质溶剂发生免疫反应。对丙泊酚发生类过敏反应的患者大部分有变态反应病史。对多种药物过敏的患者应慎用丙泊酚。

小剂量(亚催眠剂量)丙泊酚具有明显的抗呕吐作用。10mg丙泊酚单次注射可有效治疗术后恶心。丙泊酚还可用于治疗顽固性术后恶心呕吐。丙泊酚平均血药浓度0.3~0.4μg/ml时即具有抗呕吐作用。给予负荷剂量丙泊酚 10~20mg 以后再以 10μg/(kg·min)输注即可达到此血药浓度。乳腺手术用丙泊酚维持麻醉预防术后恶心呕吐效果优于昂丹司琼 4mg 静脉注射。麻醉清醒后抗呕吐的效果仍能继续数小时，对癌症化学药物治疗引起的反应性呕吐也有效。丙泊酚的抗呕吐作用与中枢多巴胺 DA2 受体无关，其确切机制尚不明了，可能与其作用于 GABA 受体，降低极后区的 5- 羟色胺水平有关。此外，小剂量丙泊酚可治疗胆汁性瘙痒，还可用于治疗椎管内阿片类药物引起的瘙痒，疗效与纳洛酮相同，但也有研究未发现丙泊酚具有止痒作用。丙泊酚可剂量依赖性降低血管收缩的体温调节阈值，但不影响出汗阈值。

丙泊酚可降低多形核白细胞趋化性，但不影响其黏附、吞噬及杀伤作用。丙泊酚可抑制多形核白细胞对金黄色葡萄球菌和大肠埃希菌的吞噬和杀伤作用。有作者认为这些发现与应用丙泊酚可使全身性严重感染增多密切相关。值得注意的是，在发生上述感染的医院，对打开的丙泊酚安瓿和装有丙泊酚的注射器进行有害微生物培养均呈阳性，故而也不能排除药物污染所产生的影响。因丙泊酚的溶剂脂肪乳是良好的培养基，在使用操作中，应严格遵守无菌操作规程。在丙泊酚制剂中加入依地酸二钠或焦亚硫酸盐可抑制细菌生长。

丙泊酚的药理学特点与其他常用静脉麻醉药的比较见表 29-2。

表 29-2 常用静脉全身麻醉药的主要特点($\bar{X}\pm SD$)

	丙泊酚	硫喷妥钠	氯胺酮	依托咪酯
理化性质				
水溶性	–	+	+	+
溶液稳定	+	–	+	+
保存期长	+	–	+	+
注射痛	++	–	–	++
静脉血栓少	–	+	+	–
药效学				
快速起效	+	+	–	+
诱导期				
兴奋	+	–	+	+++
呼吸并发症	+	–	–	–
呼吸抑制	++	++	+	–
循环抑制	++	+	–	+
镇痛	–	–	++	–
抗镇痛	–	+	–	?
与肌松药作用	–	–	–	–
术后呕吐	–	–	++	+
苏醒期谵妄	–	–	++	+
药代学				
苏醒原因				
再分布	+	+	+	+
代谢	+			+
蓄积	–	++	–	–
$T_{1/2}\beta$(h)	4~7	11.6 ± 6.0	2.5~2.8	2.9~5.3
Cl(ml/(kg·min))	20~30	3.4 ± 0.5^{cle}	12~17	18~25
Vdss(L/kg)	2~10	2.5 ± 1.0	3.1	2.5~4.5

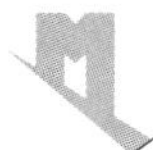

3

五、临床应用

（一）麻醉诱导

丙泊酚是目前临床最为常用的麻醉诱导用药，也常用于麻醉维持。丙泊酚的诱导剂量为1~2.5mg/kg。决定诱导剂量的因素包括年龄、体重和血容量等；另外，术前用药也是至关重要的决定因素。在之前未使用可增强丙泊酚药理作用药物的成人患者，丙泊酚的 ED_{95} 为 2~2.5mg/kg；而由于药物之间的协同作用，使用苯二氮䓬类药或阿片类药可使丙泊酚的诱导剂量大为减少。如0.02~0.04mg/kg 的咪达唑仑，可使丙泊酚的麻醉诱导剂量降低 50%~65%。按公斤体重计算，小儿及儿童的麻醉诱导所需量高于成人，而且不同年龄段间也存有差异，一般来说，其 ED_{95} 为 2~3mg/kg。为避免血药浓度快速升高对循环的抑制，尽量减少低血压的发生率，对于一般情况差、循环不稳定或心脏外科患者，除在容许范围内给予充分的容量负荷外，丙泊酚的使用应强调缓慢、分次、小剂量给药（10~30mg 或输注）直至患者意识消失。如采用计算机辅助靶控输注（TCI）模式进行诱导，在这类患者还是推荐使用血浆靶浓度控制模式；如采用靶位浓度控制模式，则应选择梯度递增的方式，初浓度可设为 1.0μg/ml 或 1.5μg/ml，然后再以 0.5μg/ml 为梯度，逐渐增加浓度，直至意识消失。将丙泊酚稀释至 0.5mg/ml 行静脉推注，也可减轻诱导时血流动力学的波动。目前临床也常将依托咪酯与丙泊酚联合应用于麻醉诱导，两者合用后即可避免独自应用时可能发生的注射疼、肌阵颤等副作用，同时诱导时循环更平稳。

（二）麻醉维持

丙泊酚静脉持续注射（TCI 模式或恒速注射模式）维持麻醉，是目前国内较为常用的麻醉维持方法之一。由于缺乏镇痛作用，丙泊酚静脉麻醉常需复合其他药物使用，包括阿片类药物（芬太尼、舒芬太尼、阿芬太尼及瑞芬太尼等）、氧化亚氮、挥发性吸入麻醉药等。持续静脉注射的模式可采用微量泵持续推注或连续静脉滴注。在短小手术也可在麻醉诱导后间断静脉推注维持麻醉。连续输注或滴注时，如未复合或只少量复合其他药物，其维持剂量一般为 100~200μg/（kg·min），需根据手术刺激反应随时调整注药速度；采用 TCI 模式时，靶浓度应在 3~6μg/ml。如复合其他麻醉药物，丙泊酚的维持剂量应根据复合药物的种类、剂量等酌情减少，可至 50~150μg/（kg·min）或 2~4μg/ml。

单纯使用丙泊酚麻醉时，麻醉后苏醒很快，而且定向力恢复较完全。但需注意，复合使用其他药物时，会不同程度的影响患者的复苏。如前所述，由于丙泊酚具有抗呕吐作用，其麻醉后恶心、呕吐发生率显著减少，丙泊酚复合阿片类药物全凭静脉麻醉与异氟烷麻醉相比，术后 72 小时恶心呕吐发生率可降低 15%~20%。

丙泊酚静脉麻醉用于短小的体表手术、介入治疗时，由于其具有的苏醒快、恶心呕吐发生率低等特点，优势尤其明显。加之其定向力恢复完全而迅速，目前已成为门诊各项无痛诊疗技术的首选麻醉药物之一。在某些疼痛刺激偏强的诊疗中，复合适量阿片或者非阿片类镇痛药物便可获得满意的临床效果。丙泊酚的临床应用貌似简单及安全，使得许多人轻视了它管理的难度和风险。某些国家已通过相应的法规，同意非麻醉科医师的医务人员在临床中应用丙泊酚。在我国，目前仍仅限于麻醉科医师应用此药物。在诸多特殊人群，如有睡眠呼吸暂停综合征的患者及老年危重患者，即使是进行类似无胃痛肠镜检查等简单的操作也具有较大风险。也需对丙泊酚应用中可能出现的种种风险制定相应的预案，对可能采取的处理措施均应进行系统而良好的培训。

心脏手术亦可应用丙泊酚进行麻醉诱导和维持麻醉。心脏手术麻醉诱导一般会给予大剂量的阿片类镇痛药，因此诱导时需减少丙泊酚的剂量并缓慢注射以维持循环的稳定；麻醉维持中，输注速度可在 50~200μg/（kg·min）范围内逐渐调节，同时间断按需追加阿片类药物。良好的用药方法可获得满意的血流动力学稳定效果。文献显示，丙泊酚 / 阿片类药物复合麻醉在血流动力学可控性和缺血性事件发生率上，与其他以阿片类药物为主的麻醉相类似。在类似心脏疾患等循环功能不稳定的患者，如使用丙泊酚为主的麻醉维持，术中推荐应用麻醉 / 镇静深度监测。因在此类患者，临床上往往以降低丙泊酚的使用速率或浓度为代价，以获得循环功能的稳定。这有时就使得麻醉 / 镇静的深度偏浅而达不到充分的遗忘。而适当的麻醉 / 镇静深度监测，如应用脑电双频谱指数（bispectral index，BIS）监测，可指导调控丙泊酚的用药量和用药速率，在达到满意而恰当的临床麻醉 / 镇静深度同时，避免麻醉偏浅导致的术中知晓和麻醉偏深带来的循环功能抑制。

（三）镇静

丙泊酚镇静广泛应用于重症监护室（ICU）患者的机械通气。连续输注丙泊酚镇静，镇静深度易于调节，一般输注达 30μg/（kg·min）以上便能使记忆消失。而且无论输注时间长短，停药后苏醒迅速。有报道在 ICU 用丙泊酚镇静 4 天的患者仅需 10 分钟即可恢复意识。在镇静 1 天和镇静 4 天的患者，不仅其镇静所需丙泊酚血药浓度相近，而且苏醒时的血药浓度也相近；另外，其苏醒速度和血药浓度下降速度均相似。这些均提示机体未出现丙泊酚的蓄积和耐受。与单纯应用咪达唑仑行 ICU 患者镇静相比，丙泊酚苏醒更快、可控性更强，有利于按需早期拔除气管内导管及恢复呼吸道的保护性反射。在 ICU 较长期的镇静中，也有建议将小量咪达唑仑与丙泊酚联合使用，这样即可进一步降低丙泊酚的使用剂量，减少某些不良反应的发生率，又可保留单纯丙泊酚镇静所具有的诸多优点。

随着舒适化医疗的推进，丙泊酚镇静也多用于手术患者的局部麻醉、神经阻滞麻醉以及椎管内麻醉等的辅助镇静，其所需输注速度为 30~60μg/（kg·min）；靶控输注时，其所需靶浓度为 1~3μg/ml，仅为全身麻醉所需速率或靶控浓度的 1/2 或更少。老年患者（超过 65 岁）和病情较重患者所需输注速度或靶控浓度显著降低，应按个体化原则调节输注速度，或者在脑电双频指数监测下进行。丙泊酚也可用于手术后患者自控镇静，但用于心脏或其他大手术后以及老年人术后镇静，丙泊酚的剂量应酌减。

六、不良反应和禁忌证

（一）低血压

较常见于麻醉诱导时，老年患者、麻醉诱导前合用阿片类药物、循环容量不充分以及用药速度过快等，均易诱使出现低血压。临床上常采用小剂量缓慢滴定式给药、诱导前补足循环血容量等方法来减轻动脉压的下降程度。诱导时，在给予丙泊酚之前先给予一定量的依托咪酯，不仅可以减轻注射丙泊酚引起的注射痛，还可以减轻诱导时的循环波动。

（二）呼吸暂停

诱导剂量的丙泊酚可引起呼吸暂停，报道的呼吸暂停发生率为 25%~30%。发生率和持续时间取决于给药剂量、注射速度和合并用药情况。合用阿片类药物可明显增加呼吸暂停的发生率，并可延长呼吸暂停的时间，使呼吸暂停长达 30~60 秒及以上。这一点在丙泊酚复合阿片类药物用于无痛诊疗技术中尤应予以注意，用药前充分吸氧以使机体达到充分氧合可增强机体对呼吸暂停的耐受。短暂的呼吸暂停后，机体可恢复正常的呼吸状态。但需注意上呼吸道通畅，应及时纠正如舌根后坠导致的呼吸道梗阻等情况。

（三）静脉刺激致注射痛甚或血栓性静脉炎

注射痛尤见于小静脉，发生率较水剂依托咪酯低或相同，但比硫喷妥钠和乳剂依托咪酯高。选用较粗的静脉、预先注射利多卡因或芬太尼以及在丙泊酚药液中加入利多卡因均可减少注射疼痛的发生。不过后一措施可能会影响制剂的稳定性。新近上市的以中长链甘油三酯为辅剂的丙泊酚中长链脂肪乳注射液也可大大降低注射痛的发生。丙泊酚误入动脉或血管外不会造成肢体坏死或组织损伤。

（四）肌阵挛

总体发生率低，但发生率高于硫喷妥钠，低于依托咪酯。目前临床上也有将丙泊酚与依托咪酯联合应用，一方面依托咪酯可以降低丙泊酚的注射痛和循环抑制作用，另一方面丙泊酚可以减轻依托咪酯引起的肌阵挛的发生。尽管丙泊酚也具有抗惊厥作用，极个别患者仍可出现惊厥发作。

（五）过敏反应

尽管极其少见，但目前临床所用丙泊酚制剂存在过敏反应，包括对乳剂过敏和对丙泊酚本身过敏。在有对其他药物或物质过敏病史的患者，应用丙泊酚时更需谨慎观察，及时防治可能出现的过敏反应。对丙泊酚注射液有过敏史者，为其禁忌证。

（六）丙泊酚输注综合征（propofol infusion syndrome，PRIS）

是极为罕见的不良反应，但可危及生命。1992 年有几例儿童因上呼吸道感染行机械通气时应用丙泊酚镇静发生死亡的报道，定义为丙泊酚输注综合征，之后在成年危重患者及超级病态肥胖患者中也有报道。多发生于丙泊酚输注速度超过 80μg/（kg·min），并且输注时间超过 48 小时的患者。临床表现主要为心肌病伴急性心功能衰竭，同时伴有代谢性酸中毒、骨骼肌病、高钾血症、肝大和脂血症等某项或全部症状。现有证据表明该综合征可能是由于游离脂肪酸进入线粒体过程受抑制以及线粒体呼吸链功能障碍引起游离脂肪酸代谢障碍所致。PRIS 的高风险因素包括：①在易感患者危重疾病期间代谢应激和高能量需求的组合；②低碳水化合物供应，特别是儿童；③高脂肪供给，如丙泊酚乳剂中大豆油和蛋清。

第三节 巴比妥类药

一、历史

巴比妥类药(barbiturates),特别是硫喷妥钠,曾经是最常用的静脉麻醉药,现临床应用渐少。Fischer与 von Mering 于 1903 年合成了第一个具有镇静作用的巴比妥类药—二乙基巴比妥酸(diethylbarbituric acid),其作为口服镇静剂,作用时间长,在临床得以应用。此后近 30 年间,陆续出现了许多催眠性巴比妥类药,包括数种可静脉注射用药物,但均因各种缺陷,限制了它们在临床的广泛应用。

巴比妥类静脉麻醉药的实际临床应用始于1932年,Weese和Scharpff将环己巴比妥钠(sodium hexobarbital)作为静脉麻醉药应用于临床。此药尽管有兴奋性副作用,但起效快、持续时间短的优势使其在临床占据一席之地。同年合成硫喷妥钠(sodium pentothal)后,在 1934 年由 Water 和 Lundy 首次临床应用。由于硫喷妥钠起效迅速,作用时间短,而且无环已巴比妥钠的兴奋作用,作为静脉麻醉药物,临床应用逐渐得以推广。在临床应用初期,由于对其临床药理学特性缺乏充分认识,低血压、苏醒延迟等不良反应的发生率极高,并多有死亡病例出现,一度被称为"安乐死的理想方法"。随着对其药代动力学的进一步了解,后证实长时间静脉输注巴比妥类药物后药物再分布是导致患者苏醒延迟的主要原因。此后,临床逐步改良硫喷妥钠的使用方法,扬长避短,使其一度成为了所谓"经典静脉麻醉药物"。数十年来,人们虽不断寻找新的巴比妥类药,合成了许多其他巴比妥类衍生物,但临床上无一能超过硫喷妥钠。目前,临床应用的巴比妥类药物,根据单次应用后起效时间和作用持续时间,可分为四类:①超短效类:硫喷妥钠、甲己炔巴比妥钠、硫戊巴比妥钠;②短效类:戊巴比妥钠、司可巴比妥钠、环己巴比妥钠;③中效类:异戊巴比妥钠、烯丙异丙巴比妥钠、仲丁巴比妥钠;④长效类:巴比妥钠、苯巴比妥钠、甲苯比妥钠。需强调的是,所谓超短效药,是此类药物由于再分布使脑内浓度下降,患者清醒。但其后续药物作用的消退,则依赖药物自体内的清除。而这些药物的代谢和清除时间并不亚于长效巴比妥类,故会出现较长时间的嗜睡,精神运动功能恢复也较慢。故称其为速效或超速效药物更为合适。目前,仅有硫喷妥钠、甲己炔巴比妥钠和硫戊巴比妥钠这些超短效类药物作为静脉麻醉药用于麻醉诱导。尽管在我国随着丙泊酚等新型静脉麻醉药的出现,硫喷妥钠逐渐淡出人们的视线,而甲己炔巴比妥钠和硫戊巴比妥钠尚未在国内临床应用。但在北美等地,由于良好的性价比,硫喷妥钠仍为临床非常常用的麻醉诱导用药。本节将以硫喷妥钠为主线,介绍巴比妥类药物的临床药理。

二、理化性质

(一) 构效关系

巴比妥类药是巴比妥酸具有催眠作用的衍生物,巴比妥酸是由丙二酸与脲缩合而成(图 29-2),它本身并无催眠作用。但第 5 位碳(C5)上的两个氢原子、第 1 位氮(N1)上的氢原子或第 2 位碳(C2)上的氧原子被替代后便具有催眠及麻醉作用。C5 上侧链的长度对其作用时间与作用强度有相当影响。

巴比妥类药根据 N1 和 C2 的取代基不同,分为四类:①羟基巴比妥类,又称为氧合巴比妥类,氢原子位于 N1 端,氧原子位于 C2,特点是起效慢、作用持久;②硫代巴比妥类,氢原子位于 N1 端,硫原子位于 C2,脂溶性增高,起效加快,时效缩短,如硫喷

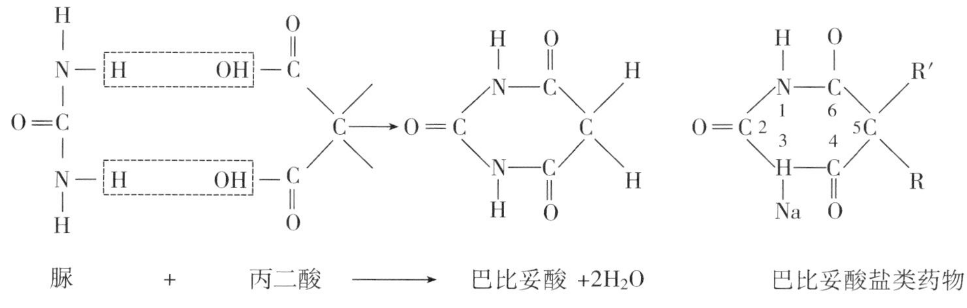

图 29-2 巴比妥酸与巴比妥酸盐类药物

妥钠和硫戊巴比妥钠；③甲基代羟基巴比妥类，甲基位于N1端，氧原子位于C2，起效更快，时效更短，但产生兴奋现象，如甲己炔巴比妥；④甲基硫代巴比妥类，甲基位于N1端，硫原子位于C2，具有明显的兴奋作用，未能在临床推广应用，如甲基硫丁巴比妥钠。上述化学结构式与药效学的关系见表29-3。

表 29-3 巴比妥类静脉全身麻醉药的化学结构与药效的关系

化学分类	1位	2位	药效特点
甲基代巴比妥酸盐	CH_3	O	快速起效，苏醒亦很快，不自主运动发生率较高
硫代巴比妥酸盐	H	S	快速起效，入睡平稳，苏醒亦相当快
甲基硫代巴比妥酸盐	CH_3	S	起效与苏醒均很快，但不自主运动发生率很高，以至难以在临床上应用

C5上的氢原子被羟基或芳香基（即R和R′）替代后形成多种催眠药或麻醉药。在一定限度内，此侧链之一的碳原子数增加时，麻醉效能亦增强，但在体内的稳定性降低，作用时间缩短。硫喷妥钠、硫戊巴比妥与戊巴比妥的一个侧链的碳原子数均为5，其麻醉效能无明显差别。甲己炔巴比妥的一个侧链的碳原子数为6，麻醉效能显著增强，为硫喷妥钠的2~3倍，但作用时间较硫喷妥钠短一半。另外，C5上的两个侧链碳原子数目对催眠效能及作用时间也有密切关系。

现将硫代巴比妥、甲基代羟基巴比妥和甲基硫代巴比妥三类共7种药，按其化学结构及元素替代关系列于表29-4。

（二）化学性质与制剂

巴比妥类药制剂均为相应巴比妥酸的钠盐，加入6%（W/W）无水碳酸钠作为缓冲剂。缓冲剂的作用是在大气的环境下保持巴比妥酸盐溶液为适当的碱性（pH 10~11），碱性可防止药物产生游离酸而沉淀。使用前可用0.9%氯化钠或注射用水配制成2.5%硫喷妥钠、2%硫戊巴比妥钠或1%甲己炔巴比妥钠。而不能用乳酸钠林格注射液稀释，也不能与酸性溶液如诱导时常用的泮库溴铵、维库溴铵、阿曲库铵、阿芬太尼、舒芬太尼与咪达唑仑等相混合。在注入硫喷妥钠后，如自同一静脉再注入肌松药，需间隔30秒，方可避免发生沉淀。

此类药最为常用是硫喷妥钠（thiopental sodium 或 thiopentone sodium），属硫代巴比妥类药物，其化学名称为乙基（1-甲基丁基）硫代巴比妥钠盐［5-ethyl-5-（1-methylbuty1）-2-thiobarbituric sodium］，为淡黄色、非结晶粉末，味苦，有硫臭气味；可溶于水，2.5%~5%水溶液的pH为10.6~10.8，呈强碱性；2.8%水溶液为等渗；安瓿内充以氮气，以避免吸收

表 29-4 巴比妥类静脉全身麻醉药的化学分类和结构

药物名称	化学分类	1位	2位	5R位	5R′位
硫喷妥钠（thiopental）	硫代巴比妥酸盐	H	S	$CH_3—CH_2—$	$—CH(CH_3)—CH_2—CH_2—CH_3$
硫戊巴比妥钠（thiamylal）	硫代巴比妥酸盐	H	S	$CH_2{=}CH—CH_3—$	$—CH(CH_3)—CH_2—CH_2—CH_3$
丁硫巴比妥钠（buthalital）	硫代巴比妥酸盐	H	S	$CH_2{=}CH—CH_2—$	$—CH_2—CH(CH_3)_2$
硫烯丙巴比妥钠（thialbarbital）	硫代巴比妥酸盐	H	S	$CH_2{=}CH—CH_2—$	$—C{<}(CH—CH_2, CH_2—CH_2){>}CH_2$
甲硫硫比妥钠（methitural）	硫代巴比妥酸盐	H	S	$CH_3—S—CH_2—CH_2—$	$—CH(CH_3)—CH_2—CH_2—CH_3$
甲己炔巴比妥钠（methohexital）	甲基代羟基巴比妥酸盐	CH_3	O	$CH_2{=}CH—CH_2—$	$—CH—C{\equiv}C—C_2H_5$
环己巴比妥钠（hexobarbital）	甲基代羟基巴比妥酸盐	CH_3	O	$CH_3—$	$—C{<}(CH—CH_2, CH_2—CH_2){>}CH_2$
甲基硫丁巴比妥钠（methylthiobutabarbital）	甲基硫代巴比妥酸盐	CH_3	S	$CH_3—CH_2—$	$—CH_2—CH_2—CH_3$

CO_2 形成游离酸。水溶液一般可保存 24~48 小时，但在冷藏条件下可保存 1 周。此药具有一定的杀菌与抑菌作用，可能与其 pH 值较高有关。甲己炔巴比妥钠与硫戊巴比妥钠也曾用于临床。

三、药代动力学

（一）分布与清除

巴比妥类药的药代动力学可用生理模型和房室模型描述，近年来后者较受推崇。在生理模型中，巴比妥钠先与中央血容量混合，然后迅速分布至血流灌注丰富但容积小的组织（如脑组织），接着缓慢再分布至低脂肪组织（肌肉），此时诱导剂量的药效消失。在这一模型中，由于脂肪组织灌注率很低以及药物清除缓慢，因此巴比妥类药的脂肪组织的摄取和代谢清除对其诱导剂量药效的消失作用不大。在房室模型中，单次诱导剂量的硫喷妥钠和甲乙炔巴比妥钠也是通过快速再分布而使药效消失，但此模型更可用来解释连续输注硫喷妥钠时苏醒延迟的原因，即药效的消失主要取决于药物被脂肪组织缓慢摄取以及再释放后通过肝脏代谢或清除的过程。长时间输注巴比妥类药时，使用非线性米氏（Michaelis-Menten）方程来计算其药代动力学最为接近。

$$消除速率 = V_{max}\ C/(Km+C)$$

其中，V_{max} 为最大清除率，单位是：浓度 / 时间；C 是药物浓度；Km 是米氏常数，相当于最大清除速率下降一半时的药物浓度。

当大剂量或长时间静脉输注硫喷妥钠，其血药浓度达到或超过 Km 时，消除速率主要取决于机体对药物的代谢能力，而不取决于血药浓度，属于 0 级方程。而当硫喷妥钠血药浓度低于 Km 时，米氏方程可用一级方程描述，即消除速率与硫喷妥钠血药浓度成正比。长期输注硫喷妥钠时，Km 的个体间差异较大，但多数在 50μg/ml。

硫喷妥钠静脉注射后经过一次臂 - 脑循环时间（约 10 秒），便能发挥作用。这是因为此药具有很高的脂溶性，与中枢神经系统有特殊的亲和力，且脑血流丰富的缘故。由于此药脂 / 血分配系数很高，且很少离子化，故易于透过血 - 脑屏障，作用于中枢神经系统。

硫喷妥钠在体内的分布，大致分成三个阶段。静脉注射后很快与中心静脉血混合，首先到达血流灌注丰富的内脏器官。血液灌流量多而组织容量低的脑组织很快与血中高浓度的硫喷妥钠达到平衡，从而有利于迅速进入麻醉状态。第二阶段，由于浓度差，药物经血流再分布于血流灌注少而缓慢，但组织容量大的肌肉、结缔组织、骨骼和皮肤内，使脑中药物浓度迅速减少。这一过程速度很快，以致脑内浓度峰值仅能维持 5 分钟，20 分钟时脑内仅剩 1/10。当肌肉中浓度达高峰时，脑内浓度已显著降低，于是患者表现为很快苏醒。而所谓“超短作用时间”，并非因其在体内迅速破坏或排泄的关系，而是由于再分布的结果，故将硫喷妥钠等称为速效巴比妥类药较为确切。第三阶段为脂肪摄取。脂肪组织血流贫乏，开始时分布极少。药物由内脏器官向肌肉转移时，其含量也随之增多，在 2.5~6 小时浓度达峰值，这时肌肉中浓度反而显著降低。约历 8 小时，体内达平衡时，脂肪含 60%，内脏含 4%，除已代谢外，其余在肌肉等组织内。硫喷妥钠的亲脂性虽很强，但脂肪的血流灌注少，故其含药量在初期并不多，直到中枢神经系统药效减弱时才逐渐升高。储存在脂肪中的硫喷妥钠再缓慢释放出来，使患者苏醒后又有较长时间的睡眠。因此，在计算硫喷妥钠诱导量时，建议肥胖者与同龄正常体重者相同，而不能按绝对体重计算，否则会导致神经和呼吸、循环系统的严重抑制。低血容量的患者，药物在血浆内稀释程度低，又因肌肉血管代偿性收缩，故进入脑内药物浓度高，且向肌肉转移减慢，于是对脑和心脏的抑制加重，故这类患者应限量慎用硫喷妥钠。此药在体内的分布和再分布情况见图 29-3。

采用间断注射或持续静脉滴注硫喷妥钠时，在体内的分布状况与单次静脉注射完全不同。硫喷妥钠在血液、脑和其他器官内的浓度很易达到平衡，却难以从脑和血液内移出。这种变化导致消除减慢，消除半衰期明显延长，所以硫喷妥钠连续滴注时容易过量，且苏醒会显著延迟。硫喷妥钠的静脉输注时量相关半衰期自输注开始就随输注时间而迅速延长。在持续输注剂量达 477~600mg/kg 时，其可延长至 16~30 小时。研究结果显示该药不适用于需要维持较高血药浓度的长时间持续输注。

硫喷妥钠进入血液循环后，72%~86% 与血浆蛋白（主要是白蛋白疏松结合而暂时失去活性。硫喷妥钠与血浆蛋白的结合直接影响其在体内的分布。结合的数量减少，游离者便增多，使药物弥散加快，加速体内分布，促使脑和心肌内的药物浓度升高，导致硫喷妥钠的作用加强，时效延长。硫喷妥钠的结合率受许多因素的影响：在药物相互作用方面，磺胺异噁唑（sulfafurazole）与蛋白结合能力很强，可与硫喷妥钠竞争，使后者的结合减少，麻醉

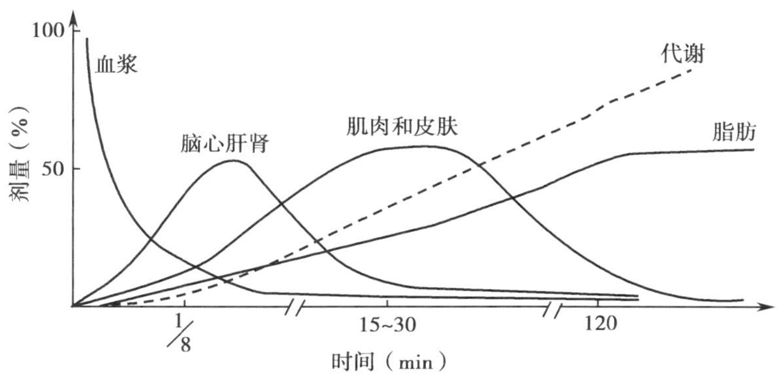

图 29-3 硫喷妥钠在体内的分布

作用增强。另外静脉注射大剂量阿司匹林或保泰松，可使硫喷妥钠麻醉渐苏醒的动物再次入睡，也和竞争性替换硫喷妥钠与白蛋白的结合有关。

硫喷妥钠在体内的分布还与解离的程度密切相关。药物呈离子状态后便不能通过细胞膜发挥作用。在正常的血液 pH 7.4 时，61% 是非解离型，如果未与蛋白结合，便可通过血 - 脑屏障。由于此药的 pKa 7.6 接近生理 pH，所以酸中毒时解离程度减少，进入脑组织的药物增多；碱中毒时则恰相反。因此，酸中毒将使硫喷妥钠麻醉加深，而碱中毒时减浅，这种现象在代谢性酸中毒时较呼吸性酸中毒时更为明显。

使用硫喷妥钠可以产生快速耐受性。耐受性的发生早于酶的诱导。硫喷妥钠初次作用于脑以后，即能迅速产生适应现象，需给较大剂量才能维持原麻醉深度。有报告显示硫喷妥钠产生最大耐药性时，用量增加 6 倍之多，这个剂量至少比酶诱导作用增加的用量高出两倍。临床还可见一现象：麻醉诱导的剂量越大，注射的速度越快，患者苏醒时的药物水平越高，也就是说，同等剂量的药物，快速注射较慢速注射时苏醒的快。但这并不是由于机体产生了药物的耐受性，而是脑组织与外周药物分布不一致所致。巴比妥类药用于镇静和催眠时，较抗惊厥等作用易于产生耐药性。其降低氧耗和降低代谢的作用也可产生耐药性，硫喷妥钠第一次给药后降低氧耗的作用较同量追加剂量明显。上述现象说明血浆药物水平并不是影响麻醉深度的唯一因素。事实上，血药浓度与脑电图所反映的麻醉深度也并不一致。临床上尽管硫喷妥钠的用量与体重有一定的关系，但不宜将体重作为掌握药量的唯一标准。应考虑病情、注速、患者对药物的反应和快速耐受性等因素选择用药剂量。

硫喷妥钠与甲己炔巴比妥钠药代学参数的比较见表 29-5。此表显示此两药的中央室分布容积（Vc）超过血管内容量。因其起效甚快，故大脑可能是 Vc 的一部分。由于药物从较小的 Vc 再分布到较大的总表观分布容积 Vdss，从而药效消退，说明机体其他组织能广泛摄取。硫喷妥钠的清除率和肝摄取率低系因与蛋白广泛结合所致。尽管甲己炔巴比妥钠的蛋白结合率也较高，但其肝摄取率与清除率却高于硫喷妥钠。由于消除半衰期与分布容积直接相关，而与清除率的关系相反，两药消除半衰期的差异，系与不同的清除率所致。两药的清除率有三倍之差，但均属超短效巴比妥类药，说明是再分布，而非清除率是其时效短的主要原因。在重复注射或连续静脉滴注时，组织与血液中很易达到平衡，再分布失去作用，而依赖药物的清除方可消除其作用。故两药中，清除率低的硫喷妥钠的药物作用时间延长更为显著。而甲己炔巴比妥钠的清除率为硫喷妥钠的三倍之多，外周组织需较长时间才能发生蓄积和饱和，加之较快的清除速度，用于麻醉维持优于硫喷妥钠。

表 29-5 硫喷妥钠与甲己炔巴比妥钠的药代学参数（$\bar{X} \pm SD$）

	硫喷妥钠	甲己炔巴比妥钠
剂量（mg/kg）	6.7 ± 0.7	2.4 ± 0.4
分布半衰期（$t_{1/2}\alpha$，分钟）		
快速相	8.5 ± 6.1	5.6 ± 2.7
慢速相	62.7 ± 30.4	58.3 ± 24.6
消除半衰期（$t_{1/2}\beta$，小时）	11.6 ± 6.0	3.9 ± 2.1
清除率（C1，ml/（kg·min））	3.4 ± 0.5	10.9 ± 3.0
分布容积（L/kg）		
中央室（Vc）	0.38 ± 0.10	0.35 ± 0.10
稳态（Vdss）	2.5 ± 1.0	2.2 ± 0.7

注：估计肝摄取率：硫喷妥钠 0.15，甲己炔巴比妥钠 0.50。

（二）代谢与排泄

巴比妥类在体内主要经两种方式消除，一种是经肝脏转化为无活性水溶性代谢产物经肾排出，另一种是以原型由肾排出。短效和超短效类药物多以前一种方式消除，而中效和长效药物中，部分是以后一种形式为主消除。巴比妥类药的生物转化分为四个步骤：① C5 位芳香基、烷基或部分苯基的氧化；②氮原子位脱烷基；③硫代巴比妥盐类在 C2 位脱硫基；④巴比妥酸环的破坏。最重要的途径是氧化，可生成有极性（带电荷）的醇类、酮类、苯酚或羧酸。这些代谢产物可从尿中排出，或者与葡萄糖醛酸结合后经胆汁排泄。肝脏氧化能力极强，并有相当量的储备。故仅在肝功能受到严重损害时，巴比妥类药物才会因代谢降低而使作用延长。能诱导氧化微粒体酶的药物可增强巴比妥类药物的代谢。长时间服用巴比妥类药物也可诱导此酶。

除微量（0.3%）通过肾脏原型排泄外，硫喷妥钠绝大部分在肝内被微粒体酶所代谢。硫喷妥钠肝脏摄取率为 0.08~0.20，提示该药物只有 8%~20% 的比率被肝脏代谢。机体总清除率为 1.6~4.3ml/(kg·min)。其代谢过程是，首先 C5 的烃基侧链（甲基丁基根）氧化，形成硫喷妥羧酸（thiopental carboxylic acid），但保留硫代巴比妥酸盐的结构，然后脱硫形成戊巴比妥，最后巴比妥酸环破裂。此过程较为缓慢，一般每小时仅有 10%~15% 分解，消除半衰期为 11.6 小时。硫喷妥钠经肝脏清除的特点是摄取率较低，并依赖肝脏酶的活性。但在肝硬化的患者，血浆硫喷妥钠清除率与正常人之间差异不显著，单次给药后作用时间也无明显延长，提示肝脏氧化功能尚处于可满足其代谢需要的水平。硫喷妥钠麻醉后，尿中和血浆中戊巴比妥的存留时间至少较注射等克分子量的戊巴比妥长 2 倍。硫喷妥钠麻醉后，神志完全恢复至少需 8 小时，24 小时内不能做驾车等精细动作。其代谢产物经肾脏和消化道排泄，一般需 6~7 天，仅较长效的巴比妥类略短。

甲己炔巴比妥钠较硫喷妥钠脂溶性低，血浆药物比率相对高，经肝脏代谢，生成无活性产物—羟基甲己炔巴比妥钠，而经原型排泄的甲己炔巴比妥钠不足 1%。如表 29-5 所示，甲己炔巴比妥钠在分布半衰期、中央室容积（Vc）和稳态分布容积（Vdss）均与硫喷妥钠相近，蛋白结合率也类似，但由于甲己炔巴比妥钠的肝摄取率为 0.5，也即流经肝脏的药物，有近 50% 被摄取代谢；此摄取率远远高于硫喷妥钠（0.15%），所以其清除速率较后者快 3 倍之多。体现在消除半衰期上，甲己炔巴比妥钠约为 4 小时，而硫喷妥钠可长达三倍时间约为 12 小时。

（三）影响用药剂量的因素

硫喷妥钠诱导量的个体差异，多是由于药物的药效动力学和初期分布发生变化所致，而与稳态分布容积、清除率和清除半衰期的变化关系不大。

1. 年龄　年龄对硫喷妥钠诱导量有显著影响，年老者用药量少于年轻人。事实上，老年人的药效学并没有改变，但随着年龄的增长，硫喷妥钠分布的初期容积减少，使药物的稀释程度降低，导致血浆药物浓度升高，从而药效增强。而小儿的诱导剂量大于成年人则较难单纯用药代动力学解释，可能与小儿脑对硫喷妥钠的敏感性较低有关。

2. 性别　性别对诱导剂量的影响要小于年龄因素或其他病理因素。女性的诱导量小于男性，主要原因为女性的瘦体重较低，使得药物迅速分布的容积减少，药物血浆浓度因而偏高所致。

3. 肥胖　如前所述，因肥胖患者的中央分布容积与正常同龄人类似，在计算硫喷妥钠诱导量时，应与同龄正常体重者相同，而不应绝对按体重计算，否则会导致脑和呼吸、循环系统的严重抑制。由于肥胖患者的稳态分布容积较大，而总药物清除率按体重计算则无明显差异，故消除半衰期（27.8 小时）显著长于正常体重者（6.3 小时），使其作用时效明显延长。

4. 低血容量　出血性休克或脱水患者，由于血容量降低，使得稀释药物的中央室的容积减小，加之其他组织（如肌肉）的灌注较少，使得用药初期脑摄取药物的速率和比率增高；而且硫喷妥钠自脑向外移出的速度也减慢。故在此类患者，应减少剂量。

5. 慢性肾功能不全或肾衰竭　低蛋白血症和含氮的代谢产物竞争性地抑制硫喷妥钠与蛋白结合，使得硫喷妥钠在血浆中的游离部分显著增多，可增达 2 倍，故诱导量需减少近 1/2。不过此类患者的清除率与分布容积均增加，所以消除半衰期无明显改变。

6. 肝功能不全　与肾功能不全相似，由于低蛋白血症使血浆中游离硫喷妥钠增多，对药物的敏感性增加，故应降低剂量。在应用小剂量硫喷妥钠，时效延长并不显著，只有在大剂量时，才出现时效延长现象。

7. 酸碱平衡紊乱 酸中毒，特别是代谢性酸中毒者，非离子化硫喷妥钠的比例增加，其更易透过血 - 脑屏障，同时只有药物的非离子形式才可穿过细胞膜。故而，酸中毒时，硫喷妥钠对中枢的抑制性增强，同时对循环的抑制也增加。而碱中毒时则需增加药物剂量，方可达到相同的麻醉 / 镇静深度。

8. 其他 严重贫血、烧伤、营养不良、恶病质、溃疡性结肠炎及肠梗阻患者，均可出现药物在体内再分布过程变化或血浆蛋白结合程度的变化，故诱导时应相应降低其剂量。

四、药理作用

(一) 作用机制

γ- 氨基丁酸（γ-aminobutyric acid，GABA）受体是巴比妥类最可能的作用靶点，其他的作用机制尚不清楚。根据巴比妥类药对中枢神经系统神经生理作用的选择性可将其分为两类：一类为增强抑制性神经递质的突触作用，另一类为阻断兴奋性神经递质的突触作用。在人体中枢神经系统内，GABA 是主要的抑制性神经递质，其受体是一种低聚物的复合体，至少含有 5 个蛋白亚单位，集合形成 GABA 受体及其相关的氯离子通道，以及 GABA、巴比妥类、苯二氮䓬类及其他分子的特异性结合点。巴比妥类药能增强和模拟 GABA 的作用。当与受体结合后，此类药物可减少 GABA 与受体的离解，同时能使氯离子通道开放的频率和时间延长。给予稍高于临床浓度的巴比妥类药物，甚至在无 GABA 时，也能直接激活氯离子通道。巴比妥增强 GABA 的作用，与其镇静与催眠效果相关；在稍高浓度时的拟 GABA 作用，可使此药产生麻醉作用。

另外，巴比妥类药还可能特异性地作用于谷氨酸等兴奋性受体通路，阻断突触离子通道而抑制兴奋性中枢神经系统的传导。

(二) 中枢神经系统

硫喷妥钠的中枢作用部位主要是大脑皮质和网状结构，抑制后者的上行激活系统，降低皮质的兴奋性，且直接影响皮质的多突触传导；对小脑、前庭和脊髓的抑制作用较弱。静脉注射常规诱导剂量后，诱导迅速，约一个臂 - 脑循环时间即可使意识消失，1 分钟可达其最大效应，5~10 分钟即可清醒。麻醉所需的血药浓度约为 80μg/ml，游离药物浓度约为 6μg/ml。初醒后，睡眠可持续 3~5 小时。甲己炔巴比妥钠的诱导剂量为 1.2~1.6mg/kg，起效时间和麻醉维持时间与硫喷妥钠类似，诱导不如硫喷妥钠平稳，但后续睡眠时间则较短。硫喷妥钠诱导时，脑电图的变化类似自然睡眠，由清醒状态时的 α 波形渐变为高幅、低频的 δ 和 θ 波，直至出现暴发性抑制，大剂量时可使脑电活动出现等电位状。脑电图恢复至正常需要 48 小时，也说明药物代谢缓慢，后续持续对中枢产生影响。

硫喷妥钠可降低脑代谢率，高活动区尤其明显，同时伴有相应区域脑血流量减少。20 世纪 70 年代的研究表明，硫喷妥钠可剂量依赖性降低 $CMRO_2$，使脑电活动进行性减慢、ATP 消耗减少，当脑电活动呈等电位状时，$CMRO_2$ 抑制达最大限度（55%）。这是由于中枢神经元活动减少而降低的氧需量，而不是脑基础代谢的降低，中枢神经元的基础代谢仍需要相应的氧供。故而，硫喷妥钠等巴比妥类药物只对不完全性脑缺血性损伤具有保护作用。临床上，低温是唯一可通过降低脑基础代谢而减少氧耗的手段。在 $CMRO_2$ 呈剂量依赖性降低的同时，脑血流与颅内压呈平行性下降，达最低时，脑血流约减少 48%，颅内压可降低 50% 左右。硫喷妥钠降低颅内压的同时，也降低动脉血压。因颅内压下降的幅度较动脉压明显，故脑灌注压反而上升。颅内压的降低能缓解脑疝及氯胺酮、氟烷等引起的颅内压升高，对颅脑手术有利。但此作用短暂，有时仅持续 3~7 分钟，对颅内压正常者却无影响。若用药发生呼吸抑制，由于二氧化碳蓄积和脑血流增加，反而使颅内压升高。

硫喷妥钠可提高大脑皮质神经元的兴奋阈，故有抗惊厥作用。但甲己炔巴比妥钠却有产生肌颤甚至致惊厥的作用，临床有其诱发癫痫发作的病例报道。

硫喷妥钠麻醉时双频谱指数（bispectral index，BIS）保持在 55 以下则患者很少在术中觉醒。许多研究者曾对硫喷妥钠催眠作用时的血浆药物浓度做过测定，提示当 50% 的患者自主运动功能丧失时的血药浓度是 11.3μg/ml，50% 对口头指令无反应时是 15.6μg/ml，50% 脑电图出现暴发性抑制时是 33.9μg/ml，50% 对强直刺激无反应时是 30.3μg/ml，对斜方肌紧缩无反应是 39.8μg/ml。50% 的患者对放置喉镜及气管插管无反应时，则需要更高的硫喷妥钠血药浓度，两者分别为 50.7μg/ml 与 78.8μg/ml。

对于需要监测体感诱发电位的手术，虽然硫喷妥钠是较好的麻醉药，但它对运动诱发电位的振幅有影响。硫喷妥钠与丙泊酚抑制运动诱发电位的程度较依托咪酯或甲己炔巴比妥钠的抑制程度大。对正中神经体感诱发电位与脑干听觉诱发电位，硫喷妥钠可产生剂量依赖性改变，但当其剂量达到使脑电活动呈现等电位时，便不能获得诱发电位的任何成分。

3

在硫喷妥钠亚麻醉浓度下患者呈痛觉过敏，即对疼痛刺激的反应增强。由于当时记忆已缺失，故并无疼痛的回忆，但手术后疼痛反应异常强烈。麻醉中，痛觉过敏的表现有心动过速、肌张力增强、出汗、流泪与呼吸急促。硫喷妥钠麻醉后患者可因痛觉增强而挣动，甚至持续较长时间，其原因可能是同时阻断网状结构内疼痛传入的抑制系统。这种痛觉过敏或抗镇痛作用使其不能用作唯一的手术麻醉药。

（三）呼吸系统

硫喷妥钠、甲己炔巴比妥钠等巴比妥类药对呼吸中枢有明显的抑制，其程度和持续时间与剂量、注药速度、术前药有密切关系。呼吸的频率与幅度均受影响，但主要是潮气量减少，此点与阿片类药不同，后者主要是呼吸变慢。硫喷妥钠诱导时呼吸暂停有时能持续近 30 秒，因患者给肌松药施行控制呼吸以便气管内插管，故对此多不介意。单次剂量静脉注射，自主呼吸恢复后，表现为频率慢、潮气量减少。尽管患者的呼吸在数分钟内能恢复正常，但高碳酸血症与低氧血症可持续较长时间。麻醉后，呼吸中枢对二氧化碳的敏感性降低，以致在深麻醉时呼吸的维持不得不依靠缺氧对颈动脉体和主动脉体的刺激，反射性地使呼吸恢复。如果麻醉深至此类反射也受抑制时，呼吸便完全停止。经给氧后，缺氧虽改善，但控制呼吸应稍停数十秒，待呼吸中枢的敏感性恢复和体内二氧化碳足以使其兴奋时，自主呼吸才能恢复正常。

硫喷妥钠对呼吸的变化受多种因素所影响。如阿片类药物不仅能加重呼吸抑制，并进一步降低呼吸中枢对二氧化碳的敏感性。因此，病情危重和心、肺功能受损的患者以及婴幼儿，硫喷妥钠复合应用阿片类药物时呼吸抑制的发生率高且严重，应慎重使用。硫喷妥钠麻醉时，手术刺激可使呼吸加深、增快，有时肢体挣扎；停止操作后，呼吸迅速变浅，甚至通气量不敷需要。若试图增加剂量来消除疼痛反应具有危险，必然导致呼吸严重抑制。总之，硫喷妥钠并不是理想的全身麻醉药，仅用于麻醉诱导，或与其他镇痛性麻醉药联用。

常规剂量的硫喷妥钠不能抑制喉反射和咳嗽反射，喉镜、气管插管和分泌物对呼吸道的刺激，均有可能诱发喉痉挛和支气管痉挛。如不使用肌松剂，必须给予大剂量方能完成气管插管。在这一点上，丙泊酚远优于硫喷妥钠。

硫喷妥钠诱导后唾液分泌增多的现象很少见，但无支气管扩张作用，而且可引起组胺释放；另外，其通过抑制交感神经活性使副交感神经活性相对增强。故硫喷妥钠不宜用于有支气管哮喘病史等气道高反应性的患者。

（四）循环系统

硫喷妥钠等巴比妥类药物对循环可产生剂量依赖性的抑制作用，其可通过中枢作用和外周作用（对血管和心脏的直接作用）来抑制心血管功能。其对循环的影响包括：使外周血管扩张，血液淤滞于静脉系统，回心血量减少；通过减弱神经元一氧化氮合成酶的活性并抑制心肌细胞膜的钙转运，抑制由心肌细胞内钙离子释放通道因子（ryanodine）诱发的肌浆网钙的流出，减少心肌细胞内钙离子浓度，使心肌收缩力产生一定的抑制，但此作用的程度较挥发性麻醉药为轻；作用于交感神经中枢，一过性降低其活性。这些影响可使心输出量减少。但硫喷妥钠在诱导剂量对于健康个体的血压及心输出量影响较小，血压下降 10~20mmHg，心率增加 15~20 次 /min，可能与颈动脉压力感受器反射的代偿作用相关。如果没有颈动脉压力感受器的代偿性调节，心排量和血压将明显下降。低血容量患者及应用 β 受体阻滞药的患者，上述代偿能力将减弱，硫喷妥钠诱导时，会导致明显的血压降低；另外，缩窄性心包炎、严重瓣膜狭窄、冠状动脉狭窄以及心功能不全患者，或是上述代偿能力减弱，或是代偿反应会带来不良后果，故硫喷妥钠虽非绝对禁忌，应用仍需要十分慎重。硫喷妥钠对循环的抑制与注药速度密切相关，注射速度越快，循环抑制越明显，即使小剂量也可能造成明显的循环抑制，故应特别注意给药速度。

心肌耗氧量因心率增快而增加。当主动脉压相对无改变时，冠状动、静脉氧差保持正常，这是因为冠状血管阻力与心肌血流的增加成比例地降低。但当动脉压明显下降时冠状血流减少，对于心肌供血不全或心动过速的患者不宜采用硫喷妥钠麻醉。高血压的患者，不管是否经过治疗，此药的降血压作用都较正常血压的人明显，特别是使用β受体阻断药作为治疗用药者，可增加低血压发生的概率，加重其程度。心肌应激性一般不受影响，同期和氧供正常时，麻醉诱导后无心律失常发生。

（五）肝肾功能

单独应用硫喷妥钠仅使肝血流量轻度降低，临床剂量的硫喷妥钠对肝功能无明显影响，甚至肝功能已受损者，也未见对肝脏有毒性作用。大剂量输注时，术后肝功能可轻度抑制，数日内自行恢复，这种情况很难与缺氧引起的肝功能轻度抑制相区别。肝功能差的患者，由于药物消除减慢，麻醉后嗜睡时间可能较肝功能正常者延长。巴比妥类药物用药 2~7 天后，可产生酶诱导作用，使肝微粒体酶含量增加。这种酶诱导作用，不但可加速其他依赖此酶代谢药物消除，还可增强自身的代谢而产生药物耐受。

硫喷妥钠能引起肾血流和肾小球滤过率轻度下降，可能与血压降低和心输出量下降有关，亦有人认为与麻醉时垂体血管升压素分泌增多有关。硫喷妥钠诱导后，无任何肾脏组织学的改变。

（六）代谢与内分泌

麻醉后血糖轻度升高，但无临床意义，血清胰岛素水平无变化，糖尿病者并不禁忌。血浆皮质醇浓度降低，但硫喷妥钠不能防止手术应激反应的肾上腺皮质兴奋现象，此与依托咪酯的作用不同。硫代巴比妥酸盐如硫喷妥钠和硫戊巴比妥钠，与甲己炔巴比妥钠和戊巴比妥不同，可产生剂量依赖性的组胺释放；临床诱导剂量不会引起循环和呼吸系统改变，但在气道高反应性患者需谨慎用之。

（七）子宫与胎儿

硫喷妥钠对妊娠子宫既不增强也不抑制其肌张力，也无胎儿致畸作用，故用于孕妇的手术诱导，安全可行。

胎盘对于硫喷妥钠等巴比妥类药物向胎儿转运无屏障作用，这是因高脂溶性药物很容易通过胎盘屏障的缘故。有报告静脉注射诱导量达 6mg/kg 时，对剖宫产的胎儿无明显影响。分娩时脐带血药浓度仅为母体浓度的一半，其在母体与胎体的再分布可避免胎儿脑与脊髓内血药浓度过高。对娩出胎儿影响不著这一现象可解释为：①药物在母体组织的再分布多于胎儿，从而使母体与胎儿的药物浓度梯度很快减小；②硫喷妥钠从胎盘绒毛间隙穿过进入胎儿有一定时间的延迟；③药物进入胎儿脑组织之前，被胎儿肝脏优先摄取并被胎儿血液成分稀释。这些因素的综合结果是：生产时未有足以造成中枢抑制的硫喷妥钠进入胎儿脑组织。因此，剖宫产在硫喷妥钠诱导后 10 分钟内取出胎儿尚安全。硫喷妥钠诱导后剖宫产的新生儿，其一般情况好于咪达唑仑诱导者，但神经行为不如氯胺酮或硬膜外麻醉下阴道分娩。但另有报告指出，硫喷妥钠易通过胎盘，且新生儿对此药敏感，出生后四肢无力、反应迟钝，甚至持续 1 周之久。故也有主张剖宫产在胎儿娩出前，不宜使用此药。

（八）药物的相互作用

已服用中枢性抑制剂如乙醇、抗组胺药、异烟肼、单胺氧化酶抑制剂者，将使硫喷妥钠的中枢抑制作用增强。可乐定、右美托咪定等 α_2 肾上腺素能受体激动药可使硫喷妥钠的需要量减少。高浓度的可竞争性与蛋白结合药物如非甾体抗炎药阿司匹林、对乙酰氨基酚等，可增加游离硫喷妥钠浓度，加强其作用。同时给予氨茶碱能减弱硫喷妥钠的镇静程度与缩短其作用时间。前已提及，作为肝微粒体酶诱导剂，长期给予巴比妥类药物能诱导肝微粒体的药物代谢酶，这可加速其本身与其他依赖细胞色素 P-450 系统代谢酶药物的代谢作用。

（九）其他

硫喷妥钠麻醉时胃肠道功能无变化。因贲门括约肌松弛，胃内容物若反流，误吸会造成窒息。麻醉后眼压下降，对内眼手术有利。脾脏增大，血液中有形成分转移至脾，因而红细胞计数可能减少。麻醉剂量的硫喷妥钠对肿瘤免疫有一定影响，使致敏白细胞吞噬肿瘤细胞的功能抑制，因而降低患者术后的防御能力。

五、临床应用

临床上巴比妥类药可用于麻醉诱导和维持以及麻醉前给药。还可用于癫痫治疗以及有不完全性脑缺血风险患者以提供脑保护作用。而用于静脉麻醉诱导甚至麻醉维持的仅有超短效的硫喷妥钠、甲乙炔巴比妥钠和硫戊巴比妥钠。

（一）麻醉诱导

硫喷妥钠在一次臂 - 脑循环时间（10~30 秒）内快速起效，在 1 分钟内作用达高峰。由于从脑向其他组织再分布，故单次剂量的有效作用时间仅持续 5~10 分钟，苏醒很快。因药物作用完全恢复依赖药物的体内消除，而且体内其他组织中残存药物可再分布至脑，所以苏醒后仍有嗜睡现象。健康成人的诱导量为 3~4mg/kg，儿童 4~5mg/kg，根据性别、年龄、全身情况、术前药种类、合并病等因素酌情增减。诱导前静脉注射芬太尼 5μg/kg，可使硫喷妥钠致患者神志消失的 ED_{50} 减少 45%，从而避免大剂量硫喷妥钠对患者收缩压的剧烈影响。应强调指出，硫喷妥钠与其他静脉注射的麻醉药或辅助药一样，注药速度至关重要。即使是常规的剂量，快速注射也会造成明显的呼吸循环抑制。静脉诱导时，2.5% 硫喷妥钠宜先注入 5ml 作为观察量，视患者神志的反应及耐受程度再继续追加给药。

3

甲己炔巴比妥钠是麻醉诱导时唯一可与硫喷妥钠相比的静脉巴比妥类药。诱导剂量为 1~1.5mg/kg，诱导和苏醒迅速。亦可在一次臂 - 脑循环时间内起效，与同效量硫喷妥钠相比，对循环系统抑制较轻，低血压相对少见。但缺点是有兴奋现象，如震颤、肌张力增高、自发性肌肉运动以及呛咳和呃逆。而且剂量越大、注射越快，上述症状越显著。合用阿片类药物可减轻其兴奋症状。甲己炔巴比妥钠在小儿可直肠给药，剂量为 20~30mg/kg，当血药浓度达 2μg/ml 时，意识消失。

（二）麻醉维持

作为平衡麻醉或全静脉麻醉的催眠成分，硫喷妥钠可用以维持患者睡眠状态。在麻醉诱导后再分次追加硫喷妥钠，每次 50~100mg，每 10~12 分钟追加一次。同时给予芬太尼并吸入氧化亚氮，适用时间不长的手术。长时间的手术麻醉，采用分次注入与连续滴注法均易导致药物蓄积致苏醒显著延迟，现已几乎不再有临床应用。

甲乙炔巴比妥钠清除较硫喷妥钠快，外周部位需较长时间才能发生蓄积和饱和，因此用于麻醉维持优于硫喷妥钠。分次推注剂量为 20~40mg，每 4~7 分钟追加一次。甲乙炔巴比妥钠短时间输注(短于 60 分钟)时，调整输注速度维持催眠[50~150μg/(kg·min)]，患者的苏醒与丙泊酚相似。尚未确定其输注的安全上限，但是有报道，神经外科患者应用大剂量甲乙炔巴比妥钠（24mg/kg）后出现癫痫发作。

（三）抗惊厥

硫喷妥钠可用作痉挛或惊厥的对症治疗，能迅速控制癫痫、破伤风、高热或局部麻醉药中毒引起的痉挛或惊厥。成人剂量为 75~125mg，小儿 2~3mg/kg，必要时重复。但现在的抗惊厥和癫痫治疗基本由苯二氮䓬类药物所替代。偶可用于心脏电复律和电休克治疗。

（四）脑保护

巴比妥类药物是目前比较公认的一类具有脑保护作用的静脉麻醉药，其脑保护机制可能与抑制中枢神经元电活动，减低脑代谢率以及降低颅内压等相关。但研究认为巴比妥类药物的脑保护作用并不能提高因心搏骤停引起全脑缺血患者的存活率。这是因为巴比妥类药只能在脑组织的代谢有降低余地和脑电活动尚存在时，通过大幅降低脑氧需求量，使缺血部位的脑血流量能够满足其代谢需要，从而起到脑保护作用。硫喷妥钠剂量达 40mg/kg，而使脑电活动呈现等电位时，能减少体外循环心脏直视手术后的神经精神并发症。心肺复苏后静脉注射 30mg/kg 可用以防治缺氧性脑损伤。但大剂量硫喷妥钠对循环造成的抑制又会带来诸多临床问题，利弊衡量，其临床价值有待进一步验证。硫喷妥钠通过降低脑代谢提供脑保护作用的机制，可能与抑制一氧化氮环鸟苷酸系统（NO-cGMP system）、从而降低兴奋性传导有关。对于严重外伤后顽固性颅内高压患者，硫喷妥钠的控制颅内压的效果要优于戊巴比妥。神经外科手术中，硫喷妥钠 1.5~3.5mg/kg 可降低颅内压，可用于脑外伤和开颅手术患者降低颅内压的治疗。

（五）基础麻醉

小儿肌内注射硫喷妥钠 15~20mg/kg，注入臀部深肌层，可起到基础麻醉的作用。但由于药液碱性强，易导致深部无菌性坏死；另外还可能产生呼吸循环抑制和喉痉挛等并发症，现已很少使用。经直肠给药也可用于小儿基础麻醉，有报道利用硫喷妥钠 30mg/kg 灌肠，成功用于儿童 MRI 检查。但具体操作时，麻醉深浅有时不易把握，临床很少应用。

六、不良反应和禁忌证

（一）低血压

由于外周血管扩张致回心血量减少，心肌收缩力降低及交感中枢一过性抑制等，硫喷妥钠诱导可引起血压降低及反射性心率增快。用药剂量偏大、推注速度过快以及在一些特殊患者，如循环容量不足、心功能不全及严重冠心病等患者，血压降低会更加显著。故严重循环功能不稳或休克患者应为硫喷妥钠的禁忌。

（二）呼吸抑制

硫喷妥钠、甲己炔巴比妥钠等巴比妥类药可产生中枢性呼吸抑制，降低呼吸中枢对二氧化碳的敏感性，出现呼吸频率减少与幅度降低，小部分患者可出现呼吸暂停。呼吸抑制的程度和持续时间与剂量、注药速度、合并用药有密切关系。慢阻肺患者对药物的呼吸抑制更为敏感。硫喷妥钠麻醉诱导过程中需注意辅助或控制呼吸，保证充分气体交换。

（三）兴奋症状

硫喷妥钠和硫戊巴比妥钠诱导时极少有兴奋症状，而甲己炔巴比妥钠发生率较高，出现肌张力亢进、肌震颤或抽搐，以及咳嗽与呃逆等现象。合用阿片类药物可减少兴奋症状的发生。

（四）药物注射致不良反应

静脉注射 2.5% 硫喷妥钠很少出现注射痛，但 1% 甲己炔巴比妥钠有 1/4 的患者出现注射点疼痛。因硫喷妥钠呈强碱性，对静脉管壁有刺激性，往往在手术后 3~4 天出现静脉炎。硫喷妥钠误入皮下可造成局部组织刺激，产生疼痛、肿胀、红斑、硬结、溃疡，甚至皮肤坏死。误注入动脉后果极为严重，此时患者上肢可立即发生剧烈的烧灼性疼痛，皮肤苍白、脉搏消失，继而出现一系列局部急性缺血的体征如溃疡、水肿、手指青紫、肢体坏死等，系因化学性动脉内膜炎并形成血栓的缘故。故推注硫喷妥钠之前，确认静脉通路的位置正确及无渗漏非常有必要。发生误入动脉的意外时，应立即由原动脉注射普鲁卡因、罂粟碱或妥拉佐林（tolazoline），并作臂丛或星状神经节阻滞，以解除动脉痉挛，改善血液循环。肝素抗凝可治疗和预防血栓形成。甲己炔巴比妥钠静脉外注射的后果远较硫喷妥钠轻微。

（五）过敏反应

有发生严重过敏反应的报道，出现循环衰竭、喉头水肿及支气管痉挛。治疗时应及时使用肾上腺素及采用其他急救措施。硫喷妥钠具有剂量依赖性的组胺释放作用，可引起类过敏反应。因此，对此类药物过敏者，为其禁忌。

（六）诱发卟啉病急性发作

硫喷妥钠最严重的异常反应是对潜在性卟啉病，又称紫质症（porphyria）患者诱发急性发作。此病是血卟啉代谢异常而引起。硫喷妥钠能刺激 δ- 氨基乙酰丙酸合成酶（ALA 合成酶）的活性，ALA 系卟啉原前驱物质，从而使卟胆原和尿卟啉原的产生增多。发作时急性腹痛，呈阵发性绞痛，神经精神症状有弛缓性瘫痪、谵妄、昏迷，严重者死亡。虽不是每种类型的卟啉病均受影响，但因其后果严重，故可疑病例均应视为绝对禁忌证。

（七）气道痉挛

全身麻醉诱导过程中，麻醉偏浅而外来刺激过强，包括喉镜、使用气管内插管等刺激会出现顽固的气管痉挛与喉痉挛。因为浅麻醉下患者喉反射与气管反射不受抑制，若与等效剂量的丙泊酚相比，硫喷妥钠诱导后喉反射更为活跃。故在某些不使用肌松药的某些操作，如置入喉罩等，不应使用硫喷妥钠作为诱导用药。

硫喷妥钠对呼吸系统及气道的作用特点大大增加了哮喘持续状态患者呼吸管理的难度，应列为禁忌。

第四节 苯二氮䓬类及其拮抗药

一、概述

苯二氮䓬类药（benzodiazepines）具有抗焦虑、抗惊厥、中枢性肌肉松弛、催眠、遗忘、增强其他药物麻醉作用和一定抗心律失常等作用。且具有毒性低、安全范围大、副作用小等特点。特别是其镇静、遗忘、抗惊厥、强化麻醉及低毒性等特性，均为临床麻醉所需要。故此类药物的研究发展非常之快，特别是短效类药物咪达唑仑问世后，其在临床应用也日益广泛，在许多方面取代巴比妥类药物，成为各类麻醉中常用的镇静安定药。其临床常用作：①临床麻醉中作为麻醉前用药、麻醉诱导药和麻醉辅助用药；②消除焦虑，治疗失眠；③控制各类原因致惊厥及癫痫发作；④治疗酒精和巴比妥类药所致的戒断综合征。

苯二氮䓬类药的发现及应用于临床仅半个多世纪的时间。Sternbach 于 1955 年合成甲氨二氮䓬（氯氮䓬），1960 年其作为第一个口服的苯二氮䓬类药于上市。同年，发现甲胺二氮䓬在大剂量时具有较强的催眠和遗忘作用，但当时尚无静脉用的针剂可用于麻醉。1959 年由 Sternbach 合成地西泮（安定），并于 1965 年作为静脉麻醉诱导药应用于临床。奥沙西泮（舒宁，Serax）是地西泮的一种代谢产物，1961 年由 Bell 合成。1971 年为了增强药效，在奥沙西泮的 C2 位用氯取代，合成了劳拉西泮。1976 年 Walser 及同事成功合成了咪达唑仑，成为应用于临床的第一个水溶性苯二氮䓬类药。咪达唑仑的问世，大大拓展了苯二氮䓬类药物在临床麻醉中应用的领域范围，也为临床麻醉管理的优质管理提供了良好的药物选择。

苯二氮䓬受体（BZ 受体）的发现，是这类药物发展史上革命性事件。1977 年丹麦学者 Squires 和 Braestrup 以及瑞士学者 Moehler 和 Okada 几乎同时发现动物脑内存在苯二氮䓬受体，之后在人体也证明其存在。对苯二氮䓬受体机制的发现和不断深入了解，使化学家能够不断研发出各种激动药供临床应用。这些化合物的化学结构很相似（图 29-4），作用也基本相同，但药效存在差别。此外，BZ 受体的发现还直接导致了受体特异性拮抗药——氟马西尼（flumazenil）的成功合成，为临床使用苯二氮䓬类药物进一步提供了安全保证。随着受体功能不断细化和深入了解，将会有更加理想和实用的药物应用于临床。

这类药都是 1,4- 苯二氮䓬的衍生物，其构效关系尚未完全阐明，初步看来有以下几点：① A 环上 R_7 被 Cl 或 NO_2 取代，其药理活性增强；② B 环上 R_1 为甲基时，其药理活性增强；③ C 环上 $R_{2'}$ 被 Cl 或 F 取代，其药理活性增强；④ B 环上 1,2 融合成咪唑环，可加速其生物转化。

BZ 受体分布于整个中枢神经系统，而且在其他组织（如肾、肝、肺等）中也存在。在中枢神经系统中分布最密的是嗅球、大脑皮质、海马、小脑、黑质和下丘脑，而纹状体、脑干下段和脊髓等部位也有一定存在。BZ 受体位于神经元突触的膜上，与 GABA 受体相邻，耦合于共同的氯离子通道，成为 GABA 受体 - 氯离子通道复合体的组成部分。在 BZ 受体水平存在 GABA 调控蛋白（GABA-modulin），它能阻止 GABA 与其受体结合；而苯二氮䓬类与 BZ 受体结合时就阻止 GABA 调控蛋白发生作用，从而增强 GABA 与其受体的结合，促使氯离子通道开放，大量氯离子进入细胞内，细胞膜电位超极化，由此产生苯二氮䓬类的一系列作用。GABA 受体是杂五聚体离子通道，其组分多达 19 种亚单位。苯二氮䓬敏感的 $GABA_A$ 受体复合体由 α、β、γ 三种蛋白亚基构成，含有 γ_2 亚基和四种 α 亚基（α_1，α_2，α_3，α_5）中的一种。这个受体复合体含有其不同配体的结合位点，β 亚基为 GABA

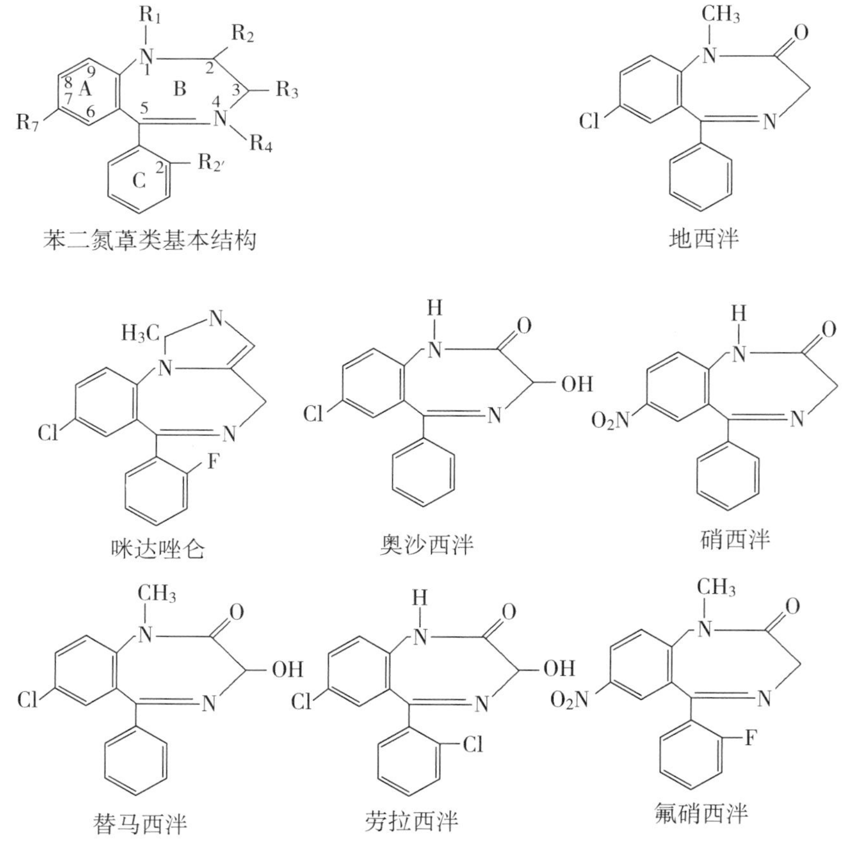

图 29-4　苯二氮䓬类的化学结构

的结合位点，而苯二氮䓬类药结合位点位于 γ_2 亚基。通过基因学技术，发现 $GABA_A$ 各种亚型介导不同的生物学效应，如遗忘、抗惊厥、抗焦虑和催眠等。其中，镇静、顺行性遗忘及抗惊厥作用由 α_1-$GABA_A$（含有 α_1 亚基的 $GABA_A$ 受体）受体亚型介导，而抗焦虑和肌肉松弛作用则由 α_2-$GABA_A$（含有 α_2 亚基的 $GABA_A$ 受体）受体亚型介导。研究还表明，苯二氮䓬类的作用还与 BZ 受体被占领的量有关；20%BZ 受体被占领产生抗焦虑效应，30%~50% 被占领产生镇静效应，60% 以上的受体被占领方可使意识消失。从作用部位来说，苯二氮䓬类药物与边缘系统的受体结合可能是产生抗焦虑作用的主要机制；与大脑皮质的受体结合与其抗惊厥作用有关，而与脊髓的受体结合则与其肌肉松弛作用有关。麻醉中常用的三种苯二氮䓬类药物 BZ 受体的亲和力依次为：劳拉西泮 > 咪达唑仑 > 地西泮，其对于 BZ 受体均呈现高度的亲和力，并具有立体特异性和饱和性。

三种麻醉用 BZ 受体激动药按照其消除速率快慢，可分为短效药，咪达唑仑；中效药，劳拉西泮；长效药，地西泮。另外，受体特异性拮抗药氟马西尼在临床应用也较为广泛，本节将对这些药物进行重点介绍。

二、咪达唑仑

（一）理化性质

咪达唑仑（midazolam）又名咪唑安定或咪唑二氮䓬，商品名速眠安（Hypnovel 或 Dormicum），合成于 1979 年，是当前临床应用的唯一的水溶性苯二氮䓬类药。其化学名为 8- 氯 -6-（2 氟 - 苯基）-1- 甲基 -4H- 咪唑 -（1，5a）（1，4）苯二氮䓬，化学结构见图 29-4。

咪达唑仑溶液浓度为 1mg/ml 或 5mg/ml，含 0.8%NaCL 及 0.01% 依地酸二钠，以及 1% 苯甲基乙醇作为防腐剂。咪达唑仑为亲脂性物质，但其溶解度具有 pH 值依赖性，其化学结构的融合咪唑环 2 位上有碱性氮，在酸性缓冲介质（pH 为 3.5）中可配制成为稳定的水溶性盐。咪达唑仑的咪唑环使其在溶液中性质稳定，并可迅速代谢。其临床所用的制剂为其盐酸盐或马来酸盐，pH 3.3。在体内生理性 pH 条件下，其亲脂性碱基释出，可迅速透过血 - 脑脊液屏障。其制剂可溶于生理盐水、5% 葡萄糖溶液或乳酸盐林格液，供静脉输注。不能与硫喷妥钠等碱性药物相混。由于其水溶性的特点，不需用丙二醇一类的有机溶媒，故肌内注射后容易吸收，用于静脉注射对局部刺激作用也非常轻微。临床麻醉中常用的三种苯二氮䓬类药物的理化性质比较见表 29-6。

表 29-6 三种苯二氮䓬类药物的理化性质

	咪达唑仑	地西泮	劳拉西泮
分子量（道尔顿）	362	284.7	321.2
Pka（20℃）	6.2	3.3	11.5
水溶性	是	否	几乎否
脂溶性	高度亲脂性	高度亲脂性	但亲脂性较差

（二）药代动力学

咪达唑仑由于脂溶性高，口服后吸收迅速，0.5~1 小时血药浓度达峰值。但由于通过肝脏的首过消除大，生物利用度仅 40%~50%，故口服剂量需增大到静脉注射剂量的 2 倍才能获得相同的效果。

单次静脉注射后，于效应室的平衡时间略慢于丙泊酚，为 1~5.6 分钟，故静脉给药后，应考虑其有足够的达峰时间。分布半衰期为（0.31 ± 0.24）小时，相当于地西泮的 1/2，药物发挥作用后，很快分布到无生物效应的组织和被肝脏代谢，使作用得以消除，属于短效苯二氮䓬类药物。其消除半衰期（2.4 ± 0.8）小时，约为地西泮的 1/10。与血浆蛋白的结合率高达 94% ± 1.9%。稳态分布容积为（0.68 ± 0.15）L/kg。血液总清除率为（502 ± 105）ml/min，相当于正常肝血流量的 1/3，故清除受肝灌注的影响。此药静脉输注的药代动力学与单次静脉注射相似，持续输注时量相关半衰期随输注时间的延长增加的并不显著，停止输注后血药浓度迅速下降，未发现明显蓄积现象。

肌内注射后吸收迅速且基本完全，注药后 30 分钟血药浓度达峰值，生物利用度为 91%。小儿也可通过直肠注入给药，约（16 ± 7）分钟血药浓度达峰值。但由于经痔上静脉吸收后进入门静脉，通过肝脏的首过消除也较大，生物利用度不到 60%，故直肠注入的剂量也应相当于静脉注射剂量的 2 倍。此药也可透过胎盘，但透过的量较地西泮少。

此药作用短暂，除与再分布有关外，主要与其生物转化迅速有关，其咪唑环上 1 位的甲基使之易于氧化，故代谢迅速。其主要代谢途径是通过肝微粒体酶的氧化机制使其羟化，产生的代谢物为 1- 羟基咪达唑仑，小量 4- 羟基咪达唑仑，以及

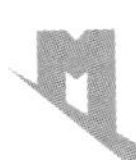

极小量1,4-二羟基咪达唑仑。这些代谢物与葡萄糖醛酸结合后由尿中排出。12小时排出量占35%~43%,24小时占90%。以原形从尿中排出的不到0.5%,2%~4%从粪便中排出。其代谢物1-羟基咪达唑仑也有药理活性,但由于其消除半衰期短(0.7小时)和清除率高(1 000ml/min),故并不延长其作用持续时间。

（三）药理作用

1. 中枢神经系统 咪达唑仑具有苯二氮䓬类所共有的抗焦虑、催眠、抗惊厥、肌松和顺行性遗忘等作用。对BZ受体的亲和力约为地西泮的2倍,故其效价约为地西泮的1.5~2倍。根据剂量不同,可产生自抗焦虑至意识消失的不同程度的效应。但临床观察表明,其药理效应的个体差异较大,可能与血浆蛋白浓度、表观分布容积以及是否用术前药等因素有关。

与巴比妥类药和丙泊酚相类似,咪达唑仑及其他苯二氮䓬类药可降低$CMRO_2$和脑血流量(CBF),并呈剂量相关性。不同的是,咪达唑仑不使脑电活动产生等电位,提示其随剂量增加降低$CMRO_2$的作用将出现封顶效应。尽管动物实验中,咪达唑仑可改善不完全脑缺血损伤的预后,但临床尚未证实其具有脑保护作用。咪达唑仑和地西泮可使$CBF/CMRO_2$比值维持正常。咪达唑仑0.15mg/kg可使健康志愿者入睡,CBF降低34%,$PaCO_2$从34mmHg轻度升高至39mmHg。另有一项有关志愿者的研究发现,静脉给予10mg咪达唑仑15~30秒后脑电图出现22Hz的节律性β波节律。60秒内出现第二个频率为15Hzβ波节律。α波在30分钟时开始出现,但是60分钟后抵抗性节律性β波逐渐明显。咪达唑仑的脑电图变化与地西泮类似,虽然临床上可观察到睡眠状态,但是其脑电图并不是浅睡眠的典型波形。目前监测咪达唑仑麻醉深度的最佳方法是应用脑电双频谱指数。

咪达唑仑与地西泮和劳拉西泮都能增高小鼠的局部麻醉药致惊厥初始阈值,并降低给予致死剂量局部麻醉药小鼠的死亡率。咪达唑仑和地西泮可延长小鼠在5%氧气环境下的生存时间,证实二者对脑缺氧有剂量相关性的保护作用。咪达唑仑的保护作用强于地西泮,但较戊巴比妥钠弱。咪达唑仑的止吐作用不明显。约有近1%应用咪达唑仑的患者会出现兴奋症状,可用BZ受体拮抗药氟马西尼予以治疗。

2. 呼吸系统 同大多数静脉麻醉药一样,苯二氮䓬类药可呈剂量依赖性抑制呼吸中枢。咪达唑仑的呼吸抑制作用可能大于地西泮和劳拉西泮。咪达唑仑0.15mg/kg与地西泮0.3mg/kg使无呼吸系统疾病患者每分通气量减少,下降程度两者相似。CO_2通气反应曲线的斜率比正常(对照)组平坦。药物浓度与呼吸抑制的量效关系曲线分析显示,在等血药浓度情况下,咪达唑仑的呼吸抑制作用是地西泮的5~9倍。咪达唑仑0.13~0.2mg/kg可迅速产生通气抑制,3分钟左右抑制作用最强,显著的通气抑制可持续60~120分钟。呼吸抑制与给药速度相关,给药速度越快,最大通气抑制发生的越迅速。慢性阻塞性肺疾病患者静脉注射咪达唑仑呼吸抑制更显著,作用时间更长。另外,老年、消耗性疾病以及其他呼吸抑制药都可增加咪达唑仑引起呼吸抑制的发生率和程度。

3. 心血管系统 此药单独应用时对正常人的心血管系统影响轻微,主要的血流动力学变化是由于全身血管阻力降低所引起的动脉压轻度下降,药物作用强度与剂量相关,但会产生平台效应。静脉注射0.15mg/kg可使心率轻度增快,血压略有降低,体循环阻力、肺血管阻力和心脏指数也仅有轻度降低,而且其循环影响的时间短暂,5~20分钟内就得以恢复。咪达唑仑降低动脉压的程度略大于其他苯二氮䓬类药物。左室充盈压和每搏量轻度下降,但对心肌收缩力无影响,表明循环的影响主要源于外周血管扩张,回心血量的减少。但在低血容量患者,咪达唑仑的循环影响会更为严重。

4. 其他 此药无组胺释放作用;不抑制肾上腺皮质功能;可透过胎盘;无镇痛作用。

（四）临床应用

咪达唑仑由于具有水溶性和消除半衰期短的特点,临床麻醉中应用较广,是目前应用最广的苯二氮䓬类药,主要用于下列情况。

1. 麻醉前用药 经口服、肌内注射或静脉注射都有效,效果优于地西泮和羟嗪。肌内注射剂量为5~10mg,注射后10~15分钟产生镇静效应,经30~45分钟产生最大效应,对呼吸和循环无明显影响。口服剂量须加倍。对小儿可用直肠注入,剂量为0.3mg/kg,起效时间与静脉注射基本相同。

2. 全身麻醉诱导 静脉注射咪达唑仑作全身麻醉诱导,效果优于地西泮,而稍逊于硫喷妥钠,主要适用于不宜用硫喷妥钠的危重患者。剂量0.1~0.4mg/kg,依年龄、体格情况和是否用术前药而定。咪达唑仑(0.2mg/kg,5~15秒内注完)28秒内可产生麻醉作用。在年轻健康志愿者予以咪达唑仑10mg静脉注射，约15分钟可苏醒(时间和地点定向力恢复)；诱导剂量为0.15mg/kg时，约需17分钟可苏醒。目前单独使用咪达唑仑进行麻醉诱导较为少见。有其他术前用药的患者，咪达唑仑诱导剂量通常为0.05~0.15mg/kg。与其他麻醉药物如丙泊酚、硫喷妥钠或阿片类药物合用时，由于药物之间具有很强的协同作用，诱导剂量应小于0.1mg/kg。在我国临床更多的情况是，将咪达唑仑作为麻醉诱导时的辅助用药，主要利用其催眠与顺行性遗忘作用应用于麻醉诱导，此时咪达唑仑的需要剂量大为降低。利用其协同作用，同样使丙泊酚的用药剂量也大为减少。如0.02~0.04mg/kg的咪达唑仑，可使丙泊酚的麻醉诱导剂量降低50%~65%，在获得良好遗忘效果和的同时患者循环更稳定。另外，由于咪达唑仑良好的镇静和遗忘作用以及呼吸抑制轻等优点，也是镇痛慢诱导中常用的药物之一。插管前给予咪达唑仑0.02~0.05mg/kg即可达到非常好的抗焦虑、镇静及顺行性遗忘作用。由于咪达唑仑等苯二氮䓬类药存在药效个体差异较大的特点，故应用于慢诱导时，主张分次滴定式给药，从小剂量开始，根据个体的反应情况再酌情增加剂量。尤其是肥胖患者和鼾症患者更应采用分次滴定方式给药。

3. 麻醉维持　由于其具备的镇静和遗忘作用，以及良好的循环稳定，用于静脉复合或静吸复合全身麻醉的维持有其优势。可采取分次静脉注射或持续静脉输注的方法。由于其无镇痛作用，需与其他有镇痛效能的药物(芬太尼、氯胺酮等)合用，或同时吸入七氟烷、异氟烷等全身麻醉药。也适用于各类手术，尤其适用于心血管手术和颅脑手术等不需术后短期内拔管的手术。需要强调的是，尽管咪达唑仑是目前临床麻醉所用苯二氮䓬类药中作用时间最短、清除最快，时量相关半衰期随输注时间延长最小的药物，但如果其作为麻醉维持中唯一或主要的镇静/催眠药物而反复静脉注射或持续输注，手术结束时也会发生药物蓄积，使得唤醒时间延长。在需全身麻醉的门诊小手术，咪达唑仑维持麻醉也有应用，但由于精神运动功能恢复不如丙泊酚等完善，故目前门诊麻醉中，更多地选择后者。随着更多新型吸入麻醉药及静脉麻醉药的临床广泛应用，目前咪达唑仑用于术中静脉麻醉维持已经十分少见。

4. 各类麻醉镇静　可辅助用于局部麻醉、神经阻滞麻醉以及椎管内阻滞麻醉等，可产生镇静、减少焦虑、遗忘以及催眠作用。咪达唑仑可以提高局部麻醉药的惊厥阈，是局部麻醉药中毒急救的首选药物之一，其效果优于地西泮。一般剂量为0.05~0.15mg/kg。镇静剂量的咪达唑仑还常用于消化道内镜检查、心导管检查、心血管造影、脑血管造影、心律转复等诊断性和治疗性操作，辅以阿片类药物及丙泊酚或依托咪酯可获得更佳的镇静效果。

5. ICU患者镇静　对于需用机械通气支持或需镇静的ICU患者，咪达唑仑单独或与丙泊酚、芬太尼等配合使用可以使患者保持良好镇静状态，可以避免患者躁动。即使用于心脏手术后患者，对血流动力的影响也很小。

(五) 不良反应与禁忌证

较常见的不良反应为麻醉恢复期的嗜睡、镇静过度和共济失调。静脉注射剂量偏大时可引起呼吸抑制，在合用阿片类药物时，遗忘呼吸更易出现，需注意呼吸管理。在严重低血容量等循环不稳定患者，用量偏大或速度过快时，可导致严重低血压。

尽管鲜有过敏反应报道，但对本药或其他苯二氮䓬类药物有过敏史者禁用。

三、地西泮

(一) 理化性质

地西泮(diazepam)又名安定或苯甲二氮䓬，合成于1959年，商品名Valium。化学名7-氯-1,3二氢-1-甲基-5-苯基-2H-1,4-苯二氮䓬-2-酮。分子量较小，生理pH值下为脂溶性。其化学结构见图29-4。

本品为微白色结晶粉末，无臭，味微苦，基本上不溶于水，可溶于乙醇。临床上所用的制剂为溶于有机溶剂(主要为丙二醇、乙醇、苯甲酸等)的黏稠溶液，其pH为6.4~6.9。由于使用有机溶剂，其对静脉有一定刺激作用。此制剂与水和生理盐水相混可生成白色雾状物，不久即消散，一般不影响其药效。其部分理化性质见表29-6。

(二) 药代动力学

口服后吸收完全而迅速，30~60分钟血药浓度达峰值，效果可维持120分钟。肌内注射后吸收缓慢，且不完全，其血药浓度峰值不及静脉注射后的20%，仅为口服后的60%。临床效应以静脉注射后最强，口服后次之，肌内注射后最差。因此给药途径尽可能采用口服或静脉注射。如果用肌内注射途径，必须注射到深部肌肉，注射于三角肌部位较其他部位更易吸收。

由于脂溶性高，静脉注射后迅速透过血-脑脊液屏障而进入中枢神经系统，故起效快，约为1分钟。然后很快再分布到其他组织，故作用消失也快，仅维持9分钟。地西泮与血浆蛋白的结合率为90%~98%。其表观分布容积为0.7~2.6L/kg。

地西泮的消除半衰期20~40小时，清除率为0.2~0.5ml/(kg·min)。只有不到1%以原形从尿排出，其余几乎全部在肝脏进行生物转化。首先脱去甲基后成为去甲地西泮(desmethyldiazepam)，再加羟基后成为奥沙西泮(oxazepam)，后者与葡萄糖醛酸结合后由尿排出。去甲地西泮和奥沙西泮都有类似地西泮的药理活性作用，而且其半衰期长，前者为60~95小时，后者为9~21小时。因此反复用药后易引起蓄积作用。

随着年龄的增长，其表观分布容积增加，消除半衰期延长，80岁时长达90小时。因此老年人使用地西泮，剂量宜酌减；用药间隔应相应地延长。

此药可透过胎盘，胎儿血药浓度可较母体高40%，新生儿可出现长时间的呼吸抑制，因此产妇不宜用此药。

（三）药理作用

1. 中枢神经系统　地西泮具有抗焦虑、肌松、遗忘和抗惊厥作用。均是通过BZ受体而发挥其作用，地西泮与BZ受体的亲和力约为咪达唑仑的1/3~1/6，并具有饱和性。其抗焦虑作用是通过对边缘系统的海马和杏仁核的选择性抑制作用而产生，肌松作用则是通过抑制脑干网状结构内和脊髓内的多突触通路而产生。所产生的遗忘是顺行性遗忘，即对用药后一段时间(30分钟至数小时)内经历的事情失去记忆。如前述，由于地西泮及其活性代谢产物的消除半衰期长，持续或反复静脉用药会产生明显蓄积，明显影响麻醉苏醒，故不适用于麻醉维持。药物效应的个体差异大，特别在于其他中枢抑制药物，如丙泊酚、巴比妥类或阿片类药物合用时，个体差异更为显著。

对人体的作用依其剂量大小和用药途径而异，从轻度镇静到麻醉状态。由于焦虑状态下边缘系统神经元活动增强，激活脑干网状结构，使皮质兴奋而致失眠。地西泮小剂量应用即可抑制边缘系统对网状结构的激活，并对网状结构有直接抑制作用，从而产生抗焦虑、镇静和治疗失眠的作用，但不影响意识；大剂量静脉注射则产生嗜睡，甚至意识消失。地西泮无镇痛作用，但可增强其他全身麻醉药的效力。静脉注射地西泮0.2mg/kg可使吸入麻醉药MAC降低约30%，但至此会呈现封顶效应，再加大地西泮剂量并不能使MAC进一步下降。

地西泮的脑电变化与咪达唑仑相似。也可剂量依赖性地降低$CMRO_2$和CBF，并可使CBF/$CMRO_2$比值维持正常。与咪达唑仑类似，地西泮也不使脑电活动产生等电位，提示其降低$CMRO_2$的作用出现封顶效应。

脑皮质、丘脑和边缘系统的异常放电可导致癫痫发作，地西泮虽不能抑制异常放电，但对异常放电的扩散有较强的抑制作用，故有很好的抗癫痫作用，静脉注射治疗癫痫持续状态疗效显著。

2. 呼吸系统　临床剂量的地西泮对呼吸影响不显著，明显轻于咪达唑仑。但剂量较大，尤其经静脉注射时，对呼吸有一定抑制作用，使$PaCO_2$轻度增加，甚至可产生一过性呼吸暂停。对慢性阻塞性肺疾病患者，此种呼吸抑制作用增强，特别与阿片等药物联合应用时，呼吸抑制更为明显。静脉注射地西泮0.4mg/kg后3分钟，通气对CO_2的反应曲线斜率降低，但幅度明显小于咪达唑仑，斜率降低约持续25分钟，与意识水平变化过程相类似。

3. 心血管系统　对循环的抑制轻微，但仍可使全身血管阻力轻度下降。静脉注射临床剂量的地西泮(0.2mg/kg)，血压可稍下降，心输出量无明显变化。偶可引起一过性心动过缓和低血压，可能与溶剂中的丙二醇有关。静脉注射地西泮可扩张冠状动脉，增加冠状动脉血流，可能与其局部作用有关。

尽管正常状态时对循环影响轻微，但由于地西泮对压力反射有一定抑制，在低血容量患者仍可引起血压明显下降。

（四）临床应用

1. 术前用药　其良好的抗焦虑、镇静、遗忘作用，使其适于用作为麻醉前用药。肌内注射吸收差，口服为佳。入室前30~60分钟口服，成人10~15mg，小儿0.2~0.3mg/kg，最大剂量10mg。可充分地镇静，消除术前的焦虑。此外，还有助于预防局部麻醉药中毒，减少琥珀胆碱所致的血清钾升高和术后肌肉疼痛等不良反应。

心律转复和局部麻醉下施行内镜检查之前静脉注射地西泮10~20mg，可使患者消除紧张，产生肌肉松弛，还可使患者对操作过程产生遗忘。

2. 抗惊厥　可用于局部麻醉药中毒的预防与治疗、癫痫发作的治疗和破伤风抽搐的治疗。成人剂量10~30mg；小儿剂量0.05~0.3mg/kg，15~30分钟后可重复应用;5岁以内最大剂量为5mg,5岁以上,最大剂量达10mg。地西泮抗惊厥作用的持续时间超过了地西泮的消除半衰期,也说明其代谢产物去甲地西泮具有相应的药理活性。

3. 麻醉中应用　由于地西泮作用起效慢、作用时间长及效果不确切,现已基本被咪达唑仑取代。静脉注射地西泮可用于全身麻醉的诱导,对心血管的影响轻微,但起效慢,效果不确实。地西泮可用作局部麻醉、神经阻滞以及椎管内阻滞麻醉的辅助用药,可以减轻非全身麻醉下患者的紧张与焦虑情绪。

地西泮曾用作复合全身麻醉的组成部分。地西泮与喷他佐辛并用,组成所谓改良的神经安定麻醉,既往在日本较常用。地西泮与氯胺酮并用,可减少氯胺酮用量,减轻氯胺酮的高血压反应和精神运动性反应。但由于地西泮消除缓慢,使得麻醉恢复往往会出现延迟,并且恢复质量不佳,故地西泮目前已很少用于全身麻醉的维持。

(五) 不良反应及禁忌证

临床麻醉中,静脉注射速度过快或剂量较大时,可引起血压下降、呼吸暂停等不良反应,特别在循环容量不足、慢阻肺的特殊人群,更应予以警惕。

经小静脉注射地西泮可引起注药部位疼痛,局部静脉炎发生率较高,因此应选用较粗大的静脉。

地西泮的毒性很小,有人报告用通常剂量的100倍,仍能恢复如常,无后遗症。连续用药时常见的副作用为嗜睡、眩晕、疲劳感、共济失调等。长期用药,可产生耐药性,但很少产生依赖性。如果产生依赖性,停药后可出现戒断症状,表现为焦虑、失眠、震颤等。

量偏大时,偶尔可引起躁动、谵妄、兴奋等反常反应,可能与增强了中枢神经系统内多巴胺能系统作用或抑制了胆碱能系统作用有关。用毒扁豆碱可消除此种不良反应。

此药可透过胎盘,胎儿血药浓度可较母体高40%,因此待产妇不宜用此药。其在动物实验中曾显示致畸作用,故不推荐孕妇使用。

对地西泮及其他苯二氮䓬类药物过敏者禁用。

四、劳拉西泮

(一) 理化性质

劳拉西泮(lorazepam),又名氯羟安定或氯羟二氮,商品名Ativan。化学名7-氯-5-(2′-氯苯基)-1,3二氢-3-羟-2H-1,4-苯二氮䓬-2-酮,化学结构见图29-4。

本品呈白色粉末,不溶于水。临床上所用的注射制剂为溶于聚乙二醇和丙二醇的溶液。由于含有机溶剂,故对静脉刺激性较强。本品在我国仅有片剂,临床用于抑郁症的治疗等。注射剂在我国尚未有临床应用。

(二) 药代动力学

劳拉西泮的脂溶性较地西泮小,透过血-脑屏障的速度较慢,故起效也慢于地西泮和咪达唑仑。单次注射其分布半衰期为4.1分钟,故其临床作用时间较短。消除半衰期为10~20小时,清除率为0.8~1.8ml/(kg·min)。由于其清除速率较慢,故其持续输注时量相关半衰期随用药时间延长增加也非常明显,反复用药或持续输注后,患者恢复时间明显延长,临床极少用于麻醉维持。其代谢是在肝脏内与葡萄糖醛酸结合,形成无药理活性代谢产物而失活,大部分代谢物(94.4%)从尿中排出,小部分(5.6%)从粪便排出。12小时排出约50%,48小时排出80%,经5天接近排尽。因其代谢不依赖肝微粒体酶活性,肝功能异常、年龄变化或影响肝微粒体酶活性的药物对其消除影响很小。

口服后吸收迅速,2~4小时血药浓度达峰值。与血浆蛋白结合率85%。肌内注射后吸收较地西泮迅速和完全。但由于其脂溶性较地西泮低,透过血-脑脊液屏障较慢,故不论口服或肌内注射,都在45~60分钟才出现最大效应。此药在体内分布不如地西泮广泛,故有效血药浓度维持较久。肌内注射后7~8小时临床作用消失,但血药浓度仍接近峰值,至24小时血药浓度仍较高,在以后的24小时缓慢下降。口服后2小时血药浓度约为肌内注射后的一半,维持此水平约4小时,然后缓慢下降,至24小时仍保持峰值浓度的一半以上。静脉注射后血药浓度迅速达到峰值,但很快下降到接近肌内注射后的水平。

(三) 药理作用

1. 中枢神经系统　与BZ受体的亲和力约为咪达唑仑的2倍,地西泮的5~10倍。此药有很强的抗焦虑、镇静、催眠作用。镇静作用是咪达唑仑的2~3倍、地西泮的5~6倍。有很强的顺行性遗忘作用,遗忘作用强度是咪达唑仑的4倍,静脉注射5mg产生的遗忘作用持续达24小时。此药也有中枢性肌松作用和加强其他中枢神经抑制药的作用。但由于其起效慢、作用时间较长，限制了其在麻醉诱导、维持、局部麻醉镇静以及各种无痛技术中的应用。

2. 呼吸系统　对呼吸没有抑制作用。但与阿片类药物合用，特别用于老年人或身体衰竭的患者时，仍需谨慎。

3. 循环系统　对血压、心率和外周阻力影响轻微，静脉注射后，血压及外周阻力变化幅度明显小于咪达唑仑和地西泮。

（四）临床应用

1. 术前用药　由于其抗焦虑和遗忘作用较地西泮强，而且无呼吸抑制作用，口服此药 1~5mg 作为麻醉前用药，其效果较地西泮更佳。氯胺酮麻醉时用此药做麻醉前用药，有助于消除或减轻苏醒期精神运动性反应。如采用静脉注射，应在术前 20~30 分钟应用，剂量为 0.5~2mg。

由于此药作用持续时间长，对于手术时间短而且希望手术后迅速清醒的手术患者，不宜用它作为麻醉前用药。

2. ICU 镇静　对 ICU 保留气管插管并行机械通气的患者，可采用持续静脉输注或间断注射劳拉西泮进行镇静。首次 3~6mg，静脉注射，此后 0.5~2mg/h 的剂量进行维持。但苏醒时间较长，脱离机械通气和拔除气管导管的时间可长达数日。

3. 抗惊厥　适应证类似于地西泮。

（五）不良反应和禁忌证

常见的不良反应为嗜睡、头晕，少数患者会出现定向力障碍等；在肥胖患者作用延迟更为显著；老年体弱及合并阿片类药物者，仍存在呼吸抑制的问题；有静脉刺激症状，可形成血栓性静脉炎。

五、其他苯二氮䓬类药

临床用苯二氮䓬类药物还有许多，但除上述三种药物在临床麻醉中有所应用，而且咪达唑仑还为常用药物外，其他极少用于临床麻醉，下面仅予以简单描述。

（一）奥沙西泮（oxazepam）

又名去甲羟安定，商品名为舒宁（Serax），是继地西泮后于 1965 年合成的药物，实际上也是地西泮在体内的代谢物，其化学结构见图 29-4。

此药的作用与地西泮基本相同，只是效力稍弱，15mg 相当于地西泮 5mg。口服后吸收较慢，4 小时内血药浓度达峰值。口服后生物利用度 50%~70%。与血浆蛋白结合率约 86%。吸收后分布于各脏器，其中肝、肾代谢的分布占总量的半数以上。其消除半衰期为 9~21 小时，代谢方式为与葡萄糖醛酸结合而成为无活性的代谢物，随尿排出。

此药没有注射用制剂，只能口服。主要用于抗焦虑，由于对自主神经系统的作用较为显著，故对胃肠道、心血管、呼吸系统不适引起的焦虑症状有较好的效果。在临床麻醉中很少应用。

（二）硝西泮（nitrazepam）

又名硝基安定或硝基二氮䓬，商品名 Mogadon。其化学结构见图 29-4。此药也有类似地西泮的作用，但以催眠和抗惊厥的作用为突出。

口服后吸收率 53%~94%，平均 78%，2 小时内血药浓度达峰值。吸收后分布于各脏器，表观分布容积为 2.1L/kg。半衰期 21~25 小时。除很小量以原形从尿排出外，绝大部分在肝内降解，主要代谢物为 7- 氨基和 7- 乙酰胺基衍生物，经肾脏排出。

临床上此药主要用以替代巴比妥类作为催眠药，治疗失眠症，一般剂量为 10mg 口服。

（三）替马西泮（temazepam）

又名羟基安定，化学结构见图 29-4。此药口服后吸收完全，口服后 2.5 小时血药浓度达峰值。对呼吸的抑制作用与地西泮相似。此药在肝内经受生物转化，代谢物与葡萄糖醛酸结合后排出。此药主要用于治疗失眠症，临床麻醉中可作为麻醉前用药。常用剂量为 15~30mg 口服。

（四）氟硝西泮（flunitrazepam）

又名氟硝安定或氟硝二氮，商品名 Rohypnol。化学名 7- 硝基 -1,3 二氢 -1- 甲基 -5-(2′- 氟苯基)-2H-1,4- 苯二氮䓬 -2- 酮。化学结构见图 29-4。

本品是一种黄色结晶，不易溶于水，易溶于乙醇。临床上所用的为溶于有机溶剂的制剂，每毫升含 1mg，供肌内或静脉注射。

此药的作用与地西泮基本相似，只是效力更强。除催眠作用外，也有解痉、肌松和抗惊厥作用。对小鼠的催眠效力相当于地西泮的 1 000 倍，戊巴比妥的 15 000 倍；对人的催眠效力约为地西泮的 10 倍。静脉注射此药 2mg 后 1~2 分钟即产生完全的睡眠，持续约 2.5 小时，并有长时间的遗忘作用。此药本身无镇痛作用，但有增强镇痛药效应的作用。其毒性较地西泮为小，安全界限为地西泮的 4 倍。

此药对心血管的影响很小，用药后血压可下

降 15~20mmHg，10 分钟内趋于稳定。对心率无明显影响，有时稍增快。对呼吸有轻度抑制作用，与静脉注射的速度有关。此药有降低颅内压的作用，静脉注射后 1 分钟脑脊液压力即显著下降，至 3 分钟降至最低值，平均下降约 30%。氟硝西泮不像地西泮那样使食管下端括约肌张力减低，而是使之增加，故有助于防止胃反流。

口服后吸收迅速而完全，约 30 分钟即达到有催眠作用的血药浓度(6~8μg/L)，经 1~1.5 小时达峰值。与血浆蛋白的结合率约为 80%。口服后血药浓度变化曲线与静脉注射后相似。其分布半衰期是 3.0 ± 0.8 小时，消除半衰期是 21.5 ± 1.7 小时。此药几乎全部(98%)在肝内进行生物转化，仅 2% 以原形从尿中排出。生物转化的方式是还原、去甲基和羟基化，然后进一步降解。尿中已发现 12 种代谢物。这些代谢物并无药理活性作用，约 90% 经肾脏排泄，10% 经胆道排泄。

氟硝西泮的临床用途与地西泮基本相同，可用于消除焦虑，治疗失眠，控制痉挛等。

由于此药的效力强，而且并发症少，在临床麻醉中已被采用，主要作为长时间手术时复合全身麻醉的组成部分。

氟硝西泮与氯胺酮复合，可消除氯胺酮引起的精神运动性反应。有人将这种复合麻醉称为安神镇痛(ataranalgesia)或安神麻醉(ataranesthesia)。这种方法可用于各类手术，包括心内直视手术。但由于不能完全消除术中高血压反应，对于缺血性心脏病和控制不良的高血压患者仍以不用为宜。

六、苯二氮䓬类拮抗药——氟马西尼

氟马西尼(flumazenil，商品名为安易醒)合成于 1979 年 10 月，是当前应用于临床的第一个特异性苯二氮䓬类药物拮抗药。药理实验表明，氟马西尼与 BZ 受体亲和力大、特异性高、内在活性低。氟马西尼是 BZ 受体的竞争性拮抗药，其拮抗作用表现为可逆性和可竞争性。当其作为拮抗药存在时，其他激动药占据 BZ 受体的比例与二者与受体的亲和力及浓度有关。

(一) 理化性质

氟马西尼为咪唑苯二氮䓬衍生物，化学名称为乙基 -8- 氟 -5,6- 二氢 -5- 甲基 -6- 氧代 -4H- 咪唑(1,5-α)(1,4)苯并二氮杂 -3- 羧酸酯。其化学结构与咪达唑仑及其他经典的苯二氮䓬类药相似，与咪达唑仑的主要区别是其苯基被羰基取代，见图 29-5。

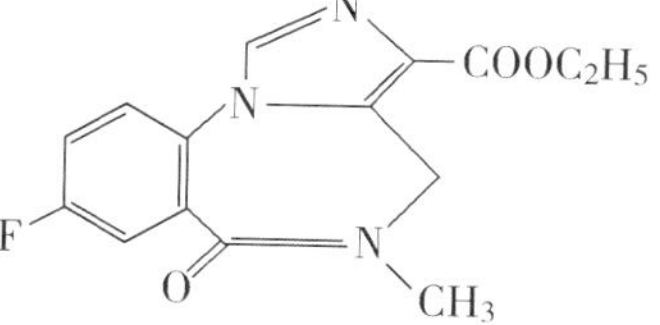

图 29-5　氟马西尼的化学结构

临床上所用制剂的商品名安易醒(Anexate)，是一种无色结晶粉末，可水溶性较弱，但可配制成水溶液。其配方如下：氟马西尼 1.0mg，依地酸钠 1.0mg，氯化钠 93mg，乙酸 1.0mg，氢氧化钠(1mol/L)适量至 pH=4，注射用水加至 10ml。此制剂可溶于生理盐水或 5% 葡萄糖溶液，在室温下可保持稳定 24 小时。生理 pH =7.4 时，具有中度脂溶性。

(二) 药代动力学

氟马西尼口服后容易吸收，口服后 20~90 分钟(平均 41 分钟)血浆浓度达峰值，但由于在肝脏内首关代谢显著，生物利用度仅 16%。静脉注射后 1~3 分钟起效，6~10 分钟达峰值，持续时间与用药剂量相关 30~60 分钟，甚或达 2~3 小时。与血浆蛋白结合率为 40%~50%。稳态分布容积为 0.6~1.6L/kg。总清除率为 5~20ml/(kg·min)；消除半衰期为 0.7~1.3 小时。其清除速率显著短于常用的苯二氮䓬类药，故单次注射后拮抗作用一旦消失，又可重现苯二氮䓬类的作用，即如果受体部位残留的激动药浓度足够高，可能发生再次镇静。故在拮抗清除速度较慢的药物如地西泮的作用时，为维持长时间恒定的血药浓度，则需要反复给药或持续静脉推注。其推注速度可为 0.5~1.0μg/(kg·min)。

此药在肝脏内经受广泛的生物转化，仅 0.12% 在静脉注射后 12 小时以原形从尿中排出。其代谢部分受肝血流的影响，代谢产物包括 N- 去甲氟马西尼、N- 去甲氟马西尼酸和氟马西尼酸，其他代谢产物的性质、其代谢产物的生物活性以及与葡萄糖醛酸结合的情况尚未完全确定。

(三) 药理作用

1. 中枢神经系统　最初的动物实验研究表明，氟马西尼无内在药理活性，在不用苯二氮䓬类药的条件下，既不产生苯二氮䓬类的效应，也不产生其相反的效应。因此，氟马西尼的主要药理作用是拮抗苯二氮䓬类药的所有中枢抑制效应，包括抗焦虑、镇静、遗忘，直到抗惊厥、肌松和催眠。氟马西尼对 BZ 受体有很强的亲和力，通过对 BZ 受体的竞争结合，拮抗苯二氮䓬类药的中枢抑制作用。

3

对人静脉注射 ^{11}C 标记的氟马西尼后以正电子发射体层扫描观察表明，放射性浓度最高的部位在枕叶内侧，其次为小脑、额叶、丘脑和脑桥，而这些都是 BZ 受体含量丰富的部位。进一步研究表明，此药有很弱的激动效应或相反激动效应，但并无临床意义。

氟马西尼拮抗苯二氮䓬类药时，0.007mg/kg 即可生效，预计有效血药浓度为 10~20ng/ml 或以上。实际上，由于激动药和拮抗药与受体结合的特点，BZ 受体可能被残余的激动药占据，所以对于不同的激动药，所需氟马西尼的剂量和血药浓度有所不同。氟马西尼起效迅速，静脉注射后 1 分钟内即生效，单次注射后拮抗效应维持时间与用药剂量有关，可达 0.5 小时甚或 3 小时之久。影响氟马西尼作用时间的因素包括受体总数、激动药占领受体的浓度、激动药受体解离常数、受体处激动药浓度以及受体处拮抗药浓度。其拮抗的效应不仅与氟马西尼剂量有关，而且还与苯二氮䓬类药所用的剂量有关。如苯二氮䓬类药严重中毒时，静脉注射氟马西尼 1mg 即足以使人苏醒，但如果尚有 20% 左右 BZ 受体被激动药占领，则仍可维持其抗焦虑作用。

2. 呼吸和循环系统　对呼吸无影响。在志愿者静脉注射达 0.1mg/kg 时，不产生任何呼吸抑制。对苯二氮䓬类药引起的呼吸抑制，有一定的拮抗作用，但拮抗不完全；对巴比妥类和麻醉性镇痛药的呼吸抑制则无拮抗作用。对循环系统无明显影响，在拮抗苯二氮䓬类药物作用时，几乎不产生心血管效应。即使在缺血性心脏病患者和 ASA Ⅲ~Ⅴ级的患者，也未见生命体征的明显变化。

3. 安全范围　氟马西尼的毒性非常小。啮齿类动物能耐受的最大非致死剂量为 62.5mg/kg，而临床治疗剂量为 0.02mg/kg，因此其治疗指数约达 3 125。静脉注射后局部无疼痛，不引起静脉炎。偶见短暂的轻度眩晕、头痛，但与剂量无关，可能与溶媒有关。

（四）临床应用

临床苯二氮䓬类药拮抗药的应用并不多，主要有以下 3 种用途：

1. 诊断性及治疗性拮抗苯二氮䓬受体激动药　对可疑为药物中毒的昏迷患者，可用氟马西尼鉴别。氟马西尼可从 0.2~0.5mg 逐渐增加剂量至 3mg。如果用药后有效，基本上可肯定是苯二氮䓬类药中毒。对于肯定为苯二氮䓬类药中毒的患者，氟马西尼可采取小量分次静脉注射的方法，每次 0.1mg（或 0.003mg/kg），每分钟 1 次，直至苏醒或总量达 3mg。为维持疗效，可用首次有效量的半量重复注射；也可采取静脉输注的方法（0.1~0.4mg/h）。

2. 麻醉后拮抗苯二氮䓬类药的残余作用　对于以苯二氮䓬类药作为复合全身麻醉用药或部位麻醉时镇静用药的手术患者，如果手术结束后要求患者立即清醒，可用氟马西尼拮抗其残余作用。首次剂量 0.1~0.2mg 静脉注射（相应血药浓度为 3~6ng/ml），以后 0.1mg/min，直至患者清醒或总量达 1mg。氟马西尼可有效地逆转苯二氮䓬类药引起的镇静、呼吸抑制和遗忘作用。但是，有证据表明氟马西尼对激动药不同作用的拮抗存在差异。氟马西尼较易拮抗苯二氮䓬受体激动药的催眠和呼吸抑制作用，对遗忘作用的拮抗则较差。拮抗作用时间取决于激动药和氟马西尼二者的药代动力学。单次注射氟马西尼拮抗长效苯二氮䓬类药物时，因为其作用时间短，应加强监测。为防止出现再次镇静，可持续输注氟马西尼以拮抗作用时间较长的苯二氮䓬受体激动药。

3. 用于 ICU 患者　对 ICU 中长时间用苯二氮䓬类药控制躁动、施行机械通气的患者，如要求恢复意识，试停机械通气，可用氟马西尼拮抗苯二氮䓬类药的作用。

4. 治疗肝性脑病　最近有人在动物实验的基础上试用此药治疗肝性脑病，取得初步效果。治疗有效者在开始治疗后 1 小时即清醒，血氨在治疗后 24 小时下降。但其疗效尚需在临床上经过广泛应用和严格的对照研究后加以验证。

（五）不良反应与禁忌证

口服或静脉给予大剂量氟马西尼，毒性反应均较小。它没有局部或组织刺激作用，也无组织毒性。同所有苯二氮䓬类药一样，其安全范围广，甚至高于激动药，因为它没有显著的中枢神经系统抑制作用。应该注意的是，由于其半衰期相当短，可能发生再次镇静。另有极少数患者可以诱发癫痫。

第五节 氯 胺 酮

一、历史

氯胺酮是苯环利定类药物中，唯一仍在临床麻醉中使用的药物。苯环利定类静脉麻醉药的基本化学结构为环已胺，故亦称环已胺类药。

1958 年 Greifenstein 等介绍一种芳香基环已胺，即苯环利定（phencyclidine），具有较强的镇痛作用，给药后呈现类似痴呆的状态。苏醒期几乎所有患者均有精神症状的副作用，25% 的患者有激动现象，甚至持续至术后数小时。当时该药仅被当做毒品在非法娱乐时使用。1962 年 Stevens 合成氯胺酮（ketamine，ketalar，ketaject），为苯环利定的衍生物，1965 年 Corssen 和 Damino 首先在人体上应用，1970 年正式进入临床。作为一种极其特殊的静脉麻醉药，氯胺酮 40 余年的临床应用过程可谓毁誉参半。氯胺酮不同于其他静脉麻醉药，它具有明显的镇痛作用，且对呼吸循环影响很小，这些优势使其比其他麻醉药物更接近理想静脉麻醉药，也是其目前仍在临床使用的主要原因；遗憾的是，尽管较轻微，但它依然存有苯环利定的精神副作用，这又几乎使它接近了被淘汰出临床麻醉的边缘。氯胺酮由二种光学异构体组成：S-（+）和 R-（–），目前临床应用的为其消旋混合物。而 S-（+）异构体的麻醉与镇痛药效更强，相应的不良反应更少。研究发现亚剂量的氯胺酮治疗抑郁症特别是难治性抑郁症的起效快速，以及其在对老年患者术后认知功能障碍的防治上具有潜在优势，目前，氯胺酮又逐渐引起临床医师的高度关注。

二、理化性质

氯胺酮化学名称为 2- 氯苯 -2- 甲基胺环已酮盐酸盐，分子量 238kd，化学结构见图 29-6。此药为白色结晶，易溶于水，为无色透明液体，制剂略呈酸性，水溶液 pH 为 3.5~5.5，pKa 7.5。内含 1∶10 000 苄索氯铵（benzethonium chloride）作为防腐剂。10mg/ml 的生理盐水溶液是等渗溶液。市售氯胺酮是其等量的右旋与左旋异构体的消旋体。

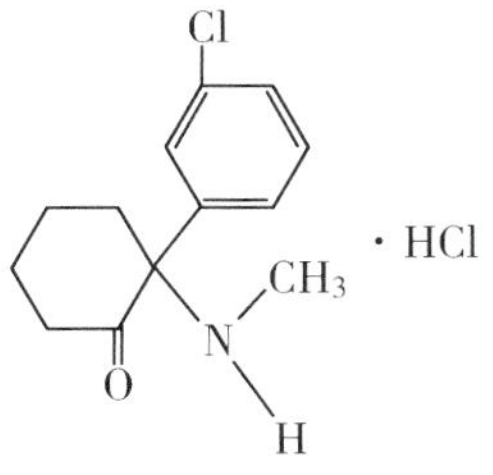

图 29-6 氯胺酮的化学结构

三、药代动力学

（一）分布与清除

氯胺酮肌内注射的生物利用度高，达 93%；而因肝脏的首关效应，口服的生物利用度仅有 17%。氯胺酮呈高度脂溶性，约为硫喷妥钠的 5~10 倍，因而能迅速透过血 - 脑屏障进入脑内。静脉注射氯胺酮后 30 秒起效，1 分钟可达峰效应。而肌内注射后 5 分钟血浆药物浓度达峰值，脑血流量同时增加，促其在脑内很快分布，患者迅速入睡。达峰效应后，药物较快地分布到血流量较低的组织区域，血浆药物浓度下降，脑内浓度亦降低。但此药脂溶性高，血浆蛋白结合率低（12%~47%），故中枢神经系统贮留的药物较血浆多。随着氯胺酮从脑向其他器官和组织转移，这种再分布现象促使神志迅速恢复。动物实验表明，静脉注射后 10 分钟，70% 的药物集中在骨骼肌、肠、肝和皮肤内，随后再分布于脂肪和其他血管少的组织。此药在血浆内的衰变曲线呈三相，前 45 分钟迅速下降；继以 12 小时缓慢降低；第三相更缓慢地减少，持续时间较长。单次静脉注射后药代学参数符合二室开放模型。消除半衰期 2.5~2.8 小时，稳态表观分布容积（VDss）3.1L/kg。值得注意的是，相对短的分布半衰期 11~16 分钟反映此药在体内的快速分布，相对大的分布容积提示其脂溶性高。清除较快，清除率为 12~17ml/（kg·min）。整体平均清除量 1.4L/min，相当于肝血流，所以肝血流的减少将影响氯胺酮的清除。尽管许多研究认为小儿的药物清除率较高，分布容积小，消除半衰期短，但是经体重校正后，与成人的药代动力学参数无显著差异。

氯胺酮两种异构体的药代动力学不同。S-（+）氯胺酮的清除率和分布容积均较 R-（–）氯胺酮高。S-（+）氯胺酮对脑电图的抑制作用也较 R-（–）氯胺酮和消旋混合物强。

3

（二）代谢与排泄

此药主要在肝内代谢，其途径还不很清楚。一般认为系通过肝脏药物代谢酶系统P-450酶的作用进行生物转化。首先经N-脱甲基作用形成去甲氯胺酮(norketamine，即代谢物Ⅰ)，然后环己酮环羟基化，转变成羟去甲氯胺酮，再结合成较易溶于水的葡萄糖醛酸衍生物。去甲氯胺酮的羟化代谢物，遇热脱水形成一种环己酮氧化物，即脱氢去甲氯胺酮(dehydronorketamine，代谢物Ⅱ)。此外，氯胺酮亦可在未脱甲基前进行环羟基化作用，但不是主要代谢途径。代谢物Ⅰ具有药理活性，其麻醉效力约为氯胺酮的1/5~1/3；代谢物Ⅱ的麻醉效力为氯胺酮的1%。此两代谢物在脑中没有足够的浓度，不能产生睡眠作用，但可使苏醒期延长。氯胺酮的分解产物5天内可在尿中排出91%，有的报告尿中含有4%左右的原型或代谢物Ⅰ，16%为羟化衍生物，粪中排泄量仅占3%。有少量经胆系排泄，结扎胆总管后睡眠时间可延长、血浆药物浓度也升高。

氯胺酮在体内的转化速度受许多因素的影响，如地西泮(diazepam)为氯胺酮脱烃基作用的竞争性抑制剂，术前并用地西泮或司可巴比妥(secobarbital sodium)较并用阿托品时氯胺酮的平均血浆半衰期显著延长。鼠实验发现氟烷能延长氯胺酮及其代谢物Ⅰ的摄取、分布和再分布，这可能与氟烷抑制心血管和使肝血流减少，导致氯胺酮的生物转化减慢有关。其他吸入麻醉药也可能有类似作用。动物实验表明肝药物代谢酶抑制剂(SKF_{525}-A)和诱导剂(苯巴比妥)能分别延长和缩短氯胺酮麻醉后共济失调与激动状态的时间。实际上，氯胺酮本身即为酶诱导剂。事先用氯胺酮处理的鼠，再给同药后肝代谢增加，氯胺酮的血浆衰变率增快。临床也可见重复给药后的耐药现象，如烧伤患者在较短的间期反复重复用药，需增加药量才能维持原镇痛深度。但麻醉苏醒迅速主要是因再分布的关系，酶诱导现象对麻醉时效可能无明显影响。

此药可迅速通过胎盘，胎儿和母体内的血浆药物浓度很接近。若分娩时用此药超过2mg/kg，能引起胎儿抑制。

四、药理作用

（一）作用机制

氯胺酮为中枢神经系统主要的兴奋性受体系统N-甲基-D-天门冬氨酸(NMDA)受体的非特异性阻断剂，目前认为，阻断NMDA受体传导是氯胺酮产生全身麻醉和某些镇痛作用的主要机制。NMDA受体是中枢谷氨酸受体的成员之一，由多个亚基组成的离子通道耦联的受体复合体，其中包括有NMDA结合位点和苯环利定类药物结合位点，后者是包括氯胺酮在内的苯环利定类药物作为非竞争性拮抗药的结合位点。氯胺酮与此位点结合后，可阻断受体Ca^{2+}通道，减少Ca^{2+}内流，从而抑制其兴奋性作用。NMDA受体广泛分布于大脑皮质、丘脑、海马、纹状体以及脊髓等，参与中枢兴奋性神经冲动的传导，与机体的意识维持、疼痛传导与调节、学习记忆、细胞损伤以及癫痫惊厥的发生有密切关系。NMDA受体在大脑皮质和丘脑分布密度较大，参与中枢兴奋性冲动的传递。而氯胺酮则可通过阻断感觉冲动在丘脑-新皮质系统的投射而产生麻醉作用。氯胺酮在选择性抑制皮质及丘脑部分神经元功能同时，兴奋部分边缘系统的功能，从而产生中枢不同区域功能状态不一致性变化而出现所谓“分离”现象。

氯胺酮通过阻断丘脑-新皮质投射系统，非特异性地抑制中脑和丘脑核的痛觉传导通路以及对脊髓NMDA受体的作用可部分解释其镇痛作用。NMDA受体与脊髓痛觉传导和调节密切相关，NMDA受体的特异性拮抗药具有镇痛作用。研究显示S-(+)氯胺酮对NMDA受体的亲和力是R-(−)氯胺酮的四倍，同时，前者在人体的镇痛强度也是后者的四倍，也提示氯胺酮的镇痛作用与NMDA受体的阻断相关。另外，氯胺酮的阿片受体作用也参与了它镇痛作用的产生。有证据显示氯胺酮可与脑、脊髓内的阿片受体结合，使阿片受体兴奋。其与阿片受体的结合具有明显的立体特异性，S-(+)氯胺酮异构体对阿片μ-受体具有更强的亲和力，与其较R-(−)氯胺酮具有更强的镇痛作用相对应。另外，动物实验和临床研究中均观察到纳洛酮可部分拮抗氯胺酮的镇痛作用，也佐证其镇痛与阿片受体相关的观点。但目前为止，氯胺酮各项临床作用的确切机制尚未完全明了，也无特异性拮抗药能拮抗其全部中枢作用。

（二）中枢神经系统

氯胺酮是唯一同时具有镇静和镇痛作用的静脉麻醉药。此药的分子量小，解离常数pKa接近生理pH值，且其脂溶性较高，故很快透过血-脑屏障。静脉注射可在30秒内发挥作用，较硫喷妥钠起效稍慢，约1分钟作用达峰值，单次静脉注射2mg/kg的麻醉持续时间为10~15分钟。时效与麻醉剂量有关，静脉注射0.5mg/kg只能使半数患者神志消失，1mg/kg睡眠平均为5.7分钟，1.5mg/kg为9.1分钟，2mg/kg达10分钟。再增大剂量，并不能使时效显著延长，副作用反而增多，可发生全身痉挛、抽搐。停药后15~30分钟定向力恢复，完全苏醒需0.5~1小时。氯胺酮产生镇痛作用的血药浓度显著低于意识消失所需的浓度。静脉注射亚麻醉剂量的氯胺酮0.2~0.4mg/kg，血浆药物浓度达0.1μg/ml时痛阈升高，达0.2μg/ml产生镇痛作用；当血浆浓度达1.1μg/ml时对疼痛刺激失去反应。由此不难理解氯胺酮麻醉后镇痛期能持续较长时间。氯胺酮可抑制中枢痛觉敏化，并可减弱阿片类药物的急性耐受，用于预防性镇痛时，可以明显减少术后镇痛阿片类药物的需要量。静脉注射诱导量2mg/kg，血浆药物浓度达0.7~2.2μg/ml便可进入外科麻醉期，而3.6μg/ml才能使眼睑反射消失；血浆浓度低于0.5μg/ml患者苏醒。

氯胺酮的麻醉体征与传统的全身麻醉药不同。静脉注射氯胺酮时不像其他全身麻醉呈类自然睡眠状，而呈木僵状。随着意识逐渐消失，往往表现为眼睛睁开凝视，眼球震颤，肌张力增加，有时出现不自主肌肉活动。眼睑、角膜和喉反射不受抑制。脑电图表现为α波活动减弱，出现θ和δ波。有时在丘脑和边缘系统出现癫痫样波形，但不向大脑皮质扩散。麻醉中脑电双频谱指数(BIS)不随麻醉深度变化而降低，故BIS不适用于氯胺酮麻醉的麻醉深度监测。麻醉后眼睛睁开，虽然各种反射如角膜反射、咳嗽反射与吞咽反射依然存在，但无保护作用。对麻醉与手术失去记忆，但遗忘作用不如苯二氮䓬类药显著。神志完全消失，但肌张力增强、眼球呈凝视状或震颤，外观似浅麻醉。此现象曾被描述为分离麻醉(dissociative anesthesia)。氯胺酮镇痛作用显著，即使阈下剂量(subdissociative dose)或称作亚麻醉剂量(subanesthetic dose)也产生镇痛效应，尤其体表镇痛明显。这一作用特点使其在战伤现场救治或前方伤员处理中，发挥过良好的作用；也是目前在这些特殊环境下具有开发前途的静脉麻醉药物之一。此药虽有良好的镇痛作用，但对内脏的镇痛效果差，腹腔手术时牵拉内脏仍有反应。麻醉中有的患者流泪和唾液分泌增多，并且膝反射、跟腱反射和H反射(脊髓传入反射)亢进。诱发电位的研究结果表明，视觉冲动和躯体感觉冲动仍可从末梢到达皮质感觉区，但因脑不能解读这些传入信息，因而无法对光刺激和皮肤切口的疼痛刺激作出恰当的反应。麻醉期，患者颈部和肢体骨骼肌的张力增强，少数有牙关紧闭和四肢不自主活动。这种表情淡漠、意识消失、眼睛睁开、深度镇痛和肌张力增强的麻醉现象，一般称为类僵强状态或木僵状，系氯胺酮麻醉的特征。

前面已有所描述，氯胺酮选择性地作用于大脑的联络系统，对脑干网状结构激活系统没有或很少影响。感觉的传入冲动可到达大脑皮质，但不能辨识，因为一些联络区已被氯胺酮所抑制。动物实验发现氯胺酮麻醉后，对中枢与中脑网状结构行电刺激，疼痛刺激和光刺激所诱发的电位消失，说明此药作用的部位是在弥散的丘脑新皮质投射系统，使通过非特异性网状结构和丘脑的冲动产生功能性阻滞。此外，牙髓疼痛性刺激在皮质的躯体感受区、非特异性丘脑核和中脑网状结构内所引起的电位，也可被氯胺酮消除，提示此药可阻断疼痛冲动向丘脑和皮质区的传播。因而认为氯胺酮的镇痛作用是由于非特异性中脑和丘脑核的通路产生功能性障碍所造成。除抑制丘脑新皮质系统外，氯胺酮还激活边缘系统，使两者功能分离。边缘系统兴奋，可导致苏醒期患者情绪方面的过度活动。脑电图显示用药后α节律抑制，丘脑新皮质系统呈同步性高δ波，而海马和边缘系统呈慢θ波，可证实上述看法。

氯胺酮可抑制丘脑内侧核，阻滞脊髓网状结构束的上行传导，兴奋边缘系统。因这种选择性的兴奋和抑制作用，以致出现感觉与环境分离、情绪活动与神志消失不符、外观似浅麻醉与深度镇痛作用不一致；感觉虽仍能传入中枢，但不能识别等矛盾现象。这些由于中枢作用不均而导致的氯胺酮非常特殊的临床麻醉现象，将其称作“分离麻醉”似乎可将其与传统或经典的全身麻醉状况相区别。当然，如果对于这种状况有更为形象或准确概括其中枢变化机制的称谓，将更易获得学者们的认可。

静脉注射氯胺酮能增加脑代谢、脑血流和颅内压。脑氧代谢率($CMRO_2$)亦随之增多。动物实验显示，2mg/kg氯胺酮可使脑血流增加80%，脑耗氧量增加16%，持续20~30分钟，而颅内压随着脑血流的增多而升高。故颅内占位性病变等颅内压升高的患者应避免使用，或预先使用可抵消或阻断其升高颅内压的措施时，才予以应用。预先给硫喷妥钠或地西泮能阻断此药增加脑血流与升高颅内压的作用；氯胺酮麻醉时脑对 CO_2 的扩血管反应不受影响，因此过度通气降低 $PaCO_2$ 也能减弱其颅内压升高作用。此药还可使眼压升高，此作用与镇痛作用的持续时间相一致，15 分钟达峰值，30 分钟后恢复到注药前水平。青光眼患者不宜用此药。

氯胺酮的麻醉性能与其旋光性质有关。临床应用系其对映体的外消旋合剂，含 R-(–) 氯胺酮与 S-(+) 氯胺酮各半。在等剂量时，R-(–) 氯胺酮与 S-(+) 氯胺酮对心血管的影响及苏醒期的精神反应方面，两者作用强度相似。但 S-(+) 氯胺酮较消旋氯胺酮或左旋异构体的麻醉性能强。据报道 S-(+) 氯胺酮的镇痛效力要比左旋体强 3.4 倍，催眠效力强 1.5 倍。故在等效的条件下，S-(+) 氯胺酮所需剂量减小，使其副作用更少，治疗指数高，安全界限大。消旋混合体的药效则介于两者之间。

3

在不完全脑缺血再灌注的动物模型中，氯胺酮还可减少脑组织坏死，改善神经系统功能。氯胺酮减少细胞死亡可能与降低交感张力、抑制 NMDA 受体介导的离子电流有关。近年来有研究发现，S-(+) 氯胺酮可影响大鼠缺血再灌注后 4 小时凋亡调节蛋白的表达。因此，氯胺酮的神经保护作用除了与能减少细胞坏死和死亡外，还与抗凋亡机制有关。但氯胺酮在临床是否可实现其神经保护作用以及所需剂量仍有待研究阐明。

氯胺酮在麻醉恢复期较高的精神反应发生率为其致命弱点。患者可出现视、听、本体感觉错乱和错觉，常伴有噩梦。其精神反应和噩梦在给药后 24 小时内均能出现，但多见于苏醒后 1 小时内，可持续 1 至数小时。噩梦可能与氯胺酮抑制下丘脑和内侧膝状核，引起听觉、视觉错乱和本体感丢失有关。

(三) 心血管系统

氯胺酮对心血管的影响主要是直接兴奋中枢交感神经系统的缘故，在无自主神经控制时，对心肌有直接抑制作用。在临床诱导剂量，此药可升高动脉压 20%~30%，同时使脉搏加快，持续 5~15 分钟。与此相一致，心脏指数、心肌耗氧量和肺动脉压也增加。受试者静脉注射 0.1mg/kg 虽不能入睡，但可使收缩压升高 25mmHg，舒张压升高 16mmHg，脉搏稍加快。静脉注射 0.5mg/kg 时，血压升高与脉搏加快的程度更为明显；再增大剂量血压并不再升高，心率也不进一步加快。注药后 3~5 分钟血压升高达峰值。收缩压降低时，舒张压仍上升。血压的变化有明显个体差异。重复注射时血流动力学的变化较初次注射时轻微，甚至相反。健康人与心脏病患者，其血流动力学的变化相似，但伴有肺动脉高压的二尖瓣或先天性心脏病患者，其肺血管阻力的升高较全身血管阻力的升高更明显。

氯胺酮对循环系统的兴奋作用是中枢性的，将其直接注入中枢时可立即出现交感神经系统的血流动力学反应；氯胺酮也使交感神经元释放去甲肾上腺素增多；此药由于对延髓孤束核 NMDA 受体的作用而减弱压力感受器的功能。巴比妥类、苯二氮䓬类与氟哌利多等药能阻断其循环兴奋作用；硬膜外阻滞、各种肾上腺素能(α 及 β)受体拮抗药、交感神经节阻滞药、各种血管扩张药及可乐定等，可对抗氯胺酮的升压反应和 / 或心率增快的作用。其中，合用苯二氮䓬类药物是最常用的措施，小剂量的咪达唑仑和地西泮就可在一定程度上抑制其循环兴奋作用。

氯胺酮对心脏的作用，有两种不同的观点：一种观点认为此药直接作用于心肌，减弱心肌收缩力，但中枢性交感神经的兴奋作用可能胜过对心肌的直接抑制，故影响并不明显。氯胺酮抑制心肌收缩的程度与剂量相关。交感神经系统功能耗竭和儿茶酚胺不足时氯胺酮对心肌的抑制特别明显。此药用于危重患者可见到每搏功降低，肺毛细血管楔压增高，心输出量减少，心脏指数下降，以及平均动脉压降低，甚至心脏停搏。另一观点则认为，氯胺酮能使心肌收缩力加强，体内试验时由于交感神经活动增加，故此种表现更为明显。目前第一种观点更得到认同。氯胺酮与钙离子有相似的心肌效应，在心肌收缩力增强的同时耗氧量也增加，对心肌氧供不足的患者不利。氯胺酮与氟烷合用，有时会呈现负变力性作用，动脉压反而降低。心脏储备能力差、自主神经功能受损或低血容量的患者也有类似现象，即动脉压下降、心率减慢或加快。氯胺酮一般不增加外周血管阻力，但舒张压升高，可能是外周阻力增加的缘故。麻醉后中心静脉压升高，其部分原因可能与全身肌张力增加有关。

(四) 呼吸系统

氯胺酮对呼吸的影响轻微。临床麻醉剂量时偶有短暂的呼吸抑制，若呼吸道能保持通畅，一般不需作辅助呼吸，多能自行恢复。剂量过大，特别是老年人和小儿静脉注射速度过快时，可出现一过性呼吸暂停。临床上常在注药后 1~2 分钟，呼吸减浅、变慢，经过 3~5 分钟缓慢恢复到注药前水平，有时较麻醉前略增快。氯胺酮对潮气量的影响较对呼吸频率的影响明显。注射速度过快，剂量过大，或用麻醉性镇痛药辅助时，可造成明显的呼吸抑制，甚至呼吸停止较长时间。此时应施行辅助呼吸或人工呼吸，不宜依靠呼吸兴奋药。麻醉时呼吸中枢对 CO_2 的反应不受影响，在呼吸抑制、$PaCO_2$ 升高时能反射性地使呼吸增快而得以维持通气量的正常。

氯胺酮具有支气管平滑肌松弛作用，此药与氟烷、恩氟烷一样能有效地预防实验性支气管痉挛。因此，氯胺酮曾用于治疗对常规处理无效的哮喘持续状态。氯胺酮麻醉时肺顺应性增加，呼吸道阻力降低，并能使支气管痉挛缓解。离体实验亦证明此药能松弛支气管平滑肌，可对抗卡巴胆碱(carbachol)或组胺引起的支气管痉挛。麻醉时咽喉保护性反射一般不消失，舌后坠与喉痉挛较少发生，所以易于保持呼吸道通畅。氯胺酮的这种支气管松弛作用可能是其拟交感神经作用的结果。

氯胺酮可使呼吸道腺体和唾液分泌增多，小儿尤为明显，不利于保持呼吸道通畅。喉头分泌物的刺激会导致喉痉挛，所以麻醉前给予抗胆碱药如东莨菪碱很有必要。有报道说阿托品能加重氯胺酮对心脏的作用，血压升高更为明显。尽管氯胺酮麻醉时吞咽、呛咳和呕吐反射等仍然存在，但仍有误吸可能。

(五) 其他作用

氯胺酮增加妊娠子宫的肌张力、收缩强度及频率，通常情况下无病理性作用。但是在子宫活动异常增加时，例如强直性子宫收缩、胎盘早剥与脐带脱垂等情况下，常规临床剂量氯胺酮可能会产生不利影响，应相应减少用药剂量。

麻醉时骨骼肌张力增加，有时肢体不自主运动或突然抽动。因肌肉紧张，眼外肌失去平衡，故产生眼球震颤现象，眼压升高可能与此有一定关系。

氯胺酮对肝、肾功能没有明显影响。

氯胺酮不影响免疫机制，无免疫抑制作用。麻醉期中出汗增多。血糖有时轻度升高。

五、临床应用

氯胺酮是一种可产生深度镇痛，且对呼吸和循环系统影响轻微的静脉全身麻醉药。氯胺酮对体表镇痛效果更好，但缺点是术后出现精神症状较多，且循环兴奋效应较明显。目前对其前途有争论，不过，由于此药优点多，副作用尚可预防，所以仍不失为可选用的静脉麻醉药之一。术前宜使用抗胆碱药物以对抗氯胺酮使腺体分泌增加的副作用。格隆溴铵优于阿托品和东莨菪碱，因后两者较易通过血-脑屏障，可增加精神不良反应的发生率。随着对亚剂量及阈下浓度氯胺酮使用的认识的加深，目前氯胺酮不仅广泛应用于各种体表的短小手术、烧伤清创、麻醉诱导、静脉复合麻醉与小儿麻醉、小儿镇静及疼痛治疗，也可用于神经阻滞麻醉及椎管内麻醉的辅助用药。也有研究认为术中应用小剂量氯胺酮可以有效改善老年患者的术后认知功能状态。另外越来越多的临床研究结果显示氯胺酮在治疗抑郁症特别是难治性抑郁症方面也具有独特的优点。氯胺酮可经静脉、肌肉、口服、鼻腔、直肠及硬膜外等多种途径给药，但临床麻醉常用的是前两种。

(一) 麻醉诱导

全身麻醉诱导时的剂量是，静脉注射 0.5~2mg/kg，肌内注射为 4~6mg/kg，老年人与危重者酌减。在合并呼吸系统疾患(尤其支气管痉挛性疾病患者)、心血管系统疾患(缺血性心脏病除外)、低血容量以及其他病情危重(如 ASA 分级Ⅳ级)患者，氯胺酮为较好的麻醉诱导药物。当然，麻醉诱导前尽量优化患者基础条件，如降低气道高反应性、补充血容量等仍为不可忽略的措施。否则，在某些失血性休克患者，由于体内儿茶酚胺储存严重不足，加之氯胺酮对心肌的抑制，不仅不能提升血压，反而会使血压下降。氯胺酮对心脏压塞与缩窄性心包炎患者是可用的静脉诱导药。因其交感神经兴奋作用，使心率与右房压能够得以维持。用于有右向左分流的先天性心脏病患者麻醉诱导，也有良好临床效果的报道。

(二) 麻醉维持

此药与咪达唑仑、丙泊酚及舒芬太尼联合应用，可连续输注维持麻醉。但需强调的是，尽管氯胺酮持续输注的时量相关半衰期随输注时间延长增加的并非十分明显，但其代谢产物具有药理活性，故反复或持续输注仍容易出现蓄积作用，导致麻醉恢复延迟，并且恢复质量不佳。故氯胺酮作为主要成分维持麻醉的方法在临床已很少使用。目前有利用其阈下剂量即有很好镇痛作用的特点，持续静脉输注 0.25~1mg/(kg·h)剂量的氯胺酮作为辅助成分，用于静脉复合麻醉或静吸复合麻醉。在满足麻醉要求的前提下，可减少其他麻醉药和阿片类药物的用量，更好地维持循环的稳定。输注中，需注意随手术时间的延长，递减氯胺酮的单位时间的剂量；另外，在手术结束前尽早地停止其输注，可避免或减少其麻醉恢复延迟以及恢复质量偏差的问题。

在有呼吸系统疾患、气道处于高反应性的患者，氯胺酮舒张支气管、降低呼吸道阻力的特点使其可替代吸入麻醉药用于麻醉维持。另外，氯胺酮麻醉时，低氧性肺血管收缩反射保存良好，适用于有肺部疾患或术前血气异常患者实施单肺通气的麻醉管理。

3

氯胺酮常用于烧伤患者切痂、更换敷料，可于静脉诱导量 1~1.5mg/kg 后，再分次追加，每次 0.5~1mg/kg，或合并吸入氧化亚氮。肌内注射 2~6mg/kg 也可满足其需要，约 5 分钟起效，20 分钟达峰效应，用药量小，术后精神症状也较少。需注意，尽管缺乏大样本临床研究支持，连续反复应用氯胺酮麻醉有可能产生药物耐受。

（三）小儿麻醉

氯胺酮是目前国内小儿临床麻醉常用的药物，尽管有减少的趋势，但在我国中小医院，其临床应用依然非常普遍。氯胺酮小儿麻醉的精神不良反应明显低于成人患者，故其优势体现地更为充分，也是其使用较为普遍的原因之一。临床麻醉中，对于不合作的小儿，氯胺酮 4~6mg/kg 肌内注射，可达到很好的基础麻醉效果；然后可开放静脉，实施全身麻醉诱导或阻滞麻醉。氯胺酮适用于手术室外儿科手术的镇静，小儿肌内注射氯胺酮本身即可满足许多小手术、骨折复位以及有创检查的需要。氯胺酮持续用药也可作为小儿全身麻醉维持用药，恢复期精神反应的发生率明显少于成人，而且具有良好的术后镇痛作用；但其影响麻醉恢复质量的缺点依然存在。

（四）镇静与镇痛

可作为成人和小儿局部麻醉、神经阻滞以及椎管内阻滞麻醉的辅助用药，与咪达唑仑、地西泮或丙泊酚合用可获得更佳的临床效果，减少不良反应。氯胺酮与苯二氮䓬类药物复合，可产生镇痛、镇静、遗忘等效果。氯胺酮 0.5mg/kg 与咪达唑仑 0.05~0.15mg/kg 或地西泮 0.1~0.3mg/kg 合用均可产生良好的临床效果，但与咪达唑仑合用时镇静、遗忘效果更佳。

持续静脉输注可复合用于 ICU 机械通气患者的镇静，增加患者对气管插管和机械通气的耐受，减少其他镇静或镇痛药物的用量。

小剂量氯胺酮可用于胸科手术后镇痛，特别是对阿片类药物呼吸抑制存有顾虑的患者；氯胺酮用于有哮喘病史患者的术后镇痛也是较好的选择；由于氯胺酮具有抑制中枢痛觉敏化、抑制阿片类药物急性耐受出现的作用，手术开始前小剂量（10~20mg）应用，即可减少术后镇痛药的用量；氯胺酮与阿片类药物，如吗啡合用可用于手术患者静脉自控镇痛（PCA）；近些年经椎管内给药用于术中和术后疼痛的治疗，或用于癌痛治疗的报道日益增多，并取得满意临床效果。氯胺酮于椎管内给药时，应选用不含防腐剂的药物制剂。有证据显示市场上某些消旋氯胺酮制剂中含具有神经毒性的防腐剂（如三氯叔丁醇，chlorobutanol），这些药物则不适宜于椎管内给药。

（五）改善术后认知功能

单次小剂量氯胺酮（0.5mg/kg）能否改善老年患者术后认知功能状态目前尚未有统一的意见。有研究认为小剂量氯胺酮既不能改善也不加重老年骨科患者术后认知功能状态；而另一研究则认为氯胺酮可以通过其自身的抗炎作用改善心脏手术患者术后认知功能状态。还有研究认为氯胺酮（0.5m/kg）对创伤后应激综合征（posttraumatic stress disorder，PTSD）也有明显的治疗作用。

（六）快速抗抑郁作用

抑郁障碍的病因非常复杂，受到生物、心理和社会多种因素共同影响，且危害极大，但其发生、发展机制尚不明确。研究发现亚麻醉剂量的氯胺酮（0.5mg/kg），持续输注 40 分钟，在治疗后 24 小时，2/3 的患者抑郁症状至少减轻 50%。尤其对于难治性抑郁症患者（treatment-resistant depression，TRD），这一作用可以持续数日，也可以通过重复给药延长至 3 个月。一项研究中，24 名未经药物治疗的抑郁症患者每周接受 3 次氯胺酮注射治疗，在随访中发现，氯胺酮反复注射治疗 12 天后，抗抑郁有效率为 70.8%；平均复发时间为 18 天；83 天后仍有 30% 的患者症状持续缓解。氯胺酮抗抑郁的确切机制目前尚不明确。目前的一种观点认为氯胺酮可能通过抑制 NMDA 受体以及激活 AMPA 受体而产生抗抑郁的作用。而氯胺酮的快速抗抑郁作用可能存在多种作用途径。

六、不良反应与禁忌证

（一）苏醒期精神反应

如前所述，精神反应为氯胺酮麻醉中最为常

见的不良反应，也大大影响其在临床的应用。发生率报道不一，在5%~45%之间，最高也有100%发生的报道，特别在单纯或主要应用氯胺酮作为麻醉用药时。患者可出现精神激动和梦幻现象，如谵妄、狂躁、呻吟、精神错乱和肢体乱动，严重者可出现抽搐；主观有飘然感或肢体离断感；出现视觉异常，如视物变形、复视或暂时失明；可出现幻觉、幻听、幻视现象，从而导致胡言乱语；偶有夜游现象。完全苏醒后精神症状常消失，但有个别患者数日或数周后再发。氯胺酮麻醉后的谵妄现象有时与其他麻醉药产生的现象不同，说话似已清楚，但实为梦语。精神反应出现的原因前文已有叙述。

影响苏醒期精神反应发生的因素有：年龄、剂量、性别、神经敏感性及合用药物等。总体来说，成人多于儿童，女性高于男性；短时间手术多于长时间手术；增大剂量或大剂量快速给药可增高不良反应的发生率；某些性格类型也易于发生此类反应，平时易做梦的患者若使用氯胺酮，术后住院期间做梦的可能性也高；单一氯胺酮麻醉多于氯胺酮复合麻醉；氟哌利多、苯二氮䓬类或吩噻嗪类药可使症状减轻，麻醉前给予一种或两种上述药物有一定预防作用。苯二氮䓬类药中，除地西泮外，劳拉西泮(lorazepam)的效果较好。如果麻醉前未用，则在麻醉终了时注射亦有一定防治作用。麻醉后应将患者放在安静的室内，减少视觉、听觉的刺激，并避免不良的语言暗示。

有精神分裂症病史或对氯胺酮有精神不良反应史的患者，禁用或不宜再使用氯胺酮。

（二）心血管兴奋现象

可引起高血压、心动过速及心肌耗氧量增加，并使体循环和肺循环阻力增加，在有心肌供血不足的患者，可导致心肌缺血加重。不应单独应用于严重高血压、动脉硬化、冠心病、心功能不全、肺心病、肺动脉高压等患者。同样，也不可用于动脉瘤患者。

（三）增高颅内压

氯胺酮，包括S-(+)氯胺酮在内，可明显升高颅内压，故颅内占位以及其他颅内高压患者，在开颅减压前或采取其他预防措施前，应为禁用。

（四）增加眼压和眼球震颤

氯胺酮可增加眼压，故禁用于眼压增高以及开放性眼外伤患者，否则会引起严重不良后果；眼球震颤的作用使其不适于眼科手术和眼科检查。

（五）其他不良反应与禁忌

自主神经兴奋的表现，眼泪、唾液分泌增多，偶有喉痉挛及气管痉挛发生，术前用抗胆碱药则可避免或减少发生；消化系统有时并发急性胃扩张，可发生在术中或术后，系因唾液、胃液分泌增多，咽喉反射不消失，吞进大量气体与液体而造成，应采取胃肠减压治疗；此外，偶有呃逆、恶心和呕吐。

氯胺酮无组胺释放作用，过敏反应罕见，偶有麻醉后皮疹的报告。

其他禁忌证包括：癫痫、甲状腺功能亢进及嗜铬细胞瘤患者。

七、氯胺酮同分异构体的比较药理学

目前临床的氯胺酮针剂是两种旋光异构体——左氯胺酮(R(−)-ketamine)和右氯胺酮(S(+)-ketamine)等量混合而成的消旋混合物。研究表明右氯胺酮的药效是消旋混合物的2倍、左氯胺酮的4倍，且不良反应较少。目前，右氯胺酮制品已在欧洲上市。

右氯胺酮是氯胺酮的旋光异构体，它的药理学特点与消旋氯胺酮相似但更具有临床应用的优势。右氯胺酮与氯胺酮的麻醉学特性相似，但效价更高，精神不良反应更少。右氯胺酮静脉麻醉诱导的剂量为0.5~1.0mg/kg，维持剂量为0.5~3mg/(kg·h)；单次给药0.125~0.5mg/kg可达镇痛和镇静的作用；0.2~0.5mg/kg用于维持镇静状态。这个剂量基本上为达到同样麻醉效果时消旋氯胺酮剂量的一半。与消旋氯胺酮和左氯胺酮相比，右氯氨酮的作用位点与消旋氯胺酮相似便受体亲和力更高。氯胺酮的作用位点包括N-甲基-D-天冬氨酸(N-methyl-D-aspartate，NMDA)受体、阿片类受体、单胺类受体、类胆碱能受体等。动物实验表明右氯胺酮对NMDA、阿片类受体、M胆碱能受体的亲和力分别比左氯胺酮高3~4倍、2~4倍和2倍，而对5-羟色胺(5-hydroxytryptamine，5-HT)受体的抑制仅为左氯胺酮的一半，对去甲肾上腺素再报取的抑制更强。

右氯胺酮与消旋氯胺酮及左氯胺酮的分布半衰期区别不显著。因此三者的起效时间和作用时间基本相似。但右氯胺酮的生物利用度高，因此达到指定血药浓度所需药物的总量减少。右氯氨酮代谢快，右旋体、消旋体和左旋体的生物清除率分别为(26.3 ± 3.5)ml/(kg·min)、(14.8 ± 1.7)ml/(kg·min)、(13.5 ± 1.3)ml/(kg·min)，见表29-7。高生物利用度和短清除半衰期使得右氯胺酮的麻醉更可控，人体载药量更少，苏醒快而舒适。

表 29-7 使用消旋氯胺酮或其个体异构体之一后的药代动力学参数

药物	分布半衰期(min)	消除半衰期(min)	清除率[ml/(kg·min)]	分布容积(L/kg)	
				中央室分布容积	平衡分布容积
消旋氯胺酮	12.6 ± 8.6	132 ± 32	14.8 ± 1.7	1.0 ± 0.4	2.9 ± 0.5
左氯胺酮	22.8 ± 14.7	158 ± 45	13.8 ± 1.3	1.6 ± 0.1	4.7 ± 1.1
右氯胺酮	11.8 ± 9.2	155 ± 42	26.3 ± 3.5	0.9 ± 0.7	3.9 ± 1.3

第六节 依托咪酯

一、历史

1964年合成依托咪酯(etomidate,amidate,hypnomidate,又名乙咪酯)后,1972年推荐入临床。此药为咪唑类衍生物,系催眠性静脉麻醉药。对呼吸循环影响轻微,诱导与苏醒均较快,安全性高,LD_{50}/ED_{50}达26,是硫喷妥钠的6倍之多,临床应用曾一度较为广泛。20世纪80年代,不断有关于长时间使用依托咪酯而抑制肾上腺皮质功能的报道,影响了其在临床上的使用。之后有大量研究证明,其单次诱导剂量或短暂输注对肾上腺皮质不会产生具有临床意义的抑制,使其临床应用又有升温趋势。

二、理化性质

依托咪酯为咪唑的羟化盐,其化学名称为R-(+)-乙基-1(1-甲基苄基)-H-咪唑-5-羧化盐,化学结构式见图29-7,分子量为342.36kD,只有其左旋异构体才具有催眠效应。此药系白色结晶粉末,不溶于水,中性溶液中不稳定。在临床应用中主要有两种剂型:①水剂:依托咪酯溶于35%丙二醇中制备而成的注射液;②脂肪乳剂:依托咪酯溶于20%中长链甘油三酯中制备而成的注射液。两种剂型除主要溶媒不同外,最主要的区别是渗透浓度不同。水剂的渗透浓度为4 640mOsm/L,远远高于生理渗透浓度;乳剂的渗透浓度为390mOsm/L,接近生理渗透浓度范围。因此与水剂相比较,脂肪乳剂可显著减少注射痛和血管损伤等副作用。依托咪酯与临床麻醉常用药物如肌松药、血管活性药或利多卡因等混合时不发生沉淀。依托咪酯注射液宜在2~25℃温度下保存,不宜冰冻。

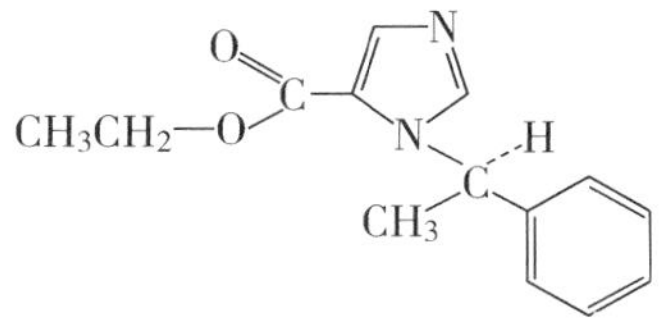

图29-7 依托咪酯的化学结构

三、药代动力学

(一)分布与清除

依托咪酯可以通过血-脑屏障,经静脉注射后很快进入脑和其他血流灌注丰富的器官,其次是肌肉内,脂肪摄取较慢。注药后1分钟脑内浓度达峰值,迅速起效,患者进入睡眠状态;此后药物很快从脑向其他组织转移,催眠作用与脑内药物浓度呈线性相关。脑内药物浓度下降后,患者迅速苏醒。两种光学异构体[R(+)]与[S(-)]在血、脑和肝中的分布基本上无差别,但[S(-)]几乎没有催眠作用,提示脑内受体区有立体构相特异性。

单次静脉注射依托咪酯0.3mg/kg,血浆药物浓度立即上升,然后快速下降,呈双相状态,其动力学变化符合开放三室模型。初期分布半衰期为2.7分钟,再分布半衰期为29分钟。消除半衰期为2.9~5.3小时。肝脏清除率很高,达18~25ml/(kg·min),其摄取率为0.5~0.9。因此,影响肝血流的药物会改变依托咪酯的消除半衰期。此药在体内的再分布是影响时效的重要因素,肝功能异常催眠作用的时间无明显变化。但肝硬化的患者分布容积加倍,而清除率无改变,所以消除半衰期相应延长。依托咪酯的稳态分布容积(VDss)为2.2~4.5L/kg,其分布容积大,提示存在组织摄取。随着年龄的增加,初期分布容积减少,清除率降低。消除半衰期相对短,而清除相对快,其时量相关半衰期随输注时间延长而增加的较少，从这一特点来说，此药既适合单次注射或重复给药，也适宜连续静脉输注。

依托咪酯进入血液循环后，有 76.5% 与血浆蛋白结合(几乎全是白蛋白)。血浆白蛋白减少，游离部分增多，药效增强。低蛋白血症患者，结合量减少，会出现麻醉作用加强的现象，剂量须酌减。

（二）代谢与排泄

此药的代谢过程是借助于各种酯酶的作用，在肝脏和血浆内迅速水解成(R)-(+)-1-(1-甲基苄基)-1H-咪唑-5羟基酸而失去作用，其主要代谢产物为羧酸。水解作用初 30 分钟最快，6 小时仍未完全。有的文献报道，注药后 7 分钟代谢产物即可在血浆内达峰值。依托咪酯在体内代谢的速度很快，故其时效短不仅与药物在体内再分布有关，迅速水解代谢也是其主要原因。除 2%~3% 以原型随尿排泄以外，85% 的代谢产物随尿排出，仅 13% 的代谢产物经胆系排泄。此外，还有少量依托咪酯经氧化脱烃基作用，代谢为苯乙醇酸和苯甲酸由泌尿系排出。

四、药理作用

（一）中枢神经系统

依托咪酯为快速催眠性静脉全身麻醉药，静脉注射后，可在一个臂-脑循环时间内迅速入睡。其催眠作用为硫喷妥钠强的 12 倍，甲己炔巴比妥钠的 4~5 倍。具有类似 GABA 样作用。诱导期安静、舒适、平稳、无兴奋挣扎、且有遗忘现象。从脑电变化分析可见，依托咪酯的催眠作用源于其对大脑皮质的抑制，而对丘脑和脑干的痛觉传导无明显影响，其缺乏镇痛作用也支持这一观点。最近的研究结果证明，依托咪酯的作用有部分可通过抑制脑干网状系统功能，从而对皮质产生抑制而实现的。其作用机制尚未完全阐明，目前文献结果支持依托咪酯通过 $GABA_A$ 而发挥其部分药理作用的论点。其主要位点可能在 $GABA_A$ 受体的 2 和 3 亚基上，$GABA_A$ 受体拮抗药可拮抗依托咪酯的催眠作用。

未用术前药的成年患者，其最小麻醉剂量约为 0.25mg/kg，但临床推荐剂量为 0.3mg/kg。在临床剂量范围内(0.1~0.4mg/kg)静脉注射，可迅速起效，7~14 分钟自然苏醒，苏醒时间与等效量的丙泊酚接近，较甲己炔巴比妥钠稍快，并显著快于硫喷妥钠。依托咪酯无镇痛作用。麻醉维持期间血浆药物浓度大约为 300~500ng/ml，镇静浓度为 150~300ng/ml，清醒时为 150 ~250ng/ml。

单次静脉注射 0.2~0.3mg/kg 依托咪酯在不影响平均动脉压的情况下，脑血流减少 34%，但脑氧代谢率($CMRO_2$)降低 45%，因此，脑氧供需比明显增加。此外，依托咪酯可使颅内压随剂量的增加而显著下降，因而依托咪酯对保持脑灌注压有益。由于依托咪酯能降低脑氧代谢率和颅内压，因而具有一定的脑保护作用。颅内压升高的患者用此药麻醉至脑电波呈突发性抑制时，颅内压下降 50%。此药的优点是颅内压降低时平均动脉压并不下降，这与硫喷妥钠不同。麻醉时脑血管的反应性不消失，理论上过度通气仍能降低颅内压。

麻醉时脑电图的变化与硫喷妥钠相似，初期 α 波幅增加，伴有突发性 β 波，然后为 δ-θ 波混合，在突发性抑制前 δ 波占优势。麻醉中致癫痫病灶的脑电活动增加，这有助于外科摘除病灶的手术中为癫痫病灶定位。注射依托咪酯后睡眠开始时的脑电图有兴奋现象，其程度与频率接近等效量的甲己炔巴比妥钠，麻醉前用药应给阿片类药，以削弱这种作用。此药对听觉诱发电位的影响类似吸入性麻醉药，潜伏期延长，初期皮质成分的振幅降低，脑干诱发电位无变化。当需要监测经颅刺激的运动诱发反应时，依托咪酯对脑电振幅的抑制轻，此点优于丙泊酚。

（二）心血管系统

此药对心血管功能的影响很小，是其主要临床优势之一，也是临床在老年、危重及循环不稳定等患者的麻醉诱导中宜优先选用依托咪酯的主要理由。静脉注射 0.3mg/kg，可使动脉压轻度下降，末梢阻力稍减小，心输出量和心脏指数稍增加，心率略减慢，dp/dt max 轻微升高，其最大效应发生在注药 3 分钟时。与硫喷妥钠和丙泊酚相比，其易保持心血管系统稳定成为其突出优点。此药对心率无明显影响，对冠状血管有轻度扩张作用，使其阻力减小、血流增加、心肌耗氧量降低、心肌收缩力一般无明显改变，这有利于心肌氧供或血供受损的患者。对于不能借助冠状血管自动调节功能以增加心肌血供者很重要。临床实践证实，瓣膜病、冠心病等心脏病患者静脉注射 0.3mg/kg 后，循环系统稳定，中心静脉压、平均动脉压、平均肺动脉压均无明显改变。但二尖瓣或主动脉瓣病患者平均动脉压的下降可达 20%，较无心瓣膜病者明显。由于对心血管和呼吸系统影响较小，依托咪酯可用于休克或创伤患者的全身麻醉诱导。

依托咪酯麻醉时血流动力学稳定，与其不影响压力感受器功能、不影响外周血管舒缩功能和不抑制心肌收缩力有关。此药缺乏镇痛作用，不能消除放置喉镜与气管内插管的交感反应，故麻醉诱导与气管内插管时应并用阿片类药物。

（三）呼吸系统

静脉注射依托咪酯诱导后，大多数患者先呈过度通气，持续时间很短，然后转平稳，一般认为此药对呼吸系统无明显抑制作用。用较大剂量或注速过快时偶有呼吸暂停，个别可长达 45 秒。但亦有报告用一般剂量后，呼吸暂停发生率高达 30%，平均持续 30 秒。麻醉诱导过程中，由于随后注射肌松药以行气管内插管，均同时用密闭面罩加压给氧，故多忽略其引起的呼吸变化。但如将依托咪酯用于一些无痛诊疗技术或非气管插管的小手术麻醉等，对其呼吸的影响应予以关注。出现呼吸暂停时，上托下颌维持呼吸道通畅，自主呼吸会很快恢复，必要时用手压胸壁法人工呼吸数次，或以呼吸囊辅助呼吸，也可使自主呼吸迅速恢复。依托咪酯与巴比妥类静脉麻醉药类似，均对延髓呼吸中枢有抑制，使呼吸对 CO_2 的反应和通气的驱动减弱，但其程度显著轻于后者。故而可见，在等 CO_2 张力条件下，依托咪酯麻醉后的通气量均大于巴比妥类药物。因此，欲保持自主呼吸时采用依托咪酯诱导有许多优点，值得选用。需注意的是，麻醉前用药或联合用药，特别是阿片类药物会影响依托咪酯呼吸暂停的发生率。

依托咪酯对已处于收缩状态的支气管平滑肌具有一定舒张作用，但对迷走张力增高所致平滑肌收缩的预防和治疗作用弱于丙泊酚，对气道迷走反射的抑制也弱于后者。故在气道高反应性患者，如果不合并心血管疾患和循环不稳定，麻醉诱导更多地选用丙泊酚。

（四）肾上腺皮质功能

依托咪酯对肾上腺皮质功能有一定抑制，但单次注射或短时间应用对肾上腺皮质功能并不出现有临床意义的影响。长时间给药如 ICU 患者镇静，脑外伤患者降低颅内压等，由于依托咪酯对肾上腺皮质功能的抑制，死亡率可能增加。一般认为此药对肾上腺皮质内甾体的合成有抑制作用。

依托咪酯可逆性抑制 11-β- 羟化酶将 11- 脱氧皮质醇转化成皮质醇，对 17-α- 羟化酶的影响很小（图 29-8），其结果是皮质醇的前体 11- 脱氧皮质醇与 17- 羟黄体酮，以及促肾上腺皮质激素（ACTH）增多。依托咪酯产生的对 11-β- 羟化酶（主要阻断部位）和 17-α- 羟化酶（阻断程度较轻）合成皮质醇

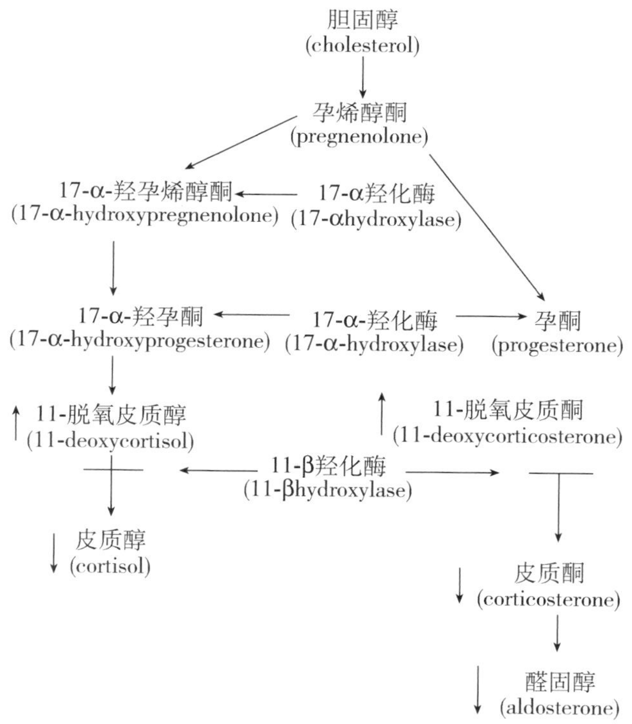

图 29-8　皮质醇与醛固酮的生物合成，依托咪酯抑制羟化酶的作用，从而影响皮质醇与醛固酮的生成

和醛固酮的阻断作用，可能与依托咪酯结合细胞色素P450酶形成的游离咪唑基有关，从而导致人体甾体生成所需要的维生素C（维生素C）的再合成被抑制。阻断细胞色素P450依赖性的11-β-羟化酶也可使盐皮质激素的生成减少及中间体11-去氧皮质酮增多。依托咪酯麻醉后补充维生素C能将皮质醇水平恢复正常。单次静脉注射依托咪酯也会出现肾上腺皮质功能轻微抑制现象，但这种抑制多是暂时的；皮质醇水平虽较诱导前降低，但依然在正常范围内，且麻醉后数小时很快恢复。依托咪酯诱导数百万例的临床经验并没有发现不良后果，麻醉手术中强烈的应激反应有助于抵消这种肾上腺皮质功能的暂时性抑制。曾报告连续静脉输注依托咪酯麻醉后血浆内皮质醇、醛固酮均降低，而用硫喷妥钠者增高，且明显高于依托咪酯麻醉的患者。此外，依托咪酯也可抑制催乳素的产生，此激素在外科手术后和在应激反应时升高，提示依托咪酯麻醉后患者应激能力下降。因为血浆醛固酮水平也降低，故对于长时间或应激反应剧烈的手术，是否应补充肾上腺皮质激素或将其水平调控于何种水平利于改善患者预后，值得研究。

（五）其他作用

依托咪酯可轻度增强非去极化肌松药的神经肌肉阻滞作用。血浆胆碱酯酶活性低的患者，在依托咪酯诱导后再给琥珀胆碱，后者的作用会明显延长。

依托咪酯快速降低眼压，静脉注射0.3mg/kg可使眼压下降达30%~60%，持续约5分钟，对内眼手术有利。

依托咪酯不会促进组胺释放，但偶有麻醉后出现头、颈和躯干上部红疹的报道。

五、临床应用

依托咪酯属于快速起效的静脉麻醉药。因缺乏镇痛作用，故主要用于麻醉诱导和短小手术的麻醉维持。

（一）麻醉诱导

依托咪酯麻醉时循环稳定、呼吸抑制轻微，安全界限较大。所以，依托咪酯适合于心血管疾病、呼吸系统疾病、颅内高压等疾病以及不宜采用其他药物施行麻醉诱导的休克或创伤危重患者。

依托咪酯诱导剂量为0.2~0.6mg/kg，一般剂量为0.3mg/kg，在30~60秒内注射完，即可达到满意效果。本药麻醉诱导时起效速度快，单次给药作用持续时间与剂量呈直线相关。近来，也有将依托咪酯和丙泊酚联合应用于麻醉诱导的。在给予丙泊酚之前先静脉注射0.1~0.2mg/kg的依托咪酯，可以在有效降低注射痛的同时，也可以降低注射依托咪酯的肌阵挛。儿童直肠给药诱导6.5mg/kg，4分钟可进入睡眠。若与阿片类药物或苯二氮䓬类药物合用，应减少其剂量。10岁以上儿童用量可参照成人。

对于心血管手术，尤其是主动脉瘤手术，依托咪酯是合适的诱导用药。与阿片类药物如芬太尼合用，即使依托咪酯剂量达到0.6mg/kg时，对循环影响依然很小；在心肺移植手术麻醉诱导中，其保持循环稳定的特点也尤为突出。在气道高反应性患者，如果合并有循环不稳定或心血管疾患，也可选择依托咪酯。尽管抑制气道反射和舒张气道平滑肌的作用不如丙泊酚，但其无组胺释放作用，不致诱发气道痉挛，逐渐给予较大剂量达插管所需麻醉深度时，也可维持循环稳定和充分的冠脉灌注，故仍显示其优势。

（二）麻醉维持

依托咪酯的药代动力学特点，使其适用于持续输注用于麻醉维持。其持续输注时量相关半衰期随输注时间延长而增加的并不显著，故停药后患者可较快地清醒。依托咪酯达麻醉所需的血浆药物浓度为300~500ng/ml，要达此浓度，往往需在单次注射或较快输注［100μg/（kg·min）］一定时间后，以10μg/（kg·min）的速率进行维持，手术结束时，停药10分钟左右患者可清醒。因其无镇痛作用，需与N_2O及阿片类药物等复合应用。因其对肾上腺皮质功能的抑制，长时间用药应视为禁忌。依托咪酯用于麻醉维持时，苏醒期出现谵妄或认知障碍的发生率高于丙泊酚，精神运动功能的恢复也不如丙泊酚完善。有研究认为依托咪酯诱导麻醉是发生苏醒期谵妄的独立风险因素之一。

（三）短时镇静

依托咪酯短时间镇静可用于血流动力学不稳定患者实施短小手术或操作，如心脏电复律术，急性心肌梗死或不稳定心绞痛患者行某些处理或操作的镇静；依托咪酯在电惊厥治疗中可延长有效治疗惊厥时间，并可降低诱发发作的刺激电荷用量；椎管内麻醉和臂丛、颈丛、下肢神经丛阻滞辅以依托咪酯镇静，可维持自主呼吸，又可缓解患者的紧张、焦虑，有利于术后的恢复。短时镇静，一般采用单次给药，剂量为0.2~0.4mg/kg。如需短期持续给药，负荷剂量是10分钟内15~20μg/(kg·min)，然后以2.5~7.5μg/(kg·min)剂量输注，苏醒前10分钟停止给药。

利用其呼吸循环影响轻微的优点，有将依托咪酯用于无胃痛肠镜、人工流产、各种介入治疗等各类有创检查或治疗的镇静，效果良好。但其较高的恶心呕吐发生率使其使用受到限制。

六、不良反应和禁忌证

(一) 肾上腺皮质功能抑制

其机制已于前文描述。肾上腺皮质功能的严重抑制可能会引起不良预后甚至增加其死亡率，故依托咪酯长时间输注应列为禁忌。另外，对于重症感染、肾上腺皮质功能不全以及长期使用糖皮质激素的患者，须慎用或禁用依托咪酯。

(二) 静脉刺激

依托咪酯水剂的注射部位疼痛发生率高，可达10%~50%甚至更高。在手背部或腕部的小静脉穿刺，以及慢速注射时疼痛的发生率高，故认为静脉壁接触药物的时间是影响疼痛发生的重要因素。经肘部较大的静脉注射，术前给芬太尼或在注药前自同一静脉先注利多卡因可使疼痛减轻。静脉注射麻醉后数日并发血栓性静脉炎者较多，其发生率与用药剂量有关。有统计，按0.3mg/kg注射依托咪酯水剂患者静脉炎的发生率为13%，剂量超过0.9mg/kg则高达37%，甚至麻醉后14天仍有24%发生。目前临床应用的依托咪酯多为乳剂，而依托咪酯乳剂引起的静脉刺激较水剂明显减轻，仅为3%~5%。

(三) 肌肉阵挛和呃逆

麻醉诱导时，10%~65.5%的患者在上肢等部位出现肌阵挛，严重者类似抽搐，有时肌张力显著增强，其严重程度超过甲己炔巴比妥钠。这种现象与脑电图上癫痫样放电无关，主要是中枢性诱发的缘故。可能与皮质下结构发生脱抑制相关。用药前1~2分钟给予咪达唑仑和/或阿片类药物如芬太尼可消除或减少其发生，也有研究认为利多卡因可以减少其发生率。硫酸镁预处理也可以有效缓解依托咪酯所致的肌阵挛。目前，将依托咪酯与丙泊酚合用后，通过降低依托咪酯的诱导用量，可以有效减轻肌肉阵挛及呃逆的发生率。

麻醉诱导后咳嗽与呃逆并不常见，发生时一般持续时间很短，很少影响麻醉过程。麻醉前给阿片类或苯二氮䓬类药物可减少并减轻这种并发症。

(四) 其他

依托咪酯水剂的术后恶心呕吐时有发生，甚至高达30%~40%，加用芬太尼可使其发生率进一步增多，对于有恶心呕吐倾向的患者，最好避用依托咪酯。依托咪酯乳剂术后恶心、呕吐的发生率明显低于水剂，与丙泊酚相似。

依托咪酯可使5-氨基乙酰丙酸盐合成酶(ALAS)的活性增加，粪卟啉与光卟啉分别增多85%与40%，因而认为此药具有潜在性卟啉生成作用，故禁用于紫质症患者。

癫痫患者禁用。有免疫抑制、脓毒症及进行器官移植的患者禁用或慎用。

第七节　右美托咪定

一、历史

根据对不同胺类的反应，Ahlquist最初将肾上腺素能受体分为α与β受体二种。α_2肾上腺素能受体激动药具有镇静、抗焦虑、催眠、镇痛和解交感作用。麻醉中应用α_2肾上腺素能受体激动药的研究最早开始于接受可乐定治疗的患者。随后发现可乐定能降低氟烷的MAC。右美托咪定是选择性较高的α_2肾上腺素能受体激动药，对α_2受体的选择性较α_1受体高1 600倍。1999年美国药品与食品管理局(FDA)批准应用于重症监护治疗病房(ICU)镇静，2008年FDA批准用于非插管患者在手术和其他操作前和/或术中的镇静，2009年6月FDA批准可用于全身麻醉的手术患者气管插管和机械通气时的镇静。2009年右美托咪定在我国上市。由于右美托咪定具有良好的抗焦虑、镇静及镇痛作用，其首先被应用于ICU患者机械通气及辅助镇静患者。而随着对右美托咪定认识的加深，目前该药已被广泛应用于临床麻醉及围术期医学。

二、理化性质

美托咪定是高度选择性的α_2肾上腺素能受体激动药。右美托咪定是其特异性立体异构体，其化学名称为:(+)-4-(S)-［1-(2,3-二甲基苯基)乙基]-1H-咪唑盐酸盐，目前临床应用的为静脉用针剂，pH 为 4.5~7.0，其结构见图 29-9。本品在给药前需用 0.9% 的氯化钠溶液稀释成浓度为 4μg/ml 后使用。

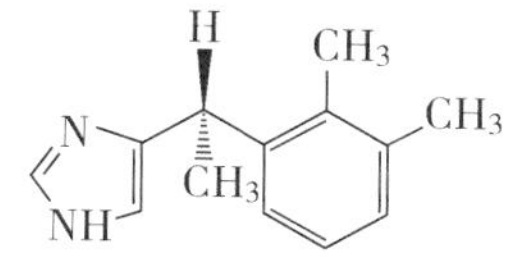

图 29-9 右美托咪定的化学结构

三、药代动力学

右美托咪定分布迅速，绝大部分在肝脏代谢，经尿和粪便排泄。它通过结合反应(41%)、N-甲基化(21%)或者先羟基化反应进行代谢。右美托咪定的蛋白结合率为 94%，其全血和血浆的药物浓度比值为 0.66。其分布半衰期($t_{1/2}\alpha$)为 5~10 分钟，消除半衰期($t_{1/2}\beta$)为 2~3 小时，清除率为 10~30ml/(kg·min)，稳态分布容积为 2~3L/kg。右美托咪定对血流动力学影响较大，并可影响其自身的药代动力学。右美托咪定大剂量时引起显著的血管收缩，导致药物分布容积减少。其药代动力学基本上为非线性。右美托咪定的治疗剂量范围较窄为 0.5 ~1.0ng/ml，该剂量范围内其药代动力学更符合三室模型(见表 29-1)。持续输注时量相关半衰期随输注时间延长增加显著，如输注 10 分钟时，时量相关半衰期为 4 分钟，而输注 8 小时则可延长达 250 分钟。故麻醉维持中如长时间输注，会显著影响术后清醒。

四、药理作用

(一) 作用机制

右美托咪定的镇静、催眠和抗焦虑作用通过作用于蓝斑核的 α_2 受体起作用。α_2 受体激动药能引发并且维持自然非动眼睡眠，对志愿者进行的交叉研究证实，右美托咪定引起的血流信号与自然睡眠状态下的血流信号相似，故作为 α_2 受体激动药。右美托咪定的镇静等效应与作用于 GABA 系统的镇静药不同，其是通过内源性促睡眠通路发挥作用的。它可减少蓝斑投射到腹外侧视前核的活动，从而使结节乳头核的 GABA 能神经递质和促生长激素神经肽释放增加，并最终使皮质和皮质下投射区组胺的释放减少。α_2 受体激动药可抑制 L 及 P 型钙通道的离子电流，增强电压门控钙离子激活的钾通道电流。α_2 受体拮抗药(如阿替美唑)可以拮抗 α_2 受体激动药引起的催眠作用。

右美托咪定通过作用于蓝斑核、脊髓以及外周器官的 α_2 受体产生镇痛作用。达到同等镇痛效果时，其脊髓用药比外周用药明显减少。提示其主要是通过脊髓 α_2 受体产生镇痛作用。其作用机制包括：①作用于脊髓背角的初级传入神经末梢的突触前膜受体，抑制神经递质的释放；②抑制脊髓广动力型神经元(wide-dynamic range neuron，WOR)，减少 P 物质和其他伤害性感受神经递质的释放；③作用于脊髓背角传入神经末梢的突触后膜受体，从而抑制二级传入神经元的兴奋。纳洛酮不能阻断 α_2 受体激动药的强效镇痛作用，提示阿片受体并非其作用机制所在。但其与阿片类药物合用时，可产生协同镇痛作用，又提示它们在受体后效应机制上具有相同的传导通路。

(二) 中枢神经系统

右美托咪定的镇静、催眠和抗焦虑及镇痛作用。静脉缓慢注射负荷剂量 1μg/kg，10~15 分钟注射完毕，其起效时间 10~15 分钟，达峰时间为 25~30 分钟。其引发的镇静催眠效果类似于自然睡眠状态，这一特点不同于其他临床常用的静脉麻醉药物。其还具有极强的抗焦虑作用，能强效抑制心理的恐慌。另外，右美托咪定可产生剂量依赖性的遗忘作用。右美托咪定可被用做手术患者气管插管、麻醉维持及 ICU 患者机械通气时镇静。短时间使用不会产生耐受、依赖性和成瘾，但长期应用也可产生受体耐受现象。右美托咪定可用于阿片类药快速脱毒、可卡因戒断症状以及长时间镇静引起的医源性苯二氮䓬类药和阿片类药的耐受。与阿片类药不同，右美托咪定不引起动物痛觉过敏，停药后也不异常疼痛。对吗啡发生耐受的大鼠，右美托咪定的催眠和镇痛作用均降低。当阿片类药物的耐受得以改善后，右美托咪定催眠作用的恢复比镇痛作用的恢复要快。

右美托咪定还具有一定神经保护作用。在不完全脑缺血再灌注损伤的动物模型中，右美托咪定可减少脑组织坏死范围，改善神经系统预后。在兔的局灶性缺血损伤模型，使氟烷 MAC 降低 50% 剂量的右美托咪定可减轻皮质的神经元损害，效果优于单独给予等效 MAC 的氟烷。

脑组织缺血缺氧时产生大量的损伤因子，导致脑水肿，改变血 - 脑屏障的通透性，促进炎症细胞进入脑组织，加剧继发性脑损伤。TNF-α、IL-1β

在脑组织中可能通过多种途径引起继发性脑损害。而神经营养因子 NGF、BDNF，可促进缺血灶周围和对侧正常脑组织的神经突起新生和新突触的形成，通过多种作用机制对缺血缺氧性脑损伤的神经元具有明显的保护作用。研究发现腹腔注射右美托咪定，不仅能够明显降低缺血缺氧性脑损伤新生大鼠皮质和海马组织中 TNF-α、IL-1β 水平，而且明显增加皮质和海马组织中 NGF、BDNF 水平。证实右美托咪定可通过阻断损伤因子的激活和促进抗损伤因子的活化而将有助于减轻缺血缺氧性损伤。

3

不过，有实验研究显示 α_2 受体激动药和 α_2 受体拮抗药都有一定神经保护作用，均可改善脑缺血的预后。因此，右美托咪定的神经保护作用是否是通过 α_2 受体实现的，尚不能完全确定。迄今为止，关于右美托咪定对颅内压和脑血流的影响尚所知甚少。右美托咪定的血浆靶浓度为 0.6ng/ml 时，不引起垂体手术患者的腰段脑脊液压力升高。随着右美托咪定血药浓度的增加，动脉二氧化碳分压增加，但经颅多普勒测得的脑血流速度却与平均动脉压平行降低。右美托咪定在低血药浓度(0.40~0.52ng/ml)和高血药浓度(0.52~0.73ng/ml)时均可使志愿者的全脑血流量减少 30%，停止输注后脑血流量的减少还可持续至少 30 分钟。在大鼠惊厥模型中，右美托咪定促进痉挛的作用明显，这与抑制中枢去甲肾上腺素能传导可易化惊厥的表达研究结果一致。但在临床尚无应用右美托咪定后发生惊厥的报道。右美托咪定可减轻大剂量阿片类药引起的肌肉强直。

（三）呼吸系统

右美托咪定在一般镇静剂量下对呼吸的影响轻微，其呼吸节律与正常睡眠时非常相似。即使持续输注右美托咪定使血药浓度达到 15ng/ml 时，仍可使自主呼吸节律得以充分保留，而动脉氧合及 pH 值均无明显变化。而当右美托咪定浓度进一步升高时，$PaCO_2$ 可增高 20%。右美托咪定对呼吸的影响主要是潮气量减少，而呼吸频率变化不大。与少量阿片类药物合用时，可增强右美托咪定的镇痛作用，但一般不加重呼吸抑制。这是右美托咪定具有很大临床应用价值的重要原因之一。

右美托咪定对多种原因引起的肺损伤均有保护作用，包括急性肺损伤、呼吸机相关肺损伤，肺缺血再灌注损伤，单肺通气引起的肺损伤及如钝性胸部创伤所致的肺挫伤等。有研究表明 1.5~4.5μg/kg 的右美托咪定可以有效地抑制急性肺损伤。它可以有效减轻由 α- 萘硫脲所致的大鼠急性肺水肿。右美托咪定可通过阻断 p38MAPK 信号转导通路，下调炎症分子的表达，抑制白细胞向肺组织的聚集和活化，减轻肺部炎症反应，从而起到对机械通气尤其是大潮气量的机械通气引起的肺损伤起到保护作用。它联合氯胺酮亦有助于减少呼吸机相关肺损伤的发生率。通过 TLR4/MyD88/MAPK 信号通路也在右美托咪定肺保护机制中起到了重要的作用。总之，右美托咪定的肺保护机制包括抑制炎症反应、减轻氧化应激、增强机体免疫力、抑制肺血管收缩、改善氧合功能及降低气道反应性等。

（四）心血管系统

α_2 受体激动药同时通过外周与中枢机制作用于心血管系统。α_2 受体激动药可作用于周围神经末梢突触前膜，抑制去甲肾上腺素的释放，这可能为其减慢心率主要机制；而其中枢神经系统作用，抑制交感及增强迷走活性也参与了其心血管作用的形成机制。其主要心血管作用是减慢心率，降低全身血管阻力，间接降低心肌收缩力、心输出量和血压。人体单次注射右美托咪定时，血流动力学呈双相变化。静脉注射负荷剂量右美托咪定后，先出现一过性血压升高及心率减慢，其变化幅度与给药速度和剂量相关。给药速度越快，血压升高越显著。故临床建议负荷剂量应在 10 分钟以上输入。右美托咪定输注初期血压升高可能是由于其作用于外周 α 受体所致。15 分钟后心率可恢复至基础水平，而血压在 1 小时后逐渐降低，可以低于基础值 15%。若以相同剂量进行肌内注射时，则没有初期的血压上升过程，血压和心率都维持在基础值 ±10% 范围内。输注右美托咪定可引起全身交感张力代偿性降低，而压力反射的敏感性没有变化。右美托咪定对冠脉血流的影响较为复杂，其对冠脉可产生直接收缩作用，但通过交感神经张力的降低，又抵消了其血管收缩作用。

体外循环可以引起全身炎症反应。研究证实右美托咪定可以抑制 cTnI 及 CK-MB 水平，从而减轻促炎因子如 TNF-α、IL-6 和 IL-8 的表达及促进抑炎因子如 IL-10 的表达达到心肌的保护作用。同样对于非体外循环冠状动脉旁路移植术，右美托咪定也可以通过降低术后患者 cTnI 及 CK-MB 水平而发挥心肌保护作用。右美托咪定对冠脉血流阻断后的缺血心肌也有一定的保护作用，其机制可能为降低心肌氧耗以及使冠脉血流从非缺血区再分布至缺血区。右美托咪定也可使冠脉缺血模型犬心率减慢、儿茶酚胺水平降低，从而使血清乳酸水平降低，提示心肌缺血得以改善；其还可使心内膜 - 心外膜血流比值增加 35%。

（五）泌尿系统

在动物实验与临床应用中均可观察到右美托咪定具有利尿作用。这可能与减少交感神经系统对肾脏的影响、抑制血管升压素、增加心房利钠多肽、降低尿的渗透压及血浆精氨酸加压素水平等相关。当右美托咪定剂量小于 0.2μg/kg 时无明显利尿作用，而当其大于 0.8μg/kg 时可达到利尿的封顶效应。右美托咪定的利尿作用对体内 K^+、Na^+ 和 Ca^{2+} 等电解质的影响较小。右美托咪定可减轻 CPB 下心脏瓣膜置换术患者术后肾损伤，降低术后急性肾衰竭的发生率。脂质过氧化反应参与右美托咪定对 CPB 下心脏瓣膜置换术患者术后肾功能的影响。进一步的研究显示右美托咪定可减轻缺氧复氧诱导的肾小管上皮细胞的凋亡。右美托咪定后处理也可以改善腔镜下肾部分切除患者的肾功能。

（六）其他

可直接抑制胰岛 β 细胞，使胰岛素释放减少，但临床未见明显的高血糖反应；对促进肾上腺皮质激素、催乳素、肾上腺类固醇生成均无明显影响；使生长激素的释放增加，机制和其临床意义尚不明确。

可抑制唾液分泌，有止吐作用，并可减弱胃肠蠕动。

五、临床应用

作为麻醉辅助用药，右美托咪定早期在临床麻醉中的应用主要为镇静、镇痛、抗焦虑、减少麻醉药的用量等。主要目的是降低麻醉和手术引起的交感兴奋效应，从而提高血流动力学的稳定。随着临床与基础研究的深入，近年来，右美托咪定还广泛应用于重症患者围术期的脏器保护、预防术后的恶心呕吐、改善术后睡眠质量。右美托咪定不仅可用于麻醉诱导及术中维持，同时也可以应用于各种的无痛诊疗技术及 ICU 患者机械通气镇静。近年来，右美托咪定的合理应用也被证实可以有效地降低老年患者术后谵妄的发生率。无论是否给予负荷剂量，给药前必须用生理盐水或 5% 葡萄糖溶液将 200μg 右美托咪定稀释至 50ml，即 4μg/ml。同时不应与浓缩红细胞或血浆通过同一管路同时给予。

（一）麻醉诱导

由于右美托咪定作用特点，其不适于单独用作快诱导麻醉用药，但可作为辅助用药使用。麻醉诱导前 10~15 分钟静脉泵注负荷剂量 0.5~1.0μg/kg，可以使麻醉诱导平稳，特别是减少插管反应及有效地减少其他麻醉诱导药物用量。同时该负荷剂量的右美托咪定也可用于诱导前有创监测时的镇静。

右美托咪定可单独使用或与芬太尼合用，于术前 45~90 分钟肌内注射给药，剂量为 2.5μg/kg。此给药方案与咪达唑仑复合芬太尼相比，两者抗焦虑作用相同，但前者插管反应较轻，并可减少术中吸入麻醉药用量，术后寒战的发生率也较低，但心动过缓的发生率较高。

右美托咪定的镇静、遗忘、镇痛和呼吸抑制轻微的特点，使其非常适合于遗忘镇痛慢诱导气管插管尤其适用于可能困难插管的患者，复合适量阿片类药物和充分表麻，可获得满意的临床效果。

（二）麻醉维持

右美托咪定在麻醉维持中多充当辅助角色。其与吸入麻醉药、镇静催眠药和麻醉性镇痛药合用时都具有协同作用。全身麻醉维持期可持续泵注右美托咪定 0.2~1.0μg/（kg·h），辅助其他麻醉镇痛药物或镇静催眠药物以及吸入麻醉药平衡麻醉，可使麻醉更易于管理，循环更为平稳，麻醉恢复更加平顺，尤其可大幅降低患者麻醉恢复期烦躁及寒战的发生率。但需注意的是，长时间输注可能使麻醉清醒时间明显延长，而这一效应在老年患者尤为明显。故右美托咪定输注辅助用于麻醉维持时，需于术毕前 40~60 分钟停药，而老年患者应当相应的减少输注剂量方可避免其出现术毕清醒延迟。

右美托咪定具有良好的术中唤醒的特点，因此在神经外科特别是清醒开颅手术中右美托咪定更能显示其优点。当手术部位涉及某些特殊的功能部位时，需要在术中进行神经生理学检查以确定手术部位或评估手术可能引起的神经功能改变。对于这种情况以往常用局部麻醉复合丙泊酚、咪达唑仑或者短效阿片类药，但经常不能取得较满意的效果。而右美托咪定用于清醒镇静开颅手术，术中能更好的配合医师手术，安全性较其他镇静剂高，且患者的满意度也较高。

（三）全身麻醉苏醒

如仅在全身麻醉诱导期以及维持期末给予右

美托咪定的患者,应在手术结束前 40 分钟静脉泵注右美托咪定不超过 0.8μg/(kg·h)(10 分钟以上),手术结束前约 30 分钟停止给予任何麻醉性镇痛药(瑞芬太尼除外)和肌松药。待肌松作用消退后,患者意识和呼吸恢复满意拔出气管导管,恢复满意(Aldrete 评分≥ 9 分)送回病房。给予右美托咪定后,患者苏醒期可较为平稳,可减少术后寒战、恶心、呕吐、谵妄和躁动的发生。

（四）术中镇静

右美托咪定应用于局部麻醉、神经阻滞麻醉和椎管内阻滞麻醉的辅助镇静时,其剂量范围为 0.2~0.7μg/(kg·h),也可以复合其负荷剂量,一般可获得满意的镇静效果。该剂量能有效地控制患者的紧张和焦虑情绪。但需注意预防与治疗循环波动,特别是椎管内阻滞平面偏高时。有观察显示,右美托咪定术中以 0.7μg/(kg·h)平均速度输注时可维持 BIS 指数在 70~80 之间。停止输注后,其镇静恢复时间较丙泊酚长,血压的恢复也较慢。但是术后第 1 小时阿片类药的用量也较低。

有将右美托咪定用于各类无痛诊疗技术的大量报道,如各种无痛消化内镜的治疗、气管镜检查、超声介入治疗等有创检查及治疗。10~15 分钟内静脉恒速泵入右美托咪定 0.5~1.0μg/(kg·h),维持静脉输注速度为 0.2~0.7μg/(kg·h)开始内镜检查,可以减轻患者有创检查过程中的痛苦。检查中右美托咪定的用量需根据患者的具体情况进行调整,必要时可在镇静深度监测下给予小剂量的丙泊酚及麻醉性镇痛药。检查结束后,需待患者意识完全恢复,生命体征稳定后方可离开医院。其优点为对患者呼吸节律影响轻微,患者相对安全;但该药物起效较慢,需提前给药,且术后镇静时间较长等缺点,确也影响了它在无痛诊疗中的应用。

右美托咪定 2μg/kg 肌内注射用于短小手术镇静维持,如需快速恢复,可用选择性 α_2 受体拮抗药阿替美唑 50μg/kg 拮抗其镇静作用。

（五）术后辅助镇痛

研究证实右美托咪定辅助术后镇痛不仅可以降低患者术后疼痛评分及术后恶心、呕吐的发生率,提高患者镇痛满意度,有助于改善患者术后睡眠,基本不增加患者术后的不良反应。与阿片类镇痛药复合应用时,右美托咪定的背景输注剂量建议为 0.03~0.05μg/(kg·h),PCA 建议为 0.06~0.1μg/kg,同时减少阿片类镇痛药用量。

右美托咪定分子量较大(236D),血浆蛋白结合率高(94%),pH 5~7,这些理化特性决定了右美托咪定从血浆向乳汁转移的量非常少且剖宫产术后本身早期乳汁分泌量少;此外右美托咪定口服生物利用度低,故经乳汁分泌对新生儿的影响可忽略。另外右美托咪定能够促进子宫收缩,所以剖宫产术后右美托咪定辅助镇痛是安全的。

（六）ICU 镇静

在 ICU 对于需要机械通气的患者镇静和镇痛是必不可少的。理想的镇静药应具有:①镇静的同时可被唤醒;②兼有镇痛、抗焦虑作用;③无蓄积作用;④对呼吸无抑制作用且血流动力学稳定;⑤不引起恶心、呕吐和便秘。右美托咪定基本具有上述优点,肌内注射 1μg/kg 右美托咪定相关于 0.08mg/kg 的咪达唑仑。相比较其他现有的镇静药,右美托咪定具有对呼吸影响小,明确的镇痛作用及血流动力学稳定等优点。但是右美托咪定能否用于长时间镇静还需进一步的研究。

研究发现,右美托咪定用于术后机械通气患者镇静时优于丙泊酚。右美托咪定和丙泊酚逐渐给药达到相同镇静水平,监测 BIS 指数(约 50)及 Ramsay 镇静评分(5 分),右美托咪定组所需的阿芬太尼量明显要低(2.5mg/h : 0.8mg/h)。虽然右美托咪定组心率较慢,但两组平均动脉压相似。值得注意的是,右美托咪定 PaO_2/FiO_2 比值显著升高。停止输注后两组拔管时间相似,均为 28 分钟。右美托咪定组的患者对在 ICU 的回忆较清楚,但总体上对两者的评价均为满意。与丙泊酚或苯二氮䓬类药相比,右美托咪定镇静可减少阿片类药的用量(超过 50%)。很多研究发现右美托咪定用于镇静时逐渐减量,血流动力学更稳定。这个发现对心肌缺血风险较高的患者显然是有益的。与麻醉中使用相类似,ICU 镇静时的负荷剂量也应于 10 分钟以上缓慢给药,缓慢输注可减少严重心动过缓和其他血流动力学紊乱的发生。给予负荷剂量后继以 0.1~1μg/(kg·h)速度输注通常可维持充分的镇静,通常的速率为 0.4μg/(kg·h)。使用右美托咪定进行镇静的时间依据患者病情决定,一般不宜超过 1 周。由于右美托咪定对呼吸没有明显抑制,它也常被用作拔管后序贯镇静及 ICU 患者的转运。

（七）治疗及预防术后谵妄

右美托咪定可用于治疗术后及 ICU 老年患者谵妄,其可显著减轻老年患者术后谵妄的临床症状并缩短谵妄的持续时间。用法为:15 分钟静脉泵注 0.5~1μg/kg 右美托咪定后,持续静脉输注

0.2~0.7μg/(kg·h),直到症状得到控制。

右美托咪定还可用于预防老年患者术后谵妄。非心脏手术后早期应用右美托咪定 0.1μg/(kg·h)持续静脉输注,可以有效预防老年患者发生术后谵妄,并且在使用过程中,老年患者血流动力学稳定,睡眠质量显著提高。心脏手术患者术后早期患者血流动力学稳定时 10~20 分钟静脉泵注右美托咪定负荷量 0.2 ~0.5μg/kg 后静脉持续输注 0.2~0.7μg/(kg·h),可以显著降低老年患者术后谵妄的发生率或缩短谵妄持续时间。认知功能障碍患者手术:轻度认知功能障碍患者术中持续静脉泵注右美托咪定 0.2~0.4μg/(kg·h)可防 止其术后认知功能障碍恶化。应用右美托咪定预防和治疗老年患者术后谵妄可缩短患者拔管时间 /ICU 停留时间以及住院总天数,有效减轻了患者医疗负担。

（八）预防术后恶心呕吐

围术期维护器官功能、避免脏器功能恶化对于所有重大手术或重要脏器功能不全患者来说至关重要。围术期应激、炎症及血流动力学不稳定等是脏器功能紊乱的重要诱因。术中持续静脉泵注右美托咪定,不仅可稳定心血管手术及心脏病患者非心脏手术围术期血流动力学,改善心肌氧供需平衡,还可显著降低心脏并发症(如心肌缺血)而改善患者预后。右美托咪定通过抗交感、抗炎、抑制线粒体通透性转化孔开放、抑制心肌细胞凋亡等机制产生心脏保护作用;对于脑损伤、脑出血、颅脑病变及功能性神经外科手术患者,右美托咪定可稳定血流动力学、降低颅内压、减少术后谵妄及认知功能障碍的发生;右美托咪定还可通过减少血管升压素的释放,增加肾血流量和肾小球滤过,增加尿量,有助于减少急性肾损伤的发生率及严重程度而发挥肾保护作用;其还可通过降低 TNF-α、IL-6 和肺趋化因子水平而减少肺部炎性因子的产生、抑制细胞外调节蛋白激酶,产生一定的肺保护作用。

（九）其他临床应用

右美托咪定可作为辅助用药,用于预防和治疗酒精戒断综合征(AWS)。右美托咪定可为 AWS 患者提供满意的镇静效果,可以减少 AWS 患者早期苯二氮䓬类药物的用量,并可控制 AWS 的交感神经兴奋症状(如震颤、高血压和心动过速),从而提供比较稳定的血流动力学状态。治疗一般不需要给予负荷剂量,可以从静脉持续泵注 0.2μg/(kg·h)开始,如需要可每分钟增加 0.1~0.2μg/(kg·h),直到达到最大剂量 1.5μg/(kg·h),待患者症状消退后停药,用药最多可持续 7 天。

右美托咪定还可用于预防和治疗阿片类药物成瘾后的戒断症状,用法为 15 分钟静脉泵注右美托咪定 1.0μg/(kg·h)后,静脉持续输注 0.2~0.7μg/(kg·h)。此外,右美托咪定还可以用于治疗老年患者术后谵妄,用法为 15 分钟内静脉泵注 0.5~1μg/kg 后,静脉持续输注 0.2~0.7μg/(kg·h)直至症状得到控制。右美托咪定还可用于预防老年患者术后谵妄以及防止认知功能障碍患者术后进一步恶化。

此外,术中持续静脉泵注右美托咪定可稳定心血管手术及心脏病患者非心脏手术围术期血流动力学;通过抗交感、抗炎、抑制线粒体通透性转化孔开放等多种机制对心脑肺等重要脏器产生一定的保护作用,并改善患者的愈后。

六、不良反应和禁忌证

右美托咪定常见的不良反应为低血压、心动过缓及口干(由唾液分泌减少引起的)。通常可自行缓解,也可用抗胆碱药处理,无不良后果。右美托咪定肌内注射和静脉给药可引起严重心动过缓(<40 次 /min),小部分患者偶尔可发生窦性停搏或暂停,小儿心脏麻醉中更常见。迷走张力高、糖尿病、高血压、高龄、肝功能或肾功能有损伤的患者更易发生心动过缓,甚至窦性停搏,重度心脏传导阻滞和重度心室功能不全患者禁用。出现低血压或心动过缓应减量或停止给予右美托咪定,加快输液,抬高下肢,静脉注射阿托品或麻黄碱。

第八节　氟哌利多

一、历史

氟哌利多是丁酰苯化合物,具有强效安定、镇静和镇吐作用。20 世纪 60 年代至 80 年代,其作为神经安定镇痛术(neuroleptanesthesia,NLA)主要成分,曾在临床麻醉中得到较为广泛的应用。神经安定镇痛术是将神经安定药氟哌利多与麻醉性镇痛药芬太尼联合应用,产生镇静与镇痛的一种麻醉方法。其镇静和镇痛良好，轻微抑制意识与反射，使患者处于精神淡漠、安静与镇痛的觉醒状态。此概念与组合由比利时医师 DeCastro 及 Mundeleer 于 1959 年首先提出，起初是将氟哌啶醇与苯哌利定（一个哌替啶的衍生物）合用，成为 NLA 的先驱。随着 Jassen 合成了氟哌利多（氟哌啶醇的衍生物）和芬太尼（苯哌利定的同源化合物），并由 DeCastro 及 Mundeleer 将两者按比例组成合剂，命名为 Innovar 应用于临床，结果发现效果优于氟哌啶醇和苯哌利定。该配方镇痛起效更快，呼吸抑制较小，锥体外系不良反应也较少。20 世纪 70~80 年代在我国曾较广泛地使用，后由于其他新型可控性良好的麻醉药物不断出现而减少。现代麻醉中，已不再使用所谓 NLA 技术。氟哌利多在麻醉中主要用作止吐、镇静和抗瘙痒。2001 年美国 FDA 就其延长 Q-T 间期和可能增加心脏意外事件提出“黑匣子”警告后，其临床使用进一步减少。氟哌利多在一些国家已经停用。近些年，有众多学者对使用小剂量氟哌利多是否能引起 QT 间期延长、心律失常以及死亡提出质疑。此药物在我国临床麻醉中仍有使用，在止吐和治疗术后谵妄方面，均有其重要位置。

二、理化性质

氟哌利多（droperidol 或 dehydrobenzperidol）又名氟哌啶或达哌丁苯，商品名 Inapsine、Droleptan，属丁酰苯类化合物，是吩噻嗪类的氟化衍生物。化学名 1-{1-［γ-（4-氟代苯甲酰基）丙基］-1，2，3，6-四氢-4-吡啶基}-2-苯并咪唑啉酮，化学结构见图 29-10。

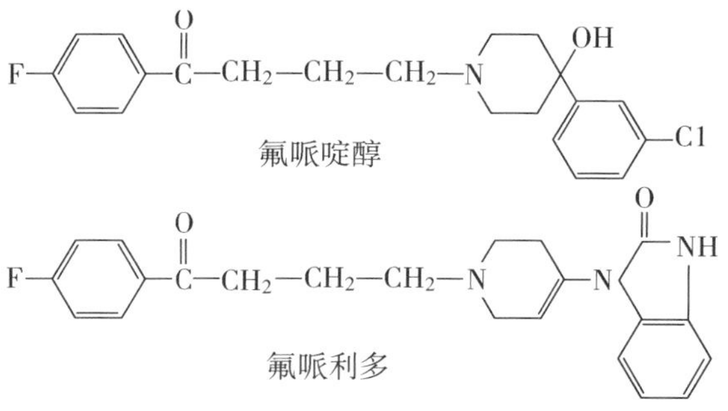

氟哌啶醇

氟哌利多

图 29-10 氟哌啶醇和氟哌利多的化学结构

三、药代动力学

氟哌利多与血浆蛋白结合率为 85%~90%。半衰期为 2~3 小时。除 10% 以原形从尿排出外，其余均在肝内降解，先水解为对-（氟代苯甲酰基）丙酸和哌啶，再进一步降解为其他代谢物，大部分在 24 小时内从尿或粪便中排出。氟哌利多在肝脏进行生物转化，主要生成两种代谢产物，其血浆消除可用二室模型描述。其药代动力学见表。氟哌利多的清除率较高，为 14ml/（kg·min），消除半衰期也较短，为 103~134 分钟。氟哌利多血浆消除的时程与芬太尼类似，Innovar 是由两者配制而成，但是它们的作用时间却各不相同，因而受到了质疑。由于氟哌利多对中枢的作用时间较长，有些学者认为氟哌利多可能占据了中枢神经系统的受体，而且与受体的结合程度也大于芬太尼。

四、药理作用

（一）中枢神经系统

氟哌利多静脉注射后 5~8 分钟生效，最佳效应持续时间 3~6 小时。其安定作用相当于氯丙嗪的 200 倍，氟哌啶醇的 3 倍。此药也可增强其他静脉麻醉药物和麻醉性镇痛药的效应。氟哌利多通过竞争性抑制受体作用，影响中枢神经对多巴胺、去甲肾上腺素和 GABA 在突触的转运，而发挥药理作用。氟哌利多是强效的丁酰苯类药，与同类的其他药物一样，它在中枢的作用部位与多巴胺、去甲肾上腺素及 5-羟色胺受体分布相近，可作用于脑干网状结构，抑制皮质下中枢而产生镇静，但不产生遗忘。

氟哌利多通过拮抗多巴胺 D_2 受体，抑制延髓呕吐中枢，从而产生极强的镇吐作用。其镇吐作用为氯丙嗪的 700 倍。故在临床麻醉中，其较多地用于术后恶心呕吐的预防与治疗。特别是应用阿片类药物行术后自控镇痛时，多合用氟哌利多以减少恶心呕吐的发生。

动物实验中，氟哌利多可使犬脑血管显著收缩，脑血流减少 40%，但不引起 $CMRO_2$ 的明显变化，此作用对脑缺血患者可能会带来不良后果。清醒患者的脑电图显示频率下降，偶尔可减慢。用于预防呕吐的小剂量氟哌利多在门诊患者出院时刻导致平衡障碍。氟哌利多可引起锥体外系症状，加重帕金森病的病情。极罕见的情况下，可诱发神经安定药恶性综合征。

（二）心血管系统

对心肌收缩力无影响，但有轻度 α 肾上腺素受体阻滞作用，口服或肌内注射后对血压无明显影响，静脉注射则可引起血管扩张，导致血压轻度下降，对血容量不足的患者降压作用尤为显著，须慎加注意。同大多数抗精神病药一样，氟哌利多可延长心肌复极化过程，引起QT间期延长，诱发尖端扭转型室性心动过速。该剂量为剂量依赖性，当有其他导致QT间期延长的原因并存时，可能有临床意义。氟哌利多还有类似奎尼丁样的抗心律失常作用。

（三）呼吸系统

对呼吸几乎无明显影响。不抑制呼吸中枢，较大剂量时 PaO_2 和 $PaCO_2$ 也无明显改变。

（四）其他系统

对肝、肾功能无明显影响。降温作用较氯丙嗪弱，临床不作为降温辅助用药使用；可使全身基础代谢率减低，使耗氧量减少20%~30%。

五、临床应用

目前，围术期应用氟哌利多主要限于其止吐和镇静作用。其止吐作用强大，在较小的剂量即可达到其止吐的极效应。剂量范围为10~20μg/kg（相当于70kg时0.6~1.25mg）。在手术麻醉开始时给予，作用可持续1小时，恶心呕吐的发生率可降低大约60%。在诱导时给药对苏醒时间的影响不大，若在术毕时给药，则可能强化其他药物的残余催眠作用。氟哌利多还可用于儿科患者，300μg/kg口服，与甲氧氯普胺(0.15mg/kg口服)合用时药效可增强。氟哌利多止吐的总体效能与昂丹司琼相同，不良反应也相似，但是价格-药效比更好。氟哌利多与5-羟色胺拮抗药和/或地塞米松合用可增强其止吐作用。

肌内注射5~10mg可作为麻醉前用药。与氯胺酮合用，有助于减少苏醒期精神运动性反应。

氟哌利多与芬太尼合用，组成所谓Ⅱ型神经安定镇痛（neuroleptanalgesia NLA），用以实施神经安定镇痛。最初曾将此二药以50∶1的比例配成合剂（即每毫升含氟哌利多2.5mg和芬太尼0.05mg），商品名英诺佛（Innovar或Thalamonal）。鉴于氟哌利多的作用持续时间长，手术中很少需要追加，而芬太尼的作用持续时间短，手术中需反复追加，已不再主张制成合剂，而以分别应用更为灵活方便。实际在目前临床麻醉中，已极少应用所谓神经安定镇痛术。

氟哌利多还作为止吐的辅助用药用于患者术后的自控镇痛，可间断给药或持续输注。氟哌利多还可有效地治疗和预防阿片类药引起的瘙痒，采用静脉注射和硬膜外腔给药均可。还可有效地减少恶心的发生，但是可加深镇静。

六、不良反应和禁忌证

氟哌利多也可产生锥体外系症状，但发生率远较氟哌啶醇为低。氟哌利多可延长心肌复极化过程，引起QT间期延长，诱发尖端扭转型室性心动过速。因此，使用静脉注射氟哌利多时应注意心电监测。

第九节　其他镇静安定药

一、氯丙嗪

氯丙嗪（chlorpromazine）商品名氯普马嗪、冬眠灵（Largactil，Thorazine，Wintermine）等，由Charpentier合成于1950年，后由Laborit和Huguenard引用于临床麻醉。其化学名2-氯-10(3-二甲胺基丙嗪)-吩噻嗪，化学结构见图29-11。临床上所用制剂为其盐酸盐。本品为白色或乳白色结晶粉末，极易溶于水。水溶液呈酸性，2%溶液的pH为4~4.5，不应与碱性药物相混。接触日光后渐变为红棕色，故应避光保存。

（一）药代动力学

口服后吸收良好，但透过肠壁和经过肝脏时有部分药物被代谢，以致其生物利用度较低。吸收后广泛分布到全身组织，容易透过血-脑脊液屏障，脑内浓度可达血浆的70倍。表观分布容积达20L/kg。与血浆蛋白的结合率为90%~98%。此药可透过胎盘。

血浆半衰期6~9小时。主要在肝脏降解，已发现有50余种代谢物从尿和粪便排出。其降解方式是经过苯环的羟化、N-去甲和S-氧化等过程，形成一系列代谢物，其中一部分有药理活性，再与葡萄糖醛酸结合成为无药理活性的代谢物。70%~80%随尿排出，20%~30%从粪便排出。

此药的吸收、转化和排泄在个体之间的差异很大，相同剂量可产生不同的血药浓度和临床效应，故在临床上确定剂量时要慎加注意。

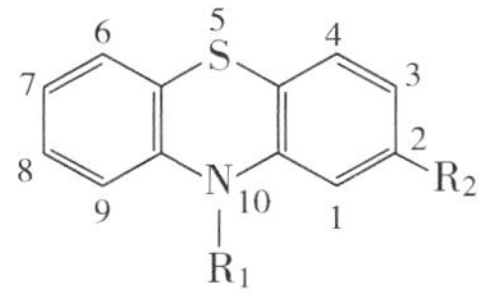

吩噻嗪类的基本结构

药名	R_1	R_2
氯丙嗪	$-CH_2-CH_2-CH_2-N(CH_3)_2$	$-Cl$
乙酰丙嗪	$-CH_2-CH_2-CH_2-N(CH_3)_2$	$-CO-CH_3$
三氟丙嗪	$-CH_2-CH_2-CH_2-N(CH_3)_2$	$-CF_3$
奋乃静	$-(CH_2)_3-N\langle\rangle N-(CH_2)_2-OH$	$-Cl$
三氟拉嗪	$-(CH_2)_3-N\langle\rangle N-CH_3$	$-CF_3$
异丙嗪	$-CH_2-CH(CH_3)-N(CH_3)_2$	$-H$

图 29-11 吩噻嗪类的化学结构

（二）药理作用

1. 中枢神经系统 氯丙嗪是中枢性抑制药，主要作用于边缘系统、网状结构和下丘脑。可产生安静、活动减少、淡漠无欲、嗜睡等。入睡后呼之能醒，脑电图改变与正常睡眠相似。可增强催眠药、镇痛药和其他中枢抑制药的效应。氯丙嗪抗精神病效应系由于在脑内阻断多巴胺受体而致，其镇静作用系由于抑制脑干网状结构的上行激活系统。

氯丙嗪对下丘脑的抑制作用产生自主神经阻滞，有较显著的抗肾上腺素作用和轻度抗胆碱作用。其抗肾上腺素作用使之有一定的抗休克作用。抑制体温调节中枢，消除寒冷反应，有利于降温。氯丙嗪对第四脑室底的化学感受区及延髓呕吐中枢有抑制作用，故有显著的镇吐作用。

2. 心血管系统 其抗肾上腺素作用导致外周血管阻力降低，血管扩张，致血压下降，但外周血流量却增加。心率增快，可能是对血压下降的代偿反应，也可能与其抗胆碱作用有关。对心肌收缩力和心电图无明显影响，心输出量无变化，或是因外周阻力降低而增加。心肌应激性可因其抗肾上腺素作用而降低，有助于预防肾上腺素诱发的心律失常。

3. 呼吸系统 对呼吸中枢无抑制作用，潮气量和呼吸频率一般无明显变化。呼吸道分泌物可因其抗胆碱作用而减少。

4. 其他作用 氯丙嗪本身无神经肌肉阻滞作用，但可增强肌松药的效应。对唾液和胃液分泌有一定的抑制作用。抑制平滑肌张力，故有抗痉挛作用。可抑制血管升压素的分泌，从而产生利尿作用。其抗组胺作用很弱。

（三）临床应用

氯丙嗪是第一个用于治疗精神分裂症的吩噻嗪类药，为精神病的治疗开辟了新途径。近年来由于效力更强和副作用更少的新药问世，此药已较少应用。

氯丙嗪 12.5~25mg 术前 1 小时肌内注射作为麻醉前用药，可产生镇静，加强镇痛药和麻醉药的效应，减少手术后恶心、呕吐。近年来随着咪达唑仑、氟哌利多等静脉麻醉药物的广泛应用，此药作为麻醉术前药已逐渐少用。

对于手术中发生的顽固性呃逆，静脉注射氯丙嗪 10~20mg 可迅速制止。手术后呕吐和其他原因的呕吐，用此药也可收到显著疗效。

氯丙嗪 50mg、异丙嗪 50mg 和哌替啶 100mg 组成所谓 1 号冬眠合剂（lytic cocktail），20 世纪 50 年代 Laborit 和 Huguenard 曾用以实施所谓人工冬眠。现在人工冬眠这一概念已被弃用。此种合剂有时仍用于临床麻醉，作为麻醉前用药、辅助用药，或静脉复合全身麻醉的组成部分。但也早已被神经安定镇痛合剂所取代。

（四）不良反应和禁忌证

由于药液的刺激性，肌内注射可引起疼痛，静脉注射可产生血栓性静脉炎，静脉注射须用其稀释的溶液。

由于其血管扩张作用，可引起体位性低血压，对血容量不足的患者不宜用此药。

少数患者用此药后可发生黄疸，临床表现类似梗阻性黄疸。其发生机制可能是由于用药后胆汁黏稠度增加，胆汁瘀滞，肝内胆管阻塞所致。据认为这并非是药物的毒性作用，而是一种变态反应，停药后即自行消退，但再度用药有复发的可能。

长期应用大剂量氯丙嗪，可引起锥体外系症状，表现为肢体震颤、肌张力增高、运动减少、静坐不能等。一般在停药后可消失，症状严重时可用抗胆碱药治疗。氯丙嗪长期应用也可产生神经安定药恶性综合征。

二、异丙嗪

异丙嗪(promethazine)商品名非那根(Phenergan),是最早合成的吩噻嗪类药。化学名(2'-二甲胺基丙基)-吩噻嗪,化学结构见图 29-11。

此药对中枢神经系统也有类似氯丙嗪的抑制作用,但没有抗精神病作用。其镇静作用较氯丙嗪强,用药后易入睡,在其他方面则不如后者显著。有的作者报告,它减弱镇痛药的镇痛效应,但最近的研究又认为它可增强镇痛效应。它也有镇吐作用。对心血管系统无明显影响。对呼吸系统有松弛支气管平滑肌和抑制分泌的作用。

异丙嗪与氯丙嗪的显著不同点在于有突出的抗组胺作用,因此被归类为 H_1 受体阻滞药,临床上主要用于治疗过敏性疾病。

临床麻醉中此药作为麻醉前用药,有较好的镇静和抗呕吐作用。与哌替啶合用,俗称杜非合剂,常用于辅助硬脊膜外阻滞。此药也是冬眠合剂的主要组成成分之一。

三、氟哌啶醇

氟哌啶醇(haloperidol)又名氟哌丁苯,商品名Serenase、Haldol,化学名 4-[4-(对-氯苯)-4-羟基哌啶]-4-氟丁酰苯。化学结构见图 29-10。

(一) 药代动力学

口服后 2~6 小时、肌内注射后 10~15 分钟血药浓度达峰值。口服后生物利用度 45%。与血浆蛋白结合率约 90%。吸收后在体内分布广泛,表观分布容积达 20L/kg 左右,消除半衰期长达 12.6~22.0 小时。除 1% 以原形排出外,其余都在肝内经受生物转化。其降解方式是氧化、脱羟,并与甘氨酸结合,形成氟苄丙酸等代谢物,随尿和粪便排出。

(二) 药理作用

有很强的抗精神病作用,持续时间长达 24 小时,但镇静作用远弱于氯丙嗪。抗肾上腺素作用也较氯丙嗪弱,故对血压影响较轻。止吐作用很强,其效力相当于氯丙嗪的 50 倍。可增加巴比妥类和镇痛药的效应。对呼吸无明显影响。

(三) 临床应用

主要用于治疗精神分裂症。

对于顽固性呕吐和持续性呃逆,肌内注射 2.5~5.0mg 有显著疗效。

治疗精神障碍的患者时,有些学者发现氟哌啶醇能改善认知功能,现临床将其用于术后和 ICU 谵妄的预防和治疗,可收到良好的效果。但其改善认知功能的机制尚不清楚。治疗术后谵妄可采用静脉给药,剂量 5mg,以 25% 葡萄糖液稀释后在 1~2 分钟缓慢注入,每 8 小时 1 次;肌内注射 5~10mg/ 次,2~3 次 /d。

临床麻醉上此药曾用于实施神经安定镇痛(NLA),与苯哌利定合用,组成所谓 I 型 NLA。但由于此药作用持续过久,且易引起锥体外系副作用,起初即已被氟哌利多取代。

(四) 不良反应

锥体外系反应较重且常见,急性肌张力障碍在儿童和青少年更易发生,可出现明显的扭转痉挛,吞咽困难,静坐不能及类帕金森病。

长期应用氟哌啶醇等神经安定药的患者可发生一种类似恶性高热的严重不良反应,称为神经安定药恶性综合征(neuroleptic malignant syndrome,简称 NMS)。其主要表现为高热,骨骼肌张力增高,意识障碍,以及自主神经功能紊乱;转氨酶和肌酸磷酸激酶常增高,病死率可高达 20%。其发生机制可能是中枢多巴胺受体过度阻滞所致的中枢性多巴胺能神经传递功能障碍。其他的不良反应包括长期大量使用可出现迟发性运动障碍、口干、视物模糊、乏力、便秘、出汗等。部分患者可出现血浆中泌乳素浓度增加。极少数患者可能引起抑郁反应、过敏性皮疹、粒细胞减少及恶性综合征。

基底神经节病变、帕金森病、帕金森综合征、严重中枢神经抑制状态者、骨髓抑制、青光眼、重症肌无力及对本品过敏者禁用氟哌啶醇。

(曹江北 米卫东)

参考文献

[1] ALLEN C, PERKINS R, SCHWAHN B. A retrospective review of anesthesia and perioperative care in children with medium-chain acylcoa dehydrogenase deficiency [J]. Paediatr Anaesth, 2017, 27 (1) : 60-65.

[2] ALZAHRANI T. Near miss in a patient with undiagnosed brugada syndrome: A case report and literature review [J]. J Clin Anesth, 2016, 35: 427-429.

[3] BENSTOEM C, GOETZENICH A, STOPPE C. The

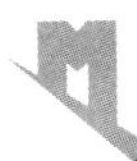

role of propofol for remote ischaemic preconditioning in the setting of cardiac surgery-a cochrane systematic review [J]. Br J Anaesth, 2017, 119 (6): 1234-1235.

[4] CANTRELL F L, WARDI G, O'CONNELL C. Propofol use for toxin-related seizures [J]. Pharmacotherapy, 2016, 36 (6): 702-704.

[5] DARNOBID J A. The pharmacology of total intravenous anesthesia [J]. Int Anesthesiol Clin, 2015, 53 (2): 13-27.

[6] DAVIS N, LEE M, LIN A Y, et al. Postoperative cognitive function following general versus regional anesthesia: A systematic review [J]. J Neurosurg Anesthesiol, 2014, 26 (4): 369-376.

[7] HOVAGUIMIAN F, TSCHOPP C, BECK-SCHIMMER B, et al. Intraoperative ketamine administration to prevent delirium or postoperative cognitive dysfunction: A systematic review and meta-analysis [J]. Acta Anaesthesiol Scand, 2018, 62 (9): 1182-1193.

[8] HU J, VACAS S, FENG X, et al. Dexmedetomidine prevents cognitive decline by enhancing resolution of high mobility group box 1 protein-induced inflammation through a vagomimetic action in mice [J]. Anesthesiology, 2018, 128 (5): 921-931.

[9] LEE JM, AKEJU O, TERZAKIS K, et al. A prospective study of age-dependent changes in propofol-induced electroencephalogram oscillations in children [J]. Anesthesiology, 2017, 127 (2): 293-306.

[10] LUGOBONI F, FACCINI M, QUAGLIO G L, et al. Intravenous flumazenil infusion to treat benzodiazepine dependence should be performed in the inpatient clinical setting for high risk of seizure [J]. J Psychopharmacol, 2011, 25 (6): 848-849.

[11] MALHOTRA A, YOSH E, XIONG M. Propofol's effects on the fetal brain for non-obstetric surgery [J]. Brain Sci, 2017, 7 (8): 107-115.

[12] PEI S, ZHOU C, ZHU Y, et al. Efficacy of ondansetron for the prevention of propofol injection pain: A meta-analysis. J Pain Res, 2017, 10: 445-450.

[13] QIAO H, LI Y, XU Z, et al. Propofol affects neurodegeneration and neurogenesis by regulation of autophagy via effects on intracellular calcium homeostasis [J]. Anesthesiology, 2017, 127 (3): 490-501.

[14] SAHINOVIC M M, STRUYS M M R F, ABSALOM A R. Clinical Pharmacokinetics and Pharmacodynamics of Propofol [J]. Clin Pharmacokin, 2017 (Suppl. 4): 1-20.

[15] SANTOS C, OLMEDO R E. Sedative-hypnotic drug withdrawal syndrome: Recognition and treatment [J]. Emerg Med Pract, 2017, 19 (3): 1-20.

[16] SHANKAR P, MUELLER A, PACKIASABAPATHY S, et al. Dexmedetomidine and intravenous acetaminophen for the prevention of postoperative delirium following cardiac surgery (dexacet trial): Protocol for a prospective randomized controlled trial [J]. Trials, 2018,19 (1): 326.

[17] SU X, MENG Z T, WU X H, et al. Dexmedetomidine for prevention of delirium in elderly patients after non-cardiac surgery: A randomised, double-blind, placebo-controlled trial [J]. Lancet, 2016, 388 (10054): 1893-1902.

[18] XIONG M, ZHANG L, LI J, et al. Propofol-induced neurotoxicity in the fetal animal brain and developments in modifying these effects-an updated review of propofol fetal exposure in laboratory animal studies [J]. Brain Sci, 2016, 6 (2): 11-19.

[19] 吴新民，薛张纲，马虹，等. 右美托咪定临床应用专家共识 (2018)[J]. 临床麻醉学杂志，2018, 34 (8): 820-822.

3

第三十章

阿片类药物及其拮抗药

目　录

3

“阿片样物质”(opioid)一词起源于20世纪50年代，它结合了“鸦片”+“-类”(“opium”+“-oid”)，意思是“鸦片类”(“阿片类”是从鸦片中提取的吗啡和类似药物)。后来对“阿片样物质”的定义进行了细化，广意是指与鸦片有关的所有化合物。阿片类药物(opiates)的严格定义专指天然的阿片类生物碱及其半合成的衍生物。实际工作中往往将阿片类药物和阿片样物质这两个名词混用。20世纪60年代后期，研究发现阿片类药物是通过激活神经系统中特定分子受体发挥作用的，这些受体被称为“阿片受体”。

阿片类药物是世界上最古老的药物之一。将罂粟用于医疗、娱乐、宗教等目的可以追溯到公元前4世纪，当时它被苏美尔人使用时，希波克拉底写了关于它的镇痛特性说“Divinum opus est sedare dolorem”(“缓解痛苦是神圣的工作”)。苏美尔人将罂粟记载在他们的药典中并命名为“HU GIL”，意为一种可以产生快乐的植物。“鸦片”这一词来源于希腊语和拉丁语，希腊语中意为从罂粟属获得的汁液，拉丁语中意为可以产生睡意的药物。鸦片中包含了大约20种不同的自然产生的名为罂粟碱的生物碱类，如吗啡和可待因等。1805年，德国药学家Friedrich Sertürner从鸦片中分离出一种纯净的物质——吗啡，并以希腊梦神Morpheus的名字来命名，1925年由Gulland和Robinson确定了其化学结构。Eisleb和Schaumann于1939年合成的哌替啶是第一个合成的阿片类药物。1942年合成的烯丙吗啡，首次发现其具有拮抗吗啡的作用。随后，许多新的阿片类药物及其拮抗药相继合成，扩大了治疗上的选择范围。

阿片类药物在缓解围手术期患者疼痛方面发挥着重要作用，但其毒副作用以及潜在的成瘾性也为人们所担忧。目前必须按国家颁布的《麻醉药品和精神药品管理条例》严加管理。

第一节　概　述

一、构效关系

吗啡及其他有镇痛作用的阿片类药物都具有Ⅰ、Ⅱ、Ⅲ三个环构成的氢化菲核(phenanthrene)作为基本骨架(图30-1A)。吗啡环Ⅰ的3位和环Ⅲ的6位分别有一个羟基，其具有重要的药理作用。3位羟基被甲氧基取代，成为可待因；3位和6位羟基均被甲氧基取代，成为蒂巴因，就改变了药物的性能。环Ⅰ与环Ⅲ之间有氧桥相连。此氧桥如被破坏，就形成阿朴吗啡，失去其镇痛效能而产生很强的催吐作用。环Ⅱ9位与13位之间有乙撑胺链[$-CH_2CH_2-N(CH_3)-$]相连。吗啡的镇痛性能取决于γ-苯基-N-甲基哌啶的存在(图30-1B)。这也是许多镇痛药所共有的基本结构。此结构N上的甲基被烯丙基取代，即生成具有拮抗作用的药物，如烯丙吗啡。

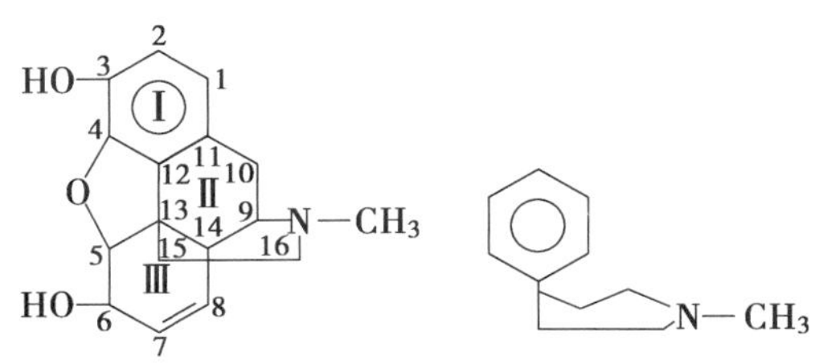

图30-1　吗啡的化学结构

二、阿片受体

1973年以来，脑和脊髓内相继发现存在阿片受体(opioid receptors)。这些受体分布在痛觉传导区以及与情绪行为相关的区域，集中分布在导水管周围灰质、内侧丘脑、杏仁核和脊髓罗氏胶质区(substantia gelatinosa)等。

经典的阿片受体主要包括μ阿片受体(mu opioid receptor，MOR)、δ阿片受体(delta opioid receptor，DOR)和κ阿片受体(kappa opioid receptor，KOR)三类。内源性痛敏肽是阿片受体家族的第4个成员，由于其发现较晚，因此被称为阿片受体样受体(opioid receptor like-1receptor，ORL1)。除经典的阿片受体外，在大鼠输精管内还发现了与β-内啡肽结合的ε受体，还有孤啡肽受体等受体。μ受体分布于脑和脊髓中，介导了阿片类药物一系列的药理作用。根据μ受体的药理学特性，将MOR分为μ_1、μ_2和μ_3受体三个亚型；纳洛酮可拮抗配体与μ_1受体结合，可选择性阻断吗啡的抗伤害作用，但不能拮抗μ_2受体诱发的呼吸抑制和吗啡依赖。阿片类药物的镇痛作用主要是激动μ_1受体，μ_2受体激动主要与不良反应相关。根据药理学配体的不同，可将DOR分为两个亚型，即δ_1和δ_2受体。1993年，Yasuda与Meng等报道成功克

隆了 κ 受体。根据特异性拮抗药的不同，可将 KOR 分成的 κ_1、κ_2 两种亚型。虽然有研究显示可能还有 κ_3 受体亚型的存在，但一些学者将 κ_3 效应归为其他阿片受体非选择性激动的结果。κ 受体在人脑和胎盘组织中有分布，参与镇痛，且与神经内分泌及免疫调节有关。此外，κ 受体也调控喷他佐辛样脊髓镇痛、镇静和瞳孔缩小。κ 受体由 380 个氨基酸组成，同样属于 G 蛋白耦联受体家族。MOR、DOR、KOR 广泛分布于中枢神经系统中脑和脑干的下行传导通路和脊髓背角。激活 MOR 出现镇痛、欣快感、呼吸抑制、恶心、胃肠蠕动减慢等反应。MOR 主要分布在脑干，被吗啡激活后可产生镇痛作用；由于脑干为呼吸、心血管系统调节中枢，激动 MOR 引起呼吸减弱和血压下降。KOR 主要分布在大脑皮质，因此激动 KOR 对呼吸系统和心血管系统的影响较小。传统观点认为 DOR 激动也主要产生镇痛作用，但与 MOR 激动后产生镇痛作用的同时患者感觉舒畅和愉悦不同，DOR 激动后可产生躁动或不适感。

至今已发现脑内有近 20 种作用与阿片生物碱相似的肽类，统称为内源性阿片肽（或内阿片肽）。主要有脑啡肽家族（enkephalin）、内啡肽家族（包括 β- 内啡肽（β-endorphin）、α- 内啡肽、γ- 内啡肽）、强啡肽（dynorphin）家族。除了以上三大家族外，还发现一组新型高选择性的内源性肽 - 内吗啡肽（endomorphin），包括内吗啡肽 -1 和内吗啡肽 -2，对 μ 受体有极高的亲和力和选择性，被认为是 μ 受体的内源性配体，δ 受体的内源性配体尚未明确。已证明 β- 内啡肽、强啡肽、脑啡肽分别是 μ、κ 和 δ 受体的内源性激动药。从哺乳动物组织中已纯化出这些多肽，也已克隆它们前体的 cDNA。20 世纪 90 年代早期，分子生物学研究已阐明了阿片受体的分子结构及信号转导机制。已分离出阿片受体家族中 4 种不同类型的 cDNA，证实其中 3 种在药理学上与 μ、δ 和 κ 受体相对应。第 4 种受体与阿片配体的亲和力不高，已确认一种新的称为痛敏肽 / 孤啡肽 FQ 的肽类，作为阿片受体家族中第 4 个成员的内源性激动药。1995 年，分离出这种与强啡肽序列具有高度同源性的新型内源性阿片肽，该多肽被称为孤啡肽 FQ 或痛敏肽，在某些情况下它能降低疼痛阈值。各型受体激动后产生的效应，以及与其相应的内源性阿片样肽和激动药的代表，详见表 30-1。

1996 年国际药理学联合会（IUPHAR）提出，受体按其内源性配体命名，并通过克隆化和氨基酸序列证实其存在的时间顺序用数字角码表示（表 30-2）。

表 30-1　阿片受体的分类

型别	效应	内源性配基	激动药代表
μ	脊髓以上镇痛，呼吸抑制，心率减慢，依赖性	β- 内啡肽	吗啡、哌替啶
κ	脊髓镇痛，镇静，缩瞳，轻度呼吸抑制	强啡肽	喷他佐辛、布托啡诺
δ	脊髓镇痛，缩瞳，调控 μ- 受体活性	脑啡肽	–
ε	激素释放	β- 内啡肽	–

表 30-2　阿片受体的命名

IUPHAR 命名	药理学命名	分子生物学命名	内源性配体
OP1	δ	DOR	脑啡肽
OP2	κ	KOR	强啡肽
OP3	μ	MOR	β- 内啡肽

阿片受体属于 G 蛋白耦联受体家族，阿片受体的激活能抑制腺苷酸环化酶，导致细胞内环磷酸腺苷（cAMP）含量减少。阿片受体抑制电压门控型钙离子通道，激活内向整流的钙离子通道，其结果是阿片受体的激活使神经兴奋性降低。

阿片受体在脑内广泛分布，但不均匀。在脑内、丘脑内侧、脑室及导水管周围灰质阿片受体密度高，这些结构与痛觉的整合及感受有关。脑内不同部位的阿片受体可能与阿片类药物的不同作用有关：孤束（solitary tract）及其附近区域的受体可能与呼吸抑制、镇咳和恶心、呕吐有关；蓝斑（locus coeruleus）等部位的受体则可能与依赖性有关，蓝斑含有去甲肾上腺素能神经元和高浓度的阿片受体，其在警觉、惊慌、恐惧及焦虑中起重要作用。外源性阿片样物质及内源性阿片肽均能抑制蓝斑的神经活性。在脊髓胶质区、三叉神经脊束尾端核的胶质区也有阿片受体分布，这些结构是痛觉冲动传入中枢的重要转换站，影响着痛觉冲动的传入。肠肌也有阿片受体存在。

阿片类药物具有镇痛作用是因为它们能够直接抑制脊髓背角伤害性刺激的上传，以及通过激活从中脑下行经延髓头端腹内侧区（RVM）到达脊髓背角的疼痛控制回路。阿片类药物不仅能通过对脊髓的直接作用产生镇痛作用，而且还能通过神经介导方式用于给药部位以外的区域产生镇痛作用。

三、阿片类药物的分类

（一）按药物的来源分类

可分为下列三类（表 30-3）：

表 30-3 阿片类化合物的分类

天然存在	半合成	人工合成
吗啡	海洛因	吗啡喃系列（如羟甲左吗喃、布托菲诺）
可待因	氢吗啡酮 / 吗啡酮	二苯基丙胺系列（如美沙酮）
罂粟碱	蒂巴因衍生物（埃托啡、丁丙吗啡）	苯基吗啡类系列（如喷他佐辛）
二甲基吗啡		苯基哌啶类系列（如哌替啶、芬太尼、舒芬太尼、阿芬太尼、瑞芬太尼）

1. 天然存在　按化学类型又分为：烷基类（如吗啡、可待因）和苄基异喹啉类（罂粟碱）。

2. 半合成　如二乙酰吗啡（海洛因）、氢吗啡酮 / 吗啡酮。

3. 人工合成　按其化学结构不同，又分为：①苯基哌啶类衍生物（如哌替啶、芬太尼、舒芬太尼、阿芬太尼、瑞芬太尼）；②苯基吗啡类（如非那佐辛、喷他佐辛）；③吗啡喃类衍生物（如羟甲左吗喃、布托啡诺）；④二苯基类或美沙酮衍生物（如美沙酮、右旋丙氧酚）。

（二）按药物与阿片受体的关系分类

根据阿片类化合物与其受体的相互作用，阿片类药物可分为激动药、激动 - 拮抗药和拮抗药（表 30-4）。

表 30-4 阿片类药物及其拮抗药分类

分类	药物代表
阿片受体激动药	吗啡、哌替啶、苯哌利定、芬太尼族
阿片受体激动 - 拮抗药	
以激动为主的药物	喷他佐辛、丁丙诺啡、布托啡诺、纳布啡
以拮抗为主的药物	烯丙吗啡
阿片受体拮抗药	纳洛酮、纳曲酮、纳美芬

1. 阿片受体激动药（opioid agonists）　主要激动 μ 受体，如吗啡、哌替啶等。

2. 阿片受体激动 - 拮抗药（opioid agonist-antagonists）　又称部分激动药，主要激动 κ 和 δ 受体，对 μ 受体有不同程度的拮抗作用，如喷他佐辛等。

3. 阿片受体拮抗药（opioid antagonists）　主要拮抗 μ 受体，对 κ 和 δ 受体也有一定的拮抗作用。

可用于区别阿片受体激动药和拮抗药的一项体外试验指标是钠指数（sodium index）。钠指数是指在有和无钠离子的条件下 IC_{50} 的比值，IC_{50} 是表示药物与受体亲和力的指标，即对高度选择性配基产生 50% 抑制时的浓度。在存在钠离子时，拮抗药与受体的结合力加强，激动药的结合力则减弱；激动药的钠指数高，则拮抗药的钠指数低。

（三）按镇痛强度分类

1. 强阿片类药物　如吗啡、芬太尼、舒芬太尼、哌替啶、美沙酮等。

2. 弱阿片类药物　如可待因、双氢可待因等。

弱阿片类药物主要用于轻至中度急慢性疼痛和癌痛的治疗，强阿片类药物则用于全身麻醉诱导和维持的辅助用药，以及术后镇痛和中至重度癌痛、慢性痛的治疗。

四、阿片类药物的药理作用

（一）阿片类药物的神经生理作用

阿片类药物镇痛作用的一个显著特点是不伴有意识消失。尽管使用大剂量阿片类药物也能使人意识消失，但这种基于阿片类药物的麻醉效果是不可预计和不协调的。因此，阿片类药物不能单独用于麻醉诱导。阿片类药物对伤害性疼痛有效，其抗伤害作用的水平取决于伤害性刺激的强度以及阿片类药物的内在效能；其对神经病理性疼痛的效果较差，常需要较大剂量。阿片类药物的镇痛效果不仅能改变对疼痛的感知，而且能改变对疼痛的情绪反应。阿片类药物的麻醉效能用 MAC 值来表示。多数阿片类药物“降低吸入麻醉药 MAC”的效能比已经确定，但阿片类药物没有完全降低 MAC 的能力。换言之，阿片类药物不是全能的麻醉药，必须和其他麻醉药物配伍才能产生“完全的麻醉”。阿片类药物的镇痛作用如副作用一样，个体差异很大。吗啡镇痛作用存在性别差异。吗啡镇痛效能在女性中较强，但起效和消除速度较慢。另外，阿片类药物的药代动力学和药效动力学特点全天都在变化，但昼夜节律对阿片类药物作用影响的临床研究还有待批准。作为一种效应部位作用的衡量方法，连续脑电图（EEG）可用于评价药物作用的起效时间和药物的效能比。阿片类药物具有封顶效应，一旦达到封顶效应，再增加剂量时EEG不再有进一步改变。

阿片类药物通常可在一定程度上降低脑代谢率（CMR）和颅内压，但这些改变会受到与其合用的其他药物或麻醉药以及患者状态的影响。当同时应用的麻醉药引起血管扩张时，阿片类药物更可能引起脑血管收缩。当与 N_2O 合用时，阿片类药物也会降低脑血流量（CBF）。当单独应用阿片类药物或与能引起脑血管收缩的药物同时应用时，阿片类药物常常对 CBF 没有影响或仅引起 CBF 轻度增加。阿片类药物所致的神经兴奋现象机制还不完全清楚，与有丝裂原活化的蛋白激酶级联反应有关。围手术期使用阿片类药物引起边缘区域的神经激活对术后认知功能障碍有一定的作用。

阿片类药物可增强肌张力并可引起肌肉强直。阿片类药物麻醉引起肌强直的发生率相差很大，这主要与阿片类药物的给药剂量及速度差异、是否同时应用 N_2O、是否同时应用肌肉松弛药以及患者年龄等因素有关。阿片类药物所致肌强直的特点是肌张力进行性增强，直至出现严重的僵直并可导致患者血流动力学和呼吸的改变以及耗氧量和颅内压增加。阿片类药物引起肌肉强直的确切机制还不完全清楚，可能是由于激活了中枢 μ 受体，而脊髓水平的 δ_1 和 κ_1 受体可减弱这种作用。预先或同时应用非去极化肌肉松弛药可显著降低肌强直的发生率及其严重程度。诱导剂量的硫喷妥钠或低于麻醉剂量的地西泮、咪达唑仑可预防、减轻或成功治疗肌强直。

阿片类药物中，大多数 μ 受体和 κ 受体激动药通过对副交感神经支配的瞳孔产生兴奋作用而引起瞳孔收缩。阿片类药物能解除动眼神经核的皮质抑制，从而引起乳头肌的收缩。瞳孔大小的改变与阿片类药物作用的强度相关性有限，因此，其用于评估阿片作用程度的临床价值也有限。

应用阿片类药物所致的瘙痒可能是通过 μ 受体介导的，纳洛酮可逆转阿片类药物所引起的瘙痒，该发现支持瘙痒症是由受体介导的中枢性机制引起的。阿片类拮抗药并不是抗瘙痒症的理想药物，因这类拮抗药同样可逆转阿片类药物的镇痛作用。但是，阿片类拮抗药可改善胆汁淤积所引起的瘙痒症。或许一些混合型阿片类药物如纳布啡和布托啡诺对 μ 受体和 κ 受体具有低到中等效能，用于控制瘙痒较为有效，因为它们可以部分拮抗 μ 受体作用而保持 κ 受体作用完整，因而保持了其镇痛作用。

（二）阿片类药物对呼吸系统的作用

呼吸抑制作用是阿片类药物最严重的副作用。虽然阿片类药物导致的呼吸抑制相关的严重副作用在理论上是可以预防的，但无论采取哪一种给药途径，围手术期呼吸抑制发生率均为0.1%~1%。动物实验提示，镇痛和呼吸抑制作用有可能是通过 μ 受体激活的不同信号转导机制所介导的，高选择性的 δ 受体拮抗药纳曲吲哚可以逆转舒芬太尼导致的呼吸抑制，但其对镇痛效应无明显影响。

通过镇痛作用及降低中枢性通气驱动力的作用，阿片类药物是预防疼痛或焦虑所致的过度通气的有效药物。阿片类药物具有中枢性镇咳作用，但当静脉单次注射芬太尼、舒芬太尼或阿芬太尼时，许多患者会出现短暂的咳嗽，尤其是静脉给药速度过快时。减慢注药速度或在给药前给予利多卡因可减少咳嗽发生率。阿片类药物是抑制上呼吸道、气管以及下呼吸道反射的极佳药物，能够减弱或消除气管插管引起的躯体以及自主神经反射，使患者耐受气管插管，而不引起咳嗽，也能帮助缓解哮喘引起的支气管张力增高。

许多因素可影响阿片类药物所致呼吸抑制的程度及持续时间，包括年龄、合并应用其他麻醉药物、肝肾功能以及疼痛等。大多数阿片类药物均有导致延迟或再发性呼吸抑制的报道，这种现象的机制可能包括在复温、寒战、运动或其他增加肌肉灌注的情况下，阿片类药物从骨骼肌释放入体循环的量增加。

（三）阿片类药物对心血管系统的作用

阿片类药物作为麻醉用药时，手术过程中可维持血流动力学稳定。其机制主要从以下四个方面简单介绍。

1. 神经机制　脑干中整合心血管反应和维持心血管稳态的关键区域是孤束核、背侧迷走核、疑核以及臂旁核。其中，孤束核和臂旁核在血管紧张素分泌和血流动力学控制方面起重要作用，含脑啡肽的神经元和阿片受体就分布在这些区域。另外，作为介导镇痛作用的关键区域，中脑导水管周围灰质的腹外侧区对血流动力学的控制有影响。阿片

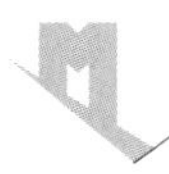

类药物也能通过下丘脑 - 垂体 - 肾上腺轴经受体介导作用来调节应激反应。大多数阿片类药物可降低交感张力,增强副交感张力。对于容量不足及依赖于高交感张力或外源性儿茶酚胺来维持心血管功能的患者,应用阿片类药物后易发生低血压。阿片类药物对心率的影响是通过刺激中枢迷走核团产生心动过缓。阿片类药物的交感阻断作用也与其所致心动过缓的作用有关。与其他阿片类药物相反,哌替啶很少导致心动过缓,但能引起心动过速。

2. 心脏机制 已证实阿片受体存在于不同种属的心肌细胞中,阿片类药物的直接心脏效应明显弱于其他静脉和吸入麻醉药,尤其是对心肌收缩的影响。

阿片类药物所致的心动过缓是通过中枢介导的,然而亦有阿片类药物直接作用于心脏起搏细胞产生效应的报道。阿片类药物可抑制心脏传导。这些作用被认为是通过直接的膜作用介导,并非由阿片受体作用所致。阿片类药物引起的心脏传导异常较为罕见,但在应用钙通道阻断剂或 β 肾上腺素能阻断剂的情况下,这种现象较易发生。阿片类药物麻醉的综合作用是抗心律失常,其作用机制可能是直接作用于心肌细胞离子通道。阿片类药物的一些电生理作用与Ⅲ类抗心律失常药相似。

动物实验表明阿片类药物具有心肌保护作用,刺激 δ_1 受体可通过线粒体 ATP 敏感性 K^+ 通道产生氧自由基,从而减少心肌细胞的氧化应激反应及细胞死亡,腺苷 A_1 受体和蛋白激酶 C 也被认为参与了阿片类药物的心肌保护作用。但阿片类药物的心肌保护作用是否适用于临床,以降低冠状动脉疾病患者的发病率及病死率,还有待于进一步的临床研究。

阿片类药物对冠状血管的舒缩或心肌代谢无明显作用,不发生窃血现象,且并不减弱大的冠脉分支对血管活性药的反应能力。中等剂量芬太尼对压力感受器反射无明显影响,而大剂量芬太尼能抑制此反射。芬太尼、舒芬太尼和瑞芬太尼可显著增强斜视手术中牵拉眼外肌导致的眼心反射。

3. 组胺释放机制 吗啡可引起组胺释放并可激活交感 - 肾上腺素能系统。可待因和哌替啶能激活肥大细胞,进而释放组胺,其机制可能并非通过 μ 受体介导。应用吗啡后,血浆组胺浓度增高引起终末小动脉扩张,并产生直接的心脏正性变时性和变力性作用。哌替啶较其他多数阿片类药物更易引起组胺释放。与吗啡或哌替啶不同,芬太尼、阿芬太尼和瑞芬太尼不引起血浆组胺增加,低血压的发生亦较少。

4. 血管机制 μ_3 受体是以药理学方法确定的一种新型阿片受体亚型。其对阿片类生物碱敏感,而对阿片肽不敏感(包括先前提到的那些对 μ 受体具有亲和力的肽类)。该受体在人类内皮细胞中表达,通过产生 NO 使血管扩张。吗啡引起的血管扩张作用可能部分是通过激活 μ_3 受体介导的。药理学研究表明,芬太尼、舒芬太尼和瑞芬太尼对外周血管平滑肌具有明显的松弛作用。瑞芬太尼可引起短暂的血流动力学不稳定,然而这种变化并不仅由于自主神经系统或中枢神经系统被抑制,或是中枢性迷走神经兴奋。大鼠胸主动脉模型的一项药物研究表明,瑞芬太尼的血管扩张作用可能是通过内皮依赖性机制(如前列环素及 NO 释放)和非内皮依赖性机制(可能是通过抑制电压依赖性钙通道)所致。

阿片类药物会影响肺循环和体循环。最近一项研究表明,去氧肾上腺素通过激活 α_{1B} 肾上腺能受体收缩犬的肺血管;当芬太尼与 α_{1B} 肾上腺能受体结合并直接抑制其作用后,该效应减弱。

内皮细胞上表达的乙酰胆碱毒蕈碱样受体的激活,可引起 NO 合酶的激活和 NO 的释放,后者通过激活 3,5- 鸟苷酸环化酶使血管平滑肌舒张。有研究报道,芬太尼可减弱乙酰胆碱对预先使用去氧肾上腺素收缩的大鼠主动脉的舒张作用,其机制可能是芬太尼通过对涉及内皮细胞 M_3 乙酰胆碱毒蕈碱样受体激活通路上 NO 合酶激活以后水平的抑制作用实现的。

(四) 阿片类药物对内分泌系统的作用

神经内分泌应激反应的主要组成部分包括促肾上腺皮质激素释放激素的脑部中枢(如下丘脑室旁核)以及蓝斑 - 去甲肾上腺素 / 自主神经系统区域。应激性激素水平的升高被认为是不良效应,因为它们能加重血流动力学的不稳定性并促进术中及术后分解代谢。某些情况下,手术引起的激素及代谢反应极其严重,并可能导致手术死亡率的增加。

阿片类药物能在神经轴索的几个不同水平通过减弱伤害性感受以及影响中枢介导的神经内分泌反应来降低应激反应。阿片类药物是垂体 - 肾上腺素轴的强效抑制剂。内源性阿片肽不仅可作为其他激素分泌的调节剂,而且本身也可能发挥应激性激素的作用。该结论的主要根据是,有研究发现β-内啡肽和促肾上腺皮质激素(ACTH)均来自于相同的前阿黑皮素原前体,且在应激过程中同时被分泌。

(五)阿片类药物对消化系统的作用

阿片类药物能降低胃肠蠕动,因而可被用作止泻药。术前接受口服阿片类药物治疗的患者,无论是否处于禁食状态,都容易有"饱胃"感。人工合成阿片类药物对胃肠道的副作用包括恶心、呕吐、流体动力学的改变、胃排空和肠蠕动受抑制、消化吸收时间延长。这些都可能导致术后肠梗阻。肠肌层神经元存在几种阿片受体。κ和μ受体激动药能调节肠肌层神经丛的胆碱能传递。κ受体激动药通过百日咳毒素敏感性G蛋白作用于豚鼠回肠,抑制N型电压敏感性Ca^{2+}通道,在调节乙酰胆碱释放方面较μ受体激动药作用更强。阿片类药物通过作用于脊髓上(迷走神经介导)、脊髓水平以及外周机制而延迟胃排空。纳洛酮可逆转阿片类药物引起的胃排空延迟。甲基纳曲酮是一种不能通过血-脑屏障的纳洛酮的四级衍生物,它能减弱吗啡引起的胃排空延迟,提示在阿片类药物对胃肠道作用中,有外周机制参与。阿片类药物还可以通过作用与非阿片受体的机制来影响胃肠道。甲氧氯普胺静脉注射也能逆转吗啡所致的胃排空延迟。

所有阿片类药物通过阿片受体介导的机制,呈剂量和药物依赖性地增加胆管压力及Oddi括约肌(胆总管十二指肠括约肌)张力。然而,临床上阿片类药物对胆管的作用很小。虽然传统的教科书认为吗啡可引起Oddi括约肌"痉挛",而不应被用于急性胰腺炎患者,但目前没有证据能表明吗啡禁用于急性胰腺炎患者。除哌替啶外,其他阿片类药物增加胆管压力的作用均可被纳洛酮逆转。阿片类药物在麻醉和手术期间对肝功能影响轻微。瑞芬太尼预处理能减轻肝缺血再灌注引起的损伤。这种效应由诱导型一氧化氮合酶和消耗型活性氧介导而阿片受体并不参与。

术后恶心呕吐是困扰患者和麻醉科医师的一个严重问题。术中阿片类药物的应用是发生术后恶心呕吐的一个危险因素。阿片类药物很可能通过δ受体刺激位于延髓网状结构极后区化学感受器触发带,从而导致恶心呕吐的发生。在平衡麻醉或全凭静脉麻醉(TIVA)中,丙泊酚的使用可显著降低阿片类药物所致恶心呕吐的发生率。当应用阿片类药物时,应考虑预防恶心呕吐的发生,包括使用抗胆碱药物、丁酰苯、多巴胺拮抗药、5-羟色胺受体拮抗药及指压疗法。已证实5-羟色胺受体拮抗药如昂丹司琼等对阿片类药物所致的术后恶心呕吐有效。对于预防剖宫产术后采用硬膜外吗啡(3mg)镇痛所致的恶心呕吐,静脉注射地塞米松(8mg)或静脉注射氟哌利多(1.25mg)同样有效。

(六)阿片类药物对泌尿系统的作用

μ受体激活能引起抗利尿作用,并减少电解质排泄;κ受体激活主要引起利尿作用,但几乎不影响电解质的排泄。阿片类药物的间接作用包括抑制或改变ADH及心房钠尿肽的分泌。用药后血浆ADH、肾素及醛固酮水平并无增高,提示芬太尼、舒芬太尼、阿芬太尼或(可能也包括)瑞芬太尼很可能能够保护人类肾功能或对肾功能影响轻微。阿片类药物引起尿潴留的机制仍不明确。阿片类药物对下尿路的作用包括以尿潴留为特征的排尿障碍,尤其是鞘内应用阿片类药物后。鞘内注射吗啡和芬太尼可呈剂量依赖性地抑制逼尿肌收缩和减少排尿冲动。在对尿流动力学的影响方面,不同阿片类药物的作用存有差异,但吗啡作用似乎尤为显著。甲基纳曲酮或纳洛酮可以逆转尿潴留作用,这种逆转作用表明外周机制可能参与了阿片类药物引起的膀胱功能障碍。

(七)阿片类药物的其他作用

对于孕产妇,分娩前肠道外应用阿片类药物仍是常用的镇痛方法。μ和κ受体激动药可抑制大鼠子宫颈扩张引起的伤害性感受,但雌激素可降低μ受体激动药而非κ受体激动药的镇痛作用。肠道外应用阿片类药物,尤其是吗啡或哌替啶,可加重主动脉-腔静脉压迫及相应的低血压反应。母体应用阿片类药物的致命性副作用包括心率变异性降低。母体应用吗啡或哌替啶后,会引起新生儿出现副作用,而酸中毒又增加了阿片类药物从母体向胎儿的转运。限制第一产程阿片类药物的应用可使阿片类药物对新生儿的影响降到最低。在剖宫产前应用短效阿片类药物阿芬太尼可降低母体的应激反应,但会导致Apgar评分略降低。在接受阿片类药物静脉镇痛的产妇中,母乳中可检测到吗啡和哌替啶。据报道,虽然芬太尼和吗啡在母乳中均被浓缩,其母乳与血浆中的比率为(2~3):1,但对新生儿未见有明显影响。药物成瘾产妇的新生儿可表现出阿片类药物戒断症状,因而需要观察及适当的治疗。

阿片类药物真正的过敏反应及全身类过敏反应罕见，而由保存剂或组胺引起的局部反应更常见。在麻醉诱导期应用芬太尼、舒芬太尼和阿芬太尼有助于防止眼内压的增高。

现有研究已肯定阿片类药物能影响免疫调节。阿片激动药的直接作用包括调节免疫细胞活性、特异酶的降解及免疫过程。几种免疫细胞群，包括T细胞、巨噬细胞和自然杀伤细胞（NK）是阿片类药物作用的靶目标。阿片类药物免疫抑制作用的潜在机制可能是其通过激活 μ_3 受体，以NO依赖方式抑制炎症刺激诱发的NF-κB激活。

使用阿片类药物的全身麻醉患者，比接受局部或区域阻滞麻醉的患者，其肿瘤复发的概率要大。阿片类药物可能直接刺激肿瘤细胞的增殖和侵犯肿瘤细胞，抑制肿瘤细胞的凋亡，或者通过免疫抑制间接引起肿瘤的复发。在人非小细胞肺癌中μ受体的过度表达提示其可促进肿瘤的生长和形成。针对肿瘤细胞中阿片受体的探索有助于肿瘤的诊断和治疗。

局部使用阿片类药物已被用来作为减少皮肤伤口疼痛的一项措施。初级传入神经元上的外周阿片受体的激活能降低这些神经细胞的兴奋性，也抑制P物质和降钙素基因相关肽逆向释放，而这在伤口修复中起主要作用。局部应用吗啡能显著减少闭合伤口的肌纤维母细胞和巨噬细胞的数量。这些发现限制了阿片类药物作为镇痛策略在皮肤伤口疼痛中的局部应用。

五、临床应用

近年来，由于经济水平的发展以及人们生活水平的提高，患者对手术的要求也越来越高，尤其是术后疼痛方面。使患者安全、舒适的度过围手术期成为每个医务工作者的挑战。阿片类药物在镇痛方面起到了不可替代的作用，尤其适用于严重创伤、急性心肌梗死等引起的急性疼痛，以及围手术期疼痛。

临床麻醉中，目前认为除非患者有急性疼痛，手术前不必将阿片类药物作为常规用药。阿片类药物作为平衡麻醉的一部分能减轻术前疼痛和焦虑，降低气道操作时的躯体和自主反应，提高血流动力学的稳定性，减少吸入麻醉药的需要量以及提供及时的术后镇痛作用。

随着脊髓胶质区中阿片受体的发现，椎管内给药目前应用也较多。小剂量注入硬膜外或蛛网膜下腔，可产生显著的镇痛效应，适用于术后镇痛和癌症患者镇痛。此种给药途径的常见并发症是尿潴留和皮肤瘙痒。最重要的并发症是延迟性呼吸抑制，虽然发生率不高（0.25%~0.5%），却难以预防或预测，且有时可造成严重后果，临床应用应小心谨慎。

阿片类药物的给药时程、给药速度以及追加剂量，应根据患者的特殊情况以及预计手术时间而定。在手术结束前短时间内给予大剂量的任何阿片类药物都易导致术后呼吸抑制。然而，镇痛浓度的阿片类药物对吸入麻醉药的苏醒MAC值影响轻微。

理想的阿片类药物应能达到以下要求：快速滴定，有效防止伤害性刺激的不良反应出现，追加剂量小，不抑制心血管功能，能及时恢复适当的自主呼吸并能有一定残余的（如果不是完全的）术后镇痛作用且副作用小。

六、耐受、依赖和成瘾

阿片受体激动药反复应用均可产生耐受性，无论是急性应用还是长期慢性用药，需要逐渐增加剂量方可产生原来的效应。既往的解释是阿片受体平时处于基础水平的内源性阿片样肽作用下，当连续给予阿片受体激动药后，阿片受体受到“超载”，通过负反馈机制使内源性阿片样肽的释放减少，甚至停止。阿片受体为了补偿内源性阿片样肽的减少，需要更多的阿片受体激动药以维持原来的镇痛效应，这样就产生了耐受性。同时，由于内源性阿片样肽减少，就对药物产生了依赖性。如果突然停药，内源性阿片样肽来不及释放补充，就出现戒断综合征（withdrawal syndrome），表现为烦躁不安、失眠、肌肉震颤、呕吐、腹痛、散瞳、流涎、出汗等。阿片受体激动 - 拮抗药（如喷他佐辛等）很少产生耐受性和依赖性。

药物依赖性和耐受性的机制涉及遗传、分子与细胞水平、生理及其他功能性因素。在大脑主要的去甲肾上腺素能核团——蓝斑，长期应用阿片类药物能导致腺苷酸环化酶抑制和蛋白酶A活性降低，cAMP途径上调。在耐受出现之前或耐受发生过程中出现μ受体密度的改变，并非是阿片类药物产生耐受所必需的。阿片类药物耐受性的发生机制可能涉及蛋白激酶信号转导级联反应，通过调节靶基因表达将细胞外信号与细胞的改变联系起来。中枢皮质激素受体（GRs）被认为与神经元可塑性的细胞机制密切相关，而神经元可塑性与阿片类药物耐受的细胞机制有着很多相同的细胞间信号传递步骤。阿片受体都是由G蛋白介导，通过与第二信使cAMP耦联而产生效应。长期接受阿片类药物后，G蛋白-cAMP系统发生适应，逐渐上调，形成稳态。当骤然撤药时，上调的G蛋白-cAMP系统失去阿片类药物的抑制而导致稳态失衡，G蛋白-cAMP系统急剧增高，引发cAMP依赖蛋白激酶（PKA）的活性升高；随之一些PKA底物蛋白（如儿茶酚胺生物合成的限速酶酪氨酸羟化酶）的磷酸化增加，从而出现一系列戒断症状，尤以去甲肾上腺素能系统紊乱为明显。还有学者提出，长期应用吗啡后有抗阿片样物质（anti-opioids）释放到脑脊液，导致阿片受体上调，产生耐受性和依赖性。抗阿片样物质中最重要的是缩胆囊肽（cholecystokinin），后者是胃肠道分泌的八肽激素，具有抗阿片受体的作用，可能是通过负反馈机制产生的内源性拮抗阿片受体的物质。

在动物模型中，反复应用或持续输注阿片类药物后，能引起痛觉过敏，这一现象似乎与阿片类药物耐受有关。阿片类药物所致的痛觉过敏是由于谷氨酸和P物质对脊髓致敏所致。

在阿片类药物成瘾患者的麻醉管理方面，需要考虑一系列问题。阿片类药物成瘾患者的并发症包括心肺疾病、肾病及贫血。病毒性和非病毒性肝炎、获得性免疫缺陷综合征、骨髓炎、肌无力和神经系统并发症亦可见于成瘾患者。阿片类药物依赖或成瘾患者的麻醉处理包括，术前用药中使用适当剂量阿片类药物、术中或术后补充应用阿片类药物以及使用非阿片类镇痛药和神经阻滞等。

近年的实验和临床研究表明，对无疼痛的个体长期给予阿片类药物可产生耐受性，而对慢性疼痛患者，只要按时给药，不让疼痛反复出现，并不会产生耐受性。临床上见到的需增加阿片类药物剂量的现象，并非产生真正的耐受性所致，而是由于伤害性增加所致。有关耐受性问题还存在不同的观点，有待进一步研究。

第二节　阿片类受体激动药

阿片类受体激动药（opioid agonists）主要是指作用于μ受体的激动药，典型代表是吗啡。自哌替啶合成以来，又相继合成了一系列药物，其中在临床麻醉中应用最广的是芬太尼及其衍生物。所谓的麻醉性镇痛药（narcotic analgesics）主要是指这类药物。

一、吗啡

吗啡（morphine）是鸦片中的主要生物碱，在鸦片中的含量约为10%。其化学结构于1925年被确定，见图30-1。临床所用的吗啡制剂为其硫酸盐或盐酸盐。

（一）药理作用

1. 对中枢神经系统的作用　吗啡的主要作用是镇痛，作用机制为与不同脑区的阿片受体（主要为μ受体）结合，产生类似阿片介导的作用，拟内源性镇痛系统而发挥镇痛作用；抑制痛觉初级传入神经末梢P物质的释放，减少或阻断痛觉冲动向中枢传递，提高痛阈。吗啡对躯体和内脏疼痛都有效；对持续性钝痛的效果优于间断性锐痛；疼痛出现前应用的效果较疼痛出现后应用更佳。在产生镇痛作用的同时，还作用于边缘系统影响情绪区域的受体，消除由疼痛所引起的焦虑、紧张等情绪反应，甚至产生欣快感（euphoria）。环境安静时，患者易于入睡，脑电图上表现为α快波被较慢的δ波取代。

吗啡的缩瞳作用是由于动眼神经Edinger-Westphal核中自主神经成分受激动的结果。瞳孔呈针尖样是吗啡急性中毒的特征性体征。吗啡作用于延髓孤束核的阿片受体，抑制咳嗽中枢，因易成瘾，一般不作镇咳用；作用于极后区（area postrema）化学感受器，可引起恶心、呕吐，尤其在用药后不卧床时更易发生。

吗啡对脊髓的多突触传导途径有抑制作用，而对单突触传导途径则有兴奋作用，因而脊髓反射和肌张力可增强。

在维持通气的情况下，吗啡可使脑血流量减少，颅内压降低；但在呼吸抑制而致$PaCO_2$升高的情况下，脑血流量增加，使颅内压增高。

2. 对呼吸系统的作用　吗啡有显著的呼吸抑制作用，表现为呼吸频率减慢。潮气量变化则依给药途径而异：静脉注射后一般都减少；其他途径给药时先增加后减少。呼吸频率减慢但潮气量增加时，分钟通气量仍可正常；而潮气量减少时，则分钟通气量亦随之下降。呼吸抑制程度与剂量相关，大剂量可导致呼吸停止，这是吗啡急性中毒的主要致死原因。吗啡对呼吸的抑制，主要在于延髓呼吸中枢对二氧化碳的敏感性降低，也可能为吗啡对 μ_2 受体激动的结果；其次在于脑桥呼吸调整中枢受抑制。此外，吗啡还降低颈动脉体和主动脉体化学感受器对缺氧的反应性。

吗啡由于释放组胺和对平滑肌的直接作用而引起支气管挛缩，对支气管哮喘患者可激发哮喘发作。

3

3. 对心血管系统的作用　治疗剂量的吗啡对血容量正常者的心血管系统一般无明显影响。吗啡通过作用于心肌内表达的 δ_1 阿片受体，降低 Ca^{2+} 瞬变，但不影响心脏收缩，并且能增强肌丝钙敏感性，有时可使心率减慢，可能与延髓迷走神经核受兴奋和窦房结受抑制有关。由于对血管平滑肌的直接作用和释放组胺的间接作用，可引起外周血管扩张而致血压下降，这在低血容量患者或用药后改为直立位时尤为显著。

大剂量时吗啡（1mg/kg）对正常人的血流动力无明显影响，而对有瓣膜病变的心脏患者，由于外周血管阻力降低，后负荷减小，心脏指数可增加，但由于外周血管扩张，血压可下降。

4. 对消化系统的作用　吗啡有止泻和致便秘的作用。吗啡（80μg/kg）能增加食管的运动速度，但并没有改变运动的幅度或食管原发性蠕动的持续时间，同时它也缩短了吞咽引起的食管下段括约肌松弛的持续时间并降低其松弛程度，胃肠内容物通过受阻，便意反射减弱，抑制消化液分泌。吗啡可增加胆道平滑肌张力，使 Oddi 括约肌收缩，导致胆道内压力增加。

5. 对泌尿系统的作用　吗啡可增加输尿管平滑肌张力，并使膀胱括约肌处于收缩状态，从而引起尿潴留。动物实验中，吗啡可增加下丘脑 - 垂体系统释放抗利尿激素（ADH），使尿量减少。但在人体中证实，在没有疼痛刺激的情况下，吗啡并不引起 ADH 释放。

6. 其他作用　吗啡可引起组胺释放而致皮肤血管扩张。吗啡由于兴奋交感神经中枢，促使肾上腺素释放，引起肝糖原分解增加，导致血糖升高。吗啡可抑制 ACTH 的释放。由于体温调节中枢受抑制，加上外周血管扩张，体热丧失增加，体温可下降。

（二）药代动力学

吗啡与芬太尼类药物的药代动力学有显著区别。这主要是由于吗啡的脂溶性较低。肺脏对吗啡几乎没有一过性的首过摄取作用。吗啡的 pKa（8.0）比生理 pH 值高，因此静脉注射后，只有一小部分（10%~20%）吗啡呈非离子型。吗啡进出大脑比其他阿片类药物慢，20%~40% 的吗啡与血浆蛋白结合，多数是与白蛋白相结合。由于吗啡的亲脂性很低，只有极小部分（静脉注射后不到 0.1%）透过血 - 脑脊液屏障而到达中枢神经系统，但由于与阿片受体的亲和力强，可产生强效镇痛作用。小儿的血 - 脑脊液屏障更易被透过，故小儿对吗啡的耐量小。吗啡可透过胎盘而到达胎儿。

吗啡是一种具有活性代谢产物的阿片类药物，它的消除依赖于肾排泄机制。吗啡主要在肝通过结合反应进行代谢，以水溶性葡萄糖醛酸化合物（M3G 和 M6G）的形式经肾排出。吗啡的主要代谢产物是吗啡 -3- 葡萄糖醛酸（M3G），它不与阿片受体结合，有很小或者几乎没有镇痛作用。实际上，M3G 可拮抗吗啡，这一作用可能与吗啡镇痛治疗中的反应及耐受的变异性有关。有报道指出 M3G 可导致动物的癫痫发作以及儿童的痛觉超敏。M6G 占吗啡代谢产物的 10%，是一种强于吗啡的 μ 受体激动药，其作用持续时间与吗啡相似。肾在吗啡的结合反应中也起重要作用，约占药物代谢的 40%。据报道，在肾功能正常的患者，M6G 在吗啡的镇痛方面起着实质性作用。而在肾衰竭患者，M6G 的蓄积能导致呼吸抑制等副作用发生率增高。由于吗啡的肝脏摄取率高，因而其口服给药的生物利用度（20%~30%）显著低于肌肉或皮下注射。吗啡肌内注射后经 15~30 分钟起效，45~90 分钟产生最大效应，持续约 4 小时。静脉注射后约 20 分钟产生最大效应。

吗啡主要在肝脏经生物转化，60%~70% 与葡萄糖醛酸结合，5%~10% 脱去甲基后形成去甲吗啡。吗啡的 6 位和 3 位羟基与葡萄醛酸结合而形成两个葡糖苷酸（glucuronides），其中 6 位羟基形成的葡糖苷酸（M6G）约占 80%，具有镇痛和呼吸抑制作用，尤其在口服吗啡或多次应用后在镇痛和延迟性呼吸抑制的发生中起一定作用。吗啡的代谢物主要从尿排出，7%~10% 随胆汁排出。此外，不到 10% 以原形随尿排出。吗啡的消除半衰期为 2~4 小时，清除率为 14.7~18ml/（kg·min）。老年人的清除率约减少一半，故用量须适当减少。

（三）临床应用

吗啡主要用于急性疼痛患者，成人镇痛时，静脉注射常用剂量为5~10mg；口服给药对于首次用药和无耐受性患者，常用剂量为5~15mg/次，15~60mg/d，极量为30mg/次，100mg/d。对休克患者应采用静脉注射途径且适当减量。皮下或肌内注射常用剂量为8~10mg。

吗啡在临床上还常作为治疗急性左心衰竭所致急性肺水肿的综合措施之一，以减轻呼吸困难，促进肺水肿消失。其作用机制尚未完全阐明，一方面不能降低呼吸中枢对肺部传入刺激的敏感性，从而减弱过度反射性呼吸兴奋；另一方面是扩张外周血管，降低外周血管阻力，从而减轻心脏负担。因吗啡对平滑肌的兴奋作用较强，故不能单独用于内脏绞痛（如胆绞痛等），而应与阿托品等有效的解痉药合用。

大剂量吗啡（1mg/kg）静脉输注曾一度用于复合全身麻醉以施行瓣膜置换术等心脏手术。实践证明此种麻醉的深度不足以抑制对疼痛的应激反应，而且大剂量吗啡对血流动力学的干扰也较明显，近年来已被芬太尼及其衍生物取代。

吗啡禁用于下列情况：呼吸抑制已显示发绀、颅内压增高和颅脑损伤、支气管哮喘、肺源性心脏病代偿失调、甲状腺功能减退、皮质功能不全、前列腺肥大、排尿困难及严重肝功能不全、休克尚未纠正控制前、炎性肠梗阻等患者。对于新生儿、婴儿、孕妇、临盆产妇、哺乳期妇女也应禁用。老人儿童慎用。

阿片的另一制剂阿片全碱（papaveretum）是阿片的全部水溶性生物碱的混合物，约含50%无水吗啡。阿片全碱20mg所含的吗啡约相当于硫酸吗啡13.3mg。由于其镇静作用较吗啡强，在英国常将其作为麻醉前用药。

（四）急性中毒及其处理

应用过量吗啡可造成急性中毒，其突出表现是：昏迷、严重呼吸抑制和瞳孔针尖样缩小。此外，还可有血压下降、体温下降，以及缺氧所致的抽搐。患者最后易因呼吸麻痹而致死。

对吗啡急性中毒的解救，首要的是气管插管后进行人工通气，补充血容量以维持循环，并给予特异性拮抗药纳洛酮（参阅本章第四节）。

二、哌替啶和苯哌利定

哌替啶（pethidine）和苯哌利定（phenoperidine）都是苯基哌啶（phenylpiperidine）的衍生物。哌替啶的化学名1-甲基-4-苯基哌啶-4-羧酸乙酯。苯哌利定又名菲诺哌啶，化学名1-（3-羟基-3-苯基丙基）-4-苯基哌啶-4-羧酸乙酯。两药的化学结构很相似（图30-2）。

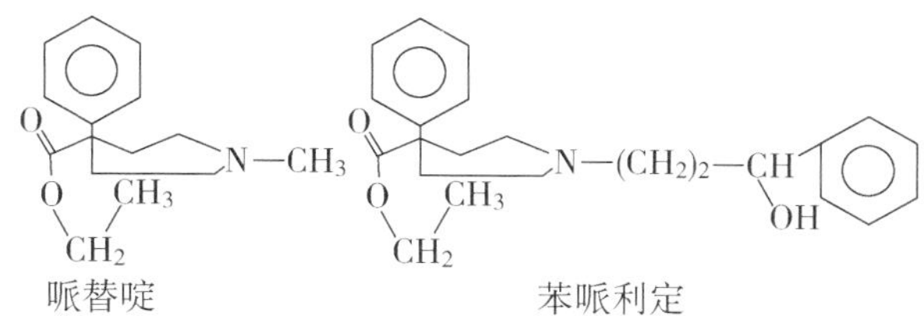

图30-2 哌替啶和苯哌利定的化学结构

1. 药理作用 哌替啶和苯哌利定的作用与吗啡相似但不完全一样。哌替啶的镇痛强度约为吗啡的1/10。肌内注射哌替啶50mg，可使痛阈提高50%；肌内注射125mg时，痛阈提高75%，相当于吗啡15mg。其作用持续时间约为吗啡的1/2~3/4。苯哌利定的镇痛强度约为哌替啶的50~100倍。静脉注射后作用持续约30~60分钟，但其残存的镇痛作用可持续4~6小时。两药的镇静作用较吗啡稍弱，也可产生轻度欣快感。反复使用也容易产生依赖性。

两药对呼吸都有明显的抑制作用，其程度与剂量相关。哌替啶有奎尼丁样作用，降低心肌的应激性。对心肌有直接的抑制作用，尤其在代偿机制受到削弱的情况下更为明显。对血压一般无明显影响，但有时可因外周血管扩张和组胺释放而致血压下降，甚至引起虚脱。心率可增加，可能与其阿托品样作用有关。苯哌利定也使血压轻度下降，心率轻度增快或减慢。

两药的其他作用，如引起呕吐、抑制胃肠蠕动、增加胆道内压力等，与吗啡相似，但较弱。

2. 药代动力学 与吗啡不同，静脉注射哌替啶后，肺的首过摄取约占65%。哌替啶可经肠道吸收，但其生物利用度仅为肌内注射的一半。肌内注射后5~15分钟血浆浓度达峰值。与血浆蛋白亲和力较吗啡高，大部分（70%）与α_1-酸性糖蛋白结合，其余迅速分布至各脏器和肌肉组织，分布容积达3.8L/kg。此药也可透过胎盘。与吗啡类似，由于哌替啶肝脏摄取率较高，因此肝血流量决定了其生物转化。哌替啶的主要代谢产物去甲哌替啶有镇痛及中枢神经系统兴奋作用，其导致动物痉挛发作的强度约为哌替啶的2倍。去甲哌替啶的消除半衰期较哌替啶明显更长，因此重复给药易导致这种毒性代谢产物在有肾脏疾病的患者体内蓄积，并可能引起痉挛发作。哌替啶有局部麻醉作用。

苯哌利定进入体内后约有50%在肝内进行生物转化，形成哌替啶和哌替啶酸，哌替啶再按上述方式转化，然后随尿排出。另有50%以原形从肾脏排出。

3. 临床应用　哌替啶和苯哌利定的临床用途和禁忌证与吗啡基本相同。在临床麻醉中哌替啶较吗啡更常作为辅助用药。哌替啶常常用于术后镇痛，成人肌内注射常用剂量25~100mg/次，100~400mg/d；极量150mg/次，600mg/d。成人静脉注射按体重以0.3mg/kg为限。哌替啶对于术后震颤的预防和治疗也有作用。苯哌利定分次静脉注射可用于心脏手术的复合全身麻醉，成人一次用量以5mg为限，一次复合全身麻醉总量为6~8mg，极量为10mg，效果与芬太尼相似。

4. 不良反应　哌替啶有时可引起中枢神经系统的兴奋，很大程度上是由于其代谢产物去甲哌替啶的蓄积所引起，表现为震颤、肌肉抽搐和痉挛发作。接受单胺氧化酶抑制药（如异丙烟肼等）的患者应用哌替啶，可产生严重反应，表现为严重的高血压、抽搐、呼吸抑制、大汗和长时间昏迷，甚或致死。其原因可能是单胺氧化酶抑制药抑制体内单胺氧化酶活力，使哌替啶及其代谢物去甲哌替啶的降解受到抑制，从而引起毒性反应。

三、芬太尼

芬太尼（fentanyl），合成于1960年，为合成的苯基哌啶类药物，是当前临床麻醉中最常用的阿片类镇痛药，其化学结构见图30-3。临床所用的制剂为其枸橼酸盐。

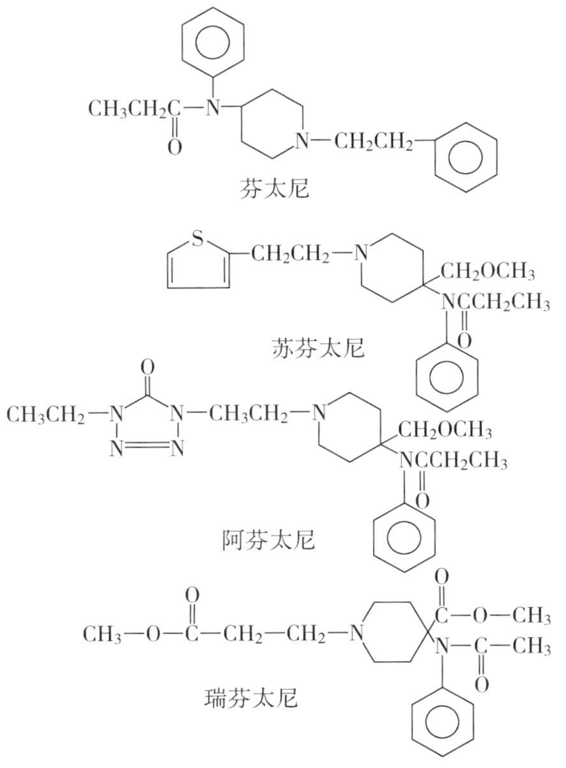

图30-3　芬太尼及其衍生物的化学结构

1. 药理作用　芬太尼及其衍生物对大鼠的药效与哌替啶的比较见表30-5。临床上芬太尼的镇痛强度约为吗啡的75~125倍，作用时间约30分钟。

芬太尼对呼吸有抑制作用，主要表现为频率减慢。静脉注射后5~10分钟呼吸频率减慢至最大限度，抑制程度与等效剂量的哌替啶相似，持续约10分钟后逐渐恢复。剂量较大时潮气量也减少，甚至停止呼吸。

表30-5　芬太尼及其衍生物对大鼠的药效与哌替啶比较

药名	ED_{50}(mg/kg)	LD_{50}(mg/kg)	治疗指数(LD_{50}/ED_{50})	效价比较*
哌替啶	6.0	29.0	4.8	1
阿芬太尼	0.044	47.5	1 080	137
芬太尼	0.011	3.1	277	550
舒芬太尼	0.000 71	17.9	25 211	8 500
瑞芬太尼	0.005 2	46.79	8 998	1 154

注：*以哌替啶镇痛强度为1时其他药物相同剂量的效价。

芬太尼对心血管系统的影响很轻，不抑制心肌收缩力，一般不影响血压。可引起心动过缓，此种作用可被阿托品对抗。小剂量芬太尼可有效减弱气管插管的高血压反应，其机制可能是孤束核以及第9和第10脑神经核富含阿片受体，芬太尼与这些受体结合后可抑制来自咽喉部的刺激。芬太尼也可引起恶心、呕吐，但没有组胺释放的作用。

2. 药代动力学　血浆芬太尼浓度的衰减过程可用三室模型来描述。肺脏具有明显的首关效应，并一过性摄取芬太尼注射剂量的约75%。约80%的芬太尼与血浆蛋白结合，且相当一部分（40%）被红细胞摄取。芬太尼的作用时间较长，很大原因是因为其在机体组织中分布广泛。芬太尼的脂溶性很强，故易于透过血-脑屏障而进入脑，也易于从脑重新分布到体内其他组织，尤其是肌肉和脂肪组织。尽管芬太尼单次注射的作用时间较吗啡和哌替啶短暂，其消除半衰期却较长，见表30-6。

表30-6　常用阿片受体激动药的药代动力学参数

药名	与血浆蛋白结合率(%)	分布容积(L/kg)	清除率[ml/(kg·min)]	消除半衰期(小时)
吗啡	30	3.2~3.7	14.7~18.0	2~3
哌替啶	70	3.8	10.4~15.1	2.4~4
芬太尼	84	4.1	11.6~13.3	4.2
舒芬太尼	93	1.7	12.7	2.5
阿芬太尼	92	0.86	6.4	1.2~1.5
瑞芬太尼	70	0.39	41.2	9.5分钟

芬太尼在肝脏主要经脱羟作用和羟化代谢，代谢物早在注射后1.5分钟即在血浆中开始出现。人体静脉应用芬太尼48小时后，尿中仍可检测到其主要代谢产物去甲芬太尼。

3. 临床应用　芬太尼主要用于临床麻醉，麻醉诱导常联合应用负荷剂量的芬太尼（1~3μg/kg）以及镇静-催眠药（以硫喷妥钠或丙泊酚最常用）和肌松药。芬太尼快速或缓慢注射的剂量范围是5~75μg/kg，这些剂量所达到的芬太尼血浆浓度（10~30ng/ml）常足以保证在整个麻醉诱导和插管过程中血流动力学稳定。大剂量芬太尼麻醉也已被证实可有效、安全地用于小儿心脏手术。芬太尼术后镇痛所需的血浆浓度约为1.5ng/ml。不同患者之间阿片类药物的药代动力学和药效动力学差异较大。据报道，肥胖患者以总体重计算芬太尼的剂量可能导致药物过量。反复给药或持续输注芬太尼常导致明显的自主呼吸抑制。

4. 不良反应　快速静脉注射芬太尼可引起胸壁和腹壁肌肉僵硬而影响通气，可用肌松药处理。

由于其药代动力学特点，芬太尼反复注射或大剂量注射后，可在用药后3~4小时出现延迟性呼吸抑制，临床上应引起警惕。芬太尼也可产生依赖性，但较吗啡和哌替啶轻。

四、舒芬太尼

舒芬太尼（sufentanil）是芬太尼的衍生物，合成于1974年，其化学结构见图30-3。

1. 药理作用　舒芬太尼的作用与芬太尼基本相同，但舒芬太尼的镇痛作用更强，约为芬太尼的5~10倍，作用持续时间约为其2倍，其与芬太尼对大鼠的药效比较见表30-5。

舒芬太尼呼吸抑制程度与等效剂量的芬太尼相似，但舒芬太尼持续时间更长。其对心血管系统的影响很轻，也没有组胺释放的作用。舒芬太尼可引起心动过缓。舒芬太尼引起恶心、呕吐和胸壁僵硬等作用也与芬太尼相似。

2. 药代动力学　舒芬太尼的药代动力学特性适合通过三室模型来描述。静脉注射后，肺脏对舒芬太尼的首过摄取、保存、释放与芬太尼相似。舒芬太尼的pKa与吗啡（8.0）相同，因此在生理pH值下只有小部分（20%）以非游离形式存在。舒芬太尼脂溶性为芬太尼的2倍，与血浆蛋白（包括α_1-酸性糖蛋白）高度结合（93%）。虽然其消除半衰期较芬太尼短，但由于与阿片受体的亲和力较芬太尼强，故不仅镇痛强度更大，而且作用持续时间更长。舒芬太尼在肝内经受广泛的生物转化，主要代谢

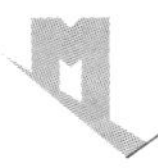

途径包括脱羟作用、氧化脱甲基作用和芳香基羟化作用。形成N-去烃基和O-去甲基的代谢物，然后随尿和胆汁排出。不到1%以原形从尿中排出。其代谢物去甲舒芬太尼有药理活性，效价约为舒芬太尼的1/10，亦与芬太尼相当，这也是舒芬太尼作用持续时间长的原因之一。

3. 临床应用 舒芬太尼在临床麻醉中主要用作复合全身麻醉的组成部分。舒芬太尼的镇痛作用更强，心血管状态更稳定，更适用于心血管手术麻醉。大剂量（15~300μg/kg）麻醉的优点包括麻醉诱导更迅速、术中和术后能更好地减少或消除高血压事件，能更大程度上降低左室每博做功，增加心输出量且血流动力学更稳定。麻醉诱导剂量范围是2~20μg/kg，可单次给药或在2~10分钟内缓慢输注。麻醉诱导期间大剂量舒芬太尼引起的肌肉强直可能会导致面罩通气困难。3μg/kg舒芬太尼行麻醉诱导期间的通气困难是由于声门或声门以上水平的呼吸道关闭所致。据报道，避免喉镜暴露和气管插管时血流动力学反应的舒芬太尼平均血浆Cp_{50}为1.08ng/ml，变化范围在0.73~2.55ng/ml。对于儿童麻醉诱导，以0.3μg/kg的大剂量舒芬太尼结合丙泊酚可以完全消除气管插管时的心血管反应。麻醉维持可采用氧气复合N_2O（60%~70%）并追加一定剂量的舒芬太尼[间断静脉注射0.1~0.25μg/kg或持续输注0.5~1.5μg/（kg·h）]。舒芬太尼切皮时的Cp_{50}（2.08ng/ml ± 0.62ng/ml）是未使用术前药患者气管插管时的2倍。在氧气复合N_2O麻醉中，切皮时舒芬太尼、芬太尼和阿芬太尼的Cp_{50}的比值约为1∶2∶150，这一比值与传统的以药物剂量为基础计算的比值有所不同，但可能更为准确。对于行冠状动脉搭桥手术的患者，舒芬太尼剂量大于1.25ng ± 0.21ng/ml时，可使手术过程中需要的异氟烷的浓度降至0.5%以下。

五、阿芬太尼

阿芬太尼（alfentanil）也是芬太尼的衍生物，合成于1976年，其化学结构见图30-3。

1. 药理作用 阿芬太尼作用与芬太尼相似，其镇痛强度较芬太尼小，为其1/4，作用持续时间为其1/3。其药效比较见表30-5。

阿芬太尼对呼吸的抑制作用与等效剂量的芬太尼相似，只是持续时间较短。对心血管系统的影响较轻，没有组胺释放作用。引起恶心、呕吐和胸壁僵硬等作用也与芬太尼相似。

2. 体内过程 静脉注射阿芬太尼后，其血浆浓度可用二室或三室模型来描述。阿芬太尼与血浆蛋白（主要是糖蛋白）结合的比例（90%）较芬太尼高。由于其相对低的pKa（6.5），在生理pH值下，大部分（90%）呈非解离形式。因此，尽管阿芬太尼蛋白结合力更强，但其溶解部分比芬太尼更多，因而透过血-脑屏障的比例也大，起效更迅速。这也部分解释了为何阿芬太尼在静脉注射后达到峰值效应的潜伏期短。

阿芬太尼的主要代谢途径与舒芬太尼相似，包括氧化脱羟作用和脱甲基作用、芳香基的羟化作用和葡萄糖醛酸化。阿芬太尼在肝内迅速转化为无药理活性的代谢物，主要为去甲阿芬太尼；不到1%以原形从尿中排出。

阿芬太尼曾被认为是“短效阿片类药”，因为单次注射10~20μg/kg仅持续10~20分钟，但近年研究表明，长时间输注后其作用持续时间迅速延长。Hughes等提出一个药代动力学新概念——输注即时半衰期（context-sensitive half-time，以下称$t_{1/2C\text{-}S}$），即随输注持续时间变化的血药浓度减少50%的时间。芬太尼、阿芬太尼和舒芬太尼输注4小时后，其$t_{1/2C\text{-}S}$分别为262.5分钟、58.2分钟和33.9分钟。这表明阿芬太尼长时间输注后作用持续时间反而比舒芬太尼长。

3. 临床应用 由于阿芬太尼能够迅速渗透入脑组织，所以阿芬太尼在血浆浓度比舒芬太尼和芬太尼稍高时即可达到血浆和CNS的平衡。这种特性可以解释为何在应用镇静-催眠药前或与其同时给药时，小剂量阿芬太尼（10~30μg/kg）有效。

阿芬太尼（25~50μg/kg）加上睡眠剂量的任何镇静-催眠药（如50~100mg硫喷妥钠）静脉滴注，常可有效防止喉镜暴露及气管插管时出现明显的血流动力学变化。据报道，阿芬太尼与2.5mg/kg丙泊酚共同应用于插入经典喉罩时，其最佳剂量为10μg/kg。对于短小手术，可通过追加输注阿芬太尼[0.5~2.0μg/（kg·min）]或间断单次静脉注射（5~10μg/kg）来完成。在同时应用强效吸入麻醉药行平衡麻醉时，较低的血浆阿芬太尼浓度（如29ng/ml）可降低异氟烷MAC值约50%。在丙泊酚麻醉中，丙泊酚的血浆靶浓度为3μg/ml时，阿芬太尼在气管插管时的EC_{50}为92ng/ml，切皮时的EC_{50}为55ng/ml，打开腹膜时的EC_{50}为84ng/ml，术中腹腔内操作时的EC_{50}为（66 ± 38）ng/ml。丙泊酚引起的血流动力学改变可能对阿芬太尼的药代动力学有重要影响。丙泊酚(靶浓度 1.5μg/ml)使阿芬太尼的清除率减少 51%,滞后时间减少 62%。应在手术结束前 15~30 分钟尽量降低阿芬太尼的输注量或重复给药,以避免出现残余呼吸抑制的副作用。阿芬太尼曾被认为可用于持续静脉输注,但长时间输注后其作用时间可延长,故可能被瑞芬太尼取代。虽然大剂量(150μg/kg)阿芬太尼已被用于心脏手术麻醉诱导,但因阿芬太尼所需剂量(及费用)较高,且其心血管副作用的发生率高于芬太尼和舒芬太尼,所以通过与镇静 / 催眠药如丙泊酚的联合应用,中等剂量的阿芬太尼已被成功用于心脏手术的麻醉。

六、瑞芬太尼

瑞芬太尼(remifentanil)为芬太尼族中的最新成员,最初的代号为 GI87084B,是有酯键的芬太尼衍生物,其化学结构见图 30-3。由于其独特的性能被誉为 21 世纪的阿片类药物。

1. 药理作用　瑞芬太尼是纯粹的 μ 受体激动药。以抑制电诱发豚鼠回肠收缩的半数有效量剂量(EC_{50})作为激动 μ 受体的效价指标,瑞芬太尼的 EC_{50} 为(2.4 ± 0.6) nmol/L,与芬太尼 EC_{50} [(1.8 ± 0.4) nmol/L]大致相当,活性高于阿芬太尼 EC_{50} [(20.1 ± 1.2) nmol/L],而低于舒芬太尼 EC_{50} [(0.3 ± 0.09) nmol/L]。临床上其效价与芬太尼相似,为阿芬太尼的 15~30 倍。注射后起效迅速,药效消失快,是真正的短效阿片类药。可增强异氟烷的麻醉效能,降低其 MAC,其程度与年龄相关。对 40 岁年龄者,瑞芬太尼血药浓度 1.2μg/L 时异氟烷 MAC 降低 50%,32μg/L 时产生封顶效应。对脑电图的影响与阿芬太尼相似,表现为频率减慢,幅度降低,最大效应时产生 δ 波。

瑞芬太尼对呼吸有抑制作用,其程度与阿芬太尼相似,但停药后恢复更快,停止输注后 3~5 分钟恢复自主呼吸。可使动脉压和心率下降 20% 以上,下降幅度与剂量不相关。瑞芬太尼不引起组胺释放,虽可引起恶心、呕吐和肌僵硬,但发生率较低。

2. 药代动力学　虽然在化学性质上与芬太尼有关,但瑞芬太尼的化学结构独特,具有独特的酯键结构。瑞芬太尼的酯键使其易被血和组织中的非特异性酯酶水解,导致其在停止输注后迅速被代谢且血药浓度下降迅速。因此瑞芬太尼是第一个用于全身麻醉的超短效阿片类药物。三室模型能最好地描述瑞芬太尼的药代动力学特性。其清除率较正常肝血液量快数倍,这与其广泛的肝外代谢相一致。然而,瑞芬太尼在肺脏无明显代谢或潴留。它是一种弱碱,其 pKa 为 7.07。它具有高脂溶性,在 pH 为 7.4 时,其辛醇 / 水分配系数为 19.9。瑞芬太尼能与血浆蛋白(主要是 α_1- 酸性糖蛋白)高度结合(70%)。瑞芬太尼的游离碱部分含有甘氨酸,而甘氨酸被证实为一种抑制性神经递质,给啮齿类动物鞘内注射时可产生可逆性运动无力,因此瑞芬太尼未被允许用于椎管内给药。

瑞芬太尼的主要代谢途径是去酯化,形成一种羟基酸代谢产物 GI90291(图 30-4),其效力为瑞芬太尼的 0.001~0.003 倍。GI90291 对 μ 受体亲和力低,且对大脑的穿透力差,使其在体内效力低。GI90291 的排泄依赖于肾清除机制。犬的研究表明,即使在肾衰竭的情况下,瑞芬太尼的代谢产物也是完全无活性的。肾衰竭或肝功能衰竭对其药代动力学无明显影响。在血液中,瑞芬太尼主要被红细胞中的酶代谢。瑞芬太尼不是假性胆碱酯酶的理想底物,因此不受假性胆碱酯酶缺乏的影响。

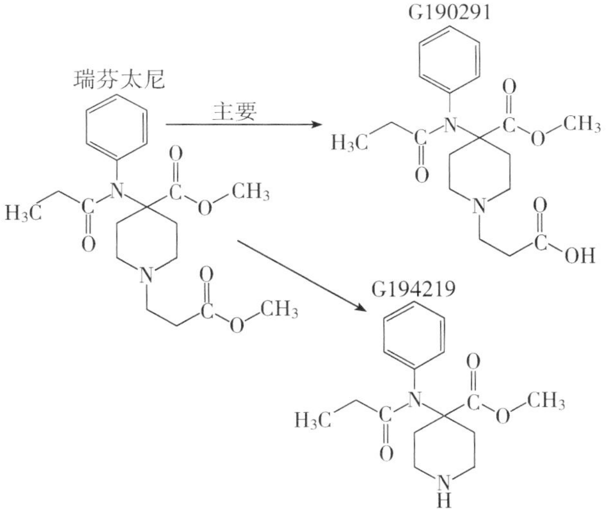

图 30-4　瑞芬太尼的代谢产物

3. 临床应用　由于瑞芬太尼作用持续时间很短,为维持阿片类药物的作用,应在初始单次给药之前或给药后即刻即开始输注。在平衡麻醉中瑞芬太尼的维持输注速度范围是 0.1~1.0μg/(kg·min)。瑞芬太尼能有效抑制自主神经、血流动力学以及躯体对伤害性刺激的反应,其麻醉苏醒迅速且可预测。应用瑞芬太尼后苏醒迅速(5~15 分钟),无术后呼吸抑制。以(0.1 ± 0.05) μg/(kg·min)的速率输注,可在维持镇痛的条件下恢复自主呼吸及反应性。在瑞芬太尼麻醉苏醒期,应预料到需要及时使用替代性镇痛治疗。瑞芬太尼已被应用于心脏麻醉。大剂量瑞芬太尼[1.0μg/(kg·min)]可降低每搏指数、心率、平均动脉压、心肌血流量和心肌摄氧量，其麻醉效果与瑞芬太尼 - 丙泊酚联合麻醉没有差别。研究显示，以高于 1.0μg/(kg·min)的速度开始输注瑞芬太尼无明显优势，且瑞芬太尼不适合单独用于麻醉诱导。

七、二氢埃托啡

二氢埃托啡(dihydroetorphine)是东罂粟碱(oripavine)的衍生物，化学结构见图 30-5。

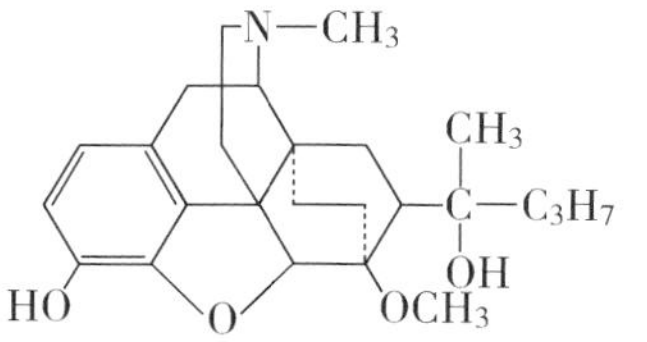

图 30-5　二氢埃托啡的化学结构

1. 药理作用　二氢埃托啡是迄今为止作用最强的镇痛药，是阿片受体的纯激动药，与 μ、δ、κ 受体的亲和力远远大于吗啡，特别对 μ 受体的亲和力是 δ 和 κ 受体上千倍。其镇痛作用的量效关系与吗啡一样呈直线型，药理活性强度比吗啡强 6 000~10 000 多倍，同时也产生很强的依赖性。

此药对呼吸也有抑制作用；也有缩瞳、减慢心率等作用，但无明显致吐作用。

动物实验证明，此药产生的生理成瘾性比吗啡轻，但临床应用表明，此药长期应用同样产生耐受性，也有依赖性。

2. 体内过程　二氢埃托啡口服吸收差，ED_{50}高达 123(98~153)μg/kg，舌下含服吸收很快，达到血药浓度峰值的时间与皮下注射后接近，均在 10 分钟左右，剂量仅相当于口服的 1/30；但舌下含服的生物利用度仅为皮下注射的 29.2%。二氢埃托啡小鼠皮下注射后分布容积为 2.0L/kg，清除率 75ml/(kg·min)，消除半衰期为 27.7 分钟。

3. 临床应用　二氢埃托啡可用于创伤镇痛和手术后镇痛，可舌下含服 20~40μg 或肌内注射 10~20μg。舌下含服的显效时间(15~20 分钟)较肌内注射(5~10 分钟)稍慢，但维持时间(3~4 小时)较后者(2~3 小时)稍长。此药对平滑肌痉挛引起的绞痛也有效。用于晚期肿瘤的疼痛可发挥显著效果，但长期应用也可产生耐受性和依赖性。

此药曾试用于静脉复合或静吸复合全身麻醉，对心血管系统的影响不大，但由于个体差异较大，剂量不易掌握，现已基本不用。

此药的重要副作用是呼吸抑制，舌下含服时发生率较低(0.82%)，而静脉注射时则可引起呼吸暂停，发生率自 12.5% 至 33.3%。

八、其他阿片类激动药

1. 可待因　可待因(甲基吗啡)的效能为吗啡的 1/2，口服 - 胃肠外给药的效能比(2∶3)高，血浆半衰期为 2~3 小时。可待因口服后具有轻到中度的镇痛作用，但镇咳作用较强。细胞色素 P450 2D6(CYP2D6)是负责将可待因 *O*- 脱甲基代谢为吗啡的酶。静脉应用可待因会产生严重的低血压，因而不被推荐静脉应用。

2. 羟考酮　羟考酮(oxycodone)是从生物碱蒂巴因(thebaine)中提取的半合成阿片类药物。药理作用及作用机制与吗啡相似，主要通过激动中枢神经系统内的阿片受体而起镇痛作用，镇痛效力中等。本药口服吸收迅速，1 小时后达最大效应，单剂作用可持续 3~4 小时。药物进入体内后在肝脏广泛代谢，代谢产物为有活性的去甲羟考酮和羟吗啡酮，主要经肾脏排泄。羟考酮几种代谢产物的镇痛作用还没有彻底阐明。全身给药时羟考酮是有效的止痛剂，鞘内给药时镇痛作用则很弱。有研究者报道其药理学作用而非镇痛效应，羟考酮引起的呼吸抑制在发作的范围和速度上呈剂量相关性，并且比等量的吗啡作用强。羟考酮生物利用度高，给药途径多，因而在临床上应用广泛。羟考酮同样具有其他阿片类药物常见的不良反应。罕见的不良反应有食欲减退、焦虑、腹泻、尿潴留、呼吸抑制等。在大剂量时，也可引起呼吸减浅、心动过缓、呼吸停止甚至死亡。

3. 氢吗啡酮　氢吗啡酮(hydromorphone)又名二氢吗啡酮或双氢吗啡酮，是一种纯 μ 阿片类受体激动药的半合成衍生物，结构上与吗啡相似，具有较吗啡更高的脂溶性及透过血 - 脑屏障的能力，因此其药效更强，一般为吗啡的 5 倍。在治疗血药浓度下，氢吗啡酮与血浆蛋白的结合率为 8%~19%，在静脉注射一定剂量后，其稳态分布容积为 302.9L。氢吗啡酮通过肝脏中的葡萄糖醛酸大量代谢，主要代谢为氢吗啡酮 -3- 葡糖苷酸，并伴随少量的 6- 羟基还原代谢产物。对于肾衰竭患者，氢吗啡酮可能比吗啡更能耐受，这是由于其酮基位于笨环的 6 位，而吗啡没有这种活性 6- 葡萄糖醛酸代谢产物的结构。该药临床上主要用于镇痛治疗，因其口服及经鼻给药等方式生物利用度低，故一般使用其静脉制剂。静脉注射后最终消除半衰期约为2.3小时，但患者存在肾功能损害时，其消除半衰期可长达40小时。严重的不良反应包括呼吸抑制和循环抑制。

4. 羟甲左吗喃　羟甲左吗喃是吗啡喃系列中唯一有效的半合成阿片激动药，它具有较长的半衰期(12~19小时)。其效能为吗啡的5倍，肌内注射-口服效能比为1∶2。羟甲左吗喃可能特别适用于慢性疼痛且出现吗啡耐受的患者，这可能是因为阿片活性不同的原因。羟甲左吗喃的镇痛作用是通过与μ、σ和κ受体相互作用介导的。羟甲左吗喃同时也是一种NMDA受体拮抗药。该药过长的半衰期增加了药物蓄积的风险。

5. 美沙酮　美沙酮的效能与吗啡相同，但作用时间较长。美沙酮血浆半衰期很长，且个体差异大(13~100小时)。尽管有上述特性，很多患者仍需要每4~8小时用药来维持镇痛作用。临床上主要用于防止出现阿片类药物戒断症状及治疗慢性疼痛。有研究证实，术后镇痛有效剂量的美沙酮(20mg)与依托咪酯合用也可用做麻醉诱导，同时美沙酮也可能具有组胺释放作用。

6. 羟吗啡酮　羟吗啡酮是一种半合成的阿片激动药，特异性地与μ受体结合，已被批准用于急性和慢性疼痛的治疗。由于其主要是在肝脏代谢，中到重度肝功能损害的患者禁忌口服给药。羟吗啡酮结构上也与吗啡相关，其效能为吗啡10倍，但作用时间相似。术后急性中度到重度疼痛的患者，口服即释羟吗啡酮片(10、20、30mg)与安慰剂相比，能呈剂量依赖性地缓解疼痛，且这种作用能持续数天，其安全特性与即释羟考酮相似。

7. 哌腈米特　哌腈米特(腈苯双哌酰胺)是一种结构上与哌替啶相关的人工合成的阿片类药物，无致吐作用，在欧洲几个国家被用于术后镇痛。药代动力学分析表明，哌腈米特分布广泛而消除缓慢，推荐间断给药。一项随机对照试验表明，哌腈米特用于剖宫产术后静脉PCA可以与口服羟考酮产生一样满意的镇痛效果。

8. 吗啡-6-葡萄糖苷酸　吗啡-6-葡萄糖苷酸(M6G)是吗啡的强效代谢产物。与吗啡不同，M6G不能代谢清除，只能经肾排出，因为它是一种肝和肠道内多重耐药性转运蛋白的底物，可存在肠肝循环。M6G的镇痛作用存在延迟(血液-作用部位平衡半衰期为4~8小时)，部分原因可能与其通过血-脑屏障的速度和脑室分布速度很慢有关。在人类，M6G的效能仅为吗啡的一半。将M6G作为镇痛药物使用已见报道。

第三节　阿片受体激动-拮抗药

阿片受体激动-拮抗药(opioid agonist-antagonists)是一类对阿片受体兼有激动和拮抗作用的药物。阿片受体激动-拮抗药常由氮已哌啶烷化产生及在吗啡上加上3碳的侧链，如丙基、烯丙基或甲基烯丙基。丁丙诺啡是μ受体的部分激动药。其他化合物是μ受体拮抗药及κ受体完全或部分激动药。阿片受体激动-拮抗药很少引起欣快感，且多无觅药行为和生理性依赖，因此鲜有滥用倾向(但并非不存在)。

这些化合物的镇痛剂量数据如表30-7所示。阿片受体激动-拮抗药的呼吸抑制作用与吗啡相似，但存在封顶效应(表30-8)。这些药物对心血管系统的作用各不相同(表30-9)。

表30-7　阿片受体激动-拮抗药和吗啡的剂量

	肌内注射等效镇痛剂量(mg)	镇痛时间(小时)	口服-肌内注射效能比
吗啡	10	4~5	1∶6
丁丙诺啡	0.3~0.4	>6	1∶2*
布托啡诺	2	3~4	–
纳布啡	10	3~6	1∶4~5
喷他佐辛	40	3	1∶3

注：*舌下-肌内注射效能比。

3

表 30-8 阿片受体激动 - 拮抗药与吗啡相比的呼吸抑制作用

药物	剂量相关呼吸抑制作用
吗啡	按剂量成比例递增
丁丙诺啡	成人 0.15~1.2mg 出现封顶效应
布托啡诺	30~60μg/kg 出现封顶效应
纳布啡	成人 30mg 出现封顶效应
喷他佐辛	提示存在封顶效应，但由于有致幻作用，因而很难研究

表 30-9 激动 - 拮抗药与吗啡相比的血流动力学作用

药物	心肌工作负荷	血压	心率	肺动脉压
吗啡	↓	↓	=↓	=↓
丁丙诺啡	↓	↓	↓	N/A
布托啡诺	↑	=↑	=	↑
纳布啡	↓	=	=↓	=
喷他佐辛	↑	↑	↑	↑

一、喷他佐辛

喷他佐辛（pentazocine），为苯吗啡烷类（benzmorpans）合成药，其化学结构见图 30-6。

口服后容易吸收，但通过肝脏的首过消除大，生物利用度仅 20%。口服后 1~3 小时、肌内注射后 15~45 分钟达血浆峰浓度。与血浆蛋白结合率为 35%~64%。此药亲脂性较吗啡强，在体内分布广泛，分布容积 3L/kg。此药容易透过血 - 脑屏障，也可透过胎盘。此药主要在肝内经生物转化，其甲基氧化成醇，再与葡萄糖醛酸结合，代谢物随尿排出。5%~25% 以原形从尿排出，不到 2% 随胆汁从粪便排出。其消除半衰期 2~3 小时。

喷他佐辛的镇痛作用主要与激动 κ 受体有关。喷他佐辛的效能是吗啡的 1/4~1/2，在 30~70mg 时出现镇痛作用和呼吸抑制作用的双重封顶效应。肌内注射后 20 分钟起效，持续约 3 小时。虽然其成瘾性小于吗啡，但长期应用也能导致生理性依赖。烯丙吗啡样烦躁不安的副作用常见，尤其是在老年人大剂量使用后(>60mg)，与激动 σ 受体有关。纳洛酮能逆转喷他佐辛的烦躁不安作用。此药的呼吸抑制作用与等效吗啡相似，主要表现为呼吸频率减慢。其对心血管的影响不同于吗啡，可使血压升高，心率增快，血管阻力增高和心肌收缩力减弱，故禁用于急性心肌梗死时镇痛。喷他佐辛由于术后恶心呕吐发生率高、镇痛作用有限、能部分拮抗其他阿片类药物的作用、能引起不良心血管反应且有致幻作用，因此应用范围有限。

二、布托啡诺

布托啡诺（butorphanol）为吗啡南的衍生物，是人工合成的阿片类受体激动 - 拮抗药，1978 年美国上市，2000 年后引入国内。其化学结构见图 30-6。

布托啡诺是 κ 受体激动药，主要激动 κ_1 受体，在镇痛的同时具有良好的镇静作用，很少产生耐受性。其对 μ 受体产生拮抗或部分激动作用，由于对 μ 受体有部分拮抗作用，使用中无欣快感，因此临床上基本不产生药物依赖。其对 δ 受体的亲和力低，不抑制机体免疫力，同时临床很少产生烦躁不安、焦虑等不适感。其镇痛强度是吗啡的 3~7 倍，哌替啶的 30~40 倍、喷他佐辛的 20 倍。呼吸抑制仅为吗啡的 1/5。其对平滑肌兴奋作用弱，仅供胃肠外使用。肌内注射后起效迅速，在 1 小时内出现镇痛的峰值效应。布托啡诺的作用持续时间与吗啡相似，其血浆半衰期仅为 2~3 小时。虽然布托啡

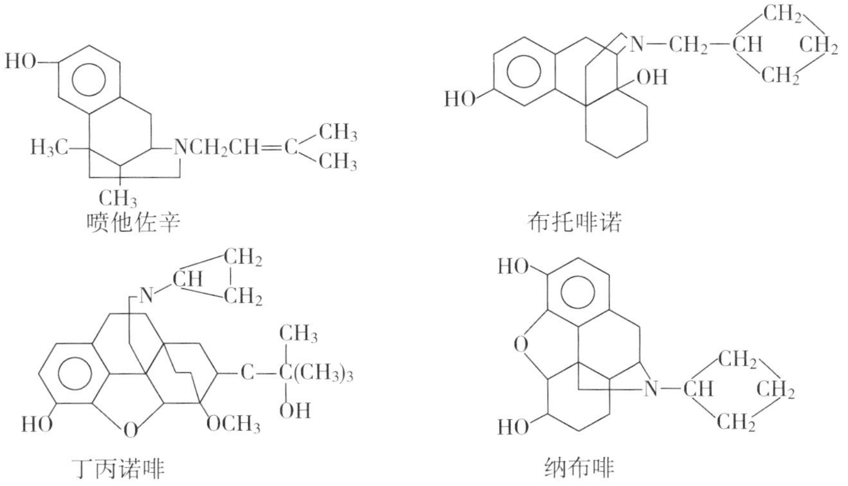

喷他佐辛　布托啡诺

丁丙诺啡　纳布啡

图 30-6　阿片受体激动 - 拮抗药的化学结构

诺(10mg 肌内注射)的呼吸抑制作用与相同剂量的吗啡一样,但更大剂量用药时出现封顶效应。

布托啡诺口服可吸收,但首关效应明显,生物利用度仅 5%~17%。肌内注射后吸收迅速而完全,30~60 分钟达血浆峰浓度。采用经鼻给药途径,生物利用度可增加到 48%~70%。经鼻给药后的血药浓度 - 时间曲线与静脉注射和肌内注射后的曲线相似,表明不经过肝脏首关代谢,也不在鼻黏膜代谢。经鼻喷雾给药 1~2mg 后 15 分钟起效产生镇痛效应,30~60 分钟达血浆峰值浓度,每 6 小时给药一次,48 小时内达到稳态,相当于单次给药的 1.8 倍。其生物利用度为 48%~70%,半衰期为 4.7~5.8 小时,但老年人或肾功能损害者可显著延长至 8.6~10.5 小时,作用维持 3~5 小时。其与血浆蛋白结合率为 65%~90%,稳态分布容积为 50L/kg。其主要在肝脏代谢为无活性的羟布托啡诺,大部分经尿排泄,11% 经胆道排出,5% 以原形从尿中排出。其清除率为 3.8L/(kg·min),消除半衰期 2.5~3.5 小时,可透入胎盘和乳汁。

由于布托啡诺对阿片受体的独特作用,因此具有以下特性:①在具有阿片类药物的的良好镇痛作用的同时,很少有临床意义的呼吸抑制;②很少引起胃肠活动减少和平滑肌痉挛;③很少引起皮肤瘙痒;④很少引起尿潴留;⑤躯体依赖性极低。

布托啡诺在镇痛的同时具有良好的镇静作用,很少产生依赖。研究显示,4.8mg 布托啡诺与 12mg 地西泮镇静效应相当。布托啡诺还有抗惊厥作用,其可能机制与独立作用与不同阿片受体亚型有关或与 GABA 和 NMDA 受体的相互作用有关。

布托啡诺的副作用与其他阿片类药物一样,主要副作用是嗜睡。老年人以及不能唤醒的深度睡眠必须加强监测,酌情减低剂量。其另外一个副作用是增加排汗。较少见头痛、眩晕、漂浮感、嗜睡、精神紊乱等。偶见幻觉、异常梦境、人格解体感和心悸、皮疹。呼吸抑制较吗啡轻,最大呼吸抑制在成人出现于剂量超过 4mg 时,其抑制程度并不随剂量增高而加重。纳洛酮可拮抗其呼吸抑制作用。在健康志愿者,布托啡诺(0.03mg/kg 或 0.06mg/kg,静脉注射)无明显心血管作用。然而在心脏病患者布托啡诺能引起心脏指数、左室舒张末压及肺动脉压的显著升高,因而不能用于心肌梗死的镇痛。

布托啡诺最常见的适应证是鼻内喷雾制剂用于治疗偏头痛。临床上主要用于中小手术后镇痛:①患者自控静脉镇痛:在手术结束前 30 分钟静脉注射布托啡诺 0.5~1mg,作为负荷量;手术结束后 8~12mg 加入 100ml 生理盐水,每小时 2ml,制止突发痛可冲击剂量 2ml/ 次,锁定时间 10~15 分钟;②静脉镇痛:手术结束前 30 分钟静脉注射布托啡诺 0.5~1mg,作为负荷量;手术结束后每 4~6 小时间断静脉注射 1~2mg,持续 24~48 小时。国内外的大量临床研究证实,布托啡诺用于产妇时与其他强阿片受体激动药相比具有更好的安全性,几乎不引起新生儿呼吸抑制。布托啡诺在减轻疼痛方面,女性比男性更有效,所以用于无痛分娩或剖宫产术后静脉或硬膜外镇痛。布托啡诺在减少术后寒战方面也非常有效,主要因为其 κ 受体激动药活性的因素。

三、纳布啡

纳布啡(nalbuphine)又名纳丁啡,是结构与羟吗啡酮和纳洛酮相关的阿片类激动 - 拮抗药，能与μ受体、κ受体和δ受体结合，结构见图 30-6。

纳布啡对μ受体呈拮抗作用，对κ受体呈激动作用。脊髓上和脊髓的κ受体激活能导致有限地镇痛、呼吸抑制和镇静作用。与其他激动 - 拮抗药一样，纳布啡干扰纯μ受体激动药的镇痛作用。

纳布啡的镇痛强度与吗啡相似，约为喷他佐辛的 3 倍，拮抗作用的强度介于烯丙吗啡与喷他佐辛，相当于前者的 1/4。其呼吸抑制作用与等效剂量的吗啡相似，但有封顶效应，即超过 30mg 时，呼吸抑制作用不再随剂量进一步加重。由于对σ受体激动效应很弱，很少产生不适感，也不引起血压升高、心率增快。此药也可产生依赖性。

纳布啡只有胃肠外使用的剂型。纳布啡静脉给药后 2~3 分钟起效，皮下、肌内注射不到 15 分钟起效。纳布啡的血浆半衰期为 5 小时，作用持续时间为 3~6 小时。肌内注射后吸收迅速，30 分钟血药浓度达峰值。与血浆蛋白结合率为 60%~70%。主要在肝内经受生物转化，大部分与葡萄糖醛酸结合，一部分随尿排出，另一部分随胆汁排出，小部分以原形从尿中排出。

纳布啡的适应证为缓解中至重度的疼痛。纳布啡已被用作清醒镇静或平衡麻醉中的镇痛药，同时也已用于术后镇痛、慢性疼痛的治疗及生产、分娩过程中的产科镇痛。也可作为复合麻醉时辅助用药。用作疼痛治疗时一个 70kg 的成年人推荐剂量为 10mg，必要时可 3~6 小时重复此剂量，但也应根据疼痛程度、患者身体状况和其他用药情况随时调整剂量。对于无耐受性的患者，推荐单次最大给药剂量是 20mg，最大日总剂量是 120mg。用做麻醉诱导时，用量为 0.3~3mg/kg，10~15 分钟内静脉注射完。麻醉维持期间给药剂量为 0.25~0.5mg/kg。给药过程中若有呼吸抑制现象，可给予纳洛酮拮抗。

由于纳布啡对μ受体有拮抗效应，在吗啡或芬太尼麻醉后，应用此药既可拮抗这些药物的呼吸抑制作用，又可利用其本身的镇痛作用，尤其适用于心血管患者。用作术后患者硬膜外自控镇痛时，氢吗啡酮（0.075mg/ml）和纳布啡（0.04mg/ml）联合应用，与单纯应用吗啡酮相比，患者恶心的发生率低，且较少需要留置尿管。纳布啡还可以替代哌替啶治疗术后寒战。

四、丁丙诺啡

丁丙诺啡（buprenorphine），是一种二甲基吗啡的衍生物，一种人工合成的强效吗啡类似物，结构见图 30-6。

丁丙诺啡是真正的μ受体部分激动药，具有阿片受体的激动 - 抑制双重效应，半衰期长，易于从舌下黏膜组织吸收。其结构与吗啡相似，但效能约为其 33 倍，可产生封顶效应。芬太尼能迅速从μ受体解离（半衰期 6.8 分钟），而丁丙诺啡的亲和力高，解离时间长（半衰期为 166 分钟），由于对μ受体有很强的亲和力，可置换结合于μ受体，从而产生拮抗作用，不引起烦躁、不安等不适感。丁丙诺啡的作用起效慢，峰值效应可出现在 3 小时以后，作用时间延长（<10 小时）。丁丙诺啡的分布容积是 2.8L/kg，清除率是 20ml/（kg·min）。其代谢产物丁丙诺啡 -3- 葡萄糖醛酸和去甲丁丙诺啡的效能显著减低，且与μ受体的亲和力较低。

丁丙诺啡产生的主观作用（如欣快感）与吗啡相似。丁丙诺啡能降低分钟通气量，在 3μg/kg 时呼吸抑制作用出现平台（封顶效应），约为基础值的 50%。这与芬太尼的作用不同。芬太尼能呈剂量依赖性地抑制呼吸，在剂量大于 2.9μg/kg 时导致呼吸暂停。丁丙诺啡已被成功用作术前用药（0.3mg，肌内注射）、在平衡麻醉中作为镇痛药物（4.5~12μg/kg），以及术后镇痛（0.3mg，肌内注射）。与其他激动 - 拮抗药一样，丁丙诺啡不能单独作为麻醉药使用，如果使用了其他μ受体激动药，则其受体的动态作用特性限制了其应用。长期用药后停用丁丙诺啡会缓慢出现阿片类药物的戒断症状（5~10 天）。

此药肌内注射后吸收迅速，注射后 5 分钟血药浓度与静脉注射后相似。由于亲脂性强，进入体内后迅速分布到脑和其他组织，分布容积 1.5~2.8L/kg，与血浆蛋白结合率为 96%。在体内只有 1/3 在肝内经受生物转化，代谢物随尿和胆汁排出，约 2/3 未经代谢以原形随胆汁由粪便排出。其清除率为 13~19ml/（kg·min），消除半衰期约 3 小时。该药口服后几乎完全被肝代谢，仅有一小部分能达到体循环。舌下应用丁丙诺啡的全身生物利用度是静脉给药的 50%。研究显示，舌下给予丁丙诺啡可提供与肌内注射吗啡相似且满意的镇痛作用。

五、烯丙吗啡

1942 年，Weijland 和 Erickson 成功合成了第一个阿片类激动 - 拮抗药烯丙吗啡（nalorphine），又名 N- 烯丙去甲吗啡(N-allylnormorphine),其化学结构是吗啡的 N- 甲基被烯丙基($-CH_2CH=CH_2$)取代,见图 30-7。

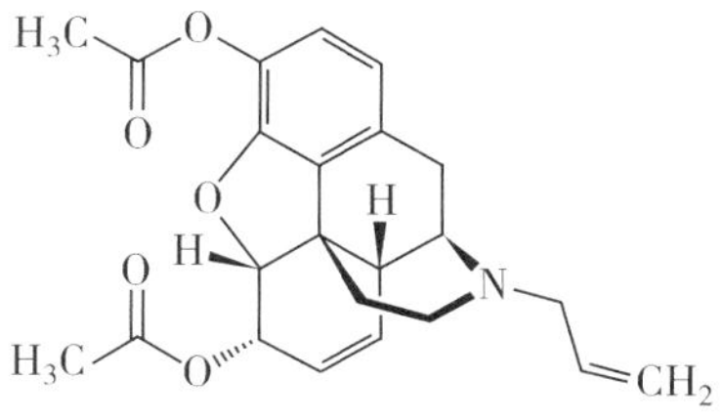

图 30-7 烯丙吗啡的化学结构

此药的镇痛强度与吗啡相似,但不产生欣快感,而且由于对 σ 受体有强的激动效应,反可引起烦躁不安等不适感,且有致幻作用,故临床不将它作为镇痛药应用。此药也有呼吸抑制作用,相当于等效吗啡的 74%,使分钟通气量减少约 36%,但持续时间较吗啡短。

烯丙吗啡可拮抗阿片受体激动药的作用,包括镇痛、欣快感、呼吸抑制、瞳孔缩小等作用,但对镇痛作用拮抗不完全,其拮抗效价大致为烯丙吗啡 1mg 拮抗吗啡 3~4mg。对于麻醉性镇痛药成瘾者,烯丙吗啡激发戒断症状,故可用于阿片类药物成瘾的诊断。对于喷他佐辛和其他阿片受体激动 - 拮抗药引起的呼吸抑制,烯丙吗啡不仅无拮抗作用,反可使之加重。对于巴比妥类和全身麻醉药所致的呼吸抑制,烯丙吗啡也无拮抗作用,而且由于其本身的呼吸抑制作用,还可使之加重。

此药经皮下注射后吸收迅速,15~30 分钟后血药浓度即达峰值。易于透过血 - 脑屏障,皮下注射后 90 分钟脑内浓度为相同剂量吗啡的 3~4 倍。其药效持续时间为 1~4 小时。此药也在肝内经受生物转化,大部分与葡萄糖醛酸结合后随尿排出,小部分以原形从尿中排出。

此药主要用于阿片受体激动药急性中毒的解救。临床麻醉上用于复合全身麻醉结束时拮抗阿片受体激动药的残余作用以恢复自主呼吸。一般先静脉注射 10mg 或 150μg/kg,10 分钟后再注射首次剂量的一半。由于此药兼有激动阿片受体的效应,近年来已被纳洛酮取代。

六、地佐辛

地佐辛是苯吗啡烷类衍生物,是新型阿片受体激动 - 拮抗药。化学结构见图 30-8。

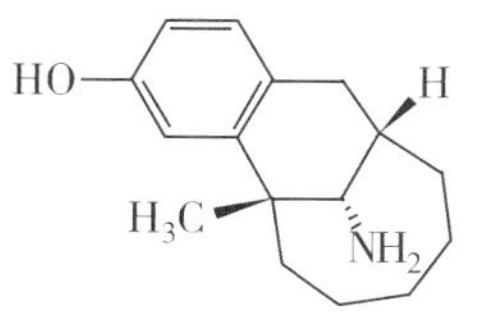

图 30-8 地佐辛的化学结构

地佐辛是 κ 受体激动药,也是 μ 受体拮抗药。主要激动 κ 受体发挥镇痛作用,对 μ 受体具有激动和拮抗双重作用,无 μ 受体依赖性。效能略强于吗啡,起效比吗啡快,作用持续时间与吗啡相似,其不良反应也与吗啡相似,成瘾性小。地佐辛 5~10mg 的镇痛效力相当于哌替啶 50~100mg。地佐辛 10mg 静脉注射或肌内注射,与吗啡 10mg 静脉注射或肌内注射等效。地佐辛镇痛效应与剂量相关,临床使用时一次最大剂量为 30~50mg,超过此剂量的镇痛作用增加不明显。半衰期为 2.2~2.8 小时。其在肝脏代谢,用药 8 小时内 80% 以上经尿排泄。最常见给药方式为静脉给药,静脉注射 15 分钟内生效,初剂量为 5mg,每隔 2~4 小时给药 1 次,每次 2.5~10mg。皮下、肌内也可给药,肌内注射 30 分钟内生效,推荐成人单次剂量 5~20mg,必要时可 3~6 小时重复给药,最高剂量 20mg/ 次,每日最高剂量不超过 120mg。静脉注射可引起呼吸抑制,纳洛酮可对抗此抑制作用。冠心病患者慎用。

临床上常用于术后痛、内脏痛及癌性疼痛。地佐辛可单独用于中小手术后镇痛,静脉注射起效时间 5~10 分钟,维持作用时间达 4 小时,一般采取术前或术后给药,并根据术中用药情况和创伤程度决定使用剂量。

在中大手术后应与其他镇痛药联合应用,以增强镇痛作用。对于中、大手术需使用多模式镇痛。地佐辛常用非甾体抗炎药或者阿片类药物配伍,联合镇痛。

地佐辛在国内用于麻醉诱导期,于术前静脉给予地佐辛(0.1mg/kg),可抑制气管拔管反应,减轻患者术后疼痛,降低术后躁动等不良反应发生率,还可以有效地抑制芬太尼(5μg/kg)引起的呛咳。

常见不良反应有恶心、呕吐、镇静、头晕、定向障碍、幻觉、出汗、心动过速。嗜睡是地佐辛临床应用中较严重的不良反应,镇静和轻度嗜睡可唤醒,无严重的呼吸道阻塞可不用处理,但对于老年人尤其是伴有呼吸道不通畅或不易唤醒的深度睡眠,必须加强监测,适当处理,包括酌情停止用药或减低药量,必要时可给予辅助呼吸或者纳洛酮拮抗。

七、美普他酚

美普他酚又名美普他酚。美普他酚为一新型强效麻醉镇痛剂，化学结构与吗啡相似，是阿片受体的激动药，亦是 μ 受体的拮抗药，由于其能与 μ_1 受体选择性地结合，因此它的呼吸抑制作用轻微，产生抑制呼吸的剂量为哌替啶的 1.8 倍。其化学结构见图 30-9。

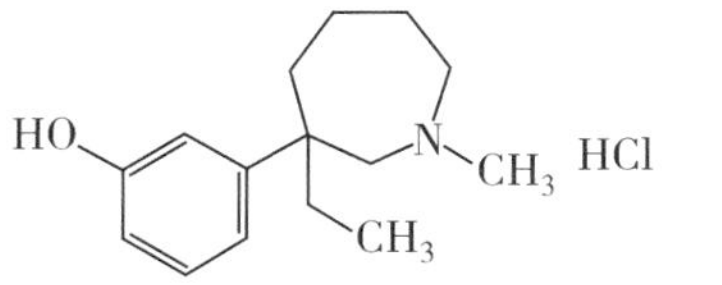

图 30-9　美普他酚的化学结构

口服美普他酚 100mg 对中、重度疼痛有良好镇痛作用，效果相当于喷他佐辛 25mg。肌内注射美普他酚 100mg 镇痛效果相当哌替啶 100mg、喷他佐辛 60mg。肌内注射美普他酚后迅速被吸收，30 分钟内血浆浓度达峰值。其血浆半衰期约为 2 小时。盐酸美普他酚口服及静脉注射给药都是以一级动力学方式从血浆中消除。其主要随尿排泄，主要代谢物可能为原药与葡萄糖醛酸的结合物。近年来，采用鼻腔给药方式，其吸收迅速，无首关效应，给药方便，患者顺应性强。

美普他酚适用于短期治疗中度或重度疼痛。不良反应为可产生较轻恶心、呕吐，呼吸抑制及精神紊乱等。美普他酚不易被纳洛酮所拮抗。

第四节　阿片受体拮抗药

阿片受体拮抗药本身对阿片受体并无激动效应，但对 μ 受体有很强的亲和力，对 κ 受体和 δ 受体也有一定的亲和力，可移除与这些受体结合的阿片类药物，从而产生拮抗效应。阿片类药物拮抗药主要用于阿片类药物过量或阿片类药物麻醉患者自主呼吸不佳时促进自主呼吸恢复。另外，阿片类药物拮抗药能减少或逆转多种阿片类药物治疗（如神经轴索镇痛技术）时出现的恶心呕吐、瘙痒、尿潴留、肌强直和胆管痉挛。当前临床上应用的阿片受体拮抗药，主要是纳洛酮，其次是纳曲酮和最近合成的纳美芬。

一、纳洛酮

纳洛酮（naloxone）又名 N- 烯丙去甲羟基吗啡酮（N-allyl-noroxymorphone），与羟基吗啡酮的关系恰如烯丙吗啡与吗啡的关系，化学结构见图 30-10。

纳洛酮在 20 世纪 60 年代后期开始应用于临床。纳洛酮的推荐剂量是 0.4~0.8mg。静脉注射纳洛酮起效迅速（1~2 分钟），半衰期和作用时间都很短，30~60 分钟。如果无静脉通路，经气管内给予与静脉相似剂量的纳洛酮后也可被有效地吸收。纳洛酮的拮抗作用会受丁丙诺啡与 μ 受体高亲和力及解离缓慢的影响，其逆转作用取决于丁丙诺啡的剂量和纳洛酮给药的时间窗。由于丁丙诺啡的呼吸抑制持续时间可能要长于纳洛酮单次注射或短期输注的作用时间，因此可能需要持续输注纳洛酮来维持对呼吸抑制的逆转作用。

纳洛酮的亲脂性很强，约为吗啡的 30 倍，易于透过血 - 脑屏障。静脉注射后其脑内药物浓度可达血浆浓度的 4.6 倍，而吗啡脑内浓度仅为血浆浓度的 1/10，因此纳洛酮起效迅速，拮抗作用强。纳洛酮分布容积为 1.81L/kg，与血浆蛋白结合率为 46%。主要在肝内经受生物转化，与葡萄糖醛酸结合后随尿排出，清除率 14~30ml/（kg·min）。消除

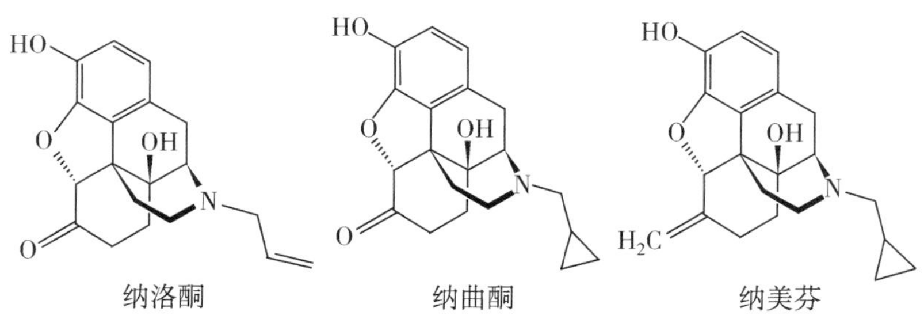

图 30-10　纳洛酮、纳曲酮和纳美芬的化学结构

半衰期 30~78 分钟。由于在脑内的浓度下降迅速，故药效维持时间短。

纳洛酮是目前临床上应用最广的阿片受体拮抗药，主要用于：①拮抗阿片类药物急性中毒的呼吸抑制；②在应用阿片类药物实施复合全身麻醉的手术结束后，用以拮抗其残余作用；③娩出的新生儿因受其母体中阿片类药物影响而致呼吸抑制，可用此药拮抗；④对疑为阿片类药物成瘾者，用此药可激发戒断症状，故有诊断价值。

由于此药的作用持续时间短暂，用于解救麻醉性镇痛药急性中毒时，单次剂量拮抗虽能使自主呼吸恢复，一旦作用消失，可再度陷入昏睡和呼吸抑制。为了维持药效，可先静脉注射 0.3~0.4mg，15 分钟后再肌内注射 0.6mg，或继之以静脉输注 5μg/（kg·h）。

使用纳洛酮后出现再发性呼吸抑制是由于纳洛酮的半衰期短所致。“再次麻醉”现象常常发生在使用纳洛酮拮抗长效阿片类药物（如吗啡）时。短效阿片类药物（如阿芬太尼）则很少发生“再次麻醉”现象，因为与芬太尼和舒芬太尼相比，其血浆浓度衰减迅速，且与阿片受体结合力较低。

有数个机制参与了纳洛酮拮抗阿片类药物后引起的动脉血压升高、心率增快以及其他明显的血流动力学改变。这些机制包括疼痛、迅速苏醒以及未必由疼痛引起的交感激活。当患者因术中体温丢失而存在低体温时，此时若用纳洛酮拮抗阿片类药物作用，则患者的氧耗量和分钟通气量可增加 2~3 倍。这种代谢需求的增加也会因心输出量的增加而导致心血管系统处于应激状态。另外，由于伴随出现的交感神经刺激作用，在拮抗阿片类药物作用时高碳酸血症越严重，所引起的心血管刺激作用也越强。对嗜铬细胞瘤及副神经节瘤的患者，逆转阿片类药物的后果可能是灾难性的。

虽然纳洛酮对 μ 受体、δ 受体和 κ 受体均有作用，但它与介导最强效阿片作用（包括呼吸抑制和镇痛作用）的 μ 受体亲和力最高。谨慎的滴定纳洛酮常能在恢复足够自主通气的同时不拮抗其镇痛作用。

纳洛酮解救酒精急性中毒已有文献报道。静脉注射 0.4~0.6mg 后几分钟即可使意识恢复。其作用机制可能是酒精的某些代谢物具有阿片样作用，而纳洛酮可拮抗这些代谢物。

二、纳曲酮

纳曲酮（naltrexone），是阿片受体纯拮抗药，其化学结构与纳洛酮相似，只是 N 上烯丙基被环丙甲基取代，见图 30-10。

纳曲酮是一种 μ 受体、δ 受体和 κ 受体拮抗药，其拮抗强度在人体中约为纳洛酮的两倍。作用持续时间可长达 24 小时，血浆半衰期为 8~12 小时。

口服后吸收迅速，1 小时血浆浓度达峰值，但广泛在肝内首关代谢，进入血液循环中仅 5%。与血浆蛋白结合率 20%。分布容积 16.1L/kg。主要代谢物 6-β- 纳曲醇（6-β-naltrexol）具有轻微的拮抗作用。生物转化途径主要是还原后再与葡萄糖醛酸结合，原药和代谢物主要随尿排出，未见蓄积现象。口服后消除半衰期 4~10 小时，其差别与个体之间肠肝再循环的变异有关。一项双盲、安慰剂对照研究表明，行剖宫产术的患者预防性口服纳曲酮（6mg）能有效减少硬膜外给予吗啡引起的瘙痒和呕吐，但镇痛时间缩短。

此药主要用于阿片类药物成瘾者的治疗，先停用阿片类药物 7~10 天，再试用纳洛酮证实不再激发戒断症状后可开始纳曲酮治疗。

三、甲基纳曲酮

甲基纳曲酮（methylnaltrexone，MNTX）是纳曲酮的衍生物，是第一个不通过血 - 脑屏障的季胺类阿片受体拮抗药，其拮抗阿片类药不良反应的作用良好，未发现有毒副作用，同时不减弱阿片类药物的中枢镇痛效应。

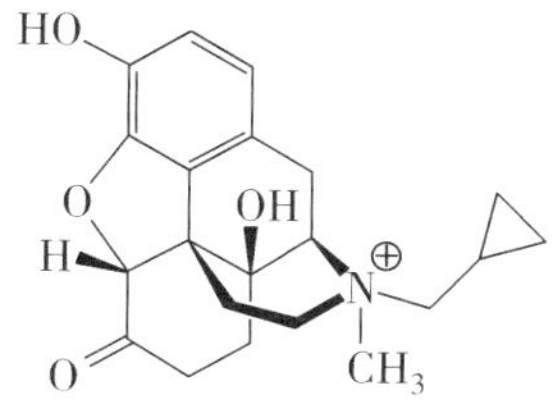

图 30-11　甲基纳曲酮化学结构

纳洛酮和纳曲酮既是外周又是中枢阿片受体拮抗药，因此在减弱阿片类药物不良反应的同时，也减弱了中枢镇痛作用。MNTX 于 20 世纪 70 年代由美国芝加哥大学学者合成，他们在无意中发现 MNTX 具有良好的外周阿片受体阻断作用。其分子结构是在纳曲酮的 N 末端连接一个甲基团，由此构成新型化合物（图 30-11），与纳曲酮相比，其脂溶性低，不易通过血 - 脑屏障，阻断外周阿片受体，从而不会干扰阿片类药物的中枢镇痛效应，也不引起阿片类药物戒断综合征。MNTX 与阿片类药外周受体结合时，不激活此受体。实验证明，这种受体与吗啡结合的外周受体是同一种受体，所以 MNTX 的拮抗性质是竞争性拮抗。MNTX 连接于纳曲酮分子结构的甲基团含有一个正电子。由于血 - 脑屏障以正电荷居多，从而限制了 MNTX 通过血 - 脑屏障，无法作用到中枢阿片受体，因此不能在中枢产生作用。

MNTX 对下列阿片类药物的副作用有治疗作用：长期用阿片类药物引起的便秘；手术后胃肠功能紊乱；恶心呕吐、尿潴留；阿片类药物引起的全身极度不适、部位不明确的瘙痒；呼吸抑制等。

MNTX 有口服、静脉及皮下给药等多种剂型。①静脉给药 0.3~0.4mg/kg，疗效确切，未发现毒副作用；②皮下给药剂量 0.1~0.3mg/kg，疗效均良好；③口服给药剂量 3.2mg/kg 或 6.4mg/kg 时，疗效确切；口服剂量增高到 19.2mg/kg 时，治疗吗啡不良反应的效应仍好，而未发现毒副作用。口服 MNTX 后数分钟即可起效。

四、纳美芬

纳美芬（nalmefene）是纳曲酮的衍生物，是一种特异性吗啡受体阻滞药，结构为 6 位亚甲基的纳曲酮类似物，化学结构见图 30-10。该药于 1975 年合成，并于 1995 年上市，现已渐成为纳洛酮的替代产品。

纳美芬是 μ、κ、δ 阿片受体阻滞药，能竞争性拮抗各类阿片受体，尤其对 μ 受体有很强的亲和力。在人体脑内和外周组织都存在 β- 内啡肽、脑啡肽等阿片样内源性物质。这些物质对神经、内分泌、呼吸及心血管等生理功能起着重要的调节作用。纳美芬与外周阿片受体结合后，还能与脑干等部位的阿片受体结合，从而阻断内源性阿片样物质在身体应激状态下引起的中枢神经、呼吸和循环系统等产生的一系列症状。纳美芬透过血 - 脑屏障的能力与它所成的盐的种类有很大关系，甲碘纳美芬不能透过血 - 脑屏障，而盐酸纳美芬较易透过血 - 脑屏障。纳美芬静脉注射 2 分钟即可产生受体拮抗作用，5 分钟内可阻断 80% 的大脑阿片受体。其稳态分布容积甚大，达（485 ± 123）L，表明其广泛分布于组织中，在肝脏与葡糖苷酸结合并缓慢代谢形成非活性物质，从尿中以原形排泄的量不足 5%，但纳美芬的排泄对于肾脏终末期疾病患者而言有很大改变，晚期肾病患者的清除半衰期从正常者的（10.2 ± 2.2）小时增至（26.1 ± 9.9）小时。纳美芬的半衰期约为 11 小时，口服吸收迅速，生物利用度高达 40%~50%，而纳洛酮的半衰期仅为 1~2 小时，纳美芬的作用持续时间比多数阿片受体激动药（除美沙酮和右丙氧芬）都长。

此药对小鼠、大鼠和兔的毒性很低，治疗指数约为 5 000。人对纳美芬的耐受良好，即使剂量增至 12~24mg，也只产生头沉、视物模糊、讲话费力等轻度不良反应，而临床最大剂量为 1~2mg，表明此药的安全性很大。

此药在临床上主要用于拮抗阿片类药物。临床麻醉时为拮抗阿片类药物的残余作用，可先静脉注射 0.25μg/kg（心脏患者可从 0.1μg/kg 剂量开始），每 2~5 分钟注射一次，直到出现疗效为止，总量一般不超过 1μg/kg。用于阿片类药物急性中毒的救治，先静脉注射 0.5mg/70kg，2~5 分钟后增至 1mg/70kg，总量不超过 1.5mg/70kg。临床上还将此药用于酒精中毒及酒精成瘾的治疗。怀疑患者是成瘾者时，建议开始剂量应当是 0.1mg/70kg，如 2 分钟内未出现戒断综合征的症状，才能使用常用量。

第五节　非阿片类中枢性镇痛药

近年来合成的新型镇痛药曲马多和氟吡汀属于非阿片类中枢性镇痛药。前者的镇痛作用机制与阿片类药不完全相同，后者则完全不同。

一、曲马多

曲马多（tramadol），化学结构见图 30-12。

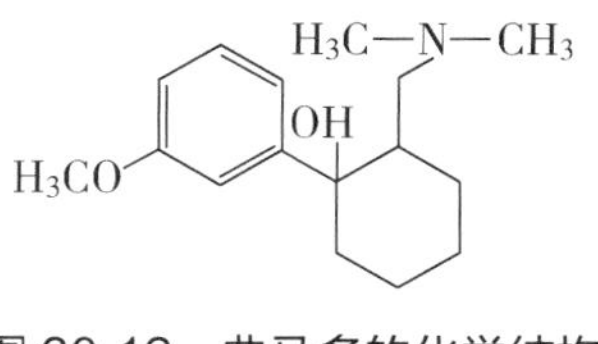

1. 药理作用　曲马多虽然也可与阿片受体结合，但其亲和力很弱，对 μ 受体的亲和力相当于吗啡的 1/6 000，对 κ 和 δ 受体的亲和力则仅为对

$H_3C-N-CH_3$ / OH / H_3CO

图 30-12　曲马多的化学结构

μ受体的1/25。可以完全拮抗吗啡抗伤害效应剂量的纳洛酮，只能使曲马多抗伤害效应减少45%。因此，曲马多的镇痛作用不能完全用阿片受体机制来解释。现知曲马多具有双重作用机制，除作用于μ受体外，还抑制神经元突触对去甲肾上腺素和5-羟色胺的再摄取，并增加神经元外5-羟色胺浓度，从而归因于曲马多是一消旋混合体，其(+)对映体对μ受体有较强的亲和力，并调控单胺下行性抑制通路，影响痛觉传递而产生镇痛作用。此双重作用机制对5-羟色胺再摄取有更强的抑制作用，而(-)对映体对去甲肾上腺素的再摄取有更强的抑制作用。

临床上此药的镇痛强度约为吗啡的1/10~1/8。口服后20~30分钟起效，维持时间3~6小时。肌内注射后1~2小时产生峰值效应，镇痛持续时间5~6小时。其镇痛作用可被纳洛酮部分拮抗。此药不产生欣快感，镇静作用较哌替啶稍弱，其镇咳作用约为可待因的50%。治疗剂量不抑制呼吸，大剂量则可引起呼吸频率减慢，但程度较吗啡轻。

对心血管系统基本无影响，静脉注射后5~10分钟产生一过性心率增快和血压轻度增高。不引起缩瞳，也不引起括约肌痉挛，无组胺释放作用。动物实验证明，此药仅产生轻微耐受性和依赖性。临床观察表明，产生依赖性的危险很小，约为1/10万。

2. 药代动力学　曲马多口服后可迅速而几乎完全吸收(至少90%)。口服后2小时血药浓度达峰值。单次服药后生物利用度65%~68%，显著高于吗啡；多次服用后增至90%~100%。对组织的亲和力高，表观分布容积203L(静脉注射)~306L(口服)，与血浆蛋白结合率约为20%。

此药在肝脏内降解，口服后约85%被代谢，先经N-或O-脱甲基，然后与硫酸或葡萄糖醛酸结合。代谢物中只有一个(O-去甲曲马多)有药理活性，对μ受体的亲和力约为曲马多的200倍。口服后约90%代谢物经肾脏排出，其余随粪便排出。消除半衰期5~6小时。肝、肾功能障碍时，消除半衰期延长约1倍。同时服用卡马西平，其消除半衰期缩短约50%。

3. 临床应用　曲马多主要用于急性或慢性疼痛。用于手术后中度至重度疼痛，可达到与吗啡相似的镇痛效果；由于不产生呼吸抑制作用，尤其适用于老年人、心肺功能差的患者以及日间手术患者。口服后效果几乎与胃肠道外给药相等。成人常用剂量为口服50mg；必要时可增加到100mg。由于维持时间长，每日2~3次即可。曲马多对于椎管内麻醉以及全身麻醉苏醒期引起的寒战有明显改善效果，成人的剂量为50~100mg静推。

此药很少引起不良反应，恶心、呕吐、便秘等发生率均很低。

二、氟吡汀

氟吡汀(flupirtine)于1984年首次在欧洲上市。化学结构见图30-13。它在镇痛药中是独一无二的，因为它是非阿片样物质，非NSAID，非甾体中枢作用的镇痛剂。

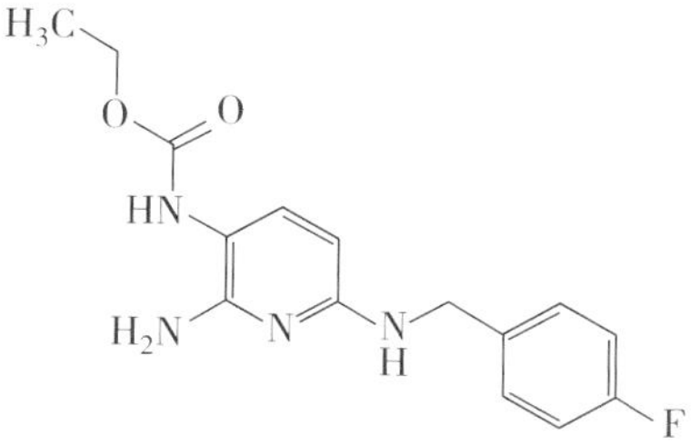

图30-13　氟吡汀的化学结构

1. 药理作用　氟吡汀与μ、κ和δ三种阿片受体都不结合，其镇痛效应也不被纳洛酮拮抗。对平滑肌有直接的收缩作用，使颅外动脉收缩，使颅内动脉血管的过度扩张与搏动恢复正常，使头痛症状减轻。其作用与激活脉管壁的5-羟色胺能受体有关。与可乐定相似，其作用于去甲肾上腺素下行性疼痛调节器控途径而产生镇痛作用，不被纳洛酮拮抗。镇痛效价与喷他佐辛相等，约为吗啡的50%，无呼吸抑制作用，也不产生便秘、尿潴留等不良反应，长期服用不产生耐受性和依赖性。口服容易吸收。此药无呼吸抑制作用，也不产生便秘、尿潴留等不良反应。长期应用后不产生耐受性和依赖性。

2. 药代动力学　此药口服后容易吸收，服用后20~30分钟起效，作用持续3~5小时，血浆药物浓度达峰时间为0.5~1小时，血浆半衰期为2~11小时，生物利用度90%。在体内经受生物转化后约20%~36%从肾脏排出，主要由尿液中排出。消除半衰期2~3小时。

3. 临床应用　氟吡汀主要作用于中枢，无抑制呼吸或镇咳等阿片样作用。其镇痛作用居于美沙酮和对乙酰氨基酚之间。处理术后疼痛和癌症疼痛时，效果优于喷他佐辛。用于手术后、外伤、烧伤所致疼痛，其镇痛效果较美沙酮稍弱。口服100mg，每天3次，可获得稳态血药浓度。

(倪新莉　邹丽丽)

参考文献

[1] 邓小明，姚尚龙，于布为，黄宇光．现代麻醉学 [M]. 4 版．北京：人民卫生出版社，2014.

[2] 喻田，王国林．麻醉药理学 [M]. 4 版．北京：人民卫生出版社，2016.

[3] CRAN A, DORMAN S, KIRKHAM S. Opioid rotation to alfentanil: comparative evaluation of conversion ratios [J]. Bmj Supportive Palliative Care, 2017, 7 (3): 265.

[4] MINKOWITZ H S. A review of sufentanil and the sufentanil sublingual tablet system for acute moderate to severe pain [J]. Pain Management, 2015, 5 (4): 237-250.

[5] SIMS P G, KATES C H, MOYER D J, et al. Anesthesia in outpatient facilities [J]. J Oral Maxill Surg, 2012, 70 (11): e31-e49.

[6] BEVERLY A, KAYE A D, LJUNGQVIST O, et al. Essential Elements of Multimodal Analgesia in Enhanced Recovery After Surgery (ERAS) Guidelines [J]. Anesthesiol Clin, 2017, 35 (2): e115.

[7] MILLER T E, THACKER J K, WHITE W D, et al. Reduced length of hospital stay in colorectal surgery after implementation of an enhanced recovery protocol [J]. Anesth Analg, 2014, 118 (5): 1052.

[8] SAARI T I, IHMSEN H, MELL J, et al. Influence of intensive care treatment on the protein binding of sufentanil and hydromorphone during pain therapy in postoperative cardiac surgery patients [J]. British J Anaesth, 2014, 113 (4): 677-687.

[9] GOETTEL N, BHARADWAJ S, VENKATRAGHAVAN L, et al. Dexmedetomidine vs propofol-remifentanil conscious sedation for awake craniotomy: a prospective randomized controlled trial [J]. British J Anaesth, 2016, 116 (6): 811-821.

[10] NIELSEN S, DEGENHARDT L, LARANCE B, et al. Opioid agonist treatment for pharmaceutical opioid dependent people [J]. Cochr Datab System Rev, 2016, 5 (5): CD011117.

[11] BENTLEY G A, NEWTON S H, STARR J. Studies on the antinociceptive action of alpha-agonist drugs and their interactions with opioid mechanisms [J]. British J Pharmacol, 2012, 79 (1): 125-134.

[12] FILIZOLA M, DEVI L. Structural biology: How opioid drugs bind to receptors [J]. Nature, 2012, 485 (7398): 314-317.

[13] KIM M S, MOON B E, KIM H, et al. Comparison of propofol and fentanyl administered at the end of anaesthesia for prevention of emergence agitation after sevoflurane anaesthesia in children [J]. British J Anaesth, 2013, 110 (2): 274-280.

[14] KARARMAZ A, KAYA S, TURHANOGLU S, et al. Low-dose bupivacaine-fentanyl spinal anaesthesia for transurethral prostatectomy [J]. Anaesthesia, 2015, 58 (6): 526-530.

3

第三十一章

非甾体抗炎药

目　录

非甾体抗炎药(nonsteroidal anti-inflammatory drugs,NSAIDs)是一类化学结构不同但药理作用相似药物的总称,具有解热、镇痛、且多数兼具消炎、抗风湿、抗血小板聚集作用。因为NSAIDs的化学结构和抗炎作用机制不同于基本结构为甾核的肾上腺皮质激素类(甾体类)抗炎药,故被称为NSAIDs。临床上主要用于炎症、发热和疼痛的对症治疗,近年来也逐步用于心脑血管疾病及肿瘤的防治。在我国NSAIDs是处方药和非处方药用量最大的药物之一,是仅次于抗生素的第二大类药物。

第一节 概 述

3

古希腊与古罗马时期就有NSAIDs应用的报道,那时人们使用柳树皮的浸出液治疗炎症、疼痛与发热,后来证实其有效成分就是水杨酸。1899年,德国化学家霍夫曼(Hoffmann)成功合成了具有抗炎和解热镇痛作用的乙酰水杨酸——阿司匹林,应用至今。随后保泰松、吲哚美辛等相继于1949年和1963年应用于医学领域。1952年保泰松用于临床后,国际上首次提出非甾体抗炎药这一概念与肾上腺皮质激素类甾体抗炎药相区别。

百余年来,人们对NSAIDs的作用机制进行了广泛研究。Vane.J.R等于1964年发现并于1971年证实阿司匹林具有抑制内源性前列腺素合成酶(prostaglandins synthetase,PGs)的作用,并了解NSAIDs的共同作用机制是通过抑制PGs-环氧合酶(cyclooxygenase,COX)减少或阻断前列腺素(prostaglandin,PG)的合成,实现其解热、镇痛及抗炎作用。

20世纪30年代,瑞典Von Euler等发现人类精液中含有一种可使平滑肌收缩的物质,认为是来自前列腺,故称之为PG。现知PG来源广泛,种类繁多,均为廿碳多不饱和酸花生四烯酸(arachidonic acid,AA)的衍生物。除红细胞外,全身各组织均有合成PG的酶系,血小板内还有血栓素合成酶。细胞膜磷脂含有丰富的AA,当细胞受到外界刺激如血管紧张素Ⅱ、缓激肽、肾上腺素、凝血酶及某些抗原抗体复合物或一些病理因子刺激后,细胞膜中磷脂酶A_2被激活使磷脂水解释放出AA,然后在一系列酶作用下合成PG、血栓素A_2(thromboxane A_2,TXA_2)、白三烯(leukotrienes,LTs),在局部释放发挥作用。因此,为便于理解NSAIDs的药理作用,首先应了解AA代谢。AA经COX、脂氧化酶(lipoxygenase,LOX)和细胞色素P450(CYP)三条途径氧化成不同的代谢产物。NSAIDs主要是通过抑制COX,阻断PG和TXA_2的产生起到抗炎、镇痛、退热及抗血小板聚集等作用。

一、脂肪酸环氧合酶代谢途径

COX存在于哺乳动物各种细胞的内质网中,具有很高的活性。AA经COX催化后转化为PGG_2,再经PG过氧化氢酶降解为PGH_2,同时释放氧自由基。PGG_2与PGH_2不稳定,在不同细胞分别代谢为各种PG和血栓素。在巨噬细胞、中性粒细胞和淋巴细胞中,PGH_2经11-酮异构酶作用转变为PGD_2,或经9-酮异构酶作用转变为PGE_2,后者经9-酮还原酶作用转变为$PGF_{2\alpha}$。PGH_2还可经PGs作用转变为前列环素I_2(prostacyclin,PGI_2),PGI_2迅速自发水解为6-酮前列腺素1α(6-keto-$PGF_{1\alpha}$)。PGH_2在血小板中经血栓素合成酶作用生成为TXA_2。

细胞内通常无PG储存,只是在受到某种刺激时才合成和释放。PGE_2和PGI_2具有较强烈的扩血管作用,可降低血管张力、提高血管通透性、加强缓激肽与组胺引起的水肿、刺激白细胞的趋化性并抑制血小板聚集。在AA代谢过程中,生成PG的同时产生各种氧自由基,包括超氧离子、羟自由基、环氧自由基和过氧化氢等,均能引起组织损伤。此外,不同PG之间以及PG与TXA_2和其他炎性介质之间具有相反的作用,如PGF_2提高血管张力和降低血管通透性,PGI_2抑制白细胞趋化性,TXA_2提高血管张力和血小板聚集能力。PGE_1和PGI_2本身不引起疼痛,但能使痛觉敏感化。

Vane.J.R关于炎症与PGs关系理论的提出,有力地推动了NSAIDs药物的研发,也促进了对COX的深入研究。1976年首次分离出具有催化活性的COX,1990年Needleman等又发现了一种不同于以往的新型COX,就把原来的COX命名为COX-1,新的COX命名为COX-2。还可能存在变异性COX-3,被认为是COX-1的同分异构体,其表达和作用尚不明确,有研究认为COX-3在疼痛中发挥重要作用,未来可能成为镇痛药的新靶点。

一般认为NSAIDs通过抑制COX-2发挥抗炎镇痛作用，而对COX-1的抑制导致副作用的发生。

（一）COX的结构与功能

COX是一种结构同型酶，COX-2和COX-1有60%的氨基酸序列相同，并有相似的部位与AA或NSAIDs结合，COX-2的活性部位较COX-1更广，因此可接受更多的物质作为底物，催化18或20碳脂肪酸；而COX-1只对20碳四烯酸呈特异性，两种酶对AA代谢有类似的结合常数和最大反应速度值。Garavito等实验确定了COX-1的三维结构，阐明了COX-1的每个二聚体都包括3个独立的折叠单元，分别是一个表皮生长因子样的结构域、一个膜结合基同序列和一个酶促结构域，这一发现为进一步认识COX-1奠定了基础。通常人类的COX-1基因位于9号染色体（9q32-33.3）的大DNA片段，长约25kb，其mRNA约长2.8kb，主要由11个外显子和10个内含子组成。COX-1广泛分布于除红细胞外各种细胞的内质网中，为正常细胞的组分蛋白。COX-1激活后促进PG的合成，具有保护胃黏膜、调节肾血流量及维持其他组织内环境稳定等作用。COX-1的表达也受细胞因子的调节并参与炎症部位PG的产生，导致炎症反应及痛觉敏化。正常状态下COX-1活性较稳定，参与维持机体一切正常的生理功能，但当受到某些激素、生长因子或外界刺激时，水平可提高2~4倍。

COX-2结构与COX-1非常相似，基因定位于人体1号染色体（1q25.2-25.3），长约8.3kb，mRNA长约4.5kb，包含604个氨基酸，其中有17个氨基酸残基信号肽，63%的氨基酸序列与COX-1相同。COX-2在正常生理状态下低表达，在炎症反应时COX-2急剧增长约为正常时的8~10倍，促使炎症部位PGE_2、PGI_2、PGE_1的合成增加，导致炎症介质释放，增强炎症反应和组织损伤，诱发疼痛和炎症。但COX-2并非只是诱导性酶，也是构成性酶，在脑、肾、胃肠道、卵巢、乳腺及肺脏等组织中均有结构性表达，发挥正常的生理功能。例如COX-2参与维持肾脏功能平衡，影响肾素释放和肾素-血管紧张素-醛固酮系统，调节近端重吸收，维持钠水平衡和血压稳定，也参与胃肠道黏膜的保护。

2002年发现COX-1的变异型，命名为COX-3，又被称为COX-1v。它在体内的作用机制和前两种同工酶不同。人类的COX-3基因定位在chr9q32-q33.3，其内含子1含有94个氨基酸，分子量为65kD。内含子1中含有2个发卡结构，这些发卡结构不在调控内含子1的剪接中发挥作用，但在COX-3的信号转导中起关键作用。COX-3在前列腺素介导的发热疼痛中发挥着重要的作用，对乙酰氨基酚通过抑制中枢COX-3活性，减少脑内PGE_2的合成，发挥解热镇痛作用。阿尔茨海默病（AD）患者大脑海马区COX-3大量表达，COX-3对NSAIDs非常敏感，可能为治疗AD提供新的途径。近年来研究证实COX-3可能与一些癌症（如卵巢癌，结肠癌等）的发生发展有关。

（二）NSAIDs对COX-1和COX-2的选择性

NSAIDs对COX-1和COX-2选择性抑制作用的大小，可通过它们活性的IC_{50}比值（IC_{50}COX-2/IC_{50}COX-1）来表示，即抑制50%酶活性所需的药物浓度。IC_{50}越高的药物其抑制酶活性的能力也就越低，两者比值越小，说明该药对COX-2的选择性抑制作用越大。经典的NSAIDs大多可同时抑制COX-1和COX-2，而NSAIDs对COX-1和COX-2不同的选择，可能是其药理作用和不良反应不一的原因之一。NSAIDs抑制COX-1可减少胃肠道及肾脏等部位生理性PG的产生，从而表现出各种毒副作用，是产生不良反应的毒理学基础，抑制COX-2则可抑制炎症阻滞PG的产生发挥解热、抗炎、消肿和镇痛作用。一个多世纪以来，对NSAIDs的研究致力于增强疗效，减轻其副作用，并取得了一定的进展。表31-1列举了部分NSAIDs的IC_{50}COX-2/IC_{50}COX-1比值。

表31-1 NSAIDs的IC_{50}COX-2/IC_{50}COX-1比值

药物	IC_{50}COX-2/IC_{50}COX-1的比值
吡罗昔康	250
阿司匹林	173
舒林酸	100
吲哚美辛	60
布洛芬	15.16
对乙酰氨基酚	7.5
氟布洛芬	1.24
美洛昔康	0.80
双氯芬酸	0.70
萘普生	0.58
尼美舒利	<0.007
塞来昔布	0.002 7
伐地昔布	0.033

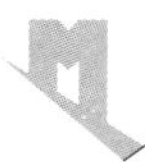

二、脂肪酸酯氧合酶代谢途径

AA代谢的另一途径是LOX途径。LOX属非血红素铁双加氧酶家族，根据LOX催化氧分子加成在AA碳原子的位置，可将其分为5-脂加氧酶(5-1ipoxygenase，5-LOX)、8-脂加氧酶(8-lipoxygenase，8-LOX)、12-脂加氧酶(12-lipoxygenase，12-LOX)和15-脂加氧酶(15-lipoxygenase，15-LOX)等类型。5-LOX是生成LTs的主要代谢酶。脂氧素(lipoxin，LX)是人体内最重要的抗炎、促消退介质，在炎症及肿瘤性疾病的发生、发展中发挥着重要作用，LOX参与其合成过程。LOX催化AA使之代谢为LXs，其催化途径主要包括：①5/15-LOX途径：一方面，5-LOX能将AA转换成白三烯A_4(1eukotriene A_4，LTA_4)，然后在15-LOX作用下进一步代谢为15S-环氧四烯酸的中间产物，最后在酶的作用下转化生成脂氧素A_4(1ipoxin A_4，LXA_4)和脂氧素B_4(1ipoxin B_4，LxB_4)；另一方面，AA可在15-LOX作用下生成15S-羟过氧化氢二十碳四烯酸(15S-HPETE)和15S-羟二十碳四烯酸(15S-HETE)，而后与活化的中性粒细胞相互作用，将15S-HPETE和15S-HETE传递给中性粒细胞，再通过5-LOX的催化作用生成LXA_4或LXB_4；②5/12-LOX途径：白细胞上的5-LOX可将AA催化生成白三烯A_4，然后与血小板黏附在一起，由血小板上的12-LOX继续发挥催化作用，从而形成LXA_4或LXB_4；③阿司匹林(acetylsalicylic acid，ASA)诱发途径：在细胞因子、缺氧以及细菌感染等因素的作用下，上皮细胞和内皮细胞表达COX-2。ASA使COX-2乙酰化，形成乙酰化复合物并使其丧失合成前列腺素的能力，却具有催化AA的功能，催化产物被中性粒细胞中的5-LOX催化合成15-立体异构体(epimer，epi)-LXs。对LOX的研究可能成为抗感染治疗的新突破。

LTs增强血管通透性，使炎症部位水肿；LTB_4、LTC_4、LTD_4、LTE_4都可引起毛细血管及其后的微静脉渗出增多。LTB_4具有强的血管收缩作用，可引起微血栓。同时还是重要的炎性介质。对中性粒细胞、单核细胞和嗜酸性粒细胞具有很强的趋化作用，是目前所知的最强的白细胞趋化剂，使白细胞尤其中性粒细胞聚集于炎症部位，促进白细胞黏附于毛细血管和微血管内皮，加速白细胞跨越毛细血管，从静脉壁渗出。LTC_4，LTD_4和LTE_4被统称为过敏性慢反应物质，对许多过敏性炎症的发生起重要生理病理作用。它们可致支气管平滑肌强烈收缩，是引发哮喘的重要介质。同时通过收缩血管降低胃肠道黏膜血流量，导致胃肠道损伤。

三、细胞色素P450酶(CYP)代谢途径

AA代谢的另一途径是CYP代谢途径，这一代谢途径日益受到人们关注并成为研究热点之一。AA经CYP途径代谢有三种方式：①丙烯氧化反应，生成5、8、9、11、12、15-HETE，其中除12(R)-HETE以外，其他也可由LOXs途径生成。②ω和ω-l羟化反应，生成19和20-HETEs。③表氧化反应，生成表氧廿碳三烯酸(epoxyeicosatrienoic acid，EET)，EET经过可溶性的表氧化物水解酶(soluble epoxide hydrolase，sHE)水化之后，转化成更为稳定而不活泼的代谢产物二羟二十碳三烯酸(DHET)。研究表明EETs具有多种生理功能，包括血管舒张、抗炎症、解热镇痛、促血管生成、抗凋亡、抗氧化作用、抑制血小板黏附与聚集、增强纤维蛋白的溶解等，并且参与到多种疾病的病理生理过程，受到越来越多的关注。

AA代谢通路复杂，代谢产物和关键酶在机体内起到重要的作用，三条通路之间相互影响，单纯抑制其中一条代谢途径将引起AA大量进入另一条代谢途径，促进炎症进一步发展。

上述AA的代谢产物都具有广泛的生理活性(图31-1)。尽管NSAIDs抑制COX是其主要作用机制，但并非唯一的机制。近年研究表明NSAIDs还可通过与抑制COX活性无关的途径发挥抗炎作用，这些途径包括作用于转录因子、蛋白激酶、核受体、热休克反应及iNOS等，甚至还包括抑制PG的转运。但这些途径间并非截然分开，而是有着密切的关联。其综合作用是抑制COX表达、减少部分细胞因子的产生、抑制炎症细胞分化与成熟及炎症介质的产生。包括其抗癌及抗阿尔茨海默病在内的所有作用均是作用于细胞内一系列生化过程及信号转导的结果，并非通过单一途径产生。对NSAIDs作用机制进一步的研究，不仅有利于新型抗炎药物的开发，还有助于对炎症全过程的认识。

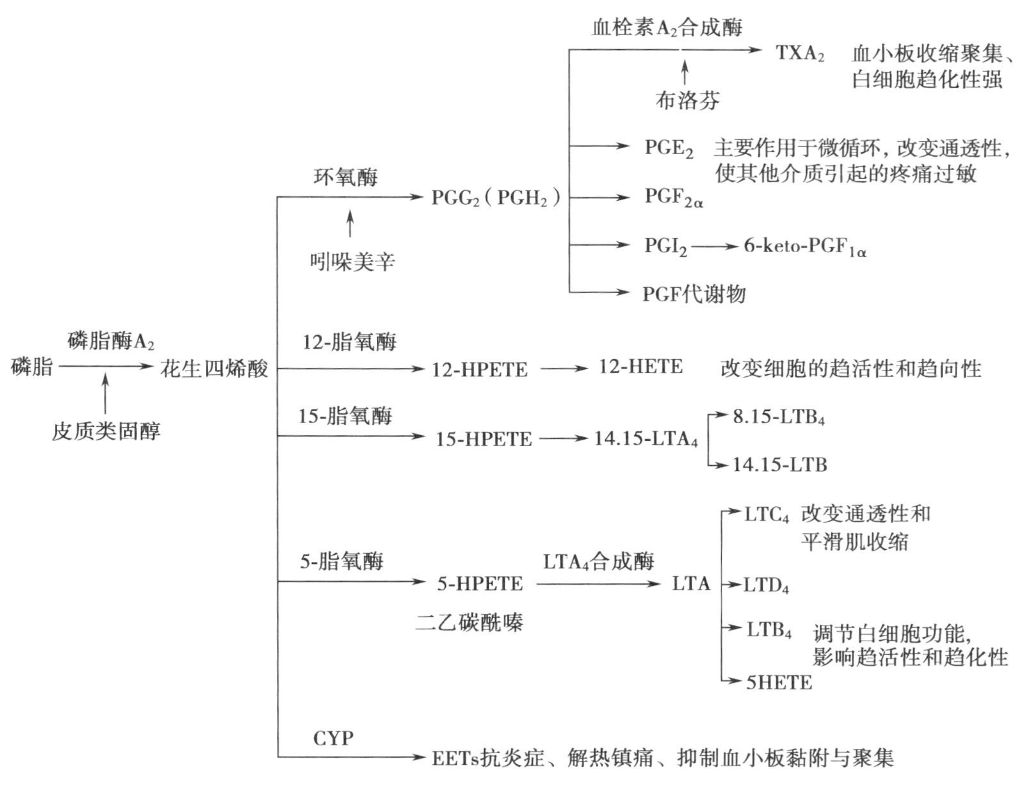

图 31-1　AA 代谢物及其生理活性

第二节　非甾体抗炎药的药理作用

一、解热作用

在体内致热源经过与多形核粒细胞和单核细胞相互作用产生内热源。内热源作用于视前区下丘脑的前区（AH/POA），促使 PGE 的合成和释放而引起发热。这些内热源尚可激活单核细胞和组织巨核细胞释放细胞介质，主要为白介素 1（interleukin，IL-1）和肿瘤坏死因子（tumor necrosis factor，TNF），导致下丘脑 Na^+/Ca^{2+} 比值升高，进而增强发热。NSAIDs 解热效果好、可靠而迅速；其主要作用是增强机体的散热，而不抑制其产热过程。在治疗剂量下，只能使升高的体温降低，对正常体温不发挥效应。目前认为 NSAIDs 的解热机制是抑制体内 COX，抑制 PG 的生物合成，使体温调节点恢复至正常水平。NSAIDs 的作用强度与对 PGs 的抑制有显著的相关性。在体外比较 NSAIDs 抑制 PGs 的强度，其顺序为：甲氯芬那酸（meclofenamic acid）> 尼氟灭酸（niflumic acid）> 吲哚美辛（消炎痛，indomethacin）> 甲芬那酸（甲灭酸 mefenamic acid）> 氟芬那酸（氟灭酸 flufenamic acid）> 保泰松（phenylbutazone）> 萘普生（naproxan）> 布洛芬（ibuprofen）> 阿司匹林（aspirin）（表 31-2）。

表 31-2　各药对人皮微粒体抑制 PGs 合成强度

NSAIDs	抑制 50%PG 合成的强度（mm）		
	PGE_2	$PGF_{2\alpha}$	PGD_2
吲哚美辛	0.53	0.52	0.53
甲芬那酸	0.87	0.87	0.89
氟芬那酸	1.05	1.00	1.07
保泰松	4.70	4.73	4.20
甲氧萘普生	6.62	6.75	6.70
布洛芬	11.41	11.52	11.50
阿司匹林	11.85	11.65	11.80

二、镇痛作用

组织损伤或炎症反应时产生的缓激肽、5- 羟色胺(5-hydroxy tryptamine，5-HT)、PG 等致痛物质经一系列酶促反应，引起血管舒张和通透性增高等炎症反应，随即发生痛觉敏感。同时致痛物质直接或间接使痛觉感受器膜上的 Na^+ 通道开放，Na^+ 的内流导致膜去极化产生动作电位，使伤害性感觉神经纤维末梢兴奋产生痛觉。同时组织 AA 代谢也被激活，生成 PG 和 LTs。PGE_2 和 PGI_2 分别与伤害性感觉神经纤维末梢上的 PGE_2 和 PGI_2 受体结合使 K^+ 通道关闭，K^+ 停止外流，细胞膜静息电位下降，促进伤害性感觉纤维去极化，使物理或化学性刺激致痛效应增强，亦即痛觉感受器对缓激肽等致痛物质的敏感性提高。可见在炎症过程中 PG 的释放对炎性疼痛起放大作用，且 PGE_1、PGE_2 及 $PGF_{2\alpha}$ 本身也有致痛作用。

NSAIDs 通过抑制 COX 减少外周和中枢 PG 的合成，从而减弱伤害性刺激引起的外周和中枢痛觉敏感化，同时抑制炎性因子的过度表达，减轻炎症反应及降低炎性介质诱发的细胞免疫反应，进而减少炎性介质、免疫反应介质等产生的痛觉过敏，减轻炎性疼痛反应。NSAIDs 的镇痛作用主要部位在外周神经系统，但也具有一定的中枢性镇痛作用。可用于常见疼痛、炎症性疼痛、围手术期疼痛和癌性疼痛的治疗。

（一）常见疼痛的治疗

NSAIDs 可用于治疗头痛、牙痛、肌肉痛、关节痛、神经痛、产后宫缩痛及月经痛，妇女月经期因子宫内膜 PG 分泌增加，引起局部充血和疼痛。NSAIDs 可抑制局部 PG 合成迅速发挥止痛和舒张子宫平滑肌的作用。

（二）炎症性疼痛的治疗

对炎症引起的轻、中度疼痛，NSAIDs 有较强的镇痛作用，尤其对炎症导致痛觉敏化有效。镇痛剂量的阿司匹林不产生镇静、情绪变化或其他感觉功能障碍，亦不影响疼痛刺激引起网状结构产生的觉醒反应。

（三）术后镇痛

NSAIDs 虽为轻度镇痛药，但通过有效抑制 PG 的合成与释放，减轻外周及中枢疼痛敏感化，对于某些术后疼痛表现出比阿片类药物还要好的镇痛效果。NSAIDs 对术后静息痛和诱发痛都有效，却无阿片类药常有的呼吸抑制、过度镇静、术后肠蠕动减缓和尿潴留等副效应。合理应用可减少术后阿片类药物用量 20%~50%，达到协同或相加的镇痛效果，减少副作用，减缓阿片类药物剂量升级率。临床上 NSAIDs 是多模式镇痛的必用药之一。

（四）预防性镇痛

以往研究较多的是将 NSAIDs 用于超前镇痛。近年来人们逐渐认识到超前镇痛概念的不足，且 NSAIDs 用于超前镇痛的效果受到质疑，超前镇痛的概念已经逐渐淡化，预防性镇痛(preventive analgesia)作为一个新的概念取而代之，二者既有不同，也有交叉。预防性镇痛是指从术前一直延续到术后一段时期的镇痛治疗，其方法是采用持续的、多模式的镇痛方式，达到消除手术应激创伤引起的疼痛，并防止和抑制中枢及外周的敏化。超前镇痛与预防性镇痛的重要区别在于前者是强调疼痛刺激出现前的治疗及其对术后镇痛临床效应的影响，而后者则是注重整个围手术期的持续、多模式预防性镇痛，进而彻底防止痛觉敏感状态，取得完全、长时间的覆盖术前、术中及术后的有效镇痛手段；另外这两个概念也有重叠，两者都可以防止和抑制中枢及外周的敏化，减少镇痛药物的用量。中华医学会麻醉学分会关于加速康复外科(ERAS)麻醉管理专家共识推荐使用 NSAIDs 药物起到预防性镇痛的目的。

（五）癌痛治疗

NSAIDs 是癌痛治疗的首选药物，中、重度癌痛选择第二、三阶梯药物联合 NSAIDs 进行镇痛治疗，联合用药可以增强阿片类药物的镇痛效果，并可减少阿片类药物用量，尤其对骨转移癌患者的中度至重度疼痛有较好的效应，其主要机制是抑制 PG 的合成。NSAIDs 没有耐药性和依赖性，但有封顶效应，即当达到一定剂量后再增加剂量，其镇痛效果也不明显提高，而需加用麻醉性镇痛药。

三、消炎抗风湿作用

风湿性疾病是一组涉及肌肉、骨关节以及关节周围软组织，并以疼痛症状为主的慢性炎症性疾病。它包括各种不同病因和发病机制的关节、脊柱、肌肉及软组织疾病。NSAIDs 除了非那西丁与对乙酰氨基酚之外，均具有较强的消炎抗风湿作用，主要用于治疗风湿性关节炎和类风湿关节炎。是改善关节炎症状的常用药，由于不能控制病情，必须与抗风湿药联合使用。其消炎抗风湿的机制有：抑制缓激肽的生物合成、稳定溶酶体的作用和抑制 PG 的合成。近年来研发的新型外用的 NSAIDs，如透明质酸 -NSAIDs 具有明确的镇痛效果、良好的安全性和可耐受性，被广泛用于急、慢性肌肉骨骼系统疾病疼痛的治疗，同时减少了胃肠道等并发症。

四、心血管疾病的预防

近年来大量国内外研究证实阿司匹林对心血管疾病的治疗作用，广泛用于心血管疾病的一级和二级预防。阿司匹林通过其抗血小板集聚作用减少心血管事件的发生。

在血小板凝集诱发剂作用下，血小板可释放出 AA。AA 在 COX 等作用下的代谢产物之一是 TXA_2，TXA_2 极不稳定，很快转化为稳定的 TXB_2。血管壁内皮细胞释放的 AA 也经 COX 作用转化为 PGI_2。不稳定的 TXA_2 和 PGI_2 具有强烈的生物学活性，TXA_2 能诱发血小板释放反应，加速血小板凝集，而 PGI_2 则相反，具有抑制血小板凝集的作用，二者之间的动态平衡是机体调控血栓形成的重要机制。阿司匹林通过抑制 COX，使血小板内的 COX 分子活性中心的丝氨酸乙酰化，阻止 TXA_2 的合成，同时还使血小板膜蛋白乙酰化，并抑制血小板膜酶，从而防止血小板凝集。阿司匹林对血小板的强大抑制作用是不可逆的。口服阿司匹林 0.3~0.6g 后对 COX 的抑制作用可持续 24 小时，出血时间延长 2 倍。即使血内未测出阿司匹林，其作用仍可持续 2~7 天，这种长效抑制作用是来自阿司匹林不可逆性乙酰化作用。但这并不意味着只需 2~3 天服用一次阿司匹林，即可维持其抗血小板作用。因为循环中血小板每日约更新 10%，且不受前一天服用的阿司匹林所影响，故仍需每日服用。

阿司匹林可对 TXA_2 和 PGI_2 的合成均有抑制作用，这种矛盾的作用不影响其抗血小板凝集作用：①阿司匹林对 TXA_2 合成的抑制 $>PGI_2$ 的抑制，低浓度的阿司匹林主要是阻断 TXA_2 的产生，如每日口服阿司匹林 0.18g 即可抑制血小板约 99% 的 COX 合成，只有用大剂量才对 PGI_2 的生成产生作用。②服用阿司匹林后，PGI_2 的浓度恢复快，TXA_2 恢复慢。③严重硬化的冠状动脉几乎没有能产生 PGI_2 的细胞，故阿司匹林只抑制 TXA_2 的生成。这对防止血栓形成可能有重大的意义。

研究表明其他 NSAIDs 可能会干扰小剂量阿司匹林抗血小板作用，如布洛芬可干扰阿司匹林的作用，其机制可能为布洛芬占据了阿司匹林在血小板 COX-1 的结合位点，影响了阿司匹林与 COX-1 丝氨酸残基的结合。另外部分患者存在阿司匹林抵抗现象（asprin resistance，AR）。阿司匹林抵抗是指即使规律服药仍不能完全防止血栓形成和栓塞问题的发生；不延长出血时间，在体外也不抑制血小板聚集或血小板 TXA_2 的形成。阿司匹林抵抗可以分为临床抵抗和实验室抵抗。临床阿司匹林抵抗也可认为是阿司匹林治疗的失败。实验室阿司匹林抵抗表现为阿司匹林不能抑制血小板血栓素生成或不能在体外抑制血小板聚集功能。至于阿司匹林抵抗的完整机制尚不十分清楚，但可能的机制：①阿司匹林服用剂量不足；②环氧合酶异常，血小板中高表达的是 COX-2 而不是 COX-1，此外，COX-1 基因变异也会使 COX-1 结构改变而不能被阿司匹林灭活；③血小板膜糖蛋白的多态性；④ADP 受体的基因变异；⑤异 PG 形成；⑥其他因素如吸烟、过度运动、精神紧张、血脂含量增高和手术等均可引起阿司匹林抵抗。阿司匹林抵抗发生率为 5%~60%，普遍存在于健康和心脑血管疾病患者人群中。多发于女性患者，年龄较大的患者以及同时服用其他 NSAIDs 患者和吸烟的患者。

目前多数研究认为小剂量阿司匹林（50~350mg/ 次，1 次 /d）对多数缺血性心脑血管疾病有效，且无严重不良反应，如增加剂量将产生相反作用，且不良反应增加。相关资料表明阿司匹林长期服用的推荐剂量为 75~160mg/d，急性治疗剂量为 150~300mg/d。阿司匹林应长期服用，停用后心脑血管疾病的危险性恢复到原来水平。目前最佳的剂型为肠溶片，1 次 /d。

五、肿瘤抑制

自 20 世纪 80 年代以来 NSAIDs 的抗肿瘤特性得到了人们的关注。COX-2 在肿瘤的发生、发展过程中可能发挥着一定的作用。NSAIDs 作为 COX-2 抑制剂，可能通过抑制 COX-2 的表达和活性达到抗肿瘤的目的。有研究表明长期应用 NSAIDs 能降低肿瘤患者的死亡率，延长生存时间，降低术后复发率，改善预后。NSAIDs 可抑制肿瘤的发生、发展及转移，并且与其他抗肿瘤药物有协同作用。NSAIDs 也可降低 COX-2 低表达结肠腺瘤的复发率，抑制 COX-2 阴性肿瘤细胞株的生长，提示尚有独立于 COX-2 的机制存在。NSAIDs 可能通过 COX-2 及非 COX-2 依赖性机制，抑制肿瘤细胞分裂，诱导细胞凋亡，抑制肿瘤血管生成、侵袭及转移等。但 NSAIDs 的抗肿瘤特性需要进一步临床研究证实。

六、神经精神性疾病的防治效果

近年来NSAIDs用于防治神经精神性疾病受到广泛关注。低剂量阿司匹林在缺血性卒中二级预防中的作用已得到广泛认可，其在缺血性卒中一级预防中的作用尚存在争议。阿司匹林在减少人群缺血性卒中和全因死亡率的同时增加了脑出血的风险，这可能和其他抗血栓药的应用有关。多项流行病学研究显示长期应用NSAIDs能够显著降低AD的风险性或推迟AD的发病，对AD具有一定保护作用，因要大剂量用药，其严重的胃肠道不良反应使用于AD的长期治疗受限。有研究显示炎性状态和抑郁风险的增加有关，NSAIDs通过抗炎机制可能成为一种辅助的抗抑郁治疗选择。在辅助抗抑郁方面，塞来昔布是研究较多的一种NSAIDs，多数研究显示其安全、有效且认为相比于其他NSAIDs，其抗抑郁作用最为明显。也有研究表明NSAIDs对帕金森病（Parkinson's disease，PD）同样有预防和治疗作用。

第三节　非甾体抗炎药的不良反应

一、胃肠道损伤

（一）NSAIDs引起的胃肠道损伤

美国FDA的报告指出“NSAIDs可诱发上消化道溃疡、大出血或穿孔。其发生率在NSAIDs治疗3~6个月的患者中是1%，1年者为2%~4%，且该比率随着治疗时间的延长而增高。而在一般人群中此比率为0.1%~0.2%。即使短期使用NSAIDs治疗也并非完全没有风险”。NSAIDs引起的胃肠道损伤主要表现为胃食管反流、消化不良、恶心、呕吐、腹泻、溃疡等，严重时可发生出血、穿孔或梗阻，甚至死亡。因症状严重而中断用药者约占2%~10%。英国药物安全委员会和美国FDA公布的NSAIDs常见严重不良反应见表31-3。

志愿者服用阿司匹林24小时内，胃镜下可见早期呈黏膜下出血，以后2周内发生糜烂和溃疡。对于长期服用阿司匹林的患者，1周~3个月后开始适应，约有半数患者胃十二指肠黏膜的糜烂和溃疡消失，黏膜损伤程度与阿司匹林剂量呈正相关。除阿司匹林外，其他NSAIDs同样对胃肠道黏膜产生损伤。不同的NSAIDs服药后胃肠道不良反应情况见表31-3。

表31-3　NSAIDs严重胃肠道不良反应、并发症发生率（%）（每10^6次处方）

药品名称	不良反应（英国）	并发症（美国）
阿扎丙宗（azapropazone）	67.0	–
吡罗昔康（piroxicam）	58.7	6.52
芬布芬（fenbufen）	35.7	–
二氟尼柳（diflunisal）	33.5	2.87
酮洛芬（ketoprofen）	33.2	–
萘普生（naproxen）	32.8	3.11
非诺洛芬（fenoprofen）	32.2	3.01
氟比洛芬（flurbiprofen）	27.4	–
舒林酸（sulindac）	23.9	3.56
双氯芬酸（diclofenac）	20.9	–
布洛芬（ibuprofen）	6.6	1.79
托美丁（tolmetin）	–	5.92
甲氯芬那酸（meclofenamicacid）	–	1.2

服用 NSAIDs 是上消化道出血的常见病因，约 15%~30% 可患消化性溃疡，并使溃疡并发症如出血、穿孔等发生的危险性增加 4~6 倍。NSAIDs 对上下消化道的损害程度存在差异，据报道 NSAIDs 引起的下消化道并发症发生率正在逐渐增加。1996 年报道 NSAIDs 引起的上消化道与下消化道并发症的发生比例约为 4.1∶1，而在 2005 年该比例则降至 1.4∶1。NSAIDs 的上消化道并发症包括表浅黏膜改变、糜烂性胃炎、溃疡以及溃疡并发症，如消化道出血、穿孔、梗阻等。随着胶囊内镜、小肠镜等技术运用于小肠疾病的检查和诊断，发现 NSAIDs 相关性小肠黏膜损伤比胃黏膜损伤更为常见，在长期口服 NSAIDs 的患者中，小肠黏膜受损者可多达 75%。对服用 NSAIDs 的患者行肠镜检查时可见其肠黏膜有红斑、出血、糜烂及溃疡等表现。隔膜样病变是 NSAIDs 相关小肠损伤的特征性病变。下消化道并发症的发生主要是由于肠道通透性增加及黏膜炎症而引起，一般在单次服用 NSAIDs 后的 12 小时内就能发现肠道的通透性增加。由 NSAIDs 引起的小肠出血、蛋白质丢失、回肠吸收障碍、肠通透性升高等统称为 NSAIDs 相关性肠病。服用 NSAIDs 者如出现不明原因贫血、低蛋白血症，应警惕 NSAIDs 相关肠病的可能。

对于既往有胃肠道症状或胃肠道出血史的患者，如果存在高龄、服用大剂量 NSAIDs 及持续使用 NSAIDs 等因素，均可增加消化道出血的风险。故指南推荐在服用 NSAIDs 的同时加用胃黏膜保护剂，可减少胃肠道的损伤。胃肠道损害的严重程度与药物剂量及用药时间呈正相关。

(二) NSAIDs 引起胃肠道损害的机制

1. 抑制 COX-1 和 PG　COX-1 在胃肠、血管、肾脏等组织中普遍表达，其参与合成的前列腺素(PG)具有保持黏膜的完整性发挥胃黏膜保护作用。NSAIDs 能抑制 COX-1，使 PG 合成减少，削弱胃黏膜保护作用，引起胃黏膜损伤。

2. 与弱酸有关　NSAIDs 对胃黏膜细胞有直接的细胞毒性作用，引起损伤，这种直接细胞毒性作用与 COX-1 的抑制无关。本身为弱酸性的 NSAIDs 在 pH 2.5 的胃液中，多呈非离子状态，非离子状态的 NSAIDs 易进入胃黏膜细胞，在细胞内又离解成离子状态，这种现象称为“离子捕获”。NSAIDs 迅速扩散入胃黏膜细胞，细胞膜的通透性改变，使 K^+、Na^+ 离子进入胃液内，而 H^+ 则逆向扩散入黏膜内，造成黏膜细胞损害。据报道 NSAIDs 也能诱导胃黏膜细胞的坏死和凋亡。

3. 炎性介质的释放　NSAIDs 对 PG 合成的抑制导致 LOX 途径被激活，白三烯合成增加，白三烯引起炎症和组织缺血导致胃黏膜损伤。除此之外，还增加了促炎介质的释放，如肿瘤坏死因子、白介素等，这进一步导致胃微血管闭塞，胃血流量减少，氧自由基释放。氧自由基直接损伤血管，造成胃黏膜缺血性损伤。

4. 抑制一氧化氮(nitvic oxide，NO)合成　NO 可增加胃血流量，对胃肠道有保护作用，NSAIDs 通过抑制结构性一氧化氮合酶，使 NO 生成减少，从而加速胃肠道的损害。

(三) NSAIDs 引起胃肠道损伤的危险因素

1. 年龄 >60 岁　尤其大于 70 岁的老年人应用 NSAIDs 易引起消化性溃疡，且因溃疡引起的死亡率也明显增加。

2. 剂量和疗程　发生严重胃肠道并发症的危险与 NSAIDs 的剂量和疗程呈正相关。但小剂量阿司匹林也可导致胃黏膜损害。

3. 溃疡或出血病史　既往有溃疡或出血病史再发溃疡出血的风险为无既往病史者的 13.5 倍。

4. 幽门螺杆菌(Helicobacter pylori，Hp)感染　可增加 NSAIDs 相关的胃肠道并发症。

5. 联合用药　同时使用抗血小板药物、抗凝剂、糖皮质激素及 5- 羟色胺再摄取抑制剂等以及多种 NSAIDs 联用。

6. 药物种类　胃肠道损害的风险高低依次是吲哚美辛 > 萘普生 > 双氯芬酸 > 吡罗昔康 > 替诺昔康 > 布洛芬 > 美洛昔康。

7. 吸烟。

(四) NSAIDs 相关性胃肠道损伤的防治

随着 NSAIDs 的广泛应用，其胃肠道不良反应也逐渐引起重视。胃肠道损害的防治主要包括以下几个方面：存在以上危险因素的患者应注意权衡使用该类药物时的利弊，尽量使用药物的最低有效剂量；避免不必要的大量长期应用和重复用药；餐后服用，宜戒烟、忌酒、避免服用含咖啡因的食品或酸性饮料；用药过程中出现胃肠道不良反应时应及时停药；使用 NSAIDs 同时合并使用胃黏膜保护剂(如质子泵抑制剂，PPI)或米索前列醇等 PG 类似物，以减少胃肠道的损伤；对于需要 NSAIDs 较长程治疗者，应先检测 Hp 感染与否，阳性者应先行根除 Hp 治疗。

3

二、心血管系统不良反应

NSAIDs 可导致心血管事件的发生，如心肌梗死、不稳定心绞痛、心脏血栓、猝死等血栓性并发症，增加充血性心力衰竭、高血压、冠心病等发生的风险。选择性 COX-2 抑制剂和非选择性 NSAIDs 均显著增加脑卒中的风险，前者的发生率约为后者的 3 倍。常用的 NSAIDs 中，萘普生的心血管事件发生较少，而阿司匹林由于抗血小板聚集作用在心脏病患者中得到了广泛应用。

发生心血管意外可能的机制：①血栓学说：COX-2 抑制是血栓风险增加的始动因素。COX-2 的选择性抑制限制了内皮细胞对前列腺素（PGI_2）的合成，使 TXA_2/PGI_2 增加，血小板聚集，加速了动脉粥样硬化的发生。②心肾学说：选择性 COX-2 抑制使 PGI_2 合成减少，通过影响肾血流行病调查节 RAS 系统，使水钠潴留，引起高血压的发生。进一步发展可致动脉粥样硬化和心功能不全。这种反应在既往有无高血压病史的患者都会出现。③其他学说：COX-2 源的 PG 可上调人平滑肌细胞凝血酶抑制剂血栓调节蛋白。同时，推测 COX-2 抑制剂还可能通过不依赖目前血小板的机制而导致促血栓效应。另外 COX 受抑制可以提高花生四烯酸水平，花生四烯酸可以抑制线粒体氧化磷酸化，增加活性氧（ROS）生成。ROS 可促进血小板活化和聚集，从而增加心血管不良事件的发生。

三、血液系统影响

NSAIDs 可引起多种血液系统损害，包括各种血细胞减少和缺乏，其中以粒细胞减少和再生障碍性贫血较为常见，发生率不高。服用阿司匹林后出现血红蛋白下降者为 1.6%。有萘普生引起溶血性贫血，双氯芬酸钠引起血小板减少以及吡罗昔康发生过敏性血小板减少性紫癜的文献报道。

几乎所有 NSAIDs 药物都可抑制血小板凝集，降低血小板黏附力，使出血时间延长，但具体机制目前并不完全清楚，可能与其抑制 COX，使 TXA_2 生成减少，进而抑制血小板聚集有关。除阿司匹林外，其他 NSAIDs 对血小板的影响是可逆的。应用阿司匹林 0.3g 即可出现出血时间延长，0.6g 时出血时间显著延长，可持续 4~7 天。治疗剂量的阿司匹林或其他水杨酸制剂一般只引起轻微出血。对肝功能损害、低凝血酶原血症、维生素缺乏和手术前的患者应慎用阿司匹林等水杨酸类药，尤其当与抗凝药同用时应减少或停止后者用药。对术前长期服用此类药物者应慎用或禁用椎管内麻醉。

四、肝、肾功能的损害

多数 NSAIDs 可致肝损害，从轻度的转氨酶升高到严重的肝细胞坏死。服用 NSAIDs 者肝病的发生率是未用 NSAIDs 者的 2.3 倍。NSAIDs 所致肝损害多为一过性肝功能异常，停止用药后可恢复。但老龄、肾功能不全、长期大剂量应用者可增加肝损害的风险。

多数 NSAIDs 药物导致的肝脏损伤为特异体质反应。由药物引起的超敏反应或个体对药物的代谢异常所致，其特点是发生率低、与剂量无关、潜伏期较长（数周至数月）且不固定，其发生不可预测。另有些 NSAIDs 可对肝脏造成直接损伤，通过对组织结构的直接损伤引起胆汁淤积及肝细胞形态改变，严重时可导致急性肝衰竭。常见药物如阿司匹林、对乙酰氨基酚和贝诺酯等。其特点是发生率高、与剂量有关、潜伏期较短（数天至数周）而且相对一致，其发生可以预测。近来研究发现，NSAIDs 也可通过引起肠道通透性改变，导致细菌及肠源性有毒物质的异位，通过肠肝循环到达肝脏，导致内毒素血症，引起一系列病理改变，如脂肪肝和肝纤维化，从而引起肝脏的炎症反应，引起肝损伤。

NSAIDs 引起的肾损害占所有药物相关性肾损害的 16%。NSAIDs 引起肾损害的临床类型主要包括：急性肾衰竭，多合并高钾，为可逆性肾衰，多见于应用吲哚美辛、布洛芬、双氯芬酸钠、萘普生等；肾病综合征和间质性肾炎，可表现为蛋白尿、水肿、少尿、泡沫尿等；肾乳头坏死，多见于应用保泰松、布洛芬、甲芬酸钠等药物者；水电解质平衡紊乱，在肾功能不全和肾功能正常的患者均可出现；高血压和充血性心衰，其高血压的发生及程度与药物种类相关，如吲哚美辛和萘普生升高血压作用较明显，而阿司匹林则无明显升压作用。

NSAIDs 导致急性肾衰竭的危险性主要受药物种类、剂量和用药时间的影响。下列情况也是诱因：老年人，有效循环血容量不足，原有肾血管病、肾小球肾炎、肾病综合征、尿路梗阻、慢性肾功能不全等疾病，以及与利尿剂、β 受体阻滞剂、氨基糖苷类抗生素和血管紧张素转化酶抑制剂类药并用时。其他如严重感染、脓毒血症、恶性高血压、应激状态等均为诱发因素。

NSAIDs肾损害的主要的机制在于其抑制PG合成，使肾脏灌注血流量减少和肾小球滤过率下降而导致肾功能异常。还可通过其代谢物晶体沉积引起肾小管梗阻；破坏线粒体、耗竭细胞内谷胱甘肽等物质产生直接毒性及细胞介导免疫损伤等多种机制导致急、慢性肾损伤的发生。COX-2对肾脏正常发育起重要作用，并调节水和电解质平衡及保护肾小球功能。无论传统的NSAIDs或新型选择性NSAIDs都对COX-2起抑制作用，削弱其肾保护作用，从而引发药物相关的肾脏不良反应。

五、过敏反应

服用NSAIDs类药物偶见过敏，发生率约为0.2%，其症状从轻微的皮疹、胃部不适到严重的呼吸道症状（呼吸道水肿、哮喘等），甚至是威胁生命的过敏反应。其引起的过敏反应主要分为两种：一种是由于COX-1受抑制引起的药物之间的交叉反应，如“阿司匹林哮喘”。其主要表现为呼吸道症状，通常在药物摄入后30~180分钟内发生，有些患者服药后迅速出现呼吸困难、喘息，严重可导致死亡，并可伴有除气道外的其他症状，如皮肤（前胸部的潮红、皮疹或水肿）、胃（恶心、呕吐）等。该类反应在既往有哮喘等慢性气道疾病的患者更易发生。另一种是由IgE或T细胞介导的超敏反应，在服用NSAIDs后可能立即出现，表现为荨麻疹或神经性水肿等，也可表现为迟发型超敏反应，在用药后24小时出现的药疹等。出现过敏反应时应注意询问服药史、过敏反应发生的时间、新增过敏症状与原有疾病之间的关系等，对过敏类型进行判断从而提出正确的治疗方案。

六、神经系统副作用

NSAIDs引起神经系统症状的发生率<5%。但吲哚美辛所致的神经系统发生率可高达10%~15%。神经系统副效应的常见症状有头痛、头晕、耳鸣、耳聋、嗜睡、失眠、感觉异常、麻木等，并可发生视神经炎和球后神经炎。还有些不常见症状如：多动、兴奋、肌阵挛、震颤、共济失调、幻觉等。大剂量阿司匹林可引起水杨酸综合征，表现为眩晕、耳鸣、呕吐、精神错乱及呼吸中枢兴奋，引起通气过度甚至呼吸性碱中毒。NSAIDs对中枢神经系统的影响常常是暂时性的，减量后可消失，症状严重者应立即停止使用。

七、非甾体抗炎药的使用原则

临床使用NSAIDs时，应遵守以下几条原则：①诊断明确，严格掌握NSAIDs的适应证，防止滥用。NSAIDs用于解热一般限用3天，用于止痛一般限定5天；②避免联合用药，只用一种NSAIDs，避免副作用累积发生；③应尽可能以最低剂量，最短的疗程，对风湿性关节炎等其他疾病尽早加用治疗药物；④个体化用药，在用药过程中不断调整，以求达到最好的疗效，最小的毒副作用；⑤尽量避免和减少其他危险因素对用药的影响。对既往有溃疡病、高血压、心功能不全、脱水、严重感染及败血症、高钾血症、高钠血症或应用利尿剂、糖皮质激素、氨基糖苷类抗感染药等患者，应慎用或避免使用；⑥老年人、既往胃出血病史、每天饮酒3次以上者慎用；⑦长期应用NSAIDs患者应定期检查血常规、大便潜血及肝、肾功能；⑧加用胃黏膜保护剂PGE_1衍生物米索前列醇或PPI；⑨妊娠及哺乳期妇女慎用。

第四节 非甾体抗炎药的时间药理学

时间药理学是以生物节律为基础进行研究和发展的，根据人体生理及病理状态时的节律变化，在合适的时间进行药物干预，从而达到治疗的效果，其对临床用药有重要的指导作用。例如，高血压患者的血压波动一般为“两峰一谷”，“两峰”分别为9:00~11:00和16:00~18:00，“一谷”为凌晨2:00~3:00，结合药物特点通常选择在7:00和14:00给予降压药物，以维持血压稳定。NSAIDs同样如此，充分了解炎症及疼痛的节律，根据时间生物学和时间药理学的原理帮助我们选择合适的用药时机，以达到最佳疗效和最小的毒副作用。

炎症反应节律性变化的详尽机制迄今尚未阐明，可能与下列因素有关：首先，炎症反应的强弱与机体内源糖皮质激素分泌的昼夜节律有关。当血中糖皮质激素浓度低时，炎症反应性低，水肿较轻。其次，机体对各类致炎物质（如组胺、缓激肽、PG等）的敏感性呈昼夜乃至季节性差异。白细胞的数目与功能也与炎症反应的节律性有密切关系。

痛觉以及人体对疼痛的耐受性也存在昼夜的差异。健康人的痛觉峰值时间约在00:00~03:00左右，谷值在15:00左右。如牙痛患者持续疼痛的峰值时间是03:00~07:00，谷值是15:00~16:00。风湿关节炎的主要症状是疼痛、晨僵及炎症，一般患者症状在清晨加重，以致晨僵成为风湿关节炎的主要特征性症状之一。时间药理学主要研究昼夜节律对药物作用或体内过程的影响。因此，根据这些节律设计用药方案，应会提高药物的疗效。

3

多数NSAIDs如吲哚美辛和阿司匹林等，于7:00用药或19:00用药吸收迅速而安全，血药浓度峰值高，代谢和排泄均较慢，半衰期长，疗效好。故合理的给药方案应该是略减少早晨用量，晚间宜加服1次。用双盲法将氟联苯丙酸200mg/d用于治疗风湿关节炎，表明分两次用药疗效比四次用药高，若有一次用于夜间或能更有效的控制患者疼痛及晨僵。但也有报道以75mg吲哚美辛缓释剂用于骨关节炎患者进行自身对照，用药三周，第一周8:00服药，第二周12:00服药，第三周20:00服药，结果表明早上用药副效应发生率为32%，而夜间用药为7%。镇痛效果也与用药时间明显像关，08:00及12:00用药镇痛效果均为28%，夜间用药为35%。

第五节 临床常用的非甾体抗炎药

属于NSAIDs的药物繁多，美国FDA确认的NSAIDs分成三类：①阿司匹林盐类，包括阿司匹林；②非乙酰基水杨酸类，包括水杨酸镁、氟苯水杨酸等；③非水杨酸盐类，包括布洛芬、吲哚美辛等。按照其化学结构分为八大类，包括：①甲酸类：也称水杨酸类，代表药物是阿司匹林等；②乙酸类：代表药物为双氯芬酸钠、吲哚美辛等；③丙酸类：代表药物为布洛芬、萘普生等；④昔康类：吡罗昔康、美洛昔康等；⑤ 昔布类：塞来昔布、罗非昔布等；⑥ 吡唑酮类：包括氨基比林、保泰松等；⑦ 磺酰丙胺类：尼美舒利等；⑧ 芳香乙酸类：酮咯酸氨丁三醇等。还可根据其对AA的不同代谢途径来分类。按其对COX、LOX的代谢途径作用强度不同可分为环氧酶抑制剂、环氧酶/脂氧酶抑制剂或LOX抑制剂。根据对COX抑制特性将NSAIDs分为四类：① COX-1倾向性抑制剂：如小剂量肠溶性阿司匹林；②非选择性COX抑制剂：如吲哚美辛、双氯芬酸等；③选择性COX-2抑制剂：如美洛昔康等；④ COX-2特异性抑制剂：包括塞来昔布、罗非昔布等。

临床常用的非甾体抗炎药其药理作用的比较见表31-4。

一、阿司匹林

阿司匹林（aspirin）又名乙酰水杨酸（acetylsalicylic acid），阿司匹林，乙酸基水杨酸。

（一）理化性质

阿司匹林为白色结晶或结晶性粉末，无臭或微带乙酸臭，味微酸，遇湿气即缓慢水解成水杨酸与乙酸，难溶于水，水溶液呈酸性，易溶于乙醇、乙醚和氯仿。熔点135~140℃。分子式$C_9H_8O_4$，分子量180.16（图31-2）。

（二）药理作用

为水杨酸类解热镇痛药中最常用的药物，其作用和用途主要有解热、镇痛、抗炎抗风湿和抗血小板凝集。随着对阿司匹林研究的不断深入，人们惊喜地发现“百年神药”不断焕发出新的生机。

1. 解热作用 可使发热患者的体温降到正常，但对正常体温却无影响，常用于呼吸道感染的解热治疗。其解热机制可能是多方面的：①直接兴奋下丘脑前区的体温散热中枢，加强散热过程；②抑制白细胞释放内致热原和阻断致热原进入脑组织；③抑制下丘脑合成和释放PG。PG是极强的致热物质，阿司匹林通过抑制COX使PG合成减少，引起外周血管扩张、皮肤血流增加、出汗，使散热增加而起解热作用。

2. 镇痛作用 主要是通过抑制前列腺素及其他能使痛觉对机械性或化学性刺激敏感的物质（如缓激肽、组胺）的合成，属于外周性镇痛药。但不能排除中枢镇痛（可能作用于下视丘）的可能性，具有中度镇痛效应，无成瘾性和依赖性，常与其他解热镇痛药配成复方制剂。临床广泛用于头痛、牙痛、神经痛、关节痛、肌肉痛及痛经等中度钝痛，对外伤性剧痛及内脏平滑肌绞痛无效。

表 31-4　常用 NSAIDs 的药理作用

药物	半衰期（h）	抗炎	镇痛	解热	总剂量（mg）	用法（mg/d）	次 /d	备注
水杨酸类								
阿司匹林	3~5	+	+	+	<2 500	500	3	价廉有效可作为轻度疼痛的首选药物可引起胃肠道不适、耳鸣、出血和过敏等不良反应
丙酸类								
萘普生	13	+	+	+	250~1 500	375~500	2	为炎症性关节炎疾病首选药，不良反应少见；以萘普生最佳。苯酮酸为一前体药，在肝中转化为活性型，较少引起胃肠道出血
布洛芬	2	+	+	+	1 200~3 200	600	4	
氟比洛芬	6	+	+	+	300	50	2~4	
乙酸类								
吲哚美辛	2	++	+	+	150	50	3	抑制环氧酶作用最强，临床效果良好，但不良反应发生率高，最常见是头痛
灭酸类								
甲氯芬那酸	2	+	+	+	1 600	400	4	中度抗炎作用；可致胃肠道反应，可能引起腹泻，可引起溶血性贫血
甲芬那酸	4	±	+	+	1 000	250	4	
昔康类								
吡罗昔康	45	++	+	+	20	20	1	是广泛应用于慢性炎症性疾病治疗的一种药物；胃肠道刺激反应发生率达 20%，可致耳鸣、发疹，在肝中代谢，每日口服 1 次，有多次血浆峰值出现，提示有肝肠循环，老年人或伴肾功能不全者可无蓄积现象
氯诺昔康	3~4	+	+	+	16	8	2	
吡唑酮类								
对乙酰氨基酚	2~4	+	+	+				治疗剂量对轻度疼痛安全有效，过量可致严重中毒
磺酰丙胺类								
尼美舒利	2~5	+	+	+				具有很强的抗炎、解热、镇痛作用，对类风湿关节炎、骨关节炎、发热、呼吸道感染、痛经、牙科手术后疼痛具有明显的治疗作用，且不良反应发生率低
昔布类								
塞来昔布	8~12	+	+	+	800	100~200	2	
伐地昔布	8~11	+	+	+		10	1	
帕瑞昔布	0.13~0.17	+	+	+	80	20~40	2~4	
芳香己酸类								
酮咯酸氨丁三醇	5	+	+	+	120	30	4	适用于需阿片水平镇痛药的急性较严重疼痛的短期治疗，通常用于术后镇痛，不适用于轻度或慢性疼痛治疗
双氯芬酸钠	1~2	+	+	+	75~150	25~50	3	

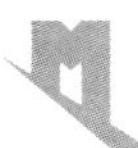

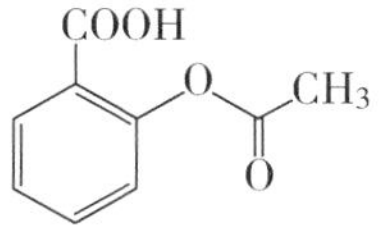

图 31-2　阿司匹林的化学结构

3. 抗炎抗风湿效应　其抗炎作用机制也是由于抑制 PG 合成，从而消除了 PG 对缓激肽、组胺、5- 羟色胺等致炎介质的致敏作用。其抗风湿作用除解热、镇痛等因素外，主要在于抗炎，临床上作为急性风湿性和类风湿关节炎的主要用药，控制急性风湿热的疗效迅速而确实。

4. 抗血小板凝集作用　阿司匹林是目前唯一用于一级预防抗血小板的药物，阿司匹林抗血小板作用机制为直接并不可逆地抑制 COX-1 和 COX-2，减少前列腺素的合成，抑制血小板 TXA_2，从而抑制血小板聚集。同时，阿司匹林也可抑制低浓度胶原、凝血酶、抗原 - 抗体复合物等所致的血小板聚集和释放反应及自发性聚集，由此发挥预防血栓的作用。阿司匹林抗血栓疗效与 PEAR1 基因多态性存在相关性，并随着 PEAR1 的突变基因位点数量增加血小板聚集率也逐渐增加。阿司匹林广泛用于预防心房颤动、人工心脏瓣膜、动静脉瘘、关节置换术后及其他手术后血栓的形成，也用于预防动脉粥样硬化、一过性脑缺血发作和缺血性心脏病等，降低病死率及再梗死率。还应用于血管成形术及旁路移植术后防止血栓形成。

5. 抗肿瘤作用　阿司匹林不仅能降低结直肠癌、胰腺癌、肝癌等多种消化道肿瘤的发病风险和病死率，还可以抑制肿瘤细胞生长，增强肿瘤细胞对化疗药物的敏感性，具有辅助抗肿瘤的作用。2016 年美国预防服务工作组推荐阿司匹林用于结直肠癌的一级预防。阿司匹林还可用于除消化系统外的肺癌、前列腺癌、乳腺癌、卵巢癌等肿瘤的防治，起到预防及降低复发率和转移率的作用。

6. 其他用途　干扰 PG 类物质的形成而缓解偏头痛发作；儿科用于皮肤黏膜淋巴结综合征（川崎病）的治疗；缓解癌性疼痛；对糖尿病所致的血栓性动脉硬化病、坏疽、冠脉硬化有些疗效。其他见于报道的用途包括用于治疗大骨节病、早期老年性白内障、真性红细胞增多症、降低血压及治疗妊娠期高血压疾病、子宫内胎儿生长迟缓等。

（三）体内过程

阿司匹林口服后大部分在小肠上部迅速被吸收，口服生物利用度为 68% ± 3%，约 1~2 小时达血药浓度高峰。阿司匹林吸收后易被血浆和胃黏膜、红细胞及肝中的脂酶水解成乙酸和仍有活性的水杨酸盐，后者与血浆蛋白结合率为 80%~90%。分布容积为 0.17L/kg ± 0.03L/kg，可分布到全身各组织和体液中，可进入关节腔及脑脊液并易通过胎盘。水杨酸经肝药酶代谢，大部分代谢产物与甘氨酸结合，少部分与葡萄糖醛酸结合后，经肾脏排泄，其肾清除率为 9.3ml/(min·kg) ± 1.1ml/(min·kg)，老年人肾清除率降低。阿司匹林血浆半衰期为 20 分钟，其水解产物水杨酸盐在一般剂量（每日 <1g/d）时，按一级动力学代谢，血浆半衰期为 3~5 小时；大剂量（每日 >1g/d）时，甘氨酸、葡萄糖醛酸的结合反应已达到饱和，代谢从一级动力学转变为零级动力学，血浆半衰期可延长 15~30 小时。阿司匹林产生解热镇痛作用的剂量较小，血药浓度为 25~50μg/ml，一次口服 0.6g，其峰浓度可达 40μg/ml，足以达到解热和镇痛作用；其血浆有效抗炎浓度为 150~300μg/ml，中毒浓度 >200μg/ml，因此要防止蓄积中毒。血药浓度达稳定状态所需时间随每日剂量的增大而增加，在大剂量用药（如抗风湿）时一般需要 7 天，但需 2~3 周或更长时间以达到最佳疗效。

服用剂量较小剂量水杨酸时主要以结合型经肾排泄，小部分以水杨酸盐排出。但大剂量时因肝脏的转化能力饱和，会有大量的水杨酸经肾排泄，碱性尿液能促使其解离减少肾小管的再吸收而增加排泄，可排出 85% 的水杨酸盐。在酸性尿液时则仅能排出 5%。故水杨酸类药物中毒时可用碳酸氢钠碱化尿液以加速排泄。

该品可在乳汁中排泄，哺乳期妇女口服 650mg，5~8 小时后乳汁中药物浓度可达 173~483μg/ml，故长期大剂量用药时婴儿有可能产生不良反应。

（四）药物相互作用

1. 麻醉性镇痛药　阿司匹林与哌替啶、可待因、吗啡、喷他佐辛等麻醉性镇痛药合用时，可增强镇痛作用并减少麻醉性镇痛药的用量和不良反应。

2. 巴比妥类　阿司匹林能竞争硫喷妥钠的血浆蛋白结合部位，置换出与血浆蛋白结合的苯巴比妥，使硫喷妥钠、苯巴比妥的血浓度升高，效应增强。同时苯巴比妥为酶诱导剂可加速阿司匹林的代谢使其疗效降低。

3. 抗凝药　阿司匹林能阻滞肝脏利用维生素 K，抑制凝血酶原的合成。并能从血浆蛋白结合部位置换双香豆素类抗凝血药，增加其血药浓度，使其抗凝作用显著增强。还可降低血小板的黏附性致易出血，故两药不宜同时应用。腹蛇抗栓酶系通过促进纤维蛋白溶解而发挥疗效，不宜与阿司匹林等 NSAIDs 同时应用，以防溃疡加重和出血。

4. 血管紧张素转换酶抑制剂　卡托普利、依那普利等血管紧张素转换酶抑制剂能降低缓激肽水平，增加 PG 水平，导致血管扩张，阿司匹林抑制 PG 合成，从而减弱卡托普利的降压作用。

5. β 受体阻滞剂　阿司匹林抑制 PG 合成，而 β 受体阻滞剂可刺激 PG 合成，两药合用时可减弱普萘洛尔等 β 受体阻滞剂的降压效果。

6. 糖皮质激素合用　可增强激素抗炎作用，但也使溃疡发生率增加。

7. 利尿药合用　阿司匹林可干扰襻利尿剂如呋塞米的利尿效果，但呋塞米也可竞争肾小管分泌系统使水杨酸排泄减少，易造成水杨酸中毒。乙酰唑胺与阿司匹林联用，可使血药浓度增高，引起毒性反应。

8. 抗痛风药　阿司匹林可拮抗丙磺舒、保泰松和磺吡酮的治疗作用导致痛风病发作，不宜联用。

9. 口服降糖药　苯乙双胍、格列本脲及氯磺丙脲等药物不宜与阿司匹林合用，因为阿司匹林有降血糖作用，可缓解降血糖药的代谢和排泄，使降血糖作用增强，合用会引起低血糖昏迷。

10. 降血脂药　考来烯胺不宜与阿司匹林合用，形成复合物妨碍药物吸收。

11. 维生素　阿司匹林能减少维生素 C 在肠内吸收，促其排泄，降低疗效；维生素 B_1 能促进阿司匹林分解，加重对胃黏膜的损伤。

12. 其他　氯丙嗪、异丙嗪、甲氧氯普胺均可增强阿司匹林药效。阿司匹林可抑制或完全阻断去甲肾上腺素的血管收缩作用，两药应避免同时使用。

（五）不良反应

阿司匹林对胃肠道的不良反应是较常遇到的不良反应，一般会引起恶心、呕吐、腹痛等。大剂量口服对胃黏膜有直接刺激作用，引起上腹部不适、恶心、胃出血或胃溃疡，宜与抗酸药如 PPI 合用。用量过大可出现精神紊乱、呼吸加快、酸碱平衡紊乱、皮疹及出血等水杨酸反应，此时应立即停药并对症治疗。少数患者（0.3%）可发生阿司匹林过敏。过敏者禁用阿司匹林及其他 PGs 抑制剂。12 岁以下儿童患病毒性感染如流感及水痘时应用阿司匹林，还可能发生致死性脑病（瑞氏综合征，Reye'syndrome）伴有肝脂肪变性及功能障碍。长期大量服用时可引起凝血功能障碍和肝肾功能损害。

5%~60% 的患者会发生阿司匹林抵抗，长期服用阿司匹林者应定期检测阿司匹林敏感性。

（六）临床应用

阿司匹林对缓解轻、中度疼痛效果较好。用于感冒等发热疾病的退热。可用于风湿热，起解热和减轻疼痛的作用。抑制血小板凝集，能阻止血栓形成，可用于预防一过性脑缺血、心肌梗死、动静脉瘘、心脏瓣膜置换术后、关节置换术后及其他手术后的血栓形成。

用法与用量：以解热、镇痛为目的时通常使用，0.3~0.6g，频率为 1 次 /8h，必要时 1 次 /4h，用量达 0.6~1.0g 则时效延长，但其镇痛效能不与剂量呈线性相关，加大剂量只增加药物毒性；抗风湿治疗时用量为 3~5g/d（急性风湿热可用到 7~8g/d），频率为 1 次 /6h；用于抑制血小板聚集，尚无明确推荐剂量用量，多数主张小剂量应用，如 50~150mg，1 次 /d；用于治疗胆道蛔虫病时用量为 1g，频率 1 次 /8~12h，连用 2~3 天；阵发性绞痛停止 24 小时后停用，然后进行驱虫治疗。

二、对乙酰氨基酚

对乙酰氨基酚（paracetamol，acetaminophen，APAP）又名扑热息痛，醋氨酚。

（一）理化性质

对乙酰氨基酚为白色结晶或结晶性粉末，无臭、味微苦。易溶于乙醇、热水，溶于丙醇，微溶于水和氯仿，水溶液弱酸性。化学名：N-(4- 羟基苯基）乙酰胺，分子式 $C_8H_9NO_2$，分子量 151.17（图 31-3）。

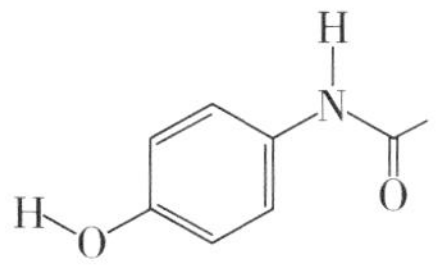

H N O H O

图 31-3　对乙酰氨基酚的化学结构

（二）药理作用

本品是乙酰苯胺类解热镇痛药，为非那西汀在体内的代谢产物，对中枢神经系统 PGs 抑制作用较外周强。通过抑制环氧化酶，选择性抑制下丘脑体温调节中枢前列腺素的合成，导致外周血管扩张、出汗而达到解热的作用，其解热作用强度与阿司匹林相似；通过抑制前列腺素等的合成和释放，提高痛阈而起到镇痛作用，属于外周性镇痛药，作用较阿司匹林弱，仅对轻、中度疼痛有效。几乎没有抗炎抗风湿作用。对胃肠道刺激小，对血小板及凝血机制无影响。

（三）体内过程

对乙酰氨基酚口服后自胃肠道吸收迅速、完全（在高碳水化合物饮食后服药可能降低吸收），吸收率达 90%~99%，在体液中分布均匀，约有 25% 与血浆蛋白结合。药物小量时（血药浓度 <60μg/ml）与蛋白结合不明显，大量或中毒剂量结合率较高，可达 43%。90%~95% 在肝脏代谢，主要与葡萄糖醛酸、硫酸及半胱氨酸结合。中间代谢产物对肝脏有毒性作用。半衰期一般为 1~4 小时（平均 2 小时），肾功能不全时不变，但在某些肝脏疾患者可能延长，老年人和新生儿可有所延长，小儿则有所缩短。口服后 0.5~2 小时血药浓度可达峰值，剂量在 650mg 以下时血药浓度为 5~20μg/ml，作用持续时间为 3~4 小时。哺乳期间妇女服用该品 650mg，1~2 小时后乳汁中浓度为 10~15μg/ml；半衰期为 1.35~3.5 小时。该品主要以与葡萄糖醛酸结合从肾脏排泄，24 小时内约有 3% 以原形随尿排出。

（四）药物相互作用

吗啡、哌替啶、阿托品等影响其胃肠道吸收而降低其疗效。苯巴比妥和苯妥英钠等肝药酶诱导剂可使其代谢加速，药效降低或缩短，并增加肝损害。可待因与其联用可加强镇痛作用，但两药均需适当减量。口服抗凝剂与其联用可增强和延长抗凝作用，易发生出血，联用时应检测凝血酶原时间、调整用药剂量。与阿司匹林或其他 NSAIDs 药联用明显增加肾毒性。与庆大霉素、卡那霉素等合用也具有肾毒性。嗜酒及长期严重酗酒者服用中等剂量的对乙酰氨基酚即可发生肝中毒。可干扰血糖、血清尿酸、肝功能、凝血酶原时间等的测定。

（五）不良反应

常规剂量下，对乙酰氨基酚的不良反应很少。偶尔可引起恶心、呕吐、厌食、腹痛等，很少引起胃肠道出血。可出现过敏反应，表现为药物热、皮疹、荨麻疹、剥脱性皮炎、大疱性表皮松解症等。长时间用药可引起粒细胞减少、血小板减少性紫癜、白血病、偶可导致溶血性贫血、再生障碍性贫血等。长期或大剂量用药可致肝脏损害、瘀胆型肝炎、肾乳头坏死。如果小儿过量服用还可引起中枢神经系统的中毒症状，出现大脑损害、神经功能减退、陷入昏迷等。

（六）临床应用

主要用于感冒发热、头痛、偏头痛、关节痛、神经痛、肌肉痛、痛经、癌性疼痛及手术后疼痛等。还可用于对阿司匹林过敏、不耐受或不适于应用阿司匹林的患者如水痘、血友病及其他出血性疾病患者。研究报道该药已被公认为治疗早产儿肺动脉导管未闭的可替代药物。该品因仅能缓解症状，消炎作用无或极微，不能消除关节炎引起的红、肿、活动障碍，故不能用以代替阿司匹林或其他非甾体抗炎药治疗各种类型关节炎。禁用于严重肝肾功能不全者、对本品过敏者。慎用于乙醇中毒、肝病或病毒性肝炎、肾功能不全的患者以及孕妇。

成人口服每次 0.3~1.0g，1 次 /6~8h。每日剂量不宜超过 4g，退热治疗一般不超过 3 天，镇痛不超过 10 天。小儿口服常用量，按体重每次 10~15mg/kg 或按体表面积每天 $1.5g/m^2$，分次口服，1 次 /4~6h；12 岁以下小儿用药频率应≤ 5 次 /24h，疗程不超过 5 天。

三、布洛芬

布洛芬又名异丁苯丙酸（ibuprofen，brufen），异丁络芬，拔怒风，布洛芬缓释胶囊。

（一）理化性质

布洛芬为白色结晶粉末，稍有异臭，几乎无味。不溶于水，易溶于乙醇、乙醚、氯仿、丙酮及碱性溶液。熔点 74.5~77.5℃。化学名：a- 甲基 -4-（2-甲基丙基）- 苯乙酸或异丁苯丙酸，属丙酸类衍生物。分子式 $C_{13}H_{18}O_2$，分子量为 206.27（图 31-4）。

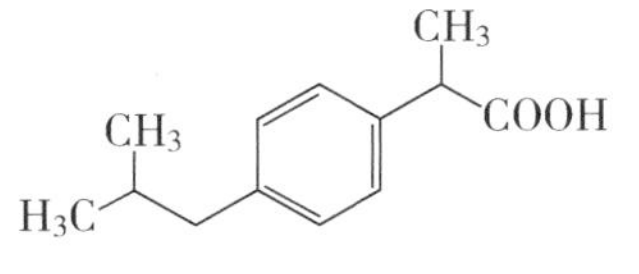

图 31-4 布洛芬的化学结构

（二）药理作用

布洛芬可选择性抑制 COX-2，减少炎症部位 PG 合成，还抑制白细胞活性及溶酶体酶释放，故有较强的抗炎、抗风湿及解热镇痛作用。动物实验证明布洛芬的消炎、解热、镇痛作用均较阿司匹林、保泰松、对乙酰氨基酚强。临床报道，其效果与阿司匹林和保泰松相似而优于对乙酰氨基酚，类似于吲哚美辛，但对胃肠道刺激较阿司匹林轻，易耐受，不良反应小。对轻、中度术后疼痛、痛经等镇痛疗效优于阿司匹林，约为阿司匹林的16倍。对血小板黏附和凝集反应亦有抑制作用，并延长出血时间。

（三）体内过程

布洛芬口服吸收迅速，生物利用率达80%，服药后1~2小时血药浓度可达峰值。与食物同服时吸收减慢，但吸收量不减少。血浆半衰期约2小时（老年人为2.4小时），与血浆蛋白结合率可达99%左右，使其进入中枢神经系统及其靶组织和靶器官的速度缓慢，药理作用延长。其分布容积为0.15L/kg，可缓慢透过滑膜腔，服药5小时后关节液浓度与血药浓度相等。服药后12小时内关节液浓度高于血浆浓度。能透过胎盘。主要经肝脏代谢，90%以上代谢物是以羟基化合物和羧基化合物形式从尿中排出，肾清除率为0.75ml/（min·kg）±0.20ml/（min·kg）。部分随粪便排出。

（四）药物相互作用

布洛芬可以降低苯妥英钠、磺脲类口服降糖药、磺胺类药的血浆蛋白结合率，使其作用增强。与呋塞米同用时，后者的降压作用减弱。可与抗凝药如华法林、双香豆素等竞争血浆蛋白结合点，从而使抗凝药的游离型血药浓度增加，延长凝血酶原时间。维拉帕米、硝苯地平、地高辛、锂盐、氨甲蝶呤和苯妥英钠可以增强布洛芬的作用。

（五）不良反应

研究报道16%长期用药者，可出现消化道不良反应，包括消化不良、胃烧灼感、胃痛、恶心、和呕吐，一般不必停药，继续服用可耐受。出现胃溃疡和消化道出血者不足1%。1%~3%的患者可出现头痛、嗜睡、眩晕和耳鸣等神经系统不良反应。少见的其他不良反应有下肢水肿、肾功能不全、皮疹、支气管哮喘、肝功能异常、白细胞减少等。大剂量使用可引起骨髓抑制和肝功损害。哮喘、孕妇、哺乳妇女、严重肝肾功能不全者、严重心力衰竭者、对阿司匹林或其他非甾体抗炎药过敏者，以及既往有消化性溃疡史、胃肠道出血或穿孔的患者应禁用。有出血倾向者慎用。

（六）临床应用

主要用于缓解类风湿关节炎、骨关节炎、强直性脊柱炎的症状。也可用于软组织损伤、腰背痛、痛经及口腔、眼部等手术后的镇痛；对炎性疼痛的效果比创伤性疼痛效果好。解热作用与阿司匹林相当。对急性痛风有一定疗效。因可降低月经液中PG水平及抑制子宫收缩，为治疗痛经的主要药物。据报道增加布洛芬的摄入可使结肠癌、乳腺癌、肺癌和前列腺癌的风险指数降低。此外布洛芬对肺囊性纤维化、急性肺损伤、脑血管痉挛、阿尔茨海默病、帕金森病、夜间遗尿症、新生儿寒冷损伤综合征、早产儿动脉导管未闭及婴幼儿急性上呼吸道感染伴高热等疾病也有一定疗效。

用法与用量：用于解热、镇痛时成人每次剂量0.3~1.0g，频率为1次/3~4h。抗风湿时每次剂量1g频率为5~8g/d。

四、萘普生

萘普生又名甲氧萘丙酸，消痛灵（naproxen，naprosyn）。

（一）理化性质

萘普生为白色或微白色结晶粉末，无臭。几乎不溶于水，溶于甲醇、乙醇、氯仿。熔点152℃~154℃。化学名：（+）-α-甲基-6-甲氧基-2-萘乙酸，分子式$C_{14}H_{14}O_3$，分子量230.3（图31-5）。

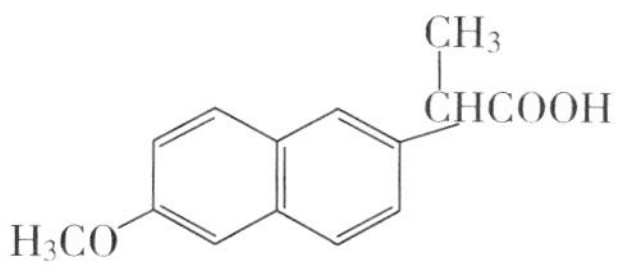

CH_3 / CHCOOH / H_3CO

图31-5 萘普生的化学结构

（二）药理作用

萘普生是一种高效低毒的消炎、解热镇痛药。对COX-1和COX-2抑制作用相近。药理作用性质及临床应用与布洛芬相似。其镇痛、解热作用分别是阿司匹林的7倍和22倍，作用时间也较长，为7~8小时。抗炎作用强于阿司匹林和吲哚美辛，是保泰松的11倍。作用机制是抑制COX活性，阻断PG合成和炎性介质的释放。能较强地抑制白细胞趋化，抑制溶酶体酶和中性粒细胞释放，降低胶原酶活性，对血小板的黏附和聚集反应也有一定的抑制作用。

（三）体内过程

萘普生口服吸收迅速而完全，2~4小时血药浓度达峰值。血浆半衰期为13~14小时。在治疗浓度下，与血浆蛋白结合率为99%。约60%主要以葡萄糖醛酸形式由肾脏排泄；28%以葡萄糖醛酸化的6-去甲代谢物的形式排泄，5%以原形从尿中排泄；3%的萘普生及其代谢物从粪便排出。能透过胎盘和进入乳汁。

（四）药物相互作用

本药可降低呋塞米的利尿作用，对使用β受体阻滞剂和利尿剂的高血压患者，可引起血压明显升高。阿司匹林能加速萘普生的排出，降低萘普生血药浓度，合用不能提高疗效，却可加重胃肠道刺激。氢氧化铝可使本药吸收率稍减低，碳酸氢钠可使之提高。与肝素、双香豆素等抗凝药同用，出血时间延长，可出现出血倾向，并有导致胃肠道溃疡的可能。该药品可抑制锂的排泄，使血锂浓度升高。与丙磺舒同用时，该药品血药浓度升高，半衰期延长，疗效增加，但不良反应也相应增加。

（五）不良反应

萘普生可长期服用，耐受性良好。少数患者用药后有消化不良、恶心、呕吐、腹部不适及胃部烧灼感等，比阿司匹林和吲哚美辛反应轻。偶有消化道溃疡及出血。萘普生与阿司匹林有交叉过敏反应，可出现皮肤瘙痒、过敏性皮疹、气急及呼吸困难等。偶见水肿、心悸、粒细胞减少、血小板减少、再生障碍性贫血和自身免疫溶血性贫血等。有报道可发生阵发性房颤、诱发急性胰腺炎的风险。也有发生间质性肾炎、肾病综合征和可逆性肾衰竭的报道。因萘普生也可延长出血时间，接受抗凝治疗和有出血倾向者应慎用。

（六）临床应用

主要用于风湿性、类风湿关节炎、骨关节炎、强直性脊柱和急性痛风等。对各种原因引起的轻、中度疼痛如痛经、偏头痛、牙痛及手术后疼痛等也有确切疗效。对于治疗小儿发热，退热效果可靠，不良反应少，维持退热时间长，用药次数少，安全可靠。也可用于肿瘤性发热的治疗，癌性发热及感染性发热的鉴别诊断。

用法与用量：镇痛时，首次0.5g，以后给0.25g，1次/6~8h；抗风湿治疗时，成人每次0.25g，2次/d；急性痛风时首次0.75g，以后0.25g，1次/8h，直到急性发作停止。儿童每日10mg/kg，分2次服用。萘普生还被用于治疗早老年痴呆，每次200mg，2次/d。

五、吲哚美辛

吲哚美辛（indomethacin，inteben indometacin，indocin）又名吲哚辛、消炎痛、意施丁（控释片）。

（一）理化性质

吲哚美辛为类白色或黄色结晶性粉末，几乎无臭、无味。不溶于水，微溶于苯和乙醇，略溶于乙醚和氯仿，可溶于碱性溶液，但随即分解，易溶于丙酮。熔点158~162℃。化学名：2-甲基-1-(4-氯苯甲酰基)-5-甲氧基-1氢-吲哚-3-乙酸，分子式$C_{19}H_{16}ClNO_4$，分子量357.79（图31-6）。

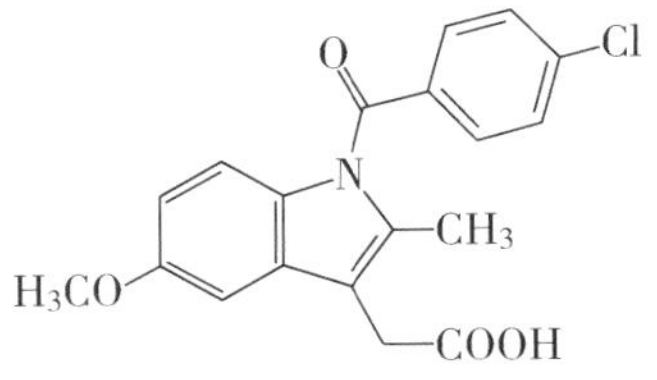

图31-6　吲哚美辛的化学结构

（二）药理作用

吲哚美辛是吲哚芳基乙酸衍生物，具有明显的抗炎、解热、镇痛作用，是最强的PGs抑制剂之一，对COX-1和COX-2均有强大抑制作用，选择性不强。镇痛作用也最强，50mg的抗炎镇痛效果相当于600mg的阿司匹林。作用机制与阿司匹林相似，除抑制PG合成外，还能抑制多形核白细胞的活动，减少其在炎症部位的浸润和溶酶体酶释放对组织的损伤。下视丘体温调节中枢的PG合成受抑制后，使体温中枢兴奋性下降，引起外周血管扩张，出汗，增加散热起退热作用。还有减轻免疫反应、降低门脉压、抗肿瘤、降低颅内压和减轻脑水肿等作用。

（三）体内过程

吲哚美辛口服易吸收，迅速而完全，生物利用度达98%，1~4小时后血药达峰值，饭后服药可延迟到达峰值时间。其有效血药浓度为0.3~3μg/ml，中毒浓度75μg/ml，血浆半衰期是双指数，最初的半衰期包括药物分布至组织间隙，约为1~2小时，随后的半衰期大约为13小时。与血浆蛋白结合率为90%，广泛分布于组织液中，仅小量进入脑脊液，分布容积为0.26±0.07L/kg。约50%经肝去甲基代谢，部分与葡萄糖醛酸结合或经脱酰化。肾清除率为2.04±0.4ml/(min·kg)，50%于48小时内从尿中排出，部分从胆汁和粪中排泄，从胆汁排泄的药物（约43%）大部分又被重吸收，有明显的肝肠循环，这可能是胃肠道毒性发生率高的原因，可透过胎盘并经乳汁排出，5小时后母亲和胎儿见药物浓度达到平衡。上午口服吲哚美辛血药浓度较高，晚上较低；晚上适量加服，疗效更好。

（四）药物相互作用

与阿司匹林合用不能增强疗效反而增加毒性，且有交叉过敏反应。吲哚美辛能降低袢利尿剂、噻嗪类利尿药、α 和 β 受体阻滞剂及血管紧张素转换酶抑制剂的利尿或降压作用，与氨苯蝶啶合用可引起肾功能损害。可增强口服降糖药的疗效，降低肾脏对地高辛的清除率，两药联用地高辛应减半，可减弱氨茶碱的止喘作用。与氟哌啶醇联用可产生严重困倦反应。与喹诺酮类抗生素联用可能发生惊厥癫痫等毒副作用。与硝苯地平或维拉帕米同用时，可致后二者血药浓度增高，因而毒性增加，故围手术期使用硝苯地平或维拉帕米降压须谨慎。与洋地黄类药物同用时，本品可使洋地黄的血浓度升高而增加毒性，因而需调整洋地黄剂量。本品与胰岛素或口服降糖药合用，可加强降糖效应，须调整降糖药物的剂量。

（五）不良反应

吲哚美辛不良反应发生率高达 35%~50%，约有 20% 患者必须停药。不良反应多与剂量过大有关。常见的有食欲缺乏、上腹不适、恶心、呕吐、腹泻等症，也能诱发或加重胃溃疡，甚至造成穿孔。中枢神经系统症状如头痛、头晕、失眠、视力模糊、幻觉、精神抑郁或错乱等。也可引起肝功能损害、粒细胞减少、再生障碍性贫血或血小板减少。过敏反应如皮疹、哮喘、血管性水肿及呼吸困难等。吲哚美辛诱发哮喘主要用激素治疗，肾上腺素与抗组胺药无效。可拮抗外周肾素活性，是 NSAIDs 中升压作用最强的药物之一，持续使舒张压增加 5~6mmHg，使心脑血管意外增加 15%。本药禁用于阿司匹林过敏者、哮喘者、哺乳期妇女、抑郁症患者、14 岁以下儿童、精神失常、癫痫或帕金森病、溃疡病及肾病患者。孕妇忌用，尤其在妊娠期后 3 个月，可致胎儿的动脉导管闭合。有出凝血障碍者慎用。长期应用应定期检查血常规、肝肾功能及视力。

（六）临床应用

吲哚美辛对炎性疼痛有良好的镇痛作用，50mg 吲哚美辛相当于 600mg 阿司匹林的镇痛效能。对强直性脊柱炎、骨关节炎和急性痛风性关节炎有较好的疗效，可用于治疗顽固性和恶性肿瘤发热。近年来还用于治疗原发性痛经、肿瘤综合治疗、急性颅脑损伤、慢性肾炎和肾病综合征、新生儿脑室内出血、早产儿动脉导管未闭及预防习惯性流产等。由于不良反应较多，尤其是胃肠道毒性发生率高，因此推荐栓剂直肠给药。一般不作为解热镇痛、抗风湿的首选药物，仅应用于其他药物疗效不显著或不耐受的病例。研究报道内镜下逆行胆胰管造影术患者术前预防性应用吲哚美辛，可有效降低术后胰腺炎和高淀粉酶血症的发生率。

用法与用量：吲哚美辛每次 25~50mg，2~3 次 /d，餐中或餐后即服，以后每周可递增 25mg 至每日总量为 100~150mg。最大不超过 200mg/d，长期用药者以每日不超过 75mg 为宜，以避免发生不良反应，栓剂 100mg，早晚各 1 次。癌肿退热：口服每次 12.5~25mg，3~4 次 /d。痛经：推荐用栓剂，100mg/d。新生儿先天性动脉导管未闭，可用胃管纳入，吲哚美辛 0.1~0.3mg/kg，每 8 小时 1 次，一般用 2~3 次，用药 20~30 小时可使动脉导管关闭。神经性尿频：吲哚美辛 1mg/kg 体重，3 次 /d，3 日为 1 个疗程。遗精症：口服吲哚美辛 25mg，3 次 /d，7~10 天为 1 个疗程。少精症：饭后口服哚美辛 25mg，3 次 /d。

六、吡罗昔康

吡罗昔康（piroxicam）又名匹洛昔康，吡氧噻嗪。

（一）理化性质

吡罗昔康为白色、微黄绿色针状结晶或结晶性粉末，无臭无味，易溶于氯仿、丙酮、乙醚、吡啶或碱溶液中，难溶于乙醇，几乎不溶于水。熔点 198℃ ~200℃。化学名：2- 甲基 -4- 羟基 -N-（2- 吡啶基）-2 氢 -1，2 苯并噻嗪 -3- 甲酰胺 1，1- 二氧化物，分子式 $C_{15}H_{13}N_3O_4S$，分子量 331.4（图 31-7）。

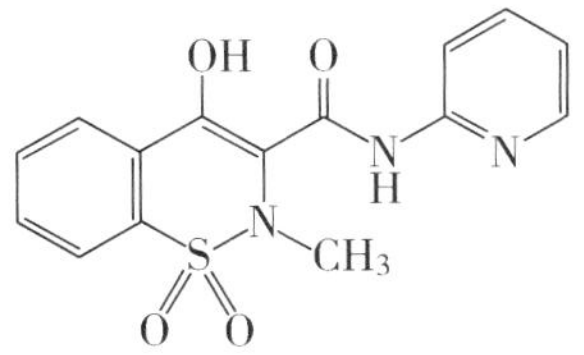

图 31-7 吡罗昔康的化学结构

（二）药理作用

吡罗昔康为长效 NSAIDs。其特点是半衰期长，用药剂量小（仅 20mg/d），作用迅速而持久，长期服用耐受性好，副效应小，疗效显著。具有镇痛、抗炎及解热作用。本品通过抑制环氧合酶使组织局部前列腺素的合成减少，抑制白细胞的趋化性及钙的移动而发挥抗炎作用。抑制溶酶体的释放以及抑制软骨中的黏多糖酶和胶原酶活性，减轻软骨破坏和炎症反应。

（三）体内过程

吡罗昔康口服易吸收，迅速而完全，2~4 小时

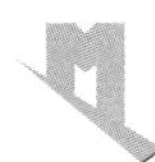

血药浓度达峰值。食物可降低吸收速度，但不影响吸收总量。血浆半衰期为 35~45 小时，血浆蛋白结合率约 99%。分布容积 0.12~0.15L/kg，清除率为 0.04ml/(min·kg)。一次服药后，可多次出现血药峰值，提示本药有肝肠循环，作用迅速而持久，且不会在血中聚积。主要经肝脏代谢，66% 以羟化物及葡萄糖醛酸结合物形式自尿排泄，33% 自粪便排泄，少于 5% 的药物以原形自尿粪排出。

（四）药物相互作用

苯巴比妥可加速其代谢；吡罗昔康与普萘洛尔合用可减弱后者的降压作用和副效应；可减弱利尿药的利尿和降压作用；与氨甲蝶呤合用增强肾毒性，易致肾衰竭。阿司匹林可使吡罗昔康血药浓度降低 20%。

（五）不良反应

吡罗昔康耐受性比阿司匹林和吲哚美辛好，不良反应发生率低。吡罗昔康常见的胃肠道反应主要为呕吐、腹痛、便秘、胀气、腹泻、胃溃疡和胃肠道出血。神经系统反应的主要症状有头痛、头晕、瞌睡、疲乏及出汗。皮肤反应的主要症状有皮疹、荨麻疹、血管炎、毒性表皮坏死、大疱性多形红斑（Stevens-Johnson 综合征）及寻常性天疱疹。首次出现皮疹、黏膜病变或其他高敏反应时，应终止治疗。偶见鼻出血和粒细胞减少，长期使用注意复查血常规及肝肾功能。吡罗昔康不宜长期大量应用，禁用于消化性溃疡患者、孕妇和儿童，凝血机制障碍、哮喘、心功能不全、高血压、肝肾功能不全、感染性疾病和老年患者均应慎用。有胃肠病史和过敏史患者，特别是有 Stevens-Johnson 综合征、毒性表皮坏死溶解及多形性红斑、过敏史者禁用；吡罗昔康禁与其他非甾体抗炎药物如阿司匹林及抗血凝药如华法林联用。

（六）临床应用

主要用于风湿热和类风湿关节炎，也适用于骨关节炎、强直性脊柱炎、急性痛风等。对腰肌劳损、肩周炎、术后及创伤性疼痛等也有一定疗效。术后外用吡罗昔康贴片对于初次人工全膝关节置换术术后早期镇痛效果明显，改善关节主动活动度，且术后补充性镇痛药应用较少。可与全身药物联合应用，缓解膝关节置换术后疼痛。治疗原发性痛经的疗效与萘普生相仿。吡罗昔康是一长效镇痛抗炎药。肌内注射 20mg 具有良好的解热效果，肌内注射后 30 分钟生效，2h 平均降温可达 1.5℃，4 小时达 2℃，一次给药可维持疗效 4 小时以上。退热平稳，一般不引起体温骤降和过度出汗而发生虚脱现象。

用法与用量：吡罗昔康每次 20mg，1 次 /d，餐时服；用于痛风时每次 40mg，1 次 /d，连续使用 4~6 天。

七、氯诺昔康

氯诺昔康（lornoxicam，chlortenoxicam）又名罗诺昔康。

（一）理化性质

不定型、黄色结晶物质，化学名：6- 氯 -4- 羟基 -2- 甲基 -N-2- 吡啶基 -2H- 噻吩 -〔2,3-e〕-1,2- 噻嗪 -3- 碳乙二酰乙二胺 -1,1- 二氧化物。分子式为 $C_{13}H_{10}C_lN_3O_4S_2$，分子量为 371.82.7（图 31-8）。

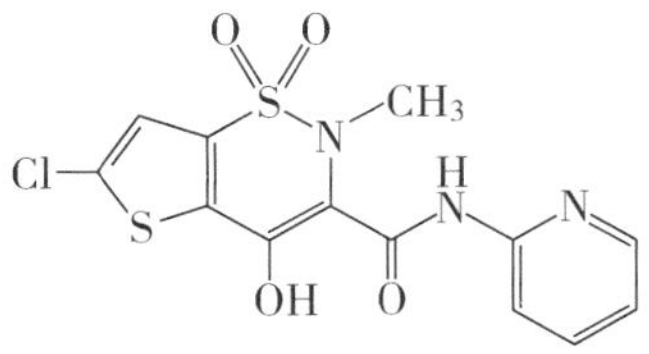

图 31-8　氯诺昔康的化学结构

（二）药理作用

氯诺昔康系噻嗪类衍生物，是 COX 的选择性抑制剂，抑制 COX-1 和 COX-2 的 IC_{50} 分别为 3~5nmol/L 和 8nmol/L，本药抑制环氧酶的作用比替诺昔康、吲哚美辛、双氯芬酸强 100 倍，抗炎作用比吡罗昔康和替诺昔康强 10 倍，镇痛作用比吡罗昔康和替诺昔康强 12 倍，是阿司匹林的 2 000 倍，是布洛芬的 140 倍。氯诺昔康不抑制 5-LOX 的活性，从而不抑制 LTs 的合成，也不改变花生四烯酸向 5- 脂氧化酶的转变途径。因此 AA 及其 LOX 代谢物可能具有逆向递质作用，除了降低上行性疼痛兴奋性的传导外，还可能激活阿片神经肽系统，从而发挥中枢镇痛作用。抑制内毒素介导单核细胞 $IL_{2\alpha}$ 的合成，降低 $TNF_{2\alpha}$ 和 $TNF_{2\beta}$ 的活性；抑制诱导型 NO 合成酶的活性，进而抑制 NO 的合成。本药镇痛作用较强，不良反应较轻微，耐受性较好。本品解热作用较弱，所需剂量为抗炎剂量的 10 倍。

（三）体内过程

肌内注射后，本品吸收迅速而完全，无首关效应，0.4 小时后达血药峰值浓度。绝对生物利用度为 97%，平均半衰期 3~4 小时，总蛋白结合率为 99.7%，无浓度依赖性。主要分布在滑膜液中，分布容积为 0.1~0.2L/kg。片剂口服吸收迅速完全，2.5

小时内达血药峰值，生物利用度100%，平均半衰期3~5小时。主要在肝脏中代谢，代谢完全，在血浆中以原型和无活性的羟基化代谢产物5-羟基氯诺昔康形式存在。约42%经肾排泄主要为代谢产物，50%经粪便排泄。清除半衰期为4小时，5-羟基氯诺昔康的清除半衰期为11小时。氯诺昔康在老年人、连续给药时、肾功能损害不严重时或与抗酸药合用时，其药代动力学参数无显著性差异。

（四）药物相互作用

显著加强华法林的抗凝作用，并能增强口服磺酰脲类药物的降血糖作用。与血管紧张素转换酶（ACE）抑制剂、效果相同的非甾体抗炎药、利尿剂、锂制剂、氨甲蝶呤、西咪替丁、地高辛等药品同时使用，其作用可能不同。

（五）不良反应

常见的不良反应为头晕、头痛、胃肠功能障碍、胃痛、腹泻、消化不良、恶心和呕吐。躁动、血压升高、心悸、寒战、多汗、味觉障碍、口干、血细胞减少、排尿困难等发生率在1%以下。

肝、肾功能受损者，胃肠道出血或十二指肠病患者、凝血障碍患者、哮喘等患者慎用。禁用于以下情况：对阿司匹林过敏者；有出血性体质、凝血障碍或手术中有出血危险或凝血机制不健全的患者；中重度肾功能受损，脑出血或疑有脑出血者；大量失血或脱水者；肝功能严重受损者；心功能严重受损者；妊娠和哺乳期患者。对年龄<18岁或>65岁老人应慎用。

（六）临床应用

氯诺昔康可单独或联合用药用于手术患者的超前镇痛或术后镇痛。针剂用于急性中度手术后疼痛以及急性腰坐骨神经痛相关的疼痛，每次8mg，每日剂量一般不超过16mg。片剂适用于各种急性轻、中度疼痛和风湿性疾病引起的关节疼痛。急性轻度或中度疼痛：每日剂量为8~16mg，需用足量水送服。仅一次使用时，服用8~16mg。如需反复用药，每日最大剂量为16mg，分2次服用。氯诺昔康预处理可有效防治罗库溴铵注射痛的发生和减轻疼痛的程度。也可用于肾绞痛的治疗。

八、尼美舒利

尼美舒利（nimesulide）商品名美舒宁，瑞芝雪（颗粒剂）。

（一）理化性质

尼美舒利为类白色或微黄色粉末。化学名：N-(4-硝基-2苯氧基苯基)甲磺酰胺。分子式$C_{13}H_{12}N_2O_5S$，分子量308.31（图31-9）。

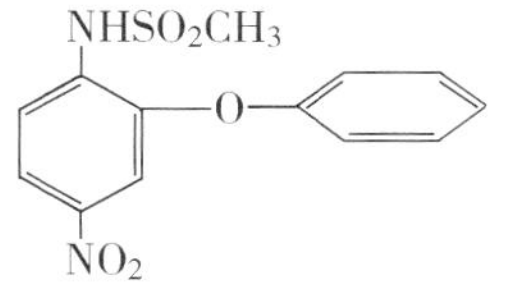

图31-9　尼美舒利的化学结构

（二）药理作用

尼美舒利是新型COX-2选择性抑制剂，除可减少PG合成外，还具有抗氧化作用，发挥解热、镇痛和抗炎作用。尼美舒利生物利用度高，抗炎作用强，毒性低，治疗指数高。对疼痛、炎症、发热的改善程度优于吡罗昔康、对乙酰氨基酚、甲灭酸等，体内的抗炎作用是吲哚美辛的3倍，保泰松的17倍，布洛芬的10倍，镇痛效应为阿司匹林的25倍，耐受性好于阿司匹林。退热作用与吲哚美辛和吡罗昔康相似，由于尼美舒利选择性抑制COX-2，而对COX-1抑制不明显，不影响胃内保护性。它能够抑制人体组织内组胺的释放，具有一定的抗过敏作用。还可以抑制细胞因子、组胺的释放，抑制激活的白细胞产生氧自由基和多形核白细胞的氧化反应，减轻炎症时氧自由基导致的组织损害；且抑制LOX代谢产物LTs的产生。可以抑制金属蛋白酶合成，减少患者自身软骨组织的降解。

（三）体内过程

口服吸收迅速而完全。一次口服100mg约1~2小时可达最大血药浓度，半衰期为2~3小时；直肠给药4小时达血浆峰值，半衰期5小时，有效治疗浓度持续6~8小时。血浆蛋白结合率高，游离型药物仅占0.7%~4.0%。药物吸收后主要分布在细胞外液，表观分布容积为0.19~0.39L/kg，血浆清除率39.7~90.9ml/(h·kg)。在肝脏被代谢为羟基衍生物，该代谢产物仍具有药理学活性，80%通过尿液排泄，20%通过粪便排泄。多次服用无累积现象。

（四）药物相互作用

尼美舒利可降低口服呋塞米的生物利用度和蛋白结合率，降低其促尿钠排泄作用，与水杨酸合用，可以互相影响彼此的蛋白结合率。非诺贝特可降低尼美舒利的蛋白结合率。一般不影响华法林的作用，但少数患者可表现出抗凝作用增强，与磺脲类无相互影响。

（五）不良反应

与其他NSAIDs相比，尼美舒利的不良反应发生率低。常见有轻微、短暂的胃灼热、恶心、胃痛等，一般不需要中断治疗。罕见服药后出现过敏性皮疹、出汗、面部潮红、兴奋过度、红斑和失眠以及 Stevens-Johnson 综合征。出现视力下降，应停止用药。在对 NSAIDs 敏感的患者中可出现体质特异性肝毒性，但罕有严重肝损害，发生率为 1/1 000 000。对其他 NSAIDs 过敏者，严重消化道溃疡患者，中、重度肝功能不全者，严重肾功能不全，孕妇及 <12 岁儿童禁用。

（六）临床应用

临床上用于镇痛消炎，也可用于关节炎症的对症治疗。作为抗炎镇痛的二线用药，只能在至少一种其他非甾体抗炎药治疗失败的情况下使用，适应证限于如骨关节炎等慢性关节炎的疼痛、手术和急性创伤后的疼痛、原发性痛经的对症治疗。对术后疼痛，口服尼美舒利 10mg 的止痛效应相当于肌内注射吗啡 5mg 或 10mg 的疗效；对短期急性疼痛的效果，可替代吗啡。与阿片类合用，可减少阿片类用量的 25%~50%，从而减少后者的不良反应，加快胃肠功能恢复。

用法与用量：口服，每次 10mg，1~4 次 /d，严重疼痛的患者剂量可增至 20~30mg/ 次，3~4 次 /d。中、重度疼痛首次可肌内注射 30~60mg，以后每 6 小时用药一次，每次 20~30mg，一次最大量不超过 90mg，每日总量不超过 100mg。疗程不能超过 15 天。

九、氟比洛芬

氟比洛芬（flurbiprofen）又名氟布洛芬，氟联苯丙酸，苯氟布洛芬。

（一）理化性质

氟比洛芬为白色结晶粉末，微刺激臭并有刺激味，熔点 114.5 ~115.5℃。易溶于乙醇、乙醚、丙酮、氯仿，几乎不溶于水。化学名：2- 氟 -α- 甲基（1,1'- 二苯基）-4- 乙酸，分子式 $C_{15}H_{13}FO_2$，分子量 244,27（图 31-10）。

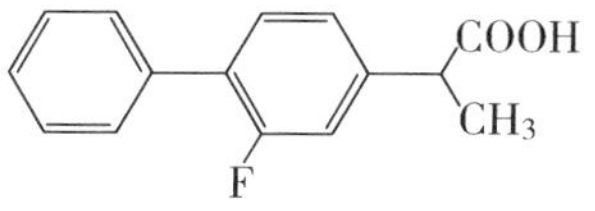

图 31-10　氟比洛芬的化学结构

（二）药理作用

氟比洛芬是丙酸类非甾体抗炎镇痛药，主要通过抑制前列腺素合成酶起作用，具有止痛、抗炎及解热作用。氟比洛芬抗炎作用和镇痛作用分别为阿司匹林的 250 倍和 50 倍，比布洛芬强，且毒性更低，是目前已知的丙酸类非甾体抗炎镇痛药中作用最强的一种。氟比洛芬对血小板的黏着和聚集反应也有轻度的抑制作用，故有可能诱导出血。由于氟比洛芬有较好的耐受性，故对阿司匹林无效或不能耐受者可选用氟比洛芬。前列腺素是眼内某些炎症的介质，可致血 - 房水屏障破坏、血管扩张、血管通透性增加、白细胞趋化、眼压升高，在眼部手术时引起与胆碱能作用无关的瞳孔缩小。临床研究表明氟比洛芬滴眼剂能抑制前列腺素合成，抑制白内障手术时的瞳孔缩小。氟比洛芬对眼内压无明显影响。

（三）体内过程

口服吸收良好，血药浓度达峰时间约为 1.5 小时，血浆蛋白结合率约 90%，消除半衰期约为 6 小时。在体内通过肝脏代谢，主要以羟化物和结合物形式，主要经尿排泄。组织分布广泛，少量透过血 - 脑脊液屏障和胎盘屏障，并可进入乳汁。

（四）药物相互作用

氨苯砜可以加快氟比洛芬在体内的代谢。氟比洛芬可降低 β 肾上腺受体阻滞药的降压作用。与袢利尿药、噻嗪类利尿药合用时，利尿药的利尿和降压作用降低。氟比洛芬与阿司匹林合用时，氟比洛芬的血清浓度降低约 50%，故两者不宜合用。

（五）不良反应

较常见的不良反应是消化道反应，发生率可达 20%~36%，主要表现为消化不良，腹泻、腹痛、恶心、便秘、胃肠道出血、腹胀、呕吐、血清转氨酶升高等，偶见中枢神经系统反应如头痛、嗜睡、视力变化、头晕等，也可以出现皮疹。

（六）临床应用

用于类风湿关节炎、骨关节炎、强直性脊柱炎、滑囊炎、急性痛风等。也可以用于扭伤、劳损等软组织疼痛以及痛经和手术后疼痛、牙痛等轻重度疼痛的对症治疗。可用于预防眼科手术摘除晶体后发生无晶体囊样斑点状水肿；治疗白内障手术后眼睛前段炎症；可用于抑制内眼手术时的瞳孔缩小及术后抗炎；治疗激光小梁成形术后的炎症反应和其他眼前段组织的炎症反应；对巨乳头性结膜炎、前葡萄膜炎和黄斑囊样水肿亦具有治疗作用。

用法用量：口服：每次 50mg，2~4 次 /d，必要时可增加剂量，但每日最大剂量不超过 300mg。静脉注射：每次 50mg，1 次 /4~6h；点眼：① 0.03% 溶液,用于抑制内眼手术时瞳孔缩小,术前 2 小时开始滴眼,1 滴 /0.5h,共 4 次;②一般抗炎及术后抗炎:滴眼 1 滴 /4h,持续 2~3 周;③激光小梁成形术后:每 4 小时滴入结膜囊,疗程 1 周,其他手术用 2~3 周。

十、氟比洛芬酯

氟比洛芬酯(flurbiprofen axetil)。

(一) 理化性质

氟比洛芬酯为白色乳液,略带黏性,有特异性气味。化学名:2-(2- 氟 -4- 联苯基)丙酸 -1- 乙酰氧基乙酯。分子式 $C_{19}H_{19}FO_4$,分子量 330.36(图 31-11)。

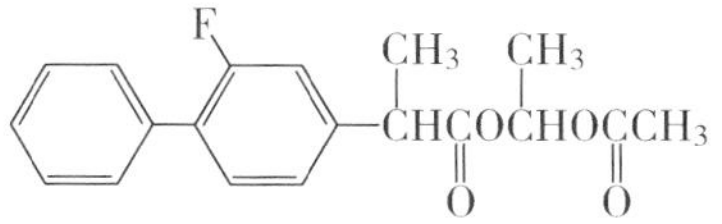

图 31-11 氟比洛芬酯的化学结构

氟比洛芬酯注射液是以脂微球为药物载体的静脉注射用 NSAIDs。脂微球的直径 0.2μm,是由大豆油和卵磷脂制成的药物载体,氟比洛芬酯被包裹其中。

(二) 药理作用

氟比洛芬难溶于水,酯化后的氟比洛芬即氟比洛芬酯,具有很强的亲脂性。氟比洛芬酯注射液由脂类包膜和其所包裹的药物有效成分氟比洛芬酯两部分构成。脂微球对所包裹药物药效的影响主要有 3 个方面:①靶向性,使被其包裹的药物分子高浓度聚集在炎症反应或肿瘤、损伤病变局部,在增强药效的同时,减轻全身反应;②控制包裹药物的释放,使药效持续时间延长;③脂微球外膜主要是磷脂,与血管内皮细胞膜和平滑肌细胞膜的主要成分相似,使脂微球易于跨越细胞膜,促进包裹内药物快速吸收,缩短起效时间,治疗效果明显提高。药物在正常组织分布极少,毒、副作用和不良反应明显减轻,达到高效低毒效果。正常情况下脂微球沿血管边缘流动,血管内壁光滑,内皮细胞排列致密,细胞间隙小,脂微球很难附着或沉积。而手术切口处血管内壁因损伤粗糙、炎性介质大量合成和释放导致内皮细胞间隙扩大,使脂微球大量聚集。同样,肿瘤部位新生毛细血管渗透性增强,同时伴随的炎性病变导致内皮细胞间隙扩大,脂微球也可大量聚集。当氟比洛芬到达炎症反应或肿瘤部位(靶区)后,首先被 PG 合成细胞,如巨噬细胞和中性粒细胞摄取,进入细胞内的药物,抑制 PG 前体 PGG_2 的合成,从而进一步抑制 PG 的生物合成,发挥药理作用。

氟比洛芬酯静脉注射具有显著的镇痛、解热和抗炎作用,强于酮洛芬肌内注射和赖氨酸阿司匹林(aspirin-DL-lysine)静脉注射。与喷他佐辛肌内注射相比,氟比洛芬酯静脉注射的镇痛作用更强,作用时间更长,起效时间更短,胃肠道反应更少,但其镇痛作用具有封顶效应。

(三) 体内过程

C^{14} 标记测定发现,氟比洛芬酯注射液静脉注射后,释放出的氟比洛芬乙酸乙酯即被血浆酯酶迅速水解成活性代谢产物氟比洛芬。在静脉注射 5 分钟后,血内即查不到原形药物,而只有活性药物氟比洛芬,脂微球迅速自血中消失,消除半衰期($t_{1/2}β$)12 分钟。健康受试者静脉注射 50mg,血药浓度达峰时间 5~10 分钟,$t_{1/2}β$ 为 5.8 小时。主要以氟比洛芬羟化物和葡萄糖醛酸结合物的形式经肾脏排泄。用药后 48 小时尿中药物累积排泄量约为给药剂量的 85%。连续给药 5 次,每次间隔 12 小时,最后一次用药后 48 小时,尿中药物累积排泄率近 100%,未见药物蓄积。

(四) 药物相互作用

与阿司匹林、双香豆素等抗凝血、血小板性聚集抑制剂合用时,会导致出血时间延长,加大出血风险,需调整剂量。不推荐阿司匹林和氟比洛芬酯二者合用,二者可能互相竞争代谢途径。

氟比洛芬酯与第 3 代喹诺酮类抗生素如诺氟沙星、洛美沙星和依诺沙星等合用时可能会引起痉挛。多数学者认为,氟比洛芬和血浆蛋白结合能力强,能使血浆中游离的喹诺酮类药物增加,使喹诺酮类药物进入中枢的机会增多,从而增强这三种抗生素抑制 γ- 氨基丁酸释放的作用,最终引起痉挛。

(五) 不良反应

氟比洛芬酯不良反应发生率低,为 2.9%,主要为胃肠道反应如恶心、呕吐、腹泻。静脉用药使其对胃黏膜的损害作用小于其他 NSAIDs 口服药物。神经精神症状可见发热、嗜睡、畏寒,个别患者出现注射局部反应,皮下出血和注射部位疼痛。GOP、GPT 或 BUN 值异常发生率为 1%,但尚不能确定与用药有关。偶见瘙痒、皮疹等过敏反应;严重的罕见不良反应如罕见再生障碍性贫血、中毒性表皮坏死症(Lyell 综合征)、剥脱性皮炎等。

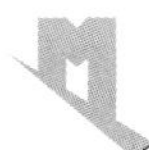

（六）临床应用

氟比洛芬酯因其独有的靶向镇痛技术，已在临床上广泛应用于围手术期镇痛及癌性疼痛的治疗。氟比洛芬酯是静脉注射用药物，不用于其他给药途径（如硬膜外、肌内注射、局部注射等），其用量为 1mg/kg 或 50~100mg 缓慢注射，注药时间为每 50mg 不少于 1 分钟。大多主张手术开始前用药，要比术后用药的镇痛效果更好。由于脂微球制剂具有较好的稳定性，使得氟比洛芬酯可以单独或与其他镇痛药混合用于患者静脉自控镇痛。

十一、塞来昔布

塞来昔布（celecoxib，celebrex）赛来考西。

（一）理化性质

塞来昔布为口服硬胶囊，除活性成分外尚含有一水乳糖、十二烷基硫酸钠、聚乙烯吡咯烷酮、羟甲纤维素钠和硬脂酸镁，并含有磺胺基团。化学名：4-［5-(4- 甲基苯基)-3-(三氟甲基)-1H- 吡唑 -1- 基］苯磺，分子式：$C_{17}H_{14}F_{3}N_{3}O_{2}S$，分子量：381.37（图 31-12）。

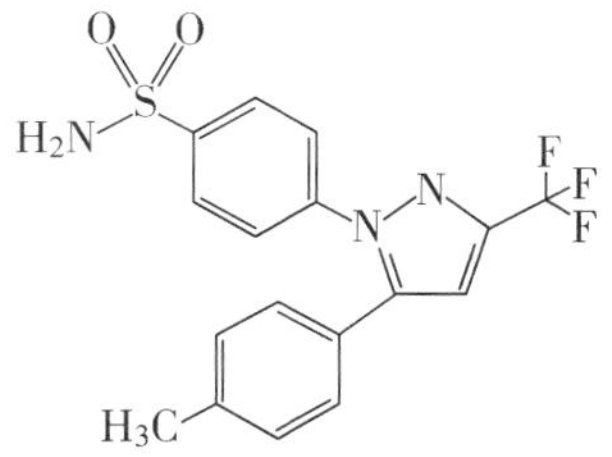

图 31-12 塞来昔布的化学结构

（二）药理作用

塞来昔布能特异性地抑制 COX-2，阻止 PG（尤其是 PGE_2）的产生，达到抗炎、镇痛及退热作用。塞来昔布通过其独特的亲水磺胺侧链，与 COX-2 的亲水侧带紧密结合阻断此通道。由于塞来昔布缺少可以和 COX-1 结合的羧基，故基本不阻断 COX-1，其 COX-2/COX-1 IC_{50} 比值为 0.002 7。不影响血小板功能。塞来昔布有着强大的抗炎抗风湿能力，其治疗类风湿关节炎、骨性关节炎的疗效与大剂量的双氯芬酸相似。有良好的胃肠道耐受性，溃疡并发症发生率仅为传统 NSAIDs 的 1/8，且不增加高血压和外周水肿的发生率。

（三）体内过程

空腹口服塞来昔布吸收良好，约 2~3 小时达血浆峰浓度，与高脂食物同时服药，则延缓吸收，达血浆峰浓度时间延至 4 小时，生物利用度增加约 20%，连续给药 5 天内达到稳态血药浓度。在整个治疗剂量内，塞来昔布具有与剂量呈线性正比关系的药代动力学特征。血浆蛋白结合率约为 97%，在达到稳态血药浓度时的表观分布容积约为 500L/70kg。在组织中分布广泛，可通过血 - 脑屏障。主要通过肝脏代谢成无活性的产物，清除半衰期为 8~12 小时，清除率约为 500ml/min。少于 1% 剂量的原形从尿中排出。在肝脏的代谢主要通过细胞色素 P450-CYP2C9，经羟化、氧化和葡萄糖醛酸化后的主要代谢产物无 COX-2 和 COX-1 抑制活性。在大于 65 岁的人群中，塞来昔布的峰浓度（Cmax）和血药浓度 - 时间曲线下面积（AUC）均值增加 1.5~2 倍。这种增加主要与体重相关（而非与年龄相关）。在低体重患者中，塞来昔布的血药浓度较高，因此在平均体重较年轻人群低的老年人群中，本药的血药浓度较高。在老年女性中，本药的血药浓度与老年男性相比有轻度增高的趋势。

（四）药物相互作用

氟康唑（fluconazol，广谱抗真菌药对 CYP2C9 有抑制作用）能抑制塞来昔布的代谢，使其血浆浓度大约增加一倍，而半衰期无显著变化。但酮康唑（ketoconazole）与塞来昔布间无明显的相互作用。酶诱导剂如巴比土酸盐或利福平等可能使塞来昔布的血药浓度降低。被 P450-CYP2D6 代谢的药物如恩卡尼可能与塞来昔布存在潜在的药动学相互作用。塞来昔布表现为非浓度依赖性蛋白结合，与高蛋白结合药物如华法林和格列苯脲合用时无相互作用，因此在与华法林或其他类似抗凝药物联合应用的前几天，或塞来昔布剂量改变后几天内应密切监测其抗凝作用。

（五）不良反应

主要有头痛、眩晕、便秘、恶心、腹痛、腹泻、消化不良、胀气、呕吐、上呼吸道感染、瘙痒等。偶见外周水肿、高血压。极少出现 ALT 与 AST 上升。禁用于对塞来昔布中成分及对磺胺类过敏者。避免应用于妊娠期、哺乳期以及传统 NSAIDs 诱发的哮喘患者。慎用于溃疡病史、水钠潴留、高血压或心衰的患者。

（六）临床应用

用于缓解急性期或慢性期骨关节炎和类风湿关节炎的症状。有报道塞来昔布可用于结肠癌、胃癌、肝癌等消化系统肿瘤及肺癌、乳腺癌、卵巢癌等肿瘤的治疗。用于接受放疗的肿瘤患者，可起到增敏作用。

用法与用量：骨关节炎：口服200mg，1次/d或分2次服用，最大剂量400mg/d。类风湿关节炎：口服100mg或200mg，3次/d，最大剂量800mg/d。老年人：不需要进行剂量调整。没有在18岁以下人群中进行过临床应用的研究。

十二、伐地昔布

伐地昔布（valdecoxib，bextra）。

（一）理化性质

伐地昔布为白色或淡黄色结晶粉末，溶于乙醇，几乎不溶于水，片剂为干白色薄膜包一片，化学名：4-（5-甲基-3-苯基-异噁唑基）苯磺酰胺，分子式 $C_{16}H_{14}N_2O_3S$，分子量314.36（图31-13）。

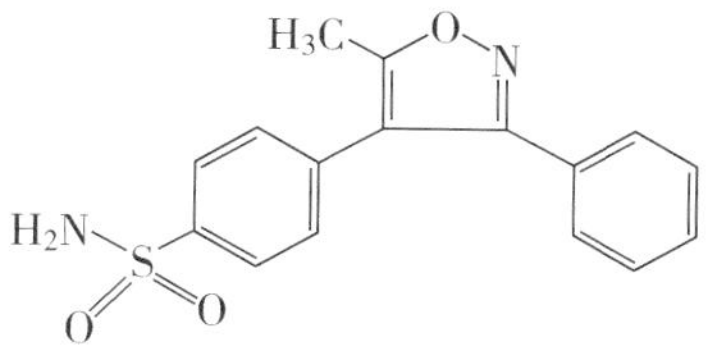

H_3C O N H_2N S O O

图31-13 伐地昔布的化学结构

（二）药理作用

伐地昔布特异性抑制COX-2抑制炎性PG的合成，产生抗炎、镇痛和解热作用，COX-1/COX-2 IC_{50} 比值为30，治疗浓度下对COX-1没有抑制作用。能够缓解关节炎患者疼痛、肿胀和僵硬等症状，每日10mg与萘普生500mg每日2次等效。治疗原发性痛经时，20mg的镇痛起效和持续时间相当于萘普生550mg。

（三）体内过程

伐地昔布口服给药后吸收迅速，约3小时达血药峰值，口服生物利用度约为83%，每日口服10mg，14天达稳态，峰浓度（Cmax）为161.1ng/ml，药时曲线下面积（AUC）为1 479ng·h·ml^{-1}。若与食物合用，Cmax和AUC无变化，达峰时间（Tmax）可延长1~2小时，本品血浆蛋白结合率约为98%，稳态表观分布容积约86L。红细胞中的浓度是血浆浓度的2.5倍。本品经肝细胞P450同工酶及非P450途径广泛代谢，经肾脏及粪便排出的原形药物不足5%，约70%的药物以代谢物形式经肾脏排出。清除率为6L/h，消除半衰期8~11小时。活性代谢物对COX-2亦具有较高的选择性抑制作用。

（四）药物相互作用

细胞色素P450同工酶3A4和2C9抑制剂可能会提高伐地昔布血药浓度，与阿司匹林同时使用有增加胃肠道溃疡的危险。可降低锂的肾清除率，但对氨甲蝶呤的血清浓度或肾清除率没有影响。能减弱血管紧张素转化酶抑制剂（angiotonsin converling enzyme inhibiAor，ACEI）和利尿剂的抗高血压作用。可增强华法林的抗凝作用。与异丙酚、格列本脲或咪达唑仑无药物相互作用。

（五）不良反应

不良反应轻，主要表现为胃痛、腹泻、胃灼热、胃痛、头痛。少见不良反应有：皮疹、水肿、黑便、呕血、上腹不适、体重增加、乏力、瘙痒、流感样症状、皮肤巩膜黄染、呼吸困难。罕有发生Stevens-Johnson综合征、中毒性表皮松解坏死、剥脱性皮炎、环形红斑。有进展性肾病不主张应用。对哮喘、阿司匹林或其他NSAIDs有过敏史的患者、磺胺类药物过敏者禁用。妊娠末期患者禁用（可导致早产儿动脉导管未闭）。有体液潴留、高血压、心力衰竭、肝、肾疾病患者慎用。18岁以下儿童用药安全性尚未评价。该药已于2005年4月退出美国市场。

（六）临床应用

可用于骨关节炎、类风湿关节炎、原发性痛经。可与食物同服。关节炎每日1次10mg。原发性痛经，每日1次20mg。

十三、帕瑞昔布

帕瑞昔布（parecoxib，dynastat）。

（一）理化性质

帕瑞昔布钠为白色或类白色冻干块状物。化学名：N-［［4-（5-甲基-3-苯基-4-异噁唑基）苯基］磺酰基］丙酰胺钠盐，是伐地昔布的水溶性非活性前药。分子式：$C_{19}H_{17}N_2O_4SNa$，分子量：392.41（图31-14）。

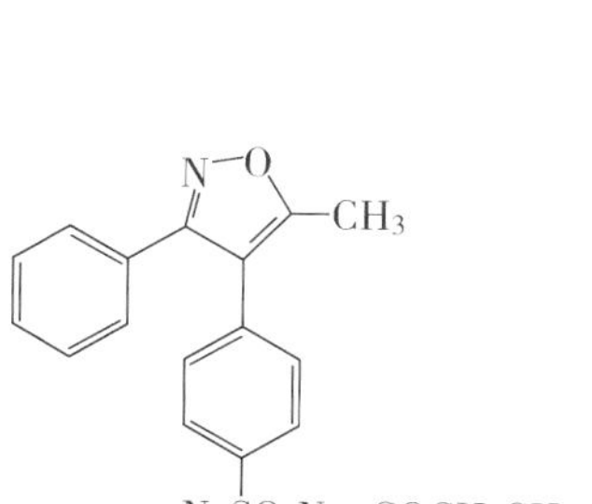

N O CH_3 $NaSO_2N—COCH_2CH_3$

图31-14 帕瑞昔布的化学结构

（二）药理作用

帕瑞昔布钠是高选择性COX-2抑制剂伐地昔布的酰胺前体化合物，静脉注射后可迅速被肝脏羧酸酯酶水解成伐地昔布，通过特异性抑制COX-2

阻断 AA 合成 PG 而发挥抗炎镇痛作用。其对 COX-2 和 COX-1 的最小半数抑制浓度分别为 0.005pmol/L 和 140pmol/L，对 COX-2 的选择性抑制强度比对 COX-1 的选择性抑制作用强 2.8 万倍，在治疗浓度时，帕瑞昔布能选择性的抑制 COX-2，而对 COX-1 抑制作用并不明显，因而在发挥镇痛及抗炎作用的同时，不影响胃黏膜、血小板及肾脏的功能。

（三）体内过程

静脉注射后迅速被肝脏羧酸酯酶水解为活性代谢物伐地昔布和丙酸，血浆半衰期（$t_{1/2}$）较短，为 0.13~0.17 小时。血浆蛋白结合率为 98%。静脉注射较肌内注射血浆中伐地昔布达峰浓度高 20%~30%，达峰时间更短，分别为 0.15 小时和 1.15 小时，70% 代谢产物经肾脏排泄。单次静脉注射 40mg 后，7~13 分钟起效，23~39 分钟效果明显，并于 2 小时内达到最大效果，止痛时间在 6~12 小时甚至更长。伐地昔布峰浓度与帕瑞昔布剂量呈线性相关，并与止痛作用起效和持续时间相关。进一步的代谢途径以及潜在的药物相互作用与伐地昔布相同。老年和肝功能损伤的患者，应降低给药剂量，但肾功能损伤对该药的消除无影响。

（四）药物相互作用

对阿司匹林抑制血小板聚集的作用或出血时间没有影响，可以与低剂量(325mg)阿司匹林合用；与肝素合用不影响其药效学特性（活化部分凝血活酶时间）。在肝脏内迅速水解为伐地昔布，帕瑞昔布能提高右美沙芬、奥美拉唑等的血浆浓度。氟康唑和酮康唑可抑制帕瑞昔布的代谢，合用时应减量。利福平、苯妥英钠、地塞米松等酶诱导剂可能影响帕瑞昔布的代谢。当帕瑞昔布钠与 ACE 抑制剂或利尿药合用时，将增加发生急性肾功能不全的风险。

（五）不良反应

不少于 1% 的患者有以下不良反应：消化不良，外周水肿，血压改变，背痛，失眠，术后贫血，呼吸困难，瘙痒，少尿，短期使用可能发生胃肠道溃疡，糜烂。对出血时间的影响类似于酮咯酸。严重皮肤反应包括多样型红斑，剥脱性皮炎，和 Stevens-Johnson 综合征等。

不用于 18 岁以下的患者。对体重 <50kg 的老年患者、中度肝功能损害的患者，建议适当调整剂量。对肾衰竭的患者使用时应小心，但不需要调整剂量。禁用于急性胃肠道出血、消化性溃疡、炎性肠病、严重肝功能衰竭及严重充血性心力衰竭患者。禁用于对其他 NSAIDs 过敏者，慎用于冠脉搭桥手术患者、肾衰竭患者。

（六）临床应用

帕瑞昔布用于手术后中重度疼痛的治疗，有较好镇痛效果，同时不增加胃肠道不良反应，不影响血小板功能。不推荐在儿童或青少年使用。老年患者（≥ 65 岁）应用帕瑞昔布一般不需进行剂量调整。对于体重低于 50kg 的老年患者，初始剂量应减至常规推荐剂量的一半且每日最高剂量应减至 40mg。妊娠或分娩期妇女应用帕瑞昔布的研究数据不充足。

用法用量：推荐剂量为 40mg 静脉注射或肌内注射给药，随后视需要间隔 6~10 小时给予 20~40mg，每天总剂量不超过 80mg。

十四、酮咯酸氨丁三醇

咯酸氨丁三醇（ketorolac tromethamine）又名尼松、安贺拉。

（一）理化性质

酮咯酸氨丁三醇为结晶体。化学名：(±)-5- 苯甲酰 -2，3- 二氢 -1H- 吡咯嗪 -1- 羧酸，2- 氨基 2- 羟甲基 -1，3- 丙二醇。分子式：$C_{15}H_{13}NO_3.C_4H_{11}NO_3$，分子量：376.40（图 31-15）。

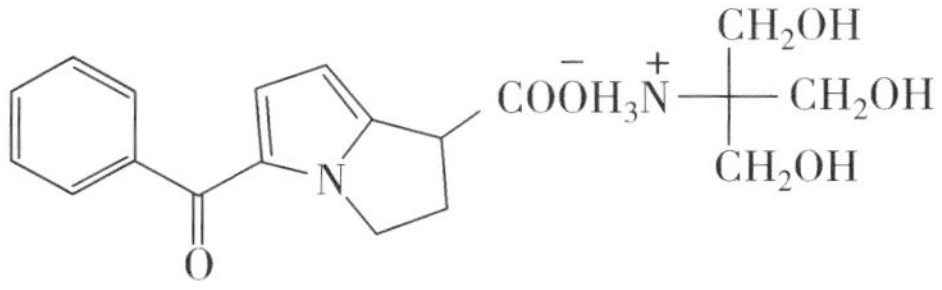

图 31-15　酮咯酸氨丁三醇的化学结构

（二）药理作用

与甲苯酰吡咯乙酸和吲哚美辛等 NSAIDs 药理作用相似，阻断花生四烯酸代谢的环氧合酶通道，抑制前列腺素生物合成，生物活性与其 S- 型有关。有镇痛、抗炎和解热作用，无镇静或抗焦虑作用。不抑制呼吸，久用不成瘾，对心功能亦无明显影响。酮咯酸氨丁三醇可抑制术后 CRP、IL-6、TNF-α 的释放，改善老年患者术后早期认知功能。

（三）体内过程

本品主要组分酮咯酸氨丁三醇是由左旋、右旋异构体组成的消旋体，其右旋 S(+) 异构体具有止痛作用。对酮咯酸氨丁三醇药代动力学特性的比较研究结果表明，对成人而言，其口服、肌内注射的生物利用度等同于静脉注射。成人以推荐剂量按不同给药途径单剂量给药时，口服、肌内注射和静脉注射的体内清除率不变。这表明成人单次和多次口服、肌内注射和静脉注射给药，其药代动力学呈线形。加大给药剂量，体内血药浓度随之呈线性递增。本品口服吸收率可达100%。但高脂食物能影响本品的口服吸收，使其血浆峰浓度降低，并使达峰时间推迟约1小时；制酸剂不影响本品的吸收。本品吸收后与血清蛋白结合率较高，在治疗浓度时可达99%。本品单剂量给药后，最大分布容积为13升。主要经肝脏代谢，经肾脏排泄，酮咯酸氨丁三醇左旋异构体的半衰期约为2.5小时，右旋异构体的半衰期约为5小时，消旋体的半衰期在5~6小时范围内。肾功能不全患者，其肾损伤程度决定本品的半衰期长短。肝功能不全者半衰期、AUC和Cmax值与健康志愿者相比较没有明显差异。

（四）药物相互作用

对使用抗凝剂的患者给予本品时需慎重，并需对患者进行密切观察。和丙璜舒联合用药能降低酮咯酸的清除率，并明显增加了酮咯酸的血浆浓度水平，半衰期约延长2倍，因此，本品禁与丙璜舒联合应用。对血量正常的健康受试者静脉注射或肌内注射本品时，呋塞米的利尿效果降低约20%。与非去极化肌肉松弛药可能发生相互作用，而导致呼吸暂停，但尚缺乏这方面的正式研究资料。和ACE抑制剂联合用药有增加肾功能损伤的可能性。和抗癫痫药物（苯妥英、卡马西平）联合用药时可能发生癫痫，但这种可能性极小。与神经系统药物（氟西汀、替沃噻吨、阿普唑仑）联合用药时，有使患者产生幻觉的可能性。

（五）不良反应

在临床治疗过程中可能会发生的并发症有：胃肠道溃疡、出血、穿孔，手术后出血、肾衰竭，过敏等。可能会出现的不良反应有：恶心、呕吐、消化不良、腹泻、便秘、胃气胀、胃肠胀痛等胃肠道反应；风疹、瘙痒等过敏反应；头痛、头晕、出汗、震颤、抑郁、失眠、口干、注意力不集中、麻痹等神经系统反应；水肿、血尿、蛋白尿、多尿、尿频等泌尿系统反应等。用药不当或剂量增加会增加不良反应发生率。

（六）临床应用

适用于需要阿片水平镇痛药的急性较严重疼痛的短期治疗，通常用于手术后镇痛，不适用于轻度或慢性疼痛的治疗。

用法用量：口服：每次10mg，1~4次/d，剧痛患者可增至每次20~30mg，3~4次/d。肌内注射：每次30~90mg，术后中度或剧痛者以肌内注射30mg为宜，剧痛者可肌内注射60mg，继而每小时肌内注射15~30mg。对65岁以上或肾功能不全者减量，每日总剂量不应超过60mg。

十五、双氯芬酸钠

双氯芬酸钠（diclofenac sodium）又名服他灵、阿米雷尔。

（一）理化性质

双氯芬酸钠为白色、无臭、易吸潮的结晶性粉末。化学名：2-［(2,6-二氯苯基)氨基］-苯乙酸钠。分子式：C14H_{10}Cl2NNaO2，分子质量：318.13（图31-16）。

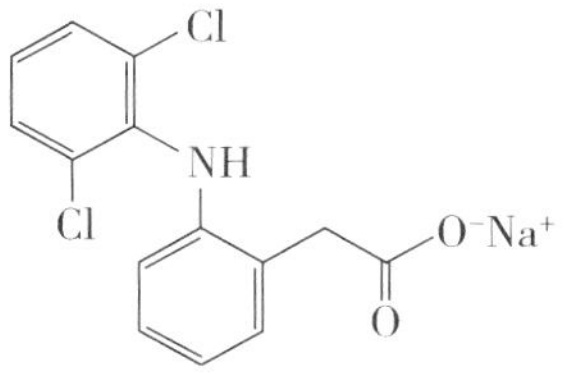

Cl NH Cl O⁻Na⁺ O

图31-16 双氯芬酸钠的化学结构

（二）药理作用

双氯芬酸钠是一种衍生于苯乙酸类的非甾体抗炎镇痛药，通过抑制COX活性，从而阻断AA向PG的转化。同时，它也能促进AA与甘油三酯结合，降低细胞内游离的AA浓度，间接抑制LTs的合成。双氯芬酸钠是NSAIDs中作用较强的一种，它对PG合成的抑制作用强于阿司匹林和吲哚美辛。

（三）体内过程

本品口服吸收快，血浆蛋白结合率为99.5%，大约50%在肝脏代谢，40%~65%从肾脏排出，35%从胆汁、粪便排出。

（四）药物相互作用

双氯芬酸钠可增加地高辛与含锂制剂的血浆浓度，减少肾对氨甲蝶呤的排泄。

（五）不良反应

胃肠道反应为主要不良反应，表现为胃肠道刺激症状，如恶心、呕吐、腹泻、腹部痉挛、消化不良、胀气和厌食等。少数患者可出现胃或肠道溃疡、出血。中枢神经系统：偶见头痛、头晕、眩晕、失眠等。偶可出现视觉障碍、听力障碍、味觉障碍，非感染性脑膜炎。皮肤：可有一过性皮疹，严重的皮肤反应非常罕见。泌尿生殖系统：偶有肾功能下降。个别病例可出现急性肾功能不全、血尿、肾病综合征。血液系统：十分罕见血小板减少、白细胞减少、粒细胞缺乏、溶血性贫血、再生障碍性贫血。

（六）临床应用

用于缓解类风湿关节炎、骨关节炎、脊柱关节病、痛风性关节炎、风湿性关节炎等各种关节炎的关节肿痛症状；用于治疗非关节性的各种软组织风湿性疼痛，如肩痛、腱鞘炎、滑囊炎、肌痛及运动后损伤性疼痛等；用于急性的轻、中度疼痛如：手术后、创伤后、劳损后、痛经、牙痛、头痛等；对发热有一定的解热作用。

用法用量：口服：75~150mg/d，分 3 次服用，缓释剂型为 100mg/ 次，1 次 /d。用于急性的轻、中度疼痛，首次 50mg，以后 25 ~50mg/ 次，每 6~8 小时 1 次。小儿每日 0.5~2.0mg/kg，每日最大量为 3.0mg/kg，分 3 次服。治疗原发性痛经时，一般剂量为 50~150mg/d，分 2~3 次服用，根据病情可以提高至最大剂量 200mg/d，饭前服用。

第六节 非甾体抗炎药的研究进展

NSAIDs 是一类具有重要应用价值的抗炎镇痛药。虽然大多数患者能耐受 NSAIDs，但此类药物仍有较高的不良反应发生率，因此寻求高效低毒的 NSAIDs 已成为药物学家努力的方向。近年来陆续研制开发出一氧化氮释放型 NSAIDs、COX-2 高选择性抑制剂以及对 COX 和 5-LOX 同时有抑制作用的新型 NSAIDs，明显降低了其不良反应发生率，成为 NSAIDs 类药物研发的热点，在临床应用中显示出巨大的潜力。

一、一氧化氮释放型非甾体抗炎药

一氧化氮释放型 NSAIDs（NO-NSAIDs）的研发是近年来减少 NSAIDs 和 COX-2 选择性抑制剂不良反应的重要策略。已有一些 NO-NSAIDs 进入临床研究阶段并在临床中使用，如 NO- 萘普生、NO- 阿司匹林、NO- 对乙酰氨基酚、NO- 氟比洛芬、NO- 布洛芬药、NO- 酮基布洛芬和 NO- 双氯芬酸等。NO-NSAIDs 最为显著的药理特点是其对胃肠道的保护作用，动物实验和临床研究均表明此类药物对胃肠道损伤及致溃疡作用显著小于相应的经典 NSAIDs，而抗炎镇痛作用显著性增强。同时 NO-NSAIDs 不产生肾脏和心血管毒性，NO-NSAIDs 除了用于抗炎、镇痛，治疗类风湿关节炎和骨关节炎等慢性炎症疾病外（对于那些同时患有胃溃疡和 / 或高血压的患者也许较其他抗炎药更合适），还可能在防治一些恶性肿瘤、动脉粥样硬化、糖尿病、神经退行性疾病及骨质疏松症等方面有所作为，当然这一切还有待于临床研究的进一步证实。

诱导性 NO 合成酶产生过量的 NO 具有细胞毒作用可加剧炎症的发展和组织的损伤。因此对 NO-NSAIDs 在体内的 NO 释放量和释放速率控制非常重要，是此类药物研究的重点。另外由于 NO 具有多种生理功能，开发单一调节某种生理功能的 NO 供体显得十分困难，NO 的靶向释放是 NO-NSAIDs 药物开发所面临的另一具有挑战性的难题。

naproxcinod 由萘普生（naproxen）与 NO 供体偶联所得，是首个具有 COX 抑制作用的 NO 供体，由法国 NicOx 公司研发于 2013 年欧盟批准上市，现已完成Ⅲ期临床研究。化学名：(S) -2-(6-甲氧基 -2- 萘基）丙酸 4- 硝基氧丁基酯。分子式：$C_{18}H_{21}NO_6$ 分子量：347.36（图 31-17）。其化学性质稳定，能在血液、肝匀浆等生物组织中通过酶促反应缓慢分解为 NO 和萘普生。Naproxcinod 与萘普生对 COX-1 和 COX-2 均有抑制作用，进而可抑制炎性介质 PG 的合成。NO 通过环鸟苷酸依赖性或非依赖性机制发挥作用。缓慢释放的 NO 使萘普生的药理活性度发生改变，如胃肠道和心血管方面的不良反应显著降低，抗炎镇痛作用得到改善。然而 Naproxcinod 仍存在致胃肠道溃疡的风险，因此若患者使用本品出现胃肠道不良反应，需加用质子泵抑制剂。可用于髋关节和膝关节骨关节炎，口服 375mg 或 750mg，2 次 /d。

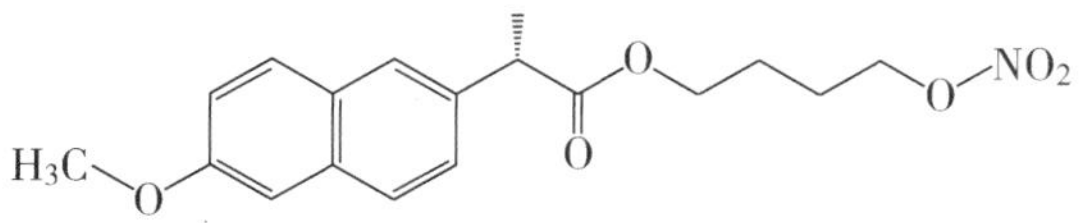

图 31-17 naproxcinod 的化学结构

二、环氧酶（COX）和 5- 脂氧合酶（5-LOX）双重性抑制剂

开发 COX-2/5-LOX 双重抑制剂是降低 NSAIDs 不良反应、提高抗炎作用的一条有效途径。正在研究开发的 COX/5-LOX 双重抑制剂从化学结构上可

分为吡咯类化合物、二叔丁基苯酚类化合物、甲磺酸类衍生物、异羟肟酸类化合物等几类。

（一）licofelone

licofelone 是第一个 COX/5-LOX 双重抑制剂。化学名：2,2- 二甲基 -6-(4- 氯苯基)- 苯基 -1H-2,3- 二氢吡咯里嗪 -5- 乙酸，代号 ML3000，是吡咯类化合物。分子式：$C_{23}H_{22}ClNO_2$，分子量：379.87（图 31-18）。

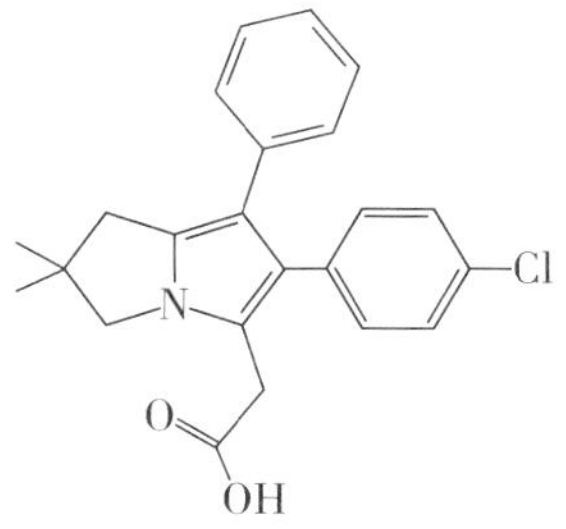

图 31-18 licofelone 的化学结构

其对 COX-1、COX-2 和 5-LOX 的 IC_{50} 分别为 0.16μmol/L、0.37μmol/L 和 0.21μmol/L，在 100mg/kg 剂量下不会导致胃溃疡。具有抗炎、镇痛、解热、抗支气管收缩、抗血小板特性。其治疗骨关节炎作用与萘普生和塞来昔布相似，具有良好的耐受性和胃肠道安全性。同时能有效抑制 TXA_2 生成，具有明显的抗炎和抗血小板积聚活性，以及较好的心血管安全性。它具有很好的组织分布，在肺、肝、肾、心脏和大小肠中的检出率都很高，而且动物模型和临床研究显示该药具有较小的肝、肾毒性。该药Ⅲ期临床试验显示疗效与常规的 NSAIDs 基本相同，但引起胃肠道的副作用较少，而且有可能延缓或抑制骨关节炎病变的发展。由于保留了对 COX-1 的部分抑制作用，不仅具有 NSAIDs 对心肌的保护作用，而且避免了昔布类药物易发生血管栓塞的危险，有望成为传统非选择性 NSAIDs 和昔布类的替代药物。

（二）替尼达普（tenidap）

tenidap（替尼达普）是含吲哚结构具有对 COX 和 LOX 的双重抑制作用的新型 NSAIDs，化学名：5- 氯 -2,3- 二氢 -2- 氧代 -3-(2- 噻吩羰基)-1H- 吲哚 -1- 甲酰胺，分子式：$C_{14}H_9C_1N_2O_3S$，分子量：320.75（见图 31-19）。tenidap 通过对 LOX 的抑制使 LTs 生成减少，抑制 IL-1、IL-6、肿瘤坏死因子（TNF）、PGE2 及胶原酶的产生。有研究表明 tenidap 具有软骨保护作用，有效抑制局部炎症反应对软骨细胞及滑膜细胞损伤。但在日本的临床研究中发现其会降低骨密度、导致蛋白尿和严重肝功能异常。用于治疗类风湿关节炎，口服 150mg，每日一次；骨关节炎，口服 100mg，每日 1 次，效果显著。主要不良反应有胃肠道不适，20% 的患者发生可逆性的蛋白尿。近年来有研究发现 tenidap 可通过抗炎作用降低阿尔茨海默患者脑中 IL-6 含量治疗阿尔茨海默病。

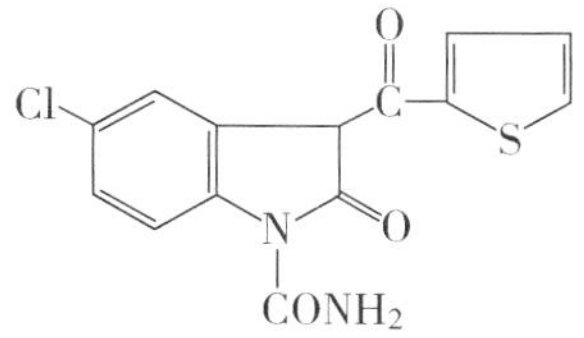

图 31-19 tenidap 的化学结构

（三）替美加定（timegadine）

替美加定是一个强的抗炎、解热镇痛药。化学名：N- 环己基 -N″-(2- 甲基喹啉 -4- 基)-N′-2- 噻唑基胍，分子式：$C_{20}H_{23}N_5S$，分子量：365.495。对 COX 和 5-LOX 均有抑制作用，还能抑制磷脂酶 A_2 活性，从而抑制了 AA 的释放。对 LOX 的抑制，抑制了 LTs 的生成及其引发的过敏反应；对 COX 的抑制作用比吲哚美辛和萘普生强。其急性毒性和胃肠道副作用均低于吲哚美辛。替美加定用于类风湿关节炎，口服 250mg，1~2 次 /d，连续使用 2~3 周，患者耐受性良好，未见严重不良反应（图 31-20）。

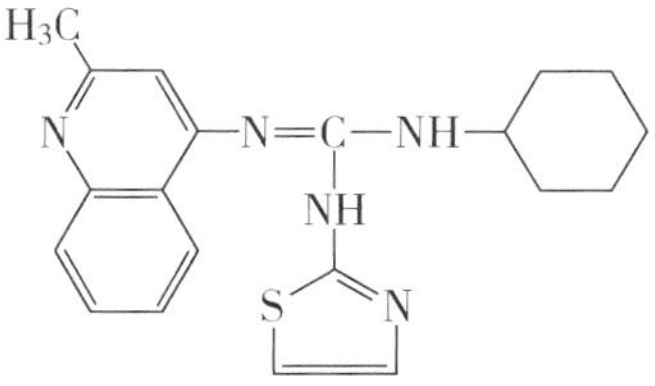

图 31-20 timegadine 的化学结构

三、脂氧合酶抑制剂

理论上通过抑制 5-LOX 减少 LTs 合成，有望避免 NSAIDs 引发的胃肠道、心血管及肾脏的毒副作用。但是作为抗炎药物 5-LOX 抑制剂的抗炎强度不够，现主要用于哮喘的预防和治疗。

LOX 抑制剂的作用方式和化学结构类型多种多样。一般分为：氧化还原抑制剂、非氧化还原抑制剂、铁离子配体抑制剂以及脂氧合酶激活蛋白抑制剂等。

齐留通（zileuton，图 31-21）是第一个上市的新型的高选择性 5-LOX 抑制剂，是铁离子配体抑制剂第一代羟基脲类衍生物的代表，半衰期 2.5 小时，清

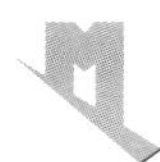

除率为 7ml/(min·kg),主要代谢途径为 N- 羟基脲基团的葡萄糖醛酸化。主要用于治疗支气管哮喘,但肝毒性较大且发生药物相互作用。主要用于成年人哮喘的预防和长期治疗,12 岁以下儿童服药的安全性和有效性尚待确定。口服,每次 600mg,每日 4 次。其类似物阿曲留通(atreleuton,ABT-761)则是一个具有良好药动学性质的药物,在支气管痉挛的动物模型上其作用强于 Zieuton 4-5 倍,半衰期为 16 小时,但其临床应用还有待开发。

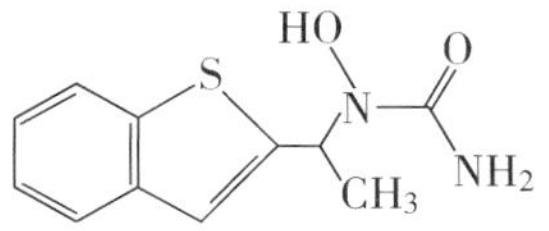

图 31-21　zileuton 的化学结构

NSAIDs 是临床上应用非常广泛的一类药物,在围手术期的应用也日益增多。一氧化氮释放型 NSAIDs、具有 COX 和 LOX 双重抑制作用的 NSAIDs 及高选择性 COX-2 抑制剂等药物的研发,使 NSAIDs 的应用前景更加光明,但其长期应用的效果和安全性仍有待于进一步积累和证实。另外 NSAIDs 新剂型(如布洛芬、吡罗昔康口腔崩解片),NSAIDs 渗透泵技术(半透膜、渗透压活性物质、推动剂),以及新型高分析材料药物载体如微球和脂质体等的应用,大大扩展了 NSAIDs 在临床的应用范围。研发者还通过改变用药途径(软膏、凝胶、贴剂、栓剂),避免首关消除效应,减少了 NSAIDs 对胃肠道的刺激。NSAIDs 复合制剂,其含有 NSAIDs 和胃黏膜保护剂如米索前列醇、奥美拉唑、法莫替丁等,大大降低了胃肠道不良反应。通过纳米技术制成微粒体,提高生物利用度、降低使用剂量,从而相应降低 NSAIDs 的不良反应。

（容俊芳　李建立）

参考文献

[1] SCHMIDT M, LAMBERTS M, OLSEN A M, et al. Cardiovascular safety of non-aspirin non-steroidal anti-inflammatory drugs: review and position paper by the working group for Cardiovascular Pharmacotherapy of the European Society of Cardiology [J]. Eur Heart J, 2016, 37 (13): 1015-1023.

[2] CAI G, ZHOU W, LU Y, et al. Aspirin resistance and other aspirin-related concerns [J]. Neurol Sci, 2016, 37 (2): 181-189.

[3] YAGAMI T, KOMA H, YAMAMOTO Y. Pathophysiological roles of cyclooxygenases and prostaglandins in the central nervous system [J]. Mol Neurobiol, 2016, 53 (7): 4754-4771.

[4] Dong Y H, Chang C H, Wu L C, et al. Comparative cardiovascular safety of nonsteroidal anti-inflammatory drugs in patients with hypertension: a population-based cohort study [J]. Br J Clin Pharmacol, 2018, 84 (5): 1045-1056.

[5] UTZERI E, USAI P. Role of non-steroidal anti-inflammatory drugs on intestinal permeability and nonalcoholic fatty liver disease [J]. World J Gastroenterol, 2017, 23 (22): 3954-3963

[6] WONGRAKPANICH S, WONGRAKPANICH A, MELHADO K, et al. A Comprehensive Revijew of Non-Steroidal Anti-Inflammatory Drug Use in The Elderly [J]. Aging Dis, 2018, 9 (1): 143-150.

[7] KIM YI, KIM SY, KIM JH, et al. Long-term low-dose aspirin use reduces gastric cancer incidence: a nationwide cohort study [J]. Cancer Res Treat, 2016, 48 (2): 798-805.

[8] MA Y, BRUSSELAERS N. Maintenance use of aspirin or other non-steroidal anti-inflammatory drugs (NSAIDs) and prostate cancer risk [J]. Prostate Cancer Prostatic Dis, 2018, 21 (1): 147-152.

第三十二章

肌肉松弛药及其拮抗药

目　录

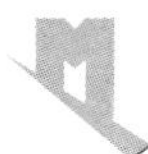

3

第一节 概 论

肌肉松弛药简称肌松药，这类药物选择性作用于神经肌肉接头，暂时性阻断了正常的神经肌肉兴奋传递，从而使肌肉松弛。

肌松药的临床应用始于1942年，自从氯筒箭毒碱被首次使用后，其他肌松药也相继进入临床，包括氯二甲箭毒、阿库氯铵、琥珀胆碱、氨酰胆碱、加拉碘铵、泮库溴铵、维库溴铵、阿曲库铵、哌库溴铵、米库氯铵、罗库溴铵、顺阿曲库铵等。这些肌松药各具优缺点，其中一些已为其他性能更好的肌松药取代。目前新的一些肌松药尚在研发中，包括更他氯铵等。

最早期的肌松药是从植物中提取研制，后期研制的肌松药均为半合成和完全合成的化合物，如氯筒箭毒碱是由植物中提取的天然生物碱，氯二甲箭毒、阿库氯铵是半合成肌松药，其余均为完全合成肌松药。

肌松药可以根据阻滞性质、化学结构以及作用时效进行分类。根据神经肌肉阻滞性质不同，肌松药可分为去极化肌松药和非去极化肌松药，目前在临床使用的去极化肌松药只有琥珀胆碱，其余均为非去极化肌松药。根据化学结构不同，肌松药可分为氨基甾体类、苄异喹啉类、其他复合物类。泮库溴铵、维库溴铵、罗库溴铵、哌库溴铵等属于氨基甾体类；氯筒箭毒碱、阿曲库铵、顺阿曲库铵、米库氯铵等属于苄异喹啉类；其他复合物类，如更他氯铵属不对称混合氯化延胡索酸盐，加拉碘铵属苯乙醚衍生物，阿库氯铵属毒马钱碱二丙烯基衍生物。根据作用时效的不同，肌松药可分为超短时效、短时效、中时效和长时效4类。分类依据是肌颤搐25%恢复时间，短于8分钟的为超短时效肌松药，如琥珀胆碱；介于8~20分钟之间的为短时效肌松药，如米库氯铵；在20~50分钟之间的为中时效肌松药，如阿曲库铵、顺阿曲库铵、罗库溴铵和维库溴铵；超过50分钟的为长时效肌松药，如泮库溴铵、哌库溴铵等。

临床麻醉中肌松药主要用于麻醉诱导时方便气管插管，以及麻醉维持期间根据麻醉和手术需要保持良好的肌松状态，便于手术操作。在ICU中机械通气时出现患者与呼吸机呼吸不同步，用肌松药消除人机对抗，便于维持机械通气。肌松药也偶尔用于治疗破伤风、癫痫持续状态等肌肉痉挛性疾病，以及精神病患者电休克治疗时防止肌肉强烈收缩产生的并发症。肌松药的临床使用减少了全身麻醉药用量，避免了深麻醉带来的危害，促进了麻醉和外科事业的发展。

使用肌松药的同时必须作辅助呼吸或控制呼吸。肌松药没有镇静和镇痛作用，不能取代镇静药和镇痛药。使用肌松药时必须评估麻醉深度，肌松药不能用于清醒患者。使用肌松药后应监测和评估肌松程度，尤其是手术结束后，要评估肌力恢复程度，避免术后残余肌松所致的不良反应和并发症。

第二节 肌松药药理学

一、肌松药的药理学

（一）神经肌肉接头后效应

肌松药选择性地作用于神经肌肉接头后膜上的烟碱型乙酰胆碱受体（nicotinic acetylcholine receptor，nAchR），从而阻断神经肌肉兴奋传导。成年哺乳动物的骨骼肌中，烟碱型乙酰胆碱受体由两个α亚单位，一个β亚单位，一个δ亚单位和一个ε亚单位组成。这些亚单位组成跨膜离子通道孔和细胞外结合囊泡，每个α亚单位都有一个乙酰胆碱结合位点。静息状态下，乙酰胆碱受体离子通道处于关闭状态。2个乙酰胆碱分子同时与α亚单位结合后，可促进通道构型发生改变，通道开放，钠离子内流，钾离子外流，产生动作电位，触发肌细胞兴奋收缩耦联，使得肌细胞收缩。

无论是去极化肌松药和非去极化肌松药均是季铵化合物，季铵基团是肌松药的作用基团。多数肌松药含有两个季铵基，氯筒箭毒碱、维库溴铵、罗库溴铵为单季铵化合物，琥珀胆碱由两个乙酰胆碱分子组成。肌松药两个季铵基之间为亲脂性桥式结构相连，不同桥式结构与肌松药的作用性质、代谢、排泄等有关，苄异喹啉类肌松药分子桥式结构为线性二酯链，氨基甾体类为雄烷骨架。肌松药分子中的季铵基带有正电荷，这与乙酰胆碱分子的季铵基相似，可以选择性作用于神经肌肉接头后膜 nAchR。非去极化肌松药只要一个分子结合到 nAchR 一个 α 亚单位上，使两个乙酰胆碱分子不能同时结合到 nAchR，神经肌肉传导即被阻滞。琥珀胆碱是去极化肌松药，它使终板处 nAchR 去极化时间延长，导致 nAchR 敏感性下降，神经肌肉接头处电压门控性钠通道失活，接头周围细胞膜对钾离子通透性增高，最终因不能产生动作电位而导致神经肌肉传导被阻滞。

肌松药不仅能选择性地作用于神经肌肉接头后膜 nAchR，产生神经肌肉阻滞作用，也能与其他部位胆碱能受体结合，如神经肌肉接头前膜或自主神经系统的烟碱型和毒蕈碱型胆碱受体，但对这些受体选择性差、亲和力低。

胎儿的 nAchR 与成人的 nAchR 结构与生理特性不同，胎儿型 nAchR 也是由 5 个亚单位组成，但含有一个 γ 亚单位而不是成人型 ε 亚单位，其激动后受体离子通道开放时间较长，对钠、钾、钙离子的传导性较弱。成人型 nAchR 较胎儿型 nAchR 激动后离子通道开放时间短，而且对钠、钾、钙离子具有更高的传导性。出生后随着神经肌肉接头的发育，胎儿型 nAchR 逐渐被成人型 nAchR 取代，但在去神经支配或是某些病理情况下，nAchR 表达增加，且以胎儿型 nAchR 为主，这些受体对非去极化肌松药产生抵抗，而对去极化肌松药琥珀胆碱极其敏感，去极化时，这些通道开放时间延长，钾离子外流增加，可导致一系列的不良反应。

（二）神经肌肉接头前效应

运动神经末梢神经肌肉接头前膜既有烟碱型乙酰胆碱受体，又有毒蕈碱型。

生理情况下神经肌肉接头前膜 nAchR 被激动后，可通过正反馈作用，促进乙酰胆碱的释放，提供足够可利用的乙酰胆碱，肌肉发生强直收缩。这些神经肌肉接头前膜 nAchR 亚型为 $\alpha_3\beta_2$，多数临床使用的非去极化肌松药与这种受体有一定亲和力，而琥珀胆碱对其亲和力较低，这就可以解释，使用非去极化肌松药后，肌松监测强直刺激和四个成串刺激有衰减现象，而琥珀胆碱却没有衰减现象的发生。

神经肌肉接头前膜毒蕈碱型乙酰胆碱受体也参与乙酰胆碱释放的调控，其 M_1 和 M_2 受体通过调节钙离子的内流，分别易化和抑制乙酰胆碱的释放。

二、肌松药的药效动力学

神经肌肉兴奋传递有较大的安全阈，神经肌肉接头后膜 nAchR 被阻滞达 75% 以上，肌颤搐才出现减弱，接头后膜受体被阻滞 95% 以上，肌颤搐才完全消失。

临床上常以给药到产生最大肌肉松弛作用的时间作为起效时间，以给药到肌颤搐恢复 25% 的时间作为临床时效，以给药到肌颤搐恢复 95% 的时间作为总时效，以肌颤搐恢复 25%~75% 的时间作为恢复指数，反映了肌力的恢复速率。

肌松药对肌颤搐的抑制程度随着药量增加而增大，肌松药的效能以剂量效应曲线表示。以对数剂量为横轴，每个剂量产生的肌颤搐抑制程度为纵轴绘制的肌松药的量效曲线成 S 形，其中肌颤搐抑制 20%~80% 之间接近线性，在此范围可以确定有效剂量的肌松作用，如可用 ED_{50} 来比较不同肌松药的作用强度。评价肌松药的插管剂量常用 ED_{95}，而 ED_{95} 量已超出肌松药量效曲线的线性部分，应改用对数剂量的概率分析法，使肌松药的量效曲线从肌颤搐抑制 0~100% 之间均呈线性关系，这样可以非常便利地确定每个肌松药在不同阻滞程度的用量，如测定 ED_{25}、ED_{50}、ED_{90} 和 ED_{95} 分别表示肌颤搐抑制 25%、50%、90% 和 95% 所需剂量。根据不同肌松药量效曲线，可以比较不同肌松药的作用强度，并分析其作用机制，但应该明确一点，量效线性关系在超过 ED_{80} 和小于 ED_{20} 部分是根据数学方程式推算得到的。

全身骨骼肌对肌松药的敏感性不同，位于身体中轴部的肌肉，包括喉内收肌、膈肌等与呼吸相关的肌肉较躯体肌和四肢肌等其他肌肉对肌松药的敏感性差，这可能与这些肌纤维类型和肌纤维上乙酰胆碱受体较多等因素有关。但肌松药在呼吸相关肌肉的起效时间明显较其他肌肉快，可能与这些肌肉血供多且距心脏较近有关。同样呼吸相关肌肉内肌松药血药浓度下降也较迅速，由于呼吸肌对肌松药相对不敏感，因此其肌力恢复时血药浓度较其他肌肉要高，肌力恢复也较快。上呼吸道的肌肉对肌松药较敏感，临床上患者呼吸恢复但仍可能存在吞咽反射迟钝，有反流误吸的风险。临床上肌松监测常用拇内收肌，由于全身不同骨骼肌对肌松药的反应不同，因此拇内收肌肌力不能完全反映呼吸肌和其他肌肉的肌力情况。

三、肌松药的药代动力学

肌松药的药代动力学可适用二室或三室模型。肌松药是高度解离的极性化合物，具有很高的水溶性而脂溶性很低，因此肌松药不易透过血-脑屏障和胎盘，易通过肾小球滤过，不被肾小管分泌和重吸收，在体内分布容积有限，接近于细胞外液容积。肌松药口服吸收慢且不规则，进入门静脉系统经肝脏又被肝摄取代谢。

肌松药一次静脉注射后血浆浓度很快升高，而后随着肌松药在体内的分布和消除，其血药浓度降低，出现两个明显的时相，即最初的分布相和其后的消除相。

分布相的肌松药血药浓度下降迅速，最初分布到血供丰富脏器，随后肌松药也可分布到血流灌注低的组织，肌松药在血液与各组织细胞外液间取得平衡时的分布容积是稳态分布容积。分布半衰期是指消除相开始前血药浓度下降一半的时间。

消除相开始时肌松药血药浓度下降迅速，而后下降速度逐渐减慢，下降曲线的形状取决于药物的消除速率。肌松药在体内的消除有多种途径，一般说来，长时效肌松药在体内很少代谢，以原形经肾排出，肝脏代谢是次要的消除途径，中时效肌松药经肝脏代谢和随胆汁排出为主，也有部分经肾排出，而短时效肌松药经酶分解为主，或经其他化学机制降解。中时效肌松药阿曲库铵和顺阿曲库铵可在组织内经 Hofmann 降解，还有部分经酯酶分解，消除不依赖肝肾功能，因此其药代动力学不适用房室模型。短时效非去极化肌松药和超短时效去极化肌松药在血浆内被酶降解，其在人体内消除开始于分布相内，分布到组织中的仅是总药量的一小部分。

药物的消除以血浆清除率表示，血浆清除率是指单位时间内有多少单位血浆中的药物被机体不可逆地清除出去。消除相血药浓度下降速率经常用消除半衰期表示，消除半衰期是血药浓度降低一半的时间。在消除相组织药浓度大于血药浓度。血药浓度下降速率取决于两种因素，药物从组织返回血浆的速率和药物的血浆清除率。一般说来，药物从组织返回血浆的速度非常快，因此药物的血浆清除率决定了血药浓度下降速度。

肌松药的分布半衰期很短，一般在 2~10 分钟之间，消除半衰期因药而异，长时效的肌松药可达 1.5 小时或更长，中时效的氨基甾体类肌松药维库溴铵和罗库溴铵约为 70 分钟，苄异喹啉类的阿曲库铵和顺阿曲库铵约为 20 分钟，短时效的米库氯铵更短。大多数非去极化肌松药的分布过程要快于消除过程，最初血药浓度快速下降主要是药物向组织中分布的结果。但是米库氯铵例外，因其清除率高，被血浆丁酰胆碱酯酶代谢，血药浓度迅速下降的原因是由于其在体内被迅速消除。正常人体肌松药的药代动力学参数和肌松药在体内的消除，详见表 32-1 和表 32-2。

表 32-1 正常人体肌松药的药代动力学参数

肌松药	稳态分布容积(ml/kg)	清除率[ml/(kg·min)]	消除半衰期(min)	蛋白结合率(%)
琥珀胆碱	6~16	200~500	2~8	30
氯筒箭毒碱	200~450	2~4	120~200	40~50
米库氯铵				
顺~反	146~588	26~147	1~5	—
反~反	123~338	18~79	2~8	—
顺~顺	191~346	2~5	41~200	—
阿曲库铵	180~280	5.5~10.8	17~20	51
顺阿曲库铵	110~200	4~7	18~27	—
泮库溴铵	150~340	1.0~1.9	100~132	30
维库溴铵	180~250	3.6~5.3	50~53	30~57
罗库溴铵	170~210	3.4	70~80	25
哌库溴铵	340~425	1.6~3.4	100~215	—

表 32-2　肌松药在体内的消除

肌松药	排泄(%)		代谢
	肾脏	肝脏	
琥珀胆碱	<10	—	胆碱酯酶分解(90%)
氯筒箭毒碱	40~60	10~40	—
米库氯铵	<5	—	胆碱酯酶分解(95%~99%)
阿曲库铵	10~40	—	Hofmann 消除和酯酶分解(60%~90%)
顺阿曲库铵	10~15	—	Hofmann 消除(80%)
泮库溴铵	70	30	肝脏(10%~20%)
维库溴铵	20~30	70~80	肝脏(40%)
罗库溴铵	30	70	肝脏(10%)
哌库溴铵	70	20	肝脏(10%)

肌松药分布到肌肉的时间较分布到肝、肾、心、肺等血供丰富的脏器慢，因此在肌细胞外液与血液之间达到平衡的时间较血供丰富的组织长，而在不同部位肌组织内的肌松药浓度达峰值时间并不一样，受心输出量、心脏至该肌组织之间的距离和其血流量等多种因素的影响。注射肌松药后血药浓度立即达峰值，此时肌松作用可能并未出现，随后肌松药血药浓度迅速下降，但肌松作用逐渐出现并增强，血药浓度持续性下降很长时间肌力逐渐恢复。血药浓度和药物效应脱节是因为肌松药作用部位不是血浆而是在神经肌肉接头处，肌松药必须从血浆弥散到神经肌肉接头处才能产生神经肌肉阻滞作用，然后药物从神经肌肉接头处返回血浆，肌松效应才能消除。因此，神经肌肉接头处的药物浓度要滞后于血药浓度，即阻滞效应起始阶段低于血药浓度，肌松恢复阶段高于血药浓度。肌松药的量效曲线没有考虑到这一滞后现象，要解决这个问题，必须直接测定与肌松效应相关的神经肌肉接头部位肌松药浓度，才能反应肌松药真实的量效关系。同样，在静脉持续输注肌松药时，血浆靶控浓度与效应部位也就是神经肌肉接头部位的肌松药浓度也不完全一致，这一点应提请注意。

从药代动力学上可以知道一些疾病和药物相互作用可以改变肌松药的药效，脏器和代谢功能改变可以影响肌松药的时效，这些资料有助于指导不同患者肌松药的用药方法，以及在用药过程中根据患者的反应调节药量。例如：肝脏功能障碍患者药物的分布容积增加，注射相同剂量肌松药，早期血药浓度可能比器官功能正常的患者要低，疾病造成的低蛋白血症使游离肌松药浓度增加，肌松效应可能并未发生明显变化。又如：肾功能障碍患者肌松药消除减慢，单次用药肌松作用时间可能不会延长，但肌松水平从 25% 恢复到 75% 及以上，或者大剂量、反复注射肌松药，肌力恢复更加依赖于药物的消除而不是分布，肌松作用时间就会明显延长。

第三节　肌松药的临床应用

肌松药主要用于辅助全身麻醉诱导时气管插管和在手术过程中为手术提供良好的肌松。选用肌松药应根据应用目的、不同肌松药的药理特点、患者病理生理情况以及临床麻醉具体条件等综合考虑。肌松药的药量应能满足手术操作的肌松要求，又是安全的不良反应小的最低剂量。肌松药存在个体差异，人体各部位骨骼肌对肌松药的敏感性不同，手术操作时不同手术所涉及的肌肉不同，不同手术阶段对肌松程度要求不同，因此，应根据手术需要和患者对肌松药的反应合理调控肌松程度，这既可减少肌松药用量及与肌松药药量有关的不良反应，又有利于术后肌力的恢复，减少残余肌松的发生，及便于用拮抗药逆转残余肌松。手术时适当的麻醉深度，麻醉性镇痛药的使用，良好的手术体位，及复合应用区域阻滞等可减少肌松药的用量。

一、肌松药起效与气管插管

全身麻醉诱导期在患者意识消失，咽喉部保护性反射已被抑制，气管插管之前最大的危险是胃内容物反流误吸，尤其是饱胃和腹内压增高的患者更容易发生，全身麻醉诱导期尽可能早地完成气管插管，控制气道是防止反流误吸的关键。肌松药为气管插管提供良好条件，肌松药的起效决定了气管插管时间。

(一) 决定肌松药起效的因素

肌松药起效取决于神经肌肉接头处乙酰胆碱与肌松药的相对浓度，与肌松药到达神经肌肉接头的速度、肌松药对受体的亲和力、血浆清除率和肌松药的阻滞性质等多种因素。在其他条件相同的情况下，肌松药的起效时间与其效能成反比，即肌松药的效能越弱起效越快，反之亦然。为达到相同的神经肌肉阻滞效果，低效能肌松药通常需要使用较大剂量，这就意味着有更多的肌松药分子从中央室向效应室扩散，血浆浓度与神经肌肉接头处浓度梯度增加，肌松药加速进入神经肌肉接头，从而加快起效。肌松效能强的肌松药与受体亲和力大，在肌松药与受体的动态结合过程中，亲和力强的肌松药与受体结合的时间长，阻碍肌松药分子向周围扩散，产生缓冲扩散，而效能弱的肌松药没有这种缓冲扩散。肌松药起效另一相关因素是该肌松药的清除率，在其他条件相同的情况下，清除率高的肌松药起效越快，反之亦然。肌松药产生最大作用的时间是其血浆浓度和神经肌肉接头处浓度相同的时点，在此之前血浆浓度不断下降，神经肌肉接头处的浓度不断上升，在此之后血浆和神经肌肉接头处的浓度都在下降，同时神经肌肉传导自然恢复开始。这就提示，清除率高的肌松药峰效应出现的时间早，起效也就快。

气管插管要求松弛的肌群包括喉内收肌、膈肌和咬肌，这些肌肉位于身体的中轴部位，肌群距离心脏近且血流灌注量较大，肌松药在这些肌肉内血浆浓度与效应室浓度之间达到平衡的时间短。虽然喉肌与膈肌对肌松药的敏感性不及拇内收肌，喉肌与膈肌的 Ce50 比拇内收肌高 50%~100%，要达到喉肌和膈肌松弛肌松药的药量较拇内收肌大，但肌松药药量只要能达到能松弛喉肌和膈肌的浓度，其起效时间就较拇内收肌短。如果注入肌松药的药量小，在这些肌群的肌松药最大浓度还达不到气管插管要求，此时拇内收肌肌松起效更加迅速。另一方面，这些肌肉对肌松药敏感性差，加上血流丰富，因此在这些肌群内肌松药浓度消退速度比拇内收肌更迅速，使肌松时效短，肌力恢复快。一般气管插管用 2 倍 ED_{95} 非去极化肌松药，喉肌起效时间比拇内收肌早 1~2 分钟，而在眼轮匝肌的起效、阻滞程度和恢复与喉肌相似，所以气管插管时监测眼轮匝肌较监测拇内收肌更能反映喉肌的肌松情况，对选择气管插管时机和评估气管插管条件更有指导意义。而在评估肌力恢复上，监测拇内收肌较好，因为拇内收肌肌力完全恢复较喉肌和膈肌晚。

目前用于临床的肌松药中，起效最快的仍是琥珀胆碱，但为避免琥珀胆碱的不良反应和对应用琥珀胆碱有禁忌证的患者改用非去极化肌松药，其中起效最快的是罗库溴铵，其起效时间虽还不及琥珀胆碱，但已接近琥珀胆碱的起效时间。一般不选择长时效肌松药用于气管插管。

（二）加速非去极化肌松药起效的方法

缩短非去极化肌松药的起效时间，常用的方法有联合用药、预给量法和加大药量。

1. 联合用药　联合应用两种不同肌松药，如米库氯铵和罗库溴铵，其目的是得到迅速起效，同时减少不良反应和不延长肌松时效，但结果并不令人满意。

2. 预给量法　临床上另一个缩短肌松药起效时间的方法是预给量法。预给量法是将气管插管时应用的肌松药总量分成两个部分，其中较小的一部分约为总量的 1/10~1/6 为预给量，在全身麻醉诱导时先行推注，待 4~5 分钟后再注入插管药量剩余部分。预给量肌松药虽然剂量很小，但能占据较多神经肌肉接头受体，降低神经肌肉兴奋传递的安全阈，减少了注入插管量肌松药后达到完全神经肌肉阻滞的时间。预给量法能加快大部分非去极化肌松药的起效时间大约 30~60 秒，在给予插管量肌松药约 90 秒内即可完成气管插管。患者对肌松药的敏感性不一，给予亚肌松药量的预给量肌松药，部分患者会有复视、吞咽困难、误吸、气道阻塞和呼吸困难的症状，令患者有不舒适的感觉，所以在注入预给量后应严密观察和监测肌力变化，预防反流误吸。经预给量法产生的插管条件比琥珀胆碱提供的插管条件差，因此快速起效的非去极化肌松药罗库溴铵应用临床之后，预给量法已经很少使用。

3. 加大药量　在一定范围内，肌松药的起效与药量有关，药量大起效时间短，但肌松药的作用受分布和消除速率等影响，不能无限制地增加肌松药药量以便相应地缩短起效时间，而且随着药量的增加，肌松药的时效延长，不良反应也增加。有些肌松药安全性较差，在 2.5~3 倍 ED_{95} 的插管剂量就可能引起组胺释放，出现血压下降等不良反应，如阿曲库铵和米库氯铵，又如泮库溴铵解迷走作用的安全范围是 3 倍 ED_{95}，氯筒箭毒碱的安全范围更低。常用肌松药气管插管药量，以及为满足临床需要加速肌松药起效，要求在 90 秒内完成气管插管而增加肌松药药量，其量效关系见表 32-3，表 32-4。

表 32-3 气管插管肌松药药量及其起效时间和时效

	气管插管量				
	ED_{95}(mg/kg)	剂量(mg/kg)	起效(min)	临床时效	
				T 25% 恢复(min)	T 95% 恢复(min)
琥珀胆碱	0.5	1.0	1.0	6~12	12~15
氯筒箭毒碱	0.3	0.6	3~4	90~110	140~160
米库氯铵	0.08	0.2	2~3	12~15	30
阿曲库铵	0.2	0.3~0.4	2~3	40~50	50~70
顺阿曲库铵	0.05	0.2	2.6~2.7	66~70	83~91
泮库溴铵	0.05	0.08~0.1	2~3	90~100	120~150
维库溴铵	0.04	0.08~0.1	2~3	45~60	60~80
罗库溴铵	0.3	0.6	1.5	23~75	60~70
哌库溴铵	0.045	0.08	2~3	90~120	120~150

表 32-4 快速气管插管肌松药药量及其起效时间和时效

	剂量(mg/kg)	起效(min)	临床时效	
			T 25% 恢复(min)	T 95% 恢复(min)
琥珀胆碱	1.5	45~60 秒	10~12	15
阿曲库铵	0.5	2	45~60	60~90
顺阿曲库铵	0.4	1.8~2.0	88~95	115~128
泮库溴铵	0.2	1.5~2.0	120~150	180~300
维库溴铵	0.2	1.5~2	60~80	80~120
罗库溴铵	1.2	45~75 秒	38~150	—
哌库溴铵	0.15	2	150~200	200~300

(三) 小剂量肌松药气管插管

使用小剂量肌松药进行气管插管的优点是，降低肌松药不良反应，缩短神经肌肉阻滞作用的恢复时间，减少肌松拮抗药的用量。要求术后肌力快速恢复的短小手术，尤其适合使用小剂量肌松药气管插管，如用 0.25~0.5mg/kg 罗库溴铵(约相当于 0.8~1.7 倍 ED_{95})，喉肌肌松的最佳时间是注药后 1.5 分钟，应用与罗库溴铵等效量的维库溴铵，喉肌达到相同肌松程度的时间约为 3.3 分钟。应用小剂量肌松药气管插管，其插管条件显然不及常用量肌松药，但如果复合其他镇静、镇痛药物，达到一定的麻醉深度，气管插管条件可明显改善。

二、肌松维持

气管插管后肌松的维持是满足外科手术的需要，在追加肌松药时要考虑以下问题：

1. 在用单刺激或 4 个成串刺激监测肌力出现肌颤搐抑制时，相当于 75% 或更多的神经肌肉接头后膜的乙酰胆碱受体已被肌松药阻滞，同样当肌颤搐开始恢复时，也只有 25% 左右的受体恢复神经肌肉兴奋传递功能，神经肌肉接头部位肌松药浓度仍很高，肌松维持只要追加其消除量，基本在 ED_{95} 以下即可。

2. 手术期间肌松要求不同，所以没有必要自始至终维持肌颤搐完全被抑制，在整个手术期间应使用满足外科手术肌松要求的最低剂量。例如腹部手术对肌松要求较高，一般要求肌颤搐抑制 95%，用 TOF 监测只能保留一个肌颤搐。而一般外科手术，肌颤搐应抑制 85%，TOF 监测可以保留 2~3 个肌颤搐。有许多特殊情况要求更深度肌松，如颅内血管瘤手术处理血管时，要避免刺激气管隆嵴可能引起呛咳，或要求完全抑制膈肌收缩，这时肌松要求达到强直刺激后单刺激计数保持在0~2，但要求这种深度肌松的机会不多，即使要求也仅限于相关操作的短时间之内，因此应及时根据手术对肌松的要求，调控肌松深度。

3. 根据麻醉方法和复合用药情况调节肌松药用量。复合吸入麻醉时，吸入麻醉药的种类、麻醉深度和用药时程均影响肌松药的追加量，一般吸入麻醉药可减少肌松药用量20%~50%，吸入麻醉药增强非去极化肌松药作用的大小依次为地氟烷 > 七氟烷 > 异氟烷 > 氟烷 > 氧化亚氮，吸入麻醉浓度高，应用时程长，肌松药用量减少更大，吸入麻醉药对中短效肌松药的影响较长效肌松药较小。使用麻醉性镇痛药、静脉麻醉药，复合区域阻滞也可以减少肌松药用量。

4. 间断静脉注射追加量大小及间隔时间长短，或静脉持续滴注速度快慢应根据肌松药的药效和患者消除肌松药的药代而调整，如有影响肌松药消除的因素存在，则应相应调整药量和给药间隔时间，或持续给药速度。由于肌松药药效存在个体差异，因此用药要个体化，特别要注意首剂肌松药的反应，其药效强度与时效长短，在首剂肌松作用开始消退，出现肌力恢复时，根据首剂肌松药用量所引起的反应，决定追加量大小。首剂肌松药肌力恢复与肌松药在体内分布关系密切，而追加剂量或持续静脉滴注后肌力的恢复与肌松药在体内的消除关系密切，因为反复或持续用药时，肌松药在体内再分布，开始时分布到血流灌注多的组织，以后逐渐分布到血流灌注少的组织，经一定时间后，分布到全身各个脏器组织，肌松药分布到神经肌肉接头以外的组织是肌松药在体内的贮存仓库。血浆中的肌松药随着体内消除，血浆浓度下降，当血浆中肌松药浓度低于组织中肌松药浓度，组织中的肌松药不断地回到血浆中，因此肌松药在体内的消除决定了神经肌肉接头部位肌松药浓度的降低速度，也就决定了肌力的恢复速度，所以追加肌松药后要注意观察追加后的肌松程度和时效，不可自始至终按固定模式间隔相同时间追加相同药量，注意避免肌松药在体内的蓄积。

5. 应用肌松药时应在手术期间允许肌松程度适当变化，尤其在长时间应用肌松药时，适当使肌力恢复，使体内肌松药分布有一个脱饱和过程，肌力适当恢复后再追加药物，有利于停药后肌力恢复。使用肌松药时监测肌松，对正确使用肌松药具有指导作用，这使停药后肌力自然恢复快，发生残余肌松少，应用肌松拮抗药的效果好。

6. 肌松药作用维持可以是间断静脉注射，或是持续静脉滴注。前者适用于不同时效的肌松药，而持续静脉滴注不适用于时效长的肌松药，中时效肌松药可以应用静脉滴注，但静脉滴注更适用于短时效和超短时效肌松药，调节滴注速度维持所需的肌松深度，操作较便利，但仍应根据肌松维持原则，应用肌松药要个体化。自行降解的肌松药，如阿曲库铵和顺阿曲库铵等，其稀释溶液不稳定，持续静脉滴注时间长可能影响药效。肌松药持续静脉滴注速度及停药后肌力恢复见表32-5。

表32-5　肌松药静滴速度和停药后肌力恢复

	静滴速度[μg/(kg·min)]	T25%恢复(min)	T5%恢复至95%(min)
琥珀胆碱	30~100	6	15~30
米库氯铵	8.3	4.0~6.5	13.6~16.6
阿曲库铵	7~10	12~15	25
顺阿曲库铵	1.6		
维库溴铵	1~2	12~15	30
罗库溴铵	10	9~17	27~65

三、肌松药的复合应用

肌松药复合应用的结果取决于肌松药的阻滞性质、化学结构、药量和用药顺序等。

(一) 琥珀胆碱和非去极化肌松药的复合应用

临床上两种不同阻滞性质的肌松药前后复合应用还是比较常见的，如在全身麻醉诱导时为消除琥珀胆碱的不良反应先用小量非去极化肌松药，再用琥珀胆碱，或是利用琥珀胆碱起效快的性质，先用琥珀胆碱作气管插管，其后肌松维持用非去极化肌松药。非去极化肌松药使用在前，不同阻滞性质的肌松药前后复合应用有拮抗作用，这种拮抗作用相当明显，其后琥珀胆碱的插管剂量要适当增加，但是泮库溴铵例外，泮库溴铵对分解琥珀胆碱的丁酰胆碱酯酶有抑制作用，因此复合应用的结果使琥珀胆碱作用增强。如果琥珀胆碱应用在前，在琥珀胆碱去极化作用基础上再用非去极化肌松药，泮库溴铵、维库溴铵、阿曲库铵和罗库溴铵的复合肌松作用不是拮抗，而是增强或影响不明显。由于琥珀胆碱的消除半衰期短，所以琥珀胆碱用在前对其后肌松药的时效也没有明显影响。如果在手术过程中长期应用非去极化肌松药，其后应用琥珀胆碱，其复合作用就比较复杂，不仅使其后追加的琥珀胆碱时效延长，且可能引起阻滞性质的变化，有可能发展为Ⅱ相阻滞或混合阻滞，这可能影响肌力恢复和肌松药的拮抗效果。

（二）非去极化肌松药的复合应用

两个非去极化肌松药复合应用的效果与肌松药化学结构有关，一般来讲两种不同化学结构肌松药复合应用其作用有协同作用，如氨基甾体类肌松药罗库溴铵、维库溴铵与苄异喹啉类肌松药米库氯铵、阿曲库铵或顺阿曲库铵联合应用，其结果是协同作用，而同一类化学结构的肌松药复合应用，其结果是相加作用。不同化学结构肌松药复合应用产生协同作用的机制还不清楚，可能与不同化学结构的药物作用于神经肌肉接头不同部位，如接头前膜和接头后膜，或是同一受体不同结合位点有关，以及肌松药的药理特性，如泮库溴铵抑制丁酰胆碱酯酶可以增强由该酶分解的肌松药（米库氯铵等）的肌松作用。两个非去极化肌松药前后复合应用，前一个肌松药的时效可以影响后一个肌松药的时效，如长时效肌松药用在前可延长其后应用的中、短时效肌松药的时效，反过来，中、短时效肌松药用在前可以缩短其后应用的长时效肌松药的时效，其原因是肌松药在神经肌肉接头部位的相对浓度决定两种肌松药与受体结合的数量，当前一个肌松药作用恢复时追加后一个肌松药，此时与受体结合的肌松药仍然是前一个肌松药为主，随着时间的推移，前一个肌松药对后一个肌松药的影响逐渐变小，要经过前一个肌松药 3 个消除半衰期或更长时间之后，前一个肌松药不再明显影响后一个肌松药的时效。

不同肌松药的复合应用的目的是发挥不同肌松药的优点，减少可能的不良反应，但肌松药药效可控性差，因此应尽可能减少复合用药，尤其要避免在长时间应用一种阻滞性质的肌松药后突然改用另一种不同阻滞性质的肌松药，这种应用的结果可能不仅仅是影响药效强弱和时效长短，而且有可能引起阻滞性质转化，影响肌力恢复或肌松拮抗药的效果。

四、肌松药在重症监护治疗病房中的应用

（一）肌松药在重症监护治疗病房中应用的范围包括

1. 消除患者自发呼吸与机械通气不同步而产生的人机呼吸对抗。

2. 根据患者病理生理状态设定通气参数行机械通气，如过度通气治疗颅内高压，小潮气量高频率机械通气治疗急性呼吸窘迫综合征，降低机械通气时气道峰压，减少气压伤的风险。

3. 治疗痉挛性疾病，如破伤风、肉毒杆菌中毒及癫痫持续状态。

4. 减少呼吸做功及降低自主活动氧耗，消除低温引起的寒战等。

5. 偶尔用于辅助诊断和治疗操作。

（二）肌松药在重症监护治疗病房中的应用方法

ICU 如何应用肌松药首先应考虑肌松药的药理特性，尤其是时效、消除和不良反应。如心动过速、心律失常的患者不应使用泮库溴铵。因疾病因素可能导致乙酰胆碱受体上调的患者，不能使用去极化肌松药，乙酰胆碱受体下调的患者非去极化肌松药应减量。应尽量避免使用长时效肌松药。许多肌松药依靠肝肾消除，肾脏是长时效肌松药消除的主要途径，肾功能不全时主要依靠肾脏排泄的肌松药时效明显延长，如哌库溴铵、泮库溴铵等。肝脏是肌松药消除的重要途径，肝功能不全和阻塞性黄疸患者，主要依靠肝脏代谢的肌松药时效明显延长，维库溴铵是主要经胆道消除的中时效肌松药，经肾消除并不是其主要途径，但维库溴铵的代谢产物 3- 羟基维库溴铵有较强的肌松作用，经肾排出，肾功能不全的患者长期使用维库溴铵，其代谢产物积聚，肌松作用时效延长。阿曲库铵和顺阿曲库铵经 Hofmann 消除，在体内的代谢不依赖肝肾功能，长期应用后较少发生肌力恢复延迟，但阿曲库铵经 Hofmann 消除时产生 N- 甲四氢罂粟碱，虽然还没有人体长期应用阿曲库铵，N- 甲四氢罂粟碱血药浓度升高引起惊厥的报道，但是 N- 甲四氢罂粟碱

经肾排泄，部分在肝代谢，合并肝肾功能障碍长期使用阿曲库铵的患者，仍有这一风险存在。顺阿曲库铵肌松作用强，用药量小，消除过程中 N- 甲四氢罂粟碱的产量相应较低，比较安全。

在 ICU 应用肌松药可能产生一些严重问题，因此只有在其他常用治疗措施无效时才考虑选用。例如消除患者人机呼吸对抗，应先采用镇静药，或应用对呼吸有抑制作用的麻醉性镇痛药，或改变通气模式等处理，无效时再考虑使用肌松药。必须使用肌松药时，用量宜小，能达到治疗效果即可。使用时间不宜过长，一般控制在两天之内。用药方式以间断静脉注射，避免持续静脉滴注。使用过程中要使肌力有恢复的时机，最好能根据肌松监测指导用药。应用肌松药时，应给患者适当的镇静和镇痛，以免患者发生恐惧、疼痛和其他应激反应。

3

（三）肌松药在重症监护治疗病房中应用的不良反应

在 ICU 使用肌松药与在手术室麻醉时使用有显著不同，ICU 患者的特点是病情复杂且严重，用药品种多，用药时间长。危重病患者病理生理变化、机械通气、长期制动、治疗用药和肌松药的相互作用等，可能会引发神经肌肉功能紊乱，影响肌松药的药效动力学和药代动力学，在 ICU 应用肌松药发生严重不良反应和并发症均多。

与麻醉期间相同，肌松药在 ICU 应用也可能因组胺释放、解迷走神经作用、自主神经阻滞、代谢产物积聚、过敏和类过敏反应等，引起循环和呼吸变化。机械通气使用肌松药，长期肌松，患者制动，失去防御性保护反射能力，可能产生压迫性压疮和外周神经损伤。减弱和抑制咳嗽反射，气管黏膜纤毛活动受抑制，下呼吸道的分泌物不能排出，可能引起肺炎、肺不张。长期卧床制动患者易发生深静脉血栓和肺栓塞。机械通气故障，呼吸参数设置问题，或呼吸回路脱落未能及时发现等均可造成灾难性后果。

危重病患者发生神经肌肉功能紊乱相当普遍，其中有些并发重症肌病和重症多发性神经病变，使患者发病率增加，脱机困难，延长住院时间和康复时间。其发生原因除长时间使用肌松药外，也与患者病情复杂，脓毒血症，长期卧床，负氮平衡，依靠机械通气维持生命，以及治疗过程中使用激素和其他对神经肌肉系统有影响的药物等有关。

危重症肌病（criticd illness myopbthy，CIM）以弥漫性肌弛缓无力为特点，患者机械通气脱机后，呼吸肌无力不能维持有效的最低每分通气量，这时组织学检查可以发现患者呼吸肌Ⅰ型和Ⅱ型纤维明显萎缩，有炎症反应，神经肌肉接头乙酰胆碱受体数量和质量发生变化，出现乙酰胆碱受体的抗体，骨骼肌内细胞因子表达，提示有局部免疫机制参与。长期应用肌松药引起的重症肌病与长期使用激素导致的肌病相似，多见于应用氨基甾体类肌松药的患者，但是长期应用苄异喹啉类肌松药也可能引发。

危重症多发性神经病变（criticd illness polyneuropahy，CIP）患者表现为感觉与运动神经同时受累，其发病机制可能是危重病患者有多器官功能衰竭及全身炎症反应等，病情严重导致细胞因子、自由基过氧化物释放，微循环受损，引起外周神经系统病变。研究发现，用胰岛素控制血糖水平在 110mg/ml 以下，可以降低重症多发性神经病变的发生。CIM 与 CIP 临床表现可重叠，电生理检查、血清肌酸激酶测定及组织活检有助于诊断和决定治疗措施。

五、影响肌松药作用的因素

许多生理和病理因素可以影响肌松药的药效动力学和药代动力学，从而影响肌松药的起效、效能和时效，围手术期使用的多种药物与肌松药相互作用，从而增强或减弱肌松药的作用和不良反应。

（一）不同病理生理变化对肌松药作用的影响

1. 老年患者　老年人因组织退行性变，体液总量和肌组织量减少，脂肪组织量相对增加，肌松药分布容积减少，肝肾血流减少，代谢和排泄能力降低，影响肌松药的消除。神经肌肉接头处的解剖和生理也有改变，神经肌肉兴奋传导减弱，因此肌松药作用增强，时效延长。对于不经肝肾代谢的药物，如阿曲库铵、顺阿曲库铵经 Hofmann 降解清除，年龄对两药 Hofmann 消除影响不明显。老年人丁酰胆碱酯酶的活性仍在正常范围，但与青年人比大约降低 26%。米库氯铵经丁酰胆碱酯酶代谢，因此其清除率在老年人中略有减少，作用时间延长 20%~25%，恒速输注维持稳定肌松深度时剂量应减少。老年人肌松恢复普遍延迟，除阿曲库铵和顺阿曲库铵外，追加时间间隔应延长，且剂量要减少。

2. 儿科患者　神经肌肉接头的发育在出生后 6 个月才能逐步完成，因此新生儿对不同肌松药反应不同，对去极化肌松药不敏感，琥珀胆碱的 ED_{95} 是成人的 2 倍，而对非去极化肌松药相对敏感，ED_{95} 小于大龄儿童。随着小儿成长，神经肌肉接头的发育，与肌松药代谢排泄密切相关的肝肾功能逐步发育完善，大龄儿童肌松药的量效关系逐步与成人相似。与成人相比，小儿肌松药的分布容积大，但肝肾功能发育不完全，药物消除慢，半衰期长。神经肌肉接头发育不成熟，对肌松药作用较成人敏感，结果是肌松药用量大，但时效延长。小儿按公斤体重计算，肌松药剂量大于成人，按体表面积计算，肌松药剂量与成人相近。值得注意的是，婴幼儿给予琥珀胆碱易发生心动过缓，尤其是第二次静脉注射后，之前使用阿托品是很有必要的。

3. 肥胖患者　肥胖对非去极化肌松药的药效动力学影响的报道相互矛盾。肥胖患者应用维库溴铵或罗库溴铵后神经肌肉阻滞恢复较慢，提示这些药物的清除减慢，但泮库溴铵的作用时间不受患者体重的影响。阿曲库铵所致的神经肌肉阻滞恢复不受肥胖的影响，可能与其不依赖肝肾代谢清除有关。肥胖患者总体重中，脂肪比例增高，肌肉比例降低，因此肥胖患者应用非去极化肌松药时给药剂量应按标准体重计算，而非实际体重，这样才不会导致用药相对过量。给予维持剂量时，应进行肌松监测，个体化给药，避免肌松药蓄积，肌松时间延长。

4. 肝胆疾病患者　肝脏疾病患者肌松药分布容积增加，肌松药起始剂量要比肝功正常的患者大。肝脏是多种肌松药的代谢排泄器官，肝功能障碍患者，尤其是发生阻塞性黄疸的患者，经肝脏代谢排泄的肌松药时效延长，血浆清除率降低，使用泮库溴铵、维库溴铵、罗库溴铵及哌库溴铵可能表现为阻滞时间延长，肌力恢复缓慢。阿曲库铵和顺阿曲库铵不经肝肾代谢清除，因此血浆清除率几乎不受肝脏疾病的影响，甚至有轻度增加，阿曲库铵和顺阿曲库铵清除在中央室内、外均存在，肝脏疾病患者分布容积增大可能是清除率增加原因。阿曲库铵用于肝脏疾病患者可能会出现N-甲四氢罂粟碱的蓄积。严重肝脏疾病的患者，由于肝内酶类的合成减少，丁酰胆碱酯酶活性降低，米库氯铵血浆清除率下降大约50%，作用时间延长。

5. 严重肾功能障碍患者　肾衰竭可使患者体内水钠潴留，增加肌松药的分布容积，使起效减慢时效延长，但长期透析的患者可以没有水钠潴留，甚至在超滤后有轻度脱水，血容量降低致分布容积减小，此时肌松药的起效时间缩短而非延迟。肾衰竭会影响经肾排泄的非去极化肌松药的清除，使其作用时间延长，长效肌松药主要经肾脏消除，因此肾衰竭对长效肌松药时效的影响更大。肾衰竭不影响阿曲库铵和顺阿曲库铵的消除及时效，阿曲库铵主要代谢产物N-甲四氢罂粟碱消除半衰期在肾衰竭患者中延长，但可能并无临床意义。

6. 丁酰胆碱酯酶异常　琥珀胆碱和米库氯铵由血浆丁酰胆碱酯酶分解，由于遗传基因变异引起该酶质的变化，或者肝硬化、妊娠、严重营养不良等情况下，苯乙肼、抗胆碱酯酶药、甲氧氯普胺等药物的作用，引起该酶血浆量的变化，分解琥珀胆碱和米库氯铵的作用就会相应减弱，导致肌松作用时效延长。

7. 神经肌肉疾病　神经肌肉疾病中重症肌无力患者对非去极化肌松药非常敏感，对琥珀胆碱相对不敏感且容易发生Ⅱ相阻滞。肌无力综合征患者对非去极化和去极化肌松药均敏感，肌强直患者对非去极化肌松药反应正常，而去极化肌松药可引起肌肉持续痉挛性收缩。上运动神经元和下运动神经元损伤、神经脱髓鞘病变，该神经支配肌肉神经肌肉接头外的乙酰胆碱受体大量增生，使用去极化肌松药异常敏感，有引起高钾血症的危险，但这类疾病患者对非去极化肌松药有抵抗。

8. 烧伤、严重感染、挤压伤、长期卧床制动患者　其肌细胞烟碱型胆碱受体增加，而且以胎儿型为主，这导致了其对非去极化肌松药抵抗，对琥珀胆碱的敏感性增加。应用琥珀胆碱时，血清钾离子浓度会明显上升，甚至可能导致室性心动过速、室颤、心搏骤停。反应性高钾血症程度与烧伤严重程度可能并不紧密相关，烧伤24小时后肌肉发生反应性改变，因此24小时内应用琥珀胆碱仍属安全。烧伤恢复过程中，正常皮肤长出，且感染消退时，正常乙酰胆碱受体开始出现。烧伤患者高钾血症危险期的长短尚不明确，保守的方法应让患者在烧伤后24~48小时直至至少在烧伤皮肤愈合1~2年内避免应用琥珀胆碱。

9. 内环境紊乱　低温影响肌肉和肝肾等血流量，影响肌肉对肌松药的敏感性，以及肌松药的消除，低温时非去极化肌松药效能增强，时效延长。此外内环境的紊乱，呼吸性酸中毒、低钾血症、低钙血症、高钠血症、高镁血症等均可增加机体对非去极化肌松药的敏感性。低温和酸中毒影响Hofmann消除，延长阿曲库铵和顺阿曲库铵的时效。

（二）治疗用药与肌松药的相互作用

许多治疗用药影响肌松药的药代动力学，包括肌松药的分布容积、蛋白结合率、血浆至神经肌肉接头药物浓度平衡速率、经肝肾的消除以及体内代谢降解和酯酶活性等多方面，也会影响肌松药的药效动力学，包括接头前乙酰胆碱的释放、接头后乙酰胆碱受体敏感性，以及对肌纤维的直接作用，其综合结果是导致肌松药起效、药效和时效发生改变。

1. 与抗生素的相互作用　多数氨基糖苷类抗生素有神经肌肉阻滞作用，与肌松药联合使用时增强肌松作用，延长时效。其作用机制较复杂，如多黏菌素、林可霉素和克林霉素既作用于接头前，抑制乙酰胆碱的释放，又有接头后作用，降低受体对乙酰胆碱的敏感性，四环素仅是接头后作用。抗生素增强肌松药的作用，用抗胆碱酯酶药拮抗，效果并不确切，钙离子可部分拮抗抗生素增强肌松的作用，但不能加快肌力的恢复，而且钙离子的拮抗作用并不持久，还可能影响抗生素的抗菌作用。青霉素和头孢类抗生素在临床应用剂量范围不明显增强肌松药的作用。

2. 与镁、钙、锂的相互作用　硫酸镁增强非去极化肌松药的作用即有神经肌肉接头前作用，也有神经肌肉接头后作用，高浓度镁离子抑制钙通道，影响乙酰胆碱的释放，且能减弱运动终板对乙酰胆碱的敏感性，抑制神经肌肉接头后膜电位。镁离子对琥珀胆碱可能有拮抗作用。

钙通道阻滞剂维拉帕米、硝苯地平和尼卡地平等增强非去极化肌松药作用，与抗生素合用时，增强作用更加明显，维拉帕米会加重肌肉萎缩症患者肌无力症状，其作用机制可能是神经肌肉接头前与接头后双重作用，阻滞钙内流减少乙酰胆碱的释放，和对肌肉收缩的直接抑制作用。用于治疗心律失常的钙通道阻滞剂主要作用于 L 型钙通道，而神经肌肉接头前主要是 P 型钙通道，因此其作用机制还需深入研究。

锂用于治疗躁狂抑郁症，锂离子可以延长去极化和非去极化肌松药的作用时间，可能是锂作用于神经肌肉接头前膜激活钾通道，抑制兴奋传递，或是作用于接头后抑制肌肉收缩。

3. 其他　抗心律失常药如利多卡因、普鲁卡因胺、苯妥英钠等均可延长非去极化肌松药时效，奎尼丁可强化残余肌松作用。局部麻醉药均能增强去极化和非去极化肌松药的作用。

β 受体阻滞药具有膜稳定作用，可降低神经肌肉接头后膜对乙酰胆碱的敏感性，增强肌松药作用和延长时效。普萘洛尔和艾司洛尔可能还有对丁酰胆碱酯酶活性的抑制作用，影响由该酶分解的肌松药的作用，如延长琥珀胆碱的时效。β 受体阻滞药可加重抗胆碱酯酶药导致的心动过缓。

抗癫痫药一般都在神经肌肉接头部位抑制乙酰胆碱释放和接头后膜对乙酰胆碱的敏感性降低。但长期应用抗癫痫药，如苯妥英钠的患者，对泮库溴铵、维库溴铵等非去极化肌松药（阿曲库铵和米库氯铵除外）有抵抗作用，使时效缩短，药量增加，可能的原因是长期应用苯妥英钠后，肌松药分解代谢能力增强，或是肌松药与 α_1 酸性糖蛋白结合，血中游离肌松药减少，还有可能是乙酰胆碱受体上调。

肾衰竭患者使用呋塞米可增强氯筒箭毒碱的肌松作用和延长时效，在离体膈肌实验中呋塞米能增强氯筒箭毒碱和琥珀胆碱的肌松作用，但临床上这一作用并不明显。渗透性利尿剂如甘露醇等不明显影响肌松药的作用，制约肌松药经肾排泄的是肾小球滤过作用。

免疫抑制药环孢素增强阿曲库铵和维库溴铵的肌松作用，而硫唑嘌呤对肌松药有轻微的拮抗作用，环磷酰胺能延长琥珀胆碱的时效。具有抑制胆碱酯酶活性的药，如治疗青光眼的依可碘酯可增强琥珀胆碱和米库氯铵的药效。

激素类药物中，类固醇激素有促进接头前乙酰胆碱释放和对接头后乙酰胆碱受体阻滞，因此低浓度可能有肌松拮抗作用，而高浓度增强肌松作用，长期应用激素对长期制动或应用肌松药的患者会导致 CIM 的发生，尤其是使用氨基甾体类肌松药的患者。

第四节　去极化肌松药

目前临床应用的去极化肌松药只有琥珀胆碱，过去曾用于临床的去极化肌松药有中时效的十甲溴铵和长时效的氨酰胆碱，由于去极化肌松药作用机制复杂，以及有许多与去极化作用相关的不良反应和缺点，因而限制了其临床应用。琥珀胆碱起效快，肌松完善，持续时间短，便于临床调控，所以仍然应用于临床全身麻醉快速诱导气管插管及一些短小手术，但也逐渐为起效快的新的非去极化肌松药所取代。

去极化肌松药的临床特点是：①首次静脉注射在肌松作用出现前一般有肌纤维成束收缩；②对强直刺激或四个成串刺激反应不出现衰减；③强直刺激后对单刺激反应没有易化；④去极化肌松药的去极化阻滞作用不能用抗胆碱酯酶药拮抗（图 32-1）。

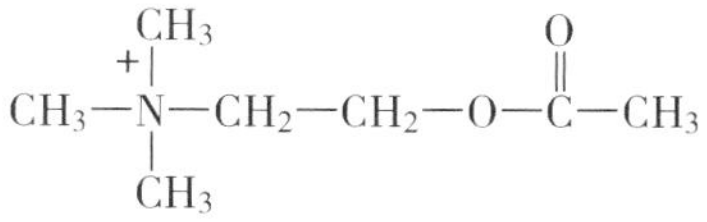

$$CH_3-\overset{+}{N}(CH_3)_2-CH_2-CH_2-O-C(=O)-CH_3$$

乙酰胆碱

$$CH_3-\overset{+}{N}(CH_3)_2-CH_2-CH_2-O-C(=O)-CH_2-CH_2-C(=O)-O-CH_2-CH_2-\overset{+}{N}(CH_3)_2-CH_3$$

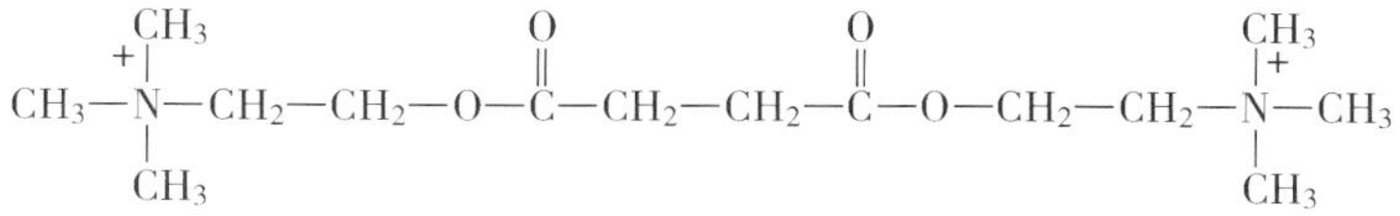

琥珀酰胆碱

图 32-1　乙酰胆碱和去极化肌松药琥珀胆碱的结构

一、琥珀胆碱的药理作用

琥珀胆碱（succinylcholine）：是超短效去极化肌松药，其分子是一个狭长而有柔韧性的双季铵化合物，它由一个琥珀酸分子与两个胆碱分子经脱水酰化而成，过去曾名为琥珀酰双胆碱，琥珀胆碱也可看作两个乙酰胆碱分子在乙酸甲基位背靠背连接而成，所以过去又称为双乙酰胆碱。

琥珀胆碱不仅分子结构与乙酰胆碱非常相似，而且作用与乙酰胆碱也有许多相似之处。琥珀胆碱可与乙酰胆碱竞争神经肌肉接头后膜的烟碱型乙酰胆碱受体，并与该受体结合使离子通道开放，产生持久去极化作用，从而阻断正常的神经肌肉兴奋传递。此外琥珀胆碱能与接头前膜和接头外肌膜上的胆碱受体结合，以及与自主神经的烟碱型和毒蕈碱型胆碱受体结合，使胆碱受体中的离子通道开放，琥珀胆碱对这些受体的敏感程度与神经肌肉接头后膜烟碱型乙酰胆碱受体有所不同，与这些受体的结合可能与其临床上一些不良反应有关。琥珀胆碱与接头后膜上烟碱型胆碱受体结合的亲和力比乙酰胆碱要强近 1 000 倍，结合时间长，在神经肌肉接头部位乙酰胆碱酯酶能迅速分解乙酰胆碱，但不能分解琥珀胆碱，琥珀胆碱只能为血浆中的丁酰胆碱酯酶分解。静脉注射琥珀胆碱后，约有 90% 的琥珀胆碱即在血中被分解，而能弥散到神经肌肉接头的仅占 10%。神经肌肉接头部位琥珀胆碱作用消失必须要靠再弥散入血后，被血浆丁酰胆碱酯酶分解，因此该酶的活性决定了琥珀胆碱的分解速度和影响琥珀胆碱的起效与时效。琥珀胆碱极小部分经肾脏排出，绝大部分在血中被丁酰胆碱酯酶分解，第一步是先脱去一个胆碱分子，中间代谢产物是琥珀单胆碱，第二步是琥珀单胆碱水解成琥珀酸和胆碱。第一步反应非常迅速，第二步反应相对缓慢，琥珀单胆碱与琥珀胆碱不同，它的肌松作用很弱，而且是非去极化阻滞，时效较长，因此曾有假设认为琥珀胆碱应用较长时间后产生Ⅱ相阻滞，肌松作用延长，可能与琥珀胆碱的中间代谢产物琥珀单胆碱积聚有关。

应用不同测试方法得出的琥珀胆碱 ED_{95} 有差异，琥珀胆碱对拇内收肌的 ED_{95} 为 0.3~0.63mg/kg 之间。丁酰胆碱酯酶活性正常的人，一次静脉注射 1mg/kg 琥珀胆碱，60 秒内即使肌肉完全松弛，其中部分患者可以在 30 秒内完成气管插管，呼吸暂停时间维持 4~5 分钟，90% 肌颤搐恢复时间约为 9~13 分钟。静脉注射 0.5~0.6mg/kg，琥珀胆碱起效时间为 60~90 秒，在 60 秒内均可达到气管插管要求。持续静脉滴注琥珀胆碱可维持较长时间肌松，静脉滴注浓度为 0.1%~0.2%，速度为 50~100μg/(kg·min)，过去曾复合 1% 普鲁卡因静脉滴注，普鲁卡因可增强琥珀胆碱的肌松效应，使琥珀胆碱的药量减少 1/3~1/2。但持续静脉滴注或间断静脉注射琥珀胆碱，时间超过半小时或总量超过 500mg，均有可能发生肌松阻滞性质转变，由Ⅰ相阻滞逐渐变化为Ⅱ相阻滞。琥珀胆碱与普鲁卡因合用，普鲁卡因可以促使琥珀胆碱肌松阻滞性质演变成Ⅱ相阻滞，且其演变过程中没有明显的琥珀胆碱快速耐药相，这种复合给药方法现已被新的非去极化肌松药所取代。

加大琥珀胆碱的药量可以在一定程度上缩短起效时间，但同时也延长时效和增加不良反应，如将琥珀胆碱药量由 1.0mg/kg 降至 0.6mg/kg，插管时血氧饱和度降低的发生率可相应降低，且不影响膈肌自主运动恢复时间。琥珀胆碱的时效虽短，但用于困难气道全身麻醉诱导时仍要谨慎应用，如果气管插管失败仍存在很大风险。

分解琥珀胆碱的丁酰胆碱酯酶存在质的变异和量的差异时，对琥珀胆碱药效和药代有明显影响。丁酰胆碱酯酶质的变异是遗传变异所致，大部分原因是基因内氨基酸编码错误而变异为非典型基因。正常丁酰胆碱酯酶是由两个正常基因（U）组成的纯合子（UU），如果该酶由两个非典型基因（A）组成纯合子（AA），则几乎不能分解临床浓度的琥珀胆碱，使其作用增强，体内消除主要依靠经肾排泄，时效异常延长。如果该酶由一个非典型基因（A）与一个正常基因（U）组成杂合子（UA），则丁酰胆碱酯酶活性有不同程度影响。

丁酰胆碱酯酶活性可用地布卡因指数表示，地布卡因对正常丁酰胆碱酯酶活性的抑制很强，可抑制 80%，地布卡因指数为 70~80，而对非典型基因结合的纯合子（AA）酶抑制差，约抑制 20%，地布卡因指数为 20~30，对非典型基因与正常基因结合的杂合子（UA）酶抑制水平介于 20%~80% 之间，地布卡因指数为 30~70。在人群中绝大多数人为正常丁酰胆碱酯酶，由非典型基因组成的酶很少，尤其是非典型基因结合的纯合子酶更加少见，其发生率在不同种族之间有差异。

引起丁酰胆碱酯酶量减少或其活性降低的因素很多。丁酰胆碱酯酶是一种由肝脏合成的珠蛋白，因此肝脏疾病、高龄、营养不良、烧伤、妊娠、长期血液透析等均可使丁酰胆碱酯酶量减少，活性降低。一些药物，如口服避孕药、单胺氧化酶抑制剂、抗胆碱酯酶药、含磷农药、细胞毒性药、抗肿瘤药等使丁酰胆碱酯酶活性明显抑制，对琥珀胆碱的药效产生一定影响。β 受体阻滞剂艾司洛尔对丁酰胆碱酯酶也有抑制作用，但仅是轻微延长琥珀胆碱的作用时间。丁酰胆碱酯酶活性的正常值范围很大，当丁酰胆碱酯酶活性大幅度下降时，肌力恢复到基础水平所需的时间只有中等程度延长，因此丁酰胆碱酯酶活性降低不是临床使用琥珀胆碱的禁忌证。

二、琥珀胆碱的不良反应

琥珀胆碱引起的持久的去极化肌松作用，以及其对神经肌肉接头以外的胆碱受体的作用，与琥珀胆碱不良反应有密切关系。

（一）肌纤维成束收缩

首次静脉注射琥珀胆碱常引起肌纤维成束收缩，这是琥珀胆碱作用于神经肌肉接头后膜引起运动单元内肌纤维同步收缩所致，但每块肌肉内有许多运动单元，不同运动单元不同步收缩可能引起肌纤维显微结构损伤，这可能导致术后肌痛，肌纤维成束收缩与琥珀胆碱引起的眼内压升高、颅内压升高和腹内压升高有一定关系。

1. 肌痛　琥珀胆碱引起术后肌痛的发生率报道不一，为 0.2%~89%。女性、小手术、门诊手术，以及术后早期下床活动的患者术后肌痛发生率高。术后肌痛可能与静脉注射琥珀胆碱引起肌纤维成束收缩有一定相关性，部分患者使用琥珀胆碱后出现肌红蛋白血症和血清肌酸激酶升高提示有肌肉损伤的可能。用小剂量非去极化肌松药预处理可以明显减弱琥珀胆碱引起的肌纤维成束收缩强度，但这并不能完全消除琥珀胆碱引起的肌痛。用前列腺素抑制剂（赖氨酸乙酰水杨酸）预处理能有效降低琥珀胆碱引起的肌痛，提示前列腺素和环氧化酶可能参与了琥珀胆碱引起肌痛的发生。临床上防止琥珀胆碱引起肌痛，也有预处理用静脉注射局部麻醉药普鲁卡因或利多卡因，以及芬太尼、镁剂、钙剂等，其效果均无确切定论。

2. 咬肌痉挛　琥珀胆碱引起咬肌痉挛的发生率约为 0.5%~1%，静脉注射琥珀胆碱后 1~2 分钟，咬肌肌力不是消失而是增加。发生咬肌痉挛最常见的原因是咬肌过强收缩，琥珀胆碱药量不足可引起，但要警惕咬肌痉挛可能是恶性高热的前驱症状，恶性高热可以伴有咬肌痉挛，但并不是所有恶性高热都有咬肌肌力增加。

3. 眼内压增加　琥珀胆碱静脉注射后可引起一过性眼内压升高，2~4 分钟达峰效，持续 6 分钟后消退。琥珀胆碱引起包裹眼球的眼外肌产生痉挛性收缩，这是眼内压升高的重要原因，此外琥珀胆碱对眼内血管的作用，使脉络膜血管扩张，也可能与眼内压升高有关。对闭角型青光眼患者，琥珀胆碱引起眼内压升高的幅度更大，持续时间更长，应避免使用。对开放性眼球贯通伤患者，琥珀胆碱有引起眼内容物脱出的危险，也应避免使用，或是使用小剂量非去极化肌松药进行预处理后，配合快速诱导谨慎地使用琥珀胆碱。麻醉诱导和维持期间引起眼内压升高的因素很多，例如气管内插管、气管插管时患者的呛咳等，琥珀胆碱仅是其中之一，保持适当的麻醉深度和良好的肌松，避免强烈的应激反应、剧烈的咳嗽和过高的肌力，这些均是防止眼内压升高的重要措施。

4. 颅内压增加　琥珀胆碱可一过性地使颅内压增加，持续时间不长仅数十秒钟，但对颅内有占位性病变或其他原因已有颅内压升高的患者，其脑顺应性差，琥珀胆碱升高颅内压的幅度大，持续时间长。琥珀胆碱升高颅内压与肌纤维成束收缩使颈静脉回流受阻，以及其他原因使颅内血管扩张，脑血流量增加有关，如 $PaCO_2$ 升高使颅内血管扩张等。虽然用小剂量非去极化肌松药预处理防止琥珀胆碱升高颅内压有一定效果，但是对颅内压已经升高的患者，还是应避免使用琥珀胆碱。

5. 胃内压增加　琥珀胆碱引起胃内压升高的主要原因是腹壁肌肉肌纤维成束收缩，腹内压升高而使胃内压上升，此外琥珀胆碱的拟乙酰胆碱作用增加胃壁张力可能也是胃内压升高的重要原因。婴幼儿一般没有肌纤维成束收缩，即使发生程度也轻，所以不会引起胃内压明显升高。用非去极化肌松药预处理，减弱或消除琥珀胆碱引起的肌纤维成束收缩，能减轻胃内压升高。琥珀胆碱升高胃内压最高可达 $40cmH_2O$ 以上，而胃内压超过 $28cmH_2O$ 即有可能引起贲门闭锁不全，胃内容物反流导致误吸。腹内压增高的患者，如妊娠、腹水、腹内肿块、肠梗阻患者，即使胃内压低于 $15cmH_2O$ 也有可能引起贲门闭锁不全。有食管裂孔疝的患者，使食管入胃的正常斜角发生改变，更易引起胃内容物反流。对饱胃、上消化道出血、高位肠梗阻的患者在全身麻醉诱导气管插管过程中，应采取必要的预防措施，包括用小剂量非去极化肌松药预处理，调节适当体位，静脉注射琥珀胆碱作气管插管时要压迫环状软骨，以及作辅助呼吸或控制呼吸时注意控制容量和气道压力等。琥珀胆碱起效快，可以迅速行气管插管和及早控制气道，减少发生反流误吸的时间，但在患者全身麻醉诱导意识消失至气管插管完成前的一段时间内仍有可能发生反流误吸，因此采用起效迅速的非去极化肌松药不发生肌纤维成束收缩及不升高胃内压，也是可选择的方法，但对饱胃患者仍要警惕胃内容物反流误吸的可能。

（二）心律失常

心血管效应琥珀胆碱的拟乙酰胆碱作用，可作用于多种胆碱受体，包括交感和副交感神经节烟碱型胆碱受体和心脏窦房结毒蕈碱型胆碱受体，可诱发多种心律失常。琥珀胆碱引起心律失常与琥珀胆碱的药量和患者病理生理特点有关。小剂量琥珀胆碱引发心肌的负性变力和变时作用，表现为窦性心动过缓、结性心律和室性心律失常，预先给予阿托品会减弱这种作用。大剂量琥珀胆碱对心肌表现为正性变力和变时作用，引发窦性心动过速。

1. 窦性心动过缓　琥珀胆碱兴奋窦房结的毒蕈碱型胆碱受体引发窦性心动过缓，迷走神经张力较高的患者，例如术前药未给阿托品的儿童更容易发生。首次剂量后 5 分钟再给第二剂量琥珀胆碱也容易诱发心动过缓，可能与琥珀胆碱的水解产物琥珀单胆碱和胆碱的作用有关。硫喷妥钠、阿托品、神经节阻滞药和非去极化肌松药可能会预防窦性心动过缓的发生，而琥珀胆碱与增强迷走张力的药物，如舒芬太尼等合用可加重窦性心动过缓。

2. 结性心律　琥珀胆碱用药后常发生结性心律，可能机制在于琥珀胆碱兴奋窦房结的毒蕈碱型胆碱受体，抑制了窦房结功能而出现房室结起搏。给予第二个剂量的琥珀胆碱后结性心律的发生率升高，小剂量的非去极化肌松药能预防结性心律的发生。

3. 室性心律失常　琥珀胆碱可使血中儿茶酚胺浓度增加，同时又降低儿茶酚胺引发室性心律失常的阈值，以及其升高血钾浓度，这些均能促使室性心律失常的发生。琥珀胆碱可引起严重的窦性和房室结性心率减慢有可能导致室性逸搏。气管内插管、缺氧、高碳酸血症和外科操作等自主神经刺激对琥珀胆碱引发室性心律失常有协同作用。某些药物，如强心苷类、三环抗抑郁药、单胺氧化酶抑制剂、外源性儿茶酚胺类药物等，可增加血中儿茶酚胺浓度，或降低室性心律失常的阈值，合用这些药物时要尤其注意琥珀胆碱这一不良反应。

（三）高钾血症

琥珀胆碱的去极化作用使肌细胞内钾离子外流致血钾升高，一般升高血钾浓度 0.5mmol/L 左右。人体可以耐受钾离子的轻微升高，一般不会产生严重不良反应，但对已有高钾血症的患者，例如肾衰竭或伴有代谢性酸中毒和低血容量患者，使用琥珀胆碱后可能会发生严重高钾血症，这些患者就应避免使用琥珀胆碱。

各种原因引起肌肉失神经支配，或长期制动和卧床，肌纤维发生营养代谢变化等，均可使肌纤维膜上乙酰胆碱受体上调，出现大量胎儿型乙酰胆碱受体，且受体分布范围不再局限于神经肌肉接头部位，可广泛分布于整个肌纤维表面，静脉注

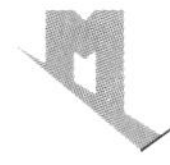

射琥珀胆碱后可引起严重血钾升高，产生高钾血症的严重程度与病变肌肉多少有关，严重时血钾升高 4mmol/L 或更高，以致产生严重心律失常甚至心搏骤停。这种情况除可发生在上、下运动神经元损伤引起的偏瘫或截瘫，或大的运动神经干损伤引起肢体瘫痪的患者，也可发生在一些神经肌肉疾病，如肌营养不良、吉兰 - 巴雷综合征等患者，以及大面积软组织损伤，大的创伤、烧伤，严重腹腔感染，破伤风，闭合性颅脑损伤等患者，这些患者都应列为琥珀胆碱禁忌证。肌纤维在失神经支配之后 1 周到 6 月均可发生琥珀胆碱引起的高钾血症，烧伤和创伤患者在受伤 2 周到 2 个月左右，琥珀胆碱引起高钾血症的发生率最高，如伴有感染，危险期持续时间可能更长。用非去极化肌松药预处理可以降低血钾升高幅度，但不能完全防止血钾升高。

处理高钾血症的措施：立即过度通气，静脉推注氯化钙 1~2g，1mmol/kg 碳酸氢钠，成人给予 10U 胰岛素加入 50% 葡萄糖 50ml 静滴，儿童给予 0.15U/kg 胰岛素加入 1ml/kg 的 50% 葡萄糖静滴。

（四）恶性高热

恶性高热的发生率极低，是一种遗传性疾病，有家族史。恶性高热多见于使用琥珀胆碱或吸入挥发性吸入麻醉药的患者，静脉注射琥珀胆碱后全身肌肉强烈收缩产热，体温急剧升高，严重代谢性酸中毒，肌纤维损伤出现肌红蛋白血症和肌红蛋白尿，全身耗氧增加，心动过速，可导致肾衰竭，溶血、凝血功能障碍和急性神经系统损害。处理措施包括良好的通气和氧供，补充碱性溶液，纠正酸中毒和碱化尿液，物理降温，保持水电解质平衡，特别是纠正高钾血症，使用特效药丹曲林等。

（五）Ⅱ相阻滞

琥珀胆碱持续静脉滴注超过 30 分钟，或反复间断静脉注射，药量达 7~10mg/kg，其阻滞性质由开始时的去极化阻滞逐渐演变为Ⅱ相阻滞。用 4 个成串刺激监测可出现衰减，T4/T1 比值开始时接近 1.0，随着持续静脉滴注，T4/T1 比值逐渐降低，当比值降到≤ 0.5 时，可以确认阻滞性质已演变为Ⅱ相阻滞。琥珀胆碱Ⅱ相阻滞的特征是：①出现强直刺激和 4 个成串刺激的肌颤搐衰减；②强直刺激后单刺激出现肌颤搐易化；③多数患者肌力恢复延迟；④Ⅱ相阻滞 T4/T1 比值≤ 0.5，可以试用抗胆碱酯酶药拮抗。琥珀胆碱输注期间Ⅰ相阻滞和Ⅱ相阻滞的临床特征见表 32-6。

表 32-6 琥珀胆碱输注期间Ⅰ相阻滞和Ⅱ相阻滞的临床特征

特征	Ⅰ相	转化	Ⅱ相
强直刺激衰减	无	轻微	明显
强直刺激后易化	无	轻微	有
TOF 刺激衰减	无	中度	明显
TOF 比值	>0.7	0.4~0.7	<0.4
滕喜龙	增强阻滞作用	几乎无影响	拮抗阻滞作用
肌松恢复	迅速	迅速转为缓慢	明显延长
剂量（mg/kg）	2~3	4~5	>6
快速耐受性	无	有	有

Ⅱ相阻滞的发生与琥珀胆碱的用量、维持时间、用药方式和伍用药等因素有关。静脉滴注琥珀胆碱总量超过 1g 容易发生Ⅱ相阻滞，如用量控制在 0.5g 以下，则发生Ⅱ相阻滞机会较少。重症肌无力、电解质紊乱和血浆胆碱酯酶异常等患者容易发生Ⅱ相阻滞。与吸入麻醉药如安氟烷和异氟烷或局部麻醉药如普鲁卡因等合用，发生Ⅱ相阻滞时琥珀胆碱的药量降低，这些药物可以促使琥珀胆碱发生Ⅱ相阻滞。

在出现Ⅱ相阻滞早期，停用琥珀胆碱，肌力恢复仍很迅速。出现Ⅱ相阻滞能否用抗胆碱酯酶药拮抗至今还有争议，因为琥珀胆碱发生Ⅱ相阻滞是一个过程，全身各肌肉之间以及同一肌肉不同肌纤维发生Ⅱ相阻滞可能不在同一程度。典型的Ⅱ相阻滞可以用抗胆碱酯酶药新斯的明或依酚氯铵拮抗，但抗胆碱酯酶药不能拮抗去极化阻滞，因此 T4/T1 比值大小对拮抗效果有提示作用。T4/T1 比值越小，提示发展成Ⅱ相阻滞的肌纤维百分比越高，拮抗效果越确切。

第五节　非去极化肌松药

非去极化肌松药目前临床上应用较多的有短时效的米库氯铵，中时效的维库溴铵、罗库溴铵、阿曲库铵和顺阿曲库铵，长时效的泮库溴铵和哌库溴铵，而氯筒箭毒碱、氯二甲箭毒、瑞库溴铵、加拉碘铵、阿库氯铵、法扎溴铵和杜什氯铵等现已在临床上逐渐少用或停用。非去极化肌松药根据结构及作用时间分类见表 32-7。

表 32-7　非去极化肌松药根据结构及作用时间分类（T1 恢复到对照值的 25%）

	临床作用时间			
	长时效（>50min）	中时效（20~50min）	短时效（10~20min）	超短效（<10min）
氨基甾体类	泮库溴铵 哌库溴铵	维库溴铵 罗库溴铵	瑞库溴铵	
苄异喹啉类	氯筒箭毒碱 氯二甲箭毒 杜什氯铵	阿曲库铵 顺式阿曲库铵	米库氯铵	
其他				
不对称混合氯化延胡索酸盐		CW002		更他氯铵
苯乙醚衍生物	加拉碘铵			
毒马钱碱二丙烯基衍生物	阿库氯铵			
偶氮吡啶化合物	法扎溴铵			

非去极化肌松药的特点是：①在出现肌松作用前没有肌纤维成束收缩，②对强直刺激和四个成串刺激的反应出现衰减，③对强直刺激后的的单刺激反应出现易化，④肌松作用能被抗胆碱酯酶药拮抗。

一、非去极化肌松药的药理作用

非去极化肌松药分子作用于神经肌肉接头后膜的烟碱型胆碱受体，并与该受体结合阻止其构型的改变及离子通道的开放，从而阻断正常的神经肌肉兴奋传递。非去极化肌松药分子可作用于神经肌肉接头前膜的烟碱型胆碱受体，这是其导致肌肉强直刺激和四个成串刺激的反应出现衰减，对强直刺激后的的单刺激反应出现易化的原因。非去极化肌松药也可作用于神经肌肉接头以外的胆碱受体，包括自主神经节的烟碱型胆碱受体和副交感神经节后纤维的毒蕈碱型胆碱受体，这些作用可能与其不良反应有关。

非去极化肌松药量效曲线呈 S 形，不同非去极化肌松药效能不同，常用非去极化肌松药量效关系见表 32-8。临床上可根据肌松监测的结果，实施个体化用药管理，以维持术中良好的神经肌肉阻滞程度，方便术毕神经肌肉阻滞的自然恢复和药物拮抗。

二、非去极化肌松药的不良反应

非去极化肌松药与去极化肌松药相似，其不良反应与肌松药作用于神经肌肉接头以外的胆碱受体有关，包括自主神经节的烟碱型胆碱受体和副交感神经节后纤维的毒蕈碱型胆碱受体，此外与肌松药促进组胺释放和引起过敏反应等也有关。

表 32-8 常用非去极化肌松药量效关系

	ED_{50}(mg/kg)	ED_{90}(mg/kg)	ED_{95}(mg/kg)
氨基甾体类			
泮库溴铵	0.022~0.042	0.044~0.070	0.059~0.080
维库溴铵	0.015~0.031	0.023~0.055	0.037~0.059
罗库溴铵	0.069~0.220	0.200~0.419	0.257~0.521
苄异喹啉类			
筒箭毒碱	0.16~0.26	0.27~0.45	0.34~0.56
阿曲库铵	0.08~0.15	0.19~0.24	0.13~0.28
顺阿曲库铵	0.015~0.031		0.032~0.050

（一）心血管反应

多种氨基甾体类肌松药具有解迷走作用，如泮库溴铵引起心动过速，可能是其抑制窦房结毒蕈碱型胆碱受体的结果，泮库溴铵还能促进肾上腺素能神经末梢去甲肾上腺素的释放，抑制交感神经元对去甲肾上腺素的再摄取，这些作用均可导致血压升高、心动过速、房室传导加速、心输出量增加、心律失常。尤其是与氟烷和三环类抗抑郁药合用时，可能发生严重心律失常。泮库溴铵心血管不良反应与其化学结构有关，泮库溴铵甾核的 A 环和 D 环上各有一个乙酰胆碱样结构，其 A 环上的结构导致了心血管不良反应。维库溴铵与泮库溴铵不同，维库溴铵是单季铵化合物，其甾核 A 环上没有导致心血管不良反应的季铵基，不会引起心动过速、心律失常等反应。罗库溴铵也是单季铵化合物，其甾核 A 环上 2 位和 3 位结构的改变，减弱了其解迷走神经作用，罗库溴铵的心血管作用介于泮库溴铵和维库溴铵之间。

在临床应用剂量范围产生组胺释放的多见于苄异喹啉类肌松药，如氯筒箭毒碱、阿曲库铵、米库氯铵等，该类肌松药中，顺阿曲库铵几乎不促进组胺释放。肌松药引起组胺释放并不是免疫反应，而是肌松药在血浆中达到一定浓度时，可以兴奋肥大细胞和嗜碱性粒细胞释放组胺，其作用与药量和注药速度有关，减少药量和减慢注药速度可减少组胺释放及其不良反应，预先静脉注射组胺 H_1 和 H_2 受体拮抗剂也能降低其不良反应。组胺释放有快速耐药性，后续剂量不超过初始剂量不会再引起组胺释放，这与非去极化肌松药引起的自主神经反应不同，后者有剂量依赖性并且随时间呈叠加趋势，后续剂量达到初始剂量，可再现相似反应。氯筒箭毒碱引起低血压除与组胺释放有关，还有其自主神经阻滞作用参与。氨基甾体类非去极化肌松药中维库溴铵虽不促进组胺释放，但对分解组胺的 N- 甲基转移酶有较强的抑制作用，有可能使组胺一过性升高。

肌松药引起组胺释放，使组胺血浆浓度超过基础值水平 2~3 倍，即有可能出现临床症状，如面部、颈部和躯干上半部分出现红斑，动脉压短暂下降，心率轻、中度加快，支气管痉挛比较罕见，对气道高敏的患者可能诱发哮喘。

（二）呼吸反应

苄异喹啉肌松药（顺阿曲库铵除外）导致的支气管痉挛与组胺释放有关，气道高敏性患者使用苄异喹啉类肌松药尤其容易诱发气道阻力增加和支气管痉挛。

非去极化肌松药除促进组胺释放，引起支气管收缩外，还可作用于气道内的毒蕈碱型胆碱受体而影响气道功能。气道内有三种毒蕈碱型胆碱受体（M_1~M_3），M_1 受体受交感神经支配，调节支气管舒张。M_2 受体位于突触前节后副交感神经末梢，以负反馈机制限制乙酰胆碱的释放。M_3 受体位于突触后，调节气道平滑肌收缩。非去极化肌松药作用于 M_1~M_3 受体，阻滞气道平滑肌的 M_3 受体能抑制迷走神经诱发的支气管收缩，而阻滞 M_2 受体则使乙酰胆碱释放增多，乙酰胆碱作用于 M_3 受体引起支气管收缩。瑞库溴铵对 M_2 受体的亲和力是 M_3 受体的 15 倍，临床应用期间严重支气管痉挛的发生率很高，为此瑞库溴铵在一些国家现已退出医疗市场。肌松药对自主神经作用及促组胺释放作用详见表 32-9。

表 32-9　常用肌松药对自主神经作用及促组胺释放作用

药名	自主神经节	心脏毒蕈碱受体	组胺释放
琥珀胆碱	兴奋	兴奋	轻度
氯筒箭毒碱	阻滞	无	强
阿曲库铵	无	无	中度
顺阿曲库铵	无	无	无 - 轻度
米库氯铵	无	无	中度
泮库溴铵	无	阻滞弱	无
维库溴铵	无	无	无
罗库溴铵	无	阻滞弱	无
哌库溴铵	无	无	无

评估肌松药对自主神经作用和组胺释放安全范围常根据肌松药引起自主神经作用 ED_{50} 或组胺释放 ED_{50} 和该药引起神经肌肉阻滞 ED_{95} 的比值，比值越大发生不良反应的概率越低，临床应用的安全性越高。如阻滞迷走神经的 ED_{50}/ 神经肌肉阻滞的 ED_{95}，阻滞交感神经节的 ED_{50}/ 神经肌肉阻滞的 ED_{95}，组胺释放的 ED_{50}/ 神经肌肉阻滞的 ED_{95}，这些测定结果多数来自动物实验，但对临床还均有较好的参考价值。如果安全比值 <1，提示这种肌松药发生不良反应的机会多且很严重；如果安全比值 >5，则临床应用时不会发生与此有关的不良反应；安全比值在 2~3 或 3~4，分别反应其不良反应为中度或轻微。苄异喹啉类肌松药组胺释放的安全范围，氯筒箭毒碱为 0.6，米库氯铵与阿曲库铵分别为 3.0 和 2.5。阻滞交感神经节的安全范围只有氯筒箭毒碱为 2.0，低于 5。阻滞迷走神经的安全范围低于 5 的有氯筒箭毒碱、泮库溴铵和罗库溴铵，分别为 0.6、3.0 和 3.0~5.0。

（三）过敏和类过敏反应

肌松药相关的过敏和类过敏反应已引起临床重视，严重过敏反应可引起患者死亡，据报道，肌松药引起严重过敏反应导致过敏性休克占麻醉手术期间过敏性休克的半数以上。

过敏反应是由免疫介导的，肌松药含有季铵基团，能被特异性 IgE 识别。对某一种肌松药过敏，也可能对其他肌松药过敏，对某些食物、化妆品、消毒剂和工业原料发生交叉过敏。类过敏反应不是免疫介导的，没有特异性 IgE 抗体。除非血中检验出特异性 IgE，临床上其实很难区分过敏反应和组胺释放导致的类过敏反应，因为症状相似，治疗处理方式也基本相同。

对肌松药过敏目前尚无明确的诊断试验，可对过敏患者作皮肤试验，包括划痕试验、皮内试验，或检测特异性 IgE。皮内试验可能出现假阳性，如罗库溴铵皮内试验浓度在 1∶10 就可能出现假阳性，而稀释成 1∶1 000 不产生假阳性。皮内试验药液浓度高，患者可出现风团反应。

三、常用的非去极化肌松药

（一）苄异喹啉类

1. 氯筒箭毒碱（d-Tubocurarine）　氯筒箭毒碱的分子结构是二苄基取代的四氢异喹啉季铵化合物。天然的氯筒箭毒碱是一个单季铵化合物，但此药在生理 pH 下，其另一个氮原子能质子化变成季铵基（图 32-2）。

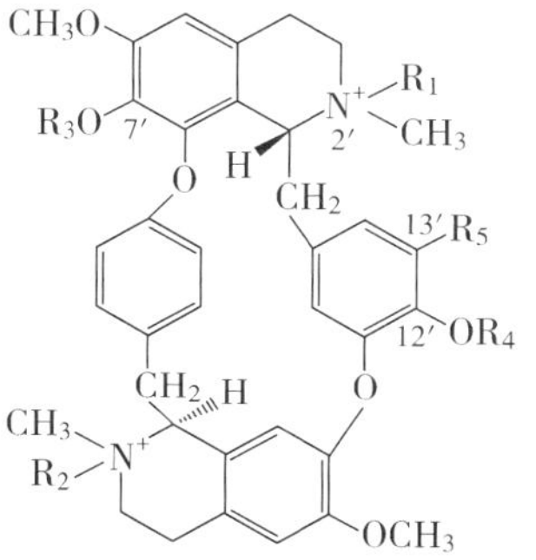

环苄基异喹啉

环苄基异喹啉衍生物

名称	R_1	R_2	R_3	R_4	R_5	1	1′
氯筒箭毒碱	CH_3	H	H	H	H	*S*	*R*

图 32-2　氯筒箭毒碱的化学结构

氯筒箭毒碱是长时效肌松药，在体内很少代谢，几乎全部以原型经肾排泄，或与葡糖醛酸结合随胆汁排除。肾衰竭患者经肾排泄减少，消除半衰期延长，但并不改变对此药的敏感性。氯筒箭毒碱能促进组胺释放，0.3~0.5mg 就有组胺释放作用，这是此药临床上引起低血压的原因之一，术前应用抗组胺药，如异丙嗪可以减轻氯筒箭毒碱引起的低血压。此药引起低血压的另一原因是，较大剂量的氯筒箭毒碱有神经节阻滞作用。氯筒箭毒碱引起低血压与用药量和麻醉种类有关。在浅麻醉时氯筒箭毒碱很少发生低血压，但如与有神经节阻滞作用的氟烷合用，则降血压作用增强。吸入麻醉药，如安氟烷、氟烷等均增强氯筒箭毒碱的作用，因而用量应减少。氯筒箭毒碱起效慢，时效长，静脉注射 ED_{95} 剂量 0.5mg/kg 后，6 分钟起效，恢复指数为 25~35

分钟，90%肌颤搐恢复时间70~90分钟，肌松维持在神经安定镇痛麻醉时为0.1mg/kg，吸入麻醉时为0.05mg/kg，由于此药的心血管不良反应及时效长，临床上现已不再使用。氯筒箭毒碱是国内最早使用的非去极化肌松药，介绍此药是方便读者了解过去，和与目前常用非去极化肌松药进行对照。

2. 米库氯铵(mivacurium) 米库氯铵是短时效双季铵双酯型苄异喹啉类非去极化肌松药，与阿曲库铵相比其分子结构中两个季铵氮原子之间的连接链较长(图32-3)。市售米库氯铵有3个异构体，顺式-反式(35%~40%)、反式-反式(50%~60%)和顺式-顺式(4%~8%)，前两种异构体活性较高，后者较低，仅为前两者的1/10。

3

米库氯铵的消除半衰期约为2分钟，清除率为50~100ml/(kg·min)，这是因为此药迅速被血浆丁酰胆碱酯酶分解，其速率为此酶分解琥珀胆碱的70%~80%。顺式-顺式米库氯铵被该酶分解速度较其他两个异构体慢，消除半衰期长，肾功能正常者消除半衰期为53~68分钟，血浆清除率为3.8ml/(kg·min)，而顺式-反式和反式-反式米库氯铵的消除半衰期分别为2.0分钟和2.3分钟，血浆清除率为106ml/(kg·min)和57ml/(kg·min)。此外在尿和胆汁中也发现有少量米库氯铵，因此可能有小量经肾和肝消除。米库氯铵在体内消除不直接依赖肝和肾功能，但肝和肾功能两者均衰竭时，直接影响分解米库氯铵的血浆丁酰胆碱酯酶，因此肾衰竭可能使胆碱酯酶活性降低30%~50%，而延长米库氯铵的时效。在血浆丁酰胆碱酯酶异常或活性低下时，可以影响米库氯铵的时效。米库氯铵的分解产物不具有肌松作用。米库氯铵心血管不良反应与阿曲库铵相似。0.2mg/kg量有1/3患者可因释放组胺而引起一过性低血压及面部红斑，剂量增至0.25mg/kg有50%患者有组胺释放，减少用量及减慢给药速度可减轻组胺释放所致的不良反应。停止静脉滴注米库氯铵后，肌力的自然恢复时间与琥珀胆碱相近，约相当于阿曲库铵和维库溴铵停药后恢复时间的50%。米库氯铵ED_{95}量为0.08mg/kg，3~6分钟起效，25%肌颤搐恢复时间为15分钟，恢复指数为6~8分钟，90%肌颤搐恢复时间为25分钟。剂量增大3倍，起效时间缩短至2分钟，而时效仅延长20%。气管插管量为0.2mg/kg，90秒可作气管插管，临床肌松维持15~20分钟，持续静脉滴注给药速度维持在5~10μg/(kg·min)，不论静脉滴注时间多长，肌颤搐从5%恢复到95%的时间约为15分钟，无蓄积倾向。此药尤其适用于停药后需肌力迅速恢复，而又不希望用抗胆碱酯酶药的患者，以及用于需气管插管的短时间手术。

3. 阿曲库铵(atracurium) 阿曲库铵是一个合成双季铵酯型的苄异喹啉类非去极化肌松药，其分子结构(图32-3)中两个季铵基团通过两个醚结构碳氢链相连接，具有四个不对称中心，因此可能有16个立体异构体，而市售阿曲库铵含10个异构体，根据季铵异喹啉环构型有三种几何异构体，即顺-顺，顺-反和反-反，这三种异构体的比率约为10:6:1，其所占百分比分别为50%~55%，35%~38%和6%~7%。阿曲库铵的优点是在体内消除不依赖肝肾功能，而是通过非特异性酯酶水解和Hofmann消除自行降解。Hofmann消除是在碱性介质中季铵化合物除去β位-氢原子和α位C-N键自动断裂而转化为叔胺化合物，Hofmann消除受到pH与温度影响，碱性强、温度高此反应更容易。阿曲库铵在生理pH和体温下即能进行Hofmann消除，因此阿曲库铵应贮存在4℃和pH 3的条件下。阿曲库铵在人体肝内由酯酶分解约占60%，余1/3经Hofmann消除。研究发现阿曲库铵对神经肌肉接头的乙酰胆碱受体有高度选择性，并有弱的交感阻滞作用，剂量超过临床应用量可能有迷走神经阻滞作用，其组胺释放低于氯筒箭毒碱，但快速静脉注射大剂量时(1mg/kg)，因组胺释放而引起低血压和心动过速，还可能引起支气管痉挛。一次静脉注射剂量控制在2倍ED_{95}和缓慢注射，在注射药前先给予抗组胺H_1和H_2受体药可避免组胺释放所致的不良反应。阿曲库铵的分解产物包括N-甲四氢罂粟碱、丙烯酸盐和叔胺，N-甲四氢罂粟碱是叔胺化合物，可通过血-脑屏障，犬实验证明高血浆浓度的N-甲四氢罂粟碱可引起惊厥，但临床尚未有报道，N-甲四氢罂粟碱对中枢神经有兴奋作用以及在麻醉时有唤醒作用，使氟烷麻醉变浅和提高氟烷的MAC，丙烯酸盐有肝毒性，但也无临床上引起肝损伤的报道。阿曲库铵的ED_{95}量为0.2mg/kg，起效时间为4~5分钟，恢复指数为10~15分钟，90%肌颤搐恢复时间为30分钟。增加剂量可缩短起效时间和延长时效，持续静脉滴注无蓄积作用。恢复指数不受用药总量影响，肌颤搐一旦开始恢复其恢复指数相对恒定，儿童及老年人肌力的恢复与成人一样，不因持续用药而要降低药量或延长注药间隔时间。气管插管量为0.4~0.5mg/kg，时效维持25~40分钟，追加量在神经安定镇痛麻醉时为0.1mg/kg，吸入麻醉时为 0.07mg/kg。持续静脉滴注速度为 5~10μg/(kg·min)。此药消除虽不受肝肾功能影响，适用于肝肾功能不全患者，但肾功能不全患者和长时间及反复用药时，其恢复时间可能延长，N- 甲四氢罂粟碱在肾衰竭患者可能产生蓄积，但其血浆浓度尚远低于其毒性水平，急性肝衰竭患者阿曲库铵分布容积增加，但消除半衰期保持不变。低温使阿曲库铵的分解降低，时效延长。

4. 顺阿曲库铵（cisatracurium） 顺阿曲库铵是组成阿曲库铵的 10 个异构体中的一个（图 32-3），在市售阿曲库铵的重量中占 15%，其作用强度是阿曲库铵的 4~5 倍。顺阿曲库铵与阿曲库铵一样均是中时效肌松药，ED_{95} 量为 0.05mg/kg，起效时间为 7.5 分钟，时效 45 分钟。TOFR 恢复至 0.7 以上的时间为 67 分钟。顺阿曲库铵剂量增至 0.2mg/kg，起效时间为 2.7 分钟。顺阿曲库铵的恢复指数不受给药总量及给药方式的影响，清除率约为 5ml/(kg·min)，消除半衰期约为 24 分钟，其消除主要通过 Hofmann 消除，占 77%。此药不经酯酶消除，有 23% 通过器官消除，其中 16% 经肾消除，其主要代谢产物 N- 甲四氢罂粟碱主要经肾排泄。由于顺阿曲库铵作用较阿曲库铵强，用量少，代谢产生的 N- 甲四氢罂粟碱也少，因此 N- 甲四氢罂粟碱所致不良反应的可能性也减少。顺阿曲库铵消除不受肝肾功能及年龄的影响，而在肝功能不全时其起效时间可缩短。顺阿曲库铵与阿曲库铵不同的是不释放组胺，健康人作择期手术时迅速给予 8 倍 ED_{95} 量的顺阿曲库铵，也未有组胺释放的征象。冠状动脉搭桥手术患者用 4 倍 ED_{95} 量也未有血流动力学改变。

（二）氨基甾体类

泮库溴铵、维库溴铵、罗库溴铵和哌库溴铵的化学结构（图 32-4）

1. 泮库溴铵（pancuronium） 泮库溴铵是人工合成的氨基甾体类双季铵长时效肌松药，在甾核的 A 环与 D 环上各有一个季铵基，其肌松强度为氯筒箭毒碱的 5 倍，时效较之短或近似。泮库溴铵一部分在肝内羟化代谢，代谢产物中 3- 羟基化合物的肌松作用最强，其强度为泮库溴铵的 40%~50%，17 羟基化合物的肌松作用为泮库溴铵的 20%，代谢产物由肾排出，泮库溴铵的消除主要经肾，小部分经肝排出。肝功能不全或肾功能不全时泮库溴铵的消除时间延长。阻塞性黄疸患者的泮库溴铵消除虽无明显变化，但因稳态分布容积增加，使起效时间延长。在临床剂量范围无神经节阻滞作用，也不释放组胺，所以不致引起低血压，但此药有轻度迷走神经阻滞作用和交感兴奋作用，以及抑制儿茶酚胺在神经末梢的吸收，可致心率增快、血压升高和心输出量增加，尤其是剂量在 2~3 倍 ED_{95} 或更大时更明显，因此高血压、心动过速及心肌缺血时应避免使用。泮库溴铵能抑制丁酰胆碱酯酶。泮库溴铵的 ED_{95} 为 0.05mg/kg，静脉注射 2 倍 ED_{95} 量时最大峰效应时间为 3.5 分钟。静脉注射泮库溴铵 0.12~0.20mg/kg，90 秒后可以作气管插管，临床肌松时间约为 80 分钟，总时效为 120 分钟。

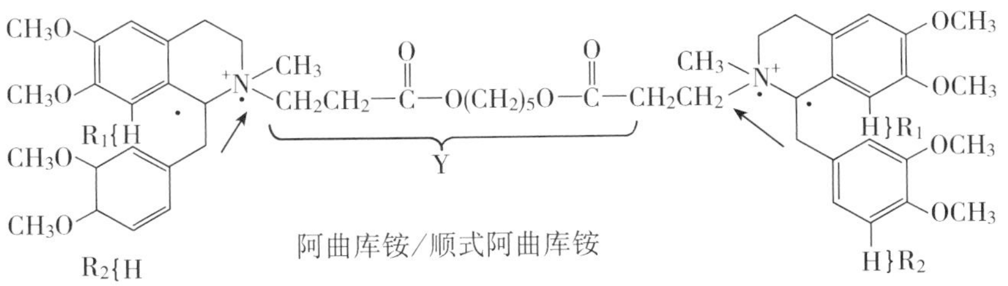

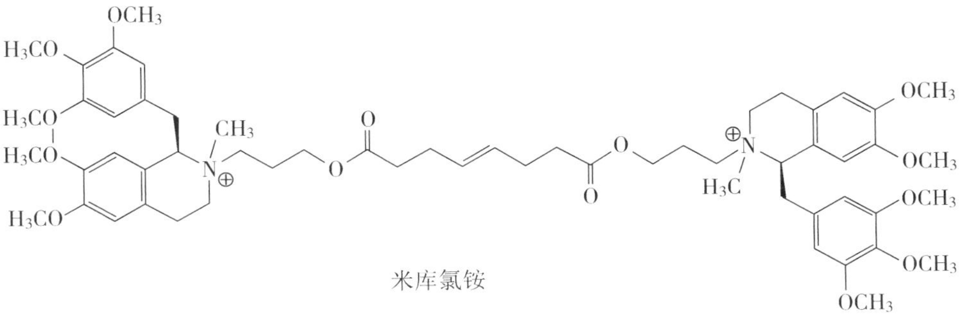

阿曲库铵/顺式阿曲库铵

米库氯铵

图 32-3 阿曲库铵、顺式阿曲库铵和米库氯铵的化学结构

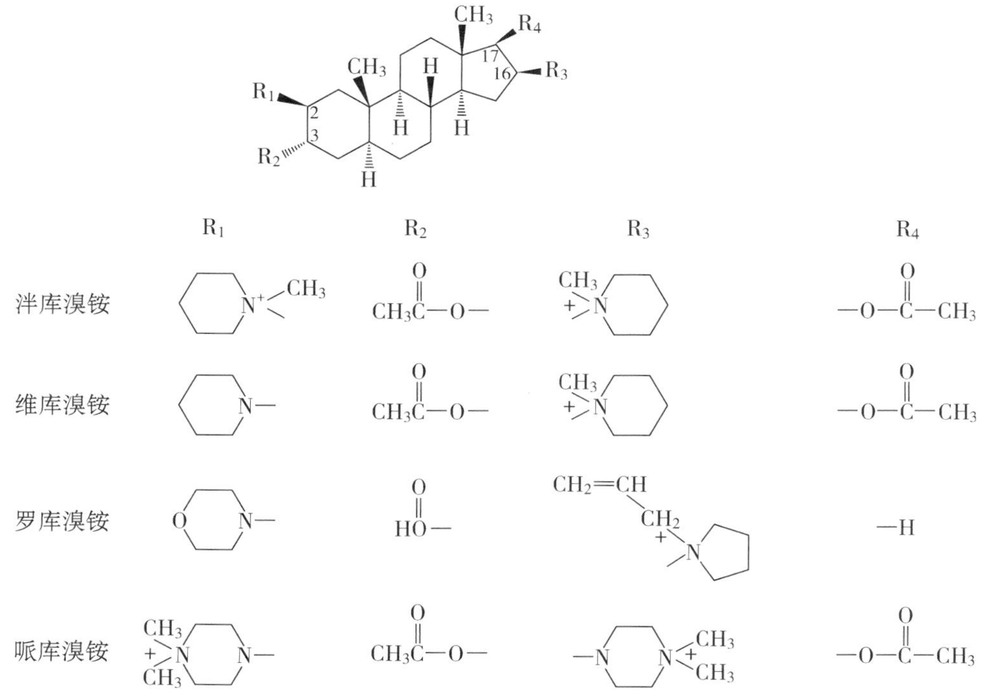

图 32-4　泮库溴铵、维库溴铵、罗库溴铵和哌库溴铵的化学结构

追加药量在神经安定镇痛麻醉时为 0.015mg/kg，吸入麻醉时可减至 0.007mg/kg。重复用药则时效逐渐延长，出现蓄积作用。

2. 维库溴铵（vecuronium）　维库溴铵是单季铵甾体类中时效肌松药，它与泮库溴铵不同，仅保留与肌松作用有关的甾核 D 环上的季铵基，而在甾核 A 环上与心血管作用有关的季铵基经去甲基成叔胺基，这种改变的结果使其起效增快，药效增强，脂溶性增高，肝脏的代谢与消除增加，以及解迷走神经作用明显减弱。维库溴铵的肌松强度较泮库溴铵强，时效比泮库溴铵缩短 1/3~1/2。维库溴铵在溶液中不稳定，因此其制剂为冻干粉。

维库溴铵不促进组胺释放，所以适用于心肌缺血和心脏病患者。由于维库溴铵在临床剂量没有泮库溴铵的解心脏迷走神经作用，所以在术中应用迷走兴奋药、β 受体阻断药或钙通道阻断药时，容易产生心动过缓，甚至可发生心搏骤停。

维库溴铵主要在肝脏代谢和排泄，与泮库溴铵相似，其代谢产物中 3- 羟基维库溴铵的肌松作用最强，为维库溴铵的 50%~60%，而另两个代谢产物 17- 羟基和 3，17- 二羟基维库溴铵几乎没有肌松作用。维库溴铵代谢产物经肾排泄，虽然维库溴铵的消除半衰期较阿曲库铵长，但由于其分布更迅速，致血浆浓度快速下降，所以时效与恢复速率与阿曲库铵相似，但大剂量应用时恢复指数增加，重复用药可能出现蓄积作用。阻塞性黄疸及肝硬化患者维库溴铵消除减慢，时效延长。维库溴铵 15%~25% 经肾排泄，肾衰竭时可通过肝消除来代偿，因此可应用于肾衰竭患者。维库溴铵 ED_{95} 为 0.04mg/kg，起效时间 4~6 分钟。增加药量可缩短起效时间，剂量增加到 3 或 5 倍 ED_{95} 量时，起效时间可分别缩短至 2.8 分钟和 1.1 分钟左右，用预给药量法也可缩短起效时间。静脉注射 ED_{95} 剂量，其恢复指数为 10~15 分钟，90% 肌颤搐恢复时间为 30 分钟，气管插管量 0.07~0.15mg/kg，追加药量在神经安定镇痛麻醉时为 0.02mg/kg，吸入麻醉时为 0.015mg/kg。维库溴铵持续静脉滴注 1~2μg/(kg·min)，保持肌颤搐抑制 90%，持续恒速静脉滴注用于 60 岁以上成人及 1 岁以下婴儿其恢复时间增加。维库溴铵的剂量即使超过 0.1mg/kg，其本身也无拟交感神经作用和解迷走神经作用，但因其抑制组胺 N- 甲基转换酶，影响组胺分解代谢，所以偶有用维库溴铵引起组胺样反应的报道。

3. 罗库溴铵（rocuronium）　罗库溴铵是起效快的单季铵中时效氨基甾体类非去极化肌松药，其分子结构在甾核 A 环氮原子上没有泮库溴铵和维库溴铵均有的乙酰酯基，在甾核 2 位和 16 位碳原子引入环状取代基而非哌啶基，此结构与其药效有关。罗库溴铵作用强度为维库溴铵的 1/7~1/6，时效为维库溴铵的 2/3，起效时间虽不及琥珀胆碱，但罗库溴铵是至今临床上广泛使用的非去极化肌松药中起效最快的一个，其强度弱可说明其起效快。罗库溴铵有弱的解迷走神经作用，但在临床应用剂量并无明显的心率和血压变化。罗库溴铵不促进组胺释放。其药代动力学与维库溴铵相似，消除主要依靠肝脏，其次是肾脏，肾衰竭时虽然血浆清除减少，但并不明显影响其时效，而肝功能障碍可延长时效达 2~3 倍。老年人用药量应略减。氟烷麻醉下，重复追加 3 次以上可能发生轻微的蓄积作用。罗库溴铵 ED_{95} 为 0.3mg/kg，起效时间 3~4 分钟，时效 10~15 分钟，90% 肌颤搐恢复时间 30 分钟，临床肌松维持 45 分钟。如作快速气管插管用量增至 1.0mg/kg，60~90 秒即可插管，临床肌松时效延长达 75 分钟，此药尤其适用于禁用琥珀胆碱又要作快速气管插管的患者。

4. 哌库溴铵（pipecuronium）　哌库溴铵是一种双季铵长时效氨基甾体类非去极化肌松药，其分子结构与泮库溴铵相似，在甾核的 A 环与 D 环上均为哌嗪环，而泮库溴铵均为哌啶环。与泮库溴铵相比，其时效长，作用强度强，而解迷走神经作用只有泮库溴铵的 1/10。

哌库溴铵临床应用剂量无心血管不良反应，也不促进组胺释放，其消除主要经肾以原型排出，少量随胆汁排出，小部分在肝内代谢，3- 羟基哌库溴铵的肌松强度为哌库溴铵的 40%~50%。哌库溴铵消除半衰期为 100 分钟，肾衰竭明显延长其消除半衰期。ED_{95} 为 0.05~0.06mg/kg，起效时间 5~6 分钟，恢复指数 30~40 分钟，90% 肌颤搐恢复时间 80~90 分钟。气管插管量 0.1mg/kg，3~3.5 分钟完全起效，临床时效 70~110 分钟，追加维持量在神经安定镇痛麻醉时为 0.06mg/kg，吸入麻醉时为 0.04mg/kg。此药尤其适用于心肌缺血性疾病、长时间手术，以及术后不需要早期拔除气管导管的患者。

第六节　神经肌肉阻滞作用的消退

一、肌松作用的消退与肌力的自然恢复

肌松作用的消退与其相应的肌力恢复取决于神经肌肉接头部位乙酰胆碱与肌松药的相对浓度，肌松药在体内经分布和再分布后，血浆浓度与组织间隙内浓度达到平衡，此后随着肌松药在体内的消除，血浆内肌松药浓度逐渐低于组织间隙内浓度，起初血流灌注量丰富的组织间隙，其后血流灌注量较少的组织间隙内的肌松药转移入血浆，使血浆与组织间的肌松药浓度间不断取得平衡和不断降低。肌松作用消退最终取决于肌松药在体内的消除或失去活性，肌松药清除率的大小决定血浆肌松药浓度下降的速率。肌松药不断地从神经肌肉接头进入血浆，使局部肌松药浓度持续不断下降，神经肌肉接头处乙酰胆碱的浓度超过肌松药浓度，当乙酰胆碱结合的受体超过一定阈值，神经肌肉兴奋传递逐步恢复正常，肌力自然恢复。

二、残余肌松作用及其危害

各研究对术后残余肌松作用发生率的报道不一，从 5%~93%。如 TOF 值为 0.90 作为阈值，残余肌松作用的发生更为常见。残余肌松作用的发生与使用肌松药的种类、剂量，患者的生理、病理情况，及复合使用其他药物影响肌松药的药代和药效等有关。例如：使用长效肌松药后残余肌松作用的发生率较使用中短效肌松药要高；老年人、新生儿、婴儿残余肌松作用的发生率较成年人高，但小儿术后残余肌松作用发生率较成年人低；术中使用吸入麻醉药，合并使用抗生素、抗癫痫药、镁剂，内环境紊乱、低体温、酸中毒等均会促进残余肌松作用的发生。

发生残余肌松的患者可能存在多种临床表现，包括：无法按照指令抬头、握手、睁眼、伸舌、切牙不能咬住压舌板；不能微笑、吞咽、说话、咳嗽、眼睛不能追逐移动的物体或者进行深呼吸，视物不清、复视、面部无力、全身无力等。测定残余肌松作用应包括各种客观数据，TOF<0.90，同时 AMG、机械肌动描记法、肌电图异常。

残余肌松作用的危害主要表现为术后呼吸功能损害和肺部并发症。清醒志愿者研究发现，TOF 小于 0.90 的受试者上呼吸道张力与直径减小，出现上呼吸道梗阻和咽部功能障碍，食管上段张力降低，误吸风险增加，低氧性通气功能受损，并出现肌无力的症状。临床研究发现，PACU 中 TOF 小于

0.90 的患者出现低氧血症、呼吸道梗阻、术后肺部并发症、肌无力的症状及 PACU 停留时间延长的风险增加。这些数据提示，残余肌松作用是影响患者术后早期安全的重要问题，拮抗神经肌肉阻滞，避免残余肌松作用的发生，对改善患者预后有至关重要的作用。

三、逆转肌松作用，加速肌力恢复

加速肌松作用消除和肌力恢复，对非去极化肌松药可以从改变神经肌肉接头部位乙酰胆碱与肌松药之间的相对浓度着手，可以通过①增加接头前膜乙酰胆碱的释放；②抑制胆碱酯酶，减少乙酰胆碱的分解；③增加肌松药在体内的清除，或是用物理、化学方法使肌松药在血液内失活。

4- 氨基吡啶是钾离子通道阻滞剂，在接头前膜阻滞钾离子外流可以延长接头前膜的去极化，使去极化过程中钙离子持续内流，促使运动神经末梢释放更多的乙酰胆碱，但这种作用特异性差，除作用于神经肌肉接头前膜外，还可影响自主神经和中枢神经系统引起递质释放，因此不良反应多，严重影响其在临床的应用，但用于拮抗某些接头前膜的作用，如抗生素多黏菌素的肌松作用有一定效果。

用抗胆碱酯酶药抑制胆碱酯酶，减少乙酰胆碱分解，增加神经肌肉接头部位乙酰胆碱浓度是目前最常用的拮抗非去极化肌松药，加速肌力恢复的方法。

肌松药从体内消除有许多种机制，包括以原形从尿液排出、肝脏内代谢和随胆汁排出、酶性水解和化学性裂解。消除可以影响肌松药的代谢和排泄的因素，可逆转肌松作用，加速肌力恢复。用特殊的化学药与肌松药结合使肌松药失去活性，是最近几年研制的新的拮抗非去极化肌松药方法，如用环糊精与罗库溴铵螯合，及用半胱氨酸加速更他氯铵失活等。

四、抗胆碱酯酶药

（一）抗胆碱酯酶药的药理作用

神经肌肉接头前膜所释放的乙酰胆碱越过接头间隙时大部分被乙酰胆碱酯酶分解，到达接头后膜的乙酰胆碱量不到释放量的一半，在接头后膜没有与受体结合或与受体结合后又分离的乙酰胆碱同样被乙酰胆碱酯酶迅速分解。乙酰胆碱酯酶具有强大的催化能力，每个位于酶蛋白深部的活性位点能催化 4 000 个乙酰胆碱分子，此酶活性中心有两个位点，即与底物结合和定向性有关的阴离子位点和与水解过程有关的酯性中心。抗胆碱酯酶药抑制乙酰胆碱酯酶，使神经肌肉接头部位乙酰胆碱分解减少，局部乙酰胆碱浓度增加，从而拮抗非去极化肌松作用。常用的抗胆碱酯酶药有新斯的明、溴吡斯的明和滕喜龙，这三种药物抑制胆碱酯酶的作用相似，但其作用机制并不完全一样。新斯的明和溴吡斯的明的分子中带正电荷的氮与乙酰胆碱酯酶催化部位的负电荷相互吸引，结合产生不能再发挥作用的氨基甲酰化酶，阻断了乙酰胆碱酯酶的催化部位，抑制了酶的活性，而滕喜龙分子中没有甲丙氨酯基团，其通过静电吸引与乙酰胆碱酯酶阴离子位点结合，和通过氢键与酯性中心结合，抑制乙酰胆碱酯酶活性。

有报道称抗胆碱酯酶药也可产生神经肌肉接头前膜作用，研究发现抗胆碱酯酶药增加神经末梢动作电位和不应期持续时间，直接增强神经肌肉兴奋传递和肌纤维收缩，或是通过抑制钾通道增加乙酰胆碱释放量。

虽然新斯的明、吡啶斯地明和滕喜龙能抑制乙酰胆碱的分解，使神经肌肉接头部位乙酰胆碱增加，临床上仍存在乙酰胆碱浓度达最大时的“封顶”效应。随着乙酰胆碱浓度的增加，部分从神经肌肉接头部位弥散出去，部分被再摄取入运动神经末梢。弥散和再摄取过程与释放达到平衡后，神经肌肉接头处乙酰胆碱达到峰浓度，此时给予更大剂量的抗胆碱酯酶药并不能进一步增加乙酰胆碱浓度，并促进神经肌肉阻滞作用的恢复，只能等待非去极化肌松药在体内代谢分解排泄，不断离开神经肌肉接头部位，神经肌肉阻滞作用才能逐渐逆转。

（二）三种抗胆碱酯酶药

新斯的明抗胆碱酯酶的药效最强，为溴吡斯的明的 5 倍和滕喜龙的 12 倍。滕喜龙起效最快，溴吡斯的明起效最慢，新斯的明、溴吡斯的明和滕喜龙达到峰效应的时间分别为 7~11 分钟、15~20 分钟和 1~2 分钟。滕喜龙对神经肌肉接头部位乙酰胆碱酯酶选择性最高，不为该部位乙酰胆碱酯酶分解，其他两种药物可为神经肌肉接头部位乙酰胆碱酯酶分解。抗胆碱酯酶药主要经肾消除，新斯的明为 50%，溴吡斯的明为 75%，滕喜龙为 70%。滕喜龙时效最短，溴吡斯的明时效最长，可能与其消除半衰期长有关。肾衰竭时这三个抗胆碱酯酶药的清除率下降，消除半衰期延长，拮抗肌松的时效也会延长。抗胆碱酯酶药的药代动力学参数见表 32-10。

表 32-10 抗胆碱酯酶药的药代动力学参数

	分布容积(ml/kg)	清除率[ml/(kg·min)]	分布半衰期(min)	消除半衰期(min)
新斯的明	0.7	9.2	3.4	77
溴吡斯的明	1.1	8.6	6.7	112
依酚氯铵	1.1	9.6	7.2	110

（三）影响抗胆碱酯酶药拮抗效果的因素

抗胆碱酯酶药拮抗非去极化肌松药作用与用拮抗药时的神经肌肉阻滞深度、肌力自主恢复速度、拮抗药及其药量，肌松药种类和拮抗时吸入麻醉浓度等因素有关。

1. 给予抗胆碱酯酶药时神经肌肉阻滞程度　抗胆碱酯酶药拮抗神经肌肉阻滞作用只有在存在肌力自主恢复证据的情况下进行。研究发现在深度神经肌肉阻滞情况下，早期给予新斯的明不会缩短总的恢复时间，对临床并无益处。拮抗时如果 TOF 越高，使用抗胆碱酯酶药后 TOF 达到 0.90 所需时间越短。拮抗肌松药的时机应选择肌力开始恢复时，拮抗效果较神经肌肉阻滞程度较深时好。如用 TOF 监测，肌颤搐出现 3 个时（即 T1~T3），用新斯的明拮抗可在 10 分钟内使 T4/T1 达到 0.7，而当肌颤搐仅出现 1 个（T1），用同样药量的新斯的明进行拮抗，使 T4/T1 恢复至 0.7 的时间要 23 分钟。

2. 肌松药的种类和肌力自主恢复速度　肌松作用逆转，肌力恢复是一个过程，用抗胆碱酯酶药暂时增加神经肌肉接头部位乙酰胆碱浓度有利于神经肌肉兴奋传递，最终神经肌肉阻滞作用消除和肌力恢复取决于肌松药在体内的再分布、消除或失活，神经肌肉部位非去极化肌松药浓度降低。肌松药在体内消除越快，肌力恢复也就越快，中时效肌松药的消除比长时效肌松药快，用拮抗药拮抗肌松的效果较好。

一次足量的新斯的明其峰效应约在用药后 10 分钟左右，在这个时间段之后，肌力如不能完全恢复，其后的恢复就较缓慢，主要依靠肌松药清除，此时如神经肌肉阻滞程度较深，追加抗胆碱酯酶药不仅不可能增加拮抗效果，相反可增加拮抗药的不良反应。

3. 抗胆碱酯酶药的类型及其药量　当神经肌肉阻滞较深时，使用新斯的明、吡啶斯的明和滕喜龙，神经肌肉功能很难在 10~15 分钟内完全恢复，三种抗胆碱酯酶药对中度神经肌肉阻滞作用的拮抗效应相近，但滕喜龙的起效时间可能更快一些。

一般而言，大剂量抗胆碱酯酶药比小剂量起效快，药效强，但抗胆碱酯酶药用量有封顶效应，最大药量新斯的明为 0.07mg/kg，溴吡斯的明为 0.35mg/kg，滕喜龙为 1.5mg/kg，在此药量已经完全抑制胆碱酯酶活性，再追加药量不能得到更好效果。不同抗胆碱酯酶药其拮抗肌松作用都是抑制同一种酶，因此联合用药不能起到增效作用。

4. 其他　新斯的明、溴吡斯的明对血浆丁酰胆碱酯酶有抑制作用，影响米库氯铵的分解及其肌松拮抗效果，这与抑制神经肌肉接头部位乙酰胆碱酯酶的作用有矛盾，滕喜龙对神经肌肉接头部位乙酰胆碱酯酶有选择性抑制作用，对血浆丁酰胆碱酯酶无抑制，因此拮抗米库氯铵的肌松作用较滕喜龙好。米库氯铵是短效肌松药，在循环中迅速为丁酰胆碱酯酶分解，因此其肌力恢复快，一般不需用肌松拮抗药，如果发生米库氯铵作用延长，可能是丁酰胆碱酯酶活性下降所致，此时补充正常活性的丁酰胆碱酯酶可加快肌力恢复，正常人群中血浆丁酰胆碱酯酶活性异常的极少，因此输全血或血浆可以补充具有活性的丁酰胆碱酯酶。

对去极化肌松药尚无理想的拮抗药，丁酰胆碱酯酶异常引起琥珀胆碱作用延长的患者，应维持机械通气直至肌力恢复，输血或输血浆提高血浆丁酰胆碱酯酶活性，可加速肌力的恢复，补充胆碱酯酶制剂效果虽好，但此方法应用不广。

与静脉麻醉药相比，吸入麻醉药能增强非去极化肌松药的药效，同时降低抗胆碱酯酶药的拮抗效果。与成人相比小儿神经肌肉阻滞后自主恢复更快，但使用新斯的明拮抗不同程度神经肌肉阻滞时，达到阻滞恢复的时间小儿与成人相似，因此临床上小儿与成人在使用神经肌肉阻滞拮抗药时并无明显差别。老年患者非去极化肌松药和抗胆碱酯酶药作用时间均延长，再箭毒化的风险降低。低体温、血容量不足、水电解质酸碱失衡也会不同程度地影响肌松拮抗效果，研究发现存在呼吸性酸中毒和代谢性碱中毒时，完全拮抗神经肌肉阻滞作用的新斯的明剂量需要加倍，术后麻醉药的残余作用可能抑制患者通气动力，导致呼吸性酸中毒，影响抗胆碱酯酶药的作用，从而进一步抑制通气动力，增加术后不良事件的发生率。

（四）抗胆碱酯酶药的不良反应

抗胆碱酯酶药可拮抗中度和轻度神经肌肉阻滞，但神经肌肉功能完全恢复时使用抗胆碱酯酶药可能导致反常性肌无力。可能的机制包括：呼吸道肌肉对过多的乙酰胆碱敏感性降低，乙酰胆碱受体脱敏感；去极化阻滞；受体通道阻滞等。

用抗胆碱酯酶药抑制乙酰胆碱酯酶使乙酰胆碱增加，作用于神经肌肉接头烟碱型胆碱受体，可促进神经肌肉兴奋传递，逆转肌松作用，但作用于自主神经节后纤维支配的毒蕈碱型胆碱受体，可能引起多种不良反应。

1. 心血管不良反应　抗胆碱酯酶药使用后可产生明显的迷走效应，如发生心动过缓及其他缓慢型心律失常，交界性节律、室性逸搏、完全性心脏传导阻滞，甚至心搏骤停。这些缓慢型心律失常的发生与抗胆碱酯酶药的起效时间一致，滕喜龙最快，新斯的明其次，吡啶斯的明最慢。因此使用抗胆碱酯酶药要联合应用抗胆碱药，如阿托品或格隆溴铵。阿托品的抗胆碱作用起效快，宜与滕喜龙合用，如阿托品 7μg/kg 与滕喜龙 0.5~1.0mg/kg 联合应用。格隆溴铵起效慢，常与新斯的明或溴吡斯的明联合应用，格隆溴铵的用量分别为新斯的明的 1/5，或溴吡斯的明的 1/20。抗胆碱酯酶药与抗胆碱药应该缓慢给予（如 2~5 分钟），以减少心律失常的发生率及严重程度。

2. 恶心呕吐　抗胆碱酯酶药通过增加乙酰胆碱作用于毒蕈碱型胆碱受体，可刺激胃液分泌、胃肠道动力增加，降低食管下段括约肌力，引发恶心呕吐，胃肠道痉挛等。抗胆碱药阿托品或格隆溴铵可能具有止吐作用，阿托品可以透过血 - 脑屏障，而格隆溴铵不能透过血 - 脑屏障，阿托品减少恶心呕吐的作用可能也与其作用于中枢神经系统有关，因此行肌松拮抗联合使用阿托品较格隆溴铵，患者恶心呕吐的发生率更低。

3. 支气管痉挛　抗胆碱酯酶药能兴奋气道平滑肌上毒蕈碱型胆碱受体，从而诱发支气管痉挛，而阿托品可直接扩张支气管。使用抗胆碱酯酶药同时使用抗胆碱药，围手术期发生支气管痉挛的风险可明显降低。

五、舒更葡糖

舒更葡糖（sugammadex，见图 32-5）是一种经化学修饰的 γ- 环糊精，其三维结构类似一个中空的截锥体或面包圈形态。虽然未经修饰的 γ- 环糊精有一个比其他环糊精类大的亲脂性空腔（7.5~8.3Å），但仍然不足以容纳较大的罗库溴铵分

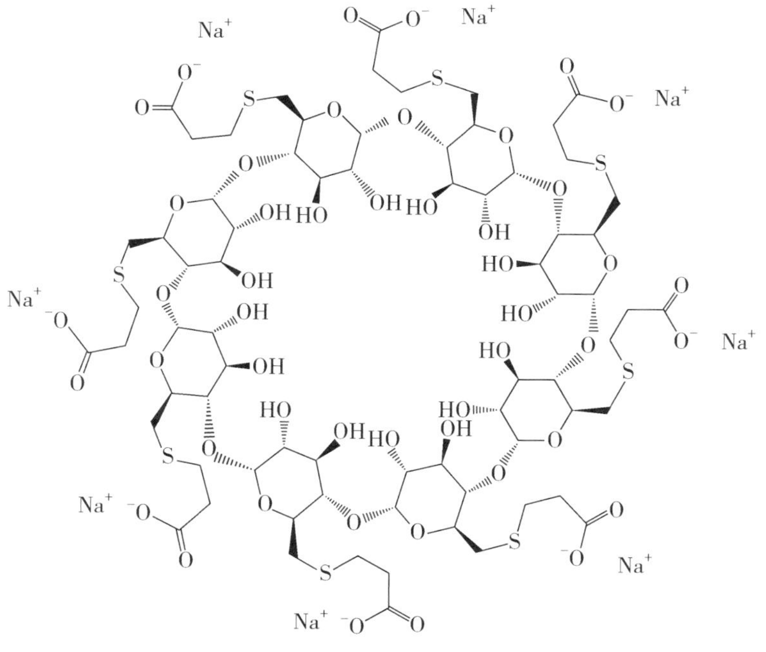

图 32-5　合成 γ- 环糊精 Sugammadex（ORG25969）的结构

子,因此通过增加侧链修饰这个空腔,使其达到11Å,以适合罗库溴铵的四个疏水甾环,并且在侧链尾部加上带有负电荷的羧基基团,以增强其与罗库溴铵带正电荷的季铵基中氮的静电结合。经修饰的γ-环糊精其结构外部含有羟基极性基团,呈亲水性,内部存在一个疏水空腔,通过疏水相互作用将亲脂性药物分子捕获至环糊精空腔,以1:1比例形成一个紧密的水溶性客体-主体螯合物。这种螯合物十分稳定,以极高的结合速率和极低的解离速率达到平衡状态,因此舒更葡糖迅速清除了血浆中游离肌松药,使神经肌肉接头内的肌松药分子向血浆内转运,再与血浆内未螯合的游离舒更葡糖结合,神经肌肉接头部位肌松药分子不断向血浆内扩散,而使神经肌肉兴奋传递恢复,阻滞效应逆转。

（一）用舒更葡糖拮抗肌松作用,恢复肌力有以下几个特点

1. 舒更葡糖这种拮抗作用不是对所有肌松药都有效,仅是针对氨基甾体类肌松药。舒更葡糖对罗库溴铵的拮抗效果最好,与维库溴铵的结合力比罗库溴铵小2.5倍,但足以形成紧密结合的复合物,舒更葡糖与泮库溴铵有一定结合力,但作用较弱。其拮抗作用强弱依次为罗库溴铵 > 维库溴铵 > 泮库溴铵。舒更葡糖对分子狭长的苄异喹啉类肌松药几乎没有作用,也不能拮抗去极化肌松药的作用。

2. 舒更葡糖剂量在0.5mg/kg以下,不足以完全拮抗神经肌肉阻滞作用,因此应根据神经肌肉阻滞的程度适当调整用药剂量。

3. 舒更葡糖可以在任何肌松程度下用其逆转罗库溴铵引起的神经肌肉阻滞作用,如0.6mg/kg罗库溴铵静脉注射3分钟后,静脉注射8mg/kg或4mg/kg舒更葡糖,T4/T1比值恢复到0.9所需的时间分别是2分钟和短于4分钟。如果使用0.6mg/kg罗库溴铵或0.1mg/kg维库溴铵,肌颤搐T1、T2恢复后再用4mg/kg舒更葡糖拮抗,T4/T1恢复至0.9的平均时间分别为1.1分钟和1.5分钟。

4. 舒更葡糖可逆转大剂量罗库溴铵的深度神经肌肉阻滞作用,罗库溴铵快速气管插管量为1.2mg/kg,其T4/T1恢复至0.9的平均时间是122.1分钟,而用16mg/kg舒更葡糖拮抗,其T4/T1恢复至0.9小于2分钟。因此这可用在罗库溴铵诱导气管插管失败后,用舒更葡糖快速逆转罗库溴铵的肌松作用,这种拮抗效果甚至超过1.0mg/kg气管插管量琥珀胆碱的肌力自然恢复速度。

5. 与抗胆碱酯酶药相比,舒更葡糖能迅速拮抗罗库溴铵导致的深度神经肌肉阻滞,而抗胆碱酯酶药有封顶效应,因此不能用于深度神经肌肉阻滞的拮抗。比较拮抗效果,使用0.6mg/kg罗库溴铵,TOF监测发现2个肌颤搐时,用4mg/kg舒更葡糖、0.07mg/kg新斯的明、1mg/kg滕喜龙拮抗,T4/T1恢复到0.9的时间分别为107秒、1 044秒和331秒,舒更葡糖比新斯的明快10倍,比滕喜龙快3倍。用药后,滕喜龙组没有1例T4/T1恢复至0.9,新斯的明组仅5%患者T4/T1恢复至0.9,而舒更葡糖组患者T4/T1全部恢复至0.9。

6. 舒更葡糖拮抗肌松作用的机制与抗胆碱酯酶药的药理作用完全不同,没有抗胆碱酯酶药作用于毒蕈碱型胆碱受体所产生的心血管不良反应,也不需要联合应用抗胆碱药,因此也没有抗胆碱药所引起的不良反应。

7. 拮抗罗库溴铵的肌松作用时给予舒更葡糖,罗库溴铵从神经肌肉接头效应部位再分布到中央室,在血浆内被包裹,虽然血浆总的罗库溴铵浓度增加,但游离罗库溴铵浓度迅速降低,罗库溴铵的分布容积降低。未螯合的罗库溴铵,其消除主要经胆道排泄(约超过75%),仅10%~25%经肾排泄,经尿排泄速度慢且少。给予舒更葡糖后,罗库溴铵的血浆清除率降低,主要原因是舒更葡糖-罗库溴铵的螯合物不能经胆道排泄,但其具有水溶性,因此经肾排出是其主要排泄途径,罗库溴铵与舒更葡糖螯合后改变了消除途径,舒更葡糖的使用改变了罗库溴铵的药代动力学。

（二）影响抗舒更葡糖拮抗效果的因素

1. 年龄　研究发现舒更葡糖可安全用于小儿和青少年,TOF恢复至0.90的时间呈剂量依赖性缩短。一般情况下,老年患者使用舒更葡糖后神经肌肉阻滞恢复的时间稍长于成年人,这可能与其心排量降低,循环时间延长有关,但老年人使用舒更葡糖不需要调整剂量。

2. 器官功能障碍患者　根据目前的研究,存在心血管并发症的患者,舒更葡糖不会增加心血管不良反应的发生率。舒更葡糖用于合并肺部疾病的患者,也不增加肺部不良反应的发生率,与抗胆碱酯酶药相比,使用舒更葡糖拮抗可避免抗胆碱酯酶药导致的支气管痉挛的发生。舒更葡糖-罗库溴铵螯合物经肾脏排泄,肾功能损害患者舒更葡糖-罗库溴铵是否能完全清除并不确定,目前对严重肾衰竭患者并不推荐使用舒更葡糖,而轻度或中

度肾功能障碍患者仍可使用，理论上讲透析可能降低舒更葡糖 - 罗库溴铵螯合物血浆浓度，因此使用透析方法去除舒更葡糖或舒更葡糖 - 罗库溴铵螯合物也是临床可用的方法。舒更葡糖和舒更葡糖 - 罗库溴铵螯合物并不通过肝脏代谢，肝功能受损患者对舒更葡糖的拮抗作用影响较小。但有研究发现，这类患者中，舒更葡糖的拮抗速度减慢，原因尚不清楚。

3. 神经肌肉功能障碍患者　神经肌肉功能障碍患者围手术期因为肌无力，呼吸系统的并发症发生率明显增高。此类患者禁用琥珀胆碱，其可能诱发威胁生命的副作用。此类患者使用非去极化肌松药，神经肌肉阻滞的恢复时间会明显延长，使用抗胆碱酯酶药拮抗，效果并不确切，可能导致术后并发症增加。这类患者中使用舒更葡糖目前还只有个案报道，提示这类患者使用舒更葡糖拮抗神经肌肉阻滞作用迅速而完全，与正常患者相似。

（三）舒更葡糖的不良反应

最多的是低血压、咳嗽、恶心呕吐，味觉改变，及对温度变化敏感等，但均不严重。舒更葡糖可导致尿中 N- 乙酰氨基葡萄糖苷酶水平异常和心电 QT 间期延长。舒更葡糖还能与泼尼松、阿托品和维拉帕米等甾类和非甾类化合物螯合，但与这些化合物螯合的能力比罗库溴铵低 120~700 倍，尚未发现其临床意义。不过有一点值得引起重视，氨基甾体类肌松药用舒更葡糖拮抗后，再用其他氨基甾体类肌松药其作用减弱，如临床有需要，应改用非氨基甾体类肌松药为妥。

第七节　结　　语

新的肌松药正在不断研发中，理想的肌松药应备具以下特点，神经肌肉接头阻滞的性质为非去极化阻滞，时效短、便于临床调控、不良反应少，能安全有效地进行拮抗等。

更他氯铵（gantacurium，见图 32-6）属于不对称混合氯化延胡索酸盐，有两个季铵基，是一种新的、起效快、恢复迅速的超短时效非去极化肌松药。根据动物实验结果，其时效超短。根据人体志愿者实验，其 ED95 为 0.19mg/kg，90% 肌颤搐阻滞起效时间为 1.3~2.1 分钟。给予 3 倍 ED95 剂量，更他氯铵起效时间更短，60 秒气管插管成功率达到 90% 以上，可以与琥珀胆碱媲美，T1 恢复时间较琥珀胆碱稍逊。更他氯铵时效 4.7~10.1 分钟，且随药量增加时效延长。肌颤搐由 5% 恢复到 95% 和由 25% 恢复到 75% 的时间分别为 7 分钟和 3 分钟，恢复时间不依赖于给药量。更他氯铵可被滕喜龙拮抗，使其神经肌肉阻滞时间缩短。更他氯铵主要不良反应是引起明显的组胺释放，少数患者出现面色潮红，一过性血压降低，但不致引起肺的顺应性变化，此时血浆组胺浓度可大于 3μg/L。更他氯铵剂量过大（超过 3 倍 ED95），推注速度过快，促进组胺释放，不良反应增加。

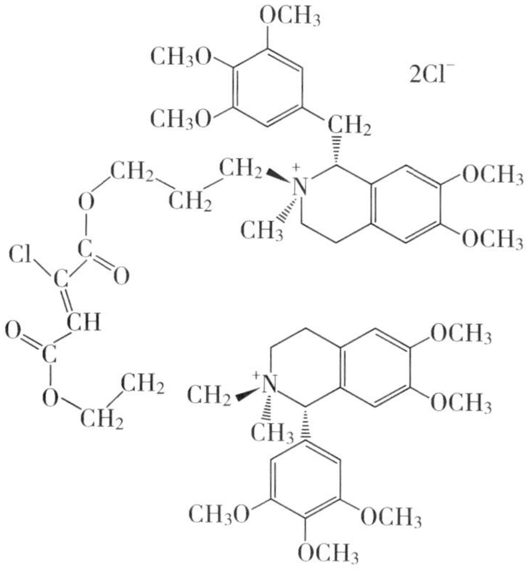

图 32-6　更他氯铵的化学结构

CW002 和 CW011 也属于不对称混合氯化延胡索酸盐，类似于更他氯铵，但其失活较更他氯铵慢，作用持续时间介于短效和中效之间。两药是否能用于人体及效果如何，仍需进一步的研究。

针对不对称混合氯化延胡索酸盐有独特的拮抗方式，是一种化学方法促使其灭活，这与抗胆碱酯酶药或舒更葡糖的作用机制完全不同。更他氯铵代谢不依赖体内脏器，在人体全血中有两种不经酶的降解方式：①化学水解，形成没有明显活性的半胱氨酸结合物混合噻唑烷，应用 L- 半胱氨酸可以迅速拮抗更他氯铵的神经肌肉阻滞作用；②酯键缓慢水解，形成氯化延胡索酸单酯和乙醇。动物实验中，使用 3 倍 ED_{95} 量更他氯铵，10 分钟后神经肌肉传导完全恢复，给予滕喜龙 0.5mg/kg 可加快神经肌肉阻滞作用的恢复，如用 L- 半胱氨酸拮抗，肌力在 4 分钟内完全恢复。这就提示，虽然更他氯铵是一种超短效非去极化肌松药，使用 L- 半胱氨酸仍可以加快神经肌肉阻滞作用的恢复。

同样动物实验中，给予 4~5 倍 ED_{95} 量 CW002、CW011 和更他氯铵，神经肌肉阻滞作用持续时间分别为 28 分钟、33 分钟和 10 分钟，使用 L- 半胱氨酸可快速完全地拮抗其肌松作用，2~3 分钟内神经肌肉传导即可恢复，但此时给予新斯的明则不能。

目前不对称混合氯化延胡索酸盐尚未使用于临床，L- 半胱氨酸对其拮抗的合适剂量及可能的不良反应也在研究中，但就目前的研究数据来看，更他氯铵是超短时效非去极化肌松药，不良反应少，有相对应的拮抗药，与琥珀胆碱相比有明显的优势，如能通过临床验证，有望替代琥珀胆碱。CW002 和 CW011 为中短时效非去极化肌松药，术中可维持深度神经肌肉阻滞，术毕可迅速完全拮抗，肌松残余作用发生率随之降低，因此可能具有较大的临床前景。

（庄心良　张　莹）

参考文献

[1] JONSSON FAGERLUND M, DABROWSKI M, ERIKSSON LI. Pharmacological characteristics of the inhibition of nondepolarizing neuromuscular blocking agents at human adult muscle nicotinic acetylcholine receptor [J]. Anesthesiology, 2009, 110 (6): 1244-1252.

[2] BHATT S B, AMANN A, NIGROVIC V. Onset-potency relationship of nondepolarizing muscle relaxants: a reexamination using simulations [J]. Can J Physiol Pharmacol, 2007, 85 (8): 774-782.

[3] MOTAMED C, PHILIPPE D. The effect of defasciculating doses of pancuronium and atracurium on succinylcholine neuromuscular blockade [J]. Anesthesiology and pain medicine, 2014, 4 (4): e18488.

[4] SABO D, JAHR J, PAVLIN J, et al. The increases in potassium concentrations are greater with succinylcholine than with rocuronium-sugammadex in outpatient surgery: a randomized, multicentre trial [J]. Can J Anesth, 2014, 61 (5): 423-432.

[5] FAN E. Critical illness neuromyopathy and the role of physical therapy and rehabilitation in critically ill patients [J]. Respir Care, 2012, 57 (6): 933-944.

[6] LIPSHUTZ A K, GROPPER M A. Acquired neuromuscular weakness and early mobilization in the intensive care unit [J]. Anesthesiology, 2013, 118 (1): 202-215.

[7] BERROA F, LAFUENTE A, JAVALOYES G, et al. The incidence of perioperative hypersensitivity reactions: a single-center, prospective, cohort study [J]. Anesthesia and analgesia, 2015, 121 (1): 117-123.

[8] THILEN SR, NG IC, CAIN KC, et al. Management of rocuronium neuromuscular block using a protocol for qualitative monitoring and reversal with neostigmine [J]. Br J of Anesth, 2018, 121 (2): 367-377.

第三十三章

局部麻醉药

目　录

局部麻醉药简称局麻药，是一类能可逆性阻断神经冲动的发生和传导，在患者神志清醒条件下，使相关神经支配部位出现暂时性、可逆性感觉丧失的药物。1884 年 Koller 首次将可卡因作为表面麻醉药物应用于眼科手术，Einhorn 于 1905 年合成首个可用于注射的局部麻醉药普鲁卡因，Lofgren 于 1943 年合成利多卡因——至今仍是临床应用最广泛的局部麻醉药之一。目前临床常用的局部麻醉药已有十余种，但学者们仍在不断探索更为理想的局部麻醉药，希望其不仅起效快，能满足不同手术所需的麻醉时效，且能降低局部组织和全身毒性，既可用于神经阻滞和椎管内麻醉，又具有表面麻醉的特点。近年来，随着对局部麻醉药作用机制研究的不断深入，特别是心脏和中枢神经系统毒性作用的研究，为局部麻醉药中毒的救治和新型局部麻醉药的研发提供了基础。

第一节 概 述

一、局部麻醉药的分类

（一）按化学结构分类

局部麻醉药均属于芳香基 - 中间链 - 胺基结构化合物，其结构式如图 33-1 所示。中间链为羰基，又可分为酯链和酰胺链，前者为酯类局部麻醉药，如普鲁卡因，后者为酰胺类局部麻醉药，如利多卡因。亲脂基结构（芳香基）在酯类局部麻醉药为苯甲胺，在酰胺类则为苯胺；亲水基结构（胺基）除含有可溶性氮外，还有乙醇或醋酸氨衍生物。大多数局部麻醉药是弱碱性叔胺（R_3N），少数为仲胺（R_2N），如丙胺卡因。中间链为 4~5 个原子结构，原子数量多少决定药物分子与膜受体作用的特性。一般中间链长为 0.6~0.9mm，中间链延长可以增加局部麻醉药的效能，但超过一定长度又降低其效能。

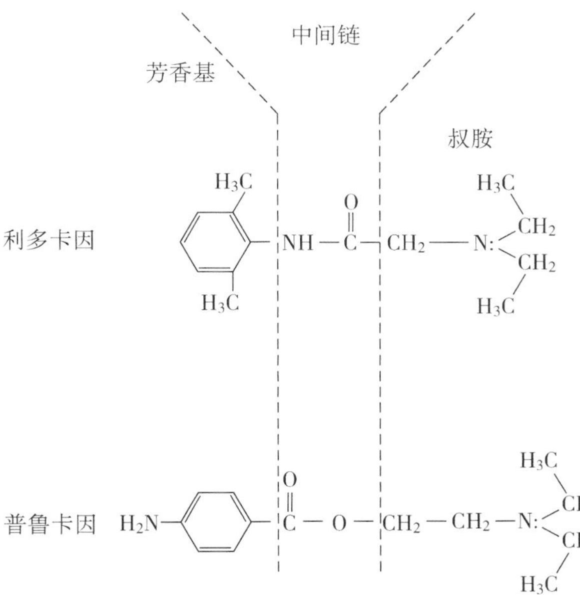

图 33-1 酯类与酰胺类局部麻醉药的化学结构。两者均为疏水性芳香基经中间链与亲水性碱基叔胺相连接

酯类局部麻醉药包括：普鲁卡因、氯普鲁卡因、丁卡因和可卡因。酰胺类局部麻醉药包括：利多卡因、甲哌卡因、布比卡因、依替卡因、丙胺卡因和罗哌卡因。酯类和酰胺类局部麻醉药，除起效时间和时效有明显不同外，前者相对不稳定，在血浆内被胆碱酯酶水解代谢，酰胺类局部麻醉药十分稳定，则在肝内被酰胺酶分解。但有两种局部麻醉药代谢方式例外：酯类局部麻醉药可卡因主要在肝脏经羧酸酯酶代谢；酰胺类局部麻醉药阿替卡因，常用于口腔麻醉，其芳香环上的甲基酯在血浆羧酸酯酶作用下断裂导致分子失活。一般认为，酯类局部麻醉药代谢产物对氨基苯甲酸可形成半抗原，可能引起变态反应；酰胺类代谢产物不含对氨基苯甲酸，故引起变态反应者极为罕见。临床常用局部麻醉药的化学结构及理化特性见表 33-1。

相同类别的局部麻醉药属于相同系列化合物，其化学结构的改变，只引起不同生物学特性的量变，如麻醉效能、时效和代谢的速率；不同类别的局部麻醉药属于不同系列的化合物，具有代谢方式和途径等性质的不同。丁卡因与普鲁卡因在结构上的差别，仅在普鲁卡因芳香环上加以丁基，如此不仅其脂溶性显著增强，与蛋白质的结合力也增加近 10 倍，使局部麻醉药的时效和毒性都有明显的增加。若将丁基取代甲哌卡因胺基上的甲基，则为布比卡因，其脂溶性及与蛋白质的结合力均高于甲哌卡因，其麻醉时效也相应延长。依替卡因与利多卡因的结构也有相似的情况，即以丙基取代利多卡因胺基上的乙基，并在中间链的 α- 碳位加上乙基，使其脂溶性增加 50 倍，麻醉效能与时效也随之增加。

（二）生物学分类

Takman（1975）依据局部麻醉药对机体细胞作用部位的不同，提出生物学分类。

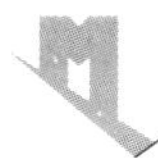

表 33-1　常用局部麻醉药的化学结构及理化特性

名称	首次临床应用时间	化学结构式	分子量	脂溶性	pKa	相对麻醉效能
普鲁卡因	1905	$H_2N-C_6H_4-COOCH_2CH_2N(C_2H_5)_2$	273	0.6	8.92	1
地布卡因	1929	喹啉环（N，OC_4H_9），$CONHCH_2CH_2N(C_2H_5)_2$	380		8.54	
丁卡因	1930	$(H_9C_4)(H)N-C_6H_4-COOCH_2CH_2N(CH_3)_2$	300	80	8.49	8
利多卡因	1944	$(CH_3)_2C_6H_3-NHCOCH_2N(C_2H_5)_2$	271	2.9	7.85	2
氯普鲁卡因	1955	$H_2N-C_6H_3(Cl)-COOCH_2CH_2N(C_2H_5)_2$	307	0.4	9.1	1
甲哌卡因	1957	$(CH_3)_2C_6H_3-NHCO-$哌啶环（N-CH_3）	285	1.0	7.65	2
丙胺卡因	1960	$(CH_3)C_6H_4-NHCOCH(CH_3)-NH-C_3H_7$	257	0.8	7.9	1.8
布比卡因	1963	$(CH_3)_2C_6H_3-NHCO-$哌啶环（N-C_4H_9）	324	28	8.05	8
依替卡因	1972	$(CH_3)_2C_6H_3-NHCOCH(C_2H_5)N(C_2H_5)(C_3H_7)$	312	141	7.9	8
罗哌卡因	1992	$(CH_3)_2C_6H_3-NHCO-$哌啶环（N-C_3H_7）	328.8	147	8.07	

A 类：作用于 Na^+ 通道外表受体的药物，还包括一些生物体毒素，如河豚毒和蛇毒。

B 类：作用于 Na^+ 通道轴浆（axoplasmic）侧（内侧）受体的药物，如 QX-314、QX-572、QX-222 等利多卡因季铵类衍生物。

C 类：非特异性作用于神经膜，引起膜容量增加和膜膨胀，或改变膜结构的药物，如苯佐卡因（benzocaine），正丁醇（N-butanol）和其他中性局部麻醉药。

D 类：通过物理化学机制既作用于神经膜，又作用于 Na^+ 通道轴浆侧的药物。临床常用的局部麻醉药多属于此类，如普鲁卡因、利多卡因、甲哌卡因、丙胺卡因、布比卡因和依替卡因等。

（三）临床分类

依据局部麻醉药作用时效的长短进行分类。

短效局部麻醉药：普鲁卡因和氯普鲁卡因；中效局部麻醉药：利多卡因、甲哌卡因和丙胺卡因；长效局部麻醉药：布比卡因、丁卡因、罗哌卡因和依替卡因。

二、局部麻醉药作用的理化基础

（一）离解度

局部麻醉药多为弱碱性叔胺或仲胺，这些胺不溶于水，在空气中也不稳定。为便于应用，必须与酸结合形成可溶于水的盐，如盐酸普鲁卡因。可如下反应式表示：

$$\underset{\text{(碱基)}}{R{\equiv}N}+HCl \longrightarrow \underset{\text{(盐)}}{R{\equiv}NH^{+}\cdot Cl} \quad (33\text{-}1)$$

在水溶液中，上述复合盐将离解为带电荷的季铵离子和不带电荷的碱基(叔胺)。

$$R{\equiv}NH^{+} \rightleftharpoons R{\equiv}N+H^{+} \quad (33\text{-}2)$$

（带电荷的阳离子，可溶于水，不溶于脂）（不带电荷的碱基，可溶于脂不溶于水）

此反应式左右平衡的变化，不仅影响局部麻醉药的生物物理特性，也将影响其对神经冲动的阻滞。

（二）离解常数(pKa)

依照质量守衡定律，药物分子离解作用的方向，即局部麻醉药的阳离子与碱基之比，受溶液 H^{+} 浓度影响。在酸性条件下，其反应方向左移，局部麻醉药多处于阳离子形式；在碱性条件下，反应方向右移，局部麻醉药多处于碱基形式。在平衡状态下，上述离解常数：

$$Ka=\frac{[H^{+}][\text{碱基}]}{[\text{阳离子}]} \quad (33\text{-}3)$$

Ka 多以负对数表示，故(3)式可导为：

$$pKa=pH-\log\frac{[\text{碱基}]}{[\text{阳离子}]} \quad (33\text{-}4)$$

从(4)式可见，溶液 pH 值决定局部麻醉药碱基与阳离子数量的比率。碱基与阳离子数量相等(碱基：阳离子 =1)时，log1=0，pKa = pH。换言之，当溶液 pH 值等于局部麻醉药的 pKa 值时，碱基与阳离子数量相等。大多数局部麻醉药的 pKa 值处于 7.5~9.0。为便于通过 pH 值来了解阳离子与碱基数量之比，可将(4)式改写为：

$$\log\frac{[\text{碱基}]}{[\text{阳离子}]}=pKa-pH \quad (33\text{-}5)$$

局部麻醉药的阳离子和碱基各有特性，但彼此间又是相互补充和平衡的。例如只有阳离子才能与阴离子膜受体结合，阻断 Na^{+} 通道，以阻断神经冲动的传导。

从(5)式可见，在酸性条件下(pKa-pH>0)，存在有较高浓度的阳离子。但是局部麻醉药要从注射部位弥散到神经膜，必须通过纤维性屏障，这需要不带电荷的脂溶性碱基来运输。所以有多少局部麻醉药分子最终到达神经膜，取决于该药离解后的碱基浓度。在碱性条件下(pKa-pH<0)，碱基的比率增加，局部麻醉药通透神经膜的能力增加。在临床上，局部麻醉药作用在酸性条件下要比在生理 pH 范围内的作用差，因它只有小量的脂溶性碱基，无法运送更多的局部麻醉药分子到达神经膜。一旦局部麻醉药分子到达神经膜后，则较低 pH 将延长阳离子与膜受体的作用时间。

三、局部麻醉药作用的解剖学基础

（一）神经纤维

神经纤维可分为有髓神经纤维和无髓神经纤维。根据传导速率、阈值和后电位，神经纤维则可分为 A、B、C 三型，A 型和 B 型为有髓神经纤维，C 型为无髓神经纤维。A 型纤维依据其轴径的递减又分为 α、β、γ 和 δ 四个亚型。Aα 型纤维传导快，与锐痛有关；而 C 纤维则与慢性疼痛相关。C 纤维约占外周感觉神经的 75%~80% 和自主神经节前纤维的 95%。各型神经纤维的轴径、传导速率和功能如表 33-2 所示。

在外周神经系统，髓鞘主要由施万细胞(Schwann cells)的胞膜多层包裹构成。相邻两个髓鞘节段之间的狭窄部分称为郎飞结(Ranvier node)。在神经纤维上一般每个髓鞘节段长 50μm~1mm，而郎飞结长约 1μm。髓鞘具有良好的绝缘性，其包绕使轴突膜不能与周围细胞外液接触，这样动作电流只能沿着轴突胞浆传递到郎飞结，跨膜离子转运得以进行。因此，髓鞘使兴奋在有髓神经纤维上的传导呈跳跃式。Na^{+} 通道在有髓神经纤维郎飞结处分布密集，但在无髓神经纤维整个轴突膜均有分布，如图 33-2。

Wildsmith 等(1985)观察了不同酯类局部麻醉药作用于兔离体迷走神经(A、B 和 C 纤维)的敏感性和传导阻滞起效时间，结果表明 A、B 和 C 纤维对局部麻醉药的敏感性因其脂溶性和效能强度而异。A 纤维对所有酯类局部麻醉药的传导阻滞最为敏感，C 纤维最差。局部麻醉药的效能强度与其脂溶性有关，等效浓度的不同局部麻醉药对 C 纤维的阻滞速率大致相同，但丁卡因由于脂溶性高，对 A 纤维的阻滞速率快于 C 纤维，若降低其脂溶性将削弱局部麻醉药透过 A 纤维周围脂性屏障的弥散能力，进而降低其对 A 纤维的阻滞速率。这与传统认为的 C 纤维对局部麻醉药阻滞最为敏感的说法矛盾，可能由于混淆了绝对敏感性与传导阻滞速率两个不同的概念所致。目前神经轴径与局部麻醉药绝对敏感性间的关系还不清楚。事实上，如高 pKa、相对低脂溶性的普鲁卡因，弥散通过 A 纤维周围脂性屏障速度缓慢，不易产生完善的阻滞，但对 C 纤维却可产生完善阻滞。对于低 pKa、高脂溶性的依替卡因，即使是较粗髓鞘的纤维对低浓度的依替卡因也很敏感。可见欲得完善的运动神经阻滞宜选用依替卡因。研究神经纤维功能和生理学特性，以及不同类型神经纤维冲动阻滞与功能丧失间相互关系，可为发展功能选择性神经阻滞提供理论依据。外周神经纤维的解剖与生理学的特性，如表 33-2 所示。

总之，欲获得满意的传导阻滞效果，应具备三个条件：①局部麻醉药必须达到足够的浓度；②必须有充分的作用时间，使局部麻醉药分子到达神经膜上的受体部位；③有足够的神经长轴与局部麻

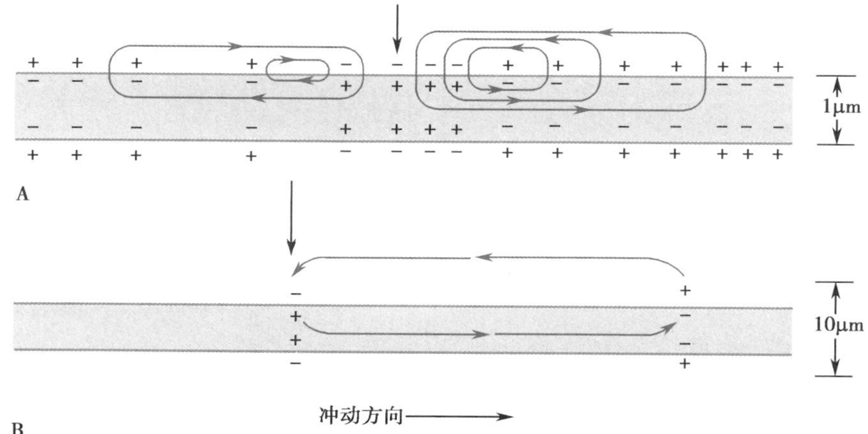

图 33-2　冲动沿无髓 C 纤维轴突（A）和有髓轴突（B）传播的“局部回路电流”流动方式。在冲动传播期间，电流由冲动初始部位自左向右进入轴突，并穿过轴突浆（局部电流回路），使相邻膜去极化。轴突膜边界上的“+”和“−”表示轴突膜的极性状态：静息状态下膜内部为阴性，动作电位引发去极化期膜内部为阳性，局部回路电流通过区域为弱阴性。此离子电流可相对均匀地沿无髓轴突传导，但在有髓轴突，电流受到限制并只能经郎飞结进入轴突，单次动作电位可同时引发相邻数个郎飞结去极化

表 33-2　外周神经纤维的解剖与生理学的特性

纤维类型	亚型	髓鞘	轴径（μm）	传导速率（m/s）	部位	功能	对局部麻醉药阻滞敏感性
A	aα	+	6~22	30~120	传出至肌肉	运动	++
	bβ	+	6~22	30~120	由皮肤和关节传入	触觉，本体感觉	++
	γg	+	3~6	15~35	传出至肌梭	肌张力	++++
	δd	+	1~4	5~25	传入的感觉神经	疼痛，温觉，触觉	+++
B		+	<3	3~15	交感神经节前纤维	自主神经功能	++
C	sC	−	0.3~1.3	0.7~1.3	交感神经节后纤维	自主神经功能	++
	dC	−	0.4~1.2	0.1~2.0	传入的感觉神经	自主神经功能，疼痛，温觉，触觉	+

注：s. 交感的；d. 背根的。

醉药直接接触，如 Aα 神经纤维的结间最长距离为 1.6mm，但至少要有 3.2~3.5mm 的纤维长度与局部麻醉药溶液接触，或者有三个以上的神经结受到阻滞，才能完成对神经传导的阻滞。

（二）神经束

人体脊神经和脑神经只被一层很薄的纤维所覆盖，但外周神经如坐骨神经却被很厚的纤维层和非神经组织（包括脂肪）包绕。包绕单个神经纤维的薄膜称为神经内膜（endoneurium），而包绕神经束的弹性纤维组织则为神经束膜（perineurium）。依据神经束轴径的大小，向心性神经束膜可多达 15 层；就神经束膜的厚度而言，腕部神经 > 腋神经；正中神经 > 尺神经。显然，厚的神经束膜使局部麻醉药的弥散受到限制。但真正影响局部麻醉药弥散的屏障，是位于神经束膜最内层的间皮膜，即表膜上膜（perilemma），如图 33-3。

神经外膜含有营养血管、淋巴管和脂肪，约占神经横断面积的 30%~75%。尽管局部麻醉药易在疏松、网眼样组织中扩散，但较致密的屏障如神经束膜将耗损大部分的局部麻醉药。这足以说明为何在活体上所需的局部麻醉药最低麻醉浓度高于离体实验。

四、局部麻醉药最低麻醉浓度（Cm）

在一定时间内阻滞神经纤维冲动传导所需的局部麻醉药最低浓度，称为最低麻醉浓度（Cm）。若对标准的神经纤维和时间进行系列局部麻醉药的 Cm 测定，便可反映出不同局部麻醉药的相对效能。Cm 不仅受电解质浓度影响，而且受如下因素影响：①神经纤维的轴径粗细：对粗轴径纤维的阻滞，需要较高浓度的局部麻醉药，因此 Cm 较高。② pH 值：某些局部麻醉药在高 pH 值条件下所需的 Cm，低于低 pH 值时；如 pH 值 7.0 时，利多卡因对有髓鞘神经纤维阻滞所需的 Cm 仅为 pH 值 5.0 时的 1/100。③ Ca^{2+} 浓度：局部麻醉药的效能与抑制 Ca^{2+} 和磷脂的结合相关，大多数局部麻醉药效能与溶液 Ca^{2+} 浓度成反比。④神经兴奋的频率：在离体实验中，个别局部麻醉药效能与神经兴奋频率成正比。因此，所谓 Cm 即指该浓度下局部麻醉药能在最短时间内以最短距离阻滞三个以上的神经结。

五、局部麻醉药的作用机制

局部麻醉药溶液只有同时存在不带电荷的碱基和阳离子时，才能较好的发挥麻醉作用。阳离子是不能透过神经膜的，当不带电荷的脂溶性碱基通过神经膜之后，处于水相状态又可离解，使阳离子能迅速与轴膜结合而阻滞神经传导。此外，不带电荷的碱基也具有内源性药理活性。除叔胺基外，分

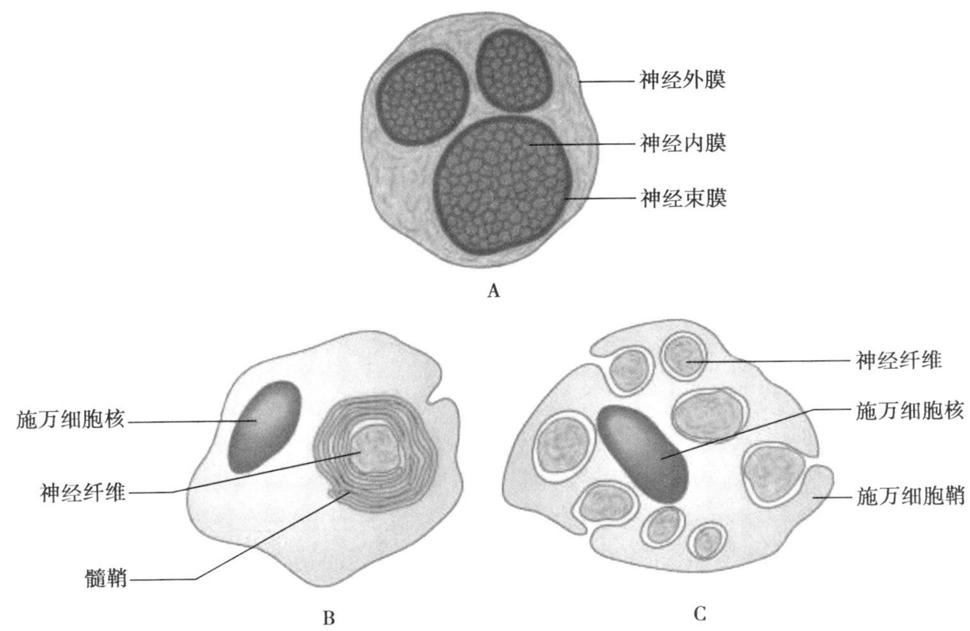

图 33-3 外周神经横切面（A）：最外层为神经外膜，内层为神经束膜（包绕神经束），神经内膜（包绕每条有髓纤维）。有髓纤维（B）外表由单个施万细胞形成的多层膜性髓鞘包绕，髓鞘之间的狭窄连接，即郎飞结。无髓纤维（C）以 5~10 根轴突成为一束，每条轴突均由施万细胞膜紧密包绕但只形成一层膜性结构

子结构中含有羟基(如乙醇)或烷基类(如苯佐卡因)的药物也可阻断 Na^+ 通道，产生神经传导阻滞。

随着局部麻醉药浓度的增加，神经去极化速率和程度降低，时间的迁移进一步增加对去极化的抑制。同时由于复极化速率和传导速率降低，不应期延长，在单位时间内输送的动作电位频数锐减，最终去极化无法达到阈电位而呈现完全阻滞状态。

目前认为，局部麻醉药阻断细胞膜 Na^+ 通道使其失活，可能通过三方面机制实现：①局部麻醉药减少活化的通道数量，即增加"失活"通道的数量；②局部麻醉药可能部分或完全抑制构形的进程(comformational steps)，直接干扰通道活化，即抑制通道从静息转化为开放状态；③局部麻醉药可能减少通过各开放通道的离子流。

由于 Na^+ 通道处于不同的位相(包括静息、关闭、开放和失活)，故局部麻醉药对其阻滞也有不同的机制：①阻滞开放的通道，当局部麻醉药与受体结合后形成一种复合物，随之可逆性离解，即所谓闪烁的阻滞(flicking block)反应，也可加速失活(失传导性)；②静息和失活的通道，有选择性和局部麻醉药结合，促其长期持续失活，亦可缩短其开放时间；③局部麻醉药结合于活化关闭中期的通道，可破坏其活化过程，降低闸门离子流和开放的数量(抑制活化)。

无论是叔胺和季铵类，还是中性局部麻醉药均通过两种不同模式来抑制 Na^+ 电流，即张力性(tonic)抑制和位相性(phasic)抑制。可用电压钳技术来直接测定神经冲动的 Na^+ 电流及局部麻醉药的抑制作用。应用亚临床剂量利多卡因(0.2mmol/L)时，初始去极化 Na^+ 电流降低，而临床剂量利多卡因(相当 40mmol/L)时，Na^+ 电流彻底消除(图 33-4 A)。如果实验性去极化反复进行，且频率 >5Hz(5 次 / 秒)，则随着脉冲增加使 Na^+ 流进一步减少(张力性抑制)，直至达到一个新的抑制稳定水平。当刺激减慢或停止，则可恢复至张力性抑制水平。这种随着频率而发生的抑制，称为位相性抑制(图 33-4 B)。

局部麻醉药产生张力性抑制和位相性抑制的效能依赖于其结构、疏水性和 pKa。Na^+ 通道上与局部麻醉药结合的位点似乎只有一个，静息状态时表现为张力性亲和力，而去极化时位相亲和力增加。位相动作是去极化期间局部麻醉药对 Na^+ 通道构象具有选择性的一种表现，在开放和失活状态时，Na^+ 通道比静息状态时更易与局部麻醉药结合。反复去极化后，与药物结合的 Na^+ 通道比例增加，其与药物离解过程比从正常失活状态恢复缓慢，造成 Na^+ 通道使用 - 依赖性蓄积，出现位相性抑制。

局部麻醉药选择性与 Na^+ 通道结合，使被结合通道的当前状态更稳定。因此，在位相抑制过程，更多失活状态的通道与药物结合，使能够被激活的通道数量越来越少。膜去极化可使局部麻醉药的结合增加，其原因一是通道激活过程可产生更多的结合位点，其次是药物与失活状态通道的离解慢于静息通道。

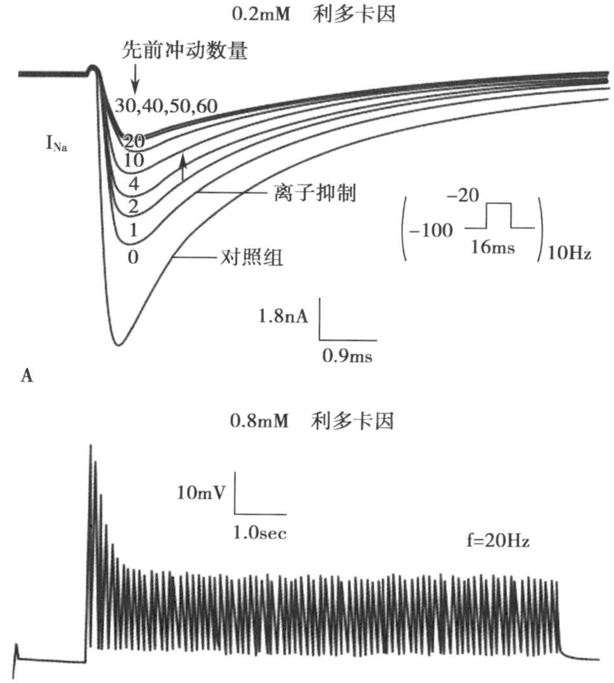

图 33-4　电压钳技术测定神经冲动的 Na^+ 离子流及局部麻醉药的抑制作用

随着去极化膜 Na^+ 通道的开放，Na^+ 通过增加。但 Na^+ 通道和闸门的开放受 Ca^{2+} 的制约，Ca^{2+} 增加将阻止 Na^+ 通过。欲使 Na^+ 通道开放，则必须使 Ca^{2+} 从该处移开，因此，认为局部麻醉药与 Ca^{2+} 竞争闸门处地位，以控制或阻滞 Na^+ 通过。

随着对 Na^+ 通道研究不断深入，目前已证实有 10 种 Na^+ 通道亚型，其中至少 4 种分布于外周神经系统，某些亚型只与伤害性感受传入有关。如能选择性阻断这些通道，则既可产生镇痛又不影响其他功能，但目前尚无这样选择性的药物问世。Na^+ 通道亚型的突变可能与某些异常疼痛性疾病有关。有报道证实，$Na_V1.7$ 亚型通道的异常可能导致自发性疼痛或痛觉不敏感发生。

局部麻醉药产生神经阻滞的确切机制仍需进一步探讨，主要有如下三种学说：

（一）受体部位学说

局部麻醉药对 Na^+ 通道的阻滞部位，可以是通道的外侧和内部。外侧受体可被不能穿过脂质膜的带电荷的亲水性河豚毒素和石房蛤毒素所阻滞。它从表面堵塞通道，阻止 Na^+ 进入；换言之，Na^+ 内流可抑制局部麻醉药与受体的结合。Na^+ 通道内受体是被带电荷形式的局部麻醉药所结合（阻滞）。局部麻醉药与 Na^+ 竞争受体而出现的拮抗说明：局部麻醉药的受体位于 Na^+ 通道的含水带，或局部麻醉药可能与 Na^+ 通过两个不同相互作用的部位而发生变构拮抗（allosteric antagonisms）。

（二）表面电荷学说

假设局部麻醉药分子的亲脂部分与轴膜脂质发生普遍非特异性结合，而在膜外侧仍保留已经质子化的带正电荷的胺。一旦膜外侧所累积的正电荷足以中和外膜原相对负电位时，则可在不改变细胞内静息电位情况下，提高跨膜电位，从而抑制来自邻近非麻醉区域的膜电流，使麻醉区去极化不能达到阈电位，最终导致传导阻滞。但这种学说只限于解释带电荷形式局部麻醉药的作用机制，却无法阐明中性局部麻醉药苯佐卡因的作用，因为它不存在带电荷的形式。

（三）膜膨胀学说

由于相对疏水性局部麻醉药分子与脂质膜相互作用，引起膜脂质结构形态的改变，膜膨胀使 Na^+ 通道变窄，阻止 Na^+ 的传导，抑制去极化。实验表明，通过增高周围的压力可逆转无电荷局部麻醉药分子的麻醉作用，而带电荷的局部麻醉药如利多卡因的季铵衍生物能抵御这种压力的逆转作用。因此，这一学说只限于解释中性局部麻醉药苯佐卡因的作用机制。

第二节　局部麻醉药的药效学

一、局部麻醉药的作用过程

局部麻醉药只能注入神经周围，不可注入神经内，以免引起神经损伤或压迫供养神经的血管。如何使局部麻醉药分子以最快的速度到达神经受体部位，同时又能减少其在非神经组织中的损耗具有重要临床意义。局部麻醉药从注射至充分发挥神经阻滞作用的过程，不仅涉及解剖学结构，同时还受到药物动力学的制约。

（一）弥散

局部麻醉药分子主要依靠浓度梯度，从一个部位转移向另一部位。因此，局部麻醉药的弥散与浓度梯度密切相关。

处于表层的神经束能很快与较高浓度的局部麻醉药接触，首先出现传导阻滞。处于核心部位的神经束，因局部麻醉药需穿过较长距离的屏障，故发生阻滞的时间稍迟。同时，局部麻醉药分子从注射部位呈扇形扩散，经组织液稀释、非神经组织损耗以及神经外膜淋巴管和毛细血管的吸收，故能到达核心部位神经束的局部麻醉药浓度也低于表层。

由于胚胎发育原因，大神经干内的神经束支配人体躯干的不同部位。例如肢体神经的表层神经束支配肢体近侧部分，核心部位神经束支配其远侧部位，故阻滞过程先从肢体近侧部位开始，逐渐扩散至远侧部位。因此臂丛神经阻滞时，先出现上臂皮肤麻木，随之扩散至肘和前臂皮肤，最后到达手指。

（二）诱导

局部麻醉药在神经内呈不均衡的分布。表层神经纤维接触到的局部麻醉药浓度大于最低麻醉浓度（Cm），而核心部位神经纤维接触的局部麻醉药浓度仍低于 Cm，于是整个肢体呈不完全阻滞。所谓诱导，是指神经外间隙与神经内的局部麻醉药浓度达到平衡，出现“牢固”的神经阻滞。

起效时间（潜伏期，诱导期）系指从注射局部麻醉药至发生神经完全阻滞所需的时间。就药效动力学而言，此时药物弥散达到平衡状态。起效时间的因素影响包括：局部麻醉药浓度、离解常数、神经轴的粗细及其周围组织结构等。局部麻醉药弥散的速率与药物浓度呈对数关系，如局部麻醉药浓度增加一倍，其起效时间缩短 1/3，但临床上所见的效果较理论上要差一些。高浓度药物有利于提高深部神经阻滞的成功率，对阻滞速率的影响较小。起效时间与神经轴半径成正比，与局部麻醉药弥散常数成反比，与局部麻醉药碱基浓度呈函数关系，如表 33-3 所示。

表 33-3　利多卡因碱基浓度与起效时间的关系

利多卡因碱基浓度（mM）	起效时间（min）*
0.15	40
0.20	25
0.33	17
0.50	10
1.00	8
2.00	7
6.00	5
10.00	3

* 系蛙坐骨神经浸浴于不同浓度利多卡因溶液中，时间以 α 电位消失 99% 为准。

（三）消退

由于神经外间隙局部麻醉药陆续向周围弥散，经组织摄取、吸收和组织液稀释，其浓度逐渐低于神经内，因此局部麻醉药开始出现由内向外方向的弥散。但因神经的血液灌流有限，不易使局部麻醉药从膜结合部位移开，故神经内局部麻醉药浓度在一定时间内仍保持在 Cm 以上。所以肢体近侧阻滞先从远侧消退。由于核心部位与表层神经束存在浓度梯度，局部麻醉药将从核心向表层（外侧）弥散。一旦核心部位局部麻醉药浓度低于 Cm，则整个神经干功能可恢复正常。Winnie 报道在行锁骨上臂丛神经阻滞时，出现上臂镇痛消退，但肌肉运动仍处于麻痹状态。对此现象的解释，可能是因该处神经干存在运动（表层）和感觉（核心）的分隔现象。必须指出，局部麻醉药消退时的浓度梯度较诱导时小，故恢复时要迟缓一些。

局部麻醉药的消退呈指数式进展，先快而后才逐渐缓慢恢复正常神经功能。从开始消退到神经功能完全恢复的时间称为恢复时间。若使用浓度较高的局部麻醉药，其阻滞和恢复时间较长；若浓度仅稍大于 Cm，则相应的阻滞时间和恢复时间较短。强效局部麻醉药，其恢复时间也较长。如长效局部麻醉药（丁卡因、布比卡因）与组织结合牢固，故其消退较短、中效局部麻醉药（普鲁卡因、利多卡因）缓慢。由于局部麻醉药消退呈指数程式进展，不易确定神经功能完全恢复的瞬间。所以，一般以神经复合动作电位恢复至对照幅度 50% 时为测定的终点。pH 值影响局部麻醉药的起效时间，同样也影响局部麻醉药的恢复时间。总之，中性或略碱性局部麻醉药溶液，便于药物与神经轴膜结合，明显缩短神经阻滞起效时间。但发生结合之后，酸性条件有利于延长和强化神经阻滞。

（四）连续性（周期）阻滞

为延长神经阻滞时间，临床上常在神经附近放置导管，以便周期性补充局部麻醉药。第二次补充药物的药效动力学状态与首次并不相同：①首次注射的局部麻醉药开始消退时，表层神经束局部麻醉药浓度已小于 Cm，但核心部位浓度仍等于或大于 Cm，因此再次注药使所有神经束重建 Cm 的时间间隔要比首次注药缩短，可迅速发生牢固的阻滞；②表层局部麻醉药浓度虽已小于 Cm，但仍残留一定数量局部麻醉药分子，只要补充少量局部麻醉药就能重建 Cm；③首次注药后，在神经内部及其周围非神经组织早已耗损一定数量的局部麻醉药，故再次注药耗损量较首次量减少，可使更多的局部麻醉药分子发挥阻滞作用。因此，再次注射局部麻醉药时只需较低浓度、较小容量就能迅速达到完全阻滞。

（五）快速耐药性

快速耐药性指在反复注射局部麻醉药后，出现神经阻滞效能减弱，时效缩短，连续硬膜外阻滞时甚至出现阻滞节段范围缩小的趋势。尤其当上次局部麻醉药消退的第一体征出现后 15 分钟才追加局部麻醉药，则更易于出现快速耐药现象。反复注药的次数越多，同样越容易出现上述现象。Bromage 指出，若在患者恢复感觉的即刻追加局部麻醉药，则局部麻醉药可较上一次剂量减少 1/4~1/3。若延缓至感觉恢复 1h 左右再追加局部麻醉药，则剂量要较上次剂量增加 1/4~1/3。对发生快速耐药性的解释主要包括：①注射部位血管扩张和组织水肿，使血管的摄取与分布进行性增加，并阻碍药物的弥散；②一般市售局部麻醉药为盐酸盐（pH 值 4.0~6.0），注射部位组织需进行缓冲，才能达到生理范围 pH 值，使足量的碱基通过神经膜；但局部麻醉药反复注射后，组织的缓冲力大为减弱，以致局部麻醉药离解为碱基的比率下降，因而影响到药物的扩散。可见快速耐药性的发生与局部麻醉药的 pKa 值直接相关，pKa 值接近于 7.4 的局部麻醉药（如甲哌卡因）更易出现上述现象；③长时间保留导管可引起局部组织反应，纤维蛋白沉淀，甚至包绕在导管周围，形成有碍药物扩散的屏障。

二、影响局部麻醉药作用的因素

（一）剂量

剂量大小可影响局部麻醉药阻滞的起效时间，持续时间和麻醉效果。增加药物浓度和容量可以增强局部麻醉药的麻醉效果。例如，硬膜外应用布比卡因时，在注射容量（10ml）不变情况下，将浓度从 0.125% 升高至 0.5%，其起效时间缩短，持续时间延长，镇痛效果增强。神经阻滞和硬膜外腔阻滞常以扩大容量来影响麻醉平面的扩散，如 1% 利多卡因 30ml 较 3% 利多卡因 10ml 的阻滞平面增加约 4 个神经节段。增加局部麻醉药容量可以弥补穿刺位置不准确引起的阻滞不完善。临床医师选择局部麻醉药浓度与容量，应避免局部麻醉药浓度或容量不足导致的阻滞失败，同时应注意片面追求麻醉效果而忽略剂量过大可能引发的不良反应。

超声引导神经阻滞技术的应用使穿刺针的定位较传统方法更为精确，采用比推荐剂量低的容量，可以获得满意的阻滞效果，在提高神经阻滞成功率的同时减少了局部麻醉药剂量。

（二）加入血管收缩药

局部麻醉药溶液中加入适量血管收缩药如肾上腺素，可降低局部麻醉药经血管吸收速度，使更多局部麻醉药分子到达神经膜，增强麻醉效果及延长作用持续时间。局部浸润、外周神经阻滞时，肾上腺素浓度以 1∶20 万（5μg/ml）为宜。增加肾上腺素浓度，不仅不会增加其效果，甚至出现出汗、心动过速等交感神经兴奋反应。其他血管收缩药，如去甲肾上腺素、去氧肾上腺素也可应用，但其效果并不优于肾上腺素。肾上腺素延长局部麻醉药的时效与局部麻醉药的种类、浓度及注药部位有关。血管收缩药不适用于患心血管疾病或甲状腺功能亢进的患者，也禁用手指、足趾或阴茎等局部阻滞。

（三）局部麻醉药的碳酸化与 pH 值

局部麻醉药多为弱碱性叔胺或仲胺，这些胺基不溶于水且不稳定，必须与酸结合形成可溶于水的盐，多数局部麻醉药 pKa 处于 7.5~9.0，局部麻醉药溶液 pH 值增加，使未带电荷的碱性形式局部麻醉药含量增加，因此提高穿透神经鞘和神经膜的弥散速度，导致局部麻醉药起效更加迅速。

临床上常用的局部麻醉药多为盐酸盐，离体实验证实碳酸盐局部麻醉药所释放的 CO_2 能迅速通过神经膜，使轴浆内 pH 值下降，引起已进入膜内的碱基能离解出更多的阳离子，不仅可缩短局部麻醉药的起效时间，且能加强对神经冲动的阻滞。但在临床上仍存在争议，有研究表明碳酸利多卡因硬膜外神经阻滞的起效并不比盐酸利多卡因快，在碳酸布比卡因与盐酸布比卡因间也有相似情况。

（四）局部麻醉药混合应用

混合应用局部麻醉药可利用不同药物的优缺点相互补偿。一般以起效快的短效局部麻醉药与起效慢的长效局部麻醉药合用，如将起效快、毒性低的氯普鲁卡因与作用时间长的布比卡因混合应用，理论上可显示出明显的优越性，但目前临床实际应用中局部麻醉药混合液并未表现出明显的优越性。需要警惕的是不要大剂量应用两种局部麻醉药的混合液，也不要错误地认为其毒性反应是互不相干的，在没有确切证实之前，应假定其毒性作用是叠加的。

（五）妊娠

孕妇硬膜外麻醉和脊麻平面扩散及阻滞程度均超过非孕妇。这种差异不仅与妊娠产生的机械性因素（硬膜外静脉扩张减少了硬膜外和蛛网膜下隙）有关，还与妊娠期间雌激素水平的改变可能增强局部麻醉药的敏感性有关。妊娠和非孕妇脑脊液中黄体酮浓度与脊麻时每节段所需的利多卡因剂量存在相关性。因此，在妊娠各个阶段患者的局部麻醉药用量应适当减低。

第三节　局部麻醉药的药代动力学

局部麻醉药进入体内中央室的速率与给药方式直接有关。如局部麻醉时的吸收速率主要取决于该部位血液灌流状态，一般需经 15~30 分钟血内才达到峰值。若行静脉注射，则注射即刻血内就可达到峰值。各种局部麻醉药的分布形式大体上相似，人体对药物不同的处置速率与各药物的理化性质相关。

一、吸收

从局部麻醉药注射部位吸收至血液内，受注

射部位、剂量、局部组织血液灌流、药物 - 组织结合，以及是否加用血管收缩药等因素的影响。

（一）注射部位

不同部位神经阻滞局部麻醉药的吸收速率不同，特别是当注射部位有丰富的血管时，可使吸收速率和程度均增加。通过不同部位注射利多卡因发现：利多卡因血药浓度以肋间神经阻滞为最高，肋间神经阻滞 > 骶管阻滞 > 硬膜外腔阻滞 > 臂丛神经阻滞 > 坐骨 - 股神经阻滞。应用利多卡因 400mg 进行肋间神经阻滞时，血药浓度峰值可达 7μg/ml，如此高的浓度足以导致一些患者发生中枢神经系统症状。用相同剂量利多卡因进行臂丛神经阻滞，则血药浓度峰值仅为 3μg/ml，患者很少发生毒性反应。应强调指出，宫颈旁阻滞即局部麻醉药在宫颈旁侧至阔韧带间进行广泛浸润时，因临产孕妇子宫周围血管丛异常充盈，有可能加速局部麻醉药的吸收，引起胎儿发生局部麻醉药毒性反应。

局部麻醉药吸收的快慢还与该部位血液灌流是否充足直接相关。当犬的血容量降低 15% 时，硬膜外腔利多卡因的吸收速率降低 30%。

表面麻醉时局部麻醉药从皮肤、黏膜和接近肌肉的浅表部位吸收。①眼：常用局部麻醉药为丁卡因。由于黏膜对局部麻醉药 pH 值的缓冲能力有限，以致离解出的阳离子比率过大而影响麻醉效能，所以黏膜表面麻醉所需局部麻醉药浓度较神经阻滞高数倍。②咽喉与气管：可卡因不仅吸收速率快，且有血管收缩作用，有利于手术的操作。若在咽喉梨状窝处应用，5 分钟内血药浓度就能达静脉注射量的 1/3~1/2。气管黏膜对局部麻醉药的吸收较慢，4% 利多卡因气管内表面麻醉后，约在 8 分钟内血药浓度达峰值水平。局部麻醉药气管内表面麻醉，其吸收速率除与气管表面积有关外，更重要的是能否到达肺泡内，后者有更广泛的吸收表面积，从而加快吸收速率。③膀胱：完整的膀胱黏膜仅能吸收极少量局部麻醉药，如黏膜发生炎症或损伤，将加速局部麻醉药吸收。

（二）注射剂量

局部麻醉药血药浓度的峰值与其剂量直接相关。高浓度局部麻醉药，虽其形成的浓度梯度有利于药物弥散，但因浓度高、容量小，与组织接触面积小。因此在剂量相同时，1% 与 2% 局部麻醉药溶液的血药浓度相似，毒性也相似。但甲哌卡因例外，2% 甲哌卡因溶液吸收速率远较 1% 甲哌卡因快，前者血药浓度峰值高于后者。1% 甲哌卡因与组织结合已接近饱和，再增加浓度只能使血内非结合（游离）状态的局部麻醉药增加，毒性也随之增加。

（三）与组织的结合

主要涉及局部麻醉药的脂溶性与组织的结合力，有三个方面：①脂溶性：神经膜含有丰富的脂质和蛋白质，因此局部麻醉药的脂溶性可作为衡量其与神经亲和力的指标。长效局部麻醉药（丁卡因、布比卡因和依替卡因）脂溶性比短、中效局部麻醉药（利多卡因和甲哌卡因）高，易于与注射部位组织结合，只有相对少量的局部麻醉药被摄入中央室。此外，大多数器官对局部麻醉药的亲和力远高于血浆蛋白，可视为有效的贮存库，缓冲局部麻醉药在血内的浓度。②与组织的结合力：多以组织 / 血浆分配系数表示。如果与组织的结合力增强，可使更多的利多卡因分子与心肌相结合，这对应用局部麻醉药治疗心律失常有较大意义。③组织屏障：从局部麻醉药分子离解出的带电荷季铵基不能通过血 - 脑屏障。高 pKa 局部麻醉药（如利多卡因）是否更易于通过血 - 脑屏障，目前尚不能肯定。通过标记的利多卡因、甲哌卡因和丁卡因研究表明，这些药物可通过血 - 脑屏障没有障碍，其分布与血运丰富的心、肝脏相似。

（四）与血浆蛋白的结合

吸收至血内的部分局部麻醉药与血浆蛋白相结合，被结合药物暂时失去药理活性。结合与非结合形式药物间是可逆的，又是相互平衡的。局部麻醉药分子主要与血浆中 α- 酸性糖蛋白结合，与白蛋白有较大的亲和力，很少与血红蛋白结合。与血浆蛋白结合的多寡，除与亲和力有关，还受药物浓度和血浆蛋白水平影响。血浆蛋白结合率与血内局部麻醉药浓度成反比，一旦结合达到饱和，血内将出现更多非结合（游离）形式药物。如当利多卡因血药浓度 1μg/ml 时，有 71% 的利多卡因处于结合形式；当增至 20μg/ml 时，仅有 28% 呈结合形式。由此可说明，为何低蛋白血症患者易发生局部麻醉药毒性反应。表 33-4 为各种局部麻醉药与血浆蛋白结合率。

表 33-4　各种局部麻醉药与血浆蛋白结合率

局部麻醉药	与血浆蛋白结合率（%）
丙胺卡因	55
利多卡因	51~64

续表

局部麻醉药	与血浆蛋白结合率(%)
甲哌卡因	65~77
丁卡因	75
布比卡因	84~85
依替卡因	94
罗哌卡因	94

因胎儿缺少α-酸性糖蛋白，故其血浆蛋白与局部麻醉药亲和力仅为母体的1/2。脐静脉与母体静脉局部麻醉药血药浓度之比：丁卡因0.2~0.4，利多卡因0.5~0.6，甲哌卡因0.6~0.7，布比卡因0.3~0.44，丙胺卡因1.0~1.18。丙胺卡因通过胎盘远较利多卡因容易，在硬膜外腔应用丙胺卡因后10分钟，母体与胎儿间的血药浓度几乎相等，随后胎儿又较母体略高，故丙胺卡因不适用于临产孕妇。

二、分布

局部麻醉药从注射部位经毛细血管吸收广泛分布至全身各器官系统。通过人体静脉应用酰胺类局部麻醉药进行药代动力学研究证实，首先承受药物负荷的是血液灌流丰富的器官，如心、脑、肝和肾脏，随后以较慢的速率再分布到灌流较差的肌肉、脂肪和皮肤，最后经生物转化，清除和排出体外。由于酯类局部麻醉药血浆半衰期极短，其组织分布的研究较少。

1. 快速稀释相　人体初始的稀释容量约0.44~0.77L/kg。如利多卡因在数秒内便可广泛稀释为水相或脂-水相，从血内向外弥散至细胞外间隙而不受血管壁的影响，此时相的半衰期为1.5分钟。如对70kg的人体静脉注射利多卡因100mg，若都保留在血管内，其血药浓度将达20g/kg，远超过中毒剂量。但事实上，其初始分布室相当于700ml/kg，血药浓度短暂出现峰值后，迅速下降为2μg/ml，正适于治疗心律失常的剂量。

2. 慢分布相　是随快速稀释相之后的第二相，表明局部麻醉药已进入第二室。此时局部麻醉药浓度-时间曲线呈缓慢或呈直线式下降。此相反映血液灌流差的器官和组织对局部麻醉药的摄取。一般药物输入、摄取和清除间约需数小时才可达平衡。

3. 稳态分布容积(vdume distribuTion stead state, VDSS)　随着药物初始快速稀释和器官摄取，药物分布已渐趋稳定状态。人体的VDSS一般要超过体内总容量，提示有更多的局部麻醉药分布于脑、肝、脂肪之中。心脏指数正常的患者，其利多卡因VDSS约为1.32L/kg；随着心输出量的下降，影响器官的血液供应，VDSS可降至0.88L/kg，给予相同剂量的利多卡因，血内局部麻醉药浓度将提高50%。各种局部麻醉药的分布容积差异较大，正常人体利多卡因、依替卡因和布比卡因的VDSS分别为91L、133L和72L。VDSS至少比初始阶段分布容积大1倍，是一个有价值的“贮存库”，为用药量起到缓冲作用，也可用来说明为何局部麻醉药诱发的惊厥表现是短暂和自限的。若多次反复给药，可使“贮存库”接近饱和，有发生药物蓄积的可能。酰胺类局部麻醉药的药代动力学参数见表33-5。

表33-5　酰胺类局部麻醉药的药代动力学特性

局部麻醉药	稳态分布容积(L)	$t_{1/2}\alpha$ (min)	$t_{1/2}\beta$ (min)	$t_{1/2}\gamma$ (h)	消除率(L/min)
丙胺卡因	261	0.5	5.0	1.5	2.84
利多卡因	91	1.0	9.6	1.6	0.95
甲哌卡因	84	0.7	7.2	1.9	0.78
布比卡因	72	2.7	28.0	3.5	0.47
依替卡因	133	2.2	19.0	2.6	1.22

此外，年龄也是影响局部麻醉药生理性降解的因素之一，如22~26岁健康人静脉注射利多卡因半衰期约80分钟，而61~71岁健康人半衰期可延长至138分钟。肝脏功能状态影响酰胺类局部麻醉药的降解速率，如肝血流下降或肝功能差的患者，其血内局部麻醉药的浓度较高。肝功能正常的志愿者利多卡因半衰期平均为1.5小时，而肝病患者半衰期平均可达5小时。充血性心力衰竭患者利多卡因消除速率也明显延缓。新生儿由于肝酶系统尚未成熟，其利多卡因和布比卡因消除半衰期延长。

三、生物转化和清除

局部麻醉药以原型形式从尿内排泄的比率，受到种族、化学结构、给药途径及尿液pH值等因素的影响。其余部分的药物通过酶的催化作用进行转化，代谢产物经粪便和尿排出，罕有通过呼气和唾液途径排出。

酯类局部麻醉药主要在血浆中被假性胆碱酯酶水解，产生芳族酸和氨基醇，属肝外代谢。酰胺类局部麻醉药代谢主要在肝细胞内质网内进行，经微粒体细胞色素P450同工酶的催化，需NADPH

3

和氧的参与，再经氧化脱烃作用将叔胺降解为较易水解的仲胺。就普鲁卡因和利多卡因的生物转化分述如下：

1. 普鲁卡因　首先由组织和血浆内酯酶水解，产生对氨基苯甲酸（P-aminobenzoic acid，PABA）和二乙氨基乙醇（diethylaminoethanol，DEAE）。PABA 可以原型或不同的结合产物进行排泄，约 2/3 DEAE 经进一步氧化、脱羟、脱氨和降解，1/3 以上以原型排泄。仅有微量的原型普鲁卡因随尿液排出。

2. 利多卡因　主要通过肝脏微粒体混合功能氧化酶和酰胺酶进行代谢，而脑、肾或胎盘可能是代谢的另一场所。生物转化首先是将氨基氮进行氧化去乙基，产生中间体仲胺 - 乙基甘氨酸二甲代苯胺（monoethylglycinexylidine，MEGX）和乙醛。MEGX 较利多卡因易水解为原二甲代苯胺和 N- 乙基甘氨酸，但大部分 MEGX 是通过乙基从氨基氮处折脱，而产生甘氨酸二甲代苯胺（glycinexylidide，GX）。血内 GX 的半衰期极长，在肌内注射利多卡因 2 天后仍可测出微量，此时 MEGX 虽已消退，而 GX 仍可能潜在蓄积。MEGX 可保持类似利多卡因的心血管作用，并可加强利多卡因诱发惊厥；GX 本身虽不诱发惊厥，但仍有协同利多卡因引起中枢神经系统毒性作用。

3. 从放射性元素标记利多卡因实验表明，利多卡因首先在肝内浓缩，经胆道排至肠道，经吸收后从尿内排出，仅有微量存于粪便。从尿液排泄利多卡因的量取决于 pH 值。因其 pKa 接近于人体 pH 值，当酸化尿液时，将增加阳离子的质子化比率，呈水溶性而有利于排泄，但对 MEGX（pKa 8.1）的排泄影响甚微。

通过胎盘进入胎儿血液循环的利多卡因代谢与成人相似。第一步经 N- 脱烃作用而形成 MEGX，在出生后第一个 24 小时内婴儿尿内的代谢物浓度比原型约大 3 倍，超过 1∶1 比率，说明它并非单纯从母体被动转移而来，在婴儿体内也有主动形成过程。另一方面应注意温度对其代谢的影响，若保持在 37~38℃，其半衰期为 58 分钟，当降温至 20~22℃时，其半衰期可延长至 83 分钟。新生儿对利多卡因有充分的处置能力，但由于肝脏发育还不十分成熟，对甲哌卡因代谢能力有限，主要依靠从尿内排泄原型的甲哌卡因。

苯巴比妥具有酶诱导作用，有可能缩短利多卡因的生物转化时间，降低其血药浓度。

清除指从分布容积中清除局部麻醉药（溶质）的全部效能，一般以每分钟的流量（L/min）来表示。可见局部麻醉药清除还直接与药物的半衰期（$t_{1/2}$）有关，如利多卡因的半衰期为 1.5 小时，当经历 5 个 $t_{1/2}$（即 7.5 小时）之后，其药理效能消失。原型药物在体内清除几乎与肝内清除相当。因此局部麻醉药清除速率可作为药物相对毒性的参考。利多卡因静脉内给药，其清除速率分别测定为 0.95L/min、0.77L/min、0.76L/min，此差异与当时的肝血流量的不同有关，与血内浓度无关。新生儿对利多卡因的清除速率是甲哌卡因的 3 倍。

第四节　局部麻醉药对中枢神经系统和心血管系统的作用

一、对中枢神经系统的作用

局部麻醉药罕有直接应用于大脑皮质，多经血流进入大脑。一种方式是经注射部位的血液吸收；另一种方式为局部麻醉药误入血管。对中枢神经系统的作用，取决于血内局部麻醉药的浓度，低浓度（如普鲁卡因）有抑制、镇痛、抗惊厥作用，高浓度则诱发惊厥。利多卡因、甲哌卡因、地布卡因，甚至可卡因均有抗惊厥的作用。但利多卡因的治疗范围较广，从抗惊厥至诱发惊厥间的剂量相差 2 倍。利多卡因抗惊厥剂量，与治疗心律失常的剂量十分接近（1~5μg/ml）。

局部麻醉药所诱发的惊厥，被视为局部麻醉药的毒性表现，将在第五节详述。

二、对心血管系统的作用

局部麻醉药对心功能的影响主要是阻碍去极化期间的 Na^+ 电流（动作电位 0 位相），使心肌兴奋性降低，复极减慢（4 位相），延长不应期。对心房、房室结、室内传导和心肌收缩力均呈与剂量相关性抑制。局部麻醉药对心肌的主要作用，是因减少了细胞膜 Na^+ 快通道的利用，反映在蒲肯野纤维和心室肌快传导组织去极化速率的降低。同时缩短动作电位时间和有效不应期，且提高蒲肯野纤维和心室肌有效不应期和动作电位间比值。

但不同局部麻醉药，其电生理效应存在显著

差异。布比卡因对蒲肯野纤维和心室肌去极化快速相(Vmax)的抑制较利多卡因更强。此外,经布比卡因处理的乳头肌从应用依赖性阻滞(use-dependent block)恢复的速率慢于利多卡因。由于其恢复慢,在两个动作电位间 Na^+ 通道的利用尚未完全恢复,尤其是处于快速心率状态时。上述电生理效应的差异,可能是利多卡因抗心律失常作用和布比卡因致心律失常作用的机制。

人体或动物研究均表明,血中高浓度的局部麻醉药可使心脏各部的传导都延缓,心电图表现为 PR 间期延长和 QRS 波群增宽。当达极高浓度时,将抑制窦房结自然起搏活动,引起心动过缓甚至窦性停搏。所有局部麻醉药对心肌都具有剂量依赖性负性变力作用。局部麻醉药通过影响 Ca^{2+} 内流和触发 Ca^{2+} 释放抑制心肌收缩力。心肌收缩力的抑制与局部麻醉药的传导阻滞效能呈一定比例关系。

局部麻醉药对外周血管平滑肌具有双向作用:低浓度利多卡因和布比卡因在鼠提睾肌中产生血管收缩效应,高浓度则引起血管扩张。可卡因可抑制运动前神经元对去甲肾上腺素的摄取,增强神经源性血管收缩效应,是唯一各种浓度均可引起血管收缩的局部麻醉药。

第五节 局部麻醉药不良反应

局部麻醉药的不良反应可分为局部和全身性两种类型。局部不良反应多为局部麻醉药与组织直接接触而引起。一般局部麻醉药的使用浓度比理论上的最低麻醉浓度高 7 倍左右,以抵消其在体内输送过程中的损耗,但浓度过高势必引起局部组织的反应。全身反应除了高敏性与变态反应外,多与用药剂量有关。

一、接触性不良反应

由于局部麻醉药浓度过高或与神经接触的时间过长,可造成神经损害,其他软组织受损一般不至引起严重后果。

(一) 组织毒性

所涉及的因素包括创伤性注射方法,药物浓度过高,吸收不良和其他机械性因素所引起的肉眼或显微镜下的组织损伤。事实上,常用的麻醉药并没有组织毒性,若在皮肤或皮下注入高渗浓度的局部麻醉药,可引起暂时性水肿,加用肾上腺素虽可改善其水肿程度,但又进一步增加组织毒性。1% 以下普鲁卡因、利多卡因、甲哌卡因溶液不至于影响伤口愈合。但强效和长效的局部麻醉药(如布比卡因和依替卡因),比弱效和短效的局部麻醉药(如利多卡因和丙胺卡因)更易导致注射部位局部的骨骼肌损伤,这种损伤是可逆的,骨骼肌可迅速再生,一般 2 周左右可完全恢复。

(二) 神经毒性

局部麻醉药能导致神经组织损害的浓度多大于最低麻醉浓度数倍。如果在神经内浓度过高,可能产生直接神经毒性,但在大量临床实践过程中却很少发生神经损伤。局部麻醉药的包装浓度和注射浓度均远高于其生理学有效范围,可能因为药物在分布过程中被不断稀释,所以不会引起损伤。如果药物没有经过上述过程的稀释,则可能造成长期或永久性神经缺陷。因此,在狭窄的鞘内应用 5%(200mmol/L)利多卡因浓溶液,极易导致短暂或持续的神经根综合征甚至马尾综合征。实验室研究发现高浓度局部麻醉药直接作用于裸露的神经纤维,5 分钟之内可发生不可逆性的传导阻滞。在体研究证实,即使以浓度低至 1%~2% 的局部麻醉药浸润有髓鞘外周神经纤维,也可以观察到神经纤维发生神经病学及组织学的改变。因此,高浓度局部麻醉药本身可能具有神经毒性,临床医师认识到局部麻醉药溶液浓度与神经毒性的关系,对局部麻醉药的安全应用非常重要。

若在神经或神经束内直接注射麻醉药,则可引起神经功能或结构上的改变,这并非单纯药物本身所致,而与物理因素(压力)有关。有患者在接受硬膜外或蛛网膜下腔应用大剂量氯普鲁卡因麻醉后发生持续的感觉和运动障碍,可能与局部麻醉药 pH 值低、制剂中含有防腐剂以及鞘内给药剂量疏忽等因素导致神经毒性有关。曾报告因不慎将 2%~3% 氯普鲁卡因 20ml 注入蛛网膜下隙,引起运动和感觉的长期缺失,有认为与该溶液 pH 值过低(pH 3.12~3.16)有关;采用推荐剂量和浓度的局部麻醉药进行单次蛛网膜下腔麻醉可发生局限性和一过性神经症状(后背痛、感觉异常、神经根痛、放射性疼痛或感觉迟钝)。有研究表明低浓度状态下,利多卡因和甲哌卡因卢布比替卡因与丙胺卡因相比更易导致一过性神经症状的发生。将利多卡因稀释（从 5% 稀释到 1%~2%）不会减少蛛网膜下腔麻醉后发生一过性神经症状的危险性。利多卡因蛛网膜下腔麻醉后一过性神经症状的发生率是布比卡因的 67 倍，丙胺卡因的 5.5 倍。局部麻醉药溶液中加入血管收缩药也能增加椎管内麻醉后一过性神经症状的发生率。局部麻醉药的神经毒性似乎与传导阻滞无关，使用强效 Na^+ 通道阻滞药河豚毒素，可造成强烈的传导阻滞，但并不引发神经损伤相关的组织学和行为学改变。

3

患者体位也是局部麻醉药神经毒性的危险因素之一。截石位手术的患者蛛网膜下腔麻醉或硬膜外麻醉后神经症状的发生率明显增加，可能与神经受压或牵拉，或神经滋养血管灌注降低增强局部麻醉药的毒性有关，但具体原因尚不清楚。另外，截石位本身即能造成神经后遗症和下肢骨筋膜室综合征，尤其是在长程手术和采用垂头仰卧位的者。

（三）细胞毒性

局部麻醉药可以诱发肌细胞和神经元超微结构异常。研究发现注射用高浓度布比卡因（16mg/kg）直接诱导大鼠骨骼肌细胞坏死、纤维变性、间质水肿和浸润细胞；初次推注（3~5mg/kg 布比卡因或罗哌卡因），然后连续输注(0.6~1mg/kg，6 小时内）局部麻醉药，引起猪的肌丝破坏和凝结，肌浆网和线粒体的溶解性变性，导致广泛的间质和间质水肿。其机制涉及局部麻醉药诱导细胞 Ca^{2+} 动员，通过 Ca^{2+} 内流通路，改变肌细胞和神经元 Ca^{2+} 内稳态；局部麻醉药引起活性氧产生，导致肌肉线粒体含量的减少和氧化磷酸化的动力学抑制。此外，局部麻醉药细胞毒性呈时间和浓度依赖性。低浓度诱导神经元凋亡，高浓度导致神经元坏死。因此，临床实践中可以选择最低有效浓度的局部麻醉药是预防肌细胞和神经元毒性。

常用浓度的局部麻醉药不会影响到红细胞的完整性，较高浓度溶液则会暂时性影响离子跨膜输送系统。若浓度再增高，则可引起红细胞溶解。若应用大剂量（10mg/kg）的丙胺卡因进行局部麻醉，其代谢物 O- 甲苯胺的蓄积，可使血红蛋白（Hb^{2+}）转化为正铁血红蛋白（Hb^{3+}），一旦其含量在血内达 3~5g/dl 时，可引起发绀，血液呈棕色。由于其携氧障碍可对心肺疾病患者和婴儿产生不良影响，因此应予以及时治疗，即应用还原剂亚甲蓝（1~5mg/kg）或维生素 C（2mg/kg）静脉注射，使正铁血红蛋白还原为血红蛋白。

此外，当利多卡因血药浓度为 50~100μg/ml 时，可出现剂量相关性淋巴细胞转化抑制。至于麻醉手术后免疫力的下降，还应考虑与手术本身因素有关。

二、全身性不良反应

（一）高敏反应

患者个体对局部麻醉药的耐受有很大差别。当应用小剂量局部麻醉药，或其用量低于常用剂量时，患者就发生毒性反应初期症状，应该考虑为高敏反应。一旦出现反应，应停止给药，并给予治疗。

（二）变态反应

经常将局部麻醉药引起的某些反应归咎于“局部麻醉药过敏”，是不正确的。事实上，变态反应发生率只占局部麻醉药不良反应的 2%，真正的变态反应是罕见的。在临床上必须将变态反应、毒性反应及血管收缩药反应加以区别。

变态反应是由于亲细胞性免疫球蛋白 E（IgE，反应素）附着于肥大细胞和嗜碱性粒细胞表面，当抗原与反应素抗体再次相遇时，则从肥大细胞颗粒内释放出组胺和 5- 羟色胺等。这些生物胺可激发起快速而严重的全身防御性反应，出现气道水肿、支气管痉挛、呼吸困难、低血压以及因毛细血管通透性增加所致的血管性水肿，皮肤荨麻疹，并伴有瘙痒。反应严重者可危及生命。

酯类局部麻醉药引起变态反应远比酰胺类多见。一般认为，酯类局部麻醉药的残根 NH_2-（苯环）-COOH 与 IgE 形成半抗原，同时局部麻醉药的防腐剂如甲基对羟苯甲酸酯（methylparaben）和对羟基苯甲酸盐（phydroxybenzoate）也可形成半抗原，是引起变态反应的另一潜在因素。有人提出质疑，即局部麻醉药与蛋白质的结合是可逆的、暂时性的，蛋白质因此而变成为抗原，似乎还缺乏确切的证据。

同类型的局部麻醉药，由于结构相似而可能出现交叉性变态反应，如对普鲁卡因发生反应，应避免应用丁卡因或氯普鲁卡因。

对疑有变态反应的患者可行如下试验：①结膜试验：将一滴局部麻醉药滴注于结膜囊内，对侧则滴注生理盐水进行对照，待 10 分钟后检查其反应结果。②皮内注射试验：用极少量（0.05ml）局部麻醉药注入前臂掌侧皮内，另一侧前臂注射生理盐水作为对照，在注射后 15 分钟和 30 分钟分别检查两侧风团大小、色泽和伪足。③嗜碱细胞失粒试验：

在实验室试管内进行，先以家兔嗜碱细胞与患者血清进行孵育。若有抗原存在，将覆盖于嗜碱细胞表面，这种经制备过的细胞和未经制备的细胞分别用疑为过敏原的药物进行激惹，随之进行细胞染色和细胞颗粒计数。若有抗原 - 抗体反应，将导致效应细胞出现失粒现象，因此经制备的嗜碱细胞计数降低。

应强调指出，皮内注射试验由于继发于皮内组胺释放而出现假阳性反应较多，而阴性者仍有发生高敏反应的可能，故其试验结果仅供参考。

临床上为保证患者安全，除必须严密观察外，还应采取如下措施：①如果局部麻醉药未加用肾上腺素，在注药后应仔细观察药液皮丘和皮下浸润后的反应。若局部出现广泛的红晕和丘疹，随后注药的速度要慢，用量也要减少；②表面局部麻醉应强调分次用药，仔细观察与药液接触的黏膜有无异常局部反应，以及吸收后的全身反应；可采用少量给药，增加给药次数，必要时延长给药间隔时间；③用局部麻醉药前，可常规口服或注射地西泮。

有时因局部麻醉药内加用肾上腺素过多，引起面色苍白、心动过速和高血压，被误认为“变态反应”。特别是应用三环抗忧郁药患者，其反应更为严重；因此有此类药药史的患者，应避免应用肾上腺素。

（三）中枢神经毒性反应

血内局部麻醉药浓度骤然升高，可引起一系列毒性症状，按其轻重程度排序为：舌或唇麻木、头痛头晕、耳鸣、视力模糊、注视困难或眼球震颤、言语不清、肌肉颤搐、语无伦次、意识不清、惊厥、昏迷和呼吸停止。此时，局部麻醉药血药浓度一般在4~6μg/ml，但强效的布比卡因或依替卡因在较低浓度（2μg/ml）就可出现毒性症状。酰胺类局部麻醉药中毒的脑电图改变，可呈 α 波消失和慢 θ 和 δ 波显著增多。局部麻醉药毒性症状虽已明显，但在脑电图上可无显著改变。

局部麻醉药引起的惊厥为全身性强直阵挛性惊厥。由于肌肉不协调的痉挛而造成呼吸困难。同时因血内局部麻醉药浓度较高对心血管的抑制，造成脑血流减少和低氧血症，也间接影响脑功能。发生惊厥的机制可能与局部麻醉药作用于边缘系统、海马和杏仁核有关，杏仁核血液灌流较其他部位更为丰富，局部麻醉药通过杏仁核的血 - 脑屏障也较容易。因局部麻醉药选择性抑制大脑抑制性通路，使易化神经元的释放未遇到阻抗，故出现兴奋和惊厥。若血内浓度继续升高，则易化和抑制性通路同时受到抑制，使全部中枢神经系统处于抑制状态。

惊厥发生与下列因素有关：

1. CO_2 动物实验表明，凡 $PaCO_2$ 升高时，用低剂量的局部麻醉药就能引起惊厥。若应用过度通气使 $PaCO_2$ 下降，则可提高大脑皮质的惊厥阈。$PaCO_2$ 与局部麻醉药惊厥剂量的对数成正比。其机制：①高碳酸血症，使脑血流量增加，可带入更多的局部麻醉药至脑内；②随 CO_2 向神经细胞内弥散，使其 pH 值下降，致局部麻醉药的碱基向阳离子转换，导致更多的局部麻醉药作用于 Na^+ 通道；③转换成阳离子的局部麻醉药，难于透过神经细胞膜，而产生离子捕获，以至发生在细胞内积聚。因此，对局部麻醉药毒性表现，可首先采取的步骤是过度通气，以降低 $PaCO_2$。

2. pH 值　呼吸性和代谢性酸中毒都将加强局部麻醉药的毒性。

3. 温度　物理因素如寒冷、高热均能影响到中枢神经系统的毒性，高热将增加大脑对局部麻醉药的敏感性，可能与增加吸收速率有关。

4. 药物相互作用　单胺氧化酶抑制药如优降宁，可提高脑内单胺的蓄积，增强可卡因诱发的惊厥，但对普鲁卡因影响较小。利血平可使脑内单胺的蓄积耗竭，对可卡因诱发的惊厥起抑制作用，但对普鲁卡因和利多卡因无相应作用。大剂量哌替啶可增强利多卡因诱发惊厥的可能，巴比妥类和苯二氮䓬类药可减少惊厥发生。全身麻醉药一般都具有抗惊厥作用，如氧化亚氮是效能最弱的吸入性全身麻醉药，但可提高利多卡因的 CD_{50}（半数致惊厥量）达 50%。因此，在局部麻醉时，辅以浅全身麻醉可减轻中枢神经系统对局部麻醉药的毒性反应。

（四）心脏毒性反应

布比卡因的临床应用，引起人们对局部麻醉药心脏毒性反应的注意。局部麻醉药中枢神经系统毒性表现多先于心脏毒性，而布比卡因则与此相反。布比卡因与利多卡因的主要区别有以下五点：①产生不可逆的心血管虚脱与中枢神经系统毒性（惊厥）间局部麻醉药剂量之比（CC/CNS），布比卡因、依替卡因较利多卡因低。动物实验表明利多卡因约为 7.1，相当于 7 倍惊厥剂量才引起不可逆的心血管虚脱，布比卡因和依替卡因 CC/CNS 约为 3.7 和 4.4。②血管内误入过量布比卡因能引起室性心律失常与致死性室颤。③孕妇较非孕妇女对布比卡因的心脏毒性更敏感。④布比卡因引起的心血管意外复苏困难。⑤酸中毒和缺氧可显著强化布比卡因的心脏毒性。

当发生心血管虚脱时，心肌内布比卡因和依替卡因浓度远高于利多卡因。由此可见，强效局部麻醉药所出现的较强的心脏毒性，与心肌对药物的摄取有较大关系。

3

离体心肌电生理研究表明，局部麻醉药对心肌动作电位最大升高速率（Vmax）的抑制，与药物剂量、膜电位和刺激频率相关。起搏速率50~100bpm时，布比卡因1μg/ml可致Vmax严重抑制，利多卡因10μg/ml仍未能产生抑制。起搏速率150bpm以上时，利多卡因与布比卡因有相似程度的抑制，但Vmax恢复的时间布比卡因较利多卡因延长5~6倍。Vmax的抑制在完整心脏表现为PR和QRS间期延长，由于传导缓慢引起再折返，故布比卡因多呈现室性心律失常和心室纤颤。布比卡因和利多卡因对左室呈剂量相关性抑制，两者之比相当于麻醉效能之比（4∶1），但引起QRS间期延长的剂量之比为1∶16，即布比卡因对QRS的抑制较利多卡因强16倍。布比卡因对SA结、A-V结和蒲肯野纤维-心室肌细胞传导的抑制也较强。大剂量布比卡因和利多卡因对蒲肯野纤维和心肌纤维的电生理效应，如表33-6所示。

表33-6　大剂量布比卡因、利多卡因对蒲肯野纤维和心室肌纤维电生理效应

	布比卡因	利多卡因
膜电位	↓	—
PF-VM的Vmax	↓↓↓	↓
PF动作电位	↓↓↓	↓
VM动作电位	↓↓↓	↓
PF-VM传导时间	9/10从↑→阻滞	1/10从↑→阻滞
自率性	↓↓↓	↓
兴奋阈	↑↑	↑
PF恢复至1∶1时间（min）	18	3
传导恢复至1∶1时间（min）	48	6

PF：蒲肯野纤维 VM：心室肌纤维 9/10、1/10均为制备例数。

高浓度利多卡因对Na^+通道的阻滞，呈快进快出，与受体结合比较松动，能迅速解脱，且与去极化频率关系不大。低浓度布比卡因的阻滞呈慢进慢出，高浓度布比卡因则呈快进慢出，故阻滞时间长，且阻滞在心率慢时就开始积累。

（五）手性局部麻醉药——罗哌卡因和左旋布比卡因

目前市售的布比卡因是S-构型和R-构型对映体混合物。空间构型的改变可能通过影响局部麻醉药对Na^+、Ca^{2+}等离子通道的亲和力，使S-构型局部麻醉药的心脏毒性低于R-构型局部麻醉药。罗哌卡因和左旋布比卡因均为单一S-构型对映体，大量研究表明罗哌卡因与左旋布比卡因较布比卡因安全，较少发生心脏毒性反应，但已证实甲哌卡因与布比卡因的S-构型对映体在肝内代谢要慢于R-构型对映体，连续应用时可能出现更多的体内蓄积。

最近有报道认为，大剂量应用时罗哌卡因心脏毒性低于布比卡因，但在临床应用剂量范围内罗哌卡因较布比卡因并无明显优势。

三、毒性反应的预防和治疗

（一）预防

局部麻醉药重症毒性反应的典型表现是惊厥。此时，由于气道和胸、腹部肌肉不协调和强烈收缩，影响呼吸和心血管系统，可危及生命，因此应积极防止其毒性反应的发生：①应用局部麻醉药的安全剂量；②在局部麻醉药溶液中加用肾上腺素，以减慢吸收和延长麻醉时效；③防止局部麻醉药误注入血管内，必须细心抽吸有无血液回流；在注入全剂量前，可先注试验剂量以观察反应；④警惕毒性反应的先驱症状，如惊恐、突然入睡、多语和肌肉抽动。此时应立即停止注射，采用过度通气以提高大脑惊厥阈。若惊厥继续进展，则需行控制呼吸，以保持心脏和大脑的充分氧合。⑤一般习惯应用非抑制量的巴比妥药物（1~2mg/kg）作为麻醉前用药，以期达到预防反应的目的。事实上，它只起镇静作用，并不具有保护性意义。苯妥英钠也无保护作用。有效的预防药物是地西泮和其他苯二氮䓬类药，其对惊厥有较好的抑制作用，且对机体生理干扰较小。研究表明，地西泮剂量仅0.1mg/kg即可提高惊厥阈，故麻醉前用药可口服地西泮5~7mg。

（二）治疗

由于局部麻醉药在血液内迅速稀释和分布，所以一次惊厥持续时间多不超过1分钟。①发生惊厥时要注意保护患者，避免发生意外损伤；②吸

氧，并进行辅助或控制呼吸；③开放静脉输液，维持血流动力学稳定；④静脉注射硫喷妥钠 50~100mg（2.5% 溶液 2~4ml）或其他快速巴比妥类药物，但勿应用过量以免发生呼吸抑制；也可静脉注射地西泮 2.5~5.0mg。静脉注射短效的肌松药如琥珀胆碱（1mg/kg），即可停止肌肉阵挛性收缩，但不能抑制大脑惊厥性放电。必须有熟练的麻醉专业人员方可应用肌松药，且要有人工呼吸设备。如果患者在应用巴比妥类或地西泮后仍继续惊厥，则是应用肌松药的适应证。

（三）脂肪乳剂在局部麻醉药中毒复苏中的应用

1998 年 Weinberg 等首次报道脂肪乳剂可有效用于小鼠局部麻醉药中毒的复苏。脂肪乳剂成功复苏局部麻醉药中毒患者的首例报告发表于 2006 年，此后一系列成功复苏病例陆续报道。2007 年英国麻醉学会发布了严重局部麻醉药中毒的处理指南，其中推荐脂肪乳剂用于局部麻醉药致心搏骤停的复苏，2010 年美国区域麻醉和疼痛医学学会（American Society of Regional Anesthesia and Pain Medicine，ASRA）局部麻醉药中毒处理建议对脂肪乳剂的应用方法做了进一步说明，2010 年美国心脏病学会（American Heart Association，AHA）心肺复苏指南将脂肪乳剂作为局部麻醉药中毒致心搏骤停的复苏措施。

脂肪乳剂逆转酰胺类局部麻醉药所致心脏停搏的机制，可能是脂肪乳剂输注后在血浆中产生脂肪相，使血浆水溶相中的脂溶性布比卡因分子溶于脂肪相中，导致游离可弥散的布比卡因分子减少。根据药物浓度平衡的理论，组织中的布比卡因浓度减少，布比卡因和心肌细胞结合减少而逆转局部麻醉药中毒，即“脂肪池”理论。然而，脂肪乳剂逆转局部麻醉药所致心脏停搏的效果之快，单纯以脂肪池机制解释仍有不足之处；因此提出脂肪乳剂逆转局部麻醉药对线粒体脂肪酸转运的抑制。目前认为两种机制共存。

目前可供参考的脂肪乳剂用于局部麻醉药致心搏骤停复苏的方案为：在持续心肺复苏的同时，静脉注射 20% 脂肪乳剂 1.5ml/kg，然后以 0.25ml/(kg·min）速率静脉输注；如果 5 分钟后循环恢复不满意，可重复静脉注射首剂量，并将输注速率增至 0.5ml/(kg·min)，一直持续到循环恢复。30 分钟内脂肪乳剂的最大用量不应超过 10ml/kg。在脂肪乳剂治疗期间须持续进行心肺复苏术，一方面脂肪乳剂到达心脏有赖于心肺复苏术建立的人工循环，另一方面持续有效的心肺复苏术有助于减缓组织酸中毒的进展，有利于脂肪乳剂与局部麻醉药结合。在可能发生局部麻醉药致心脏中毒的场所，应至少储备 20% 脂肪乳剂 1 000ml，以备急救所需。

应特别指出，上述治疗方案仅依据动物实验和有限的临床病例报道，至于脂肪乳剂复苏的安全性和有效性尚待进一步观察。

第六节　常用局部麻醉药

一、酯类局部麻醉药

（一）普鲁卡因（奴佛卡因，procaine，novocaine，planocaine）

化学结构为对氨基苯二乙胺乙醇，为对氨苯甲酸酯族药物的代表。盐酸水溶液不稳定，受热、光照或久贮后氧化呈淡黄色。深黄色的药液局部麻醉效应下降。普鲁卡因至今仍为临床普遍使用，因为其局部麻醉作用稳定、毒性小。它的局部麻醉时效短，一般仅能维持 45~60 分钟；pKa 高，在生理 pH 值范围呈高离解状态，故其扩散和穿透力较差。具有扩张血管作用，能从注射部位迅速吸收，表面麻醉效能差。小剂量对中枢神经系统产生抑制，出现嗜睡和痛觉反应迟钝。虽有奎尼丁样抗心律失常作用，但因中枢神经系统毒性和生物转化过快，不适于作为抗心律失常药。

普鲁卡因经血浆胆碱酯酶水解产生氨苯甲酸可削弱磺胺类药物的药效。普鲁卡因代谢速度很快，消除半衰期短，约 10 分钟，代谢产物多由肾脏排泄。它与琥珀胆碱作用于相同的酶，可延长琥珀胆碱肌松作用。抗胆碱酯酶药可抑制普鲁卡因的降解，从而增加普鲁卡因的毒性。先天性血浆胆碱酯酶异常可致普鲁卡因代谢发生障碍。偶见普鲁卡因导致过敏性休克，使用前应做皮试。

用法和剂量：0.25%~1.0% 普鲁卡因溶液，适用于局部浸润麻醉，其他神经阻滞可用 1.5%~2.0% 溶液，一次注入量以 1g 为限。3%~5% 溶液可用于蛛网膜下隙阻滞，一般剂量为 150mg，不能再提高

3

浓度，以免造成脊髓损害。在行局部浸润或神经阻滞时可加入 1 :200 000~300 000 肾上腺素。

(二) 丁卡因(地卡因，邦妥卡因，tetracaine，pontocaine，amethocaine，dicaine)

丁卡因化学结构是以丁氨基取代普鲁卡因芳香环上的对氨基，并缩短其烷氨尾链。它是一种长效局部麻醉药，起效时间 10~15 分钟，作用时效可达 3 小时以上。丁卡因的麻醉效能为普鲁卡因的 10 倍，毒性也为普鲁卡因的 10 倍，而其水解速度较普鲁卡因慢 2/3。其水解产物为丁氨基苯甲酸与二甲胺基乙醇。主要由血浆假性胆碱酯酶水解，但大部分先须经过氨基脱羟，代谢速度慢。代谢产物由肾脏排泄，仅极小量以原形随尿排出。丁卡因不适于多次高压灭菌。

用法与剂量：眼科常以 1% 等渗液作角膜表面麻醉，鼻腔黏膜和气管表面麻醉常用 2% 溶液。硬膜外腔阻滞可用 0.2%~0.3% 溶液，一次用量不超过 40~60mg，目前已很少单独应用。常与利多卡因混合应用，含有 0.1%~0.2% 丁卡因与 1.0%~1.5% 利多卡因的混合液，具有起效快、时效长的优点。

蛛网膜下隙阻滞只能应用特制的丁卡因粉剂，一般为 10mg；可用 1% 葡萄糖液、麻黄碱、脑脊液各 1ml，配制成 1 : 1 : 1 重比重溶液，成人剂量 8~10mg(即 2.5~3.0ml)，时效可达 120~180 分钟。

(三) 氯普鲁卡因(2- 氯普鲁卡因，chloroprocaine，2-Chloroprocaine，nesacaine)

氯普鲁卡因的作用与普鲁卡因相似。在血内水解的速度较普鲁卡因快 4 倍，故毒性低，起效快，只需 6~12 分钟，时效为 30~60 分钟，依据其用药量而定。

用法与剂量：盐酸氯普鲁卡因不适于表面麻醉。1% 溶液可用于局部浸润麻醉，一次最大剂量 800mg，加用肾上腺素后时效可达 30 分钟；2%~3% 溶液适用于硬膜外麻醉和其他神经阻滞，具有代谢快，胎儿、新生儿血内浓度低的优点，适用于产科麻醉。

应该指出，氯普鲁卡因溶液的 pH=3.3，若不慎将大量氯普鲁卡因注入蛛网膜下腔可引起严重神经并发症。当氯普鲁卡因与布比卡因或依替卡因混合应用时，后者可能抑制氯普鲁卡因的代谢，其所引起的神经毒性，可能与干扰神经能量需求平衡有关。

二、酰胺类局部麻醉药

(一) 利多卡因(赛罗卡因，lidocaine，lignocaine，xylocaine，xylotox)

利多卡因为氨酰基酰胺类中效局部麻醉药。具有起效快、弥散广、穿透性强、无明显扩张血管作用的特点。其毒性随药物浓度而增加，在相同浓度下，0.5% 浓度与普鲁卡因相似；1% 浓度则较普鲁卡因大 40%；2% 浓度则较普鲁卡因大 1 倍。除了用于麻醉目的外，可静脉注射或静脉滴注利多卡因治疗室性心律失常。

用法与剂量：口咽及气管表面麻醉可用 4% 溶液(幼儿则用 2% 溶液)，用量不超过 200mg，起效时间为 5 分钟，时效约可维持 15~30 分钟。0.5%~1.0% 溶液用于局部浸润麻醉，时效可达 60~120 分钟，依其是否加用肾上腺素而定。神经阻滞应用 1%~1.5% 溶液，起效约需 10~20 分钟，时效可达 120~240 分钟。硬膜外和骶管阻滞则用 1%~2% 溶液，出现镇痛作用约需 5 分钟，达到完善的节段扩散约需 16 分钟，时效为 90~120 分钟。2%~4% 溶液可用于蛛网膜下腔阻滞，一次用量限于 40~100mg，时效为 60~90 分钟，由于阻滞的范围不易调节，临床并不常用。

神经阻滞和硬膜外麻醉，成人一次用量为 400mg，加用肾上腺素时极量可达 500mg。硬膜外阻滞用量为 400mg，其血药浓度可达 2~4μg/ml。血药浓度超过 5μg/ml 可出现毒性症状，血药浓度超过 7μg/ml 出现惊厥症状。

(二) 罗哌卡因(ropivacame，LEA103)

罗哌卡因化学结构与布比卡因、甲哌卡因相似，其氮已环的侧链被丙基取代。与多数酰胺类局部麻醉药不同，它不是左消旋混合物而是单一对映结构体(S- 形)，市售罗哌卡因是含一水的盐酸盐。其脂溶性大于甲哌卡因和利多卡因，小于布比卡因，神经阻滞效能高于利多卡因，低于布比卡因，但罗哌卡因对 Aδ 和 C 神经纤维的阻滞较布比卡因更为广泛。经肝脏代谢，动物实验表明经肝摄取大于布比卡因。对心脏兴奋和传导抑制均弱于布比卡因。利多卡因、布比卡因和罗哌卡因致惊厥量之比为 5 : 1 : 2；致死量之比约为 9 : 1 : 2。临床上 1.0% 罗哌卡因与 0.75% 布比卡因的起效时间和运动阻滞时间无显著差异。

用法与剂量：适用于神经阻滞和硬膜外麻醉，常用浓度为 0.5%~1.0% 溶液，若均以 20ml 来计算则其血浆浓度分别为 0.43μg/ml，0.95μg/ml，是属安全范围。0.5% 溶液适用于产科阻滞或镇痛，可避免运动神经的阻滞。起效时间 5~15 分钟，感觉阻滞时间可达 4~6 小时，加用肾上腺素不能延长运动神经阻滞时效。

（三）布比卡因（丁吡卡因，丁哌卡因，唛卡因，bupivacaine，marcaine）

布比卡因的结构与甲哌卡因相似，其氮己环上加3个甲基侧链，使其脂溶性与蛋白质结合力增加，其代谢分解是先除去氮己环侧链，分解产物为哌可二甲代苯胺（pipecolyl xylidine，PPX），毒性反应仅为甲哌卡因的1/8。PPX与原型布比卡因缓慢从尿液排出。正常人的消除半衰期（$t_{1/2}$）约为8小时，新生儿达9小时。对温度较稳定，可行高压灭菌。

布比卡因的镇痛作用时间较利多卡因、甲哌卡因长2~3倍，较丁卡因长25%。近来认为，加用肾上腺素可进一步提高麻醉效能，降低血内浓度。临床常用浓度为0.25%~0.75%溶液，成人安全剂量为150mg，极量为225mg。胎儿/母血的浓度比率为0.30~0.44，故对产妇应用较为安全，对新生儿无明显抑制。布比卡因适用于神经阻滞、硬膜外麻醉和蛛网膜下腔麻醉。

用法与剂量：0.25%~0.5%溶液适用于神经阻滞；若用于硬膜外阻滞，对运动神经阻滞差，加肾上腺素适于术后镇痛。0.5%等渗溶液可用于硬膜外阻滞，但对腹部肌松不够满意，起效时间为18分钟，时效可达300分钟。应用0.75%溶液可缩短起效时间，且运动神经阻滞趋于完善，适用于腹部外科手术。0.125%溶液适用于分娩时镇痛或术后镇痛，对运动阻滞较轻。

（四）左旋布比卡因（levobupivacaine）

左旋布比卡因为布比卡因的单一S-构型对映体，另一异构体为右旋布比卡因（dextrobupivacaine），市售布比卡因为左旋（S-）与右旋（R+）两种镜像体的等量混合型。采用膜片钳技术就消旋体、S体和R体三种不同结构的布比卡因对Na^+、K^+通道的阻滞进行对比表明，不同对映体都有各自主体选择性，R体对失活状态通道阻滞的EC_{50}要低39%。同时，K^+通道的离解常数（K_D）值，R体与S体分别为27.3μM和4.1μM，提示R体对K^+通道的阻滞要比S体强7倍左右。在动物实验中，R体对心乳头肌Vmax抑制较S体强，且使传导缓慢。R体阻滞后的恢复缓慢，所需时间约为S体的两倍（981ms：560ms），S体即使发生毒性也易于恢复。Harding等就S体、消旋体布比卡因和罗哌卡因对Vmax和动作电位时间的影响进行了比较，当30μM时消旋体降低Vmax要比S体和罗哌卡因低50%。经冲洗40分钟后，S体和罗哌卡因的Vmax可完全恢复，而布比卡因则不能。若用于灌注离体兔心脏，则消旋体与R体引起5/6心脏发生A-V传导阻滞，并发展为室颤和心脏停搏；S体有4/6心脏呈A-V阻滞，但无一例发生室性心动过速、室颤或停搏。

用法与剂量：目前建议临床应用左旋布比卡因一次最大剂量为150mg，24小时最大用量为400mg。为了提高安全性，用大剂量时应分次给药。曾对20例患者用0.5%左旋布比卡因进行腋路臂丛阻滞，最大单次用量达300mg（>3mg/kg），血药浓度达3.7μg/ml，并未发现有心血管和中枢神经系统毒性。用于区域性阻滞时，其效能与布比卡因相似。用0.75%左旋布比卡因20ml进行硬膜外阻滞（腹部大手术），在感觉与运动阻滞的起效时间与布比卡因无显著差异，但感觉阻滞平均时间较布比卡因延长（556分钟：506分钟），运动阻滞平均时间较布比卡因缩短（355分钟：376分钟），腹肌松弛程度两者无显著差异。

（五）甲哌卡因（卡波卡因，甲吡卡因，mepivacaine，carbocaine）

甲哌卡因的麻醉效能和毒性与利多卡因相似，以肝内代谢为主，与葡萄糖醛酸结合的形式排入胆汁，肠道再吸收经肾脏排泄，仅1%~6%原型出现于尿液，极少量从粪便排出。

甲哌卡因的pKa接近生理范围pH值，故注射后能离解出较大比率不带电荷的脂溶性碱基，与利多卡因相比，其血内浓度要高50%。母体血内水平高，可迅速经胎盘向胎儿转移，胎儿/母体比率达0.65~0.70，故不适用于产科麻醉。

1%~2%溶液加1：20万肾上腺素行硬膜外阻滞，起效稍慢于利多卡因，为6.2分钟，完善节段扩散时间约需17.5分钟，麻醉时效比利多卡因长20%。

（六）依替卡因（衣铁卡因，etidocaine，duranest）

依替卡因为利多卡因的衍生物，即在利多卡因的结构上加一个甲基和乙基，因此使蛋白结合力增加50%，脂溶性增加50%，其优点是起效快，时效持久。麻醉效能为利多卡因的2~3倍，皮下注射毒性为利多卡因的2倍，静脉内注射毒性可增至4倍。

用法和剂量：适用于浸润麻醉、神经阻滞和硬膜外阻滞。0.5%~1.0%溶液适用于神经阻滞，1.0%~1.5%适用于硬膜外阻滞，成人一次用量

150~300mg。在注射的初始，少数患者有短暂不适或疼痛感，这可能与其 pH 值低（3.0~4.5）引起局部刺激有关。起效时间 5~15 分钟，时效可达 147~170 分钟。因其对运动神经的阻滞较感觉神经更为显著，适用于要求有满意肌松的腹部手术。

（七）丙胺卡因（prilocaine，citanest，propitocaine）

丙胺卡因是一种中效酰胺类局部麻醉药，具有类似于利多卡因的药理学特征，易于分解，故毒性较为少见，主要区别在于它几乎不引起血管舒张，因此，可以在没有血管收缩剂的情况下使用。丙胺卡因适用于局部浸润麻醉和神经阻滞、硬膜外阻滞。起效时间要较利多卡因慢。按麻醉时效与阻滞效能比较，其 3% 溶液相当于 2% 利多卡因加肾上腺素，故 3% 溶液可用于对肾上腺素有禁忌的患者（如甲亢）。局部浸润麻醉用 0.5% 溶液，1%~3% 溶液用于硬膜外阻滞，成人安全剂量为 400mg。丙胺卡因可以引起高铁血红蛋白血症，但用量在 600mg 以下不会出现。

（八）地布卡因（沙夫卡因，纽白卡因，辛可卡因，dibucaine，sovcaine，nupercaine，percaine，cinchocaine）

地布卡因虽为酰胺类局部麻醉药，但不同于利多卡因，属于氨烷基酰胺系列。地布卡因是长效局部麻醉药，其麻醉效能与毒性均相当于普鲁卡因的 12~15 倍。代谢主要通过肝脏缓慢转化，大部分以原型形式从尿内排泄。地布卡因目前在临床上已很少用，已被其他毒性低，时效长的局部麻醉药所取代。故地布卡因只限于表面局部麻醉和蛛网膜下隙阻滞。

用法与剂量：0.3%~0.5% 软膏制剂，可供皮肤和黏膜表面局部麻醉用。蛛网膜下隙阻滞，一般用 0.2%~0.5% 重比重液，剂量 5.0~10mg。

（九）布比卡因脂质体（liposomal bupivacaine）

布比卡因脂质体是布比卡因与储库泡沫（DepoFoam）技术相结合的一种新型缓释长效局部麻醉药。直径 10~30μm 多囊脂质体的囊泡由含有布比卡因腔室和隔开腔室的类脂双分子层构成，磷脂膜分隔每个腔室，中性磷脂在腔室交汇处填充，稳定囊泡结构。市售 Exparel 是 1.3% 的布比卡因脂质体混悬液，镇痛时间长达 72 小时，与药物的缓慢释放有关。2011 年 FDA 批准 Exparel 局部浸润用于拇囊炎切除术和痔切除术术后镇痛；2018 年 FDA 批准 Exparel 用于成人肌间沟臂丛神经阻滞。但临床研究报道布比卡因脂质体术后镇痛比传统的关节周围布比卡因注射没有优势，与神经阻滞相当，也没有减少阿片类药物用量。因此，布比卡因脂质体临床应用还需要进一步研究。

布比卡因脂质体直接注射至手术部位用于术后疼痛，适用于成人单剂量局部浸润术后镇痛和肌间沟臂丛神经阻滞术后区域镇痛。成人局部浸润最大剂量为 266mg（exparel 20ml）；肌间沟臂丛神经丛成人神经阻滞为 133mg（exparel 10ml）。

布比卡因脂质体在产科宫颈旁阻滞及 18 岁以下患者禁用。肝脏疾病患者慎用，布比卡因脂质体使用 96 小时以内，不宜使用布比卡因。不建议从硬膜外、鞘内、区域间神经阻滞（除外肌间沟臂丛神经阻滞），或血管内或关节内途径使用。10% 及以上的患者在布比卡因脂质体局部浸润后出现恶心、便秘和呕吐，10% 及以上的患者在神经阻滞后出现恶心、发热和便秘。

临床常用局部麻醉药浓度、剂量与用法见表 33-7。

表 33-7 常用局部麻醉药浓度、剂量与用法

局部麻醉药	用法	浓度（%）	一次最大剂量（mg）	起效时间（min）	作用时效（min）	产生中枢神经系统症状阈剂量（mg/kg）
普鲁卡因						
	局部浸润	0.25~1.0	1 000			
	神经阻滞	1.5~2.0	600~800			19.2
	蛛网膜下隙阻滞	3.0~5.0	100~150	1~5	45~90	
	硬膜外阻滞	3.0~4.0	600~800			

续表

局部麻醉药	用法	浓度(%)	一次最大剂量(mg)	起效时间(min)	作用时效(min)	产生中枢神经系统症状阈剂量(mg/kg)
丁卡因						
	眼表面麻醉	0.5~1.0		1~3	60	
	鼻、咽、气管表面麻醉	1.0~2.0	40~60	1~3	60	
	神经阻滞	0.2~0.3	50~75	15	120~180	2.5
	蛛网膜下隙阻滞	0.33	7~10	15	90~120	
	硬膜外腔阻滞	0.2~0.3	75~100	15~20	90~180	
利多卡因						
	局部浸润	0.25~0.5	300~500	1.0	90~120	
	表面麻醉	2.0~4.0	200	2~5	60	
	神经阻滞	1.0~1.5	400	10~20	120~240	7.0
	蛛网膜下隙阻滞	2.0~4.0	40~100	2~5	90	
	硬膜外腔阻滞	1.5~2.0	150~400	8~12	90~120	
甲哌卡因						
	局部浸润	0.5~1.0	300~500		90~120	
	神经阻滞	1.0~1.5	300~400	10~20	180~300	7.0
	硬膜外腔阻滞	1.0~2.0	150~400	5~15	60~180	
布比卡因						
	局部浸润	0.25~0.5	150		120~240	2.0
	神经阻滞	0.25~0.5	200	15~30	360~720	
	蛛网膜下隙阻滞	0.5	15~20		75~200	
	硬膜外腔阻滞	0.25~0.75	37.5~225	10~20	180~300	
依替卡因						
	神经阻滞	0.5~1.0	300	10~20	360~720	4.0
	硬膜外腔阻滞	1.0~1.5	150~300	5~15	170	
丙胺卡因						
	神经阻滞	1.0~2.0	400	10~20	120~180	8.0
	硬膜外腔阻滞	1.0~3.0	150~600	5~15		
地布卡因						
	表面麻醉(软膏)	0.25~1.0				0.4
	蛛网膜下隙阻滞	0.25~0.5	5~10			
罗哌卡因						
	神经阻滞	0.5~1.0	200	2~4	240~400	3.5
	蛛网膜下隙阻滞	0.5~1.0	10~15	2	180~210	
	硬膜外腔阻滞	0.5~1.0	100~150	5~15		

(张 野 李 锐)

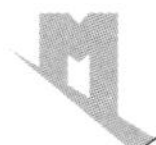

参考文献

[1] BERTRAM G. KATZUNG. Basic & Clinical Pharmacology [M]. 10th ed. New York: McGraw-Hill, 2007.

[2] SHEETS PL, JACKSON JO, WAXMAN SG, et al. A Na 1. 7 channel mutation associated with hereditary erythromelalgia contributes to neuronal hyperexcitability and displays reduced lidocaine sensitivity [J]. J Physiol, 2007, 581 (Pt 3): 1019-1031.

[3] CASATI A, BACIARELLO M, DI CIANNI S, et al. Effects of ultrasound guidance on the minimum effective anaesthetic volume required to block the femoral nerve [J]. Br J Anaesth, 2007, 98 (6): 823-827.

[4] SINNOTT C J, COGSWELL III L P, JOHNSON A, et al. On the mechanism by which epinephrine potentiates lidocaine's peripheral nerve block [J]. Anesthesiology, 2003, 98 (1): 181-188.

[5] YANG S, ABRAHAMS M S, HURN P D, et al. Local anesthetic Schwann cell toxicity is time and concentration dependent [J]. Reg Anesth Pain Med, 2011, 36 (5): 444-451.

[6] BEILIN Y, HALPERN S. Focused review: ropivacaine versus bupivacaine for epidural labor analgesia [J]. Anesth Analg, 2010, 111 (2): 482-487.

[7] NEAL J M, BERNARDS C M, BUTTERWORTH JF 4TH, et al. ASRA practice advisory on local anesthetic systemic toxicity [J]. Reg Anesth Pain Med, 2010, 35 (2): 152-161.

[8] VANDEN HOEK T L, MORRISON L J, SHUSTER M, et al. Part 12: cardiac arrest in special situations: 2010 American Heart Association Guidelines for Cardiopulmonary Resuscitation and Emergency Cardiovascular Care [J]. Circulation, 2010, 122 (18 Suppl.3): S829-861.

[9] NOUETTE-GAULAIN K, CAPDEVILA X, ROSSIGNOL R. Local anesthetic 'in-situ'toxicity during peripheral nerve blocks: update on mechanisms and prevention [J]. Curr Opin Anaesthesiol, 2012, 25 (5): 589-595.

[10] HARVEY M, CAVE G. Lipid emulsion in local anesthetic toxicity [J]. Curr Opin Anaesthesiol, 2017, 30 (5): 632-638.

第三十四章

自主神经系统药理学

目　录

第一节　自主神经系统递质

一、去甲肾上腺素(NE)

(一) NE 的合成

合成 NE 的基本成分为酪氨酸,其经主动转运至交感神经节后纤维末端的囊泡内,在酪氨酸羟化酶(tyrosine hydroxylase,TH)作用下转化为二羟苯丙氨酸(多巴)(图 34-1)。多巴胺本身可作为神经递质,但在多数肾上腺素能神经,多巴胺迅速在 β-羟化酶(dopa 分钟 e-β-hydroxylase,DβH)催化下发生 β-羟化,转化为 NE。肾上腺素髓质中的苯乙醇胺氮位甲基转移酶(phenylethanola mine nitrogen position methyl transferase,PNMT)将 85%NE 转化为肾上腺素。

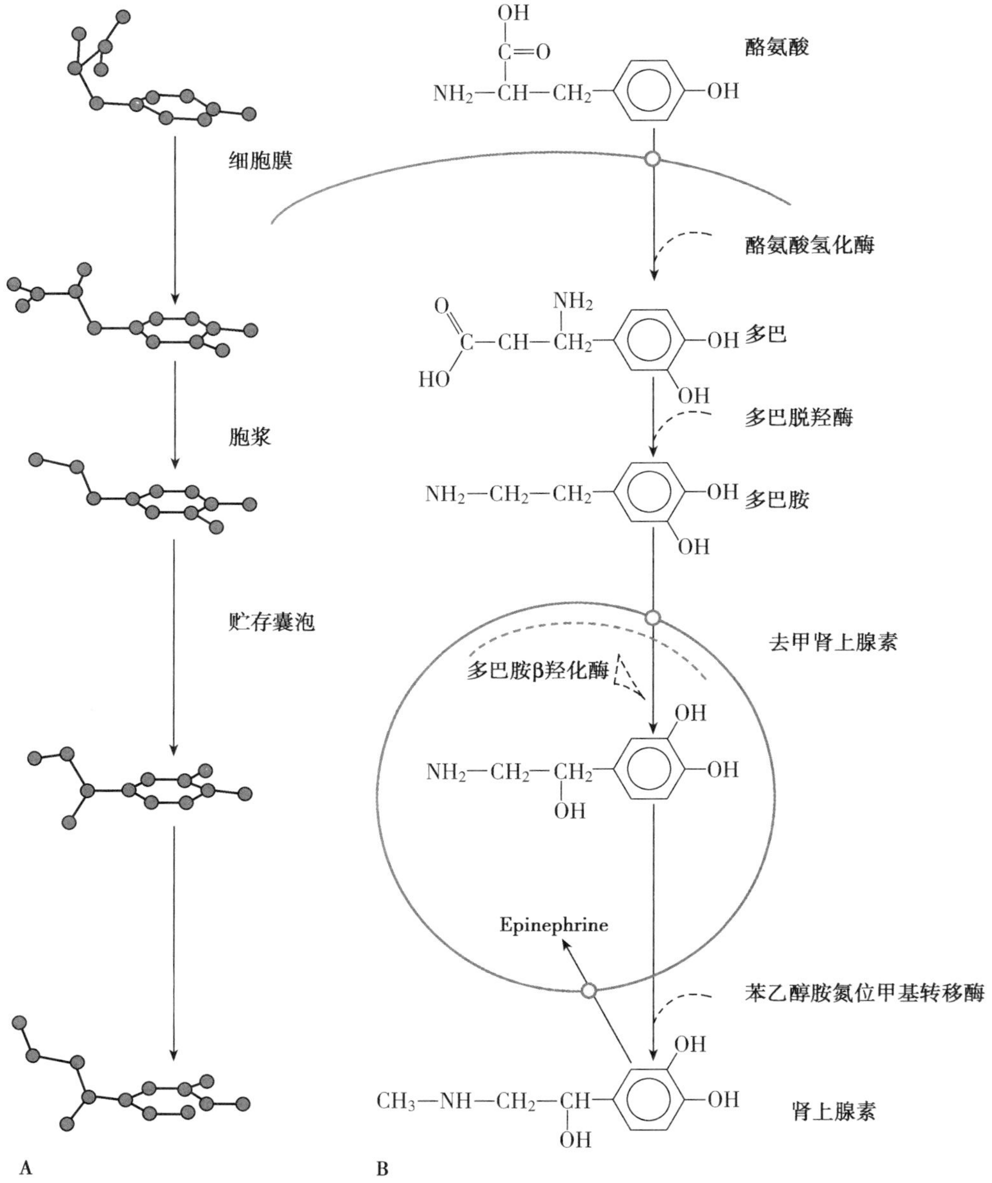

细胞膜
胞浆
贮存囊泡
酪氨酸
酪氨酸氢化酶
多巴
多巴脱羟酶
多巴胺
去甲肾上腺素
多巴胺β羟化酶
Epinephrine
苯乙醇胺氮位甲基转移酶
肾上腺素
A　B

图 34-1　NE 与肾上腺素在交感神经末梢的生物合成
A. 分子透视图;B. 酶催化过程。

NE 的合成受多因素调控，急性调控以改变合成限速酶 TH 的活性为主。NE 水平升高抑制 TH 活性，反之则增强 TH 活性，交感神经兴奋性及氧含量的变化亦可影响 TH 活性。其慢性调控则与 TH 生成的量相关。肾上腺皮质生成的糖皮质激素可激活 PNMT，因而伤害性刺激反应可通过糖皮质激素释放使肾上腺素的生成增加。

(二) NE 的储存与释放

NE 储存在具有高密度核心的大囊泡中，囊泡群分为两种，一种为活动性囊泡群，约占总量 10%，神经递质优先摄入其内，受刺激时优先释放，神经递质循环使用，另一种为储备囊泡群，仅在过度刺激时方释放神经递质。

当动作电位到达神经末梢时，突触前膜去极化，电压门控钙通道开放，细胞内钙离子浓度升高，触发囊泡发生胞吐作用，以此释放神经递质。一般每次去极化反应可引起 1% 的囊泡释放神经递质。神经递质释放后，经细胞内吞突触囊泡膜重吸收，囊泡重新充满神经递质(图 34-2)。

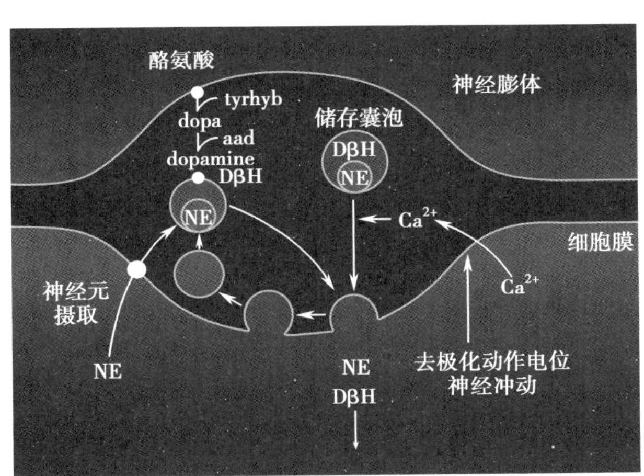

图 34-2　NE 在交感神经末梢的释放与再摄取

aad：芳香 L- 氨基脱羧酶；DβH：多巴胺 β- 羟化酶；dopa：多巴；tyrhyd：酪氨酸羟化酶。

NE 的释放受多因素影响：血管紧张素Ⅱ、前列环素和组胺可促进囊泡释放，而乙酰胆碱(acetylcholine，Ach)和前列腺素 E 可抑制其释放。NE 及肾上腺素均由肾上腺髓质细胞合成、释放，合成两种神经递质的细胞类型及介导其释放的刺激种类不同。蛋白激酶 C 在 NE 的释放中起重要作用。

(三) NE 的灭活

释放的 NE 大部分通过"胺泵"或非神经组织摄取快速从突触间隙移出。"胺泵"是多聚体复合物，在 NE 的灭活过程中占主导地位，依赖膜内外电化学梯度驱动。经"胺泵"摄取的 NE 进入神经膨体，转运至储存囊泡中循环利用，少量未进入囊泡的 NE 则被单胺氧化酶(monoa mine oxidase，MAO)代谢。

"胺泵"转运系统为非特异性，NE 类似物，如可卡因、三环抗抑郁药，亦可由该转运系统摄取，从而消耗"胺泵"数量。不同组织摄取 NE 的能力不同，如外周血管几乎不摄取 NE，而心脏再摄取的速率最快。某些药物或疾病状态也可影响 NE 的摄取，如甲基多巴可减少 NE 的摄取和再利用，从而影响心率及心脏节律。正常情况下，一次肺循环肺脏可清除 25% 的 NE，肺动脉高压时该能力减弱，可能由于肺血管壁增厚所致。充血性心力衰竭(congestive heart-failure，CHF)患者出现心脏儿茶酚胺耗竭及对 NE 的再摄取减少。

(四) NE 的代谢

在储存与再摄取过程中，少量 NE 未被神经末梢摄取进入再循环，由位于血液、肝脏或肾脏中 MAO 及儿茶酚胺氧位甲基转移酶(COMT)共同或单独灭活。由肾上腺髓质释放的肾上腺素，亦由上述酶灭活。灭活后最终的代谢产物为香草扁桃酸(vanilmandelic acid，VMA)。

由于清除迅速，NE 及大多数生物胺的血浆半衰期非常短(≤ 1 分钟)，因此在使用时应采用持续输注方式。儿茶酚胺含量的测定是检测其代谢产物而不是本身，诊断 NE 型嗜铬细胞瘤时，通常测量尿中 3- 甲氧基肾上腺素和 VMA 的含量，而非尿中的少量 NE。抑制 MAO 可对此类患者交感神经功能产生较大影响。由于其对 MAO 抑制剂(MAO inhibitors，MAOIs)的耐受性较好，即使患者状况稳定，其胺类代谢可能已发生严重改变。

一些化学物质可通过分解代谢酶作用转化成假性神经递质，如酪胺。酪胺存在于红酒、奶酪等食物中，亦可由酪氨酸合成。酪胺通过"胺泵"转运进入突触囊泡并取代 NE，导致 NE 摄取受阻而引起血压增高。然而，突触囊泡内的酪胺在 DβH 作用下转化成章鱼胺，并作为假性神经递质释放。由于章鱼胺的效能仅为 NE 的 10%，因此不会引起血压升高。

二、乙酰胆碱

Ach 作为胆碱能神经递质，其合成、储存、释放和灭活在本书"第 13 章麻醉与自主神经系统"及

“第二十三章 神经肌肉兴奋传递”中均有较详细的阐述，在此仅做简单介绍。

Ach 在胆碱乙酰转移酶作用下，由乙酰辅酶 A 和胆碱合成，储存于神经末梢突触囊泡内。神经冲动到达突触前神经末梢时，Ach 通过胞吐作用释放到突触间隙，作用于突触后膜的胆碱能受体。突触间隙中的 Ach 水解成胆碱和醋酸盐，产生的胆碱被摄取再利用。该水解作用在乙酰胆碱酯酶（亦称组织胆碱酯酶或真性胆碱酯酶）和丁酰胆碱酯酶（亦称血浆胆碱酯酶或假性胆碱酯酶）的催化作用下显著加快。丁酰胆碱酯酶在正常情况下作用不详，而对某些不为乙酰胆碱酯酶代谢的药物而言比较重要。胆碱酯酶及其抑制剂对调控胆碱能系统功能非常重要。

3

三、自主神经系统中的非肾上腺、非胆碱能神经递质（non-adrenergic non-cholinergic neurotransmitter，NANC）

（一）NANC 的组成

NANC 的组成成分有单胺、嘌呤、氨基酸及多肽。经证实，位于血管周围神经的递质尚包括三磷腺苷（adenosine triphosphate，ATP）、腺苷、血管活性肠肽（vasoactineintrestinal peptide，VIP）、P 物质、5- 羟色胺（5-hydroxytrypta mine，5-HT）、神经肽（neuropeptide Y，NPY）、降钙素基因 - 相关肽（calcitonin gene-related peptide，CGRP）。

（二）NANC 的共存及共传递

研究表明数种神经递质或假性神经递质可共存于相同的神经中。最常见的血管周围神经递质共存是交感神经系统中的 NE、ATP 和 NPY（图 34-3），副交感神经系统中的 Ach 和 VIP（图 34-4）以及 P 物质、CGRP 和感觉 - 运动神经的 ATP。而共存的神经递质及假性神经递质可通过共传递（即同时合成、储存和释放多个递质）起作用。自主神经功能经递质共存、共传递调控的概念近年已逐渐被接受，然而递质间的组合尚未明了。

多种递质虽由同一神经储存及释放，每种神经递质在突触后相对应的受体不同，从而产生不同效应。有证据表明，许多血管周围的交感神经存在 NE 及 ATP 的共传递，释放后产生血管收缩作用，但二者作用的受体不同。传统观念认为，ATP 仅作为 NE 的电缓冲。然而近年发现与 NE 作用于 α_1 肾上腺素能受体，引起配体依赖性钙通道活化，从而控制血管收缩反应，ATP 则通过 P_2- 嘌呤受体调控电压依赖性钙通道活性，从而控制血管收缩程度。ATP 经膜上的 ATP 酶及 5′- 核苷酸酶降解为腺苷，被突触前神经元摄取用于新合成 ATP，并包装进囊泡以备再次释放。嘌呤受体分为 P_1 受体与 P_2 受体。P_1 受体与腺苷结合，而 P_2 受体则与 ATP 结合。现已发现 P_1 受体四种亚型，其分别为 A_1、A_{2A}、A_{2B}、A_3，所有 P_1 受体均与膜蛋白上的 G 蛋白偶联。P_2 受体分为 P_{2X} 与 P_{2Y} 两种亚型，P_{2X} 再分为 7 种亚型，即 $P_2X_{1\sim7}$，结合 ATP 并开放配体 - 门控离子通道，P_{2Y} 则有 8 种亚型，分别命名为 $P_2Y_{1,2,4,6,11,12,13,14}$，与 G 蛋白耦联，并与第二信使系统结合。部分 P_{2Y} 更倾向于和二磷酸腺苷而不是 ATP 结合，部分 P_{2Y} 可为嘧啶核苷酸所激活。

ATP 在神经末梢释放，可导致动脉血压降低。在冠心病合并肺动脉高压的患者中，ATP 与 $MgCl_2$ 结合可发挥显著的舒张肺部血管作用。此外，ATP 尚可作用于缺血后肾损伤。嘌呤能递质共传递亦可见于胃肠道系统，如与一氧化氮共传递的 ATP

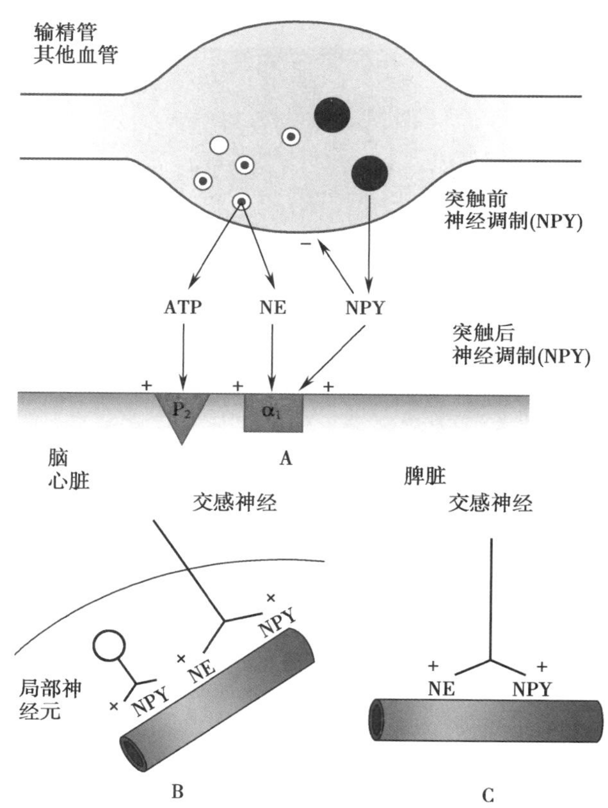

图 34-3 支配脉管的交感神经释放 NPY、ATP 与 NE 及其相互作用

A. 在输精管及其他血管中，可能由小颗粒囊泡释放 NE 与 ATP，相互之间存在协同作用，并分别作用于肾上腺素能受体及嘌呤受体，引起平滑肌收缩（+）；B、C. 心和脑交感神经的刺激传递。

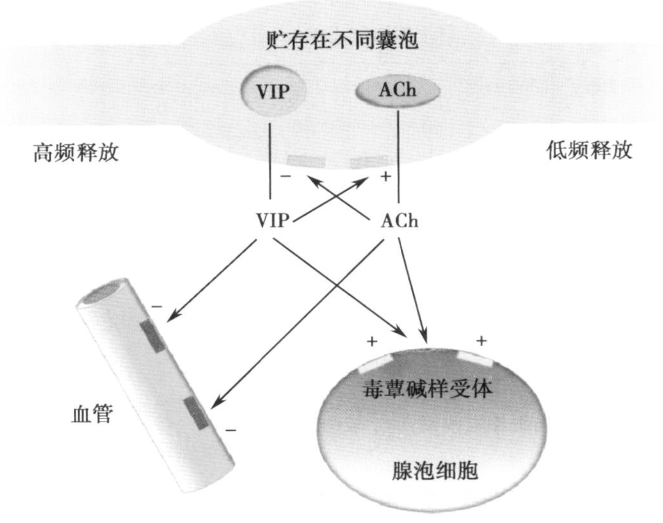

图 34-4 Ach 和 VIP 共存于支配猫唾液腺的副交感神经中

Ach 和 VIP 分别储存于不同的囊泡，按其各自的频率释放并作用于腺泡细胞与腺体血管。在突触前后，当低频刺激 Ach 与高频刺激 VIP 释放时，二者产生协同作用。

作用于突触后受体抑制胃肠道蠕动。

NPY 可与 NE 及 ATP 共存。部分 NPY 对血管几乎无直接作用，而是在神经突触前抑制 NE 的释放，突触后则强化 NE 的作用(图 34-3A)。在其他血管，尤其是脾脏、骨骼肌、脑及冠脉系统，NPY 具有直接收缩血管的作用；而在心、脑非交感神经元中，NPY 为主要的递质(图 34-3B)；NPY 与 NE 在支配脾脏血管的交感神经中表现为真正的共传递特性(图 34-3C)。在此类神经中，刺激频率决定所释放的神经递质类型。

经典的神经递质如 Ach 可在许多器官的副交感神经中与 VIP 共存。在此情况下，两种递质分别储存于不同的囊泡中，在不同的刺激频率下两者以不同的方式释放，低频刺激引起 Ach 释放而高频刺激引起 VIP 释放。

(三) NANC 作用的调控

神经递质的作用受多种因素调控，神经调质(neuromodulators)为主要调控因素之一。神经调质的成分可能是循环利用的神经激素、局部递质或相同及邻近神经释放的神经递质。神经调质可在突触前增加或减少传递中的递质总量，亦可在突触后改变神经递质的作用范围与时间。在突触前后的神经调控中，神经调质均可加强或减弱神经传递，与自主神经效应器接头的结构多样性有关。与神经突触不同之处，自主神经效应器中神经递质需传递较远距离，但其半衰期普遍较短，因此神经调质在一定程度上扩大或延长了其生物作用。在许多生理状态，如妊娠、高血压、高龄，共同递质之间具有代偿反应性，因此，可通过使用药物干预其受体从而更有效地调控相应生理功能。

第二节 自主神经递质受体

一、肾上腺素能受体

近年根据对特殊药物的不同反应将 α 及 β 受体分为 α_1、α_2、β_1、β_2 受体，亦有分类方式把 α_1、α_2、β 各自分出 3 种主要亚型，共 9 种次亚型(图 34-5)。α_1、α_2、β_1 及 β_2 受体的分布、生理学效应及其各自代表性激动剂和拮抗剂见表 34-1。

表 34-1 肾上腺素受体的分布及作用

受体	分布	反应	激动剂	拮抗剂
α_1	平滑肌	收缩	苯福林	哌唑嗪
α_2	突触前	抑制 NE 释放	可乐定 右美托咪定	育亨宾
β_1	心脏	变力 变时	多巴酚丁胺	美托洛尔
β_2	平滑肌	舒张	特布他林	

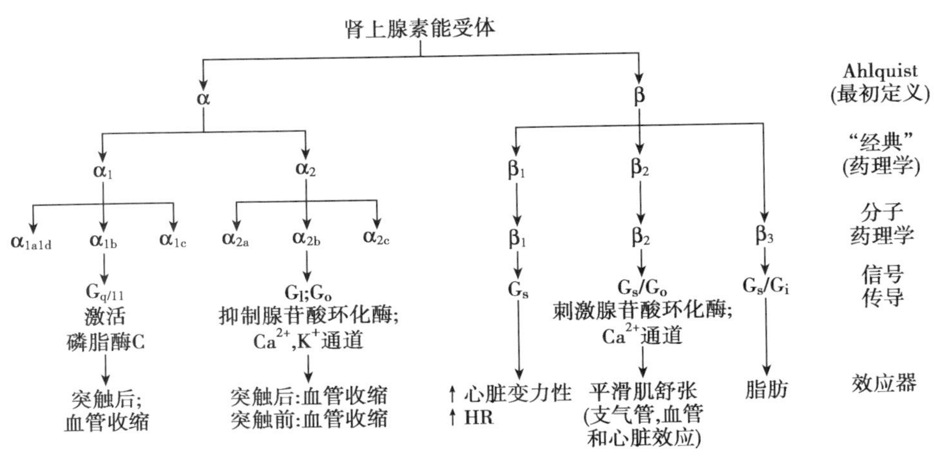

图 34-5 肾上腺素能受体的分类

(一) α 肾上腺素能受体

根据功能、亲和力测定及分子生物学方法将 α 肾上腺素能受体分为 α_1 受体和 α_2 受体，α_1 受体进一步分为 $\alpha_{1a/d}$、α_{1b} 和 α_{1c} 受体，α_2 受体分为 α_{2a}、α_{2b} 和 α_{2c} 受体。α_2 受体表达于外周神经系统、中枢神经系统及多种组织器官，包括血小板、肝脏、胰腺、肾脏与眼，通常表达于突触前膜，甚至在非神经组织中亦有表达，α_{2a} 受体为其最重要的一个亚型。α_2 受体的基因编码定位于 2、4 和 10 染色体，当发生突变导致 α_{2c} 突触前功能降低和 β_1 受体亲和力增强时，可引起肾上腺素能反应过度，并易引发 CHF。突触前后膜均存在 α 受体，位于突触前膜的 α_2 受体可能临床意义最大：突触前 α_2 受体通过负反馈机制调控 NE 和 ATP 的释放，即 NE 激活 α_2 受体后，可抑制神经刺激所诱发的 NE 释放。在人类大脑存在大量 α_2 受体，尤其是大脑皮质和延髓，由此可解释使用 α_2 受体激动剂所导致的心动过缓和低血压。

(二) β 肾上腺素能受体

与 α 受体相似，β 受体是具有 7 个跨膜单环结构的蛋白超家族。这些跨膜区被标记为 M_1~M_7，β 受体拮抗剂有其特定的结合区域，而 β 受体激动剂则广泛地与跨膜疏水区结合(图 34-6)。受体的细胞外部分为氨基端，细胞内的羟基端为磷酸化部位。在 β 肾上腺受体的胞浆区域，有与 G 蛋白和激酶包括 β 肾上腺素受体激酶相互作用的位点。β 肾上腺受体与毒蕈碱样受体具有相似性，尤其在跨膜疏水区，但与烟碱样受体不相似。

β 受体可进一步分为 β_1、β_2 和 β_3 亚型。既往认为 β_1 受体只分布于心脏，而 β_2 受体分布于血管和支气管平滑肌。但事实上 β_2 受体对心脏功能的影响非常重要。首先，β_2 受体在人类心脏有广泛的分布，在心室约占 β 受体总数的 15%，而在心房可达 30%~40%；其次，当机体受到慢性儿茶酚胺刺激或患 CHF 时，可通过保持 β_2 受体对儿茶酚胺的反应代偿 β_1 受体的下调，即使在充血性心肌病末期，对 β_2 受体的数量的影响亦不大；此外，除了正性变力作用外，人类心房的 β_2 受体尚参与心率的调节，调控人类心脏 cAMP 水平。β_2 受体的基因编码出现突变时可引起 β 受体下调及夜间哮喘发作。β_3 受体局限表达于脂肪细胞，为肥胖症治疗提供了新方向，β_3 受体多态性可能与肥胖及糖尿病相关。

二、多巴胺受体

多巴胺作为 NE 合成的中间产物存在，外源性多巴胺可表现为 α 和 β 肾上腺素能效应(依据使用剂量不同而异)。目前已知的 5 种多巴胺受体中，1 型多巴胺受体(DA_1)和 2 型多巴胺受体(DA_2)最为重要，两者生理特性明显不同(图 34-7)。

DA_1 受体为突触后受体，分布于肾脏、肠系膜、脾脏和冠状血管平滑肌，通过刺激腺苷酸环化酶和增加 cAMP 生成引起血管舒张，其对肾动脉的血管舒张作用最强，使血流重新分配至肾脏。对此观念虽存在争议，但多巴胺仍在临床普遍应用。此外，肾小管的 DA_1 受体通过 Na^+-K^+-ATP 酶与 Na^+-H^+ 交换促进尿钠排泄。

DA_2 受体为突触前受体，可能具有抑制 NE 和 Ach 释放的作用。中枢也存在 DA_2 受体，可介导恶心和呕吐反应。氟哌利多止吐作用可能与该受体活性的影响有关。

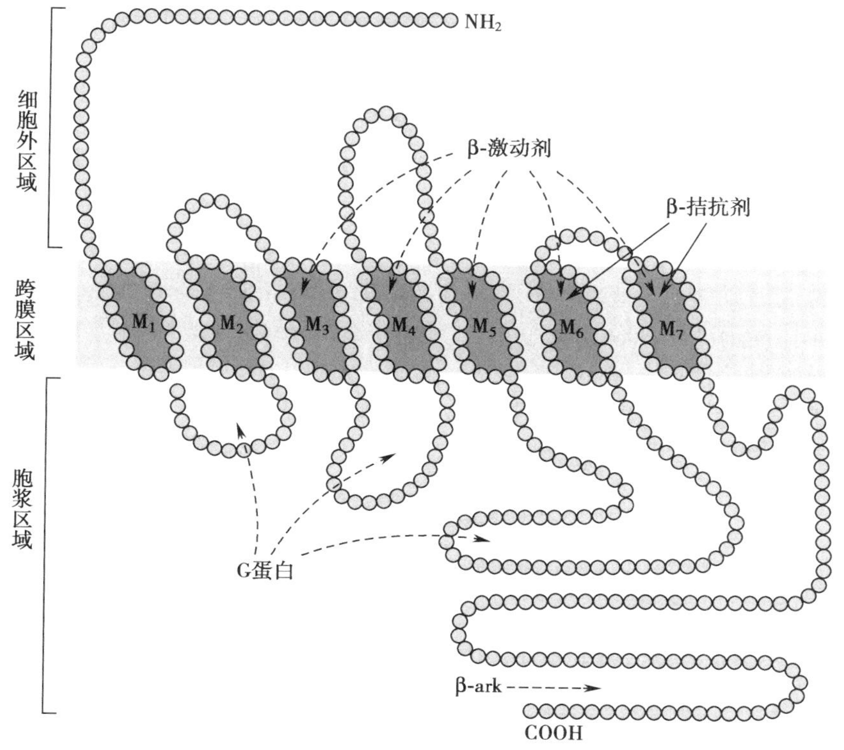

图 34-6　β 肾上腺素能受体的分子结构

跨膜区作用类似配体结合袋，胞浆区与 G 蛋白和激酶如 β 肾上腺素能受体激酶（β-ARK）相互作用，后者能使受体磷酸化并脱敏。

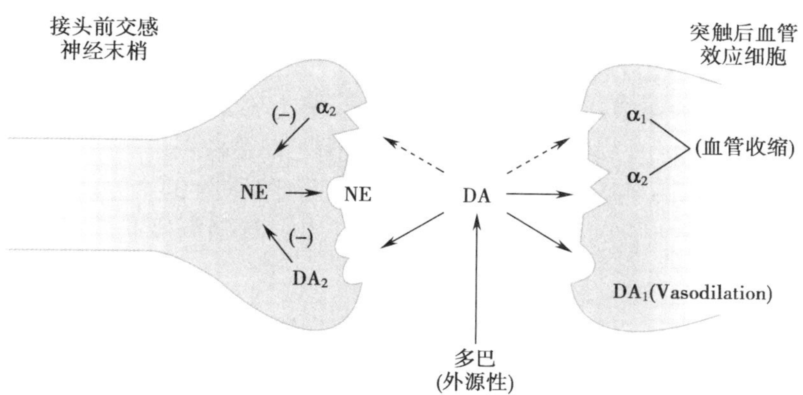

图 34-7　DA_1、α_1 和 α_2 受体在突触后血管效应细胞的定位，DA_2 和 α_2 受体在接头前交感神经末梢的定位

当使用多巴胺时，激动 DA_1 受体导致血管扩张，而激动 DA_2 受体能抑制储存颗粒释放 NE。较大剂量的多巴胺激动接头后效应细胞的 α_1 和 α_2 受体导致血管收缩，和激动交感神经末梢突触前的 α_2 受体抑制 NE 释放。交感神经接头前释放的 NE 也对 α_1 和 α_2 受体产生作用。

三、胆碱能受体

传统上胆碱能受体主要分为烟碱样受体与毒蕈碱受体两类。毒蕈碱类受体主要存在于外周内脏器官，烟碱样受体存在于交感和副交感神经节（神经亚型）以及骨骼肌神经肌肉接头（神经肌肉亚型）。这两种结构和功能截然不同的受体对 Ach 的反应亦明显不同。

（一）烟碱样受体

神经节烟碱受体与运动终板上的烟碱受体并不相同，因此可被不同药物阻断。非去极化肌肉松弛剂主要阻断神经节及神经肌肉接头的胆碱能受体，而六烃季铵阻断神经节受体。有证据表明神经节烟碱受体对麻醉药物的反应比神经肌肉接头的受体敏感，但其临床意义尚未明了。运动终板及神经节的烟碱受体为五聚体膜蛋白构成的非选择性阳离子通道。包括两个 α 单位（每个 40kd）及单个 β、ε、δ 单位，五个亚单位围绕着离子通道。通过该通道，钠及钙流入细胞，钾流出细胞，每个离子均有独立的通道。要使通道开放，Ach 必须占领每个 α 单位的受体结合位点。

（二）毒蕈碱受体

毒蕈碱受体属于 G 蛋白耦联受体超家族，与受体家族其他成员相似，毒蕈碱受体具有七个螺旋结构（即 α_2、β_1、β_2、5-HT、视紫红质、视蛋白），并通过 G 蛋白进行信号转导。五种毒蕈碱受体亚型（M_1~M_5）的第五和第六跨膜区之间巨大的胞浆侧环中存在结构变异性。尽管分子研究揭示毒蕈碱受体有五种亚型，但只有四种亚型药理学特性明确（即 M_1、M_2、M_3 和 M_4），现在仍无选择性拟毒蕈碱药物。M_2 型胆碱能受体为突触后受体，主要存在于内脏器官，支气管平滑肌中存在 M_2、M_3 受体。体外实验表明，M_3 受体介导收缩和分泌反应，而 β 肾上腺素能受体激动剂逆转其引起的支气管痉挛效果欠佳的原因，可能与支气管平滑肌中存在大量 M_2 受体有关。

毒蕈碱类受体具有不同的信号转导机制。奇数序列的受体亚型（如 M_1、M_3、M_5）主要通过水解聚磷酸肌醇起作用，而偶数序列的受体主要通过 G_i 蛋白（抑制性 G 蛋白）调控腺苷酸环化酶活性。毒蕈碱受体与第二信使系统耦联，如环核苷酸或磷酸肌醇，后者再与离子通道耦联，通过阳离子内流以启动细胞反应。因阳离子不同所起的效应亦不相同，如心房毒蕈碱受体活化可使钾离子外流，产生细胞膜超极化，其外流可减慢传导使起搏速度减慢或停止。在腺体中，钙离子和/或钠离子流入引发细胞内多种活动，促使细胞分泌。平滑肌细胞中同类离子的内流引起平滑肌收缩。

毒蕈碱受体存在于中枢和外周神经系统，同一个神经元可同时存在兴奋性与抑制性毒蕈碱受体。突触前膜毒蕈碱受体兴奋后可能抑制神经节后副交感神经元中 Ach 的释放，而兴奋突触前膜烟碱样受体可能导致 Ach 释放减少。

由于耦联复杂，毒蕈碱系统反应较缓慢，应用 Ach 后反应可延迟几秒至几分钟后出现。同样，其作用持续时间要比激动剂存在时间长。尽管递质迅速被灭活，其激活产生的一系列细胞反应仍可持续几分钟。

四、GTP- 耦联调节蛋白（G 蛋白）

肾上腺素能受体激动后，α_1 或 β 受体与 G 蛋白耦联，G 蛋白被激活后可介导细胞内第二信使的合成与激活（图 34-8）。激活的第二信使在细胞浆内扩散并激活酶级联反应，第一信使→受体→ G

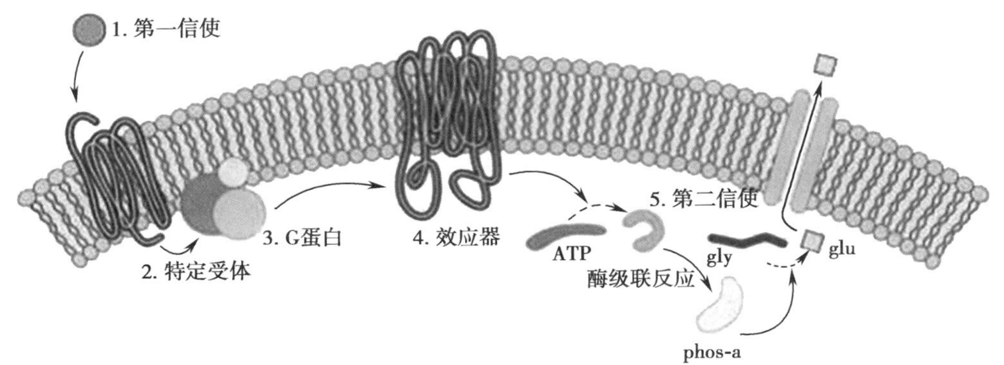

图 34-8　肝细胞中肾上腺素引起的肝糖原分解显示 G 蛋白在细胞功能中的作用

第一信使（肾上腺素）和其特异的受体结合，刺激 G 蛋白（在本图中为 Gs）激活腺苷酸环化酶效应器。该酶将 ATP 转化为环磷酸腺苷，第二信使随后触发酶级联反应，并活化酶磷酸化酶，将糖原转换成葡萄糖。

蛋白→效应器→第二信使→酶级联反应过程虽存在于很多细胞中，但在此过程中发挥不同作用的特殊物质在不同细胞间差异很大。

G蛋白分布于细胞膜内表面亦能直接改变跨膜离子通道的活性。G蛋白为异源性三聚体复合物，其亚单位分别为α、β及γ。β和γ组成一个稳定的复合体，α以可逆的方式与此复合体结合。β和γ亚单位的结构几乎无改变，但α亚单位则不同，现已发现20种不同α亚单位。G蛋白功能由所结合的α亚单位的结构决定。α亚单位被分为四类：α_s、α_i、α_q和α_o，相应的G蛋白就称为G_s、G_i、G_q和G_o。

每一类的肾上腺素能受体均与不同的G蛋白亚家族相对应，以产生不同的效应。α_1、α_2受体及β受体分别与G_q、G_i及G_s相结合，其效应分别为磷脂酶C的活化（α_1受体）、腺苷环化酶的抑制（α_2受体）与腺苷环化酶的活化（β受体）。

静止状态的G蛋白与二磷酸鸟苷(GDP)结合，且不与受体耦联。但受体被第一信使激活后，后者则能刺激G蛋白释放GDP并将三磷酸鸟苷（GTP）结合至G蛋白的α亚单位上，以此激活G蛋白。与GTP结合后G蛋白分解为两个部分，α-GTP结构和β、γ亚单位复合物。α亚单位释放给效应器并将其激活。此后GTP转化为GDP，α亚单位与β、γ亚单位复合物重新结合，重构G蛋白以备下一次的信号转导。

G蛋白对信号的传导最终均通过下游酶实现，磷酸二酯酶抑制剂通过限制下游酶活性从而抑制对儿茶酚胺的作用。

心肌细胞对受体的刺激反应不同，取决于第一信使的特性。心肌收缩力的抑制或增强两种相反的作用，均由受体→G蛋白→效应器→下游酶这一级联反应产生。但在此级联反应中，化学物质(第一信使)的特性各不同。当NE作为第一信使与α受体结合，刺激兴奋性G蛋白（G_s）并激活腺苷酸环化酶时，心肌细胞收缩力增强，α亚单位引起钾离子通道开放及钾外流，当Ach作为第一信使并刺激其受体激活抑制性G蛋白（G_i或G_o）时，心肌收缩力则减弱。当G_s和G_o同时被刺激时，其作用可被抵消。由G_o引起的离子流大于G_s，此作用可解释当患者未予术前用药时，迷走神经对心率的抑制作用往往大于交感神经的兴奋作用。

五、受体密度的调节

β肾上腺素能受体的数量并不恒定，其随突触间隙及血浆中NE总量而处于动态的变化中。β受体的变化很快，在去神经支配或肾上腺素能阻断后30分钟内，β受体的数量开始增加，此即能解释β肾上腺素能受体阻滞剂突然停药可导致心动过速，增加心肌梗死或心肌缺血的发生率。许多慢性进程如静脉曲张或年龄增长，可降低全身肾上腺素能受体数量及反应性。

当受体连续暴露于肾上腺素能受体激动剂，其对许多激素与神经递质的反应却迅速衰退，此现象称为脱敏。脱敏的假设机制有：受体的解耦联(比如磷酸化作用)、隔离和下调。其中β肾上腺受体的快速脱敏机制研究最为透彻，主要与β受体在与G蛋白解耦联后发生功能改变有关。受体被隔离的状况亦可影响功能性β肾上腺素能受体经去磷酸化与受体再循环途径的再生。

在终末期心力衰竭的患者中，其心脏β受体的密度显著下降以对应血浆儿茶酚胺水平的上升，可解释外源性β受体激动剂对此类患者相对无效。Bristow等证明在充血性心衰的患者中，心室受体β_1密度下降但不伴有β_2受体密度的改变。因此，在受异丙肾上腺素刺激时，衰竭的心脏中β_2激动作用占心肌变力反应的60%，而在非衰竭心脏则占40%。

甲状腺功能亦影响受体密度，甲状腺功能亢进增加受体密度，甲状腺功能减退则相反。临床上β受体阻滞剂常用于甲状腺功能亢进急性期的治疗。有证据表明皮质类固醇可降低受体密度。因此，即使是明确的交感神经兴奋剂，机体对其反应也取决于病理及内环境状态。另外，甲状腺激素和酪氨酸结构的相似性表明假性神经递质在对受体密度调控中起着重要作用。

第三节 作用于神经节药物的药理学

神经节作用远比细胞的神经突触与附近细胞胞体之间的简单连接要复杂，其整合作用可能有助于自主神经系统反应与组成。神经节刺激的电生理较复杂，至少有四种不同电刺激反应（表34-2）。

表 34-2 交感神经节节后神经元的快速与慢速反应

电位	时程	介质	受体
快速 EPSP	30ms	乙酰胆碱	胆碱能受体
慢速 IPSP	2s	多巴胺	D_2
慢速 EPSP	30s	乙酰胆碱	M_1 胆碱能
迟慢 EPSP	4min	GnRH	GnRH

D_2，多巴胺受体通过抑制性 G 蛋白抑制腺苷环化酶；EPSP，兴奋性突触后电位；GnRH，促性腺激素释放激素；IPSP，抑制性突触后电位。

3

神经节兴奋的主要表现形式是兴奋性突触后电位（excitatory postsynaptic postsynaptic potential，EPSP）。Ach 与神经型烟碱受体相互作用，提高对钠离子的通透性，突触后膜快速去极化。去极化主要是由钠离子通过烟碱受体门控通道内流引起，可被非去极化烟碱受体阻滞剂（如六烃季铵）阻滞。电刺激神经节后引起电位变化表明神经节兴奋尚存在其他通路：①慢速 EPSP；②迟慢 EPSP；③抑制性突触后电位（inhibitory postsynaptic potential，IPSP），而这些通路对经典的烟碱受体拮抗剂不敏感。神经节的抑制则表现为神经节的持续去极化或出现 EPSP。

自主神经节可被两组药物兴奋，即烟碱与毒蕈碱受体激动剂。烟碱受体激动剂能使兴奋效应快速出现，类似初始的 EPSP，可被经典的非去极化神经节阻滞剂阻断，毒蕈碱受体激动剂的兴奋效应出现延迟，可被阿托品阻断，类似慢速 EPSP。

自主神经节可被两类药物阻断。第一类典型的代表药物为烟碱，先激动受体再发挥神经节传导阻滞作用，表现为持续去极化，第二类药物发挥神经节阻滞作用前无神经节兴奋作用或改变神经节电位，此类药物包括六烃季铵、曲美芬和美卡拉明。曲美芬在神经节与乙酚胆碱竞争胆碱能受体，六烃季铵可阻断开放的通道。无论哪种机制均能抑制 EPSP 出现与阻断神经节传导。

某些药物可影响神经节的传导功能。如毒蕈碱受体拮抗剂或 α 受体激动剂虽不能完全阻断神经节传导，但可对神经冲动的正常调节起抑制作用。刺激 β 肾上腺素能受体可促进烟碱和毒蕈碱受体传导，而刺激 α 肾上腺素能受体可抑制神经节传导。5-HT 促进神经节传导的作用最强，但在特定区域可产生抑制作用。多巴胺能通过产生 IPSP 发挥抑制作用。肾上腺髓质是一特殊神经节突触，因此亦受与其他自主神经节类似的影响。

第四节 药物与自主神经系统

药物对自主神经系统的影响是许多急性和慢性疾病治疗的基础，此类药物通过影响自主神经系统递质的合成、储存及调控受体活性等方式，使自主神经系统功能维持平衡，从而达到治疗疾病之目的。

一、影响肾上腺素能神经传导的药物

（一）拟内源性儿茶酚胺药物

儿茶酚胺是拟交感神经药物的重要部分，内源性交感神经递质如 NE、肾上腺素和多巴胺均属儿茶酚胺类（图 34-9）。拟内源性儿茶酚胺类药物共有的组成部分均含有 β-苯乙胺，其包括一个苯环和一个乙胺侧链。将苯环 3，4 位上的羟基转变为儿茶酚，此类化合物统称为儿茶酚胺。异丙肾上腺素和多巴酚丁胺虽为人工合成，但亦属儿茶酚胺类。非儿茶酚胺类药物则具有与其相似的结构，可产生拟交感神经作用。

儿茶酚胺类药物大部分由 COMT 代谢。如果失去两个羟基中的任意一个，因不再由 COMT 代谢而使口服药物效应增强、作用时间延长。非儿茶酚胺类药物基本均经 MAO 代谢。带有一个 α-碳原子的非儿茶酚胺类药物因不由 COMT 或 MAO 代谢，作用时间延长。

1. 肾上腺素　常作为心搏骤停、循环衰竭与过敏反应等危急事件的抢救用药。局部使用肾上腺素可延缓局部麻醉药吸收入血速度、延长其作用时间、减少局部出血。肾上腺素的全身效应变异性较大，与血容量有关。根据应用目的和紧急程度不同，可选择不同的剂量与给药方式。

肾上腺素可激活所有肾上腺素受体：α_1、α_2、β_1、β_2 及 β_3。其治疗作用包括对心脏的正性变力作用、变时作用和变传导作用（β_1 受体），血管和支气管平滑肌松弛（β_2 受体）和血管收缩（α_1 受体）。血管收缩时，主动脉舒张压升高，从而增加心搏骤停

多巴胺

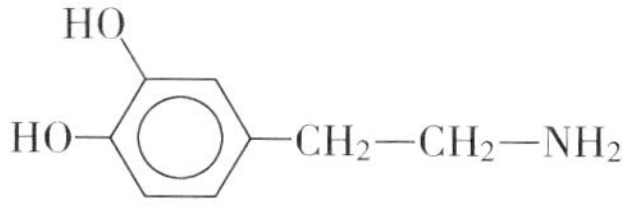

HO—(苯环)(HO)—$CH_2—CH_2—NH_2$

去甲肾上腺素

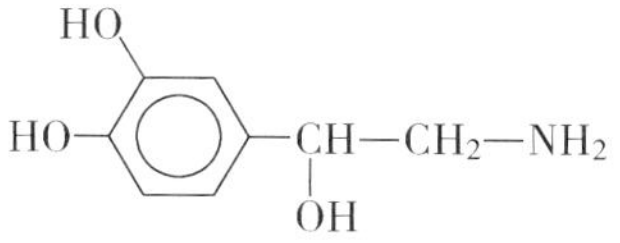

HO—(苯环)(HO)—$CH(OH)—CH_2—NH_2$

肾上腺素

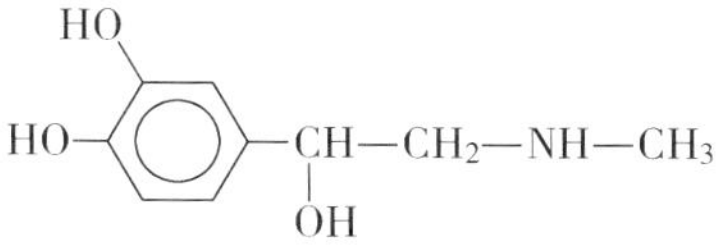

HO—(苯环)(HO)—$CH(OH)—CH_2—NH—CH_3$

异丙肾上腺素

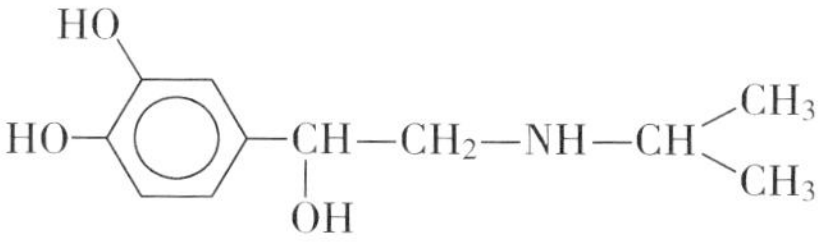

HO—(苯环)(HO)—$CH(OH)—CH_2—NH—CH(CH_3)_2$

多巴酚丁胺

HO—(苯环)(HO)—$CH_2—CH_2—NH—CH(CH_3)—CH_2—CH_2$—(苯环)—OH

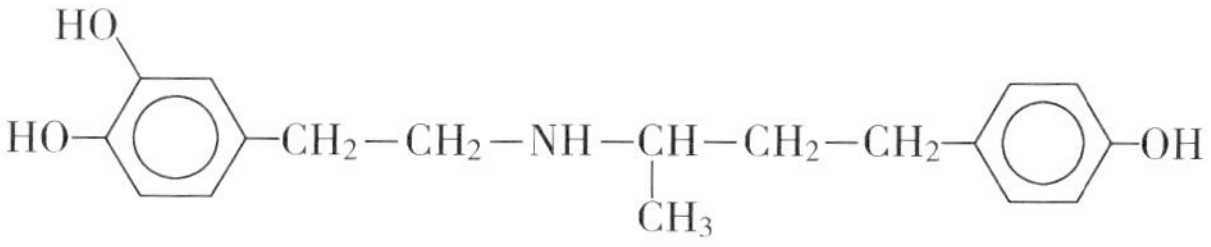

图 34-9 拟内源性儿茶酚胺药物的化学结构

一个苯环和两个相邻的羟基基团形成儿茶酚原子团。

时冠状动脉的血流量，这是肾上腺素作为心肺脑复苏一线药物得以沿用至今的重要原因。肾上腺素对内分泌和代谢的作用包括升高血糖、血乳酸及游离脂肪酸水平。

肾上腺素可单次或持续静脉注射。用于升高血压的初始单次剂量为 2~8μg；治疗循环衰竭、心搏骤停、室颤、电机械分离和过敏性休克的剂量为 0.02mg/kg，或 1mg；有时则需更大剂量来收缩周围血管以维持心肌和大脑血流灌注。大剂量肾上腺素（0.1~0.2mg/kg）并未增加成人心肺脑复苏成功率。小儿心搏停止后的治疗效果难以预测，故目前推荐在给予初始剂量肾上腺素（0.01mg/kg）后，3~5 分钟可重复输注一次。在特殊情况下，更大剂量如 0.2mg/kg 可能有效。患者对药物的反应差别较大，在使用时应以滴定法调整输注速度，对肾、脑与心肌灌注的监测较用药方案更为重要（表 34-3）。研究表明 1~2μg/min 的剂量可率先激活 β_2 受体，产生松弛血管和支气管平滑肌的效应，2~10μg/min［25~120ng/(kg·min)］的剂量可通过缩短房室结不应期从而增加心率、增强心肌收缩力及加快传导，当剂量超过 10μg/min［100ng/(kg·min)］时，产生显著 α 受体的激动作用，引起全身性血管收缩。肾上腺素可直接激活 α 受体并间接促进肾素释放，引起强烈的肾血管收缩。小剂量肾上腺素虽能直接激活 β_1 受体，增快心率。但大剂量应用时，由于周围血管收缩引起显著血压升高，可使心率反射性减慢。

表 34-3 剂量依赖性变力和变时作用的药物

药物*	受体	常用输注剂量
肾上腺素	β_2	1~2μg/min
	$\beta_1+\beta_2$	2~10μg/min
	α1	≥ 10μg/min ¥（单次 2~10μg，0.5~1mg$）
去甲肾上腺素	α_1、$\beta_1 \gg \beta_2$	4~12μg/min ¥
	多巴胺	0~3μg/(kg·min)
	β	3~10μg/(kg·min)
	α	>10μg/(kg·min) ¥
多巴酚丁胺	$\beta_1 \gg \beta_2$，α	2.5~10μg/(kg·min) ¥
异丙肾上腺素	$\beta_1>\beta_2$	0.5~10μg/(kg·min) ¥
氨力农	通过抑制磷酸二酯酶增	0.75μg/kg 负荷剂量超过 2~3min
	加环磷酸腺苷	5~10μg/(kg·min)

* 除外氨力农（$t_{1/2}$，3.6h；充血性心衰患者为 5.8h）外，所有药物的清除半衰期为数分钟。

¥ 临床已使用的剂量远高于此常用输注剂量。

$ 伴有室颤或心搏骤停。

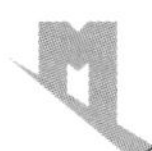

以往曾以吸入 1%(1g/100ml) 肾上腺素溶液治疗支气管痉挛，但目前已被特异性 β 受体激动剂所取代。消旋体肾上腺素（即左旋和右旋肾上腺素混合物）可使水肿的黏膜收缩，从而治疗严重哮鸣与拔管后或外伤性气道水肿。将 2.25% 溶液(microNefrin 或 vaponefrin) 用蒸馏水或盐水按 1∶8 的比例稀释后进行雾化吸入，每 2 小时应用 1 次，效果持续 30~60 分钟。首次用药后应密切观察患者至少 2 小时，以防用药 2 小时后出现反跳性水肿。临床上虽常用消旋体肾上腺素，但左旋肾上腺素比消旋体作用效能强 15~30 倍，且治疗性价比更高。

3

发生支气管痉挛时可每 20 分钟皮下注射肾上腺素 300μg，最多 3 次。除能直接舒张支气管外，肾上腺素尚可抑制内源性支气管痉挛物质的释放，对过敏反应性支气管痉挛治疗效果尤佳。相对禁忌证包括高龄、严重心动过速、高血压和冠状动脉阻塞性疾病。皮下注射肾上腺素吸收缓慢，因其能引起局部的血管强烈收缩，皮下注射应加大剂量，0.5~1.5mg 的肾上腺素，其效果仅相当于静脉注射 10~30μg/min。若静脉输入与皮下注射等量的肾上腺素，将引起致命的室性心律失常、高血压和脑出血。

黏膜表面常应用肾上腺素以控制术野出血。可与局部麻醉药混合后用于局部浸润或鞘内注射，以减少局部出血，减缓局部麻醉药的吸收，延长其作用时间，降低血浆峰浓度。该方法可能引起全身不良反应，但有研究表明除非静脉注射，否则通过血管吸收后升高血浆肾上腺素的水平有限，其影响甚至不如心理紧张时的应激反应。

某些药物可与肾上腺素相互作用，如可卡因及其他 NE 重摄取抑制剂能增强外源性肾上腺素的效应，延长作用时间；肾上腺素与 α_1 受体阻滞剂伍用可引起低血压及心动过速，即所谓“肾上腺素翻转”现象，类似于 β_2 受体血管舒张效应；应用非选择性 β 受体阻滞剂可表现出难控性 α 受体效应，选择性 β_1 阻滞剂则无此效应。

氟烷可增加心脏对儿茶酚胺的敏感性，浅吸入麻醉下可能引起心律失常。肾上腺素通过缩短心肌不应期，使心脏更易发生心律失常。吸入麻醉药 1.25 倍 MAC 浓度，引起 50% 成人(ED_{50})每分钟出现三个室性期前收缩的肾上腺素剂量分别为：氟烷 2.1μg/kg、异氟烷 6.7μg/kg、恩氟烷 10.9μg/kg。小儿较成人能耐受更大剂量的肾上腺素，小儿吸入氟烷，每 10 分钟皮下注射肾上腺素量的最大剂量为 10~15μg/kg。低碳酸血症可增强该类药物的作用。

2. NE　其作用于 α 和 β 受体，但其以 α 激动作用为主。其半衰期较短，为 2.5 分钟，建议持续输注。当输注速度小于 2μg/min [30ng/(kg·min)] 时，表现为 β_1 受体激动效应，常用输注剂量与速度应大于 3μg/min [50ng/(kg·min)]，以达到激动 α 受体，收缩外周血管之目的。

NE 收缩外周血管升高血压并反射性引起心动过缓，静脉收缩使回心血量增加，心输出量不变或减少，心肌耗氧量明显增加。因其可增加肺血管阻力，肺动脉高压者慎用。

NE 为脓毒性休克患者改善平均动脉压的一线用药，可降低该类患者死亡率，但在合并急性肾损伤患者中的应用目前尚有争议。目前大部分学者建议 NE 在临床上用于升压时输注速度为 0.05~1μg/(kg·min)，在此输注速度时 NE 可增加内脏灌注，改善肾血流，增加尿量，对器官移植及冠脉搭桥患者内脏及冠脉灌注亦有积极作用。当 NE 持续输注速度大于 1μg/(kg·min) 时可导致重症患者死亡率增加。

3. 多巴胺及 DA_1 受体激动剂　此药作用于 α、β 受体和多巴胺受体，其还能促进 NE 的释放，因此具有直接与间接的混合效应。多巴胺虽为 NE 的前体物质，但其最主要的作用是使周围血管舒张。在休克时多巴胺通过激动突触后膜多巴胺受体增加肾脏和肠系膜血流。多巴胺经 MAO 和 COMT 快速代谢，半衰期大约为 1 分钟。与其他内源性儿茶酚胺相同，多巴胺适用于静脉持续输注。在使用多巴胺时不需要预注负荷剂量。应用较小剂量时[0.5~2.0μg/(kg·min)]，激活 DA_1 受体，肾脏和肠系膜血管舒张。除了改善肾脏血流，其尚可增加肾小球滤过率与钠排泄。剂量为 2~10μg/(kg·min)，即可激活 β_1 受体，增加心肌收缩力及心输出量。当剂量大于 5μg/(kg·min) 时，多巴胺即可促进内源性 NE 的释放，并作用于心脏。剂量为 10~20μg/(kg·min) 时，同时激活 α 和 β_1 受体，以 α 受体介导的血管收缩效应为主，此时多巴胺对肾脏的保护作用消失。

多巴胺常用于休克的治疗（尤其脓毒症所引起的血管舒张），亦曾普遍认为由于其能增加肾血流，输注多巴胺能保护肾功能并有助于利尿。但最近研究表明对休克状态的肾功能并无有利作用，因而此类患者是否应用多巴胺值得怀疑。

盐酸多培沙明(dopacard)是一种变力性血管舒张剂,为人工合成多巴胺类药物,可用于 CHF 治疗。与多巴胺相比,多培沙明对 β_2 受体的作用是前者的 60 倍,对 DA_1 受体的作用为前者的 1/3,而 DA_2 受体的作用仅为前者的 1/7。与多巴胺不同,多培沙明不具有 α 受体和 β_1 受体激动作用,故无收缩血管作用。在健康成人中多培沙明的半衰期为 3~7 分钟,而在心输出量降低的患者则为 11 分钟。β_2 受体激动作用使全身血管舒张,并引起间接变力作用(通过抑制神经元对 NE 的摄取)。对多巴胺受体的激动可选择性舒张肾脏和脾脏血管,提高肾小球滤过率、增加尿量及尿钠。

盐酸多培沙明尤其适用于血管阻力高的情况,剂量为 1~6μg/(kg·min)。其正性变力、血管舒张、增加尿量及尿钠的作用对 CHF 患者有利,且可改善脓毒性休克患者预后。当输注速度≥ 4μg/(kg·min)时,可发生剂量依赖性心动过速。盐酸多培沙明对肠系膜及肝脏血流灌注的影响尚存在争议。

非诺多泮是一种选择性 DA_1 受体激动剂和强力血管舒张剂(为多巴胺效能的6~9倍),可增强尿钠排出、利尿和增加肾脏血流。由于其生物利用度较低及临床研究所得结果差异较大,现已不再作为治疗慢性高血压和 CHF 的可选药物。非诺多泮起始输注速度 0.1μg /(kg·min),增加速度为 0.1μg/(kg·min),最快可达 0.8μg /(kg·min),此剂量范围可治疗严重高血压,15 分钟内非诺多泮达峰效应。亦可作为硝普钠的替代品,相对不良反应(无硫氰化物毒性、反跳作用或冠脉窃血)较少,尚能改善肾脏血供。

(二) 拟交感神经胺类药物

除 β 受体激动剂异丙肾上腺素与 α 受体激动剂去氧肾上腺素(苯福林)、甲氧明作用于单个受体外,大部分拟交感神经胺类药物均可作用于 α 和 β 两种受体。而大部分非儿茶酚胺拟交感神经胺类药物可通过两种机制作用于 α 和 β 受体:①直接作用于受体;②促进释放内源性 NE 间接作用于受体。

美芬丁胺(mephentermine)、麻黄碱和间羟胺(aramine)均为具有混合作用的药物。麻黄碱能升高血压并有正性肌力作用,由于对子宫血流无不良影响,麻黄碱曾广泛用于产妇低血压的治疗,但近年来大量证据表明去氧肾上腺素用于该情况更具优势。麻黄碱对 α 与 β_1 受体的作用,可用于处理中度低血压,尤其伴有心动过缓的患者。其直接激动 β_2 受体的作用,可作为支气管扩张药口服使用。其常用剂量为静脉注射 2.5~25mg,肌内注射 25~50mg。美芬丁胺药效与麻黄碱相似,而间羟胺则有较强的 α_1 受体激动作用,并可能引起反射性心动过缓。

对受体间接作用的快速耐受,可能与 NE 储备耗竭有关。所有拟交感神经胺类药物均能产生耐受或快速脱敏,以间羟胺的机制研究最为透彻。交感神经末端摄入间羟胺,取代 NE,产生拟交感神经作用。应用一段时间后,药物作为一种假性神经递质,会削弱交感神经作用。故如有其他药物可供选择,以不用间羟胺为佳。长期使用利血平或可卡因时,间羟胺的间接作用会被减弱,但在加大使用剂量时仍有效。间接作用的药物在术中低血压的处理时曾广泛作为一线用药,但在抢救威胁生命的疾病时选择此类药物因其延误了肾上腺素使用时机则可能增加死亡率。

1. α 受体激动剂

(1) α_1 受体激动剂:去氧肾上腺素和甲氧明为选择性 α_1 受体激动剂,常用于心输出量正常,而需收缩外周血管升高血压的患者。如脊麻可能出现的低血压,合并冠心病或主动脉狭窄需在不影响心率的前提下增加冠脉灌注的患者。去氧肾上腺素静脉给药起效迅速,相对作用时间较短(5~10 分钟)。可单次给予 40~100μg,或以初始剂量 10~20μg/ 分钟持续输注。必要时可应用大剂量 1mg,可反射性减慢室上性心动过速时的心率。去氧肾上腺素还可用作散瞳剂和鼻部黏膜血管收缩药。在麻醉操作中,局部单独或与局部麻醉药软膏合用于经鼻腔插管,也可加入局部麻醉药中以延长蛛网膜下腔麻醉时间。甲氧明作用时间更长(30~60 分钟),大剂量的甲氧明具有一定的膜稳定与 β 受体阻滞作用。

(2) α_2 受体激动剂:α_2 受体激动剂目前是一种麻醉辅助药与镇痛药,主要作用为阻滞交感神经功能。该药通过激动突触前 α_2 受体,负反馈减少外周 NE 释放,亦可通过突触前、后机制及直接激动脊髓神经节前交感神经元以抑制尾侧核的中枢神经递质传递。实际的主要作用为交感神经阻滞。此类药物曾用于防治高血压,但现发现其具有镇静、抗焦虑及镇痛作用,因而用于辅助麻醉。

可乐定为该类药物的代表,其部分选择性激动 α_2 受体,大约 200∶1(α_2∶α_1)。通过抑制中枢及外周交感神经活性与激活中枢非肾上腺素能 - 咪唑啉受体起抗高血压作用,但中枢交感神经活性降低及抑制外周交感神经元的活性并不影响压力感受器反射。与其他降压药不同之处为可乐定降低动脉血压不出现体位性低血压。由于可乐定呈脂溶性，其可穿过血-脑屏障到达下丘脑与髓质。此药不同于甲基多巴，不转化为其他物质。可乐定停药后可引起高血压危象，因此应在围手术期持续应用，需密切监测血压和并做好处理高血压的准备。可乐定停药时需准备其他替代药物。出现可乐定撤药反应时使用非选择性β受体阻滞剂可产生由α_1受体介导的收缩血管反应从而升高血压，故应避免。

α_2受体激动剂不宜作为麻醉药物药单独应用，但其能减少麻醉药的用量，稳定心血管系统，可能与其抗交感神经活性从而抑制心血管系统伤害性反应有关。有证据表明无论口服、静脉、硬膜外或鞘内应用可乐定，均能增强吸入或静脉麻醉药的效能，减少全身或局部麻醉药物的用量，同时减少麻醉药物不良反应。荟萃分析显示，接受血管手术的患者如在围手术期使用可乐定或右美托咪定（dexmedetomidine，DEX）、米伐折醇，其心肌梗死发生率与围手术期死亡率显著降低。

DEX对α_2与α_1受体选择性为1 600∶1，现已推广应用于区域、局部和全身麻醉的辅助用药，DEX的半衰期2.3小时，分布半衰期则小于5分钟，因此其临床效应短暂。

在健康志愿者中，DEX产生剂量依赖性镇静、镇痛与遗忘作用，并减慢心率、减少心输出量，降低循环中的儿茶酚胺。临床已证实DEX可减少吸入全身麻醉药的MAC与静脉全身麻醉药的需要量，与其伍用时其他麻醉药需减量。DEX尚可用于机械通气患者的镇静，现已在ICU中推广应用。

除应用于手术麻醉中，α_2受体激动剂也可用于急慢性疼痛治疗，尤其作为局部麻醉药与阿片类药物的辅助用药。合用可乐定可延长镇痛药的作用时间，并降低用量。对阿片类药物已至最大量，仍未获得满意镇痛效果的难治性疼痛，可以辅助口服、贴剂、肌内注射或硬膜外应用可乐定或DEX增强镇痛效果。对于伴有反射性交感神经营养不良或神经源性疼痛的患者同样有效。剂量较大的可乐定可单独鞘内（450μg）或硬膜外［1~2μg/（kg·h）］应用于术中或术后镇痛，但一般不建议此种用法。应用可乐定时可发生剂量依赖性的低血压，其发生率较低，另外可乐定不会产生严重的呼吸抑制，但可轻度加重阿片类药物所致的呼吸抑制。DEX基本不抑制呼吸功能，能在适度镇静的前提下维持自主通气，尤其适用于困难气道的处理，如纤维支气管镜引导下清醒镇静气管插管、伴有阻塞性睡眠呼吸暂停综合征肥胖患者的气道管理。

可乐定尚可治疗躁狂症，阿片类药物、苯二氮䓬类药物与酒精的戒断症状，戒烟后对香烟的渴求感、肿瘤化疗出现的呕吐及糖尿病腹泻等。有研究表明，α_2受体激动剂对麻醉药物对脑的神经毒性产生保护作用。由于可乐定可抑制胰岛素释放，可能导致血糖升高。不同于椎管内应用阿片类药物，可乐定不引起尿潴留，反而会缩短脊麻后首次排尿时间。

DEX作为麻醉或镇痛的辅助用药，其优势可能强于可乐定，国内已积累较多经验。DEX作用时间短，使用时应采用静脉输注方式，其重要特性是“可唤醒”的镇静，尤其是患者可在较深镇静状态下，唤醒后仍可对指令保留准确反映。鉴于DEX的临床药理学特点，静脉输注现已广泛用于ICU患者机械通气的镇静、区域神经阻滞或全身麻醉的辅助用药、神经外科功能区手术唤醒、辅助术后急性镇痛治疗等。

2. β受体激动剂

（1）非选择性β受体激动剂

1）多巴酚丁胺：临床剂量的多巴酚丁胺主要作用于β_1受体，同时亦可作用于β_2和α_1受体。与多巴胺不同之处为其并不能直接促使内源性NE释放，亦不作用于多巴胺受体。与异丙肾上腺素相比，其β_2受体效应弱，α_1受体效应弱于NE。

由于α_1受体升压效应弱，严重低血压时多巴酚丁胺升压效果不显著，但应用于心肌缺血时，由于其不增加梗死面积或不易引发心律失常，较安全。多巴酚丁胺用量小于20μg/（kg·min）时，不引起心动过速。严重CHF患者多数处于儿茶酚胺耗竭状态，多巴酚丁胺直接激动β_1受体而并不依赖于NE的储备。由于此类患者β受体下调，多巴酚丁胺大于上述剂量亦可能不出现心动过速。

多巴酚丁胺作用于β_2受体导致的血管舒张几乎完全被其α_1受体激动效应所抵消。此药对β_2受体的激动作用仅在应用非选择性β受体阻滞剂后方能显现。对于失代偿性CHF患者，其所致外周血管的舒张主要与多巴酚丁胺缓解该类患者的高动力肾上腺素能状态相关，血管舒张作用非β_2受体所介导，故临床需降低后负荷时，应选用硝普钠。

长期应用多巴酚丁胺可引起β受体下调，3天后出现明显的耐受，可通过暂时增加输注速度予以缓解。对心力衰竭患者间断输注多巴酚丁胺可改善运动耐量，但并不能提高存活率。

2）异丙肾上腺素：异丙肾上腺素为非选择性β受体激动剂，无明显的a受体激动作用。其对β_1受体的激动作用明显强于β_2受体，但其对β_2受体的激动作用仍强于多巴酚丁胺。随着其他变力性药物的开发研制，由于心动过速和心律失常的不良反应，异丙肾上腺素的应用范围现已大幅减小。异丙肾上腺素曾用于治疗心动过缓或对阿托品耐受的传导阻滞，目前主要作为心脏移植后的变时性药物应用。此类患者由于其自身交感神经纤维随着心脏移植而被分离，对刺激不能产生内源性交感神经反应。异丙肾上腺素的临床适应证目前均有更好的替代药物，因此现已不作为一线药物。成人初始剂量为0.5~5μg/（kg·min）。异丙肾上腺素不能被肾上腺素能神经末梢摄取，故其作用时间略长于内源性儿茶酚胺。

（2）选择性β_2受体激动剂：曾利用异丙肾上腺素的β_2受体激动作用治疗支气管痉挛，但β_1受体激动产生的不良反应限制其应用，现选择性β_2受体激动剂称为治疗支气管痉挛的基础药物。而此类β_2受体选择性药物其特异性有限，大剂量应用时该选择性可能消失。此外，窦房结β_2受体兴奋也可引起心动过速。该类药物的结构经修饰后代谢减慢，作用时间延长，并可口服。在儿茶酚胺的结构上加上一个氨基使其对β_2受体选择性较高，对α受体的亲和力降低，能减缓COMT代谢此类药物。药物经雾化吸入后，加速起效时间，降低血浆药物浓度，减少全身不良反应。

β_2受体激动剂直接作于心脏或经β_2受体诱导低钾血症，均可引起心律失常。长期应用此类药物能增强气道反应性，可能导致哮喘患者死亡率有所增高，值得关注。

常用药物包括间羟异丙肾上腺素（metaproterenol）、特布他林（brethine，bricanyl）及沙丁胺醇（albuteral）。间羟异丙肾上腺素对β_2受体的选择性小于特布他林和沙丁胺醇。特布他林是唯一可皮下注射给药的β_2受体激动剂，因此哮喘持续状态时具有选择优势。常用量为0.25mg皮下注射，15~30分钟后可再次给药。

（三）α受体拮抗剂

1. α_1受体拮抗剂　α_1受体拮抗剂曾被广泛用于高血压治疗，但近年已不常用。抑制α_1受体作用，并且减少内源性儿茶酚胺释放，可产生血管舒张效应，在站立或低血容量时此效应更易出现，随后可能出现反射性心动过速与液体潴留。

酚苄明（phenoxyhenzamine）为经典α_1受体拮抗剂，其不可逆性与α_1、α_2受体结合，因此在其作用消失前，须有新的受体合成。口服给药的半衰期尚不清楚，静脉给药后半衰期约为24小时。酚苄明可降低外周阻力，增加心输出量与皮肤及脏器血流。其主要不良反应为体位性低血压和鼻黏膜充血反应。除能阻断α_1、α_2受体外，酚苄明尚能抑制神经元及神经元外组织摄取儿茶酚胺。其常用于嗜铬细胞瘤的治疗，长期用药至术前可达到“药物性去交感神经术”的效果，从而控制血压，纠正循环容量，预防儿茶酚胺引起的心脏损伤。应用α_1受体拮抗剂后再给予外源性拟交感神经药物，其收缩血管的作用将被抑制。酚苄明与受体结合虽不可逆，但当其过量引起低血压时仍推荐输注NE治疗，因仍有部分受体未与酚苄明结合。

酚妥拉明（regitine）为一短效α受体拮抗剂，曾用于治疗肺动脉高压，但现已被前列环素（前列腺素I_2）取代，也曾用于可乐定撤药反应所致高血压的治疗。酚妥拉明可用于组织内注射治疗药物外渗，如NE渗出所致的组织损伤，主要通过舒张被收缩的血管发挥作用，将5~10mg药物用10ml的生理盐水稀释后组织内注射。酚妥拉明的主要不良反应为低血压与胃肠道功能紊乱。作用于α_2受体时，可引起反射性心动过速与心律失常。冠状动脉疾病与胃溃疡者为相对禁忌证，其过量引起低血压时，应用NE治疗，而不应用肾上腺素。

哌唑嗪（minipress）为强效选择性α_1受体拮抗剂，其拮抗NE与肾上腺素引起的血管收缩，使外周血管阻力下降，回心静脉血减少，而不增加心率。体位性低血压为其主要不良反应。与其他抗高血压药物不同，哌唑嗪可调节血脂蛋白水平。主要用于治疗高血压与CHF，与血管紧张素酶抑制剂不同的是，该药物不能延长患者生存期。此药主要在肝脏代谢。哌唑嗪有1mg、2mg和5mg的片剂，起始剂量为0.5~1mg，每日2次。因其可导致体位性低血压，建议睡前使用。

2. α_2受体拮抗剂　育亨宾可通过增加NE释放而提高交感神经活性。除应用于泌尿科外，该药物很少在临床麻醉中应用。

（四）β受体拮抗剂

1. 药理学　β肾上腺素能受体拮抗剂（如β

受体阻滞剂）常用于患者的术前准备。β受体阻滞剂的适应证包括：缺血性心脏病、心肌梗死后治疗、心律失常、肥厚型心肌病、高血压、心力衰竭及预防偏头痛。传统观念认为麻醉状态下使用β受体阻滞剂易引起血流动力学不稳定，但该观念已被否定。目前常用此类药物调控围手术期伤害性刺激反应程度、保护心血管系统功能。健康护理研究与质量监控机构的分析表明，围手术期应用β受体阻滞剂可降低高危患者行非心脏手术的并发症发生率与死亡率。

临床上有多种β受体阻滞剂可供选择。长期应用β受体阻滞剂时，其对心脏的高选择性、内源性拟交感神经活性（intrinsic sympathomimetic activity，ISA）及药物脂溶性为选择药物的重点。在临床麻醉中，β受体阻滞剂的选择，注重于对心脏作用的高选择性、药物作用时间及其是否适合静脉注射（表 34-4）。β受体阻滞剂在结构上与异丙肾上腺素相似，与β受体激动剂竞争β受体（图 34-10），增加β受体激动剂用量可对抗β受体阻滞剂对β受体的作用。

3

表 34-4 选择性β受体阻滞剂的药代动力学与药理学特性

种类	阿替洛尔	美托洛尔	普萘洛尔	拉贝洛尔	艾司洛尔	卡地洛尔
药物名称	天若敏	酒石酸美托洛尔	普萘洛尔	盐酸拉贝洛尔	艾司洛尔	卡地洛尔
β受体选择性	+	+	0	0	+	0
内在拟交感活性	0	0	0	+	0	0
膜稳定性	0	0	++	0	0	—*
脂溶性†	低	中	高	低	低	高
主要消除途径	RE（大部分原形）	HM	HM	HM	红细胞酯酶水解	HM
在肾脏疾病时药物是否蓄积	是	否	否	否	否	否
消除半衰期（h）	6~9	3~4	3~4	≈6	9分钟	2~8
常用维持口服剂量	50~100mg q.d.	50~100mg q.i.d.	60mg q.i.d.	100~600mg b.i.d.	N/A	25~50mg b.i.d.
常用静脉注射剂量		5mg q5 min*3	0.1mg/kg（最大）	1~2mg/kg	50~300μg/（kg·min）静脉输注	

* 无可用数据。

† 由辛醇和水分配比例决定。

HM，肝脏代谢；N/A，无可用剂型；RE，肾脏排出；0，无；+，轻度；++，中度。

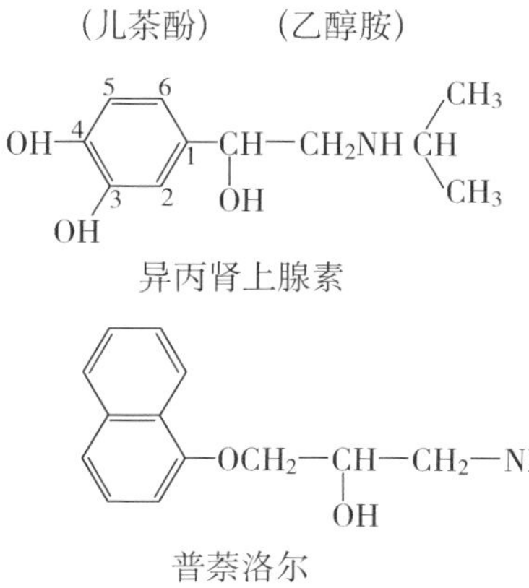

图 34-10 异丙肾上腺素和普萘洛尔的化学结构

非选择性β受体阻滞剂包括普萘洛尔、纳多洛尔、吲哚洛尔、索他洛尔、氧烯洛尔、喷布洛尔和噻吗洛尔。

具有心脏高选择性的β受体阻滞剂，对β_1受体的亲和力明显高于β_2受体，其主要作用部位为心脏，包括阿替洛尔、倍他洛尔、贝凡洛尔、艾司洛尔和美托洛尔。β_1受体的阻滞可使房室结传导速率、心率和心脏收缩力降低，同时肾小球旁器分泌肾素和脂肪细胞分解脂肪的能力均下降。当剂量增大时，其对β_1受体的相对选择性消失，将同时阻滞β_2受体，表现为支气管与外周血管收缩，糖原分解减少。此类药物更适用于合并阻塞性肺部疾病、外周血管疾病、雷诺综合征和糖尿病的患者。荟萃分析的结论认为心脏选择性β受体阻滞剂可安全用于COPD患者，但由于其β受体选择性受用药剂量影响，临床剂量下亦可能丧失其选择性，此类患者应用该类药物须注意监测。

部分β受体阻滞剂尚具有舒张血管的效应，如拉贝洛尔通过阻滞α_1受体与直接激动β_2受体舒张血管，此类药物应用于高血压与CHF的治疗效果较好。某些β受体阻滞剂在拮抗β受体激动剂的作用时亦部分激动β受体，因而该类药物具有ISA作用。具有ISA的β受体阻滞剂包括醋丁洛尔、卡替洛尔、塞利洛尔、地来洛尔、氧烯洛尔、喷布洛尔及吲哚洛尔。这类药物降低血压的同时，在静息状态下减慢患者心率与抑制左室功能的作用不明显。当交感神经活性增强如运动，上述药物与传统β受体阻滞剂的治疗作用相同。但当患者合并心动过缓、外周血管疾病或气道高反应性疾患时，则显现此类药物ISA作用的优势。ISA作用可预防β受体阻滞剂停药后综合征。普萘洛尔与醋丁洛尔尚具有心肌细胞稳定膜活性（membrane-stabilizing activity，MSA）作用，亦称其为奎尼丁样或类局部麻醉药作用，此作用可降低心脏动作电位上升速率。

2. 围手术期β受体阻滞剂的作用　20世纪90年代的研究即已肯定冠心病患者围手术期应用β受体阻滞剂的作用与价值。研究200例存在冠脉疾病高危因素或接受高风险血管手术的患者，将其随机分为安慰剂组和阿替洛尔组。结果表明，术后6~8个月，阿替洛尔组心脏事件的发生率显著降低，且在术后2年患者死亡率明显下降。术前明确诊断罹患缺血性心脏病的患者，治疗组给予比索洛尔，并调整剂量使患者心率降至缺血阈值之下，围手术期心源性死亡与心肌梗死的发生率降低10倍。说明冠心病患者围手术期应用β受体阻滞剂的必要性。

但最近有研究显示应用β受体阻滞剂并不降低血管手术患者30天内的死亡率，研究表明围手术期应用β受体阻滞剂不影响行非心血管手术的糖尿病患者并发症发生率。对780 000例住院患者死亡率的回顾性研究表明，无明确冠脉疾患的患者围手术期应用β受体阻滞剂并未显示出有利作用。因此，提示围手术期β受体阻滞剂适用于冠心病患者，而不建议围手术期以某种心率作为统一标准，将β受体阻滞剂应用于所有患者。

如果患者术前使用β受体阻滞剂治疗心绞痛、有症状的心律失常及高血压，这类药物应一直用到手术开始，如胃肠道给药不便时则改为静脉给药。术前停止应用β受体阻滞剂可增加冠心病患者反跳性心动过速与心肌缺血的风险，忘记使用β受体阻滞剂时可临时使用艾司洛尔或拉贝洛尔替代。

全身麻醉及全身麻醉药物与β受体阻滞剂之间相互作用的相关学说与观念尚存在争议，有待深入研究予以明确。

（1）防治心肌缺血：目前β受体阻滞剂仍为心肌缺血药物治疗的重要组成部分。此类药物通过减慢心率与抑制心肌收缩力以降低其耗氧量。曾有人认为β_2受体的阻滞可能增强α受体介导的血管收缩反应，从而加重缺血，但即使在变异型心绞痛患者身上该反应亦较少见，且此顾虑随着新型β受体阻滞剂的应用而基本消除。β受体阻滞剂用于治疗急性心肌梗死，并长期应用以降低再梗发生率与死亡率，围手术期继续用药尤为重要。对接受溶栓治疗的患者早期静脉应用β受体阻滞剂能降低心肌缺血与再梗死及严重室性心律失常的发生率。已明确证实围手术期应用β受体阻滞剂（如噻码洛尔、普萘洛尔、美托洛尔、阿替洛尔）可降低心肌梗死后患者的死亡率。β受体阻滞剂用于防治心肌缺血时用量以控制静止心率在60~80次/min，且运动时无明显心动过速为宜。

（2）治疗CHF：β受体阻滞剂现已成为治疗缺血性或非缺血性CHF的一线用药。其治疗心力衰竭的优势为用药后可使心肌收缩力恢复正常，心肌结构正常重建，降低NE引起的心肌细胞凋亡，其抗心律失常作用降低心脏病猝死的发生率。最近的研究亦证实β受体阻滞剂能改变心肌基因表达，以此调节心肌收缩力与抑制心脏病理性肥厚。为防止加重患者心力衰竭症状及降低负性变力作用，β受体阻滞剂从小剂量开始用药，逐渐尝试加大剂量，力求术前达到满意治疗效果。如应用β受体阻滞剂治疗CHF出现失代偿性心力衰竭，可复合应用磷酸二酯酶抑制剂，因其药理作用不被β受体阻滞剂拮抗。

（3）治疗高血压：β受体阻滞剂治疗高血压的机制尚未完全清楚，目前推断其与减少心输出量及减少肾素分泌相关，但部分并不具有此两种作用的β受体阻滞剂亦具有降压效果。β受体阻滞剂不可单一用于治疗高血压，应与其他降压药联用。

（4）抗心律失常：β受体阻滞剂属于Ⅱ类抗心律失常药。此类药物降低窦房结和任何异位起搏点的去极化速率，抑制心房组织与房室结的传导速率，延长房室结不应期。可将房性心律失常转化为窦性节律，治疗折返型快速心律失常、预激综合征

（Wolff-Parkinson-White 综合征）、二尖瓣脱垂及 QT 间期延长。该类药物亦可治疗洋地黄类中毒引起的快速型心律失常，但需严密监测以免发生类似洋地黄毒性所致的房室结传导阻滞。

（5）处理心动过速：围手术期 β 受体阻滞剂多用于处理使用血管舒张剂后出现的反射性心动过速，强化降血压的治疗效果。

（6）治疗甲状腺危象：心脏并发症为甲状腺危象死亡的主要原因。β 受体阻滞剂可抑制心动过速与防治节律紊乱，但所需剂量较大。普萘洛尔可抑制外周组织中甲状腺素向活性形式三碘甲腺原氨酸的转化。

3. 不良反应及禁忌证　主要的不良反应为对心肺功能的影响，可出现心脏收缩力抑制及致命的心动过缓甚至停搏。对于支气管痉挛性肺部疾病，阻滞 β_2 受体可发生致命性事件。

糖尿病是 β 受体阻滞剂长期应用的相对禁忌证，因当交感神经系统活性被抑制时，低血糖的征象如心动过速、肌震颤，包括代偿性的糖原分解均将被掩盖或受抑。由于 β 受体阻滞剂阻滞 β_2 受体，导致外周血管灌注不良加重病情，甚至可诱发雷诺病。

突然停用 β 受体阻滞剂可引发心肌缺血或梗死。该反应在使用具有 ISA 作用的 β 受体阻滞剂时较少发生。

β 受体阻滞剂虽可降低肾脏血流及肾小球滤过率，但仍可用于肾衰竭患者。嗜铬细胞瘤患者因 β_2 受体阻滞可加重高血压，不能单独应用 β 受体阻滞剂，而应与 α_1 受体阻滞剂联用。交感神经处于高度兴奋的患者，应用非选择性 β 受体阻滞剂可引发高血压反应。

β 受体阻滞剂存在药物复合应用禁忌。维拉帕米对心率与心脏收缩力的作用与 β 受体阻滞剂可叠加，两者联合应用，尤其在静脉注射治疗急性室上性心动过速时需密切监测心脏反应。地高辛与 β 受体阻滞剂联合应用可显著影响心率与心脏传导性，应严密监测。西咪替丁与氢氯噻嗪可减少肝脏灌注，从而增加脂溶性 β 受体阻滞剂的血浆浓度，并延长其半衰期。巴比妥类药物、苯妥英钠、利福平与吸烟能诱导肝酶系统，加速 β 受体阻滞剂代谢。普萘洛尔能减少肝脏对利多卡因的清除，增加其毒性。

4. 围手术期常用的 β 受体阻滞剂

（1）普萘洛尔（inderal，ipran）：为经典的 β 受体阻滞剂，一种具有 MSA 但不具有 ISA 的非选择性 β 受体阻滞剂。其脂溶性高，较易穿过血 - 脑屏障，主要在肝脏代谢。其个体差异较大，每天可口服 10~320mg。药物清除受肝脏疾病及其血流变化的影响，肾功能损害不需减小剂量。其半衰期 4 小时，但抗高血压作用可持续更长时间，每日只需服药 1~2 次。普萘洛尔的静脉输注剂型适用于单次或持续输注给药，但围手术期持续输注给药已被艾司洛尔所取代。单次注射剂量为 0.1mg/kg，但临床上多选择更小的剂量，如 0.25~0.5mg，而后逐步增加，直至显效。普萘洛尔可使氧和血红蛋白解离曲线右移，以此作用治疗血管痉挛性疾病。

（2）美托洛尔（metoprolol）：可用于治疗心绞痛与急性心肌梗死，其无 ISA 与 MSA 作用。因经肝脏 MAO 系统代谢，肾衰竭者亦不需调整剂量。常用口服剂量 100~200mg/d，治疗高血压每天 1~2 次，治疗心绞痛每天 2 次。亦可经静脉注射给药，每 2~5 分钟给予 2.5~5mg，最多给予 15mg。

（3）拉贝洛尔（trandate，normodyne）：作用于 α_1 受体与 β 受体，为 β 受体竞争性拮抗药的代表药物。其 β 受体阻滞作用约为 α 受体阻滞作用的 5~10 倍。临床常用口服剂量为每日 2 次，200~400mg。拉贝洛尔经肝脏代谢，其清除受肝脏血流影响，肾脏功能障碍的患者不需减量，亦可每 5 分钟静脉注射 5~10mg，或持续注射最大达 2mg/min。该药能明显改善气管插管引起的心血管反应，因其在舒张血管的同时不伴有心动过速，能有效改善高血压急症及心脏外科术后患者的病情。拉贝洛尔可长期给药，治疗妊娠期高血压，即使血压显著降低亦不影响子宫血流。

（4）卡维洛尔（carvedilol）：作用于 α 受体与 β 受体，用于轻至中度高血压、稳定型心绞痛和心肌梗死后的治疗。卡维洛尔为 CHF 的治疗药物，可降低 CHF 患者的死亡率，在合并糖尿病的患者中效果尤为明显。

（5）艾司洛尔（esmolol）：作用时间短，半衰期为 9~10 分钟，静脉使用后峰效应在 5~10 分钟出现，持续时间为 20~30 分钟，因此其尤其适用于只需短时间降低心率或病重患者。艾司洛尔具有心脏选择性，可单次静脉注射 0.5mg/kg 用作抑制气管插管的心血管反应。其用于治疗室上性心动过速时，先缓慢静推 500μg/kg（>1 分钟），再使用 50μg/(kg·min）持续使用 4 分钟，若心率未得到控制，可再次使用 500μg/kg 缓慢静推，及 100μg/（kg·min）

持续使用 4 分钟，必要时可将静脉输注速度增加至 200~300μg/(kg·min)。艾司洛尔在用于房颤的复律时比维拉帕米更有效。由于艾司洛尔的药理特点，其在围手术期高血压及心动过速的治疗中应用相当安全，具有明显优势，而术后需继续使用β受体阻滞剂时，应替换成长效β受体阻滞剂，如美托洛尔。

二、抑制去甲肾上腺素合成、储存或释放的药物

部分早期应用的降压药以伪神经递质形式取代神经末梢的 NE 发挥效能。甲基多巴(aldomet)即属于此类药物，其也参与 NE 的生物合成过程(图 34-1)，脱羧基后，转化为α甲基去甲肾上腺素。起初认为这种化学物质发挥假性神经递质作用，后来发现其与 NE 的效能几乎完全相同。在中枢神经系统，甲基多巴进一步转化为α甲基肾上腺素，作用于α受体抑制交感神经活性，降低血压。由于其不良反应包括催眠、液体潴留、体位性低血压和偶发肝坏死，现已很少使用。

甲基酪氨酸(metyrosine，demser)是 TH 的强抑制剂(图 34-1)，此为生物合成 NE 的限速环节，故该药可显著降低内源性儿茶酚胺水平，能有效治疗不能手术或恶性嗜铬细胞瘤。

利血平使摄取 NE 的部位由神经元膜改变至囊泡膜，因而可抑制 NE 与多巴胺的运输、储存。目前已极少在临床上使用。

胍乙啶(ismelin)首先表现为抑制 NE 释放，随后被肾上腺素能神经末梢摄取，由此耗竭 NE 储备。其他药物治疗无效时方考虑应用胍乙啶治疗高血压。其不能通过血-脑屏障，无催眠作用。胍那决尔(hylorel)与胍乙啶相似，但起效更快，作用时间更短。

溴苄胺是一种胃肠道外应用的第Ⅲ类抗心律失常药，用于治疗致命性室性心动过速。其被肾上腺素能神经末梢摄入，但其作用机制不同于胍乙啶。溴苄胺首先促使 NE 释放，随后降低交感神经兴奋性，抑制 NE 释放，而溴苄胺并不耗竭 NE 的储备。由于其促使 NE 释放作用可导致血压增高、加重心律失常及心肌缺血，目前已极少在临床上使用。

MAO 和 COMT 为降解儿茶酚胺的重要酶。MAOIs 与这些酶不可逆性结合，增加突触前胺的浓度。胺浓度升高与其抗高血压、抗抑郁和治疗发作性睡眠病有关。MAOIs 亦通过伪神经递质机制治疗抗高血压。酪胺在胃肠道内由 MAO 将其氧化脱氨，当应用 MAOIs 时，酪胺增加，其被交感神经末梢摄取进入囊泡，由 DβH 将其转化为鲸胺，其交感神经受体作用较弱，将交感神经受体上的 NE 取代，由此引起血压下降。因有性价比更高的新药应用于临床，MAOIs 已经不再用于降血压治疗。

三、影响肾素-血管紧张素系统的药物

肾素-血管紧张素系统主要是维持血压和体液平衡，此系统的主要终产物血管紧张素Ⅱ为强力血管收缩药，同时能刺激肾上腺皮质释放醛固酮，醛固酮经肾脏引起钠、水潴留。血管紧张素Ⅱ产生的机制为：由肾近球细胞分泌的肾素，将肝脏合成的蛋白即血管紧张素原水解，生成血管紧张素Ⅰ，其在血管紧张素转换酶(angiotensin converting enzyme，ACE)的作用下迅速水解为血管紧张素Ⅱ。ACE 主要存在于肺内皮细胞，除直接收缩血管外，血管紧张素Ⅱ尚可作用于突触前，促使交感神经末梢释放 NE，并可增强交感神经传出神经的活性。血管紧张素Ⅱ能直接抑制肾小管内皮细胞的重吸收功能，促进抗利尿激素与促肾上腺皮质激素的分泌，并刺激醛固酮分泌影响钠、水平衡。ACE 同时降解能舒张血管的缓激肽，ACE 抑制剂(ACE inhibitors，ACEIs)能阻断血管紧张素Ⅱ的合成，并延缓缓激肽及前列腺素的降解。

ACEIs 通过抑制 ACE 活性从而影响肾素-血管紧张素-醛固酮系统功能，其在高血压与 CHF 的治疗中起重要作用，能降低心肌梗死后的死亡率。已证实所有 ACEIs 均可用于治疗高血压，卡托普利、依那普利、雷米普利和群多普利亦可用于治疗 CHF，降低 CHF 患者死亡率。血浆肾素已升高的患者(如 CHF 或低盐状态)，对 ACEIs 为敏感，ACEIs 治疗须以小剂量开始，标准剂量易致显著的低血压。

ACEIs 的不良反应为咳嗽、血管性水肿、急性肾衰竭与高钾血症。血管性水肿好发于第一次用药后，主要影响面部、四肢、口唇、黏膜、舌体、声门或喉头，偶尔可致生命危险。卡托普利较其他同类药物不良反应发生率高，药物间的相互作用致不良反应亦较多。ACEIs 可引起肾功能可逆性损害，用药时注意监测肾功能。ACEIs 抑制醛固酮分泌，引起血清钾升高，应监测血清钾水平。应用 ACEIs 可增加胎儿的发病率与死亡率，妊娠第 3 个月至 9

个月禁用此类药物。

因 ACEIs 不良反应较多，血管紧张素Ⅱ受体拮抗剂（ARB）在临床的应用备受关注，其疗效及不良反应似乎优于 ACEIs。目前此类药物已有氯沙坦等 6 种沙坦类药物在临床应用，有待更多流行病学资料或对比性研究予以证实 ARB 的临床疗效与不良反应优于 ACEIs。

四、作用于胆碱能神经的药物

（一）药物作用机制

作用于胆碱能神经的药物通过模拟、增强与抑制 Ach 的效应发挥作用。但其作用与 Ach 不完全相同，作用特异性高，效应部位较 Ach 少，作用时间较 Ach 长。

此类药物通过 4 种途径影响副交感神经功能：①作为激动剂，兴奋 Ach 受体；②作为拮抗剂，阻断或抑制 Ach 受体介导的作用；③抑制或兴奋自主神经节的受体；④抑制 Ach 分解，提高或延长其效应。

（二）胆碱能激动剂

胆碱能激动剂因其不良反应而被限制应用。胆碱能激动剂为 Ach 的衍生物，不易被胆碱酯酶水解，作用时间较长。利用此类药物有限的器官、受体特异性，发挥其治疗优势。醋甲胆碱（provocholine）主要吸入给药，引起 M 受体激动作用。作为诱发支气管痉挛的激发药，可诊断气道高反应性。甲丙氨酯由醋甲胆碱与氯贝胆碱（氨甲酰甲胆碱）衍生而来，偶尔用于术后促进肠蠕动恢复或促使弛缓的膀胱排尿，仅皮下注射或口服使用，以避免引起机体其他器官的不良反应。局部或眼内应用卡巴胆碱缩瞳用于开角型青光眼长期治疗。当局部应用时，其耐受性优于眼内应用抗胆碱酯酶药，对毛果芸香碱与毒扁豆碱耐药者亦可能有效。生物碱毛果芸香碱曾用于治疗青光眼，现已被新的药物所取代。

（三）M 受体阻滞剂

M 受体阻滞剂与神经元释放的 Ach 竞争毒蕈碱受体，与之结合并阻断 Ach 的激动作用，在无神经支配的毒蕈碱受体亦能拮抗毒蕈碱受体激动药的作用。此类药物作用于肾上腺素能神经末梢突触前的 M 受体，能抑制 NE 的释放，因而 M 受体阻滞剂可增强交感活性。M 受体阻滞剂临床作用差异见表 34-5。

表 34-5 毒蕈碱受体阻滞剂

药物	作用时间	中枢神经系统	止涎	心率
阿托品*	短	兴奋	+	++
格隆溴铵	长	0	++	++
东莨菪碱	短	镇静	++	0/+

*临床剂量的阿托品作用有限，但在老年患者作用明显。
0，无效应；+，轻度效应；++，中度效应。

M 受体阻滞剂曾用于治疗消化道溃疡、肠痉挛综合征、上呼吸道疾病与哮喘。因特异性组胺受体（H_2）阻滞剂应用于治疗消化道溃疡，如西咪替丁，M 受体阻滞剂已被取代。阿托品曾用于治疗支气管痉挛，现已普遍被 β_2 受体激动剂替代，仅眼科局部应用于散瞳。

阿托品易透过血 - 脑屏障，应用较大剂量（1~2mg）可出现中枢神经系统（CNS）症状，人工合成的 M 受体阻滞剂格隆溴铵（robinul）不透过血 - 脑屏障，且作用时间较阿托品长，在以抗胆碱酯酶药逆转非去极化肌松药残余作用时，拮抗抗胆碱酯酶药所致的毒蕈碱样作用，格隆溴铵优于阿托品。小剂量阿托品（≤ 0.5mg）在起效前可出现短暂性心动过缓，应用时注意选择剂量及注意监测心率。

东莨菪碱外周作用与阿托品相似，CNS 作用明显。东莨菪碱的片剂可用于预防晕动病及术后恶心呕吐，但无论口服或胃肠道外给药，均可引起眼、膀胱、皮肤与精神不良反应。

异丙托溴铵（异丙阿托品）的出现，使 M 受体重新用于治疗哮喘和支气管痉挛性疾病。当吸入给药时极少被吸收，即使大剂量吸入亦几乎无肺外效应，吸入时药物的 90% 被吞咽，仅有 1% 被机体吸收。在健康志愿者异丙托溴铵几乎能完全缓解多种诱发因素引起的支气管痉挛。但在哮喘患者中，结果则差异较大。目前只提供异丙托溴铵定量吸入气雾剂型，18μg/ 喷，2 喷 / 次，4 次 /d。30~90 分钟出现最大限度的支气管舒张，可持续 4 小时。

M 受体阻滞剂对外周与 CNS 毒蕈碱受体的阻滞作用可引起毒性反应。用药后外周效应如口干渴，患者较难忍受。与成人相比，儿童更依赖于出汗调节体温，易出现高热。CNS 效应所致的幻觉、妄想、谵妄及精神异常虽呈可逆性，但应注意防治。

盐酸戊乙奎醚能与 M、N 胆碱受体结合，抑制节后胆碱能神经支配的平滑肌与腺体生理功能，对抗 Ach 和其他拟胆碱药物的毒蕈碱样及烟碱样作用。能透过血 - 脑屏障，具有较强的中枢和外周抗胆碱作用。同阿托品比较其主要作用特点为对 M_1、M_3 受体有高度选择性，而对心脏和神经元突触前膜的 M_2 受体无明显作用，对心率具有双向中枢性反馈调节机制，既能充分抑制迷走神经反射和腺体分泌等不良反应，又能稳定心率，不增加心脏做功及耗氧量，有利于血流动力学的稳定和保护心肌，尤其适用于窦性心动过速、甲亢和心脏疾病的麻醉前给药。对抗有机磷的毒性作用时，由于常用的抗胆碱药如阿托品、东莨菪碱等对 M_1、M_2、M_3 亚型受体均有作用（无选择性），故疗效和许多不良反应会同时出现。当用药剂量过大导致阻断突触前膜 M_2 受体时，则出现一系列由于 Ach 释放调节失控的毒性不良反应，如阿托品中毒后期常出现的昏迷，肺水肿、脑水肿和呼吸循环衰竭等。盐酸戊乙奎醚由于对 M_2 受体无明显作用，用于治疗上述疾病时，不但可充分发挥其治疗效应，而且不良反应少，用药剂量过大时，也不易出现上述毒性不良反应。此外，盐酸戊乙奎醚作用于中枢 M_1 受体，具有中枢镇静作用，可以抑制觉醒、学习和记忆，调控其他神经递质的释放。

（四）胆碱酯酶抑制剂

胆碱酯酶抑制剂能产生持久、全身性胆碱能激动症状。该类药物多用于逆转肌肉松弛药的残余作用，治疗重症肌无力。

胆碱酯酶抑制剂有三类化合物：甲丙氨酯类、有机磷酸酯类和季铵乙醇类。毒扁豆碱、新斯的明和吡斯地明属于甲丙氨酯类，而依酚氯铵属季铵乙醇类。当胆碱酯酶酯解部位与醋酸盐、甲丙氨酯或磷酸盐结合时，酶的活性被抑制。有机磷酸酯类包括氟磷酸二异丙酯等多种化合物杀虫剂。有机磷酸酯类杀虫剂的毒性主要与其抗胆碱酯酶活性有关，但其效应机制与临床应用的胆碱酯酶抑制药不同。有机磷酸酯类对胆碱酯酶对产生不可逆性抑制，并伴有中枢神经系统反应。因此需通过化合物置换与酶结合的杀虫剂治疗有机磷酸酯类中毒，恢复胆碱酯酶的活性。

临床所应用的胆碱酯酶抑制剂能增强和延长神经元释放 Ach 的效应，可用于 Ach 释放减少引起的疾患，如重症肌无力。新斯的明常与阿托品复合应用，以逆转非去极化肌肉松弛药的残余作用，其常用剂量为新斯的明 0.04mg/kg、阿托品 0.02mg/kg，应掌握使用新斯的明与阿托品的适应证与禁忌证及逆转时机。抗胆碱酯酶药偶尔用于增强肠道功能或作为缩瞳药眼内局部使用。

天然生物碱毒扁豆碱（Antilirium）为胆碱酯酶抑制药，可透过血 - 脑屏障。静脉注射 1~2mg 可成功治疗静脉注射阿托品或东莨菪碱引起的术后 CNS 症状。毒扁豆碱也可逆转其他具有抗胆碱活性药物引起的 CNS 症状，包括三环类抗抑郁药、与此相关的镇静药与抗组胺药。毒扁豆碱也可拮抗苯二氮䓬类药物的镇静效应，但特异性苯二氮䓬受体拮抗剂——氟马西尼，现已替代毒扁豆碱。

五、作用于神经节的药物

（一）神经节激动剂

神经节激动剂是用于研究神经节机制的药物，无治疗效果，如尼古丁。副交感神经激动剂对神经节有刺激作用，但该作用易被其他作用掩盖。实验表明，在使用阿托品阻断毒蕈碱受体后，静脉注射大剂量 Ach 可引起神经节兴奋，并促使肾上腺髓质释放肾上腺素。

（二）神经节阻滞剂

在 20 世纪 50~60 年代，神经节阻滞剂曾作为治疗高血压的首选药物被广泛应用，六甲铵为此类药物的代表。由于该类药物副作用较多，目前在临床上再无使用。

（徐世元 李 机）

参考文献

［1］MILLER R D, COHEN N H, ERIKSSON L I, et al. Miller's Anesthesia [M]. 8th ed. Philadelphia: Saunders, 2015.

［2］COTECCHIA S, Del VESCOVO C D, COLELLA M, et al. The alpha1-adrenergic receptors in cardiac hypertrophy: signaling mechanisms and functional implications. Cell Signal, 2015, 27 (10): 1984-1993.

［3］SCHMIDT KT, WEINSHENKER D. Adrenaline rush: the role of adrenergic receptors in stimulant-induced behaviors [J]. Mol Pharmacol, 2014, 85 (4): 640-650.

［4］ZANOLLA L, GUARISE P, TOMASI L, et al. Association between Beta1-Adrenergic Receptor Polymor-phism and Risk of ICD Shock in Heart Failure Patients [J]. Pacing Clin Electrophysiol, 2016, 39 (6): 557-564.

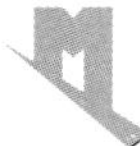

3

[5] MOHAMED-HUSSEIN A A R, SAYED S S, ELDIEN H M S, et al. Beta 2 Adrenergic Receptor Genetic Polymorphisms in Bronchial Asthma: Relationship to Disease Risk, Severity, and Treatment Response [J]. Lung, 2018, 196 (6): 673-680.

[6] HE X Y, CAO J P, HE Q, et al. Dexmedetomidine for the management of awake fibreoptic intubation [J]. Cochrane Database Syst Rev, 2014, 19 (1): CD009798.

[7] BAVISHI C, CHATTERJEE S, ATHER S, et al. Beta-blockers in heart failure with preserved ejection fraction: a meta-analysis [J]. Heart Fail Rev, 2015, 20 (2): 193-201.

[8] KARAM D, ARORA R. Perioperative β-Blockers in Patients Undergoing Noncardiac Surgery-Scientific Misconduct and Clinical Guidelines [J]. Am J Ther, 2017, 24 (4): e435-e441.

[9] JENSEN B C, O' CONNELL T D, SIMPSON P C. Alpha-1-adrenergic receptors in heart failure: the adaptive arm of the cardiac response to chronic catecholamine stimulation [J]. J Cardiovasc Pharmacol, 2014, 63 (4): 291-301.

[10] GALLEGO M, ALDAY A, ALONSO H, et al. Adrenergic regulation of cardiac ionic channels: role of membrane microdomains in the regulation of kv4 channels [J]. BiochimBiophys Acta, 2014, 1838 (2): 692-699.

[11] BLESSBERGER H, KAMMLER J, STEINWENDER C. Perioperative use of β-blockers in cardiac and non-cardiac surgery [J]. JAMA, 2015, 313 (20): 2070-2071.

[12] MARTIN C, MEDAM S, ANTONINI F, et al. Norepinephrine: not too much, too long [J]. shock, 2015, 44 (4): 305-309.

第三十五章

作用于心血管的药物

目　录

第一节　强　心　苷

一、结构与分类

强心苷又称强心配糖体，是具有强心作用的苷类化合物，临床上主要用于治疗心力衰竭和某些心律失常。它由苷元和糖结合而成，核心是甾核，C_{17}位连接内酯环，C_3位连接糖基，C_{14}位连接羟基，其化学结构见图 35-1。

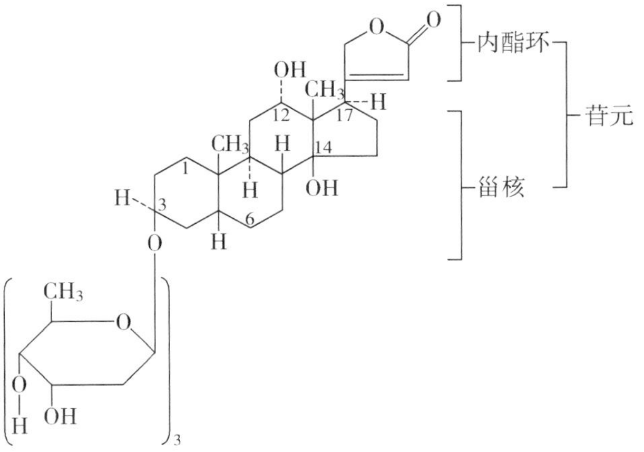

图 35-1　强心苷的化学结构

强心苷主要来源于毛花洋地黄等被子植物，故也统称为洋地黄类药物。其有一级苷和二级苷之分，从天然植物中直接提取的为一级苷，如毛花苷丙；而在提取过程中经水解失去某些乙酰基和糖后成为二级苷，如地高辛、洋地黄毒苷等。

二、药理作用

强心苷类药物的基本作用是增强心肌收缩力，此外还有其他方面的作用。

（一）对心脏的作用

1. 正性肌力作用　强心苷对心肌具有高度的选择性，治疗剂量即可增强心肌收缩力，对其他器官组织无明显作用。离体心脏实验发现，在没有受神经支配的情况下，也可观察到强心苷增强心肌收缩力的作用，且能不被 β 受体阻滞剂所阻滞。因此它是直接作用于心肌，与交感神经递质及其受体无关。

强心苷可作用于正常和衰竭的心肌，使心肌缩短的速率和幅度增加、收缩力增强，Frank-Starling 曲线向左上移位，每搏功增加。其与儿茶酚胺类药物强心作用的区别在于，它只增加心力衰竭患者的心输出量，而不增加正常心脏的心输出量。因为它对正常人还有收缩血管、提高外周阻力的作用；而心力衰竭患者的反射性交感神经活性较低，使用后不增加外周阻力。

在心肌耗氧量方面，它可使正常心肌耗氧量增加，而不增加甚至可减少衰竭心肌的耗氧量。因为心力衰竭患者的心脏扩大、室壁张力提高和代偿性心率加快等因素使心肌本身耗氧量增加。在使用强心苷后，心肌收缩力的增强虽然增加了一定氧耗，但同时它又能使心室排空完全，静脉压降低，心脏体积缩小，室壁张力降低，还可减慢心率，因此心肌总的耗氧量是降低的。由此可见，强心苷的这些药学特性尤其适用于心力衰竭患者。

关于强心苷增强心肌收缩力的具体机制尚未完全清楚，但肯定和收缩期心肌细胞浆中 Ca^{2+} 含量增高密切相关，因为 Ca^{2+} 增加是增加肌细胞缩短速率和幅度的基础。强心苷可和肌膜的 Na^+-K^+-ATP 酶结合，产生抑制作用，使细胞内 Na^+ 增加，K^+ 减少。胞内 Na^+ 增多后，又通过 Na^+-Ca^{2+} 双向交换机制，使 Na^+ 外流增加，Ca^{2+} 内流增加，胞内 Ca^{2+} 浓度上升，最终导致肌浆网摄 Ca^{2+} 增多，储存 Ca^{2+} 增多，从而增强心肌收缩力。研究证实，细胞内 Ca^{2+} 少量增加时，还能增加 Ca^{2+} 内流，使动作电位 2 相内流的 Ca^{2+} 增多，此 Ca^{2+} 通过“以钙释钙”的方式促使肌浆网释出更多的 Ca^{2+}。

2. 减慢心率作用　心功能不全时，由于心输出量不足，通过反射性调节交感神经活性，使心率代偿性增加。强心苷可使心率减慢。治疗剂量的强心苷对正常心率影响小，但对心率加快及伴有房颤的慢性心力衰竭患者则可显著减慢心率。其负性频率作用主要是继发于强心苷的正性肌力作用，使心输出量增加，敏化颈动脉窦、主动脉弓，提高迷走神经兴奋性所致。此外，强心苷还可增敏颈动脉窦、主动脉弓感受器，直接兴奋迷走神经与节状神经节，增加窦房结对乙酰胆碱的反应性。

3. 对心肌电生理特性的影响

（1）传导性：小剂量的强心苷，可增强迷走神经活性，使 Ca^{2+} 内流减少，房室结除极减慢，房室传导速度减慢；当剂量较大时，抑制了 Na^+-K^+-ATP 酶活性，使心肌细胞内 K^+ 减少，最大舒张电位减少，减慢房室传导。

(2) 自律性：治疗剂量的强心苷对窦房结及心房传导组织的自律性作用不明显，而是间接地通过刺激迷走神经，使自律性降低。中毒量时则直接抑制蒲肯野纤维细胞膜 Na^+-K^+-ATP 酶的活性，使细胞内失 K^+，最大舒张电位减少，接近阈电位，导致自律性增高。这是强心苷中毒时出现室颤或室性心动过速的机制。

(3) 有效不应期：加速 K^+ 外流，使心肌复极加速，有效不应期缩短。

4. 对于心电图的影响　治疗剂量的强心苷最早可使 T 波低平、倒置、S-T 段呈鱼钩状，是临床上判断洋地黄化的依据。随后可见 P-R 间期延长和 Q-T 间期缩短，这分别是房室传导减慢和心室有效不应期和动作电位时程缩短的表现；还可见 P-P 间期延长，反映窦性频率减慢。中毒剂量的强心苷可引起各种心律失常，可从 ECG 上发现。

(二) 对心脏以外的作用

1. 血管　强心苷能直接收缩血管平滑肌，使外周阻力增高。但对于慢性心力衰竭患者，血压上升并不明显。因为由心力衰竭造成的交感神经活性降低超过了用药后血管收缩的效应。但中毒量强心苷仍可显著增加外周阻力，甚至可引起冠状动脉收缩。

2. 肾脏　强心苷具有明显的利尿作用。主要是因为心输出量的增加，使肾血流量和肾小球滤过率得到改善；此外与其抑制肾小管 Na^+-K^+-ATP 酶的活性，减少肾小管对 Na^+ 重吸收，促进 Na^+ 和水的排出有关。

3. 自主神经系统　强心苷可直接抑制交感神经系统的活性，增强迷走神经系统的活性。

4. 内分泌系统　强心苷可抑制肾素 - 血管紧张素 - 醛固酮系统，降低血浆肾素活性，进而减少血管紧张素Ⅱ及醛固酮的分泌，减少心力衰竭患者的容量负荷。

三、体内过程

强心苷类药物由于侧链的不同，导致它们在药代动力学上也有所差异。中效类的地高辛口服制剂主要在肠道吸收，生物利用度可达 60%~80%。毛花苷丙及毒毛花苷 K 注射制剂脂溶性低，口服吸收很差，需静脉给药，绝大部分以原形经肾脏排出，显效快，作用维持时间短，属短效类。强心苷类药物进入血液后，与血清蛋白有不同程度的结合。洋地黄毒苷主要在肝内代谢转化，但仍有一部分会以原形从胆汁排出，在肠内又被重新吸收，形成肠肝循环。因此洋地黄毒苷的蓄积性强，作用持久。地高辛及其他静脉制剂主要以原形从肾排出，肾功能不全者应适当减量。

四、临床应用

(一) 适应证

1. 慢性心功能不全　强心苷可增强心肌收缩性，使心输出量增加，对慢性心功能不全有一定疗效，但病因不同，疗效也有一定的差异。如对伴有房扑、房颤及心室率快的心功能不全疗效最好。对心脏瓣膜病（重度二尖瓣狭窄的病例除外）、先天性心脏病及高血压性心脏病等所引起的心功能不全也具有良好的疗效。对贫血、甲状腺功能亢进及维生素 B_1 缺乏所致能量产生障碍的慢性心功能不全、对肺源性心脏病、活动性心肌炎以及严重心肌损害等，疗效较差。因为这些疾病心肌往往都伴有严重缺氧，导致能量产生发生障碍。对于缩窄性心包炎、重度二尖瓣狭窄等因机械性阻塞引起的心力衰竭，疗效很差或无效。这类疾病的主要矛盾是心室舒张受到限制，使用强心苷后并不改善心输出量。

2. 心律失常　强心苷具有抑制房室传导和减慢心率的作用，适用于某些伴有心功能衰竭或心室率异常增快的心律失常，如心房纤颤或扑动、阵发性室上性心动过速等。

3. 急性左心室衰竭　适用于已知有心室扩大伴左心室收缩功能不全并伴有快速心室率的患者，短效强心苷可联合其他药物进行综合治疗。但不宜用于心肌梗死急性发作的患者。

(二) 禁忌证

1. 禁忌证　①与钙剂合用；②任何强心苷制剂中毒；③室性心动过速、心室颤动；④梗阻性肥厚性心肌病（如果伴有收缩功能不全或心房颤动仍可考虑使用）；⑤预激综合征伴心房颤动或心房扑动。

2. 慎用　①低钾血症者；②不完全性房室传导阻滞者；③高钙血症者；④甲状腺功能低下者；⑤缺血性心脏病、急性心肌梗死或心肌炎者；⑥肾功能障碍者。

(三) 用法及用量

强心苷的治疗剂量因人而异，不能机械地使

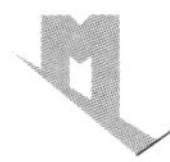

用“剂量标准”。其安全范围较窄，为减少中毒的发生，常需监测血药浓度。目前不推荐全效量后再维持使用，而是倾向于小剂量的维持疗法，如每日给予维持量的地高辛，经过 4~5 个半衰期，可达到稳态血药浓度。现有研究显示，很多正性肌力药物长期使用时反而会增加死亡率。地高辛是唯一可供门诊患者长期使用的安全且有效的口服正性肌力药。2013 年美国心脏病学会基金会 / 美国心脏协会指南建议，对于有心力衰竭症状的左室收缩功能障碍患者，可考虑用地高辛来缓解症状，降低住院率。去乙酰毛花苷主要用于治疗急性心力衰竭，首次静脉注射为 0.4~0.8mg，2~4 小时后再注射 0.4mg。手术中需用强心苷时，也多用此药。常用强心苷的作用时间和剂量见表 35-1。

表 35-1　常用强心苷的作用时间和剂量

药名	给药方法	起效时间	最大效应时间	毒性消失时间	药效消失时间	全效量(mg)	每日口服维持量(mg)
洋地黄毒苷	口服	2~4h	8~12h	3~10d	2~3 周	0.7~1.2	0.05~0.1
	静脉	30 min	4~8h		2~3 周	0.5~1.2	
地高辛	口服	1~2h	3~6 h	1~2 d	4~7 d	1.0~1.5	0.12~0.5
	静脉	5~30 min	2~4 h		3~6 d	0.75	~
去乙酰毛花苷	静脉	5~30 min	1~2 h	1~2d	3~6 d	0.125	
毒毛花苷 K	静脉	5~15 min	1~2 h	6 h	1~4 d	1.0~1.6	
						0.25~0.5	

五、药物相互作用

许多药物可影响洋地黄类药物的药代动力学特性，使其血药浓度降低或增高，导致药效减弱或中毒。有些药物则通过协同作用，诱发或加重洋地黄的毒副作用。与麻醉相关的药物主要包括：

1. 氯琥珀胆碱　氯琥珀胆碱可引起一过性血钾升高，对洋地黄化的患者使用后可引起室性心律失常，严重者甚至发生停搏。

2. 新斯的明　洋地黄化的患者使用后可加重心动过缓，应注意监护。

3. 吸入性麻醉药　洋地黄化的患者在使用吸入性麻醉药的过程中，因兴奋迷走神经而可能出现心动过缓。此外其还可影响强心苷的药效，引起强心苷的过量或用量不足。

4. 利尿药　排钾利尿药可致低钾血症，和强心苷合用易引起心律失常，应严密监测 K^+ 浓度。

5. 拟肾上腺素药物　可提高心肌的自律性，使心肌对强心苷的敏感性增高，易引发中毒。

6. 心律失常药物　如胺碘酮、钙通道阻滞剂、普罗帕酮等，可减少强心苷的肾清除率和分布容积，导致血药浓度增高。

六、毒性反应及其防治

强心苷的安全范围很窄，治疗量接近中毒量的 60%，很容易产生毒性反应。如用药剂量偏大，中毒反应发生率可高达 20%。当出现以下诱发因素时更易发生中毒反应：低钾血症、高钙血症、低镁血症、心肌缺氧、酸碱平衡紊乱、高龄及合并其他用药等。其毒性反应的主要表现为：

1. 心脏毒性　心脏毒性是最严重的毒性反应。可产生各种心律失常，常见的有室上性或室性心律失常及房室传导阻滞。如室性期前收缩最为多见和早见，约占心脏毒性反应的 33%，其他依次为房室传导阻滞、房室结性心动过速、房性过速伴房室传导阻滞、室性过速、窦性停搏等。快速性心律失常又伴有传导阻滞是洋地黄中毒的特征性表现。心电图 ST-T 可发生改变，但不能作为诊断依据。

2. 胃肠道反应　胃肠道反应是中毒的早期反应，常见食欲缺乏、恶心、呕吐、腹泻及腹痛等。剧烈呕吐可导致失钾而加重强心苷中毒，应减量或停药，并注意补钾。

3. 中枢神经系统反应　中枢神经系统反应常表现为眩晕、头痛、疲倦、噩梦、谵妄、幻觉、黄视症、绿视症和视物模糊等。视觉异常通常是中毒的先兆，可作为停药指征。

强心苷在用药过程中应严密观察临床表现和心电图改变，并测定血药浓度。如地高辛血药浓度达到 3ng/ml，洋地黄毒苷达到 45ng/ml 即可诊断中毒。

一旦确诊为中毒，首先应停用强心苷以及可诱发毒性反应的药物，并及时纠正电解质紊乱、缺氧等诱发因素。对Ⅰ度房室传导阻滞、心室率偏慢的心房颤动或较快的房室交界心律，可暂不作处理，但需在监护条件下调整剂量。对于窦性心动过缓、Ⅱ度或Ⅲ度房室传导阻滞，不宜补钾，可用阿托品 0.5~1mg 拮抗，无效时采用快速起搏。对强心苷引起的快速型心律失常，血钾过低可予补钾。补钾时不可过量，同时还要注意患者的肾功能，以防止高钾血症的发生。如血钾不低或中毒症状严重者可给予苯妥英钠，首剂 3~5mg/kg，稀释后缓慢静脉注射，10~15 分钟后再注射 100mg，2 小时内总量不超过 500mg。对于室性心律失常，可用利多卡因。电复律一般禁用，易引起室颤。地高辛特异抗体 Fab 片段可使强心苷从受体部位迅速解离，是治疗严重中毒的有效方法。静脉注射 Fab 20 分钟内见效，80 分钟效应最高，每 80mg Fab 片段能拮抗 1mg 地高辛。研究发现，血液灌流和血液透析均对地高辛中毒的治疗没有帮助。

第二节　非苷类强心药

一、结构与分类

非苷类强心药主要包括儿茶酚胺类药物和磷酸二酯酶Ⅲ抑制剂（phosphodiesterase esterase Ⅲ inhibitor，PDE Ⅲ抑制剂）。这里重点介绍后者。PDE Ⅲ抑制剂从 1978 年开始应用。PDE Ⅲ型是心肌中降解 cAMP 为 AMP 的主要 PDE 亚型。虽然有临床证据显示其长期应用不良反应多，可增加病死率、缩短生存时间，但由于安全范围大、作用持久且无耐药现象，对于重症进展性心力衰竭患者短期的使用，具有很好的疗效。临床上常用氨力农、米力农、依诺昔酮和维司力农等。氨力农又名氨双吡酮，为双吡啶类衍生物，化学名 5- 氨基 -3，4，- 二吡啶 -6（1H）- 酮；米力农又名甲氰吡酮或米力酮，也是双吡啶衍生物，化学名为 1，6- 二氢 -2- 甲基 -6- 氧基 -（3，4，- 二吡啶）-5- 甲腈；依诺昔酮的化学结构不同于前两者，化学名为 1，3 二氢 -4 甲基 -5-（4-（甲基硫代）- 苯甲酰）-2H- 咪唑 -2 酮；维司力农的化学名为 3，4- 二氢 -6-［4-（3，4- 二甲氧基苯甲酰基）-1- 哌嗪基］-2（1H）- 喹啉酮，见图 35-2。

二、药理作用

1. 正性肌力作用　心肌细胞内 cAMP 由腺苷酸环化酶催化生成，再被磷酸二酯酶水解为 AMP。PDE Ⅲ抑制剂通过抑制 cAMP 的水解，使其含量增加。cAMP 再通过激活蛋白激酶，调控心肌内膜的钙通道，使 Ca^{2+} 内流增加，同时更多的 Ca^{2+} 从肌浆网释出，共同激活收缩蛋白，产生正性肌力作用。

2. 缩短心肌舒张时间　PDE Ⅲ抑制剂加快肌质网 Ca^{2+} 的回收，同时降低肌钙蛋白 C 对 Ca^{2+} 的

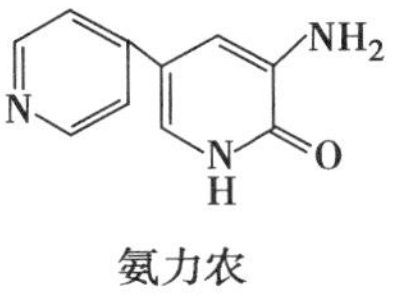

氨力农 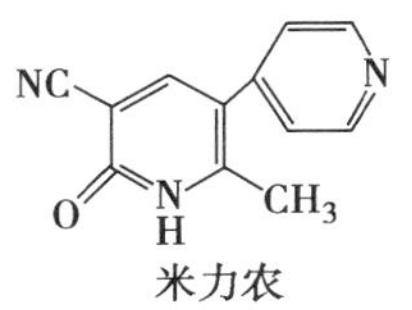　米力农 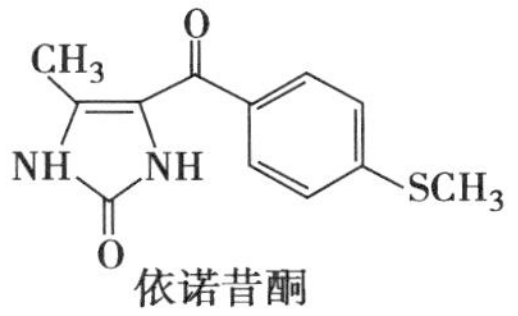　依诺昔酮

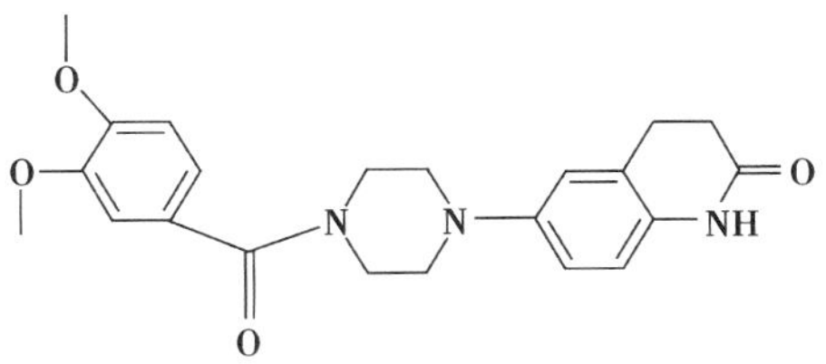

维司力农

图 35-2　磷酸二酯酶抑制剂的化学结构

亲和力，使细胞内 Ca^{2+} 水平下降速率加快，从而心肌舒张速度加快。此效应重要性在于可改善心脏的舒张功能，有利于心室充盈和增加冠脉血流。

3. 血管舒张作用　血管平滑肌细胞内的 cAMP 增加后，使肌质网回收 Ca^{2+} 增加，使胞浆内 Ca^{2+} 水平下降，导致血管平滑肌松弛，血管扩张，从而减少心脏前、后负荷，在增加心输出量的同时，不增加心肌耗氧。

4. 其他　PDE Ⅲ抑制剂可抑制血小板聚集，使血小板活性降低。

3

三、临床应用

（一）适应证

1. 急性心力衰竭　强心作用和血管舒张作用是 PDE Ⅲ抑制剂治疗心力衰竭的药理学基础。心力衰竭患者的心肌细胞 cAMP 生成减少，而 PDE Ⅲ抑制剂则可以抑制 cAMP 的水解，起到代偿作用。它对于急性心力衰竭造成的心源性休克、低血压、血流灌注不足、肺水肿具有良好的治疗作用。但长期使用 PDE Ⅲ抑制剂可造成心肌损害加重，不宜用于慢性心功能不全患者。

2. 心脏围手术期的心功能支持　此类药物最常用于心脏手术中的心功能支持。在体外循环停止前应用可增强左心室收缩功能和增加心输出量，有助于成功撤机。转流结束后使用可改善血流动力学状况，防治低心排综合征。对非体外循环的冠脉搭桥手术，可减轻心脏搬动或转位造成的心脏抑制、心输出量下降和严重低血压的发生。

3. 肺动脉高压　其扩张血管的作用可使肺循环阻力下降，对肺动脉高压具有辅助治疗作用，使右心衰竭患者的呼吸功能得到改善。

（二）禁忌证

有致室性心动过速的不良反应，故心动过速患者慎用。心肌梗死急性期忌用，肾功能不全者宜减量。

四、不良反应及防治

1. 低血压　是发生最多的不良反应。PDE Ⅲ抑制剂有较强的扩血管作用，特别在体外循环后体循环阻力受麻醉、血液稀释和低温等因素影响变得较低时。常常需用缩血管药物如去氧肾上腺素等处理。

2. 长期使用 PDE Ⅲ抑制剂可使心肌耗氧量增加而造成损害加重，导致死亡率增高。如需较长时间使用，可与 β 受体阻滞剂合用，以减弱此不良反应。

3. 室性心律失常　用药速度过快可导致室性期前收缩和短阵性室性心动过速。应缓慢注射或泵注维持。

4. 可抑制血小板活性，致肝功能损害，用药期间应定期检查，停药后多可恢复。

五、常用药物

（一）氨力农（amrinone）

是第一代 PDE Ⅲ抑制剂，具有显著的正性肌力作用和血管扩张作用，对于心力衰竭患者可产生有益的血流动力学效应，如心输出量、每搏量指数（stroke volume index，SVI）、每搏作功指数、射血分数等参数提高，同时右房压、肺毛细血管楔嵌压、外周阻力、肺血管阻力降低，从而使心脏前、后负荷降低，心功能得到改善。氨力农一般不影响心率，对房室结和传导系统有增强功能。

药代动力学符合开放二室模型。分布半衰期为 1.4 分钟，分布容积 1.3 ± 0.36L/kg，血浆蛋白结合率低于 50%。氨力农主要在肝脏降解，60%~90% 与葡萄糖醛酸结合后经肾排出，约 26%~40% 以原形从尿中排出，消除半衰期为 2.5~4 小时，在严重心力衰竭患者可延长一倍。

氨力农在临床上主要用于：①围手术期特别是心脏手术中发生的心功能不全；②对经强心苷、利尿剂及血管扩张剂等传统方法治疗效果不佳心力衰竭患者，如原发性扩张性心肌病并充血性心力衰竭；③心源性肺水肿呼吸衰竭患者。

剂量与用法：现口服用药已被否定，多采用静脉注射。单次静脉注射的剂量一般为 1.0~1.5mg/kg，5~10 分钟内缓慢静脉注射。在麻醉手术中多采用负荷剂量后维持输注，负荷剂量为 0.5~1.0mg/kg，维持量 5~10μg/（kg·min）。

（二）米力农

米力农是第二代 PDE Ⅲ抑制剂，作用机制与氨力农基本一致，其正性肌力作用较后者强约 20 倍，且副作用少，在临床上已取代氨力农。

米力农给药后可迅速被心肌摄取并发挥效应。静脉注药后 0.56 分钟心肌部位浓度达峰值，为注药剂量的 1.89%，但药物的最大效应是在峰浓度后 7~10 分钟。给药后 12.5 分钟浓度降低至峰浓度的 69.1%。米力农清除主要经肾脏，约 80% 的药物以原形从尿排出，其消除半衰期为 2~3 小时，严重心力衰竭或肾功能不全患者的半衰期延长。

米力农除具备氨力农的适应证外，在临床上还适用于：

1. 治疗肺动脉高压　前瞻性研究证明，对Fontan术后肺循环阻力高的患儿联合使用米力农和NO，相比单独使用NO，更能显著地降低跨肺循环阻力。它对于重症肺炎导致的婴幼儿肺动脉高压也具有一定疗效。

2. 移植血管痉挛的防治　冠脉搭桥手术中，桥血管的痉挛是棘手的问题。其病理机制是血小板的激活和血栓素 A_2 的释放。一般多使用硝酸甘油防治，但其会产生耐药性，且需依赖血管内皮的完整性，效果并不十分理想。米力农对移植动脉有强大的抗痉挛作用，因其可影响血小板的数量及活性并对抗血栓素 A_2，并且血管内皮受损不会影响其扩血管作用。临床试验证实，治疗剂量的米力农即可达到扩张桥血管作用。

3. 心脏原位移植患者中的应用　对等待心脏移植的患者，当其他正性肌力药及主动脉球囊反搏无效时，使用米力农可保持血流动力学的稳定，改善临床症状。

米力农多采用负荷剂量后维持输注，推荐剂量为：负荷剂量50μg/kg，10分钟内缓慢静脉注射，维持量0.375~0.75μg/（kg·min），持续输注。

米力农的不良反应轻微，即使长时间治疗的患者，出现血小板减少和肝功能异常的概率亦低。

（三）依诺昔酮

依诺昔酮是咪唑酮类衍生物，是一种新型强心药，同属于PDE Ⅲ抑制剂，但在化学结构上不同于二吡啶类，具有正性肌力和扩张血管作用。

此药的正性肌力作用与剂量相关，还可减少舒张期心室壁张力，增快心肌舒张速度，增加心室顺应性，对心室舒张功能有益。对血管具有直接扩张作用、降低体循环和肺循环的阻力。对心率影响不明显。其最大的特点是在心脏每搏作功量增加的同时，耗氧量增加不明显。这点优于氨力农，对心力衰竭患者十分有利。

依诺昔酮口服后1.3~2.5小时血浆浓度达峰值，生物利用度为53%~60%，血浆蛋白结合率70%~85%。正常人口服给药的分布容积为2.7L/kg，静脉注射给药为1.8L/kg，而心力衰竭患者相对分布容积增大，达2.1~8.0L/kg（平均4.2L/kg）。静脉输注给药后0.5~4小时达到最佳效应，药效维持可长达14小时。此药在体内绝大部分被生物转化，不足1%以原形从尿中排出。主要代谢物为其亚砜代谢物，尿中亚砜代谢物相当于接受剂量的64%~78%。正常人消除半衰期1~2小时，而心力衰竭患者延长到2.9~20小时。

依诺昔酮主要用于充血性心力衰竭患者，尤其对采用传统方法治疗效果不佳的中、重度患者。口服150~450mg/d可使患者心功能改善至少一级，呼吸困难和乏力记分减低，运动耐量和整体生活质量提高。依诺昔酮也常用于心脏手术期间的循环功能支持。有研究报道心内直视手术停止CPB前10分钟静脉注射依诺昔酮1mg/kg，停机后心功能各指标改善明显，尿量增多，并有利于脱离CPB，效果优于儿茶酚胺类药物。

依诺昔酮推荐的剂量和用法：治疗心力衰竭时口服300mg/d；心脏外科手术时静脉注射负荷量为0.5~1mg/kg，缓慢推注，维持量为5~20μg/（kg·min），最大剂量不超过24mg/（kg·d）。

依诺昔酮在常规剂量下无明显副作用，常见的不良反应为消化道症状，一般减少剂量即可消除。少数患者可诱发心律失常等。与其他PDE Ⅲ抑制剂一样，不建议长期应用。此外须注意，此药不能以葡萄糖溶液稀释，需要单独的通路使用。

（四）维司力农

维司力农是一种口服有效、伴有血管扩张作用的正性肌力药物，其作用机制除选择性抑制心肌内PDE Ⅲ外，也作用于肌细胞膜上的电压型钠、钾通道。因此在发挥正性肌力作用时，还可延长动作电位时程和降低心率。此作用有别于其他PDE Ⅲ抑制剂。在临床，左心室射血分数低于25%的严重心力衰竭患者，应用维司力农后明显改善心功能，使左、右心室的收缩功能得到加强。除上述心血管作用外，在动物实验和体外研究中发现，维司力农可以抑制某些致炎性细胞因子的生成，并显示有抗病毒活性。

维司力农一般给药剂量为60mg/d，胃内pH增加（抗酸药物治疗）可影响其吸收速度，但不影响吸收的完全性。静脉制剂为托波力农，尚处于临床研究阶段。

使用维司力农的最大的缺点是剂量相关性死亡率增加，严重心力衰竭患者口服维司力农60mg/d可明显改善心功能和生活质量，若剂量增加至120mg/d，治疗作用增加不多，但急性死亡的发生率明显增加。不良反应有中性粒细胞减少症，发生率约为

5%，多在治疗后第1~5个月内发生。人类重组粒细胞集落刺激因子(G-CSF)已被成功地应用于治疗维司力农所致的严重粒细胞减少症。

(五)钙增敏药

除上述外，还有一些新型PDE Ⅲ抑制剂，如匹莫苯、左西孟旦等，此类药物虽也具有PDE抑制作用，但主要通过增加心肌收缩成分对Ca^{2+}的敏感性而起强心作用，故又称此类药物为钙增敏剂(calcium sensitizers)。匹莫苯目前仅在日本被批准使用。下文以左西孟旦为例，作一介绍。

3

左西孟旦(levosimendan)主要是通过与肌钙蛋白C(TnC)结合，增强了任何Ca^{2+}浓度下肌动蛋白-肌球蛋白的相互作用。肌收缩是由Ca^{2+}依赖的TnC和肌钙蛋白I(TnI)相互作用所调节的。左西孟旦与TnC结合，通过部分稳定TnC上Ca^{2+}结合位点，改变TnI调节构象开放关闭之间的动态平衡，促进心肌收缩。它可在不增加细胞内钙浓度的情况下增加心肌收缩力，所以不会引起耗氧量增加。此外，还可通过刺激ATP敏感和电压敏感的钾通道开放，产生扩血管作用。大剂量时，左西孟旦具有部分PDE Ⅲ抑制作用。

左西孟旦的代谢方式主要是通过结合形成无活性的代谢产物，还有20%转变为有活性的代谢产物，另30%以原形由尿液排出。

左西孟旦能够使左心室心搏指数明显增加、体循环血管阻力明显降低。目前主要用于充血性心力衰竭的患者，可改善心功能和运动耐量，对改善衰竭心脏的舒张功能也可能有益。它还可用于心脏冠状动脉旁路移植手术或介入手术后心肌顿抑的治疗。左西孟旦相比传统强心药，优势在于不会因细胞内钙超载而诱发心律失常，导致细胞损伤和凋亡。在酸中毒和心肌顿抑等状况下仍有逆转心肌收缩功能紊乱的作用，且治疗窗大，无耐药现象，理论上可长期使用，但仍需要大量的临床试验进行验证。2012年欧洲心脏病学会(European Society of Cardiology，ESC)的心力衰竭指南指出，目前仍不明确左西孟旦的有效性和安全性，认为心力衰竭治疗中使用的β受体阻滞剂会促进灌注不足，静脉给予左西孟旦可逆转β受体阻滞剂作用的做法，可能具有药理学依据。但目前仍缺乏有利的证据证实左西孟旦能够改善患者的远期预后。近期研究表明，心脏术后左心功能不全的患者接受小剂量左西孟旦治疗并不能够降低患者术后30天内的死亡率。

临床上推荐左西孟旦剂量为，负荷量12~24μg/kg，大于10分钟缓慢注射，之后以0.05~0.1μg/(kg·min)维持。

左西孟旦的安全性优于多巴酚丁胺及其他PDE Ⅲ抑制剂。头痛和低血压是较常见的不良反应，且常发生在大剂量应用时。欧洲急性心力衰竭指南不推荐用于收缩压 < 85mmHg的患者。左西孟旦对心脏电生理影响小，很少发生心律失常。

第三节 血管扩张药

一、概述

血管扩张药是一类应用广泛的血管张力调节药物，它通过神经、体液等多种途径作用于血管平滑肌，降低血管张力，达到调节灌注压力、增加微循环血流量、降低心脏前、后负荷等作用。在临床麻醉史上，早在20世纪50年代初就采用神经阻断药使周围血管扩张，血压下降，减少手术术野出血。随着血流动力学监测技术的完善，血管扩张药的应用范围也已扩展到治疗高血压危象、缺血性心脏病、肺动脉高压、瓣膜反流性心脏病以及多种原因导致的急、慢性心力衰竭等领域。本节主要讨论血管扩张药作用机制，临床药物选用的指征及常用药物。

(一)血管扩张药的作用机制

1. 血流量的生理特点　血液在心血管系统中流动的一系列物理学问题属于血流动力学的范畴。血流动力学和一般的流体动力学一样，也遵循泊肃叶定律(Poiseuille's Law)，即单位时间内血液的流量(Q)与血管两端的压力差(P_1-P_2)以及血管半径γ的4次方成正比，与血管长度l及血液的黏滞度η成反比。

$$Q=(P_1-P_2)\pi\gamma^4/8\eta l \qquad (35\text{-}1)$$

血管长度一般不易改变，但如血管半径增加2倍，阻力就会减少16倍，如要使血压保持恒定，血流量就必须成比例增加。这是血管扩张药的理论基础。但由于人体循环系统结构复杂，血压同时受血管壁张力、血液内成分及神经系统调节等诸多因素影响，实际数值会和理论差距较大。

2. 血管扩张药作用机制 血管扩张药近年发展很快，药物众多，除少数药物作用机制不甚清楚外，大多数药物的作用机制归纳为以下三种：

(1)受体依赖性血管扩张：这类药选择性与血管壁受体结合，阻断了体内神经递质对血管壁上受体的作用，从而引起血管舒张，如肾上腺素能α受体阻滞药哌唑嗪、酚妥拉明等。

(2)改变离子通道特性所致血管舒张：如钙通道阻滞剂因能减少细胞内钙离子，可引起血管舒张，对肌球蛋白轻链激酶的激活有调节作用；钾通道开放剂如米诺地尔(minoxidil)通过增加细胞膜对钾的通透性，使钾外流增加，导致细胞膜超极化，电压依赖性钙通道不易开放，减少细胞膜内 Ca^{2+}，从而使血管平滑肌松弛和血压下降。

(3)直接舒张血管平滑肌：硝基氢氰酸盐和有机硝酸盐类通过释放一氧化氮或直接作用，使细胞内的环鸟苷酸(cGMP)生成增多，抑制蛋白激酶C(PKC)的磷酸化，减弱肌球蛋白和肌动蛋白间的相互作用，使血管平滑肌舒张。

(二) 血管扩张药应用的临床意义

心输出量主要取决于心率、前负荷、后负荷和心肌收缩力。这些参数相互配合、互相依赖，以维持循环系统的稳定性。依据平均动脉压 = 心输出量 × 周围血管阻力，在心功能正常的心脏，应用扩血管药降低周围血管的阻力，可在心输出量很少改变的情况下使动脉压下降，达到控制性降压的目的。心力衰竭时，血管扩张药使周围血管扩张，阻力降低，减轻衰竭心肌泵血时的负荷，心输出量相应地增加，其结果可不发生动脉压下降。因此，就药物作用机制而言是完全一样的，但由于两者循环系统状况不同，用药的目的与要求不同，血管扩张药就发挥了不同的作用。

心力衰竭重要的机制之一是左心室功能损害，常见于缺血性心脏病、原发性心肌病以及慢性压力或容量过负荷，如高血压与瓣膜性心脏病等。心力衰竭时，心肌收缩力降低，引起每搏量和心输出量降低，使重要器官和组织的血流不足和相应的静脉系统血液淤滞。与此同时，循环系统固有的代偿机制和交感神经系统张力增高、循环血流中儿茶酚胺浓度增加，以及肾素 - 血管紧张素 - 醛固酮系统的代偿作用，调整前后负荷、心肌收缩力和心率，使每搏量和心输出量增加，达到新的平衡。问题是每个代偿机制有其有利的方面，同样也对心功能带来不利的一面。如心动过速、心肌收缩力加强会造成心肌耗氧量增加；钠水潴留，使循环负荷增加。此时如不干预，会引起循环系统的失代偿，使心输出量降低和外围血管阻力的增高，进一步恶化循环系统，如图 35-3 所示。此时采用血管扩张药，适当阻断代偿过程，降低心脏的排血阻抗，就可以改善整个循环动力功能。从图 35-4 也可以看出周围阻力对心搏量的影响。心功能正常时，心排血阻抗(后负荷)增加，心室每搏量改变甚小；中度心功能不全时，阻抗增加即引起较显著的心室每搏量降低；严重心功能不全时，心室射血阻抗轻微增加就可引起心室每搏量剧降。心力衰竭时，心肌收缩力实际上已经固定，此时心脏作功和心输出量主要由周围循环阻力决定。

临床实践证明，心力衰竭时周围血管阻力增加并不是一个有益的生理代偿机制。采取扩血管药治疗，可使患者心输出量增加，而动脉压并不一定下降。同样，心力衰竭患者常并有静脉系统过度收缩，应用血管扩张药使静脉扩张，就可使心室充盈压降低、肺静脉和周围静脉压下降，从而使呼吸困难和肺水肿得到改善。

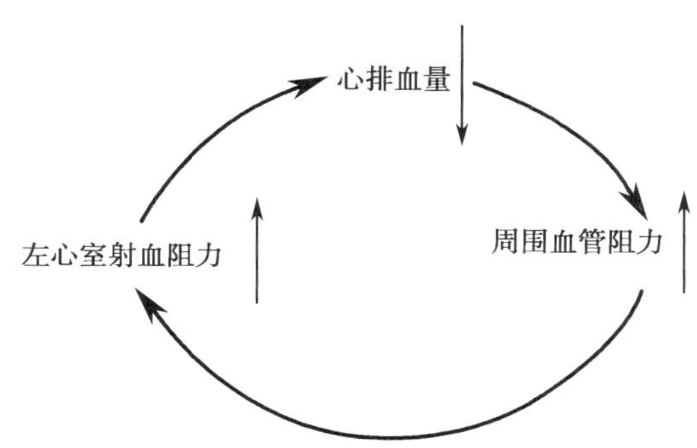

图 35-3 心力衰竭时的恶性循环

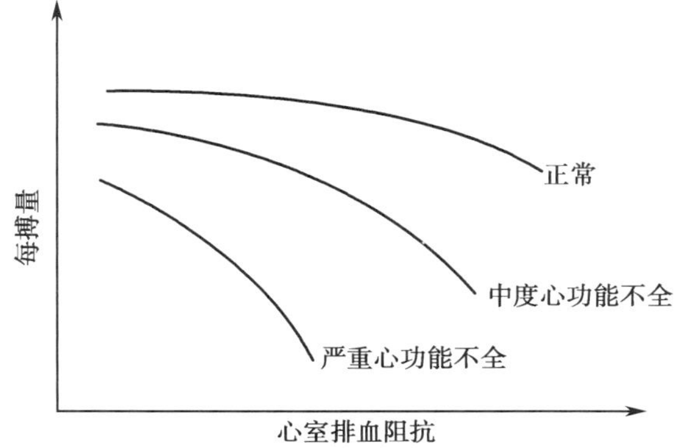

图 35-4 心室排血阻抗与每搏量之间的关系

心输出量降低代偿性增加周围血管阻力以保

持动脉压，然而周围血管阻力增加后阻碍左心室射血，引起心输出量进一步下降。

此外，血管扩张药虽然对心肌收缩力并无直接作用，但由于用药物后可对前、后负荷产生影响，使心室内压和心室容量降低，从而降低心肌需氧。此时若主动脉舒张压未发生显著的改变，由于心室内压的下降，可使冠脉血流量增加，从而改善心内膜下区的缺血状态，间接起到强心的作用。

（三）血管扩张药的适应证

临床上应用血管扩张药的主要适应证见表35-2。血管扩张药的临床应用，最早见于手术期间控制性降压，不久即用于治疗恶性高血压和高血压危象。1969年酚妥拉明和1972年硝普钠用于治疗心肌梗死后心功能不全和慢性顽固性心力衰竭取得了良好的效果，使这类药物应用不断推广。由于血管扩张药主要作用于周围血管，一般对心肌收缩力和心率无直接影响，目前已成为急性心肌梗死并发心源性休克，伴有左心室舒张末期压升高和外周阻力增加患者的首选治疗措施。

治疗应用血管扩张药的基本指征是周围血管阻力升高和/或心室充盈压升高。必须认识到，由于基础状况不同，心功能不全的患者对血管扩张药的血流动力效应与正常人不同。图35-5显示药物引起静脉扩张可使正常人或充盈压未增高的患者每搏量减少，导致低血压和反射性心动过速，这在控制性降压患者中经常见到；而在充盈压升高的患者由于每搏量增加，动脉压可不变或升高，心率无明显的改变。因此对循环功能不全患者，若心室充盈压不高，原则上要避免使用血管扩张药，若需应用，则应同时补充血容量。

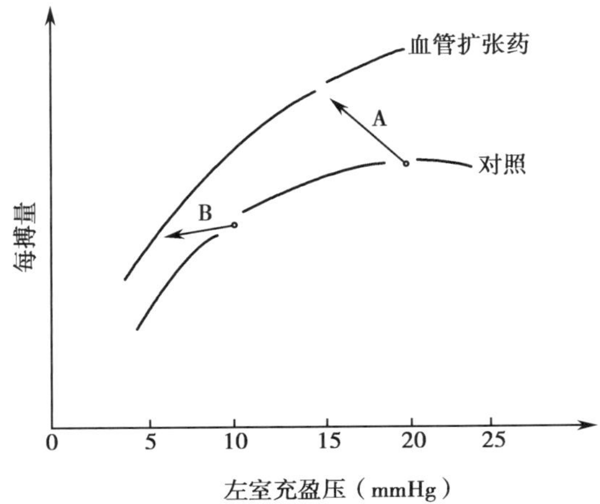

图35-5　心功能曲线（对照）和用血管扩张药后上移的曲线

A.表示开始时充盈压增高的患者，经用血管扩张药后每搏量增加；B.表示充盈压正常或低下的患者应用血管扩张药会引起每搏量降低。

血管扩张药治疗的主要问题是会引起严重的低血压，因此在用药过程中要密切监测血流动力学指标。表35-3表示药量与血流动力效应的一般规律。小剂量时心输出量增加，肺毛细血管楔压或左室充盈压降低，动脉压则很少改变；剂量中等时，进一步增加心输出量和降低充盈压，同时伴有动脉压轻度下降；大剂量时，由于显著的血管扩张，心输出量、充盈压和动脉压均下降，药物作用由有益变成有害，且常伴有代偿性心率增加。

表35-2　血管扩张药临床应用的适应证

1. 手术期间控制性降压	
2. 缺血性心脏病	(1)血管外周阻力增加使心肌氧耗增加的情况
	(2)急性心肌梗死
3. 高血压危象、高血压脑病和恶性高血压等需急速降压的紧急情况	
4. 心力衰竭	(1)急性和慢性难治的心力衰竭
	(2)有并发症的心肌梗死，如心源性休克、急性二尖瓣反流或室间隔破裂
	(3)慢性瓣膜病变，引起二尖瓣或主动脉瓣反流
	(4)心脏手术后，特别是体外循环心内直视手术后低心排综合征
	(5)急性肺水肿，主要是心源性肺水肿

表 35-3 不同剂量血管扩张药对血流动力学的作用

药物剂量	心输出量	肺毛细血管扩张	动脉压
小	↑	↓	⟷
中	↑↑	↓↓	↓
大	↓↓	↓↓	↓↓

个体间对血管扩张药的耐受程度有很大的差别。在应用时应遵循控制性降压的原则。治疗时应先从小剂量开始给药，依据血流动力学效应逐渐加量，以达到理想的血流动力效应。为确保安全性，必须进行多方面的监测，如：连续监测动脉压、心电图和中心静脉压；观察周围循环状态、肢端温度、色泽；记录尿量、并定期测定动脉血气和 pH。若能直接测定肺毛细血管楔压和心输出量则更理想，由此可计算出肺血管和周围血管阻力，对治疗有指导意义。一般认为在用血管扩张药治疗过程中应保持肺毛细血管楔压不低于 15~18mmHg，中心静脉压在正常范围。用药后如出现临床症状改善，如指（趾）端逐渐温暖红润、尿量增加、脉搏强而有力，脉压增宽等征象，即使不测定肺毛细血管楔压和心输出量，亦可证明药物发挥了有益的治疗效果。

（四）血管扩张药的分类

依据药物的作用部位和机制可将血管扩张药分为如下几类（表 35-4）。

表 35-4 血管扩张药作用部位和机制

作用部位和机制	药品
交感神经节阻滞	季铵类：六烃季铵、环轮宁、戊双吡铵 非季铵类：樟磺咪芬、美卡拉明、三甲哌啶
肾上腺素能神经组滞	胍乙啶、利血平
肾上腺素能受体 α 阻滞	哌唑嗪、乌拉地尔、酚妥拉明
直接血管平滑肌松弛	硝普钠、硝酸酯和亚硝酸酯类 肼屈嗪、双氢肼屈嗪等
钙通道阻滞（慢通道阻滞）	硝苯地平、维拉帕米、地尔硫䓬、尼卡地平等
肾素 - 血管紧张素系统抑制药	血管紧张素转化酶抑制药：卡托普利 血管紧张素Ⅱ受体阻断药：氯沙坦
钾通道开放药	吡那地尔、米诺地尔

目前，围手术期中常用的扩血管药物主要是直接松弛血管平滑肌药、钙通道阻滞药及 α 肾上腺素能受体阻断药，而血管紧张素转换酶抑制药卡托普利也常用于术前控制原发性高血压。依据药物对动静脉的不同作用程度，可分成三组（表 35-5）：第一组主要扩张静脉，如硝酸酯、亚硝酸酯和咪噻芬等；第二组主要扩张小动脉，如酚妥拉明、肼屈嗪等；第三组对动脉和静脉具有相互平衡作用，引起动、静脉扩张，如硝普钠、哌唑嗪和巯丙脯酸等，这样的分类只不过表示不同药物对动、静脉的作用有程度方面的差别。借此为临床选药提供参考。表 35-6 是常用的血管扩张药对血流动力学的主要影响。

表 35-5 对动静脉作用程度不同的血管扩张药

药名	对动脉（A）或静脉（V）的相对作用
硝酸酯	V>A
亚硝酸酯	V>A
咪噻芬	V>A
酚妥拉明	A>>V
肼屈嗪	A>>V
米诺地尔	A>>V
钙通道阻滞剂	A>>V
血管紧张素转换酶抑制剂	A>V
硝普钠	A=V
哌唑嗪	A=V

表 35-6 常用的血管扩张药的血流动力效应

药物	静脉张力	小动脉张力	心率	血压	心输出量	左室充盈压
酚妥拉明	↓	↓↓	↑	↓	↑↑	↓↓
硝普钠	↓↓	↓↓	⟷	↓	↑↑	↓↓
硝酸甘油	↓↓	↓	⟷	↓	↑	↓↓
咪噻芬	↓↓	↓	⟷	↓	⟷或↑	↓

二、常用的血管扩张药

（一）神经节阻滞药

该类能阻滞神经节的传导功能，其主要是通过与神经节细胞内 N_1 胆碱能受体竞争性结合而发挥作用。一般分季铵类和非季铵类二类，前者如六甲溴铵等，后者如樟磺咪芬等，这类药物作用于交感、副交感神经节，使节前纤维末梢释出的乙酰胆

3

碱不能与神经节内相应的受体接近或结合，因此，神经节的兴奋传递暂时中断。常规用量时，交感、副交感系统一并阻滞，除血压下降外，还有各种副交感神经阻滞的副作用。

1. 药理作用

(1) 心血管系统：这类药可阻滞交感神经节，产生强烈和迅速的扩血管作造成血压下降显著，并常使血压调节失灵。目前多已不用，仅用于控制性降压和急需降压的重度高血压或高血压危象病例。

(2) 胃肠道等器官：由于副交感神经节同时被阻滞，使胃肠道运动及肌肉张力降低，减少唾液，胃液等分泌量。此外，尚可引起不同程度的瞳孔散大、眼肌麻痹，尿潴留等。

2. 体内过程　注射给药后，大部分以原形由肾脏排泄。

3. 常用药物

(1) 六甲溴铵（六烃季铵，hexamethonium，C_6）：此药使动、静脉扩张，致使血压降低。用药后易发生体位性低血压。控制性降压时，成人静脉注射 50~100mg，收缩压可降至 60~70mmHg，持续 30~50 分钟。为防止用药后血压骤降，可先静脉注射试验量 5~30mg，然后按需分次注射 20~30mg，总量一般不超过 100mg。由于药物作用时间长，不良反应较多，目前已少用。该药主要经肾脏排泄，肾功能不全的患者慎用。

(2) 樟磺咪芬（三甲噻芬，trimethaphan）：商品名阿方那特（arfonad）。此药除有神经节阻滞作用外，还能直接扩张血管平滑肌和释放组胺，因此降压作用强，较少依赖体位。一般用 0.1% 溶液静脉滴注，一次用量不宜超过 250mg，作用迅速，停药后血压迅速回升。缺点是降压过程心率常增快，严重时伴有心律失常。由于此药有组胺释放作用，可诱发支气管痉挛，目前也已基本不用。代谢途径与氯琥珀胆碱类同，大部分由胆碱酯酶破坏，与氯琥珀胆碱并用时应慎重。

（二）α 肾上腺素能受体阻滞药

见第三十四章第四节。

（三）改变离子通道特性致血管舒张的药物

1. 钾通道开放药　钾通道开放药是一类选择性作用于钾离子通道，增加细胞膜对钾离子的通透性，促进钾离子外流的药物。对于血管平滑肌，外向性 K^+ 离子传导增多会引起细胞超极化，Ca^{2+} 进入减少，降低细胞的兴奋性，导致血管松弛。经典的直接作用于血管的扩张剂为二氮嗪和米诺地尔。而尼可地尔（nicorandil）、吡那地尔（pinacidil）和克罗卡林（cromakalin）是新一代 K^+ 通道开放药，因副作用少而在血管扩张药中显示独特的作用谱。

(1) 米诺地尔（minoxidil）：中文异名较多，有每乐血定、米诺地尔、每乐定、降压定、英文异名有 minkdyl，prexidil，loniten 等。分子式为 $C_9H_{15}N_5O$，分子量 209.3。本品在冰醋酸中溶解，在乙醇中略溶，在氯仿或水中微溶，在丙酮中极微溶解。该药降压作用强而持久，米诺地尔在肝内代谢为米诺地尔 N-O 硫酸盐，后者能激活 ATP 敏感性钾通道，促 K^+ 外流，引起血管平滑肌细胞膜超极化，电压依赖性钙通道难以激活，阻滞 Ca^{2+} 内流，而使血管平滑肌松弛血管舒张和血压下降。主要舒张小动脉，对容量血管无明显作用，并反射性使心率增快，心收缩力和心输出量增加，肾素分泌增加，水钠潴留。用药后皮肤、骨骼肌、消化道、心脏等部位的血流量也都增加。其血流动力学效应与肼屈嗪相仿，但作用更强。

该药特别适用于重度原发性高血压和肾性高血压。应用该药时须与利尿剂和 β 肾上腺素能受体阻滞剂合用，以避免水钠潴留和交感神经反射性兴奋。治疗高血压初用量：口服，2.5mg/ 次，2 次 /d，逐渐增至 5~10mg/ 次，2 次 /d，一般不超过 40mg/d。

应用该药有水钠潴留、体重增加、水肿、心率加速等副作用，少数患者用药后出现心力衰竭、心包积液。每日用量 10mg 以上，连用数月可出现多毛症。有时可出现心电图 T 波平坦或倒置，此与钾通道开放药加速心肌细胞复极与缩短不应期有关。嗜铬细胞瘤患者禁用；肺源性心脏病、心绞痛、慢性充血性心力衰竭及严重肝功能不全患者慎用。

(2) 吡那地尔（pinacidil）：英文异名为 pindac，分子式为 $C_{13}H_{19}N_5$，分子量 245.3，通过开放血管平滑肌细胞膜 K^+ 通道，促 K^+ 外流，使细胞膜超极化，从而使血管平滑肌舒张和血压下降。口服给药后 1~3 小时，降压作用达峰值，但持效较短（6 小时内），降压时，心率反射性加快。如服用其控释胶囊剂，作用时间可达 8~12 小时。吡那地尔还能逆转左室肥厚和改善脂质代谢（降低血中总胆固醇、甘油三酯和低密度胆固醇，增加高密度胆固醇）。口服易吸收（其控释胶囊剂的生物利用度为 57%），血浆蛋白结合率为 39%~65%，主要在肝内代谢，吡那地尔及其代谢物的半衰期分别为 1 小时及 3~4 小时。临床上主要用于轻度及中度原发性高血压，与

β 受体阻断药、利尿药合用可增强其抗高血压疗效并减轻其不良反应。治疗高血压初始用量：口服，12.5mg/ 次，2 次 /d，一般维持量为 12.5~ 25mg/ 次，2 次 /d，老年、肝肾功能不良的高血压患者，与其他抗高血压药（如利尿药、β 受体阻断药）合用时，其剂量应适当减小。

常见不良反应有头痛、心悸和水肿等，其他不良反应如面部潮红、体重增加、多毛症、鼻黏膜充血、心电图 T 波改变及体位性低血压等。

（3）二氮嗪（diazoxide）：中文异名氯苯甲噻嗪、低压唑、降压嗪。英文异名 eudemine、hyperstat、hypertonalum、proglicem、proglycem；分子式为 $C_8H_7CLN_2O_2S$，分子量 230.77。静脉注射降压作用出现快而强，通过激活 ATP 敏感性钾通道，使小动脉血管平滑肌松弛和血压下降，对静脉系统无影响。降压时反射性兴奋交感神经，使心率增快，心输出量增加、肾素分泌增多，水钠潴留。虽口服易吸收，但主要经静脉注射用于治疗高血压危象，血浆 $t_{1/2}$ 为 48 小时，但降压作用时间差异较大（4~20 小时）。静脉注射后 30 秒起效，3~5 分钟作用达高峰，在体内通过肾脏排泄及肝脏代谢。

主要用于治疗高血压危象或高血压脑病患者，应用时每 10~15 分钟静脉注射 50~100mg。因溶液碱性强，应避免漏至血管外。另外，静脉注射可致静脉炎，并可引起水钠潴留、多毛症、低血压、心脑缺血、心率增快而诱发心力衰竭等。该药能抑制胰岛 β 细胞分泌胰岛素而使血糖升高，连用数日后，应测血糖，孕妇患子痫时，静脉注射二氮嗪可因松弛子宫平滑肌而影响分娩。

2. 钙通道阻滞剂　钙通道阻滞剂除了具有抗心绞痛和抗心律失常作用外，也具有舒张外周小动脉和降低血压的作用。其扩张血管作用的机制是抑制 Ca^{2+} 向动脉平滑肌细胞内的流动，从而使外周阻力降低，血压随之下降，但对静脉血管影响较小。外周阻力下降的同时可激活压力感受器介导的交感神经兴奋。二氢吡啶类的硝苯地平由于交感神经兴奋，刺激窦房结，引起轻度到中度的心率加快，心输出量维持不变或轻度增加，维拉帕米对心脏的作用最强，可引起心率减慢，心输出量下降。硫氮酮的作用介于两者之间。

临床上不同的钙通道阻滞剂之间存在的血流动力学特性上的差别（表 35-7），使用时可按实际需要选择特定的药物。这些药物的药理作用和不良反应在下一节详细讨论。

表 35-7　钙通道阻滞剂的药理效应

	地尔硫䓬	维拉帕米	双氢吡啶类
心率	↓	↓	↑—
心肌收缩力	↓	↓↓	↓—
房室结传导	↓	↓↓	—
外周血管扩张	↑	↑	↑↑

（四）血管平滑肌松弛药

1. 硝普钠（sodium nitroprusside，niprode）

（1）理化性质：硝普钠是亚硝基铁氰化钠，分子式是 $Na_2Fe(CN)_5NO \cdot 2H_2O$，其化学结构见图 35-6。系红综色结晶，易溶于水。临床应用的硝普钠每安瓿含 50mg 粉剂，使用时以 5% 葡萄糖液稀释，此时药液显橘红色。稀释后的溶液不稳定，曝光 3 小时后药效降低 10%，48 小时后降低 50%，因此须临用前配制，避光下使用。如药液变成普鲁士蓝色（含高铁亚铁氰化物）时，表明药液已分解破坏，不能再用。

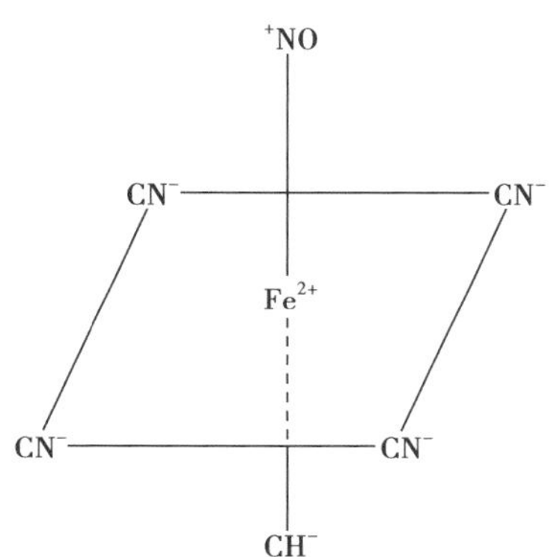

图 35-6　硝普钠的化学结构

（2）药理作用：其作用机制是当硝普钠与血管内皮细胞和红细胞接触时，其分子即分解释放出 NO，后者激活血管平滑肌细胞及血小板的鸟苷酸环化酶，使 cGMP 形成增加，导致血管平滑肌舒张。

硝普钠是强烈的血管扩张药，静脉用药后，引起动脉压迅速下降，伴周围血管阻力下降，肺动脉压及右心房压迅速下降。血压正常的患者，静脉注射硝普钠 0.61~3.87μg/（kg·min），平均动脉压下降 37.2%，周围血管阻力下降 31.1%，心输出量降低 8.8%，心率增加 5.5%。停药后 2 分钟可恢复到对照值的 90%。

心功能状态不同，硝普钠的血流动力学效应会有显著差别。对于心功能正常者，硝普钠使周围血管阻力降低，左心室充盈压下降，动脉压降低和心输出量不同程度的下降，结果多伴有反射性心动过速，一般可使心率增加16%~20%，尤以青壮年患者为显著。但对于心功能不全患者，可使肺毛细血管楔压及肺动脉压均有所下降，心输出量和每搏量显著增加。由于心功能改善，心率并不随动脉压的合理下降而反射性增速，相反会减慢。在左心室充盈压升高的患者，使用硝普钠治疗过程中左心室充盈压过度下降时，心输出量增加不明显甚至下降；若患者周围血管阻力不高，硝普钠增加心输出量的作用较小，反而会引起显著的低血压。因此在使用硝普钠时应结合患者具体情况。

硝普钠对血管运动中枢和交感神经末梢均无任何直接作用，对心肌收缩力也无不良影响。治疗量硝普钠对子宫、十二指肠或膀胱平滑肌亦无影响。对脑组织灌流和代谢的影响一般不明显，但控制性降压时给药速度过快会引起颅内压升高。该药对肾功能影响不大，但会抑制血小板凝集，引起凝血异常，可能与细胞内cGMP增加有关。使用较大剂量硝普钠时，发现脑、心肌、肝脏和横纹肌等器官和组织的静脉血氧分压增高和动、静脉血氧分压差减小，提示组织摄氧受抑制，这究竟是药物在治疗过程中释放氰化物干扰组织对氧的利用，还是药物对微循环的影响，尚待进一步证明。

(3) 体内过程：硝普钠的代谢很快，在体内降解，代谢过程中会形成氰化物，氰化物在肝脏被还原成硫氰化物，从尿液中排泄。一般治疗量的硝普钠不会引起中毒，一旦药量过大或药物代谢障碍，氰化合物可在体内积聚，或通过硫氰氧化酶作用可逆形成氰化物(图35-7)。氰离子(CN^-)很容易与含高铁(Fe^{3+})离子的酶和高铁血红蛋白结成复合物，其中尤以含有高铁离子的细胞色素氧化酶对CN^-更为敏感。当细胞色素氧化酶被抑制，呼吸链即中断，引起细胞内窒息，临床表现为代谢性酸中毒和组织缺氧、心律失常、过度低血压甚至引起死亡。硝普钠短期用药最小致死量大约为200~300mg。麻醉期间降压，用量一般20~30mg已足够，中毒量为有效量的10倍，因此短期使用不需要担心会发生中毒。长期使用硝普钠治疗时，可将血中硫氰酸盐的浓度作为反映其毒性的指标。正常人血中硫氰酸盐的浓度不超过2.9mg/dl，如浓度超过10~15mg/dl，需引起警觉。已有报道硫氰酸盐浓度达20mg/dl引起患者死亡。此外，检测血液乳酸盐浓度和碱剩余对是否发生毒性反应也颇有价值。

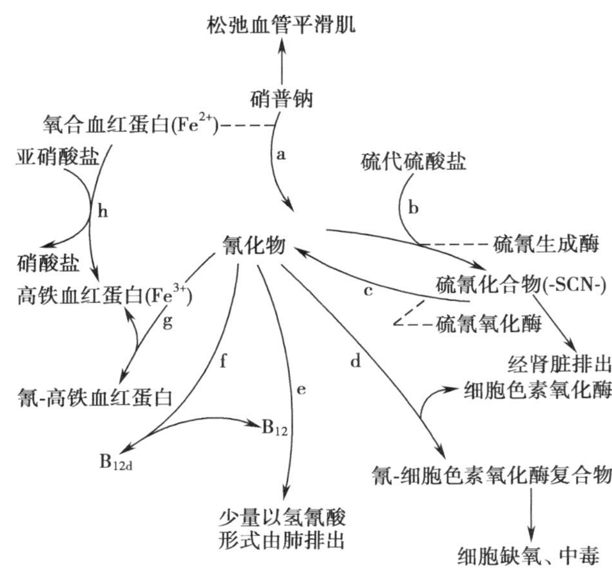

图35-7 硝普钠和氰氧化物在体内分解，毒性和解毒

用药过程中若患者出现疲劳、恶心、厌食、呕吐、定向障碍、肌肉抽搐并有代谢性酸中毒，常表明已存在氰化物中毒。除立即停药外应给患者吸氧和维持有效的循环，并设法治疗，迅速恢复细胞色素酶的活性和加速氰化物转变为无毒或低毒性的物质。常用的药物有：①高铁血红蛋白形成剂如亚硝酸钠和亚硝酸异戊酯等，它们是氰化物中毒的有效解毒剂，不仅能消除血中游离的CN^-，而且能加速已与细胞色素氧化酶结合的氰重新释放出来。亚硝酸钠对血管平滑肌有松弛作用，静脉注射不易过快，以免血压骤降；②硫代硫酸钠：作为硫的供体，在硫氰生成酶的协助下使氰化物变为基本无毒的硫氰酸盐，从尿中排出。一般用硫代硫酸钠150mg/kg，3~5分钟静脉注射；③羟基钴维生素及氯钴维生素：它们与CN^-相遇即形成无毒的氰钴维生素，迅速由尿排出，既可解除又可预防氰化物中毒，但由于性质不甚稳定，用量大且不方便。

(4) 临床应用：口服不吸收，需静脉滴注给药，30秒起效，2分钟可获最大降压效应，停药3分钟血压回升。控制性降压和高血压患者的降压可静脉滴注0.01%药液，开始按0.25~10μg/(kg·min)，平均为3μg/(kg·min)速度滴注，经2~3分钟血压徐降，调节滴速，一般于4~6分钟就可使血压降至预计水平。停药后一般经1~10分钟血压回升接近降压前水平。心功能不全或低心排状态一般从0.5μg/(kg·min)开始，根据患者的血压进行调整，逐渐增加剂量，直到获得预期效果。为不危及冠状动脉灌注，应密切监测动脉压，使舒张压保持在

8kPa(60mmHg)以上。低血容量患者对硝普钠很敏感,为避免血压剧降,首先应补充血容量。较长时间应用硝普钠,应检测血液pH、乳酸值、混合静脉血氧和血硫氰酸盐浓度。

2. 硝酸甘油(nitroglycerin)是硝酸的有机化合物制剂。此外还有亚硝酸酯,习惯上统称亚硝酸类。临床上最初用作心绞痛的治疗,后又用于心功能不全的治疗和控制性降压。

(1)药理作用:硝酸甘油作为前体药物(prodrug)在平滑肌细胞及血管内皮细胞中被生物降解产生NO,通过NO而起作用。一般认为NO由血管内皮细胞中的L-精氨酸-NO合成途径产生,并从内皮细胞弥散到血管平滑肌细胞,它能激活鸟苷酸环化酶(GC),增加细胞内cGMP的含量,激活cGMP依赖性蛋白激酶,降低胞浆中Ca^{2+}浓度,促肌球蛋白轻链去磷酸化,进而松弛平滑肌,尤其是血管平滑肌。

以往认为硝酸甘油抗心绞痛作用是药物引起的冠状血管扩张,现认为是该药减低心肌耗氧量,恢复心肌对氧的供需平衡。硝酸甘油主要扩张静脉,减少回心血量,从而降低心室的充盈压和减小舒张末期容积。由于心肌耗氧量与舒张末期容积有关,减少舒张末期容积就可降低耗氧量。在心绞痛、心肌缺血时,左心室舒张末期压力或容积是增加的,这不仅抑制血流流向缺血区的心壁内层,而且阻碍血液流过侧支循环。由于硝酸甘油使左心室舒张末期压力和室壁张力下降,有利于血流从心外膜和侧支向缺血的心内膜下区流动(心内膜下区是缺血时最易受损的部位)。正常人应用硝酸甘油后心肌耗氧量常增加,而心绞痛者则相反,这是其发挥治疗作用的主要因素。

急性或慢性心功能不全患者用药后,通过扩张血管,减轻心室前负荷、使左心室充盈压下降,能有效提高心输出量,改善呼吸困难和肺水肿症状,对心率改变不大或轻度增加。对于无心功能不全的患者,硝酸甘油由于降低了心室充盈使心输出量降低,同时血压下降可引起交感神经兴奋,使心率加快,心肌氧耗量反而增加。

(2)体内过程:硝酸甘油因易首过消除,生物利用度低(10%~20%),故不宜口服。经舌下、皮肤或静脉给药后,经过动静脉血管床后由肝脏迅速代谢,在谷胱甘肽硝酸酯还原酶催化下进行部分脱硝酸化,产生1,3和1,2甘油二硝酸酯、甘油单硝酸酯和有机硝酸酯。由于药物在体内再分布和肝脏快速代谢,药物半衰期仅2分钟。患者有可能对硝酸甘油产生耐药性。硝酸甘油主要与血管平滑肌膜上的巯基(-SH)反应,形成二硫化合物并释放出无机硝酸盐。已发现在耐药性患者的组织中的巯基团减少。硝酸甘油代谢后产生亚硝酸根离子(NO_2^-)能迅速使血红蛋白氧化成高铁红蛋白,而出现高铁血红蛋白血症,这可能是硝酸甘油的中毒原因;硝酸根离子(NO_3^-)则在高浓度时才有此作用。由于该药主要在肝内代谢,严重肝病患者此药应慎用。

(3)临床应用

1)控制性降压:硝酸甘油用于手术期间控制性降压,起始时可静脉注射1~2μg/kg,后以0.5~5μg/(kg·min)维持,根据血流动力学参数调整剂量,使血压降至所希望的水平。停药后血压回升较硝普钠略慢。硝酸甘油与硝普钠降低收缩压的药能基本相等,但硝普钠降低舒张压较硝酸甘油明显,表明硝酸甘油降压时心肌可保持较高的灌注压,有利于心肌血供。

硝酸甘油降压时会引起颅内压升高,特别在颅内高压的患者,除非预先采取了控制颅内高压的措施,否则应在脑膜切开后才开始使用。青壮年患者用硝酸甘油降压,有时会有困难,常需加用其他麻醉药如恩氟烷、异氟烷等。

2)心功能不全、心肌梗死:硝酸甘油已广泛用于冠状动脉旁路手术期间预防和治疗高血压发作和心肌氧耗量的增加及慢性心力衰竭和急性心肌梗死所致的心功能不全,以及体外循环心内直视手术后心源性休克等。通常以0.25μg/(kg·min)开始,直至1μg/(kg·min),可达到理想的治疗效果。心功能差的患者用量一般较心功能良好者为大。

3)治疗心绞痛:心绞痛急性发作时,舌下含服硝酸甘油0.3~0.6mg,2~3分钟后即可得到有效缓解,持续约0.5小时。此外,硝酸甘油有许多长效剂型,手术前使用可防止冠心患者在麻醉和手术期间因血压急性升高而引起的心肌缺血、缺氧等。如2%硝酸甘油软膏敷在胸腹部或四肢皮肤,大小约3cm×5cm,作用可维持约3小时。心前区使用硝酸甘油缓释贴片(5~10mg)更为方便,作用时间长达12小时以上。

(五)其他扩血管药

1. 肼屈嗪(hydralazine)和双肼屈嗪(dihydralazine)　对动脉阻力血管有选择性的扩张作用,主要血流动力学作用是降低周围血管阻力,增加心输出量。慢性充血性心力衰竭患者口服此药后周围血管阻力降低40%;心输出量增加50%,心率和血压可无显著改变。此药对静脉几无扩张作用,治疗时可按需联合应用静脉血管扩张药(如硝酸酯类)。

肼屈嗪口服吸收良好,初始剂量25mg,然后按需增至100mg,每日3次。该药可增加心输出量,且因血压下降可引起反射性心动过速,严重者导致心悸、诱发心绞痛等,首先给予β受体阻滞药可以预防此类副作用。较重要的不良反应是体液潴留和药物性狼疮,前者可增加利尿药量加以控制,至于狼疮多系长期较大量用药所致,停药后即消失。

肼屈嗪和双肼屈嗪有静脉制剂,适用于急性左心功能不全、体外循环心内直视手术后低心排血综合征的治疗;也常用于处理围手术期尤其是术后高血压。

2. 血管紧张素Ⅰ转化酶抑制药(angiotensin converting enzyme inhibitors,ACEI) 肾素-血管紧张素-醛固酮系统(RAAS)在血压调节及高血压发病中都有重要的影响。整体RAAS是众所周知的,现代分子生物学研究证明尚存在局部的RAAS。在心血管、脑、肾等组织中存在肾素、血管紧张原的mRNA,且局部有相关基因表达,故提出在组织中存在独立的RAAS,该系统以旁分泌方式对心血管及神经系统功能起调节作用。ACEI可抑制血管紧张素I转化酶的活性,从而减少血管紧张素Ⅱ的形成。ACEI适用于各型高血压,对肾性及原发性高血压均有效;对缺血心肌与肾脏具有保护作用,可增加胰岛素抵抗患者的胰岛素敏感性,尤其适用于伴有慢性心功能不全、缺血性心脏病、糖尿病肾病的高血压患者,可延缓病情进展。主要的不良反应有高钾血症、肾功能损害、刺激性干咳、血管神经性水肿等。近年合成了一系列ACEI,如:卡托普利(captopril)、依那普利(enalapril)、雷米普利(ramipril)、赖诺普利(lysinopril)、培哚普利(perindopril)、贝那普利(benazapril)、西拉普利(cilazapril)和福辛普利(fosinopril)等,其体内过程见表35-8。下面以卡托普利为例说明其作用。

卡托普利又名开搏通(captopril),该药对静脉作用较弱,可增加肾血流量,对冠脉血流量则无明显影响。口服该药后70%吸收,15分钟显效,1~2小时药效达高峰,初始剂量12.5~25mg,每日3次,最大可达100~300mg/d。目前常用于:①治疗原发性高血压:在围手术期高血压的治疗中,和硝苯地平共同列为常用药物;②治疗慢性充血性心力衰竭。此药毒性小,不良反应主要有低血压(2%)、咳嗽(5%~20%)、高钾血症、皮疹、眩晕、恶心及呕吐等,减量或停药后即消失。

近年来有部分研究认为在手术当天持续使用ACEI药的患者更容易出现术中顽固性低血压,术后急性肾损伤率较高,建议手术当天停止服用ACEI药物,改用其他降压药,如钙通道阻断药等,但也有部分研究的结果提出了异议。一般认为,已经服用ACEI药的慢性稳定性心力衰竭左室收缩功能障碍的患者围手术期可以继续使用,如果仅仅为降压治疗使用ACEI药,手术前可暂时停用。

3. 血管紧张素Ⅱ受体阻断药 血管紧张素Ⅱ受体(AT受体)有四种亚型,即AT_1、AT_2、AT_3、AT_4受体。AT_1受体主要分布于心血管和肾脏。血管紧张素Ⅱ的心血管作用主要由AT_1受体介导,因此AT_1受体阻断药可抑制血管紧张素Ⅱ的心血管作用。ACE抑制药可导致缓激肽、P物质堆积,引起咳嗽等不良反应。AT_1受体阻断药无咳嗽、血管神经性水肿等不良反应。临床常用的非肽类AT_1受体阻断药包括氯沙坦、厄贝沙坦、缬沙坦、坎替沙坦、替米沙坦等,他们具有受体亲和力高、选择性强、口服有效、作用时间长、无激动效应等优点。其体内过程见表35-9。

表35-8 ACE抑制药的体内过程

药物	前体药	血药峰浓度时间(h)	血浆半衰期(h)	作用持续时间(h)	代谢脏器	蛋白结合率(%)	绝对生物利用度(%)
卡托普利	非	1	2.3	6~12	肝	30	70
依那普利	是	1	11	12~24	肝	50	40
赖诺普利	非	2~4	12~24	24~36	肾	少	25
喹那普利	是	2	1	24	肾	97	10~12
培哚普利	是	1	24	40	肾	30	65~70
雷米普利	是	1	9~18	>24	肾	36	50~60
福辛普利	是	1	11.5	>24	肝肾	95	36

表 35-9 血管紧张素Ⅱ受体阻断药的体内过程

	氯沙坦	缬沙坦	替米沙坦	坎替沙坦	厄贝沙坦
生物利用度(%)	33	25	42~57	42	60~80
起效时间(h)	1	2	1	2~4	2
达峰时间(h)	6	4~6	3~9	6~8	3~6
作用持续时间(h)	24	24	≥ 24	≥ 24	24
蛋白结合率(%)	>98	96	99. 5	99. 6	96
分布容积(L)	34	17	53~96	10	500
清除半衰期(小时)	2	6~8	18~24	9~13	11~15
排泄(尿/粪%)	35/60	13/83	1/97	33/67	20/80

以氯沙坦为例说明血管紧张素Ⅱ受体阻断药。氯沙坦口服吸收迅速，首过消除明显，生物利用度约为33%。在肝脏由CYP2C9与CYP3A4代谢为活性更强的E3174、E3174的半衰期为6~9小时。每日服药一次，降压作用可维持24小时。适用于治疗轻、中度高血压、不同年龄的高血压患者。对伴有糖尿病、肾病、慢性心功能不全的患者有良好的疗效。不良反应为低血压、肾功能障碍、高钾血症等。患者存在肝功能不全或循环不足时，应减少初始剂量。

4. 吲达帕胺(indapamide) 为非噻嗪类吲哚啉衍生物，利尿作用弱。可直接舒张小动脉，降低血管壁张力和血管对升压物质的反应性，从而使外周阻力下降，扩血管作用与其阻滞钙离子内流。降低细胞内钙浓度有关，故有人认为该药也是钙拮抗药。此外，其还有促进血管内皮产生血管源性舒张因子及抗心肌肥厚等作用。口服吸收完全，30分钟后血药浓度达峰值，生物利用度达93%以上，在肝脏代谢，肾衰竭患者不产生药物蓄积。应用于轻、中度高血压，伴有水肿者更适宜。不良反应轻，长期应用可使血钾降低。

5. 酮色林(ketanserin，凯坦色林) 为5-羟色胺受体阻断药，可选择性阻断5-HT_2受体，对α_1-受体和组胺H_1-受体也有阻滞效应。其通过抑制5-HT诱发的血管收缩而降低外周阻力，其中肾血管阻力降低最为明显。还能抑制5-HT的促血小板聚集的作用。该药起效缓慢，需12周才能达到最大疗效，长期应用不产生耐药性。舌下含服25分钟起效，静脉或肌内注射5~30mg治疗高血压危象。不良反应有头晕、疲乏、水肿、口干、胃肠不适及室性心律失常。本品不宜与排钾利尿药合用，有明显心动过缓、Q-T间期大于500ms、低钾血症或低镁血症的患者禁用本品。

第四节 钙通道阻滞药

钙通道阻滞剂(calcium channel blocker)是指在通道水平上选择性地阻滞Ca^{2+}经细胞膜上的钙离子选择性通道进入细胞内、减少细胞内Ca^{2+}浓度、从而影响细胞功能的药物。此类药物的机制是阻滞Ca^{2+}的进入，所以也称之为钙进入阻滞药(calciun entry blocker)。随着膜片钳和分子生物技术的成熟，该类药物的作用机制的研究取得了重大突破。目前钙通道阻滞剂的临床应用相当广泛，而且新药也正在不断问世，成为心血管系统的重要药物之一。

一、分类

钙通道阻滞药的化学结构及药理作用各不相同，新的药物不断增多。为合理用药，1987年WHO根据钙通道阻滞药对钙通道阻滞作用的选择性，分为选择性和非选择性两大类，又根据其药理作用再分为6类。

A. 选择性钙通道阻滞药

Ⅰ类：维拉帕米类；Ⅱ类：硝苯地平类；Ⅲ类：

地尔硫䓬类。

B. 非选择性钙通道阻滞药

Ⅳ类：氟桂利嗪类；Ⅴ类：普尼拉明类；Ⅵ类：其他。

1992 年国际药理学联合会又将钙通道阻滞药重新分类，共分为三类：

Ⅰ类 该类药物选择性地作用于 L 型钙通道，结合部位在 α_1 亚基，根据它们在 α_1 亚基上的结合位点，又将其分为 4 个亚类：

Ⅰa 类 双氢吡啶类：硝苯地平、氨氯地平、尼莫地平、尼卡地平、尼群地平、尼索地平、非洛地平、伊拉地平、尼伐地平、拉西地平、马尼地平、贝尼地平、乐卡地平等。

Ⅰb 类 苯硫氮䓬类：地尔硫䓬、克仑硫、二氯呋利。

Ⅰc 类 苯烷胺类：维拉帕米、戈洛帕米、噻帕米等。

Ⅰd 类 氟桂利嗪、粉防己碱。

Ⅱ类 选择性地作用于其他电压依赖性 Ca^{2+} 选择性通道的药物：

作用于 T 通道：米贝拉地尔。

作用于 N 通道：ω-CTX（ω-conotoxins），从海蚯蚓中提取的复合毒素。

作用于 P 通道：某些蜘蛛毒素，如 AgeIVA。

Ⅲ类 非选择性通道调节物（non-selective channel modulators）芬地林、普尼拉明、苄普地尔、卡罗维林、桂利嗪及氟桂利嗪等。

本节主要介绍Ⅰ类药物，近年对 T 通道的研究取得长足进展，故对作用于 T 通道的药物也略作介绍。

二、药理作用

（一）药效学

各类钙通道阻滞剂对心脏和血管的选择性不同，以苯烷胺类对心脏作用最强，二氢吡啶类对血管作用较强，苯硫氮䓬类介于两者之间。

1. 对心肌的作用

（1）负性肌力作用：钙通道阻滞药阻止 Ca^{2+} 经钙通道内流，降低胞浆内的游离 Ca^{2+} 浓度，可明显降低心肌收缩性，使心肌耗氧量相应减少；又由于血管扩张，心肌后负荷降低，耗氧量可进一步减少。硝苯地平明显扩张血管，可反射性兴奋交感神经，表现为轻微的正性肌力作用。

（2）负性频率和负性传导作用：钙通道阻滞药降低窦房结及房室结等慢反应细胞的 0 相上升速率（Vmax）、动作电位振幅（APA）和 4 相缓慢除极，因而可降低窦房结的自律性，减慢心率，同时减慢房室结的传导速度，延长有效不应期，从而消除折返激动，故可用于治疗阵发性室上性心动过速。但钙通道阻滞药减慢心率的作用常被反射性交感神经兴奋作用部分抵消，故其治疗窦性心动过速的疗效欠佳，其中硝苯地平最差。

（3）对缺血心肌的保护作用：心肌缺血时，其能量代谢发生障碍，使心肌细胞各项功能减退。又因钠泵、钙泵抑制及钙的被动转运加强，使细胞内钙蓄积，进而形成钙超负载，最终引起细胞凋亡及坏死。Ca^{2+} 阻滞剂可减少细胞内钙量，避免细胞凋亡而保护心肌。

（4）增加心肌的血液供应：首先，作为目前作用最强的冠状动脉扩张药，除了直接松弛冠状动脉血管平滑肌外，钙通道阻滞剂还可刺激血管内皮细胞合成和释放 NO，解除冠脉痉挛。其次，钙通道阻滞药可开放侧支循环，增加缺血区的血液灌注。此外，钙通道阻滞剂还可抑制血小板聚集，有利于保持冠状动脉血流通畅，增加缺血心肌的血供。

2. 对平滑肌的作用 多数平滑肌主要依靠跨膜钙流维持静息时的张力和收缩反应。钙通道阻滞药可使这些细胞松弛。特点是主要舒张动脉，以冠状动脉和脑动脉平滑肌最为敏感；能舒张大的输送血管与小的阻力血管，同时也能扩张外周血管。钙通道阻滞剂在“血管选择性”方面有很大的差异（表 35-10），一般二氢吡啶类对血管平滑肌作用强于对心肌的作用，而且，作用强度依血管床的不同而不同，如尼莫地平对脑血管的选择性特别强，可用来治疗局部脑血管痉挛时的蛛网膜下腔出血。

表 35-10 钙通道阻滞药对心血管作用的比较

	硝苯地平	维拉帕米	地尔硫䓬
冠脉张力	---	--	--
冠脉流量	+++	++	++
扩张外周血管	+++	+	++
心率	○，++	-	-
心肌收缩力	○，+	○，-	○，-
房室结传导	○	-	-
房室结 ERP	○	-	-

3. 改善组织血流的作用

(1) 抑制血小板聚集：钙拮抗药可影响血小板第一相的可逆性聚集和第二相的不可逆性聚集。

(2) 增加红细胞的变形能力，降低血液黏滞度 正常时红细胞有良好的变形能力，能缩短其直径而顺利通过毛细血管，保持正常血液黏滞度。当红细胞内钙含量增多时，其变形能力降低，血液黏滞度增高易引起组织血流障碍。钙拮抗药降低红细胞的钙含量，改善血液流变学，降低循环阻力，并能改善组织血液供应，长期应用可阻止冠脉损伤的发展。

4. 其他作用

(1) 抗动脉粥样硬化作用：Ca^{2+} 参与动脉粥样硬化斑块形成和钙化。多项研究已证明钙拮抗药具有抗动脉粥样硬化、延缓其发展的作用。抗动脉粥样硬化的机制包括：①通过阻止 L 型钙通道降低胞内钙浓度、减少细胞内 Ca^{2+} 超负荷；②与抗钙作用无关，主要通过抑制血管平滑肌细胞的迁移和增殖，增强生长因子依赖性低密度脂蛋白（LDL）受体基因的转录及 LDL 受体的表达及增加细胞因子 IL-6 的产生与分泌，从而使胆固醇降低，同时还能抑制细胞外基质的基因表达与细胞外基质合成，从而发挥其抗动脉粥样硬化作用。

(2) 抑制内分泌腺体的作用：钙通道阻滞剂对腺体和神经末梢刺激 - 分泌耦联的影响很小，但大剂量下可抑制多种内分泌腺体功能，如抑制神经垂体分泌缩宫素、加压素；抑制腺垂体分泌促肾上腺皮质激素、促性腺激素、促甲状腺激素；抑制胰岛素及醛固酮的分泌等。还能抑制交感神经末梢释放去甲肾上腺素，具有微弱的非特异性抗交感作用。

(3) 逆转肿瘤的抗药性：许多肿瘤在药物治疗过程中具有抗药性，与其多种耐药基因的过度表达有关。据报道，钙通道阻滞剂能抑制这种抗药性，可能和耐药基因产物 P- 糖蛋白结合，并抑制其表达有关。

（二）药代动力学

现有的钙通道阻滞药化学结构虽不相同，但药代动力学却很相似（表 35-11）。口服后血浆中浓度达峰值时间需 30~3 小时。因肠道吸收受限及肝脏首关效应，该类药的生物利用度仅为 20%~40%。在血浆内可广泛地与蛋白结合。这类药的分布容积较大，可达 3~8L/kg，但 $t_{1/2}\beta$ 较短，约为 3~7 小时，主要经肝脏代谢成脱甲基或脱烷基等代谢产物。由于清除率很高，意味着其消除可由总肝血流行病

表 35-11 常用钙通道阻滞药的药代动力学

	维拉帕米	地尔硫䓬	硝苯地平	尼卡地平	尼群地平	尼莫地平	氨氯地平
口服（mg）	80~160/8h	30~120/8h	10~40/8h	10~20/8h	10~20/12h	240/24h	10mg/24h
静脉注射（μg/kg）	70~150	70~150	5~20	5~20			
静脉滴入量[μg/（kg·min）]	1~5	1~5	0.1~0.3	0.5~1.5			
口服吸收率（%）	>90	>90	>90	99	80	>90	64
超效时（min）	<30	15	3（鼻）20（口）	20~60	15~30	30~90	210
口服后肝首过摄取率（%）	75~90	70~80	40~60	20~40		90	60
生物利用度（%）	20	24	40~60	30	20	5~10	60~65
血浆蛋白结合率（%）	90	89	90	98	98	99	98
分布容积（L/kg）	2.3~6.2	2.9~8.5	0.8~2.7	0.6~6.6	2~6		21.0
消除半衰期（h）	4~10	2~6	3~5	3~5	12	2	3~35
生物转化	经肝	经肝	经肝	经肝	经肝	经肝	经肝
代谢产物	去甲维拉帕米	去乙酰地尔硫䓬	无活性代谢产物				
血浆治疗浓度（ng/ml）	50~250	100~250	10~100	5~100		10~30	2.4
经肾消除（%）	70	35	80	55	85	20	10
经肝消除（%）	15	65	20	45	8	80	
原形经尿排出（%）	3~4	0.2~4	0.1	<0.03	<0.1		

调查节。除了双氢吡啶衍生物外，代谢产物如去甲维拉帕米及去甲地尔硫䓬等仍具有阻滞钙通道的药理特性。大部分钙通道阻滞药及其代谢产物主要随尿排出。当长期应用使肝脏首关效应饱和时，可延长消除半衰期，如维拉帕米可延长至6~9小时。

三、临床应用

钙通道阻滞药已成功地应用于治疗高血压、心肌缺血、心律失常、充血性心力衰竭及血管痉挛性疾病等。对其长期用药的安全问题，曾有过很大的争论。在1995年，Furberg等发表研究报道发现对高血压患者分别服用利尿剂、β受体阻滞剂、钙通道阻滞剂等药物后，单独使用钙通道阻滞药或合用利尿药的患者，心肌梗死的危险性比单用利尿剂者高60%，且随钙通道阻滞剂用量增大，风险也会相应增加。后来其又在一项关于将硝苯地平作为心肌梗死后二级临床预防药物的Meta分析中，得出结论是硝苯地平使患者的死亡率增加16%。许多学者对上述研究使用的统计方法和所采用的资料进行了再分析，认为偏颇较多。最近的研究结果表明，钙通道阻滞药并不增加冠心病患者的病死率。临床上钙通道阻滞药应用的适应证见表35-12。

表35-12 应用钙通道阻滞药适应证

1. 心绞痛
稳定型心绞痛
不稳定型心绞痛
变异性心绞痛
2. 心律失常的治疗及预防
3. 高血压及高血压危象
4. 肥厚性心肌病：维拉帕米
5. 充血性心力衰竭：氨氯地平
6. 心肌梗死：地尔硫䓬
7. 原发性肺动脉高压：硝苯地平
8. 外周血管疾病：雷诺病、间歇性跛行
9. 脑动脉痉挛（蛛网膜下腔出血）：尼莫地平
10. 脑卒中：尼莫地平
11. 急性胃肠痉挛
12. 预防偏头痛：尼莫地平
13. 延缓动脉粥样硬化
14. 预防心肌肥大

围手术期钙通道阻滞药主要用于下列情况：

（一）抗心律失常

钙通道阻滞药维拉帕米、地尔硫䓬治疗阵发性室上性心动过速及后除极触发活动所致的心律失常有良好效果；在终止持续性窦房结折返、房室结折返或伴预激综合征（wolff-parkinson white syndrome，WPW综合征）的顺行性房室互换心动过速发作时，在先采用迷走神经手法刺激和给予腺苷后，进一步可考虑静脉用维拉帕米或地尔硫䓬。维拉帕米和地尔硫䓬可在几分钟内终止60%~90%以上的阵发性室上性心动过速。维拉帕米也有助于治疗一些胎儿的室上性心动过速。尽管维拉帕米和普萘洛尔可同时静脉应用，但这种联合用药应在严密观察下使用。

维拉帕米降低心室反应，可治疗房颤或房扑，尤其可将新近发生的病例转复为窦性心律。但奎尼丁、氟卡胺和艾司洛尔在房颤患者转复为并维持窦性心律方面似乎比维拉帕米更有效。静脉使用维拉帕米可加速WPW综合征伴房颤患者的心室反应，因此禁忌使用。而口服维拉帕米或地尔硫䓬则能防止房室结折返和伴WPW综合征患者顺应性房室互换心动过速的再发生，也有助于无旁路传导患者发生房扑或房颤时维持较低的心室反应。维拉帕米可终止左室间隔的心动过速，但对常见的室性心动过速类型的患者静脉给药可发生血流动力学虚脱。因此，室性心律失常目前多用Ⅰ类抗心律常药治疗，如利多卡因等。

维拉帕米用于有明显血流动力学障碍的患者或服用β受体阻滞剂治疗的患者时需谨慎，可能发生低血压、心动过缓、房室传导阻滞和心搏骤停。对窦房结异常患者应用维拉帕米也需谨慎，可能明显抑制窦房结功能甚至导致心搏骤停，可用异丙肾上腺素、钙、高血糖素、多巴胺、阿托品或暂时性起搏治疗。

维拉帕米和地尔硫䓬治疗心律失常的禁忌证包括晚期心力衰竭、无起搏器的Ⅱ度或Ⅲ度房室阻滞、房颤和旁道的顺行性传导、明显的窦房结功能不全、大多数室性心动过速等。

（二）治疗高血压

钙通道阻滞药硝苯地平、地尔硫䓬及维拉帕米均能有效地预防及治疗围手术期急性血压增高，也可用于轻、中、重度高血压及高血压危象的治疗，尤其适用于高血压合并冠心病、心肌缺血、外周血管疾病、哮喘及慢性阻塞性肺病的患者。如应用维拉

3

帕米 0.1mg/kg 静脉注射或硝苯啶 10mg 舌下可有效地防止麻醉诱导置入喉镜时的升压反应，且不影响心率。尼卡地平 0.5~2mg/kg 静脉注射可控制血管手术时发作的高血压，并且不影响左、右室充盈压及心率。嗜铬细胞瘤手术的患者用尼卡地平或维拉帕米合用硝普钠控制血压可抑制肿瘤释放儿茶酚胺及阻滞 α_2- 突触后膜。目前国际上在处理高血压危象时尼卡地平排在第五位。冠脉旁路手术后高血压用地尔硫䓬 150~300μg/kg 静脉注射、硝苯地平 20~50mg 滴鼻或硝普钠 1μg/(kg·min) 静脉滴入均可取得同样的效应。地尔硫䓬还可降低心率及心肌耗氧量，降低每搏功指数。颈动脉内膜剥脱术术后高血压，用硝苯地平 10mg 滴鼻，效果良好，同时还可升高心脏指数和混合静脉血氧饱和度，降低肺动脉楔压。

（三）控制性低血压

钙通道阻滞药均有不同程度降低周围血管阻力及负性变力效应，常应用在麻醉中短时间控制性低血压。如维拉帕米 0.07mg/kg 静脉注射，动脉压可下降 10%~20%，维持约 10 分钟，心率及肺动脉压不变。动脉导管未闭结扎或切断前，可反复静脉注射使收缩压下降至 74mmHg 左右。髋关节手术时为了减少出血，静脉滴入尼卡地平 1~3μg/(kg·min)，使收缩压降至 60mmHg。硝苯地平静脉注射 5 ~ 15mg/kg 可维持稍长时间低血压。地尔硫䓬 0.1~0.3mg/(kg·min) 静脉滴入可轻度降压，停药后还可维持 30 分钟，也无心动过速及反跳性高血压。地尔硫䓬不引起颅内压增高，但已有颅内压增高的患者地尔硫䓬也与维拉帕米和硝苯地平一样可进一步增高颅内压，还可能发生心脏停顿。大剂量应用易产生房室传导阻滞，所以只能用于需要短暂降压的手术。

（四）抗心肌缺血

钙通道阻滞药通过抑制血管平滑肌与心肌 Ca^{2+} 内流，舒张冠状动脉，增加冠状动脉血流量而改善心肌缺血；扩张外周血管减轻心脏负荷，并能抑制心肌收缩性，减慢心率，从而降低心肌耗氧量。此外，钙通道阻滞药还可防止缺血心肌细胞钙离子超负荷，避免心肌坏死。钙通道阻滞药对心肌氧供 / 需平衡的血流动力学效应见下表 35-13。

钙通道阻滞药对各型心绞痛均有效，尤其对冠状动脉痉挛所致的变异型心绞痛最为有效，也可用于稳定型及不稳定型心绞痛。但硝苯地平对不稳定型心绞痛的治疗有一定的局限性，因其有引起心率加快而增加心肌缺血的危险。维拉帕米和地尔硫䓬则不同，可直接作用于心脏，引起心率轻度减慢。钙通道阻滞药对急性心肌梗死能促进侧支循环，缩小梗死面积。有研究显示钙通道阻滞药对冠心病患者预防心肌缺血的效应仍不如 β 受体阻滞剂显著（表 35-14）。大量研究表明钙通道阻滞药合并应用硝酸酯类及亚硝酸类及 β 受体阻滞剂，其抗心绞痛效应比单独使用其中任何一种药物均明显，钙通道阻滞药与 β 受体阻滞剂合并应用时应注意对心脏过度抑制所造成的严重不良反应如心脏阻滞，心动过缓及低血压等。两药合并应用时的血

表 35-13　钙通道阻滞药对心肌氧供 / 需的血流动力学效应

	维拉帕米	硝苯地平	地尔硫䓬	尼卡地平	苄普地尔（Bepridil）
氧需					
室壁张力	↑⟷	⟷（反射性）	⟷	⟷（反射性）	↑
收缩压	↓	↓	↓	↓	⟷
心室容量	↑	⟷	⟷	⟷	↑
心率	↓	↑（反射性）	↓⟷	↑（反射性）	↓
心肌收缩性	↓↓	↓	↓	⟷↓	⟷
氧供					
冠脉血流量	↑	↑↑	↑	↑↑	↑
冠状动脉阻力	↓	↓↓	↓	↓↓	↓
痉挛（冠脉）	↓	↓	↓	↓	↓
舒张期灌注时间	↑	↓	↑⟷	↓	↑
侧支循环血流量	⟷	↑	↑	↑	↑

流动力学效应见表 35-15 及表 35-16。

表 35-14 钙通道阻滞药、β受体阻滞剂及硝酸酯类对心肌氧供需诸因素影响

心肌氧供需决定因素	硝酸酯类	β受体阻滞剂	钙通道阻滞药
室壁张力	↓	±	↓↑
心室容量	↓	↑	±
心室腔内压力	↓	↓	↓
心脏体积	↓	↑	±
心率	↑(反射性)	↓	±
心肌收缩性	↑(反射性)	↓	±
心内外膜血流比率	↑	↑	↑
侧支血流量	↑	↑	↑
射血时间	↓	↑	↑

表 35-15 钙通道阻滞药、β受体阻断药及合并应用时血流动力学效应

	钙通道阻滞药	β受体阻断药	两者结合
心率	↓⟷↑*	↓	↓⟷
心肌收缩性	↓⟷	↓	↓⟷
室壁张力	↓↑	⟷	↓
收缩压	↓	↓	↓
左室容量	↓⟷	↑	↑⟷
冠脉阻力	↓	↑⟷	↓⟷

* 硝苯地平可引起反射性的心率加快。

表 35-16 钙通道阻滞药、硝酸酯类及合并应用时血流动力学效应

	硝酸酯类	钙通道阻滞药	两药合用
心率	↑(反射性)	↓⟷↑*	↑(反射性)
血压	↓	↓	↓↓
心脏大小	↓○	±↑	○
心肌收缩性	↑(反射性)	↓	○
静脉舒缩张力	↓	↑○	↓
外周血管阻力	↓	↓	↓↓?
冠脉阻力	↓	↓	↓↓?
冠脉血流量	↑	↑	↑↑
侧支血流量	↑	↑	↑↑?

* 硝苯地平可引起反射性的心率加快。

（五）保护缺血组织

组织缺血引起膜除极化，缺血细胞钙内流增加，细胞内钙的升高增强了几种 ATP- 消耗酶的活性，进一步耗竭细胞内能量的储存，使细胞对缺血损伤更敏感。已有很多基础研究结果说明钙通道阻滞药对心肌、肾及脑缺血性损害有保护作用。至今还很难证明这类药在缺血性损害保护措施中是否起主要作用，所以只能作为参考指征。如心脏手术时将硝苯地平 200μg/L 加至冷跳液中具有降低心肌缺血的效应，但也常导致体外循环停机困难。地尔硫䓬 150μg/kg 也有助于心肌保护，但可能引起心肌抑制及传导紊乱。在冠脉旁路术时将维拉帕米 50mg 加至体外循环预冲液中可预防冠状动脉痉挛。

尼莫地平高脂溶性，易穿过血 - 脑屏障，可用于脑保护。猴脑缺血后静脉注射尼莫地平 10μg/kg 可改进组织学评分。心搏骤停患者复苏后静脉注射尼莫地平虽可缩短昏迷时间，但不会改变预后。急性缺血性脑卒中患者在 24 小时内口服尼莫地平可降低死亡率，并可使心血管的并发症减少。从上述研究看，尼莫地平脑保护作用主要靠脑血流增加，而不是改变缺血后的脑代谢。此外，还应注意的是对已危及颅内顺应性的患者应用钙通道阻滞药会进一步增高颅内压。若同时并发脑水肿则可使神经状态恶化。

四、钙通道阻滞药与麻醉药的相互作用

（一）卤素类麻醉药

卤素类吸入麻醉药可影响钙通道阻滞药的药代动力学，可降低钙通道阻滞药的肝清除率，血浆中钙通道阻滞药浓度也高于使用芬太尼或硫喷妥钠麻醉及未麻醉的患者。

卤素吸入麻醉药对心肌的负性变力效应和周围血管的扩张效应还可能加强钙通道阻滞药的效应，特别是对左室功能不全、低血容量、已用β受体阻滞药治疗及有房室传导阻滞的患者。不同的吸入麻醉药并用钙通道阻滞药对心肌的抑制也不同，如维拉帕米或苄普地尔并用恩氟烷导致平均动脉压降低的程度较等效氟烷和异氟烷显著，其中并用恩氟烷或氟烷还增加体循环阻力及降低心输出量，而并用异氟烷使体血管阻力升高、不变或下降。

不同的钙通道阻滞药对心肌抑制效应也不同，如氟烷与地尔硫䓬或维拉帕米并用较与硝苯地

平或尼卡地平并用时对心肌的抑制明显。钙通道阻滞药与卤素类吸入麻醉药并用，对心脏传导系统的抑制有相加作用。如应用恩氟烷麻醉(1.2MAC)的狗，静脉滴入地尔硫䓬 40mg/(kg·min)约 40 分钟，可导致窦性停搏。维拉帕米减慢房室传导的程度比地尔硫䓬明显，而硝苯地平对房室传导无显著影响。另外，维拉帕米和地尔硫䓬可对抗氟烷麻醉狗肾上腺素所致的心律失常。

钙通道阻滞药和卤素类吸入麻醉药并用的负性变力效应，可被氯化钙逆转，但对传导障碍无效，后者对异丙肾上腺素和电刺激有效应。

总之，术前已用钙通道阻滞药治疗的患者仍可使用卤素类吸入麻醉药，但用氟烷或恩氟烷麻醉时，特别对合并有心力衰竭或传导阻滞的患者，建议术前不应用维拉帕米或地尔硫䓬。

（二）其他麻醉药

大剂量芬太尼或巴比妥类麻醉药并不影响钙通道阻滞药的药代动力学。如左室功能良好的冠心病患者，在大剂量芬太尼麻醉下能耐受维拉帕米 70~150μg/kg 静脉注射，且无不良作用。用硫喷妥钠 100mg/kg 麻醉的狗，静脉注射地尔硫䓬 0.15mg/kg，只出现一过性血压下降，而不改变心输出量。

钙通道阻滞药可强化芬太尼及巴比妥类麻醉药的止痛效应。如尼莫地平增强鼠的环己巴比妥的麻醉时间及深度。硫喷妥钠也与维拉帕米一样在中枢神经系统内抑制突触色素钙离子的内流而降低去甲肾上腺素的释放。另外，在脑内脑啡肽受体可能与钙通道存在偶联，以致地尔硫䓬及维拉帕米本无止痛效应，却能强化吗啡的止痛效应。应用硝苯地平还可引起脑啡肽的释放，但此效应是间接地通过肾上腺释放皮质醇激发的。表明钙通道阻滞药还有强化麻醉药的中枢效应。所以对术前已用钙通道阻滞药治疗者，应降低麻醉药剂量。

维拉帕米有较强的局部麻醉药活性，当患者进行区域麻醉时，并用此药有可能增加局部麻醉醉药中毒的危险。动物实验证明地尔硫䓬或维拉帕米与利多卡因并用及硝苯地平与丁哌卡因并用，均易增加心脏毒性反应。

（三）肌松药

钙通道阻滞药对骨骼肌不产生松弛作用，也不改变电刺激的肌颤搐高度。但这类药可强化去极化及非去极化肌松药的神经 - 肌肉阻滞效应，因为钙对释放乙酰胆碱有重要影响。此外，钙通道阻滞药维拉帕米抑制快钠通道的钠流动显示局部麻醉效应也可能是强化神经 - 肌肉阻滞效果的因素之一。钙通道阻滞药减少突触前释放乙酰胆碱，可能妨害神经 - 肌肉阻滞效果的拮抗。如维拉帕米强化非去极化神经 - 肌肉阻滞效果时用依酚氯胺较新斯的明拮抗更为有效。术后拮抗残余肌松药时，硝苯地平有加重低通气的报道，也应引起重视。

（四）其他

普萘洛尔可显著降低钙通道阻滞药清除率，可能与降低心输出量及肝血流有关。也可能增加维拉帕米传导阻滞，并用时应减少用量。

钙通道阻滞药可减慢钾离子内移，因此用维拉帕米治疗的患者存在低钾血症时应输小剂量氯化钾溶液进行治疗，此类患者输库血过多可能发生高钾血症。

钙通道阻滞药还可增加强心苷的血浆中浓度，在围手术期应用需格外注意。

五、常用钙通道阻滞药

（一）维拉帕米

又称异搏定(isoptin)或戊脉安，分子式为 $C_{27}H_{38}N_2O_4 \cdot HCL$，分子量 491.1。5% 水溶液的 pH 值为 4.5~6.5，在碱性溶液中易析出。

1. 药理作用

(1) 对心脏的抑制作用：维拉帕米的负性频率负性传导及负性肌力作用是第一代钙通道阻滞药中最明显的。其降低慢反应组织的舒张期自动去极化速率的作用，使窦房结发放频率减慢。过高浓度甚至可使窦房结和房室结的电活动消失。抑制慢反应动作电位的上升速率，使传导减慢，此作用在房室结表现较明显，减慢房室传导是其治疗室上性心动过速的机制所在。动物实验和临床研究均表明，该药能使心电图的 P-R 间期延长，且呈剂量依赖性。

(2) 增加冠脉血流：维拉帕米扩张冠状动脉，增加冠脉血流量。实验性冠状动脉结扎后，立即使用维拉帕米可增加结扎处远端(缺血区)的血流量，这可能是由于通向缺血区的侧支小动脉被扩张和 / 或缺血区内的血管阻力降低所致。提高细胞外 Ca^{2+} 浓度可使维拉帕米的扩血管作用减弱或完全消失，而 β 受体阻断药或迷走神经切除则对其无影响。

(3) 扩张血管：维拉帕米对外周血管具明显的扩张作用，使外周阻力降低，平均动脉压下降，继而心脏氧耗降低，对冠心病患者是有利的。

(4) 对非血管平滑肌的作用：明显抑制非血管平

滑肌的收缩活动，如抑制胃肠道平滑肌，引起便秘。

2. 体内过程 维拉帕米口服几乎完全吸收(>90%)，但首关消除明显，无论是常规制剂或控释剂，生物利用度仅约20%，然而长期应用，生物利用度增加。T_{peak} 为 1~3 小时。血药浓度个体差异大，且难以预料，长期用药清除率降低，血药浓度可增加2倍，提示应适当减量以避免不良反应。静脉注射，绕过开始的肝清除，不仅用量小，且起效快(5分钟)，持续久(4~6小时)。口服剂量要比静脉注射剂量大8~10倍才能达到相同的血药浓度。V_d 4L/kg，个体差异大。肥胖者 V_d 增加，$t_{1/2}\beta$ 延长。药物在肝中被代谢成多种代谢产物，其中去甲基维拉帕米(norverapamil)为活性代谢产物，作用强度约为原药的20%。总清除率很大程度上取决于肝血流及功能，严重肝病(如肝硬化)需减少用量。该药可通过胎盘屏障，也可经乳腺分泌。约70%以代谢物形式经肾排泄，以原形排泄的药物不足4%。维拉帕米是肝P450 3A4的强抑制剂。

3. 临床应用

(1)治疗室上性心律失常：包括房颤、房扑、阵发性室上性心动过速，但预激综合征除外，推荐使用静脉注射10mg；也有人认为每隔1分钟缓慢静脉注射1mg更为合适；症状控制后可改用口服片剂维持。

(2)治疗高血压：口服，每次40~120mg，每日3~4次，达满意降压效果后，再仔细调节维持量。用药前血压水平越高，维拉帕米的降压作用越好，所以较适用于老年高血压患者(这部分患者血压水平较高)，而在轻、中度高血压的治疗中不作首选；在治疗顽固性高血压的联合用药方案中，维拉帕米也作为可选药物之一，只是在与β受体阻断药合用时需谨慎。

(3)治疗心绞痛：可用于各种心绞痛，用量与治疗高血压时相同。治疗高血压和心绞痛可选用缓释片，每日只需服用1次，120~240mg。

4. 药物相互作用 增加强心苷的血药浓度，减少奎尼丁和环孢素的清除，肝药酶诱导剂可降低维拉帕米的生物利用度。维拉帕米可能与 α_1 和 α_2 受体结合，此可解释其与某些药物的相互作用(如奎尼丁、氯丙嗪、α受体阻断药)，苯巴比妥可加速维拉帕米代谢。

5. 不良反应与禁忌证 可出现房室传导阻滞。使用维拉帕米的主要禁忌证为：低血压、心源性休克、晚期心力衰竭、病窦综合征、Ⅱ~Ⅲ度房室传导阻滞。治疗心绞痛时突然停药，可使病情恶化。

(二) 硝苯地平

又名硝苯吡啶或心痛定，分子式为 $C_{17}H_{18}N_2O_6$，分子量346.34。在丙酮或氯仿中易溶，在乙醇中略溶，在水中几乎不溶。

1. 药理作用

(1)扩血管：硝苯地平对冠状动脉和外周血管平滑肌的舒张作用非常突出，对处于相对除极的血管平滑肌(如高血压，冠心病时)的舒张作用尤为明显。硝苯地平增加冠脉血流量的作用明显，舌下含服硝苯地平20mg后，正常心肌和冠脉狭窄区的血流量均有增加。硝苯地平还能对抗乙酰胆碱、去甲肾上腺素、5-羟色胺及强心苷等引起的冠脉痉挛。由于能解除冠脉痉挛，故对变异性心绞痛有良好效果。

(2)对心脏的作用：临床用量的硝苯地平对窦房结和房室结的直接抑制作用很弱，因快速、有效的降压作用所引起的反射性交感神经兴奋足以掩盖或超过其直接抑制作用，故心率和房室传导可不变或加快。对心脏、特别是传导系统的电生理无明显影响，在整体条件下，不抑制心脏的收缩性，故可与β受体阻断药或地高辛合用。

(3)血流动力学效应：降压作用强，起效迅速，外周血管阻力降低而心输出量增加。左室压力上升速率，根据交感反射强弱可微降或微升。

(4)其他：硝苯地平有明显的抗血小板聚集、利尿及抑制血管平滑肌增生的作用。

2. 体内过程 硝苯地平胃肠道的吸收快而完全，胶囊剂的吸收比片剂快，嚼碎后吞服可加快吸收。首关消除明显，生物利用度约为45%~70%，血浆蛋白结合率约90%。舌下含服、口服片剂，分别在3分钟、20分钟后出现降压作用，T_{peak} 分别为20~30分钟和1~2小时，作用持续时间相近，约6~8小时。长期口服常规片剂，$t_{1/2}\beta$ 为4~11小时。主要在肝脏代谢，其代谢产物无药理活性，也不在体内蓄积。血药浓度达20~300ng/ml时产生临床效应。老年人首关消除少，$t_{1/2}$ 增加，故用量应为年轻人的一半。肝功能障碍者半衰期延长，肾衰竭患者的用量和代谢无变化。

3. 临床应用 用于预防和治疗心肌缺血，包括无症状性心肌缺血和各种心绞痛。可用于轻度、中度、严重高血压和高血压危象的治疗，尤其适于低肾素性高血压、高血压合并冠心病的患者。硝苯地平降压作用快而强，但对正常血压者影响不明显。适用于因哮喘病而不能使用β受体阻断药的高血压和心绞痛患者。短期应用，对顽固性充血性心力衰竭有较好的疗效，但不宜长期用药。可治疗外周血管痉挛性疾病，如雷诺病的手指血管痉挛。

围手术期，硝苯地平多采用舌下含服的方式，剂量为10~20mg，2~3分钟后起效。

4. 药物相互作用 乙醇、西咪替丁、地尔硫䓬、丙戊酸钠、奎尼丁等抑制硝苯地平的代谢，可表现为浓度-时间曲线下面积增加；肝药酶诱导剂苯妥英钠、苯巴比妥可增加硝苯地平的代谢；硝苯地平可对抗环孢素的肾毒性，增加地高辛的血药浓度，使地高辛血药浓度升高约70%。如与镁盐同时应用，可产生过度降压作用，并可能产生神经-肌肉接头阻滞作用。

5. 不良反应 使用普通制剂的硝苯地平，不良反应发生率为17%，包括头痛、脸红、心悸、踝部水肿、眩晕、恶心呕吐、乏力及精神不振等，多数不良反应由其强而快速的扩血管作用引起的反射性交感兴奋所致。本药可使低血压进一步恶化，又因能引起反射性心动过速而加剧心肌缺血症状、增加心肌梗死的发生。另有一研究报道，在心绞痛患者中不良反应的发生率约40%，仅眩晕的发生率就>10%。长期单用硝苯地平治疗，约4.7%的患者因不良反应停药。

低血压患者慎用，肝硬化患者用药时需严密观察，孕妇禁用。

硝苯地平的控释剂起效缓慢，血药浓度波动小，血压波动小，可避免短效制剂所致的反射性交感神经兴奋，不良反应的发生率明显降低，作用时间长，用药次数少，患者易于接受。

（三）氨氯地平（amlodipine）

又名安洛地平，分子式为$C_{20}H_{25}CLN_2O_5$，分子量408.9，为第二代二氢吡啶类药物。

1. 药理作用 其作用与硝苯地平相似，但血管选择性更高，且有许多特点：①起效缓慢，可减轻由扩张血管所致的心动过速、头痛、面红；②作用时间长，每天用药1次即可；③能较好耐受；④生物利用度高，剂量间血药浓度的峰谷波动小，既能在24小时内较好控制血压，又可减少在此期间因血压波动所致器官损伤。舒张血管的作用主要表现在外周动脉及冠脉系统，引起反射性心动过速的作用极弱或不出现。明显增加慢性稳定型心绞痛患者的运动耐量，减少心绞痛的发作次数，减少硝酸甘油的用量。促进缓激肽介导的NO的产生，明显增加慢性心功能不全者冠脉微血管中的NO含量，后者通过缓激肽受体依赖性机制调节心肌氧耗量，这也是其重要的治疗作用机制。防止或逆转心肌肥厚，还有抗肿瘤坏死因子及白介素等的作用。

2. 体内过程 口服吸收良好，不受食物影响，无首关消除，T_{peak}为6~12小时，生物利用度约60%~65%，药物主要在肝中代谢，但无活性代谢物生成，只很少部分（<10%）以原形经肾排出。V_d为21L/kg（i.v.），可能因其在生理pH范围主要呈离子型而与膜亲和力高，与血浆蛋白结合率高（98%）。$t_{1/2}$长，正常血压者为36小时，高血压者为45~50小时，达稳态浓度约需7~8天。在老年人及肝功能不全者，排出时间长，在肾功能不全者排出时间无变化。

3. 临床应用 治疗高血压、各型心绞痛及慢性心功能不全。适合治疗伴有高血压及运动时心率加快的心绞痛。降压作用较硝苯地平温和。剂量为口服5~10mg，1次/d。

4. 药物相互作用 氨氯地平与下列药物合用是安全的：噻嗪类利尿药、β受体阻断药、血管紧张素转化酶抑制剂、长效硝酸酯类、舌下用硝酸甘油、非甾体抗炎药、抗生素和口服降糖药。不改变地高辛的血药浓度，不影响地高辛、苯妥英、华法林及吲哚美辛的血浆蛋白结合率。西咪替丁不改变氨氯地平的药代动力学。

5. 不良反应 与硝苯地平相似，但发生率较低。较少引起反射性心率加快及血压波动。

（四）地尔硫䓬（diltiazem）

又名硫氮酮或恬尔心、盐酸地尔硫䓬。分子式$C_{22}H_{26}N_2O_4S\cdot HCl$，分子量451.0，在水、甲醇、氯仿中易溶，在乙醇、苯中不溶。

1. 药理作用

（1）对心脏抑制作用：对心脏表现为轻度的负性肌力和负性频率作用。地尔硫䓬的心脏电生理效应与维拉帕米类似，直接减慢心率的作用较强，阻断除极化的心蒲肯野纤维的自发放电，抑制房室传导及延长不应期。

（2）冠脉扩张作用：地尔硫䓬对大的冠状动脉和侧支循环均有扩张作用。在冠脉阻塞后，地尔硫䓬使血流重新分配而改善缺血心肌灌流，使抬高的S-T段有所降低并改善心功能、抑制室性期前收缩并延长存活时间。临床证明，地尔硫䓬可使患者冠脉扩张，心输出量、静脉回流量及心率均下降。本药对变异性和劳累型心绞痛都有显著效果。

(3)扩张血管：地尔硫䓬扩张外周血管，降低全身血管阻力进而降低血压。地尔硫䓬在降低血压的同时对脉压无明显影响，提示本品同时降低收缩压和舒张压。由于其能明显地降低心脏负荷，尽管对心脏作功略有抑制，但不会使充血性心力衰竭症状进一步恶化。

2. 体内过程　地尔硫䓬口服吸收迅速而完全，生物利用度约 40%。但长期用药后，肝脏脱甲基和脱乙酰基作用饱和，绝对生物利用度增加，代谢产物去乙酰地尔硫䓬的生物活性约为原药的 25%~50%。用药后 15~30 分钟在血浆中既可出现，T_{peak} 为 30 分钟，血浆蛋白结合率约 80%，V_d 为 5L/kg，血浆 $t_{1/2}$ 约为 5 小时。老年人肝血流减少，肝清除率降低，峰值浓度增加，持续时间增加。肾功能不全者仍可安全使用此药。

3. 临床应用　治疗室上性心律失常、劳力性心绞痛、变异性心绞痛、高血压和肥厚性心肌病。治疗室上性心律失常时，第一次静脉注射量 0.25mg/kg，2 分钟注完，约 75% 的患者可转复为窦性心津，小剂量 0.15mg/kg 常无良好作用。如需要，15 分钟后，可再给予 0.35mg/kg，若需继续给药，应根据心率情况决定用药量。

4. 药物相互作用　与某些 β 受体阻断药如普萘洛尔、美托洛尔合用，可使后者的清除率降低，从而可能引起心动过缓。与硝苯地平合用，可相互抑制彼此在肝脏的代谢，使血浆药物浓度增加。H_2 受体阻断药可增加地尔硫䓬的血药浓度。常规使用环孢素的肾移植患者，合用地尔硫䓬 60~80mg/d，可减少环孢素的用量（减少费用），并可明显减轻环孢素的肾毒性。和地高辛合用可使地高辛血药浓度增加 20%~30%。

5. 不良反应　地尔硫䓬对外周血管和心脏的作用居于硝苯地平和维拉帕米之间，不良反应的发生率约 4%，主要表现为头昏、头痛、面红及胃肠不适。注射可能出现房室传导阻滞，有的患者可出现药疹。

（五）尼莫地平（nimodipine）

又名尼莫通，分子式为 $C_{21}H_{26}N_2O_7$，分子量 418.4。

1. 药理作用　强效的脑血管扩张药，对冠脉和外周血管影响很小，其脂溶性高，可迅速通过血-脑屏障，脑脊液中的药物浓度约为血浆的 10%。其在降压作用不明显时就表现出对脑血管的舒张作用，许多脑缺血、脑缺氧的实验，均证明其对脑细胞有保护作用，能逆转脑血管痉挛，增加脑血流量，改善脑循环。临床试验表明，在蛛网膜下腔出血的患者中，尼莫地平能缓解脑血管痉挛，减少神经症状及病死率。据称其对记忆有保护或促进作用。

2. 体内过程　口服后在胃肠道迅速吸收，首关消除明显，生物利用度约 13%。血浆蛋白结合率约为 95%，$t_{1/2}$ 为 2~9 小时。

3. 临床应用　尼莫地平用于脑血管疾病，如蛛网膜下腔出血后的处理、缺血性脑卒中、脑血管灌注不足、脑血管痉挛及偏头痛等。用于蛛网膜下腔出血应在出血后 4 日之内开始给药。口服尼莫地平，每 4 小时 60mg，持续 21 天。脑缺血时，口服 20~40mg/ 次，2~3 次 /d。

4. 不良反应　与安慰剂对照组比较，不良反应的发生率无明显差别（分别为 21% 和 25%），脑水肿和颅内高压患者慎用，肝功能不全者初始剂量减半。与其他药物的相互作用和硝苯地平相同。

（六）尼卡地平（nicardipine）

又名佩尔地平及硝苯苄胺啶、盐酸尼卡地平，分子式为 $C_{26}H_{29}N_3O_6 \cdot HCL$，分子量 516.0。在甲醇和冰醋酸中溶解，在乙醇、氯仿中略溶，在水、乙醚中几乎不溶。熔点为 179℃~185℃，熔融时伴分解。

1. 药理作用　尼卡地平对冠脉和外周血管具有很强的扩张作用，对外周血管的扩张作用类似硝苯地平，但扩张冠脉的作用更强，对脑血管也有较好的扩张作用。对心脏的抑制作用为硝苯地平的 1/10，即血管选择性更高。用尼卡地平后，射血分数和心输出量增加，而心脏传导无变化。在Ⅲ和Ⅳ度心力衰竭患者中，尼卡地平治疗 9 天后，心脏指数增加 28%，左室舒张末压减少 18% 和 22%，运动时程增加。

2. 体内过程　在胃肠道中被迅速吸收，经可饱和的首关消除。口服 30mg 后，生物利用度为 35%，蛋白结合率约 97%。由于药代动力学呈非线型，剂量的增加与血药浓度的变化不成比例。在肝中代谢，$t_{1/2}$ 约 8 小时。

3. 临床应用　在围手术期主要用于控制高血压，其优点是起效快、疗效好、作用时间短、安全性好。静脉注射 10~30μg/kg 或 1~2mg，1 分钟后血压开始下降，维持时间约为 20 分钟。在全身麻醉诱导插管或术后拔管前，分别给予尼卡地平 30μg/kg 或 20μg/kg，可以有效抑制应激引起的血压增高，但心率可增快。也可用于术中控制性低血压，起始输注速度为 2.5μg/(kg·min)，待血压下降至理想水平后，调低至 1μg/(kg·min) 维持，效果确切。

4. 不良反应　轻微不良反应的发生率高（54%~63%），均因扩张外周血管所致，往往于用药过程中消失。其他不良反应的发生率较硝苯地平和维拉帕米低。在治疗心绞痛和高血压时，最常见的不良反应为踝部水肿、眩晕、头痛、无力、面红、心悸，总发生率 <10%。急性期颅内出血患者、颅内高压者、孕妇、哺乳期妇女禁用。药物相互作用与硝苯地平相似。

（七）尼群地平（nitrendipine）

又名硝苯甲乙吡啶，分子式为 $C_{18}H_{20}N_2O_6$，分子量为 360.4。在丙酮或氯仿中易溶，在甲醇或乙醇中略溶，在水中几乎不溶。

1. 药理作用　与硝苯地平相似。短程治疗比较：血管选择性约为硝苯地平的 10 倍，扩张外周血管的作用较硝苯地平强，但对冠脉的作用较弱，对窦房结和房室结传导无明显影响。在心绞痛患者中，两药产生相同的血流动力学变化。本药有明显的利尿作用。高血压患者用尼群地平每日 20mg，全身血管阻力降低，降压作用温和而持久。同时应用地高辛时，尼群地平可使地高辛的血药浓度增高，故应适当减少地高辛的用量。

2. 体内过程　口服后易吸收，首关消除明显，绝对生物利用度仅 10%~20%。蛋白结合率为 98%，$t_{1/2}$ 为 6~15 小时。在肝内代谢，无活性代谢产物生成，主要经肾排泄。

3. 临床应用　主要用于抗高血压治疗。剂量为口服每日 1~2 次，20mg/d。

4. 不良反应　该药长期治疗高血压时，最常见的不良反应是头痛、面红、眩晕（10%~20%）、外周水肿（占 6%~15%）及疲倦（占 5%~10%）。反射性心率加快等不良反应较少。与地高辛合用可增加地高辛血药浓度。

第五节　抗心律失常药

心律失常指心脏冲动频率、节律、起源部位、兴奋次序异常。是由生理、病理、心源性和非心源性等因素导致的心肌细胞电生理紊乱的结果，而电生理改变又是离子转运异常的表现。抗心律失常药系通过直接或间接的方式影响离子转运，从而纠正电生理紊乱，最终达到治疗心律失常的目的。但需要引起重视的是现有抗心律失常药均有程度不同的致心律失常作用，包括原有心律失常的加重或恶化，或引起新的心律失常。当酸中毒、高钾血症、心肌缺血或心动过速时，即使治疗浓度的抗心律失常药，也可能诱发心律失常。因此，要求应用抗心律失常药时需有明确的指征，并根据患者的心律失常类型、有无器质性心脏病、心功能情况及血流动力学变化进行综合评定，同时纠正可能的诱因及针对病因治疗，强调用药的个体化及避免药物滥用。

一、抗心律失常药的电生理简介

（一）抗心律失常药对心肌细胞膜电位的影响

抗心律失常药对心肌细胞膜电位的影响简介如下：

0 期：0 期的除极化速度和幅度是 Na^+ 快速进入细胞内的主要表现，亦是决定传导速度的主要因素。0 期时动作电位的最大上升速度（Vmax）又与最大舒张期电位的大小有关。钠通道属于快通道，目前认为是存在于细胞膜上的一种蛋白质，由某种带电基因组成，起着“闸门”作用，有 m 闸门与 h 闸门。通过闸门的启闭可对钠通道起到开放或关闭作用。凡是能使 h 闸门关闭或变窄的药物均可降低膜反应性，使 Na^+ 进入细胞内的速度变慢，减慢 0 相的上升速度，传导速度亦相应降低，如奎尼丁类药物。

1 期：系 K^+ 短暂外流所致。由于 h 闸门关闭、钠通道失活，Na^+ 难以进入细胞内，此时 Cl^- 进入细胞内，膜电位急剧下降。

2 期：由于钙通道（慢通道，由“闸门”d 和 f 控制）开放，Ca^{2+} 进入细胞内，促使膜电位在一定时间内保持在较高的水平，因此在动作电位上形成“平台”。凡能抑制 Ca^{2+} 内流的药物，均可使慢反应细胞（如窦房结等）的自律性受到影响。例如维拉帕米系钙通道阻滞药，能阻止 Ca^{2+} 内流，从而使 2 期的“平台”变得低而倾斜。因此，钙通道阻滞药可以延长慢反应细胞的不应期。

3 期：由于 K^+ 从细胞内流出增加，使细胞膜电位发生急剧的变化，使动作电位经历了一段时间的“平台”后又快速下降。利多卡因和苯妥英钠等药物由于可以促进 K^+ 外流，因而缩短 3 期的时程，亦即缩短不应期和动作电位时程。此类药物在 4 期可继续促进K^+外流，因此，4期的静息电位可降低，即最大舒张期电位的负值增大，这就降低了细胞的自律性，使自律细胞发放冲动减慢。

4期：奎尼丁可阻止4期的Na^+内流。由于自律细胞在4期时不断地有少量Na^+进入细胞内（“漏电”现象），形成自动除极。因此当Na^+内流受限抑制时，可导致4期的斜度减小和最大舒张期电位增大，从而抑制细胞的自律性。

3

（二）抗心律失常药的基本电生理作用

药物的基本电生理作用是影响心肌细胞膜的离子通道，通过改变离子流而改变细胞的电生理特性。针对心律失常发生的机制，可将药物的基本电生理作用概括为以下几项：

1. 降低自律性　可通过增加最大舒张电位，或减慢4期自动除极速率，或上移阈电位等方式降低自律性。此外，延长动作电位时程（APD）也将延长心动周期，从而减慢自动起搏。

2. 减少后除极和触发活动　①减少早后除极，可通过促进或加速复极以减少早后除极的发生，或抑制早后除极上升支的内向离子流或提高其域电位水平，或增加外向复极电流以增加最大舒张电位等三种方式。②减少晚后除极，主要是减少细胞内钙的蓄积，钙拮抗药能有效的发挥这一作用，另外，能抑制这一过性Na^+内流的药物也能减少晚后除极，如钠通道阻滞药利多卡因等。

3. 改变膜反应性而改变传导性、终止或取消折返激动　①增强膜反应性加快传导，以取消单向传导阻滞，终止折返激动。②降低膜反应性减慢传导，变单向阻滞为双相阻滞而终止折返激动。

4. 延长不应期终止及防止折返的发生　影响不应期的三种情况如下：①延长APD、有效不应期（ERP），而以延长ERP更为显著，为绝对延长ERP。②缩短APD、ERP而以缩短APD更为显著，为相对延长ERP。如复极过程过度缩短也易于发生折返性心律失常。③使相邻细胞不均一的ERP趋向均一化。因复极不均是诱发心律失常的基础，以上三种情况均可取消折返，理想的抗心律失常药应该对APD的长短进行双向调节而发挥作用。

二、抗心律失常药物的分类

分类主要根据蒲肯野纤维离体实验所得的药物电生理效应及作用机制，目前多采用改良Vaughan Williams分类法，可将抗心律失常药分为四类，第一类药又分为A、B、C三个亚类。

（一）Ⅰ类——钠通道阻滞药

从药物对通道产生阻滞作用到阻滞作用解除的时间用复活时间常数（$T_{recovery}$）表示。复活时间常数可反映钠通道阻滞药的作用强度，复活时间常数越大，阻滞作用越强。根据复活时间常数的大小，本类药物又分为三个亚类，即Ⅰa、Ⅰb、Ⅰc。

1. Ⅰa类　$T_{recovery}$ 1~10秒，适度阻滞钠通道。适度抑制0相除极，适度减慢传导，不同程度抑制心肌细胞膜K^+、Ca^{2+}通透性，明显延长复极过程（APD、ERP，尤以延长ERP更为显著），属此类的有奎尼丁、普鲁卡因胺、异丙吡胺、安搏律定等。

2. Ⅰb类　$T_{recovery}$ <1秒，轻度阻滞钠通道。轻度抑制0相除极，轻度减慢或不减慢传导，能缩短复极过程，属此类的有利多卡因、苯妥英钠、美西律、室安卡因等。

3. Ⅰc类　$T_{recovery}$ >10秒，明显阻滞钠通道。重度抑制0相除极及减慢传导。对复极过程则少有影响，属此类的有英卡胺、氯卡胺、氟卡安、普罗帕酮、乙吗噻嗪等。

（二）Ⅱ类——β肾上腺素能受体阻断药

主要因阻断β受体而有效，减慢4相舒张期去极速率而降低自律性，降低动作电位0相上升速率而减慢传导。属此类的有：普萘洛尔、美托洛尔、纳多洛尔、阿替洛尔、噻吗洛尔、吲哚洛尔、醋丁洛尔、艾司洛尔。

（三）Ⅲ类——选择性地延长复极过程的药物

主要延长APD及ERP，属此类的有胺碘酮、溴苄铵。

（四）Ⅳ类——钙通道阻滞药

能抑制Ca^{2+}经慢钙通道向细胞内的流动，减慢房室结传导性，减少心肌细胞Ca^{2+}超载。代表性药物有维拉帕米、硫氮䓬酮、地尔硫䓬、双苯吡乙啶等。

其他类药　腺苷、硫酸镁等。

Vaughan Williams分类法尽管有局限性，但由于已广为了解，成为学术交流的便捷手段，因此仍以此分类介绍抗心律失常药，但应注意药物的实际作用远比此分类所述要复杂。Sicilian gambit分类法，似乎更实际些，它通过区分各种心律失常的机制，分析心律失常的易被调变的有关参数，又从中选择最可能影响这些参数的“靶因素”，后再由对“靶因素”的作用选择合适的抗心律失常药物。常用抗心律失常药的临床药理特征见表35-17，下一节将进行详细的介绍。

表 35-17 常用抗心律失常药的临床药理特征

药物	窦房结自律性	房室结不应期	PR 间期	QRS 时程	QT 间期	心律失常的治疗	
						室上性	室性
奎尼丁	↑↓[1,2]	↑↓[2]	↑↓[2]	↑↑	↑↑	+	+++
普鲁卡因胺	↓[1]	↑↓[2]	↑↓[2]	↑↑	↑↑	+	+++
利多卡因	无[1]	无	0	0	0	0[3]	+++
普罗帕酮	0	↑	↑	↑↑↑	0	+	+++
普萘洛尔	↓↓	↑↑	↑↑	0	0	+	+
胺碘酮	↓↓[1]	↑	可变	↑	↑↑↑↑	+++	+++
索他洛尔	↓↓	↑↑	↑↑	0	↑↑↑	+++	+++
维拉帕米	↓↓	↑↑	↑↑	0	0	+++	0[4]
腺苷	↓↑	↑↑↑	↑↑↑	0	0	++++	未定

[1] 抑制病窦；[2] 抗胆碱作用和直接抑制作用；[3] 对地高辛引起的房性心律失常有作用；[4] 交感神经兴奋所致的迟后除极。

三、常用抗心律失常药

(一) Ⅰa 类药物

这类药物能适度阻滞钠通道，减少除极时的 Na^+ 内流，降低 0 相上最大速率，降低动作电位振幅，减慢传导速度；也能减少异位起搏细胞 4 相 Na^+ 内流（if）降低自律性；也延长钠通道失活后恢复开放所需的时间，即延长 ERP/APD，且以延长 ERP 为显著；这类药还能不同程度地抑制 K^+ 和 Ca^{2+} 的通透性，因而有膜稳定作用。该类药物还具有抗胆碱能活性，往往抑制心肌收缩力。这类药物主要为奎尼丁、普鲁卡因胺、异丙吡胺、茚丙胺等（表 35-18）。

1. 奎尼丁（qiuinidine） 奎尼丁是茜草科植物金鸡钠（cinchona ledgeriana）树皮所含的一种生物碱，是奎宁的右旋体，它对心脏的作用比奎宁强 5~10 倍。金鸡钠制剂用于临床已达几个世纪。研究证明金鸡钠树皮所含有的三个主要生物碱（奎宁、奎尼丁和辛可宁）有抗心律失常的作用，其中以奎尼丁为最强。

（1）药理作用：基本作用是与钠通道蛋白质相结合发挥阻滞作用，适度抑制 Na^+ 内流，除这种对钠通道的直接作用外，奎尼丁还通过自主神经而发挥间接作用。

1）降低自律性：治疗浓度奎尼丁能降低蒲肯野纤维的自律性，对正常窦房结影响微弱。对病窦综合征者则明显降低窦房结自律性。

2）减慢传导速度：奎尼丁能降低心房、心室、蒲肯野纤维等的 0 相上升最大速率和膜反应性，因而减慢传导速度。这种作用可使病理情况下的单向传导阻滞变为双向阻滞，从而取消折返。

3）延长不应期：奎尼丁延长心房、心室、蒲肯

表 35-18 Ⅰa 类主要药物的药代动力学参数

	奎尼丁	普鲁卡因胺	异丙吡胺
口服吸收 %（生物利用度）	70%~80%	75%~90%	83%
清除率[ml/(min·kg)]	1.5~7.0	11.8	3.4
Ve	0.91	0.1	0.13
V_{Dss}	3.03	2.2	1.29
血浆 $t_{1/2}$	4~8h	2~5h	5~7h
尿中未变化形排泄 %	10%~20%	50%~60%	52%
血浆中游离型（非结合型 %）	10%~20%	85%	
血浆治疗浓度（μg/ml）	3~6	4~10	2~5

野纤维的 ERP 和 APD（图 35-8）。延长 APD 是其减慢 K^+ 外流所致，在心电图上表现为 Q-T 间期延长；因此，奎尼丁对尖端扭转型室速禁用。对 ERP 的延长更为明显，因而可以取消折返。此外，在心脏局部病变时，常因某些蒲肯野纤维末梢部位 ERP 缩短，造成邻近细胞复极不均一而形成折返，此时奎尼丁使这些末梢部位 ERP 延长而恢复均一化，从而减少折返的形成。

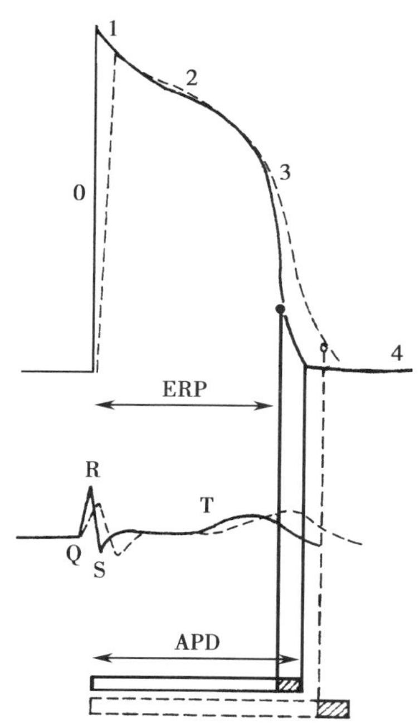

图 35-8　奎尼丁对心室肌动作电位，单级电图（中）及 ERP、APD 影响的模式图

——为正常情况；------为给奎尼丁后情况。

4）对自主神经的影响：动物实验见奎尼丁有明显的抗胆碱作用，产生阻抑迷走神经的效应。奎尼丁的抗胆碱作用，与血浆浓度有关，当奎尼丁的血浆浓度较低时，则以抗胆碱作用为主。在口服治疗的初始期间，奎尼丁的抗胆碱作用最为明显，而后，当奎尼丁的血浆治疗浓度处于稳定阶段时，则其直接的电生理作用趋向于优势。同时，奎尼丁还有阻断 α 受体的作用使血管舒张，血压下降而反射性兴奋交感神经。这两种作用相合，使心率增加。

（2）体内过程：口服后吸收良好，经 2 小时可达血浆峰浓度。生物利用度为 72%~87%。治疗血药浓度为 3~6μg/ml，超过 6~8μg/ml 即为中毒浓度。在血浆中约有 80%~90% 与蛋白相结合，心肌中浓度可达血浆浓度的 10 倍。表观分布容积为 2~4L/kg。在肝中代谢成羟化物，仍有一定活性，终经肾排泄。原型排泄约 10%~20%，尿 pH 自 7 增至 8 时，肾脏排泄下降 50%，但因尿中原形者少，故尿碱化不会影响血药浓度。

（3）临床应用：奎尼丁是广谱抗心律失常药，常规剂量为口服 300~600mg，其葡萄糖盐酸制剂的推荐剂量为 200mg 肌内注射。适用于治疗房性、室性及房室结性心律失常。对房颤及房扑，目前虽多采用电复律，但奎尼丁仍有应用价值，电复律前合用强心苷和奎尼丁可以减慢心室频率，电复律后用奎尼丁可维持窦性节律。预激综合征时，奎尼丁可以终止室性心动过速或抑制反复发作的室性心动过速。血清钾浓度在奎尼丁的心脏组织作用中起主要的决定因素。降低细胞外的钾离子浓度可拮抗奎尼丁对膜反应性的抑制效应。增加细胞外钾离子浓度可增强奎尼丁抑制膜反应性作用。奎尼丁的这种依赖钾离子浓度的作用，可以用来解释其对低钾血症患者抗心律失常效应不佳。还必须予以注意的是细胞外 K^+ 浓度过高时，将增强奎尼丁对房室结及起搏点细胞的抑制作用。

（4）不良反应：奎尼丁应用过程中约有 1/3 患者出现各种不良反应，使其应用受到限制。常见的有胃肠道反应，腹泻最为常见，多见于用药早期，腹泻引起的低钾血症可加重奎尼丁的尖端扭转型心动过速的副作用；长时间用药后，有耳鸣失听等金鸡钠反应及药热、血小板减少等过敏反应。

心脏毒性较为严重，治疗浓度可致心室内传导减慢（Q-Tc 延长），延长 50% 是中毒症状，必须减量。高浓度可致窦房阻滞、房室阻滞、室性心动过速等，后者是传导阻滞而浦氏纤维出现异常自律性所致。

奎尼丁治疗房颤或房扑时，应先用强心苷抑制房室传导，否则可引起“矛盾性”心室频率加快，因奎尼丁可使房性冲动减少，反而容易通过房室结而下传至心室。

晕厥或猝死是偶见而严重的毒性反应，称之为奎尼丁晕厥。发作时患者意识丧失、四肢抽搐、呼吸停止，心电图显示尖端扭转型室性心动过速，甚至心室纤颤而死亡。其发生与剂量无关，认为是心室内弥漫性传导障碍与复极不均一所致。发作时宜立即进行心肺复苏、电除颤等措施抢救。药物抢救首选 10%~25% 硫酸镁 2g，继而 3~20mg/min 维持，或小心使用异丙肾上腺素。乳酸钠可碱化血液，使奎尼丁与血浆蛋白结合增加，减少毒性。

（5）药物相互作用：药物代谢酶诱导剂如苯巴比妥，能加速奎尼丁的代谢而缩短并减弱其作用，使一般治疗量难达有效浓度。一旦停用苯巴比妥等药又会使奎尼丁浓度突然升高，导致中毒，应注意。

奎尼丁因有α受体阻断作用而可能降低血压，与其他血管舒张药有相加作用。合用硝酸甘油应注意诱发严重的体位性低血压的风险。

普萘洛尔等药能明显降低肝血流量而降低奎尼丁在肝中的代谢，合用时将增高奎尼丁的血药浓度。

奎尼丁与地高辛合用，使后者肾清除率降低而增加其血药浓度；与双香豆素、华法林合用，可竞争与血浆蛋白的结合，使后者抗凝作用增强。

2. 普鲁卡因胺(procainamide) 它是普鲁卡因的衍生物，以酰胺键(-CO-NH-)取代普鲁卡因的酯键(-CO-O-)而成，它能耐受血浆丁酰胆碱酯酶的水解，故无论口服、肌内注射或静脉注射都有效且作用较久。

(1)药理作用：普鲁卡因胺对心肌的直接作用与奎尼丁相似但较弱，能降低蒲肯野纤维自律性，减慢传导速度，延长APD、ERP，普鲁卡因胺对心肌没有间接作用，它仅有微弱的抗胆碱作用，而无受体阻断作用。

(2)体内过程：口服易吸收，生物利用度约80%，经1小时血药浓度达高峰，肌内注射0.5~1小时，静脉注射4分钟血药浓度即达峰值。与血浆蛋白结合率为20%，表观分布容积达1.5~2.5L/kg。约一半在肝中代谢成仍具活性的N-乙酰普鲁卡因胺，再经肾排泄，原型排出约为30%~60%。N-乙酰普鲁卡因胺仅具有很小的钠电流阻滞活性，但保留了钾电流阻滞活性，类似Ⅲ类药物。

(3)临床应用：适应证与奎尼丁相同，临床上常用于室性心律失常，如室性期前收缩、阵发性室性心动过速。静脉注射适用于抢救危急病例。剂量为100mg或1.5mg/kg，再次给药需间隔5分钟，总量在1g或15mg/kg之内。对于急性心肌梗死所致的持续性室性心律失常，普鲁卡因胺不作首选。

(4)不良反应：长期应用可引起胃肠道反应，静脉注射(血药浓度>10μg/ml)可致低血压和传导减慢。大剂量可致窦性停搏，房室阻滞。口服时常见皮疹、药热、粒细胞减少等过敏反应。中枢不良反应表现为幻觉、精神失常等。用药数月或1年，约有10%~20%患者出现红斑性狼疮样综合征，患者体内可检测到抗核抗体，与临床所见的系统性红斑狼疮不同，即不产生抗DNA抗体，肝脏乙酰化反应慢者容易发生，该综合征不累及肾脏及大脑。停用普鲁卡因胺后可消失。

3. 异丙吡胺(达舒平，disopyramide) 主要用于治疗室性期前收缩、室性心动过速、房颤和房扑的抗心律失常药物，因作用时间较长，故具有很大的应用价值。

(1)药理作用：异丙吡胺对心肌传导组织的影响，是由药物对心肌电生理的直接作用和药物通过对心脏胆碱能受体竞争性阻断的间接作用两方面所构成的。

①自律性：它可降低异位起搏点的自律性，血浆治疗浓度(1.3~5.6μg/ml)对窦房结影响不大，不改变或轻度增加窦性心率。

②传导速度：减慢心房、希氏-蒲肯野系统和心室肌的传导速度。对房室结传导速度净效应取决于对房室结直接抑制作用和抗胆碱的间接加速作用的结果；在血浆浓度较低时，以抗胆碱作用为主，而中毒浓度时，以直接抑制作用为主。

③不应期：异丙吡胺延长心房肌、蒲肯野纤维和心室肌的APD，从而延长ERP，平均治疗血浆浓度的异丙吡胺对房室结ERP影响不大或轻度缩短。

(2)体内过程：口服吸收良好(83%)，存在肝脏首过消除效应。口服2小时内可达到血浆峰浓度，血浆蛋白结合率15%，在体内代谢不完全清楚，主要的代谢产物为单-N-去烷基产物，具有抗心律失常活性。血浆半衰期5~7小时，作用时间长，异丙吡胺及其主要的代谢物血浆清除率取决于肾脏的排泄，且不受尿pH的明显影响。

(3)临床应用：用于持续心房颤动的复律及复律后巩固窦性节律、室上性心动过速、室性心动过速及预激综合征并发室上性心动过速。每6小时口服100~200mg即可达到血浆治疗浓度。由于异丙吡胺对已受强心苷配糖体抑制的心脏传导产生额外的抑制作用，故治疗因洋地黄诱发的室性心律失常时，不宜使用。

(4)不良反应：不良反应多由抗胆碱作用引起，约10%~40%的患者出现口干和排尿困难，此外，尚有视力模糊、恶心、便秘和尿潴留，偶见中枢神经系统兴奋和幻觉发生。长期治疗的严重不良反应的发生率可能较奎尼丁为低。

在抗心律失常效应的血浆浓度时，异丙吡胺对心肌收缩力产生明显的抑制作用，该作用导致左室舒张末期压的增高和心输出量的降低，其对心脏功能的抑制，比等效的奎尼丁和普鲁卡因胺明显，并和剂量呈正相关。奎尼丁和普鲁卡因胺通常可降低血管阻力，而丙吡胺可增加血管阻力。

异丙吡胺不用于心源性休克、Ⅱ或Ⅲ度房室

传导阻滞或已知对该药有高敏的患者。同时也不应用于心脏代偿差、心功能障碍或有严重低血压的患者，如出现Ⅰ度房室传导阻滞应减量，如出现Ⅱ度或Ⅲ度房室传导阻滞需停药。QRS或Q-T间期的延长超过25%时也需减量或停药。

由于该药的抗胆碱能作用，故禁用于青光眼患者，尿潴留和良性前列腺肥大者为相对禁忌证。此外，异丙吡胺对神经肌肉接头处有局部麻醉作用，故应用于重症肌无力患者可能加重肌无力现象。先天性Q-T间期延长（Jervell-Lang-Nielsen综合征）的患者禁用异丙吡胺、奎宁丁、普鲁卡因胺，因为心室复极化的进一步延缓可进一步引起Q-T间期延长，增加心室纤颤的发病率。

3

（二）Ⅰb类药物

这类药物能轻度阻滞钠通道，轻微降低0期上升最大速率，略减慢传导速度，但在特定条件下能促进传导；也能抑制4期Na^+内流，降低自律性；由于它们还有促进K^+外流的作用，因而缩短复极过程，且以缩短APD更较显著；这类药物有较明显的膜稳定作用，其对快速性心律失常的作用比缓慢性心律失常更有效。

1. 利多卡因（lidocaine） 是局部麻醉药，现广泛用于静脉给药，治疗危及生命的室性心律失常。

（1）药理作用：利多卡因对心脏的直接作用是抑制Na^+内流，促进K^+外流，但仅对希氏-蒲肯野系统发生影响，对其他部位心脏组织及自主神经并无作用。

1）降低自律性：治疗浓度（2～5μg/ml）能降低蒲肯野纤维的自律性，对正常窦房结没有影响，仅在其功能失常时才有抑制作用。由于4期除极速率下降而提高阈电位，又能减少复极的不均一性，故能提高致颤阈。

2）传导速度：利多卡因对传导速度的影响比较复杂。治疗浓度对希氏-蒲肯野系统的传导速度没有影响，但在细胞外K^+浓度较高时则能减慢传导。血液趋于酸性时，减慢传导的作用被增强。心肌缺血部位细胞外K^+浓度升高且血液偏于酸性，所以利多卡因对此有明显的减慢传导作用。这可能是其防止急性心肌梗死后心室纤颤的原因之一。对低钾血症或部分（牵张）除极者，则因促K^+外流使浦野纤维超极化而加速传导速度。高浓度（10μg/ml）的利多卡因则明显抑制0期上升速率而减慢传导。

3）缩短不应期：利多卡因缩短蒲肯野纤维及心室肌的APD、ERP，且缩短APD更为显著，故为相对延长ERP（图35-9）。这些作用是阻止2期小量Na^+内流的结果。

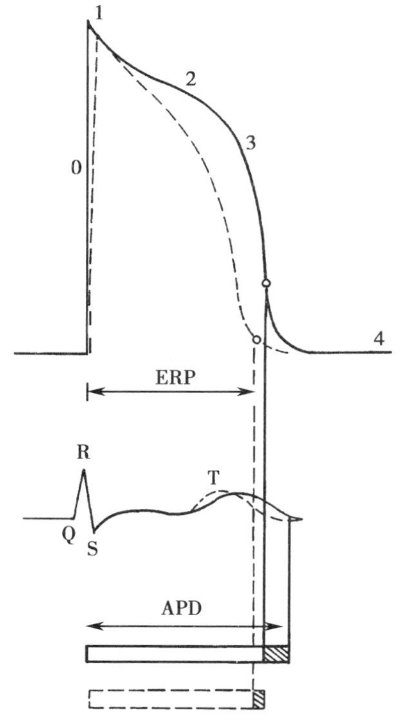

图35-9 利多卡因对心室肌动作电位，单级电图（中）及ERP、APD影响的模式图
——为正常情况；------为给利多卡因后情况。

（2）体内过程：口服吸收良好，但肝脏首过消除明显，仅1/3量进入血液循环，且口服易致恶心、呕吐，因此常用静脉给药法。血浆蛋白结合率约70%，在体内分布广泛迅速，心肌中浓度为血药浓度的3倍。表观分布容积为1L/kg。利多卡因几乎全部在肝中经脱乙基代谢。仅10%以原型经肾排泄，$t_{1/2}\beta$约2小时，作用时间较短，常用静脉滴注以维持疗效。

（3）临床应用：利多卡因是一窄谱抗心律失常药，仅用于室性心律失常，特别适用于危急病例。治疗急性心肌梗死及强心苷所致的室性期前收缩、室性心动过速及心室纤颤。也可用于心肌梗死急性期以防止心室纤颤的发生。因利多卡因不影响心房的不应期和心房的传导速度，故对室上性心律失常无效。若室上性心律失常系起因于洋地黄中毒，则应用利多卡因治疗可奏效，其机制可能与该药能使K^+外流增加有关。由于利多卡因抑制房室旁路的传导及延长旁路的有效不应期，因而对预激综合征患者的室上性心动过速可能有效。治疗剂量利多卡因可促进复极化而不延长 Q-T 间期，因而可用于低血压或脑血管意外所致伴有巨大 U 波的延迟复极性心律失常的治疗。

虽然利多卡因可肌内注射，但最常用的仍为静脉给药。肌内注射剂量为 4~5mg/kg，15 分钟后达有效血浆浓度并维持约 90 分钟。静脉注射起始剂量为 1~1.5mg/kg，如 5~10 分钟后无效，可再追加一次，但静脉注射累积量不宜超过 300mg/h，有效后以 1~4mg/min 或 15~30μg/（kg.min）静脉滴注维持，1 小时内累积量不宜超过 300mg。如维持过程中再次出现心律失常可能是由于血浆浓度不足，可临时静脉注射 125mg。对那些须静脉推注 1 次以上达治疗效果的患者，其心律失常只对更高血浆浓度的利多卡因有反应[40~50μg/（kg·min）]。对心功能不全的患者，利多卡因总负荷量需降低，其后的静脉滴注速度也应有所减慢；应测定血药浓度，调整剂量以确保血药浓度在治疗范围内（1.5~5μg/ml），并可最大限度地减少毒性。

（4）不良反应：最常见的不良反应为与剂量相关的中枢神经系统毒性：嗜睡、眩晕，大剂量引起语言障碍、惊厥，甚至呼吸抑制，偶见窦性心动过缓、房室阻滞等心脏毒性。此外，它可取消心室自发性起搏点的活性，故慎用或禁用于病态窦房结综合征、Ⅱ度Ⅱ型和Ⅲ度房室传导阻滞者。

2. 苯妥英钠（phenytoin sodium） 原为抗癫痫药。后有学者设想心肌梗死后心律失常的发生机制与癫痫发作有类同处，即刺激冲动电流都来自正常区与病变坏死区的交界部位，后经实验证实。

（1）药理作用：与利多卡因相似，也仅作用于希氏 - 蒲肯野系统。

1）降低自律性：抑制蒲肯野纤维自律性，也能抑制强心苷中毒时迟后除极所引起的触发活动，大剂量才抑制窦房结自律性。

2）传导速度：作用较复杂，随用药剂量、细胞外 K^+ 等因素而异。正常血 K^+ 时，小量苯妥英钠对传导速度无明显影响，大剂量则减慢；低血 K^+ 时小量苯妥英钠能加快传导速度，当静息膜电位较小时（强心苷中毒、机械损伤之心肌），加快传导更为明显。

3）缩短不应期：缩短房室结、希氏 - 蒲肯野系统的有效不应期，缩短心室肌的动作电位时程。可逆转洋地黄引起的房室有效不应期的延长及房室传导速度减慢的效应，使洋地黄中毒患者的房室传递回复到正常。此外，苯妥英钠还能抑制洋地黄诱发的心室自律性升高。

（2）体内过程：口服苯妥英钠几乎完全吸收。首关效应不明显。治疗血浆浓度为 10~18μg/ml，大约 93% 的血浆浓度以血浆蛋白结合形式存在，其分布容积为 0.5~0.8L/kg，被肝微粒体酶系代谢，代谢物在肝内与葡萄糖醛酸结合并在尿中排出。治疗血浆浓度可消除 3/4 患者的反应性心律失常。由于剂量与稳定血浆浓度之间的非线性关系，企图维持恒定的血药浓度是相当困难的。

（3）临床应用：与利多卡因一样，苯妥英钠治疗室性心律失常较室上性心律失常更为有效。可用于洋地黄中毒、急性心肌梗死、开胸手术、麻醉、心导管术、心复律和血管造影术所并发的心律失常。在治疗洋地黄中毒并发的室性或室上性心动过速最为有效，为首选药物。静脉注射剂量为 50~100mg，再次给药需间隔 5 分钟，直到达到治疗效果，总量在 1g 以内。

（4）不良反应：静脉内给苯妥英钠，尤其是快速给药（每分钟超过 50mg）时，可出现呼吸抑制、低血压、心动过缓、房室传导阻滞，甚至心脏停搏，长期或剂量过大使血药浓度大于 >20μg/ml 时可出现中枢神经系统的毒性表现，如眩晕、共济失调、震颤、远侧凝视时的眼球震颤、复视、视力模糊、言语不清、镇静和眼睑下垂。对造血系统也有一定的毒性，表现为贫血、各类血细胞减少和单核 - 吞噬细胞系统的疾患，停药后自行消退。

3. 美西律（慢心律，mexilitine） 美西律的化学结构与利多卡因相似。对心肌电生理特性的影响也与利多卡因相似。可降低自律性，降低心房、心室蒲肯野纤维传导速度，常规剂量对窦房结恢复时间、窦房传导时间及心房不应期无影响。可供口服，剂量为 200mg，可增加至 400mg，疗效较久，达 6~8 小时以上。在肝内代谢，经肾脏消除，并受尿 pH 的影响，尿酸化（pH 5.0）时血浆消除半衰期为 2.8 小时，碱性尿（pH 8.0）时半衰期增至 8.6 小时，尿中几乎没有药物原形排泄。

用于治疗急性或慢性室性心律失常，特别对心肌梗死急性期患者有效，可消除室性期前收缩，或使配对间期延长从而消除 R-on-T 现象。但不能防止室性心动过速和室颤的复发。对利多卡因治疗无效的患者可能有效。

不良反应有恶心、呕吐，长期使用后可见神经症状，如震颤、眩晕、共济失调等。静脉注射剂量过大时，可出现低血压，心动过缓。

3

（三）Ⅰc类药物

这类药物有明显的钠通道阻滞作用。能明显降低0期上升最大速度而减慢传导速度，主要影响希氏束以下的传导纤维；也能抑制4期Na^+内流而降低自律性；对复极过程影响很少。

1. 氟卡尼(flecainide) 又名氟卡胺，为白色结晶，溶于水。分子式$C_{17}H_{20}F_6N_2O_3 \cdot C_2H_4O_2$，分子量474.4。

(1)药理作用：可明显阻滞钠通道，能较强地降低心房、心室及希浦系统0期上升速率而减慢传导，也可延长房室旁路的传导；抑制4期钠内流而降低自律性，对复极过程影响小。

(2)体内过程：口服吸收迅速而完全，2~4小时血药浓度达峰值，心肌的药物浓度约为血药浓度的12倍，经肝脏代谢，代谢产物无活性，$t_{1/2}$在酸性尿中为10小时，而在碱性尿中可延长至17小时，约30%以原型经肾排泄。心、肾功能障碍者，$t_{1/2}$可延长。

(3)用途：对室上性及室性心律失常均有效，如房性和室性期前收缩、房性和室性心动过速及房颤。有报道该药治疗心肌梗死后心律失常的病死率为安慰剂的2倍，故认为其应保留用于危及生命的室性心动过速。口服50mg，2次/d，根据需要剂量可逐渐增至100~200mg，2次/d，最大剂量600mg/d。静脉注射1mg/kg，15分钟后可重复0.5mg/kg，总量为2mg/kg。

(4)不良反应：常见恶心、呕吐、头痛、眩晕及视力模糊。最严重的是致心律失常作用，包括增加心房扑动患者的心室率、增加折返性室速者的发作频率及心肌梗死恢复期患者的病死率。禁用于有房室传导阻滞及有室内传导阻滞的患者。

2. 恩卡尼(encaninide) 又名英卡胺，为白色固体，溶于水，微溶于乙醇。分子式$C_{22}H_{28}N_2O_2 \cdot HCL$，分子量388.9，作用同氟卡尼，主要抑制钠通道，使快钠内流受阻。口服吸收完全，1~2小时血药浓度达峰值，在肝内代谢，部分代谢物具有较强活性，$t_{1/2}$为3小时。其对室上性及室性心律失常均有效，对室上性期前收缩及心动过速、预激综合征合并心房纤颤均有较好疗效。对室性期前收缩、非持续性室性心动过速也有较好的疗效，总有效率为80%左右。此外，致心律失常恶化者占4%~25%。不良反应较多，基本同劳卡尼(详见劳卡尼相关内容)。口服25mg，3次/d，必要时逐渐增加至50mg，3次/d，每日最大剂量不超过200mg，否则可明显增加毒性反应而疗效并不增加。

3. 劳卡尼(lorcainide) 又名氯卡胺，分子式$C_{22}H_{27}CLN_2O \cdot HCl$，分子量407.4。药理作用同氟卡尼、恩卡尼相同。口服吸收完全，1~2小时血药浓度达峰值，经肝代谢，其代谢物也有抗心律失常活性，但其$t_{1/2}$较母药为长，约30小时，而母药$t_{1/2}$为8小时，肾功能不全及心力衰竭者，$t_{1/2}$可明显延长。临床主要用于室上性及室性心律失常，如期前收缩、阵发性室上性心动过速，尤其对预激综合征合并室上性心动过速及房颤者可转复为窦性心律。对室性期前收缩总有效率为80%左右，对室性心动过速有效率为30%~65%，本药在国内应用不多。口服100mg，2次/d，总量不超过400mg/d。静脉1~2mg/kg，缓慢注射5~10分钟，最大剂量每日不超过300mg。不良反应较多，主要为神经系统症状，如失眠、噩梦、头痛、眩晕、焦虑、感觉异常。消化道反应有恶心、食欲缺乏，最严重的是致心律失常和原有心律失常的恶化。禁用于房室传导阻滞、室内传导障碍及病窦综合征者。

4. 普罗帕酮(propafenone) 又名普罗帕酮，为白色或类白色结晶性粉末，无臭，味苦。熔点为171~174℃，微溶于乙醇、氯仿或冰醋酸中，极微溶于水。

(1)药理作用：普罗帕酮是具有局部麻醉作用的Ⅰc类药物，能降低蒲肯野纤维及心室肌的自律性，明显减慢传导速度，延长ERP及APD。此外，亦阻断β受体及阻滞L型钙通道，故具有轻度负性肌力作用。

(2)体内过程：口服吸收完全，30分钟起效，2~3小时作用达峰值，但首关消除显著，生物利用度低于20%，蛋白结合率大于90%。它通过肝P4502D6代谢成5-羟普罗帕酮，该代谢物阻滞钠通道的作用与母药等效，但阻滞β受体的作用则较弱；也可通过非P4502D6中介的代谢而形成N-去乙酰普罗帕酮，该代谢物的作用较母药为弱。缺乏P4502D6的患者，其首关消除少，血浆中普罗帕酮的浓度高，在治疗时不良反应发生率高。$t_{1/2}$为2.4~11.8小时。本药与地高辛合用可提高地高辛的血药浓度，故合用时应将后者用量减少。

(3)临床应用：适用于室上性及室性期前收缩、室上性及室性心动过速以及预激综合征伴发心动过速或心房颤动者。口服150mg，3次/d，3~4天后剂量增至300mg，2次/d。静脉注射70mg/次，稀释后3~5分钟内注完，如无效，20分钟后可再注射1次，每日总量不超过350mg。

(4)不良反应：常见恶心、呕吐、味觉改变、头痛、眩晕，一般不须停药；严重时可致心律失常，如传导阻滞，窦房结功能障碍，加重心力衰竭等。禁用于心源性休克、严重房室传导阻滞、双束支传导阻滞或窦房结功能障碍者。对有病窦综合征、心力衰竭及低血压者应慎用或不用。与其他抗心律失常合用时可能会加重其不良反应。其β肾上腺素受体拮抗作用还可导致支气管痉挛。

（四）Ⅱ类药——β肾上腺素能受体阻断药

已有的β受体阻断药分属于三代。第一代以普萘洛尔为代表，其对β受体的阻断无选择性；第二代为选择性β受体阻断药，如美托洛尔、比索洛尔，前者对 β_1 与 β_2 受体的亲和力之比为 75∶1，后者为 120∶1；第三代如卡维地洛、布辛洛尔、奈必洛尔等，它们是β受体兼α受体阻断药，具有扩张血管和全面拮抗交感神经等作用。用于抗心律失常的主要有普萘洛尔、美托洛尔、艾司洛尔、阿替洛尔等。这类药物主要阻断β受体而对心脏发生影响，同时还有阻滞钠通道、促进钾通道、缩短复极过程的效应。表现为减慢窦房结、房室结的4期除极而降低自律性；也能减慢0期上升最大速率而减慢传导速度；某些β受体阻断药能缩短APD和ERP，且以缩短APD为显著；某些药在高浓度时还有膜稳定作用。下面以普萘洛尔为例说明其抗心律失常作用。

1. 普萘洛尔（心得安，propranolol） 普萘洛尔具有旋光性，是等量的左旋和右旋异构体的混合物，仅左旋体有β受体阻断作用，其右旋异构体有类似奎尼丁的直接电生理学作用，即“膜稳定”作用，但左旋体在高浓度时也具有膜稳定作用；故普萘洛尔与其他抗心律失常药不同，它具有两个相互分离而独特的作用。

(1) 药理作用：交感神经兴奋或儿茶酚胺释放增多时，心肌自律性增高，传导速度增快，不应期缩短，可能引起快速型心律失常。普萘洛尔则能阻止这些反应。

1) 降低自律性：对窦房结、心房传导纤维及蒲肯野纤维都能降低自律性，在运动及情绪激动时作用明显。也能降低儿茶酚胺及强心苷所致的迟后除极幅度而防止触发活动。

2) 传导速度：高浓度时（阻断β受体所需剂量的10倍以上），有膜稳定作用。明显减慢传导速度，使单向阻滞发展成双向阻滞，停止折返激动。对某些必须应用大量普萘洛尔始能见效的病例，这种膜稳定效应可能起了一定作用。

3) 不应期：低浓度不影响APD和ERP，高浓度则因膜稳定而缩短APD，当血药浓度大于100ng/ml时，则有膜稳定作用，对房室结ERP有明显的延长作用。

(2) 体内过程：静脉注射本药后，有90%与血浆蛋白结合。口服后血药浓度峰值时间为1~3小时，主要在肝脏代谢，故口服虽然吸收完全，但生物利用度不高。当口服较大剂量（>30mg）时，肝脏的消除功能饱和，其生物利用度才得以提高。代谢产物90%以上从肾脏排泄，不同个体血浆浓度相差可达20倍之多。

(3) 临床应用：这类药物适用于治疗与交感神经兴奋有关的各种心律失常。

1) 室上性心律失常：包括房颤、房扑、阵发性室上性心动过速及并发于WPW综合征的复发性室上性心动过速，此时常与强心苷合用以控制心室率，二者有协同作用。对房扑或房颤的治疗效果略逊于洋地黄，对洋地黄中毒所致的心律失常不宜选用普萘洛尔治疗，而应选用苯妥英钠治疗，因为前者可能诱发严重的房室传导阻滞，甚至可致心搏骤停。普萘洛尔也用于治疗由焦虑、嗜铬细胞瘤、甲状腺功能亢进等引发的窦性心动过速。

2) 室性心律失常：对症状性室性期前收缩疗效显著，能改善症状。对由运动或情绪激动所诱发的室性心律失常效果良好。

3)用法：口服普萘洛尔剂量为从10~20mg开始，3~4次/d，根据需要增量至最佳疗效。缺血性心脏病患者的室性心律失常需用较大剂量（0.5~1.0g/d）。静脉注射时密切注意心率、血压及心功能状况，一般在2~3分钟内给1mg，总量不超过4mg。

(4) 不良反应：大多是与它们的基本药理作用，即β受体阻断作用有关。

1) β_1 受体阻滞副作用：诱发心力衰竭、加重房室传导阻滞、窦性心动过缓及低血压，其中心力衰竭是最严重的不良反应，这是因为对潜在心力衰竭患者来说，其心脏代偿功能的维护，部分是通过心脏交感张力增高机制，而β受体阻滞剂突然撤掉心脏的肾上腺素能支持，从而取消了肾上腺素能兴奋的正性肌力和变时性效应。除此以外，普萘洛尔直接的心肌抑制效应也是一个很重要的因素。对普萘洛尔所致的心力衰竭不能应用具有肾上腺素能正性肌力作用的药物进行常规治疗，因为普萘洛尔阻断心脏对肾上腺素、去甲肾上腺素、异丙肾上腺素或多巴胺的反应。不仅如此，大剂量应用这些药物，因产生末梢血管收缩，心脏不能对外周阻抗急剧上升产生反应，反而加剧左心心力衰竭的发生，故对普萘洛尔所致的心力衰竭最佳的治疗是应用多肽类激素——胰高血糖素，该药能立即逆转普萘洛尔所有的心脏抑制效应，且副作用小。

2）β_2 受体阻滞副作用：诱发支气管哮喘、呼吸困难、低血糖等。故普萘洛尔禁用于支气管哮喘和其他慢性阻塞性肺疾病患者。

3）其他：变态反应、药疹、发热和血小板减少等。此外，长期服用普萘洛尔的患者，突然撤药会增加心绞痛、冠脉痉挛和心肌梗死的发病率，原因不太清楚，可能与 β 肾上腺素能的阻断掩盖了缺血性心脏病的恶化，或长期 β 阻断导致内源性交感活性的增高有关。

2. 美托洛尔（metoprolol） 美托洛尔属选择性 β_1 受体阻断药，主要治疗高血压，也用于冠心病、心绞痛及心肌梗死，可缩小梗死面积，减少再梗死发生率和降低病死率，并可减少致命性心律失常。作用类似普萘洛尔但较弱，对窦房结、房室结的自律性和传导性有明显抑制作用。对心律失常有一定效果，对儿茶酚胺诱发的室性、室上性心律失常疗效较好。对急性心肌梗死患者，用药后可使室性心动过速、心室颤动发生率明显减少，从而降低病死率。口服从小剂量开始，25~100mg/d，分 2 次服，少数可用至 200~450mg/d，静脉注射总量 0.15mg/kg，分次注射。病窦综合征、严重心动过缓、房室传导阻滞、严重心力衰竭和低血压患者及孕妇禁用。严重支气管痉挛及肝、肾功能不良者慎用。

3. 艾司洛尔（esmolol） 艾司洛尔为超短时效的选择性 β 受体阻断药，可抑制窦房结、房室结的自律性和传导性，提高缺血心肌的致颤阈。主要用于室上性心律失常，可减慢房颤、房扑者的心室率。还可减少心肌耗氧量，对急性心肌梗死者，可能有缩小梗死面积的作用。口服无效，静脉注射后起效迅速，分布半衰期仅 2 分钟。入血后很快被红细胞的酯酶水解，消除半衰期仅 8 分钟。给负荷剂量后 6~10 分钟即产生最大血流动力学改变，停药后 20 分钟即减弱 β 阻滞效应。该药无膜稳定作用，治疗室上性心动过速，开始负荷剂量为 250~500μg/kg，静脉注射 1 分钟以上，接着维持剂量 50 ~200μg/(kg·min)，剂量过高［>250μg/(kg·min)］可能因心输出量降低而出现严重的低血压。

（五）Ⅲ类药——选择性延长复极过程的药物

这类药物能选择性地延长 APD。延长心房肌、心室肌和蒲肯野纤维细胞 APD 和 ERP，而不影响传导度。

1. 胺碘酮（乙胺碘肤酮，amiodarone） 胺碘酮是苯丙呋喃类衍化物，含有 2 个碘原子，占分子量的 37.2%，最初作为冠状动脉扩张剂用于心绞痛治疗进入临床。

（1）药理作用

1）自律性：对蒲肯野纤维的自律性少有影响，但能降低窦房结起搏细胞的自律性。

2）传导速度：一般对心房和心室肌的传导速度并无影响，给药数周后，传导速度略有减慢，对蒲肯野纤维和房室结的传导速度则有抑制作用。

3）不应期：用药数周后，心房肌、心室肌及蒲肯野纤维的 APD、ERP 都明显延长，并且能延长 WPW 综合征患者的附加通路的不应期，此作用比其他抗心律失常药更为明显。上述三方面电生理效应与其阻滞钠、钾、钙等通道的作用有关。

4）血管平滑肌：胺碘酮静脉给药能降低外周阻力，增加冠脉血流量，降低血压，减少心肌氧耗量，这是其松弛血管平滑肌的作用所致。这可能与其 α 受体阻断和 Ca^{2+} 拮抗作用有关。有时对治疗有利，个别情况需停药。

（2）体内过程：口服吸收缓慢，生物利用度约 50%，分布容积为 1.2L/kg，心肌中药物浓度较血药浓度高 30 倍，恒量长期口服需经数周才能达到最大疗效，停药后仍可维持疗效达 4~6 周。$t_{1/2}\beta$ 为 10~50 天。在肝中代谢成有活性的脱乙基衍生物。

（3）临床应用：胺碘酮是目前临床上使用得最为广泛的广谱抗心律失常药。它适用于各种室上性和室性心律失常，如房颤、房扑、心动过速以及伴预激综合征的快速心律失常。对于其他药物治疗无效的非持续性室速、室颤有一定的疗效，也可用于预防术后房颤的发生。美国心脏协会将胺碘酮列为心肺复苏的一线抗心律失常药物。它的适应证和用法是：

1）持续性室速：用于血流动力学稳定的持续性室速和未明确诊断的宽 QRS 波心动过速。首剂静脉用药为 150mg(2.5mg/kg)，10 分钟内缓慢推注，转复后初始 6 小时以 1mg/min 维持，随后 18 小时以 0.5mg/min 维持。如负荷量 10~15 分钟后未见转复可追加 150mg。如仍未能转复，应考虑电复律。24 小时药物总用量应控制在 2.2g 内。第二个 24 小时及以后的维持量根据心律失常发作情况酌情减量。

2）预防恶性室性心律失常：用于无可逆原因引起的室颤或室速、置入心律转复除颤器（ICD）或使用β受体阻滞剂后无效的非持续性室速的患者等。口服初始负荷量为800~1 600mg/d，分次服用，共2~3周，然后600mg/d服用4~8周。经过2~3个月的治疗后，以400mg/d或低于400mg/d的剂量维持，最后调节到不良反应发生最少的最低有效剂量。对置入ICD患者，合并应用小剂量胺碘酮（200mg/d）可以降低室颤或室速发作次数及频率，使血流动力学变化易于耐受。

3）房颤的治疗：转复房颤的口服剂量为0.4~0.6g/d，分2~3次口服，1~2周后根据需要改为每日0.2~0.4g维持。静脉剂量为5~7mg/kg，30~60分钟内注射完，然后以1.2~1.8g/d静脉滴注或分次口服，直至总量达10g。

4）室颤或无脉室速的抢救：在心肺复苏中，如2~3次电除颤和血管加压药物无效时，立即用胺碘酮300mg（5mg/kg）静脉快速推注，然后再除颤。如无效10~15分钟后重复追加胺碘酮150mg（2.5mg/kg）。注意用药不应干扰心肺复苏和电除颤。室颤转复后，胺碘酮可静脉维持，方法同治疗持续性室速。

（4）不良反应

1）心脏毒性：窦房结或房室结原有病变患者，胺碘酮可引起症状性心动过缓或心搏骤停；也可诱发和加重心力衰竭。常见的心血管反应为窦性心动过缓、房室传导阻滞及Q-T间期延长，偶见尖端扭转型室性心动过速。有房室传导阻滞及Q-T间期延长者禁用胺碘酮。

2）心脏外毒性：胺碘酮可造成许多不良反应，包括造成有潜在生命危险的肺纤维化。长期应用其毒性反应发生率和严重程度与药物蓄积程度有关，必要时限制其应用（特别是用量大时，如每日剂量接近或超过400mg）。

胺碘酮可浓集于组织中，但全身分布广泛，用药数周，即可在角膜形成黄棕色沉积——微小结晶。这种沉积物一般不影响视力，但有时，特别是夜间也会出现视物模糊。一旦出现视力减退，应停药或减量；约25%皮肤沉积的患者引起光敏性皮炎，故用药者应避免日光下曝晒；近5%患者皮肤发生褪色反应，局部呈灰蓝色。

感觉异常、震颤、共济失调和头痛等神经系统不良反应也常见。

约5%患者出现甲状腺功能失调（甲状腺功能低下或亢进），这是由于胺碘酮具有类似甲状腺素作用而抑制外周T_4向T_3转化。用药前和用药过程中应注意监测甲状腺功能。

胺碘酮也可引起胃肠道反应，20%患者出现便秘，部分患者可出现肝细胞坏死，也可能出现肺炎或肺纤维化。其中肺纤维化发生率为5%~15%，甚至个别有生命危险。

胺碘酮与其他药物合用也可互相影响，胺碘酮可降低华法林、茶碱、奎尼丁、普鲁卡因胺和氟卡尼等药的清除率。胺碘酮为肝药酶CYP3A4的代谢底物，西咪替丁抑制CYP3A4，增加胺碘酮的血药水平；利福平诱导CYP3A4，降低胺碘酮的血药水平。

2. 溴苄铵（bretylium） 是一种四价铵复合物，由FDA认可仅经非胃肠道途径应用于危及生命的室性快速性心律失常患者。开始作为降压药应用于临床，后发现该药不仅妨碍儿茶酚胺类神经递质的释放，而且具有直接的抗心律失常作用。

（1）药理作用

1）对心脏的作用：溴苄铵可延长心室肌（对心房肌无效）细胞APD和有效不应期，尤以对APD本已较短的缺血细胞效果明显。实验表明，溴苄铵可明显提高冠状动脉夹闭时的室颤阈，延迟室颤发生时间，这种抗室颤作用似乎与其妨碍儿茶酚胺类神经递质释放作用无关。

溴苄铵首先可促进儿茶酚胺类释放，故用药初期有部分正性肌力作用，这往往可加重室性心律失常，故用药时须密切观察。

2）心脏外的作用：溴苄铵心脏外作用主要与影响儿茶酚胺类神经递质释放有关。主要不良反应是体位性低血压，同时使用三环抗抑郁药如普罗替米可避免其发生；溴苄铵静脉注射量大时易出现恶心、呕吐。

（2）药代动力学：溴苄铵口服和经非胃肠道途径应用均有效，但胃肠道吸收差且不稳定。生物利用度低于50%，几乎全部经肾分泌消除，未发现重要的代谢产物或活性代谢产物。清除半衰期为5~10小时。肾功能障碍患者服用时需减量。在室性心动过速或心室颤动的幸存者中发现单次静脉用溴苄铵后清除半衰期为13.5小时。

（3）临床应用：溴苄铵用于有监护条件的患者和有危及生命的复发的室性快速性心律失常并且其他药物治疗无效的患者，特别是室颤时用利多卡因治疗和复律失败的情况下应用。溴苄铵对有些耐药性的快速性心律失常患者和院外的心室颤动的患者治疗有效。溴苄铵对室性期前收缩几乎无效。

主要以静脉注射方式给药，5% 葡萄糖稀释，剂量为 3~5mg/kg，10 ~20 分钟注入，继以 0.5~2mg/min 维持。肌内注射的剂量为 250~500mg/ 次，每 1~2 小时重复 1 次，直至出现疗效或总量达 2g。

(4) 不良反应：低血压是最重要的不良反应，绝大多数为体位性低血压，也可能在仰卧位时发生，能用三环类抗抑郁药如普罗替林预防。一过性高血压、窦性心动过速及由缺血或洋地黄过量而致心律失常的恶化，可发生于初次用药后，可能是初始儿茶酚胺的释放所引起的。溴苄铵应用时需谨慎或不用于心输出量相对稳定的患者，如严重主动瓣狭窄患者。血管舒张剂或利尿剂能增加低血压反应。经非胃肠道应用后可发生恶心、呕吐。口服药物 2~4 月后经常发生就餐时腮腺痛，腮腺并无肿大但多涎。

3. 索他洛尔（sotalol）　又名心得怡，甲磺胺心定，盐酸索他洛尔分子式为 $C_{12}H_{20}N_2O3S·HCl$，分子量 308.5。

(1) 药理作用：为一选择性抑制 I_{kr}（快速激活的延迟整流钾通道）的钾通道阻滞药，能明显延长心肌复极时间，延长 APD 及 ERP，对传导几乎无影响。同时，它又是非选择性的缺乏膜稳定作用及内在拟交感活性的强效 β 受体阻断药，能降低窦房结及蒲肯野纤维的自律性，减慢房室传导，延长房室不应期而终止折返激动。

(2) 体内过程：口服吸收迅速，生物利用度高，几乎接近 100%，有效血药浓度为 1~4μg/ml，几乎不与血浆蛋白结合，$t_{1/2}$ 为 7~18 小时，清除率为 150ml/min，大于 75% 的原型药物经肾排出，肾衰竭者可使药物的排出速率下降，但不受肝功能的影响，肾功能不良者应根据患者的血药浓度对剂量进行调整。

(3) 临床应用：属广谱抗心律失常药，也可用于治疗高血压、心肌梗死，尤其因能用于治疗致命性心律失常而受到重视，用于各种心律失常，包括心房纤颤、心房扑动、室上性心动过速、预速综合征伴发的室上性心动过速、室性期前收缩、室性心动过速及室颤。对急性心肌梗死并发严重心律失常者，可采用此药。紧急复律时，静脉注射 0.2~1.5mg/kg，注射时间不少于 10 分钟，宜在心电图监护下使用，并控制好血压。长期治疗心律失常，口服 80~160mg，2 次 /d，对室性心动过速可 160~480mg/d，2 次 /d，最大剂量不超过 640mg/d，否则有可能诱发尖端扭转型室速（torsades depointes，Tdp）。

(4) 不良反应：Tdp 发生率较低；静脉注射后短时间内可出现症状性窦房结功能异常及心功能不全；过量时可明显延长 Q-T 间期，少数 Q-T 间期延长者可出现 Tdp，常发生于任意增加剂量或有低钾血症、严重心肌病、心肌缺血或同时使用其他致复极延长的药物时。有遗传性 Q-T 延长综合征者使用本药应特别谨慎。不与排钾利尿药合用，以防低钾血症。

目前临床常用的具有延长动作电位时程作用的药物还有决奈达隆和多非利特。决奈达隆主要用于临床心房颤动、心房扑动患者维持窦性节律。其脂溶性较低，消除 $t_{1/2}$ 为 24 小时，不良反应主要是增加严重心力衰竭与左心收缩功能不全患者的死亡风险。多非利特可以维持和恢复临床心房颤动患者的窦性心律。其口服吸收良好，生物利用度约 100%，主要以原型经肾排出。不良反应主要是诱发尖端扭转型室性心动过速，肾功能不全者宜减量，肾衰竭患者禁用。

（六）Ⅳ类——钙通道阻滞药

详见本章第四节。

（七）其他类药

1. 腺苷（adenosine）

(1) 药理作用：是存在于全身的一种内源性嘌呤核苷酸，是机体代谢的中间产物，也是体内重要的活性成分之一，正常水平为 0.03 ~0.3μmol/L，其作用是通过激活腺苷受体（A 受体）而实现的，该受体有 A_1、A_{2a}、A_{2b}、A_3 几个亚型，在心房、窦房结及房室结中，腺苷通过与 G 蛋白偶联的 A 受体而激活 ATP 敏感性钾通道，使钾外流增加，致细胞膜超极化而降低自律性。它还能明显增加 cGMP 水平，并通过拮抗 cGCP 对钙通道的活化而减弱钙电流，延长房室结的不应期和减慢传导，抑制交感兴奋或异丙肾上腺素所致的早后、晚后除极而发挥其抗心律失常作用，腺苷还具有扩张血管、抑制缺血区细胞钙内流、增加能量产生等作用。此外，腺苷在脑内起着抑制性调质作用，可抑制某些神经递质如谷氨酸的释放，具有神经保护功能。

(2) 体内过程：本药在体内代谢迅速，起效快而作用短暂，其 $t_{1/2}$ 只有 10~20 秒，故该药的静脉注射速度要迅速，否则在其到达心脏之前可能已被消除。

(3) 临床应用：腺苷成为急性终止室上性心动过速如房室连接区心动过速、房室结或房室折返的首选药物。对儿童患者有效，可判断旁道切除术的有效性。腺苷能产生房室阻滞或终止房性心动过速和窦房结折返。在心房扑动或心房颤动时引起一过性房室阻滞。通常在 30 秒内静脉注射 12mg，可终止 92% 的室上性心动过速，能终止一过性心动过速的最小有效剂量为 2.5mg。成功率与维拉帕米相似，因腺苷的有效性和极其短的作用期，在许多病例中倾向于用腺苷而非维拉帕米，尤其是曾静脉使用过 β 受体阻滞剂、心力衰竭代偿不佳或严重低血压患者及新生儿患者。具体应用时开始注射剂量为 3mg，迅速注射（最好经中心静脉），如在 1~2 分钟内无效，可给予 6mg，必要时在 1~2 分钟之后再给予 12mg。

(4) 不良反应：极短暂，常见不良反应有头晕、恶心、呼吸困难、胸部不适、颜面潮红等，但在 1 分钟内消失。吸入给药时可能诱发支气管收缩，加剧哮喘，故本药不宜用于支气管哮喘及 COPD 患者。有时可引起心动过缓、心搏骤停、传导阻滞等心律失常，静脉注射速度过快可致短暂心脏停搏。对病态窦房结综合征、房室传导阻滞者也不宜应用。

2. 硫酸镁（magnesium sulphate） 最早用于治疗洋地黄类药物引起的低镁血症伴发心律失常，后发现血镁正常的心律失常注射镁也有一定疗效。镁抗心律失常具体机制不详，但已经发现镁可影响细胞膜 Na^{+}-K^{+}-ATP 酶、钠通道、特定钾通道以及钙通道。镁的临床适应证为洋地黄类药物引起的心律失常伴低镁血症、血镁正常的部分尖端扭转型室性心律失常及部分急性心肌梗死伴发的心律失常。镁常用剂量为 1g（硫酸盐），20 分钟以上时间静脉滴注，如疗效不显，可再给药 1 次。以后静脉滴注 2~3g/d，一般不超过 3 日。静脉注射过快或剂量过大，可致血压下降、呼吸抑制等，肾功能不良者慎用。

（缪长虹）

参考文献

[1] 杨宝峰，陈建国. 药理学 [M]. 3 版. 北京：人民卫生出版社，2015.

[2] ONI-ORISAN A, LANFEAR D E. Pharmacogenomics in heart failure: where are we now and how can we reach clinical application? [J]. Cardiol Rev, 2014, 22 (5): 193-198.

[3] YANCY C W, JESSUP M, BOZKURT B, et al. 2013 ACCF/AHA guideline for the management of heart failure: executive summary: a report of the American College of Cardiology Foundation/American Heart Association Task Force on practice guidelines [J]. Circulation, 2013, 128 (16): 1810-1852.

[4] MCMURRAY J J, ADAMOPOULOS S, ANKER SD, et al. ESC Guidelines for the diagnosis and treatment of acute and chronic heart failure 2012: The Task Force for the Diagnosis and Treatment of Acute and Chronic Heart Failure 2012 of the European Society of Cardiology. Developed in collaboration with the Heart Failure Association (HFA) of the ESC [J]. Eur Heart J, 2012, 33 (14): 1787-1847.

[5] MOWRY J B, BURDMANN E A, ANSEEUW K, et al. Extracorporeal treatment for digoxin poisoning: systematic review and recommendations from the EXTRIP Workgroup [J]. Clin Toxicol (Phila), 2016, 54 (2): 103-104.

[6] KASS D A, SOLARO R J. Mechanisms and use of calcium-sensitizing agents in the failing heart [J]. Circulation, 2006, 113 (2): 305-315.

[7] LANDONI G, LOMIVOROTOV V V, ALVARO G, et al. Levosimendan for hemodynamic support after cardiac surgery [J]. N Engl J Med, 2017, 376 (21): 2021-2031.

[8] JAMES P A, OPARIL S, CARTER B L, et al. 2014 evidence-based guideline for the management of high blood pressure in adults: report from the panel members appointed to the Eighth Joint National Committee (JNC 8)[J]. JAMA, 2014, 311 (5): 507-520.

[9] EISENBERG M J, BROX A, BESTAWROS A N. Calcium channel blockers: an update [J]. Amer J Med, 2004, 116: 35-43.

[10] WOODS C E, OLGIN J. Atrial fibrillation therapy now and in the future: drugs, biologicals, and ablation [J]. Circ Res, 2014, 114 (9): 1532-1546.

第三十六章

麻醉期间药物的相互作用

目　录

麻醉学从其诞生之日起一直都非常重视药物的应用，尤其是在现代医学飞速发展的今天。目前，麻醉学已发展成为包括临床麻醉、疼痛治疗、急救复苏和危重症监测与治疗等多项内容的临床综合学科，它对麻醉实施过程中的科学用药与合理用药就更为推崇和讲究，同时对每位麻醉科医师掌握药理学知识的水平和临床用药的技巧亦提出了更高的要求。作为现代麻醉学中最为重要的一种给药方法，联合用药已经被麻醉科医师在临床实践中广泛采纳。毋庸置疑，这种用药方法在改善麻醉质量、保证患者围手术期安全和降低医疗费用等诸多方面均发挥了十分重要的作用；但同时围麻醉期不良药物相互作用的问题也越来越突出，给患者带来的潜在危害同样不容忽视。为此，深入研究药物相互作用问题，充分发挥其有益作用，避免其不良反应的发生，已成为现代麻醉学的一项重要课题。

第一节 概 述

一、药物相互作用的概念

药物相互作用（drug interaction）是指同时或先后应用两种或两种以上的药物，由于药物之间的相互影响或干扰，改变了其中一种药物原有的理化性质、体内过程（吸收、分布、生物转化和排泄）或组织对该药物的敏感性，从而改变了该药物的药理效应和毒性作用。除了包括药物 - 药物间的相互作用之外，广义的药物相互作用还应包括药物与食物、内源性物质、环境或工业原料以及化学试剂等化学物质之间的相互作用。

由于联合应用药物种类不同以及患者对药物敏感性和耐受性的明显差异，所以药物相互作用可引起完全不同的临床后果。它既可产生有益的结果，使药物疗效增强或毒副作用减轻，即表现为“临床所期望的药物相互作用”（clinically desired drug interaction）；同样它亦可造成有害的影响，使药物疗效降低或毒副作用增强，即表现为“不良药物相互作用”（adverse drug interaction）。

联合用药在临床治疗工作中已越来越广泛地被采纳，自然也带来了不少药物相互作用问题，尤其对可能发生不良反应的相互作用，临床医师必须给予足够的重视。研究发现，大约 5% 住院患者的发病原因与药物不良反应有关，而且 0.5%~1% 住院患者的死亡原因可归咎于不合理临床用药所造成的后果，其中就包括不良药物相互作用。一项调查性临床研究发现，9 900 例患者共服用了 832 200 种药物，在所发生的 3 600 例药物不良反应中，234 例（6.5%）与药物相互作用有关。在另一项包括 2 422 例患者的调查性研究中，有 113 例患者服用了可发生相互作用的药物，但仅有 7 例（0.3%）得到了证实。虽然目前尚无药物相互作用准确发生率的相关数据，但可以肯定药物相互作用的发生率随着用药种类增多而呈几何级数增加（表 36-1）。

表 36-1 药物相互作用的发生率

药物种类	发生率（%）
0~5	4.2
6~10	7.4
11~15	24.2
16~20	40.0
>21	45.0

二、药物相互作用的类型

药物相互作用的机制非常复杂，涉及药剂学、药效学和药代学等各个方面。联合用药后药物效应或毒性的改变一般可归纳为以下四种类型。

（一）相加作用

两种药物联合应用时，引起的效应等于它们各自单独应用时效应的代数和，称为相加作用（addition）。可发生相加作用的两种药物多作用于同一部位或受体，且能表现出相同的内在活性。联合应用两种挥发性麻醉药或两种苯二氮䓬类药物均表现为相加作用。作用于不同部位或受体的两种药物有时也能发生相加作用，例如作用于 NMDA 受体的氯胺酮和作用于 GABA 受体的咪达唑仑，联合应用时在催眠方面就表现为相加作用。

相加作用的实质并非是一种药物使另一种药物效能增强，而只是两种药物同一效应的相互叠加。从某种意义上讲，两种药物之间这种简单的相加作用并非是真正的药物相互作用。当联合应用能够发生相加作用的两种药物时，应适当减少各药物的用量，否则有导致药物毒性作用增加的危险。例如，抗胆碱药物与氯丙嗪等具有抗胆碱效应的药物联合应用时，可引起胆碱能神经功能低下的毒性症状；氨基糖苷类抗生素可抑制神经-肌肉接头的神经冲动传递，与硫酸镁联合应用时可增强其引起的呼吸肌麻痹。

（二）协同作用

两种药物联合应用时，引起的效应大于它们各自单独应用时效应的代数和，称之为协同作用（synergism）。这种类型的药物相互作用一般仅见于作用部位或受体完全不同的两类药物之间；此外，作用于同一受体不同部位的两种药物亦可发生协同作用。例如，阿司匹林和阿片类药物是作用机制完全不同的两类药物，但在联合应用时前者可增强后者的镇痛效能，这是临床上非常经典的一种协同性药物相互作用；苯二氮䓬类药物和巴比妥类药物的催眠作用均与脑 $GABA_A$ 受体-氯离子通道复合物有关，联合应用时它们可结合于该受体的不同位置，使其立体结构发生改变，从而相互增加对方与受体的亲和力，表现出催眠效应的协同作用。

协同作用是最为重要的药物相互作用之一，临床上可利用其来减少药物的毒性反应，并能用小剂量的药物实现所需的效应，同时亦需注意对严重不良反应的预防。例如，应用小量咪达唑仑可明显减少丙泊酚诱导剂量，使患者血流动力学更容易维持稳定；而吸入全身麻醉期间，联合应用降压药物或肌肉松弛药时，则要警惕因协同作用所引起的严重不良后果。

（三）敏感化作用

一种药物虽然不具有某种特殊效应，但是却能增强相关组织或受体对其他药物的反应性，此称之为敏感化作用（potentiation）。例如应用排钾类利尿药物可降低血钾水平，提高心肌对强心苷类药物的反应性，从而增加发生洋地黄中毒的危险。利血平或胍乙啶能导致肾上腺受体发生类似去神经性的超敏现象，从而使具有直接作用的拟肾上腺素药（例如去甲肾上腺素或肾上腺素等）的升压作用明显增强。

（四）拮抗作用

联合应用两种药物时，其中一种药物能够降低另一药物的效能，称之为拮抗作用（antagonism）。拮抗性药物相互作的发生具有四种不同的机制：

1. 竞争性拮抗　竞争性拮抗（competitive antagonism）是指作用于同一受体或部位的两种药物，由于相互竞争与作用部位的可逆性结合而发生的拮抗反应，例如氟马西尼（flumazenil）对苯二氮䓬类药物的拮抗作用，纳洛酮对阿片类药物的拮抗作用以及去极化和非去极化肌肉松弛药之间的拮抗作用等，均属于此类拮抗作用。两种药物在同一受体发生的竞争性拮抗（占位性竞争）是受质量作用定律的调控，即浓度高或亲和力强的药物能够取代浓度低或亲和力弱的药物与受体的结合。

2. 非竞争性拮抗　非竞争性拮抗（non-competitive antagonism）是指结合于受体不同部位（位点）的两种药物，一种药物可拮抗另一药物的作用，但两药却互不干扰对方在受体部位的结合。发生这种性质的拮抗作用时，拮抗剂的作用不会因增加激动剂的剂量而被减弱或逆转。例如，酚苄明与肾上腺素能 α 受体结合后，受体性质发生改变，不再接受去甲肾上腺素的激动作用。此外，作用于不同受体的药物之间亦可发生非竞争性拮抗，例如联合用药时，阿片受体部分性激动剂—布托啡诺（butorphanol）可拮抗咪达唑仑的顺行性遗忘作用。

3. 化学性拮抗　化学性拮抗（chemical antagonism）是指对组织或受体具有激动作用的一种药物因与另一种药物发生化学反应，而形成一种新的复合物，但该复合物已不再具有对组织或受体的激动作用。例如当体内存在大量肝素时，通常是通过离子键结合反应，采用强碱性的鱼精蛋白中和强酸性的肝素，以消除其抗凝作用。

4. 生理性或功能性拮抗　生理性或功能性拮抗（physiological/functional antagonism）是指药效相反的两种药物联合应用时出现的相互拮抗效应。例如，抗胆碱药物可通过阻断呼吸道平滑肌上的 M 受体而拮抗由 β 受体阻滞剂所致的支气管痉挛。

虽然药理学中对这四种类型的药物相互作用均有非常明确的定义，但在实际临床工作中人们对它们的区分却并不那么严格，甚至有时还把它们作为同义词而混合应用。诚然，按照药理学的定义严格区分药物相互作用的不同类型，可帮助人们更深刻地认识药物的相互作用，为临床合理用药奠定坚实的基础，也有利于提高联合用药的目的和安全。但是，临床医师根据自己在实际用药过程中的最直接体会，将药物相互作用仅理解为药效（毒性）的增强或减弱两种类型，在某些情况下也不失为一种简洁且实用的方法。

三、药物相互作用的分析方法

目前，人们已设计出各种不同的方法，用于研究由药物相互作用所引起的药物效应改变。

（一）等辐射分析法

等辐射分析法（isobolographic analysis）是药理学中研究药物相互作用最常用且最为精确的方法（图 36-1）。该方法为先分别测算两种药物产生某种效应时各自的半数有效量（ED_{50}），并标记在分别代表两种药物作用强度的 X 轴和 Y 轴上，再连接两个 ED_{50} 值画一条直线，然后通过联合应用两药后达到“半数效应”（对 50% 患者产生作用）时所需剂量在等辐射图上的位置，即可准确判断出它们之间相互作用的类型。如果为相加作用，两药采用各种不同的剂量组合方式达到半数效应所对应在等辐射图上各点的连线成一直线，恰与 ED_{50} 连线重合。如果是协同作用，这些点的连线则不是直线，且位于 ED_{50} 连线的左下方，所以有时也称之为“超加作用”（supra-addition）。如果是拮抗作用，这些点的连线也非直线，但却位于 ED_{50} 连线的右上方，所以有时也称之为“次加作用”（infra-addition）。

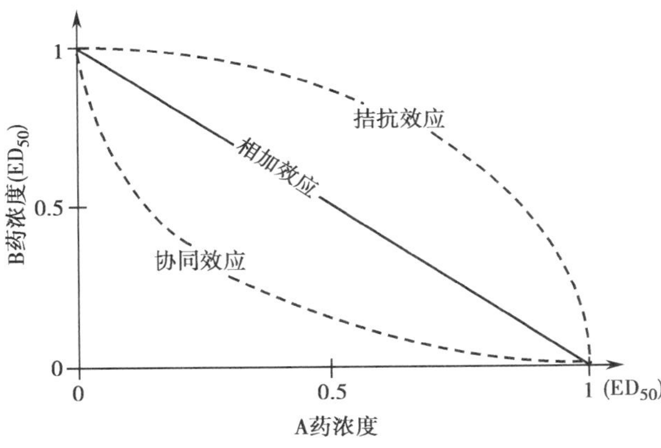

图 36-1　药物相互作用的等辐射图示法

（二）分数分析法

采用分数分析法（fractional analysis）同样能表示药物相互作用的类型，即相加作用表示为 $da/Da+db/Db=1$；协同作用表示为 $da/Da+db/Db<1$；拮抗作用则表示为 $da/Da+db/Db>1$。其中 Da、Db 代表两种药物的 ED_{50} 值，da、db 则分别代表联合应用时两药的实际用量。

（三）概率分析法

概率分析法（probit analysis）是通过比较一种药物在与其他药物联合应用后剂量 - 效应曲线的变化来确定药物之间相互作用的类型。

四、药物反应的正常变异性与药物相互作用

变异是生物学现象中普遍存在的一种规律，药物反应亦不例外。同一剂量的某种药物在不同个体可引起程度不同的反应，有时这种个体差异甚至可影响药物作用的性质。例如，应用催眠剂量的巴比妥类药物可促使大多数人入睡，但个别患者应用此剂量不但无催眠效果，甚至还可出现焦躁不安和入睡困难；地西泮和吗啡也有类似的情况。药物反应的正常变异性必然使药物相互作用更加复杂，个体之间的差异也更为明显。

由于体内多种因素可影响机体对药物的反应，所以临床联合用药时必须充分权衡利弊，尤其需要注意疾病和年龄等因素的影响。现有证据表明，不同个体对大多数静脉麻醉药反应的差异可高达 300%~500%，尤其是罹患高血压、冠心病、糖尿病和肝肾功能损害等疾病的患者，更易发生不良药物相互作用。例如出血性休克患者对麻醉药物的耐受性明显降低，咪达唑仑在较低浓度时即可引起催眠效应，而且吸入全身麻醉期间对 β 受体阻滞剂作用非常敏感，所以在围手术期很容易发生循环功能严重抑制，应用时必须尤为慎重。老年患者由于体内各脏器生理功能衰退，发生药物相互作用的比率较年轻人明显增加，而且一旦发生不良反应，所造成的伤害更大。

近年来遗传因素对药物反应的影响备受重视，虽然目前对大多数药物作用中遗传药理学的影响尚不十分清楚，但随着人类基因组序列破译工作的完成和人们对其功能认识的加深，未来有可能根据遗传药理学来阐明药物相互作用的机制，并为药物相互作用效应提供科学的预测。此外，给药顺序、途径和时间，患者的生物节律和饮食状况、季节变化和气候条件等因素亦能影响药物反应和相互作用。

五、围麻醉期药物相互作用

围麻醉期联合用药相当普遍，尤其在麻醉实施期间，更多是采用联合用药方法。采用单一药物实施麻醉在现代临床工作中所占的比例已越来越小，而应用多种药物和多种技术的复合麻醉方法，例如协同诱导、静吸复合麻醉、腰 - 硬联合阻滞、全身麻醉复合外周神经阻滞等，几乎已成为一种“基本原则”。临床实践证明，这些方法能更好地平衡

各种药物疗效与毒副作用之间的矛盾，扬长避短，不仅能够为患者提供更安全的舒适化麻醉医疗服务，而且能够加速术后恢复和降低麻醉费用。

然而，联合应用多种药物可明显增加围麻醉期药物相互作用的发生率。一项调查外科患者用药情况的研究发现，药物相互作用发生率高达17%。而且多项回顾性或前瞻性研究结果均显示，围麻醉期药物相互作用的发生率明显高于其他各项医疗活动，而且有持续增加的趋势。主要原因为：①现代医学越来越提倡多种方法的“综合治疗”，术前准备日益受到麻醉科医师的重视，为此可能需要患者服用多种药物进行满意的术前准备；②“手术禁区”不断被突破，外科治疗领域不断拓展，越来越多的高龄、合并有严重全身疾患的高危患者需要通过手术治疗来重获健康，而这些患者的围麻醉期的用药情况则常常极为复杂；③平衡麻醉方法的普遍采用促进了麻醉用药的多样化，即使在一般情况下，麻醉中用药亦可达5~10种之多，而在ICU中患者有时用药竟高达30~40种。

因此，麻醉科医师必须巧妙地利用各种药物的特性，通过围麻醉期合理地联合用药，趋利弊害，充分发挥药物相互作用中的有益功效，努力避免不良药物相互作用的发生，以保证患者围麻醉期用药安全。

第二节 药物相互作用的基本机制

药物相互作用大多是发生在体内，而在体外则较少发生。许多药物相互作用的发生都可能涉及多种方式，但其基本机制仅有三种：①药剂学相互作用；②药效学相互作用；③药代学相互作用（表36-2）。

表36-2 药物相互作用机制

1. 药代学相互作用
   - 药物吸收
     - 改变消化道pH值、胃肠动力
     - 影响胃肠黏膜功能
     - 影响肠道菌丛
     - 首关效应改变
   - 药物分布
     - 改变药物的蛋白结合状况
   - 药物代谢
     - 酶诱导/酶抑制
   - 药物排泄
2. 药效学相互作用
   - 影响药物对靶位的作用
   - 作用于同一生理系统或生化代谢系统
   - 改变作用部位的条件
   - 理化结合
3. 药剂学相互作用
   - 化学反应
   - 物理反应

一、药剂学相互作用

药剂学相互作用（pharmaceutical interaction）主要是指药物与药物之间或药物与输液、容器之间发生了直接的物理或化学反应，从而使药物性质发生变化或药效发生改变。当药物因理化反应而发生变性时，常会出现混浊、沉淀、产气或变色等变化，造成药效降低，甚至丧失。药剂学相互作用主要是发生在体外，只要在临床工作中足够重视，应能避免其发生。因此，麻醉科医师必须熟悉常用药物的配伍禁忌，不可盲目地混合应用药物。

硫喷妥钠溶液呈碱性（pH=10.8），如果与氯胺酮、泮库溴铵、哌替啶、麻黄碱、普鲁卡因、苯海拉明、吗啡或吩塞秦类药物等混合应用，可形成硫喷妥酸盐沉淀物。这种沉淀物不溶于血浆和容易堵塞静脉。所以，不仅禁忌将硫喷妥钠与这些药物混合应用，而且在静脉注射硫喷妥钠后最好是采用生理盐水冲洗静脉输液通路后再注射第二种药物。其他许多药物也只有在一定pH值范围内才能保持药液理化性质稳定和确切的疗效。例如，pH值升高可使吩塞秦类、儿茶酚胺类、毒毛旋花子苷K或胰岛素失效或作用减弱；而pH值降低则可使巴比妥类药物或茶碱类药物失效或作用减弱。

输血时血液中不宜加用其他药物，尤其禁止与右旋糖酐或其他血浆扩溶液混合应用，因为其可使红细胞聚集。血液也不可与高张盐水或甘露醇溶液混合，如果两者相混，红细胞可发生皱缩，输入后常常引起严重不良反应。多种儿茶酚胺类药物加到某些静脉注射液中可被氧化。

有些药物可因直接吸附于输液容器或管道上，造成其疗效不同程度的降低。例如，硝酸甘油可结合于聚氯乙烯塑料输液容器或管道上而失活；胰岛素可吸附于玻璃或塑料容器上而减效。药物混合应用或注入某种液体后，可因溶解状态受到破坏而析出沉淀，但有时沉淀物因吸附于玻璃或塑料表面而不显混浊，从而造成识别困难，临床上需要特别留意观察。

二、药代学相互作用

药代学相互作用（pharmacokinetic interaction）是指一种药物可影响另一种药物的体内处置过程（即吸收、分布、代谢和排泄）中的一个或多个环节，改变其血药浓度和作用部位浓度，从而造成其药效改变（增强或减弱）。麻醉期间发生药物不良相互作用时，药代学相互作用是最常见的原因之一，其中尤以影响药物分布和代谢的相互作用最为重要。

（一）影响药物吸收的相互作用

经血管外途径用药时，药物吸收的速率和程度对药物效能的发挥可产生重要影响。然而，药物的吸收过程因受自身理化性质、用药部位的组织特性和血流灌注等多种因素的影响，个体差异较大。受其他药物的影响也是其中不可忽视的一个因素。

口服给药具有用药方便和痛苦小等优点，是临床上最常采用的一种用药方法。但药物在消化道的吸收受胃肠道 pH 值、离子作用、吸附剂、胃肠动力和食物等多种因素的影响。经胃吸收的药物（例如水杨酸）在较低的 pH 环境中更容易被吸收，而在小肠上端发生的药物吸收（例如吗啡）则更主要受胃肠动力学的影响。术前应用阿片类药物或抗胆碱药物可延长胃排空时间，减缓药物吸收，而甲氧氯普胺（metoclopramide）可加速胃排空，增加口服药吸收。为了不影响患者术后口服用药的效果，术中宜选用吸入麻醉方法。研究发现，长时间应用挥发性麻醉药仅轻微延缓胃排空时间，对口服药物吸收的影响明显小于吗啡等静脉全身麻醉药。

肌内注射药物的吸收受肌肉局部血管舒缩的影响，尤其是老年和低血压休克患者。因此，为避免血管外途径给药吸收容易受干扰的这种缺点，围麻醉期最好是采用静脉途径给药。

肺血流对肺泡内麻醉气体的摄取主要受挥发性麻醉药溶解度（血/气分配系数）、肺泡-混合静脉血气体分压差和心输出量等三种因素的影响。许多静脉麻醉药、麻醉性镇痛药可抑制心肌收缩力，降低心输出量，减少挥发性麻醉药摄取，减慢肺内和脑内挥发性麻醉药浓度的升高；然而，它们同时也因降低分钟通气量，降低挥发性麻醉药肺泡-混合静脉血气体分压差，可使挥发性麻醉药的起效速度减慢。

（二）影响药物分布的相互作用

药物吸收入血后，将随血液分布于体内各脏器、组织和体液之中。药物在体内的分布受许多因素的影响，其中包括：①心输出量；②组织血流量；③药物的蛋白结合率；④药物的脂溶性；⑤药物的解离程度；⑥药物的组织溶解度。在这些因素中，尤以血流动力学改变和血浆蛋白置换作用的影响最为重要。

1. 血流动力学改变的影响　机体血流动力学状况是影响药物分布的重要因素之一。全身麻醉药可导致血流动力学明显改变，引起全身血流分布和组织灌注变化，从而影响各种药物的体内分布过程，而机体肝、肾血流变化对药物代谢和排泄过程的影响则亦尤为明显。例如全身麻醉下钙通道阻滞剂的心肌抑制作用明显增强，可能是与全身麻醉药影响钙通道阻滞剂体内分布过程有关。

2. 血浆蛋白置换作用　药物在血液中有两种形式：①游离型；②结合型。药物与血浆蛋白或组织蛋白的结合是一种可逆性过程。只有游离型药物才具有生物学效应，并参与体内的消除过程；而结合型药物是游离型药物的一种储备形式，无药理学活性，不能通过血-脑屏障，亦不能被肝脏代谢或经肾脏排泄，但它却是药物转运到效应室的有效形式。

当联合应用两种可结合于相同血浆蛋白同一位点的药物时，药物间相互竞争与该位点的结合服从质量作用定律。在结合位点上亲和力强的药物将取代亲和力差的药物，使后者的血浆游离型药物浓度增加，药效增强，甚至引发毒性作用。例如，地西泮可通过血浆蛋白置换作用增加布比卡因的血浆游离型药物浓度，使其毒性作用增强。

容易发生具有临床意义血浆蛋白置换性相互作用的药物应具有以下特征：①蛋白结合率高（>90%）；②表观分布容积（Vd）小；③治疗浓度范围窄。符合这些条件的药物有：口服抗凝药（例如华法林）、磺酰脲类降糖药（例如甲磺丁脲）、洋地黄毒苷、奎尼丁、苯妥英钠、地西泮、萘啶酸、保泰松、氨甲蝶呤、依他尼、氯甲苄噻等。至于蛋白结合率低、Vd 大的药物，即使被其他药物从血浆蛋白上置换，临床意义大多也不明显。例如从血浆蛋白上置换出 3% 的药物，A 药物的血浆游离型浓度可从 1% 升高到 4%，增加了 3 倍，药效明显增强；而 B 药物的血浆游离型浓度则仅从 50% 升高到 53%，仅增加 6%，药效无明显变化（图 36-2）。

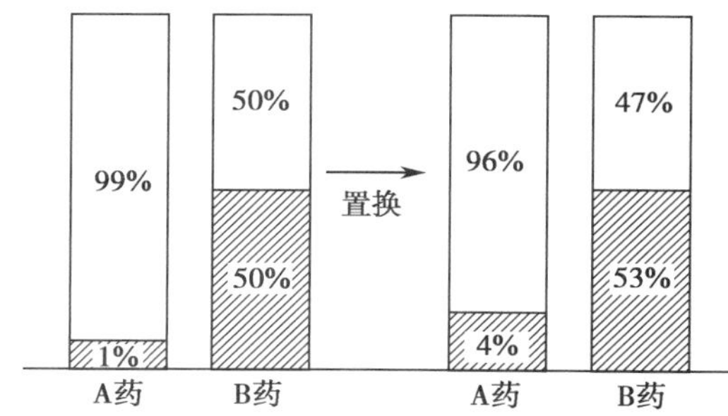

图 36-2　置换作用对不同蛋白结合率药物影响的比较
▭ 结合形式；▨ 游离形式。

大多数情况下，因血浆蛋白置换作用而出现的药物游离型浓度增高和药效增强的现象持续时间较短。因为游离型药物浓度升高后，机体将代偿性增强药物在体内的生物转化和加快排泄速率，增加药物的消除，很快抵消因血浆蛋白置换而增强的药效（或毒性作用）。此时药物虽然保持较高的血浆游离分数，但其游离浓度已接近正常。因此，一般不需为此而调整药物的剂量或给药方案。

（三）影响药物代谢的相互作用

通常情况下仅有少部分药物是以原型排出体外，大部分药物均要经过体内代谢过程而转化成为极性增强的代谢物，然后再排出体外。药物的代谢主要是发生在肝、肾、肠道和肺，其中尤以肝内的生物转化作用最为重要。

药物在肝脏的生物转化过程包括两类不同的反应过程，即第Ⅰ相和第Ⅱ相反应。第Ⅰ相反应是在肝细胞微粒体内进行，包括氧化、还原、水解等一系列生物转化反应，其中最重要的氧化反应是由一组混合功能氧化酶催化完成。肝细胞混合功能氧化酶，又称细胞色素 P_{450} 单氧化酶，主要存在于肝脏内质网，是一种与膜结合的血红素蛋白，为体内最强的氧化酶。该酶系包括 100 多种同工酶，每种同工酶均有其特定的作用底物，但很大一部分作用底物均彼此相互重叠。依据其氨基酸组成序列的不同，可将其划分为 CYT1、CYT2 和 CYT3 三种类型，每种类型又包含许多亚型，其中 $CYT3A_4$ 是最重要的一种同工酶，作用底物范围广，可介导包括咪达唑仑、芬太尼在内的大约 65 种药物的代谢。许多药物可与该酶系统发生反应，使其活性增强（酶诱导作用）或减弱（酶抑制作用），从而影响其他药物在体内的生物转化过程（表 36-3）。第Ⅱ相反应是药物代谢产物（或原型药物）与葡萄糖醛酸、硫酸等水溶性配基的结合反应，这种结合物的极性增加，更容易经肾脏或胆道排泄。该过程毋需肝药酶参与，药物之间也很少通过该过程发生相互作用。

表 36-3　常见可影响细胞色素 P_{450} 氧化酶功能的药物

酶抑制剂	酶诱导药
• 抗生素类药物 大环内酯类（例如红霉素、三乙酰竹桃霉素等） 喹诺酮类 异烟肼	• 巴比妥类药物 • 抗癫痫药物（例如卡马西平、苯妥英钠、扑米酮） • 三环类抗抑郁药
• 吡咯类抗真菌药（例如酮康唑、伊安康唑等）	• 吩噻嗪类药物
• 钙通道阻滞剂（例如维拉帕米、地尔硫䓬等）	• 利福平 • 双氯安替比林
• 苯丙咪唑	• 乙醇
• 西咪替丁	• 香烟
• 丙泊酚	

1. 酶诱导　酶诱导是指通过增强肝药酶的活性和 / 或含量促进药物代谢的生物学现象，亦称作酶促作用。酶诱导是机体的一种适应性调节反应，可防止外源性异物在体内蓄积而产生毒性反应。虽然目前人们尚未完全了解其确切的发生机制，但可以肯定它不只是单纯的酶激活过程，可能还与相关基因过度表达、特异性 mRNA 大量合成与蓄积以及细胞内内质网异常增生等因素有关。大多数药物的酶诱导作用只有在应用较大剂量或长期应用时才可出现，但有些药物在治疗剂量就可表现出酶诱导活性，例如利福平、巴比妥类药物、苯妥英钠和卡马西平等。大多数酶诱导药仅选择性增强 CYP 家族中某几种同工酶的活性，例如乙醇和香烟仅分别诱导 $CYP2E_1$ 和 $CYP2A_1$ 的活性；而有些酶诱导药则表现出非选择性的多功能特性，甚至还能增强“尿苷二磷酸葡萄糖醛酸转移酶”（UDPT）的活性，例如苯巴比妥、苯妥英和卡马西平等。

利福平是一种强效酶诱导药，可增加苯二氮䓬类药物和麻醉性镇痛药代谢，降低其血药浓度，联合应用时必须增加这些药物的剂量才能达到所需的药物效应。长期服用利福平患者进行吸入麻醉时，恩氟烷和异氟烷的体内代谢率明显提高，可导致血浆氟离子浓度增加。

卡马西平和苯妥英钠等抗癫痫药物是常见的强效酶诱导药，能促进多种药物生物转化。例如卡马西平和苯妥英钠可通过诱导 CYP3A 活性而增加环孢素 A 氧化代谢，降低这种免疫抑制剂的血浆浓度，增加围手术期发生移植排斥反应的危险；再者，卡马西平和苯妥英钠还能促进华法林和双香豆素代谢，降低其抗凝活性。

2. 酶抑制　酶抑制是指通过减弱肝药酶活性和 / 或减少肝药酶含量以阻碍药物代谢的生物学现象，亦称作酶抑作用。酶抑制剂可通过以下机制使肝药酶的有效含量减少和 / 或活性减弱：①直接与肝药酶结合，改变酶的空间构型，使 NADPH 大量消耗，导致药物氧化时的脱偶联现象；②通过阻碍或竞争药物进入微粒体的过程，使肝药酶难以与药物接触；③改变细胞色素 P_{450} 各亚型的比例。虽然酶抑制剂的种类不及酶诱导药，但在围麻醉期由酶抑制剂引起的不良反应却较为多见。

肝药酶抑制后，药物血浆浓度的升高大多是短暂的可逆性变化，毋需为此调整用药剂量。因为血药浓度升高后，药物与靶组织或细胞的结合增加，组织对药物摄取增加，药物经肾脏或胆道排泄亦增加，从而使药物很快在体内达到新的稳态，血药浓度或药物效应恢复正常。但是，如果药物分布、代谢和排泄途径均已呈饱和状态，则血药浓度可持续升高和药物活性异常增强，甚至可导致毒性反应。因此，酶抑制作用对机体影响的关键在于血药浓度升高的持续时间。持续时间越长，对患者的影响越明显。如果药物能很快完成重新分布和平衡，血药浓度增高持续的时间则很短，对药物效应则无明显影响。

西咪替丁是围手术期常见的酶抑制剂，静脉麻醉药丙泊酚亦能影响机体内肝药酶的作用，从而与许多药物发生相互作用。例如丙泊酚可通过抑制 $CYP2A_1$ 和 $CYP2B_1$ 活性而影响普萘洛尔代谢，亦能通过抑制 $CYP3A_4$ 功能而减少芬太尼和舒芬太尼代谢。

葡萄汁中的黄素样成分可抑制 $CYP3A_4$ 功能，从而影响许多药物的生物利用度，例如双氢吡啶类钙通道阻滞剂、环孢素和特非那定（terfenadine）等。预先饮用葡萄汁可使口服咪达唑仑的生物利用度从 24% 增高到 35%，血浆峰浓度增加 56%；但葡萄汁不影响静脉应用咪达唑仑的药代学过程。因此，有人建议在小儿术前宜饮用少量葡萄汁，以增加口服咪达唑仑的镇静作用。

3. 肝血流量改变　对于某些高脂溶性的“流量限定性”药物，例如哌替啶、吗啡、利多卡因和普萘洛尔等，它们的肝脏摄取率很高，在通过肝脏的瞬间大部分药物即被清除，所以这些药物在肝脏的代谢和清除明显受肝血流量的影响。可见凡能影响肝血流量的药物均能影响此类药物的代谢。例如吸入麻醉时，利多卡因、普萘洛尔和吗啡等药物的消除半衰期延长和血药浓度升高。在口服这些药物时，由于明显的肝脏“首关效应”，其生物利用度亦可受其他药物的明显影响。例如口服普萘洛尔、哌替啶或维拉帕米等药物时，仅有大约 30% 的药物能最终通过胃肠和肝脏到达血液循环，而西咪替丁则可通过减少肝血流量而明显增加它们的生物利用度。静脉注射丙泊酚亦能发生这种“首关效应”，但其发生部位却是在肺脏，而不是肝脏。动物实验发现，预先应用芬太尼可使肺脏对静脉注射丙泊酚的摄取率从 60% 降低至 40%，从而增加丙泊酚的血浆浓度。

4. 其他　除肝脏之外，体内其他组织的生物酶也参与某些药物的生物转化，并可介导药物的相互作用。例如，二乙氧膦酰硫胆碱（echothiaphate）可抑制血浆胆碱酯酶活性，长期应用该药滴眼患者麻醉中应用琥珀胆碱时，其肌肉松弛效应明显增强和维持时间明显延长。单胺氧化酶抑制剂可通过抑制单胺氧化酶活性而增加神经末梢去甲肾上腺素含量，增强间接性作用拟交感神经药物的作用，甚至造成高血压危象。

（四）影响药物排泄的相互作用

除挥发性麻醉药之外，大多数药物及其代谢产物均是通过肾脏或胆道排出，尤其是肾脏排泄的作用最为重要。联合应用两种药物时，一种药物可通过改变肾小球滤过率、肾小管主动分泌和重吸收功能或肾脏血流量，影响另一种药物的排泄，改变其清除率，从而导致该药物作用的改变。例如全身麻醉药可通过改变肾血流量和肾小球滤过压，造成其他药物经肾脏排泄减少；甘露醇则可通过利尿效应加速药物的肾脏排泄。

尿液 pH 值与许多药物在原尿中的解离度密切相关，而药物解离度对其在肾小管的重吸收具有明显影响。对于弱解离性的有机药物，非解离型部分的脂溶性大，容易被肾小管重吸收，而解离型部分则不容易被肾小管重吸收。在临床上，常常通过调整尿液 pH 值而改变药物的解离型 / 非解离型比率，从而调控药物的排泄过程（表 36-4）。例如应用碳酸氢钠升高尿液 pH 值（碱性尿）可增加苯巴比妥、双香豆素等弱酸性药物的肾排泄，而应用维生素 C、氯化铵等酸化尿液则能增加吗啡、哌替啶、麻黄碱、氨茶碱等弱碱性药物的肾脏排泄。

表 36-4　尿液 pH 值对药物排泄的影响

药物	排泄量	
	酸性尿	碱性尿
酸性药物	↓	↑
碱性药物	↑	↓

挥发性麻醉药在体内的降解度较低，而且因其脂溶性较大不能通过肾脏排泄，只能以原型经肺排出体外。与挥发性麻醉药在肺的吸收过程相似，凡能影响肺血流量和肺泡通气量的药物，均能影响挥发性麻醉药的肺排泄。如麻醉中应用 β 受体阻滞剂可降低心输出量和肺血流量，从而减慢挥发性麻醉药经肺排泄的速率，延长术后苏醒时间。

三、药效学相互作用

药效学相互作用（pharmacodynamic interaction）是指联合应用几种药物时，某种药物在药代学过程和作用部位浓度（数量）没有变化的情况下，因受其他药物影响而发生的药物效能（毒性）变化。药效学相互作用的过程极其复杂多样，目前对它的认识还十分有限，远不及人们对药代学相互作用的理解那样深刻。

（一）影响药物对靶位的作用

1. 受体部位的相互作用　在细胞水平，一种药物可增强或减弱另一药物与受体的结合，从而改变其作用强度。例如鞘内注射少量可乐定可促进吗啡等麻醉性镇痛药与脊髓阿片受体的结合，增强其抗伤害作用；利血平或胍乙啶可诱发体内肾上腺能受体反应的改变，导致类去神经性超敏现象，使直接性作用的拟肾上腺素药的升压作用明显增强。

有些药物能够通过影响受体后细胞信号转导过程而改变其他药物的作用。例如挥发性麻醉药可增强心肌细胞内腺苷酸环化酶活性，从而增强 β 受体激动剂的致心律失常作用；长期嗜酒可增强脑内 GABA 受体耐受性，增大挥发性麻醉药的 MAC。

2. 影响神经递质功能　一种药物可因影响体内某种神经递质合成、释放或摄取等过程而与另一药物发生相互作用。例如单胺氧化酶抑制剂可阻碍去甲肾上腺素在神经组织内的灭活，引起该递质在神经末梢大量堆积，当联合应用利血平时可引起堆积的去甲肾上腺素大量释入突触间隙，使抑郁症患者转入狂躁状态；新斯的明可抑制体内胆碱酯酶活性，减少乙酰胆碱水解，从而能有效拮抗非去极化肌肉松弛药的作用。

（二）影响同一生理系统或生化代谢系统

联合应用作用于同一受体或部位的两种药物时，因各自的内在活性不同（激动剂或拮抗剂）而产生相加或相减性质的相互作用。例如联合应用肾上腺素和异丙肾上腺素，它们对肾上腺素能受体的激动作用呈相加反应，而肾上腺素激动作用则可被普萘洛尔所拮抗。麻醉时常常联合应用同一类型的两种药物，以期在获得预期效果的同时，减轻它们的毒副作用，例如联合应用挥发性麻醉药和氧化亚氮以及局部麻醉药利多卡因和布比卡因等。

有时虽然两种药物作用于不同受体或部位，但只要在细胞水平或亚细胞水平有相同的作用途径，就可影响同一生理系统或生化代谢系统，从而联合应用时可发生相互作用。麻醉期间发生的药物相互作用大多与此有关。例如咪达唑仑可通过苯二氮䓬受体影响 GABA 受体 - 氯离子通道复合物的功能，增强硫喷妥钠、丙泊酚等直接作用于 GABA 受体的静脉麻醉药的催眠作用；而阿托品则可通过阻断 M 受体功能而减弱 β 受体阻滞剂减慢心率的作用。

（三）改变药物作用部位的内稳态

一些药物可因改变体内水 - 电解质代谢和酸碱平衡等内稳态而影响其他药物的效能。例如排钾类利尿药物可降低机体钾储备，增强强心苷毒性作用，拮抗奎尼丁和利多卡因等抗心律失常药物的作用，而且还能增加神经 - 肌肉接头部位的跨膜电位，延长非去极化肌肉松弛药作用时间。

（四）药物间的理化结合

有些药物可因理化反应与另一种药物发生结合，从而改变其效能。例如强碱性的鱼精蛋白能通过离子键与强酸性的肝素结合而形成无活性复合物，所以在体外循环结束后常用鱼精蛋白来逆转肝素的抗凝作用。

第三节 麻醉药物的相互作用

一、吸入麻醉药的相互作用

临床麻醉中不会同时应用两种挥发性麻醉药，但在麻醉诱导和维持过程中可能会先后应用两种不同的挥发性麻醉药。实验证实卤族挥发性麻醉药是很好的肝药酶抑制剂，预先应用的挥发性麻醉药可降低后来应用挥发性麻醉药的肝脏代谢率，减少其肝、肾毒性代谢物生成，从而有利于提高吸入麻醉的安全性。但在临床实际工作中，由于麻醉诱导时间较短，先后应用两种挥发性麻醉药是否仍有这种作用尚待进一步的临床研究验证。

氧化亚氮是一种重要的气体麻醉药物，在麻醉诱导和维持中常常与挥发性麻醉药联合应用。氧化亚氮的麻醉效能较弱，其 MAC 高达 105%，早已发现氧化亚氮可减少任何一种挥发性麻醉药的 MAC，联合应用时呈明显的相加效应（图 36-3），例如单纯吸入异氟烷，年轻人和老年人的 MAC 分别是 1.28% 和为 1.05%，联合应用 70% 氧化亚氮时，异氟烷的 MAC 分别降低至 0.56% 和 0.37%，即 70% 氧化亚氮相当于 0.56~0.65MAC；再者，七氟烷的 MAC 为 2%，吸入 70% 氧化亚氮可使七氟烷的 MAC 降低至 0.6%。但有研究却提出了不同的观点，认为既往对氧化亚氮麻醉效能的估测偏高（图 36-4），有些研究甚至还对氧化亚氮与挥发性麻醉药相互作用是否符合相加效应的线性特征提出了质疑（图 36-5），例如以脑电频率（2~3Hz）、记忆能力和临床表现等作为指标发现，每增加 10% 氧化亚氮仅能使异氟烷的吸入浓度降低 0.035%~0.045%，即联合应用氧化亚氮对挥发性麻醉药效能的增强作可能非常有限。因此，吸入麻醉时联合应用氧化亚氮的临床意义尚待进一步商榷。

研究发现，联合应用挥发性麻醉药和氧化亚氮可加重麻醉中脑缺血，故有人建议严重颅脑损伤或脑组织灌注障碍患者麻醉中不宜联合应用氧化亚氮。再者，氧化亚氮本身对呼吸功能具有兴奋作用，联合应用氧化亚氮后可减少挥发性麻醉药对呼吸功能的影响。但是氧化亚氮可抑制缺血性肺血管收缩反应，削弱机体自主调节局部通气 / 血流比值的能力，所以在低氧血症情况下最好停吸氧化亚氮而改吸纯氧。

联合应用氧化亚氮和挥发性麻醉药时，还可通过“第二气体效应”而影响机体对挥发性麻醉药

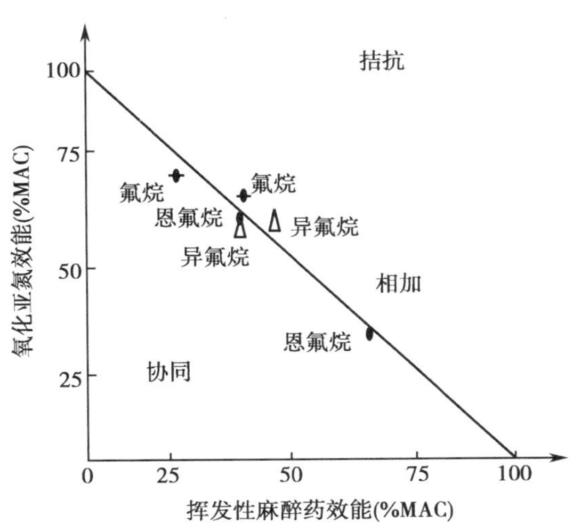

图 36-3 挥发性麻醉药与氧化亚氮间的相互作用

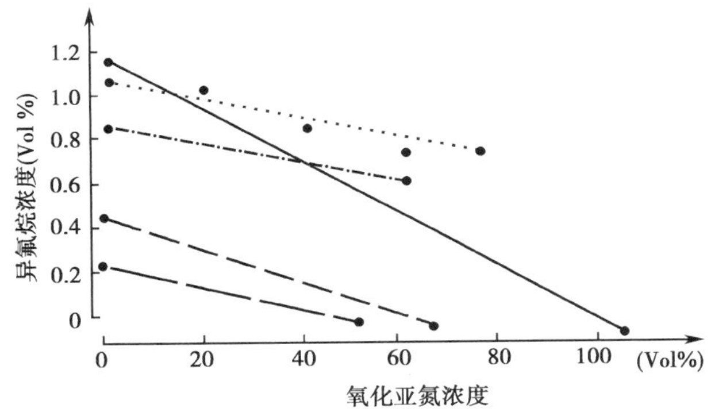

图 36-4 不同方法研究挥发性麻醉药与氧化亚氮间相互作用结果的比较

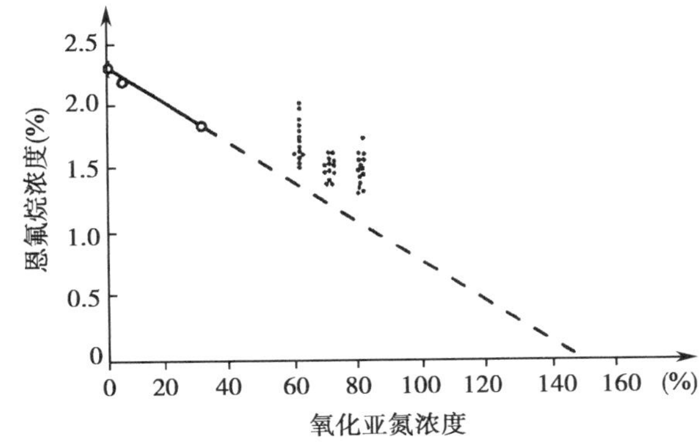

图 36-5 不同浓度氧化亚氮对恩氟烷 MAC 的影响

的摄取和排泄。在麻醉开始吸入高浓度的氧化亚氮时，肺泡与肺泡壁毛细血管之间的分压差促使大量氧化亚氮迅速弥散入血，降低了肺内气体容积，从而使同时吸入的挥发性麻醉药肺泡内分压升高速度增快，有利于其向肺血管内的扩散，加快麻醉诱导速度。然而在麻醉结束时，大量的氧化亚氮反向弥散进入肺泡，迅速降低肺泡内氧分压，如果此时仅吸入空气，则不能保证充足的肺泡氧浓度，所以很容易发生"弥散性缺氧"。此外，氧化亚氮还可溶解在挥发罐中的挥发性麻醉药液中，在停用氧化亚氮改吸纯氧后可被迅速释放，并且增加的新鲜气流量可携带出更多的挥发性麻醉药，从而影响挥发罐输出挥发性麻醉药浓度的精确度。

阿片类药物是一种重要的麻醉镇痛药，常与挥发性麻醉药联合应用。大量研究显示，阿片类药物可通过协同作用方式减少挥发性麻醉药MAC，并且表现出明显的剂量依赖性关系。采用动物实验评价不同浓度芬太尼对异氟烷MAC影响（图36-6）的研究发现，芬太尼的最小镇痛浓度为0.6ng/ml，超过2.0ng/ml可导致明显的呼吸抑制；逐步增高芬太尼血药浓度可使异氟烷MAC不断降低，其中在1.67ng/ml水平时恰使异氟烷的MAC降低50%，而且芬太尼血浆浓度在0.5~2.0ng/ml之间变化时，异氟烷MAC的降低最为明显；一旦芬太尼浓度超过5ng/ml，则出现"封顶"（ceiling）效应，即异氟烷浓度在0.2MAC水平处出现了难以继续降低的平台。阿芬太尼、舒芬太尼和瑞芬太尼亦均能降低挥发性麻醉药MAC，并表现出与芬太尼相似的效应，即在较低浓度范围时，可迅速降低挥发性麻醉药MAC，而在达到高浓度水平后则产生"封顶"效应，而且所有挥发性麻醉药均是在0.2~0.3MAC（接近清醒MAC）水平出现坪值（表36-5）。纳布啡（nalbuphine）、布托啡诺（butorphanol）等部分阿片受体激动剂降低挥发性麻醉药MAC的效应小于纯阿片受体激动剂。研究证明，阿片类药物降低挥发性麻醉药MAC的作用可能是通过其对脑干蓝斑结构等部位的作用介导的。

由于存在"封顶"效应，所以麻醉中不宜联合应用大剂量阿片类药物。因为一旦达到相互作用的平台期，再增加阿片类药物剂量并不能进一步降低挥发性麻醉药MAC，反而可明显延长麻醉苏醒时间和自主呼吸恢复时间。考虑到这两种药物不同的药理学特征，麻醉维持中宜吸入能够使患者意识消失所需的最低挥发性麻醉药浓度（例如异氟烷为0.3%），即相当于其清醒MAC，联合应用阿片类药物的血药浓度则应维持在相当于1~2ng/ml芬太尼水平；如果出现麻醉深度不满意的征象，可适当增加挥发性麻醉药吸入浓度，而不采用追加阿片类药物的方法。因为相比之下，前一种方法更有利于术后苏醒和恢复。但由于瑞芬太尼的"时量相关半衰期"（context-sensitive half time）较短（3~5分钟），血药浓度降低80%也仅需10~15分钟，且与用药时间长短无明显像关性，所以术中可通过追加瑞芬太尼加深麻醉。但对于不希望术后迅速苏醒的患者（例如某些心脏手术），则可应用"封顶"浓度的阿片类药物，以充分抑制术中应激反应。此外，挥发性麻醉药与阿片类药物联合应用对机体血流动力学的影响较单独应用挥发性麻醉药明显减轻，所以更容易被患者所耐受，亦有助于改善术后苏醒质量，减少躁动等不良反应。

表36-5 不同阿片类药物影响异氟烷MAC效能的比较

药物	使异氟烷MAC降低50%时的血药浓度（ng/ml）	产生封顶效应时的血药浓度（ng/ml）	相对效应
芬太尼	1.67	5	1
舒芬太尼	0.14	0.5	12
阿芬太尼	28.8	400	1/16
瑞芬太尼	1.37	5	1.2

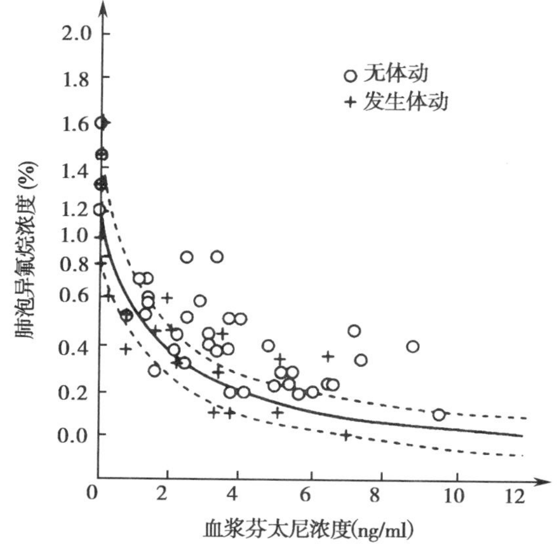

图36-6 异氟烷与芬太尼间的相互作用

二、静脉麻醉药的相互作用

近年来全凭静脉麻醉的发展非常迅速，已成

为与吸入麻醉同样重要的一种临床麻醉方法。但是目前尚无一种静脉麻醉药单独应用能够满足全身麻醉的所有要求，即意识消失、遗忘、无痛、制动和消除过度的应激反应，所以实施全凭静脉麻醉时更需重视不同药物的合理联合应用。与挥发性麻醉药之间简单的相加效应不同，各种静脉麻醉药之间的相互作用相当复杂，可表现为相加或协同效应，甚至有时还可出现拮抗效应。这些相互作用常常是药代学和药效学相互作用共同的结果。随着“计算机辅助持续输注装置”（computer-assisted continuous infusion，CACI）的问世，使人们有可能像应用挥发罐那样准确地调节和保持静脉麻醉药的血药浓度，所以对静脉麻醉药之间药效学相互作用的研究越来越受到重视。

咪达唑仑的药效呈明显的剂量依赖性，只有应用较大剂量才可产生催眠作用。研究发现，咪达唑仑可明显增强硫喷妥钠的催眠作用，两药具有明显的协同作用（图 36-7）。提前 1min 静脉注射小剂量咪达唑仑（0.02mg/kg）可使硫喷妥钠的麻醉诱导剂量（使睫毛反射消失）从 3.87mg/kg 降低至 1.97mg/kg，用量减少 96%，其剂量 - 效应曲线明显左移（图 36-8）；再者，对硫喷妥钠越不敏感，联合应用咪达唑仑后产生的协同作用越明显（表 36-6）。所以，采用协同诱导不仅可减少硫喷妥钠用量，而且还能使硫喷妥钠效能的个体差异明显缩小，这无疑可提高麻醉的可预测性和安全性。此外，联合应用咪达唑仑和其他巴比妥类药物（例如甲己炔巴比妥钠）亦可产生类似的协同作用。

表 36-6 联合应用咪达唑仑（0.02mg/kg）对硫喷妥钠麻醉效能的影响

反应程度	硫喷妥钠（mg/kg）		硫喷妥钠效能的改变（%）	P 值
	生理盐水	咪达唑仑		
ED_{01}	0.98	1.04	–	NS
ED_{10}	1.46	1.25	+17	NS
ED_{30}	1.95	1.42	+37	<0.05
ED_{50}	2.38	1.57	+52	<0.001
ED_{70}	2.90	1.72	+69	<0.001
ED_{90}	3.87	1.97	+96	<0.005
ED_{99}	5.75	2.37	+143	<0.02

NS 代表无明显统计学差异

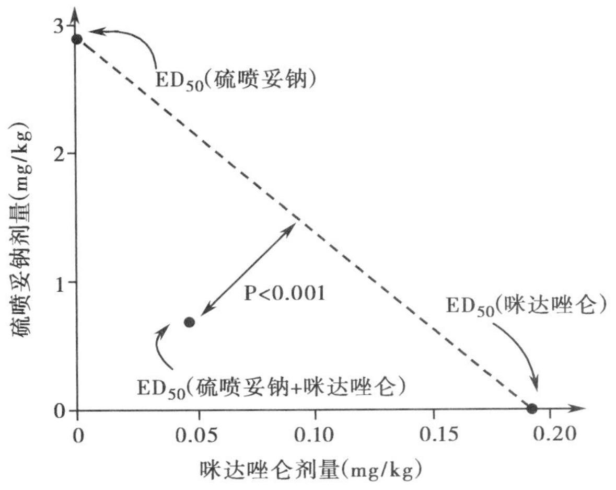

图 36-7 咪达唑仑与硫喷妥钠催眠效能的相互作用

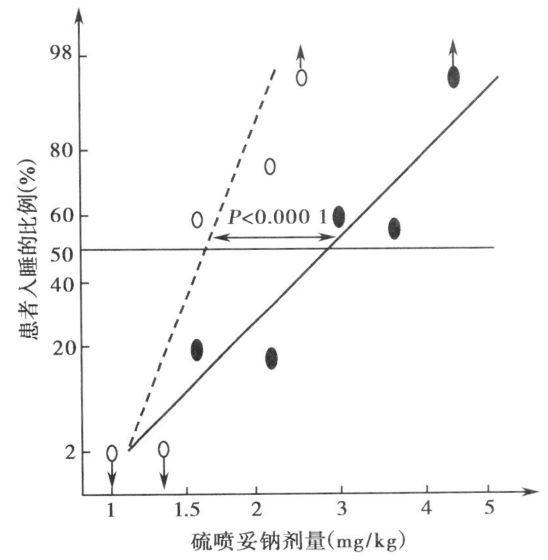

图 36-8 咪达唑仑与硫喷妥钠催眠效应相互作用的剂量 - 效应曲线

临床研究证实，丙泊酚与咪达唑仑在催眠方面具有协同作用（图 36-9），而且其协同效应强于联合应用硫喷妥钠和咪达唑仑时的协同效应，但对抑制伤害刺激引起的体动反应却未表现出协同作用。再者，与单独应用丙泊酚相比，麻醉诱导时联合应用小量咪达唑仑不但有利于维持循环和呼吸功能稳定，而且还能明显减轻注射部位疼痛。与硫喷妥钠相似，咪达唑仑与丙泊酚之间的相互作用也与 GABA 受体功能有关，它们结合于该受体的位置不同，诱发受体空间立体结构改变，不但能增强受体对内源性配基物质的亲和力，而且还能彼此增强对方与受体的结合，从而产生催眠效应的协同作用。同时，咪达唑仑与丙泊酚在受体水平的相互作用还与内源性递质—γ- 氨基丁酸在受体部位的浓度有关。当受体部位的γ-氨基丁酸浓度为0.3~1.0μmol/L时，丙泊酚和咪达唑仑可通过协同作用明显增强γ-氨基丁酸诱发的神经元电流强度变化；如果γ-氨基丁酸浓度超过3μmol/L，它们之间则呈现相加作用。

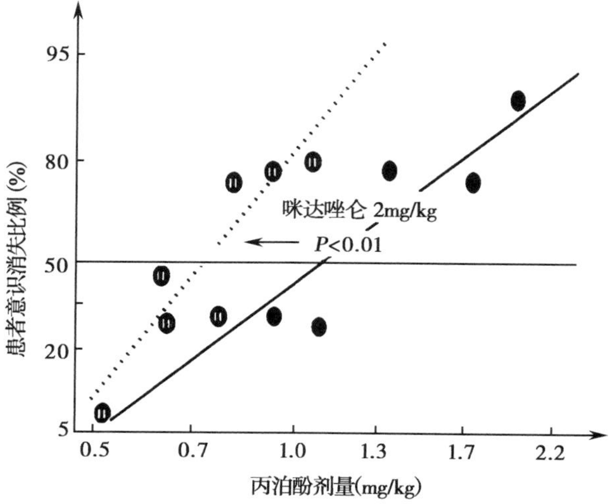

图 36-9　咪达唑仑与丙泊酚的相互作用

众所周知，阿片类药物的催眠作用相当微弱，即应用大剂量也难以引起患者入睡。但苯二氮䓬类药物可明显增强阿片类药物的催眠作用，联合应用时可呈现明显的协同作用。例如单独应用芬太尼时，患者对言语命令反应消失的 ED_{50} 是7.7μg/kg，单独应用咪达唑仑的 ED_{50} 是0.19mg/kg，联合应用两药时，仅需芬太尼1.9μg/kg(剂量减少大约75%)和咪达唑仑0.04mg/kg(剂量减少大约80%)就能达到相同的“半数效应”，两者相互作用分数之和仅为0.46($P<0.001$)(图36-10)；如果提前1分钟静脉注射小量咪达唑仑(0.07mg/kg)，可使阿芬太尼诱导入睡的 ED_{50} 从130μg/kg降低至27μg/kg，减少大约79%，其剂量-效应曲线明显左移(图36-11)。当然，联合应用苯二氮䓬类药物同样也能增强阿片类药物的呼吸抑制和血管扩张作用。同理，阿片类药物亦能增强苯二氮䓬类药物的催眠作用(图36-12)。在门诊手术中常用的“清醒镇静”(conscious sedation)通常是联合应用亚镇痛和亚镇静剂量的阿片类药物(例如芬太尼50μg或阿芬太尼500μg)，以增强咪达唑仑等镇静催眠药物的作用，减少其用量，加快术后苏醒速度。此外，联合应用阿片类药物和巴比妥类药物在镇静、催眠方面也具有非常强的协同作用(图36-13)。

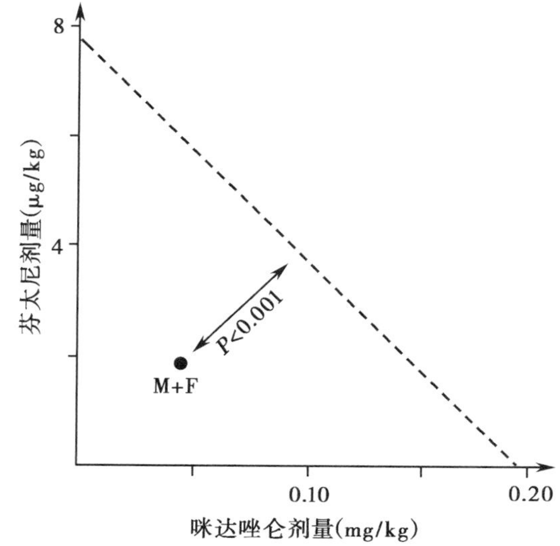

图 36-10　芬太尼与咪达唑仑的相互作用

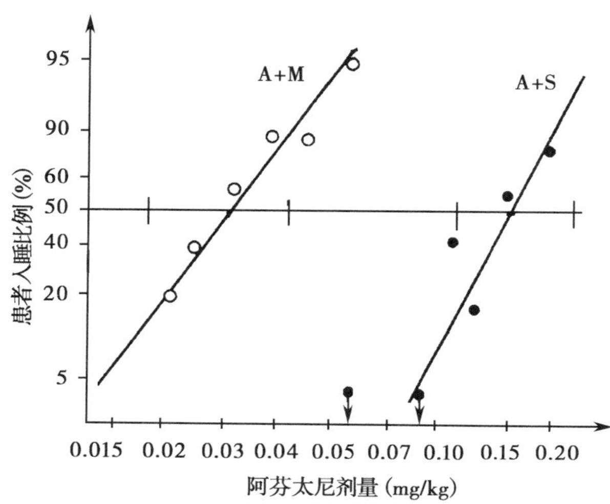

图 36-11　阿芬太尼与咪达唑仑催眠效能的相互作用

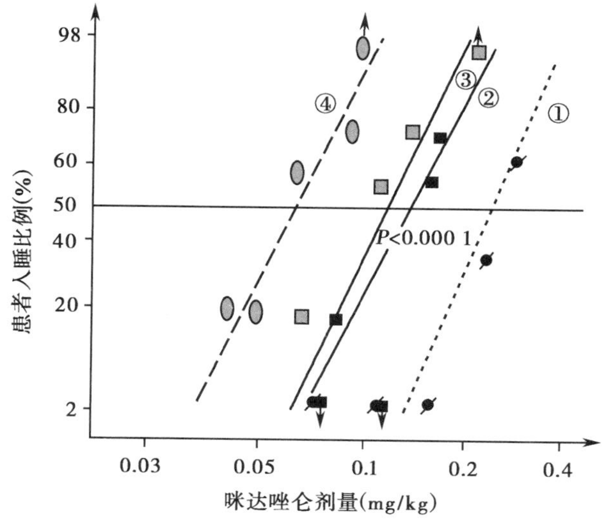

图 36-12　阿芬太尼与咪达唑仑催眠效能的相互作用

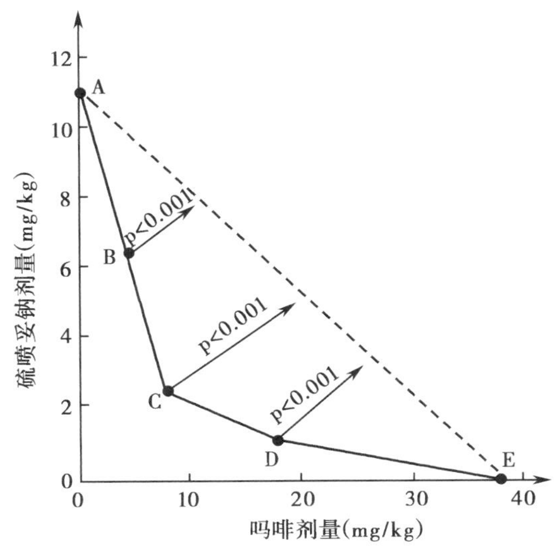

图 36-13 吗啡与硫喷妥钠的相互作用

阿片类药物与丙泊酚具有明显的协同作用，无论是对于麻醉诱导还是麻醉维持均具有明显的临床意义。研究发现，它们之间的协同作用与刺激强度密切相关，刺激强度越大，协同作用越明显。例如两药产生的促意识消失作用 < 对切皮时体动反应的抑制 < 对腹腔内手术操作时体动反应的抑制。麻醉诱导时，阿片类药物通常可增强丙泊酚的催眠作用(图 36-14)，联合应用阿片类药物亦能增强丙泊酚的麻醉作用，而且该效应类似于阿片类药物对挥发性麻醉药效能的增强作用。例如芬太尼在 0~3ng/ml 血浆浓度范围内，可使丙泊酚抑制患者切皮时体动反应的血浆半数有效浓度(EC_{50INC})从正常的 16μg/ml 降低至 2.5μg/ml(大约相当于丙泊酚的催眠血浆浓度)；如果超过 3ng/ml，则出现明显的"封顶效应"，即丙泊酚的 EC_{50INC} 不再进一步降低。此外，阿片类药物还能影响术后苏醒时的丙泊酚浓度。在增强丙泊酚麻醉效能的同时，阿片类药物的镇痛作用亦能被丙泊酚增强，而且丙泊酚还能减弱阿片类药物的催吐作用。但丙泊酚可增强阿片类药物的呼吸抑制作用。同样，阿片类药物增强丙泊酚的循环功能抑制作用，有时可引起严重的心动过缓和低血压，甚至造成心搏停止。因此，有人认为联合应用这两种药物时必须同时加用抗胆碱药物。

临床上联合应用丙泊酚和阿片类药物时，应根据这两种药物相互作用的特点和各种手术的不同要求来选择适当的组合方式(图 36-15)。其中联合应用高浓度丙泊酚(3~8μg/ml)和低浓度阿片类药物(例如 25~60ng/ml 阿芬太尼)适用于术中需保留自主呼吸的患者；联合应用高浓度阿片类药物(例如 >400ng/ml 阿芬太尼或 >0.8ng/ml 舒芬太尼)和低浓度丙泊酚(0.8~2μg/ml)则有利于麻醉过程循环平稳和抑制手术刺激所致的应激反应，但术后苏醒时间明显延长，并需一定时间的通气支持；联合应用中等浓度的丙泊酚和阿片类药物也能导致呼吸抑制，术中宜进行机械通气，但术后能快速恢复意识和各种保护性反射。丙泊酚和阿片类药物的"最佳联合应用浓度"(optimal combination concentration)应该是在满足手术需要和保证患者记忆缺失的基础上，使术后苏醒时间最短。而这种组合则与联合应用的阿片类药物种类以及它们的应用时间密切相关。

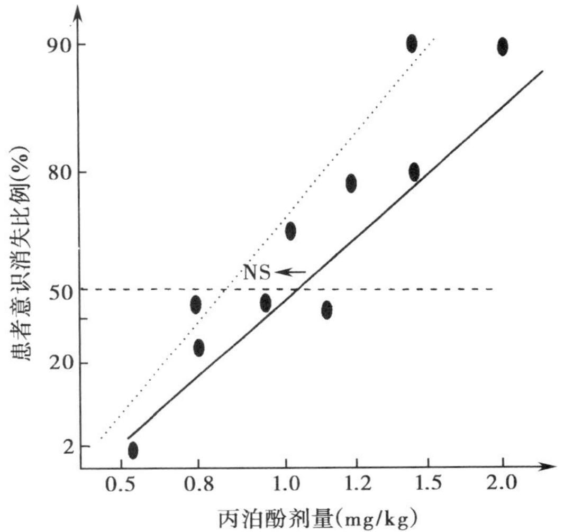

图 36-14 丙泊酚与阿芬太尼促意识消失效能的相互作用

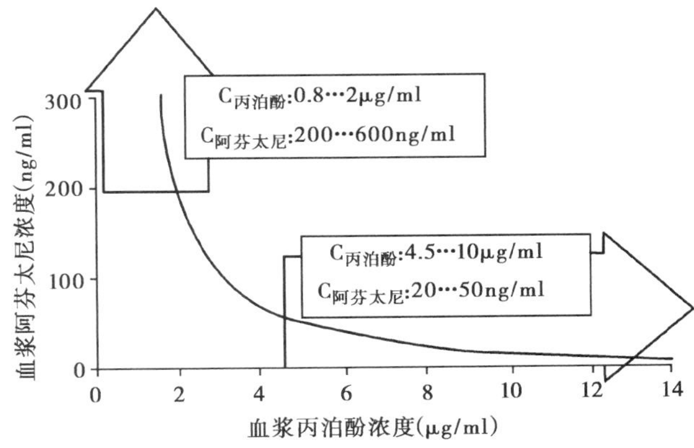

图 36-15 临床麻醉中丙泊酚与阿芬太尼不同组合方式的意义

硫喷妥钠和丙泊酚催眠效能的协同作用较弱。联合应用可使硫喷妥钠的 ED_{50} 从单独应用时的 1.90mg/kg 降低至 0.86mg/ml，丙泊酚的 ED_{50} 也从 1.17mg/ml 降低至 0.46mg/kg，相互作用分数之和为 0.86。再者，吗啡或芬太尼与依托咪酯联合应用也呈协同作用。但是，氯胺酮与丙泊酚、硫喷妥钠或咪达唑仑在催眠、麻醉效能方面则表现为相加作用。

三种静脉麻醉药共同应用可表现出某些特有的相互作用，有时很难用两种药物之间的相互作用来解释。例如，虽然硫喷妥钠和吗啡，或硫喷妥钠和咪达唑仑联合应用均能产生催眠效应的协同作用，但联合应用这三种药物时，硫喷妥钠则能明显减弱吗啡和咪达唑仑之间催眠效能的协同作用。联合应用丙泊酚、阿芬太尼和咪达唑仑能产生催眠效能的协同作用（图 36-16）；联合应用小剂量阿芬太尼和咪达唑仑，虽然可使丙泊酚的诱导剂量减少 84%，但比较后发现它们之间的协同作用并未强于咪达唑仑与阿芬太尼之间的协同作用（表 36-7）。

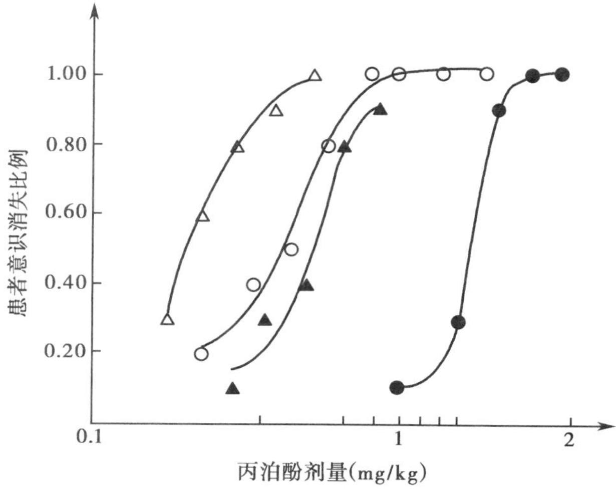

图 36-16　丙泊酚 - 咪达唑仑 - 阿芬太尼催眠效能的相互作用

表 36-7　咪达唑仑、丙泊酚和阿芬太尼以不同方式联合应用产生催眠效能相互作用的比较

配伍方法	用药种类（ED_{50} 剂量（mg/ml）/ ED_{50} 分数）			分数和
	咪达唑仑	阿芬太尼	丙泊酚	
Ⅰ	0.27/1.00	–	–	1.00
Ⅱ	–	0.14/1.00	–	1.00
Ⅲ	–	–	1.16/1.00	1.00
Ⅳ	0.02/0.07	–	0.74/0.64	0.71
Ⅴ	–	0.02/0.14	0.92/0.79	0.93
Ⅵ	0.07/0.26	0.028/0.20	–	0.46
Ⅶ	0.036/0.13	0.018/0.13	0.181/0.16	0.42（P<0.001）

三、局部麻醉药的相互作用

临床上常将两种局部麻醉药联合应用，例如利多卡因与布比卡因或丁卡因联合应用。这种联合应用不但能够促成两种局部麻醉药效能的相加，还能使它们的优、缺点得到相补，从而产生更佳的临床效果。然而，有些局部麻醉药混合后则因药物理化性质和药理作用的改变，可产生不良的临床后果。例如氯普鲁卡因与布比卡因混合后，因药液 pH 值降低和氯普鲁卡因代谢物对布比卡因作用的抑制，可明显降低布比卡因的效能；与甲哌卡因联合应用时，布比卡因可明显减少甲哌卡因与 α_1 酸性糖蛋白的结合率，从而导致甲哌卡因毒性反应发生。

普鲁卡因和利多卡因等局部麻醉药具有微弱的中枢抑制作用，术中应用可减少全身麻醉药用量。例如血药浓度在 3~6mg/L 的利多卡因可使全身麻醉时挥发性麻醉药的需要量减少 10%~25%。普鲁卡因还能与琥珀胆碱发生协同作用，明显增强其肌肉松弛效应，延长其作用时间。

无论在临床麻醉还是疼痛治疗中，联合应用局部麻醉药和阿片类药物均十分普遍。这两类药物的镇痛作用机制不同，联合应用后可产生明显的协同作用，明显改善镇痛效能。临床研究发现，联合应用小剂量阿片类药物可明显减少术中局部麻醉药用量，提高局部麻醉药镇痛和麻醉效能。再者，联合应用阿片类药物还能避免局部麻醉药快速耐药性的出现，即使长期应用局部麻醉药也不必增加用量，因而可相应减少局部麻醉药中毒反应的发生。然而值得注意的是，并非所有阿片类药物都适于与局部麻醉药联合应用，例如氯普鲁卡因及其代谢物可阻断 μ 受体，当与芬太尼联合应用时，有时会达不到镇痛目的，反而使患者的痛感增强。

鞘内注射咪达唑仑 1mg 或 2mg 可使布比卡因的术后镇痛时间分别延长 2 小时和 4.5 小时，而且术后镇痛药物需要量明显降低。虽然咪达唑仑自身具有一定的神经毒性，但在临床常用剂量范围，鞘内注射咪达唑仑不会导致神经毒性作用。

临床上常在局部麻醉药液中加入肾上腺素等血管收缩剂，以减慢局部麻醉药吸收、延长其作用时间和增强其作用强度，同时也有助于降低局部麻醉药血浓度，减少全身毒性反应的发生。但是对上述作用目前则具有不同的认识，即在应用布比卡因、依替卡因或丙氨卡因等组织亲和力大、扩血管作用不明显的局部麻醉药时，联合应用血管收缩剂是否必要？此外，对高血压和甲状腺功能亢进患者，理应禁用肾上腺素。

研究证实，在局部麻醉药液中加入碳酸氢钠可提高细胞外液 pH，增多非未解离型局部麻醉药分子（碱基形式），增加其脂溶性，以促进局部麻醉药在组织中扩散和缩短其起效时间。再者，由于 CO_2 扩散至细胞内降低了细胞内 pH，促进轴浆内解离型局部麻醉药分子（阳离子形式）形成，所以使局部麻醉药效能增强。但加入碳酸氢钠后，局部麻醉药液的稳定性明显降低，而且添加碳酸氢钠过量还可造成大量游离碱基的结晶析出。因此，建议在应用前可临时配制碱化局部麻醉药液，而且在 20ml 布比卡因、甲哌卡因和利多卡因中添加 7% 碳酸氢钠的量分别不超过 0.02ml、0.5ml 和 0.5ml。另外，在局部麻醉药液中加入透明质酸酶或右旋糖酐亦能增强其作用。

EMLA 中的丙氨卡因可促进体内高铁血红蛋白生成。因此，当围麻醉期需要应用其他促进高铁血红蛋白生成的药物时，例如磺胺类药物、对乙酰氨基酚、硝酸甘油、硝普钠、苯妥英钠等，再用 EMLA 有导致高铁血红蛋白血症的可能。

由于地西泮可与布比卡因竞争性与血浆蛋白结合，所以联合应用时有增加布比卡因毒性作用的可能。临床工作中发现，小儿经直肠应用地西泮 0.6mg/kg，可使硬膜外间隙阻滞时布比卡因的峰血浆浓度从未用地西泮对照组的 1.7μmol/L 升高至 2.9mmol/L。所以联合应用地西泮将影响布比卡因的最大安全剂量，但联合应用咪达唑仑则无这种情况发生。再者，哌替啶、苯妥英钠、奎尼丁和脱甲丙米嗪（desipramine）等也有类似作用，可使血浆游离布比卡因浓度增加 300%~500%，所以联合应用时同样需预防布比卡因毒性反应的发生。

四、肌肉松弛药的药物相互作用

（一）麻醉药物与肌肉松弛药的相互作用

除地氟烷之外，在临床常用浓度范围内挥发性麻醉药不会减弱肌颤搐反应，但能延长神经-肌肉传递的平均不应期，降低肌肉对高频强直刺激的收缩反应，使肌肉强直收缩的张力不能维持而出现衰减。所以联合应用挥发性麻醉药可增强非去极化肌肉松弛药对肌颤搐反应的抑制，延长其作用时间和减少其用量。例如全静脉麻醉时维持 90% 肌颤搐抑制所需罗库溴铵用量为 9.8μg ± 3.7μg/(kg·min)，而在恩氟烷和异氟烷麻醉时仅分别需 5.9μg ± 3.1μg/(kg·min) 和 6.1μg ± 2.7μg/(kg·min)，降低大约 40%；吸入 1.25MAC 恩氟烷或异氟烷可使美维库铵的恢复指数从对照组的 5.5min ± 1.6min 分别延长至 12.6min ± 1.5min 和 7.4min ± 2.0min。

不同挥发性麻醉药影响非去极化肌肉松弛药效能的作用并不一致。研究证实，麻醉药物增强非去极化肌肉松弛药效能的强弱顺序为：恩氟烷和异氟烷 > 氟烷 > 氧化亚氮和静脉麻醉药（图 36-17）。七氟烷增强维库溴铵、泮库溴铵和阿曲库铵效能的作用与异氟烷相当，而地氟烷增强维库溴铵效能的作用则稍强于异氟烷。此外，挥发性麻醉药对不同非去极化肌肉松弛药效能的影响各异。挥发性麻醉药对阿曲库铵、维库溴铵等中效非去极化肌肉松弛药的影响小于其对泮库溴铵等长效非去极化肌肉松弛药的影响。与静脉麻醉相比，异氟烷麻醉时维库溴铵和阿曲库铵的用量仅减少 20%，而泮库溴铵用量的减少则可达 50%。

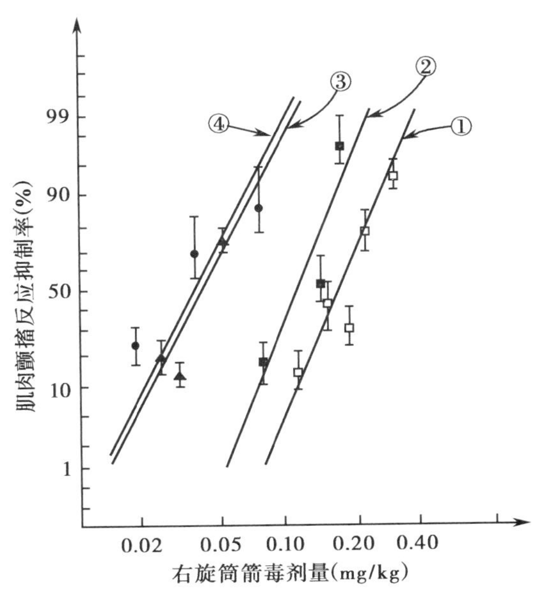

图 36-17　不同挥发性麻醉药对非去极化肌肉松弛药作用影响的比较

挥发性麻醉药对非去极化肌肉松弛药作用的

影响呈剂量依赖性(图 36-18),即随着挥发性麻醉药吸入浓度增加,肌肉松弛药用量持续递减,作用时间逐渐延长。但这种改变并非呈线形。例如分别吸入 0.5%、1.0% 和 1.5% 异氟烷时,泮库溴铵的 ED_{50} 分别为 0.60、0.36 和 0.18mg/m^2;与静脉麻醉相比,吸入 0.25MAC 异氟烷时四个成串刺激监测的罗库溴铵 TR 值恢复到 25% 所需时间延长 2 倍,吸入 1MAC 异氟烷时延长 3~4 倍。

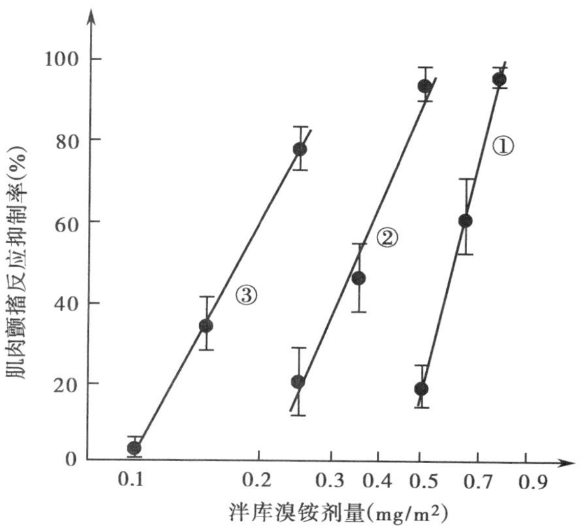

图 36-18　挥发性麻醉药对非去极化肌肉松弛药影响的剂量依赖性改变

挥发性麻醉药对非去极化肌肉松弛药作用的影响还与吸入麻醉时间长短有关,但不同挥发性麻醉药的这种时间依赖性表现并不相同。例如氟烷麻醉时间对非去极化肌肉松弛药效能的影响不明显,而恩氟烷则可表现出明显的时间依赖性作用。在保持泮库溴铵血药浓度恒定的前提下,恩氟烷可使其肌肉松弛效能每小时增强 9% ± 4%。实际上,许多全身麻醉药均需经一定的吸入时间才能发挥增强肌肉松弛药作用的最佳效能。

挥发性麻醉药可阻断新斯的明或艾宙酚(edrophonium)对非去极化肌肉松弛药作用的逆转作用,其中七氟烷 > 异氟烷 > 地氟烷。虽然目前临床对此仍有争议,但可以肯定的是,降低挥发性麻醉药浓度可促进神经 - 肌肉传递功能恢复。例如持续静脉应用泮库溴铵时,将恩氟烷吸入浓度从 2.2% 降低至 0.5%,肌颤搐抑制则从 92% 恢复到 8%。

挥发性麻醉药与去极化肌肉松弛药的相互作用比较弱。研究发现,恩氟烷和异氟烷对间断静脉注射或持续静脉应用琥珀胆碱的肌肉松弛效应均无明显影响,而且能加快琥珀胆碱快速耐药性出现,促使阻滞性质转变,加快Ⅱ相阻滞发生。

挥发性麻醉药增强肌肉松弛药作用的确切机制目前尚不十分清楚,但可能与下列因素有关:①增加肌肉血流量,使更多的肌肉松弛药转运到神经 - 肌肉接头;②中枢性抑制作用促进肌肉松弛;③抑制运动神经末梢内乙酰胆碱的动员和释放;④影响神经 - 肌肉接头后膜上乙酰胆碱受体功能;⑤降低神经 - 肌肉接头后膜对诱发其去极化反应的各种因素的敏感性,促进受体脱敏感发生;⑥对接头后膜之外肌细胞膜的非特异性影响,例如肌肉松弛药溶解于肌纤维膜的脂质中后,引起膜脂质膨胀、破裂和液化,从而增加肌纤维膜的流动性。

(二) 肌肉松弛药间的相互作用

麻醉中常常将琥珀胆碱与非去极化肌肉松弛药联合应用。它们之间的相互作用非常复杂,因用药顺序不同可产生不同的临床效果。主要有以下三种情况。

1. 麻醉诱导时应用琥珀胆碱完成气管插管,然后用非去极化肌肉松弛药维持肌肉松弛。此时,两者一般表现为协同效应,琥珀胆碱可增强非去极化肌肉松弛药效能,加快其起效。研究发现,琥珀胆碱可明显延长随后应用阿曲库铵、罗库溴铵、维库溴铵的作用时间,但对泮库溴铵、哌库溴铵、杜什溴铵和美维库铵的作用时间无明显影响。

2. 为预防静脉注射琥珀胆碱造成的术后肌痛、高钾血症、眼内压及胃内压升高等副作用,可预先静脉注射小剂量非去极化肌肉松弛药。虽然应用亚麻痹剂量的非去极化肌肉松弛药预先处理可避免发生肌纤维成束收缩,但却削弱了琥珀胆碱的肌肉松弛作用,延缓其起效时间,缩短其恢复时间。此时,只有增大琥珀胆碱用量(1.5mg/kg)才能顺利完成气管插管。

3. 术中应用非去极化肌肉松弛药维持肌肉松弛,在手术即将结束时,为了顺利关闭腹膜等目的而临时静脉追加应用琥珀胆碱。当非去极化肌肉松弛药作用已部分恢复时再应用琥珀胆碱,其引起的反应将因非去极化肌肉松弛药的残余作用、神经 - 肌肉传递恢复程度及应用琥珀胆碱剂量的不同而表现各异。由于对终板生理功能的干扰,这种方法可促使脱敏感阻滞的发生;而且在琥珀胆碱作用明显减弱时,只有增大用量才能达到加深肌肉松弛的目的,也必然增加发生脱敏感阻滞的危险。为避免上述情况的发生,可改用适量中短效非去极化肌肉松弛药(术后再拮抗),或通过加深麻醉来增强肌肉松弛程度。

由于罗库溴铵、维库溴铵、哌库溴铵、杜什溴铵等心血管系统副作用较小的肌肉松弛药相继问世,目前临床上已很少需要联合应用两种非去极化肌肉松弛药。因为对神经-肌肉接头前、后膜受体亲和力的不同,联合应用两种非去极化肌肉松弛药可出现相加或协同效应。通常情况下,联合应用两种相同类型的非去极化肌肉松弛药(苄异喹啉类或氨基甾类),对神经-肌肉传递的阻断作用呈相加效应;而联合应用两种不同类型的非去极化肌肉松弛药时,对神经-肌肉传递的阻断作用则呈协同效应。此外,先后联合应用两种非去极化肌肉松弛药时,因受前一种肌肉松弛药的影响,随后用肌肉松弛药的时效可发生明显改变。

(三) 局部麻醉药与肌肉松弛药的相互作用

局部麻醉药能够增强肌肉松弛药效能。大剂量静脉用药时,大多数局部麻醉药均能引起神经-肌肉传导阻滞;小剂量用药时虽无如此强的肌肉松弛效应,但却能增强非去极化和去极化肌肉松弛药的效能。围麻醉期特别容易忽视此类药物相互作用,例如术后静脉应用局部麻醉药治疗心律失常时,可因肌肉松弛药残余作用增强而导致严重呼吸抑制。

局部麻醉药影响肌肉松弛药效能的作用机制包括神经-肌肉接头和接头外两种途径。小剂量静脉给药时,局部麻醉药可影响接头前膜功能,减少运动神经末梢乙酰胆碱囊泡数量,抑制强直后易化。大剂量给药时,局部麻醉药发挥接头后膜稳定作用,阻断由乙酰胆碱诱发的肌肉收缩反应。同时,局部麻醉药还可直接影响肌纤维膜结构,替代肌膜上的钙离子,从而抑制肌肉收缩。普鲁卡因还能抑制血浆胆碱酯酶活性,通过抑制琥珀胆碱和美维库铵水解而增强其效能。

第四节　麻醉药物与围手术期用药的相互作用

一、治疗心血管系统疾病的药物

(一) 抗高血压药

抗高血压药包括利尿药物、肾上腺素受体阻滞剂、血管扩张药和血管紧张素转换酶抑制剂等多种药物,其中许多药物均可与麻醉药物发生相互作用。为避免麻醉中出现严重循环功能抑制,既往曾强调术前必须停用抗高血压药。但实际工作中发现,术前突然停用抗高血压药容易发生高血压反跳现象,更不利于维持围麻醉期循环功能稳定,对患者安全的威胁也更大。因此,目前大多主张应持续服用抗高血压药至手术当日,以控制患者血压处于适当水平。但术中必须注意抗高血压药对麻醉产生的可能影响,选择适当的麻醉方法和麻醉药物,以避免加重循环功能抑制。

1. 利尿药物　利尿药物可干扰机体正常水电解质代谢,造成不同程度的水电解质代谢失调,破坏机体正常内稳态。如果患者术前长期服用利尿药物且未及时纠正机体缺水,其体液容量可明显减少,从而对各种麻醉药物的心肌抑制和血管扩张作用异常敏感,麻醉中极易发生低血压。

长期服用利尿药物可引起电解质紊乱,其中以血钾浓度异常最为重要,也最为常见。虽然不一定造成低钾血症,但排钾类利尿药物将引起全身总体钾含量降低,从而增强非去极化肌肉松弛药的作用,引起肌肉麻痹时间延长。机体缺钾还可诱发心律失常,增强强心苷类药物的毒性反应。因此,这类患者术前宜适量补钾,而且只要患者体内不存在血镁增高,最好还应同时补镁。术前长期服用螺内酯(spironolaxtone)、氨苯蝶啶(triamterene)等保钾类利尿药物可导致高钾血症,使患者出现进行性肌无力、心脏传导障碍和室性心律失常等症状,尤其在应用琥珀胆碱后,血钾水平可进一步升高,甚至可诱发致死性心律失常。因此,术前需要将患者的血钾水平控制在 5.5mmol/L 之内。

对服用噻嗪类利尿药物的患者,还应注意其对锂离子代谢的影响。由于此类利尿药物可造成体内钠离子大量丢失,促使机体代偿性增加近曲小管对锂离子的吸收,减少锂离子经肾脏排泄,增加血浆锂离子浓度。一旦术中再联合应用其他可影响血浆锂离子浓度的药物,例如钙通道阻滞剂、非甾类抗炎药和三环类抗抑郁药等,则需注意预防锂离子毒性反应。

2. β 受体阻滞剂　β 受体阻滞剂是治疗心血管疾病的常见药物。如果患者术前长期应用此类药物,则需持续用药至手术当日,以防止突然停药后出现“反跳”现象而造成严重不良后果。对于围麻醉期需要应用此类药物的患者，麻醉中一定要警惕不良药物相互作用的发生，以免造成严重心功能抑制。

研究证实，β 受体阻滞剂与全身麻醉药在抑制心肌功能和电生理活性方面具有协同或相加效应，尤其是在低血容量情况下，更易于发生循环危象。再者，β 受体阻滞剂与全身麻醉药相互作用产生的效应也与全身麻醉药用量或浓度有关。另外，全身麻醉时机体血流动力学改变可影响 β 受体阻滞剂的药代学过程，使其清除率降低和血药浓度增高。

β 受体阻滞剂与全身麻醉药相互作用所致的心肌抑制还与内源性儿茶酚胺释放有关。例如氯胺酮麻醉时，虽然机体可通过刺激内源性儿茶酚胺释放维持循环功能，但是如果 β 受体被阻断，内源性儿茶酚胺释放不但不能发挥代偿性作用，反而可因外周 α 受体优势加重全身麻醉药的心肌抑制作用。因此，当术中怀疑 β 受体阻滞剂与全身麻醉药相互作用导致严重低血压和心动过缓时，应首选阿托品进行治疗，可反复静脉注射小剂量阿托品，一般每 5 分钟注射 0.5mg，最大剂量不超过 2.0mg。如果仍不能纠正，则可考虑应用小剂量肾上腺素［0.02~0.04μg/(kg·min)］、多巴酚丁胺(dobutamine)、羟基苯心安(prenaltarol)等 β 受体激动剂来逆转循环功能抑制。切忌应用α受体激动剂，以免引起外周血管阻力骤增进一步加重心脏负荷。

具有膜稳定作用的 β 受体阻滞剂(例如普萘洛尔)可降低神经 - 肌肉接头后膜对乙酰胆碱的敏感性，强化肌肉松弛药对神经 - 肌肉传递的阻断作用，延长肌肉松弛时间。由于阿曲库铵可增强 β 受体阻滞剂的心肌抑制作用，所以心功能不良患者术中应避免联合应用这两类药物。此外，抗胆碱酯酶药的M样作用能与β受体阻滞剂的心肌作用相加，有时可引起严重心动过缓和低血压。

β 受体阻滞剂可降低心输出量和抑制肝脏微粒体酶活性，从而降低局部麻醉药清除率，增高其血浆浓度。例如口服普萘洛尔可使利多卡因血浆稳态浓度增高 30%，使布比卡因清除率降低 35%。为此，术中宜减少局部麻醉药用量，以避免毒性反应发生，同时减轻其对 β 受体阻滞剂心肌抑制效应的增强作用。围麻醉期应用 β 受体阻滞剂的患者，局部麻醉药中不宜加入肾上腺素。因为一旦 β 受体被阻断，α 受体作用便趋于占优势，可引起外周血管收缩和血压升高，并反射性增强迷走神经张力，导致心率减慢和房室传导阻滞，有发生致命性不良心血管的危险。

3. 钙通道阻滞剂　钙通道阻滞剂与挥发性麻醉药均能干扰细胞膜钙离子流动，联合应用后在抑制心肌功能和扩张血管方面可呈现相加效应。其中，维拉帕米(verapamil)、地尔硫䓬(diltiazem)等与氟烷、恩氟烷作用相似，均能产生较明显的心肌抑制作用，而硝苯地平(nifedipine)、尼卡地平(nicadipine)等则更近似于异氟烷，可产生明显的血管扩张效应。钙通道阻滞剂与恩氟烷联合应用对心肌的抑制作用较氟烷或异氟烷强，氟烷与维拉帕米、地尔硫䓬联合应用对心肌的抑制作用比与硝苯地平或尼卡地平联合应用时强，而异氟烷与硝苯地平联合应用时则可因明显的血管扩张作用而导致严重低血压。

吸入高浓度挥发性麻醉药可抑制压力反射，减弱机体对钙通道阻滞剂降压效应的代偿反应，影响术中血流动力学稳定。虽然联合应用可引起血压降低，但全身麻醉下应用钙通道阻滞剂对冠脉血流量的影响是取决于冠脉灌注压降低和冠脉扩张两者之间的平衡，例如异氟烷麻醉时应用尼卡地平，虽然血压降低，但心肌血流量却升高。再者，联合应用异氟烷与维拉帕米可使肺血管的缺氧性收缩反应降低 40%~90%，所以慢性阻塞性肺疾病患者胸科手术时应慎用这两类药物。

挥发性麻醉药可明显增强钙通道阻滞剂对心脏传导系统的抑制，甚至可引起严重心动过缓(<30 次 /min)、房室传导阻滞和窦性停搏等致命性心律失常，如果不立即停用挥发性麻醉药，采用何种方法治疗均难奏效。挥发性麻醉药与维拉帕米联合应用时，对房室传导的抑制作用较与地尔硫䓬联合应用时明显，但与硝苯地平联合应用时则不明显影响房室传导。钙通道阻滞剂不增强挥发性麻醉药对普尔基涅纤维和心室内传导的抑制作用，而且维拉帕米和地尔硫䓬还可降低氟烷麻醉时肾上腺素诱发心律失常的阈值。

临床实践证明，围麻醉期应用钙通道阻滞剂的患者可应用吸入麻醉。相比之下，异氟烷和氟烷对钙通道阻滞剂的增强作用较恩氟烷轻，更适宜临床应用。但在心功能衰竭或传导阻滞患者吸入麻醉中，则应避免应用维拉帕米或地尔硫䓬。如果联合应用两药时出现严重的慢性心律失常，应立即停止挥发性麻醉药，必要时可应用小剂量的钙剂，以恢复正常的心肌传导功能。

钙通道阻滞剂可抑制中枢神经系统肾上腺素释放，影响脑内阿片受体功能，从而增强麻醉药物和阿片类药物的中枢抑制作用。例如维拉帕米可降低氟烷MAC，地尔硫䓬可增强吗啡的镇痛作用。但是，联合应用钙通道阻滞剂和大剂量阿片类药物不会导致严重不良反应，例如心功能良好的冠心病患者实施大剂量芬太尼麻醉时，每次静脉注射维拉帕米5mg，仅使外周血管阻力和动脉压轻度降低，而肺毛细血管楔压和心输出量均无明显变化。

虽然钙通道阻滞剂不影响机体的肌颤搐反应，但可通过抑制钙离子内流引发的乙酰胆碱释放而增强肌肉松弛药的作用。这种效应与抗生素的肌肉松弛增效作用非常相似。研究发现，钙通道阻滞剂可增强琥珀胆碱、泮库溴铵、罗库溴铵和维库溴铵的肌肉松弛作用。术后应用硝苯地平可增强肌肉松弛药残余作用，加重肺通气不足的程度。联合应用钙通道阻滞剂，抗胆碱酯酶药对非去极化肌肉松弛药的拮抗作用仍然有效，其中艾宙酚的拮抗作用较新斯的明更有效。

4. 血管紧张素转换酶抑制剂　长期服用血管紧张素转换酶抑制剂（angiotensin converting enzyme inhibitor，ACEI）可引起机体肾素-血管紧张素-醛固酮系统功能抑制，使患者对麻醉药物循环功能抑制作用的敏感性明显增强，可导致术中血压突然降低，在体液大量丢失或神经-内分泌应激反应受各种疾病或药物影响而被抑制时，可发生严重低血压反应。长期服用ACEI还可耗竭血管中的血管紧张素-Ⅱ，虽然这有益于维持“正常”的血管结构，但却增强血管内皮细胞的扩血管功能，导致机体对肾上腺素能药物的反应降低，一旦术中发生低血压，应用传统的升压药物进行治疗效果常常不理想。因此，多数学者建议手术当日清晨应停用ACEI，以策安全。但是，术前不停用ACEI亦有一些难以替代的有益作用：①预防术中高血压反应；②因改善机体肾功能和减轻冠脉血管收缩等作用，对心脏和肾脏发挥保护作用。

5. 其他　利血平（reserpine）可消耗体内儿茶酚胺储存，服用该药的患者对麻醉药物的心血管抑制作用非常敏感，术中非常容易发生血压降低和心率减慢，故需特别警惕。采用椎管内麻醉时，低血压反应则更为普遍，且程度亦较严重。当服用利血平的患者术中发生低血压时，选用药物治疗应格外慎重。如果应用直接作用的拟交感神经药物（例如肾上腺素、去甲肾上腺素等），可发生增敏效应和血压骤升，而应用间接作用的拟交感神经药物（例如麻黄碱）升压效应却常常不明显。有人推荐应用甲氧明（methoxamine）进行治疗，小剂量分次给药，每次0.25mg，逐渐提升血压至满意水平。利血平可增强挥发性麻醉药效能，使其MAC降低大约20%~30%；但由于它能降低机体的惊厥阈，术中不宜吸入高浓度的恩氟烷。

胍乙啶（guanethidine）的降压机制与利血平相仿，只是不通过血-脑屏障，故无中枢神经作用。该药可增加患者对交感神经阻滞的敏感性，引起容量血管扩张，而且还能造成反射性血压调节机制障碍，所以麻醉时低血压可能十分常见。与利血平一样，胍乙啶亦能改变拟交感神经药的效能，在联合应用氯胺酮、泮库溴铵等有拟交感神经活性的药物时，亦可导致血压过度升高。三环类抗抑郁药和神经安定药都可妨碍胍乙啶进入肾上腺素能神经元，使其降压效应消失。

（二）α_2 受体激动剂

目前，α_2 受体激动剂已很少用于治疗高血压，但作为一种麻醉辅助药，它在临床麻醉和疼痛治疗中的应用却越来越广泛，甚至还有人单独应用高选择性的 α_2 受体激动剂-右美托咪定（dexmedetomidate）在ICU中代替丙泊酚或咪达唑仑用于危重患者长时间的镇静。α_2 受体激动剂除有镇静、镇痛作用外，还有降血压、抗焦虑、抗惊厥和抗休克等多种效能。

α_2 受体激动剂可产生与苯二氮䓬类药物相似的良好抗焦虑和镇静作用；而且该药可作用于脑干蓝斑肾上腺素能神经元突触前膜的 α_2 受体，降低中枢交感神经张力，以协同作用方式增强全身麻醉药作用，减少麻醉诱导和维持时的药物用量，可作为麻醉前用药。例如术前口服可乐定（clonidine）2或4μg/kg，小儿吸入麻醉诱导和气管插管所需的七氟烷浓度由对照组的3.2%±1.3%分别降低至2.5%±0.1%和1.9%±0.2%；术前静脉注射右美托咪定0.6μg/kg，硫喷妥钠的诱导剂量降低23%，术中维持剂量也明显降低；术前应用 α_2 受体激动剂还有助于减轻喉镜显露和气管插管的不良反应，有效降低此时儿茶酚胺、皮质醇和β-内啡肽等应激性激素分泌，以维持血流动力学的稳定，加速术后的苏醒。对于异氟烷-N_2O-O_2-芬太尼麻醉下行择期手术的患者，术前口服可乐定5μg/kg能使维持麻醉所需的异氟烷浓度降低40%。必须注意，α_2 受体激动剂增强麻醉药物效能的作用存在“封顶”

效应，所以术前不宜应用大剂量 α_2 受体激动剂。

无论给药途径如何，α_2 受体激动剂均能通过 α_2 受体干扰体内 P 物质释放，影响 5- 羟色胺能神经元和胆碱能神经元功能，从而调节体内抗伤害反应机制，产生强效镇痛作用，并增强阿片类药物的镇痛作用。例如术前口服可乐定 5μg/kg 可使术中芬太尼和阿芬太尼用量分别降低 50% 和 40%；与术前肌内注射咪达唑仑 0.08mg/kg 相比，术前肌内注射右美托咪定 2.5μg/kg 可使术中芬太尼用量降低 35%，而且术前应用可乐定明显减少术后患者自控镇痛所需的吗啡用量。应该指出的是，α_2 受体激动剂与 δ 受体激动剂是产生协同性抗伤害作用，而与 μ 受体或 κ 受体激动剂则是产生相加性抗伤害作用。

虽然 α_2 受体激动剂有如此明显的优点，但目前其尚未成为常规术前用药。因为联合应用 α_2 受体激动剂患者围麻醉期发生心动过缓和低血压的比例较高，甚至有时可高达 50%。因此，有人主张围麻醉期应用 α_2 受体激动剂时需要联合应用抗胆碱药物，尤其在术中应用阿片类药物或新斯的明等其他具有拟迷走神经作用的药物时，抗胆碱药物的应用更不可缺少。

可乐定可增强局部麻醉药的脊髓麻醉效能，延长其作用时间，甚至较肾上腺素更有效。由于应用剂量较小，鞘内注射可乐定不会引起脊髓局部缺血和神经毒性反应，也不增强局部麻醉药的毒性。再者，可乐定亦能增强椎管内应用阿片类药物的镇痛作用。

（三）抗心律失常药物

由于各种抗心律失常药物（心肌抑制作用为主，周围血管作用次之）均可影响血流动力学稳定，而许多麻醉药物对心肌电生理功能亦有影响，所以联合应用时可产生非常复杂的相互作用，能够导致严重循环功能变化（例如严重低血压），甚至加重已有的心律失常或诱发新的心律失常，故术中需要特别注意。例如美西律（mexiletinum）的心肌抑制作用非常轻微，但在麻醉药物抑制心功能的情况下再应用该药，则可导致严重血流动力学紊乱；氯丙嗪具有奎尼丁样作用，与麻醉药物联合应用后可诱发严重室性心动过速，甚至晕厥；普鲁卡因胺（procainamide）可增强氟烷、恩氟烷或异氟烷等强效挥发性麻醉药的心血管系统抑制作用，能导致严重低血压，而麻醉药物又能增强普鲁卡因胺对异位起搏点和房室传导的抑制，有诱发心搏停止的危险。

麻醉期间发生室性心律失常时，常常首选静脉注射利多卡因进行治疗。但由于大多数麻醉药物可降低肝脏血流量，所以能够减慢利多卡因清除和提高其血浆浓度。因此，麻醉中应用利多卡因应酌情减量，以预防利多卡因的毒性作用，尤其在持续静脉应用利多卡因时更应如此。氟烷可通过干扰房室传导而诱发室性心律失常，利多卡因不能消除此种心律失常，反可使之加重。联合应用利多卡因和巴比妥类药物时，呼吸暂停的发生率明显增加；口服普鲁卡因胺患者静脉应用利多卡因时，随利多卡因剂量增加患者可出现躁动不安和谵妄；应用奎尼丁的患者，静脉给予利多卡因后可出现室性停搏。奎尼丁与利血平、胍乙啶或甲基多巴等降压药物联合应用时，毒性作用增大，心肌抑制作用增强，而后者的降压作用也更为明显。

影响心脏传导等心肌电活动的各种抗心律失常药物均影响神经 - 肌肉接头的离子传导，从而增强肌肉松弛药的效能。例如，利多卡因、普鲁卡因胺、普萘洛尔和苯妥英钠等抗心律失常药物可使右旋筒箭毒碱的作用时间延长 25%；术后在麻醉恢复室应用奎尼丁治疗心律失常可强化肌肉松弛药的残余作用，使患者出现呼吸抑制，而且用艾宙酚拮抗不能逆转。为此，联合应用抗心律失常药物时，术中宜适量减少肌肉松弛药的用量，术后应特别警惕“再箭毒化”（recurarization）的发生。

（四）强心苷类药物

苯巴比妥类药物可通过酶诱导作用加速强心苷类药物（cardiac glycosides）代谢，降低其血药浓度。通常情况下，清醒状态下能达到满意疗效的强心苷类药物剂量，在麻醉后常常显得用量不足；麻醉状态下剂量适宜的强心苷类药物在清醒后则出现药物过量表现。此外，应用地高辛（digoxin）或洋地黄毒苷（digitoxin）的患者，尤其已达洋地黄化时，再应用琥珀胆碱可因一过性高钾血症而诱发心律失常，严重者甚至可出现心室停搏。

强心苷类药物可与许多其他药物发生相互作用。例如拟交感神经药（特别是 β 受体激动剂）在提高心肌自律性的同时，可增强强心苷类药物的毒性作用；新斯的明可因迷走神经样作用而加重强心苷类药物减慢心率的作用，诱发心动过缓；联合应用强心苷类药物和利血平、胍乙啶等儿茶酚胺耗竭类药物可引起心动过缓和房室传导阻滞，甚至出现窦性停搏。奎尼丁、胺碘酮（aminodarone）和地西泮等高蛋白结合率药物可因蛋白置换作用升高血浆游离型地高辛浓度，因而可诱发洋地黄中毒现象。

长期应用排钾类利尿药物或肺通气功能异常均可导致低钾血症、低镁血症和酸碱平衡失调，增加强心苷类药物的毒性作用；保钾类利尿药物则可降低地高辛清除率，升高其血浆浓度。应用强心苷类药物的患者必须禁用儿茶酚胺类药物、甲状腺激素、溴苄铵或钙盐，即使大量输血后补充小剂量钙剂亦应谨慎，以免诱发严重心律失常。对于年老、体重过轻或肝肾功能异常患者，必须减少强心苷类药物用量，与其他药物联合应用时则更应谨慎。预激综合征患者和应用维拉帕米的患者均应禁用强心苷类药物。

（五）拟交感神经药

氟烷可增强心肌对拟交感神经药的敏感性，增加术中心律失常的发生率。为了预防这种不良反应，术中需要应用肾上腺素时不宜选用氟烷，而以选用异氟烷和七氟烷最为恰当；但是在应用异氟烷时，术中肾上腺素用量最好限制在≤ 3μg/(kg·30min)水平。挥发性麻醉药增强心肌对肾上腺素敏感性的特性受许多药物的影响，例如硫喷妥钠、钙剂和抗胆碱能药物均可增加吸入麻醉时应用肾上腺素诱发心律失常的可能，而镁盐、普萘洛尔、钙通道阻滞剂和可增强迷走神经张力的药物则能减少肾上腺素诱发心律失常的发生，尤其是在应用硫喷妥钠麻醉诱导后，挥发性麻醉药更易促使肾上腺素诱发心律失常。

硫喷妥钠、丙泊酚等静脉麻醉药与卤族挥发性麻醉药具有相似的特性，即使心肌对肾上腺素致心律失常效应增敏。因此，选用硫喷妥钠或丙泊酚麻醉时应严格控制肾上腺素用量，需要应用大量肾上腺素时可应用依托咪酯、咪达唑仑等其他静脉麻醉药，以降低心律失常发生的危险。另外，处理局部麻醉药（含肾上腺素）中毒反应时，为避免严重室性心律失常的发生，也不宜应用硫喷妥钠或硫戊巴比妥，最好应用其他巴比妥类药物（例如苯巴比妥或甲己炔巴比妥钠）或苯二氮䓬类药物。

二、治疗中枢神经系统疾病的药物

（一）抗抑郁药

1. 单胺氧化酶抑制剂　单胺氧化酶（monoamine oxygenase，MAO）是生物体内重要的一种代谢酶，可催化大约 15 种生物胺类物质的氧化脱氨基反应，主要有两种同工酶，其中 A 型 MAO 可降解去甲肾上腺素、肾上腺素和 5- 羟色胺；B 型 MAO 可降解苯乙胺、苄胺等非极性的芳香胺类物质；而多巴胺和酪氨酸则可被 A 型或 B 型 MAO 共同降解。单胺氧化酶抑制剂（monoamine oxygenase inhibitor，MAOI）是最早用于治疗抑郁症的一类药物，其经典药物有苯乙肼（phenelzine）、异卡波肼（isocarboxazid）和超苯环丙胺（tranylcypromine）等，可通过不可逆性与 MAO 共价结合而抑制 MAO 功能。此外，这类药物还能抑制肝微粒体酶等其他酶系统，不仅具有明显的肝脏毒性，而且可影响许多药物代谢。一般情况下，停药 2 周后肝脏的 MAO 才能缓慢恢复原有活性。目前，这些药物正逐步退出临床，而被新型的 MAOI 所代替。这种新型药物能通过可逆性竞争过程，特异性抑制 A 型 MAO（例如吗氯贝胺，moclobemide）或 B 型 MAO（例如司来吉林，selegiline），故副作用明显减少，而且停药后 MAO 功能可很快恢复。

MAOI 能与许多麻醉药物发生相互作用，例如减慢巴比妥类药物的肝脏代谢，提高其血药浓度，术中宜适量减少巴比妥类药物用量；但是 MAOI 与依托咪酯、丙泊酚、苯二氮䓬类药物或神经安定类药物联合应用则较为安全，罕有严重不良反应。

服用 MAOI 患者应用拟交感神经药时必须谨慎，由于 MAOI 可引起神经末梢内大量去甲肾上腺素蓄积，联合应用间接作用的拟交感神经药（例如麻黄碱、间羟胺、苯丙胺等）可引起体内蓄积的去甲肾上腺素释放，造成剧烈的肾上腺素能反应，甚至引起高血压危象。所以，临床上应避免此两类药物联合应用，对兼有直接和间接作用的多巴胺也相对禁忌。MAOI 与直接作用的拟交感神经药（例如肾上腺素、去甲肾上腺素、异丙肾上腺素、甲氧明、去氧肾上腺素等）联合应用则较为安全。

必须强调，MAOI 与哌替啶之间的相互作用可引起两种类型的严重不良反应。Ⅰ型为兴奋性反应，患者表现为突发性激动、谵妄、头疼、低血压或高血压、肌挛缩、高热和惊厥，甚至出现昏迷和死亡。造成此反应的原因是哌替啶阻断了突触前膜对 5- 羟色胺的摄取，从而增强 MAOI 升高脑内 5- 羟色胺浓度的作用，而且哌替啶分解后生成的具有致惊厥作用的代谢物 - 去甲哌替啶也参与该不良反应。Ⅱ型为抑制性反应，患者可出现呼吸抑制、心血管功能衰竭或昏迷。Ⅱ型反应尤为凶险，主要原因是MAOI可抑制肝脏代谢哌替啶的N-脱甲基酶，使哌替啶在体内大量堆积。采用新型MAOI可明显减少联合应用这两种药物的这些不良反应。除哌替啶之外，虽然其他阿片类药物与MAOI联合应用仍较安全，但是苯哌利啶（phenoperidine）可代谢生成哌替啶、去甲哌替啶和尼酸，也应禁忌与MAOI联合应用。

既往一直主张术前应停用MAOI 2~3周。新近观点认为只要做好认真的术前准备，服用MAOI患者即使术前不停药，仍能以较小的风险接受麻醉，尤其是服用新型MAOI的患者，其麻醉风险明显降低。

3

2. 环族抗抑郁药　三环类抗抑郁药包括丙米嗪（imipramine）、氯米帕明（clomipramine）、多塞平（doxepine）和阿米替林（amitriptyiine）等药物，它们可阻断突触前膜摄取去甲肾上腺素、5-羟色胺和多巴胺，增加中枢和外周肾上腺素能神经的功能，是治疗抑郁症的一类经典药物。由于具有明显的抗胆碱作用和心脏毒性作用，目前它们正逐渐被四环类抗抑郁药，例如马普替林（maprotiline）、米安色林（mianserine）等所取代。虽然这类药物在围麻醉期可引起一些严重不良药物相互作用，但只要术前做好周密麻醉计划，并准备好相关的应急措施，则能避免和减轻这些不良反应，故术前不必停药。

环族类抗抑郁药在提高中枢神经系统兴奋性的同时可降低机体的惊厥阈值，尤其是四环类抗抑郁药——马普替林，该作用比传统的三环类抗抑郁药更强，在恩氟烷麻醉时有诱发患者癫痫发作的高度可能。异氟烷麻醉不导致脑电图棘波活动，可避免发生此种不良反应，所以更适宜在服用该类药物患者应用。

三环类抗抑郁药具有中枢和外周双重抗胆碱能作用。当围麻醉期将三环类抗抑郁药与其他具有抗胆碱能作用的药物联合应用时，可增强其抗胆碱能效应，使患者术后出现意识模糊、定向障碍、幻觉和谵妄等“中枢性抗胆碱综合征”表现。因此，围麻醉期需要应用三环类抗抑郁药的患者（尤其是老年人），术前应适当降低阿托品或东莨菪碱的用量，或选用无中枢作用的抗胆碱药物，例如后马托品（homatropine）、溴化甲基东莨菪碱（methscopolamine bromide）或格隆溴铵（glycopyrrolate）等作为术前药物。

三环类抗抑郁药可增强肾上腺素、去甲肾上腺素等拟交感神经药的反应性，容易导致高血压和心律失常等不良反应，甚至可引起卒中和死亡。三环类抗抑郁药与氯胺酮、泮库溴铵等具有拟交感神经作用的药物联合应用亦能诱发升压和心脏毒性反应，而且三环类抗抑郁药可增强氟烷和恩氟烷的致心律失常作用。因此，长期服用三环类抗抑郁药的患者术中宜采用异氟烷或七氟烷麻醉，并且应避免应用具有拟交感神经作用的药物，如果必须应用这些药物，则应酌情减量。一旦发生高血压危象，应立即应用α受体阻滞剂或血管扩张药进行治疗。局部麻醉时，局部麻醉药液中应加入不与三环类抗抑郁药发生相互作用的血管收缩剂，例如合成多肽类升压药苯赖加压素（felypressin），浓度最好是控制在0.03U/ml，而且总量低于8ml。

三环类抗抑郁药可增强巴比妥类药物的中枢抑制作用，此种药物相互作用的机制目前尚不十分明确，可能是与其酶抑制有关。因此，建议长期服用此类药物的患者术中应酌情减少巴比妥类药物用量。三环类抗抑郁药还能影响阿片类药物的镇痛作用，即丙米嗪或阿米替林可增强吗啡和哌替啶的镇痛作用，同时增强其呼吸抑制作用。

（二）抗癫痫药物

许多抗癫痫药物均是临床上重要的酶诱导药物，尤其是卡马西平（carbamazepine）和苯妥英钠（phenytoin sodium），不仅是细胞色素P_{450}酶系的强效诱导剂，同时还能诱导尿苷二磷酸葡萄糖醛酸转移酶等其他生物酶活性。所以抗癫痫药物可与许多药物发生相互作用，并影响它们作用的发挥。当联合应用两种抗癫痫药物时，因相互酶诱导作用，治疗效果不但不能增强，反而可诱发药物毒性作用。

抗癫痫药物可促进苯二氮䓬类药物的生物转化，降低其抗焦虑和镇静作用。服用卡马西平或苯妥英钠患者，口服咪达唑仑15分钟后其血浆峰浓度和血浆药物浓度-时间曲线下面积（AUC）仅为对照组的7.4%和5.7%，消除半衰期缩短为对照组的42%，而且咪达唑仑的镇静作用明显减弱。由于地西泮的代谢产物—去甲安定仍具有镇静作用，所以联合应用抗癫痫药物不会降低地西泮的治疗作用。

长期服用抗癫痫药物患者的肝功能均有不同程度的损害，术中较易发生全身麻醉药蓄积中毒反应，且在苏醒前还可出现困倦、眩晕甚至昏睡等现象。某些抗癫痫药物还能影响神经-肌肉传递功能，从而改变肌肉松弛药的效能。例如，患者服用苯妥英钠后，泮库溴铵、氯二甲箭毒和维库溴铵的肌肉松弛作用减弱，但筒箭毒碱和阿曲库铵的作用则不受影响。

大多数抗癫痫药物均能与血浆蛋白结合，尤其是苯妥英钠的蛋白结合率更高，所以它们对其他药物的蛋白置换作用比较敏感，例如地西泮等药物能够与苯妥英钠竞争与血浆蛋白结合，置换后升高血浆游离苯妥英钠浓度和增加其毒性作用。通常情况下，麻醉前适当调整抗癫痫药物用量即可保持血药浓度稳定，不至于发生不良药物反应。

（三）抗精神病药物

1. 吩噻嗪类药物　包括氯丙嗪（chlorpromazine）、异丙嗪（promethazine）和奋乃静（perphenazine）等，是临床上常用的具有强镇静作用的抗精神病药物，它们能够增强巴比妥类药物和苯二氮䓬类药物的中枢抑制作用。例如氯丙嗪可延长硫喷妥钠的催眠时间，使硫喷妥钠的术中用量减少 60%。再者，吩噻嗪类药物可降低机体癫痫发作阈值，选用具有诱发癫痫作用的恩氟烷、氯胺酮等药物麻醉时应予以慎重。术前应用异丙嗪、奋乃静或甲哌氟丙嗪（trifluperazine）的患者，应用甲己炔巴比妥钠麻醉诱导时可出现肌颤、无意识躁动和肌张力增高等中枢神经兴奋表现。

吩噻嗪类药物具有外周和中枢双重抗肾上腺素能作用，不仅可引起机体血压降低，而且还能阻断 α 受体激动剂的升压效应。一旦术中发生低血压，应在积极补液的基础上选用适量的纯 α 受体激动剂 - 去甲肾上腺素或去氧肾上腺素提升血压，但不能应用肾上腺素。因为肾上腺素具有 α 和 β 受体双重激动作用，而吩噻嗪类药物，尤其氯丙嗪和硫利达嗪（thioridazine）可选择性阻断 α 受体作用而强化 β 受体作用，所以应用肾上腺素不但不能升高血压，反而可因血管扩张造成血压进一步降低。

吩噻嗪类药物具有明显的抗胆碱能作用，能与其他药物的抗胆碱能作用发生相加反应，引起外周抗胆碱作用增强（例如肠胀气、眼压升高和尿潴留等）和中枢抗胆碱效应增强（例如意识模糊、易激惹、谵妄和发热等）等一系列不良反应。因此，服用此类药物的患者，尤其老年人术前用药宜选用无中枢作用的抗胆碱药物，例如后马托品、溴化甲基东莨菪碱或格隆溴铵等。

吩噻嗪类药物亦可以相加或协同方式增强阿片类药物的镇痛作用，并能减轻阿片类药物的催吐效应，所以临床上常常联合应用这两类药物。但有研究发现，许多吩噻嗪类药物均具有轻度抗镇痛作用，而且与阿片类药物联合应用可加重其抑制呼吸和降低血压的作用，值得特别注意。

2. 丁酰苯类药物　丁酰苯类药物是临床上治疗精神病的常用药物，其中氟哌啶醇和氟哌利多还作为强效安定药物广泛应用于临床麻醉。丁酰苯类药物与吩噻嗪类药物具有许多相似作用，例如 α 受体阻滞和抗胆碱作用，术中与其他药物联合应用时应注意对相关不良反应的预防。丁酰苯类药物可诱发锥体外系反应，但这种副作用可被同时应用的其他麻醉药物或肌肉松弛药物的作用所掩盖，待后者作用消失后才明显表现出来。

临床麻醉中常常是将氟哌利多与哌替啶或芬太尼联合应用，以实施神经安定镇痛麻醉，或辅助其他药物加深麻醉。氟哌利多可增强哌替啶的呼吸抑制作用，尤其是用于产科镇痛时可导致新生儿呼吸抑制。丁酰苯类药物还可与氯胺酮联合应用，以减少苏醒期精神运动性反应。

三、抗感染药物

（一）抗生素

虽然许多抗生素均能增强肌肉松弛药作用，但其相关机制和作用强度各异。氨基糖苷类抗生素在神经 - 肌肉前膜具有类似镁离子的作用，阻碍运动神经末梢钙离子内流，从而影响乙酰胆碱释放。此外，氨基糖苷类抗生素还具有接头后膜稳定作用。所以联合应用氨基糖苷类抗生素可增强非去极化肌肉松弛药的效能，延长其作用时间。不同氨基糖苷类抗生素与肌肉松弛药联合应用产生协同作用的强度顺序为：新霉素 > 链霉素 > 庆大霉素 > 双氢链霉素 > 阿米卡星（amikacin）> 西索米星（sisomicin）> 卡那霉素 > 阿贝卡星（arbekacin）。

在抗生素对神经 - 肌肉接头功能的影响中，多黏霉素（polymyxin）的作用最强，它具有干扰接头前膜和后膜的双重作用，联合应用后所致的肌肉松弛作用不能被钙离子或胆碱酯酶抑制剂所拮抗。林可霉素和克林霉素可增强非去极化肌肉松弛药作用，但不能增强去极化肌肉松弛药作用，而且其部分作用可被钙离子或胆碱酯酶抑制剂所拮抗。

青霉素类和头孢菌素类（cephalosporins）抗生素在临床常用剂量不会明显增强肌肉松弛药作用。由于抗生素增强肌肉松弛药作用的机制非常复杂，所以临床上因联合应用抗生素而造成肌肉松弛时间延长时，最好是在维持人工通气下等待其自然恢复。此时，应用胆碱酯酶抑制剂不但很难将之完全拮抗，反而可加重神经-肌肉接头功能紊乱。虽然钙剂可拮抗它们引起的肌肉麻痹，但同时亦可导致抗生素灭菌效能减弱，通常不提倡应用。

3

大环内酯类抗生素具有明显的酶抑制作用，可与麻醉用药发生不良相互作用。大环内酯类抗生素可与 $CYP3A_4$ 血红素结合形成稳定的复合物，对 $CYP3A_4$ 功能呈剂量依赖性抑制，从而影响苯二氮䓬类药物和阿片类药物代谢，延长其作用时间。例如与红霉素联合应用时，阿芬太尼的消除半衰期可从 84min ± 8.2min 延长到 131min ± 43min，清除率从 3.9ml ± 0.8ml/kg 减少到 2.9ml ± 1.2ml/kg，其呼吸抑制作用亦明显延长。但红霉素对舒芬太尼的代谢过程无明显影响。口服红霉素 1 周（500mg/ 次，3 次 /d）的患者，术前口服咪达唑仑的 AUC 比对照组增加 4 倍，血浆峰浓度增高 3 倍，镇静和遗忘等作用的持续时间明显延长。

（二）抗结核药物

利福平是治疗结核病的一线药物，可与多种药物发生相互作用。通过对肝脏细胞色素 P_{450} 酶的诱导作用，利福平可增强吗啡、芬太尼等阿片类药物代谢，从而需要应用更大剂量才能达到满意的镇痛作用。例如联合应用利福平和美散酮的患者，停用利福平后美散酮的血浆浓度明显增高（33%~68%）。此外，利福平还能诱导肠道内（主要是小肠近端）$CYP3A_4$ 活性，影响口服苯二氮䓬类药物的生物利用度。利福平还能加快糖皮质激素代谢，联合应用时也必须增加糖皮质激素用量。

异烟肼的代谢物之一——联胺可促进肝脏细胞微粒体细胞色素氧化酶 P_{450} 生成，加速体内卤族挥发性麻醉药的脱氟基反应，从而增加氟离子生成。研究发现，长期服用异烟肼可明显增加恩氟烷麻醉时的血浆氟离子浓度，甚至可达肾毒性水平。为此，服用异烟肼患者不宜应用恩氟烷麻醉。此外，异烟肼的代谢物具有 MAO 抑制作用，也不宜与哌替啶联合应用。

（三）抗真菌药物

吡咯类抗真菌药物不但可抑制真菌的细胞色素 P_{450} 酶，也能抑制人肝脏微粒体酶系功能，其中对 $CYP3A_4$ 的抑制作用最明显，$CYP1A_2$ 次之，而对 CYP2C 和 CYP2D 的抑制作用最弱。由此可见，抗真菌药物能够与许多药物发生相互作用。例如联合应用抗真菌药物可减少环孢素用量，降低肿瘤患者应用该药的治疗费用。抗真菌药对苯二氮䓬类药物的水解也有明显抑制作用，可明显增强其治疗作用。

四、其他

（一）支气管扩张药

氨茶碱是通过抑制磷酸二酯酶而松弛支气管平滑肌，常用于哮喘和肺部阻塞性疾病的治疗。由于其治疗窗窄，毒性作用较大，临床上已逐渐被选择性 β_2 受体激动剂所取代。在吸入全身麻醉中联合应用氨茶碱，大约 5%~10% 的患者出现心律失常，其血药浓度均超过治疗范围，尤其是在已应用麻黄碱或去甲肾上腺素后再给予氨茶碱时，更易诱发心律失常的发生。研究证实，挥发性麻醉药可抑制氨茶碱的肝脏代谢，明显延长其清除半衰期（氟烷为 3.3 倍，恩氟烷为 1.6 倍），增加心肌对该药的敏感性，导致心律失常。所以吸入全身麻醉时应慎用氨茶碱，尤其不宜再联合应用其他拟交感神经药物。

虽然氯胺酮和氨茶碱均不降低机体的癫痫阈值，但联合应用两药后却可使机体的癫痫阈值降低，联合应用也必须谨慎。此外，氨茶碱对肝药酶诱导剂和抑制剂的作用比较敏感，联合应用时应注意调整氨茶碱用量。

高选择性 β_2 受体激动剂是目前治疗支气管痉挛的首选药物，这类药物毒性作用较低，很少与其他药物发生严重的不良反应。

（二）H_2 受体阻滞剂

H_2 受体阻滞剂—西咪替丁是一种强效肝药酶抑制剂，可通过其咪唑环上的氮原子直接与细胞色素 P_{450} 酶血红素上的铁原子结合，实现对该生物酶的抑制，使阿片类药物、苯二氮䓬类药物、利多卡因和华法林等多种药物的生物转化（Ⅰ相反应）发生抑制。西咪替丁与这些药物联合应用时，可使其血药浓度升高，作用增强。例如静脉注射西咪替丁可明显增加咪达唑仑的稳态血浆浓度，使其从 56.7ng ± 7.81ng/ml 增加到 71.3ng ± 19.6ng/ml；与地西泮联合应用时，也能使其血药浓度增加 62%。此外，西咪替丁还可使利多卡因清除率降低 25%~30%、分布容积降低、血浆浓度增加和半衰期延长，从而促使利多卡因局部神经毒性反应以及惊厥、心律失常等全身毒性反应的发生；但是西咪替丁并不影响布比卡因的药代学过程。

由于用呋喃环取代了西咪替丁上的咪唑环，所以虽然雷尼替丁（ranitidine）仍能与肝脏细胞色素 P_{450} 酶形成复合物，但其酶抑制作用则明显低于西咪替丁。其他 H_2 受体阻滞药，例如法莫替丁（famotidine）和尼扎替丁（nizatidine）等对肝脏细胞色素 P_{450} 酶活性也无明显抑制作用。

（三）抗癌药物

许多抗癌药物均需依赖肝药酶催化进行生物转化，长期用药后可明显影响该酶系统的功能，使各种麻醉用药的肝脏代谢过程发生改变。因此，长期服用抗癌药物或免疫抑制剂的患者，麻醉时需要适当减少麻醉药物用量。由于许多抗癌药物可抑制血清胆碱酯酶活性，而且癌细胞本身亦能激活胆碱酯酶抑制物，所以癌症患者应用肌肉松弛药时必须非常谨慎。此外，局部麻醉药不仅可增强肿瘤细胞的热敏感性，而且对抗癌药物具有增敏效应。丙卡巴肼可抑制 MAO，增加间接拟交感神经药的升压作用，与氯丙嗪等联合应用时可发生高血压危象，并能诱发或加重锥体外系症状。

（四）激素类药物

巴比妥类药物不仅能够通过抑制促肾上腺皮质功能而降低皮质激素分泌，而且亦能通过酶促作用降低皮质激素类药物的作用。联合应用皮质激素和噻嗪类利尿药物可加剧机体钠丢失，增强肌肉松弛药作用，增强强心苷毒性作用，还能诱发肝性脑病。此外，肾上腺皮质激素可降低癫痫阈值，术中最好不与氯胺酮联合应用。

甲状腺激素可提高心肌对儿茶酚胺的敏感性，可因麻醉和手术应激反应而导致心血管意外的发生，而且术中心律失常的发生率明显增加。因此，术前应考虑停药，并慎重选择适宜的麻醉方法。

（五）抗凝药物

肝素是心血管外科手术中常用的抗凝药物。在酸性环境下肝素容易失活，所以不宜与其他药物或溶液随意混合应用。与葡萄糖溶液混合时间过长的肝素也不能再应用。右旋糖酐可抑制红细胞和血小板聚集，防止血栓形成，与肝素联合应用时可增强肝素的抗凝活性，增加出血倾向，应适当减少肝素用量。

口服抗凝药物的治疗指数低，一些药物可通过不同方式改变其吸收、蛋白结合和代谢等过程，从而改变其抗凝活性。例如保泰松（butazolidin）、阿司匹林和氯丙嗪等药物可置换与血浆蛋白结合的香豆素类抗凝药物，使其游离型药物浓度增高，抗凝作用增强；巴比妥类药物、苯妥英钠等肝药酶诱导药物可加速华法林代谢和灭活，联合应用时必须增大剂量才能达到预期的抗凝作用；而酶抑制剂—西咪替丁则可减慢华法林代谢，增高其血药浓度，联合应用时应该适当减量。

（六）产科用药

在全身麻醉状态下，静脉应用缩宫素可引起低血压、心动过速和心律失常等不良反应，尤其是在氟烷麻醉下，这些不良反应更为常见，也更为严重。目前认为这些反应可能是与其血管扩张作用有关。氟烷、硫喷妥钠和吗啡等能够促使子宫松弛，从而可减弱缩宫素的子宫收缩作用。

硫酸镁是治疗产科子痫的常用药物，镁离子常常与肌肉松弛药发生相互作用。过量的镁离子除了对中枢神经系统具有抑制作用之外，还可抑制神经 - 肌肉接头乙酰胆碱释放，减弱运动终板对乙酰胆碱的敏感性和肌纤维的兴奋性，增强去极化和非去极化肌肉松弛药的作用。为此，应用硫酸镁的患者手术时，术中应酌情减少肌肉松弛药用量，并需进行神经 - 肌肉传递功能监测。

（七）锂盐

锂盐是治疗躁狂症的一种药物。由于治疗窗很窄（0.4~0.75mmol/L），临床上大多主张术前应停用锂盐 12 小时以上，对于大手术，停药时间还应进一步延长，以策安全。研究发现，锂盐可延长琥珀胆碱的作用时间，但常用剂量的锂盐与非去极化肌肉松弛药的相互作用非常轻微。此外，应用利尿药物或钠摄入受限患者，服用锂盐后可因锂离子排泄障碍而增加锂离子中毒的危险。

（八）抗帕金森病药

帕金森病常采用左旋多巴治疗，常用剂量对患者血压和心率通常无明显影响。因其作用时间较短，所以手术前可正常服药，术后也应该及时恢复用药以免病情失控。但氟烷麻醉时可出现低血压和心律失常。左旋多巴也不宜与氟哌利多和氟哌啶醇联合应用，因丁酰苯类药物可拮抗脑内多巴胺功能。

（九）口服避孕药

在长期口服避孕药的妇女，如果麻醉和手术中应用 6- 氨基己酸（6-aminocaproic acid，EACA）等止血药物，其凝血作用增强，因为口服避孕药物可提高人体血浆中Ⅶ、Ⅷ、Ⅸ和Ⅹ等凝血因子的含量。

第五节 药物相互作用与临床合理用药

联合用药作为一种重要的用药方法，正日益广泛地应用于临床各个学科，其美好的发展前景吸引了众多研究人员的关注，不少药学家和临床医师均把药物相互作用作为研究的主题，许多国家的药品管理机构甚至还专门成立了一些学术委员会负责管理和指导该方面的研究。在现有的医学文献中，药物相互作用内容所占的比率正在逐年增加，但也许是受传统的影响，这些研究内容更多地偏向于药物的不良相互作用，或仅介绍联合用药的副作用，以至令人产生错觉，认为联合用药并不安全。其实，药物不良相互作用仅占其中的很小部分，在更多情况下通过联合用药可获得最佳的临床治疗效果，临床麻醉也不例外。

根据临床意义可将药物相互作用分为四类：Ⅰ类，危险的相互作用(hazardous interaction)；Ⅱ类，应注意的相互作用(interaction of note)；Ⅲ类，可能的相互作用(possible interaction)；Ⅳ类，有益的相互作用(beneficial interaction)。其中Ⅰ类药物联合应用可引起严重不良反应，在任何情况下均属禁忌；Ⅱ类药物仅在必要时才可联合应用，用药中应密切观察，并需采取适当的措施以预防不良反应发生；Ⅲ类药物联合应用不会产生危害，属安全用药方法；Ⅳ类药物联合应用则可显示突出的优势，能更好地满足治疗需要，临床医师应主动加以应用。

药物相互作用是一种复杂的药理学现象。在患者年龄、身体状况、遗传背景和疾病等各种易感性因素和保护性因素的影响下，联合用药的临床效果可表现出明显的个体差异。面对药物相互作用的复杂内涵，临床医师在处理联合用药问题时，也因各自药理学知识和临床经验的不同，采取了迥然不同的态度和方法，其中一味地拒绝联合用药或一味地忽视不良药物相互作用的存在这两种极端的作法均不可取。在处理药物相互作用问题时，选择其他不会发生不良药物相互作用的药物进行治疗永远是最基本和首选的方法；但是如果没有其他更合适的药物可以选择，而且临床治疗又确实需要联合应用一些有可能发生不良相互作用的药物时，临床医生要勇于和巧于联合应用这些药物。为此，临床医师在用药过程中必须熟悉所要应用药物的药理学特性，尽可能地全面掌握它的疗效和各种毒副作用，了解它与其他药物之间可能存在的各种药物相互作用，学会根据患者的临床表现(尤其是血药浓度监测情况)或参考其他相关的临床报道、资料来制订和调整患者的用药方案，而且用药期间要始终保持高度的警惕性，细心监护，提前预防、及时发现和及早处理各种不良药物相互作用。只有依靠这种态度，才能科学合理地解决临床中的药物相互作用问题，保证患者的用药安全。

目前，新型药物不断问世，传统药物新的用途和新的用药方法也层出不穷，药物相互作用的内容于是得以日益充实和丰富；而围麻醉期药物相互作用内容作为其中的一个重要组成部分也在不断发展和完善。面对如此众多的药物相互作用，即使是一名优秀的麻醉科医师也不太可能(也没有必要)熟悉其中每一种有重要临床意义的药物相互作用。但是，对于临床联合用药的基本原则，则必须牢牢掌握，而且在实际工作中也必须自觉给予遵循。

1. 术前应详细了解患者病史，尤其是用药史，不能忽略任何与药物应用有关的有用信息；对重症患者，更应仔细询问术前1周内的用药情况。

2. 对于治疗指数较窄或需严格控制血药浓度在一定范围的药物，例如抗凝药物、降血糖药物、抗癫痫药物、抗惊厥药物、三环类抗抑郁药物、抗高血压药物、抗心律失常药物、抗感染药物、强心苷类药物、免疫抑制剂、细胞毒性药物等，在围手术期则应慎重应用，权衡利弊，细心观察患者反应。

3. 牢记常用的肝药酶诱导药和抑制剂，根据其药代学和药效学特点调整围麻醉期的用药方案。

4. 药物主要依靠肝脏和肾脏进行消除，而老年人肝、肾功能降低，用药风险明显增大。因此，在选择药物种类、确定用药剂量和给药间隔时必须格外慎重。

5. 在有多种治疗方案可以选择时，要善于多中选好，好中选优，尽量减少围麻醉期用药的种类，避免应用易发生不良药物相互作用或对其效能难以控制的药物。

6. 通常情况下，应选择那些对其药理特性比较熟悉、临床用药经验比较多的药物进行治疗，不宜在治疗过种中频繁地更换药物。

总之，要实现围麻醉期的合理用药，尤其是使联合用药发挥最佳的治疗效果，需要一名临床医师有深厚的药理学基础和丰富的临床经验。这将是一种不断积累、不断提高的漫长过程，而绝不可能一蹴而就。只有付出艰辛的努力，注意对相关知识的点滴积累，而且能够敏于发现、及时总结临床用药中药物效能的各种变化，才能不断提高处理药物相互作用的能力。

（薛富善　万　磊）

参考文献

[1] 邓小明，姚尚龙，于布为，等．现代麻醉学[M]. 4版．北京：人民卫生出版社，2014, 672-701.

[2] LONSDALE D O, BAKER E H. Understanding and managing medication in elderly people [J]. Best Pract Res Clin Obstet Gynaecol, 2013, 27 (5): 767-788.

[3] MERTES P M, AIMONE-GASTIN I, GUÉANT-RODRIGUEZ R M, et al. Hypersensitivity reactions to neuromuscular blocking agents [J]. Curr Pharm Des, 2008, 14 (27): 2809-2825.

[4] BÖHM R, REINECKE K, BEIN B. Anesthetic drug interactions [J]. Anasthesiol Intensivmed Notfallmed Schmerzther, 2014, 49 (5): 316-324.

[5] HANNAM J A, ANDERSON B J. Pharmacodynamic interaction models in pediatric anesthesia [J]. Paediatr Anaesth, 2015, 25 (10): 970-980.

[6] KIM D, KIM H J, AHN S. Anesthetics Mechanisms: A Review of Putative Target Proteins at the Cellular and Molecular Level [J]. Curr Drug Targets, 2018, 19 (11): 1333-1343.

[7] SAHINOVIC M M, STRUYS M M R F, ABSALOM A R. Clinical Pharmacokinetics and Pharmacodynamics of Propofol [J]. Clin Pharmacokinet, 2018, 57 (12): 1539-1558.

[8] STAWICKI N, GESSNER P. Residual Neuromuscular Blockade in the Critical Care Setting [J]. AACN Adv Crit Care, 2018, 29 (1): 15-24.

[9] CHADHA R M, ANISKEVICH S, EGAN B J. Pharmacology and Perioperative Considerations of Pain Medications [J]. Curr Clin Pharmacol, 2017, 12 (3): 164-168.

[10] KIM Y B, SUNG T Y, YANG H S. Factors that affect the onset of action of non-depolarizing neuromuscular blocking agents [J]. Korean J Anesthesiol, 2017, 70 (5): 500-510.

[11] SADANA N, JOSHI G P. Pharmacology and Perioperative Considerations for Psychiatric Medications [J]. Curr Clin Pharmacol, 2017, 12 (3): 169-175.

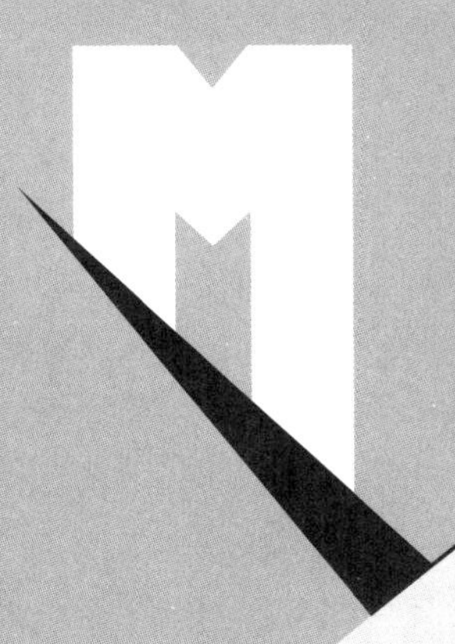

第四篇 临床监测

ODERN ANESTHESIOLOGY

第三十七章

监测仪的基本原理

目　录

在医学研究和医疗实践中，病情信息获取的基本途径为人类的感觉器官。患者自身的感官体验通过描述、表达，现代医学定义为“症状”。医者感觉器官的体验和观察获得的病情信息，现代医学定义为“体征”。无论中医的望、闻、问、切，抑或西医的视、触、叩、听，均体现了通过医者的眼、耳、手的感知功能，对患者“体征”信息获取的重要性。但是，人类感官的生理局限性，决定了其获取信息的敏感性和正确性的局限性，同时由于个体感官的差异，容易产生漏判或误判，从而导致漏诊和误诊的发生(图 37-1)。医者视、听、触觉对病情信息——体征获取的功能通过听诊器、血压计和心电图机首次得到拓展。近年来，脉搏氧饱和度仪、呼末气体分析仪、诱发电位监测仪、经食管超声诊断仪等，进一步增强了医者感官诊察疾病的功能。

监测技术是新科技助推医学发展的重要方面。麻醉学自其诞生，患者监测就是其关键和特色技术。随着麻醉学发展成为更复杂和综合化的学科，以及对重症患者的涉入，出现了更为先进复杂的监测仪器和数据分析技术。一些仪器的复杂性可能令人胆怯，但对这些技术的正确掌握和使用已成为临床责任的重要部分。麻醉科医师必须掌握和解读各类监测设备提供的数据，并且能够识别使用过程中出现的错误。这些仪器的工作原理、工作状态、影响因素以及常见故障排除方法，是我们知识构成中的重要部分，甚至应列入必需掌握的基本技能。麻醉科医师必须熟练掌握各种监测仪器的使用方法和固有性能特点，以免对错误数据缺乏辨别力和仪器故障束手无策，贻误救治机会。

对于临床麻醉，时间跨域于手术期间，病理生理因素包含麻醉手术病变及先前的并存疾病以及麻醉技术、麻醉药物和手术创伤对机体内环境的影响；对于外科或麻醉重症监测，时间多跨域于麻醉手术后，病理生理因素包括麻醉手术病变及先前的并存疾病以及麻醉技术、麻醉药物和手术创伤对机体内环境的后续效应。其共同特征之一，是病情和生命体征变化迅速，容易快速发展为危及生命的严重情况，不但需要正确的处理方案，更需要及时、迅捷的发现和诊断。“良医治未病”，应该体现为两种状态：其一是机体未发生病变前的预防措施，其二是病变未造成明显不良影响前的及时发现和处理。监测技术在临床麻醉和重症监测治疗领域的意义主要为后一种状态，在出现严重后果前，及时捕捉和发现不良征象，及时、正确地诊断和治疗，防止病情恶化。

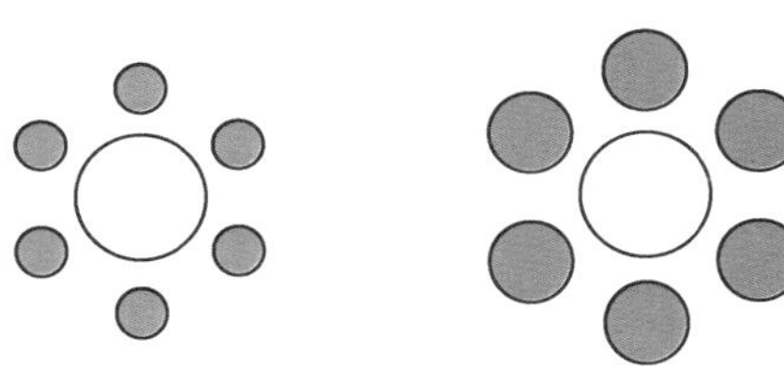

中间的白色圆圈，哪个更大？

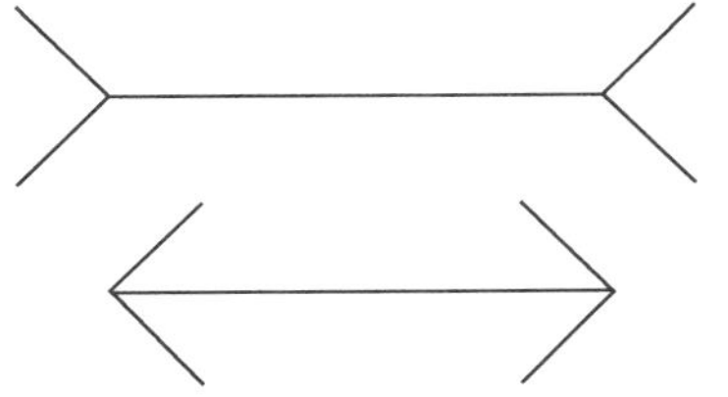

哪条横线更长？

图 37-1 视错觉

第一节 监测的基本概念

科学技术和材料技术的发展及其在医学领域的引入，既提高了感觉器官对传统病情信息获取的敏感性、准确性和量化程度，也可能弥补人类感官无法获取的信息信号。

医学监测的概念和实践从麻醉手术患者，引入到急、危、重症领域，伴随着人类感官物理学到新材料、新技术物理学的发展和应用，也是医学监测技术向定量和精细定量的发展。因此，医学监测作为医学科学化的重要组成部分，应是患者症状、体征的量化技术，是传统的望、闻、问、切或视、触、叩、听技术的拓展。

在临床麻醉和重症治疗领域，监护测量的解剖和病理生理范畴包含体温、生物电波、呼吸力学、血流动力、肌力运动等，涉及的物理量包括温度、压力、电流、速度等参数。在麻醉医疗实践的早期，麻醉科医师曾经凭借自身的视觉、听觉、触觉以及积累的经验(眼、耳、手及脑)，收集、分析和判断病情信息。

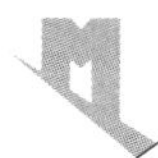

物理学新技术以及电子技术被引入到医学监护系统，增强了麻醉科医师的感知能力，补充了生理感官的不足，并助推了麻醉和重症临床医学的发展。

本章将对麻醉重症监护测量中涉及的可影响临床分析判断的通用物理和数学原理进行介绍，以期提高麻醉及重症医师等临床工作者对监测结果的错误、偏移和仪器故障等情况的鉴别能力，以免对异常情况束手无策，贻误医学决策和救治时机。

一、测量与监测

物理学中的测量是按照某种规律对物理量的确定，是以数学作为表达语言，对质量或能量等物理量的量化描述。在测量中既需要有可以感知的物理量，如热量、动量、质量，也需要有已知的标准或公认的尺度作为参照，如高度的量尺、脉率的时钟、热度的体温计、血压的压力计等。

测量是监测的基本成分，不同原理、设计、构造和材料的监测仪器或工具（眼、耳、手）是监测的基本条件。测量的参数、测量的频度、测量的工具，提示着不同强度的监测程度。

临床过程的测量频度对病情判断和诊断具有重要影响。一次测量结果只能说明即刻的生理病理状态。但医学实践中，尤其在麻醉重症医学领域，生理病理状况不但处于持续变化之中，而且，一些器官系统如循环、呼吸等参数变化迅速。随意或随机的个别时点测量的数据，临床意义存在局限性。因此，不但需要根据病情特点、影响因素、临床目的，选择测量的仪器和参数，还应该确定测量的频度。例如，为了解患者病情变化规律，每天早上或按照某种频度测量体温；麻醉手术期间至少每5分钟测量一次血压。这种根据病情病理生理特征，按照一定时间间隔即频度进行的医学测量即提升为医学监测，如果测量为连续不间断地进行，即为实时监测。麻醉科医师必须根据每个患者的病情特征、手术特点、麻醉方式等临床因素，制订个体化的麻醉手术期和麻醉手术后的监测方案，以便于掌握病情变化规律，及时发现危险信号。此外，依据时间流程反复多次测量所得的临床数据，可按照流水账数列、时间坐标等进行记录，甚至体现为连续显示的（实时）记录曲线。

19世纪70年代，Clover在实施氯仿吸入麻醉时左手把持患者脉搏的画像，彰显了麻醉监测的理念，谱写了手不离脉搏的古训（图37-2）。

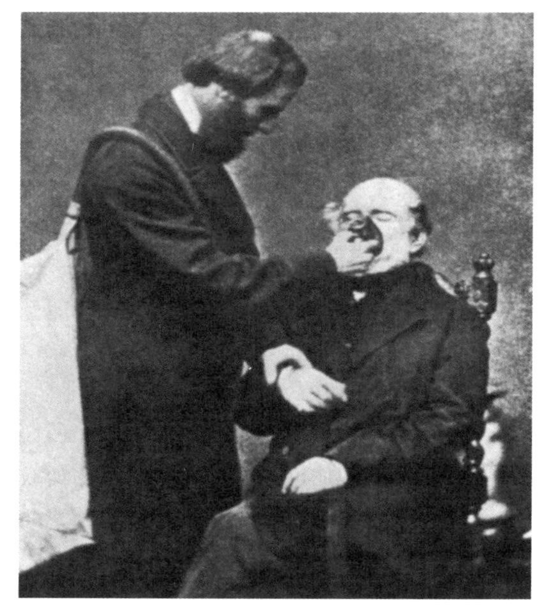

图37-2 Clover在19世纪70年代实施氯仿麻醉时的画像

1894年Cushing在哈佛医学院学习期间，评估麻醉药理时创建了最早的麻醉记录单，记录内容只有时间坐标上的脉率。1902年他又将动脉收缩压观察值记在这种麻醉记录单上（图37-3）。这样的实践开创了麻醉监测的记录格式，一直沿用至今，载入麻醉学发展史。

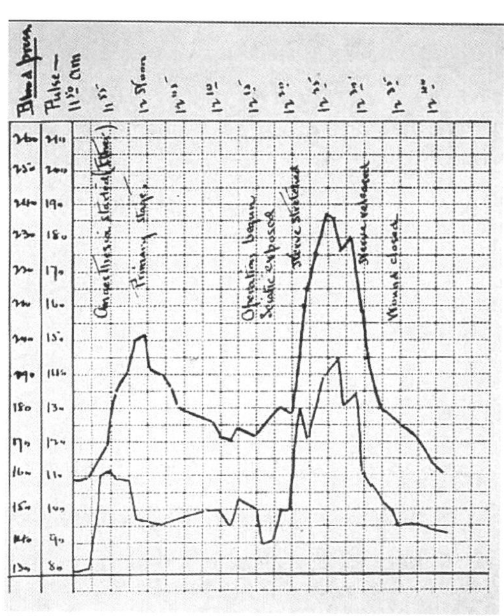

图37-3 Cushing于1903年做的麻醉记录单

二、测量误差

就像射击弹着点与靶心往往会存在一定距

离,任何测量都会有误差。理论上的误差是指测量值与真实值的差异。按照误差出现的规律和统计分布特征,可划分为随机误差、系统误差和粗大误差(图 37-4)。

(一) 系统误差

在相同测量条件下,对同一观察对象的物理量进行多次重复测量时,偏差的大小和符号(正值或负值)保持不变;或者在条件改变时,按一定规律变化的误差,称为系统误差(systemic error),又叫做规律偏差(bias)。系统误差的特点是测量结果的偏离数值总是按一定规律变化,或者偏大,或者偏小,具有重复性、单向性。经过多次测量结果求平均值不能消除系统误差,但可以在具体实验条件中,找出产生系统误差原因和特点,采取适当措施减小误差。最常见的方法是重新校正仪器的灵敏度,使其测量值符合金标准值或参考值(接近真实值)。

(二) 随机误差

在相同条件下对同一观察对象的物理量多次测量,测量值与金标准或参考值之间的差异或高或低,其差异的绝对值和符号无法预计,此类的测量误差称为随机误差(random error),也称为偶然误差或不定误差,是测量过程中由于一系列有关因素的随机波动而形成的误差。由于其误差值的随机性和相互抵偿性,误差的平均值将逐渐趋向于零,可以通过多次测量取平均数的方法逼近真实值,但不能通过校准的方法消除随机误差的影响。

(三) 粗大误差

粗大误差简称粗差,往往因为操作不规范等人为因素导致,其出现没有规律,而且数值大小可能远超一定范围。这就要求临床医护人员操作细致、遵从一定规范,以避免或降低粗差。

在医学测量和监测中,将公认的测量方法得到的测量值称为金标准(值),以其代表真实值。不同方法的测量值通过与金标准的比对,确定其误差。然而即使是金标准,也会与真实值存在偏差。从临床医师观察的角度,只要生理参数测量值的精确度达到符合临床决定所需要的程度,在不影响医学判定的情况下,测量仪器可以存在一定的误差范围,称为允许误差。

例如,动脉血压可通过几种方法测量,包括血压计袖带结合桡动脉触诊、血压计袖带结合听诊克罗特科夫(Korotkoff)音以及动脉内置管持续测量等。各种方法均有其不同的误差来源,所获得的动脉压力值也存在一定的差异。临床中具体选择哪种方法,既要参考其精确度,也要考虑临床需要和损伤因素,如血压测量的便捷性、血压变化观察的实时性和连续性、血压数据回顾的难易程度。相对于手工听诊法,由于自动示波装置有更好的数据易获性和再现性,被更多的采用;而且,不同个体通过听诊克罗特科夫音测量血压,可能闻及的声音点不同而记录不同的血压值,更易导致误差。

三、测量的准确度、精密度和精确度

测量中存在的误差影响着测量(监测)仪器的性能,是决定监测仪器准确度、精密度和精确度的关键因素,而且,不同特性的误差产生的影响不同。

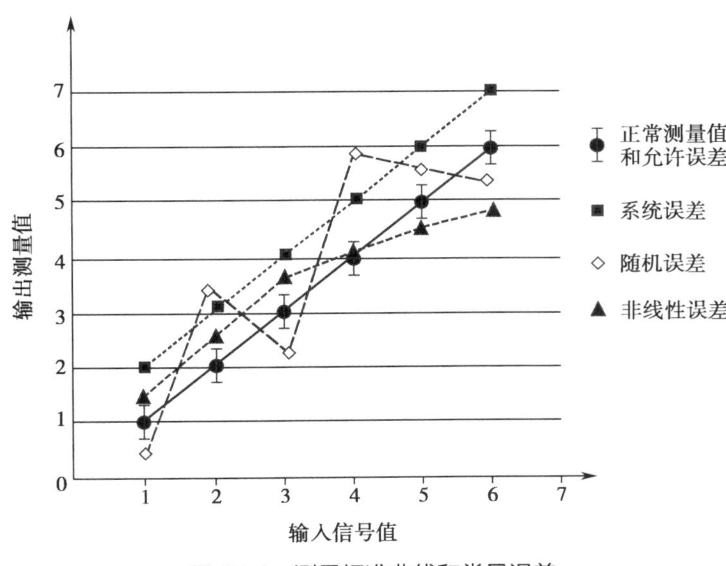

图 37-4 测量标准曲线和常见误差

（一）准确度（accuracy）

准确度表示测量值与真实值的符合程度，即测量值与理论真实值的接近度。准确度的数学语言可表示为：

$$准确度=\frac{实测值-真实值}{真实值}\times 100\% \quad (37\text{-}1)$$

准确度数值越小，提示仪器测量值越接近理论真实值。所以，精确度数值大表示测量值与真实值之间距离大，代表着"不准确"。

（二）精密度（precision）

精密度表示平行的重复测量值的相互符合程度。精密度代表着测量结果的可重复性（repeatability）和再现性（reproducibility），较大的精度值意味着仪器不稳定，存在较大的随机误差，所以该变量值更恰当的名称应为"不精确度"。

准确度和精密度是同一测量仪器系统中的两个概念。从测量误差的角度，准确度与测量仪器的系统误差或偏差有关；精密度反映的是测量的随机误差指标。统计量上，准确度体现为测量值的均数，精密度体现为测量值的标准差。精密度高，准确度不一定高，反之亦然。通过多次重复测量可以减小随机误差，改变精密度，但是不影响准确度。系统误差能够通过校正，得到准确的测量结果，但是校正措施没办法改变随机误差，即校正不能改变精密度。精密度太差的仪器，测量值忽高忽低，不能临床应用（图 37-5）。

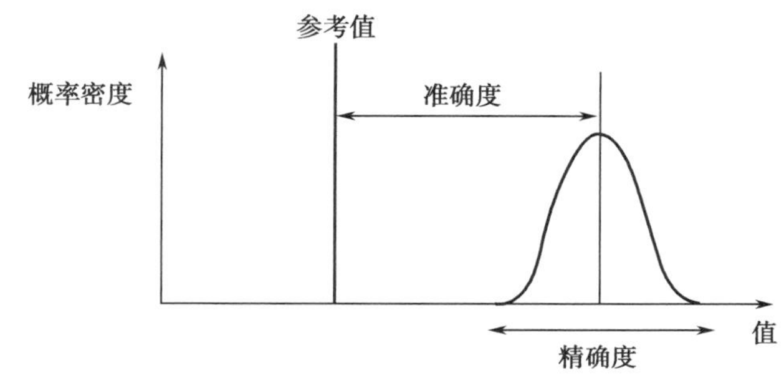

图 37-5　测量准确度和精密度坐标

（三）精确度

精确度是指物理量的重复测量所得的值之间的一致程度，以及测量（平均）值与真实值的接近程度，即是准确度和精密度的综合概念。从测量误差的概念，精确度是测量的系统误差和随机误差的综合反映（图 37-6）。

例如，考虑使用一种装置，其可以通过测量在体光吸收率估测血红蛋白（Hb）水平，可以经过测量手指的光吸收率判定血总红蛋白浓度（tHb），即脉搏血红蛋白浓度（SpHb）。经过与体外实验室测量的血总血红蛋白浓度进行比较，SpHb 明显有赖于手指的灌注（温度），而血 tHb 测量受血样本采集误差以及体外血液分析各种方法的误差影响。但因体外实验室分析是目前 tHb 测量方法的"金标准"，所以采用 Bland 和 Altman 推荐的方案（图 37-7），通过将 SpHb 值与 tHb 的比较，确定在体光吸收率测量 Hb 方法的准确度或偏差和精密度。如果

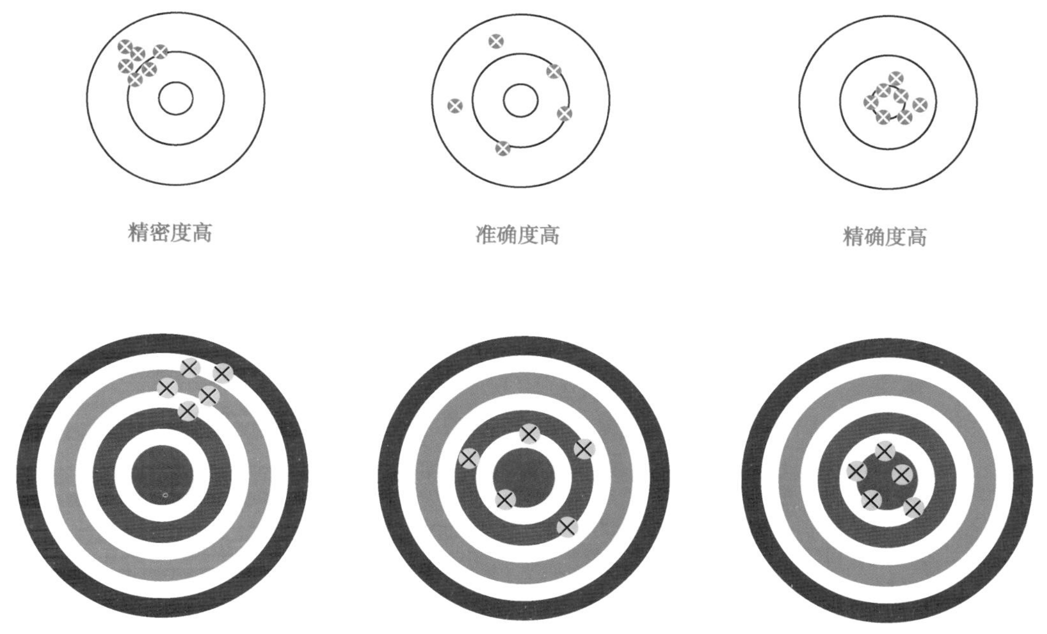

图 37-6　测量准确度和精密度以及精确度靶目标示意

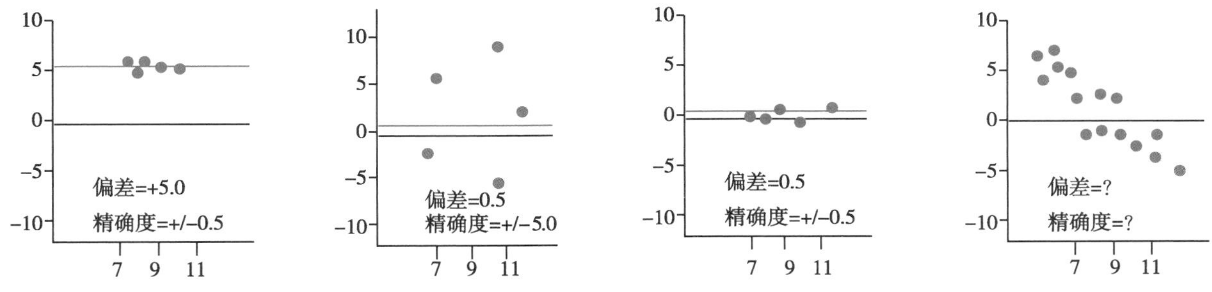

图 37-7　Bland-Altman 方法图示两种方法测量 Hb 的准确度和精密度

SpHb 读数平均比 tHb 高 50g/L，那么偏移量或系统误差为 50g/L，通过重新校准设备即调节系统误差，减小准确度数值，使得测量值与真实值或标准参考值更接近。精密度是此两种方法测量结果的标准差，是对随机误差或离散度（scatter）的量化表述。

临床医疗中，不同病理生理状态和治疗目的对测量值准确度的要求不完全一致，“绝对准确”关注测量值是否正确，“相对准确”关注测量值反应病情或生命体征变化趋势。影响临床决断的最小变化量越小，测量结果对准确度的要求也越苛刻。

“比例偏差（Proportional bias）”是医学测量工作中另一个需要关注的问题。精密度和由系统误差或偏差决定的准确度，二者数值均在临床关联的范围内变动。但是，一套监护仪器对处于正常范围内的生理数值可以提供很好的准确度和精密度，而当生理数值处于非常特殊的范围内时，可能给出了偏离的值或出现错误的精密度，从而影响临床决断。例如，Hb 水平介于 110~140g/L 时，测量仪器可以准确的读取其测量值，但是，当 Hb 小于 110g/L（此范围的 Hb 水平在临床上更重要，可影响是否输血的决定），一些测量仪器测量值的准确度或精密度就会发生变化。这类监测仪可能通过初期的审查而进入临床使用，但是测量结果可能误导医师采取或停止治疗措施，因此，其提供的临床信息没有任何意义，甚至有害。

四、测量仪器的灵敏度

灵敏度（sensitivity）指仪器输出量与信号输入量之比，即计量仪器的响应变化值除以相应激励变化值，说明信号参数的变化对系统输出的影响程度。输入信号很小即可输出明显信号称为灵敏度高，灵敏度低的仪器监测失败率高，临床实用度降低。

五、测量仪器信号的选择性

选择性（selectivity）是信号接收装置对专一信号反应的性能指标，表示装置仅让某一种信号通过而阻止其他信号通过的能力。如果装置对多种信号均可发生反应，称为选择性差。选择性差的仪器测量值容易受到无关干扰信号的影响。

六、线性和非线性信号

线性（linear）是指换能器或模拟放大器的输出值与输入值之间按比例、成直线的关系。仪器测量值跟随输入信号变化的直线性，在数学上可以理解为二者关系属于一阶导数为常数的函数；输出信号与输入信号成比例是保证监测计量准确度的关键。

非线性（non-linear）则指输出信号强度与输入信号不成直线比例相关，二者之间函数关系的一阶导数不为常数。非线性失真是造成计量误差的重要原因之一。

七、数值的漂移和校准

由于环境条件变化或电路元件质变导致监测仪器性能偏离设计标准的现象称为漂移（drift）。仪器性能漂移包括零点漂移和线性漂移。零点漂移是输入信号为零时，输出不为零的现象。线性漂移是仪器输出信号与输入信号的比例关系偏离设计标准的现象。仪器性能漂移是造成测量系统误差的重要原因，仪器性能漂移是一种缓慢变化过程，可以通过定期校准恢复仪器的测量准确度。

将仪器的输出示值调整到输入信号理论值或参照标准值的过程称校准（calibration）。目的是通过与标准值对照，纠正仪器的测量偏差。主要操作步骤有：

1. 设定标准输入信号。例如已知的电压、已知浓度的气体或液体样本。标准信号的精准度是校正仪器准确度的关键。

2. 在规定条件下，输入标准样品，观察仪器的输出示值，确定示值与理论值的偏差是否超出允许误差范围。

3. 调整仪器的工作点（灵敏度）使输出示值与标准信号值相符。

例如测氧仪的校准，先行输入空气，调节仪器使之显示 20% 或 21%，再输入纯氧，调节仪器使之显示 100%。

八、模拟信号和数字信号

信号（signal）是某种物理量随时间变化的现象。

模拟信号（analogous signal）指时间和幅度都是连续变化的信号。连续的含义是，在任意取值范围内可以取无穷多个数值。自然界的生物信号均为连续变化的模拟信号，比如体温变化、心电波形等。

模拟电路（analogous circuit）是处理模拟信号的电子电路。图 37-8 是电阻、电容、晶体管等电子元件组成的基本模拟放大电路，偏置电阻 Rb1 和 Rb2 组成分压电路，将晶体管的基极电位固定于线性放大区的中部。Rc 为负载电阻，与晶体管串联成分压电路。信号使晶体管导通电流增大时，Vo 电压下降，反之，Vo 电压升高。这种阻容耦合的单管放大电路能够将电容 C 输入的微弱电信号倒相 180°，并放大几十倍，甚至上百倍。模拟电路中的晶体管工作于线性区域，输出电量与输入信号之间成一定比例关系。比如输入信号为 1mV，输出 1V；输入信号变为 3mV 时，输出 3V。这种线性放大关系对于计量准确度影响很大，是模拟电路质量的重要指标。

数字信号（digital signal）是指时间和幅度上都是离散的量化信号。数字信号通常来自数字电路产生的二进制数据串。一位二进制数字信号由一个基本数字电路的输出端电压表达，如 3~5V 高电平计作 1，0~0.7V 低电平计作 0（图 37-9）。图中 Rb 使晶体管基极电位处于低电位，所以信号为 0 时晶体管始终处于截止状态，Vo 保存高电位 1。Rs 输入一个高电平信号时，晶体管跃变为完全导通的饱和状态，Vo 输出低电位 0。信号消失后 Vo 恢复高电位。这种输出信号与输入信号的倒相关系在二进制数据处理中称之为补码关系。

8 个二进制位称为一个字节（byte，简称为 B），字节是数字电路中最基本的信息储存和表达单位，每个字节需要 8 位数字电路来表示，见图 37-10。

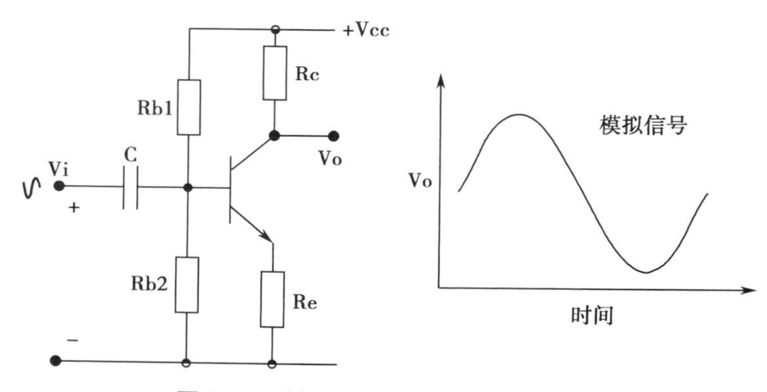

图 37-8　基本模拟放大电路和模拟信号

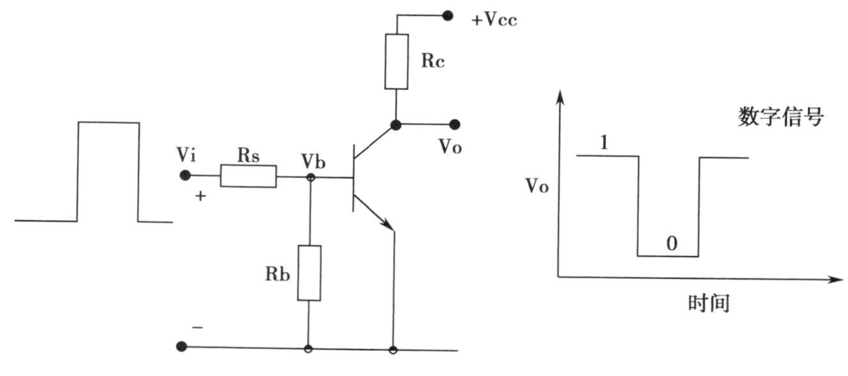

图 37-9　基本数字电路和数字信号

一个字节可以表示 0~255 的数据，可以储存一个英文字母或符号编码，两个字节可以储存一个国标汉字编码。现代计算机还有八进制数和十六进制数，都是在二进制字节基础上建立起来的。

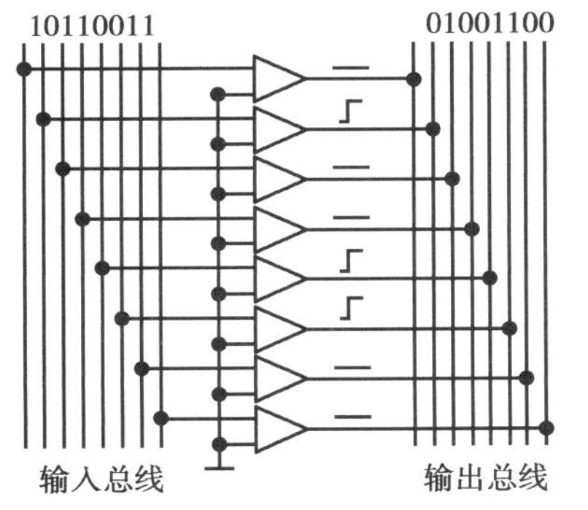

图 37-10　数字信号和数字电路

数字电路（digital circuit）是以二进制逻辑代数为基础，处理数字信号的电子电路。由于数字电路中的晶体管或完全导通，或完全截止，处于全或无的开或关状态，速度快，成本低，没有非线性失真的问题，有利于数字信号的储存和处理，而且电路中信号电压远大于一般的干扰信号电平，具有较强的抗干扰性能。由于数字电路非常适应二进制逻辑代数，既能进行二进制的加、减、乘、除，甚至微积分等数学运算，又能方便地进行与、或、非、比较、判断等逻辑运算。所以大规模数字集成电路已经成为现代计算机的硬件基础。

九、硬件和软件

医用监护仪是进行人体生物信息处理、获取所需生命信号的专业仪器。从工程设计角度，由机械部分、电路部分、机壳和操作面板，以及外设耗材等部件构成，这些统称为硬件（hardware）；从信号处理技术角度，对生理信号的采集、提取、分析、计算，以至最后的传输和显示，需要一整套计算机程序系统，这些统称为软件（software）。

硬件是各种电子电路组成的可见物理集合，是各种信号电子技术处理的物质基础。软件是一系列组织硬件电路按照特定顺序操作的指令集合，由计算机指令语言编写的程序及其相关文档组成。

计算机是各种功能大规模集成电路构成的硬件平台，硬件是软件的基础和载体，软件是调用计算机内固有数字电路资源序贯执行特定功能的操作系统。临床麻醉、重症监测等医学监测仪的实质就是某种功率和特定功能的计算机，医护人员看到的监测数据实质上是监测仪硬件、软件整套系统对信号处理的结果。

十、信号处理

广义的信号处理包括对机体不断变化的生物信息采集到最后结果显示的全部过程，其间包括信号提取、分析、计算。人体存在多种多样的生物信息和生命信号，例如血压、脉搏、呼吸、体温四大生命体征，还有生物电活动以及新陈代谢的化学信号等。这些生物信息和信号大多微弱，常常淹没于其他嘈杂干扰噪声中，因此，对这些生物信号的感知和测量是现代生命科学最为活跃的技术领域。

医学监测仪对生理信号的处理，从技术特点角度，可分为信号采集、模拟信号处理、数字信号处理和信号显示等四个环节。

信号采集处理过程，需要进行复杂的数学计算，并按照计算顺序分别进入各种功能的硬件电路才能完成。比如要进行上千次的相加，上千次的相乘。

第二节　生物信号采集

物理学上，测量指的是对物理量的确定，包括物体的量和能的测量，其中，涉及物理量的特定范畴或类型——量（dimension）。例如，质量、长度、时间、能量以及由此衍生的其他参数。单位的确定是测量指定的量纲中特别的方式，描述一项测量值而不赋予其明确的单位就没有任何意义。科学研究的国际基本单位有 7 项：米（meter，长度），千克（kilogram，重力），秒（second，时间），安培（ampere，电流），开尔文度（degree-Kelvin，温度），摩尔（mole，浓度）和坎德拉（candela，光度）。生命活动产生的生物信号伴随着某种物理能量的变化。通过生物信号的采集，对生命活动特征性物理量进行电学量化，是测量的首要环节。

医学生物工程学将生命信息的声、光、电、磁和力学信号分为电量信号和非电量信号两大类。医用监测仪器信号采集系统的基本功能是提取人体电量信号，或将非电量信号转化为电量信号。其作用类似于人体获得外部世界信息的感觉器官，其性能好坏直接影响到监测仪器的整体性能，是医学监测领域里的前沿技术。

收集生物体电量信号或电阻抗信号的元件称为电极，收集生物体非电量信号（例如血压、脉搏、体温等）的装置称为传感器(sensor)。"传感器"在新韦式大词典中定义为："从一个系统接受功率，通常以另一种形式将功率送到第二个系统中的器件"。根据这个定义，传感器的作用是将一种能量转换成另一种能量形式，所以不少学者常常将传感器称为换能器(transducer)。国家标准GB7665-87对传感器下的定义为："能感受规定的被测量并按照一定的规律转换成可用信号的器件或装置，通常由感应元件和转换元件组成"。感应元件主司对非电物理量的感知，如体温表的玻璃泡接触物体，感知不同温度蕴藏的能量差别、传导温度，转变为水银的体积膨胀；机械压力表的膜盒感知压力并形变，驱动表芯齿轮和指针的圆周运动。传感器或换能器的转换元件将一种能量信号转变为另一种能量信号，比如流量测量中差压管将流速信号转变为压强信号。压力换能器将差压信号转变为电压信号，属于转换元件。现代监测仪器都采用电子技术进行后期信号处理，一般情况下，生物传感器都要将非电量信号转变为电量信号，所以医学生物工程界中传感器与换能器概念常可互换。

简单生命体征可以通过单一物理原理测量。有些生命体征则需要多种物理原理才能完成测量，比如呼吸气体的顺磁氧监测需要利用交变磁场、氧气分子的顺磁性和流体力学等物理原理才能完成测量；还有些生命体征可以分别通过不同的测量方法取得，比如可以通过心电得到心率、通过血流波动监测得到大动脉脉率，也可以通过脉氧仪得到末梢血流搏动从而获得脉率。虽然它们都是心血管活动周期的频率，但临床意义完全不同。

一、传感器与生物信号采集

（一）生物信号采集对传感器的要求

1. 静态特性传感器的静态特性是指传感器输出量与静态输入信号之间的交互关系。因为静态条件下输入量和输出量都和时间无关，所以静态特性可用一个不含时间变量的代数方程，或以输入量作横坐标、输出量作纵坐标画出的特性曲线来描述。表征传感器静态特性的主要参数有：线性度、灵敏度、迟滞、重复性、漂移等。

(1)线性度：指传感器输出量与输入量之间的实际关系曲线拟合直线的程度。它表示在测量范围内，换能器输出信号强度与输入信号强度之间存在一定的比例关系。传感换能不失真，并保持线性关系才能保证测量准确。但是通常情况下，传感器的实际静态特性输出多为曲线而非直线。在实际工作中，为使仪器具有均匀的测量分度，常用一条拟合直线近似地代表实际特性曲线。线性度就是这个近似程度的性能指标。为了保证传感器的线性度，量程范围应位于传感器全量程范围关系曲线近似直线的中部。

(2)灵敏度：灵敏度是传感器静态特性的一个重要指标。其定义为输出增量与引起该增量的相应输入增量之比，是传感器在稳态条件下输出量变化 Δy 对输入量变化 Δx 的比值。例如，某位移传感器，在位移变化1mm时，输出电压变化为200mV，其灵敏度表示为200mV/mm。灵敏度高意味着能够从微弱的生物信号中取得较大的信号输出，有利于后期的信号处理。但灵敏度愈高，测量范围愈窄，信噪比和稳定性也往往愈差。

(3)迟滞：传感器在输入量由小到大（正行程）及输入量由大到小（反行程）变化期间其输入输出特性曲线不重合的现象称为迟滞。迟滞现象与传感器敏感元件应变材料的惰性相关，直接影响测量的重复性。

(4)漂移：是指传感器在静态输入信号不变的情况下，传感器输出量随着时间变化的现象。产生漂移的原因有两个方面：一是传感器自身结构性质不稳定；二是周围环境（如气压、温度、湿度等）变化对传感器性能的影响。

(5)重复性：重复性是指传感器在输入量按同一方法作全量程连续多次测量时，所得特性曲线不一致的现象。

(6)稳定性：是指传感器在反复测量同一物理量时，所得结果保持一致的特性。实际传感器在多种因素影响下，可能发生测量结果不一致的现象。不稳定的传感器不能用于临床，以免误导医学判断。

2. 动态特性传感器的动态特性是指传感器对于随时间变化的输入量的响应特性。实际工作中传感器的动态特性常用它对某些标准动态输入信号的响应来表示。最常用的标准输入信号有阶跃信号和正弦信号两种，所以传感器的动态特性也常用阶跃响应和频率响应来表示。

(1)响应速度:表示换能器输出信号随输入信号变化的快慢程度。响应速度快,表示换能器能迅速跟随被测量的变化而变化;响应速度慢,表示输出信号不能及时跟随输入信号的变化而变化。

(2)频率特性:表示传感器的通频带满足被测信号频率范围的性能,频率特性好可以减少幅频失真和相位失真。

(3)分辨率:是传感器可感知的最小变化量的能力。如果输入量从某一非零值缓慢地变化,当输入变化值未超过某一数值时,传感器的输出不会发生变化,即传感器对此输入量的变化是分辨不出来的。只有当输入量的变化超过分辨率时,其输出才会发生变化。通常传感器在满量程范围内各点的分辨率并不相同,因此常用满量程中能使输出量产生阶跃变化的输入量中的最大变化值作为衡量分辨率的指标。上述指标若用满量程的百分比表示,则称为分辨率。分辨率与传感器的稳定性呈负相关性。

3. 信噪比　在换能器输出电量中,有效生物信号大小与混入的噪声大小之比。该比值越大越好。这就要求传感器具有较好的选择性,能够尽量排除检测信号以外的无关信号,并且本身没有或只有很小的附加噪声。

4. 输出阻抗换能器的阻抗应与相接的放大器输入阻抗相匹配,否则会影响信号的传输质量。所以监测仪器换用其他型号同类换能器时会出现信号质量下降。

二、生物信号采集的传感器种类

根据生命体征的物理属性,如电学、温度、压力、声学、光学和电化学等,其生物传感器的基本原理及信号采集过程常见的误差机制存在明显不同。

(一) 电极

生命体存在自发或诱发的生物电活动,这些电活动产生的电信号可以用电极直接采集。根据生物电位产生部位和传输特点,应用电极的结构也不一样。探测单个细胞电活动要采用微电极;观察组织深部电位改变要采用针电极;测量体表电位则需要采用体表电极。

导体内的电流由电子流形成。人体的主要成分为电解质溶液,在电场作用下,电解质会解离成为正负离子,正离子向负电极运动,负离子向正电极运动,形成体内电流的实质是离子流,称为容积导电。

人体具有电兴奋性生理特征的组织细胞(如心肌细胞、神经细胞)在静息状态下,依钠钾离子扩散浓度,细胞膜内为负电位,细胞膜外为正电位。这些可兴奋细胞的细胞膜受到刺激后会开放钠通道,形成膜电位逆转,称为去极化。去极化电位会向未兴奋部位扩布传播,在传播界面上形成如同小电池一样的电偶,其正极在前,负极在后,矢量指向扩布传播方向。兴奋不应期后,细胞膜离子交换泵运行,重建细胞内外的钾钠离子分布,恢复膜电位。复极过程也会形成电偶电位,负极在前,正极在后。这种随时间改变的电位场使容积导电体中的各点都存在电位差,电位的高低取决于测量点与电偶的距离。电偶中心的垂直平面上无电位差,零电位面将容积导电体分为正负两个电位区。用两个电极即可在不同极性的电场之间测得体表电位。常见生物电信号的体表电位信号特征见表 37-1。

表 37-1　常见生物电信号的幅值和频率

信号	幅值	频率范围
心电	0.1~8mV	DC~100Hz
脑电	0~200μV	1~60Hz
诱发电位	0~0.002μV	1~60Hz
皮质脑电	0.01~5mV	DC~150Hz
肌电	20μV~30mV	10~3 000Hz
胃电	50μV~2mV	DC~20Hz
视网膜电	50μV~200μV	DC~20Hz
眼电图	0.05~3.5mV	DC~50Hz

注:DC,直流电。

微电极、针状电极能够直接引导组织细胞的生物电信号,使用中存在组织损伤和感染问题,主要用于生理科研。临床监测多使用体表电极。体表电极的种类有金属平板电极、吸附电极、圆盘电极、悬浮电极、软电极和干电极等。电极材料可见有铜合金镀银电极、镍银合金电极、锌银铜合金电极、不锈钢电极和银 - 氯化银电极,目前国内外广泛采用银 - 氯化银电极贴片。电极贴片外观有圆形、长方形、正方形、椭圆形等。按照用途可分心电电极、脑电电极等,结构大致相同,由背衬片、按扣式电极、银 - 氯化银电极和导电胶构成(图 37-11)。

1. 背衬片有海绵衬和无纺布衬两种材料,海绵背衬具有特别强的黏性,即使大量出汗也能正常使用;使用过程中不卷曲。海绵背衬最适宜在运动

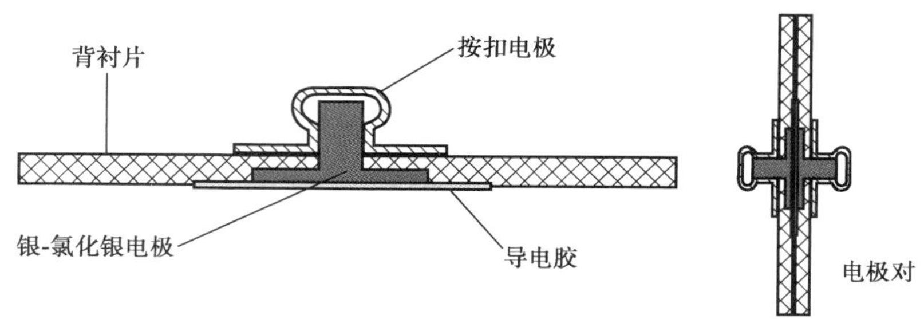

图 37-11　常见体表电极贴片构造和电极对示意图

中诊断和监护，如运动平板、动态 Holter 以及专业运动员心电测试等。无纺布衬具有通透性和呼吸性，最适宜于皮肤，适宜于长期监护，如 ICU、CCU 以及床边监护等。

2. 按扣电极以铜质镀银为好，具有一定标准规格，可与各种监测仪配接。

3. 银 - 氯化银电极呈黑色，由银粉和氯化银粉混合压制而成，有利于降低电极极化电压。电极柱状结构与连接电极孔状结构静配合压紧，导电胶黏附于电极板前表面。

4. 导电胶有液体胶和固体胶两种，用于保证电极与皮肤间接触良好。液体胶对皮肤具有较强的穿透力和湿润效果，能够提供非常快捷和稳定的心电波形，适宜于皮肤干燥、粗糙、汗毛重人群及低温环境的心电诊断和监护，例如老年人、体力劳动者、干燥低温地区人群。固体胶自身具有黏性，即使使用者施加压力或运动幅度较大，导电胶也不会瞬间脱离皮肤表面，使电信号瞬间消失。它适宜在运动中行心电诊断和监护，如运动平板、动态 Holter 以及专业运动员心电测试等。

将两个相同的电极贴片面对面粘在一起组成电极对，可以对电极产品进行性能测试。电极对的电气性能行业标准见表 37-2。

表 37-2　电极对的电气性能的行业标准

检测项目	阻抗	直流失调电压	内部噪声	偏置电流耐受	除颤偏置电压
行业标准	<3kΩ	<100mV	<150μV	<100mV	<100mV

直流电压施于两个体表电极，它们之间的机体组织即有电流通过，这种电流由正负离子的定向流动形成。负离子趋向于积聚在阳电极，正离子倾向于积聚在阴电极。这种在阴阳电极周围的离子聚集会在每个电极附近形成自己的电动势。这种电极电动势总是与原始电动势极性相反，对抗原始电动势。随着两个电极阻抗的增加，原始信号电流被减弱，这种现象称为电极的极化。电极极化不仅会减低信号强度，影响测量的准确性，还会带来临床危害。例如，除颤或直流电复律后若干秒内，电极极化，阻抗增加，削弱心电信号，足以导致误判为无心电活动而错误的给予第二次电击。另外电极间长时间的直流电压作用还可能导致在电极周围聚集具有损伤作用的离子，引起皮肤灼伤或组织坏死。

银和氯化银复合电极具有中和阴阳离子的作用，被称为非极化电极，能够最大限度降低电极周围的离子聚集。目前大多数体表电极都采用这种材料制作。即使这样，这种非极化电极的使用也有时间限制。在任何组织之间长时间施加直流电压的情况下，必须避免普通电极的应用。

体表电极还可以用来检测机体的电阻抗变化，如阻抗心动图、脑血流图、胸阻抗呼吸波等。为了消除电极极化现象，阻抗监测普遍采用频率为 50kHz 的交变恒流源。

库存过期的电极表现为电解液干涸、粘贴不紧、交流电干扰严重，常常因信噪比增大导致检测失败。使用者可以用普通万用表测试体表电极，于千欧电阻档位，测试笔分别接触电极对的两个电极接头，表头即可显示电极对的直流电阻，通常应为几百欧姆。随着测量时间延长，还可以观察到电阻值逐渐增大的极化现象。用户应该选择直流阻抗较小、极化现象较轻的产品。

电极位置变动对生物电信号的大小和波形有明显影响，应严格按照统一的检查规范安置电极，例如标准心电导联、脑电导联等。由于机体容积导电特性，全身任何部位都存在大小不等的生物电位，不规范连接或错接电极也可以有电位信号，但波形数据不能横向比较作为诊断依据。

（二）惠斯通电桥

桥式电路是用比较法测量阻抗的一组电路，

分为直流电桥和交流电桥。前者用于测量电阻，后者用于测量电容、电感。电桥电路有多种形式，可分为平衡电桥与非平衡电桥两种。监测仪器中常用直流单臂非平衡电桥，称惠斯通电桥（Wheatstone bridge）（图 37-12）。

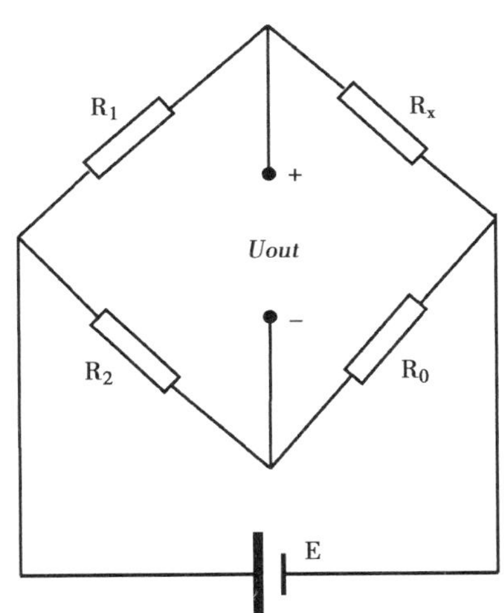

图 37-12 惠斯通电桥原理图

当$\frac{R_1}{R_2}=\frac{R_x}{R_0}$时，电桥处于平衡状态，Uout 两端电位相等，输出电压 Uout=0。当传感器 R_x 在生物信号作用下，阻值发生改变，而 R_0、R_2 支路 Uout- 电位不变时，电桥失去平衡。R_x 变大时 Uout+ 为高电位，R_x 变小时 Uout+ 为低电位。Uout 输出的电压信号与 R_x 阻值改变成比例。惠斯通电桥可与压敏电阻、热敏电阻、光敏电阻等电阻性传感器配合使用，将阻抗变量转换为电压改变的输出信号。为此，近年来许多产品将惠斯通电桥直接设计在传感器内部。所以，与其说惠斯通电桥是一种接收电路，倒不如说惠斯通电桥是一种用途广泛的换能电路。

组成惠斯通电桥的电阻质量不稳定是造成零点漂移的主要原因，实用电路中 R_x 或 R_0 常连接微调电阻实现电路调零的功能。

（三）温度测量换能器

运动的物质具有能量，静止物质的分子运动也具有能量。物质分子运动的动能表现为温度。用来量度物体温度数值的计量体系叫温标。温标规定了温度的读数起点（零点）和划分温度的基本单位。目前国际上常用的温标有华氏温标、摄氏温标和热力学温标。

华氏温标（℉）规定：在标准大气压下，冰的熔点为 32℉，水的沸点为 212℉，中间划分 180 等分，每等分为华氏 1 度，符号为℉。

摄氏温度（℃）规定：在标准大气压下，冰的熔点为 0℃，水的沸点为 100℃，中间划分 100 等分，每等分为摄氏 1 度，符号为℃。

所有分子运动都停止时，物质表现的最低温度，即为绝对零度，定义为 0°K，相当于 –273.15℃。这种状态提供了所有温度测量的参照点，所以，热力学计算都必须用开尔文温标表示。开尔文温标分度量值与℃相等。

三种温标之间的换算关系为：

摄氏温度值 = 热力学温度值 –273.15=

（华氏温度 –32）× 5/9

华氏温度 =32+ 摄氏温度 × 9/5

温度的传感途径一为传导，二为辐射。温度传导传感器必须直接接触被测物体。辐射传感器基于在绝对温度零度以上的物体都会以电磁波的形式连续向外发送热量的热传递原理。根据斯特藩 - 波尔兹曼定律，理想黑体（对入射电磁波全部吸收，既没有反射，也没有透射，只向外辐射的物体）的全波长辐射能量为：

$$E_0=\sigma T^4 \quad (37\text{-}2)$$

式中 E_0 为黑体的辐射能量，单位 W/m；σ 为斯特藩 - 波尔兹曼常数，为 5.67×10^{-8} W/（m²·K⁴）；T 为黑体的绝对温度，单位 K。辐射测温法就是通过物体的辐射能量测量温度的方法。辐射测温方法还衍生出现代红外线热成像技术。

常见温度传感器有热电偶、热敏电阻和热敏半导体三类。

热电偶是由两种不同成分导电体组成的测温元件。工作原理基于塞贝克效应（Seebeck effect）：两种不同成分的均质导体组成闭合回路时，热电偶的工作端和参比端存在温差时会直接产生热电动势。因此可以通过外电路与电流表的连接指示温度变化，常用于工业高温测量。辐射温度换能器由多个热电偶串接组成的热电堆构成，能够将接收到的红外辐射热能转换为电动势信号。实际产品还附加了冷端参比和光学聚焦系统，医学临床中可用于不接触测温和热成像诊断。

铂丝是常用的热敏电阻，物理原理是金属的电阻随温度上升而增加。铂丝连接在惠斯通电桥内，即可将温度引起的电阻值变化转换为电压变化。输出电压改变与已知温度对应校正即可检测温度变化。

热敏半导体与铂丝的热阻特性相反，受热时

电阻下降。由于热敏半导体可以做得非常小，升高传感器温度所需要的热量很小，所以对温度变化反应速度最快。热敏半导体也必须接入惠斯通电桥才能完成电量换能。大多数用于麻醉的温度探头都属于热敏半导体传感器。

温度换能器常见故障为电阻丝或引线断裂导致极高或极低的温度显示。常见的临床问题是探头位置移位导致读数和临床解释错误，例如食管温度探头误置在口咽部位，测量温度值不是机体的中心温度，而是气道温度。

温度测量技术还被扩展用于流量测量领域，其基本原理是：流体运动可以带走发热体的热能，发热体的热散失速率与流体运动速度正相关，流量越大，热散失越快。例如连续热稀释心输出量监测采用电热线圈短暂加热流过肺动脉导管周围的动脉血流，导管顶端的热敏半导体实时观测温度变化，温度散失变化曲线可以积分计算出心输出量。这种血流测量技术必须对多次测量信号平均计算，需要较长的测量间隔时间。另外，为了不损害细胞，加热血液存在温度上限，用于发热患者时心输出量信号会偏低。

恒温热丝流量计常用于麻醉回路实时监测潮气量和分钟通气量。工程原理是电源提供一定电流维持热丝恒温，呼吸气流带走热量使热丝温度下降，阻值降低时，控制电路增大工作电流恢复热丝温度。保持热丝恒温的情况下补偿电流与气体流量成比例。热导式通气量计的测量准确度受回路温度、水汽含量以及回路气体成分改变的影响，特别是传感器局部积水会导致测量值严重偏差，甚至导致麻醉机不能通过自检程序。

近年来还发明了化学测温法，原理是某些晶体物质在温度改变时，材料分子结构的变化可以引起光散射的频带转移。以此原理开发的变色测温贴片是一种能够随物体温度变化而呈现不同颜色的产品。

（四）压力测量换能器

压力是人们的习惯说法，其规范术语应为压强，定义为作用于单位面积上的力。国际标准单位为 Pa，1Pa 表示 $1N/m^2$。压强分为绝对压强和相对压强。绝对压强以绝对真空为基准。相对压强以当时当地大气压为基准，也称表压。表压加上大气压即为绝对压强。医学测量中多采用以大气压为基准的相对压强。

如果将一根透明管沿重力方向插入静脉，可以观察到管道内血液上升到一定高度，反映出局部静脉压对抗重力的平衡点，此时液体的高度即为管端的血管内平均压强。这种简单可靠的测量方法形成了最早的压强表达单位，如沿用至今的 cmH_2O、mmHg 等习惯单位。液柱高度与压强的换算关系为：

$$P=\rho gz \tag{37-3}$$

式中 P 为压强，单位 Pa，ρ 为液体密度，单位 kg/m^3，g 为重力加速度常数 $9.8m/s^2$，z 为液柱高度，单位 m。

例如：10cmH_2O：z=0.1m，水的密度 ρ=1 000kg/m^3。

P=1 000×9.8×0.1=980Pa，约为 1kPa。

再如，15mmHg：z=0.015m，水银的密度 ρ=13 600kg/m^3。

P=13 600×9.8×0.015=1 999.2Pa，约为 2kPa。

由于液柱压力计本身的惯性特征、液柱重量、管壁摩擦等阻碍了高度的迅速变化，不能反映快速变化的压强信号。常见压力换能器是一种可以对压力快速变化做出电阻反应的固态装置。弹性元件、电阻应变片和惠斯通电桥是压力换能器的主要构成部件。结构见图 37-13。

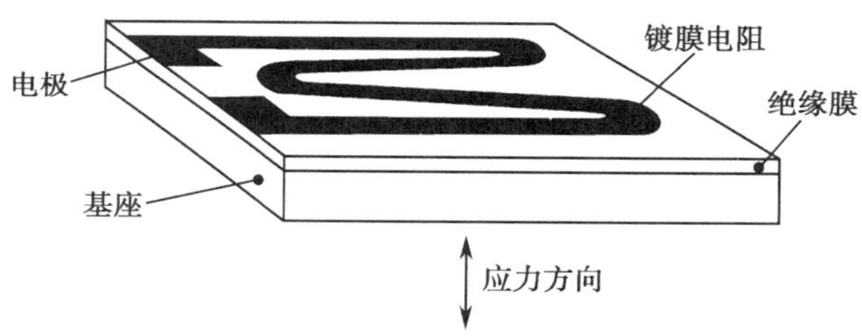

图 37-13 电阻应变片结构示意图

弹性元件在外力作用下产生弹性变形，使粘贴在它表面的电阻应变片也产生跟随变形，电阻应变片变形后，其阻值将发生变化，再经惠斯通电桥把电阻变化转换为电压信号，从而完成了将外力变换为电信号的过程。由金属或半导体制成的应变电阻转换元件称为电阻应变片，简称应变片。静息时电应变片阻为 R：

$$R=\frac{\rho L}{A} \tag{37-4}$$

式中 A、L 和 ρ 分别为电阻应变片的截面积、长度和电阻率。

应变片跟随弹性元件变形，应变片的长度、截面积和电阻率都会发生微小改变，造成总阻值 R 的变化。半导体材料压阻效应明显，应变灵敏系数比金属材料应变灵敏系数要高出50~100倍，并具有良好的分辨率和频率响应特性，但温度漂移也很明显，表现为零位（无信号时的静息电阻）随环境温度不停变化。

将电阻应变片连接于惠斯通电桥即可完成电压输出换能。为了抑制温度变化的影响，先进的压力换能器采用现代微电子工艺将惠斯通电桥直接制作在电阻应变片上，由于制作材料温度漂移性质相同，并同处于一个局部环境内，随温度变化的电阻值在电桥电路中互相抵消，大大改善了压力换能器的零位稳定特性，故称为温度补偿压力换能器。

工业压力换能器的量程大，常采用金属材料制作的弹性元件。医学临床压力测量量程属于低压范畴，弹性元件常由塑料等有机材料制作。某些消杀物质（如臭氧）能够腐蚀这些有机材料，造成压力传感器的损坏，表现为测量误差激增，短时期内即不能通过自检。

同理，在弹性应变片上覆以电容、电感或压电晶体器件，可以制成多种形变 - 电量的传感器。

临床上压力换能器不能直接接触血液，体外压力换能器需要通过一条充满液体的管道连接血管内导管才能观察到心动周期中时间 - 血压波形的细节。例如动脉压波形，收缩压、舒张压、平均压（最高、最低、平均）等。然而，充满液体的管道和压力换能器组成的压力传导系统在机械原理上相当于质量 - 弹簧谐振器。在物理学弹性振动系统中，当做用力的频率和系统的固有频率相等时，系统振动的振幅最大，这种现象叫谐振，也叫共振。如图37-14，手拿一个橡皮条，末端连接一个重物，在手缓慢上下移动时，重物会准确的随手上下运动；增加手的运动频率，重物运动就会滞后，同时重物运动的振幅开始增加，达到这个系统的共振频率时，重物上下移动幅度达到最大。

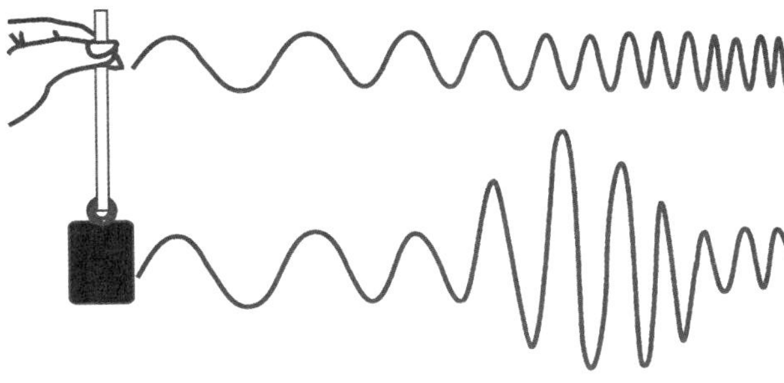

图37-14　机械共振现象示意图

在液体耦合动脉压测量系统中，介质液体质量相当于重物，液体在测压管内的来回运动摩擦力相当于双向抵抗振动的减震器，管道顺应性和传感器弹性元件为储放能量的弹簧，动脉压作用于一定质量的液体上下推动这一“弹簧”。系统具有一定的固有频率，称系统的共振频率。当动脉压变化频率接近或等于系统共振频率时会引起对输入信号的异常放大，放大的程度与质量（导管内液体容量）和管道弹性正相关，与摩擦力（管道口径和长度）负相关。对于液体耦合压力换能器系统，僵硬的导管（顺应性低）或较短的导管（质量小）形成的系统固有频率较高，发生共振需要较高的脉率。

目前多数临床产品中，液体耦合系统的固有谐振频率为10~15Hz，似乎远高于动脉压力波的正常频率范围（心率60~120次/min）。可是，动脉压力波形不是单一成分的正弦波，而是由若干数倍于心率的正弦波叠加组成的复合波形。动脉波形中的高频成分（高谐波）接近于系统固有频率，此时波形振幅会异常增大，这就是我们在动脉压波形中看到的拍击现象。如图37-15所示，该现象表现为收缩压起始升支陡峭，峰值明显高于实际动脉压。在这种情况下，不论心率本身是否接近共振频率，都会导致检测到的收缩压增加，同时伴随舒张压降低。通过减慢脉率或增加阻尼装置，避开共振频率，即可恢复正常。为了使动脉压的潜在增幅最小化，液体耦合系统应该采用尽可能短的小口径无顺应性（僵硬）导管，在传导管道中加装过滤器阻尼也可以减少这种失真。

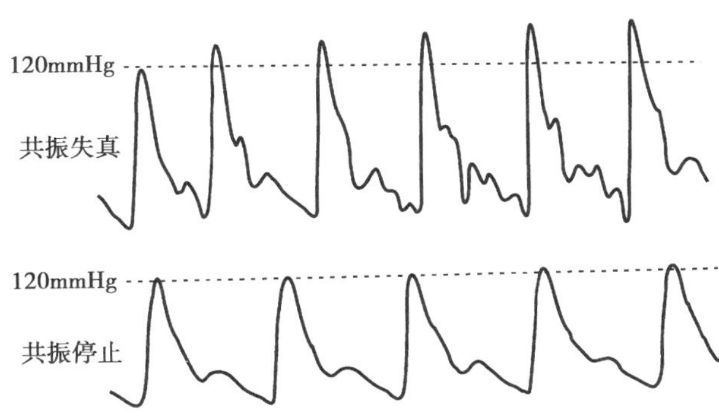

图37-15　有创动脉压监测时的共振现象示意图

手术室内常用的自动无创血压计采用了更复杂的气压振动传感技术。气压振动动脉压监测不仅需要压力换能器采集袖带内的气压信号，还需要定时充气和程序减压等信号采集的辅助装置。袖

带是压力传感部件，袖带太小或太大，能改变压闭动脉血流的气压值，造成血压偏高或偏低的现象。动脉硬化病变能抵抗袖带气压，会造成收缩压偏高。患者体动或术者靠压等情况，都可以引起与动脉压不相关的袖袋内压力振动，常常形成平均压或舒张压偏高的错误数据。尽管这种动态压力测量方法的准确度存在争议，但其实用性已经得到广泛的临床认可，一些国家和医院开始逐步用其替代汞柱血压计。

压力传感原理还广泛应用于气体流量监测。习惯用语"流量"定义为单位时间内通过特定界面的流体数量(体积或质量)。国际标准单位中气体流量单位是 m^3/s。在医学领域中最常见的流量单位是 L/min。由于日常生活中还有 24 小时流量、几分钟流量等各种表达，所以将流量称之为流率(flow rate)更为严谨。

麻醉机上的浮子流量计最为麻醉科医师所熟悉，它是由上大下小的锥形玻璃管和浮子构成。气流从浮子与锥度管之间的环形缝隙流过，流速动能形成浮子的升力，当浮子重力与升力平衡时，浮子停留的高度直接与流量对应。流量增加时，环形缝隙流速加大，升力增加，浮子上升使环形缝隙增大以降低流速，在新的高度上恢复浮子重力与浮力的平衡。反之，流量降低时，浮力减小，浮子下降使环形缝隙减小以增大流速，在较低的高度上恢复浮子重力与浮力的平衡。浮子流量计的通气口径可变，平衡位置上跨浮子压差不变，故称为可变孔径恒压流量计。这种可变孔径流量计的浮子相当于感知气流动能变化的压力传感元件，采用压力平衡原理测量流量。

某些进口麻醉机采用滚轮容积泵作为精确流量控制器。由于滚轮容积泵的电机转速与输出流量直接相关，故可以间接显示流量。实质上这种麻醉机电子流量计显示的是控制参数，而非流量测量参数。在输出气路故障时，显示值不一定是真正的流量。采用这种流量控制原理的麻醉机，必须同时具备普通针型阀流量控制装置，以备停电时维持新鲜气流的供给。

旁流式肺通气监测是压力换能器进行流量测量的典型应用。依据比托管原理制作的各种差压管(图 37-16)接入测量气路作为传感器。由于差压管内的几何结构，气流通过时都会在阻力结构上下游之间形成压强差，差压信号传送到压力换能器即可得到与流速相关的电信号。

由于差压是流速平方的函数，在气体密度、差压管截面积已知的条件下，即可按照经典公式通过差压值计算出流量来。

$$Q=\mu A\sqrt{\frac{2P}{\rho}} \tag{37-5}$$

式中 Q 为流量 m^3/s，μ 为差压管的流量系数，A 为差压管的有效截面积 m^2，P 为压强差 Pa。

流量测量的多种方法都存在技术局限性和不确定性。比如气体密度不总是稳定和已知的，抑或任何插入流体中的装置都会由于传感器的存在而干扰流动。所以基于差压原理的流量计测量准确度总是允许较大的误差。

压力换能器还被应用到医学气体测量领域。在医学气体中只有氧气分子具有顺磁性，在交变磁场作用下，氧气分子会反复颠倒运动，这种分子扰动导致的气流阻力增加可以用压力换能器检测到。例如，快速反应的顺磁氧监测仪在 2.4T 交变磁场作用下，采用差压换能器监测空气参比气路和呼吸气体检测气路之间的压强差，据此得到与两个气路间氧气浓度差别成比例的差压信号，达到连续监测呼吸气体氧气浓度的目的。这种微压测量技术，信号采集装置非常精密。

(五) 声学测量换能器

声波是机械波。机械波分为横波与纵波，横波如海浪，其中的质点运动垂直于波的运动方向。纵波如动脉血流，其中的质点在波的运动方向上来回运动。与电磁波相比，声音可以通过固体、液体或空气等物质传播，但不能在真空中传播。描述声波

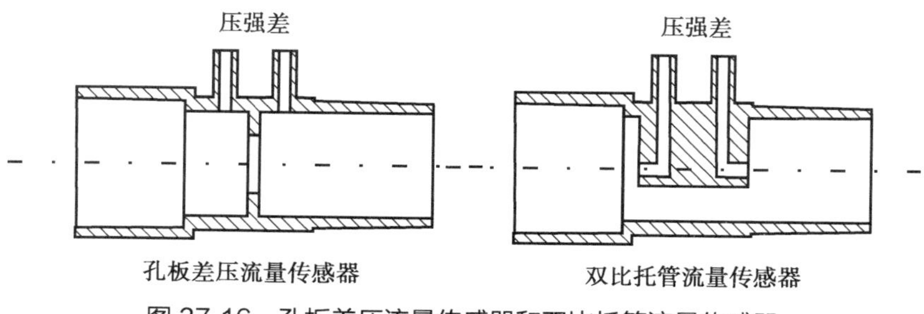

图 37-16 孔板差压流量传感器和双比托管流量传感器

的物理量有音速、频率、波长和波幅。音速受传播介质的影响。在理想气体中，音速（a）与温度的平方根成比例。室温下空气中音速为344m/s，海拔13 000m标准气温为–57℃，音速仅为295m/s。声音在液体中的传播速度比空气中快得多，15℃水中的音速为1 450m/s，接近于声音通过身体大多数固体成分的速度。在固体中，音速随介质密度有很大的变化，花岗岩中的音速可达6 000m/s，橡胶中只有54m/s。声音的波长 = 音速 / 频率。在相同的介质中，声音频率越高，波长越短。声波的振幅代表声音的强度，通常用分贝来表示。在不同物质的交界面上，因音速与密度的乘积（ρ × a）突然改变，声阻抗急剧变化，会引起较大的反射和传导损耗。

声学在医学领域的应用已有上百年历史。在被动声学检查中，声波由患者产生，比如嗓子发声，还有体内的心音、血管音、呼吸音。人耳直接贴到患者体表听取患者体内声音的古老实践导致了听诊器的发明。听诊器是一种由自然现象本身提供能量的声学传感器，尽管在听诊检查中，听诊者经验和生理限制会造成诊断信息的遗漏，但听诊器至今还是医师的必备工具。如今仪器监测意外停机期间，心前区或食管内听诊器持续监听心音仍然具有独到的价值。主动声学检查时，声波传输到患者机体，以反射回声作为分析资料。主动声学诊断技术起源于胸壁的叩诊。熟练的医师可用这种方法定性地检测到肺的实变、气肿、胸腔积液等胸腔病理情况，但不能对病变精确定位。而采用超过人耳听阈的超声波精确测量回声时间的现代超声技术，突破了叩诊的技术限制。1842年多普勒首先描述：声源向着听者运动时，声调升高，反之，音调降低。声源和听者相对运动时声波频率偏离的确切值取决于听者与声源的相对运动情况。这种效应为现代超声技术开辟了重要的应用领域。

超声换能器是超声探头的核心部件。实现电能与超声相互转换的换能元件为压电晶体。如图37-17所示，如果对压电晶体施加压力，晶体两端的电极便会产生电位差，称为正压电效应。反之对晶体两端的电极施加电压，则晶体产生机械振动，称为逆压电效应。压电晶体具有机械能与电能之间转换和逆转换的良好特性。如果作用机械波是高频振动，压电晶体产生高频电流；高频电流加在压电晶体上则产生高频机械振动（超声信号）。所以，同一压电晶体既可发射超声，又可接收超声反射波，是一种双向换能器。现代超声仪器探头中的换能器基本都采用压电陶瓷材料，所以超声探头又称为压电换能器。

超声换能器分辨率是探头分辨探测物体空间尺寸的能力，空间分辨度分为纵向分辨率和横向分辨率。换能器纵向分辨率取决于波长和探测物体的大小关系，物体大于半波长，纵向分辨良好；物体小于半波长，纵向分辨度变差。例如256Hz中音在组织内波长达5.7m，难以用于医学，而1MHz声波在组织中的波长为1.5mm，理论上可以分辨1mm的物体。换能器工作频率越高，超声激励脉冲的持续时间越短，纵向分辨率越高。超声换能器横向分辨率取决于压电晶体发出声束的辐射性，声束能量集中，则截面尺寸小，扩散角小，指向性好，邻场区干扰小，横向分辨力就高。但随声波频率的升高，声能在组织中的衰减加剧。因此，要求探测深度时，应选取较低的工作频率；要求提高分辨度时，应选用较高的工作频率。

单一超声换能器只能探测一条线，不能满足临床需要，近年来超声技术的发展主要集中在多元和多平面超声换能器的技术开发上。经食管超声探头（TEE）就是这样一种特制的超声换能器。早期的TEE换能器为单平面探头，由64晶体片组成，频率多为5MHz或7.5MHz。只能作一个平面扫描，需要使用者前后左右操作探头位置，才能完整显示

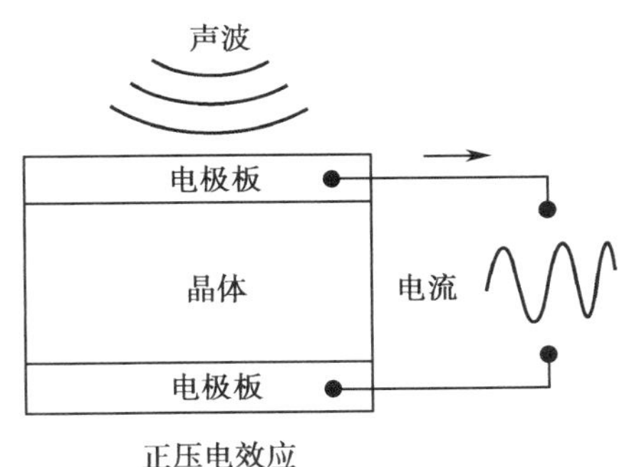

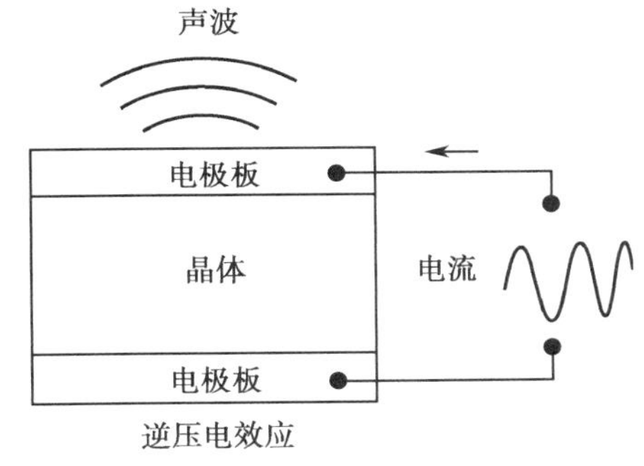

图37-17 压电效应示意图

心脏解剖结构。为此，双平面 TEE 探头设计了水平扫描和纵向扫描两组换能器，分别由 32 和 48 个压电晶体片排列组成，由计算机控制两组压电晶体片分别进行两个垂直平面的扫描，能方便地显示主动脉弓横断面和心脏长轴切面。为了全方位显示探测目标，多平面 TEE 探头采用了相控阵列压电晶体片旋转扫描装置，可使声束进行 360° 连续扫描心脏和大血管结构，最大限度地提高了 TEE 显示心脏解剖结构的能力。

随着 TEE 换能器的技术应用，经食管超声心动图已经成为术中血流动力学监测的流行技术。2~10MHz 的短促脉冲激励压电晶体，超声波声束以探照灯柱的形式定向投射到不同方位的周围组织。每一个脉冲激励之后，换能器听取来自周围组织的反射回声。因为食管内接收来自心脏的回声传导道中没有气腔和骨质，声波通过心脏及其周围软组织的速度大约恒定为 1 540m/s，精确测量脉冲发射到接收回声的间隔时间即可获得邻近解剖结构的准确距离，随后即可通过计算机辅助成像系统重建剖面图像，使操作者易于从切面解剖信息分析心脏的三维立体结构。

对 TEE 换能器接收到的回声进行频谱分析，即将多普勒效应引入经食管超声心动图，使操作者得以观察到血流的运动速度和方向，为检查心脏瓣膜回流的存在和程度以及心输出量的动态监测提供了技术上的可行性。

（六）光学测量换能器

可见光是波长 0.5~0.8μm 的电磁波辐射。各种物质在温度高于绝对零度的情况下都会发放电磁辐射，这种辐射具有一定的频率和波长，称为发射光谱。理论上光速为 3×10^8m/s（1 秒围绕地球赤道 7.5 圈）。与声波相似，光的波长 = 光速 / 频率。电磁波中，波长最长的无线电波分布在 3Hz 到 3 000GHz 的频率范围之间，而波长更短的电磁波中，波长长于可见光的还有红外线，波长短于可见光的还有紫外线和高能射线。

电磁波和声波具有明显的区别。声波的传播中粒子运动与传播方向一致，称为纵波。而电磁波中电子和磁场的运动垂直于传播方向，称为横波。声波只能借助介质传播，但电磁波可以在真空中无衰减传播。光的速度比海平面空气中声波速度快大约 100 万倍，一般情况下，观察者的运动速度相对光速微不足道，不足以形成多普勒现象。所以爱因斯坦相对论的基本前提是光的速度对任何参照系中的任何观察者都是一样的。

可见光和红外线具有电磁辐射的常见属性，在通过物质时，可以被反射、透射或吸收。各种物质都具有吸收一定波长光能的特征性吸收光谱。吸收光谱测量传感器如图 37-18 所示，它需要有光源、光电换能器和一定规格的测量室。

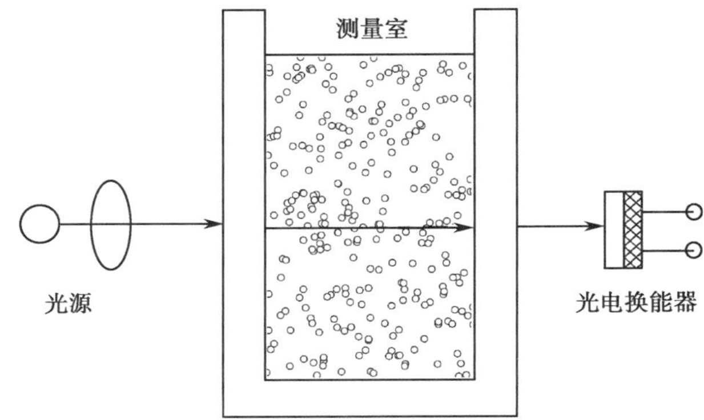

图 37-18 吸收光谱测量原理示意图

已知强度的光线透射已知距离的测量室，如果分别测量入射和透射的光强度，可以计算出测量室内溶液中溶解物质的浓度：

$$I_t=I_i^{-dCa} \tag{37-6}$$

式中 C 为溶解物质的浓度，d 光路的长度，a 是溶解物质对使用波长光线的吸收常数。I_i 和 I_t 分别为入射和透射的光强度。浓度 C 的解析式为：

$$C=(1/d_a)\ln(I_i/I_t) \tag{37-7}$$

可见未知浓度 C 反比于 d，正比于 I_i 和 I_t 比值的对数。这一物理现象称为比尔 - 朗伯定律，是吸收光谱分析的基本原理。

目前吸收光谱监测仪常用光源为发光二极管（LED）。发光二极管的核心部分是由 P 型半导体和 N 型半导体组成的晶片，在 P 型半导体和 N 型半导体之间的 PN 结中，掺入少量镓（Ga）与砷（AS）、磷（P）等载流子的化合物，这种二极管在正向电压作用下，电子与载流子复合时会把多余的能量以光的形式释放出来，从而把电能直接转换为光能。注入不同的载流子元素可发出从紫外到红外不同颜色的光线，例如磷砷化镓（AlGaAs）二极管发红光及红外线，磷化镓二极管发绿光，炭化硅二极管发黄光。发光的强弱与工作电流有关。

光电换能器是利用光电效应将光信号转换成电信号的光电转换器件。自光电效应发现至今，各种光电转换器件已广泛地应用在各行各业。常用的光电换能器有光敏电阻、光电倍增器、光电池、光电二极管等。

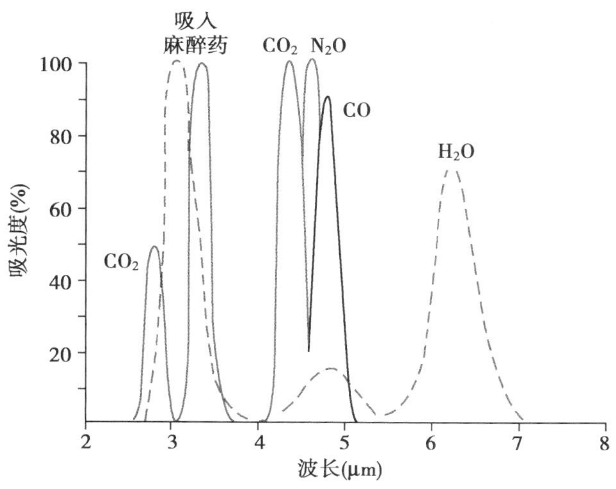

图 37-19　医学气体的红外线吸收特性

不对称的分子偶极运动时具有红外线吸收现象，常见气体特征性吸收光谱多位于红外线区域（图 37-19）。麻醉临床应用的医学气体中二氧化碳和吸入麻醉气体具有红外线特征吸收。氧气分子不吸收红外线，不能采用红外线测量。为此，气体检测多采用发出红光和红外线的磷砷化镓（AlGaAs）发光二极管作为光源，光电二极管作为换能器，由于普通玻璃吸收红外线，所以测量室光路必须用蓝宝石或其他可穿透红外线的材料制作。

单纯二氧化碳分析仪和二氧化碳麻醉气体分析仪都是利用比尔 - 朗伯定律分析呼吸气路中的成分及含量。二氧化碳分析仪仅测量呼末二氧化碳浓度值并显示气道内相应时间的二氧化碳波形图。为了显示二氧化碳分压值，监测仪还需要配置电子大气压计以提供换算依据。根据采样原理，二氧化碳分析仪分为主流和旁流两种类型。主流式二氧化碳分析仪的光吸收测量室直接放置于通气管道内，光源透射测量室，在呼气和吸气过程中实时测量透射光强度，计算出二氧化碳浓度，见图 37-20。这种传感技术的优点是反应时间非常快，而且不存在采样管阻塞的问题，但昂贵的红外线测量装置需直接放置在气管导管等气体回路上，探头笨重易损使用不便，且主流式二氧化碳分析仪不能同时测量吸入麻醉气体的浓度。

最常用于手术室的是旁流式二氧化碳麻醉气体监测仪，这种监测仪传感器结构复杂并具有辅助采气装置，见图 37-21。采样管连接于接近气管导管出口的气路上，采气装置以 200~400ml/min 的速率采集呼吸气体进入监测仪内的测量室。这种方法的优点是红外线检测器安装于机内，工作环境稳定，有利于保证检测精度，可以同时进行二氧化碳和吸入麻醉气体的测量；采气管简单轻便，不影响麻醉科医师的操作。旁流式麻醉气体检测技术的主要缺点是反应时间延迟，麻醉回路气体损耗多，采气管常出现冷凝水阻塞导致检测失败。

吸入麻醉气体和二氧化碳监测采用同样的工程原理，但这些气体的吸收光谱会互相干扰，需选择不同波长的光源、合适的测量波长，才能提高测量的选择性。理论上只要有足够多的可用波长，分别测量各种气体的浓度仍然是可行的，但复杂的传感器制作技术会影响到实际产品的研发。

脉搏血氧计也是利用比尔 - 朗伯定律的吸收光谱测量仪器。最早的光电血氧计是在第二次世界大战时在航空调查中应用的无创血氧仪，这种装置采用两种波长的光透射耳垂组织，一个波长对氧合血红蛋白敏感，另一个不敏感，耳垂则相当于含有血红蛋白的测量室。目前脉搏血氧仪采用 660nm 和 940nm 两种波长的发光二极管作为光源，光电二极管为换能器，指夹为测量室，见图 37-22。

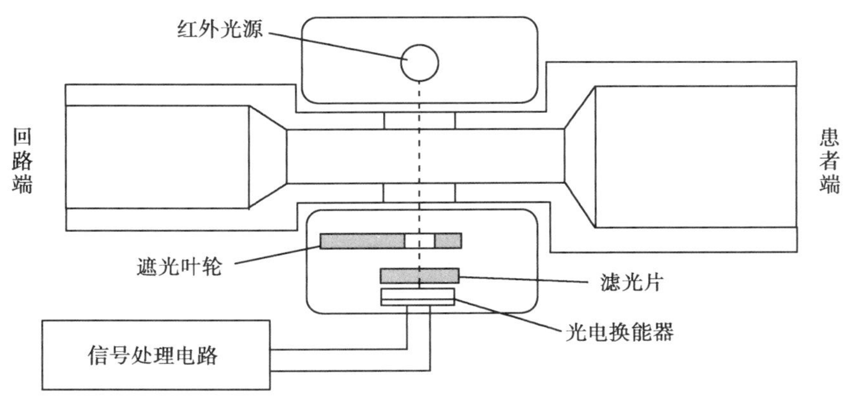

图 37-20　主流式二氧化碳红外线检测换能器

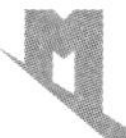

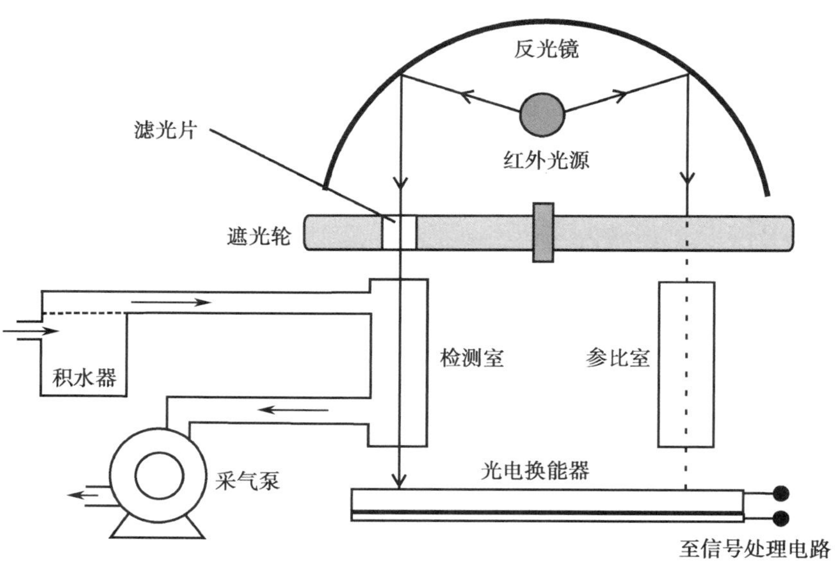

图 37-21 旁流式红外线气体监测换能器

虽然脉搏血氧计的基本物理原理是简单明了的，但用于临床却涉及诸多工程学难题。

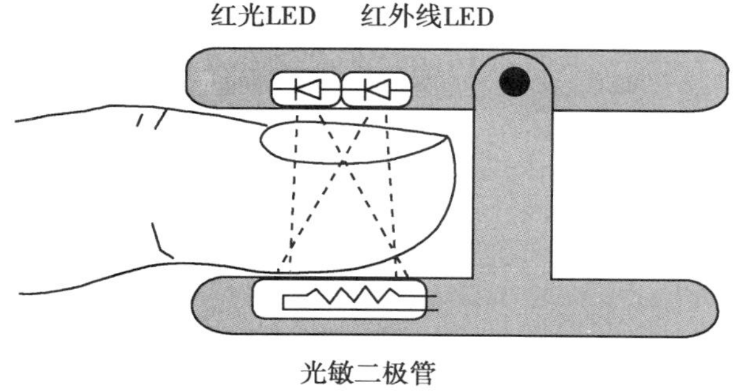

图 37-22 SpO_2 传感器示意图

理论上，仅需要通过动脉搏动的血流来测定血氧饱和度，但作为测量室的指端内除了动脉内的血红蛋白以外还有许多光吸收物质，例如皮肤、软组织、静脉和毛细血管血液，全部吸收值中有用的脉动信号非常小。

在 SpO_2 传感器的一侧有两对 LED，一对发射 660nm 的红光，另一对发射 940nm 的红外光；对侧只有一个光电探测器。由于换能器中的光电二极管不能区别不同波长的光，也不能识别接收的光是来自红光 LED、红外线 LED 还是室内光源，因此，需要 LED 交替打开或关闭，光电二极管才能分辨出不同波长光的吸收量。大多数的脉搏血氧计采用红光和红外线交替照射的办法解决这个问题。首先点亮红光 LED，光电二极管检测来自红色 LED 和室内光线引发的电信号，然后红光 LED 熄灭，红外线 LED 点亮，检测信号代表红外线 LED 和室内光照，最后两种 LED 都熄灭，检测信号只有室内光。

图 37-23 所示为 LED 的开关顺序，在所有 LED 关闭时，光电探测器检测的光为环境光，光电探测器所检测的电流称为暗电流。从每一波长的透射光中减去这一部分信号，即可消除环境光对检测的影响。这种每秒钟上百次的交替检测，使得测氧计可以基本排除环境光干扰，甚至在迅速改变室内照明的情况下也能正常工作。但一些波动性的光源还是能引来误差。临床上简单实用的办法是遮盖传感器以避光，即能最大限度地排除环境光照干扰。

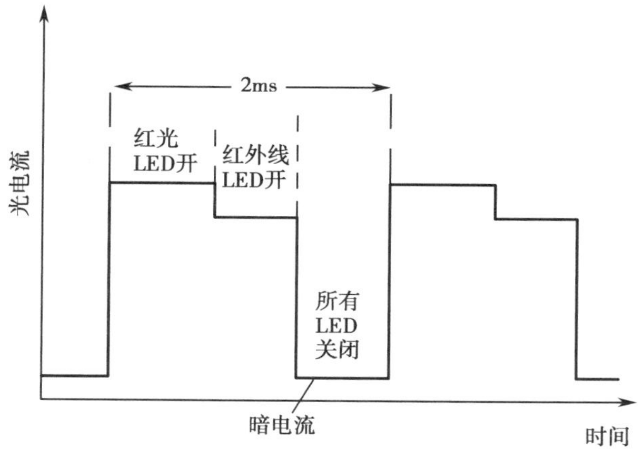

图 37-23 SpO_2 传感器 LED 开关顺序

血液内的血红蛋白以氧合血红蛋白、还原血红蛋白、高铁血红蛋白和碳氧血红蛋白四种状态存在。不同状态的血红蛋白对红光和红外光具有不同的吸收常数，亦都具有各自不同的吸收光谱，见图 37-24。

功能血氧饱和度定义为“氧合血红蛋白/(氧合血红蛋白+还原血红蛋白)”。氧合血红蛋白在660nm处具有特征吸收，所以通常脉搏血氧仪将660nm红光吸收值作为血氧饱和度信号。但碳氧血红蛋白、高铁血红蛋白和还原血红蛋白在660nm也都有吸收成分。高铁血红蛋白和碳氧血红蛋白属于异常血红蛋白，不参与血氧运输，正常情况下只有少量存在。理论上只有在高铁血红蛋白和碳氧血红蛋白均为零时，SpO_2 才会与 SaO_2 相等。

在高铁血红蛋白明显增多的情况下，SpO_2 数值下降趋向85%；而碳氧血红蛋白增多时，SpO_2 数值趋向100%。理论上至少需要四种波长的光源，分别完成四种血红蛋白的计量，才能保证功能血氧饱和度的测量准确。为了解决这个问题，最新的多波长脉搏血氧计使用了8种波长的光源，使得常规 SpO_2 监测不仅能够测量氧合血红蛋白，还可测量碳氧血红蛋白和高铁血红蛋白。另外，在活体组织表面接收反射光测定血红蛋白氧饱和度的试验尽管技术难度更大，但初步证明来自活体组织的光反射信号确实存在指示组织内血红蛋白平均饱和度的有用信息，可以反映静脉、动脉和毛细血管三者总的氧合状态。

（七）电化学测量换能器

电化学是研究物质化学性质或化学反应与电学关系的科学。根据溶液中被测物质的电化学性质，对溶液特定组分进行定量测定的仪器分析方法称为电化学分析法（electrochemical analysis）。1922年，极谱电极（polarographic electrode）问世，大大推进了电化学分析技术的发展。电化学换能器的基本原理是浸入电解质溶液的两个不同金属电极会发生氧化还原反应，形成稳定的电池电位，产生的电子通过连接两电极的外电路从阳电极流到阴电极。当电解质溶液中被测物质发生浓度变化时，电化学电位随之变化，即可将被测定物质的浓度转化为电学参量加以测量。

极谱电极又称Clark电极，主要由选择性通透膜、电极和电解液构成，依据不同的用途可有不同的设计结构。如图37-25所示，氧气极谱电极由聚丙烯膜、银/氯化银阳极、金或铂阴极和饱和氯化钾电解液构成。

20世纪60年代以后，离子选择电极和酶电极相继问世，拓展了极谱电极的应用范围。例如血气分析仪的 PCO_2 电极、pH测定电极和各种离子选择电极，大大加快了患者水电酸碱平衡的监测速度。酶电极（enzyme electrode）是在基础电极通透膜表面覆盖一层很薄的含酶凝胶制成的离子选择电极。当电极插入待测溶液时，通透膜上的酶发生催化反应产生电极活性物质，引起基础电极电位变化，由此测出该酶所催化的反应底物或产物的浓度。例如，在极谱氧电极膜上固化葡萄糖氧化酶凝

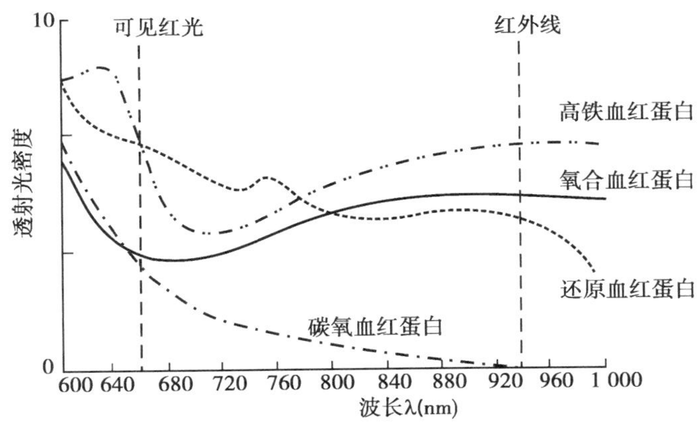

图37-24　血红蛋白对光谱的特征吸收

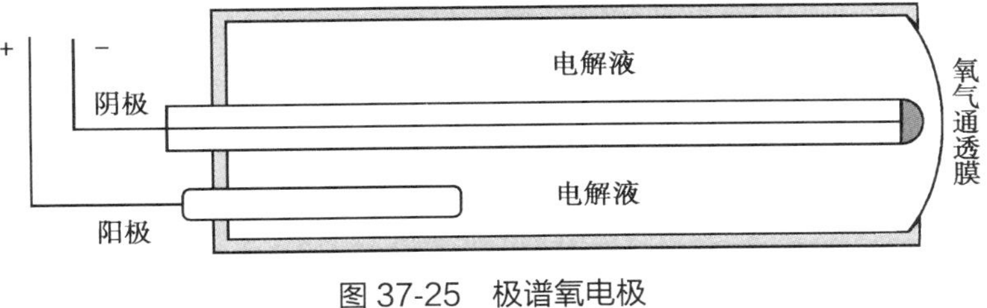

图37-25　极谱氧电极

胶，即构成可测定溶液中葡萄糖含量的酶电极。由于酶的专一性强，故酶电极的选择性特别好。目前已有几十种测定人体生化系列的酶电极，在生化研究、生物监测领域发挥了重要的作用。极谱电极体积小，用途广泛，但电极极化现象严重，电极电位容易漂移，换能信号随时间降低，需要经常重新校准。另外，通透膜老化和电极内电解液流失影响电极寿命，必须定期更换，过度延长使用时间会带来临床难以解释的测量值偏低现象。

（八）质量测量检测器

质量，通常指某物体所含物质的量，是物质的基本物理量，也是物体惯性大小的量度。质量的国际标准单位为 kg。古代人们采用参比的方法衡量不同物体的重量，如今日常生活中准确称重物体已经是一种司空见惯的事情，甚至还可以在实验室看到天平精准计量几毫克的物质。但在微观物理领域里测量物质分子的质量就没有那么容易了。1898 年，维恩用电场或磁场使正离子束发生偏转时发现，电荷相同时，质量小的离子偏转得多，质量大的离子偏转得少。1913 年汤姆孙和 . 阿斯顿用磁偏转仪证实氖有两种核素。阿斯顿于 1919 年制成第一台能分辨一百分之一质量单位的质谱计，用来测定核素的相对丰度，鉴定了许多核素。1940 年以后采用质谱法对复杂烃类混合物进行分析，证实了复杂分子能产生确定的、可重复的质谱，这开拓了有机质谱的时代。经典质谱法（massspectrometry，MS）是利用电磁场将运动的离子（带电荷的原子、分子或分子碎片），按照它们的质荷比分离后，精确测定离子质量的分析技术。质荷比是带电离子质量与荷电量的比值（m/z）。由于物质分子的准确质量都是多位小数，而且决不会有两种物质分子的质量完全一样或成整数倍，所以精确测量离子质量后即可推算出化合物离子的组成。

如图 37-26 所示，常见四级杆质谱仪由离子室、质量分析室和检测靶电极构成。首先在离子源用电子轰击法将样品碎裂成较小质量的多种碎片，并使它们带上正电荷。带电粒子（离子）经加速电场的作用获得一定动能形成离子束。在高度真空条件下离子束进入质量分析器。利用电场和磁场中速度较慢的离子偏转大，速度快的偏转小的性质，质量分析器将同时进入其中的不同质量的离子，按质荷比大小分离，使不同质荷比的离子聚焦在不同的点上。分离后的离子被分别聚焦到法拉第筒或电子倍增器，靶电极收集检测电信号形成质谱图，从而确定其质量。随着质谱仪的分辨率和灵敏度等性能的提高，现在只需要 μg 级甚至纳克级的样品，就能得到一张满意的质谱图。

为了避免杂质干扰测定，质谱仪需要样品具有一定纯度，并且必须在高真空下才能工作。建立真空度的阀泵系统能维持离子源和质量分析器中的真空度达到 0~10mmHg。对于微量不纯的化合物，可以利用气相色谱或液相色谱先行将化合物分离成单一组分，再导入质谱仪得到质谱图，此时质谱仪的作用如同色谱仪的检测器。目前气相色谱 - 质谱和高效液相 - 质谱技术已经得到广泛应用。

早年的质谱分析基于带电粒子在电磁场中运动轨迹偏转角度与物质质量成正比的物理现象，近代质谱技术则越来越关注带电粒子在电磁场中的运动速度与物质质量成反比的物理现象。离子迁移质谱（ion mobility spectrometer，IMS）是最近几十年才发展起来的一门新型质谱检测技术，原理示意见图 37-27。

检测样品蒸气或微粒首先在离子室被破碎并离子化，然后让离子在弱电场中获得平均动能，向靶电极漂移运动。为了延缓漂移速度，提高分辨度，漂移室内具有反向的漂移气流。在电场的驱动和

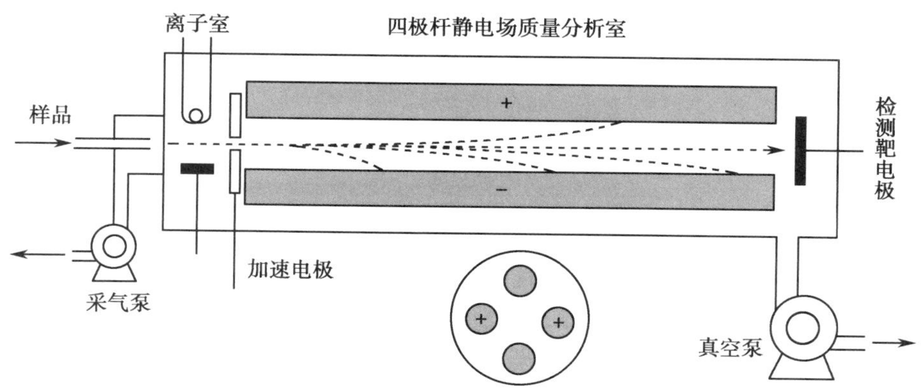

图 37-26 四极杆质谱检测器原理示意

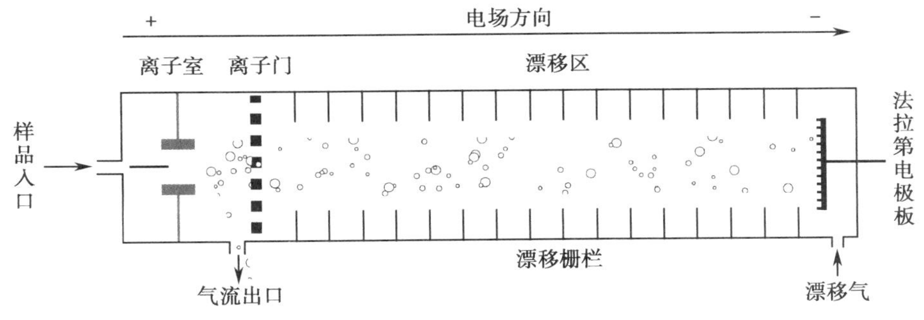

图 37-27　离子迁移质谱检测器原理示意

漂移气流碰撞阻力的综合作用下，离子化的样品碎片在漂移区的运动速度不同，质量小的粒子迁移率快，先到达离子收集器，质量大的分子碎片迁移率慢，后到达离子收集器。在漂移距离相等的条件下，依据物质质量（分子量）大小、荷电量多少和几何形态的不同，到达靶电极的时间不同。这就可以根据漂移时间和靶电极的电量信号对样品鉴别并定量。

IMS 检测速度快，分析过程用时仅 20~50 毫秒，并具有很高的敏感度，痕量检测低限达到 ng/L 到 pg/L 水平（ppb-ppt 级），显示出强劲的发展优势。我国学者首先将此技术用于麻醉患者呼出气体监测，检出了丙泊酚、芬太尼等静脉麻醉药物信号，还发现了患者器官功能衰竭时的呼出气体标志物，为 IMS 的医学应用开辟了新的应用前景。

第三节　模拟信号处理

生物信号均为连续变化的模拟信号。模拟信号处理需要模拟电路对生物信号进行技术性的处理。模拟信号的任何技术处理都需要专门的硬件电路，采用模拟电路完成复杂的生物信号处理需要庞大的硬件电路。所以，现代监测仪总是对原始信号进行简单的初级放大和滤波后就进行模数转换，随后借助通用计算机的硬件平台进行数字信号处理。

一、放大器

通常生物信号换能器的输出电量低，极易受到外界无关信号（噪声）干扰。必须首先对生物信号的电压或电流进行放大处理，才能进一步完成信号的转换、分析、量化。模拟放大是模拟信号处理的必须环节。

简单模拟放大器在放大生物信号时，还会混入大量无关的干扰信号，特别是由电源电路串入的交流共模信号，往往会淹没真正的生物信号。分立件差分放大器可以抑制共模信号的干扰，它由两个完全对称的电阻耦合单管放大电路组成，见图 37-28。差分放大电路具有两个输入端和两个输出端，信号在两个输入端上分为大小相等、极性相反的一对信

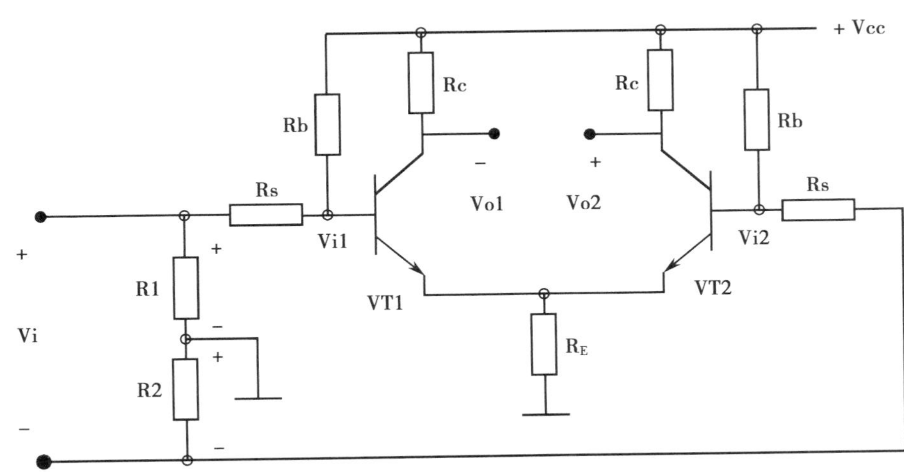

图 37-28　差分放大器原理示意

号，称为差模信号。它是输入信号中有用的变化成分，经分别放大后，Vo1 和 Vo2 两个输出端电位一增一减，输出放大信号。而电路干扰信号(如感应交流电)在输入端上则为大小相等，相位也相同的共模信号，它输入差分放大器后，两个输出端电位同步增减，没有输出信号。理想的差分放大器可以放大差模信号，同时完全消除共模信号输出。

差模信号增益与共模信号增益之比称为共模抑制比(common mode rejection ratio，CMRR)，是衡量生物电放大器的重要指标，共模抑制比越大，放大器检出差模信号(生物信号)和抑制共模信号(干扰信号)的能力越强。

零点漂移(zero drift)是放大器的输入量为零时，输出量不为零的现象。这种现象主要来自温度对半导体导电特性的影响，可以导致测量值偏离真值的系统误差。由于差分放大器的两组放大电路及其元件完全对称，输入信号为零时，输出为零。温度变化时两组电路发生同相变化，也可以保证无电压输出。所以差分放大器具有良好的温度补偿和零点漂移抑制性能，广泛用于集成运算放大器的输入级。

频率响应(frequency response)是仪器保持线性输出时允许输入信号频率变化的范围，在电子工程学中又称为频率特性，是放大器对不同频率信号的稳态响应特性。由电阻、电容和电感元件组成的电子电路与力学共振系统一样，也具有一定的谐振频率。比如收音机调节自身谐振电路频率，当谐振频率等于某电台发射频率时，该电台信号最强就是这个原理。放大电路也存在这种现象。当信号频率等于电路固有频率时，电信号振幅会达到峰值，这种谐振会造成输出信号的严重失真。为了不失真地放大或传输生物信号，通常希望模拟放大器在不发生谐振的情况下，具有足够宽的频响范围。

信噪比(signal to noise ratio)是模拟信号放大后，输出电量中有用信号功率与噪声功率之比。有用信号为真正的生物信号，噪声是除被测信号以外的所有其他干扰信号。为了尽可能多地取得生物信号，我们希望模拟放大器具有尽可能高的信噪比。

放大器线性(linear)是指模拟放大器的输出量与输入量之间成直线的比例关系。放大器跟随输入信号变化的直线性，输出信号与输入信号成比例是保证量化准确的关键。非线性(non-linear)则为放大器输出量与输入量不成直线比例相关，二者之间函数关系的一阶导数不为常数的失真现象。普通放大器的工作特性都存在一定程度的非线性，特别是输入信号过大的情况下，放大器会进入饱和状态，输出不随输入信号变化。为了保证监测计量准确，必须保证信号强度适当，工作点位于放大器的线性范围。

集成电路是在 0.2~0.25mm 厚的 P 型硅质基片上，做出含有数十甚或上百个晶体管及其相关电阻和连接导线的电器元件，其功能取决于电路设计。由于这种集成电路元件通过简单外设电路即可完成加、减、乘、除等模拟数学运算功能，故称为集成运算放大器(integrated operational amplifier)，简称运放。如图 37-29 所示。

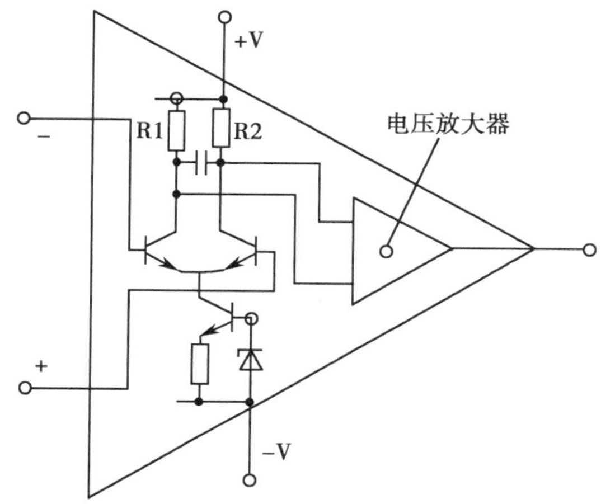

图 37-29 集成运算放大器内部电路示意图

通用型集成运算放大器是双端差分输入、多级直接耦合放大，单端输出的极高增益放大器。它的增益可达几万倍以上，输入阻抗可达几十千欧至百万兆欧，共模抑制比高，线性好，零位漂移小，配合不同的外设电路可以实现多种高精度模拟电路功能。它已经成为现代模拟电路的“模块”元件，也是现代通用计算机中的基本硬件单元。

典型的运放电路见图 37-30。图中 Vi 是运算放大器的输入电压，Vo 是运算放大器的输出电压，R1 为输入电阻，R2 是反馈电阻。反向放大器放大的电压和输入的电压反向，其输出电压与输入电压的关系式为 Vo =－(R2/R1)× Vi。正向放大器输出电压与输入电压同向，其输出电压与输入电压的关系式为 Vo=Vi × (R1+R2)/R1。所以改变 R1 和 R2 电阻值的比例关系即可调节集成运放的电压放大倍数。

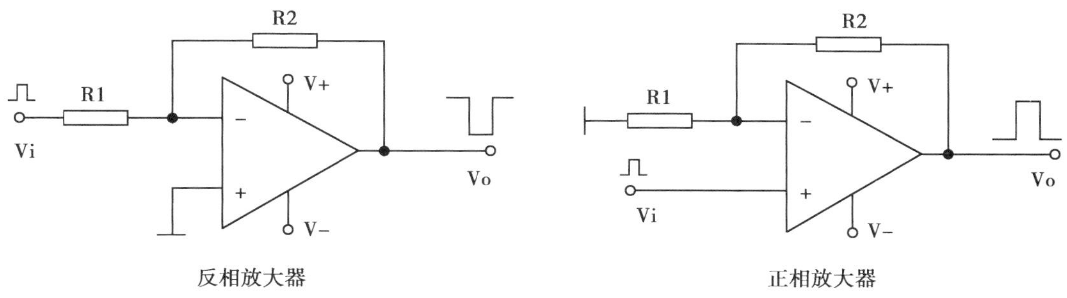

图 37-30 典型的集成运算放大电路

二、滤波

滤波电路是对信号频率进行选择的电路，具有滤除噪声和分离不同频率信号的功能。电路作用是尽可能衰减无用信号且尽可能无衰减地让有用信号通过。滤波的基本原理在于电容、电阻和电感元件对不同频率电信号有着不同的作用。电容器由两个互相绝缘的极板制成，不允许直流或电压变化缓慢的信号通过。但电容器可以充放电，在外电路电压低于极板电压时电容器放电，外电路电压高于极板电压时电容器充电，这样对于交流或电压不断变化的电信号，电容器表现为通路。电感元件由线圈制成，作用与电容器相反，在电流方向或强度发生改变时电感线圈内会出现反电动势。所以直流或电压电流变化不大的电信号可以顺利通过，但对高频交变电流具有很大的阻抗。电阻器对交变电流的阻抗远大于本身的直流阻抗，其电路作用与电感元件相似。将这些无源的滤波元件与放大器组合，即能组成不同功效的有源滤波器。

如图 37-31 所示，高通滤波器（high-pass filter）的电容器位于信号输入通道内，可以通过高频信号，而直流和变化缓慢的信号不易通过，通过阻抗较低的电阻器释放，可将某一频率以上的信号分量放大，而对该频率以下的信号分量大大抑制。低通滤波器（low-pass filter）的电阻器位于信号输入通道内，可以通过直流和变化缓慢的信号，高频信号不易通过，由阻抗较低的电容器释放，结果对某一频率以下的信号分量放大，而对该频率以上的信号分量大大抑制。频率选择与电路中电阻电容参数相关。

滤波电路除了抑制干扰信号以外，还常常用来分离不同频率的模拟信号。比如，气压振动无创血压计工作时，首先袖带充气超过动脉收缩压，袖带内动脉搏动信号完全消失。然后袖带缓慢放气，第一个突变振动信号对应的袖带压强定义为收缩压。在袖袋内压力降低过程中信号振幅逐渐增大，脉冲振幅最大值对应的袖带内压定义为平均动脉压。随后袖带压力继续降低，振动信号进行性衰减，见图 37-32。压力换能器得到的袖带内压力信号为复合信号，需要低通放大器取得袖带内的渐变的压强值，还需要高通放大器提取动脉搏动引发的气压振动信号。

三、模数转换和数模转换

在大多数情况下，单纯模拟信号处理不能完成生物信息的提取和量化，必须借助数字信号处理技术才能量化或计算出生物信号中的有用信息。在进行数字信号处理之前需要将信号从模拟域转换到数字域。将时间 - 幅值都连续变化的模拟量转换为时间点 - 数字代码的离散数列的过程，称为模数转换。模数转换是对模拟信号处理的重要

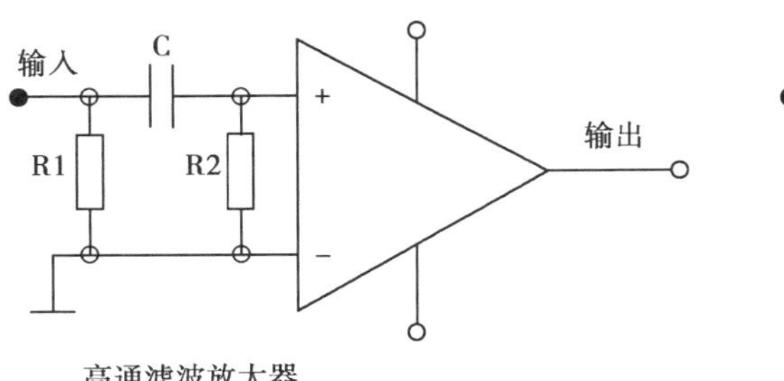

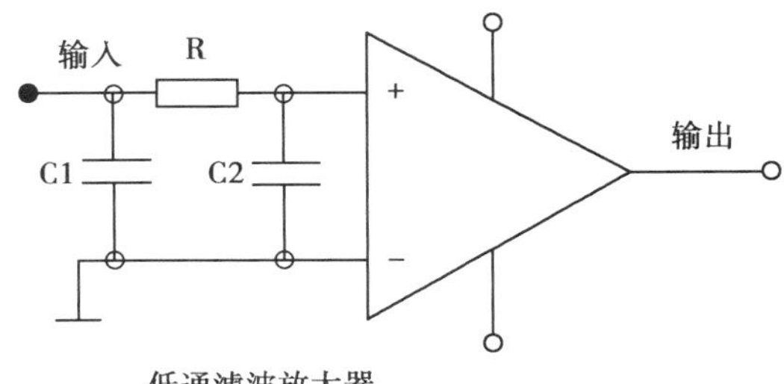

图 37-31 高通滤波放大器和低通滤波放大器

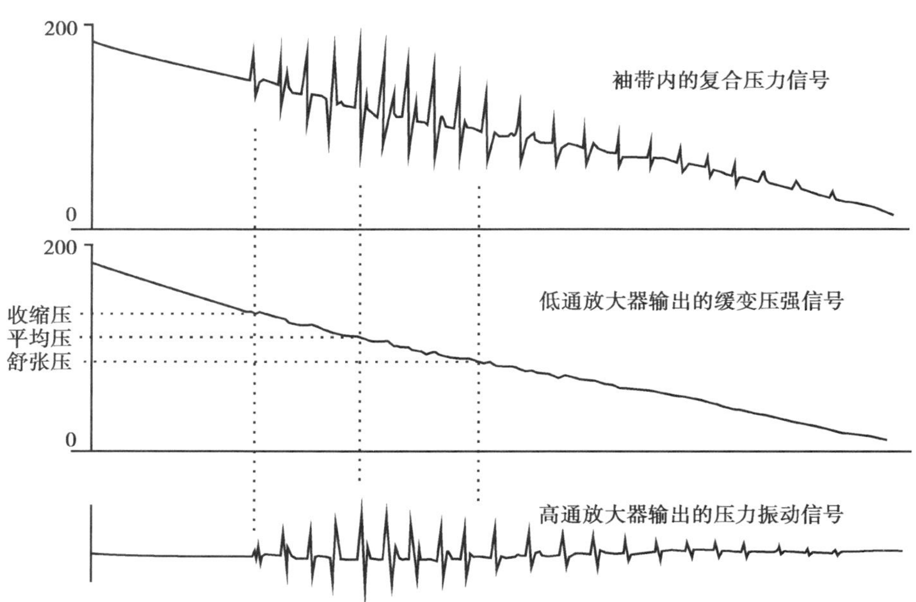

图 37-32 无创血压计测量过程的滤波处理示意图

技术，需要经历取样、保持、量化和编码四个阶段，由模数转换器（analog to digital converter，ADC）来完成。

（一）取样和保持

取样 - 保持电路可以将输入的连续模拟量转换为时间上离散的信号。如图 37-33 所示，场效应管 V 为取样控制器，电容 C 为电荷存储器，运算放大器为电压跟随器。当取样脉冲 S（t）高电平时，场效应管导通，电容 C 上的电压 U_0'（t）跟随输入电压 U_i(t)变化，输出电压 U_o(t)等于输入电压 U_i(t)。当 S（t）为低电平时，场效应管截断，采样停止。由于电压跟随器的输入阻抗很高，C 存储的电荷无法泄漏，C 上的电压能保持不变，所以 U_o（t）也保持不变，一直保持到下个取样脉冲到来。这样当取样的模拟信号为一个正弦波时，取样保持电路的输出信号变为离散时间点上的一系列电压值。采样次数少会丢失模拟信号的信息。为保证取样信号的准确，取样频率必须高于模拟信号的变化速度。转换时间越短，单位时间内取样次数越多，对原始信号的保真度越高。理论上取样频率越高，信号失真越小。目前中速 ADC 转换频率为上千赫兹，高速 ADC 取样频率可达上兆赫兹，转换时间在 50 纳秒以内。

（二）量化和编码

量化是将采集的系列电压值 U_o（t）转换为数字量的过程。为此需要设定最小量化单位⊿，每个电压值 U_o（t）都要除以最小量化单位⊿，由于 U_o（t）

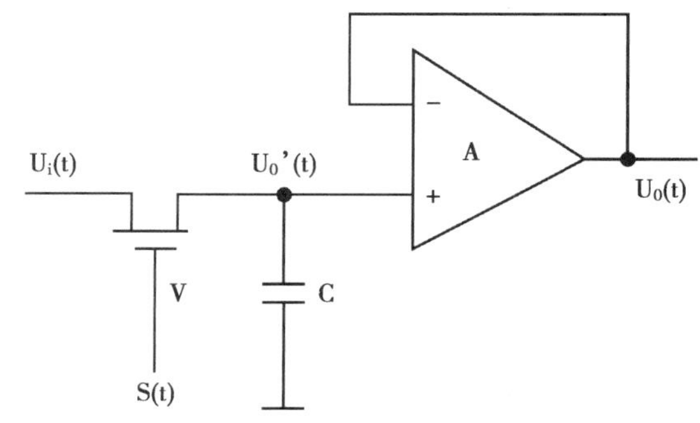

图 37-33 模数转换的取样和保持电路

不一定被⊿整除，通常采用舍尾或四舍五入法取整。将取整的结果转化为相应代码的过程称为编码，如二进制码。ADC 最终输出结果是一系列量化的代码。例如，设最小量化单位为 0.1V，某时刻取样电压为 0.3V，量化结果是 3⊿，输出二进制编码为 011。由于量化总是将模拟量转换成最小量化单位的整倍数，量化结果与模拟信号 U_o（t）相比会存在一定误差，所以量化单位越小，编码位数越多，ADC 输出的分辨精度越高。目前高精度 ADC 转换精度可达 24 位。

模数转换将时间 - 电量连续信号转变为时刻 - 代码离散信号，为进一步从信号中提取有价值信息提供了技术前提。理想的模数转换后，时刻 - 代码坐标图像轮廓应与原始信号一致（图 37-34）。

数模转换器与模数转换器功能相反，是将数字信号转变为模拟信号的电路元件。基本原理见图 37-35，电子开关阵列将二进制代码数字信号转

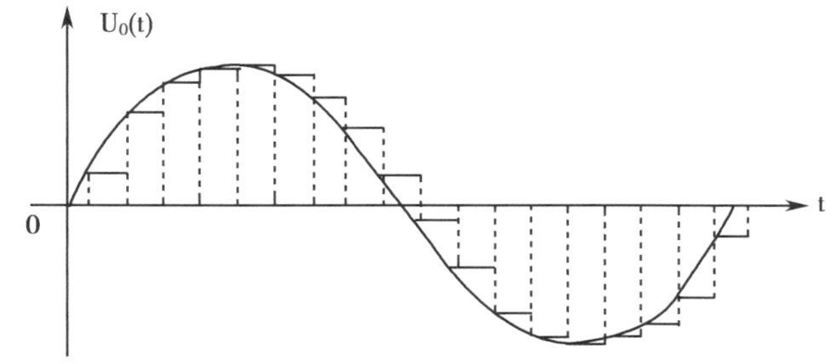

图 37-34 模数转换取样保持后的图

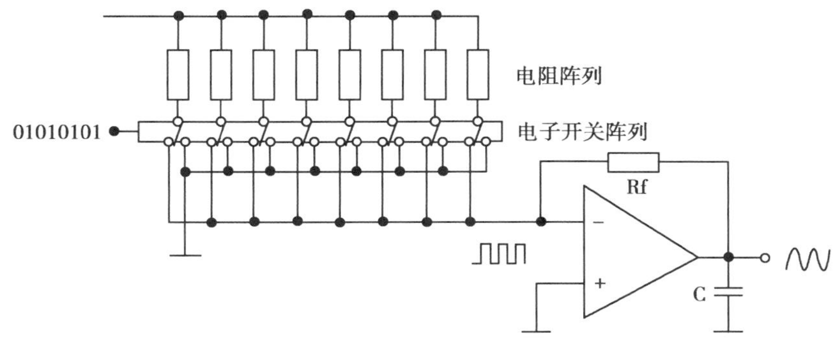

图 37-35 模数转换取样保持后的图像

变为开关的闭合位数，电阻阵列根据电子开关的开放数形成不同的输入电流，经模拟电压跟随器线性放大和电容滤波后，即可将离散的数字信号转变为连续的模拟信号。

模数转换器的输入电路属于模拟电路，但输出端为数字电路。而数模转换器输入数字信号，输出端则属于模拟电路。所以说模数转换器和数模转换器是模拟电路与数字电路的交界性元件。

如果模数转换取样时间长、次数少，就会使输出信号的频率、相位和幅度都发生畸变。如图 37-36，原始信号为 50Hz 正弦波，周期为 20ms，如果取样频率为 60Hz，取样周期为 13.3ms，结果导致输出的正弦波与输入信号面目全非。

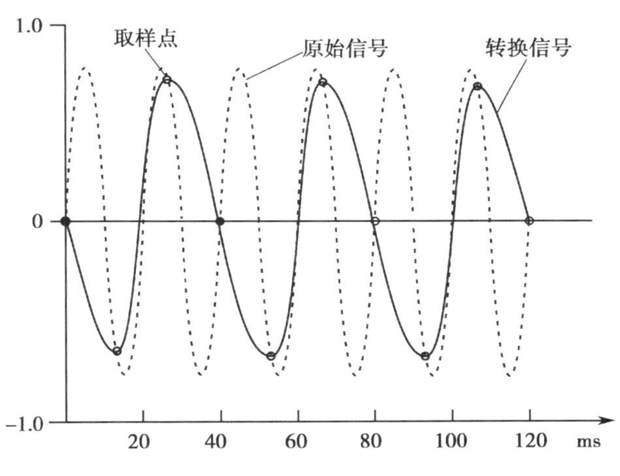

图 37-36 取样频率低致输出信号畸变

第四节 数字信号处理系统

随着大规模集成电路和数字计算机的飞速发展，以及 20 世纪 60 年代以来数字信号处理理论和技术的成熟和完善，用数学方法来处理信号已逐渐取代模拟信号处理。广义来说，数字信号处理是研究用数字方法对信号进行分析、变换、滤波、检测、调制、解调以及快速算法的一门技术学科。随着信息时代、数字世界的到来，数字信号处理已成为一门极其重要的学科和技术领域。生物数字信号处理是利用计算机或专用数据处理设备对模数转换后的数字信号进行计算和测量，提取有价值生物信息的技术过程。由于数字信号处理技术借助现代计算机硬件平台，技术处理过程均可以通过程序软件完成，虽然执行速度慢于模拟电路，但具有灵活、精确、硬件成本低的突出优点，这是模拟信号处理技术无法比拟的。本节简要介绍监测仪中叠加、平均、测量、频谱分析、相关统计计算等常见的数字信号处理过程。

一、叠加

在物理学的任何线性系统中，时间与地点给定情况下，由两个或多个刺激产生的合成反应是每个刺激单独产生反应的和。称为叠加性质(superposition property)，也叫叠加原理(superposition principle)，在数学中，这个性质更常被称为可加性。

微弱的生物信号常常淹没在噪声之中，无法在模拟放大处理中提取。根据叠加原理我们可以将这样的信号进行上百次叠加，提取有用信号，抑制干扰噪声信号。例如听觉诱发电位监测时，将每次声波刺激后100ms内的信号依次叠加256次，由于噪声在时间和相位上具有随机性，在叠加中相当一部分噪声会因为相位相反而数学抵消，而时间起点相同的有效诱发电位信号则因相位一致得以叠加放大。然而，噪声中也会有偶然相位一致的成分，叠加后仍会有一些无关信号干扰监测，例如听觉诱发电位监测时耳机脱落后，还会显示一些振幅高低差不多的不规则波形，并报出没有诊断价值的错误指数。

二、平均

生物信号的振幅、频率、相位常常具有较大的变异范围，在进行参数测量前必须经过平均计算。例如脉搏血氧监测中，吸光度的波动性对脉率测量是一种有用的信号，但对于血氧饱和度的测量却是一种恼人的干扰。为了取得稳定的饱和度测量结果，通常采用取平均数计算的测量方法。但是患者体动导致的光路距离和静脉脉动变化，均具有很高的信号强度，是很难排除的干扰。增加平均计算的信号数据量能够降低偶然干扰的影响。然而，如果仪器需要一个较长的时间进行平均值计算，会延长血氧饱和度对突然改变的反应时间。例如在患者急性缺氧时，监测仪 SpO_2 会有保持正常值的冻结现象。目前多数脉搏血氧监测仪允许用户选择平均计算时间，如10秒或30秒。选择时间短，饱和度报数不稳定，但有利于及时发现意外情况，平均计算时间长，饱和度报数稳定，但可能出现患者已经发绀，SpO_2 饱和度报数正常的尴尬情景。未来产品需要采用更加复杂的算法来识别并排除这些偶然伪差。

三、测量计算

在生物信号中提取我们感兴趣的信息是数字信号处理的重要任务。函数图像特征点的识别是数字信号测量的关键。数字信号处理中常常选择数字信号的零位基线、最大值、最小值或dv/dt最大值等特征数据作为测量的起止点。

时间的测量最为基础，一般来说，计算机中都具有晶振时钟信号，模数转换输出的是与时刻序列相对应的二进制代码，这种以时间为自变量的二维数组为间期的测量提供了方便。比如心电频率和脉率的测量，只需取得两个最大数据之间的时间间隔，即可简单地计算出周期时间和每分钟频率。再比如心电波形振幅的测量，需要将1mV标准电压的模数转换数值作为参比，最大值与基线值的差除以标准电压值即可得到振幅测量值。为了排除噪声干扰，提高测量稳定性，监测仪总是要对有限多的信号测量值进行平均处理后再予以输出显示。

气压振动法无创血压监测的压力换能器持续监视袖带内压力复合信号，经滤波和模数转换后，可以得到与时间顺序对应的缓变压强值和突变压力脉冲数据组成三维数组。与第一个振动信号对应的缓变压强为收缩压，最大振动对应的缓变压强为平均压。随后袖带内压强降低过程中，动脉压相关振动逐渐减小，不易鉴别舒张压。舒张压需要通过收缩压和平均动脉压的已知关系推算出来。

正常生理条件下，在已知收缩压和舒张压的情况下，

平均压＝舒张压＋(收缩压－舒张压)/3

据此可以推导出，在已知收缩压和平均压的情况下，

舒张压＝(3平均压－收缩压)/2。

由于这样的计算方法，在测量期间患者体动或术者靠压袖带干扰时常常造成平均压和舒张压的偏差。

四、相关分析计算

脉搏血氧计最困难的工程问题是怎样从大量干扰信号中识别动脉脉搏图形的波动吸光度。典型的 SpO_2 吸光度图谱如图37-37所示，包含了各种组织成分对透射光的吸收。脉搏容积波基线以下稳定的吸光度代表静脉、毛细血管和非波动性动脉血对光的吸收，其中包括动脉血管的脉动性扩张所增加的光路长度形成的波动性吸收值，所以只有图像顶端波动的吸光度信号包含动脉血的光吸收特性。脉搏血氧计将各种组织和静脉血的光吸收归纳为静止信号，将动脉的光吸收归纳为波动

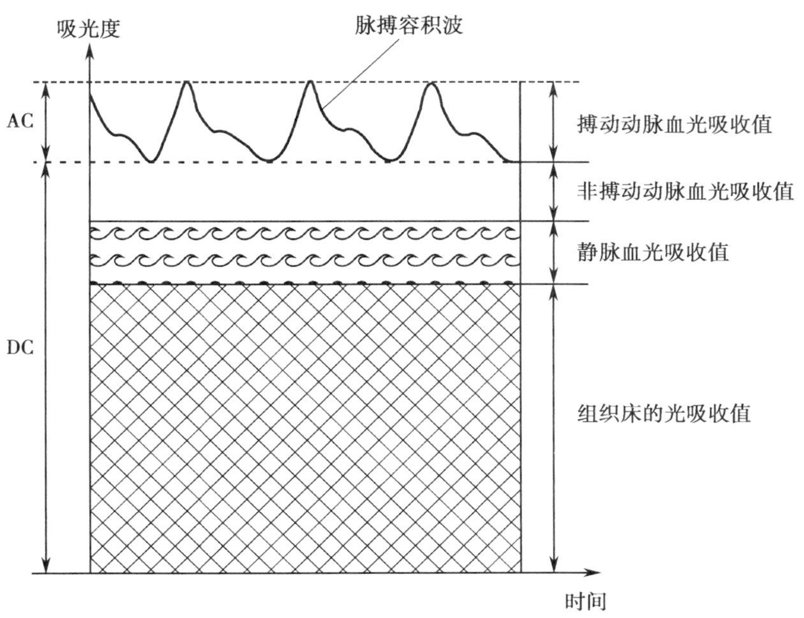

图 37-37　SpO_2 吸光度信号分析

信号，并确认只有波动性吸光度 AC 部分含有血氧饱和度信息。所以模数转换后得到的非搏动性吸光度为最小吸光度，平均值为 DC。最大吸光度值减去 DC，得到波动性吸光度信号 AC，相当于波动性的动脉血光吸收值。然而 AC/DC 不是血氧饱和度的数值。于是设计者对两种波长下的 AC/DC 比值进行计算，得到与血氧饱和度具有一定函数关系的系数 R。

$$R=\frac{AC660/DC660}{AC940/DC940} \tag{37-8}$$

尽管 R 还不能直接指示血氧饱和度，但经与血氧饱和度金标准测量值的相关回归分析，证明 R 与血氧饱和度之间呈非线性负相关。比如 R 值范围在 0.4~3.5 之间时，R=3.4，SpO_2=0%；R=1，SpO_2=85%；R=0.4，SpO_2=100%。

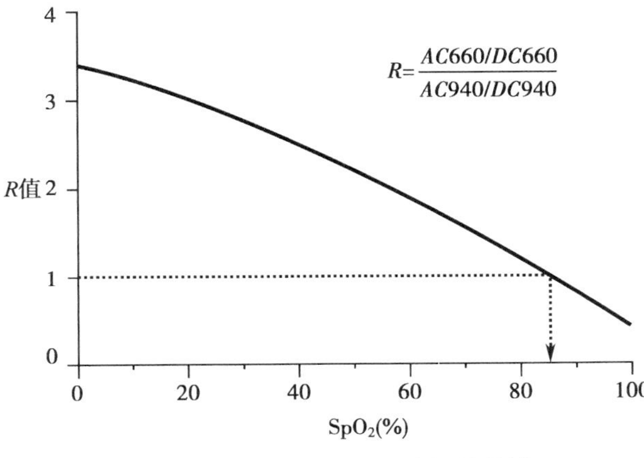

图 37-38　R 值与 SpO_2 的相关曲线

虽然每个制造商精确的校正曲线都未公开，但所有的商业脉搏血氧计采用的计算表都以健康成人志愿者的实验研究为基础。这些工作曲线非常相似，如图 37-37 所示。这样的相关工作曲线以表格的形式存储于血氧仪的程序中，使用中根据 R 值直接在程序中查表获取对应的 SpO_2。

周围循环低灌注情况下，由于换能器检测到脉动吸光度信号很小，信噪比很低，常见的脉搏血氧计会尽可能的放大这个信号，并根据放大的吸光度比值估算血氧饱和度，结果由于噪声常常使红光和红外线信号相等，导致两者比值 R 总是接近于 1，结果 SpO_2 显示总是在 85% 左右。这种现象还可以在早期的脉搏血氧计上演示出来。将一纸片放置在 SpO_2 传感器指夹中，一些放大背景噪声的早期产品在搜索脉搏时，会自动增加放大倍数，直至最终报出纸片的脉率和血氧饱和度。为了防止这种人为误差，近代产品会预设定信噪比的最小值。发现信噪比低于指标时，仪器不显示 SpO_2，一些产品还会显示低信号强度的文字提示。显示脉搏波形的产品有助于临床上目视鉴别那些振幅频率异常的噪声，并有助于判断周围循环的状况。

常见的脉搏血氧计不能从动脉脉动信号中区别静脉脉动信号。在受到外界干扰时，会产生大量的低 SpO_2 报告，甚或信号丧失。最新研究的信号处理算法能够计算出静脉噪声参比信号，在两种波长的光吸收度信号中减去噪声参比，保留真正的动脉信号。成人志愿者和临床前研究中提示这种新型的信号提取算法提高了脉搏血氧计在低信噪比条件下的检测成功率。

五、频谱分析

频谱分析是在频域中描述杂乱波形信号特性的数学分析方法。随机信号本身在时域中是不确定的，但它的相关函数却肯定存在。在信号均值为零时，它的相关函数通过傅里叶变换可以表示为随机信号的功率谱密度函数，一般简称为功率谱。这一数学理论认为：任何一个周期性信号 $f(t)$ 都是由很多振幅不同、相位不同、频率不同的正弦函数和余弦函数组成的。

$$f(t)=\frac{a_0}{2}+\sum_{n=1}^{\infty}(a_n\cos n\omega t+b_n\ \sin n\omega t)\quad(37\text{-}9)$$

根据这个原理可以通过傅里叶变换将看似杂乱无章的生物信号由时域信号转变为频域信号，但由于其计算量太大，很难实时处理。1965 年，Cooley 和 Tukey 提出了离散傅里叶变换（DFT）的快速算法，大大减少了 DFT 的运算量，称为快速傅里叶变换（FFT）。FFT 的出现使数字信号频域分析的实际应用成为可能，极大促进了数字信号处理学科的进步。

常规脑电图 EEG 是以时间为横坐标，脑电波振幅为纵坐标的时域信号图像，由于这种生物电信号的多样性和随机性，分析起来十分困难。现代数据脑电图首先将脑电信号分解为一系列 2~4 秒长的采样单元，模数转换后脑电数据通过快速傅里叶变换可以很方便地计算出各频带下的电量强度 μV 或 μV^2，将各单元的时域信号转换为频域函数，这种信号功率与频率的关系曲线即为功率谱（图 37-39）。

脑电功率谱分析（EEG power spectrum analysis，PSA）按照上述四个技术步骤将原始脑电图的时域信号转化成频域信息，然后以频率为横坐标，脑电功率为纵坐标，作出脑电功率谱图，见图 37-40。把随时间变化的脑电波电量变换为随频率变化的脑电功率谱图，可以反映脑电信号在每一个频带的分布特征，从而获得许多对麻醉管理有价值的脑电信息。

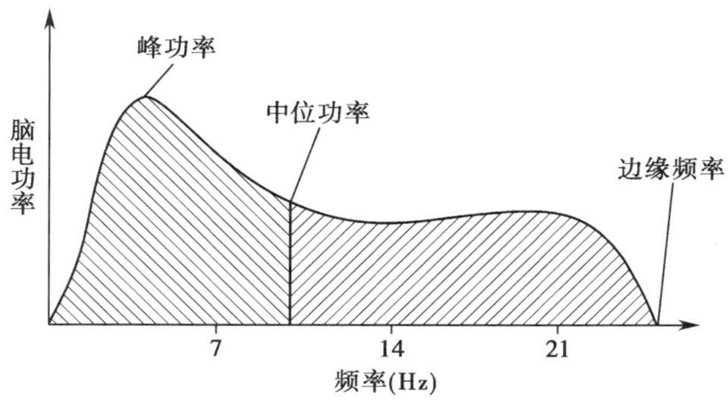

图 37-40　脑电功率谱图

脑电双频谱分析（BIS）在功率谱分析以后，进一步采用非线性相位锁定原理对来自傅里叶变换的脑电波信息进行逐级回归分析处理。两次频谱分析之后的数据可以提取出更多与麻醉深度相关的脑电信息，并能更好地排除干扰信号。

六、指数化运算

为了能够方便地应用于医学临床，数字信号处理还可以采用赋予变量一定系数的运算方法，将图像波形转化为具体的指数。比如，BIS 对全身麻醉中 EEG 的不同特征进行分析，对时域、频域和高阶谱变量（双谱分析）三种特性的 EEG 进行定量分析，通过特定的非线性算法，将有用信号综

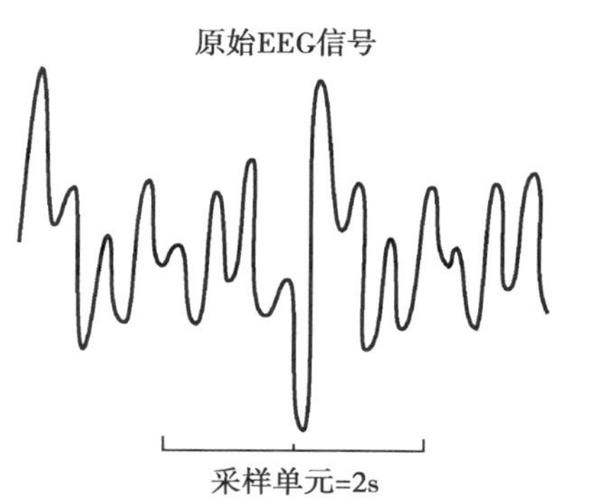

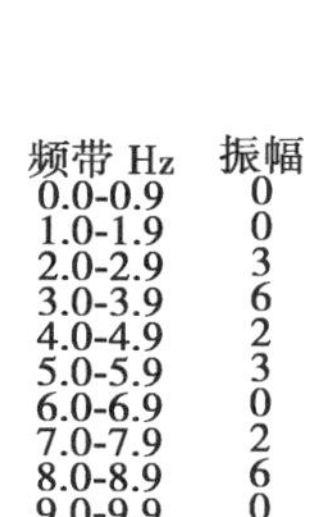

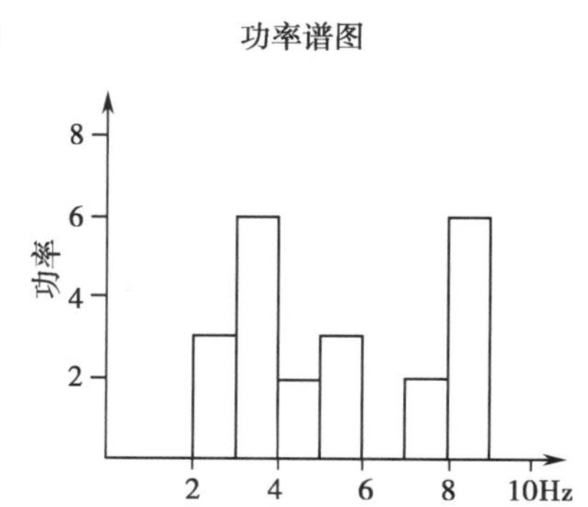

图 37-39　频谱分析的四个过程

合成一个无量纲数字，称为双频谱指数（bispectral index），用于表示大脑的抑制程度。目前 BIS 指数（bispectral index）已经成为反映麻醉深度变化的量化数据。

如图 37-41 所示，听觉诱发电位（AEP）监测的指数运算比较简单，原理是在观察波段内取 256 个点，逐一测量相邻两点间的电压差，累加值赋予适当的系数 k，使得在清醒状态下，指数为 100。随着麻醉加深诱发电位波形振幅降低，由于相邻两点间电压差随之减少，结果指数下降，达到指示麻醉深度的目的。

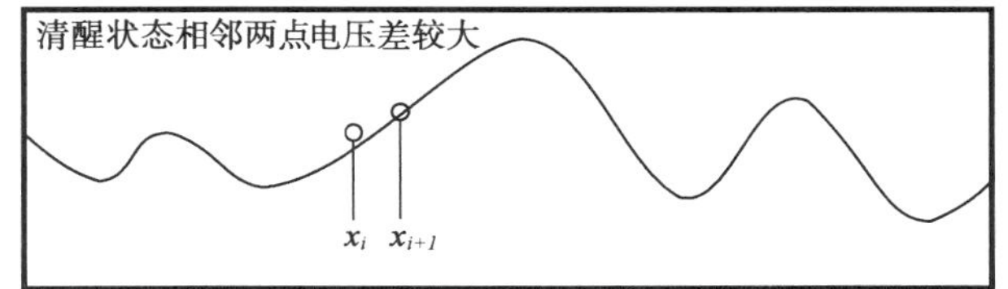

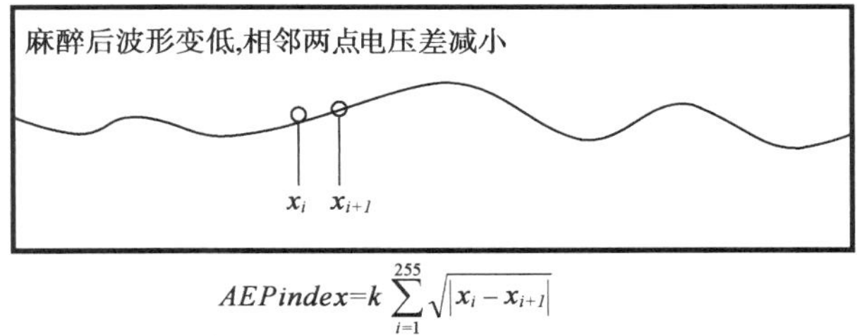

$$AEPindex=k\sum_{i=1}^{255}\sqrt{|x_i-x_{i+1}|}$$

图 37-41　听觉诱发电位指数运算原理

第五节　信号显示系统

信号显示系统是将信号处理系统从原始生物信号提取出来的测量信息，通过一定方式展示给使用者的专门设备。信号显示系统提供的可视信息主要有图像和数据两种形式。早期的监测仪信号显示主要以波形图像为主，图像中的时间和振幅信息需要医师通过手工测量来取得，例如 Q-T 间期、心率和心电电压等。随着数字信号处理技术的发展，数字化的图像识别技术越来越多地取代了手工测量，以至于今天的我们可以不用分规和计算尺就可以直接看到实时变化的生理数据。按照工程学原理，现代监测仪的信号显示系统可分为纸质记录仪、数码显示器和屏幕显示器三种形式。

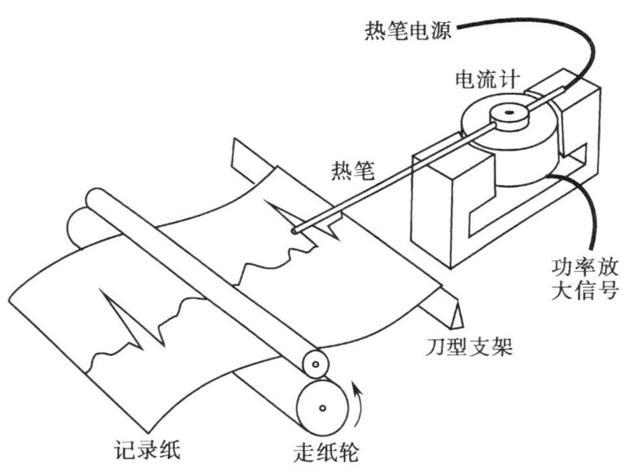

图 37-42　热笔描记仪原理示意图

一、描记仪

描记仪是将一个或多个随时间变化的波形信号记录到纸质媒介的专用设备。通常由功率放大器、电流计、记录笔、直流电机驱动的机械走纸系统组成，见图 37-42。早年的监测仪没有数字信号处理，模拟信号经功率放大后直接驱动电流计，将电量的强弱转变为电流表指针（相当于记录笔）的偏转角度。早期的记录仪容易发生基线漂移，甚至电流计指针极度偏转到一侧，无法显示信号。

直流电机驱动的走纸系统是将电量振幅回归到时域信号的装置。记录时记录纸按照一定速度移动，即可将电流计指针的上下运动转变为随时间变化的波形。医学界常规采用 25mm/s 的走纸速度。频率较高时可以选用 50mm/s 走纸速度。较低频率检测或长时间观测可以选用 12.5mm/s 速度。走纸速度不准确（过快或过慢）相当于时间坐标改变，可以直接造成频率测量的误差，如走纸速度慢会误判心动过速，走纸快误判心动过缓。走纸速度不稳定还可导致窦性心律不齐的误读。

描记仪的记录纸都是具有一定方格水印的长条纸。常卷成圆筒状包装。根据记录笔的性质有普通记录纸和热敏记录纸。墨笔式记录器使用普通记录纸，需要有墨水供应装置。墨笔式记录器常见圆弧失真，墨水装置故障还会造成记录不清和图像污染现象。医学临床常用热笔描记仪，其电流计指针呈筒状，内有电阻丝加热，必须使用热敏记录纸。这种记录纸涂有一层白色的蜡膜，在记录纸经过刀形支架时，热笔画过的部位蜡膜融化，露出黑

色的纸基，避免了弧形失真。但这种记录纸保存时间不长。潮解和温度变化可以使热敏纸的记录痕迹完全消失，不具备纸质硬拷贝可以永久保存的文档属性。现代监测仪多借助通用计算机系统，将记录信息转化为文本格式，用打印机替代了普通记录仪，为原始记录的规范化提供了良好的设备。

二、数码显示器

数码管是专门用来显示阿拉伯数字的显示输出元件，近年来主要使用LED数码管。常用的8段数码管由7个LED分别构成8字的七个字段，还有一个LED构成小数点。根据显示位数需要可以将数个数码管并排使用。

按发光二极管管脚连接方式，可分为共阳极数码管和共阴极数码管。共阴极数码管将所有字段的发光二极管阴极接到一起形成公共阴极(COM)。应用时将公共极COM接到地线上，各字段的阳极为低电平时，相应字段不亮。当某一字段发光二极管的阳极为高电平(+5V)时，相应字段就点亮。通过译码驱动电路，就可以用来将数字信号处理的测量数据显示出来，如温度、血压、心率等，有时还可以显示简单的英文字母。

译码器为一种组合逻辑电路器件，可以分为变量译码和显示译码两类。显示译码器是数码管的专门配件，能够将数字信号处理系统输出的二进制编码直接译成特定的编码，通过数码管以十进制的形式显示出来。

根据数码管的驱动方式，可以分为静态驱动和动态驱动两类。静态驱动编程简单，显示亮度高，但硬件电路复杂。数码管动态驱动时，通过位选通电路控制数码管轮流显示，每位数码管的点亮时间为1~2毫秒，由于人的视觉暂留现象及发光二极管的余辉效应，只要扫描的速度足够快，给人的印象就是一组稳定的显示数据，不会有闪烁感，动态驱动显示功耗低，并能够节省大量的接口电路资源，所以数码管动态驱动应用最为广泛。

三、屏幕显示器

波形图像的传统记录需要医师手工测量才能提取出临床需要的数据，数码管只能显示数据，但不能显示波形图像，都难以令人满意。临床需求和计算机技术的高度发展使现代监测仪器选择了通用计算机的屏幕显示器作为信号显示系统。这是一种能够通过屏幕输出各种可视信号的显示工具。已经广泛用于各种技术领域作为显示输出设备。传统阴极射线管(CRT)显示器正在让位于液晶(LCD)显示器和发光二极管(LED)显示器。数字化显示器的基本原理是将屏幕划分为有限多的小方点，这种最小影像单位称为像素(pixel)，像素越多分辨率越高，图像越清晰。比如计算机显示器常用800×600的分辨度。通用计算机系统通过特定的显示卡电路单元，将监测仪数字信号处理系统的输出信号整理转换成为适合屏幕分辨率的点阵显示文件，每一幅屏幕的点阵文件为一帧。屏幕上的每一个像素按照点阵指令点亮或熄灭，相关的亮点即可连成线，构成画面。不仅能够显示波形图像，还能提供完美的数字显示和文字提示。通过不断更新点阵文件即可显示活动图像。活动画面显示如同数码管动态驱动原理，当更新频率足够快时，即可看到连续的活动图像，比如计算机显示器常用60Hz的更新频率，即每秒更新60帧屏幕画面，观察者看到的即为稳定的活动图像。

借助通用计算机强大的信息存储和处理功能，我们还能在监测仪一帧屏幕上看到患者几个小时期间的生理变化趋势，甚至是几天前事件的发生过程。看到细致的心脏解剖断层也已经不是幻想，比如心脏的计算机辅助断层扫描图像。

通用计算机显示器为现代监测仪提供了功能齐全的信息显示功能，也为用户提供了友好的释读界面，触摸屏技术更是锦上添花，为医师提供了方便的操作平台。这说明医学监测仪的技术发展不是孤立的，也说明医学监测仪器的发展依赖于基础工业的进步。

现代信息处理、储存和传输技术的发展已经为麻醉监测的网络化信息管理提供了技术可行性，麻醉监测信息管理系统已经成为数字化医院平台的成员之一，将来还会有新的生物信号采集技术帮助我们去认识更有价值的生理信号，还会有新的数学计算方法帮助我们从检测信号中获取更有意义的生命信息。今天的医师在欣赏现代监测仪器屏幕画面时不要忘记：

1. 你所看到的数据和图像不是生物信号的原始状态，而是历经了传感、换能、放大、滤波、模数转换、数学计算、数模转换和模拟成像等一系列技术处理后重建的图像和测量数据，他们与原始生物信号可能存在一定的差别。

2. 因为生物信号处理，特别是数字化的信号处理需要经历一定的分析计算时间，你所看到的图像和数据可能是10秒以前，甚至是5分钟以前的生理数据。所以，永远不要用监测仪上的正常数据和图像否决你在患者身上听到、看到或触摸到的异常情况。

3. 当看到奇怪的图像或数据时，要考虑到这些偶然一过性的图像和数据可能由于自信号采集系统，比如体表电极或传感器的松动或脱落、血压袖带的碰触等造成的。所以，在通过视、触、叩、听来评估患者的同时别忘记检查电极和传感器。

4. 监测仪的频繁报警往往由于不恰当的报警阈值设定所引起。常见情况为低限设置太高、高限设置太低，比如心动过速患者心率报警上限还是设在120bpm；单肺通气阻力大，气道压报警上限还是设在20cmH_2O。所以，在排除患者异常的情况下，注意调整报警限值的设置。

5. 在监测仪显示消失的情况下，不能忘记自己的临床体检基本功，手不离脉搏的古训时至今日依然不失临床价值。

（张良成　黄仰发）

参考文献

[1] BARASH P G, CULLEN B F, STOELTING R K, et al. Clinical Anesthesia [M]. 8th ed. Philadelphia: Lippincott Williams & Wilkins, 2013.

[2] JERRY A D, SUSAN E D. Understanding of Anesthesia Equipment [M]. 4th ed. Philadelphia: Lippincott Williams & Wilkins, 1998.

[3] 邓小明，姚尚龙，于布为，等．现代麻醉学 [M]. 4版．北京：人民卫生出版社，2014.

[4] 连庆泉．麻醉设备学 [M]. 4版．北京：人民卫生出版社，2016.

[5] 蔡增基，龙天渝．流体力学泵与风机 [M]. 4版．北京：中国建筑工业出版社，2008.

[6] 李启炎，李维波．模拟信号处理 [M]. 北京：中国电力出版社，2005.

[7] 杨毅明．数字信号处理 [M]. 北京：机械工业出版社，2012.

[8] 瞿安连．电子电路 [M]. 武汉：华中科技大学出版社，2010.

[9] 李建新．模拟电子电路 [M]. 北京：中国劳动社会保障出版社，2006.

[10] 林国荣，电磁干扰及控制 [M]. 北京：电子工业出版社，2003.

[11] 王志功，陈莹梅．集成电路设计 [M]. 北京：电子工业出版社，2009.

[12] 谢世健，李桂宏，集成电路设计宝典 [M]. 北京：电子工业出版社，2006.

[13] 高光天，薛天宇．模数转换器应用技术 [M]. 北京：科学出版社，2001.

[14] 滕旭，胡志昂．电子系统抗干扰实用技术 [M]. 北京：国防工业出版社，2004.

第三十八章

麻醉深度监测

目　录

全身麻醉是一种药物诱导的可逆状态，由特定行为和生理性状组成，包括：无意识（unconsciousness）、失忆（amnesia）、镇痛（analgesia）、肌肉松弛（immobility）和生理系统（包括自主神经、心血管、呼吸和体温调节系统）的稳定性。全身麻醉包括了麻醉诱导、麻醉维持及苏醒三个阶段，整个过程中均通过麻醉药物来控制。在临床麻醉实践中，不同手术方式、不同人群及不同程度的术中刺激对麻醉药物反应性亦不同，不仅要求全身麻醉期间保证患者意识消失、无痛、肌松、避免术中知晓、减少并发症等，还要求精确地给予适量麻醉药物，避免昂贵麻醉药品的浪费，缩短麻醉后恢复室的滞留时间，从而控制医疗成本。麻醉深度的监测有利于控制麻醉药剂量，可利用最少的麻醉药物达到最佳的麻醉效果，防止麻醉过深，缩短复苏过程，且能避免术中知晓导致的患者心理和行为伤害及医疗纠纷等不良后果。所以，监测、判断并控制合适的麻醉深度已成为临床迫切需要解决的问题。

第一节　麻醉深度的概念

一、麻醉深度监测的发展史

乙醚麻醉的发现是人们努力寻求使患者摆脱对伤害性刺激的疼痛感受和反应的结果。最初只使用“乙醚化”（etherization）这个词来描述患者吸入乙醚后的药理学表现，而没有其他的术语可以采用。不久，人们引入希腊语“麻醉”（anesthesia）和“昏迷”（narcosis）来描述“乙醚化”。希腊语“麻醉”的含义是感觉缺失（without feeling），“昏迷”的含义是昏睡（stupor）和麻痹（paralysis）。这些术语所要描述的内容在于两方面：乙醚化使患者无体动，同时没有不愉快的伤害性感受。

最初的手术患者除了要求无痛之外，对意识是否消失并无更高的期望。正如John Snow在1847年发表的论文中所描写的，“在使用乙醚麻醉失去知觉后，患者并非经常完全摆脱手术的痛苦，很多时候手术仍在进行，但是大脑已经恢复，能够通过视觉和听觉等方式感知到手术的进行……”，同时他描述了麻醉的五个阶段，从早期兴奋到呼吸衰竭甚至最终死亡，并建议在第四阶段进行手术。这可能是最早的麻醉深度概念的雏形，对麻醉深度的描述在随后多年里变化不大。直到1937年，Guedel在第二次世界大战期间提出了经典的乙醚麻醉分期，并设计了一张挂图以帮助非医疗从业者（如修理工和护士）为战创伤人员提供麻醉。他将麻醉的第三个阶段分为四个层面，通过对眼睛和呼吸变化的描述，使人们对麻醉深度的了解有了一个规范化的认识。

在20世纪40年代，肌肉松弛药（肌松药）应用于临床麻醉带来了平衡麻醉的诞生，使得乙醚和氯仿作为单一麻醉药物应用了100多年的麻醉方式发生了深刻的改变，也使得经典的乙醚麻醉分期失去了意义。最初，肌松药的应用只是作为麻醉的辅助药物，在自主呼吸的患者中给予小剂量的应用，但是随着麻醉技术及观念的改变，肌肉松弛药的用量逐渐增大，带来的麻醉深度偏浅的问题逐渐显现出来。1961年英国麻醉学杂志第一次发表了关于术中知晓的文章，并指出术中知晓的发生率为2.78%，这引起了麻醉界的广泛关注。随着现代平衡麻醉概念的应用，麻醉科医师仍然可以依据脉率、血压和出汗等临床症状判断麻醉深度，但对于临床上判断麻醉深度这显然是不够的。于是，1963年Merkel和Eger第一次提出最低肺泡有效浓度（minimum alveolar concentration，MAC）的概念，即实验动物在遭受痛苦刺激后不产生体动反应所必需的最低肺泡麻醉药物浓度。随后他们进一步提出了MAC应该作为评价吸入麻醉药物效能的标准。1971年中位有效剂量（ED_{50}）的概念，这个药理学所公认的药效评价系统被引用于评价吸入麻醉药物的药效，最终最低肺泡有效浓度（MAC）定义为：吸入麻醉药在一个大气压下与纯氧同时吸入时能使50%的患者在切皮时不发生摇头、四肢运动等反应时的最低肺泡浓度。对于麻醉科医师而言，知道了某种吸入麻醉药的MAC值后，可以通过计算麻醉药的用量来判断麻醉深度，这在临床中具有广泛的应用价值并且仍然沿用至今。

1977年，Tunstall描述了孤立前臂技术（IFT），这是第一次尝试提供一种直接测量意识的方法，并且目前仍是术中监测是否存在连接性意识的金标准。孤立前臂技术是指在麻醉过程中在给予神经肌肉阻滞剂之前，通过加压止血带给予一侧上肢前臂高于收缩压的压力，这样就可将前臂从全身循环中分离出来，肌松药无法到达前臂而失去药物效力，同时根据麻醉科医师的口头指示，患者可以移动或不移动前臂来判断患者有无意识。尽管这个测试技术有许多局限性，比如不能持续给前臂加压，只能在麻醉初期进行意识监测；此外作为一种监测手段，不能提供预防措施，毕竟当患者出现有意识反应时，往往提示已经存在了术中知晓。但是孤立前臂技术给我们提供了一个重要的信息，术中能够对外界感知并且能够有意识地完成指令动作的人群数量是被大大低估了。Linassi 等学者对 22 项研究的分析显示，IFT 阳性的发生率高达 34.8%，虽然这部分患者手术后均不能回忆，但是它给我们提供了一个重要的信息，目前标准的全身麻醉方案可能并不能完全阻止连接意识，因为遗忘的作用，术中意识存在的发生率可能被大大地低估了。

目前基于脑电图的麻醉深度监测仪已经商业化并且广泛应用于临床实践中。从脑电图的发现到真正应用于麻醉深度监测经历了一个世纪之久。1875 年，在英国利物浦皇家医务室工作的医师 Caton 首次描述了脑电图（EEG），展示了用电流计和电极在犬和猿头骨上检测到不同方向的电流。后来 Berger 将 EEG 应用到人类。大约 10 年后，人们开始注意到了某些药物对脑电图的影响。1949 年 Faulconer 等学者发现，EEG 的规律改变与患者动脉血中乙醚的浓度有关。随后越来越多的研究证明，麻醉剂量、EEG 改变以及患者唤醒水平之间存在系统关联。但是在没有计算机等智能化设备的辅助下，原始未经计算加工的脑电图在麻醉深度测量中的应用非常有限，绝大多数麻醉科医师并没有相关的脑电图知识储备，而在临床实践中并不能提供足够的时间供给麻醉科医师在不断变化的脑电图中，提取有效的信息并利用这些信息来调整麻醉药物的剂量。因此，必须对原始脑电图进行压缩和简化分析，才能真正应用于临床。

直到 20 世纪 90 年代，计算机科学的迅速发展，使得人们可以通过计算机对原始脑电进行计算加工，并同时记录患者的脑电图和对各种麻醉药物的行为反应，最终计算出来一些指数反应麻醉深度。1996 年 10 月，美国食品药品管理局（FDA）批准了脑电双频指数（bispectral idex，BIS）监护仪应用于临床，以监测麻醉药物和镇静药物的镇静效应。此后，根据不同的计算方法得出不同的麻醉深度监测指数，如脑电熵指数（entropy index）、Narcotrend 麻醉 / 脑电意识深度监测指数（NI）、听觉诱发电位指数（AEPI）等。虽然目前这些基于脑电图的麻醉深度监测仪器如雨后春笋般出现并投入到临床应用，但遗憾的是关于麻醉深度的监测目前仍然不是常规监测的一部分。究其原因可能有以下几个原因：①基于脑电的麻醉深度监测仪器不能完全预防术中知晓的发生；②由于这些指标与某种特定麻醉药物如何在大脑中发挥作用的神经生理学没有直接关系，无法准确地描述大脑对药物的反应；③由于不同麻醉药物的分子机制不同、作用的神经环路不同，导致的意识改变的状态也不相同，而基于脑电的麻醉深度监测仪却往往只有一个固定的指标去评价麻醉状态，这往往容易导致混乱。例如：麻醉药物氯胺酮与一氧化二氮，它们虽然都能够改变意识状态，但是它们在麻醉状态下的脑电改变与其他麻醉药物显著不同，而选择一个相同的指标去评价意识状态显然是不合理的。正是上述的缺陷，越来越多的研究又再次把目光回归到了原始脑电图，并且提出了一种用于全身麻醉或镇静患者脑监测的新方法：训练麻醉科医师识别未经处理的脑电图和频谱图来辨别不同麻醉药物所导致的脑功能状态，通过与药物分子机制和作用的神经回路知识相结合，将使麻醉科医师能对麻醉深度及脑功能状态做出更详细、准确的评估。

二、麻醉深度概念的复杂性

麻醉深度的概念一直在动态变化并具有复杂性。在现代麻醉学初期，一些学者认为麻醉是一种药物诱导的意识消失状态，在这种状态下，患者既不能感知又不能回忆伤害性刺激。而意识消失又是全或无的，因此麻醉没有深度概念可言。然而，事实上麻醉下患者不同状态确实与药物存在剂量关系。例如清醒程度（镇静评分）和脑的认知功能（外显记忆、指令反应、内隐记忆）随着麻醉药浓度增加而呈逐级变化；伤害性刺激诱发的血流动力学反应和神经肌肉阻滞的程度也都存在剂量依赖性特征。而目前全身麻醉大多是联合应用镇痛药物、催眠药物和肌肉松弛药，各种药物的使用剂量相对独立，单一的参数不足以判断麻醉深度是否合适。目前已经发明出了一些仪器对全身麻醉中各个麻醉效应的成分如肌肉松弛、应激反应和催眠等，分别同时加以监测，以保证达到临床麻醉的目标。但是，尚无单一的客观指标能整体量化麻醉深度。因此，麻醉深度的定义不能被简单化和统一化。

麻醉深度定义的复杂性给监测麻醉深度带来了困难。虽然无共同认可的麻醉深度定义，但是在实践中已有一些达成共识的临床麻醉目标。所谓麻醉深度的监测是研究各监测指标与麻醉各目标点的关系。研究的困难在于，其一以临床麻醉的各个目标点为标准来评价监测指标的效能，虽然给麻醉深度监测带来了一线希望，但是这些临床目标点的生理来源不一，具有异质性，不能成为一个统一的实体，监测对一个目标点很有效的指标不能用于另一个目标点的监测，或者监测效能减弱。这就决定了该监测指标仅能局部地反映麻醉深度，在一定的条件下才有意义。其二，研究中所使用的相关术语缺乏固定的准确内涵，例如意识、知晓的定义至今仍有争议，它们与指令反应、手术后记忆的关系常常被混淆。这就导致了不同的研究很难进行横向比较，也限制了该领域的进一步深入研究。面对困难，学者们还是进行了艰辛的探索，在临床麻醉和实验研究中发展出了一些指标，试图揭开麻醉深度的神秘面纱。

第二节 监测麻醉深度的意义与思路

一、麻醉深浅是麻醉的本质

现代医学发展到今天，麻醉科医师可以根据病情需要监测机体各个系统的功能指标，却唯独对麻醉药作用的靶器官没有监测或没有常规监测。这固然与大脑功能过于复杂、目前还缺乏理想的监测手段有关，也与麻醉科医师的思想观念有关。其实麻醉深度的监测是与生俱来的，自麻醉诞生，实施麻醉时对患者生理功能的观察本质上就是观察麻醉的深浅。然而，想要真正了解麻醉深浅却并非易事。例如，一例患者在全身麻醉下，切皮时发生体动反应，外科医师说：患者动了或患者醒了，然而术后认真调查，患者没有对术中任何事件的回忆。这说明体动仅是脊髓反射，与麻醉诱导的意识状态无关。又如，一名麻醉科医师对自己实施的麻醉很满意，患者的血压、心率等生理指标非常平稳，但是术后随访，患者却抱怨说他对在手术中发生的事情全都知道。

美国麻醉科医师协会（ASA）的调查显示：手术患者对麻醉最担心的事件包括失去记忆、术中知晓、术后疼痛、术后恶心呕吐和死亡。5 项中 2 项与脑功能和麻醉深度相关，这与 ASA 提出的五条麻醉应达到的目标（避免术中知晓、最佳的麻醉恢复质量、维持理想的血流动力学、避免术后神经认知功能障碍和避免术后死亡）大相径庭。

ASA 将避免术中知晓定为麻醉的首要目标。尽管术中知晓的发生率并不高（国外约为 0.1%~0.2%，国内大样本多中心的调查结果显示术中知晓的发生率为 0.41%），但术中知晓对患者造成的心理后遗症（包括心理和行为的异常，如睡眠障碍、焦虑多梦以及精神失常等精神症状）可持续数月或数年。术中知晓的患者常需进行心理治疗，严重者可发展为创伤后应激紊乱（PTSD）。PTSD 是指经历创伤事件后患者思维与记忆中不由自主地反复涌现创伤性情境、逃避以及生理过激反应等为特征的一系列综合征。最新统计数据显示，约 22% 的术中知晓患者出现该后遗症。Myles 牵头的 B-Aware 研究，对研究中发生术中知晓的患者进行随访，发生 PTSD 的比例为 71%，明显高于对照组（12%），症状持续平均 4.7 年。可见，发生术中知晓的患者易于出现后期心理障碍，PTSD 发生率高且持续时间长。术中知晓会给患者造成不愉快的麻醉体验，并导致严重的后遗症，因此术中知晓不仅是患者担心的问题和严重的麻醉并发症，同时对麻醉科医师来说也是医疗纠纷的原因之一。美国针对麻醉科医师的诉讼有 2% 是关于术中知晓，并高额赔付。

预防术中知晓并不代表可以在术中维持过深的麻醉。目前有越来越多的证据表明，深麻醉可能与远期发病率和死亡率有关。研究发现，术后死亡率与累计低 BIS 值麻醉持续时间有关。2005 年，Monk 等人首先指出手术中累计深睡眠持续时间（累计低 BIS 值持续时间），是非心脏大手术术后 1 年内死亡率的独立预测因子。此后一些关于 BIS 监测预防术中知晓的临床研究，根据随访和对资料的二次分析，也证实死亡率与深睡眠存在相关性。在这些数据追加分析中，Lindholm 等发现 BIS 值小于45的累计时间与术后2年死亡风险增加有关。Myles 等用 BIS 预防高危风险患者知晓的 B-aware 研究，随访发现与非低 BIS 组患者相比，低 BIS 组

(BIS<40 持续大于 5 分钟)的死亡率及发病率(心肌梗死及卒中)明显升高。Kertai 等 B-Unware 研究的数据追加分析同样证实了累计低 BIS 持续时间与术后死亡率相关。在这项研究中,17.8% 的患者在进行心脏手术后 3 年内死亡,术中 BIS 值低于 45 的持续时间每增加 1 小时死亡风险增加 29%。此外,Watson 等发现 ICU 患者在使用镇静剂后,经历暴发性抑制的患者与没有经历暴发性抑制的患者相比,6 个月死亡率明显升高(59% : 33%)。一组来自神经科 ICU 昏迷患者的资料也显示,住院期间死亡的昏迷患者 BIS 明显低于生存的昏迷患者(51.1 : 74.5)。

BIS 作为深麻醉的唯一客观指标本身存在局限性。高危患者对麻醉药的敏感性高于健康的患者,因此相同麻醉下术中低 BIS 值可能只是并存疾病和高危风险的一个标志,优化术中的 BIS 水平未必能改善高危患者的预后。但是既然发现催眠状态和远期死亡率之间存在联系,就值得重视和探讨这一问题。

二、监测给药指标是麻醉深度监测的重要组成

麻醉深度是麻醉药物的抑制与伤害性刺激的激惹之间相互作用的一种中枢神经系统状态,取决于麻醉药、镇痛药的效能和手术刺激强度的平衡。手术刺激增强、药效不足,均可以引起麻醉深度和意识水平的变化。《米勒麻醉学》(第 7 版)认为,麻醉深度可以被定义为用药物消除对刺激的反应性的概率,并要取决于刺激的强度和抑制反应性的难度。这实际上是强调用麻醉药的最低肺泡有效浓度(MAC)、半数有效剂量(ED_{50})与半数有效浓度(C_{50})的概念来衡量麻醉深度。因此,应该重视监测麻醉给药指标的作用,虽然它们不是患者反馈的客观指标,但是确实能在各种不同刺激和反应时精确测定麻醉药浓度,例如 1.0MAC、苏醒 MAC、气管插管 MAC,意识消失 C_{50}、疼痛刺激反应消失 C_{50} 等。

吸入麻醉药 MAC 概念的出现源于麻醉药物浓度能够准确测定后,麻醉深度的术语转向主要指麻醉药物浓度。1.0MAC 指 50% 的患者对手术切皮刺激没有体动反应时的呼气末麻醉药浓度。有无体动是麻醉是否适当的重要指征。由此衍生出来不同目标点的 MAC 值,如苏醒 MAC(MAC-awake),指麻醉苏醒期 50% 患者呼之睁眼的 MAC 值,通常为该麻醉药 MAC 值的 1/3 到 1/4;切皮 MAC(MAC-skin incision),即 1.0MAC;气管插管 MAC(MAC-intubation),指 50% 患者对气管插管无体动和呛咳的 MAC 值,高于切皮 MAC;消除自主反应 MAC(MAC-BAR),指 50% 防止切皮引起的肾上腺素能反应(静脉血儿茶酚胺浓度)的 MAC 值等。这些概念为临床规范吸入麻醉的深度提供了重要指标(表 38-1)。

表 38-1 吸入麻醉药异氟烷在不同刺激条件下的 MAC 值

刺激条件	呼气末麻醉药浓度(%)	相应 MAC 值
手术切皮(MAC 的定义)	1.16	1.0MAC
呼之睁眼(MAC-awake)	0.37	0.32MAC
挤压斜方肌	0.84	0.72MAC
喉镜检查	1.0	0.86MAC
50Hz 强直电流	1.03	0.89MAC
喉镜插管(MAC-intubation)	1.76	1.52MAC
消除自主反应 MAC(MAC-BAR)	2.55	2.2MAC

静脉麻醉不像吸入麻醉,无法床旁连续监测血药浓度是它的弱点。药代动力学的多室模型应用于临床麻醉实践,发明了靶浓度控制输注给药系统(target controlled infusion,TCI)。TCI 在完成麻醉实施的同时,更重要的贡献是为临床麻醉提供了预测实时的血药浓度的方法。尽管它是根据药代动力学模型计算出来的血药浓度,非实测浓度,但仍然是静脉麻醉的革命性进步。

TCI 提供的血药浓度为滴定药物作用的治疗窗,为静脉麻醉中的药效学研究提供了条件,促进了临床麻醉药效学的发展。标志是确定了不同临床目标点(意识消失、对痛刺激反应消失等),静脉麻醉药和麻醉性镇痛药的半数有效浓度(C_{50})(表 38-2,表 38-3)。

表 38-2 静脉麻醉药意识消失时的半数有效浓度(C_{50})

	丙泊酚(μg/ml)	依托咪酯(μg/ml)	咪达唑仑(ng/ml)
意识消失			
血浆浓度	3.8(2.86~4.80)		
效应室浓度	2.2(1.29~3.18)	0.50 ± 0.22	150~250

表 38-3　麻醉性镇痛药抑制伤害性刺激反应的半数有效浓度（C_{50}）

刺激条件	芬太尼（ng/ml）	舒芬太尼（ng/ml）	阿芬太尼（ng/ml）
气管插管			
N_2O 麻醉下		1.08（0.73~2.55）	429 ± 42
丙泊酚麻醉下			92 ± 20
手术切皮			
N_2O 麻醉下	3.26/4.17*	2.08 ± 0.62	101 ± 16
丙泊酚麻醉下			55 ± 16

*分别指抑制体动反应和血流动力学反应或自主反应（C_{50}-BAR）。

静脉麻醉 TCI 的 C_{50} 为麻醉科医师控制麻醉深度提供了一定的依据，也推动了药代动力学和药效运动学结合，使 TCI 从单纯药代动力学模式向药代 - 药效模式（PK-PD models）转换。PK-PD 模式用来描述预期药物浓度和效应的时间过程。PK-PD 模式不仅可以用于单一药物，也可以用于反映两种药物相互作用后的结果。图 38-1 展示高科技水平的 SmartPilot View 工作平台，可以计算和显示静脉催眠药（或吸入麻醉药）和镇痛药复杂的相互作用而产生的麻醉水平的二维图。图中不仅显示催眠药（或吸入麻醉药）和镇痛药相互作用的效应窗（C_{50} 至 C_{90}），而且显示根据当前给药速率计算得到的当前的麻醉深度信息，并预测麻醉深度走势。

TCI 虽然在一定程度上解决了静脉麻醉无法连续监测血药浓度变化的弱点，但是毕竟不是实测浓度。近年采用质谱仪分析呼出气气体中丙泊酚浓度（ETpropofol）的研究取得重要进展。呼气末气体中丙泊酚浓度与血浆中实测丙泊酚浓度的直线相关性非常好，有望不久成为床旁监测指标，真正解决静脉麻醉中连续、实时监测血药浓度变化的难题。

静脉麻醉的革命性发展为麻醉科医师提供了准确的给药指标，使静脉麻醉与吸入麻醉达到同一平台。但是这些给药指标的确立毕竟来自群体药代动力学和药效动力学的数据，是否适合每例具体患者还需依靠患者的反馈指标，也就是说不能替代麻醉深度的监测和观察。麻醉科医师可以参考这些确立的给药指标，结合自身的经验和对患者具体病情和耐受的判断，加以调整。

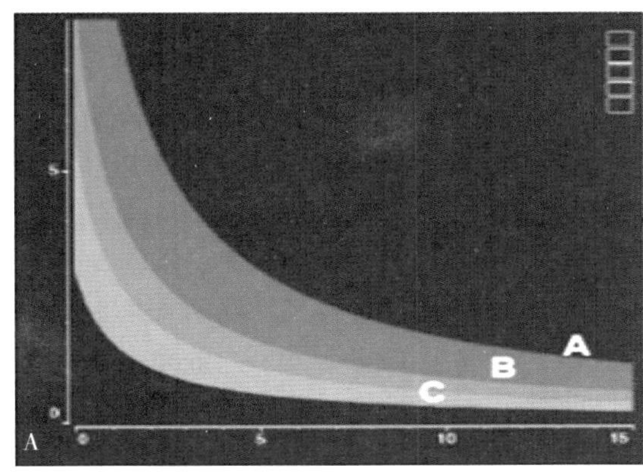

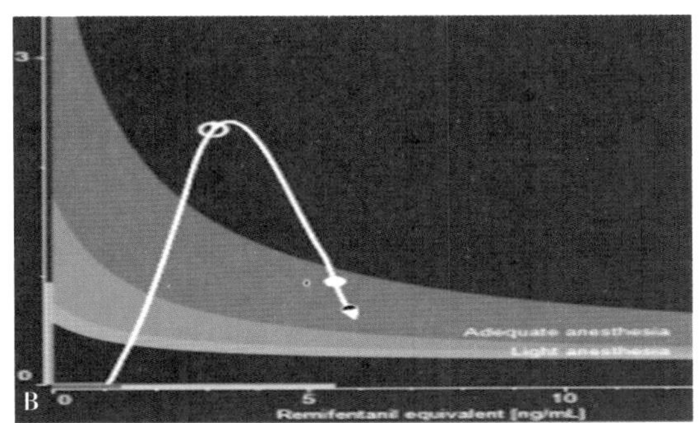

图 38-1　SmartPilot View 静脉麻醉药的二维图

A. SmartPilot View 静脉麻药的二维图。A 和 B 之间的深灰色条带为催眠药和镇痛药相互作用产生的麻醉满意区，A 表示 90% 对气管插管无反应，B 表示 50% 对气管插管无反应，C 表示 50% 意识消失；B. SmartPilot View 系统计算和显示丙泊酚和瑞芬太尼相互作用而产生的麻醉水平的二维图。不仅显示催眠药和镇痛药相互作用的效应窗（C_{50} 至 C_{90} 的深灰色条带），而且显示根据两类药的给药速率计算得到的当前的麻醉深度（白色圆点），和如果保持这样的给药速率计算得到的 15 分钟后的麻醉水平（白色箭头）。

麻醉给药指标与麻醉深度监测技术的结合，就是麻醉的闭环控制给药系统（closed-loop drug delivery system）。目前其发展受限的主要原因是麻醉深度监测技术还欠完美。因此，监测吸入和静脉给药指标，是麻醉深度监测的重要组成部分。典型的例子，美国圣路易斯华盛顿大学的研究发现，麻醉中维持呼气末麻醉药浓度在 0.7MAC 以上和用 BIS 监测麻醉深度（控制在 40~60），在预防术中知晓的发生上，作用没有差别，甚至优于 BIS 监测的作用。

三、麻醉成分与监测终点

监测吸入和静脉给药指标是麻醉深度监测的重要组成，但是不能替代麻醉深度监测的客观指标，因为前者除科学性外尚存在一定的主观性，而后者是个体的客观反应。麻醉可以被定义为无意识、对伤害性刺激无不良反应和肌肉松弛三个主要成分的状态。由于肌肉松弛的监测已经有很好的量效监测手段（详见相关章节），因此可以认为麻醉深度监测主要是针对消除意识和消除对伤害性刺激的不良反应（应激）这两个主要成分。

麻醉下的意识消失定义为清醒程度和脑的认知功能包括对环境的知觉、思考、注意和记忆等的可逆性改变。因此麻醉下消除意识不仅能保证患者入睡，而且要确保无术中知晓。然而麻醉下是否发生术中知晓，麻醉科医师当时并不可知。目前的意识和（或）镇静水平的监测指标，可以确定出个体在意识消失点的参数，并提出一个临床满意麻醉状态的范围（例如 BIS 40~60），但是并不能在麻醉中预测有无术中知晓发生。既然监测无法量化，我们是否可以换个思路，把量变改为质变，将“确保无术中知晓”作为麻醉深度监测在意识水平方面的标准或称为“底线”。

患者无意识地度过手术过程，且对手术期间的疼痛也无任何记忆，并不意味着他没有受到任何伤害性刺激。疼痛是一种复杂的生理心理活动，它包括伤害性刺激作用于机体所引起的痛感觉（主观感觉），以及机体对伤害性刺激的痛反应[躯体运动性反应和 / 或内脏自主反应]。躯体反应包括体动（逃避）和呼吸反应；自主反应包括血流动力学反应、催汗反应、内分泌反应、免疫反应等多方面应激反应。由于同意识水平的监测一样很难量化，因此，在镇痛水平的监测方面也提出一个标准或“底线”，即确保无伤害性刺激引起的不良（应激）反应。

保障临床满意的麻醉，在意识水平的监测方面、确保无术中知晓，在镇痛水平的监测方面、确保无伤害性刺激引起的不良（应激）反应，也可以再加上确保肌肉松弛，以这 2 个或 3 个标准或“底线”来探索麻醉深度监测的技术和方法。

第三节　麻醉下的脑电图改变

一、脑电图——麻醉科医师脑功能监测的窗口

脑电图是脑神经细胞群电生理活动在大脑皮质或头皮表面的总体反映。EEG 作为一种安全、无创伤的医学检测方法在许多脑神经和组织的疾病如癫痫、脑炎、颅内肿瘤、脑血管病、中枢神经系统感染、颅脑损伤、意识障碍等的诊断中有十分重要的应用价值。由于 EEG 的变化和麻醉药物的用量在整体上具有相关性，因此未经处理的 EEG 和各种加工过的 EEG 可用于监测全身麻醉或镇静期间的意识水平。而目前认为在麻醉领域，脑电图是最敏感的监测脑功能的指标。本章节主要通过描述不同麻醉阶段状态下以及不同麻醉药物所导致的脑电变化来认识全身麻醉所导致的脑功能状态改变。通过这种脑电图的变化将更有利于我们进行麻醉深度监测。

正常脑电图：脑电图的模式与正常或病理状态下的大脑皮质状态密切相关，EEG 可准确识别意识、无意识、发作活动、睡眠阶段和昏迷状态。健康人除个体差异外，在一生的不同年龄阶段，脑电图都各有其特点，但就正常成人脑电图来讲，其波形、波幅、频率以及相位等都具有一定的特点。临床上根据其频率的高低将波形分为以下几种（表 38-4）：

表 38-4　脑电图频谱分类

分类	频率（Hz）
慢波	<1
δ 波	1-4
θ 波	5-8
α 波	9-12
β 波	13-25
γ 波	26-80

正常清醒的成人，脑电图显示主要显示为 β 波（>13Hz）振荡为主，并且在大脑的所有区域都可以记录到这种信号。闭上眼睛后就会出现振幅更高而频率稍低的 α 波（9~12Hz），并且在枕区最为明显。闭眼静息 EEG 模式可以作为清醒的基础波形，用于对麻醉后的 EEG 进行对照。当大脑产生更高频率和更高振幅的的波形时，称为脑电激活。当大脑产生较低频率的波形时，称为脑电抑制。而 EEG 频谱是将一段 EEG 信号解析为不同频率的功率分布图。功率的计算方法是将已知频率分量的振幅的平方取对数，单位为分贝。由连续重叠的或非重

叠的一段 EEG 数据运算所得的频谱叫做频谱图。三维的频谱图称压缩谱阵，二维频谱图称为密度谱阵（density spectral array，DSA）。在 DSA 中包含了三个变量，纵轴—时间，横轴—频率以及能量。在特定脑电频率下颜色越接近红色，表示能量越强，越接近蓝色能量越弱。无论那个频率的脑电，只要它的能量变成淡蓝色或深蓝色，通常意为该频率下脑电活动已经非常微弱，红色则反之，如图 38-2。

当给予麻醉药物后，脑功能状态发生剧烈的改变，脑电图的变化很容易被记录观察到。由于不同麻醉药物的分子机制及作用的神经环路不同，因此产生的脑电图特征亦不相同。我们将这些特征性的脑电图改变与其特定神经回路中特定分子靶点的作用联系起来，综述三种静脉麻醉药异丙酚、右美托咪定和氯胺酮以及吸入麻醉药（包括七氟烷、异氟烷、地氟烷）的神经生理学和脑电图特征。

（一）丙泊酚的神经生理学与临床电生理

1. 丙泊酚的分子机制和神经环路　丙泊酚主要应用于临床镇静和全身麻醉，是目前应用最广泛的麻醉药物。其作为一种镇静剂，主要通过与 γ- 氨基丁酸 A（GABA）型受体突触后结合，诱导向内的氯化物电流，使突触后神经元超极化，抑制突触后神经元，从而产生镇静催眠作用。由于该药物是脂溶性的，能够迅速透过血 - 脑屏障并产生作用，并且 GABA 能抑制性神经元广泛分布于皮质、丘脑、脑干和脊髓，因此丙泊酚被认为是通过作用于大脑的不同功能区域引起觉醒的变化。在皮质中，丙泊酚通过增强 GABA 受体介导的皮质神经元抑制作用而改变觉醒状态。在皮质下，丙泊酚通过增强丘脑网状核的 GABA 能神经元，产生抑制作用，减少丘脑对皮质的兴奋性输入。由于丘脑和皮质高度相连，丙泊酚的抑制作用不能导致这些回路完全失去连接，大脑既保留了原始脑电也出现了丘脑和皮质连接中断所表现的脑电改变，具体表现为此阶段的脑电图以 α 波与 β 波振荡为主。在脑干，丙泊酚还增强了脑干中 GABA 能投射的抑制作用，改变下丘脑视前区的胆碱能、单胺能和食欲素能觉醒中枢，使得丘脑和脑干向皮质的兴奋性输入减少，增强皮质锥体神经元的超极化，这种效应有利于脑电图上出现慢波和 δ 波振荡。

2. 丙泊酚镇静下的脑电图特征为 β-γ 波振荡和慢波 -δ 波振荡　小剂量丙泊酚常应用于只需要镇静的小手术和特殊诊疗操作过程中。当小剂量的丙泊酚缓慢静脉注射时，患者会进入一种镇静—兴奋共同存在而自相矛盾的状态，通常表现为漫无目的或有防御性的动作、不连贯的言语、兴奋或烦躁，而这种现象也经常出现在麻醉恢复室内经过丙泊酚镇静后拔出气管导管的患者中。出现这种现象正是由于丙泊酚镇静过程中同时诱发了大脑皮

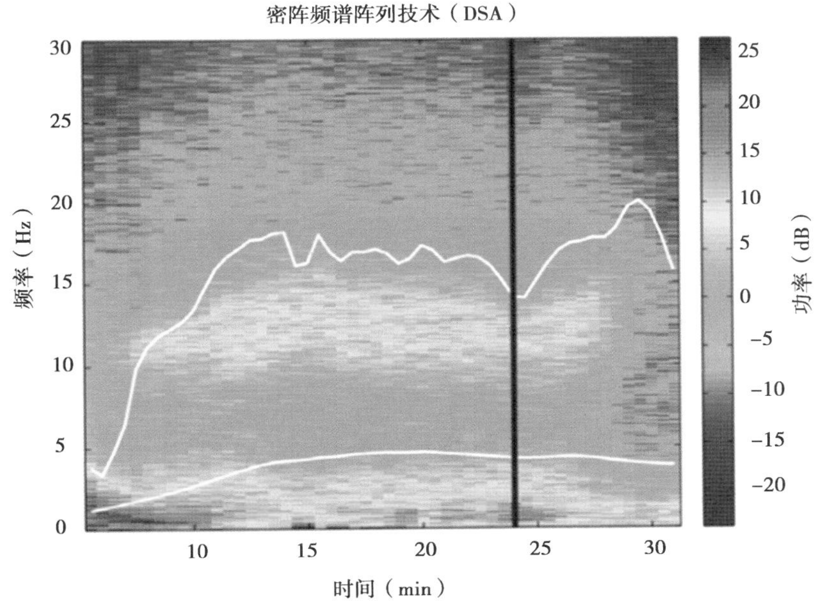

图 38-2　脑电图频谱图：密度谱阵

密度谱阵：纵轴—时间，横轴—频率以及能量。
红色表示该频率脑电在对应时间点脑电活动活跃，蓝色则表示活动微弱。

质的兴奋，在脑电图上表现为有组织的、有规律的β-γ波振荡和慢波-δ波振荡两种模式（图38-3）。之所以产生这种抑制性脑电与兴奋性脑电共同存在的现象，目前认为有两种机制参与。当小剂量丙泊酚进入体内后，作用于GABA能神经元，抑制了苍白球到丘脑的抑制性神经传输，从而使得从丘脑到皮质的兴奋性输入增加，增加皮质的兴奋性。第二种机制是在模拟研究中建立的，低剂量的丙泊酚引起了皮质神经元中慢通道钾离子受体的一过性失活，从而诱发大脑皮质兴奋。

3. 丙泊酚全身麻醉诱导下的脑电图特征为慢波和δ波振荡　在丙泊酚麻醉过程中，脑电图的变化模式主要取决于几个因素，其中最重要因素是丙泊酚给药的速率。在临床上一般通过单次静脉注射丙泊酚来进行全身麻醉诱导，患者通常在10~30秒内意识消失，此时如果要求患者眼睛盯住麻醉科医师的手指做视线跟踪，可以很容易观察到意识消失的全过程。做视线跟踪时，要求患者随着麻醉科医师的手指转动眼球。意识即将消失时，眼球的侧向移动逐渐减少，并可出现眼球震颤和眨眼增加，最后眼睛突然固定于中线位置。此时，患者头眼反射和角膜反射消失时，可出现呼吸暂停、肌肉松弛和反应消失。而这个过程中患者的脑电图模式也在发生着剧烈的变化，从清醒状态下的高频率、低振幅β-γ波振荡模式转向高振幅的慢波和δ波振荡。这些神经行为学改变与脑电图改变是一致的，都是丙泊酚快速进入脑干所产生的。

头眼反射可通过从左至右转动患者头部引出。麻醉诱导前，对于无神经受损和反射弧完好的患者，其眼球的运动方向与头的运动方向相反，当反射消失时眼球固定于中线位置。头眼反射的引出需要第Ⅲ、Ⅳ、Ⅵ对脑神经回路保持完整。而角膜发射的传入神经经视交叉到达第Ⅴ对脑神经的感觉核，其传出神经始于第Ⅶ对脑神经的运动核。与头眼反射和角膜反射相关的神经核团均处在脑干，并且紧邻中脑、脑桥、下丘脑和基底前脑附近的觉醒中枢。头眼反射与角膜反射消失提示控制这些反射的感觉与运动核团受到了抑制，反应与意识消失可能与丙泊酚作用于上述核团附近的觉醒中枢有关，单次推注丙泊酚导致的呼吸抑制可能是由于抑制了延髓背侧和脑桥腹侧的呼吸中枢，而肌张力的消失最有可能的作用位点是脑桥和延髓的网状结构核团。当静脉注射丙泊酚后，药物迅速从下丘脑的前视区到达丘脑、脑干的主要觉醒中枢，并作用于GABA抑制突触，抑制了脑干的兴奋性向皮质及丘脑的兴奋输入，使得大脑皮质更容易超极化，在脑电图上更容易出现慢波和δ波振荡。其中慢波是皮质间联系碎片化的标志，是皮质神经元局部放电所产生。

在诱导阶段如果给予过多的丙泊酚，往往导致脑电图完全进入慢波模式或者进入了爆发抑制阶段。爆发抑制是大脑广泛抑制并失去联系的表现，在脑电图上表现为高幅高频的爆发状态与低幅值的抑制状态交替出现，并且以不可测的非周期的模式出现。由于老年患者的大脑储备减少，脆性增加，麻醉诱导尤为容易进入此阶段。当爆发抑制出现时，大脑代谢率将减至最低，往往提示麻醉已经过深，因此控制及减少爆发抑制可以看作是麻醉过程中药物控制的一个关键点，也是麻醉深度监测中的一个关键指标。

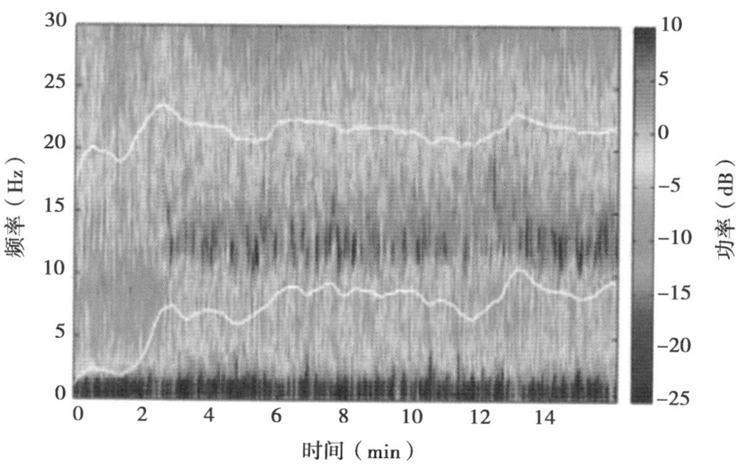

图38-3　丙泊酚镇静的频谱图

丙泊酚镇静频谱图显示脑电活动在慢波及δ波振荡和β波振荡。

4. 慢波振荡与 α 波前移是丙泊酚诱导失去意识的标志　由于 EEG 的变化和麻醉药物的用量在整体上具有相关性，因此 EEG 可用于监测全身麻醉或镇静期间的意识水平。一个眼睛闭着的清醒患者，在他的枕叶区域我们将看到显著的 α 波振荡，这就是著名的闭眼枕区 α 波振荡。而当给予丙泊酚后，该患者由清醒逐渐向失去意识转换的过程中我们将看到 α 波及慢波波段的能量从枕部转移到额部，如图 38-4 所示。

α 波虽然在丙泊酚诱导的失去意识时主要在脑干产生，但对无意识状态的维持却需要脑干及其他的脑功能区域参与。研究发现在无意识阶段，α 波振荡在前额区是高度连续的，这种 α 波振荡的连续性结构很可能来源于丘脑与额叶皮质之间的强 α 波振荡。而慢波振荡是非连续性的。目前认为这种高度连续的 α 波振荡会阻止丘脑和大脑皮质之间的正常通讯，而非连续性的慢波振荡往往提示皮质间联系的中断。目前认为当 EEG 上出现高度连续的 α 波以及慢波振荡时，是丙泊酚麻醉诱导失去意识的标志。此外，高度连续的 α 波振荡以及非连续性的慢波振荡及前移也意味着大脑额叶与顶叶有效性连接减少，这种额 - 顶失连也是丙泊酚诱导失去意识的机制之一。

5. 丙泊酚苏醒阶段的脑电图特征　当停止输注丙泊酚后，患者逐渐进入麻醉苏醒阶段，由无意识阶段逐渐恢复到清醒阶段。此阶段的脑电图变化的特点是频率的逐渐增加和振幅的减小。在无意识阶段，慢波振荡逐渐消散，并被具有较低振幅的高频 β 及 γ 波振荡所取代。无意识阶段出现的高度连续的 α 波振荡由前额部逐渐回归到了枕部。麻醉恢复阶段，脑电图中高频功率的恢复被认为与大脑皮质功能恢复以及皮质与丘脑、脑干联系重新建立相关。

（二）右美托咪定的神经生理与临床电生理

1. 右美托咪定的分子机制和神经环路　右美托咪定作为一种镇静剂用于 ICU 的长期镇静，也用于手术室内的辅助镇静和镇痛。相对于丙泊酚，右美托咪定镇静的患者更容易被唤醒，同时几乎没有呼吸抑制。右美托咪定主要通过作用于蓝斑核神经元突触前膜的 α_2 肾上腺素能受体产生镇静作用。右美托咪定的结合使这些神经元释放去甲肾上腺素减少。去甲肾上腺素介导的对下丘脑视前区的抑制作用减少，导致视前区至中脑、脑桥、基底前脑和下丘脑的主要唤醒中枢的 GABA 能和甘丙肽能抑制性传入信号增强。而从视前区传入的抑制性信号增强被认为是非快速动眼（nonrapid eye movement，NREM）睡眠启动的基本成分。右美托咪定的镇静作用也使得从蓝斑到基底前脑、丘脑内核和皮质的兴奋性输入减少，同时丘脑到皮质广泛联系也被中断。

2. 右美托咪定的脑电图特征为慢波 -δ 波振荡和纺锤体形成　右美托咪定在视前区的作用与非快速眼动睡眠的启动之间的关系是非常重要的，因此这解释了为什么右美托咪定轻度镇静时 EEG 会显示与 NREM 睡眠中的相似之处。当小剂量右美托咪定输注时，EEG 表现为慢波 -δ 波振荡以及间歇性出现 9~15Hz 爆发振荡的纺锤形脑电波。这种模式与 NREM 睡眠第二阶段的 EEG 模式非常相似。而给予大剂量右美托咪定产生深度镇静，此时纺锤形脑电波逐渐消失，而慢波逐渐增多，EEG 模式更类似于 NREM 睡眠第三阶段或者慢波睡眠模式。无论是丙泊酚导致的前额 α 波振荡、还是右美托咪定诱发的纺锤形脑电波以及自然睡眠形成的纺锤体都是由丘脑 - 皮质联系受阻而产生。而右美托咪定诱发的纺锤形脑电波的状态往往提示患者处于一种轻微的镇静状态（图 38-5）。

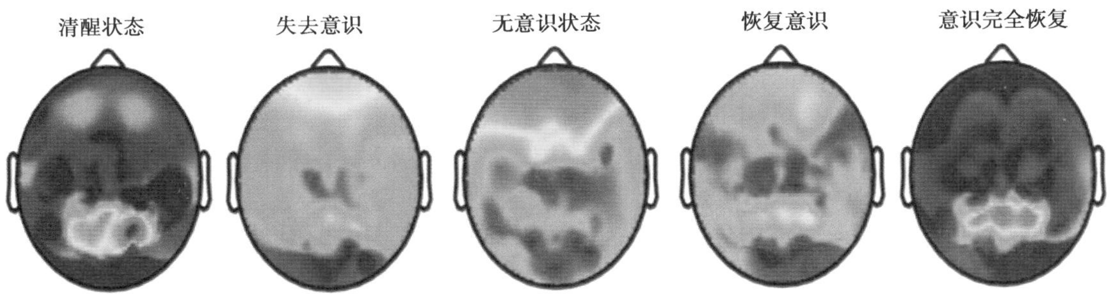

图 38-4　丙泊酚诱导及恢复过程中脑电图 α 波和慢波振荡的时空特征

闭眼清醒状态下，在枕区上观察到 α 振荡。α 振荡在失去意识（LOC）的过程中转移到额区，在苏醒阶段中，α 振荡在额区逐渐消散并返回枕区。

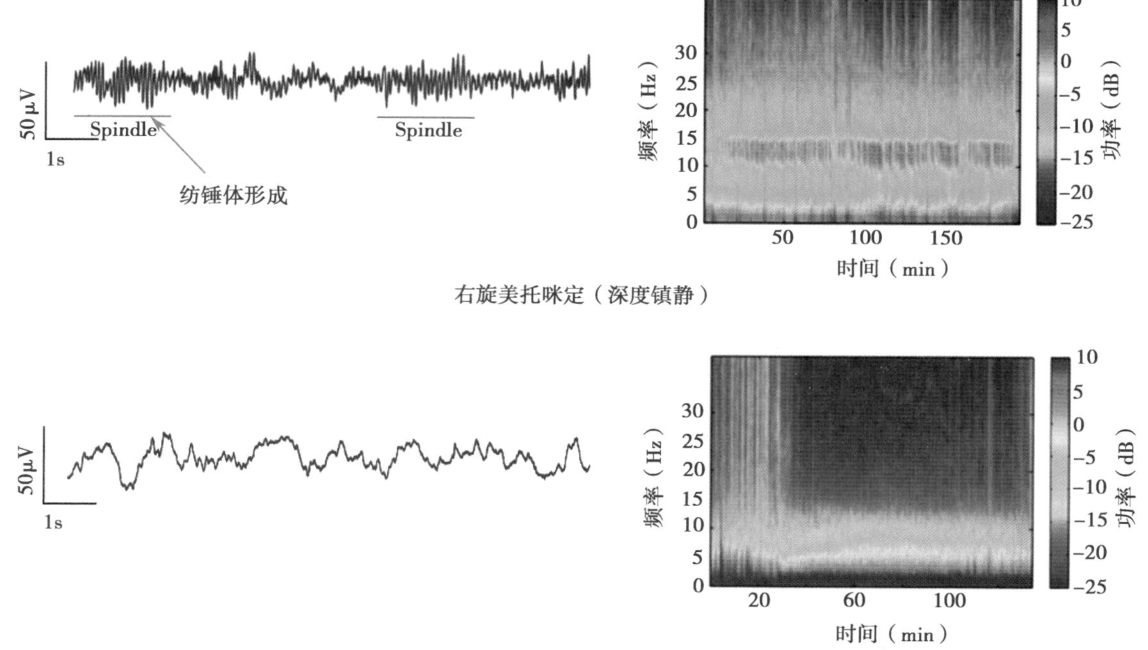

图 38-5 右美托咪定镇静下的脑电图特征

右美托咪定轻度镇静时的频谱图显示纺锤形(9~15Hz)振荡及与NREM睡眠第二阶段相似的慢波振荡;右美托咪定深度镇静时,无纺锤体形成,以慢波为主(类似于NREM睡眠第三阶段的慢波,称为"慢波睡眠")。

虽然丙泊酚与右美托咪定均可以导致EEG产生慢波振荡,但是两种药物的药理作用及作用靶点不同,其产生慢波振荡机制也不相同而对应的神经行为学状态也不相同。丙泊酚导致的慢波振荡是因为其作用于丘脑、脑干的主要觉醒中枢的GABA抑制突触,抑制了向皮质兴奋输入。而右美托咪定诱发的慢波振荡主要是由于下丘脑视前区的抑制作用减少,导致视前区至中脑、脑桥、基底前脑和下丘脑的主要唤醒中枢的抑制性传入信号增强,使得从蓝斑到基底前脑、丘脑内核和皮质的兴奋性输入减少所产生。所以,丙泊酚产生的慢波是神经元直接抑制的结果,而与慢波睡眠相似;右美托咪定产生慢波更倾向于神经元活动的短暂中断。这也解释了同样在无意识状态下,慢波睡眠或右美托咪定镇静比丙泊酚镇静更容易被唤醒。

(三)氯胺酮的神经生理与临床电生理

1. 氯胺酮的分子机制和神经环路　氯胺酮主要通过N-甲基-D-天(门)冬氨酸(NMDA)受体上的苯环利定位点产生分离性麻醉效果。氯胺酮麻醉产生的EEG模式比较独特,这与其中枢神经系统内的作用机制相关。由于NMDA受体在中间抑制性神经元更容易被结合,给予小剂量的氯胺酮主要作用于中间抑制性神经元。通过阻断对抑制性中间神经元的输入,对皮质锥体神经元的控制减弱,从而导致脑代谢增加和行为状态的改变,因此小剂量氯胺酮常导致出现幻觉、分离状态、欣快感和躁动等。此时,边缘系统、皮质和丘脑等脑区之间虽然能够联系,但是缺少了抑制性神经元对它们的精调控,信息处理上缺乏时间及空间的协调性,随着氯胺酮剂量的增加,可进一步阻断兴奋性谷氨酸能神经元上的NMDA受体,导致意识消失。

2. 氯胺酮镇静的脑电图特征为β波和γ波振荡　由于氯胺酮优先作用于抑制性中间神经元的NMDA受体,其抑制作用导致脑代谢率、脑血流增加并导致视幻觉,因此氯胺酮镇静产生活跃的脑电图模式也就不足为奇了。当氯胺酮麻醉时,EEG上常见的快波振荡(20~35Hz),具体表现形式为高频的β波和低频γ波振荡(图38-6)。

(四)吸入麻醉药物的神经生理作用机制和脑电图特征

目前临床麻醉中主要使用的吸入麻醉药为乙醚衍生物,包括七氟烷、异氟烷和地氟烷等。吸入麻醉药物可以维持全身麻醉所需的所有行为和生理特征,而不需要其他药物辅助。然而,实际工作中临床麻醉科医师常常通过复合静脉麻醉药物、肌松剂等提供平衡的全身麻醉，从而期望最大限度减少吸入麻醉药带来的不良反应。众所周知，七氟烷与其他吸入性麻醉药物一样，通过与脑和脊髓的多个作用靶点结合而产生生理和行为学效应，包括：与 GABA 受体结合增强 GABA 能抑制作用，与 NMDA 受体结合阻断谷氨酸释放。此外，七氟烷还可以阻断双控钾离子通道和超极化激活的环核苷酸门控通道。还有研究显示，吸入麻醉药的肌肉松弛作用是与脊髓中的一个或多个这些受体和通道直接作用的结果。尽管这些作用靶点的重要性仍存在争议，但是七氟烷和其他醚类麻醉药物具有独特的 EEG 特征是明确的。当七氟烷在低于标准 MAC 浓度下进行麻醉并逐渐增大浓度以达到手术水平时，脑电图显示出与丙泊酚相似的慢波 -δ 波振荡以及高度连续的 α 波振荡。这一观察表明与丙泊酚麻醉相似，七氟烷也通过增强 GABA 能抑制而产生镇静作用。然而，与丙泊酚不同的是，全身麻醉期间吸入七氟烷还表现出一个小的连续的 θ 波（4~8Hz）振荡，这可能反映了它的非 GABA 能机制之一。

二、脑电图频谱图与采用脑电图相关指数监测脑功能的差别

虽然各种麻醉药物的未经处理的 EEG 看上去很相似，但是其频谱图却有各自的特征。这些特征与麻醉药物作用于特定神经回路中的特定受体引起的意识状态改变有关（图 38-7）。

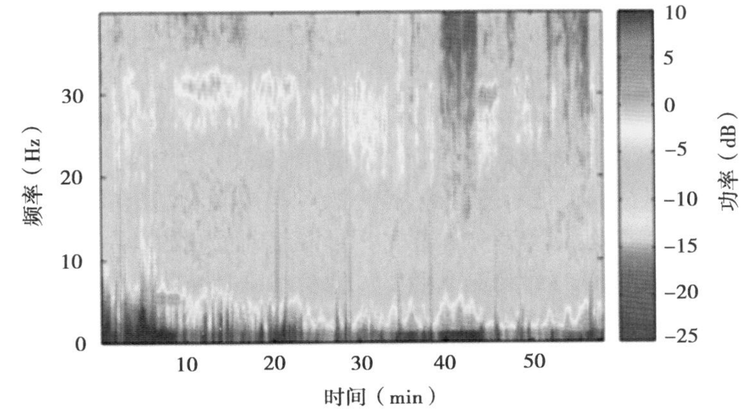

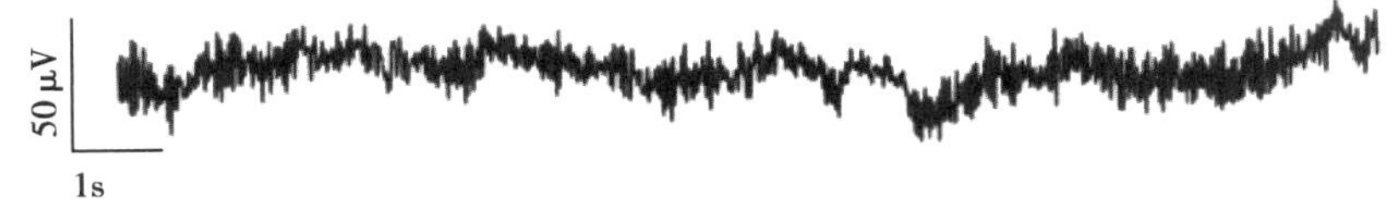

图 38-6　氯胺酮的脑电图特征

氯胺酮频谱图显示高频 β 波（20~24Hz）和低频 γ 波（25~35Hz）范围内的高频振荡。

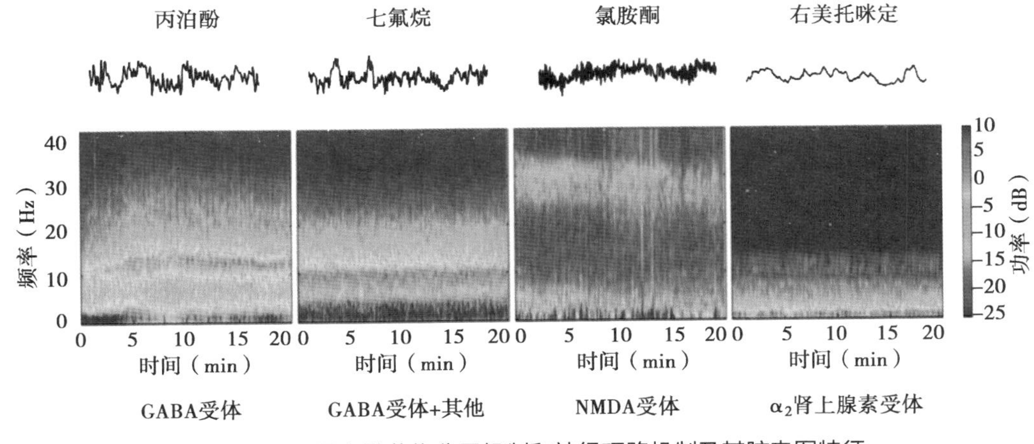

图 38-7　不同麻醉药物分子机制和神经环路机制及其脑电图特征

全身麻醉与镇静时，采用频谱图和采用EEG相关指数监测脑功能有着本质上的差别。EEG相关指数基于的假设是：不同的麻醉药物可产生相同的麻醉深度，尽管其作用机制并不相同。丙泊酚和氯胺酮频谱图特征的不同解释了为什么临床上患者已明确进入镇静状态而后者的指数数值却很高。同样，右美托咪定深度镇静时的慢波振荡，解释了为何EEG相关指数已经达到了深度意识消失时的低值而患者仍可被唤醒。上述结果提示，未经处理的EEG和频谱图可用于监测患者的脑状态。由于频谱图易于实时计算，许多EEG脑功能监测仪均可同时显示未处理的EEG及频谱图。国外甚至专门培训麻醉科医师通过阅读未经处理的EEG及频谱图监测全身麻醉和镇静时患者的脑状态。并提供专门的网站以供学习。

总之，全身麻醉和镇静时使用频谱图监测脑状态，有助于将临床和研究中的EEG观察结果直接整合到生物物理学的模型研究中，以提出麻醉药物神经回路作用机制具有特异性和可被验证的研究假设。

第四节　意识层面的监测

意识和记忆是所有科学主题中最有吸引力、最复杂的内容，是大脑最大的奥秘和最高的成就之一。而麻醉学是一门特殊的医学专业，集中探讨意识和记忆间的联系。因为当麻醉药物起效后意识消失，作用消退后意识恢复，以往的记忆不差分毫。此外，小剂量的麻醉药物即使没有使患者失去意识，却可以产生遗忘作用。因此，麻醉药物越来越多地被用于研究意识与认知的工作。而想在围手术期脑功能监测方面有所突破，就必须详细了解意识、记忆和麻醉的神经生物学基础。

一、麻醉与意识

意识的特征是觉醒（即维持清醒的状态）和认知（即主观感受）。维持觉醒状态的神经生物学基础较为复杂，除了我们熟悉的脑干、间脑和基底前脑的睡眠-觉醒环路结构外，大脑皮质、丘脑、皮质-皮质下联系以及皮质间的信号沟通等均参与了觉醒状态的维持。本章节探讨上述结构在意识形成和全身麻醉机制中的作用，为麻醉下脑功能监测提供生物基础。

（一）调控觉醒的皮质下神经核团

20世纪90年代中期，人们提出麻醉药物是通过作用于皮质下控制睡眠-觉醒周期的神经核团而使意识消失的假说。许多研究支持了该假说。尽管麻醉药物调控意识的作用靶点可能不仅局限于上述核团。下面将叙述一些位于平层下脑干和下丘脑中介导睡眠-觉醒周期，并可能参与麻醉意识消失的神经核团。

1. 脑干

（1）蓝斑：去甲肾上腺素能在蓝斑（locus ceruleus，LC）合成，蓝斑位于脑桥并发出神经纤维广泛投射到整个大脑皮质。蓝斑神经元的兴奋性在清醒状态下达到高点，在NREM睡眠时降低，在快速动眼睡眠（REM）时达到了最低点。因此，蓝斑只在清醒时与皮质觉醒有关。去甲肾上腺素能在麻醉中可能起到重要的作用，因为拮抗去甲肾上腺素作用会使巴比妥类药物的麻醉时间延长，而激活其作用会缩短麻醉时间。在蓝斑显微注射右美托咪定可以导致意识水平的降低，但是如果同时注射了α_2受体拮抗剂阿替美唑可以预防该作用，提示蓝斑及去甲肾上腺素能参与了意识维持并与麻醉作用相关。

（2）脑桥的侧背部被盖和脑桥角被盖：脑桥的侧背部被盖（laterodoral tegmentum，LDT）和脑桥角被盖（pedunculopontine tegmentum，PPT）与基底前脑一起构成大脑乙酰胆碱的来源并广泛投射至整个大脑皮质。此外，又有直接投射到丘脑的神经纤维，其已知的作用是产生慢波振荡和睡眠纺锤体，这两种波段代表着信息向皮质投射中断。与去甲肾上腺素能的蓝斑神经元一样，清醒时LDT/PPT神经元的兴奋性增高，而在NREM睡眠时降低。然而，与蓝斑和其他单胺能神经元不同的是，胆碱能LDT/PPT在REM睡眠的皮质兴奋时也处于兴奋状态。睡眠-觉醒周期的两种皮质兴奋状态都与胆碱能神经高张力有关。全身麻醉可以调控从LDT/PPT发出的胆碱能神经投射。此外，突触和突触外的γ-氨基丁酸（GABA）受体也对LDT神经元起作用，LDT神经元与众多全身麻醉药物的分子机制相关。

（3）脑桥网状结构：脑桥网状结构（pontine reticular formation，PRF）是网状激活系统的一部分，在维持皮质觉醒方面起着重要的作用。尽管GABA受体是大脑主要的抑制性神经递质，但在脑桥网状结构中GABA的作用却与维持皮质觉醒有关。例如，显微注射GABA受体激动剂蝇蕈醇到PRF可延长觉醒状态，而注射GABA受体拮抗剂荷包牡丹碱会抑制清醒状态，诱发REM睡眠(皮质觉醒状态)。

(4)腹侧被盖区：中脑腹侧被盖区(ventral tegmentum，VTA)的多巴胺能神经元也参与到了睡眠-觉醒周期。研究证实，多巴胺能激动剂哌甲酯能够逆转异氟烷和丙泊酚的麻醉作用。初步证据显示VTA是调控全身麻醉后苏醒的多巴胺能递质的来源。电刺激VTA可以逆转全身麻醉状态。值得注意的是，目前已经在果蝇的研究中肯定了调控睡眠-觉醒的多巴胺能通路的存在。

2. 下丘脑

(1)腹外侧视前核：腹外侧视前核(ventrolateral preoptic nucleus，VLPO)对睡眠-觉醒调节起着非常重要的作用。VLPO是传递GABA和甘丙肽的神经结构。VLPO的神经元在NREM和REM睡眠时呈最大限度的兴奋状态。其中，VLPO的GABA能神经元的兴奋情况与睡眠总量相关，而正中视神经核的GABA能神经元的兴奋情况与稳态睡眠压力和习惯有关。睡眠时VLPO的兴奋与脑干和下丘脑的其他觉醒中枢的抑制有关。所以目前认为VLPO的中枢作用可能介导睡眠，其已经成为研究麻醉诱导意识消失的靶点。

(2)食欲肽能神经元：食欲肽能神经元位于下丘脑外侧的穹隆周围区域，对皮质起着重要的觉醒刺激作用，也被称为下视丘分泌素。这些神经元支配脑干和基底前脑的其他觉醒中枢。食欲肽能神经元在清醒时出现最大限度放电，在RNEM睡眠时受抑制，在REM睡眠时出现偶然暴发性放电。食欲肽能神经系统功能障碍可导致发作性睡病，而有发作性睡病的患者常出现严重的麻醉苏醒延迟。研究证实，食欲肽能够减弱异氟烷、丙泊酚和巴比妥的麻醉作用。基底前部注射食欲肽可导致脑电图的觉醒表现，并使七氟烷、异氟烷麻醉苏醒时间缩短。有趣的是，遗传和药理学研究都已证实食欲肽并不影响麻醉诱导，而对七氟烷和异氟烷麻醉苏醒有着重要影响。这一开创性研究说明麻醉诱导和苏醒是不同的神经生理过程。

(3)结节乳头体核：结节乳头体核(tuberomammillary nucleus，TMN)位于下丘脑尾侧，是组胺的脑内来源。TMN的兴奋性和组胺水平在清醒时最高，在睡眠时最低。TMN被认为与VLPO促进睡眠的GABA能神经有相互抑制的关系。下丘脑前部的组胺释放在睡眠时受到抑制。静脉给予丙泊酚会引起TMN的c-fos(一种细胞代谢的前驱标志物)的表达下降，说明其兴奋性受到抑制。在基底前脑的基底核大细胞部分显微注射组胺可以反转异氟烷对EEG的抑制作用。

(二) 丘脑的作用

丘脑约由50个神经和亚神经核团组成，是外周感觉传入的中转传递部位，也是接受大脑皮质神经传入的区域，在全身麻醉中意识抑制方面起着非常重要的作用。有人提出丘脑是麻醉状态转换的“开关”，这一理论的产生是基于应用多种吸入或静脉麻醉药后丘脑出现一致性的代谢抑制。丘脑的超极化可防止传入的感觉刺激传入大脑皮质，从而阻止被唤醒。用烟碱或抗体阻断电压门控钾离子通道来刺激丘脑，能够产生逆转麻醉药物的作用。此外，兴奋人类丘脑与麻醉苏醒有关，说明丘脑的作用涉及苏醒时的初始或“核心”意识。那么丘脑抑制是导致意识消失的原因呢？还是因为皮质受抑制后而产生的结果？因为两者之间本身就存在广泛的联系，任何一方的改变均能够对另外一方产生深刻的影响。并且皮质与丘脑之间紧密的整合功能说明两者可被看作一个单独的丘脑皮质系统。目前丘脑皮质系统参与睡眠-觉醒周期中的意识状态变化，被认为对意识起着重要的作用。人们通过神经影像学手段研究了全身麻醉状态下丘脑-皮质系统的联系。其中一项研究肯定了丙泊酚可以诱导丘脑和额顶叶网络之间联系的中断，这种联系对意识有着重要的关系。

(三) 皮质-皮质的联系和信息传递

大脑的功能整合是指网络能快速地将来自分布大脑区域的特殊信息结合起来的能力。一些研究表明，麻醉的特点是使网络的通信中断。研究表明，注射丙泊酚后，脑网络效率明显降低。而主要的大脑区域(额-顶叶网络)与意识的转变有关。有一项研究利用归一化符号传递熵(NSTE)表明不同的麻醉药(氯胺酮、丙泊酚和七氟烷)尽管分子和神经生理作用机制不同，但都是由破坏额-顶信息交互而引起意识丧失的。额-顶叶信息交流中断可能是全身麻醉的共同标准，也可能是各种麻醉药导致无意识的最终共同途径。这表明对网络级属性的分析适合于研究大脑状态转换。

综上所述，麻醉药物破坏或调控了皮质下神经核团、丘脑、丘脑皮质以及皮质 - 皮质的网络结构的连接和沟通，这可能是导致意识丧失的原因。

二、麻醉与记忆

意识与学习和记忆的关系很复杂。人类的学习常常是有意识的，然而当太快给予受试者以信息让其不足以有意识地感知时，或者当受试者在无意识的状态下接受信息时，无意识学习就会发生，这称为内隐学习。内隐学习和外显学习均可以产生记忆，分为内隐记忆和外显记忆。

麻醉下意识与记忆的密切相关表现在随着麻醉催眠药物血浆浓度的增加导致镇静程度增加，首先削弱记忆功能，即遗忘，而后产生意识消失。但麻醉药物诱导意识消失的作用位点还知之甚少，一些可能参与意识形成的结构，如大脑皮质、丘脑和网状结构，是全身麻醉药作用的靶点。使用正电子发射断层扫描（PET）技术了解麻醉药物作用位点和对脑代谢的影响，发现全身麻醉药抑制皮质、丘脑和网状结构的代谢。丙泊酚可使内侧丘脑和其他与觉醒有关的脑区代谢下降。但是要完全阐明麻醉药物如何影响意识还相距甚远。

术中知晓是指全身麻醉术后患者可以回忆起手术中发生的与手术相关联的事件，也就是说对术中事件产生了记忆。这种记忆不仅包括外显记忆，也包括内隐记忆。术中知晓更广泛的定义可以包括做梦。做梦通常认为是浅麻醉的征象，多出现在麻醉苏醒期和恢复期。有学者认为，不愉快的梦境能够反映手术中知晓，因为这两者总是联系在一起的。但是临床报道的术中知晓发生率并不包括内隐记忆和做梦。

临床判断术中知晓的困难在于麻醉科医师无法在手术当中判断患者有无知晓发生，因此，如何检测麻醉下的记忆成为重大的研究课题。

记忆是将获得的知识储存和读出的神经过程。分为陈述性记忆和非陈述性记忆。记忆又是随时间而变化的神经过程，可分为短期记忆和长期记忆。短期和长期记忆是整个记忆过程的不同阶段。短期记忆持续几秒或几分钟；长期记忆持续数小时直至永久。短期记忆的读出机制容易受影响，转入长期记忆后就相对稳定。短期和长期记忆有不同的神经机制和不同的神经结构产生。边缘系统如海马和杏仁核对记忆形成起重要作用，并与麻醉药诱导的遗忘有关。

目前证实，脑内突触连接是信息传递和加工的重要环节，记忆过程中突触可发生某些形态和功能的变化，即突触可塑性的改变。短期记忆的神经基础仅仅是一种电流性变化，是正在工作的神经元活动以电流形式的变化将信息储存下来，学习和记忆过程存在突触传递的增强和减弱。长期记忆则需上升为生物化学变化和形态学变化，首先把来自外界的刺激换成电流信号，再以生物化学的变化来接收信号，新的神经突触。因此长期记忆与脑内某些永久性功能和结构变化有关，需要合成新的 mRNA 和蛋白质分子。

麻醉下听觉是最后消失的感觉。听觉也是接受术中事件的最重要通道。因此，听觉刺激产生的脑听觉诱发电位（AEP）成为研究麻醉下记忆的重要手段。AEP 包括短潜伏期、中潜伏期和长潜伏期听觉诱发电位。

短潜伏期听觉诱发电位又称脑干听觉诱发电位（BAEP）。大多数麻醉药对 BAEP 作用很小或根本无作用。因此可以认为，麻醉下听觉信息可以传递到脑干以上的部位。

中潜伏期听觉诱发电位（MLAEP）是皮质事件相关电位（ERP）的早期波形。因为发生时段早于记忆形成的时段，不能反映记忆过程。但它与全身麻醉状态下记忆的形成有联系。MLAEP 监测的是听觉而不是对声音的感知（需要认知和记忆过程参与）。在一定麻醉深度时，实验对象意识丧失不能感受声音，但其对声音的反应还在，因此 MLAEP 成为监测麻醉深度的可靠指标。

长潜伏期听觉诱发电位（LLAEP）属皮质事件相关电位（ERP）。志愿者麻醉下意识消失后，ERP 的外源性成分 N1 波仍保持麻醉前水平不变，证实麻醉下听觉信息可以通过感觉传入通道传至大脑皮质。虽然 ERP 的 P3 波是大脑对异常刺激的反应，但与工作记忆有密切的联系，被大脑记住和没有被记住的材料在编码阶段的 ERP 反应是不同的。P3 波振幅增大代表记忆能力的增强，P3 波消失说明大脑皮质已不能对传入信息进行有意识的加工处理。

然而，要完全阐明麻醉下记忆的发生，道路还很遥远。

三、麻醉下意识的监测

（一）麻醉下意识的常规监测

反映麻醉深度的临床常规观察指标有指令反

应消失、睫毛反射消失、对伤害性刺激的体动反应消失和血流动力学平稳。通常以指令反应消失和睫毛反射消失作为意识消失的标准，但是，如果使用了肌肉松弛药，很难观察到患者这些有目的的反应。体动和血流动力学反应不能代表意识水平。即便不用肌肉松弛药及术中生命体征正常，仍然可能发生术中知晓，何况术中使用的肌肉松弛药和心血管药物本身可以掩盖体动和血流动力学反应。

麻醉下判断意识水平，经典的是隔离前臂法(IFT)，可作为意识判断的金标准，直接反映意识存在与否，而其他脑电图监测指标都是间接反映意识，应由IFT来检验。但是IFT通常用于科学研究，临床并不适用。

用临床工具来评价意识状态，目前有改良观察者觉醒/镇静评分(modified observer's assessment of alertness/sedation scale，MOAA/S)。根据表38-5的MOAA/S量表，评分达到1分以下，认为意识消失。但是通常MOAA/S量表主要用于镇静水平的判断，并不适合麻醉下的意识评价。

表38-5 改良观察者警觉/镇静评分量表

评分	反应状态
5	反应清晰，并能以正常的音调讲话
4	反应不够清晰，昏睡状态，但能以正常的音调讲话
3	只有在名字被重复大声呼叫后才有反应
2	只有在被轻微地戳刺或摇晃后才有反应
1	只有在很重地对斜方肌捏掐后才有反应
0	即使很重地对斜方肌捏掐后也无反应

(二)麻醉下意识的神经电生理监测

目前临床上能够直接监测脑功能状态变化的仍是神经电生理监测。近年神经电生理技术迅猛发展，计算机技术、信号处理技术和脑电活动相结合，产生了许多定量脑电图和诱发电位指标，如脑电双频谱指数(BIS)、脑电熵指数(entropy index)、Narcotrend麻醉/脑电意识深度监测指数(NI)、听觉诱发电位指数(AEPI)等。多数研究证实这些神经电生理指标与镇静程度之间有良好的相关性，但是并不能明确判断出患者的意识清醒和意识消失的界限。因此监测意识，准确发现术中知晓仍是艰巨的挑战。

1. 脑电双频谱指数(BIS) 双谱分析是在功率谱分析基础上加上脑电相干函数谱(位相和谐波)分析，真正包含了EEG信号的全部信息。因为脑电功率谱分析仅包括了频率和功率(振幅)，几乎未包含节律、同步、波形和谐波的有关信息。因此，双谱分析既测定EEG的线性成分(频率和功率)，又分析EEG成分波之间的非线性关系(位相和谐波)。

双谱的变量是通过多变量数学回归方程计算产生的双频谱指数(bispectral index，BIS)——一个单一变量的概率函数。BIS是一个统计数值，它来源于对大样本接受不同麻醉药物(包括异氟烷、丙泊酚、咪达唑仑和硫喷妥钠，辅以阿片类药物、氧化亚氮)输注的受试者的双额脑电图的记录，所有被记录的脑电图及其相联系的意识状态和镇静水平(临床麻醉目标点)组成数据库。计算数据库中脑电图的双谱和能量谱参数(傅里叶转换)，并与相关的临床资料(临床麻醉目标点，1.0版本采用MAC和血流动力学为目标点，2.0以上版本采用意识和知晓为目标点)进行相关分析，将最能区分临床麻醉目标点的双谱和能量谱参数如脑电图的爆发抑制比例(时域特性)、相对α/β比例(频域特性)和单个脑电图间的相干性组合起来，并使用多因素回归模型将每个特性参数在达到临床麻醉目标点中的相对作用转换为线性数字化指数即为BIS，范围从0(等电位脑电图)到100(完全清醒)。BIS的算法是随原始脑电图的样本量的增加不断更新的，软件版本升级也较快。迄今已超过数百万麻醉病例使用了BIS监测。BIS也是第一个通过美国FDA认证的麻醉药物对大脑效应的测量手段。

BIS是唯一进行过预防术中知晓大样本研究并证明有效的麻醉深度监测指标。Lindholm等的研究表明(n=4 945)，应用BIS监测预防知晓可以将术中知晓率降低77%(与历史对照，0.18%降至0.04%)。Myles的B-Aware研究将BIS用于有术中知晓风险的患者指导麻醉，结果较对照组术中知晓率下降了82%(2/1 238∶11/1 225)。美国圣路易斯华盛顿大学发表在New England Journal of Medicine上的B-Unaware研究，发现BIS监测(维持BIS 40~60)和呼气末麻醉气体浓度(ETAG)监测(维持ETAG 0.7~1.3MAC)在麻醉中预防术中知晓的作用无统计学差异(2/967∶2/974)。此项研究样本例数偏少。该研究者新近又完成大样本比较BIS和ETAG监测预防术中知晓效果的研究，结果显示ETAG监测减少术中知晓发生率(0.07%)的效能不亚于BIS监测(0.24%)。国内岳云牵头的应用BIS监测预防全静脉麻醉下术中知晓的多中心、大样本的研究(n=5 228),结果比对照组术中知晓率降低 77%(0.65% 降至 0.14%)。

BIS 监测并不能完全避免术中知晓,这包括两方面的原因。首先,BIS 监测不能及时发现麻醉减浅并给予相应处理。因此,适当的预警可能比 BIS 本身更重要。目前已有研究得出了关于 BIS 指导下闭环输注丙泊酚麻醉的可行结论。另一方面的原因是由于 BIS 本身的缺陷造成的。BIS 是整合了脑电的能量和位相信息,经特殊的演算方法得到的从 0~100 的线性指数,是通过使用镇静药达到显著差异镇静状态的大样本人群的脑电参数得来的,因此 BIS 在监测意识消失和恢复时存在个体差异。在 BIS 值显示较深麻醉时仍有出现知晓的报道。

4

BIS 受到麻醉药综合作用的影响,即由不同麻醉方案得到相同的 BIS 值,并不意味着有相同的麻醉深度。另外,BIS 还受到术中很多因素的影响,包括肌肉松弛药的使用、肌电图的干扰、医疗仪器的干扰(如心脏起搏器的使用、头部使用暖风机、电刀等干扰等)、异常脑电图状态(如严重的脑损伤、痴呆、脑瘫、癫痫等)、体位、低温、应用麻黄碱、肾上腺素、异丙肾上腺素等药物。再者,如前文(本章第二节)所述,危重患者对麻醉药物的敏感性要高于相对健康的患者,因而术中 BIS 值低可能反映的是患者病情危重的一个指标,而优化术中的 BIS 水平未必能改善此类危重患者的预后。而且,BIS 值的得出需要一定时间对原始脑电图进行数学处理,故有滞后性。综上所述,维持 BIS 在 40~60 之间并不能完全避免术中知晓,国内外的各级指南和共识也均未推荐所有手术患者均需常规监测围手术期的 BIS 值。

目前共识性的建议是,所有全身麻醉患者术前均应常规评估术中知晓的风险,对于术中知晓的高危患者,推荐围手术期进行 BIS 等麻醉深度监测。尽管仍存争议,但一般认为术中知晓的危险因素包括但不仅限于:

(1)患者因素:①有术中知晓病史;②大量服用或滥用药物史,如酒精、苯二氮䓬类药物和阿片类药物等;③认定或已知有困难气道;④ ASA Ⅲ~Ⅳ级、血流动力学储备受限。

(2)手术类型:①心脏手术;②剖宫产手术;③创伤急诊手术;④手术时间 <1 小时的短小手术。

(3)麻醉管理:①麻醉维持期使用肌松剂,尤其是持续使用者;②肌松作用期间减少麻醉药剂量;③全凭静脉麻醉;④ N_2O 复合阿片类药物麻醉;⑤缺少麻醉气体监测或蒸发器故障等。

2. 脑电熵指数(entropy index)　非线性科学已成功运用到生命科学的许多学科当中,成为当今活跃的学科之一。利用非线性动力学研究和分析 EEG 是近年的新进展。由于脑电显示的信号是混乱状态或者是非线性状态,所以它似乎适合应用非线性动力学理论的方法来进行分析。熵是热力学中的一个物理量,用来表示某种物质系统状态的一种量度,或说明其可能出现的程度,1865 年由德国物理学家 Clausius 首先引入。Shannon 于 1948 年在信息理论中给出了熵的概率解释,在信息理论中,熵被定义为是一种对不确定性的度量,信息量越大,不确定性就越大,熵就越大;信息量越小,不确定性就越小,熵也越小。

同一 EEG 信号的熵,有不同的计算方法。从时域分析角度,有近似熵(appmximate entropy, ApEn)及 Shannon 熵;从频域分析角度计算的有频谱熵。近似熵是源于 Kolmogorov-Sinai 熵公式的统计学参数,是一种相对简便的复杂性和系统不规则性的测量方法。近似熵量化了通过前面已知的 EEG 振幅预测随后的 EEG 振幅的预测能力。Shannon 熵是一种离散数据的概率密度的量化方法。Shannon 熵以在信号中已经观察到的振幅值的可能分布情况为基础,量化了对未来 EEG 的可预测性。但是,Shannon 熵没有经过 EEG 总功率的标准化过程。因此,它的绝对值可能因信号强度个体差异的存在而不同,这限制了 Shannon 熵的临床应用。频谱熵的出现克服了这一缺陷。频谱熵是通过对脑电图和前额肌电图(FEMG)信号的采集,将 Shannon 熵的概念运用到经过傅里叶转换的 EEG 信号的功率分布中计算得出的,其应用了傅里叶分析中的时域分析(即暴发性抑制)和频域分析。这种方法已经被命名为“时间 - 频率平衡的谱熵分析法”。2003 年上市的 GE Healthcare 熵监测模块,将熵指数的概念作为监测手段提供给临床实践。

熵指数分析脑电图和前额肌电图信号具有复杂性。在信号分析中,熵指数描述了信号的不规则性和不可预测性。当熵指数用于描述脑电图信号的分析技术时,它可用来描述脑电图的复杂性或“秩序性”。麻醉深度增加时,脑电图数据变得更可预测或包含更多的“秩序性”,更多的秩序性代表复杂性更小,熵指数更低。而当麻醉深度减浅时,脑电图数据出现秩序性降低,不规则性增加。熵指数不依赖于脑电图的绝对频率和幅度范围。由此可见，与BIS运算法则不同，熵指数的运算法则是以所测患者的生理状况为分析基础。

熵指数模块有两个指标：状态熵(state entropy, SE)和反应熵(response entropy, RE)。面部肌电活动的频率 >20Hz，与脑电频率范围(0.8~32Hz)之间存在交叉，可干扰皮质脑电活动分析。面部肌电的活动可因意识水平变化和应用肌肉松弛药物而发生改变。肌电活动也可能与镇痛药物需要有关，熵指数模块通过创建两个参数来探索这种变化。SE分析的频率范围是0.8~32Hz，主要包含脑电成分的变化；RE分析的频率范围是0.8~47Hz，包含了脑电图和面部肌电活动的数值。因此，当肌电活动很低时，SE和RE应该是相同的；当唤醒和面部肌电活动增加时，RE增加。SE的数值是从0(脑电等电位时)到91(完全清醒时)；RE的数值是从0~100。表38-6列出国内多中心研究结果，丙泊酚静脉麻醉意识消失时，RE和SE数值及与BIS的比较。麻醉下熵指数与BIS有相似的功能，满意的麻醉状态变化范围是40~60。理论上说，如果SE的数值超出该范围，需要对镇静药的剂量进行调整；如果SE数值在该范围内，但RE比SE高10个数值，则可能是需要应用更大剂量的镇痛药。但是来自国内多中心研究发现(表38-7)，麻醉诱导气管内插管时心率和血压都有明显升高，说明存在气管插管的心血管反应，然而RE和SE、BIS都没有明显变化，说明三个指标对伤害性刺激的反应还不如血压和心率敏感。

表38-6 丙泊酚麻醉意识消失时BIS、RE和SE数值(n=280)

	麻醉前	意识消失时
BIS	95.6 ± 3.75	62.5 ± 11.08
RE	96.9 ± 3.07	63.6 ± 16.61
SE	87.5 ± 2.99	59.7 ± 16.80

表38-7 麻醉诱导气管内插管时RE、SE、BIS、心率和血压的变化(n=280)

	插管前	插管时	插管后1分钟	插管后3分钟
BIS	48.4 ± 9.29	47.4 ± 9.36	48.6 ± 9.02	45.9 ± 10.07
RE	50.1 ± 13.07	50.5 ± 12.57	50.8 ± 12.58	50.6 ± 11.12
SE	47.6 ± 12.82	47.2 ± 12.23	47.9 ± 12.03	47.6 ± 11.17
MAP(mmHg)	80.1 ± 15.21	90.1 ± 18.83**	92.6 ± 15.97**	81.3 ± 13.70*
HR(RPM)	79.3 ± 13.88	88.9 ± 18.03**	91.2 ± 14.15**	84.8 ± 13.45**

*p<0.05；**p<0.01。

3. Narcotrend指数(NI) NI是德国Hannover大学医学院研制的Narcotrend麻醉/脑电意识深度监测系统，能将麻醉下的脑电图进行自动分析并分级，从而显示麻醉深度。这种思想来源于1937年Loomis等对人类睡眠期间脑电变化的系统描述，他们将脑电的变化分为5个级别A-E加以区分。1981年Kugler扩展了Loomis的分级，定义了若干亚级别并应用到麻醉下脑电图的分级中(表38-8)。2000年Schultz等开始使用带有亚级别的分级系统对不同吸入和静脉麻醉药下的脑电图进行视觉分析分类，并把这种分级称为Narcotrend分级，后来又发展了Narcotrend脑电自动分级系统，将Narcotrend脑电自动分级系统转化为类似BIS的一个无量纲的数值，称为Narcotrend指数(NI)，范围为0~100。Narcotrend监测仪通过计算NI，对意识状态和麻醉深度进行分级，共分A~F 6个级别，表示从觉醒到深度麻醉再到脑电爆发抑制期间脑电信号的连续性变化。其中B、C、D、E级又各分为0、1、2三个亚级别，B、C级表示镇静，D、E级表示麻醉。每个级别均对应于一定的数值(NI)，与BIS相似，从100到0定量反映镇静和麻醉深度的连续性变化。研究表明，分级在D2时，对应的BIS值95%的可信区间在52~39。

Narcotrend监测仪与BIS监测仪的功效相似，Narcotrend分级显示剂量依赖性变化。Schmidt等的研究表明，NI与BIS值的相关性良好，可作为丙泊酚和瑞芬太尼麻醉期间评价麻醉状态的可靠指标，与丙泊酚浓度具有良好的相关性。但Narcotrend分级可预测丙泊酚镇静的不同水平，预测概率(Pk)达0.92。Kreuer等研究了丙泊酚麻醉期间的BIS和NI的变化，发现NI预测丙泊酚效应室浓度的Pk为0.88 ± 0.03，而BIS的Pk为

0.85 ± 0.04。研究显示，NI 和 BIS 在麻醉意识消失时很接近（表 38-9）。意识消失时的 NI 大约相当于 D_1 的分级水平。但是从表 38-10 可以看出，意识消失时 Narcotrend 分级的跨度很大，从 B_2 到 E_0，说明个体差异较大。

表 38-8 Narcotrend 分级及 Narcotrend 指数（NI）

	Narcotrend 分级	NI
清醒	A	95~100
非常浅的睡眠（镇静）	B_0	90~94
	B_1	85~89
	B_2	80~84
浅睡眠（浅麻醉）	C_0	75~79
	C_1	70~74
	C_2	65~69
中等深的睡眠（全身麻醉）	D_0	57~64
	D_1	47~56
	D_2	37~46
非常深的睡眠（深度麻醉）	E_0	27~36
	E_1	20~26
	E_2	13~19
昏迷（爆发抑制）	F_0	5~12
	F_1	1~4

表 38-9 丙泊酚麻醉患者意识消失时 BIS 与 NI 的比较（n=80）

	基础值	意识消失时
BIS 值	96.6 ± 2.1	57.2 ± 11.5
NI 值	98.0 ± 2.2	51.4 ± 12.1

表 38-10 丙泊酚麻醉患者意识消失时 Narcotrend 分级

Narcotrend 分级	例数
B_2	1
C_0	3
C_1	4
C_2	2
D_0	30
D_1	24
D_2	12
E_0	4
总计	80

在监测七氟烷吸入麻醉深度变化方面，脑电 BIS 监测仪和 Narcotrend 监测仪也显示出了相似的作用。BIS 和 NI 均与七氟烷 MAC 值（0MAC~2.3MAC）呈线性相关，相关系数分别为 –0.836 和 –0.817（图 38-8A）。BIS 整体变化虽然与麻醉药物浓度呈线性相关，但是在高浓度范围（七氟烷 >1.5MAC），BIS 与七氟烷浓度的相关性明显低于 NI 与七氟烷浓度的相关性（R=–0.275 比 R=–0.614）。图 38-8B 看出 NI 在意识消失前后似乎有一个拐点，是否更有助于监测意识的变化还有待研究。

4. 中潜伏期听觉诱发电位（MLAEP） 听觉刺激产生的脑听觉诱发电位（AEP）包括短潜伏期、中潜伏期和长潜伏期 AEP。MLAEP 发生于脑皮质特异的感觉区，属原始听皮质，可被麻醉药或过度通气等生理因素改变，适用于麻醉深度监测。MLAEP 监测的是听觉而不是对声音的感知（需要认知和记忆过程参与），在一定麻醉深度时，试验对象意识丧失不能感受声音，但其对声音的反应还在，因此 MLAEP 成为监测麻醉深度的指标。研究证实发生术中知晓的患者麻醉中 MLAEP 的典型波形 Pa 波和 Nb 波对听刺激保持反应，而未发生术中知晓的患者 Pa 波和 Nb 波对听刺激失去反应。

A-line 监测仪与脑电 BIS 监测仪一样，计算生成听觉诱发电位指数（auditory evoked potential index，AEPI 或 AAI），指数的范围是从 100（清醒状态）到 0（深镇静状态），推荐的手术麻醉 AAI 指数变化范围是 15~25。表 38-11 比较了丙泊酚麻醉下效应室浓度与 BIS 和 AEPI 的关系。有研究报道，丙泊酚麻醉意识和内隐记忆消失的 95% 截断点，AEPI 为 28，丙泊酚效应室浓度为 2.3μg/ml。目前二代的听觉诱发电位监测仪，也应用脑电变化数据来补充听觉诱发电位的数据。

表 38-11 丙泊酚麻醉下效应室浓度与 BIS 和 AEPI 的关系（n=20）

	丙泊酚效应室浓度（μg/ml）					
	0	1	2	3	4	5
AEPI	92 ± 8	71 ± 17	48 ± 22	23 ± 6	16 ± 5	13 ± 3
BIS	96 ± 4	80 ± 4	67 ± 8	53 ± 8	39 ± 7	32 ± 6

作为意识状态的监测，图 38-9 显示丙泊酚麻醉下意识消失和苏醒过程中 BIS 和 AEPI 的变化对比。图中灰色区域代表麻醉前后的清醒阶段，中间的无色区域表示麻醉状态。B 点是麻醉诱导，丙

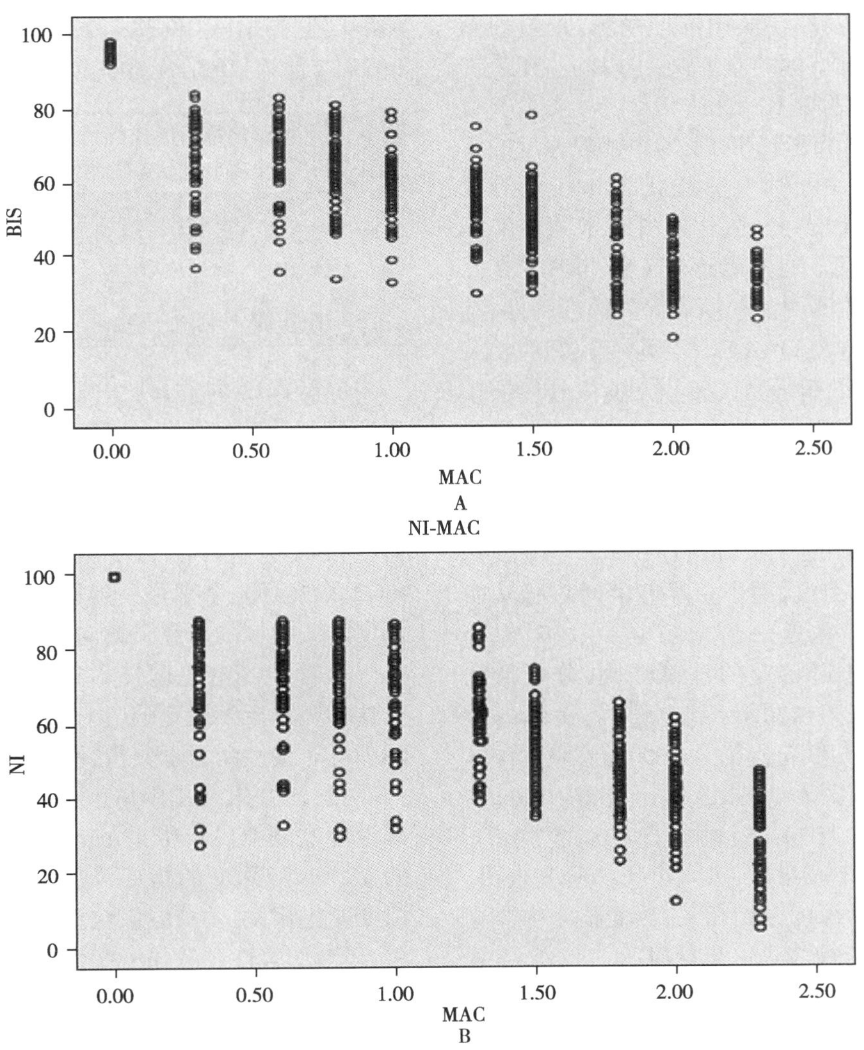

图 38-8　七氟烷 MAC 值与 BIS(1a)和 NI(1b)变量之间关系的散点图

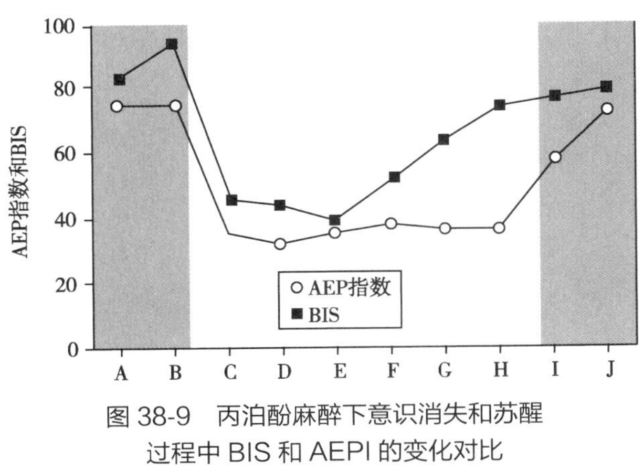

图 38-9　丙泊酚麻醉下意识消失和苏醒过程中 BIS 和 AEPI 的变化对比

泊酚静脉麻醉诱导后两个指数均明显下降。E 点是麻醉药停止输注，可以看出，丙泊酚停药后 BIS 是随着麻醉药浓度的逐渐降低而缓慢上升，显示出与丙泊酚血药浓度的良好相关性。而 AEPI 在停止麻醉药输注后并没有回升，而是在意识恢复时(I 点)出现一个拐点，跳跃性地升高(恢复)，与 BIS 形成鲜明的对照，表明 AEPI 与意识的关系优于与血药浓度的关系。

但是表 38-12 的数据提示，无论 BIS 还是 AEPI 在有意识和无意识的变化范围内，都有相互交叉。因此即便麻醉维持推荐的适宜范围，BIS 40~60，AEPI 15~25，并不能确保每一个个体都处于无意识状态。

表 38-12　有意识与无意识状态 AEPI 和 BIS 值的比较

	AEPI	BIS
有意识	74.5(51~110)	89.5(70~97)
无意识	36.7(19~66)	48.8(1~94)

5. 脑状态指数(cerebral state index，CSI)　脑状态指数是通过测量每秒钟 2 000 次脑电活动，将 EEG 信号通过计算机数字转化处理，脑电图的子

参数结合在自适应神经模糊推理系统，是一种多功能监测综合生理指标的监护仪，可以同步记录麻醉深度指数，爆发抑制比，额肌电及信号质量等级等指标，常用于麻醉诱导期间及术中镇静深度的监测。CSI 值在 90~100 时为清醒状态，80~90 为嗜睡状态，60~80 为浅麻醉，适合外科手术的麻醉深度是在 40~60 之间。有学者比较 CSI 与 BIS 在无手术刺激条件下监测丙泊酚镇静深度的准确性，结果表明 CSI 及 BIS 与 OAA/S 评分均有较好的相关性，认为 TCI 丙泊酚镇静时，CSI 同 BIS 一样能够较好地反映患者的镇静深度变化，而且 CSI 监测用于观察患者语言反应消失和意识消失的能力优于 BIS。

6. SNAP 指数 SNAP 是一种单通道 EEG 装置，通过将 Handspring TM VisorTM 牌掌上电脑转换成一台 EEG 监护仪，用于手术麻醉时对脑功能的监护。SNAP 指数是一新型脑电参数，对原始脑电信号采样，通过特定的计算法则，分析低频(0~20Hz)与高频(80~420Hz)脑电信号，得出的数值即为 SNAP 指数，其范围为 0~100，随着镇静深度的增加，数值逐渐下降。与 BIS 相比，麻醉中 SNAP 指数的适宜范围为 50~65，大约是 BIS 的 1.3 倍。SNAP 指数已获 FDA 批准，进入市场。研究表明，SNAP 指数与镇静深度密切相关，然而临床中监测镇静深度是否可行尚需进一步探讨。

7. 脑电意识指数(IoC1)和伤害敏感指数(IoC2) IoC1 和 IoC2 是 Angel-6 000A 多参数监护仪，直接通过分析脑电波四个基本频段的频率和波幅变化(脑能量值)计算出相关的指数，从而评估全身麻醉患者意识和伤害性刺激程度。其中 IoC1 是脑电意识指数，能够反映患者的清醒程度。意识指数指清醒程度，从 0~100 之间的无纲量非线性的数值来表示，0 表示无脑电活动(爆发抑制)，100 表示清醒状态。IoC2 为疼痛伤害刺激敏感指数，主要根据脑电波的能量值计算。脑电波有四个基本频段，每个频段的脑能量值都有各自的独立变化区间，在计算疼痛伤害刺激敏感指数时，首先确定脑电的频率区间。疼痛分两个层面，一个是认知层面，患者是清醒的，有主观意识，镇痛药虽作用于机体的患者仍存在主观意识；另一是生物层面，患者失去意识，镇痛药可以客观地抑制患者对痛的敏感度。IoC2 反应的是后者，即镇静条件下的伤害刺激指数，数值的量化区间在 0~100 之间的范围内，0 为机体对伤害性刺激无反应，100 为无镇痛条件下的疼痛感知。《中国麻醉学指南与专家共识》(2017 版)中的临床麻醉监测指南(表 38-13)提示，IoC1 位于 40~60，IoC2 位于 30~50 是合适的全身麻醉状态正常。

表 38-13 脑电意识指数(IoC1)、伤害敏感指数(IoC2)全身麻醉状态正常值

	全身麻醉状态正常值
脑电意识指数(IoC1)	40-60
伤害敏感指数(IoC2)	30-50

麻醉深度本质上是中枢神经系统在伤害性刺激和麻醉药物抑制作用的交互影响下的一种功能状态，麻醉深度是随着这两者的相互作用而动态变化的。脑电意识指数(IoC1)和伤害敏感指数(IoC2)监测反映了这种动态变化的情况，根据 IoC1 与 IoC2 的相互关系来进行麻醉深度的判断，是麻醉深度监测领域的研究新方向，值得深入探讨。

尽管神经电生理技术日新月异，从单纯的脑电功率谱分析发展到脑电双频谱分析，又进而发展到脑电非线性动力学分析，但是毕竟只是分析手段的变化，而并未跳出脑电波活动的范畴，因此在麻醉深度监测上没有带来革命性的突破。一个理想的监测麻醉深度的指标，应该与麻醉药物的血药浓度变化相关，尤其应该与意识及镇静水平变化相关，还与伤害性刺激强度变化相关。目前任何一个单一指标都没有达到理想的标准。

（三）基于脑功能网络的麻醉深度监测新进展

在本章第三节中介绍了临床上常用的麻醉药物的主要分子靶点以及其对应的脑电活动反应。可以看出，由于不同麻醉镇静药物主要作用于不同的神经通路，注药后其脑电频谱反应各不相同，这一现象导致了在不同药物组合下，现有基于谱分析的麻醉深度监测指标的稳定性和可靠性无法得到有效保证，制约了其在临床麻醉中的应用。为了解决这一问题，探索识别一种仅与意识水平相关且与药物种类无关的神经活动标志得到了越来越多的关注。

宏观上，脑功能有着极强的分离特性，即不同种类刺激的信息加工处理由特定脑区完成。同时，为了完成复杂的认知功能，各个脑区之间又需要高效的信息交互。由此，意识领域中最重要的两个理论证据全局神经工作空间理论(global neural workspace theory)和整合信息理论(integrated information theory)都将注意力集中在脑功能信息整合功能上，即大脑信息功能整合功能的减弱应是

意识是否丧失的重要标志。

神经科学通常使用构建脑功能网络研究大脑的信息整合功能。借助于包括脑电图、脑磁图以及磁共振技术，获取各个脑区的活动信息，通过现代信号处理和统计分析，测量各个脑区之间信息交互强度，将各独立的测量信号整合成脑功能网络，从而实现对全脑信息传递的整体分析。进一步，基于构建的脑功能网络，借助于复杂网络分析方法，可研究所构建的脑功能网络的分离和整合功能，进而理解大脑在麻醉药物作用下的神经机制。简单来说，网络是脑区之间信息交互的一个抽象概念，其中各个神经信号测点代表一个网络的顶点，顶点之间的连接边则表示在两点处所获取的神经信号之间的信息交互强度，可分为因效连接和无方向连接两种。因效连接强调两个顶点信号的因果性关系，而无方向连接只反映两个顶点间的信息交互，无法度量信号之间的依存关系。

借助于复杂网络分析所提供的工具，计算脑功能网络的一些拓扑性质，如集群系数、局部效率、最短路径长度、全局效率、模块化等，可用来描述刻画脑功能网络各个方面的不同属性。如图 38-10 所示，集群系数和局部效率度量了网络的局部信息传输能力，也在一定程度上反映了网络防御随机攻击的能力。最短路径长度和全局效率度量了网络的全局传输能力，最短路径长度越短，网络全局效率越高，脑功能网络的信息整合能力越强。模块是网络中内部连接密集但对外连接稀疏的节点集团，代表了各个脑中各个信息处理模块。在模块内部十分重要但对整个网络未必重要的节点称为区域性核心节点，在自身的模块内作用有限，但其连接着不同的模块，维系着整个网络连通性，对整个网络的信息传递起着举足轻重的作用的节点被称为连接子（Hub）。

利用功能磁共振技术，我们可以观测到皮质深处的脑活动。在多种药物引起的麻醉状态下，大脑皮质和丘脑皮质之间的信息交互被抑制，多种脑功能网络，如默认网络、执行控制网络、感知网络等都会受到麻醉剂的影响。值得注意的是，麻醉剂影响脑功能网络是一种分等级抑制的过程。研究表明，麻醉剂会先抑制与高级认知功能相关的脑功能网络，例如默认网络、注意网络、执行控制网络、记忆网络，然后再会抑制低级感觉功能相关的脑功能网络，如听觉网络、运动网络等。

现有研究表明，氯胺酮、丙泊酚、右美托咪定、七氟烷等药物虽然作用于不同的分子靶点，造成的脑电信号时域和频谱特征截然不同，但是其导致行为学丧失时都抑制了额叶到顶叶的信息交互。不同药物导致被试丧失行为学响应时，额叶和顶叶的因效连接受到抑制，而顶叶到额叶间的连接则保持在与清醒时相同的水平。这一结果提示，不同种类的麻醉药物在产生丧失行为学响应时，主要抑制了高级脑功能模块对低级脑功能模块的反馈控制功能，而低级脑功能模块对高级脑功能模块的信息传递则得到了维持。该结果提示，额叶与顶叶见的因效连接是可衡量意识水平编号且与药物种类无关的神经活动标志。

同时，麻醉药物引起的无意识状态往往伴随着脑功能网络的局部和全局效率降低、模块度加

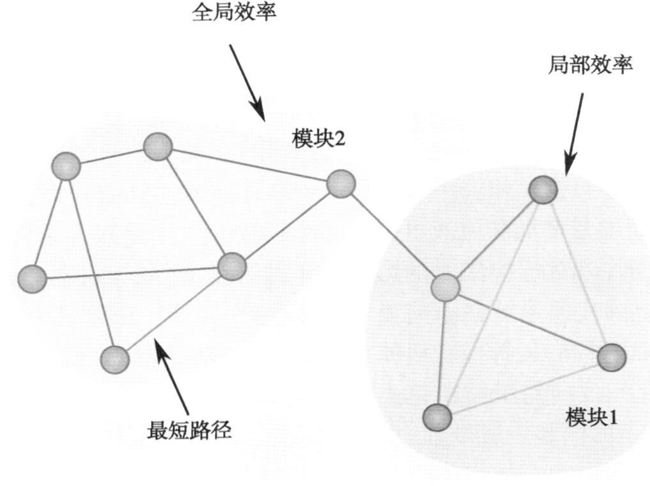

图 38-10　图论测度示意图

深、平均路径长度的增加，这些指标的变化都与脑功能网络中的信息传输能力下降，信息整合被扰乱或抑制有着密切关系。另外，在清醒状态下，脑功能网络中的 Hub 主要分布在顶叶区域，在麻醉状态下 Hub 主要分布区会从顶叶转移至额叶。Hub 分布的变化解释了麻醉状态下额叶至顶叶功能连接的减少，而且这种变化可能会导致大脑功能分化和整合能力的下降，与意识的改变息息相关。

无意识不只是对大脑中特定拓扑结构的改变，还会减少网络连接的多样性。有研究表明，随着麻醉深度的加深，脑功能网络的多样性会随之减少。在清醒的时候，多种具有不同连接结构的脑功能网络出现的概率呈均匀分布，但是在深度镇静水平下，只有与大脑结构网络最相似的脑功能网络呈现极高的出现概率，其他连接结构的脑功能网络出现概率显著性下降。所以，麻醉引起的无意识不止改变了脑功能网络的拓扑特性，还改变了脑功能网络的多样性。

基于网络连接的研究极大的拓展了人们对麻醉镇静药物诱发意识水平改变的神经机制的理解。通过脑功能因效连接和脑功能网络分析，一些仅与意识水平相关而与药物种类无关的神经活动标志被识别出来。然而，现有研究还无法阐明这些标志与意识水平变化的相关性与因果性，特别是现在仍然缺乏脑网络指标与临床麻醉分期之间的相关性研究，从而导致无法通过这些神经活动标志构建出临床可用的意识监测指标。因此，探索一个统一的意识监测指标的道路依然任重道远。

第五节 伤害性刺激反应的监测

一、伤害性刺激的概念

对机体组织细胞产生损伤的刺激称为伤害性刺激。在麻醉深度监测范畴，通常是指麻醉和手术操作所造成的伤害（如气管内插管、外科手术切皮等）。患者在术中和术后一段时间内连续地受到不同程度和性质的伤害性刺激（包括机械性、化学性、温度性和放射性等）。除了对清醒患者引起疼痛外，还引起一些躯体反应和自主反应，以及代谢和内分泌反应等。伤害性刺激引起的躯体反应包括感觉（疼痛）、运动（逃避）和呼吸反应，自主反应（血流动力学反应、催汗反应）和内分泌反应表现为血压升高、心率增快、出汗等。

当机体遭受强烈刺激时，应激反应启动，包括下丘脑 - 垂体 - 肾上腺皮质系统和交感神经 - 肾上腺髓质系统的强烈神经内分泌反应，反应的范围几乎涉及全身各个系统。血浆肾上腺素和去甲肾上腺素水平迅速升高，从而心输出量增加和血液再分布；呼吸增强和糖原分解增加，以对抗应激原的影响；同时下丘脑 - 垂体 - 肾上腺皮质系统兴奋使血浆糖皮质激素浓度和血糖浓度升高，发挥保护机体的作用。虽然这些防御和代偿反应对维持机体生存具有重要意义，但是同时亦可引起内脏缺血、机体能量快速消耗等一系列不良影响。如果创伤性应激反应过于强烈或持续时间过长，则可导致机体功能失代偿，进而发展成为功能障碍，甚至衰竭。

伤害性刺激可导致局部组织破坏、释放各种内源性致痛因子引起疼痛。疼痛是一种复杂的生理心理活动，它包括伤害性刺激作用于机体所引起的痛感觉，以及机体对伤害性刺激的痛反应（躯体运动性反应和内脏植物性反应）。外科手术术中及术后一段时间内连续存在不同程度和性质的伤害性刺激。患者无意识地度过手术过程且对手术期间的疼痛也无任何记忆，并不意味着没有受到任何伤害性刺激。适宜的麻醉深度除消除意识外还要有足够的镇痛，以尽量减少自主反应以及代谢和内分泌反应等。手术中的伤害性刺激远较麻醉药的抑制作用复杂得多，应尽可能地避免伤害性刺激对机体的损害。

二、伤害性刺激的监测方法

（一）有针对性地预防术中伤害性刺激的发生

预防术中伤害性刺激的发生与监测术中伤害性刺激的发生看起来是两个不同概念，实际上，在麻醉深度监测层面，意义是一样的。前文提到，从某种意义上说，麻醉深浅是麻醉的本质。麻醉科医师在实施麻醉的时候，自始至终都在判断麻醉深浅。不同手术操作引起的伤害性刺激的强度是不同的，有经验的麻醉科医师通常会在发生较强刺激之前预防性给予麻醉药或镇痛药，例如气管插管、手术切皮、开胸开腹等，以达到防止或减轻伤害性刺激引起过度应激反应的目的。这实际上是临床麻醉中很重要的对麻醉深度的判断，也可以叫监测。麻醉深度本身就是相对的，是麻醉药物的抑制与伤害性刺激的激惹之间相互作用的一种中枢神经系统状态，取决于手术刺激与催眠药和镇痛药之间的平衡。麻醉药量不变，手术刺激增强，可导致患者血压增高，心率增快，麻醉相对过浅；相反，手术刺激小，例如麻醉诱导后至手术开始前这段时间，往往显得麻醉相对过深。因此，提倡有针对性地预防术中应激反应的发生作为术中伤害性刺激监测的辅助手段，以达到无伤害性刺激引起的不良反应的目标。如果再结合一些特异性监护仪的客观指标，主观判断结合客观预警会达到更完美的效果。

（二）监测伤害性刺激的常规方法和专用仪器

1. 体动反应是机体对伤害性刺激的逃避反射，是典型的全或无反应。体动反应通常作为判断麻醉深度的标准，典型的是用于定量吸入麻醉药强度，即吸入麻醉药的最低肺泡有效浓度（MAC）。

体动反应指手术切开皮肤后即刻明显的随意肌肉运动，包括一个或多个肢体的收缩或屈曲、摇头，但不包括皱眉、咳嗽、吞咽反应等。在动物实验中，体动反应的标准刺激是钳夹动物的尾根部。对刺激的反应必须是确实的、全身性的，有目的的肌肉运动，通常是头部和四肢的扭动，但肌肉抽搐和痛苦表情不能认为是体动反应。咳嗽、僵直、吞咽和咀嚼是不确实的体动反应。

体动反应由脊髓产生，麻醉中体动并不代表有意识。被麻醉的动物或者人在无意识的状态下仍会对伤害性刺激产生体动反应。用山羊颅旁支路模型，可以选择性地对羊大脑或躯干分别麻醉。选择性地麻醉大脑，产生完全制动的异氟烷浓度比选择性地麻醉躯干需增加 3.5 倍。麻醉中使用肌肉松弛药后体动反应丧失，并不意味着麻醉深度足够，体动反应已失去判断麻醉深度的意义。

2. 心血管反应是临床麻醉中判断麻醉深度的常用指标之一。心血管反应是机体对伤害性刺激的自主反应中的循环反应，属机体防御反应的一部分。机体受到伤害性刺激，引起急性疼痛，导致机体产生应激反应，交感肾上腺活动增强，释放一系列的内源性活性物质，导致患者血压增高和心率增快，甚至心律失常，心肌耗氧量增加，心肌氧供需失衡，冠心病的患者可致心肌缺血以及心绞痛发作。

疼痛刺激影响心血管功能主要是引起交感神经末梢和肾上腺髓质释放儿茶酚胺（肾上腺素和去甲肾上腺素），血液中的儿茶酚胺主要来源于肾上腺髓质，交感神经末梢释放的神经递质亦有少量进入血液。儿茶酚胺与 α 受体和 β 受体结合，产生交感神经兴奋的一系列生理表现。此外，伤害性刺激引起下丘脑视上核和室旁核神经元分泌血管升压素，经神经垂体释放进入血液。血管升压素促进肾脏对水的重吸收，增加血容量。血管升压素可作用于血管平滑肌的血管升压素受体，引起血管平滑肌收缩。疼痛刺激还激活肾素 - 血管紧张素 - 醛固酮系统，肾脏近球细胞释放肾素，使血管紧张素原水解为十肽血管紧张素 Ⅰ，在血管紧张素转化酶的作用下转化为血管紧张素 Ⅱ 和血管紧张素 Ⅲ，与血管紧张素受体结合，产生相应的生理效应。肾上腺皮质激素和醛固酮的释放增多，引起肾脏保钠保水和排钾增多，导致细胞外液增加。

这些伤害性反射和心血管及神经内分泌反应的临床体征包括体动、流泪、出汗及血压、心率、呼吸频率增加等。在全身麻醉下，意识丧失后对疼痛的主观感觉消失；应用肌肉松弛药后，体动反应、呼吸反应等也不存在；临床常用的判断指标只有心血管反应。但是血压、心率对伤害性刺激的反应有时缺乏特异性，心血管药物（如 β 受体阻滞药）可掩盖症状。内分泌反应由于不能实时监测缺乏临床实用性。因此，需要开发监测伤害性刺激反应的客观指标。

3. 末梢灌注指数（tip perfusion index，TPI）是反映机体应激状态的指标。伤害性刺激可引起机体交感神经张力的改变，进而引发心血管系统应激反应。在应激反应的初始阶段，机体的末梢小动脉即可因交感神经缩血管纤维张力增高而发生收缩，导致末梢血流灌注降低。脉搏血氧仪监测可随动脉搏动生成正弦波，其容积波幅代表末梢血管内通过的血容量大小，通过指端光传感器转化为电信号，生成血管容积波，经计算机处理后转化为 0~100 的指数，就是 TPI。TPI 反映交感神经缩血管纤维的张力，从而可评估交感神经的紧张度，并间接反映机体的应激状态。

TPI 容易受外界因素的干扰，将其与反映心脏交感神经张力的指标，心率变异性（HRV）经加权综合形成新的指数，能够更准确地反映自主神经的张力，这就是手术应激指数（surgery stress index，SSI）。

在确保患者意识消失的情况下，TPI 和 SSI 主要是反映麻醉镇痛的程度。有研究将 TPI 和 SSI

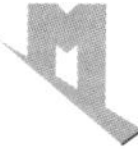

与有创动脉血压进行比较，结果发现在监测伤害性刺激反应方面它们比血压（MAP）有明显优势（表38-14）。患者麻醉意识消失后，对强直电刺激仅有6%的患者MAP升高≥20%；然而有超过半数的患者TPI和SSI升高≥20%（阳性反应）。虽然TPI和SSI的敏感性较高，但是特异性还不令人满意，其容易受各种内、外因素的影响而产生偏差，所以需要结合其他监测指标进行综合判断。

表38-14 MAP与TPI和SSI对麻醉下不同伤害性刺激的阳性反应率比较

	强直电刺激	手术切皮	气管插管	反应时间（sec）	持续时间（sec）
体动	100%				
	6%	12%	58%	10~20	>60
MAP	50%	44%	64%	8.7 ± 3.6	<60
	54%	40%	60%	10.1 ± 4.9	<60
TPI					
SSI					

*MAP、TPI、SSI增加≥20%认为有临床意义（阳性反应）。

4. 心率变异性（heart rate variability，HRV）指逐次心跳之间的微小时间差异。正常窦性心律，心搏间期之间存在几十毫秒的时程差异。心率变异性产生于心脏自主神经系统对窦房结自主节律性的调节，反映自主神经系统的张力和均衡性。当机体受到伤害性刺激时，导致交感神经系统兴奋性的改变，产生心率变异性变化。脑的高级神经活动，中枢神经系统和自主神经系统的自发节律活动，以及通过压力和化学感受器引起的心血管反射活动等各种因素，通过对心交感神经、心迷走神经的调制作用而导致心率波动，因此心率波动信号蕴含了大量与心血管调节功能状态有关的信息，对这些信息的提取和分析可定量地评估心交感神经、心迷走神经活动的紧张性和均衡性。

麻醉药可作用于患者的自主神经系统导致交感/副交感功能和HRV的改变。伤害性刺激可对自主反射介导的HRV产生明显作用。因此，HRV可动态、定量评估麻醉药及伤害性刺激对自主神经系统的影响，HRV稳定即表明镇痛充分。

心率变异性测定和分析的方法主要有两种：时域分析法和频域分析法。频域分析对交感和迷走神经功能状态分析的更具体。频域分析中超低频功率谱成分（VLF，0.004~0.04Hz）反映温度和内分泌活动；低频功率谱成分（LF，0.04~0.15Hz）反映交感和副交感神经活动；高频功率谱成分（HF，0.15~0.40Hz）仅反映副交感神经活动。麻醉和手术中有许多因素如药物、创伤、应激，均可使交感副交感神经功能改变，从而影响心率变异性。因此它对临床麻醉深度监测的实用价值仍需研究。此外，采用频谱分析法，可以计算出HRV的总功率、高频和低频功率的变化。但是由于变异较大，可以作为变化趋势观察，尚未达到作为全身麻醉期间患者疼痛状况的定量和定性指标。

目前一些新的HRV分析技术，以指数化的客观指标来判断镇痛与伤害性刺激之间的平衡开始用于临床麻醉。

5. 镇痛/伤害平衡指数（analgesia/nociception index，ANI） 是法国Lille大学研发一种新的监护系统（PhysioDoloris），通过呼吸对心电图RR间隙的影响，计算出HRV的指数，定量和定性地分析判断全身麻醉期间镇痛与伤害性刺激之间的平衡状态。

ANI的工作原理是采用小波分析技术，仅仅分析HF（仅反映副交感神经活动）的变化。因为当副交感张力存在时，每次呼吸周期会影响RR间隙，称为呼吸性心律不齐。如果副交感张力减弱，呼吸周期的影响变小。因此可以通过呼吸对RR间隙的影响来判断副交感张力的活动，进而评价镇痛与伤害性刺激间的平衡。当手术引起的伤害性刺激增强，或镇痛作用减弱，交感活动增强而副交感张力减弱，并导致血流动力学的反应。

临床研究表明，手术应激和伤害性刺激影响的副交感张力的改变与ANI的相关性很好。如果外科手术刺激不变，ANI低于30，患者10分钟内出现反应的概率为100%；ANI高于82，患者10分钟内不出现反应的概率为100%。因此推荐临床镇痛/伤害平衡满意的ANI范围在50~70；低于50，说明伤害性刺激增强或麻醉的镇痛作用减弱；大于70，提示正好相反。

三、以控制应激反应在生理范围为监测目标

应激反应是指机体在受到各种内、外环境刺激时所出现的非特异性全身反应。任何躯体或心理刺激，只要达到一定的强度，除了引起与刺激直接相关的特异性改变之外，还可引起与刺激性质无直接关系的全身性非特异性反应。在生理学范畴

内，适度的应激反应对机体具有保护作用。但是，过度的应激反应则可引起多器官功能损害，甚至危及患者的生命，属于病理生理学范畴。

所谓“适度应激”和“过度应激”没有截然分界。由于手术过程中的不同操作和不同时段所致的伤害性刺激程度各异，所以对麻醉药物的应用也必须进行相应地调整。因此，麻醉深度的改变实际上是对“伤害性刺激程度变化 - 调整麻醉药物用量”这一动态平衡的反映。所有监测指标的改变，无一不是刺激 - 反应这一平衡被打破的结果。从临床角度来讲，由于应激反应本身的复杂性和监测手段的限制，很难对应激反应程度进行分级，麻醉科医师能够做到的只是尽量维持重要生命体征平稳，并保护重要脏器的功能不受或少受手术和麻醉的伤害。

前些年，曾有学者提出无应激麻醉状态（stress-free）。实际上，这是不可能也没必要实现的。患者在整个围手术期一直处于一定程度的应激状态，这是机体的正常保护性反应。虽然全身麻醉可消除疼痛和恐惧所致的应激反应，但是外科手术本身则可通过多种途径诱发机体的应激反应，并可涉及全身各个系统。由于受认识水平以及监测和治疗手段的限制，全身麻醉不可能完全消除手术诱发的应激反应。监测术中伤害性刺激反应的目标（底线）主观上可以定为消除创伤性应激反应对机体造成的不良影响。事实上手术中如何界定和监测创伤性应激反应的不良影响非常困难。因此监测术中伤害性刺激反应的客观目标还是要定为监测和维持刺激 - 应激反应处于一种生理范围的动态平衡状态。目前，监测麻醉的常规项目和针对伤害性刺激反应的特殊监测项目，结合麻醉科医师的经验判断是可以基本胜任的。然而，创伤性应激反应是一种几乎涉及全身各个系统的复杂反应过程，术中不可能对其进行全面监测，真正做到消除创伤性应激反应对机体造成的不良影响这个目标还为之甚远。

满意控制创伤性应激反应要求麻醉科医师具有一定的预见性，例如通过熟悉患者的病史、了解外科疾病本身和并发症可能的影响以及熟知手术操作步骤等，适当提前加深或减浅麻醉深度，并注意麻醉联合用药的相互作用。然而，正如适度应激与过度应激反应难以截然分开一样，在全身麻醉过程中不会存在“最适合”的衡量麻醉是否适度的绝对标准，麻醉科医师常常需要根据患者情况、手术刺激、液体平衡、所用的麻醉药物种类和剂量等，对各项监测指标的变化趋势进行综合解读，才能做出正确的判断和处理。

鉴于应激反应的高度复杂性，可以预见在未来很长的一段时间内，对全身麻醉下创伤性应激反应程度的判断很大程度上仍然需要依靠麻醉科医师的临床经验，如何更加有效地监测全身麻醉下机体的应激反应仍在不懈的探索中。

（颜　飞　王　强）

参考文献

[1] BROWN E N, R LYDIC, N D Schiff. General anesthesia, sleep, and coma [J]. N Engl J Med, 2010, 363 (27): 2638-2650.

[2] LINASSI F. Isolated forearm technique: a meta-analysis of connected consciousness during different general anaesthesia regimens [J]. Br J Anaesth, 2018, 121 (1): 198-209.

[3] AVIDAN M. Prevention of intraoperative awareness in a high-risk surgical population [J]. 2011, 365 (7): 591-600.

[4] COOK TJNEJM. Anesthesia awareness and the bispectral index [J]. 2008, 359 (4): 430; author reply 430-1.

[5] PURDON P L. Electroencephalogram signatures of loss and recovery of consciousness from propofol [J]. Proc Natl Acad Sci U S A, 2013, 110 (12): 1142-1151.

[6] LEE U. Disruption of frontal-parietal communication by ketamine, propofol, and sevoflurane [J]. Anesthesiology, 2013, 118 (6): 1264-1275.

[7] NIR Y. Regional slow waves and spindles in human sleep [J]. Neuron, 2011, 70 (1): 153-169.

[8] PURDON P L. Clinical Electroencephalography for Anesthesiologists: Part I: Background and Basic Signatures [J]. Anesthesiology, 2015, 123 (4): 937-960.

[9] MASHOUR G A, A G HUDETZ. Neural Correlates of Unconsciousness in Large-Scale Brain Networks [J]. Trends Neurosci, 2018. 41 (3): 150-160.

[10] BASSETT D S, O SPORNS. Network neuroscience [J]. Nat Neurosci, 2017, 20 (3): 353-364.

[11] LIANG P. Disruption of cortical integration during midazolam-induced light sedation [J]. Hum Brain Mapp, 2015, 36 (11): 4247-4261.

[12] LEE H. Reconfiguration of network hub structure after propofol-induced unconsciousness [J]. Anesthesiology, 2013, 119 (6): 1347-1359.

第三十九章

心 电 图

目 录

在过去的几十年，心电图在麻醉手术中的应用取得了长足的进步。麻醉手术期间由于各种原因容易导致循环系统方面的紊乱，发生心血管事件，同时麻醉手术患者术前如合并有冠心病及其他心脏疾病，需术中心电监测。因此围手术期心电监测是保证循环功能稳定的重要手段之一，能及时发现心肌缺血和心律失常等，避免严重意外发生。目前心电图已成为围手术期麻醉手术患者必需的一项监测方法，也是麻醉科医师必须掌握的基础知识之一。

第一节 正常心脏电活动

在心脏发出机械收缩之前，总是先有电活动出现，此电活动之后大约 0.02~0.07 秒，开始机械活动，使得血液在封闭的循环系统中持续地流动。把心脏的电学活动用心电图机连续描记下来所形成的曲线称为心电图（electrocardiogram，ECG）。也就是说，心电图是心脏电学活动的记录。

一、心肌细胞的动作电位

心肌细胞膜是一层含类脂质的半通透性膜，它对于不同离子的通透性不同，对 K^+ 通透性最强。在静息状态下，细胞内外离子分布是不均衡的，细胞内 K^+ 是细胞外 37 倍，细胞外 Na^+ 是细胞内 6 倍。由于细胞膜对 K^+ 通透性最强，而膜内阴离子不能通过，所以当阳离子依离子梯度向细胞内扩散，使细胞内电位降低，就形成了动作电位。

（一）心肌细胞膜电位

1. 静息膜电位 心肌细胞在静息状态下，细胞外的电位为 0，细胞内电位约为 –90mV，形成电位差，也称为极化状态（图 39-1）。

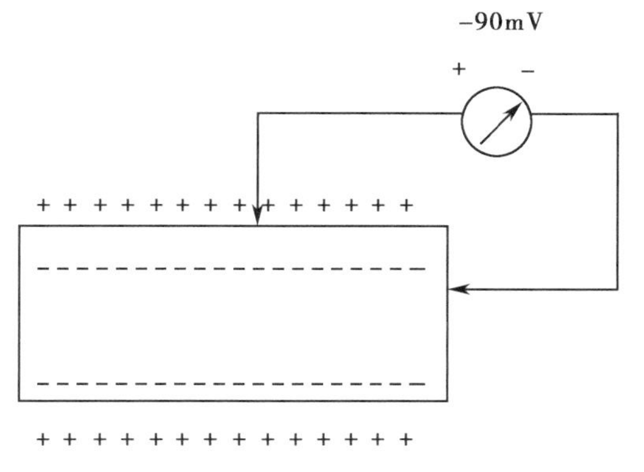

图 39-1 静息膜电位

2. 动作电位 心肌细胞受到一定程度的刺激时，细胞膜通透性发生改变，膜电位发生逆转，膜电位由 –90mV 变为 +30mV，膜外由正电位变为负电位，这一过程称除极化过程（图 39-2）。

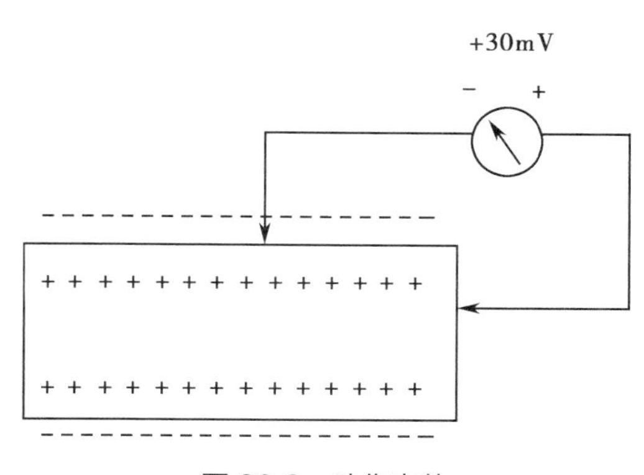

图 39-2 动作电位

动作电位按发生时间顺序分为 5 个位相：

0 位相：快速除极期，大量 Na^+ 内流，细胞内电位升高。

1 位相：快速复极初期，Cl^- 内流，细胞内电位降低。

2 位相：缓慢复极期，Ca^{2+} 缓慢内流与 Cl^- 内流达动态平衡，形成平台期。

3 位相：快速复极末期，主要为 K^+ 快速外流，细胞内电位降低。

4 位相：静息期，细胞恢复了极化状态。

（二）双相动作电位

1. 除极过程 在细胞膜内外表面上带有电量相等的异性电荷，安静状态亦称极化状态。如将电流计的两极放在肌纤维的两端，在电路中不出现电流；如刺激肌纤维的两端使之兴奋，则两端膜电位立即发生逆转，膜内电位由负电位转变为正电位，膜外电位由正电位变为负电位，称除极过程。此时甲乙两端产生电位差，电流计中有电流通过，而记录下电流曲线。当兴奋继续传到乙端时，整个纤维除极完毕，甲乙两端电位相等，这时不产生电流，指针回到零点，所记录的电流曲线就回到基线上（图 39-3）。

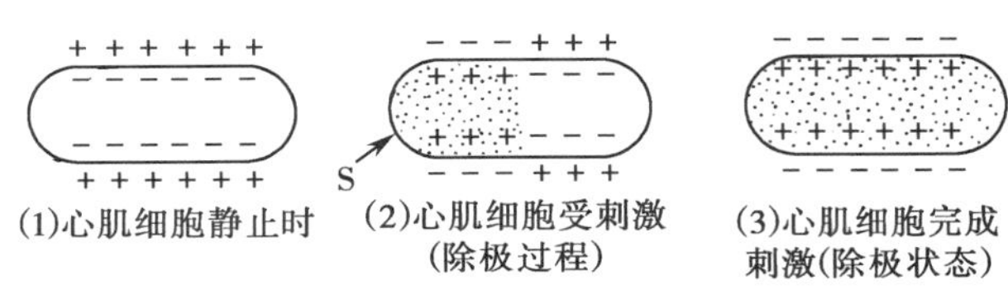

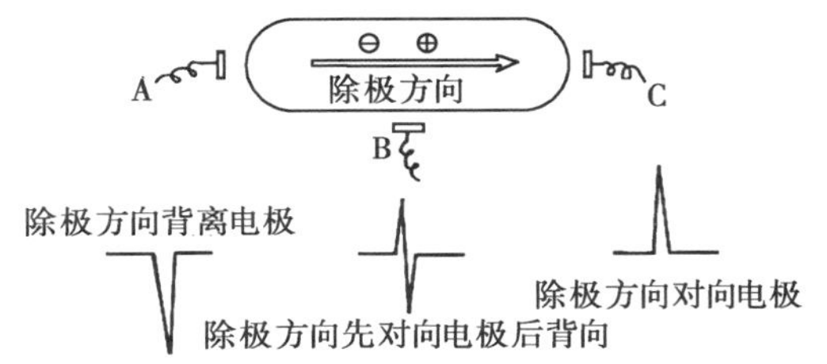

图 39-3　心肌细胞受刺激后的除极过程以及所产生的电位与检测电极位置的关系

2. 复极过程　复极过程与除极过程相反，膜电位恢复，膜内电位由正电位转为负电位，膜外电位由负电位转为正电位，电流的方向是从已复极的部位流向未复极的部位。除极过程中，电源在前，电穴在后，而复极时电穴在前，电源在后，所以记录电流曲线与除极相反（图 39-4）。

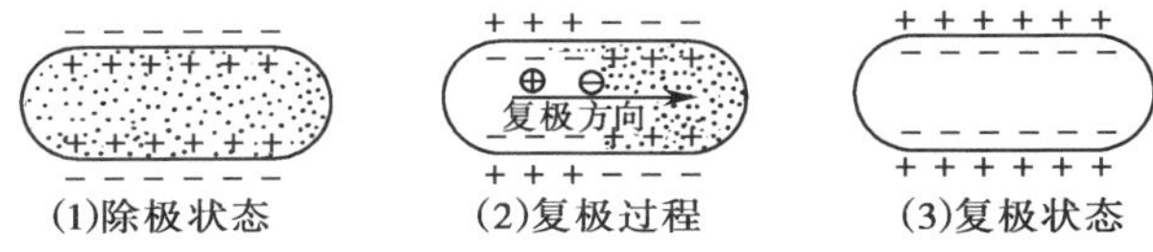

图 39-4　心肌细胞复极过程

（三）膜电位的离子理论

膜电位主要由两种因素决定：

1. 细胞膜内外各种离子的浓度不同。

2. 安静状态与兴奋状态时，膜对不同离子的通透性不同。

二、心脏冲动的形成和传导

单个心肌细胞，甚至一小部分心肌细胞的电活动，产生的电位均不足以在体表记录到。临床心电图记录的是大量的心房肌细胞和心室肌细胞的激动，因细胞足够多，所以它们的电活动能够在体表记录到。

正常心肌细胞缺乏电活动自律性和快速的电传导能力，它们的规律性收缩依靠处于整个心脏关键位置的起搏和传导系统。心脏传导系统组织由一小部分特殊的纤维组成，起着产生冲动和传导冲动的特殊作用。开始于窦房结，通过结间束至房室结，到希氏束向下分左右束支，最后分成细小的分支形成普肯野纤维（图 39-5）。

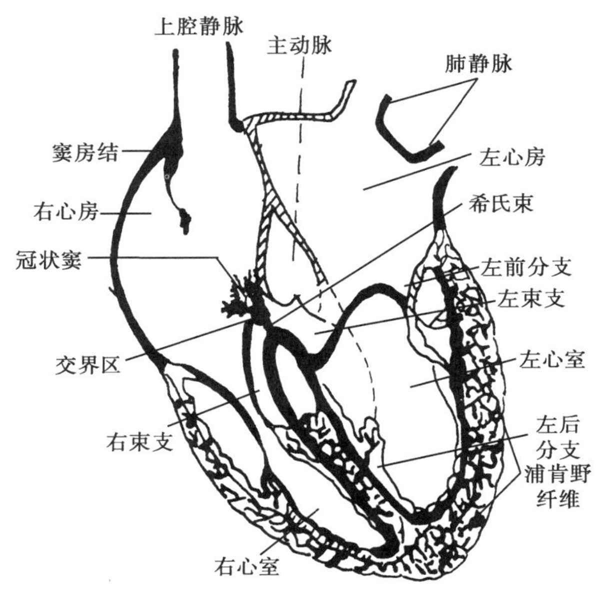

图 39-5　心脏的传导系统

心脏激动传导按一定的顺序进行，如图 39-6 所示。

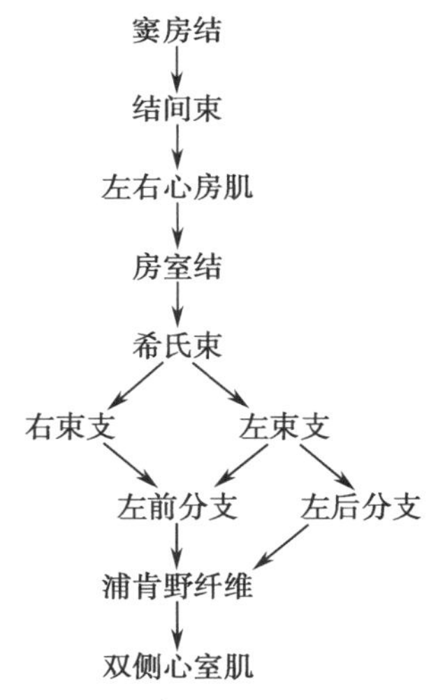

图 39-6　心脏激动正常传导顺序

第二节 常用的导联系统及心电监测系统

一、常用的导联系统

从体表描记出心脏搏动这一微弱电流，必需的条件是在体表安装至少两个电极板，通过导连线将电极板传来的心脏电流，经心电图机加以放大，准确描记，方能完成。这种具体安放电极板及连接电流计的正、负极端的方式，便称为导联（lead）。根据电极安放位置不同，组成不同导联系统。

（一）常规导联

在长期临床心电图实践中，已形成了一个由Einthoven创设而目前广泛采纳的国际通用导联体系（lead system），称为常规12导联体系。

1. 标准肢体导联（双极肢体导联） 为1907年荷兰生理学家Einthoven首先创用的导联系统。它假定左、右上肢及左下肢为等距离的三点，这三点与心脏的距离亦相当等，连接这三个点，构成等边三角形，后人称之为“艾氏三角”。分别将左、右上肢及左下肢连接心电图机正、负极。这就组成了标准肢体导联，又称为双极肢体导联。具体连接方法如下（图39-7）：

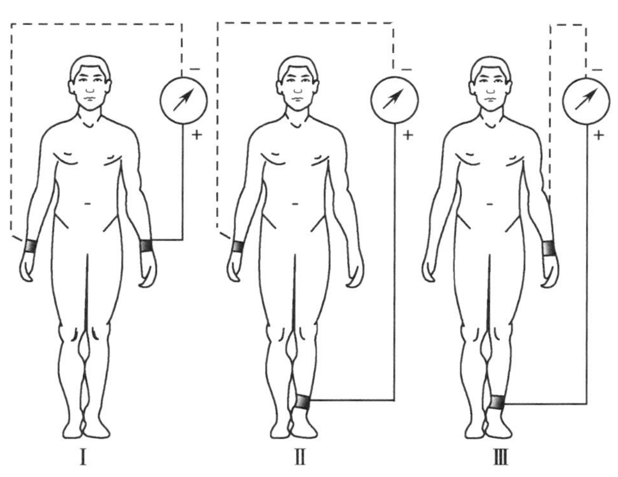

图39-7 标准肢体导联连接法

Ⅰ导联：左上肢（+），右上肢（-）。它反映左、右上肢两点间的电位差，代表心脏高侧壁电位变化。

Ⅱ导联：左下肢（+），右上肢（-）。它反映左下肢与右上肢两点间的电位差。

Ⅲ导联：左下肢（+），左上肢（-）。它反映左下肢与左上肢两点间的电位差。

标准肢体导联反映的是人体表面某两点间的电位差。

Ⅱ导联是围手术期最常用的监护导联，能够较好地显示心电图图形，可发现左心室下壁的心肌缺血。

2. 加压单极肢体导联 20世纪30年代末40年代初，美国以Wilson为首的一组学者，把上述三个标准肢体导联的左、右上肢及左下肢的电极板连在一起，发现其综合电位几乎等于零，便把这个综合电极称为“中心电端”，作为无效电极，接心电图机的负极端；探查电极分别放在左、右上肢及左下肢，接心电图机的正极端，这就构成了单极右上肢体导联（VR）、单极左上肢体导联（VL）和单极左下肢体导联（VF）。此时所测得的波形即为心脏电学变化在该部位的反映，它准确地代表心脏某部位的电学变化。但这种导联描记的波幅小，不易观察。有鉴于此，Goldberger提出了加压单极肢体导联，方法是在描记右上肢的单极肢体导联时，便把中心电端的右上肢电极拔除，这实际上即是以右上肢为正极，左上、下肢为负极。此时记录的图形与VR相同，但波幅增大了50%，故称为加压单极肢体导联（augmented unipolar limb lead）。同理，描记VL时，也只把正极连左上肢，负极连右上肢、左下肢；描记VF时，把正极连左下肢，负极连右上肢、左上肢。加压单极肢体导联连接方法如下（图39-8）：

加压单极左上肢体导联（aVL）：探查电极放在左上肢，无效电极为右上肢及左下肢相连的中心电端。它反映心脏高侧壁的电学变化。

加压单极右上肢体导联（aVR）：探查电极放在右上肢，无效电极为左上肢及左下肢相连的中心电端。它反映心室腔内的电位变化。

加压单极左下肢体导联（aVF）：探查电极放在左下肢，无效电极为左、右上肢相连的中心电端。它反映心脏下壁的电学变化。aVF最容易反映左心室下壁的心肌缺血。

3. 心前区导联 常用的心前区导联为单极心前区导联，该导联系统由Wilson提出，其探查电极置于胸前一定位置，无效电极为左、右上肢及左下肢所连成的中心电端。由于这些正极电极直接连

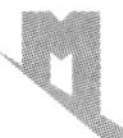

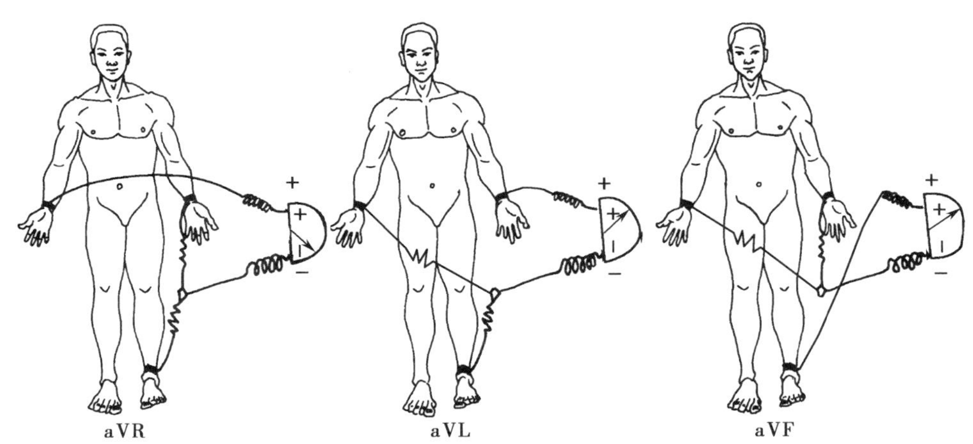

图 39-8 加压单极肢体导联连接法

4

接于胸前，因此被称为心前区导联。它反映心脏横面的电位变化，故也称为水平导联（horizontal leads）。常用的导联为（图 39-9）：

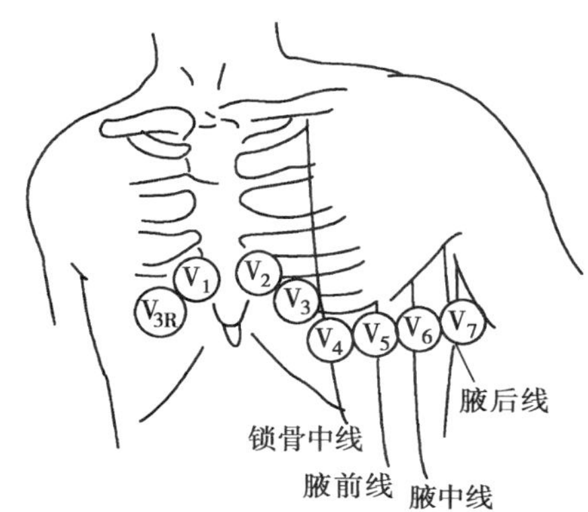

图 39-9 胸前导联探查电极的位置

V_1：探查电极置于胸骨右缘第 4 肋间。

V_2：探查电极置于胸骨左缘第 4 肋间。V_1、V_2 一般反映右室壁的电位变化。

V_3：探查电极置于 V_2 与 V_4 导联连线的中点上。一般反映左、右心室过渡区的电位变化。

V_4：探查电极置于第 5 肋间左锁骨中线。反映心尖部的电位变化。

V_5：探查电极置于 V_4 导联同一水平左腋前线处。

V_6：探查电极置于 V_4 导联同一水平左腋中线处。

V_4~V_6：监测左前降支及回旋支冠脉支配的心肌，围手术期常用 V_5。

综上所述，从 20 世纪 40 年代开始便出现了 12 个导联，即 3 个"标准肢体导联"，3 个"加压单极肢体导联"和 6 个"心前区导联"，共计 12 个导联。现今为了比较全面地了解心电图，就至少应描记出这 12 导联心电图。

（二）特殊导联

由 Einthoven 等提出的常规导联心电图在世界范围内已经使用了近 100 年，但其有不可克服的缺点，如右室盲区、难辨 P 波、定位不够准确、诊断标准不断变化等。为了提高心电图的诊断能力，近年来人们提出了许多不同的导联体系，试图克服以上弊端。

1. 右胸导联 将探查电极置于右胸壁与 V_3~V_6 对称的部位。对右室肥厚、右位心及右室梗死有较大的诊断价值。

2. 后壁导联 将探查电极置于左腋后线、左肩胛线及后正中线，与 V_4、V_5、V_6 导联同一水平，称 V_7、V_8、V_9 导联，对诊断后壁心肌梗死有辅助价值。

3. 改良的胸部监护导联（modified chest lead，MCL） 对标准双极肢体导联有各种改良方法，主要有 MCL、CS_5、CB_5、CM_5 和 CC_5 等。目的是试图增大 P 波的高度，以利于诊断室上性心律失常，增加 ECG 发现前壁和侧壁心肌缺血的敏感性。

（1）MCL_1 导联：正极置于 V_1 位置，负极置于左肩附近。其特点是与 V_1 导联结构相类似，具有以下优点：能够清楚地显示 P 波；因该导联向量垂直于 P 波电轴，故窦性 P 波常为双向（一般先正后负）而逆行 P 波直立，因此 MCL_1 导联能较好地反映异位心房节律（如房颤、房扑），有助于鉴别室上性和室性心律失常；能鉴别室性异位搏动来源于右室抑或左室；易显示右束支阻滞图形，有助于区别左或右束支传导阻滞；能鉴别出是右束支阻滞型室内差异传导还是左室异位搏动。移动 MCL_1 导联的正极位置很容易转换至 MLC_3 导联以确定 P 波的极性，或转换至 $MCL_{5(6)}$ 以鉴别室内差异传导和心室异位搏动。因电极位置远离左胸，故不影响心电监测时的听诊及直流电击除颤或复律的操作。主要缺点是其地线及负极位置可能影响 CCU/ICU 患者行锁骨下静脉穿刺置管术。

(2) $MCL_{5、6}$ 导联：正极置于 V_5、V_6 位置，负极置于左肩附近。其突出优点在于与 V_5 导联结构相似，能辨明室性异位搏动起源。通常，起源右室的异位搏动因其激动方向指向 MCL_6 导联而显示为宽大向上的 QRS 波群；源于左室者则因其激动方向背离 MCL_6 导联而常表现为宽大的 rS 型。此外，该导联可较敏感地反映左室缺血或损伤（ST-T 改变），甚至反映普肯野纤维复极异常（U 波倒置）。主要缺点是其正电极位置不利于心脏听诊及直流电击除颤的进行，地线及负电极位置又影响锁骨下静脉穿刺置管，因此，Ritota 建议在 CCU/ICU 内 $MCL_{5(6)}$ 导联仅在确定室性异位搏动起源时使用，而后应将电极放置于其他监测导联位置上。

MCL_1、$MCL_{5、6}$ 导联地线均连接于右肩附近，这是目前常用的监护导联，如图 39-10。

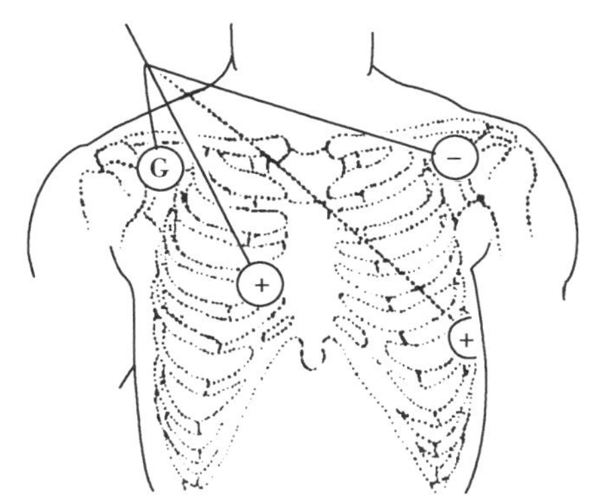

图 39-10 MCL 导联

+. 正极安放部位；–. 负极安放部位；G. 接地线部位。

(3) CM_5 导联：监护仪上选择显示 Ⅰ 导联，左上肢电极移到 V_5 处，右上肢电极移到胸骨上缘或右锁骨附近。

(4) CB_5 导联：即中心背部导联。正极放在 V_5 的位置，负极放在右肩胛部，可显示较大的 P 波，发现心律失常，检测心肌缺血和室上性心动过速。

(5) CC_5 导联：双极导联正极（左下肢体导联）放在 V_5 位置，负极（左上肢体导联）置于 V_5R 处，用Ⅲ导联记录。

(6) S_5 导联（Lewis 导联）：选择显示 Ⅰ 导联，将左臂电极置于胸骨右缘第 5 肋间，右臂电极置于胸骨柄处。该导联能较好地反映心房的电活动，P 波显示清晰，是反映心房波最好的导联之一。它还能显示室性异位搏动的起源位置。电极放置的位置不影响心脏听诊、直流电击除颤及锁骨下静脉穿刺置管（图 39-11）。

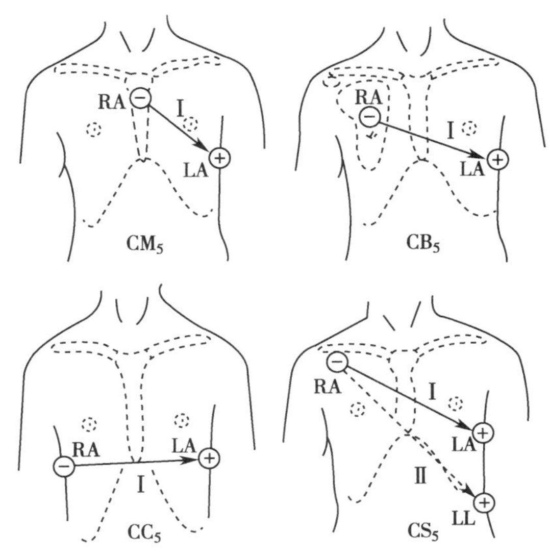

图 39-11 改良的胸前导联

4. 食管导联 通过装有单极或双极的心电图导联和食管听诊器导管，将探测电极经橡皮管送入食管内，正极与左上肢导线相连，负极与右上肢导线相连，用 Ⅰ 导联描记到食管心电图。探查电极在距门齿 15~25cm 处时，心电图主要反映心房的电位变化。探查电极在距门齿 40~50cm 处时，心电图主要反映左心室后壁的电位变化。电极以 E 为标志，E 右下角注明电极距门齿的厘米数，如 E_{25}。食管导联心电图的优点是波形清晰，干扰少，对诊断心律失常很有价值，对复杂心律失常（如区别室性、室上性等）确定率高。

5. 气管导联 电极安置在气管导管的气囊上，气囊充气后电极可紧贴气管壁，作用电极在左臂，使各波显示清楚、振幅大，可用于昏迷、不合作及全身麻醉的患者，对风湿性心脏病、冠心病、电解质紊乱及小儿室上性心律失常的诊断有价值，但同时要考虑使用的安全性。

6. 心内导联 将顶端带有电极的导管通过中心静脉导管置入心腔，导管上有 V 探头，放置到心房或心室。可在不同部位记录单极心电图。心腔内心电图的记录有助于导管电极起搏治疗的定位、心律失常的鉴别以及电生理研究。

7. 头胸导联（HC导联）　负极与地线并置右前额，相距5mm，正极置于胸部V导联各点。HC导联适用于右室梗死、缺血及劳损的诊断，对膈面高侧壁病变定位更精确。

8. 房室束（希氏束）电图导联　希氏束位于三尖瓣环上方，冠状静脉窦口前方，是房室间唯一的正常传导途径。房室结和房室束兴奋时所产生的电位变化很小，不能从一般的体表心电图上反映出来。用带有多电极的导管，经静脉插至右心房，在三尖瓣附近，经过适当的心电放大和频率过滤，以较快的纸速，可以记录到反映房室束兴奋过程的图形。房室束电图对房室传导阻滞的定位、确定心室激动起源于房室交界抑或心室，都有重要作用。

9. 冠状动脉内心电导联　进行冠状动脉手术时，在冠状动脉内置入电极。首次报道于1985年。与体表心电图相比，其最大优势在于对心肌缺血的监测。

二、常用的心电监测系统

（一）心电监测仪和心电监测系统

心电图经体表记录心肌的电活动，通过连接一系列测定电位的电极，也就是前面所讲的各种导联获得，然后通过各种监视器显示，动态地观察心电变化，也可通过打印记录纸记录下来，进行详细分析和永久保存。临床上心电监测仪种类很多，根据功能有不同种类，这里不作重点介绍。

（二）动态心电图监护（Holter）

动态心电图通常称为Holter，是以美国的物理学家Norman J.Holter的名字所命名。它于1961年应用于临床，是用一种随身携带的记录仪，预先安置好的导联可连续记录人体24~72小时的心电变化，然后将记录下的信息进行处理、分析及打印输出的心电图。主要用于心血管疾病的诊断，特别对阵发性心律失常及一过性心肌缺血的检出有重要意义。

（三）遥测心电图监护仪

它是通过遥测遥感技术使导联和心电监护仪不用导连线而进行遥控，观察患者的心电变化的技术。近者可用于CCU、ICU患者的监测，远者可遥测数千公里，甚至宇航员的心电活动，围手术期也可应用。

（四）电话传输心电监测

由患者佩带的心电监测器，经电话输送至心电监护中心，通过电脑处理，显示和打印出心电图，进行诊断处理。

（五）希氏束心电图

用中心静脉导管电极，经过特殊的希氏束心电图仪测量希氏束图。可诊断和治疗复杂的心律失常，判断室性、室上性心律失常，鉴别传导阻滞和药物对传导的影响，以及诊断预激综合征。

（六）植入式动态心电监测仪（ICR）

通过心脏起搏器所附有的电转复和电除颤装置，及装有示波器及记录器的心电监护系统，可以长时间观察患者的心电变化。不仅可用于心脏病重症患者的监护和指导处理，也可用于围手术期的监护及判断处理，对不明原因的晕厥发作诊断价值较大。

（七）无线局域网心电监护系统

应用移动通讯技术、嵌入式应用技术等先进技术，实现对人体心电信号的实时采集、处理、存储和显示。利用无线局域网技术与医院监护中心连接，将患者的心电信号及时传输到医院的服务器上，这样在医院的监护中心就可以对各个病房的患者进行实时监控，做到防治结合。

（八）麻醉监护信息网络系统

通过联网将手术室的心电监测仪与中央站相连接，在中央站可同时观察到所有麻醉手术患者的生命体征，这便于科室管理者及时了解、观察麻醉手术患者情况，并进行相应的指导处理，提高监护的效率和管理的水平。

第三节　正常心电图

心电图的改变可帮助医务人员识别心脏病变和（或）判断心律失常的性质及严重程度。在这些方面心电图的确具有其他方法难以取代的作用。为了分辨心电图是否正常，首先需认识正常心电图。

一、伪差的识别

心电图应该忠实地记录心脏激动时所产生于身体表面的电位差，凡不是由于心脏激动而发生于心电图上的改变都称为“伪差”（artifacts）。

（一）伪差产生的原因

产生伪差的原因很多，大多数由操作技术引起，但也有一小部分是由于客观情况，如患者体质、病情或心电图机及其导连线内的缺点而发生。

（二）识别伪差的重要性

首先，不至于把并非由心肌激动本身产生的电位误认为心肌激动所产生的改变，从而导致误诊。

其次，某些伪差可以掩盖心电图本身的异常情况，使诊断发生困难。

（三）常见的几种伪差

1. 基线漂移　见于电极与皮肤接触不良或脱开；电极干涸；放置部位受呼吸运动影响；电极质量差等。关键是处理好皮肤，使皮肤与电极适度粘牢。

2. 伪差性心律失常　其伪差类型多样，以伪室性期前收缩多见，偶可见伪室性心动过速、伪房室传导阻滞、伪窦性停搏等。原因多包括电极黏附不佳、导连线或连接电缆断裂或似断非断、受检者活动度过大、静电干扰、用磁带存储时的磁带不洁、电池容量不足、记录仪及回放分析系统故障等。解决方法包括处理好皮肤；在安置电极后，应仔细检查导连线有无断裂；嘱咐患者控制运动强度及上身活动幅度；不穿易产生静电的化纤纺织物，不进入高频电场和强磁场；对磁带应及早进行消磁及清洁处理；使用仪器前，检测电池容量是否充足，记录仪、回放分析系统是否有故障。

3. 伪低电压　可造成电压与波形失真。安置前注意部位的选择，选择质量较好的电极，现多采用一次性的“银、氯化银”电极，它黏附力强不易脱落，对皮肤无刺激，导电性能好，记录图形不失真；处理好皮肤，其主要特点是清洁表皮及去脂，多毛者先要皮肤剃毛，再用75%乙醇浸润的棉球或纱布擦拭安置电极的位置，可轻擦至皮肤微红，部位皮肤粗糙者可用高压消毒过的细砂纸小片从四个方向各轻擦皮肤1~2次，使皮肤与电极保持良好接触；使用前应检查导连线和电池的电容量是否正常。

4. 各自导联图形错位　常由于导联错位或导连线与机器接口接错。

二、心电图各个波形的形成及正常值

正常心电图是由一组波形构成的。心脏的激动自窦房结发出，经结间束，向右房及左房传导，使心房兴奋，并将激动传至房室结，经房室结达左、右束支，左束支在室间隔左侧中部首先分出间隔支，故心室激动首先自室间隔左侧中部开始，然后经过左、右束支及末梢普肯野纤维，向两心室扩布，引起心室激动，形成正常心电图的各波、段。

心电向量：心房、心室除极或复极过程中产生无数的电动力，使一定方向、不同大小的量向机体各部传播，称心电向量。心电图是空间心电向量环在相关平面上的投影而成。心电向量图能较全面地判断心电向量在空间的位置、电压大小及运行情况，是解释心电图图形的基础，更有助于对心电图的理解和诊断。P、QRS、T波的形成过程，如图39-12。

（一）P波

1. P波的意义　P波是心房除极，即左心房、右心房除极的混合波形，可分为窦性P波和异位P'波，未加注明者均指的是窦性P波。由于窦房结位于右房，接近上腔静脉入口附近，故右房除极较左房性期前收缩0.03秒，左、右房共同除极的最大

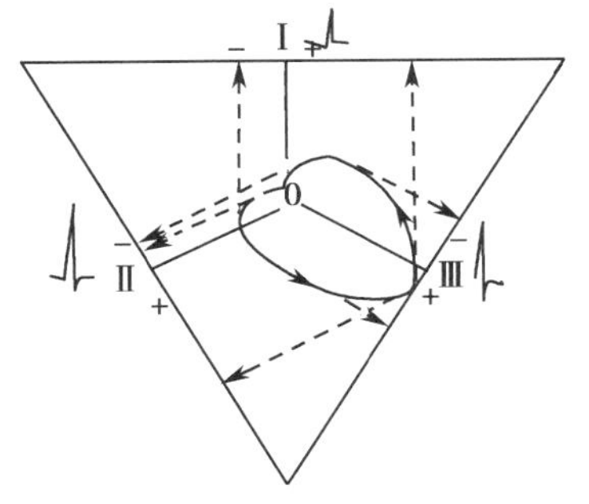

心电向量环在标准肢体导联轴上的投影
——标准肢体导联QRS波群形成图解

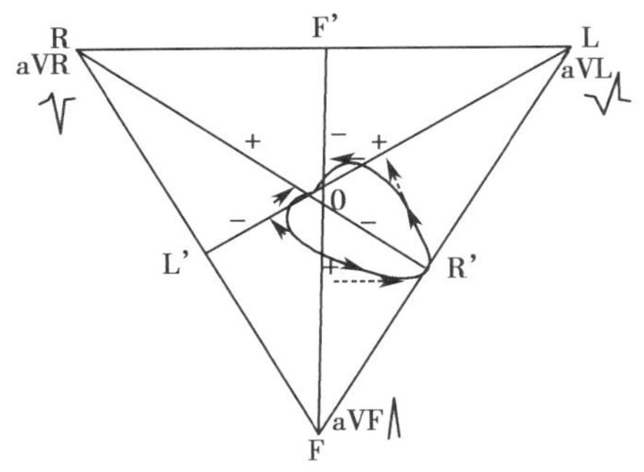

心电向量环在单极肢体导联轴上的投影
——单极肢体导联QRS波群形成图解

图39-12　P、QRS、T波的形成

平均向量方向为自右上向左下(多偏前),它在各导联轴上的投影形成了各导联P波的形态。

2. 形态 Ⅰ、Ⅱ、aVF导联P波直立,aVR导联倒置,Ⅲ、aVL导联可以是直立、倒置或双相,V_1导联直立或双向,V_4~V_6直立。正常直立的P波呈圆凸形,无切迹。

3. 振幅 肢体导联<0.25mV,心前区导联<0.15mV。

4. 时间 时间<0.11秒。

(二) P-R间期

1. 意义 P-R间期为从P波开始到心室波(Q或R波)之间的P-R(或P-Q)间期,表示激动从窦房结发出,心房开始除极到心室开始除极所需的时间。

2. 正常值 正常成人心率在70次/min,P-R间期为0.12~0.20秒,但该值受年龄和心率快慢的影响。

(三) QRS波群

1. 意义 为心室除极时产生的波群。

2. 形态 QRS波群一般由三个相连的波形组成。第一个向下的波为Q波,代表心脏除极的初始向量;第二个波向上称R波,代表心室游离壁除极;第三个波向下称S波,代表心室肌终末除极向量。由于导联不同,该波群可呈多种形态。

(1)导联aVR主波向下,呈QR型或rS型。

(2)导联aVL、aVF主波向上,呈qR或rS型。

(3)导联V_1多呈rS或QS型,R/S<1。

(4)导联V_6呈qR或Rs型,R/S>1。

3. 电压

(1)Q波:在Ⅰ、Ⅱ、aVL、V_5、aVF等导联Q波时间<0.04秒,Q<1/4R。

(2)R波和S波:①aVL以R波为主时,R<1.2mV;②aVF以R波为主时,R<2.0mV;③aVR的r波<0.5mV;④导联V_1的R<1mV,Rv_1+Sv_5<1.2mV;⑤导联V_5的R<2.5mV,Rv_5+Sv_1男性<4.0mV;女性<3.5mV。

4. 时间 正常成年人QRS波群时间为0.06s~0.10秒。

(四) S-T段

1. 意义 反映心室除极完毕以后,至复极过程再度在体表产生电位差以前的一段水平线段。

2. 位置

(1)S-T段位于等电位的水平线上。

(2)偶尔抬高或压低,但一般压低<0.05mV,肢体导联V_4~V_6抬高≤0.1mV,V_1~V_3可达到0.2mV~0.35mV。

(3)正常抬高呈凹面向上,否则可能为异常改变。

(五) T波

1. 意义 为心室复极波,代表左右心室肌复极过程的电位变化。

2. 形态 正常T波形态呈圆钝状,无错折和切迹,其升支由基线缓慢上升,到达顶点,随即迅速下降,形成其不对称的升降支。

(1)以R波为主的导联,T波直立,aVR导联T波倒置。

(2)以R波向下的导联,T波低平或倒置。

(3)V_3导联的T波可直立、双向或倒置。

3. 电压 直立T波约3~5mV,在以R波为主的导联T≥R/10。

(六) Q-T间期

1. 意义 代表心室肌除极与复极过程的总时间或称电收缩时限。

2. 正常值 Q-T间期的数值受心率的影响。心率越慢,则Q-T间期越长;心率越快,则Q-T间期越短。正常心率下其正常值一般<0.40秒左右。为除外心率对Q-T间期的影响,常用校正$Q\text{-}T_C$间期。

(七) U波

1. 意义 为普肯野纤维复极或乳头肌复极的结果,也有人认为由心室舒张时形成的后电位产生。

2. 形态 在T波之后0.02~0.04秒出现的圆钝状的低平波,以Ⅱ、V_2、V_3导联比较明显,方向与T波相同。

3. 时间 介于0.10~0.30秒之间。

4. 电压 肢体导联0.01~0.15mV;V_1、V_2导联0.2~0.3mV。

正常心电图如图39-13。

三、特殊人群的心电图特点

(一) 小儿心电图的特点

1. 心率较快,P-R间期短,10岁以上可同成人。

2. 新生儿心电图为“悬垂型”。

3. 3个月内QRS向量向左,无Q波。

4. 随年龄的增长,从右室占优势变为左室占优势。

5. T波变异较大,常低平或倒置。

(二) 老年人心电图特点

1. 异常心电图较多。

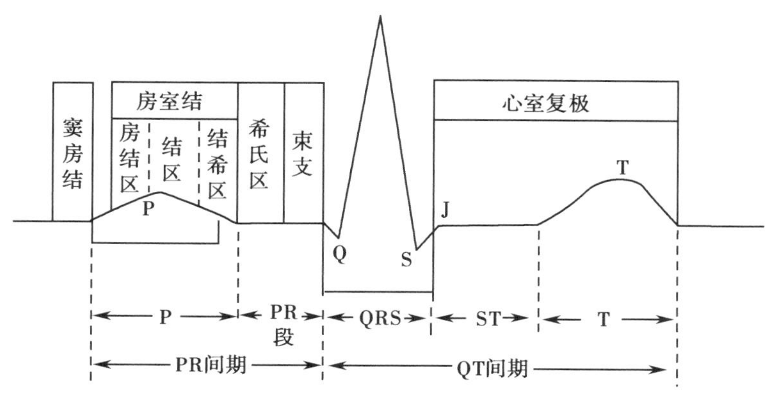

图 39-13 正常心电图

2. 心律失常多见，如期前收缩、房颤、束支传导阻滞等。

3. 房室肥大多见，如左室肥厚高电压、右室肥厚高电压。

4. 多见 ST 段改变，多数有心肌缺血表现。

四、心电轴

心电轴是指心脏电活动的最大平均向量，由于心脏是一个立体结构，所以在额面、横面、侧面，其最大平均向量均不同。心房除极最大平均向量称为 P 电轴，心室除极的最大平均向量称为 QRS 电轴；临床一般所指电轴是指心室电活动在额面的最大平均向量，即 QRS 环的最大平均向量，它以最大平均向量与Ⅰ导联正侧端夹角的度数表示，正常心电轴为 +30°~+90°（图 39-14）。

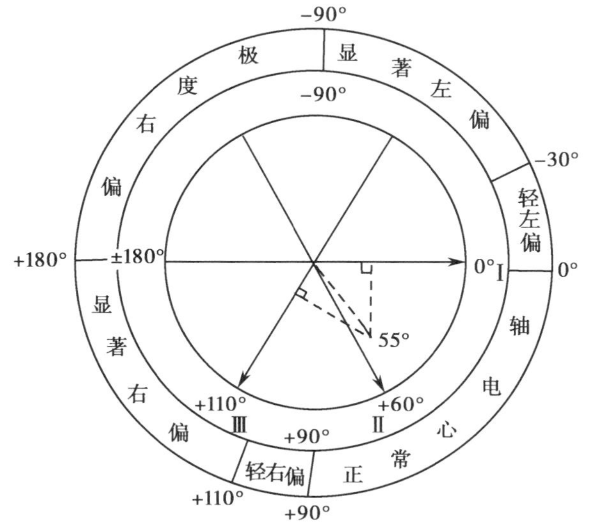

图 39-14 正常心电轴与其偏移

（一）心电轴的测定方法

1. 坐标法 根据Ⅰ导联、Ⅲ导联 QRS 波振幅的代数和（最高的 R 波与最深的 Q 波或 S 波的代数和），分别向各自导联作标记，自此点分别向各导联轴做垂线，两垂线相交于 A 点，连接 OA，OA 即为所求的电轴，用量角器测量它与Ⅰ导联正侧端夹角的度数（图 39-15）。临床上也可根据Ⅰ导联、Ⅲ导联 QRS 波振幅的代数和查表（由坐标法制成的表格）求出相对应的心电轴度数。

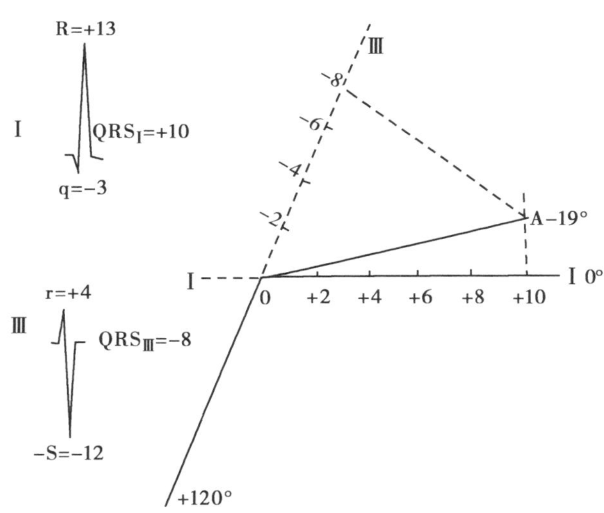

图 39-15 坐标法测定心电轴

2. 粗略估计法（目测法） 以Ⅰ、Ⅲ导联 QRS 主波方向略估。如果两个主波方向相反则表示左偏，相对表示右偏，一致不偏（图 39-16）。

（二）影响电轴偏移的因素

1. 电轴左偏 轻度 0°~+30°；中度 0°~-30°；显著左偏 -30°~-90°。

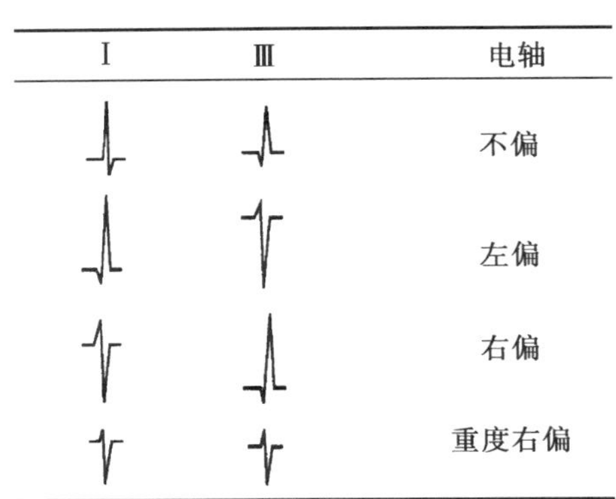

图 39-16 根据Ⅰ、Ⅲ导联 QRS 波主波方向对心电轴的判断

(1)心脏位置改变、体型矮胖、大量腹水及早期妊娠。

(2)左心室肥厚。

(3)左束支传导阻滞。

2. 电轴右偏 轻、中度 +90°~+120°;显著右偏 +120°~+180°。

(1)瘦长体型、婴儿、右位心。

(2)右心室肥厚。

(3)右束支传导阻滞。

第四节 心电图分析及监护仪使用

一、心电图的显示、记录

美国心脏学会(AHA)已经发布了在特殊监护病房进行心电图监测的操作和实施标准,该标准建议:监护仪应能够同时显示和分析多个导联,并且使用者应该了解标准模式下可接受的最小精确值。这些标准的许多相关的规范细节也同样适用于术中心电图监测。

(一) 基本要求

心电图机应能显示、记录、放大和监测心电图。所有心脏手术的心电监护仪必须有纸质打印功能,从而有利于复杂心律失常的分析、诊断。

(二) 示波显示器

大多数现代示波显示器是具有高解析度的单色或彩色屏幕,与电脑技术中应用的屏幕一样。现代的心电监护仪可以同时显示 3 个导联的波形,还可以显示心率、某些心律失常及 ST 段的信息。

(三) 标准心电图记录

正常情况下,心电图是记录在一种画有横竖线的纸上。竖线间隔代表时间间隔,横线间距代表电压。在每一个记录中应有 1cm 的校正标志,表明心电图校正正常。每次进行心电图监测前,都应进行校正。

二、心电图分析

每一份心电图都由以下 9 个部分组成:频率、节律、P 波形态、PR 间期、QRS 波群形态、ST 段形态、T 波形态、U 波形态及 Q-T 间期,需要系统地分析。

(一) 心率是多少? 心律是否规则?

1. 计算心率有查表法、计算法、快速估计法。须连续测量至少 5 个 R-R 间期,求平均数,即为每个心动周期所需的时间,然后用公式计算。

心率 =60(s)/ 平均 R-R 时间(s)

2. 心律 心脏活动的节律性即为心律。正常支配心室电活动的激动起源在窦房结,称为窦性心律;若在窦房结以外的其他部位发出激动,支配心室电活动,则称为异位心律。

窦性心律心电图表现:

(1)每个 QRS 波前都有一个相关的 P 波;

(2)P-R 间期≥ 0.12 秒;

(3)P 波符合窦性 P 波的规律,即 P 波在Ⅰ、Ⅱ、aVF 导联直立,aVR 导联倒置,Ⅲ、aVL 导联可以是直立、倒置或双相。V_1 导联直立或双向,V_4~V_6 直立。

(二) 有无 P 波? 每一个 P 波后是否有 QRS 波群? 判断其关系如何。

(三) P-R 间期是多少? P-R 间期计算与年龄及心率关系见表 39-1。

(四) Q-T 间期和 QRS 波群是否正常?

如 QRS 波群以 Q 波开始,则从 Q 波测量到 T 波终结的时间;如 QRS 波群以 R 波开始,则从 R 波开始。测量 QRS 最好选择 QRS 波群清楚,基线稳的导联,尤其要注意排除由于 S-T 段抬高或压低造成的 QRS 时间测量的误差。

(五) ST 段和 T 波是否有改变? 同时注意 ST 段改变的形态。

(六) 电轴是否正常?

表 39-1 正常 P-R 间期的最高限度表

心率(次/min)	≤70	71~90	91~110	111~130	>130
成人(高大)	0.21	0.20	0.19	0.18	0.17
(瘦小)	0.20	0.19	0.18	0.17	0.16
14~17 岁	0.19	0.18	0.17	0.16	0.15
7~13 岁	0.18	0.17	0.16	0.15	0.14
1.5~6 岁	0.17	0.165	0.155	0.145	0.135
0~1.5 岁	0.16	0.15	0.145	0.135	0.125

三、监护仪使用

(一) 排除干扰因素

1. ECG 电极松动或导联断裂　在手术室一般使用银或氯化银电极。导联引起的干扰主要因为导联的绝缘完整性被破坏,结果造成手术室其他电器的干扰信号增强(如来自电切、电凝的干扰)。

2. 电极放置或粘贴不当　只有记录电极放置在体表合适的位置,才能进行正确的心电图诊断。

3. 体动　如寒战、颤抖、膈肌运动及外科操作。心电图的电极应尽可能放在骨性突起上,避免因肌肉收缩引起的心电图干扰。

4. 手术室设备　手术室中多种设备产生的磁场都能影响心电图的监测,如电刀、激光设备、体外循环机、冲洗或吸引设备及电钻、电锯等。手术室中对心电图影响最明显的是电凝器,它经常可以使心电图失去波形。电凝器有 3 种不同频率,其中 800~2 000Hz 是影响心电图最严重的部分。手术室还有一些其他因素会影响心电图,如术中体感诱发电位的监测。

5. 患者因素　心脏产生的电变化在体表记录到的电压很微弱,只有 0.2~2mV,因此,一定要在患者皮肤和电极之间做一些处理,如去除电极放置处的毛发、用酒精擦拭皮肤,这样可以降低皮肤的电阻。

(二) 注意事项

1. 正确使用监测仪　电源、功能及色彩。
2. 电极与皮肤的接触要好,皮肤或电极要涂抹导电膏,用砂纸或酒精轻擦皮肤油脂。
3. 接好各种接头、导线。
4. 可暂时拔除不是必需设备的电源接头。
5. 接好地线。

第五节　术中心电图的应用

心电图应用于临床麻醉手术各时期,持续动态地显示心电活动,可以监测心率和心律,发现和诊断心律失常,发现心肌缺血、心肌梗死、电解质紊乱,估计心脏起搏器的功能,评价药物治疗的效果,判断麻醉深度及观察特殊手术操作引起的不良反应等。

一、心肌缺血监测

心肌缺血可引起心脏功能的明显变化,并诱发一系列严重事件,如心肌梗死、心律失常、急性心力衰竭、肺水肿等,甚至死亡。整个围手术期监测心肌缺血尤为重要,因其可达到多个目的,所以,围手术期心肌缺血的监测不仅应完整,而且应采用各种方法、技术,以提供重要的诊断与判断预后的信息,做出正确的处理。

心肌缺血为冠状动脉供血量不能满足心肌对能量的需要,与心肌氧需相匹配的氧供给不足。同时,由于缺乏足够的血流,亦不利于有害代谢产物的清除。

(一) 围手术期引起心肌缺血的因素

1. 原有的冠心病　术前已确诊为冠心病或未发现心肌缺血病史,而术中诱发因素引起了心肌缺血。

冠心病一般是指冠状动脉粥样硬化性心脏病,或称缺血性心脏病。其临床表现大致为六种类型:隐性冠心病、心绞痛、心肌梗死、心律失常、心力衰竭和猝死。

2. 围手术期的因素 围手术期引起心肌缺血的因素很多，除原有的疾病外，尚与下列因素有关：

(1) 患者本人：如年龄、体质。

(2) 手术大小、种类、手术部位及手术操作。

(3) 麻醉因素：如药物作用、缺氧、二氧化碳蓄积及麻醉深度等。

(4) 容量不足：贫血、长时间低血压、低体温。

(二) 心电监测方法

1. 心电图监测仪器

(1) 心电监护系统和心电监护仪。

(2) 动态心电图监护。

(3) 遥控心电图监护。

2. 心电导联选择 围手术期因手术部位的影响，选择导联有一定局限性。

(1) 标准肢体导联：Ⅱ导联是手术中较常用的导联，能够较好显示P波，可发现左心室下壁的心肌缺血，但QRS波显示稍差。

(2) 加压单极肢体导联：aVF最容易反映左心室下壁的心肌缺血。

(3) 心前区导联：常用V_5监测左前降支及回旋支冠状动脉支配的心肌。

(4) 特殊导联：改良的胸部监测导联、食管导联和气管导联前面已介绍，监测心肌缺血可应用，特别是围手术期全身麻醉患者，非常适合应用食管和气管导联，其优点是各波显示清楚、干扰少。心内导联和希氏束心电导联适用于危重病患者的手术、大手术及心脏手术。

(三) 心电图特征

1. ST段改变

(1) ST段形态改变：ST段位于等电位线时间>0.12秒，ST段与T波升支交接角变锐。

(2) ST段降低：是心肌缺血最重要的表现。ST段下降>0.05mV，ST段降低改变有以下几种类型，应注意识别(图39-17)。

1) 下垂型：J点明显下降，ST段从J点开始向下呈斜坡形下移，直至与T波交接。下移的ST段与R波形成的夹角>90°。常提示合并乳头肌缺血性损害。

2) 水平型：ST段从J点开始水平下移，直至与T波交接。下移的ST段与R波形成的夹角等于90°，持续时间至少0.08秒。

3) 缓慢上升连接点型：J点明显下移，从J点开始ST段缓慢升至基线。

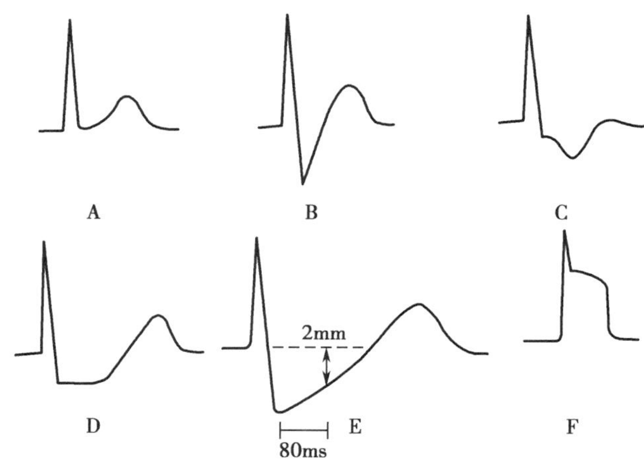

图39-17 ST段偏移的常见类型

A. 正常ST段；B. 快速上升连接点型ST段压低(J点压低)；C. 下垂型ST段压低；D. 水平型ST段压低；E. 缓慢上升连接点型ST段压低；F. ST段抬高。

4) 快速上升连接点型：J点明显下移，从J点开始ST段快速升至基线。

(3) ST段抬高：ST段抬高反映心外膜下心肌缺血。与ST段降低常可见于同一患者的不同导联，提示有两个不同部位同时发生心肌缺血。

ST段抬高的标准为：肢体导联中两个或两个以上导联ST段抬高≥0.1mV，胸导联两个或两个以上导联ST段抬高≥0.2mV。

2. T波变化

(1) T波高耸：反映心内膜下心肌缺血。肢体导联T波>0.5mV，胸导联T波>1.0mV。但仅凭T波高耸不能诊断心肌缺血，因为正常人V_3、V_4导联的T波可高达1.5mV，若伴有ST段下移、U波倒置，则可诊断心肌缺血。

(2) T波倒置、双相：理论上讲，T波倒置反映心外膜下心肌缺血，而实际临床上常见的左室心内膜下心肌缺血多表现为T波倒置。由于心电向量关系，一般Ⅰ、aVL、V_4~V_5导联T波常是倒置，而V_1~V_2、aVR导联T波可相对增高。

(3) T波伪性改变：急性心肌缺血发作时，原来倒置的T波转为直立。这可能是因为与T波倒置导联相对应的部位发生了心肌缺血，产生的T向量指向T波倒置的导联，故可使T波转为直立。

3. U波的改变 在R波为主波的导联，出现U波倒置。但其作为心肌缺血的诊断指标特异性较差，因其他原因也可引起U波倒置。围手术期如U波由直立转为倒置，则提示有心肌缺血。

4. 心电图一过性变化

(1) 一过性ST段偏移：多表现为ST段下移，

呈下垂型或水平型 ST 段压低。

(2)一过性 T 波变化:T 波高耸或倒置,多见于左胸导联。

(3)一过性 U 波倒置:Q-T 间期延长。

(4)一过性心律失常:如期前收缩、心房颤动、阵发性心动过速、传导阻滞等。若合并有 T 波低平、U 波倒置,提示有心肌缺血。

(5)一过性 Q 波:提示有严重的心肌缺血。

(6)一过性心电轴变化:如心电轴左偏或右偏。

(四) 心电图在围手术期心肌缺血诊断中的作用

围手术期心肌缺血监测中,心电图是最常用和最方便的手段。监测时首先应将监测仪中 ECG 监测调至诊断模式,以检测 ST 段变化。一旦心电图出现缺血性改变则提示心肌缺血严重。其次,ECG 导联的数量与位置可影响心肌缺血的检出结果,在 12 导联中,V_4 和 V_5 导联最为敏感;多数学者推荐应用Ⅱ、V_5,但单个导联对心肌缺血的检出率仅为 80%,如联用Ⅱ、V_5 和 V_4 可进一步提高敏感性,检出率达 96%,如联用Ⅱ+CS_5+V_4R 即可 100% 监测到左右心缺血时 ST 段的变化。Landeberg 等认为联合 V_3、V_4、V_5 检出率最高。同时应具备 ECG 打印设备,以利于进行更深入的分析。研究表明,即使有经验的医师亦只能辨别出荧光屏上显示心肌缺血的 15%~40%,因此,应注意监测仪上 ST 段趋势。先进的监测系统可以追踪 ST 段的变化趋势,通过多变量分析,作出定性和定量诊断。有报道在应用 ST 段自动分析监测系统后,由于能及时监测到 ST 段的轻微变化而得以处理,结果缺血的发生率由 17% 降到 6%。

二、心肌梗死的监测

急性心肌梗死(acute myocardial infarction,AMI)是在冠状动脉病变的基础上,发生冠状动脉血供急剧减少或中断,使相应的心肌严重而持久地急性缺血所致。心肌坏死程度可各有不同。当心肌坏死面积超过左室面积的 5%~10% 时,多出现明显的临床症状、心电图改变和血清生化标志变化。

(一) 急性心肌梗死的分类

1. 根据坏死部位分为:心内膜下心肌梗死和透壁性心肌梗死。

2. 根据急性冠脉综合征概念分为:不稳定型心绞痛、非 ST 段抬高型和 ST 段抬高型心肌梗死。

3. 根据心电图有无病理性 Q 波分为:Q 波型心肌梗死(QMI)和无 Q 波型心肌梗死(NQMI)。

(二) 心肌梗死的心电图特征

根据梗死部位心肌受损的程度可分为中心坏死区、坏死周围损伤区和最外周的缺血区。故心电图的改变为坏死型、损伤型和缺血型改变三者的合并。

1. 缺血型 T 波改变 AMI 发病数小时内,即发生于冠脉阻塞的初期,它只影响心肌的复极过程,只表现为 T 波振幅与方向的异常。缺血型 T 波具有下列 3 个特点:①升支与降支对称;②高而尖耸;③由直立变为倒置。这可能由于坏死心肌细胞内钾离子外逸到细胞外液,引起局部高钾所致。

缺血部位不同,T 波形态与方向不一。

(1)心内膜下心肌缺血:心内膜易发生心肌缺血,使复极时间延长,但复极方向未曾改变,故 T 波方向不变。心电图表现为 T 波直立,高而宽,Q-T 间期延长。

(2)心外膜下心肌缺血:心外膜下心肌缺血,复极延长,结果内膜下心肌复极优先,遂使复极方向逆转。故心电图表现为 T 波倒置,深而对称,即"冠状 T"。

2. 损伤型 ST 段改变 随着缺血的发展,出现 ST 段损伤性改变。心电图 ST 段抬高是心外膜下心肌损伤的表现,这是因为 ST 向量朝向损伤部位。而内膜下心肌损伤 ST 段则表现为降低。

3. 坏死型 Q 波改变 心肌缺血进一步加重,引起细胞变性、坏死和一系列修复过程,影响心肌的除极与复极,心电图出现异常 Q 波或 QS 波,为不可逆的损害。其 Q 波时间≥ 0.04 秒,深度 >1/4R。

4. AMI 心电图演变及分期 AMI 除有特征性心电图改变外,其图形演变对诊断 AMI 具有重要意义。

(1)超急性期:见于 AMI 发生后数分钟至数小时,是围手术期最常见的情况。此期无异常 Q 波,心电图主要表现为:① T 波高尖;② ST 段抬高,始呈上斜型,继而是凹面向上型,进而弓背向上型抬高;③室壁激动时间(VAT)延长 >0.045 秒,QRS 增宽 >0.12 秒,R 波振幅增高;④致命性心律失常。

(2)急性期:见于 AMI 发生后数小时至数日,可持续到数周。心电图特点为:①坏死型 Q 波:在以 S 波为主的导联,如 V_1、V_2,表现为 QS 型;在以 R 波为主波的导联,如 V_5、V_6,表现为 QR 型,可伴有顿错或切迹;② R 波降低或消失;③ ST 段抬高逐渐加重,出现典型的凸面向上,呈单向曲线;④ T 波倒置。

5. AMI 定位诊断（表 39-2）

表 39-2 心肌梗死的定位诊断

阻塞的冠状动脉	梗死部位	导联
左前降支	前间壁	V_1~V_3
左前降支	前壁（心尖）	V_2~V_4
左前降支、左回旋支	前侧壁	V_4~V_6
左前降支、左回旋支	高侧壁	Ⅰ、Avl
左前降支	广泛前壁	Ⅰ、aVL、V_1~V_6
右冠状动脉或左回旋支	下壁	Ⅱ、Ⅲ、aVF
左回旋支	正后壁	V_7~V_9（V_1~V_3）
右冠状动脉或左回旋支	下侧壁	Ⅱ、Ⅲ、aVF、V_4~V_6
右冠状动脉或左回旋支	下后壁	Ⅱ、Ⅲ、aVF、V_7~V_9（V_1~V_3）

（三）心电图诊断急性心肌梗死的现代观点

1. 提高体表心电图诊断 AMI 的可靠性　临床上诊断 AMI 主要依靠 3 项指标：临床症状、心电图改变和血清生化标志。如果 3 项指标具备，就可以确诊。围手术期 AMI 主要靠心电图早期诊断。心电图诊断 AMI 特异性高，但敏感性仅为中度。据 Sgarbossa 等报道，AMI 患者有 15%~18% 第一次心电图无改变，20% 患者改变不典型，这可能由于梗死面积过小、梗死部位特殊、描记时间过早或时间不当及描记导联不够。这就需要我们更加重视围手术期连续心电图监测，并进行系列描记，观察心电图的动态变化，认真细致地观察和前后对比及增加描记导联，以提高心电图诊断的可靠性，更好地发挥心电图对急性心肌梗死的诊断价值。

据统计，缺血性胸痛患者心电图 ST 段抬高对诊断 AMI 的特异度为 91%，敏感度为 46%，80%~90% 的 AMI 患者有特征性的心电图改变。围手术期发现和诊断 AMI 主要靠心电图，它具有早期、方便、实用、经济和敏感性、特异性较高等优点，适用于任何医疗单位。

2. 急性心肌梗死心电图分类方法的演变过程

（1）20 世纪 80 年代以前，将 AMI 分为急性透壁型和心内膜下心肌梗死，心电图依据为是否出现病理性 Q 波。

（2）80 年代以后，有人将尸检资料与心电图比较，发现以病理性 Q 波作为诊断 AMI 的依据既不敏感，又不特异，因而提出将 AMI 分为 Q 波型和无 Q 波型心肌梗死。

（3）近年来，有学者提出 AMI 早期应根据心电图有无 ST 段抬高，分为 ST 段抬高型和非 ST 段抬高型心肌梗死。AMI 早期只出现 ST 段变化，病理性 Q 波一般于发病后 8~12 小时才出现，所以根据 ST 段变化诊断 AMI 更有意义。近来有人把 ST 段抬高型心肌梗死的分类方法与冠状动脉解剖相关联，从而分为：

1）近段左前降支心肌梗死：心电图 V_1~V_6、aVL 导联均出现 ST 段抬高，并伴有右束支和左前分支阻滞。

2）中段左前降支心肌梗死：心电图 V_1~V_6、Ⅰ及 aVL 导联出现 ST 段抬高。

3）远段左前降支心肌梗死：心电图 V_1~V_4 导联出现 ST 段抬高。

4）左前降支对角支闭塞心肌梗死：仅Ⅰ、aVL、V_5 及 V_6 导联出现 ST 段抬高。

5）小面积下壁心肌梗死：仅Ⅱ、Ⅲ及 aVF 导联出现 ST 段抬高。

6）中、大面积下壁心肌梗死：心电图Ⅱ、Ⅲ及 aVF 导联出现 ST 段抬高，此外还可出现以下一项至三项改变：V_3R~V_4R 导联 ST 段抬高、V_5 和 V_6 导联 ST 段抬高、V_1 和 V_2 导联 R/S>1。

3. 心电图诊断 AMI 的新标准和等位（同）性 Q 波

（1）长期以来，新出现的病理性 Q 波和 2 个相邻的导联出现 ST 段抬高被认为是诊断急性心肌梗死的可靠指标，但对病理性 Q 波和 ST 段抬高的具体程度要求不尽一致。2000 年欧洲心脏病学会 / 美国心脏病学会（ESC/ACC）公布的急性心肌梗死心电图诊断的新标准可供参考（表 39-3）。

表 39-3 急性心肌梗死心电图诊断标准（ESC/ACC，2000）

导联	进展性 AMI ST 段抬高（mV）	确立的 AMI Q 波时间（ms）
V_1、V_2	≥ 0.2	任何 Q 波
其它导联（aVR 除外）	≥ 0.1	≥ 30

（2）等位（同）性 Q 波的概念：一些 AMI 病例心电图出现不典型改变，有人将其统称为等位性 Q 波，因其与病理性 Q 波有等同的诊断价值。等位性 Q 波必须与临床、血清生化标志密切结合进行分析。

1）V_1、V_2 导联 rS 型波之前出现小 q 波，如能排除右室肥厚、左前分支阻滞，多提示前间壁心肌

4

梗死。

2) V_3~V_6 导联出现 Q 波，未达到病理性 Q 波诊断标准，但出现 QV_3>QV_4 或 QV_4>QV_5>QV_6，多提示前壁心肌梗死。

3) 进展性 Q 波：发病开始 Q 波微小，但逐渐加宽和(或)加深，高度提示心肌梗死，但必须将电极位置固定，排除操作因素的影响。

4) 心前区导联 R 波呈逆向递增，如 RV_3>RV_4 或 RV_4>RV_5，提示前壁心肌梗死。

5) V_4~V_6 导联 R 波起始部位出现 >0.05mV 的负向波，提示小面积心肌梗死的存在，一般认为其与病理性 Q 波有同等诊断价值。

6) 急性胸痛患者 R 波振幅进行性降低，提示心肌梗死存在。

7) 病理性 Q 波区：Q 波虽未能达到病理性 Q 波的标准，但上下一个肋间或左右轻度偏移均能描记出 Q 波，反映病理性 Q 波区的存在，提示心肌梗死。

三、心律失常监测

手术中常可见心律失常，其原因多种多样。心律失常是指背离心脏正常节律活动规律，而心律起源部位，心律频率、节律以及冲动传导等任何一项或多项出现异常。它是临床上常见的病症，多发生于各种器质性心脏病。围手术期由于麻醉、药物、手术过程、电解质紊乱、低温、低氧血症等易引起心律失常，所以围手术期心电图作为常规监测项目，是非常必要的。它能够及早发现心律失常，及时作出处理，保证围手术期患者的安全。

四、具有猝死预测意义的几种心电图改变

有严重器质性心脏病的患者易发生猝死。另有部分仅表现为电生理异常，称原发性电疾患，也会产生不良后果。多数原发性电疾患可出现一些典型心电图改变，临床上应加以重视。

(一) Brugada 综合征

本综合征是 Brugada 兄弟于 1992 年首次报道，国内 1998 年发现。该征可能是由于基因突变引起离子通道缺陷，使动作电位 I 相末短暂性钾离子外流增强，引起动作电位时程缩短及 2 相平台期消失，形成 2 相折返，诱发室性心律失常。

1. 心电图特征

(1) V_1~V_3 导联 ST 段抬高，T 波倒置，其他导联 ST 段改变不明显。

(2) V_1~V_3 可出现右束支阻滞图形 rSR' 型，而 V_5/V_6 导联无宽 S 波(图 39-18，图 39-19)。

2. 临床意义

(1) 许多疾患如急性心包炎、右室心肌梗死、肺栓塞等均有类似心电图改变，应加以鉴别，这些疾患应有明显的临床症状。

(2) 若出现此种心电图改变，应特别重视，进一步做详细的检查。有报道奎尼丁、西洛他唑对 Brugada 综合征可能有效。

(二) 特发性长 Q-T 综合征(LQTS)

特发性长 Q-T 综合征多由先天性、遗传性因素引起。自 1980 年以来，国内报道了一个典型的家族及 2 例散发病例，发病机制同 Brugada 综合征。

1. 心电图特征

(1) Q-T 间期延长，Q-Tc ≥ 0.48 秒，伴有晕厥发作可确诊。

(2) T 波形态改变为双向、双峰、切迹，在胸导联明显。有时 T 波呈交替性变化。

(3) 心率明显慢，有窦性停搏，出现长间歇(图 39-20)。

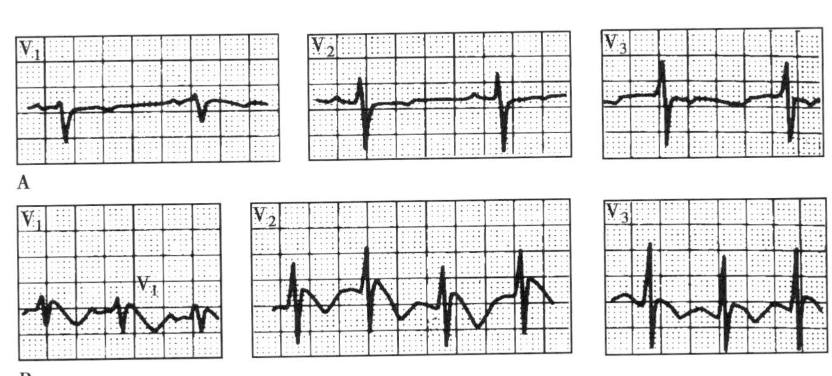

图 39-18 Brugada 综合征(一)

A. 发作期间描记；B. 发作晕厥后 1 小时描记。

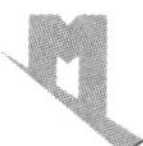

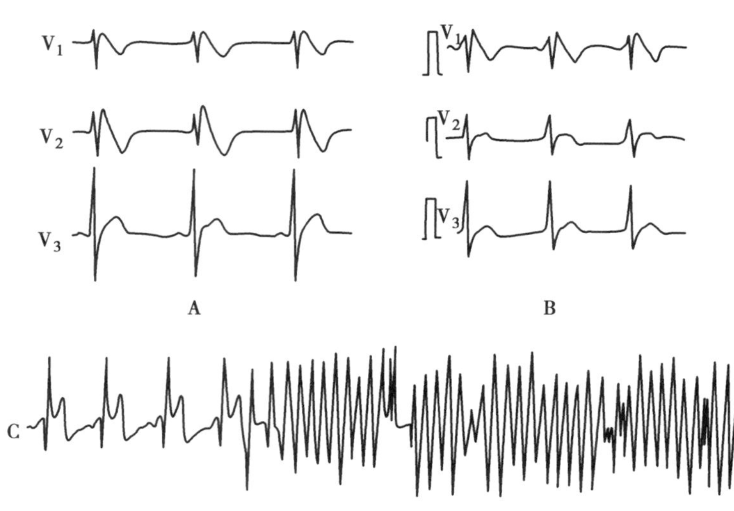

图 39-19 Brugada 综合征(二)

A. V_1 ~ V_3 导联 ST 段呈下斜形抬高;B. V_1 ~ V_3 导联 ST 段呈动态变化;C. 发作心室颤动。

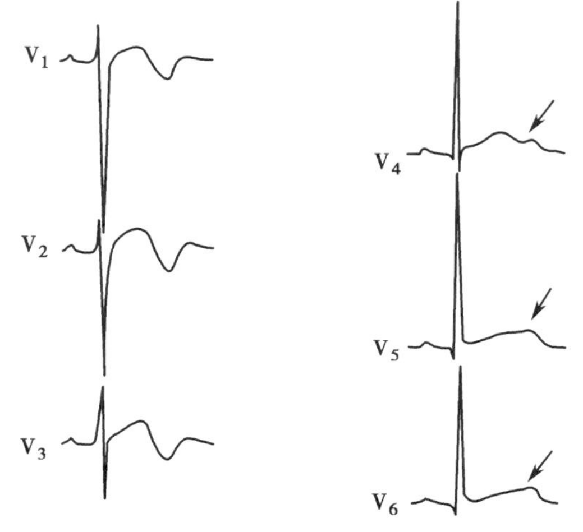

图 39-20 特发性长 Q-T 综合征

本图描自同一患者,V_1 ~ V_3 导联 T 波双向,V_4 ~ V_6 导联 T 波出现切迹(箭头所指),可能有 U 波参与。

2. 临床意义

(1) 特发性长 Q-T 综合征应与获得性长 Q-T 综合征相鉴别。后者多有明确的病因,如服用某些药物、电解质紊乱等。

(2) 本综合征一旦确诊,应立即进行治疗,β 受体阻滞剂对多数患者有效,无效时可行左侧交感神经切除(LSCD)或安放人工心脏起搏器(PM)。在全身麻醉腹腔镜下手术,手术创伤小、恢复快,但在围手术期应减少诱发 LQTS 的因素,合理应用 β 受体阻滞剂改善症状,预防室性心动过速及室颤的发生。

(三) 特发性 J 波(早期复极综合征)

1994 年 Bjerregard 等报道了特发性室颤患者的心电图出现明显的 J 波,后来有人发现 J 波与临床出现的室性心动过速、心室颤动等有关。其机制尚不清楚,可能由于心外膜层及 M 肌层心肌细胞动作电位时程缩短,2 相平台期消失,3 相快速复极期提前出现,由于心室复极提前,除极复极重叠时间加宽,因而出现明显 J 波。

1. 心电图特征

(1) QRS 波群末出现明显的 J 波,多见于胸导联,在长间歇、室性心动过速前后特别明显。

(2) 可出现右束支传导阻滞心电图形。

(3) 心内电生理检查,H-V 间期延长(图 39-21)。

2. 临床意义

(1) 特发性 J 波要与心电图 J 点相鉴别。J 点振幅低,持续时间短;而 J 波振幅较高,持续一定的时限。

(2) J 波可见于低温、高钙血症等,应加以鉴别。

(3) 对疑为特发性 J 波和家族性早期复极综合征的患者可用钙离子阻滞剂治疗。

(四) T 波电交替

T 波电交替发生机制尚不明确,因其多发生于心肌缺血,缺血时动作电位时程和形态变化、复极有不一致性,导致单向阻滞和折返,产生 T 波电交替。

1. 心电图特征

(1) 仅 T 波的方向和(或)形态发生交替改变,形成 2∶1 电交替。

(2) 其他波形无相应的变化(图 39-22)。

2. 临床意义

(1) T 波电交替与恶性室性心律失常有密切联

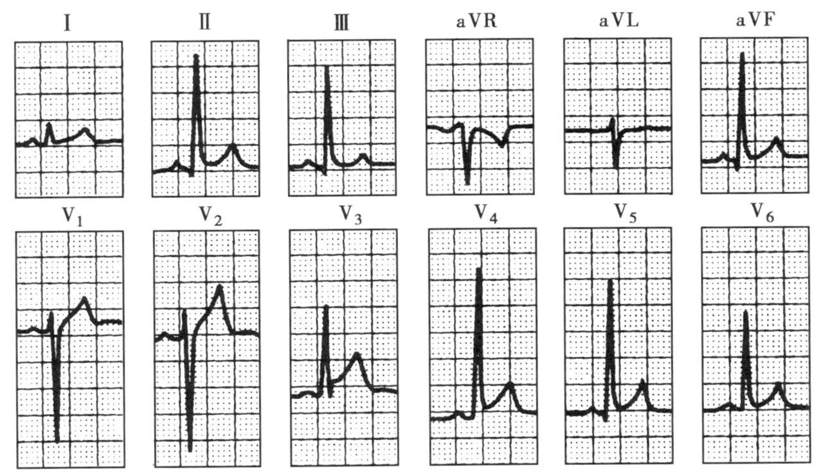

图 39-21 特发性 J 波(早期复极综合征)

Ⅰ、Ⅱ、aVF、V_3 ~ V_6 导联均见 ST 段抬高,呈斜直型,部分导联可见 J 波。

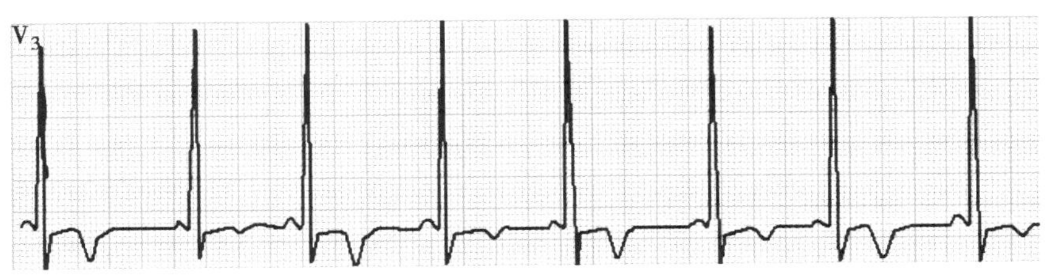

图 39-22 T 波电交替

图示 S-T 和 T 波以 2∶1 发生交替改变。

系。在心绞痛、心肌梗死、严重心肌缺血、多种电解质紊乱时也可出现 T 波电交替。

(2)应用计算机技术发展而成的频谱—时间标测技术可明显提高 T 波电交替的检出率。

(3)出现 T 波电交替,应进一步进行电生理检查,同时积极治疗原发病,也可适当服用抗心律失常药物及 β 受体阻滞药,必要时置入植入型体内自动除颤器(ICD)。

(五) Epsilon 波

Epsilon 波简称"E"波,1977 年由 Fontaine 首先报道。见于右室心肌病(ARVC)患者。因右心室除极延迟,也称后激电位或右室晚电位。

1. 心电图特征

(1)在 V_1、V_2 导联 QRS 终末出现向上的小棘波,称 E 波,可持续数十毫秒。

(2)Fontaine 设计了双极胸导联,可提高 E 波的检出率(图 39-23、39-24)。

2. 临床意义

(1)心电图有 E 波出现,高度提示右室心肌病可能,并可经常发作室性心动过速等,所以 E 波检出对预防室性心动过速等有很大价值。

(2)E 波还可能见于后壁心肌梗死、右室心肌梗死等,应追问病史,加以鉴别。

(六) 短 Q-T 综合征

Gussak 等首次报道了家族性短 Q-T 综合征,

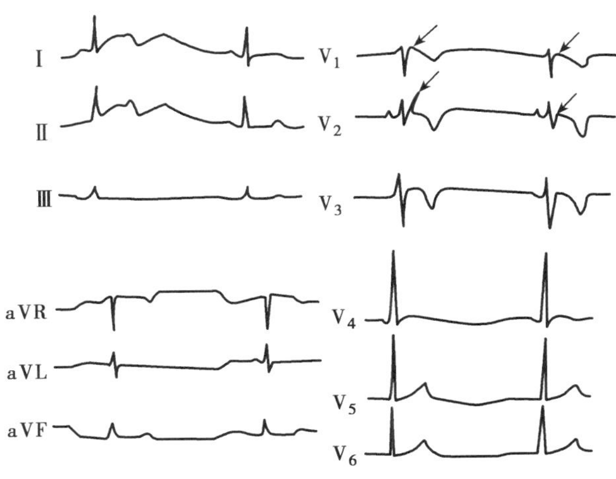

图 39-23 ARVC 患者的 Epsilon 波

V_1、V_2 导联 QRS 波终末部分可见向上的小波(箭头所指)。

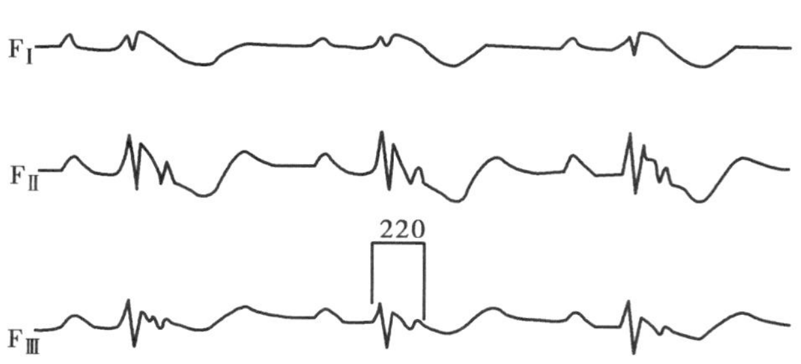

图 39-24 Fontaine 双极胸导联记录的“E”波

患者为弥漫性 ARVC，记录的心电图 QRS 时间 220ms，并有多个电位形成“E”波。

它也属于遗传性离子通道缺陷疾患。由于心室复极期钠离子和钙离子内流减少和（或）钾离子外流增加导致复极期加速，使 Q-T 间期缩短，心肌的有效不应期缩短，易发生快速性心律失常。

1. 心电图特征

（1）Q-T 间期明显缩短，≤ 300ms。

（2）Gussak 提出通过实测 Q-T 间期与预期的 Q-T 间期（Q-Tp）的比例，来计算 Q-T 间期的变化。

Q-Tp（ms）=656/（1+ 心率 /100）

当 Q-T 间期小于 Q-Tp 的 88% 时为 Q-T 间期缩短，小于 Q-Tp 的 80% 时为明显缩短。

2. 临床意义 明确 Q-T 间期缩短，伴有不明原因晕厥发作或特发性心房颤动、室性心动过速、心室颤动发作者，可应用奎尼丁、维拉帕米及钾通道阻滞药，但安置 ICD 是首选治疗措施。

第六节 常用植入式起搏器的心电图表现

植入人工心脏起搏器患者的心电图可由患者的自主心律与起搏心律两部分混合组成，称为起搏心电图。起搏器类型、功能、参数不同，会有相应的起搏心电图特征。

一、起搏器的基本概念

（一）起搏器系统

起搏器系统由脉冲发生器及电极导线组成。脉冲发生器埋植在胸大肌上方的皮下组织中。脉冲发生器体积很小，但其中有电池，还有数万个元件组成的多种高集成电路，分别负责起搏器的各项功能。电极导线的顶部及体部有用于起搏和感知的金属电极，负责起搏器的起搏和感知功能。电极导线经外周静脉植入，放置在相应的心腔，紧贴心内膜，其尾部与脉冲发生器的连接孔相连。起搏电极导线有单极与双极之分。单极电极导线的顶部电极（–）与脉冲发生器金属壳（+）构成单极起搏和感知，双极电极导线的顶部电极（–）与体部的环状电极（+）构成双极起搏和感知。

（二）起搏器代码

1983 年北美起搏与电生理协会（NASPE）和英国起搏与电生理组织（BPEG）共同制订了起搏器全称代码（NBG 代码），并于 2002 年修订。NBG 代码描述了起搏装置的基本性能（表 39-4）。该代码前两位字母比较直观，分别代表起搏心腔与感知心腔，第三位字母代表对感知事件的反应，第四位字母代表频率调整，第五位字母代表多点起搏功能。

表 39-4 2002 年 NASPE/BPEG 修订后的 NBG 起搏器代码

第一位	第二位	第三位	第四位	第五位
起搏心腔	感知心腔	对感知事件的反应	频率调整	多点起搏
O = 无	O = 无	O = 无	O = 无	O = 无
A = 心房	A = 心房	I = 抑制	R= 频率调整	A = 心房
V = 心室	V = 心室	T = 触发		V = 心室
D = 双腔（A+V）	D = 双腔（A+V）	D = 双重（I+T）		D = 双腔（A+V）

（三）起搏器分类

自 1958 年 10 月在瑞典斯德哥尔摩的第 1 例人类永久性人工心脏起搏器植入至今已有 60 余年。起搏器可根据电极导线植入的部位分为 4 类：

1. 单腔起搏器 分为 VVI 起搏器（电极导线放置在右室心尖部）和 AAI 起搏器（电极导线放置在右心耳）。

2. 双腔起搏器 双腔起搏器（DDD 起搏器）由脉冲发生器（起搏器）搭配心房和心室起搏电极导线各一根组成。心房电极导线植入右心耳，心室电极导线植入右室心尖部，进行房室顺序起搏。其中自身心房 P 波被感知，经 DDD 起搏器传导后引起心室起搏。

3. 三腔起搏器 分为左心房 + 右心房 + 右心

室的三腔起搏（治疗和预防心房颤动）、右心房＋右心室＋左心室的三腔起搏（治疗顽固性心力衰竭）。

4. 四腔起搏器　双心房＋双心室（治疗心力衰竭伴阵发性心房颤动）。

目前，临床应用的起搏器大部分都是双腔起搏器。

二、起搏器心电图基本概念

（一）起搏器的起搏功能与心电图

起搏功能是指起搏器按照一定的周期、电压、脉宽发放刺激脉冲使心脏除极，它是起搏器的基本功能。根据心电图记录到的起搏脉冲，可以判断起搏器是否适时发放了起搏刺激；根据起搏脉冲后有无相应的 P 波或 QRS 波群，可判断起搏刺激是否激动或夺获心房及心室。判断起搏功能是分析起搏心电图的第一步。

1. 起搏刺激信号　起搏器发放的起搏脉冲，经电极导线传至心肌，在心电图上表现为直上直下的电位偏转，称为钉样标记。刺激信号的振幅与两个回路电极之间的距离成正比。双极起搏时正负两极的间距短，起搏脉冲信号的幅度较低，甚至在某些导联上看不到。单极起搏时，起搏的正负两极之间的距离长，起搏脉冲信号的幅度也较高，有时还呈双相。

2. 起搏逸搏间期与起搏间期　在起搏心电图中，自身的心电活动（P 波或 QRS 波群）与其后的起搏信号之间的间期称为起搏逸搏间期，而两次连续的起搏信号间的间期称为起搏间期。起搏间期与设定的基本起搏频率一致。多数情况下起搏间期与起搏逸搏间期相等，只有在起搏器启动频率滞后功能时，起搏逸搏间期长于起搏间期。

3. 不应期　脉冲发生器在发放或者感知一次自身心电的 P 波或 QRS 波后，感知器关闭一段时间，在此间期内不感知任何的心电信号，成为起搏器的不应期。设置不应期的目的是为了防止感知刺激脉冲本身、起搏的极化电位以及 T 波。

（二）起搏器的感知功能与心电图

感知功能是指起搏器对自身起搏外的信号进行识别和认知。感知功能是起搏器最基本、最重要的功能之一，也是判断起搏器功能状态的重要指标。在心电图上起搏器感知功能无法直接表现出来，必须通过起搏功能间接地反映出来，起搏器节律重整是判断起搏器感知功能的重要指标。

三、临床常见的起搏心电图

不同类型的起搏器依其本身性能、电极所在部位与自身心搏关系的不同可有不同的心电图表现。

（一）AAI 起搏心电图

AAI 起搏器是指心房起搏、心房感知型起搏器。起搏器感知自身 P（P′）波后的反应方式是抑制心房起搏脉冲的发放。AAI 的起搏部位为右房的右心耳部，起搏脉冲激动心房后再经房室结下传激动心室，保持了正常的房室同步性，属于生理性起搏。AAI 起搏器正常心电图表现为（图 39-25）：

1. 在心房起搏脉冲信号之后出现一个形态异常的 P′ 波。

2. 因大部分起搏电极位于右房上部（右心耳），故波形酷似窦性 P 波。在 Ⅰ、Ⅱ、aVF、V_5、V_6 导联 P′ 波直立，aVR 导联 P′ 波倒置。

3. P′-R 间期与自身窦性 P-R 间期相同。一般在 120~200ms 之间。

4. P′ 波下传的 QRS-T 形态呈室上型，或与自身下传的 QRS-T 形态相同。

5. 窦性频率超过起搏频率后，出现窦性的 P-QRS-T，起搏心率的 P′-QRS-T 波群被抑制。

6. 与窦性心率竞争者，可见真性或假性房性融合波（图 39-26）。

（二）VVI 起搏心电图

VVI 起搏是指心室起搏、心室感知、抑制型的一种单腔起搏模式。心室起搏的心电图表现为在起搏信号后紧跟着一个起搏脉冲引起的心室除极

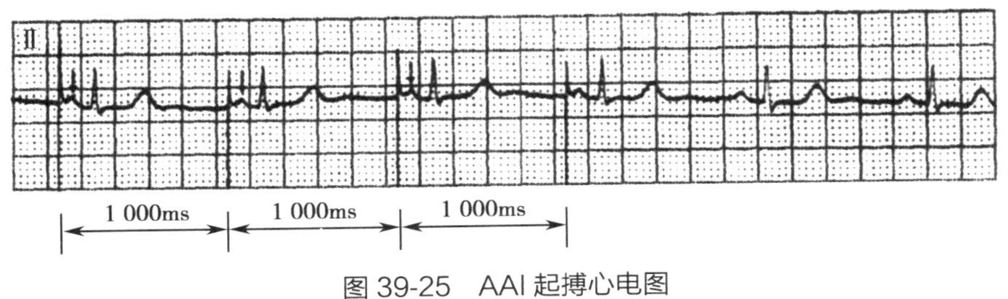

图 39-25　AAI 起搏心电图

QRS 波群，QRS 波群宽大畸形，与 T 波方向相反。起搏信号代表脉冲发生器发放的脉冲电流。QRS 波群的形态取决于心室起搏的部位。

1. 右心室心尖部起搏　右心室心尖部起搏时，起搏脉冲由心尖向室间隔逆行传导，引起心室内电激动和收缩顺序异常。右心室起搏图形与电极在心腔内位置及心电生理变异有关（图 39-27）：

（1）电轴左偏，Ⅰ导联主波向上，Ⅱ、Ⅲ、aVF 导联主波向下，V_1、V_2 导联主波向下。V_5、V_6 导联主波向上，类左束支阻滞图形。

（2）Ⅰ导联主波向上，Ⅱ、Ⅲ、aVF 导联主波向下，心前区导联主波向下，QRS 波群宽大畸形，与 T 波方向相反。

2. 右心室流出道起搏　右心室流出道起搏接近希氏束，起搏冲动能通过室间隔，同时向双侧心室传导，基本保持了心室激动的生理顺序和左右心室收缩。右心室流出道起搏的心电图特点（图 39-28）：

（1）额面 QRS 波群电轴正常或右偏。

（2）QRS 波群宽大畸形，呈类左束支阻滞图形。

3. 融合波及假性融合波　心室起搏频率与自身心率接近或相等时，自身下传冲动和起搏器刺激同时或几乎同时激动心室，即心室一部分被自主节律所激动，另一部分则被心室刺激所激动（起搏器）（图 39-29）。

（三）双腔起搏器起搏心电图

双腔起搏器（DDD）具有心房、心室感知，心房、心室起搏的功能，为房室顺序的生理性起搏。双腔起搏器的功能包括起搏、感知、传导功能，可根据自身心房率或心室率及 P-R 间期的动态，转换为多种工作模式，常见为以下几种工作模式。

1. 房室起搏均被抑制工作模式

（1）患者自身心律特点：房室呈 1∶1 传导，心房率高于起搏器下限频率，自身的 P-R 间期短于设置的 A-V 间期。

（2）起搏心电图特征：房室呈正常窦性下传图形，心房心室未见起搏。

2. 心房起搏（Ap）和心房感知（As）的 AAI 工作模式

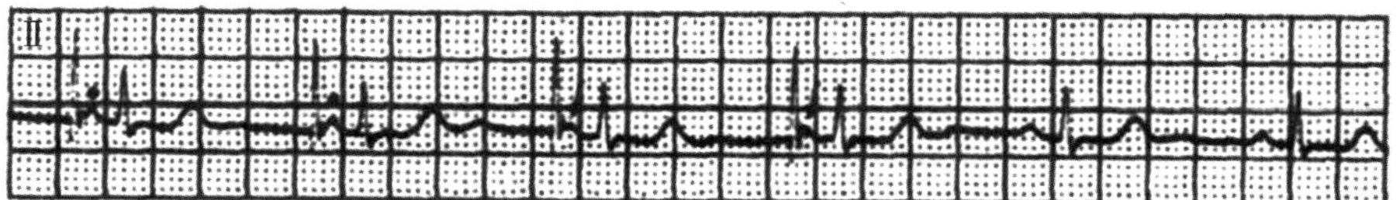

图 39-26　AAI 起搏心电图中的房性融合波

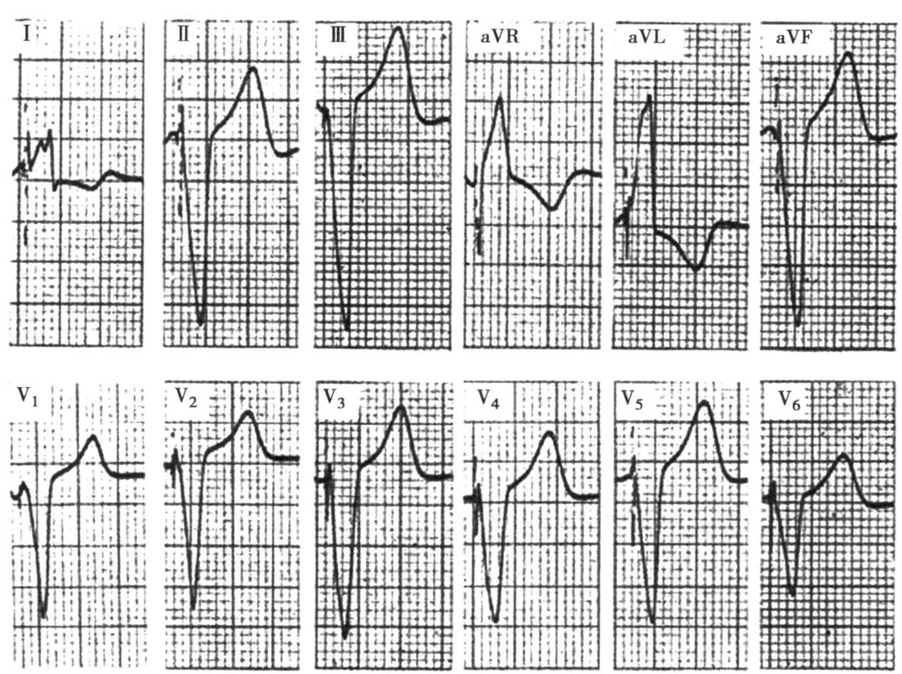

图 39-27　右室心尖部起搏心电图

(1) 患者自身心律特点：自身心房率低于起搏器下限频率，房室传导功能正常。

(2) 起搏心电图特征：可见心房起搏和心房感知，心室波自身下传，呈AAI的工作模式（图39-30）。

3. 心房感知和心室起搏（Vp）的VAT工作模式

(1) 患者自身心律特点：自身心房率在起搏器低限频率与高限频率之间，P-R间期长于设置的A-V间期。

(2) 起搏心电图特征：可见窦性P波后继以起搏的QRS波，呈1∶1频率跟踪方式（图39-31）。

4. DDD工作模式

(1) 患者自身心律特点：自主心房率及心室率比起搏器下限频率低，P-R间期长于设置的A-V间期。

(2) 起搏心电图特征：可见心房、心室顺序起搏（图39-32）。但当自身心律及P-R间期发生变化时，可转化为上述其他工作模式，特殊情况下还能转化为AOO、VVI、VOO、DVI等工作模式。

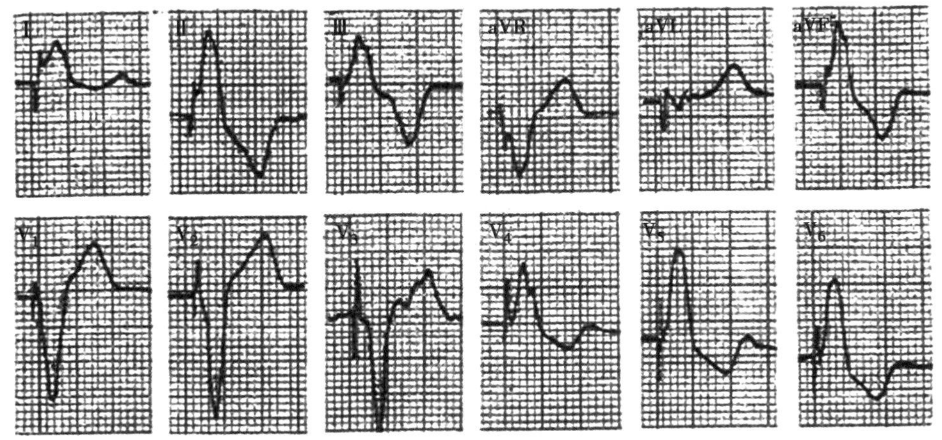

图39-28　右室流出道起搏心电图

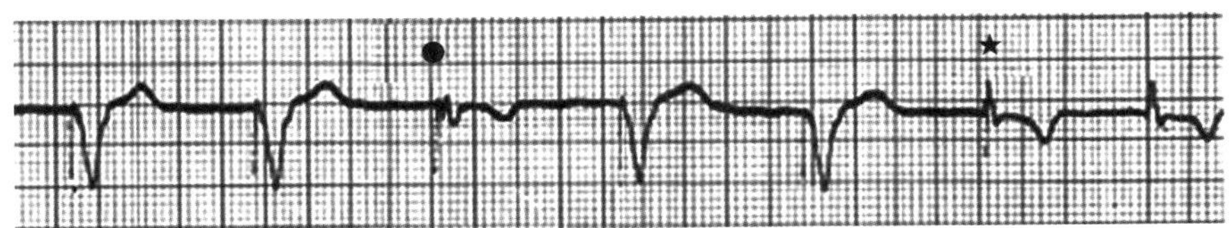

图39-29　VVI起搏的心室融合波及假性融合波

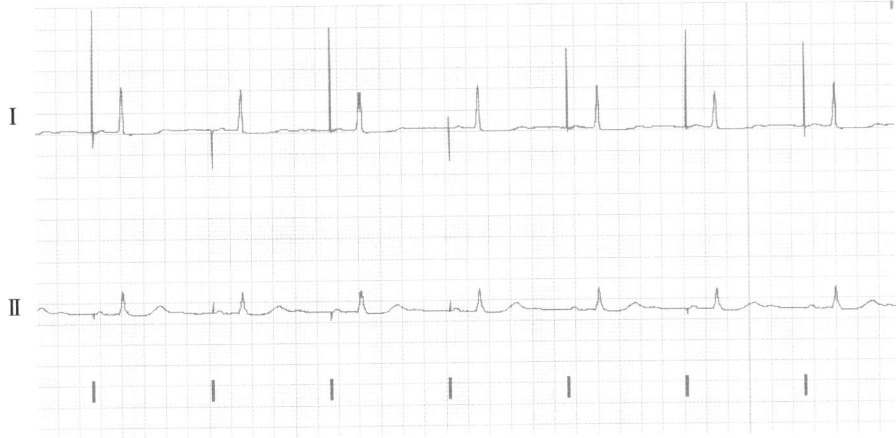

图39-30　双腔起搏器呈AAI工作模式

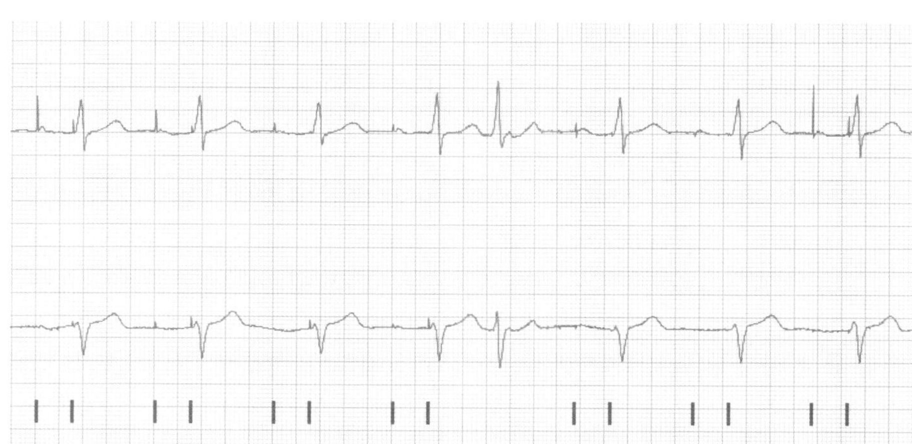

图 39-31 双腔起搏器呈 VAT 工作模式

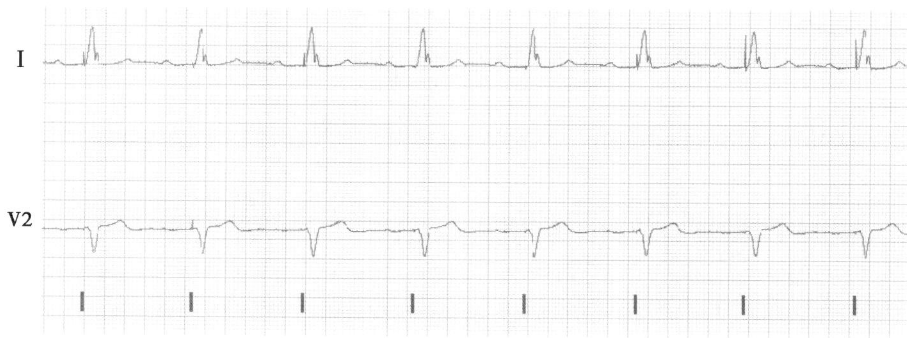

图 39-32 双腔起搏器呈 DDD 工作模式

（贾慧群）

参考文献

[1] 陈新．黄苑临床心电图学 [M]. 6 版．北京：人民卫生出版社，2009, 1-20.

[2] 岳云．生命功能监测 [M]. 北京：人民卫生出版社，2011, 1-49.

[3] 党瑜华．异常心电图图谱 [M]. 北京：人民卫生出版社，2005, 1-23.

[4] NELWAN S P, KORS J A, MEIJ S H, et al. Reconstruction of the 12-lead electrocardiograms from reduced lead sets [M]. J Electrocardiol, 2004, 37: 11-18.

[5] 梁拓，郭玉玲，吕金兰，等．心电图导联的临床应用进展．实用心电学杂志，2009, 18 (6): 470-471.

[6] RITSEMA VAN ECK HJ, KORS J A, VAN HERPEN G. The U wave in the electrocardiogram: a solution for a 100-year-old riddle [J]. Cardiovasc Res, 2005, 67(2): 256-262.

[7] 郭继鸿．心电图学 [M]. 北京：人民卫生出版社，2002: 358.

[8] 党瑜华．心电图名医解 [M]. 郑州：河南科学技术出版社，2010: 161-278.

[9] 张文博，李跃荣．心电图诊断手册 [M]. 3 版．北京：人民军医出版社，2007: 1.

[10] 宋文宣，曲彦，王晏平，等．冠心病的诊断与治疗 [M]. 北京：人民卫生出版社，2006: 12.

[11] 余守章，岳云．临床监测学 [M]. 北京：人民卫生出版社，2005: 12.

[12] 杨静，李立环．围术期心肌缺血的监测和治疗 [J]. 临床麻醉学杂志，2006, 22 (9): 719-721.

[13] KAMINENI R. ALPERT J S. Acute coronary syndromte: Initial evalution and risk stratification [J]. Progr Cardiovasc Dis, 2004, 46(5): 379-392.

[14] KARNATH M K, CHAMPION J C, ANMAD M. Electrocardiographic manifestations of proximal left anterior descending attery occlusion [J]. J of Eletrocardiol, 2003, 36(2): 173-177.

[15] ANTEZELEVITCH C, BRUGADA P, BRUGADA J, et al. Brugada syndrome: from cell to bedside [J]. Curr

Pral Cardiol, 2005, 30 (1): 91-54.
[16] WU J C, CHILD J S. Common congenital heart disorders in adults [J]. Curr Probl Cardiol, 2004, 29(11): 64137-700.
[17] 王凤秀，贾邢倩．起搏心电图 [M]. 北京：人民卫生出版社，2017: 8.
[18] 许原．AAI 起搏心电图 [J]. 临床心电学杂志，2006, 15 (4): 306-307, 312.
[19] 郭继鸿．起搏心电图 (IV) 双腔起搏心电图 (I)[J], 心电学杂志，2002, 21 (3): 171-173.

第四十章

血流动力学监测

目　　录

血流动力学监测是临床麻醉和危重病医学的重要内容之一，也是术中及危重患者抢救和治疗不可缺少的监测和指导治疗的手段。此外，血流动力学监测还为临床研究提供了重要的数据。血流动力学监测可分为无创伤性和创伤性两大类。无创伤性血流动力学监测（noninvasive hemodynamic monitoring）是指采用对机体组织没有机械损伤的方法，经皮肤或黏膜等途径间接取得有关心血管功能的各项参数，具有安全、无或很少发生并发症的特点。创伤性血流动力学监测（invasive hemodynamic monitoring）指经体表将各种导管或监测探头置入心腔或血管腔内，连接各种监测仪或监测装置直接测定各项生理指标，并通过对所测得的数据进行分析和计算获得相应的参数数据，从而可深入、全面地了解病情，有利于疾病的诊治和预后的评价。本章重点介绍周围动脉压、中心静脉压和肺动脉压测定的方法、操作步骤和临床价值；心输出量、射血分数、混合静脉血氧饱和度和血容量的测定以及各项血流动力学参数监测的临床意义。

第一节　动脉压监测

循环系统内足够的血液充盈和心脏射血是形成血压的基本因素。在心室收缩时，主动脉压急剧升高，在收缩中期达到最高值，这时的动脉血压称为收缩压（SBP）。心室舒张时，主动脉压下降，在心室舒张末期动脉血压的最低值称为舒张压（DBP）。收缩压和舒张压的差值称为脉搏压，简称脉压。一个心动周期中每一瞬间动脉血压的平均值称为平均动脉压（MAP）。动脉血压的数值主要取决于心输出量和外周阻力。因此，凡对心输出量和外周阻力有影响的因素都能影响动脉血压。动脉压监测，又称血压监测，是围手术期最基本的血流动力学监测项目，是反映后负荷、心肌氧耗与作功以及周围循环的指标之一。血压的测量方法可分为无创测量法和有创测量法。

一、无创测量法

无创测量法可根据袖带充气方式的不同，分为手动测压法和自动测压法两大类。前者包括搏动显示法、听诊法和触诊法，后者分为自动间断测压法与自动连续测压法。

（一）手动测压法

为经典的血压测量方法，该方法所用设备简单，便于携带。但用手动控制袖带充气费时费力，且不能连续监测，不能及时反映患者血压的变化，故目前仅用于门诊及病房内患者的血压监测。

1. 搏动显示法（oscillatory method）　使用弹簧血压表袖带充气后缓慢放气，观察指针摆动最大点为收缩压，而指针摆动不明显时为舒张压。该方法精确性较差，舒张压只能作粗略估计，故目前临床已很少使用。

2. 听诊法（auscultatory method）　是临床上使用最普遍的方法，利用柯氏音（Korotkoff sound）的原理。柯氏音是血压计袖带放气后用听诊器在其远端听到的声音。典型的柯氏音可分为5相，当袖带充气后放气，开始听到响亮的柯氏音（第1相开始），即为收缩压；柯氏音变音时（第4相开始，音调变低）为舒张压。至于舒张压测量究竟在柯氏音减弱或消失时读数，尚有争议。

3. 触诊法（palpate method）　将袖带充气至动脉搏动消失，再缓慢放气，当搏动再次出现时的压力值为收缩压，继续放气后出现水冲样搏动后突然转为正常，此转折点为舒张压。用触诊法测得的血压值较听诊法低。

手动测压法导致误差的因素有：

（1）袖带：袖带使用不当是导致手动测压出现误差的最常见原因。一般袖带宽度应比上臂周径大20%，袖带太窄或包裹太松，测得的血压值偏高；而袖带太宽，测得的血压值较低。

（2）肥胖患者或婴儿测压时应注意其准确性：肥胖者手臂较一般人粗而不结实，使用标准宽度袖带，充气后部分压力仍作用于脂肪组织，故读数就不够准确。小儿袖带宽度应覆盖上臂长度2/3，婴儿只宜使用宽度为2.5cm的袖带。

（3）放气速度：放气过快易导致测量值偏低，尤其在心率偏慢时。以3mmHg/s或每次心跳放气2mmHg的速度可提高测压的准确性。

（4）校对：血压计应定期校对，误差不可超过3mmHg。

（二）自动测压法

自动测压法又称自动化无创测压法（automated

noninvasive blood pressure，NIBP)，是目前临床麻醉和 ICU 中使用最广泛的血压监测方法之一，是 20 世纪 80 年代血流动力学监测史上又一重大发现。

1. 自动间断测压法 主要采用示波法或称振荡技术(oscillometry)，即上臂绑上普通橡胶袖带，与测压仪连接。测压仪内装有压力传感器、充气泵和微机等，能够定时地使袖带自动充气和排气。当袖带充气压迫肱动脉时，动脉搏动消失，接着逐渐排气。动脉搏动的大小就形成袖带压力的变化，通过压力传感器形成振荡电信号，再经放大器将信号放大，振荡最大时为平均动脉压。而收缩压和舒张压的数值是通过检测压力振荡变化率各方程式而获得，收缩压的定点通常取自压力振荡由最大的 25% 升高至 50% 时，而舒张压的定点取自压力振荡下降达 80% 时(图 40-1)。测压仪能自动定时显示收缩压、舒张压、平均动脉压。该仪器的特点是对伪差的检出相当可靠，如上肢活动时能使袖带充气暂停，接着测压又自动进行。

NIBP 的优点：

(1) 无创伤、重复性好、操作简单、易于掌握；

(2) 适用范围广泛，包括各年龄段的患者和拟行各种大小手术的患者；

(3) 自动测压，能够按需要定时测压，省时省力；

(4) 能够自动检出袖带的大小，确定充气量；

(5) 血压超出设定的上下限时能自动报警。

应注意的是虽然自动测压法为无创伤性，但在临床中如不注意正确使用如频繁测压、测压时间过长或测压间隔太短，有发生疼痛、上臂瘀点和瘀斑、上肢水肿、静脉淤血、血栓性静脉炎、外周神经病变及骨筋膜间隙综合征等并发症的可能。因此，对有意识障碍、外周神经病变、动静脉功能不全及心律不齐等病理情况的患者使用时应注意。

2. 自动连续测压法 可以实现在每个心动周期内完成血压的测量。目前主要有以下几种方法。

(1) 恒定容积法：又称为容积补偿法、血管卸载技术(vascular unloading technique)或 Penaz 技术，最先由捷克生理学家 Jan Penaz 在 1973 年提出，是目前较为成熟的测量方法。此法基于血管自身的强非线性力学特性，即当施加的血管壁外压力总和与血管内周应力相等时(跨壁压为 0)，血管处于恒定容积状态。此时血管壁的直径不再受血压波动的影响，通过测量恒定容积状态下的外加压力值可间接得到血压值。自 20 世纪 80 年代以来，该项技术逐渐商品化，已有多种监测系统如 Finapres(FMS)、Portapres(FMS)、Finometer、Nexfin(BMEYE)、CNAP Monitor 500(CNSystems)、CNAP Smart Pod(Drager Medical)和 LiDCOrapid(LiDCO Ltd)等被陆续应用于临床。此类测量系统的基本组成包括微机、伺服控制系统、气压指套和手指体积描记器(内置红外光发射器和接收器，用于测量指动脉的直径)。测量时一般将指套放置于示指或拇指第二节，指套压力值由电动振荡器不断调整，并被压力传感器测得，再经伺服控制系统的反馈环路和微机系统，最终使血管容积保持不变，此时指套压力始终等于动脉压。根据出现最大脉搏波时所测得的压力值来确定收缩压及平均血压，并间接

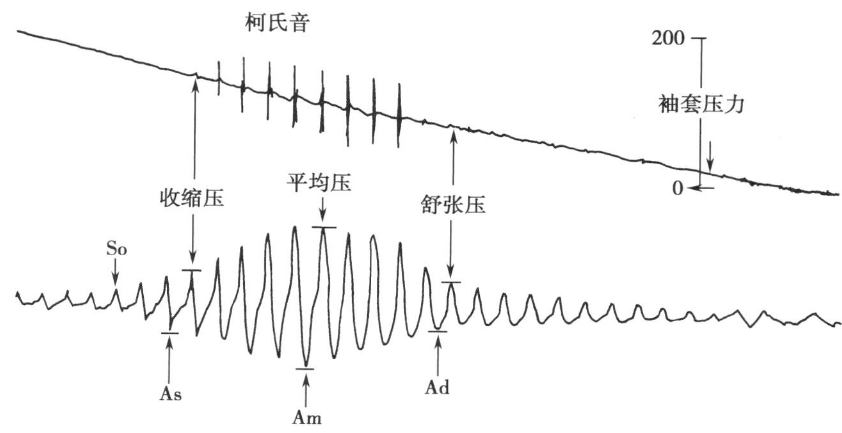

图 40-1 未放大的压力振荡(下图)和袖套测压法的 Korotkoff 音(上图)

So 示袖套压力振荡开始增加；As 示振幅与听诊收缩压相当；Ad 示振幅与听诊舒张压相当；Am 示最大的振荡幅度为平均压。

地计算出舒张压，进而获得动脉压力的变化趋势。该法测量精度较高，且可连续测量，亦适用于老人和婴幼儿。缺点是需要在被测部位保持一定的外压作用，故长时间测量易引起静脉充血，使得被测者手指有较强的约束感，且当血管收缩节率较大时（如动脉收缩痉挛），脉搏描记计的输出波形会受到影响，从而造成测量精度下降。

（2）动脉张力测量法（arterial tonometry）：又称扁平张力测量法（applanation tonometry method），是 Pressman 与 Newgard 最先研究并于 1963 年共同提出的。此法主要适用于桡动脉、股动脉和颈动脉等浅表动脉的测压。测量的基本原理为靠近骨骼的动脉血管在外力作用下被压为扁平状态，此时血管上方的力与血管中血液对血管壁产生的压力成正比。利用压力传感器检测动脉正上方外力的变化即可得到血压的波形，再根据检测到的压力大小来计算出收缩压与舒张压数值。该法测量精度较高，不需要每次测量时都定标，但在测量过程中需保持压力传感器位置的相对固定（因其对位移具有高灵敏度）。此外，当被测者的生理状态发生变化时，可因外力不能跟随平均压的变化而变化，从而产生测量误差。目前临床上使用的 T-LINE 连续无创血压监测仪即采用了上述测量方法，它由固定板、包含压力传感器的手镯及显示屏组成。使用时将压力传感器和手镯置于桡动脉搏动处，并固定在桡骨头的侧腹面，紧靠桡骨茎突的内侧，最后通过固定板将手固定。传感器通过横向和纵向搜索，找到脉搏最强点所处位置，其后固定于信号最强点处，进行实时连续的动脉血压监测。

（3）脉搏波速度测量法：该测量方法的基本原理是脉搏波在动脉血管中的传播速率（PWV）和血压之间存在相关性。当血压增高时，动脉管壁扩张，从而降低了动脉的弹性和顺应性，导致脉搏波传递速度加快，即脉搏波沿动脉传播的速率会随动脉内压力的增加而增加，因此通过脉搏波速度的变化便可推知动脉内压力的变化。通过与标准测量（如示波法）对比和回归分析，建立起脉搏波传递速度与血压间的数学模型，采集脉搏波形后识别出各个脉搏波的特征点并提取血压方程中的特征参数（波形参数、时间参数及面积参数等），最后将其参数代入血压方程中就可得到脉搏的收缩压和舒张压，从而实现基于脉搏波的无创连续血压测量。此法的优势在于所需装置较简易、测量难度较小，但受各种因素的影响，存在心电、脉搏波信号同步性差和精度低的问题。目前采用脉搏波速度测量法制造的血压监测产品有 DxTek、BP-50 等，均通过检测心电信号和手指端光电容积信号的延时时间来计算 PWV。

（4）超声测压法：利用超声波对血流和血管壁运动的多普勒效应可用于检测血压，其特点是适用范围广，特别是对于婴幼儿及休克患者均能准确测得血压。此外，它还可完整地再现动脉波。测量方法是在袖带下距袖带远心端 1/3 袖带宽处各放 2 个传感器，1 个负责向动脉发出超声波，1 个负责接收反射波。在袖带放气期间，当肱动脉压与袖带压相等时，动脉壁开始振动并造成多普勒频移，频移第 1 次被检出处的袖带压即为收缩压，频移显著减小处的袖带压就是舒张压。该方法的准确程度取决于多普勒探头的位置，因此当身体活动时会引起传感器和血管之间超声波途径的变化，从而引起测量误差。

（5）脉搏波特征参数法：脉搏波在传输过程中会遭受不同生理因素的影响，因此脉搏波中包含了丰富的心血管生理信息如外周阻力、血管壁弹性和血液黏度等。脉搏波特征参数主要包括了主波高度 H、主波上升斜率 V、脉动周期 T、重搏波相对高度 g/H（表示血管外周阻力大小）、降中峡相对高度 h/H（表示血管顺应性）等。通过提取脉搏波中的特征参数可以建立起连续血压监测的数学模型，从而计算血压。

二、有创动脉压监测

有创动脉压是临床麻醉和 ICU 中的重要监测指标。早期监测有创动脉压采用水银或弹簧血压计测压装置，只能测量出平均动脉压。目前，临床上通过传感器将机械性的压力波转变为电子信号，经放大由示波屏直接显示动脉压力波形和 SBP、DBP 及 MAP 的数值，并可连续记录、储存，供分析研究。采用周围动脉内置管直接测压方法简便、效果确切，操作虽带有一定的创伤性，但并发症较少，若注意操作技术，减少损伤和污染，对患者利多弊少。

（一）有创动脉压监测的指征

1. 各类危重患者、循环功能不全、体外循环下心内直视手术、大血管手术及颅内手术等，均需连续监测动脉压。

2. 严重低血压、休克和需反复测量血压的患者，以及用间接法测压有困难或脉压狭窄难以测出时，

采用直接动脉内测压，即使压力低至 30~40mmHg，亦可较准确地测量。

3. 术中血流动力学波动大，患者需大量或反复使用血管活性药物治疗时，连续监测动脉内压力不仅可保证测压的及时性和准确性，且可及早发现使用药物引起的血压突然变化如嗜铬细胞瘤手术。

4. 术中预计有大量失血或大量液体转移的患者。

5. 术中需进行血液稀释或控制性降压的患者。

6. 采用动脉压波形分析法或染料稀释法测量心输出量时，由周围动脉内插管获得动脉压波形或经周围动脉连续采血分析染料的浓度。

7. 需反复采集动脉血样用于血气分析的患者，为减少采取动脉血样的困难及频繁动脉穿刺引起的不适和损伤，一般也主张行动脉内置管，既可对血流动力学进行监测，又可在必要时采取血样进行检测分析。

（二）周围动脉穿刺置管途径

周围浅表动脉只要内径够大、可扪及搏动，均可供置管测压。可根据手术部位、术中患者体位、局部动脉通畅情况以及预计留置导管的时间等因素综合考虑选择适当的外周动脉。原则上应选择即使由于置管引起局部动脉阻塞，其远端也不易发生缺血性损害的动脉。因部位表浅、手部侧支循环比较丰富，故桡动脉常为首选，此外依次可选用股动脉、腋动脉、尺动脉、足背动脉。理论上肱动脉因缺少侧支循环，一旦阻塞易导致前臂和手部缺血坏死，但临床研究显示选择肱动脉穿刺测压，动脉阻塞或栓塞的发生率很低。此外，新生儿亦可采用脐动脉或颞浅动脉。

1. 桡动脉　根据手术部位和体位的不同选择左侧或右侧。桡动脉位置浅表，相对固定，因此穿刺置管比较容易。桡动脉与尺动脉在掌部组成掌深和掌浅弓，形成平行的血流灌注。桡动脉置管后若发生阻塞或栓塞，只要尺动脉平行循环良好，一般不会引起手部血流灌注障碍。因此在作桡动脉置管前可测试尺动脉供血是否畅通。清醒患者可用改良 Allen 试验法测试，操作步骤如下：

（1）患者若手部寒冷，应先将手浸于温水中，使动脉搏动更清楚，且便于察看手掌部的颜色。

（2）测试者用手指分别压迫尺、桡动脉，终止血流。嘱患者将手举过头部并做握拳、放松动作数次，然后紧紧握拳（图 40-2A）。

（3）放松对尺动脉压迫，但保持对桡动脉的压迫，嘱患者将手下垂（图 40-2B），并自然伸开（图 40-2C）。

（4）观察手、掌部颜色由苍白转红的时间。若尺动脉畅通和掌浅弓完好，转红时间多在 3 秒左右，最长不超过 6 秒。若颜色恢复延迟至 7~15 秒为可疑，说明尺动脉充盈延迟、不畅。当手部颜色在 15 秒以上仍未变红，说明尺动脉血供有障碍。

（5）测定桡动脉通畅情况可重复以上试验，用压迫尺动脉代替对桡动脉的压迫。

对于不能配合的患者如幼儿、意识不清和全身麻醉后患者，可采用多普勒血流检测仪或手指体积描记图以判断手掌部的血流供应及平行循环供血情况。

尽管 Allen 试验常被用于判断桡动脉穿刺置管后缺血并发症的危险性，但其预测性仍受到质疑。国外文献报道了对 1 699 例行桡动脉插管患者的统计资料，其中有 3.9% 的患者 Allen 试验提示尺动脉血供不足，但仍进行了桡动脉插管，结果并未发生明显的血流异常或手部缺血性损害。亦有研究通过荧光素染料注射法或体积描记图测定发现，Allen 试验的结果与远端血流没有关系。应该指出，在老年、周围血管硬化者，无选择性地进行桡动脉插管测压，有可能造成手部供血不足和组织坏死的可能，故对此类患者应谨慎。

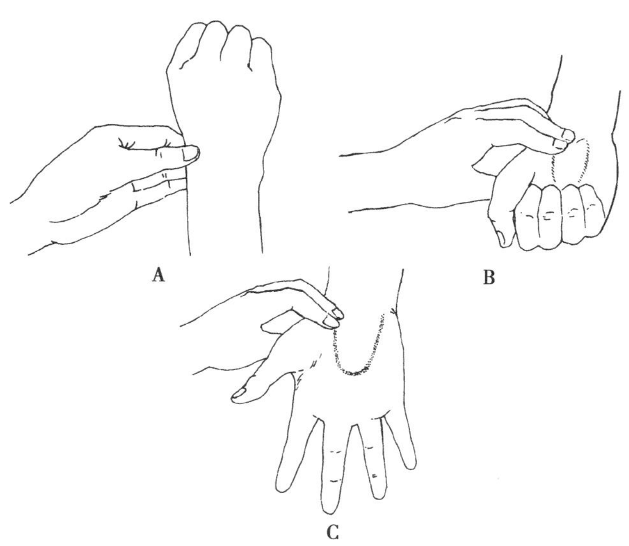

图 40-2　改良 Allen 试验

A. 举手，握拳以驱血，同时压迫桡动脉；B. 将手放下；C. 自然伸开手掌，6 秒钟内手掌色泽恢复，指示尺动脉通畅，掌浅弓完整。

2. 股动脉　是用于周围动脉穿刺测压中最大的动脉。股动脉位于腹股沟韧带中点的下方，外侧是股神经，内侧是股静脉。血管搏动清楚，穿刺成功率高。由于管径较粗，股动脉远端缺血的发生率远低于桡动脉。但对于动脉粥样硬化的患者，置管时导引钢丝的放置和导管的置入，易引起粥样斑块脱落，形成栓塞。另外，由于股动脉位于腹股沟，因此管理不方便，感染机会较大，不适于长时间保留导管。

3. 尺动脉　可代替桡动脉置管测压，特别是经 Allen 试验证实手部血供以桡动脉为主者，选用尺动脉可提高安全性，但成功率较低。

4. 腋动脉　腋窝部腋动脉远近之间有广泛的侧支循环，腋动脉结扎或血栓形成并不会引起远端肢体的血流障碍。腋动脉管径粗，靠近主动脉，即使周围动脉收缩搏动摸不清，腋动脉常维持其压力和搏动，有利于穿刺成功。一般在腋窝的最高点，摸清动脉搏动，直接经皮穿刺并不困难。需要时可将导管插入 15~20cm，使管端达主动脉弓以直接测量主动脉内压力，记录压力波形并由此估计患者的心输出量。经此行动脉插管不但成功率高，且患者舒适、方便，即使较长时间留管，并发症发生率也只在 0.1%~0.2% 左右，均无肢体或手指坏死。腋动脉穿刺置管时应选择左侧，因导管尖端距离主动脉弓和其他大血管较远，发生脑栓塞的概率降低。冲洗时应防止凝血块、其他颗粒物质或空气误入而引起脑血管栓塞。此外，穿刺时如果发生血肿，可引起神经压迫损伤。遇此情况应作紧急探查，必要时作减压手术。

5. 足背动脉　是胫前动脉的延续，在伸拇长肌腱外侧向下平行至足背部皮下。足底外侧动脉是胫后动脉的终末支，是供应足部的另一主要动脉，胫前、后动脉在足部建立动脉弓，足背动脉穿刺置管前要了解胫后动脉的血供情况，以免引起㼚趾缺血性坏死。方法是压迫、阻断足背动脉，然后压迫㼚趾甲数秒钟使大㼚趾变苍白，放松对趾甲的压迫，观察趾甲颜色转红的情况。若颜色迅速恢复，说明有良好的侧支血流，进行足背动脉穿刺置管是安全的。但约有 5%~12% 的患者足背动脉摸不清，且常是双侧性的。

6. 其他　新生儿抢救可经脐动脉或颞浅动脉穿刺置管。经颞浅动脉置管，即使形成血栓也不会引起组织缺血的危险，且感染机会较少。但需在耳前做切口，显露动脉后穿刺常有困难。

三、置管技术

以桡动脉为例，分为经皮动脉穿刺置管和直视动脉穿刺置管两种方法。

（一）经皮穿刺置管

经皮桡动脉穿刺成功率与动脉搏动强弱及技术熟练程度有关。成人常选用 20G 或 22G 套管针，长约 3.2~4.5cm。穿刺时患者仰卧，上肢外展于托手架上，腕部垫高使腕背伸，拇指保持外展。

1. 直接穿刺法　消毒铺巾并行穿刺点局部麻醉后，穿刺者用示指、中指与拇指持针，于腕横线桡骨茎突旁桡动脉搏动最清楚处进皮，然后穿刺针沿桡动脉搏动行踪向着动脉进针（图 40-3），针干与皮肤呈 30°~45° 角。当针尖抵达动脉表面时，用略带冲击的力量将针尖刺入动脉，此时有鲜红的血液喷射至针蒂，表明内针已进入动脉。再进针约 1~2mm，使外套管也进入动脉内，然后一手固定内针，另一手捻转并推进外套管，在无阻力的情况下将外套管送入动脉腔内。若外套管推进遇有阻力，常提示外导管未进入动脉管腔。拔除内针，有搏动性血流自导管喷出，证实导管位置良好，即可连接测压装置。

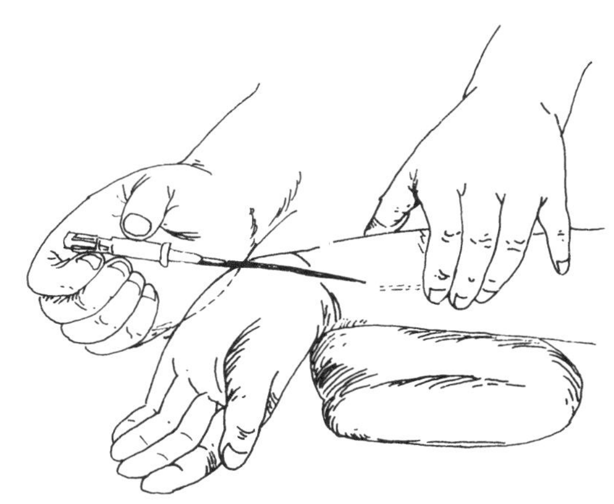

图 40-3　经皮桡动脉穿刺示意图

2. 穿透法　若穿刺时已有突破感，且有少量血液入针蒂，但血流不畅，此时穿刺针可能偏向一侧或已穿透动脉血管后壁。遇此情况可改用穿透法，即将穿刺针沿此方向进一步置入，拔除针芯，将外套管接注射器并缓慢退出，当见有血液喷出时，保持导管与血管方向一致，捻转推进导管。也可在拔退外套管过程中见到良好血液喷、滴出时，经套管内插入细导引钢丝，在导引钢丝引导下推进套管。若均未成功则重新穿刺。目前市场上亦有带导引钢丝的经皮外周动脉穿刺套件。穿刺时若见有血液喷射至针蒂，即可将自带的导引钢丝送入动脉内，然后沿导引钢丝捻转推进外套管。

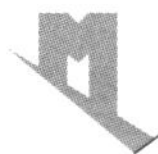

3. 超声引导法　当无法清楚触及桡动脉搏动时，采用上述盲法下穿刺的难度较大。而超声引导下穿刺可显著改善桡动脉置管的首次成功率，并能减轻患者的焦虑及不适，减少操作相关并发症。选择 5~13MHz 的超声探头评估血管，深度设置为 2cm，确保探头左侧所处部位的显影在屏幕左侧。自腕部起，对前臂桡侧进行横向扫描，在桡骨茎突及桡侧腕屈肌之间确定桡动脉及伴随静脉。从腕部扫描至肘窝，注意观察是否存在动脉迂曲及钙化。宜选择动脉管径较粗、钙化程度最低的部位进行穿刺（优先选择近腕部、远肘部的位置穿刺）。消毒穿刺部位，准备无菌探头，调整探头使血管与周围组织对比更分明。

4

（1）横断面定位下置管（短轴平面外技术）：移动探头位置使桡动脉成像处于屏幕中央位置。穿刺部位皮肤局部麻醉后，以 45°~60° 的角度穿刺进针。缓慢进针，将超声探头呈扇形前后摆动，在超声图像上寻找强回声亮点，以此确定针尖位置，保证其始终位于动脉血管正上方。当针尖进入血管腔后，若位置合适，将显示为血管中央的亮点（即牛眼征或靶环征），同时可见血液回流至针尾。调整穿刺针角度略水平，将探头向远侧扇形摆动，若此时针尖刚好从超声视野中消失（即靶环消失征），可确认针尖仍位于血管腔中央，继续推送外套管应无明显阻力，撤出针芯并将压力传感器与套管连接。此法的不足之处在于不易准确显示出针尖位置，常低估进针深度，但其优势是可以确保穿刺针位于血管中央，且血管显示更容易。

（2）纵向定位下置管（长轴平面内技术）：纵向定位的情况下也可进行穿刺置管，此法优势在于可完整显示针尖和穿刺行径，但要确保穿刺针持续位于平面内难度较大，需实时调整超声平面。首先获得桡动脉横断面超声成像，使其处于屏幕中央位置，将超声探头旋转 90° 后，可在屏幕中央显示动脉长轴。上下移动探头以评估血管的管径大小及走行，选择管径较粗处进行穿刺。以 15°~30° 角度进针，使穿刺针与血管长轴保持平行向前推进。如果屏幕上不见针尖显影，其可能是在血管壁或血管外，回退穿刺针，但不完全撤出，调整进针角度使针尖及针体显像。再次向前进针，直至见针尖进入管腔且回血通畅后置入外套管。

（二）直视穿刺置管

随着穿刺技术及设备的发展和提高，该方法目前较少应用于临床。具体操作方法是在上述穿刺部位作约 1cm 长纵切口，显露动脉后在动脉下安置一根丝线，不结扎，仅作远端血流阻断和牵引用，直接用套管针进行穿刺置管。移除牵引线，缝合皮肤。如局部出血，可加压包扎止血。

四、测压装置

目前，临床上多通过压力传感器测压，该方法是通过传感器使机械能转变成在数量上与其一致的电信号，经放大后即可显示和记录。测压系统组成原理与测压计测压相仿，弹簧血压计则由换能器和压力测量仪代替，同时加用连续冲洗装置（图 40-4）。

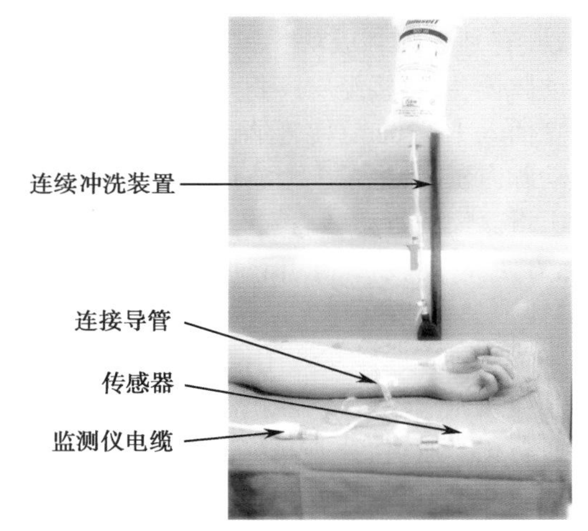

图 40-4　压力传感器测压

1. 传感器　为保证测量过程的动态精确性，真实地描记出动脉压力波形和记录压力数值，传感器的性能极为重要。传感器由隔膜和感应部分组成。当隔膜随压力波动后便带动感应成分，产生相应的电信号。感应部分可采用电阻、电感和电容等形式。目前多采用电阻式传感器。为了提高传感器的精度及动态特性，目前多采用一次性传感器，测压范围可从 −50mmHg 至 +300mmHg，且可耐受 10 000mmHg 高压而不损坏。

2. 连接管道　为保证测压系统达到满意的稳定性、敏感性、线性和适当的频率效应，连接从动脉到传感器之间的管道水力学传递通道的特性非常重要，其可显著改变整个测压系统的效能。可归纳为阻尼和共振二方面。最理想的连接是用大口径、尽可能短的硬质导管，不通过三通开关直接与传感器相连可产生良好的频率效应，但这种连接法不方便采集血标本，故不适合临床应用。连接时，如管道过长，由于共振作用可使测得的收缩压较实际值高，而舒张压偏低；如管道系统内有气泡，不但抑制共振发生，且会对频率效应产生阻尼，导致收缩压偏低，舒张压升高，使压力波形完全失真。因此，目前多选用高频效应的传感器，连接管则采用内径为2.0~3.0mm、长约60cm的硬质管，长度最多不可超过120cm，并保证测压系统内无气泡。

3. 连续冲洗装置　连续冲洗可有效地防止血液凝固而阻塞导管。向含生理盐水的塑料输液袋外加压至300mmHg，经调节器调节滴速后连接自动冲洗装置，以1~3滴/分（或1~3ml/h）的速度连续冲洗管道。测压过程中发现压力波形减幅或失真时，按压快速冲洗杠杆（或牵拉橡皮活塞），可快速冲入1.5ml/s的冲洗液进行冲洗。虽然冲洗系统的压力可高达300mmHg，由于注速缓慢，与动脉导管尖端的压力相差不超过2%，故不会影响测得的血压值。以往，为防止连接管内出现凝血，冲洗液内常加入低浓度肝素（1~2U/ml）。研究发现，无肝素的冲洗液不会增加凝血的发生，而使用肝素增加了发生肝素引起血小板减少的风险，故目前多采用无肝素的冲洗液。

五、测压时应注意的问题

（一）不同部位的压差

在周围动脉不同部位测压，要考虑到不同部位的动脉压。仰卧时，测定主动脉、大动脉及其分支和周围动脉压力时，收缩压依次升高，而舒张压逐渐降低，脉压相应地增宽。决定血流的平均动脉压从主动脉至周围小动脉则逐渐降低。足背动脉离心脏的距离约为桡动脉离心脏距离的两倍，平卧时同时测量此二处的压力，不但波形不同（离主动脉越远，由高频成分组成的脉搏波切迹就越不明显），且压力数值也有显著不同。足背动脉收缩压可较桡动脉约高10mmHg，而舒张压约低10mmHg。

（二）零点

采用传感器测压时，传感器固定的高度应在右心房水平即右侧第四肋间隙平腋中线水平。当患者体位改变时应随时调整传感器的高度。监测脑部血压时，传感器应与脑水平一致，避免由此而造成测压误差。调零时应先将传感器放置适当的位置，打开邻近的三通开关使传感器与大气相通，按下监护仪上的对零键，以此建立参考零点。

（三）导管口方向

血压是血液对血管壁所施的侧压，即指侧压强。采用动脉内置管测压比较正确的测法应该是管口方向与血流方向垂直，但临床上常难以实现。通常测定动脉压的导管口是迎向血流方向，因此测出的压力是血管内侧压强与血液流动的动压强之和。当血流速度较慢时，管口方向的影响可以忽略不计。但在心率增快、血流速度增加以及动脉管腔由于导管插入而遭阻塞形成“终端”动脉时，可造成动脉压力波的反响、共振，使测得的压力数值显著高于实际数值。

（四）直接测压和间接测压的比较

直接测压和间接测压之间有一定的差异。对比观察的结果显示，收缩压在100~150mmHg范围之间，两者结果相仿；超过或低于此范围就会出现差别。一般认为直接测得的动脉压比间接法略高，收缩压常常会高出5~20mmHg。在休克、低血压和低体温患者，由于血管收缩，此种差别还会增加。如果由间接法测得的压力大于直接法时，多数系由于压力监测系统发生故障或操作不当而引起误差，包括监测仪零点的偏移。如果发现动脉压力波幅降低，呈现阻力，提示导管系统有问题，最常见的原因是气泡、凝血块、机械性阻塞或连接部分松动脱开等。假如动脉波形正常，则应检查用作间接测压的袖带大小是否适当、放置部位是否有误等。

（五）测压计的校验

采用传感器测压由于其本身、测压装置和各种其他因素的影响，均会使测得的数值发生偏差。因此应在使用前用水银或弹簧血压计分别在不同压力点进行测试，观察监护仪所显示的压力数值是否与上述压力点一致。在测压过程中除反复校验零点外，还可用回转血流法（return-to-flow method）测试。如经桡动脉插管测压时，可在同侧上臂绑上测压袖带，连接水银或弹簧血压计，袖带充气，阻断动脉血流，此时监护仪显示器上动脉压力波形也随之消失。然后缓慢放气减压，使袖带内压力降低，当低于血管内压，血流重新开始恢复时，显示器上亦出现小的搏动性波形，此时水银或弹簧血压计所指示的压力数值为收缩压，与传感器测压所显示的收缩压应基本一致，否则表明传感器或测压装置有误。

六、常见并发症及其预防

随着穿刺针制作材料和技术的改进，与此相关的穿刺置管并发症发生率明显降低。周围动脉穿刺置管的并发症主要与反复穿刺及导管留置时间过长有关（表 40-1）。

表 40-1 直接动脉内测压的并发症

直接动脉内测压的并发症
远端缺血
假性动脉瘤、动静脉瘘
出血、血肿
局部感染、败血症
周围神经病变
对数据的错误解释和设备应用错误

（一）血栓形成

血栓形成多由于导管长期留置而引起，而且导管越粗、与动脉血管内径相比越大，越容易损伤血管内膜，越容易阻碍导管周围的血流而形成血栓。因此，临床上普遍采用 20G 或 22G 套管针作桡动脉穿刺。在股、腋动脉等较粗动脉插管，由于导管与血管直径之比较小，对局部血流影响少，血栓形成机会减少，可供较长时间留置测压导管。反复动脉穿刺、损伤动脉内膜时，血栓形成率增加。为了减少长时间留管后血栓形成，一般主张在测压结束拔除动脉内导管时，压迫阻断近端动脉血流，用注射器连接测压导管边吸边拔，尽量吸出导管周围的小凝血块。拔管后局部加压包扎注意松紧，既要防止血肿形成，也要防止长时间过度压迫而促使血栓形成。一旦桡动脉血栓形成，只要尺动脉血供良好，一般不会引起严重后果。由于桡动脉分支供应鱼际区域常是终末动脉，在桡动脉被血栓阻塞后容易出现鱼际区供血不足的临床表现。血栓形成后绝大多数可以再通。

（二）栓塞

栓子多来自围绕在导管尖端的小血块、冲洗时误入气泡或混入测压系统的颗粒状物质。一般认为用连续冲洗法可减少血栓栓塞的机会。间断冲洗时要注意将凝血块抽吸出来而不能注入。在桡动脉插管后，若发生了近端局部皮肤坏死，则是由于桡动脉的皮支栓塞引起。腋动脉插管后最好采用连续冲洗，若进行间断冲洗，只能用少量冲洗液缓慢冲洗，避免大容量带有凝血块或气泡的冲洗液逆行进入脑血流引起脑栓塞。

（三）出血和血肿

穿刺时损伤、出血可引起血肿，一般加压包扎均可止血。拔管后若处理不当也可在发生血肿的基础上引起感染。加压包扎 30 分钟后便可放松加压包扎，但应注意加压的程度，既要保证动脉不再出血，又应防止压力过大而影响远端血供。

（四）感染

导管留置时间越长，感染机会越多，一般导管留置不要超过 3~4 天。当局部出现感染或有任何炎症征象时，应立即拔除导管。

第二节 中心静脉压的测定

中心静脉压（central venous pressure，CVP）是指位于胸腔内的上、下腔静脉或右心房内的压力。临床上常采用中心静脉穿刺置管来做中心静脉压监测。

一、中心静脉穿刺置管的指征

1. 严重创伤、休克以及急性循环功能衰竭等危重患者需监测中心静脉压。

2. 需接受大量、快速输血输液的患者，利用中心静脉压的测定可随时调节输入量和速度。

3. 心血管代偿功能不全患者，进行危险性较大的手术或手术本身会引起血流动力学显著的变化，如嗜铬细胞瘤、大动脉瘤和心内直视手术等。

4. 需长期输液、静脉抗生素治疗或化疗。

5. 全胃肠外营养治疗。

6. 经导管安装心脏临时起搏器。

7. 研究麻醉药或治疗用药对循环系统的作用时收集有关资料（表 40-2）。

表 40-2 中心静脉穿刺置管的适应证

中心静脉穿刺置管的适应证
危重患者监测中心静脉压
肺动脉导管置入和监测
经静脉心内起搏
注射药物
高浓度血管活性药物
静脉营养液
化疗药物
刺激外周静脉的药物
长时间抗生素治疗（如感染性心内膜炎）

续表

快速输血输液
创伤、出血
较大的外科手术
抽吸气栓
外周血管条件差
需反复采取血样

二、中心静脉穿刺置管的途径和方法

通过不同部位的周围静脉均可将导管置入到中心静脉部位。由于在腹股沟穿刺置管有导致血栓形成和增加感染的危险，而且如导管尖端未越过膈肌平面，实际测得的可能是腹腔内压，造成临床判断困难，因此临床上较少采用经股静脉置管及测压。目前多选择颈内静脉或锁骨下静脉。

（一）颈内静脉（internal jugular vein）

1. 解剖　颈内静脉起始于颅底，在颈部全程由胸锁乳突肌覆盖。上段颈内静脉位于胸锁乳突肌前缘内侧，中段位于胸锁乳突肌锁骨头前缘的下面、颈总动脉的前外方，在胸锁关节处与锁骨下静脉汇合成无名静脉入上腔静脉。成人颈内静脉较粗，当扩张时直径可达 2cm。右颈内静脉与无名静脉和上腔静脉几成一直线，加之胸导管位于左侧，以及右侧胸膜顶低于左侧，故临床上多选择右侧颈内静脉。

2. 进路　根据颈内静脉与胸锁乳突肌之间的相互关系，可分别在胸锁乳突肌的前、中、后三个方向进针。

(1) 前路：患者取平卧位，头略转向对侧。操作者的左手中、示指在中线旁开约 3cm 于胸锁乳突肌前缘向内推开颈总动脉，确认胸锁乳突肌前缘中点进针，针干与皮肤（冠状面）呈 30°~45° 角，针尖指向同侧乳头或锁骨中、内 1/3 交界处前进，常在胸锁乳突肌中段后面进入静脉（图 40-5A）。亦可在甲状软骨上缘水平触及颈动脉搏动，在搏动的外侧旁开 0.5~1cm 进针，针干与皮肤呈 30°~45° 角，针尖指向同侧乳头。此进路可避免发生气胸，但易误伤颈总动脉。

(2) 中路：胸锁乳突肌下端胸骨头和锁骨头与锁骨上缘组成一个三角，称胸锁乳突肌三角，颈内静脉正好位于此三角的中心位置。在三角形的顶端处约离锁骨上缘 2~3 横指作为进针点，针干与皮肤呈 30° 角，与中线平行直接指向尾端。若试探未成功，针尖向外偏斜 5°~10° 指向胸锁乳突肌锁骨头内侧的后缘，常能成功（图 40-5B）。遇有肥胖、小儿以及全身麻醉后患者，胸锁乳突肌标志常不清楚，作颈内静脉穿刺定点会有一定困难。此时利用锁骨内侧端上缘的小切迹作为骨性标志，颈内静脉正好经此而下行与锁骨下静脉汇合。穿刺时用左大姆指按压，确认此切迹，在其上方约 1~1.5cm 进针，针干与中线平行，与皮肤呈 30°~45° 角，指向尾端前进。一般刺入 2~3cm 即入静脉；若未成功，针尖略偏向外侧即可进入静脉（图 40-6）。

(3) 后路：在胸锁乳突肌的外侧缘中、下 1/3 交点或锁骨上 2~3 横指处作为进针点。在此部位颈内静脉位于胸锁乳突肌的下面略偏外侧。穿刺时肩部填高，头转向对侧，针干保持水平位，在胸锁乳突肌的深部指向胸骨上窝方向前进（图 40-5C）。针尖不宜过分向内侧深入过深，以免损伤颈总动脉。

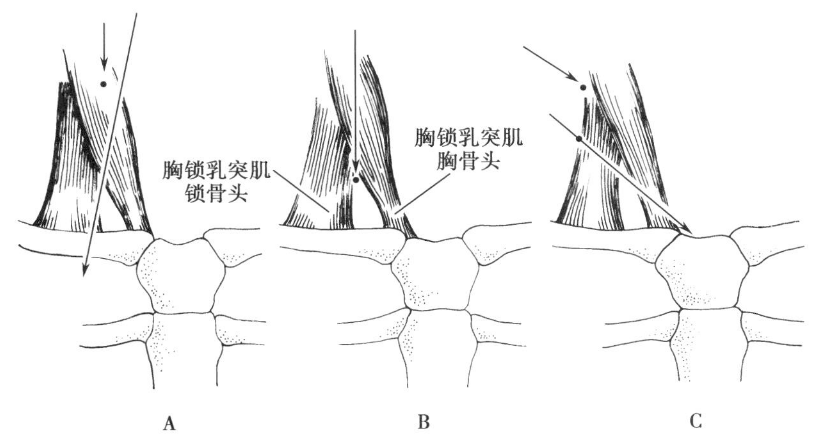

图 40-5　颈内静脉穿刺途径

A. 前路；B. 中路；C. 后路。

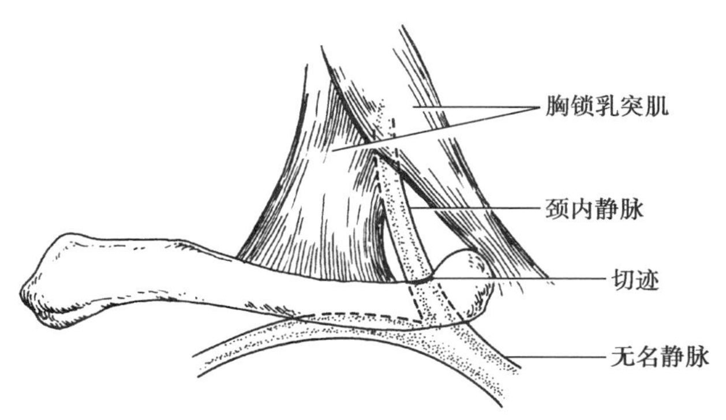

图 40-6 经锁骨上凹切迹颈内静脉穿刺

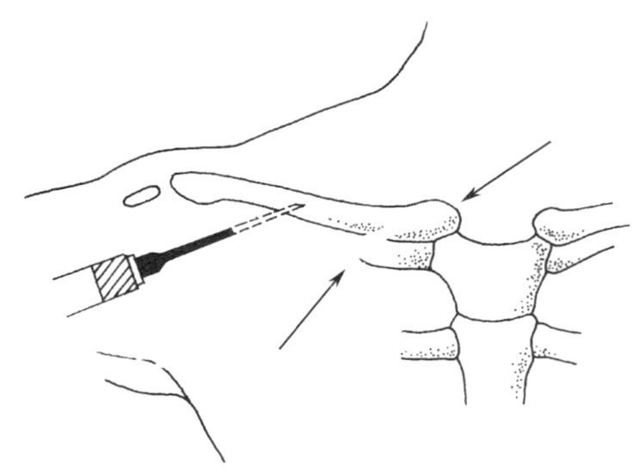

图 40-7 经锁骨下穿刺锁骨下静脉

(二) 锁骨下静脉(subclavian vein)

1. 解剖 锁骨下静脉是腋静脉的延续,起于第 1 肋骨的外侧缘,成人长约 3~4cm。静脉的前面为锁骨的内侧缘,下面是第 1 肋骨宽阔的上表面,后面为前斜角肌。静脉越过第一肋上表面轻度向上呈弓形,然后向内、向下和轻度向前跨越前斜角肌,然后与颈内静脉汇合。静脉最高点在锁骨中点略内,此处静脉可高出锁骨上缘。侧位时静脉位于锁骨下动脉的前方略下(图 40-8B),其间可有前斜角肌分开,成人此肌肉可厚达 0.5~1.0cm,从而使穿刺时损伤锁骨下动脉的机会减少。

2. 进路 锁骨下静脉穿刺有经锁骨下和锁骨上两种进路。

(1) 锁骨下进路:是临床上最早应用的途径。患者上肢垂于体侧并略外展,保持锁骨略向前,使锁肋间隙张开以便于进针。锁骨中、外 1/3 交界处,锁骨下方约 1cm 为进针点,针尖向内轻度向头端指向锁骨胸骨端的后上缘前进。若未刺到静脉,可退针至皮下,使针尖指向甲状软骨方向(图 40-7)。在穿刺过程中尽量保持穿刺针与胸壁呈水平位、贴近锁骨后缘。由于壁层胸膜向上延伸可超过第 1 肋约 2.5cm,因此当进针过深越过了第 1 肋或穿透了静脉前后壁后可刺破胸膜及肺,引起气胸。

(2) 锁骨上进路:患者肩部垫高,头尽量转向对侧并挺露锁骨上窝。在胸锁乳突肌锁骨头的外侧缘、锁骨上约 1cm 处为进针点。针干与锁骨或矢状面(中线)呈 45° 角,在冠状面针干保持水平或略向前偏 15° 指向胸锁关节前进,通常进针 1.5~2.0cm 即可进入静脉(图 40-8A,B)。进针过程中针尖实际上是离开锁骨下动脉与胸膜,而在胸锁乳突肌锁骨头的深部肌膜中行进,因此安全性可有保证。

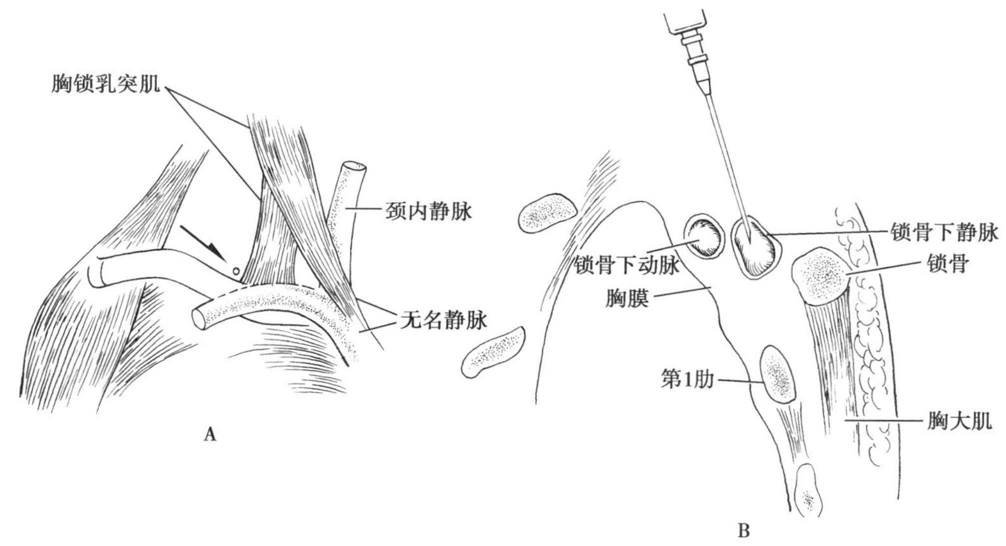

图 40-8 经锁骨上穿刺锁骨下静脉
A. 示进针点;B. 胸腔纵切面示进针方向。

（三）颈外静脉

颈外静脉多年来一直作为临床观察静脉充盈程度和静脉压高低的部位。早期有人将粗针插入颈外静脉测量其压力来粗略地估计中心静脉压。由于颈外静脉是周围静脉，其在入锁骨下静脉处呈锐角，且有静脉瓣，患者的呼吸和头颈位置的改变均使测值不准。目前多采用穿刺后将导管插入至锁骨下静脉。此方法具有安全、并发症少的优点，但要求颈外静脉充盈可见。

（四）股静脉

在颈内静脉、锁骨下静脉不能使用或上腔静脉阻塞的情况下，如头颈部及上胸部烧伤或外伤、巴德-吉（基）亚利综合征患者，可选用股静脉置管测压。穿刺时，在腹股沟韧带下方中点触及股动脉搏动，于搏动内侧 0.5~1cm 进针。股静脉置管虽可避免气胸、颈动脉或锁骨下动脉损伤等并发症，但因其穿刺部位位于腹股沟，易引起感染及下肢静脉血栓等并发症，故不推荐常规使用。

（五）腋静脉及其他外周静脉

在腋静脉穿刺置管既可提供良好的静脉通路，亦可通过置入标准的 20cm 长的中心静脉导管来监测 CVP。腋静脉的进针点为腋动脉旁 0.5~1cm。

目前，在需要长期静脉内药物治疗的患者中已广泛开展了经外周静脉置入中心静脉导管技术（PICC），常选用贵要静脉和头静脉。此方法具有操作简单、方便和可在患者床旁完成的优点。但导管尖端是否能达到中心静脉部位常难以判断，可通过影像学检查判断导管的位置。另外，导管在血管内行程过长及长时间留置，血栓性静脉炎发生的机会增加。

三、操作方法

上述各种途径仅提供了中心静脉插管的可能性，要使置管成功，关键是操作的技术。麻醉科医师必须熟练掌握各种穿刺插管的路径和方法，才能应付各种紧急状态。

（一）穿刺插管工具

中心静脉穿刺的器材主要包括：套管针、穿刺针、导引钢丝、中心静脉导管等。单腔导管，一般成人用 14G，长 15~20cm；穿刺针 18G，长 5~10cm；30~45cm J 形导引钢丝，该钢丝的优点是 J 形头端柔软易通过静脉弯曲处，对静脉壁损伤小，其粗细是以顺利通过穿刺针为合适。其他类型导管如长期留置于中心静脉内、由特殊材料制成的皮下埋置式导管；婴幼儿中心静脉导管；双腔或三腔中心静脉导管；表面涂有氯己定和磺胺嘧啶银的抗菌导管等。

（二）插管技术

颈内或锁骨下静脉置管虽各有不同进路，但置管技术基本上是一致的。现以经中路颈内静脉穿刺置管为例加以说明。

1. 患者取头低 15°~30° 屈氏位，若患者存在肺动脉高压或充血性心力衰竭则可保持水平卧位穿刺（图 40-9）。

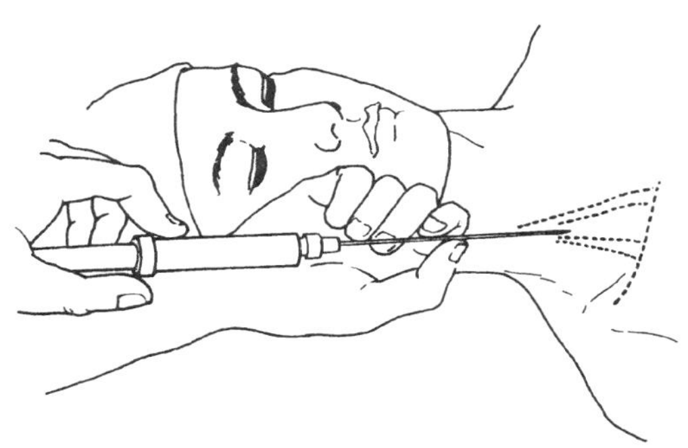

图 40-9 外套管穿刺针由颈内静脉中路穿刺法

2. 肩背部略垫高，头转向对侧，使颈伸展。经锁骨上穿刺锁骨下静脉还要使肩胛下移，挺露锁骨上窝。

3. 戴消毒手套，消毒皮肤、铺巾。

4. 触摸胸锁乳突肌的胸骨头和锁骨头以及与锁骨所形成的三角，确认三角形的顶部作为皮肤定点。清醒患者遇有胸锁乳突肌显露不清，可嘱患者抬头并深吸气，常可显露胸锁乳突肌的轮廓。

5. 用 5ml 注射器抽吸 1% 利多卡因在皮肤定点处做皮内及皮下浸润，然后将针干与皮肤呈 30°~45° 角进针试探，方向指向同侧乳头。在进针过程中保持注射器内轻度持续负压，一旦顺利抽到静脉血，认准方向、角度和进针深度后拔出试探针。

6. 按试探针的角度、方向及深度用 18G 穿刺针或套管针进行穿刺，边进针边回抽，当顺畅地抽到静脉血，表示针尖位于颈内静脉。如穿入较深，针尖已穿破颈内静脉，则可慢慢退出，边退针边回抽，直到顺畅抽到静脉血。当血液回抽和注入十分通畅时，注意固定好穿刺针位置，不可移动，否则极易滑出颈内静脉。

7. 用套管针者可将外套管置入颈内静脉，然后将 J 形导引钢丝经外套管置入颈内静脉。如用

18G 穿刺针，可直接将导引钢丝经穿刺针置入颈内静脉。置入导引钢丝时若遇阻力，应调整穿刺针的角度和斜面方向。如依然有阻力，应将导引钢丝取出，重新调整穿刺的位置和深浅，直到通畅地回抽到静脉血，然后再插入导引钢丝后退出穿刺针。注意导引钢丝置入不可过深，一般为 10~15cm，过深可使导丝进入心脏，引起心律失常。

8. 插入导管扩张器扩张皮肤和皮下组织。

9. 将导管套在导引钢丝外面，导管尖端接近穿刺点，导引钢丝必须伸出导管尾端，用手拿住，将导管沿钢丝置入颈内静脉，同时边将钢丝退出。一般成人从穿刺点到上腔静脉右心房开口处约 12cm 左右。退出钢丝后，用注射器回抽血液，若通畅注入生理盐水冲洗导管，然后接肝素帽、输液器或 CVP 测压装置。导管固定后，覆盖可透气敷贴。

4

（三）操作中注意事项

1. 穿刺时，穿刺针尖的落点不一定正巧在血管的中央，有时可偏在一侧，虽可抽得回血但置入导引钢丝会遇阻力。此外，当穿刺针进入过深，顶于血管的对侧壁，置入导引钢丝时也会遇阻力。遇此情况不能用暴力强行推进导丝，应改变穿刺针的方向和深浅或重新穿刺。

2. 掌握多种进路，不要片面强调某一进路的成功率而进行反复多次的穿刺。在操作过程中一定要注意患者体位和局部解剖标志之间的关系。作颈内静脉穿刺时，由于头向对侧偏转的程度不同，必然影响到胸锁乳突肌与其下方静脉之间的解剖关系，穿刺时需随时调整进针方向；穿刺有困难时可用超声诊断仪协助了解颈内静脉的解剖走向或改经锁骨上穿刺锁骨下静脉。反之，若患者肩胛下移受限，锁骨上窝不能很好显露，由锁骨上穿刺锁骨下静脉常会有困难，可选择颈内静脉穿刺。

（四）超声引导下中心静脉穿刺置管

根据患者体表标志、解剖结构和操作者的经验进行中心静脉穿刺置管的成功率虽然较高，但当患者存在解剖结构异常、血容量不足及操作者缺乏经验时，依然会出现穿刺失败以及并发症。近年来，随着超声技术的发展及便携式超声诊断仪的出现，超声技术越来越广泛地应用于麻醉领域。

1984 年，Legler 等首次报道了在超声引导下进行颈内静脉穿刺。随后大量临床观察及实践表明，超声引导下中心静脉穿刺的成功率增加、穿刺所需时间降低、而穿刺引起的并发症也明显减少。由于解剖位置比较表浅，超声技术在指导颈内静脉穿刺时的优势大于锁骨下静脉。

一般情况下，动静脉往往伴行（图 40-10A），因此在超声显像中区分动静脉非常重要。静脉在受压迫时管腔明显变窄，而动脉较少出现类似变化（图 40-10B），同时动脉还具有搏动性，据此特征可区分动静脉。另外，根据多普勒信号也可区分动静脉。临床使用时，既可用超声定位标记后穿刺，也可实时显示整个穿刺过程。通过短轴观可看到并行的动静脉，长轴观则可清晰地看到穿刺针及导引钢丝在静脉中的位置，因此在临床应用中可将短轴观和长轴观联合使用，进一步增加穿刺的准确性和提高成功率。

（五）测压方法

1. 传感器测压　应用传感器测压可连续记录

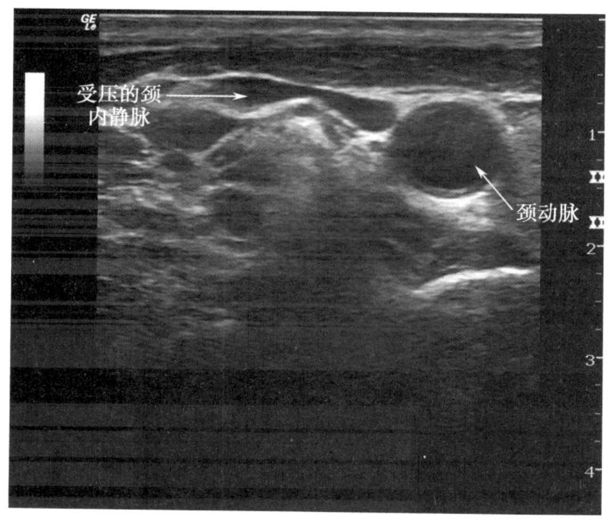

图 40-10A　超声下显示的颈内静脉和颈动脉

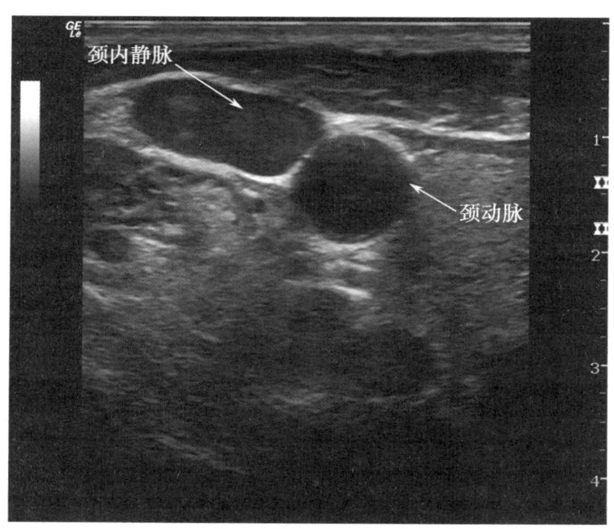

图 40-10B　超声下显示受压颈内静脉和颈动脉

静脉压和描记静脉压力波形。正常中心静脉压波包含 a、c、v 三个正波和 x、y 两个负波(图 40-11)。波形与心脏活动和心电图之间有恒定的关系,c 波、x 波和 v 波出现在心动周期的收缩期,而 y 波和 a 波出现在舒张期。a 波是由于右心房收缩引起,出现在心电图 P 波后的舒张末期,反映了心房内压力增高,心房收缩推动血液通过三尖瓣充盈右心室。房颤患者 a 波消失;三尖瓣狭窄、右心室肥厚和肺动脉高压时可出现较大的 a 波(图 40-12);房室交界性心律时也可以出现高大的 a 波。c 波是由于右心室等容收缩时三尖瓣关闭凸向右心房导致右房压瞬间增高所致,常出现在心电图 R 波后。房颤患者出现明显的 c 波。x 波谷出现在右心室收缩中期,此时右心房舒张,压力也持续下降至最低点。当三尖瓣反流时,x 波谷消失;右心室缺血或心包缩窄时,x 波谷变陡。v 波发生在心室收缩末期,腔静脉血流充盈心房,而三尖瓣仍然关闭所导致的右心房压力增高。v 波常紧接心电图的 T 波后出现。当三尖瓣反流时,x 波谷消失,同时出现大的 v 波;右心室缺血或心包缩窄时,出现高 v 波。当三尖瓣开放,血液从心房流至心室,心房内压力下降产生了 y 波谷。由于 CVP 是低压力值,因此传感器测压装置需要有良好的低压传感系统,而在测量过程中任何环节的微小变化均可使测得的压力数值与实际数值发生偏差。

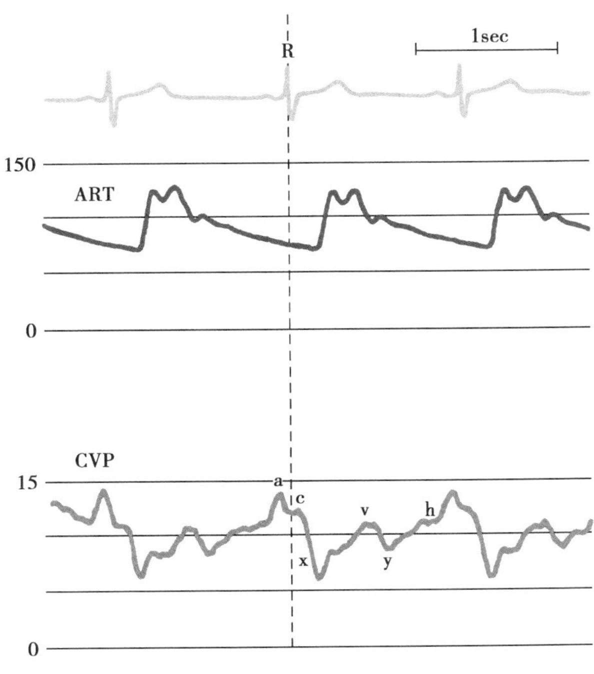

图 40-11 正常的中心静脉压波形

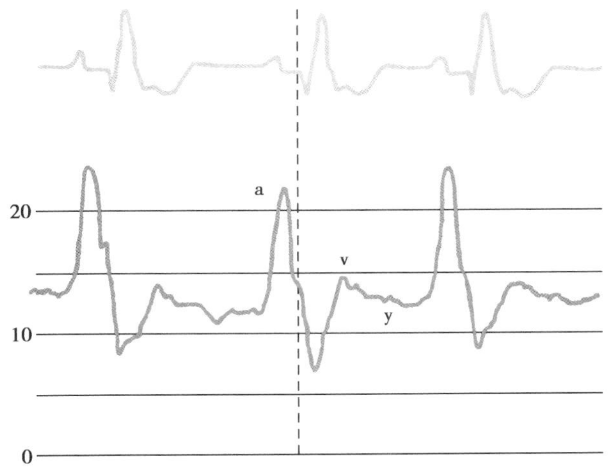

图 40-12 三尖瓣狭窄患者 CVP 波形

2. 水压力计测压 中心静脉压是低压值系统,故可用水压力计直接测压。该方法结构简单、使用方便且经济,一般医疗单位均可实施。临床上常用的测压装置是由 T 形管或三通开关分别连接患者的中心静脉导管、测压计的玻璃(或塑料)测压管和静脉输液系统。若用大孔径的塑料三通开关替代 T 形管则更方便。测压计上端有固定夹,可把测压计垂直地固定在输液架上,并可随意地升降调节高度,零点是第 4 肋间腋中线水平。如通过传感器连续测压,则结果更为客观准确。

四、影响中心静脉压测定值的因素

(一) 导管位置

测定 CVP 时,导管尖端必须位于右心房或近右心房的上、下腔静脉内。经外周静脉置入导管时,常依据体表穿刺位置估计导管需插入的长度。遇有导管扭曲或进入了异位血管,导管尖端就无法达到上述位置,而使测压不准。故插管后应常规作 X 线透视或摄片以准确判断导管的位置。据体外循环心内直视手术时观察,成人经颈内或锁骨下静脉插入导管 12~13cm,约 10% 的导管尖端达右心房入口处,其余约 90% 均位于近右房的上腔静脉内。

(二) 标准零点

中心静脉压值仅数厘米水柱,零点发生偏差将显著影响测定值。现常以右心房中部水平线作为标准零点,仰卧位时相当于第 4 肋间前、后胸径中点(腋中线)的水平线,侧卧位时则相当于胸骨右缘第 4 肋间水平。患者体位发生改变时应随时调整零点。一般标准零点的偏差不要超过 ±1cm,以免由此变异而影响中心静脉压真实的变化。

（三）胸内压

影响CVP的因素除了心功能、血容量和血管张力外，胸内压也是重要影响因素之一。右心室的有效充盈压常以CVP与心包腔的心室外壁压之差表示，正常的心室外壁压即是胸内压。当胸内压增加时，心室外壁压随之增高，此压差减小而影响心脏的有效充盈。实验和临床均证明当胸腔开放、胸内负压消失相当于心室外壁压升高，使充盈压差减低，心室有效的充盈压也随之降低。此时可通过代偿性周围静脉张力增加，CVP升高，使压差回至原来差距。患者咳嗽、屏气、伤口疼痛、呼吸受限以及麻醉和手术等因素均可通过影响胸内压而改变CVP的测量数值。机械通气时常会使胸腔内平均压升高，因此测压时如患者情况许可，最好暂停机械通气。

（四）测压系统的通畅度

测压系统通畅，才能提供正确的测压数值。因此置入的中心静脉导管要足够粗，一般选用14G导管。在采用水压力计测压时，水柱升降快速，液面波动明显常提示导管通畅。较长时间测压，由于血液反流、凝血块堵管或管端存在活瓣状的凝血块造成导管不畅时，常影响测得压力值的准确性。当需要较长时间监测中心静脉压、输液速度又较缓慢时，可于每500ml液体内加肝素3~5mg，以预防管端形成凝血块，保持测压系统的通畅。

五、中心静脉压测定常见的并发症

由于经皮穿刺置入中心静脉导管往往是根据患者的体表标志和操作者的经验来进行，当患者解剖结构存在变异或出现操作失误及管理不当时，可能会引起相关并发症。近年来随着人们的认识及技术的提高，各种并发症已明显减少，但仍需高度重视。常见的并发症包括以下几方面：机械性损伤、血栓形成和感染。

1. 血肿　是中心静脉穿刺时较常发生的并发症。导致血肿的主要原因是穿刺过程中误伤邻近静脉的颈总动脉、颈横动脉或锁骨下动脉。经前路穿刺颈内静脉插管，误伤动脉的机会可高达8.5%~23%。穿刺过程中一旦误伤动脉，直接压迫止血，一般不引起明显血肿。但正在进行抗凝治疗或有凝血功能障碍的患者，血肿形成的机会较多，故穿刺置管应慎重，有条件者可在超声引导下穿刺置管。

2. 气胸　早期经锁骨下行锁骨下静脉穿刺时，气胸的发生率可高达2%~10%。而采用锁骨上进路或颈内静脉置管可降低气胸的发生率。当穿刺时难度较大、穿刺过程中患者出现剧烈咳嗽以及穿刺后患者出现呼吸困难、同侧呼吸音降低，应考虑到发生气胸的可能，必要时可通过胸片明确诊断，并及早作胸腔引流减压。穿刺时损伤肺尖，发生局限性气胸，患者可无临床症状，肺上小的刺破口也可自行闭合。但若穿刺后患者进行机械通气，则有可能引起张力性气胸，导致严重后果。

3. 血胸、水胸　穿刺过程中若将静脉或锁骨下动脉壁撕裂或穿透，同时又将胸膜刺破，血液经破口流入胸腔，则形成血胸。胸腔存在负压可造成血液大量流入，此时导管可位于中心静脉内。若中心静脉导管误入胸腔或纵隔，液体注入上述部位，就引起水胸或水纵隔。为避免水胸或水纵隔的发生，插管后应常规测试导管尖端是否位于血管腔内，方法是降低输液瓶高度，使之低于心脏水平，同时放开输液调节器，观察回血是否畅通。胸片亦有助于诊断。为争取时间，临床上一旦出现肺受压症状，应立即拔除导管并作胸腔穿刺引流。

4. 空气栓塞　空气经穿刺针或导管进入血管多发生在经针孔或套管置入导引钢丝或导管时，常在取下注射器并准备置管导管前1~2秒内有大量空气经针孔进入血管。实验证明若压差为5cmH_2O，空气通过14G针孔的量可达100ml/s。静脉快速误入100~150ml空气，就足以致命。穿刺时患者取头低位，多可避免此种意外。

5. 心脏压塞　多由心脏穿孔引起，一旦发生后果严重。国外文献报道了34例心脏压塞中78%死亡。70%患者穿孔发生在置管后数小时或数日，最长达8天。穿破部位右心房为44%，右心室为36%，表明穿孔与导管插入过深有关。应用较硬的导管，尖端顶住心房或心室壁，导管随着每次心脏收缩损伤心壁，从而引起穿孔。一旦导管尖端进入心包腔，即引起心包腔积液，少数伴有积血。当液体或血液在心包腔或纵隔中积聚达300~500ml时，足以引起致命的填塞。留置中心静脉导管的患者突然出现发绀、面颈部静脉怒张、恶心、胸骨后及上腹部疼痛、烦躁和呼吸困难，继而低血压、脉压变窄、奇脉、心动过速、心音低远，都提示有心脏压塞的可能。由于病情进展迅速，在心搏停止前常难以作出正确的诊断。因此，遇有上述紧急情况应：①立即中断静脉输注；②降低输液瓶的高度，使之低于患者的心脏水平，利用重力尽量吸出心包腔或纵隔内的积血或积液，然后慢慢地拔出导管；③如经由导管吸出的液体很少，病情未得到改善，应考虑作心包穿刺减压；④严密观察患者，防止心包积血再次发生。

由于心脏压塞确诊和抢救难以及时，死亡率又高，因此预防就显得特别重要。具体措施是：①选用适当硬度且尖端柔软的导管；②导管插入不要过深，导管尖端应位于上腔静脉或右心房入口处；③防止导管移动深入，应在皮肤入口处缝固导管或装固定夹；④经常检查中心静脉导管，观察回血情况及测压水柱液面是否随呼吸波动和压值是否显著异常；⑤有怀疑时可经导管注 2~5ml 造影剂进行 X 线检查，以判断导管尖端的位置。

6. 感染　导管在体内留置时间过久可引起血栓性静脉炎。局部或全身感染发生率各家报道的差别很大，导管尖端细菌培养的阳性率为 0%~39.8%，而阳性率的高低直接与操作者的经验有关。无菌操作不严格和反复穿刺均增加了污染的机会。局部组织损伤、血肿亦增加局部感染的机会。导管留置期间无菌护理非常重要，每天用碘酊或酒精涂敷局部、更换敷料，常可达到预防感染的目的。经中心静脉导管进行静脉内营养治疗，发生感染的机会增加，可能由于这类患者免疫力较低，或早已存在感染，加之营养液适合细菌、霉菌生长，故应随时注意感染的发生与发展。当临床上出现不能解释的寒战、发热、白细胞升高、局部压痛和炎症等，应考虑拔除导管并作细菌培养。

7. 血栓形成　导管源性血栓形成是中心静脉置管的严重并发症，在所有的穿刺径路中锁骨下径路的血栓发生率最低。静脉内血栓形成可能导致静脉不通畅、上腔静脉综合征及肺动脉栓塞。因此，长期放置中心静脉导管的患者应警惕此并发症的发生。

六、中心静脉压变化的意义

CVP 的正常值为 4~12cmH_2O。临床上常根据 CVP 的变化来估计患者的血流动力学状况。正常情况下，CVP 的高低取决于心功能、血容量、静脉血管张力、胸内压、静脉回流量和肺循环阻力等因素，尤以静脉回流与右心室排血量之间的平衡关系最为重要。在液体输注过程中，CVP 不高，表明右心室能排出回心血量，可作为判断心脏对液体负荷的安全指标。对 CVP 的监测不应过分强调所谓正常值，更不能过分强调输液以维持所谓的正常值而引起输液过量。作为反映心功能的指标，连续观察其动态变化比单次的绝对值更有指导意义。一般 CVP 正常或偏低，输血、补液是安全的。心脏泵血功能依赖于 CVP，心输出量和 CVP 二者之间的关系可描绘成心功能曲线。在一定限度内，心输出量随 CVP 升高而增加，形成心功能曲线的上升支，超过一定限度，进一步增加 CVP 就引起心输出量不变或下降，形成心功能曲线的下降支。正常或大多数病理情况下，心脏是在曲线的上升支工作，监测 CVP 的目的是提供适当的充盈压以保证心输出量。由于心输出量不能常规测定，临床工作中常依据动脉压的高低、脉压大小、尿量及临床症状、体征并结合 CVP 变化对病情作出判断（表 40-3），进一步指导治疗。

临床情况要较上述划分复杂得多，除血压和 CVP 之外，还要参考其他的临床症状和体征综合判断，必要时可作进一步的心脏功能监测。此外，CVP 仅反映右心室的功能情况，当左心室由于疾病、缺氧和毒素等影响而出现功能不全时，患者出现肺水肿而 CVP 仍可正常甚或偏低，但此时肺小动脉楔压已有明显升高，因此用 CVP 难以准确判断及预防肺水肿。

表 40-3　引起中心静脉压变化的原因及处理

CVP	动脉压	可能的原因	处理
低	低	血容量不足	补充血容量
低	正常	心功能良好，血容量轻度不足	适当补充血容量
高	低	心功能差，心输出量减少	供氧、强心、利尿、纠正酸中毒、适当控制补液或谨慎选用血管扩张药
高	正常	容量血管过度收缩，肺循环阻力增高	控制补液，用血管扩张药扩张容量血管及肺血管
正常	低	心脏排血功能减低，容量血管过度收缩，血容量不足或已足	强心，补液试验，血容量不足时适当补液

第三节 肺动脉压监测

肺动脉压的监测在临床上具有重要意义。通过将特殊的导管经右心置入肺动脉内,可迅速、方便地在床旁监测各种血流动力学参数,该方法对于了解左心室功能、估计疾病的进程、研究心脏对药物的效应、评价新的治疗方法、诊断和治疗心律失常、鉴别各种原因的休克、帮助诊断右心室心肌梗死、心脏压塞、肺梗死和急性二尖瓣反流等,均可提供较可靠的依据。

一、肺动脉导管的种类和结构

(一) 微导管

1969年Sheinman等用100cm长、外径0.94mm、管壁厚0.18mm的尼龙导管经周围静脉插入,由于导管细而柔软,可随血流动力导向漂移前进,经右房、右室而进入肺动脉。经临床试插,69%导管可达肺动脉,17%仅达心室,14%失败。也可采用端孔硅化聚乙烯塑料导管监测肺动脉压。导管长125cm,管端逐渐变细变软,距管端约8~9cm处制成一定弯度,尾部接9号平头针。导管外径1.32mm、内径1.10mm,而管端最细处外径约1.0mm、内径0.8mm,质轻而软,能浮于水面,但仍具有可操作转动的硬度。用此导管经周围静脉插管,导管入肺动脉的成功率约80%,可供较长时间监测肺动脉压。随着气囊导管的广泛应用,目前微导管已不再应用于临床。

(二) 气囊导管(Swan-Ganz导管)

20世纪70年代初由Swan和Ganz首次将该导管应用于临床,用以监测急性心肌梗死患者的血流动力学情况。而到20世纪90年代中期,美国年使用量已达200万根。最早制成的导管为双腔导管,即在主管腔的壁上有一个平行的小腔,现常用的是四腔或五腔导管,成人用7F,小儿5F。7F导管长110cm,从管口开始每隔10cm有黑色环形标记,即使是5F导管,内径亦可达0.9mm。管壁柔软,在管端10cm保持一定的弧度,使导管容易通过右心室。每根导管有三个腔和一根金属导线,导管顶端供测量肺动脉压和采取血标本。导管近端开口(7F距顶端30cm,5F距顶端15cm)用于测量右房压或CVP以及供测量心输出量时注射冰生理盐水或染料。第三个腔的开口位于靠近导管顶端的气囊内,气囊的充气容量为1.25~1.5ml,充气后有助于导管随血流向前推进。在距离导管口3.5~4.0cm处安置热敏电阻探头,连接心输出量计算机,就可以通过热稀释法测心输出量。此外,若在气囊漂浮导管的管壁装上白金电极就可用作心腔内心电图监测,管端装上起搏电极可进行心脏临时起搏。

近年来,肺动脉导管(PAC)不断得到改进,用途有所增加。含有光导纤维的漂浮导管可持续测定混合静脉血氧饱和度(S_vO_2);而带有快反应热敏电阻的漂浮导管可测定右心室射血分数(RVEF);在距肺动脉导管顶端14~25cm处加上电热丝,通过血液热稀释法,可连续监测心输出量(CO)。如在漂浮导管上安装超声探头,还可连续测定肺动脉血流。Swan-Ganz导管及测压装置见图40-13。

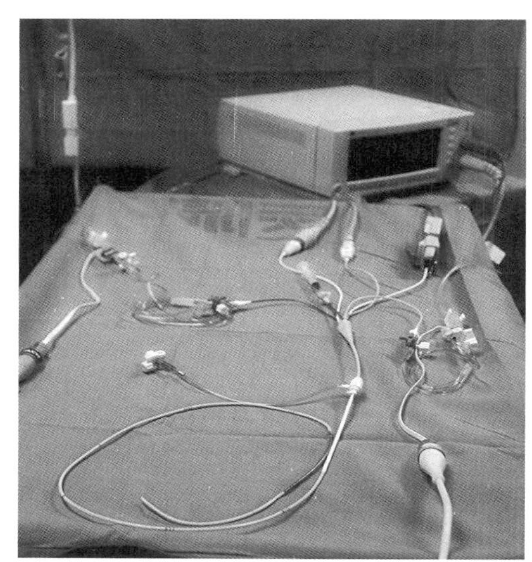

图40-13A 漂浮导管和测压装置

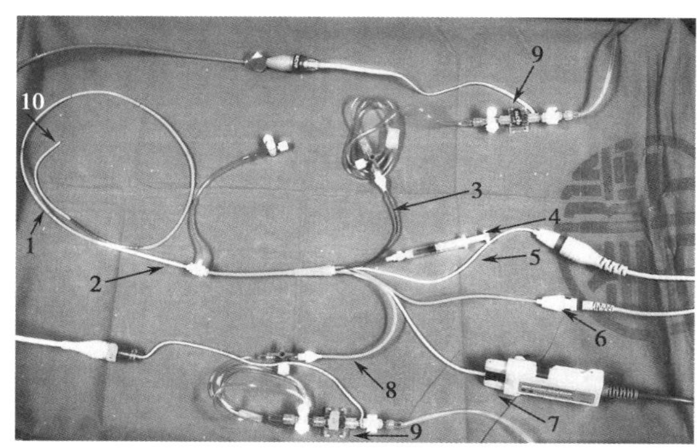

图40-13B 漂浮导管各部分

二、插管技术

插管前先连接好传感器、测压仪和各种连接导管,并对传感器进行测试、调零和校正。插管时要保持严格的无菌操作,消毒铺巾的范围足够大,以减少插入长而盘曲的导管时发生污染的机会。任何可进行中心静脉置管的位置都可置入PAC导管,但以右侧颈内静脉最为常用。置管过程中根据导管置入的深度可大致判断导管尖端的位置。从右侧颈内静脉置管,导管到达右心房时大约20~25cm,到达右心室时大约30~35cm,到达肺动脉时约为40~45cm,在40~45cm时可获得肺动脉楔压。选择不同的穿刺点,导管置入的深度亦不同(表40-4)。置管过程中,根据压力和波形的变化可准确判断导管前进所到达的位置,并连续监测患者的心电活动。

经颈内静脉穿刺,放置肺动脉导管的步骤如下:

1. 选择合适的导管,用导管内配备的注气空针向气囊内充入1.25~1.5ml空气,测试气囊的完整性,然后将气囊内的气体抽空。

2. 清醒患者皮肤穿刺点局部麻醉后用18G穿刺针行颈内静脉(图40-14A)穿刺,成功后经针腔内插入导引钢丝(图40-14B)。当钢丝插入静脉到达预计的深度后,即拔除穿刺针。

表40-4 不同穿刺点距右心室的距离

穿刺点	至右心室距离(cm)
右颈内静脉	35
右锁骨下静脉	35
左颈内静脉	45
股静脉	50
右肘前静脉	60
左肘前静脉	70

3. 用尖头刀挑开导引钢丝周围的皮肤,并直达浅筋膜,以便置入PAC导管鞘。

4. 沿导引钢丝插入套有导管鞘的扩张器,捻转推进扩张器。如遇有阻力,可再用尖刀扩张深部组织,使扩张器及导管鞘沿着钢丝进入静脉(图40-14C)。整个操作过程要小心控制好导引钢丝在血管外部分,既要防止钢丝过深引起心律失常,又要防止钢丝全部滑入血管腔内。

5. 拔除导引钢丝和扩张器,保留导管鞘在静脉内。

6. 将管腔内充满生理盐水的PAC导管经导管鞘插入(图40-14D),连接测压装置监测压力并推进导管。一般插入20cm,导管尖端到达右心房,可记录到低平的静脉压波形。

7. 向气囊内注入1.25~1.5ml空气使其膨胀,然后缓慢推进导管,每次约1~2cm。当导管通过三尖瓣进入右心室时,可记录到收缩压突然升高、舒张压迅速降至零点的心室压力波形。导管再前进,就可进入肺动脉,此时收缩压高度保持与右心室相同,而舒张压高于右心室。

8. 导管继续前进到达肺动脉的分支,肺血管腔由于气囊阻塞,肺血流受阻,出现接近于肺动脉舒张压的小振幅波,即为肺小动脉楔压(PAWP)。气囊排气后立即又可呈现肺动脉压力波形。图40-15是插入导管过程中记录到的连续压力变化曲线以及肺小动脉楔压与肺动脉压之间的关系。

9. 当导管达到了楔压部位,交替地作气囊充气及放气,使导管尖端留置于合适的位置,保持气囊在适量充气时才获得楔压波形。

10. 固定导管,记录导管留于体内的长度。局部覆盖消毒敷料,或用塑料套保护,预防污染,随时按需进退导管,调节位置。导管鞘的侧孔(管)可连接输液装置。

在严重心力衰竭、心动过速、肺动脉高压、右心房、右心室扩大和存在三尖瓣反流以及带有心内起搏导线的患者,插管时导管常难以达到右心室或肺动脉。插管过程中如未获得预期的压力波形,首先用肝素液冲洗导管腔,并检查测压系统包括所选择的压力放大倍数是否恰当,然后抽空气囊后将导管撤回到右心房水平重行试插。由于导管柔软,在体内受体温影响会变得更软。遇有上述插管困难的患者,可嘱患者作深吸气同时较快地推送导管,或向导管腔内注入冷液体使导管壁受冷变硬以利插入。

三、肺动脉导管的临床应用

(一)监测肺动脉压(PAP)和肺动脉楔压(PAWP)

动物实验和临床研究证明,当气囊阻塞肺动脉分支,经导管尖端测得的压力与在X线透视下经心导管把导管真正插至肺小动脉的楔入部位所测得的压力即肺动脉楔压(PAWP)并无显著差异,从而为临床广泛应用气囊漂浮导管提供了依据。左心房与肺循环之间不存在瓣膜,当导管的气囊充

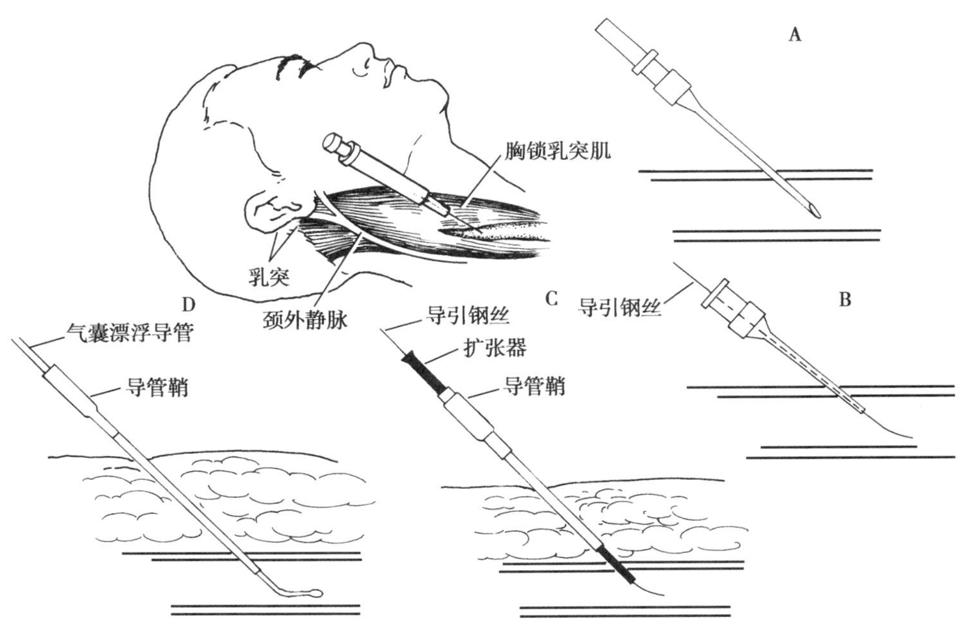

图 40-14 经右颈内静脉插气囊漂浮导管

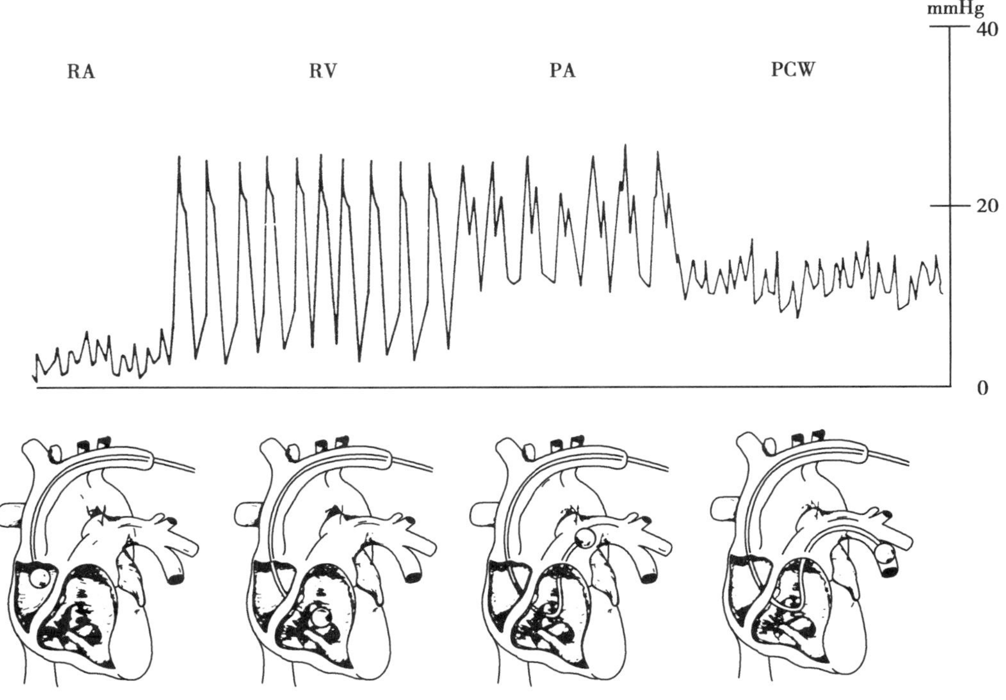

图 40-15 漂浮导管放置过程中压力波形变化

气后随血流嵌闭肺动脉分支阻断血流，导管尖端所测得的压力是从左房逆流经肺静脉和肺毛细血管所传递的压力。当左心室和二尖瓣功能正常时，PAWP 仅较左房压高 1~2mmHg，因此 PAWP 可用于估计肺循环状态和左心室功能，特别对评估左心室的前负荷提供了可靠而有价值的指标。据心脏外科患者同时测量 PAWP 和左心房压（LAP）大量资料比较，二者相差在 ±4mmHg 之内。正常肺动脉收缩压为 15~30mmHg，舒张压 6~12mmHg，平均压 9~17mmHg，PAWP 5~12mmHg。

研究证明，在无肺血管病变时，肺动脉舒张末压仅较 PAWP 高 1~3mmHg，且与左心室舒张末压

(LVEDP)及左房压有很好的一致性,故可以用肺动脉舒张末压表示上述各部位的压力。

肺栓塞、慢性弥散性肺纤维化以及其他任何原因引起肺血管阻力增加时,肺动脉的收缩压和舒张压均增高,而PAWP正常或反而降低。当肺动脉舒张压和PAWP之间的压差达到6mmHg以上,就表示患者有原发性肺部病变存在。若再结合动静脉血氧差,就可鉴别心源性或肺源性呼吸功能衰竭。

PAWP的波形有a、c及v波,心房收缩产生a波,二尖瓣关闭产生c波,但通常与a波融合,心室收缩后期产生v波。若PAWP超过肺动脉舒张压,并有高大的v波,常提示急性二尖瓣反流。

左心室的前负荷应该由左心室舒张末压来表示,因PAWP测定方便,故临床上采用PAWP来代替左室舒张末压。在左心室功能不全、心室壁顺应性降低和心室舒张时心房的收缩作用,均可引起左心室舒张末压显著升高,常超过PAWP和肺动脉舒张末压,有时可超过10mmHg。此时由PAWP或肺动脉舒张末压表示左心室舒张期末压就不恰当。导管尖端在肺野的位置也会影响PAWP测量的准确性(图40-16),当导管的尖端与左房之间有开放的液体通道时,测得的PAWP代表了左房的压力。在肺生理3区内,由于肺动脉压大于肺静脉压和肺泡压,血流量大,形成了开放的液体通道,因此测得的PAWP最为准确。胸内压的改变同样影响PAWP的准确性。在间歇正压或呼气末正压通气时,要考虑由此而引起胸内压和肺泡压改变的影响。当肺泡压低于左房压时,测出的PAWP才能准确地反映左心房压。如呼气末正压超过10cmH_2O,就有可能造成肺泡压大于左心房压,使测出的PAWP仅反映了肺泡内压。因此,若患者情况允许,测量PAWP时最好暂时停用呼气末正压。临床上,所测得的PAWP数值高于实际左心室舒张末期压力的现象还见于慢性阻塞性肺疾病(COPD)、二尖瓣狭窄、梗阻或反流及心内有左向右分流的患者。当患者存在主动脉瓣反流、肺栓塞及肺叶切除术后,所测得的PAWP数值则低于实际左心室舒张末期压力。因此,在使用时应结合临床加以鉴别和判断。

(二)监测心输出量

以温度这一物理因素作为指示剂,利用气囊漂浮导管可迅速、方便地测定心输出量(CO)。临床上常用比患者血液温度低的溶液作为指示剂,从位于右房水平离导管尖端30cm处导管腔的开口注入。溶液随血液的流动而被稀释,在稀释的过程中溶液吸收热量,其温度逐渐升高至与血温相一致。离导管开口4cm处的热敏电阻能很快感知溶液的温度与血液温度取得一致的过程,即温度稀释的过程,通过记录就能得到温度-时间稀释曲线。指示剂溶液可采用室温(15~25℃)或冰(0~5℃)生理盐水或5%葡萄糖液,但现在一般主张采用10ml室温注射液,既方便同时也提高了测定的准确性。目前临床测量CO大多采用此法,并已发展到可连续监测。

临床上采用温度稀释法测定CO时,应注意液体注射速度,一般而言注速越快,信-噪比越高,测定值越可靠,10ml液体在4秒内注入较好。

患者的不同病理状态可影响CO测定的准确性。在伴有三尖瓣反流或心内双向分流的患者,CO的测定值通常偏低,而房颤患者因每搏心输出量的变化很大,应在一段时间内反复多次测定,并

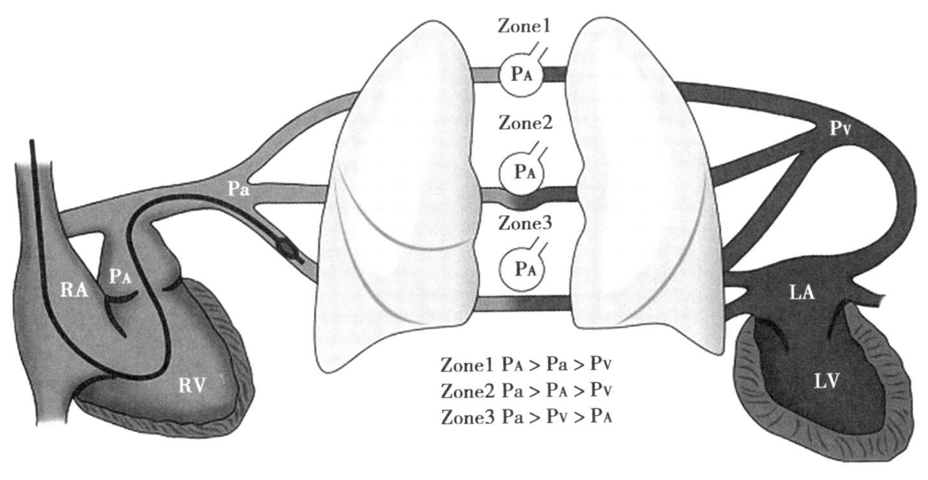

图40-16 导管尖端在肺野内不同位置对PAWP的影响

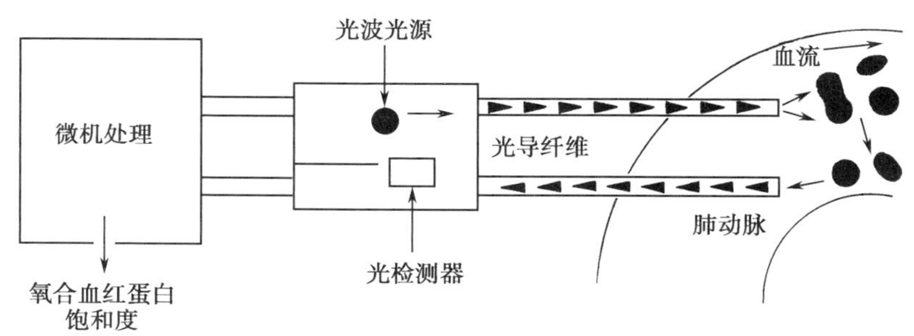

图 40-17 经肺动脉导管连续测定混合静脉血氧饱和度原理图

取其平均值

（三）记录心腔内心电图和心室内临时起搏

在导管壁表面一定部位安放电极即可监测心腔内心电图。离管端 11cm 和 12cm 安装白金电极可用于监测右心室腔内心电图；若电极离管端 26cm 和 28cm，可记录右心房内心电图，对心律失常的诊断有帮助。在导管前端近气囊处安装白金电极，插管时由此电极记录心电图，以了解导管尖端的位置。当出现右心室心电图后，气囊立即排气，不使导管入肺动脉而嵌入右心尖，可用作床旁临时紧急起搏。

（四）连续监测混合静脉血氧饱和度（SvO_2）（图 40-17）

在传统的气囊漂浮导管内安装两组光导纤维束即成为光纤肺动脉导管。首先由发射器发射的脉冲进入发光二极管，后者发出三个不同波长的脉冲光波交替激发红光和红外线。光波通过光导纤维传至肺动脉端，分别被红细胞内的氧合血红蛋白（HbO_2）和还原血红蛋白（Hb）吸收，再由光导纤维传回并进入光波检测器。经光波检测器检测后的光波信号再传至微处理机，区分各种不同的发光百分，最终显示出氧合血红蛋白的含量（饱和度）。

（五）采取混合静脉血标本

从肺动脉内采血可获得真正的混合静脉血标本。但当导管位于肺动脉的较远端，又快速地从导管内采血时，则可混合有从毛细血管床内经过氧合的反流血液，从而引起混合静脉血的氧分压值假性增高，因此采血速度不宜超过 3ml/min。分别测量上腔静脉、右心房、右心室和肺动脉之间的血氧差，就可对心内左至右分流情况作出判断。近年来危重患者的整体氧供（DO_2）和氧耗（VO_2）关系颇受重视，而根据动脉血和混合静脉血氧含量差与 CO 即可得到患者的实际分钟氧耗量，对临床诊断与治疗具有一定的指导意义。

四、插入肺动脉导管的并发症

插入中心静脉导管所引起的并发症，均可在插入肺动脉导管时发生。常见的并发症见表 40-5。

表 40-5 肺动脉导管的并发症

放置导管引起的并发症
中心静脉置管引起的并发症
导管剪切
导引钢丝栓塞
心律失常
室上性心律失常、房颤
室性心律失常、室速、室颤
右束支传导阻滞
完全性房室传导阻滞
空气栓塞
扩张鞘粗
气囊破裂
由右向左心内分流
导管留置（后期并发症）
机械问题
导管截留
导管盘绕、打折或打结
导管移动
鞘问题
气囊破裂
感染
败血症
心内膜炎、瓣膜损伤

续表

导管留置（后期并发症）
组织结构损伤
迟发的血管损伤或瘘
心脏穿孔
心内膜、三尖瓣、肺动脉瓣损伤
肺动脉破裂或形成假性动脉瘤
血栓形成或肺栓塞
肺梗死
血小板减少

（一）心律失常

气囊漂浮导管顶端有气囊保护，置管时心律失常的发生率较插常规心导管少。一般以室性期前收缩为最多见，发生率约10%。当导管插入右心室后，若出现持续的心律失常，可抽空气囊，将导管退回至右心房，心律失常可立即消失。然后把气囊足量充气后再行插管。频发室性期前收缩持久存在时，可经导管注射利多卡因40~50mg。严重的心律失常包括室性心动过速、房颤和室颤等，一旦发生应紧急处理。气囊漂浮导管插入过程中亦会引起右束支传导阻滞，预先存在左束支传导阻滞的患者插管时可发展成完全性房室传导阻滞。因此对这种患者应该先安置好临时起搏器后再插管。

（二）气囊破裂

血液中的脂蛋白会附着于乳胶膜气囊表面，使气囊的弹性逐渐丧失。导管多次使用、留管时间长或频繁地过量充气囊，就会引起破裂。正常循环情况下0.8~1.0ml空气注入右侧心腔或肺动脉内，不会引起有害的结果。存在右向左分流的患者，可采用二氧化碳充气囊，以避免发生气栓。向气囊内注气阻力感消失，放松时注射器内栓也不再弹回，常提示气囊已破裂。移去注射器开放连接气囊开口的活塞开关，在注气孔有时可出现数滴血液，便可证实气囊破裂，此时不应再向气囊内注气。

（三）肺梗死

通常是小范围而无症状，仅在比较插管前后的胸片时才可能诊断。除因气囊破裂误注入了过量空气或导管周围形成的血栓脱落引起相关的肺血管阻塞而发生肺梗死外，多数是由于保留导管期间心脏有节律的收缩和血流的推动力促使导管袢倾向延伸，导管尖端向远侧肺动脉移位，造成对肺动脉阻塞，时间过久就可引起肺梗死。因此，导管保留期间应连续监测肺动脉压。若自动出现了楔压，表示导管尖端移到了嵌入位，应立即将导管拔出2~3cm。每次气囊充气的时间要尽量缩短，完成测量后即放松气囊，排尽囊内气体，否则由于气体残留囊内，容易由血流推动向前而阻塞肺血管。

（四）肺动脉破裂和出血

导管的尖端位于肺动脉小分支，气囊充气膨胀直接损伤肺血管引起破裂出血，多见于有肺动脉高压的患者。临床表现为突然发生咳嗽、大量咯鲜红色血液。若注意导管插入的深度，避免快速、高压地向气囊内注气，可减少此种并发症的发生。测定PAWP时，应缓慢地向气囊内注入限量的气体，当肺动脉压力波形变成楔压波形时，即终止注气。若注入的气量较先前注入的量小就得到楔压波形，常表示导管已经移位或过深，应适当拔出导管。有怀疑时，可经X线胸片了解导管的确切位置。

（五）导管打结

导管在心腔内成袢，进一步形成打结。导管越细软，卷曲打结的机会越多。当导管已插入右心房或右心室，经继续推进15cm仍未记录到右心室或肺动脉的压力波形，常提示导管在右心房或右心室可能成袢，应抽空气囊退出导管并重新插入。一旦发生导管打结，而又无法松开时，可把导管从静脉内慢慢拉出直至插管处，需要时作一小切口取出打结导管。拔出气囊漂浮导管时，应当放松气囊，以免损伤肺动脉瓣或三尖瓣。

五、直接左心房压测定

如心功能正常，左心房压（LVP）与左心室舒张末期压（LVEDP）基本一致，因此LVP是表示左心室前负荷的更可靠指标。临床上除用PAWP间接地代表左心房压外，也可以直接将导管插入左心房测压。二尖瓣、主动脉瓣、冠状动脉病变患者由于左心室功能差，经手术纠治后停止体外循环有困难时，即有指征作左房内插管测压，为手术后处理提供帮助。常用内径为1.0~1.2mm、30cm长的测压导管由术者经右上肺静脉或左房手术切口处插入，保留导管尖端在左心房，尾端由切口下端引出，连接测压装置测压。依据压值的高低可较准确地估计左心室功能状况，并指导容量治疗和预防肺水肿的发生。对上述病例也可选择性将测压导管从房间沟或左心耳插入，经由上腹部引出，连接测压装置，供术后监测。操作和测压过程中，要严格预防凝血块或空气小泡经导管进入循环系统而引起冠状动脉、肾和脑血管等的栓塞。导管留置时间尽量要短，最迟应在拔除胸腔引流管之前拔除，如此拔管后一旦有出血可及早发现处理。

六、肺动脉压或肺动脉楔压监测的价值

患者左心室功能不全为主时，CVP 不能反映左心室的功能情况，应监测 PAP 或 PAWP 以指导诊断与治疗。气囊漂浮导管对重危患者的监测起到了良好的作用，当 PAWP 超过 20~24mmHg 时，表明左心室功能较差。由于 90% 以上的心肌梗死发生在左心，常会造成急性左心功能不全和肺水肿，此时 PAWP 的高低和肺水肿的发生有着密切的联系。当 PAWP 18~20mmHg 时肺开始充血，21~25mmHg 肺轻至中度充血，26~30mmHg 中至重度充血，大于 30mmHg 开始出现肺水肿。临床和 X 线检查显示有肺水肿的患者，PAWP 均增高，并超过 20~25mmHg。但肺水肿的临床和 X 线表现常比 PAWP 升高为延迟，有时可迟 12 小时才能看出肺部有足量水肿液积聚；肺水肿 X 线表现的消失又比 PAWP 下降明显推迟，因为液体再吸收缓慢，有时可长达 4 天。此外，在急性心肌梗死后出现低血压的患者中有 39% 伴 PAWP 明显降低，但在这些低 PAWP 患者中 1/3 体检时有第三心音，其余 2/3 肺部有异常的 X 线表现和明显的肺水肿。对心肌梗死后低血压伴 PAWP 明显降低的患者应采用适当扩容的治疗方法而不是采用针对肺水肿的治疗方法。

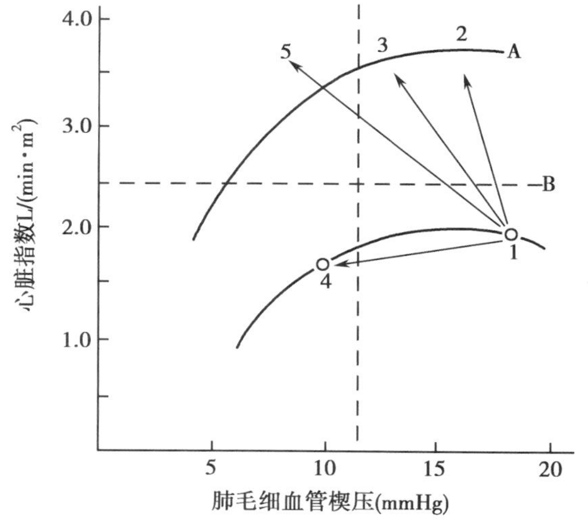

图 40-18 心功能曲线

A. 心功能正常；B. 心功能抑制。

心功能不全治疗：1. 治疗前；2. 增强心肌收缩药；3. 扩血管药；4. 扩血管药过量或用利尿药；5. 增强心肌收缩药+扩血管药。

危重患者在测定 PAWP 的同时测定心输出量，并依据二者之间的相互关系可绘制出左心室功能曲线（图 40-18）。曲线 A 表示心功能正常，曲线 B 代表心功能受抑制。由此判断循环功能状态，对采取正确的治疗很有帮助。假如患者经血流动力学监测和计算获得如下数据：血压 80/40mmHg、心率 90 次 /min，心脏指数 2.0L/(min·m^2)、PAWP 18mmHg，周围血管阻力 3 500dyne·s/cm^5。在心功能曲线图上将位于点 1，提示患者心功能不全、低血压、周围血管阻力高以及可能伴有容量过荷等情况，处理时当选用增加心肌收缩力的药物（如多巴酚丁胺），将使点 1 向上并略向左移至点 2，此时虽可增加 CO 和增高血压，但 PAWP 仍在较高水平。若选用扩张血管药物（如硝普钠）使后负荷降低，能使点 1 移至点 3，除增加 CO 外，还可使 PAWP 有较显著的下降。但若硝普钠的用量太大，使容量血管发生了显著的扩张，或应用了利尿药产生了大量利尿，就会造成患者的前负荷过分降低，使点 1 移至点 4，出现血压和 CO 进一步降低，在治疗中应避免该种情况的发生。一旦发生，适当补充容量常可使点 4 回到点 3 或点 1。比较理想的治疗方案是增强心肌收缩药与血管扩张药配合应用，则可使点 1 移到点 5，既增加 CO 和血压，又使 PAWP 回到正常范围。同样在麻醉和手术期间出现血压升高时，若患者 CO 和左心室功能良好，宜选用加深挥发性吸入麻醉药来控制血压；而当存在低 CO 伴周围血管阻力增加时，则使用周围血管扩张药如硝普钠、酚妥拉明等较恰当。患者手术后存在低血压 80/50mmHg，心率 85 次 /min，PCWP 15mmHg，分析原因究竟是周围阻力血管扩张抑或心功能不全。经测 CO，若达 6.5L/min 以上，计算周围阻力在 100kPa/(s·L)(1 000dyne·s/cm^5) 以下，可使用小剂量有 α 受体兴奋作用的血管收缩药如去氧肾上腺素。如患者的 CO 仅为 2.0L/min，周围血管阻力大于 250kPa/(s·L)(2 500dyne·s/cm^5)，治疗宜选用增加心肌收缩力的药物和加用血管扩张药。由此可见，血流动力学监测不但在疾病的发展中具有重要意义，在治疗上又常是成功与否的依据，了解这方面的基础知识在诊断和治疗方面就可减少盲目性。

七、血流动力学监测的演算数据

（一）心脏指数（CI）

心输出量主要与机体氧消耗或代谢率有关，已知代谢率与体表面积存在很好的相关性，故可用

心脏指数代替心输出量。

$$心脏指数(CI)=\frac{心输出量(CO)}{体表面积(BAS)}$$

[正常:2.5~4.0L/(min·m²)]

(二) 每搏量(SV)和每搏指数(SI)

$$每搏量(SV)=\frac{心输出量(CO)}{心率(HR)}\times 1\,000$$

(正常:60~90ml)

$$每搏指数(SI)=\frac{每搏量(SV)}{体表面积(BAS)}$$

(正常:40~60ml/m²)

(三) 心脏做功

在力的作用下使物体发生位移时,力就对物体做了功。因此功可看作是物体在力的作用下沿力的方向位移的乘积。对流动液体做功情况可以用压强和液体流动的体积的乘积来计算。因此心脏活动时做功可以用心室内压强和从心室排出的血量乘积表示。临床上一般用主动脉或肺动脉平均压代替心室内压强计算左、右心室每搏功(SW)或每搏功指数(SWI)。

$$左心室每搏功指数=\frac{1.36(周围动脉压-PAWP)}{100}\times 每搏指数$$

正常:40~60(g·m)/m²

$$右心室每搏功指数=\frac{1.36(肺动脉压-中心静脉压)}{100}\times 每搏指数$$

正常:5~10(g·m)/m²

在上述计算式中将每搏指数改为每搏量即获得左、右心室每搏功。

(四) 血管阻力

血管阻力完全类同于欧姆定律电压、电流和电阻之间的关系。

$$电压=电流\times 电阻,故电阻=\frac{电压}{电流}$$

$$同样,周围血管阻力=\frac{周围动脉平均压-右心房压}{心输出量}$$

由于右心房压仅5mmHg左右,可略而不计。当心输出量为5L/min,平均动脉压为100mmHg时,代入上式,则(用mmHg值计算):

$$周围血管阻力=\frac{100mmHg}{5L/min}=20mmHg/(L\cdot min)$$

鉴于1mmHg=1 333dyne/cm²,而1L/min=1 000cm³/60s,所以:1mmHg/(L·min)=80dyne·s/cm⁵。因此,将上述单位乘以8,即可换算成临床上常用的单位kPa/(s·L),正常值为90~160kPa/(s·L);将上述单位乘以80,即可换算成临床上常用的单位dyne·s/cm⁵,正常值为900~1 600dyne·s/cm⁵。

$$肺血管阻力=\frac{肺平均动脉压-肺毛细血管楔压}{心输出量}\times 80$$

正常值为5~15kPa/(s·L)(50~150dyne·s/cm⁵)。

(五) 三重指数(triple index,TI)

是用于估计心肌氧耗量的指标,是以收缩压心率乘积再乘以肺动脉楔压,一般认为较收缩压×心率更能反映心肌耗氧情况,三者中任何一项增加,均引起心肌耗氧增加。正常一般不超过150 000。

(六) 张力时间指数(tension time index,TTI)

又称收缩压时间指数,是通过计算左心室收缩时压力曲线下面所包含的面积,一般与主动脉收缩压曲线下方面积相仿。因此TTI=主动脉收缩压均值×收缩时间。它表示心肌收缩时的需氧量。

(七) 舒张压时间指数(diastolic pressure time index,DRTI)

主动脉舒张压曲线所包含的面积减去左心室舒张期压力曲线所包含的面积。临床计算时,DRTI=(主动脉舒张期均压-左心房或肺毛细血管均压)×舒张时间。它代表心肌的供氧情况,当舒张压降低、左心室充盈压增高或舒张时间缩短时,均使心肌的氧供降低。

(八) 心内膜存活率(endocardial viability ratio,EVR)

亦称心内膜功能活存率,以估计心内膜下区部位氧供应是否充裕。心脏收缩时,心肌内膜部位承受的压力高于心外膜部位,容易引起缺血、缺氧。因此EVR的含义是舒张压时间指数与收缩压时间指数的比值;实际上也表达心肌灌注梯度(主动脉舒张压-肺动脉楔压)和收缩期间心室进行压力作功之比。

$$EVR=\frac{DPTI}{TTI}=\frac{(舒张压-肺动脉楔压)\times 舒张时间}{(收缩压\times 收缩时间)}=\frac{氧供}{氧需}$$

正常值应大于1,当小于0.7时,提示心内膜下缺血。

Swan-Ganz导管常用的测定值和计算值见表40-6。

表 40-6 Swan-Ganz 导管测定值和计算值

参数	缩写	正常值	单位
心率	HR	60~100	Bpm
中心静脉压	CVP	6~12	cmH_2O
右心房压	RAP	-1.0~8（4）	mmHg
右室压	RVP	15~28（24）/0~8（4）	mmHg
肺动脉压	PAP	12~28（24）/5~16（10）	mmHg
肺动脉楔压	PAWP	5~12（9）	mmHg
左心房压	LAP	4~12（7）	mmHg
左室压	LVP	90~140（130）/4~12（7）	mmHg
平均动脉压	MAP	85~95	mmHg
心输出量	CO	4~8	L/min
心脏指数	CI	2.5~4.2	$L/(min \cdot m^2)$
每搏量	SV	60~90	ml
每搏心排血指数	SVI	30~65	$ml/(beat \cdot m^2)$
体循环外周阻力	SVR	900~1 400	$dyne \cdot s/cm^5$
肺循环外周阻力	PVR	150~250	$dyne \cdot s/cm^5$
射血分数	EF	> 0.50	
左心室每搏功指数	LVSWI	43~61	$(g \cdot m)/m^2$
右心室每搏功指数	RVSWI	7~12	$(g \cdot m)/m^2$

第四节 心输出量监测

心输出量（cardiac output，CO）是反映心泵功能的重要指标，受心率、心肌收缩性、前负荷和后负荷等因素影响。CO 监测不仅可反映整个循环系统的状况，而且通过计算出有关血流动力学指标，绘制心功能曲线，指导对心血管系统的各种治疗包括药物、输血、补液等。因此，在临床麻醉和 ICU 特别在危重患者及心脏患者治疗中很有价值。CO 的监测方法可分为有创和无创两大类。

一、创伤性心输出量测定

创伤性 CO 监测的方法有温度稀释法（热稀释法）、染料稀释法、锂稀释法、连续温度稀释法和动脉压力波形分析法（APCO）。

（一）温度稀释法

1. 通过 Swan-Ganz 导管　是临床上传统的温度稀释法（thermodilution method）CO 测量方法，通过借助 Swan-Ganz 导管能方便、迅速地得到 CO 的数值。指示剂可采用室温（15~25℃）或冷（0~5℃）的生理盐水及 5% 葡萄糖液，以生理盐水应用为多，常用量为成人 10ml，小儿 5ml。将溶液从肺动脉漂浮导管距头端 30cm 开口于右心房的管腔内快速注入，溶液随之被血液稀释，同时液体的温度随即由低而升高，经离导管顶端 4cm 处的热敏电阻连续监测，记录温度－时间曲线，同时在仪器中输入常数，以及 CVP、PAP、平均动脉压、身高和体重（计算体表面积，BAS），仪器很快显示出 CO 及其他血流动力学指标，常规连续做 3 次，取其平均值。计算的公式如下：

$$CO = \frac{V \cdot (Tb - T_I) \cdot D_I \cdot S_I}{A \cdot Db \cdot Sb} \cdot \frac{60}{1\,000}\ (L/min)$$

V = 注入生理盐水量（ml）

Tb = 肺动脉血温度

T_I = 注入生理盐水温度

Db、D_I = 血和生理盐水的密度

S_b、S_I= 血和生理盐水的比热

A = 稀释曲线所包含的面积

Salgado 和 Galetti 报道温度稀释法所得出的 CO 可高于实际血流量的 2.9%。Bilfinger 报道认为用室温生理盐水所测得值与对照相比可差 7%~8%，用冷盐水时可相差 11%~13%。在体外实验中温度稀释法的准确性可有 7%~13% 的变异，与电磁血流量计得到的主动脉血流量比可有 3% 的误差。热指示剂的剂量和温度也会影响测量值的准确性，当注射液剂量太多，温度太低可使测得的 CO 偏低，静脉输液过速可使 CO 变异达 80%。除此之外，心内或心外分流、三尖瓣或肺动脉瓣反流、血块凝结导致热敏探头失灵和呼吸周期都是影响热稀释法监测 CO 精确性的因素。

2. 通过围动脉（股动脉） 临床上应用的脉搏指示连续心排量（PiCCO）监测仪，通过整合计算脉搏波曲线下面积的积分值而获得每搏量（SV），这个面积与左心每搏量在比例上相近似，CO 就是由 SV 与心率计算而得。计算的过程需要一个标准值（calibration factor），再通过以下公式：

$$CO = A \cdot HR \cdot cal$$

（A：脉搏曲线下面积，HR：心率，cal：标准值）

PiCCO 使用动脉热稀释法以获得最初的标准值，该过程不需置入肺动脉导管，只要由中心静脉导管快速注入一定量的冰生理盐水或葡萄糖水（水温 5~10℃，10ml），再由另一条动脉热稀释导管（置于股动脉）可得热稀释的波形，此步骤重复三次，PiCCO 监测仪将自行记录这三次的结果并计算出一个标准值，PiCCO 根据此标准值以及患者的脉搏、心率通过上述公式而持续算出 CO。

用 PiCCO 监测仪除可监测 CO 外，还可测定每搏心输出量变异度（SVV）、肺间质液体量（即血管外肺水）（extravascular lung water，EVLW），用以指导液体治疗。其测量获得的全心舒张末期容积（global end-diastolic volume，GEDV）、胸腔内血容积（intrathoracic blood volume，ITBV）等指标能更充分地反映心脏前负荷的变化，避免了以往以中心静脉压、肺动脉楔压等压力代表容积的缺陷。

（二）染料稀释法

染料稀释法（Dye dilution method）是温度稀释法问世前常用的心输出量测定方法。指示剂采用无毒性的吲哚氰蓝绿（indocyanine green），它可被肝细胞迅速自循环中排除至胆汁，对心血管系统无副作用。注入后可与血浆蛋白结合，通过肺循环时仍能保留在循环内，染料以单次方衰减，每分钟消失 26%，注射后 20 分钟仅留有 35% 于循环内，不使皮肤和黏膜染色，在一定时间间歇后可以反复使用。

注射药量一般为 1ml（5mg/ml），注射部位与样本抽取部位原则上越近越好，理想的注射部位是右心房，样本抽取部位在肱动脉或腋动脉。临床上常采用肘静脉和桡动脉或足背动脉。注射速度宜快，使染料在单位时间比较恒定，获得的曲线比较好，以减少误差。

染料稀释法的曲线还可用于诊断心内分流，左向右分流时可产生染料浓度峰值下降，消失时间延迟，同时无再循环峰值；右向左分流时可使曲线提早出现。在严重瓣膜反流或低心排患者，首次循环时曲线可延缓至很长时间，甚至再循环峰出现在前一曲线开始下降前，影响到心输出量的测定。在操作、计算等因素影响下，一般误差可达 10%~15%。

（三）锂稀释法

锂稀释法是以指示剂稀释法为基础的另一种心输出量监测方法。在静脉内注射小剂量的氯化锂后，将离子选择电极安装于外周动脉导管以测量锂稀释曲线，从而推算出心输出量。早期该技术要求由中心静脉导管注入氯化锂，但新的研究指出由外周静脉注射也可获得相近的精度。

（四）连续心输出量测定

连续心输出量测定（continous cardiac output，CCO）采用与 Swan-Ganz 相似的导管（CCOPACs）置于肺动脉内，在心房及心室段（10cm）有一加温系统，可使周围血温度升高，然后由热敏电阻测定血液温度变化，加热是间断进行的，每 30 秒 1 次，故可获得温度 - 时间曲线来测定 CO。开机后 3~5 分钟即可显示 CO 数值，以后每 30 秒显示以前所采集的 3~6 分钟的平均数据，成为连续监测。

（五）动脉压力波形分析法心输出量（APCO）监测

近年来，基于动脉压力波形分析的心输出量监测技术（arterial pressure based cardiac output measurement，APCO）成为连续心输出量监测的又一选择。以 FloTrac/Vigileo 监测系统为例，其心排量计算公式为 $CO = PR \cdot [SDAP \cdot \chi]$（PR：脉率，SDAP：动脉压标准差，$\chi$：多变量多项方程式）。每搏量（SV）= $SDAP \cdot \chi$，即 SV 与动脉压的标准差成正比，量化常数 χ 反映了血管顺应性和血管阻力对 SV 的影

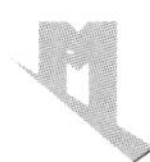

响。通过外周动脉置管与 FloTrac 传感器连接至 Vigileo 监护仪获取参数，其中动脉压以 100Hz 的频率来取样，其标准差每 20 秒更新一次；χ 是通过分析患者的脉率、平均动脉压、平均动脉压标准差，由人口统计学数据(包括年龄、性别、身高、体重)计算的大血管顺应性以及动脉压波形的偏斜(skewness)和峰度(kurtosis)得出。该监测方法具有创伤小、操作简单、实时数据更新和不需要外部校准等优点。除 CO 外，还可通过监测呼吸对动脉压的影响，计算出每搏量变异度(SVV)，用于评估患者的血容量并指导液体治疗。由于此方法的原理是对动脉压力波形进行分析，因此血管阻力与顺应性、心泵功能和动脉导管的放置位置等因素都会影响到 APCO 监测的准确性，目前该方法仅适用于接受机械通气且无明显心律失常的患者。此外，严重的二尖瓣或主动脉瓣病变、接受主动脉球囊反搏的患者，均易出现动脉压力波形的假象或变化，无法应用 FloTrac/Vigileo 系统准确地进行心输出量的测定。

二、无创伤性心输出量测定法

(一) 心阻抗血流图(Impedance cardiogram, ICG)

心阻抗血流图是利用心动周期于胸部电阻抗的变化来测定左心室收缩时间(systolic time interval, STI)和计算出每搏量，然后再演算出一系列心功能参数。1986 年 Sramek 提出胸腔是锥台型，因此改良了 Kubicek 公式，应用 8 只电极分别安置在颈根部和剑突水平，测量胸部电阻抗变化，通过微处理机，自动计算 CO，连续显示或打印 CO。ICG 是一项无创伤性的方法，操作简单、安全。可动态连续监测 CO 及与其有关的血流动力学参数，最新研制的阻抗血流图仪能显示和打印 16 个测定和计算参数及心功能诊断和治疗图。

(二) 超声心动图(ultrasonic cardiogram, echocardiogram, UCG)

超声心动图是指利用超声波回声反射的形式记录心脏信息的检查方法，通过观察心脏和大血管的结构和动态，了解心房、心室收缩及舒张情况与瓣膜关闭、开放的规律，为临床诊断提供信息和有关资料。该方法对某些心脏疾病诊断的准确性较高，还能测量主动脉及各瓣膜口的直径，而且对患者无创伤，因此是当前心血管疾病重要的诊断方法之一。临床上有 M 型超声心动图、二维超声心动图及多普勒超声心动图及经食管超声心动图，近年来又研制出三维超声心动图，使监测和诊断的指标及准确性得到了进一步提高。通过经食管超声心动图(transesophageal echocardiography, TEE)可监测每搏量，左室射血分数(EF)、左室周径向心缩短速率(VCF)、舒张末期面积(EDA)、心室壁运动异常(RWMA)、室壁瘤以及评定外科手术修复的效果。此外，近年研究表明 TEE 监测术中心肌缺血不仅比心电图更为敏感和准确，而且发现变化早。

(三) 超声多普勒心输出量监测

所谓多普勒原理是指光源与接收器之间的相对运动而引起接收频率与发射频率之间的差别。超声多普勒监测心输出量正是利用这一原理，通过测定主动脉血流而测定 CO。

根据超声探头放置的位置可分为经气管及经食管多普勒心输出量监测。经气管超声多普勒心输出量监测技术在实际应用中存在许多影响因素，因此临床应用受到影响。而经食管超声多普勒技术因操作简便、并可进行无创、连续及时实监测，获得的血流动力学参数完备且结果较为精准，在临床上得到推广。经食管超声多普勒监测仪(图 40-19)主要包括两个超声探头，即 M 型超声探头，用于测量降主动脉直径；脉冲多普勒超声探头，通过直接测定红细胞移动距离来推算同一解剖平面降主动脉血流速度。通过该监测仪可实际测得以下参数：降主动脉每搏量、降主动脉血流量、左室射血时间、降主动脉直径和降主动脉血流加速度。再经过计算可得到每搏量、心输出量和全身血管阻力等参数。经食管超声多普勒心输出量监测技术的准确性受到下列因素影响：①对超声探头定位要求高，术中体位的变动可能会影响结果的准确性；②由于是经食管放置探头，患者需要充分的镇静，不适合清醒患者使用；③易受电刀干扰。在以下情况下禁止使用该监测技术：①口咽部畸形；②食管病变如食管静脉曲张；③急性食管炎；④食管内支架；⑤主动脉狭窄；⑥胸主动脉瘤。

(四) 二氧化碳无创心输出量测定

二氧化碳无创心输出量测定是利用二氧化碳弥散能力强的特点作为指示剂，根据 Fick 原理来测定心输出量，其测定方法很多，常用的方法有平衡法、指数法、单次或多次法、三次呼吸法等。不管采用何种方法，其计算心输出量的基本公式如下：

$$CO = VCO_2/(CvCO_2 - CaCO_2)$$。

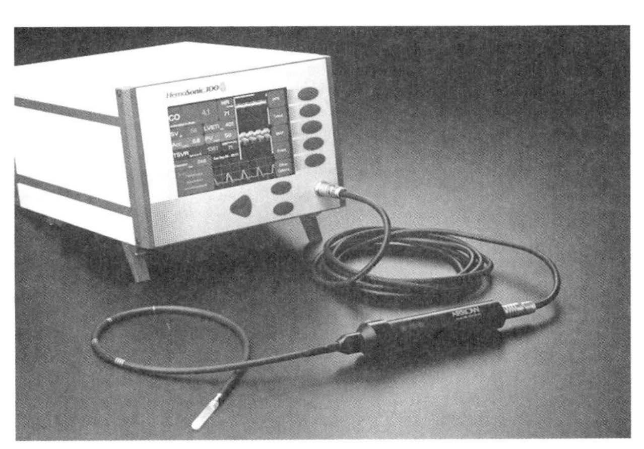

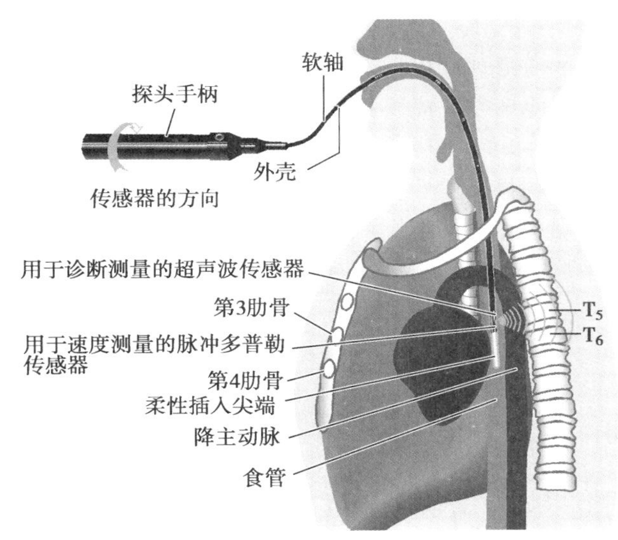

图 40-19　经食管超声多普勒心输出量监测

第五节　射血分数监测

每搏量(SV)及其衍生指标虽可反映左室的泵血功能,但后者是左室前负荷、后负荷和心肌收缩力综合作用的结果,因此SV受到左室后负荷的显著影响。如在一正常大小的心脏,假设左室舒张末期容量为100ml,收缩末期容量为40ml,则每搏量为60ml。当左室扩大一倍时,左室舒张末期容量为200ml,收缩末期容量为140ml时,每搏量仍为60ml,但后者的收缩功能已显著降低,因此单纯测量每搏量和心输出量不能准确反映左心室心肌收缩力的变化。为了矫正左室前负荷对每搏量的影响,需计算射血分数。射血分数(ejection fraction,EF)为舒张末期容量(EDV)与收缩末期容量(ESV)之差与EDV的比值,正常大于0.55,小于0.50表示心功能减退。虽然每搏量的明显前负荷依赖性可以通过除以舒张末期容积算出EF而降至最小。然而,EF仍对后负荷的改变高度敏感,因此,最好是将其看作为一个心肌收缩功能指标,而不是一个纯粹的收缩力指标。

临床上可通过有创或无创方法测定EF值。心导管术及定量选择性造影术是EF值测定的标准方法,最常用的方法是通过Fick法和温度稀释法。但是这些有创方法均有一定创伤,也不宜在同一患者反复进行,因此研究人员寻找了可靠的无创方法测定心腔容积。在观察心功能系列改变和评价药物及心脏手术对心脏的即刻和远期影响时,尤需要无创伤性方法。常用的无创伤性方法有:超声心动图、核素血管造影、超速CT及磁共振成像(MRI)。所有这些方法都是用来替代血管造影术,测定心室容积和/或体积。除测定EF外,还可无创测定射血期各种指标。本节主要介绍无创性EF值测定法。

一、超声心动图

(一)二维超声心动图

通过测量左室舒张末期和收缩末期容量,两者相减即为SV,根据SV可求出EF值。对比研究结果表明,在二维超声的三类数学模型中,双平面Simpson公式(所谓Simpson公式是指从二尖瓣到心尖将左室平分成四等分,并获得四个短轴切面的切面超声心动图,求出各短轴切面左室面积)测量的左室射血分数与心导管左室造影的结果相关性最佳,因此此种方法应作为二维超声心动图测量左室EF值的首选方法。在无明显节段性室壁运动异常的患者,单平面Simpson公式或单平面面积-长度公式亦可采用。近年来出现的声学定量技术,可自动显示和跟踪血液-组织界面,该技术采用单平面Simpson公式计算左室容量,实时显示左室容量曲线和射血分数。与传统的人工逐帧描绘心内膜轮廓的方法学相比,声学定量技术有下列优点:①大大减少了左室容量和EF值测量的工作量;

②避免了人工描绘心内膜轮廓的主观误差，提高了测值的重复性和可比性；③可实时观察每次心搏的EF值，使该方法优于其他测量方法，为观察左室射血分数的动态变化和疗效反应提供了新的手段。在具有明显节段性室壁运动异常的患者，可采取声学定量技术，分别测量心尖多个切面的EF值并加以平均，从而保证测量的正确性。

（二）三维超声心动图

应用三维超声心动图技术测量左室舒张末期和收缩末期容量后，可计算出EF值。临床研究表明，在无显著的左室节段性室壁运动异常的情况下，经胸双平面Simpson公式和多平面经食管三维超声心动图，所测量的左室EF值与心导管左室造影的测值有高度的相关性。但如左室出现显著的节段性室壁运动异常，多平面经食管三维超声心动图技术的准确性显著高于经胸双平面Simpson公式。尽管如此，多平面经食管三维超声心动图技术受到患者插管不适和计算机后处理的限制。经胸的多平面三维超声心动图技术，虽是提供左室三维重建安全、可靠的新途径，但仍可受到计算机速度的限制，因而在短时间内不能完全取代二维超声心动图测量技术。

二、核素血管造影

放射性核素EF的测定及心功能的评估方法有两类：一为放射性核素弹丸行经中心循环的首次通过法（首次通过核素心血管造影）；二为广泛应用的血管内标记数小时后的平衡期重复显像法（平衡期放射性核素心血管造影）。

（一）首次通过法放射性核素心血管造影术

该方法是用于心脏生理学研究的第一个放射性核素技术。该技术在1927年由Blumgart和Weiss首次报道，20世纪70年代引起临床和研究重视，虽应用没有平衡法广泛，但仍作为核素血管造影的另一种方法。首次通过法放射性核素心血管造影术是指在弹丸行经中央循环时的最初数秒内进行采样。这种放射行走的高频成分被记录和定量分析。此时示踪剂在血内充分混合，因而计数变化与容量改变成正比。首次通过时，每个心室内应有放射性的时间和解剖上的分隔。这是首次通过法足以单独进行左、右心功能及射血分数分析的基础。该方法最适合右室功能的评估。

（二）平衡法放射性核素心血管造影技术

该方法利用心电图来确立核数据的采集和心动周期容量组分间的时间关系。根据心动周期内发生的生理性分隔的核数据，重复采样数百次心跳。积累数据直至放射性计数值足以进行有意义的统计。心电图提供一种灵敏和容易确定的生理信号，可将它用于静态显像。数据定量化，并以连续环的电影显示，以增加视觉判断和分析的定性资料。根据计数方法，在心动周期各个点的左室放射性可计算左室射血分数和其他充盈以及射血的指标。这种方法得到的数据和其他标准方法如X线左心室造影有良好的相关性。

三、磁共振成像

多种磁共振成像（magnetic resonance imaging，MRI）技术已被用于评价心血管功能的几个方面。其中最具吸引力的是回波平面成像（EPI），它实际上是一种实时成像法。它又有两种方法：单发射或多发射法。单发射法在一次心搏中40~80ms内采集整幅图像。而多发射法在连续2~4次心搏中的20~40ms内采集图像。因此，电影EPI可在1个或2~4个心动周期内完成。速度编码EPI也能做。所以，使用电影EPI和速度编码电影EPI，可实时地、几乎在每个心动周期时间内完成心室收缩功能的分析和血流定量。

因为MRI是一种三维成像技术，可直接测量，所以对左室功能的临床评价由此而获取。根据包含左室的几组图像，可计算舒张末期、收缩末期容积、每搏量以及射血分数。这些数据可以直接获得，而并不像超声心动图和X线血管造影那样依赖于几何估测。另外，MRI可直接三维显示心肌，而且肌壁边缘清晰，所以可测定左室质量。针对不同几何类型的心脏，在左室长轴上的一幅图像或相互垂直的长短轴图像上，可以测定左室容积和质量，这些测量结果也已得到证实。

四、计算机体层摄影

用作心脏检查的计算机体层摄影（CT）通常需在检查身体其他部位的常规CT技术基础上加以改良。因为除测形态学外，还需能测量心脏大小和功能，就必须用到毫秒级CT机。所以超快速（电影、电子束）CT机比螺旋CT机更适合心脏体积和功能测定，因为超快速CT扫描机不受运动的机械部件惯性的限制，通过采用经聚焦的X线束，能在50ms内完成心脏扫描。左室容积和射血分数可用心血管造影、超声心动图、门控血池核素显像等测定。尽管并非只有电影 CT 才能测定心室体积和射血分数，但其准确性可能超过其他技术。其他心脏成像技术，如超声心动图和左室造影可估计左室容积，但它只是根据 1 个或 2 个平面上的测量结果所作出的几何学推测。这些结果可因存在左室形态学异常而不准确。超快速 CT 通过测定每幅体层图上的心脏血池的面积，直接测量心脏容积以达到精确容积测定。研究表明超快速 CT 测定左室容积、射血分数、每搏量具有很高准确性，并且观察者之间以及同一个体不同情况下的测定结果可重复性好。在正常人群中，用超快速 CT 测得的左右心室每搏量相等。

超快速 CT 扫描机可测定心室每搏量，如有另一项技术可用于测定前向（有效）每搏量，这些测定结果可以结合起来估计反流量；反流量是总体每搏量和前向每搏量之差。超快速 CT 扫描机还可用于同时测定左右心室每搏量。两心室每搏量之差等于一侧心脏瓣膜的总反流量。在急性主动脉瓣膜反流的动物模型中，用这种方法测定反流量准确性比较高。但是若左右心室同时存在瓣膜反流，那么这种方法就不准确了。

第六节　氧供需平衡监测及其临床意义

机体的氧供需平衡状况，临床上可通过监测混合静脉血氧饱和度（SvO_2），氧供（DO_2）、氧耗（VO_2）和血乳酸浓度测定来获得。

一、混合静脉血氧饱和度

SvO_2 可以反映组织氧摄取情况，可通过计算动 - 静脉氧差来估计心输出量。20 世纪 80 年代初曾在漂浮导管的基础上加上光纤部分作 SvO_2 测定，现已可与连续心输出量测定（CCO）同时进行。

SvO_2 的变化主要取决于四个因素：心输出量、SaO_2、Hb 和机体氧耗的变化，凡是影响此四种因素的原因均能引起 SvO_2 的改变（表 40-7）。危重患者连续监测 SvO_2 的意义：①连续反映心输出量的变化。②反映全身氧供和氧耗之间的平衡状态。③确定输血指征。在心输出量、体温和 SaO_2 相对稳定时，SvO_2 反映了 Hb 浓度能否满足血液向组织供氧，从而帮助确定有无必要输血。SvO_2 正常值为 75%（60%~80%）。根据 Fick 方程

$$SvO_2=SaO_2-\frac{VO_2}{CO \cdot K \cdot Hb}$$

式中 K 是常数（1.34），因此 SvO_2 受到动脉血氧饱和度（SaO_2）、心输出量（CO）、血红蛋白（Hb）和氧消耗（VO_2）的影响，其中前三项代表氧输送，而 VO_2 则是机体实际氧耗量。凡是影响机体氧输送或氧消耗的任何因素，皆能引起 SvO_2 的相应改变。

手术室内及外科加强医疗病房（SICU）中，若能连续监测 SvO_2，则有助于早期发现各种意外事件如出血、血容量不足、心律失常、心功能不全、心肌梗死及吸入气氧浓度过低等。由于 SvO_2 是衡量机体氧供需平衡的综合指标，因此利用连续 SvO_2 监测可评估血管活性药物多巴胺、多巴酚丁胺、硝普钠和硝酸甘油的治疗效果。在 SICU，用于指导呼吸衰竭、ARDS 和肺水肿患者调整呼吸机参数及最适 PEEP 数值，可避免反复进行血气分析。

应该指出的是，SvO_2 仅能反映全身的氧供需平衡。由于全身各个器官的组织供血和氧耗量不同，即使 SvO_2 正常，亦不足以说明各个器官均已获得了良好的氧供。此外，当外周循环功能不全、尤其是微循环功能障碍者，因其周围组织血液灌注不良，而组织氧摄取降低，因此尽管氧供减少，但 SvO_2 反可不变甚至高于正常，此类情况多见于脓毒症、脓毒性休克、多器官功能障碍综合征等，若能测定血乳酸水平，则有助于确认组织缺氧的存在。

表 40-7　引起混合静脉血氧饱和度改变的常见原因

临床 SvO_2 的范围	产生机制	原因
增高（80%~90%）	氧供增加	心输出量增加，吸入氧浓度提高
	氧耗减少	低温、脓毒血症、麻醉状态、应用肌松药
减少（<60%）	氧供减少	贫血、心输出量降低（低血容量、心源性休克）、低氧血症（通气不足、窒息、通气 / 血流比失调、肺内分流、心内右向左分流、肺水肿）
	氧耗增加	发热、寒战、抽搐、疼痛、活动增多

二、氧供和氧耗

利用气囊漂浮导管技术，依据 Fick 原理，可以方便地测定 DO_2 和 VO_2。

$$DO_2=CaO_2\times CI$$

[正常值为：580~700ml/(min·m²)]

$$VO_2=(CaO_2-CvO_2)\times CI$$

[正常值为：110~130ml/(min·m²)]

氧耗和氧供的比值称为氧摄取率（ERO_2），计算公式为：

$ERO_2 = VO_2/DO_2$　100%，经简化可得：

$$ERO_2=\frac{CaO_2-CvO_2}{CaO_2}\times 100\%\text{（正常值：23\%~32\%）}$$

DO_2 代表心脏给外周循环输送的氧量，受到四个因素的影响，即血红蛋白浓度（Hb）、心脏指数（CI）、动脉血氧饱和度（SaO_2）和动脉血氧分压（PaO_2）。增加心输出量和血红蛋白浓度，提高动脉血氧饱和度均可增加全身的氧供。但血红蛋白提高过多可增加血液黏度，反而使组织血液灌注减少。一般认为 Hb 保持在 100g/L 即 Hct 为 30% 即可，因此，增加心输出量是提高氧供的最有效途径。氧耗反映了机体的总代谢需求。在正常生理状态下，氧耗和氧供是互相匹配的，即使在运动时，氧消耗增加，此时机体通过增加心脏指数提高氧输送，同时周围组织还能通过增加氧摄取以满足代谢需求。只有当氧供降至临界水平以下时，氧供的减少才会引起氧耗的明显减少，此时出现无氧代谢的证据。这一现象被称为生理性氧供依赖。正常人麻醉后的临界氧供（DO_2Crit）值约为 330ml/(min·m²)。近年来许多研究发现，在危重患者，当氧供仍处于正常或高于正常时，氧耗已表现为氧供依赖，即 DO_2 下降或上升时，ERO_2 均保持不变，VO_2 和 DO_2 呈线性关系。这显然与生理状态的氧供、氧耗关系不同，被称为病理性氧供需依赖，这一现象主要存在于 ARDS、脓毒性休克、心力衰竭、COPD、肺动脉高压及急性肝功能衰竭的患者。究其原因，上述患者均存在程度不等的微循环障碍或血流分布异常，尤其在 ARDS、脓毒性休克、多器官功能障碍综合征的患者，血管内皮细胞受损，致使毛细血管通透性增加，组织水肿，影响了细胞的氧摄取，同时各种有害物质使细胞内线粒体利用氧的能力受损，最终造成组织缺氧，无氧代谢增加。

在临床实践中，监测 DO_2、VO_2 及 DO_2-VO_2 关系，可以了解组织灌注和氧合情 况，指导临床治疗及评价疗效。为了改善组织氧供，应努力采取以下措施：①提高血红蛋白浓度，纠正低氧血症，增加动脉血氧含量；②补充血容量，提高心排指数；③必要时输注正性肌力药物如多巴酚丁胺、米力农等以提高心排指数；④积极改善微循环。

监测氧消耗还可用于重危患者的代谢评估。结合 CO_2 生成量测定和尿氮排出量，可计算出危重病员的呼吸熵和能量消耗，进而指导营养治疗。

第七节　血容量监测

适当的血容量是维持血流动力学稳定和保持良好组织灌注的重要因素。因此，在大手术及危重患者进行容量监测来指导诊断和治疗至关重要。以往，临床上都以血压、心率、尿量、CVP 或 PAWP 来评估患者的容量状况。但上述指标都易受到其他因素的影响而不能准确反映容量状态，比如血压不仅受到容量影响，麻醉和手术应激都会使血压发生变化。同样 CVP 和 PCWP 作为评估血管内容量的价值也受到了质疑。近年来，随着技术的发展，越来越多创伤小、操作方便且结果准确的血容量监测方法应用于临床。

一、血容量无创监测法

（一）脉搏灌注指数变异指数（PVI）

研究表明，机械通气时，脉搏血氧饱和度波形在呼吸周期中的的变异度（respiratory variations in pulse oximetry plethysmographic waveform amplitude，ΔPOP）对于机体前负荷的变化敏感。因而，脉搏灌注指数变异指数（pleth variation index，PVI）与脉搏灌注指数（perfusion index，PI）作为脉搏血氧饱和度波形衍生图形指数，可以作为自动连续测定 ΔPOP 的方法。

机械通气时，吸气过程使胸腔内压力增加而导致腔静脉回流减少和右心室后负荷增加，因此右室每搏量减少，其减少程度在吸气末达到峰值。与此同时，由于胸廓内压力增高对肺静脉的挤压作用使左心室回心血量增加，导致左室每搏量的增加。由于吸气所导致的右心室每搏量减少引起了左心室回流血量在 2~3 个心动周期后的减少和左心室每搏量的减少，并在呼气时达到最小值。所以左心室每搏量的大小在接受机械通气期间发生周期性变化，在吸气时达到最大值，在呼气时达到最小值。这种每搏量随呼吸变化的规律是 ΔPOP 等参数用于监测机体容量状况的基础。

目前，临床上用于测定 PVI 的方法是将脉搏氧探头连接患者示指并避光包裹固定，另一端与安装了 PVI 计算软件的监测器连接，即可连续监测 PVI、PI。脉搏氧波形是通过机体吸收脉搏氧探头中的红光和红外光后产生的，由两部分组成：皮肤、骨骼、其他组织及非搏动性血液持续不断地吸收探头中的光线，称之为持续性吸收（direct current，DC）。而动脉血对光线的吸收则随着血液的搏动变化，称之为搏动性吸收（alternating current，AC）。PI 是指对红外光搏动性吸收和持续性吸收的比值，即 PI=（AC/DC）× 100%。PVI 反应呼吸对于 PI 的变异度，在至少包含一个完整的呼吸周期的时间中，通过测定 PI 在呼吸周期中最大值及最小值（PImax、PImin），即可得到 PVI 的值，即 PVI=［（PImax–PImin）/PImax］× 100%。

研究表明，PVI 与 SVV、ΔPOP、PPV 等容量监测指标有良好的相关性，可用来预测手术中患者的容量变化，并且具有无创、连续、实时监测等优点。但 PI 的测定受外周血管阻力的影响，外周血管阻力的变化可影响对脉搏氧探头中红光的吸收，因此 PVI 的测定尚不能区分 PI 的变化是由于容量变化或外周血管阻力变化而引起。在手术中，外科手术刺激、麻醉药物及血管活性药物的应用、术中体温变化、脉搏氧探头体表放置处的血管阻力、患者长期服用血管活性药物等因素均会导致外周血管阻力的改变而影响 PVI 测定的准确性。此外，在自主呼吸患者中，PVI 变异较大，不能作为预测自主呼吸患者的容量的指标，这可能与非机械通气状态下患者交感神经张力较高有关。而在机械通气的患者中，潮气量、呼气末正压的设定参数不同也会影响 PVI 判断机体容量的诊断阈值及准确性。在目前不同的研究及实验条件下，PVI 监测容量反应的阈值在一定范围内波动。因此，在应用 PVI 监测术中容量状态时，要结合患者所处的状态、术中处理等因素，综合判断 PVI 数值变化的临床意义。

（二）经食管超声心动图

经食管超声心动图（TEE）在手术中的应用日益普及，其应用范围也不断扩大。术中应用 TEE 除可提供实时的心脏结构、功能变化参数外，还可监测血流动力学参数和血容量的变化，为麻醉管理和手术提供有力的帮助（详见第四十一章）。

TEE 在胃底取乳头肌短轴切面可测得代表左室前负荷的左室舒张末面积（LVEDA）。LVEDA 不受呼吸、气道压、肺循环阻力、心室顺应性及瓣膜病变的影响，直观反映心室收缩前的容量状况以及药物和体位改变等对前负荷的影响，被认为是反映左室前负荷最敏感和最可靠的指标。近年来三维超声的应用，使测量的数据更为精准可靠。

二、血容量有创监测法

（一）脉搏指示连续心输出量监测技术（PiCCO）

心脏前负荷是指心室舒张末期的容积，在生理状态下是由静脉回心血量决定，受静脉顺应性影响，因此心室舒张末期容量是表达前负荷的实际指标。以往临床多以测定 CVP 和 PAWP 来间接反映容量状况，缺乏准确性，并受到多种因素影响。

PiCCO 是经肺温度稀释法与动脉搏动曲线分析技术相结合的监测方法。PiCCO 通过在大动脉内测量温度 - 时间变化曲线来监测全心血流动力学参数包括胸腔内血容量（ITBV）、肺血管外肺水（EVLW）、肺毛细血管通透指数（PVPI）、全心舒张末期容积（GEDV）、每搏量变异度（SVV）、脉压变异度（PPV）、全心射血分数（GEF）、心脏功能指数（CFI）及体循环血管阻力（SVR）等。全心舒张末期容积（GEDV）和胸腔内血容量（ITBV）直接反映了心脏前负荷，避免了胸腔内压力和心肌顺应性等因素的影响，可在血容量、儿茶酚胺、机械通气等多种因素变化时不受影响，仍能准确反映心脏容量负荷的变化。

SVV 和 PPV 是监测心脏前负荷的另一项指标，多用于机械通气的患者。通过记录单位时间内的每搏量和脉压，计算出它们在该时段内的变异程度来预测心血管系统对液体负荷的反映效果，从而更准确判断循环系统前负荷状态。

（二）每搏量变异度（SVV）

SVV 反映的是某一时间段内的每搏量的变异程度。在间歇正压通气期间，左心每博量随呼吸动作发生周期性变化，吸气末和呼气末分别达到最大值和最小值，这种 SV 随呼吸周期变化的规律是 SVV 反映容量状态的基础。FloTrac/Vigileo 系统通过对外周任意动脉连续监测其压力波形信息，分析得到患者的每搏量，并由此计算出另一个重要参数 SVV，其计算公式表示为 SVV=（SVmax–SVmin）/

[(SVmax+SVmin)/2]×100%。SVV 作为一种容量状态和容量治疗效果的监测指标，可用于指导液体治疗。文献报道，与常规补液组相比，以 SVV 为监测指标作目标导向下的容量治疗，可明显降低患者的术后并发症。使用 FloTrac/Vigileo 系统分析测定 SVV 时需除外心律、通气方式、潮气量等因素的影响。在心律失常患者中，每搏量在每次搏动之间的差异可能无法反映机械通气的影响，这种测量干扰在持续性房颤或者频发期前收缩的患者中更加显著，此时的 SVV 就无法准确反映循环系统对液体治疗的敏感性及容量状态。对于偶发期前收缩的患者，如果心脏节律至少在一个呼吸周期中规律，那么动脉压力曲线仍然具有分析价值。SVV 亦受到机械通气潮气量的影响，目前多数的研究结果支持潮气量设定在 8~10ml/kg，对于 SVV 预测液体反应最有临床价值。

第八节　血流动力学监测的评价

目前创伤性血流力学监测已经广泛应用于各种危重患者的抢救和各类大手术中，所获得的参数能及时帮助判断临床上诊断和治疗方面的疑难，为制定正确的治疗方案提供依据。但应注意的是创伤性血流动力学监测对患者有一定的损伤，对病程较长的患者不易反复进行，这正是无创或微创血流动力学监测应运而生的原因，特别在观察血流动力学持续改变和评价药物及心脏手术对心脏的远期影响时，更需要无创或微创方法监测。

在现有的创伤性监测项目中，直接动脉内测压应用最广，主要原因是操作简便、创伤小、并发症少、提供的数据确切可靠且可进行实时监测，适用于各种大手术及 ICU 中危重患者的监测，一般医院均可实施。中心静脉压监测虽有一定的并发症，但简单、方便，随着操作技术的改进、经验的积累以及超声技术的广泛应用，其成功率大大提高，并发症也显著降低。由于多数患者的 CVP 变化与 PAWP 变化之间存在一定相关性，在 PAWP 升高 30~60 分钟后 CVP 也开始上升，因此可把后者看作是前者的延迟相。尽管 CVP 监测对左心室功能判断会失实，但对右心功能不全监测有一定价值，因此在没有条件监测 PAWP 时，CVP 的监测仍有相当重要的意义。在心功能正常或基本正常的患者，CVP 的动态变化对监测和评估患者的血容量有着一定的指导作用。

自 1970 年 Swan 和 Ganz 在新英格兰医学杂志首次介绍利用 5F 的双腔导管在 100 例患者应用测定肺毛细血管压以来，Swan-Ganz 导管的作用已由原来单一测压和抽取血标本，发展到利用 Swan-Ganz 导管进行心脏起搏及心输出量、混合静脉血氧饱和度、右心射血分数、连续心输出量测定等多种功能。目前，该技术主要用于：①区别心源性和非心源性肺水肿；②指导正性肌力药和血管活性药的使用；③诊断肺动脉高压；④评估左心前负荷；⑤指导体液治疗；⑥评估氧供需平衡。近年来，随着医学电子计算机、影像及生物技术的迅猛发展，原来需借助 Swan-Ganz 导管获得的数据和资料，现可通过无创和微创方法获得，如采用经食管超声心动图（TEE）测定舒张末期面积从而测定 CO 及评估容量状态、通过动脉压波形连续测定心输出量、通过脉搏氧饱和度波形变化监测容量负荷的变化。此外，有回顾性研究表明应用肺动脉导管会增加患者在 ICU 逗留的时间、死亡率及费用。虽然许多学者对该研究结果有分歧并指出该研究的局限性，但面对日新月异的医学发展，在临床上迫切需要对肺动脉导管的应用进行重新评估，为此美国和欧洲专门召开是否继续应用肺动脉导管的论证会和专家坐谈会，会议认为在随机的前瞻性研究结论出现之前继续应用，至于是否用无创性检查部分或全部替代 Swan-Ganz 的应用不仅要对肺动脉导管进行前瞻性评估，而且对这些无创伤性检查同样需要进行随机的前瞻性评估。

在容量监测方面，以往多根据患者的心率、血压、尿量、CVP 和 PAWP 来评估患者的容量状态，但这些指标都易受到其他因素的影响而不能准确反映容量情况。近年来，涌现出大量微创和无创监测仪，通过监测 SVV、PVI、LVDEV、GEDV 和 ITBV 等参数评估容量状态及对液体和药物治疗的反应，来指导临床诊断和治疗。虽然这些参数的应用还有一定局限性，但其简单、方便、创伤小并能实时监测的优点使其在临床上的应用日趋广泛。

近年来，随着超声技术的不断发展和普及，TEE 在手术室及 ICU 的应用越来越广泛。TEE 除可提供实时的心脏结构、功能变化参数外，还可监测血流动力学参数和血容量的变化，为麻醉管理、危重症患者的诊断和治疗提供有力的帮助。

目前，血流动力学监测的项目和设备较多，在具体实施过程中应结合既有的设备和技术条件，原则上要少而精。既要防止盲目追求不必要或过多的参数收集和不切实际而繁琐的难度较高的操作，又应根据病情需要及时、迅速地进行各项监测，不贻误时机。除此之外，每一个麻醉科医师还应牢记，虽然各种有创或无创监测能为麻醉科医师提供最大的方便，但决不能代替麻醉科医师认真、细致的观察和全面、准确、及时的判断与处理，千万不能为了进行监测而影响麻醉的实施和对危重病员的紧急救治。

（凌晓敏　仓　静）

参考文献

[1] GILBERR H E, VENDER J S. Monitoring the Anesthetized Patient [M]//Barash PG, Cullen BF, Stoelting PK, et al. Clinical Anesthesia. 2rd ed. JB Lippincott, Philadelphia, 1992: 747

[2] GILBERT H C, VENDER J S. Cardiovascular Monitoring [M]//Kirby RR, Gravenstein N. Clinical Anesthesia Practice. W. B. Saunders CO, 1994: 360.

[3] 陈旭，徐美英 . FloTrac/Vigileo 系统在心排量监测中的临床应用进展 [M]// 邓小明，曾因明 . 2011 年麻醉学新进展 . 北京：人民卫生出版社，2011, 221-223.

[4] MAYER J, BOLDT J, MENGISTU A M, et al. Goal-directed introperative therapy based on autocalibrated arterial pressure waveform analysis reduces hospital stay in high-risk surgical patients: a randomized, controlled trial [J]. Crit Care, 2010, 14 (2): 414.

[5] MAXIME CANNESSON, BERTRAND DELANNOY, ANTOINE MORAND, et al. Does the pleth variability index indicate the respiratory-induced variation in the plethysmogram and arterial pressure waveforms?[J]. Anesthesia & analgesia, 2008, 106 (4): 1189-1194.

[6] MARTIN V A, SABOYA S, PATIO RODRIGUEZ M, et al. Hemodynamic monitoring: PICCO system [J]. Enferm Intensiva, 2008, 19 (3): 132-140.

[7] SAUGEL B, MEIDERT A S, HAPFELMEIER A, et al. Non-invasive continuous arterial pressure measurement based on radial artery tonometry in the intensive care unit: a method comparison study using the T-Line TL-200pro device [J]. Br J Anaesth, 2013, 111 (2): 185-190.

[8] 叶泽君，左云霞，陈果 . 围手术期血流动力学监测进展 [J]. 国际麻醉学与复苏杂志，2017, 38 (12): 1133-1137.

[9] 周颖，王珊娟，杭燕南 . 围手术期微创监测心输出排出量方法的进展和临床评价 [J]. 国际麻醉学与复苏杂志，2011, 32 (4): 458-461.

第四十一章

经食管超声心动图监测

目　　录

第一节 概　　述

经食管超声心动图(transesophageal echocardiography,TEE)是超声心动图的一种类型,使用前端安置超声换能器的弹性长管状探头,经食管壁和胃壁采集心脏、大血管及其周围组织的超声回波信号,经主机处理后生成的心脏及大血管的动态超声影像。

早在1971年,美国Guy医学院的Side和Gosling就尝试将连续多普勒探头镶嵌于胃镜的顶端,置入食管来观察胸主动脉内的多普勒效应。1975年,美国学者Frazin等报道了M型TEE,借以克服因肺气肿、肥胖等因素所致经胸超声心动图(transthoracic echocardiography,TTE)图像不佳的情况,并获得初步成功。1977年日本学者Hisanaga等首先推出二维机械扇扫TEE。1982年,德国学者Souquet和Hanrath等推出电子相控阵经食管超声探头。之后相继出现了单平面经食管超声探头,双平面经食管超声探头,多平面经食管超声探头,1987年高分辨率的经食管探头实现了彩色多普勒功能,从而使TEE广泛、迅速用于临床。2003年出现了面阵经食管超声探头的专利,2007年经食管实时三维超声探头得到广泛的临床应用。

目前TEE探头在技术上已经和常规TTE探头完全同步,具备了M型、二维、脉冲和连续多普勒和彩色多普勒等基本功能;且其他新的技术也在TEE探头上得到应用,包括变频技术、二次谐波技术等;TEE的定量技术也朝着自动化、多维化模型辅助等方向发展,包括应变/应变率、声学定量/彩色室壁运动技术(acoustic quantification/color kinesis,AQ/CK)、自动/半自动瓣膜定量等;同时,TEE探头也由单平面、双平面、多平面发展到今天的实时三维面阵探头,使其在技术上日趋成熟,临床应用更加方便。

TEE的逐渐成熟不仅引起了心内科专家的注意,同时也吸引了麻醉科医师的极大兴趣。TEE检查有一定的侵入性,有些医院术中TEE发展较心内科更加迅速和成熟。TEE的早期临床应用侧重点在欧洲与美国略有不同。欧洲主要是侧重于各种心脏病的诊断,而在美国TEE开始时主要侧重于术中心功能的监测。近年来随着我国术中TEE培训项目的快速推广,术中TEE的培训标准和考核制度的建立逐渐受到重视,计算机仿真模拟技术也将在术中TEE操作模拟培训方面发挥作用。

与TTE相比较,TEE探头直接从与心脏毗邻的食管内显示心脏结构,其探头频率(一般为2.5MHz或7.5MHz)较TTE探头(2.5~3.75MHz)高,故其图像分辨率高于TTE;且由于超声束不经过胸廓,避开了胸廓或肺内气体干扰,尤其适合于肥胖、肺气肿和胸廓畸形的患者。此外,TEE从心脏后方显示心脏结构,使TTE不能理想显示的部分结构(主要位于TTE的远场),如肺静脉、降主动脉、成人房间隔等得以理想显示。提高了对肺静脉异位引流、主动脉夹层、成人房间隔缺损的诊断准确性;TEE在显示人工二尖瓣的反流方面也明显优于TTE。需要注意的是,TEE虽然在以上几个方面明显优于TTE,但作为术前诊断技术而言,TEE只是常规TTE的补充和完善,不能完全替代TTE。一般认为仅10%左右的患者因TTE检查不理想而需接受TEE检查(表41-1)。

目前,术中TEE的内涵不断扩展和完善。其应用也逐渐从心脏手术推广到非心脏手术,包括在手术室内麻醉后手术前的所谓“术前诊断”(注意不要与手术室外的术前诊断相混淆)、术中监测和术后即刻的诊断(重点是评价手术效果)。有些医师将TEE探头带到ICU病房继续TEE监测,也属于术中TEE范畴。因此,准确的命名应该叫围手术期经食管超声心动图,简称围手术期TEE。围手术期TEE是指围绕手术进行的经食管超声心动图,包括了术前诊断、术中监测及术后评估三大功能。目前,大部分围手术期TEE应用于心脏手术,也有一部分TEE应用于高危患者的非心脏手术。

表 41-1 TEE 与 TTE 比较的主要特点

	TEE	TTE
探头频率(MHz)	2.5~7.5	2.5~3.75
基本功能	二维 M 型多普勒	二维 M 型多普勒
优点	图像清晰 TTE 不能理想显示的部分结构,如左心耳、成人房间隔及降主动脉等 可在术中使用	使用方便 探头可移动范围大 无禁忌证
缺点	探头移动范围有限 有禁忌证	图像不够清晰 远场结构显示不理想 不能用于术中

4

第二节 超声成像基本原理及经食管超声心动图的基本设备

超声成像是由特别设计的发射电路给探头施以高频交变电场,探头的压电晶体产生了超声波。经技术处理的单向声束传入人体各种组织,因遇有大小各种介面而引起反射回波,反射回波作用于压电晶体使其产生电位变化。对回波电信号进行时相性、空间性、幅值性及频率变化等多种形式的显示即形成各种类型的超声影像。

一、超声心动图成像原理

(一) 二维超声心动图

以模拟型彩色超声诊断仪为例,二维超声心动图成像过程容易理解,当探头对运动的心脏和大血管发射多条声束时,有一定角度的心血管组织界面将超声信号反射至探头,仪器将不同角度的声束与单一声束的辉度信号分别施加给显像管的水平与垂直输入极板,就构成了组织的一幅回波信号的二维心血管声像图。当这种二维图像的更替频率达到一般电影或电视的速度时,就能够看到连续活动的心脏影像。

(二) M 型超声心动图成像原理

经典的 M 型超声心动图成像原理是把辉度信号加在示波器的垂直方向输入,而给其水平方向输入施加 25mm/s 或 50mm/s 等速度的基信号时,示波器上出现的是某一声束所经组织界面回声辉度与距离信号随时间变化的线条样运动图像,即 M 型回声显像。

(三) 连续多普勒

连续多普勒(continuous wave Doppler,CW)的换能器工作方式与通常超声成像探头的不同之处在于,这种探头发射与接收超声波的晶体片是分开的,发射晶体片连续不断地发射超声波,而接收晶体片则连续不断地接收超声波,仪器快速计算出多普勒频移并给予一维频谱显示。其特点为所接收的是整个声束通道上所有血流信息的总和,但因接收晶体片接收到的回波脉冲频率实际上与超声发射频率相同,一般在 2MHz 以上,故以频谱方式显示的频移信息量极大,也即能较真实地测出高速血流。

(四) 脉冲多普勒

脉冲波多普勒(pulsed wave Doppler,PW)的探头超声波的发射与接收由同一晶体片完成,并且依次交替进行。对回声信号出现的早晚与组织器官距探头的距离有关,所以应用脉冲式多普勒技术的真正目的是测距式定位能力的应用。只要对回声脉冲超声进行时间上的选择性截获并计算频移加以频谱显示,即可对声速通道上的血流进行定位取样分析。

(五) 彩色多普勒

彩色多普勒血流显像(color Doppler flow imaging,CDFI)是在脉冲波多普勒技术的基础上发展起来的。彩色多普勒血流显像是多条声束上进行多点取样,并且将不同的多普勒频移信号(转换成速度信息)

按照国际照明委员会的规定,显示为红、绿、蓝三种基本颜色及其混合色,这些彩色信息点即构成血流状态的二维影像。一般以红色规定为正向多普勒频移(朝向探头的血流),而将蓝色规定为负向多普勒频移(背离探头的血流)。当血流仍朝向探头但为湍流时显示为黄色(红与绿的混合色),而反向湍流编码为深蓝色(蓝与绿的混合色)。彩色的亮度显示血流速度,颜色越明亮,血流速度越高。

二、术中经食管超声心动图的基本设备

(一) 基本设备

一台完整的配备了TEE的超声仪包括TEE探头(换能器)、主机和与之匹配的图像记录系统。主机主要是控制发射超声频率和接收反射回来的超声信号,以灰阶图像或多普勒频谱等显示出来。主机配备有专业图像处理系统。

TEE换能器主要有四个部分组成:声透镜、压电材料、导线和背衬材料。声透镜的材料和工艺影响波束的聚焦和指向性,换能器通常使用氮化硅等压电陶瓷,压电材料的均质性和加工工艺决定了TEE探头的大小和功能。导线与阵元间的连接工艺是也是决定探头成像质量的重要因素(图41-1左箭头)。

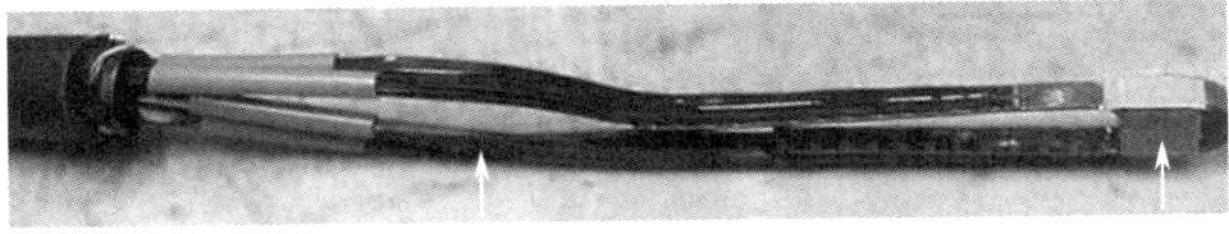

图41-1 TEE探头换能器结构

背衬材料(图41-1右箭头所示)需要根据探头声场测量结果选择声学匹配的配方,才能获得最佳的响应-时间曲线。

TEE探头是一种前端安置超声换能器的弹性长管,从手柄头到探头尖端一般长约100~120cm。用经食管超声探头可实现经食管壁和胃壁观察心脏和其他结构。TEE探头需要超声主机配合才能成像。探头的后端为针式矩阵接头与主机波束形成器的矩阵式插座相连,波束形成器控制探头前端的超声波换能器,通过压电晶片或压电薄膜将电信号换成超声信号发射至波束前方的组织,然后将其反射回来的超声回波信号转换成电信号,称为射频信号,原始的射频信号如同乱码,无法解读,需要经过快速傅里叶变换(fast Fourier transform)之后得到有振幅的回声信号,通过波谱、灰阶图像或者多普勒频谱等方式显示。

仪器的设置和校正直接影响图像质量和TEE诊断效果。探头频率增加可提高图像的分辨力,但其穿透性随之降低。因此越靠近探头的结构如主动脉瓣等,使用的频率越高成像效果越佳;相反,越远离探头的结构如左室心尖部位等远场结构,使用的频率越低成像效果越佳。调整影像的探查深度使被检查的结构位于视野中央,并聚焦于目标部位。调整图像增益和动态范围使心腔中的血液显示为黑色,周围组织显示为灰色,从而使二者区分开来。调整时间增益补偿来统一整个视野的明亮程度和对比色。调整彩色血流多普勒增益到刚好去除彩色区域黑色背景的杂音干扰。缩小彩色区域的尺寸和深度可增加速度伪像和帧频。缩小二维影像的宽度也可相应增加帧频。

(二) 探头种类

目前TEE探头主要有下列三种:

单/双平面TEE探头:早期的成人TEE探头是单平面,该换能器由64晶体片组成,频率多为5MHz或7.5MHz,长约27mm,宽约13mm,厚约11mm,安装在直径约10mm的胃镜的前端。单平面TEE探头只能作水平扫描,不利于完整显示心脏解剖结构。该探头有两个操作控制钮来控制换能器的前后倾斜和左右位移。双平面TEE探头也是一种早期的探头,该探头由水平扫描和纵向扫描两组换能器上下排列组成,换能器均由32或48晶体片组成,其中心点相距约1cm,由计算机控制两组晶体片交替互相垂直方向发射扫描。在多平面TEE探头出现后,由于单/双平面TEE探头比多平面探头的体积小,曾用于小儿TEE监测,随着儿童和新生儿多平面探头的出现,单平面和双平面探头逐渐退出临床应用。

多平面TEE探头:2D多平面TEE探头通常是64个阵元的晶片,围绕中心轴转动,产生181个声平面。采用了相控阵晶片旋转装置,可使发生声束从0°~180°范围连续扫查心脏和大血管结构,最大限度地提高了TEE显示心脏解剖结构,尤其是相互关系的能力,使操作者从切面解剖信息构思其立体三维结构变得相对容易。同时,多平面TEE也促进了重建三维超声心动图的面阵TEE探头的发展(图41-2)。

面阵 TEE 探头：近年来出现的矩阵压电晶体微型化加工技术，将矩阵单晶镶嵌于经食管探头，从而诞生了经食管实时三维（real-time 3D，RT3D）超声心动图，也称为 4 维（4D）超声心动图。目前临床常用的 RT3D-TEE 探头上有 2 500 个独立的压电晶片（阵元），组成 50 × 50（或 60 × 60）的矩阵，紧邻压电晶片背面连接集成电路芯片，在探头前端完成部分波束形成和偏转控制，这样就大大减少了导线的数目，RT3D-TEE 克服了经胸三维超声心动图图像较差的缺点，同时也克服了重建三维超声心动图时效性较差的缺点。加上最新的 3D 成像软件的出现，使得快速数据获取和在机 / 脱机数据重建成为可能。在成像质量中等或更好的情况下，可以实时显示心脏结构的 4D 透视图，但容量和腔室射血分数的 3D 重建只能脱机实现。

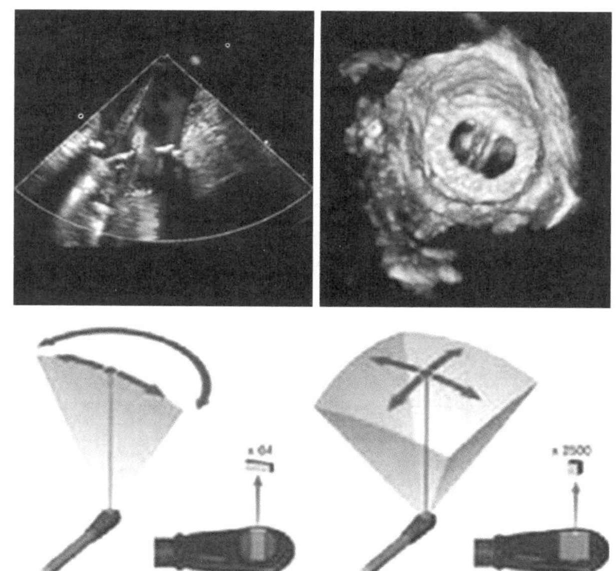

图 41-2 多平面 TEE 探头（左）和面阵 TEE 探头（右）成像的区别

第三节 基本检查技术

TEE 操作规范：

在检查前，应详细了解患者是否存在 TEE 检查的禁忌证。必须按照 ASA NPO 指南要求严格禁食禁饮，置入探头前应检查 TEE 换能器有无缺损和裂隙，确保其严密的防水性，应预先检查患者有无口腔外伤和牙齿松脱。

术中 TEE 检查时，应在气管插管完成后进行，插入 TEE 探头前应在口腔放置支撑垫，防止有牙患者对线缆的破坏并利于进退，并适当涂抹润滑凝胶，利于放入，减少损伤，也利于成像形成声窗（acoustic window）。往往需轻轻向前提起下颚骨，沿躯体正中线向下插送探头，某些情形下前曲颈部会有所帮助。若盲插困难，切忌使用暴力强行推送，可借助喉镜充分显示声门，沿其右后方直接将探头插入食管。一旦探头进入食管，进退时不应该感到阻力。前进或后退时应将探头的顶端回归于自然居中状态。在食管中移动探头禁忌使用操作柄弯曲探头。每次使用完毕后应首先检查探头有无血迹，再清洁和消毒探头。

TEE 检查时，应先将探头送至所需到达的部位，再转换探头方向以获得满意的切面图像，并通过观察影像变化来定位探头。虽然大多数情况下，可由定位探头和多平面角度来获得图像，但最终满意图像的形成仍需依据所显示出的解剖结构来进行调整。食管和心脏之间的解剖关系存在个体差异（图 41-3）。某些患者的食管紧邻后房室沟，而另一些患者的食管则位于左房的正后方，因此在转换切面时应考虑到这一解剖关系。检查过程中应尽可能地运用多平面角度的转换和探头位置的调整对每一结构进行系统全面的检查（图 41-4）。超声心动图提供的是二维的切面影像，通过灵活转动和变换探头方向，多平面多角度的获取所检查部位立体形态的三维图像信息。

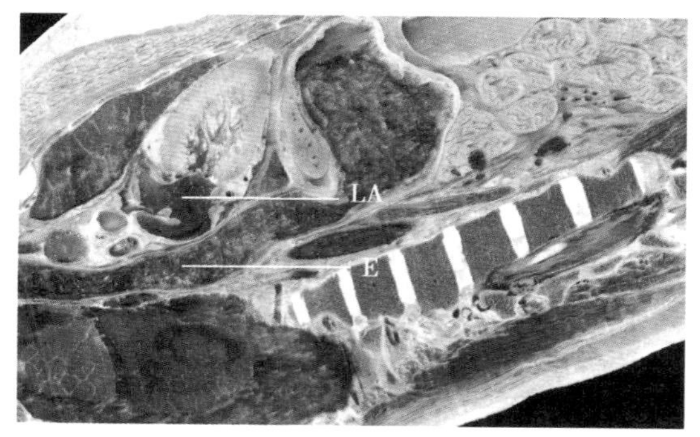

图 41-3 超声断层解剖数字人—矢状面：观察食道与心脏的相对位置

LA：左心房；E：食管。

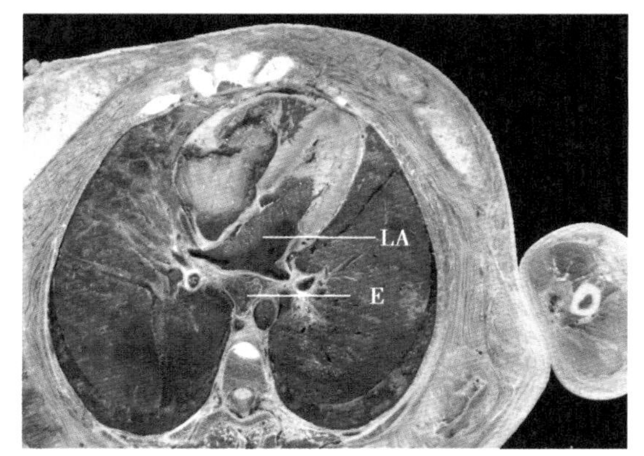

图 41-4　超声断层解剖数字人一横断面：观察左心房与食管的相对位置

LA：左心房；E：食管。

探头在成像过程中操作的方法见图 41-5。假定患者处于标准的解剖位置，扫描平面在食管中直接向前穿透心脏。以心脏为参照，其上方为头，下方为足，后方是脊柱，前方朝向胸骨，“左 / 右”分别表示患者的左侧和右侧。

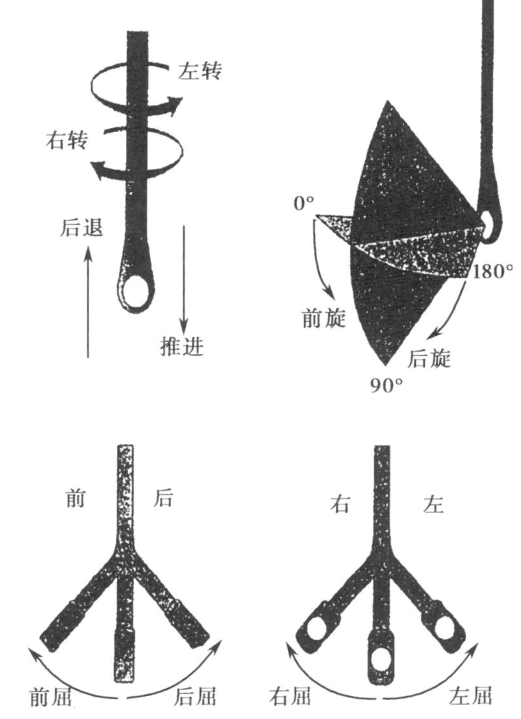

图 41-5　用于成像过程中描述操作探头和传感器的术语

TEE 探头本身的动作有 8 种，分别是：前进、后退、左转、右转、前屈、后伸、左屈、右屈。将探头顶端向食管远端或胃部移动称“推进”，反之将探头向相反方向退出称之为“后退”。在食管内将探头顺时针方向朝向患者右侧转动称之为“右转”，而逆时针转动称之为“左转”。使用操作柄的大轮将探头顶端向前弯曲称之为“前屈”，反之向后弯曲称之为“后屈”。使用操作柄的小轮将探头顶端向左方弯曲称之为“左屈”，反之称为“右屈”（图 41-5）。向前旋动多平面角度从 0°~180° 称为“加角度”，反向从 180°~0° 旋转切面角度称之为“减角度”（图 41-6）。

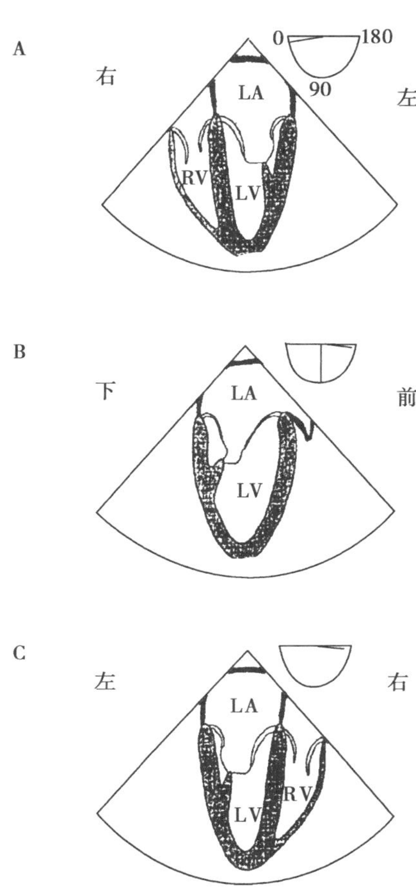

图 41-6　根据指南的标准图像。探头的位置与图像的近场在显视屏的顶端，远场在底部

A. 多平面角度为 0° 时的图像；B. 多平面角度为 90° 时的图像；C. 多平面角度为 180° 时的图像。LA：左房；LV：左室；RV：右室。

美国超声心动图学会（ASE）/ 心血管麻醉科医师协会（SCA）建议使用 20 个标准切面作为术中系统 TEE 检查的系列切面（图 41-7）。其命名依据 ASE 以往制定的命名原则和标准，并尽可能的与已被广泛接受的 TTE 的命名方法相一致。每一切面的描述均由探头的定位（位置）、影像平面（如长轴、短轴）和图像中的主要解剖结构等几部分组成。若不加特定术语，“短轴”即指左室短轴切面（经胃中部短轴切面和经胃心底部短轴切面)，“长轴”指左室的一系列长轴切面，包括主动脉瓣水平和二尖瓣水平(食管中段长轴切面、经胃长轴切面和胃底长轴切面)。TEE 检查时所使用的术语应尽可能地与 TTE 相关的术语一致，如 TEE 的食管中段四腔心切面可以被理解成 TTE 的心尖四腔心切面。表 41-2 列举了获得某一切面图像所需的探头深度和多平面角度的大概范围。除二维显像外，同一切面可由彩色血流多普勒(CDFI)和频谱多普勒(PW/CW)重复检查，显示出流经心腔和瓣膜的血流方向和血流速度，如肺静脉流入道、经二尖瓣和左室流出道等结构。

表 41-2 建议使用的经食管超声心动图标准切面

声窗 (距门齿的距离)	切面	多平面角度	影像构成
食管上段 (20~25cm)	主动脉长轴(s)	0°	主动脉弓，左头臂 V
	主动脉短轴(t)	90°	主动脉弓，PA，PV，左头臂 V
食管中段 (30~40cm)	四腔心切面(a)	0°~20°	LV，LA，LAA，MV，TV，IAS
	二尖瓣叶交界(g)	60°~70°	MV，LV，LA
	二腔心(b)	80°~100°	LV，LA，LAA，MV，CS
	长轴(c)	120°~160°	LV，LA，AV，LVOT，MV，升主动脉
	右室流入 - 出(m)	60°~90°	RV，RA，TV，RVOT，PV，PA
	AV 短轴(h)	30°~60°	AV，IAS，冠状动脉开口，LVOT，PV
	AV 长轴(I)	120°~160°	AV，LVOT，升主动脉近端，右 PA
	上下腔静脉(l)	80°~110°	RA，SVC，IVC，IAS，LA
	升主动脉长轴(o)	0°~60°	升主动脉，SVC，PA，右 PA
	升主动脉短轴(p)	100°~150°	升主动脉，右 PA
	降主动脉长轴(q)	0°	胸主动脉，左胸腔
	降主动脉短轴(r)	90°~110°	胸主动脉，左胸腔
经胃 (40~45cm)	基部短轴(f)	0°~20°	LV，MV，RV，TV
	中部短轴(d)	0°~20°	LV，RV，乳头肌
	二腔心(e)	80°~100°	LV，MV，腱索，乳头肌，CS，LA
	长轴(j)	90°~120°	LVOT，AV，MV
	RV 流入(n)	100°~120°	RV，TV，RA，TV 腱索，乳头肌
经胃深部 (45~50cm)	长轴(k)	0°~20° (前屈)	LVOT，AV，升主动脉，主动脉弓

术中 TEE 检查既要快速、高效，又不能漏诊重要异常，应从临床上最常见最基本的问题开始，按照心腔，房、室壁，瓣膜，血流，心功能的检查顺序，将 TEE 的异常发现与临床病理生理特征相联系，用来指导术中诊疗决策。

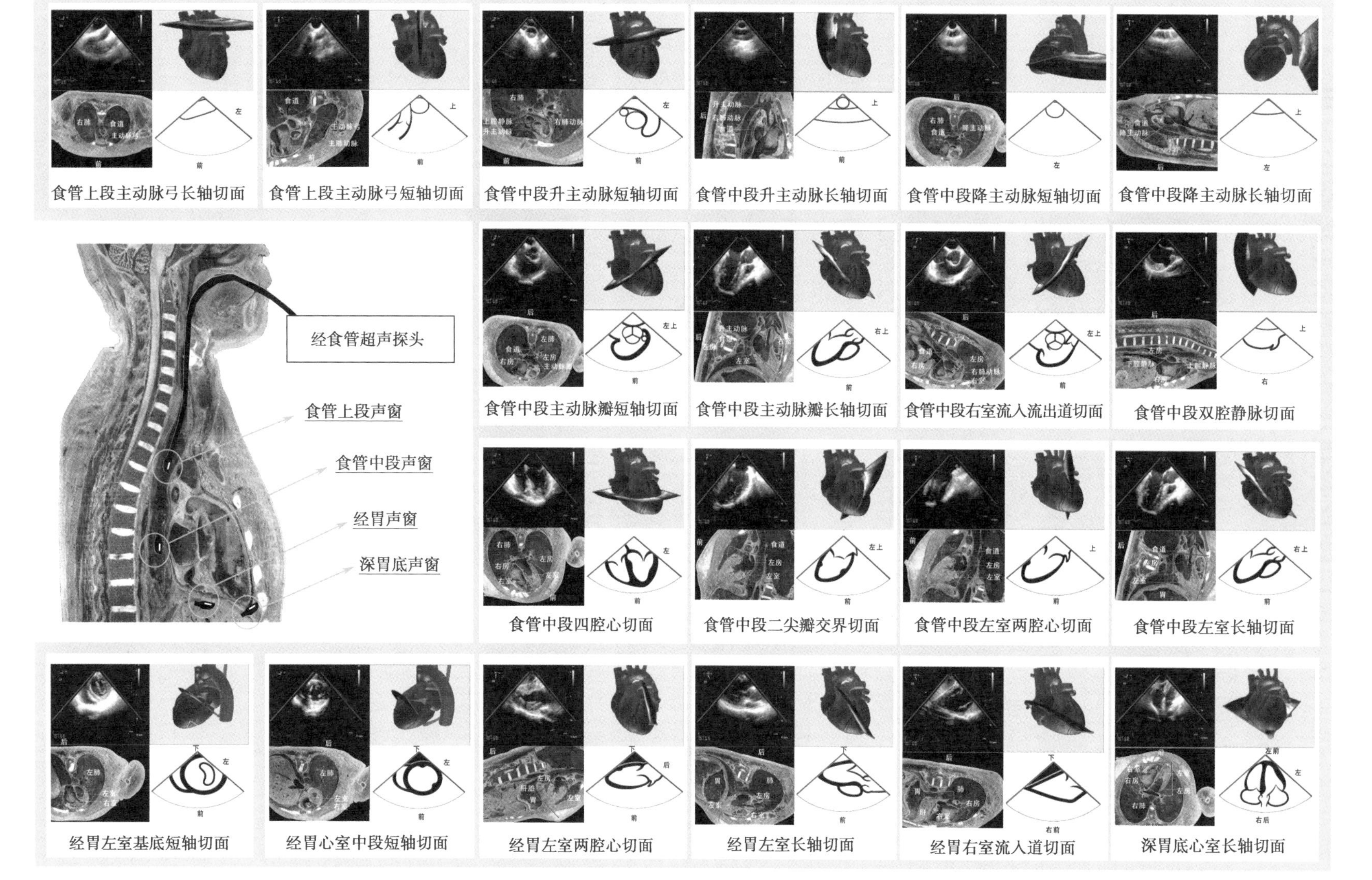

图 41-7 经食管超声心动图系统检查的 20 个标准切面。每幅图均有相应的多平面角度指示

第四节 术中经食管超声心动图的主要临床应用

一、完善、补充术前诊断

目前绝大多数心血管疾病的术前诊断主要依据无创的TTE、超高速CT（ultrafast tomographic computer，UFCT）和磁共振成像等检查。其中，又以TTE为主要术前诊断技术。少数患者术前行TEE检查，主要为大血管病变、人工瓣瓣周漏等。但不论是有创还是无创性诊断，难免有欠完整的一面。美国Duke大学报道154例瓣膜成形术研究结果显示，19%的患者术中TEE在不同程度上改变了预定的术式或麻醉计划。术中TEE在左房血栓、主动脉夹层破口、瓣膜结构和功能、赘生物的探查方面意义尤为突出。

二、血流动力学监测

（一）左心整体功能

早在1983年，Beaupre等首先报道用二维TEE监测心血管麻醉和术中患者左心内径的改变，以估计前负荷的影响。他们将用TEE所获的左室短轴面积变化与用漂浮导管所测肺小动脉楔压变化和热稀释法所测结果同步进行比较，发现91%的患者从左室短轴面积的改变所计算的每搏量与热稀释法所测结果一致。目前新的超声技术如自动边缘识别系统（ABD），可连续显示每一心动周期中瞬时心腔面积及面积的变化速率，为术中自动监测左心功能提供了新的方法。

TEE测量心输出量主要有两种方法：一种取食管下段四腔心和两腔心切面，手动描记或采用心内膜自动描记法描记左室腔的心内膜。Simpson法计算出左室舒张末容积（LVEDV）和收缩末容积（LVESV），两者相减即为每搏量（SV），SV乘以心率即得心输出量（CO），SV÷LVEDV×100%即为射血分数（EF）。另一种方法为取主动脉瓣口，二尖瓣瓣口或右室流出道的血流频谱，计算时间速度积分，乘以各瓣口的截面积即得每一心动周期跨瓣的血流量，也即SV，再乘以心率即可得CO。两种计算结果均与血管造影和热稀释法相关良好。但第一种方法测得的CO绝对数值明显小于血管造影测得的数值，其原因主要在于超声对左室长轴的低估。对EF的测量各种方法数值接近，相关良好。除了以上两种EF的计算方法外，还可取胃底左室乳头肌短轴水平测量舒张末面积（EDA）和收缩末面积（ESA），计算短轴缩短率（FAC），FAC=（EDA-ESA）/EDA，FAC数值的大小可以反映EF的变化。另外，在术中连续从不同的切面观察到心室的整体收缩运动和局部室壁运动也有助于粗略地判断心室射血功能。

舒张功能：近年来，对舒张功能的重要性认识越来越深入，舒张功能异常是心衰的主要原因之一，而且舒张功能的异常往往早于收缩功能的改变，及早发现舒张功能的异常变化对于心脏病患者的转归和预后有着重要意义。舒张功能的异常主要表现在左室舒张末压的升高，麻醉监测主要通过肺动脉楔压（PAWP）的增高来反映。但如上所述，漂浮导管存在的缺陷限制了它的使用，因是间接反映，影响因素多，可靠性降低。

经食管超声主要通过测量二尖瓣、肺静脉的血流频谱来反映舒张功能的变化，与核素检查等相关性良好。舒张功能的异常在血流频谱上主要表现为舒张的减慢、左室充盈的假性正常和左室充盈的限制阶段。血流频谱的不同变化不仅可反映心肌缺血、心力衰竭，而且其中的二尖瓣E峰减速时间在众多独立的致死影响因素中是最好的预后指标。

（二）前后负荷

前负荷的定义为心肌收缩之前遇到的负荷，对左室而言即左室舒张末期容积（LVEDV），心室舒张时的容积在心腔内形成一定的压力即左室舒张末压（LVEDP）。麻醉中应用肺毛细血管楔压（PCWP）反映左室充盈。但当左室顺应性下降或存在二尖瓣反流时，PCWP就不能反映真正的前负荷。校正流动时间（FTc）可代表前负荷。但由于FTc与全身血管阻力呈负相关，因此缩短的FTc也可能表明血管收缩，例如使用血管收缩药物和心衰。TEE取胃底乳头肌短轴切面可以准确地反映前负荷，并能及时反映药物、体位改变对前负荷的影响。后负荷指心室射血时所面对的阻抗，即心室壁的张力，主要指小动脉和微小动脉对血流的阻

4

力。TEE 可通过计算左室壁的应力来反映后负荷，但此法较复杂，且未见与漂浮导管测量的外周血管阻力相关。

（三）心肌缺血监测

节段性室壁运动：心血管手术和麻醉有可能诱发心肌缺血和梗死，及时发现对治疗及预后有重要意义。心电图（ECG）为术中监测心肌缺血和梗死的传统方法，但大量实验和临床资料表明，心电图检测心肌缺血的敏感性并不高。大量实验已经证明心肌缺血时 TEE 所显示节段性室壁运动异常（SWMA）的发生早于心电图改变。美国学者 Smith 报道了 50 例心血管手术中 TEE 检测节段性室壁运动与 7 导联心电图的对照研究。50 例中 24 例于术中出现 SWMA，仅 6 例出现心电图的 ST 段改变，且该 6 例均有 SWMA。3 例术中发生心肌梗死者均出现持续性室壁运动异常，仅 1 例出现心电图 ST 段改变。以后又有大量临床研究证明 TEE 在监测心肌缺血方面优于 12 导联心电图及动态心电图。需注意的是，在比较 TEE 与心电图监测心肌缺血时，必须连续监测室壁运动，但由于术中 TEE 往往仅仅用于观察室壁运动，故有可能忽略短暂的 SWMA。此外，由于心脏的旋转运动或分支阻滞等影响，对室壁运动的判断较为困难，尤其是对室间隔运动的判断更为困难。

经食管超声主要通过观察心室壁的 SWMA 来反映心肌缺血。根据 ASE 推荐的标准，将左室壁分为 17 个节段，此模型将左室壁由心底部至心尖分为四个水平：心底部、中部、心尖部和心尖。心底部和中部的心肌环心腔一周被分别划分为 6 个节段，心尖部则被分为 4 个节段，还有第十七个节段心尖段（图 41-8）。每一节段常见的冠状动脉分布如图 41-9 所示。实际操作中，左室功能由目测的室壁运动情况和收缩期节段室壁增厚度将室壁运动分为 5 级来进行评估和分析。室壁运动情况的分级评分标准为：1= 运动正常（收缩期室壁增厚度 >30%），2= 轻度运动减弱（室壁增厚度为 10%~30%），3= 重度运动减弱（室壁增厚度 <10%），4= 运动消失（收缩期室壁不能增厚），5= 矛盾运动（收缩期反向运动）。对每个节段分别评分，进行半定量分析，此方法反映心肌缺血的敏感性明显高于心电图及血流动力学指标。在冠心病搭桥患者 SWMA 较为常见，而且搭桥后 SWMA 的出现是患者术后转归的预测指标之一。

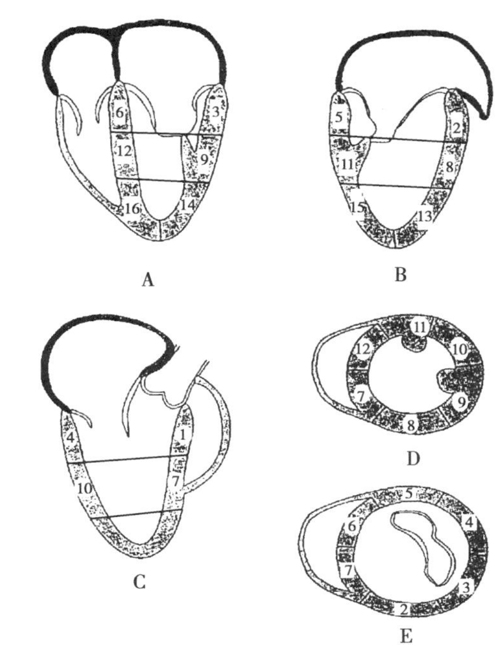

图 41-8　A. 四腔心切面显示三个间壁和三个侧壁节段；B. 二腔心切面显示三个前壁和三个下壁节段；C. 长轴切面显示两个前间壁和两个后壁节段；D. 中部短轴切面显示左室中段的全部六个节段；E. 底部短轴切面显示位于底部的全部六个节段

三、手术效果即刻评价

即刻评价各种心血管手术的效果是术中 TEE 最主要的价值之一。美国麻醉学会和心血管麻醉学会在全面总结以往术中 TEE 研究结果的基础上，结合有关专家意见，于 1996 年制定了术中 TEE 操作指南。该指南根据术中 TEE 的价值大小及有关专家意见，将术中 TEE 应用分为三类。

第一类术中是已经被证实 TEE 应用价值最大，为指南所推荐；主要包括：①患者存在急性持续性威胁生命的血流动力学紊乱的手术；②瓣膜成形术；③需体外循环的先天性心脏病手术；④肥厚性心肌病左室流出道疏通术；⑤心内膜炎可能累及瓣周组织或术前诊断不明确的手术；⑥病情不稳定的主动脉夹层、主动脉瘤或血管撕裂；⑦主动脉夹层可能累及主动脉瓣；⑧心包开窗术；⑨术后 ICU 应用于病情不稳定、血流动力学紊乱、怀疑瓣膜病变或血栓栓塞等情况。

第二类术中应用有价值，但证据不如第一类充足，也为专家所推荐；包括：①术中会加重心肌缺血或梗死的手术；②术中可能加重血流动力学紊乱的手术；③瓣膜置换术；④室壁瘤手术；⑤心脏肿瘤

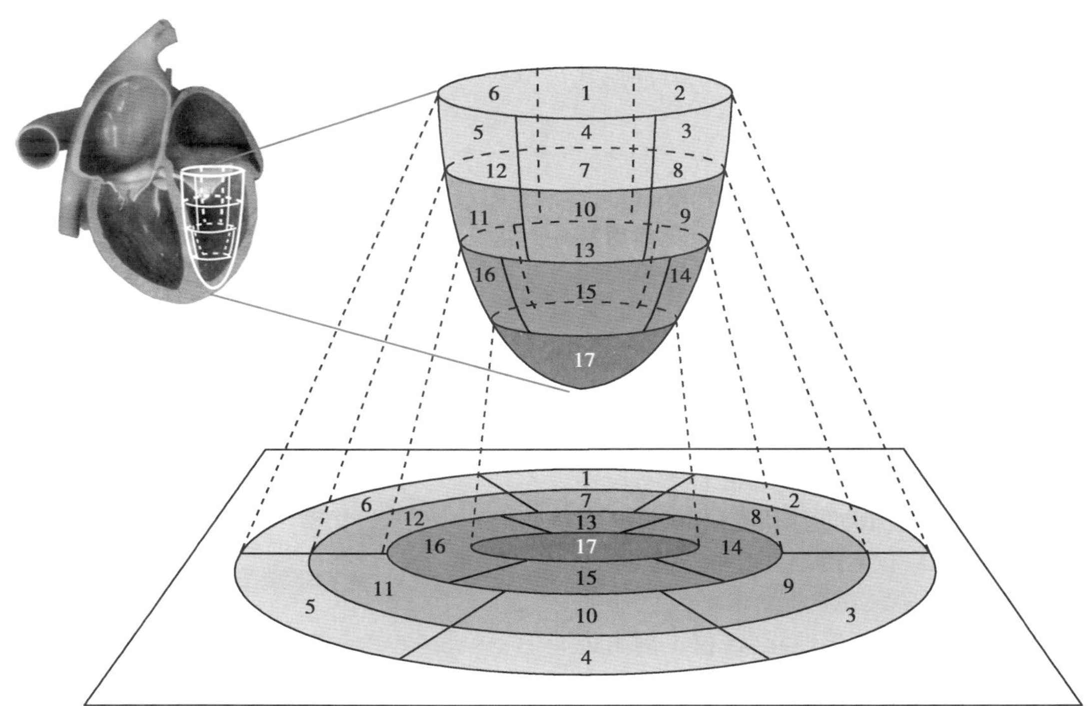

底部节段	中部节段	尖部节段
1=底前间壁	7=中前间壁	13=尖前壁
2=底前壁	8=中前壁	14=尖侧壁
3=底侧壁	9=中侧壁	15=尖下壁
4=底后壁	10=中后壁	16=尖间壁
5=底下壁	11=中下壁	17=心尖段
6=底间壁	12=中间壁	

图 41-9 左心室 17 节段模型

摘除术；⑥术中探查异物；⑦术中探查气栓；⑧心内血栓摘除术；⑨肺动脉血栓摘除术；⑩疑诊心脏创伤的手术；⑪疑诊急性胸主动脉夹层、动脉瘤、胸主动脉破裂的手术；⑫主动脉夹层可能未累及主动脉瓣的手术；⑬探查主动脉粥样硬化斑块或主动脉栓子来源；⑭心包切除术、心包积液的探查或评价心包手术；⑮心脏移植或心肺移植术中探查吻合口；⑯术中插管和有关操作的定位和功能监测。

第三类是目前尚无证据证实其术中 TEE 的价值，故其应用价值不明确，但也许以后会得到证实；主要包括：①术中评价心肌灌注，冠状动脉解剖，或血管桥的通畅性；②其他心肌病手术（肥厚梗阻型心肌病除外）；③病情不复杂的心内膜炎的非心脏手术；④矫形外科术中栓子监测；⑤胸主动脉损伤手术的术中评价；⑥病情不复杂的心包炎；⑦术中评价胸膜肺部病变；⑧术中评价中心静脉和肺动脉导管放置部位；⑨停跳液灌注的术中监测。

（一）瓣膜成形术

瓣膜成形术的发展与术中 TEE 密切相关。术中 TEE 能在手术前 / 后即刻准确评价瓣膜结构和功能，使外科医师能够即刻了解成形术的效果。如成形术不理想，还能分析不理想的具体原因，从而使外科医师有机会在患者离开手术室前重新完善成形术或改行瓣膜置换术。其结果是不仅二次开胸大大减少，且术后的复发率和死亡率均大大降低。美国 Duke 大学报道 154 例瓣膜成形术的 TEE 研究结果，其中 10 例（6%）由 TEE 证实成形术不成功而立即再次手术。术后 TEE 显示 123 例（80%）瓣膜功能正常患者中，18 例（15%）术后有明显并发症，其中 6 例（5%）死亡；而术后 TEE 显示中度瓣膜功能不全的7例(5%)患者中,6例(86%)术后有明显并发症,其中3例(50%)死亡。综合资料显示约9%~13%的病例体外循环转机前TEE能提供新的诊断信息而改变术式;6%~11%的病例转机后TEE提示明显瓣膜功能不全,3%~10%的病例不得不再次转机修补二尖瓣(图41-10,图41-11)。

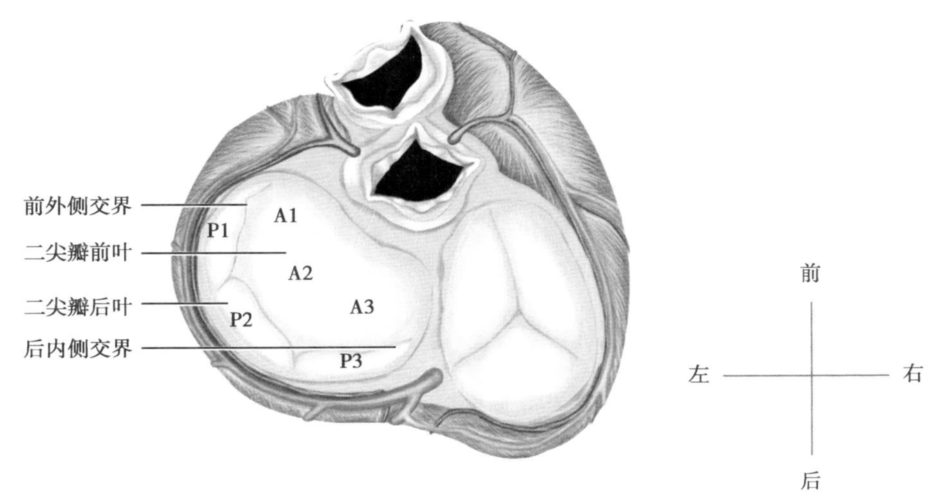

图41-10A　二尖瓣的解剖

A1:前叶前1/3;A2:前叶中1/3;A3:前叶内1/3;P1:后叶外部;P2:后叶中部;P3:后叶内部。

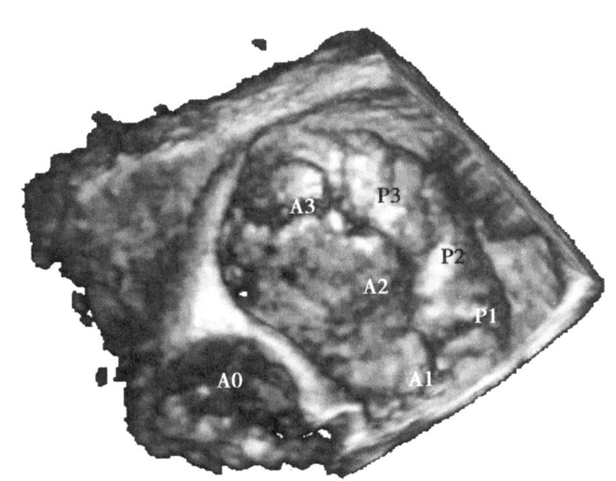

图41-10B　经食管实时三维显示主动脉瓣及二尖瓣的毗邻关系(面对心脏)

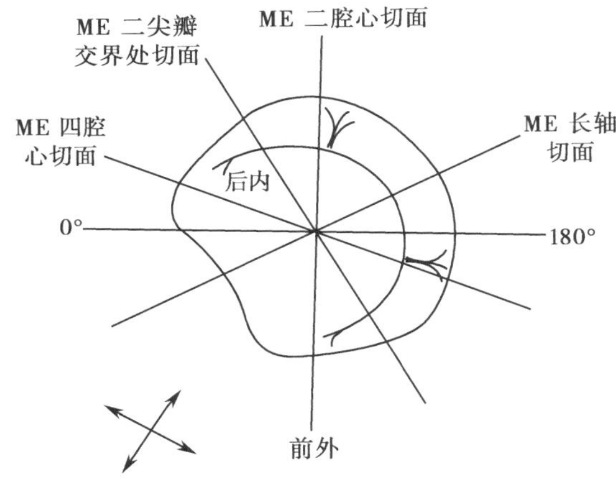

图41-11A　食管中段各主要切面切分二尖瓣的示意图(面对心脏)

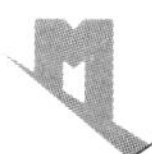

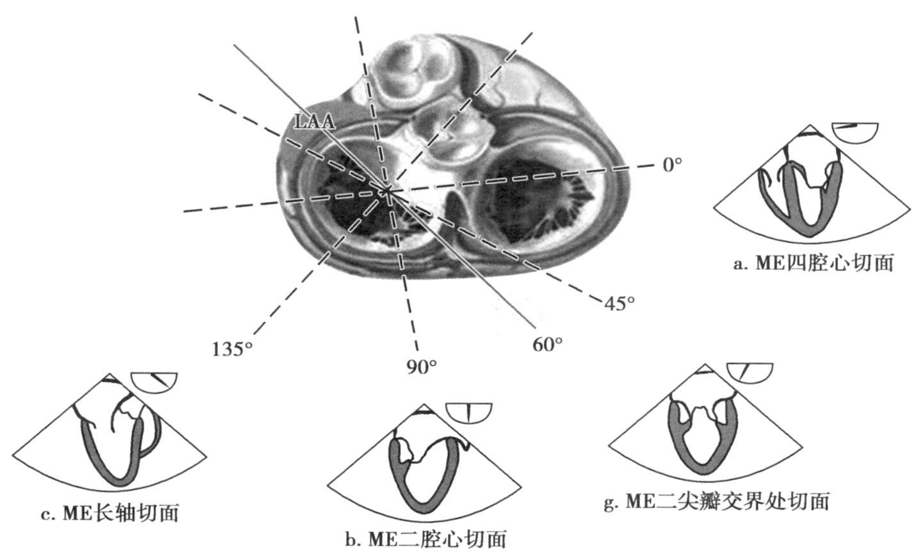

图 41-11B 食管中段各主要切面切分二尖瓣的示意图(背对心脏)

4

(二)人工瓣功能

手术后即刻评价人工瓣,尤其是机械瓣功能是对术中 TEE 的一大挑战。由于人工瓣本身的声影、多重反射等干扰给 TEE 显示人工瓣的结构和血流带来困难。此外,由于各种人工瓣都存在不同程度的狭窄和关闭不全,且不同种类、不同大小人工瓣的有效瓣口面积各异,使对每一例具体病例的分析显得十分复杂和困难。

TEE 探头位于左房后方,在显示人工二尖瓣时,其机械瓣所产生的声影及多重反射等干扰影位于远场的左室内,而左房的显示十分清楚,故能清晰显示人工二尖瓣的反流。而主动脉瓣位人工瓣的探查就不如二尖瓣理想。早期的单平面 TEE 主要用于对人工二尖瓣的评价,对人工主动脉瓣的探查价值十分有限。多平面 TEE 增加了探查切面,从而明显提高了 TEE 对主动脉瓣位人工瓣的探查的价值。

术中 TEE 在探查人工瓣时,重点是以下几个方面:

1. 人工瓣结构是否完整、位置是否正常　由于人工瓣本身的故障或人工瓣瓣环缝合线断裂,可能造成人工瓣瓣叶的活动障碍或整个瓣架的易位、脱落。TEE 能够显示瓣叶的异常活动,如脱垂、连枷样改变等。同时也能显示瓣架易位、脱落所致的异常运动。

2. 人工瓣上是否有异常结构附着　由于人工瓣声影和多重反射的干扰,人工瓣上异常结构如血栓和赘生物的判断有时十分困难。有研究报道 TEE 在显示人工瓣的异常血栓、赘生物方面优于 TTE。而多平面 TEE 可能更有利于血栓和赘生物的检出。

3. 人工瓣周围是否存在瓣周血肿或脓肿　TEE 显示瓣周脓肿或血肿是在人工瓣周围新近形成的小腔,一般直径为数毫米,有时可显示其中的有形成分。彩色多普勒可显示血流信号进出。TEE 在显示瓣周脓肿或血肿方面优于 TTE。Daniel 等报道 16 例人工瓣术后心内膜炎所致的瓣周脓肿,TTE 仅检出 5 例(31%),TEE 检出 14 例(88%)。

4. 人工瓣有无狭窄　不同类型、大小及不同部位(二尖瓣、主动脉瓣)的人工瓣其血流动力学参数不一。TEE 在评价二尖瓣和三尖瓣位人工瓣功能方面较理想。需注意的是跨人工瓣的峰值流速和平均流速(峰值压差和平均压差)与心输出量有关,如心输出量增加或有瓣膜反流,跨瓣峰值流速和平均流速就会增加。压差半降时间较少受心输出量的影响,更适合于判断人工瓣有无狭窄及程度,但不同类型和部位人工瓣的压差半降时间各异。主动脉瓣位人工瓣由于其血流方向与超声束夹角过大,测量其血流速度和压差半降时间均不可靠,但 TEE 可用于探查有无引起人工瓣狭窄的机械因素,如瓣叶附着血栓、赘生物等,从而间接分析有无人工瓣狭窄。

5. 人工瓣有无反流及性质　人工瓣反流包括以下几种类型:

(1) 瓣膜关闭过程中的反流：此反流系人工瓣瓣叶关闭过程中所产生，持续时间短，压差小，无病理意义。

(2) 跨瓣反流(transvalvular regurgitation)：此类反流持续整个收缩期(二尖瓣)或舒张期(主动脉瓣)，又分为以下几种：①正常反流：用彩色多普勒探查，所有人工机械瓣均存在不同程度的反流。其产生是由于瓣叶关闭后与瓣环附着缘或瓣叶支架之间存在细小缝隙所致，其反流程度一般较轻。不同人工瓣其反流程度略有差异。②病理性反流：系人工瓣损害所致。机械瓣可由于其机械障碍如卡瓣，或血栓栓塞所致。一般反流程度较重，且多伴有人工瓣的狭窄，往往需急诊手术。生物瓣的病理性反流特点与机械瓣不同，多数由于瓣叶的退行性病变所致，故有一个从轻度到中度反流，最后发展为重度反流的过程。但生物瓣也可因急性撕裂导致急性重度反流，也需急诊手术。③瓣周漏：其反流起源于瓣环外侧，少量的瓣周漏并不少见，术中即刻也可显示，其反流多为偏心性。瓣周漏不论反流程度轻重，都是病理性。TEE 在显示瓣周漏时需系统、全面检查瓣环周围，多平面 TEE 在瓣周漏检出率方面明显优于单平面和双平面 TEE。

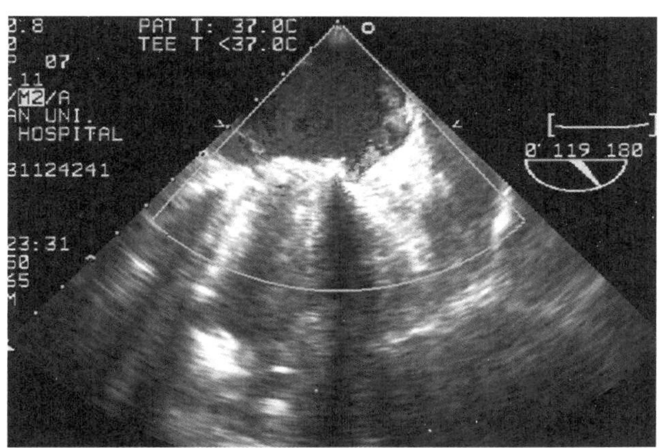

图 41-12　二尖瓣位机械瓣瓣周漏

(三) 冠心病

术中 TEE 在冠心病外科治疗中的应用价值至少包括以下三个方面：

(1) 即刻探查冠脉旁路术后是否有新的 SWMA，从而间接推断血管桥是否通畅。一组 50 例冠脉旁路术的术中 TEE 研究显示，10% 的病例显示对外科手术有帮助的信息，其中 2 例(4%)完全由 TEE 显示新的 SWMA，3 例(6%)TEE 显示新的 SWMA，同时配合其他临床征象提示血管桥闭塞，使术者能即刻施行血管桥疏通术或必要的药物治疗。

(2) 术中 TEE 能在体外循环前及时检查患者是否合并其他心内病变，如瓣膜病等。一组 182 例冠脉旁路术的术中 TEE 研究显示，5 例(2.7%)患者术中 TEE 探查到术前未预料到的较严重二尖瓣反流，从而改变术式，同时行二尖瓣置换术。而另有 51 例术前计划行冠脉旁路术加二尖瓣手术的患者中，22 例(43%)术中转机前 TEE 显示二尖瓣病变很轻，从而取消了二尖瓣手术。

(3) 有研究显示升主动脉内的粥样硬化斑块是 65 岁以上患者心血管病术后发生脑卒中的唯一独立危险因素。术中 TEE 能较好显示升主动脉的粥样硬化斑块，可提示外科医师在升主动脉操作，如插管、阻断时避免粥样斑块脱落，从而减少术后脑卒中的发生。不过，有研究显示：虽然术中 TEE 在探查升主动脉粥样斑块方面较敏感，但不如心外膜超声(EAS)更敏感，有研究支持冠状动脉旁路移植术(CABG)患者常规使用 EAS。有作者认为，如术中 TEE 在主动脉内(不论升主动脉或降主动脉)探查到大于 5mm 的斑块，就应进一步行 EAS 探查升主动脉和主动脉弓部。这只需 TEE 主机额外配置一个线阵 B 超探头即可，主控界面上很容易将两者切换。

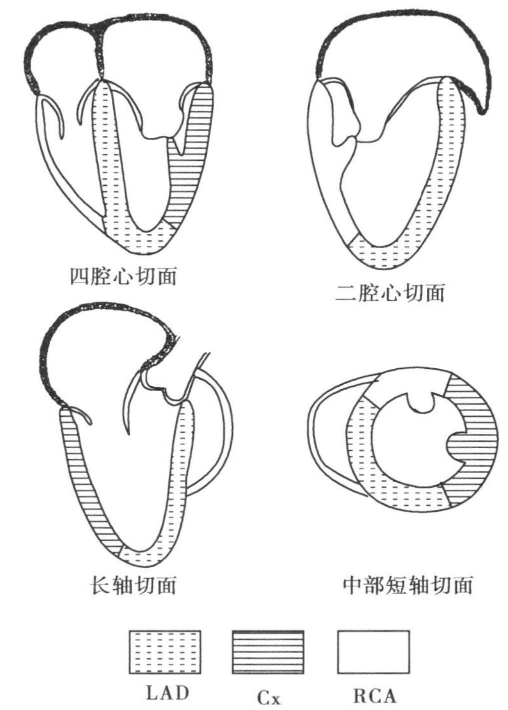

图 41-13　左室主要冠状动脉灌注区域的心肌

出现其他情况说明有正常解剖变异或有相关血流改变的冠状血管病变。LAD：左前降支；Cx：回旋支；RCA：右冠状动脉。

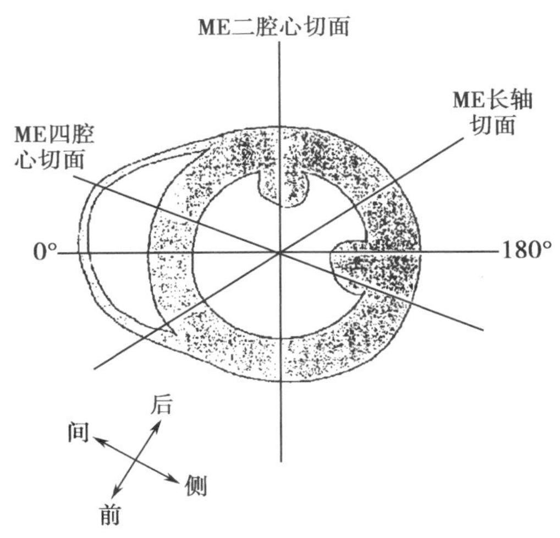

图 41-14　用左室中段乳头肌水平短轴简图说明食管中段切面怎样切分左室

从 0 到 180° 前旋多平面角度，使切面通过中轴线切分整个左室。ME：食管中段。

(四) 先天性心脏病的术中监测

先天性心脏病手术多为少儿患者。近年来小儿多平面 TEE 探头已经用于临床，促进了术中 TEE 在先天性心脏病的应用。资料显示，术前 TTE 诊断中，转机前 TEE 发现新的病变者高达 30%；转机前 TEE 改变治疗方案的占 1%~16%；转机后 TEE 提示行再次转机或改变术后治疗的占 3%~45%。对于复杂的膜周型室间隔缺损需要在超声引导下行微创外科封堵术，心血管麻醉科医师可与心脏外科医师一起参与缺损的形态学评估和术中的心功能评价和管理。

(五) 肥厚性梗阻型心肌病（HCM）

一般认为心外膜超声在肥厚性梗阻型心肌病术中价值更大。但由于心外膜超声干扰手术进程，可能引起术后感染，故外科医师更喜欢术中 TEE 监测。事实上，目前多平面 TEE 在肥厚型心肌病术中一样具有重要价值。术中 TEE 可提示术者需切除的肥厚间隔的部位、长度和深度。手术理想的病例，术后 TEE 可显示：①左室流出道部位的间隔明显变薄，左室流出道增宽；②二尖瓣前叶的收缩期前向运动（SAM）消失；③连续多普勒测量左室流出道与主动脉之间的压差明显减少，甚至接近正常；④二尖瓣反流减少或消失。由于室间隔疏通有损伤心脏传导束甚至切穿室间隔的危险，故术中 TEE 显示其左室流出道疏通十分理想的并不多见，该手术效果尚有待进一步提高。根据美国超声心动图学会杂志 2018 年的最新综述，术中二维和三维 TEE 对肥厚性梗阻型心肌病患者至关重要，建议从三腔长轴和经胃测量左室流出道部位的间隔，建议使用 3D TEE 从左室面“仰视”来显示二尖瓣，且手术前后应与外科医生多互动交流确保手术效果。

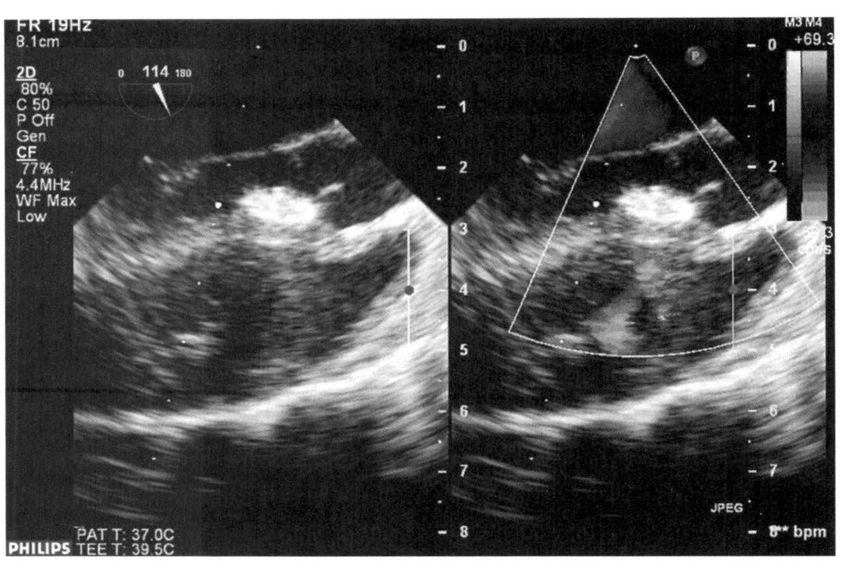

图 41-15　TEE 引导 VSD 外科封堵

(六) 大血管病变

TEE 在主动脉夹层和主动脉瘤中的诊断价值明显高于 TTE 已为众多的临床研究证实。TEE 不仅能够显示主动脉病变的部位和范围，还能显示主动脉夹层原发破口的部位和大小、夹层是否累及冠状动脉及头臂动脉、同时还能评价主动脉瓣功能等，在术中可以发挥积极作用。但目前有关大血管病变的术中 TEE 应用价值报道甚少，有研究显示，约 14% 的主动脉夹层患者术中 TEE 对治疗提供重要信息。即使目前有关资料不多，但美国麻醉学会和心血管麻醉学会仍将大血管病变的术中TEE监测定为第一类之中。

术中TEE在即刻评价各种心血管病手术效果方面的价值十分重要，但其另一潜在的价值也是不容忽视的。临床工作中，由于术中TEE提示手术效果很不理想而不得不即刻再次手术的毕竟是少数。确有一些患者，术中超声提示手术效果并非完全理想，但其缺陷又不值得再次手术，或者由于技术原因，即使即刻再次手术也可能不会改进或无法改进手术效果，如瓣膜成形术后仍存在少量反流或轻度狭窄。对这些手术而言，更重要的是术中TEE的信息可能提醒外科医师在今后遇到同样情况时会设法使手术更加完善，从而有助于提高外科医师的技术水平。

四、其他术中监测

1. 术中排气　心内直视手术后心腔内可能残留过多的气体，进而导致脑血管、肺血管或冠状动脉的气体栓塞。术中TEE可检测到心腔中气体并指导外科医师及时准确地排气。

2. 插管定位　术中TEE在血管穿刺，尤其是颈外静脉、锁骨下静脉穿刺方面能帮助麻醉科医师准确显示穿刺导丝是否进入上腔静脉或右房。在放置漂浮导管和主动脉内球囊反搏导管时也具有准确定位作用。在刚刚兴起的微创心外科手术中，TEE将指导麻醉科医师经颈内或颈外静脉穿刺将心肌停跳液逆灌注管植入冠状静脉窦或右房；指导外科医师将主动脉内阻断管经股动脉准确放入升主动脉；也可以指导将主动脉内球囊反搏的气囊放入降主动脉的合适位置。在放置漂浮导管和主动脉内球囊反搏导管时也具有准确定位作用。在TEE监测下行动脉导管结扎术，如合并双动脉瓣赘生物需要全面监测。另外，体外循环术中气管内水囊可以为观察无名动脉提供声窗。

五、非心脏手术经食管超声心动图监测

1983年TEE被用于神经外科术中气栓的监测，这是TEE在非心脏手术中的首次应用。我国首次TEE非心脏应用是骶尾部肿瘤切除术中，腹主动脉球囊阻断术中监测肾血流。随后进行了术中肝脏、肾脏血流灌注的研究。

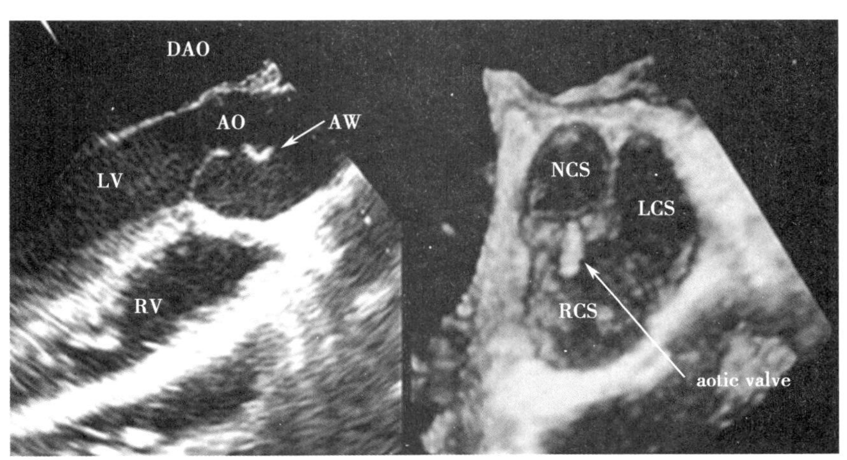

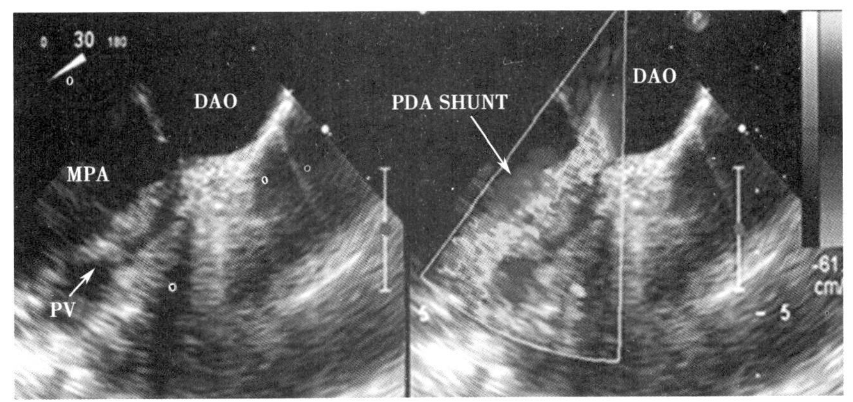

图41-16　感染性心内膜炎双动脉瓣赘生物

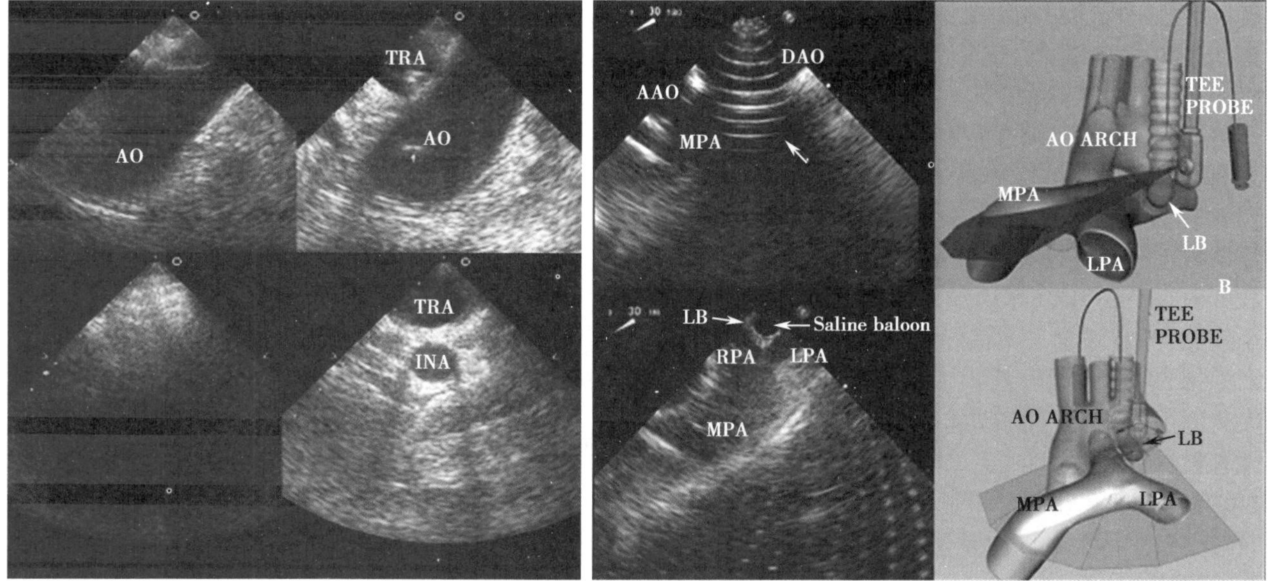

图 41-17 气管内水囊 -TEE 检查的新声窗

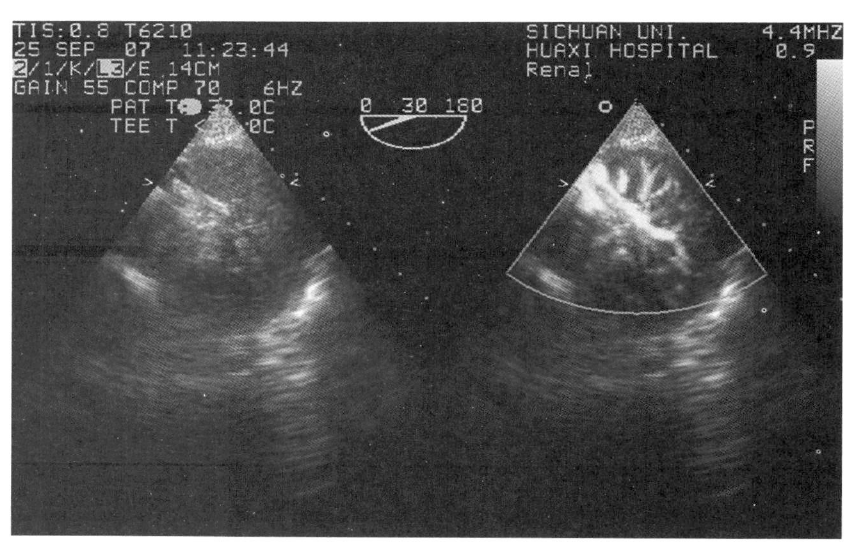

图 41-18 TEE 能量多普勒监测左肾血流灌注

非心脏手术 TEE 监测分为两种类型：心脏病患者的非心脏手术和高风险非心脏病患者的手术。先天性心脏病、瓣膜病、冠心病等的代偿期可在术中 TEE 等血流动力学监测下施行部分非心脏手术。高血压、糖尿病多合并心、脑、肾等靶器官损害，TEE 可结合心电图监测术中心肌缺血的发生；嗜铬细胞瘤、甲亢、妊娠等患者常合并血容量异常或心脏动力异常，肺心病患者常合并右心功能不全，TEE 可持续监测左、右心室功能，评价前负荷，测量心输出量等。

评价心肌缺血 围手术期 ST 段改变被证实伴随有较高的术后心肌缺血发生。缺血性 ST 段改变通常迟发于冠状动脉梗阻。心肌缺血发作首先表现为舒张功能障碍，接着是室壁运动异常（WMAs），再者是心电图改变，最后是临床症状。因此，TEE 可以早于其他监测手段发现并诊断心肌缺血，它可以在冠脉阻塞后数秒内发现 WMAs，这意味着它对心肌缺血的发现早于心肌酶谱。

血流动力学监测 术中血流动力学异常是术中 TEE 监测的重要指征，了解心脏容量情况和泵功能情况，能够在诊断和监测治疗反应方面提供帮助，且与肺动脉导管相比更加微创、快捷且重复性好。相比之下，常规体格检查的发现非常有限，而置入肺动脉漂浮导管不仅耗时且获得的信息有限，准确性低。TEE 通过迅速观察左右心室，监测左心整体功能、前后负荷、心肌缺血等，对于血管手术、不明原因低血压、低血容量、器官移植手术、急诊创伤手术以及预计大出血手术等高危手术患者的容量治疗有指导作用。

（一）血管手术

术中 TEE 可用于主动脉夹层、创伤性动脉损伤和动脉瘤的腔内手术治疗。在主动脉病理分型、手术锚定区定位和手术疗效等方面都有应用价值。而且研究发现，TEE 对诊断术后主动脉内漏和旁路的敏感性高于血管造影。

（二）创伤

创伤的早期诊断和治疗对提高患者的生存率和降低相关疾病死亡率非常重要。当患者同时存在胸部穿透伤和钝器伤时，患者的患病率和死亡率都相当高。快速准确的诊断、伤员鉴别归类以及明确的治疗成为改善创伤死亡率的有力保障，而 TEE 使心血管创伤的筛查成为可能。胸部钝器伤易引发创伤性动脉损伤和心脏挫伤，动脉损伤可以为壁内血肿、完全离断以及出血。虽然目前挫伤缺乏明确的诊断标准，但 TEE 联合使用 TTE、心肌酶谱、多导联心电图仍不失为有价值的诊断方案。需要注意的是，TEE 在创伤中的应用也存在禁忌证。TEE 探头的置入会增加颈椎损伤患者颈椎进一步失稳定的风险。另外，上颌面损伤以及头骨颌面部固定装置会使探头置入和图像获得变得非常困难。

（三）器官移植手术

对于需要器官移植的手术患者，由于疾病的复杂进程，这些患者都处于器官衰竭的终末状态，同样，这一疾病进程对患者的心脏解剖结构和功能状态都有损害。而且手术中常伴有巨大的液体进出量和对血流动力学干扰。在处理这些复杂的患者过程中，TEE 可以提供有创血流动力学监测所不能提供的相关信息。对 TEE 应用于肝移植和肺移植的研究显示，虽然凝血障碍和食管静脉曲张会增加肝病患者并发症的风险，但 TEE 操作并发症发生率仍然较低。对于这些患者，基于 TEE 操作的风险和收益分析应个体化。

术中 TEE 对终末期肺病行肺移植的患者有益。TEE 可准确、方便的评估其心脏功能、容量状态和外科解剖结构。术中 TEE 还可发现患者未知的解剖异常并实施手术干预。例如肺动脉栓塞、卵圆孔未闭和房室间隔缺损，在移植手术中，这些解剖缺陷可同时进行修补，改善预后。

TEE 应用于移植手术患者还包括心脏捐献者的筛选，肾移植患者术前多巴胺应激心脏超声检查。

（四）心房纤颤

TEE 由于其高频探头及紧邻心房的特点，已成为探查左心房（LA），尤其是 TTE 难以显示的左心耳（LAA）血栓的极佳方法，而 LAA 又是血栓的好发部位。TEE 可用于房颤患者直流电复律（DCC）引导，也可用于房颤消融和 LAA 闭塞。TEE 引导复律的优点有：①降低复律后栓塞的危险：由于 TEE 复律前可排除心房血栓及证明原先血栓已溶解，加上复律前后 1 个月的短程抗凝。②减少出血并发症：抗凝期由 7~8 周缩短至 1 个月，研究显示抗凝 <1 个月者无 1 例发生出血并发症。③可早期复律：由于更早恢复心房功能而获得生理学益处，减少发生血流动力学不稳。缩短 A F 持续时间有可能使复律和维持窦律的成功率增加。④降低了费 / 效比。⑤可追踪心房血栓经抗凝后是否溶解，提高复律安全性。⑥复律前 TEE 测量的参数如 LA 大小、左心房排空速度峰值（PLAAEV）可作为复律成功和维持窦律一年的预报因子。将来 TEE 可作为房颤进一步的风险分层工具，评估接受 DCC、房颤消融和 LAA 闭塞的房颤患者中使用新的口服抗凝剂及其成本效益。

（五）产科手术

产科手术通常在区域神经阻滞下进行。然而急诊剖腹手术和孕妇的非产科手术需要实施全身麻醉。在某些情况下，这些患者可以从术中 TEE 获益。有文献报道术中 TEE 应用于电生理异常、肺动脉高压和先心孕妇的分娩以及羊水栓塞后的心肺复苏。

（六）其他手术

TEE 监测可以发现患者未闭的卵圆孔，检测气体栓塞的风险，并可评估容量。

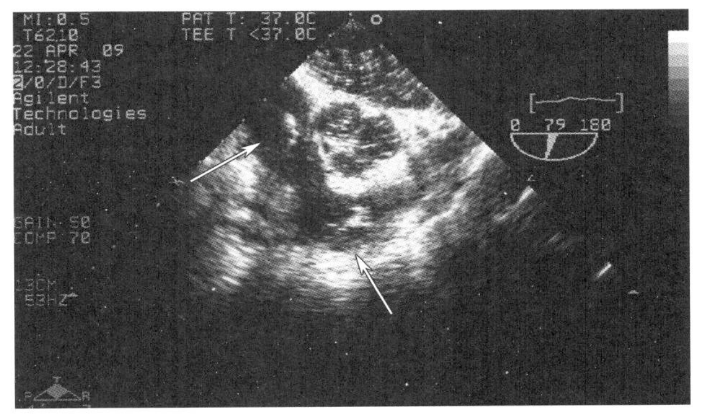

图 41-19　肝脓肿术中双氧水冲洗后，三尖瓣及肺动脉瓣可见赘生物

第五节　经食管超声心动图在重症监护治疗病房中的应用

目前 TEE 已用于 ICU 中危重患者的病情诊断和监测，对临床实践具有很强的指导作用。TEE 检查方法可在 ICU 患者床旁进行，直接得到有关心脏解剖、心功能及血流动力学方面的信息，从而可及时准确地做出诊断，为治疗方法的选择及疗效的评估提供确实可靠的证据。

一、经食管超声心动图检查的适应证

在危重患者中应在具有明确适应证时方可考虑进行 TEE 检查。其适应证包括：①具有重要临床意义而急需明确诊断的心脏瓣膜病，如二尖瓣反流、修复瓣膜功能失调；②感染性心内膜炎；③低血压和血容量的具体评价；④病情危重状态下左、右室功能评价；⑤心源性栓塞的病因诊断；⑥明确低氧血症者有无经未闭卵圆孔的右向左分流；⑦胸痛的鉴别诊断，特别是对主动脉夹层和心肌梗死后并发症的鉴别；⑧心包积液、心包占位性病变及纵隔出血的诊断；⑨胸部外伤时心脏的并发症诊断等。

二、经食管超声心动图的临床应用

（一）低血压的病因诊断

TEE 检查可较为准确地估测出患者实际血容量，有关低血压病因及其病理生理改变的 TEE 评价指标见表 41-3。

表 41-3　低血压病因的经食管超声心动图评价

病因	左室舒张期面积	左室面积变化分数	肺静脉血流	二尖瓣血流 E/A	左室节段性室壁运动异常
低血容量	↓↓	↑↑	S 波 >D 波	↓	±
心源性休克	↑	↓↓	S 波 <D 波	↑	±
右心室梗死	不定	↓	S 波 >D 波	↓	+
二尖瓣反流	↑	↑	SFR	↑	±
肺栓塞	↓	↑	S 波 >D 波	↓	
心包积液	↓	↑	随呼吸变化	随呼吸变化	-

SFR：肺静脉收缩期逆向血流

（二）呼吸困难和肺水肿的病因诊断

TEE 检查容易发现可引起急性左心衰的多种病因，因而对急性呼吸困难的诊断和及时处理具有非常重要的意义。对急性呼吸困难者进行 TEE 检查，应注意是否存在以下疾病：主动脉夹层、创伤性或感染性心内膜炎引起的急性主动脉瓣反流；连枷样二尖瓣叶及其腱索或乳头肌异常所致的严重反流；心电图不典型心肌梗死或缺血和肺栓塞。

第六节　术中经食管超声心动图检查的适应证及安全性

一、适应证

由于术中 TEE 为心血管病外科术中提供上述重要临床价值，从广义上讲，它对任何心血管病手术都有价值。它可能在转机前修正术前诊断，从而改变术式，甚至取消不必要的手术。在术中它可用于监测心脏整体功能和节段性室壁运动，术后即刻可评价手术效果。因此，只要没有食管插管禁忌证的患者，术中 TEE 都有价值。可以这样理解，给患者术中用上 TEE，就给患者增加了一份保险。目前术中对 TEE 应用较常见的已如前述，主要包括瓣膜成形术，人工瓣替换术，冠心病，先天性心脏病及肥厚梗阻型心肌病等。从战略意义上讲，现在心血管手术中普及 TEE 监测的意义可与 20 世纪 50 年代在心血管手术中普及心电图监测相提并论。实际上在发达国家，TEE 已在心血管手术中普遍使用。

TEE 用于非心脏手术可以改善总体的预后，其中最重要的适应证是血流动力学异常和大出血，在围手术期一旦发生血流动力学异常，TEE 可用于评价心肌收缩力和前负荷，有助于发现原因并指导容量治疗，也可以监测心脏和大血管中的各类栓子。

二、禁忌证

主要是与食管插管有关的禁忌证，又分绝对禁忌证和相对禁忌证。前者包括口咽部疾病、食管肿瘤、撕裂和穿孔、食管憩室、活动性上消化道出血、上消化道手术后不久等。相对禁忌证包括食管静脉曲张、既往食管手术、外伤史，胃部疾病、严重的颈椎病变等，后者在考虑术中 TEE 监测时一定要权衡利弊，慎重为好。对拟行术中 TEE 监测的患者，术前访视时一定要仔细询问上消化道病史。此外，TEE 操作者未经过相关的培训及认证，TEE 监测未得到患者的同意等也不宜施行。

三、并发症

虽然 TEE 属于侵入性检查，但大量的临床应用证实是相当安全的。美国 Mayo Clinic 6 年中 7 134 例术中 TEE 结果显示并发症发生率为 2.8%，主要包括一过性的高血压或低血压、一过性的心律失常如室性期前收缩，短阵室上速等，但也有食管穿孔、破裂，甚至死亡的报道。TEE 使用不当也可造成气管导管移位，食管内壁热灼伤，探头重复使用造成的感染，消毒液造成化学伤害，故操作者一定要随时牢记可能发生的并发症，并且有必要的预防、抢救措施。术中 TEE 在手术室进行，有较完备的处理各种意外事故的设施和技术力量，但由于手术患者的保护性反射受到抑制，一定要注意尽可能减少不必要的并发症发生，尤其是与插入探头有关的并发症。

综上所述，TEE 在心血管术中的应用非常广泛和深入，既可以用于术前诊断和术后手术效果评估，又可以监测术中众多参数，如左室整体功能和局部功能。它使术中对很多重要病情[如动脉导管未闭(PDA)和室间隔缺损(VSD)术后残余分流、瓣膜置换术和成形术后的效果等]的诊断由较原始的视、触、听的临床评估变为使用现代高新技术的定性化和定量化的确诊；且其应用领域还有待进一步开发，如药物，尤其是麻醉药物对心功能的影响、小儿先天性心脏病术中应用研究及超声心动图学中的新技术，如动态三维成像、组织多普勒显像、心肌声学造影、彩色室壁动力学和多巴酚丁胺药物负荷实验等在术中 TEE 的应用研究尚有待进一步开发。可以想象，术中外科医师在 TEE 实时提供的心脏结构和血流的动态三维重建图像的指导下手术将是多么美妙的情景。可以说目前尚没有任何一种技术在应用广度和深度上能与之相比。但需要强调的是，TEE 只是为心血管外科和麻醉增加了一种较理想的监测方法，并不说明术中 TEE 将取代目前的任何相对成熟的监测技术，起码目前如此，而只是一种补充和完善，其最终目的是提高心血管手术和麻醉监测的质量。

麻醉科医师将怎样对待术中 TEE 呢？虽然术中 TEE 的开展几乎与非手术室 TEE 同步发展，但麻醉科医师操作术中 TEE 是否合适的问题一直伴随着术中 TEE 的发展。当然，心内科医师在超声心动图方面有丰富的临床经验，但他们有自己的工作，不可能总在手术室。而且心内科医师对麻醉科和外科不熟悉，可能对术中 TEE 需解决的问题不如麻醉科医师更清楚。因此麻醉科医师掌握术中 TEE 是医学发展的需要，并具有重要的意义。麻醉科医师能够将术中 TEE 与其他术中监测一道利用起来，从而能最大限度地发挥术中 TEE 在术中的价值。TEE 与临床麻醉的结合，不仅扩大了术中麻醉监测的内容和质量，而且麻醉科医师还承担了一部分相当重要的诊断工作，随着超声引导介入治疗的开展和完善，熟练掌握 TEE 技术的麻醉科医师很有可能承担一部分术中治疗工作。这些无疑将丰富麻醉学的内涵，促进麻醉学科的发展。作为麻醉科医师，这是一次机遇，更是一次挑战。我们相信，麻醉科医师只要经过一定时间的严格训练，熟练掌握超声心动图知识是完全可行的。美国麻醉学会和心血管麻醉学会已经制定了相应的麻醉科医师 TEE 培训指南。当然，麻醉科医师与心内科医师(心血管超声科医师)的互相合作、取长补短在术中 TEE 的健康发展中也是必不可少的。

近年来，TEE 监测在围手术期各个专业迅速普及，使 TEE 逐渐成为心脏麻醉科医师、心脏内科医师、心脏外科医师以及体外循环医师在围手术期交流、沟通的影像学工具，成为多学科诊疗团队规范病理生理学评估的手段；此外，麻醉科医师将 TEE 作为高危患者非心脏手术麻醉的重要监测手段，急诊和重症医师应用 TEE 监测急危症的心、肺功能，这都将有利于提高临床诊疗决策质量，改善患者的预后。

（宋海波　魏蔚　刘进）

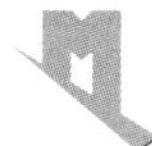

参考文献

[1] ZAMORANO J L, BADANO L P, BRUCE C, et al. EAE/ASE recommendations for the use of echocardiography in new transcatheter interventions for valvular heart disease [J]. European Heart Journal, 2011, 24 (9): 937-965.

[2] HAHN R T, ABRAHAM T, ADAMS M S, et al. Guidelines for Performing a Comprehensive Transesophageal Echocardiographic Examination, Recommendations from the American Society of Echocardiography and the Society of Cardiovascular Anesthesiologists [J]. Anesthesia & Analgesia, 2014, 118 (4): 427-437.

[3] QUADER N, RIGOLIN V H. Two and three dimensional echocardiography for pre-operative assessment of mitral valve regurgitation [J]. Cardiovascular Ultrasound, 2014, 12 (1): 42.

[4] BAI A D, STEINBERG M, SHOWLER A, et al. Diagnostic Accuracy of Transthoracic Echocardiography for Infective Endocarditis Findings Using Transesophageal Echocardiography as the Reference Standard: A Meta-Analysis [J]. Journal of the American Society of Echocardiography, 2017, 72 (5): 498.

[5] IMREN Y, TASOGLU I, OKTAR G L, et al. The Importance of Transesophageal Echocardiography in Diagnosis of Pericardial Tamponade After Cardiac Surgery [J]. Journal of Cardiac Surgery, 2010, 25 (1): 4.

[6] MAHMOOD F, KNIO Z O, YEH L, et al. Regional Heterogeneity in the Mitral Valve?Apparatus in Patients With Ischemic?Mitral Regurgitation [J]. The Annals of Thoracic Surgery, 2017, 103 (4): 1171-1177.

[7] CHAN V, LEVACMARTINHO O, SOHMER B, et al. When Should the Mitral Valve Be Repaired or Replaced in Patients With Ischemic Mitral Regurgitation?[J]. Annals of Thoracic Surgery, 2017, 103 (3): 742-747.

[8] GONENC K M D, DENISA M M D, DILETTA P M D, et al. Three-Dimensional Transesophageal Echocardiography of Aortic Atherosclerosis [J]. Echocardiography, 2012, 29 (10): 273-E274.

[9] REBEL A, KLIMKINA O, HASSAN Z U. Transesophageal Echocardiography for the Noncardiac Surgical Patient [J]. International Surgery, 2012, 97 (1): 43-55.

[10] TAO K, LIN K, SHI Y, et al. Perventricular device closure of perimembranous ventricular septal defects in 61 young children: early and midterm follow-up results [J]. J Thorac Cardiovasc Surg, 2010, 140 (4): 864-870.

[11] YANG P, HAN P, HOU J, et al.. Electrocardiographic characterization of rhesus monkey model of ischemic myocardial infarction induced by left anterior descending artery ligation [J]. Cardiovasc Toxicol, 2011, 11 (4): 365-372.

[12] EVANGELISTA A, FLACHSKAMPF F A, ERBEL R, et al. Echocardiography in aortic diseases: EAE recommendations for clinical practice [J]. European Journal of Echocardiography, 2010, 11 (8): 645-658.

4

第四十二章

呼吸功能监测

目　　录

呼吸功能是人体生命功能之一。简单的说，呼吸过程就是给全身组织输送氧气、排出二氧化碳的过程，受呼吸影响最重要的器官是脑和心。但从自然界生物体的生命现象中却发现，呼吸不是一个简单的转运过程。有生物学家做过试验，如果一个半径为0.5cm的单细胞生物体仅仅通过氧气的弥散摄取氧，那么所需的外界压力需要高达25个大气压，氧分压必须高达19 000mmHg。呼吸过程至少可分为两大部分，首先是气体的输送和弥散，包括经肺、胸腔的运动将氧气直接输入血液及二氧化碳经血液弥散排出的过程，称为外呼吸；其次是组织内部利用氧和排出二氧化碳的细胞内交换过程，称为内呼吸。生理学家及临床医师注重的是前者，而生物学家关注更多的是后者。

呼吸功能监测的目的是评价肺部氧气和二氧化碳的交换功能，以及观察呼吸机制与通气储备是否充分、有效。呼吸功能的监测项目非常繁多，分为肺容量、通气功能、换气功能、小气道功能、呼吸动力学等。以下介绍各种监测项目的名称、测定方法及其正常值。

第一节　呼吸功能的简单测定方法

一、基本监测方法

主要包括各种物理检查方法，通过望诊、触诊、叩诊、听诊等观察呼吸功能的变化。

1. 呼吸运动的观察　麻醉前检查患者胸廓的形态，有无扁平胸、桶状胸、佝偻病胸及由脊柱病变引起的胸廓畸形等。观察胸廓与上腹部的活动情况，男性及儿童呼吸方式以膈肌运动为主，胸廓上部及上腹部活动比较明显，形成腹式呼吸。女性呼吸以肋间肌运动较为重要，形成胸式呼吸。实际上这两种呼吸单独存在的机会很少。同时还应观察呼吸的频率和节律，呼吸周期中呼气相与吸气相的比率。必要时可配合触诊、叩诊进行检查。麻醉下则应观察麻醉机呼吸囊的活动频率、幅度及节律来判断呼吸运动的变化。开胸手术时可直接观察肺的膨胀及膈肌运动情况。

呼吸困难时患者主观感觉为通气不足，表现为呼吸费力，严重时鼻翼扇动，张口呼吸，甚至辅助呼吸肌亦参与呼吸运动。如上呼吸道部分梗阻时，吸气相出现胸骨上窝、锁骨上窝、肋间隙向内凹陷的三凹征，吸气时间延长，为吸气性呼吸困难。下呼吸道梗阻时，呼出气流不畅，呼气用力，呼气时间延长，出现呼气性呼吸困难。不论何种呼吸困难均可引起呼吸频率、深度、节律的异常。心源性呼吸困难出现端坐呼吸并有呼吸音的变化。

2. 呼吸音的监测　采用听诊器或食管听诊器，监听呼吸音的强度、音调、时相、性质的改变，可鉴别正常与病理性呼吸音及其部位，如呼吸音消失、减弱、增强；呼气时延长、断续呼吸音、鼾音、哮鸣音、水泡音、捻发音、胸膜摩擦音等。如患者与麻醉机接通时，可经过气管内导管、回路中的螺纹管、呼吸囊等进行监听。

3. 临床表现

(1) 发绀：是指血液中还原血红蛋白增多，使皮肤与黏膜等部位呈紫蓝色的体征，少数异常血红蛋白衍生物，如高铁血红蛋白或硫化血红蛋白也可引起皮肤黏膜发绀现象。在皮肤菲薄、色素较少和毛细血管丰富的部位，如口唇、鼻尖、颊部、耳廓、甲床等处，较易观察，变化也明显。手术麻醉时可观察手术区血液的颜色变化，但应注意出血过多、严重贫血（Hb<50g/L）时可不表现发绀。

(2) 咳嗽、咳痰：是一种保护性反射，将呼吸道内的分泌物或异物，借咳嗽反射咳出体外。手术麻醉中由于呼吸道原有病变或其他因素对呼吸道的刺激，使分泌物增多，引起咳嗽和咳痰。麻醉前应了解患者呼吸道状况，如改变仰卧位为侧卧位或坐位时，可诱发咳嗽并有痰咳出，说明气管内有分泌物或有支气管炎存在。如做深呼吸或吸入冷空气时有刺激性咳嗽发生，说明气道的反应性增强。这些患者围手术期呼吸的并发症增多。麻醉过程如发生咳嗽、咳痰，应分析发生的原因，除与患者本身呼吸系统病变有关外，还与麻醉过浅、吸入药物刺激、误吸、呼吸道出血、脱落的瘤块等异物刺激有关。如发生急性肺水肿，则有粉红色泡沫样痰咳出。

二、其他临床检查

1. 痰液检查　包括每日的咳痰量、颜色、性状，以及必要的显微镜检查和细菌培养，可作为诊断某些疾病的依据，以便在手术前采取相应的治疗措施，改善呼吸功能。对有大量咳痰、咯血的患者，手术又不能推迟，则应采取安全措施，如选用双腔气管导管，备好吸引器，做好气管切开准备等，以防意外发生。

2. 呼吸系统的 X 线检查　可以了解胸内病变部位、性质及严重程度，以及对肺、纵隔、气管的情况了解，如有无占位病变、是否压迫了重要器官、气道有否梗阻移位等。为麻醉方法的选择（如气管内或支气管内插管）、呼吸道管理以及防止呼吸系统并发症提供参考。

三、呼吸功能的简易测定

1. 屏气试验　即俗称的“憋气”，嘱患者先深呼吸数次后，深吸一口气屏住呼吸，正常人可持续 30 秒以上，呼吸循环功能代偿差者，屏气时间少于 30 秒。

2. 吹气试验　患者深吸气后，将手掌心对准患者的口唇，让患者尽快将气呼出，如感觉吹出气体有力、流速快，且能在大约 30 秒内呼尽则肺功能正常。常用以下方法：

（1）火柴试验：将点燃的火柴置于患者口前一定距离，让患者用力将火柴吹灭。如不能在 15cm 距离将火吹灭，则可估计时间肺活量第 1 秒率 <60%，第 1 秒量 <1.6L，最大通气量 <50L/min。如距离为 7.5cm 时仍不能吹灭，估计最大通气量小于 40L/min。

（2）蜡烛试验：与火柴试验相似，患者如能将 90cm 以外点燃的蜡烛吹灭，估计呼吸功能基本正常，反之，则可能不正常。

（3）呼吸时间测定：置听诊器于患者的胸骨上窝，嘱患者尽力呼气，然后测定呼气时间，如果超过 7 秒，估计最大通气量小于 50L/min，时间肺活量第 1 秒率低于 60%。

上述呼吸功能的监测方法不需要特殊的仪器设备，是临床上呼吸系统功能检查常用的基本方法。虽然对患者的肺功能仅是粗略了解，但方法简单、易行、直观，在临床上，尤其是对于术前患者呼吸功能的判断仍有重要参考价值。在某些危急情况中，它们可能是最直接迅速的判断指标，不可轻视。

第二节　肺的容量与通气

传统的肺量计是水封筒计纹鼓式肺量计，有单筒和双筒式两种类型（图 42-1）。可以测定各种肺容量（残气量除外）、时间肺活量、静息氧耗量等。随后，又出现了 Wright 肺量计（图 42-2）、Drager 肺量计等，可以测量潮气量、静息通气量、最大通气量、肺活量、补呼气量等。随着科学技术的进步，尤其是在生物医学工程领域中电子工程技术突飞猛进的发展，临床上可以更加方便有效地定量测定患者的呼吸功能。

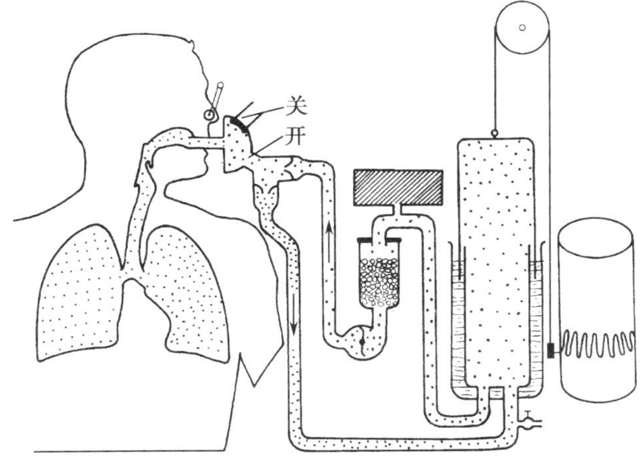

图 42-1　单筒式肺量计

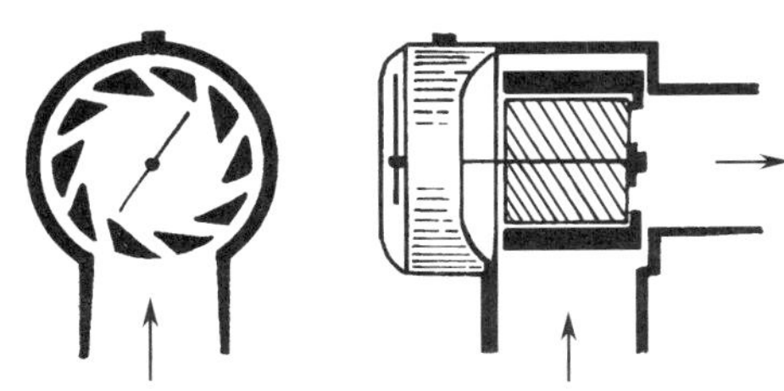

图 42-2　Wright 肺量计

一、肺容量

肺容量即肺内气体的容量，是呼吸运动过程中由呼吸肌运动引起的肺内容积变化的参数（图 42-3）。这些参数变化遵循一定的规律，可归为以下两大类：

（一）基本肺容量

除外解剖无效腔量（V_D），有以下四个基本肺容量：

1. 潮气量（V_T）　平静呼吸时每次吸入或呼出的气量。平均值为男性 600ml，女性 490ml。根据体

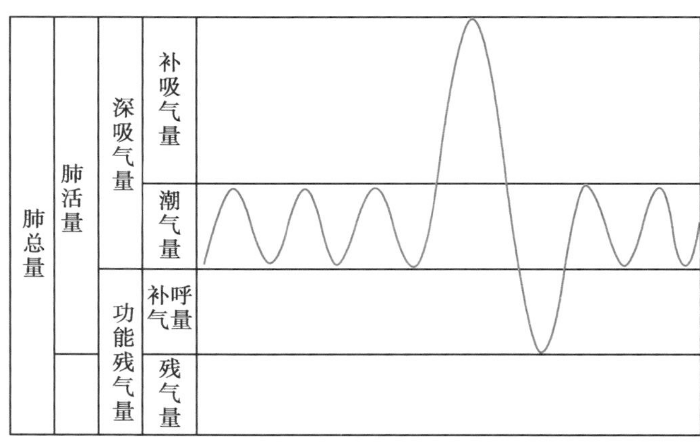

图 42-3 肺容量及其组成

重可以计算出每公斤体重的 V_T，约为 10ml/kg。潮气量与呼吸频率决定分钟通气量，潮气量小则要求较高的呼吸频率才能保证足够的通气量。

4

2. 补吸气量（IRV） 在平静吸气后，用力吸气时所能吸入的最大气量。反映肺胸的弹性和吸气肌的力量。平均值为男性 2.16L，女性 1.4L。

3. 补呼气量（ERV） 在平静呼气后，用力呼气时所能呼出的最大气量。反映肺胸的弹性和胸腹肌的力量。平均值为男性 0.91L，女性 0.56L。

4. 残气量（RV） 深呼气后不能呼出的肺内残余气体。残气量的测定可使用气体稀释法（详见 FRC）。平均值为男性 1.53L，女性 1.02L。

（二）复合肺容量

复合肺容量是指在基本肺容量的不同组合下形成的肺容量。临床上常用的有四项指标分别是：

1. 深吸气量（IC） 平静呼气后，用力吸气所能吸入的最大气量，即潮气量与补吸气量之和。深吸气量与吸气肌的力量大小、肺弹性和气道通畅情况都有关系。平均值为男性 2.66L，女性 1.90L。

2. 肺活量（VC） 最大吸气后，呼气时所能呼出的最大气量。即潮气量、补呼气量、补吸气量之和。分吸气肺活量、呼气肺活量和分期肺活量，正常人此三者均相等。平均值为男性 3.47L，女性 2.44L。还可以根据体重计算出每公斤体重的肺活量。按经验公式计算出肺活量预计值（VCP），测定值与预计值之比（VC%），可有 20% 的波动。

3. 功能残气量（FRC） 平静呼气后肺内存留的气量，即补呼气量与残气量之和。平均值男性为 2.33L，女性 1.58L。

基于氦气（He）不被吸收的物理性质，临床上常用氦稀释法来测量 FRC。给受试者吸入一定浓度的氦、氧混合气体（氦气浓度约为 7%），呼吸数分钟后，待氦气在肺内分布均衡，根据如下计算公式计算。

$$He\%s \times V = He\%b \times (V+FRC) \quad (42\text{-}1)$$

$$FRC=\frac{V \times (He\%s-He\%b)}{He\%b} \quad (42\text{-}2)$$

$$RV=FRC-ERV \quad (42\text{-}3)$$

式中：He%s = 吸气前配制的混合气体的氦气浓度；He%b = 呼吸数分钟达到平衡后的氦气浓度；V= 肺容量计的容积；FRC= 功能残气量；RV = 残气量。

由于功能残气量的存在，每次呼气末肺泡不会完全萎陷，使肺毛细血管内的血液和待交换的气体之间存在缓冲空间，因此在一呼一吸的间歇期，血液与肺泡之间仍有气体交换。肺泡气的氧分压不会在呼气末骤降，也不会在吸气末随着新鲜空气的吸入使氧分压急剧上升，而是始终维持在 109mmHg 左右，使气血交换能在相对衡定的环境中进行。

功能残气量的大小直接影响肺内原有气体的交换速率，因此临床上在吸入麻醉诱导、恢复的过程中，肺气肿患者进入麻醉状态或从麻醉中恢复均需要更长的时间。

4. 肺总量（TLC） 深吸气后肺内所含的全部气量，即残气量、补呼气量、潮气量、补吸气量之和。平均值男性 5.02L，女性 3.46L。还可计算残气量与肺总量之比（RV/TLC），健康年轻人为 25%~30%，老年人约为 40%。

肺容量与年龄、性别、体表面积和测定时的体位有关。肺容量的测定是静息通气功能的基本项目测定，其中潮气量和肺活量最常用。由于它只代表呼吸在某一阶段内的气量或容积，不能反映通气的动态变化，具有一定的局限性。

二、肺的通气功能

肺通气是指依靠呼吸运动将氧气吸入肺中，同时排出二氧化碳的过程，反映了肺呼吸生理的动态变化。事实上，单位时间肺内气量的变化以及肺内气体的分布，比肺容量更加具有临床意义。最常用的监测项目如下：

（一）分钟通气量（V_E）

分钟通气量为潮气量与呼吸频率（f）的乘积。平均值男性 6.6L，女性 4.2L。分钟通气量 >10~12L/min 为通气过度，分钟通气量 <3~4L/min 为通气不足。

（二）分钟肺泡通气量（V_A）

指在吸气时进入肺泡的有效通气量，分钟肺泡通气量为每分通气量减去无效腔量，用公式表示为：

$$V_A=f\times(V_T-V_D) \tag{42-4}$$

成人的解剖无效腔量（V_D）约为 2ml/kg。但在临床实践中，无效腔通气并不仅仅由解剖无效腔造成，往往还受肺泡腔内无效通气（又称肺泡无效腔通气）影响，故生理无效腔包括解剖无效腔和肺泡无效腔。将分钟通气量减去生理无效腔量则为肺泡分钟有效通气量，V_A 值约为 4.2L/min。根据 Bohr 公式可计算生理无效腔量。

$$V_D=V_T\times\frac{PaCO_2-PeCO_2}{PaCO_2-PiCO_2} \tag{42-5}$$

公式中：V_D = 生理无效腔（无效腔量）；V_T = 潮气量；$PaCO_2$ = 动脉血二氧化碳分压；$PeCO_2$ = 呼出气二氧化碳分压；$PiCO_2$ = 吸入气二氧化碳分压。

正常人生理无效腔量平均为男性 0.128L，女性 0.119L。与潮气量之比（V_D/V_T）<0.3。生理无效腔、潮气量、呼吸频率是影响通气效率的重要因素，次要因素还有机体的代谢状态。通常以血中二氧化碳含量高低判断通气是否适当，当 $PaCO_2$ 高于正常值是通气不足，反之 $PaCO_2$ 低于正常值是通气过度的表现。

（三）最大通气量（MVV）

指每分钟用力呼出和吸入的最大气量，一般以测定 15 秒的最大通气量乘以 4 得出，平均值男性为 104L，女性为 82.5L。MVV 取决于胸廓、气道、肺顺应性、呼吸肌力等综合因素，是通气功能中较有价值的项目，主要用于评估通气储备功能。中枢系统病变，胸廓运动、呼吸道和肺组织异常的患者均可出现 MVV 的降低。

临床中常用通气储量百分比（MVV%）衡量通气储备能力，计算公式如下：

$$MVV\%=\frac{MVV-V}{MVV}\times 100 \tag{42-6}$$

公式中：MVV 为最大通气量；V 代表平静呼吸时通气量。

正常值为 93% 以上，低于 86% 提示通气储备不佳，肺部手术须慎重考虑；低于 70% 为通气功能严重受损。身体虚弱或有严重心肺疾患者不宜进行此项检查。

（四）时间肺活量（TVC）

TVC 是描述用力呼出气量与时间相关的参数，主要反映支气管有无阻塞。TVC 适合身体衰弱不能接受最大通气量测试的患者，因此有可能取代最大通气量作为新的测定项目。测定方法为深吸气后以最快的速度呼气，按时间顺序描绘出时间与容量关系的曲线，可以得到以下参数：

1. 用力肺活量（FVC） 指以最快的速度所做的呼气肺活量。一般小于慢速呼出的 VC 值，因为用力呼气时某些气道可能关闭，限制了气体的排出。

2. 用力呼气量（FEV） 指一次最大吸气后再用力尽快呼气时，在一定时间内所能呼出的气体量。正常第 1 秒用力呼气量（FEV_1）2.83L，第 2 秒量（FEV_2）3.30L，第 3 秒量（FEV_3）3.41L。FEV_1 应至少大于 1.2L，否则提示气道有阻塞性通气障碍。因 FEV_1 不受 FVC 的影响，常用于评估使用气管扩张剂后气道阻力下降的效应。

3. 时间最大呼气率（FEV%） 指一定时间内呼出气占用力肺活量的百分比。正常第 1 秒率（FEV_1%）>83%，第 2 秒率（FEV_2%）>96%，第 3 秒率（FEV_3%）应达到 99%。FEV_1%<80% 反映大气道阻塞和阻塞性障碍。

4. 最大呼气流速（MEFR） 指测定 FVC 时自 200ml 至 1 200ml 的速度，正常成人应 >300L/min。因为 MEFR 的测定部分依赖于肺容量，所以在体格小、肺容量低的成人中 MEFR 值有可能小于 300L/min。其临床意义与 FEV_1 类似，但因测定过程比较复杂，所以不如 FEV_1 常用。

5. 最大呼气中期流速（MMEF） 将用力呼气曲线 FVC 的总量均分为 4 等份，MMEF 为 25%~75% 的那一段变化中的气体流速。平均值男性为 3.36L/s，女性为 2.88L/s。MMEF 值降低反映

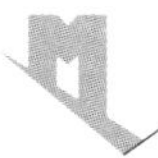

中等度气道阻塞，较用力肺活量更为敏感，在 FEV_1 尚正常时 MMEF 即可降低。MME 反映小气道通气状况，为测定气道阻塞的敏感指标。

6. 最大吸气流速（MIFR） 指自 FRC 位用力吸气至 TLC 位时，从 200~1 200ml 时的吸气速度。有神经肌肉病变、身体虚弱和胸腔外气道梗阻者，其数值降低。正常值为 300L/min。

7. 最大呼气流速 - 容积曲线 做用力呼气容积测定时，在 XY 轴上绘出每一刻呼气流速与其相关的容积所得到的曲线。如果这种测定延续至吸气期，那么曲线也和呼吸周期一样呈现环形（图 42-4A）。呼气初期约占呼气容积的 20% 左右，是患者主动用力达到的最大流速期，此段流速与用力有关，用力越大，则流速越快。而呼气的其余部分（75% 肺容量以下），则随着肺容量逐渐减少，流速也相应减慢，它们取决于肺的弹性和周围小气道阻力的影响。因此，曲线的这一部分与患者用力无关，常提示肺实质或小气道病变，或两者兼有。这也是不同情况下流速 - 容积曲线各有不同的原因（图 42-4B）。

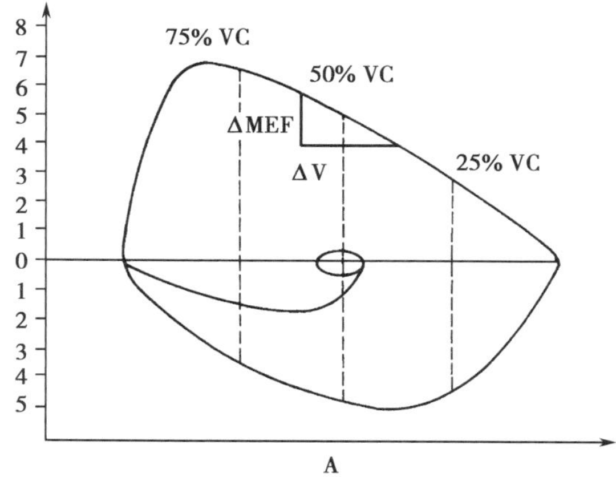

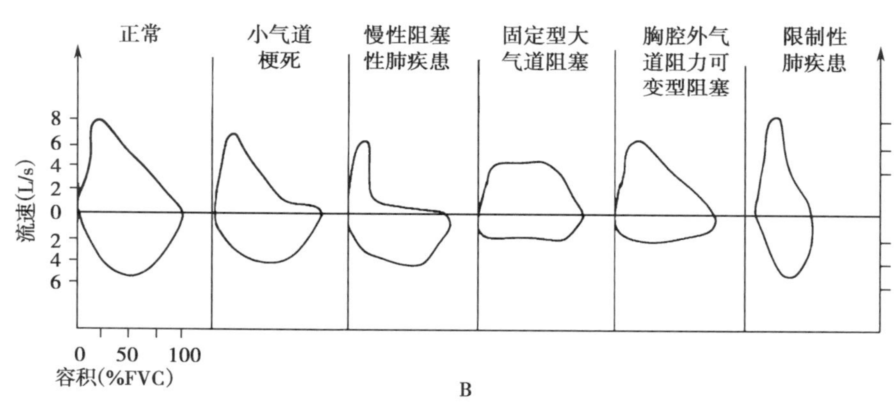

图 42-4 流速 - 容积曲线

A. 流速 - 容积环；B. 各种情况下流速 - 容积环比较。

8. 气速指数 气速指数对鉴别阻塞性或限制性通气功能障碍具有一定价值，气速指数 <1 提示为阻塞性通气功能损害，>1 提示为限制性通气功能损害。其计算公式为：

$$气速指数=\frac{最大通气量实测占预计值\%}{肺活量实测占预计值\%} \tag{42-7}$$

（五）闭合容量（CC）与闭合容积（CV）

呼气过程中小气道关闭时的肺容量称为闭合容量，而闭合容量减去残气量为闭合容积。一般认为慢性阻塞性肺疾病的患者早期就有闭合容积的变化，这项检查比其他测定更加敏感（图 42-5A）。

小气道无软骨支持，其通畅程度取决于气道内外部的压力差（跨壁压力）及小气道周围组织的弹性拉力。正常人在直立位时，由于重力的影响，胸膜腔内的压力不均衡，肺尖部胸膜腔内负压大于肺底部。因此，呼气末肺尖部的跨肺压力高于肺底部，肺容量接近残气量时，下部肺区的小气道趋于关闭，而上部肺区仍开放。上下胸膜腔内压力差可达 7.5cmH_2O。但在老年人或合并肺部疾病的患者中，闭合容量可大于功能残气量，即使在平静呼吸时小气道也可发生闭合。

闭合容量可用氮气法或氦气法（弹丸法）加以测定，氮气法不需指示气体，方法简便，但精确度稍差；弹丸法需用氦气做指示气体，价格昂贵，操作复杂，但精确度较高。目前常用方法为氮气法。

闭合容量的测定，最先由 Fowlew 提出，称为夹心法，又称一口气法。方法如下：受试者呼气至 RV 位，吸入纯氧至 TLC 位，然后缓慢均匀呼气（流速 0.5L/S）在 XY 记录仪上记录下一条上升型曲线。曲线分为四相：第Ⅰ相是呼气的起始段，呼气中出现氮 0% 的平段，来自解剖无效腔。第Ⅱ相为肺泡与无效腔的混合气体，氮浓度急剧上升，线段呈陡直。第Ⅲ相为各区域肺泡呼出气的混合，氮浓度大致相似，曲线呈平坦，称肺泡平段。第Ⅳ相为下肺区小气道受挤压闭塞而终止排气，而氮浓度较高的上肺区继续呼气，曲线突然上升。第Ⅲ相与第Ⅳ相的连接点为下肺小气道开始闭合的标记，从此点开始至呼气末的肺容量称为闭合容积（CV）（图 42-5B）。

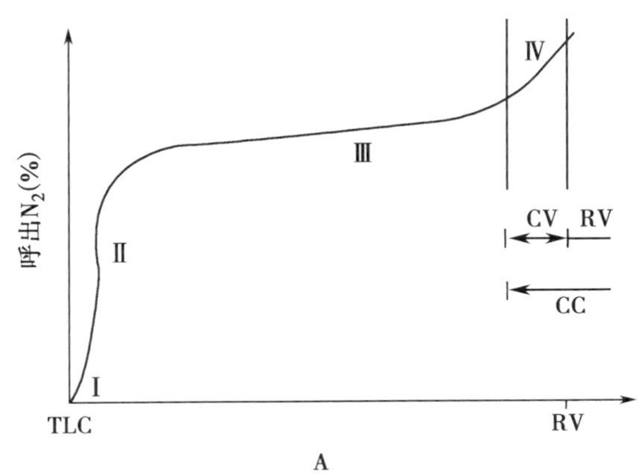

A

图 42-5A　闭合容积曲线

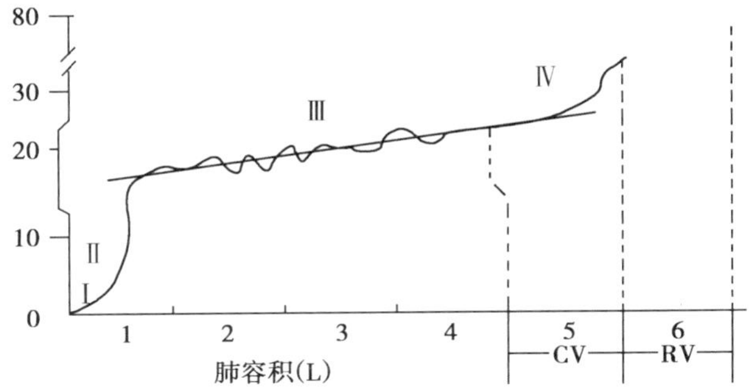

B

图 42-5B　闭合容积示意图

正常值和临床意义：闭合容积的判断采用（闭合容积 / 肺活量）%［（CC/VC）%］及（闭合容量 / 肺总量）%［（CC/TLC）%］两个指标来表示。由于受年龄等生理因素的影响较大，因而以正常预计值加以判断，增加时提示有小气道功能障碍。

闭合容积预计值回归方程式（%）为：

$$(CC/VC)\%(男)=0.385\,6\times 年龄-2.308\,1 \quad (42\text{-}8)$$

$$(CC/VC)\%(女)=0.356\,9\times 年龄-0.688 \quad (42\text{-}9)$$

$$(CC/TLC)\%(男)=0.604\,4\times 年龄-14.543\,2 \quad (42\text{-}10)$$

$$(CC/TLC)\%(女)=0.538\,3\times 年龄-17.406\,2 \quad (42\text{-}11)$$

Ⅲ相斜率是指通过 CV 曲线上 Ⅲ相后 2/3 部分划斜线，每升呼出气氮浓度的上升值，以 $\Delta N_2\%/L$ 表示。$\Delta N_2\%/L$ 增高提示有气体分布不均。

Ⅲ相斜率氮浓度差预计值回方程式

$$\Delta N_2\%/L(男)=0.710+0.01\times 年龄 \pm 0.43 \quad (42\text{-}12)$$

$$\Delta N_2\%/L(女,<60岁)=1.036+0.009\times 年龄 \pm 0.57 \quad (42\text{-}13)$$

$$\Delta N_2\%/L(女,>60岁)=1.777+0.058\times 年龄 \pm 1.30 \quad (42\text{-}14)$$

方法如下：先嘱受试者呼气至 RV 位，然后慢慢吸空气至 FRC 位，这部分空气（包括存在于无效腔内的空气）先充满肺尖部。然后改吸纯氧至 TLC 位，这部分氧气主要分布在肺底部，冲淡那里的氮气浓度。此时呼气至 RV 位，呼气期将即刻的氮气浓度和肺容量相应记录在 XY 轴上。曲线分为四期，氮气浓度明显升高时即为小气道闭合期，可得出 CC 值，减去 RV 则为 CV 值。

另外也可以用一些惰性气体，如氦、氩、氙[133]进行测定，方法同上。

正常年轻人的闭合容积大约是肺活量的 10%，小气道闭合发生在功能残气量水平以下。随着年龄增加，可在达到功能残气量之前即发生小气道闭合。60 岁以上的受试者，或 45 岁以上受试者卧位状态下，闭合容积可达肺活量的 40%。一般临床常用闭合容量 / 肺总量的比值（%），正常范围为 12.7%±0.5%。在气道病变中其变化早于闭合容积 / 肺活量的变化。

（六）通气的分布

呼吸时由于肺不同区域的阻力和顺应性不

同，所以各部分的膨胀程度也不同，以致通气不匀。即使在正常人，也是肺尖及肺门部张缩程度较小，而肺下部和边缘部较大。肺有病变时，如慢性支气管炎、肺气肿等，则气体分布明显不均匀，引起无效腔量增加，导致低氧血症。病情较重时，即使分钟通气量正常，亦可有二氧化碳潴留发生。通气分布常用的测定方法有：

1. 单次吸氧测定法（SBO_2） 在深吸一次纯氧后作一次深呼气，测定呼出气（750~1 250ml）中的氮气浓度，正常值<1.5%（年轻人为 0.7% ± 0.3%，老年人为 1.8% ± 1.1%）。否则说明肺泡单位充盈与排空不同步，意味着肺通气不均匀（图 42-6）。

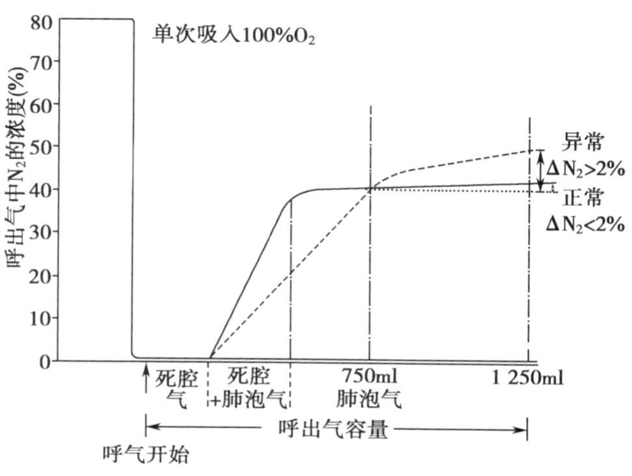

图 42-6 通气分布测定的单次吸氧测定图

2. 七分钟氮气洗出法（SBN_2） 在正常潮气量通气下，吸入纯氧 7 分钟后，再用力呼气，此时经气道测定氮气浓度的峰值，由此可估算氮气的洗出率。正常值应小于 2%。如果有较多的肺部单位时间常数延长，则这些肺部单位的潮气量会明显降低，致使氮气浓度降低减慢。严重者通气 20min 后才可达到 2%（图 42-7）。

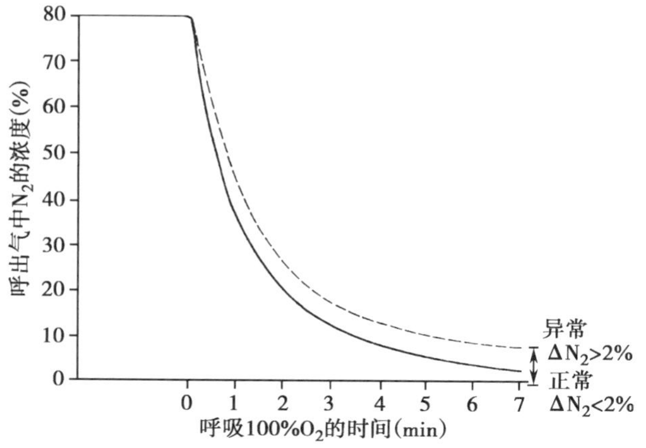

图 42-7 通气分布测定的 7 分钟氮洗出图

在中度气道狭窄患者中，SBO_2 测试结果常出现异常。如果是支气管痉挛或由急、慢性支气管炎引起的肺气肿或哮喘，则 SBO_2 和 SBN_2 的测试结果均会出现异常。

通气功能的测定项目中以分钟通气量、最大通气量、时间肺活量等项目较为常用，如有条件时可以测定闭合容积、气体分布等项目。需借助多项检查才能比较全面了解通气功能的损害程度，因此，应选用几种参数相互印证。同时应参考胸部 X 线和物理检查，以了解肺的通气分布和循环状态。

（七）内源性呼气末正压（PEEPi）

指在呼气末期由于气体陷闭在肺泡内产生的压力。常见于两种原因，一是由于机械通气参数调节不当，呼气时间过短；二是由于气道阻力及肺顺应性的改变，使呼气流速减慢，同时狭窄的气道受压后塌陷造成的。正常值小于 $3cmH_2O$。

第三节 肺的换气功能

换气是肺泡将外界的氧弥散于肺毛细血管中，并把二氧化碳从血中弥散于肺泡排出体外的过程。肺容量改变、通气量减少、肺内气体分布不均、肺血流障碍和血液成分改变等诸多因素都可直接或间接影响肺的换气功能。它主要包括弥散功能和通气 / 血流比。

一、肺的弥散功能

肺泡内气体与肺泡壁毛细血管内血液的氧与二氧化碳进行交换。按照弥散原理，气体分子由高分压通过肺泡壁毛细血管弥散至低分压，一直达到气体压力平衡为止。

肺内气体弥散过程，可分为以下 3 个步骤：①肺泡内气体弥散；②气体通过肺泡壁毛细血管膜的弥散；③气体与毛细血管内红细胞血红蛋白的结合。

根据物理学概念，肺弥散量是肺弥散阻力的倒数，即弥散阻力越大，弥散量越小。弥散阻力指产生一个单位弥散量所需的压力差。如果 2 个或 2 个以上阻力串联时，其总阻力应为各阻力之和。肺弥散总阻力包括肺泡内阻力、肺泡毛细血管膜阻力与肺泡壁毛细血管中红细胞内阻力。肺泡内阻力很小，可忽略不计，因此肺弥散总阻力可用下列公式表示：

$$\frac{1}{D_L}=\frac{1}{D_M}+\frac{1}{\theta Vc} \quad (42\text{-}15)$$

公式中：D_L = 肺弥散量；D_M = 肺泡毛细血管膜弥散量；θ = 一氧化碳(或氧)与血红蛋白反应速率；Vc = 肺毛细血管血容积。

肺弥散量测定原理，可用以下 Fick 定律表示：

$$V = K \times (P_1-P_2) \quad (42\text{-}16)$$

公式中：V = 气体弥散量；K = 弥散系数；A = 弥散面积；L = 膜厚度；P_1-P_2 = 膜两侧的气体分压差。

由于肺弥散的特殊性，气体除了通过肺泡毛细血管膜以外，一些气体还与红细胞内血红蛋白结合，故笼统以肺弥散能力(D_L)代表以上 3 个参数。以上公式可改写为：

$$V = D_L \times (P_1-P_2) \quad (42\text{-}17)$$

临床上常用的测定方法有如下三种：

(一) 重复吸收试验

受试者经过 1 分钟的运动后呼吸 20 秒空气，然后用力呼气，测定呼出气中氧和二氧化碳容积百分比。肺泡氧浓度男性为 8.62% ± 0.13%，女性为 8.96% ± 0.14%；肺泡二氧化碳浓度男性为 8.33% ± 0.98%，女性为 7.83% ± 0.10%。当肺泡氧浓度小于 9.5% 时，说明换气功能正常；如果超过 10.5%，说明换气功能减弱，可能的原因有通气不足，无效腔量增加，气体分布不均，弥散功能障碍和肺内分流等。

(二) 静息通气一分钟氧吸收量

可用肺量计描记出静息状态下一分钟氧吸收量，正常值为 250~300ml/min。如同时测定分钟通气量，则可计算出氧吸收率，即静息通气时每升通气量中所吸收的氧气量，约为 46.8ml ± 7.1ml/min。氧吸收量和氧吸收率降低，均表示换气功能降低。

(三) 肺弥散量(DL)

肺弥散量为测定肺弥散功能的最常用参数，是指肺泡与肺泡毛细血管之间气体分压差为 1mmHg 时，1 分钟内透过界面的气体量(ml)，一般用一氧化碳来测定肺弥散量(DLco)。静息状态下正常值为 26.5~32.9ml/(mmHg·min)。

$$弥散量=\frac{每分钟一氧化碳吸收率}{肺泡一氧化碳分压} \quad (42\text{-}18)$$

气体弥散量的大小与弥散面积、距离、时间、气体分子量及其在弥散介质中的溶解度有关。Graham 定律认为，在气体状态下弥散率和气体密度的平方根成反比。但在液体中，影响弥散的重要因素是气体在溶液中的溶解度(指温度为 37℃时，1 个大气压下，1ml 水中溶解的气体毫升数)，弥散量和溶解度成正比。由此可以计算出二氧化碳弥散能力约为氧气的 21 倍，一般不存在二氧化碳弥散障碍的问题。因此肺弥散功能发生障碍时，主要表现为缺氧。

凡能影响肺毛细血管内膜面积、弥散能力与肺泡血管床容积者，均能影响肺弥散量，使之减低或增高。如实测值小于预测值的 80% 时视为异常。弥散量减少可见于下列情况：①弥散面积减少，见于肺气肿、肺结核和肺切除等；②肺泡膜或毛细血管壁增厚、肺间质纤维化、铍中毒等。

二、肺的通气与血流比值

(一) 通气 / 血流比值($\dot{V}_A/\dot{Q}$)

有效的肺部气体交换不仅要求有足够的通气量与血流量，而且要求通气与血流在数量上比例适当。健康成人每分钟静息肺泡通气量约为 4L，肺血流量约为 5L，因此全肺平均通气 / 血流比值为 0.8。如果肺泡通气量大于血流量(比值升高)，等于无效腔量增加，可通过 Bohr 公式计算出来。若血流量超过通气量(比值下降)，则产生肺内分流，可通过肺泡气 - 动脉血氧分压差[$P(A\text{-}a)O_2$]来测定。

1. 影响 $\dot{V}_A/\dot{Q}$ 的因素

(1) 重力：正常人胸腔内压力从肺上部至下部递增，这是由肺重力关系所致。由于胸腔内负压与肺容积改变的关系呈“S”形，即肺容积的改变在胸腔负压小时较负压大时明显，肺下区胸腔负压较肺上区小，因而在潮气量呼吸时肺下区通气量较肺上区更大。肺上下区通气量分别为 0.24L/min 与 0.82L/min。

肺血流方面，立位时肺血流量由上部至下部递增，分别为 0.07L/min 与 1.29L/min，较上述肺上、下部通气量改变的差别更为明显，因此 $\dot{V}_A/\dot{Q}$ 由肺上部至下部递减，分别为 3.3 与 0.63。

(2) 吸入氧浓度：吸入氧浓度增高时，分流样效应随之变小；反之，吸入氧浓度降低时，分流样效应就越为明显。

(3) 病理因素：气道阻力与血管阻力的病理因

素，如慢性支气管炎、肺气肿、肺水肿与肺间质纤维化等，均可影响 $\dot{V}_A/\dot{Q}$ 的比值。

2\. $\dot{V}_A/\dot{Q}$ 对换气功能的影响 $\dot{V}_A/\dot{Q}$ 与肺泡气氧分压（P_AO_2）和肺泡气二氧化碳分压（P_ACO_2）关系密切，因而影响换气功能，当 $\dot{V}_A/\dot{Q}$ 增大致肺泡无效腔增大时，P_AO_2 增高而 P_ACO_2 下降；反之，当 $\dot{V}_A/\dot{Q}$ 减小形成分流样效应时，P_AO_2 下降而 P_ACO_2 增高。由于肺不同部位 $\dot{V}_A/\dot{Q}$ 不相同，故 P_AO_2 与 P_ACO_2 亦存在差异，肺上部 $\dot{V}_A/\dot{Q}$ 最高，故 P_AO_2 最高而 P_ACO_2 最低，肺下部则与之相反。

在病理情况下，缺氧和二氧化碳潴留都能引起通气和肺血流量的增加。由于二氧化碳解离曲线呈直线形，因此通气超过相应血流的肺泡部分（即高 $\dot{V}_A/\dot{Q}$ 区）可排出较多的二氧化碳，而氧的摄取则因氧解离曲线已处于平坦部分，虽然 P_AO_2 有所增加而氧饱和度增加有限，因此高 $\dot{V}_A/\dot{Q}$ 区的肺泡可以代偿低 $\dot{V}_A/\dot{Q}$ 区的二氧化碳潴留，而对于纠正缺氧作用不大。因此，$\dot{V}_A/\dot{Q}$ 不均主要引起动脉血氧分压（PaO_2）下降，而对动脉血二氧化碳分压 $PaCO_2$ 影响不大。

4

（二）生理无效腔（V_D）的测定

进入肺泡的气体，如由于某些肺泡无血流灌注或灌注不足而不能进行正常的气体交换，称为肺泡无效腔。生理无效腔即为解剖无效腔加上肺泡无效腔。通常用生理无效腔代表无效的通气，假若分钟通气量不变，生理无效腔越大则肺泡通气量越小，肺泡通气量减小造成的后果为 P_AO_2 减低与 $PaCO_2$ 增高。

生理无效腔占潮气量的比率可用 Bohr 公式计算：

$$\frac{V_D}{V_T}=\frac{PaCO_2-PeCO_2}{PaCO_2} \tag{42-19}$$

公式中：V_D = 生理无效腔量；V_T = 潮气量；$PaCO_2$ = 动脉血二氧化碳分压；$PeCO_2$ = 呼出气二氧化碳分压。

临床上常以生理无效腔量与其占潮气量之比（V_D/V_T）作为判断指标，其正常值为 0.25~0.3。生理无效腔是反映肺内通气与血流灌注比例是否正常的一项指标，有助于判断一些肺部疾病的严重程度。生理无效腔增大见于各种原因引起的肺血管床减少、肺血流量减少或肺血管栓塞，如呼吸衰竭、二氧化碳潴留、肺栓塞等，V_D/V_T 可高达 0.6~0.7。

（三）肺动静脉分流量（Q_S）与分流率（即分流量/心输出量，Q_S/Q_T）

分流指心输出量中不经过肺毛细血管而直接进入体循环中的血流。正常人体存在解剖分流，系左心一些小静脉引流至左心的血液以及支气管静脉直接引流至肺静脉的血液。此外，来自低 $\dot{V}_A/\dot{Q}$ 区的血液（又称生理分流）亦是形成分流的一部分。肺动静脉分流率正常值 <7%。分流率与心输出量的乘积即为分流量。分流可以用以下公式计算出：

$$\frac{Q_S}{Q_T}=\frac{CcO_2-CaO_2}{CcO_2-CvO_2} \tag{42-20}$$

公式中：Q_S = 分流量；Q_T = 心输出量；CcO_2 = 肺泡毛细血管末端血氧含量；CaO_2 = 动脉血氧含量；CvO_2 = 混合静脉血氧含量。

$$CcO_2(mg/dl)=P_AO_2(0.003)+1.34\times SO_2(\text{血红蛋白氧饱和度})\times Hb(g/dl)$$

血红蛋白与氧结合的最大量约为 1.34ml/g，血液中氧的物理溶解度为 0.003ml/(dl·mmHg)。

CaO_2 和 CvO_2 可如 CcO_2 一样通过血红蛋白氧结合力和血液氧溶解度计算出来。但精确值需要通过肺动脉导管取混合静脉血测定，亦可通过光导混合静脉血氧饱和度仪动态观察。

Q_S/Q_T 正常值平均为 3.65% ± 1.69%，是反映肺内通气与血流灌注比例是否正常的一项指标，如在急性呼吸窘迫综合征（ARDS）时肺分流可明显增高。

（四）肺泡气-动脉血氧分压差[$P(A\text{-}a)O_2$]

指 P_AO_2 与 PaO_2 之差值。采动脉血测出 PaO_2 及 $PaCO_2$，用以下公式进行计算：

$$P(A\text{-}a)O_2=[PiO_2-PaCO_2/R]-PaO_2 \tag{42-21}$$

公式中：PiO_2 = 吸入气氧分压（即吸入氧浓度乘以大气压减去 47）；R = 呼吸商，约为 0.8。

吸空气时 $P(A\text{-}a)O_2$ 的正常值为 4~10mmHg（平均为 8mmHg，高限为 25mmHg），吸纯氧时（FiO_2=1.0）的正常值为 25~75mmHg。$P(A\text{-}a)O_2$ 是判断摄氧的标志，有助于了解低氧血症的病理生理改变，如有弥散障碍、通气与血流灌注比例失调时，除 PaO_2 下降外，$P(A\text{-}a)O_2$ 可增高，而通气不足的患者虽 PaO_2 下降，但 $P(A\text{-}a)O_2$ 可正常。$P(A\text{-}a)O_2$ 与动脉低氧血症的原因详见第 5 节。此外，还可以测定吸气动脉血氧分压差[$P(I\text{-}a)O_2$]，它与 $P(A\text{-}a)O_2$ 意义相同，测定方法更加简单。

第四节 肺的呼吸动力功能

呼吸肌是呼吸运动的主要动力，呼吸动力的作用在于克服以下三方面的力：①肺与胸廓的弹性回缩力；②肺与胸廓运动产生的非弹性阻力，即肺与胸廓变形造成的摩擦力；③通气过程中，气体在气道内流动的阻力。以上诸阻力越大，则呼吸越费力，因而产生气急和呼吸困难的症状。此外，最大通气量、时间肺活量、最大呼气或吸气气流速率等也可间接地反映呼吸动力学的变化。如需进一步了解呼吸动力功能，可测定下列项目。

一、呼吸压力

由于呼吸肌的收缩和松弛，使胸腔容量发生改变，引起一系列压力变化，产生了呼吸运动的动力。

（一）胸膜腔内压

由于肺组织弹力与胸廓弹力，两个相反方向力的作用结果，产生胸膜腔负压。在静息呼吸周期中，胸膜腔内压始终低于大气压，因而促使周围静脉血回流至心脏，在正常呼气时胸膜腔内压力为 –5~–3mmHg，吸气时为 –10~–5mmHg。

（二）肺泡压

是胸膜腔内压与肺组织弹力作用的结果。吸气时，胸内负压增加，超过肺组织弹力，则肺泡压成为负压，空气被吸入肺泡；呼气时，胸腔负压逐渐减少，当低于组织弹力时，肺泡压转为正压，大于大气压，肺内气体排出体外，故在呼吸周期中，肺泡压在大气压上下呈正负波动，吸气为负，呼气为正。

（三）气道内压

大气压与肺泡内压间出现压力差时即产生气道压力的变化。吸气时，肺泡压为负压，气道内压自呼吸道开口向肺泡递减；在呼气时则相反。平静呼气终末时，气道内压与大气压相等。

（四）气道压

是扩张或压缩呼吸道的压力，由气道内压与胸膜腔内压差决定。呼气时胸膜腔内负压减少，气道内外压差也随之减少，管口径缩小。临床上应用机械通气治疗可以增加呼吸压力，提高气道内压力，防止气道陷闭，保持呼吸道通畅。

（五）胸肺压

为扩张和压缩胸壁与肺的总压力，相当于肺泡与胸廓外大气压的差数。自主呼吸时，胸肺压缩，肺泡压高于大气压，反之低于大气压。当自主呼吸消失，使用机械正压通气，吸气末的气道压力即为跨胸肺压。跨胸肺压增加，提示胸壁或肺组织弹性减弱。

（六）跨肺压

肺泡压与胸膜腔内压差，也就是使肺扩张和收缩的力量。在呼吸周期中，由于跨肺压存在区域性差异，肺各部分容积变化不一，使吸入气体分布不均。

（七）跨胸壁压

跨胸壁压是扩张或压缩胸壁的压力，胸膜腔内压与胸外大气压的差值。

二、顺应性

（一）胸肺顺应性的定义及分类

反映肺与胸廓弹性特征，其定义为单位压力改变时的容积改变，所用单位是 L/cmH_2O。根据所测的部位及方法不同有以下分类。

1. 胸廓顺应性（Cc） 胸廓是一个弹性密闭腔，由于呼吸肌的收缩和松弛，使胸廓扩张和收缩。在一般呼吸幅度范围内，呼吸肌作用的力（经克服胸廓、肺的弹性回缩力后，以跨胸壁压力表示）与胸廓容积的变化成正比，两者的比值即为胸廓顺应性，如在潮气量范围内测定，正常值是 $0.2L/cmH_2O$。自主呼吸时胸廓一侧为大气压，另一侧为胸膜腔内压力（P_{pl}）的变化，所以，在自主呼吸时跨胸壁压力即胸膜腔内压力。计算公式如下：

$$Cc=\frac{\Delta V}{\Delta Ppl} \qquad (42\text{-}22)$$

公式中：Cc 为胸廓顺应性；ΔV 为胸廓内容积变化；ΔP_{pl} 为胸膜腔内压力变化。

因食管内压力（Pes）随胸膜腔内力高低而变化，食管内压力可反映胸膜腔内压力的变化，故可用 ΔPes 代替 ΔP_{pl}。

2. 肺顺应性（C_L） 如上所述，经测定胸膜腔内压力与气道出口（如口腔内）之间压力差，再与潮气量比较，即可得到肺的顺应性，正常值为 0.2L/cmH_2O。

3. 胸肺总顺应性（C_T） 指肺与胸廓整体的顺应性，它的倒数是胸廓顺应性及肺顺应性倒数之和。关系如下，正常值为 0.1L/cmH_2O。

$$\frac{1}{C_T}=\frac{1}{C_C}+\frac{1}{C_L} \tag{42-23}$$

4. 静态顺应性（Cst） 指在压力与容量改变静止的瞬间所测得的两者之间关系，其完全反映了肺与胸廓的弹性回缩特征。如分别以压力与容量变化一一对应在 X、Y 轴上画图，可得一直线，其斜率即为顺应性值。在不同的肺容量水平测定时，其值不同。

5. 动态顺应性（Cdyn） 指在呼吸周期中连续、动态地测量压力与容量变化之间关系所得的结果。除了反映胸廓与肺的弹性回缩特征外，还受其他因素的影响，如气流产生的阻力等。正常肺的静态顺应性和动态顺应性几乎相同，但有肺疾患者如肺阻塞性病变者，气道阻力增加或肺顺应性下降时，其动态顺应性较静态顺应性为低。

6. 比顺应性 指某一肺容积下的顺应性与该肺容积的比值，同一肺组织的比顺应性始终不变。凡胸廓或肺组织有病变时，如肺气肿、肺纤维化、肺水肿、肺充血、胸膜增厚、脊柱侧弯或胸廓变形等，胸廓与肺组织弹性减退、硬化而致扩张受限，则顺应性和比顺应性降低。

（二）机械通气时的顺应性

机械通气时，肺和胸廓的扩张均须克服其弹性和相反的气流阻力，其中弹性成分为静态顺应性，而阻力首先是呼吸道阻力。一次完整的机械通气的呼吸气流（V）、气道压（Paw）和潮气量（V_T），其顺应性及总气流阻抗的计算方法为：

$$\text{肺-胸顺应性}=V_T/[\text{Pp-EEP}] \tag{42-24}$$

$$\text{有效顺应性}=V_T/[\text{Pm-EEP}] \tag{42-25}$$

$$\text{动态顺应性}=V_T/[\text{Po-EEP}] \tag{42-26}$$

公式中：Pp 为呼吸平台压，是在通气 1~2 秒后 V_T 平均再分布时测得的压力；EEP 为呼气末压，也是在无气流时测得的压力；Pm 为最大吸气压，是压力最大值；Po 是无气流时的气道压，不包括呼吸道阻力所致压力。

呼吸系统总气流阻力（含机械性）可由两个公式计算：(Pm-Pp)/V 或（Pm-Po)/V；前者指呼吸频率为零时气道的最大阻力，后者指呼吸频率无限大时气道内的最小阻力。

呼吸机机械通气时的吸气末有一段时间气流为零，此时吸气末气道压下降；气道峰压反映肺-胸弹性回缩力与吸气末气流对抗呼吸道阻力所产生的压力；无气流期间呼吸道阻力这一因素消失，从而气道压降低。由于局部的肺膨胀不同步即膨胀所需的时间不同，导致气体重新分布。从吸气末的平台压看出肺-胸顺应性较低。如果仅测量顺应性，吸气末无气流时间只需 1 秒就可使气体再分布充分；但对于严重的慢性阻塞性肺部疾病（COPD）患者，在测量时吸气末无气流时间应给予相应延长。

机械通气时顺应性可分为三种类型：有效顺应性（C_{eff}）、动力学顺应性（C_{dya}）和统计学顺应性（C_{LT}）。

C_{eff} 来自通气回路吸气峰压时的气道值，一般是在气流为零时测量，这时需要通过呼吸速度描记图或其他的气流相关轨迹图进行记录。C_{eff} 一般常用于手术室，而 C_{eff} 和 C_{LT} 可用于 ICU。呼吸肌麻痹或重度镇静状态的患者更容易测得 C_{LT}，可通过超级注射器注射已知的气体容量使肺-胸膨胀后，测定气道压，从而得到准确的 C_{LT}。

没有肺部或胸壁病变的正常成人，其 C_{LT} 在 60~100ml/cmH_2O 之内。急性重度低氧血症的呼吸衰竭患者，其 C_{LT} 一般小于 30ml/cmH_2O。对于急性呼吸衰竭患者，连续监测 C_{LT} 有助于指导治疗和评估预后。

机械通气期间气道压反映肺和胸壁的共同作用，区分两者需要测定胸膜腔压力；一般可用食管压来反映其胸膜腔压的变化。对于重症患者，区分肺及胸廓顺应性，可了解跨肺压对循环的影响。

肺顺应性（C_L）和胸廓顺应性（C_C）与气道（肺泡）压（Paw）有以下关系：

$$\Delta P_{pl}=\Delta P_{aw}\frac{C_L}{C_L\times C_C} \tag{42-27}$$

公式中：ΔP_{pl} 为胸膜腔压力的变化，ΔP_{aw} 为气道压力的变化。

当 C_L=C_C 时，胸膜腔压的变化为气道压变化的一半；对于僵直肺（肺泡顺应性明显下降），其比例下降。而胸壁僵直时，此比例上升。设定一个气道平台压，C_L 下降则吸气末跨肺压降低。除非 C_C 异常减低，例如极度肥胖、腹部膨隆、严重脊柱后侧突、俯卧位等疾病状态，对于大多数危重患者而言，其肺-胸顺应性的变化一般反映肺的情况而不反映胸廓的情况。

三、最大吸气力（IF 或 MIP）和最大呼气力（EF 或 MEP）

用压力计可分别测定最大吸气时或最大呼气时气道内的压力，吸气时呈负压，正常范围为 –140~–30cmH_2O；呼气时为正压，用于预测呼吸肌的肌力。

四、呼吸驱动力（$P_{0.1}$）

呼吸驱动力是阻断气道的情况下吸气开始 0.1 秒时的口腔压力，又称口腔闭合压（$Pm_{0.1}$），它反映了呼吸肌的收缩性能。呼吸驱动力的变化与膈神经及膈肌呈线性相关，反映了呼吸中枢的兴奋性。常用于评价呼吸中枢功能，对正在使用呼吸支持的患者的撤机拔管有指导意义，正常值为 –4~–2cmH_2O。

五、压力时间乘积（PTP）

通气时送气压力与时间的乘积，可反映呼吸肌功能与呼吸形式，正常值为 200~300cmH_2O·sec/min。与体表面积相除得到压力时间指数（PTI），正常值为 0.05~0.12cmH_2O·sec/（min·cm^2）。

六、气体流速（AFR）

呼吸时气体在气道内进出，可由流速仪测定流速。平静呼吸时吸气流速平均为 29L/min，呼气时平均流速为 23L/min。通过比较流速曲线上的流速幅度和呼吸时间，可以评估呼吸动力功能的变化。

七、气道阻力（AR）

气流在气道内流动时所遇到的阻力即为气道阻力，其变化规律近似电学中的欧姆定律。气道阻力的大小与气流速度、气道的管径、形态、气体的特性如密度、黏滞度等有关。如果气道管径大、管壁光滑、流速缓慢、气流为层流时，阻力较小；相反，若气道管径狭窄、曲折、流速快、尤其呈湍流时，则阻力增加。气道阻力是指单位时间内推动一定容积气体的压力差，以每秒钟推动 1L 的通气量所需要的压力（cmH_2O）表示，正常值为 2~5cmH_2O/（L·s）。在层流中气道阻力的计算公式如下：

$$\text{气道阻力（AR）}=\frac{\text{压力差（}\Delta P\text{）}}{\text{流速（V）}} \quad (42\text{-}28)$$

而湍流时则为：

$$AR=\frac{\Delta P}{V^2} \quad (42\text{-}29)$$

气流通过一段管道时，所需要的驱动力（或称为压力差 ΔP）和一些因素有关，用公式表示如下：

$$\Delta P=V\times\frac{8\eta L}{\pi\cdot r^4} \quad (42\text{-}30)$$

公式中 η 为气体的黏滞度；L 为气道的长度；π 为圆周率；r 为气道的半径。

如果用以上公式推导，则得出如下公式：

$$AR=\frac{\Delta P}{V}=\frac{8\eta L}{\pi\cdot r^4} \quad (42\text{-}31)$$

由此得出，气道阻力与气体的黏滞度和气道长度成正比，与气道半径的四次方成反比。因此，肺气肿、支气管哮喘或痉挛时，气道阻力明显增加。气道阻力正常值为 1~3cmH_2O/（L·s），吸气时平均值为 1.23cmH_2O/（L·s），呼气时为 1.27cmH_2O/（L·s）。

八、跨膈压

跨膈压（Pdi）是指腹内压与胸内压之间的差值。由于胃内压（Pg）基本等于腹内压，食管内压（Pes）基本等于胸内压，故跨膈压常以二者差值来表示，即 Pdi = Pg–Pes。

（一）测定方法及参数

受试者取坐位，自鼻孔插入两个顶端带有气囊的导管，其一置于胃内测定 Pg，另一置于食管下 1/3 处测定 Pes。测量时胃气囊和食管气囊分别充气 0.8~1.0ml 和 0.4~0.6ml，导管外接压力传感器和记录仪。受试者在平静呼吸时所测得的胃 - 食管压力差即为 Pdi。当受试者呼气至 FRC 位时，闭合上气道（可紧闭声门或使用阻断阀）并用力吸气，最好同时做最大限度的鼓腹运动，此时所记录的 Pdi 称为最大跨膈压（Pdi max）。

在临床应用中还有以下参数可供分析判断：①跨膈压占最大跨膈压的百分比（Pdi/Pdi max）：常结合临界跨膈压比（Pdi crit）进行膈肌疲劳的研究；②膈肌张力 - 时间指数（TTdi）：TTdi = Pdi/Pdi max × Ti/Ttot。Pdi/Pdi max 的比值反映了收缩强度，吸气时间与呼吸周期总时间的比值 Ti/Ttot 反映了膈肌收缩持续时间；③膈肌耐力时间（Teim），指以一定的跨膈压呼吸时所能持续的时间。

（二）正常值和临床意义

临床上常以 Pdi max 作为代表膈肌收缩力的重要指标，其正常值约为 90~215cmH_2O，因受年龄、性别等生理因素影响，个体差异很大。Pdi 及 Pdi max 明显下降时提示膈肌疲劳，见于重度 COPD 及神经肌肉疾病的患者。Pdi crit 正常值为 0.4，当 Pdi/Pdi max < Pdi crit 时，膈肌可长久有效地收缩而不发生疲劳，如 Pdi/Pdimax > Pdi crit 时，膈肌在一段有效收缩之后会发生疲劳，常见于 COPD 患者。TTdi 正常值为 0.015（平静呼吸），增加时提示膈肌储备功能降低，易发生膈肌疲劳，如 COPD 患者的 TTdi 常有明显增加。40 岁以上健康男性的 Teim 约为 9~12 分钟，COPD 患者中可明显减少。

九、呼吸功

呼吸功（WOBp）为呼吸时所做的机械功。根据物理定律（功 = 力 × 距离），呼吸功 = 压力 × 容积。测定出胸腔内压力差和肺容量的乘积，即等于呼吸功。测定步骤与肺顺应性相同，也可用压力 - 容量环内的面积来表示。静息状态的呼吸功正常值为 0.246（kg·m）/min（约 0.3~0.6J/L）。任何使肺弹性或通气阻力增加的因素，均可导致呼吸做功增加。

临床上对呼吸动力功能的测定，有助于进一步了解不同病理变化引起的呼吸功能障碍，在一定条件下结合对肺顺应性、气道阻力的测定，尤其是在 ICU 或呼吸治疗科内的连续测定有助于指导某些呼吸功能障碍疾病的治疗和对其转归的预测。

4

第五节　通气及换气效应监测

一、动脉血气分析

呼吸系统的基本功能就是为人体提供正常而稳定的气体分压和酸碱度，包括 O_2、CO_2 和 pH，以维持正常的代谢和生理功能。围手术期各种因素均会影响患者内环境，而动脉血气分析就是一种目前最常用、最可靠、用于评估呼吸功能障碍和酸碱失衡的严重程度的检查手段。通过血气分析和酸碱监测有助于判断患者的呼吸功能，并纠正内环境失衡，是危重患者抢救的一项重要监测项目。动脉血气分析已有 100 多年的历史，随着研究认识的深入，仪器技术的改进，具有反应迅速、需血量少、连续分析等优点。

（一）动脉血氧分压测定

通过动脉采血测定，用以评价肺泡的通气功能。动脉血氧分压（PaO_2）是指在血液中呈物理状态下溶解的氧分子所产生的压力；正常氧分压（FiO_2=0.21）为：80~110mmHg。

目前常用电极法测定 PaO_2，氧电极的测定原理与极谱分析原理相同，都是以氧化还原为依据。当样本进入氧电极的测量室后，氧分子就会电解产生与氧浓度成正比例的电解电源，此电源经放大后由仪表显示反映。

1. 氧电极结构和原理　氧电极以封闭在玻璃棒内仅露出截面的铂丝为阴极，以 Ag/AgCl 为阳极，两者组装成一整体装入电极套内（图 42-8），电极套内盛有磷酸盐氯化钾溶液。电极套一端装有 15~20μm 厚度的聚丙烯薄膜，它可以透过氧而阻止血液进入电极外溶液中，在阴极与阳极之间施加特定的 0.63~0.7V 的极化电压。

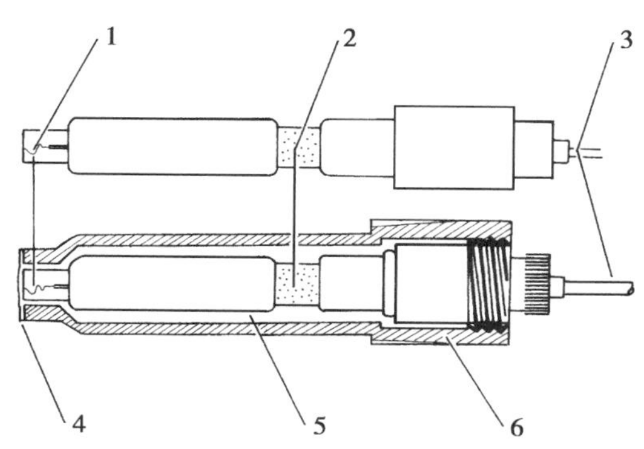

图 42-8　氧电极示意图

1. 铂丝；2. Ag/AgCl；3. 导电线；4. 氧电极薄膜；5. 电极外溶液 - 磷酸盐氯化钾溶液；6. 电极外套。

当被测血液中的氧分子透过聚丙烯薄膜而弥散到电极外溶液时，薄膜两侧氧分子很快达到平衡，此时电极外溶液中的氧分压就等于被测标本中的氧分压。由于极化电压的作用，氧分子从铂阴极得到电子，从而产生如下的反应：

$$O_2+2H_2O \xrightarrow{2e} H_2O_2+2(OH)^-$$

这样就形成了以铂阴极为中心的扩散层，与此同时产生扩散电源，这种电源的大小与标本中氧分压呈线性相关。铂阴极上产生的氧电源信号经放大由仪表显示，即可获得读数。

2. 注意事项

(1) 氧电极的校准：一般均采用两点校准法。一点用无氧液作为电极的零位校准，另一点用37℃恒温循环水（与空气充分平衡的恒温水）作为电极的灵敏度校准。通过如此校准除保证测量准确外，尚可检验氧电极有无损坏。如注入无氧溶液后电极反应超过了厂方规定的标准，即表示电极已损坏。

(2) 氧电极的定标：一般均用37℃恒温水作为定标溶液。已知空气中氧浓度为20.95%，根据Dalton定律，PO_2=(PB−PH_2O)×20.95%，约为150mmHg。

液体中亦有氧、二氧化碳、氮和水的分子，这些分子不断地从液体的表面逸出而恢复成气相，又可从气相状态再转变为液相状态。某一气体逸出液体表面成为气相的分压与气态再回复为液相的分压相等，因此液体中也有氧、二氧化碳和氮的分压。

根据上述原理，以37℃恒温水作为定标溶液，其PO_2值约为150mmHg。但由于针筒抽吸恒温水时所造成的负压，可使原有150mmHg的PO_2值下降至132~142mmHg左右。其原因是由于负压的作用使液体中的氧分子逸出液体成气相，而液体中氧分子的减少必然会造成氧分压值的下降。因此以针筒抽取37℃恒温水时，速度要缓慢，避免针筒内有任何小气泡存在，如此反复二、三次，以恒温水定标，即可获得150mmHg的定标值。

若以空气作为定标气体，由于不同温度，其水蒸气分压亦不同，每次定标均需要根据大气压以及各种室温下水蒸气分压来计算空气中的PO_2值。此外，测量室及其管道均已加温至37℃，较难精确计算室温时水蒸气分压，因而以空气来定标仅能作为一个参考数据，一般约为156mmHg左右。

(3) 薄膜及电极外溶液：至少应每两周更换一次。由于铂阴极事实上处于电解场中，可因电解关系而被污染。在更换电极膜时，宜用细软毛刷蘸肥皂水轻轻刷洗。

(4) 氧电极的残余电流：应每月用无氧溶液测试一次。若发现残余电流大于厂方规定的数值，说明电极已损坏，应及时更新。

(5) 氧电极外溶液的选择：国产氧电极宜用0.5mol/L KCl。若用磷酸盐氯化钾，则同一电极的残余电流将明显增加，这可能与铂阴极直径大小及极化电压不同有关。

(6) 预热：仪器应预热半小时以保证氧电极、测量室、电极外溶液均衡温至37℃。

（二）动脉血二氧化碳测定

成人机体二氧化碳储量约为100L，血液中只占2%~3%，成人正常体温静息状态下的平均代谢生成CO_2（VCO_2）速率为200ml/min。$PaCO_2$是分钟通气量是否有效的尺度。进入气道的气体分成两个部分：能通过肺泡毛细血管膜的气体即肺泡通气（V_A）和不能和肺交换的无效腔通气（V_D）。在不吸入CO_2时有下列关系：

$$PaCO_2=\frac{VCO_2\times K}{V_A} \tag{42-32}$$

公式中：VCO_2 = CO_2生成量(ml/min)；K = 0.863；V_A = 肺泡通气量(L/min)。

在一个稳定的状态下，$PaCO_2$的变化可先于机体储量的变化（当V_A改变时）或随之而变化（当代谢改变时）。机体内碳酸氢根的分布改变和因此引起的pH改变均慢一步。动脉血气分析可反映机体产生 - 排出平衡及酸碱平衡的某些方面，应当在分钟通气量改变至少20分钟后（或更长一段时间）抽血。若只直接测$PaCO_2$，取中心静脉血或外周静脉血同样有效。动脉血和混合静脉血$PaCO_2$差值正常约为6mmHg；如果是在没有压脉带的肢体上，这个差值可能降低，尤其是在使血液“动脉化”的麻醉状态下。

测定$PaCO_2$有两种方法，即平衡法及直接法。若操作准确，两种方法所测得的$PaCO_2$值基本一致。

1. 平衡法（即Astrup法）

(1) 原理：Strup证明在pH值和$PaCO_2$的对数值之间存在一种线性相关，故可利用此关系通过测定pH来求出$PaCO_2$。

(2) 方法：将所采取的血样分别和两种已知浓度的CO_2-O_2混合气体平衡后再分别测定其pH值，然后再测定该血样的实际pH值。通常所用CO_2-O_2混合气分别为4%CO_2-O_2及8%CO_2-O_2，因此这两种混合气中的PCO_2分别是28mmHg和56mmHg左右。混合气中的氧是为了在平衡时使所有血红蛋白充分氧合。这样就可在图中将已知PCO_2、pH划出两个点（A_1、A_2），并连成一直线，然后再根据实测pH在此连线上读出相应的PCO_2（图42-9）。

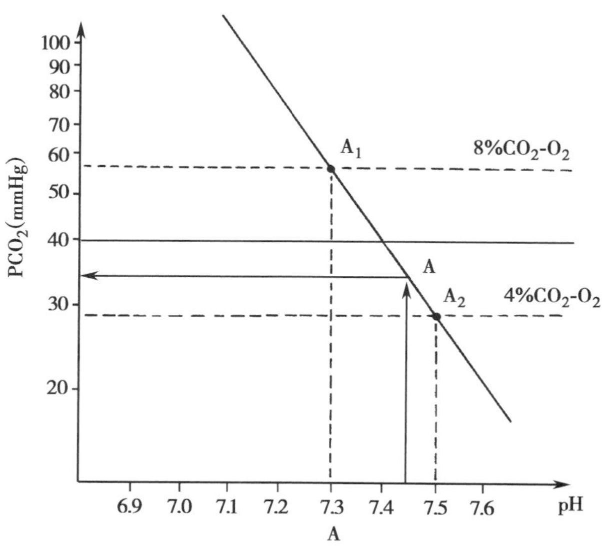

图 42-9 用平衡法测定 PCO_2

A1 以 PCO_2 为 56mmHg 平衡后测定的 pH；A2 以 PCO_2 为 28mmHg 平衡后测定的 pH；A 以实测 pH 求得的该血样 PCO_2。

(3) 注意事项：用平衡法来测定血液的 $PaCO_2$，实际上是将同一血样在三种不同情况下分别测定其 pH，即血液实际 pH，两个与已知 PCO_2 的混合气体平衡后的 pH 值，因此，为求得精确的 PCO_2 值必须注意以下几点：

1）三个 pH 值的精度及其重复性允许误差要小于 0.005。实验结果表明，平衡后所测的两个 pH 值中只要有一个误差达 0.005，则 PCO_2 就有 ±6mmHg 以上的误差。如果患者有高碳酸血症或低碳酸血症，这种误差可以更加明显。若平衡后两个 pH 值误差均达 0.005，则 PCO_2 的误差就更大。其原因即在于 pH 的改变必然导致缓冲的斜率（即倾斜度）发生改变。

2）应根据大气压来计算 4% 和 8%CO_2-O_2 混合气中的 PCO_2 的值。但一般仍将 4% 和 8%CO_2 常规定为 28mmHg 和 56mmHg，历年固定不变。事实上大气压每日均有变动，因而混合气中 PCO_2 值亦随之变化。若两个分压横线误差达 1mmHg，则亦可造成 $PaCO_2$ 值有 ±6mmHg 的误差。

3）CO_2 浓度的精度亦非常重要，因它直接影响到 CO_2 分压横线，因此，混合气平衡的时间要充分，一般要达 5 分钟。如果时间过短，平衡不充分，pH 值亦将受到影响。

2. 直接法（即 Severinghaus 和 Bradley 法）

(1) 原理：Severinghaus 和 Bradley 所介绍的直接测定 PCO_2 的电极实际上是一种改良的 pH 电极，只是这种电极不是用标准缓冲液来定标，而是用混合气中的 CO_2 按其 PCO_2 值来定标。$PaCO_2$ 电极是一个由稀释的碳酸氢溶液（即电极外溶液）所包绕的 pH 玻璃电极，以一层仅能透过 CO_2 的薄膜（常用硅胶膜或聚四氟乙烯膜）将测量室与电极外溶液隔离开。当气体或血液注入测量室接触此薄膜时，样本中的 CO_2 透过薄膜弥散到 pH 电极所接触的外溶液中，经过一定时间后，薄膜两侧的 PCO_2 就平衡相等。此时可发生如下反应：

$$CO_2+H_2O \rightarrow H_2CO_3 \rightarrow H^++HCO_3^-$$

因此，电极外溶液中的 H^+ 增加，从而使 pH 值下降，两者之间的数量关系如下式：

$$pH=C-\log PCO_2 \qquad (42\text{-}33)$$

C 对于同一样本是一常数，所以电极外溶液中 pH 值变化与 PCO_2 的对数呈线性关系。另外从 Henderson-Hasselbalch 方程式中亦可知：在［HCO_3^-］无改变的情况下，pH 值与 PCO_2 的对数呈线性相关。但仪器并非记下实际 pH 值，而是将电极测得的 pH 值经放大器转换成 PCO_2 值，再由仪表或数学显示器反映出来。

(2) 注意事项

1）定标：目前常用有气体定标法及液体定标法两种。

气体定标法：采用已知 PCO_2 的混合气体来定标，待仪器调整并稳定后方开始测量血液 $PaCO_2$。气体定标法需要纯 CO_2 和气体混合仪，这在偏僻地区可能难以办到，但气体 PCO_2 很稳定，因而容易保证定标的准确性是其优点。使用“气温标”时亦需注意大气压和混合气中 CO_2（浓度）分压的关系，并予以校正，否则定标值可发生误差，必然影响 PCO_2 测定的正确性。

气体混合仪在定标前至少要开启 30 分钟，以便排除所有管道内的残余气体。

液体定标法：首先要配制标准液，其原理与方法如下：

$$NaHCO_3+HCl \rightarrow NaCl+H_2O+CO_2\uparrow$$

上述化学反应若在密闭容器内进行，则 CO_2 溶解于溶液中，溶解的 CO_2 所产生的 PCO_2 值可按下式计算：

$$PCO_2=C/S \qquad (42\text{-}34)$$

C：为 CO_2 毫摩尔浓度（mmol），此处系 $NaHCO_3$ 的 mmol 浓度。

S：为 CO_2 在水溶液中的溶解系数，37℃时为 0.032 86mmol/（L·mmHg）。

根据上述计算公式，欲配制 PCO_2 为 30.4mmHg 及 60.8mmHg 的标准溶液，只需将 0.3mmol/L 的 HCl 0.2ml 分别和 1.0mmol/L 及 2.0mmol/L $NaHCO_3$ 各 20ml，在密闭条件下混合即可获得。

将上述标准液分别注入 PCO_2 电极测量室，将仪器调到 30.4mmHg 及 60.8mmHg，用清水清洗测量室并吸干，再注入血液即可测得血液的 PCO_2 值。此法的缺点是，标准液需要每日新鲜配制，而且不易配制正确，标准液必需置于 37℃水中备用，一般实验室还无法对标准液进行质控。

2）恒温：由于 CO_2 在不同温度下的溶解系数不同，PCO_2 电极必须恒温在 37℃ ±0.1℃的条件下，而且至少预热半小时，使 PCO_2 的精度及可重复性才能比较理想。

3）硅胶膜：原则上应每两周更换一次，同时更换电极外液，若 PCO_2 测试正常，可酌情延长。安装硅胶膜时应避免在电极头、尼龙网、硅胶膜之间留有微小气泡。PCO_2 电极长期不用，以干燥保存为妥。

4）PCO_2 电极反应时间一般需 1 分钟，国产硅胶膜稍厚，反应时间更长，约需 2~3 分钟。因此，注入血液后需有足够的等待时间才能读数。而注血量多少与测定值无明显关系。

（三）动脉血气分析的应用

随着麻醉学的发展，已有呼吸循环功能障碍和（或）需要呼吸循环支持的手术麻醉患者也逐渐增多，对吸入气体的调节，对通气量的控制及对通气模式等的调整，能够使患者的呼吸状态更能符合生理状态与各种特殊要求。围手术期血气分析在疾病监测、诊断、指导治疗、预后判断等方面发挥重要作用，现已成为麻醉科最常使用的监测方法之一。

1. 评估呼吸状态　动脉血气检测的第一个目的是评估肺换气功能，通过比较 PaO_2 和 $PaCO_2$ 能够分析肺换气功能异常的严重程度。而动脉血低氧的原因评估需要根据下面的公式计算肺泡气 - 动脉血氧分压差：

$$P(A\text{-}a)O_2 = [(PB - PH_2O) \times FiO_2 - PaCO_2/R] - PaO_2 \qquad (42\text{-}35)$$

其中 PB 为海平面大气压（约 760mmHg），PH_2O 为气道内水蒸气压力（37℃时约为 47mmHg），FiO_2 为吸入气体氧分压，R 为呼吸商，约为 0.8。

需要提及的是 PaO_2 正常值随年龄而改变，一般的，每增加 10 岁，其平均值下降约 4mmHg（表 42-1）。动脉低氧血症的原因与 $P(A\text{-}a)O_2$ 和 PaO_2 的关系见表 42-2。

表 42-1　正常人在标准大气压下呼吸空气时的血气值

	年龄（岁）	动脉血	混合静脉血
pH		7.40	7.36
$PaCO_2$（mmHg）		40.0	46.0
PaO_2（mmHg）	20~29	84~104	
	30~39	81~101	
	40~49	78~98	
	50~59	74~94	
	60~69	71~79	

表 42-2　$P(A\text{-}a)O_2$ 与动脉低氧血症的原因

原因	PaO_2	$P(A\text{-}a)O_2$（空气）	$P(A\text{-}a)O_2$（FiO_2>0.6）
低通气	↓	↔	↔
V/Q 不匹配	↓		↔
弥散功能障碍	↓		↔
分流	↓		

在人工通气的患者中，评估低氧血症严重程度时，不能单独依据 PaO_2 的绝对值进行判断，推荐使用 PaO_2/FiO_2 的比值。虽然 PaO_2/FiO_2 也受 FiO_2 改变的影响，但较肺泡 - 动脉氧分压差轻。PaO_2/FiO_2 降低提示存在气体交换异常。正常情况下，PaO_2/FiO_2 大于 400mmHg。当气体交换能力下降时，PaO_2/FiO_2 下降。

2. 判断酸碱平衡　动脉血气检测的第二个目的是评估体内酸碱平衡情况。围手术期常见的酸碱平衡失调见表 42-3。简单的酸碱平衡失调可见表 42-4。

表 42-3　围手术期常见的酸碱失衡

类型	原因
呼吸性酸中毒	低通气（昏迷，肌松剂残余作用）
呼吸性碱中毒	过度通气（焦虑，疼痛）
继发于宽阴离子间隙的代谢性酸中毒	低灌注（乳酸性酸中毒、糖尿病酮症酸中毒，肾衰竭）
继发于正常阴离子间隙的高氯血症代谢性酸中毒	高氯酸血症（注射白蛋白或羟乙基淀粉，肾小管性酸中毒，膀胱再造）

续表

类型	原因
继发于游离水过多的代谢性酸中毒	过多注射低张液体，失钠（腹泻），注射低渗透压液体（甘露醇，酒精），低蛋白血症
代谢性碱中毒	既往存在二氧化碳蓄积的患者过度通气，高钠血症（使用碳酸氢钠，大量输血），氯丢失（胃肠吸引）

表 42-4 $PaCO_2$、pH 值与酸碱失衡

原因	pH	$PaCO_2$	HCO_3
呼吸性酸中毒	↓		
呼吸性碱中毒		↓	↓
代谢性酸中毒	↓	↓	↓
代谢性碱中毒			

进行动脉血气分析时，反复多次取血可丢失可观的血容量，在危重患者、严重贫血者或婴幼儿中增加了一定危险性。近年来国内外临床上越来越多的使用连续动脉内血气监测（continuous intra-arterial blood gas monitoring，CIABG）。采用动脉置管的方法，将校准后的血管内传感器插入动脉，传感器与监测仪之间通过光电子导线相连，提供动态的 PaO_2、$PaCO_2$、pH、温度和血红蛋白氧饱和度（SaO_2）等参数与趋势变化图形，从而为危重患者酸碱平衡或氧合状况的及时处理提供指导。

动脉内血气分析属于创伤性检查手段，使用起来仍有局限性，如动脉损伤、感染、并发假性动脉瘤等。除了上述有创的血气监测，患者体内血气的变化也可通过直观而又无创的方式获得。

二、脉搏血氧饱和度

脉搏血氧饱和度（SpO_2）监测是一种连续、无创监测脉搏波（指脉图）和动脉血氧饱和度的方法，通过对动脉脉搏波形的分析，测定血液在一定的氧分压下，氧合血红蛋白（HbO_2）占功能性血红蛋白的百分比值，即 $HbO_2/(Hb+HbO_2)\times 100\%$。其基本原理是采用 Lambert-Beer 定律，利用氧合血红蛋白和还原血红蛋白（Hb）对特定波长的红光、红外线的不同吸收特性，以反映血红蛋白与氧结合的程度。

成人血液中通常含有四种类型的血红蛋白：HbO_2、Hb、正铁血红蛋白（MetHb）和碳氧血红蛋白（COHb）。除病理情况外，后两种血红蛋白的浓度很低，脉搏血氧饱和度所测定的是 HbO_2 与 Hb，而 MetHb 和 COHb 不包括在内，所以又称为功能性血氧饱和度（图 42-10）。

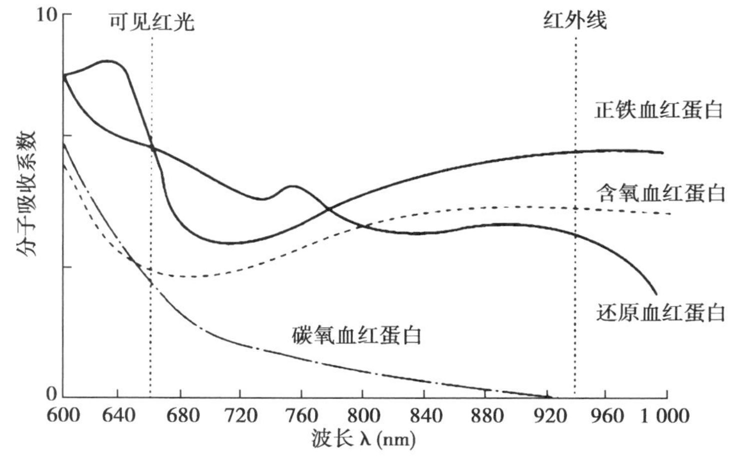

图 42-10 血红蛋白吸收曲线

（一）正常值及临床意义

正常志愿者和患者的数据资料显示，SpO_2 与 SaO_2 呈显著相关性，其相关系数为 0.90~0.98。SpO_2 正常值 ≥ 95%，成人 SpO_2 90%~94% 为氧失饱和状态；<90% 为低氧血症（FiO_2 = 0.21）。根据氧离曲线的特点，血红蛋白氧饱和度（SaO_2）与氧分压（PaO_2）呈正相关，故测定 SpO_2 可以代表相应的 PaO_2。在 PaO_2 小于 99mmHg 时，SaO_2 可灵敏地反映 PaO_2 的变化，特别是缺氧时，PaO_2 在 90mmHg 以下，此时氧离曲线在陡直部，SaO_2 急剧下降，比 PaO_2 下降更为灵敏。PaO_2<60mmHg，由于氧离曲线处于平坦部分，SaO_2 并不随 PaO_2 的升高而升高。表 42-5 为 SpO_2 和 PaO_2 的相关性简化表格。

表 42-5　SpO_2 和 PaO_2 的对应关系（pH=7.4，T=37℃）

SpO_2(%)	99	98	97	96	95	94	90	80	70	60	50
PaO_2(mmHg)	159	110	92	81	74	69	57	44	37	31	27

（二）测量原理

脉搏血氧饱和度监测仪根据分光光度计比色原理，利用不同组织对不同波长光线特异性消光系数的差异设计而成，由光电感应器、微处理机和显示器三部分组成。其基本原理有二：① HbO_2 与 Hb 对不同波长的光吸收作用不同；②在两个波长的光吸收作用都有一个脉搏波部分。HbO_2 和 Hb 可吸收不同波长的光线，且有别于其他不同的组织。Hb 可吸收波长为 660nm 的可见红光而让更多的红外光透过，而 HbO_2 吸收波长为 940nm 的红外光而让更多的红光透过。SpO_2 传感器中的两对发光二极管 LED 交替发射出 660nm 和 940nm 的光线，通过动脉床即搏动性组织传到对侧的分光光度计探头，随着动脉搏动吸收不同的光线，而没有搏动的皮肤和骨骼不起作用。光线经过组织后转变为电信号，由模拟计算机将电信号放大，数字微处理机通过换算将光强度数据处理成搏动性 SpO_2 百分比值。

血氧饱和度监测仪在光传导的途径上，除了动脉血内血红蛋白外，还有其他可吸收光的物质，如皮肤、软组织、骨骼、静脉血和毛细血管等。早期的血氧饱和度仪是通过对组织加压减少组织内血液，从而限制组织对光的吸收，并将无血组织对光的吸收作为基线，同时还对组织加热以获得一个与动脉有关的信号。而现在的脉搏血氧饱和度仪，则用完全不同于上述的方式来处理软组织和静脉血等非搏动组织对光吸收的影响。当两束入射光经过手指或耳垂时，被血液及组织部分吸收，这些被吸收的光除搏动性动脉血的光吸收因动脉压力波的变化而变化外，其他组织成分所吸收的光强度（DC）都不会随时间改变且保持相对稳定。动脉的搏动性膨胀使光传导的路程增长，因此光吸收作用增强，从而形成光吸收性脉搏（AC）。

通过光电感应器可测得透过手指或耳垂的光强度，组织对光的吸收可看作是搏动吸收与非搏动吸收之和。如图 42-11 所示，AC 部分为动脉搏动血流所致，DC 部分为非搏动组织对光的恒定吸收，计算两个波长的光吸收比率（R）：

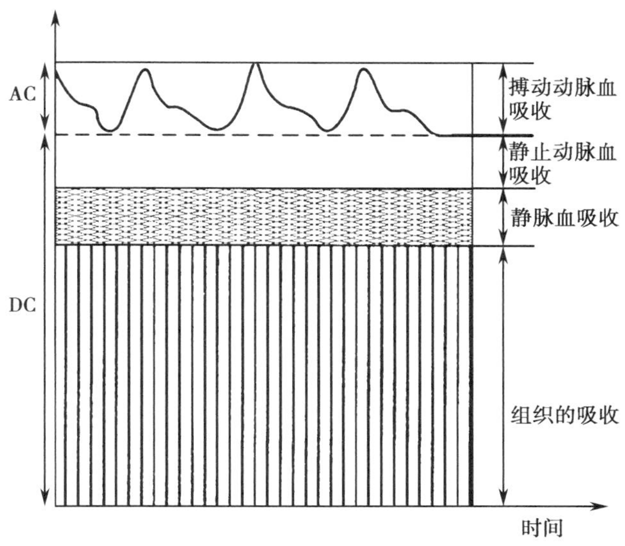

图 42-11　搏动组织（AC）和非搏动组织（DC）对光的吸收

$$R=\frac{AC660/DC660}{AC940/DC940} \tag{42-36}$$

R 与 SpO_2 呈负相关，通过二者之间的校正曲线，可以求出 SpO_2。R 值范围在 0.4~3.5：R=0.4，SpO_2=100%；R=1，SpO_2=85%；R=3.4，SpO_2=0%。

（三）临床应用

1. 麻醉和手术中的应用

(1) 全身麻醉患者麻醉期间通气情况：当气管导管不慎滑出、呼吸梗阻、呼吸管理不当造成通气不足或吸入 N_2O 浓度过高时，致使 SpO_2 降至低于预定标准下限，仪器即发出报警。

(2) 椎管内麻醉期间通气情况：SpO_2 监测有利于了解椎管内麻醉对患者通气氧合的影响。

(3) 单肺通气和气管手术：单肺通气时可以发生肺泡通气和血流灌注比例失调，气管手术时则可发生供氧和通气受限，因此易发生低氧血症。但肺通气 SpO_2<90% 时动脉血气对照 SpO_2 与 SaO_2 的相关性为 0.93。

(4) 特殊体位：体位可以影响呼吸和循环功能，坐位手术时连续监测 SpO_2 可及时预报气体栓塞的可能性。

(5) 诊断性操做麻醉时的呼吸监测：如支气管镜检查、取异物、支气管碘油造影可发生不同程度的缺氧，SpO_2 监测可显著提高麻醉和检查的安全性。

(6)拔管期的监测：术毕以 SpO_2 作为气管拔管的指征之一，临床符合拔管条件的患者，在自主呼吸空气的条件下，SpO_2 在正常范围，可以考虑拔出气管导管。

(7)围产医学的应用：新生儿处于相对低氧状态，血氧分压在氧离曲线的陡坡段，故 SpO_2 可作为新生儿氧合的有用指标，用以正确评价新生儿气道处理和呼吸复苏的效果。在新生儿呼吸困难综合征进行氧治疗时，为避免高氧血症产生晶体后纤维增生症，用 SpO_2 高限报警可帮助合理调整 FiO_2。

2. 手术后及 PACU 应用

(1)运送患者期间：自手术室转运至术后恢复室期间，应用 SpO_2 监测可增加患者运送的安全性。

(2)PACU 的应用：连续 SpO_2 监测，有利于观察麻醉清醒过程中各种不同原因的低氧血症。

(3)机械通气的调节：随时可以调节 FiO_2、呼吸频率、潮气量以及 PEEP、IMV 等通气方式而取得适当氧合，测量 SpO_2 后与血气分析结果对照，便于减少其后血气分析的次数。

(4)其他方面：用 SpO_2 评估桡动脉和尺动脉，或足背动脉、颈后动脉的侧支血流循环，以减少手或足循环障碍的并发症，也可评价断肢再植的效果。

(四) 传统 SpO_2 的精确度和生理学局限性

大多数临床情况中，SpO_2 的读数是正确的。但由于工程技术和生理学方面的某些不足，SpO_2 监测也会出现误差，应在临床上仔细加以鉴别。

1. 活动伪差　患者活动时对信号的吸收会发生很大的波动，而且是目前临床上最难以消除的伪差因素，尤其是在恢复室或 ICU，它可使 SpO_2 失去作用，但增加信号的平均时间可解决这个问题。

2. 静脉搏动　SpO_2 监测仪是以动脉血流搏动对光的吸收率作为测量依据的，但静脉血的光吸收也存在搏动成分，它可能影响 SpO_2 值，因此在静脉充血时 SpO_2 读数往往偏低。

3. 血液内染料　存在于搏动性血管中的可吸收 660nm 和 940nm 光的任何物质(如亚甲蓝等静脉注射)，都会影响 SpO_2 的准确性。

4. 血红蛋白异常　普通 SpO_2 监测仪只适用于测定 HbO_2 和 Hb，如患者血液中 MetHb 或 COHb 等异常血红蛋白浓度显著增高时，SpO_2 读数就会出现误差。

5. 氧离曲线　SaO_2 和 PaO_2 在一定范围内呈线性相关，氧离曲线呈平坦状；当氧分压较高时(PaO_2>160mmHg)，SpO_2 可能无法准确反映 PaO_2；在当患者病情改变使氧离曲线左移或右移时，均可能影响 SaO_2 和 PaO_2 的相关性。

6. 患者严重缺氧、贫血，低血压、低体温致末梢低灌注，或涂抹黑绿指甲油等，SpO_2 信号将消失或精确度降低。

7. 传感器不稳定、传感器位置不正确、高频电刀或外界光的干扰也会对 SpO_2 测量的精确度产生影响。如果传感器位置没有恰当的放在手指或耳垂上，传感器的光束通过组织擦边而过，产生“半影效应”，就会减少信号 - 噪声比例，使 SpO_2 值低于正常。

8. 组织模型系数　SpO_2 监测仪是以正常人群为研究对象得到的模型系数，当其用于具有特殊光散射模式患者的测量时，会造成较大的差异。

近年来，出现了 Masimo 等新型脉搏碳氧血氧仪。Masimo 血氧技术不基于脉搏波形，而采用数字化饱和度转化(DST)、专利算法及低噪声组件等技术，可准确识别出静脉波动信号并将其归为噪声并隔离，从而测出真实的动脉血氧值。Masimo 信号萃取技术的发展，打破了历史技术上的局限性，减少了由于患者活动、低灌注、静脉搏动波、外界光线干扰等环境因素所造成的低信噪比，从而减少了 SpO_2 读数误差。

三、呼气末二氧化碳

呼气末二氧化碳是指呼气终末期呼出的混合肺泡气中所含二氧化碳分压($P_{ET}CO_2$)或二氧化碳浓度($C_{ET}CO_2$)。临床上通常采用 $P_{ET}CO_2$ 来评价患者的通气功能、循环功能、肺血流、肺泡通气、细微的重复吸入以及整个气道及呼吸回路的通畅度等情况，其正常值为 35~45mmHg。$C_{ET}CO_2$ 的正常值为 5%(4.6%~6.0%)。

$P_{ET}CO_2$ 受机体 CO_2 的产量、肺泡通气量以及肺血流灌注量的影响。CO_2 的弥散能力很强，极易从肺毛细血管进入肺泡内，肺泡和动脉血 CO_2 能在极短时间内达到完全平衡。因此，对正常人而言，$P_{ET}CO_2 \approx P_ACO_2 \approx PaCO_2$；但在病理状态下，肺泡通气与肺血流比值($V_A/Q$)的变化以及肺内分流($Q_S/Q_T$)的存在，$P_{ET}CO_2$ 就不能完全代表 $PaCO_2$。

(一) $P_{ET}CO_2$ 的测量原理

1. 气体采样方法

(1)主流型：将红外线传感器连接在气管导管

接头上，直接测量通过的呼吸气流。主流型的优点是反应快、准确性高、波形失真少；缺点是传感器本身具有一定的重量，且容易损坏，故应牢靠固定。由于检测位置接近患者呼吸道，容易受到水蒸气和呼吸道排除无污染，影响检测的精度。为防止水蒸气干扰，传感器附有恒温加热功能，可能存在灼伤患者的隐患。此外，主流型不便用于自主呼吸的患者，无效腔过大也会影响测量结果。

(2)旁流型：在患者气道出口处连接气体采样管，由具有流量调节的采气泵将气体样本送至红外线测量室进行检测；也可将采样管直接放置在患者的鼻腔前庭，监测自主呼吸患者的 CO_2 浓度。旁流型检测仪的传感器安装在主机内、远离患者，工作环境稳定，有利于精确测量。但检测的气体需要经过较长的采样管才能到达传感器，故存在一定的时间延迟。

2. 测量方法

(1)红外线法：最常用的测量 CO_2 浓度的方法。CO_2 能吸收波长为 4.3μm 的红外光，在红外线传感器的一侧用红外线照射，另一侧检测所接收红外线的衰减程度，其衰减程度与 CO_2 浓度成正比。通过旋转滤光盘不断变换滤光信号，使得 CO_2- 空气对照 - 空白对照轮流变动为脉冲电信号，再由微电脑处理获得 $P_{ET}CO_2$ 或 $C_{ET}CO_2$，并以数字(mmHg 或 kPa%)和图形显示。

(2)质谱仪法：将气体以 60ml/min 输入质谱仪，气体分子在阴极电子束的作用下离解为离子，正离子经加速和静电聚焦成正电子束进入测试室，在加强磁场的作用下依据其质量 - 电荷比值不同分散成不同的弧形轨道，即形成质谱。再经测量不同气体离子所带的电流，电流量大小与气体内离子数目成正比，经计算机处理后，显示出具体的数值和波形。其优点是只需要较少的气体样本就可以同时检测患者呼出气中的不同成分及其浓度，包括 O_2、CO_2 和其他挥发性麻醉药浓度，且反应时间迅速仅需 200μs，但仪器价格较昂贵。

(3)比色法：是一种简便有用的方法，多于用急诊气管插管的确认，通过探测器的色泽变化来简单确定 $C_{ET}CO_2$ 以判断气管导管是否位于气管内。但接触胃液或其他酸性物质后探测器色泽不能复原，影响判断。

(二)临床意义

1. 监测通气功能　无明显心肺疾病患者的 V_A/Q 比值正常，一定程度上 $P_{ET}CO_2$ 可以反映 $PaCO_2$，若通气功能有改变时，$P_{ET}CO_2$ 即可发生变化。

2. 维持正常通气　全身麻醉期间或呼吸功能不全使用呼吸机时，可以根据来 $P_{ET}CO_2$ 来调节通气量，避免发生通气不足或过度，造成高或低碳酸血症。

3. 确定气管的位置　目前公认可以证明气管导管在气管内的正确的方法有：①肯定看到导管在声门内；②看到 $P_{ET}CO_2$ 的图形；③看到正常的顺应性环(PV 环)。单靠听呼吸音、手控呼吸时呼吸囊胀缩以及胸廓的活动来证明气管导管在气管内，往往不太可靠。

4. 及时发现呼吸机的机械故障　如接头脱落、回路漏气、导管扭曲、气道阻塞、活瓣失灵以及其他机械故障等。$P_{ET}CO_2$ 图形在临床上可发生变化，需要进行综合分析。

5. 调节呼吸机参数和指导呼吸机的撤除　①调节通气量；②选择最佳 PEEP 值，一般来说最小 $P_{ET}CO_2$ 值时的 PEEP 为最佳；③连续无创监测 $P_{ET}CO_2$，可用以指导呼吸机的停用，当自主呼吸时 $P_{ET}CO_2$ 保持正常，可以帮助撤除呼吸机，但应注意异常 $P_{ET}CO_2$ 的存在，必要时应做血气分析对照。

6. 监测体内 CO_2 产量的变化　体温升高，静脉注入大量 $NaHCO_3$，突然放松止血带以及恶性高热时，CO_2 产量增多，$P_{ET}CO_2$ 增加。

7. 了解肺泡无效腔量及肺血流量的变化　$PaCO_2$ 为有血液灌注的 P_ACO_2，$P_{ET}CO_2$ 为有通气的 P_ACO_2，若 $P_{ET}CO_2$ 低于 $PaCO_2$，$P_{ET}CO_2$ 增加，或 CO_2 波形上升呈斜行，说明肺泡无效腔量增加及肺血流量减少。

8. 监测循环功能　发生休克、心搏骤停及肺梗死，即血流减少或停止时，CO_2 浓度迅速降至零，CO_2 波形消失。$P_{ET}CO_2$ 还有助于判断胸外心脏按压复苏是否成功有效。

(三)临床常见二氧化碳曲线图

1. 正常二氧化碳波形　呼出气二氧化碳曲线图是展示二氧化碳浓度与时间或呼气容积之间关系的曲线图。最常用的是在呼吸过程中将测得的二氧化碳浓度与相应时间一一对应描图，得到的标准曲线分为四部分(图 42-12)。第一个时期为呼出解剖无效腔的过程；呼气相延续并进入第二个时期，表现为 S 型曲线，为肺泡气体与无效腔气体快速混合的过程；第三个时期称为肺泡平台期，代表肺泡内富含二氧化碳的气体，这一期持续的时间最长；第四个时期的开始表示进入吸气相。可将曲线与基线之间的面积类比为二氧化碳排出量。

应注意观察二氧化碳波形的五个方面：

(1) 基线：代表 CO_2 浓度，一般等于零。

(2) 高度：代表 $C_{ET}CO_2$ 浓度。

(3) 形态：正常 CO_2 波形与不正常波形。

(4) 频率：反映呼吸频率。

(5) 节律：反映呼吸中枢或呼吸机的功能。

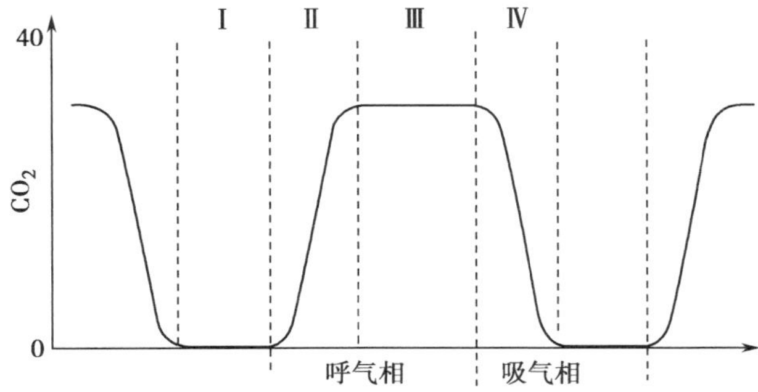

图中横轴为时间，Ⅰ、Ⅱ、Ⅲ、Ⅳ分别表示标准曲线的四个时期

图 42-12　呼出气二氧化碳 - 时间曲线图

2. 异常二氧化碳波形

(1) 呼气末二氧化碳过高：其重要的生理意义是肺泡通气不足或输入肺泡的 CO_2 增多。常有以下四种情形出现，曲线图形各异：①呼吸频率和峰相正常，但 $ETCO_2$ 值高于正常：常见于人工通气患者，其预定的呼吸频率可正常，但分钟通气量太低，或由于病情发生变化，如恶性高热时增加 CO_2 的产生等。②呼吸缓，峰相长，$ETCO_2$ 高于正常：见于颅内压增高，麻醉性镇痛药如哌替啶、芬太尼等对呼吸的抑制，呼吸频率与分钟通气量均过低。③呼吸过速，峰相短，$ETCO_2$ 高于正常：见于浅而快呼吸，试图以提高呼吸频率来代偿呼吸的抑制，如吸入挥发性麻醉药有自主呼吸的患者；机械通气时呼吸频率较快，但潮气量不足。④值得警惕的一种严重通气不足，表现为呼吸快速，潮气量极低，多数的峰相不正常，只在按压胸部后或一次用力呼气才可见到真实的 CO_2 值。这见于有较严重呼吸肌麻痹患者的自主呼吸中或机械通气时呼吸机故障或回路系统漏气（图 42-13）。

(2) 呼气末二氧化碳过低：主要是肺泡过度通气或输入肺泡的 CO_2 减少。有以下三种情形：①呼吸频率和峰相正常，但 $ETCO_2$ 过低。见于潮气量过大的机械通气；休克、体温低下的患者；亦可见于处在代谢性酸中毒代偿期的自主呼吸患者。②呼吸过缓，峰相长，$ETCO_2$ 值低。如人工通气时，频率过慢，潮气量过大；患有中枢神经系统疾病可呈中

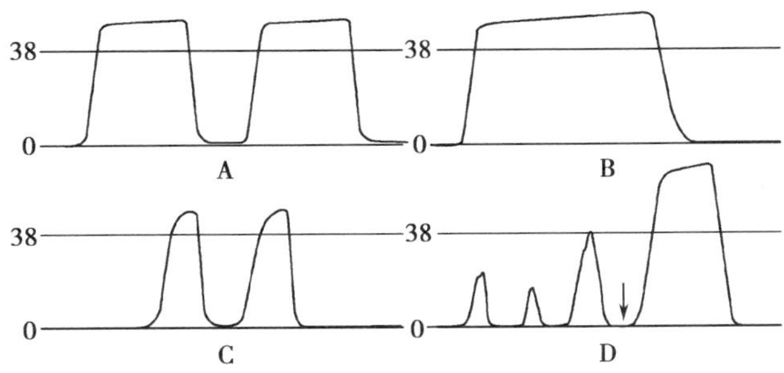

图 42-13　常见的呼出气 CO_2 升高图形

枢性通气过度，另外体温太低时也有类似的表现。③呼吸过速，峰相短，$ETCO_2$ 值低。人工通气的频率和潮气量均过高；患者因疼痛、代谢性酸中毒、低氧血症、严重休克状态或中枢神经性的通气过度（图 42-14）。

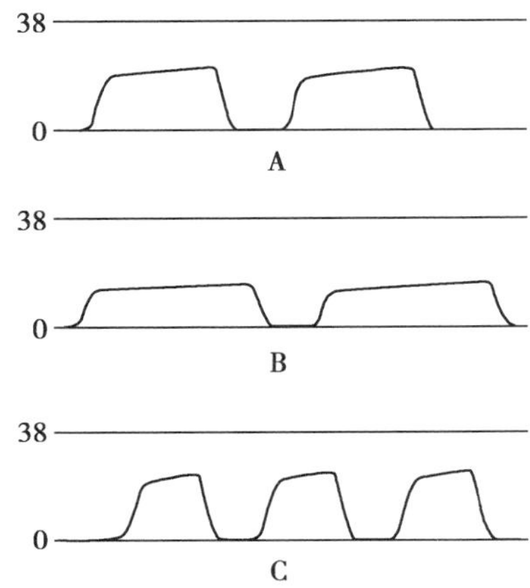

图 42-14　常见的呼出气二氧化碳降低图形

(3) 人与呼吸机对抗：当患者恢复自主呼吸时，易与呼吸机发生对抗，表现为 CO_2 曲线的规律中断，夹杂着自主呼吸的曲线，随着患者呼吸运动迅速增加，呼吸肌的不协调活动使机体代谢率上升，此时潮气末 CO_2 呈稍升高状（图 42-15）。当麻醉过程出现这样的图形时，表明需追加肌肉松弛药。

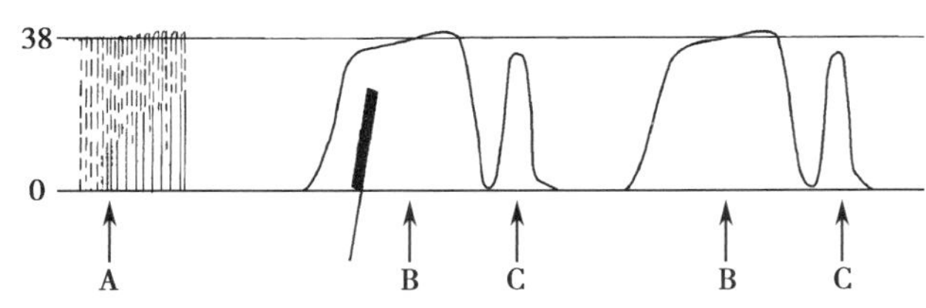

图 42-15　自主呼吸与呼吸机对抗时的呼出气二氧化碳曲线图

(4) 箭毒样残余作用：多见于患者的自主呼吸与呼吸机对抗的初期；肋间肌和膈肌运动失调；颈神经有损害者。主要特点为 $ETCO_2$ 略高、峰相的

右 1/3 处出现裂口、其深度与肌肉麻痹程度成反比。如为麻醉恢复期或呼吸支持治疗的患者，须等待裂口消失后才能拔除气管插管，因为它提示有通气障碍存在（图 42-16）。

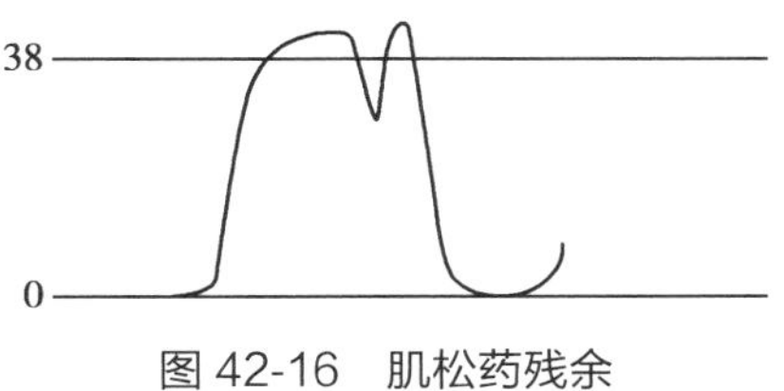

图 42-16　肌松药残余

（四）二氧化碳曲线趋势图与呼吸、循环及代谢的关系

1. 呼吸节律紊乱　只见于自主呼吸的患者中。①陈 - 施式呼吸，每组呼吸后都有心源性振动，可见于严重的脑动脉硬化、脑损害、酒精中毒或危重的患者；②喘息性呼吸：特点为呼吸频率慢（2~6 次 /min），CO_2 值多超过正常，每次 CO_2 曲线后常有心源性振动。见于非常严重的呼吸抑制或垂死的患者；③叹气样呼吸：曲线波形规则，被有规律的间歇深叹气所中断，CO_2 值可高于、低于正常或正常。人工通气时如使用间断深叹气功能，亦可得到这种图形。正常患者深叹息时 CO_2 值低于平均值（图 42-17C-a），阻塞性肺疾患者深叹息时，CO_2 值高于平均值（图 42-17C-b）。年轻人或老人，在 5 分钟内发生 1 次以上深叹气应考虑为病理性，提示有脑损害。生理状态下婴幼儿，或高龄人在睡眠或麻醉状态下也可出现深叹气；④不规律呼吸：见于严重脑损害的患者，各曲线波大小、形态和高度毫无规则，CO_2 平均值高于正常（图 42-17）。

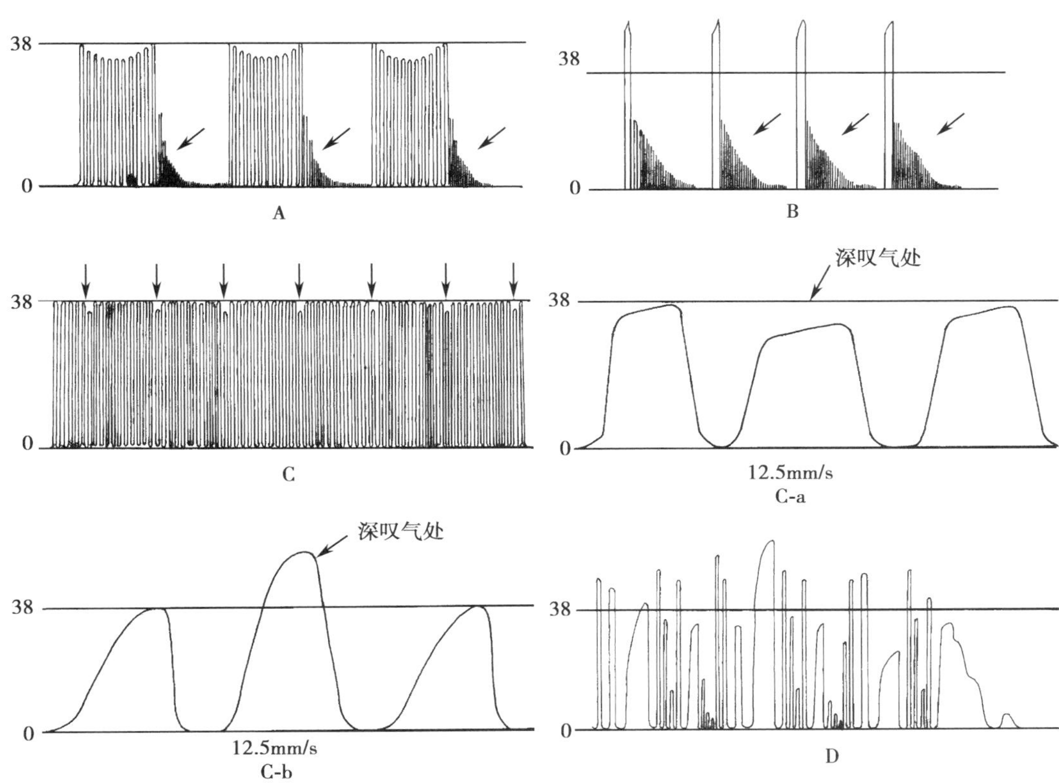

图 42-17　各种呼吸节律紊乱的二氧化碳曲线图

2. 发生肺栓塞时，在数分钟内心电图可呈频发室性期前收缩或缺氧改变，脉搏血氧饱和度波形振幅先变宽，继之几乎变为直线，血压显著下降，$ETCO_2$ 曲线在 1 分钟内陡直下降。如此典型肺梗死征象多发生在手术中，如气栓、脂肪栓塞、羊水栓塞、心血管内栓子脱落等，患者往往处于极度危险之中。既使不危及生命的小栓塞，这些变化也要经 5~10 分钟后才能恢复到原来水平（图 42-18）。

3. 心脏停搏时，典型表现为：①心电图显示室性期前收缩后逐渐停止；②脉搏血氧饱和度波形的振幅降低变为直线；③血压降到零；④ CO_2 曲线呈冲洗曲线状，可以不降到零；如经抢救措施后，仍无回升改善的迹象，则预示患者濒于死亡（图 42-19）。

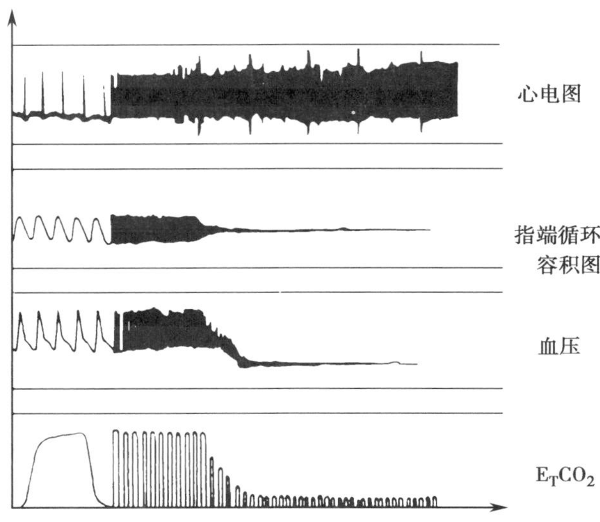

图 42-18　肺梗塞（气栓、脂肪栓、羊水栓、血栓等）CO_2 曲线图

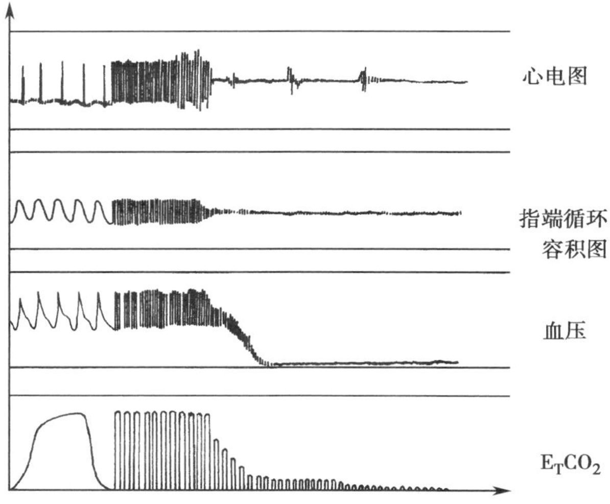

图 42-19　心停搏时 CO_2 曲线图

4. 在中枢呼吸抑制或呼吸机频率太慢的患者，或正常儿童中，因心脏或胸内大血管搏动时拍击肺所致。表现为出现在较长呼气末端之后，与心跳同步的低频率小潮气量呼吸曲线，E_TCO_2 可略高。

5. CO_2 曲线呈短时性小幅度升高，可能原因包括：①用过较大剂量的肾上腺素类药物（如局部麻醉时）；②嗜铬细胞瘤手术过程；③疼痛的刺激，可能是追加麻醉药物的指征；④麻醉后初醒的患者（图 42-20）。患者常伴有心率、血压升高。

（五）影响因素

1. 影响 $P_{ET}CO_2$ 的因素　涉及 CO_2 产量、肺换气量、肺血流灌注及机械故障共四个方面。

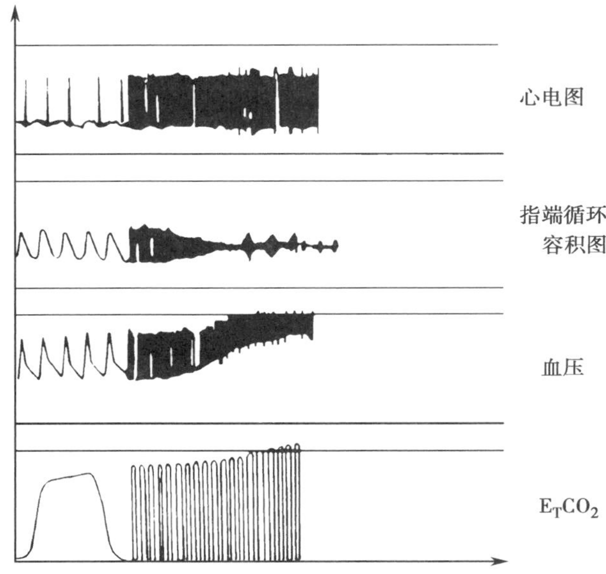

图 42-20　疼痛刺激、术后初醒病人 CO_2 曲线图

2. 影响 $P_{a\text{-}ET}CO_2$ 的因素　肺通气血流比例（$\dot{V}_A/\dot{Q}$）匹配良好时，$P_{ET}CO_2$ 可等于 $PaCO_2$，通气模型中 $P_{a\text{-}ET}CO_2$ 等于零；一侧肺血管栓塞后，无效腔通气时对 $P_{a\text{-}ET}CO_2$ 的影响增大；一侧通气受阻后，分流对 $P_{a\text{-}ET}CO_2$ 的影响即刻产生，如阻塞性肺疾病。心肺功能正常的患者 $P_{a\text{-}ET}CO_2$ 为 0.1kPa，$\dot{V}_A/\dot{Q}$ 改变、$\dot{V}_A/\dot{Q}$ 比例失调和 Q_S/Q_T 增大均可影响 $P_{a\text{-}ET}CO_2$，因此 V_T 越大，则 $P_{a\text{-}ET}CO_2$ 越小，但右向左分流的心脏患者 $P_{a\text{-}ET}CO_2$ 不受 V_T 影响。$P_{a\text{-}ET}CO_2$ 增加的常见原因如下：

（1）呼吸因素：$P_{a\text{-}ET}CO_2$ 大小主要由无效腔量（V_D/V_T）和肺内分流（Q_S/Q_T）来决定，其中 V_D/V_T 时对 $P_{a\text{-}ET}CO_2$ 的影响也增大。具体包括：①肺部疾病：如肺不张、肺实变、ARDS、肺水肿和气胸等；②患者体位影响呼吸：如侧卧位胸腔手术及俯卧位等；③呼吸频率：如小儿呼吸频率太快，呼出气体不能在呼气期完全排出，同时 CO_2 监测仪来不及反应，均可产生误差。机械通气时气道压力升高，通气频率过快或高频通气（>60bpm），PEEP 或吸气气流过高，V_T 太小，I/E<1∶3.5，使 $P_{a\text{-}ET}CO_2$ 增大；④呼吸机机械故障或回路新鲜气流不足造成 CO_2 重复吸入，CO_2 波形的基线抬高。

（2）循环因素：肺血流的变化必然影响 $P_{ET}CO_2$，肺血流减少、肺血流分布不均匀或肺血管阻塞时，会出现 V_A/Q 比例失调，$P_{ET}CO_2$ 降低，$P_{a\text{-}ET}CO_2$ 增大。

（3）年龄因素：随着年龄的增大，肺泡无效腔量增多，$P_{ET}CO_2$ 降低，$P_{a\text{-}ET}CO_2$ 增加；孕妇在妊娠后期，肺血流相对增多，肺泡无效腔量减少，$P_{ET}CO_2$增高，$P_{a-ET}CO_2$减少。

(4) 药物因素：碳酸酐酶抑制药如乙酰唑胺等抑制碳酸酐酶，肺泡上皮细胞和血液中的HCO_3^-转变成CO_2延迟，导致$P_{ET}CO_2$降低，$PaCO_2$升高，$P_{a-ET}CO_2$增大。

总之，E_TCO_2曲线监测直观快捷，不仅是肺通气效率的指标，亦可为循环功能及为两者间的关系提供参考。目前，呼气末二氧化碳已成为麻醉手术患者和重症患者的重要监测指标之一，一些国家的卫生管理部门把这项监测技术列为开展麻醉手术的基本工作条件。

四、混合静脉血氧饱和度

(一) 生理基础

混合静脉血氧饱和度（SvO_2）是近端肺动脉血的氧饱和度，它反映的是从机体各部位回流入右心房所有血液的氧饱和度的平均水平。因此，它测量的是全身供氧量（DO_2）和氧耗量（VO_2）之间的平衡状态。SvO_2的计算公式如下。

$$SvO_2 = SaO_2 - VO_2/(1.34 \times Hb \times Q_T) \quad (42\text{-}37)$$

公式中：SaO_2为血红蛋白氧饱和度，Q_T为心输出量（1 L/min）。

SvO_2的正常范围为65%~80%。组织缺氧、无氧代谢与乳酸产生过多均可使SvO_2下降至接近40%。虽然基于氧离曲线静脉血氧饱和度可反映静脉氧分压（PvO_2），但不能单独由SvO_2推测PvO_2，因为其关联受到诸如pH、PCO_2和温度等因素的影响。PvO_2正常值为40mmHg。

DO_2的定义是：

$$DO_2 = Q_T \times CAO_2 \quad (42\text{-}38)$$

SvO_2降低预示着SaO_2、Hb或Q_T下降，或VO_2升高，其次才是DO_2下降。若将SvO_2看作氧摄取率（ERO_2）的应变量，则SvO_2、DO_2与VO_2的关系就显而易见了。

$$ERO_2 = VO_2/DO_2 \quad (42\text{-}39)$$

公式可扩展为：

$$ERO_2 = 1 - SvO_2/SaO_2 \quad (42\text{-}40)$$

在动脉血完全饱和时，公式可简化为：

$$ERO_2 = 1 - SvO_2 \quad (42\text{-}41)$$

因此，SvO_2的下降提示ERO_2增加，其原因可能是VO_2增加或DO_2减少。失血性或低血容量性休克均可引起DO_2减少。VO_2增加则见于应激、疼痛、寒战、脓毒症或甲状腺功能亢进等情况。反之，SvO_2的增高提示氧供增加（SaO_2、Hb或Q_T增加）或低温引起的VO_2减少。由于氧离曲线的波形为非线性，在典型静脉血PO_2水平，吸入氧浓度（FiO_2）的微小增加就可以引起SvO_2的明显增加。因此，若采用监测SvO_2作为心功能改变的指标，在解释测量值时，应将FiO_2的改变考虑在内。感染性休克患者组织氧摄取功能受损，组织缺氧时SvO_2反而可能正常。

要测量SvO_2，就必须置入肺动脉导管，这无疑增加了并发症发生率。临床上更常使用危险性较小的中心静脉导管，因此，常用中心静脉血氧饱和度代替混合静脉血氧饱和度。SvO_2通过放置在上腔静脉的中心静脉导管采血获得，反映的是脑和上肢的氧供需平衡。在正常生理条件下，由于缺少氧含量较高的内脏和肾静脉血，$ScvO_2$通常较SvO_2低2%~5%。当血流动力学不稳定时，如血液重分布至上肢，SvO_2与$ScvO_2$之间的差异可能逆转，差距也明显增大。因此，虽然$ScvO_2$的变化趋势可以反映SvO_2的变化，但二者并不能互相替代使用。

混合静脉血CO_2分压可以用于计算动静脉血CO_2分压差（$\Delta PCO_2 = PvCO_2 - PaCO_2$）。在$CO_2$产生量处于稳态的前提下，根据Fick方程，$\Delta PCO_2$的改变与心输出量成非线性反比关系。因此，$\Delta PCO_2$是适宜的可满足组织清除$CO_2$的心输出量指标。然而，这一指标并未在临床上广泛使用。

(二) 测量原理

从肺动脉导管（SvO_2）到中心静脉导管（$ScvO_2$）的远端采血，使用综合血氧测量仪分析血样可间歇性得到静脉血氧饱和度的数值。肺动脉导管尖端楔入肺小动脉，二尖瓣反流或左向右分流均可使测量值异常增高。专业的光纤导管可以发射红外光并测定由红细胞反射的光量，使用这种分光光度测定法也可以连续测量静脉血氧饱和度。专业的静脉血氧饱和度导管可置于肺动脉或中心静脉中以连续监测血氧饱和度，但缺点是价格昂贵。

虽然使用连续静脉血氧饱和度导管监测可观察到患者的变化趋势，但其得到的绝对值与同时获得的综合血氧测量仪上的测量数值并不相等。

(三) 临床应用

腹部大手术SvO_2与$ScvO_2$心脏手术患者术中与的降低与术后并发症的发生率有关。对于行重大手术的患者和脓毒症患者，明确$ScvO_2$或

SvO_2目标的干预策略可以减少住院时间、器官衰竭与死亡率。脓毒症患者提倡使用$ScvO_2$指导的目标导向治疗策略，可以减少患者的死亡率。但将$ScvO_2$作为治疗终点尚存在争议，理由如下：由于脓毒症患者组织摄取氧功能受损，$ScvO_2$增高；一旦使用$ScvO_2$测量导管，医疗费用增加；其他测量指标，如乳酸清除率等，成本较低而具有与$ScvO_2$类似的效果。此外，脓毒症治疗时不采用$ScvO_2$作为治疗终点，同样也可以得到较好的治疗结果。

五、组织氧合

动脉和静脉氧饱和度可用于评估全身氧供和氧耗情况，但这些指标不能提供器官或组织的相关信息，从而判断重要部位的氧供需平衡状态。各个器官，甚至在同一器官内的不同区域之间的氧供需平衡可能各有不同。目前，临床上使用反射光谱分析法，利用可见光谱（VLS）或近红外光谱（NIRS）无创性评估机体微循环的氧合状态。

（一）测量原理

反射光谱分析探头的光发射器和接收器在同一条直线上。当其放置于组织表面时，光的透过性受到组织对光的反射、吸收和散射等作用的影响。反射取决于光的入射角与光的波长，散射取决于组织界面的类型和数量。Beer-Lambert 定律指出，组织吸收光的光量取决于组织发色体的浓度、每个发色体的消光系数和光在组织中通过的距离。最重要的组织发色体是 Hb。光在组织中通过的距离受组织反射量和散射量的影响，不能直接测量，而只能通过估计获得。大多数的检测光在两个探测器间呈弧形行进，穿透组织的弧形深度与光的波长及发射器与接收器之间的距离成正比。

VLS 使用波长在 500~800nm 之间的白色光，而 NIRS 使用的光波长为 700~1 100nm。通常 VLS 穿透组织的深度小于 NIRS，因此只能做毫米级的表浅测量，适用于小块表皮下组织。NIRS 穿透组织的深度可达数厘米，可用于测量深部的组织。氧饱和度显示的是一大块组织的氧饱和度，包括动脉、毛细血管和静脉，其中主要的是静脉血的氧合情况。

（二）临床应用

口腔颊部微循环血氧饱和度与脓毒症患者生存率相关。VLS 也可用于监测整形外科修复皮瓣的存活力。在胃肠道和食管外科手术中使用 VLS 测量的胃肠道组织氧饱和度下降与术后吻合口并发症相关。内镜下使用 VLS 可以区分结肠的正常与缺血区域，有助于诊断肠系膜缺血。此外，胃管测量黏膜氧饱和度可用于食管切除术后，并可探索缺血预处理的效果。

NIRS 技术应用最为广泛的是脑氧检测，即利用置于前额的探头测量额叶皮质氧合（rSO_2）。由于缺乏脑氧监测的金标准，很难对各种rSO_2仪器的准确性进行比较，而且每一种监测仪都有自己的正常范围。因此，建议在为每一个患者监测之前，先获得患者的基础值。通常，rSO_2的范围是 55%~80%。一旦下降低于基础值的 20%~25%，或者绝对值降低至 50% 以下，则建议进行干预治疗。

脑氧检测的应用已经扩展到心血管、腹部、胸部和骨科手术。心脏手术中rSO_2的降低与术后早期认知功能障碍和 ICU 及住院时间延长相关。冠状动脉旁路移植术中进行rSO_2监测指导治疗，一旦测量值低于基础值的 75% 就给与干预治疗，可显著降低重要脏器并发症率、死亡率和 ICU 入住时间。

有研究使用rSO_2监测颈动脉内膜剥脱术中的脑功能，术中rSO_2值降低与经颅多普勒、脑电图波形与颈动脉残端压一样与脑缺血相关。虽然有研究表明颈动脉分流术中患者对rSO_2下降 20% 耐受良好，但尚缺乏明确的rSO_2安全阈值。

对于行腹部大手术的老年患者，术中对rSO_2下降的程序化治疗可减少术后认知功能下降的发生，缩短住院时间。单肺通气的胸科手术患者术中rSO_2低于 65% 的时间与术后早期认知功能障碍直接相关。沙滩椅位行肩部手术的患者rSO_2基础值较低，经常出现脑氧饱和度下降的情况，但其临床意义尚不明确。

休克患者可能出现全身整体灌注指标正常，但局部组织灌注不良的情况。此时，很有必要采用 NIRS 监测组织灌注。NIRS 探头置于鱼际肌上的测量值（StO_2）可区分健康志愿者和休克患者。此外，StO_2能够判定严重创伤伴休克的患者是否会继续发展至多器官功能衰竭甚至死亡。

虽然目前单一的 NIRS 测量数据不足以帮助做出正确的临床决断，但进一步的研究仍有利于更好地解读测量结果，以用于指导临床工作。

4

第六节　呼吸功能的影响因素与监测的注意事项

(一) 呼吸功能的影响因素

1. 自主呼吸　大多数关于肺功能的研究都是在行麻醉和机械通气的患者或者动物身上完成的,关于自主呼吸的研究很少。保留自主呼吸的麻醉患者和应用肌松药的患者发生肺不张的程度几乎一样。而且,无论是保留自主呼吸的全身麻醉状态还是应用肌松药,膈肌向头侧移动的程度相同,尽管膈肌与静息位的运动方式不同。自主呼吸时,膈肌底部运动幅度最大;应用肌松药时,膈肌顶部运动幅度最大。

有研究发现,无论是自主呼吸还是机械通气,麻醉过程中绵羊的 $\dot{V}_A/\dot{Q}$ 失调均有加重。表示失调程度的 logSDQ(灌注分布标准差的对数)增加,清醒时为 0.83,吸入麻醉但有自主呼吸时 0.83,机械通气时 0.89。麻醉期间分流从 1%(清醒时)增加至 11%(麻醉时,保留自主呼吸)或者 14%(麻醉时,机械通气)。通过对麻醉患者的研究发现,分流和 logSDQ 从清醒时的 1% 和 0.47 增加至麻醉状态保留自主呼吸时的 6% 和 1.03,以及机械通气时的 8% 和 1.01。因此,麻醉对气体交换的影响绝大部分发生在自主呼吸时,肌松药和机械通气很少或者不会进一步加重对气体交换的影响。

2. 氧浓度的增加　目前研究所用的吸入氧浓度(FiO_2)约为 0.4。有研究对静脉麻醉下行择期肺手术的中老年患者从术前至麻醉诱导期予以空气吸入($FiO_2 = 0.21$),尽管 logSDQ 从 0.77 增加至 1.13,但分流增加很少(从 1% 增加到 2%)。当 FiO_2 增加至 0.5,分流增加(3%~4%)。因此,FiO_2 增加可引起分流增加,可能是因为 FiO_2 增加会减弱缺氧性肺血管收缩(HPV),或者低 $\dot{V}_A/\dot{Q}$ 区的肺组织进一步发展成肺不张和分流。

3. 体位　仰卧位和麻醉的共同作用会导致功能残气量(FRC)显著降低。有研究测试了直立位时麻醉诱导对 FRC 的影响,发现半卧位和仰卧位相比,氧合没有差异。降低心输出量和增强血流灌注分布的不均匀都可超过任何体位的影响作用。半卧位时,肺底部灌注和通气较差,导致无通气区域增加。侧卧位时,肺底部和肺尖部之间的呼吸力学、静息肺容量和肺不张均存在差异,可导致 $\dot{V}_A/\dot{Q}$ 更加紊乱,氧合严重受损。采用核素技术,可证实麻醉时应用肌松药的患者,在侧卧位时 $\dot{V}_A/\dot{Q}$ 失调增加,在俯卧位时得到改善。另外,俯卧位时,灌注在垂直方向的分布也变得不明显,这可能反映出血管结构的局部差异,这种差异促使背部肺组织灌注良好(无论处于低垂或靠上的部位)。

4. 年龄　老年患者的氧合作用降低。研究表明,23~69 岁之间分流不随年龄的增加而增加,但是 $\dot{V}_A/\dot{Q}$ 失调随年龄增加而加重,因为在清醒和麻醉时,低 $\dot{V}_A/\dot{Q}$ 区域的灌注增加。麻醉时气体交换受损的最主要原因在 50 岁以下是分流,大于 50 岁时,$\dot{V}_A/\dot{Q}$ 失调(即 logSDQ 增加)则变得越来越重要。因为 logSDQ 和年龄的相关性在麻醉时和清醒状态下是平行的,所以可以说,麻醉使 $\dot{V}_A/\dot{Q}$ 失调,相当于患者衰老了 20 岁。

5. 肥胖　肥胖损害氧合作用的主要原因是降低 FRC,其导致气道闭合的倾向大大增加。另外,吸入高浓度氧时,闭合气道远端的肺泡将会快速发生肺不张,BMI 和肺不张之间存在良好的相关性,和肺分流之间也同样存在良好的相关性。

麻醉诱导时应用 CPAP 能预防 FRC 降低,减少肺不张形成,维持氧合作用。事实上,肥胖患者的“安全窗口期”(麻醉诱导前吸入氧气后,氧饱和度下降的起始时间)明显降低,PEEP 和 CPAP 通过增加肺容量以及可向毛细血管弥散的氧储备,可能会延长“安全窗口期”。

6. 区域麻醉　区域麻醉对通气的影响取决于区域麻醉的类型和运动阻滞的范围。在进行包括所有胸段和腰段的广泛阻滞时,吸气容积将降低 20%,补呼气量接近 0。但是,即使在蛛网膜下腔或者硬膜外腔阻滞意外扩散到颈段时,膈肌功能常仍有保留。区域麻醉一般对肺部气体交换的影响很小。在蛛网膜下腔和硬膜外腔麻醉时,动脉氧合及二氧化碳清除都能很好地维持。

7. 气腹　腹腔镜手术时通过向腹腔内注入 CO_2 气体实现的,气腹的影响是双方面的。一方面高碳酸血症性酸中毒的影响包括心肌收缩力下降、心肌对儿茶酚胺致心律失常作用更加敏感以及全身血管扩张。另一方面，气腹造成的物理影响也很重要，包括功能残气量（FRC）和肺活量（VC）下降、肺不张、呼吸顺应性下降和气道峰压升高。尽管如此，CO_2气腹时，分流下降，动脉氧合明显改善。肺不张增多和分流下降是两个相反的结论，说明高碳酸血症性酸中毒引起血流从塌陷的肺区域向其他区域的有效转移。事实上，近期的研究表明，如果向腹腔内注入空气，相比于向腹腔内注入CO_2，会发生更严重的分流。

（二）呼吸功能监测的注意事项

呼吸功能的监测，对于诊断某些呼吸系统疾病，预计呼吸功能的损害程度，发挥了很大作用。除了对疾病本身的治疗意义外，更重要的是指导围手术期患者的呼吸管理、急救复苏和重症患者的诊断治疗等。机体在多种因素下发生呼吸生理功能紊乱的同时，常伴有循环、神经、内分泌代谢、肝肾等其他系统功能的变化，且它们之间又可互为因果。因此在进行呼吸监测的同时，应全面地对其他系统进行监测，才不至于顾此失彼。

呼吸监测内容和监测方法多种多样，有些仪器设备精良，但价格昂贵，有些测试项目需有专业人员掌握。因此要因地制宜，根据需要与可能，灵活运用。其中应注意：①呼吸监测的内容，不应仅仅局限以上提及的某些呼吸功能监测项目范围内，还应重视病史、体格检查、X线以及其他诸如病理、细菌、免疫等方面的变化；②从目前情况看，在一般治疗单位中，仅能够重点地测试某些通气功能指标或血气分析项目，虽可初步满足临床上一些呼吸功能监测的需要，但离现代化的要求还有一定的差距。尤其麻醉科所需的先进麻醉机与监测仪器设备的补充和发展更是一个突出问题，应予以重视解决；③即使是最先进的仪器，由于各种因素的影响，对所测得的呼吸功能数据要客观全面地进行分析，切忌武断、偏颇地作出结论，尤其应结合临床的实际作出正确的判断。

总之，正常人肺功能的储备代偿能力很强，但个体差异大，并受多种因素影响，因此，对测定的结果必须结合具体问题分析，根据综合资料作出正确判断。为方便起见，下面将常用的一些肺功能参数及其相关联系列出，以便于读者可以对肺功能做出简洁的综合诊断，并进一步指导对患者的处理和治疗。详见表 42-6～表 42-8。

表 42-6 肺呼吸功能评定标准

呼吸功能	MVV（%）	RV/TLC（%）	FEV1.0（%）
正常	>75	<35	>70
轻度损害	60~74	36~50	55~69
中度损害	45~59	51~65	40~54
重度损害	30~44	66~80	25~39
极重度损害	<29	>81	<24

综合评定：重度：三项中至少有二项达重度损害

中度：①三项中至少有二项中度损害；或②三项中轻、中、重度损害各一项

轻度：损害均不足中度者

表 42-7 心肺储备功能评定

心肺储备功能级别	检查结果	麻醉处理
Ⅰ 正常	均正常	可选择各种麻醉
Ⅱ储备减少	VC 和（或）FEV_1 约为正常值的 50% $PaCO_2$ 正常，PaO_2>70mmHg Q_S/Q_T<10%	可选择各种麻醉，如使用全身麻醉药物或全身麻醉时，应根据情况分别给予吸氧、辅助呼吸或控制呼吸。术后经恢复室（包括短期呼吸支持、吸氧等）恢复后回病房。
Ⅲ储备严重减少	VC 或 FEV_1 为正常值的 25%~50%，$PaCO_2$ 正常，PaO_2<70mmHg，Q_S/Q_T>10%，运动能力<正常值 75%	如选用局部麻醉、神经阻滞，尽量减少其他全身麻醉药应用，并需吸氧或辅助呼吸。如全身麻醉，应控制呼吸，术后大多需在 ICU 作呼吸支持后恢复。
Ⅳ无储备	VC 或 FEV_1<正常值的 25% $PaCO_2$>48mHg，$PvCO_2$>60mmHg PaO_2<50mmHg Q_S/Q_T>25%	术前有心或肺功能衰竭，同Ⅲ级，但并发症发生率明显增加。

表 42-8 氧吸入及呼吸器使用指征

测定项目	氧吸入治疗	机械通气支持
RR（次 /min）	25~35	>35
VC（ml/kg）	15~30	<15
PaO_2（mmHg）	70~90	<70
$PaCO_2$（mmHg）	40~60	>60
V_D/V_T（%）	40~60	>60
RSB［次 /（min·L）］指数		>105
RAW［cmH_2O/（L·s）］		>15
CL（ml/cmH_2O）		<25
MIP（cmH_2O）		<20
P0.1（cmH_2O）		<2 或 >6
WOBp（J/L）		>0.75
PEEPi（cmH_2O）		>3
PTI［cmH_2Os/（m·cm^2）］		>0.15

（严　敏）

参考文献

［1］邓小明，姚尚龙，于布为，等．现代麻醉学 [M]. 4 版．北京：人民卫生出版社，2014: 823-845.

［2］Miller R D. Miller's Anesthesia [M]. 8th ed. Philadelphia: Elsevier Saunders, 2015, 1541-1579.

［3］吴新民．麻醉学高级教程 [M]. 北京：人民军医出版社，2009, 506-525.

［4］佘守章，岳云．临床监测学 [M]. 上海：上海科学技术出版社，2005, 146-211.

［5］MARY L, D DEBORAH G, MARTHE J. Introduction to critical nursing [M]. 4th ed. Westline Industrial Drive, ST LM: Elsevier Saunders, 2005.

第四十三章

肾脏功能监测

目　录

第一节 概 述

急性肾损伤（acute kidney injury，AKI）是以肾小球滤过率迅速下降为特征的，由不同病因导致的、具有不同临床表现的临床综合征。到目前为止，关于AKI的定义没有统一标准。2012年，KDIGO融合RIFLE和AKIN两个诊断标准推出AKI最新定义和诊断标准，根据最新定义进行的系统性回顾研究发现，在北美、北欧和东亚的高收入国家的住院患者中，成人AKI发生率为21.6%，儿童发生率为33.7%，而整体死亡率为23.0%。AKI预后较差，原因不仅由于肾功能丧失以及体内大量液体潴留和电解质紊乱，还因为机体不能有效地清除有害代谢产物如炎性介质等。此外，这些患者往往还合并其他并发症，如脓毒症、呼吸衰竭、胃肠道出血及中枢神经系统功能失调等，预后更差。

急性肾衰竭（acute renal failure，ARF）的死亡率较高。调查发现，二战期间ARF死亡率为91%，朝鲜战争时为68%，越南战争时67%。目前在加强医疗病房（ICU）ARF死亡率为50%~80%。在术后没有任何并发症的情况下，ARF死亡率为10%~40%；如术后伴有其他并发症，ARF死亡率则可高达60%。因而麻醉科医师在临床工作中要密切观察患者术中肾功能情况，预防AKI的发生，并予以早期治疗。

流行病学调查结果表明，1%的门诊患者存在ARF，而住院患者中为2%~5%。从ARF被首次提出到现在的40多年间，尽管ARF在围手术期的发生率没有较大变化，但是对其的诊断能力却在逐渐提高。由于患者老龄化的出现以及越来越多的危重患者接受高风险手术，预防并减少ARF的发生越来越为医疗界所关注。目前减少围手术期ARF的措施是提高肾功能损害的早期监测手段，为医师在临床工作中及早发现ARF提供有力帮助。

根据肾脏损伤的严重程度和持续时间不同，AKI可表现为严重的急性肾衰竭（如需要肾脏替代治疗），或仅表现为轻度的血肌酐升高（如升高44.2μmol/L）。根据2012年KDIGO指南，目前AKI的诊断标准为：肾功能在48小时内突然减退，表现为至少两次血清肌酐升高的绝对值≥26.5μmol/L；或血清肌酐较基础值升高≥50μmol/L，且是已知或经推断发生在7天内；或尿量＜0.5ml/（kg·h），时间超过6小时（排除梗阻性肾病或脱水状态）。既往对AKI的严重程度和临床预后进行分层常采用RIFLE（Risk of renal dysfunction；Injury to the kidney；Failure of kidney function；Loss of kidney function；End-stage kidney disease）系统（表43-1），根据严重程度将AKI分为危险、损伤和衰竭。根据临床预后则分为肾功能丧失和终末期肾病，以利于及时进行肾功能评估。但这一概念对AKI的定义有很强的主观性，而敏感性和特异性不高；且没有考虑如年龄、性别、种族等对肌酐生成的影响。2012年，KDIGO指南对AKI分级做了新的改动（表43-2），建议应该根据AKI严重程度进行分级。研究表明，随着级别的增加，患者死亡率和肾脏替代治疗使用率显著增加。

表43-1 RIFLE系统

项目		诊断标准	
严重程度	危险	血肌酐增加1.5倍或GFR下降>25%	尿量<0.5ml/（kg·h）持续6h
	损伤	血肌酐增加2.0倍或GFR下降>50%	尿量<0.5ml/（kg·h）持续12h
	衰竭	血肌酐增加3.0倍或GFR下降>75%或血肌酐≥355μmol/L或血肌酐急性升高44.2μmol/L	尿量<0.3ml/（kg·h）持续24h或无尿12h
预后	丧失	持续肾功能完全丧失>4周	
	终末期肾病	终末期肾病持续>3个月	

表43-2 KDIGO提出的AKI分级

分级	血肌酐	尿量
1	血肌酐增加1.5~1.9倍或增加≥0.3mg/dl（26.5μmol/L）	尿量<0.5ml/（kg·h）持续6~12小时
2	血肌酐增加2.0~2.9倍	尿量<0.5ml/（kg·h）持续超过12小时
3	血肌酐增加3.0倍或血肌酐≥4mg/dl（353.6μmol/L）或开始肾脏替代治疗或年龄小于18岁患者eGFR降低<35ml/（min·1.73m^2）	尿量<0.3ml/（kg·h）持续24小时或无尿12小时

围手术期很多因素都能导致患者发生 AKI，早期识别轻微 AKI 是预防并减少 ARF 发生的关键。目前最大难点是缺少早期识别轻微 AKI 的方法。传统肾衰竭的监测方法通常敏感性较差，只有当肾单位的功能下降到正常 40% 以下时才能检测出来，由此导致当出现尿毒症症状时，肾单位只能保留正常功能的 5%。因此，提高肾功能检测能力对制定 AKI 危险分层标准和更好地保护肾功能至关重要。近些年不断出现的能快速、准确和特异性反映 AKI 的早期生物学标志物为 AKI 的诊断及预后判断提供了可能，也大大推动了肾脏功能监测的发展。

第二节　肾脏功能监测的间接指标

有效循环血容量可对肾脏功能造成直接或间接的影响。研究表明，慢性肾病合并严重脱水可导致肾衰竭，糖尿病合并血容量不足则可使 ARF 发生率增加 100 倍。因此，正确评估氧供、血容量、组织灌注和血流量等可间接了解肾脏功能状态。

4

一、氧供

动脉血氧分压(PaO_2)与肾脏血流量关系密切。研究表明，PaO_2 升高时，肾脏血流灌注可增加；当 PaO_2 小于 40mmHg 时，肾脏血管明显收缩，血流灌注明显减少。在内环境和各生理指标正常的情况下，只需平均动脉压、心率、氧饱和度就可以反映机体的氧供水平。但在极度血液稀释情况下，单靠上述指标无法判定机体氧供氧耗情况，需要更为直接的监测手段来判断。

（一）血细胞比容（Hct）

红细胞是将氧运送到各个组织进行能量代谢的主要载体。目前有许多关于体外循环过程中贫血对肾脏功能影响的相关研究。发现在进行体外循环前输注晶体液或胶体液会使机体的携氧能力下降 30%。动物实验则发现：体外循环过程中的中度血液稀释(Hct 20%~30%)对肾脏具有一定保护作用，其机制可能是降低血液黏度从而增加了肾脏血流量。虽然临床上可接受极低 Hct(<20%)，但有研究发现其与不良事件有一定相关性。Swaminathan 等研究发现，低 Hct(22%~24%)患者术后 AKI 风险增加。

（二）直接氧供 - 氧耗(DO_2-VO_2)平衡监测

氧供计算公式：

$$DO_2=CO(L/min)\times[Hb(g/L)\times SpO_2\times 1.36+0.0031\times PaO_2(mmHg)] \quad (43\text{-}1)$$

氧耗计算公式：

$$VO_2=CO(L/min)\times[CaO_2(ml/L)-CvO_2(ml/L)] \quad (43\text{-}2)$$

以上测定氧供和氧耗的方法，需要放置 Swan-Ganz 导管或连续温度稀释法(CCO)导管以及进行血气分析，以获取心输出量(CO)和混合静脉血氧含量(CvO_2)等数据。

（三）间接的 DO_2-VO_2 平衡监测

1. 混合静脉血氧饱和度(SvO_2)　SvO_2 是衡量机体氧供需平衡的综合指标，其正常值范围为 60%~70%。理论上 $SvO_2=SaO_2-(VO_2/DO_2)$，在麻醉过程中 SaO_2 一般保持相对恒定，当 DO_2 减少或 VO_2 增加时，VO_2/DO_2 比值增大，SvO_2 下降；当 DO_2 增加或 VO_2 减少时，VO_2/DO_2 比值减小，SvO_2 上升。因而 SvO_2 可以较直观地反映机体整体的氧供 - 氧耗关系。

2. 乳酸　乳酸是无氧代谢的产物，血内乳酸变化可很好反映组织灌注和无氧代谢情况，即组织氧供情况。

二、全身灌注

研究发现，术后发生围手术期肾功能不全的风险与血管代偿低血压的能力有关。其原因可能是低血压导致组织灌流减少，动脉顺应性降低可引起组织灌注减少，肾脏损伤的概率增加。多中心流行病学研究显示，术前收缩期高血压(>160mmHg)和脉压增大(>40mmHg)是心脏冠脉搭桥患者术后 AKI 和透析的危险因素，而上述两个危险因素均与动脉顺应性异常有关。

肾血流的自动调节机制对维持肾功能起主要作用，但体外循环(CPB)中肾脏血流量(renal blood flow，RBF)不能自身调节，主要由泵流速和血压决定。Fisher 等研究发现，肾脏损伤程度与 CPB 转流持续时间、低流量以及 CPB 中血压低于 60mmHg 的持续时间等有关。

肾动脉狭窄可能影响 RBF。Conlon 等通过对 798 例冠脉搭桥患者肾血管造影的回顾性研究发现，18.7% 的患者至少存在一侧肾动脉狭窄 50% 以上（9 例患者双侧肾动脉狭窄 95% 以上）；然而，多变量回归分析显示，肾动脉狭窄的严重程度及是否存在肾动脉狭窄与术后 AKI 无显著关系。

三、血管内容量

足够的血管内容量对维持充足的肾血流十分关键。目前，可通过监测中心静脉压（CVP）、肺毛细血管楔压（PCWP）、左房压（LAP）、左室舒张末容积（LVEDV）和每搏量变异度（SVV）等评估血管内容量，但应根据患者的心功能状态及外科手术大小来合理选择上述监测方法。

（一）CVP

只有在心室功能、肺血管阻力及二尖瓣、三尖瓣和肺动脉瓣功能正常情况下，才可依据 CVP 来评估前负荷。CVP 正常值为 5~12cmH_2O，可以依据测定结果对血容量和心功能做出初步判断，如 CVP 小于 2.5cmH_2O 则表明右心室容量或血容量不足；如 CVP 大于 15cmH_2O，则提示心功能不全。值得注意的是，根据 CVP 进行动态观察比数据的绝对值更有意义。同时，更为准确的容量评估应结合血压、肺动脉压和治疗结果等加以综合考虑。

（二）PCWP

PCWP 作为间接判断心室前负荷的金标准基于如下假设，即：如果肺动脉导管（PAC）位置正常，那么 LAP ≈ PCWP；如果患者未合并有二尖瓣疾病，那么 LVEDP ≈ LAP；如果心室顺应性正常，那么 LVEDP 可反映 LVEDV；如果此时患者心室无几何变形，则 LVEDV 可反映心室前负荷。但这些假设在临床很多情况下不成立，研究发现，在 ICU 危重患者中，PCWP 不能准确反映 LVEDV。

（三）LAP

由于 LAP 降低可引起肾血管收缩，监测 LAP 可了解肾脏的压力 - 血流关系。LAP 下降（如出血性休克）和 LAP 升高（如心源性休克），其心输出量和动脉血压都下降，但前者 RBF 下降更为显著。可能机制是心输出量下降伴 LAP 降低会引起反射性肾脏血管收缩，LAP 升高则主要通过刺激左房压力感受器释放心房钠尿肽来调节肾脏血管的舒缩。

（四）SVV

SVV 是近年来用于预测机体对于液体治疗反应性的重要功能性参数。它是在机械通气期间，最高每搏排出量（SV_{max}）与最低每搏排出量（SV_{min}）的差值与每搏排出量平均值（SV_{mean}）的比值，计算公式为 $SVV=(SV_{max}-SV_{min})/SV_{mean} \times 100\%$。SVV 产生的原理是基于呼吸对于每搏排出量及血压的影响。PICCO 监测技术能实时动态监测功能性血流动力学参数 SVV。其方法简便、易于临床实施，仅需在已有中心静脉置管的基础上再置入一根动脉导管，即可以获得 SVV 等血流动力学参数。

SVV 的意义在于早期预测液体复苏治疗的效果，以维持循环稳定和组织氧供。目前已有研究报道应用 SVV 来评估容量状态：当 SVV>9.5% 时，给予 100ml 液体可以增加每搏排出量 5%，其敏感度为 79%，特异度为 93%。用 PICCO 系统 SVV>12.1% 为界值预测心输出量增加的敏感度为 87%，特异度为 76%。即使在心脏功能不全的患者，SVV 仍能很好地预测液体复苏治疗的反应性。射血分数低于 35% 的患者，SVV ≥ 9.5% 预测液体复苏治疗效果的敏感度为 71%，特异度为 80%。因此，SVV 持续监测可准确地指导液体复苏，维持最佳前负荷，防止由于有效循环血容量不足导致的低灌注，是一种简便、有效的实时监测手段。虽然 SVV 对预测液体复苏治疗效果具有很好的指导意义，但也存在一些局限。

1. 自主呼吸　SVV 的研究对象都是完全控制性机械通气患者。目前没有文献支持 SVV 能预测自主呼吸患者对扩容治疗的反应性。Pemer 等研究证实 SVV 不能预测压力支持通气或面罩吸氧患者对液体治疗的反应性。

2. 潮气量　SVV 产生于机械通气对于胸腔内压的影响，而不同潮气量对胸腔内压的影响不同，因此机械通气时潮气量对 SVV 也有影响。有研究显示 VT= 5ml/kg 扩容前后 SVV 没有明显变化；而 VT=15ml/kg 时，血容量充足情况下 SVV 也会显示对扩容治疗有反应。目前大多研究认为，对于 VT ≥ 8ml/kg 的机械通气患者，SVV 可较好预测容量反应性。

3. 心律失常　SVV 不适于房颤、频发期前收缩等心律失常患者。因为心律失常本身使 SV 变异程度增大，导致 SVV 变异程度也相应增加。

4. PEEP　呼吸机在吸气相产生正压，气体进入肺部，在呼气末气道开放时，气道压力仍保持高于大气压，对胸腔内压的影响可以导致 SVV 增加。

5. 其他　β 受体阻滞剂、扩血管或缩血管的药物会增高或降低 SVV，评价容量状态时需综合考虑。

因此，临床上除了依靠 SVV 预测液体治疗的效果，还应密切注意影响 SVV 测定的因素，并结合患者的病情以及其他血流动力学参数做出综合判断。SVV 在危重病领域的进一步推广尚需大样本临床研究支持。

（五）LVEDV

测定 LVEDV 能精确反映左心室的前负荷，是评估左心室功能的有效指标。手术过程中，评估血管内容量最直接的方法之一是通过食管超声心动图监测 LVEDV，而食管超声心动图近年发展为 3D 模式，但与 2D 模式相比，其评估左心功能、射血分数没有明显差异，相反其检测时间则比 2D 模式明显延长。

此外，通过监测动脉血氧饱和度、酸碱平衡、心输出量、左室射血分数也可以部分评估血容量和肾灌注情况。目前，还没有证据显示使用有创监测如肺动脉导管、有创动脉监测和经食管超声心动图可以减少 ARF 发生率。

四、肾血流量

RBF 对于 GFR 有着十分重要的影响，凡能影响肾灌流的因素（如肾血管自身调节机制、神经体液因素等）均可对 GFR 产生继发性的影响。如果有效循环血容量减少，或者局部肾血管收缩使肾血流量减少，均会导致肾灌注流量不足，GFR 下降，引起少尿或者无尿。肾动脉多普勒波形图像，可用于评估 RBF。

五、肾脏血流自主调节

RBF 约占心输出量的 20%，当平均动脉压在 80~160mmHg 范围内波动时，肾血流可通过自身调节机制维持相对恒定。在将肾神经完全去除和将肾血流与全身循环隔离后，上述现象仍能够保持。因此，这是肾脏血管对其血流量的一种自身调节。其主要通过肌源性机制和管 - 球反馈来完成。当肾动脉灌注压的变化超出上述范围后，RBF 就随灌注压改变而发生相应变化。肾脏血管阻力主要取决于入球小动脉、出球小动脉和小叶间动脉的阻力；在自身调节中，入球小动脉阻力变化起主要作用。

肾血流的自主调节机制对维持肾功能起主要作用。人体在高位（T_5 以上）脊髓阻滞时，尽管支配肾脏的交感神经已不能传导中枢的下行冲动，但肾脏血流量并无异常改变，证明肾脏自主调节机制占主导地位。关于肾血流量自主调节机制有以下两种学说。

1. 肌源性学说　当肾血管灌注压升高时，肾入球小动脉血管平滑肌压力升高而受到的牵张刺激加大，使平滑肌紧张性加强，阻力加大。反之，当动脉血压降低时，肾入球小动脉平滑肌受到的牵张刺激降低，血管平滑肌就舒张，阻力降低。当动脉血压低于 80mmHg 时，平滑肌舒张达到极限；当动脉血压高于 180mmHg 时，平滑肌收缩达到极限，故肾血流量随血压改变而变化。用罂粟碱、水合氯醛或氰化钠等药物抑制血管平滑肌活动后，自主调节即减弱或消失，表明其与血管平滑肌的功能有关。

2. 管 - 球反馈　管 - 球反馈是肾血流量调节的另一种机制。当 RBF 和 GFR 增加时，到达远曲小管致密斑的小管液流量增加，Na^+、K^+、Cl^- 的转运速率也相应增加，致密斑将变化反馈至肾小球，使入球小动脉和出球小动脉收缩，肾血流量和肾小球滤过率将恢复正常。反之，当肾血流量和肾小球滤过率减少时，流经致密斑的小管液流量减少，致密斑又将变化反馈至肾小球，使肾血流量和肾小球滤过率增加至正常水平。这种由小管液流量变化而影响肾小球滤过率和肾血流量的现象称为管 - 球反馈。有关管 - 球反馈的机制与肾脏局部的肾素 - 血管紧张素系统有关，肾脏局部产生的腺苷、一氧化氮和前列腺素等也可能参与管 - 球反馈的调节过程。

第三节　肾脏功能监测的实验室指标

围手术期监测 AKI 的理想方法应该精准、简单、方便、价廉，并且与 AKI 具有很好的相关性，目前尚无这样的检测手段。因此，探索早期诊断 AKI 生物学标志物的存在和价值意义重大。

一、传统反映急性肾损伤的生物学指标

传统反映 AKI 的生物学指标包括尿量、尿比重、尿渗透压、血肌酐（Cr）、血尿素氮（BUN）、尿钠值、滤过钠排泄分数（FENa）、自由水清除率、肌酐清除率（CCr）、菊粉清除率以及肾浓缩和稀释试验等。

（一）尿的一般理化检查

1. 尿量　围手术期通过监测尿量来评价肾功能存在争议，尤其是在“术中”。许多非肾性因素

可以影响尿液生成。多项研究表明，烧伤、创伤、休克或行心血管手术患者的尿量与急性肾小管损伤、GFR、CCr以及血清Cr和BUN变化没有相关性。

患者术中出现血流量或心输出量减少、激素（如醛固酮、肾素、ADH）水平波动、神经系统反射、儿茶酚胺浓度增加以及全身麻醉影响等均可改变GFR；因此，少尿不能作为术中评价肾损伤的可靠指标。与术中不同，术前或术后出现明显且时间长的少尿[<0.5ml/(kg·h)持续超过6小时]可以预测甚至诊断为AKI。

2. 尿比重　尿比重是指4℃时同体积尿与纯水的重量比，可反映尿液中所含溶质浓度，正常范围是1.002~1.030。但由于影响因素多，尿比重仅用于估计肾脏的浓缩功能，且不可靠。

3. 尿渗透压　尿渗透压亦称尿渗量，反映单位容积尿中溶质分子和离子的颗粒数。尿比重和尿渗透压都能反映尿中溶质含量，但尿比重易受溶质微粒和分子质量大小的影响，而尿渗透压仅与溶质分子浓度相关。因此，尿中蛋白质及葡萄糖等含量变化均可影响尿比重，而对尿渗透压影响较小，故测定尿渗透压变化能更真实地反映肾小管浓缩和稀释功能。尿渗透压波动范围为600~1 000mOsm/L（均值为800mOsm/L），尿渗透压与血浆渗透压之比为3~4.5∶1。

在临床中，预测急性肾小管坏死或鉴别急性肾小管坏死与肾前性氮质血症时，尿渗透压的敏感性和特异性尚不确定。研究发现：当尿渗透压>500mOsm/L时，60%~100%可诊断为肾前性氮质血症；当尿渗透压<350mOsm/L时，69%~95%可诊断为急性肾小管坏死。

（二）肾小球功能的实验室指标

1. 血Cr　血Cr是肾功能损害的可靠指标，但其敏感性不高，不能及时、准确反映肾功能。GFR只有降低到75%以上，血Cr才升高到异常水平。

2005年9月由肾脏病学家和危重病医学家组成的国际协作组织将血Cr 48小时内升高1.5倍或>0.3mg/dl（1mg/dl=88.4μmol/L），或少尿超过6小时作为诊断AKI的标准。胸外科医师协会将心脏手术ARF的诊断标准定为血Cr升高2倍或超过2.0mg/dl。另外，常用的AKI诊断标准为血Cr超过正常值的25%或0.5mg/dl。

血Cr可反映GFR，但也存在不足。如围手术期血流动力学不稳，血Cr可能无法准确反映肾小球滤过功能。此时，血Cr动态变化比其是否在正常范围内更为重要。由于肌酐的产生与肌肉质量正相关，因此，在患有慢性疾病、营养不良和老年患者中虽然其肾脏功能已经明显受损，但血Cr仍可在正常范围。相反，对于高营养支持、休克、感染或创伤患者其肾脏功能可能未明显受损，但其血Cr已升高。尽管采用血清Cr评价肾功能损害有局限性，但其仍是目前有效、高性价比反映肾脏功能变化和预后的临床检测方法。

2. 内生肌酐清除率（Ccr）　如在严格控制饮食条件和肌肉活动相对稳定的情况下，血浆Cr生成量和尿排出量较恒定，其含量变化主要受内源性Cr的影响，而且Cr大部分是从肾小球滤过，不被肾小管重吸收，排泌量很少。故单位时间内，将若干毫升血浆中的内生肌酐全部清除出去，称为Ccr。Ccr试验可反映肾小球滤过功能，粗略估计有效肾单位数量，故为测定肾损害的定量试验。因其操作方法简便、干扰因素较少和敏感性较高，为目前临床常用可较好反映肾功能的指标。

计算公式为：Ccr=尿肌酐浓度×每分钟尿量/血肌酐浓度，正常范围为：80~120ml/min。

临床意义：

（1）判断肾小球滤过功能损害及程度：Ccr降低可发现较早期的损害，并可根据降低程度评估肾小球滤过功能受损程度；Ccr在70~51ml/min为轻度损害，50~31ml/min为中度损伤，低于30ml/min为重度损伤。慢性肾衰竭患者若Ccr在20~11ml/min多为早期，10~6ml/min多为晚期，低于5ml/min则为终末期肾衰竭。值得注意的是，血Cr浓度较高时，通过肾小管排泌的量明显增多，故在严重肾小球滤过功能损害者，Ccr与GFR间会出现分离现象。

（2）指导治疗：Ccr低于40ml/min时，应限制蛋白摄入；低于30ml/min时，噻嗪类等中效利尿药治疗往往无效，不应使用；低于10ml/min时，呋塞米（速尿）等高效利尿药疗效也明显降低，是进行人工肾透析治疗的指征。

3. 血BUN　血BUN目前仍广泛应用于评估肾功能，但特异性和敏感性均差。正常范围是8~20mg/dl（1mg/dl=0.357mmol/L）。BUN是蛋白质代谢产物，当蛋白质摄入增加、胃肠道出血或分解代谢增加（如创伤或败血症患者）时，BUN也会增加；当肝功能受损时，尿素合成减少，BUN随之降低。此外，围手术期的血液稀释也可能会影响BUN水平。因此，血BUN并不是评估GFR的金标准。一般认为，综合评估BUN和血肌酐水平，能更好反映肾功能状况。

4. 菊粉清除率（inulin clearance，C_{in}） C_{in}指单位时间内从肾脏排出菊粉总量相当于多少毫升血浆中所含的菊粉量，此血浆毫升数即菊粉的血浆清除率，简称C_{in}。菊粉是人体内不含有的一种无毒、不参加体内代谢、分子量仅为5 200D的多糖。同时，其不与血浆蛋白结合，可自由经肾小球滤过，并且不被肾小管重吸收，也不被肾小管排泌，故为监测GFR的理想物质。计算公式：C_{in}=尿菊粉浓度×每分钟尿量/血浆菊粉浓度。参考范围：成人男性120~138ml/min；女性110~138ml/min。C_{in}能较好地反映肾小球滤过功能。C_{in}降低不仅见于肾小球滤过功能障碍，还可见于肾血流量减少和肾小球有效滤过压下降等。

5. 有效肾血浆流量及滤过分数 流经肾脏的血液仅部分供应肾单位，而供应肾单位的血流量与肾脏功能密切相关，称有效肾血流量（effective renal blood flow，ERBF）。测定ERBF可直接了解肾单位的血供，协助诊断肾功能状态及原因。ERBF除可通过影像学检查获取，还可通过实验室检查准确测定。若某种体内不被代谢的物质在短时间内（如1分钟）几乎全部由肾小球滤过或肾小管排泌，且不被重吸收，则该物质的肾血浆清除率就等于有效肾血浆流量（effective renal plasma flow，ERPF）。

外源性物质对氨马尿酸（PAHA）及放射性核素标记物^{131}I-邻碘马尿酸钠，低浓度时在1分钟内均有近20%从肾小球滤过，近80%由肾小管排泌，它们在体内既不被代谢，也不被肾小管重吸收。若用化学显色比色法分别测定PAHA血浆浓度（Cp）和尿浓度（Cu），根据尿量（V），按下列公式计算得出C_{PAHA}，可视为ERPF，C_{PAHA}= Cu·V/Cp=ERPF。再根据Hct，即可计算得出ERBF，ERBF=ERPF/(1–Hct)。如选用^{131}I-邻碘马尿酸钠，则以单光子计算机体层摄影检测双肾区的时间-放射活性，可分别测定左、右肾ERPF。

如果同时测定C_{in}或Ccr，并以此代表GFR，则GFR/ERPF的比值称滤过分数（filtration fraction，FF），表示ERPF中流经肾小球产生滤过作用的部分。

正常参考范围：双肾ERPF为600~800ml/min；ERBF为1 200~1 400ml/min。FF为0.20~0.22。

临床意义：定量反映RBF变化。围手术期RBF减少可见于高血压致血管痉挛、有效血管床减少、肾小管受损、休克、心力衰竭等。FF降低则表明肾小球有效血流量减少。

（三）近端肾小管功能的实验室指标

1. 尿钠浓度 当肾灌注降低时，正常肾功能会通过自身调节及神经体液调节保钠保水。当尿钠浓度低于20mEq时，提示肾前性氮质血症；当尿钠浓度高于40mEq时，则提示急性肾小管坏死。部分急性肾小管坏死可根据尿钠水平来诊断。尿钠除受肾功能影响外，还受容量、液体等影响。因此，临床上用其来诊断急性肾小管坏死或肾前性氮质血症的特异性也不强。

2. 滤过钠排泄分数（FE_{Na}） FE_{Na}是测定肾小球滤过钠和尿排泄钠的百分率，即经肾小球滤过而未被肾小管重吸收钠的百分率。其计算方法是：

$$滤过钠排泄分数=[(尿钠\times血肌酐)/(血钠\times尿肌酐\times100)]\% \quad (43\text{-}3)$$

FE_{Na}是鉴别肾前性氮质血症和急性肾小管坏死的敏感指标。肾前性氮质血症因肾小管对钠的重吸收相对增高，使尿钠排出减低，$FE_{Na}(\%)<1$；急性肾小管坏死，肾小管不能重吸收钠，故尿钠排出明显增多，$FE_{Na}(\%)>1$。应用利尿剂后使尿钠排出增多时，不能采用FE_{Na}作为诊断肾小管损伤的依据。

3. 肾小管葡萄糖最大重吸收量（tubular maximum reabsorption of glucose，TmG） 正常情况下血浆中的葡萄糖可经肾小球自由滤入原尿，但在近端肾小管全部被重吸收。当原尿中葡萄糖浓度超过肾小管重吸收葡萄糖的阈值，超出部分葡萄糖将从尿中排出，此时葡萄糖重吸收量即为TmG。静脉注入葡萄糖，使滤入原尿中的葡萄糖超过其重吸收阈值，分别测定血浆（P_G）和尿（U_g）葡萄糖浓度，根据尿量（V）及菊粉清除率（C_{In}），以单位时间内肾小球滤出的葡萄糖减去该时间内尿中排出的葡萄糖，就是T_mG。即$T_mG=(P_G\times C_{In})-(U_g\times V)$。

正常值：成人TmG男性为300~450mg/min；女性为250~350mg/min。

临床意义：TmG受有效肾单位的数量和肾小管重吸收功能的影响。其降低多见于各种原因导致的肾小管上皮细胞损伤，对葡萄糖重吸收能力降低；也可见于肾发育不全、部分肾小球闭塞等导致葡萄糖滤过减少。

4. 尿/血肌酐比值 1950年Bull等首次引入尿/血肌酐比值来评估急性肾小管坏死，但其敏感性和特异性较差，不能作为诊断急性肾小管坏死和肾前性氮质血症的可靠依据。Miller 等认为尿 / 血肌酐比值临床应用价值不大。Espinel 和 Gregory 等的研究表明，当尿 / 血肌酐比值小于 10 时，可能为急性肾小管坏死，小于 40 则可能是肾前性氮质血症，但是 33% 的患者有重叠现象。

（四）远端肾小管功能的实验室指标

1. 自由水清除率（C_{H_2O}） 自由水代表尿中的无溶质水。正常时由于肾脏的浓缩功能，C_{H_2O} 应为负值，计算公式如下：

$$C_{H_2O}=V-(Uosm \times V/Posm) \qquad (43\text{-}4)$$

V 为每分钟尿量，Uosm 为尿渗量，Posm 为血浆渗量。

由于将尿量分作尿渗透溶质清除率（Cosm）和 C_{H_2O} 两部分，故 C_{H_2O} 比尿比重和尿渗量更能准确定量地了解肾脏稀释 - 浓缩功能。C_{H_2O} 若为负值，则提示远端肾小管稀释 - 浓缩功能正常；C_{H_2O} 为正值时，表明浓缩功能丧失而稀释功能仍存在。

连续检测 C_{H_2O} 有助于 ARF 的早期诊断及病情预后判断。当 C_{H_2O} 由负值趋于零，提示浓缩功能进行性损害；C_{H_2O} 维持为 0 时，提示存在 ARF，稀释 - 浓缩功能完全丧失；C_{H_2O} 恢复到负值，则表明进入恢复期。Baek 等研究发现，通过 C_{H_2O} 诊断 ARF 要比其他实验室指标早 1~3 天，建议将连续检测 C_{H_2O} 作为 ARF 的早期诊断指标。Shin 等研究认为 C_{H_2O} 大于 20mL/h 且 C_{Cr} 小于 25mL/min，则肾功能不全的可能性增加。同时认为，在预测创伤患者 ARF 时，自由水清除率的敏感性不如肌酐清除率高。

2. 肾浓缩和稀释试验 肾浓缩和稀释原尿功能主要在髓袢升支、远端肾小管、集合管和直小血管中进行。在特定饮食条件或给予药物干预时，观察患者尿量和尿比重变化，此即浓缩和稀释试验，以浓缩试验较常用。受检者在一定时间内限制饮水或输注高渗盐水，升高血浆渗透压而刺激神经垂体抗利尿激素（ADH）分泌；亦可直接注射 ADH（即 ADH 试验）。分次收集处理尿液，测定尿比重。正常范围：成人至少有一次尿比重 >1.025（儿童 >1.022）。

临床意义：若 3 次禁水试验尿比重均低于参考范围，可诊断为肾浓缩功能损害。提示存在肾髓袢升支、远端肾小管及集合管损害，常见于肾性尿崩症、Bartter 综合征、肾小管性酸中毒以及慢性肾功能不全等。ADH 试验主要用于鉴别垂体性及肾性尿崩症。垂体性者，注射 ADH 后 60 分钟内，尿量即明显减少，尿比重升高 1% 以上；肾性者，尿量和比重均无变化。

二、敏感反映急性肾损伤早期的生物标志物

理想的急性肾脏损伤早期生物标志物可及早发现 AKI、判断 AKI 损伤程度并反映 AKI 类型，其对于 AKI 的早期识别、诊断、监测及预后具有重要意义。

（一）反映肾小球滤过功能的生物标志物

1. 胱抑素 C 胱抑素 C 即半胱氨酸蛋白酶抑制蛋白 C，是人体内几乎各种有核细胞均可表达、分泌的一种碱性蛋白，每日分泌量较恒定。分子量仅 13 000D，故可自由透过肾小球滤膜。原尿中的胱抑素 C 几乎全部被近曲小管上皮细胞摄取、分解，并不回到血液中，尿中仅微量排出。与肌酐一样，胱抑素 C 在肾损伤时能在循环中蓄积，因此能作为反映肾小球滤过功能的可靠指标。正常范围：成人 0.6~2.5mg/L。

胱抑素 C 分泌恒定，浓度不受含蛋白质和肌酸饮食、身高、体重等影响，干扰因素较少。其血浆浓度与 GFR 的线性相关性显著优于血尿素、Cr、Ccr 和其他内源性小分子蛋白，并且敏感性高，轻度损伤即可出现升高。经受试者操作特征曲线（receiver operating characteristic curve，ROC）比较评估，表明在判断肾小球滤过功能上，胱抑素 C 的诊断性能与菊粉清除率相当，显著优于血尿素、Cr、Ccr，并且只需单次测定。因此，现在推荐以胱抑素 C 取代传统的血尿素、Cr、Ccr 检查，将其作为判断肾小球滤过功能的首选常规指标。

2. 前心房利钠肽(1-98)［ProANP(1-98)］ ProANP(1-98) 是在心房利钠肽产生过程中形成的残余激素原。ProANP(1-98) 主要由肾脏清除，故适用于评估肾小球滤过率。现在有许多关于 ProANP(1-98) 与慢性肾病关系的研究，但其与 AKI 的关系尚需进一步研究。对脓毒症患者的研究结果显示，ProANP(1-98) 比胱抑素 C 能更好地预测 ARF。

3. 色氨酸糖复合物［tryptophan glycoconjugate 2-(α-mannopyranosyl)-l-tryptophan］代谢过程与菊粉相似，也是测量肾小球滤过率的理想物质，但由于其价格昂贵，现应用较少。

（二）定位肾小管损伤的生物标志物（肾小管性尿酶）

尿中的酶若特异性存在于某段肾小管上皮细胞，上皮细胞损伤后始释放入尿；或其他组织存在

但不能滤过入原尿而又是某段肾小管所特有，则其在尿中大量出现便可作为该段肾小管损伤的定位标志物。此外，某段肾小管上皮细胞特异分泌的蛋白在尿中排出量的改变，亦可用作其病变的定位标志物。目前能反映肾小管损伤的定位标志物包括谷胱甘肽转移酶（GST）、N-乙酰-β-D-氨基葡萄糖苷酶（NAG）、γ-谷氨酰转肽酶（γ-GT）、碱性磷酸酶、丙氨酸-(亮氨酸-甘氨酸)-氨基肽酶（Ala-(Leu-Gly)-aminopeptidase）等。通过测定这些物质可以鉴别AKI与其他疾病。Westhuyzen等对26例危重症患者研究发现，检测肾小管性酶类比检测血肌酐至少提前12小时发现AKI。通过研究36例健康者与51例肾脏疾病患者[急性肾小管坏死（ATN）、慢性肾病、肾前性氮质血症]发现，急性肾小管坏死患者中，79%的尿肾小管上皮抗原（HRTE-1）浓度增加。作为一项诊断试验，HRTE-1鉴别ATN与慢性肾病及ATN与肾前性氮质血症的特异性分别是90%和81%。

4

1. N-乙酰-β-D-氨基葡萄糖苷酶(NAG)　NAG是人体内一种重要的溶酶体水解酶。它广泛存在于各脏器内的溶酶体中，但以肾脏近端肾小管上皮细胞中含量最高。NAG分子量为130~140kD，通常不能被肾小球滤过，正常情况下尿液中可测得少量的NAG。如出现急性肾小管功能损害，则尿NAG明显升高。有文献报道，尿NAG作为监测肾功能的指标，与BUN、Scr、Ccr检测比较，具有变化幅度大、发生时间早、灵敏度高等优点，能更好地反映肾功能受损程度、转归及影响因素。其正常范围：11.6~26.5U/L。

临床意义：

(1) NAG是检测肾小管缺血、坏死的敏感指标。缺血或者引起肾小管坏死、肾小管-间质病变时，尿NAG明显升高。

(2) 预测肾移植后排斥反应：肾移植排异的早期诊断困难。肾移植后发生排异时，尿NAG增高；70%患者在排异症状出现前1~3天即可有尿NAG升高，部分病例尿NAG与血肌酐同时上升。故可作为早期预测肾移植后排斥反应的灵敏指标。

(3) 先天性肾小管病变、双侧肾发育不良、肾囊肿和肾积水时，尿NAG酶活性亦升高，反映了病变的活动性。

同时检测血肌酐，并计算尿中NAG与肌酐比值，能够最大限度地减轻尿液稀释和浓缩对NAG的影响。

2. 尿T-H糖蛋白　T-H糖蛋白（Ta~Horsfall protein，THP）是仅由髓袢升支粗段和远曲小管上皮细胞合成、分泌的糖蛋白。在该部位肾小管腔面形成覆盖层，可阻止水重吸收，参与原尿稀释功能。尿中THP也是管型和结石的主要基质成分。随机尿宜同时检测尿肌酐，以校正GFR的影响。

正常范围：成人29.8~43.9mg/24h尿，随机尿为0.9~1.7μg/μmol肌酐。

临床意义：

(1) 尿THP增多：为远端肾小管损伤标志物，提示各种原因致远端肾小管病变，THP覆盖层破坏和分泌增加。重铬酸钾中毒和肾移植后急性排斥反应期可见尿THP一过升高。THP长期较高水平者易形成尿结石。

(2) 尿THP持续低水平：可见于慢性肾衰及急性肾小球肾炎所致GFR显著降低。下尿路感染时尿THP多无变化。

正常情况下，THP仅存在于远端肾小管上皮细胞腔侧膜表面，未暴露于免疫系统，故血中无抗THP抗体。若血中检出该抗体，则表明有肾小管-间质性病变，使THP漏入间质引起免疫反应。

3. 其他　其他泌尿成分也可以检测特定区域的肾细胞毒性和异常变化。α-GST主要存在于近曲小管，而π-GST主要存在于远曲小管。Ala-Leu-Gly氨肽酶与γ-GT是近端肾小管刷状缘损伤的特异标志物。尿钠氢交换亚型3（NHE-3）是近曲小管上皮细胞顶膜的Na^+/H^+交换器，主要负责Na^+摄取和H^+排泌；当肾小管受损时，尿中可检测出NHE-3。还有实验证实，聚集素（clusterin）用于评估氨基糖苷类药物引起的肾毒性，与NAG相比灵敏度相似，但特异性更强。

（三）反映肾小管功能不全的生物标志物（肾小管性蛋白尿）

当小管间质受损或各种重金属中毒时，近端肾小管对正常滤过的蛋白质重吸收受损，导致小分子蛋白质从尿中排除，称为肾小管性蛋白尿。肾小管性蛋白尿中可能包括尿$β_2$-微球蛋白、尿$α_1$-微球蛋白、白蛋白、腺苷脱氨酶结合蛋白、肾小管上皮细胞抗原-1、视黄醇结合蛋白、溶菌酶、核糖核酸酶、IgG、转铁蛋白、铜蓝蛋白、尿总蛋白以及λ和κ轻链等。

1. 尿$α_1$-微球蛋白（$α_1$-MG）　$α_1$-MG为肝细

胞和淋巴细胞产生的糖蛋白，分子量为26 000D，因其电泳出现于α_1区带而得名。血浆中α_1-MG以游离或与IgG、清蛋白结合的两种形式存在。游离α_1-MG可自由滤过肾小球，但原尿中99%以上的α_1-MG被近曲小管上皮细胞以胞饮方式重摄取并分解，仅微量从尿排泄。

正常范围：成人尿α_1-MG<15mg/24h尿，或<10mg/g肌酐；血清游离α_1-MG为10~30mg/L。

临床意义：

(1) 近端肾小管功能损害：尿α_1-MG升高是各种原因所致近端肾小管早期功能损伤的特异性敏感指标。与β_2-MG比较，α_1-MG不受恶性肿瘤影响，酸性尿中不会出现假阴性，故更为可靠。

(2) 评估肾小球滤过功能：根据上述α_1-MG排泄方式，血清α_1-MG升高提示肾小球滤过率降低导致其在血中蓄积。其比血Cr更灵敏，在Ccr<100ml/min时，血清α_1-MG即出现升高。血清和尿α_1-MG均升高，多提示肾小球滤过功能和肾小管重吸收功能均受损。

(3) 严重肝实质性病变：如重症肝炎、肝坏死时α_1-MG生成减少，血清α_1-MG浓度降低，当肾小球滤过功能损伤时亦不明显升高。

2. 尿β_2-微球蛋白(β_2-MG)　β_2-MG分子量为11 800D，因其电泳出现于β_2区带得名。正常人β_2-MG生成量较恒定，为150~200mg/d。由于其分子量小且不与血浆蛋白结合，可自由滤入原尿，但原尿中99%以上的β_2-MG被近曲小管上皮细胞以胞饮方式重摄取并分解，仅微量从尿排泄。

正常范围：成人血清β_2-MG 1~2mg/L；尿β_2-MG<0.3mg/L，或以尿肌酐校正为<0.2mg/g肌酐。

临床意义：

(1) 尿β_2-MG升高：较敏感地反映近端肾小管重吸收功能受损。由于肾小管重吸收β_2-MG阈值为5mg/L，超过阈值将出现非重吸收功能受损性的尿β_2-MG升高。因此应同时测定血β_2-MG，只有血β_2-MG<5mg/L时，尿β_2-MG升高才反映肾小管损伤。

(2) 血清β_2-MG升高：见于下列病理情况：①肾小球滤过功能受损，β_2-MG在血中蓄积。在评估肾小球滤过功能上，血清β_2-MG升高比血肌酐更灵敏，在Ccr<80ml/min时即可出现，而此时血肌酐浓度多无改变。若同时出现血和尿β_2-MG升高，但血β_2-MG<5mg/L，则提示肾小球和肾小管功能均受损。② IgG肾病、恶性肿瘤以及多种炎性疾病如肝炎、类风湿关节炎等均可致β_2-MG生成增多，若超出肾小管重吸收阈值，亦可同时出现尿β_2-MG明显增多。

3. 尿溶菌酶(Lys)　Lys是一种小分子(分子量为18 000D)蛋白酶，正常情况下存在于人体各种组织中。血浆中的溶菌酶主要来自于中性粒细胞、单核细胞和巨噬细胞的溶酶体。因溶菌酶的分子量较小，可以自由通过肾小球滤过，且近端小管对溶菌酶有强大的重吸收能力，因而正常人尿液中的溶菌酶含量极低(小于1.9mg/mL)。当肾小管损伤时，溶菌酶的重吸收减少，尿含量增高，超过5mg/mL说明肾小管损伤。由于中性粒细胞中含有大量溶酶体，所以尿路感染时血浆中溶菌酶含量也升高，应予以注意。

4. 尿视黄醇结合蛋白(RBP)　RBP是肝脏分泌的一种低分子量(21 000D)蛋白，血浆中RBP约有90%与甲状腺素结合前蛋白结合，形成高分子蛋白复合物，不被肾小球滤过膜滤过。当视黄醇被转运到靶细胞后，RBP便游离到血浆中，迅速被肾小球滤过，几乎全部被肾近曲小管重吸收而分解。正常情况下，在尿中稳定性强，不易分解，不受pH、性别、体位及昼夜差异的影响，RBP排量甚微(<0.2mg/24h)。但在肾近曲小管损伤时，其尿排量明显增加，故RBP排量增加可作为肾近曲小管损伤的标志物。尿RBP、尿N-乙酰-β-D氨基葡萄糖苷酶(NAG)均是肾近曲小管损伤的标志，但尿RBP是比NAG更敏感的肾近曲小管损伤的早期诊断指标。

(四) 反映肾小管应激反应时的生物标志物

评估肾小管应激反应的生物标志物包括：中性粒细胞明胶酶相关脂质运载蛋白(NGAL)、尿白介素-18(IL-18)、血小板活化因子、肾损伤因子-1(KIM-1)、半胱氨酸高蛋白-61(Cyr-61)以及微小RNA(microRNA)等。

1. 中性粒细胞明胶酶相关脂质运载蛋白(NGAL)　目前的研究发现，NGAL主要产生于肾小管髓袢升支粗段和集合管的润细胞，通常情况下，NGAL被肾小球滤过后在近端肾小管以巨蛋白依赖的途径被重吸收，其在正常人群的血液和尿液中含量较低。在肾小管发生损伤后的3小时可以检测到NGAL升高，且在损伤后的6~12小时达到高峰，升高水平能够持续5天，但达峰时间和升高持续时间与肾小管损伤程度密切相关。Mishra等对20例心脏分流术后发生AKI的儿童研究发现，当以尿 NGAL 为 50μg/L 作为诊断分界值时，检出 AKI 的敏感性和特异性分别为 100% 和 98%。Bennet 等对 196 例接受心脏体外循环手术儿童的尿样进行分析，发现术后发生急性肾损伤儿童的尿 NGAL 水平于术后 2 小时升高 15 倍以上；相反，血肌酐则在术后 2~3 天升高。进一步分析表明，术后 2 小时尿 NGAL 检测值与 AKI 的严重程度和持续时间密切相关。除了尿 NGAL 外，血浆 NGAL 亦能够早期监测术后 AKI 的发生。Dent 等在对 120 例行体外循环手术的儿童血浆 NGAL 进行检测后发现，若发生 AKI，则血 NGLA 在术后 2 小时即可升高 3 倍，早于血肌酐。多变量分析显示，术后 2 小时的 NGAL 值是预测术后 AKI 的有利因子。但由于 NGLA 在患者中变异较大，其应用受到较大限制。最近关于先兆子痫患者的研究结果提示 NGAL 不是诊断 AKI 的合理指标。因此，与许多早期生物学指标一样，NGAL 要成为临床上评价肾功能及预后的指标还需要进一步验证。

2. 白介素 -18（IL-18） IL-18 即 γ- 干扰素诱导因子，在中性粒细胞、巨噬细胞、近端肾小管上皮细胞及集合管的润细胞均可产生，其在炎症、免疫及感染性疾病的发生和发展中具重要作用。IL-18 水平在缺血损伤后约 6 小时上升（约 AKI 诊断之前的 24~48 小时），约 12 小时后的峰值达到正常水平的 25 倍。研究显示，尿 IL-18/ 血浆肌酐（500pg/mg）比值用于诊断急性肾小管坏死的敏感性和特异性分别是 85% 和 88%。Parikh 等发现，心脏体外循环手术后发生 AKI 患者尿液中 IL-18 在术后 4~6 小时即升高，与血肌酐相比，尿 IL-18 更能早期反映肾损伤。

3. 肾损伤因子 -1（KIM-1） KIM-1 是一种跨膜蛋白，在正常肾脏中微量表达，当缺血或肾毒性肾损伤时，KIM-1 表达会显著增加。大鼠尿 KIM-1 水平与血肌酐水平有明显相关性。研究表明，在急性肾小管损伤患者的肾组织活检中 KIM-1 表达明显增加，伴随尿 KIM-1 水平升高。患者急性肾脏损伤时，KIM-1 于 12 小时即开始升高；但是，目前还没有有关 AKI 损伤程度与 KIM-1 关系的报道。在顺铂或高剂量叶酸肾毒性损害时，尿 KIM-1 比血肌酐升高更早出现。

目前，关于 KIM-1 作为 AKI 的生物标志物的临床研究仍存在争议。Damman 等在充血性心力衰竭患者的研究表明，KIM-1 是预测 AKI 风险的一个非常好的指标，其研究发现，尿中 KIM-1 升高程度与充血性心力衰竭患者死亡率或住院风险密切相关；而 Hazle 等的研究则不支持 KIM-1 是判断儿童 AKI 的预后情况的标志物。

4. 富含半胱氨酸蛋白 -61（Cyr 61） Cyr 61 是一种富含半胱氨酸的肝素结合蛋白，为一种信号分子，是由包括肾脏在内的受损组织分泌的，与组织的生长和修复有关。在肾脏损伤后很快表达于外髓近端小管，由于诱导生成迅速，其可作为肾脏损伤的早期标志。在动物模型中，Cyr 61 在肾组织缺血受损后 1 小时即表达，3~6 小时可在尿中检出，6~9 小时达高峰。在肾组织缺血损伤后，Cyr 61 基因表达会比正常上调 10 倍以上。值得注意的是，当动物出现肾前性氮质血症时，尿中并不会出现 Cyr 61。

值得指出的是：实验性缺血再灌注模型中发现，即使肾损伤继续并加重，尿 Cyr 61 随后亦会很快下降；尿 Cyr 61 检测方法学的敏感性和效率仍不高。

5. 血小板活化因子 血小板活化因子作为一种炎性介质也参与 AKI 的病理生理过程。研究表明，血和尿中血小板活化因子与诊断 ARF 的临床实验室指标相关，但其临床价值还有待进一步验证。

6. 微小 RNA（microRNA） 目前最新的研究集中在 microRNA 在 AKI 诊断中的作用。microRNA 是含有 18 至 22 个核苷酸的内源性非编码 RNA 分子，其通过抑制蛋白质翻译来调节基因表达。研究发现，在心脏外科手术患者中，通过检测尿液和血浆 miR21 能够诊断 AKI，并且可通过监测尿和血浆 miR21 来判断 AKI 的进展和预后。此外，最近的一项试验研究表明，其他 microRNAs（包括 miR101-3p、miR-127-3p、miR210-3p、miR-126-3p、miRNA-26-5p、miRNA-21-3p、miRNA-66-5p、miRNA-33-3p、miR-93-3p 和 miR-10a-5p 等）在血肌酐增加前几天就已经发生改变，提示其在 AKI 诊断方面具有重要价值。Lorenzen 等研究发现，血浆内 miR-210 水平升高是 ICU 中 AKI 患者独立预测因子，尤其是需要进行肾脏替代治疗的患者。

第四节 肾脏功能的术前评估

患者自身的危险因素越多、外科手术创伤越大以及手术时间越长，围手术期发生肾功能不全的可能性就越大，故术前评估肾功能非常必要和重要。术中血流动力学的波动、重要器官的灌注不足以及患者本身的并发症继续恶化都是导致术后出现肾功能损害的重要因素。若患者已存在肾功能不全，42% 的患者会发生肾功能进行性恶化，如果需要透析治疗则预后不良。对那些已存在肾功能不全的患者，接受心血管手术后更易发生 ARF。因此，术前肾功能状况、适当血容量的维持及心功能正常与否是决定术后肾功能的重要因素。

术前应当全面评估肾功能的储备情况。除了肾脏本身存在的疾病外，一些外在因素也会影响肾功能的检测结果：如细胞内和细胞外液体容量、心血管系统功能及神经内分泌因素等。另外，老年患者肾功能储备会明显降低。青壮年的肾小球滤过率大约为 125ml/min，到 60 岁时降低为约 80ml/min，80 岁时为 60ml/min。对于高血压患者的肾功能保护也是不能忽视的。虽然肾衰竭患者并存高血压并不是其发展为终末期肾病的主要原因，但它是心血管病患者发生终末期肾病的主要危险因素。

目前，围手术期出现肾损伤的危险因素主要包括如下几类：患者自身因素、手术因素和其他因素等（表 43-3）。患者因素包括术前存在慢性疾病，如高血压、慢性肾病、心力衰竭、糖尿病、慢性阻塞性肺疾病等；此外，除原发性高血压和糖尿病肾病会因肾动脉硬化而发展为肾衰竭外，随着年龄增加（尤其年龄大于 65 岁男性患者），高血压也会逐渐损害肾功能。术前收缩期高血压及脉压增大是术后肾功能不全的独立危险因素。手术因素包括急诊手术、非肾脏实体脏器移植手术、心脏搭桥手术和主动脉阻断等。其他因素则包括自身合并急性疾病、脓毒症、多器官功能障碍、使用肾毒性药物（ACEI、ARB、利尿剂和造影剂等）。

表 43-3 围手术期发生肾损伤的主要危险因素

患者因素	手术因素	其他因素
慢性疾病（肾脏疾病、心力衰竭、高血压、周围动脉疾病、慢性阻塞性肺疾病、糖尿病、酗酒）	急症手术	脓毒症
肥胖	器官移植手术（非肾脏）	多器官功能障碍综合征
男性	心脏搭桥手术	肾毒性药物（ACEI、ARB、利尿剂、造影剂）
年龄 >65 岁	主动脉阻断	

另外，术前对尿常规检测结果进行准确的分析，有利于围手术期进行有针对性的肾功能保护。尿常规的定性结果须仔细分析：①血尿（尿沉渣每高倍视野下大于 2 个红细胞）提示肾小球疾病，如果是外伤患者，则提示肾脏损伤或下泌尿道损伤。尿检无红细胞而尿隐血试验阳性提示尿中存在游离血红蛋白或肌红蛋白。②脓尿（每高倍视野下大于 4 个白细胞）提示泌尿系统感染。③管型尿：正常尿液中可以存在少量透明管型和颗粒管型，但细胞管型往往提示存在病理状态，如红细胞管型则提示肾小球肾炎、系统性红斑狼疮性肾炎、血型不合输血、肾移植后急性排斥反应、肾梗死及肾静脉血栓形成等所致肾实质出血；白细胞管型多见于肾盂肾炎、间质性肾炎等肾实质感染性疾病；肾小管上皮细胞管型在各种原因所致肾小管损伤时出现。④尿 pH 可以帮助诊断一些酸碱紊乱的疾病，当造成肾衰竭的原因是肾前性而非肾后性时，尿 pH 值倾向于偏酸。⑤尿蛋白定性试验阳性可为生理性，也可为病理性，但生理性蛋白尿尿蛋白定性试验多不超过 1+，如为 3+ 或 4+，常提示为肾小球疾病；肾小球性蛋白尿以清蛋白等中、大分子蛋白为主（占 70%~80%），肾小管性蛋白尿以 α_1 微球蛋白、β_2

微球蛋白等小分子蛋白为主(50% 以上)。⑥血糖正常性糖尿多为近端肾小管病变导致葡萄糖重吸收阈值下降所致。

此外,虽然血肌酐仍作为临床医师对肾功能检测的重要指标之一,但需要注意的是,血肌酐水平只能对肌酐清除率进行一个快速而非准确的评估。有近 5% 的住院患者及 20% 的重症监护患者血肌酐水平会急速升高,其发生率与患者的创伤严重程度及疾病程度直接相关。术前血肌酐大于 2mg/dl 的患者发生急性肾衰竭的可能性及严重程度更高;当肾功能发生改变时,单纯依靠检测血肌酐来衡量 GFR 是不可靠的。评估肾功能,尤其是当肾功能发生改变时,观察血肌酐的变化趋势比单独测量值更有用。测量 Ccr 虽然有其限制条件,但其仍是评估 GFR 的最佳选择。在一项 131 例重症患者的研究中,超过一半的患者肌酐清除率下降时,尿量、血尿素氮、血肌酐仍然正常。虽然血肌酐可能比血尿素氮能更可靠地评估肾小球功能,但同时测定两项指标能更完整地评估肾功能。通常情况下,血尿素氮与血肌酐的比值大约为 10,如果血尿素氮水平大约是血肌酐的 10 倍,临床医师会认为测量结果较为准确。如果比值严重偏离 10,临床医师会考虑有非肾脏因素影响了血尿素氮和 / 或血肌酐的水平。总之,三种测量结果(血尿素氮、血肌酐和肌酐清除率)需要仔细分析。综合评估制定有效的肾功能保护措施才有利于围手术期预防 AKI 的发生。

(余剑波 董树安)

4

参考文献

[1] 邓小明, 姚尚龙, 于布为, 等. 现代麻醉学 [M]. 4 版. 北京: 人民卫生出版社, 2014.
[2] MILLER R D, COHEN N H, ERIKSSON L I, et al. Miller's Anesthesia [M]. 8th ed. Philadelphia: Elsevier, 2015.
[3] KHWAJA A. KDIGO clinical practice guidelines for acute kidney injury [J]. Nephron Clin Pract, 2012, 120 (4): 179-184.
[4] NEGI S, KOREEDA D, KOBAYASHI S, et al. Acute kidney injury: Epidemiology, outcomes, complications, and therapeutic strategies [J]. Semin Dial, 2018, 31 (5): 519-527.
[5] SHARKEY R A, MULLOY E M, O'NEILL S J. Acute effects of hypoxaemia, hyperoxaemia and hypercapnia on renal blood flow in normal and renal transplant subjects [J]. Eur Respir J, 1998, 12 (3): 653-657.
[6] BELLOMO R, CHAPMAN M, FINFER S, et al. Low-dose dopamine in patients with early renal dysfunction: a placebo-controlled randomised trial. Australian and New Zealand Intensive Care Society (ANZICS) Clinical Trials Group [J]. Lancet, 2000, 356 (9248): 2139-2143.
[7] MISHRA J, DENT C, TARABISHI R, et al. Neutrophil gelatinase-associated lipocalin (NGAL) as a biomarker for acute renal injury after cardiac surgery [J]. Lancet, 2005, 365 (9466): 1231-1238.
[8] WESTHUYZEN J, ENDRE Z H, REECE G, et al. Measurement of tubular enzymuria facilitates early detection of acute renal impairment in the intensive care unit. Nephrol Dial Transplant, 2003, 18 (3): 543-551.
[9] CONLON P J, CROWLEY J, STACK R, et al. Renal artery stenosis is not associated with the development of acute renal failure following coronary artery bypass grafting [J]. Ren Fail, 2005, 27 (1): 81-86.
[10] SINGH S, KUSCHNER W G, LIGHTHALL G. Perioperative intravascular fluid assessment and monitoring: a narrative review of established and emerging techniques [J]. Anesthesiol Res Pract, 2011, 2011: 231.
[11] BENNETT M, DENT C L, MA Q, et al. Urine NGAL predicts severity of acute kidney injury after cardiac surgery: a prospective study [J]. Clin J Am Soc Nephrol, 2008, 3 (3): 665-673.
[12] MIKLASZEWSKA M, PIETRZYK J A, ZACHWIEJA K, et al. Early laboratory markers of acute renal failure [J]. Przegl Lek, 2006, 63 (2): 81-84.
[13] ROSNER M H, BOLTON W K. Renal Function Testing [J]. American Journal of Kidney Diseases, 2006, 47 (1): 174-183.
[14] ARONSON S, FONTES M L, MIAO Y, et al. Risk Index for Perioperative Renal Dysfunction/Failure: Critical Dependence on Pulse Pressure Hypertension [J]. Circulation, 2007, 115 (6): 733-742.
[15] SWAMINATHAN M, SHAW A D, PHILLIPS-BUTE B G, et al. Trends in acute renal failure associated with coronary artery bypass graft surgery in the United States [J]. Crit Care Med, 2007, 35 (10): 2286-2291.
[16] SONI S S, RONCO C, KATZ N, et al. Early diagnosis of acute kidney injury: the promise of novel biomarkers [J]. Blood Purif, 2009, 28 (3): 165-174.
[17] WARING W S, MOONIE A. Earlier recognition of nephrotoxicity using novel biomarkers of acute kidney injury [J]. Clin Toxicol (Phila), 2011, 49 (8): 720-728.
[18] URBSCHAT A, OBERMULLER N, HAFERKAMP

A. Biomarker of kidney injury [J]. Biomarkers, 2011, 16 (Suppl.1): S22-30.

[19] HAWKINS R. New biomarkers of acute kidney injury and the cardio-renal syndrome. Korean J Lab Med, 2011, 31 (2): 72-80.

[20] AL-ISMAILI Z, PALIJAN A, ZAPPITELLI M. Biomarkers of acute kidney injury in children: discovery, evaluation, and clinical application [J]. Pediatr Nephrol, 2011, 26 (1): 29-40.

第四十四章

神经功能监测

目　录

第一节　概　　述

外科手术中可因操作直接或间接(如累及供血动脉)损伤而导致神经结构和功能发生改变(表44-1),由此造成的永久性神经功能损害,被认为是手术并发症和相关病死率的主要原因之一。术中神经损伤的严重程度与术后转归密切相关,因此任何可能减少、防止,甚至逆转神经损伤的技术对外科医师、麻醉科医师,以及患者都具有非常重要的价值。

表44-1　手术及其相关的神经损伤

手术类型	损伤类型
颈动脉内膜切除术	卒中
脑动脉瘤手术	卒中
脑肿瘤切除术	卒中、脑损伤
听神经瘤切除术	神经损伤
眼耳鼻喉科手术	神经损伤
脊柱矫形	脊髓缺血、脊髓损伤
胸主动脉瘤手术	卒中、脑病
心脏手术	卒中、脑病
胸腹主动脉瘤手术	卒中、脊髓缺血
胸血管内主动脉修补术	卒中、脊髓缺血

术中保持清醒状态是预防和发现神经功能损伤的有效策略,但唤醒试验一般仅在特定的时点进行,难以覆盖手术全程。特别是接受全身麻醉的患者,术中需要有效的持续监测技术来识别将要发生或已经发生的神经损伤。术中神经电生理监护(intraoperative neurophysiological monitoring, IONM)可对神经损伤进行早期识别,从而在神经损伤前进行干预,以避免发生永久性损害或启动早期干预治疗以减轻损伤的程度。IONM的目标是在发生永久性神经损伤前能够实时监测到由于缺血、占位效应、牵拉、热损伤或直接损伤导致的神经功能障碍。IONM也可用于手术过程中识别和保护重要的神经功能区域(如运动或语言功能区的定位)。

神经生理实验室可以对患者的正常神经电生理数值建立标准,然而术中的情况有所不同。在手术室内,麻醉、温度和环境等因素对神经生理功能监护有明显的影响。一般以患者术前自身数值作为基准,以术中基线的变化作为预警信号。但是,监护者(可能是神经监护技术员、麻醉科医师或神经内科医师)在解释这些信号变化时必须考虑麻醉及其他因素对神经电生理信号可能产生的影响,以避免错误解读结果而误导手术操作。

在手术室环境下,难以获取准确的人体电信号。50Hz的噪声或电凝、电钻、显微镜和其他电子设备的操作过程中都可产生电磁干扰,常常造成伪迹,从而难以实施神经电生理监护。术中还存在其他技术上的困难,包括线路和设备故障以及操作困难等。因此,术中监护需要有经验的技术人员以及能与麻醉和手术医师紧密合作的神经生理学家。

IONM的必要性一直存在质疑。首先,从伦理学角度考虑,既往没有,今后也很难进行随机对照试验来验证IONM在临床诊疗中的有效性。其次,IONM发生显著的改变与神经损伤之间难以建立直接的联系。例如,如果应用IONM监测到即将发生的伤害,并提醒手术医师以避免或有效地扭转神经电生理变化。但由于不能在麻醉患者中进行神经学检查,因此无法证实这种因果关系。最后,术中急性神经损伤比较少见,因此需要大样本研究来明确其有效性。IONM的风险收益比明显有利,因为与手术有关的风险相比,应用IONM是一个低风险的措施。对存在术中神经损伤高风险的患者进行神经电生理监护有其必要性,同时也符合医学伦理和法律。既往IONM的应用证据主要依赖于动物研究、回顾性病例对照研究以及专家共识等。近年来,一些回顾性研究证实了IONM的有效性,多模式的IONM可减少约一半的神经系统并发症。

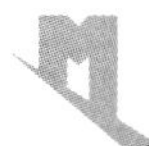

第二节　神经电生理技术

IONM 包含监测(monitoring)和定位(mapping)两类技术。监测技术是通过术中反复测定诱发电位和/或脑电图、肌电图等来持续评价特定神经通路的完整性;而定位技术是指手术某个阶段在未明确功能的神经组织内确认目标神经或神经功能区。由于存在功能区神经解剖学上的个体差异,特别是语言区,因此在脑功能区附近进行操作时必须进行皮质和/或皮质下功能定位。

一、术中监测

不同的外科手术造成的神经损伤可能出现不同的损伤类型(表 44-1)。应用不同的 IONM 技术可以监测神经系统的特定部分。常用的方法包括脑电图(electroencephalography,EEG)、肌电图(electromyography,EMG)和诱发电位(evoked potential,EP),包括体感诱发电位(somatosensory evoked potential,SSEP)、运动诱发电位(motor evoked potentials,MEP)、脑干听觉诱发电位(brainstem auditory evoked potentials,BAEP)和视觉诱发电位(visual evoked potentials,VEP)等。目前一体化的神经电生理监护仪可在术中对上述多项指标同时进行监测(图 44-1)。

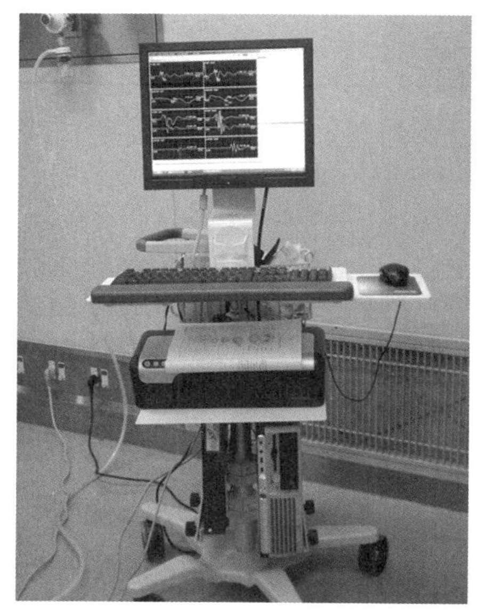

图 44-1　美国 Axon 多参数神经电生理监护仪

(一)脑电图

EEG 是监测脑功能最基本的方法,是将脑自发性生物电放大记录而获得的波形图,它反映了大脑皮质锥体细胞产生的突触后电位和树突电位的整合,包括原始脑电图、计算机处理后脑电图和双频谱分析。术中脑电图是一个非常有效的评估脑功能活动的手段。

1. 记录技术　术中 EEG 监测常用头皮电极记录。也可将电极放置于大脑表面(皮质脑电图描记法),或将微电极放置在皮质下记录单个神经元的活动(如帕金森病手术)。通常采用脑电国际标准 10-20 系统(图 44-2)进行电极的放置。电极之间脑电活动的差异被放大,并进行连续波形的记录。这些波形具有不同的频率和振幅,记录的数据可以在一系列的通道上显示为原始的脑电图,或分解成频率和幅度的基本组成成分,作为频谱分析显示。采集大多使用 >16 通道的监测,现有多达 256 导的监测通道,可以获得更多的数据用于信号处理和认知研究。脑电波根据频率及波幅的不同,可分为 α 波、β 波、θ 波和 δ 波(表 44-2)。

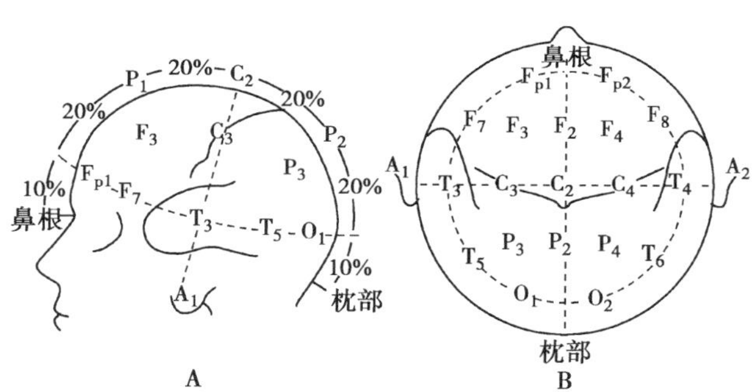

图 44-2　脑电国际标准 10-20 系统
(A:侧视图和 B:俯视图)

10-20 系统是基于头皮的关键解剖标志:鼻根、枕骨粗隆、左右耳凹,鼻根与枕骨粗隆的连线作为前后连线,位于两侧额叶之间;两耳凹之间的连线作为左右连线,位于顶叶中部。命名法是对照相对应的大脑解剖部位名称的首字母(C= 中央,F= 额叶,P= 顶叶,T= 颞叶)和距离中线(鼻根至枕骨粗隆连线)的相对距离,偶数代表右侧电极,奇数代表左侧电极,中线部位的电极用 Z 表示,比如 FZ 表示额叶中线的位置,P3 代表左顶叶的位置。

表 44-2 脑电图波形及临床意义

波形	频率	常见位置	意义
α 波	9~12Hz 中频	枕部最明显，其次为顶部，额部最少	清醒、闭眼时可见，可被睁眼、心算或呼其姓名等所抑制
β 波	13~30Hz 高频	额部和中央前回多见	当 α 活动因外界刺激（如睁眼）被抑制时出现，清醒状态时占优势，思考、情绪紧张、激动时变多
θ 波	5~8Hz 低频	顶叶及颞叶多见，常见于正常小儿	见于成年人多属病理性，为皮质趋于抑制状态的表现
δ 波	0~4Hz 频率最低	可见于成人及儿童睡眠时	一般出现 δ 波均属异常。过度换气、睁眼及呼叫等对 δ 波无影响。波幅升高提示脑功能抑制，和深度昏迷一致（由麻醉、代谢和缺氧引起）

2. 术中干预的标准　在手术过程中，患者脑电活动基线的变化可能表明大脑皮质缺血，其程度可能是局灶性也可能是整个皮质。一般认为大于 50% 的非 δ 脑电活动的衰减或大于 1Hz 的 δ 脑电活动增加是大脑损伤（如低灌注）2 分钟后出现的显著脑电图变化。

3. 术中应用　颈动脉内膜剥脱术（carotid endarterectomy，CEA）及颅内血管手术（如动脉瘤夹闭术、动静脉畸形手术等），或其他可能导致大脑皮质缺血的手术，术中应常规监测 EEG。在这些手术中，大脑缺血性损伤主要由脑组织低灌注导致。CEA 中，如果在夹闭颈动脉后监测到大脑缺血，升高血压或进行分流可以改善颈动脉临时阻断导致的脑缺血。在颈动脉阻断的情况下，高达 25% 的患者可以观察到明显的 EEG 改变，但即使没有实施分流，大部分病例也不会发生卒中，推测可能与对侧代偿有关。

EEG 可在心血管手术体外循环期间监测脑缺血。特别是主动脉修补术中，EEG 对于脑灌注异常十分敏感。在体外循环开始时假血管腔插管可以引起主动脉分支血管的灌注异常，EEG 可以快速监测到脑的异常灌注，此时迅速进行干预可避免出现不必要的神经功能受损。EEG 也可用于术中癫痫的监测。术中发生癫痫的危险因素有直接皮质或皮质下电刺激以及药物诱导。在麻醉状态下患者的神经学表现可以被肌松药或麻醉药所掩盖，而术中 EEG 则可监测到麻醉下患者的癫痫发作。同时，EEG 还用于癫痫手术中确定癫痫灶的位置。

4. 影响因素　全身麻醉药可降低 EEG 的波幅和频率。除了氯胺酮外，多数静脉麻醉药对脑电图都呈剂量依赖性抑制，并可引起暴发性抑制（图 44-3）。吸入性麻醉药可使脑电图呈全脑慢波状态，在各类吸入麻醉药中，N_2O 对波形影响最大。阿片类镇痛药在麻醉剂量时很少对 EEG 产生明显影响。因此在需要进行 EEG 监测的手术中，全身麻醉的实施一般采用平衡麻醉技术，如小剂量的镇静催眠药联合阿片类镇痛药、肌松药和 0.5MAC 的吸入麻醉药。在给予单次镇静药或改变吸入麻醉药浓度时，需要标注事件的时间，这将有助于区别全身麻醉药引起的 EEG 改变和神经损伤（如脑缺血）所致的 EEG 改变，从而避免错误地解释 EEG 信号的变化。

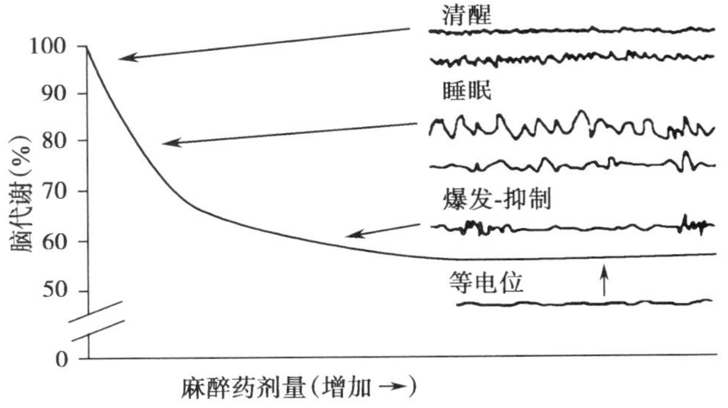

图 44-3　不同靶控浓度丙泊酚对脑电图波形及脑代谢的影响

随着麻醉药剂量增加，脑电图波形发生明显变化，直至出现等电位线。在出现爆发抑制时，脑代谢抑制已达到最大，但仍保持在基础值的 40%~50%。

缺血、缺氧和低温等生理性因素也会影响 EEG。缺血缺氧早期 β 波活性短暂升高，随后出现高幅低频的 θ 波和 δ 波，β 波逐渐消失，最后出现低幅的 δ 波。缺血进展期引起脑电活动抑制，偶发暴发性抑制。术中阻断血管时突然出现的 δ 波提示有脑损害的危险。缺血性脑电图发生越快，不可逆损伤可能性越大。低血压会影响脑代谢，导致的脑电图的改变通常为全脑性的，即两侧半球的脑电图均呈减慢节律、低电压变化。但应注意，当阻断一侧颈总或颈内动脉导致一侧供血障碍时，如果对侧供血不充分，即使血压正常，也可造成局部或一侧脑缺血。特别应注意一侧性的局部变化。脑电图在低温时呈特征性演变，随温度的降低，开始为暴发性高幅慢波，进一步降温时，波幅和频率也进一步降低，然后进入相对静止期。

（二）体感诱发电位

脑电图信号提供了皮质功能的信息，但是对患者皮质下神经通路功能的信息却反映甚少。自20世纪80年代起，在可能损伤感觉通路的手术中监测诱发电位日趋流行，因为其能够反映感觉通路功能的完整性。诱发电位是指经特定刺激诱发的具有相对固定时间间隔关系（锁时关系）的神经系统电活动。累加平均技术是经典的诱发电位信号处理方法，也是电生理测量中提高信噪比最常用的方法。当该诱发电活动沿着神经传导通路进行传导时，在神经系统的不同部位可以采用电极记录到反复刺激产生的波形。目前术中用于监测感觉通路完整性的技术是SSEP。

1. 解剖和血供　躯体感觉传导系统由脊髓背侧束 - 丘脑通路，或脊髓背角通路和脊髓丘脑通路组成。前者传导触觉和本体感觉，而后者传导温度觉和伤害性刺激。一般认为标准的SSEP监测背侧束 - 丘脑通路。通常背侧束 - 丘脑通路的血液供应来自于脊髓后动脉。脊髓后动脉来源于椎动脉，在脊髓后外侧沟内行走并提供脊髓后三分之一的血供，包括后角以及背侧束 - 丘脑通路。然而，在血管起源上存在明显的个体差异，可来源于数量不等的根动脉，尤其是在脊髓胸段。

2. 刺激和记录　SSEP是由重复电刺激周围神经产生，在传入感觉通路上，如外周神经、脊髓、脑干和初级躯体感觉皮质记录的平均电位（图44-4）。监测方法包括刺激和记录。对于一个特定的手术，术中进行有效SSEP监测的第一步是确定刺激特定的神经。一般情况下，选择术中刺激的神经应该在高危手术区域之下，而记录点则在手术区域以上。例如，在胸椎侧凸畸形矫正术中，仅监测上肢SSEP是不够的，因为支配下肢的脊髓背侧束发生的损伤可能会被遗漏。

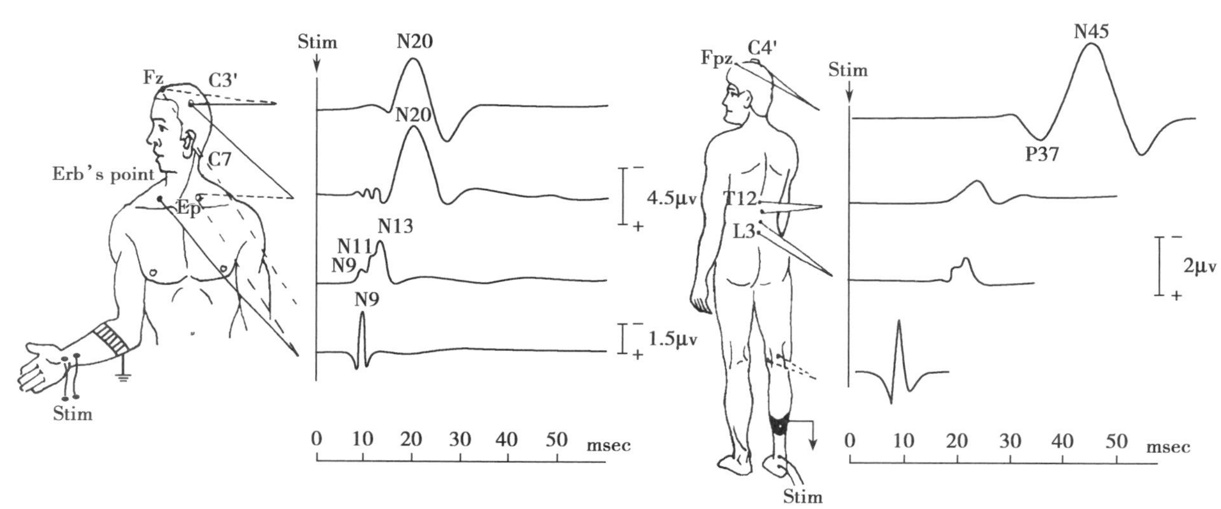

图44-4　刺激正中神经（上肢，左图）和胫后神经（下肢，右图）后在不同部位记录的SSEP波形

从设备角度来看，选择合适的电极对成功地SSEP监测也至关重要。可供选择的电极包括栅状电极、金属盘状电极、皮下针状电极和吸附性表面电极。每种电极各有优缺点，吸附性电极和盘状电极因为其无创性，常用于术中监测，可以可靠和持续地监测整个手术期间感觉通路的动态变化（包括体位不当导致的神经损伤）。当需要在无菌区域如术野进行刺激时，建议使用皮下针状电极，因为术者可在术中放置无菌电极。在需要刺激的神经上正确地放置刺激电极也是获得持续稳定SSEP的关键。电极的放置取决于使用电极的种类（如表面电极的间距通常为2~3cm，而皮下针状电极相距1cm即可）和需要刺激的神经。上肢SSEP常需刺激的外周神经包括正中神经和尺神经。最常用的正中神经电刺激，阴极（连接到刺激器负极的近端电极）放置在正中神经腕横纹近端2~4cm处，而阳极（连接到刺激器正极的远端电极）放置在远端2~3cm。下肢SSEP常需刺激的外周神经包括踝关节处的胫后神经和腓骨小头处的腓总神经。胫后神经刺激时，阴极放置在内踝和跟腱之间近内踝

处；阳极放置在胫后神经走行的内踝远端2~3cm。腓总神经刺激时，阴极放置在腓骨小头内侧；阳极置于阴极远端2~3cm处。因为均是混合神经，刺激诱发相应的肌肉抽搐可以确认电极放置是否恰当。

SSEP监测采用一系列方波脉冲的电刺激，包括刺激时程和刺激强度。当刺激感觉运动混合神经时，为避免干扰，需要调整刺激强度以使运动神经支配的末梢肌肉抽搐最小。对于单纯感觉神经，建议刺激强度是混合神经刺激阈值的2~3倍。典型的刺激强度范围在10~50mA，但是由于病理状态或麻醉药物对SSEP的干扰，有可能需要将术中刺激强度提高至100mA以获得重复性和识别性良好的波形。刺激的频率一般为2~5Hz。最常见的干扰波形的频率为50Hz或60Hz，为了减少干扰，刺激频率不应设定为50Hz或60Hz的整数倍。刺激可以是单侧或双侧。双侧同时刺激可以增强SSEP的波幅，但可能掩盖单侧的波形改变。为了同时有效地监测双侧SSEP，建议可左右侧交替刺激。

记录参数包括电极类型、电极位置（记录放置法，见表44-3）以及具体设备参数，包括通道可用性、滤波参数、叠加参数和时间基线（如上肢SSEP显示时间长度为50ms，下肢SSEP为100ms的波形）。与刺激电极类似，也有多种记录电极可供选择。电极需要用胶带固定，防止术中脱落或移位。有时也选用螺旋形电极，可以快速放置和牢靠固定。头皮记录电极是根据脑电国际标准10-20系统放置的。记录电活动需要测量两个电极间的电压，这种成对电极被称为记录组合，命名为：记录电极-参考电极（如C3'-Fpz）。获得诱发电位后，为了能够从背景噪声（例如自发的脑电活动、心电活动、肌肉活动等）中区分出诱发电位，需要对信号进行一些处理。信号放大器常被用于放大生物信号，滤波器用于减少噪声。一个清晰可辨的SSEP特征性波形，可以用来测量电压和时间，在波形图上以波幅（mV）和潜伏期（ms）表示。不同波形来源于沿神经通路不同位点的突触放电，这些位点被称为波形生成元。波形被标记为"N"和"P"来表示信号的极性，随后的整数代表正常人刺激后波形的潜伏期。例如，皮质记录到的刺激正中神经后产生的特征波峰N20（在刺激后约20ms出现的一个负的，或向上的波峰）和P22（刺激后约37ms出现的一个正的，或向下的波谷）定义为波形的幅度。产生这些波峰或波谷的生成元被认为在丘脑和体感皮质。

表44-3 正中神经和胫神经SSEP神经生成元及常用记录电极对放置法

正中神经SSEP生成元				胫神经SSEP生成元			
标记	生成元	一般通路	可选择标记	标记	生成元	一般通路	可选择标记
N9	臂丛	EPi-EPc	Erb's	腘窝	腓神经动作电位	腘窝	
N11	脊神经根	Crv-Fpz		N23	背角中间神经元	T12-髂嵴	腰部
N13a	背角中间神经元	Crv6-Fpz	颈，皮质下	P31	延髓	Crv-Fpz Mast-Fpz	颈，皮质下
N13b	背侧束	Crv2-Fpz	颈，皮质下	P34	初级感觉皮质	Cc-Fpz	N37
P13	脊髓延髓交界	Crv-Fpz Mast-Fpz	颈，皮质下	P38	初级感觉皮质	Ci-FPz，Cz'-Fpz，Ci-Cc，Cz'-Cc	P39，P40，皮质
P14	丘系通路，楔束核	Crv-Fpz Mast-Fpz	颈，皮质下	N38	初级感觉皮质	Cc-Fpz	
N18	脑干/丘脑	Ci-noncephalic					
N19	初级感觉皮质	Cc-Fz，Cc-Ci	N20，皮质				
P22	初级运动皮质	Cc-Fz，Cc-Ci					

3. 干预标准 获取可识别、可重复的SSEP基线波形是成功的术中SSEP监测的基础，也是辨别术中SSEP变化的基础。包括外科和麻醉影响在内，术中患者内外环境的变化使得SSEP监测过程极具挑战性，也使得解释SSEP显著变化变得非常复杂。因此，为术中波幅和潜伏期变化提供有依据的预警标准很困难。有研究认为，术中SSEP波幅降低45%~50%，潜伏期延长7%~10%不会引起术后神经功能的变化。然而，就经验而言，在不考虑麻醉和生理学因素的情况下，波幅降低50%或更多，潜伏期延长10%或更多，被认为是需要预警并干预的显著性变化。当然，这些预警还需要进一步研究验证。

4. 术中应用 沿完整的传入感觉系统进行连续的波形记录可以了解感觉传导通路功能障碍的位置。这种功能障碍可由缺血、占位效应、牵拉、热损伤或直接损伤所致。SSEP监测被广泛用于多种手术中，目标是保证神经完整性，最终改善预后，降低致残率。上肢SSEP已经用于CEA和颅内前循环血管病变手术中的监测（图44-5）。而下肢SSEP用于涉及脑后循环血管病变的颅内手术。同时监测双上肢和下肢的SSEP用于脊髓可能受损的高危手术，如脊柱侧弯，脊柱肿瘤或降主动脉修补术。部分外周神经的监测还可以避免一些手术（例如全髋置换术、肩关节镜手术等）过程中的体位相关性神经丛损伤。

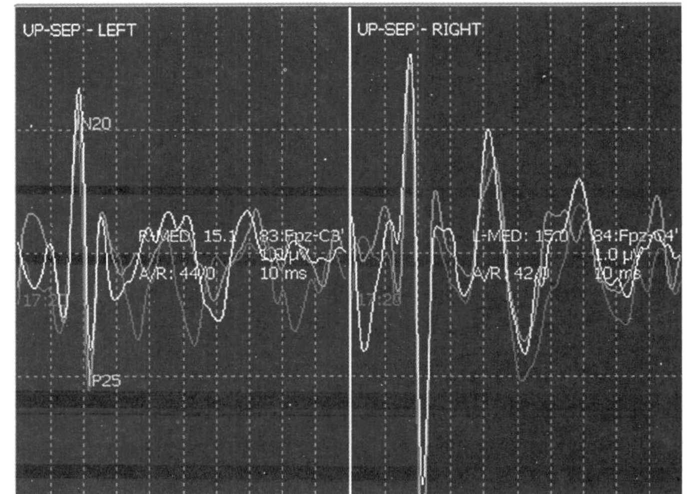

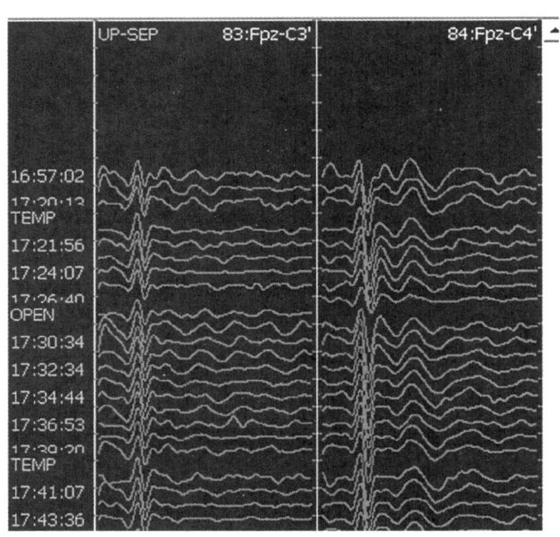

图44-5 CEA术中SSEP监测

左侧为上肢SSEP波形，右侧为SSEP波形堆站。

使用SSEP识别早期脊髓损伤已成为一些中心进行高危手术的常规。脊髓损伤的风险随手术种类而不同，如在脊柱侧弯矫形术中发生率为1%~2%，而在涉及脊髓髓内病变如肿瘤的手术中，损伤的风险则高达65%以上。尽管SSEP发生显著变化提示可能存在神经损伤，但其不足主要是在脊髓处于受损危险时仅能反映脊髓感觉通路的完整性，而对其运动通路则无法进行监测。在降主动脉修补术中，预示脊髓缺血的SSEP信号永久丧失，可预测到术后患者发生截瘫。上肢SSEP监测也可用于CEA手术。虽然EEG可以提供更大面积的大脑皮质的信息，但在CEA手术中应用SSEP的原因是SSEP可以监测皮质下结构。颅内动脉瘤夹闭术中，为确保动脉瘤夹放置的安全，临时阻断近端血管（如颈动脉）有时候是必需的。在这期间，SSEP监测可以通过波形的改变发现侧支血流不足或者动脉瘤夹位置不当。

SSEP监测的另一作用是在切除感觉-运动皮质附近肿瘤或血管病变时定位运动皮质，从而避免损伤运动功能区。

5. 影响因素

(1) 麻醉药：全身麻醉药可能会干扰术中SSEP监测，延长潜伏期，并降低波幅。吸入麻醉药可引起剂量依赖性的SSEP潜伏期和波幅变化（图44-6）。联合氧化亚氮和吸入麻醉药对SSEP产生相加的衰减效应，但应用低于0.75MAC吸入麻醉药的平衡麻醉技术仍可以获得令人满意的波形，所以监测期间维持恒定的麻醉药浓度是很重要的。除依托咪酯和氯胺酮外，低剂量的静脉麻醉药对皮质SSEP影响很小，大剂量重复使用时会轻度降低波幅，延长潜伏期。绝大多数静脉麻醉药对皮质下SSEP的影响均可忽略不计。巴比妥类药物和丙泊酚也可延长SSEP潜伏期和降低波幅，但对皮质SSEP的影响最大。如果剂量保持不变，25~50μg/(kg·min)的丙泊酚持续输注可以实现全身麻醉下的SSEP监测。与巴比妥类药物和丙泊酚不同，静脉麻醉药依托咪酯和氯胺酮增加皮质SSEP的波幅。苯二氮䓬类药物只对SSEP产生轻度抑制作用，而阿片类镇痛药则基本没有影响，因此可以用于平衡麻醉中的SSEP监测。近年来广泛使用的右美托咪定是α_2受体兴奋剂，对术中SSEP监测的影响轻微。神经肌肉阻滞药物通常不会直接影响SSEP，但神经肌肉阻滞药可以抑制自由肌电和/或记录点附近肌肉群的干扰，增加信噪比，改善SSEP波形的质量。区域神经阻滞将消除从阻滞侧肢体产生的SSEP。

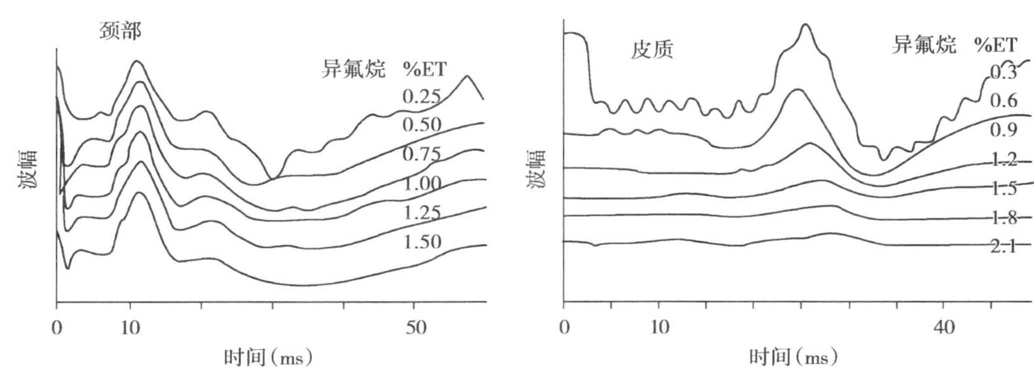

图 44-6 吸入麻醉药异氟烷对正中神经体感诱发电位(SSEP)的影响

左图：随着异氟烷浓度的逐渐增加，颈部记录的SSEP(N13)的波幅和潜伏期没有明显影响；右图：随着吸入异氟烷浓度的逐渐增加，皮质记录的SSEP(N20)波幅降低，潜伏期延长。至1.8%浓度N20波几乎消失。

(2)组织灌注：血压和神经组织灌注的变化可以影响SSEP。如果灌注不足，SSEP波幅出现下降。正常体温下，当脑灌注低至18ml/(min·100g)时SSEP反应减弱，当进一步低至大约15ml/(min·100g)时SSEP消失。皮质下神经对组织灌注减少的敏感性低。局部因素导致的局部缺血，如脊髓牵拉导致的缺血、体位性缺血、止血带导致的缺血、血管损伤以及血管夹(无论暂时性或永久性)引起的缺血，伴或不伴任何程度的全身性低血压，也可影响SSEP。因此在各种原因导致的低灌注状态时，应及时告知术者，并采取措施及时升高血压，或移除、调整阻断血管的器械、牵拉装置等。血细胞比容的变化会改变血液的携氧能力和黏稠度从而影响氧的输送。通常情况下轻度贫血会引起SSEP波幅增加，但当血细胞比容低至10%~15%时SSEP潜伏期会显著延长，血细胞比容低于10%则会导致波幅降低和潜伏期的进一步延长。

(3)通气/氧合：血氧和二氧化碳分压的变化可影响SSEP。术中低氧血症会导致SSEP波幅下降，而二氧化碳分压在50mmHg以下的高碳酸血症一般不会影响SSEP。过度通气会增加SSEP波幅并轻度延长潜伏期。

(4)颅内压：颅内压升高会导致皮质SSEP波幅降低，潜伏期延长。随着颅内压的升高，皮质SSEP会发生压力相关性衰减，颞叶沟回疝形成时会发生皮质下反应的消失。

(5)温度：轻度低温延长皮质SSEP潜伏期，对皮质波幅和皮质下或外周反应的影响很小。深低温会导致皮质SSEP消失，皮质下，脊髓和外周反应的潜伏期延长，随着温度的进一步降低，这些反应也会消失。复温可以改善潜伏期但不能完全逆转低温导致的负面反应。轻度高温与皮质和皮质下SSEP潜伏期延长有关，不会影响波幅。局部温度变化也会影响SSEP，例如，由手术暴露或术野低温冲洗引起的手术部位温度变化会影响SSEP。此外，无论是否输注低温液体，手术室温度过低都会影响SSEP。

(6)其他生理学变量：包括电解质和葡萄糖、总血容量以及中心静脉压在内的其他大量生理学因素也会影响SSEP。

(三) 运动诱发电位

运动诱发电位可以从放置在头皮上的电极经颅电刺激获得(TcMEP)，其波形(D波和I波)可经靠近脊髓的硬膜外电极(脊髓运动诱发电位)和上

肢或下肢(肌源性运动诱发电位)电极进行记录。在开颅手术中MEP也可直接电刺激运动皮质或皮质下运动通路(运动皮质或锥体束功能定位的一种手段)获得。在运动皮质或皮质脊髓束受损高危的手术中,TcMEP可以实时评价运动皮质到运动神经支配肌肉整个通路的完整性。TcMEP监测正在越来越多地被运用到功能神经外科、主动脉或脊髓手术中监测运动通路的完整性。与SSEP相比,TcMEP似乎在监测缺血时间分辨率上具有优势。这可能是因为除了监测脊髓运动有髓纤维束的完整性外,TcMEP还监测对缺血极为敏感的脊髓灰质功能完整性。

1. 解剖和血供　运动通路从运动皮质开始下行,在脑干越过中线,并在同侧脊髓前索下行。运动通路对缺血比感觉通路更敏感。脊髓运动通路主要由脊髓前动脉形成的血管网供血,包括脊髓前部的前2/3~4/5灰质和前角细胞。

脊髓前动脉供应的脊髓区域包括:①颈髓区域,起源于颈动脉或锁骨下动脉;②胸髓区域,起源于肋间动脉、主动脉或髂动脉,一支血管来自T_2或T_3,另一支血管来自T_8~L_4之间(又名Adamkiewicz动脉)。Adamkiewicz动脉提供脊髓前动脉血供的75%,因此对胸腰脊髓前部非常重要。$T_{4\sim7}$之间是脊髓供血最差的区域,尤其容易发生缺血。

颅内运动区的血液供应也很脆弱。从大脑中动脉发出的穿支动脉和豆纹动脉供应运动皮质和内囊。这些血管横跨较长的距离,容易发生由脑灌注压下降或血管阻断(如颅内动脉瘤或动静脉畸形手术)导致的缺血。因此MEP监测可以提供脊髓前部、内囊以及运动皮质的血流灌注情况。

2. 刺激和记录技术　术中MEP监测需要经颅(或皮质)电或磁刺激运动皮质产生下行反应,通过皮质脊髓束,并最终产生复合肌肉动作电位(compound muscle action potential,CMAP,图44-7)或脊髓前角细胞的突触反应(直接波,D波)。标准的MEP监测使用电流刺激运动皮质锥体细胞而发生去极化波,但一般只能激活皮质脊髓束的4%~5%。经颅电刺激通常由3~7次100~500V(最高可达1 000V)的电脉冲组成。根据脑电国际标准10-20系统,刺激电极最常置于体感头皮电极前几厘米,即C3'或C4',刺激时程最常用0.2毫秒,刺激间隔(相邻两个刺激之间的时间,ISI)为2~4ms。螺旋形头皮电极可增加刺激表面积,减少高能量所致的烧伤危险。调节刺激数量、间隔、时程以及强度可以优化运动皮质刺激(图44-8),克服一些运动信号传播的障碍,如麻醉、已经存在的神经病变、刺激点到运动皮质的距离、运动神经元功能减退以及年龄等因素。获得一个MEP所需的时间一般少于10秒。

下一波形显示基础状态下(未使用去极化肌松剂)的波幅,上一波形为使用顺阿曲库铵后四个成串刺激(train of four stimulation,TOF)出现2个颤搐时的波幅。

虽然在一些手术中采用硬膜外腔记录D波和I波,但最常用还是记录靶肌肉上的CMAP。CMAP常通过针状电极记录,而这些电极一般放置在上肢鱼际处肌肉(拇短展肌或拇短屈肌),下肢肌肉(腓肠肌,胫骨前肌,踇展短肌),或躯干肌肉(肋间肌,腹直肌)内。通常选择手术部位以下能获取最好(最大和最可重复)的诱发反应的肌肉进行监测。成年人经常有合并疾病,如糖尿病、高血压、脊髓或神经根损伤、慢性脑或脊髓灌注不足等,均会降低CMAP的反应,因此在这些情况下CMAP有时很难获得。儿童(尤其是6岁以下)中枢神经系统发育尚不成熟,很难获得MEP。

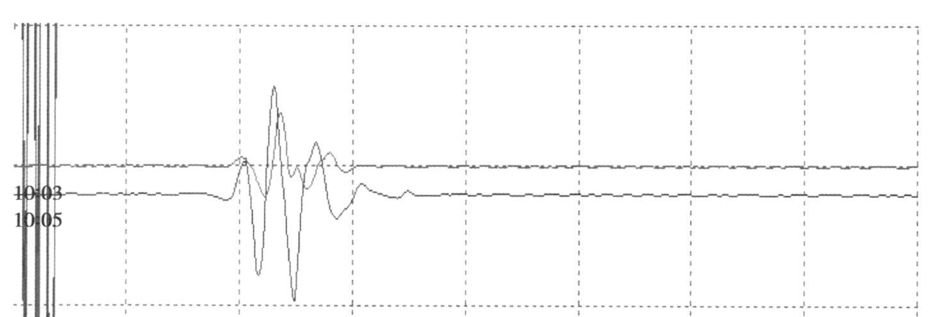

图44-7　经颅成串(4次)电刺激后在靶肌肉上记录到的典型CAMP波形

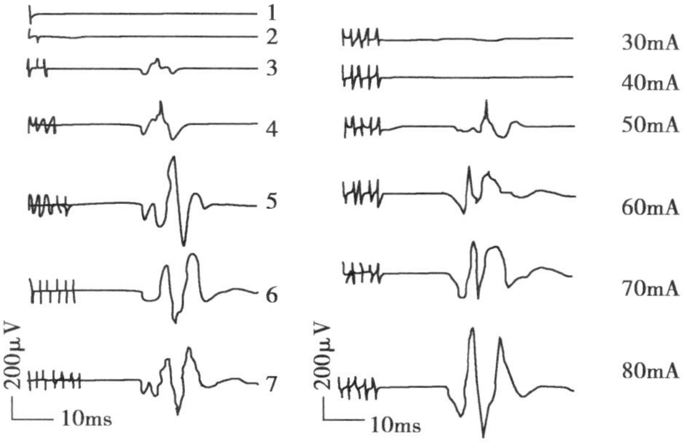

图 44-8 刺激数目(左图)和刺激强度(右图)对 CAMP 的影响

3. 术中干预的标准 TcMEP 监测的缺陷是目前尚没有明确的标准来定义运动通路正在受到损害时波形变化的临界值。正常清醒的情况下 MEP 基线存在明显的个体差异,而在全身麻醉下这种差异性可能放大,因此提出 TcMEP 干预的标准是比较困难的。最常用的评估 MEP 反应标准是在固定刺激参数的(刺激数量和强度)情况下诱发相似的肌肉反应。一般认为需要增加刺激强度超过 50V,增加刺激次数,或与初始波形比较波幅下降大于 80% 是显著性改变。有关变化范围的研究是目前的热点问题,无论如何,当 CAMP 反应消失时需要提醒外科和麻醉科医师纠正影响 MEP 变化的生理学因素。

4. 术中应用 邻近运动皮质和皮质下运动通路的颅内占位手术中定位大脑运动皮质和皮质下运动通路,监测运动神经通路的完整性,预测术后运动功能状况;监测颈动脉内膜剥脱或颅内动脉瘤手术时的皮质及皮质下缺血。目前一致认为,在下列特定的脊椎手术中必须进行 MEP 监测:①角度超过 45° 的脊柱侧弯畸形;②先天性脊柱异常;③髓内外肿瘤切除术;④伴有脊髓病变的椎管狭窄前路和 / 或后路广泛减压术;⑤马尾和 / 或个别神经根功能障碍。

研究表明,脊髓髓内肿瘤切除术中应用 MEP 可以改善患者术后长期的运动功能(图 44-9,图 44-10)。同时髓内肿瘤的边界可以通过 MEP 定位,使手术切除和运动功能预后更佳。颅内动脉瘤和动静脉畸形进行血管内栓塞、切除或临时性和永久性动脉阻断时可导致皮质或皮质下区域缺血。由于 MEP 对运动功能区血流灌注变化反应迅速,因此可用于确定血流灌注不足的运动区及相邻区域。及时识别这种变化并进行干预治疗大幅减少了永久性的运动功能损害。

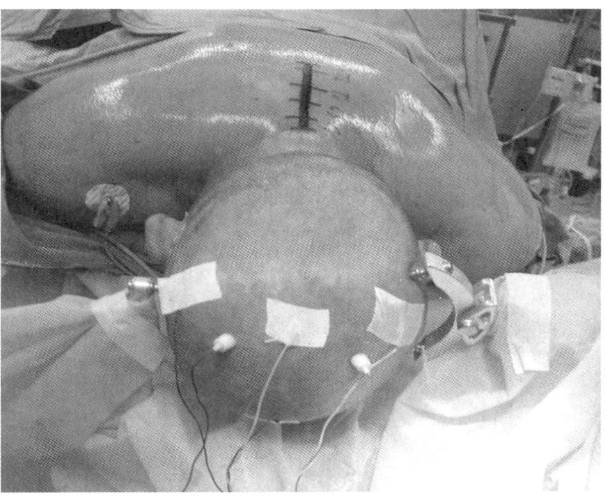

图 44-9 颈髓手术中进行运动诱发电位监测
该病例中 C3' 和 C4' 使用的是螺旋形电极。

在高危手术中发现脊髓缺血或损伤的最佳监测方案仍存在争议。目前尚不清楚在涉及脊髓结构或血管病变的骨科手术以及降主动脉修补术中应用 TcMEP 是否优于 SSEP。自 20 世纪 80 年代以来,SSEP 监测一直是日常临床实践中传统的术中脊髓功能监测标准。理论上,脊髓 SSEP 仅监测脊髓感觉白质束,特别是后束,而在监测皮质脊髓束缺血方面敏感性尚存在争议。尽管有多个研究报道认为 SSEP 监测在主动脉和脊柱手术中可以改善神经功能预后,但是新近研究表明,TcMEP 监测确实增加了预测运动通路受损的灵敏度。几项研究在同一手术中同时进行 TcMEP 和 SSEP 监测,并对这两项技术进行了比较。结果显示 TcMEP 似乎更为敏感,比 SSEP 发现脊髓缺血开始和功能恢复更早,从而更早地进行术中干预。在颅内动脉瘤夹闭手术中,不仅可以通过监测 MEP 来发现载瘤动脉供应皮质或皮质下脑组织的缺血,而且可以发现术者动脉瘤夹放置位置是否合适(图 44-11)。最近有一些研究通过监测脑神经的运动诱发电位用于小脑脑桥角区的手术中,可以连续获知皮质脑干束功能是否完整的信息。在这些研究中,虽然调整麻醉方案可以优化 TcMEP 监测,但限制肌松药的使用却增加了 SSEP 监测的困难。因为诱发 TcMEP 信号使 SSEP 波形的获取受到干扰。因此目前尚没有确切的证据支持 SSEP 或 TcMEP 监测在脊髓缺血或损伤高危的

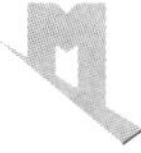

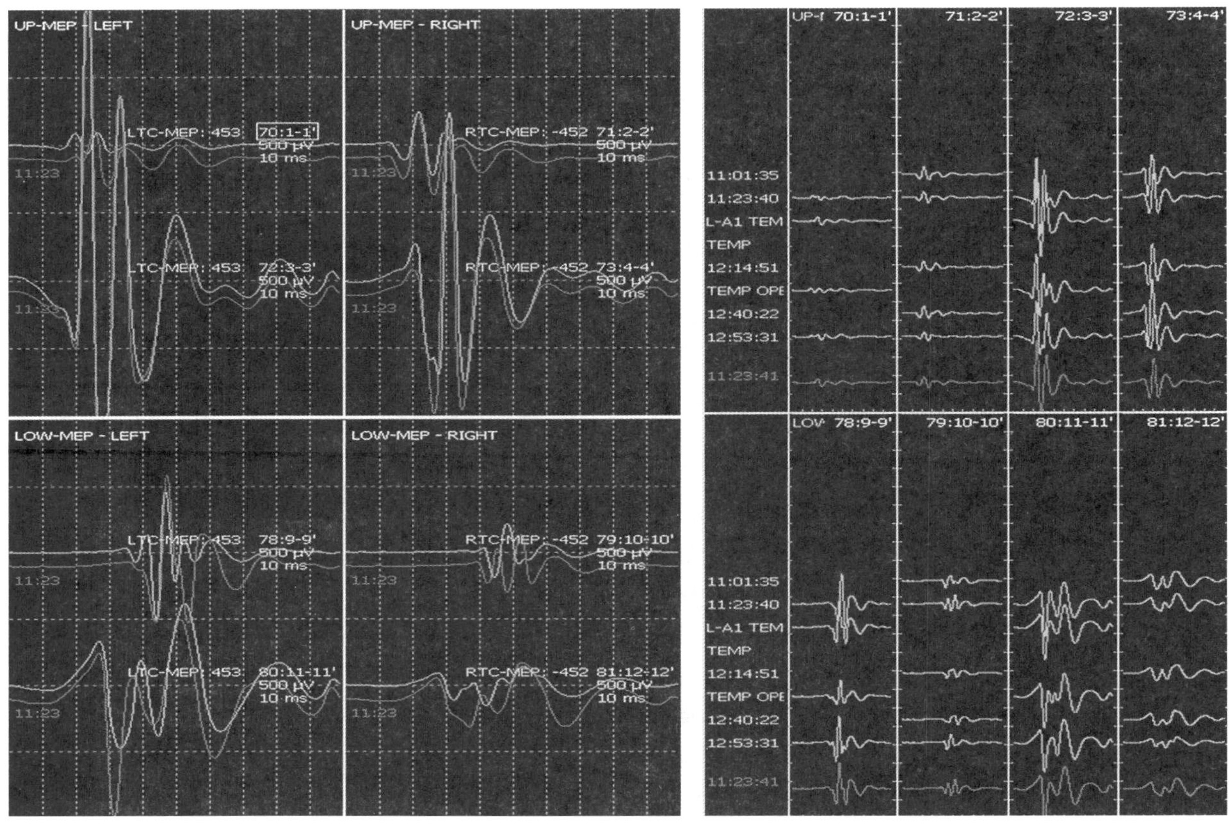

图 44-10　术中经颅电刺激运动诱发电位（TcMEP）监测

左侧上部为左右侧上肢拇短展肌记录的 CAMP，下部为左右侧胫前肌记录的 CAMP。右侧为运动诱发电位波形堆站。

手术中哪个选择更好。与其他神经电生理监测方法相比，需关注与 TcMEP 监测直接相关的并发症，包括：皮质灼伤，舌裂伤，心律失常，颌骨骨折和术中知晓。MEP 监测的相对禁忌证包括癫痫，皮质损伤，颅骨缺损，高颅压，颅内装置（电极，血管夹和分流管），心脏起搏器或其他植入泵。放置针状电极可能会引起出血和插入点的擦伤，也有可能感染。这些轻微并发症的发生率非常低。实施运动诱发电位监测时会引起患者的体动，因此诱发 MEP 前需要与外科医师进行紧密的沟通。目前采用的多脉冲刺激减少了体动的发生，并且有可能在不干扰手术操作的情况下进行 MEP 监测。

5. 影响因素　术中监测 TcMEP 在技术上具有挑战性。全身麻醉下最佳的 TcMEP 监测需要监测者、手术者和麻醉科医师之间的协调。如上所述，麻醉药是强大的 TcMEP 信号抑制剂。因此在全身麻醉的情况下，必须把改变麻醉药浓度或麻醉处理所造成的 TcMEP 信号变化与手术操作引起的神经通路损伤或缺血变化区分开来。临床有效浓度的吸入麻醉药，可抑制大脑皮质活化和脊髓前角运动神经元的激活。监测 TcMEP 时，吸入麻醉药必须控制在较低的浓度，比如 0.5MAC 以

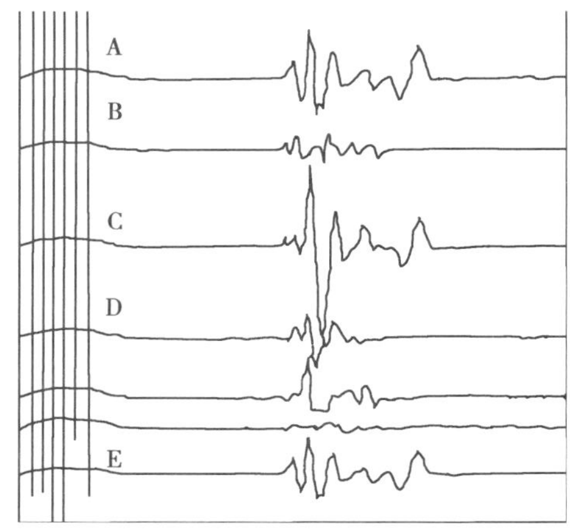

图 44-11　基底动脉瘤手术中运动诱发电位（MEP）的改变

A. 基础值；B. 放置动脉瘤临时夹；C. 松开临时夹；D. 重新放置临时夹；E. 重新调整临时夹位置。

下。巴比妥类药物和丙泊酚也引起剂量依赖性的 TcMEP 信号抑制，而单次给药可能会导致短暂的或长时间的抑制，甚至信号消失。连续输注丙泊酚维持麻醉已应用于术中 TcMEP 监测，如输注范围在 25~100μg/(kg·min)进行麻醉维持。加快丙泊酚输注速率时，采用多脉冲刺激技术可以改善 TcMEP 的波幅。苯二氮䓬类药物也会抑制 TcMEP，但比巴比妥类药物和丙泊酚的抑制作用弱。右美托咪定会轻度抑制 TcMEP 信号，主要表现为波幅减小。与其他静脉麻醉药相比，氯胺酮和依托咪酯很少影响 TcMEP 的监测。然而氯胺酮和依托咪酯的副作用限制了其在开颅手术中的应用。阿片类镇痛药对 TcMEP 监测几乎无影响。所以间断静脉注射芬太尼，连续输注舒芬太尼或瑞芬太尼已成为目前监测术中 TcMEP 常用的麻醉方案。

最佳的 TcMEP 监测要求完全避免使用神经肌肉阻滞药物，这也意味着术中患者可能由于受到手术或电刺激产生体动导致的伤害风险增加。有时候仅应用镇静催眠药及麻醉性镇痛药并不能完全防止患者发生体动，特别是在显微神经外科手术中。因此足够的麻醉深度和术中维持肌肉松弛是预防患者发生体动所必需的。可以采用连续静脉输注短效或中效的神经肌肉阻滞，如阿曲库铵、顺阿曲库铵或维库溴铵等，维持稳定的神经肌肉阻滞程度(一般保持 2 个 TOF 值或单抽搐波幅的 20%~50%)，以便在 TcMEP 变化时可以准确解释。最近也有研究采用新型肌松拮抗剂舒更葡糖钠在术中快速拮抗非去极化肌松剂的作用而获得良好的 MEP 波形。

其他生理性因素也会影响 MEP 监测。体温降低可以引起 MEP 潜伏期延长，刺激阈值增加，但是其对振幅的影响呈双向性，随着体温下降，振幅增加，在 29℃使达到峰值，随后开始下降，在 22℃时消失。中度低温(31~34℃)时会出现 MEP 波形的改变，32℃以下会出现潜伏期延长，复温至正常体温后 MEP 恢复正常。轻度和中度的低血压对 MEP 没有影响，对于行控制性降压的患者平均动脉压降至 50mmHg 时 MEP 波幅降低。脑血流降至 16ml/(min·100g)以下时会引起 MEP 波形的变化。主动脉或股动脉夹闭 30 分钟后可以引起下肢缺血，MEP 波幅降低，潜伏期延长。完全的主动脉夹闭 2 分钟后即可引起脊髓缺血，进而影响 MEP。

(四) 脑干听觉诱发电位

BAEP 是听觉神经和脑干对传递到耳朵的反复“咔哒”音产生反应得到的波形。在可能损害听觉神经功能的手术过程中，利用 BAEP 潜伏期及波幅的变化可评估听觉通路的完整性。

1. 解剖和血供　听觉系统以一定的连续方式处理声音信号。首先，声音的声波能量传导到内耳耳蜗，转换成电化学信号。此信号沿着第Ⅷ对脑神经传导至脑干和皮质的初级听觉中枢。所有这些位点都可以记录到听觉诱发电位。波形由波峰和波谷组成，每个波峰或波谷按照波幅和潜伏期进行命名。根据声音刺激到诱发反应出现之间的时间为基础，可分为短、中和长潜伏期听觉诱发电位。长潜伏期听觉诱发电位在麻醉状态下消失，因此无法用于术中监测。中潜伏期听觉诱发电位用于监测初级听觉皮质，一般认为与麻醉深度相关。术中用于听觉通路完整性监测的是短潜伏期听觉诱发电位，即 BAEP。BAEP 主要用于监测从耳蜗神经到中脑之间的听觉通路，而颅内手术常危及该通路。

耳蜗接收小脑前下动脉的分支内听动脉的血供。内听动脉直径相当小，沿第Ⅷ对脑神经从内听道穿过。脑干(延髓，脑桥和中脑)接受来自椎基底动脉的血液供应。内侧膝状核位于背侧丘脑，接收来自于大脑后动脉分支——外后动脉的血液供应。位于颞叶的初级听觉皮质接受来自大脑中动脉分支供血。损伤这些血管可造成相关听觉通路缺血或梗死。

2. 刺激和记录　BAEP 在声音刺激后不到 10 毫秒出现，起源于听神经和脑干。术中一般以 100 微秒时间长度的“咔哒”声作为听觉刺激。这个“咔哒”声包括广谱的音调频率，能够激活大部分耳蜗。根据术前听力阈值的测定结果可决定刺激强度(音量)。听力正常情况下，70 分贝的刺激强度通常会产生较大的听觉反应。如果术前未行听力测试，那么经常选用 90~95 分贝刺激强度，尤其适用于术前就存在听力障碍的患者。

由于脑干水平以下的听觉反应发生在刺激后 10 毫秒内，刺激频率可调整到 30~50Hz。如果术前存在巨大听神经瘤导致的听力缺失，可能需要更慢的刺激频率(10~15Hz)。如果使用单侧声音刺激，则会采用对侧持续白噪声来阻断声音的骨传导，一般是 30 分贝，低于“咔哒”声的音量。

正常的BAEP监测应该最少有三个清晰可辨的波形或波峰，虽然BAEP一般包括七个波形，但是只有Ⅰ波、Ⅲ波和Ⅴ波常用于术中监测(图44-12)。Ⅰ波代表来自外周耳蜗神经的反应，而接下来的四个小波起源于脑干的上行结构。典型的电极连接法一个电极置于对侧耳部，另一个在头顶，如A1-Cz和A2-Cz，分别进行左右侧监测。

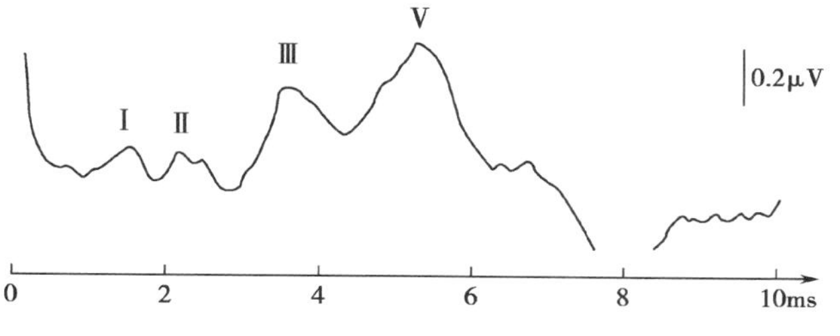

图44-12 典型的BAEP波形图

3. 干预标准 术中BAEP监测最常见的改变是在颅后窝置入牵引器后，Ⅴ波潜伏期的延长以及Ⅰ波到Ⅴ波峰间潜伏期的延长。BAEP很多改变(如果变化轻微)是可逆的，并被视为常规手术操作的一部分。如果Ⅰ波完全消失就可能缘于血管阻塞、痉挛导致耳蜗丧失血供，或是由于外科医师切断了神经所致，继而引起有效听力的丧失。Ⅴ波的改变与预后的关系就不那么明确，传导途径中的去同步化也可能导致Ⅴ波的消失，此时听力可能并不受损害。一般情况下，如果Ⅰ波和Ⅴ波都存在，听力一般不受损，但是如果二者都消失，术后听力得以保存的机会很小。Ⅲ波去同步化的程度可反映损伤的严重程度。

4. 术中应用 BAEP监测常应用在颅后窝神经外科手术中，如听神经瘤切除术，以防止缺血或牵拉导致第Ⅴ、第Ⅷ对脑神经的损伤。由于缺血或占位效应而导致脑干可能损伤的手术，如涉及脑干和四脑室的颅内肿瘤切除或动静脉畸形修补术，BAEP在确认和防止神经损伤方面也是非常有用的。

5. 影响因素 BAEP一般不容易受全身麻醉药物的影响，因此进行BAEP监测时并不需要改变麻醉方法。麻醉药物所引起的潜伏期的短暂延长并不具有临床意义，很容易与技术或生理原因导致的BAEP波形变化加以区分。影响BAEP的生理因素包括耳蜗动脉的中断或痉挛，内外耳道听神经远端的撕脱。Ⅰ波或其他波的减少和消失分别可以导致听觉减弱和耳聋。体温对脑干听觉诱发电位的影响十分明显，体温降低可造成反应潜伏期和反应间期明显延长。此外，它同样受到手术室内各种电设备的电干扰。

（五）视觉诱发电位

VEP是由枕叶皮质对视觉刺激反应产生的波形。可以使用植入发光二极管的软的塑料目镜，通过闭合的眼睑给予视网膜闪光刺激或由植入发光二极管的接触目镜来给予闪光刺激。通过放置于枕部、顶部和中线的头皮上的电极记录VEP，监测手术过程中视觉通路完整性。由于技术手段的限制，在手术室难以获得稳定有效的信号。VEP因刺激类型、受刺激视网膜区域、瞳孔扩散的程度和患者注意力水平而不同，这些因素在麻醉过程常常不停地改变，即使手术不涉及视觉系统，术中VEP的变异仍然很大。并且术中监测和术后神经功能改变之间的相关性不高，限制了VEP监测的应用。尽管如此，VEP监测已成功地用于涉及视神经和视交叉附近的肿瘤和血管病变的神经外科手术，可指导手术路径，监测视觉通路的完整性。

（六）肌电图

在外科手术中，由于体位放置不当，或电灼、切割等直接损伤，可造成周围神经或脑神经受到挤压、拉伸、结扎、缺血或热损伤。EMG是通过放置针状记录电极到特定的肌肉或其附近，持续评估脑神经和外周神经。EMG不同于其他诱发电位监测，原因在于EMG信号不是通过故意刺激神经传导通路某一特定点而产生的，相反，它是记录手术区域内的神经根所支配的肌肉群的自发EMG活动。其目的是探查手术区域内的神经根是否有损伤。

术中EMG监测主要用于听神经瘤、桥小脑角区和颅底肿瘤手术，从可能受累的肌群记录肌电活动可以判断脑神经的功能(表44-4)。另外颈椎和腰椎等使用螺钉固定的脊柱手术中也使用EMG监测评估神经根功能(表44-5)。通常情况下神经没有受到刺激时肌电图应该保持平直或安静，当手术器械触碰到神经根时，很容易观察到其所支配肌肉的EMG活动。小的神经激惹会导致暂时性肌电活动，但很快会消失，强烈的神经刺激会产生持续性肌电活动。短时间的刺激一般不会引起永久性损伤，频繁的或持续的刺激可能会导致术后神经功能损伤。

表 44-4 用于监测脑神经功能的肌群

脑神经	肌群
Ⅲ(动眼神经)	眼内直肌
Ⅳ(滑车神经)	眼上斜肌
Ⅴ(三叉神经)	咬肌 / 颞肌
Ⅵ(展神经)	眼外直肌
Ⅶ(面神经)	眼轮匝肌 / 口轮匝肌
Ⅸ(舌咽神经)	软腭
Ⅹ(迷走神经)	声带
Ⅺ(副神经)	斜方肌
Ⅻ(舌下神经)	舌

Ⅰ嗅神经无法监测,Ⅱ视神经通过 VEP 监测,Ⅷ通过 BAEP 监测。

表 44-5 椎弓根螺钉植入术中需要监测的肌群

脊柱区域	支配的神经根	肌群
颈椎	C_2,C_3,C_4	斜方肌、胸锁乳突肌
	C_5,C_6	肱二头肌、三角肌
	C_6,C_7	肱三头肌、桡侧腕屈肌
	C_8,T_1	拇短展肌、小指展肌
胸椎	T_1,T_2,T_3,T_4	肋间肌
	T_5,T_6	上腹直肌、肋间肌
	T_7,T_8	中腹直肌、肋间肌
	T_9,T_{10},T_{11}	下腹直肌、肋间肌
	T_{12}	低位腹直肌、肋间肌
腰椎	L_1	腰肌
	L_2,L_3	大收肌
	L_3,L_4	股内侧肌
	L_4,L_5	胫骨前肌
	L_5,S_1	腓骨长肌
骶椎	S_1,S_2	内侧腓肠肌
	S_2,S_3,S_4	肛门外括约肌

在全身麻醉患者中进行 EMG 监测需要避免使用神经肌肉阻滞。如果全身麻醉诱导需要气管插管,可以选用短效的神经肌肉阻滞剂。在使用肌松监测仪确认神经肌肉接头已全面恢复后,再进行 EMG 监测。

（七）多模式监测

尽管缺乏大样本随机对照研究证实术中神经电生理监护确实可以改善患者术后的神经功能,但在系列病例报道中已经发现这种监测是有效的,因此在一些临床医学中心建议在容易损伤神经功能的手术中,必须使用这些神经监测技术。由于单独一项监测技术可能造成假阴性或假阳性,从而造成监测结果难以解释或不可靠,甚至误导围手术期的处理;同时一种监测手段难以覆盖所有的神经功能,因此在涉及可能损伤多种神经功能的手术中,如脊髓内肿瘤切除术中可能会同时影响感觉和运动功能,需要同时监测上肢或下 SSEP 以及 MEP。同样地,在颅后窝手术中,面神经和听神经可能受累,因此 EMG、面神经 MEP 以及 BAEP 同时进行监测将大大降低神经功能损伤的风险(图 44-13)。而在许多神经外科中心,进行围脑干区域以及颅底微创手术时会同时进行 SSEP、MEP 和多组脑神经(包括 BAEP)的监测以避免脑干及脑神经的损伤。多种神经电生理技术联合应用(表 44-6),即所谓的多模式监护可能有助于确定神经损伤,特别是当一种监测方法因技术原因失败时,另一种方法仍然可用。

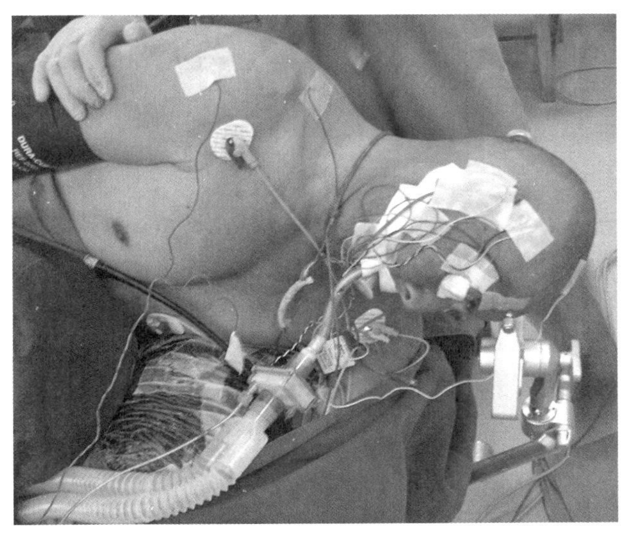

图 44-13 小脑桥脑角区听神经瘤切除术中行多模式神经功能监测

监测的项目包括面神经(EMG),听神经(BAEP),运动通路(TcMEP)。

表 44-6　特殊手术的多模式监护方案

手术种类	SSEP	MEP	EMG	BAEP	EEG
脊柱手术					
颈椎	√	√	√		
胸椎	√	√	√		
腰椎	√		√		
头颈部手术					
甲状腺			√		
甲状旁腺			√		
颈部淋巴结清扫术			√		
乳突			√		
人工耳蜗植入术			√		
神经外科手术					
脊髓肿瘤	√	√			
听神经瘤	√		√	√	
颅后窝手术	√	√	√	√	
运动皮质手术	√	√			
大脑中动脉瘤		√			
血管外科手术					
主动脉弓	√				√
降主动脉	√	√			

（八）术中监测的麻醉原则

IONM的应用和发展，麻醉科医师不可或缺。特别是支持神经电生理监护的麻醉技术和术中生理功能的管理已得到大大改进。尽管有其他专业的人员加入到术中电生理的监护中来，但麻醉科医师仍然继续积极参与其中，并不断地为优化术中神经电生理监护提供良好的麻醉方案。

在全身麻醉下进行手术，麻醉的原则首先需要保持意识消失和无痛，并尽可能达到术中制动。因此麻醉药物必需持续输注（或吸入）以保持稳定的麻醉深度，尽量避免术中单次推注。如上所述，全身麻醉药可对突触传递和神经传导产生影响，因此神经电生理监测的成功往往在于避免某些麻醉药物的应用，如SSEP监测尽量避免吸入麻醉药；MEP和EMG监测尽量不用肌松剂等。由于麻醉科医师在麻醉药物应用以及生理功能控制方面具有专业知识，因此在进行特殊手术之前，需要监测者、麻醉科医师和术者进行充分沟通，确定需要监测的目标，选择合适的技术和方法，制定有针对性的麻醉方案（如吸入还是静脉麻醉，是否需要使用肌松药等），避免生理紊乱以及麻醉药物对神经电生理信号产生干扰。在神经电生理信号出现异常时，首先要排除麻醉方面的问题，在确认无误后保持血流动力学稳定。除术者需要调整手术步骤外，麻醉科医师可能需要采取的干预措施包括维持循环和良好的氧合等。

二、术中定位

神经外科手术切除肿瘤的目标是在保留神经功能的前提下，最大限度地进行病灶的切除，以缓解症状，提高生存率。为达到上述目标常常需要在术中获取术野重要神经功能区域的分布信息。尽管功能神经影像学进展迅速，但由于存在功能神经解剖学上的个体差异，通过皮质电刺激来诱导神经功能发生改变来进行定位，仍然是临床上应用最为广泛的一种脑功能定位方法。该方法已在大量行颅内肿瘤或功能神经外科手术的患者中用于定位功能皮质，并成为预测术后神经功能损害的金标准。不过有时候尽管保留了皮质功能区的解剖结构，但如果破坏了皮质下功能结构，同样会导致术后神经功能损伤。近来术中电刺激皮质下定位技术的进展证实定位白质（如语言或运动通路）对避免术后永久性的神经功能损伤至关重要。

（一）皮质和皮质下电刺激

1. 技术和方法 皮质和皮质下定位的目的是能可靠地确认涉及运动、感觉、语言和认知功能的皮质和皮质下功能通路，因此电刺激参数的设置和技术的选择至关重要。

(1) 刺激参数：Penfield 技术是直接皮质或皮质下电刺激的标准方法，其一般采用双相刺激，但参数设置应个体化实施。Penfield 技术可用于诱发阳性反应，如刺激初级运动皮质引起对侧肢体活动，这可能仅需很短的时间；或干扰皮质功能诱发阴性反应，如刺激 Broca 语言区导致说话停止，而这常常需要持续刺激几秒钟。与 Penfield 技术一样，短串高频刺激也可用于皮质和皮质下运动通路的定位，其刺激频率可高达 250Hz，刺激时程更短，诱发术中癫痫明显低于 Penfield 技术（1.2%∶9.5%）。近来低频（5~10Hz）电刺激作为一种 Penfield 替代技术在降低后放电方面可能具有价值。同样地，与恒压刺激相比，恒流刺激被认为更安全和可靠，因为其传递预设电流不依赖于皮质和皮质下组织的阻抗。

(2) 刺激电极：Penfield 和短串高频刺激方法均可采用双极或单极刺激，起决定作用的是所选刺激模式的参数。大多数皮质下电刺激研究采用双极刺激电极，因为这种刺激方式对探测皮质下语言或运动通路是安全和可靠的。有学者建议在皮质下电刺激中放弃使用 Penfield 技术，因为与双极刺激相比，单极电极对显微神经外科操作干扰更小，而且刺激强度明显较低，其产生的电流以半径的方式扩散，允许在阈值水平上进行操作来了解刺激点与皮质脊髓束的距离，如皮质下低于 5mA 的阈值提示单极刺激电极的针尖离皮质脊髓束不超过 5mm。有学者通过类似外周神经刺激的模式，应用单极电刺激精准定位到锥体束。不过几乎所有研究者都认为 8~10mm 是切除病变时保留皮质脊髓束的临界距离。

(3) 刺激阈值：电刺激皮质的阈值定义为用于诱发运动或语言等功能反应而无后放电时最小的电刺激强度。皮质的电兴奋性取决于年龄、病变部位、组织学以及结构和功能上有内在联系的脑叶间差异，同时这些因素也影响功能皮质定位时电刺激的阈值。Wang 等分析了唤醒开颅术中预测定位语言功能区的刺激阈值强度，发现颞叶语言功能区的平均刺激阈值高于额叶语言功能区 1.45 倍。靠近病变区和水肿带的皮质所需的平均刺激阈值要高于正常组织（分别为 2.6 倍和 1.8 倍）。而在全身麻醉时，麻醉药的选择和麻醉深度也会直接影响皮质电刺激的阈值。由于小儿的运动或语言神经系统正处于发育阶段，皮质和功能通路兴奋性较低，使得诱发相应的功能反应较为困难。

2. 皮质和皮质下电刺激的应用 功能区内或周围的手术需要在最大化切除肿瘤组织和最小的神经功能损伤之间保持平衡。直接电刺激受病变累及的皮质和皮质下结构来定位脑功能区，可为神经外科医师提供肿瘤与该区域的地形关系（图 44-14）。由于胶质瘤倾向于侵犯正常脑组织而不是取代它，因此皮质和皮质下电刺激定位在胶质瘤切除术中应用也最为广泛。

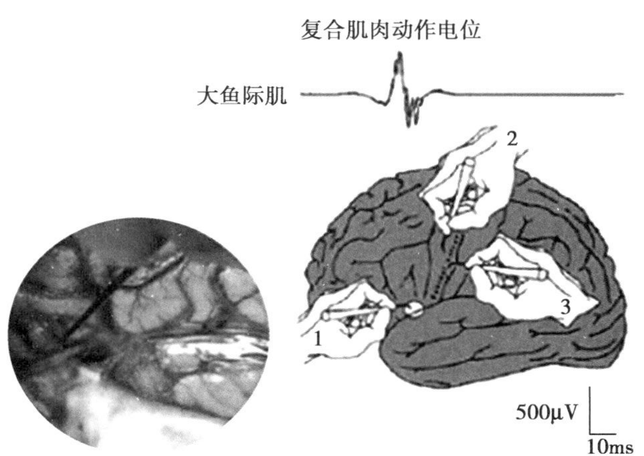

图 44-14 术中直接皮质电刺激诱发大鱼际肌复合肌肉动作电位

(1) 术中定位：目前直接皮质和皮质下电刺激主要应用于邻近功能区或功能区内占位的手术操作中，最常见的是定位语言和运动功能区来避免损伤这些重要结构。Fukaya 等刺激皮质下白质后通过记录颈部硬膜外的 D 波用于定位初级运动皮质和皮质下功能区。单极刺激比双极刺激获得的 D 波更清楚，而且它们在波幅大小与刺激点与运动皮质或皮质脊髓束之间的距离呈负相关。Maldonado 等应用皮质和皮质下直接电刺激对清醒麻醉下优势脑左枕下叶的胶质瘤手术进行功能区定位，发现在皮质和皮质下直接电刺激定位下，所有的体感、运动和语言结构均得到保留，并提高了肿瘤全切率。该研究表明皮质和皮质下直接电刺激定位有助于优化该部位胶质瘤手术切除后的神经功能。也有作者报道了在右半球胶质瘤手术时应用直接皮质电刺激可避免术后发生交叉性失语症。他们发现对那些术前发生癫痫或进行神经精神功能评价时存在语言障碍的右半球肿瘤患者进行唤醒开颅术时，术中直接电刺激右半球中央前回偏外侧皮质、颞上回皮质，甚至额下回，可诱发不同的语言功能障碍。手术结束时刺激瘤腔边缘的皮质下白质通路也可产生可重复性语义或语音性失语，因而避免了右半球病变的右利手患者发生语言功能并发症。在皮质下语言通路的电刺激定位研究中，不仅确认到了 1 个或数个皮质下语言位点，安全最大化地切除了涉及语言功能区的Ⅱ级胶质瘤（术后影像学证实有 83% 的患者达到全切或次全切），而且术后维持术前功能水平或更好的患者达 98%。

4

(2) 联合定位技术：尽管术中电刺激定位仍是脑功能区定位的金标准，但由于担心出现“假阳性”，为了精确区分神经功能所必需的区域和可代偿的区域，联合手术期功能神经成像技术已经变得越来越有价值。有研究将改良的双极刺激电极整合到神经导航系统中，用来定位初级运动皮质和锥体束。在确认初级皮质后进行胶质瘤切除，通过连接在神经导航系统上的电极在瘤腔壁内由浅至深插入直至靶肌肉出现明显的运动诱发电位，获得瘤腔壁到锥体束的距离，从而确定能够切除瘤组织的安全距离。在 Bello 等的研究中联合使用白质束弥散张量成像（DTI）和直接皮质下电刺激进行术中确认皮质下白质束，术后运动和语言功能发生损伤的概率分别为 72.2% 和 84%，而在随访一个月后，运动和语言功能缺失的患者分别有 94% 和 96.8% 恢复正常。不仅如此，联合应用这两种技术在功能区肿瘤切除术中，也有助于术中适时启动直接皮质下电刺激，降低安全确认白质束所需的刺激次数，从而减少手术时间以及癫痫和患者疲劳发生的可能性。另外，在唤醒麻醉中长时间的操作使患者合作程度降低，不适合再用直接语言测试，这时就可以在 DTI 技术的导航下继续手术切除直到接近皮质下白质束，从而能够保持患者的功能完整性。Nossek 等联合使用术中三维超声校正的神经导航系统和直接皮质下电刺激定位皮质脊髓束也获得了较好的术后运动功能预后。

(3) 其他应用：每个区域对刺激作出反应的是一个大尺度下皮质 - 皮质和皮质 - 皮质下网络的输入口，因此直接电刺激还能监测皮质和皮质下各功能单位的解剖功能连结性，有助于了解更广泛的脑功能网络结构。如 Hamer 等在左优势半球的颞上回肿瘤切除术中直接电刺激左中纵束并不会干扰语言功能，术后证实切除大部分该束并不会造成语言功能障碍，从而确认该束可能仅参与语言功能而非其所必需的。

(4) 需要考虑的因素：①在进行术中电刺激定位时，一般需进行 3 次刺激以保证定位的准确性。由于运动远比单个肌肉收缩更为复杂和高级，因此目前也推荐在唤醒麻醉下选择合适的时机进行运动功能区定位；②以往手术需暴露较大的皮质来获得“阳性”位点，然而近来更小的手术野暴露使得“阳性”位点很难获得。因此，“阴性”位点技术（即未定位到功能区）逐渐替代“阳性”位点技术，允许最小的肿瘤区域皮质的暴露，更少的术中电刺激次数，从而使神经外科操作更有时效。在高级别胶质瘤手术中由于外科手术的目的主要是切除肿瘤的增强部分而可以推荐“阴性”定位方法，但在弥散性低级别胶质瘤切除术中“阴性定位”技术则显得很危险，因为这种性质的肿瘤边界不清，肿瘤的切除必须在定位所获得的功能边界外进行。由于方法学上的原因，假阴性也可引起“阴性定位”，从而不能保证刺激位点不包含功能区域。更重要的是“阳性定位”允许术者一直切除到出现功能反应（即到达功能边界）为止，从而增加了手术切除的程度；③有学者支持在切除前植入硬膜下栅状电极进行电生理记录和刺激来定位功能区，这对儿童尤为重要（在清醒状态下容易进行功能区定位）。然而，缺点是术前植入的 1cm 宽栅状电极限制了定位的精确性；必须进行两次手术：一次植入电极，一次才真正切除病灶。因此有可能产生硬膜下感染的风险。最重要的是，只有皮质可以被定位，而对皮质下结构无法提供有效的信息。

3. 技术的局限性　理想的直接电刺激首要的是对脑实质是安全的，其次应用到神经结构时必须诱发出可重复性的反应，最后允许定位皮质和皮质下功能结构。但目前这种技术还存在一些不足，只能用于定位而不能用于持续的监测，导致术中发生严重的癫痫，电流扩散以及皮质之间存在的功能连接性可能导致错误估计功能皮质范围，诱发功能反应的阈值和后放电的阈值在个体间和个体内存在差异（图 44-15），电刺激不能同时完成多任务的功能区定位等。

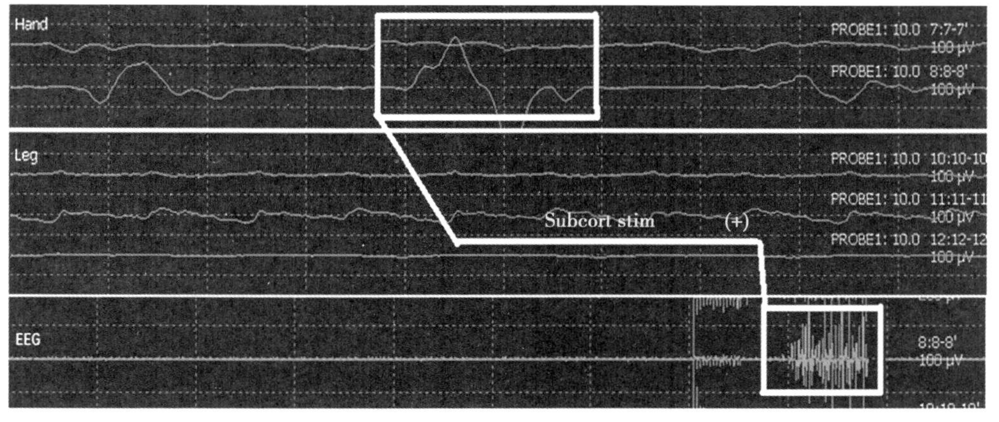

图 44-15　术中直接皮质下电刺激诱发大鱼际肌 CAMP，并在皮质 EEG 上出现后放电效应

（二）脊髓功能定位

在行髓内肿瘤切除时，外科医生需要沿脊髓后正中线切开。脊髓后正中线的辨认在正常脊髓相对容易，但髓内病变往往会对脊髓造成一定的挤压，对脊髓的正常解剖结构造成一定的破坏，导致后正中线识别困难。

生理性定位技术可辨别脊髓左右后索及其中央分隔。总体而言，有四种方法实现这一目标。第一种方法是分别刺激四肢外周神经，在多通道记录结果中，诱发电位反应最强的部位即为脊髓后正中线的位置。此方法所需的电极尚未商业化，且信号需要叠加平均，存在时间延迟。第二种方法是直接刺激脊髓表面，将小型单极刺激器沿着脊髓表面有规律的移动，使用表面电极在四肢记录尺神经、正中神经及胫后神经的逆向感觉神经电位。第三种方法是利用感觉与运动神经元之间的反射弧联系，记录四肢远端肌肉由突触介导的运动。此项技术是记录四肢远端肌肉的肌电活动，稳定性方面具有优势，但此方法需在多个层面进行重复定位，以确保覆盖整个手术过程。第四种方法，将双极刺激器平行于脊髓长轴放置，采用 0.2~0.3mA 的刺激电流（脉宽 0.3ms，频率 3.17Hz），分别刺激两侧脊髓外侧面和中间部位，可在头皮 CP3、CP4、CP_Z 和 F_Z 等部位记录到位相倒置的波形。神经生理学判定脊髓后正中线位置的主要依据是：①刺激左右后索，出现位相反转和波幅改变的部位或者②出现等电位线的部位。

脊髓定位技术需要与 MEP 和 SSEP 联合应用，未来需要进一步研究明确的是刺激阈值和皮质脊髓束距离之间的关系。

（三）定位技术的麻醉原则

需要皮质或皮质下刺激进行定位的神经外科手术中，依据患者自身功能区的情况以及手术者的偏好而采用不同的麻醉技术，包括从清醒镇静到气管插管下的全身麻醉。全身麻醉下的皮质和皮质下电刺激所需要的条件与运动诱发电位监测相似，而在语言区进行操作时常常选用唤醒麻醉：包括不需要气道操作的监护麻醉（MAC），清醒 - 麻醉 - 清醒（即 AAA 技术）或麻醉 - 清醒技术。目前采用何种唤醒麻醉方案最佳尚不清楚。简单而言，术中麻醉管理的关键或称为唤醒麻醉成功的要诀在于合适的患者，充分地沟通，完善的镇痛（主要是局部头皮神经阻滞）以及合适的麻醉深度。在镇静药物选择方面，丙泊酚和 / 或右美托咪定连续输注已经成为唤醒麻醉用药的主流。镇痛药采用短效的瑞芬太尼比较合适。然而这些麻醉药物在唤醒麻醉中对皮质或皮质下神经元兴奋性（阈值）的效应在大多数研究中并没有提及。少数研究提示丙泊酚可以显著降低某些神经核团的放电频率并记录到长间歇。

由于皮质和皮质下电刺激术中需要花费时间较久，并且刺激和唤醒麻醉本身会带来各种风险，在这些手术中比较常见的并发症包括呼吸抑制或气道阻塞导致高碳酸血症而增加颅内压；疼痛刺激或出血等带来的循环波动以及电刺激导致的癫痫发作。针对这些情况，必须保持呼吸道的通畅并予以吸氧；维持循环的稳定以及控制癫痫。因此术前必须制订详细的麻醉计划，并与神经外科医师和监测者保持充分的沟通，提前了解关键时间点，便于神经电生理监护，及时处理可能发生的事件。

第三节 展 望

IONM 已经成为某些神经功能可能损害手术的标准程序，从而大大提高了手术的安全性，降低了术后神经功能缺失的发生率。术中监测和麻醉技术的进展也早已使诱发电位 / 脑电图等像心电图等生命体征监测一样容易，不再成为障碍。临床研究的方向是多中心的大样本的观察队列研究以进一步明确 IONM 的价值。同时，在特定高危的手术中联合使用多种技术的对照研究也将进一步规范神经电生理监测的临床应用。同时新材料和无线技术的应用也将能够在术中磁共振环境中开展连续的神经电生理监护。功能神经影像学允许我们更好地了解个体大脑神经网络的组织结构和功能连接性，但在清醒或全身麻醉下进行术中皮质和皮质下刺激不仅可以精确可靠地确定皮质语言和运动等区域，也可以实时提供功能白质束和深部灰质核团的分布。选择合适的直接皮质或皮质下电刺激进行定位可获得功能边界，从而对以往认为"不可切除"脑区进行操作，无疑可以最大化地进行肿瘤切除并保留患者的神经功能，最终提高外科预后和改善患者生活质量。

（袁红斌）

4

参考文献

[1] HOWICK J, COHEN B A, MCCULLOCH P, et al. Foundations for evidence-based intraoperative neurophysiological monitoring [M]. Clin Neurophysiol, 2016, 127: 81-90.

[2] NEY J P, VAN DER GOES D N, WATANABE J H. Cost-effectiveness of intraoperative neurophysiological monitoring for spinal surgeries: beginning steps [J]. Clin Neurophysiol 2012, 123: 1705-1707.

[3] MONISHA KUMAR, W. ANDREW KOFKE, JOSHUA M. LEVINE, et al. Neurocritical care management of the neurosurgical Patient [M]. Beijing: Elsevier Inc, 2018.

[4] GUNTER A, RUSKIN K J. Intraoperative neurophysiologic monitoring: utility and anesthetic implications. Curr Opin Anaesthesiol 2016; 29: 539-43.

[5] WANG S G, ESKANDAR E N, KILBRIDE R, et al. The variability of stimulus thresholds in electrophysiologic cortical language mapping [J]. J Clin Neurophysiol, 2011, 28: 210-6.

[6] FUKAYA C, SUMI K, OTAKA T, et al. Corticospinal descending direct wave elicited by subcortical stimulation [J]. J Clin Neurophysiol, 2011, 28: 297-301.

[7] MALDONADO I L, MORITZ-GASSER S, DE CHAMPFLEUR N M, et al. Surgery for gliomas involving the left inferior parietal lobule: new insights into the functional anatomy provided by stimulation mapping in awake patients [J]. J Neurosurg, 2011, 115: 770-779.

[8] BELLO L, CASTELLANO A, FAVA E, et al. Intraoperative use of diffusion tensor imaging fiber tractography and subcortical mapping for resection of gliomas: technical considerations [J]. Neurosurg Focus, 2010, 28: E6.

[9] 中国医师协会神经外科分会神经电生理监测专家委员会．中国神经外科术中电生理监测规范 (2017 版) [J]. 中华医学杂志，2018, 98 (17): 1283-1293.

[10] THIRUMALA P D, THIAGARAJAN K, GEDELA S, et al. Diagnostic accuracy of EEG changes during carotid endarterectomy in predicting perioperative strokes [J]. J Clin Neurosci, 2016, 25: 1-9.

[11] SHILIAN P, ZADA G, KIM A C, et al. Overview of Intraoperative Neurophysiological Monitoring During Spine Surgery [J]. J Clin Neurophysiol, 2016, 33: 333-339.

[12] LEGATT A D, EMERSON R G, EPSTEIN C M, et al. ACNS Guideline: Transcranial Electrical Stimulation Motor Evoked Potential Monitoring [J]. J Clin Neurophysiol, 2016, 33: 42-50.

[13] DUFFAU H. Awake mapping of the brain connectome in glioma surgery: Concept is stronger than technology [J]. Eur J Surg Oncol, 2015, 41: 1261-1263.

[14] CORNAZ F, NEIDERT M C, PICCIRELLI M, et al. Compatibility of intraoperative 3T MR imaging and intraoperative neurophysiological monitoring [J]. Clin Neurophysiol, 2015, 126: 218-220.

第四十五章

神经肌肉兴奋传递功能监测

目　　录

肌松药在临床上使用范围很广，除了在麻醉和围手术期使用之外，在重危患者抢救和治疗中都需要应用肌松药。肌松药的药理作用复杂，药物种类较多，人体对肌松药的药效反应各有差异，包括人种、个体差异及不同肌群间的差异，使麻醉科医师在确定药物剂量和给药时间的选择上有一定的盲目性，难以按手术进程需要调整合适的肌肉松弛程度。术毕按临床征象判断肌肉收缩功能恢复情况，由于传统方法敏感性不高，如腹肌的紧张度、抬头、握手和吸气负压试验等，均缺乏科学量化的证据；但不能达到精确排除肌松药的残余阻滞作用使肌肉收缩功能降低，导致通气不足，甚至发生呼吸抑制，术后并发肺部感染，严重时引起麻醉意外。因此，从用药的合理性与安全性来考虑，需要监测神经肌肉功能，优化肌松用药管理。

第一节 神经肌肉功能监测的目的和适应证

4

一、神经肌肉功能监测的目的

神经肌肉功能监测的目的是为了合理使用肌松药，同时预防肌松药的残余作用。

（一）合理使用肌松药

1. 肌松药使用的个体化　肌松药和其他麻醉药物一样，存在明显的个体差异，不同病理生理条件下，肌松药的药代动力学和药效动力学的差异可能很大。以 0.6mg/kg 罗库溴铵为例，其代谢半衰期为 31 分钟左右，但范围 15~85 分钟，可见其变化之大，使用肌松监测可以避免或减少药物给药不足或过量的发生。肌松效应的定量测定也为研究比较不同肌松药的临床药效提供可较好的方法。

2. 决定气管插管和拔管时机　全身麻醉诱导行气管内插管时多选用起效较快的肌松药或增加肌松药的剂量以缩短起效时间。在肌松药作用达到高峰，肌肉完全松弛（TOFr =0）后，进行气管插管，为声门暴露和气管插管创造优良条件。术后等待肌松作用消退（TOFr =0.9）时拔除气管导管。

3. 维持适当的肌松状态　神经肌肉功能监测有助于：①满足手术要求，保证手术各阶段顺利进行。②指导使用肌松药的方法和追加肌松药的时间。③节约肌松药用量。④监测连续静脉滴注或间断重复应用琥珀胆碱引起的Ⅱ相阻滞。⑤指导深度肌松实施：在较深的肌松状态下，可以完成普外科、心胸外科、神经外科、眼科、显微外科及腹腔镜等手术。如腹腔镜手术时应达较深肌松程度（PTC=1 或 2，或 TOFr =0）。采用深肌松后改善了外科操作条件，降低了气腹压力。但是深度肌松需要神经肌肉功能监测：不同部位的骨骼肌对肌松药的敏感性不同，罗库溴铵的 ED_{95} 在膈肌为 0.50mg/kg，而拇内收肌仅为 0.24mg/kg，颤搐高度恢复至 90% 的时间膈肌仅为 35 分钟，而拇内收肌为 64 分钟。膈肌比拇内收肌所需的有效剂量更大，恢复时间也更快。拇内收肌监测的肌松程度，不能完全反映腹部肌群的张力。另外腹腔镜手术本身也能减弱肌松药的作用。因此，腹腔镜手术中尤其需要持续肌松作用的监测，以便维持深度肌松状态。

（二）预防肌松药的残余作用

现有大量研究证明，在没有肌松监测的情况下，使用非去极化肌松药的术后肌松药残余作用发生率可达 58%~88%，到达 PACU 后肌松药残余作用发生率仍有 8%~32%，于布为等报告 1 571 例腹部手术患者（67% 为腹腔镜手术）的前瞻性多中心临床调查研究，显示术后残余神经肌肉阻滞总的发生率（TOFr <0.9）高达 57.8%，吴新民等报告 1 200 例各类手术患者的前瞻性多中心临床调查研究显示术后肌松药残余发生率（TOFr<0.9）为 38%。根据肌松药的肌肉收缩效应，以客观监测数据及手术进程对肌肉松弛程度的要求，确定给予肌松药或拮抗药的剂量，指导肌松药的合理应用，减少术后肌松药残余作用及其并发症的发生。手术结束和停用肌松药后，一般不能即刻使用新斯的明拮抗，等待 TOF 恢复到 10% 时进行拮抗效果较好。在应用舒更葡糖钠时，不同深度肌松程度使用的剂量不同，如逆转深度肌松状态，需舒更葡糖钠 4~16mg/kg。

二、神经肌肉功能监测的适应证

目前认为有以下情况或并发症的患者需要监测神经肌肉功能：

（1）肝、肾功能明显减退、严重心脏疾病、全身情况较差和极端肥胖患者。估计肌松药的药代学可能发生改变者。

（2）神经肌肉疾病，如重症肌无力或肌无力综合征患者。

(3)特殊手术需要:如颅内血管手术、显微外科手术、眼科或其他精细手术等。),患者绝对不能有任何活动,监测将有助于保持阻滞水平达到足够深度。

(4)不适宜用拮抗药的患者(如支气管哮喘或心动过缓者),监测能保证自主呼吸恢复后患者的安全。

(5)电解质和酸碱紊乱(低钾、pH 改变、注射镁剂)可以影响肌松药作用。

(6)非去极化肌松药与氨基糖苷类抗生素、挥发性麻醉药、利尿药等合用使肌松作用增强,与卡马西平、皮质类甾醇等合用使肌松作用减弱。

(7)血浆胆碱酯酶异常的患者。

(8)恢复室内尚未清醒的患者,可区别术毕呼吸抑制延长原因,如果是肌松药残余作用引起,可在肌张力监测下应使用拮抗药。

除以上情况,对于有条件的医院,应推荐肌松监测的常规使用。2016 年英国的麻醉科医师协会发表了他们关于监测标准的建议,其中包括“神经阻滞药物给药时,必须使用周围神经刺激器,推荐定量肌松监测仪。

第二节　神经肌肉功能监测方法

肌松药作用于神经肌肉接头,阻滞神经肌肉兴奋的传递。临床可通过直接测定随意肌的肌力,如抬头、握力、睁眼、伸舌,以及通过间接测定呼吸运动如潮气量、肺活量、分钟通气量和吸气产生最大负压,甚至在 X 线下观察横膈活动等来间接评定神经肌肉兴奋传递功能。但这些方法有以下一些缺点:①这些临床表现除反应肌松药的作用外,还受其他多种因素影响,如全身麻醉深浅以及中枢神经抑制药的作用等。②这些测试多数要求在患者清醒合作时进行,因此,在全身麻醉期间,其使用受限制,可用于术后评定肌力恢复。③用这些方法的测定结果不像用神经肌肉功能监测所测得的结果那样可精确地定量或定性地评估肌松药作用。

现在应用于临床监测肌松药引起神经肌肉功能变化的是神经肌肉功能监测仪,这是用周围神经刺激器刺激神经,诱发该神经支配的肌肉收缩效应。这种监测方法的优点在于:①指标客观且不受患者意识影响;②结果可重复,对比性好,可动态观测应用肌松药引起的神经肌肉功能变化;③对肌松药作用可以量化,反映不同阻滞程度;④对肌松药的阻滞性质可定性,区分去极化阻滞、非去极化阻滞,及去极化肌松药由去极化阻滞发展为Ⅱ相阻滞;⑤可明确诊断术后肌松残余作用,指导肌松残余作用的拮抗,及评估拮抗效果;⑥可鉴别术后呼吸不恢复的原因是中枢性药物作用还是肌松药作用。

一、神经肌肉功能监测的基本原理

在神经肌肉功能完整的情况下,用电刺激外周运动神经达到一定刺激强度(阈值)时,肌肉就会发生收缩,如刺激强度超过阈值,肌肉产生最大收缩力,临床上用大于阈值的 10%~20% 的刺激强度,保证能引起最大的收缩反应。患者使用肌松药后,肌肉麻痹或收缩减弱,如超强刺激程度不变,则所测得的肌肉收缩力强弱就能表示神经肌肉阻滞的程度。

神经肌肉功能监测是与神经肌肉兴奋和兴奋传递、肌肉收缩与肌松药作用,以及有关的电生理知识有关。下面几项是实施监测时应重视的问题:

(一) 肌力与神经和肌肉兴奋的全或无

对单一神经细胞或肌纤维来说,阈上刺激引起兴奋,阈下刺激不引起兴奋,每一运动神经纤维支配的肌纤维所产生的肌纤维收缩是产生肌力的单位。而对整个肌肉来说,肌力的大小取决于整个肌肉内发生收缩的肌纤维数目,刺激周围神经引起其支配的肌肉内纤维收缩的数目与刺激强度有关。增强刺激强度使肌纤维收缩的数目增多可致肌力增强,刺激强度达到足够大时可以使该肌肉内所有肌纤维收缩;而在麻醉期间,为保证每次刺激都得到最大的肌收缩效应,则在最大刺激强度基础上再把强度上调 20% 左右,这种刺激强度成为超强刺激。超强刺激在用肌松药之前确定基础值,在肌松药应用后超强刺激诱发的肌收缩效应就反映肌松药作用下神经肌肉功能变化,即肌松药的阻滞程度。

(二) 肌纤维收缩与活性乙酰胆碱受体

肌松药与乙酰胆碱在神经肌肉接头部位竞争乙酰胆碱受体,肌松药分子与该受体结合,使其失去传递兴奋的能力，不产生肌纤维收缩。肌松药分子与该受体分离后，则受体恢复活性和恢复传递兴奋的功能，所以在神经肌肉接头部位，肌松药分子与乙酰胆碱的相对浓度决定肌松程度；肌松药相对浓度增加，相应地增加失活受体数，使更多肌纤维失去收缩功能，则反映阻滞程度加深；相反肌松药相对浓度下降，相应地增加活性受体数，使更多的肌纤维恢复收缩功能，则反映阻滞程度减浅。临床上监测出肌力在失活受体数超过70%时，才出现肌力下降，而当失活受体数上升至95%以上时，则不能测得肌力。在恢复过程中，肌力出现恢复和肌力恢复到用药前对照值，其活性受体数分别为5%和25%~30%水平。

4

强直刺激后衰减和易化是一次刺激产生一个肌颤搐，当刺激频率数增加，相应增加肌颤搐数，当频率增加到刺激产生的肌颤搐无法分清而融合成持续的肌收缩状态时，这种肌收缩就是强直收缩，产生肌强直收缩的刺激便是强直刺激。正常情况下短程肌强直收缩，其肌力能维持不变。而在非去极化肌松药引起的不完全肌松时，用强直刺激诱发的肌力不能维持，即在持续刺激时出现肌力比开始时的肌力减弱的情况，这称为衰减（fade）。而在强直刺激后一段时间内用单刺激引起的肌颤搐增强，称为易化（facilitation）。

非去极化肌松药可出现衰减和易化，这与非去极化肌松药与乙酰胆碱在神经肌肉接头部的相对浓度改变有关。强直刺激引起衰减是肌松药作用于接头前乙酰胆碱受体，这影响了乙酰胆碱在神经纤维内立即可动用和释放的乙酰胆碱量增加。在强直刺激开始时由于乙酰胆碱动用和释放增加，使肌肉收缩，但持续刺激很快使储存在囊泡内的乙酰胆碱量耗尽，致可立即动用和释放的乙酰胆碱减少，且释放乙酰胆碱动员和合成达到新的平衡时肌力一直维持在这较低的水平。易化是在强直刺激后一段时间内，乙酰胆碱的动员和合成增加，在这段时间内单刺激引起的乙酰胆碱释放量较强直刺激前增加，导致肌松程度减弱出现肌颤搐反应增强。

二、神经肌肉功能监测仪的组成

神经肌肉功能监测仪主要有两部分组成，即周围神经刺激器和显示神经刺激诱发的肌肉收缩效应的设备。

（一）周围神经刺激器

周围神经刺激器要求操作简单且安全可靠。用电或磁来刺激周围神经，用磁刺激虽有优点，如刺激不产生疼痛，刺激时可与人体不接触等，但至今在设备上或是在性能上还不够成熟，没有达到在临床上推广应用的条件。现在临床上应用的都是电刺激。

周围神经刺激器实质上是一种特定的电脉冲发生器，其基本脉冲是波宽为0.2~0.3ms的单向矩形波。连续输出时常用的基本频率有0.1Hz，1.0Hz和50Hz三种，这三种不同频率与不同的刺激时间组合成不同的刺激模式，不同的刺激模式有不同的临床意义。常用的刺激模式有单刺激（single-twitch stimulation，SS）、强直刺激（tetanic stimulation，TS）、四个成串刺激（train-of-four stimulation，TOF）、强直后单刺激肌颤搐计数（post-tetanic count，PTC）、及双短强直刺激（tow short tetanic stimulation，TSTS）曾称双爆发刺激（double-burst stimulation DBS）。

脉冲的波幅反映刺激强度，调节刺激强度可通过调节电流或调节电压，但神经肌肉兴奋传递是电流变化，因此刺激强度现均用调节电流的方法。周围神经刺激器的经皮刺激的直流电流强度的调节范围在0~60mA之间，最高不超过80mA。

神经刺激器刺激神经时，非常重要的是维护刺激强度恒定，也就是保持对神经刺激的电流恒定。刺激电流通过电极经皮肤、皮下组织到达神经，阻抗一般在2kΩ以下，但在低温时阻抗明显增加，可达5kΩ，所以神经刺激器的电路设计上最低要保证阻抗在5kΩ时仍能恒流输出。另一方面，在使用神经刺激器时，要尽可能降低人体的阻抗，如清除皮肤表面油脂、电极上涂导电膏以及电极尽可能置于神经表面皮肤上，可降低电极与神经之间的阻抗，同时注意全身及肢体保温等。神经刺激器发出的是单向矩形波，因此有极性，负极的刺激强。矩形波的波宽为0.2~0.3ms，如果波宽增宽达0.5ms时，可能直接刺激电极下的肌肉，以及对神经可能产生二次刺激。刺激频率大于0.15Hz时肌颤搐幅度会出现较刺激前变小而维持在略低于刺激前水平，所以连续刺激不能大于0.15Hz。强直刺激诱发的肌强直收缩，对该肌肉有后效应，后效应的大小和持续时间与强直刺激的频率、强度等因素有关。后效应影响两次刺激间隔时间，并可能影响监测的正确性。长时间对同一神经刺激还可以引起该肌肉对刺激的抵抗，使所监测的肌肉不能反映身体其他部位肌肉的神经肌肉功能变化。

(二) 肌肉收缩效应的显示

显示刺激神经所诱发的肌肉收缩效应可以有多种不同的方法，但其共同点是收集与肌收缩效应有关的信息，再将其转化为电信息后经放大、整流再经计算器分析和处理，然后把结果显示出来。用不同传感器，把肌收缩效应产生的肌力或反映肌收缩过程中与肌力有关的信息再转变成电信息，根据采集信息的方法，目前应用的显示器有肌机械图（mechanomyography，MMG），肌电图（elechomyography，EMG），肌加速度图（accelero-myography，AMG），肌压电图（piezoelectric-elecho-myography，PZEMG）和肌声图（phonomyography，PMG）。不同方法采集的信息不同，受不同条件制约，因此有不同的生理意义。不同方法测出结果之间也有共同基础，因此其结果之间有一定的相关性，但因刺激条件不同，因此不能直接互换比较。

第三节　神经刺激诱发的肌肉收缩效应

周围神经刺激诱发的肌肉收缩效应可以用手触感或肉眼观察到。临床上不用显示器，仅根据手触感或肉眼观察肌肉收缩，来评估肌松程度有一定使用价值，但其精确程度不及显示器的结果。特别是评定肌力完全恢复与否是不能凭手触感及肉眼观察来评定，而必须有赖于显示器的客观指标。诱发肌收缩效应的显示器根据采集信息方法不同，目前有五类：最经典的肌机械图（MMG），最古老的肌电图（EMG），临床应用最多的肌加速度图（AMG），最新在临床研究使用的肌压电图（PZEMG）和肌声图（PMG）。

一、肌机械图（MMG）

MMG 用不同的力换能器采集诱发肌收缩力的信息，其中最常用的是通过力位移传感器（图 45-1）将肌力转变为电信号图。这是最经典的方法，其信息直接来源于力，但这方法操作要求高，要保持肌力的重复可比，必须维持每次肌收缩的等长收缩。因此固定位置很重要，要用特殊支架固定，以及保持静止肌恒定和适量的前负荷，一般为 200~300g，防止肌收缩引起的基线漂移，前负荷过大可引起肌纤维损伤。同时要注意保持肌收缩力的方向与传感器在同一直线上，以免成角分力使测得的肌力下降。力位移传感器限用于肌收缩力产生位移明显的肌肉如拇收肌等，而对肌收缩产生位移小的肌肉其应用就受限制。另一种 MMG 测定方法是测定肌收缩对气囊的压力，用传感器将压力变成电信号。这种方法可应用于肌收缩引起位移较小的肌肉如喉肌、皱眉肌等。

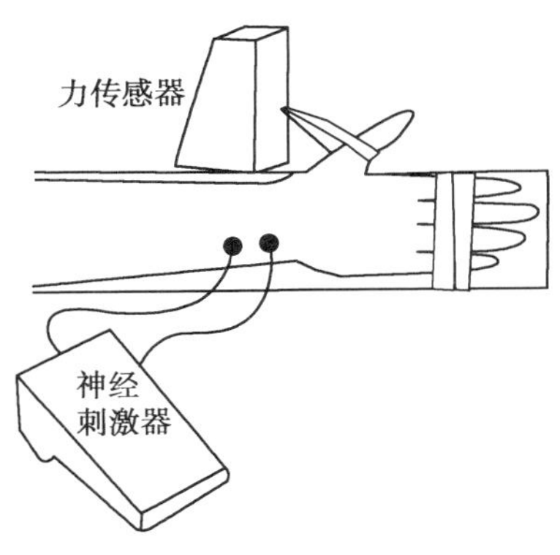

图 45-1　力位移换能器

二、肌电图（EMG）

EMG 采集引起肌收缩的复合动作电位的电信息，这不需要传感器，而通过电信号放大。但是，这种复合动作电位不能反映动作电位以后的兴奋与肌收缩耦联引起的肌收缩过程。要采集与监测肌肉产生的电信息的完整性，肌电图记录电极位置非常重要，而记录位置与刺激神经的电极太近，采集信息受刺激脉冲干扰。在腕部刺激尺神经或正中神经，则记录电极应置于鱼际或小鱼际或在手背第一骨间肌部位。EMG 记录还受其他电器设备干扰，影响其在临床应用。记录 EMG 时要注意保持位置固定和皮肤保温。EMG 用于临床研究的肌肉，如喉肌、膈肌、皱眉肌、眼轮匝肌等小肌肉的动作电位，但由于小肌肉电位弱，操作困难，结果会受到影响。

肌收缩的电效应图简称 EEMG（evoked electromyography）。测定刺激神经引起的肌收缩的复合动作电位（EEMG），目前在测定动作电位时引进计算机技术，动作电位经放大、滤波、整流积分等处理后可进行信息分析，而后以数字或图像显示，如对照值的百分率或 T_4/T_3 的比值等。记录 EEMG 常用的方法是刺激尺神经记录拇收短肌、小指展肌或第 1 掌间肌的动作电位。测定动作电位电极放在所选测定肌的肌腹上，参考电极放在该肌肌腱的附着点，接地电极置于两者之间。EEMG记录部位较广，在不易测定肌张力部位如面部等仍可用EEMG测定，EEMG没有像EMMG测定时要注意换能器固定位置、方向和避免超负荷等缺点，但EEMG测试时应注意电极的位置，不然难以得到足够的动作电位，记录电极与刺激电极太接近可能影响记录结果。测定时要固定，防止活动改变电极位置而影响结果。以及避免刺激电极对肌肉。直接刺激而引起的电活动。

此外，EEMG记录还受皮肤温度、电器干扰等影响。由于EEMG仅根据诱发肌群的电活动评估神经肌肉传导受阻滞的程度，不包括兴奋收缩耦连和肌收缩性，因此在评估阻滞程度时EEMG比EMMG低。监测不理想原因是：①电极位置偏移，未得到最佳复合电位信号。②预置前负荷的拇指或手固定不佳，影响肌电图记录。③体表电极有时会对肌肉有直接刺激作用，即使传导已完全阻滞，肌电图仍有电位活动。④肌颤搐反应在术毕无法恢复到基础值高度。另有报道认为在评估重症肌无力患者和部分非去极化阻滞的正常患者肌张力恢复时，用EMMG较正确。但目前关于两者的比较性研究还较少，曾有报道在阿曲库铵的恢复期同时记录比较EMMG和EEMG的T_4/T_1比值，其结果两者均与临床恢复之间的关系非常相似，但EEMG与外科肌松之间的关系及与其临床肌张力充分恢复之间的关系须进一步深入研究。

三、肌加速度图（AMG）

刺激神经引起肌收缩效应，根据牛顿第二定律：力 = 质量 × 加速度。在质量恒定的条件下，肌肉收缩力与加速度成正比，用两块压电陶瓷片的传感器附于所测肌肉上，采集肌运动产生加速度时对两块陶瓷片产生压电差形成的电信息，依次反映加速度变化。AMG的结果与EMG和力位移MMG的结果有较好的相关性。AMG监测刺激尺神经诱发的拇收肌收缩，产生的加速度变化是目前临床上应用最广的神经肌肉功能变化的监测方法，但对肌收缩引起加速度小或运动不明显的肌肉如眼轮匝肌、皱眉肌等，其精确性相对差，AMG也不能监测喉肌和膈肌。

AMG与力位移MMG之间的监测结果也存在不一致，如AMG所测得的基础对照值较力位移MMG测得结果高。因此肌力恢复指标MMG为T_4/T_1比值≥0.9，而AMG应为T_4/T_1比值=1.0。用AMG监测拇收肌，引起的拇指自由运动与手位置变化均影响加速度的记录，给拇指加以弹性前负荷可使记录基线稳定，但可能降低肌收缩力，不过不影响T_4/T_1比值。

TOF-GUARD为加速度仪系列中的一种。将加速度换能器固定在拇指端腹侧，固定其他四指和前臂，将温敏电极置于鱼际处，监测体温不低于32℃，两枚刺激电极透皮刺激近腕尺神经，拇指发生位移的加速度经换能器转换为电信号输入TOF-GUARD进行分析。TOF-WATCH（图45-2）和TOF-GUARD的区别是：①可与电脑连接；②不用记忆卡；③可作为神经刺激器使用；④体积稍小，操作简便。

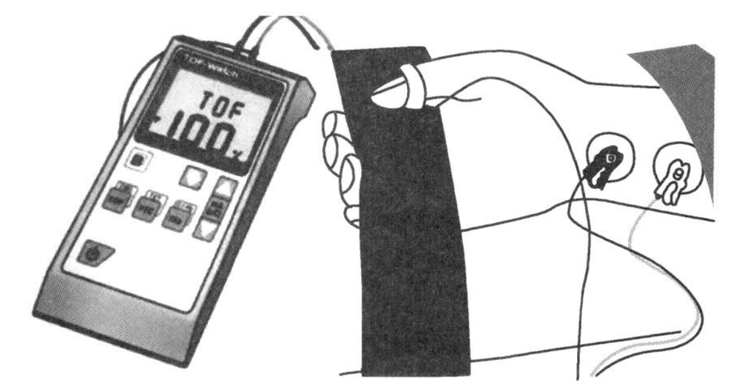

图45-2　TOF-WATCH

四、肌压电图（PZEMG）

PZEMG用压电膜传感器采集肌收缩时引起压电膜电位差，并将其转化成电信号。这种传感器是将压电膜设计在定型的可弯曲的弹性支架内，当肌肉收缩引起的伸屈运动的肌力变化。其T_4/T_1比值与MMG监测结果的相关性较好，但其他数据的相关性还需进一步验证，PZEMG的精确性目前还没有超过AMG。

五、肌声图（PMG）

肌收缩时引起的空间改变能发出低频声波，用特殊传感器在皮肤表面可记录到其下面的声波信息，这种传感器可以是电容式或电压式扩音器或是电容加速器。由于这种声波的功率频谱中50Hz以下的声波占90%，且典型的峰频率集中在4~5Hz，要测出这种频率非常低的声波，要求传感器的敏感性非常高。过去用PMG测出结果与MMG的结果之间相关性差，可能与所用传感器的灵敏度较差有关，用空气耦联的传感器对

2~10Hz 的低频率的敏感性不够，而现在所用传感器的灵敏度高，其检测结果与 MMG 结果之间的相关性非常好。PMG 是非创伤性的，敏感性超过 AMG，其应用不仅在肢体肌肉，还可用其监测喉肌和皱眉肌等。应用 PMG 监测时，不需要被测定的肌肉保持等长收缩状态，亦不需要预加前负荷，重要的是要保证测试过程中，传感器牢固地紧贴在测试肌肉表面的皮肤上，如监测拇收肌，则将传感器粘贴鱼际或手背第一骨间肌，并要固定于手和前臂。

第四节　神经刺激的模式及其临床意义

评价神经肌肉功能常用的电刺激模式有单刺激(SS)、强直刺激(TS)、四个成串刺激(TOF)、强直后单刺激肌颤搐计数(PTC)、双短强直刺激(TSTS)、磁力刺激(magnetic stimulation)。每种刺激模式都有各自的优缺点和临床适应范围，因此在临床使用时需要根据具体情况，合理选用。表 45-1 是几种刺激模式的简单归纳。

表 45-1　不同的神经刺激模式的基本特征

刺激模式	特点
单刺激(SS)	• 通过测定对于增加的刺激电流(mA)引起的最大反应作为对照 • 给予超过最大电流 20%~30% 的超强电流以使所有肌束同步收缩刺激时长 0.2~0.3ms • 单一超强电流频率为 0.1Hz 或 1Hz • 超过 1Hz 的刺激频率可能会增强随后的肌肉收缩 • SS 的 75%~95% 接受范围很窄 • 不能区分去极化和非去极化阻滞
四个成串刺激(TOF)	• 四个成串刺激频率 2Hz • 不需要对照的刺激收缩反应 • T_4/T_1 比值或 TOFr 是第四个和第一个刺激反应的比值 • 衰减指 T_4 小于 T_1，即 TOFr<1.0 • 测定间距 15~20 秒以保证反应强度 • TOFr 比值 >0.4 时，主观不能判断肌松状况 • 可以区分去极化和非去极化阻滞 • 相对于 TSTS 或 TET，更舒适，清醒患者可以接受 • 可以确定肌松程度，手术时维持阻滞范围 70%~100%
双短强直刺激(TSTS)	• 2 个强短刺激(2 或 3 个 50Hz 刺激)，间隔 750ms • TSTS 间隔 20 秒以避免增强随后的肌肉收缩 • 不需要对照 • D_2/D_1 或 TSTS 比值指第 2 个与第 1 个刺激引起肌肉收缩的比值 • 衰减指 D_2 小于 D_1，即 TSTS 比值 <1.0 • TOF 衰减等同于 $TSTS_{3,3}$ 衰减 • TSTS 比值 >0.6 时，主观不能判断肌松状况 • 可以区分去极化和非去极化阻滞 • 疼痛刺激介于 TOF 和 TET 之间 • TSTS 衰减的主观评估由于 TOF 衰减
四个成串刺激计数(TOFC)	• TOF 刺激时，4 个刺激均引起反应，TOFC=4 • T_4 消失，TOFC=3 • T_3 消失，TOFC=2 • T_2 消失，TOFC=1 • T_1 消失，TOFC=0 • 肌松深度和 TOFC 之间联系已确立

续表

刺激模式	特点
强直后刺激（TET）	• 一般 50Hz，持续 5 秒 • 可选用 100Hz，持续 5 秒，但这超过生理范围 • 正常对照 100Hz 可引起肌肉疲乏 • 可以区分去极化和非去极化阻滞 • 可以诱导直接肌肉刺激 • 相对于 TSTS 和 TOF，疼痛更剧 • 超过 5 秒的 TET 衰减如同 TOF 衰减 • TET 间期小于 3 分钟可增强随后的肌肉收缩
强直后单刺激肌颤搐计数（PTC）	• TET 50Hz 持续 5 秒，3 秒后，1Hz 单刺激 20 次 • 更多的 PTC 意味更少的肌肉阻滞 • 可以评估深度阻滞（TOFC=0） • PTC=0 时，不推荐追加肌松药 • PTC 间距 <3 分钟可增强随后肌肉收缩

一、单刺激（SS）

单刺激（图 45-3）是最基本的刺激模式，一次刺激产生一个肌颤搐。常用的刺激频率有两种，即 0.1Hz 或 1.0Hz，刺激时间 0.2ms，重复测试间隔时间不应少于 10 秒。电刺激的频率越快，肌肉收缩幅度降低越明显，贮存的乙酰胆碱消耗也越快，衰减与频率成正比，频率达 1Hz 时，可缩短超强刺激的时间。频率超过 0.15Hz，肌收缩效应逐渐降低并维持在一个较低水平，因此 1.0Hz 的单刺激仅用于确定最大刺激强度，目的是缩短确定最大刺激强度所需时间。而 0.1Hz 单刺激可用于监测肌松药，确定肌松药的效力（剂量反应），如诱导时用于选择合适的气管插管时间。在麻醉全过程中已很少用 0.1Hz 单刺激连续术中监测。单刺激的优点是简单及可用于清醒患者，刺激引起的皮肤疼痛及刺激的后效应均小。

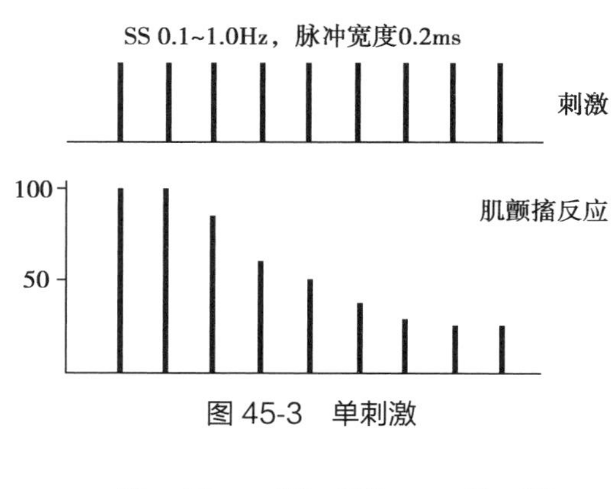

图 45-3 单刺激

应用 SS 需要在使用肌松药前测定反应对照值，用药后测定值以对照值的百分比来表示神经肌肉功能的阻滞程度。且在术中要长时间保持刺激条件不变十分困难，否则所测结果就难以与对照值比较。此外需要注意的是，单刺激肌颤搐高度即使恢复到对照值水平，仍有可能有残余肌松。肌松药的起效和时效与刺激的种类和刺激持续时间有关，显然 1.0Hz 单刺激测定结果不能与 0.1Hz 或是 TOF 等的结果相比较。

二、强直刺激（TS）

持续刺激（图 45-4）的刺激频率增高到 30Hz 以上时，肌颤搐就会融合成为强直收缩。非去极化阻滞及琥珀胆碱引起Ⅱ相阻滞时，强直刺激开始，神经末梢释放大量乙酰胆碱，神经肌肉功能阻滞被部分拮抗，肌肉收缩反应增强，然后，乙酰胆碱释放量下降，肌松作用增强，出现衰减现象。衰减程度取决于神经肌肉功能阻滞的深度，刺激频率和次数。用于评定术后残余肌松的强直刺激常用频率为 50Hz，持续刺激时间为 5 秒，如果不出现衰减，可作为临床上肌张力恢复的指标，比单刺激更可靠。

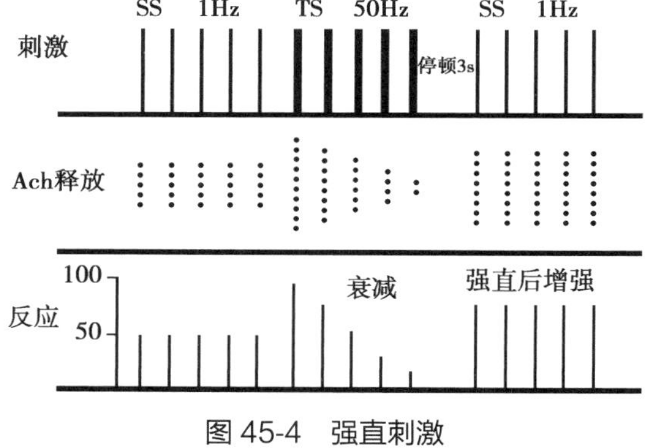

图 45-4 强直刺激

神经肌肉传递功能正常时对持续 5 秒的 50Hz 强直刺激的肌力能很好维持。而部分非去极化阻滞时，其肌力不能维持而出现衰减。典型的去极化阻滞不出现衰减，但当持续或反复应用去极化肌松药，阻滞性质会转化成双向阻滞，强直刺激可引起衰减。临床上可用强直刺激确定肌松药阻滞性质。

强直刺激的频率愈高，刺激持续时间愈长，引起的疼痛愈强，因此不适宜应用于清醒患者；且强直刺激频率高，持续时间长，使神经肌肉兴奋传递的不应期延长。在神经肌肉兴奋传递功能恢复后期，强直刺激可引起局部被兴奋的肌群对肌松药出现持续的拮抗现象。因此其结果不能正确地反映其他肌肉的肌张力恢复情况。此外，有报道强直刺激的频率超过 70Hz，即使不用肌松药，在强效吸入麻醉药全身麻醉时也可出现衰减，因此，超过 50Hz 的强直刺激既不符合生理要求，又无实用价值，不应用于临床肌松监测。

三、四个成串刺激（TOF）

TOF 是由一串四个频率为 2Hz 的单刺激组成，其刺激持续时间为 2 秒。连续刺激时，其串间距为 10 秒。TOF 的四个刺激产生 4 个肌颤搐，依次为 T_1、T_2、T_3 和 T_4。用 TOF 观察肌颤搐的收缩强度和各次肌颤搐之间是否依次出现衰减，观察衰减可以确定肌松药阻滞特性及评定肌松作用。衰减的大小以第 4 个肌颤搐与第 1 个肌颤搐的比值（TOFr）来表示，即 TOFr=T_4/T_1。神经肌肉兴奋传递功能正常时 4 个肌颤搐的幅度应相等，即 T_4/T_1 比值接近 1.0。

用 TOF 监测非去极化阻滞时（图 45-5），肌颤搐出现衰减，T_4/T_1 比值 < 1.0，并且随着阻滞程度加深，T_4/T_1 比值逐渐变小，直至 T_4 不显示（T_4/T_1 比值 =0），随着阻滞进一步加深，T_3、T_2、T_1 相继消失。而肌力恢复时，肌颤搐恢复顺序与此相反，T_1 先恢复，其后是 T_2、T_3、T_4 依次恢复，T_4 恢复后 T_4/T_1 比值逐渐增大，肌力完全恢复的指标是 T_4/T_1 比值 ≥ 0.9。TOF 反映的阻滞程度与单刺激肌颤搐抑制程度之间有一定的相关性。当 TOF 只出现 T_1 时，相当于肌颤搐抑制 95% 左右，相继出现 T_2、T_3 和 T_4，分别相当于单刺激时肌颤搐抑制 90%、80% 和 75%。

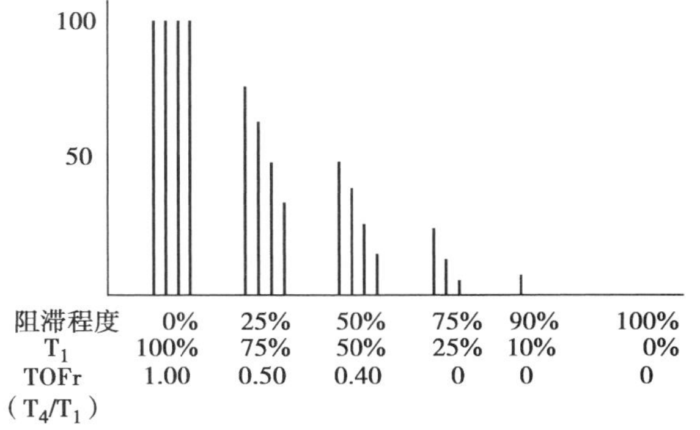

图 45-5　非去极化神经肌肉功能阻滞

用 TOF 监测去极化肌松药时（图 45-6），所有四个肌颤搐抑制程度大致相同，几乎没有衰减现象，即 T_4/T_1 比值接近 1.0。在恢复阶段也遵循相同的模式。但在持续应用去极化肌松药一段时间或大剂量使用（如琥珀胆碱 > 3mg/kg）后，其阻滞性质逐渐演变成Ⅱ相阻滞，T_4/T_1 比值逐渐变小，当 T_4/T_1 比值 < 0.70 时提示阻滞性质已可能发生Ⅱ相阻滞；当 T_4/T_1 比值≤ 0.5 时阻滞性质已肯定演变为Ⅱ相阻滞。连续应用去极化肌松药时根据 T_4/T_1 比值的变化可以监测其阻滞性质的改变。

TOF 具有单刺激和强直刺激的优点，TOF 引起皮肤疼痛及后效应均小。TOF 可以连续监测，且 TOF 监测不需要用药前的对照值，TOF 中的 T_4 和 T_1 之间可作为自身对照。TOF 的 4 个肌颤搐变化可以反映非去极化肌松药的阻滞程度。TOF 刺激模式可应用在没有诱发肌效应显示器的情况下，据肉眼观察和手触到的 TOF 诱发的肌颤搐次数，来粗略地估计非去极化阻滞程度和调节用药量。如在术中肌松维持时，TOF 刺激只出现 1 个或 2 个肌颤搐，提示其肌松阻滞程度约为 90%，可

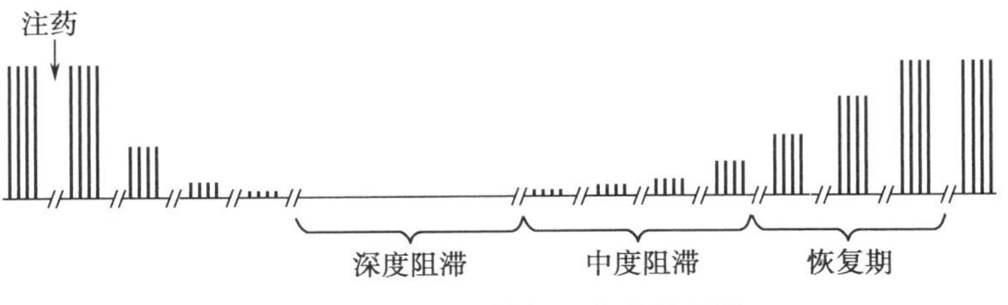

图 45-6　去极化神经肌肉功能阻滞

满足绝大多数手术要求；当腹腔内手术要求肌松阻滞程度更深时，TOF 刺激诱发的肌颤搐应为 0~1 个水平。但没有诱发肌效应显示器仅凭手触感确定术后肌力恢复时，根据手触感分辨 T_4 和 T_1 之间的衰减程度，其分辨衰减程度，即使是临床经验丰富的麻醉科医师也仅能在 T_4/T_1 比值为 0.3~0.4 水平。T_4/T_1 比值恢复到 0.60，患者已能保持抬头 3 秒，T_4/T_1 比值 >0.75，此时抬头试验能维持 5 秒。而肌力完全恢复要求达到 T_4/T_1 比值≥ 0.9 的水平，因此要评定没有肌松残余作用，不能仅凭手触感，必须要用诱发肌效应显示器。TOF 是临床实践中较合适的神经肌肉评估模式，可用于恢复期间和麻醉后重症监护治疗病房的清醒患者。

20 世纪 70 年代初四个成串刺激（TOF）监测的问世，与呼吸功能同步的 TOF 成为确定肌松药作用恢复水平的金标准。1973 年，Ali 和 Kitz 定义了 TOFr 为 0.74 时表明从 d- 筒箭毒阻滞中恢复。TOFr 为 0.7 是可以气管拔管的目标值。在 70 年代末和 80 年代，发现在 PACU 中拔管后患者有一定程度的肌肉无力现象。即使 TOFr>0.7，仍有肌松药残余作用的症状。Viby MÖgensen 等报道，尽管常规拮抗，PACU 中仍然有 30% 患者 TOFr<0.7。20 世纪 90 年代，神经肌肉恢复的目标值重新被修改，将神经肌肉充分恢复阈值调整为 0.9。数据表明，肌收缩机械效应或加速度仪检测 TOFr 必须 >0.9 才能确保患者的安全。

但应用 TOF 时有以下注意事项：

1. 需要神经肌肉功能监测　不同部位的骨骼肌对肌松药的敏感性不同，罗库溴铵的 ED_{95} 在膈肌为 0.50mg/kg，而拇内收肌仅为 0.24mg/kg，颤搐高度恢复至 90% 的时间膈肌仅为 35 分钟，而拇内收肌为 64 分钟。膈肌比拇内收肌所需的有效剂量更大，恢复时间也更快。拇内收肌监测的肌松程度，不能完全反映腹部肌群的张力。另外腹腔镜手术本身也能减弱肌松药的作用。因此，腹腔镜手术中尤其需要持续肌松药作用的监测，以便维持深度肌松状态。

2. 优化肌松用药管理，始终维持 PTC=1 或 2，或 TOFr=0，深度肌松必须维持到标本切除、止血等主要手术步骤完成之后，腹腔镜手术不需要逐层关闭腹部切口而即刻完成。所以，应选择合适的停药时机，注意在复苏期严密观察，精准评估肌松药消退情况，避免肌松药残余作用造成的并发症，适时拔除气管导管，保障患者的安全。

3. 肌张力监测可以在术中指导单次追加药物的时间，也可以提示调整持续输注药物的剂量，根据肌松作用监测情况和手术进展选择合适的停药时机，减少术毕时的肌松残余。

四、强直刺激后单刺激肌颤搐计数（PTC）

PTC 是由强直刺激与单刺激复合组成，其作用是利用强直刺激的衰减和强直刺激后的易化，监测比单刺激和 TOF 不出现肌颤搐时更深层的肌松程度（图 45-7）。PTC 的组成是先由 50Hz 的强直刺激持续刺激 5 秒后，间隔 3 秒再连续 1.0Hz 的单刺激，根据单次刺激诱发的肌颤搐数确定肌松程度。计数为零肌松程度最深，次数增多肌松程度相应减小，当计数达到 10 左右时，一般用单刺激或 TOF 均可出现肌颤搐。PTC 受许多因素影响，主要取决于非去极化阻滞程度、强直刺激的频率及持续时间、强直刺激与其后单刺激之间的间隔时间、单刺激的频率以及强直刺激前的刺激条件等。因此测定 PTC 必须保持这些条件恒定。PTC 重复应用时，每次间隔时间至少为 6 分钟，且不宜过多重复测试。

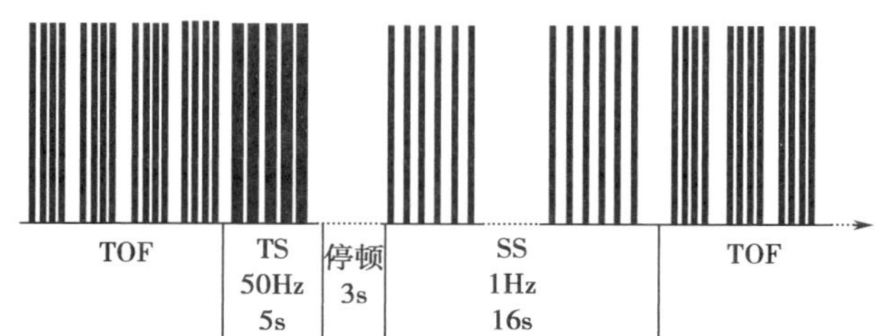

图 45-7　强直刺激后单刺激肌颤搐计数（PTC）

PTC 的临床意义有两个：

1. 可测定比单刺激或 TOF 无肌颤搐时更深层的肌松程度　临床上监测拇收肌，即使单刺激或 TOF 无肌颤搐出现时，如果气管导管在气管内移动，刺激隆突仍可引起严重的呛咳。这是由于不同肌群对肌松药的敏感性不一样，膈肌的敏感性最差，即使在拇内收肌对 TOF 或单刺激的肌颤搐已 100% 抑制时，横膈仍有活动。临床上进行精细复杂手术或有危险性操作时，为防止突然体动、咳嗽、打嗝等，要求极深度肌松，此时可应用 PTC 监测。在 PTC 计数为 1~2 时患者还可能存在微弱咳嗽，要使咳嗽完全抑制，必须达到 PTC 为 0 的水平。

2. 根据PTC计数可以估计单刺激或TOF肌颤搐出现时间 从PTC计数为1到单刺激或与TOF肌颤搐恢复之间的时间与肌松药种类有关(表45-2),一般PTC恢复到10次左右时,所有肌松药对单刺激或TOF引起的肌颤搐一般都已经出现或即将出现。不同的肌松药其相差时间不同,如气管插管时用泮库溴铵0.1mg/kg,其PTC出现与TOF肌颤搐出现之间的相差时间约为37分钟,与此相似,应用阿曲库铵0.5mg/kg或维库溴铵0.1mg/kg其间的相差时间约为7~8分钟。随着阻滞深度减轻,PTC的反应次数增加,因此,根据PTC结果可估计不同非去极化肌松药在TOF和单刺激无肌颤搐反应到TOF和单刺激出现之间的时间。

表45-2 非去极化肌松药 T_1 呈现时间和PTC值

肌松药	剂量(mg/kg)	成人或儿童	PTC=1至 T_1 显现(min)	T_1 显现时PTC值
筒箭毒碱	0.5	儿童	33.3	5.7
阿库氯铵	0.3	儿童	29.3	6.3
维库溴铵	0.08	儿童	5.8	7.3
	0.1	成人	8.5	9.7
罗库溴铵	0.6	成人	9.1	
	0.9	成人	11.7	
	1.2	成人	16.2	
泮库溴铵	0.1	儿童	19.8	7.2
	0.08	成人	37.0	10.9
阿曲库铵	0.5	儿童	7.8	7.2
	0.6	成人	9.0	7.6
顺阿曲库铵	0.15	成人	11.3	8.3
杜什库铵	0.07	成人	98.0	13.3

五、双短强直刺激(TSTS)

TSTS是由两串间距750ms的短程强直刺激所组成,每串强直刺激各有3~4个频率为50Hz的单刺激(图45-8)。TSTS的主要用途是在没有诱发肌收缩效应显示器的情况下,提高手触感或目测来监测前后两次肌强直收缩肌力差异的分辨率。TSTS的两串短程强直刺激中各含多少个50Hz的单刺激数最佳,目前尚无定论,一般用 $TSTS_{3,3}$,即前后两串各有3个单刺激组成,也有用 $TSTS_{3,2}$ 或 $TSTS_{4,3}$ 的。

在神经肌肉兴奋传递正常时,TSTS引起的两个肌收缩反应相同,而在部分非去极化阻滞时,第二个肌收缩反应较第一个的弱。这与TOF相似,TSTS与TOF间有较好的相关性,TSTS的肌收缩衰减较TOF衰减更明显,因此,在无记录装置的条件下,用手触感觉评定术后残余肌松,TSTS较TOF分辨效果好。在临床上,TOF监测手触感能分辨在 T_4/T_1 比值0.3~0.4水平,而用TSTS手触感可提高分辨率至 T_4/T_1 比值约为0.5~0.6水平。然而,必须指出的是,即使是这种刺激模式也不足以通过主观方式确保足够的肌松作用恢复和达不到排除残余肌松阻滞的标准(T_4/T_1 比值≥0.9)。

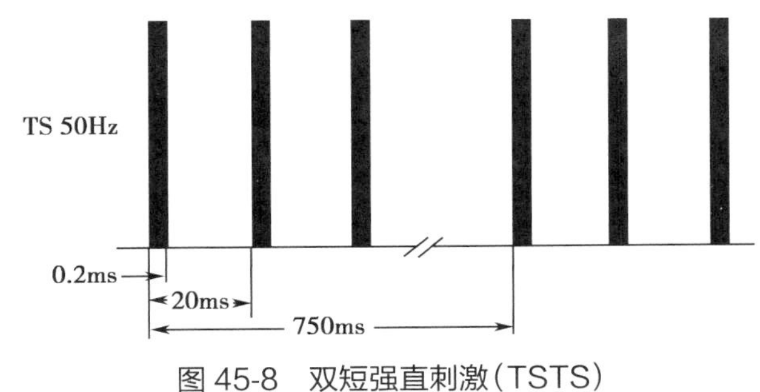

图45-8 双短强直刺激(TSTS)

4

第五节　不同部位肌肉的监测

一、监测拇收肌

上肢外展，固定 2~5 指。近腕尺侧沿尺神经的走行粘贴银 - 氯化银表面刺激电极，传感器固定在拇指端腹侧。尺神经受到诱发刺激时，因拇内收肌收缩使拇指发生内收，监测仪将显示拇内收肌诱发颤搐反应时肌收缩的效应。监测过程中手和前臂如发生旋转或移位，将使诱发肌颤搐反应结果失真。对拇内收肌内收功能的监测是神经肌肉功能监测中最基本和最常用的方法。AMG，MMG 等方法都可以测定（图 45-9）。

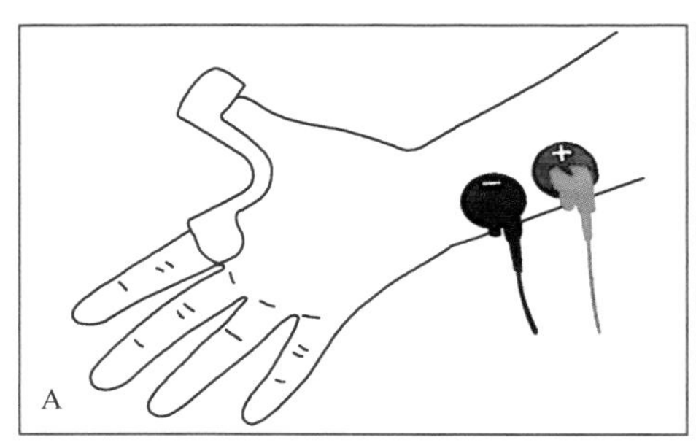

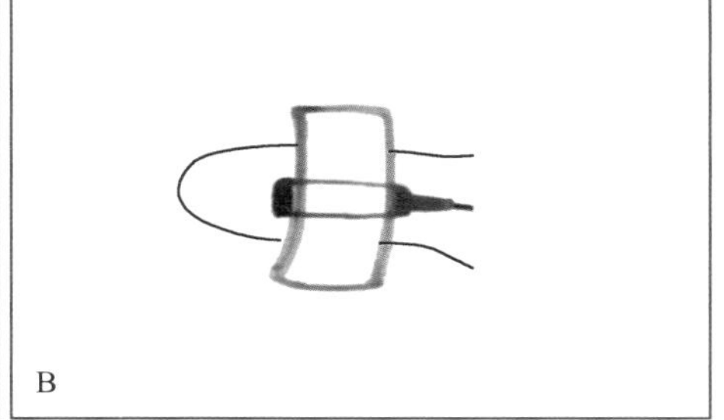

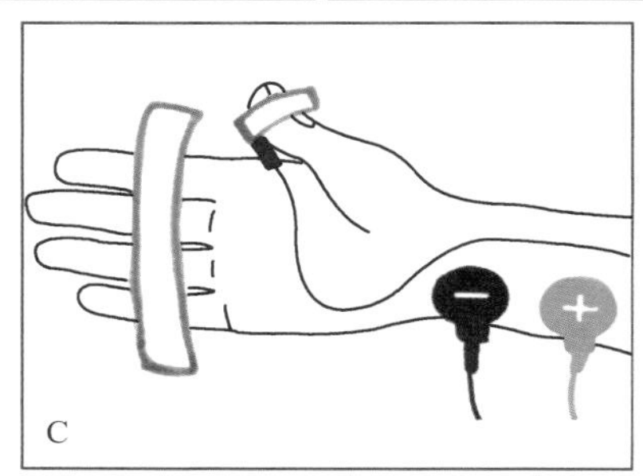

图 45-9　刺激尺神经后，测定拇收肌的反应
A. 使用 AMG；B. 使用 MMG；C. 使用 PZEMG。

二、监测喉肌

在颈部刺激喉返神经，诱发喉肌收缩效应，可用 EMG、MMG、PMG 记录。EMG 记录时，记录电极在气管导管外壁上其部位置于声门间，这样可记录喉内收肌和外展肌的动作电位。另一种改良的 MMG 是通过气管导管上的气囊，将气囊置于声带间，根据气囊压变化，通过传感器转化为电信号反映喉内收肌收缩力。最近用于 PMG 将传感器放在喉肌表面的皮肤上，这技术较方便，基线更稳定，信号容易分析且不受呼吸影响。PMG 监测结果与 MMG 监测结果之间有较好的一致性。

喉返神经的刺激有两种方法：一种是针形电极放在颈中部，位于颈静脉切迹与甲状软骨之间；另一种是用双极探针，在胸锁乳突肌稍外侧气管食管沟内。

维库溴铵、米库氯铵和罗库溴铵阻滞声带肌群的起效时间和 T_1 恢复时间都比拇内收肌早且快，但最大阻滞程度却比拇内收肌明显低，提示喉部肌群对非去极化肌松药的敏感性比拇内收肌低。喉肌监测主要用在临床研究，喉肌起效快，这是其位置接近心脏，药液分布更迅速所致；而其恢复快，这与喉肌对肌松药敏感性比拇收肌差有关。

三、监测膈肌

用 EMG 监测是刺激膈神经记录膈肌收缩的动作电位。记录电极曾用插入膈肌的针形电极，也有用皮肤表面电极，后者的电极位置放在腋前线与锁骨中线之间的第 7 肋间隙和第 8 肋间隙，或将皮肤表面电极放在脊柱右侧旁，相当于 T_{12}/L_1 或 L_1/L_2 脊椎水平。另一种类似 MMG 监测方法，用间接测定经膈的压力，这种方法是在食管和胃内各插入一个带气囊的导管，两根导管分别连接一个压力传感器，胃内气囊压力变化反映腹腔内压力，食管内气囊压力反映胸腔内压力。两个气囊压力差反映膈肌力变化。这种方法有一定难度，且腹腔内手术不能应用。监测膈肌最困难的是刺激膈神经，在颈部刺激膈神经要考虑安全性和如何保持刺激条件稳定，因此仅用于临床研究，且要慎重考虑。

既往研究提示要达到同等阻滞强度，膈肌所需非去极化肌松药的剂量比拇内收肌所需的剂量大。非去极化肌松药对膈肌作用的起效时间比拇内收肌短，达到最大阻滞的时间仅为拇内收肌的1/3，但达到最大阻滞程度基本相同，膈肌反应的速度亦比拇内收肌快得多。

四、监测皱眉肌

监测皱眉肌是刺激面神经颞支，监测其诱发的皱眉肌收缩效应。刺激用皮肤电极，负极放在神经上，正极放在前额，效应显示有两种方法：一种是改良的MMG，将充满空气的气囊放在皱眉肌上，传感器将肌收缩时的压力变化反映出肌力；另一种是PMG，将传感器妨碍皱眉肌上。两种监测方法所显示结果有较好的相关性，监测皱眉肌可较好反映肌松药对喉肌和膈肌作用。AMG也可以监测皱眉肌，如图45-10放置相关电极和传感器。

五、监测下肢踇短屈肌或股内侧肌

用AMG监测并比较刺激胫后神经诱发踇短屈肌收缩效应与刺激尺神经诱发拇收肌效应，结果

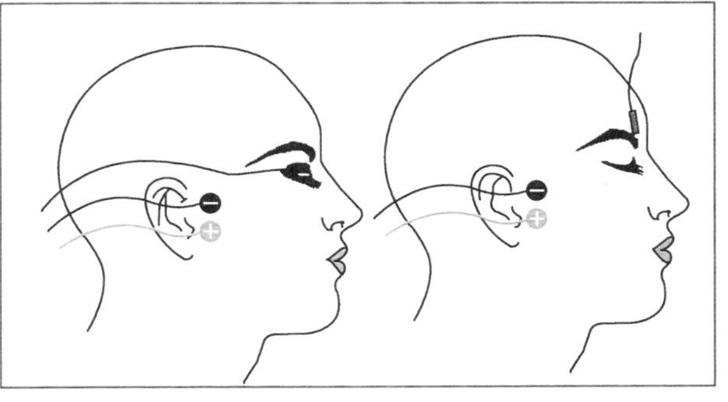

图45-10　使用AMG刺激面神经，测定眼轮匝肌（左，加速仪置于眼睑）和皱眉肌（右，加速仪置于眉毛处）的肌肉反应

两肌收缩的峰效相似，而踇短屈肌的起效慢和肌力恢复快。其原因可能是拇收肌起效快与其血流量高有关。拇收肌的慢肌纤维（Ⅰ型纤维）较踇短屈肌多，Ⅰ型肌纤维对非去极化肌松药的敏感性较Ⅱ型肌纤维（快肌纤维）敏感。

刺激股神经支配股内侧肌的分支来诱发内侧肌收缩效应，并与刺激尺神经诱发拇收肌收缩效应相比较，监测均用AMG，结果显示股内侧肌的起效比拇收肌快；用PMG监测，结果显示股内侧肌的起效和肌力恢复均较拇收肌快。这可能与两者肌肉的形态结构不同有关。股内侧肌所含的Ⅱ型肌纤维比例较拇收肌多。

临床上不常用监测下肢肌肉，但当条件限制不能监测上肢肌时，监测下肢肌也是一种替代方法。因此要了解其间差异，便于临床正确评估。

第六节　神经肌肉功能监测的临床应用和意义

选择适当的监测部位、适时应用合适的刺激模式和恰当的评估肌收缩效应的方法，这对达到满意、足够的肌松程度和合理减少肌松药药量以及减少肌松药的不良反应均十分重要。

一、监测部位及肌肉收缩效应显示器

应考虑到不同肌肉对肌松药的敏感性差异，以及循环血流对肌松药的起效和消除等因素。最好是监测手术部位的肌肉。如眼科手术，则监测对侧眼轮匝肌。但并不是所有与手术有关的肌肉都能对其进行监测，如对气管插管有关的喉肌，和对胸腔、腹腔手术非常重要的膈肌，目前仍在临床试验研究阶段。所以监测肌肉的部位，应选择与手术部位肌肉相关性好的肌肉，该肌肉能足够反映手术部位肌松程度。临床上应用最广的的是监测上肢，刺激尺神经诱发拇收肌收缩效应，其次是眼轮匝肌。

拇收肌对肌松药较喉肌和膈肌均敏感，又是肌力恢复最晚的肌群之一，因此评定肌力恢复可靠性高，但对快速诱导气管插管选定最好时机，其不及眼轮匝肌早。对需要膈肌松弛的腹腔和胸腔手术，拇收肌反映膈肌肌松程度不及眼轮匝肌。临床上习惯监测拇收肌，因为监测上肢操作方便，肌收缩效应明显，可以直接观察或用多种性能的肌

收缩效应显示器，如 MMG、AMG、EMG、PZEMG、PMG 等。

选择肌收缩效应显示器要考虑其性能与监测部位和要求。一般讲力位移 MMG、AMG 适用于肌收缩效应明显的部位，如拇收肌；气囊压力式 MMG、PMG 适用于肌收缩效应位移较小或不明显的部位，如眼轮匝肌；EMG 因手术室电器干扰，应用条件受到限制。

现在应用最多的是 AMG，主要用于上肢，操作方便，其结果与 MMG 一致性较好，值得注意的是，PMG 随着技术水平的提高，精确性和适用性已经相应增加，很有发展潜力。

二、刺激模式及临床意义

不同刺激模式适用于不同手术阶段。麻醉诱导期，监测气管插管条件用 0.1Hz 或 TOF。麻醉维持和手术期应用单刺激、TOF 和 PTC。麻醉结束后，用 TOF 和 TSTS。

各种刺激模式在手术期不同时间应用，单刺激在手术期应用已逐渐减少，原因是单刺激评定肌松程度需要用药前对照值，以及在手术过程中要保证维持刺激条件的稳定性，其评定才有可比性。TOF 具有单刺激和强直刺激优点，TOF 已取代单刺激，可在手术过程中连续监测。TOF 评定肌松程度不需要用药前的对照值，根据 TOF 刺激引起的肌颤搐和 T_4/T_1 比值，评估肌松程度。在无肌力显示器设备时，根据 TOF 刺激可出现衰减，这可以确定肌松药阻滞性质是去极化或非去极化阻滞。且 TOF 后效应较小，间隔 10 秒以上就可重复刺激，因此可用其连续监测长期使用去极化肌松药时，观察其阻滞性质由去极化阻滞演变发展为Ⅱ相阻滞。

监测拇收肌时，肌颤搐完全抑制不能反映膈肌完全松弛，也不能完全避免刺激气管隆嵴引起的呛咳。要进一步测定更深层次的肌松，可以应用 PTC 刺激，计数为零时可以完全抑制咳嗽，但这测定不能用于去极化肌松药。

术后评估肌力的恢复，TOF 应以 T_4/T_1 比值 ≥ 0.9 为标准。在没有肌收缩效应显示器时，用手触感评定肌力完全恢复时不可能达到这样高的分辨率，但 TOF 刺激肌颤搐出现 2 个或 2 个以上时，可作为使用抗胆碱酯酶药拮抗肌松残余作用的时机。TSTS 测定肌力恢复比 TOF 明显，但也达不到临床上无肌松残余作用的要求。在有肌收缩效应显示器时，TSTS 无使用价值。50Hz 强直刺激 5 秒如不出现衰减，其肌力恢复可靠性较 TOF 恢复更可靠，但因其后效应长和疼痛大，所以已不再单独使用，仅作为组成 PTC 和 TSTS 的成分。

三、神经肌肉功能监测在麻醉与围手术期应用

（一）神经肌肉功能监测方法的选择和时程术语（图 45-11）

给予肌松药后，神经肌肉接头部位开始受阻滞的阶段可以用 TOF 或 TOF 进行阻滞过程的监测；当 TOF 的 T_1 降到零以下时，神经肌肉接头的阻滞深度需采用 PTC 监测，当 PTC = 0 时，则采用 PTBC 监测。当肌松作用开始消退，TOF 的 T_1 显现时，用 TOF 监测肌松作用消除过程。当 TOF 的 T_1 恢复到基础值的 85% 以上或 TOFr >0.85 时，可继续用 TOF 或 TOF 监测肌松残余作用，亦可用 TSTS 凭主观感觉（视觉或触感）体会 D_2/D_1 比值，评估衰减状态（表 45-3）。

表 45-3 各种刺激模式在麻醉与围手术期的应用

刺激种类	围手术期应用
SS	确定超强刺激（1.0Hz） 气管插管时肌松程度监测（0.1）
TOF	气管插管时肌松程度监测 手术期维持外科肌松和肌松恢复期监测 术后恢复室肌松消退监测
PTC	深度肌松水平监测 预测 SS 和 TOF 肌颤搐出现时间
TSTS	术后恢复室肌松消退监测及判断肌松残余作用

1. T_4/T_1 比值（TOF ratio，TOFr）。

2. 显效时间（Lag time） 从注药毕到 T_1 第一次发生明显下降（降幅为 5%）的时间。代表从肌松药进入体内到神经肌肉接头开始发生阻滞的时间。

3. 起效时间（Onset time） 从注药毕到 T_1 达到最大抑制程度的时间。代表从肌松药进入体内到神经肌肉接头达到最大阻滞程度的时间。

4. 最大阻滞程度（Tmax） 给予肌松药后，T_1 颤搐幅度受到最大抑制的程度，如 T_1>0，T_1 颤搐幅度需在同一水平稳定出现 3 次以上才能作为最大阻滞程度。如 T_1<0，则用 PTC 或 PTBC 表示最大阻滞程度。最大阻滞程度代表肌松药对终板的阻滞深度。

5. 临床作用时间（Clinical duration） 从注药

毕到 T_1 恢复到基础值 25% 的时间。代表肌松弛药临床有效作用时间。

6. 恢复指数（Recovery index，RI） T_1 从基础值的 25% 恢复到 75% 的时间。如恢复指数采用其他量度，RI 后必须用右下标注明量程，例如：$RI_{5\sim95}$ 代表该恢复指数是 T_1 从基础值的 5% 恢复到 95% 的时间；$RI_{20\sim80}$ 代表该恢复指数是 T_1 从基础值的 20% 恢复到 80% 的时间。

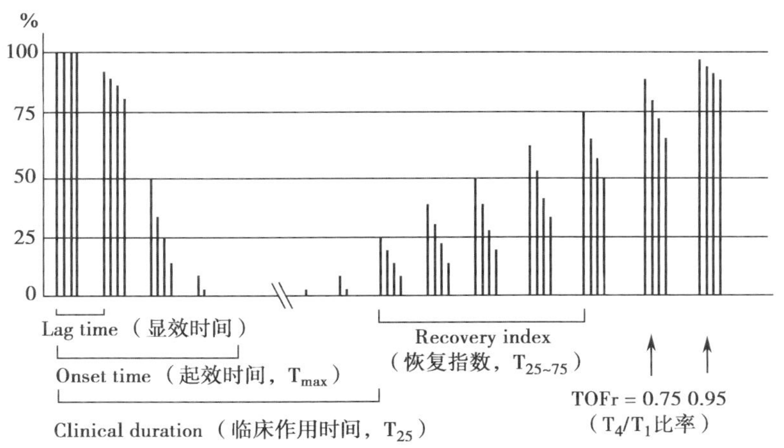

图 45-11　神经肌肉功能监测时程术语

（二）神经肌肉功能监测在围手术期应用

适当选用各种刺激方法，麻醉诱导和气管插管时可选用单次颤搐和 TOF，手术期间中度阻滞及恢复期用 TOF 监测，如需深度阻滞则采用 PTC，在恢复室患者可应用 TOF 和 TSTS 监测。

1. 判断神经肌肉阻滞类型　用 TOF 监测时，以四个颤搐反应是否发生顺序衰减和有无强直后易化现象区别非去极化阻滞型和去极化阻滞型，以及应用去极化肌松药时的Ⅰ相阻滞和Ⅱ相阻滞。

2. 测定肌松作用起效时间和气管插管时机的选择　麻醉诱导给予肌松药后需测定评估神经肌肉阻滞的强度，以选择最适宜进行气管插管的时机，此时应获得喉部肌群和呼吸肌的最佳松弛状态。非去极化肌松药在膈肌和喉部肌群的作用起效最快，拇内收肌稍慢。常规用拇内收肌监测诱发颤搐反应，当 T_1 抑制程度达到 95% 时，可以认为膈肌和喉部肌群亦达到最大抑制程度，具备气管插管的最佳肌松状态。虽然麻醉深度明显影响插管状态，但肌松程度不足时很难获得最佳插管条件。

3. 维持术中最佳肌松状态　一般认为当拇内收肌的 T_1 抑制程度达到 90% 时能获得腹肌松弛。由于肌松药效应存在肌群间的差异，腹直肌达到最大阻滞程度所需时间及恢复速度都比拇内收肌早且快，尽管监测拇内收肌反应尚未完全恢复，腹直肌张力可能早已恢复。因此腹部手术时的肌松状态需维持拇内收肌对 TOF 反应的 T_1 抑制程度达到 90%~100%，当 T_1 恢复到基础值的 10% 时，按手术需要给予追加量的肌松药。当 PTC ≤ 5 时膈肌对诱发颤搐刺激无反应。为防止患者在手术期间突然出现随意运动或咳嗽（如眼科和显微外科手术期间），需进行神经肌肉接头的深度阻滞，外周肌神经肌肉阻滞强度需达到 PTC<2。亦可用 PTBC 监测更深的阻滞程度。图 45-12 显示的是给予非去极化肌松药后，各个时段，不同阻滞深度的变化。

4. 肌松作用恢复的判断　应用肌松药后判断横纹肌收缩功能恢复的传统方法是患者能咳嗽、睁眼、伸舌和持续抬头 5 秒。Brand 发现当患者出现上述征象时，TOFr 已恢复到 0.8，平均潮气量（TV）= 8ml/kg，最大吸气负压（MIP）=–22cmH_2O。但 Mikatti 发现当 TOFr = 0.5 时几乎所有受试者都能持续抬头 5 秒。Viby-Mogenson 发现接受非去极化肌松药的患者麻醉结束后尽管能咳嗽、伸舌、睁眼和持续抬头 5 秒，送达恢复室时 41.8% 的患者 TOFr<0.8。认为体征法判断肌收缩功能恢复的失误率较高，强调麻醉期间和麻醉后需用 TOF 法监测神经肌肉阻滞的恢复程度。

根据终板区乙酰胆碱受体安全限理论，只有当 85% 以上的乙酰胆碱受体被肌松药分子有效占据时，诱发肌颤搐反应才开始下降，换言之，当诱发肌颤搐反应恢复到基础值水平时，很可能仍有近 85% 的受体被肌松药分子占据。Brull 等认为当 TOFr=0.7 时，未被肌松药分子占据的受体不足 30%，不能满足正常神经肌肉传递功能的基本需要。

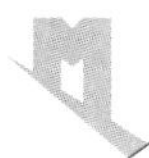

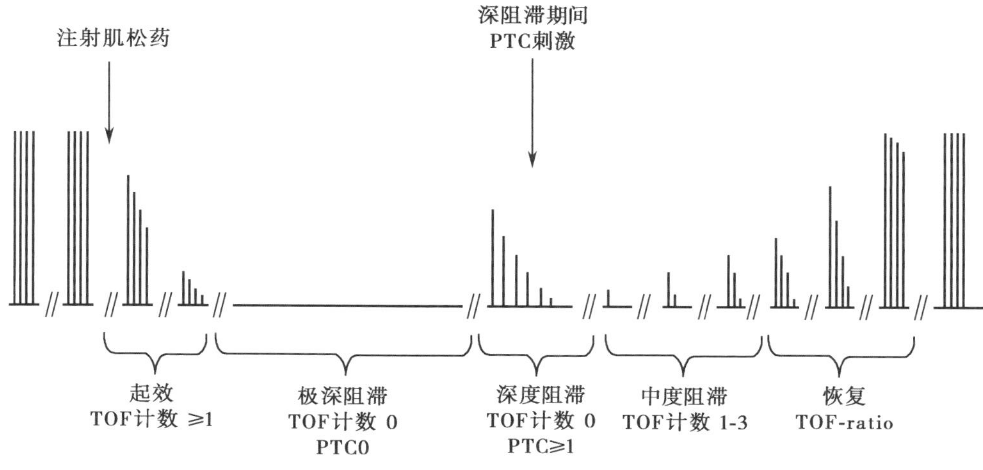

图 45-12 神经肌肉阻滞程度分级

4

应用非去极化肌松药后当TOFr恢复到0.7时，MIP可达到 −15~25cmH$_2$O，TV 6~7ml/kg，肺活量为基础值的50%~70%，虽该通气指标能满足患者静息状态下的基本需要，但属于临床所能接受的最低限，在通气量方面不能确保患者安全。静脉注射右旋筒箭毒碱后，当MIP =−20cmH$_2$O时，尽管 $P_{ET}CO_2$ 能够保持正常，但肺活量减少了66.1%，握力降到零。MIP =−25cmH$_2$O时，气道保护肌群的功能尚未恢复正常；MIP在 −39cmH$_2$O以上时受试者能用舌抵住口咽部产生完全性气道阻塞；−43cmH$_2$O以上时才恢复吞咽能力。Derrington认为MIP仅达到 −25cmH$_2$O时，所有呼吸肌仍严重乏力，需进行呼吸支持。Eriksson发现当TOFr = 0.7时，残余非去极化肌松药可降低主动脉体化学感受器的敏感性，明显减弱机体对缺氧性通气反应的代偿能力。因此以TOFr= 0.8作为肌松作用的恢复标准是不安全的。

当TOFr恢复到0.9时，气道保护肌群功能已恢复，残余非去极化肌松药对主动脉体化学感受器敏感性的影响消除，用力肺活量(FVC)、1秒用力呼气量(FEV$_1$)、呼气流率峰值(PEFR)、中期呼气流率(MEFR)和最大吸气负压(MIP)均已恢复到基础值水平，自主呼吸时 $P_{ET}CO_2$ 和 SpO_2 能保持正常水平，吞咽能力恢复，握力已达到基础值的83.3%，咬合强度恢复，能较有力地咬住压舌板。因此将神经肌肉阻滞的恢复标准调整到TOFr ≥ 0.9，可进一步减少肌松残余作用引起的并发症，提高应用肌松药的安全性。TOF恢复与临床征象的关系见表45-4。表45-5则根据主观和客观方式判断得到的肌肉阻滞程度。

表 45-4 TOF 恢复与临床征象的关系

TOF	临床征象
25%	T_4 出现，肌松作用开始恢复，可以用拮抗药
40%	不能抬头和举臂
50%	开始睁眼、伸舌
60%	能咳嗽、抬头和举臂3秒，Vc及用力吸气负压仍低于正常
70%~75%	能咳嗽、完全睁眼和伸舌、抬头、举臂5秒
80%	Vc、用力吸气负压及呼气流速基本正常，神经肌肉功能恢复正常

表 45-5 主观和客观方式判断得到的肌肉阻滞程度

阻滞程度	PTC	TOF 计数	主观 TOFr	客观 TOFr
极深阻滞	0	0	0	0
深度阻滞	≥ 1	0	0	0
中等阻滞	NA	1~3	0	0
较浅阻滞	NA	4	有衰减	0.1~0.4
轻度阻滞(恢复前)	NA	4	无衰减	>0.4 且 <0.9
完全恢复(正常状态)	NA	4	无衰减	0.9~1.0

NA= 没有数据。

5. 判断给予肌松拮抗的时机和剂量　根据神经刺激引起的肌肉收缩效应，判断肌松水平，确定给予肌松拮抗药的剂量和时机。术毕停用肌松药后，一般不立即使用新斯的明拮抗，在TOF恢复到

10% 时进行拮抗的效果较好。而应用舒更葡糖钠时，不同肌松程度的剂量不同。图 45-12，以罗库溴铵使用为例，在不同阻滞深度，舒更葡糖钠、新斯的明和依酚氯铵各自拮抗所用剂量均不一样，只有个体化分析，准确监测，掌握客观数据，才能达到最有效的拮抗，避免肌松残余的发生。表 45-6 给出了几个不同阻滞程度下所需舒更葡糖钠和新斯的明的拮抗剂量。

表 45-6　不同阻滞程度下所需舒更葡糖钠和新斯的明的拮抗剂量

阻滞深度	新斯的明（mg/kg）	舒更葡糖钠（mg/kg）
PTC<2	延迟拮抗	4~16*
PTC ≥ 2	延迟拮抗	2~4*
TOF 计数 2~4	0.05~0.07	1~2*
TOF 计数 4，无可触及或可看见的衰减	0.02~0.03	0.25~0.5*
TOFr ≥ 0.9	不需要拮抗	不需要拮抗

* 当拮抗维库溴铵时需要更高的剂量。

四、临床症状与体征在评估肌力恢复中的意义

术后肌松残余作用是术后引起呼吸道严重并发症的重要原因。肌松残余作用即膈肌、肋间肌不同程度松弛，使通气量减小。舌根下垂可引起气道阻塞；咽肌及上食管肌群不协调，易发生为内容物反流误吸，产生严重的肺部并发症；肌松残余作用降低了颈动脉化学感受器对缺氧的敏感性。在肌力恢复过程中，评估肌松残余作用产生的影响时需注意：

1. 不同肌肉对肌松药的敏感性不同　如膈肌的敏感性差，恢复早；上气道肌群敏感性大，因此吞咽协调功能恢复晚。在肌力恢复过程中，与呼吸肌有关的指标恢复相对早，如潮气量、肺活量、吸气力都相继依次恢复。但在潮气量和肺活量均恢复及最大吸气力 <40~50cmH_2O 时，均不能提示无临床意义的肌松残余作用。

2. 肢体肌肉肌力恢复较呼吸肌慢　肌松程度评定是不能仅凭肢体动作的恢复，而是要评估其持续收缩能力，如握力不能根据握力大小，要评估其握力能够持续保持不变；抬头、举手和举腿一样，要观察其做上述动作时是否保持姿势固定不变，保持 5 秒以上。这和用强直刺激模式相似，如果用 50Hz 强直刺激 5 秒能维持肌力不衰减，其肌力恢复较单刺激肌力恢复更好。当然要测定有无临床意义的肌松残余作用，最好指标是根据肌收缩效应显示器的客观数据更确切。

最后要说明一点，就目前的监测条件，虽能满足临床要求，但从整个肌松药在神经肌肉接头部的作用看，监测的程度还是有限的。在肌松药作用过程中，单刺激与 TOF 所监测的肌颤搐，从完全抑制到完全恢复，其反应阻滞受体数仅在 30% 左右。用强直刺激和 PTC 刺激模式，虽可探测比单刺激和 TOF 更深层次的非去极化阻滞，但其范围也有限，而比对 PTC 无反应、更深层次肌松阻滞，目前尚无更好的监测手段。更重要的是，根据 TOF 及单刺激诱发的肌颤搐完全恢复到用药之前水平，仅能反映活性受体的比率最多约占整个受体的 30%，另有约 70% 受体仍与肌松药结合而未能显示出来，因此术后肌力恢复达到 T_4/T_1 比值 ≥ 0.9 是最基本的要求，并且必须清楚地认识到，此时在神经肌肉接头还有大部分受体与肌松药分子结合而失活，在这种肌力恢复的临界状态，如有任何影响肌力或增强肌松作用的因素发生，足以逆转这种状态。因此对危重疾病患者、老年患者、长时间腹部手术或应用长时效肌松药患者，更应警惕和密切观察。

结语　虽然已经具有比较完整的关于神经肌肉功能监测的理论和方法，但是神经肌肉功能监测尚未在临床上常规使用，其原因可能与对神经肌肉功能监测的重要性认识不足，以及对术后肌松药残余作用的危害性没有充分重视，客观的原因是由于麻醉科医师工作繁忙，或是使用肌松药作用监测的仪器不够简便，我们认为不管是主观或客原因，为了患者安全和减少术后并发症，促进术后快速康复，应根据不同病情和手术特点，重点进行神经肌肉功能监测。

（闻大翔　庄心良）

参考文献

[1] 邓小明，姚尚龙，于布为，等. 现代麻醉学 [M]. 4 版. 北京：人民卫生出版社，2014: 876-886.
[2] BRULL S J, KOPMAN A F. Current status of neuromuscular reversal and monitoring: Challenges and Opportunities [J]. Anesthesiology, 2017, 126 (1): 173-190.
[3] NAGUIB M, BRULL S J, JOHNSON K B. Conceptual and technical insights into the basis of neuromuscular monitoring [J]. Anaesthesia, 2017, 72 (Suppl. 1): 16-37.
[4] BRULL S J, KOPMAN A F. Current Status of Neuromuscular Reversal and Monitoring Challenges and Opportunities [J]. Anesthesiology, 2017, 126 (1): 173-190.
[5] KIM Y B, LEE S, LEE K C, et al. Effects of presynaptic muscarinic cholinoreceptor blockade on neuromuscular transmission as assessed by the train-of-four and the tetanic fade response to rocuronium. Clin Exp Pharmacol Physiol, 2017, 44 (7): 795-802.
[6] DUTU M, IVASCU R, TUDORACHE O, et al. Neuromuscular monitoring: an update [J]. Rom J Anaesth Intensive Care, 2018, 25 (1): 55-60.

4

第四十六章

体温的调节与监测

目　　录

体温、血压、脉搏、呼吸和疼痛共同构成了生命五大体征，体温的恒定是机体维持各项生理功能的基本保证，体温异常将会引起代谢功能的紊乱甚至危及生命。恒温动物需要近似恒定的中心温度（机体中央部位深部组织的平均温度）。

麻醉和手术期间，手术室的环境（温度、湿度和空气流速）、患者内脏和躯体大面积长时间的暴露、大量补液及麻醉药物对机体体温调节功能的影响等均可引起体温变化。其中以体温降低多见，亦可见体温升高。围手术期低体温的发生率较高（7%~90%），近年多项多中心大样本研究均提示围手术期意外低体温是围手术期常见而严重的并发症。2015 年北京地区报道的发病率为 39.9%，2017 年全国部分地区横断面调查报道为 44.5%。

术中低体温仅在某些条件下对机体是有利的，如大血管置换、重要脏器移植和体外循环等一些特殊手术需控制性降低体温。但大部分情况下的低体温对机体的影响都是不利的。研究显示，轻度低体温（降低 1~2℃）即可导致患者心血管不良事件发生率及手术切口感染率增高、手术出血量增加、住院时间延长，是导致术后预后不良的重要原因。术中体温增高可见于过度加温、感染性发热、血型不匹配输血，以及恶性高热（malignant hyperthermia，MH）等。有效监测和调节体温是保证麻醉手术安全、减少术后并发症的重要措施之一。了解机体正常的体温调节机制及围手术期影响体温及其调节的因素，有利于对体温相关并发症进行预防和处理。

近年来，随着加速康复外科（enhanced recovery after surgery，ERAS）理念在临床的普及，围手术期患者体温管理已成为 ERAS 临床路径中的重要环节。

第一节　正常体温及节律变化

正常人中心温度为 36.5~37.5℃，体表温度为 33℃左右。在生理情况下，恒温动物（包括人类）的中心温度并非一成不变的，体温可随昼夜、年龄、性别、情绪、活动和环境温度等因素而有所变动，一般 24 小时内的变化幅度在 1~1.5℃之间。但需要强调的是，人体在任一时点的温度又是高度可控的，人体体温调节机制的触发阈值高度敏感，短时间内体温的波动范围不应超过 ±0.2~0.3℃。

1. 昼夜波动　正常人（新生儿除外）的体温在一昼夜之中呈现周期性波动，一般以凌晨 2~6 时最低，傍晚时达到高峰，这种周期性波动称为体温的昼夜节律或日节律（circadian rhythm）。实验表明，下丘脑的视交叉上核可能是昼夜节律的控制中心。此外，还与内分泌腺的节律性活动有关，并且受机体昼夜活动、代谢、血液循环及呼吸的相应周期性变化的影响。

2. 性别　成年女性的体温平均比男性约高 0.3~0.5℃。此外，育龄女性的基础体温随月经周期而发生规律性的波动。月经期和排卵前期体温较低，排卵日最低，排卵后体温升高约 0.2~0.5℃，并持续至下次月经开始。

3. 年龄　儿童和青少年的体温较高，而老年人因基础代谢率低，体温偏低。既往认为婴幼儿和新生儿，尤其是早产儿，由于其体温调节机制的发育还不完善，调节体温的能力差，因而更易出现低体温。但依目前的研究看，新生儿，甚至是早产儿，在出生时体温调节机制发育的完善程度已超过了我们既往的想象。婴幼儿和新生儿围手术期易发生低体温的主要原因在于其中央室（血流灌注丰富的区域，如脑和胸部等）的体积较小、体表面积较大，因而更易受环境温度和麻醉的影响而出现较大的波动。

老年人尽管基础体温较低，但体温调节机制仍属相对完整。与年轻人不同的是，老年人正常体温的维持可能更依赖于行为调节（如多穿衣、喜取暖等），而自主调节（如血管收缩、寒战和发汗）的能力下降。因而在围手术期，当行为调节能力被麻醉等抑制后，自主调节能力相对不足，也易出现低体温。

4. 肌肉活动　肌肉活动时，由于代谢增强、产热量增加，可使体温升高。所以，临床上应让患者安静一段时间以后再测体温，测定小儿体温时应防止哭闹。

5. 其他因素　环境温度和气流速度、情绪反应（紧张、焦虑、兴奋、抑郁、沮丧等）、进食等因素对体温都会有影响。测定体温时应考虑到这些情况。几乎所有的全身麻醉药物和区域麻醉技术均可抑制体温的感知、传导和/或调节作用，在缺乏必要的保温和监测手段的情况下，造成围手术期意外低体温的发生率居高不下。

第二节　正常体温调节机制

恒温动物之所以能够维持体温的相对稳定，是由于在体温调节机制的作用下，机体的产热和散热取得动态平衡的结果。同其他多数生理调节系统一样，体温调节依赖于大脑多级正反馈和负反馈作用。体温调节系统使生理状态对体温的干扰降至最小。来自下丘脑、其他脑组织、脊髓、深部组织和器官及表皮等几乎所有组织的信号均参与体温的调节。传入信号、中枢控制和传出反应三个部分共同组成了机体的体温调节机制（图 46-1）。

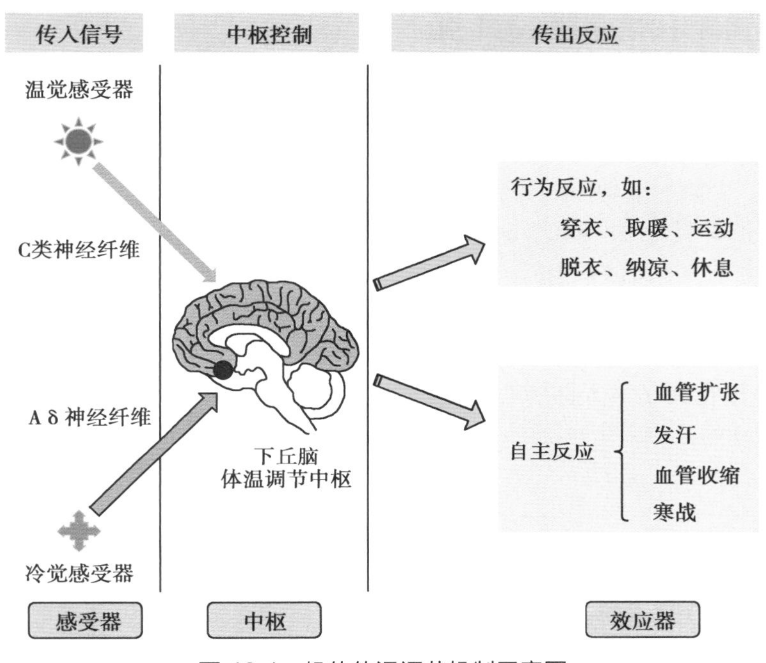

图 46-1　机体体温调节机制示意图

一、传入信号

温度的感知是由外周及遍布全身的不同受体和神经完成的。近年的研究发现，多种不同种类的瞬时受体电位（transient receptor potential，TRP）受体（蛋白）分别能感知机体不同部位的冷感觉和温感觉，是最重要的温度感受器，但其具体的种类和作用尚需进一步研究。冷觉和温觉感受器在结构和生理上有所区别，在体温正常时，两者一般均无明显激活，而温觉感受器在温度升高时放电速率增快；冷觉感受器在温度降低时放电速率增快。另外，许多 TRP 受体还可被伤害性刺激直接激活。感受器感受到温度的变化后，形成温度信号，主要沿脊髓前部上传至体温调节中枢。寒冷信号主要由 A∂ 神经纤维传导，温觉信号主要由无髓鞘的 C 纤维传导，有时两者会发生重叠，体表皮肤、胸腹深部组织、脊髓、下丘脑以及脑的其他部分分别占中枢调节系统温度传入总信号的 20%。

二、中枢控制

下丘脑是最主要的体温调节中枢。它首先整合来自皮肤表面、神经轴和深部组织等的温度传入信号，再与机体“预设定”的阈值温度进行比较。下丘脑对超出阈值温度的调节主要通过保温、增加代谢性产热或增加散热而实现。研究表明，大多数温度信号在传入下丘脑前已在脊髓和中枢神经系统的其他部分进行过“预处理”（整合）。某些温度调节反应可能在脊髓控制下就能单独完成，例如脊髓高位横断的动物及人类仍可保留有部分的温度调节能力。

体温调节的传出调节反应大体上可以分为行为反应（behavioural responses）和自主反应

（autonomic responses）两种方式。行为反应是机体对“热舒适”感觉的有意识的主动调节行为，包括穿衣和脱衣、取暖乘凉、遮阳和曝晒等所有的主动行为，它是清醒状态下人体最重要的调节方式，保障了人类对各种生存环境的极大的适应能力。

自主反应主要由前毛细血管的收缩或舒张（动静脉短路的关闭或开放）、发汗和寒战三个部分组成。反映自主反应特性的主要参数为阈值（threshhold）、增益（gain）和最大反应强度（maximum intensity）。

温度调节反应的阈值分别指能诱发前毛细血管收缩或舒张、发汗以及发生寒战反应的温度值。正常情况下，人体自主调节反应高度敏感，中心温度出现超过“设定值”的零点几℃的波动即可诱发血管收缩或舒张反应，以维持机体中心体温的相对恒定。一般地，血管扩张阈值与发汗阈值几乎一致，而寒战阈值约低于血管收缩阈值约 1.0℃。血管舒张阈值与血管收缩阈值之间的差值又称为阈值间范围或阈值间间距（inter-threshold range），正常值为 0.2~0.4℃。这一范围也是正常人体中心温度在“设定值”上下允许波动的范围（图 46-2）。

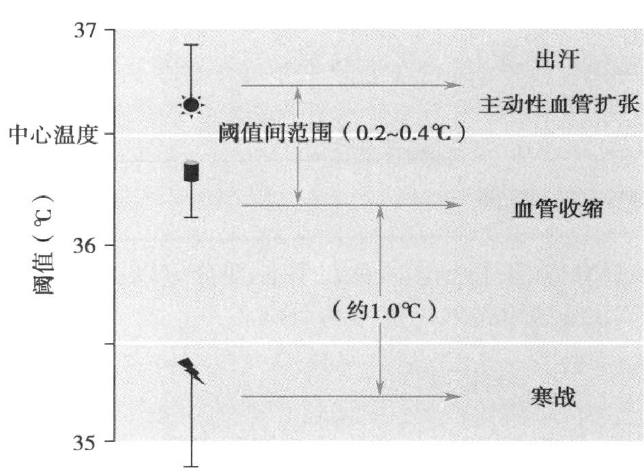

图 46-2　体温自主反应调节的各阈值示意图

调节反应的增益是指体温在超出触发阈值后的调节反应强度随中心温度变化的相关曲线的斜率。当机体中心温度偏移到一定程度之后，反应强度不再增大，此时的反应强度即为最大反应强度。

总体而言，人体的行为反应大部分是由来自外周皮肤的温度传入信号调控的。相反，自主反应则主要（约 80%）由来自中心结构的热传入信号（中心温度）决定，皮肤温度变化对自主反应阈值的影响较小（图 46-3）。而且，自主反应的控制主要取决于中心温度的瞬时绝对值（是否超过“预设定”的阈值范围），而非中心温度的变化速率；只有在皮肤温度发生剧烈变化（>6℃ / 小时）时，才能诱发强烈的自主调节反应。

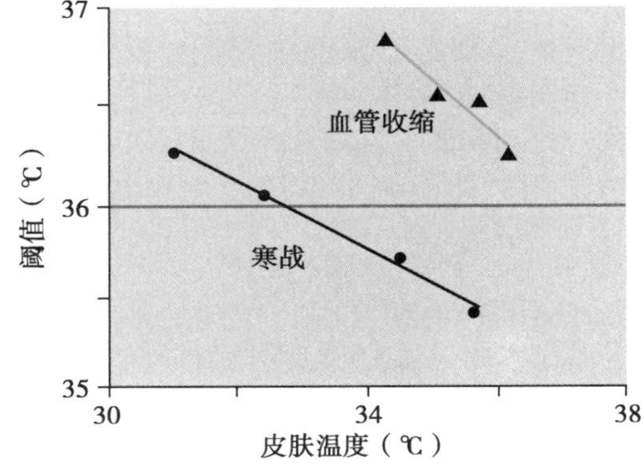

图 46-3　平均皮肤温度与触发血管收缩与寒战的中心温度呈线性关系

如前所述，人体的中心温度每天均处于节律性的变化中，并受年龄、性别、运动、情绪、应激、摄食和甲状腺功能以及疾病和药物等多种因素的影响。但机体如何确定中心温度的“设定值”尚不清楚，乙酰胆碱、多巴胺、前列腺素 E_1、去甲肾上腺素、5-HT 和神经肽等都可能参与了其中的机制。多种麻醉药物和麻醉方法可直接影响体温调节机制的调控，从而造成围手术期意外低体温的高发。

三、传出反应

根据中枢体温调节指令，机体通过行为调节和自主反应这两种效应来调节机体的体温，其中行为调节是清醒状态下最重要的效应器机制。同时，自主反应启动，外周热调节效应器发生调节反应，例如发汗、血管收缩或扩张、肌肉震颤等以维持体温恒定。

当特异性效应器机制受抑制时（如麻醉药物抑制了机体的行为反应），机体的体温调节机制受损，这时，机体可通过其他效应器来代偿。当温度变化不显著时，主要通过血管扩张或收缩，调节血流量，使皮肤温度增高或降低，从而增加或减少辐射和对流。当温度变化显著时，单纯依靠血管变化不能代偿，此时机体通过汗腺分泌加快散热，或通过骨骼肌运动、寒战、交感兴奋、分泌肾上腺素和甲状腺激素等增加产热，以维持体温相对恒定。发汗是机体在环境温度高于中心体温时的唯一主动散热方式。普通成年人 1 小时的出汗量可达 1L，在干燥通风的环境中，可以散发相当于基础代谢量10倍以上的热量。而当寒战反应被诱发后，可使肌肉产热量成倍地增加。强烈寒战时，肌肉产热量可提高2~3倍，维持数小时。但寒战反应的效率较低，其在维持中心温度中的作用可能要低于我们的预期。为了维持骨骼肌的持续寒战产热(主要是四肢)，必将导致肌肉氧供血管的扩张，从而导致了热量丢失的显著增加。部分药物可削弱机体温度调节反应，增加低体温的风险。神经肌肉病变、肌肉容积降低、肌松剂的使用等均可削弱机体的寒战反应。在成年人，非寒战产热(主要是内脏代谢产热)在体温调节中的作用主要在于维持长时间的体温恒定，其产热量相对持续而稳定，较少受环境温度和自身中心温度的影响，因而通常不应看作体温调节中的防御机制之一。

与成人相比，婴幼儿的体温调节较为特殊。其体温调节机制的发育虽已较为完善，但其产热和散热则与成人显著不同。出生后数天的新生儿除非暴露于极度低温(<15℃)中，否则不会诱发寒战。新生儿和婴幼儿主要通过一种非寒战产热的方式产热，即一种特殊的组织——棕色脂肪。这种组织存在于肩胛骨及大血管周围，由交感神经支配，且含有丰富的线粒体。当婴幼儿暴露于寒冷环境中，交感递质就会释放，引起这些组织分解代谢产热，此时供应棕色脂肪的血液灌注量增加约25%，并能将热量分散到身体的其他部位。婴幼儿皮下脂肪较少，单位体重的体表面积是成人的2~2.5倍。由于绝热层较薄和体表面积比例较大，易通过辐射、传导、对流散热；同时中央室的体积较小，因而围手术期更难以维持恒定的体温。

老年人的基础代谢率较低，体温调节机制一般尚属完整。但其体温的调节更多的是依赖行为调节，而通过寒战、血管收缩等方式调节体温的能力较差。当麻醉相关药物或技术抑制了机体的行为调节反应后，则易发生体温调节障碍。年龄>60岁的患者术中低体温发生率更高，体温恢复时间也更长。体型偏瘦者更易发生术中低体温，其程度与体内脂肪含量、体表面积/体重呈线性关系。

第三节 围手术期影响体温的因素

围手术期患者的体温变化受多种因素的影响，除了麻醉药物和麻醉方式的影响外，患者的体质、年龄、合并使用的药物、手术室的环境温度、湿度和空气流速以及输血输液等均可能造成显著的影响。但总体而言，围手术期低体温迅速出现且发病率高的最主要因素还在于麻醉药物对机体体温调节机制的显著影响，导致体温调节功能的明显受损。

一、全身麻醉对体温调节的影响

(一) 全身麻醉对体温调节机制的影响

如前所述，正常人体的体温在行为反应和自主反应的共同调节下，可以维持中心温度的高度可控，阈值间间距通常在0.2~0.4℃之间。而在全身麻醉状态下，患者的意识消失，行为反应被完全抑制，只能依靠自主反应来维持体温的恒定。然而不幸的是，几乎所有已知的全身麻醉药，包括吸入麻醉药、镇静药和镇痛药，均可直接影响自主反应的阈值，甚至是反应的增益和最大强度，从而造成体温调节机制的严重受损。简而言之，全身麻醉药可轻度升高血管扩张和发汗阈值，使机体温觉反应阈值轻度升高；而对血管收缩阈值和寒战阈值的抑制明显，造成阈值间间距的明显扩大，可达正常值的10~20倍(2.0~4.0℃)，而寒战阈与血管收缩阈之间的间距仍基本维持不变(约低1.0℃)(图46-4)。

换言之，全身麻醉后，随着麻醉深度和麻醉药物的不同，在患者的体温波动(主要是下降)不超过2.0~4.0℃的范围内，将不会出现相应的保护性自主调节反应；亦即，当中心温度在此范围内变化时，机体的体温调节功能严重被抑制，人体更像是从“恒温动物”变成了“变温动物”，导致围手术期低体温的发生率急剧增加。

(二) 全身麻醉药物对体温调节机制影响的差异

所有全身麻醉药均可抑制下丘脑体温调节中枢，显著降低自主神经系统的温度调节能力。这种影响主要表现为热反应阈值(发汗和血管扩张阈值)呈剂量依赖性地轻度升高，仅轻度增加皮肤的热量丢失；而冷反应阈值显著降低，导致阈值间间距的明显扩大。另外，全身麻醉可降低机体的代谢，通常降低的幅度为基础代谢率的20%~30%。然而，不同的全身麻醉药及不同的浓度(麻醉深度)对体温调节机制的影响又存在明显的差异。

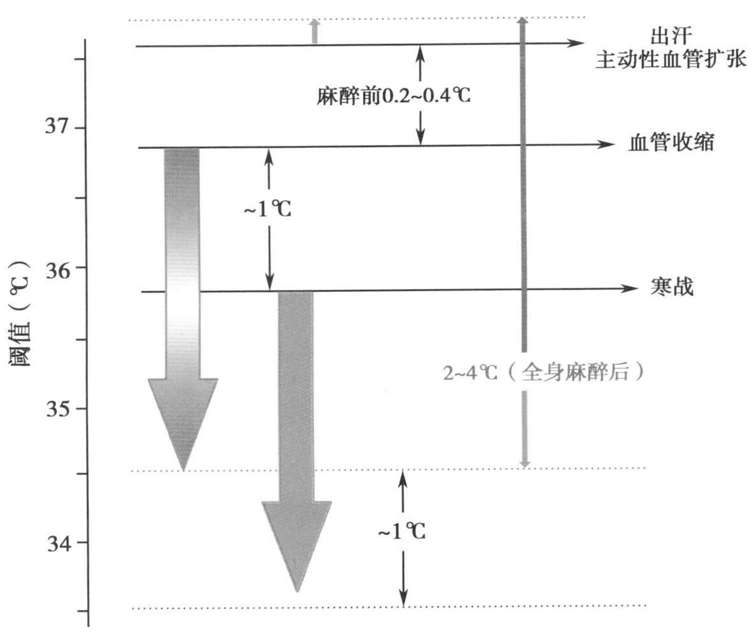

图 46-4 全身麻醉对体温调节自主反应阈值和阈值间间距的影响。全身麻醉引起出汗和主动性血管收缩阈值的轻度升高，以及血管收缩阈值和寒战阈值的显著下降（图中相应的虚线），结果导致阈值间间距由麻醉前的 0.2~0.4℃扩大至麻醉后的 2.0~4.0℃

各种挥发性麻醉药（包括氟烷、恩氟烷、异氟烷和地氟烷等）在低浓度下对冷觉反应阈值的影响较小，幅度低于相同麻醉深度下的静脉麻醉药。但随着吸入浓度的增加（>1MAC），其抑制作用呈现非线性的急剧增加，超过了大部分等效浓度的静脉麻醉药；同时，挥发性麻醉药还可抑制自主反应的增益和最大反应强度，对体温调节机制带来显著影响。氧化亚氮对冷觉反应的抑制作用要明显低于挥发性麻醉药。

丙泊酚、阿芬太尼和右美托咪定等静脉麻醉药对冷觉反应阈值的影响虽然存在差异，但通常其抑制作用呈现剂量依赖性的线性增强，而对自主反应的增益和最大强度影响轻微（如咪达唑仑）或无明显影响（如阿片类药物）。相对而言，咪达唑仑对冷觉反应阈值的影响最轻，而丙泊酚的影响最大，右美托咪定和阿芬太尼等阿片类药物的影响居于上述两者之间。

在复合麻醉时，尽管各种药物对自主反应阈值的影响存在差异，但除了咪达唑仑复合阿片类药物对冷觉反应阈值的影响较轻微之外，在其他全身麻醉的常规用药组合和剂量的情况下，到达临床麻醉深度时对冷觉反应阈值的影响一般并无明显差异，术前体温正常患者的血管收缩阈值均降至 34.5℃左右。

（三）再分布性低体温

既往曾直观地认为，围手术期的体温（中心温度）下降主要是因为术中体温的丢失量超过了机体的产热量而引起的，因而术中的体温 - 时间曲线应呈线性下降的趋势。但近 40 多年来的研究发现，临床情况却并非如此。全身麻醉下，患者典型的体温下降曲线呈现明显的三相变化（图 46-5）：①Ⅰ相：快速下降期，出现在麻醉后的第 1 个小时内，体温急剧下降，可达 0.5~1.5℃，通常为 1.0~1.5℃。这一幅度远大于体温丢失的幅度；②Ⅱ相：持续下降期，通常持续至麻醉诱导后的 3 个小时内，体温下降速率虽有所减缓，但仍呈持续下降趋势，直至接近 34.5℃；③Ⅲ相：平台期，通常始自麻醉后 3 小时，依手术和患者情况等的差异，持续时间不等，一般约 2~3 小时。上述体温时相性变化的特点强烈提示，围手术期体温的下降，尤其是麻醉后早期，远非单纯是由于产热量与散热量的失衡所导致的。

我们知道，人体各部位的体温并非呈均一性分布的。一般以脑和上躯干部（中央室）的温度最高（即中心温度），越向外周和皮肤部位温度越低，四肢末端的正常皮肤温度可以低至 28℃左右。我们通常所说的体温，是指中央室的中心温度，并非指机体的平均温度，更非外周温度。正常清醒状态下，紧张性温度调节性血管收缩作用维持着这种由

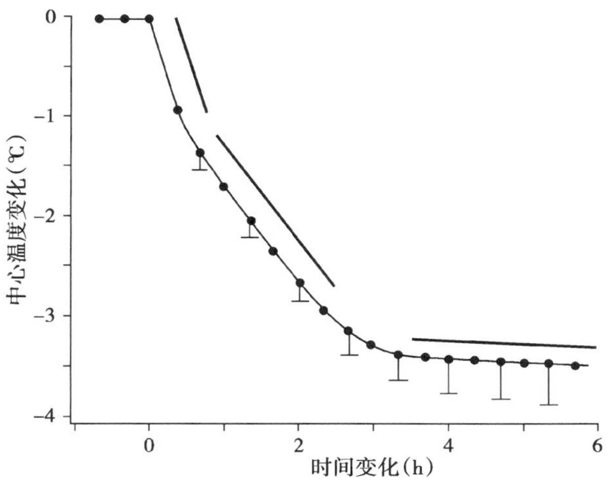

图 46-5 全身麻醉术中低体温的典型变化曲线

中心向外周的温度梯度。在全身麻醉状态下,药物诱发的血管扩张作用使中央室的热量流向外周,全身各部位的温度出现“平均化”的趋势,从而造成中心温度的下降,此时患者全身的总热量和平均温度并未出现明显的改变(图 46-6)。这种由于麻醉后机体体温的再分布而引起的中心温度下降,称为再分布性低体温(redistribution hypothermia)。

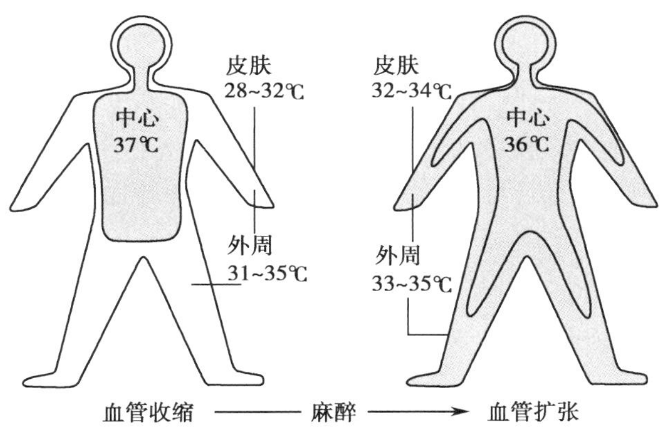

图 46-6 全身麻醉后中心热量向外周转移(再分布)示意图

Matsukawa 等 1995 年的研究即已发现,全身麻醉后,机体的代谢率约降低 20%~30%,并在整个麻醉期间维持相对恒定;麻醉引起血管扩张所造成的体表热量丢失仅有轻度的增加,且随麻醉时间的延长,反而出现热丢失量逐步下降的趋势(温差逐渐减小);两者仅能造成患者平均温度的轻度缓慢下降。然而,在麻醉后的第 1 个小时内,患者的中心温度可下降 1.6℃ ±0.3℃,其中的约 80% 都可归因于体温的再分布所致。在随后的 2 个小时内,再分布性低体温的作用虽有所减弱(约占 43%),但其仍是麻醉后前 3 个小时内患者体温下降的最主要因素(约 65%)。

随后的多项研究已证实上述研究的结论,并发现,第Ⅲ相体温平台期(约较术前下降 2.8℃ ±0.5℃)的出现并非单纯是由于中心温度已接近平均温度,而主要是由于此时患者的体温已接近被麻醉药物抑制后的血管收缩阈值(约 34.5℃,较麻醉前下降 2.0~4.0℃),使自主反应重新被激活,从而再次发挥出调节体温再分布和热量丢失的作用,使体温出现相对稳定的一个平台期。数小时后,当体温突破平台期的温度而再次下降时,即意味着患者体温的丢失量已超出了机体最大代偿反应的能力。此时若不能采取有效的复温措施而继续麻醉下去,则患者的体温将陷入“无下限、无底线”的危险境地。

二、区域麻醉对体温调节的影响

(一) 区域麻醉对体温调节影响的特点

与我们经验性的认知不同的,区域麻醉下患者低体温的发生率并未出现下降的趋势,且与全身麻醉相比,椎管内麻醉下的低体温有其显著的特点:

1. 仅轻度升高温觉反应阈值,却使血管收缩阈值和寒战阈值均相应下降约 0.6℃(图 46-7)。此种冷觉反应阈值的下降难以用外周机制解释,提示中枢性体温调节机制受抑制是最主要的原因。

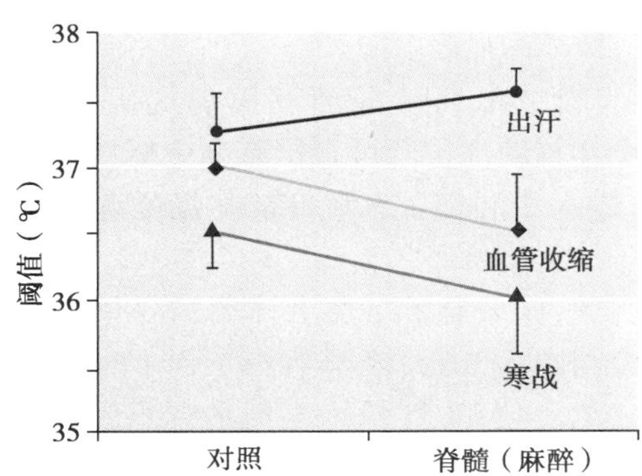

图 46-7 蛛网膜下腔麻醉轻度升高发汗阈值、明显降低血管收缩与寒战反应阈值

2. 在中心性低体温出现后,患者常不能感知低体温,却能诱发出寒战反应。

3. 不同的麻醉方法(脊麻或硬膜外麻醉)、不同的局部麻醉药和用药量、不同的阻滞范围均可导致相似的体温调节效应；此种反应也难以用椎管内或局部使用的局部麻醉药吸收入血后引起的全身性效应来解释。

4. 术中低体温的严重程度和发生率与全身麻醉相似，但可能不会出现明显的低体温的平台期。

（二）区域麻醉对体温调节机制影响的可能机制

有关区域麻醉对体温调节影响的确切机制尚未完全明了，据推测，主要可能与以下几个因素有关：

1. 被阻滞肢体低体温诱发的冷觉信号强度远低于“预期值” 区域麻醉一方面阻滞了大范围肢体的温度觉的感知和传入，降低了中枢温度调节反应的强度；另一方面，麻醉所引起的肢体血管扩张作用不仅造成被阻滞肢体的再分布性低体温和持续性的皮肤热量丢失增加，同时还可能使机体将被阻滞肢体的实际低温误判为“温暖”。

2. 中枢性温度调节机制受损，阈值间间距增大 其确切机制不明，可能仍与温度降传入阻滞有关。而且，若机体将被阻滞肢体的“冷觉”误判为皮肤温度升高的“温觉”后，按前述的机制（图 46-3），即可引起冷觉自主反应阈值的下降，增大阈值间间距。

3. 体温调节的传出反应被阻滞 区域麻醉不仅造成被阻滞区域血管收缩和寒战反应的完全消失，同时导致中枢传出反应的增益和最大强度也显著抑制（可达 50%），从而总体上造成防御性体温调节反应效率的显著下降。

4. 围手术期镇静药和镇痛药等的辅助应用 上述辅助性用药可直接影响中枢性体温调节机制，进一步加剧了区域麻醉对温度调控机制的损害。

因此，区域麻醉下患者体温的变化曲线总体上与全身麻醉相似，麻醉后第 1 个小时内可下降 0.5~1.0℃，再分布性低体温仍是麻醉后早期（2~3 小时）体温下降主要因素。值得注意的是，由于大范围的被阻滞肢体的自主反应完全被阻断，即使在体温低于冷觉反应阈值的情况下，亦不能出现被阻滞肢体的血管收缩和寒战反应；加上传出反应总体上的显著抑制，因而很多患者在围手术期不会出现如全身麻醉下那样的体温平台期，最终表现为体温的持续性下降。区域麻醉下低体温的发生率和严重程度并不低于全身麻醉，围手术期的体温监测和管理是需要关注的重要问题。

另外需要注意的是，在全身麻醉联合区域麻醉的情况下，体温调节机制的受损将进一步加重，冷觉反应的阈值较单纯全身麻醉将再降低约 1.0℃；同时热量的再分布和丢失增加，引起体温下降曲线中平台期的消失，低体温的发生率和严重程度明显升高。

三、手术室环境因素对体温的影响

人体与环境之间的热交换通常是以辐射、对流、蒸发和传导四种方式实现的。在手术室环境中，麻醉下人体热量丢失的特点分别如下：

1. 辐射 是患者热量丢失的最主要形式，约占热量丢失总量的 60%。辐射散热量的大小与皮肤温度和环境温度之间的差值（Δt）的 4 次方成正比（丢失量 $\propto \Delta t^4$）。因而，适当增加手术室的室温（减小 Δt）可以极显著地降低辐射散热量。但为了兼顾到手术室内医务人员的舒适性问题，一般还是建议维持手术室温度在 22~25℃较为适宜。特殊手术（如大面积烧伤等术中需要充分暴露的手术）可以将室温设置为 30~32℃以策安全，或用红外线灯等直接加热患者暴露的躯体部位。另外，覆盖不必要暴露的部位以隔绝散热，也是极为有效的预防措施。

2. 对流 一般地，对流导致的热丢失量与空气流速的平方根成正比（丢失量 $\propto \Delta v^{1/2}$）。尽管现代层流手术室内空气的流动可能会增加对流散热量，但据检测，手术室内的空气流速一般都小于 20cm/s，因而对热丢失的影响可能要小于我们“经验性的预测量”。

3. 蒸发 尽管如前文所述，人体可通过出汗而大量散失体温，但通常手术患者均处于无汗的状态，这时机体的蒸发散热量一般不会超过总丢失量的 10%。但患者手术切口部位的蒸发散热量存在极显著的差异。胸腹腔的暴露、术野皮肤的潮湿以及大面积的湿性创面（如烧伤）均可极大地提高蒸发散热量，术中应予以个体化的关注。

4. 传导 主要源自于术中与患者皮肤直接接触的手术床和敷料等之间的传导性热交换。由于上述材料多数的热传导功能较低，因而传导的热量有限，且可迅速达到热平衡，因而通常可以忽略不计。

四、术中输血、输液和冲洗等对体温的影响

术中静脉输注大量温度较低的液体，尤其是快速输入冷藏库存血，可使中心温度下降。据报道，每输入 1 000ml 室温下的晶体液，或 400~500ml 的冷藏血，体温可下降 0~0.25℃。

围手术期使用冷消毒液进行广泛的皮肤消毒、胸腹腔大手术时切口及脏器长时间暴露于环境温度下、冷液体冲洗胸腹腔、冲洗液浸湿手术铺巾、术野大、暴露时间长，长时间机械通气吸入干冷气体等，这些都可使机体的热量丢失增加，导致体温下降。

五、围手术期的体温升高

尽管围手术期的体温异常以低体温最为常见，体温升高较为少见，但须注意，围手术期体温明显升高所带来的危害可能要大于体温同等幅度的降低。术中的过度覆盖和保温、主动式加温的设定温度过高、使用阿托品等抗胆碱能药物等是导致患者被动式体温升高最常见的因素，尤以婴幼儿及儿童较多见。这时，患者的体温调节机制的变化并未出现异常，单纯由于热吸收过多或散热障碍而引起。

导致围手术期体温升高最常见的原因是感染或非感染因素（如输血、输液反应）所致的致热原的吸收入血，引起体温调节"设定点"的上调。此类发热既可以是患者原有疾病病程的一部分，也可以因术中手术创伤导致原本局限性的感染灶中的病原菌或毒素进入血液循环所致。

对麻醉科医师而言，最应警惕而罕见的体温升高的病因是恶性高热。其本质上是在易感体质的患者中，由麻醉药物（主要是各种挥发性麻醉药和氯琥珀胆碱）激发，骨骼肌代谢亢进所致的一种以骨骼肌强直、突发性高热和高代谢状态为特征的临床综合征；虽较罕见，但在缺少特异性治疗药物丹曲林（dantrolene）的情况下，病情迅疾，死亡率极高（见第六十一章恶性高热）。其他一些可能导致患者术中体温升高的较为少见的疾病如血清素综合征、中枢性抗胆碱能综合征等，也应加以鉴别，以免漏诊或误诊（见第六十一章苏醒延迟）。

第四节　围手术期的体温监测

体温监测适用于大多数接受全身麻醉及椎管内麻醉的患者，可量化麻醉、手术期间体温变化的程度，提高麻醉的可控性及安全性。

一、体温监测技术

目前电子温度计在体温监测中较为常见，其中两种最常用的类型是热敏电阻和温差电偶温度计。红外传感器外观上像耳镜，可用来监测鼓膜的温度。液晶温度计是一种可贴于患者额头的液晶贴带，可在液晶色带上读出变化的温度。此技术可在围手术期进行连续的体温监测。液晶温度计是一项新技术，其可靠性仍在研究中。

二、体温监测部位

身体各部位的温度并不一致，理想的测温部位应能及时反映中心温度的变化，具备体温不易散失、温度测量精确、可靠、无痛、实施方便等优点。但目前尚无一个测温部位能完全满足这些要求。

（一）腋窝

是经常使用的测温部位，比直肠温度低约 0.5~1.0℃，但易受肢体活动、血压计袖套和静脉输液等的影响。近期一项研究表明，麻醉期间使用低过敏性黏合剂将新型无线温度探头置于腋窝处，上臂内收 5 分钟至稳定测出温度后即可自由活动上肢，此时探头测出的温度接近中心温度。此技术可应用于阻滞麻醉或未行气管内插管患者的体温监测。

（二）直肠

传统测量深部体温的部位，与中心体温较接近，但有时会受粪便、腹腔冲洗液和膀胱镜检冲洗膀胱的影响，使其与中心温度相差 1℃左右。直肠温度主要反映腹腔脏器的温度。为保证测量准确，温度计的放置部位应超过肛门 6cm，小儿为 2~3cm。直肠温度与食管、膀胱及鼓膜温度相关性良好，是反映中心温度较可靠的测温部位。只是当体温变化快时，直肠温度的反应较慢。低温麻醉或

体外循环中体温快速变化时，直肠温度反应较慢。

（三）鼻咽部和深部鼻腔

监测体温常用的部位。鼻咽部接近颈内动静脉，是良好的测温部位，可迅速反映大脑温度的变化，操作简便，容易耐受，但易受吸入气流温度的影响。

（四）食管

探头位置的深浅可影响其准确性。食管上段受气流温度的影响，测温读数偏低。探头应置入食管的中下 1/3 交界处，相当于左心房与主动脉之间。食管温度近似于中心温度。体外循环期间，食管温度能迅速反映心脏、大血管的血温变化。

（五）耳鼓膜

可精确反映大脑温度。与其他测量中心温度的方法相比，误差很小。应该指出的是，鼓膜温差电偶温度计不同于经耳道红外传感器，前者如果仔细放置于鼓膜，是一种最好的测温方法。红外线鼓膜测温仪是利用外耳道壁和鼓膜辐射的能量来估计中心温度。最新的研究表明，采用这一技术的中心温度测量法可以与肺动脉导管测定法相似。

（六）膀胱

将尖端带温度传感器的导尿管插入膀胱进行监测，用于上腹部或开胸手术，可很好地反映中心温度。

（七）皮肤

温度受皮下血供以及辐射、传导、对流和发汗等因素的影响，而且体表各部分的皮肤温度差别也很大。在局部麻醉体温监测中，常用液晶温度计测量皮肤温度，测得的温度较中心温度低 2~3℃。在体温变化大时（如体外循环），皮肤温度可较准确地估计中心温度。前额是测量皮肤温度常用的部位，因该处皮下组织少，温度调节性血管少，可以较好地反映体温。皮肤温度可反映末梢循环状况，但易受环境温度的直接影响，各部位温差较大。在保持恒定室温下，可根据胸壁、上臂、大腿和小腿四个点的温度推算平均皮温和平均体温。平均皮温 =0.3×（胸部温度 + 上臂温度）℃ +0.2×（大腿温度 + 小腿温度）℃；平均体温 =0.85× 中心体温 + 0.15× 皮肤体温。

（八）中心血流

中心血流温度可以代表中心温度，可用肺动脉漂浮导管测量混合静脉血温度或通过多普勒法测得。目前有细针测温装置，可刺入三角肌连续监测肌肉温度。

（九）口腔（舌下）

传统的测温部位，简便易行。但受进食和过度通气的影响，不适用于麻醉和昏迷的患者。

第五节 围手术期低体温

围手术期由于各种原因导致机体中心温度低于 36℃即为围手术期低体温。凡非采用控制性降温技术所致的围手术期低体温又可称围手术期意外低体温（perioperative inadvertent hypothermia）。临床上轻度低体温通常是指中心温度为 34~36℃。围手术期低体温虽然在某些方面可能有利于机体，但总体而言，意外低体温往往可能带来严重并发症，对机体是远远弊大于利的。因此，麻醉中体温保持恒定对手术成功和患者预后至关重要，温度管理同其他治疗性措施一样，需要充分考虑分析潜在的风险和利益。

一、围手术期低体温的益处

研究表明，体温每下降 1℃，机体组织代谢率下降约 8%。因此动物适度低体温（体温低于正常的 2~3℃）能降低组织器官的氧耗，稳定细胞膜，减少毒性产物的产生，有利于组织器官保护。

麻醉手术过程中，大剂量异氟烷及巴比妥类药物也可使机体的代谢率出现同等下降，然而，浅低温的效能远远超过这些麻醉剂的作用。这意味着除了降低机体代谢率，其他因素（如兴奋性氨基酸释放减少等）也参与了低温的保护作用。低体温对机体的保护作用与温度的降低程度不是单纯的线性关系。动物实验发现，保护作用仅出现在体温下降的最初阶段。也有报道显示，治疗性低体温可显著改善院外心搏骤停患者的临床预后。因此，快速诱导低体温已成为心搏骤停或新生儿窒息的常规治疗手段。浅低温（降至 34℃左右）技术被越来越多地应用在神经外科及其他潜在器官缺血的手术中。然而，治疗性低体温的保护作用及机制仅限于动物实验研究，缺乏临床研究数据支持，而且围手术期合适的目标温度尚不明确。

1. 大脑 有研究显示，低体温对颅脑创伤患者具有治疗作用，但对患者的总体预后并无改善。但是另一项研究显示，治疗性低体温对常规治疗无效的颅高压颅脑创伤患者有益，与对照组（低颅内压）相比，尽管低体温组患者病情更严重，但预后更佳。也有少量非随机研究提示浅低温可能改善脑卒中预后。

2. 心脏与其他器官 有研究显示，浅低温可显著减少猪实验性急性心肌梗死面积，而且，针对心肌梗死患者前期临床研究也观察到显著效果，但缺乏大型临床试验证据。

3. 浅低温比正常温度更难引发 MH。即便发生，其并发症也较正常体温程度轻。有研究表明对 MH 易感患者应避免给予主动保温，并在手术当中适当采用控制性低体温。

目前，多数治疗性低温研究的均在器官缺血后才降温，而且一般耗时数小时才将体温降至目标水平。如果能尽早实施低温并迅速降温，才有可能真正发挥低体温的保护作用。表 46-1 列举了一些评价围手术期浅低温的潜在益处的主要研究。

表 46-1 围手术期浅低温潜在益处的研究

后果	第一作者	年份	N	ΔT_{core}(C°)	正常体温	低温	*P*
颅脑创伤后 12 个月 Glasgow 评分（1-3/4-5）	Marion	1997	81	≈ 4	62%/38%	39%/61%	NS
颅脑创伤后死亡率	Cltion	2001	392	4.2	27%	28%	NS
颅脑创伤后 3 个月满意的 Glasgow 结局	Shiozaki	2001	91	4	59%	47%	NS
6 个月死亡率	Hypothermina Group	2002	273	≈ 4.5	55%	41%	0.02
心搏骤停后神经结局（好）	Bernard	2002	77	≈ 4	26%	49%	0.01
心搏骤停后 6 个月神经结局（恢复良好或中度残疾）	Hypothermia Group	2002	273	≈ 4.5	55%	39%	0.009
新生儿低氧的神经结局（死亡或中重度残疾）	Gluckman	2005	218	≈ 2	66%	59%	0.01
新生儿低氧的神经结局（死亡或中重度残疾）	Shankaran	2005	208	3.8	62%	44%	0.01
颅内动脉瘤术后良好的神经结局	Tocid	2005	1 001	3.5	63	66	NS
心跳骤停后存活率	Callaway CW	2014	3 981	≈ 4	61.7%	39.3%	0.05

二、围手术期低体温的不良后果

值得强调的是，上述控制性低体温的益处主要在于心脏和神经外科手术或心肺脑复苏患者的神经功能预后方面，而对于绝大多数患者围手术期的低体温而言，近 20 年来的多项循证医学证据已充分证实了其严重的危害，如增加手术部位感染、延长麻醉药作用时间、延缓麻醉苏醒、造成围手术期心肌损伤、延长住院时间，甚至导致严重创伤和大手术患者的死亡率增加等。

1. 呼吸系统 体温下降可引起术后寒战，组织耗氧量增加；低体温时血红蛋白对氧的亲和力增加，氧离曲线左移，不利于组织氧的摄取和利用。体温每降低 1℃，血红蛋白对氧的亲和力将增加 5.7%，故容易造成组织缺氧，尤其是休克患者在低体温情况下更易引起组织缺氧。呼吸节律随体温下降而变慢变深直至呼吸停止，表现为呼吸频率和分钟通气量减少，并降低呼吸中枢对低氧和高二氧化碳的通气反应。

2. 心血管系统 低温可直接抑制窦房结功能，降低心肌对儿茶酚胺的反应性，抑制心肌收缩，减慢传导，心率、心输出量随体温下降而降低。体温在 33℃以下时可使心房至心室的传导减慢、PR 和 QT 间期延长、心律失常甚至出现房颤。体温降低时，外周循环阻力增加，心肌做功和耗氧量增加，血浆去甲肾上腺素浓度升高可达 700%，由此可引

起心肌缺血和心律失常。此外，低温使外周血管收缩，可掩盖血容量不足，待复温时血管扩张容易发生低血压，甚至复温性休克。

3. 凝血功能　体温通过三种途径影响凝血功能：血小板功能、凝血酶功能和纤溶状态。围手术期低体温使血小板功能减弱，凝血物质活性降低，血小板滞留于肝脏使循环血液中血小板数量减少，凝血功能受到抑制，手术出血量增多。轻度低体温能使失血量增加约16%，输血量增加约22%。

(1) 血小板：体温轻度降低(33~37℃)时，血小板黏附和聚集功能异常，酶的活性和血小板激活作用无明显下降。当体温低于33℃时，酶的活性和血小板功能均受到影响，进而引起凝血异常。体外研究表明，中重度低体温通过激活GP Ⅱb-Ⅲa受体而增强血小板与纤维蛋白原的连接。低体温对血小板内在功能的抑制并非凝血异常的原因，而是通过减少血小板激活因子的可用性导致凝血异常。

(2) 凝血酶功能：低体温通过影响组织因子和因子Ⅶa形成复合物而对凝血酶生成的初始阶段产生抑制作用。低体温导致凝血异常时，凝血酶原时间、活化部分凝血活酶时间等常规凝血检查结果可能正常。其原因在于这些检查通常都是在37℃而不是患者的实际体温下进行的。如果在患者的实际中心温度下进行同样的检查，上述检查结果将延长。但在轻度低体温下这种延长的临床意义尚有争议。

(3) 纤维溶解作用：低体温影响纤维蛋白原的合成，从而影响纤维蛋白原的可用度，而对其降解和利用无明显影响。中、重度低体温可明显激活纤溶系统，而轻度低体温对纤溶系统的影响尚存争议。

4. 代谢功能　低温可抑制生化代谢酶活性，肝脏功能下降，可致所有麻醉药物代谢和排泄时间延长，导致术后苏醒延迟，机械通气时间延长。低温使pH值升高(每下降1℃，pH值升高0.017)，对酸碱平衡和电解质的影响较为复杂。有研究认为低温时会出现代谢性酸中毒，但不随时间延长而加重。低温本身对电解质影响不大，当患者存在寒战、呼吸加快、pH值升高等因素时可间接影响电解质改变。

5. 免疫系统　围手术期低体温对免疫系统的影响十分明显，体温轻度下降即可抑制机体免疫功能。已证实腹部手术低体温患者的白介素生成减少，中性粒细胞吞噬能力下降和血浆皮质醇升高。低体温促使体内促炎性细胞因子和抗炎性细胞因子的平衡失调，降低手术患者的免疫力，增加术后伤口感染和肺部感染的发生。低体温使细胞免疫机制，尤其是自然杀伤细胞活性受到抑制。因此，围手术期体温调节可能影响肿瘤患者的长期预后。

6. 内分泌系统　低体温时胰岛素产生减少，致血糖升高。促甲状腺激素的产生可能受到抑制，表现为甲状腺功能降低。低体温时垂体抗利尿激素的分泌减少，引起低温性利尿。

7. 神经系统　低温可降低中枢神经系统的氧耗和氧需，减少脑血流量，降低颅内压，但动静脉氧分压差不变。中心温度在33℃时不影响脑功能，28℃以下时意识丧失，25℃以上时仍保留呕吐反射、缩瞳反射、单突触反射等。

8. 肝肾功能　低体温时肝脏血流量和肝功能下降，可抑制某些药物的代谢。低体温可通过增加肾脏血管阻力降低肾血流量，抑制肾小管吸收，但尿量维持正常。随着温度下降，钠和钾重吸收被逐渐抑制，结果产生利尿作用。尽管这些离子排出增加，血浆电解质水平仍可保持正常。当患者体温恢复后，肾功能即可恢复正常。

9. 麻醉药理学

(1) 静脉麻醉药：在恒速输注丙泊酚期间，体温降低3℃，其血浆药物浓度比正常体温者高约30%，这是由于中央室与外周室间的室间清除率降低所致。低体温对芬太尼也有影响，温度每下降1℃，芬太尼的稳态血药浓度上升5%。而中心温度自36.5℃起每下降1℃，咪达唑仑的清除率下降11.1%。

(2) 肌肉松弛药：中心温度降低2℃时，维库溴铵的作用时间延长1倍以上。药物效应室消除速率常数随温度下降而降低，低体温时循环与神经肌肉接头之间的药物平衡轻度延迟。由于循环与神经肌肉接头之间的药物转运速度减慢，维库溴铵的起效延迟，恢复时间也可能延长。中心温度降低3℃时，阿曲库铵的肌松作用时间延长约60%。低温体外循环期间罗库溴铵的作用时间也延长，体温34.6℃ ±0.3℃时，其作用时间也延长1倍以上。在进行腹部大手术的患者中，中心温度每降低1℃，追加顺阿曲库铵后单次肌颤搐恢复25%的时间延长2.4分钟。

(3) 挥发性麻醉药：低体温可使挥发性麻醉药的组织溶解度增加。低体温时尽管组织/血分配系数相对维持恒定，但由于血/气分配系数的增加和组织中麻醉药容积的增大，经肺泡呼出麻醉药的速度将减慢。由于需要呼出更多的挥发性麻醉药，低体温患者的麻醉恢复时间可能更长。

10. 心脏不良事件研究显示，患者的中心温度仅下降 1.4℃，发生心脏不良事件的概率可增加 3 倍。围手术期心血管不良事件在体温正常患者的发生率约为 1.4%，而在低体温患者却高达 6.3%，其中室性心律失常、心肌缺血、术后心肌梗死并发症在体温正常和低体温患者中的发生率均存在显著差异。近期有研究显示，45 岁以上非心脏手术患者术中意外低体温发生心肌损伤（高敏肌钙蛋白升高）的风险为 9%，病死率高达 10%。另外，术后寒战可使机体代谢率急剧升高可 400%，进一步增加了围手术期心脑血管意外的风险。

清醒的健康志愿者暴露于寒冷的环境中，当温度低于正常体温阈值约 1℃即可使血浆中肾上腺素浓度增加 68%~120%，去甲肾上腺素浓度增加 230%~251%，冠状动脉血流量增加 20%。尽管轻度低体温导致心肌作功和心肌需氧量增加，但由于冠状动脉血流量也相应增加，并未引起心肌缺血。但如果冠状动脉狭窄引起流量受限，那么冠状动脉血流量可能无法满足低体温导致的肾上腺素能反应引起的心肌需氧量的增加。因此，低体温相关的心血管不良事件，可能是由于麻醉期间或麻醉后肾上腺素介导的血流动力学反应，增加了冠心病患者的心肌耗氧量，从而引起心肌缺血所致。

11. 切口感染及愈合　切口感染是术后最常见的严重并发症。切口感染使患者住院时间延长，增加住院费用。手术期间低体温是围手术期切口感染的重要危险因素之一。外科伤口感染率在低体温患者中可高达 19%，而在体温正常患者中仅为 6%，低体温使伤口拆线时间延长 1 天，住院时间延长 2.6 天。低体温通过以下机制引起围手术期切口感染：①术中低体温引发体温调节性血管收缩，显著降低皮下氧分压，从而增加切口感染率；②轻度低体温直接抑制免疫功能，包括 T 细胞介导的抗体产生以及中性粒细胞非特异性氧化杀菌的功能；③低体温引起的蛋白质消耗和胶原合成减少也可影响切口愈合。

12. 其他影响　轻度低体温可明显延长患者在麻醉恢复室的停留时间，引起术后明显不适。低体温会显著增加布比卡因的心脏毒性，并与轻度低钾血症有关。低体温还对体感诱发电位有轻度影响。血管收缩到一定程度（通常由低体温和血容量过少共同引起）会减弱脉搏氧饱和度信号，局部加温或手指神经阻滞会使信号恢复，脑部的氧饱和度监测不受低体温的影响。

总之，围手术期低体温引起的交感神经反应和肾上腺髓质反应可干扰心肌能量代谢，使高危患者心脏不良事件的发生率明显提高，显著增加失血量和围手术期切口感染率，延长住院时间；影响多种麻醉药和肌肉松弛药的药代动力学及其作用，可能导致麻醉后苏醒延迟；可影响脉搏血氧饱和度的监测，以及术中躯体感觉诱发电位、运动诱发电位等神经系统功能的监测，对外科手术患者的术后恢复和预后造成不良影响。因此，围手术期体温监测和调节在临床上有重要意义。表 46-2 列举了一些评价围手术期浅低温的不良后果的主要研究。

表 46-2　围手术期浅低温不良后果的研究

结果	第一作者	年份	N	ΔT_{core}(C°)	正常体温	低温	*P*
尿氮排泄	Carli	1989	12	1.5	982mmol/d	1 798mmol/d	<0.05
罗库溴铵作用时间	Heier	1991	20	2.0	(28 ± 4) min	(62 ± 8) min	<0.001
术后寒战	Just	1992	14	2.3	(141 ± 9) [ml/(min·m^2)]	(269 ± 60) [ml/(min·m^2)]	<0.001
阿曲库铵作用时间	Leslie	1995	6	3.0	(44 ± 4) min	(68 ± 7) min	<0.05
肾上腺素激活	Frank	1995	74	1.5	(330 ± 30) pg/ml	(480 ± 70) pg/ml	<0.05
温度不舒适	Kurz	1995	74	2.6	(50 ± 10) mm VAS	(18 ± 9) mmVAS	<0.001
外科伤口感染	Kurz	1996	200	1.9	6%	19%	<0.01
住院天数	Kurz	1996	200	1.9	(12.1 ± 4.4) 天	(14.7 ± 6.5) 天	<0.01
住院天数	Frank	1997	300	1.3	8（范围，5~13）	8（5~11）	NS

续表

结果	第一作者	年份	N	ΔT_{core}(C°)	正常体温	低温	*P*
心脏不良事件	Frank	1997	300	1.3	1%	6%	<0.05
麻醉后复苏时间	Lenhardt	1997	150	1.9	(53 ± 36) min	(94 ± 65) min	<0.001
重大创伤后死亡率	Gentillo	1997	57	≈ 1.5	2/29(7%)	12/28(43%)	<0.05
术后肌钙蛋白 I	Nesher	2003	60	1.0	(22 ± 9) ng/ml	(8 ± 5) ng/ml	<0.001
心肌损害	Nesher	2003	60	1.0	(8 ± 5) ng/ml	(22 ± 9) ng/ml	<0.01
围手术期失血	Hofer	2005	46	1.1	(1 497 ± 497) ml	(2 300 ± 788) ml	<0.001

三、围手术期低体温的预防和治疗

围手术期患者低体温的发生率较高,其防治和管理亟待改进。在硬膜外和全身麻醉中发生的急速的低体温很难治疗,因为它很大程度上是由体内热量的重新分布引起的。尽管如此,积极的体温保护措施可降低患者低体温及后续并发症的发生率,如可以通过在麻醉诱导前对皮肤和外周组织加温,缩小中心与外周的温度阶差,从而在一定程度上预防围手术期再分布性低体温。2017 年版围手术期患者低体温防治专家共识指出,患者低体温评估和防治涉及术前、术中和术后 3 个阶段(图 46-8)。

1. 术前阶段 指患者接受麻醉前 1 小时。此时各项术前准备就绪,患者通常被转运至手术室(包括手术间或患者等候区等)。即使患者术前体温正常,但由于术中热量再分布和体内热量短时间快速流失,围手术期低体温一旦发生则很难迅速纠正。因此,术前有效评估、及时给予体温保护措施可达到预防目的。根据患者的年龄、病情、手术种类、胸腹腔内脏暴露的面积、手术时间及皮肤的完整性(如烧伤、皮炎、皮疹、压疮等),评估手术期间是否有体温下降的可能以及其下降的程度。对于全身麻醉患者,建议采用围手术期低体温风险概率评分表(又称 Predictors 评分)。该评分表是基于我国全身麻醉患者围手术期低体温流行病学研究结果建

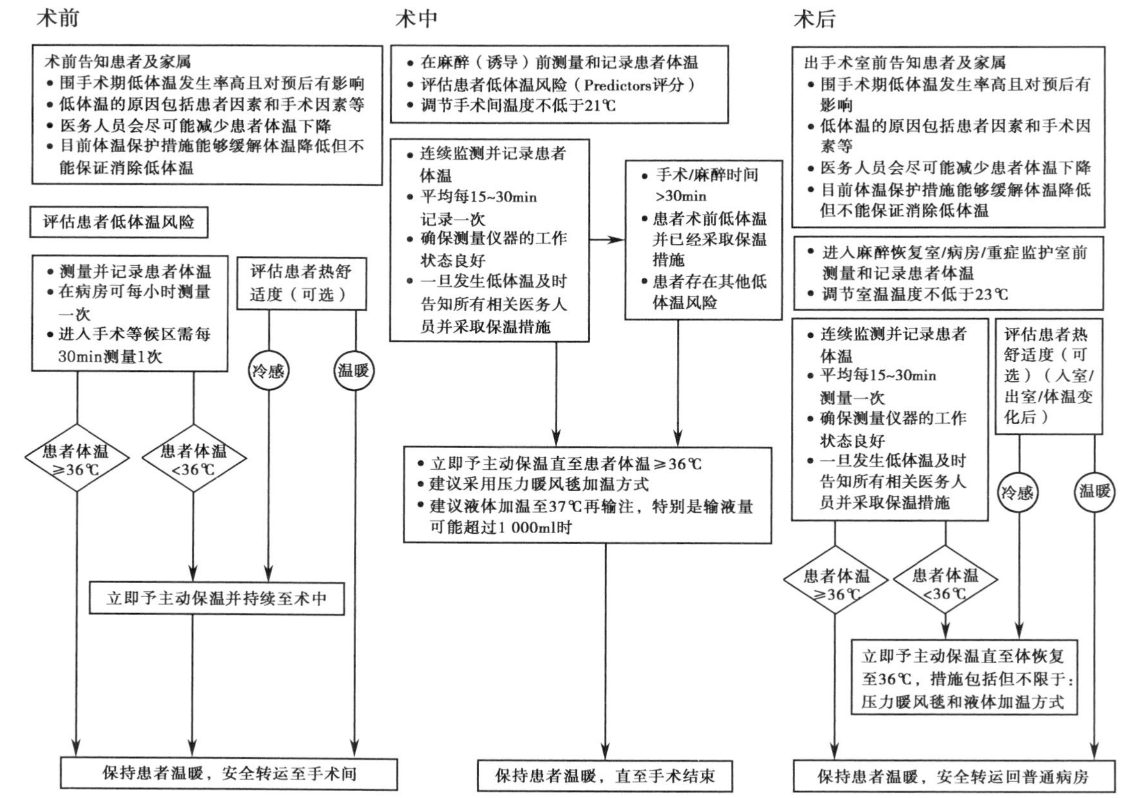

图 46-8 围手术期患者低体温评估和防治操作流程图

立的患者低体温预测模型，输入患者相关参数，即可得到患者术中发生低体温的风险概率。无论采用何种麻醉方式，均应建立患者体温监护，制订保温措施。

术前体温保护原则包括：①患者术前体温<36℃，应尽快实施主动加温（除非病情紧急需立刻进行手术，如大出血或其他急诊手术）；②即使患者术前体温≥36℃，也应于麻醉诱导前实施至少20分钟主动保温措施；③维持环境温度（包括手术室或患者等候区等）不低于23℃；④保持患者良好的热舒适感，麻醉前中心体温不低于36℃；⑤积极采取体温保护措施并贯穿整个围手术期。

2. 术中阶段　指从麻醉开始至手术结束离开手术间。维持患者术中体温正常可有效减少围手术期不良事件的发生。对于特殊患者群体（如烧伤、儿童等）和特殊手术类型（如心脏手术），可能需要特殊体温保护措施。术中评估：首先需明确患者术中低体温风险，如全身麻醉联合区域麻醉、长时间手术、大手术、开放手术等，结合患者术前评估，明确相关风险。常规记录患者体温，时刻评估患者是否有低体温的症状和体征，包括患者清醒状态下的热舒适感。

术中体温保护原则包括：①全身麻醉诱导前测量和记录患者体温，随后每15~30分钟测量并记录一次，直至手术结束。术中做好患者的被动隔离以保存热量；②维持环境温度不低于21℃，建立主动加温后方可下调环境温度；③患者中心体温≥36℃方可进行麻醉诱导，除非病情紧急需立刻手术（如大出血或其他急诊手术）；④即使手术时间<30分钟，对于围手术期高危低体温患者，同样建议在麻醉诱导前使用压力暖风毯等加温设备进行体温保护；⑤对于手术时间≥30分钟的患者，均建议在麻醉诱导前使用压力暖风毯等加温设备进行体温保护；⑥输注超过500ml的液体以及冷藏血制品，需使用输液加温仪加温至37℃再输注；⑦所有体腔冲洗液建议加热至38~40℃后再使用。

3. 术后阶段　指患者从手术间离开后24小时内的恢复阶段，包括在麻醉恢复室、病房甚至加强医疗病房等。保持体温正常是患者舒适医疗的重要指标，特别是患者在术后及麻醉恢复期，此时需关注患者的整体满意度，改善患者预后，缩短麻醉恢复时间甚至住院时间等。麻醉恢复期体温评估：术后在患者进入麻醉恢复室、病房或加强医疗病房时需及时测量患者体温，评估并熟知患者的低体温风险。如患者可以交流，可评估患者的热舒适度，并密切观察患者潜在的低体温症状与体征，如寒战等。

术后体温保护原则包括：①每隔15~30分钟测量一次患者体温，在进入和离开麻醉恢复室时必须记录体温数据；②如患者体温正常，可采用被动温度保护措施如覆盖棉毯等，维持麻醉恢复室室温不低于23℃；③如患者体温<36℃，应立即启用主动保温措施，建议采用压力暖风毯。其他措施包括使用输液加温设备、吸入暖湿氧气等，直到患者体温恢复正常；④动态评估患者的热舒适度，警惕可能出现的低体温症状如寒战、竖毛反应等；⑤在患者离开麻醉恢复室时，告知患者及其主管医师术后体温保护的相关注意事项，如使用输液加温设备、覆盖保温毯等以避免术后出现低体温；⑥如患者从手术间直接回病房或进入加强医疗病房，同样需按上述原则处理。

（一）围手术期低体温的预防

1. 术前预保温　是指在麻醉前采用主动保温措施对体表或外周组织进行20分钟以上的预先保温，使得患者四肢和体表温暖并“储存”足够的热量，降低核心与外周温度梯度，减少甚至避免因热量再分布导致的体温降低。主动预保温干预虽不能消除麻醉后1小时内的体温下降，但相比未实施预保温措施患者，术中复温速率更快，且围手术期低体温发生率明显减少；同时，预保温可提高患者满意度且能够降低其术前焦虑。有研究发现，预保温还可减少术中出血、缩短住院时间等。

术中体温保护措施：所有患者均需减少术野暴露。术中的体温保护措施包括被动保温和主动保温。被动保温包括覆盖棉毯、手术单、保温毯等，可减少30%的热量散失，但不足以预防麻醉后患者体温降低，仍需实施主动保温措施。

术后体温保护措施：同术中。一般情况下，患者体温≥36℃方可离开麻醉恢复室。另外，可给予药物以减轻或抑制寒战反应，达到体温保护效果。目前抑制寒战反应常用的药物包括哌替啶、曲马多、右美托咪定、氯胺酮等，但这些药物抑制寒战反应机制尚不明确，可能与降低机体寒战阈值有关。患者返回病房即应监测并记录体温，随后至少每4小时监测一次。指导患者和家属继续做好体温保护，如使用温水、毛毯、衣物及升高房间温度等。如患者体温<36℃，应立即采用主动加温措施，

在复温期间需每隔 30 分钟监测一次体温，直至恢复正常。

根据目前研究及国内外指南，本文列举以下基本体温保护方法，需根据患者具体情况择优选取。

1. 体表加温 大约 90% 的代谢产热经皮肤丧失，因此减少皮肤散热是体温保护中的重要环节，有被动隔离和主动加温两种方法。

(1) 被动隔离：隔离可显著减少辐射、对流导致的散热。单层隔离可减少皮肤失热 30%，但即便是最好的隔离材料也很少能将热损失减少到 50%。增加隔离层的数量只能轻微地减少热量损失，原因是覆盖物本身的作用较小，大部分热量是通过皮肤与覆盖物之间的静止空气层保存的。隔离保温的能力与覆盖的体表面积直接相关。

(2) 主动皮肤加温：主动加温比被动隔离能更好地维持正常体温，其效果与皮肤加温面积呈线性关系。循环水床垫是经典的术中主动加温装置，但因为约 90% 的代谢产热是通过身体前表面丧失的，所以其效率有限。压力暖风毯（forced-air warming blanket）是目前国内外文献及指南报道安全、有效和广泛使用的主动加温方法之一。其不仅适用于普通成人，还可用于特殊人群如新生儿、婴幼儿、肥胖患者，不增加切口感染概率。加热后通过空气对流或接触传导使机体加温，减少热量丢失，从而维持患者核心体温处于正常范围。压力暖风毯相比被动隔离（棉被、棉毯），能更有效地预防围手术期体温降低，并能加速低体温患者复温。对于非低体温、手术时间 <30 分钟的非体腔手术患者，使用压力暖风毯与被动隔离方式在术后机体耗氧、寒战不适、疼痛等方面并无差异，但手术时间 ≥ 30 分钟则推荐使用压力暖风毯。压力暖风毯的加温效果与选择覆盖的压力暖风毯压力及热量是否均匀分布有关。

电热毯也可用于保温，且其效率极高，而且产生的热量绝大部分传给患者，所以尤其适用于院外急救。但需要电源供电及用电安全性在一定程度上限制了其应用。

辐射加温器使用特制的白炽灯泡或热源来产生红外线。其主要优点是加温器与患者不接触，而其他体表加温装置必须接近皮肤表面，因此适合新生儿加强医疗病房和儿科手术。也可通过将热水袋放置在血流丰富的部位（如腋窝）来为患者加温，但这种做法既缺乏效率又危险。缺乏效率是因为作用面积太小；危险是如果组织不能将热量充分播散到身体其余部分，则意味着热量将在局部蓄积引起组织损伤，因此手术患者应该禁用。

2. 内部加温方法

(1) 使用输液加温装置可以减少热量损失。输液加温装置包含各类隔热静脉输液管道、水浴加温系统、金属板热交换器、对流加温系统等低流速或高流速加温设备。由于研究表明红细胞在 45℃水浴中可检测出溶血的生物学标志物，因而美国血液标准协会不建议红细胞采用水浴和微波加温方法，即使使用，其设定温度不应超过 43℃。由于加温后的液体与室温的温差有限，因而难以达到主动复温的效果，通常仅作为防止输液造成额外体温丢失的辅助手段，且单独应用不能维持患者的正常体温。

(2) 热量 - 水分交换滤器（人工鼻）：可以将大量的水分和热量保留在呼吸系统中。机体不足 10% 的代谢产热是通过呼吸道丧失的，用于吸入气体加热和加湿，其中加湿需要 2/3 的热量。因为气道失热占总失热量的比例很小，所以气道加温、加湿对维持体温的效率较低。

(3) 有创加温装置：包括腹膜透析和动静脉分流加温，其中最有效的是体外循环，但无法常规用来预防和处理围手术期轻度低体温。

(4) 输注氨基酸可以引起代谢产热升高，还可以缩短住院时间，这可能是由于氨基酸改善了伤口愈合和肠道功能。

(5) 冲洗胸、腹腔的液体也应适当加温，避免冷冲洗液带来的低温反应。此外，机械通气患者应注意气体湿化和加温，这时加温的水浴增湿器比加热和湿气交换装置更有效。

（二）围手术期低体温的治疗

复温措施包括体表复温法与中心复温法两类。采用体表复温法虽可有效治疗低体温，但若设置温度过高、复温过快，则可能导致外周性循环衰竭。其发生机制主要是机体浅层和中层已复温，而心脏仍未复温，以至不能搏出足够的血液以供应外周组织的需要。同时，外周血管由于加温而扩张，部分血液淤滞于扩张的外周血管内，使机体的有效循环血容量进一步下降。体表复温常用的方法有：热水浴、热水瓶、热水循环毯、电热毯等。其中空气对流式加热毯可能是最常用的方法。在正常情况下，空气对流式加热毯与辐射加温或液体循环式加热毯相比，能提供更多的热量。

中心复温是用各种方式使机体中心温度先恢复正常，特别是使心脏的温度和功能先恢复正常。中心复温法热输送率高，效果好。常用的方法有体外循环、腹腔灌流、肠道灌流、静脉输液、透热疗法、呼吸道复温法等。体外循环加热法是将血液由静脉导出，经氧合和热交换后从股动脉回输到血液循环。这也是目前使患者中心温度恢复正常最为有效的方法，实施时需要对患者实行肝素化。用温热的等渗溶液进行腹腔灌流（腹膜透析）是目前常用的一种中心复温方法。救治体温过低患者时用40~42℃的等渗溶液进行腹腔灌流，将热量传导到肝、肾、肠系膜等，通过横膈还可将热量传导到心脏和肺，使心脏的温度尽快恢复。这种方法比较简单，但要回收到足量的液体有时比较困难。静脉输液法就是从静脉输入加热液体，对需要大量液体复苏的患者显得尤其重要。对于重度低体温的患者，宜采用体外循环急救，这是最有效的一种复温方法；同时，体外循环还可对心搏骤停的患者提供循环支持。

（郭向阳　倪　文）

参考文献

[1] 邓小明，姚尚龙，于布为，等．现代麻醉学[M]. 4版．北京：人民卫生出版社，2014: 887-895.

[2] SESSLER DI. Perioperative thermoregulation and heat balance. Lancet, 2016, 387 (10038): 2655-2664.

[3] PEI L, HUANG Y, MAO G, et al. Axillary Temperature, as Recorded by the iThermonitor WT701, Well Represents Core Temperature in Adults Having Noncardiac Surgery [J]. Anesth Analg, 2018, 126 (3): 833-838.

[4] 陶一帆，郭向阳．围手术期低体温及其最新研究进展[J]. 中国微创外科杂志，2011, 11 (4): 312-331.

[5] AOKI Y, AOSHIMA Y, ATSUMI K, et al. Perioperative Amino Acid Infusion for Preventing Hypothermia and Improving Clinical Outcomes During Surgery Under General Anesthesia: A Systematic Review and Meta-analysis [J]. Anesth Analg, 2017, 125 (3): 793-802.

[6] CALLAWAY C W, SCHMICKER R H, BROWN S P, et al. Early coronary angiography and induced hypothermia are associated with survival and functional recovery after out-of-hospital cardiac arrest [J]. Resuscitation, 2014, 85 (5): 657-663.

[7] TEKGUL Z T, PEKTAS S, YILDIRIM U, et al. A prospective randomized double-blind study on the effects of the temperature of irrigation solutions on thermoregulation and postoperative complications in percutaneous nephrolithotomy [J]. J Anesth, 2015, 29 (2): 165-169.

[8] HOROSZ B, MALEC-MILEWSKA M. Inadvertent intraoperative hypothermia [J]. Anaesthesiology Intensive Thera, 2013, 45 (1): 38-43.

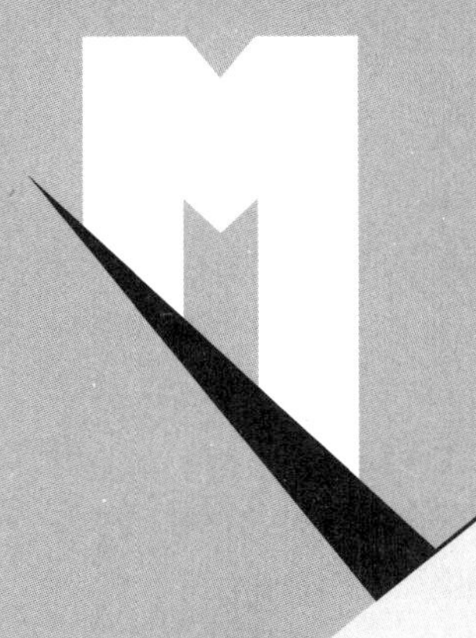

第五篇　麻醉方法与麻醉管理

ODERN ANESTHESIOLOGY

第四十七章

病情评估

目　录

第一节 麻醉前访视与检查

所有麻醉药物和麻醉方法都可影响患者生理状态的稳定性；手术创伤和出血可使患者生理功能处于应激状态；外科疾病与并存的内科疾病又会导致各自的病理生理改变。上述这些因素都将造成机体生理潜能承受巨大负担。为减轻这种负担和提高手术麻醉安全性，应在手术麻醉前对患者的全身情况和重要器官的生理功能作出充分评估，并尽可能加以维护和改善。这是外科手术治疗学中的一个重要环节，也是麻醉科医师临床工作的重要组成部分。

麻醉科医师应在麻醉前1~2天访视患者，对合并有重要内科疾病的患者应更早访视，目的在于：①获得有关病史、体检和实验室检查等的资料，做出麻醉前病情评估；②对需要进行术前治疗的症状或疾病提出具体意见和建议；③指导患者熟悉有关的麻醉问题，解决其焦虑心理；④与外科医师和患者取得一致的处理意见。

全面的麻醉前评估工作应包括以下几个方面：①充分了解患者的健康状况和特殊病情；②明确全身状况和器官功能存在哪些不足，麻醉前需做哪些积极准备；③明确器官疾病和特殊病情的安危所在，术中及术后可能发生哪些并发症，需采取哪些防治措施；④评估患者接受麻醉和手术的耐受力，选择适当的麻醉药、麻醉方法和麻醉前用药，拟定麻醉具体实施方案。实践证明，充分的麻醉前评估和准备，不仅可以提高手术麻醉的安全性、减少并发症和加速患者康复，还能明显降低因麻醉禁忌而无法接受外科手术治疗患者数量，使外科学得到进一步发展。

20世纪80年代，欧美各国在手术治疗学方面迈出了新的一步，主要在解决医院床位紧张及减轻患者医疗费用负担等方面采取了大胆革新，其中较突出的项目有：①建立“日间手术”门诊（day care surgery，DCS），在门诊手术室施行小手术的基础上，逐步开展大量临床各科室、各年龄组的中型手术；②建立“入院当天手术”（morning admission surgery，MAS），患者于入院当天即予手术，并于手术后当天或1~3天内离院。据统计，在美英等国的医疗中心，DCS的例数已占总手术例数的50%以上；MAS的例数也占30%以上。

手术治疗学的变革给麻醉业务带来了新课题，尤其给麻醉前访视、麻醉前病情评估和准备工作造成一定的困难，导致麻醉科医师往往只能在麻醉开始前短暂的有限时间（10~15分钟）内接触患者，简单了解病情后即开始麻醉，这样做显然存在很大的不安全因素。为适应外科业务变更，克服麻醉不安全现状，麻醉科业务也随之出现了相应的创新，即产生了“麻醉科门诊”业务，这是一项崭新的工作，其主要对象是DCS和MAS手术前患者，工作内容包括：①对每一例已选定的手术患者，汇总其有关麻醉的病史和既往史，体检和实验室检查等资料，进行分析、复查和补充；②衡量麻醉适应证和禁忌证，选择麻醉方法、麻醉药和麻醉前用药，制订麻醉实施方案；③指导患者做好具体的麻醉前准备工作，阐明手术麻醉后应注意的事项；④与患者及其亲属全面谈话，签署书面的知情同意书；⑤协商并排定具体手术麻醉的日期和时间。上述门诊工作，需要至少有一位基础理论知识扎实、临床经验丰富的高年资麻醉科医师主持，汇总上述工作记录，为具体负责麻醉操作的麻醉科医师提供参考和指导。

综上所述，麻醉前病情评估与准备工作，除针对住院手术患者外，还应包括相当数量的门诊和住院当天手术患者。本章拟专门讨论住院手术患者的麻醉前评估与准备，有关门诊或住院当天手术患者的内容，详见相关第80章。

一、病史复习

麻醉前要对患者的病历资料进行系统性复习，尽可能做到全面详细的了解。

（一）现病史

麻醉前访视中需与手术医师交谈，了解手术目的、部位、切口、切除脏器范围、手术难易程度、预计出血量、手术需时长短、手术危险所在，以及是否需要特殊手术体位以及麻醉技术（如低温、控制性低血压等）配合。此外，还需了解手术的急缓程度。对择期手术，理应做好充分的麻醉前准备，使手术能在相对最安全的条件下进行。对限期手术（如甲亢已用碘剂准备者、胃幽门梗阻已进行洗胃及纠正电解质紊乱者、各种癌症等),手术时间虽可选择,但不宜拖延过久,应抓紧术前有限的时间,尽可能做好各项准备,以保证手术安全施行。对急症手术,虽病情紧急、生理紊乱重、全身情况差、手术时机不容延误,但仍需尽最大的努力紧急调整全身情况和脏器功能,以提高患者对手术麻醉的耐受力,一般可在诊断与观察的同时,抓紧术前1~2小时有限的时间开始补液、输血、吸氧等调整全身情况的措施。

(二) 既往史

了解既往疾病史,特别注意与麻醉有关的疾病(如抽搐、癫痫、高血压、脑血管意外、冠心病、心肌梗死、肺结核、哮喘、慢性支气管炎、睡眠呼吸暂停综合征、肝病、肾病、疟疾、脊柱疾病、过敏性疾病或出血性疾病等),同时询问既往是否出现过心肺功能不全或休克等症状,近期是否还存在相关征象,特别对心前区疼痛、心悸、头晕、昏厥、活动后呼吸困难、夜间憋醒、长期咳嗽多痰等症状应引起重视,判断目前的心肺功能状况。

(三) 手术麻醉史

①既往做过哪种手术,用过何种麻醉药和麻醉方法,麻醉中及麻醉后是否出现特殊情况,有无意外、并发症后遗症,有无药物过敏史,家庭成员中是否也发生过类似的麻醉严重问题。②既往手术可能影响麻醉方案,例如既往颈椎固定手术史患者,对其麻醉处理就不同于正常颈椎和呼吸道的患者。又如对正在进行动静脉瘘血液透析的患者,应避免在患肢上施行静脉穿刺置管或施行无创血压监测。③了解既往对某些麻醉药的不良药物反应(如患者对氯琥珀胆碱曾出现异常肌松作用延长史或恶性高热史),此次麻醉需避免再采用。④重点询问麻醉后的并发症问题,在上次麻醉后是否出现过异常情况?如果患者答复是:“我对氯琥珀胆碱过敏”或“术后恶心呕吐难受”。这样,此次麻醉方案就要据此进行改变,例如改用其他肌松药或区域阻滞麻醉,尽早应用抗呕吐药等。

(四) 个人史

个人史包括劳动能力,能否胜任较重的体力劳动和剧烈活动,是否出现心慌气短;有无饮酒、吸烟、饮用咖啡等嗜好,每日量多少,有无长期咳嗽、咳痰、气短史;有无药物滥用及成瘾史;有无长期服用安眠药等历史;有无妊娠等。

1. 吸烟、嗜酒与饮用咖啡等　必须询问每日的摄取数量和持续时间。吸烟可产生某些不利作用,包括气道黏膜分泌与清除能力减弱、小气道口径缩小、免疫反应改变等。术前应劝说患者至少停止吸烟2个月,即使术前停止吸烟不到24小时对患者也是有益的。嗜酒与长期饮用咖啡等兴奋性饮料,麻醉手术后可能出现戒断症状。

2. 药物滥用史　术前应询问是否应用违禁药品或娱乐性药品,是否已形成习惯使用,这类病例应列入高危病例,因有可能感染人类免疫缺陷病毒(human immunodeficiency virus,HIV),需进行鉴别诊断试验。一旦确定患者已有依赖性药物应用史(无论是规定处方药或违禁药),围手术期都应对戒断综合征采取预防或治疗措施。

3. 对已出现戒断综合征的患者,除非急诊,应延期麻醉和手术。对术前因治疗而使用阿片类药,或滥用阿片类药的患者,术中和术后应用阿片类药时应考虑增加剂量。

4. 对运动员患者应询问是否应用促蛋白合成甾类药(合成类固醇),因这类药物对肝脏可产生显著的副作用,导致出现胆汁淤积性黄疸。

(五) 过敏史

1. 应重视了解患者的过敏史,并注重记录患者的具体反应。注意明确鉴别过敏反应与药物副作用。对既往任何药物过敏史,都应该有详细的文字记录,并对过敏反应的真实性质(系过敏反应还是药物副作用)有所判定,以利于为以后的治疗处理提供参考。例如可待因可引起呕吐(系副作用)或瘙痒性皮疹(系过敏症状),两者都习惯被患者称为“过敏”。又如牙科应用含肾上腺素的利多卡因施行局部麻醉,患者常出现心动过速的副作用,而患者常会主诉对局部麻醉药过敏。

2. 真性过敏反应是客观存在的,麻醉期间发生真性过敏和类过敏反应并不少见,其中最常见的由肌肉松弛药引起,其次为乳剂和抗生素。应用阿曲库铵可因组胺释放引起心率增快、血压下降以及皮肤潮红等反应,对并存哮喘的患者应避免使用。青霉素与头孢菌素之间的交叉过敏反应率可达10%~15%。如果患者曾有注射青霉素后出现速发型过敏反应史(表现为过敏性休克、血管性水肿和荨麻疹),使用头孢菌素前必须做皮试。

3. 患者对局部麻醉药的真性过敏反应极为罕见。酯类局部麻醉药的过敏反应,可能系其分解代谢产物对氨苯甲酸(para-amino-benzoic acid,PABA)所引起。酰胺类局部麻醉药也曾有真性过敏反应的报道,但比酯类局部麻醉药者更为罕见。

对既往有麻醉药过敏史的患者，在择期手术或神经阻滞麻醉前，有必要邀请过敏学专家会诊指导，慎重施行皮内过敏试验。

（六）用药史

有些手术患者因治疗需要，常应用降压药、抗凝药、β受体阻滞药、糖皮质激素、洋地黄、利尿药、抗生素、降糖药、抗癌药、镇静安定药、单胺氧化酶抑制药、三环类抗抑郁药、减肥药等，应了解其药名、药理学作用特点、用药持续时间和用药剂量、有无不良反应等（详见本节二）。

（七）合并内科疾病史

许多合并内科疾病患者从麻醉处理角度属高危病例，与麻醉手术预后有密切关系，需从病史中获得所需的有关资料。

1. 心血管系统

（1）高血压、先天性心脏病、瓣膜病、缺血性心脏病、周围血管病病史应列为重点。①对合并高血压的患者应了解患者患病的时间、血压波动范围、接受何种治疗、治疗时间、是否有效及有无眩晕、胸闷、心率及心律有无变化等问题。合并高血压未经治疗或治疗不恰当的患者，围手术期血流动力学波动幅度大，危险性倍增。应注意鉴别高血压是原发性或继发性，如系继发应明确具体病因；血压有无明显波动，有无嗜铬细胞瘤等引发高血压的可能。一般认为严重高血压患者（舒张压≥110mmHg或收缩压≥180mmHg）应推迟择期手术，至血压降至160/100mmHg以下。对于应用利尿剂治疗的患者，还需严密监测并调整血清钾水平。②对合并先天性心脏病的患者，应明确先天性心脏病类型、有无右向左分流、有无肺动脉高压及心力衰竭等。某些先天性心脏病会合并其他畸形，如牙列异常、颈蹼及喉部畸形等，需额外重视。③对冠状动脉疾病患者，应询问有无心绞痛史、陈旧性心肌梗死史或充血性心力衰竭史，应以病史、体征和心电图作为评估的基础。如系急诊手术，围手术期应加强血流动力学监测，手术全程要时刻防范氧供需失衡的出现。如存在不稳定型心绞痛、失代偿的心力衰竭、严重心律失常及严重瓣膜病时，应酌情延迟手术直至病情稳定。冠心病患者常伴有焦虑，应利用术前药、麻醉处理和其他方法使患者术前充分安静休息，防止儿茶酚胺大量释放。手术前晚应使患者充分睡眠。术前用药应以镇静催眠药为主，酌情阿片类药物，不用或慎用抗胆碱能药物。患者入手术室后，在诱导前只限于安置血压计袖带、心电图极板和开放外周静脉通路，不宜施行其他疼痛性操作，因疼痛应激可诱发心肌缺血。④高血压及缺血性心脏病患者常合并糖尿病，应尽量于术前将血糖控制在合理水平。局部麻醉的恶心呕吐发生率低，术后可迅速恢复经口饮食和服药，对糖尿病患者尤其有益。⑤既往因缺血性心脏病行经皮冠状动脉介入治疗（PCI）的患者行择期非心脏手术的时机：对于球囊扩张及植入裸金属支架（BMS）的患者，择期非心脏手术应分别延迟2周和1个月。对植入药物洗脱支架(DES)的患者，择期非心脏手术最好延迟1年，以便不间断双重抗血小板治疗。如果药物涂层支架植入后手术延迟的风险大于预期缺血或支架内血栓形成的风险，择期非心脏手术可考虑延迟6个月。对于植入药物洗脱支架或裸金属支架后初始4~6周但需要行紧急非心脏手术的患者，应继续双联抗血小板治疗，除非出血的相对风险超过预防支架内血栓形成的获益。对于植入冠脉支架但必须停止P2Y12受体阻滞剂才可以手术的患者，在可能的情况下推荐继续使用阿司匹林，术后应尽快开始P2Y12受体阻滞剂治疗。

（2）心律失常：重点注意心律失常的性质与类型、与应激或运动的相关性、是否伴有心肌缺血和循环功能障碍的症状和体征、药物治疗史、有效的抗心律失常药物及剂量，以及是否已安装心脏起搏器等。症状性心律失常往往意味着存在器质性心脏疾病。对于存在严重心律失常患者，围手术期麻醉风险显著增加，应力争在术前进行“理想化”治疗。

（3）心脏起搏器：①需要安置起搏器的患者，提示已确诊存在严重心血管系统疾病，同时还可能并存其他器官退行性病变。因此，术前除需要估计和调整心功能外，还必须处理其他器官系统功能衰竭。术前需要测定患者的清醒程度，这不仅与脑灌注有关，也反映心输出量现状。②需牢记，起搏器电极与心脏直接相连，且心脏完全依靠它才能较正常的跳动。因此，术前必须了解起搏器的类型与安装部位；在安置体位时，要特别注意防止起搏器电极与心脏脱开，同时必须将起搏器系统与任何电器设备隔绝，严格防止外界电源误传至心脏而引起心脏意外。手术中使用电灼，可能干扰起搏器的功能，如被误认为是心律失常，从而对患者进行错误除颤。因此，术前可能需要更换为非同步型起搏模式，后者不受电灼干扰。明确起搏器安装部位的另一个理由是，便于事先设计安置电灼极板的恰当位置，使电灼电流尽可能不经过起搏器。

2. 呼吸系统　重点在于对肺气肿、支气管炎、哮喘、阻塞性睡眠呼吸暂停综合征、近期上呼吸道感染以及鼻窦炎患者进行评估。①需了解患者的日常活动能力，通过询问即可初步获知。例如“能否快速登上二层楼？登上后是否气喘？”。但心脏病同样也可发生呼吸困难，需加以鉴别。②对慢性阻塞性肺疾病（COPD）患者应了解每天咳痰量及性状，同时应注意有无肺源性心脏病及处于何期。如果每天痰量增多或痰颜色与平时不一样，提示患者已合并急性呼吸道感染。传统观点认为，择期手术应推迟至感染痊愈后 1~2 周再考虑进行。但随着麻醉技术的发展，推迟手术已不再是常规。当健康患者存在轻微感染时，继续进行手术的风险很低。对于症状严重，尤其是有合并疾病（如严重哮喘、心脏疾病、免疫抑制）可能威胁麻醉安全时，应将择期手术推迟至少 4 周。对于合并严重急性上呼吸道感染儿童，手术应推迟 6 周或更长时间才可避免气道并发症。③对可疑或确诊的睡眠呼吸暂停综合征（OSAS）患者，需详细了解病史，必要时行睡眠呼吸监测以确定其严重程度。此类患者对镇静药及阿片类药物的耐受性差，应小量分次用药。OSAS 患者困难气道的发生率较其他人群的患者显著增加，麻醉诱导前应做好困难气道处理的充分准备。根据麻醉科医师的个人经验，必要时可采用表面麻醉下清醒气管内插管以策安全。同时，在全身麻醉苏醒期亦应按流程做好紧急气道和通气处理的准备。另外，此类患者合并高血压、肺动脉高压、严重心律失常、心肌病及缺血性心脏病等的概率亦增高，应加以注意。术后镇痛宜选用多模式镇痛方案，尽量避免或减少阿片类药物的使用。

3. 消化系统　胃内容物反流误吸是麻醉期间最危险的并发症之一。麻醉前对患者是否面临反流误吸危险必须做出明确的判断。对肝病患者应询问输血史、肝炎史、呕血史，慢性肝病如肝硬化和低血浆白蛋白史，这类病例的药物药代学和药效学常发生明显改变。此外，肝功能不全患者常出现凝血功能异常。

4. 泌尿生殖系统　①肾功能不全，也可能来自泌尿系统以外的其他器官疾病，如糖尿病、结缔组织病、高血压或周围血管病等，应详细询问肾功能不全的症状和体征。对慢性肾衰竭患者应明确最后一次血液透析的时间，因透析前后体内的血容量和血浆钾浓度常会发生显著改变；②应询问患者近期是否有慢性泌尿系感染史；③对生育年龄妇女应询问近期是否妊娠。

5. 内分泌系统　①对每一例患者都应常规询问是否有糖尿病病史。因糖尿病常合并高血压、缺血性心脏病、肾功能减退、神经系统疾病和胃麻痹症，术前评估应注重评价靶器官损伤（心、脑、肾）和血糖控制情况，推荐所有患者术前检查心电图、电解质、BUN、肌酐和血糖。②肾上腺功能不全与使用皮质激素有关。对经常使用皮质激素治疗的患者（如哮喘、甲状腺炎、皮肤病、溃疡性结肠炎和类风湿关节炎等），应询问其用药剂量和最后一次用药时间。肾上腺皮质功能不全难以预测，取决于激素的用药剂量、药效和频率，以及激素治疗时间的长短。泼尼松或等价物用量 >20mg/d、连用 3 周以上会抑制肾上腺皮质功能，作用可延续至停用药物后 1 年；剂量 <5mg/d 时不会抑制肾上腺皮质功能。③甲状腺疾病有甲状腺素补充型（甲状腺功能低下）或抗甲状腺素型（甲状腺功能亢进）两类。近年资料表明，对稳定型的甲状腺功能低下患者，允许施行择期麻醉和手术，但为慎重计，也可推迟择期手术，其间适当补充甲状腺素治疗。④其他内分泌疾病如甲状旁腺功能亢进，患者存在多发性内分泌腺瘤综合征，需进一步排除其他内分泌异常，如嗜铬细胞瘤或甲状腺髓样癌。

6. 神经系统　询问患者是否患有中枢和周围神经系统疾病以及颅内压改变情况。①颅内占位性病变可并发颅内高压；②垂体瘤可引起内分泌异常，围手术期需特别小心处理；③近期曾有脑缺血发作史者，术前必须对其神经系统情况进行仔细评估；询问有无蛛网膜下腔出血病史，如有则常提示可能合并颅内血管畸形；④有癫痫史者，应询问癫痫病史，包括癫痫的类型、发作频率、最后一次发作时间、抗癫痫药治疗的用药及疗效等；⑤有脊髓损伤史者，必须测定其神经损害平面；近期脊髓损伤患者应避用氯琥珀胆碱，因去极化过程可促使细胞内钾大量释出而引起一过性高钾血症甚至心搏骤停；⑥肌肉骨骼系统改变常见于类风湿关节炎史患者，可引起麻醉问题，应预先评估，如喉部解剖学改变，颈椎、颞下颌关节活动度受限等可致呼吸管理发生困难；颈椎不稳定常发生于寰枢关节，气管插管时需加倍谨慎处理，避免脊髓损伤；因类风湿关节炎致关节活动显著受限时，麻醉诱导后安置和固定手术体位常可能遇到困难。

5

7. 血液系统 询问患者既往是否有异常出血病史,是否需要经常输血。如果术前有足够的时间,应考虑采用自体输血技术。已证实对这类患者采用自体输血是有效的节约用血措施。近年来缺血性心脏病、高血压、糖尿病患者增多,术前应用抗血小板药者较前明显增多,瓣膜置换术后患者常终身口服华法林,均需引起注意。近期发生动脉或深静脉血栓患者需推迟择期手术或进行围手术期干预。如不行抗凝治疗,3 个月内再发血栓的概率为 50%;应用华法林治疗 1 个月,则再发风险降至 10%;治疗 3 个月后更可降至 5%。在动脉或静脉血栓后 1 个月内的择期手术应该推迟。在择期手术前进行 3 个月的抗凝治疗比较理想。如果不能推迟手术,患者必须在 INR<2.0 时接受术前桥接治疗。

8. 精神心理疾病 近年来,精神心理疾病患者接受外科手术者明显增多。对此类患者的术前评估主要包括:病史、认知功能、治疗用药及其效果、精神类药物对麻醉用药的影响。

二、术前治疗性用药的评估与调整

患者在手术前,常因内科疾病而服用药物治疗。术前需要全面评估,以决定是否继续用药或停止使用。合并内科疾病的患者常使用降压药、β 受体阻滞剂、抗凝药、糖皮质激素、洋地黄、利尿药、抗生素、降糖药、抗癌药、镇静安定药、单胺氧化酶抑制药、三环类抗抑郁药等治疗。应了解其药名、用药时间和用量,有无特殊反应;明确哪些药物与麻醉药之间可能存在相互不良作用。据此,决定术前是否需要继续使用或停止用药。

(一) 抗高血压药

一般情况下,除 ACEI 和 ARB 类药物需要评估后决定是否继续使用外,其他降压药物手术当日继续使用。许多报告强调,围手术期停用 β 肾上腺受体阻滞药或 α_2 肾上腺受体激动药(如可乐定及右美托咪定),反会引起明显的血流动力学负效应。一般建议在术前 12~24 小时停用 ACEI 和 ARB 类药物,因为持续服用至术晨可能与术中低血压相关,特别是对合用利尿剂的患者。ACEI 和 ARB 对冠心病和有心血管危险因素的患者具有保护作用。所以,必须权衡低血压风险和停药的风险后再做决定。

(二) 利尿药

术前一般应停用利尿药,用于抗高血压的噻嗪类(氢氯噻嗪、氯噻酮)除外。术前应用噻嗪类利尿药者,尽管已采用补钾或使用钾缓释制剂,仍不免发生低钾血症,15% 患者的血清钾浓度 <3.5mmol/L;10% 患者浓度 <3.0mmol/L。一般患者血清钾不宜低于 3.0mmol/L,应用洋地黄的患者不宜低于 3.5mmol/L。血清钾 <3.0mmol/L 者的室性心律失常发生率是血清钾 >3.0mmol/L 者的 2 倍。

(三) 洋地黄

围手术期应继续使用地高辛,对Ⅲ、Ⅳ级充血性心力衰竭患者证明是有效的。

(四) 抗心绞痛药

正在使有心绞痛治疗药包括硝酸酯类、钙通道阻滞药、β 肾上腺素能受体阻滞药者,都应继续使用到手术前;如系口服用药者,应继续保持其常用剂量和时间间隔。

(五) 抗心律失常药

根据抗心律失常药的应用指征,围手术期抗心律失常药应一直延续使用至手术前。但有些抗心律失常药的副作用与麻醉药之间存在一定的相关性。例如:①奎尼丁用于地高辛血浆浓度已达稳态的患者,麻醉可致地高辛清除率降低,易因此引起洋地黄中毒;②奎尼丁和普鲁卡因胺都可引起 QT 间期延长综合征;③丙吡胺(disopyramide)是心肌抑制药,在吸入挥发性麻醉药期间,可出现心肌抑制加重;④胺碘酮(amiodarone)可引起甲状腺功能改变,对甲状腺毒症患者影响可能更明显,易诱发甲状腺功能亢进,同时易引起间质性肺炎;⑤利多卡因是常用抗心律失常药,可降低吸入麻醉药的 MAC,因此也可用作静脉麻醉辅助药。

(六) 支气管扩张药

氨茶碱是常用的支气管扩张药,是治疗支气管痉挛的常用药,氨茶碱除抑制磷酸二酯酶(phosphodiesterase)外,还引起去甲肾上腺素释放。围手术期改用肠外营养,可引起肝脏代谢氨茶碱的能力发生改变,容易导致氨茶碱血清浓度达中毒水平。如果患者已常规雾化吸入支气管扩张药,术前 30~60 分钟应再予雾化吸入一次。

(七) 胰岛素和口服降糖药

1. 糖尿病患者应用胰岛素维持最佳血糖水平的处理有“严格”与“宽松”两种方案。“严格”方案的依据是:围手术期严格控制血糖水平达良好状态,创口感染率降低,一期愈合率提高,术后死亡率降低。“宽松”方案的依据是:有足够的资料说明严格方案的围手术期死亡率并不降低，而所需费用极高，且有发生低血糖的危险。采用宽松方案，其低血糖危险性并不显著，对1型糖尿病患者，手术日晨应使用常规剂量1/3到1/2的中、长效胰岛素，以防止发生酮症；对2型糖尿病患者，在手术日晨可不使用胰岛素，或在开始静脉输注葡萄糖盐水后，给予1/2常规剂量的中效、长效或复合胰岛素。使用胰岛素泵的患者仅应继续使用其基础输注剂量。

2. 口服降糖药　手术日晨不应使用口服降糖药，特别是长效降糖药如氯磺丙脲(chlorpropamide)、格列吡嗪(glipizide)、格列本脲(glyburide)这类与血浆白蛋白呈离子化结合的药物，当围手术期使用其他药物时，它们可从结合部位游离，从而可加剧降糖作用。曾用口服长效降糖药治疗的患者，术后在未清醒期间可出现无症状性低血糖。

（八）糖皮质激素

长期应用糖皮质激素和促肾上腺皮质激素(ACTH)的患者，围手术期应再补充适量糖皮质激素，见表47-1。术后尽早恢复日常用量。

5

表47-1　术前肾上腺皮质功能不全(抑制)患者的激素用药指导

氢化可的松或其相当的激素	
术前1天	25mg，6：00pm和12：00am各1次，静脉或肌内注射
手术当天	100mg，术中静脉注射
手术后3天	100mg，q8h，第1个24小时
	50mg，q8h，第2个24小时
	25mg，q8h，第3个24小时

（九）甲状腺药物

鉴于甲状腺素(thyroxine)的半衰期较长(1.4~10天)，因此手术当天可以不再使用。抗甲状腺素药物如甲巯基咪唑(methimazole)、丙硫氧嘧啶(propylthiourcil)则应继续用至手术当天晨。

（十）抗癫痫药

抗癫痫药应继续使用至手术当天。许多抗癫痫药可降低肝脏微粒体酶系功能，因此，可引起围手术期所用药物的药代动力学改变。对闭合性脑外伤性癫痫患者，为降低癫痫发作应用苯妥英钠，其预防性效果只表现在用药的第一周内。因此，麻醉科医师对围手术期虽已预防性应用苯妥英钠的患者，仍应警惕其癫痫发作。

（十一）抗精神病和抗抑郁药

这类药物一般都应使用至手术前，但有些特殊情况需加以慎重考虑。

1. 单胺氧化酶抑制药(monoamine oxidase inhibitor，MAOI)　传统认为，对于服用MAOI的患者行择期手术，一般需在术前2~3周停止使用MAOI，否则围手术期可出现许多不良反应，包括心律失常和死亡，有关这方面麻醉意外的报道已较多。但同时，也有多个文献报道停用MAOI后发生的自杀和严重抑郁事件。因此，近年来提出，对于严重的精神病患者，要权衡患者停药后出现自杀倾向的风险。

2. 锂　用于治疗狂躁病的碳酸锂，可增强肌松药的作用，同时麻醉药用量也减少。

3. 三环类抗抑郁药(tricyclic antidepressants，TCA)　该类药物可阻滞去甲肾上腺素的再摄取，并耗空神经末梢这类神经递质。动物实验指出TCA与泮库溴铵和氟烷之间存在相互不良反应，可出现致死性室性心律失常，但在人类尚未见到这类相互作用的报道。

（十二）抗血小板药物

阿司匹林属于非甾体抗炎药(NSAIDs)，是最常见的抗血小板药物，可引起血小板环氧合酶不可逆性乙酰化，其结果是使血小板寿命期7~10天内的聚集功能减退。其他NSAIDs也同样抑制血小板酶，但均属可逆性，单次用药一般最多仅抑制2天。阿司匹林或其他NSAIDs是否会导致手术期或手术后出血，尚存在争议，但硬膜外麻醉中引起硬膜外腔“轻度出血”的情况似乎是增加的。传统认为，术前7~10天应停用阿司匹林。但目前认为，常规预防性剂量阿司匹林不会增加椎管内麻醉时椎管内血肿发生率，所以一般不建议停用，尤其是高危患者。

氯吡格雷、普拉格雷和替卡格雷是P_2Y_{12}受体阻滞剂，也是常见的抗血小板药物，如果术前有停药指征，通常推荐停用时间分别为术前5天、7天、5天。

糖蛋白Ⅱb/Ⅲa受体拮抗剂如阿昔单抗、依替巴肽、替罗非班可明显抑制血小板的聚集功能。服用阿昔单抗后，恢复正常血小板聚集功能的时间是24~48小时。服用依替巴肽和替罗非班后，恢复正常血小板聚集功能的时间是4~8小时。在血小板恢复正常功能前应避免采用椎管内麻醉。

（十三）抗凝药

拟行小手术（如白内障或体表手术）的患者没有必要中断抗凝治疗。对于其他手术，针对平日INR维持在2.0~3.0的患者，停用华法林5天，使INR降至1.4以下，这对手术和椎管内麻醉都是安全的。若平日INR值高于3.0，则停药时间需大于5天。如果术晨INR仍大于1.8，给予维生素K口服或皮下注射1~5mg可纠正凝血异常，维生素K的起效时间为6~10小时，24~48小时内作用达峰。

（十四）抗肿瘤药

对恶性肿瘤患者麻醉科医师需要询问其有关抗肿瘤药的使用情况，包括药名及应用时间等，此外还需要了解其骨髓功能状况。

1. 多柔比星（doxorubicin） 主要副作用为骨髓抑制和心脏副作用。麻醉科医师要了解其用药总量。应用250mg/m^{2}时，心内膜下活检已证实有心肌受损；<500mg/m^{2}时，一般不会出现明显的充血性心力衰竭。多柔比星与环磷酰胺（cyclophosphamide）合用，心脏毒性将增加。如果患者主诉有充血性心力衰竭症状，术前应做心脏功能测定。

2. 博来霉素（争光霉素，bleomycin） 主要副作用是肺间质病变。当吸入氧浓度（FiO_2）>28%时，肺损伤更易发生。对患者已用博来霉素剂量>500mg时，吸入氧浓度应限制在30%以下，并应密切监测脉搏血氧饱和度。对应用博来霉素的患者术前给予糖皮质激素有利于预防围手术期呼吸功能衰竭。

（十五）抗青光眼药

应用抗青光眼药的患者，围手术期应常规继续使用。常用的胆碱酯酶抑制剂有两种：2-氧膦酰硫胆碱（echothiophate）和异氟磷（isofluophate），均为非可逆性抗胆碱酯酶药，都延长氯琥珀胆碱的作用。眼局部应用β受体阻滞药可吸收入血，并引起全身影响，有些患者的心血管系统应激反应储备可能被削弱。

（十六）抗生素

抗生素特别是氨基糖苷类（aminoglycoside）可增强神经肌肉接头阻滞作用，这样对术毕逆转神经肌肉接头阻滞作用可能发生困难，或出现呼吸性酸中毒（表47-2）。

表47-2 抗生素增强肌松药、新斯的明和钙剂的作用

抗生素	筒箭毒	氯琥珀胆碱	新斯的明	钙剂
新霉素（neomycin）	是	是	常发生	常发生
链霉素（streptomycin）	是	是	常发生	常发生
庆大霉素（gentamycin）	是	不明	有时	常发生
卡那霉素（kanamycin）	是	是	有时	有时
巴龙霉素（paromomycin）	是	不明	是	是
紫霉素（viomycin）	是	不明	是	是
多黏菌素A（polymycin A）	是	不明	不	不
多黏菌素B（polymycin B）	是	是	不*	不
多黏菌素E（colistin）	是	是	不	有时
四环素（tetracycline）	是	是	部分	部分
林可霉素（lincomycin）	是	不明	部分	部分
克林霉素（clindamycin）	是	不明	部分	部分

*在该抗生素的作用下，新斯的明反而增强肌松药的阻滞作用。

三、体格检查

麻醉前要针对与麻醉实施有密切关系的全身情况和器官部位进行重点体检。

（一）全身情况评估

通过快速视诊患者观察全身情况，包括有无发育不全、畸形、营养障碍、贫血、脱水、水肿、发绀、发热、消瘦或过度肥胖等，常能提供重要的评估资料。例如患者表现发绀，与心血管系统和呼吸系统状况有关，需做进一步检查，脉搏血氧饱和度测定或血气分析可有助于确认或排除这类临床发绀现象。伴有全身水肿的慢性病患者，提示围手术期对

所用的大多数药物都表现为分布容积的改变。

（二）生命体征

1. 术前应常规测定生命体征　包括血压、脉搏、呼吸、体温和体重（kg），并作记录。对周围血管疾病患者应测定双侧上肢的血压，如果两侧血压不一致，超过 20% 或大于 20mmHg 时，提示患者存在血管硬化或狭窄。

2. 术前测定脉搏血氧饱和度（SpO_2）基础值　不仅可确定呼吸系统有否异常，还有助于指导术后是否需要持续吸氧，为患者离开麻醉恢复室提供依据。

3. 了解近期内的体重变化　近期内体重显著减轻者，对麻醉的耐受一般很差，应加以注意。对过度消瘦或极度肥胖患者要警惕术中容易发生呼吸循环意外。小儿术前必须常规测量体重。如果实际体重大于预期年龄体重，用药量可根据实际体重计算；如果小于年龄体重，用药量宜按年龄体重的偏小剂量计算。

4. 体温上升常表示体内存在炎症或代谢紊乱，其麻醉用药和剂量需慎重，一般耐药均差，耗氧量大，术中供氧需充分。体温低于正常者，表示代谢低下，一般情况差，麻醉耐受性也不佳。

5. 血压升高者，应反复多次测量双上肢及下肢血压，明确血压升高的原因、性质和波动范围，决定术前是否需要抗高血压治疗；同时要评估高血压对心、脑、肾等重要器官功能损害的程度，是否合并冠状动脉、主动脉、颈动脉、脑动脉、肾动脉及周围动脉病变，相应脏器是否存在供血不足。例如并存心肌缺血性改变时，择期手术需推迟进行；并存肾脏改变时，对麻醉药的选择必须个别考虑。血压过低或周围循环衰竭的患者，麻醉处理需极慎重。对脉搏明显不规则（次数、强弱、节律异常）者，应查心电图或 24 小时动态心电图，明确心律失常的性质、严重程度与原因。

6. 血红蛋白、红细胞计数和血细胞比容，可反映贫血、脱水及血容量的大致情况。简单而言，成人血红蛋白低于 80g/L，或高于 160g/L（多因脱水所致），麻醉时容易发生休克、栓塞等严重并发症，需于术前尽可能纠正。对年龄超过 60 岁者，术前应重视纠正正常血容量性贫血。年龄 <3 个月的婴儿，术前血红蛋白应至少超过 100g/L；>3 个月者，应至少达到 90g/L。中性粒细胞增高以及红细胞沉降率增快，提示体内存在急性炎症病变，愈严重者，麻醉耐受性愈差。

7. 尿常规检查需包括每小时尿量或每日总尿量。通过尿比重测定可估计患者的水和电解质代谢情况；尿糖阳性应考虑糖尿病，需进一步检查确诊；尿蛋白阳性应考虑肾脏实质性病变；尿红、白细胞和管型阳性，应想到泌尿系炎症。尿量明显减少，以至少尿、闭尿时，应考虑严重肾功能障碍。对尿常规检查阳性的患者，应进一步做血液生化检查，以判断肾功能状况。肾功能已减退的患者，麻醉耐受性极差，术后容易出现肾功能不全加剧。

8. 基础代谢率可明显影响麻醉药用量和麻醉耐受性。基础代谢率高者，麻醉药用量大，氧耗量大，且麻醉不易平稳；代谢率低者，麻醉药用量需减小，麻醉耐受差。基础代谢率可用 Read 公式作粗略测定：患者清晨睡醒后，在不起床、不进食的情况下，连续测试两次血压和脉搏，取其平均值，代入公式：基础代谢率（%）= 0.75 × 每分钟脉率数 +0.74 × 脉压 −72。正常值应为 −10%~+10%。

9. 观察呼吸次数、深度、形式（即胸式呼吸、腹式呼吸）及通气量大小，有无呼吸道不通畅、胸廓异常活动和畸形。这些观察对于估计术后是否会出现肺部并发症等都有重要的参考价值。此外，要重视肺部听诊和叩诊检查，参阅 X 线透视和摄片结果，尤其对 60 岁以上老年人，或并存慢性肺部疾病的患者更需重视，有时可获得病史和体检未能查出的阳性发现。

10. 遇有下列 X 线检查阳性征象者，应考虑改变麻醉方法以择安全，例如气管明显移位或狭窄；纵隔占位病变已压迫邻近大血管、脊神经、食管和气管；主动脉瘤；肺气肿、肺炎、肺不张；肺水肿或肺实变；脊椎、肋骨或锁骨新鲜骨折；右位心、心脏压塞、心包炎或心脏明显扩大等。

11. 对并存急性上呼吸道感染（鼻塞、咽充血疼痛、咳嗽、咳痰或发热）者，除非急症，手术应推迟，至少需推迟到治愈一周以后再手术。对于慢性气管支气管炎或肺部疾病患者，或长期吸烟者，注意痰量、性状、浓稠度、是否易于咳出，需采取预防术后肺部并发症或病变播散的措施，慎用刺激呼吸道的麻醉药。对于已影响呼吸道通畅度的疾病要特别重视，如鼻中隔偏曲、鼻甲肥大、鼻息肉、扁桃体肥大、颈部肿物压迫气管、声带麻痹、大量咯血、呕血、频繁呕吐、昏迷、过度肥胖、头面颈烧伤或创伤、OSAS 以及颈项过短等，围手术期都易引起急性呼吸道阻塞，常需采取清醒气管内插管，或事先做好抢救准备（如气管插管用具、吸引器、气管切开器械包及纤支镜等）。对拟行气管内插管的患者，必须常规检查呼吸道有关解剖及其病理改变。

12. 肺功能检查 对胸腔手术患者,或非胸腔手术但有呼吸功能减退的患者,术前应常规检查肺功能,对术后是否可能发生呼吸衰竭具有预测价值。

(三) 气道、牙、颈

1. 对拟经口腔插管患者,对气道应做精确的重点检查,包括颈椎活动度、颞下颌关节功能和牙齿情况,尽可能识别出可能存在困难气道的患者,以降低发生紧急困难气道的风险。

2. 牙齿 应仔细检查病损牙和义齿的情况,有无脱落被误吸危险,作好记录。对松动牙或义齿在麻醉前应摘下。

3. 颈部检查可与上述的气道检查同步进行。颈动脉区有杂音,提示存在周围血管病,需要做进一步检查,但并不意味着围手术期的卒中率增加。通过触诊检查明确甲状腺和气管情况。

(四) 肺脏

麻醉前对急慢性呼吸系统疾病或呼吸功能减退患者,施行一定的评估和治疗准备,可显著降低围手术期呼吸系统并发症发生率及病死率。

1. 常见呼吸系统疾病患者的麻醉耐受力估计 手术患者并存急性呼吸系感染(如感冒、咽炎、扁桃体炎、气管支气管炎、肺炎)者,术后极易并发肺不张和肺炎,择期手术宜推迟到完全治愈后1~2周再手术。如系急症手术,应尽量避免采用气管插管全身麻醉,合理应用抗生素控制感染。

手术患者并存慢性阻塞性肺疾病者并不罕见。麻醉前要重点掌握有关病史和体检,以判断感染程度和肺功能减退程度,有无合并肺源性心脏病,并据此进行细致的术前准备工作。下面列举常见的病史和体检项目,对这类患者的术前评估和准备具有实用价值。

(1) 呼吸困难:运动后呼吸困难是衡量肺功能的主要临床指标,目前一般采用修正的医学研究委员会(mMRC)呼吸困难评分进行评估(表 47-3)。

表 47-3 修正的医学研究委员会(mMRC)呼吸困难评分

评分	运动后症状
0	只有在剧烈运动的时候才会感到呼吸困难
1	在着急的时候或走缓坡的时候会感到呼吸困难
2	因为按自己的步伐走路时气短或必须停下来休息所以走路比同龄人慢
3	步行 100 码(91.44m)或几分钟后就要停下来休息
4	呼吸困难不能离家或穿衣脱衣时呼吸困难

(2) 慢性咳嗽多痰:患者在 1 年中有持续 3 个月时间慢性咳嗽多痰,并已连续2年或2年以上者,即可诊断为慢性支气管炎。这是一种慢性阻塞性肺疾病,手术后易并发弥散性肺泡通气不足或肺不张,术前应做痰细菌培养,并合理应用相应的抗生素控制感染。

(3) 感冒:为病毒性呼吸道感染,可显著削弱呼吸功能,呼吸道阻力增高可持续达 5 周,同时对细菌感染的抵抗力显著减弱,从而容易使呼吸道继发急性化脓性感染,或使原有呼吸系统疾病加重。

(4) 哮喘:提示小气道明显阻塞,肺通气功能严重减退,但一般均可用支气管扩张药和肾上腺皮质激素治疗而获得缓解。哮喘患者围手术期的呼吸系统并发症可比呼吸系正常患者高 4 倍。

(5) 咯血:急性大量咯血有可能导致急性呼吸道阻塞和低血容量,甚至出现休克,有时需施行紧急手术,麻醉处理的关键在控制呼吸道,应酌情采用双腔管支气管插管。

(6)吸烟:只要每日吸烟10~20 支,即使年轻人,肺功能也已开始出现变化;凡每日吸烟 20 支以上,并有 10 年以上历史者,即可认为已经并存慢性支气管炎,平时容易继发细菌感染而经常咳嗽吐痰,麻醉后则容易并发呼吸系统严重并发症,发生率远高于不吸烟者。

(7) 长期接触化学性挥发气体:为引起慢性支气管炎的主要诱因之一,同时可能伴有全身毒性反应。

(8) 高龄:老年人易并发慢性肺疾病,尤以阻塞性肺疾病和肺实质性疾病为多见,并由此继发肺动脉高压和肺源性心脏病,这是高龄老人麻醉危险的主要原因之一,麻醉前必须对这类并存症加以明确诊断,并做好细致的术前准备工作。

(9) 胸部视诊:观察呼吸频率、呼吸形式和呼吸时比;有无发绀;有无膈肌和辅助呼吸肌异常活动(三凹征);有无胸壁异常活动(反常呼吸)、胸壁塌陷等;胸廓呈桶状者,提示阻塞性肺疾病已达晚期;脊柱呈后侧凸变形者,提示存在限制性肺疾病。

(10) 肺听诊:有无啰音、支气管哮鸣音,或呼吸音减弱或消失。

(11) 气管移位或受压:要寻找原因,估计是否会妨碍使用麻醉面罩通气,是否存在气管插管困难。

(12) 过度肥胖:体重超过标准体重 30% 以上者,易并存慢性肺功能减退,术后呼吸系统并发症风险增高。

2. 麻醉前肺功能的评估

(1)简单易行的肺功能评估方法有:①测胸腔周径法:测量深吸气与深呼气时,胸腔周径的差别,超过 4cm 以上者,提示无严重肺部疾病和肺功能不全。②吹火柴试验:患者安静后,嘱深吸气,然后张口快速呼气,能将置于15cm远的火柴火吹熄者,提示肺储备功能好,否则示储备低下。

(2)凡呼吸困难程度已超过 2 级,或具备前述12 个病史和体检项目明显异常者,尤其对活动后明显气短、慢性咳嗽痰多、肺听诊有干湿啰音或哮鸣音、长期大量吸烟、老年性慢性支气管炎及阻塞性、限制性肺功能障碍等患者,术前还需做详细的胸部 X 线检查和专门的肺功能检查及血气分析。胸腔或腹腔大手术后,几乎无一例外地出现暂时性肺功能减退,术前也有必要做呼吸功能检测。检测结果预示高度危险的指标见表 47-4。必须强调这些数据需结合临床表现去综合判断,才有实际意义。近年来,对于慢性肺功能不全,除非需要切除较多的肺组织,或已有广泛的肺纤维性实变,一般均可通过术前细致的治疗而获明显改善,故已很少被列为手术禁忌证。

5

表 47-4 估计手术后并发肺功能不全的高危性指标

肺功能测验项目	正常值	高危性值
肺活量(VC)	2.44 ~3.47L	< 1.0L
第 1 秒用力呼气容积(FEV_1)	2.83L	< 0.5L
最大呼气流率(MEFR)	336 ~288L/min	< 100L/min
最大通气量(MVV)	82.5 ~104L/min	< 50L/min
动脉血氧分压(PaO_2)	90 ~100mmHg	< 55mmHg
动脉血 CO_2 分压($PaCO_2$)	35 ~45mmHg	>45mmHg

(3)肺部听诊可发现有关疾病,也可发现某些无症状的疾病,以指导进一步检查。哮喘患者术前仍伴有支气管痉挛性哮鸣音者,提示术前对患者尚未能做到最佳状态的准备。充血性心力衰竭患者如果还能听到啰音或哮鸣音,提示患者还可能存在亚临床性充血性心力衰竭。如果患者计划施行肌间沟臂丛神经阻滞或颈深丛阻滞,应检查膈肌动度,此类阻滞常会引起同侧膈神经麻痹。

(五)心脏大血管

对心脏检查应包括心率、心律(规则、不规则、期前收缩等)、是否存在心脏杂音(右心杂音、肥厚性心肌病变、主动脉瓣狭窄、二尖瓣反流、二尖瓣脱垂、主动脉瓣关闭不全、肺动脉瓣狭窄、三尖瓣反流、肺动脉瓣反流)或其他心音(如第三心音)、颈外静脉充盈情况。除检查血压、脉搏、皮肤黏膜颜色和温度等周围循环外,还要注意心脏听诊和叩诊,周围浅动脉、眼底动脉和主动脉情况。有心脏扩大,桡动脉和眼底动脉硬化、主动脉迂曲者,对麻醉的耐受性都较差,在麻醉用药量、麻醉深度、氧供应、输液速度和输液量,以及消除手术刺激不良反应等处理上都必须格外谨慎合理。心脏听诊有杂音,但无心脏功能障碍者,对麻醉的耐受未必太差。有心律失常者,需用心电图确诊其性质,酌情予以治疗。对 40 岁以上的患者,术前需常规检查心电图。据统计,术前能查出心电图异常并给予适当处理者,死亡率可降低 50%。此外,对心肺功能的代偿程度作出恰当评估,十分重要,详见下文。

1. 心血管病患者的麻醉耐受力评估

(1)先天性心脏病中的房间隔缺损或室间隔缺损,如果心功能仍在Ⅰ、Ⅱ级,或既往无心力衰竭史者,对接受一般性手术可无特殊困难或危险;如果同时伴肺动脉高压者,则死亡率显著增高,因此,除非急症,一般手术应推迟或暂缓。若并存主动脉缩窄或动脉导管未闭者,应先将这类畸形治愈,而后再施行其他择期手术。轻度肺动脉瓣狭窄不是择期手术的禁忌证,但重度者由于术中容易发作急性右心衰竭,择期手术应列为禁忌。法洛四联症由于存在红细胞增多和右室流出道狭窄,麻醉后易致心输出量骤减和严重低氧血症,故择期手术的危险性极大。

(2)高血压患者的麻醉安危取决于是否并存继发性重要脏器损害及其损害程度,包括大脑功能、冠状动脉供血、心肌功能和肾功能等改变。单纯慢性高血压,只要不并存冠状动脉病变、心力衰竭或肾功能减退,即使已有左室肥大和异常心电图,在充分的术前准备和恰当的麻醉处理前提下,耐受力仍属良好,死亡率无明显增高。术前准备的重点之一是施用抗高血压药治疗,药物种类较多,有周围血管扩张药(如肼屈嗪、哌唑嗪、米诺地尔等)、β 受体阻滞药(如艾司洛尔、普萘洛尔)、α 肾上腺素能神经阻滞药(如利血平)、钙通道阻滞药(如维拉帕米、硝苯地平)等。术前施行抗高血压治疗,有利于术中、术后维持血压平稳,但与麻醉药并用有可能产生不良相互作用,如低血压和心动过缓;与氯胺酮或泮库溴铵并用,有可能诱发高血压;与丙泊酚并用，有可能出现心血管虚脱。尽管如此，①一般认为血压≥ 180/110mmHg 的患者应推迟择期手术，待血压控制良好后方允许手术；②抗高血压药治疗必须延续到手术日晨，以防止术中因血压剧烈波动而诱发心力衰竭或脑血管意外等急性损伤；③术中一旦并发低血压，可临时应用适量缩血管药进行拮抗；④对长期应用抗高血压药治疗的患者，不能突然停药，否则患者对内源性儿茶酚胺的敏感性将相应增高，可能引发高血压、心动过速、心律失常和心肌缺血等严重意外；⑤对高血压并存肾脏损害者，术前需对麻醉药的种类和剂量的选择进行全面考虑，详见有关章节；⑥对高血压并存心肌缺血者，术前应重点加强对心肌缺血的治疗，择期手术需推迟。

(3) 缺血性心脏病患者的麻醉危险性在于发生围手术期心肌氧供需平衡失调而诱发急性心肌缺血甚至心肌梗死，死亡率很高。遇病史中存在下列情况者，并存缺血性心脏病的可能性极大：①糖尿病；②高血压病；③肥胖、吸烟、高血脂者；④心电图示左室肥厚；⑤周围动脉硬化；⑥不明原因的心动过速和疲劳。缺血性心脏病的典型征象有：①紧束性胸痛，可往臂内侧或颈部放射；②运动、寒冷、排便或饱餐后出现呼吸困难；③端坐呼吸；④阵发性夜间呼吸困难；⑤周围性水肿；⑥家族中有冠心病；⑦有心肌梗死史；⑧心脏扩大。但有些缺血性心脏病患者，平时并无明显症状，也无心电图异常，但冠状动脉造影证实已有 1~3 支冠状动脉存在超过 50% 的管腔狭窄，这类无症状的缺血性心脏病患者，在麻醉中存在较大的潜在危险。

对缺血性心脏病患者，从麻醉处理角度看，麻醉前首先应从病史中明确下列三个问题：①是否存在心绞痛，其严重程度如何，具体参考表 47-5 作出评估；②是否发生过心肌梗死，明确最近一次的发作时间；③目前的心脏代偿功能状况如何。

表 47-5 心绞痛分级

分级	表现
Ⅰ级	日常体力活动不引起心绞痛；若快速步行、登楼梯、剧烈活动或长时间快速费力工作或娱乐，可出现心绞痛
Ⅱ级	日常体力活动轻度受限；登楼梯、爬山、餐后散步或登高、寒冷和大风、情绪紧张或睡醒后短时间，出现心绞痛
Ⅲ级	日常体力活动明显受限；以正常步速、短距离散步或登一段楼梯即出现心绞痛，休息后症状可缓解
Ⅳ级	任何体力活动均可诱发心绞痛，静息时也发作

(4) 心脏瓣膜病患者的麻醉危险性主要取决于病变的性质及其对心功能损害的程度。麻醉前必须明确是以狭窄为主，还是以关闭不全为主，还是两者兼有。一般讲，①以狭窄为主的病情发展较关闭不全者为迅速；重症主动脉瓣狭窄或二尖瓣狭窄极易并发严重心肌缺血、心律失常(房扑或房颤)和左心功能衰竭，也易并发心腔血栓形成和栓子脱落。因此，麻醉的危险性相当高，一般应禁忌施行择期手术。②关闭不全患者对麻醉和手术的耐受力一般均属尚可，但易继发细菌性心内膜炎或缺血性心肌改变，而有猝死的可能。③对各类瓣膜性心脏病患者，为预防细菌性心内膜炎，术前均需常规使用抗生素。有人报道，单纯经鼻腔内气管插管也可能诱发细菌性心内膜炎，发生率达 16%。抗生素应在手术开始前 30 分钟内使用。④为预防心腔内血栓脱落并发症，常予施行抗凝治疗，如遇急症，术前需终止抗凝。

(5) 心律失常：术前心电图存在心律失常者，必须结合病史和临床表现，探讨其实际意义。从麻醉角度看，术前需要纠正的心律失常有：①心房颤动和心房扑动，术前如能控制其心室率在 80 次 /min 左右，麻醉的危险性不致增加；相反，如不能控制心室率，提示存在严重心脏病变或其他病因(如甲亢)，则麻醉危险性显著增高；②高度传导阻滞的患者均有发展为完全性心脏传导阻滞而猝死的可能，术前需做好心脏起搏器准备，术中需连续监测心电图。起搏器对电灼器很敏感，易受干扰而失灵，致心脏陷于停搏，故麻醉科医师应掌握起搏器的使用和调节技术。无症状的右或左束支传导阻滞，一般并不增加麻醉危险性；③房性期前收缩或室性期前收缩，偶发者在年轻人多属功能性，一般不需要特殊处理，或仅用镇静药即可消除，不影响麻醉耐受力；发生于中年 40 岁以上的患者，尤其当其发生和消失与体力活动有密切关系者，应考虑存在器质性心脏病的可能。频发(每分钟多于 5 次)、多源性或 R 波与 T 波相重的室性期前收缩，容易诱发心室颤动，术前必须用药加以控制，择期手术需推迟；④预激综合征可发作室上性心动过速，一般只要在麻醉前和麻醉中做到防止交感兴奋和血管活性物质释放，即可有效预防其发作，但对持续而原因不明的发作，要引起重视，有时往往是心肌病变的唯一症状，麻醉危险性极高，择期手术必须推迟。有关心律失常的问题详见有关章节。

2. 心脏功能的临床评估　心脏功能的临床评

估方法有以下几种：

(1)体力活动试验：根据患者在日常活动后的表现，评估心脏功能，详见表47-6。

表47-6 心脏功能分级及其意义

心功能	屏气试验	临床表现	心功能与耐受力
Ⅰ级	30秒以上	普通体力劳动、负重、快速步行、上下坡，不感到心慌气短	心功能正常
Ⅱ级	20~30秒	能胜任正常活动，但不能跑步或较用力的工作，否则心慌气短	心功能较差。麻醉处理恰当，麻醉耐受力仍好
Ⅲ级	10~20秒	必须静坐或卧床休息，轻度体力活动后即出现心慌气短	心功能不全。麻醉前准备充分，麻醉中避免任何心脏负担增加
Ⅳ级	10秒以内	不能平卧，端坐呼吸，肺底啰音，任何轻微活动即出现心慌气短	心功能衰竭。麻醉耐受力极差，手术必须推迟

(2)屏气试验：患者安静5~10分钟后，嘱深吸气后作屏气，计算其最长的屏气时间。超过30秒者表示心脏功能正常；20秒以下者表示心脏代偿功能低下，对麻醉耐受力差。

(3)起立试验：患者卧床10分钟后，测量血压、脉搏，然后嘱患者骤然从床上起立，立即测血压、脉搏，2分钟后再测一次。血压改变在20mmHg以上，脉率增快超过20次/min者，表示心脏功能低下，对麻醉耐受力差。本法不适用于心功能Ⅳ级的患者。

3. 临床容易被误诊的心脏病

(1)有些心脏病可出现某些消化道症状，如急性腹痛、放射性疼痛、恶心、呕吐、黄疸、腹水等，由此易被误诊为腹部外科疾病而需施行手术，显然其麻醉和手术危险性倍增。因此，麻醉科医师应提高警惕，如怀疑有误诊，应请内科医师协助诊断。

(2)易被误诊为非心脏病的临床表现有：①心绞痛和心肌梗死可伴剑突下疼痛，类似胃病；②突发性右心衰竭，尤其是易发生于活动后的轻度右心衰竭，或严重二尖瓣狭窄突发心房颤动者，常伴有右臂上1/4肩胸部放射性疼痛，类似胆囊病；③慢性发作的右心衰竭，可出现非特异性胃肠道症状，如厌食、恶心、饭后腹部饱胀感，甚或呕吐，常伴体重下降，因此，易被误诊为上消化道癌症；如果不伴心脏杂音，则更容易误诊；④肺动脉栓塞伴黄疸时，易被误诊为胆道系统疾病；⑤右心衰竭或缩窄性心包炎，常伴发腹水；⑥伴巨大右心房的二尖瓣狭窄、心包炎、主动脉瘤、主动脉缩窄或主动脉弓畸形，可压迫食管而出现吞咽困难症状；⑦急性风湿热，常可伴发急性腹痛，尤易见于儿童；⑧细菌性心内膜炎或心房颤动时并发脾、肾或肠系膜动脉栓塞，可出现急性腹痛；⑨心力衰竭患者应用洋地黄逾量中毒时易出现恶心、呕吐症状。

(六)肾脏

麻醉药的抑制、手术创伤和失血、低血压、输血输液反应和脱水等因素都可导致肾血流减少，由此可引起暂时性肾功能减退。大量使用某些抗生素、大面积烧伤、创伤或并发脓毒症时，均足以导致肾功能损害。如果原先已存在肾病，则损害将更显著，甚至出现少尿、无尿和尿毒症。因此，术前必须通过各项检查，判断肾功能，衡量患者对麻醉和手术的耐受力，必要时采取各种透析治疗。

1. 各类肾病的麻醉耐受力评估

(1)年轻、无肾病史及尿常规正常的患者可认为肾功能良好，可耐受各种手术和麻醉。老年、并存高血压、动脉硬化、严重肝病、糖尿病等患者，容易并发肾功能不全，即使尿常规无特殊异常，也需做肾功能检查，以评估其对麻醉和手术的耐受力。

(2)对慢性肾衰竭或急性肾病患者，未经治疗时原则上应禁忌施行任何择期手术。近年来，在人工肾透析治疗的前提下，慢性肾衰竭已不再是择期手术的绝对禁忌证，但总的讲，对麻醉和手术的耐受力仍差。

(3)肾病主要包括肾小球性和肾小管性两类，此外还有肾结石性肾病。肾小球肾炎可发展为肾病综合征，患者处于身体总水量过多而血管内血容量减少的状态，发展至末期可出现尿毒症。为减轻水肿，常使用利尿药治疗，这样血容量可进一步降低。对这类患者术前准备的重点在调整血容量和水电解质平衡，在严密监测下进行补液处理。肾小管一旦发生病变，主要的症状为少尿、无尿，机体代谢终末产物在体内潴留，最终发展为尿毒症。为彻底根治慢性尿毒症，多数需施行肾移植手术，则术前必须通过人工肾或腹膜透析进行充分细致的准备。

(4)患有慢性肾病者，常易并存其他脏器病变，需在术前作出正确判断和治疗。常见的并发症有：①高血压或动脉硬化，在肾病所致的低血容量和贫血情况下，易导致心脏做功增加，继发心力衰竭；②心包炎，严重者可致心脏压塞，术前超声波检查可作出确诊；③贫血，其严重程度一般与尿毒症的程度成正比；④凝血机制异常，尿毒症患者常并存血小板功能异常和Ⅲ因子（组织凝血活酶）活性降低，术前需施行糖皮质激素或免疫抑制等治疗；⑤代谢和内分泌功能紊乱，包括碳水化合物耐量减退、胰岛素拮抗、甲状旁腺功能亢进、自主神经系统功能紊乱、高钾血症和酸中毒等，同时对某些药物的排泄和药代动力学也发生改变，术前应尽可能予以调整，对麻醉药和肌松药的选择必须慎重、合理。

2. 肾功能障碍的临床评估　尿液分析（血、糖、蛋白）、血浆白蛋白、血尿素氮（BUN）、血清肌酐值、内生肌酐清除率、尿浓缩试验和酚磺酞试验等，是临床较有价值的肾功能测定。以24小时内生肌酐清除率和BUN为指标，可将肾功能损害分为轻、中和重度三类，详见表47-7。

表47-7 肾功能损害程度分类

	正常值	损害程度		
		轻度	中度	重度
24小时内生肌酐清除率（ml/min）	80~100	51~80	21~50	<20
血尿素氮（mmol/L）*	1.79~7.14	7.5~14.28	14.64~25	25.35~35.7

* 血尿素氮 mg/dl ×0.357 = mmol/L。

（七）肝脏

1. 肝脏疾病患者的麻醉耐受力评估　绝大多数麻醉药（包括全身麻醉药和局部麻醉药）对肝功能都有暂时性影响；手术创伤和失血、低血压和低氧血症，长时间使用缩血管药等，均足以导致肝血流减少和供氧不足，严重时可引起肝细胞功能障碍。这些因素对原先已有肝病的患者，其影响显然更为显著。从临床实践看，①轻度肝功能不全的患者对麻醉和手术的耐受力影响不大；②中度肝功能不全或濒于失代偿时，麻醉和手术耐受力显著减退，术后容易出现腹水、黄疸、出血、切口裂开、无尿，甚至昏迷等严重并发症。因此，手术前需要经过较长时间的严格准备，方允许施行择期手术；③重度肝功能不全如晚期肝硬化，常并存严重营养不良、消瘦、贫血、低蛋白血症、大量腹水、凝血功能障碍、全身出血或肝性脑病前期脑病等征象，则危险性极高，应禁忌施行任何手术；④急性肝炎患者除紧急抢救性手术外，一律禁忌施行手术；⑤慢性肝病患者手术中的最大问题之一是凝血机制异常，这与患者常合并胃肠道功能异常，维生素K吸收不全，致肝脏合成Ⅴ、Ⅶ、Ⅸ、Ⅹ因子不足有关，术前必须重视加以纠正。

2. 肝功能的临床评估　肝脏有多方面的功能，评价其功能状况需进行多种实验室检查。但需强调，目前临床上常用的肝功能检查大多数属非特异性，如果单凭某几项检验结果即作为判断依据，往往不可靠，还必须结合临床征象进行综合分析，方能做出较合理的诊断。有关肝功能损害程度，可采用临床常用的Child-Pugh分级加以评定，见表47-8。按该表计算累计分：1~6分者为A级（轻度肝功能不全）；7~9分为B级（中度不全）；10分以上为C级（重度不全）。肝病合并出血，或有出血倾向时，提示已有多种凝血因子缺乏。若凝血酶原时间延长、凝血酶时间延长、部分凝血活酶时间显著延长、纤维蛋白原和血小板明显减少，提示已出现弥散性血管内凝血（DIC）和纤维蛋白溶解，表示肝脏已坏死，除急救性手术外，其他任何手术均属禁忌。

表47-8 Child-Pugh肝功能不全评估分级

临床或生化指标	分数		
	1	2	3
血清总胆红素（μmol/L）	<34	34~51	>51
血清白蛋白（g/L）	≥35	28~35	≤28
凝血酶原时间延长（秒）	1~3	4~6	>6
脑病分级	无	1~2	3~4
腹水	无	轻度	中重度

（八）神经系统功能

1. 术前神经系统评估的重点内容

（1）麻醉前对每一例患者应常规询问中枢神经

系统情况，是否有脑出血或脑卒中病史，是否有头痛史，神志消失史，肌无力史，局灶性症状（如一过性单眼失明、复视、麻痹、吞咽困难等）；①脑出血及脑卒中病史常提示并存高血压；②头痛提示可能存在脑瘤或占位病变、颅内高压（ICP）、脑积水、颅内动脉瘤或脑动静脉畸形；③神志障碍（指眩晕和昏厥）提示可能存在心血管系统疾病或癫痫状态；④弥漫性肌无力提示可能存在神经肌肉疾病（如肌营养失调、重症肌无力、多发性神经炎）或内分泌、代谢性疾病；⑤单侧性肌无力最常见于卒中、短暂脑缺血发作（TIA）或脊神经根疾病；⑥局灶性神经征象提示可能同时并存中枢性与周围性神经疾病，需进一步 CT、MRI 检查确诊；⑦对新出现的明确而不稳定的征象，或估计术后有可能发生神经系统功能障碍者，也需进一步深入检查。

(2) 对术前已诊断患有神经系统并存症的患者，需具体掌握疾病的持续时间、最近的表现、治疗用药情况、体检、实验室检查结果与最后诊断，如果与以往的诊断不相符时，需进一步深入研究，并邀请神经专科医师会诊，力求全面做好围手术期的预防和治疗工作。

2. 邀请神经科医师会诊　会诊的目的主要在：①明确神经系统征象的疾病诊断及其临床意义，如头痛，阵发性短暂的征象，慢性局灶症状，肌无力，运动障碍，神志异常等；②对慢性神经系统疾病进行术前评估其病情的严重程度，如癫痫、重症肌无力、假性脑瘤、帕金森病、多发性硬化症、肌营养失调、症状性颈动脉病等，需采取哪些进一步的预防措施；③术前或术中尚需做哪些神经系统功能检查与监测，例如脑缺血患者的脑电图或体感诱发电位检查；颅后窝病变的脑干 - 听觉诱发电位，肌电图，脑神经和周围神经的传导速度等检查；④对已发生的并发症进行诊断与处理，如昏迷、谵妄、脑病、神经系统新出现的局灶征象或神经损伤、头痛、癫痫、脑死亡等。

邀请神经科医师会诊力求做到“有效”。所谓“有效”是指：①麻醉科医师必须与神经科会诊医师直接交谈；②强调提供高质量、有的放矢的建议；③提供特殊用药的建议，包括药名、剂量、用药途径和作用持续时间；④约定继续随访的时间。如果对并发症的诊断不明确或模糊不清，其检查与建议也将是含糊不确的。此外，要求在会诊时明确提出问题，例如“病情是否有逆转希望？”，“病情的紧急程度如何？”等。经验和专业知识丰富的会诊者根据病史资料、体检和神经系统检查提出与原先完全不同的检查与诊断结果，此时麻醉科医师应请会诊者明确作出具体诊疗方案。这类会诊的时间虽短暂，但针对性强，能解决实际问题。

3. 如果拟采用局部麻醉，应对麻醉目标区域的神经功能进行检查并记录。如果麻醉目标区与手术区系在同一部位时，麻醉科医师应在麻醉前对可能涉及的部位进行神经功能检查，并作记录，特别对术前已存在的神经系统损害进行记录，约有 15% 麻醉手术后的周围神经损伤会针对麻醉科医师提出索赔要求。

（九）四肢脊柱

对拟行椎管内麻醉者，应常规检查脊柱和脊髓功能：①检查穿刺标志是否清楚；②明确脊柱有无病变、畸形；③穿刺点邻近组织有无感染；④是否存在出血性疾病、出血倾向、或正在使用抗凝药治疗；⑤是否有经常头痛史；⑥是否存在隐性脊髓病变。脊柱区域的皮肤有血管瘤、色素沉着或毛痣者，有可能合并椎管内血管畸形。如果怀疑上述情况，为避免发生全脊麻、脊髓病变加重、椎管内血肿形成、椎管内感染化脓而继发截瘫等严重并发症，应禁用椎管内麻醉。

拟行桡动脉穿刺插管施行直接动脉压测定时，应首先明确桡动脉是否有病变，然后做 Allen 试验。

四、实验室与诊断学常规检查

无选择性的实验室与诊断学检查对患者和社会都是一笔不菲的开支。在保证患者安全的基础上减少不必要的实验室与诊断学常规检查，需要麻醉科医师与外科医师的合作。新近的观点一般认为：

（一）心电图

1. 目前认为年龄小于 40 岁的患者术前常规行心电图检查并非必要。外科患者术前出现异常心电图者较为常见，并随年龄增高而增多。研究发现，年轻健康患者出现 Q 波和 ST-T 波改变，通常也不能说明是由于心脏缺血性疾病所引起，且证实一般也不会影响围手术期的用药。

2. 明显的心电图异常常是疾病的重要表现。40 岁以下患者仅通过心电图而不通过病史和体检，发现心脏病的概率很低。在年龄超过 40 岁或曾有心脏病病史者，心电图阳性的概率则增高。当前，对术前常规做心电图检查问题，虽尚无统一意见，但首先重点询问有关心脏病病史，然后据此考虑心电图检查，特别对年龄40~45岁以上的患者尤其需要依靠询问病史。

3. 对于某些患者需常规检查心电图：如心肌梗死病史、稳定型心绞痛、充血性心力衰竭、心律失常病史、动脉瘤；气胸、哮喘、COPD、睡眠呼吸暂停综合征；糖尿病；惊厥、脑出血或脑卒中；甲状腺疾病；病理性肥胖等。

（二）全血细胞计数、血红蛋白检查

一般常规检查项目，尤其是合并血液系统疾病、既往或当前出血、肾病、放化疗患者、激素或抗凝剂治疗者、大手术等。

（三）肝功能检查

一般常规检查项目，尤其是各型肝炎肝硬化、门脉高压、胆道疾病、肿瘤、免疫损伤及出血性疾病、长期应用肝脏毒性药物者等。

（四）肾功能检查

一般常规检查项目，尤其是合并各型肾脏疾病、高血压、糖尿病、恶心呕吐、脱水、血尿、多尿或少尿、心肝肾损害及既往肾移植病史等。

（五）凝血功能检查

一般常规检查项目，尤其是合并出血史、肝肾疾病、血液病、营养不良、应用影响凝血功能药物者及拟采用椎管内麻醉者等。

（六）胸部X线片

一般常规检查项目，尤其是合并肺部啰音、肺水肿和COPD、肺炎、气胸、心脏扩大、肺动脉高压、胸主动脉瘤、右位心及胸腔或纵隔占位等。

（七）肺功能检查

一般常规检查项目，尤其是合并哮喘、肺气肿、COPD、可疑肺部疾病、术前存在呼吸困难或拟行肺切除术者等。

需要注意的是，上述意见和建议并非公认的国际标准。不同医疗机构在制定其内部的术前检查项目标准和规范时，需结合不同国家和地区以及医疗机构自身的实际情况加以统筹考虑，以免引起不必要的医疗纠纷。

五、特殊检查

外科手术患者合并明显的内科疾病时，有必要进行某些特殊检查。

（一）心脏疾病

1. 全球，每年超过1 000万非心脏手术患者并发或死于围手术期心脏意外，其中相当一部分患者的病史中并无冠心病记录。因此，术前确定心脏病这类高危疾病具有重要意义。

2. 临床上对不能有效控制的充血性心力衰竭，需待心力衰竭得到控制后3个月才可考虑行择期手术。ACC/AHA指南建议新发心肌梗死的患者先行内科治疗4~6周后再考虑行择期非心脏手术。对于某些不稳定型心绞痛或严重心绞痛的患者，心脏病专家推荐在非心脏手术之前完成冠脉血运重建。

3. 当今对已知或怀疑冠状动脉心脏病患者的诊断手段已有显著进展。如无创的冠状动脉CT检查及有创的冠状动脉造影术。

（二）肺功能检查

1. 肺活量计检查（spirometry）对非胸腔手术患者术前常规检查肺功能，无实际价值，因预测上腹部手术后肺部并发症方面，肺活量计测定并不比通过仔细询问病史和体检者更有效。另外，目前尚无一项肺功能检查异常项目，可以确认是手术禁忌证。患者第1秒用力呼气容量(FEV_1)低于0.45L者，仍有可能耐受手术。

2. 几项简单的临床资料，可以用来预测术后肺部并发症，见表47-9。

3. 对某些需要施行肺切除手术的患者，则有指征做更多的检查，如分段肺功能测定、运动试验、右心导管肺动脉压测定等。

表47-9 预测术后肺部并发症的临床资料
ASA> Ⅱ级者
吸烟史
年龄>70岁
COPD患者
颈、胸、上腹部、主动脉或神经外科手术
预期手术时间较长(>2小时)
计划行全身麻醉(尤其是气管内插管)
白蛋白<30g/L
运动储量小于步行2个街区或上一层楼
BMI>30kg/m^2

4. 动脉血气分析　除临床仔细分析病史进行肺功能评估外，最简单易行的肺功能测定项目是动脉血气分析。如果不存在神经肌肉接头疾病或药物性肺泡通气不足情况，$PaCO_2$>45mmHg是预测肺部并发症的可靠指标。

5. 血药浓度检查　对长期用药、病情稳定、术前已做血药浓度监测的患者，不需要在术前重复血药浓度检测。但对术前近期药物剂量改变者，或临床情况出现变化时，术前有必要再做一次血药浓度检查。

6. 有创监测肺动脉压　对危重择期手术患者施行有创血流动力学监测，可提供有用的参数，以判断高危患者病情，指导纠正血流动力学异常，从而可降低并发症的发生率和死亡率。对外周血管手术患者进行的前瞻性研究指出，术前施行肺动脉插管监测和纠正血流动力学异常，术中不良意外（心动过速、心律失常和低血压等）和围手术期并发症发生率（主要是吻合血管栓塞）都比对照组显著减少，但两组的死亡率、住院天数和住院费用并无显著性差异。对必需施行有创监测的患者，术前在尚未完成有创监测步骤前，不宜贸然开始麻醉和手术。

（三）综合检查与会诊

对拟施行复杂大手术，或常规检查有明显异常，或并存各种内科疾病的患者，需做相应的综合性实验室检查，包括胸部X线检查、肺功能测定、心电图、心功能测定、凝血功能试验、动脉血气分析、肝功能试验、肾功能试验、基础代谢率测定及内分泌功能检查等，必要时请专科医师会诊，协助诊断与评价有关器官功能状态，商讨术前进一步准备措施。有的医疗中心已建立麻醉科医师术前会诊制度，由麻醉科医师提出麻醉安危问题，通过会诊方式有助于防止择期手术患者临时暂停和推迟手术的问题。

六、心理与精神检查

1. 患者的焦虑程度与原因必须加以分析与评估　大多数面临手术的患者都表现不同程度的恐惧。有些因素特别容易诱发恐惧。在一组218例手术患者中，癌症手术患者有85.7%出现恐惧；泌尿科大手术患者有79%出现恐惧；在其他型手术中，有57.2%患者出现恐惧。许多患者对面临的手术，主要的顾虑是手术及手术后疼痛，由此可产生焦虑和恐惧不安。因此，要求麻醉科医师在术前访视中，在不违背知情同意原则的前提下，对患者许诺术中保证手术不痛、局部麻醉手术中可用镇静药保持患者处于睡眠状态；许诺术后有完善镇痛措施，亦不会很痛。

2. 恐惧程度的估计　征询患者对手术和麻醉有何顾虑与具体要求，酌情进行解释和安慰。有明显精神症状者，应邀请心理科医师或精神科医师确诊并予治疗。患者对待周围事物的反应与表现，可作为评估恐惧程度的参考，如主动参与、思维与生理应激自动控制、松弛、精神涣散等。一项研究结果表明，术前恐惧程度与随之发生的其他心理反应密切相关（表47-10）。能做到主动参与的患者，是最理想的心理反应。主动参与是指患者认为自己是治疗过程中的一个成员，对疾病并不表现失望，手术可将疾病治愈，危险性并不重要。

表47-10　术前恐惧与随之出现的心理反应之间的关系

术前恐惧水平	手术当天强烈愤怒（表现极度愤怒%）	责备反应（因医院工作人员失误而引起%）	对医院职工的完全自发性申诉（批评职工%）
高度恐惧（n=47）	13%	16%	18%
中度恐惧（n=67）	2%	9%	9%
轻度恐惧（n=35）	2.3%	2.8%	3.1%

第二节　麻醉危险性评估

一、ASA健康状况分级

根据麻醉前访视结果，将病史、体格检查和实验室检查资料，联系手术麻醉的安危，进行综合分析，可对患者的全身情况和麻醉手术耐受力做出比较全面的评估。麻醉相关死亡的发生率介于0.01%~0.000 5%，此数据只是原发于麻醉相关死亡的总发生率，不单纯指医源性原因的麻醉死亡。1941年Saklad首先提出根据患者全身健康状况与疾病严重程度，对患者术前情况进行7级评估分级，以后于1963年由Dripps对上述评估分级加以修订为5级，并被美国麻醉科医师协会（ASA）引用，定名为“ASA健康状况分级”，（表47-11）。尽管不同的观察者在运用ASA健康状况分级上，存在判断上的差异性和含糊性，但许多作者指出，ASA健康状况分级对非心脏性死亡的预测是一个良好指标，适用于整体死亡的评估，但用于预测与麻醉有关的死亡则缺乏敏感性。一般讲，ASA Ⅰ、Ⅱ级患者对麻醉的耐受力一般均良好，麻醉经过平稳；Ⅲ级患者接受麻醉存在一定危险，麻醉前需尽可能做好充分准备，对麻醉中和麻醉后可能发生的并发症要采取有效措施，积极预防；Ⅳ、Ⅴ级患者的麻醉危险性极大，更需要充分细致的麻醉前准备。ASA分级法沿用至今已数十年，对临床工作确有其一定的指导意义和实际应用价值，但其标准仍嫌笼统，在掌握上可能遇到欠正确的具体问题。

表 47-11 ASA 健康状况评估分级

分级	评估标准
Ⅰ	正常健康患者：健康、不吸烟、不饮酒或少量饮酒
Ⅱ	合并轻微系统性疾病：轻微系统性疾病，没有实质性器官功能限制 例如：吸烟至今、社交饮酒者、孕妇、肥胖(30<BMI<40)、糖尿病/高血压控制良好、轻度肺疾病患者
Ⅲ	合并严重系统性疾病：实质性器官功能受限：合并1种或多种中度到重度疾病 例如：糖尿病/高血压控制较差、COPD、病态肥胖(BMI ≥ 40)、活动性肝炎、酒精依赖或酗酒、心脏起搏器植入后、心脏射血分数中度下降、终末期肾病进行定期规律透析、早产儿，经皮冠脉造影≤60周、3个月之前的心肌梗死、脑血管意外、TIA或冠心病/冠脉支架植入病史
Ⅳ	合并严重系统性疾病，危及生命安全 例如：近3月内心肌梗死、脑血管意外、TIA或冠心病/冠脉支架植入、合并心肌缺血或严重心脏瓣膜功能异常、严重EF减低、脓毒血症、DIC、ARDS或终末期肾病未接受定期规律透析
Ⅴ	垂死患者，如不进行手术则无生存可能 例如：胸/腹主动脉瘤破裂、严重创伤、颅内出血合并占位效应、缺血性肠病面临严重心脏病理性改变或多器官/系统功能障碍
Ⅵ	已宣布脑死亡的患者，准备作为供体对其器官进行取出移植

分级中的“E”表示急诊手术(急诊手术：延误治疗会威胁患者生命或导致身体部分损伤增加)。

我国临床根据患者对手术麻醉耐受力的实践经验，将患者的全身情况归纳为两类4级，详见表47-12。对第Ⅰ类患者，术前不需要特殊处理，或仅作一般性准备，可接受任何类型手术和麻醉；对第Ⅱ类患者必须对营养状况、中枢神经、心血管、呼吸、血液(凝血功能)、代谢(水、电解质代谢)及肝、肾功能等做好全面的特殊准备工作，方可施行麻醉和手术，必要时宜采取分期手术，即先做简单的紧急手术，例如大出血止血、窒息气管造口、坏死肠袢外置等，待全身情况得到改善后再进行根治性手术。

表 47-12 我国手术患者全身情况分级

类、级	全身情况	外科病变	重要生命器官	耐受性
Ⅰ类1	良好	局限，不影响全身	无器质性病变	良好
Ⅰ类2	好	轻度全身影响易纠正	早期病变，代偿	好
Ⅱ类1	较差	全身明显影响，代偿	明显器质性病变代偿	差
Ⅱ类2	很差	全身严重影响失代偿	严重器质性病变失代偿	劣

二、麻醉危险因素

各医疗单位之间与麻醉有相关的总死亡率存在较大的差异。英国于1980年中期经普查确诊麻醉死亡的发生率为1∶185 000。Notof对某个急诊单位调查1975—1980年的麻醉死亡率约为1∶450 000。但肯定的是，随着医学的发展，麻醉死亡率逐渐降低。甚至有人认为，对于健康个体而言，1984年实施麻醉的安全性至少是1960年的5倍。

围手术期风险是由多种因素造成的，包括麻醉、患者和手术等。虽然麻醉方法、麻醉药的选择及麻醉者的专业水平非常重要，但外科医师的技术水平和手术本身亦会影响围手术期风险。单就麻醉而言，其风险主要包括：失误、诊断错误以及麻醉科医师本人的特点。围手术期涉及的各项风险归纳如下：

1. 与患者相关的风险　包括高龄、男性、ASA分级高、合并严重内科疾病等。

2. 特殊患者　①产科：危险因素包括肥胖、急诊手术、困难气道、并发症等。②儿科：危险因素包括低龄(尤其是小婴儿)、恶心呕吐、气道梗阻等。③老年患者：危险因素主要是高龄、缺血性心脏病和肺功能减退。193例麻醉相关性心搏骤停研究显示，心血管原因(主要为失血导致的低血容量及大量输注库血导致的高钾血症）占 41%，呼吸道梗阻（主要为喉痉挛导致）占 27%。

3. 与麻醉方法和药物直接相关的风险　没有哪种方法和药物是完全安全的，关键在于针对患者状况、手术部位和类型以及麻醉者的经验进行最佳选择。有人认为区域麻醉的预后优于全身麻醉，但尚未得到绝对确切的证据支持。

4. 与手术相关的风险　危险因素包括急诊手术、心血管手术、胸腹腔手术等。

5. 与手术地点和术后监护相关的风险　在不同医疗单位实施相同手术的风险可能存在巨大差异。术后监护质量对围手术期死亡率也有显著影响。

6. 与麻醉实施者相关的风险　麻醉者的性格特点、操作技术和经验可能会影响患者的风险。一项 869 463 例手术的研究显示，可降低 24 小时内患者死亡或昏迷相关风险的独立因素包括：①使用清单检查麻醉设备；②在麻醉实施阶段可以随时找到麻醉科医师；③在同一例麻醉中不更换麻醉科医师；④在麻醉维持阶段有全职而非兼职的麻醉护士；⑤在紧急状况下两人而非一人在场处理；⑥拮抗肌肉松弛药的作用；⑦拮抗阿片类药的作用。

三、围手术期不能纠正的危险因素

围手术期危险因素可分为不可变与可变两大类。不可变的危险因素包括患者的年龄、手术类型、手术急慢程度、既往麻醉意外史、医疗单位的经验技术设备条件等。可变的危险因素主要指术前患者的生理病理状况，即病理性危险因素，术前是否能调整到最佳状态是其关键。

（一）年龄增长因素

多数麻醉科医师认为，随着年龄的增长，围手术期有关死亡的因素增多，危险性增高。年龄增长意味着患者合并慢性全身性疾病或生理老化性衰退的数量和（或）程度增加，这是最普遍的不可变因素。有关研究指出，围手术期死亡患者中约 80% 的年龄超过 65 岁。另一个与围手术期危险性相关的年龄因素是老年患者的预期寿命有多久。老年人不论手术与否，其一般寿命介于 85~90 岁之间（表 47-13）。老年人术后的剩余寿命是一项不易估测因素，与手术危险性之间的关系更需慎重权衡。老年患者自己希望有更长的寿命，但与医师能掌握的危险性程度往往有较大的出入。

表 47-13　老年人的预期寿命

当前年龄（岁）	剩余寿命的年数		当前年龄（岁）	剩余寿命的年数	
	男性	女性		男性	女性
65	14	18	75	9	11
67	12	16	80	7	9
70	11	14	85	5	7

（二）医疗单位的技术经验与条件

医师的技术经验需要累积，这是一个暂时性的不可变的因素；单位设备条件是另一个暂时性不可变的因素。Slogoff 等指出，冠状动脉旁路移植术中心肌缺血发生率，在很大程度上取决于麻醉科医师对麻醉药的使用经验情况。Merry 等支持此说，指出专科与非专科麻醉科医师，对围手术期预后有较大的区别，即显著影响围手术期的预后。对复杂大手术，专科麻醉科医师与手术组成员的队伍应该尽可能保持基本不变，这样有利于逐步积累更扎实的技术经验。此外，对特殊重大手术，其中还存在经验与意外频率相互依存的规律，对手术预后有着明显的影响。例如在两个同类单位（例如医学院附属医院）之间，在患者年龄与疾病情况基本相同的前提下，施行同样的冠状动脉旁路移植术，其围手术期死亡率可有 21 倍的差异。

（三）手术类型

围手术期另一个不可变的危险因素是手术类型与性质。表浅性手术如肢体骨折修复，其围手术期不良预后要比胸腔、腹腔或颅内手术者低得多。手术急慢程度是另一个影响围手术期预后的不可变因素，同类手术在施行急症或择期手术时，两者的内涵性质是不同的，急诊手术的不良预后可比择期手术者增高 3~6 倍。

四、病理性危险因素

（一）高血压

高血压是常见的功能性或器质性心血管疾病，是麻醉科医师临床经常遇到的病例，约占 10%~50%。对轻、中度高血压进行内科治疗，可延长其寿命，在手术麻醉中也不致出现不良预后。近年来，由于血管活性药物的进展，某些研究者认为，未经控制的高血压患者已不再是手术推迟的指征，该份研究报告包括约 1 000 名高血压患者，全部顺利接受了全身麻醉，至于这些病例是否能接受局部

5

麻醉，尚有待于探讨。对严重高血压则仍需强调严格的术前用药准备。

（二）冠状动脉疾病（冠心病）

冠心病的性质、程度和类型从仅有心绞痛症状至心肌梗死，差异性很大。心肌梗死与围手术期心脏不良影响之间存在时间相关因素。近期心肌梗死（MI）（近四周）以及不稳定或严重心绞痛患者围手术期心血管事件风险极高。如果手术不可避免（例如紧急或急诊手术），以预防、监测和治疗心肌缺血作为麻醉目标尤为重要。尽管尚无随机试验支持这项建议，ACC/AHA 指南建议新发心肌梗死的患者需等待 4~6 周后行择期非心脏手术。对于某些不稳定或严重心绞痛的患者，如果根据现有的临床实践指南有血运重建的适应证，心脏病专家推荐在非心脏手术之前完成冠脉血运重建。但如果仅为减少围手术期心脏事件，不推荐非心脏手术前常规冠脉血运重建。

（三）充血性心力衰竭

充血性心力衰竭可显著增高围手术期并发症发生率和死亡率。Goldman 研究指出，年龄大于 40 岁的充血性心力衰竭患者，其围手术期死亡率可高达 57%。术前估计术后并发心力衰竭的最有用预测指标是：颈静脉怒张，第三心音，或既往充血性心力衰竭史。心脏瓣膜病，特别是主动脉瓣狭窄，其术后心力衰竭的发生率为 20%。有时根据术前充血性心力衰竭预测围手术期预后，常与临床结果不相符合，故不是一个精确的指标；但术后心肌再梗死的发生率则肯定增高，因此 Mangano 等认为充血性心力衰竭史是预测术后心脏意外的一项确切指标。

（四）心律失常

早在 1936 年 Kurtz 在 JAMA 报告称心电图是术中有用的监测仪，在全身麻醉期间可发现 80% 存在心律失常。但有人提出疑问，如此高的发现率是否具有统计学意义，许多麻醉科医师也有此同感。1985 年 Moorman 对 1 410 例心脏患者施行常规心电图检查，发现有异常心电图者占 75%，据此提出术前应常规施行心电图检查的建议。但有人认为对无心脏病病史的患者，没有常规检查心电图的必要。无论如何，对某些病例术前常规检查心电图，仍有预测心脏意外的价值，包括年龄超过 40 岁；高血压、外周血管病或糖尿病；电解质紊乱；胸腔内手术、腹腔内手术、主动脉手术、神经外科或急症手术；病史和查体发现有充血性心力衰竭包括心律失常等患者。目前尚缺乏有力依据能证实心电图检查与心脏意外之间关系的资料。对术前心电图异常的手术患者，应调整麻醉处理方案，务使心脏意外率降至最低程度。

一般认为年龄超过 40 岁的患者术前都应予常规心电图检查，但对其实际价值尚存在争议。有人分析术前常规心电图检查的结果发现，术前病史和查体无心脏问题的患者，心电图发现新的心脏问题者仅为 1%；病史中已有明确心脏问题的患者，心电图发现新心脏问题的发现率增至 6.9%。

（五）无创心脏功能检查

无创性心脏功能检查的技术已有较大的发展，对术前心脏状况的评估提供了较多的选择。但麻醉科医师发现，单纯施行这类无创性检查，不仅价格比传统检查昂贵得多，而且不切合实用。但目前心脏科医师所做的多项综合检查，对术前评估病情则较为实用。

1. 超声心动图（echocardiography） 对估计瓣膜病和心室功能特别有效，术前应予常规检查。对心脏射血分数显著性降低至 25%~35% 的患者，可确定为“高危”。但心脏超声检查只能反映心脏功能，不能明确是否存在心肌缺血性病变。且在并存瓣膜病或室壁瘤时，射血分数的测定值并不一定非常准确。

2. 冠状动脉 CT 检查 三维重建技术可清晰显示冠状动脉走行及狭窄部位，是目前无创检查中较好的技术。

3. 核素放射检查 当前对心肌缺血患者都常规施行铊扫描成像检查。铊与钾的作用类似，均伴随心肌血流而行，于正常人铊的成像是均匀的；在心肌梗死后的瘢痕区则遗留明确的冷点。铊扫描成像的临床方法和意义是：铊扫描成像检查前，先嘱患者通过运动或给予双嘧达莫以促使冠状动脉扩张，然后注入核素铊，可立即显示最初的铊成像图，然后再观察注药后 2~3 小时的成像图。当最初成像图和随后成像图均显示灌注均匀，可解释为心肌供血正常。当最初成像图显示正常，而随后成像图不再显示，可诊断为心肌缺血临界性危险。当最初成像图显示缺损区，随后成像图仍显示缺损，提示心肌有一个固定的缺血缺损区，可诊断为心肌梗死。Boucher 等在 1985 年对术前双嘧达莫 - 铊扫描成像检查进行广泛研究，指出铊再分布试验与预测心脏意外之间具有高度相关性，认为可用作预测周围血管外科手术的心脏预后。但双嘧达莫 - 铊扫描成像正常者，并不意味着其术后经过肯定是平稳的。

4. 踏车运动试验　Gerson 等 1985 年报告认为对择期非心脏手术患者，如果在平卧位下不能完成 2 分钟的蹬车试验（指心率已增快达 99 次 /min 以上），是预测心脏意外的最佳指标；老年患者如果能够完成上述踏车试验，其围手术期的心脏、肺脏或心肺混合性并发症的发生率可降低 5~6 倍。Gerson 认为踏车运动试验的预测性，可比核素放射试验更正确地提供围手术期心脏、肺脏或心肺混合性并发症的预测依据，由此影响了核素放射试验的研究和实用价值。

（六）肺脏危险因素

1990 年对麻醉科医师应用 ASA 分级的一份答卷式调查报告指出，至少有 1/3 麻醉意外患者系因呼吸系统意外引起。欧洲的资料也指出，手术后大多数的不良预后，与心肺并发症有关。Caplan 等提出：即使肺功能正常的患者，术后也可能发生肺部并发症。如何防止呼吸系统意外仍是麻醉科医师的一项疑难课题，应予高度重视。对一个肺功能异常的患者，目前尚没有一个单项试验就可做出精确预测。术前常规施行胸部 X 线检查，被公认是有用的预测指标，但 Roizen 对一组 60 岁以内、无症状的患者常规施行胸部 X 线检查，认为其危险性可能远超过其有用性。

1. 手术部位　手术部位涉及上腹部和膈肌者，术后肺部并发症的发生率显著增高。胸腔手术后肺部并发症的发生率也高。Ford 等指出这类手术由于涉及横膈受到直接激惹或因神经反射，膈肌功能受到抑制，使腹式呼吸转为浅快的胸式呼吸，肺部并发症因之增高。术后施行恰当的切口镇痛，是减少肺部并发症的有效措施。

2. 慢性阻塞性肺疾病（COPD）　COPD 是公认围手术期容易发生肺部并发症的危险因素，与术后限制性肺功能减退有密切关系。不少研究指出，混合性肺功能测验包括用力肺活量（FVC）、第 1 秒用力呼气容积（FEV_1）和最大通气量（MVV）是预测术后呼吸功能不全的最佳指标组合。

3. 心脏手术后肺部并发症　术前可根据心肺功能测定，预测和估计有关肺部并发症的危险程度。但现知 FEV_1 低达 0.45L 的心脏病患者，通过围手术期辅用机械通气等措施，围手术期肺部并发症的可能性相应减少，患者有存活可能。心脏科医师同样关心术前心肺功能评估，麻醉科医师可会同心脏科、肺科医师一起讨论有关肺部并发症的预测与防治问题。

4. 哮喘　哮喘患者的可逆性气道部分阻塞，是围手术期危险性增高的重要因素。对这类患者宜避用全身麻醉和气管内插管，这样可减少哮喘发作。Shnider 等研究 55 000 例麻醉患者，其中有 687 例合并哮喘，发生率为 1.2%；术前听诊无哮鸣音，而术中出现哮鸣音者占 6.5%，其中 40% 发生于麻醉诱导期，60% 发生于麻醉维持期；这些患者中随着年龄的增高，喘息的发作率也增加；与传统的认识相反，采用局部麻醉的哮喘患者，术中喘息的发生率与不插管的全身麻醉者相同。Gold 复习 200 例哮喘患者的围手术期经过，发现哮喘的发作与手术部位之间有相关性，以上腹部手术术中的哮喘发生率最高，故是一项重要的预测指标。为减少哮喘患者的危险性，应强调术前对哮喘患者施行最完善的术前准备，对麻醉药和方法的选择应予特殊考虑，在麻醉方案中必须包括术后镇痛措施。

（七）神经系统功能障碍

对脑血管疾病患者，术前首先应明确其诊断。明确脑血管疾病的性质，也有助于预测心血管系统的不良事件（如心肌梗死）。此外，术前神经系统功能障碍常会影响麻醉药和麻醉方法的选择，特别是麻醉处理的良好与否，可显著影响这类患者围手术期不良事件的发生率。

1. 控制血压　脑血管疾病患者的血压，以维持稍高于无脑血管疾病者为妥，因血压下降可增加脑梗死意外的可能性。

2. 颈动脉杂音　在年龄超过 45 岁的病人群中，存在无症状的颈动脉杂音者约占 4%~5%；年龄超过 55 岁，颈动脉杂音者将增至 14%。患者并存颈动脉杂音，提示有颈动脉硬化和脑动脉供血减退，其危险性比其他血管硬化病者高。据统计，同年龄组患者中，伴颈动脉硬化者的心肌梗死发生率，一般要比无颈动脉杂音者高 2.5 倍。

3. 进行性神经系统疾病　进行性神经系统疾病常与糖尿病或其他周围神经疾病有关，可影响麻醉药与麻醉方法的选择。许多麻醉科医师认为全身麻醉药比局部麻醉药会更明显地影响神经系统疾病的预后。实际上，良好处理的局部麻醉对这类患者还是比较有利的。

第三节 麻醉安全协定

一、手术中的基本监测

美国麻醉科医师协会(ASA)于1986年首先指定了麻醉基本监测标准,最新版于2015年修订,世界麻醉学会联盟及全球多国麻醉学会制定了相应的监测标准或监测指南,并多次进行修改。为了提高中国临床麻醉质量,保障患者安全,减少麻醉意外的发生,降低麻醉死亡率,中华医学会麻醉学分会组织专家组参考其他国家麻醉监测标准或指南,结合当前我国经济条件、医疗设备现状和麻醉科医师队伍结构于2017年制定了《临床麻醉监测指南》(表47-14)。该指南适用于全身麻醉、区域阻滞、手术室外麻醉、镇静监测管理以及术后恢复等所有麻醉科医师参与的临床麻醉活动,也成为医院科室建设和评定的参考标准。

该指南适用于每一例麻醉患者,如系急诊手术可加入某些其他恰当的监测项目。

该指南通过麻醉科医师认真负责的判断,可以随时增加某些监测项目,以使监测质量更高,但这并不能保证患者不会再出现任何不良预后。

随着监测技术经验的积累,异常病情可被及时发现和纠正。表中所列的项目是基本监测的内容,应将它们列为麻醉管理的一个组成部分,不能随意省略或疏忽。

在监测过程中可能遇到罕见的异常情况,有时基本监测项目不能显示其临床价值,也不能反映临床病情的进展;或临时发生了无法预料的监测意外中断。

当麻醉科医师通过认真负责的判断,发现病情有所减轻或好转时,可以临时决定暂时放弃某些监测。

表47-14 临床麻醉监测指南

监测基本要求	临床麻醉监测实时监测麻醉期间患者生命体征的变化,帮助麻醉科医师做出正确判断和及时处理,以维持患者生命体征稳定,保证手术期间患者的生命安全
基本监测	心电图、无创血压、脉搏血氧饱和度、尿量、呼出气二氧化碳和体温
心电图	所有患者均应监测心电图
无创血压	所有接受麻醉患者都应进行无创血压监测。血压反映器官血流灌注压,提示器官血流灌注情况。测量方法和时间间隔取决于患者情况和手术类型。如术中仅进行无创血压监测,间隔时间不应超过5分钟
脉搏血氧饱和度	所有麻醉患者均应监测脉搏血氧饱和度。
尿量	监测尿量可一定程度上反映肾脏灌注(与有效循环血容量和微循环有关)状态。导尿管置入膀胱是监测尿量可靠的方法。心脏手术、主动脉或肾血管手术、开颅手术或预计有大量液体转移的手术要求置入尿管,其他适应证还包括长时间手术、术中应用利尿剂,充血性心力衰竭、肾功能障碍或休克患者等
呼出气二氧化碳	监测呼出气二氧化碳是反映通气功能的重要指标。全身麻醉患者必须连续监测呼气末二氧化碳分压($PetCO_2$),有条件的科室对于镇静下非插管患者可行经鼻咽呼气末二氧化碳分压监测
体温	有条件时,应监测麻醉患者体温,尤其以下情况必须监测体温:预期体温可能出现明显改变或怀疑体温已经发生明显改变的长时间体腔暴露手术、失血量较大需大量快速输血输液手术、体外循环心内直视手术、低温麻醉、热灌注治疗、长时间小儿手术、高龄患者手术、有恶性高热病史或家族史患者
扩展监测	可根据情况选择监测:有创血压、中心静脉压、血气分析、麻醉深度、凝血功能、经食管超声心动图(TEE)、神经肌肉传导功能、SVV、PPV和PVI指导容量治疗、心输出量、肺动脉导管、脑灌注、神经电生理

注:①监测基本要求和基本监测是完成每个麻醉应当做到的;②分娩镇痛和疼痛治疗要求HR与SpO_2为主的基本监测,必要时增加SBP/DBP或其他监测项目;③在转运、搬动过程中或急救现场或监测仪器出现故障时持续监测可允许有短时间的中断。麻醉患者从手术(监测)床搬到转运床时,麻醉科医师的首要职责是保护患者的头颈部和维护气道通畅;④某些临床麻醉过程中,麻醉科医师可以进行补充监测或采用其他可靠的监测手段来替代基本监测,例如体外循环期间采用血气分析替代常规通气、氧合监测;⑤麻醉科医师应加强临床观察和判断,任何监测设备和设施都不能取代麻醉科医师的临床观察和判断。

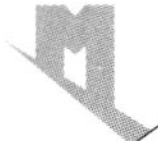

二、对麻醉安全协定的进一步探讨

在麻醉安全协定中,还提出某些问题值得进一步探讨。

(一) 监测设备

监测需要一定的仪器设备,基本项目应包括:①无创自动血压仪;②心电图仪;③脉搏血氧饱和度仪;④ CO_2 监测仪;⑤心前区或食管听诊器;⑥氧浓度分析仪;⑦气道压高低监测仪;⑧测温探头。这些仪器设备都必须按规定标准要求,由专门技术人员进行定期维护、校正和检修,以保证监测数据的确切可靠。

(二) 利用生命体征监测仪能否降低麻醉危险性

利用监测仪能否降低麻醉危险性,较难恰当评估。近 20 年来,脉搏血氧饱和度仪已广泛用于麻醉患者,但争议最多。一项随机前瞻性研究报告指出,脉搏血氧饱和度仪有其应用价值。但另一项 20 802 例大样本病例的研究指出,脉搏血氧饱和度并不能即时反映麻醉中早期缺氧的变化,即表现明显的滞后 30~45 秒现象。Eichhorn 回顾性研究资料指出,自应用脉搏血氧饱和度仪以来,围手术期并发症的发生率有所降低。ASA 答卷式问答调查指出,应用专门的额外监测仪有防止不良后果发生的效果(额外监测仪主要指脉搏血氧饱和度仪和呼吸气体 CO_2 分析仪),分析 1000 余例应用的结果认为,可至少防止 30% 的不良后果。Caplan 等在分析 ASA 问答资料后认为,应用较好的监测仪可使约 72% 呼吸系统不良意外得到防止。

(三) 应用监测仪是否会引出额外的问题

Kestin 等在一份报告中指出,小儿手术中应用带有报警声响的监测仪时,其频繁的报警声会增添人们许多烦恼,分析结果表明,75% 的报警并非来源于患儿的生理情况改变,只有 3% 的报警属于患儿真正危险的反映。尽管设计生产厂方已注意到上述问题,但由于监测仪的非整合性与非按类分属性问题尚未能得到妥善解决,因此,频繁报警声响问题依然存在。

(四) 高危患者额外监测项目的价值

麻醉科医师遇到高危手术患者时,常会额外加用有创性血流动力学监测,多数认为持续监测直接动脉压和肺动脉压可提高麻醉安全性,并认为某些手术例如心脏手术、颈动脉内膜剥脱术和主动脉瘤修补术等,如果没有有创性监测作为指导,麻醉处理将十分困难。尽管如此,目前尚没有一份应用有创监测可以降低围手术期危险程度的具体资料报告。有创监测的另一方面优点是,可立即发现因心律失常或手术牵拉心脏大血管所引起的血流动力学改变,能较正确迅速地反映低血压程度,并可减少麻醉科医师的工作量。

1. 直接动脉压监测　判断一种监测方法的价值,必须是利大于弊。直接动脉压监测的优点虽已得到充分认可,但其并发症仍明显阻碍其广泛应用,常见并发症有局部表面感染约 4%,桡动脉闭塞率超过 40%。虽然如此,并发手或手指坏死者甚为罕见。

2. 中心静脉压和肺动脉压监测　中心静脉压(CVP)和肺动脉压(PAP)都属于经中心静脉的有创性监测技术,近 20 年来其应用率明显增加,主要与心血管手术的广泛开展有关。其中尤其以肺动脉插管监测,可给麻醉科医师提供大量信息,允许对许多围手术期的病情变化进行判断与分类,并指导建立治疗方案。Shoemaker 等指出,应用肺动脉压监测可提供更多心血管功能数据,由此可降低危重患者的围手术期死亡率。但本监测方法尚存在一些明显的并发症,随意滥用并无裨益。伴随 CVP 和 PAP 的操作所出现的某些并发症,常较直接动脉压监测者为严重,因此,在采用前应慎重分析其利弊关系。其并发症包括误穿颈动脉、气胸、血胸、感染、中心静脉栓塞以及肺动脉破裂,甚至死亡。选用这类有创中心静脉血压监测,需根据患者的个体需要而定,最后的决定因素是本单位的设备与技术条件。有人认为,CVP 监测的危险性比 PAP 监测者低,但所能提供血流动力学有价值的信息比后者小,单独应用 CVP 监测有时可能对血流动力学的判断产生误导。

(类 振　于金贵　应诗达)

5

参考文献

[1] SAMUEL D, KIMBERLY B, STEVEN MN. Missed steps in the preanesthetic set-up [J]. Anesth Analg, 2011, 113 (1): 84-88.

[2] MICHAEL MV, BOBBIEJEAN S, NIKOLA M, et al. 2007 American College of Cardiology/American Heart Association (ACC/AHA) guidelines on perioperative cardiac evaluation are usually incorrectly applied by anesthesiology residents evaluating simulated patients [J]. Anesth Analg, 2011, 112 (4): 940-949.

[3] PATRICIA J, XAVIER J, FRÉDÉRIC A, et al. Atrial fibrillation and death after myocardial infarction: a community study [J]. Circulation, 2011, 123 (19): 2094-2100.

第四十八章

术前准备与麻醉选择

目　录

第一节　麻醉前的一般准备

麻醉前准备是根据患者的病情和手术部位及方式，有目的进行的各方面准备工作，旨在提高患者的麻醉、手术耐受力、安全性和舒适性，保证手术顺利进行，减少术后并发症，使术后恢复更迅速。完善的术前准备可使患者具有充分的心理准备和良好的生理状态，包括术前宣教、营养筛查、预防性应用抗菌药物及抗血栓治疗、个体化的血压和血糖控制及术前并发症治疗及调控等。对ASA Ⅰ级患者，做好常规准备即可；对ASA Ⅱ级患者，应维护全身情况及重要生命器官的功能，在最大限度上增强患者对麻醉的耐受力；对于Ⅲ、Ⅳ、Ⅴ级患者，除需做好一般性准备外，还必须根据个体情况做好特殊准备。

一、精神状态准备

多数患者在手术前存在不同程度的思想顾虑，或恐惧、或紧张、或焦虑等心理波动。但过度的精神紧张、情绪激动或彻夜失眠，会导致中枢神经系统活动过度，扰乱机体内部平衡，可能造成某些并发疾病恶化。如高血压患者可因血压剧烈升高诱发心脑血管意外，严重影响患者对麻醉和手术的耐受力。为此，术前必须设法解除患者的思想顾虑和焦虑情绪，从关怀、安慰、解释和鼓励着手，适当阐明手术目的、麻醉方式、手术体位，以及麻醉或手术中可能出现的不适等情况，用亲切的语言、良好的沟通技巧向患者做具体介绍，了解患者顾虑和疑问的核心焦点问题，进行交谈和说明，以减少其恐惧、解除焦虑，取得患者信任，争取充分合作。对过度紧张而不能自控的患者，术前数日起即可开始服用适量神经安定类药，手术日麻醉前再给适量镇静催眠药。

二、营养状况改善

营养不良导致机体蛋白质和某些维生素缺乏，可明显降低麻醉和手术耐受力。术前应采用营养风险评分2002（nutritional risk screening 2002，NRS2002）进行全面的营养风险评估。当合并下述任一情况时应视为存在严重营养风险：6个月内体重下降>10%；疼痛数字评分法（NRS）评分>5分；BMI<18.5；血清白蛋白<30g/L，对该类患者应进行支持治疗，首选肠内营养。当口服不能满足营养需要或合并十二指肠梗阻时可行静脉营养支持治疗。

蛋白质不足常伴有低血容量或贫血，对失血和休克的耐受能力降低。低蛋白血症常伴发组织水肿，降低组织抗感染能力，影响创口愈合。维生素缺乏可致营养代谢异常，术中容易出现循环功能或凝血功能异常，术后抗感染能力低下，易出现肺部感染并发症。对营养不良患者，手术前如果有较充裕的时间且能口服者，应尽可能经口补充营养；如果时间不充裕，或患者不能或不愿经口饮食，应采用肠外营养，贫血患者可适当输血，低蛋白、红细胞生成素、维生素缺乏者除输血外，可给予血浆、氨基酸、白蛋白、维生素等制剂进行纠正，使营养状况得以改善，增加机体抵抗力和对手术的耐受力，减少术后感染及其他并发症，促进伤口愈合，早日康复。

三、术后适应性训练

有关术后饮食、体位、大小便、切口疼痛或其他不适，以及可能需要较长时间输液、吸氧、胃肠减压、胸腔引流、导尿及各种引流等情况，术前可酌情将其临床意义向患者讲明，让患者有充分的思想准备，以取得配合。如果术前患者心理准备不充分、术后躯体不适、对预后缺乏信心，容易产生焦虑，加重术后疼痛等不适。可在完善的术后镇痛前提下，从稳定情绪入手，提供有针对性的、有效的心理疏导，鼓励早进食、早下床。多数患者不习惯在床上大小便，术前需进行锻炼。术后深呼吸、咳嗽、咳痰的重要性必须向患者讲解清楚，使患者从主观上认识这一问题的重要性，克服恐惧心理，积极配合治疗，并训练正确执行的方法。疼痛是导致患者术后不敢用力咳嗽的一个主要原因，因此镇痛治疗十分重要。

四、胃肠道准备

择期手术中，除浅表小手术采用局部浸润麻醉之外，其他不论采用何种麻醉方式，均需常规排空胃，目的在防止术中或术后反流、呕吐，避免误吸、肺部感染或窒息等意外。胃排空时间正常人为4~6小时。情绪激动、恐惧、焦虑或疼痛不适等可致胃排空显著减慢。有关禁饮、禁食的重要意义必须向患者本人或患儿家属交代清楚，以取得合作。糖尿病患者在禁食期间须注意有无低血糖发生，如出现心慌、出汗、全身无力等症状时，要及时补充葡萄糖和定时监测血糖。除合并胃排空延迟、胃肠蠕动异常和急诊手术等患者外，目前提倡禁饮时间延后至术前2小时，之前可口服清饮料，包括清水、糖水、无渣果汁、碳酸类饮料、清茶及黑咖啡（不含奶），不包括含酒精类饮品；禁食时间延后至术前6小时，之前可进食淀粉类固体食物（牛奶等乳制品的胃排空时间与固体食物相当），但油炸、脂肪及肉类食物则需要更长的禁食时间。术前推荐口服含碳水化合物的饮品，通常是在术前10小时予患者饮用12.5%的碳水化合物饮品800ml，术前2小时饮用≤400ml。

2017年中华医学会麻醉学分会更新了《成人与小儿手术麻醉前禁食和减少肺误吸风险药物应用指南》，该指南有关健康个体择期手术前禁食。其概括内容见表48-1。

表48-1　清饮料及不同食物建议禁食时间

食物种类	禁食时间
清饮料	≥ 2h
母乳	新生儿和婴幼儿≥ 4h
配方奶或牛奶	≥ 6h
淀粉类固体食物	≥ 6h
脂肪及肉类固体食物	≥ 6h

备注：1. 清饮料　清饮料种类很多，主要包括清水、营养丰富的高碳水化合物饮料、碳酸饮料、清茶、黑咖啡（不加奶）及各种无渣果汁，但均不能含有酒精。麻醉前除了对饮料种类有限制外，对饮料摄入的量也有要求，麻醉前2小时可饮用的清饮料量应≤ 5ml/kg（或总量≤ 400ml）。

2. 母乳　母乳内乳糖和不饱和脂肪的含量明显高于牛奶和配方奶，而蛋白质、酪蛋白和饱和脂肪的含量则明显低于牛奶和配方奶，在胃内形成细小的颗粒状乳块，同时母乳内含有脂肪酶、淀粉酶等成分，有助于婴幼儿的消化和吸收。因此，母乳在胃内的排空时间明显短于牛奶和配方奶，其排空的平均时间为2.43小时。

3. 牛奶和配方奶　牛奶和配方奶的主要成分为牛或其他动物的乳汁，其中酪蛋白和饱和脂肪的含量较高，容易在胃内形成较大的乳块，不利于消化，其在胃内的排空时间明显长于母乳。因此，牛奶和配方奶往往被视为固体类的食物，需要更长的禁食时间。

4. 淀粉类固体食物　主要指面粉和谷类食物，如馒头、面包、面条、米饭等，其主要成分为碳水化合物，含有部分蛋白质，脂肪含量少。由于胃液内含有淀粉酶和蛋白酶，因此其在胃内的排空时间明显短于脂肪类食物，其中淀粉类食物的排空时间短于蛋白类食物。

5. 脂肪类固体食物　主要指动物脂肪、肉类和油炸类食物，由于其脂肪和蛋白含量高，且胃内缺乏相应的消化酶，因此其在胃内的排空时间明显延长。

择期腹部手术不推荐常规放置鼻胃管减压，可降低术后肺不张及肺炎的发生率。如果在气管插管时有气体进入胃中，术中可留置鼻胃管以排出气体，但应在患者麻醉清醒前拔除。

五、膀胱准备

除非手术特殊要求，患者送入手术室前应嘱其排空膀胱，以防止术中尿床和术后尿潴留；对盆腔或疝手术，排空膀胱有利于手术野显露和预防膀胱损伤。危重患者或复杂大手术，均需于麻醉诱导后留置导尿管，以利观察尿量。

六、口腔卫生准备

生理条件下，口腔内寄存着10余种细菌，行气管内插管时，上呼吸道的细菌容易被带入下呼吸道，在术后抵抗力低下的情况下，可能引起肺部感染并发症。因此，患者住院后即应嘱患者早晚刷牙、饭后漱口；对患有松动龋齿或牙周炎症者，需经口腔科诊治，或用医用的漱口水一日多次漱口。进手术室前应将活动义齿摘下，以防麻醉时脱落，甚至误吸入气管或嵌顿于食管。

七、输液输血准备

对中等以上估计出血风险较大的手术，尤其对特殊血型患者（RH阴性）术前应向患者及家属说明输血的目的及可能发生的输血不良反应、自体输血和异体输血的优缺点、可能经血液传播的疾病、征得患者及家属的同意并签订输血同意书。对于不能行自体输血者，检查患者的血型，做好交叉配血试验，并为手术准备好足够的红细胞和其他血制品。凡有水、电解质或者酸碱失衡者以及多日未能进饮食者、或接台手术，术前均应常规输液，尽可能作补充和纠正，避免或减少术中心血管并发症的发生。

八、治疗药物的评估与调整

病情复杂的患者，术前常已接受一系列药物治疗，麻醉前除要求全面检查药物治疗的效果外，还应重点考虑某些药物与麻醉药物之间可能存在的相互作用，有些容易导致麻醉中的不良反应。为此，对某些药物要确定是否继续使用、调整剂量再用或停止使用。例如洋地黄、胰岛素、糖皮质激素和抗癫痫药，一般都需要继续使用至术前，但应核对剂量重新调整。对1个月以前曾较长时间应用糖皮质激素而术前已经停服者，手术中亦有可能发生急性肾上腺皮质功能不全危象，因此术前必须恢复使用外源性糖皮质激素，直至术后数天。

恶性肿瘤、复杂性手术、化疗和长时间卧床是静脉血栓栓塞症的危险因素，存在危险因素的患者若无预防性抗血栓治疗，术后深静脉血栓形成发生率可达30%，致死性肺栓塞发生率近1%。推荐中、高危患者（Caprini评分≥3分）手术前24~12小时开始预防性抗血栓治疗，并持续用药至出院或术后14天。静脉血栓栓塞症高危患者除药物治疗外，必要时应联合机械措施，如间歇性充气压缩泵或弹力袜等。正在施行抗凝治疗的患者，手术前应停止使用，并需设法拮抗其残余抗凝作用，以免术中出现难以控制的出血。为策安全，有关停用抗凝药物的具体方法请详细参阅相关最新的指南。患者长期服用某些中枢神经抑制药，如巴比妥类、阿片类、单胺氧化酶抑制药、三环类抗抑郁药等，均可影响对麻醉药的耐受性，或于麻醉中易诱发呼吸和循环严重并发症，故均应于术前停止使用。因β受体阻滞剂可减少围手术期心脏并发症，长期应用者，应持续用至手术当日。神经安定类药（如吩噻嗪类药-氯丙嗪）、某些抗高血压药（如萝芙木类药-利血平）等，可能导致麻醉中出现低血压，甚至心肌收缩无力，故术前均应考虑是继续使用、调整剂量使用或暂停使用。如因急诊手术不能按要求停用某些治疗药物，则施行麻醉以及术中相关处理时要非常谨慎。

九、手术前晚复查

手术前晚应对全部准备工作进行复查。如临时发现患者感冒、发热、妇女月经来潮等情况时，除非急症，手术应推迟进行。手术前晚睡前宜酌情给患者服用镇静安眠药，以保证其有充足的睡眠。

第二节　麻醉诱导前即刻期的准备

麻醉诱导前即刻期一般是指诱导前10~15分钟这段时间，是麻醉全过程中极重要的环节。于此期间要做好全面的准备工作，包括对患者手术风险评估见表48-2，与手术医师、巡回护士进行三方核查的第一次核查见表48-3，复习麻醉方案、手术方案及麻醉器械等的准备情况，应完成的项目见表48-4，对急症或门诊手术患者尤其重要。

一、患者方面

麻醉诱导前即刻期对患者应考虑两方面的中心问题：①此刻患者还存在哪些特殊问题？②还需要做好哪些安全措施？

（一）常规工作

麻醉科医师于诱导前再次询问病史和评估目前患者的脏器功能状态，并以亲切温和简练语言解答患者最关心的问题和麻醉手术注意事项。对紧张不能自控的患者，可经静脉给予少量镇静药。对患者的义齿、助听器、人造眼球、隐形眼镜片、首饰、手表、戒指等均应摘下保管，并记录在麻醉记录单上。明确有无义齿或松动牙，作好记录。复习最近一次病程记录（或麻醉科门诊记录），包括：①体温、脉率；②术前用药的种类、剂量、用药时间及效果；③最后一次进食、进饮的时间、饮食内容和数量；④已静脉输入的液体种类、数量；⑤最近一次实验室检查结果；⑥麻醉及特殊物品、药品使用协议书的签署意见；⑦患者提出的专门要求的具体项目（如拒用库存血、要求术后镇痛等）；⑧如为门诊手术，落实手术后离院的计划。

表 48-2 手术风险评估表

入院科别：　　　　患者姓名：　　　　性别：　　　　年龄：　　　　住院号：

手术名称：　　　　手术时间：

1. 手术切口清洁程度		2. 麻醉分级（ASA 分级）		3. 手术持续时间	
Ⅰ类手术切口（清洁手术）	0	P1：正常的患者：除局部病变外，无系统性疾病	0	T1：手术在 3 小时内完成	0
手术野无污染：手术切口周边无炎症；患者没有进行气道、食道和 / 或尿道插管；患者没有意识障碍		P2：患者有轻微的临床症状：有轻度或中度系统性疾病	0	T2：完成手术，超过 3 小时	1
Ⅱ类手术切口（相对清洁手术）	0	P3：有严重系统性疾病，日常活动受限，但未丧失工作能力	1	随访：切口愈合与感染情况 切口甲级愈合□ 切口感染——浅层感染□ 深层感染□	
上、下呼吸道，上、下消化道，泌尿生殖道或经以上器官的手术； 患者进行气道、食道和 / 或尿道插管； 患者病情稳定； 行胆囊、阴道、阑尾、耳鼻手术的患者。		P4：有严重系统性疾病，已丧失工作能力，威胁生命安全。	1		
		P5：病情危重，生命难以维持的濒死病人。	1		
Ⅲ类手术切口（清洁 - 污染手术）	1	P6：脑死亡的患者	1	在与评价项目相应的框内“□”打钩“√”后，分值相加即可完成！	
开放、新鲜且不干净的伤口； 前次手术后感染的切口； 手术中需采取消毒措施的切口		**4. 手术类别**			
		1. 浅层组织手术	□		
Ⅳ类手术切口（污染手术）	1	2. 深部组织手术	□		
严重的外伤，手术切口有炎症、组织坏死，或有内脏引流管。		3. 器官手术	□		
		4. 腔隙手术	□	**急诊手术**	□
手术医生签名：__________		**麻醉科医师签名：**__________		**巡回护士签名：**__________	
手术风险评估：手术切口清洁程度（　分）+ 麻醉 ASA 分级（　分）+ 手术持续时间（　分）=__分。NNIS 分级：0 - □　1- □　2- □　3- □					

表 48-3 手术安全核查表

科　别:______________ 患者姓名:______________ 性　别:______________ 年　龄:______________
病案号:______________ 麻醉方式:______________ 手术方式:______________
术　者:______________ 手术日期:______________

麻醉实施前	手术开始前	患者离开手术室前
患者姓名、性别、年龄正确: 是 □ 否 □ 手术方式确认: 是 □ 否 □ 手术部位与标志正确: 是 □ 否 □ 手术知情同意: 是 □ 否 □ 麻醉知情同意: 是 □ 否 □ 麻醉方式确认: 是 □ 否 □ 麻醉设备安全检查完成: 是 □ 否 □ 皮肤是否完整: 是 □ 否 □ 术野皮肤准备正确: 是 □ 否 □ 静脉通道建立完成: 是 □ 否 □ 患者是否有过敏史: 是 □ 否 □ 抗菌药物皮试结果: 有 □ 无 □ 术前备血: 有 □ 无 □ 假体□ / 体内植入物□ / 影像学资料□ 其他:______________	患者姓名、性别、年龄正确: 是 □ 否 □ 手术方式确认: 是 □ 否 □ 手术部位与标志确认: 是 □ 否 □ **手术、麻醉风险预警:** 手术医师陈述: 预计手术时间 □ 预计失血量 □ 手术关注点 □ 其他 □ 麻醉科医师陈述: 麻醉关注点 □ 其他 □ 手术护士陈述: 物品灭菌合格 □ 仪器设备 □ 术前术中特殊用药情况 □ 其他 □ 是否需要相关影像资料: 是□ 否□ 其他:______________	患者姓名、性别、年龄正确: 是 □ 否 □ 实际手术方式确认: 是 □ 否 □ 手术用药、输血的核查 是 □ 否 □ 手术用物清点正确: 是 □ 否 □ 手术标本确认: 是 □ 否 □ 皮肤是否完整: 是 □ 否 □ **各种管路:** 中心静脉通路 □ 动脉通路 □ 气管插管 □ 伤口引流 □ 胃管 □ 尿管 □ 其他 ______ □ **患者去向:** 恢复室 □ 病房 □ ICU 病房 □ 急诊 □ 离院 □ 其他:______________
手术医师签名: 麻醉科医师签名: 手术室护士签名:	手术医师签名: 麻醉科医师签名: 手术室护士签名:	手术医师签名: 麻醉科医师签名: 手术室护士签名:

表 48-4 麻醉前即刻期应考虑的项目

患者方面	健康状况,精神状态,特殊病情,患者主诉及要求
麻醉方面	麻醉实施方案,静脉输液途径,中心静脉压监测途径等
麻醉器械	氧源,N_2O 源,麻醉机,各类监护仪,各类气管内插管用具,一般器械用具
药品	麻醉药品,辅助药品,肌松药,急救药品
手术方面	手术方案,手术部位与切口,手术需时,手术对麻醉的特殊要求,手术体位,预防手术体位损伤及保温的措施,术后止痛要求等
术中处理	预计可能的意外并发症,应急措施与处理方案,手术危险评估

(二) 保证术中静脉输注通畅

根据手术大小、部位、出血量的可能性及麻醉所需,选择合适型号的静脉留置针或中心静脉穿刺;老年人、合并心脑血管疾病、复合外伤、俯卧位、腹腔镜手术、脊柱肿瘤、心脑血管手术、器官移植等手术可能需要行有创动脉压、漂浮导管置入肺动脉压、CO/CI/SVR/SV 等监测,但一定要保护好原有的各种静脉桥 - 肾移植透析血管桥、PICC 等。

二、器械方面

麻醉诱导前应对已备妥的器械、用具和药品等,再做一次全面检查与核对。首台手术麻醉诱导前必须按照操作手册和 / 或麻醉机提示进行麻醉机自检，不能通过自检者，应立即追查原因，环路梗阻、漏气或气源压力问题等；麻醉机呼吸环路连接位置是否正确；气源、气体压力、流量计检查、氧浓度校正、呼吸回路泄漏（活瓣）、残气清除系统、监护仪标定等。接台手术、更换呼吸回路以及更换二氧化碳吸收剂后应再次检查麻醉机，同时，应确认呼吸参数设置，尤其 PEEP、I∶E、VT、RR 等；二氧化碳浓度监测、脉搏氧饱和度监测正常，检查麻醉挥发罐麻药液面，特别要注意各类监测指标的报警系统功能是否完好。

（一）麻醉机的检测

随着医学科技的迅猛发展，现代麻醉工作站已取代了传统意义上的功能简单的麻醉机。现代麻醉工作站的使用前检测方法请遵循不同型号和品牌的生产厂家推荐的开机检查程序、操作流程和规范进行。

麻醉工作站日常检查程序与步骤如下：

1. 应急通气装置，确认麻醉机是否备有简易呼吸器及是否完好。

2. 高压系统　检查气源管路连接是否正确，压力是否达到使用要求。

3. 连接呼吸管路及过滤器等。

4. 开启麻醉机电源。

5. 根据麻醉机显示屏的指示进行麻醉机自检工作。

需要注意的是，部分麻醉工作站有辅助共同气体出口（auxiliary common gas outlet，ACGO）图 48-1，如用此功能，麻醉机无法机械通气。此功能是新鲜气体没有经过污染的麻醉机回路，直接给非全身麻醉患者吸氧。初次使用者易将螺纹管接错位置（图 48-2）。

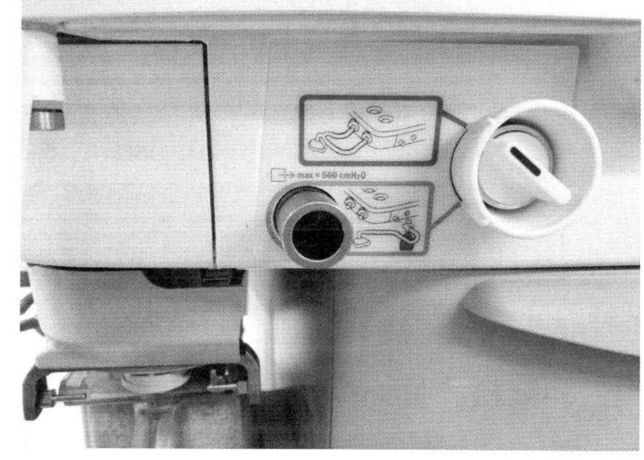
图 48-1　辅助共同气体出口

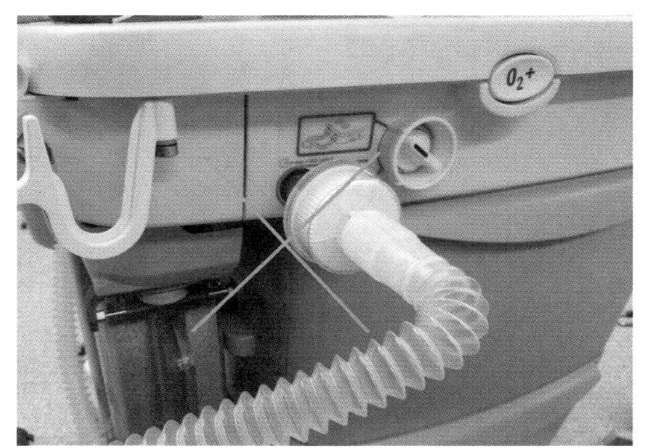
图 48-2　螺纹管连接错误

对于既往较旧款号无自检功能的麻醉机的一般经验性检测，检查步骤如下：

1. 应急通气装置，确认麻醉机是否备有简易呼吸器及是否完好。

2. 高压系统　检查气源管路连接是否正确，压力是否达到使用要求。

3. 低压系统

（1）检查低压系统的基本情况：关闭流量控制阀和蒸发器，检查蒸发器内药量并确认密闭。

（2）打开开关：打开设备总开关和所有必需仪器的开关。

（3）检查流量计：检查流量计浮子的运动是否平滑和灵活，核实流量变化是否准确。

4. 检测和调节废气排放系统

（1）确认废气排放系统与限压排气阀和呼吸机排气阀连接无误。

（2）调节废气负压值。

（3）完全开放限压排气阀，并封闭 Y 形接头。

（4）将氧流量调至最低，使废气贮气囊完全塌陷，确认呼吸道压力计量器的读数近似为 0。

（5）快速充氧，废气贮气囊完全充满，确认呼吸道压力计量器的读数小于 10mmH$_2$O。

5. 呼吸环路

（1）校对氧检测仪。

（2）监测呼吸环路的基本状态

1）将通气选择开关调至手动模式。

2）检查呼吸环路完整性、不存在损坏和阻塞。

3）确保二氧化碳吸收剂充足及有效。

4）安装呼吸环路附件装置（如加湿器和细菌过滤器等）。

（3）检查呼吸环路的漏气情况

1）将所有气体流量调至 0。

2）关闭限压排气阀并阻塞Y形接头。

3）打开氧快速充气阀，使呼吸道压力为30cmH_2O。

4）确认此时的压力稳定在一个固定值至少10秒。

5）打开限压排气阀使压力降低。

6. 手动和机械通气系统，检测呼吸机和单向阀

（1）将另一贮气囊接于Y形接头处。

（2）根据患者情况设定适当的呼吸机参数。

（3）将通气模式调至机械通气位置。

（4）打开氧快速充气开关，将呼吸机风箱充满，然后开启呼吸机。

（5）将氧气流量调至最小，其他气体流量调至0。

（6）确认吸气期风箱可提供合适的潮气量，呼气期风箱填充完全。

（7）将新鲜气体流量调至5L/min左右。

（8）确认呼吸机风箱和模拟肺充满，然后排空，在呼气期末无持续正压。

（9）检查单向阀的活动度和灵敏度。

（10）检查呼吸环路的附件，以确保其功能正常。

（11）关闭呼吸机，将通气选择开关调至手动模式。

（12）手动通气，确保模拟肺的扩张和收缩，并应感受到该系统的阻力和顺应性。

（13）从Y形接头上取下贮气囊。

7. 麻醉机检查完毕的最终状态

（1）蒸发器关闭。

（2）APL阀开放。

（3）通气选择开关置于手动通气模式。

（4）所有流量计位于0（或最小量）。

（5）手术患者成人/儿童呼吸参数设置完成。

（6）吸引系统功能正常。

（7）呼吸机处于待用状态。

（二）监测仪

各种监测仪包括生命体征监测仪、麻醉深度监测仪、超声设备等应在平时做好全面检查和校验，于麻醉诱导前即刻期再快速检查一次，检查所有监护仪的定标及报警上下界限确定功能完好无损后再使用。

（三）其他器械用具

包括喉镜、气管导管、吸引装置、湿化装置、通气道、困难气道设备、神经刺激器、快速输液装置、血液加温装置等的检查。可视喉镜的准备，打开电源确定屏幕清晰，插入相关配套喉镜片。气管导管插入导丝。对于困难气道提前备好困难气道车、喉罩以及纤支镜等设备。

三、手术方面

麻醉科医师与手术医师之间要始终保持配合默契、意见统一，除共同对患者进行核对并签字外，要做到患者安全、麻醉满意和工作高效率。在麻醉诱导前即刻期，必须重点明确手术部位、切口、体位；手术者对麻醉的临时特殊要求、对术中意外并发症的处理意见，以及对术后镇痛的要求等。特别在手术体位的问题上，要与术者取得一致的意见。为手术操作需要，要求将患者安置在各种手术体位，见表48-5。在麻醉状态下改变患者的体位，因重力的作用可导致呼吸和循环等生理功能的相应改变，同时对脏器血流产生不同的影响；又因改变体位促使身体的负重点和支点发生变化，软组织承受压力和拉力的部位和强度亦随之而改变，由此可能导致神经、血管、韧带和肌肉等软组织损伤。对于正常人，这些变化的程度均轻微，通过机体自身调节，一般均能自动纠正或适应；但在麻醉状态下，患者全部或部分知觉丧失，肌肉松弛无力，保护性反射作用大部消失或减弱，患者基本上已失去自我调节能力。因此，改变体位所产生的各种生理功能变化可能较为突出，若不加以注意和及时调整，最终可导致缺氧、CO_2蓄积、低血压、心动过速以及神经损伤或麻痹等并发症，轻者增加患者痛苦，延迟康复；重者可致呼吸循环衰竭，或残疾，甚至死亡。因此，手术体位是麻醉患者的重要问题，麻醉科医师对其潜在的危害性要有充分认识，具备鉴别能力，做到正确安置手术体位，防止发生各种并发症或后遗症。对手术拟采用的特殊体位，麻醉科医师应尽力配合，但要求以不引起呼吸、循环等功能的过分干扰，神经、血管、关节、眼球等过分牵拉和压迫为前提。

表48-5　手术常用体位及其名称

仰卧位	水平位；截石位；过屈截石位；胆囊垫升起位；头低斜坡位；
头低屈膝位（屈氏体位）	头高斜坡位；甲状腺手术位
俯卧位	水平位；屈髋位；骨盆垫高位
侧卧位	右侧卧位；左侧卧位；右肾垫高位；左肾垫高位
坐直位	
机器人辅助手术（Trendelenburg）体位	头低+脚高+截石位倾斜40°

第三节 特殊病情的准备

麻醉处理的一个重要危险情况是，手术患者同时合并重要器官系统疾病。统计资料指出，手术并发症的发生率和病死率与患者术前合并心血管、呼吸、血液和内分泌系统等疾病有密切关系。本节扼要讨论合并器官系统疾病的手术患者，术前应做好的麻醉前准备工作，有关细节详见专章。

一、心血管系统疾病

当患者合并心血管疾病而确定施行手术时，应特别注意下列问题。

（一）高血压

围手术期高血压的定义是指从确定手术治疗到与本手术有关的治疗基本结束期间内，患者的血压升高幅度大于基础血压的30%，或收缩压≥140mmHg和/或舒张压≥90mmHg。高血压的术前控制原则：

5

1. 保证重要脏器灌注，降低心脏后负荷，维护心功能；

2. 术前继续服用β受体阻滞剂和钙通道阻断剂，术前一日或术日晨停用血管紧张素转换酶抑制剂及血管紧张素受体拮抗剂；

3. 血压控制目标：一般认为，患者年龄≥60岁，血压控制目标<150/90mmHg；患者年龄<60岁，血压控制目标<140/90mmHg；糖尿病和慢性肾病患者，血压控制目标<140/90mmHg。术中血压波动幅度不超过基础血压的30%；

4. 目前尚无延期手术的高血压阈值，原则上轻、中度高血压（<180/110mmHg）不影响手术进行；为抢救生命的急诊手术，不论血压多高，都应急诊手术；对严重高血压合并威胁生命的靶器官损害，应在短时间内采取措施改善生命脏器功能，如高血压合并左心衰，高血压合并不稳定心绞痛或变异型心绞痛，合并少尿型肾衰竭，合并严重低钾血症（<2.9mmol/L）。对进入手术室后血压仍高于180/110mmHg的择期手术患者，建议推迟手术或者因患者有限期手术需要（如肿瘤患者伴有少量出血），在征得家属同意的情况下手术。

（二）心脏疾病

1. 对于有冠心病或冠心病危险因素并拟行手术的患者，首先评估手术的紧急性。如果情况紧急，需先明确有可能影响围手术期管理的临床危险因素，然后在合理的监测（如连续进行心电图、血清酶学和心电监测）和治疗（如β受体阻滞剂、他汀类药物和疼痛管理）下进行手术。

2. 如果手术较紧急或为择期手术，首先需明确患者是否有急性冠脉综合征；如果有，则根据不稳定型心绞痛/非ST段抬高型心肌梗死和ST段抬高型心肌梗死的临床实践指南进行指南导向的药物治疗（guideline-directed medical therapy，GDMT）。ACCF/AHA指南建议对于7天内发生的急性心肌梗死患者，应当推迟择期手术。近期心肌梗死定义为手术前7天到30天内出现的心肌梗死，如果症状持续或负荷试验结果显示心肌危险征象仍存在，也被视为高危。这类患者也应推迟非急诊手术。

3. 如果患者体能状态较差（<4METs=或未知），临床医师应咨询患者和相关专家，以明确进一步的检测是否会影响患者手术决策和围手术期管理［如选择原来的手术或术前需要接受冠状动脉旁路移植术手术（coronary artery bypass graft，CAGB）或经皮冠脉介入手术（percutaneous coronary intervention，PCI）的治疗］。如果有影响，可行药物负荷试验。对于体能状态未知的患者，也可行运动负荷试验。如果负荷试验结果异常，可根据结果的异常程度，考虑冠状动脉造影和血运重建手术；之后患者可在GDMT下进行手术，也可考虑替代治疗，如无创治疗（如癌症的射频治疗）或对症治疗。如果负荷试验结果正常，可根据GDMT进行手术。

4. 术前已经服用β受体阻滞剂的缺血性心脏病患者应继续服用常规剂量，包括手术日晨和整个围手术期，以尽量减少心动过速或局部缺血。术前已服用他汀类药物的患者应在整个围手术期内继续服用。需要他汀类治疗但未开始服用的患者，建议其术前开始他汀类药物治疗。对于大多数服用阿司匹林进行一级或二级心血管疾病预防的患者，剂量将维持到非心脏手术术前5~7天。在围手术期大出血风险过去后重新开始治疗。

（三）长期应用利尿药和低盐饮食患者，有可能合并低血容量、低钾血症、低钠血症及酸碱失衡，术中容易发生心律失常和休克。低钾血症时，洋地黄和非去极化肌松药等的药效将增强。因此，术前均应做血电解质检查，保持血钾水平在3.5~5.5mmol/L；如病情允许，术前一般宜停用利尿药48小时；对能保持平卧而无症状者，可输液补钠、钾，但需严密观察并严格控制输液速度，谨防发生呼吸困难、端坐呼吸、肺啰音或静脉压升高等危象。长期服用噻嗪类利尿药可致糖耐量降低，血糖升高，长期服用该类药物的患者需要注意血糖情况。

（四）心脏病患者如伴有失血或严重贫血，携氧能力降低，可影响心肌供氧，术前应少量多次输血。为避免增加心脏负担，注意控制输血量和速度。

（五）对正在进行的药物治疗，需进行复查。对有心力衰竭史、心脏扩大者术前可考虑使用少量强心苷，如口服地高辛0.25mg，每日1~2次，药物可服用至手术前日。二尖瓣狭窄的患者需要控制心率，术前建议继续使用洋地黄。冠状动脉供血不足的患者建议围手术期积极使用β受体阻滞剂控制心率，降低围手术期心脏风险。

（六）对合并严重冠心病、主动脉瓣狭窄或高度房室传导阻滞而必须施行紧急手术者，需考虑酌情采取以下措施：①建立有创动脉压监测；②放置Swan-Ganz导管；③定时查动脉血气分析；④放置临时或永久性心脏起搏器；⑤准备好必要的血管活性药物；⑥准备电击除颤器；⑦重视麻醉选择与麻醉管理，选择镇痛和镇静充分的麻醉方式。

二、呼吸系统疾病

手术患者合并呼吸系统疾病者较多，尤其在老年患者中多见。麻醉前必须做好以下准备，包括：①至少戒烟8周，以改善呼吸道纤毛功能，减少气道分泌物及刺激性；但术前哪怕戒烟1天对患者也是有益的，因而术前应鼓励患者积极戒烟而不必过多拘泥于术前戒烟的时间长短；②避免继续吸入刺激性气体；③彻底控制急慢性肺感染，术前3~5天酌情使用有效的抗生素，并做体位引流，控制痰量至最少程度；④练习深呼吸和咳嗽，做胸部理疗以改善肺通气功能，增加肺容量；⑤对阻塞性呼吸功能障碍或听诊有支气管痉挛性哮鸣音者，需雾化吸入β_2肾上腺素受体激动药和抗胆碱药等支气管扩张药治疗，可利用FEV_1试验衡量用药效果，并持续用至手术室；⑥痰液黏稠者，应用雾化吸入或口服氯化铵或碘化钾以稀释痰液；⑦经常发作哮喘者，可应用肾上腺皮质激素，以减少气道炎症和反应性，减轻支气管黏膜水肿。以吸入方式最佳，可减少全身不良反应，如倍氯米松每6小时喷2次。静脉可用甲泼尼龙，根据临床反应确定剂量及给药次数；⑧对肺心病失代偿性右心衰竭者，需用洋地黄、利尿药、吸氧和降低肺血管阻力药（如肼屈嗪、前列腺素）进行治疗。一般来讲，伴肺功能减退的呼吸系统疾病，除非存在肺外因素，通常经过上述综合治疗，肺功能都能得到明显改善，这样，在麻醉期只要切实做好呼吸管理，其肺氧合和通气功能仍均能保持良好。这类患者的主要风险在术后早期，较易发生肺功能减退而出现缺氧、CO_2蓄积和肺不张、肺炎等严重并发症。因此，必须重点加强术后早期的监测和处理。

三、神经肌肉系统疾病

神经肌肉系统疾病多数涉及生命重要部位的功能状态，因此，必须针对原发疾病、病情和变化程度，做好麻醉前准备工作。

（一）重症肌无力患者的麻醉前准备

1. 重症肌无力是一种自身免疫性疾病，由神经节后乙酰胆碱受体丧失引起，表现为肌无力和容易疲劳，休息后可好转，可涉及全身所有的肌肉。麻醉前应对患者保护呼吸道通畅的能力、咽喉肌和呼吸肌麻痹的程度进行测试，如施行导呕反射（gag reflex）观察其吐出的能力及咳嗽力量。眼轮匝肌的单神经肌电图具有100%的敏感性，被认为是金标准。用力肺活量（FVC）是评价该类患者呼吸功能最可靠的标准，因此多数患者需进行肺功能测验，以指导术后是否需要采用呼吸支持治疗。

2. 抗胆碱酯酶药作用于神经肌肉接头，产生抑制胆碱酯酶代谢的作用。多数用溴吡斯的明治疗，精确记录其基础药量甚为重要。对明显肌无力者，治疗药量应达最大限度。一般平均剂量为60mg口服，每4~6小时一次；如果仍不能控制，常加用糖皮质激素治疗。但约有8%的患者激素治疗之初，重症肌无力可短暂加重。也可使用硫唑嘌呤、环孢素、甲氨蝶呤和环磷酰胺治疗。

3. 免疫治疗适用于重度重症肌无力患者，或对激素治疗反应不佳的患者。在全量激素或溴吡斯的明治疗持续数周至几个月，而病情仍难以控制的患者，可采用血浆置换（plasmapheresis）和免疫球蛋白治疗。在严重病例或肺活量小于2L的患者使用血浆置换，病情可得到迅速改善，但仅能暂时性改善症状，可用于少数患者减少手术应激的术前准备。有报告发现，对重度重症肌无力患者，在胸腺切除术前2~13天内施行1~4次血浆置换治疗，术后机械通气时间、拔管时间及ICU留住天数均可缩短。

4. 重症肌无力的常见并发症有甲状腺疾病、类风湿关节炎、系统性红斑狼疮和恶性贫血等，应予仔细检查治疗。

5. 预测术后是否需要机械通气治疗的因素：病期超过6年；合并慢性呼吸系统病史；溴吡斯的明剂量每天超过750mg；肺活量小于2.9L。

6. 麻醉性镇痛药和神经安定类药可影响呼吸和神经肌肉接头功能，术前应免用。除青霉素和头孢菌素外，大多数抗生素都可加重肌无力。抗胆碱酯酶药术前是否继续使用存在争议，但总的来说，如果患者有药物依赖，术前应继续使用，同时继续使用免疫抑制剂。应用糖皮质激素者，围手术期应继续激素治疗。

7. 对眼肌已受累的患者，宜采用清醒插管，或快速诱导加环状软骨压迫插管。大多数患者可仅在加深麻醉而不用肌松药的情况下完成气管插管。在抗胆碱酯酶药治疗期间应用氯琥珀胆碱，容易诱发双相阻滞，延长作用时间，故禁止使用。患者对非去极化肌松药可能特别敏感。有些药物（如镁、局部麻醉药、抗心律失常药）和特殊因素（如低温、呼吸性酸中毒）可加重非去极化肌松药的作用，故应避免。如果术中确实需要进一步肌松效应，可在肌松监测的指导下应用特小剂量的非去极化肌松药。对非去极化肌松药拮抗药新斯的明，应采取滴注方式逐步用药，每隔5分钟注射0.5~1mg，以避免抗胆碱酯酶药逾量而诱发胆碱能危象，加重肌无力。

8. 术后如果患者不能恢复口服溴吡斯的明，可改用静脉注射口服剂量的1/30。为鉴别胆碱中毒性肌无力加重，可施行依酚氯铵（tensilon）试验。依酚氯铵属短效、速效抗胆碱酯酶药，用药后一般可使肌无力症状迅速改善；如果存在抗胆碱酯酶药过量，其拟胆碱作用同样会加重肌无力。目前，由于神经科医师已不再使用特大剂量溴吡斯的明治疗，麻醉科医师也已限制拟胆碱类药的使用，因此，胆碱能危象已很少见。依酚氯铵试验只有在应用大剂量新斯的明时需用，一般已不再采用。如果患者在应用抗胆碱酯酶药治疗后，肌无力也未能有效解除时，则应施行血浆置换治疗，其方案各异，一般在最初2~3天期间可每日置换1次，以后根据病情调整应用间隔天数。

（二）帕金森病患者的麻醉前准备

1. 帕金森病是由基底核线状通路的多巴胺耗损引起，临床三联症表现为震颤、肌肉强直、运动迟缓。因体位反射和自主反射破坏，容易出现心律失常、体位性低血压、体温调节失控和麻醉期间血流动力学不稳定。病程发展至最后，有痴呆、精神错乱和精神病的趋势。咽喉肌功能障碍可增加误吸的机会；因饮食和吞咽困难可明显影响血容量和营养状态；因呼吸肌僵直、行动迟缓和脊柱后突变形，可出现限制性肺功能改变。术前需做肺功能检查、胸片、血气分析，并指导患者锻炼呼吸功能。抗帕金森病最常用的药物是甲基多巴肼-左旋多巴（carbidopa-levodopa），但该药可能引起心肌敏感，容易诱发心律失常、低血压或高血压。

2. 抗帕金森病药需一直用至手术前，左旋多巴半衰期短（大约3小时），因此治疗必须延续至手术前并在术后立即恢复。对咽喉肌麻痹者，宜采用快速诱导结合环状软骨压迫施行气管内插管。选用轻至中度抑制心脏的药物，以提高机体肾上腺素能反应和防止低血压。氯琥珀胆碱有诱发高钾血症的可能。患者对非去极化肌松药的反应一般仍属正常。术中应避用抗多巴胺类药如甲氧氯普胺（甲氧氯普胺）、丁酰苯类（如氟哌利多）和吩噻嗪类，它们可抑制多巴胺的释放或与多巴胺竞争受体。全身麻醉可造成显著的术后恶心和呕吐，选用部位麻醉可避免术后呼吸抑制、严重的术后疼痛和恶心呕吐，但安置体位可能发生困难，且患者的不自主运动造成麻醉科医师和手术医师的操作难度增加，术中使用苯海拉明和小剂量的丙泊酚可减少上述问题。术毕应等待患者清醒、确证咽喉肌反射完全恢复、肺功能已恢复到术前水平后方可拔管。手术期停用甲基多巴肼-左旋多巴可能引起症状显著加剧，因此术后应尽快恢复使用，以防止发生不可逆的肌僵硬和行动迟缓。如果患者不能口服或鼻饲用药，可静脉或肌内注射抗胆碱能药物如苯海索（trihexyphenidyl）、苯扎托品（benztropine）或苯海拉明（diphenhydramine）。术后处理要围绕肺功能锻炼和栓塞的防治，鼓励患者早期理疗和离床活动。术后易出现震颤增加、谵妄、意识模糊，可能与原先存在的脑功能障碍，或静脉应用抗胆碱能药以及手术期停用治疗药有关。氯氮平不会恶化帕金森病的运动障碍，术后可用于终止左旋多巴引起的幻觉。另外，帕金森病患者体温调节、血糖代谢可能存在异常，术后需注意体温及血糖的监测。

（三）卒中患者的麻醉前准备

1. 围手术期卒中的发生率取决于手术类型。统计指出，在普外科手术的卒中发生率平均为0.2%，周围血管手术为1.5%，心脏或颈动脉手术为4%。无脑血管疾病史的患者，在成人普外科手术后的卒中发生率可减少一半以上。其他预测有卒中危险的因素包括周围血管病、高血压、心房纤颤和70岁以上老年患者。

2. 手术前预防与准备措施包括：

（1）术前应对冠心病、心房纤颤和高血压进行积极治疗，达到最满意状态。对新近出现的心房纤颤，应使其逆转为正常窦性节律；对慢性心房纤颤应尽可能控制心室率不超过80bpm。对无症状的心房纤颤，可用阿司匹林或双香豆素预防性治疗，但手术前应酌情考虑停药。

（2）对已有卒中史或短暂脑缺血发作（TIA）的患者，应施行脑CT、颈动脉超声多普勒，必要时血管造影等检查以追究其原因，排除颅内出血或硬膜下血肿。对颈动脉造影证实狭窄超过70%者，需施行预防性的颈动脉内膜（CEA）剥脱术治疗。对存在非心源性栓塞可能的患者，或颈动脉狭窄不明显者，应选用阿司匹林预防性抗凝治疗。对不能接受阿司匹林治疗，或已用阿司匹林而仍出现卒中先兆征象的患者，可用血小板抑制药氯吡格雷等治疗。

（3）应用阿司匹林和血小板抑制药者，可因出血时间延长而出现手术野广泛渗血，但术前停药又可增加患者栓塞的风险。2013年美国神经病学学会制定的《缺血性脑血管病患者围手术期抗栓药物管理指南》提出除了髋关节手术之外的大多数情况下继续使用阿司匹林是安全的。麻醉科医师和手术团队应综合评估抗血小板治疗和抗凝治疗的利弊后再决定围手术期停止还是维持目前治疗。区域麻醉抗栓药物的使用详见第4版第53章椎管内神经阻滞。

（4）对已有冠状动脉病、瓣膜病或心律失常史者，需做心脏超声检查及24h动态心电图监测。对心房纤颤或左房已证实存在凝血块者，随时有血块脱落造成脑卒中（后脑动脉区）的危险，术中需施行经食管超声心动图监测。对已证实存在心腔凝血块者，需使用华法林治疗至少3个月，再复查超声心动图。有关华法林的术前停药、抗凝替代药物及术后恢复用药的方法等请详细参阅相关专业性指南。

3. 麻醉前应考虑的预防措施

（1）控制血压与维持满意氧输送是主要的预防措施。术后卒中多数与围手术期低血压无关，即使颈动脉阻塞患者也如此。但在主动脉手术中的低血压则常是卒中的诱因，在松开主动脉阻断钳之际的短暂低血压，常为卒中发生率显著增高的基础。

（2）对颈动脉明显阻塞的患者，应维持较高的颅内灌注压以策安全，即使在施行控制性低血压时也宜将平均动脉压（MAP）维持在至少50mmHg以上。经颅超声图观察到，MAP保持60mmHg以上时，不论存在单侧颈动脉狭窄与否，通过脑自动调节功能，脑血流速度仍能保持适宜，一旦MAP降至35mmHg，需应用血管收缩药提升MAP，则脑灌注压仍能保持适宜。

（3）卒中后需推迟手术时间，惯例是急性卒中后手术应推迟1~3个月，以等待梗死周边缺血区已消失的自动调节功能有所恢复。在脑自动调节功能缺损期间，脑灌注需直接依靠体动脉血压，如果出现轻微的低血压，即有导致周边缺血区转变为不可逆性损伤的高度危险性。

（4）在卒中恢复期内应避用氯琥珀胆碱，以防引起高钾血症反应。有人报道卒中6个月以后应用氯琥珀胆碱，不致再引起高钾血症，见表48-6。

表48-6 氯琥珀胆碱导致神经系统疾病患者钾释放增加的时限

偏瘫（卒中）	7天~6个月
截瘫（外伤）	3周~3个月
帕金森病	任何时间
肌强直*	长时间
肌肉营养失调*	长时间

注：*同时增强恶性高热的易发性。

（四）多发性硬化症患者的麻醉前准备

1. 多发性硬化症为脑白质退变性疾病，以脱髓鞘、轴索损伤和髓鞘再生继发的神经胶质增生为特征。临床表现多样，常见感觉、运动、自主神经、视觉和综合传导径路等损害。因颈髓或延髓呼吸中枢脱髓鞘，可出现呼吸功能损害，应测定肺功能和血气分析，以了解呼吸储备功能。因咽喉肌功能障碍，有胃内容物误吸的高危性。截瘫或四肢瘫痪可出现自主神经系统反射过度的倾向，表现多发性硬化症的综合性征象。

2. 用于治疗肌痉挛的药物可影响麻醉实施，溴丙胺太林(propantheline)、巴氯芬(baclofen)和丹曲林(dantrolene)可增强非去极化肌松药的神经肌肉接头阻滞效应。地西泮可增强麻醉药的镇静作用。在1年内曾有激素治疗史者，为控制手术应激而恢复使用激素时，可能导致病情恶化。

3. 麻醉方案的考虑　目前尚无全身麻醉后多发性硬化症复发率增加的报道，也缺乏区域麻醉与多发性硬化症相互作用方面的研究。有人报道脊髓麻醉和硬膜外麻醉可加剧多发性硬化症的病情，但在病情不适宜全身麻醉时仍可采用。因可能存在胃排空延迟，全身麻醉时宜选用快速诱导结合环状软骨压迫行气管内插管。存在自主神经系统功能不全时，应强调连续无创或者有创血流动力学监测。多发性硬化症患者应用氯琥珀胆碱可诱发显著的钾释放，见表48-6。应用非去极化肌松药时，有可能出现作用增强和时间延长，应严密监测神经肌肉接头功能。体温升高可加重多发性硬化症的肌无力症状，因此有人建议对一般性非心脏手术，宜主动采取降低体温的措施。此外，麻醉和手术应激可使病情加重，术后需比较手术前后的神经系统检查结果，保持体温正常、完善镇痛、减轻应激，采取合理的措施预防感染。

5

(五) 肌营养不良的麻醉前准备

1. 肌营养不良时，咽肌和会厌肌麻痹，消化系统、呼吸系统和心血管系统可明显受累。胃排空延迟、吞咽困难、口咽分泌物存留均可使患者在围手术期处于误吸、窒息的危险。会厌肌无力可使患者的呼气受限。呼吸肌功能紊乱表现为呼吸快速、潮气量减小、反常呼吸伴辅助呼吸肌活动增强，其呼吸功能可能尚正常，但通气储备显著削弱，对高碳酸血症和低氧血症的反应明显受抑制。

2. 在肌营养不良、全身及四肢肌萎缩时，心肌功能常严重受累(心肌收缩力减低、乳头肌退化引起的二尖瓣反流)，心脏传导异常。术前检查应包括心电图及各种心肌收缩力测定(如超声心动图、多维血管造影等)。

3. 麻醉方案的考虑　麻醉药可进一步减弱呼吸肌张力，抑制对CO_2蓄积的通气反应，必须行常规辅助或控制呼吸。麻醉药抑制心肌及血流动力学，应持续监测心电图和血压，对术前心储备明显受累者，宜施行有创性血流动力学监测。婴幼儿患者可能有肌张力低下、吞咽困难、延髓性麻痹、巨舌、脊柱后/侧凸和漏斗胸伴发限制性肺病与呼吸窘迫，造成插管困难，同时存在对非去极化肌松药敏感。术后当患者清醒、呼吸功能恢复到基础水平(负压峰值至少−20~−30cmH_2O；潮气量至少8ml/kg)、血气分析正常后拔除气管导管。

(六) 吉兰-巴雷综合征的麻醉前准备

1. 吉兰-巴雷综合征(Guillain-Barre syndrome)的原因不明，70%的患者在发病前8周内有前驱感染史。临床主要表现为双侧对称性的上行性肌无力，病理证实有周围神经脱髓鞘。半数患者出现脑神经受累，可影响呼吸肌和眼球活动；可出现感觉缺失和自主神经系统功能障碍，表现为血流动力学不稳定。神经传导研究证实，患者早期出现传导速度减慢，后期出现去神经作用加强。本病与多发性神经炎有相似之处。

2. 麻醉方案的考虑　患者由于肌无力，需呼吸支持，这与肌萎缩者相似。氯琥珀胆碱可引起慢性去神经肌肉大量释放钾离子致严重的高钾血症。由于心血管功能不稳定，易出现心率和血压波动，需持续心电图及直接动脉压监测。由于自主神经功能不全，心率与血压已不足以反映血容量情况，需监测中心静脉压或肺动脉置管测压，以明确血容量状况。术中电解质的变化可能导致病情加重，应力争予以避免。

(七) 假性脑瘤的麻醉前准备

1. 假性脑瘤是一种非颅内占位性病变引起的颅内高压综合征，也称良性颅内高压症，原因多数不明，包括原发性脑静脉引流异常、脑脊液分泌/吸收异常，或内分泌、代谢、免疫性疾病。女性发生率比男性高4~8倍，常伴有头痛、视乳头水肿、视力障碍和脑神经(常为第6脑神经)功能紊乱。腰穿脑脊液压可升高超过200mmH_2O。腰穿脑脊液引流可减轻头痛症状，但必须先用头颅CT或MRI检查排除颅内占位病变。一般不存在脑积水，脑室显示正常或缩小。

2. 病情稳定数月或1年后可以麻醉和手术，术前需复查视力和脑神经功能，对估计术后功能不全具有指导意义。在脑CT排除脑疝综合征后，可谨慎采用脊髓麻醉或硬膜外麻醉。正在应用激素治疗者，围手术期需继续应用。

3. 局部麻醉常用于脑脊液引流治疗。脊髓麻醉对多数患者尚属适宜，但在注入局部麻醉药之前应先作脑脊液引流。因硬膜外腔注入局部麻醉药液可能促使颅内压增高，故硬膜外麻醉非良好选择。全身麻醉时应选用降低和防止颅压增高的药物和方法。对肌松药、镇静催眠药尚无特殊敏感的现象。由于假性脑瘤患者多数体型肥胖，故应针对肥胖患者特点实施麻醉，掌握紧急处理和拔管原则。

（八）先兆子痫 / 子痫的麻醉前准备

1. 典型的先兆子痫表现为高血压、周围水肿、蛋白尿，一般发生于妊娠 20 周后与分娩后 48 小时内。患者常主诉头痛、胃肠道不适、畏光和视力模糊，严重时出现神志状态改变、恶心、呕吐。对具有典型征象的子痫患者应做进一步神经系统检查。对先兆子痫 / 子痫患者出现昏迷，应作头颅 CT 检查，以排除需要手术处理的病变，如颅内血肿、颅后窝水肿致导水管阻塞性脑积水；同时应采取降低颅内压增高的措施。但对非典型的子痫患者并无 CT 检查的需要。

2. 先兆子痫患者常于胎儿娩出后发生子痫抽搐，而很少于妊娠 20 周以前或娩出 48 小时后发生。治疗目标为稳定病情和顺利分娩。抽搐发作前常有某些预兆征象，包括头痛持续并逐渐加剧、视力模糊、畏光、频繁呕吐、深腱反射亢进伴抽搐。治疗子痫抽搐，首先要保持通气和氧合良好，防止呕吐物误吸，预防抽搐期外伤。可用硫酸镁控制抽搐：首剂单次静脉注射 4~6g，继以静脉滴注 1~2g/h；如果抽搐仍不能控制，可再在 5 分钟内经静脉推注 2~4g。

对硫酸镁治疗抽搐目前仍存在争议，有人发现硫酸镁不是抗抽搐药，用于子痫主要基于其有效而副作用较小的传统经验。但临床研究发现有些抽搐患者的血浆镁浓度仍属正常。另外硫酸镁可导致肌无力、肌松药作用增加、加重区域麻醉引起的低血压以及抑制心肺功能等，因此需要密切监测深部腱反射和血浆药物浓度。其他抗抽搐药有：静脉注射劳拉西泮 1~2mg，或地西泮 5~10mg，或咪达唑仑 2~5mg。待抽搐停止后，继以静脉滴注苯妥英钠 10mg/kg（25mg/min），滴注期间应监测心电图和血压。如果不能经静脉用药，肌内注射咪达唑仑 10mg 也可制止抽搐。同时应用抗高血压药物控制血压。少尿可给予液体冲击处理，如果无反应可在中心静脉压监测下指导液体治疗。当抽搐终止、氧合功能正常、呼吸和血压维持稳定后，再进一步做控制血压和胎儿娩出处理。产后肺水肿较为常见，治疗措施包括：支持治疗、利尿及必要的血管扩张剂和机械通气。先兆子痫产妇需要放置肺动脉导管的指征为：对治疗无反应的严重高血压、肺水肿；对液体治疗无反应的少尿以及产妇合并严重心脏疾病。

（九）神经安定药恶性综合征的麻醉前准备

1. 神经安定药恶性综合征（neuroleptic malignant syndrome，NMS）是一种药物特异质反应，高热（98% 的病例出现）、铅管样强直（97%）和精神状态改变（97%）是其经典的三联症，也是诊断该病的主要标准。其他表现包括：心动过速、高血压或低血压、呼吸急促和大汗。可能出现锥体外系症状，包括运动障碍、角弓反张、眼动危象和构音困难。主要有两大类：

（1）中枢多巴胺能阻断药：如氯丙嗪、氟哌利多、甲氧氯普胺（metoclopramine）、丙氯拉嗪（prochlorperazine），精神病科常用的神经安定类药如丁酰苯类（butyrophenone），吩噻嗪类（phenothiazine）和硫蒽类（thioxanthines）等。

（2）多巴胺能激动药：主要用于治疗帕金森病，如果突然停药可诱发 NMS。多巴胺是体温调节中枢与纹状体运动通路（striatal motor pathway）之间的神经递质。突然停药可干扰多巴胺能神经活性，导致体温调节失控和帕金森病病情加重。由于肌肉活动增加致产热增加，在体温调节失灵的情况下患者可出现高热。因此，在帕金森病的病程中，如果出现高热，同时伴有自主神经系统功能不稳定、神志改变和血肌酐升高，同时也无明显感染源时，应怀疑药物引起的 NMS。

2. 应用神经安定类药治疗的患者中，NMS 的发生率为 1∶100~1∶1 000；死亡率于 1984 年报道为 10%，1989 年报道如果同时并存肌红蛋白血症和肾衰竭，则死亡率更高。即便应用多巴胺激动药如溴隐亭（bromocriptine）、金刚烷胺（amantadine）和丹曲林（dantrolene）治疗，并不能降低死亡率。

3. 发热和活动障碍也可能发生于脑炎、脑膜炎、原发性或药物继发性帕金森病，需作鉴别诊断。后者同时存在感染、中暑、恶性高热、酒精或苯二氮䓬类药戒断等病因，且可出现致命性的紧张型神志障碍、活动障碍和持续高热，往往无法控制。

4. 对活动性 NMS 患者，不考虑行择期手术，因脱水、高热、自主神经功能障碍和肾衰竭均显著增加围手术期并发症的发生率。一旦发生 NMS，首先采用支持治疗，同时停用神经安定药，保证供氧充分和良好通气，必要时使用去极化或非去极化肌松药。为控制高热，可用冰毯、酒精擦身及退热药。低血压时可输液和使用正性肌力药物治疗；对严重高血压患者可用血管扩张药或β受体阻滞药治疗。丹曲林（dantrolene）可降低肌僵硬和改善高热，但并不能降低死亡率。使用多巴胺激动药（如上述）能缩短病期。如果存在肌红蛋白血症，需大量输液以防肾衰竭。NMS 时可安全使用会诱发恶性高热的药物，如琥珀胆碱和挥发性麻醉药。避免使用可引起高热的抗胆碱药物。琥珀胆碱有可能引起高钾血症。有效的治疗药物包括溴隐亭（多巴胺激动剂）、丹曲林、苯二氮䓬类药物和有助于改善强直患者通气的肌肉松弛药。

（十）癫痫（抽搐）患者的麻醉前准备

1. 对正在接受抗癫痫药治疗的抽搐患者，应明确其抽搐的类型、发作的频率、治疗药物的血药浓度。如果抽搐已被很好控制，即可手术，围手术期不必更改抗抽搐药使用方案。如果抽搐频率增加或常出现全身强直痉挛性抽搐，应查明抽搐加剧的潜在原因。常见的原因有药物不匹配、镇静催眠药或酒精的中断、外伤、肿瘤、药物使用（如苯丙胺、可卡因）、高钙或低钙、低氧血症和患有其他疾病，需做电解质、肌酐、血浆蛋白、血细胞计数及分类、尿液分析及相应检查和处理，同时测定抗抽搐药血药浓度，如果低于治疗水平，应适当追加药量，手术应推迟直至抽搐被有效控制。但患者在术中仍可能发生抽搐，仅是被全身麻醉神经肌肉接头作用及肌松药的作用所掩盖而已，故仍不能忽视有关抽搐的治疗。许多抗癫痫药物如卡马西平、苯妥英钠、苯巴比妥，均会诱导细胞色素 P450 的活性，影响其他药物的肝脏代谢。而新型的抗癫痫药物如加巴喷丁和托吡酯等产生的药物相互作用要小得多，建议选择使用。术后频繁抽搐的不良后果是手术伤口裂开、呼吸道梗阻、呼吸循环功能衰竭，因此应积极处理术后的惊厥抽搐等症状。

2. 围手术期常用的抗抽搐药物　见表 48-7。一般经口服用药都能维持有效的血药浓度，术前禁食（NPO）与术后 NPO 期间，可鼻饲用药，也可改用苯妥英钠或苯巴比妥静脉用药。术前如果口服用药吸收不佳，可在术前数周换用静脉用药以达到血药稳态，术前一般不需要追加静脉负荷剂量。丙戊酸（valproic acid）经直肠灌注用于小儿，吸收良好，但用药前需清洁灌肠以保证有效吸收。抗抽搐药的半衰期一般都较长，如果术前将最后一次口服剂量加倍，血药有效浓度可维持手术当天一整天，因此可省略 1~2 次用药。

表 48-7　抗抽搐药的药理学特性

药物	血浆半衰期(h)	有效血药浓度(ng/ml)	剂量相关的副作用
苯妥英钠	24 ± 12	10~20	眼球震颤，共济失调，萎靡
苯巴比妥	96 ± 12	15~40	萎靡，眼球震颤，共济失调
氨甲酰氮䓬	12 ± 3	28~12	萎靡，复视，视力模糊
扑米酮	12 ± 6	5~12	萎靡，眼球震颤，共济失调
乙琥胺	30 ± 6	40~100	呃逆，头痛，昏睡，恶心呕吐
丙戊酸	12 ± 6	50~100	恶心，呕吐，昏睡，抽搐隐蔽
氯硝西泮	22~32	5~50	镇静，耐药，行为改变

3. 麻醉方案的考虑　局部麻醉药达中毒剂量可诱发抽搐，但抽搐患者施行常规硬膜外麻醉或臂丛阻滞麻醉仍属安全。采用脊髓麻醉较好，因局部麻醉药用量较小。常用的静脉或吸入全身麻醉药有增高或抑制抽搐活性的作用，取决于剂量大小和当时的患者情况。氯胺酮（特别与茶碱并用）容易诱发癫痫患者的抽搐发作。恩氟烷在较高浓度（>2.5%）用药及过度通气（$PaCO_2$<25mmHg）的情况下，脑电图可出现癫痫样棘波放电，因此，应维持较低浓度用药和保持 $PaCO_2$ 在正常水平。氟烷可影响肝脏线粒体酶活性，在体内代谢较多，肝脏毒性的发生率较高。异氟烷具有强力抗抽搐作用。镇静药的副作用可影响肝脏代谢和蛋白结合。丙泊酚合并短效阿片类药行静脉麻醉的可控性较好，具有止吐、抗惊厥作用，并且对皮质脑电图无干扰。右美托咪定有良好的镇静作用，可以安全用于该类患者。长时间应用苯妥英钠和氨甲酰氮䓬（又称卡马西平）治疗可引起对非去极化肌松药的耐药性。麻醉中需监测脑电生理，必要时请神经专科医师协助。脑电生理的监测方法主要有：

（1）脑电图 16 电极通道记录原始脑电压，分析脑电波（赫兹）的频率和幅度，可推测脑活动与代谢状况，见表 48-8。例如抽搐激活期或应用小剂量巴比妥和氯胺酮时，脑电波频率增加；麻醉性镇痛药和深度吸入麻醉时，脑电波频率减慢、幅度增加；缺氧、缺血、大剂量巴比妥时，脑电波频率减慢、幅度降低；脑死亡、深度低温、深度低灌注、巴比妥性昏迷和异氟烷 2MAC 水平麻醉时，脑电波呈等电位线。近年来已采用先进的压缩频谱显示仪（compressed spectral array，CSA），将复杂的原始脑电图信息，通过计算机处理，转换为振幅与频率，使复杂的原始脑电图转变为简单而易理解的图谱资料和波幅、频率曲线面积（正常值约占总面积的 85%~99%，平均 97%）。但 CSA 监测有时可能不能发现大脑半球的局部缺血。

表 48-8 脑电图的波型、特点与意义

节律	频率（Hz）	意识状况
Delta（δ）	0~4	昏迷，低氧 / 缺血，深麻醉
Theta（θ）	4~8	入睡，外科麻醉期
Alpha（α）	8~13	松弛，闭眼，浅麻醉
Beta（β）	13~30	清醒，警觉，小剂量巴比妥镇静

（2）诱发电位（evoked potential，EP）可测定中枢神经系统对周围神经刺激所引发的电位变化。根据不同的刺激模式，可将 EP 分为：①躯体感觉诱发电位（SSEPs），刺激手或腿的周围神经，记录头皮、脊柱、棘间韧带或硬膜外腔产生的神经冲动电位；②脑干听觉诱发电位（BAEPs），用测听棒刺激第 8 脑神经，记录颅后窝脑干部位产生的电位；③视觉诱发电位（VEPs），用闪光刺激，记录颅前窝的诱发电位。通过分析 EP 的变化，可了解某特定感觉通路与皮质代表区的功能状态，由此诊断中枢神经系统疾病、监测术中脑和神经功能。影响 SSEPs 最小的麻醉方法是芬太尼伴 <60%N_2O 或 <1% 异氟烷吸入，对周围性 SSEPs（即颈 SSEPs）或短潜伏期的 BAEPs 的影响很小。为获得一份可以说明问题的诱发电位记录，需要尽量排除一些影响因素，其中维持稳定的麻醉深度水平是正确记录诱发电位的最重要因素，同时要求麻醉方法与临床环境生命指标如体温、酸碱状态、血细胞比容和血压等不能有丝毫改变，必须保持在恒定状态。

（3）肌电图（EMG）和神经传导速度监测，可判断手术解剖近侧组织的运动与脑神经通路的完整性，以保证手术操作无失误。

（4）下列手术中脑电生理监测具有特殊指征，麻醉前需做好一切仪器物品的准备：①颈动脉内膜剥脱术（CEA）或其他可能引起脑缺血危险的手术，可监测 16- 通道 EEG、4- 通道 EEG（电极置于两侧大脑半球的前和后区）及 SSEPs。②异常脑组织切除术，可直接在手术显露的脑皮质上测定脑皮质图，适用于癫痫手术，有助于判定异常脑组织或活组织检查的最佳切除范围。大多数静脉和吸入麻醉药对 SSEPs 和 BAEPs 都产生不同程度的影响，对经颅皮质测定结果的影响比经皮质下测定结果的影响明显。巴比妥引起轻度潜伏期延长和幅度减小，但即使皮质 EEG 已处于等电位线，SSEP 仍不会消失。吸入麻醉药和 N_2O 对皮质 SSEPs 潜伏期延长和幅度减小的影响最显著。阿片类药有延长潜伏期和减小幅度的倾向，但即使应用大剂量麻醉性镇痛药麻醉时仍可测得 SSEPs。依托咪酯、氯胺酮和丙泊酚可明显增强 SSEPs。③颅后窝手术期间施行 BAEPs 及刺激面神经（第 7 脑神经）监测 EMG，可明确脑神经功能不全的压迫、牵拉或缺血等原因。④脊柱手术特别是脊柱侧弯矫形手术、神经外科脊髓手术，胸主动脉横夹手术都有施行 SSEPs 监测的指征。⑤周围神经移植或切除术采用 EMG 和神经传导速度测定，可确定已损伤的周围神经或需要施行移植的周围神经；于手术分离神经过程中可判断神经通路及其功能，避免可能发生的神经牵拉、压迫或切断等损伤，以提高安全性和有效性。⑥其他指征：利用 EEG 和 SSEPs 可监测麻醉深度；了解控制性低血压期间脑和脊髓的血流灌注适宜程度；面临脑缺血危险时可及时获得脑等电位线的信息。

（十一）阻塞性睡眠呼吸暂停低通气综合征（OSAHS）的麻醉前准备

1. OSAHS 的高危因素包括肥胖（主要是中心型、短颈和颈围增加）、男性、绝经后女性和高血压，梗阻的最主要部位是口咽部，患者在睡眠中难以保持呼吸道通畅。患者长期夜间反复出现呼吸道不通畅，可致 $PaCO_2$ 通气反射的敏感性下降。患者术后容易并发肺部并发症；围手术期应用的镇痛药和肌松药，以及腭垂腭咽成形术后的呼吸道水肿，都可加重肺部并发症的危险程度。

2. 值得重视的是，许多 OSAHS 患者在术前往往得不到确诊。因此，如果患者或其家属主诉存在白天嗜睡时，应引起警惕，必要时需请耳鼻喉科、呼吸科和神经科专家术前会诊，以明确睡眠呼吸暂停问题。诊断 OSAHS 的金标准是多导睡眠图。为全面评估病情，需做肺功能测定和动脉血气分析；应重视静息期 $PaCO_2$ 升高患者，因为这往往意味着患者的呼吸功能失代偿，其术后肺部并发症的风险将显著增高。需仔细评估早期肺心病的可能性，其并发症发生率和死亡率将显著增高。被证实能引起咽部塌陷的常用药物有丙泊酚、硫喷妥钠、镇痛药、苯二氮䓬类、小剂量神经肌肉阻滞剂和 N_2O，选择药物时需注意。OSAHS 与困难插管相关已被证实，如果选择全身麻醉，可考虑清醒气管内插管或快诱导下气管内插管，但无论采用何种麻醉诱导方式，均需做好困难气道处理的充分准备。

（十二）周围神经损伤的麻醉前准备

1. 手术后并发周围神经损伤的总发生率约为 0.1%；在冠状动脉旁路移植术患者中为 2.6%~13%。手术体位安置不当（特别在使用肌松药后）以及不恰当的牵引或安置肢体，是导致周围神经损伤的最主要原因。据美国 ASA 研究证实，周围神经损伤也与工作人员玩忽职守有关，约占总损伤病例的 16%，其中 28% 为尺神经损伤，20% 为臂丛神经损伤，16% 为腰骶神经损伤，其余 36% 为脊髓、坐骨神经、正中神经、桡神经、股神经和其他周围神经及脑神经损伤。男性与女性之间的发生率相等，但尺神经损伤者男性高于女性 3 倍，而腰骶神经损伤女性高于男性 2 倍。此外，美国 ASA 对 22 例周围神经损伤进行观察，只有 8 例在术后第 1 天出现症状，其余均在术后 1 个月内才出现症状，表现为感觉异常、功能障碍、肌无力、动作迟钝或该神经分布区疼痛。有些周围神经损伤容易被医师疏忽，如颈交感神经节损伤引起的霍纳综合征和单侧膈神经损伤引起的膈肌麻痹。

2. 神经损伤的发生机制为：①神经遭受外来压迫、牵拉或伸展等机械因素（神经对外力牵拉和压迫非常敏感）；②神经血流或氧供一度中断，与血管疾病、贫血或低血压等有关；③神经直接损伤，与手术操作失误、穿刺针刺伤神经有关；④某些化学性药品、高浓度局部麻醉药、抗生素、电解质溶液、杀菌药等误注入神经或蛛网膜下腔（常即时出现放射性异感）。

3. 如果患者在术前已经存在神经损伤，应根据病史及系统检查探明神经损伤的性质，例如：①感觉、运动障碍系单侧或双侧，有助于判明损伤的性质；②根据解剖学（如周围神经、神经根或脊髓损伤）确定损伤病变的部位；③根据局部麻醉药或肌松药的种类、电解质失常、并存的神经 - 肌肉疾病等可确定损伤的病因；④根据手术操作过失、体位安置不当、麻醉操作失误可确定损伤的外因，例如截石位可致腓总神经和坐骨神经损伤（截石位手术与神经损伤有关的三个主要危险因素是：手术时间长、身体瘦弱、近期吸烟史）；肘关节过伸可致正中神经损伤；腹股沟区手术易致股神经损伤；心胸部手术劈开胸骨者可致臂丛神经损伤；使用肩垫也可损伤臂丛神经；椎管内麻醉操作或处置可致脊髓或硬膜外腔血肿，导致截瘫等。

4. 检查周围神经损伤有时需要采用电生理测定　如①肌电图（EMG）测定，有助于确定神经损伤的性质，对神经切断伤、轴突连续性完全中断具有确诊价值。肌肉在无神经支配下的 EMG 图像表现为纤颤性电压伴正性尖锐高峰波，但有时会延迟到神经切断损伤 2~3 周后才出现，因此非 100% 敏感，但对可疑的病例常规检查 EMG。首先需排除是否轴突完全中断，其次可据首次检查结果与往后的 EMG 结果进行前后比较，以确定其病理进展；②神经传导速度测定，具有投射定位的指导意义；③运动和感觉诱发电位测定，对了解损伤神经的再生与否具有指导意义。

5. 神经损伤预后的估计取决于损伤病理　如：①神经纤维部分脱髓鞘，指整个神经轴索及神经内膜鞘仍保持完整的损伤，其髓鞘的再形成并恢复功能的时间约需要 6~8 周；②轴突断伤（axonotmesis），指神经轴索完全破坏，但神经外膜鞘及神经索周围鞘仍保持完整的损伤，预后取决于神经轴索在神经内膜管内再形成的速度，神经功能自动恢复可能需经数月至数年，预后尚好。临床经验指出，神经髓鞘再形成的速度约为每天 1mm；神经损伤部位在近侧者，其恢复速度比远侧损伤者缓慢；③神经断伤（neurotmesis），指神经轴突与髓鞘完全横断的损伤，神经纤维完全切断，神经内可出现结缔组织增生和瘢痕形成，致使神经纤维无法在神经管内再生，功能的恢复几无希望，可试行手术修补。因此，对神经横断者，需立即施行端 - 端吻合手术，有可能神经再生。对神经被手术刀部分滑伤者，可酌情立即修补。对损伤界线不能明确辨别者，首先解除外来压迫等因素，修补手术应推迟 3~6 周，待测定神经功能后再决定手术与否。此外，应同时控制代谢因素障碍如糖尿病、尿毒症、嗜酒性或营养性维生素 B_1 缺乏症等，对加快恢复速度有利；对疼痛性感觉障碍可用氨甲酰氮䓬或苯妥英钠治疗；对幻痛者可试行交感神经切除治疗。

四、内分泌系统疾病

并存内分泌系疾病的患者，麻醉前需做好以下准备工作。

（一）血压和循环功能

有些内分泌系统疾病可促使血压显著增高，但实际血容量却是明显减少的，例如：①嗜铬细胞瘤，由于周围血管剧烈收缩致血管内液体外渗，实际是处于低血容量状态，一旦肿瘤血运完全切断时，可立即出现顽固性低血压，因此在术前必须做专门的术前准备，包括：术前数月开始服用酚苄明（10mg/次，每日2次），逐渐加量，直至体位性低血压降至轻度。在使用α受体阻滞剂的同时适当补液。对于持续心动过速或快速型心律失常患者，可配用β受体阻滞药以控制高血压和心律失常。拉贝洛尔具有同时阻滞α受体和β受体的作用，效果更佳。应用适量地西泮（10~20mg口服）以控制焦虑。如果术中发生高血压，应告知手术医师停止对肿瘤的任何操作，同时给予酚妥拉明或硝普钠控制血压。肿瘤切除后，交感神经兴奋性降低可造成严重低血压，可通过补液扩容纠正，但也常需要使用去甲肾上腺素、肾上腺素、多巴胺或去氧肾上腺素等升压药的支持；②肾上腺皮质功能不全时，由于钠、水经尿道和肠道异常丢失过多，可致血容量减少，术前必须至少两天输注生理盐水，并口服氟氢化可的松（fludrocortisone）0.1~0.2mg，手术当天还需至少每6小时肌内注射或静滴可溶性磷酸氢化可的松或琥珀酸氢化可的松50mg。③尿崩症患者，由于大量排尿，可出现显著的血液浓缩、血容量减少和电解质紊乱，应在术前每4小时肌内注射抗利尿激素（加压素，vasopressin）10~20单位，或静脉滴注5%葡萄糖溶液1 000ml，待血浆渗透压降至正常后再施手术。

（二）呼吸系统

有些内分泌系统疾病可导致困难气道，通气量降低，例如：①黏多糖病患者麻醉面临的最主要挑战是困难气道：由于黏多糖积聚，软组织增厚，伴有或不伴有扁桃体肥大，巨舌；鼻黏膜增厚，鼻腔狭窄，腺样体肥大，分泌物黏稠，使面罩通气困难甚至失败。同时患者颈短而固定，颈椎活动受限，口腔内容物增多，氨基多糖积聚在喉部阻碍会厌暴露，氨基多糖积聚在气管黏膜表面，使气管狭窄甚至扭曲变形导致插管困难。对于这类患者需术前准备充分，伴有面罩通气困难的患者采用清醒气管插管。充分的表面麻醉，使用口咽、鼻咽通气道或喉罩进行通气，备好困难气道喉镜、光棒及纤支镜并做好紧急气管切开的准备。②进行性黏液性水肿患者，自主呼吸通气量明显减少，手术应推迟，需先用甲状腺素治疗；如果手术必须在1周内施行者，可口服三碘甲状腺原氨酸（triiodothyronine，T3），每日50~100μg；如果手术允许推迟到1个月以后进行者，可口服甲状腺素（thyroxine，T4），每日0.1~0.4mg。服药期间可能出现心绞痛或心律失常，这时剂量应减少或暂停。

（三）麻醉耐受性

未经治疗的肾上腺皮质功能不全、脑垂体功能不全或垂体促肾上腺皮质激素分泌不足的患者，机体的应激反应已消失或接近消失，对麻醉药物的任何血管扩张作用都容易发生循环虚脱，有生命危险。由于对这类意外事先难以预测，因此估计有可能发生者，术前可预防性肌内注射氢化可的松100mg。此类患者一般伴有高钾、低钠，需严密监测电解质。未经治疗的急性肾上腺皮质功能不全患者属手术禁忌，必须积极处理。急诊手术术中可行动脉穿刺监测血压、电解质和血糖。禁忌用依托咪酯行麻醉诱导，因为即使使用单剂量诱导，也会抑制肾上腺皮质功能，增加危重患者的死亡率。慢性肾上腺皮质功能不全者不需要行有创监测。

（四）渗血

库欣综合征患者的肾上腺皮质激素活性显著增高，围手术期常表现为难治性的高血压（可用利尿剂减少血管内容量，但须监测电解质），同时可出现手术野渗血、止血困难和失血量增多。此时只有通过谨慎结扎血管以求止血。术后应注意预防深静脉血栓形成。

（五）感染

库欣综合征患者的肾上腺皮质激素分泌过多，机体防御功能显著减弱，容易发生切口感染。未经治疗的糖尿病患者，切口感染风险亦增加，均需注意预防，宜选用杀菌性抗生素而非抑菌性抗生素。

（六）镇痛药耐量

库欣综合征患者常处于警醒和焦虑状态，因此需用较大剂量镇静药。未经治疗的艾迪生病患者，对镇静药特别敏感，故需慎用。甲亢患者因基础代谢率高，神经肌肉应激性增高，故镇静药和镇痛药均需加量。甲状腺功能低下患者，对镇静药和镇痛药特别敏感，均需减量。

（七）血糖

胰岛素瘤是胰腺β细胞肿瘤，临床表现为胰岛素过多或低血糖综合征。病情呈进行性加重。其临床表现为低血糖症状，如头晕、眼花、心悸、出汗，此类患者神经、精神异常极为常见，甚至出现麻痹性痴呆、卒中、昏迷。禁食、运动、劳累、精神刺激等可促进其发作。临床上多有Whipple三联症：即空腹发病、发病时血糖低于2.2mmol/L、静脉注射葡萄糖立即见效。空腹血糖常常低于2.8mmol/L。内科治疗包括少量多餐和夜间加餐，以减少低血糖的发生。也可选择二氮嗪、苯妥英钠、生长抑素、糖皮质激素等治疗。术前也可用二氮嗪准备，剂量为每日200~600mg，术中可继续使用二氮嗪以减少低血糖发生的可能性。术前禁食期间，根据患者平时低血糖发作情况，必要时补充葡萄糖，以免发生严重低血糖。但应在手术2~3小时前补充葡萄糖，用量不宜过大，以免影响术中血糖检测结果。急性低血糖的处理同前，快速补充葡萄糖以控制或缓解低血糖症状。低血糖发作时，轻者可口服适量的葡萄糖水，重者需静脉输注50%葡萄糖液40~100ml，必要时可重复，直至症状得到缓解。

五、肾脏疾病

麻醉前准备的基本原则是保护肾功能，维持正常的肾血流量和肾小球滤过率，具体应尽可能做到以下几点：①术前补足血容量，防止因血容量不足所致的低血压和肾脏缺血；②避免大剂量使用缩血管药，大多数该类药易导致肾血流量锐减，加重肾功能损害，尤其以长时间大量使用时为严重；③保持尿量充分，术前均需静脉补液，必要时可适当使用利尿剂；④纠正水、电解质和酸碱代谢失衡；⑤避免使用对肾脏有明显毒害的药物，如汞剂利尿药、磺胺药、肾毒性抗生素、止痛药（非那西丁）和降糖药（苯乙双胍）等，尤其是某些抗生素的肾脏毒性最强，如庆大霉素、甲氧苯青霉素、四环素、两性霉素B等均需禁用。某些抗生素本身并无肾脏毒性，但如果复合应用，则肾脏毒性增高，例如先锋霉素单独用并无肾脏毒性，若与庆大霉素并用则可能导致急性肾衰竭；⑥谨慎使用完全通过肾脏排泄的药物，否则药效延长，难以处理；⑦有尿路感染者，术前必须有效控制炎症；⑧慎重选择术前镇静药及术中麻醉药。

六、肝脏疾病

肝功能损害患者的麻醉前准备特别重要。肝功能损害患者经过一段时间保肝治疗，多数可获得明显改善，对手术和麻醉的耐受力也相应提高。保肝治疗包括：①高碳水化合物、高蛋白质饮食，以增加糖原储备和改善全身情况，必要时每日静脉滴注GIK溶液（10%葡萄糖液500ml加胰岛素10u、氯化钾1g）；②低蛋白血症时，间断补充外源性白蛋白；③小量多次输新鲜全血，以纠正贫血和提供凝血因子；④适当补充维生素B、C、K；⑤改善肺通气，若并存胸腔积液、腹水或肢体水肿，应适当限制钠盐，应用利尿药和抗醛固酮药，必要时术前放出适量胸腹水，引放速度必须掌握缓慢、分次、小量的原则，同时注意水和电解质平衡，并补充血容量。

七、血液病

（一）慢性贫血

慢性贫血的原因很多，主要为缺铁性贫血和各种先天性或后天性溶血性贫血。中度贫血者，术前经补充铁剂、叶酸和维生素B_{12}，一般纠正尚无困难，术前只要维持足够的血容量水平，并不会增加麻醉的危险性；必要时术前给予小量多次输新鲜血，纠正可较迅速，不仅提高血红蛋白和调整血容量，还可增加红细胞携氧和释放氧所必需的2，3-二磷酸甘油酸（2，3-DPG）。在急诊手术前通过输注红细胞悬液也较易纠正。术前应用促红细胞生成素可能提高血红蛋白和血细胞比容水平。如果术前存在携氧能力不足的缺血性症状，术前也需输血。

（二）巨幼细胞贫血

多见于恶性贫血和叶酸缺乏，手术宜推迟，待叶酸和维生素B_{12}得到纠正，一般需1~2周后方能手术。

（三）镰刀状细胞（sickle cell）贫血

镰刀状细胞贫血时易发生栓塞并发症，特别容易发生肺栓塞，尤其在面临缺氧或酸中毒时，镰刀状细胞增多，栓塞更易形成，手术和麻醉有相当危险。对这类患者术前均应输以全血，直至血红蛋白恢复正常后再手术。输全血还有相对稀释镰刀状细胞、阻止其堆集成柱而堵塞小血管的功效。羟基脲的常规应用可使红细胞镰状化降低50%。冠状动脉系统的红细胞镰状化或炎性变可导致心肌纤维化，心肺功能进行性恶化。术中要维持足够的氧合（$FiO_2 \geq 0.30$），维持患者体温（加热毯、预热静脉用液体、调高手术室温度），同时要维持足够的心输出量，防止因体位或止血带导致的静脉淤积。术后吸氧12~24小时，并给予充分的镇痛。

（四）血小板减少

一般情况下，人体血液中的血小板只要保持在（30~50）$\times 10^9$/L（30 000~50 000/mm^3），即可维持正常的止血功能，但当其低于30×10^9/L，或伴血小板功能减退时，可出现皮肤和黏膜的出血征象，手术伤口呈广泛渗血和凝血障碍。遗传性血小板减少较罕见，需输浓缩血小板治疗。获得性血小板减少较为多见，需根据病因进行术前纠正，如红斑狼疮、特发性血小板减少性紫癜或尿毒症等引起者，可给予泼尼松类激素进行治疗。阿司匹林不可逆地抑制血小板聚集影响机体凝血，只有当新的正常血小板进入血液循环其功能才能恢复。口服阿司匹林后，血小板功能低下的状态可持续7天左右，因此术前需至少停药7~10天方能纠正。一般成人每输1U浓缩血小板理论上可增高循环内的血小板约3×10^9/L但实际上只能增加约（1~2）$\times 10^9$/L。

（五）非血小板减少性紫癜

可表现为紫癜、血尿，偶尔因血液渗入肠壁而引起急性腹痛，常可继发肠套叠而需急诊手术。为防止手术野出血和渗血，术前可试用泼尼松和浓缩血小板治疗。

（六）恶性血液病

如白血病、淋巴瘤或骨髓瘤患者，偶尔需手术治疗，其主要危险在于术中出血和渗血不止及血栓形成。单纯就患者的凝血功能障碍或栓塞风险而言，如果疾病正处于缓解期，手术危险性不大；处于部分缓解期时，手术也相对安全。急性白血病时，如果白细胞总数增高不过多，血红蛋白尚在100g/L及以上，血小板接近100×10^9/L，无临床出血征象时，术中风险也并无显著升高。但当贫血或血小板减少较严重时，术前应输全血和浓缩血小板作准备。慢性粒细胞性白血病，如果血小板超过$1\,000 \times 10^9$/L或白细胞总数超过100×10^9/L，术中可能遇到难以控制的出血，危险性很大。慢性淋巴细胞性白血病患者如果血小板计数正常，即使白细胞总数超过100×10^9/L，也非手术禁忌证。真性红细胞增多症时，术中易致出血和栓塞并发症，当血细胞比容增高达60%，可出现凝血酶原时间延长、部分凝血活酶时间显著延长和纤维蛋白原显著降低。这类患者需经过放血术、放射疗法或化学疗法，待红细胞总数恢复正常后方可手术，但并发症仍然多见。

八、特殊病情患者的麻醉前准备

（一）病态肥胖

1. 病态肥胖对器官功能的影响　正常人的标准体重（kg）可按身高（cm）–100推算。体重超过标准体重10%~15%或体重指数（BMI）超过28kg/m^2即为肥胖；超过15%~20%为明显肥胖；超过20%~30%则为病态肥胖。亦可利用肥胖指数［=身高（cm）–体重（kg）］来确定肥胖的程度：肥胖指数≥ 100，为不胖；=90左右，为轻度肥胖；≤ 82，为病态肥胖。肥胖一般可分三类：①单纯性肥胖，因营养过度引起；②继发性肥胖，因内分泌功能失调引起，如下丘脑病变、库欣综合征等；③家族性肥胖，因遗传引起。不论病因如何，肥胖本身可引起呼吸循环等一系列病理生理改变。

（1）呼吸系统：病态肥胖可引起肺活量减少，深吸气量和呼气贮备量减少，此与胸腹部受过多的脂肪压迫、胸廓扩张受限（胸廓顺应性降低）、胸廓弹性回缩增强、膈肌抬高等因素有关，尤其在水平仰卧位时的影响最为显著，易出现通气/血流比例失调、低PaO_2、高$PaCO_2$和氧饱和度下降、90%以上肺不张；部分患者还可出现肺动脉高压和肺毛细血管楔压增高，甚至肺栓塞。肥胖患者上气道软组织丰富，容易阻塞气道，使困难气道的危险性显著增加。此外，在麻醉后较易并发肺部感染和肺不张。内源性PEEPi与BMI呈正相关。

（2）心血管系统：每增加1kg脂肪组织，即需要增加0.01L/分钟的心输出量才能满足充分的组织灌注，因此肥胖患者多合并高血压。据统计，肥胖患者中有58%并发高血压，但多数属轻度或中度高血压。肥胖人的血容量和心输出量均有所增加，增加量与肥胖程度成正比，由此可加重左室容量负荷，久之出现左室肥厚，继而发展为右室肥厚，其程度与体重增加成正比。此外，由于肺通气功能不足所致的长时间慢性缺氧，刺激骨髓造血功能，可引起继发性红细胞增多、血黏度增高，更加重心脏负荷，甚至导致心力衰竭。肥胖多伴脂质代谢紊乱，因此容易并发动脉硬化。一般认为肥胖伴高血压者，容易继发冠心病和心肌梗死，或脑动脉硬化和脑血管意外甚至猝死。

(3) 其他：肥胖患者易并发糖尿病，或肝细胞脂肪浸润(脂肪肝)，但多数患者肝功能仍正常。既往认为肥胖患者术前胃内容物和酸度增加，为降低围手术期发生反流误吸的风险，因此建议此类患者术前给予西咪替丁、雷尼替丁或甲氧氯普胺(术前一晚和术晨使用)，但目前尚缺乏循证医学的证据。

2. 麻醉前准备　首先对肥胖的类型、病因及其程度作出评估，重点注意呼吸、循环和内分泌系统等改变。

(1) 对病态肥胖患者，应检查在水平仰卧位时的呼吸功能状况，如果出现气短、呼吸费力或呼吸道不全梗阻，甚至不能平卧者，术前需做肺功能测定及动脉血气分析。选择麻醉方法应以能保证呼吸道通畅和通气量满意为准。对气管内插管操作的难易程度术前也必须充分估计，必要时考虑采用清醒气管内插管。

(2) 术前对是否并存高血压、动脉硬化和糖尿病、胸片及心电图有无异常，以及心脏代偿功能等都应做出全面估计，并给予相应的处理。对继发性肥胖患者，如为择期手术，应先施行病因治疗后再手术。对单纯性肥胖患者，术前最好采取减重治疗，包括合理的饮食限制、体育锻炼和药物等。减重可明显改善患者的心肺功能，使肺活量和通气贮备量恢复正常，慢性缺氧和 CO_2 蓄积得到纠正，血容量和血压可明显降低，对预防高血压和减轻心脏负荷可起到良好的作用。此外，减重对维持术中呼吸和循环的相对稳定、预防术后肺部并发症均非常有效。但必须指出，减肥治疗一般需经过 1 至数个月的过程，仅于术前数日内严格限制饮食，不仅无效，相反会因此削弱肥胖患者对麻醉和手术的耐受力。重度肥胖者行开腹手术，应在术前行动脉血气分析，了解患者术前低氧血症的情况及指导术后拔管。有研究表明，肥胖者舒芬太尼的分布容积增加且清除延迟，作用时间明显延长。

(二) 慢性酒精中毒

1. 慢性酒精中毒对器官功能的影响　长期嗜酒可致慢性酒精中毒，其特征是对酒精产生耐受和生理依赖，同时脏器出现一系列病理生理改变，对麻醉和手术的耐受力显著降低，具有明显的危险性。

(1) 病理生理变化：①长期嗜酒者常伴有营养障碍，可致维生素 B_1 缺乏；酒精本身及其代谢产物可直接毒害神经系统，容易出现多发性周围神经炎，表现为四肢远端感觉和运动障碍；也可累及中枢神经，发生急性出血性脑灰质炎及神经炎性精神病。周围神经系统和中枢神经系统同时受害时，称脑性脚气病综合征，表现为记忆力减退、思维涣散、不能胜任细致复杂的工作与学习，可逐渐发展累及小脑、脑干及间脑发生退行性变，甚至脑广泛坏死而死亡；②酒精容易毒害肝脏而并发脂肪肝、酒精性肝炎及肝硬化(发生率约 10%)，肝脏的代谢、解毒及合成功能均受影响，临床表现为营养不良、体重减轻、厌食、黄疸、发热、胃溃疡、胃食管反流及食管静脉曲张；也可出现凝血机制障碍和白蛋白减少；可出现腹水、通气功能减弱、氧饱和度降低、低 PaO_2 和轻度呼吸性碱血症；③酗酒 10 年以上者，可危及心脏，出现酒精性心肌病和心脏性脚气病，表现为气急、咳嗽、心悸、呼吸困难和传导阻滞，最后可演变为右心衰竭，也会因突发心肌梗死而猝死，但容易被漏诊；④酒精可抑制叶酸代谢而影响红、白细胞及血小板的生成，可致贫血、抵抗力低下和凝血障碍；⑤约有 20% 慢性酒精中毒的患者可并发慢性阻塞性肺疾病；⑥常并发酒精性低血糖；可抑制抗利尿激素而出现尿量增多和脱水；可引起肾上腺皮质激素分泌增高而诱发胰腺炎。

(2) 戒酒综合征：正常人如果大量饮酒持续约 2~3 周，即可出现酒精依赖性，机体必须依赖酒精才能维持正常生理功能。如果突然停饮，即会出现一系列生理紊乱，此即为戒酒综合征。发病机制系因中枢神经系统失去酒精的抑制作用而产生大脑皮质和 β 肾上腺素能神经过度兴奋所致。即由于交感神经兴奋，血中儿茶酚胺增高，使骨骼肌收缩速率增加，因而干扰了神经 - 肌肉的传导或肌梭活性，致使这些患者的震颤强度增加。其临床表现为：初 6~8 小时期间表现为震颤。全身性震颤是本病最明显的特征，是一种快速(6~8Hz)、轻重不一、在安静环境下减轻而在运动和情绪紧张时加重的震颤，伴有易激惹和胃肠道症状，特别是恶心、呕吐。多为精神因素引起，也可能因低血糖和体液失衡所致；24~36 小时内出现幻觉性精神病和戒断性癫痫大发作；72 小时内出现震颤性谵妄，表现幻觉、抽搐、知觉迟钝、失眠、精神错乱、自主神经系统活动亢进和共济失调，严重时出现结肠坏死或硬膜下血肿等致命性并发症。恢复饮酒可很快缓解症状，再次停止饮酒后

5

症状复发并且加重。症状持续时间差别很大，通常持续2周。病情在完全停止饮酒后24~36小时达高峰。

(3)麻醉前准备：慢性酒精中毒患者易合并多种疾病。如合并急性酒精性肌病可致严重的肌肉痉挛；也可合并广泛的多发性周围神经病，引起全身感觉障碍和肌无力；合并急性胃炎时可致恶心呕吐；伴发戒酒性癫痫时可致外伤。另外，尚可合并泌尿系感染、胰腺炎、肝硬化、胃肠道出血等。对疑有慢性酒精中毒或已经明确存在酒精中毒的患者，手术宜推迟，需全面系统了解心、肺、肝、脑等各脏器的损害程度，对正在出现的戒酒综合征及其治疗效果进行了解和估计。具有中枢性肌松作用的镇静药(如氯氮革、地西泮等)是目前治疗震颤性谵妄的较佳药物，应在戒酒的最初2~4天内预防性用药，同时服用大量维生素B_1和补充营养，一般戒酒征象可被基本解除。苯妥英钠对戒酒性癫痫确有防治作用，如患者对苯妥英钠过敏，可改用卡马西平，但巴比妥类药物应慎用，因其可能有增加呼吸抑制的危险。在戒酒期间，各脏器功能尚未完全恢复时，任何麻醉药和麻醉方法均有一定的危险，故禁忌择期手术。偶然大量饮酒而致急性酒精中毒的患者，如需急诊手术，对各种麻醉药的耐受性并不增加，但对麻醉药的需要量减少可能较明显，故应酌情合理用药，避免逾量。

(三)昏迷

手术前的患者偶尔可并存昏迷，其诱因要尽可能加以鉴别和纠正；并仔细观察和正确评估昏迷的程度。由于这类患者的器官代谢功能已经紊乱，因此对任何麻醉药物的耐受性都降低，易出现昏迷加重。从麻醉处理角度看，较常见的昏迷有以下几类：①意识消失，但存在哈欠、吞咽或舔舌等反射动作，提示浅昏迷，脑干主要功能尚未损害；②意识消失，呼吸动作、瞳孔反应和眼球活动仍正常，也无定位性运动障碍体征者，最可能为代谢异常(如尿毒症、低血糖、肝性脑病、酒精中毒、低磷血症、黏液水肿和高渗性非酮症性昏迷等)，或药物中毒(如麻醉性镇痛药、镇静药、催眠药等)所致。除非紧急手术(如内脏出血或穿孔)，术前应尽可能先纠正昏迷，但对尿毒症和高渗性非酮症性昏迷的纠正不宜过快，避免因脑水肿而加重昏迷程度；瞳孔反射失常提示低氧、低体温、眼部疾病或药物中毒(如颠茄碱、苯二氮革类等)；③昏迷伴上肢肘部呈屈曲位肌强直者，提示双侧大脑半球功能障碍，但脑干无损害(去皮质姿势)；④昏迷伴上肢和下肢均呈伸直位肌强直者，提示双侧上位脑干结构损害，或深部大脑半球损害(双侧去大脑强直)。这类情况可见于脑外伤或心搏骤停复苏后脑缺氧性损伤后遗症，除非急症，禁忌择期手术；⑤昏迷伴腱反射亢进、趾背上翻者，提示存在中枢神经系统结构性病变，或存在尿毒症、低血糖或肝性脑病。如果昏迷伴腱反射低下、足趾跖屈，也无偏瘫征象者，提示不存在中枢神经系统结构性改变；⑥昏迷伴癫痫大发作，提示深部中线性脑干或丘脑损害，或局灶性运动中枢性改变，对其诱因应力求弄清，可因戒酒、尿毒症、妊娠毒血症、脑损伤、脑肿瘤、产伤、药物(戊四氮、印防己毒素、贝美格、士的宁等)、高钙血症、低钙血症、脑血管病变或脑血管意外等引起，也可能原因不明。术前均应针对诱发疾病进行积极处理，并用治疗剂量抗惊厥药，一直用至手术日晨，对癫痫本身一般无其他特殊处理。过去认为高浓度恩氟烷，特别在过度通气及低$PaCO_2$情况下，可诱发脑电癫痫样波和强直性肌痉挛。今知，恩氟烷对人类并不增加癫痫的发生，可以选用。

(四)妊娠

同年龄组孕妇与非孕妇，其并发外科疾病的频率相等，麻醉科医师必须熟悉手术适应证及其病情特点。孕期常见的外科疾病有：①急性阑尾炎，发生率约1∶2 000，所表现的征象与妊娠最初3个月期间的妊娠反应有相似处，容易混淆而被误诊，以致发展为阑尾穿孔和弥漫性腹膜炎，全身情况严重，麻醉危险性增加，同时流产率也增高。因此应尽早明确诊断，积极手术；②急性胆囊炎和胆石症，发生率约1∶3 500~6 000，病情往往较重，手术较复杂，手术需时较长，麻醉中的变化较多，同时可能使胎儿受损害，故应尽量避免手术，采用输液、胃肠减压、解痉、止痛和抗生素等保守治疗，一般在2天内症状可得到明显改善；③急性机械性肠梗阻，较为少见。曾有腹腔手术史的孕妇，若腹腔内遗留粘连，妊娠后有可能诱发机械性肠梗阻。为避免病情趋于严重，一旦诊断明确，手术不宜延迟，如果已近临产，可先行剖宫产术以获得肠梗阻手术必需的术野显露；④食管裂孔疝，发生率较高，主要症状为反流性食管炎，饱食后取直坐位或服止酸药可缓解，一般不需急诊手术治疗。⑤乳腺癌，不多见，但一旦发生，其恶性程度高，应做活检确诊，然后施行根治术，同时终止妊娠。如果在分娩后再施行乳癌根治术，则复发率更增高。⑥卵巢肿瘤，多在妊娠初3个月内发生，只要不并发扭转、破裂或出血，可暂不考虑手术治疗。

妊娠合并外科疾病时，是否施行手术和麻醉，必须考虑孕妇和胎儿两方面的安全性。母体的风险主要是由妊娠期的生理学变化所致，常涉及气道、心肺、神经系统和消化系统。孕妇的误吸、困难气道、低氧血症、低血压、麻醉药物的过量和栓塞等风险增加。胎儿风险包括潜在致畸性、窒息和早产。一般讲，妊娠初3个月期间，若存在缺氧、麻醉药或感染等因素，则易诱发胎儿先天畸形或流产，因此应尽可能避免手术，择期手术宜尽量推迟到产后6周施行；非危重手术应推迟至孕中期（15~28周），此时胎儿器官形成已经完成（15~56天）。如系急诊手术，尽可能选择局部麻醉或区域麻醉。高达30%的孕妇由于主动脉、腔静脉受压而易发生仰卧位低血压，仰卧位时需将子宫左移，麻醉时应充分供氧，避免缺氧和低血压。如必须全身麻醉，则气道检查尤为重要，妊娠会导致气道血管形成和水肿，增加困难插管的可能性。由于机械和激素水平原因导致孕妇误吸风险增加（妊娠12~14周后最为显著），且此时胃排空延迟、分泌增多、壁细胞活性增加使胃液pH值降低。肺功能残气量（FRC）和残气容积（RV）降低以及氧耗增加，导致孕妇易发生低氧血症。孕妇对吸入、静脉和局部麻醉药的敏感性增加，MAC约降低20%~40%（可能与黄体酮的镇静效应有关），局部麻醉药的需要量也减少约30%，因此麻醉药物的剂量须作相应调整。

（五）抗凝治疗

应用肝素抗凝时，静脉注射5 000U（相当于50mg），可使全血凝固时间延长2倍，维持3~4小时后，逐渐自动恢复正常。于此期间，如果需施行急诊手术，术前需采用鱼精蛋白终止其抗凝作用，具体方法为：①刚静脉注射肝素不久者，鱼精蛋白的剂量（mg）相当于末次肝素剂量（U）的1/100；②静脉注射肝素已隔30分钟以上者，由于肝素的生物半衰期短于1小时，用鱼精蛋白的拮抗剂量只需上述剂量的1/2；③注射肝素已隔4~6小时者，一般已不需要再用鱼精蛋白拮抗；④皮下注射肝素的吸收缓慢，鱼精蛋白剂量只需静脉注射肝素（mg）量的50%~75%，但由于肝素仍在不断被吸收，故需重复注射鱼精蛋白。鱼精蛋白的静脉注射速度必须缓慢，若注速过快则可引起血小板减少；注药过量则鱼精蛋白本身可转为弱抗凝药，同时可能严重抑制循环，导致血压骤降而不易回升的后果。

应用双香豆素或其衍生物抗凝者，因凝血酶原时间仅延长25%左右，故较肝素容易被掌握，如需终止其作用，只需在术前静脉注射维生素K_1 5mg，即可使凝血酶原时间恢复至安全水平的40%以上，维持4小时，但完全恢复正常水平则需24~48小时，且对今后再使用双香豆素抗凝，可产生耐药性达1周以上。因此，如果手术仅需数小时的暂时终止抗凝，可不必用维生素K_1，只需静脉滴注新鲜冻血浆250~500ml即可。因双香豆素的作用仅是降低凝血Ⅱ、Ⅶ、Ⅸ和Ⅹ因子，而储存于血浆中的这些凝血因子仍很充足，故可达到暂时恢复凝血酶原时间的目的。目前使用双香豆素类药物时一般用目标国际标准化比值（INR）进行疗效监测，接受华法林治疗，目标INR为2.0~3.0的患者，应在术前5天停止服药；目标INR为2.5~3.5的患者，应在手术前6天停止服药，手术前1天检查INR，如果>1.5，服用1mg维生素K_1。术后第一天华法林可恢复术前剂量，但须每日监测INR。

（六）休克

为休克患者实施麻醉，必须充分了解患者的全身状况，特别是休克类型和程度，尽可能在短时间内完善麻醉前准备，制订个体化的麻醉方案。

如为抢救性手术，不应过分强调纠正术前情况而贻误手术。麻醉科医师应力争迅速了解患者的现病史以及与麻醉相关的既往史，检查患者意识、呼吸及循环情况，询问有无饱胃及其他复合伤，估计失血量，开放静脉通路。建立静脉通路时注意避开患者损伤部位，如可疑腹部大血管损伤时避免下肢静脉穿刺。严重休克患者应同时开放两条以上静脉通路，有条件时最好行中心静脉穿刺置管，可兼顾输液输血和测定中心静脉压。出血性休克提倡“限制性液体复苏”。麻醉科医师应建立基本监测，包括动脉血压、脉搏、心电图和脉搏氧饱和度，备好心血管急救药物后审慎地实施麻醉。非抢救性手术，麻醉科医师应详细了解患者病情及治疗经过，对并存疾患做出相应处理，争取初步纠正休克状态及做好相应抢救准备后实施麻醉。

第四节 麻醉选择

麻醉的选择取决于病情特点、手术性质和要求、麻醉方法本身的优缺点、麻醉者的理论水平和技术经验,以及设备条件等几方面因素,同时还要尽可能考虑手术者对麻醉选择的意见和患者自己的意愿。各种麻醉都有各自的优缺点,但理论上的优缺点还可因具体病情的不同,以及操作熟练程度和经验的差异,而出现效果上、程度上,甚至性质上的很大差别。患者对各种麻醉方法的具体反应也可因术前准备和术中处理是否恰当而有所不同。例如硬膜外麻醉用于早期休克患者,在血容量已经补足或尚未补充的两种不同情况下,其麻醉反应则可迥然不同。因此,麻醉的具体选择必须结合病情和麻醉者的自身条件和实际经验,以及设备条件等因素进行全面分析,然后才能确定。

一、病情与麻醉选择

手术患者的病情是麻醉选择最重要的依据:①凡体格健康、重要器官无明显疾病、外科疾病对全身尚未引起明显影响者,几乎所有的麻醉方法都能适应,可选用既能符合手术要求,又能照顾患者意愿的任何麻醉方法;②凡体格基本健康,但合并程度较轻的器官疾病者,只要在术前将其全身情况和器官功能适当改善,麻醉的选择也不存在大问题;③凡合并较重全身或器官病变的手术患者,除应在麻醉前尽可能改善其全身情况外,麻醉的选择首先要强调安全,选用对全身影响最轻、麻醉者最熟悉的麻醉方法,要防止因麻醉选择不当或处理不妥所造成的病情加重,也需防止片面满足手术要求而忽视加重患者负担的倾向;④病情严重达垂危程度,但又必须施行手术治疗时,除尽可能改善全身情况外,必须强调选用对全身影响最小的麻醉方法,如局部麻醉、神经阻滞;如果选用全身麻醉,必须施行浅麻醉;如果采用硬膜外麻醉,应强调在充分补液扩容的基础上,分次小量使用局部麻醉药,切忌阻滞范围过广;为安全计,手术方式应尽可能简单,必要时可考虑分期手术,以缩短手术时间。

小儿配合能力差,在麻醉选择上有其特殊性。基础麻醉不仅解决不合作问题,还可使小儿安静地接受局部浸润、神经阻滞或椎管内麻醉;如果复合全身麻醉,可做到诱导期平稳、全身麻醉药用量显著减少。又因小儿呼吸道内径细小、分泌腺功能旺盛,为确保呼吸道通畅,对较大手术以选用气管内插管全身麻醉为妥。

对老年人的麻醉选择,主要取决于全身状况、老年生理改变程度和精神状态。全身情况良好、动作反应灵敏者,耐受各种麻醉的能力并不比青壮年者差,但麻醉用药量都应有所减少,只能用其最小有效剂量。相反,年龄虽不很高,但体力衰弱、精神萎靡不振者,麻醉的耐受力显著降低,以首选局部麻醉或神经阻滞为宜,但后者的麻醉效果往往可比青壮年者好,全身麻醉宜作最后选择。

二、手术要求与麻醉选择

麻醉的首要任务是在保证患者安全的前提下,满足镇痛、肌肉松弛和消除内脏牵拉反应等手术要求。有时手术操作还要求麻醉提供降低体温、降低血压、控制呼吸或肌肉极度松弛,或术中施行唤醒试验等特殊要求。因此,麻醉的选择存在一定的复杂性。总的来说,对手术简单或病情单纯的患者,麻醉的选择可无困难,选用单一的麻醉药物和麻醉方法,就能取得较好的麻醉效果。但对手术复杂或病情较重的患者,单一的麻醉方法往往难以满足手术的全部要求,否则将促使病情恶化。此时,有必要采用复合麻醉(也称平衡麻醉),即同时或先后利用一种以上的麻醉药和麻醉方法,取每种麻醉药(方法)的长处,相互弥补短处,每种药的用量虽小,所得的麻醉效果恰已能符合手术要求,而对病情的影响可达到最轻程度。复合麻醉在操作管理上比较复杂,要求麻醉者有较全面的理论知识和操作管理经验,否则也未必能获得预期效果,有时反而会造成不良后果。

针对手术要求,在麻醉选择时应考虑以下六方面问题:

1. 根据手术部位选择麻醉　例如颅脑手术选用局部麻醉或全身麻醉;上肢手术选用臂丛神经阻滞麻醉;胸腔内手术采用气管内循环紧闭麻醉;腹部手术选用椎管内麻醉或复合肌松药的全身麻醉;下肢手术选用椎管内麻醉;心脏手术选用低温体外

循环下全凭静脉麻醉。

2. 根据肌肉松弛需要程度选择麻醉　腹腔手术、长骨骨折或某些大关节矫形或脱臼复位，都需要良好的肌肉松弛，可选臂丛阻滞、腰麻或硬膜外麻醉，或全身麻醉并用肌松药。

3. 根据手术创伤或刺激性大小、出血多少选择麻醉　胸、腹腔手术，或手术区邻近神经干或大血管时，手术创伤对机体的刺激性较大，容易发生血压、脉搏或呼吸波动。此时，无论采用何种麻醉方法，均宜辅加相应部位的神经或神经丛阻滞，如肺门神经丛、腹腔神经丛、肠系膜根部阻滞或肾周围脂肪囊封闭、神经血管周围封闭等。对复杂而创伤性很大或极易出血的手术，不宜选用容易引起血压下降的麻醉（如脊麻），全身麻醉常较局部麻醉为合适。

4. 根据手术时间长短选择麻醉　1 小时以内的手术，可用简单的麻醉，如局部麻醉、氯胺酮静脉麻醉、局部静脉麻醉或单次脊麻等。长于 1 小时的手术，可选用长效局部麻醉药施行脊麻、神经阻滞麻醉，或连续硬膜外麻醉或全身麻醉。对于探查性质手术，手术范围和手术时间事先很难估计者，则应做长时间麻醉的打算。

5. 根据手术体位选择麻醉　体位可影响呼吸和循环生理功能，需用适当的麻醉方法予以弥补。例如取俯卧或侧卧位时，应选用气管内紧闭麻醉、局部麻醉或硬膜外麻醉，不宜用脊麻或硫喷妥钠麻醉。坐位手术时，应尽量选用局部麻醉等对循环影响小的麻醉方法。如需用全身麻醉，必须施行气管内插管，并采取相应的措施。

6. 考虑手术可能发生的意外选择麻醉　胸壁手术（如乳癌根治术）可能误伤胸膜而导致气胸，事先应做好吸氧和气管内插管的准备；食管手术有可能撕破对侧纵隔胸膜而导致双侧气胸，需有呼吸管理的准备。呼吸道部分梗阻或有外来压迫的患者，以选用清醒气管或支气管内插管为最合适。

三、麻醉药和麻醉方法选择

各种麻醉药和麻醉方法都有各自的特点、适应证和禁忌证，选用前必须结合病情或手术加以全面考虑。原则上尽量采用简单的麻醉，确有指征时才采用较为复杂的麻醉。

（一）全身麻醉

全身麻醉的首要目标是维持患者的健康和安全，提供遗忘、催眠（无意识）、无痛和最佳手术状态（如无体动现象）。麻醉科医师选用自己最为熟悉的全身麻醉方法已为常理，但最近 Forrest 等总结来自多个中心单位采用全身麻醉的资料表明，选用全身麻醉方法可发生某些不良副作用，其发生率具有统计学显著性差异，见表 48-9。高血压在芬太尼麻醉中较为常见；室性心律失常在氟烷麻醉中较为常见；心动过速在异氟烷麻醉中较为常见。采用中至大剂量芬太尼的全身麻醉组患者，术后至少需施行 80 小时的机械通气，而在其他麻醉患者一般只需要 7 小时。一般认为，术后长时间机械通气可能带来不良后果。

表 48-9　全身麻醉下严重副作用的发生率比较

麻醉药	心动过速	高血压	室性心律失常
氟烷	0.7%	0.5%	8.6%*
异氟烷	1.5%*	0.8%	0.8%
芬太尼	1.1%	2.4%*	1.3%

* 与其他两种麻醉药相比，有显著性差异。

（二）局部麻醉

1. 今已确认，在某些临床情况下，区域麻醉的优点超过全身麻醉。老年患者髋关节成形术和前列腺摘除术选用椎管内神经阻滞麻醉，可降低深静脉血栓的发生率；在低位脊麻下，充血性心力衰竭的程度减轻或较少发作；从 ICU 病房对危重患者施行长时间硬膜外腔镇痛的结果看，器官功能的保留可较好，并发症发生率降低，甚至死亡率也降低。但长期以来人们都认为区域麻醉的操作耗时较长，技术不够熟练者尤其如此，且可能发生严重并发症。随着经验的积累，这些不足均可得到改善。

2. 许多患者在术前主动提出要求让他"入睡"，如果麻醉科医师理解为患者欲选用全身麻醉，而据此做出选用全身麻醉的决定，现在看来是不一定恰当的。很久以来人们认为局部麻醉仅适合于少数场合，而全身麻醉几乎适合于任何手术，这也是明确的。今知，在区域阻滞麻醉下加用某些催眠药（如咪达唑仑、丙泊酚和右美托咪定等），同样可使患者在局部麻醉下处于睡眠状态。

（三）围手术期镇痛

1. 预防性镇痛和多模式镇痛：预防性镇痛是通过对患者术前、术中和术后全程的疼痛管理，达到预防中枢和外周敏化的效果，从而减少急性疼痛

5

向慢性疼痛的转化。多模式镇痛是联合应用各种方法或药物，从而达到减少阿片类药物的用量及其不良反应的目的。

2. 方法

（1）神经阻滞：胸部手术推荐椎旁阻滞与置管，腹部盆腔手术推荐腹横肌平面阻滞、腹直肌后鞘阻滞，上肢手术推荐臂丛神经阻滞和置管，下肢手术推荐腰丛、股神经和坐骨神经阻滞与置管。

（2）椎管内镇痛：常用于胸部与上腹部手术。

（3）静脉镇痛：门诊手术和小手术术后可采用单次或间断静脉注射给药镇痛。一般术后镇痛采用持续静脉注射给药，推荐使用患者自控镇痛方法，达到持续镇痛和迅速抑制暴发痛的目的。

（4）口服给药：常用口服药物有对乙酰氨基酚、非甾体抗炎药物、可待因、曲马多、羟考酮、氢吗啡酮，丁丙诺啡速释制剂、控释制剂和缓释制剂，以及对乙酰氨基酚与可待因、曲马多或羟考酮的复合制剂等。适用于：①术前口服给药预防性镇痛；②清醒、非胃肠道手术、术后胃肠功能恢复良好患者的术后轻、中度疼痛控制；③静脉镇痛后口服给药延续镇痛；④其他途径镇痛的补充。

（5）皮下或肌内注射给药：常用药物包括非甾体抗炎药物、曲马多、哌替啶、吗啡和羟考酮的注射剂。适用于门诊和短小手术后单次给药，连续使用不超过 5 天。

（6）切口局部浸润：采用长效局部麻醉药物罗哌卡因可达到术后 12 小时的切口镇痛效果，常和其他方式复合使用。

四、技术能力、临床经验与麻醉选择

麻醉科医师在日常工作中，原则上应首先采用安全性最大和操作比较熟悉的麻醉方法。遇危重患者，或既往无经验的大手术，最好采用最熟悉而有把握的麻醉方法，有条件时在上级医师的指导下进行。在上述考虑的前提下，尽量采纳手术医师及患者对麻醉选择的意见。

随着可视化技术在麻醉学中的发展，超声作为其重要组成部分，已成为临床麻醉工作中不可或缺的辅助手段。近年来超声技术不断进步，高分辨率便携式超声仪器和探头技术广泛地应用于临床。由于超声的无创性、实时性、可视性以及可重复性等特点，可为临床麻醉提供精确的数据和丰富的手段，对医疗效率和医疗质量的提高起到了很大的推动作用。其中包括经食管超声技术在围手术期中的应用，超声引导下动静脉穿刺置管技术，超声引导下外周神经阻滞及超声预判胃内容量等，这些应用提升了临床麻醉技术水平。在保障安全性的前提下，实施了麻醉管理的精确化、可视化、舒适化，促进手术患者快速康复。

第五节　麻醉前用药

据调查，手术前 60% 的患者对手术存在疑虑；50% 以上对手术非常恐惧；31%~38% 担心手术有损健康或危害生命；17% 对麻醉存在恐惧；12% 顾虑术后疼痛、呕吐难以忍受。为减轻术前患者的精神负担，并完善麻醉效果，可于麻醉前在病房内预先给患者使用某些镇静镇痛类药物，这种方法称为麻醉前用药，也称术前药。长期以来术前药被认为是一种有利于麻醉诱导的辅助措施。鉴于现代麻醉药的不良副作用已明显减少，对患者的精神和生理状态的评估和准备也更加充分，加之术后快速康复的理念要求，以及患者主动参与麻醉方式的选择等情况的改变，对术前药的应用理念已有很大改变，除预防性镇静镇痛药物以外，其他药物的应用已越来越少。

一、麻醉前用药的应用总则

（一）目的

1. 抑制皮质或皮质下，或大脑边缘系统，产生意识松懈、情绪稳定和遗忘效果。由此也可显著减少麻醉药用量和 / 或提高机体对局部麻醉药的耐受性。

2. 提高痛阈，阻断痛刺激向中枢传导，减弱痛反应和加强镇痛，弥补某些麻醉方法本身镇痛不全的不足。

3. 减少随意肌活动，减少氧耗量，降低基础代谢率，使麻醉药用量减少，麻醉药毒副作用减少，麻醉过程平稳。

4. 减轻自主神经应激性，减弱副交感反射兴奋性，减少儿茶酚胺释放，拮抗组胺，削弱腺体分泌

活动,保证呼吸道通畅、循环系统功能稳定。

（二）用药途径

1. 成人术前用药的最常用途径是肌内注射,其起效时间不一致,并有可能发生坐骨神经损伤或药物吸收不全等并发症。成人较通用的用药途径是口服和静脉注射,肌内注射现已较少采用。小儿惧怕任何针头,也是通常不愿意住院的最常见原因。当今对小儿测试体温都采用经直肠途径,经直肠应用术前药看来是合理的,但有些小儿仍会感觉出药物对直肠的刺激干扰。

2. 在小儿经鼻黏膜途径应用术前药已证实是有效的,不需要小儿合作。应用咪达唑仑类药物滴鼻的起效时间比口服者快,如果在小儿口服用药失败时,经鼻黏膜给药是最好的用药途径。

（三）可能诱发的问题

1. 呼吸循环过度抑制　下列患者比较容易发生:①年龄过小和过大(小于 1 岁或超过 80 岁);②神志意识水平低下;③颅内高压;④缺氧;⑤呼吸道阻塞;⑥呼吸动力减退;⑦慢性阻塞性肺疾患;⑧心脏瓣膜病;⑨心力衰竭。

2. 逾量　①术前药静脉注射用药,有时起效较慢,如果再继以一剂量,就有逾量危险;②口服用药一般无药物高峰期,用于短小手术的诱导,有时可出现术后苏醒时间延长,麻醉诱导后用胃管将胃内残余药液吸出,可减轻这种现象。

3. 拒绝麻醉问题　①如果术前不给患者使用任何麻醉前用药,患者可能在手术前最后 1 分钟拒绝手术;②有时在应用某些术前药特别是氟哌利多后,也可能发生患者拒绝麻醉的情况,因氟哌利多可引起严重的烦躁不安。

（四）麻醉前用药的效果评定

理想的麻醉前用药效果是:麻醉前用药发挥最高药理效应(安静、欲睡状态)的时刻,恰好是送患者进入手术室的时间。因此,要求在患者进入手术室后,对麻醉前用药的具体效果进行常规客观评定,其标准见表 48-10,以 1、2、3 级为理想的用药效果。

表 48-10　麻醉前用药的效果评定标准

分级	进入手术室后的状态
-2	恐惧、精神紧张、哭闹
-1	不安、忧虑
0	神态如常
1	安静
2	欲睡
3	入睡,但呼之能应,刺激可醒
4	入睡,刺激不醒
5	中枢、呼吸、循环明显抑制

二、麻醉前用药的种类

（一）镇静催眠药

镇静催眠药主要有三类:

1. 乙醇或乙醛衍化物:属基础麻醉药范畴,如水合氯醛等。

2. 巴比妥类药:主要选用长效(6~9 小时)的苯巴比妥。睡眠剂量成人为 100~200mg;小儿为 2~4mg/kg,于麻醉前 2 小时肌内注射。

3. 神经安定类药:见下文。

（二）麻醉性镇痛药

以往常用麻醉性镇痛药肌内注射作为麻醉前用药,现已少用。一般只对疼痛患者需要注射麻醉性镇痛药。疼痛患者(如烧伤、骨折、肠或肢体缺血性坏死等)由转运车移动至手术床之前,静脉注射小剂量芬太尼可迅速产生止痛效应。单纯以镇静为目的时,麻醉性镇痛药的地位今已完全被苯二氮䓬类药所替代。

1. 吗啡

(1) 吗啡具有提高痛阈、强力抑制代谢和显著改变精神状态等功效。肌内注射 15 分钟后痛阈提高 50%;30 分钟后出现情绪稳定、焦虑心理消失、嗜睡;60 分钟后基础代谢率显著降低。

(2) 剂量成人 0.15~0.2mg/kg,于麻醉前 1~1.5 小时肌内注射。对于发育正常的小儿,一般 2~7 岁用 1~1.5mg;8~12 岁用 2~4mg 肌内注射。

(3) 禁忌证:①对本药或其他阿片类药物过敏;②孕妇、哺乳期妇女、新生儿和婴儿;③原因不明的疼痛;④休克尚未控制;⑤中毒性腹泻;⑥炎性肠梗阻;⑦通气不足、呼吸抑制;⑧支气管哮喘;⑨慢性阻塞性肺疾病;⑩肺源性心脏病失代偿;⑪颅内高压或颅脑损伤;⑫甲状腺功能低下;⑬肾上腺皮质功能不全;⑭前列腺肥大、排尿困难;⑮严重肝功能不全。

(4) 下列情况宜禁用或慎用:①老年、虚弱、危重患者，6个月以内的婴儿，极度肥胖者；②发绀、气管分泌物多、支气管哮喘、慢性肺部疾病、肺心病继发心力衰竭、并存呼吸功能不全或呼吸道不全梗阻者；③颅脑手术、颅脑外伤、颅内压增高者；④艾迪生病、重症肌无力、肌强直病、神经肌肉系统疾病、甲状腺功能低下、肾上腺皮质功能不全、糖尿病、肝肾功能不全、急性酒精中毒；⑤孕妇和临产妇、子痫；⑥服用单胺氧化酶抑制剂；⑦需保留自主呼吸的麻醉方法；⑧短时间手术。

2. 可待因

(1) 镇痛、镇静和欣快作用均较吗啡弱(镇痛作用仅为吗啡的1/12~1/7)，但镇咳作用特强，呕吐、呼吸抑制副作用也较轻，最适用于术前伴干咳或脑外伤患者作为麻醉前用药。肌内注射和皮下注射镇痛起效时间为10~30分钟，作用持续时间：镇痛为4小时，镇咳为4~6小时。

(2) 常用剂量为15~50mg口服；8~15mg仅有微弱镇痛作用，但镇咳作用已很明显；剂量增至60mg后，镇痛效果不再增强。

(3) 禁忌证：①本品可通过胎盘屏障，使用后致胎儿产生药物依赖，引起新生儿的戒断症状如过度啼哭、打喷嚏、打呵欠、腹泻、呕吐等，故妊娠期间禁用。分娩期应用本品可引起新生儿呼吸抑制；②对本品过敏者禁用；③痰多黏稠者禁用，以防因抑制咳嗽反射，使大量痰液阻塞呼吸道，继发感染而加重病情；④本品可自乳汁排出，哺乳期妇女应慎用；⑤12岁以下儿童不宜使用；⑥老年患者慎用。

3. 哌替啶

(1) 镇痛强度仅为吗啡的1/10，持续时间也较短。

(2) 与吗啡的不同点有：①产生镇痛后出现酣睡；②缩瞳作用不明显；③恶心、呕吐、呼吸抑制、镇咳、欣快等副作用均比吗啡轻；④有类似阿托品样作用，使呼吸道腺体分泌减少，支气管平滑肌松弛；⑤引起血管扩张、血压轻度下降；⑥有抗组胺作用，可解除支气管痉挛。

(3) 副作用：①其代谢产物去甲哌替啶有致惊厥作用，当用药逾量或用于老人，偶尔可出现兴奋、躁动、惊厥、定向力丧失、幻觉、心动过速和呼吸抑制；②与单胺氧化酶抑制剂并用，可能诱发昏迷、惊厥、高血压、高热等副作用，偶尔出现低血压和呼吸抑制，甚至引起死亡。

(4) 肌内注射剂量1~2mg/kg麻醉前30~60分钟注射，15分钟起效，60分钟作用达高峰，持续1.5~2小时逐渐减退，再2~4小时后作用消失。静脉注射剂量0.5~1mg/kg，麻醉前10~15分钟注射，5分钟起效，20分钟作用达高峰，持续1~1.5小时后逐渐减退，再1~2小时作用消失。

4. 芬太尼

(1) 芬太尼主要作用于下丘脑干扰其对痛刺激的传导，从而产生强力镇痛功效，比吗啡强80~100倍，较哌替啶强350~500倍，且起效迅速。

(2) 对大脑皮质抑制较轻，一般剂量产生镇痛的同时，意识仍正常，此与吗啡和哌替啶不同。但剂量达0.4mg时也引起意识丧失，但为时短暂，约20分钟左右。

(3) 对呼吸中枢抑制显著，其程度与剂量有密切关系。静脉注射0.05~0.08mg无呼吸抑制；0.1~0.2mg可引起30分钟的呼吸抑制，表现为频率减慢，潮气量增大，分钟通气量仍能维持。肌内注射时较少抑制呼吸。

(4) 可能出现呼吸遗忘现象，表现为患者清醒但无自主呼吸，嘱患者呼吸时可出现自主呼吸，但过后仍处于呼吸停止状态。

(5) 静脉注射过速时可出现胸腹壁肌肉紧张、僵硬，严重时影响通气量。

(6) 循环影响轻微，血压稳定；兴奋迷走中枢可出现心率减慢、呕吐或出汗征象，用阿托品可防治。

(7) 禁忌证与吗啡相同。

(8) 最适用于伴剧痛的门诊或急症患者。也可与氟哌利多组成氟芬合剂用作住院手术患者的麻醉前用药。成人肌内注射0.1~0.2mg，7~8分钟起效，维持1~1.5小时；静脉注射0.05~0.1mg，1分钟起效，3~5分钟达高峰，维持30~45分钟。

(三) 神经安定类镇痛药

1. 氯丙嗪　为强安定类药，主要抑制脑干网状结构系统，产生强力的镇静、催眠作用；与全身麻醉药、催眠药及镇痛药协同增强，并延长药效；对体温、肌肉、交感神经、副交感神经、α肾上腺素能受体、血管运动中枢及利尿等都有多方面作用。适用于低温麻醉和小儿麻醉前用药。禁用于老年、虚弱、动脉硬化、肝功能严重减退、中枢神经系统明显抑制、尿毒症及重症心血管疾病患者；急性失血、脱水致低血容量患者也禁用。成人肌内注射剂量为25~50mg，麻醉前1小时作肌肉深部注射，15~30分钟起效，维持4~6小时，严禁皮下注射。静脉注射剂量为6.25~12.5mg，麻醉前15~20分钟经稀释后缓慢注射，5~10分钟起效。禁忌静脉快速注

射，否则易并发血压骤降，可用去甲肾上腺素或甲氧明静脉滴注提升血压。小儿肌内注射剂量为1~2mg/kg，静脉注射剂量为0.5~1mg/kg。

2. 异丙嗪 有显著的镇静、镇吐、抗痉挛、降低体温等作用，与全身麻醉药、镇静药、催眠药及镇痛药等协同增强，但均较氯丙嗪弱。若单独用药，偶尔可出现烦躁不安的副作用，此时只需追加小剂量(25mg)哌替啶静脉注射，即可转为安静入睡。异丙嗪与氯丙嗪合用，作用可更全面，剂量相应各减少1/2。异丙嗪作为术前药的最大用途是其抗组胺作用显著，故可列入 H_1 抗组胺药(见下文)。

3. 氟哌利多或氟哌啶醇

(1)氟哌利多或氟哌啶醇均为强安定类药，药理作用与氯丙嗪有相似处，但较弱。作用特点是产生精神运动性改变，表现为精神安定，对外界漠不关心，懒于活动，但意识仍存在，能对答问话并良好配合。对全身麻醉药、催眠药、镇静药和镇痛药均协同增强；对心肌无抑制，引起心率稍增快，而血压稳定。用于低血容量、老年体弱或椎管内麻醉患者仍可出现低血压、中心静脉压和心输出量短暂下降，但程度远比氯丙嗪轻，且易被升压药和加快输液所对抗，对这类病例用药量宜酌减。

(2)主要经肝脏代谢分解，但对肝功能无影响，适用于肝硬化患者，作用时间则延长，故用药量应减小。对肾功能影响轻微，用于血容量正常患者，肾血流量增加，尿量增多；对低血容量患者则尿量无明显增加。对消化道功能无明显影响，有很强的抗呕吐作用，是其特点之一。对咽喉、气管反射有很强的抑制作用，特别适用于清醒气管插管或黏膜表面麻醉下咽喉部手术的麻醉前用药。

(3)用药量过大(超过25mg)时，中枢失平衡，表现肌痉挛、颤抖、舌僵硬震颤、上肢抽搐、头后仰或偏斜、吞咽困难及巴宾斯基征阳性，统称为锥体外系综合征。

(4)氟哌利多的作用较氟哌啶醇强，且锥体外系兴奋副作用较少，故多用氟哌利多，成人剂量为0.1mg/kg，麻醉前1~2小时肌内注射，1小时后起效；静脉注射剂量为0.05~0.1mg/kg，5分钟起效，持续6~12小时。

(四) 苯二氮䓬类药

苯二氮䓬类药为抗焦虑药物，能有效解除患者的紧张恐惧和疼痛应激反应，特别对精神高度紧张的患者，抗焦虑效果显著。幼小儿使用苯二氮䓬类药，可使之容易接受麻醉面罩诱导法，在诱导前接受有创穿刺置管；对成人可防止因焦虑引起的心肌缺血。

苯二氮䓬类药的主要副作用是在较大剂量下产生暂时性精神涣散，并可能诱导幻觉；正常认知感及细微操作能力受到干扰。对住院手术患者，手术后若不需要立即恢复神经系统功能，也希望对术后期有记忆缺失者，可在术前晚及手术晨口服劳拉西泮(lorazepam)。对门诊手术患者应用咪达唑仑(midazolam)较为适宜，苏醒可望较快。

1. 地西泮(安定)

(1)地西泮为弱安定类药，作用于脑边缘系统，对情绪反应有选择性抑制，解除恐惧和焦虑心理，从而引导睡眠和遗忘，作用极为良好，同时有抗惊厥和中枢性肌松作用，可减少非去极化肌松药和氯琥珀胆碱的用药量。对呼吸和心血管系统的作用轻微，即使大剂量，呼吸抑制仍较轻，一般剂量不致延长苏醒。

(2)地西泮用作为麻醉前用药，尤其适用于一般情况差、循环功能差、心脏病、休克而精神紧张的患者，与东莨菪碱合用，催眠性更强。严重神经质患者于住院后即可开始小剂量用药，可降低其情绪反应。

(3)一般常用剂量为0.1~0.2mg/kg，口服、肌内注射或静脉注射。静脉注射后1~2分钟进入睡眠，维持20~50分钟，可按需重复注射1/2首次量。

(4)地西泮的清除半衰期较长，约为20~100小时，且其代谢产物奥沙西泮和去甲地西泮仍有活性作用，仅比其母体的作用稍轻，临床表现应用地西泮6~8小时后仍有一定的睡意加强，镇静作用延长。

2. 咪达唑仑

(1)咪达唑仑的清除半衰期较短(1~4小时)，随年龄增长，咪达唑仑的半衰期可延长为8小时。咪达唑仑与地西泮一样，都在肝内被微粒体氧化酶(microsomal oxidative enzymes)几乎完全分解，与地西泮一样其分解产物仍有活性，但较弱。因此，咪达唑仑较适用于门诊患者，取其残余效应可被较早解除的特点。有报道，对50例需要至少两次牙科修复治疗的患者，一次手术前给予咪达唑仑静脉注射，一次手术前给予地西泮静脉注射，结果咪达唑仑的苏醒显著快于地西泮(表48-11)。

表 48-11 咪达唑仑、地西泮和劳拉西泮的剂量和特点

	咪达唑仑	地西泮	劳拉西泮
口服剂量	3~5mg/kg	0.15~0.2mg/kg	0.015~0.03mg/kg
峰值作用	0.5~1h	1~1.5h	2~4h
持续作用	0.5~1h	1~1.5h	4~6h
清除半衰期	1~4h	20~100h	8~24h
表观分布容积	1.1 ~1.7L/kg	0.7 ~1.7L/kg	0.8 ~1.3L/kg
蛋白结合力	94%~97%	97%~99%	
具活性的代谢产物	弱	强	无
代谢	羟基化结合	甲基化结合	结合
清除 ml/(kg·min)	6~11	0.2~0.5	0.7~1.0
脂溶性	高	高	中度
老龄人半衰期	每 10 岁增强 15%	半衰期时间≌年龄数	关系影响小

(2)咪达唑仑的应用早期,美国卫生部曾报道,在手术室外应用咪达唑仑的患者中有 83 例死亡,经分析其原因系用药后未注意患者的通气量所引起。进一步分析发现,38% 的死亡患者系先应用阿片类药而后再用咪达唑仑的患者,提示应用咪达唑仑必须加强氧合与通气的监测,尤其与阿片类药合用更需要重视。如果患者已用阿片类药,最好混合应用阿片受体拮抗药,将纳布啡(nalbuphine) 0.2mg/kg 与咪达唑仑 0.09mg/kg 混合后注射,经用于口腔科小手术患者证实有效,无呼吸系统并发症。

(3)小儿应用咪达唑仑 0.5mg/kg 口服作为术前药,有许多优点:①口服 30 分钟后,小儿处于愉快合作的状态,80% 小儿可离开父母,并同意接受监测装置和麻醉面罩,不再出现恐惧现象。由此使小儿应用麻醉面罩诱导得到革新(以往用肌内注射氯胺酮解决小儿麻醉面罩诱导的问题)。如果将咪达唑仑剂量增至 0.75mg/kg,91% 小儿于麻醉诱导期不再出现哭泣或挣扎。②口服咪达唑仑的作用,从开始至消失约为 1 小时,故一般不致造成苏醒延迟。若将咪达唑仑和阿托品(0.02mg/kg)混合液伴以樱桃汁或冰水口服,可显著改善小儿的适口性。③口服咪达唑仑给忧虑的父母或 5 岁以下不能离开父母的小儿带来福音;对手术前不能施行心理准备的急诊手术小儿,或没有参加术前班的小儿都十分有效。④口服咪达唑仑对先天性心脏病小儿因哭泣和激动带来的危险性有很好的防治功效,多数该类小儿的血氧饱和度得到改善。但用于发绀型心脏病患儿,17 例中有 3 例发生血氧饱和度降低超过 10%,提示应用咪达唑仑需要脉搏血氧饱和度监测。⑤会厌或喉乳头状瘤患者哭泣时可发生气道阻塞,因此,术前药应用咪达唑仑不够恰当,一旦呼吸抑制时无法施行面罩辅助呼吸。

(4)由于小儿咪达唑仑可经鼻用药,很少需要小儿允诺。经鼻滴入咪达唑仑 0.2mg/kg 的起效比口服用药快。一份报道指出,经鼻注入咪达唑仑后,只有 3% 的 5 岁以下患儿在麻醉诱导期间出现哭泣或挣扎。口服咪达唑仑用药 15 分钟后,可再经鼻用药以加强效果。咪达唑仑很少引起过度兴奋反应,但仍不能完全避免,对离开父母不能合作的患儿,不宜使用咪达唑仑。

3. 劳拉西泮(lorazepam)

(1)与地西泮的不同点是:①劳拉西泮的代谢产物无活性,且半衰期较短(约 15 小时),不受年龄大小的影响。地西泮的半衰期与患者的年龄有相关性,粗略计约为每岁 1 小时。因此,一个 72 岁的老年人用地西泮的半衰期约需 3 天。②劳拉西泮的脂溶性小于地西泮,透过血 - 脑屏障的速度慢于地西泮,但口服地西泮或劳拉西泮的起效时间均在 30~60 分钟之间。③劳拉西泮与组织的亲和力小于地西泮,因此其作用受组织再分布的清除量影响不如地西泮迅速。④单次剂量劳拉西泮的精神运动性减退可持续 12 小时。⑤劳拉西泮经过葡糖苷酸化后经肾排出,葡糖醛酸结合排除比氧化(地西泮的排除途径)更迅速,且受年龄与肝功能状态的影响更小。

(2)劳拉西泮 2mg 口服(相当于地西泮 10mg

的效能）可产生4~6小时的镇静作用；剂量增加至5mg时可增加顺行性遗忘持续达8小时。由于5mg剂量可使40%患者出现判断力模糊达17小时之久，因此多数文献建议其剂量不超过4mg。

(3) 劳拉西泮的遗忘效果优于地西泮。地西泮10mg口服几乎没有遗忘作用，口服20mg只有30%患者产生遗忘作用，而口服劳拉西泮4mg可使72%患者产生遗忘。静脉注射劳拉西泮3mg可显著减少记忆，而静脉注射地西泮10mg不会影响记忆。

(4) 劳拉西泮可能不适用于门诊患者，但适用于有严密监测的住院大手术及住入ICU的患者。劳拉西泮用于危重患者的优点是，剂量高达9mg时仍不会出现心肌抑制和血管平滑肌松弛。成人用于心脏患者传统的术前药为吗啡0.1mg/kg和东莨菪碱肌内注射，与术前90分钟口服劳拉西泮0.06mg/kg相比，在抗焦虑和镇静水平方面的效能并无任何不同。

（五）丙泊酚

5

1. 丙泊酚对中枢的作用主要是催眠、镇静与遗忘，也可产生短暂而轻度的镇痛。小剂量（亚催眠剂量）丙泊酚具有明显的抗呕吐作用。10mg丙泊酚单次注射可有效治疗术后恶心。丙泊酚还成功用于治疗顽固性术后恶心呕吐。丙泊酚平均血药浓度0.3~0.4μg/ml时即具有抗呕吐作用。给予负荷剂量丙泊酚10~20mg以后再以10μg/(kg·min)输注即可达到此血药浓度。

2. 临床作用特点是起效迅速，作用时间短，苏醒迅速而完全，持续输注后无蓄积，这些均为其他静脉麻醉药所无法比拟。2.5mg/kg静脉注射后，一个臂-脑循环时间即迅速起效，90~100秒达到最大效应。催眠作用时间约为5~10分钟。

3. 目前广泛用于麻醉诱导、麻醉维持和各类无痛诊疗技术，也常用于手术后与ICU病房的镇静。丙泊酚的诱导剂量为1~2.5mg/kg。麻醉维持连续输注时，如未复合或只少量复合其他药物，其维持剂量一般为100~200μg/(kg·min)，需根据手术刺激反应随时调整注药速度；采用TCI模式时，靶浓度应在3~6μg/ml。如复合其他麻醉药物，丙泊酚的维持剂量应根据复合药物的种类、剂量等酌情减少，可至50~150μg/(kg·min)或2~4μg/ml。丙泊酚应用于重症监护室（ICU）患者的机械通气。一般输注达30μg/(kg·min)以上便能使记忆消失。而且无论输注时间长短，停药后苏醒迅速。

4. 丙泊酚对呼吸、循环有抑制作用，发生率和持续时间取决于给药剂量、注射速度和合并用药情况。

（六）依托咪酯

1. 依托咪酯是咪唑类衍生物，具有镇静催眠作用。静脉注射后，可在一个臂-脑循环时间内迅速入睡。对呼吸循环影响轻微，诱导与苏醒均较快，安全性高。

2. 此药对心血管功能的影响很小，是其主要临床优势之一，也是临床在老年、危重及循环不稳定等患者的麻醉诱导中宜优先选用依托咪酯的主要理由。

3. 对肾上腺皮质有一定的抑制，但单次注射或短时间内应用对肾上腺皮质功能并无明显影响。长时间给药对肾上腺皮质功能有抑制作用。

4. 依托咪酯属于快速起效的静脉麻醉药。因缺乏镇痛作用，故主要用于麻醉诱导和短小手术的麻醉维持。依托咪酯诱导剂量为0.2~0.6mg/kg，一般剂量为0.3mg/kg，在30~60秒内注射完，即可达到满意效果。依托咪酯达麻醉维持所需的血浆药物浓度为300~500ng/ml，需在单次注射或较快输注[100μg/(kg·min)]一定时间后，以10μg/(kg·min)的速率进行维持，手术结束时，停药10分钟左右患者可清醒。依托咪酯短时间镇静可用于血流动力学不稳定患者实施短小手术或操作，如心脏电复律术，急性心肌梗死或不稳定心绞痛患者行某些处理或操作的镇静，重症患者行气管插管的镇静等。用于镇静时，负荷剂量是10分钟内15~20μg/(kg·min)，然后以2.5~7.5μg/(kg·min)剂量输注。

5. 利用其呼吸循环影响轻微的优点，有将依托咪酯用于无痛胃肠镜等各类有创检查或治疗的镇静，效果良好。但其较高的恶心呕吐发生率使其使用受到限制。

（七）抗胆碱能药

抗胆碱能药对清醒插管患者有干燥呼吸道的作用。小儿口服或静脉注射阿托品或格隆溴铵（glycopyrrolate），可防止因喉刺激、喉痉挛和缺氧引起的心动过缓。婴儿口服阿托品可在氟烷诱导期间维持血流动力学。成年危重病患者例如肠坏死或主动脉破裂，不能耐受各种麻醉药时，静脉注射东莨菪碱0.4mg较为适宜。如果患者已处于极度交感神经兴奋和心动过速状态，一般仍能耐受东莨菪碱而不致进一步心率加快。如果在应用抗胆碱药后患者出现谵妄（阿托品和东莨菪碱两药都能

透过血 - 脑屏障，但格隆溴铵不发生)，应立即用毒扁豆碱(抗谵妄)治疗，每次剂量 0.6mg 静脉滴注。

1. 阿托品

(1) 常用剂量 0.5mg，对心脏迷走神经反射的抑制作用并不明显；剂量增至 1.5~3mg 才能完全阻滞心脏迷走反射。

(2) 可引起心率增快。迷走神经亢进型患者麻醉前使用足量阿托品，具有预防和治疗心动过缓和虚脱的功效。原先已心率增快的患者，如甲亢、心脏病或高热等，宜避免使用。

(3) 阿托品具有直接兴奋呼吸中枢的作用，可拮抗部分吗啡所致的呼吸抑制作用。

(4) 减轻因牵拉腹腔内脏、压迫颈动脉窦，或静脉注射羟丁酸钠、芬太尼或氯琥珀胆碱等所致的心动过缓和 / 或唾液分泌增多等副作用。

(5) 扩张周围血管，因面部血管扩张可出现潮红、灼热等副作用，但不影响血压。

(6) 麻痹虹膜括约肌使瞳孔散大，但不致引起视力调节障碍；对正常人眼内压影响不大，但对窄角青光眼可致眼压进一步升高。

(7) 促使贲门关闭，有助于防止反流。

(8) 对喉部肌肉无影响，一般不能预防喉痉挛。

(9) 抑制汗腺，兴奋延髓和其他高级中枢神经，引起基础代谢率增高和体温上升，故应避免用于甲亢、高热患者。

(10) 可透过胎盘，促使胎儿先出现心动过缓而后心动过速，或单纯心动过缓。

阿托品的剂量范围较宽，成人皮下或肌内注射常用量为 0.4~0.8mg 后 5~20 分钟出现心率增快，45 分钟时呼吸道腺体和唾液腺分泌明显减少，持续 2~3 小时。静脉注射剂量为皮下剂量的 1/2，1 分钟后出现作用，持续约 30 分钟。小儿对阿托品的耐药性较大，一般可按 0.01mg/kg 计算，必要时可增至 0.02mg/kg，但面部潮红较明显。

2. 东莨菪碱

(1) 按 1∶25 比例将东莨菪碱与吗啡并用，效果最佳。因东莨菪碱除具有阿托品样作用外，还有中枢镇静作用，可协同吗啡增强镇静的功效，不引起基础代谢、体温和心率增高，且其拮抗吗啡的呼吸抑制作用较阿托品强。

(2) 对腺体分泌的抑制作用比阿托品稍弱。

(3) 老年人、小儿或剧痛患者应用后，有可能出现躁动和谵妄副作用。

(4) 常用剂量为 0.3~0.6mg 麻醉前 30 分钟皮下或肌内注射。也可与哌替啶并用，镇静作用增强。

3. 戊乙奎醚(长托宁)

系新型选择性抗胆碱药，能通过血 - 脑屏障进入脑内。它能阻断乙酰胆碱对脑内毒蕈碱受体(M 受体)和烟碱受体(N 受体)的激动作用；因此，能较好地拮抗有机磷毒物(农药)中毒引起的中枢中毒症状，如惊厥、中枢呼吸循环衰竭和烦躁不安等。同时，在外周也有较强的阻断乙酰胆碱对 M 受体的激动作用；因而，能较好地拮抗有机磷毒物中毒引起的毒蕈碱样中毒症状，如支气管平滑肌痉挛和分泌物增多、出汗、流涎、缩瞳和胃肠道平滑肌痉挛或收缩等。它还能增加呼吸频率和呼吸流量，但由于本品对 M_2 受体无明显作用，故对心率无明显影响；同时对外周 N 受体无明显拮抗作用。因此该药适用于麻醉前给药以抑制唾液腺和气道腺体分泌。

作为麻醉前用药时，术前半小时给药，成人用量为 0.5mg。青光眼患者禁用。

(八) 抗组胺药

1. 组胺释放对人体有多方面危害性　①促使平滑肌痉挛，可致支气管痉挛、肠痉挛和子宫收缩；②引起小动脉和毛细血管扩张，通透性增高，可致血管神经性水肿，表现为皮肤潮红、荨麻疹和低血压，甚至喉头水肿和休克；③引起唾液、胃液、胰液和小肠液等腺体分泌增加，特别易大量分泌高酸度胃液；④引起头痛。

2. 拮抗或阻止组胺释放的药物，称抗组胺药。组胺作用于 H_1 和 H_2 两种受体。H_1 受体的主要作用在平滑肌和血管，可被 H_1 受体阻滞剂所阻滞。H_1 受体阻滞剂是当前用于麻醉前用药的主要药物。H_2 受体主要作用于消化道腺体分泌，可被 H_2 受体阻滞剂所抑制。H_2 受体阻滞剂一般不用做麻醉前用药。

3. 常用的 H_1 抗组胺药主要为异丙嗪和阿利马嗪(trimeprazine)，其基本药理作用主要有：①消除支气管和血管平滑肌痉挛，恢复正常毛细血管通透性；②抑制中枢，产生镇静、解除焦虑、引导睡眠的作用，并降低基础代谢率；③抑制呕吐中枢，产生抗呕吐作用；④协同增强麻醉性镇痛药、巴比妥类药、安定类药和麻醉药的作用，增强戈拉碘铵的肌松作用；⑤抑制唾液腺分泌。

4. H_1 抗组胺药用做麻醉前用药，尤其适用于各种过敏病史、老年性慢性支气管炎、肺气肿或支气管痉挛等患者，具有预防作用，但无明显的治疗作用，故适宜于预防性用药。

5. 异丙嗪的成人常用剂量为25~50mg，麻醉前1~1.5小时肌内注射，或用1/2量稀释后静脉缓慢注射，忌皮下注射。小儿按0.5mg/kg计算，可制成异丙嗪糖浆，按0.5mg/kg口服，对不合作的小儿可与等量哌替啶并用。

6. 少数人单独应用异丙嗪后可能出现兴奋、烦躁等副作用，追加少量氯丙嗪和哌替啶即可有效控制。

（九）胃内容物调整药

1. 手术的生理准备包括药物性胃内容物排空和调整，由此可使胃内容物误吸导致死亡的发生率有一定的降低。动物实验指出，胃内容物的量和pH是重要的可变性指标。因此，有人建议以降低胃内容物容量至0.3ml/kg以下和提高胃液pH至2.5以上为调整目标。微粒性抗酸药对肺脏有害，因此推荐使用非微粒性抗酸药如枸橼酸钠。使用组胺受体阻滞药可做到胃液酸度降低而又不增加胃内容物容量。胃动力药甲氧氯普胺(metoclopramide)不仅可排空胃内容物，同时又可增加食管下端括约肌的张力。

5

2. 尽管存在误吸的“高危”人群，但许多麻醉科医师注意到，真正的误吸发生率是很低的。有一份40 240例小儿麻醉报道证实，其中只有4例发生误吸，2例发生于手术中，2例发生于手术后。Olsson等一份有关185 358例麻醉电脑记录回顾性分析指出，只有83例发生误吸，发生率为1∶2 000例；进一步分析在83例中有64例术前已存在胃排空延迟情况，包括：颅内压增高15例、肥胖15例、胃炎或溃疡病13例、妊娠8例、剧烈疼痛或应激6例、急诊手术5例、择期上腹部手术2例；其他19例未查到明显危险因素。其中10例存在气道通畅维持困难问题；此外，手术时间是重要因素，其中晚间手术的误吸发生率约比白天手术者高约6倍。上述分析提示，应从多方面去探讨吸入性肺炎的预防。从测定许多误吸病例的胃液pH和容量数据指出，75%小儿患者及50%成人患者的胃液容量≥0.4ml/kg、pH≤2.5。

3. 如上所述，对下列患者需要考虑使用预防误吸的用药：估计气道异常的患者；急诊手术；外伤；药物中毒或头外伤致不同程度神志抑制者；肠梗阻；颅内压增高(水肿或占位病变)；喉反射损害(延髓麻痹、脑血管意外、多发性硬化症、肌萎缩性侧索硬化症、声带麻痹)；肥胖(或胃纤维化史)；溃疡病史、胃大部切除患者或胃迷走神经切除术患者(胃轻度麻痹)；食管裂孔疝和反流；妊娠；上腹部手术；腹腔肿瘤或腹水；其他原因导致的胃麻痹(糖尿病、肾透析)。有人建议对所有的门诊手术患者均宜给予某些药物预防。

4. 由于择期手术健康患者的误吸发生率相对很低，因此没有必要常规给予预防性用药。但对每1例手术患者应仔细研究其是否存在胃排空延迟的上述危险因素。

5. 预防误吸用药处方的举例

(1)外伤患者

枸橼酸钠(sodium citrate)30ml(碱化潴留的胃酸)；

甲氧氯普胺(metoclopramide)20mg静脉注射(排空胃内容物)；

雷尼替丁(ranitidine)50mg静脉注射。

(2)气道异常患者

雷尼替丁150mg，手术前晚19∶00和手术日晨7∶00各口服一次；

甲氧氯普胺20mg，手术日晨口服；

格隆溴铵(glycopyrrolate)0.2mg静脉注射。

6. 甲氧氯普胺

(1)甲氧氯普胺对胃肠道的有利作用极为显著。在应用本药前，临床用于促进胃肠道蠕动的主要药物是拟副交感药如氯贝胆碱(bethanechol)，主要用于胃迷走神经切除后的胃无力，其作用只是促进小肠广泛而无规律的蠕动增强，没有将胃内容物往肠道排净的功能；此外，拟副交感药增加胃液分泌，致酸度和容量都增加。因此，氯贝胆碱治疗的常见副作用是呕吐。

(2)甲氧氯普胺是多巴胺拮抗药，其主要作用在于刺激胃肠道规律性蠕动，降低引发蠕动反射的压力阈值，松弛因胃收缩引起的幽门括约肌痉挛，增强十二指肠和空肠蠕动，不引起胃液分泌增加。由此可促进胃内容物排空，同时增强食管下端括约肌张力，减轻胃内容物反流至下咽腔的程度。这些机制都有利于降低误吸危险性。许多常用的麻醉药如氟哌利多和丙氯拉嗪(compazine)都降低食管下端括约肌张力，因此可用甲氧氯普胺作为抗呕吐药。

(3)口服甲氧氯普胺应提前至术前90~120分钟服用，剂量为0.3mg/kg，起效时间在20分钟以内；静脉注射用药的起效时间可缩短至3分钟。在紧急情况下，口服甲氧氯普胺在15分钟内即可出现胃内容物减少的临床效果。甲氧氯普胺对小儿的胃排空作用更为明显，因此当小儿外伤后应用甲氧氯普胺，可考虑省略等待6小时或8小时再开始麻醉的常规。

(4)应用甲氧氯普胺后，约有1%患者可出现锥体外系副作用，包括震颤、斜颈、角弓反张和眼球回转危象，尤其多见于小儿以及化疗患者应用较大剂量甲氧氯普胺预防呕吐的场合；应用苯海拉明可消除甲氧氯普胺的这类副作用。

(5)禁忌证：正在接受其他多巴胺拮抗药、单胺氧化酶抑制药、三环类抗抑郁药或拟交感药治疗的患者禁用甲氧氯普胺。未能诊断出的嗜铬细胞瘤患者，误用甲氧氯普胺可引起高血压危象。

（十）其他药物

1. 可乐定　为中枢性α受体激动药，可有效降低交感神经活性，被推荐用于高血压患者的术前药；也可消除气管插管诱发的心血管不良应激反应；对并发高血压未能控制的急诊手术患者也适用，但由于其存在不可逆性交感反应减退，由此可干扰对潜在血容量丢失及其代偿情况的正确判断。

2. 右美托咪定　为α_2肾上腺素能受体激动剂，可以产生剂量依赖性的镇静、镇痛、抗焦虑作用，清除半衰期为2小时；对α_2受体有高选择性，对α_2和α_1受体的亲和力之比为1 300~1 620:1(可乐定为39~200:1)，因此可以避免某些与α_1受体激动相关的副作用。与苯二氮䓬类的传统镇静药不同，其产生镇静的主要部位不在脑皮质；通过减少中枢交感传出，起到镇静、抗焦虑和血流动力学稳定的作用。24小时ICU镇静镇痛的使用方法：负荷量1μg/kg，输注时间10~15分钟，维持量0.2~0.7μg/(kg·h)。

3. β受体阻滞剂　是防止心肌缺血的有效药物。10年前对围手术期持续应用β受体阻滞剂的重要性已有认识，最近有人介绍对高血压患者的术前药中加用单次剂量β受体阻滞剂，可降低术中心肌缺血的发生率。美国心脏病学会对非心脏手术围手术期心血管评估及护理指南推荐β受体阻滞剂在下列人群中使用是合理的：①有心血管意外风险或运动试验检查结果异常的心脏并发症高危患者；②有冠状动脉疾病史且行血管手术的患者；③接受中等风险手术或接受血管手术且合并多种危险因素(如糖尿病、心力衰竭、肾病)的高危患者。并且推荐已经服用β受体阻滞剂的患者在围手术期不间断用药，但不推荐β受体阻滞剂作为常规用药，特别是对那些用量较大以及手术当天才开始用药的患者。

三、麻醉前用药选择的注意事项

（一）呼吸系统疾病

1. 呼吸功能不全、肺活量显著降低、呼吸抑制或呼吸道部分梗阻(如颈部肿瘤压迫气管、支气管哮喘)等病例，应禁用镇静催眠药和麻醉性镇痛药。对呼吸道受压已出现强迫性体位或“憋醒”史患者，应绝对禁用中枢抑制性药物，因极易导致窒息意外。

2. 呼吸道炎症、痰量多、大量咯血患者，在炎症尚未有效控制、痰血未彻底排出的情况下，慎重使用抗胆碱药，否则易致痰液黏稠、不易排出，甚至下呼吸道阻塞。

（二）循环系统疾病

1. 各型休克和低血容量患者不能耐受吗啡类呼吸抑制和体位性低血压等副作用，可能加重休克程度，故宜减量或不用。

2. 血容量尚欠缺的患者绝对禁用吩噻嗪类药，因其可致血压进一步下降，甚至猝死。

3. 休克常并存周围循环衰竭，若经皮下或肌内注射用药时药物吸收缓慢，药效不易如期显示，应取其小剂量改经静脉注射用药。

4. 高血压和/或冠心病患者，为避免加重心肌缺血和心脏做功，麻醉前用药必须防止心率和血压进一步升高，因此，应慎用阿托品，改用东莨菪碱或长托宁，并加用镇静药，对伴焦虑、恐惧而不能自控的患者尤其需要，但应防止呼吸循环过度抑制。β受体阻滞剂可降低围手术期心肌缺血和心肌梗死的风险，如术前已接受该类药物治疗者，应持续应用，但须适当调整剂量。

5. 非病态窦房结综合征患者出现心动过缓(50bpm以下)者，多见于黄疸患者，系迷走张力亢进所致，需常规使用阿托品，剂量可增大至0.8~1.0mg。

6. 先天性发绀型心脏患者宜用适量吗啡，可使右至左分流减轻，缺氧得到一定改善。

7. 对复杂心内手术后预计需保留气管内插管继续施行机械通气治疗的患者，术前宜用吗啡类药。

（三）中枢神经系统疾病

1. 颅内压增高、颅脑外伤或颅后窝手术病例，若有轻微呼吸抑制和 $PaCO_2$ 升高，即足以进一步扩张脑血管、增加脑血流量和增高颅内压，甚至诱发脑疝而猝死，因此，麻醉前应禁用阿片类药。

2. 颅内压增高患者对镇静药的耐受性极小，常规用药常致术后苏醒延迟，给处理造成困难。一般讲，除术前伴躁动、谵妄、精神兴奋或癫痫等病情外，应避用中枢抑制药物。

（四）内分泌系统疾病

1. 甲亢患者术前若未能有效控制基础代谢率和心率增快，需使用较大量镇静药，但需避用阿托品，改用东莨菪碱或长托宁。

2. 对甲状腺功能低下、黏液水肿和基础代谢率降低的患者，有时小剂量镇静药或镇痛药即可引起显著的呼吸循环抑制，故应减量或避用。

3. 某些内分泌疾病常伴病态肥胖，后者易导致肺通气功能低下和舌后坠，因此，应慎用对呼吸有抑制作用的阿片类药，以及容易导致术后苏醒期延长的巴比妥类药和吩噻嗪类药。

5

（五）饱胃

术前未经严格禁食准备的患者，或临产妇、贲门失弛缓症患者，容易发生呕吐、反流、误吸。最新研究表明，可促进胃排空及增加胃内容物 pH 值的术前用药未显示可影响误吸的发生率和预后，但仍常规用于有误吸风险的患者。对这类患者的麻醉前用药需个别考虑：

1. 宜常规加用抗酸药，如三硅酸镁（magnesium trisilicate）0.3~0.9g 口服，或西咪替丁（cimetidine）100mg 口服。

2. 可给甲氧氯普胺（metoclopramide）20~40mg 肌内注射，促进胃蠕动，加速胃内容物排空。

3. 地西泮有降低胃液酸度的作用，可选用。

（六）眼部疾病

1. 眼斜视纠正术中可能出现反射性心动过缓，甚至心搏骤停（眼心反射），故术前需常规使用阿托品，可增量至 1.5~3mg。

2. 窄角性青光眼在未用缩瞳药滴眼之前，绝对禁用阿托品，因后者有收缩睫状肌作用，可致眼内压进一步升高。

（七）临产妇

原则上应避用镇静催眠药和麻醉性镇痛药，因可能引起新生儿呼吸抑制和活力降低。

（八）门诊手术

患者同样存在恐惧、焦虑心理，但一般以安慰解释工作为主，不宜用麻醉前用药。遇创伤剧痛患者，可用小剂量芬太尼止痛。

（九）麻醉药的强度

1. 弱效麻醉药宜配用较强作用麻醉前用药，以求协同增强，如局部麻醉行较大手术前，宜选用麻醉性镇痛药；N_2O 或普鲁卡因静脉复合麻醉前，选用神经安定类药和麻醉性镇痛药。

2. 局部麻醉用于时间冗长的手术时，宜选用氟哌利多、芬太尼合剂作辅助。

（十）麻醉药的不良副作用

1. 乙醚、氯胺酮、羟丁酸钠易致呼吸道腺体分泌剧增，应常规用抗胆碱能药拮抗，目前几乎淘汰。

2. 局部浸润麻醉拟使用较大量局部麻醉药前，宜常规选用巴比妥类或苯二氮䓬类药预防局部麻醉药中毒反应。

3. 肌松药泮库溴铵易引起心动过速，宜选用东莨菪碱；氯琥珀胆碱易引起心动过缓，宜选用阿托品。

（十一）麻醉药与术前药的相互作用

麻醉药与术前药之间可能相互协同增强，使麻醉药用量显著减少，但也可能存在不良副作用加重，故应慎重考虑，避免复合使用。例如：

1. 吗啡或地西泮可致氟烷、恩氟烷、异氟烷和 N_2O 的 MAC 降低。

2. 吗啡的呼吸抑制可致乙醚诱导期显著延长。

3. 阿片类药促使某些静脉诱导药（如依托咪酯等）出现锥体外系兴奋征象。

4. 麻醉性镇痛药易促使小剂量硫喷妥钠、地西泮、氯胺酮或羟丁酸钠等出现呼吸抑制。

（十二）麻醉药的作用时效

镇痛时效短的麻醉药（如静脉普鲁卡因、N_2O）不宜选用睡眠时效长的巴比妥类药。否则不仅苏醒期延长，更因切口疼痛的刺激而诱发患者躁动。

（十三）自主神经系统活动

某些麻醉方法的操作刺激可诱发自主神经系统异常活动，宜选用相应的术前药作保护。

1. 喉镜、气管插管或气管内吸引可引起心脏迷走反射活跃，宜选用足量抗胆碱能药作预防。

2. 椎管内麻醉抑制交感神经，迷走神经呈相对亢进，宜常规选用足量抗胆碱药以求平衡。

第六节　基础麻醉

对术前患者精神极度紧张而不能自控或小儿患者，为消除其精神创伤，麻醉前在病室内使用导致患者神志消失的药物，这种方法称为基础麻醉。基础麻醉下患者的痛觉仍存在，故需加用其他麻醉药完成手术，使麻醉效果更趋完善，麻药用量显著减少。近年来，许多能使患者意识模糊或产生遗忘作用的镇静催眠药物相继问世，其作用近似基础麻醉，故对基础麻醉的需求已日渐减少。目前，基础麻醉主要用于合作困难的小儿患者，且多选用氯胺酮行基础麻醉。

（一）氯胺酮肌内注射基础麻醉

见氯胺酮麻醉章节。

（二）监护下麻醉管理（monitored anesthesia care，MAC）

1. 适应证　多用于精神紧张而施行局部麻醉的患者，也常作为复合麻醉中重要的辅助用药及创伤或烧伤换药时的镇痛。

2. 实施方法　目前临床上常有将氟哌利多5.0mg，芬太尼0.1mg，两者按50∶1比例混合分次给患者静脉注射，但复合麻醉中应用仍根据需要以分开静脉注射较为合理，氟哌利多作用时间长，而芬太尼作用时间较短，使用时需防止呼吸抑制。

3. 丙泊酚静脉麻醉用于短小的体表手术、介入治疗时，由于其具有的苏醒快、恶心呕吐发生率低等特点，优势尤其明显。加之其定向力恢复完全而迅速，目前已成为门诊各项无痛诊疗技术的首选麻醉药物。详见第二十九章静脉麻醉药。

（王月兰　郭凤英）

参考文献

[1] SMITH I, KRANKE P, MURAT I, et al. Perioperative fasting in adults and children: Guidelines from the European Society of Anesthesiology [J]. Eur J Anaesthesiol, 2011, 28 (8): 556-569.

[2] BOZZETTI F, MARIANI L. Perioperative nutritional supoort of patients undergoing pancreatic surgery in the age of ERAS [J]. Nutrition, 2014, 30 (11/12): 1267-1271.

[3] FELDHEISER A, AZIZ O. BALDINI G, et al. Enhanced Recovery After Surger (ERAS) for gastrointestinal surgery, part2: consensus statement for anaerthesia practice [J]. Acta Anaesthesiol Scand, 2016, 60 (3): 289-334.

[4] 中国加速康复外科专家组 . 中国加速康复外科围术期管理专家共识 (2016)[J]. 中华外科杂志 , 2016, 54 (6): 413-416.

[5] 中国心胸血管麻醉学会，北京高血压防治协会 . 围术期高血压管理专家共识 [J]. 临床麻醉学杂志 , 2016, 32 (3): 295-297.

[6] 宋丽 , 袁维秀 , 米卫东 . 黏多糖病与全身麻醉 [J]. 北京医学 , 2015, 37 (8): 780-781.

[7] PARVIZI J, MILLER A G, GANDHI K. Multimodal pain management after total joint arthroplasty [J]. The Journal of bone and joint surgery (American), 2011, 93 (11): 1075.

[8] 中华医学会麻醉学分会 . 2017 版中国麻醉学指南与专家共识 [M]. 北京 : 人民卫生出版社 , 2017.

[9] 杭燕南 , 王祥瑞 , 薛张纲 , 等 . 当代麻醉学 [M]. 上海 : 上海科学技术出版社 , 2013.

第四十九章

麻醉机和麻醉工作站

目　录

麻醉机是实施全身麻醉、供氧及进行辅助或控制呼吸的医疗设备。要求其供氧及吸入麻醉药浓度精准、恒定和易于控制。现代麻醉机除了具有气路部分的基本构件外，还配备了电子、电脑控制和监测等仪器设备。其正朝着智能化、集成化系统发展，各部件组合协调、灵活、可靠，结构紧凑、合理，使用界面清晰友好，操作方便快捷。电控气体输送系统、内置式电控麻醉呼吸机、集成化呼吸回路、一体化的气体监护系统以及高、低、微流量的麻醉方式是现代麻醉机的最佳结合。新一代的麻醉工作站将扩展融入整个医疗系统，可与医院设备进行系统联网、沟通、定义和调整麻醉过程及记录，评估麻醉效果，提高医疗质量，为临床医师创造一个良好的工作条件。

技术的不断进步，对机器操作者——麻醉科医师提出了更高的要求，需具备丰富的知识才能满足安全操作需求。与麻醉机使用相关的医疗事故尽管罕见，但是一旦发生，后果严重，常导致患者死亡或永久性脑损害。麻醉科医师为能安全使用现代化多功能麻醉工作站，必须掌握设备的工作原理，学习新产品的新技术。高水平的麻醉科医师和多功能现代麻醉机相结合，是当今麻醉的发展趋势，必将大大减少机械故障所致的意外事故发生。

第一节　麻醉机的结构和工作原理

麻醉机最基本的工作方式是接受气源供给的医用气体、控制气体流量和压力至安全水平，必要时可与挥发性麻醉剂蒸汽形成混合气体，输送到与患者气道相连的呼吸回路。麻醉机包括供气装置、流量计、蒸发器、呼吸回路、麻醉呼吸机、监测和报警装置、麻醉残气清除系统以及各种附件与接头等(图 49-1)。

一、供气装置

麻醉机内部按照回路压力的高低，可分为高压、中压和低压回路三部分(图 49-2)。高压回路自钢瓶起，止于钢瓶初级压力调节阀。中压回路起于调节后的钢瓶气源和管道气源，止于麻醉机流量调节阀。低压回路包括流量调节阀至新鲜气体出口间的回路部分。

(一) 气源

现代麻醉机一般有氧气、氧化亚氮以及空气的管道进气接口，通过硬质皮管与中心供气系统或压缩气筒连接。此外，还配备相应的接口，直接与小压缩气筒连接，以供紧急时备用。

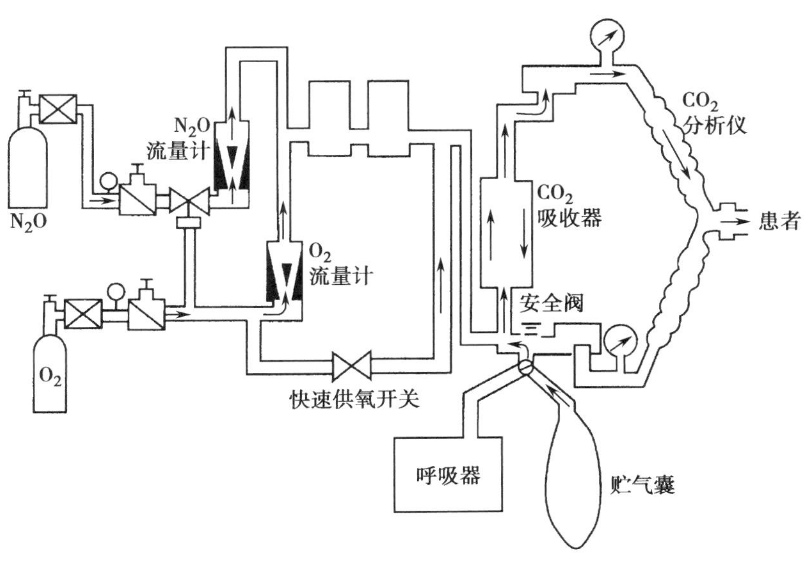

图 49-1　现代麻醉机的结构

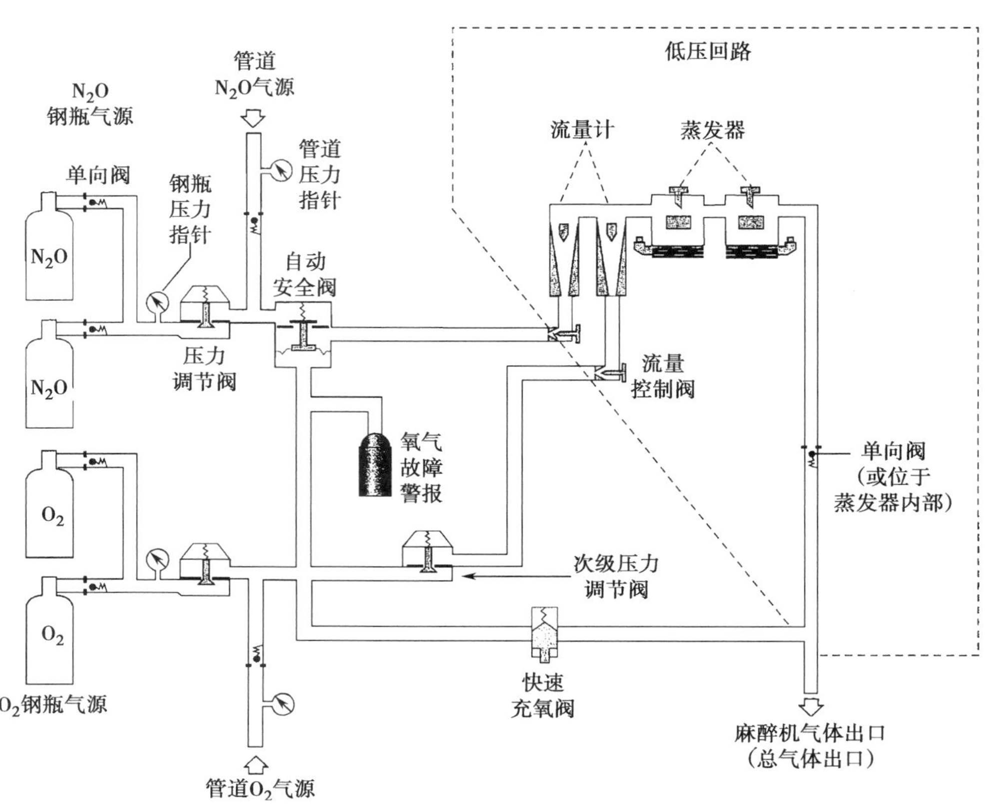

图 49-2　普通双气源麻醉机简化结构图

1. 中心供气系统　正常情况下，中心管道气源是麻醉机的主要供气源。大多数医院都具有中心管道供气系统，能为手术室提供氧气、氧化亚氮和空气等医用气体。中心管道供气系统必须保证为麻醉机提供压力适当且正确的气体，以确保正常工作。中心供气系统由气源、储气装置、压力调节器、输送管道、墙式压力表和流量计组成。

气体经过管道入口接头进入麻醉机，为防止麻醉机的管道气源接口接错，根据不同国家或地区的相关法规标准，不同种类的气体应该采用不同形式的连接接头，以避免气源连接错误。一般采用口径安全系统（diameter index safety system，DISS）的螺纹接头或不可互换的螺纹接头（dimensions of non-interchangeable screw-threaded，NIST）。接头下游设有单向阀，防止气体自麻醉机向管道或空气中反流。

2. 钢瓶气源　无管道气源或管道气源故障时，麻醉机采用储气钢瓶作为备用气源。储气钢瓶是储存压缩氧气、二氧化碳、压缩空气和氧化亚氮等气体的密闭容器，均由能抗物理因素和化学因素影响、耐高温的全钢制成，筒壁至少厚 0.94cm，包括筒体、阀门和保护帽。

钢瓶气源通过悬挂阀座连接到麻醉机上，悬挂阀座装置能定位和固定钢瓶，确保连接紧密性，使瓶内气体向麻醉机内单向流动。每个悬挂阀座都具备轴针安全系统（pin index safety system，PISS），是防止钢瓶误接的保险装置。每个阀座都并排列有两个针突，能插入对应钢瓶轴突内。每种气体都有专门的轴针排列方式。

（二）压力表和压力调节器

压力表连接在气筒阀和减压阀之间，用以指示压缩气筒内的气体压力，实际上压力表常与压力调节器制成一体出厂。有些压力调节器上装有两个压力表，一个是高压表，用于指示压缩气筒内气体的压强；另一个是低压表，用于测量减压后气体的压强。

压力调节器又称减压阀。压力调节器把高压气源（中心供气或压缩气筒）内高而变化的压力降为低而稳定的压力，供麻醉机安全使用。常用的为间接型压力调节器（图 49-3），使高压气筒经减压调节降至 0.3~0.4MPa。利用调节螺杆可以调节输出气的压力。

（三）流量计

流量计能准确地控制和量化到达新鲜气体出口的气流量，包括传统的玻璃管流量计和新型的电子流量计。

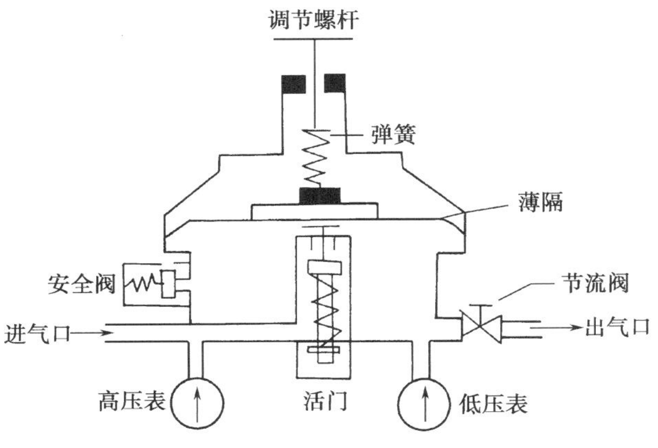

图 49-3　压力调节器结构原理

1. 玻璃管流量计　目前最常用的为悬浮转子式流量计，基本结构包括流量控制阀、带刻度的流量管和轻金属制的浮标（图 49-4）。

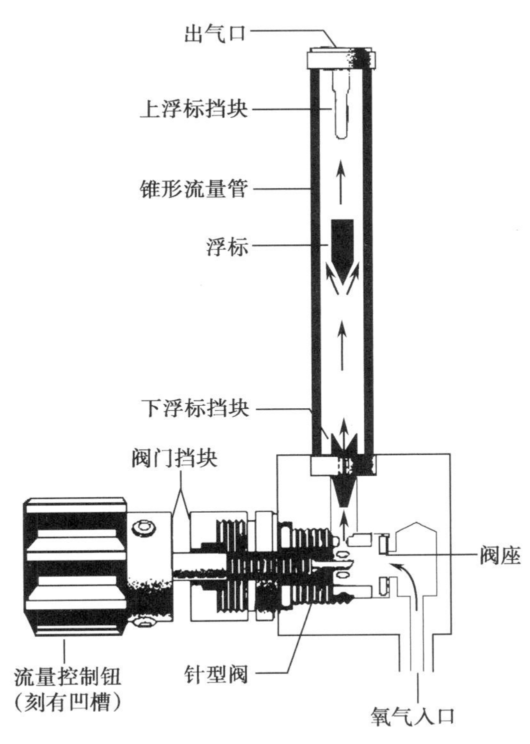

图 49-4　悬浮转子式流量计

打开流量控制阀后，气体可自由通过浮标和流量管间的环形间隙（图 49-5）。设定流速下，浮标在设定值位置平衡自由旋转，此时气流对浮标向上的作用力等于浮标自身重力。气流变化时，浮标移动到一个新的平衡位置。

使用流量计时须注意防止灰尘、油脂或水分进入流量计或堵塞进气口，否则可妨碍浮标活动而影响读数的准确性；旋转微调部件时不能用力过

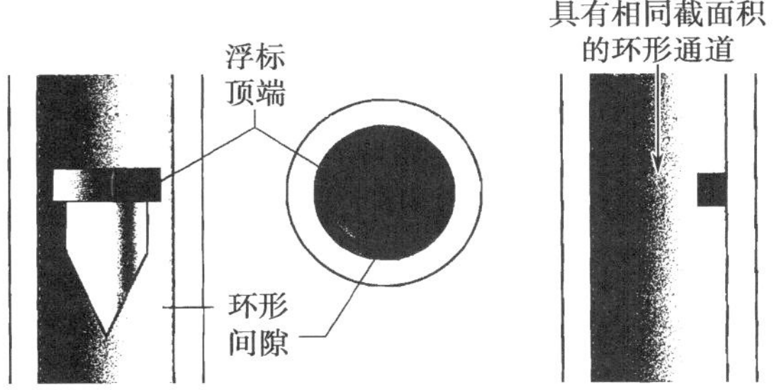

图 49-5　浮标顶端和流量管之间的环形间隙

猛，如针型阀旋拧过紧会使阀针变形，以致关闭不全而漏气，读数将不准确。

2. 电子流量计　新型麻醉机已采用电子流量传感器代替传统的玻璃流量管测定各种气体流速。电子流量计分为电子显示流量计和电子控制流量计。电子显示流量计是将流量数据以数字 / 图形形式显示在面板上，但调节方式与玻璃管流量计类似，通过转动流量调节钮分别设置氧、氧化亚氮以及空气的流量。而电子控制流量计，除了以数字 / 图形形式显示流量外，还可以在用户界面上直接设置总流量和氧浓度，由麻醉机自行控制内部电子比例阀的开启程度，使实际新鲜气体流量和氧浓度达到设置的目标值，使用方便且控制精准。电子流量计的应用是麻醉机发展与进步的重要标志之一。

典型的电子流量计（图 49-6）在氧支路与平衡气（氧化亚氮或空气）支路的末端均有流量传感器，测量流经该支路的气体流量；电子控制系统根据用户设置的流量目标值调节各支路比例阀的开启程度，从而实现对氧气与平衡气体流量的精确控制。对于采用电子流量计的麻醉机，应当有备用机械流量控制系统，避免因故障或电源缺失时无法提供新鲜气体。

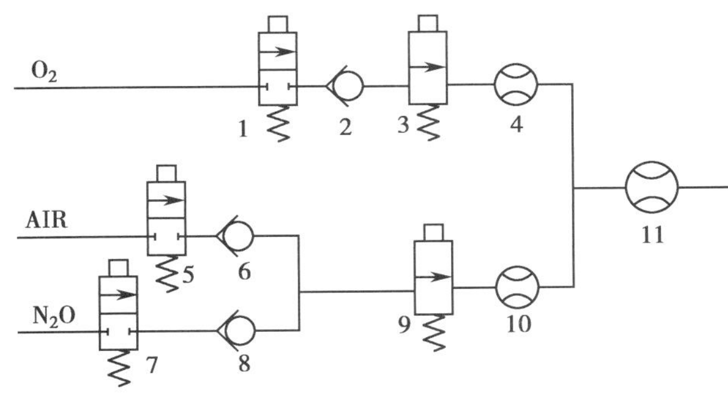

图 49-6　电子流量计控制系统示意图

1、5、7—开关阀；2、6、8—单向阀；3、9—比例阀；4—氧支路流量传感器；10—平衡气支路流量传感器；11—总支路流量传感器。

（四）配比系统

为防止麻醉机输出低氧性气体，除气源接口采用轴针安全系统和口径安全系统或不可互换螺纹接头外，麻醉机还采用流量计联动装置和氧比例监控装置，以控制气体的输出比例，使新鲜气体出口输出的最低氧浓度保持在23%~25%。对于电子控制流量计，由软件机制保证新鲜气体最低氧浓度，不需要额外的机械装置。

1. 流量计联动装置 GE Datex-Ohmeda麻醉机在流量计内附有N_2O-O_2联动安全装置，该装置通过齿轮联动的力学原理起作用（图49-7）。在N_2O流量钮上装有一个14齿的齿轮，在O_2流量钮上装有一个28齿的齿轮，两个齿轮之间用链条相连，因此两个流量钮按2∶1比例联动，O_2流量钮转动一圈，N_2O流量钮则转动两圈。另外，由于N_2O和O_2流量控制阀供气压分别为26psig和14psig，这样输出的N_2O-O_2比例约为3∶1，而且保证了O_2的输出浓度不低于25%。当单独旋开O_2流量计针形阀时，N_2O流量计保持不动；当旋开N_2O流量计针形阀时，O_2流量计随之联动，以确保所需氧浓度；当O_2和N_2O流量计均已开放，逐渐关小O_2流量计时，N_2O流量也随之联动下降，保证吸入氧浓度，防止新鲜气流出口处的氧浓度过低。

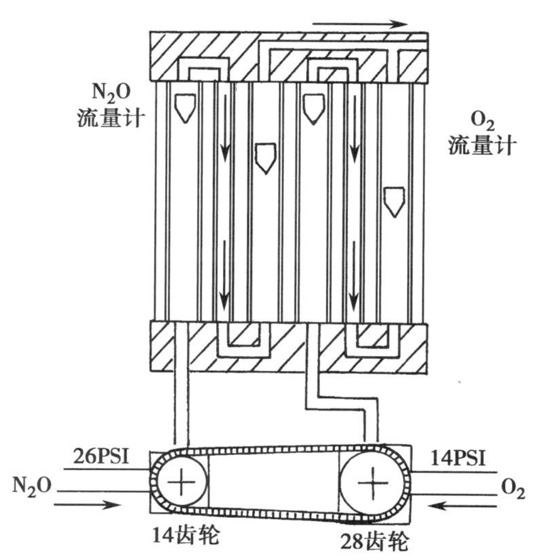

图49-7 N_2O-O_2联动式安全装置

2. 氧/氧化亚氮比例监控装置 在Mindray A5、A3等型号的麻醉机中，装有一种氧/氧化亚氮比例监控装置。该装置由O_2室、N_2O室和N_2O从动控制阀及可活动横杆组成（图49-8）。其作用原理是利用流体力学、机械及电学联合组成。气体经流量控制阀后遇一定阻力器而产生回压，分别作用于氧气室和氧化亚氮室的隔膜之上。两隔膜之间有横杆联动，气体回压的压差决定横杆移动方向，从而调节或关闭氧化亚氮从动控制阀。当O_2室内气压增高时，推动横杆向左移，使得N_2O从动控制阀打开，N_2O进入N_2O流量计。当N_2O流量过高时，横杆右移，N_2O从动控制阀相应关小，限制N_2O流量，而O_2仍然可以进入O_2室。如果O_2压力不足时，横杆完全右移，N_2O从动控制阀则完全关闭，从而防止低氧输出发生。

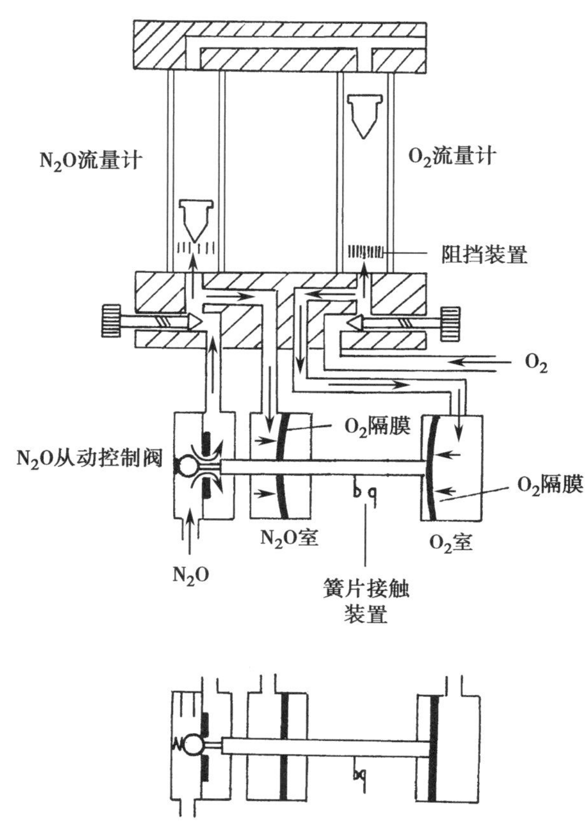

图49-8 O_2-N_2O比例监控装置

3. 局限性 即使有了配比系统，若发生下列情况，麻醉机仍将输出低氧性气体，应引起注意：①气源错误：流量计联动装置和氧/氧化亚氮比例监控装置只能感受和调节其内的气体压力和流量，不能识别气源的类型。氧浓度监测是防止这种错误的最好方法。②气体比例装置故障：联动装置和比例监控装置的各部件可能损坏，出现故障，从而输出低氧气体。③其他气体的加入：目前麻醉机的气体比例装置只限于控制氧化亚氮和氧的比例，并未考虑其他气体加入的影响。因此，若加入氦、氮或二氧化碳等气体于麻醉气体中，则有可能产生低氧性的气体输出。此时应强调进行氧浓度监测。④流量计泄露：流量计相对位置的安排对于可能发生的漏气所致的低氧有重要意义。玻璃流量管出口处常因垫圈问题发生漏气。此外，玻璃流量管是麻醉机气路部件中最易破损的部件。若存在轻微裂痕而不易被察觉，则可能使输出气流量发生错误。如图 49-9A、B 所示，若空气流量管泄漏，则部分氧气将从空气管中漏出，而 N_2O 流量管因处于下游位置泄漏较少，从而将导致共同输出口的 N_2O 浓度过高，使患者缺氧。为此，流量管的相对位置应按图 49-9C、D 所示进行安排，即将氧流量计设为最下游，以保证安全。但是，即使如此安排，若是氧流量计本身泄漏，低氧的危险仍无法避免(图 49-9E、F)。

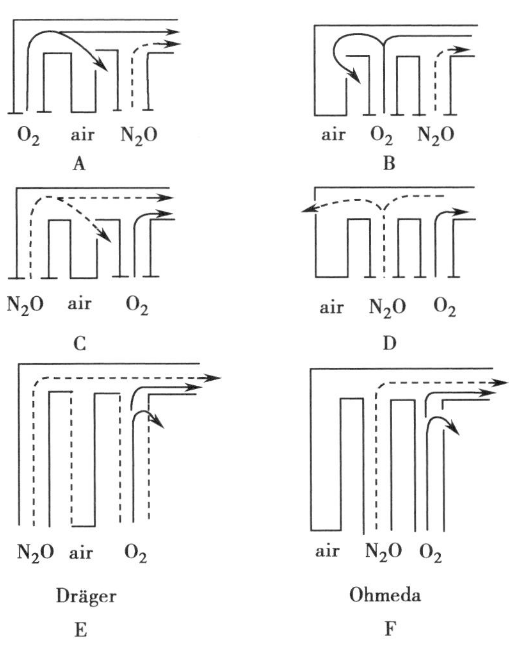

图 49-9 流量计的位置安排

二、蒸发器

蒸发器是麻醉机为患者提供吸入麻醉药蒸气的重要装置，从早期的乙醚吸入器和铜罐发展为目前使用的带有温度、压力和流量补偿作用、计算机控制的流量感应式蒸发器，以排除温度、流量、压力等因素的影响，从而精确地调控麻醉药蒸气的浓度。

(一) 可变旁路式机械蒸发器

GE Datex-Ohmeda Tec4、Tec5 和 Tec7，北美 Dräger Vapor2000、3000 以及 Mindray V60 等蒸发器均属于可变旁路、拂流、温度补偿、专用回路外蒸发器。“可变旁路”是指调节蒸发器输出药物浓度的方法，当新鲜气流从流量计进入蒸发器入口后，浓度控制转盘设定位置决定通过旁路室和蒸发室的气流比例。“拂流(flow-over)”指麻醉药的蒸发方式，以与老式铜罐系统蒸发器所采用的鼓泡式系统相区别。“温度补偿”是指在很宽的温度范围内，能输出浓度稳定的药物蒸气。“专用”是指每种麻醉药都有专门设计的蒸发器。“回路外”是指蒸发器安置在呼吸回路外。

1. 基本原理　可变旁路式蒸发器的基本结构如图 49-10 所示，包括浓度控制转盘、旁路室、蒸发室、加药口和加药帽。通过加药口可以向蒸发室内加入液体麻醉药。浓度控制盘是一个可调限流器，设置在旁路室或蒸发室出口，用于调节通过旁路室和蒸发室的气流比例。

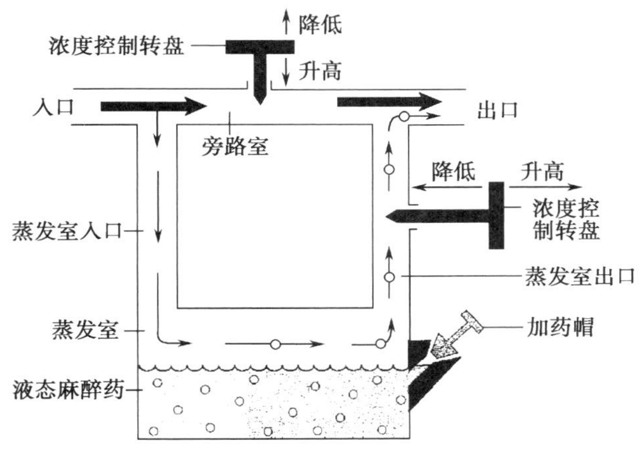

图 49-10 可变旁路式蒸发器示意图

来自流量计的气流进入蒸发器入口后，一部分(小于 20%)气流进入蒸发室带出饱和麻醉蒸气，另一部分(大于 80%)气流从旁路直接通过蒸发器，两者于出口处汇合，其间比例根据两者的不同阻力而定。转动浓度转盘后可引起其间阻力的改变，从而使两者汇合的比例发生变化。为了保持比较恒定的麻醉药浓度，麻醉蒸发器都应具有完善的温度补偿、压力补偿和流量控制等装置。

2. 影响蒸发器输出浓度的因素　理想的蒸发器应能在诸如流量、温度、逆压和载气等因素变动时保持输出麻醉药的浓度恒定不变。现代蒸发器已接近理想的要求，但尚有下列几种常见的影响因素。

(1) 大气压：大气压高则蒸发器输出浓度降低。反之，大气压低输出浓度升高。如在 1 个大气压下时输出 3% 蒸气，而在 3 个大气压的高压舱内只输出 1% 蒸气。

(2) 气流速度：蒸发器输出浓度控制转盘设定在预定位置后，通过蒸发器的气流速度会影响蒸发器的输出。气体流速过慢或过快时，蒸发器的输出浓度可能会发生一定程度的降低。可变旁路型蒸发器在流量低于 250ml/min 时，因挥发性麻醉药蒸气的比重较大，进入蒸发室的气流压力较低，不足以向上推动麻醉药蒸气，使输出浓度低于调节盘的刻度值。相反，当流量高于 15L/min 时，蒸发室内麻醉药的饱和及混合不能完全，而使输出浓度低于调节盘的刻度值。此外，在较高流量时，旁路室与蒸发室的阻力特性可能发生改变，导致输出浓度下降。

(3) 温度：温度的变化可直接影响蒸发作用。除室温外，麻醉药在蒸发过程中吸收热能使液温下降是影响蒸发器输出浓度的主要原因。现代蒸发器除了采用大块青铜等导热性强的材料进行热传导式温度补偿外，一般采取自动调节载气与稀释气流的配比关系的温度补偿方式。可采用双金属片(图 49-11)或膨胀性材料(图 49-12)，当蒸发室温度下降时，旁路的阻力增加，而蒸发室的阻力减少，使流经蒸发室的气流增加，从而保持输出浓度的恒定。一般温度在 20~35℃之间可保持输出浓度恒定。

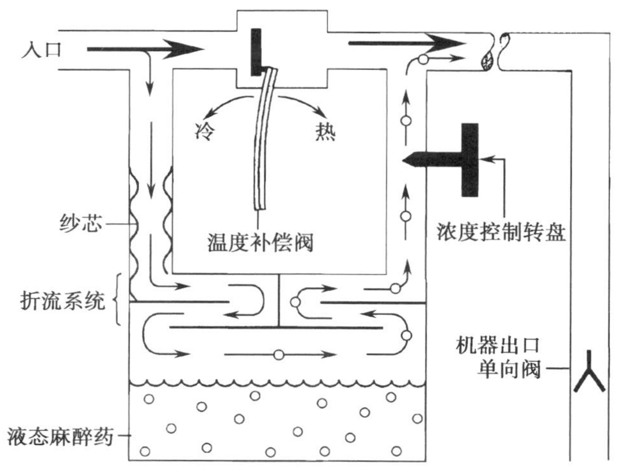

图 49-11　Ohmeda Tec 型蒸发器

(4) 间歇逆压和泵吸作用：间歇正压通气和快速充氧可使蒸发室受到间歇逆压作用，表现为蒸

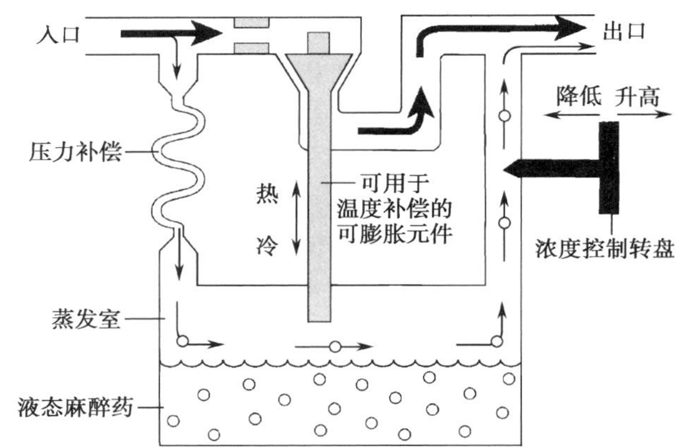

图 49-12　北美 Dräger Vapor 蒸发器

发器的输出浓度高于刻度数值，称为“泵吸效应”。泵吸效应在低流量、低浓度设定及蒸发室内液体麻醉药较少时更加明显。此外，呼吸机频率越快、吸气峰压越高或呼气期压力下降越快时，泵吸作用越明显。

GE Datex-Ohmeda Tec 4、Tec5 和 Tec7 以及北美 Dräger Vapor2000、3000 以及 Mindray V60 等新型可变旁路蒸发器受泵吸效应的影响较小。设计时主要采取了下列方法：① GE Datex-Ohmeda Tec 蒸发器在蒸发室内设计了容量较大的折流系统，气体出口处增设了单向阀，可有效减轻泵吸效应(图 49-11)；②北美 Dräger Vapor2000 以及 Mindray V60 蒸发器的蒸发室入口设计成一条细而长的螺旋形管道，使增加的气体所造成的压力影响在螺旋管中得以缓冲(图 49-12、图 49-13)。

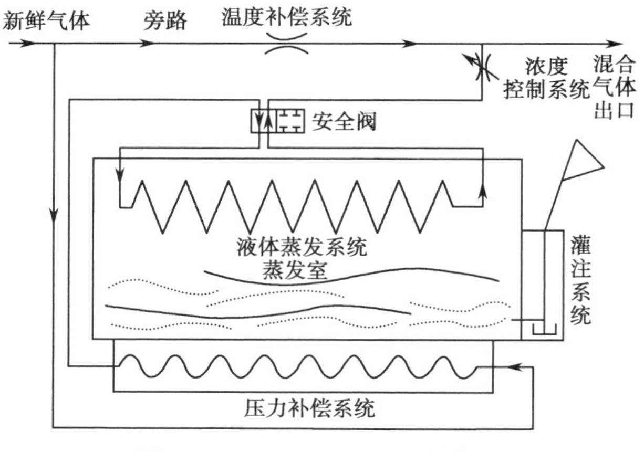

图 49-13　Mindray V60 蒸发器

(5) 载气成分：流经蒸发器的载气成分可影响蒸发器的输出浓度，N_2O 浓度增高时蒸发器输出浓度即下降，以后缓慢上升，直至达到新的稳态平衡。N_2O 在液态挥发性麻醉药中的溶解度大于 O_2，因

此使离开蒸发室的气体量有所减少，输出浓度下降。以后N_2O的溶解趋于饱和，输出浓度得以回升。反之，停用N_2O改为纯O_2时，蒸发器输出浓度会一过性升高。

（二）Tec6 地氟烷蒸发器

地氟烷理化性质独特，其饱和蒸气压高出目前临床上其他常用挥发性麻醉药3~4倍，沸点22.8℃，接近室温，需特殊设计的蒸发器来控制其蒸发。GE Datex-Ohmeda Tec6是20世纪90年代初期投入临床使用的第一代地氟烷蒸发器，该蒸发器特殊设计了电加热、加压系统，用以控制地氟烷蒸发。2004年Dräger D-Vapor地氟烷蒸发器也获得FDA批准。

1. 基本原理　Tec6蒸发器的外形和操作方法与普通蒸发器相似，但内部设计和工作原理截然不同。Tec6 Plus是Tec6的后继版本，其基本设计与Tec6相同，新增加了声音报警系统。

根据其工作原理，Tec6蒸发器可更准确地描述为二元气体混合器。蒸发器由两个并联的独立气体回路即新鲜气体回路和药物蒸气回路组成（图49-14）。

药物蒸气回路起于地氟烷蓄药池，蓄药池经电加热后，温度被恒定地控制在39℃，远高于地氟烷沸点。加热的蓄药池起到地氟烷蒸气储气池的作用。39℃时蓄药池内蒸气压接近1 300mmHg或约2个标准大气压，蓄药池开关阀位于蓄药池下游。蒸发器加热后，浓度控制阀处于开放位置时，蓄药池开关阀完全开放。

经流量计进入蒸发器的新鲜气流又称稀释气流，经过固定阻力阀（R1）在出口与气态地氟烷会合。新鲜气在流经R1时产生回压，称为工作压力。工作压力取决于稀释气流量，1L/min时约1kPa，10L/min时约10kPa。压差传感器将新鲜气回路和蒸气回路之间的压力差传递给电子控制系统，电子控制系统对压力调节阀进行自动调节，使蒸气回路内压力等于新鲜气回路内压力，从而控制气态地氟烷的流出量大小。此后，气态地氟烷再经浓度控制阀（R2）调节后在出口与稀释气会合输出。

Tec6蒸发器是新一代的电热温控、恒温、加压、机电偶联、双回路气体-蒸气混合器。通过电子调控系统，使蒸气回路内压力等于新鲜气回路压力，再经刻度转盘调节浓度后输出。新鲜气流量增加时，工作压力相应增加。在稳定新鲜气流量下，可应用传统式浓度控制转盘来调节蒸气流量。在特定转盘刻度下，即使新鲜气流量发生改变，由于通过两个回路的流量比例不变，蒸气输出浓度仍保持稳定。

2. 影响蒸发器输出浓度的因素　海拔高度和载气成分可对Tec6蒸发器输出带来影响。

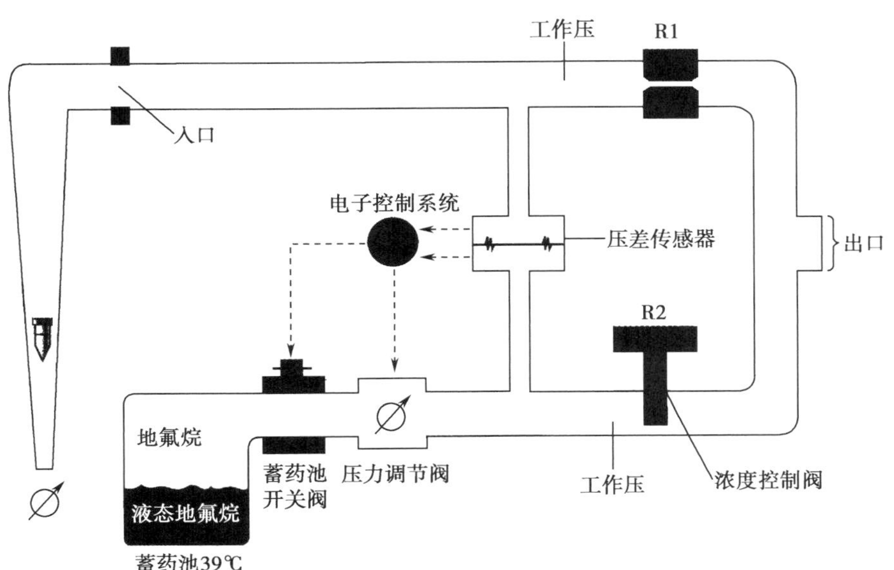

图 49-14　Tec6 地氟烷蒸发器示意图

(1)海拔高度:与普通可变旁路式蒸发器不同,Tec6蒸发器是更为精确的二元气体混合器,输出浓度即麻醉药容积百分比不受环境气压影响,但在高海拔的低气压环境下其分压绝对值降低。为补偿高海拔下麻醉药分压下降,Tec6浓度控制转盘的转幅应相应增大,以达到所需的麻醉药分压。反之,在高气压环境下,浓度控制转盘设定值要相应下调,以防药物过量。

(2)载气成分:Tec6蒸发器以纯氧进行校准。载气为纯氧时,蒸发器输出浓度接近浓度控制转盘设定值。在低速气流下,如载气不是纯氧,蒸发器输出浓度会明显下降,下降程度与载气黏度下降程度成正比。氧化亚氮黏度比纯氧低,如采用氧化亚氮作为载气,R1产生的反压力下降,工作压下降。上述条件下,蒸发器实际输出浓度比控制转盘设定值低约20%。

(三) 电子蒸发器

GE Datex-Ohmeda 的 Aladin 盒式蒸发器和北美 Dräger 的 DIVA 直喷式蒸发器,都属于电子控制型蒸发器,可直接在麻醉机用户界面上设置蒸发器输出浓度,不需要手动旋转蒸发器手轮。

GE Datex-Ohmeda 的 Aladin 盒式蒸发器属于可变旁路、电子控制型,可输送恩氟烷、异氟烷、七氟烷和地氟烷等多种挥发性麻醉药。蒸发器的组成部件包括固定在麻醉机上的控制部分(包括浓度设置界面)和盛装液体麻醉药的可插拔、可更换式 Aladin 药盒。Aladin 蒸发室有不同的颜色及电磁条码,使麻醉功能自动识别常用的五种吸入麻醉剂。

GE Datex-Ohmeda 的 Aladin 盒式蒸发器在外形上与普通可变旁路式蒸发器区别较大,内部结构却极为相似(图49-15)。Aladin 系统由旁路室和蒸发室组成,功能类似普通蒸发器。在旁路部分有一个限制器将新鲜气流分为两部分,在蒸发室入口处有一个止回阀,可以防止蒸发室中的麻醉气体回流。在旁路部分和蒸发室出口部分各有一个流量传感器。在蒸发室内还有一个压力传感器和一个温度传感器。所有传感器监测到的信息均汇总到中央处理器(CPU),根据这些信息,中央处理器控制位于蒸发室出口处的流量控制阀,调节蒸发室气体的流量,达到所设定的浓度。流量控制阀精密的电子控制是维持蒸发器发挥正常功能的重要前提。

Dräger 的 Zeus 麻醉机采用直喷式 DIVA 蒸发器(图49-16),储药池中液态麻醉剂在驱动气的作用下,从喷雾器喷出并雾化,雾化后的麻醉剂液滴在混合腔内高温下汽化,形成麻药饱和蒸汽,并与新鲜其他混合形成一定浓度的麻药气体。与机械蒸发器的手动控制不同,电子蒸发器的输出完全是电子控制,在麻醉机用户界面上设定了蒸发器输出浓度后,中央控制系统会计算单位时间内所需要喷射的麻醉药量,自动控制喷雾器的开启时间和频率,实现输出浓度精确控制。

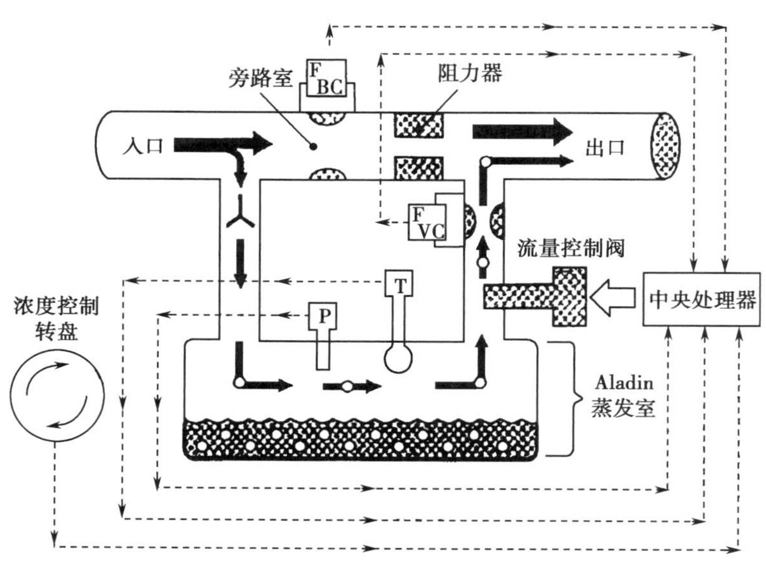

图49-15 Aladin 盒式蒸发器

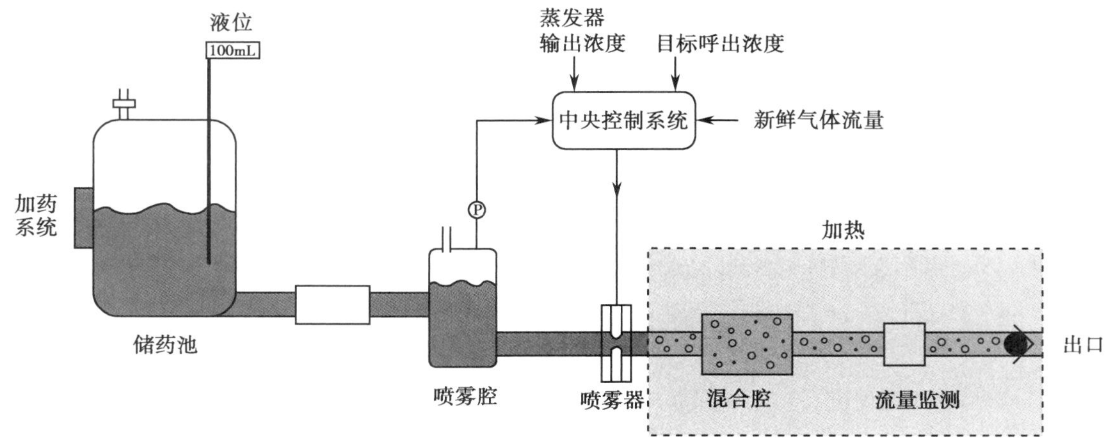

图 49-16 DIVA 直喷式电子蒸发器

三、呼吸回路

从流量计和蒸发器流出的混合气体，经麻醉机共同气体出口进入呼吸回路。呼吸回路的功能是向患者输送氧和麻醉气体，清除患者排出的二氧化碳。呼吸回路的结构或用法的不同，可影响患者吸入的混合气体的浓度。二氧化碳的清除可通过足够的新鲜气流进行冲洗，也可以采用二氧化碳吸收剂（碱石灰）化学消除。

（一）呼吸回路的分类

呼吸回路主要根据呼吸气体与大气相通程度、呼气再吸入量、有无储气囊、有无二氧化碳吸收罐及导向活瓣等情况进行分类：①呼出气体完全不被重复吸入为开放式或无再吸入式；②无二氧化碳吸收装置，有部分呼出气体被重复吸入者为半开放式；③有二氧化碳吸收装置，大部分呼出气体被重复吸入者为半紧闭式；④有二氧化碳吸收装置，呼出气体全部（二氧化碳经碱石灰吸收后）被重复吸入者为紧闭式。

（二）各类呼吸回路

1. 开放系统　开放系统无储气囊和呼出气重复吸入，是结构简单价格低廉的装置，系统与患者呼吸道之间无机械连接，因此并不增加呼吸阻力。由于大量麻醉药弥散在手术室内，不能控制通气，麻醉深度不易稳定，现已淘汰不用。

2. 麦氏（Mapleson）系统　1954 年，Mapleson 描述了五种不同半紧闭麻醉系统，即经典 Mapleson 系统，分为 A~E 5 种系统。1975 年，Willis 等在最初 5 个系统中增加了 F 系统。Mapleson 系统常规组成部分包括面罩、弹簧减压阀、储气管、新鲜气流入管和储气囊（图 49-17）。

该系统均无二氧化碳吸收装置，二氧化碳的重复吸入程度取决于新鲜气流量、自主呼吸还是控制呼吸、回路结构及患者通气量等。

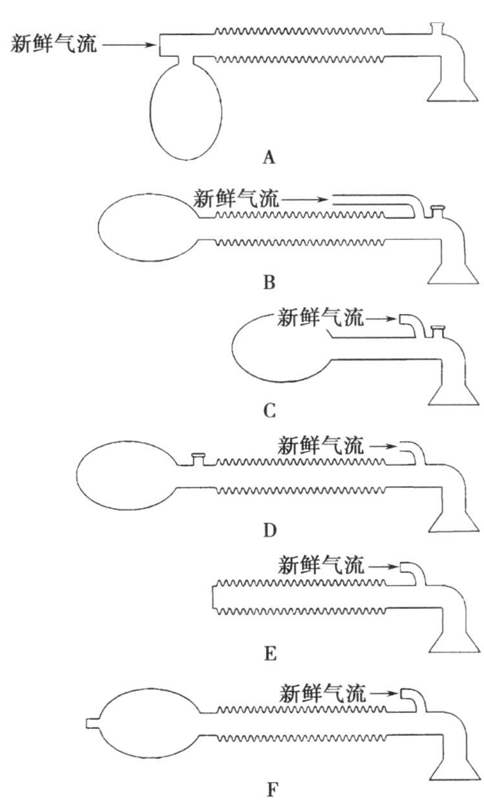

图 49-17 麦氏（Mapleson）系统

3. 贝因（Bain）系统　Bain 系统又称为 Bain 回路，为改良 Mapleson D 系统，由两个同轴管道组成，外部为螺纹管，内部有一细管，新鲜气流从内管流入（图 49-18）。Bain 回路可用于自主呼吸和控

制呼吸。

自主呼吸时，只要新鲜气流量大于 1.5~2 倍分钟通气量，即可避免 CO_2 重复吸入。控制呼吸时，成人只要 CO_2 生成量正常，用 70ml/(kg·min) 的新鲜气流量可维持 CO_2 分压在正常范围。小儿新鲜气流量要比成人相对增大：体重小于 10kg 者气流量 2L/min，10~35kg 者气流量 3.5L/min，40kg 以上者按 100ml/(kg·min) 计算。

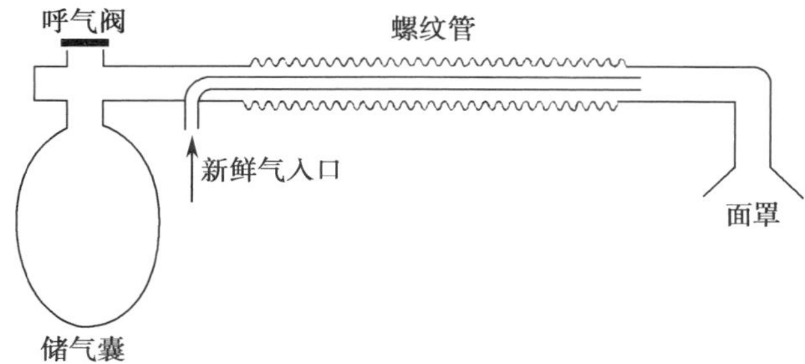

图 49-18　贝因(Bain)系统

4. 循环回路系统　循环回路系统是临床上最为常用的麻醉通气系统，因该系统组成部分呈环形排列而得名(图 49-19)。

根据新鲜气流量的高低，该系统可分为半开放、半紧闭和紧闭型。①半开放回路不存在二氧化碳吸收装置，有部分呼出气体被重新吸入；该系统 CO_2 的排出主要依赖较大流量的新鲜气流的冲洗作用；②半紧闭回路有 CO_2 吸收装置，呼出气体的大部分被重复吸入；CO_2 的清除主要依赖 CO_2 吸收剂的作用；大部分的现代麻醉机在新鲜气流量大于 250~300ml/min(即大于患者的实际分钟耗氧量)时，均属于该系统，也是目前最常用的回路系统；③紧闭回路工作时，新鲜气流量等于患者单位时间内的消耗量，CO_2 被吸收后，呼出气全部复吸入，呼吸机溢气阀(减压阀或 APL 阀)或排气阀处于关闭状态。

循环回路系统有 7 个重要组成部分：①新鲜气源；②吸入、呼出单向阀；③吸入、呼出螺纹管；④ Y 型接头；⑤溢气阀或减压阀(也称 APL 阀)；⑥储气囊；⑦二氧化碳吸收罐。新鲜气流通过麻醉机总气体出口进入回路系统，呼气单向阀和吸气单向阀能确保气体在螺纹管内单向流动。

为了防止回路内呼出 CO_2 的重复呼吸，各部件的排列顺序要遵循三条原则：①单向活瓣要安装在患者与储气囊之间，吸气管和呼气管上各放置一个；②新鲜气流不能在呼气活瓣与患者之间进入回路；③减压阀不能置于患者与吸气活瓣之间。

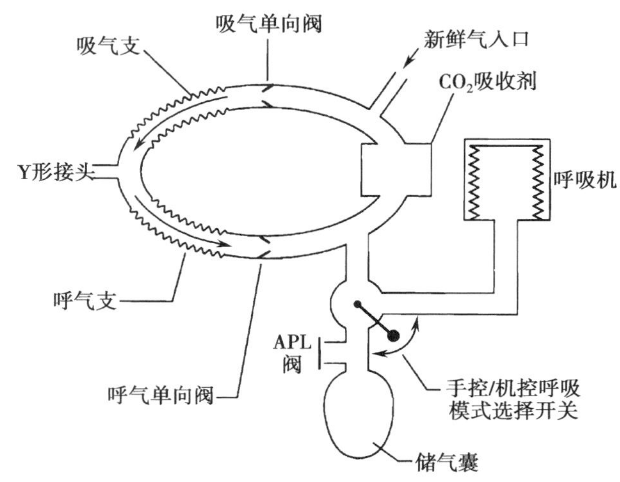

图 49-19　循环回路系统组成部分
(APL 阀：压力可调限制阀)

循环回路的主要特点是：允许呼出气部分(或全部)重复吸入，这样能减少呼吸道水分和热量的丢失，同时能减轻手术室污染，减少麻醉气体燃烧、爆炸或助燃的危险性，吸入麻醉药物的浓度较稳定。其不足之处为：①这种回路可增加呼吸阻力，不便于清洗、消毒，相对笨重；②呼出气中水分易凝集在活瓣叶片上，一旦瓣膜启闭不灵，不仅影响整个回路的顺应性，也可使呼吸阻力增加，甚至回路内气体不能单向循环，引起严重 CO_2 重复吸入；③除非加大新鲜气流量，否则吸入气中麻醉药物浓度变化缓慢，不利于吸入麻醉药实际吸入浓度的快速调节。

四、二氧化碳吸收装置

呼吸回路的功能除了向患者提供氧和吸入麻醉药，还应清除患者排出的二氧化碳。各种呼吸回路系统清除二氧化碳的效率不同，紧闭式和半紧闭式回路系统需使用二氧化碳吸收剂将呼出气中所含的二氧化碳清除掉，以防发生高碳酸血症。理想的二氧化碳吸收剂应具有以下特点：与常用的吸入麻醉药不发生反应、本身无毒性、气道阻力低、价格低廉、使用方便、二氧化碳吸收效率高。

(一) CO_2 吸收罐

现代麻醉机的 CO_2 吸收罐由 1~2 个单独放置或串联在一起的透明塑料罐组成，罐内可装填散装的二氧化碳吸收剂。该吸收罐需由导向活瓣控制气流方向，气流自上向下或自下而上通过，携带 CO_2 的气流与 CO_2 吸收剂接触并发生化学反应，从而将气流中的 CO_2 清除。

（二）CO_2 吸收剂

目前常用的 CO_2 吸收剂主要有两种：钠石灰和钙石灰，其中以钠石灰相对普及。二者都能吸收呼出气中的 CO_2，只是效率不同。此前还用过钡石灰或氢氧化钡，但是钡制剂可与常用吸入麻醉药相互作用，引发意外，因此目前已经不用。

1. 主要成分　钡石灰由 20% 的氢氧化钡和 80% 的氢氧化钙组成，有的还含部分氢氧化钾。钡石灰可与七氟烷发生反应可引起燃烧，致呼吸回路起火。

钠石灰的主要成分包括 80% 氢氧化钙、15% 水、4% 氢氧化钠和 1% 氢氧化钾。为使钠石灰更坚硬、多颗粒、少粉尘，常加入少量二氧化硅作为赋形剂。钠石灰吸收二氧化碳效率与其硬度成反比，因此现代钠石灰中硅酸盐含量甚微。氢氧化钠是钠石灰吸收二氧化碳的催化剂。

钙石灰是最新的商品化二氧化碳吸收剂，主要由氢氧化钙和氯化钙组成，同时还含有两种赋形剂——硫酸钙和聚维酮，后两者能增加制剂硬度和孔隙度。与其他制剂相比，钙石灰的最大优点是不含强碱性氢氧化钠和氢氧化钾，有助于消除一氧化碳和肾毒性复合物 A（compound A）生成，降低或消除呼吸回路起火的可能性。钙石灰主要缺点是：①吸收效率差，较强碱性吸收剂吸收效率降低约 50%；②价格较昂贵。

2. 化学原理　钠石灰等吸收剂吸收二氧化碳需要通过一系列化学反应过程方能实现。反应方程式为：

（1）$CO_2+H_2O \rightarrow H_2CO_3$

（2）$H_2CO_3+2NaOH(KOH) \rightarrow Na_2CO_3(K_2CO_3)+2H_2O+$ 热能（反应迅速）

（3）$Na_2CO_3(K_2CO_3)+Ca(OH)_2 \rightarrow 2NaOH(KOH)+CaCO_3\downarrow$（反应缓慢）

反应（1）、（2）十分迅速（0.032 秒），而反应（3）较缓慢（约 60 分钟）。部分二氧化碳可直接与 $Ca(OH)_2$ 起反应，但反应速度缓慢。

3. 吸收能力　钠石灰吸收二氧化碳的最大能力为 100g 钠石灰吸收 26L 二氧化碳。钙石灰的吸收效率差，100g 钙石灰仅能吸收 10.2L 二氧化碳。吸收剂的吸收效率由化学利用度和物理利用度(即颗粒大小)共同决定。颗粒过大，接触面积小，影响吸收效果；颗粒越小，吸收面积越大，但气流阻力也相应增加。

吸收剂颗粒存储于吸收罐时，不可避免存在小沟回。沟回内气体阻力较低，气体优先穿过这一区域，明显降低了钠石灰或钙石灰的吸收效率。由于存在小沟回，每 100g 钠石灰吸收剂实际只能吸收 10~20L 甚至更少的二氧化碳。

4. 指示剂　CO_2 吸收剂与 CO_2 反应后由碱性变为中性，加用适当指示剂（表 49-1），观察颜色的变化可了解 CO_2 吸收剂的消耗程度。

表 49-1　CO_2 吸收剂常用指示剂

指示剂	碱石灰颜色	
	新鲜时	耗竭时
甲基橙（methyl orange）	橘红	黄
酚酞（phenolphthalein）	无色	粉红
乙基紫（ethyl violet）	无色	紫
陶土黄（clayton yellow）	粉红	黄

乙基紫是一种 pH 指示剂，临界 pH 值为 10.3。新鲜吸收剂的 pH 值大于临界 pH 值，呈现为白色，吸收二氧化碳后 pH 值下降到 10.3 或更低，乙基紫通过乙醇脱水作用，转变为紫色。颜色的改变代表吸收剂的二氧化碳吸收功能已经耗尽。但其颜色的变化并非判断消耗程度的可靠指标，最可靠的依据是吸入气 CO_2 监测或临床观察有无二氧化碳蓄积征象出现。所以，一般在 3/4 的 CO_2 吸收剂变色时即作更换。

5. 吸入麻醉药与 CO_2 吸收剂的相互作用　七氟烷与 CO_2 吸收剂发生反应后，产生的降解产物主要有氟甲基 -2-2- 二氟 -1-(三氟甲基) 乙烯基醚即复合物 A（Compound A）。七氟烷麻醉期间，增加复合物 A 浓度的主要因素有：①低流量或紧闭回路麻醉；②使用钡石灰（特别是高温情况下）；③回路中七氟烷浓度过高；④吸收剂温度过高；⑤使用新更换的吸收剂。

干燥的强碱性吸收剂能将目前使用的吸入麻醉药降解为有临床意义浓度的一氧化碳和三氟甲烷。能增加一氧化碳的生成并升高碳氧血红蛋白水平的因素包括：①所用挥发性麻醉药的种类，相同 MAC 值浓度下一氧化碳产生量从大到小的顺序依次为地氟烷≥恩氟烷 > 异氟烷 ≫ 氟烷 = 七氟烷)；②吸收剂的干燥程度，完全干燥的吸收剂比含水的吸收剂能产生更多的一氧化碳；③吸收剂的类

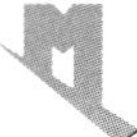

型，含水量相同的条件下，钡石灰与钠石灰和钙石灰相比能产生更多的一氧化碳；④温度，温度越高，产生的一氧化碳越多；⑤麻醉药浓度，一氧化碳的产生量随浓度升高而增多）⑥低新鲜气流量，环路内一氧化碳的“吸出”作用减少，出现蓄积现象；⑦患者的体表面积，体表面积越小，则每 100g 吸收剂所作用的患者体表面积越低，碳氧血红蛋白浓度的升高可能就更明显。

五、麻醉呼吸机

现代麻醉机配备的呼吸机可对患者进行机械通气，以替代麻醉科医师间断用手挤压循环回路系统、Bain 回路和其他回路系统储气囊来维持通气。麻醉呼吸机是现代麻醉机的主要部件之一。与常规呼吸机相比，麻醉呼吸机要求性能稳定，而呼吸模式通常相对简单。

（一）分类

麻醉呼吸机可按控制源、驱动机制、转换机制和风箱类型等进行分类。

1. 控制源　按控制麻醉机工作的动力，麻醉呼吸机可分为气控和电控。老式的气控呼吸机只需压缩气源就能工作。当代的电控呼吸机，如 GE Datex-Ohmeda、Mindray 则需要电源和压缩气源才能工作。

2. 驱动机制　多数麻醉呼吸机可归类为双回路气动呼吸机。在双回路系统中，驱动力挤压呼吸皮囊或风箱，后者将气体送入患者肺内。驱动力由压缩气体提供，称为气动呼吸机。驱动气一般选用纯氧，如 GE Datex-Ohmeda Aespire 以及 Mindray WATO 系列麻醉机。另一类麻醉呼吸机可归类为电动呼吸机，驱动力由电动活塞或电动涡轮提供，由活塞或涡轮将气体送入患者肺内。北美 Dräger Fabius 配备的是活塞驱动的电动呼吸机。

3. 转换机制　多数麻醉呼吸机属于时间转换的控制模式，定时装置触发吸气。老式气动呼吸机采用射流定时装置。现代的电动呼吸机多采用固态电子定时装置，属于定时、电控模式。

4. 风箱位置　按呼气期风箱的移动方向，麻醉呼吸机可分为上升型风箱（立式）和下降型（挂式）风箱两类。管道发生脱开时，上升型风箱将不再充盈、容易被发现，因此较为安全。与此相反，下降型风箱在管道脱开时，上下活动无异常表现，甚至容量监测装置亦无异常表现，应引起警惕。

（二）基本工作原理

上升型风箱的工作示意图见图 49-20。呼吸皮囊（风箱）位于透明塑料风箱盒内。驱动气与患者回路气相互隔离，驱动气在风箱外，而患者回路气体在风箱内。吸气期，驱动气进入风箱盒，盒内压力随之升高，呼吸机的释放活瓣首先关闭，以防止麻醉气体泄入废气处理系统，风箱随之受压，风箱内气体进入患者肺部。呼气期，驱动气泄出风箱盒，风箱盒内压力降至大气压，释放活瓣开放，患者呼出气先充盈风箱，然后多余部分泄入废气处理系统。释放活瓣内有一重量球，产生大约 2~3cmH_2O 的回压，保证气体优先充盈风箱。只有当风箱内压力超过此阈值，才泄入废气系统。因此，上升型风箱将在呼吸回路内产生 2~3cmH_2O 的 PEEP 压力。

麻醉机进入回路的气流是持续的，而释放活瓣只在呼气期开放。因此在机械通气的吸气期，患者接受来自风箱和流量表两方面的气体。影响设定潮气量与呼出气潮气量之间相互关系的因素很多，如流量表的设定、吸气时间、呼吸回路的顺应性、漏气以及潮气量传感器的位置等。一般说来，吸气期来自新鲜气流的容量与在呼吸回路中失去的容量大致相等。这样，设定潮气量约等于呼出潮气量。然而，吸气期快速充氧过多，可能导致气压伤并发症。现代新型麻醉机为保证设定潮气量与实际潮气量之间的一致性，一般采用两种方案。第一种是在新鲜气共同出口附近设计有一退耦阀装置。在机械通气吸气相，该阀自动关闭，阻止新鲜气体进入患者肺内。第二种在吸气阶段仍然正常输送新鲜气体，在软件控制算法上补偿新鲜气体对潮气量输送的影响，使得最终送入患者肺内的气体等于设置的潮气量。以上两种方法都可以避免新鲜气体对患者潮气量的影响，提高麻醉机的可控性和安全性。

（三）常用麻醉呼吸机

1. 气动气控呼吸机　气动气控呼吸机曾是手术室内机械通气的主要类型，主要有 Ohio 麻醉呼吸机、北美 Dräger AV 等型号，其特点可以归纳为气动、双回路、下降式风箱、时间转换、潮气量设定和控制呼吸模式等，多数使用 Venturi 装置的空氧动力驱动。气动呼吸机只需气源就能工作，在电源故障或无电源的边远地区仍能正常运转。该类呼吸机的设计简单，易于搬运和操作使用，维修工作方便。主要缺点是管道脱开时不易发觉。此外，一般只配备低压报警装置。

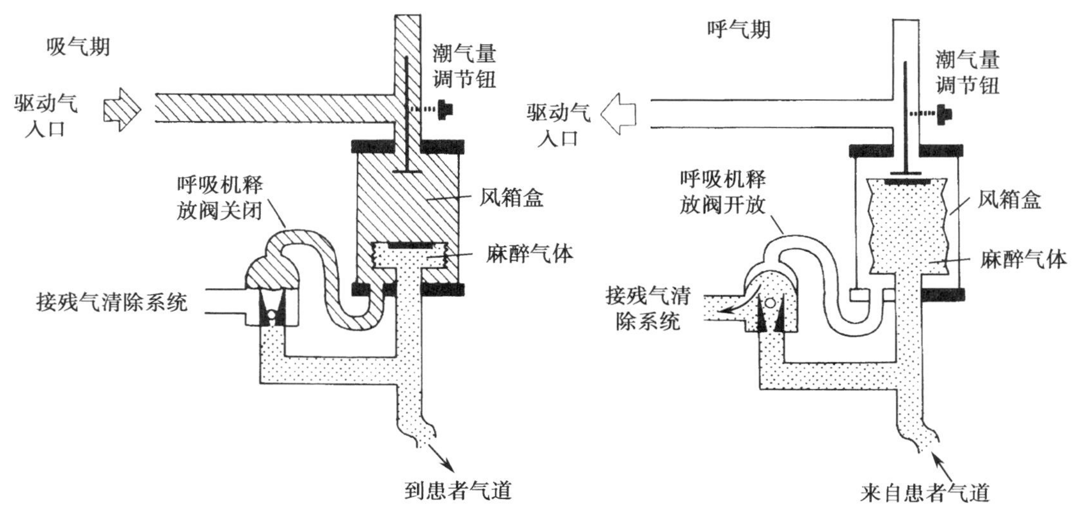

图 49-20 风箱上升型呼吸机吸气期和呼气期的气流示意图

2. 气动电控呼吸机 近年来气动电控呼吸机发展迅速，主要代表有 GE Datex-Ohmeda Aespire，Mindary WATO 系列等。其特点可以归纳为双回路、气体驱动、上升型风箱、时间转换、电控呼吸机。控制部分包括手动机控转换旋钮和操作面板，可设置潮气量或吸气压力、频率、吸呼比等，屏幕可呈现患者气道压力、呼吸流速、呼吸容积等关键监测以及报警。

3. 电动电控呼吸机 主要代表有 Dräger Fabius GS，Fabius Tiro 等型号，属于双回路、电动活塞驱动、时间转换、电控呼吸机。可通过操作面板设置潮气量或吸气压力、频率、吸呼比等，屏幕可呈现患者气道压力、呼吸流速、呼吸容积等关键监测以及报警。

六、麻醉废气清除系统

废气清除是指收集并排放麻醉机内的麻醉废气。多数情况下，用于麻醉患者的气体量远超出该患者实际需要量，因此废气清除系统用于排出过剩气体，以免造成手术室内空气污染。

手术室内废气污染主要与麻醉技术和麻醉设备有关。与麻醉技术有关的因素包括：①麻醉结束后未关闭气流流量控制阀；②面罩不合适；③回路反复充气；④蒸发器加药；⑤使用不带套囊的气管导管；⑥使用难清除废气的呼吸回路。设备故障和对如何正确使用设备缺乏了解也会引起手术室污染。

（一）组成部分

麻醉废气清除系统包括 5 个基本组成部分：①残气收集装置，由麻醉机的排气阀（pop-off valve）或呼吸机的呼气阀及其附带装置收集残气；②输送管道；③废气清除中间装置；④废气处理集合管；⑤废气处理装置，分为主动式和被动式处理系统（图 49-21）。使用中心负压系统清除废气为主动式，依靠废气自身的压力进行清除则为被动式。

废气处理系统的设计和选择应根据简单、有效、自动、方便、经济和安全的原则，力求实效。使用残气清除装置要防止漏气或真空泵吸引造成患者回路系统压力改变和管道接错等。Mindray 麻醉机配置的主动式废气清除中间装置（图 49-22），设计有气容和压力补偿口，以减轻真空泵吸引气流的变化对麻醉机内压力的影响，保证患者回路系统内压力平衡。当吸引气流过大时，外界空气由压力补偿口进入气容内，当吸引气流不足时，少量麻醉机废气从压力补偿口溢出。

（二）注意事项

废气清除系统可减少手术室内污染，但也增加了麻醉机的复杂性并具有一定的特殊性，处理不当可造成患者的危险。主要问题是废气清除系统的管道堵塞引起正压或负压传导到患者呼吸回路。

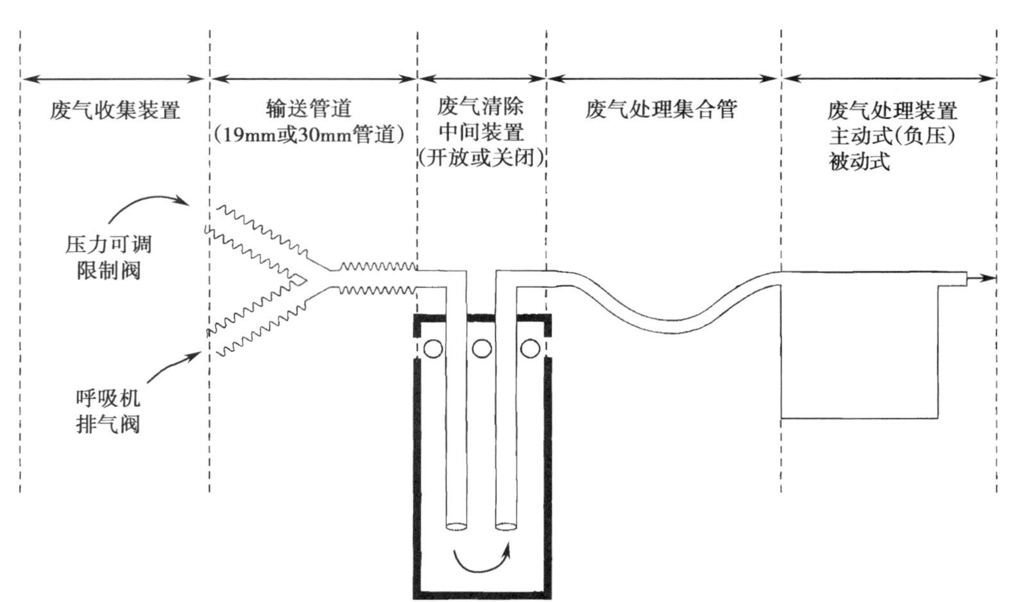

图 49-21　麻醉废气清除系统

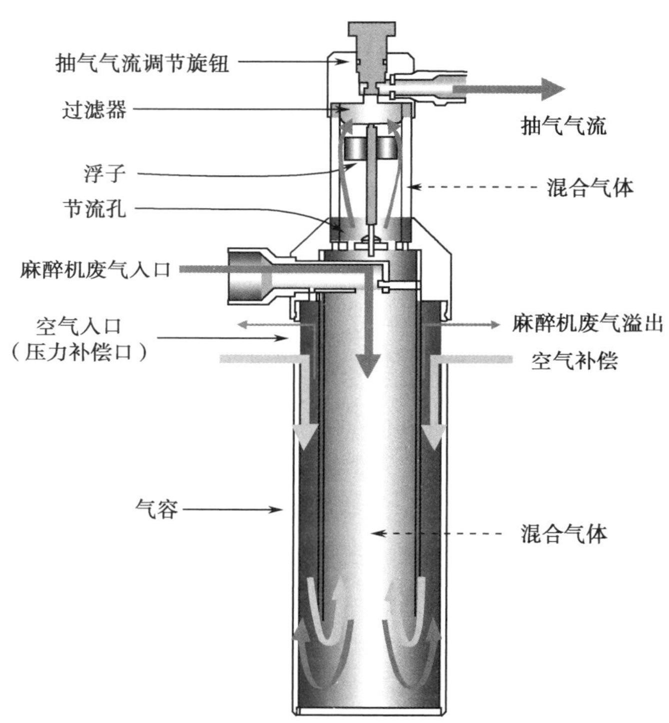

图 49-22　麻醉废气清除中间装置

1. 正压过高　排气管道的堵塞使呼吸回路压力过高。常见有:①麻醉机轮子压住排气管;②管道扭曲打折;③异物堵塞;④管道接错等。若未及时识别处理,患者有发生肺部气压伤的危险。

2. 负压过度　当负压释放阀或开口因尘埃积聚或胶布、塑料袋等异物阻塞时,或真空泵负压过大,可造成患者呼吸回路内气体被大量抽出,影响麻醉机的正常工作。

第二节 麻醉工作站

优良的麻醉机，对于减少装置故障所造成的麻醉意外及保障患者的安全，起着十分重要的作用。随着医学工程技术的发展，以及几十年来人们对麻醉机的不断研究和改进，现代麻醉机除了具有气路部分的基础构件外，还配备了电子、电脑控制和监测等仪器，已发展成为一种高度集成化、高度智能型的麻醉装置，即麻醉工作站。麻醉工作站为麻醉科医师提供了更好的工作环境以及先进的操作界面，同时进一步提高了麻醉的安全性。

一、麻醉工作站的主要组成部分及特点

（一）一体化的麻醉机和操作界面

1. 整个麻醉机具有一体化的气体、电源和通讯供应，无拖曳的管线及电缆。

2. 具有电子控制的完善、精确的气体输送系统，并具备所有的安全装置。

3. 所有的操作功能和参数通过一个用户界面可以直观地进行观察、选择、调整和确认。

4. 单个主机开关能迅速启动并进行全自动的整机自检和泄漏测试，所有传感器自动定标。

（二）高质量的蒸发器

1. 具有良好的温度、流量、压力自动补偿功能，保证了蒸发器输出浓度的精准和恒定。

2. 具有吸入麻醉药自动识别系统，使吸入麻醉药的选择和调换更方便、安全。

（三）集成化的呼吸回路

1. 集压力、流量传感器以及活瓣于一体，拆装方便，易于清洗和消毒。

2. 密闭性好，顺应性低，适合于低流量、微流量及小儿麻醉。

3. 具有一体化的加热装置，能优化加温湿化，使患者更舒适。

4. 呼吸回路中有新鲜气流隔离阀或采用新鲜气体补偿算法，保证潮气量不受新鲜气体流量的影响。

（四）功能齐全的麻醉呼吸机

1. 大多采用气动、电控或微机电动、电控型呼吸机，潮气量精准，最小潮气量可达 10~20ml，适用于成人、小儿及新生儿等各种患者，不需要更换皮囊。

2. 具有 VCV、PCV、PCV-VG、SIMV、CPAP/PS 和手动 / 自主等多种呼吸模式，适合不同患者需求。

3. 具有自动的泄漏和顺应性补偿功能。

4. 压力限制通气可限制过高气道压力，防止气压伤。

5. 具有高级临床辅助工具，如低流量指示工具、肺复张工具、麻醉预测工具等。

（五）完善的监测、报警及信息管理系统

1. 一体化的监测系统能监测所有与麻醉有关的参数及指标，并配有各种波型，包括：①呼吸系统：气道压力、潮气量、分钟通气量、频率、顺应性、吸入和呼出 O_2、CO_2、N_2O 及五种麻醉气体浓度。②生命体征：ECG、SpO_2、NIBP、ABP 及体温等。③意识和肌松监测：BIS、TOF 等。

2. 具有智慧性的分级报警系统，警报菜单自动显示。

3. 所有监测的数据、清单和趋势均自动记录，并可储存或通过网络进行联网传送。

二、新型麻醉工作站

麻醉工作站是应现代麻醉的要求而专门设计的，已经超出了传统麻醉机的概念，是麻醉机与现代微电子技术及电脑的完美结合，是高度一体化、集成化和智能化的一种麻醉工作平台。

（一）GE Avance CS2 麻醉工作站

GE Avance CS2 是典型的气动电控风箱驱动麻醉工作站。采用电子控制流量计进行新鲜气体传输，提供临床决策工具 EcoFlow，有效预防低氧血症的发生，保证低流量麻醉的安全。同时具有术中肺程序工具，帮助麻醉医生准确执行术中肺复张策略。

Avance CS2 系统的控制部分还包括提供一个 15 寸触摸屏，可以通过触摸屏和控制旋钮配合使用快速完成通气参数和报警设置等常规操作。

（二）Mindray A7 麻醉工作站

Mindray A7 是典型的气动电控风箱驱动麻醉机工作站。采用电子控制流量计，在实现精准流量

控制的同时，通过最佳流量指示功能 Optimizer，提示患者所需的最佳新鲜气体流量范围，减少吸入麻醉药的浪费，让安全的低流量麻醉成为可能。

A7 具备一体化的监测系统，能监测多种麻醉相关参数，例如吸入呼出 CO_2、O_2、麻醉气体浓度，脑电双频指数 BIS 等。A7 还能配置插件式肌松监测 NMT，帮助医师准确掌握插管和拔管时机，维持合适的肌松水平。

（三）Dräger Primus IE 麻醉工作站

Dräger Primus IE 麻醉机在外观和呼吸机设计方面，与传统的麻醉系统有很大的差别。Primus IE 麻醉工作站有一个垂直放置的活塞式呼吸机，为电动、活塞驱动、单回路、电控和新鲜气体隔离型呼吸机。

Dräger Primus IE 工作站呼吸回路系统的特点之一是安装了新鲜气体隔离装置（fresh gas decoupling，FGD），其最大的优点在于可降低气压伤和容量伤的危险性。传统回路系统中，来自流量计的新鲜气流增加或快速充氧阀使用不当时，会直接影响潮气量，过多的潮气量可造成气胸或其他损伤。FGD 设计能将进入回路系统内的新鲜气体与患者分隔开，从而大大降低了气压伤的风险。

（四）Dräger Zeus 麻醉工作站

Dräger 公司近年来开发研制的 Zeus 麻醉工作站可以说是目前最为先进的麻醉系统，这套麻醉系统综合了所有的临床麻醉方式、患者监护和归档功能。

除了传统的手动控制新鲜气体供给外，Zeus 在麻醉系统中实现了全紧闭麻醉。其独有的双气体监测系统及电喷式蒸发器改变了传统的蒸发罐新鲜气流模式，具有根据呼出气体浓度自动设置新鲜气体流量的优点，可以最快的速度达到所需的肺泡内麻醉药物浓度，并维持恒定的吸入氧浓度以防低氧。在全紧闭麻醉状态下，临床医师所要做的只是直接设置所期望的目标值，Zeus 可以自动控制系统给氧、载气及挥发性麻醉药的供给，实现当今国际最先进的目标控制吸入麻醉（TCA）。

在通气性能方面，Zeus 采用涡轮增压呼吸机“Turbo-Vent”，全面支持自主呼吸能力并具有所有的通气模式，包括以往在 ICU 呼吸机才具有的通气模式和功能（AutoFlow/BIPAP），在围手术期保持患者的通气治疗。

同时，Zeus 整合了 TIVA（全凭静脉麻醉）和 TCI（靶控输注）系统来控制静脉麻醉，提高了工作效率。

此外，Zeus 将 Infinity 患者监护系统的全部功能结合到一起，包括通过 Infinity 网络连接到医院信息系统，从而提供持续有效的患者监测。

Zeus 麻醉工作站为麻醉科医师提供了更好的工作环境及先进的操作界面，同时进一步提高了麻醉的安全性。

第三节　麻醉机的安全操作检查

在使用麻醉机之前，对将使用的麻醉机进行全面的检查显得越来越重要，通过检查确定麻醉机各组成部分性能及状态良好，可以减少由于麻醉器械引起的麻醉意外的发生，从而提高麻醉安全性。

一、麻醉机使用前的常规检测

1993 年美国麻醉科医师学会（ASA）和美国食品与药品监督管理局（FDA）共同起草了《1993 年版麻醉设备用前检测指南》。该检查规范具有通用性，适用于大多数常见的麻醉机，操作者不必因机器型号不同而改变检查操作流程。

每天的首例麻醉开始前，应对麻醉机进行严格、完整的安全检查，接下来的每例麻醉前可按简化程序进行必要的安全检查。特定的麻醉机有某些特定的检查步骤，使用者必须按照生产厂家提供的操作手册，采用特定的检测程序和预防措施。

由于不同型号麻醉工作站基础设计上差异日趋显著，FDA《1993 年版麻醉设备用前检测指南》已不再适用于某些型号的麻醉工作站，麻醉科医师必须对此有充分认识，并按照设备生产厂家推荐的检查规程进行规范检查操作。为了更好地适应麻醉工作站的检测要求，ASA 仪器和设备委员会于 2008 年起草了一部修订版的麻醉设备用前检测规范（表 49-2）。新的麻醉设备检测规范明确了麻醉机使用前检测责任人（包括所有相关人员），但每位麻醉科医师必须认识到，麻醉使用前进行常规安全检测的责任归根结底要落到使用者和实施麻醉者身上。

表 49-2	麻醉机的检查常规(2008 年 FDA 推荐)

紧急通气装置

*1. 检查是否配备紧急通气装置(人工呼吸器,简易呼吸器)且功能正常

负压吸引装置

*2. 检查负压吸引的压力是否足够

电源供应

*3. 打开麻醉机开关,确认交流电供应正常

监护设备和报警

*4. 确保有必要的监测设备且报警功能正常

①目视检查需要的监测是否提供,如血压、脉搏氧饱和度、CO_2 监测

②监护仪开关后,所有模块传感器都能通过自检

③验证监护模块的功能正常

④验证监护模块可以正常产生声光报警

气源供应

*5. 检查钢瓶氧气源

① 开启钢瓶阀门,证实钢瓶内至少有半筒的氧气容量

② 关闭阀门

*6. 检查中央管道供气系统正确连接,压力大于 50PSI

蒸发器

*7. 检查蒸发器是否正确安装,确保麻药量充足且注药口拧紧

低压系统

*8. 检查流量计和共同气体出口之前没有泄漏

① 泄漏测试之前必须要打开蒸发器,每个蒸发器都需要分别打开进行测试

② 每次更换蒸发器后,需重新进行泄漏测试

残气清除系统

*9. 检查残气清除系统

① 确保残气清除系统与麻醉机之间连接无误

② 调整真空系统的负压(必要时)

③ 检查残气清除的排气管通畅,无扭曲堵塞现象

氧监测和报警

*10. 校准氧传感器或验证校准正常,检查低氧浓度报警

① 进行 21% 氧的空气校正

② 对于能自动标正的氧传感器的麻醉机,需要验证氧传感器暴露在大气中的读数

③ 测试低氧浓度报警声光报警正常

CO_2 吸收剂

*11. 检查 CO_2 吸收剂,确保吸收剂未耗尽

呼吸系统泄露

*12. 进行呼吸系统压力和泄露测试

单向活瓣

*13. 观察呼 / 吸单向活瓣是否随呼吸动作正常开启和关闭

***14. 使用前检查步骤和结果应有文档记录**

***15. 确认呼吸机设置并评估麻醉准备情况**

①监护仪是否正常?

② CO_2 监测是否正常?

③血氧饱和度监测是否正常?

④流量计和呼吸机设置正确?

⑤手动机控开关是否在手动位置?

⑥蒸发器药量充足?

二、麻醉机特殊部件的检测

麻醉机使用前最重要的三项检测包括：氧浓度分析仪校准、低压系统泄漏试验和回路系统测试。

（一）氧浓度分析仪的校准

氧浓度分析仪用于监测流量控制阀下游的气体浓度变化，是评估麻醉机低压回路完整性的关键安全设施。氧浓度分析仪的校准方法是将氧传感器探头取下，暴露于室内空气中，观察检测数值回位显示 21%。在老式机器上，需要手动调节拨盘完成这一操作；在新机型上，通常仅需暂时将探头拔出，暴露于室内空气中，在麻醉机工作站屏幕菜单上进行相应选择并确认校准，校准完成后，将传感器探头插回原位即可。对于配置了电子控制流量计的部分麻醉机，用户只需要点击开始，不需要取下氧传感器探头，机器可以自动输送纯空气和纯氧气进行氧浓度的自动校准。

（二）低压回路泄漏试验

低压回路泄漏试验的目的是检测麻醉机从流量控制阀到新鲜气体出口间的完整性，除氧浓度分析仪外，该部分处于所有其他安全装置下游，其构成部件最易出现破损和泄漏。低压回路泄漏可导致患者缺氧和术中知晓。流量计是最易受损的部件，可能出现裂缝或破损。蒸发器与底座连接处是泄漏的常见部位，蒸发器加药帽松动也是回路泄漏的常见原因之一。

低压回路泄漏有多种检测方法，包括快速充氧试验、新鲜气出口堵塞试验、传统的正压泄漏试验、北美 Dräger 正压泄漏试验、Ohmeda8000 内部正压泄漏试验、Ohmeda 负压泄漏试验以及 1993 年 FDA 提出的通用负压泄漏试验等。各种机器内部设计差别较大，导致检测方法诸多。GE Datex-Ohmeda 工作站在近新鲜气体出口处有一单向阀，而 Dräger Medical 工作站则没有。低压回路中有无单向阀，泄漏试验的方法有所不同。一般来说，新鲜气体出口处未设单向阀的麻醉工作站低压回路可用正压泄漏试验进行测试，而设单向阀的机器则必须用负压泄漏试验进行测试。

1. 快速充氧正压泄漏试验　北美 Dräger 2A、2B、3 和 4 型及多数国产麻醉机均无单向阀。传统的正压泄漏试验可用于测试该类麻醉机的低压回路是否存在泄漏。首先关闭排气阀，充氧，使回路内压力达 $30cmH_2O$ 或 $50cmH_2O$，在 30 秒内或更长时间内，观察压力表的压力能否维持，见图 49-23。这种试验不需要特别的装置，操作简单，但试验的灵敏度稍差，常不能检出 <250ml/ 分钟的泄漏。

对于低压回路内增设了单向阀的麻醉机，如仍采用快速充氧进行正压泄漏试验，会产生误导甚至危险（图 49-24）。

2. 1993 年版 FDA 负压泄漏试验　为减小气道压对蒸发器的影响，许多麻醉机型如 Ohmeda 在蒸发器与快速充氧阀之间装备了单向阀。对这类麻醉机一般推荐使用简单的吸引球进行泄漏试验（图 49-25）：关闭麻醉机主开关、流量控制阀和蒸发器，挤扁小球后接至新鲜气出口，使低压回路内形成负压，并使单向阀开放。如小球能维持瘪陷状态 10 秒以上，说明无泄漏；如小球在 10 秒内膨起，说明存在泄漏。蒸发器内部的泄漏只有在蒸发器处于开启状态下才能检查出来，因此需要逐个开启蒸发器，重复以上试验步骤。负压试验十分敏感，能检测出低至 30ml/min 的泄漏。

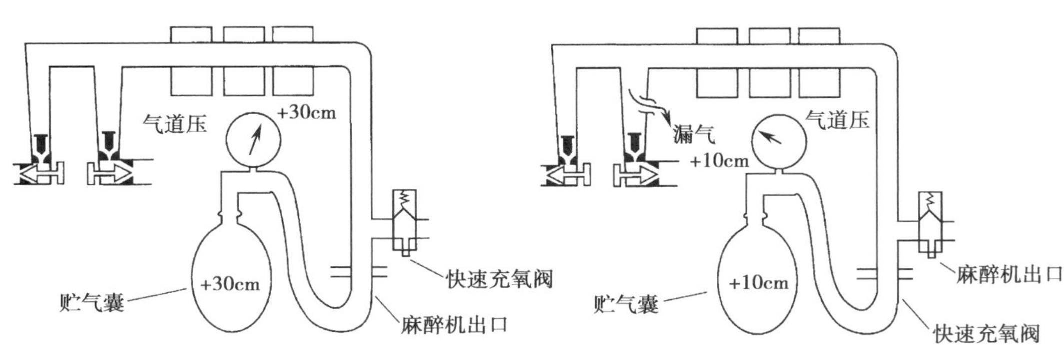

图 49-23　正压泄漏试验

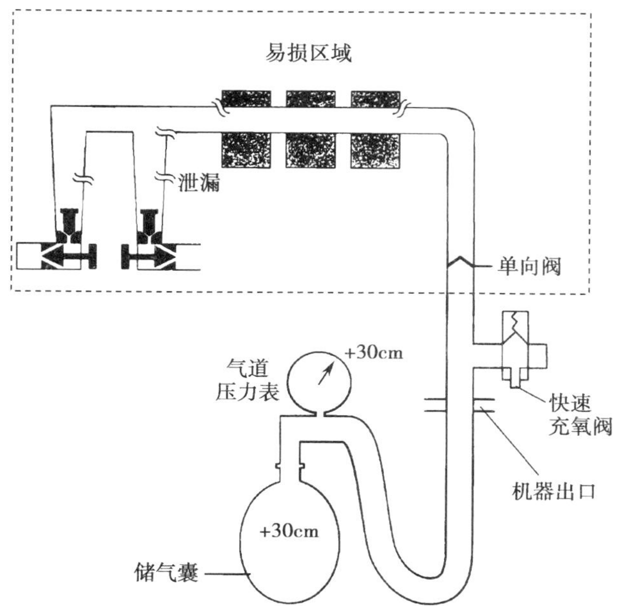

图 49-24 对低压回路内增设单向阀的麻醉机，不应采用快速充氧阀进行泄漏试验。回路内正压会关闭单向阀，难以发现矩形框内部件的破损和泄漏

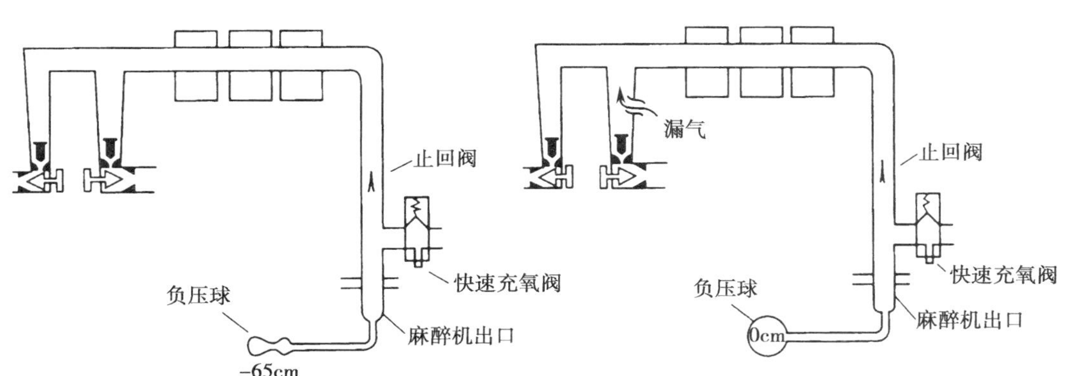

图 49-25 负压泄漏试验

（三）回路系统测试

回路系统测试用于评估呼吸回路系统的完整性，包括从新鲜气出口至Y形接口之间的部分（图49-19）。该测试包括泄漏试验和气流试验两部分。为彻底检测回路系统有无泄漏、阀门完整性和有无阻塞等情况，使用前必须进行这两个试验。

泄漏试验：关闭放气阀，堵住Y形接头，快速充氧使回路内压力达30cmH_2O左右，如无泄漏，压力表读数不下降。

气流试验：用于检测单向阀工作状态，也能发现回路系统内有无阻塞。方法：从回路系统上取下Y形接头，分别通过吸气和呼气螺纹管进行通气。若活瓣功能正常，吸气螺纹管只能吸气不能呼出，而呼气管只能呼出不能吸入。气流试验还可用呼吸机和连接在Y形接头上的储气囊来实施。

随着技术的进步，现代麻醉机基本上都可以实现自动的回路泄漏测试。检查时只需要堵住Y形接头，通过快速充氧使风箱上升到顶部，在用户界面上启动自动泄漏测试，麻醉机会自动进行回路泄露测试。基本原理为关闭呼气阀使系统完全封闭，通过吸气阀或者电子控制流量计送气使回路内的压力达到较高水平后停止，再通过压力传感器监

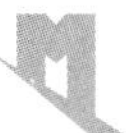

测回路内的压力变化情况，如果一段时间内压力下降超过一定范围，则认为泄漏超标，发出报警提示。部分高级麻醉机和麻醉工作站，可以依托复杂算法，根据回路内压力下降程度计算回路泄漏量的具体数值并且显示。

（柴小青　王祥瑞　杭燕南）

参考文献

[1] JUNG H J, KIM J B, IM K S, et al. Oxygen line leakage originated from the inside of an anesthetic machine [J]. J Clin Anesth, 2012, 24 (3): 258-259.

[2] BARWISE J A, LANCASTER L J, MICHAELS D, et al. Technical communication: An initial evaluation of a novel anesthetic scavenging interface. Anesth Analg, 2011, 113 (5): 1064-1067.

[3] KIM H J, KIM M W. Interruption in the supply of breathing gas during general anesthesia due to malposition of the vaporizer-A case report [J]. Korean J Anesthesiol, 2010, 59 (4): 270-274.

[4] PARK J Y, SHIN H W, JEON S K, et al. A comparison of consumption and recovery profiles according to anaesthetic circuit mode using a new multifunctional closed-circuit anaesthesia system during desflurane anaesthesia: a clinical study [J]. J Int Med Res, 2010, 38 (1): 160-168.

[5] CHRISTIAN H, OLAF H, DIETRICH D. Inhalational anaesthesia with low fresh gas flow [J]. Indian J Anaesth. 2013, 57 (4): 345-350.

[6] GONEPPANAVAR U, PRABHU M. Anaesthesia Machine: Checklist, Hazards, Scavenging [J]. Indian J Anaesth. 2013, 57 (5): 533-540.

[7] GARG R, GUPTA R C. Analysis of Oxygen, Anaesthesia Agent and Flows in Anaesthesia Machine [J]. Indian J Anaesth, 2013, 57 (5): 481-488.

5

第五十章

气道管理技术

目　录

第一节　气道的应用解剖生理

呼吸系统由呼吸道（也称气道）和肺两部分组成。呼吸道又可分为上呼吸道与下呼吸道。临床上将口、鼻、咽、喉部称为“上呼吸道”；将气管、支气管及其肺内分支支气管称为“下呼吸道”。从口、鼻到终末端的呼吸性细支气管的整个气道对于肺泡气体的吸入和呼出极为重要。临床麻醉中，麻醉科医师采用各种工具或方法确保气道畅通是维持患者生命安全的前提条件，而熟悉气道的应用解剖生理是保障气道通畅及处理困难气道的重要基础。

一、颌面、口、齿

（一）颌面

颌和面的解剖结构与麻醉诱导期应用麻醉面罩的紧贴性或气管内插管操作有着密切的关系。退缩的下颌、大嘴、高大突起的鼻子、男性大胡子等特殊解剖结构可影响麻醉面罩与面部的紧贴性，易致麻醉诱导期不能维持有效的通气和氧合。颞下颌关节功能失常、头颈部肿瘤放疗后、三叉神经痛或部分头痛等疾病可出现张口疼痛和障碍，患者在气管插管操作中易出现张口度不理想或颞下颌关节脱臼，术后疼痛可能加重。

（二）口和口咽

观察口唇和舌部的颜色与形态，有时还可能发现某些潜在的疾病，如贫血、白血病和早期鳞癌等。嘱患者发“啊”声，观察软腭、腭垂或舌的形态。舌偏移可发生在某些脑神经功能不全患者中。舌过大或突出（巨舌症）可妨碍气管插管操作。婴儿舌体相对肥大，麻醉时舌体易阻塞咽部，必须使头后仰，将下颌向前托起，略张口，使舌体离开咽后壁，麻醉维持可使用声门上通气工具或气管内插管以保持气道通畅。用压舌板压下舌体，观察口咽腔是否存在增殖体、扁桃体增生和炎症。检查位于上颌第二臼齿处的唾液腺开口，观察是否有异常分泌物。

（三）齿和义齿

观察牙齿排列结构，检查是否存在牙周炎、龋齿、松动齿、齿残缺零乱不全、门齿过长、全口无牙、全口义齿等。对所有检查到的牙齿异常，应在麻醉前记录于麻醉术前访视单上，并告知患者麻醉期间有可能引起牙齿损伤，征得患者同意。插管前采用适宜的牙模保护套以降低牙齿损伤的风险。麻醉诱导前理应常规将义齿摘下，但在诱导前临时摘除全口义齿有时反而会影响麻醉面罩的密闭程度或喉镜显露声门，若需保留义齿应警惕义齿移位或脱落的可能性。对无牙婴儿或取下全口义齿的患者，应使口张开或置入口咽通气道后再行面罩加压通气。对牙齿松动的患者，可在麻醉诱导前使用丝线捆绑松动牙齿，然后用胶布将丝线固定于面部，这样即使松动牙齿脱落也不会掉入气道，在插管时应动作轻柔，尽量避免损伤。

二、鼻腔

鼻与口都是呼吸道的起始部分。鼻又是嗅觉器官，包括外鼻、鼻腔和鼻窦三部分。鼻孔至喉腔为上呼吸道，包括鼻腔（鼻孔至鼻中隔末端）、鼻咽腔（鼻中隔末端至软腭下缘）和咽腔（软腭至喉）三个解剖部位。鼻腔具有多种解剖生理功能，包括流通空气、清洁空气、加温和湿化空气以及嗅觉、发声与反射等。气管内插管后上述的鼻功能将有一定的改变。

（一）鼻道和鼻腔

成人鼻道长约 10~14cm，由鼻中隔分隔为左、右二腔，每一鼻腔有前和后两个鼻孔。鼻前孔与外界相通，鼻后孔与鼻咽腔和口咽腔相通。咽腔是鼻呼吸和口鼻呼吸的共同通道，在咽腔的下方为喉腔，是呼吸道中最狭窄的部位，犹如瓶颈。每一侧鼻腔由顶、底、内侧及外侧壁四部分所组成。

1. 鼻顶壁　较狭窄，由鼻骨、额骨、筛骨筛板、蝶骨等构成，属不能移动的部位，遇到暴力可引起骨折。筛骨的筛板较薄弱，与颅前窝相邻，并有嗅神经通过。当外伤致筛骨筛板骨折时，即为颅底骨折，常伴有嗅神经损伤、嗅觉障碍、脑膜和鼻腔顶部黏膜损伤，临床可出现出血和脑脊液鼻漏，此时禁用经鼻行气管插管。鼻腔顶部特别是鼻中隔前上区的黏膜具有来自上颌动脉分支极丰富的血管丛分布，称“鼻易出血区”或“Little 区”，一旦遇到损伤，极易引起严重出血（约 90% 的鼻出血发生于此）。经鼻气管内插管的导管选择过粗，鼻孔将受

5

到持续压力，可能会发生鼻黏膜坏死。鼻前部的软骨区属可活动的部位。鼻前孔的直径比鼻后孔大，呼吸困难时鼻前孔可显著扩大，即所谓鼻翼扇动现象。

2. 内侧壁　为两侧鼻腔的间隔，称鼻中隔，由骨质与软骨两部分构成，一般都偏位于一侧，以偏左侧者多见，在成人两侧鼻腔不对称者占 75%。鼻中隔严重偏位者可致通气障碍，此即为鼻中隔偏斜症。

3. 外侧壁　在外侧壁上悬挂上、中、下三个突出的鼻甲，分别称为上鼻甲、中鼻甲和下鼻甲。各鼻甲的下方裂隙分别称为上鼻道、中鼻道和下鼻道。各鼻甲与鼻中隔之间的空隙称为总鼻道。施行经鼻气管内插管或插入鼻咽通气道时，强调导管必须沿下鼻道（即鼻底部）插入，然后经 90° 转弯向下抵达鼻咽腔和喉腔。沿下鼻道置管的方法：患者取仰卧位，气管导管或通气管与面部呈 90° 垂直方向插入，即可沿下鼻道插入鼻咽腔。相反，如果将导管向鼻顶部方向（与鼻外形呈平行方向）插入，则极易引起 Little 区损伤致严重出血。同理，在施行经鼻吸引管操作时，如果不慎擦伤鼻顶部的出血区，同样会引起严重出血。有人建议在鼻道内操作前先使用血管收缩剂，可减少出血机会。此外，如果患者正在施行抗凝药治疗，则禁忌经鼻腔插入任何导管（包括鼻咽通气道、胃管和气管导管），因其极易引起凶猛的鼻出血，一旦发生需用填塞法止血。

（二）鼻窦

鼻泪管以及颅骨额窦、筛窦、鼻窦等均开口于鼻腔。鼻腔插管时有可能将鼻腔细菌经窦口带进入窦腔而引起窦感染，也可能促使鼻息肉阻塞窦口而引起感染；偶尔也可因咽腔与中耳之间的气压发生改变而造成咽鼓管阻塞性感染。

（三）鼻的神经分布

鼻内外壁的皮肤和黏膜均由三叉神经的上、中、下分支的末梢支分布支配。因此，鼻腔内手术可以在黏膜表面麻醉下施行；也可在鼻外三叉神经分支阻滞麻醉下施行。

三、咽腔

咽腔是一个漏斗状肌性管道，上起自颅底，下至第 6 颈椎下缘（在环状软骨水平），与食管相延续，全长约 12cm。咽腔的后壁扁平，贴附于 6 个颈椎椎体前面；前壁由上而下分别与鼻腔、口腔和喉腔相通，以软腭与会厌上缘为界，区分为鼻咽腔、口咽腔和喉咽腔三部分。

（一）鼻咽腔

鼻咽腔是鼻腔鼻后孔向后方的直接延续，上达颅底，下至软腭平面，长度约为 2.1cm，左右径约为 1.5cm；顶壁呈拱顶状，后壁黏膜内有丰富的淋巴组织集聚，称"咽扁桃体"；向下与口咽部借鼻咽峡相通。鼻咽峡位于软腭游离缘与咽后壁之间，在吞咽动作时关闭。鼻咽部侧壁上有"咽鼓管咽口"，呈三角形开口，位于下鼻甲平面后方约 1.0cm 处。鼻咽部的前、上、后方均有明显隆起，称"咽鼓管圆枕"。经鼻插管时，如果导管过硬或弯度不够，可能被隆起的圆枕所阻挡。鼻咽部引起气道梗阻的主要原因是扁桃体肿大。

（二）口咽部

口咽部是口腔向后方的延续部，位于软腭与会厌上缘平面之间，经咽峡与口腔或鼻咽部相通。咽峡由软腭的游离缘、两侧的腭舌弓和舌根围绕而成。其前壁不完整，主要由舌根构成。舌根后部正中有一矢状位黏膜皱襞连至会厌，称为"舌会厌正中襞"，该襞的两侧凹陷处称"会厌谷"，该谷是异物易滞留处。舌会厌正中襞也是使用弯型喉镜片显露声门时的着力点。口咽部引起气道梗阻的主要原因是颏舌肌松弛引起的舌后坠。

（三）喉咽部

喉咽腔位于喉口及喉的后方，是咽腔的最下部比较狭窄的部分，上起于会厌上缘平面，下至第 6 颈椎体下缘平面，与食管相延续。向前经喉口与喉腔通连。喉向后膨出于喉咽部的中央位，由此在喉口的两侧各形成一个深窝，称"梨状隐窝"，是异物易滞留的部位，也是盲探插管时比较容易损伤的部位。由于喉上神经的内支在梨状隐窝的黏膜下方经过，因此将局部麻醉药涂布于梨状隐窝表面，可产生声带以上的喉表面麻醉，适用于施行喉镜和支气管镜检查。

在喉咽的后下方与食管上括约肌之间形成了漏斗状的"下咽部"，一些解剖学者将下咽部和喉咽部合为一体称为喉咽部。下咽部位于杓状软骨和环状软骨的后方和下方。下咽部长约 3.5cm，上界是杓状软骨的上缘平面，下界为食管上括约肌平面，前壁是覆盖有黏膜的杓状软骨（上 3/7），前下是覆盖着黏膜的环状软骨骨板（下 4/7），侧面是梨状隐窝的下部，后方是下括约肌的脊，它向下缩窄为食管上括约肌（图 50-1）。

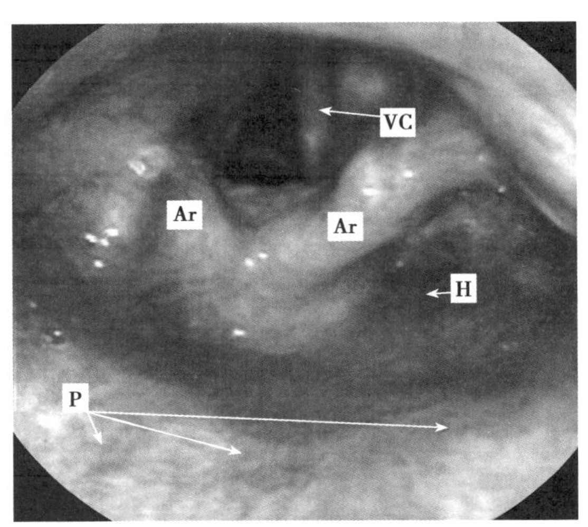

图 50-1　胃镜视野下从口咽部观察下咽部
VC= 声带；Ar 杓状软骨；H= 下咽部；P= 咽后壁。

喉罩就是根据喉咽部的形状设计的。喉罩尖端置入下咽部，气囊充气后可封闭食管上端，喉罩充填了整个喉咽部，此时喉罩的中部前方对向喉口以便通气。

5

四、喉

（一）喉的位置

喉位于颈前部、喉咽部的前方，上与喉咽部相通，下与气管相通。喉借助韧带和肌肉，上与舌骨相连，下与胸骨相连，后方与咽紧密连接。喉于吞咽、发声或头部左右转动时，可随之向上、下、左、右移动。喉的位置于成人上界正对第 4、5 颈椎体之前，下界平对第 6 颈椎体下缘，女性略高于男性。小儿比成人高，随年龄增长，喉的位置逐渐下降。

（二）喉软骨

喉以软骨为支架，包括关节和肌肉，内衬黏膜。软骨包括 3 块单个的软骨：甲状软骨、环状软骨和会厌软骨以及 3 块成对的软骨：杓状软骨、小角状软骨和楔状软骨。

1. 甲状软骨　盾形的甲状软骨作为发声结构前面的“保护罩”，是由两块板状软骨拼成，其前角的上端向前突出，称为“喉结”，喉结上端的中央呈凹陷状，叫“甲状软骨切迹”。甲状软骨板的后缘呈游离，向上和下各形成突起，称“上角”和“下角”。上角较长，借韧带与舌骨大角相连；下角较短粗，其尖端的内侧面有小关节，与环状软骨构成关节。

2. 环状软骨　环状软骨在甲状软骨的下方，两者之间由环甲膜连接。环形的环状软骨构成喉的底座，也是气管的开口。环状软骨的前壁高大约 1cm，称为“环状软骨弓”，后壁向头端延伸高近于 2cm，称为“环状软骨板”。弓的位置平对第 6 颈椎，是颈部重要的体表标志。板的上缘有一对小关节面，与杓状软骨相连。环状软骨的下缘与气管相连，是气管软骨支架中唯一完整的软骨环，对支撑气管上口的张开起着重要的作用，若受到损伤，可引起气管上口狭窄。采用快速序贯诱导辅助环状软骨压迫法（Sellick 手法）是预防误吸的常用方法。由于环状软骨的完整性，向后压迫时气道不会塌陷，而食管上端和下咽部受压密闭，可有效地防止或减少胃内容物的反流。

3. 会厌软骨　会厌软骨是上宽下窄呈叶片状的软骨，下端狭细部称“会厌软骨茎”，附着于甲状软骨前角的内侧面；舌面稍拱起对向舌根和舌骨，喉面稍凹对向喉前庭。会厌舌面的上部与舌根的黏膜形成位于中线“舌会厌正中襞”，与舌根两侧的黏膜形成“舌会厌外侧襞”。三条皱襞间的一对凹陷称为“会厌谷”。置入弯型喉镜片时，必须深达舌会厌正中襞，使皱襞中的舌会厌韧带拉紧，才能翘起会厌显露声门。麻醉科医师采用直接喉镜暴露时能否看到会厌对判断插管的困难程度十分有用。

4. 杓状软骨　杓状软骨是一对略呈三角形的软骨，尖向上，底向下，与环状软骨板上缘构成环杓关节。杓状软骨基底向前方突起，称声突，有声韧带附着；向外侧较钝的突起叫肌突，是环杓侧肌和环杓后肌的附着处。气管内插管可引起杓状软骨脱位，症状主要是声嘶、咽喉痛及不适或进食呛咳等。

5. 小角状软骨　小角状软骨为一对细小的软骨，位于杓状软骨尖端，包在杓会厌皱襞内。

6. 楔状软骨　楔状软骨是一对小棒状软骨，位于小角状软骨的前外侧，也包在杓会厌襞内，表面膨隆称楔状结节。

杓会厌襞是喉口后壁的重要标志，有经验的麻醉科医师在用喉镜暴露声门时，只要能分辨出杓会厌襞就能正确地完成气管插管。

（三）环甲膜

环甲膜为体表非常重要的可识别结构，由弹性纤维膜构成，分布于甲状软骨前角的后面连至环状软骨上缘和杓状软骨声带突之间，成人该膜一般宽 8~12mm，高 10.4~13.7mm，大致形成上窄下宽近似圆锥的形状。因此环甲膜又称为弹性圆锥，膜的前面中心部分较厚称为“环甲韧带(也称为圆锥韧带)”。其上缘游离，前附于甲状软骨前角的后面，后附于杓状软骨声带突，称“声韧带”，即“声带”，是发声的主要结构。环甲膜直接位于皮肤和筋膜层之下，于喉结(甲状软骨切迹)下 1 到 1.5 横指处可扪及。其位置浅表，且易被扪及，在上呼吸道梗阻的紧急情况下，可经环甲膜建立临时的呼吸通道。环甲膜之下紧邻的便是喉黏膜，此处分布的动脉、静脉以及环甲膜与声带(可能在韧带上缘的 0.9cm 处)的距离都有一定的解剖变异性，因此建议对环甲膜的任何操作如切开或穿刺都应在下 1/3 处且朝向脚端方向(向后穿刺的探针可能刺伤环形环状软骨的后壁)进行。80% 的麻醉科医师都能准确地定位男性环甲膜上的皮肤位置，而在女性中该数字下降到了 30%，因此临床上确定适当的切口或穿刺点可能很困难。对每个患者都应进行困难气道评估，特别是对于困难气道高风险患者，麻醉诱导前可以用超声进行环甲膜定位作为喉部结构的常规检查(图 50-2)，并在体表进行解剖标记，一旦发生“既不能插管，又不能氧合”的情况可迅速建立颈前紧急气道。

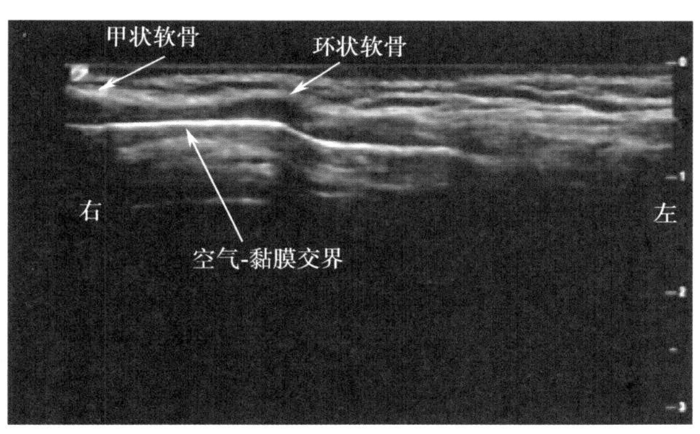

图 50-2 环甲膜的超声图像(CTM，正中矢状面)

(四) 喉腔

1. 喉腔是指会厌至环状软骨下缘之间的腔隙，由喉软骨支架围成，平均长 4~6cm。喉腔上经喉口与喉咽部相通。喉口朝向后上方，由会厌软骨上缘、杓会厌襞和杓间切迹围成。喉腔下通声门与气管。喉腔黏膜与咽和气管黏膜相连。

2. 喉腔皱襞在喉腔的两侧壁可见喉黏膜形成的两对皱襞。上方的一对叫“前庭襞”，又称“室襞”(也称“假声带”)；下方的一对称为“声襞”，又名“声带”；室襞与声襞之间向外突出的间隙，称“喉室”。两侧声襞与杓状软骨基底部之间的裂隙，即“声门裂”，简称“声门”，是气管插管必经之路，是喉腔中最狭窄的部位。小儿的喉腔呈漏斗状，最狭窄的部位在声门裂下方的环状软骨水平。

(五) 声门裂(声门)

1. 声门裂 可分为膜间部和软骨间部，前 3/5 为膜间部，位于两侧声襞之间；后 2/5 为软骨间部，位于杓状软骨之间。声门裂的长度在男性约为 22mm，女性约为 18mm。声门裂呈前低后高约为 17 度的角度。在平静呼吸时，声门裂的膜间部呈前窄后宽的三角形，软骨间部呈长方形；深呼吸时，杓状软骨外转，声门裂开大呈菱形，此时通过声门裂可看到 2~3 个气管软骨环。

2. 声带 由层列的鳞状上皮细胞覆盖，这是声带可发生表皮样癌的原因。气管内插管后，声带较容易因损伤而出现息肉形成，一般多发生在会厌的后 1/3 部位，这与气管导管压迫杓状软骨声带突的内侧面有关；在气管内插管浅麻醉下，频繁吞咽和咳嗽动作也可导致喉过度活动，致声带表面擦伤和溃疡，在愈合期时可出现纤维组织化，结果是息肉形成；手术后并发息肉形成的表现是慢性声音嘶哑。

(六) 喉的括约肌功能

喉是发声器官，但还具有喉肌活动功能以发挥气道的活瓣作用，具体有以下四方面作用：

1. 提高胸内压 在剧烈咳嗽或喷嚏动作时，需通过喉的关闭以提高胸内压来完成。

2. 提高腹内压 在小便、大便或提举重物等动作时，需要首先关闭喉以保持膈肌固定，然后再开始腹肌收缩，这样才能有效提高腹内压以完成上述动作。

3. 改善肺泡通气的有效性 吸气时，声门开启和气管支气管扩张，使气流顺利进入肺泡；呼气时，先有声门关闭和气管支气管收缩动作，以促使无效腔气逆流回入肺泡，然后再开启呼气，以排除无效腔气。提示喉在肺泡通气的有效性方面起着重要的作用。

4. 反射性关闭气道 机体受到内源性机械或化学刺激，或外源性疼痛刺激时，表现为全身肌肉收缩或痉挛，其中也包括喉内肌、气管支气管系平滑肌、喉外肌和胸壁肌等收缩，其结果是喉痉挛，表现为气道顽固性关闭，对正压通气产生抵抗，对阿托品治疗完全无反应。由于喉肌是一种特殊型内脏肌，具有随意肌和不随意肌的双重功能，因此应用神经肌肉接头阻滞药可使之完全松弛。

插管刺激或喉部的操作刺激可引起喉痉挛，这也是气道梗阻的常见原因。喉痉挛的处理应强调预防为主，首先要避免在低氧和二氧化碳蓄积或者麻醉深度不足的情况下刺激喉部黏膜。轻度的喉痉挛一般在刺激解除后可自行缓解。中度痉挛需麻醉机面罩加压给氧，必要时以短效的麻醉药加深麻醉，并辅助通气；重度喉痉挛在处理时，必须十分迅速地加深麻醉，甚至可加用肌松剂以解除痉挛，必要时行紧急气管内插管以解除梗阻；当情况更危急或麻醉药物和器械不具备时，可用粗针头等锐器紧急行环甲膜穿刺，然后再准备行气管内插管或气管切开术。

（七）喉的神经支配

喉的主要支配神经是喉返神经和喉上神经的内外分支。喉上神经的外支支配环甲肌的运动。其他喉肌的运动由喉返神经支配。喉上神经和喉返神经都是迷走神经的分支。

1. 喉上神经　也称上喉神经，自迷走神经发出，在咽外侧，沿颈内动脉后内侧下行，至舌骨大角平面分为喉内、外支。喉内支在舌骨大角处转向内前方，伴喉上动脉穿甲状舌骨膜进入喉内，支配声门裂以上喉黏膜的感觉。因会厌喉面黏膜的感觉受喉上神经内支支配，反应极为敏感，临床上在用直喉镜片挑起会厌压迫其喉面时，易诱发喉痉挛及咳嗽；而会厌舌面黏膜由舌咽神经舌支支配，反应较为迟钝，故使用弯喉镜片插入会厌谷刺激会厌舌面时，不易导致喉痉挛及咳嗽。喉上神经外支伴随甲状腺上动脉行向前下方，在甲状腺侧叶上极的上方约 1cm 处，神经与动脉分开，即转向内侧分支支配环甲肌和咽下缩肌。在舌甲膜处阻滞喉上神经，再结合施行咽喉壁和气管内黏膜表面麻醉，可致声带完全麻痹，由此可提供极为优良的清醒气管插管局部麻醉。喉上神经阻滞也可用于治疗喉结核性溃疡、癌浸润等疾病引起的喉痛症。

2. 喉返神经　也称下喉神经。左或右喉返神经的走行不同。由下向上抵达喉内，支配声带以下水平的气管感觉，以及喉内面的全部肌肉运动。

(1) 右喉返神经：来自迷走神经，在锁骨下动脉处绊绕锁骨下动脉而抵达颈部，在食管与气管的间沟中上行至喉。

(2) 左喉返神经：来自迷走神经，左侧的下喉神经是真正的喉返神经，它在主动脉弓紧挨动脉导管韧带（即闭塞的动脉导管）处绕过后，向上抵达颈部，此后的行径与右喉返神经相同。左侧喉返神经容易在某些手术中（如甲状腺切除、动脉导管未闭结扎等）受到损伤，或容易被扩张的主动脉瘤压迫而受损，由此可在拔除气管内导管后出现声嘶和呼吸困难，应予以警惕。施行上喉神经和下喉神经阻滞，结合颈丛神经阻滞，可使喉切除手术顺利地在单纯神经阻滞麻醉下完成。喉罩尖端置入下咽部，与气管内插管操作相比避免了对喉和气管内分布的喉上神经和喉返神经机械性刺激，对循环系统干扰较少。

(3) 喉返神经的运动纤维支配环甲肌以外的喉内肌；感觉纤维支配声带以下的喉黏膜。一侧喉返神经损伤可致声带麻痹和声音嘶哑；双侧同时损伤则可发生失声、呼吸困难，甚至窒息。手术中颈部的过度旋转或过伸，或气管套囊过度充气，都有可能压迫喉返神经终末支，偶尔可出现单侧声带麻痹。甲状腺手术中损伤喉返神经时，一般以展神经先于内收神经变性，故声带先处于内收关闭位；如果为两侧喉返神经同时损伤，则可出现呼吸困难，甚至窒息致死。声带内收以伤后最初 12~24 小时为最明显，随后内收神经纤维也相继变性，声带处于中间位而不能活动。

（八）小儿喉解剖特点

根据手术和病情需要，小儿如同成人一样可接受气管内插管，但存在解剖上的区别。总的来说，小儿气管插管较成人困难，尤其对新生儿施行经鼻气管插管可能困难更大。这与小儿的喉解剖与成人有显著区别有关（图 50-3）。

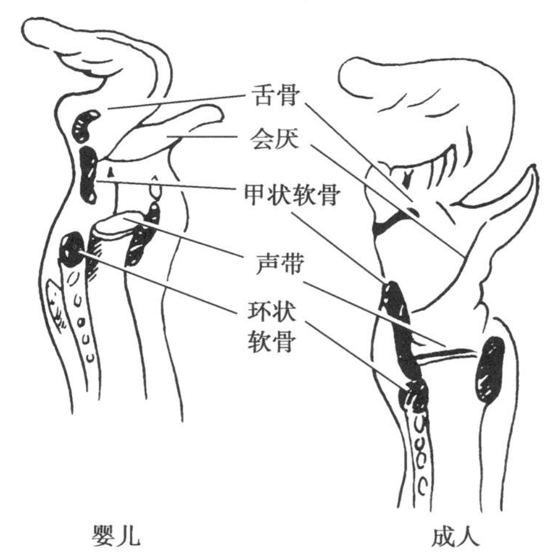

图 50-3　婴儿与成人的喉比较

1. 喉位置　比成人高，随着年龄增长而逐渐下降。新生儿的环状软骨下缘平齐颈 4 椎体下缘，6 岁时降至颈 5 水平，13 岁时始达到成人位，即颈 6 平面。一般，声门裂比环状软骨高 1~2 个椎体，故新生儿的声门裂在 3~4 颈椎水平，13 岁后才达到成人第 5 颈椎水平。

2. 会厌　新生儿的会厌较宽、僵硬呈 U 形或 V 形，新生儿的舌骨紧挨于甲状软骨，舌体较大，故会厌常被舌根组织压向咽腔，使会厌与喉之间呈 45° 倾斜；用弯型喉镜片一般不易做到抬起会厌看到声门，采用直型喉镜片挑起会厌才容易看到声门。而成人会厌扁平、有弹性，成人的舌骨与甲状软骨之间有较大距离，舌体较小，会厌活动度较大，且呈竖直位置，因此显露声门较新生儿容易。

3. 环状软骨　婴儿的环状软骨窄细，呈前高后低的倾斜位，且是整个上气道中最狭窄的部位。从上向下看喉，婴儿的喉呈漏斗状，即环状软骨的内径比声门裂更小。因此，有时可遇到导管前端虽已通过声门裂，但继续推进时可遇到阻力或不能通过。成人的环状软骨呈水平位，上气道中最狭窄的部位在声门裂。

4. 杓状软骨　婴儿杓状软骨的声带突占声带全长的 1/2，因骨性部分较多，声门裂较小；在成人则仅 1/3。婴儿声带突向喉腔内倾斜，因此声带呈凹位；在成人声带呈水平位。

5. 黏膜　小儿声门下的黏膜与其基底组织呈疏松连接，血管淋巴组织丰富，尤以婴幼儿为明显，因此比成人容易发生声门及声门下水肿。

五、气管和支气管

(一) 气管

1. 气管的上端从环状软骨下缘(相当于第 6 颈椎平面)开始，下行进入胸腔，抵达第 4 胸椎下缘(相当于胸骨角)水平时分叉为左、右主支气管。在直立位时，气管下端达第 5 胸椎，深吸气时可达第 6 胸椎。

2. 成人气管的长度约为 10~14cm，平均 10.5cm，内腔横径约 1.6cm。小儿气管短细，新生儿声门至气管隆嵴的长度仅 4cm。

3. 气管大约由 15~20 块后正中方有缺损的 U 形软骨组成，缺损处由扁平纤维性膜和一层平滑肌补充形成气管后壁。气管软骨环之间有环韧带相连。气管内插管、气管切开术等偶尔可撕裂气管后壁导致气管纵隔瘘。

4. 气管的分叉部称“气管叉”，位置相当于胸骨角水平，或第 2 肋软骨平面，在其末端的内面呈向上隆起，称“气管隆嵴”。隆突的黏膜下有丰富的迷走神经末梢支配，极为敏感，遇吸痰管或支气管导管刺激易导致剧咳、支气管痉挛，或迷走心脏反射引起血压下降、心动过缓甚至心搏骤停。只有深麻醉或完善的黏膜表面麻醉才能使隆突反射消失。

5. 自上门齿至隆突的距离，中等体型成人男性约为 26~28cm、女性为 24~26cm、婴儿约为 10cm。

6. 支配气管的副交感纤维来自迷走神经的喉返神经气管支；交感纤维来自胸交感干。两者主要分布于气管的平滑肌和黏膜。

(二) 支气管

气管下端自隆突部起，分为右主支气管及左主支气管(图 50-4)。

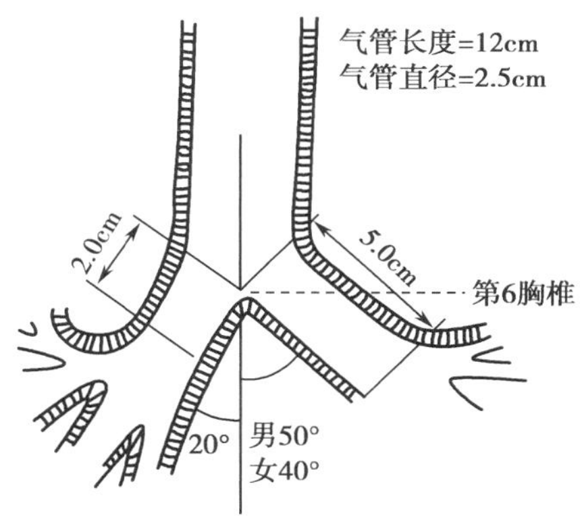

图 50-4　总支气管解剖示意图

1. 右主支气管

(1) 右主气管短而粗，走向陡直，成人长约 2~3cm，内腔横径约为 1.5cm，它与气管中轴延长线的夹角约为 25°~30°，较为陡直，因此，气管导管插入过深(或异物)较容易进入右主支气管。

(2) 右肺上叶的支气管开口距气管隆嵴很近，仅约 1~1.5cm。因此，若右支气管插管稍深，可能阻塞右上叶支气管的开口而引起右肺上叶的不张。所以，行右支气管插管时，须调整好导管的位置以确保右肺上叶呼吸音的存在。

2. 左主支气管

(1) 左主气管较细长而走向稍斜，长度约为 4.9cm，内腔横径约为 1.1cm，它与气管中轴延长线的夹角约为40°~50°，其上方有主动脉弓跨越，后方与食管交叉。

(2)左肺上叶支气管的开口距气管隆嵴较远，故异物或气管导管较不易进入。

(三)气管的一般规律

气管各部位长度和内径的特点为：①气管的长度约为右主支气管的5倍，左主支气管的2倍；②左主支气管的长度为右主支气管的2倍；③左右主支气管下方的夹角为65°~80°，见表50-1。

表50-1　气道各部位长度和内径(cm)参考值

	成人	小儿(1岁以上)
长度		
门齿→会厌	11~12.5	
后臼齿→会厌	5.5~7.2	4~5
门齿→声门(口咽腔)	13~15	8~10
会厌→环状软骨下缘(喉腔)	4~6	2~3
环状软骨→隆突(气管)	10~12	4~6
门齿→隆突	28~32	15~19
鼻孔→隆突	28.4~33	17~21
鼻孔→鼻后孔(鼻翼→耳垂)	2~14	
右总支气管	2	1~1.5
左总支气管	5	2.5~3.0
内径		
气管	1.6~2.0	0.6~1.0

六、上呼吸道三轴线

1. 三轴线的定义自口腔或鼻腔至气管之间存在三条解剖轴线，彼此相交成角(图50-5)。

(1)口轴线(OA)：自口腔(或鼻腔)至咽后壁的连线。

(2)咽轴线(PA)：从咽后壁至喉的连线。

(3)喉轴线(LA)：从喉至气管上段的连线。

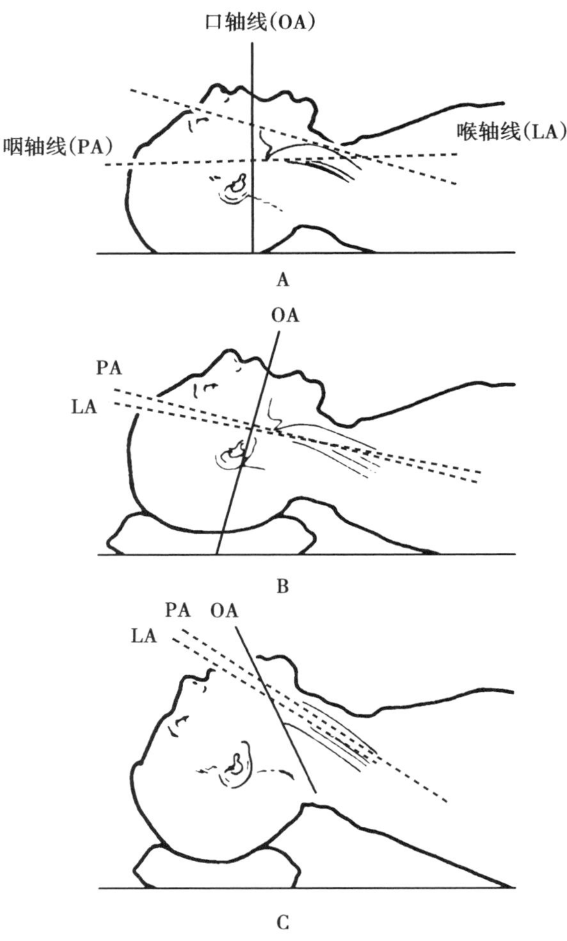

图50-5　气管内插管时的头位与三轴线

2. 三轴线之间的关系　仰卧位时，OA与LA互成直角，PA与LA呈锐角。为使气管内插管操作达到显露声门的目的，需要通过屈颈、头伸展、压舌、提下颌和压喉等动作使这三条轴线尽量重叠成一条线；枕部垫高10cm而肩部位置不变可将咽、喉轴线接近重叠，再将头部后伸，经口轴线通过喉镜可看到声门。但是“三轴一线”体位是比较难于实现的，而可视喉镜在三线成角的情况下仍能在显示器上得到清晰的声门视野，并可明显降低显露喉部所需的上提力。

麻醉科医师借气道将麻醉气体送入肺泡，同时保证正常的氧气运输。为进行合理的气道控制，麻醉科医师用气管插管等设备直接介入上呼吸道和下呼吸道来获得气道通路。麻醉前对呼吸系统进行全面检查与评估，可避免一些在操作过程中可能遇到的麻烦和困难。

第二节　人工气道用具及气道通畅的维持

维持患者足够的通气和氧合是气道管理的根本目的。人工气道用具可以帮助医师管理气道，维持气道通畅，保证患者氧供。本节对临床气道管理实践中的多种气道管理工具和维持气道通畅的方法进行简要介绍。

一、人工气道用具

鼻导管、面罩、口 / 鼻咽通气道是临床常用的人工气道工具。面罩主要包括简单面罩、部分重复吸入面罩、无重复吸入面罩和麻醉通气面罩等几大类。

（一）鼻导管

鼻导管（图 50-6）是最常应用的低流量供氧装置，患者耐受性好，其两个尖端分别插入患者两个鼻孔进行供氧。原理是以鼻咽部作为储氧腔，只要患者鼻腔通畅，即便患者用口呼吸也可提升吸入氧浓度。气体流量设定范围可以从 0.25~6L/min，氧流量大于 4L/min 时应湿化吸入气体以免黏膜干燥。吸入气体流量每增加 1L/min，大约可提高吸入氧浓度（FiO_2）4% 左右。也就是说给予 1L/min 鼻导管吸氧，可使吸入氧浓度大约可达到 0.24 左右；2L/min 时，FiO_2 大约可达到 0.28 左右；以此递增，6L/min 时，FiO_2 大约可达到 0.44 左右；此后继续增加氧流量，也很难使吸入氧浓度明显提高，并且会给患者带来不适感。

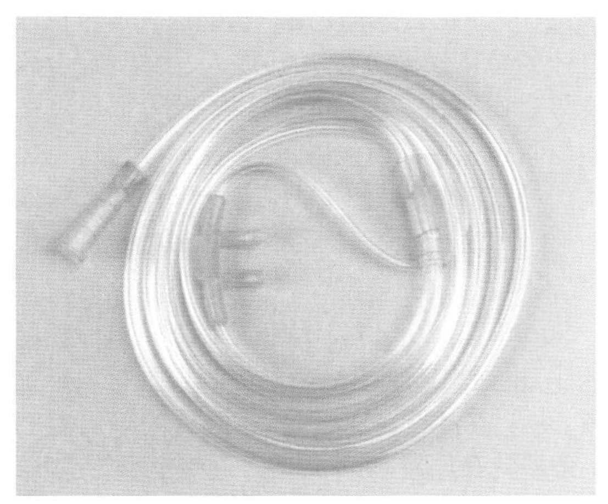

图 50-6　鼻导管

（二）简易吸氧面罩

简易吸氧面罩（图 50-7）是一种低流量供氧装置，相对鼻导管以鼻咽腔作为储氧腔，简易面罩罩体内增加了 100~200ml 的储氧空间，提高了供氧效率。其有两个侧孔可使新鲜空气进入和呼出气体排出。氧流量在 5~8L/min 时，FiO_2 约可达到 0.4~0.6 左右。使用简易面罩时氧流量若低于 5L/min 有可能出现重复吸入和 CO_2 蓄积。氧流量大于 8L/min 时，由于储氧空间饱和，再增加氧气流量也不能使 FiO_2 明显增加。氧流量 5~6L/min，FiO_2 大约可达到 0.4 左右；6~7L/min，FiO_2 大约可达到 0.5 左右；7~8L/min，FiO_2 大约可达到 0.6 左右。

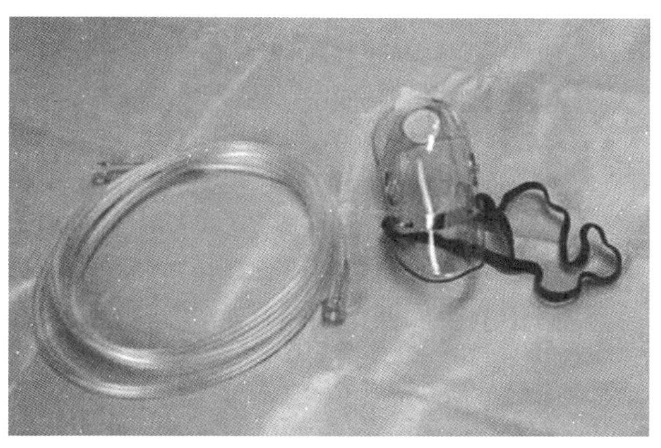

图 50-7　简易吸氧面罩

（三）部分重复吸入吸氧面罩

低流量供氧系统下，要想 FiO_2 高于 60%，可以使用部分重复吸入面罩（图 50-8）。部分重复吸入吸氧面罩有一个容量为 600~1 000ml 的储氧袋。患者呼气时前 1/3 的呼出气体会进入储氧袋中（这部分气体基本来自于解剖无效腔，含氧较高，二氧化碳含量较低），下一次呼吸时，这部分气体可以降低空气对吸入氧的稀释作用。氧流量设置应等于或大于 8L/min，并且在整个通气过程中确保储氧袋贮气囊保持膨胀状态，才可以达到较高的 FiO_2，并能在一定程度上防止二氧化碳重复吸入。氧流量 6L/min，FiO_2 大约可达到 0.6 左右；7L/min，FiO_2 大约可达到 0.7 左右；8L/min，FiO_2 大约可达到 0.8 左右。

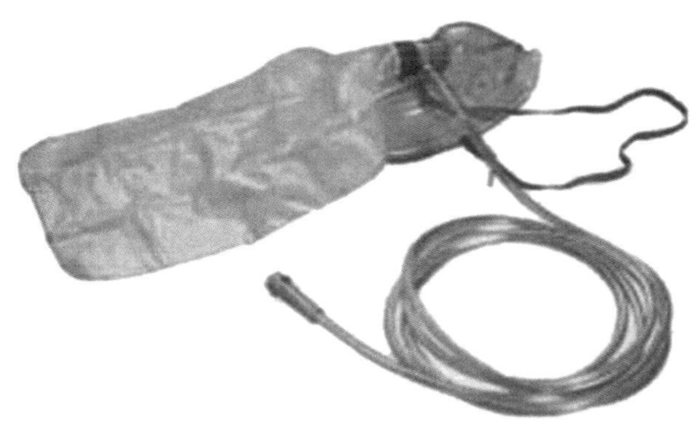

图 50-8　部分重复吸入吸氧面罩

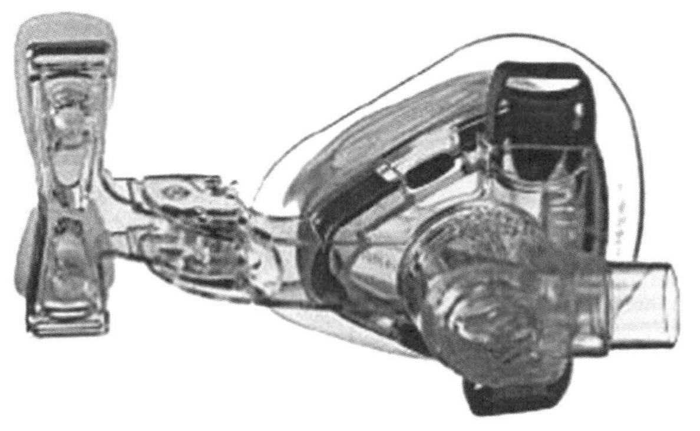

图 50-9　CPAP 面罩

（四）无重复吸入吸氧面罩

无重复吸入面罩与部分重复吸入面罩相比，增加了 3 个单向活瓣。两个活瓣分别位于面罩的两侧使呼出气体排出并阻止空气进入，第 3 个单向活瓣位于面罩与储氧袋之间用来阻止呼出气体进入储氧袋。这样防止二氧化碳重复吸入，防止呼出气和吸入空气稀释吸入氧浓度。氧流量设置范围为 10~15L/min，可以使 FiO_2 接近 1.0。

（五）经鼻持续气道正压（CPAP）面罩

CPAP 面罩（图 50-9）适用于轻度气道梗阻和阻塞性睡眠呼吸暂停综合征的患者。轻微镇静即可耐受良好，可进行吸入麻醉，但鼻部密封有时比较困难，只能辅助通气，很难独立完成预充氧任务。

（六）麻醉通气面罩

麻醉通气面罩（图 50-10）用于密封患者气道，输送混合气体用来进行预充氧、通气、氧合或麻醉。可以在相对密闭的状态下通气，从而达到预充氧的目的。高出面部罩体是面罩的主要结构，既增加了储氧空间，也增加无效腔。可塑性罩体用以适合面部结构，其密封圈有两种类型：一种是临床常用的充气型密封圈；另一种是不能充气的橡胶或塑料密封圈 22mm 的标准接口位于罩体的顶端，可与辅助通气球囊、麻醉机和呼吸机的呼吸回路相连接。面罩接口周围的小钩是面罩固定头带的固定点，有助于面罩紧贴面部，提高密封效果。面罩设计适应面部轮廓，在鼻部有一切迹，双侧的弧度可以适应颊部隆起的颧骨，选择正确的面罩型号，并且应有多种尺寸大小面罩备用，才能保证面罩通气顺利实施。现临床常用的一次性透明塑料面罩采用高容量、低压力气垫，面部利于密封。但额部曲度很小，有时维持密闭会略微有些困难。透明面罩体的基底平坦，密封圈柔软，适合不同的脸型，并附有注气口，用以调节密封圈压力。

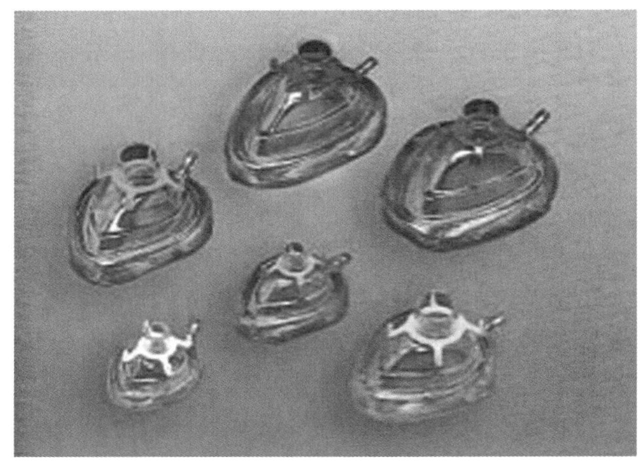

图 50-10　麻醉通气面罩

（七）口咽通气道和鼻咽通气道

为了达到完善的预充氧或面罩通气效果，口咽通气道和鼻咽通气道是简单易行且不可或缺的辅助工具。

1. 口咽通气道　口咽通气道可以改善口咽部通气空间，用于保持气道的通畅防止舌后坠，便于吸痰，也可当做牙垫来使用。口咽通气道可供选择的尺寸的范围覆盖新生儿到成人，由塑料、金属或橡胶等材质制成。与牙齿接触的咬合部位宽度应足够与两到三颗牙齿接触，这样牙齿咬合压力才能够均匀分配到所接触的牙齿上。口外端有一圈突出的外缘可防止吞咽和插入过深，口内端的曲度适应口、舌、咽后部的解剖。

Guedel（图 50-11）口咽通气道是椭圆形塑料质地，以防止损伤口咽组织。门齿咬合处材料经加强处理，防止患者咬扁通气管，通气管内壁沿着咽部被一条塑料脊加强，防止塌陷。通气道呈管道状，口咽部黏膜不易阻塞或突入通气管道内，易于保持口咽通气道通畅，是临床最常用的口咽通气道类型。

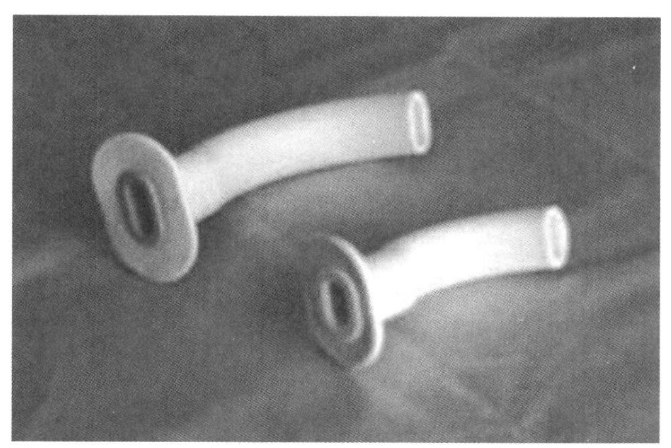

图 50-11　Guedel 口咽通气道

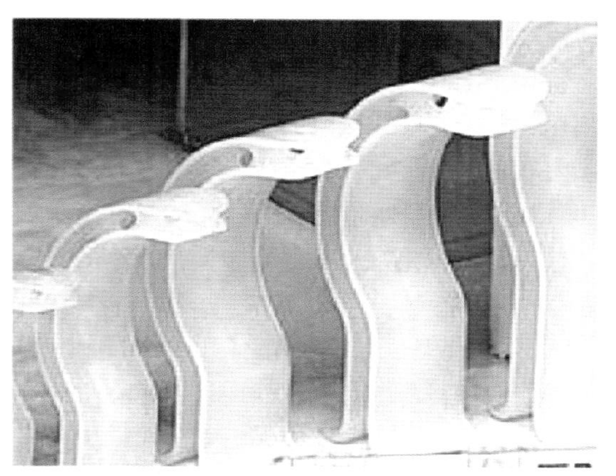

图 50-12　Berman 口咽通气道

插入方法：可利用压舌板压迫舌体后，在通气道外口指向足的方向下置入口咽部。也可不用压舌板下置入，先将通气道外口指向头的方向（即弯面向上）插入口腔，然后一边旋转通气管 180°、一边推进通气道直至咽腔。此时，舌背恰好躺卧于通气管的弯度之中。

操作要点：①口咽通气道的插入操作较容易，但对清醒或浅麻醉患者可能出现恶心、呕吐、呛咳、喉痉挛和支气管痉挛等反射，因此，只适用于非清醒患者、麻醉深度恰当的患者或昏迷患者；②不恰当的安置通气道，反而会将舌根推至咽腔而加重阻塞，或引起喉痉挛，或引起牙、舌体和咽腔损伤，特别对长时间安置通气道患者，需定时检查其位置是否正确；③如果患者不能开口，又不宜插用鼻咽通气道时，可先用两个压舌板置入后臼齿之间，利用杠杆作用橇开口腔，然后再置入口咽通气道。

Berman 口咽通气道（图 50-12）由一个中脊连接的两个水平板构成。水平板是扁平的，与 Guedel 通气管相比牙齿接触面积较大。Berman 通气道设计为可活动的上板和下板以铰链相连，可以将舌根抬起，侧面的通道可放入吸痰管或支气管可视软镜，而不会阻塞气道，同时可以增加气流，但这种通气道由于插入咽部较深，可能触及会厌而诱发喉痉挛。Ovassapian 口咽通气道有一个大的向前的凸缘可推开舌体，在门齿水平有一较大开口，便于进行支气管可视软镜引导气管插管操作。

2. 鼻咽通气道　鼻咽通气道是用塑料或软橡胶等材质制成的不同长度和内径的柔软而弯曲的筒形通气管道，置入鼻腔后刺激小，患者更容易耐受。近端圆形外缘可防止鼻咽通气道滑入鼻孔并控制插入深度（图 50-13）。

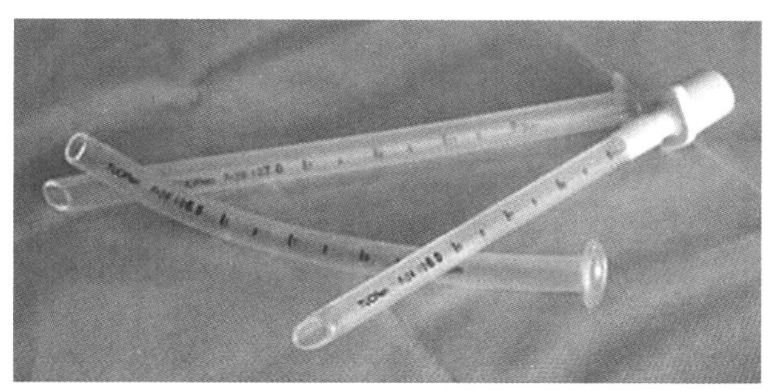

图 50-13　鼻咽通气道

使用鼻咽通气道前，应充分润滑，并检查患者鼻孔的大小、通畅性、是否有鼻息肉和明显的鼻中隔偏曲。置入鼻咽通气道时，应轻柔操作以防止鼻中隔前下部的黏膜内 Little 区血管丛损伤出血。应用缩血管药物比如羟甲唑啉或去氧肾上腺素滴入或喷雾使黏膜血管收缩，降低出血风险。如果鼻咽通气道全部插入后患者出现咳嗽或刺激反应，应该将其退出 1~2cm，防止鼻咽通气道尖端刺激会厌或声带。若鼻咽通气道插入后患者气道仍梗阻，在排除通气管堵塞的情况下，可能是由于鼻咽通气道太短，远端出口不能越过舌根，应及时更换较长或大一号鼻咽通气道。

操作要点：①选择通畅的一侧鼻孔置入。对鼻中隔移位的患者，选用外鼻孔较小的一侧插入，因移位一侧鼻孔一般都较大；②通气道表面需先涂以利多卡因软膏润滑。插入前需在鼻腔内滴入血管收缩药，以减少鼻腔出血；③鼻咽通气道的插入长度一般可按鼻尖至外耳道的距离推算，这样通气道的前端位置恰好在会厌的上方；④鼻咽通气道必须沿下鼻道腔插入，即通气管的插入方向必须保持与面部完全垂直，严禁指向鼻顶部方向（筛窦 Little 区）插入，否则极易引起凶猛的鼻出血；⑤插入动作应轻巧、柔和、缓慢，遇有阻力不应强行插入，可稍稍轻柔旋转导管直至无阻力感后再继续推进；⑥鼻咽通气道的并发症包括鼻出血和鼻咽部损伤或胃内容物误吸，可在通气道管腔内置入细吸引管，保持随时吸引以作预防；⑦疑有颅底骨折的患者绝对禁用鼻咽通气道，有可能插入颅腔或引起颅腔感染。

新型的鼻咽通气道不仅有开放上呼吸道的功能，同时还可以经过鼻咽通气道连接麻醉机环路供氧或连接手控喷射通气供氧装置，同时还可以监测呼末二氧化碳波形了解患者的呼吸情况。如魏氏鼻咽喷射通气道(图 50-14)，插入患者鼻腔后可以使用滑动环固定通气道，防止插入过深，而后连接供氧装置持续供氧并监测呼末二氧化碳浓度，如果监测发现患者无呼吸或呼吸幅度减弱，可以通过喷射通气接口给患者进行声门上喷射通气，降低低氧血症的发生。在无痛胃镜检查这种共用气道的操作中可安全应用。

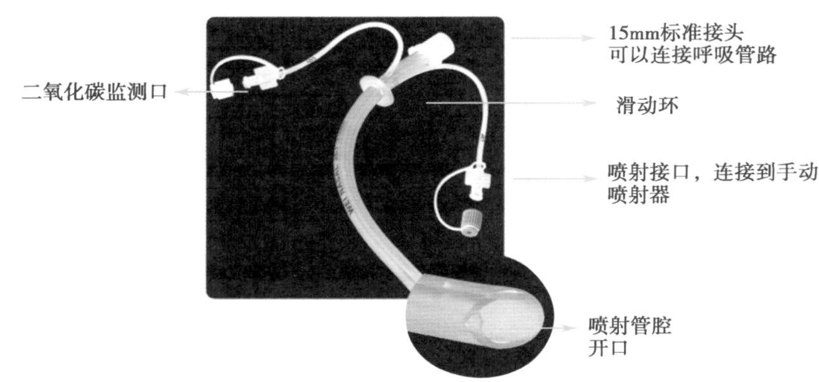

图 50-14 魏氏鼻咽喷射通气道结构

5

二、上呼吸道通畅的维持

(一) 维持上呼吸道通畅的基本方法

头后仰、抬颏和/或托下颌技术是维持上呼吸道通畅的基本方法。其中托下颌的技术尤为重要。对于无面罩通气困难的患者，单手扣面罩(图 50-15)，一侧拇指和示指扣在面罩上形成一个“C”形，余下的三个手指向面罩方向用力抬起下颌从而构成一个“E”形，我们称这种手法为 C-E 手法；同时另一手挤压呼吸囊即可获得良好通气。对于肥胖患者双手托下颌更为有效，双手托下颌方法有两种 C-E 手法(图 50-16 左侧)和 V-E 手法(图 50-16 右侧)，C-E 手法如上所述，V-E 手法是指拇指与鱼际覆于面罩的边缘，余下的四个手指上抬下颌角。据文献报道，诱导后无自主呼吸的肥胖患者采用 V-E 手法比 C-E 手法面罩通气更有效，当 C-E 手法面罩通气失败时，可以采用 V-E 手法实现有效通气。通气不良的患者推荐采用双手托下颌扣面罩，或者采用置入口咽通气道或鼻咽通气道并单手抬颏扣面罩或双手托下颌扣面罩的通气方法。如果上述方法仍不能维持良好通气，这就需要寻求人员帮助，在嗅物位下放入口咽或鼻咽通气道，由双人四手，用力托下颌扣面罩行双人加压辅助通气，此时的双人四手同时在面部扣面罩托下颌，加压给氧是由麻醉机机控完成的。嗅物位能够增加喉部空间，更易面罩通气。当麻醉不充分或者肌松不足时会增加面罩通气的难度，所以即使是面罩通气时也应特别注意麻醉深度与肌松状态。

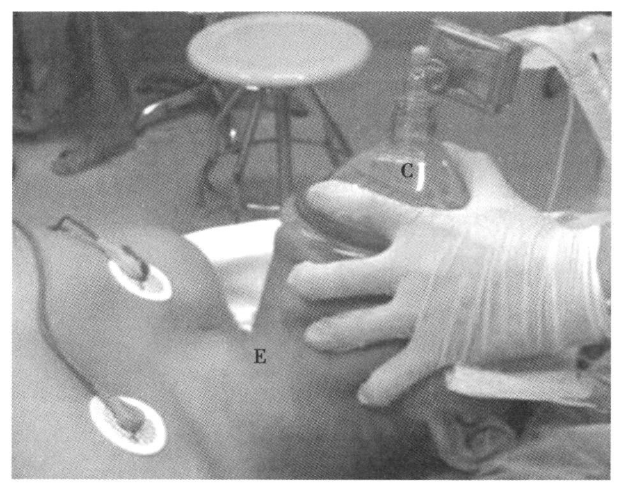

图 50-15 单手抬颏扣面罩(C-E 手法)

(二) 面罩通气

气道管理是麻醉科医师在实施麻醉和急救过程中的首要任务，是围手术期麻醉管理的基础，如

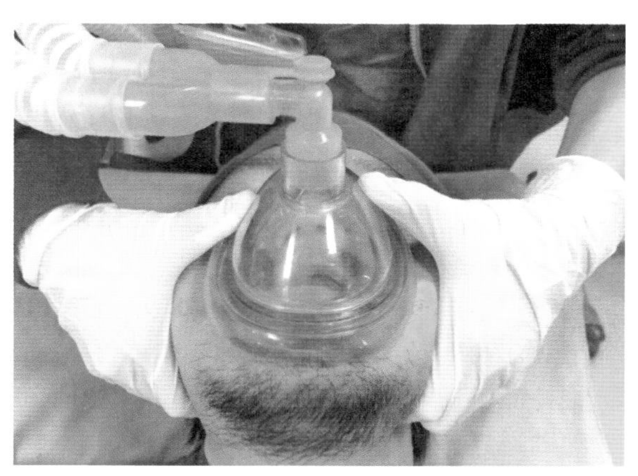
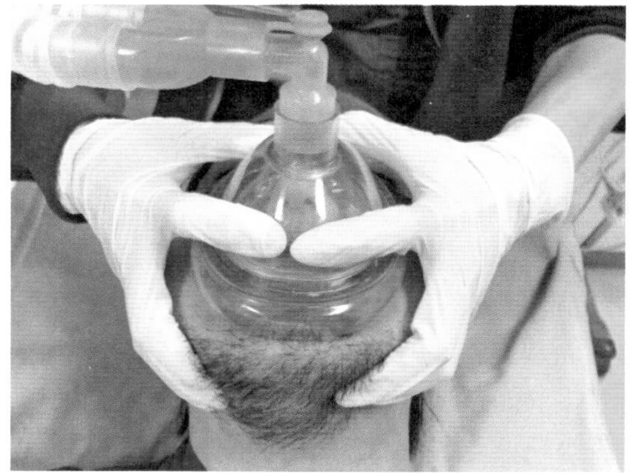

图 50-16 双手扣面罩通气 C-E 手法（图左）和 V-E 手法（图右）

果没有充分保证呼吸道的通畅，任何麻醉都是不安全的。在气道管理过程中，面罩通气是最基本也是最重要的技术。全身麻醉插管前首先要保证患者的面罩通气，如果插管失败，面罩通气又是很重要的急救措施。因此，麻醉科医师应该熟知困难面罩通气（difficult mask ventilation，DMV）的原因、熟悉预测和评估的指征、掌握面罩通气的方法和技巧。

1. DMV 的定义 DMV 是指有经验的麻醉科医师在无他人帮助的情况下，经过六次以上或超过一分钟的努力，仍不能获得合适的面罩通气。面罩分级情况详见本章第九节。DMV 分级有助于围手术期面罩通气的管理，其判断标准更加客观，便于临床试验数据的对比，使得麻醉科医师间交流更为准确。

2. DMV 相关危险因素 男性、体重指数较高、打鼾或睡眠呼吸暂停病史、蓄络腮胡、无牙、年龄≥ 55 岁、Mallampati 分级Ⅲ或Ⅳ级、下颌前伸受限和气道肿块或肿瘤等均是 DMV 相关危险因素。这些预测 DMV 的独立因素应该在术前气道评估中记录在案。同一个患者风险因素越多，DMV 发生概率就越大。但某单一因素导致 DMV 的特异性和敏感度尚未通过研究得出。预测可能 DMV 的患者中大部分通气是顺畅的（假阳性）。但预测出存在潜在问题者，将使得准备更加充分，有利于更好地制订方案，降低 DMV 的发病率和病死率。

3. 围手术期 DMV 的常见原因 DMV 的原因大致可以分为操作方面原因和与气道相关的原因。严重胸廓畸形或脊柱后凸侧弯限制胸廓伸展亦可能造成 DMV。操作有误、设备不佳、体位没有处在最佳位置、某些药物的副作用、气道部分或全部梗阻等因素都可能单独或联合起作用，导致 DMV 的发生。

（1）操作方面的原因：①操作者缺乏经验；②面罩大小不当，包括蓄络腮胡、颌面部解剖异常等与面罩不匹配；③头颈部没有处于最佳位置；④按压环状软骨；⑤药物相关因素，如阿片类药物诱导声门紧闭、氯琥珀胆碱诱导咬肌僵直、麻醉深度不足或缺乏肌松药。

（2）气道相关的原因：上呼吸道梗阻和下呼吸道梗阻都可能影响面罩通气。

1）上呼吸道梗阻：①舌或会厌病变；②病态肥胖和睡眠呼吸暂停患者咽部软组织过多；③扁桃体肿大；④口、颚骨、咽或喉部肿瘤；⑤气道水肿，如反复插管、创伤引起以及血管性水肿；⑥喉痉挛；⑦外部压迫，如颈部大肿块或大血肿。

2）下呼吸道梗阻：急性支气管痉挛、气管或支气管肿物、前中纵隔肿瘤、急性呼吸窘迫综合征、异物、气胸和支气管胸膜瘘等。

4. 围手术期 DMV 的处理 如果术前评估患者存在多种 DMV 风险因素，例如重度鼾症的患者合并有肥胖、下颌前伸受限、无牙等诸多因素，最安全的办法是维持清醒状态，表面麻醉下置入喉罩或气管插管。如果术前评估患者存在的 DMV 风险因素不是很严重，考虑到患者的舒适度，此类患者可以在保留自主呼吸的前提下适度镇静催眠，如给予右美托咪定、七氟烷吸入诱导或少量咪达唑仑、芬太尼加表面麻醉等。同时要准备好各种应急方案，既提高患者的舒适度又最大限度地降低困难气道发生的风险。

麻醉准备阶段应该全面检查通气管理的设备，包括检查麻醉机，备好合适型号的面罩、口咽通气道和/或鼻咽通气道、喉罩、喉镜片、可视喉镜以及支气管可视软镜等，准备紧急有创通气工具如环甲膜穿刺装置，明确备选方案，安排一名有经验的助手等。面罩大小应适合操作医师的手部和患者的面部，并且感觉舒适。面罩的上缘应放置于鼻梁之上，防止压迫眼球。操作者手的拇指和示指环绕呈"C"形，缺口处应超过面罩纵向中线，便于对面罩对侧半部分施压密封，拇指负责鼻部区域的密封，示指负责口部区域的密封，通过这两个手指实现面罩与面部轮廓的整体密封；没有牙齿的患者，面颊凹陷导致面罩与面部不匹配，可放置口咽通气道或鼻咽通气道改善通气，如果面颊凹陷严重影响面罩的密闭性，此时可以适度的减少面罩套囊内的气体含量，从而增加面罩与面颊的贴合性，也可以在面颊凹陷处垫湿纱布增加面罩密闭性。中指、环指和小指呈"E"形，中指和环指的力点在下颌骨降支骨质，起"仰头"和"抬颏"和开放气道作用；并使面部向面罩迎合，加强面罩密封效果；小指力点在下颌角处骨质，起"托下颌"作用。同时另一手挤压呼吸囊。根据胸腹部起伏、潮气量、呼吸音、生命体征和对氧合与通气的监测结果（如呼气末二氧化碳和脉搏血氧饱和度监测）综合判断面罩通气效果。如果正压通气无法实施，考虑可能存在上呼吸道梗阻、肌肉张力过高妨碍胸廓扩张，肺顺应性下降或气道阻力增加等因素。这时应采用口咽通气道或鼻咽通气道、并通过仰头、抬颏或双手托下颌尽可能改善面罩通气。单人单手扣面罩难以维持面罩通气时，可使用双手托下颌扣面罩并加压辅助通气。

维持气道通畅时应选择恰当的人工气道工具和技术，同时也要考虑到造成面罩通气困难的原因：①是由于对工具熟悉程度不够，还是工具本身存在局限性；②是由于临床判断不够准确，还是临床逻辑思维存在问题。总之，按照标准流程和紧急预案正确应用这些各种人工气道工来维持气道通畅，是气道管理的首要问题。

5

第三节　气管导管与支气管导管

一、气管导管

气管导管历经百余年的发展，现已成为最经典、最可靠、最常用的人工通气道，广泛用于临床麻醉和气道管理。气管导管可以建立确切的人工气道，防止分泌物、血液和反流的胃内容物误吸入气管与支气管；也可以实施正压通气，便于吸除气道分泌物，减少气道解剖无效腔；并且可作为心搏骤停期间急救给药途径。最初的气管插管是硬质无气囊气管导管，Trendelenburg 于 1871 年发明充气套囊气管导管。1917 年，Magill 红色橡胶气管导管用于临床。1964 年的气管导管和套囊整合在一起的聚乙烯（PVC）气管导管用于临床，但其套囊容量小，必须采用高充气压才能完全密封气道，使气道黏膜缺血损伤的可能性增加，故不适宜用于长期留置气管导管的患者。选择此型套囊气管导管，应尽可能选用患者允许的最大型号气管导管，套囊才能达到最佳密封效果。目前临床常用的气管导管均采用椭圆形高容量低压弹性套囊，充气后形状与气管解剖结构相吻合，气道密闭效果较好，损伤和并发症较少，不容易导致气管壁出血坏死，故气管导管可留置较长时间。但此类型套囊较容易破损，与气管壁接触贴合也不是非常紧密，套囊充气后囊壁易形成细小皱褶，有液体渗入风险；且此套囊，呼吸道创伤的发生率亦稍多于低容量高压气囊型导管。

以气管导管内径（ID）进行编号是目前的标准方法。而法制编号法（Fr）是：导管外径（mm）× 3.14= 气管导管法制编号（Fr），多与内径编号同时标记在导管上。成人导管壁厚度多数大约为 1mm 左右。气管导管壁厚度对低龄或气道狭窄患者尤为重要，因此内径 ≤ 6.0mm 的气管导管应以 mm 标记其外径。气管导管的选择应考虑患者年龄、身高、性别、插管途径、鼻腔通畅度、留置导管时间长短等因素。根据泊肃叶定律（Poiseuile law），气管导管的通气阻力与管腔半径的四次方成反比，与导管长度成正比，选择较大口径气管导管可使气道阻力明显降低。气管导管长度一般在 28~32cm，随内径增加其长度逐渐延长，导管套囊近端附近有黑色线条或黑色环形标志，用来确定导管进入声门的最大长度，声门最好处于两条环形黑线之间。需要长期留置气管导管者宜选择高容量低压气囊导管。

（一）单腔气管导管

气管导管一般由橡胶、塑料、有机硅等材料制成（图 50-17）。橡胶导管，由于较硬，组织相容性较差，现在已很少使用。硅胶气管导管质地柔软，组织相容性好，可反复使用，但价格昂贵。目前临床常用的一次性气管导管由聚氯乙烯（PVC）材料制成。

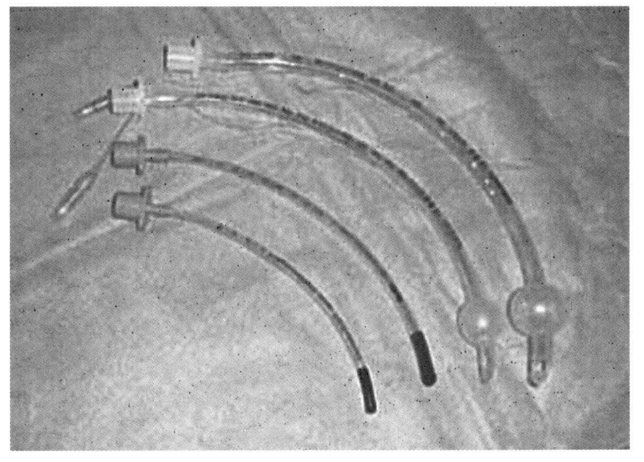

图 50-17　一次性 PVC 单腔气管导管

1. 标准的气管导管　包括以下组成：①气管导管远端斜面开口，角度约为 38° 左右，一般开口朝向左侧；②尖端有开口的称为 Murphy 气管导管，尖端无开口的称为 Magill 气管导管。Murphy 孔可以在气管导管尖端堵塞或打折时维持通气；而 Magill 气管导管的套囊与导管尖端距离较近，减少通气过程中气管导管尖端接触气管壁并损伤气管黏膜的风险；③远端附有袖套状充气套囊；④近端有与呼吸器连接的衔接管，其直径统一为 15mm；⑤套囊由细导管与测试小气囊连接，借以了解套囊的胀缩及其充气压力；⑥小儿气管导管在距前端 2cm 与 3cm 处分别标有单个或双个黑圈标记，其目的在于指导管插入气管的长度，以防止插入过深。有些小儿导管壁上还涂有一条能放射显影的纵向黑线，在 X 线下可显影，借以了解导管在气管内的位置。6 岁以下的小儿多采用无套囊气管导管，以增加使用安全性，这与小儿气道狭窄部在环状软骨处有关。

2. 导管的直径、弯度与长度

（1）气管导管的直径有内径与外径（mm）之分，内径介于 2.5~11mm；其长度按 cm 计算。经口或经鼻气管导管都有半径为 14cm ± 10% 的弯度；弯度与导管内径有关，鼻腔气管导管内径 <6mm 者则无上述弯度。口腔与鼻腔气管导管前端斜口的角度分别为 45° 和 30°，经口导管前端的斜面都向左侧方向开口；经鼻导管的斜面则有向左或向右侧开口两种。

（2）气管导管的标号通常有三类：①按导管的内径（ID）标号，各号之间相差 0.5mm，均印在导管的外壁上，这是目前最常用的标准标号方式；②按照导管的法制（Fr）标号：Fr 为导管的外周径值，Fr= 导管外径（mm）× 3.14，Fr 在导管外壁上均用双号数字 10、12、14、16 直至 42 编号标记；③以 Magill 专利号编号，按 00~10 标记。

3. 气管导管选择

（1）对气管导管的口径和长度，应根据患者的年龄、插管途径、性别和身材等因素进行选择，一般成人导管长度以稍长于唇至环状软骨水平或稍下处（相当于气管中段）的长度为佳。

（2）可参考下列选择气管导管（ID）：①成年男子可较同年龄的女子大 0.5~1.0mm；②发声低沉者可较发声尖细者大 0.5mm；③经鼻导管口径需比经口导管小 0.5~1.0mm，成人一般用 6.5~7.5mm；④对小儿选择气管导管可参考表 50-3。

（二）套囊（cuff）

气管导管套囊是气管导管的防漏气装置。临床上有带套囊导管（cuff tube）与不带套囊导管（简称“平管”，plane tube）两类。

1. 设置充气套囊的目的　①为施行控制呼吸或辅助呼吸提供气道无漏气的条件；②防止呕吐物等沿气管导管与气管壁之间的缝隙流入下呼吸道（误吸）；③防止吸入麻醉气体从麻醉通气系统外逸，维持麻醉平稳。

2. 套囊的结构由“充气套囊”、“套囊细导管”及“套囊内压测试小囊”三部分组成，套囊均设于导管的前端，其长度因导管长度不同而有区别，一般为 2~4.5cm，与导管前端的距离为 1cm。套囊导管一般仅适用于成人和 6 岁以上的较大儿童，这与套囊可增加导管外径有关。因此，套囊导管不适用于声门、气管内径细小的新生儿、婴幼儿和 6 岁以内的小儿，此类小儿只能使用不带套囊的导管。使用平管完成气管插管后，可用浸渍液体液体石蜡的纱布条，在明视或手指探触下，有次序地围绕气管导管的周围至梨状窝进行填塞以防漏气（称“咽喉填塞防漏法”）。本法也适用于充气套囊突然破裂而又无法临时更换气管导管的特殊场合。

3. 套囊的充气技术　充气量应适中，合理的充气量应是既能控制囊内压不超过 30mmHg，又能达到完全防漏和防误吸的效果。充气量过大，气囊内压超过气管黏膜毛细血管正常平均动脉压

(32mmHg)时，可导致局部气管黏膜和纤毛压迫性缺血，拔管后可致气管黏膜坏死脱落，纤毛活动停止3~5天，甚至形成局部溃疡，痊愈后可致气管环形瘢痕性狭窄。套囊的充气量不宜固定不变，临床上应以在缓慢不间断充气的情况下，直至挤压麻醉机贮气囊时喉部刚刚听不到漏气声为准。具体的充气技术有两种：

(1) 套囊最小漏气充气技术(minimal leak cuff inflation)：为避免囊内压过高引起并发症的可能性，近年来套囊最小漏气的充气技术又再次得到重视，其方法是：先将套囊充气直至听不见漏气声以后，再缓慢逐渐回抽出气体，直至在吸气期时能刚刚听到细微的漏气声为止。此后，为补充漏出的气体量，需要补充注入适量囊内气体，但仍以始终保持能听到细微的漏气声为准。此即为套囊最小漏气的充气技术，可使气管损伤程度降至最轻。

(2) 套囊无漏气充气技术(no leak cuff inflation)：套囊最小漏气的充气技术不适用于反复出现误吸、肺顺应性差、采用高呼气末正压通气(PEEP)等需要高压通气的患者。此时需要采用套囊无漏气充气技术，方法是：在上述套囊最小漏气的充气技术基础上，再往套囊内慢慢注入小量气体，边注气边倾听，直至听不到漏气声为止。此后，再定时测定囊内压，待囊内压降低时需重复注入少量气体。

4. 套囊种类根据套囊的充气容量大小，可分高压或低压套囊二种，分别称为高压低容量套囊(high-pressure low-volume cuff)和低压高容量套囊(low-pressure high-volume cuff)。

(1) 高压低容量套囊：其体积较小，充气容量也较少，具有低容量和低顺应性的特点。套囊充气后，套囊与气管壁的接触面较小，因此可使局部气管壁的黏膜承受高达180~250mmHg的压力，才能产生有效封闭的效果。这样，局部气管壁的原有C外形将丧失，而变为内径缩窄的细管形；更重要的是高压套囊内压远远超过气管黏膜毛细血管灌注压(正常为25~35mmHg)，由此可导致气管黏膜缺血、发炎、出血和溃疡形成，同时也可压迫气管后方的食管壁。持续的气管壁缺血，其最终结果是导致气管扩张、肉芽肿形成；或引起气管塌陷、气管壁坏死、气管狭窄；有些患者可出现气管-食管瘘形成，甚至腐蚀无名动脉。因此，目前已基本废弃不用高压低容量套囊。

(2) 低压高容量套囊：其体积较大，充气容量也较大，具有较大容量和较高顺应性的特点。在正确充气套囊下，套囊呈匀称性香肠式膨胀外形，与气管的原形比较吻合而不致使气管变形，气管壁受压的范围较广，囊内压较低，气管黏膜毛细血管血流受阻较轻。低压容量套囊为目前普遍通用的套囊型。但应注意，套囊内压大于25mmHg时，就有可能引起气管黏膜血流受阻。因此，尽管采用低压容量套囊，也必须重视套囊充气原则：充气应适度，以达到既不漏气，又不影响气管黏膜血流为准。

5. 套囊的应用注意事项 ①重视经常检查套囊内压，套囊一般都与测试小囊相连接，触诊测试小囊张力可随时粗略了解套囊的充气程度或漏气情况。尽管使用低压套囊，其囊内压也可能小于25mmHg，但气管黏膜结构与功能仍可能出现某些影响，表现为局部组织学损伤和纤毛活动受抑制，其影响程度与套囊与气管壁的接触范围与时间长短有密切关系；②对肺顺应性小和气道阻力大的患者，需要较高的套囊内压才能达到密封气道的目的，此时低压高容量套囊可能已不适用，需要采用高压低容量套囊；③ N_2O 全身麻醉时，由于 N_2O 能缓慢透过套囊塑料壁，随着麻醉时间延长，套囊内容量和压力均会相应逐渐增高。因此，在施行长时间麻醉时，更需要随时检查套囊容量，以防囊内压过高。有人建议利用麻醉环路系统内的混合气体充胀套囊(即不用空气)，可防止此类过膨胀现象的发生；④长时间插管后囊内压可逐渐降低，但其降低程度与时间无相关性，可能与注入囊内的空气缓慢弥出塑料薄膜有关，需随时检查补注气体；⑤施行正压通气期间，当气道压超过囊内压时，囊内压可出现间断性增高；在呛咳、过度通气，或患者的自主呼吸与呼吸机对抗时，可见囊内压暂时性增高。

6. 套囊内压和容积的监测方法 综上所述可知，套囊内压与气管导管的选择合适与否有密切关系，施行定时监测和随时调整很有必要。方法是：将套囊测试小囊通过三通开关与一个弹簧血压计和空注射器相互连接，在完全密封的条件下，在吸尽咽喉腔内的分泌物后，通过操纵三通开关，利用注射器抽吸出套囊内的气体即可得知囊内的容积，再回注入气体即可测试囊内压。囊内压以维持吸气时为22mmHg($30cmH_2O$)；呼气时为15mmHg($20cmH_2O$)而无漏气为理想，其测定值都较小于实际值，因尚有一小部分气体遗留在囊和测试细管内。

（三）特殊气管导管

为了适应神经外科、口腔科、耳鼻喉科和头颈外科等手术的特殊需要，一些特殊气管导管被用于临床麻醉。

1. 加强型气管导管　加强型气管导管的管壁内镶有螺旋形金属圈或尼龙螺旋形丝圈，目的是防止导管折曲或压扁（图 50-18）。适用于头部过度屈曲的坐位手术，或俯卧位手术，也适用于气管造口插管患者。相对 PVC 气管导管来说，该类导管比较柔软，插管时可能需要管芯或弹性探条引导。加强型气管导管可防止气管导管扭结而造成的气道梗阻，虽然有钢丝增加强度，可是一旦被咬瘪后不能自己回弹恢复原有形状（图 50-19），应需要特别注意，因此放置牙垫非常必要。

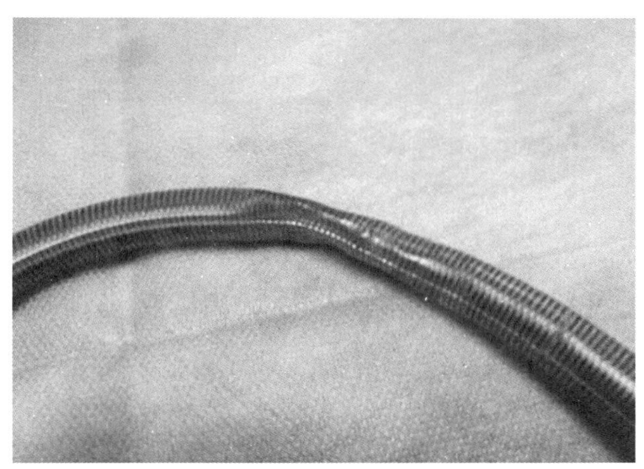

图 50-18　被咬瘪的加强型气管导管

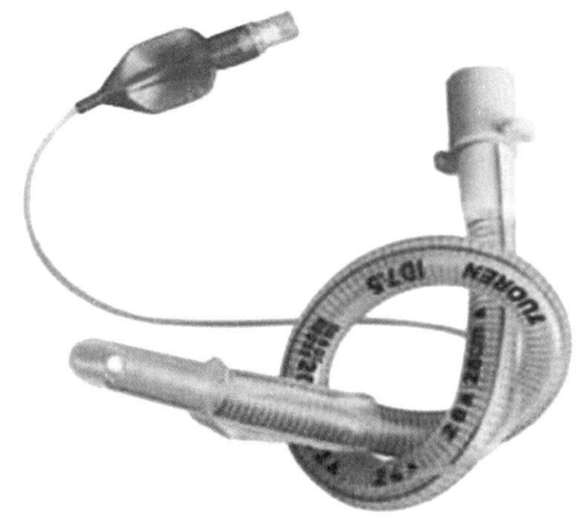

图 50-19　加强型气管导管

2. RAE（Ring-Adair-Elwyn）预成形气管导管　RAE 预成形气管导管是为了适应患者面部轮廓而进行了特殊改良，便于头颈部手术时气管导管与麻醉呼吸机回路连接，并减少气管导管变形扭结产生气道梗阻的危险。同时其特殊形态也可减少气管导管对咽喉部的压迫损伤。RAE 气管导管型号多样，可有套囊或无套囊，可满足儿童和成人需要（图 50-20）。

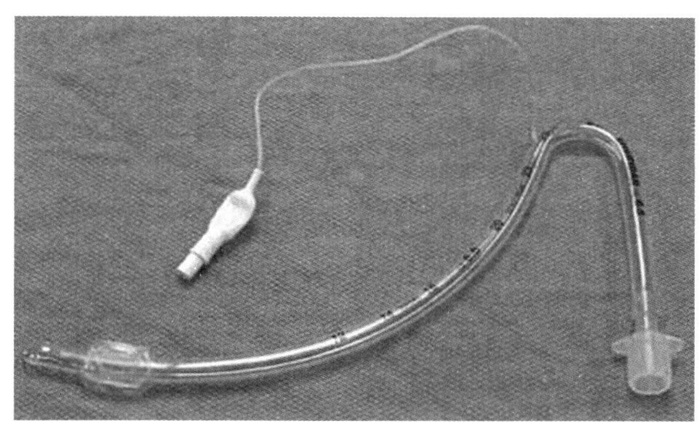

图 50-20　RAE 预成型气管导管

3. NIM-EMG 神经监测气管导管　NIM-EMG 气管导管有加强型和普通 PVC 型。该导管套囊的上方，声门水平两侧各有两条电极，可连接 NIM-Response 术中神经监测系统，可在麻醉手术过程中监测喉返神经和迷走神经功能。甲状腺切除等头颈部手术时如果手术操作接近喉返和迷走神经，NIM-Response 术中神经监测系统就会报警；亦可用于术中探测喉返神经和迷走神经，指导手术操作，减少手术损伤神经危险（图 50-21）。

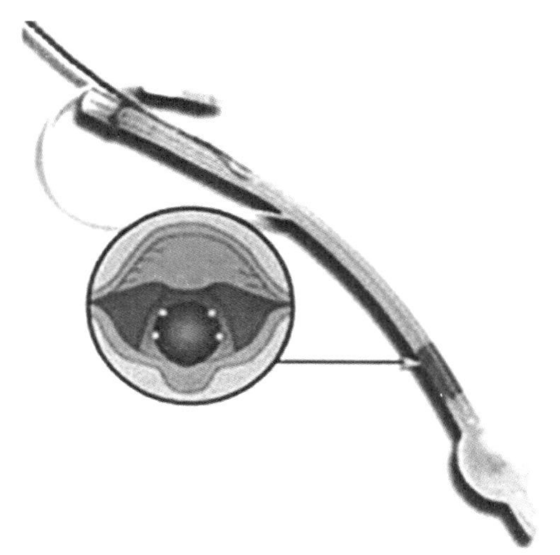

图 50-21　NIM-EMG 神经监测气管导管

4. 激光手术专用导管（laser tube）　20 世纪 70 年代激光手术技术飞速发展，尤其广泛应用于气道手术中。激光用于呼吸道手术时，需要特别注意，有可能发生气管导管起火燃烧的严重事件。激光束可直接点燃气管导管烧伤气道，亦可由燃烧的切除组织吸入导管，间接引燃导管。大多数气管导管由 PVC 制成，但 PVC 为易燃材料，不应暴露于手术激光之下。激光手术气管导管应以金属条和细薄棉布包裹，或导管由不可燃材料制成。气管导管的套囊在激光手术中最易损坏，可套囊内注入盐水，以吸收能量，防止套囊被激光烧穿；锡纸包裹气管导管，也有抗激光效果。金属和硅胶质地的双套囊的抗激光气管导管安全性更好（图 50-22）。

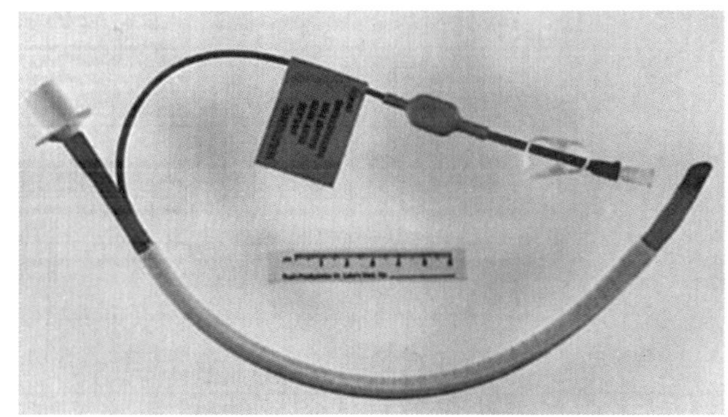

图 50-22　激光手术气管导管

5. Evac 气管导管（Evac tube）　机械通气相关肺炎增加平均住院日，增加医疗费用，同时也会增加院内死亡率。有报道表明，发生机制可能与声门下套囊上区间分泌物聚集，并漏入套囊下进入肺有关。为此，Evac 气管导管在单腔气管导管基础上设计增加了一个吸引通道，开口于套囊上方，以间断吸痰，防止口腔内病原微生物进入肺内引发肺炎（图 50-23）。

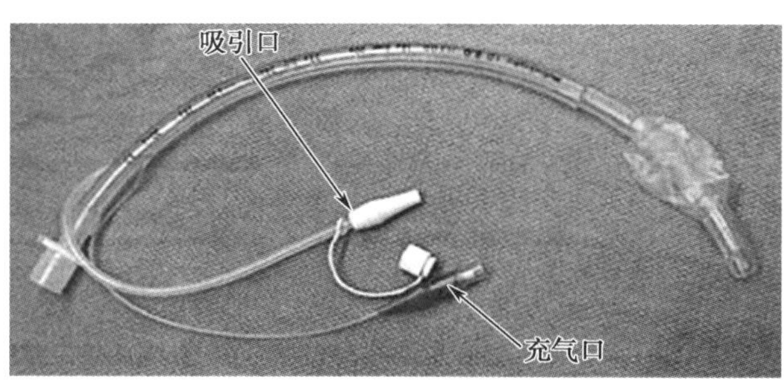

图 50-23　Evac 气管导管

6. Parker 尖端柔软型气管导管（Parker flex-tip tube）　Parker 尖端柔软型气管导管曲线型的尖端柔软而富有弹性，似"鹰嘴状"，遇到组织阻挡时，柔软的弹性尖端会弹开，从而改变运动方向，向阻力小的方向移位，不容易卡在气道组织结构上而产生切割性损伤。Parker 尖端柔软型气管导管与管芯类插管辅助设备或支气管可视软镜配合使用进行气管插管时，导管也更容易被引导进入声门（图 50-24）。

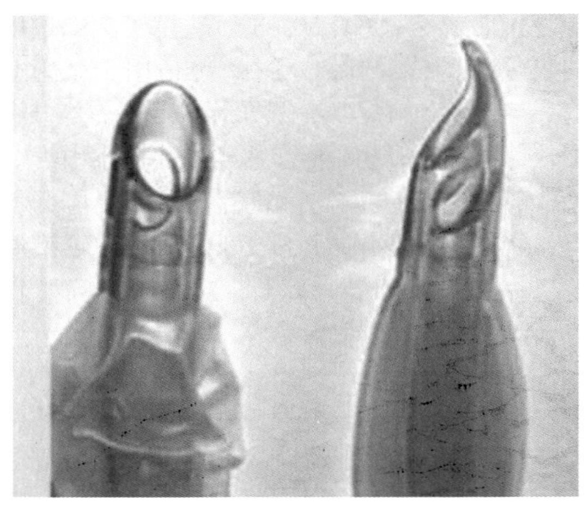

图 50-24　Parker 尖端柔软型气管导管（右）

7. 可视单腔气管导管　可视单腔气管导管是在单腔管的末端放置了图像采集装置（图 50-25）。导管外口有视频连接接头可以连接显示器，另外还有一个套囊充气接头和一个镜头冲洗管接头，当视频影像不清晰时可以冲入 1ml 的生理盐水，而后再冲入 10ml 空气来冲洗导管末端镜头。可视气管导管管身较软，置入时需要带管芯，可在喉镜下辅助下置入，也可不需要喉镜直接利用其可视系统置入。使用可视单腔气管导管可以实时监控气道内的情况，在 ICU 还可以在可视状态下进行气管切开，从而避免不必要的气道损伤；可视单腔气管导管合并使用支气管封堵器可实现肺隔离，减少纤维或电子支气管镜的使用，持续监测支气管封堵器的位置。

二、支气管导管

肺隔离气管导管可置于左或右主支气管，实施肺隔离和单肺通气，现有三类用于临床：双腔支气管导管（double-lumen tube，DLT）、支气管封堵导管（bronchial-blocking tube，BB）和单腔支气管导管（single lumen bronchial tube）。

（一）双腔支气管导管

双腔支气管导管最早于 1949 年应用于临床，是目前最常用的肺隔离气管导管。

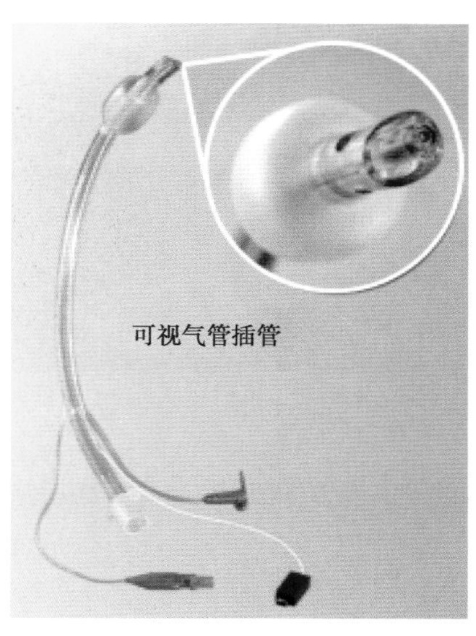

图 50-25 可视单腔气管插管

1. Carlens 双腔管 Carlens 双腔管是左侧支气管双腔气管导管。左管开口于远端进入左侧支气管，右管开口于距远端 6~8cm 处的右侧管壁，其下方有舌状隆突钩，骑跨于隆突上，用来辅助双腔管的放置并最大限度地避免导管移位。导管远端在隆突钩处 45° 向左弯曲便于进入左侧支气管；两开口上方各有一个套囊，用于封闭左主支气管和主气道。隆突钩也带来一些问题，包括增加插管难度和引起咽部损伤、隆突钩折断、由隆突钩引起的导管错位和全肺切除时影响术者操作。

2. White 双腔管 White 双腔管是右侧支气管双腔导管。结构与 Carlens 双腔管相似，左管开口于主气道，右管向右弯曲 15°，便于进入右侧支气管，远端有一侧口，是右肺上叶通气口。

Carlens 双腔管和 White 双腔管均为橘红色医用橡胶制品，质地较硬，可反复消毒使用；高容量高压套囊不能被纤维支气管镜观察到，不便于使用纤维支气管镜进行双腔管定位；其质地较硬的隆突钩，对气管隆嵴形成较大刺激现已很少用于临床。

3. Robertshaw 双腔支气管导管 Robertshaw 双腔管于 1962 年被应用于临床，是目前应用最广的双腔气管导管(图 50-26)。其结构与 Carlens 双腔气管导管和 White 双腔气管导管相似，但无隆突钩，插管操作相对容易，但导管位置不易固定牢靠，翻身后应再次确认导管位置。

最初的 Robertshaw 双腔支气管导管也是橘红色橡胶制品，可重复使用，分为左侧和右侧支气管导管。质地较硬，插管时易造成气管损伤，而且吸痰管及纤维支气管镜的置入也比较困难。20 世纪 80 年代开始，一次性透明聚氯乙烯(PVC)材料制成的 Robertshaw 双腔支气管导管面市，管腔为 D 形，内径较 Carlens 管大，减少了气道内阻力，并且易于吸痰操作。其分为左侧及右侧两种，其中右侧双腔管在小套囊上有卵圆形的侧孔，以供右上肺通气。双腔管应用大容量低压套囊，且支气管套囊为蓝色，便于支气管可视软镜下检查定位。在主气管和支气管套囊旁设置不透射线的环状标记，特别在右支气管双腔导管的支气管套囊附近右肺上叶的开口处也设置了标记，可通过 X 线或支气管可视软镜检查导管的位置。通常成人应用 35Fr、37Fr、39Fr 和 41Fr 四种型号即可；现有最细的双腔管为 26Fr(Rusch)，可以用于约 8 岁儿童；也有 28Fr 和 32Fr(Mallinckrodt Medical)用于 10 岁以上儿童。

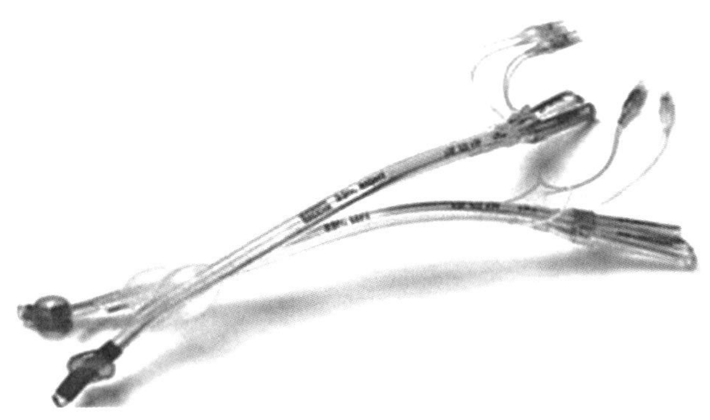
图 50-26 Robertshaw 双腔支气管导管

4. 可视双腔支气管导管(图 50-27) 可视双腔支气管导管目前只有左侧双腔支气管导管，在支气管套囊和气管套囊之间，右主支气管通气开口处放置了图像采集装置，目前有 35F、37F、39F 和 41F 四种型号。插入双腔支气管导管时，通过其视频接头连接显示器，直视下完成对位，使用过程中不用或少用支气管可视软镜，而且可以连续监测双腔支气管导管的位置、气管内的分泌物和出血。

(二) 支气管封堵导管

支气管封堵导管近年来不断发展完善，从早期的 Fogarty 血管取栓导管到 Univent、Arndt 和 Cohen 等，对肺隔离技术进行了创新性的完善和补充。

1. Univent 支气管封堵导管 Univent 封堵管于 1982 年面市(图 50-28)。管壁内有一通道，内置可调整深度封堵引流管。使用时先将导管插入气管，然后在支气管可视软镜引导下，将封堵管置入左或右支气管，套囊充气封闭一侧支气管，实现肺隔离，

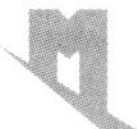

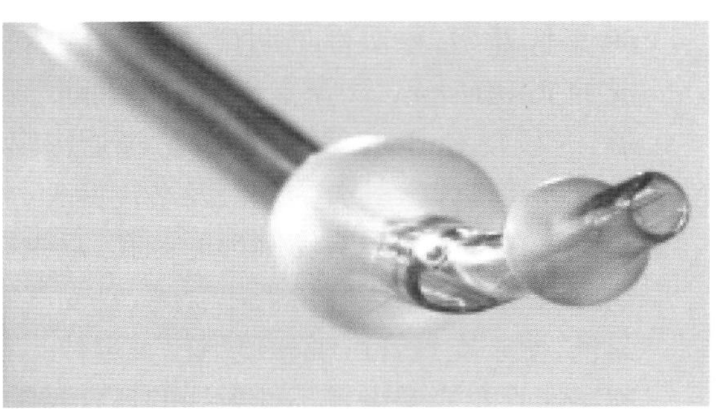

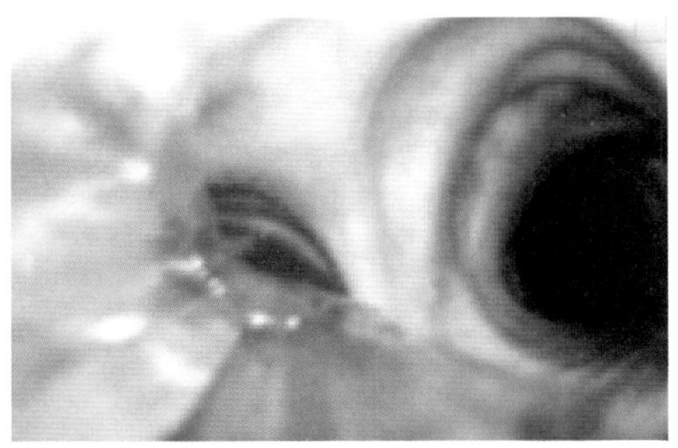

图 50-27　可视双腔管

防止患侧肺内容物侵入健侧肺。套囊放气，即可恢复双肺通气。Univent 支气管封堵导管相对双腔管来说易于插管和定位；术后若需继续呼吸机治疗时不需要换管；可选择性进行肺叶封堵；术中可对非通气侧肺实施 CPAP。但是支气管封堵引流管的内径较小，有时手术侧肺排气萎陷较慢，且术侧支气管内的血及分泌物不易吸出。因此当手术需要单肺通气时，打开胸膜后可以先将气管和呼吸环路的接头断开，断开 60 秒后，术侧肺便可以完成 1 期塌陷，留在闭合气道内的残存气体可以通过自身吸收继续使肺塌陷。断开回路 60 秒后再将封堵管套囊充气，随后连接气管插管和呼吸环路给患者继续通气，完成单肺通气操作。

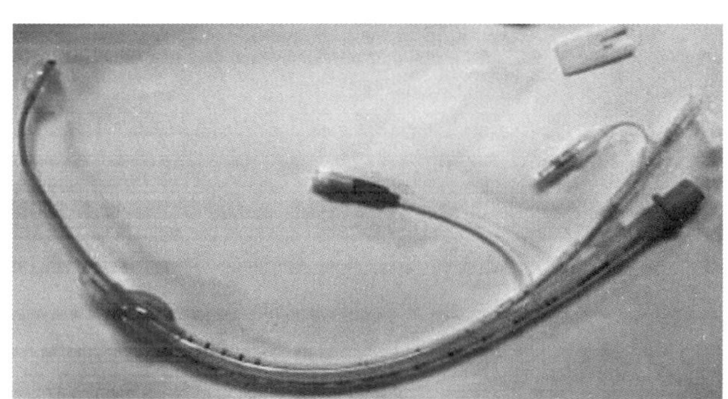

图 50-28　Univent 支气管封堵导管

2. Arndt 支气管封堵导管　具有特殊引导线，封堵导管远端套囊为低压高容型。7F 型号长度为 65cm，9F 型号导管长度 78cm，管腔内有一根柔软的尼龙丝，在远端开口处形成一个柔软的圈套。套在纤维支气管镜上，引导和定位封堵目标支气管。退出引导线，管腔可用于吸痰、吸引排气加速封堵肺叶萎陷，也可对封堵肺叶实施 CPAP。但引导线一旦拔出，就不能再放回。如果术中 Arndt 支气管封堵导管脱出或移位很难恢复，只能更换新导管再次封堵（图 50-29）。

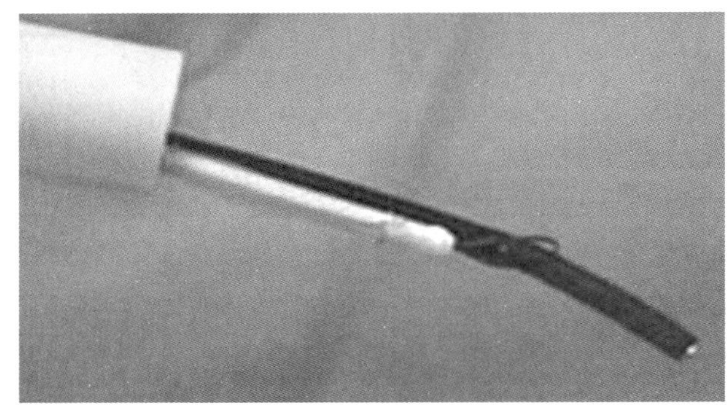

图 50-29　Arndt 支气管封堵导管

3. Cohen 支气管封堵导管　Cohen 封堵管由美国麻醉科医师 Edmond Cohen 发明，长 62cm，外径为 9F，远端具有 3cm 长的软尼龙质地的可旋转角度尖端；近端有一角度调节轮，逆时针旋转角度调节轮可使其远端弯曲 90° 以上。其更容易进入目标支气管，实施封堵和隔离（图 50-30）。

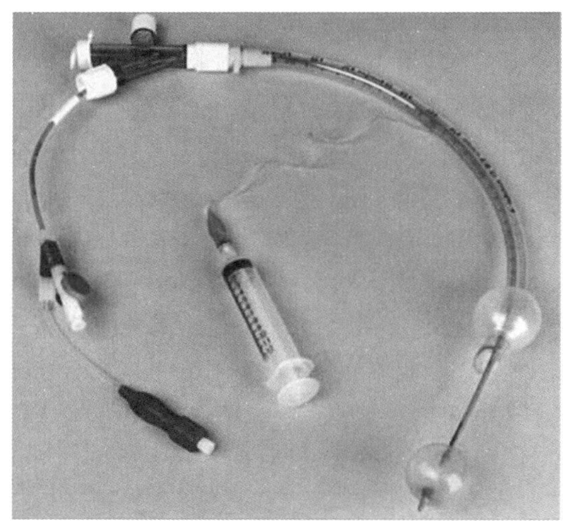

图 50-30　Cohen 支气管封堵导管

4. 可视单腔气管导管与一次性封堵管配合使用，插入可视单腔气管导管后在显示器内显示

5

隆突，然后插入一次性使用封堵管，通过用拇指和示指旋转封堵管，从而改变其尖端朝向使其进入左 / 右主支气管。可视单腔管和一次性封堵管的配合使用可以不依赖支气管可视软镜，因此在基层没有支气管可视软镜的单位或是感染患者不便使用支气管可视软镜的情况下可以应用(图 50-31)。

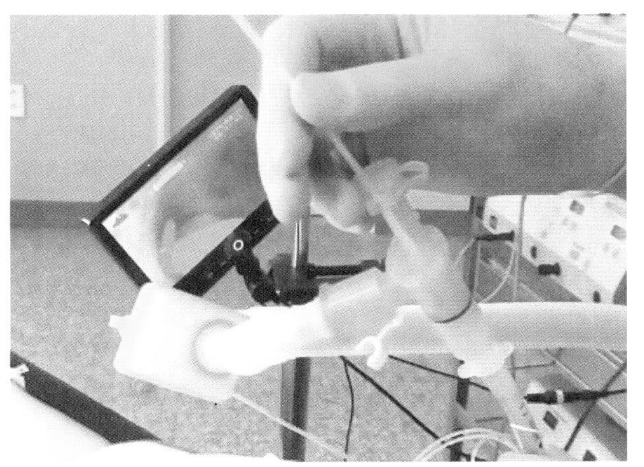

图 50-31　可视单腔气管导管配合使用封堵管

(三) 单腔支气管导管(single lumen bronchial tube)

单腔支气管导管是安置于支气管内的单腔导管。特点为管体细长，套囊短。为了保证右肺上叶的通气，右支气管导管前段套囊分两段，中间有一侧口对应右肺上叶支气管开口。随着双腔支气管导管和支气管封堵管技术的发展和完善，单腔支气管导管应用已越来越少，但在气管隆嵴切除及重建等特殊手术的气道管理中，仍能发挥其特殊作用(图 50-32)。

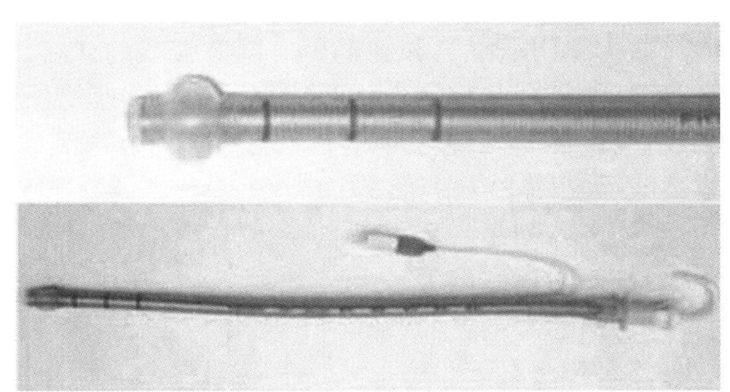

图 50-32　左侧单腔支气管导管

第四节　气管内插管方法

在处理气道前，特别是气管内插管前，应首先评估上、下呼吸道的解剖结构及通畅程度，目的是对面罩通气及气管内插管的难易程度做出判断。其次是结合手术部位选择插管径路(经鼻腔、口腔或气管切开造口)，并明确气管内插管的适应证与禁忌证，保障气管内插管的质量与安全。因此气管内插管前均应进行上呼吸道评估。做好思想上、人员上和物质上的充分准备，方可降低和消除由此产生的相关风险，以达到安全施行气管内插管的目的(详见本章第九节)。

无论行静脉麻醉或吸入麻醉均有一个使患者从清醒状态转为可以进行手术或操作的麻醉状态的过程，这一过程称为全身麻醉诱导。全身麻醉诱导是预测无明确困难气道的患者气道处理时常用的诱导方式，而对于预测为困难气道的患者，则更多地采用清醒镇静表面麻醉或保留自主呼吸的浅全身麻醉。采用何种诱导方法以及选用哪些药物，主要取决于患者的病情以及对面罩通气和气管内插管的困难程度和风险的估计，同时也应考虑麻醉科医师的经验和设备条件(详见本章第九节)。

一、气管内插管的适应证、禁忌证及优缺点

(一) 适应证

1. 手术麻醉适应证　全身麻醉手术需要进行气道管理的患者，根据具体情况决定是否采用气管插管的方式来管理气道，目前气管插管仍被认为是保障气道安全的金标准。全身麻醉手术期间需要进行气管插管的手术包括：①全身麻醉颅内手术；②胸腔和心血管手术；③俯卧或坐位等特殊体位的全身麻醉手术；④ ARDS 患者全身麻醉手术；⑤呼吸道难以保持通畅的患者(如颌面部、颈部、五官科等全身麻醉大手术，颈部肿瘤压迫气管患者，重度肥胖患者等)；⑥腹内压增高频繁呕吐(如肠梗阻)或饱胃的患者；⑦某些特殊麻醉，如并用降温术、控制性降压术等；⑧需用肌松药的全身麻醉手术；⑨简化麻醉管理也可选择气管内插管，如时间长于 2 小时的任何全身麻醉手术以及颌面部、颈部和五官科等中小型全身麻醉手术等，这取决于麻醉

科医师个人技术经验和设备条件。

2. 危重症　包括气道保护能力丧失如昏迷患者、严重呼吸功能障碍如无创处理无效的患者以及严重循环功能障碍如心搏骤停患者等。

（二）禁忌证

1. 喉水肿、急性喉炎、喉头黏膜下血肿等在插管创伤时可引起严重出血，禁忌气管内插管，除非急救或手术。

2. 呼吸道不全梗阻者有插管适应证，但不适宜全身麻醉快速诱导插管。合并出血性血液病（如血友病、血小板减少性紫癜症等）者，插管创伤易诱发喉头声门或气管黏膜下出血或血肿，继发呼吸道急性梗阻，因此宜列为相对禁忌证。主动脉瘤压迫气管者，插管可能导致动脉瘤破裂，宜列为相对禁忌证；如果需要施行气管内插管，动作需熟练、轻巧，避免意外创伤。鼻道不通畅如鼻咽部纤维血管瘤、鼻息肉或有反复鼻出血史者，禁忌经鼻气管内插管。麻醉者对插管基本知识未掌握、插管技术不熟练或插管设备不完善者，应列为相对禁忌证。

（三）优缺点

1. 可有效保持呼吸道通畅，便于清除气管支气管内分泌物。

2. 对呼吸功能不全或喉反射不健全患者，可有效施行辅助呼吸或控制呼吸，避免胃膨胀并发症。

3. 对胸腔内手术患者或需要呼吸治疗患者，可按需施行各类正压通气。

4. 允许手术者将患者安置在合适的手术体位（俯卧、侧卧、坐位和头低脚高位等），患者不致发生严重的通气障碍。

5. 允许麻醉科医师远离患者继续有效操控麻醉与通气。

二、气管内插管方法

气管内插管方法有多种，大致有三种分类方法，见表 50-2。临床上常规的插管方法是经口明视插管法，其他方法主要为病情需要或为特殊插管患者而设计，可酌情选用。

（一）经口明视气管内插管法

经口气管内插管是将气管导管通过口腔、咽腔与声门插入下呼吸道的气管内或支气管内而建立人工呼吸道的一种方法。它是临床上建立人工呼吸道中最基本、最普遍的操作技术。经口明视气管内插管法为麻醉科医师必须熟练掌握的一项基本技能，要求做到安全正确。

表 50-2　气管内插管方法分类

分类	方法	具体方法
（一）根据插管途径分类	1．经口腔插管法	经口明视气管内插管法
	2．经鼻腔插管法	经鼻明视气管内插管法
	3．经气管造口插管法	
（二）根据插管前的麻醉方法分类	1．诱导插管法	慢诱导气管内插管法 快速诱导气管内插管法
	2．清醒插管法	清醒经口或鼻明视插管法
	3．半清醒管法	安定半清醒状态明视插管法
（三）根据是否显露声门分类	1．明视插管法	直接喉镜明视插管法 纤维光导喉镜引导插管法
	2．盲探插管法	经鼻盲探气管内插管法 经口手指探触引导插管法 经气管逆行细导管引导插管法

1. 插管前的准备

（1）气管导管的选择：成人与儿童气管导管的选择标准不同。

①成人：男性成人一般需用内径 7.5~8.5mm 的导管，女性成人需用内径 7.0~8.0mm 的导管。

②儿童：气管导管内径需根据年龄大小和发育状况来选择，也可利用公式做出初步估计，选择内径（mmID）=4.0+（年龄 /4）的气管导管（适合 1~12 岁），见表 50-3。另外需常规准备上下各一号的气管导管，根据具体情况再最后选定内径最适合的气管导管。值得注意的是如果选择加强型气管导管，由于其外径粗于标准的气管导管，所以宜选择内径小约 0.5mm 的导管。

表 50-3　小儿气管导管型号选择及插入深度

小儿年龄	导管的内径（mm）	插入深度（cm）
早产儿	2.5	10
新生儿	3.0	11
1~6 个月	3.5	11
6~12 个月	4.0	12
2 岁	4.5	13
4 岁	5.0	14
6 岁	5.5	15~16
8 岁	6.0	16~17
10 岁	6.5	17~18
12 岁	7.0	18~22

(2) 导管插入深度：是指从门齿至气管导管尖端的距离。成人导管插入深度一般在女性约为20~22cm，男性约为22~24cm。1~12岁的儿童导管插入深度可根据年龄用公式估计，经口插管的深度(cm)=12+(年龄/2)，并根据儿童发育状况适当调整插入深度。一般认为气管导管最佳深度为导管尖端位于气管的中部，成人一般在气管导管套囊过声门约2~3cm即可。

2. 气管内插管操作

(1) 预充氧：在给予麻醉诱导药物之前，可紧闭面罩下以6L/分钟以上氧流量给患者平静呼吸3分钟以上或连续做四次以上深呼吸，即达到去氮预充氧的目的。

(2) 全身麻醉诱导：常规地静脉注射插管剂量的镇静催眠药、镇痛药及肌松药，使患者达到神志消失、肌肉完全松弛、呼吸停止和镇痛良好的状态，同时在纯氧辅助/控制呼吸后，应用喉镜明视声门下施行气管内插管。

(3) 气管内插管头位：插管前可调整手术台高度，使患者颜面与麻醉者胸骨剑突平齐，以便操作。合适的体位能够增加插管成功率，大多数患者采用插管的体位是嗅物位，肥胖患者则适宜斜坡位。患者平卧，利用软枕使患者头垫高约10cm，头部置于“嗅物位”的位置，肩部贴于手术台面，麻醉者用右手推患者前额，使寰枕关节部处于后伸位(图50-33)，以使上呼吸道口、咽、喉三轴线重叠成近似一条轴线，同时张口稍许，以利于弯型喉镜置入。如未张口，应用右手推下颌并用拇指拨开下唇，防止喉镜置入时下唇卷入损伤。

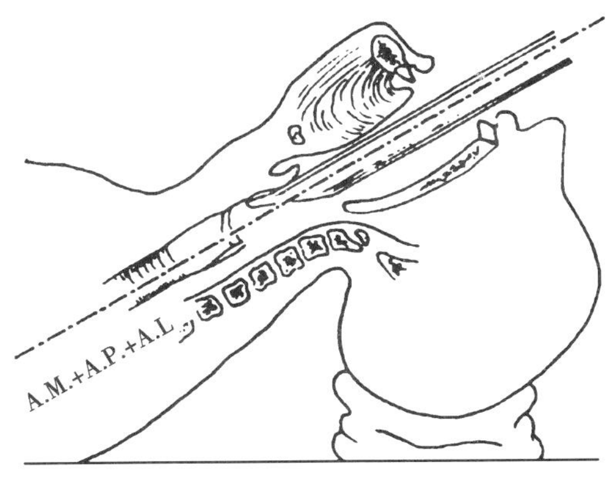

图50-33　寰枕关节后伸下的轴线变化

(4) 气管内插管操作：包括喉镜显露声门和插入气管导管，以下详述常用的Macintosh弯型喉镜操作方法。

1) 喉镜显露声门：显露声门是气管内插管术的关键步骤。左手持喉镜置入口腔前，用右手拇指将患者下唇推开，以免喉镜抬会厌时将下唇和舌尖夹垫于下切牙与喉镜片之间而引起损伤。用左手持喉镜沿口角右侧置入口腔，将舌体稍推向左侧，喉镜片移至正中位，顺着舌背的弧度置入。在操作过程中，应动作轻柔，逐步暴露，首先暴露腭垂，继续深入可见会厌的边缘，镜片深入至舌根与会厌交界处后，上提喉镜，即可看到声门裂隙。部分患者声门较高，在暴露过程中只能看到喉头而无法显露声门，此时可请助手在环状软骨处采用BURP(backward-upward-rightward press)手法下压，以利显露声门。在喉镜暴露的过程中，着力点应在喉镜片的顶端，并用“上提”喉镜的力量来达到显露声门的目的。切忌以上门齿作为喉镜片的着力支点，用“撬”的力量去显露声门，否则极易造成门齿脱落损伤(图50-34)。而直型喉镜片的着力点与弯型喉镜不同，在看到会厌边缘后应继续推进喉镜越过会厌的喉侧面，然后上提喉镜，以直接抬起会厌的方式显露声门(图50-35)。

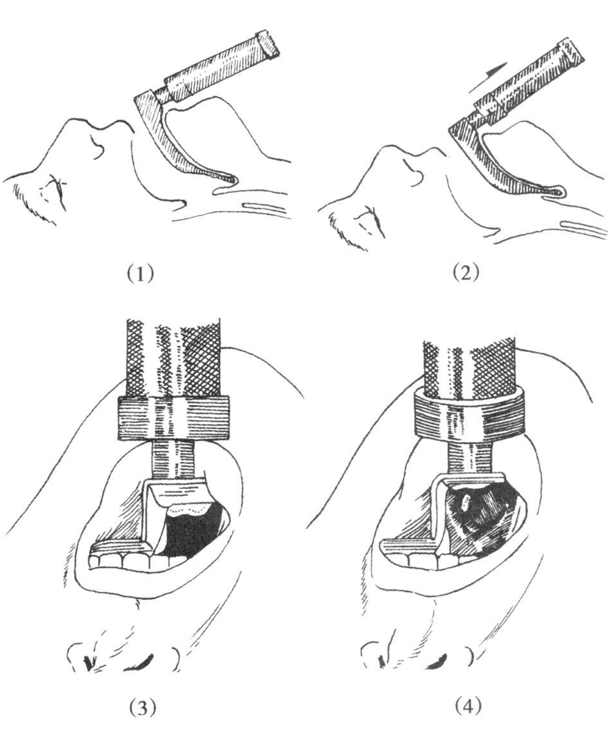

图50-34　弯型喉镜片操作示意图

由于存在口咽腔的解剖弧度与插管轨迹，经口腔喉镜直视下气管内插管一般直接利用导管的自然弯曲度进行，也可将金属管芯预先置入导管内，使导管塑成所需弯度，以便于插入气管内。

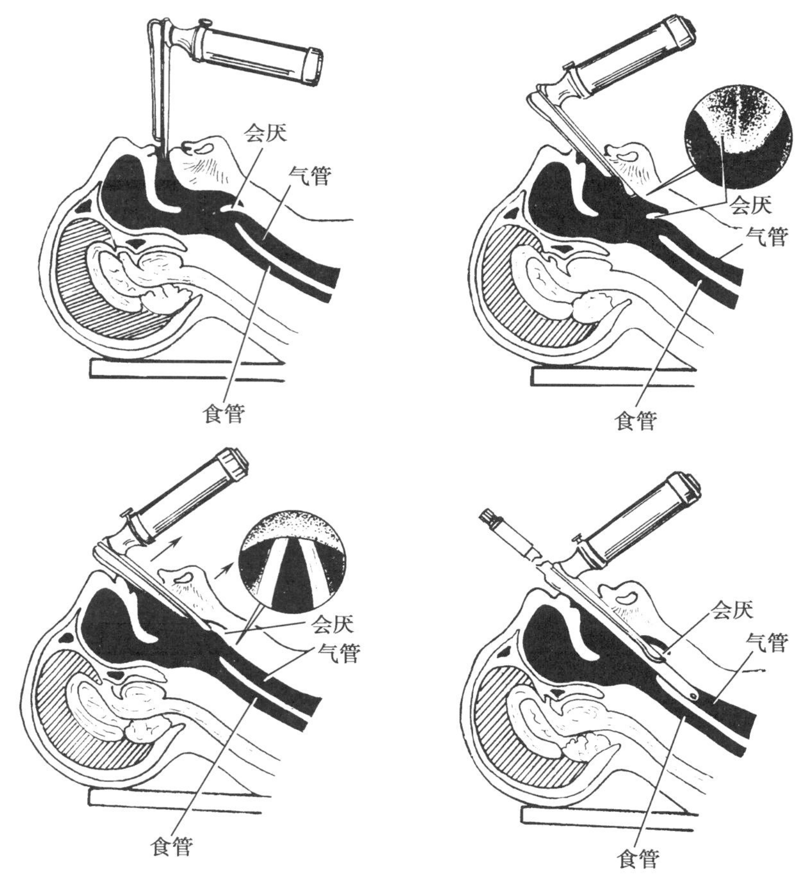

图 50-35　直型喉镜片操作示意图

2）插入气管导管：右手以执笔式持气管导管，将导管前端对准声门后，轻柔地采用旋转推进的方法插入气管内，避免使用暴力。如果患者存在自主呼吸，则在患者吸气末声门外展最大位时顺势将导管轻柔地插过声门而进入气管，一旦进入声门，立即拔去管芯，推入导管进入声门。导管插入气管后，置入牙垫并小心退出喉镜，套囊充气。连接呼吸回路，进行试通气。确认导管位于气管内后，妥善固定导管。

（5）确诊气管导管插入气管内的方法：气管导管插入后，应立即确诊导管是否在气管内，而没有误入食管。直视下看到气管导管在声带之间置入和支气管可视软镜检查可见气管环及隆突是判断导管位于气管内的可靠指标。在呼气末二氧化碳监测仪上可见连续 4 个以上不衰减的正常波形是判断气管导管在气管内的最可靠指标。下列指征也可作为辅助判断指标，但有时并不可靠：①人工通气时可见双侧胸廓对称起伏，听诊双肺可听到清晰的呼吸音且双侧一致；②按压胸部时，导管口有气流；③吸气时透明导管管壁清亮，呼气时管壁可见明显的雾气；④患者如有自主呼吸，接麻醉机后可见呼吸囊随呼吸而胀缩。

3. 插管期间常见的错误与纠正　常见的错误与纠正方法详见表 50-4。

表 50-4　插管期间常见的错误

步骤	错误	纠正
病人的体位	进行呼吸道三轴线的调整	将病人置于嗅花位
口腔张开度	口腔未能最大程度张开	稍推伸头位，或用拇指伸入口腔辅助张口
窥视片选择	尺寸、型号选择不恰当	换用恰当的窥视片
	窥视片未能从舌的右侧插入	拔出窥视片再从舌右侧插入
声带显露	借用喉镜片“撬”的杠杆作用	改用手腕上提喉镜的力量
导管插入	导管未能达到预期弯度，插入困难	借用导管探条调整导管的弯度
	未能在直视下插入导管	在窥视片直视下重新插入
	喉镜上提过度使气管成角移位	减轻喉镜上提的力量
导管位置	误入支气管或食管	听诊呼吸音判断与纠正或重插
	术中导管不慎脱出	胶布紧固导管

(二) 经鼻明视气管内插管法

经鼻明视气管内插管是指先将气管导管前端插入鼻前庭，通过手感盲探将导管穿过下鼻道或总鼻道，再穿出后鼻孔进入咽腔，然后左手持喉镜从口腔暴露声门，直视下将导管插入气管内的方法。

1. 适应证

(1) 为手术操作提供便利条件：如经口腔气管内插管会影响术野，或增加术者操作难度，如下颌骨骨折、口腔肿瘤等。

(2) 需长期机械通气者：如呼吸功能不全需长期带管行呼吸机治疗的清醒患者，经鼻插管较经口腔插管的耐受性好，且有利于张口、闭口运动和吞咽等。

2. 禁忌证：经鼻插管禁用于颅底骨折、广泛面部骨折、鼻腔不明原因出血、多发性鼻息肉、正在使用抗凝药、鼻腔闭锁、鼻咽纤维血管瘤、鼻骨骨折、脓毒症倾向(如心脏置换或瓣膜病)以及全身出凝血障碍等患者。

3. 经鼻气管内插管的准备工作

(1) 鼻腔准备：尽可能选择较通畅的一侧鼻侧实施操作。插管前两侧鼻腔务必应用黏膜血管收缩药与黏膜表面麻醉，一方面使鼻腔空间扩大，有利于置入直径较粗的导管，并降低插管摩擦阻力；另一方面可减少或避免黏膜损伤出血，还能减少或降低患者的不适和痛苦。

(2) 气管导管的选择：成人选择 ID(6.5~7.5) mm 的气管导管，一般成年男性选择 ID(7.0~7.5) mm 的导管，成年女性选择 ID(6.5~7.0) mm 的导管。专用的经鼻气管导管或尖端较软的气管导管可降低鼻腔损伤的风险。

(3) 气管导管的润滑：将气管导管前端及气囊外侧涂抹润滑剂或 2% 利多卡因凝胶，以降低鼻腔沿途插入的阻力及损伤。

(4) 其他设备：备好鼻腔插管钳、吸引器以及吸痰管，一旦鼻腔出血流向咽腔应及时吸出。

4. 操作方法　可在全身麻醉快速诱导后或清醒表麻下实施操作。患者头后仰，操作者右手持气管导管以与面部垂直的方向插入鼻腔，沿鼻底部经下鼻道出鼻后孔至咽腔。切忌将导管向头顶方向推进，以免引起严重的出血。此步骤应轻柔操作，遇到异常阻力时应停止，以避免损伤。遇阻力时轻柔旋转导管或改用较细导管或改用另一侧鼻腔。鼻翼至耳垂的距离相当于鼻孔至咽后腔的距离。当导管推进至咽腔后，用左手持喉镜置入口腔暴露会厌。当显露声门后，右手在鼻腔外握持气管导管继续前行，并调整管尖方向，以便对准声门，再顺势插入。窥视导管气囊根部已完全进入声门下约 2~3cm 即可。若经调整后仍无法对准声门时，则可用插管钳经口夹住导管前端，将其送入气管内。目前有条件的单位一般均采用支气管可视软镜引导下实施该操作。

(三) 经鼻盲探气管内插管法

经鼻盲探气管内插管完全是靠手感和听诊气流声音进行的，并在其引导下逐渐接近声门而插入气管。本法适用于张口困难、颞下颌关节强直、颈椎损伤和口颏颈胸部联合瘢痕形成使头颅无法后仰以及其他无法从口腔置入喉镜进行插管的患者。气管导管出后鼻孔之前的方法与经鼻明视插管法者相同，鼻腔盲探气管内插管要点是务必保留患者的自主呼吸，宜在较浅的全身麻醉下或采用清醒表麻下实施，一方面依靠自主呼吸气流引导插管。另一方面自主呼吸下能满足自身机体氧合需求，创造安全的插管条件。

根据导管内的呼吸气流声的强弱，来判断导管与声门之间的相对位置和距离。导管口越正对声门，气流声音越响；反之，越偏离声门，声音越轻或全无。操作者以右手握持导管的后端，左手托住患者头枕部，并侧耳倾听导管内的呼吸音，当右手将导管缓慢推进时，因导管尖端逐渐接近声门，呼吸音也随之增强，说明导管插入方向正确，待导管内可闻到最清晰的呼吸音时，导管尖端正在声门口处，应在患者吸气时将导管推进，使导管进入气管内。

导管推进过程中如果遇到阻力，同时呼吸气流声中断，提示导管前端已误入梨状窝，或进入舌根会厌间隙，将导管后退至呼吸音最强处，通过左右或上下移动头位来调节咽腔内导管尖端的方向，使管尖向声门处靠拢，并再次注意导管内气流声，一旦气流声顺畅，可迅速将导管插入气管内。如插管失败，可再次调整头位，并依据气流声继续尝试。

若导管插入一定深度仍无阻力，且导管内气流声音随导管逐渐推进而消失，说明导管直接误入食管。此时缓慢后退导管，至听到呼吸音最强时停止，说明导管尖端已退出食管而接近声门，然后使头过度后仰，颈椎前凸，必要时可将套囊充气，可使导管前端上抬，同时继续根据气流声将导管推进。

(四) 经口盲探气管内插管法

本法多采用清醒插管方式，最适用于部分张

口障碍、呼吸道部分阻塞、颈项强直、颈椎骨折脱臼、颈前瘢痕挛缩、喉结过高、颈项粗短或下颌退缩的患者，其基本方法有两种：鱼钩状导管盲探插管法和手指探触引导经口插管法。

1. 鱼钩状导管盲探插管法　插管前利用导管芯将气管导管弯成鱼钩状，经口插入，利用呼吸气流声作引导进行插管，方法与经鼻盲探插管者基本相同。本法成功的关键在良好的表面麻醉和恰如其分的导管弯度。

2. 手指探触引导经口插管法　术者运用左手示指插入口腔，通过探触会厌位置以作为插管引导。此法适用于多数插管困难病例。本法要求术者有一定长度的示指，同时需要完善的表面麻醉和患者的合作。

具体操作方法如下：①利用导管芯将气管导管弯成鱼钩状；②施行口咽喉头及气管黏膜表面麻醉；③患者取仰卧自然头位；术者站在患者右侧，面对患者；④嘱患者张口，牵出或伸出舌体，作深慢呼吸，并尽量放松颈部、口底和咬肌肌肉；⑤术者用左手示指沿右口角后臼齿间伸入口腔抵达舌根，探触会厌上缘，并尽可能将会厌拨向舌侧（图 50-36）。如果术者示指不够长，则可改作轻柔按压舌根的手法；⑥用右手持导管插入口腔，在左手示指引导下对准声门，于深吸气之末插入声门。

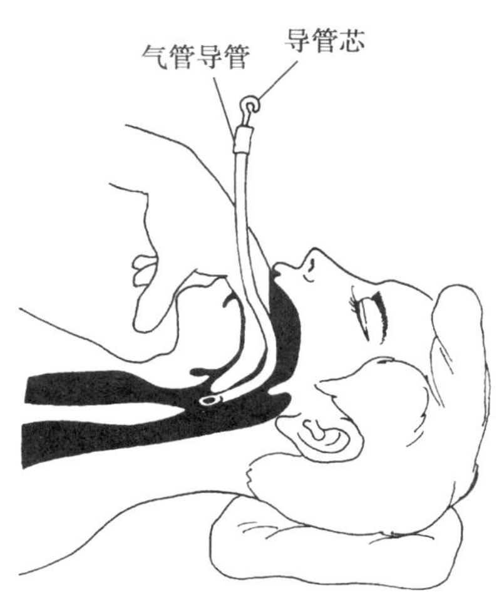

图 50-36　手指触探引导经口插管

（五）逆行导引气管内插管法

1. 适应证　当经喉气管内插管失败，而声门未完全阻塞的情况下，可以施行逆行气管内插管术。可在清醒加药物镇静状态或全身麻醉状态下完成逆行导引经口或经鼻气管内插管。尽管其成功率较高，但无经验者操作费时，创伤较大，患者较痛苦，有时还会遇到困难。因此，一般只是将它作为其他插管方法失败后的插管手段。

2. 操作方法　首先用导针行环甲膜穿刺，然后经导针往喉方向将细导引丝或细导引管（也可用硬膜外导管替代）置入气管，并通过咳嗽反射，使导丝逆行通过声门抵达口或鼻咽腔，再用小钩将它从口或鼻孔牵出，或用钳夹出口腔，顺导丝套入气管导管，顺势推入声门（图 50-37）。若导管尖端受阻于前联合处而不能顺利通过，可适当放松导丝，旋转导管，轻柔地将导管送入声门。

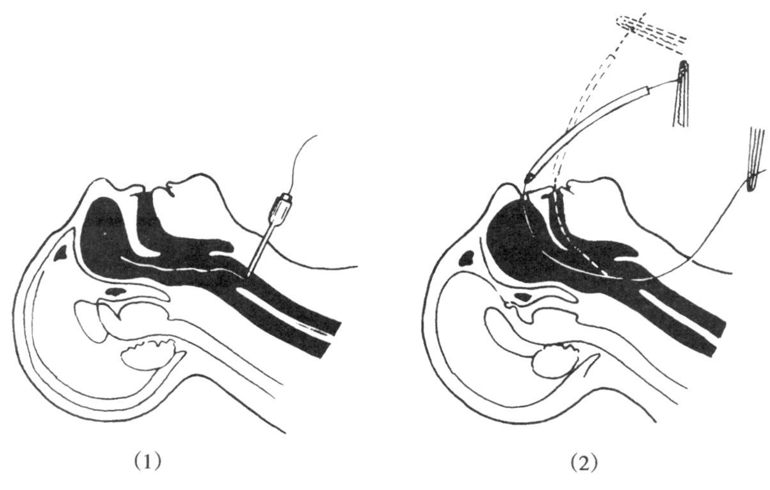

图 50-37　逆行导引插管法示意图

3. 并发症 包括插入导丝不成功、穿刺出血、血肿形成和气压伤等；其他潜在并发症与经皮环甲膜穿刺术和标准经喉气管内插管术相同。

三、支气管内插管方法

随着胸腔手术的发展，要求术中将两肺隔离并能进行单肺通气。通常有三种器具可以为麻醉期间提供单肺通气：双腔支气管导管、单腔支气管堵塞导管（如 Univent 单腔管系统）和单腔支气管导管。双腔支气管内插管是大多数胸科手术患者首选的肺隔离技术。

（一）支气管内插管的适应证

1. 绝对适应证 包括：①防止患侧肺脓、血等污染健侧肺。健侧肺被脓、血污染可导致严重的肺不张、肺炎、脓毒症甚至死亡；肿瘤或患侧肺切口所致出血可能导致健侧肺被淹；②支气管胸膜瘘、支气管胸膜皮肤瘘等病变妨碍健侧肺的通气；③巨大的单侧肺大疱或囊肿在正压通气时有破裂的危险，造成张力性气胸；④行单侧支气管肺泡灌洗的患者。在这些情况下，肺隔离能有效防范危险的发生。

2. 相对适应证 为使术侧肺萎陷，暴露手术野，方便手术操作，避免手术器械导致的肺损伤及改善气体交换等情况均是肺隔离的相对适应证。包括：胸主动脉瘤切除、肺叶切除（尤其是肺上叶）、胸腔镜检查、食管或脊柱手术以及一侧肺创伤手术等。

（二）支气管内插管的禁忌证

对气道内存在沿双腔导管通路上有任何病变（如气道狭窄、肿瘤、气管支气管断裂等），或气道外存在压迫（如纵隔肿瘤、主动脉弓动脉瘤）时，均应列为禁忌。相对禁忌证有：①饱胃者；②疑有误吸高度危险者；③正在施行机械通气的危重患者（这类患者不能耐受因换管操作需要短暂停止机械通气的情况）；④估计不能在直视下完成气管内插管的插管困难病例；⑤证明左主支气管呈帐篷式抬高且与总气管呈 90° 以上角度者（这种情况不仅左主支气管内插管特别困难，且容易发生左主支气管损伤）。

（三）支气管内插管的方法

1. 导管种类的选择 双腔气管导管内含两个腔，可分别为一侧肺通气。常用的双腔管包括 Carlens 双腔管和 Robertshaw 双腔管两种，Robertshaw 双腔管更常用（图 50-38）。

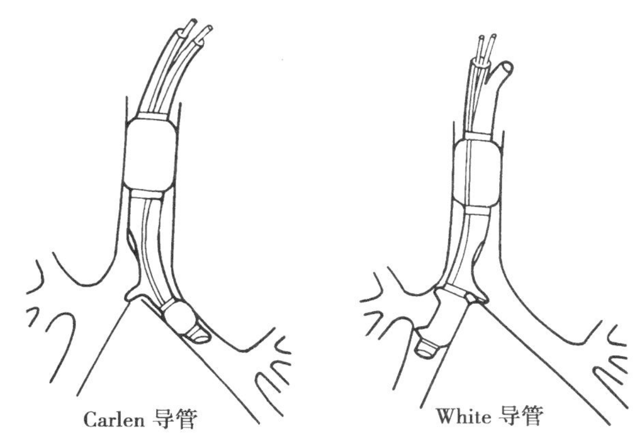

图 50-38 左侧及右侧双腔管示意图

2. 导管侧别的选择 过去通常建议将双腔管的支气管端置入非手术侧，即右侧手术选择左侧腔管，而左侧手术选择右侧双腔管，可增加双腔管位置正确的概率并减少其对手术的干扰。但因右侧主支气管长度较短，且右上肺支气管开口解剖变异很大，因此右侧双腔管的准确对位非常困难，在左侧胸内手术选择右侧双腔管时存在右上肺通气不足的危险。所以目前的观点认为，尽量选择左侧双腔支气管导管，只有当存在左侧双腔管支气管导管禁忌时才选用右侧双腔管。左侧双腔支气管导管的禁忌证包括左主支气管狭窄、左主支管内膜肿瘤、左主支气管断裂、气管外肿瘤压迫左主支气管及左主支气管分叉角度过大（至 90° 左右）等。

3. 导管型号的选择 选择的原则是使用适合型号的双腔管，可降低通气阻力并有利于吸痰操作及支气管可视软镜检查。双腔管的型号选择与患者的身高、体重有明显的相关性。目前临床上一般成年男性用 37Fr 号，体格较大的可用 39Fr 号；而成年女性用 35Fr 号，体格较大者可用 37Fr 号。

4. 插管前准备 插管前首先检查双腔管的两个套囊是否漏气，连接管是否正确连接。使用水溶性润滑剂充分润滑导管前端及套囊，以减轻插管损伤并保护套囊免受牙齿划破。一般需将充分润滑的可弯曲硬质管芯插入长管腔内，使长管尖端塑形至符合患者咽喉部弯曲的弯度。

5. 插管操作 麻醉诱导及喉镜暴露与单腔管气管内插管相似。对于左侧双腔管，暴露声门后，将双腔管远端弯曲部分向前送入声门，当双腔管前段通过声门后，拔出管芯，轻柔地将双腔管向左侧旋转 90°，继续送管至感到轻微阻力。置入导管的深度与患者身高之间具有高度的相关性。当双腔管到达正确位置时，身高 170cm 的患者的平均深度是 29cm，身高每增加或减少 10cm，导管的深度增加或减少 1cm。但这只是经验判断，正确的位置判断有赖于仔细的听诊及支气管可视软镜检查。

6. 双腔支气管导管位置的确定　双腔管插入后，先充气主套囊，双肺通气，以确认导管位于气管内。然后充气支气管气囊，观察通气压力，听诊两侧呼吸音变化调整导管位置。先进行几次正压通气，双侧应均能听到清晰的呼吸音。若只能听到一侧呼吸音，则说明导管插入过深，两侧导管开口均进入了一侧主支气管。若一侧肺尖听不到呼吸音，则表明双腔管过深阻塞了上叶支气管开口。此时应松开套囊，每次将双腔管退出 1~2cm，直至双肺闻及清晰的呼吸音。当双腔管到达正确位置后，夹闭一侧连接管，夹闭侧胸廓无运动，也听不到呼吸音，而对侧可见明显的胸廓运动并可闻及清晰的呼吸音，此时打开夹闭侧管腔帽时，应无气体漏出。

当临床征象判断双腔管位置不正常时，以左侧双腔管为例，存在三种情况（图 50-39）：①插入过浅，两侧导管均在气管内；②插入过深，两侧导管均进入左主支气管；③也是插入过深，但两侧导管（至少是左侧管）进入右主支气管。当右侧导管夹闭时，如果左侧管过深进入左主支气管，则仅能闻及左侧呼吸音，若进入右主支气管，仅右肺可闻及呼吸音。若插入过浅，则两侧肺均能闻及呼吸音。在上述三种情况下，若夹闭左侧管并将支气管套囊充气，则支气管套囊会阻塞右侧管的通气，造成两肺呼吸音全部消失或非常低沉。此时若将支气管套囊放气，则双腔管进入左肺过深时，仅能在左侧闻及呼吸音；若左侧管过深进入右侧管，则仅能在右侧闻及呼吸音；若双腔管插入过浅时，双肺均能闻及呼吸音。即使插管后双腔管对位良好，但因咳嗽、改变体位和 / 或头位及手术操作影响等因素均可导致双腔管移位，故在围手术期当气道压力或患者的氧合状况发生变化时，均应确认双腔管的位置。使用支气管可视软镜定位是最可靠的方法。

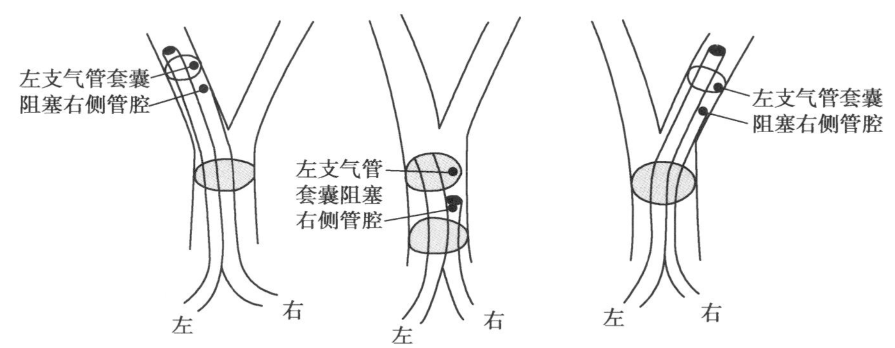

导管位置	夹闭左侧导管(呼吸音) 两个套囊均充气	 主套囊充气,左套囊放气	夹闭右侧导管(呼吸音) 两个套囊均充气
进入太深，左主支气管(A)	无或少量	左侧	左侧
进入太浅,在气管内(B)	无或少量	左侧及右侧	左侧及右侧
进入太深,右主支气管(C)	无或少量	右侧	右侧

图 50-39　双腔管对位不良：左侧双腔管对位不良的三种情况。可通过夹闭不同侧管腔及套囊充放气对呼吸音的影响来判断

7. 支气管可视软镜定位　多项研究证实，即使根据听诊等判断双腔管对位良好，仍有 25%~78% 的患者经支气管可视软件检查后发现其位置不当。因此单凭听诊常无法正确判断双腔管的位置，支气管可视软镜检查才是快速、准确判断双腔管位置的金标准。

对于左侧双腔管，因左右管开口末端距离为 69mm，而普通人左主支气管的平均长度为 50mm，所以通过右管若未看到蓝色套囊的上缘，则往往提示导管过深，左肺上叶开口很可能已被阻塞。而只要能看到蓝色套囊的上缘刚好在隆突之下，则左肺上叶被阻塞的可能性就很小。故左侧双腔管的正确位置为通过右侧管腔可直接观察到气管隆嵴，同时可见蓝色套囊的上缘刚好位于气管隆嵴之下，而经左侧管腔末端能看到左肺上下两叶的开口（图 50-40）。

对于右侧双腔管，从左侧管可看到气管隆嵴及右侧管进入右主支气管。而通过右管可看到右肺中下叶支气管的次级隆突，并且通过右管上的右上肺通气孔看到右上肺叶开口。

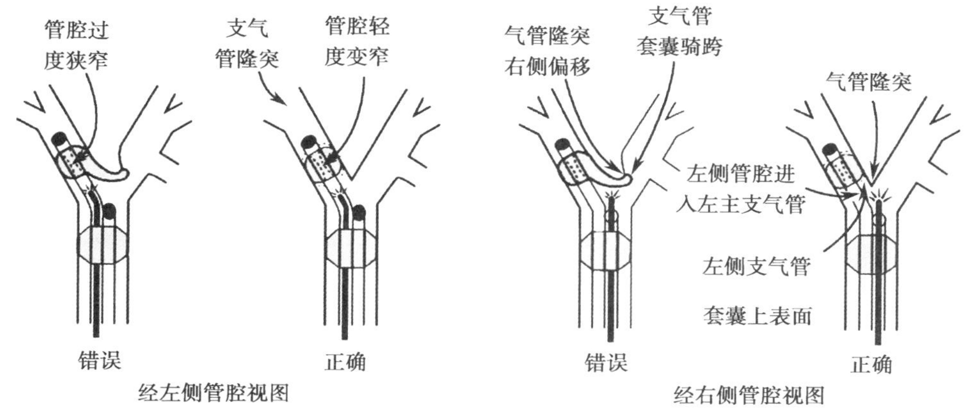

图 50-40 使用支气管可视软镜确认左侧双腔管位置。使用支气管可视软镜所见影像：经左侧管腔可见管腔轻度变窄，经右侧管腔可见气管隆突及蓝色的支气管套囊刚好位于气管隆突下方

（四）支气管内插管的潜在并发症

1. 通气／灌注比失调　施行支气管内插管最常见的并发症为低氧血症。动脉血氧饱和度下降可能与：①右上肺支气管开口被堵塞引起；②可能与单肺通气继发通气／血流比失调有关，原先双肺通气量进入单侧肺，易致通气过多而相对血流不足，因而肺分流增加。解决的方法是增加 FiO_2 达 1.0，同时降低潮气量和增加通气频率（借以保持相同的分钟通气量）；③可能与应用挥发性麻醉药有关，后者可抑制低氧性肺血管收缩（HPV），引起未通气侧肺血管扩张，同样引起肺分流量增加。解决的方法是尽量降低挥发性麻醉药的吸入浓度（1MAC 以下）或停用，改用静脉麻醉药；④如果低氧血症持续存在，则需按表 50-5 所示进行处理。在单肺通气中，通气侧肺吸入 FiO_2=1.0，非通气侧肺用纯氧充气，或保持 5cmH_2O 的 CPAP，则持续性低氧血症并不多见。

表 50-5 在侧卧位下剖胸手术中的肺通气处理

剖胸侧肺（上位肺）	通气侧肺（下位肺）
CPAP（5~10cmH_2O），停控制呼吸	正常通气
固定 CPAP，间断性控制呼吸	正常通气
不做任何通气处理	加用 CPAP 5~10cmH_2O 通气
高频喷射通气	正常通气，伴或不伴 CPAP

2. 导管位置不正确　最常见的原因是导管选择过长，以致插入主支气管太深，可出现气道阻塞、肺不张、肺膨隆不能萎陷、氧饱和度降低。导管选择过粗则不能插入主支气管也可引起导管位置不正确。解决方法：选择适合的导管，应用支气管可视软镜引导插管。

3. 气管支气管破裂　气管支气管破裂是一个危险的并发症，与操作者缺乏经验、探条的应用不恰当、反复粗暴试插、存在气管支气管异常、气管导管或支气管导管套囊过度膨胀、手术缝合致拔管困难、手术切断导管前端以及组织脆变等因素有关。对气管支气管破裂的确诊可能存在一定的困难，临床征象多数仅为缓慢进行性的出血、发绀、皮下气肿、气胸或肺顺应性改变，有时难以据此做出明确的诊断。对该并发症应从预防着手：讲究探条的质量；支气管导管套囊充气不超过 2~3ml；移动患者体位或头位时，应先放出套囊气体；在处理和切断支气管前，应先放出套囊气体，仔细稍稍退出导管的位置；手术结束拔管应是十分容易，拔管不需要用暴力，拔管后应检查支气管导管的完整性等。

4. 其他并发症包括损伤性喉炎、肺动脉流出道阻塞所致的心搏骤停、肺动脉缝线误缝于双腔管壁等。拔管期可发生轻微出血、黏膜瘀斑、杓状关节脱位、喉头和声带损伤，偶尔可发生牙齿损伤等。

四、经气管内单腔管的支气管封堵管（Univent 封堵管）

将单腔气管导管与支气管封堵管结合，其单腔管口径大，便于吸引和通气。目前成人最常应用的是 Univent 封堵管，简称为“Univent 导管”（图 50-28）。

1. 适应证

(1)预计术后须行机械通气的患者:如肺功能差、预计术中有肺损伤、需要大量输血或输液以及预计手术时间长的患者,应用单腔支气管堵塞导管进行肺隔离可以避免术后换管带来的危险。

(2)胸椎手术:术中需要变换体位,应用单腔支气管堵塞导管可以避免导管移位。如果气道严重变形,可能会影响双腔管的放置,而对支气管堵塞导管的影响则很小。

(3)双肺手术:如果双肺都需要阻塞,如双肺手术或待定的手术,最好选用单腔支气管堵塞导管。

2. 禁忌证 因不能对任意单侧肺行间歇正压通气和吸引功能,所以不适于 ARDS 患者的手术。禁用于右上肺叶开口过高且欲行右侧肺萎陷的患者,由于此时右上肺叶开口、右肺中下叶开口及左主支气管开口都在隆突水平,因此使用封堵管无法实现右侧肺萎陷。右上肺叶开口过高可以通过胸部 CT 进行判断。

3. 操作方法 单腔支气管堵塞导管的插管途径和操作方法,基本与经口气管内插管法相同,不同之处包括:

(1)插管前必须用听诊器仔细作双侧肺呼吸音听诊,右侧插管者要重点听两肺锁骨下区的呼吸音,作为插管后右肺上叶呼吸音变化的参考。

(2)插管前先将活动性套管完全回缩至导管腔内,插入导管至气管内、通过连接管上的自封闭隔膜孔,插入支气管可视软镜。将单腔管向手术侧旋转 90°,直视下将支气管封堵器送入手术侧支气管内。此时将支气管封堵器的蓝色套囊充气,观察套囊位置是否正好位于隆突下。封堵器位置合适后,应注意其近端刻度,近端小帽应处于封闭状态,以免回路气体泄漏。单肺通气时,将支气管封堵器套囊充气(最好在支气管可视软镜直视观察下),并移除近端小帽以加速隔离肺内气体逸出(图 50-41)。盲视下放置支气管封堵器多难以成功,尤其是左主支气管,此外盲视操作容易引起气管损伤,发生出血甚至气胸的可能。

(3)支气管封堵器套囊充气后,检查气囊压力,用听诊法判断阻塞肺是否完全阻塞,如阻塞侧肺呼吸音消失,气囊放气后呼吸音恢复,证明套囊位置正确,否则需再次调整。

(4)确定内套管位置后,把内套管外管固定帽移至外管末端,内套管固定在主管的固定带上。

独立的支气管封堵器(Arndt 支气管封堵导管)和可视气管导管联合独立支气管封堵器,适应证和禁忌证同 Univent 封堵管。具体描述详见本章第二节。

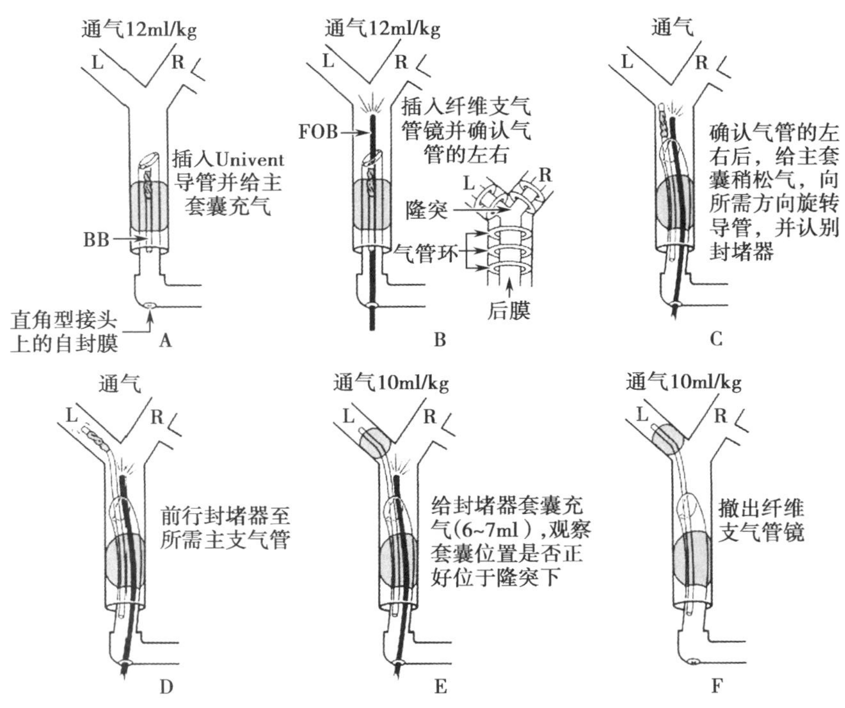

图 50-41 Univent 导管的插入与定位:支气管可视软镜协助 Univent 导管插入左主支气管的步骤

第五节 （支）气管内插管辅助工具

麻醉科医师在气道管理时经常会面临困难气道的挑战，气道管理的困难性是相对不确定的，有时虽然使用很大的力量上提喉镜，但是声门仍然显露不清；有时应用多种气管内插管技术和工具，多次尝试却仍然失败。于是为数众多的直接喉镜、气管内插管管芯、支气管可视软镜和可视喉镜等气管内插管辅助器械用具相继应运而生。随着可视技术的发展和应用，气管内插管的可视范围和视觉质量大幅度提高，气管内插管的成功率增加，损伤减少。这些设备和技术，可以帮助我们解决困难气道的问题，同时也是处理常规气道管理的利器。本节重点对这些（支）气管内插管辅助器械用具和技术进行介绍。

一、直接喉镜（direct laryngoscopy）

20 世纪 40 年代依赖于直视技术的直接喉镜开始用于临床气道管理（Miller 喉镜片，1941 年；Macintosh 喉镜片 1943 年），从此支气管和气管内插管辅助工具蓬勃发展直至今天。在这一发展过程中，考虑到门齿、舌、会厌及喉的位置是决定声门显露程度的重要因素，气管内插管辅助工具的设计常以推开这些组织结构显露声门为目的，同时常以"嗅物位"配合气管内插管，以使口、咽和喉三轴线尽量重合，从而达到更好的声门显露和直视观察效果。但实际研究表明，对于解剖结构正常的患者，嗅物位和头后仰位，均不能使上述三条轴线完全重合；而且在直接喉镜气管内插管时，嗅物位与头后仰位相比，嗅物位在声门显露和直视观察效果上并没有明显的优势。有报道表明，在气道评估正常的患者中，依然有 6%~10% 的患者用直接喉镜显露声门困难。这时就会需要利用喉镜片将舌体推入下颌空间，并采用托下颌和喉部加压等辅助手段，尽可能改善声门显露，完成气管内插管。若多次尝试仍不能成功，则导致严重气道并发症的可能性大大增加。

理想的直接喉镜应该能够提供良好的声门显露，便于微创、准确、迅速地置入气管导管。直接喉镜作为气道管理中必备的常规工具，是其他气管内插管辅助工具发展进步的基础和源泉，同时也是进行喉镜显露评级的依据。

直接喉镜由镜柄、镜片和光源组成。镜片的作用是推开舌体及其他软组织从而显露声门，完成气管内插管。直接喉镜最基本的喉镜片有弯喉镜片（Macintosh）和直喉镜片（Miller）两种类型。两种喉镜片均为左手操作者设计。镜片靠近左边的垂直板用来帮助推开舌与软组织；尖端圆钝，可以避免损伤组织。光源灯泡位于喉镜顶端附近，也可以通过光导纤维连接镜柄顶部的灯泡来传导光线进行照明。喉镜片亦有钝钩形等设计，可根据患者气道不同的解剖特点进行选择（图 50-42）。白炽灯泡比光导纤维亮度高，照明范围大，但容易损坏脱落。光导纤维是冷光源，安全易清洗（图 50-43）。

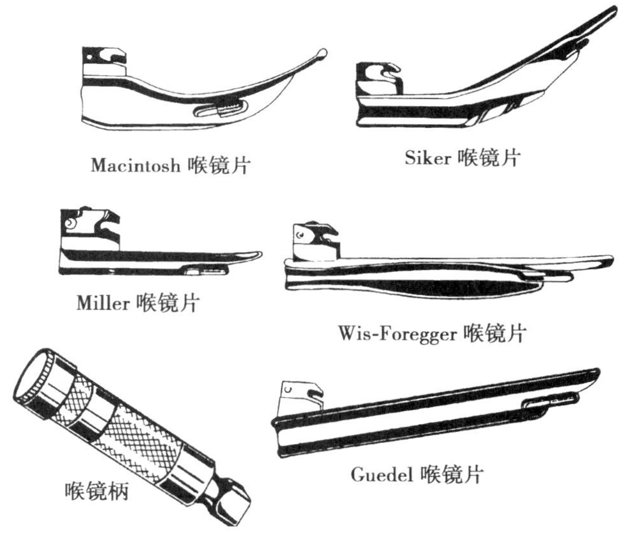

图 50-42 常见的几种喉镜片

Macintosh 喉镜片使用时从右口角进入，推开下唇，镜片轻柔移至口腔中线，并将舌体推向左侧，继续前进使镜片尖端置于舌根部和会厌咽面之间的会厌谷，向上、向前方提起喉镜显露声门。注意避免以门齿为支点，造成牙齿损伤。有曲度的 Macintosh 喉镜片可以避免直接压迫会厌，避免刺激会厌喉面喉上神经支配区域，减少诱发喉痉挛和支气管痉挛的概率。

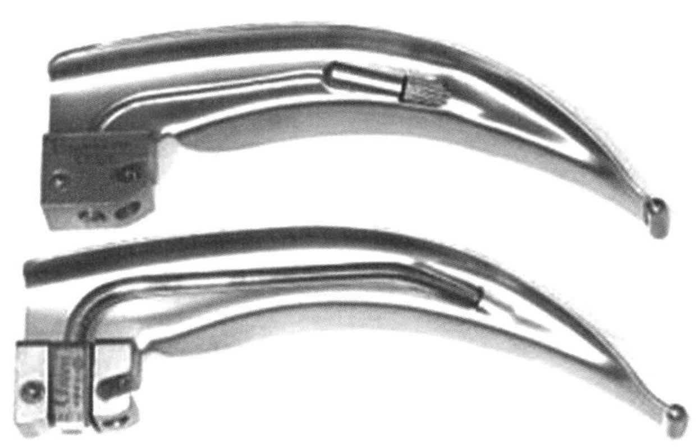

图 50-43　白炽灯泡和光导纤维照明

使用 Miller 喉镜片进行气管内插管时，镜片尖端位于会厌喉面的下方，向前上方插入喉镜即可直接显露声门，镜片近端有一 C 形管腔，便于操作者观察，同时给置入气管导管留出空间（图 50-44）。C 形管腔细小的镜片声门显露较容易，但置入气管导管的空间较小，C 形管腔较大的镜片声门显露较困难，但比较容易置入气管导管，操作者可根据临床实际情况选择使用。对于会厌狭长肥厚的患者，以及婴幼儿和声门位置较高的患者，直喉镜片有时可能会更好地显露声门。

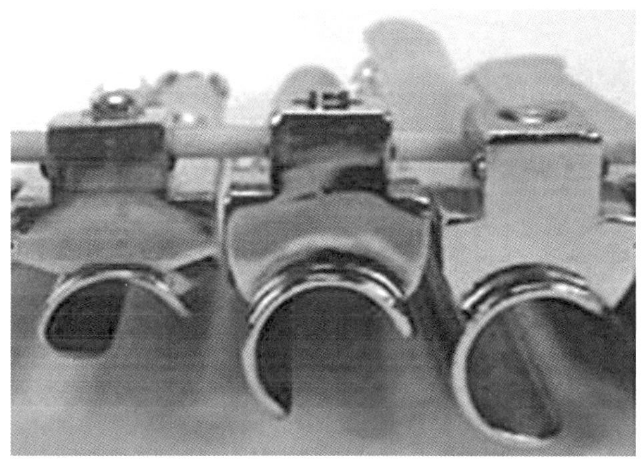

图 50-44　不同直喉镜片近端 C 形管腔
从左至右依次为 Miller、Philips 和 Wisconsin 镜片。

还有一类喉镜片尖端角度可变，代表者有 McCoy 喉镜。镜片近喉端 25mm 处，有一可向上抬起的关节，按下镜柄杠杆就可以使镜片近喉端角度最大增至 70° 左右，帮助会厌掀起，改善声门的显露，提高气管内插管成功率。可用于喉镜显露分级Ⅲ级以上及颈部活动受限的患者（图 50-45）。

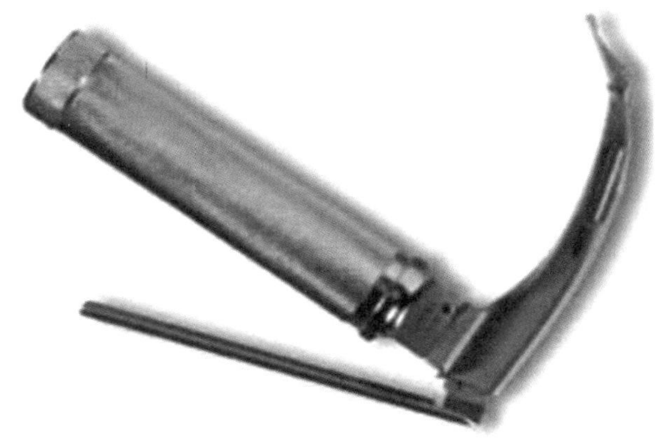

图 50-45　McCoy 喉镜

二、管芯类插管工具（Stylets）

传统的金属管芯可以插在气管导管管腔内，有一定刚性，通过塑形和引导作用，在声门显露欠佳时提高气管内插管的成功率。以此原理演化出管芯类气管内插管辅助工具。

（一）弹性插管探条（gum elastic bougie）

弹性插管探条是一款物美价廉、简单易学、可消毒后反复使用的管芯类气管内插管辅助工具。弹性插管探条长 60cm，远端向上抬起 30º，便于进入声门。在看不到声门时，可直接将插管探条远端从会厌下方盲探置入，如果在气管内，操作者可以感觉到探条触及和划过气管软骨环的规律振动，此时即可轻柔地置入气管导管。另外一种鉴别方法是探条的插入深度一般在 24~40cm 之间，超过 40cm 探条远端会被小气道阻挡而不能前进，而探条若在食管内则可继续深入至胃内。导入气管导管时可不撤出喉镜，并逆时针旋转气管导管 90º 使气管导管斜面向下，这样气管导管更容易进入声门，可减少盲探置管使气管导管斜面卡在杓状软骨和声带造成置管困难和产生损伤的概率（图 50-46）。类似的器械还有一次性使用的 Flex-Guide 探条（图 50-47）和带给氧通气管的一次性 Frova 探条（图 50-48）。

（二）光棒（light wand）

光棒是利用颈前软组织透光以及气管位置比食管更靠前更表浅的特性，当光棒和气管导管一起进入声门后可在甲状软骨下出现明亮光斑，可在光棒引导下置入气管导管。光棒可用于正常气管内插管、困难气管内插管（张口受限、小颌等）、常规方

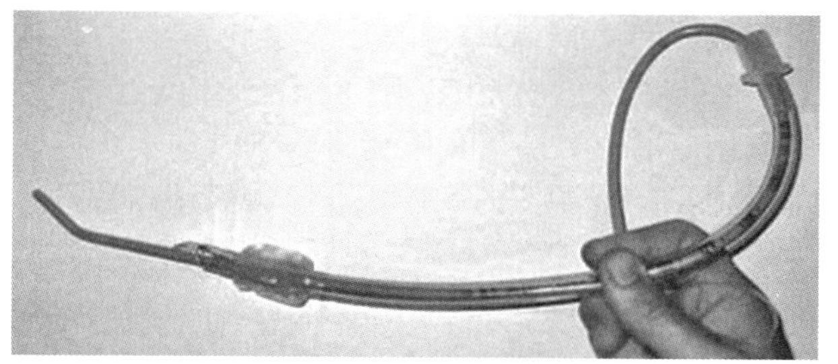

图 50-46 弹性插管探条

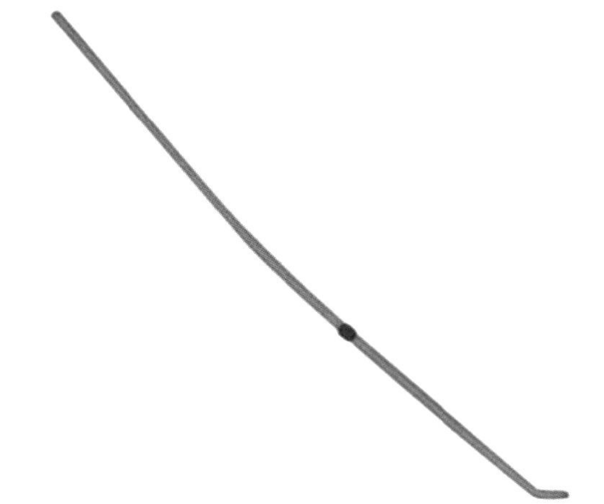

图 50-47 Flex-Guide 插管探条

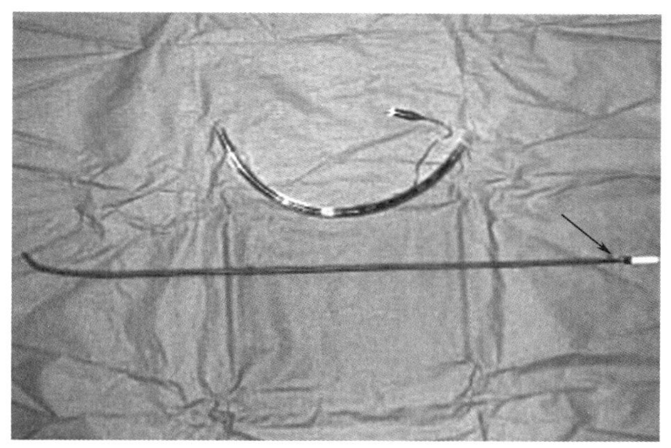

图 50-48 Frova 插管探条

法插管失败的患者以及口腔内有出血的患者等(图 50-49)。

使用前充分润滑光棒和气管导管内壁后,将光棒插入气管导管内,将灯泡置于气管导管尖端以内约 0.5~1cm 处,用固定器固定气管导管,在套囊近端折弯 60°~90°。通常在患者头侧操作,特殊情况下也可在患者对面或侧面使用。患者头颈部自然伸展,不用嗅物位。可在关闭无影灯的光线环境下实施气管内插管,肥胖颈粗的患者有时需要调暗室内灯光。在不能控制环境光照的情况下,可用毛巾或手遮挡颈部,以便观察光斑。光棒从口咽正中线进入,在喉结下方出现明亮光斑后,推送气管导管进入气管内,并退出光棒,然后确认气管导管进入气管内。如果患者存在上呼吸道解剖异常,如肿瘤、息肉、感染(会厌和咽后壁脓肿)、上呼吸道损伤及异物等则不能使用光棒;显著肥胖、颈后仰受限和颈前透光性差的患者慎用。

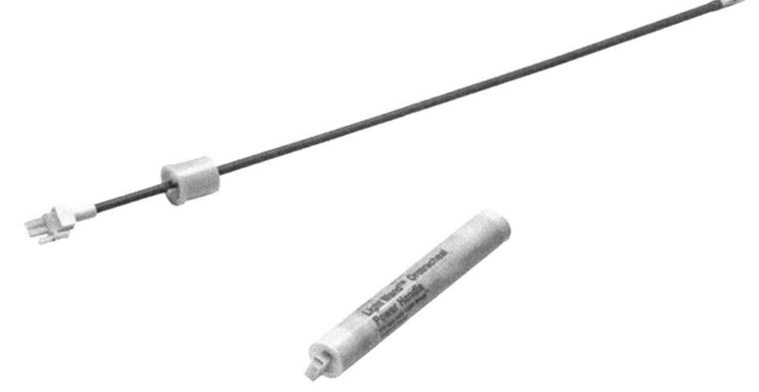

图 50-49 light wand 光棒

(三) 可视管芯(optical stylets)

光导纤维和电子成像技术已广泛应用于医疗领域,大量先进的气管内插管工具不断涌现,可视管芯是其中较为重要的一类。可视管芯一般由金属外壳和包裹在内的光导纤维束或摄像头及传输线缆组成,并可将气管导管套在其上。操作者可通过近端的目镜或视频显示器来观察气管导管的推进过程。虽然此类管芯外径、图像分辨率、光源参数和是否可弯曲等特性有所不同,但都有视野大、成像效果较好、操作简单易学、微创、易于消毒、坚固耐用、维护使用成本低等共同优势。既可用于常规气管内插管,也可用于困难气道的处理。目前临床应用的可视管芯,主要有 Bonfils、Shikani、Levitan、StyletScope、VOIS、Clarus 可视系统和帝视内镜等。大多数可视管芯的主体都是硬质或半硬质的镜体,因此在一定程度上能够主动上抬会厌,更易通过喉部进入声门。一般管芯近端有标准气管导管接头固定器,导管固定器可以在镜体上移动,以使管芯尖端处于合适的位置,并适应不同气管导管长度。多数可视管芯在远端发光,不同分辨率的图像经由传导系统传至近端。远端的可视角度约 50°~90° 不等。可通过电池供电,便携性好,亦有一些型号支持外接光源。多数可视管芯为实心,也有部分类型管芯具有工作通道。可视管芯的清洁方法与纤维支气管镜类似,使用后管芯主体应使用清洁剂进行清洗,同时管芯上中空的内管道应使用专用清洁刷进行清洗。大部分部件可以通过环氧乙烷、Steris® 或 Sterra-d® 复方洗涤剂以及高浓度冷浸渍消毒溶液进行消毒或灭菌。

1. Shikani 可视管芯　Shikani 是半硬质可视气管内插管装置，远端具有可塑性，通过接头与近端目镜相连，可与大部分视频转换器兼容，从而实现在监视器观察下进行气管内插管（图 50-50）。管芯近端套有一个可调节的气管导管固定器，可以将不同长度的气管导管固定在合适位置。固定器与氧气接口相连，可在气管内插管过程中通过导管供氧。图像经高分辨率光导纤维传输至目镜，照明光线由多条照明光缆传出。光源在标准纤维光学手柄上，也可通过纤维光缆连接于外接光源。成人型可通过内径大于 5.5mm 气管导管，儿童型可通过内径 3.0~5.0mm 的导管。使用时先将润滑过的气管内插管套在润滑过的可视管芯上，远端镜头不应超过末端而应停留在插管斜面内。固定阀旋紧螺丝固定导管。镜头需加热除雾或使用除雾剂。Shikani 可独立应用，也可配合直接喉镜使用。可用于正常气道，也可用于困难气道气管内插管，同时可以用于双腔管气管内插管。近年一些麻醉科医师应用视可尼经后磨牙入路气管内插管，取得了更高的插管成功率，并大大缩短了气管内插管时间。

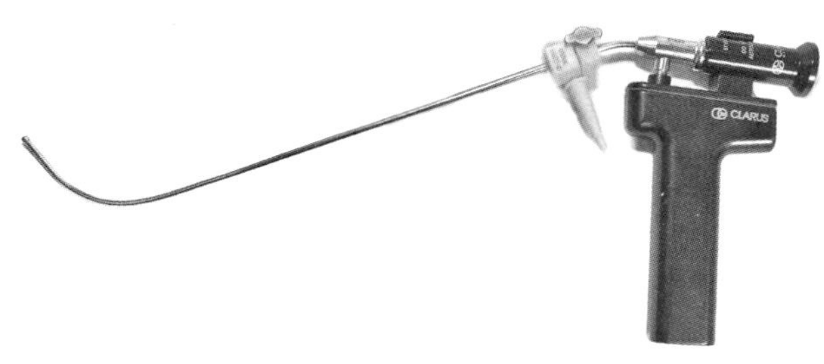

图 50-50　Shikani 可视管芯

2. Bonfils 可视管芯　Bonfils 是唯一不具可塑性的可视管芯，成人型号长度为 40cm，远端弯曲角度固定为 40°，直径 5.0mm，适用于 ID5.5mm 及以上的气管导管，内含直径 1.2mm 的操作管腔（图 50-51）。另外还有直径 3.5mm 和 2.0mm 的两种型号，可用于儿童气管内插管，气管导管固定器同时还可以向导管中输送氧气。光源由外接移动光源提供，亦可附接电池供电便携的 LED 光源。近端目镜有屈光度调节功能，尖端可视角度为 90°，玻璃纤维 12 000 像素高清图像传输。便携型可通过目镜观察；外接监视器型可通过连接线与 Storz 专用监视器和 Telepack 视频单元兼容连接。因其远端 40° 的弯曲角度固定，不便于沿正中线置入，故多采用后磨牙入路置入喉镜进行气管内插管。使用前充分吸除口咽部分泌物，保证视野清晰。同时使用防雾处理。插管时从口角进入，经过磨牙后方，同时辅助托下颌可使操作空间增大改善视野。

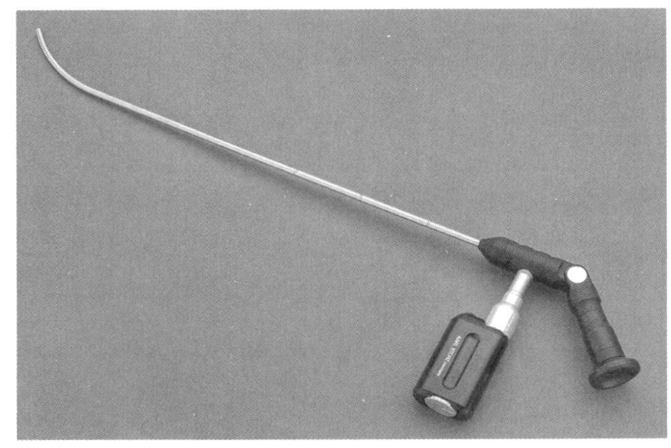
图 50-51　Bonfils 可视管芯

3. Levitan 可视管芯　与一般的可视管芯不同，Levitan 的气管导管固定器位于手柄上无法拆卸，因此在使用前须将气管导管剪至 27.5cm（图 50-52）。光源为专用便携式 LED 光源，也可连接标准的 Green line 普通喉镜柄提供照明。比 Shikani 短小，重心平稳，利于保持操作时的稳定性。使用前需要事先把气管导管固定于镜身之上，使其尖端放置在距气管导管的尖端大约 1cm 处，不要超过气管导管。这样可以防止血和分泌物污染镜头，在保证良好视野的同时也减少了对组织的损伤。连接镜身末端的持续吹氧孔至给氧装置并以 5~10L/分钟的流量持续给氧以保证插管过程中视野清晰，用碘伏擦拭镜头也可以起到良好的防雾效果，镜身和气管导管用润滑剂充分润滑，旋转电源旋钮打开光源即可使用、主体远端可弯曲超过 90°，使用喉镜辅助插管时尖端曲度保持在 35° 左右，不使用喉镜辅助时尖端曲度保持在 70° 左右。

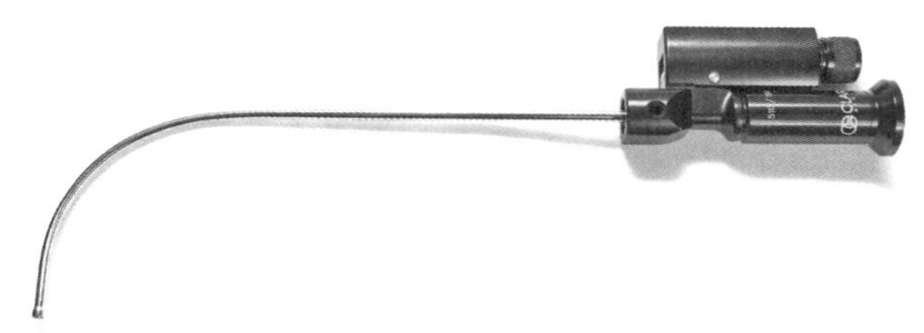
图 50-52　Levitan 可视管芯

辅助直接喉镜插管时,左手插入普通喉镜,右手持镜,在喉镜辅助下经过腭垂、会厌,在目镜观察下进入声门,进入声门后可清晰看到气管环,轻柔置入气管导管;通过目镜直接插管时,右手持镜,戴好手套的左手拇指伸入患者口中提起患者下颌及舌体,在目镜观察下,从口腔正中线进入进行气管内插管;连接监视器气管内插管时,目镜再外接标准接口监视器,插管医师在显示器观察下,进行气管内插管;也可以结合光棒盲探插管技术,先利用光斑定位,再结合目镜观察确认。插管时戴好手套,右手持镜,左手拇指伸入患者口中提起患者下颌及舌体,沿口腔正中线进入,关闭室内灯光,轻柔推进,直至颈部正中线喉结处出现明亮清晰的光斑,再用目镜观察,若看见声门或气管环可直接在目镜观察下轻柔置入气管导管,若目镜看见的组织是食管壁,可在目镜观察下慢慢后退,直至看到声门,再轻柔推进置入气管导管。

4. StylelScope 可视管芯　StyktScope 可视管芯的近端设置一操作杆,在插管过程中,下压操作杆可以将管芯尖端向上弯曲 75°(图 50-53)。气管导管固定器位于手柄上,光源也内置于手柄基部,使用两节 1.5V 碱性电池供电。采用不易损坏、成本较低的塑料纤维,成像只能到达 350 像素,前端视角 50º,直径 6.0mm,可用于 ID ≥ 7.0mm 的气管导管,可用环氧乙烷消毒。

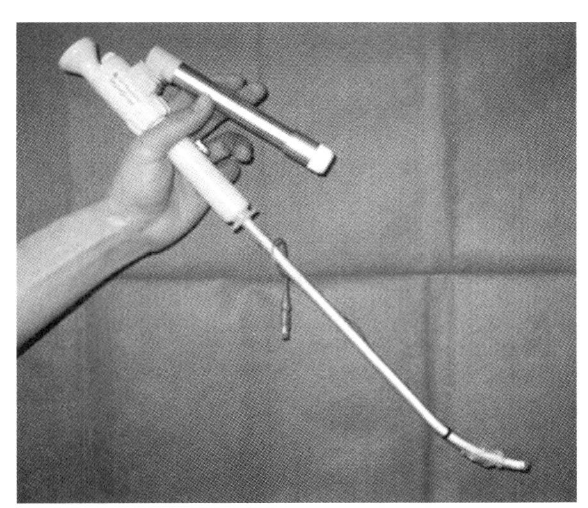

图 50-53　StyletScope 可视管芯

5. 视频气管导管芯(VOIS)　VOIS 是一种半硬质的可视管芯,远端 40cm 可塑形(图 50-54)。外径 5.0mm,玻璃纤维可传导 1000 像素高清图像至近端目镜。可与多种 CCD 摄像头连接。光缆外接光源照明,尖端视角 50°。

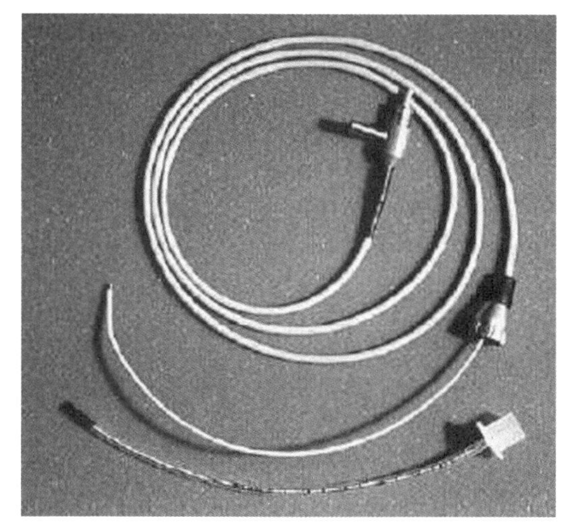

图 50-54　视频气管导芯

6. Clarus 可视系统(Trachway)　Clarus 可视系统手柄上的 3 英寸液晶屏可用拇指来调节成不同的可视角度(图 50-55)。管芯前端内置 CMOS 图像传感器,其可与手柄分别拆开,利于清洗和消毒。采用 USB 充电式电源,内置锂电池可以通过专用适配器连接可塑形的半硬质管芯,这种特殊管芯的光源由两部分组成:两个白光 LED 用于照明;一个红光 LED 是结合光棒技术进行颈前光斑透射定位;系统也可连接光纤软管芯,发挥类似纤维支气管镜和可视换管器的作用;还可以连接特制的金属直接喉镜片,发挥可视喉镜的作用。Clarus 可视系统已经从可视管芯发展为集光棒、硬镜、软镜和可视喉镜技术于一身的气管内插管系统。

7. 帝视内镜(Discopo)　Discopo 由内镜身、有线和无线发射器和屏幕组成,无线传输功能使操作者插管时更方便安全。Discopo 是半硬质可视管芯类插管工具,采用可绕性金属管身设计,允许操作者根据患者解剖灵活调整镜身角度(图 50-56)。具有不同长度、硬度和管径的管芯配置,可用于普通气管内插管、困难气管内插管、双腔支气管导管气管内插管、双腔支气管导管定位以及经鼻插管等。

8. 可用于儿童的可视管芯　在众多的可视管芯中,常用于小儿患者气管内插管的有:Shikani 可视管芯的儿童型号,最小可以通过 ID2.5mm 的气管导管;Bonfils 可视管芯的最细型号,可通过 ID4.0mm 的气管导管。越来越多的新型可视管芯,开始考虑到儿童常规气道和困难气道管理的需求。

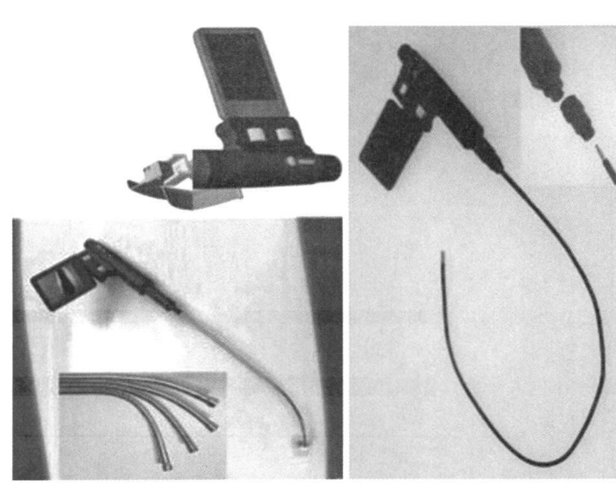
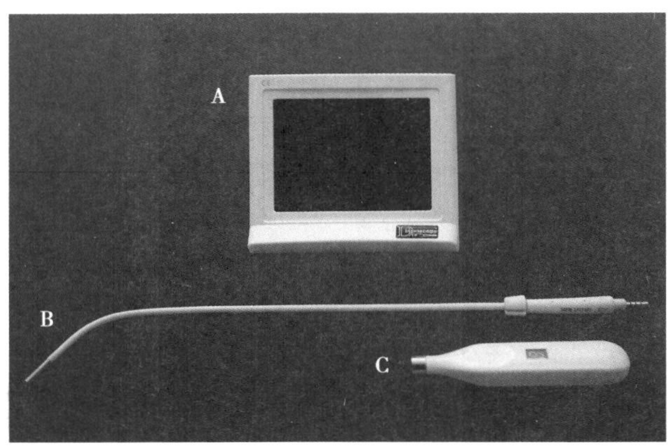

图 50-55 Clarus 可视系统

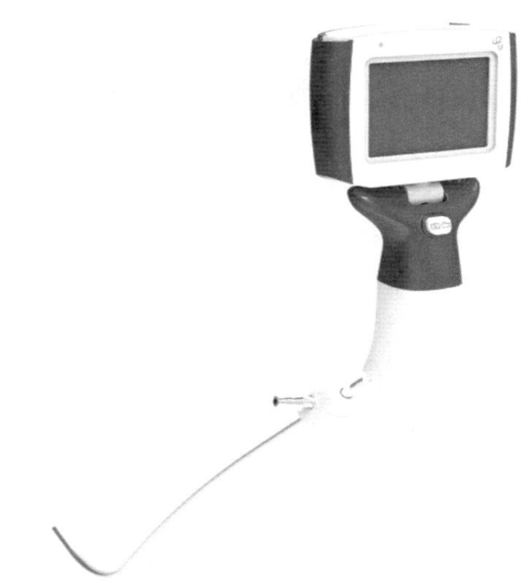

图 50-56 帝视内镜
A. 屏幕;B. 内镜身;C. 无线发射器

9. UE 可视硬性喉镜 UE 可视硬性喉镜是由显示器和镜杆两部分组成(图 50-57)。显示器的特殊双轴位设计,可以实现显示器屏幕前后 130°、左右 270° 的旋转,方便临床应用和教学。显示屏幕下面的按钮有拍照和录像功能,所采集的信息可以存储于显示器的内置存储卡内。镜杆分为硬性不可塑形和半硬性可塑形两种。镜杆长度为 40cm,末端弧度为 80°,镜杆外径有两个型号 3.8mm(儿童型)和 5.2mm。气管导管固定器上有供氧接头,对全身麻醉诱导后的患者可以接 6L/min 的墙壁氧,用于插管过程中防止过多分泌物模糊镜头,同时还可以起到供氧的作用,防止低氧血症的发生。镜杆末端的摄像头有自动除雾功能,开机 30 秒即可完成加热恒温除雾功能。完成气管插管后,关闭主机电源开关,拆分显示器和镜杆部件,用蘸有酒精的纱布反复擦拭硬管部件进行初步的消毒处理,随后进行彻底消毒。可选用的消毒方式:0.55% 的邻苯二甲醛,在 25℃中浸泡 5 分钟以上、2% 戊二醛消毒液、7.5% 过氧化氢消毒液、环氧乙烷熏蒸或低温等离子灭菌。消毒时需要注意:手柄和镜杆部件不能采用高温、高压灭菌消毒,显示器无防水功能。

图 50-57 UE 可视硬性喉镜

三、可视喉镜(video laryngoscopes)

(一) 原理

在没有解剖结构异常和病理状态的情况下,传统的直接喉镜主要是将舌体推入下颌空间,同时将会厌挑起,使声门和气管内插管操作者的眼睛呈一条直线,从而获得有效的声门显露,如果患者的下颌空间较小或者舌体过大,舌体不能完全被推入下颌空间,这时就不能获得有效直线视野。可视喉镜结构与直接喉镜相似,但与直接喉镜相比,可视喉镜在镜片尖端装有图像采集设备,相当于将操作者的眼睛前移至喉镜片尖端附近,利用更高角度的镜片和镜片尖端的图像采集设备,使操作者拥有更广阔的视野,间接看到更多解剖结构,提高气管内插管成功率。插管过程可在视频系统或目镜显示。

(二) 优点和不足

1. 优点 与直接喉镜相比,可视喉镜的优点包括:

(1) 明显改善声门显露分级:接近 99% 的患者声门显露分级可达到 Ⅰ~Ⅱ级(Cormack-Lehane 分级),可至少将声门显露分级降低 Ⅰ 级。

(2) 插管成功率更高:气管内插管时间更短,成功率更高,食管插管率更低。

(3)不需要嗅物位:直接喉镜气管内插管时体位呈口、咽、喉三轴一线的嗅物位,以便更好地显露声门,同时常常需加用各种手法改善显露,而可视喉镜由于“眼睛”前移,不需要三轴一线,头颈部操作幅度较小,适用于颈椎损伤病例。

(4)损伤更小:一般不需要用力上提喉镜,操作力量更轻,损伤更小,血流动力学更加平稳。

(5)学习曲线短:可视喉镜的结构和应用技术与直接喉镜技术相近,熟悉直接喉镜操作的医师可以在培训后快速掌握操作技巧。

(6)更加安全:操作者与患者之间可保持一定的安全距离,减少与呼吸道分泌物、血液和呕吐物的接触,减少交叉感染。

(7)便于科研和教学:口内结构可清晰呈现在屏幕,可轻松完成图像采集和视频录制,便于教学和科研。

2. 不足 尽管可视喉镜与直接喉镜相比优点突出,在临床应用时仍然存在一些不足,需要引起重视。

(1)“看得见、插不进”:良好的声门显露并不能保证轻松地完成气管内插管,“看得见,插不进”仍然是可视喉镜较为突出的问题之一。其原因在于可视喉镜镜片角度往往较大,气管导管自身曲度无法匹配喉镜镜片角度,一般需要提前插入硬质管芯并塑形至较大角度使之与镜片角度匹配,但是可导致推送气管导管困难甚至失败。

(2)并发症仍时有发生:硬质管芯的使用可引起相关并发症,如软腭穿孔、咽部损伤、扁桃体前柱穿孔和舌腭弓贯通伤等。这些并发症与气管内插管时气管导管盲探置入口咽有关,因此在屏幕上看到气管导管前,需注视气管导管置入口腔的过程直至气管导管末端接近喉镜镜片末端,同时置入气管导管的手法必须轻柔。

(三)常见的可视喉镜

1. Glidescope 可视喉镜 Glidescope 可视喉镜是一种采用 CMOS 视频芯片、以光学成像为基础的喉镜,其附带的监视器可以显示声门(图 50-58)。由医用塑料制成,喉镜上有一部微型摄像机嵌入在镜片中部靠后的位置。镜片的中部呈 60° 角,这种设计可在挑动较少组织的情况下显露声门,此时经口直接观察到的图像与显示器图像完全不同。轻提喉镜,直接视线只能看见腭垂,而在显示器中咽喉部可完全显露。咽喉部并非在直线视线上。通过视频线将图像传输到高分辨率液晶显示器上。新型的 GlideScope® 可视喉镜能捕获更高清的实时解码数字图像,采用新型数字 AVL 显示,具备图像捕获功能,可保存插管视频和图像并通过 USB 接口转至闪存盘中,屏幕也能通过 HDM1 高清晰多媒体接口,连接至有相应接口的任何显示器。专利镜头除雾器可有效保持视野清晰。使用 GlideScope 之前只需开机 30 秒,即可自动加温视频芯片的玻璃表层,防止冷凝自动除雾。

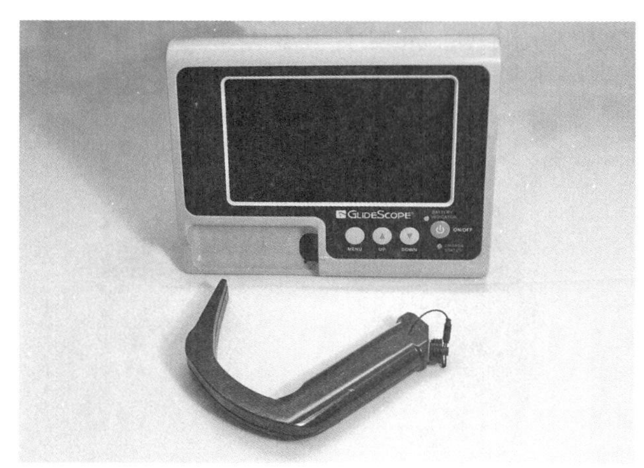

图 50-58 Glidescope 可视喉镜

镜片置入与 Macintosh 镜片方法类似,不同之处在于经正中入路而非一侧口角置入镜片,另外也不需像使用 Macintosh 镜片那样用力提升镜片。无论是否进行喉外按压,当在监视器上声门视野显示良好时,就可以沿镜片后方插入气管导管。需要注意的是要避免喉镜片尖端距离声门太近,尽管此时声门显露满意,但是当气管导管在监视器可见时,往往已无调整机会和空间,可造成插管困难甚至失败。最好使用配套的专用管芯或将气管导管前端塑形为大约 60°,否则可能出现看得到声门却插不进气管导管的情况。当置入气管导管时若遇到阻力,可以试着减小镜片提升力,使舌体放松;或将喉镜片从喉口处稍微后撤。在正常气道或者困难气道的管理中 GlideScope 较直接喉镜在声门显露方面具有优势。上提喉镜柄力量较 Macintosh 喉镜小,对舌根和咽喉腔刺激较小,对血流动力学影响较小,术后咽痛、声带及牙齿损伤的概率较小。可以应用于常规或困难气道的经口、经鼻、双腔气管内插管以及更换气管导管。

2. McGrath 可视喉镜 常用的有 McGrath Series 5 和 MAC 3 两种可视喉镜。McGrath Series 5 具有独特的可调节镜体长度的 Camera Stic 支架,

通过长度调节，达到类似于更换大中小号喉镜片的效果，可以适应5岁以上儿童到成人患者及不同体型患者的插管需要(图50-59)。喉镜顶部的LCD屏幕能够清晰显示气管内插管过程。坚固便携，同时一次性镜片省去消毒清洗程序，降低交叉感染的风险。自供电和自照明设计不需要外置电缆或监视器。电池轻松替换，不需要设置，也不存在时滞。保证在急救中随时待用。镜片角度为45°，插管时一般需要辅助硬质管芯。McGrath MAC 3镜片角度为28°，与Macintosh镜片角度接近，因此既可以作为直接喉镜使用，也可以作为可视喉镜使用，同时可明显减少管芯的使用(图50-59)。

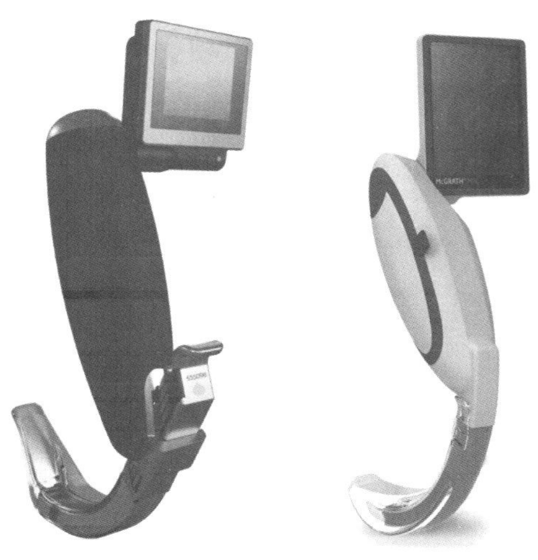

图50-59　McGrath可视喉镜
左侧为McGrath Series 5喉镜；右侧为McGrath MAC 3喉镜。

3. Pentax-AWS可视喉镜　该喉镜符合人体工程学设计，利用高清晰度的彩色图像，识别解剖结构，结合独特的定位系统，快速准确地完成气管内插管，最大限度地减少患者创伤(图50-60)。不需要头颈部伸展，结合专用的镜片，不需要三轴合一亦可提供出色的声门显露。多方位完成插管，监视器活动范围大(0°~120°)。便携性好，两节AA电池供电可持续使用1小时。具有气管导管引导槽，气管内插管定位准确，置管不需要导芯。

4. Truview可视喉镜　有成人和小儿双镜片套装，具有高仰角光线自视喉头镜片，能够对视线进行42°折射，达到扩大声门区域视野的目的(图50-61)。便于携带，并且可以非常方便地使用其自带的目镜；可与CCD内镜摄像头及监视器连接；可与专用的数字LCD屏幕配合使用。特有供氧通

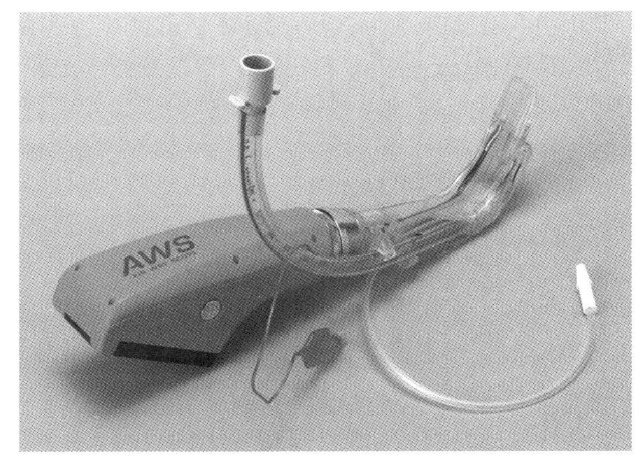

图50-60　Pentax-AWS可视喉镜

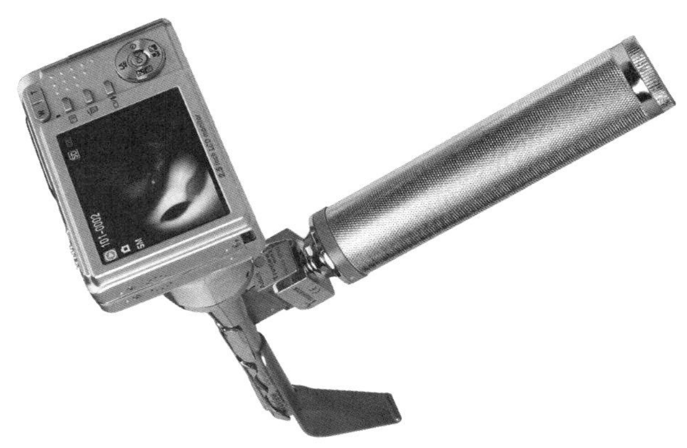

图50-61　Truview可视喉镜

道，可在气管内插管过程中给予患者8~10L/min的氧气，获得更长的插管时间。并可防止分泌物妨碍视线，同时有防雾作用。

5. Airtraq可视喉镜　Airtraq可视喉镜是一次性可视喉镜，它的结构设计符合人体的生理解剖，前端角度90º，采用潜望镜及高精度光学镜片组，提供高清广角的视觉效果，不需要口、咽、喉三轴线重合就可以看到声门(图50-62)。与直接喉镜相比，对头部的操作和位置摆放要求更低。常规尺寸的Airtraq喉镜只要张口至18mm，而小尺寸的Airtraq喉镜只要张口至16mm。目前规格包括：成人大号窥喉镜，成人小号窥喉镜，儿童窥喉镜，婴儿窥喉镜，婴儿经鼻型窥喉镜，成人经鼻型窥喉镜，成人双腔型窥喉镜。无线连接显示器，提高插管成功率，便于教学。对于颈椎制动、病理性肥胖、声门高等困难气道患者可明显降低插管难度，提高插管成功率。插管时，先选择好合适的型号，充分润滑气管内插管(特别是气囊部)及喉镜前壁和引导槽，

并将气管内插管插入喉镜右侧的引导槽。插管的尖端和喉镜的尖端对齐、将喉镜灯光开关打开，启动防雾系统，灯光 30 秒闪烁稳定后即可使用，如遇紧急插管可启动同时立即使用。左手持喉镜，沿口腔中线置入喉镜，尽量避免将舌头推向喉部，过舌根后竖立喉镜，根据患者实际的声门高低、深浅，调整喉镜与水平面成 45°~90° 之间。保持喉镜居中，轻柔向上提或左右旋转，充分暴露声门，调整声门位于视野正中或将杓状软骨的 V 字形区域调整至视野下象限。沿引导槽向前推进气管内插管穿过声门，固定插管并分离喉镜反方向取出。临床观察表明 Airtraq 可视喉镜可缩短困难气道的插管时间，同时较直接喉镜对血流动力学的影响较小，并发症较少。

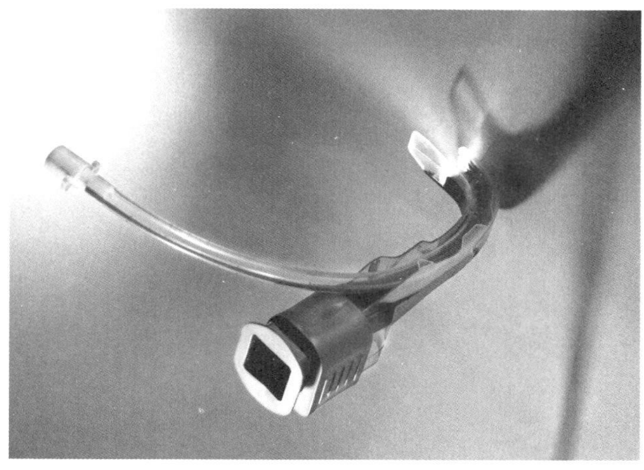

图 50-62　Airtraq 可视喉镜

6. UE 可视喉镜　其喉镜片弧度及长度根据亚洲人特征设计，更适合东方人解剖结构(图 50-63)。具备防雾成像系统优化非直视下的喉部成像，可提高首次插管成功率，能应对绝大多数困难气道患者的气道管理；短镜柄使喉镜易置入；多向旋转显示器，可用于各种特殊体位下的经口气管内插管。

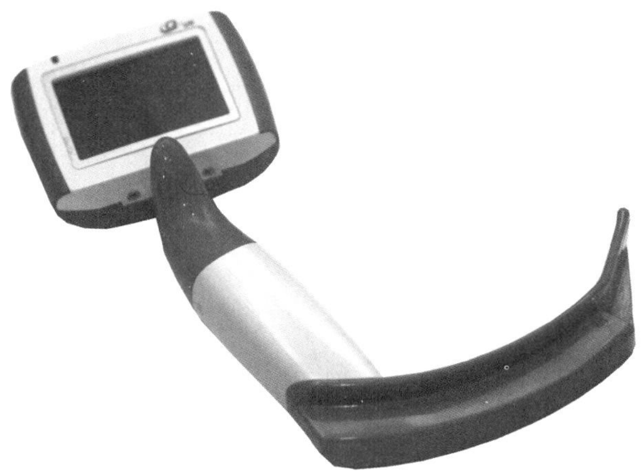

图 50-63　UE 可视喉镜

7. Bullard 喉镜　Bullard 喉镜是一种纤维光学喉镜。具有成人和儿童型号，应用于清醒和麻醉状态下气管内插管(图 50-64)。Bullard 喉镜符合人体解剖学形态，在放入口腔时不必使口、咽、喉轴三轴重叠，可适用于颈椎活动受限或张口受限以及上切牙过长的患者。ID3.7mm 的操作管道位于镜片后方，近端以 Luer 锁相连。这一通道可用来进行吸引和给氧，或喷洒局部麻醉药物。Bullard 喉镜是唯一的一种提供两根金属管芯来协助气管内插管的间接纤维喉镜。本身的金属管芯外径不能弯曲，贴靠在镜片一端，并沿镜片延伸至尖端。Bullard 喉镜在使用之前必须做除雾处理。包括除霜制品或硅溶液，镜体加热，将氧流量上调至 6~8L/min，气管内插管开始时镜片与患者胸壁平行，沿中线插入，导管和管芯紧贴镜片下方平面。管芯旋转沿正中线进入下咽部，直至手柄垂直。整个装置沿咽后壁轻柔进入，向尾端移动，然后垂直上抬，协助抬起会厌。这时目镜可以看到喉口的图像，导管脱离管芯进入声门。如果应用多功能管芯，可通过插管通道插入导管。通过目镜观察可确保导管放置到合适位置。插入导管之后，一手扶住导管的同时，另一手可向前方和患者胸部旋转地退出 Bullard 喉镜或 Bullard 喉镜 - 管芯整体。由于气管导管都是沿右侧而不是沿中线进入，此时声带显示良好，偶尔会造成导管进入气管困难，这可能是因为导管斜面卡在右侧杓状软骨、杓会厌褶皱或声带处。此时将管芯对准左侧声带中 1/3 处，将 Bullard 喉镜向左移动 2~3mm 或重试气管内插管，放置导管时向右

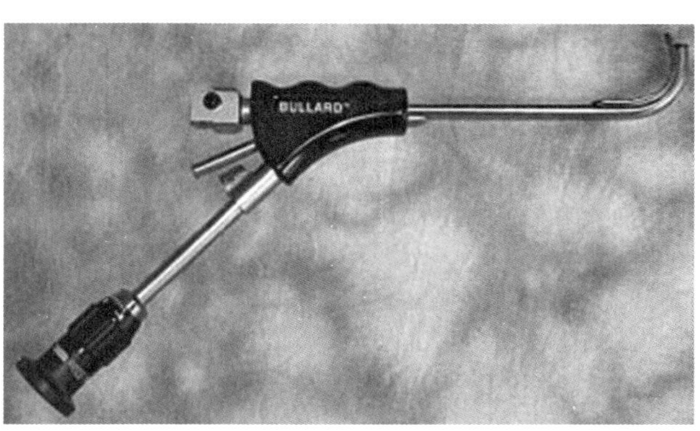

图 50-64　Bullard 喉镜

侧倾斜，将管芯成角由 20° 减少至 15°，或者在重试前将镜体向头侧移动可能完成气管内插管。将镜体尽量贴近声门会使插管更易成功将 Bullard 喉镜轻度向前倾斜减小管芯与气管的成角可使导管更顺利地通过环状软骨。

8. WuScope 喉镜　WuScope 喉镜为一个管状、弯曲、双瓣的硬性纤维光学喉镜，包括两个主要组成部分，一部分为可提供光源和图像传输的可拆卸软光纤镜，另一部分为可组装的喉镜片（图 50-65）。WuScope 喉镜有两种型号：大号成人型，适合于内径最大达 9.5mm 的导管；小号成人型，适用于体重不超过 70kg，内径不超过 8.5mm 的导管。大号成人型可通过 35~37Fr 的左侧双腔气管导管，而小号成人型容纳的管径不超过 35Fr。使用成人镜片必须使用延长器。

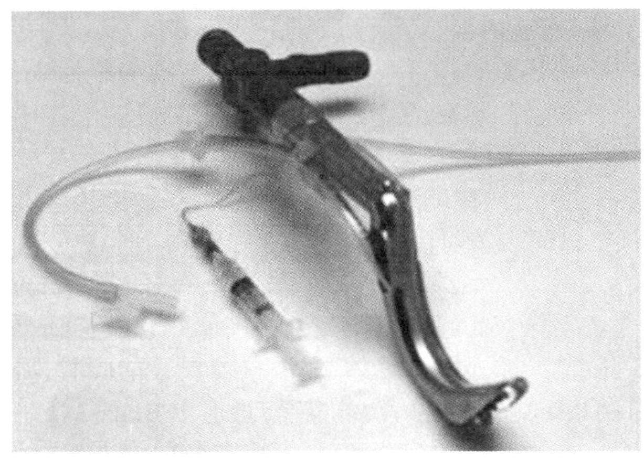

图 50-65　WuScope 喉镜

WuScope 喉镜可在清醒或麻醉患者中辅助经口或经鼻插管。使用时组装手柄与镜片，并插入已经防雾处理的光纤镜。润滑气管导管，气囊完全放气，插入插管通道，气管导管内可放置一根润滑过的吸引管。患者的头颈部置于中立位，握住金属手柄，连同光纤镜、气管导管和吸引管装置经中线插入口腔。喉镜片末端经过腭垂后，继续旋转进入下咽部。大多数情况下，主镜片位于舌会厌谷，当看到声门时，喉镜末端应置于合适位置使吸引导导管或气管导管或两者都对准声门（有时需要向两侧、前后和上下调整镜体末端）。此时可将吸引管送入声门，并沿其插入气管导管。拆下并退出双瓣元件和主镜片、手柄以及光纤镜装置。气管导管保持原位。经鼻气管内插管时，应用 WuScope 喉镜取出双瓣镜片。气管导管通过鼻孔进入口咽部时，插入 WuScope 喉镜的主镜片，随后可沿镜片下方的凹面置入气管导管。插管过程中，可通过镜片向两侧调整导管。

四、支气管可视软镜

支气管可视软镜根据它的成像原理分为两类，一类是纤维支气管镜，另一类是电子支气管镜。

纤维支气管镜：传统的纤维支气管镜是依据光学成像原理，使用精密排列的光导纤维传导图像，图像质量取决于光导纤维的数量。在使用过程中光导纤维容易折损而导致图像损害，可以产生黑点或黑斑。早在 20 世纪 60 年代末和 70 年代初被应用于临床，随后美国麻醉科医师协会发布的困难气道指南进一步推动了纤维支气管镜在气道管理中的应用（图 50-66）。纤维支气管镜气管内插管已经成为无创可视气管内插管技术的金标准，至今仍难以动摇其全能的经典地位。许多气道管理的新设备和新技术都会与纤维支气管镜进行比较研究。

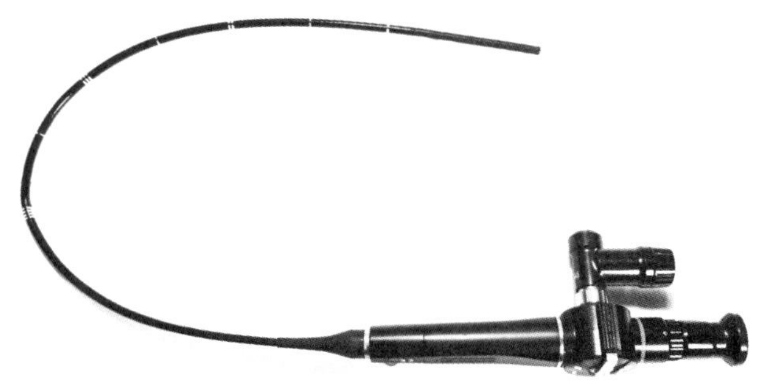

图 50-66　纤维支气管镜

电子支气管镜：随着科学技术的发展，出现了电子支气管镜，电子支气管镜采用数字成像技术，图像以电子信号通过电缆传导，因此能更好地抗弯折。图像质量取决于微型摄像头的像素。UE 软镜就是一款电子支气管镜（图 50-67），它集显示器、电源、光源于一体，便于操作及携带。显示器屏幕可旋转便于操作及教学。其使用方法同纤维支气管镜，由于抗弯折能力较好因此更加耐用。UE 电子软镜型号见表 50-6，可以满足临床应用的多种需要。

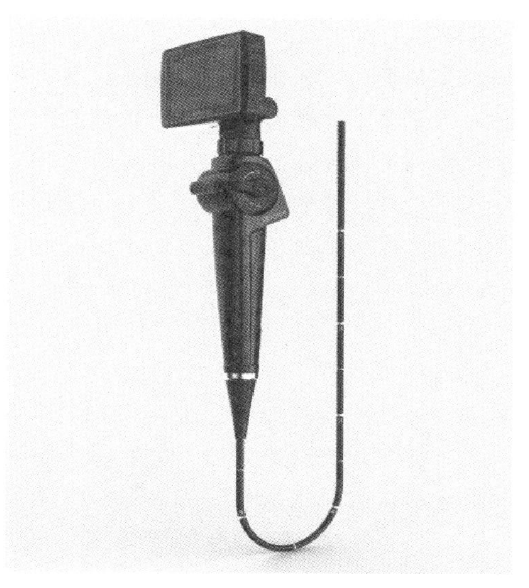

图 50-67 UE 软镜

表 50-6 UE 软镜的产品型号

型号	插入管直径	工作通道	插入管长度
TIC-SD-Ⅰ	2.8mm	无	550mm
TIC-SD-Ⅱ	3.8mm	0.5mm	
TIC-SD-Ⅲ	4.5mm	1.5mm	
TIC-I1	3.8mm	无	600mm
TIC-I3	5.2mm	2.2mm	
TIC-I4	5.5mm	2.4mm	

(一) 适应证与禁忌证

1. 适应证　在临床工作中，支气管可视软镜可进行经鼻和经口气管内插管，适用于绝大多数正常气道和困难气道的气管内插管(颈椎活动受限、张口受限、齿列不齐或牙齿易损等患者)；双腔支气管导管和支气管封堵管的对位；用于更换气管导管和进行气道评估。

2. 禁忌证　绝对禁忌证为存在威胁生命的气道梗阻。相对禁忌证包括上呼吸道出血、分泌物过多和气道脓肿等。

(二) 支气管可视软镜气管内插管

插管前需要对支气管可视软镜行防雾处理，开启光源。检查镜体是否自然垂直，远端上下活动正常。润滑镜体和气管导管，并将气管导管套在支气管可视软镜镜体上。屈光调节使视野清晰，调节目镜内三角标记于 12 点位置，电子镜没有标记，可通过显示器确定视野正常。

基本动作包括向上向下、左右旋转和前进后退。操作者一手握镜柄，以拇指操纵角度调节按钮控制镜体尖端向上向下运动(拇指下压角度调节按钮，支气管可视软镜尖端上抬；拇指上推尖端向下)；以腕关节内旋和外旋控制镜体左右旋转；另一手以拇指示指置于镜体远端，另外三指起支撑稳定作用，操纵镜体前进后退。沿口腔正中线缓慢推进支气管可视软镜，动态调整，保持目标在视野中央。发现声门后，应使镜体远端保持略微上抬姿态，进入声门看到隆突后轻柔置入气管导管。

(三) 支气管可视软镜气管内插管常见问题及处理

在进镜过程中，遇到视野“一片白”，考虑有可能是分泌物过多，或镜体远端抵住声带或软骨组织；遇到视野“一片红”，考虑可能是出血，或镜体远端抵在黏膜上，也可能是进入了食管，两种情况都需要充分吸引并缓慢退镜才能获得清晰的视野。另外，支气管可视软镜经鼻气管内插管，比经口插管更易成功，但需要提前进行鼻腔准备。支气管可视软镜气管内插管成功的关键是“空间”，可通过应用支气管可视软镜专用通气道，或助手协助托下颌以打开口咽部空间，使支气管可视软镜能看到更多的口腔咽喉部解剖结构，有助于提高全身麻醉下支气管可视软镜气管内插管的成功率。支气管可视软镜气管内插管对操作者技术要求较高，需要经过充分的操作训练，才能保证其临床应用的成功率。

五、困难气道车(difficult airway cart)

困难气道车是辅助气道管理工具的综合平台，它不仅仅是气管内插管辅助器工具的载体，更是处理困难气道流程策略的体现(图 50-68)。它并不意味着包含所有的工具，但一定包含所在气道管理团队最熟悉和最有把握的技术，并且每项首选技术至少要有一到两项替代技术。困难气道车应随车配带困难气道处理快捷流程卡片，有明显的颜色或文字标志，并放置于固定位置。困难气道车应有专人管理，负责消毒补充更换；使用后及时登记；故障及维修需要登记；定期宣教和演练；定期升级困难气道处理策略。

随着医学科技的飞速发展，种类繁多的气道管理工具日新月异，但尚没有一种工具可以解决所有气道问题。只有广泛地学习和掌握更多的气道管理技术，才能更好地保证患者的安全。

建议困难气道车配置以下气道管理装备和药品：

(1) 预充氧装备：便携式氧气瓶、辅助通气球囊、鼻吸氧导管、墙壁氧连接导管以及各种转换接头和扳手等五金工具。

(2)气道类型判断依据:明显位置配置快速诊断卡片,让每一位使用者快速区分,是已预料还是未预料的困难气道,是明确的还是可疑的困难气道。

(3)针对不同诱导方式的药物:应配置清醒表面麻醉、保留自主呼吸麻醉镇静和全身麻醉诱导的相关常用药。

(4)针对面罩通气分级:应配备适合不同年龄、不同体重的多种型号的面罩,面罩是否合适会直接影响面罩通气分级,从而直接影响下一步处理。另外口咽通气道和鼻咽通气道的应用,以及托下颌技术,均可以改善面罩通气的效果。

(5)针对喉镜显露分级:需要配置直接喉镜及全套全型号镜片、标准接口一次性镜片、替换电池等。

(6)建立气道方法选择:非紧急无创方法,应配置可视喉镜、支气管可视软镜、光棒和可视光棒、各种管芯及各种型号气管导管等;非紧急有创方法,应配置逆行气管内插管和气管切开套装。

(7)判断气管内插管是否成功:建议配置呼气末二氧化碳检测装置和可视设备监视器。

(8)针对紧急气道处理:紧急气道无创方法可包括各种型号喉罩、喉管、环甲膜穿刺置管和经气管喷射通气装置;紧急有创方法,应配置快速环甲膜切开套装(如 Quicktrach 环甲膜切开套装)。

(9)其他配置:插管钳、注射器、润滑剂、表麻喷壶/雾化器、胶布、局部麻醉药、麻醉药(镇静、肌松药等)、抢救药(血管活性药、激素等)。

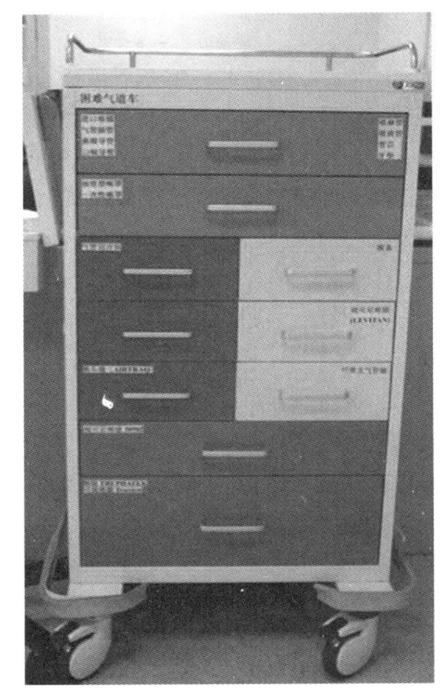

图 50-68　困难气道车

第六节　气管拔管术

气管拔管是麻醉过程中的一个高危阶段。尽管拔管时各种并发症发生的概率很低,但仍有不少致伤或致死的情况发生。因此要求所有的拔管操作均应在麻醉科主治医师或主治医师以上人员指导下进行。拔除气管导管前应具备下列条件:①拔管前必须先吸尽残留于口、鼻、咽喉和气管内分泌物,拔管后应继续吸尽口咽腔内的分泌物;②肌肉松弛药的残余作用已经被满意地逆转;③咳嗽、吞咽反射活跃,自主呼吸满意。气管拔管主要分为如下几个步骤:①拔管计划;②拔管准备;③拔管操作;④拔管后监护(图 50-69)。

一、拔管计划

拔管计划应该在麻醉诱导前制定,并于拔管前时刻保持关注。该计划包括对气道和危险因素的评估。大体上气管拔管分为“低危”和“高危”两大类,又可分为清醒拔管或深麻醉下拔管两种方法。

(一)“低危”拔管

常规拔管操作即可。患者气道在诱导期间并无特殊,整个手术过程中气道也未发生变化,也不存在某些危险因素。

(二)“高危”拔管

“高危”患者的拔管应该在手术室内或 ICU 执行。拔管时常存在一些潜在的并发症风险。这些危险因素包括:

1. 预先存在的困难气道　诱导期间可预料的或不可预料的,以及手术过程中可能会加剧的困难气道。包括肥胖、阻塞性睡眠暂停综合征以及饱胃的患者。

2. 围手术期间气道恶化　诱导时气道正常,但是围手术期发生变化。例如,解剖结构的改变、

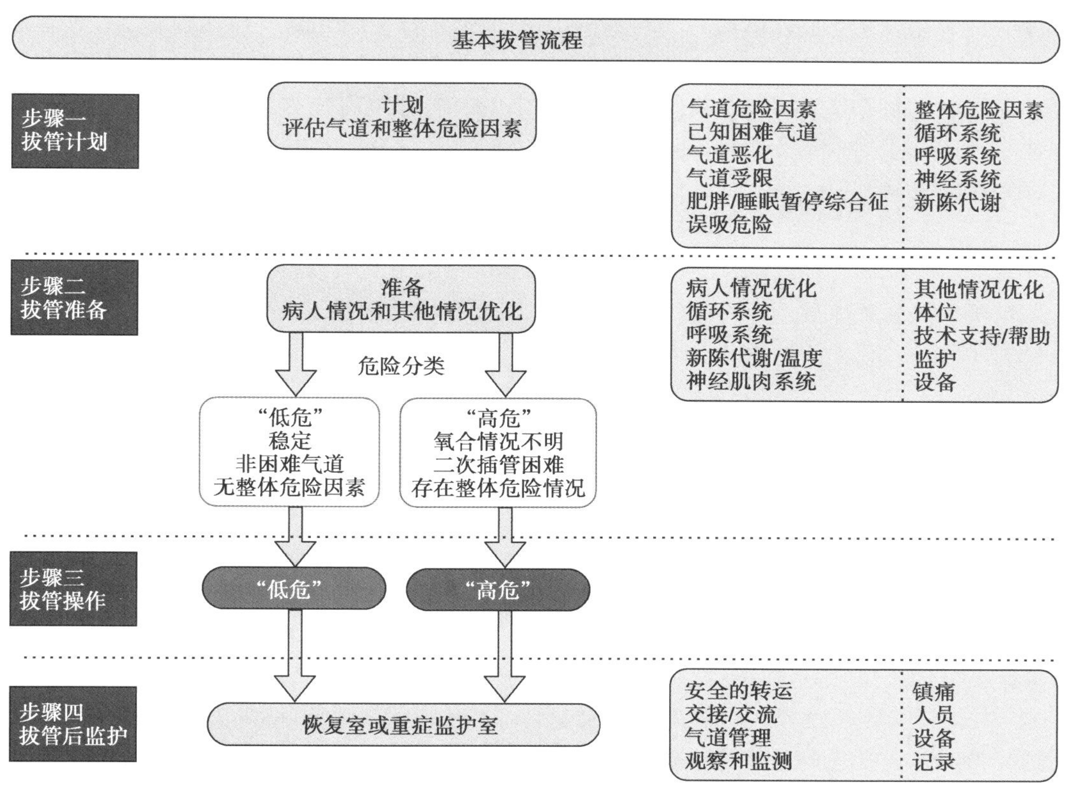

图 50-69　基本拔管流程

出血、血肿、手术或创伤导致的水肿以及其他非手术因素。

3. 气道受限　诱导时气道通畅，但是在手术结束时受限。例如，与外科共用气道、头部或颈部活动受限（下颌骨金属丝固定、植入物固定、颈椎固定）。

4. 其他危险因素　患者的整体情况也需要引起关注，它们可能使拔管过程变得复杂，甚至延迟拔管。包括呼吸功能受损、循环系统不稳定、神经或神经肌肉接头功能受损、低温或高温、凝血功能障碍、酸碱失衡以及电解质紊乱。

二、拔管准备

拔管准备是评估气道和全身情况的最佳时机，并为成功拔管提供最佳条件。

（一）评价并优化气道情况

手术结束拔管前需要重新评估及优化气道情况，并制定拔管失败情况下的补救措施以及重新插管计划。评估按照以下逻辑顺序实施。

1. 上呼吸道　拔管后可能出现上呼吸道梗阻的可能性，故拔管前需要考虑面罩通气模式的可行性。水肿、出血、凝血块、外伤或气道扭曲都可以通过直接或间接喉镜发现。但是，必须意识到，气管内插管情况下直接喉镜的检查结果可能过于乐观，而且气道水肿的发展可能极为迅速，造成严重的上呼吸道梗阻。

2. 喉　套囊放气试验可以用来评估声门下口径。以套囊放气后可听到明显的漏气声为标准，如果合适的导管型号下听不到漏气的声音，常常需要推迟拔管。如果有临床症状提示存在气道水肿，那么即便套囊放气后能听到声音，也需要警惕。

3. 下呼吸道　下呼吸道因素也会限制拔管的实施。例如下呼吸道外伤、水肿、感染以及分泌物等。如果术中氧合不满意，胸片可以用来排除支气管内插管、肺炎、肺气肿或其他肺疾病。

4. 胃胀气　胃胀气可能会压迫膈肌，影响呼吸。在实施了面罩或声门上高压的通气，需要经鼻或经口胃管减压。

（二）评估并优化患者的一般情况

拔管前，肌肉松弛药的作用必须被完全拮抗，以最大限度地保证足够的通气并使患者的气道保护性反射重新恢复，便于排出气道的分泌物。维持血流动力学稳定及适当的有效循环血量，患者的体温、电解质、酸碱平衡及凝血功能保持正常并提供良好的术后镇痛。

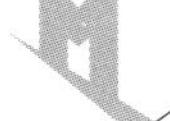

（三）评估并优化拔管的物质准备

拔管操作与气管内插管具有同样的风险，所以在拔管时应准备与插管时相同条件的监护、设备及助手。另外，与外科医师及手术团队的充分沟通也是拔管安全的重要保障。

三、拔管操作

（一）拔管需要注意的问题

所有的拔管操作都应该尽量避免干扰肺通气。以下问题对于“低危”拔管和“高危”拔管均需要注意。

1. 建立氧储备　拔管前，建立充分的氧储备，主要用于维持呼吸暂停时机体的氧摄取。因此，在拔管前推荐纯氧吸入。

2. 体位　没有证据表明某一种体位适合所有的患者。目前主要倾向于抬头仰卧位（头高脚低位）或半侧卧位。抬头仰卧位尤其适用于肥胖患者，因为在呼吸力学上说，它具有优势，并且方便气道的管理。左侧卧头低位在传统上主要用于饱胃患者。

3. 吸引　口咽部非直视下吸引可能会引起软组织损伤，理想情况应该在足够麻醉深度下使用喉镜辅助吸引，特别是口咽部存在分泌物、血液及手术碎片污染的患者。对于气道内存在血液的患者，因存在凝血块阻塞气道的可能性，吸引时应更加小心。进行下呼吸道吸引时，可使用细的支气管内吸痰管（合并胃管减压）。

4. 肺复张手法　患者在麻醉后会出现肺不张，保持一定的呼气末正压（PEEP）及肺活量呼吸等肺复张手法可暂时性地改善肺不张的发生，但对术后改善肺不张的情况益处不大。在吸气高峰时（给予一次正压充气后）同时放松气管导管套囊并随着发生的正压呼气拔出气管导管可产生一个正压的呼气，有利于分泌物的排出，并减少喉痉挛和屏气的发生率。

5. 牙垫　牙垫能防止麻醉中患者咬合气管导管导致气道梗阻。在气管导管阻塞的情况下，用力通气而形成的高气道负压会迅速导致肺水肿。一旦发生咬管，应迅速将气管导管或喉罩套囊放气，因气体可从导管周围流入，避免气道内极度负压的产生，可能有助于防止梗阻后肺水肿的发生。

6. 拔管时机　为避免气道刺激，一般来说，气管拔管可以分为清醒拔管或深麻醉下拔管。清醒拔管总体上来说更安全，患者的气道反射和自主呼吸已经恢复。深麻醉拔管能减少呛咳以及血流动力学的波动，但会增加上呼吸道梗阻的风险，仅用于容易管理的气道。

（二）“低危”拔管

尽管所有的拔管都有风险，但是对于那些再次插管没有困难的患者，可以常规进行拔管。“低危”患者可选择清醒或深麻醉下拔管（图 50-70）。

1. “低危”患者的清醒拔管步骤包括：

（1）纯氧吸入；

（2）使用吸引装置清除口咽部分泌物，最好在直视下操作；

（3）插入牙垫，防止气管导管梗阻；

（4）摆放合适的体位；

（5）拮抗残余的肌松作用；

（6）保证自主呼吸规律并达到足够的分钟通气量；

（7）意识清醒，能睁眼并遵循指令；

（8）减少头部和颈部的运动；

（9）正压通气下，松套囊，拔管；

（10）提供纯氧呼吸回路，确保呼吸通畅且充分；

（11）持续面罩给氧，直到完全恢复。

2. “低危”患者的深麻醉拔管步骤包括：

（1）确保不再存在其他手术刺激；

（2）保证能耐受机械通气的镇痛强度；

（3）纯氧吸入；

（4）使用挥发性吸入药或者全凭静脉麻醉来保证足够麻醉深度；

（5）摆放合适的体位；

（6）使用吸引装置清除口咽部分泌物，最好在直视下操作；

（7）松套囊，任何的咳嗽或呼吸形式改变均应加深麻醉；

（8）正压通气下，拔除导管；

（9）再次确认呼吸道通畅且通气量满足要求；

（10）使用简单的气道工具如口咽或鼻咽通气道保持气道通畅，直至患者清醒；

（11）持续面罩给氧，直到完全恢复；

（12）继续监测，直至患者清醒且自主呼吸恢复。

（三）“高危”患者拔管

“高危”患者拔管主要用于已证实存在气道或全身危险因素的，以致无法保证拔管后维持充分自主通气的患者。关键问题是：拔管后患者是否安全？是否应该保持气管内插管状态？如果考虑能安全拔管，使用清醒拔管或其他技术是否可以克服绝大多数“高危”拔管的困难？任何技术都可能存在风险，熟练程度和经验至关重要；如果考虑无法安全拔管，应该延迟拔管或者实施气管切开（图 50-71）。

5

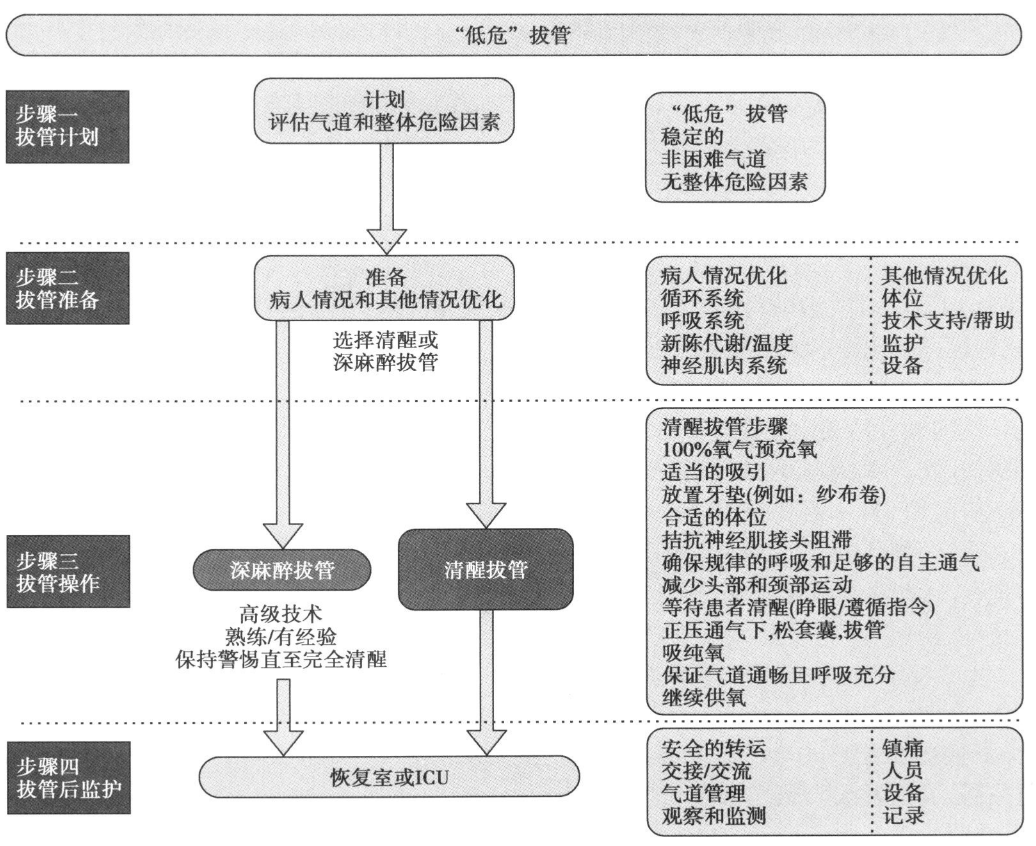

图 50-70　低危拔管流程

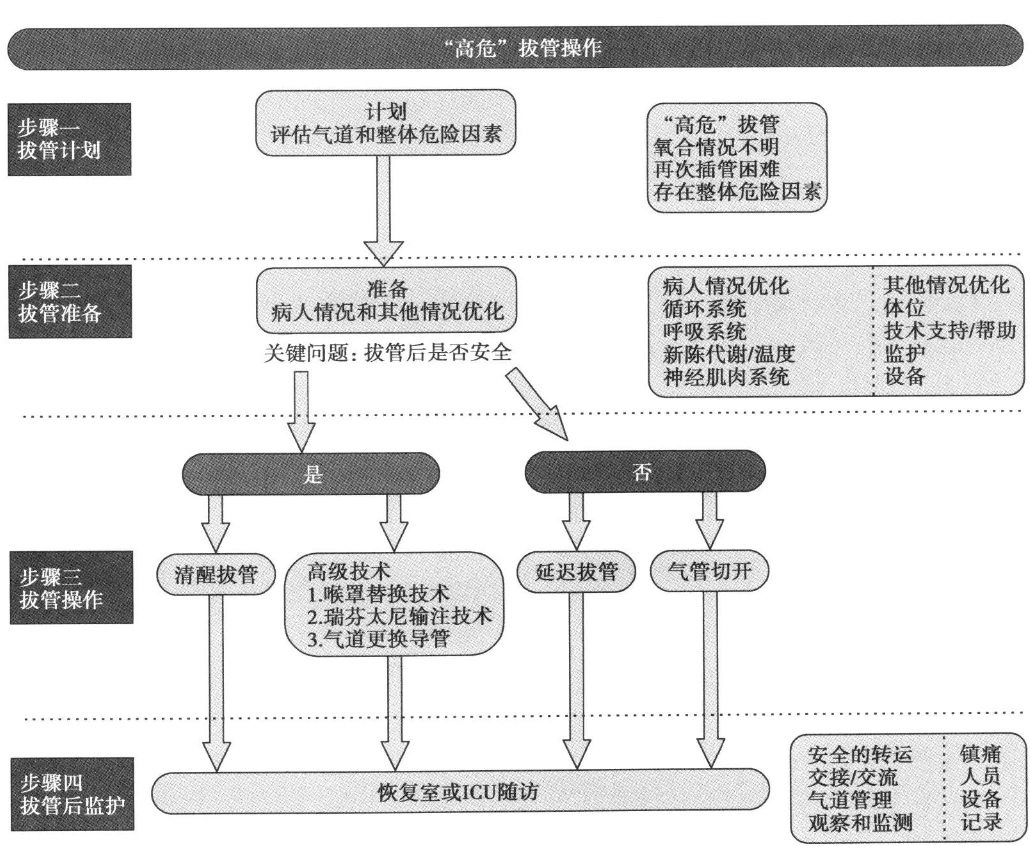

图 50-71　高危拔管流程

1. 清醒拔管　“高危”患者的清醒拔管在技术上同“低危”患者没有差别，而且适用于绝大多数的高危患者，例如存在误吸风险、肥胖以及绝大多数困难气道的患者。但是，在某些情况下，以下一种或多种技术可能对患者更有利。

(1)喉罩替换技术：使用喉罩替换气管导管，可以建立一个生理稳定的非刺激气道，并能阻止来自口腔的分泌物和血液对气道的污染。该技术既可用于清醒拔管也可用于深麻醉拔管，主要适用于气管导管引起的心血管系统刺激可能影响手术修复效果的患者，同时对于吸烟、哮喘等其他气道高敏患者可能更有好处，然而对于再插管困难或饱胃风险的患者不适用。该技术需要反复的练习和谨慎的态度，足够的麻醉深度是避免喉痉挛的关键。

喉罩替换拔管技术的具体步骤包括：

1)纯氧吸入；

2)避免气道刺激：深麻醉状态或使用神经肌肉阻滞剂；

3)喉镜下直视吸引；

4)气管导管后部置入未充气喉罩；

5)确保喉罩的尖端置于正确的位置；

6)喉罩套囊充气；

7)松掉气管导管套囊，正压通气下拔除导管；

8)使用喉罩通气；

9)置入牙垫；

10)摆置合适的体位；

11)持续监护。

(2)瑞芬太尼输注技术：气管导管的存在可能引发呛咳、躁动以及血流动力学的波动。对于颅脑手术、颌面手术、整形手术以及严重心脑血管疾病的患者，应避免这些反应的发生。多年来已经证实发现阿片类药物的镇咳效应以及减轻拔管时的循环波动作用。输注超短效阿片类药物瑞芬太尼能减少这些刺激反应，并能使患者在耐管的情况下，意识完全清醒且能遵循指令。很多原因能影响拔管时防止呛咳反应所需的瑞芬太尼的剂量，包括患者的自身特性，手术操作及麻醉技术。

瑞芬太尼的输注主要有两种方式：延续术中继续使用或拔管时即刻使用。成功的关键在于拔管前其他镇静药物(吸入药及丙泊酚)已经充分代谢，以便于更好地滴定瑞芬太尼的用量。文献中报道的瑞芬太尼的使用剂量范围很大，关键在于找到一个合适的输注剂量，既能避免呛咳(剂量过低)又能避免苏醒延迟及呼吸暂停(剂量过大)。

瑞芬太尼输注拔管技术的具体步骤包括：

1)考虑术后镇痛，如条件合适，可以在手术结束前静脉给予吗啡；

2)手术结束前，将瑞芬太尼调至合适的速率；

3)手术适当阶段给予肌松拮抗药；

4)停止其他麻醉药物(吸入麻醉药或丙泊酚)；

5)如果使用了吸入麻醉，使用高流量的新鲜气体洗出，并监测呼气末浓度；

6)持续正压通气；

7)尽量直视下吸引；

8)摆置合适体位；

9)在不催促、刺激的情况下，等待患者按指令睁眼；

10)停止正压通气；

11)如果自主通气充分，拔除气管导管并停止输注瑞芬太尼；

12)如果自主通气欠佳，鼓励患者深吸气并减低瑞芬太尼输注速率；呼吸改善后，拔除气管导管并停止输注瑞芬太尼，冲洗掉管路中残留的药物；

13)拔管之后，依然存在呼吸抑制的危险，应严密监护直至完全苏醒；

14)注意瑞芬太尼没有长效镇痛作用；

15)注意瑞芬太尼的作用可以被纳洛酮拮抗。

(3)气道交换导管辅助技术：对于再插管可能困难的患者，保持气道的可控性十分重要，而气道交换导管(airway exchange catheter，AEC)能解决这一难题。它可在拔管前经气管导管置入气管内。临床上常见的是Cook公司生产的气道交换导管。AEC是由半硬质热稳定聚氨酯材料制成的中空细导管。终端圆钝，附侧孔，射线下可视并且外标刻度。可配套15mm接头与呼吸回路连接，或连接Luer锁头实施高压喷射通气。它具有多种型号，其中最适合拔管使用的型号是83cm长的11F或14F的导管。相应的内径分别为2.3mm及3mm，外径分别为3.7mm及4.7mm，适用于内径分别为4mm及5mm以上的气管导管。当需要再插管时，AEC可以引导气管内插管，而且还能供氧，辅助再插管的成功率非常高。相关并发症的发生与其尖端的位置和用它实施高压喷射通气有关。使用时必须小心使导管尖端在任何时间均位于气管的中部。然而当氧合不好，使用它实施高压喷射通气时必须非常谨慎，因为它可能导致气压伤，并已有死亡的报道。

“高危”患者的气道交换导管辅助拔管步骤

包括：

1）决定插入 AEC 的深度，其尖端应位于隆突之上。必要时使用支气管可视软镜确认尖端位置，在任何情况下正常成人 AEC 插入深度不应超过 25cm；

2）准备拔管时，通过气管导管插入充分润滑的 AEC 至预定深度。遇阻力时不要盲目用力；

3）拔掉气管导管前提前吸尽气管内及口咽部分泌物；

4）移除气管导管后并再次确认 AEC 深度；

5）用胶条固定 AEC 于脸颊或前额上；

6）记录 AEC 在患者门齿 / 嘴唇 / 鼻部的深度；

7）使用麻醉呼吸回路确定 AEC 周围是否有气体泄漏；

8）标记 AEC 以便与鼻胃管区分；

9）通过面罩，鼻氧管或持续正压通气面罩给予氧气吸入；

10）如果 AEC 导致呛咳，确认其末端在隆突之上并可通过 AEC 注入利多卡因；

11）大多数患者依然能够咳嗽和发声；

12）当气道风险消除后，移除 AEC。AEC 最长可以留置 72 小时。

使用 AEC 再插管具有很高的一次成功率。但较高的成功率依赖于良好的监护设施，训练有素的操作者及充足的器械准备等。并发症比较少见，包括低氧、心动过缓、低血压及误入食管等。

使用气道交换导管再插管步骤包括：

1）使患者保持适当体位；

2）使用 CPAP 面罩吸入 100% 氧气；

3）选择较细的具有柔软、圆钝头端的气管导管；

4）给予麻醉药物或表面麻醉剂；

5）使用直接或间接喉镜挑起舌体，气管导管端斜面向前以 AEC 做导引置入气管导管；

6）使用呼气末二氧化碳图确认导管位置。

2. 延迟拔管　当气道危险十分严重时，延迟拔管可以作为一种选择。某些情况下推迟数小时，甚至数日，以待气道水肿消失后再拔管是最合适的选择，可增加拔管成功概率及患者安全性。

3. 气管切开　当气道预先已经存在某些问题而有相当大风险时，应当考虑气管切开。这取决于手术的类型，或者肿瘤、肿物、水肿和出血对气道的影响程度。麻醉科医师应该与外科医师共同讨论，主要依据以下四点：①手术后气道受累情况；②术后气道恶化的概率；③重建气道的可能性；④显著气道危险可能的持续时间。气管切开减少了长期使用气管导管造成声门损伤的危险，尤其当患者发生喉头水肿或者气道问题短期内无法解决时。

四、拔管后监护

拔管后可能导致生命危险的并发症并不只局限发生于气管拔管后即刻，拔管后应该加强管理、监测，注意以下几方面问题。

1. 人员配置和交流　患者气道反射恢复、生理情况稳定前需要经培训人员的持续护理。比例最好是 1∶1，并且恢复室内不得少于两人。保证随时能联系到有经验的麻醉科医师，交流亦十分重要。手术结束时，手术医师与麻醉科医师应就恢复期的关注点进行交流。回恢复室或 ICU 时，必须保证清楚的口头或书面交接。

2. 监测和危险信号　术后监测包括意识、呼吸频率、心率、血压、末梢血氧饱和度、体温和疼痛程度。使用特制的 CO_2 监测面罩能早期发现气道梗阻。脉搏血氧饱和度并不适合作为通气监测的唯一指标，它容易受到周围环境的影响。危险信号包括一些早期气道问题和手术问题的征象，如喘鸣、阻塞性通气症状和躁动常提示气道问题，而引流量、游离皮瓣血供、气道出血和血肿形成常提示手术方面的问题。

3. 设备　困难气道抢救车应该随手可得，配置标准监护仪和 CO_2 监护设备。

4. 转运　存在气道风险的患者运送至恢复室或 ICU 时，途中应由有经验的麻醉科医师与手术医师护送。

5. “高危”气道患者的呼吸道管理　存在气道危险的患者应该给予湿化的氧气，同时监测呼气末 CO_2。鼓励患者深吸气或者咳出分泌物，阻塞性睡眠呼吸暂停综合征患者最好保留气管导管进入 ICU 监护。术后第 1 个 24 小时内，应高度警惕创面的出血和呼吸道的梗阻，术后第 2 天拔管是较安全的选择。拔管后，鼻咽通气道可改善上呼吸道梗阻；头高位或半坐位能减轻膈肌上抬所致功能余气量降低；皮质激素能减轻气道损伤所致的炎症性水肿，但是对于颈部血肿等机械性梗阻无效。

6. 镇痛　良好的镇痛能使术后呼吸功能达到最优化，但是要避免或谨慎使用镇静药物。

第七节　气管内插管并发症

气管内插管可能引发多种并发症，可发生在插管期间、插管后、拔管期间和拔管后的任何阶段。

一、喉镜和插管操作直接引起的并发症

（一）插管后呛咳

气管导管插入声门和气管期间可出现呛咳反应，与表面麻醉不完善、全身麻醉过浅或导管触到气管隆嵴部有关。轻微的呛咳只引起短暂的血压升高和心动过速；剧烈的呛咳则可引起胸壁肌肉强直和支气管痉挛，患者通气量骤减和缺氧。如果呛咳持续不缓解，可静脉注射小剂量利多卡因、适当加深麻醉或使用肌松药，并继以控制呼吸，即可迅速解除胸壁肌强直。如果呛咳系导管触及隆突而引起者，应将气管导管退出至气管的中段部位。

（二）组织损伤

正确合理进行气管内插管时并发症并不多，即使发生，性质也属轻微。插管组织损伤包括牙齿脱落，口、鼻腔持续出血，喉水肿及声带麻痹，尤以后二者严重，甚至引起残疾或危及生命，故必须重视预防。喉镜片挤压口、舌、牙、咽喉壁可致血肿、裂口出血、牙齿碎裂松动或脱落、咽壁擦伤、腺样体组织脱落，操作时应轻柔、小心尽量避免损伤的发生。一旦发生牙齿脱落，应及时找到脱落的牙齿并妥善处理创口，如果找不到脱落牙齿，可拍胸片或腹片，确定牙齿位置；偶尔可发生食管或气管破裂而导致纵隔或皮下气肿和气胸，与气管导管探条的使用方法错误有密切关系。对气胸需及时做出诊断和治疗，常用经胸壁第 2 肋间隙施行胸腔穿刺插管后行闭式引流，以使肺脏复张。

（三）心血管系统交感反应

也称插管应激反应，表现为喉镜和插管操作期间血压升高和心动过速反应，并可诱发心律失常。采取较深的麻醉深度、尽量缩短喉镜操作时间、结合气管内喷雾局部麻醉药等措施，应激反应的强度与持续时间可得到显著减轻。插管应激反应对循环系统正常的患者一般无大影响，对冠状动脉硬化、高血压和心动过速患者则有可能引起严重后果，目前常用预防措施如下：咽喉及气管内完善的表面麻醉可抑制神经冲动的产生和传导；静脉注射利多卡因 1~2mg/kg 在预防插管时心血管反应有一定的作用；使用阿片类制剂抑制气管内插管时的心血管反应，研究证实瑞芬太尼所需有效剂量至少 3~4μg/kg，阿芬太尼起效更快，效果更显著，瑞芬太尼比舒芬太尼对感受反射和交感系统激活的抑止更明显；多种血管活性药物已经用来减轻插管引起的心血管反应，包括 β 受体阻滞剂、钙通道阻滞剂、酚妥拉明、可乐定、硝酸甘油、硝普钠等。

（四）脊髓和脊柱损伤

对伴有颈椎骨折和脱位、骨质疏松、骨质溶解病变和先天性脊柱畸形患者，在喉镜插管期间，因采用过屈和过伸的头位，可能会引起脊髓和脊柱损伤，应注意防范。对此类患者应尽量选用纤维支气管镜辅助插管或盲探经鼻插管，插管期间切忌任意转动颈部。

（五）气管导管误入食管

气管导管误插食管的第一个征象是听诊呼吸音消失和“呼出气”无 CO_2；施行控制呼吸时胃区呈连续不断地隆起（胃扩张）；脉搏氧饱和度骤降；全身发绀；同时在正压通气时，胃区可听到气过水声。一旦判断导管误入食管，应立即果断拔出导管，随即用麻醉面罩施行控制呼吸，以保证氧合和通气，在此基础上再试行重新插管。插管成功后要安置胃管抽出胃内积气。呼吸末 CO_2 监测对判断气管导管位置有重要意义。

（六）胃内容物误吸

对误吸并发症应引起高度重视。术前服用抗酸药物，提高胃内容物的 pH 值，可以降低误吸后发生化学性肺炎的可能。尽管 Sellick 手法（将环状软骨往脊柱方向压迫，以压扁食管上口的手法）的有效性仍存在争议，但多数仍将其作为清醒插管和快速诱导插管的标准操作。容易诱发胃内容物反流和误吸的因素较多，常见的有部分呼吸道阻塞、面罩麻醉时气体入胃、麻醉药的药理作用、喉防御反射尚未恢复前拔管等；术前饱食、胃肠道梗阻也是诱发误吸的危险因素。

（七）喉痉挛及支气管痉挛

浅麻醉下气管内插管、气道内残留的血液或分泌物等因素，都容易诱发喉痉挛和支气管痉挛。

5

围手术期喉痉挛的高发时间往往在全身麻醉诱导气管内插管时和全身麻醉苏醒期拔管后的即刻，其中又以拔管后的气道痉挛更为多见。特别对于合并气道高反应性的患者，更易诱发。对于此类患者应注重预防，包括预先使用类固醇激素、吸入 β_2 受体激动剂等。麻醉诱导过程应避免使用导致组胺释放的药物，保持足够的麻醉深度尤为重要。

二、导管留存期间的并发症

（一）气管导管固定不牢

气管内插管成功后，导管和牙垫一般都可用胶带将其一并固定在面颊部皮肤。手术中因导管固定不牢而脱出气管，可发生窒息危险。因此，必须重视气管导管的固定措施。手术中因口腔分泌物较多；取俯卧、坐位、头过度屈曲或深度头低脚高位体位；手术者需要经常改变患者体位或头位者，都应在粘贴胶布之前，先将面颊唇局部的皮肤擦拭干净，还可加用脐带绕颈式固定法（即先在气管导管平齐门牙的水平处扎以线绳，然后再将线绳绕至颈后加以扎紧）。对颌面部手术可加缝线固定法，即先将导管用缝线扎紧，然后再将缝线固定于门牙或缝于口角部。同样，对鼻腔导管也需要重视牢固固定导管的措施。

（二）导管误插过深

导管误插过深可致支气管内插管。导管插入过深有时可因头位改变过屈、深度头低脚高体位等引起。须控制导管插过声门进入气管的长度，尽量避免盲探操作，在直视下插入可避免过深或过浅。一般以导管前端开口位于气管的中部为最佳位置，成人约为声门下 5cm。

（三）气管导管受压或折弯

手术过程中，如遇气道阻力突然增大，应考虑到气管导管受压或折弯的可能。特别是五官科及神经外科等气管导管位于手术单包裹范围内的手术时更易发生。在摆放患者体位时应将气管导管妥善固定，避免受力或成角。使用异形导管或钢丝加强导管可极大减少气管导管受压或折弯发生的概率。

三、拔管后即刻或延迟出现的并发症

（一）咽喉痛

咽喉痛是气管内插管后最常见的并发症，有研究表明，导管的粗细、套囊与气管的接触面积、使用利多卡因凝胶及应用琥珀胆碱等均与咽喉痛的发生率及严重程度有关。咽喉痛是比较轻微的并发症，一般不需要特殊处理，在 72 小时内可以缓解。

（二）声带麻痹

插管后并发的声带麻痹，其单侧性麻痹表现为声嘶，双侧性麻痹表现为吸气性呼吸困难或阻塞，系松弛的声带在吸气期向中线并拢所致。大多数的声带麻痹原因尚不清楚，通常都是暂时性麻痹。套囊充气过多可能导致喉返神经分支受压，被视为一个诱因。外科损伤喉返神经可表现单侧或双侧声带麻痹。单侧性麻痹，发声呼吸无明显障碍，常不须治疗，如长时间仍不能代偿，而患者要求改善发声时，可进行药物治疗，改善声带宽度；双侧性声带麻痹，如呼吸困难病情严重者，应行气管切开，以后再行手术矫正。

（三）喉水肿、声门下水肿

主要因导管过粗或插管动作粗暴引起；也可因头颈部手术中不断变换头位，使导管与气管及喉头不断摩擦而产生。喉水肿较为常见，一般成人仅表现声嘶、喉痛，往往 2~3 天后可以自愈。由于婴幼儿的气管细、环状软骨部位呈瓶颈式缩窄，因此一旦发生喉水肿和声门下水肿，往往足以引起窒息而致命。小儿拔管后声门下水肿，主要表现为拔管后 30 分钟内出现，先为轻度喉鸣音，2~3 小时后逐渐明显，并出现呼吸困难征象。因小儿声门裂隙细小，水肿、呼吸困难征象发生较早，大多于拔管后即出现，如果处理不及时，可因严重缺氧而心搏骤停。关键在于预防，包括选择恰当的气管导管尺寸、避用使用带套囊的气管导管、插入过程手法轻巧温柔，减少咳嗽和呛咳。一旦发生，应严密观察，并积极处理：①吸氧；②雾化吸入，每日三次；③静脉滴入地塞米松 2.5~10mg 或氢化可的松 50~100mg；④应用抗生素以预防继发性肺部感染性并发症；⑤患者烦躁不安时，可酌情应用适量镇静药，使患者安静，以减少氧耗量；⑥当喉水肿仍进行性加重，呼吸困难明显、血压升高、脉率增快、大量出汗或发绀等呼吸道梗阻征象时，应立即作气管切开术。

（四）杓状软骨脱位

气管内插管过程中，喉镜置入咽腔过深，并用力牵拉声带，或导管尖端过度推挤杓状软骨均可造成杓状软骨脱位。患者在拔管后不久即出现喉部疼痛、声嘶及饮水呛咳等症状。间接喉镜检查可见一侧声带运动受限，杓状软骨处及杓会厌皱襞水肿，严重者可掩盖声带突和声带，两侧杓状软骨明显不对称。受伤侧前倾并转向内，声带呈弓形，固定于中间位。杓状软骨脱位的治疗方法有杓状软骨拨动复位术及环杓关节固定术。由于杓状软骨脱位后，环杓关节随即出现炎症反应，24~48 小时即有固定粘连现象，因此脱位应在 24~48 小时内复位，越早复位的效果越好。

第八节　声门上通气工具

一般而言，患者不会死于插管困难，只会死于通气困难，而声门上通气工具正是兼顾通气与人工气道功能的一类工具。在欧美国家，声门上通气工具在全身麻醉中使用率可达 50%。声门上通气工具（supraglottic airway devices，SAD）是过去 30 年来气道管理方面最重要的进展，经过 30 余年的临床应用，SAD 提升了气道管理的舒适性和安全性，是各国困难气道管理指南中不可或缺的工具，有效降低了气道不良事件的发生率。

有作者指出，许多通气工具放置成功后，部分位于声门之下（如下咽部和食管上部），应采用“声门外通气工具”（extraglottic airways，EGA）的概念，尽管如此，考虑到习惯称谓以及 2013 版美国麻醉科医师协会（American Society of Anesthesiologists，ASA），2013 版和 2017 版中华医学会麻醉学分会（Chinese Society of Anesthesiology，CSA）《困难气道管理指南》的描述，本书仍将采用“声门上通气工具”的描述。

5

一、历史与地位

1981 年，英国麻醉科医师 Archie Brain 发明了喉罩（laryngeal mask airway，LMA），开创了 SAD 的先河。1983 年，Brain 医师成功对一名体重 114kg 插管困难的男性患者使用了喉罩。1984 年，《急诊医学档案》首次描述喉罩为急诊情况下气道管理的一种可行方法。截至 1987 年，喉罩已成功地应用于 21 名困难气道患者，并且成功地应用于一名插管失败的患儿。1988 年，第一款喉罩 LMA-Classic® 正式在英国上市并投入临床，在短短的两年内就在英国迅速普及，大大减少了气管导管的使用。LMA-Classic® 是单管型喉罩，随着喉罩应用范围的不断扩大，单一模式的喉罩已无法满足所有临床情况。1992 年，Flexible 喉罩引入临床，在喉罩的通气管内嵌入螺旋状金属丝以防打折，并允许外科医师在术中搬动头部以利于暴露手术视野，可用于各类口咽和头颈部手术。Brain 医师在设计和改良喉罩的同时，还探讨了喉罩引导气管内插管的可行性。1983 年，3 例患者行盲探经喉罩气管内插管获得成功。1991 年，文献报道首例清醒患者经喉罩气管内插管成功。1993 年，ASA 困难气道管理工作组首次将喉罩列入困难气道管理指南，但是由于当时对喉罩知之甚少，尚无足够的数据来评价喉罩在困难气道管理中的作用，因此喉罩仅在紧急气道处理的分支中涉及。

随着喉罩临床经验和相关研究以及文献的不断积累，参与 ASA 困难气道管理指南制定的 Jonathan Benumof 医师在 1996 年重新定位了喉罩在困难气道中的作用。他推荐喉罩可用于以下几种情况：辅助清醒气管内插管；在已实施全身麻醉诱导的患者，当气管内插管失败时作为通气工具或用于引导气管内插管；当气管内插管失败且面罩通气失败时，作为通气工具或用于引导气管内插管。Benumof 医师在其综述中指出，由于应用范围广泛，喉罩在 ASA 困难气道指南中是个重要的选择。更重要的是，喉罩应用于“既无法气管内插管，也无法面罩通气”的记录尤其优秀，对于那些由于声门上梗阻而不能进行肺通气和那些解剖异常不能插管的患者来说，喉罩是首选。

Fastrach 喉罩是 Brain 医师研究经 Classic 喉罩盲探气管内插管时发明的，于 1997 年正式上市，满足了“既能有 Classic 喉罩的通气功能，又能引导气管内插管”的临床需求，进一步扩大了喉罩的适应证。2000 年，Proseal 喉罩上市。Proseal 喉罩是第一款双管喉罩，增加了胃食管引流通道，同时在罩体背面增加附加气囊，使得喉罩的密封性能更佳，降低了反流误吸的风险，提高了喉罩的安全性。2000 年以后，CTrach 喉罩和 Supreme 喉罩陆续推出。

2003 年，Benumof 的建议被 ASA 困难气道管理工作组发布的困难气道管理指南完全采纳。2003 版 ASA 困难气道管理指南把喉罩从紧急路径扩展到了常规路径，喉罩既可以作为通气工具也可成为气管内插管的通道。基于使用者的经验水平，喉罩基本上可用于气道管理流程的任一环节。

近10年来，随着LMA公司喉罩专利的到期，相继又涌现出了多种不同特点的SAD（Ambu、Cook-gas、SLIPA、i-gel喉罩和喉管等），SAD的种类更加丰富，适应证更加广泛。基于这一变化，在2013年ASA困难气道管理工作组发布的困难气道管理指南中，以声门上通气工具的描述取代了喉罩。尽管在该版指南中SAD的应用范围与2003版相比并无显著变化，名称的变化则相当于扩大了SAD在困难气道管理中的应用。同时在该版指南中，提出了喉罩可用于困难气道的拔管。

同样在2013年和2017年，CSA发布了《困难气道管理指南》。在非紧急气道的处理中，既可以直接采用SAD通气完成麻醉和手术，也可以经SAD气管内插管。在"既无法气管内插管，也无法面罩通气"时，首先使用SAD，特别推荐使用第二代SAD。

二、声门上通气工具的分类与作用机制

关于SAD的分类，目前尚无统一标准，比较容易接受的分类方法是由Miller提出的根据是否带套囊以及密封机制分为以下三类：

1. 喉周带套囊密封装置包括各种类型带套囊喉罩，可进一步细分为无定向封闭套囊和有定向封闭套囊的喉周密封装置。无定向封闭套囊的喉周密封装置以Classic喉罩和Fastrach喉罩等为代表。其喉周密封机制为：依赖喉周围组织作用于喉周套囊的反作用力封闭喉周区域，但套囊和咽喉黏膜之间的贴合不甚牢固，因此封闭压力受限，反流误吸风险较大。有定向封闭套囊的喉周密封装置以带背侧充气套囊的双管型ProSeal喉罩为代表。喉周密封机制为：套囊封闭部位位于喉入口周围或喉入口处，套囊不贴在咽后壁上而直抵声门，因此封闭效果更好，反流误吸风险更低。

2. 喉周无套囊预成形密封装置以i-gel喉罩和SLIPA喉罩为代表。其密封机制为喉罩根据咽喉部解剖结构采用预成形设计，与咽喉结构满意契合，其通气管壁反弹在舌基底部，封闭咽部出口和食管入口。

3. 咽部带套囊密封装置包括无食管密封套囊的Cobra通气管和有食管密封套囊的喉管、食管-气管联合导管和简易导管。前者的密封机制为头部密封下咽部而咽套囊在舌根部密封，具有较高的密封压但无法预防误吸；后者密封机制为食管套囊封闭食管而咽套囊在舌根部密封，极大地降低了误吸风险，但套囊压力过高可致舌充血和潜在的神经损伤。

三、喉罩的适应证、禁忌证、优缺点和并发症

（一）适应证

1. 全身麻醉手术维持通气　除了有误吸风险的食管、胃肠手术，有气道操作的肺部、气管手术，需要实现单肺通气的手术外，只要选择恰当的类型和型号，喉罩几乎可以用于其他任何手术。喉罩在以下情况下尤其适用：

（1）在全身麻醉下行短小体表和四肢手术。可采用普通喉罩行保持自主呼吸的全身麻醉或短时间的IPPV全身麻醉；推荐采用第二代SAD，直接行IPPV的全身麻醉；

（2）头颈外科和眼科手术：喉罩非常适用于全身麻醉下行头部、颈部的短小手术，包括眼科手术、耳鼻喉手术和整容手术。采用可弯曲喉罩，可减少对手术野的影响。对眼内压升高的患者行眼内手术，喉罩的置入和拔出对眼内压的影响较小。

（3）呼吸内科和胸外科：在表面麻醉加镇静或全身麻醉下，插入喉罩，保留自主呼吸，用静脉麻醉或吸入麻醉维持，可进行下列操作：①通过喉罩行纤维喉镜和纤维支气管镜检查；②通过喉罩用Nd-YAG激光切除气管内和隆突上肿瘤；③通过喉罩放置气管和支气管扩张器；④在ICU，可通过喉罩放入纤维支气管镜，在纤维支气管镜指导下行经皮气管造口术。

（4）术中唤醒麻醉：脊柱侧弯矫形术以及脑功能区病灶切除术中有时需要唤醒患者，使用喉罩时患者耐受良好，唤醒时间更短，配合满意，受体位影响较小。

（5）侧卧位或俯卧位手术：侧卧位或俯卧位时喉罩置入较气管内插管容易。全身麻醉诱导之前，患者能够自行摆放舒适的体位，这是俯卧位患者使用喉罩的优点之一；另外，即使发生反流，也不容易发生误吸。建议初学者先熟练掌握仰卧位的喉罩管理，再开始在侧卧位或俯卧位手术时使用喉罩。

（6）手术室外的麻醉：成人和儿童在手术室外进行的一些治疗或诊断性的操作，刺激小、疼痛轻，但需要避免患者发生体动，如放射治疗、血管造影和介入治疗、内镜检查和电复律术等。在静脉诱导下，插入喉罩，保持自主呼吸，用静脉药物维持麻醉，可进行上述操作。

2. 已预料的困难气道　预计气管内插管困难

者可直接采用喉罩维持通气与麻醉，大部分气管内插管困难的患者可以顺利置入喉罩。当气管内插管失败时，喉罩也可以作为通气工具或用于引导气管内插管。但对于此类患者，需警惕术中喉罩通气失败的风险，因此需由喉罩使用经验丰富的麻醉科医师进行管理。

3. 未预料的困难气道　已实施全身麻醉诱导的患者，当气管内插管失败时喉罩可以作为通气工具或用于引导气管内插管。

4. 紧急气道　当发生面罩通气困难，尤其是“既不能气管内插管也不能面罩通气”时，需尽快建立有效通气和氧合，喉罩常作为首选工具，此时既可以采用喉罩通气，也可以经喉罩气管内插管。其他声门上通气工具如喉管也可应用于紧急气道。

5. 气管拔管　拔管前或拔管后置入喉罩，气管导管拔出后可以采用喉罩通气或必要时引导气管内插管。使用喉罩替换气管导管，可以建立一个生理稳定、非刺激气道，并能阻止来自口腔的分泌物和血液。该技术既可用于清醒拔管也可用于深麻醉拔管，尤其适用于气管导管引起的心血管系统刺激可能影响手术修复效果者以及冠心病等心脏疾病患者，同时对于吸烟、哮喘等其他气道高敏患者可能更有好处。

6. 院前环境、急诊科、ICU 和其他各科室急救复苏。

（二）禁忌证

以目前的发展趋势看，喉罩的适应证和禁忌证仍在不断变更中。总体而言，其禁忌证多属于相对禁忌，应根据患者的实际情况、气道处理的危急程度以及手术操作的特殊要求等因素综合加以考量。

1. 胃内容物反流和呼吸道误吸高风险的患者　包括未禁食、饱胃、病态肥胖、频繁胃食管反流、肠梗阻和食管裂孔疝等。

2. 咽喉部存在肿物、损伤、感染或其他病理改变的患者需慎用。如声门上部或下咽部的损伤、肿物，重度肥大的扁桃体，明显的喉或气管的偏移、软化和外周性压迫等。

3. 肺顺应性降低的患者，尤其是预计手术中气道峰压大于 30cmH$_2$O 者。

4. 张口度小，喉罩难以置入者。

5. 预计时间手术较长者需慎用，尽管有安全应用喉罩超过 8 小时的报道。

（三）优缺点

1. 喉罩的优点

(1) 微创气道工具，置入时损伤与刺激较小，应激反应轻，眼内压改变较小，麻醉诱导和恢复期血流动力学更稳定，麻醉恢复期呛咳及分泌物减少。

(2) 在气道处理中更易于维持通气，可有效降低困难气道的发生率。

(3) 操作简单易学，初学者经数次训练便可掌握，学习曲线更短，成功率更高。

(4) 使用方便，插入迅速，气道维持更容易。

(5) 不需要使用喉镜及肌松剂便可置入，颈椎移动度小。

(6) 患者容易耐受，较耐受气管导管所需的麻醉药量减少。

(7) 术后并发症发生率低，咽痛与声嘶发生率较低。

2. 喉罩的缺点和不足

(1) 单管型喉罩密封效果一般（口咽漏气压 20cmH$_2$O），正压通气时可导致胃胀气。

(2) 对未禁食的患者不能完全防止误吸。

(3) 体位变动和手术操作可造成喉罩位置和应用性能的改变。

（四）并发症

随着喉罩应用的增多，相关问题也越来越多，其中相当部分与使用不当有关。发生气道并发症的原因主要包括：①在置入、拔出以及调整喉罩位置时引起的损伤；②器具插入胃肠道和呼吸道引起的损伤；③黏膜缺血；④咽喉反射功能改变或感觉异常。具体表现为以下几种形式：

1. 气道梗阻　由于喉罩置入的位置不恰当或型号不符等原因，可能造成气道梗阻，尤其当发生会厌和声门水肿时，气道梗阻严重，有时需紧急处理。

2. 咽喉不适　术后咽喉不适通常比较轻微，且发生于术后早期，持续时间短，但偶尔也表现严重且持续时间长。

(1) 常见的咽喉不适包括：咽痛、吞咽困难、构音困难、口 / 颈 / 下颌痛、咽部感觉障碍、口 / 咽喉干燥、耳痛 / 听力障碍和舌感觉异常，其中以咽痛（0~56%）和吞咽困难（4%~23%）最常见。

(2) 可能的影响因素包括：①喉罩置入的难易程度及肌肉松弛程度，咽痛发生率可随置入次数增加而升高，而小剂量肌松剂可减少咽痛的发生；②通气罩容积：咽痛和吞咽困难的发生率随通气罩容积的增加而升高；③喉罩的型号：型号越大，对黏膜的压力可能也越高，咽痛发生率越高；④性别：女性患者的发生率更高；⑤麻醉深度：术中麻醉过浅，患者吞咽频繁可增加发生率。

3. 组织损伤　轻微组织损伤较常见，拔出喉罩时表面染血即可证实，严重的组织损伤罕见。常见的组织损伤包括：出血、口唇损伤、牙齿和义齿损伤、软腭和腭垂损伤、扁桃体损伤、咽后壁损伤、上呼吸道水肿和坏死、会厌损伤、喉部损伤、杓状软骨损伤和食管损伤。出血、软腭和腭垂损伤以及咽后壁损伤相对常见，喉罩置入困难可增加出血的发生率，一般损伤轻微；食管损伤很少由喉罩本身引起，多是由经喉罩插入的装置引起，如胃管、探条和气管导管等。

4. 血管、腺管和神经压迫　喉罩能够对气道周围的血管、腺管和神经产生压迫。

(1) 与喉罩的通气罩相邻的血管有颈动脉、颈内静脉、舌动脉和舌静脉，这些结构容易受压。通气罩高容量时，颈动脉血流可降低 10%。而舌动脉受压时可表现为舌发绀，而舌静脉受压回流受阻可出现舌肿胀、发绀和感觉异常，拔出喉罩后一般可在短期内快速缓解。

(2) 腮腺管、下颌下腺管和咽鼓管易于受压和扭曲，可造成肿胀和炎症。

(3) 舌神经、舌下神经、喉返神经和舌咽神经与喉罩相邻，易于受压。舌神经损伤通常表现为舌前部味觉和感觉的丧失，舌下神经损伤表现为吞咽困难，而喉返神经损伤表现为构音障碍、喘鸣或术后误吸。喉罩太小和使用氧化亚氮是两项可能的危险因素。

5. 反流和误吸　由于喉罩的结构特点，插入下咽部可造成食管括约肌未完全关闭，无法防止胃内容物反流，但肺误吸的发生率较低。使用喉罩时肺部误吸总发生率为 2/10 000，与未使用喉罩的择期手术（2.6/10 000）和急诊手术（11/10 000）误吸发生率相比更低，尤其是双管型喉罩的广泛应用，进一步减少了误吸的发生。易于发生误吸的因素包括：未禁食的急症手术患者、困难气道、肥胖、头低仰卧位时腹内充气和胃部手术史等。

当发生误吸时，推荐的处理方法如下：

(1) 不要着急拔除喉罩，以免去除套囊对喉部的保护。

(2) 患者头低位并偏向一侧，暂时断开呼吸回路便于反流液流出。

(3) 吸引喉罩内反流物，吸纯氧。

(4) 行低流量和小潮气量人工通气，使液体由气管流向小支气管的风险降到最低。

(5) 使用纤维支气管镜评估气管和支气管的情况，清除残留液体。

(6) 如果证实声带下方误吸，考虑实施气管内插管，并制定合适的诊疗方案。

6. 喉痉挛　在麻醉过浅的情况下置入喉罩，可诱发严重喉痉挛；手术或吸痰等刺激引起咽喉反射，亦可致喉痉挛，可导致气道负压和肺损伤。

7. 喉罩损坏　在喉罩使用当中，还可能出现喉罩损坏，例如套囊与柄分离，喉罩在患者口内断裂，喉罩柄打折，套囊充气或放气失败等。

针对以上出现的各种并发症，喉罩应用时应谨慎预防：①掌握喉罩适应证与禁忌证；②正确选择喉罩型号；③置喉罩前滑润罩囊边缘；④提高喉罩置入技巧，操作轻柔，尽量避免损伤；⑤控制喉罩囊内压（<60cmH_2O），在满足密封要求的基础上尽量减小通气罩容积；⑥喉罩妥当固定，避免扭曲和明显压迫；⑦术中保持警惕，注意观察，早期识别位置不当；⑧长时间使用宜每隔 1~2 小时适当放气 2 分钟，以改善局部血液循环；⑨维持足够的麻醉深度，预防喉痉挛；⑩非一次性使用喉罩按制造商说明进行清洁、消毒，使用次数不得超过推荐次数。

四、常见的声门上通气工具

（一）Classic 喉罩

Classic 喉罩是可重复使用的带套囊型单管喉罩，由通气管、通气罩和充气管三部分组成（图 50-72）。通气罩由硅胶材料制成，有 8 种型号，可用于新生儿、儿童和成人。没有通向食管的引流管，平均密封压为 20cmH_2O。适用于择期行体表、四肢和短小手术的患者，置入后可保持自主呼吸或进行短时间的机械通气，也可用于紧急气道。但与目前广泛应用的双管型喉罩相比。其密闭性差、可调整性差、防误吸能力差等缺点日益显著。

（二）Flexible 喉罩

Flexible 喉罩是由一个与 Classic 喉罩相同的通气罩和一根可弯曲钢丝加强的通气管构成，其通气管比 Classic 喉罩更长也更细，可重复使用（图 50-73）。有 6 种型号，可用于幼儿和成人，适用于面部、眼、鼻、口腔等多数头面部手术。

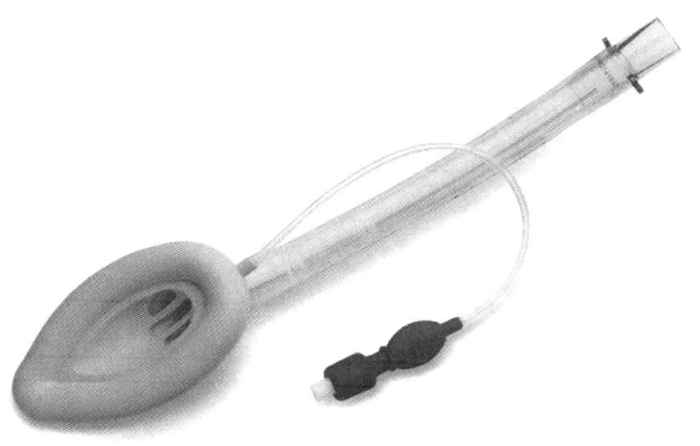

图 50-72　Classic 喉罩

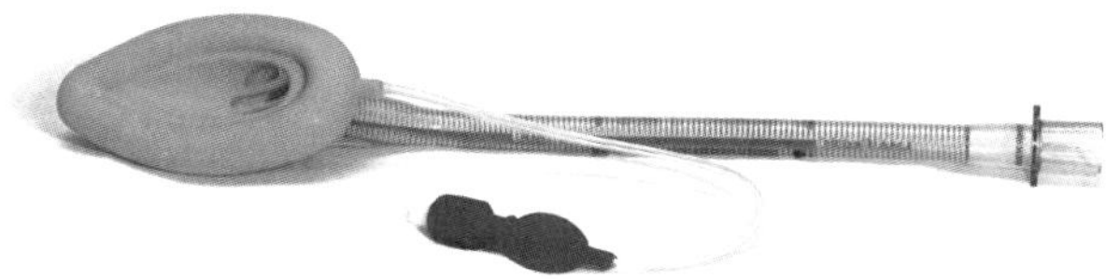

图 50-73　Flexible 喉罩

5

Flexible 喉罩的优点包括：①通气管长度的增加可以使与之相连的麻醉呼吸回路远离手术野；②口径较细可减少口内手术时空间的占用，改善术野；③钢丝加强型通气管可防止通气管打折和梗阻，可固定于任何位置，通气管的移动不会影响通气罩的位置。

Flexible 喉罩的缺点包括：①通气阻力较高；②根据通气管位置不易判断通气罩的位置；③不适用于困难气道；④其他缺点与 Classic 喉罩相同，如该喉罩没有通向食管的引流管，密封压为 20cmH$_2$O。

（三）Proseal 喉罩

Proseal 喉罩是可重复使用的带套囊食管引流型喉罩。通气罩由硅胶材料制成，有 7 种型号，可用于新生儿、儿童和成人。与 Classic 喉罩相比，其主要变化是增加了通气罩的背侧气囊和食管引流管（图 50-74），背侧气囊充气时，气囊紧贴咽后壁将通气罩前推，可更牢固地紧贴于声门周围组织，明显增加密封压，密封压可达 30cmH$_2$O。通过食管引流管放置胃管可引流胃液、防止胃胀气，有效防止反流和误吸，同时可以辅助判断喉罩对位和引导喉罩置入。儿童型号（≤ 2.5）结构有所不同，无背侧气囊，引流管较粗。

Proseal 喉罩适用于：择期体表、四肢手术，择期腹腔镜手术（普外科、妇科和泌尿外科手术），下腹部手术以及“既不能气管内插管又不能面罩通气”的紧急气道等。

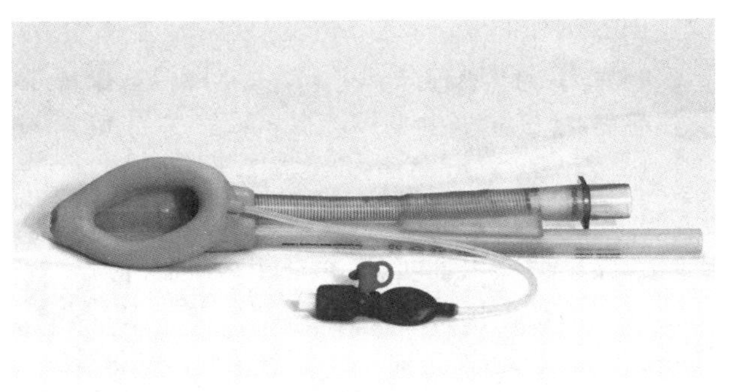

图 50-74　Proseal 喉罩

（四）Supreme 喉罩

Supreme 喉罩是一次性使用的带套囊食管引流型喉罩，采用 PVC 材料制作。有 7 种型号，可用于新生儿、儿童和成人。其通气管采用与人体喉部解剖弧度匹配的预成形设计，硬度略高于 Proseal 喉罩，操控性更强，置入更简单快速（图 50-75）。通气罩横向直径更短，置入时对张口度要求更低，同时通气罩充气囊更大，密封性能良好，密封压可达 23~29cmH$_2$O，且气囊内设计了贮液腔，与内置食管引流管的双重保证可有效防止误吸。

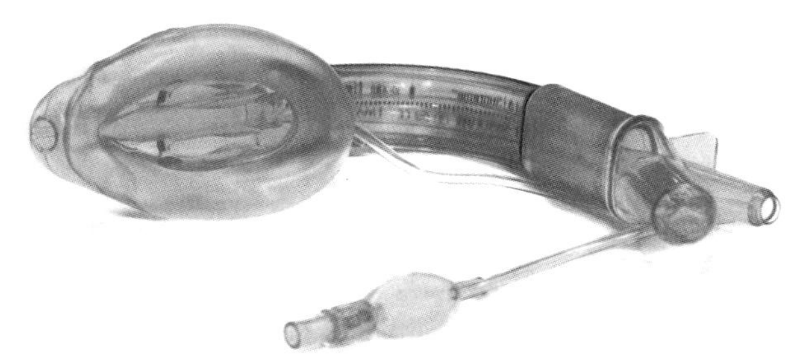

图 50-75　Supreme 喉罩

其他特点包括：内置牙垫加强通气管，可防止因患者咬管造成的气道梗阻，亦有助于喉罩位置的判断；整合牙垫与固定杆，固定更加方便；通气管出口两侧的会厌隔离鳍可防止会厌下折阻塞气道。适应证与 Proseal 喉罩相同。

（五）Guardian 喉罩

Guardian 喉罩是一次性使用的带套囊食管引流型喉罩，通气罩由硅胶材料制成，呈圆锥状，和咽部的解剖相似（图 50-76）。通气罩的背侧气囊使密封效果进一步加强，气道密封压可达 32cmH$_2$O。采用符合人体咽喉生理曲线的弧度设计，单管多腔道，置入简单快速；增加了通气罩囊内压力指示器，可实时监测通气罩内的压力，以避免囊内压力过高；不需要放置牙垫，增加食管引流管使患者更安全，可支持长时间的手术。有 8 种型号，可用于新生儿、儿童和成人，适应证与 Proseal 喉罩相同。

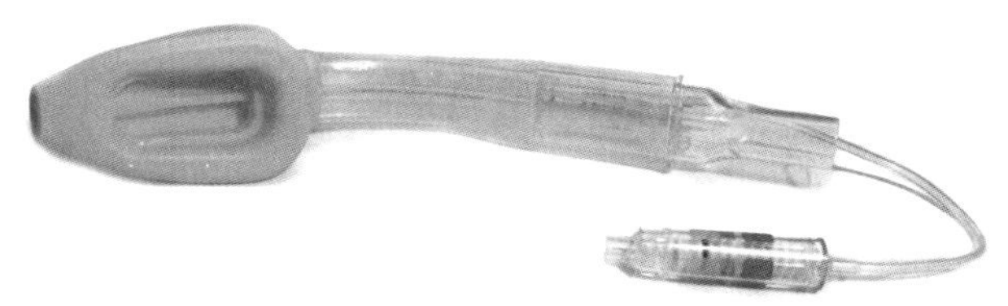

图 50-76 Guardian 喉罩

(六) i-gel 喉罩

i-gel 喉罩是一次性使用的无套囊食管引流型喉罩，由柔软的类硅胶样热塑性弹性合成像胶制成(图 50-77)。通气罩根据人体咽喉部解剖结构预成形，形似碗状，置入后与喉周组织呈"镜像"吻合，可提供可靠的喉周密封性而不需要充气囊，平均密封压可达 28cmH_2O。食管引流管与通气管平行走向，可通过引流管插入 12G 的胃管。通气罩近端设计了会厌的压迹，使喉罩置入咽喉之后良好固定，减少喉周压迫。无会厌栅栏且通气管较粗，可用于纤维支气管镜检查和治疗麻醉，也可用于引导气管内插管。通气管内置牙垫且形状扁平，可避免旋转和打折。具有 7 种型号，可用于新生儿、儿童和成人，适应证与 Proseal 喉罩相同。

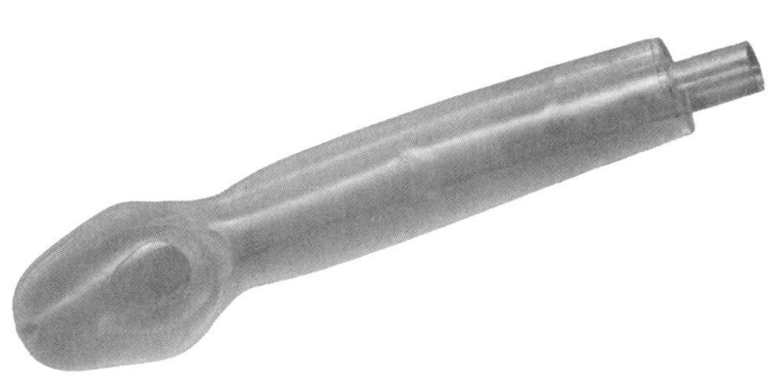

图 50-77 i-gel 喉罩

(七) SLIPA 喉罩

SLIPA 喉罩(streamlined pharyngeal airway)是无套囊单管型喉罩，该喉罩命名为 SLIPA 既是取自其英文首字母的组合，亦是因为它的外形象一只拖鞋(图 50-78)。

SLIPA 喉罩是根据咽部结构由特殊材料吹制塑形而成，外形像一只拖鞋，有脚趾、脚弓和脚跟三处不同形状的突起。为了降低反流误吸的风险，SLIPA 喉罩的前部设计有一个可容纳 50ml 反流液体的空腔，所以其前端突起就像"脚趾"一样。当 SLIPA 喉罩位于正确位置时，其前端突起正好位于

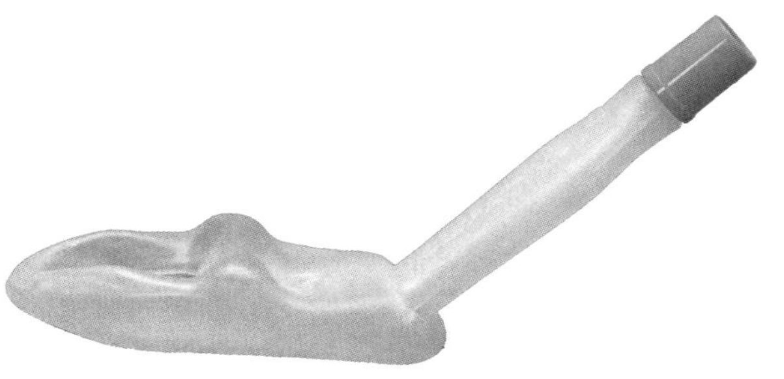

图 50-78 SLIPA 喉罩

食管开口内，从而可起到一定的阻隔作用。连接 SLIPA 喉罩前部和后面导管的桥接部分，也就是在"脚弓"处也有一个突起，其设计目的是密封舌根组织，以获得足够的呼吸道密封压。在 SLIPA 喉罩后端，即"脚跟"的位置有另外一个突起，其作用是使 SLIPA 喉罩稳定在鼻咽和食管之间。

由于 SLIPA 喉罩形状完全符合咽腔内表面结构，所以不需要充气套囊即可获得较高的口咽密封压，口咽漏气压平均可达 25cmH_2O。"脚趾"处的突起小于桥接部分("脚弓")的突起，在两个突起之间有一个凹陷，该凹陷部位与舌骨尖的位置相一致。该设计的目的是减小此易损部位的压力，可预防因压迫所致的舌下神经损伤。另外，由于 SLIPA 喉罩无充气囊并且外形符合咽部解剖结构，所以亦可预防因扩张食管上端而导致的喉返神经损伤。

(八) Cobra 喉周通气管

Cobra 喉周通气管(Cobra perilaryngeal airway，Cobra PLA)是一次性使用的咽部带套囊密封装置，它是在 Guedel 口咽通气道的基础上改造而成。Cobra PLA 采用聚氯乙烯材料制成，由 Cobra 头部、充气套囊和通气管三部分组成(图 50-79)。当对位正确时，Cobra 头部位于喉入口并将下咽部密封。Cobra 头部的内部有一坡道引导气体(或气管导管)进入气管。Cobra 头部的远端正面有一通气孔，并附有弹性支撑架，支撑架上的栅栏可弯曲并且非常柔软，可以较容易地通过气管导管。Cobra PLA 的尖端应位于环状软骨后方，支撑架的斜面将会厌提起，防止其梗阻出气孔，套囊位于舌根处，当套囊被充气时抬起舌根并暴露喉入口，可较好地密封气道。气道密封压可达 23~33cmH_2O，可以正压通气。

该通气工具被命名为 Cobra 是因为气道远端部分的形状，当把它翻转时，其头部与一种 Cobra 蛇的头部很相似，故而命名。正是这种特殊的形状使其在出入时可以很顺利地通过硬腭，而且一旦就位即可将喉入口的软组织很好地隔离、"喉周"指

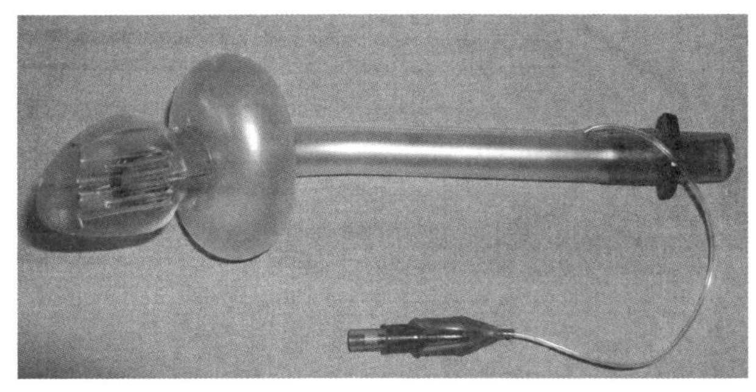

图 50-79　Cobra 喉周通气管

的是 Cobra 末端膨大的部分，可以很好地将阻碍喉入口的软组织按其解剖结构分离开。

Cobra PLA 型号的选择依据与 Classic 喉罩类似，根据患者的体重和体型共有 8 种型号可供选择，可用于新生儿、儿童和成人。当无法确定合适的型号时，建议选择偏小的型号。当操作者已熟悉置入方法时，尤其是已使用肌肉松弛剂时，可以选择较大的型号。Cobra PLA 的充气套囊和气管导管的套囊一样均是高容低压套囊，与小型号相比，大型号可获得更高的密封压。

Cobra PLUS 是新一代产品，在 Cobra PLA 的基础上增加了中心温度监测探头，三个儿童型号同时还增加了气体采样管，可以监测呼气末 CO_2 浓度。这一点对于新生儿和婴儿十分有用，因为他们的呼吸频率快而潮气量小，如果使用 Y 形回路与声门上通气工具连接采样气体，监测结果可能不够准确。Cobra 头部远端的气体采样减少了这些小患者的无效腔量，从而可以获得更准确的呼气末气体浓度。

Cobra PLA 的适应证与其他声门上通气工具相似，可作为维持气道用于自主呼吸或 IPPV 下行短小手术。Cobra PLA 管腔粗大，可以用于引导气管内插管，最大可以通过 ID8.0mm 的气管导管，可采用盲探法引导气管内插管，或采用光棒和支气管可视软镜等工具辅助气管内插管。Cobra PLA 的突出优点是使用非常简单，即使是无声门上通气工具使用经验的操作者也可以很容易的置入，所以在急救复苏时十分有用，亦可用于紧急气道。Cobra PLUS 还具有其他的优点，包括监测中心温度和儿童型号可以监测呼气末 CO_2 浓度。

Cobra PLA 最主要的缺点是不能防止反流和误吸的发生，因此要避免用于存在误吸风险的患者。气道峰压需要被限制在 25cmH$_2$O 以下，所以 Cobra PLA 不适用于肺顺应性下降或气道阻力增加的患者。

（九）食管 - 气管联合导管

食管 - 气管联合导管（esophageal-tracheal combikibe）是一个同时具备食管阻塞式通气管和传统气管导管功能的紧急气道工具。该导管是一个双套囊和双管腔的导管（图 50-80）。口咽套囊位于导管的中部，而食管气管套囊位于导管的远端。咽导管管腔和气管食管管腔并行排列，独立隔开，近端均是开放的。咽导管管腔（1 号蓝色长管）远端封闭，在两个套囊之间有 8 个侧孔，气管食管管腔（2 号透明短管）远端开放。这样的设计使联合导管不论是置入气管还是食管均可进行通气，当置入食管时可通过咽导管管腔的侧孔进行通气，而置入气管时可通过气管食管管腔的远端进行通气。联合导管有两种型号（37Fr 和 41Fr），分别适合身材矮小和身材高大的成人。

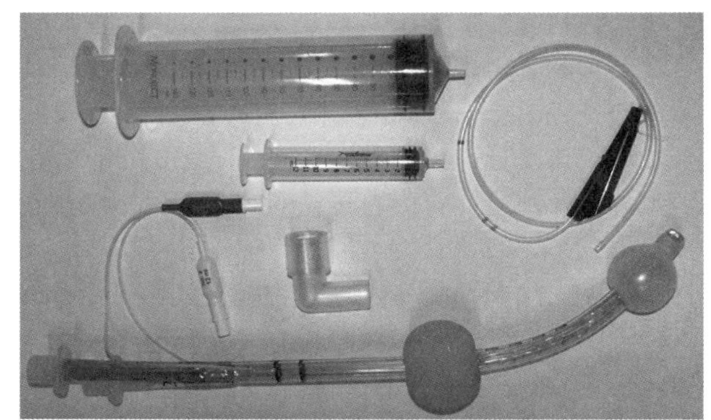

图 50-80　食管 - 气管联合导管

联合导管作为气道管理备选工具，可应用于急诊及院前环境、心肺复苏、择期和急诊手术以及重症监护治疗病房的危重患者。其主要适应证是在医院内或医院外发生困难通气和困难气管内插管时进行急救通气。特别是在患者气道大量出血，患者受困无法摆出合适体位或操作者无法站立于满意位置，患者存在反流风险或颈部活动受限时可优先考虑选择联合导管。另外，联合导管可以在开口受限的患者中使用。

联合导管的优点包括：①应用范围较广，可以不使用喉镜直接盲插，因此受不利的环境因素影响较小，操作者不需要接受太多培训即可完成联合导管的置入；②置入和通气成功率高，操作简便，可在数秒内快速送入咽喉下方；③可有效防止反流、误吸及胃扩张，可用于非禁食患者，并能应用于通气压力高的患者；④当口咽套囊充气后不需要另外固定联合导管，可保证在通气和搬运过程中有效地固定导管位置。

联合导管的缺点包括：①部分患者密封性差，并不能完全避免误吸；②当导管在食管内时，不便于吸引气管内分泌物；③可能损伤食管；④尺码不全，只能用于成人。

（十）简易导管

简易导管（easytube）是一种类似联合导管的双套囊双管腔气道工具，其形状、结构、置入技术和适应范围均与联合导管大体相同（图 50-81）。咽导管管腔提供声门上通气，出口位于两个套囊之间近口咽套囊端，纤维支气管镜可以通过管腔检查气管、吸引气管内分泌物或在必要时进行换管。气管食管管腔较长，外管较小而内径较大，末端类似气管导管，有 Murphy 眼，可以减少咽部及气管黏膜的损伤。具有两种型号：41Fr 型号适合身高 130cm 以上的成人，28Fr 小儿型号适合身高 90~130cm 的患者。无论将该导管置入食管内或气管内均可提供满意的通气。

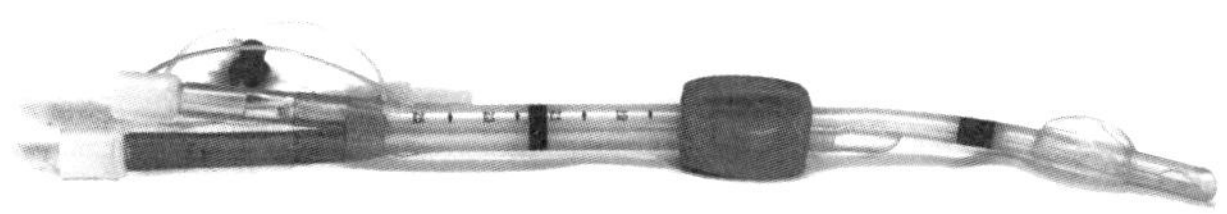

图 50-81　简易导管

（十一）喉管

喉管（laryngeal tube，LT）与联合导管类似，为双套囊单管腔气道工具。喉管具有可重复使用和一次性使用两种类型，前者采用硅胶材料，后者采用 PVC 材料，均由一根通气管和两个套囊（咽套囊和食管套囊）组成。通气管短而呈 J 字形，远端封闭。重复使用型共有 7 种型号，可满足新生儿、儿童和成人需要。一次性使用型有 5 种型号，不能用于新生儿和幼儿，0~2 号根据患者体重选择合适的型号，2.5~5 号则根据身高选择型号。

引流型喉管（laryngeal tube suction，LTS）是双腔喉管，在通气管后面增加了食管引流管，可以进行胃内容物的吸引（图 50-82）。有可重复使用和一次性使用两种类型，型号设置和选择与单管型喉管相同。

喉管的置入方法可参照联合导管，沿舌中线盲插，尖端抵住硬腭后轻轻地沿腭咽曲线向前推进到下咽部直至出现阻力。在压力表的指示下将两个套囊充气至囊内压为 $60cmH_2O$。由于充气线路

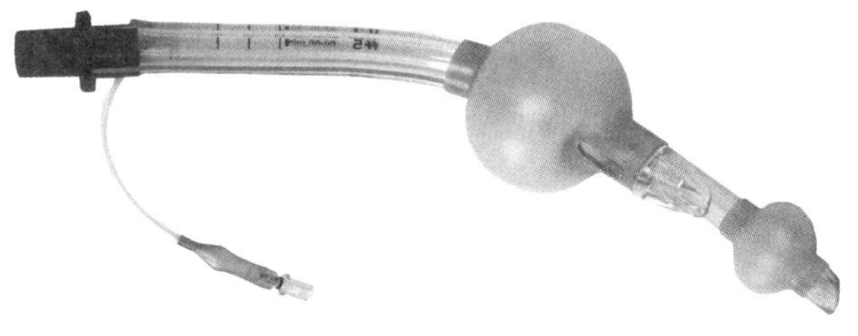

图 50-82　引流型喉管

的特殊设计，首先充气近端套囊固定喉管，当它充气和解剖结构相适应后，充气远端套囊并连接呼吸回路，可实施控制呼吸和自主呼吸。

喉管置入到位后，远端食管套囊位于食管上括约肌，近端咽部套囊位于口咽部。两个套囊都是高容低压套囊，可减少对黏膜的损伤并提供良好的密封。在两个套囊之间的导管腹侧，有两个通气主孔，两侧各有一个侧孔（新款一次性喉管具有三个侧孔），侧孔可防止会厌阻塞主孔时继续保持通气。近端通气主孔被位于咽套囊的 V 形凹陷弯曲保护，套囊充气时软组织被挡在主孔开口外，以保持开放的气道。通气管远端封闭，通气时气体只能进入气道。

喉管的优点包括：①置入简便，成功率高，可快速建立有效通气，操作者不需要复杂的培训；②喉管外形细长，可以在张口受限的患者使用；③喉管采用硅胶材料，尖端柔软呈楔形，且采用高容低压套囊，损伤较小，极少发生咽痛、声嘶和出血等并发症；④可以通过通气孔使用纤维支气管镜检查声门周围情况；⑤与联合导管相比，型号更加齐全，可用于新生儿和儿童。

喉管的缺点包括：①无法阻止患者发生反流和误吸，尽管引流型喉管可进一步降低误吸的风险；②不适用于肺顺应性差、气道阻力增加或存在口咽和会厌损伤的患者。

五、喉罩置入技术

喉罩置入阶段时间较短，但对于使用喉罩的麻醉管理来说是最重要的阶段。麻醉科医师需要在短时间内创造出适合喉罩置入的麻醉条件，将喉罩置入到正确位置，并建立起有效的气道。要完成这些工作，需要充分了解所用的麻醉药并准确评估麻醉深度，选择合适的喉罩和正确的喉罩置入、充气和固定方法。

（一）喉罩置入前准备

选择合适类型和型号的喉罩，将罩囊放空，或

使其部分充气，润滑喉罩背面，麻醉诱导前充分预充氧。普通喉罩的型号设置与选择标准以及建议最大充气量见表 50-7。国人可结合性别与体重选择喉罩，成年女性一般选用 3 号，成年男性选用 4 号，体重较大者可对应选择大一号的喉罩。

表 50-7　普通喉罩的型号设置与选择标准

喉罩型号	患者体重(kg)	建议最大充气量(ml)
1	新生儿(<5)	4
1.5	婴儿(5~10)	7
2	儿童(10~20)	10
2.5	儿童(20~30)	14
3	成人(30~50)	20
4	成人(50~70)	30
5	成人(70~100)	40
6	成人(>100)	50

5

(二) 麻醉诱导

适合喉罩置入的理想诱导药物应该产生意识消失、下颌松弛、快速消除上呼吸道反射和不产生心脏及呼吸系统的抑制。尽管喉罩刺激小，患者容易耐受，在喉罩置入阶段仍然需要有足够的麻醉深度。

1. 麻醉诱导药物　常用的诱导药中，丙泊酚可能是最佳的静脉麻醉药，而七氟烷为最佳的挥发性麻醉药，尽管二者仍存在不足。未使用术前药的成人，单独使用丙泊酚剂量至少需达到 2mg/kg，儿童单位用药量更大，有时需达到 4mg/kg 方可获得满意的喉罩置入条件。为产生下颌松弛，单独丙泊酚剂量较大，除非必要，一般推荐常规剂量的丙泊酚联合小剂量的肌松药，可创造理想的喉罩置入条件。采用七氟烷吸入诱导，满足喉罩置入条件的 MAC 值为 2.0%~2.5%，同时吸入氧化亚氮者可降低七氟烷的 MAC 值。

2. 喉罩置入时机　通常丙泊酚注射完成后 2 分钟左右，采用肺活量呼吸或正常潮气量呼吸吸入七氟烷 2~4 分钟，均可产生满意的喉罩置入条件。患者对推动下颌无反应是预测满意喉罩置入条件较为可靠的临床标志；下颌松弛、呼吸暂停和面罩通气顺畅是可能有用的指征，但未得到验证；而语言指令性反应消失和睫毛反射消失往往并不可靠。

(三) 喉罩置入的原理

1. 吞咽机制　吞咽开始时，唾液包裹的食团被舌体挤压至硬腭，形成扁平椭圆形食团。然后舌体将其向上、向后推向口咽入口，再通过口咽肌肉的协同运动向下进入食管上括约肌。食团在口腔和口咽之间推进时，软腭变得坚硬以防止鼻咽反流，并引导食团向下运动。在口咽和食管之间通行时，通过下列运动阻止吸入食物：①向后推动食团；②食团通过时抬高声门；③声门入口关闭会厌遮盖声门。颈部轻微屈曲，头部略微伸展，口与咽腔更接近形成一条直线，进一步帮助食团从口腔进入咽。

2. 喉罩置入与吞咽机制的异同点　明确喉罩置入与吞咽机制的相同点和不同点，有助于理解喉罩标准置入技术。

(1) 相同点包括：①食团和放气的通气罩形状都是扁平、椭圆形；②唾液和水溶性润滑剂分别覆盖食团和喉罩表面，减少经过黏膜的摩擦运动；③舌体和手指分别用力使食团和喉罩推向上方进入硬腭，并沿着腭咽曲线挤压，减少向咽前结构的嵌入；④头部和颈部的位置相同；⑤食团和喉罩均进入下咽部。

(2) 喉罩置入的不同在于：①软腭不能引导喉罩向下或保护鼻咽；②会厌向后紧靠咽后壁并能向下合拢；③声门抬高但不关闭，增加嵌入的危险；④食管上括约肌保持关闭状态；⑤舌体向后坠入口咽入口，阻碍喉罩置入；⑥放气的喉罩不易适应口咽形状的改变，其置入变得困难、失去引导方向或引起呕吐。

3. 喉罩置入过程的四阶段

(1) 调整头部和颈部位置：头后仰而颈椎向胸部屈曲的嗅物位下易于置入喉罩，此时口咽峡角增加(120°)，舌体和会厌抬离咽后壁，咽前后径增加，可减少口咽前后壁结构之间的堵塞。颏向胸位不利于喉罩的置入，此时口咽峡角为 70°。

(2) 调整口腔内喉罩的位置：喉罩保持扁平并顶住硬腭，可通过最佳途径进入口咽入口。获得这一位置的关键在于口腔充分张开至可见硬腭等相关结构，允许口内操作。喉罩放气可以为口内操作带来更大的空间。

(3) 推进喉罩至口咽入口处：避免喉罩在口咽后部受阻是这一步的关键。头颈嗅物位可以减少口咽后部的阻力，因为嗅物位增加口咽的角度，手指持续向后压迫喉罩可以紧贴后腭咽弧度前进。

(4) 继续推进喉罩至下咽部：避免喉罩嵌入咽前结构，如舌体、会厌、杓状软骨和声门，是这一步的关键。手指持续向后压迫喉罩使之紧贴咽后壁，并确保排气充分可以减少嵌入咽前结构的风险。

（四）普通喉罩的标准置入技术

喉罩置入方法众多，没有哪一种单纯的方法对于所有的患者和临床医师都适合，亦无足够的数据证明哪一种方法更完善、成功率更高。要选择自己熟悉的方法，首选方法失败时要分析失败原因，并采用更加适合的替代和改良方法。

1. 中间入路　中间入路置入喉罩可以分为四步（图 50-83）：

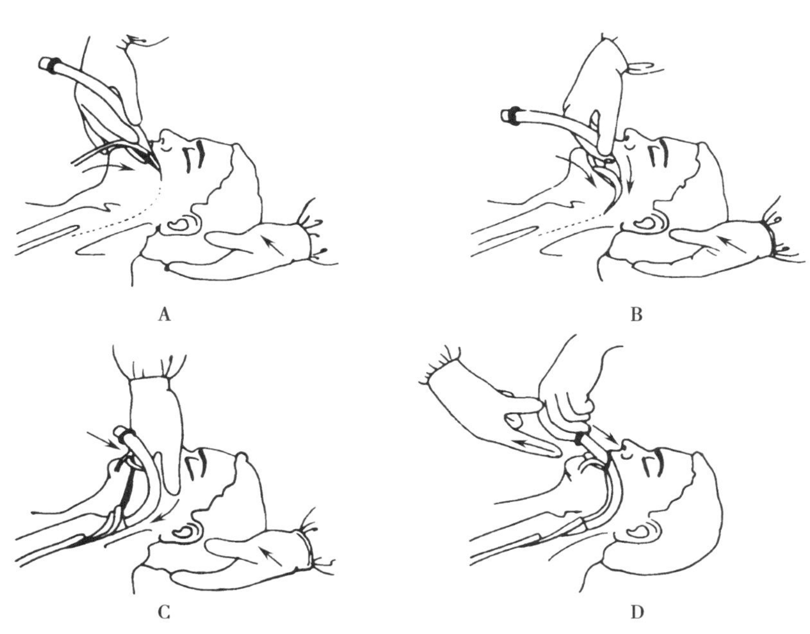

图 50-83　普通喉罩的中间入路标准置入技术

(1) 协同手托住患者枕后部，颈椎向胸部屈曲而头后仰，导引手示指在前拇指在后呈持笔姿势握住通气管与通气罩的连接部。

(2) 助手协助将口腔适度打开，或由协同手完成。手指将口唇分开，若采用协同手完成须在喉罩进入口咽前回到枕后部，以维持前述的头颈位置。

(3) 将通气罩置于硬腭的中间位置，顶住硬腭。一旦通气罩顶住硬腭，拇指即可以离开通气管，只需要示指的远端接触通气管，此时示指的上压可以保持该位置不变。注意避免将口唇夹在通气管与牙齿之间，并防止通气罩打折。

(4) 示指向后推动喉罩，保持对硬腭的压力，先向后下方向再向下方运动，腕部向内旋转，使喉罩尖端平缓的沿硬腭、软腭和咽后壁滑动，尽量避免罩体与舌根、会厌和喉入口等咽前结构接触。示指应从口的一侧推进喉罩，而不是将示指放在通气管的正前方。尽量伸展导引手指的掌指关节近端，同时腕关节弯曲，用示指推动喉罩行进至最大距离感受到阻力时，罩体尖端嵌入下咽部食管上括约肌开口，撤出导引手指，将通气罩充气。为了防止罩体完全插入后滑出，在导引手指撤出之前，协同手应从头后部移开握住喉罩近端。当导引手指撤出后，如果喉罩还没有完全插入到位，协同手可以继续向下推进喉罩至插入到位。

2. 侧入路　除通气罩不是对称的滑过硬腭外，侧入路与中间入路基本相同。侧入路下，喉罩以 45° 角滑过硬腭，同时通气罩近端压向一侧，远端压向另一侧。通气罩远端的侧边与硬腭接触，顺势将喉罩以 45° 角滑过硬腭并推入口咽部，一旦喉罩到达喉咽位置即可将其放正。侧位入路的优点在于通气罩在口咽后部较少遇到阻力，因为通气罩远端边缘较硬，旋转半径较小。另一优点是较易避免通气罩远端嵌入咽前正中结构如会厌和声门。侧入路在理论上有两点缺点，一是穿过扁桃体的可能性较大，可导致其损伤；二是通气罩到位后，调节通气罩与咽喉的角度时可能存在残余的旋度，增加对位不良的可能。

3. 拇指技术　当操作者不能站在患者的头侧操作时，可以采用拇指技术置入喉罩。操作者站在患者的一侧进行操作，导引手拇指在前示指在后握住通气管和通气罩的连接部（与常规方法恰好相反）。将通气罩置于上切牙的后面，用拇指沿后腭咽曲线施压于通气罩，并向内推进，其余四指在患者面部上方伸展开。以拇指为导引并推动通气管末端，当拇指进入口腔达最大深度时，以拇指作为引导，进而协同手推进喉罩通气管的近端将喉罩置入合适位置。为避免喉罩移位，喉罩置入过程中协同手应握住通气管近端直至拇指撤出。该项技术的缺点在于：①拇指较示指短，一旦通气罩进入咽部，可能无法有效地将其按压进入腭咽曲线；②拇指仅有一个关节，口内操作不如示指灵活；③置入更依赖于双手的协调操作，操作者不在患者头部上方操作，意味着调整患者的头颈部位置可能存在较大的困难。

（五）喉罩置入改良技术

1. 喉镜引导法　喉镜直视下置入喉罩，与标准置入技术成功率相似，其优点包括：①使用已经熟练掌握的技术；②舌体和声门升高；③可直视喉罩的置入路径。该方法的缺点包括：①喉镜损伤更大，刺激更强烈，可激发气道保护性反射；②喉罩置入口腔后口内空间明显减小可妨碍喉显露；③非喉罩操控手把持喉镜，不便于调整喉罩和头颈部的位置；④喉罩并非沿腭咽曲线置入；⑤喉镜片减少手指在口内的操作空间；⑥喉镜柄与喉罩通气管竞争空间。当采用探条引导双管喉罩置入时，可在喉镜直视下先放入探条至食管，再以探条为引导置入双管喉罩，成功率接近100%。

2. 翻转法　该方法与置入口咽通气道的翻转技术相似，置入前喉罩所有表面均需润滑，手持喉罩通气管的中部，通气罩口面对硬腭将其置入口腔，向咽喉推进喉罩的同时将通气管旋转180°角，翻转通气罩口至面向声门。该技术受益于麻醉科医师已经掌握的技术，容易掌握，置入成功率与标准置入方法相似。其主要优点是可避免喉罩嵌入口腔后部，此外手指不需要放入口内。缺点包括：①有产生损伤的风险，如杓状软骨脱位和牙齿损伤；②旋转不足或过度均可导致对位不良；③有滑入声门裂并激发保护性反射的风险；④可减少喉罩使用寿命；⑤可能增加尖锐的牙齿损伤通气罩的风险。

3. 手指推动通气罩技术　当推进通气罩至口咽后部遇到阻力时，可将手指伸入口内在通气罩后方推动使其改变方向抵达下咽部。该技术的不足在于手指推动通气罩时不能保持抵住硬腭或维持头颈部的位置。但是一旦手指推动通气罩远端改变方向后，导引手即可恢复进行其他操作，并以常规方式完成喉罩的置入。

4. 牵引舌体技术　该技术要求一位助手捏住舌体，并把舌体牵拉出下牙。此时舌体离开硬腭，舌根从咽后壁抬高，理论上可增加手指在口内的操作空间，并避免舌体嵌入口咽。其他方面与标准置入技术相同。舌体已坠入口咽且不能翻转喉罩时，牵引舌体可作为标准技术的辅助技术。

5. 投矛技术　常与托下颌和充分张口技术结合应用。该技术要求用拇指和示指/中指握住通气管中部，通气罩尖端对准口腔的后部，一旦与口腔后部接触，直接推进至下咽部。该技术不要求通气罩顶住硬腭定位，置入过程不需要过多考虑解剖。其优点是操作简单和不需要口内手指操作。缺点是可造成咽前结构的嵌入和损伤。采用过度嗅物位可能增加投矛技术的成功率，但是可能增加术后颈部不适。

6. 沿轴左右旋转推进通气罩技术　与投矛技术相似，区别在于通气罩与口腔后部接触后，不是直接推进喉罩，而是缓慢推进同时沿喉罩通气管的长轴方向旋转通气管。该技术的缺点与投矛技术类似，由于减少通气管的传导力，损伤相对减小。预成形喉罩如Supreme喉罩的置入，不需要手指入口，简化了置入手法，提高了成功率。

7. 可视工具辅助法　喉罩置入前可将可视管芯类气道工具固定于喉罩通气管内，相当于将喉罩组装成可视喉罩，喉罩置入时可以直视通气罩前方结构。由于可视管芯已置入喉罩通气管，通气管得到加强，置入时采用“沿轴左右旋转推进通气罩技术”可能更适合，助手辅助托下颌和充分张口有助于喉罩置入。该技术的优点在于可以快速完成喉罩对位，同时完成喉罩位置的判断，易于一步达到喉罩与声门的最佳对位。缺点在于可视管芯增加通气管硬度，可能会增加喉罩置入的损伤，置入时动作务必轻柔。

（六）喉罩置入辅助技术

这些辅助技术彼此结合使用，或与其他改良技术联合使用，可能有助于喉罩的置入。

1. 喉罩部分充气技术　喉罩置入前部分充气（通常为最大推荐容积的1/2），可以使通气罩远端变得更加柔软，喉罩在通过口咽时遇到的阻力较小，易达到下咽部。该项技术的缺点在于：①一旦喉罩进入下咽部，由于通气罩远端充气更加宽大，易嵌入舌根、会厌、杓状软骨和声门；②通气罩体积的增加使手指操作空间减小，视野变小，口内操作变得更加困难。

2. 提颏/托下颌技术　提颏或托下颌可增宽咽腔的前后间距，亦可通过抬高会厌使其与声门口分离，降低会厌下折的发生率，有助于改善喉罩置入条件。该项技术的缺点在于：①对患者刺激更大，但是该操作亦可作为判断麻醉深度是否适宜的指征；②可能增加患者术后下颌疼痛的发生率；③需要双手完成操作，当需要调整头颈部位置时，一人无法同时完成，常需要助手协助。

3. 充分张口技术　助手用手指轻轻向下按压下颌可使口腔正常开启，手指继续用力可使口腔开大，或是用双示指托下颌同时双拇指打开口腔。优点是可获得口腔的最佳视野，为手指操作提供更宽广的空间，同时助手托下颌有助于减少会厌下折的发生率。缺点在于：①张口用力过度时可出现咽部受压，但托下颌可抵消咽部受压；②充分张口可能对患者刺激较大。只有在喉罩推进到咽喉部位前保持口腔的充分开启才可能有助于减少咽部受压。

4. 上呼吸道三轴线重叠技术　是指喉罩置入时使用标准置入技术联合嗅物位和充分张口的技术。该技术需要两人配合方可完成，可改善喉罩置入条件，减少会厌下折的发生率。缺点同充分张口技术。

5. 人工腭　麻醉后患者的硬腭过于靠前而软腭过软，易使喉罩在口咽后部发生偏斜，阻碍喉罩进入咽喉部。采用具有理想形状和曲度的人工腭，有助于喉罩的置入。人工腭有平滑的表面和一定的曲度，与硬腭的形状相似，向后下延伸维持一定的曲度和硬度以补偿麻醉状态下软腭功能的不足。无论使用哪种人工腭，操作方法均是先将人工腭置于口腔顶部，然后用其引导喉罩置入到咽喉部。该技术的优点包括：①人工腭减少了喉罩与黏膜的接触，因此减少了黏膜损伤的风险；②避免喉罩嵌入口咽后壁。该技术的缺点在于：①口内手指操作空间减小；②喉罩更紧贴舌体，易与舌体摩擦；③在置入喉罩和拔除喉罩时人工腭可引起损伤；④撤出人工腭时可影响喉罩的位置。Dingley 人工腭是一种比较有代表性的人工腭。它是一个扁平的，近端边缘固定在牙齿，远端弯曲逐渐变尖的无管型 Guedel 通气管。与单纯使用标准置入技术相比，人工腭的应用可增加置入成功率，并减少损伤的发生率。

6. Up-Down 手法　通常在喉罩置入的过程中容易将舌体下推从而影响对位，所以在喉罩尖端置入下咽部后，将喉罩轻轻地上下来回滑动几次，可复原舌体，同时可有效解除会厌下折。

（七）特殊情况下的喉罩置入

1. 不同体位　侧卧位和俯卧位时同样可以置入喉罩，尤其是对于俯卧位，拇指技术可能是最有效的方法。全身麻醉诱导前患者自行摆放舒适的体位，是俯卧位患者使用喉罩的优点之一，可减少由于体位变动造成的喉罩位置变化。

2. 口咽内有其他装置　当患者的口咽中有胃管或气管导管时，可以置入喉罩，仍可获得较高的成功率。

（八）特殊声门上通气工具的置入方法

1. Proseal 喉罩　对于 Proseal 喉罩，有三种基本置入方法。

（1）徒手置入法：手法与普通喉罩相同，但经常需要采用侧入路径，且需要将示指放在插槽里。

（2）引导器法：引导器是一种专门为 Proseal 喉罩配制的金属弯柄。将喉罩引导器远端放在喉罩通气罩与通气管连接部的插槽里，使通气管和引流管贴于凸面，再将通气管放进引导器近端卡槽内，然后持手柄将喉罩推入咽腔。置入方法与 Fastrach 喉罩相同，一般需要采用嗅物位。置入到位后，将引导器从喉罩上卸下，反方向旋转撤出咽喉部，另一只手固定喉罩以防位置改变。该方法的优点是操作者操控手柄即可，不需要将手指放入患者口内，而且可以在非常规体位下置入喉罩，如患者前方或侧方。另外，喉罩的弧度相对固定，更容易调整罩体位置。

（3）探条引导法：将探条（gum elastic bougie，GEB）润滑后，预先穿过喉罩的引流管并伸出远端开口，利用喉镜的辅助（不需要暴露声门，力量较小）先将探条置入食管深度 5~10cm，然后将喉罩沿探条滑行至咽腔适当位置。此方法的优点包括：①使喉罩对后咽腔刺激达到最小；②不会发生罩体的返折；③不需要手指插入口腔内；④可引导罩体远端正确放置在下咽部食管开口处；⑤不需要测试引流管的对位与开放；⑥更易插入胃管。缺点是对食管黏膜有刺激和损伤的可能，对存在食管上段疾病的患者是相对禁忌的。

除了以上三种置入方法，当无法在患者头部正上方操作时，可在患者前方和侧方使用拇指技术。

2. Supreme 喉罩置入方法　与 Fastrach 喉罩类似。通气罩充分抽气排空并充分润滑通气罩和通气管背面。患者处于半嗅物位，可由助手托下颌增加口咽空间，将喉罩轻轻抵住硬腭插入口腔，沿通气管弧度向后向下推送直至前端有阻力或手柄接触患者面部。喉罩置入过程中一般不需要将手指置入口中。

3. Flexible 喉罩置入方法　与 Classic 喉罩的标准置入技术类似。由于通气管较软，在置入 Flexible 喉罩时，外力通过通气管无法传导至通气罩，因此整个置入过程均需要借助手指操控通气罩。伸展手指和向内旋转手腕可以把 Flexible 喉罩直接置入到位。由于其通气管较细，口内操作空间更大，而柔软的通气管无法限制通气罩的位置，因此可操控性更强。

4. SLIPA 喉罩　患者处于嗅物位，可由助手协助患者张口和托下颌，若单人操作，导引手操控喉罩，协同手提颏张口。操作者手持通气管与通气罩连接部，拇指顶住通气罩"脚跟"部，使通气罩与通气管拉直置入口中直至通气罩拱起部超过患者牙齿。如果患者下颌无法正常打开，可以将 SLIPA 喉罩挤过牙齿部位，最低张口度为 1cm，当它通过牙齿后沿 SLIPA 喉罩自身弯曲滑入咽喉深处，然后将通气管下压直至"脚跟"部卡入鼻咽和软腭之间的部位，此时可有明显的顿挫感。由于密封机制不同，密封位置也不同，因此 SLIPA 喉罩置入时需避免采用普通喉罩的标准置入技术，以减少损伤。

5. i-gel 喉罩　i-gel 喉罩的置入方法与 Supreme 喉罩类似。患者处于嗅物位，将喉罩尖端轻轻抵住硬腭后插入口腔，沿通气管弧度向后向下推送直至前端有阻力。托下颌和口咽后部遇到阻力时旋转喉罩可能有助于喉罩置入。喉罩置入过程中一般不需要将手指置入口中，柔软的罩体可随口咽部的解剖变化小幅度改变外形，更切合人体的解剖结构，罩体远端变得窄小而更易于置入。

6. Cobra 通气管（Cobra PLA）　置入前将套囊充分放气并折向通气管，润滑 Cobra 头部和套囊，注意勿将润滑剂涂抹到前面的支撑架上。患者处于"嗅物位"，操作者使用协同手轻轻前推下颌协助患者张口。Cobra PLA 尖端不需要像置入喉罩那样直接顶在硬腭上，因为加大置入弧度可增加置入难度，所以应将 Cobra PLA 的尖端直接置于舌体与硬腭之间，贴着舌背面。当 Cobra PLA 尖端顶住口咽后部后轻柔推进至下咽部，此时可感受到适当的阻力。协同手提下颌和中度颈伸展可有助于 Cobra PLA 的置入。当置入位置正确时，Cobra PLA 的尖端应位于环状软骨后方，支撑架的斜面将会厌提起，套囊位于舌根处。Cobra PLA 置入到位后将套囊充气，充气至正压通气不发生泄漏即可，但需控制在推荐的最大充气量范围内。推荐的新生儿套囊容积小于 8ml，小体重成人小于 65ml，大体重成人小于 85mL。套囊应避免过度膨胀，最好行套囊内压监测。如果行正压通气，气道压峰值不得超过 25cmH_2O，以免出现胃内充气，可通过减少吸入气流量和潮气量来达到上述目的。置入后可根据手术需要选择由患者保持自主呼吸或 IPPV。

置入 Cobra PLA 时应注意以下几点：①保证足够的麻醉深度，以免出现喉痉挛；②如果型号不合适，可更换新型号再次插入以尽量减少损伤；③如果置入过浅，套囊充气时舌体会向外突出无法获得满意的密封，可进一步推进 Cobra PLA 或更换小一号的 Cobra PLA 再次插入；④如果置入过深，可导致通气受阻，可将其撤出 1~2cm 以后再次通气或更换大一号的 Cobra PLA 再次插入。拔除 Cobra PLA 时可以将套囊半放气后再拔除，此时可将患者口中的分泌物一并带出。

7. 食管 - 气管联合导管　无论患者相对于操作者是何种体位，联合导管均可成功插入。联合导管可以盲插，也可借助于喉镜。患者头部最好保持中立位，也可稍微垫起。嗅物位有可能会妨碍联合导管的置入。盲插时，操作者位于患者头部的后方，协同手的拇指和示指提起患者的下颌及舌头，拇指尽量把舌体压向前方。导引手置入导管直至门齿位于两条黑色环行标记线之间。置入导管时应尽量沿舌体向下插入，以避免可能的咽喉部黏膜损伤。有时轻微的左右摇摆可能有助于导管的置入。导管置入到位后，将口咽套囊充气 100ml（37Fr 号为 85ml），远端套囊充气 5~15ml。

盲插时，联合导管多数进入食管，因此先通过 1 号蓝色长管（咽导管管腔）测试通气。由于口、鼻及食管已被套囊密封，气体从联合导管咽部开孔通过声门进入气管。加压通气时胃部听诊无吹气声，导管通气良好，双肺可闻呼吸音或可见呼气末二氧化碳波形，可继续通过该管通气。此时可通过 2 号管（气管食管管腔）行胃肠减压和吸引。如果通气阻力大，双肺听不到呼吸音，而胃内有充气音，说明联合导管已置入气管内。此时不需要改变联合导管的位置，直接改用 2 号透明短管进行通气即可，并通过听诊和呼气末二氧化碳波形再次确认位置。

为避免反流可将口咽套囊放气便于口内吸引，否则套囊应保持充气状态以稳定联合导管的位置。

当使用 1 号管通气时，如果双肺没有听到呼吸音或没有看到呼气末二氧化碳波形，第二个常见的原因是联合导管置入过深，此时口咽套囊位于喉头的对侧而堵塞了气道，应将两个套囊放气并把联合导管退出口腔约 2~3cm 后重新充气固定和判断。第三个常见的原因是高气道压力，如喉痉挛、支气管痉挛或肺水肿，此时应查明病因并对症治疗。与其他通气装置不同，联合导管允许高气道压力下通气，并可吸入支气管扩张剂。

可以待患者术后清醒时拔管，先将口咽套囊放气，注意口咽套囊完全放气后，咽部组织可堵住联合导管的通气孔，因此应该适当放气以保证患者可正常呼吸。当患者保护性反射完全恢复后，将远端套囊放气，同时经气管管腔持续吸引，最后拔除联合导管。

（九）喉罩理想位置

喉罩理想的解剖位置为：通气罩远端占据整个下咽部，正对食管上括约肌，紧靠在环状软骨后方（图 50-84）。通气罩的侧边对着梨状窝，近端的前表面在舌根后方，扁桃体水平以下。通气罩基底板和后表面各自贴靠在咽后壁的中间和侧壁部分，紧靠在第二到第七颈椎的前面。通气罩凹陷面贴附在杓会厌襞上，罩体末端的中心腔室覆盖在喉入口处，会厌在通气罩近端的前表面和舌体咽部分的后表面之间平伸展开。通气罩能围绕喉的入口产生一个不漏气的密封圈，起到密闭气道的作用。

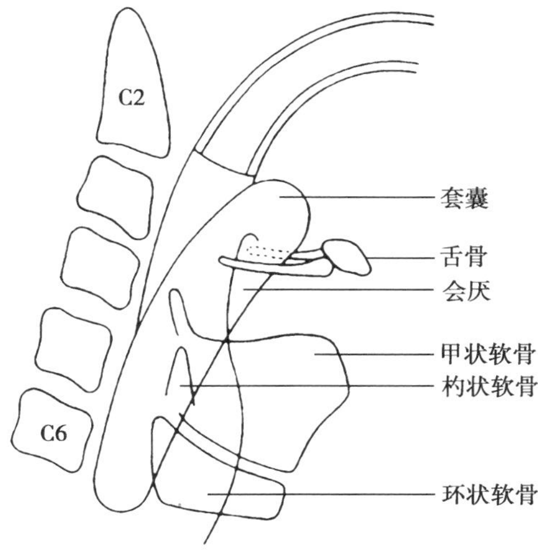

图 50-84 喉罩理想的解剖位置

通气管的后表面向下压着后咽喉部，向上压着口咽部，向前上压着软、硬腭。通气管的前表面在喉咽部和口咽部紧靠着舌体的咽部分，在口腔内紧靠着舌体的口腔部分。通气管的侧表面在口腔中不接触任何解剖结构，但可能在咽部接触舌体两边。

（十）喉罩的充气与固定

充气型喉罩置入到位后，需要给套囊适量充气。喉罩的充气量可根据厂家的指导充气量充气，按"恰好密封"原则充气，即在保持良好密封（密封压 > 25cmH$_2$O）的基础上尽量减少充气量。为减少并发症，罩囊内压力应不超过 60cmH$_2$O，如果套囊内压力达到 60cmH$_2$O 仍不能保证足够的密封，喉罩的位置、大小或类型需要被再次评估。

随着套囊内气体的增加，喉罩就位，此时需要将喉罩妥善固定。将喉罩固定在脸上，同时要注意理顺麻醉呼吸回路并妥善固定，避免呼吸回路向内压迫喉罩或向外牵拉喉罩，以免喉罩移位或脱出而影响喉罩功能。恰当的固定不但可以减少移位的风险，而且可以增加呼吸道和胃肠道密封的可靠性。

六、喉罩通气功能和位置的判断与处理

喉罩置入后以及位置发生变化时均应仔细评估其通气功能和位置，当出现气道梗阻或密封不良而造成通气困难时，需积极采用各种相应的处理方法进行处理。

（一）喉罩置入失败和通气失败的原因

1. 喉罩置入失败 造成喉罩置入失败最常见的原因包括：①麻醉深度不足；②置入技术掌握不够；③置入技术选择不恰当。

2. 通气失败 多种原因均可导致喉罩置入后通气不满意从而无法满足手术和麻醉的需要或通气失败。常见的原因包括：

(1) 麻醉深度不足：喉罩置入和维持阶段需要有足够的麻醉深度，以防止呼吸道保护性反射的发生。麻醉深度不足时可导致暂时性的声门关闭，有时甚至可出现喉痉挛，导致正压通气时气道阻力明显升高，通气困难甚至无法通气。

(2) 注气不足或过多：充气容量不足的错误较少出现，低容量的通气罩无法获得满意的呼吸道密封，亦无法对胃肠道进行充分的密封以防止胃肠道胀气和反流。增加通气罩容积有助于改善密闭，但是注气过多会使通气罩变硬，只会使密封效果略微增加，有时甚至降低密封效果。而且注气过多可能

增加咽喉部压力，使喉头声门狭窄，气道压增高，同时可增加咽喉疼痛和吞咽困难等并发症的发生率。

(3) 尺寸不符：如果所用喉罩的尺寸太小，可以使喉罩置入太深进入食管上端，通气罩的近端与声门入口正对，造成声门阻塞，导致密封不足，漏气的发生率亦较高。喉罩尺寸太大可导致喉罩置入困难，喉罩可能无法完全置入咽部，且置入后稍微增加少量气体，喉罩即会从咽部弹出。喉罩通气罩远端处于声门入口相对的位置，甚至进入声门，可出现气道梗阻。

(4) 喉罩发生扭曲：通气罩可在通气管长轴四周发生扭曲，如果在置入喉罩时发生旋转或在置入后未正确固定时，更容易发生，可造成气道阻塞。

(5) 通气罩远端位于咽喉部或声门入口：理想状态下，喉罩通气罩远端应位于下咽部，但也可能位于声门入口和咽喉部。由于未能形成有效的消化道密封，这些错位可能会增加反流和胃胀气的发生率。当喉罩置入深度不够或正确置入后喉罩向外发生了移动，通气罩远端可位于咽喉部、经通气管行纤维支气管镜检查时，可以看到下咽部和食管，此时喉罩常可保持良好的通气功能。而当喉罩置入过于靠前时，通气罩远端可抵在声门入口处，表现为气道阻塞和气道保护性反射激活。

(6) 通气罩远端返折：当喉罩置入时在口咽后部遇到阻力，使用蛮力强行将通气罩推至喉咽部时可造成通气罩向后返折。在以下情况下尤易发生：①通气罩内的气体未被完全抽空；②通气罩未良好润滑；③重复使用后通气罩老化。通气罩远端返折时通常并不会明显影响喉罩的通气，但是因通气罩远端不在下咽部，无法阻止胃内容物反流和胃充气。

(7) 会厌下折：在置入喉罩的过程中，通气罩的前表面可以压迫会厌向下移位。会厌下折是指能在通气管远端开口看到会厌的腹面，此时会厌可部分或完全覆盖于声门口。会厌下折常见于置入已充气的通气罩、咽部受压和会厌肥大下垂，舌体在喉罩置入时被推向后方也会造成会厌下折。患者处于非头后仰的颈屈曲位时，会厌易于被喉罩压向下方。轻微的会厌下折并不会明显影响喉罩通气，当会厌占据通气管远端出口的范围超过 2/3 时，可出现通气阻力的增加甚至无法通气。

(8) 声门上和声门压迫：声门受压是由于通气罩远端对声门产生机械性压迫所致，多出现于咽腔过小、通气罩较大（喉罩尺寸较大或充气过度）和通气罩远端进入下咽部时用力过度等情况。

（二）喉罩通气功能与位置的判断

在以下几种情况下，需要判断喉罩的通气功能与位置：①喉罩置入后；②头部和颈部的位置改变后；③体位有大的变化之后；④喉罩被移位或使用开口器之后。位置不良可能会影响通气甚至造成通气失败，同时可增加咽喉部不适、组织损伤、血管、导管和神经受压以及反流误吸等相关并发症的发生。评价喉罩通气功能与位置的方法较多，单一方法一般无法做出全面的判断，往往需要几种方法联合应用。

1. 通气功能　可以通过以下几点评价喉罩的通气功能，判断有无气道梗阻和严重漏气。

(1) 观察胸腹的运动：自主呼吸时，贮气囊有正常的膨缩，胸腹部无反常呼吸运动。机械通气时，胸腹部规律起伏，如果喉罩阻塞呼吸道，机械通气可发生困难而无明显胸腹起伏。

(2) 呼气末二氧化碳（$P_{ET}CO_2$）波形图：有助于发现呼吸道的部分梗阻，麻醉减浅和肌张力恢复亦可造成 $P_{ET}CO_2$ 波形改变，因其可造成声门的部分关闭。

(3) 颈部和胸部的听诊：喉罩位置正确时加压通气呼吸道通畅且无漏气感，胸部可听到清晰的肺泡呼吸音，喉结两侧为清晰的管状呼吸音，无异常气流声。将听诊器放置在颈前、后区听诊呼吸音对于发现喉罩意外进入喉部极为有用。当喉罩远端导致声门部分梗阻时，可听到喘鸣音，此时加深麻醉并不能使喘鸣音消失。颈部听诊亦能发现喉罩与咽部之间的漏气情况。

(4) 气道压的峰值：机械通气时一般低于 20cmH$_2$O，不应有漏气。

(5) 脉搏血氧饱和度（SpO_2）：可以维持在基础值以上。

(6) 呼出潮气量：监测到的呼出潮气量应与吸入潮气量无明显差异。

2. 喉罩置入是否顺利　置入喉罩时，口咽后部应没有抵触感，喉罩可顺利滑至咽喉近端位置，而咽喉远端有明显的抵触感。如果通气罩前端刚到舌根后即遇阻力，应考虑通气罩远端打折或遇到肿块及不规则的咽后组织的可能性。如果在咽喉近端有抵触感，可能是舌头或声门入口处发生阻塞。当通气罩的远端紧贴食管上端括约肌时，通常可有明显的抵触感，如果未感到阻力，则可能是喉罩没有置入到足够的深度，或喉罩远端向后返折。

3. 喉罩通气管的长度、位置和移动　喉罩通气管在口腔外的长度、通气管的位置以及充气后通气管的上浮可间接提供喉罩位置的有关信息。

(1)长度：如果通气管露出口腔过长，可能是罩体体积太大，和/或置入深度过浅。而通气管几乎未露出口腔，可能是通气罩太小或置入过深罩体出现打折。

(2)位置：通气管后面的黑线应位于中间位，并朝向头端，如果没有而出现偏离，通气罩有可能发生了扭曲。

(3)移动：通气罩位置正确时，充气后通气管会上浮出口腔外大约1cm，部分充气或置入前已充气则通气管的上浮不太明显。

4. 检查口腔并观察颈部　可通过检查口腔并观察颈部判断喉罩的位置。

(1)口腔：当喉罩位置正确时，罩体近端的上缘应位于舌根和扁桃体以下，检查患者口腔时一般无法看到通气罩部分，在口腔中看到通气罩近端越多，通气罩远端不在下咽部的可能性越大。需要注意的是当采用大号的喉罩时，可能在口腔中看到部分通气罩。口咽部通气罩可见说明喉罩的位置太浅，有时甚至可见通气罩远端，表明通气罩完全返折。

(2)颈部：喉罩位置正确时，罩体远端应达到环状软骨水平，而近端应在舌根水平。当喉罩的气罩充气时，甲状腺和环状软骨上方的组织可稍隆起，因为通气罩推动甲状腺、杓状软骨和环状软骨向前移动。如果充气时未触及颈部隆起，可能是由于罩体远端折叠后插入太浅，即其仍位于口咽部。当只有甲状腺上方的组织隆起而环状软骨处扁平时，罩体远端可能已进入喉部或者仅插到了杓状软骨后方。颈前组织隆起应是对称性的，如果不对称，喉罩可能发生了扭曲。该方法在肥胖患者实施较为困难。

5. 测试密封压　根据口咽漏气时的气道压力可以判断声门周边的密封程度，较高的密封压力代表较高的气道密闭性，是顺利进行正压机械通气和有效防止反流误吸的保证。将喉罩与麻醉回路连接，手控方式做几次正常通气后，关闭麻醉机的可调节压力阀(APL)，开大氧气流量或手动快速充氧，观察呼吸囊的膨胀和回路气压表的改变，当压力上升至某一数值时能从口边听到持续的漏气声，此时的压力不再上升，此平台压力即密封压。位置适当时，普通型喉罩的密封压应大于20cmH_2O，双管喉罩应大于25~30cmH_2O。测试密封压一般应在3~5秒内测试完毕，不要让高压力状态保持太长时间，以免因过度压迫口咽腔黏膜而导致术后咽痛和口腔溃疡。另外，患者有自主呼吸时不能测密封压。

6. 双倍潮气量法　喉罩置入后行机械通气，潮气量设定为正常值的两倍，观察呼吸回路密闭性和气道峰压的变化，喉罩位置正确时，呼吸回路仍然可以维持良好的密封性能而气道峰压一般无明显增加。

7. 可视定位　可视工具在喉罩位置不良的诊断和处理中非常有用，采用纤维支气管镜、电子支气管软镜等可视工具可以观察罩体内咽喉部的生理结构，获知会厌和声带等结构的位置信息，如声门是否打开、闭合或扭曲，是否能看到食管等。对于食管引流型喉罩亦可经引流管放置纤维支气管镜，操作者在可视状态下检查食管对位和密封情况。喉罩位置正确时经通气管可看到声门，有时还可看到会厌喉面的部分结构。通过可视检查，可以快速准确地诊断喉罩置入深度是否准确、罩体扭曲、通气罩远端位于咽喉部或声门入口、会厌下折以及声门上和声门压迫等位置不良情况。通过采用自动闭合的连接头，支气管可视软镜可以在保证患者正常换气的情况下同时进行。由于支气管可视软镜检查时不需要超出通气管远端出口，因此对于大多数患者是适合的，检查没有侵入性。尽管支气管可视软镜检查并不能提供喉罩通气罩外表面解剖关系的信息，但可以推断，当支气管可视软镜检查位置是适当的时候，通气罩的位置也是适当的，至少是合理的。

喉罩罩体内结构在支气管可视软镜直视下可以分为4级：1级，只看到声门；2级，看到声门和会厌喉面；3级，看到声门和会厌舌面；4级，看不到声门。1级提示对位良好，4级提示位置不良，常无法顺利通气，需要调整。

8. 牙垫位置　可以根据喉罩内置牙垫上端距离上唇的距离来判断喉罩置入深浅或尺寸是否合适。通常门齿位于喉罩内置牙垫的中点上下1cm之间时，喉罩的深度比较合适。

9. 漏气试验　对于食管引流型喉罩，正压通气时若食管引流管有气体漏出说明引流管和通气管相通，呼吸道和胃肠道并没有完全隔离开，引流管发生漏气时的气道压力间接反映隔离的程度。引流管漏气如果发生在气道压力较高时是可以接受的，但若在低气道压时也发生漏气，则说明对位不当或型号选择不当。有大量气体漏出时可以很容易通过引流管听到或用手感觉到，但少量气体漏出需通过在引流管内注射一小段柱状水溶性润滑剂进行观察，或在引流管近端开口制造一个肥皂泡进行观察。由于引流管远端部分穿过通气罩，通常肥皂泡膜会随着正压通气而来回摆动。

10. 胸骨上凹试验　胸骨上凹试验与漏气试验类似，在向引流管近端开口注入凝胶润滑剂后，压迫胸骨上凹或环状软骨，观察液柱或引流管近端肥皂泡的变化。当液柱或肥皂泡随之波动，说明引流管远端开口至近端开口都通畅，并与大气相通，提示喉罩已置入到足够的深度。其原理为：胸骨上凹和环状软骨这两个结构的位置靠近下咽部，也是通气罩远端应该放置的正确位置，压迫胸骨上凹或环状软骨可以传递压力至通气罩，使罩囊内的引流管受压而出现管内压力差，进而使润滑剂或肥皂泡移动。

11. 插胃管试验　通过喉罩的引流管置入胃管简单易行，结果可靠。放置前需要选择恰当型号的胃管并充分润滑，如果置入过程顺利，说明喉罩的位置良好。

12. 光棒定位　光棒如 Trachlight 可以快速明确食管引流型喉罩通气罩尖端的位置，是排除喉罩尖端返折简单而可靠的方法。将 Trachlight 置入喉罩引流管并超出远端开口，当喉罩引流管与食管上括约肌对位满意时，可于颈前观察到昏暗而弥散的光斑。光棒亦可置入通气管内，当通气管开口与声门对位良好时，颈前可见明亮的光斑位于环甲膜正中位置，或向气管方向延伸。由于喉罩种类和型号不同，内径和弯曲度亦有所不同，仅有部分喉罩可采用光棒定位。

5

（三）喉罩置入和通气失败的处理

1. 提高标准置入技术掌握程度　采用 Brain 医师提出的标准置入技术可减少喉罩置入困难及位置不当的发生率。使用标准技术置入喉罩失败，常见的原因包括：①未采取嗅物位；②张口不够；③未将通气罩紧贴上腭；④未沿着上腭咽部曲线推进；⑤在口咽后部遇到阻力时，未采取侧向方法；⑥在口腔内过早松开手指；⑦在咽部过早松开手指。纠正以上问题将使第二次置入更加顺利，应尽可能优化标准置入技术。

2. 使用其他改良置入技术　如果在优化标准置入技术后仍然失败，则应尝试其他改良置入技术。改良置入技术的选择应基于失败的原因、所选置入技术的利弊以及使用者对该技术的掌握程度等，选择有可能解决置入失败的技术。

3. 增加麻醉深度　插入喉罩时应有足够的麻醉深度，以抑制气道保护性反射。最好使用静脉方式增加麻醉深度，因为当喉罩置入失败或通气失败时，吸入性麻醉药的效果无法保证。如果气道保护性反射没有抑制，应拔除喉罩或使用肌肉松弛剂。

4. 使用肌肉松弛剂　肌肉松弛剂可以抑制气道保护性反射，但不会抑制支气管痉挛。如果喉罩的位置正确，而增加麻醉深度无法抑制气道保护性反射，可以使用肌肉松弛剂。

5. 调整充气容积　调整喉罩充气容积可解决以下问题：①置入喉罩在口咽后部遇到阻力时，通气罩充气可使罩体前缘更柔软，有助于通过咽喉；②增加通气罩容积有助于改善密闭，但偶尔需减少充气容积；③喉罩位置不当时，通气罩放气或充气，并与头颈部位置调整相结合，有助于调整位置；④当充气后的通气罩远端位于声门口时，放气有助于气流通过；⑤当充气后的通气罩远端压迫导致声带机械闭合时，放气可以增加空间而开放声带；⑥喉罩尖端打折时，充气和放气有可能使其恢复。

6. 调整头部和颈部的位置　嗅物位可以解决喉罩置入失败和由气道堵塞引起的通气失败。嗅物位时口咽角度较大，喉罩置入较容易。嗅物位还可以减少咽前结构对咽后壁的压力，不仅有助于解决喉罩置入失败的问题，还可以解决由气道堵塞引起的通气失败等问题。喉罩密封不良引起的通气失败可以通过采用颏向下贴向胸部的颏向胸位来解决。

7. 提颏和托下颌　提颏和/或托下颌可以改善置入环境，并可缓解由气道堵塞导致的通气失败。托下颌操作可增宽咽腔的前后间距，有助于解决喉罩置入失败。托下颌亦可通过抬高会厌使其与声门口分离，减少声门压迫，解决由气道堵塞引起的通气失败，降低会厌下折的发生率。

8. 对颈前部施压　对颈前部施压可将通气罩更牢固的挤入舌周组织，或插入到邻近咽部的间隙，从而修复因不完全闭合导致的换气问题。对颈前部施压是改善密封性的有用的暂时性措施。

9. 退出、推进喉罩

(1) 退出喉罩：喉罩尺寸太小时喉罩可过度置入下咽部，通气罩近端可与声门入口正对，造成声门阻塞，漏气的发生率较高。将喉罩退出几厘米有可能改善通气,否则应考虑更换更大的喉罩。

(2)推进喉罩:喉罩尺寸太大或置入深度不足时喉罩通气罩远端均可处于声门入口相对的位置,甚至进入声门,可出现气道梗阻。如果置入时有抵触感,可能是喉罩太大或抵在声门入口,而置入时无抵触感,可能是因为置入深度不足。可以尝试将喉罩推进几厘米,若置入深度不足通常气道梗阻可缓解,如果无法推进,可能是因为喉罩太大或抵在声门入口,声门受压时可出现梗阻加重或诱发气道保护性反射,应更换更小的喉罩或重新置入喉罩。

(3)退出和推进喉罩:喉罩置入的过程中容易将舌体下推而影响对位,会厌可下折覆盖声门口造成气道梗阻。Up-Down 手法是指在喉罩尖端置入下咽部后,将喉罩轻轻地上下来回滑动几次(喉罩撤出 6cm 左右再重新置入),可复原舌体,同时可有效地解除会厌下折。注意喉罩撤出时通气罩不放气而重新置入时适当放气可能成功率更高。Up-Down 手法可应用于绝大部分喉罩。

10. 重新插入喉罩 重新置入喉罩不仅可以解决置入失败,还可解决通气失败等问题。重新置入喉罩常可将喉罩置入到不同的或更好的位置。重新置入时采用其他改良置入技术可能更有益处。

11. 改变喉罩的尺寸 应选用合适尺寸的喉罩,一般减小喉罩尺寸有利于喉罩置入,而增加尺寸有利于喉罩通气。更换喉罩尺寸的频率取决于选择喉罩大小的标准、使用者的熟练程度以及是否需要正压通气。临床上常常需要加大尺寸而不是减小尺寸。

12. 改变喉罩的种类 不同类型喉罩之间的差别很大,通气罩的材料、形状、大小、通气管的弯曲度、硬度甚至是密封的原理都有所区别,改变喉罩种类可能解决置入和通气失败。备选喉罩的选择取决于失败的原因,换通气管更坚硬的喉罩可以解决置入失败,而采用密封性能更佳的喉罩可以解决与密封不足有关的通气失败。

13. 以上多种方法均有助于解决喉罩置入失败和通气失败,结合喉罩通气功能与位置的判断方法,按照特定的判断和处理流程,可以解决喉罩应用中出现的大部分气道梗阻问题(图 50-85)。

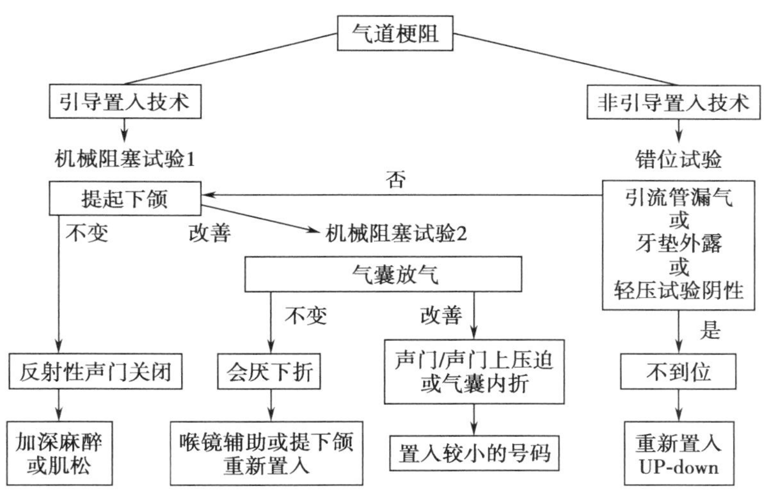

图 50-85 喉罩气道梗阻处理流程图

七、插管型喉罩与经喉罩气管内插管技术

插管型喉罩的出现推动了经喉罩气管内插管技术的快速普及,扩大了喉罩的适应证。Classic 喉罩是较早用于引导气管内插管的代表性喉罩之一,此后相继出现多种专用的插管型喉罩,被广泛应用于临床,尤其是困难气道的处理。

(一)常见的插管型喉罩

1. Classic 喉罩 Classic 喉罩(LMA Classic ™)于 1988 年全面上市,由通气管、通气罩和充气管三部分组成,经充分润滑最大可通过 ID 7.5mm 的气管导管。

经 Classic 喉罩气管内插管(以下简称插管)技术包括盲探法和工具辅助法,盲探法又分为直接法和间接法,前者直接插入气管导管,后者则是先插入引导探条（GEB）再插入气管导管。根据操作者熟练程度的不同、所用技术的不同（气管导管斜面的方向、气管导管的类型以及患者头颈部位置的调整）、尝试次数的不同以及有无压迫环状软骨，经 Classic 喉罩盲探插管成功率为 30%~93%。使用 GEB 盲探引导插管在清醒和麻醉患者均可应用，成功率为 0~84%，同时使用纤维支气管镜（FOB）可促进其置入。

光棒和纤维支气管镜常用于辅助 Classic 喉罩气管内插管。采用 Trachlight 光棒对 Classic 喉罩先定位再插管，成功率高达 97%。采用可弯曲光棒辅助喉罩插管需要注意光棒的弯曲角度对插管的影响。经 Classic 喉罩行纤维支气管镜引导插管，具有可直视喉部结构的突出优点，尤其在困难气道患者，而且气管内插管损伤和误入食管的风险均较小。当经喉罩行纤维支气管镜气管内插管时，采用标准喉罩置入技术可以提供最佳的声门显露。在已预料的困难气道，纤维支气管镜辅助 Classic 喉罩插管成功率为 96%~100%。纤维支气管镜辅助插管时，可因纤维支气管镜形成的 S 形弯曲或气管导管受到喉罩的栅栏、会厌或气管前壁的压迫而出现送管困难，此时可以尝试纤维支气管镜结合探条、导丝或 Aintree 导管。

5

经 Classic 喉罩气管内插管技术可用于儿童，尤其在儿童困难气道的处理，可采用盲探插管、光棒和纤维支气管镜辅助插管等方法，其中纤维支气管镜辅助技术成功率最高，应用更广。

经 Classic 喉罩气管内插管技术已得到大量临床应用，并且有着可观的成功率，但仍然存在一些缺陷。Classic 喉罩的通气管内径太小、接头无法拆除以及通气管远端栅栏的存在限制了气管导管的型号，同时通气管太长，使正常长度的气管导管可能无法通过声门，另外插管成功后撤出喉罩易造成气管导管脱出。

针对以上问题，技术上已提出了多种解决方法。针对通气管内径太小的问题，有三种解决方法：①使用引导探条将小号的气管导管换成较大号的气管导管；②先将引导探条置入喉罩，然后撤出喉罩，再将大号气管导管顺探条插管；③使用大号喉罩。针对通气管太长的问题，有两种解决方法：①使用较长的气管导管；②使用通气管较短的喉罩，具体方法包括从通气管近端缩短 5cm 并重新接合连接口和使用较小喉罩（仅适用于儿童）。针对撤出喉罩可能造成的气管导管脱出问题，有四种解决方法：①喉罩部分撤出时，在远端开口固定气管导管；②近端开口采用活检钳夹住气管导管；③增加气管导管长度；④气管导管脱出时插入引导探条以便导管容易插入。针对通气管远端的栅栏可能带来的阻力，解决方法包括：①旋转导管斜面，向前或向后；②插管前试着将导管的尖端通过喉罩的栅栏；③利用气管导管的中线；④去掉喉罩的栅栏，但是有会厌向通气管疝出的危险。

尽管经 Classic 喉罩气管内插管技术存在诸多不足，目前已基本被更完善的各种插管型喉罩取代，但是 Classic 喉罩是经喉罩气管内插管技术最原始和最经典的一个参考样本，为其他插管型喉罩的设计和经喉罩气管内插管技术的改进提供了借鉴和思路。

Excel 喉罩（LMA Classic Excel ™）于 2008 年上市，是一款加强版的 Classic 喉罩。与 Classic 喉罩相比，Excel 喉罩在设计上有多处改进，尤其在辅助气管内插管方面。具体改进包括：通气管得到加强，可重复使用达 60 次，性价比更高；可拆卸的通气管接头使纤维支气管镜辅助气管内插管更加方便，同时通气管接头处得到加强，增加了通气管的强度；最大可允许 ID7.5mm 的气管导管通过；会厌提升栅栏取代了之前的平行栅栏，有助于辅助插管；增加了通气管与罩体之间的角度以便于插管；柔软的硅胶套囊降低了对咽喉的刺激。

2. 其他非插管型喉罩和声门上通气工具亦可用于经喉罩气管内插管，如 i-gel 喉罩、Cobra 通气管、和 Proseal 喉罩等，结合纤维支气管镜和 Aintree 导管可获得较高的成功率。

3. Fastrach 喉罩　Fastrach 气管内插管型喉罩（ILMA，LMA Fastrach ™）出现于 1997 年，是 Brain 医师研究经 Classic 喉罩盲探气管内插管时发明的。经过近 20 年的临床应用，经 Fastrach 喉罩气管内插管技术不断得到完善并日渐成熟。与 Classic 喉罩相比，Fastrach 喉罩的特点在于：①通气管的形状与解剖弧度一致，弯度更大；②通气管由管壁薄的不锈钢制成，外层为硅胶，避免牙齿损伤；③通气管背侧标有间距为 1cm 的刻度，便于判断插管深度；④引导手柄与通气管连为一体，方便置入与调整喉罩位置，且不需要将手指插入口咽部；⑤会厌提升栅栏取代了 Classic 喉罩通气管远端平行排列的栅栏，降低了气管导管插入时受阻的概率；⑥通气管远端开口有一个 V 形凹槽引导坡道，使气管导管始终处于中间位置（图 50-86）。以上特性使 Fastrach 喉罩可以与声门完美对位并实现气管内插管。Fastrach 喉罩最大可通过 ID 8.0mm 的气管导管，如果充分润滑的话，即使是 8.5mm 和 9.0mm 的气管导管也可以通过。

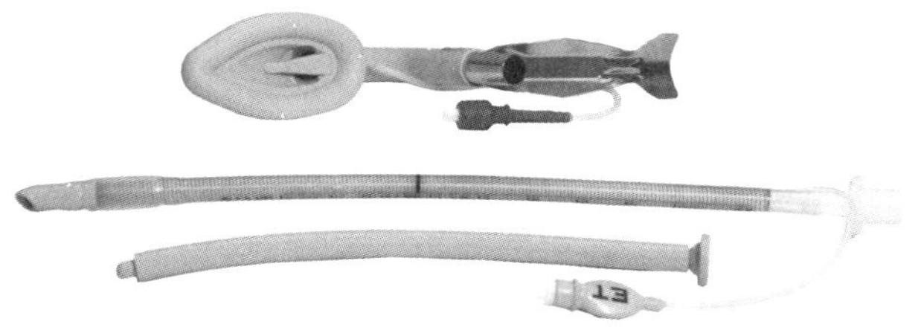

图 50-86　Fastrach 喉罩

目前可用的 Fastrach 喉罩型号有 3 号（体重 30~50kg）、4 号（体重 50~70kg）和 5 号（体重 70~100kg），分为可重复使用和一次性使用两种类型。通气罩和通气管的大小与形状在不同型号喉罩之间成比例改变。

置入方法与 Supreme 喉罩类似，将喉罩轻轻抵住硬腭插入口腔，沿通气管弧度向后向下推送直至前端有阻力或手柄接触患者面部。Chandy 手法的应用可有效解决声门对位问题，使气管内插管更加顺利。Chandy 手法分为两步，顺次进行。Chandy 手法第一步的做法是握住手柄沿矢状轴轻轻地旋转喉罩，使呼吸囊达最佳通气，此时喉罩与声门达最佳对位。Chandy 手法第二步的做法是插管前轻轻上提喉罩，使之离开咽后壁，有助于避免气管导管抵住杓状软骨，并尽量减小喉罩出口与声门之间的角度，该方法尤其适用于声门位置较高的困难插管病例。

当推送气管导管遇到阻力时，可根据阻力的深度判断和处理。阻力出现在气管导管远端超出通气管 2cm 时，可能是气管导管抵住喉前庭壁或会厌下折。此时采用 Up-Down 手法（将喉罩撤出 6cm 左右再重新插入，如此重复 2~3 次）一般可解除会厌下折。若问题仍未解决，则可能是喉罩型号不匹配。

Fastrach 喉罩采用与其配套的特制气管导管，成功率高而损伤较小。该特制气管导管具有以下特点：①弹性钢丝加强型导管，更易于通过通气管和喉气管两个方向不同的弯曲；②硅胶材质，可以高压蒸汽消毒并反复使用；③导管足够长以确保可以通过声门；④套囊壁紧贴导管外壁，最大限度减小外径；⑤充气管包埋在气管导管的侧面，减小外径的同时减少喉罩撤出时对导管的损伤；⑥斜面尖端柔软且位于正中，减少损伤并易于引导导管进入气管；⑦充气指示囊颜色不同，易于与喉罩充气囊区别；⑧可拆卸的 15mm 接头，插管成功后易于撤出喉罩；⑨导管背侧纵向标记线有助于指导方向的调整；⑩导管近中点处有一横向标记线，提示导管斜面已到达会厌提升栅栏的位置。

Brain 医师采用特制气管导管盲探插管取得了超过 95% 的成功率。普通 PVC 气管导管尖端斜面位于左侧，易于抵住杓状软骨或声带而阻碍插管，翻转 180° 角后置入喉罩通气管可能有助于提高插管成功率。Parker 气管导管斜面位于背面，通过旋转导管可提高插管成功率。

研究表明，经验丰富的医师与无经验者在 Fastrach 喉罩置入、通气和盲探插管方面均无显著差异。经 Fastrach 喉罩插管方法包括盲探法和工具辅助法。Fastrach 喉罩盲探插管的成功率为 89%~99.3%，光棒辅助其插管的成功率为 90%~100%，而纤维支气管镜辅助其插管的成功率则接近 100%。

Fastrach 喉罩的最佳适应证是已预料的困难气道患者。在一项已预料的困难气道患者应用 Fastrach 喉罩的回顾性研究中（包括 Cormack-Lehane 分级 4 级、颈椎固定、佩戴立体定向框架以及因为肿瘤、手术或放射治疗而导致气道扭曲的患者），254 例患者盲探和纤维支气管镜辅助插管总体成功率分别为 96.5% 和 100%，插管过程无咽喉部或食管相关并发症。有研究表明不同体重患者经 Fastrach 喉罩盲探插管的成功率无显著差异，肥胖者调整次数更少，插管难度更低且时间更短。

在未预料的困难气道患者，尤其是“既无法气管内插管，又无法面罩通气”患者，Fastrach 喉罩同样可以有效应用。一项大样本研究表明，11 257 例患者中有 100 例患者存在困难气道，13 例采用 Fastrach 喉罩盲探插管成功，另有 2 例采用 Fastrach 喉罩通气完成手术。

颈椎损伤患者气管内插管的首要注意事项是尽可能减少颈椎的运动。人工线性固定可减小气管内插管造成的颈椎活动，直接喉镜插管时颈椎移动范围最大，而 Fastrach 喉罩移动范围较小。一项研究表明 70 例已知颈椎不稳定的患者在 Fastrach 喉罩置入与插管时仍继续佩戴颈托，68 例患者在两次内盲探插管成功，2 例患者在纤维支气管镜辅助下插管成功，插管过程未出现新发的神经系统症状。其他适应证还包括因特殊体位无法行喉镜插

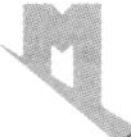

管者，如无法站在患者头端、侧卧位或俯卧位等。

4. CTrach 喉罩　CTrach 喉罩是基于 Fastrach 喉罩的一款改良版喉罩，其特点与 Fastrach 喉罩相同，同时增加内置式光导纤维和一个可拆卸的屏幕，可以提供气管导管通过声门的实时影像（图 50-87）。CTrach 喉罩是唯一可以同时通气、气管内插管和可视的工具，与 Fastrach 喉罩相比，CTrach 喉罩在正常气道的患者首次插管成功率更高。

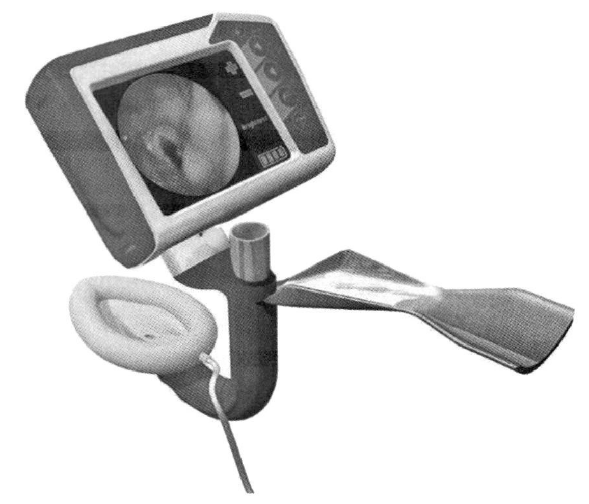
图 50-87　CTrach 喉罩

5. Cookgas 喉罩　Cookgas 气管内插管型喉罩（intubating laryngeal airway，ILA）于 2004 年被应用于临床，兼具 Classic 喉罩管壁柔软、变形能力强和 Fastrach 喉罩管腔大、引导插管简单且喉罩退出容易特点（图 50-88）。ILA 自身的弯曲使罩体边缘容易罩住会厌和杓状软骨同时尖端抵住食管上括约肌而不需要其他特殊工具。与 Fastrach 喉罩和 CTrach 喉罩的硬性结构不同，ILA 的材质较软，罩体较大，置入的条件较低。ILA 具有多种型号，所有年龄人群均适用，与 Fastrach 喉罩相比适应证更广。可以使用普通气管导管进行气管内插管，成功率高，更加经济而便于临床推广。与 Fastrach 喉罩不同的是，ILA 在引导插管结束后可以继续保留原处并在紧急情况下辅助拔除气管导管。

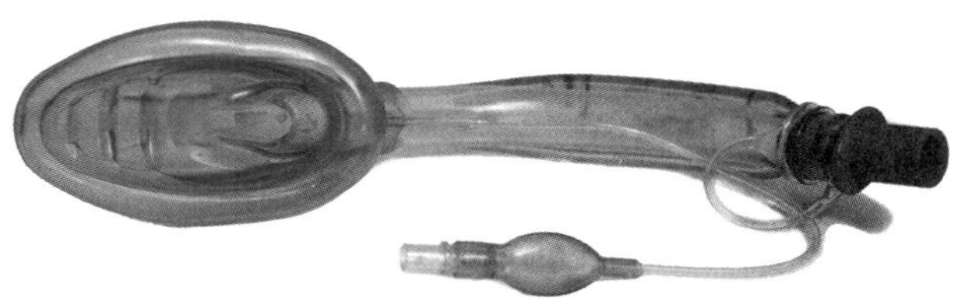
图 50-88　Cookgas air-Q 喉罩

ILA 由医用硅胶制成，通气管与连接器采用可拆卸式设计。通气管和罩体均有隆起，在气道连接器下的隆起是为了增加导管的密闭性。这些隆起也有利于在通过 ILA 插管时移除连接器，ILA 的超曲线形通气管与口咽部的解剖更接近，以避免出现过度弯曲和打折。通气管出口呈钥匙孔形可以引导气管导管指向喉入口，无会厌提升栅栏，纤维支气管镜插管更安全，推送气管导管更容易。ILA 通气管较粗，适合使用其他插管工具。在罩体远端部分有三条符合咽后壁解剖结构的内部隆起，这种设计可以增加气道的稳定性，使插入顺滑，改善气道的对位。当套囊充气时，这些隆起抵住咽后壁并增强前面罩体的密闭，这样可以有助于游离食管减少误吸的可能。

插管成功后需要使用专用的固定杆协助退出 ILA，确保撤出 ILA 时不会带出气管导管。固定杆的连接管从底部到尖端成一锥形，并具有水平隆起和垂直沟槽。该锥体可匹配多种型号的气管导管。隆起可更加紧密安全的与气管导管结合，沟槽则可以保证保留自主呼吸的患者在撤出喉罩时通气不受阻碍。

可重复使用的 ILA 有四种型号可供选择（2.0、2.5、3.5 和 4.5 号）；2.0 号适用于儿童，2.5 号适用于年龄稍大的儿童和青少年，3.5 号适用于瘦小的成年人，而 4.5 号适用于高大的成年人。ILA 使用半号标记是因为它可以适用更广泛的患者。一次性使用的 ILA（air-Q 喉罩）有六种型号（1.0、1.5、2.0、2.5、3.5 和 4.5 号），是儿童声门上通气工具的首选，其中 1.0 号可用于新生儿，而 1.5 号可用于较小的儿童。

ILA 的置入方法和 Classic 喉罩的标准置入方法类似，患者处于嗅物位，置入时可将下颌提起，轻柔的使用向后和向下的力量，依照罩体和通气管的曲度顺势置入，通过下咽部直到出现阻力为止。气管内插管前须判断 ILA 的位置是否为最佳位置，“Klein 手法”描述了喉罩漏气时可将下颌提起并将 ILA 轻轻回撤以纠正会厌下折。

经 ILA 气管内插管方法与 Fastrach 喉罩类似，包括盲探插管和工具辅助法。经 ILA 盲探插管的成功率为 57%~93.3%，纤维支气管镜辅助 ILA 气管内插管成功率为 95%~100%。

6. Ambu Aura-i 喉罩　Ambu Aura-i 喉罩是 Ambu 公司的一款插管型喉罩，有 8 种型号可供选择，可用于新生儿、儿童和成人，最大可通过 ID

8.0mm 的气管导管。喉罩弯曲度符合解剖弯曲，置入方便，可以采用普通 PVC 导管插管（图 50-89）。无会厌栅栏，纤维支气管镜检查和引导插管方便，亦可使用配套的可弯曲可视工具 aScope，一般不建议盲探插管。

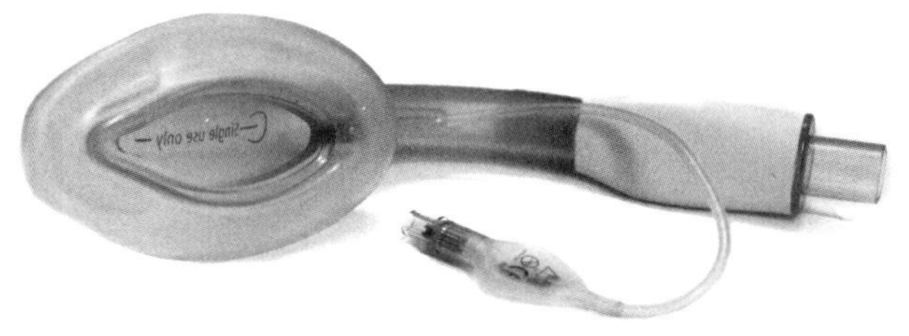

图 50-89 Ambu Aura-i 喉罩

7. Block Buster 喉罩 BlockBusler 喉罩是 2013 年新上市的一款多功能插管型喉罩，兼具 Classic 喉罩管壁柔软、Supreme 喉罩置入方便、Proseal 喉罩食管引流功能、密封性能出色以及 Fastrach 喉罩引导插管简单的特点（图 50-90）。基于以上性能，该喉罩既可以作为单纯的维持气道，也可以用于辅助气管内插管，引导插管结束后亦可套囊放气后继续保留原处以便术后尽早拔除气管导管。该喉罩固定更方便和稳定，可避免普通胶布对患者的刺激。通气管弧度根据人体口咽部生理结构设计，易于置入。扁圆形通气管可避免喉罩出现过度弯曲和打折。通气管短粗且无会厌栅栏的设计方便纤维支气管镜等可视工具检查，插管成功后易于退出喉罩。罩体背侧气囊的设计则有助于提高密封性能（平均密封压超过 $30cmH_2O$）和减少误吸。罩体内设计了贮液腔，可储存少量反流液，与内置食管引流管的双重保证可进一步防止误吸。通气管出口带有斜坡，气管导管与喉罩通气管角度较大，有助于引导气管导管指向声门。与其配套的特制气管导管（BIockBuster 自导引型气管导管）采用直型钢丝加强型设计，尖端较长且非常柔软，无论导管如何旋转尖端始终居于中心位置，当遭遇阻力时尖端会自动转向阻力小的位置，具有自身引导插管的功能（图 50-91）。

置入方法与 Supreme 喉罩类似，喉罩置入到位后可通过双管型喉罩的测试方法判断喉罩声门对位情况，如密封压测试、通气试验、漏气试验和胸骨上凹压迫试验等。为改善喉罩对位、防止会厌下折并改进盲探插管，可以采用“双手托下颌加 Up-Down 手法”，具体做法是喉罩置入到位后采用双

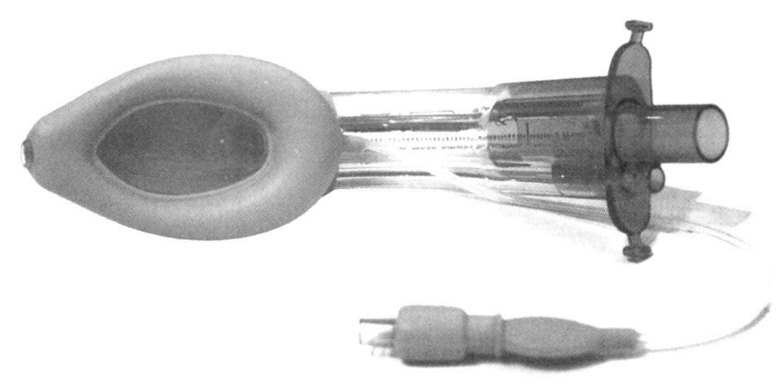

图 50-90 Block Buster 喉罩

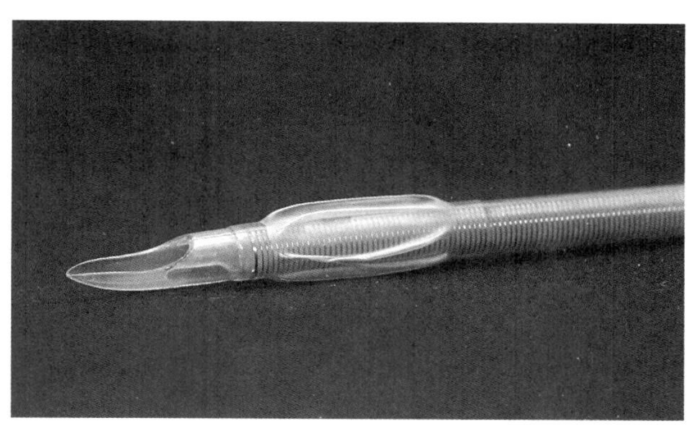

图 50-91 BlockBuster 自导引型气管导管

手拇指托住喉罩侧翼的两个小角行 Up-Down 手法而余四指同时托下颌，该手法简单易行，托下颌更加充分，喉罩置入与调整对位更快速便捷。支气管可视软镜可以对喉罩位置进行快速确定。

目前有 3、4、5 三种型号可供选择，最大可通过 ID 8.0mm 气管导管。采用其配套的特制气管导管，气管内插管过程柔和顺利，盲探插管成功率超过 90%，纤维支气管镜引导插管成功率接近 100%，学习曲线较短、易于掌握。

（二）经喉罩气管内插管技术的优缺点

1. 经喉罩气管内插管技术的优点 经喉罩气管内插管技术是困难气道管理中非常重要的一类方法，可以实现喉罩与气管内插管的灵活转换，是喉罩与气管内插管的桥梁。该气管内插管技术联合了喉罩与气管内插管两项技术，因此集合了两项技术的优点，具体包括：

（1）损伤轻微，患者易于耐受且循环影响小，尤其结合支气管可视软镜使用时，几乎仅在推送气管内导管时产生轻微损伤。

（2）插管过程中可以保证充分通气和氧合，尽量缩短无通气时间，免除反复面罩通气的烦恼，解放麻醉科医师的双手，使插管过程更加从容。

(3)适应证广泛，除了张口受限及口咽部巨大肿物无法置入喉罩的患者，几乎可以用于困难气道的任何场景，同时可在院前急救中发挥重要作用，特别是操作者无法站在患者头端行直接喉镜插管的患者。

(4)操作简单易学，有喉罩应用基础的医师可以快速掌握该项技术，有文献表明经验丰富的医师与经培训的初学者在插管成功率和术后并发症方面无显著差异。

(5)插管成功率高，采用专用插管型喉罩，盲探插管成功率可超过90%，而采用支气管可视软镜辅助插管，成功率接近100%。

2. 经喉罩气管内插管技术的缺点 喉罩具有两面性，当喉罩位置正确时，通气管出口正对声门，是经喉罩气管内插管技术成功率高的重要因素，但是喉罩的置入减小了口内气管导管的操作空间，将气管导管的运动轨迹局限在通气管内。当喉罩位置不正确时，通气管可能使经喉罩气管内插管的难度增加甚至插管失败。另外，张口受限的患者无法置入喉罩时将无法使用该技术。

5

（三）经喉罩气管内插管技术的插管途径和影响因素

1. 插管途径 经喉罩气管内插管技术根据插管途径的不同可以分为盲探插管和可视工具辅助插管两类。

(1)盲探插管：包括直接盲探插管和间接采用探条、光棒等半盲探工具辅助插管。

(2)可视工具辅助插管：包括纤维支气管镜、视可尼、aScope 和 air-Vu 等可视工具直接引导插管，亦可采用可视工具先行喉罩定位再行盲探气管内插管。

2. 影响因素 影响经喉罩气管内插管技术成功的关键因素在于喉罩通气管出口与声门的对位，对位得越好则插管成功的概率越高，理想情况是通气管出口对准声门裂。不满意的对位可导致气管内插管受阻甚至失败：①喉罩罩体插入过深，气管导管会抵在杓状软骨后的下咽部前壁；②喉罩罩体插入过浅，气管导管抵住会厌或会厌谷；③喉罩罩体偏位，气管导管抵在两侧梨状窝。另外，由于喉罩通气管出口与声门之间尚存在3~5cm的距离，即使是已对准声门，有时仍可出现插管受阻或误入食管。

(1)改善喉罩通气管出口与声门的对位，具体方法包括：

1)采用喉罩常规测试方法判断喉罩位置，如密封压测试、通气试验、漏气试验和胸骨上凹压迫试验等。

2)采用特定手法改善声门对位，解除会厌下折，如 Chandy 手法、Up-Down 手法、双手托下颌加 Up-Down 手法和 Klein 手法等。

3)借助可视工具指导喉罩对位，如支气管可视软镜等。

(2)气管导管跨越喉罩出口与声门之间约3~5cm的距离进入气管，影响因素和处理方法包括：

1)喉罩出口角度：Classic 喉罩出口角度较小，气管导管容易抵在杓状软骨或滑入食管，而插管型喉罩一般出口角度较大，有的还采用了斜坡的设计增加角度，使气管导管更容易进入气管。

2)气管导管类型与出喉罩角度：采用特制气管导管，如 Fastrach 和 Block Buster 喉罩均有特制气管导管，均为直型设计，且对导管尖端和斜面进行改良，使得气管导管易于通过声门；普通 PVC 导管、钢丝加强型导管以及 Parker 导管则需要注意导管尖端斜面的影响，插管受阻时可旋转改变其斜面方向；气管导管采用正向或旋转180°后反向置入喉罩，出喉罩角度不同，亦可影响插管成功率。

3)缩短二者之间的距离：如 Fastrach 喉罩的 Chandy 手法第二步和 BlockBuster 喉罩充起背侧气囊可缩短该距离。

4)连接喉罩通气管与气管：可采用探条、光棒、视可尼和纤维支气管镜等引导工具建立二者的连接。

除了以上两项关键影响因素，会厌与声门之间的解剖关系也是需要考虑的因素，对于解剖异常者需要慎重应用该技术。其他影响因素包括操作者的技术和经验、导管的润滑、药物使用（如镇痛药和肌松药）以及麻醉深度等。

八、喉罩的拔除

喉罩的一个显著优势就是患者麻醉苏醒过程平稳且很少有并发症发生。尽管麻醉苏醒期拔除喉罩比置入喉罩简单，但管理较麻醉维持期更复杂，因为此期一些保护性反射活动将逐渐恢复，应谨慎操作。

应用喉罩实施麻醉可以在手术室或麻醉恢复室内进行苏醒，由麻醉科医师或训练有素的护士执行。由麻醉护士在麻醉恢复室进行麻醉苏醒的优点是可以增加患者的周转速度，且护士很少主动刺激患者。不利因素是患者需要转运，可增加刺激，应在合适麻醉深度下进行，避免喉罩位置改变，同时转运期间持续供氧并监测 SpO_2。

喉罩的拔除时机尚存争议，深麻醉下拔除喉罩或待患者完全苏醒后再拔除喉罩各有利弊，但一般不支持在两种情况中间的状态下拔除喉罩。深麻醉下拔除喉罩时刺激小，但气道梗阻多见；完全苏醒后拔除喉罩可避免气道梗阻，但刺激强。深麻醉下拔除喉罩时，患者应恢复自主呼吸，预先充分吸氧，侧卧位可能更佳，可避免拔除喉罩后气道梗阻。麻醉深度应为保证安全拔除喉罩的最低麻醉深度，既能缩短拔除喉罩到苏醒的时间，又能降低保护性反射。对非刺激性吸入麻醉药来说，其深度约为 0.7MAC。患者清醒拔除喉罩的指征包括：吞咽反射恢复、喉罩通气罩张力增加、咽反应增强和主动肢体活动恢复。成人和大龄儿童应在能按照指令张嘴时拔除喉罩，而小儿应在能够主动肢体活动和偶尔张嘴时拔除喉罩。牙关咬紧时拔除喉罩有可能损伤切牙和喉罩通气罩，应待患者松口后拔除。

拔除喉罩时通气罩放气还是充气，也是一个争论的热点，目前尚无定论。放气可以减少拔除喉罩时对患者的损伤和避免损坏通气罩，而充气则可保证通气时气道的密封性和保护气道，还可以将分泌物带到口外。

另一个争议的热点是在何种体位下拔除喉罩，仰卧位和侧卧位各有利弊。侧卧位时一旦发生反流可保证患者安全，但可能增加气道不良事件的风险。拔除喉罩时，避免搬动患者可能比体位本身更重要，尤其是对于清醒患者。

第九节　困 难 气 道

困难气道（difficult airway，DA）的管理与麻醉安全和质量密切相关，30% 以上的严重麻醉相关并发症（脑损伤、呼吸心搏骤停、不必要的气管切开以及气道损伤等）是由气道管理不当引起的。美国一项长达 6 年的麻醉相关死亡研究结果显示，由困难气管内插管引起的死亡率可达 2.3%。另一项大样本的研究表明，在麻醉因素引起的心搏骤停中，不恰当的气道处理占 7.9%。

困难气道的管理对临床医师尤其是麻醉科医师是一项巨大的挑战，“既不能插管，又不能氧合”（can’t intubate，can’t oxygenate，CI/CO）是每一位麻醉科医师的噩梦，气道问题常常是引起的各种严重并发症和死亡的直接原因。在困难气道的各种发生率中，困难喉镜显露为 1%~18%，困难气管内插管为 1%~4%，气管内插管失败为 0.05%~0.35%；困难面罩通气为 2.35%，其中面罩通气失败为 0.15%；“既不能插管，又不能氧合”的灾难发生率为 0.000 1%~0.02%。

从 1993 年起，美国、德国、英国、加拿大等国纷纷采用了气道管理实践指南。这些国家的专业学会一致认为，根据各国的不同国情，选择应用实践指南能够减少气道相关并发症的发生。美国麻醉科医师协会（American Society of Anesthesiologists，ASA）于 1993 年发布第 1 版《困难气道管理指南》，此后分别于 2003 年和 2013 年进行了更新。英国困难气道协会（Difficult Airway Society，DAS）于 2004 年发布了《未预料的困难气管内插管管理指南》，2015 年进行了更行，2012 年又发布了《气管拔管管理指南》。中华医学会麻醉学分会（Chinese Society of Anesthesiology，CSA）在参考国外近年困难气道管理指南的基础上，结合国情和国内的临床经验，于 2009 年起草和制定了《困难气道管理专家共识》。在此共识基础上，按照循证医学的原则，结合近年困难气道管理的新观点与新进展，CSA 于 2011 年和 2013 年又分别发布了《困难气道处理快捷指南》和《困难气道管理指南》，并于 2017 年从新修订发布了新的《困难气道管理指南》。

目前我国麻醉科医师在气道管理中还存在从业人员素质参差不齐、气道处理缺乏规范、系统的流程、气道处理的相关设备配备不足以及气道处理相关技术普及率不高等问题。CSA 2013 版指南基于国情，在以下几点做出强调或创新：①强调“预充氧”的重要性，为困难面罩通气患者争取更多处理时间；②进一步改良“面罩通气分级”，简化判断标准，及早诊断与处理困难面罩通气；③进一步细分“气道类型”，将已预料的困难气道进一步分为明确的和可疑的困难气道，为气道处理理清思路；④“诱导方式”增加保留自主呼吸浅全身麻醉，提高气道处理中部分困难气道假阳性病例的舒适度；⑤强调"喉镜显露分级"作为建立气道方法的依据，喉镜仍然是最熟悉和最普及的气道工具；⑥放宽"紧急气道"定义，由于喉罩尚未完全普及，只要存在困难面罩通气即属紧急气道，更早启动紧急气道处理流程；⑦创新与改良《困难气道处理流程图》和《紧急气道处理流程图》，气道处理步骤更加明确，思路更加清晰。而2017年的《困难气道管理指南》在2013年的基础上，对以下几点进行了强调和创新：①麻醉与气道管理前对患者进行详尽的评估与充分的准备，对可疑困难气道患者建议使用辅助工具检查，在床旁或手术室内使用可视喉镜和支气管可视软镜等工具进行评估，目的是最大限度地减少紧急气道，特别是"既不能插管、又不能氧合"的发生；②强调了处理困难气道前的准备，包括气道管理工具、患者的准备和需求帮助；③强调预充氧合以及整个气道管理过程中通气的重要性，以维持氧合为第一要务；④每次插管前均应保证充分的肌松和麻醉深度，正确的体位，保证第一次插管的成功率；⑤建议尽早使用可视喉镜，严格控制插管操作次数（3+1次）；⑥及时识别和宣布气道处理遇到的困难和失败；⑦在保证氧合的基础上，停下，思考是进是退；⑧对麻醉科医师反复、定期、规范地进行培训。需要说明的是不同专科患者的病理生理改变具有不同的特殊性，如产科、儿科、创伤、胸科等，这类患者困难气道的具体操作细节还需根据患者的特点及手术需求进一步完善，但总的处理原则可遵循CSA2017版的《困难气道管理指南》。

各版本的困难气道管理指南只是帮助临床医师对气道管理作出正确决策，并非强制性标准，也不可能包括或解决气道管理中的所有问题。因此，临床医师在针对某一具体患者时，应根据患者具体情况、自身的技术水平以及所掌握的医疗资源综合分析，制订适合自己的气道处理流程。

一、困难气道的定义与分类

（一）困难气道的定义

经过专业训练的具有五年以上临床麻醉经验的麻醉科医师发生面罩通气困难或气管内插管困难或二者兼具的临床情况。

困难气道包括：

1. 困难面罩通气（difficult mask ventilation，DMV） 有经验的麻醉科医师在无他人帮助的情况下，经过多次或超过一分钟的努力，仍不能获得有效的面罩通气。

面罩通气分级：根据通气的难易程度将面罩通气分为四级，1~2级可获得良好通气，3~4级为困难面罩通气（表50-8）。喉罩的应用可改善大部分困难面罩通气问题。

表50-8 面罩通气分级[a]

分级	定义	描述
1	通气顺畅	仰卧嗅物位，单手扣面罩即可获得良好通气[b]
2	通气受阻	置入口咽和/或鼻咽通气管单手扣面罩；或单人双手托下颌扣紧面罩同时打开麻醉机呼吸器，即可获得良好通气
3	通气困难	以上方法无法获得良好通气，需要双人加压辅助通气[c]，能够维持 $SpO_2 \geq 90\%$
4	通气失败	双人加压辅助通气下不能维持 $SpO_2 \geq 90\%$

1）该分级在Han.R与Kheterpal.S的通气分级基础上修改制定，1~2级通过三项中间指标（手握气囊的阻力、胸腹起伏和$ETCO_2$波形测试）确定，3~4级以SpO_2是否≥90%而定。

2）良好通气是指排除面罩密封不严、过度漏气等因素，三次面罩正压通气的阻力适当（气道阻力≤20cmH_2O）、胸腹起伏良好、$ETCO_2$波形规则。

3）双人加压辅助通气是指在嗅物位下置入口咽和/或鼻咽通气道，由双人四手，用力托下颌扣面罩并加压通气。

2. 困难喉镜显露 直接喉镜经过三次以上努力仍不能看到声带的任何部分。

3. 困难气管内插管（difficult intubation，DI） 无论存在或不存在气管病理改变，有经验的麻醉科医师气管内插管均需三次以上努力。

4. 困难声门上通气工具（supraglottic airway device，SAD） 置入和通气：无论存在或不存在气道病理改变，有经验的麻醉科医师SAD置入均需三次以上努力；或置入后，由于声门上通气工具（SAD）密封不良或气道梗阻而无法维持有效通气。

5. 困难有创气道建立 定位困难或颈前有创气道建立困难，包括穿刺针技术和手术刀切开技术。

（二）困难气道的分类

1. 根据有无困难面罩通气将困难气道又分为

非紧急气道和紧急气道。

1）非紧急气道：仅有困难气管内插管而无困难面罩通气的情况。患者能够维持满意的通气和氧合，能够允许有充分的时间考虑其他建立气道的方法。

2）紧急气道：只要存在困难面罩通气，无论是否合并困难气管内插管，均属紧急气道。患者极易陷入缺氧状态，必须紧急建立气道。其中少数患者"既不能插管，又不能氧合"，可导致气管切开、脑损伤或死亡等严重后果。

2. 根据麻醉前的气道评估情况将困难气道分为已预料的困难气道（明确的困难气道和可疑的困难气道）和未预料的困难气道（"正常"气道）。气道分类的意义在于理清气道处理思路，针对不同气道类型选择针对性的处理流程并做好相应的准备，以提高患者在气道处理过程中的安全性。

1）已预料的困难气道：包括明确的困难气道和可疑的困难气道，前者包括明确困难气道史、严重烧伤瘢痕、重度阻塞性睡眠呼吸暂停综合征、严重先天发育不良等，后者为仅评估存在困难危险因素者。二者的判断根据患者实际情况及操作者自身的技术水平而定，具有一定的主观性。可疑困难气道可通过在手术室内麻醉诱导前行可视喉镜或支气管可视软镜等工具检查，进一步明确是否为困难气道。对已预料的困难气道患者，最重要的是保留患者的自主呼吸，预防发生紧急气道。

2）未预料的困难气道：评估未发现困难气道危险因素的患者，其中极少数于全身麻醉诱导后有发生困难气道的可能，需常备应对措施。

二、困难气道的预测与评估

大约90%以上的困难气道患者可以通过术前评估发现。对于已知的困难气道患者，有准备有步骤地处理将显著增加患者的安全性。因此，所有患者都必须在麻醉前对是否存在困难气道做出评估。充分的术前气道评估是及时发现困难气道，降低未预料困难气道发生的重要手段，也是正确处理困难气道，做好充分准备的前提。但值得注意的是有时术前气道评估基本正常的患者，也可能出现意想不到的气管内插管困难或通气困难。其核心内容：通过病史、体检和辅助检查进行充分的术前气道评估，关注患者发生反流的风险。

（一）病史

术前访视患者，了解患者的一般情况、现病史及既往史，有助于困难气道的识别。详细询问气道方面的病史是气道管理的首要工作，如打鼾或睡眠呼吸暂停综合征史、气道手术史、头颈部放疗史等。必要时还应查阅相关的麻醉记录，了解困难气道处理的经历。

（二）困难面罩通气危险因素

年龄大于55岁、打鼾病史、蓄络腮胡、无牙、肥胖（BMI>26kg/m^2）是DMV的五项独立危险因素。另外Mallampati分级Ⅲ或Ⅳ级、下颌前伸能力受限、甲颏距离过短（<6cm）等也是DMV的危险因素。当具备两项以上危险因素时，提示DMV的可能性较大。

（三）体格检查

头颈部的解剖特点与困难气道发生密切相关，通过体格检查来发现气道病理或解剖异常。

1. 鼻腔　若选择经鼻腔施行气管内插管，应通过病史及检查了解鼻腔通畅程度，并根据鼻腔情况选择合适的气管导管型号。首先观察其鼻部外形，如鼻孔（鼻前庭）的粗细，是否对称。然后分别测试左、右鼻腔呼出与吸进空气时的通畅度，即检查者用示指分别按压鼻翼阻塞患者一侧鼻孔，让另一鼻孔吸气或呼气，以通畅最佳的一侧鼻腔作为选择插管径路。凡气管导管外径能通过鼻孔者，一般均能顺利通过鼻腔而出后鼻孔。对于鼻塞患者应仔细询问鼻塞的程度及发作时间，是单侧还是双侧鼻腔，是发作性还是持续性，有无交替变化或逐渐加重的特点，有无其他伴发症状等。鼻腔的阻塞或病变均可影响经鼻腔气管内插管，若鼻部原因引起鼻塞严重者，应放弃经鼻腔气管内插管，或经专科医师检查后决定。另外，鼻腔黏膜较脆弱，经鼻腔气管内插管常伴有少量黏膜出血，因此，鼻腔部位放射治疗后及使用抗凝治疗的患者，应慎重考虑或禁用。

2. 咽部结构分级　咽部结构分级即改良的Mallampati分级或称"马氏分级"。Mallampati提出了一个简单的气道评估方法，后经Samsoon和Young的修改补充，成为当今临床广为采用的气道评估方法。患者取正坐位姿势，头居正中位，检查者视线与张口处呈同一水平位，嘱患者用力张口伸舌至最大限度（不发声），根据能否看到腭垂以及咽部的其他结构判断分级，见表50-9。

表 50-9　改良的 Mallampati 分级

分级	观察到的结构
Ⅰ级	可见软腭、咽腭弓、腭垂
Ⅱ级	可见软腭、咽腭弓、部分腭垂
Ⅲ级	仅见软腭、腭垂基底部
Ⅳ级	看不见软腭

咽部结构分级愈高预示喉镜显露愈困难，Ⅲ~Ⅳ级提示困难气道。该分级是一项综合指标，其结果受到患者的张口度、舌的大小和活动度以及上腭等其他口内结构和颅颈关节运动的影响。

3. 张口度　张口度是指最大张口时上下门齿间距离，成人正常值在 3.5~5.6cm。张口度小于 3cm 或小于检查者两横指时无法置入喉镜，导致困难喉镜显露。影响张口度的因素包括咬肌痉挛、颞下颌关节功能紊乱以及各种皮肤病变(烧伤瘢痕挛缩、进行性系统性硬化症等)。咬肌痉挛可以使用麻醉药和肌松药改善，但应慎用，而颞下颌关节的机械性问题以及皮肤病变通常麻醉后也难以改善。

4. 甲颏距离　甲颏距离是指头在完全伸展位时甲状软骨切迹上缘至下颏尖端的距离。该距离受许多解剖因素，包括喉位置的影响，成人正常值在 6.5cm 以上。甲颏距离小于 6cm 或小于检查者三横指的宽度，提示气管内插管可能困难。也可通过测量胸骨上窝和颏突的距离(胸颏间距)来预测困难插管，正常人的胸颏间距大于 12.5cm，如小于此值，可能会有插管困难。还可测量下颌骨的水平长度，即下颌角至颏的距离来表示下颌间隙的距离，小于 9cm 气管内插管可能会存在困难。

5. 颞下颌关节活动度　颞下颌关节活动度是下颌骨活动性的指标，能反映上下门齿间的关系。如果患者的下门齿前伸能超出上门齿，通常气管内插管是容易的。如果患者前伸下颌时不能使上下门齿对齐，插管可能会困难。下颌前伸幅度越大，喉部显露就越容易。下颌前伸幅度越小，易发生前位喉(喉头高)而致气管内插管困难。

6. 头颈部活动度　颈部屈曲可以使咽轴和喉轴近于重叠，寰椎关节的伸展可以使口轴接近咽轴和喉轴，在颈部屈曲和寰椎关节伸展的体位下三轴接近重叠，最易实施喉镜检查。正常人颈部能随意前屈后仰左右旋转或侧弯。嘱患者头部向前向下弯曲用下颏接触胸骨，然后向上扬起脸测试颈伸展范围。下颏不能接触胸骨或不能伸颈提示气管内插管困难。从上门齿到枕骨隆突之间划连线，取其与身体纵轴线相交的夹角，正常前屈为 165°，后仰应大于 90°。如果后仰不足 80°，提示颈部活动受限，插管可能遇到困难，见于颈椎病变(类风湿关节炎、颈椎结核、颈椎半脱位或骨折、颈椎椎板固定术后等)；颈部病变(颈部巨大肿瘤、颈动脉瘤、甲状腺肿大等)；烧伤或放射治疗后的患者导致颏胸粘连使颈部活动受限；过度肥胖(颈粗短、颈背脂肪过厚)或先天性疾病(斜颈、颈椎骨性融合等)。

7. 牙齿　有活动性义齿者，应在术前取下。老年及儿童患者，常有松动牙齿，或新近长出的乳齿或恒齿，其齿根均浅，缺乏周围组织的有力支持，易被碰落。某些患者存在异常牙齿，需要检查上门齿的长度、自然状态下闭口时上下切牙的关系，如上门齿外突或过长、上下齿列错位、缺牙等，面罩通气或气管内插管可能困难。异常牙齿易在喉镜操作过程中遭损伤(松动、折断或脱落)，应注意避免。松动牙齿应术前用线进行固定，便于一旦发生牙齿脱落，能及时取出，意外脱落和折断的牙齿应仔细寻找并取出，防止进入气管及肺内。

8. 阻塞性睡眠呼吸暂停综合征　“鼾症”是阻塞性睡眠呼吸暂停综合征的简称，我国人群中 3%~4% 的人患有鼾症。由于鼾症患者存在呼吸系统、心血管系统与神经系统等多系统的紊乱，以及口咽腔组织结构的异常，此类患者在气管内插管和术毕拔管后的两个阶段存在潜在的风险。此类患者正常睡眠下以习惯性严重打鼾、间断频发性呼吸暂停为主要特点，尤以全身麻醉诱导后更为严重，往往给呼吸管理造成困难，造成“鼾症”的主要原因是口咽腔软组织肥厚、增多，导致上呼吸道的狭窄。

9. 喉镜显露分级　Cormack 和 Lehane 把喉镜显露声门的难易程度分为四级(表 50-10)。该喉镜显露分级为直接喉镜显露下的声门分级，与咽部结构分级有一定相关性，可作为判断是否插管困难的参考指标，Ⅲ级以上提示插管困难。

表 50-10　喉镜显露分级(C-L 分级)

分级	观察到的结构
Ⅰ级	可见全部声门
Ⅱ级	可见部分声门
Ⅲ级	仅可见会厌
Ⅳ级	会厌不可见

10. 其他提示困难气道的因素　上腭高度拱起变窄、下腭空间顺应性降低、小下颌或下颌巨大、颈短粗、病态肥胖、孕妇、烧伤、会厌炎、类风湿关节炎、强直性脊柱炎、退化性骨关节炎、会厌炎、肢端肥大症、声门下狭窄、甲状腺或扁桃体肿大、纵隔肿物、咽喉部肿瘤、咽部手术史、放疗史、烧伤、Klippel-Feil 综合征、Goldenhar 综合征、Turner 综合征、Treacher-Collins 综合征、Pierre Robin 综合征和 Down 综合征等对于预测困难气道都具有一定的敏感性和特异性，但单一方法还不能预测所有的困难气道，在临床上应综合应用。

（四）影像学等辅助检查

了解病史并进行体格检查后，对怀疑有困难气道的患者，可以使用辅助检查帮助诊断。超声、X 线片、CT 和 MRI 等影像学检查有助于评估困难气道的可能性，并可明确困难气道的特征与困难程度。对于具有高危因素的可疑困难气道患者，推荐在清醒镇静表面麻醉下行可视喉镜或可视插管软镜等工具的检查和评估，明确喉镜显露分级。辅助检查不常规应用于正常气道的评估，仅推荐用于怀疑或确定有困难气道的患者。

以上各种方法预测困难气道具有一定的特异性和敏感性，但单一方法还不能预测所有的困难气道，临床上应综合应用。正确地评估气道，可以帮助麻醉科医师在麻醉和气道管理前更加明确识别出更多的困难气道，以便做好充足的准备。

在评估患者气道的同时也必须要关注患者发生反流误吸的风险（包括饱胃状态、食管反流病史、胃排空延迟相关疾病等），以早期采取措施预防反流误吸的发生。

三、建立气道的工具和方法

用于困难气道的工具和方法有百余种之多，我们推荐最常用和公认的几种，将这些工具和方法分为处理非紧急气道和紧急气道的工具和方法。处理非紧急气道的目标是无创，而处理紧急气道的目的是挽救生命。麻醉科医师应遵循先无创后有创的原则建立气道。

（一）非紧急无创方法

非紧急无创方法可以分为喉镜、经气管导管和声门上通气工具（SAD）三类。

1. 喉镜类　分为直接喉镜和可视喉镜。

2. 经气管导管类　包括管芯类、光棒、可视管芯、支气管可视软镜四类。

3. 声门上通气工具（SAD）　包括引流型喉罩、插管型喉罩以及其他声门上通气工具。

4. 经鼻盲探气管内插管。

（二）非紧急有创工具与方法

1. 逆行气管内插管　适用于普通喉镜、喉罩、支气管可视软镜等插管失败，颈椎不稳、颌面外伤或解剖异常者可根据情况选择使用。使用 Touhy 穿刺针或静脉穿刺针行环甲膜穿刺后，采用导丝或硬膜外导管可以实现逆行气管内插管。亦可采用引导导管（Cook 气道交换导管或支气管可视软镜等）先穿过导丝然后引导气管内插管。逆行气管内插管技术的平均插管时间是 2.5~3.5 分钟。并发症较少见，常见的有出血、皮下气肿等。

2. 气管切开术　气管切开术有专用工具套装，采用钢丝引导和逐步扩张的方法，创伤虽比手术切开小，但仍大于其他建立气道的方法且并发症较多，用时较长，只用于必需的患者，如喉肿瘤、上呼吸道巨大脓肿、气管食管上段破裂或穿孔以及其他建立气道方法失败又必须手术的病例。

（三）紧急无创工具与方法

发生紧急气道时要求迅速解决通气问题，保证患者的生命安全，为进一步建立气道和后续治疗创造条件。常用的紧急无（微）创气道工具和方法包括以下几种。

1. 双人加压辅助通气　在嗅物位下置入口咽和/(或)鼻咽通气道，由双人四手，用力托下颌扣面罩并加压通气。

2. 再次气管内插管　Kheterpal 等报道了 77 例无法通气的患者，58 例采用直接喉镜显示分级 Ⅰ~Ⅱ级，采用直接喉镜气管内插管容易，8 例采用直接喉镜多次努力后插管成功，7 例采用可视喉镜、光棒等工具完成插管，2 例唤醒患者后采用纤维支气管镜清醒插管成功，仅有 1 例唤醒患者后行气管切开术，另 1 例行紧急环甲膜切开术。基于以上研究结果，首次插管失败后可再次行气管插管，应尽早使用可视喉镜，同时注意麻醉深度和肌松程度。

3. 喉罩　既可以用于非紧急气道，也可以用于紧急气道。训练有素的医师可以在几秒内置入喉罩建立气道。紧急情况下，应选择操作者最熟悉最容易置入的喉罩。

4. 食管 - 气管联合导管（esophageal-tracheal combitube，ETC）　联合导管具有两种规格（37Fr 和 41 Fr），是一种双套囊（近端较大的口咽套囊和远端低压的食管套囊)和双管腔(食管前端封闭和气道管前端开放)的导管,在两个套囊之间有 8 个侧孔,无论导管插入食管还是气管均可通气。优点是操作简便,不需要辅助工具,可在数秒内快速送入咽喉下方,可有效地防止误吸。缺点是尺码不全,当导管在食管内时不能吸引气管内分泌物。

5. 喉管(LT) 喉管设计原理与使用方法与食管 - 气管联合导管类似,尺码全,损伤较轻。既可以用于非紧急气道,也可以用于紧急气道。

(四) 紧急有创工具与方法(详见本节(六)紧急有创气道的建立)

1. 环甲膜穿刺置管和经气管喷射通气(transtracheal jet ventilation,TTJV)

2. 经环甲膜穿刺通气

3. 环甲膜切开通气(简称手术刀技术)

四、困难气道处理流程

困难气道处理流程强调对患者麻醉前进行充分的气道评估,从而判断气道类型;再依据气道类型选择麻醉诱导方式;在充分预充氧合的基础上,适当的麻醉深度、充分的肌肉松弛、首选可视喉镜或最熟悉的工具以保证首次插管成功率的最大化;如插管失败则立即行面罩通气,如面罩通气失败则推荐使用第二代 SAD 通气,如面罩或 SAD 可以保证患者氧合则需仔细思考如何让患者安全完成手术;如患者处于“既不能插管,又不能氧合”时则需果断建立紧急有创气道通气,最终确保患者安全。按照 CSA2017 版困难气道处理流程图有目的、有准备、有步骤地预防和处理将显著增加患者的安全性(图 50-92)。

(一) 充分的气道评估

充分的术前气道评估是及时发现困难气道,降低未预料困难气道发生的重要手段,也是正确处理困难气道,做好充分准备的前提。需要通过病史、体检和辅助检查进行术前气道评估;在评估患者气道的同时也必须要关注患者发生反流误吸的风险(包括饱胃状态、食管反流病史、胃排空延迟相关疾病等),以早期采取措施预防反流误吸的发生。对可疑困难气道患者建议在手术室内麻醉诱导前,在镇静、镇痛和表面麻醉下行可视喉镜或支气管可视软镜等工具检查,进一步明确是否为困难气道。目的是尽量减少不必要的清醒插管,减少未预料到的困难气道的发生,最大限度减少“既不能插管,又不能氧合”的发生。

(二) 气道的分类与处理

1. 气道的分类

1) 已预料的困难气道:对于已预料的明确困难气道患者,最重要的是维持患者的自主呼吸,预防发生紧急气道。处理方法包括:①采用清醒镇静表面麻醉下实施气管插管,推荐使用支气管可视软镜(如纤维支气管镜和电子支气管软镜)等可视工具;②改变麻醉方式,可采取椎管内麻醉、神经阻滞和局部浸润等局部麻醉方法完成手术;③建立外科气道。可由外科行择期气管切开术。

2) 未预料的困难气道:评估未发现困难气道危险因素的患者,其中极少数于全身麻醉诱导后有发生困难气道的可能,需常备应对设备与措施。

2. 应对困难气道的准备 当怀疑或预测患者会出现困难气道后,应做好充足的准备,使困难气道能够得到规避和及时的处理。具体准备工作包括:

1) 困难气道管理用具和设备的准备:直接喉镜(含不同尺寸和形状的喉镜片)、可视喉镜;管芯类、光棒、可视管芯、纤维支气管镜或电子支气管镜;二代喉罩、插管喉罩、喉管等;紧急有创气道工具:包括气管喷射通气 TTJV 套件、经环甲膜穿刺通气套件和颈前外科气道建立装置。应用时可结合科室情况与操作者的技术和偏好等具体情况选择工具。

2) 患者及家属知情同意:告知患者及家属麻醉过程中困难气道发生的可能,并解释遇到困难气道后的具体处理方案,让患者及家属有良好的心理准备并能积极配合,保证其知情权。

3) 人员准备:对于已预料的困难气道应进行术前讨论,在有经验医师或助手在场的情况下进行插管操作;出现非预料困难气道时,应立刻求助,有专业人员能够立刻赶到现场协助。

4) 反流误吸高风险患者的准备:应在手术前常规禁食、禁饮;使用药物降低胃内 pH 值。对于严重的胃排空延迟或肠梗阻的患者,麻醉处理同饱胃患者。

(三) 做好充分准备的气管插管

优化体位下的充分预充氧合,使用常规诱导或快速序贯诱导达到完善的肌松与适宜的麻醉深度,困难插管时建议首先或尽早使用可视喉镜,可同时使用一种或多种工具和方法,包括:喉外按压手法、探条、光棒和支气管可视软镜等。限定插管次数 3+1 次,如失败,立即进行面罩通气。

困难气道处理流程图

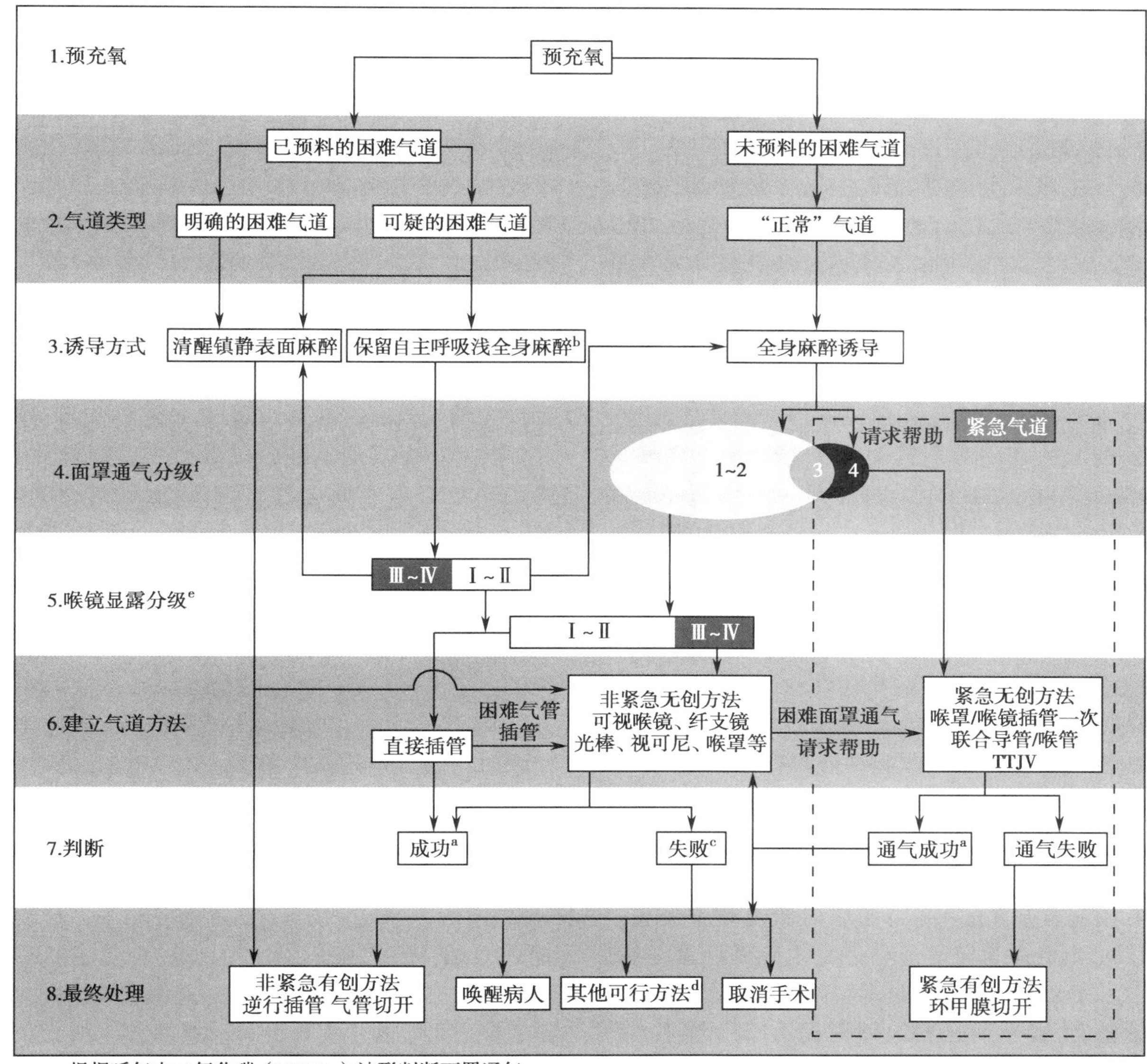

a.根据呼气末二氧化碳（$ETCO_2$）波形判断面罩通气、气管插管或喉罩通气的有效性。
b.保留自主呼吸浅全身麻醉推荐在表面麻醉基础上实施，若出现呼吸抑制，行面罩正压通气，通气困难者按"紧急气道"处理或及时唤醒病人。
c.多次尝试气管插管均告失败。
d.其他可行方法包括：面罩或喉罩通气下行麻醉手术，局部麻醉或神经阻滞麻醉下手术等。
e.喉镜显露分级即直接喉镜下的Cormack-Lehane分级。

f.面罩通气分级分为1~4级：
1级：通气顺畅，单手扣面罩即可良好通气；
2级：轻微受阻，工具辅助或双手托下颌可获良好通气；
3级：显著受阻，需双人加压辅助通气，$SpO_2 \geq 90\%$；
4级：通气失败，需双人加压辅助通气，$SpO_2 < 90\%$。

图 50-92　CSA 2017 版困难气道管理流程图

1. 优化头颈部体位　患者适当的插管体位能够增加直接喉镜置入和气管插管的成功率。大多数患者采用直接喉镜（Macintosh 喉镜）时最佳体位是垫枕，颈部仰伸，头以寰枕关节为轴后仰，即鼻嗅物位。体位对于肥胖患者更为重要，应常规使用轻度头高脚低斜坡位，以保证外耳道水平齐平胸骨上切迹，这有利于直接喉镜显露声门，改善气道开放和呼吸动力，促进呼吸暂停时的无呼吸氧合。

2. 预充氧合

1）定义：麻醉中最危险的情况是麻醉诱导使患者自主呼吸停止后不能及时建立起有效的人工通气，患者在麻醉诱导前自主呼吸状态下，持续吸入纯氧几分钟可使功能残气量中氧气 / 氮气比例增加，显著延长呼吸暂停至出现低氧血症的时间，称之为"预充氧"（preoxygenation）或"给氧去氮"（denitrogenation）。

2）原理：预充氧通过氧气进入肺泡置换出氮气使肺的功能残气量（FRC）中氧储备增加，其重要性在完全气道阻塞和呼吸暂停期间尤为明显，临床医师可获得额外时间去恢复有效通气和建立气道。Robert 从理论上论证了预充氧的重要性：正常 6kg 的婴儿在呼吸空气时 FRC 中只含有 25ml 氧气，按照氧耗量 42mL/ 分钟计算，从呼吸暂停至肺泡内储备氧耗尽的时间仅 36 秒（图 50-93）；如果在停止呼吸前经过数分钟 100% 氧气预充后，情况与先前产生了鲜明的对比，FRC 中的氧气储备可增加至 158ml，使婴儿在未发生缺氧之前呼吸暂停的时间增加至 3.8 分钟，是先前的 6 倍。同样地，正常 70kg 的成人在呼吸空气时 FRC 中含有 294ml 氧气，按照氧耗量 210ml/ 分钟计算，从呼吸暂停至肺泡内储备氧耗尽的时间是 84 秒；经过短时间 100% 氧气预充后，FRC 中的氧气储备增加至 1 848ml，使呼吸暂停的临界时间增加至 8.8 分钟，也是先前的 6 倍（图 50-94）。因此在气道处理的开始阶段应常规预充氧，尤其是婴幼儿、疑似有困难气道者以及对缺氧耐受差的患者，以延长呼吸暂停至缺氧的临界时间，提高困难面罩通气患者的安全性。

5

3）预充氧的实施：选择与患者脸型匹配的面罩，在靠近面罩端的接口处连接好监测呼吸气体的采气管。麻醉诱导前面罩尽可能贴近面部，在 APL 阀完全开放的状态下能使呼吸囊充盈并随呼吸膨胀和回缩，氧流量足够大以至于在呼吸囊回缩时不会完全瘪掉。呼吸时避免回路漏气很重要，呼吸囊松软，看不到 $ETCO_2$ 波形提示回路漏气。常用的预充氧技术主要有潮气量呼吸（TVB）和深呼吸（DB）两种方法。

潮气量呼吸（TVB）是有效的预充氧技术，对大多数成人来说，为了保证最大限度地预充氧，TVB 应持续 3 分钟或更长时间，同时保持 FiO_2 接近 1。在使用手术室中最常使用的半紧闭循环吸收系统时，即使氧流量（FGF）低至 5L/ 分钟，同样能够达到有效的预充氧效果。TVB 时，FGF 从 5L/ 分钟升高至 10L/ 分钟对改善预充氧效果甚微。

在假设深呼吸可以快速实现肺泡去氮的基础上，Gold 及其同事提出了 0.5 分钟内 4 次深呼吸（4DB/0.5 分钟）的预充氧方法。他们证明，4DB/0.5 分钟与持续 3 分钟的 TVB（TVB/3 分钟）后的 PaO_2 没有差别。但临床上，嘱咐患者做快速深大的呼吸有一定限制，效果难以保证，尤其对于孕妇、病态肥胖和老年患者。

为了尽可能完善预充氧的深呼吸方法，可延长深呼吸的时间至 1 分钟、1.5 分钟和 2 分钟，分别进行 8、12 和 16 次 DB，同时使用大于 10L/ 分钟的 FGF。这些方法可以产生最大化的预充氧，注意在深吸气时保持呼吸囊于半充盈状态，防止患者产生窒息感。无论采用何种方式，预充氧前如果最大限度地呼出气体可使 FRC 减少 50%。

4）特殊患者的预充氧：由于不同患者病理生理特点不同，预充氧过程亦呈现不同特点。孕妇的肺泡通气量（VA）升高而 FRC 降低，比非孕女性达到最大预充氧的速度更快，但是氧储备受限，呼吸暂停时孕妇出现低氧血症的速度更快。病态肥胖患者的 FRC 较小而全身氧耗（VO_2）超过正常值，呼吸暂停时会出现渐进性低氧血症。此类患者呼吸暂停前必须行最大预充氧，可以通过 TVB/3 分钟或 DB/1 分钟（或更长时间）吸氧来完成，采取头高位或侧卧位的效果优于仰卧位。老年患者随年龄增长基础 VO_2 下降、肺功能的改变使氧摄取率下降、闭合气量增加使去氮效率下降，因此需要更长时间进行预充氧。老年人需氧量的减少并不能完全代偿氧摄取效率的下降，延长 TVB 大于 3 分钟或 DB 大于 1 分钟可以获得可靠的预充氧。ARDS 患者 FRC 降低、肺内分流量增加以及 VO_2 升高，通气暂停或吸引可导致快速的低氧血症。儿童 FRC 较小且新陈代谢增加，因此氧供中断时出现低氧血症速度比成人快，年龄越小速度越快。儿童较成人可更快地获得最大预充氧，通过 TVB，几乎所有的儿童在 60~100 秒内 ETO_2 可达到 90%，而 DB 30 秒可获得最佳预充氧。

5）预充氧的意义：由于通气困难、插管困难常常难以预计，所以对所有的患者都应该实施最大限度的预充氧，尤其是当无法对患者实施面罩通气或预计存在通气或插管困难时。同时又不可过分依赖预充氧的作用，因为呼吸暂停或完全的气道梗阻会使患者处于特殊危险的境地，预充氧只是辅助的方法，执行困难气道处理流程，防止高危患者发生呼吸暂停才是更为重要的。虽然健康成年患者预充氧后的无通气时间理论上可达数分钟，但在临床上未能发现的潜在问题可随时发生，因此即使是已对健康成年人实施预充氧，呼吸停止的时间也不应大于 2 分钟，随即至少行四、五次有效通气后再行下一步操作。

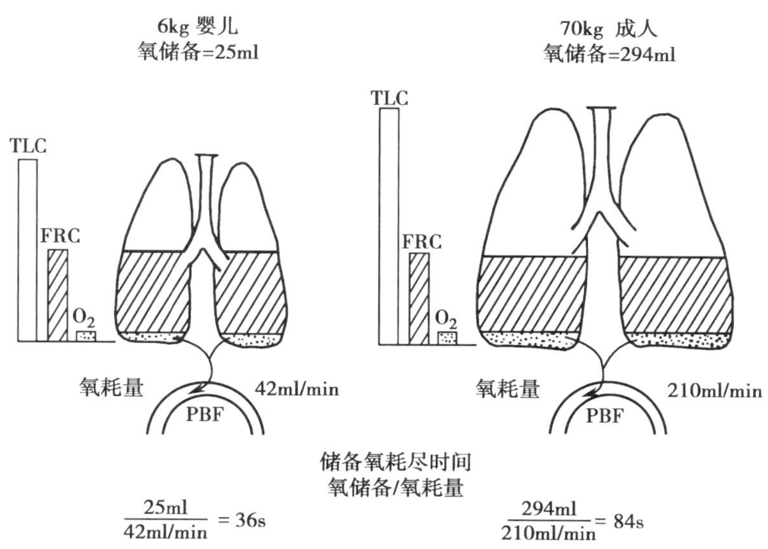

图 50-93　呼吸空气时正常婴儿和成人呼吸暂停时肺泡储备氧消耗的时间效应对比。肺总量(total lung capacity，TLC)和功能残气量(functional residual capacity，FRC)如图所示，肺泡储备氧耗尽时间通过氧储备除以氧耗量计算

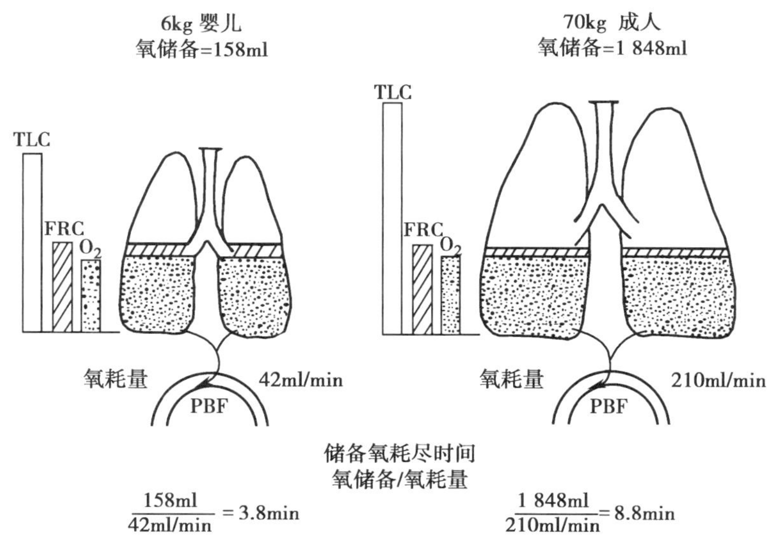

图 50-94　经预充氧后正常婴儿和成人呼吸暂停时肺泡储备氧消耗的时间效应对比。经预充氧后的储备氧消耗时间是呼吸空气时的 6 倍

3. 诱导方式　诱导方式包括清醒镇静表面麻醉气管插管、保留自主呼吸的浅全身麻醉、快速序贯诱导、全身麻醉常规诱导等。主要依据气道类型、是否饱胃、患者是否配合、气道管理工具和操作者的技术水平而选择，目的是确保患者的安全。

(1) 清醒镇静表面麻醉气管插管：适用于已预料到的困难气道。清醒状态下支气管可视软镜(纤维支气管镜和电子支气管镜)辅助插管在困难气道的患者中成功率高达 88%~100%。清醒镇静表面麻醉包括患者准备、镇静镇痛和表面麻醉等几个环节。镇静镇痛的理想目标是使患者处于闭目安静、不痛、降低恶心呕吐敏感性和遗忘，同时保留自主呼吸、能被随时唤醒又高度合作的状态。咪达唑仑、芬太尼、舒芬太尼和右美托咪定是常用的药物。

1) 患者准备：告知患者清醒气管内插管的过程，做好适当的解释，重点说明配合的事项，如放松全身肌肉，特别是颈、肩、背部肌肉，不用力，不乱动；保持深慢呼吸，不屏气等，尽量争取患者全面合作。使用麻醉前用药，如阿托品、东莨菪碱、格隆溴铵等抗胆碱药，可使患者分泌物减少，以利于施行清醒插管。饱胃或存在胃内容物误吸危险的患者，需要使用止吐药和抑酸药预防误吸。如果是经鼻插管，还需用缩血管药物收缩鼻黏膜。

2）镇静：施行经口或经鼻清醒插管，要求患者充分镇静，全身肌肉松弛，这样不仅有助于插管的施行，也可基本避免术后不愉快的记忆。镇静的理想目标是使患者处于闭目安静、镇痛、降低恶心呕吐敏感性和遗忘，同时保留自主呼吸、又能被随时唤醒、高度合作的状态。为了达到一定的镇静深度应避免过多使用同一种药物，可以复合用药。

苯二氮䓬类药物复合麻醉性镇痛药是常用的镇静方案。咪达唑仑（20~40μg/kg）由于起效和消除较快，且具有顺行性遗忘作用。苯二氮䓬类药物的劣势在于可引起较深的意识丧失，患者可能无法按指令配合，尤其是抑制自主呼吸。氟马西尼是苯二氮䓬类特异性拮抗药，可以逆转中枢神经系统的抑制，但不能完全逆转呼吸抑制。同时使用麻醉性镇痛药可以减弱气道反射，有助于预防气道操作时发生的咳嗽和干呕，缺点是可以加重呼吸抑制，甚至呼吸暂停。芬太尼（1~2μg/kg）是最常用的麻醉性镇痛药，小剂量的舒芬太尼（5~10μg）亦可应用于清醒插管。麻醉性镇痛药注射过快时可引起呼吸抑制与胸壁强直，使用时应注意。右美托咪定是一种高选择性的 α_2 肾上腺素能受体激动剂，具有中枢性抗交感作用，能产生近似自然睡眠的镇静作用，患者容易唤醒并且能够合作，尤其是对呼吸无抑制，同时具有强效止涎和一定的镇痛、利尿、抗焦虑作用，可能是目前最理想的气道处理用药。使用时注意血流动力学变化，因其可导致心动过缓和低血压。以 1μg/kg 剂量缓慢静脉注射，输注时间超过 10 分钟，维持输注速度为 0.2~0.7μg/（kg·h）。

3）表面麻醉：全面完善的咽喉气管表面麻醉是保证清醒插管成功的最重要关键步骤。经鼻腔或口腔插管表面麻醉的先后顺序依次是鼻腔、鼻咽腔或口咽腔、舌根、会厌、梨状窝、声门、喉及气管内。

A. 咽喉黏膜表面麻醉：用 1% 丁卡因或 4% 利多卡因，掌握循序渐进、分 3 次喷雾的程序，先喷舌背后半部及软腭 2~3 次；隔 1~2 分钟后，嘱患者张口发“啊”声，作咽后壁及喉部喷雾；再隔 1 分钟后，用喉镜片当做压舌板轻巧提起舌根，将喷雾器头对准喉头和声门，在患者深吸气时作喷雾。三次喷雾所用的 1% 丁卡因或 4% 利多卡因总量以 2~3ml 为限。

鼻咽部和鼻黏膜血管分布较为丰富，当患者需要行清醒经鼻插管时，鼻咽部充分的表面麻醉以及相应区域的血管收缩十分必要。常用 4%~5% 可卡因，因兼有局部血管收缩作用。先用 4%~5% 可卡因 1ml 滴鼻，再用可卡因棉片填塞鼻后腔，10~15 分钟内可产生满意的麻醉和血管收缩效果。也可用 0.5%~1% 丁卡因麻黄碱混合液，按上法施行表麻。

B. 气管黏膜表面麻醉：常用的方法包括经环甲膜穿刺注药法（图 50-95）和经声门注药法。

经环甲膜穿刺注药法：在完成咽喉表麻后，患者取头后仰位，左手拇指和中指放在甲状软骨两侧固定气管，左手示指确定环甲膜的中线和环状软骨的上缘。右手以执笔势持盛有 1% 丁卡因或 4% 利多卡因 2ml 的注射器，接 20 号的套管针，针头倾斜 45° 角指向尾部穿过环甲膜进入气管内 0.5cm。经抽吸有气证实针尖位于气管内后，保持套管针针芯固定，继续推送套管针的鞘管，取出针芯，重复抽吸试验再次证实位于气管内后嘱患者深呼吸，在吸气末注入局部麻醉药，可导致患者咳嗽和局部麻醉药的雾化。可以将套管针的鞘管留置至气管内插管完成，以便在需要更多的局部麻醉药时使用，亦可减少出现皮下气肿的可能性。本法的表麻效果确实可靠，适用于张口困难患者，但易激惹患者呛咳和支气管痉挛。

经声门注药法：在完成咽喉表麻后，术者用左手持喉镜显露声门，右手持盛有 1% 丁卡因或 4% 利多卡因 2ml 的喉麻管，在直视下将导管前端插过声门送入气管上段，然后缓慢注入麻醉药。注毕后嘱患者咳嗽数次，即可获得气管上段、声门腹面及会厌腹面黏膜的表麻。无喉麻管装置时亦可采用截断成 8~10cm 的硬膜外导管。本法的优点在避免环甲膜穿刺注药所引起的剧咳和支气管痉挛等不适等痛苦，缺点是患者往往声门显露不佳，效果有时无法保证。

除了以上描述的方法外，还可以通过纤维支气管镜行逐步表面麻醉技术。这是一项无创技术，通过纤维支气管镜的吸引口注入局部麻醉药，共有两种方法。第一种需要在吸引口近端安装三通，分别连接氧气管（氧流量 2~4L/min）和装有局部麻醉药的注射器。纤维支气管镜直视下向目标区域喷洒 2%~4% 的利多卡因 1.0~2.0ml。30~60 秒后，操控纤维支气管镜向更深的结构推进，并重复以上表麻操作。第二种方法是使用硬膜外导管（内径 0.5~1.0mm）穿过纤维支气管镜吸引口喷洒局部麻醉药。该技术尤其适用于有胃内容物误吸危险的患者，因为表麻后数秒钟即可完成气管内插管，患者可较好地维持气道保护性反射。

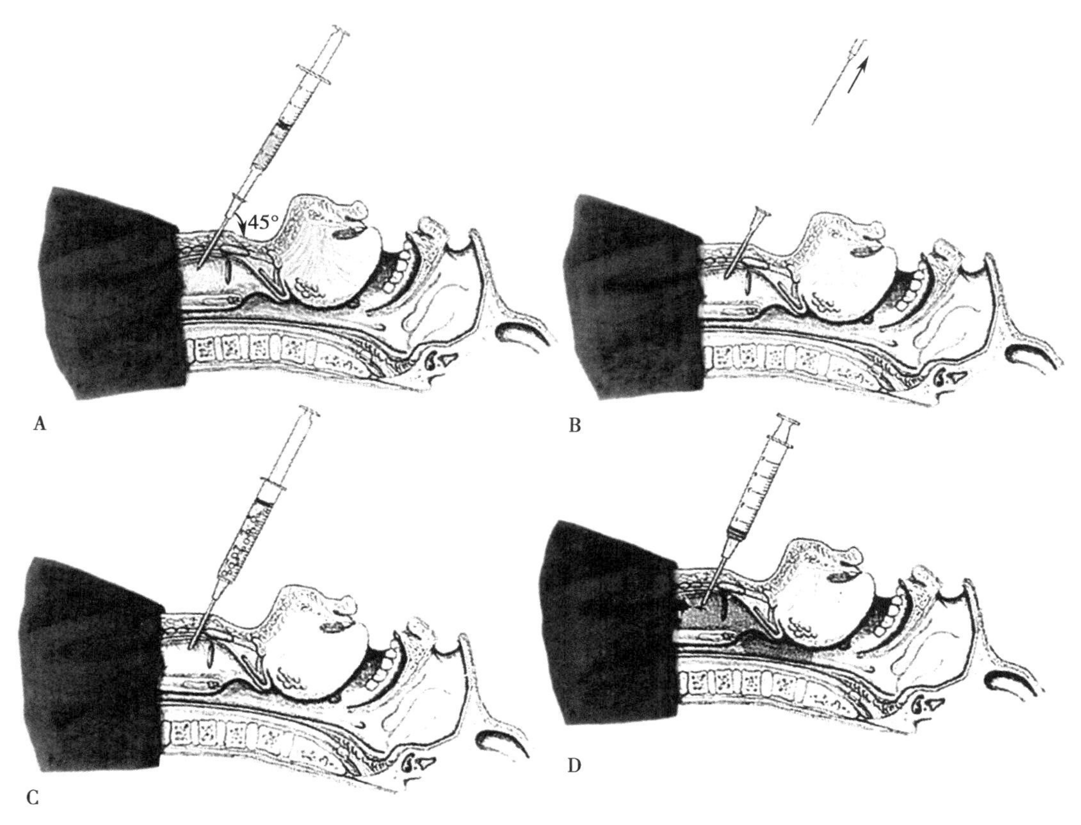

图 50-95 经环甲膜穿刺注药法

A. 套管针以 45° 角穿过环甲膜，抽吸试验确认针头尖端位于气管内；B. 将针芯取出；C. 再次抽吸试验确认；D. 要求患者深呼吸，在吸气末注入局部麻醉药，导致咳嗽和局部麻醉药雾化。

4) 清醒镇静表面麻醉行气管内插管的成功要领：①充分解释，争取患者理解，安全第一；②收缩黏膜，扩张鼻腔，可用麻黄碱或去氧肾上腺素；③使气道干燥，可用阿托品或东莨菪碱；④充分的咽喉部及气管内表面麻醉，抑制反射，可选用利多卡因、丁卡因、可卡因或苯佐卡因等；⑤适度镇静，保留自主呼吸，控制患者气道。对伴有心血管疾病患者(高血压、冠心病等)，适宜的镇静深度与血管活性药结合，既有利于插管，又能使心血管应激反应降低；⑥充分准备，耐心操作，切忌仓促进行。

(2) 保留自主呼吸浅全身麻醉：预测困难气道的标准是通过已被证实的困难气道患者的特点来建立的，这些标准对预测困难气道的特异性并不高，存在困难面罩通气或者困难气管内插管单个或者多个阳性指标的患者有时并不一定是困难气道。这类可疑的困难气道患者直接采用全身麻醉诱导存在很大的顾虑，而直接采用表面麻醉加镇静清醒气管内插管患者不易接受，可采用保留自主呼吸的浅全身麻醉。保留自主呼吸浅全身麻醉是介于清醒镇静表面麻醉和全身麻醉诱导之间的一种诱导方式，要求在表面麻醉的基础上使患者意识消失，并尽可能地保留患者的自主呼吸。应至少保证口咽腔和喉部有充分的表面麻醉，以减少喉镜刺激引发的喉痉挛等并发症，并减少全身麻醉药物的使用，以便更好地维持患者的自主呼吸。

诱导目标是使患者 Ramsay 镇静分级达到 5 级或以上(Ramsay 镇静分级分为 1~6 级：1 级患者焦虑，躁动不安；2 级患者合作，清醒安静；3 级患者仅对指令有反应；4 级患者入睡，轻叩其眉间反应敏捷；5 级患者入睡，轻叩其眉间反应迟钝；6 级深睡或麻醉状态)。

全身麻醉药物应使用快速起效、快速消除且对自主呼吸影响小的药物。七氟烷是该诱导方式比较理想的药物，血 / 气分配系数低，诱导与苏醒迅速。其他优点包括刺激性小，很少引起咳嗽，屏气和喉痉挛发生率低，诱导比较平稳。丙泊酚是常用的快速、短效静脉麻醉药，苏醒迅速而完全，持续输注后很少蓄积。推荐采用血浆浓度靶控输注

(target controlled infusion,TCI)的诱导方式,对自主呼吸抑制较轻,无TCI条件时,可以采用小剂量多次给药的方式诱导,谨慎推注以避免呼吸暂停。阿片类药物在该诱导方式中慎用,因其呼吸抑制作用较为明显。诱导过程中出现呼吸抑制甚至呼吸暂停时,应及时面罩正压通气辅助呼吸,若出现通气困难按"紧急气道"处理或及时唤醒患者。

(3) 快速序贯诱导:尽可能缩短从意识消失到气管插管的时间间隔。适用于:非困难气道的饱胃和急诊患者,也适用于面罩通气困难但插管不困难的患者。推荐使用芬太尼、丙泊酚和琥珀胆碱(1mg/kg)或罗库溴铵(0.9mg/kg);采用环状软骨加压(Sellick手法),在患者入睡前,给予环状软骨向上向后方向的加压(10牛顿),入睡后为30牛顿,如面罩通气困难或置入SAD困难时,可以松开环状软骨加压;快速序贯诱导期间,通常不需要面罩通气,对于老年危重患者和儿童,可以采用面罩通气;对于困难插管患者,可首选可视喉镜。

(4) 全身麻醉常规诱导:适用于正常气道患者。常用的诱导药物丙泊酚能够抑制喉反射,相较于其他药物能够提供更好的气道插管条件。肌松药有助于改善面罩通气,对于气道评估"正常"的患者和不能合作的患者,可以不常规测试面罩通气而直接全身麻醉常规诱导。在尝试重复插管时确保患者已充分麻醉是非常重要的。如果出现插管困难,在没有充分的肌松的情况下不应进行下一步的插管尝试。

4. 气管插管　插管工具和方法的选择依赖于外科手术、患者情况、麻醉科医师技能和偏好以及科室设备供应。合适的体位能够增加插管成功率,大多数患者采用插管最好的体位是嗅物位,肥胖患者则适宜斜坡位。插管过程中采用喉外按压手法能够改善喉镜的显露,该手法被称为BURP手法(麻醉科医师的右手可在颈部进行喉部按压的操作,向患者背部、向上、向喉镜检查者的右侧按压,以增加喉镜下声门的显露)。

在充分的麻醉深度和肌松条件下进行初次插管,可使用直接喉镜或可视喉镜,预计或遇到插管困难时,首选或尽早使用可视喉镜。插管过程中可同时辅助喉外按压手法、探条、光棒、可视管芯等工具以提高第一次插管成功率和减少插管次数。

喉镜置入口腔即为一次喉镜尝试。每次尝试都应该在麻醉深度与肌松状态最优的情况下进行,因为反复尝试喉镜置入和气管插管与不良结局和发展为"既不能插管,又不能氧合"情况的风险相关。不论麻醉科医师的经验水平如何,如遇困难,均应立即尽快寻求帮助。

插管过程中应注意操作动作轻柔,尽可能第一次插管尝试即成功。如果遇到插管困难,应改善一些利于成功的因素(包括患者的体位、插管工具、插管方法、肌松的程度、人员等)。喉镜插管尝试的次数应限定在3次以内,第4次尝试(即:3+1次)只能在更换为另一位经验丰富的高年资麻醉科医师的情况下才可进行。

呼气末二氧化碳浓度监测是最常用的、可靠的判断气管导管在气管内的方法。直视下气管导管进入声门和支气管可视软镜检查看见气管环和隆突是最为可靠的方法。插管后应进行双肺听诊。尽管有学者质疑双肺听诊的准确性,但此方法依然是我国目前最为普遍使用的判断方法,且可以通过此方法判断导管是否置入过深。

推荐行3+1次气管插管,期间需要根据患者的情况行面罩通气,保证的氧合;如3+1次气管插管失败,则宣布插管失败,暂停插管,立即面罩通气,保证患者的氧合。

(四) 插管失败后的面罩通气

当气管插管"3+1"次不成功时,应宣布插管失败,立即行面罩通气维持氧合。大部分的患者经单手扣面罩即可获得良好通气。对于采用CE手法单手扣面罩不能获得良好通气的患者,可采用口咽和/或鼻咽通气道配合单手扣面罩的方法,或采用双手托下颌扣面罩同时机械通气的方法。有研究证实双手托下颌较单手托下颌更为有效。如果以上方法仍不能维持良好通气,需要立即请求帮助,在嗅物位下置入口咽和/或鼻咽通气道,由双人四手,用力托下颌扣面罩行双人加压辅助通气,嗅物位能够增加喉部空间,更易面罩通气。当麻醉不充分或者肌松不足时会增加面罩通气的难度,所以,即使是面罩通气时也应特别注意麻醉深度与肌松状态。

如果面罩通气可以维持患者氧合,则此时为非紧急气道,操作者应停下来认真思考:①是否可以采用其他无创插管技术再次尝试(包括可视喉镜、支气管可视软镜辅助下气管插管、经SAD通气或引导气管插管、使用管芯或换管器等);②是否需要唤醒患者;③或恢复患者自主呼吸,建立外科有创气道。

如果双人加压辅助通气仍不能维持氧合,则继续寻求帮助,并立即宣布面罩通气失败,使用

SAD 通气，维持患者氧合。

（五）声门上通气工具（SAD）的置入和通气

当双人加压辅助通气仍不能维持氧合，则立即宣布面罩通气失败，置入 SAD 进行通气，维持患者氧合。一项观察性研究显示喉罩可以在 94.1% 既不能插管又不能面罩通气的患者中恢复通气。研究已证实第二代 SAD 在困难气道管理中的重要性，其不仅可以改善大多数患者的通气情况，而且可以胃内减压，减少反流误吸的风险，推荐所有麻醉科均应常规配备此类工具，且所有麻醉科医师都应该接受第二代 SAD 的使用培训。理想的 SAD 应该容易置入、密封性好、有通向食管和胃的引流管、可经 SAD 通气管引导气管插管。目前应用和研究较多的有 ProSeal LMA、the LMA Supreme、i-gel 等。快速序贯诱导时可解除压迫环状软骨以保证 SAD 的顺利置入。SAD 置入困难时可更换型号或产品种类，但置入次数建议不超过 3 次。

成功置入 SAD（判断方法包括：双侧胸廓起伏，双肺听诊，呼气末二氧化碳监测等），患者氧合得到保障时，应该停下来思考：①是否可以使用 SAD 通气，保障患者整个手术过程中的氧合并完成手术？②是否可通过 SAD 完成气管插管？③是否需要唤醒患者？④是否需要患者恢复自主呼吸后建立外科气道？患者因素、急诊手术、操作者的技巧都会影响最终的选择，但基本原则是保证通气，维持患者氧合，减少误吸风险。如果为非紧急手术，唤醒患者是第一选择。通过 SAD 插管仅适用于临床情况稳定、可通过 SAD 给氧、麻醉科医师熟练该项操作的情况，且气管置入的次数也需限制。研究表明，在困难气道的患者中，通过插管型喉罩进行插管的成功率达 74.1%~100%。随着二代喉罩等 SAD 的不断普及，越来越多的手术可直接在喉罩全身麻醉下完成而不需要气管插管；但在特殊或紧急危及生命的情况下，用 SAD 维持麻醉被认为是一个高风险的选择。此时，气道已经被多次不成功的插管损伤，且在手术的过程中可能因为气道工具的移位进一步恶化，胃反流、气道肿胀或手术因素也造成危险。在很少的情况下，即使 SAD 可以维持患者通气，但也可能需要建立外科气道。

如果置入 SAD 已 3 次仍不能进行通气，维持患者氧合，则立即宣布 SAD 通气失败，患者处于“既不能插管又不能氧合”状态，迅速建立紧急有创气道，进行通气，确保患者氧合。

（六）紧急有创气道的建立

当患者处于“既不能插管，又不能氧合”状态时，如不立即处理将会出现缺氧性脑损伤甚至死亡，应立刻建立紧急有创气道。这项技术的成功运用取决于决定的时间、计划、准备及技术的掌握。麻醉科医师必须定期反复培训紧急有创气道建立的技术。充足的肌松有助于该技术的顺利完成。紧急有创气道通气包括：环甲膜穿刺置管和经气管喷射通气（TTJV）、环甲膜穿刺置管和经环甲膜穿刺通气、经环甲膜切开通气。

环甲膜穿刺置管和经气管喷射通气（TTJV）：将 TTJV 装置连接墙壁氧，采用套管针（13G 或 15G，长度 5cm 或 7.5cm）行环甲膜穿刺置管，将 TTJV 装置连接套管针，通过套管针行喷射通气；在使用过程中，要确保上呼吸道开放，可置入口咽通气道或鼻咽通气道，同时托起下颌骨。优点是微创、迅速、操作简单，容易被麻醉科医师接受。但它存在一些局限性，例如：气道缺乏稳定性，必须尽快建立稳定的气道；需要高压气源，可能造成气道创伤、气胸和纵隔气肿等；因为犹豫、位置不当或者套管针移位均会造成穿刺失败；另外高压气源并非在任何情况下都可以获得，且大部分麻醉科医师也不常规进行此操作。

经环甲膜穿刺通气：采用环甲膜穿刺套件，导管直径为 4mm（如：Quicktrach 套装），经环甲膜穿刺，可直接进行机械或手控通气。使用时首先确定环甲膜位置，右手持穿刺套件由环甲膜处斜向后下方穿刺入气管。固定穿刺针芯，将外套管向前推入，拔出针芯，套囊充气后接麻醉机手控或机械通气。

经环甲膜切开通气（简称手术刀技术）：系紧急气道处理流程中的最终解决方案，术者站在患者左侧，喉外手法确认环甲膜位置，手术刀刀刃朝向术者切开环甲膜，顺时针旋转 90°，刀刃朝向尾侧，贴刀片下缘插入前端是软的插管探条，再通过探条插入导管内径达 5.0~6.5mm 的气管导管，通气、套囊注气、通过呼气末二氧化碳波形确认导管位置，固定导管，可直接连接简易呼吸器或麻醉回路进行通气。在肥胖或者解剖变异的患者中可采用纵切口。由于手术刀片、插管探条和细的气管导管在手术室很容易找到，而且操作简便，成功率高，但须在接受培训和模拟训练才能顺利迅速完成，建议麻醉科医师都应该通过每年一次的培训和模拟训练，掌握此项技术。

五、困难气道处理基本原则

1. 每个麻醉科要根据本科的人员和设备情况，按照上述困难气道处理流程的思路制定出自己简便可行的处理流程，在科室内定期宣教培训，并挂在困难气道设备车上，以便准确及时地执行。

2. 每个麻醉科都应该准备一个困难气道设备车或箱，内容包括上述紧急和非紧急气道工具，可以结合本科室的具体条件有所调整，但应当至少有一种紧急气道工具。

3. 平时要加强各种气道方法与工具的培训，使每一位麻醉科医师都可以熟练掌握除普通喉镜以外的至少一种气道处理方法。

4. 气道处理尤其是已预料的困难气道处理要按上述气道流程制定完备的计划，计划应至少包括以下四点：首选气道方法（选择最适用、最熟悉的）、备选方法（至少一种）、以上方法失败时的通气方法与其他处理方法（唤醒患者、取消手术等）、紧急气道处理方法（喉罩、联合导管等）。要有所侧重，层次突出，切忌各种困难气道方法轮番尝试而毫无重点的策略。操作前应保证充分的肌松和麻醉深度，严格控制插管操作次数 3+1 次。

5. 完善的人员准备对于困难气道的处理至关重要。对于已预料的困难气道，应确保至少有一位对困难气道有经验的高年资麻醉科医师主持气道管理，并有一名助手参与。对于未预料的困难气道，人员和工具往往准备不足，应尽快请求帮助，呼叫上级或下级医师协助处理。

6. 麻醉科医师应当熟悉各种困难气道处理方法的适应证与禁忌证。在处理困难气道时，满足病例需求的前提下要选择自己最熟悉和有经验的技术。

7. 建立气道的目的是维持通气与氧合，气道处理过程中要密切监测患者的 SpO_2 变化，当其降至 90% 时要及时面罩辅助给氧通气，以保证患者生命安全为首要目标。患者只会死于通气失败，而不会死于插管失败。

8. 气道操作注意动作轻柔，尽量减少损伤，以免组织水肿、出血等进一步增加插管困难或演变为紧急气道。

9. 当插管失败后，要避免同一个人采用同一种方法反复操作的情况，应当及时分析，更换思路和方法或者更换人员和手法。各种气道工具优缺点不同，单一方法不可能解决所有的气道问题，两种甚至多种方法联合应用常可发挥最大的作用。

10. 完整的困难气道处理过程包括气道的建立、患者自主气道的恢复以及后续的随访与处理。气管导管的拔除。麻醉科医师应评估、随访并处理经过困难气道处理后可能有潜在并发症的的患者，例如水肿、出血、气管食管穿孔、气胸以及误吸等。

11. 麻醉科医师应该在麻醉记录中记录患者存在困难气道，并对其特征进行描述，为今后医疗活动尤其是气道管理提供指导和帮助，减少不必要的并发症。记录应包括：困难气道类型，是困难面罩通气还是困难气管内插管，或两者兼有；描述采用的所有气道处理技术及其优缺点。同时麻醉科医师有必要将以上信息告知患者（或家属），为以后处理提供指导。

12. 气道管理不仅要求麻醉科医师熟练掌握各种困难气道工具的使用方法，还要求其能冷静处理紧急气道，更重要的是要有处理气道问题的正确思路，对气道有计划、有准备、有步骤地预防、判断和处理，以维持通气和氧合为第一任务，积极预防紧急气道的发生。因此，麻醉科医师需要反复、定期、规范地进行培训。方可在处理气道问题时更加得心应手，使患者更加安全舒适。

（左明章　闫春伶）

5

参考文献

[1] HAN R, TREMPER K K, KHETERPAL S, O'REILLY M. Grading scale for mask ventilation [J]. Anesthesiology, 2004; 10l (1): 267.

[2] KHETERPAL S, HAN R, TREMPER K K, et al. Incidence and predictors of difficult and impossible mask ventilation [J]. Anesllìesiology, 2006; 105 (5): 885-891.

[3] KHETERPAL S, MARTIN L, SHANKS A M, et al. Prediction and outcomes of impossible mask ventilation: a review of 50, 000 anesthetics [J]. Anesthesiology, 2009, 110 (4): 891-897.

[4] YILDIZ T S, SOLAK M, TOKER K. The incidence and risk factors of difficult mask ventilation [J]. J Anesth, 2005, 19 (1): 7-11.

[5] 于布为，吴新民，左明章，等 . 困难气道管理指南 [J]. 临床麻醉学杂志，2013, 29 (1): 93-98.

[6] APFELBAUNI J L, HAGBERG C A, CAPLAN R A, et al. Practice guidelines for management of the

difficult airway: an updated report by the American Society of Anesthesiologists Task Force on Management of the Difficult Airway [J]. Anesthesiology, 2013, 118 (2): 251-270.

[7] EL-ORBANY M, WOEHLCK H J. Difficult mask ventilation [J]. Anesth Analg, 2009, 109 (6): 1870-1880.

[8] CALDER I, YENTIS S M. Couldsafe practice be compromising safe practice?Should anaesthetists have to demonstrate that face mask ventilation is possible before giving a neuromuscular blocker?[J]. Anaesthesia, 2008, 63 (2): 113-115.

[9] JOFFE A M, HETZEL S, LIEW E C. A two-handed jaw-thrust technique is superior to the one-handed "EC-clamp" technique for mask ventilation in the apneic unconscious person [J]. Anesthesiology, 2010, 113 (4): 873-879.

[10] WARTERS R D, SZABO T A, SPINALE F G, et al. The effect of neuromuscular blockade on mask ventilation [J]. Anaesthesia, 2011, 66 (3): 163-167.

[11] 马武华，邓小明，左明章，等 . 2017 版 CSA 困难气道管理指南 [M]// 中国麻醉学指南与专家共识 . 北京：人民卫生出版社，2017: 46-56.

[12] FRERK C, MITCHELL V S, MCNARRY A F, et al. Difficult Airway Society 2015 guidelines for management of unanticipated difficult intubation in adults [J]. Br J Anaesth, 2015, 115 (6): 827-848.

第五十一章

吸入全身麻醉

目　　录

第一节 吸入全身麻醉的历史

吸入全身麻醉在全身麻醉中占据重要地位，是现代麻醉学诞生的标志，也是现代外科手术发展的奠基石。伴随吸入全身麻醉发展的是一大批挥发性麻醉药物及其药理学的发明与发展及与之相关的麻醉设备，如麻醉机、插管技术和通气理论等。

吸入全身麻醉是将挥发性麻醉药物或麻醉气体以蒸汽或气体的形式通过一定的装置，如挥发器将其吸入肺内，经肺泡进入血液循环，到达中枢神经系统从而产生全身麻醉作用的方法。麻醉过程中肺泡、血液和中枢神经组织间的麻醉气体始终保持着动态平衡。一旦停止吸入后，大部分吸入麻醉药会经肺泡以原形排出体外。

早于远古时代，人们就发现植物、动物或其他自然物中有很多具有挥发性的物质，可以通过吸入来治疗身体的不适。最早制造出的吸入混合物就是薰香，通过加热吸入其挥发物可以起到舒缓身体的作用。有最早文字记录的利用吸入方法进行治疗的是公元前1550年的古埃及，人们用鼻烟吸入或熏蒸的方法来治疗疾病。据记载阿拉伯人是吸入麻醉的先驱之一，其中最为著名的是拉齐兹（Rhazes，850—932 A.D.）将麻醉性的植物粉末如鸦片、黑莨宕、曼德拉草和茄科等制成的可吸入的物质浸在海绵中，实施手术前给患者吸入以达到所谓的“麻醉”状态。但由于给药后出现的呼吸抑制得不到及时的复苏，因此类似的吸入麻醉具有极大的风险，其实施也受到很大的限制。直到18世纪出现人工通气技术以及1777年拉瓦锡（Antoine Lavoisier，1743—1794）发现了氧气，才使患者在使用麻醉药后的呼吸安全得到保障。从此，吸入麻醉的方法逐步得到完善。

吸入麻醉的发展与吸入麻醉药物的不断发明是密不可分的。1540年，普鲁士人科达斯（Valerius Cordus）发明了乙醚的合成方法；1772年，约瑟夫·普利斯特里（Joseph Priestly）发现了氧化亚氮（笑气）；1799年，英国化学家汉弗莱·戴维（Humphry Davy）发现氧化亚氮具有麻醉作用；1831年，美国化学家山姆·格里斯（Samuel Guthrie）合成了氯仿（chloroform）；1842年，美国医师克沃夫·朗（Crawford W Long）第一次将乙醚用于外科手术麻醉；1844年，美国牙医霍勒斯·威尔士（Horace Wells）第一次应用氧化亚氮拔牙；1846年，威廉姆·莫顿（William T.G.Morton）在美国马萨诸塞州总医院进行了乙醚麻醉的公开演示，这也被认为是现代麻醉，尤其是吸入麻醉的诞生标志。第二年苏格兰医师詹姆士·辛普森（James Y.Simpson）发现了氯仿的麻醉作用并应用于患者，其中最著名的是1853年约翰·斯诺（John Snow）在维多利亚女王（Queen Victoria）进行分娩时，将氯仿倒入叠好的手绢中让其吸入用做麻醉镇痛。此后，约翰·斯诺对吸入麻醉进行了深入研究。他认为麻醉药不仅可以消除疼痛，并且能够在手术时使患者保持安静不动。他运用动物模型研究了在刺激下动物保持不动所需要的药物浓度，这已经接近了现代吸入麻醉中最小肺泡浓度（MAC）的概念，同时他也了解了吸入药物的溶解度、挥发蒸汽压与麻醉效能的关系。1882年化学家奥古斯特·弗罗德（August Freund）合成了环丙烷（cyclopropane），并在乔治·卢卡斯（George Lucas）的动物实验中发现其具有麻醉的效用。之后，不断有新的挥发性吸入药物涌现，如乙烯醚、三氯乙烯等。但很多药物因为爆炸性和毒性，逐渐退出了临床使用。例如乙醚从1846年开始使用到1956年以后逐渐停用，乙醚统治了吸入麻醉110年。其易燃易爆性以及较大的毒性作用，促使更新一代的吸入麻醉药问世。20世纪30年代，科学家在提炼铀-235过程中发展起来的氟化技术，可将卤素进行氟化以降低沸点增加稳定性和减少毒性。最早合成的是氟乙烯醚（fluroxene），并于1954年应用于临床。1953年英国化学家查尔斯·萨克林（Charles Suckling）合成了氟烷（halothane），并在英国麻醉科医师迈克尔·约翰斯通（Michael Johnstone）的努力下于1956年开始应用于临床，成为当时主要的吸入麻醉药。1960年甲氧氟烷（methoxyflurane）合成，后因长时间使用后出现剂量相关的肾毒性而停用。氟烷也因为药物性肝炎而备受质疑。直至20世纪60年代中期相继合成了恩氟烷（enflurane）、异氟烷（isoflurane）、七氟烷（sevoflurane）和地氟烷（desflurane），吸入麻醉药才真正进入了辉煌的发展时期。这些吸入麻醉药各自有其相应的药代和药效学特点，在临床上广泛应用（见吸入麻醉药章节）。

吸入全身麻醉另一个重要的发展是麻醉机的进步,包括蒸发器和麻醉呼吸回路系统的更新。最早乙醚麻醉是通过海绵浸入乙醚液体后由患者吸入,如图 51-1 所示,也有在患者的呼吸面罩上加盖浸有乙醚的纱布,然后由患者吸入(图 51-2)。吸入的量与滴入的乙醚量有关。1877 年约瑟夫·克劳馥(Joseph Clover)发明了可以用于乙醚和氯仿吸入麻醉的呼吸器(图 51-3)。面罩上端的储药囊可以用手或水进行加温,并且通过调节进入气体的量控制药物的挥发量。这已经接近现代麻醉蒸发器的构造理念。1910 年设计出 Mckesson 断续流半紧闭麻醉机;1923 年出现 Water 来回式紧闭吸入麻醉装置;到 1928 年后出现了循环紧闭麻醉机。随着气管插管技术的出现,不仅保证了患者气道和呼吸的安全,也使吸入麻醉药可以直接吸入肺内。也就是说,吸入麻醉的实施从开放式逐渐过渡到紧闭式呼吸回路。由此也不断的开发出新的蒸发器加入呼吸回路中。

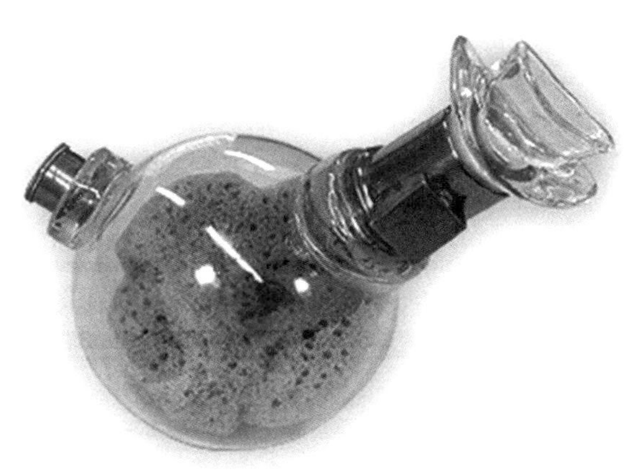

图 51-1　早期的乙醚吸入罐

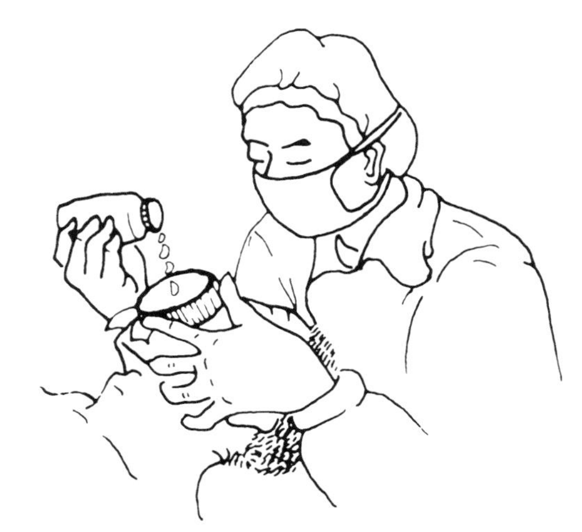

图 51-2　滴入乙醚麻醉示意图

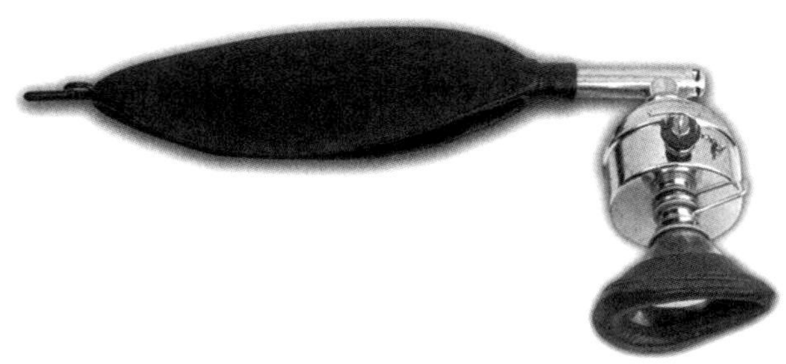

图 51-3　Clover 乙醚吸入呼吸器

吸入麻醉药的蒸发器已经不单纯是盛放吸入麻醉药的容器。为了保证麻醉药物输出的精确性,对蒸发器的要求也越来越高,包括温度控制和补偿,防溅设计(见蒸发器章节)。蒸发器和麻醉呼吸回路一起构成了麻醉机的核心部分,本章将在后面的内容详细介绍。

第二节　吸入全身麻醉的基本概念

吸入全身麻醉是通过吸入麻醉药在中枢发挥药理作用完成的。正是吸入麻醉药特殊的理化性质,使吸入全身麻醉的实施有别于静脉全身麻醉。通过高精度的蒸发器,吸入药物随新鲜气体进入肺内,经过血液循环到达中枢。因此整个实施过程包含了吸入药物的药代和药效动力学,以及药物经呼吸循环运输过程中的众多基本概念。

一、吸入麻醉药物相关的药理概念

挥发性麻醉药往往以气体的形式摄入体内。其吸收、转运、代谢和清除以及在中枢的作用与其理化性质密不可分。

(一) 蒸汽压

挥发性麻醉药从液态挥发成气态受两个因素影响,即温度和气压。当温度高于临界温度,无论在多大的大气压下均呈气态。气态的药物具有一定的蒸汽压,当气态与液态成平衡状态时,该蒸汽压为饱和蒸汽压(saturated vapour pressure,SVP)。饱和蒸汽压越大,麻醉药的挥发性越强。早期的吸入麻醉采用点滴面罩吸入的方式(图 51-2)是依赖于乙醚或氯仿具有高挥发性的特点。目前的汽化蒸发器也是基于此原理，当新鲜气体如空气或氧气经过蒸发器时带出的就是吸入药物的饱和蒸汽。当吸入药物从液态挥发成气态时，会带走部分热量（挥发热）而使吸入药物液态温度降低。由于饱和蒸汽压会随温度降低而降低，这样输出的药物蒸汽浓度也随之减少。因此汽化蒸发器的缺点在于需要温度补偿来保证药物输出量的恒定。

（二）溶解度

吸入麻醉药在血和脑中的溶解度非常重要，决定其通过肺泡 - 毛细血管膜以及血 - 脑屏障的能力。溶解度可以用分配系数来衡量，如血 / 气分配系数（blood/gas partition coefficient）、油 / 气分配系数（oil/gas partition coefficient）等。所谓分配系数是指在一个大气压下，在正常体温如 37℃时，当气体弥散处于平衡相（即各分压差为零）时，在不同介质中的分布量的比值。血 / 气分配系数是指在正常温度条件下达到气相平衡时在血中溶解的挥发性麻醉药物浓度与吸入浓度的比值。不同挥发性麻醉药的血 / 气分配系数见相关章节。当吸入麻醉药进入肺泡后，只有溶解在血液中的药物才能进入循环；同样在到达中枢后，只有溶解在脑组织中的药物才能发挥作用。因此，麻醉诱导和恢复的速度与药物吸收或清除的量没有关系，而取决于其在肺泡或脑中的分压。具有高血 / 气分配系数的吸入麻醉药，其在血液中的溶解度大，药物会持续的从肺泡中不断溶解在血液中，因此需要更长的时间才能使肺泡浓度（分压）和吸入浓度（分压）平衡（图 51-4）。当达到稳态时，肺泡内的吸入药浓度可以理想的认为和脑中的吸入药物浓度相当，因此该药物的诱导和恢复速度较慢。理想的吸入麻醉药应该是血 / 气分配系数小，因而起效快。油 / 气分配系数与麻醉药的效能呈正相关。主要因为神经组织多由脂质组成，油 / 气分配系数大，意味着神经组织分布的药物量多药效强。由此可见，血 / 气分配系数越小，药物起效和恢复越快，但麻醉效能越低，需要更高的吸入浓度才能达到一定效用。

（三）麻醉效能

所谓麻醉效能是一个相对的概念。因为全身麻醉包括意识消失、无痛和制动等。每种麻醉药的效能实际上是对几种药效指标的综合，而非单指一种。吸入麻醉药可产生镇静催眠、镇痛和制动等作用，而制动是最容易测定的指标。1965 年 Eger 等引入最小肺泡浓度（minimum alveolar concentration，MAC）的概念作为吸入麻醉药产生制动作用的指标。1.0 MAC 的定义为：在一个大气压下，能使 50% 的患者对手术刺激（如切皮）不产生体动反应的最小吸入麻醉药肺泡浓度。它所代表的是一个群体中的平均浓度。需要明确的是该 MAC 仅仅衡量的是吸入麻醉药抑制伤害性刺激所引起的体动反应，这种反应是脊髓介导而不是大脑。也就是说，吸入麻醉药对大脑的抑制作用是不能直接用 MAC 来反映的。吸入麻醉药引起脑电图变化和制动之间没有明确的相关性。

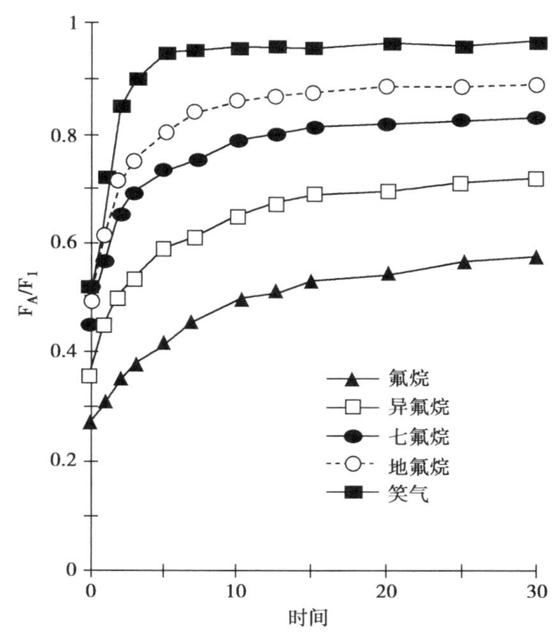

图 51-4　不同吸入麻醉药肺泡浓度与吸入浓度随时间变化比值

吸入麻醉药另一个明确的效应为意识消失。其镇静效应可以表现为患者对指令无反应。通常采用苏醒 MAC 值（MAC-$_{awake}$）来表示，即麻醉患者意识恢复到对指令有反应时的最小肺泡浓度。表 51-1 列出了常见吸入麻醉药的 MAC 和 MAC-$_{awake}$。可以看出 MAC-$_{awake}$ 的变化程度小于 MAC。

表 51-1　成人常用吸入麻醉药的 MAC 和 MAC-$_{awake}$

	MAC	MAC-$_{awake}$
N_2O	105	65
氟烷	0.8	0.38
恩氟烷	1.7	0.5

续表

	MAC	MAC-$_{awake}$
异氟烷	1.2	0.36
七氟烷	1.8	0.67
地氟烷	6.5	2.6

1. 影响MAC的因素　人为定义的MAC会因为各种因素的影响发生变化。如果忽略测量等因素，MAC值会因下列因素而不同。

(1) 体温：挥发性麻醉药是以气体形式进入体内，在正常体温范围内其理化性质较为稳定，因而对MAC值的影响较小。但超出一定温度范围，MAC会受温度变化的影响，动物实验表明MAC会随温度降低而降低。当体温从38℃降低10℃，MAC会减少近50%。在20~39℃范围内MAC呈直线变化，但低于20℃，麻醉药的需要量几乎为零。但对于氧化亚氮则变化不大。具体的机制尚不明确，推断与挥发性麻醉药在脂质中的溶解度随温度降低而增加，从而增加在神经脂质膜中的含量有关。另外可能与温度降低造成的代谢率降低有关。

(2) 年龄：荟萃分析表明对于年龄大于1岁的患者，每增加10岁，吸入麻醉药的MAC值降低6%，而氧化亚氮则降低7.7%。同样MAC-$_{awake}$也会随年龄增高而降低。目前，呼气末二氧化碳和体温已经成为麻醉的常规监测项目，很多麻醉机和气体监护仪均有MAC值的年龄校正值，这些监护仪需要输入患者的年龄，否则机器则根据默认40岁的年龄来计算MAC值。

(3) 麻醉药物：最常见的是氧化亚氮对MAC的影响。吸入60%的氧化亚氮可以不同程度地降低挥发性麻醉药的MAC值，如成人同时吸入60%的氧化亚氮可以降低地氟烷的MAC值达45%~53%，在老年人(>65岁)可降低68%，而在儿童可降低22%~26%。研究表明咪达唑仑和芬太尼等药物联合使用时也可降低吸入麻醉药的MAC值。

(4) 其他：代谢性酸中毒、贫血等可以降低MAC；而甲状腺功能亢进和长期饮酒可以增加MAC。

2. MAC对吸入麻醉的意义

(1) 吸入麻醉深度的判断：MAC用于判断麻醉深度是基于很多的假设，吸入麻醉药在肺泡内的分压与中枢神经系统分压达到平衡时，即达到“稳态”，此时呼气末药物浓度可以代表其在中枢的浓度。通常情况下脑的血流灌注很大，当吸入一定量的挥发性麻醉药后15分钟左右即可使呼气末药物与肺泡、动脉血及脑达到平衡。Eger等测量了氟烷在呼出气浓度与动脉血浓度之间的差值，认为当吸入药浓度与呼出气浓度差值小于10%时，呼气末与动脉血浓度的差值可以更小。因此MAC概念的贡献之一就是通过呼气末浓度来判断麻醉深度，也即MAC值可用来反映量效关系。很多人用不同的数学统计方法推算呼气末浓度与药效反应之间的关系，包括非线性逻辑回归(nonlinear logistic regression)。这样推算出从50%到不同百分数的预测概率，如95%患者不发生体动时的MAC值。但其缺点是应用MAC值的倍数或分数无法得出相应的概率，临床上也很难连续测定药物的效应。针对不同的药物效应，临床上也提出了不同的MAC效应值。如上文提到苏醒MAC值(MAC-$_{awake}$)，为亚MAC范围，MAC-$_{awake50}$是50%患者对简单的指令能睁眼时的肺泡气麻醉药浓度；MAC-$_{awake95}$指95%患者对简单的指令能睁眼时的肺泡气麻醉药浓度，可视为患者苏醒时脑内麻醉药分压。不同麻醉药的MAC$_{awake}$与MAC的比值均为0.4(表51-1)。MAC-$_{intubation50}$是指吸入麻醉药使50%患者插管时或插管后不发生肢体活动所需要的最小肺泡气麻醉药浓度；MAC-$_{intubation95}$是使95%患者插管时或插管后不发生肢体活动所需要的最小肺泡气麻醉药浓度。插管的刺激要强于切皮，在小儿，气管插管较切皮的MAC高30%。MAC-$_{BAR50}$是超MAC范围，指50%患者在切皮时不发生交感、肾上腺素等内分泌应激反应(通过测定静脉血内儿茶酚胺的浓度)所需要的最小肺泡气麻醉药浓度。在临床上更为常用的多为95%麻醉剂量，不同麻醉药的95%麻醉剂量基本上等于1.3 MAC；0.65 MAC是较常用的亚MAC剂量，为大多数挥发性麻醉药与N_2O或其他静脉麻醉药、麻醉性镇痛药合用时所需的挥发性麻醉药浓度。

(2) 吸入麻醉机制的研究：MAC的概念类似于量效关系，其量效曲线(图51-5)反映的是量化的累积群体剂量-反应曲线。切皮MAC量效曲线的斜率不同于苏醒MAC曲线的斜率，表明同一吸入麻醉药的不同作用位点。另一方面，对于个体与群体的曲线关系，同一浓度产生效应差异

(阈值变化)而同一效应在不同个体中存在的浓度差异(敏感度变化),因此似乎可以推断,麻醉药的作用靶分子存在不同类型的离子通路或信号传递途径。

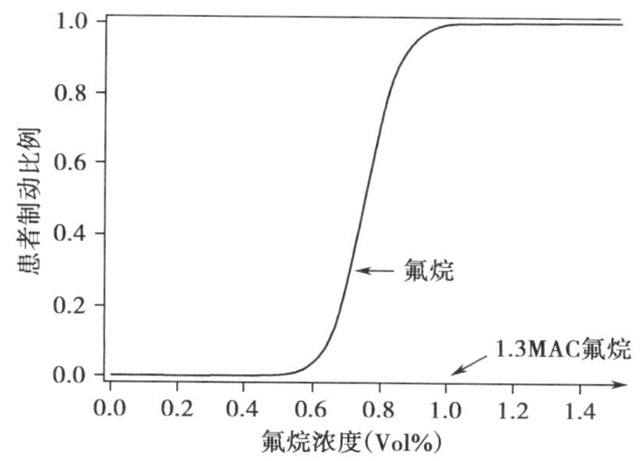

图 51-5 不同浓度的氟烷与无体动患者比例的量效曲线

二、吸入麻醉药物在体内过程的基本概念

(一)吸入药浓度

也称为吸入药分压(fraction of inspiration,F_i)。由于挥发性麻醉药以气体形式通过压力梯度进入体内,经过蒸发器后进入体内前的原始浓度(或分压)为吸入药浓度。其决定因素主要来源于蒸发器和新鲜气体流量,两者为乘积关系。设定蒸发器麻醉药浓度越高,输出麻醉药的浓度越高;同样,新鲜气体流量越大,吸入药分压越大。如果新鲜气流量大于患者的分钟通气量时,蒸发器所指示的麻醉药浓度与吸入浓度基本近似;但如果分钟通气量大于每分钟气体总流量,由于受麻醉回路内呼出浓度的影响,吸入浓度则偏低。

(二)肺泡气浓度

肺泡气浓度(fraction of alveolar,F_a)是吸入麻醉药进入体内后在肺泡内的终末浓度。麻醉药通过肺内交换进入血液循环,最终到达中枢神经系统。当麻醉达到平衡时,各组织内的麻醉药分压应该接近相同且与肺泡内分压一致。而肺泡气麻醉药浓度(F_a)接近吸入气麻醉药浓度(F_i)的速度取决于麻醉药的吸入浓度和肺泡通气量。肺泡通气量越大,相当于洗入肺泡的量增大,可使肺泡气麻醉药浓度迅速上升(即 F_a/F_i 比值增大并迅速接近1),因此可加速麻醉诱导。该过程类似预充氧,其在短时间内(2 分钟)可使氧浓度提升至 95%。吸入浓度越大,麻醉药的分压差越大,向肺泡内扩散越快,达到平衡所需要的时间就越短。在诱导期间增大吸入浓度和肺泡通气量均能使肺泡内吸入药浓度快速升高。

(三)时间常数

是反映肺泡气浓度变化快慢的一个指标。在一定容积内的气体浓度,用另外的气体去改变其浓度所需要的时间,或者认为以一定的新鲜气体流量灌注一定容量的容器,当容器中的气体有 63.2% 被新鲜气体所占据的时间称为 1 个时间常数。所以时间常数(min)= 容积(ml)/ 流量(ml/min)。也即用新鲜气体换取该容积内气体交换所需要的时间指标,该常数的时间值往往取决于气体流量的大小。当达到 3 个时间常数时,容积内已有 95% 的气体被新鲜气体混合占据(达到 7 个时间常数时容积内的新鲜气体占 100%),即可以看作完成吸入麻醉诱导时的洗入过程(wash-in)。在吸入麻醉诱导时,要考虑的容积包括麻醉机回路的空间以及全肺容量的空间,因此建立有效的肺泡气麻醉药浓度的时间常数公式为:

$$\text{时间常数} = \frac{\text{麻醉回路容积} + \text{全肺容积}}{\text{新鲜气流量} - \text{体内麻醉药摄取量}}$$

如果麻醉回路容积和全肺容积以及体内摄取量已知,则时间常数与诱导时的新鲜气流量成反比,当流量从高变低时,时间常数明显延长。若需快速改变环路内或肺泡内麻醉气体的浓度(吸入麻醉加深或减浅)时,应增加新鲜气流量。肺的功能残气量也是影响肺泡气浓度的一个重要因素。肺泡通气量一定时,功能残气量越大,时间常数延长,肺泡气麻醉药分压升高就慢,反之,升高就快。麻醉药溶解度越小、组织吸收量越少,其时间常数值越小,完成诱导时洗入过程的时间也就越短。哮喘和支气管炎能够延长时间常数;而成人呼吸窘迫综合征(ARDS)则能缩短时间常数。

(四)浓度效应

吸入麻醉药浓度越高,肺泡内药物浓度上升越快的现象称为浓度效应。由于吸入麻醉药的溶解度较大,造成有更多麻醉药以溶解的形式通过肺泡进入血液,麻醉药被摄取后单位时间存留在肺泡中的麻醉药浓度就会随之减少,F_a/F_i 减小,直到新一轮呼吸补充吸入麻醉药进入肺泡。当摄取越多,F_a/F_i 就越小,反之,摄取越少,F_a/F_i 越大。更重要的意义在于如果吸入药浓度较低,尽管绝对摄取量较小,但肺泡内麻醉药浓度下降程度更大。如图 51-6 所示,氟烷从肺泡转运到肺泡毛细血管。假设肺泡的单个容量为10ml，1ml的氟烷，9ml的O_2。氟烷的初始浓度为10%，当有一半的氟烷(0.5ml)转运之后，氟烷的肺泡浓度在下一次呼吸之前下降为5%；同样，当氟烷容积为8ml，O_2为2ml。氟烷的初始浓度为80%，当有一半的氟烷(4ml)转运之后，氟烷的肺泡浓度在下一次呼吸之前下降为66%。说明吸入浓度越高，肺泡浓度增加越快。

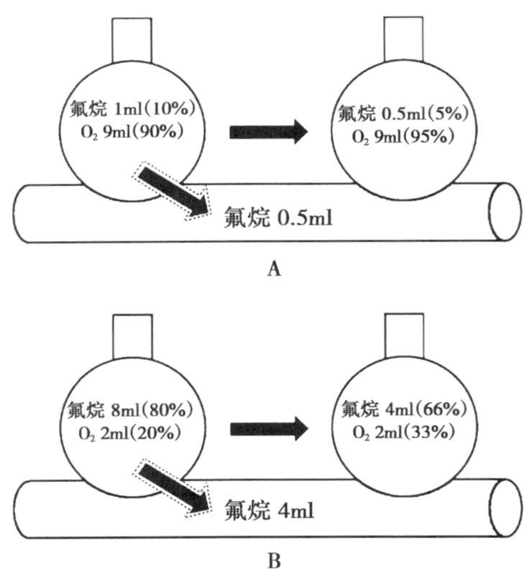

图51-6　浓度效应模拟图

(五) 第二气体效应

影响浓度效应的因素同样也影响着同时吸入的麻醉气体。所谓第二气体效应(second gas effect)，即同时吸入氧化亚氮(第一气体)和另一种吸入麻醉药(第二气体)时，由于氧化亚氮被摄取入血，第二气体在肺泡中的浓度会因此增加的效应。通常第一气体的肺泡浓度较高，转运入血的量较大，肺泡内可产生类似"负压"的效果，引起吸气量的增加，补充被摄取的容积。这种被动的补偿可以加快吸入麻醉药进入肺泡，从而增加其在肺泡中的浓度。另外浓度效应也是产生第二气体效应的因素之一。因此在麻醉诱导时使用氧化亚氮会加速诱导时间。第二气体效应对于溶解度较大的吸入药(如氟烷)，其效应要比溶解度较小的(如七氟烷)更为显著。虽然从理论上认为麻醉恢复时使用氧化亚氮会加快苏醒时间，但对这种所谓的"反第二气体效应(reversed second gas effect)尚存在一定的争议，对于不同的实验方法、患者选择不同的吸入麻醉药等则有不同的结果。

1. 影响吸入麻醉药摄取转运的因素　虽然越来越多的证据表明吸入麻醉药的作用部位在脊髓水平，但出于讨论的方便，人们仅笼统地把药物的作用部位认为在大脑。药物离解状态的分子浓度是作用于中枢神经系统的关键。因此吸入药物从肺泡转运到中枢神经系统会受到如下因素的影响：

(1) 血气分配系数：如果吸入药的血/气分配系数低，则表明单位时间内有更少的药物分子转运到肺毛细血管。其意义比油/气分配系数低的药物MAC值大更为重要。

(2) 血流灌注：血流灌注多的组织，药物运送的量也大，其分压也越大。麻醉药的摄取主要包括药物迅速"洗入"肺的功能残气量，然后向组织扩散。组织摄取的速率不仅与血流灌注有关，而且受药物溶解度和组织容积的影响。

(3) 通气量：通气量增加可以"洗入"更多的麻醉药，尤其是刚开始吸入时，F_a/F_i会上升很快。当肺内逐渐充满吸入药物时，药物的溶解度大小会对F_a/F_i产生对抗。溶解度大的吸入药会使F_a减少，此时增大通气量能及时补偿被摄取的药物。

(4) 浓度梯度：药物扩散与浓度梯度成正比。如果蒸发器开启浓度越大，药物从肺泡到血液的速度会越快。与周围组织的浓度梯度大，向外周扩散的药量就越大。但扩散的速率与组织的分配系数有关，即与组织的亲和力有关。某个组织中药物分压随时间的改变受灌注和扩散的影响。当达到平衡时各组织间的分压相等，但达到平衡的时间会很长。经过快速摄取后，药物在组织间的扩散就显得很重要，特别是在麻醉恢复期，由于药物在组织间的扩散速率是一定的，这就是不同吸入麻醉药的$MAC_{切皮}$差异大，而MAC_{awake}却差异小的原因。

(5) 心输出量：这也是影响血流灌注的主要因素。心输出量减少，血流灌注减少，输送到组织中的药物减少。但是由于脑血流具有自主调节功能，即其血流灌注并未减少，而从肺摄取的药量是不变的，这样单位时间里转运到脑组织中的药量反而是增加的，因此诱导更迅速。

(6) 其他：如肺泡跨膜速率。麻醉药物通过肺泡毛细血管跨膜转运至血液循环。当肺泡膜出现增厚、水肿、纤维化和面积减少等因素时，跨膜转运的麻醉药摄取将会减少。另外麻醉药物跨膜转运的速率也与药物分子量的平方根成反比(Graham定律)，分子量越大，跨膜转运速度越慢。

5

三、吸入全身麻醉的特点

尽管静脉全身麻醉的理论与实践在近年得到不断的更新和完善，但目前吸入全身麻醉仍然在全身麻醉中占有较大的比例。其简便、安全的特点一直受到很多麻醉科医师的青睐。

(一) 吸入麻醉药的药效作用全面

从乙醚吸入麻醉开始，吸入麻醉药的药效作用即较为全面。单一使用吸入麻醉药就可以达到遗忘、无痛甚至肌肉松弛的理想麻醉状态。尽管在实际临床应用中很少单一使用吸入麻醉药来完成麻醉，但其全面的药理效应一直占有优势。现有的研究表明吸入麻醉药通过不同途径作用于中枢，如干扰突触前神经末梢释放神经递质来阻断突触传递，改变神经递质的再摄取，改变突触后受体结合部位，或者影响激活突触后受体的离子转导等。直接作用或通过产生第二信使间接作用于神经元胞浆膜均是可能的相关机制。其中蛋白受体假说较能说明吸入麻醉药的药效曲线陡直的特点。GABA 受体假说认为吸入麻醉药激活和超极化细胞膜，并抑制钙离子和谷氨酸通道阻止神经递质的释放。这些可能的机制与其他镇静镇痛药的作用机制有共同之处，提示吸入麻醉药的作用具有镇静镇痛等较为全面的效应。

近期的研究表明一些吸入麻醉药具有“预处理(preconditioning)”特性，能够保护缺血再灌注损伤，对于围术期心脏高风险的患者具有一定的心肌保护作用。2007 年美国心脏病协会也首次提出建议对于具有心肌缺血风险的患者在非心脏手术的麻醉维持中使用吸入麻醉药有一定益处。但是预处理的效能与给药的时间和时长相关，且心肌保护的分子机制尚未明确。虽然这种器官保护作用目前仅限于心脏，但仍然有些研究提示对肾、肝、肺和脑等器官可能具有潜在的保护作用。

(二) 吸入麻醉的给药途径简便易行

现代吸入麻醉均通过麻醉机中的蒸发器随新鲜气流由患者呼吸道进入。无论采用气管插管或置入喉罩，只要保证气道通畅和通气正常，吸入麻醉的实施非常简便易行。只需将蒸发器开启相应的浓度，就可以迅速实施麻醉。尤其是对于不易或无法建立静脉通路的患者(如婴幼儿或重度病理性肥胖等)，吸入全身麻醉具有较大的优势。另外，有些椎管内麻醉或区域阻滞效果欠佳时，可以置入喉罩辅助吸入麻醉以达到完善的麻醉效果。

静脉给予吸入麻醉药一直处于研究阶段。直接注射挥发性麻醉药可迅速引起低血压、酸中毒、缺氧、束支传导阻滞、肺水肿甚至死亡。但是动物实验中注射乳化的异氟烷能够成功诱导麻醉，而且恢复较丙泊酚更快。给兔静脉注射乳化恩氟烷、异氟烷和七氟烷没有血流动力学方面的副作用，而且可以产生类似挥发性麻醉药的早期和晚期预处理效应。

(三) 吸入麻醉易于调控

吸入麻醉药通过肺交换进入体内，控制吸入麻醉药的摄入量即可方便调节麻醉深度，从而完成麻醉的诱导、维持和苏醒。

1. 吸入麻醉的分期　1937 年由 Guedel 提出了经典的乙醚麻醉分期，是以意识、痛觉消失、反射抑制、肌肉松弛以及呼吸循环抑制的程度为标准。目前较为统一的吸入麻醉分期为：

第一期(镇痛期)：全身麻醉诱导开始至患者意识完全消失，此期患者痛觉、触觉、听觉消失，但反射存在，肌张力正常。

第二期(兴奋期)：表现为神经脱抑制兴奋的特点，对伤害性刺激的反应增强，临床表现为：吞咽、呕吐、喉痉挛、高血压、心率增快、不能控制的体动反应、瞳孔扩大、不能凝视、呼吸不规则及屏气等。诱导期间需要快速通过该期。

第三期(手术麻醉期)：达到一定的麻醉深度，双目凝视、瞳孔收缩、呼吸规则、血压平稳和肌肉松弛。麻醉深度能够满足手术疼痛刺激，且不引起躯体反射或有害的自主反应。

第四期(延髓麻痹期)：麻醉深度过深、呼吸停止、瞳孔散大、低血压，逐渐加重导致循环衰竭。此期的麻醉深度必须立即减浅。

现代吸入全身麻醉由于肌松药的应用，肌松和呼吸抑制的程度已经不能作为判断麻醉深度的标准，在临床上已经较难观察到上述典型的吸入麻醉分期。

2. 麻醉诱导　目前大多数患者的诱导方式是静脉诱导，主要是基于两方面，一是除七氟烷和地氟烷外，其他常用的卤化吸入麻醉药的血气分配系数较大，起效较慢；另一方面很多吸入麻醉药有一定的异味且对呼吸道具有一定的刺激性(详见挥发性麻醉药章节)，诱导时难以让患者接受。尽管如此，采用吸入麻醉药诱导也不失为一种好的选择。

尤其对于婴幼儿，可以让他们在家人的怀里拿着带香味的面罩（以减少药物刺激），通过几次深呼吸即可使意识消失。

3. 麻醉维持　在麻醉维持中，吸入药物随新鲜气体不断进入，通过浓度梯度由肺进入中枢神经系统发挥麻醉作用。因此只要开启蒸发器至临床合适的浓度即可维持良好的麻醉深度，并且通过调整蒸发器浓度以满足不同手术刺激的需要。如果具备麻醉气体监测的条件，麻醉科医师可以更加明确吸入麻醉药的浓度变化，以利于对麻醉维持的调控。

4. 麻醉苏醒　由于吸入麻醉药在体内分解代谢较少，大多数可经气道以原形排出。当关闭蒸发器停止吸入药，通过新鲜气流的“洗出”可以让麻醉药经气道排出，减浅麻醉让患者苏醒。

第三节　吸入全身麻醉的实施方法

一、吸入麻醉方式的分类

（一）按麻醉通气系统分类

麻醉通气系统是指从麻醉机将麻醉气体传输到患者的呼吸系统，也称为麻醉回路。它包括了贮气囊、呼吸管路和减压阀，可以完成保留患者自主呼吸、间歇正压通气等呼吸模式。麻醉回路必须能使患者获得满意的通气而且不能增加呼吸功和无效腔量。同时麻醉回路的设计要能够清除患者排出的 CO_2，以避免 CO_2 的重复吸入引起高碳酸血症。重复吸入的程度取决于呼吸回路的设计、通气模式、新鲜气流量和患者呼吸系统的情况。当新鲜气流量大于肺泡气或者在回路中设有 CO_2 吸收罐时可以清除回路中的 CO_2。

5

传统按照呼吸气体与大气接触方式、重复吸入程度以及有无贮气囊和二氧化碳吸收装置，可以将麻醉通气系统分为开放法、半开放法、半紧闭法及紧闭法四种（表 51-2）。也可以根据有无重吸入简单分为无重吸入系统（non-rebreathing system）和重吸入系统（rebreathing system）。

1. 开放式　常见于点滴乙醚或氯仿开放吸入麻醉。将乙醚滴在含有数层纱布的面罩上由患者吸入。开放式呼气通向大气，完全不再吸入，所以呼吸阻力小，不易产生 CO_2 蓄积，比较适宜婴幼儿麻醉。但麻醉药消耗较多，手术室空气污染严重。

2. 半开放式　开放式及半开放式呼气均通向大气，吸气主要由供气装置供给新鲜气流。1954 年由 Mapleson 描述并根据有无活瓣、储气囊及新鲜气流的入口位置，将此系统分为 A、B、C、D、E、F 六种。如图 51-7。

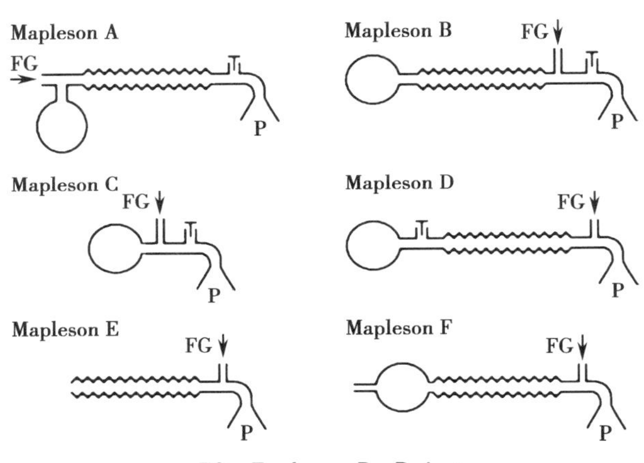

图 51-7　Mapleson 通气系统

（1）Mapleson A 系统：又称为 Magill 通气系统（图 51-7A），是目前仍有使用的半开放通气系统。

表 51-2　按通气系统分类吸入麻醉方法及其特点

	与大气的关系		重复吸入	CO_2 吸收罐	贮气囊	气体
	吸气	呼气				
开放法	空气进入	排向空气	无重复吸入	无	无	空气
半开放法	部分空气进入	全部排向空气	无重复吸入	无	有	空气
半紧闭法	无空气进入	部分排向空气	部分重复吸入	有	有	O_2/N_2O
紧闭法	无接触	无接触	全部重复吸入	有	有	O_2/N_2O

20世纪30年代由Ivan Magill设计的，特别适合在自主呼吸情况下使用。新鲜气流从麻醉机气体出口流入，呼气的活瓣靠近患者端以减少无效腔。在自主呼吸情况下，呼吸周期有三相：吸入相、呼气相和呼气暂歇期。当患者开始吸气时，气流是从贮气囊（约2L）吸入患者体内。呼气相时通气管中混合了呼出的无效腔气和新鲜气流。当无效腔内的气体经管道流向储气囊，与此同时，新鲜气流也从供气装置流入储气囊。随着呼气的延续．管道内的压力增大，导致放气活瓣开放，使肺泡内的气体优先呼出。在呼气暂歇期，新鲜气体不断地进入也会将剩余的肺泡气排出体外。在新鲜气流量足够大的情况下，储存在管道内的肺泡气在下一次吸气相之前就被完全排出而不会造成重吸入。但如新鲜气流量不大，无效腔通气仍滞留于管道中，下一个自主吸气开始时，患者首先吸入管道内的无效腔气体，接着吸入储气囊内储存气体及新鲜气流。因此调节新鲜气体流量就可以在吸气开始时保证通气管路中仅有新鲜气体。所以，在没有二氧化碳吸收罐的通气系统中且没有漏气的情况下，新鲜气体流量等于或大于患者的肺泡分通气量才不会造成重吸入。

在控制呼吸的情况下，Magill系统会引起废气增加而且通气效率降低。吸气时需要挤压储气囊才可使新鲜气流进入肺内，呼气时无效腔气和肺泡气会进入贮气囊。下次吸气时，由于未能及时有效的排出，气流就混合了新鲜气体、无效腔气和肺泡气再次进入肺内致使重复吸入。故在控制呼吸的情况下，要延长呼气时间，增大潮气量及增加新鲜气流量才能保证有效的气体交换。研究证明，新鲜气流量必须是通气量的3倍（约12~15L）才能保证有效的气体供应。这样大的气流量不仅造成麻醉的浪费，而且导致废气排放增加。Mapleson A的改良系统是在患者回路末端加上非重吸收活瓣来取代之前的排气活瓣。A系统的另一个问题是排气孔接近患者。故排放废气很不方便。

（2）Mapleson B和C系统：Mapleson B系统的特点是新鲜气体入口离患者很近但在呼气活瓣的远端（图51-7B）。当回路中的压力增大，呼气活瓣打开，肺泡气和新鲜气流出。在下一次吸气时，残留的肺泡气和新鲜气被吸入。因此，只有新鲜气流量大于每分通气量的两倍才能避免重吸入。

Mapleson C系统也称为Water's回路（图51-7C）。与Mapleson B系统非常类似，但主通气管道更短。

（3）Mapleson D系统：新鲜气体入口靠近患者，排气管道很长且呼气活瓣和贮气囊均在远端（图51-7D）。现多用其改良后的模式称为班氏回路（Bain's circuit，图51-8）。这是一种同轴的呼吸回路，仍用于小儿麻醉，是Bain和Spoerel于1927年研制成功。新鲜气体从螺纹管中间细的内管中流入，外管的管壁通常是透明的，以便观察内管的连接有无脱落，保证内管的畅通。班氏回路的作用和T管（见下）相同，主要的区别在于新鲜气体从内管流入。在吸气时，患者从内管中吸入新鲜气体，呼出气进入贮气外管道，虽然新鲜气流也同时进入系统，但被呼出气所混合。在呼气暂歇期新鲜气体从内管将呼出气洗出管道，并充满贮气管以供下一次吸气。自主呼吸时，新鲜气流量为200~300ml/kg；控制呼吸时，新鲜气流量可以仅为70ml/kg即可以维持正常的CO_2。体重小于10kg的新生儿，新鲜气流量需2L/分钟；体重在10~50kg，新鲜气流量需3.5L/分钟。

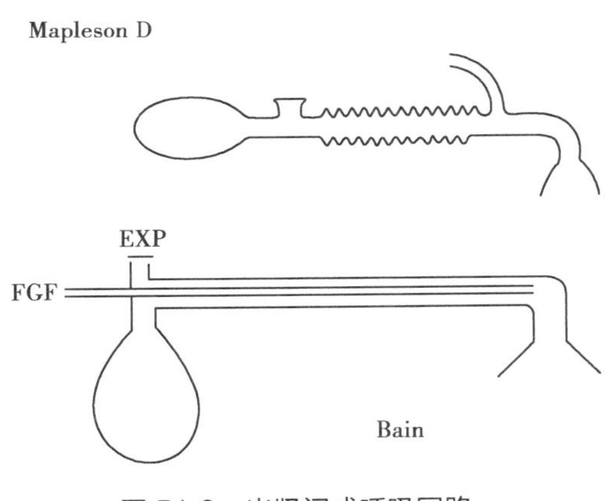

图51-8　半紧闭式呼吸回路

班氏回路的优点在于结构简单，自主呼吸和控制呼吸均可方便使用。其呼气阀远离患者，呼出气可以很容易的从呼气阀排出。而且外管中的呼出气可以对新鲜气体进行加温，因此尤其适用于小儿麻醉。但缺点在于需要较高的新鲜气流量。而且需要时刻注意内管是否连接完整，一旦脱落或损坏，整个管路将成为无效腔，会造成严重的低通气，因此检查回路完整非常重要。可以采用如下方法：堵住回路的患者端，快速充气后使贮气囊充满，然后放开回路，氧气就会冲入回路内，如果回路完整，产生的文丘里效应（Venturi effect）会是回路内压力下降，贮气囊缩小。如果内管漏气，新鲜气就会进入呼气外管，贮气囊则保持膨胀状态。

(4) Mapleson E 和 F 系统：Mapleson E 系统是T管的一种，新鲜气体入口靠近患者端，没有贮气囊，也没有呼气活瓣(图 51-7E)。呼气螺纹管就像一个储气囊，吸气期流入新鲜气流；在呼气期储存呼出的气体。呼气停止时，螺纹管内流入新鲜气流以备下一次吸气时吸入。新鲜气体流量必须是每分通气量的 3 倍才能避免重吸入。目前最常用的是 Ayre T 管(Ayre's T Piece)的改良型。

Mapleson F 系统(图 51-7F)是 Jackson-Rees 改良 T 管，也无活瓣，在呼气末端附有贮气囊，囊尾部开放通向大气。从 T 管送入的麻醉混合气体应为患者每分通气量的 2~3 倍才可无重吸入。通过尾端的贮气囊可以观察自主呼吸的情况。间歇正压通气可以用示指和拇指封闭贮气囊尾部开口同时挤压贮气囊，呼气时放开尾端开口，通过贮气囊控制气流阻力，即单手可行控制呼吸。这种 T 管呼吸阻力小，但因气流量大，气道容易干燥。贮气囊的容量约等于患者的潮气量，如果容量太大可产生重吸入，太小会引起气流量不足。

T 管的优势在于简便廉价、没有活瓣、无效腔量最小及呼吸阻力最小。缺点主要在于需要气体流量高，贮气囊可能会增加呼吸阻力。所以较适合用于 20kg 以下的儿童。

3. 半紧闭式　半紧闭式有时和半开放式较难区分。半开放式气道易干燥，热量丧失多，麻醉气体消耗较大。而半紧闭式是指呼出气体的一部分排入大气中，另一部分通过 CO_2 吸收装置吸收 CO_2 后，再重新流入到吸入气流中。因此半紧闭式系统通常使用的是循环回路，回路中设有两个单向活瓣，使回路中气流单向流动。由于每次呼出气体均经过 CO_2 吸收装置，CO_2 潴留的可能性比半开放式更小。目前大多数全能麻醉机均配置了半紧闭式通气系统。吸气全由麻醉环路供应新鲜气体，减压阀开放，呼气部分排放于大气或排气管中。在自主呼吸的情况下，只要将储气囊旁边的溢气活瓣开启，增加 O_2 的流量即可进行半紧闭式吸入麻醉。在控制呼吸时，可将 O_2 流量调节至大于 2L/min。超过逸气阀压力即可使剩余气体逸出，因此半紧闭式回路也是部分重吸入式。高流量的新鲜气体便于使用回路外的蒸发器，麻醉开始时使用高流速的新鲜气体可将高浓度的挥发药物带入呼吸回路，因此达到平衡的时间很短。而在麻醉维持期间可以减少流量维持麻醉药浓度。通常情况下，初始流量为 2~3L/min，维持时流量设定为 0.5~1L/min。半紧闭式的优点为系统稳定，吸入全身麻醉药浓度相对稳定，部分呼出气重复呼吸后可减少呼吸道水和热丢失。麻醉药消耗较半开放式少，但也会增加麻醉药的消耗和环境污染。尤其是呼出气中水分易凝集在活瓣叶片上，一旦瓣膜启闭不灵，不仅影响回路的顺应性，也可使呼吸阻力增加，甚至回路内气体不能单向循环，引起 CO_2 重吸入。

4. 紧闭式　紧闭式系统是目前大多数麻醉机使用的呼吸回路系统，也是重吸入式循环回路，1926 年由 Brian Sword 首先发明。主要的特征是包含 CO_2 吸收罐、呼吸囊、单向活瓣、新鲜气体入口以及减压阀(图 51-9)。CO_2 吸收罐通过螺纹管连接在患者侧。呼吸囊和减压阀的位置可以随 CO_2 吸收罐位置而变化。吸气时呼气活瓣关闭，新鲜气体通过呼吸囊从吸入回路进入患者体内，麻醉药可以从回路内蒸发器摄取进入回路。呼气时吸气活瓣关闭，呼出气体经 CO_2 吸收罐吸收后，余气均被患者再吸收，包括呼出的麻醉气体可再吸入而不流失至大气中。流入系统的新鲜气体补充患者的氧耗和麻醉气体的消耗。由于患者的呼气、吸气均在一个密闭的环路内进行交换，所以气体较为湿润，麻醉气体消耗较小，且很少污染室内空气。其缺点在于如果流入的新鲜气体不能与患者的氧耗相匹配，就会造成系统流量过载或过空，从而使患者呼吸受限。当患者自主呼吸时呼吸阻力较大，CO_2 吸收不全时易出现 CO_2 蓄积。

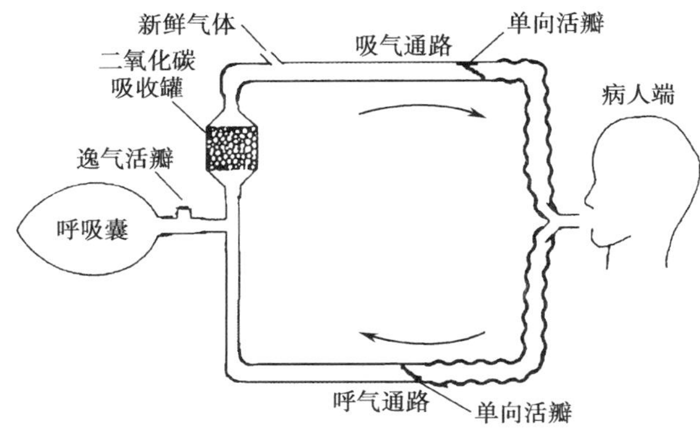

图 51-9　紧闭式呼吸回路

理论上，紧闭式系统中的新鲜气体流量是对患者氧耗和麻醉气体消耗的补充。实际上紧闭式并不能做到完全紧闭，因为气体监测是需要一定量的抽样(约 150~200ml/min)。

5

另外，在使用紧闭系统时还需要考虑以下一些问题：

(1)患者体重：大部分循环回路对于体重不超过100kg的患者可以满足要求。但对于体型小的患者或者儿童患者，因其潮气量小可能没有足够的压力不能有效开放活瓣从而增加患者端的无效腔量，造成吸入回路端混有呼出气体。因此，需要更换较小的吸收罐和较小直径的呼吸回路。

(2)回路内/外蒸发器：蒸发器可位于回路之中则称为回路内蒸发器(vaporiser in circuit, VIC)；或者位于新鲜气体流出路径而置于回路之外(vaporiser out of circuit, VOC)。①VIC通常位于回路的吸入端，由回路中患者呼吸的气体将麻醉药带入回路，如此不断循环。挥发的药量和经过蒸发器的气体流量有关，因此VIC具有一定的自主调节功能。当麻醉较浅时，抑制呼吸较少，每分通气量会增加，就会有更多的麻醉药挥发进入回路从而加深麻醉。但是VIC的准确性和可控性较差，目前已较少使用。②VOC最大的优势在于其准确性，蒸发器位于麻醉呼吸回路系统外。现代一般麻醉机采用回路外的蒸发器。新鲜气流的一部分先进入蒸发器，麻醉药物的蒸气与新鲜气体主气流混合后经共同出口再进入呼吸回路。虽然所输出的麻醉蒸气浓度较为恒定，不受通气量的影响，但进入回路后被回路的气体稀释，因而被患者吸入的浓度要低于蒸发器设定的浓度。而该浓度显然与新鲜气流量有关，高流量的气体能够达到平衡的时间会更快，通常采用的方法是在开始的5~10分钟流量为6L/min，然后转为低流量。使用低流量(<1 000ml/min)会使回路中的麻醉药变化很慢，同时氧在回路中也会因摄取消耗而大为降低，除非有40%~50%的氧在回路中循环，因此必须使用氧浓度监测才能保证安全。

(3)新鲜气体流量：在紧闭系统中氧气被消耗并产生CO_2，然后通过CO_2吸收罐吸收。进入系统的氧气流量至少应该等于患者的氧耗量。在静息状态下的氧耗通过Brody运算式计算为：

$$氧耗(ml/min)=10\times 体重^{0.75}$$

临床更为简易的计算方法为：氧耗(ml/min) = 3.5×体重

使用氧化亚氮时，氧化亚氮被摄取的量可通过Severinghaus公式计算：

$V_{N2O}=1\ 000\times t^{-1/2}$(ml/min)，其中t为时间

吸入性麻醉药的摄取由H.Lowe's公式计算：

$$V_{AN}=f\times MAC\times\lambda_{B/G}\times Q\times t^{-1/2},$$

其中f×MAC是理想的麻醉药浓度，$\lambda_{B/G}$是血/气分配系数，Q是心输出量，t是时间。另外，呼吸囊的容量必须大于患者吸气容量，约为30ml/kg。如果能够有效吸收CO_2，吸收罐的容积也必须至少为患者潮气量的两倍以上。

(二)按新鲜气流量分类

从上述麻醉回路可以看出，除紧闭循环系统外，其余均需要高流量的新鲜气体以保证通气有效和避免重吸入。早在1850年John Show就发现患者呼出气体中的挥发性麻醉药基本没有改变，如果能够重复吸入就会大幅减少药物的浪费以及对环境的污染。因此，低流量循环紧闭麻醉的实施是吸入麻醉的趋势所在。虽然到目前为止尚无统一标准将新鲜气体流量进行分类，但临床上较为普遍的分类是将1L/min以上的新鲜气体流量称为中/高流量；低于1L/min的新鲜气流量称为低流量。因此，低流量麻醉(low flow anesthesia)为新鲜气体流量为1L/min(50%O_2和50%N_2O)；而最小流量麻醉(minimal flow anesthesia)为新鲜气体流量为0.5L/min(60%O_2和40%N_2O)；在循环紧闭系统中新鲜气体流量和麻醉药量与机体的摄取量和需要量相等，通常为流量小于0.2~0.25L/min。

随着各种气体监测的出现以及使用对蒸发器具有流量补偿和流量控制功能的麻醉机，使得低流量麻醉的实施安全性有了一定的保障。现代的麻醉机系统已经能够做到整机的气体封闭性(通常在30cmH_2O的压力下漏气低于150ml/min)，呼吸机的流量分配也保证了蒸发器流出麻醉药的精确度及潮气量和流入蒸发器的新鲜气体相互独立等(见麻醉机章节)。很多国家也已经将气体监测作为手术间的强制性监测项目。因此低流量吸入麻醉越来越得到临床医师的认可而广泛使用。

二、吸入全身麻醉的实施

吸入全身麻醉的实施可以根据不同地区所拥有的条件进行。2011年中华医学会麻醉学分会对吸入全身麻醉的临床操作规范制定了专家共识，本章节主要对吸入全身麻醉的实施进行概述。

(一)麻醉前准备

与其他全身麻醉相同，除了对患者身体与心理的准备，必要的麻醉前评估外，还需要对吸入全身麻醉的药物和相应设备进行准备和检查。包括：

1. 药物　根据不同地区的条件，需要准备好

常用的挥发性麻醉药，如恩氟烷、异氟烷、七氟烷和地氟烷等，可以使用或不使用氧化亚氮。使用氧化亚氮时，吸入氧浓度不低于 30%。

2. 二氧化碳吸收罐　主要盛放碱石灰或钙石灰，钡石灰已基本被弃用。通常失效时会改变颜色，为了保证其吸收有效性，需要及时更换并在更换后重新检查回路密闭性。有些挥发性麻醉药与其反应会产生复合物 A 和一氧化碳，因此要避免吸收剂过于干燥及温度过高。

3. 麻醉机　现代多功能麻醉机有一整套自检程序，遵循其自检程序后会使麻醉机处于良好的待机状态。但大多数简易或普通麻醉机需要重点检查麻醉回路系统的泄漏情况以及在呼吸机工作状态下各部件的性能等。

4. 废气排放　目前在我国新建手术室已经开始逐步配置良好的废气排放系统。而麻醉机的废气排放功能（主动或被动）也已经作为其基本配置之一，以保证手术室在使用吸入全身麻醉时减少对环境的污染。

5

（二）诱导

采用吸入麻醉诱导往往适用于不宜用静脉麻醉及不易保持静脉开放的小儿患者以及外周静脉开放有困难的情况，对嗜酒者、体格强壮者不宜采用。实施方法包括浓度递增慢诱导法、潮气量法和高浓度快诱导法。

1. 浓度递增慢诱导法　麻醉机为手动模式，将减压阀处于开放状态，调节吸入氧浓度，氧流量 6 ~8L/min，将面罩固定于患者的口鼻部，右手轻握气囊，让患者平静呼吸。然后打开蒸发器，起始刻度为 0.5%，让患者深呼吸，每 3~4 次呼吸增加吸入麻醉药浓度 0.5%，直至达到需要的镇静或麻醉深度。患者意识消失后需要保持呼吸通畅，可以插入口咽或鼻咽通气导管并适度辅助呼吸。麻醉开始后静脉扩张，应尽可能早地建立静脉通道。吸入诱导时可联合使用镇静药、镇痛药甚至肌松药等。该方法适用选择麻醉效能强的吸入麻醉药如氟烷，也可选用其他吸入性麻醉药。此方法诱导较平稳但时间长，在麻醉深度不足时刺激患者会导致呛咳、挣扎以及喉痉挛和气道梗阻等不良反应。

2. 潮气量法　潮气量法是先用面罩吸纯氧 4 ~6 L/min 去氮 3 分钟，然后吸入高浓度麻醉药如 8% 七氟烷，即可让患者平静呼吸，也可让患者深呼吸待意识消失后改为辅助呼吸。当达到足够的麻醉深度时可调节吸入浓度，避免体内吸入药物浓度过高导致循环抑制。麻醉诱导开始前如果做回路预充，可加快吸入诱导的速度。达到外科麻醉期即可行气管插管，实施辅助或控制呼吸等。潮气量法诱导速度快，诱导过程平稳，较少发生呛咳、屏气和喉痉挛等不良反应。

3. 高浓度快诱导法（肺活量法）　该方法通常适用于 6 岁以上能合作的患者，预先作呼吸回路填充，氧流量大于 6L/min，使回路气体达到设定的吸入麻醉药浓度。患者呼出肺内残余气体后，作一次肺活量吸入高浓度药物（如 8% 七氟烷），并且屏气，患者在 20~40 秒内意识丧失。然后降低吸入药浓度（如 3.5%~4.5% 七氟烷）辅助呼吸。该方法诱导速度最快，也很平稳。但需要患者配合，不适合效能强的吸入麻醉药（如氟烷）。

此外，还有作者推荐采用 Mepleson E 或 F 型或 Bain 回路，以减少回路内容积对输出麻醉药的稀释作用。

（三）麻醉维持

麻醉诱导完成后即进入麻醉的维持阶段。此期间应满足手术要求，维持患者无痛、无意识、肌肉松弛及器官功能正常，应激反应得到抑制，水、电解质及酸碱保持平衡，血液丢失得到及时补充。根据患者的实际情况和手术类型，选择合适的吸入麻醉药，调整药物浓度。平稳的麻醉要求了解手术操作步骤，掌握麻醉药物的药理学特性，能提前 3~5 分钟预测手术刺激，以及时调整麻醉深度。单纯吸入维持麻醉时，呼气末麻醉药浓度维持在 1.3MAC 以上，相当于 ED_{95} 水平。复合麻醉性镇痛药同时吸入 65%N_2O、35%O_2 时，麻醉药吸入浓度可设定在 0.8~1.2MAC。目前低流量吸入麻醉是维持麻醉的主要方法。在不改变患者的分钟通气量时，改变麻醉深度主要是通过调节蒸发器开启浓度和增加新鲜气流量来实现。在改变吸入药浓度后，在中等新鲜气体流量时一般需要 15 分钟脑内麻醉药分压才能与肺泡内麻醉药分压达到平衡。

尽管吸入麻醉药本身就产生肌松作用，但为了获得满足重大手术的完善肌松，往往需要静脉给予肌松药，以避免为增强肌松作用而单纯增加吸入浓度引起的循环抑制。挥发性麻醉药可明显增强非去极化肌松药的阻滞作用，二者合用时应注意减少肌松药的用量。

（四）苏醒及恢复

吸入麻醉患者的苏醒过程与诱导过程相反，可以看作是吸入麻醉药的洗出（washout）过程。吸入麻醉药除了极小部分被代谢，极少量经手术创面、皮肤排出体外，大部分以原型经呼吸道排出。洗出速度取决于药物血/气分配系数、心排量、新鲜气体流量、肺泡通气量及吸入麻醉维持时间。可以通过下述几种方法洗出吸入麻醉药：

1. 浓度递减洗出法　手术结束前30分钟，静脉给予芬太尼50~100μg（或者舒芬太尼5~10μg），降低吸入麻醉药浓度（维持在0.5MAC）。手术结束时，停止吸入麻醉药，同时增加新鲜气流量（5~10L/分钟），促进吸入麻醉药的洗出。此方法适用于各种挥发性麻醉药的恢复。

2. 低流量洗出法　手术结束前约30分钟，给予阿片类药物后关闭蒸发器，同时降低新鲜气体流量0.3~0.5L/min，直至外科缝皮才增加新鲜气体流量至4L/min加快挥发性麻醉药的洗出。此方法特别适合高溶解度的药物。

较长时间吸入高溶解度的挥发性麻醉药，应避免手术结束时突然停药，加大新鲜气体流量冲洗回路，这样有可能造成患者苏醒延迟或苏醒期躁动。对于使用氧化亚氮的患者，在手术结束时停止吸入，改吸高浓度氧（60%~80%）数分钟直至拔管，以避免恢复期出现弥散性缺氧。当肺泡内吸入麻醉药浓度降到0.4MAC时，约95%的患者能够按医师指令睁眼。吸入麻醉药洗出越干净越有利于苏醒过程的平稳和患者的恢复，过多的残余不仅可能导致患者烦躁、呕吐，甚至可能抑制清醒状况和呼吸。在洗出吸入性麻醉药时，静脉可给予一定的止痛药来增加患者对气管导管的耐受，以有利于吸入药的尽早排出，同时还可减轻拔管时的应激反应。

三、低流量吸入麻醉

高流量无重复吸入麻醉虽然可以保持麻醉药吸入浓度的稳定，但是其显著增加了麻醉药的用量，同时还增加了环境污染的程度。随着吸入全身麻醉的广泛应用，减少环境污染和节省麻醉药的问题日益受到重视。麻醉药的消耗与麻醉方式、新鲜气流量和麻醉持续的时间有关。因此，现代吸入麻醉多以低流量重复吸入麻醉方法为主。

（一）实施低流量吸入麻醉的技术设备和安全要求

1. 基本设备要求　由于低流量吸入麻醉的技术特点，要求麻醉系统必须具有下列配置：

（1）气体流量控制系统：麻醉机应该具备针形阀而且必须能进行精确的气体流量监测，一般要求流量的最低范围达50~10ml/min，每一刻度为50ml，并定期检测其准确性。现在的多功能麻醉机已经采用了电子流量计，对流量的控制更加准确可靠。

（2）蒸发器：除了必要的温度和压力补偿之外，低流量麻醉蒸发器也必须有新鲜气体流量补偿功能，要求在高流量和低流量下其输出浓度与设定浓度一致，特别是在低流量时，其输出的气体量要达到要求。

（3）回路系统紧闭性能：麻醉机呼吸回路的密闭性要求比较高，系统内部压力为20cmH_2O时，气体的泄漏应小于100ml/min。

（4）麻醉气体贮气功能：如果存在意外的气体容量不足，需要通过一定的储备气体来补偿气体的平衡。麻醉系统需要在吸气端设置具有类似功能的贮气囊或者采用上升式的风箱呼吸机。目前很多麻醉机系统都具备新鲜气体流量补偿设置。

2. 安全要求

（1）供气系统：有些麻醉机具有N_2O闭锁装置，即关闭氧气流量时会自动关闭N_2O流量。另外缺氧报警装置是必需的。

（2）二氧化碳吸收罐：对于重吸入的呼吸回路必须装备二氧化碳吸收罐。通过监测吸入气中的二氧化碳来判断二氧化碳吸收罐的效率。否则需要装备两个二氧化碳吸收罐，而且需要每天更换。

（3）气体监测：由于回路中的气体组分和新鲜气体是不同的，其差异性也因流量的减少而增大。因此必须装备连续的气体监测才能了解回路中各气体的浓度。

（4）气道压力监测：必须连续监测回路中的气道压力，以便及时发现呼吸回路松脱或打折。通常设置环路内低压报警值为低于气道峰压5cmH_2O以内，以及时发现回路脱管或漏气。

（二）低流量麻醉的实施

低流量麻醉操作简单，易于掌握，对于麻醉机性能要求不高，但推荐术中监测吸入O_2浓度、呼气末CO_2浓度以及挥发性麻醉气体浓度。

1. 诱导　术前给药同一般的麻醉前用药。麻醉诱导可根据具体条件和设施采用常规的静脉诱导。给肌松药行气管内插管或喉罩之后连接到呼吸回路。喉罩的气压密闭性可以使85%的患者新鲜气体流量减至0.5L/min，即便在控制呼吸时也能达到要求。

2. 初始高流量阶段　按 Foldes 或 Virtue 等推荐连接麻醉机的最初 10~15 分钟的给予高流量(4~5L/min)预充，其中 O_2∶N_2O 为 2∶3 可以保证吸入氧浓度达 30% 以上。蒸发器在开始阶段常规可以设定恩氟烷 2.5vol%、异氟烷 1.5vol%、七氟烷 2.5vol%、地氟烷 4vol%~6.0vol%。该设定使用 10~15 分钟后，患者呼出气中麻醉药分压可达 0.7~0.8MAC，再加上 N_2O 的 MAC 有 0.6 左右(相当于气体分压为 60%)，两者之和约为 1.3MAC，即达到 AD_{95}，即麻醉深度能达到保证 95% 的患者切皮时无体动反应。如果没有使用 N_2O，麻醉药物的浓度设定应该达到 1~1.1MAC，并且需要辅助使用阿片类药物。初始阶段使用高流量预充，对于充分去氮而且让整个气体容积(功能残气量和呼吸回路)快速洗入并充满吸入气体是必不可少的过程。如果早期流量减低过快，由于气体在体内的摄取过程容易造成有效吸入气体容量不足而影响正常通气(潮气量减少，呼吸机压力不能维持而出现漏气报警等)。因此如果估计存在气体摄取量较大的情况，如使用氧化亚氮时，初始阶段的高流量应该持续至少 10 分钟，在最小流量麻醉时需要持续 15 分钟以上，而对于强壮患者可能需要 20 分钟以上。

由于蒸发器的输出是一定的，即使将蒸发器开至最大，如果新鲜气体流量为 0.5L/min，也仅有 25ml/min 的药物进入呼吸回路。因此如果需要缩短高流量给药期，可以采取以下方式：

(1) 采用更高的流量 8~12L/min 以加快去氮和吸入过程。

(2) 选择血气分配系数低的吸入麻醉药物，仅 10 分钟即可达到理想的呼出气药物浓度为 0.8MAC。

(3) 将蒸发器的刻度调至高浓度(如异氟烷 4Vol%~5Vol%)可以迅速达到理想的麻醉深度。

(4) 逐步减少新鲜气体流量，例如 5 分钟减少到 2L/min，10 分钟后减少到 1L/min，最后 15 分钟后减少到 0.5L/min。

3. 流量减低阶段　流量减低阶段应该是在 10 分钟之后，可以将流量减少至 1L/min(其中 O_2∶N_2O 为 1∶1)。在 1~2 小时后，将新鲜气流量成分改为 0.6L/min O_2∶0.4L/min N_2O。减少流量后可以增加重吸入。这样吸入气体中呼出气再吸入比例迅速升高，氧含量随之降低，但会被新鲜气体补偿。为了保证吸入气中氧浓度不低于 30%，新鲜气体中氧浓度不能低于 40%。随着新鲜气体流量降低，挥发性麻醉药进入系统就会明显减少。因此就不得不提高新鲜气中吸入药的浓度以补偿麻醉药分压的下降，这样就可以保持吸入气体中麻醉药物的浓度恒定。例如低流量麻醉时恩氟烷浓度可以设定至 3.0%，异氟烷为 2.0%，七氟烷为 3.0%。这样呼出气麻醉药浓度可以保持在 0.7 ~0.8MAC。

低流量麻醉时需要密切关注 O_2 浓度的变化。当新鲜气体组分不变而流量减小时，或者 N_2O 浓度增加时，或者麻醉时间的延长等都可能引起麻醉系统中 O_2 浓度下降。因此低流量麻醉时建议连续监测吸入氧浓度并设置氧浓度最低限制，如 30%。当吸入氧浓度降低至 30% 时，为防止缺氧，必须提高新鲜气体中氧浓度 10%，N_2O 相应减少百分比，即增加新鲜气体中 O_2 流量 50ml/min，同时减少 N_2O 流量 50ml/min 即可。

4. 麻醉维持阶段　麻醉维持阶段主要是在低流量的基础上维持大致恒定的麻醉深度。由于新鲜气体减低，进入回路内的挥发性麻醉药量也会因机体摄取而明显减少，必须增大蒸发器的输出以提高新鲜气体中麻醉药的浓度比例，从而维持稳定的麻醉深度。目前临床常用的蒸发器都设计了温度与压力补偿装置，但这并不意味着在任何流量、压力、温度条件下均能保持恒定的输出量，而且应注意载气组分变化对蒸发器输出量的影响。如果此时需要快速加深麻醉深度，可以静脉使用镇静或镇痛药。如果加大吸入麻醉药浓度以及新鲜气体流量，也可以在短时间内加深麻醉。需要快速减浅麻醉深度时，转为高流量即可洗出回路内的麻醉药，例如 4L/ 分钟的流量就可以在 5 分钟左右达到所需的麻醉药浓度。

5. 麻醉苏醒阶段　根据时间常数的原理，苏醒时间与新鲜气体流量成反比。如果继续使用低流量，药物洗出过程的时间也会随流量的减低而延长，这将影响到麻醉患者的苏醒。因此，可以在手术结束前 15~20 分钟关闭蒸发器，保持低流量，回路内麻醉药浓度会缓慢下降，麻醉也随之逐渐减浅，直至患者苏醒。患者的苏醒也与呼气末麻醉药浓度有关，与麻醉药使用时长有关。虽然每种吸入麻醉药的 MAC 不同，但在使用低流量的情况下，不同药物洗出的曲线却大致相同，只有在增大流量洗出时才能显示不同。当患者停药后逐渐恢复自主呼吸时，需要注意可能出现意外的低通气引起低氧血症，因此需要给予 SIMV 或手动通气。在有明确拔管指征之前5~10分钟停用氧化亚氮，然后增大氧流量至5L/min洗出麻醉药。

（三）低流量麻醉的优点

1. 改善患者的麻醉质量 采用高流量的新鲜气体进入回路后会使管路变得冷而干燥，如果减少流量，使气体在通过CO_2吸收罐之后在回路中循环就会增加气体的温度和湿度。吸入温暖湿润的气体能够保持患者的体温，减少隐性失水量和术后寒战，也能防止因使用气管导管而引起的气道和支气管干燥。在自主呼吸时，吸入气体达到等温饱和湿度（即温度37℃湿度100%）的界限是在4~5级的支气管处。气管插管后由于越过了上气道的加温湿润，等温饱和湿度的界限会下移10cm，而吸入干冷的气体会使这种情况更加恶化。另外，紧闭式麻醉患者肺与麻醉机回路成为一体，肺内气体的摄入量直接反映在回路容积上，从而增加了对患者情况的了解。例如麻醉减浅时，肌张力增加，胸廓顺应性下降，肺内容量减少，使回路内气体量增加，压力增高。当肺顺应性发生变化时，回路内容积也发生相应改变。当支气管痉挛或气道阻塞时，气囊和回路内容积增加、压力增高。此外低流量麻醉还有利于发现回路内故障，如麻醉机中回路脱落，可立即发现气囊突然变小，回路内压力降低。

2. 提高吸入麻醉的效率 吸入麻醉效率系指单位时间内患者实际摄取的麻醉药量占实际输送入回路内的麻药量的比例，即Eff=Vu（uptake）/Vd（deliver）。

显然单位时间内机体实际摄取量越小，输送入回路内的麻醉药量越大，麻醉效率就越低。单位时间内进入回路内的麻醉药量取决于新鲜气体流量大小。挥发器处于同一刻度，则单位时间新鲜气体流量越大，进入回路内的麻醉药量越多，然而患者在某个时间周期内的摄取量是一定的，因此，新鲜气体流量越大，麻醉效率就越低，这对那些低溶解度和低效能的麻醉药尤为明显。

以地氟烷为例：以4.5L/min的新鲜气体流量麻醉2小时，维持吸入浓度6.0vol%，其效率仅达7%。换言之，只有7%的药物被患者吸入，其余93%的药物白白浪费掉，或以麻醉废气被排放于环境中。改为低流量吸入麻醉，其效率可提高到30%，减少了浪费和污染，提高了麻醉效率。

3. 节约吸入麻醉药的经济效益 当新鲜气体流量为5L/min时，超过80%的麻醉气体会随之浪费。有研究显示比较两个小时的高流量（4.5ml/min）和最小流量（0.5ml/min）的异氟烷麻醉，可以减少氧气消耗达115L，氧化亚氮300L，异氟烷蒸汽5.6L。因此低流量甚至最小流量麻醉能够大幅度减少麻醉药的使用量，包括O_2等。节约气体消耗所带来的经济效益是不言而喻的，德国和英国资料表明每年所节约的费用可达600多亿美元。

4. 保护环境作用 高流量不可避免的会造成手术室污染，所有的麻醉气体包括氧化亚氮排入大气中都会引起大气污染。虽然手术室，尤其是欧美国家的手术室都装备有中心废气排放吸收系统（central gas-scavenging systems），但仍然避免不了对手术室外环境的污染，更何况在我国仍然有很多地区的手术室没有装备安全的废气排放回收系统。氟烷、恩氟烷和异氟烷由于含有氯离子而被报道与臭氧反应从而有消耗臭氧的潜在作用。因此，采用低流量循环紧闭回路系统可以减少废气的排放。

（四）低流量麻醉的缺点

首先低流量麻醉对蒸发器的要求增加，需要有温度补偿、流量补偿和可调控的高精度麻醉蒸发器。其次由于新鲜气体流量在吸入药浓度调控中占有主要作用，低流量麻醉时麻醉深度不易改变。碱石灰的利用率增加，有可能引起二氧化碳蓄积。还有其他如一氧化碳、复合物A等微量物质的积聚等缺点。

（五）低流量麻醉的潜在风险

1. 设备条件不足导致的风险

（1）缺氧：旧式的麻醉机由于整机的密封性较差，特别是气体的计量装置达不到要求、低流量段计量不准等原因，即使是很有经验的麻醉科医师都难以评估回路中气体的成分，尤其是在流量越低，新鲜气体与回路中气体组分的差异越大的情况下。这些情况都有可能导致患者缺氧。此外，在低流量范围内，如果呼吸系统对新鲜气体的利用率很差，会导致意想不到的吸入氧浓度的下降。新设计的麻醉机采用计算机反馈电子预设控制新鲜气体流量能够克服以上缺点。

（2）通气缺氧和呼吸模式的变化：严重的气体泄露会在系统中导致容量不足，形成呼吸容量减少，有时会改变呼吸模式，因此对进行低流量麻醉的机器应予以定期的检修。常规麻醉机的主要不足在于呼吸容量与新鲜气体容量之间存在联系，即新鲜气体容量减少时，呼吸容量也随之减少。在临床上，新鲜气体容量从4.4L/min减少到0.5L/min时，在正常体重的成年患者，其分钟通气量平均

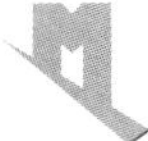

减少 500~600ml。但在通常的临床工作中，这只是让大部分患者通气正常化而已(因为临床大多有过度通气)。另外，呼吸容量的减少可以通过连续监测呼吸容量发现并加以纠正。回路漏气可造成通气不足，有时会形成变压呼吸。但这些都可以通过检测发现并能够迅速纠正。

(3) 二氧化碳蓄积：有效的清除二氧化碳，是(半)紧闭法麻醉必不可少的条件，这特别见于进行低流量麻醉时。但碱石灰失效时，系统中的二氧化碳会迅速上升，因此在进行低流量麻醉时应连续监测呼气末二氧化碳浓度。

(4) 吸入麻醉药的意外超剂量：因为挥发性麻醉药的计算与新鲜气体容量有关，蒸发器的输出有一定限制，使得在严重错误淤滞的情况下，也不会出现迅速上升而超剂量。尤其在低流量麻醉时，时间常数很大，所以麻醉药浓度改变非常缓慢。在临床上，只要认真观察，就能很早发现浓度变化，所以不存在因重复吸入的增加而导致吸入麻醉药的超剂量。但是如果在调节为高流量时忘记将蒸发器的刻度减小，就有可能出现超剂量。

2. 回路中微量气体的聚积　由于流量减少，气体洗出作用不明显，因而会造成回路中一些微量气体的聚积。

(1) 氮气：在人体和肺部存在的氮气容量为 2.7L。在吸氧去氮时高流量新鲜气体 15~20 分钟内可排出氮气 2L，剩余者只能缓慢从灌注少的组织中缓慢释放。在有效去氮后关闭麻醉系统，1 小时后氮气浓度大于 3%~10%。长时间最小流量麻醉，系统内氮气可达 15%，但只要排除了缺氧，氮气聚集不会产生危险。

(2) 丙酮：丙酮产生于脂肪酸变为氧化脂肪酸的代谢过程中。研究发现，用紧闭回路异氟烷麻醉 6 小时，体内丙酮的浓度可增加 50mg/ml，个别情况下高达 200mg/ml。当血中丙酮浓度高于 100mg/ml 时，会导致苏醒延迟，并可能增加术后呕吐发生率。丙酮气体易溶解于水和脂肪，但不能用高流量气体、短时间排冲来降低其浓度。因此对于失代偿的糖尿病患者进行麻醉时，新鲜气流量不得低于 1L/min。

(3) 乙烯醇：酗酒患者体内存在高浓度的乙烯醇，同丙酮一样，它的浓度几乎不可能用短时间、断续的冲洗来降低，因此此类患者麻醉时新鲜气流量不得低于 1L/min。

(4) 一氧化碳：新近研究显示，地氟烷、恩氟烷、异氟烷和干燥的二氧化碳吸收剂反应能够产生一氧化碳。吸烟者、溶血患者、贫血、卟啉病以及输血的患者，尤其在供血者吸烟的情况下，系统内一氧化碳浓度可能增加。有人提出使用高流量(5L/min)能洗出一氧化碳，但实际上高流量可使二氧化碳吸收剂更加干燥，反而增加一氧化碳的产出。

(5) 挥发性麻醉药的降解产物：尤其在低流量时，七氟烷(包括氟烷)与二氧化碳吸收剂反应可以生成复合物 A。虽然在临床使用中没有明确发现其浓度明显增高，但复合物 A 的肾毒性作用不容忽视。在美国和瑞典严格要求使用七氟烷时流量不能低于 2L/min；而欧洲则无明确规定。

(6) 甲烷、氢气：在低流量时其浓度都可能升高，可能会影响到麻醉气体的监测。

微量气体的毒性作用在任何时候都可能存在，因此基于安全原因，低流量麻醉技术应该保证流量至少不低于 1L/min，以保证洗出效应。

四、紧闭回路吸入麻醉

紧闭回路麻醉时，新鲜气体流量等于患者的摄取量，麻醉药物由新鲜气体及重复吸入气体带入呼吸道。整个系统与外界隔绝，呼出气中的二氧化碳被碱石灰吸收，剩余气体被重复吸入。从某种意义上说，紧闭回路麻醉是一种定量麻醉，麻醉维持中仅需精确补充三种气体：O_2、N_2O 及挥发性麻醉药。所需的氧气量必须根据患者的实际代谢来补充，而药物的需要量目前则主要依据“时间平方根法则”来计算给予。

(一) 技术设备要求

1. 专用蒸发器　蒸发器应能在 <200ml/min 的流量下输出准确的药物浓度，即便如此，在麻醉诱导时仍难以在短时间内达到所需剂量。因此诱导时要么采用回路内注射给药，要么采用高的新鲜气流量以期望在短时间内达到所需要的肺泡浓度。

2. 碱石灰吸收装置必须足够大，以保证碱石灰间隙容量能大于患者的潮气量；同时碱石灰应保持湿润，太干不仅吸收二氧化碳效率降低，而且还会吸收大量挥发性麻醉药。

3. 回路密闭性　应避免使用橡胶制品的回路，以减少橡胶吸收挥发性麻醉药。可用吸收挥发性麻醉药较少的聚乙烯回路。回路及各连接点必须完全密闭。

4. 流量计必须精确，以利于低流量输出。

5. 必须配备必要的气体浓度监测仪，其采样

5

量应小，且不破坏药物，并能够把测量过的气样回输给回路。

6. 呼吸机只能应用折叠囊直立式的呼吸机，使用中注意保持折叠囊充气适中，不宜过满或不足，以此来观察回路内每次呼吸的气流容量。

（二）紧闭回路麻醉的实施

1. 氧耗量及吸入麻醉药量的计算　根据体重 $kg^{3/4}$ 法则可以计算每分钟氧耗量（Brody 公式）；根据时间平方根法则计算麻醉药的消耗量。

2. 吸氧去氮　在紧闭回路麻醉前，必须对患者实施吸氧去氮。但在麻醉维持一段时间后，组织仍会释放出一定的氮气（15ml/kg），因此每隔 1~3 小时要采用高流量半紧闭回路方式通气 5 分钟，以排除氮气及其他代谢废气，保持 N_2O 和 O_2 浓度的稳定。

3. 给药　给药的方式包括直接向呼吸回路注射液态挥发性麻醉药和依靠蒸发器的蒸发作用。注射法给药如同静脉麻醉一样，能注射预充剂量使之尽快达到诱导所需要的麻醉药浓度，然后间隔补充单位剂量来维持回路内麻醉药挥发气浓度。如果采用注射泵持续泵注液态的挥发性麻醉药可以避免间隔给药产生的浓度波动，这就使得吸入麻醉像持续静脉输注麻醉一样。依靠蒸发器方式给药只适合于麻醉的维持阶段。而在诱导时应使用常规的诱导方法和气体流量，这不仅有利于吸氧去氮，更重要的是加快了麻醉药的摄取。

（三）存在的缺点

紧闭回路麻醉的缺点与低流量麻醉类似，但更突出。在调控肺泡内吸入麻醉药浓度方面，依靠蒸发器方式给药的紧闭回路麻醉其效率最低，这是紧闭回路吸入麻醉的主要缺点，也是其难以广泛应用的原因。

（四）计算机控制紧闭回路麻醉

由于麻醉药分析仪及微型电子计算机技术的进步，可以保持紧闭回路内一定的容积和挥发性麻醉药浓度。这种以重要生命体征（EEG、脉搏、血压等）、挥发性麻醉药浓度及肌松程度为效应信息来反馈控制麻醉药输入的技术称之为计算机控制紧闭回路麻醉。计算机控制紧闭回路麻醉是一种闭合环路的麻醉（closed-loop control of anesthesia），是吸入麻醉技术与计算机技术的结合，代表了吸入全身麻醉的一个发展方向。

第四节　吸入全身麻醉的注意事项和并发症

吸入全身麻醉已有一百多年的历史。随着对吸入麻醉药以及吸入麻醉技术的深入理解，对很多问题的认识是一个反复的过程，需要根据患者的具体情况正确理解实施吸入麻醉过程的相关问题。

（一）吸入全身麻醉的注意事项

1. 氧化亚氮　从 1844 年第一次使用氧化亚氮开始，氧化亚氮在吸入麻醉中就具有重要的地位。悠久的历史让很多人对氧化亚氮的使用习以为常。但作为吸入麻醉药常规使用的载气，它的功过已经需要重新审视并质疑其进一步使用的价值。

（1）氧化亚氮的优势：①减少阿片类药和其他麻醉药的使用；②洗入和洗出过程快；③缩短面罩吸入诱导的时间；④血流动力学稳定；⑤减少术中知晓；⑥抑制运动反射等。

（2）氧化亚氮的禁忌证：①有含气的空腔组织；②肠胀气，肠梗阻；③颅内压增高；④慢性维生素 B_{12} 缺乏症，氧化亚氮有可能导致周围神经轴突部及颈胸段脊髓索的以脱髓鞘改变为主要特征的脊髓神经炎；⑤免疫缺陷、骨髓抑制、极度消瘦等，存在先天性营养不良的患者使用氧化亚氮后曾出现粒细胞缺乏症。

近来对氧化亚氮的研究进一步发现对于冠状动脉供血不足的患者，氧化亚氮可以增加左房收缩期的压力而致心肌收缩力减弱，加上合用其他麻醉药会进一步减少心肌供血，对于严重的心功能不全患者应慎用。由于对甲硫氨酸合成酶的抑制效应，氧化亚氮对于 DNA 合成有一定影响。因此对于早孕期（6 个月内）和体外受精的患者禁用。淋巴细胞、中性粒细胞功能不佳的免疫抑制患者，也不推荐使用。氧化亚氮也是导致术后恶心呕吐的危险因素，长时间的腹部手术中使用氧化亚氮会使患者术后的康复时间延长。动物实验中还发现氧化亚氮具有致畸作用和胚胎毒性。虽然长期暴露在亚麻醉浓度的氧化亚氮中是否会有毒害作用尚未有科学的证据，很多国家已经将工作环境中的氧化亚氮浓度最高限制在 25~100ppm，德国还强制性地要求检测工作环境中该气体的含量。另外，氧化亚氮对臭氧层的破坏作用也日益得到重视，尽管由于麻醉使用而散入大气中的 N_2O 只占全部的 1%，但对温室效应的形成和平流层臭氧的破坏不容忽视，所以在技术力量可能的条件下，尽可能地减少麻醉过程中氧化亚氮的散出。

2. 麻醉时间与恢复　尽管大部分吸入麻醉药是以原形排出体外，但转运进入各组织的药物再排出的过程主要取决于麻醉药物已经进入组织的量和其组织 / 气分配系数，其他还包括组织的灌注以及组织间的扩散等。诱导时麻醉药主要进入脑、心、肝、肾等血流丰富的组织，然后逐渐扩散到肌肉以及脂肪等血流灌注较少的组织。当麻醉药在血流丰富的组织中达到平衡后，肌肉组织仍然能够长时间的从其血供中摄取麻醉药，通常达到平衡的时间需要 2~4 小时。脂肪组织的平衡时间更长。

虽然诱导时影响肺泡内药物浓度上升的各种因素也会对麻醉恢复产生同样的影响，但药物的排出还是有很大的不同。首先在停药后，肺泡中药物可以通过高流量新鲜气流很快洗出，洗出后的浓度可以接近“零”，但不可能为负值，因此不可能进一步扩大肺泡 - 血的浓度差。这与诱导时可以尽可能增加吸入药浓度而加快诱导有所不同，因此高流量对缩短恢复时间作用有限。其次，麻醉时间越长，各组织的药物浓度差别就越小，最终达到平衡。但是麻醉时间过短就难以达到平衡，也就是说平衡前，只要血 - 组织之间存在浓度差，诸如肌肉和脂肪组织都会不断摄取吸入麻醉药，即使是在恢复期也会存在，只不过摄取量会很小。麻醉时间越长，进入低灌注的肌肉和脂肪组织中的麻醉药就会越多。在恢复期，它们给返回肺内的血液提供更多的麻醉药，因此会延长麻醉恢复时间，即长时间麻醉后恢复较慢。

3. 恢复期 MAC 值的评估　MAC 值作为判断吸入麻醉深度的指标，在临床上也常常被用于判断恢复情况。实际上通常所指的 MAC 是麻醉下切皮时患者制动时的深度，而麻醉恢复的目标是清醒，其衡量指标是恢复指令反应的能力即苏醒 MAC 值（$MAC\text{-}_{awake}$）。很明显，$MAC\text{-}_{awake}$ 比 MAC 低，而且不同吸入麻醉药的 $MAC\text{-}_{awake}$ 变异较小。因此在使用 MAC 值判断患者苏醒时需要估算 $MAC\text{-}_{awake}$，以获得更为准确的判断。

4. 不同吸入麻醉药的混用　新型低溶解度的吸入麻醉药如七氟烷和地氟烷的麻醉恢复较快，但其价格高昂，在选择这些药时需要考虑其性价比。因此有人提出在麻醉诱导和恢复时使用这些药物，而在麻醉维持时则使用较为便宜的麻醉药（如异氟烷等）。事实上研究发现，联合使用不同溶解度的吸入麻醉药并不比单纯某一种药物恢复更快。

（二）吸入全身麻醉的并发症

1. 术后躁动　也有称为恢复期躁动（emergence agitation），是患者在术后清醒期发生的无意识的烦躁、易激惹伴有剧烈肢体乱动等。通常在术后 30 分钟内为高发期，大多可以自行缓解。多见于儿童和青少年。患者在无意识状态下发生的躁动极易造成自体伤害，需要医护人员强制保护。具体的机制尚不明确。很多因素都能引起术后躁动，如耳鼻喉科和眼科的手术、疼痛、气道梗阻、恶心、年幼、无手术史、术前焦虑、手术时间长等均为术后躁动的危险因素，还包括使用吸入麻醉药。

2. 术后谵妄（delirium）　是一种以意识水平改变和注意力紊乱为特征的急性可逆的精神紊乱状态。患者可出现急性认知功能障碍、意识水平降低、觉醒程度降低或睡眠清醒周期失衡等，谵妄可同时伴有或不伴有躁动状态，症状一般在术后 2~3 天内自愈。与术后认知功能障碍（postoperative cognitive disorder，POCD）不同，术后谵妄很少持续一周以上。吸入麻醉术后谵妄的发生率高于静脉麻醉，术后谵妄的发病机制、危险因素、预防和治疗详见第六十一章麻醉及麻醉恢复期间严重并发症。

研究发现七氟烷比氟烷发生躁动的概率高。和异氟烷相比，七氟烷引起躁动的概率高而且持续时间长。其他吸入麻醉药如地氟烷也有报道发生术后躁动。有人在麻醉维持期间将七氟烷更换成丙泊酚后发现能够减少术后躁动的概率。也有报道联合使用氧化亚氮可以降低七氟烷浓度，因此降低躁动的发生率。有报道术后躁动可能是由于快速苏醒对中枢的影响导致中枢神经递质如血清素、多巴胺和乙酰胆碱等失衡，从而产生肢体抽搐等术后行为的改变。有人观察脑电图发现七氟烷、地氟烷和异氟烷在麻醉中产生的脑电图变化与氟烷不同，推测吸入麻醉药物对中枢神经系统的影响存在差异，七氟烷和地氟烷可能是引起躁动的一种触发因素，也是吸入麻醉药引起不同程度躁动的原因之一。

药物预防和治疗术后躁动的效果目前尚有一定争议。有研究发现术前给予咪达唑仑后使用七氟烷虽然延长恢复时间但可以减少术后躁动。其他的药物包括口服氯胺酮（6mg/kg）和纳布啡（nabuphine，0.1mg/kg）等。使用 α_2 受体激动剂，如可乐定(2~4μg/kg)和右美托咪定(0.15~1μg/kg)也能预防和减少术后躁动,原因可能与减少去甲肾上腺素分泌,从而促进 GABA 系统抑制作用有关。目前没有单一因素能确定引起术后躁动,因此针对不同的病因,应当采取多模式的预防和治疗措施。其他药物治疗还包括使用阿片药完善镇痛、非甾体抗炎药、氧化亚氮和丙泊酚等。在苏醒期避免激惹,保持体温和氧合,必要时给予家属陪伴等均可以减少术后躁动及其相关并发症。

3. 术后恶心呕吐　手术后恶心呕吐(PONV)是术后常见的并发症,虽然不会明显影响到患者的生命,但其不适的反应已经影响到患者的术后恢复质量。有统计表明患者在术后不适主诉中,恶心呕吐仅次于疼痛,其发生率可高达 20%~80%,多发生于术后 24~48 小时内。导致术后恶心呕吐的危险因素是多方面的,包括年龄、性别、吸烟、手术时间和类型以及围术期用药等,其中吸入麻醉药或氧化亚氮是导致恶心呕吐的重要危险因素。

研究发现使用挥发性麻醉药能增加患者术后早期(2 小时)呕吐的发生率。单纯采用七氟烷吸入麻醉发生恶心呕吐的概率比七氟烷 - 丙泊酚静吸复合麻醉以及丙泊酚全静脉麻醉均高(64.4% 对比 39% 和 33.9%)。减少吸入麻醉药的使用可以减少术后恶心呕吐发生率达 19%。具体的机制尚不明确,但挥发性麻醉药均有促呕吐的作用,而且不同挥发性麻醉药致恶心呕吐的发生率相近。一项荟萃分析的结果认为使用氧化亚氮的确增加术后恶心呕吐的概率,尤其是在女性患者。原因可能是氧化亚氮通过弥散作用进入中耳的闭合腔从而影响前庭功能,或者通过肠壁扩张,释放内源性阿片肽以及激活大脑极后区的呕吐中枢等。

预防和治疗术后恶心呕吐包括减少危险因素和药物治疗等。很多人在探讨防治恶心呕吐的经济效益,也就是预防性的给药还是待呕吐症状出现才给予抗呕吐药。因此需要关注的是防治恶心呕吐的疗效、用药风险和费用。对于具有恶心呕吐高风险的患者需要强调给予预防措施,但同时会带来镇吐药物的副作用和相关费用。镇吐药物包括 5-HT_3 受体拮抗剂、抗组胺药以及激素等。减少甚至避免使用氧化亚氮和挥发性麻醉药也能减少术后恶心呕吐的发生。

4. 恶性高热　详见第六十一章麻醉及麻醉恢复期间严重并发症。

第五节　吸入全身麻醉与静脉全身麻醉

20 世纪 80 年代以丙泊酚和瑞芬太尼为代表的新型静脉麻醉药的出现以及静脉靶控输注技术的推广使得全凭静脉麻醉得以突飞猛进的发展,与吸入麻醉共同成为全身麻醉的主流方法。

静脉麻醉药和吸入麻醉药在药理机制、药代动力学和药效动力学上都存在显著差异,在不同手术以及麻醉不同时期两种麻醉方法也存在一定的差异。研究表明虽然吸入麻醉药如七氟烷和异氟烷等也能进行快速诱导,但和丙泊酚静脉诱导相比,诱导时间较长且诱导过程中咳嗽和气道痉挛等呼吸系统并发症的发生率较高;静脉麻醉诱导速度更快,但对于呼吸和循环系统的抑制也更大。在麻醉维持中,吸入麻醉和静脉麻醉差异性不大,但在恢复过程中,静脉麻醉术后恶心呕吐和谵妄的发生率低于吸入麻醉,定向力的恢复可能也优于吸入麻醉。但既往研究针对这一结论仍存有争议,不同人群和不同手术类型是影响结论的重要因素。同时既往研究表明,对在体外循环下行心脏手术的患者,吸入麻醉与静脉麻醉相比具有更好的脑保护和心脏保护作用。但在其他手术中,吸入麻醉药的脏器保护作用还没有得到研究证实。此外,多数体外实验提示吸入麻醉药能够抑制自然杀伤细胞、淋巴细胞和巨噬细胞等免疫细胞,可能和肿瘤细胞的增殖和转移增加有关,但是吸入麻醉是否真正影响肿瘤患者的肿瘤增殖、转移和复发有待于前瞻性的临床研究来证实。丙泊酚对肿瘤免疫系统可能存在有益的影响,但尚无定论,且研究也仅处于体外研究和动物实验阶段。关于医疗费用上的差异,有研究认为静脉麻醉的费用要高于吸入麻醉,但也有人认为医疗费用的考虑应该是全面的,而不仅限于药物本身的花费。从患者整体医疗的预后和恢复来考虑并不能单纯说明某一种麻醉方法的花费孰高孰低。表 51-3 总结了吸入全身麻醉和静脉全身麻醉的优缺点。因此,面临麻醉方法的选择时,争论两者孰优孰劣似乎意义不大。根据临床患者的特点,选择适合患者最佳的麻醉方法才是麻醉科医师的首要任务。

表 51-3 吸入全身麻醉和静脉全身麻醉的比较

吸入全身麻醉		静脉全身麻醉	
优点	缺点	优点	缺点
可以采用吸入诱导，如七氟烷、地氟烷等起效快 通过调节浓度和新鲜气流量可以快速达到需要的麻醉浓度，平稳迅速 麻醉深度易于调控 通过增大新鲜气流量可将药物迅速排出，苏醒迅速平稳，苏醒时间可预测 麻醉药物作用全面，对循环和呼吸影响较小，尤其最新的吸入麻醉药物如异氟烷、七氟烷、地氟烷，麻醉作用强，恢复迅速，无明显呼吸循环抑制 副作用少，尤其新的麻醉药对肝肾功能没有明显的影响 对无法静脉给药的患者适合吸入	污染工作环境，医务人员长期吸入可能会导致不孕，流产，畸胎的风险 必须要有蒸发器和麻醉呼吸机，投资较大 对肺部有疾患者慎用 术后躁动和谵妄发生率偏高	是最常见的诱导方式 麻醉深度易于调控 苏醒迅速平稳，苏醒时间可预测，苏醒期恶心呕吐发生率低 无手术室环境污染	全凭静脉麻醉或靶控输注麻醉的药物价格昂贵，特别是长时间手术的麻醉 诱导期血压易波动，对呼吸抑制作用强 给药后麻醉药必须在体内经过完整的药物代谢过程，药物代谢模型有待完善

（易 杰 于春华 龚亚红）

参考文献

SNEYD J R, HOLMES K A. Inhalational or total intravenous anaesthesia: is total intravenous anaesthesia useful and are there economic benefits? [J]. Curr Opin Anaesthesiol, 2015, 24 (2): 182-187.

5

第五十二章

静脉全身麻醉

第一节　静脉全身麻醉的概述

静脉全身麻醉，即通过静脉给予药物，达到全身麻醉的目的。与其他手段相比，静脉麻醉具有给药便捷、无污染、苏醒平稳等优点，尤其适用于短小手术及特殊手术，如：气道相关手术，气管肿瘤、气管狭窄，支气管镜检查治疗；需要高频通气维持氧合的手术；心脏手术体外循环；神经外科手术等。但是，静脉麻醉也存在某些局限性，如：目前尚无任何一种静脉麻醉药能完全满足手术麻醉的需要；静脉麻醉的可控性不如吸入麻醉药；药物代谢受肝肾功能影响；个体差异较大；无法连续监测血药浓度变化等。理想的静脉麻醉效果对麻醉科医师的临床技能和药理学水平要求较高。

静脉麻醉的历史最早可以追溯到1656年。1853年首次用注射器进行静脉麻醉。然而在随后的100多年里，静脉麻醉发展缓慢。主要原因是缺乏理想的静脉麻醉药和合适的给药方法。国内曾经长达30多年普遍使用静脉普鲁卡因复合麻醉。20世纪90年代后静脉麻醉开始在我国迅速发展。静脉全身麻醉的迅速推广依赖于新的短效静脉麻醉药物、新兴的靶浓度控制输注给药系统（target controlled infusion，TCI）以及相关药理学领域的理论突破。

传统的静脉麻醉药物，如硫喷妥钠、羟丁酸钠、氯胺酮、芬太尼等，由于其固有的药代动力学特点，尽管可以用于麻醉诱导阶段，但不适合持续输注，多次给药后易造成药物蓄积，导致苏醒延迟。以丙泊酚、瑞芬太尼为代表的新型静脉麻醉药无论从药代动力学或药效动力学方面都更适用于静脉麻醉的控制和调整，特别是较长时间的麻醉维持。与上述传统的静脉麻醉药物相比，麻醉苏醒质量有明显改善。

TCI技术能够按照设定的血药浓度，自动调整药物输注速度以最快达到所需的靶浓度，并维持这一浓度。尽管它是根据药代动力学模型计算出来的预期血药浓度，非实测浓度，但是在一定程度上弥补了长期以来静脉麻醉无法连续监测血药浓度变化的弱点。临床研究证明，基于白种人药代-药效模型建立的丙泊酚TCI系统用于中国人是可靠的。TCI技术更重要的贡献是为临床麻醉提供了实时血药浓度，真正将多室模型应用于临床麻醉实践。

静脉全身麻醉在学术上的贡献是对药代动力学和药效动力学原理的重新认识，并衍生出一些新的药代动力学概念，如多室模型、时-量相关半衰期（contex-sensitive half-time）、生物相或效应室（the biophase or effect site）等。一些计算机应用的数学模型的建立，为精确给药、药物相互作用及药物调控的研究提供了可能。这些概念将在后面简要说明。总之，由于理论的突破和创新，静脉全身麻醉能够持续、深入得到发展。

TCI虽然在一定程度上弥补了静脉麻醉无法连续监测血药浓度变化的弱点，但毕竟不是实测浓度。假如全身静脉麻醉可以像吸入麻醉那样实时掌握药物浓度（如呼出气中的麻醉药物浓度），并能做到精准调控（如通过挥发罐的麻醉药物浓度调整、新鲜气流的调整等），则静脉麻醉必将迎来更大发展。近年采用质谱仪分析呼出气气体中丙泊酚浓度（ETpropofol）的研究取得了重要进展，呼气末气体中丙泊酚浓度与血浆中实测丙泊酚浓度直线相关性非常好。国内有研究团队利用VSAWSA（virtual surface acoustic wave sensor array）技术，对呼出气体中的丙泊酚进行实时监测。VSAWSA测量的丙泊酚浓度与GC-MS测量的实际药物浓度的相关系数可以达到0.9904。如这些技术能够成功用于临床，则真正解决了静脉麻醉中连续、实时监测血药浓度变化的难题。静脉麻醉另一个发展方向是闭环控制给药系统（closed-loop drug delivery systems），即根据每个具体患者监测所得的麻醉深度和观察患者的反馈指标信息，通过计算机控制，自动调整给药的剂量和速度，达到理想的麻醉效果。这一技术的难点在于麻醉深度监测。麻醉深度目前主要取决于麻醉科医师的经验和判断，以及脑电双频指数等，尚缺乏精确、可量化的指标。解决这一问题，必将给全身静脉麻醉带来革命性的变化。可以预见静脉全身麻醉将进入加速发展时期，药物选择更为多样，技术手段更为全面，将更好地保证患者的安全和舒适。

综上所述，静脉全身麻醉是临床麻醉技术的重要组成部分，具有给药便捷、无污染、苏醒平稳等优点。经过一百多年的发展，随着短效的静脉麻醉药物的应用，TCI 技术的普及，静脉全身麻醉如今被广泛使用，新一代的静脉麻醉药物即将面世，新型静脉药物浓度监测技术即将成形，并将给麻醉药理学理论带来突破和创新。

第二节　静脉全身麻醉的药理学概要

静脉全身麻醉的核心，是追求血浆（或效应室）药物浓度与临床需要的麻醉效果之间的关系。要完成这一目标，应该对静脉麻醉药物的药代动力学、药效动力学有基本的认识（详见本书第三篇），熟悉时 - 量相关半衰期、药物相互作用等重要概念。

静脉给予麻醉药物后，不需要吸收、转运等过程，药物直接进入血液，按照药物的特性，迅速分布于全身各处，包括效应部位，达到临床满意的麻醉深度，以及镇痛、镇静催眠、肌松等基本需求。维持一段时间后，随着药物的消除，血浆或效应室的药物浓度下降，麻醉效果逐渐消失。

理想的静脉全身麻醉，需要迅速达到有效血药浓度，立即起效，然后保持适合且较为恒定的血浆或效应室药物浓度，直至手术或有创性操作结束。此后药物浓度迅速下降，患者迅速苏醒。可见，静脉全身麻醉的本质，是通过控制药物浓度调控药物效果。这种关系可由量效曲线阐述（图 52-1）。由于静脉全身麻醉通常需要持续泵注药物，持续静脉给药不同时间后药物浓度的变化，可由时 - 量相关半衰期（图 52-2）来描述。

不同药物之间存在相互作用。同时应用多种麻醉药物时，药物的剂量与效果的函数关系可以由药代 - 药效模型（PK-PD）研究及预测，并用响应曲面图展示（图 52-3）。

上述这些较为复杂的药理学知识对于药物开发、研究药物之间的量效关系和相互作用至关重要。尽管临床麻醉医生可能对这些复杂的药理学内容并不熟悉，但只要对常用的静脉麻醉药物的药效及药代动力学特性有充分的了解，也可以做出理想的全身静脉麻醉。当然，如果具有深厚的麻醉药理学知识，熟悉 PK-PD 模型、了解药物相互作用的机制和规律，将更加有助于预判药物在患者体内的浓度和效应，更为精准调控麻醉的效果，更可能做出安全、舒适的麻醉。一个优秀的麻醉科医师，必然是一位麻醉药理学家。麻醉药理学的发展和创新，也无法离开临床麻醉科医师的参与。

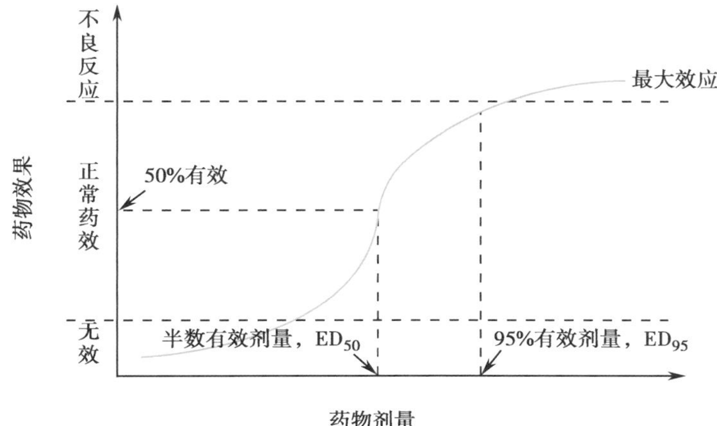

图 52-1　药物的量效关系图

横坐标代表药物剂量（或对数剂量），纵坐标代表药物产生的效果。随着药物剂量的增加，药物效果不断加强，逐渐从不起效到产生临床需要的效果（即正常药效），再增加剂量，则可以产生过高的血药浓度，导致副作用或毒性反应。使 50% 的个体产生所需要的效果对应的剂量称为半数有效量（ED_{50}）；使 95% 的个体产生所需要的效果对应的剂量称为 95% 有效量（ED_{95}）。一般能使 100% 个体产生有效作用的剂量为 2 倍 ED_{50} 或者 1.5 倍 ED_{95}。

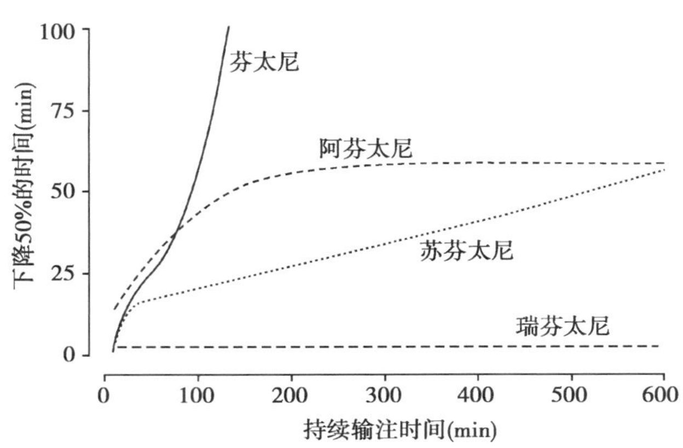

图 52-2　芬太尼类药物持续长时间输注后，血药浓度下降 50% 所需时间

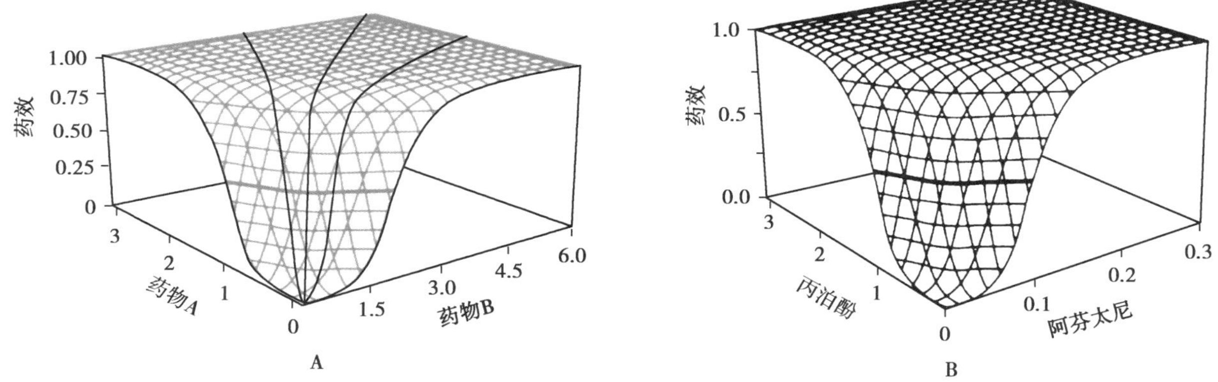

图 52-3　药物相互作用的药效学响应曲面模型的应用

A. 各种比例下[B/(A+B)]的 A 药和 B 药的同时效应作为一种新药。每一条实线代表一种“新药”的药效学 S 曲线，由若干条曲线确定一个曲面，这个曲面就是药物相互作用的响应曲面。B. 丙泊酚与阿芬太尼不同配比的相互作用的响应曲面，出现睁眼和指令反应的概率（从 10% 到 90%）的等效图。

第三节　静脉全身麻醉诱导

一、原则与目标

全身麻醉诱导指在药物的作用下，患者由清醒状态进入可行使手术操作状态的过程。通过静脉推注或者持续泵入麻醉药物，迅速达到镇痛、中枢神经系统广泛抑制（意识消失、遗忘等）、肌肉松弛，以及消除全身应激反应的效果，这是全身麻醉中关键且危险的时期。期间患者可能经历循环、呼吸系统的剧烈波动，尤其是婴幼儿、高龄、或合并心血管和呼吸系统重大疾患的 ASA Ⅲ级及以上的患者。

静脉诱导期间必须保证患者的生命安全，这需要提供必要的呼吸支持，维持循环系统的稳定。在此基础之上，尽量缩短诱导时间，使患者舒适、迅速地达到全身麻醉的状态。

和其他所有麻醉操作一样，诱导之前必须进行相应的物品准备。包括：核对患者和手术信息；麻醉机和麻醉工作站的准备；患者监测；抢救药品；建立静脉通道（根据手术种类、病情危重程度、预计失血量，准备相应型号的一个或多个外周静脉通道）；氧源及吸氧；呼吸支持的相关设备（如吸引器、面罩、螺纹管、球囊、喉镜、喉罩、气管导管、纤维支气管镜等）。麻醉科医师须结合手术的紧迫程度及患者的具体病情，决定是否在诱导前进一步优化，如纠正贫血、纠正内环境失衡、心律失常、严重高血压、重度焦虑、哮喘等。另外，需预计诱导过程中可能出现的情况，制定相应的麻醉计划，并配备足够的人手。

诱导药物需抽吸至注射器中，注意药物可能需要稀释至适合的浓度，并注意无菌操作，避免污染或吸入玻璃碎屑。丙泊酚可能造成注射痛，尤其会造成小儿不适甚至躁动，在丙泊酚中加入少许利多卡因可能会缓解注射痛。另外必须注意药品配置过程中的三查七对，严防抽错药物，或者标签贴错等情形，否则可能带来非常严重的后果。需要泵注的药物应注意检查输液泵是否可以正常工作，排气，载液速度，以及输液三通的连接情况。

麻醉科医师需警惕一些特殊的情形，充分权衡诱导是否需要保留意识或者自主呼吸。比如通气困难、面罩给氧困难、饱胃、高反流误吸风险等。一些循环处于代偿边缘，或者已经严重低血压，或者严重缺血性心肌病的患者，应该尽量保证诱导过程中的有效灌注压。应该保证足够的麻醉和镇痛深度，避免麻醉偏浅，否则可能造成有害的应激反应。

综上所述，静脉全身麻醉的原则是：①诱导前必须对患者进行全面细致的麻醉评估，识别可能出现的通气或插管困难，以及可能出现的循环巨大波动，并制定相应的麻醉计划及后备计划；②诱导前必须进行全面而充分的设备、药品及人员准备；③诱导期间必须保证患者的通气和氧供，如有反流误吸的高风险的患者、插管困难患者，甚至通气困难的患者，应该有特殊的准备和计划，非常谨慎地使用全身麻醉药物；④保证诱导期间患者重要脏器的灌注，必要时可使用血管活性药物；⑤保证足够的麻醉深度，防止浅麻醉带来的有害应激反应。

二、静脉全身麻醉诱导实施

为了达到镇痛、中枢神经系统广泛抑制（意识消失、遗忘等）、肌肉松弛以及消除全身应激反应的效果，通常需要给予苯二氮䓬类、阿片类、丙泊酚等全身麻醉药以及肌松药（详见第三篇第三十二章）等。

常用的静脉麻醉药物、剂量及给药方法总结如表 52-1，丙泊酚的靶控输注诱导方法见表 52-2。

诱导时，注意药物的个体差异，切不可生搬硬套。给药的顺序并非恒定不变，但应保证患者无知晓。在呼吸抑制或者肌肉松弛之前须使患者处于无意识状态。此外，应根据各诱导药物的达峰时间合理安排给药顺序，使各诱导药物同时在气管插管时达到各自的最大效应。静脉麻醉使用两种或多种药物麻醉诱导时，如丙泊酚联合使用咪达唑仑，各药的剂量应相应减少（表 52-3~ 表 52-5）。

表 52-1 常用静脉诱导药物及其用法

药物	给药方法	剂量或速度	注意事项
咪达唑仑	静脉推注	4~20μg/kg	剂量依赖的循环抑制；可被氟马西尼拮抗
丙泊酚	静脉推注	1.5~2.5mg/kg	剂量依赖的呼吸和循环抑制；注射痛；可抗呕吐；长时间大剂量使用可导致“丙泊酚输注综合征”
	TCI（详见后）	靶浓度设置 1~6μg/ml	
依托咪酯	静脉推注	0.2~0.3mg/kg	可致肌阵挛；易致恶心呕吐；肾上腺皮质功能抑制；心血管稳定性好
芬太尼	静脉推注	1~5μg/kg；心脏手术：约 10 μg/kg	循环稳定性好；呼吸抑制明显；可致胸壁肌肉强直，影响通气；可致恶心呕吐；可被纳诺酮拮抗
舒芬太尼	静脉推注	0.1~0.5μg/kg；心脏手术：约 1μg/kg	同芬太尼
瑞芬太尼	静脉泵注	0.1~1.0μg/（kg·min）	消除快；呼吸循环抑制较强
氯胺酮	静脉推注	1.5-2mg/kg	呼吸道分泌物增加，幻觉、谵妄等，可联合镇静药物及抑制呼吸道分泌药物，扩张支气管
右美托咪定	静脉泵注	负荷剂量：1ug/kg 维持剂量：0.2~1ug/（kg·h）	可引起心率及血压变化；呼吸影响小；抗焦虑、镇静效果明显
利多卡因	静脉推注	1~2mg/（kg·h）	减轻应激反应；减少其他麻醉药物用量；肝肾功能不全慎用
	静脉泵注	1~2mg/（kg·h）	

表 52-2　TCI 丙泊酚静脉麻醉诱导

ASA Ⅰ~Ⅱ级患者麻醉诱导

单纯丙泊酚诱导时血浆靶浓度一般设定为 4~6μg/ml

复合用药诱导时丙泊酚血浆靶浓度可设定为 3~3.5μg/ml

待患者意识丧失后丙泊酚血浆靶浓度降至 2.5~3.5μg/ml

诱导过程中应适度补充血容量，根据血压变化适时调整丙泊酚靶浓度，必要时使用血管活性药物

ASA Ⅲ~Ⅳ级患者麻醉诱导

采用"分步 TCI"的方法

降低初始血浆靶浓度(如 1μg/ml)

每隔 1~2 分钟增加血浆靶浓度 0.5~1.0μg/ml，直至患者意识消失后行气管内插管

诱导过程要密切观察和维持血流动力学平稳

表 52-3　咪达唑仑与丙泊酚联合诱导的协同作用

意识消失	丙泊酚诱导用量(mg/kg)		
	合用盐水	合用咪达唑仑	用药量变化
ED_{50}	1.07	0.74	下降 45%
ED_{90}	1.88	1.03	下降 82%

表 52-4　不同剂量咪达唑仑与丙泊酚联合诱导

咪达唑仑剂量(mg/kg)	丙泊酚用量(mg/kg)			
	意识消失		BIS_{50}	
0	1.51 ± 0.32		3.09 ± 0.45	
0.02	0.65 ± 0.17	↓ 58%	1.90 ± 0.31	↓ 39%
0.04	0.53 ± 0.12	↓ 65%	1.53 ± 0.31	↓ 50%
0.06	0.29 ± 0.12	↓ 81%	1.48 ± 0.28	↓ 52%

表 52-5　阿芬太尼与丙泊酚联合诱导的相加作用

意识消失	丙泊酚诱导用量(mg/kg)		
	合用盐水	合用阿芬太尼	用药量变化
ED_{50}	1.10	0.92	↓ 20%
ED_{90}	1.62	1.24	↓ 30%

5

给药后患者如果出现呼吸抑制，需要辅助通气。有的患者可能出现心率减慢、血压降低等循环抑制表现，处理原则在于保证患者的重要脏器有足够的氧供和灌注，必要时给予血管活性药物支持。如果诱导后长时间没有手术刺激，此时的循环抑制不能单纯通过减浅麻醉深度来处理。

三、静脉麻醉诱导技巧

一言蔽之，技巧基于对药物特性深入了解，以准确把握药物效应的高峰恰好是患者接受伤害性刺激时。这样可以最大限度发挥静脉麻醉药物的麻醉效果，而避免副作用。

临床应用中静脉麻醉诱导的剂量因人而异，个体差异很大。如静脉麻醉药丙泊酚，通常麻醉诱导剂量为 2mg/kg，一般患者使用 1mg/kg 即可入睡。依托咪酯的通常麻醉诱导剂量为 0.3mg/kg，半量也同样可以使患者入睡。剩下的半量可在气管插管时视患者的全身情况和对麻醉药的反应酌情给

予。这样既可以保证患者平稳入睡，又可减轻气管插管的全身反应，同时避免低血压。

瑞芬太尼是芬太尼类中唯一对循环功能影响较大的阿片类药，呈剂量依赖性地降低心率、血压和心输出量。瑞芬太尼起效快，达峰时间仅 1 分钟，为避免瑞芬太尼的循环功能抑制作用，可在给予肌肉松弛药之后再给药。虽然瑞芬太尼与芬太尼的效价比是 1∶1。但是基于它的药效学特性，通常 1~2μg/kg 辅助丙泊酚静脉诱导麻醉即可获良好效果。

从药理学上讲，精确的诱导剂量 = 药物的分布容积 × 药物浓度。具体公式如下：

$$Dose = C_T \times V_{peak\ effect}$$

其中 C_T 是效应部位的靶浓度（表 52-6），$V_{peak\ effect}$ 为峰效应时的分布容积。丙泊酚、阿片类药物已经有比较全面的有效血药浓度、分布容积等数据，但是计算较为复杂，临床麻醉医生在诱导前短时间内不易做到。具体算法简述如下。

$$V_{peak\ effect} = V_1 \frac{C_{p,\ initial}}{C_{p,\ peak\ effect}}$$

表 52-6 芬太尼类药诱导和维持麻醉所需血药浓度（ng/ml）

	芬太尼	阿芬太尼	舒芬太尼	瑞芬太尼
诱导和气管插管				
合用静脉麻醉药	3~5	250~400	1~3	4~8
术中麻醉维持	2~5	100~300	0.25~1	2~6
强烈伤害性刺激时	4~8	250~450	1~3	4~8
恢复满意通气	<1~2	<200	<0.2	<1~3

V_1 为中央室分布容积；$C_{p,initial}$ 为最初血浆药物浓度；$C_{p,peak\ effect}$ 为峰效应时血浆药物浓度。

计算静脉诱导剂量公式中之所以选用 $V_{peak\ effect}$（峰效应时的分布容积），是因为从三室模型出发，如果选用 V_1（中央室分布容积），在药物达到效应室之前已发生再分布和排除，以致计算出的药物剂量偏低。单次注射芬太尼、阿芬太尼和舒芬太尼后，达峰效应时血浆药物浓度与最初血浆药物浓度的关系。前者分别为后者的 17%、37%、20%。由于在临床浓度范围内，这一比率是恒定的，因此根据上述公式计算出 $V_{peak\ effect}$（表 52-7）。

表 52-7 单次给药后药物的峰效应分布容积和达峰时间

药物	峰效应分布容积 $V_{peak\ effect}$（L）	达峰效应时间（min）
丙泊酚	37	2.2
依托咪酯	-	2.0
咪达唑仑	31	2.8
芬太尼	75	3.6
阿芬太尼	5.9	1.4
舒芬太尼	89	5.6
瑞芬太尼	17	1.6

根据表 52-8 所显示的计算结果，芬太尼的 $V_{peak\ effect}$ 是 75L，假如要达到 4.0ng/ml 的芬太尼效应室浓度，根据公式计算出的芬太尼剂量 = 4ng/ml ×75L=300μg，而达峰效应时间为 3.6 分钟。如果要达到 3.5μg/ml 的丙泊酚效应室浓度，计算出的丙泊酚剂量 =3.5μg/ml × 37L =130mg，达峰效应时间为 2.2 分钟。临床工作中，熟悉各种药物的达峰效应时间，即可将伤害性刺激置于药物的峰效应时间窗内，从而完成安全、平稳、舒适的麻醉诱导。

采用 TCI 静脉麻醉诱导则不用进行上述复杂运算，确定适宜的靶浓度后，TCI 系统会自动显示达到目标血浆药物浓度或效应室药物浓度的所需剂量和时间。达到预定的诱导靶浓度后，自动维持这一浓度，并实时显示血浆药物浓度或效应室药物浓度、输注速率、给药时间和累计剂量等。TCI 麻醉诱导可分为血浆靶浓度控制和效应室靶浓度控制两种方法。以效应室靶浓度控制输注丙泊酚时，有一过性血药浓度的峰值明显高于效应室浓度设定值的“超射”现象（图 52-4），容易引起外周血管扩张、低血压等不良反应。而以血浆靶浓度控制输注丙泊酚虽然麻醉起效缓慢，但诱导平稳，因此一般应用以血浆靶浓度控制输注丙泊酚的方法。

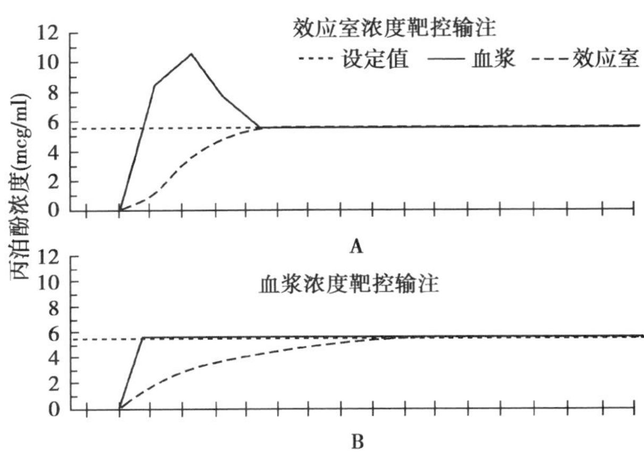

图 52-4 血浆靶浓度控制输注和效应室靶浓度控制输注

图中实线为血药浓度曲线，虚线为效应室浓度曲线。以效应室靶浓度控制输注丙泊酚时，有一过性血药浓度的峰值明显高于效应室浓度设定值的“超射”现象，容易引起外周血管扩张、低血压等不良反应。而以血浆靶浓度控制输注丙泊酚虽然麻醉起效缓慢，但诱导平稳。

目前尚缺乏根据我国人群的药代动力学特点计算出的 TCI 药代动力学模型。现有的 TCI 设备的数据来自白种人的资料。但是，白种人和中国人有明显的种族差异（表 52-8）。在完全相同的试验条件和研究方法下，中国患者在较“浅”的血浆浓度和效应室浓度下达到了较“深”的麻醉状态。依托咪酯 TCI 麻醉诱导时意识消失时的效应室浓度为 (0.50 ± 0.22)μg/ml。

表 52-8 TCI 丙泊酚麻醉意识消失时中国人与白种人血浆和效应室 EC_{50} 差异

		EC_{50}	(EC_{05}~EC_{95})
丙泊酚血浆浓度(μg/ml)	白种人(n=40)	5.2	(3.1~7.3)
	中国人(n=405)	3.8	(2.9~4.8)
丙泊酚效应室浓度(μg/ml)	白种人(n=40)	2.8	(1.5~4.1)
	中国人(n=405)	2.2	(1.3~3.2)
BIS	白种人(n=40)	70.9	(88.8~52.9)
	中国人(n=405)	58.0	(77.2~39.6)

白种人资料来自 Kenny's Group.BJA 2003；90(2):127-131.；中国人资料来自 Yue's Group.Anesth Analg 2009；108(2):478-483.。

来自国内多中心、大样本的临床研究发现，中国患者丙泊酚 TCI 麻醉诱导时意识消失点的丙泊酚血浆半数有效浓度 EC_{50} 和效应室的半数有效浓度 EC_{50} 分别是 3.8μg/ml 和 2.2μg/ml（图 52-5），性别之间无差别；随年龄增长，意识消失时的丙泊酚浓度有所下降。

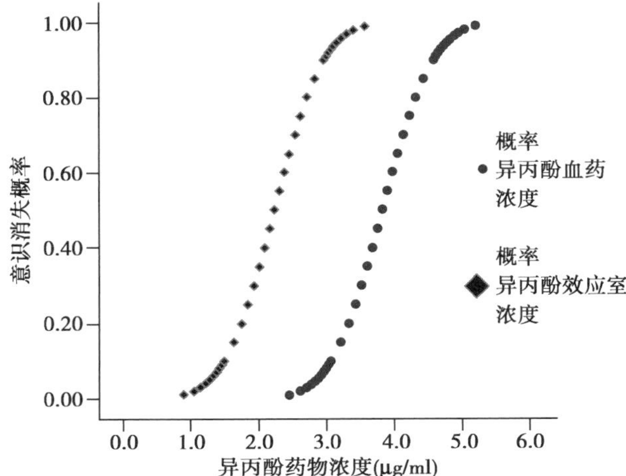

图 52-5 意识消失时丙泊酚的血浆和效应室浓度概率曲线

来自国内多中心、大样本的临床研究，中国患者丙泊酚 TCI 麻醉诱导，意识消失点的丙泊酚血浆 EC_{50} 和效应室 EC_{50} 分别是 3.8μg/ml 和 2.2μg/ml。性别之间无差别；随年龄增长，意识消失时的丙泊酚浓度有所下降。

氯胺酮可用于小儿，或者短小操作和手术。其优点在于不抑制呼吸，镇痛作用显著，以及支气管扩张效果。但应注意氯胺酮可引起呼吸道分泌物增加，成人应用易产生精神症状。因此通常与苯二氮䓬类、右美托咪定以及阿托品、长托宁等抑制呼吸道分泌药物联合使用。近年来，氯胺酮的抗抑郁作用、抗炎作用以及对神经病理性疼痛的治疗效果逐渐成为研究热点。

利多卡因是经典的酰胺类局部麻醉药，也是抗心律失常一线用药。近年来利多卡因的基础研究发现其除了钠通道阻滞效应以外，还具有钾离子通道阻滞、超极化激活环核苷酸门控阳离子通道阻滞，TRP 通道抑制，以及 NMDA 受体阻滞效应。其中涉及炎性疼痛、神经病理性疼痛等多个疼痛通路。临床研究证实围手术期静脉给予利多卡因具有减轻全身应激反应、减少其他麻醉药物用量、术后镇痛、促进术后肠道功能恢复等作用。但由于药物代谢较慢，因此肝肾功能障碍患者应避免使用。

第四节　麻 醉 维 持

一、原则与目标

静脉全身麻醉的维持需要在满足患者安全的前提下，提供满意的麻醉深度、足够的镇痛、适宜的肌肉松弛以及抑制应激反应。麻醉科医师需要充分了解手术或有创操作的大致步骤。一般来说，普通手术中伤害性刺激的强度，以及肌松的要求并非一成不变。应尽量在伤害性刺激到来之前保证足够的镇痛，在需要肌松的手术步骤之前使患者达到满意的肌肉松弛。要达到上述目的，除了对静脉麻醉药物的药代动力学和药效动力学特性有充分的了解外，也要对患者进行持续、密切的监测和评估，并且对手术进程有充分的认识。

另外，必须考虑到麻醉维持药物对患者苏醒的影响。芬太尼等持续输注半衰期较长的药物，并不适宜用于术后需要拔除气管导管回普通病房的患者。瑞芬太尼等超短效的阿片类药物持续泵注可以用于麻醉维持，但是单用瑞芬太尼镇痛，停药后短时间内可出现暴发性疼痛。中、长效肌松药大剂量使用，尤其是邻近手术结束时大剂量使用，可能导致术后药物残留。保证静脉通道通畅、维持恒定的泵注药物载液速度对静脉全身麻醉至关重要，否则可能导致术中知晓或体动。麻醉深度的监测非常重要，推荐使用脑电双频谱指数（BIS）监测，麻醉中维持 BIS 在 40~60 之间。麻醉科医师对患者的连续观察，临床经验等主观判断也必不可少。

二、维持麻醉深度

通常维持静脉麻醉的方法是参考已知的维持麻醉的给药速率，麻醉科医师根据经验和观察患者的生理指标进行调节。例如，丙泊酚麻醉维持给药的速率一般为 5~12mg/（kg·h）。具体到个别患者的麻醉维持，什么速率合适，需要麻醉科医师结合客观的参考标准（如 BIS 监测）来判断和决定。另一方面，可参考来自文献的临床试验数据，例如，使群体患者意识消失的丙泊酚输注速率为 6.6mg/（kg·h），即 110μg/（kg·min）。丙泊酚输注速率与患者记忆功能的关系可以参考表 52-9。当丙泊酚输注速率达到 67μg/（kg·min）时，约 80% 的患者失去记忆。

表 52-9　丙泊酚镇静与记忆功能

丙泊酚剂量	外显记忆保存
8μg/（kg·min）	88%
17μg/（kg·min）	86%
33μg/（kg·min）	65%
67μg/（kg·min）	18%

TCI 是将药代动力学理论用于临床麻醉实践的典范。与持续输注方法不同，TCI 自动计算出达到设置的血药浓度所需的给药速率，并使麻醉从诱导到维持成为一个连续的过程。

TCI 系统显示的血浆和效应室的靶浓度是根据药代动力学推算出来的，前提是假设患者血浆药物浓度为零，实际浓度并不知道。如果系统一旦中断工作，可能会有两种情况：一是操作者人为将注射泵停下来，如注射器内药液走空，需要更换，此时 TCI 系统会将停泵时间记录下来，并继续按药代动力学原理进行计算，一旦注射泵重新工作，可以自动调整泵速，恢复原靶浓度。二是退出系统，如发生故障；TCI 重新工作时，不会考虑体内现存药量，仍将机体血浆浓度视为零，如此推算出来的靶浓度将与实际情况误差很大。因此在临床工作中需要注意。

利用 TCI 为静脉麻醉维持期间靶浓度的调节提供了方便，然而镇静催眠药与镇痛药的相互作用，使靶浓度的调节变得复杂。一个好的 TCI 管理，镇静催眠药应该缓慢诱导达到意识消失，记录意识消失时镇静催眠药的效应室浓度，麻醉维持时只要略高于这个镇静水平的效应室浓度即可。这样也可体现个体化诱导和维持。意识消失时和苏醒时的效应室浓度基本是同一水平，因此停药后也可根据意识消失时的效应室浓度大致判断苏醒所需的时间。临床研究证实麻醉维持时镇静药的浓度不宜过高，其他问题可用麻醉性镇痛药来解决。例如，依托咪酯 TCI 麻醉，意识消失时的效应室浓度为(0.5 ± 0.22)μg/ml。由于依托咪酯没有镇痛作用，与瑞芬太尼联合实施静脉麻醉时，需要持续输注较大剂量的瑞芬太尼，达到 0.3~0.4μg/（kg·min）甚至更高。术中麻醉维持依托咪酯 TCI 的效应室浓度 0.3μg/ml 就可以达到满意的麻醉深度，BIS 值维持在50左右，并且极大地提高了麻醉恢复质量，明显减少麻醉恢复期的躁动和术后恶心呕吐。

全凭静脉麻醉被列为术中知晓的高危因素。术中知晓定义为全身麻醉下的患者在手术过程中出现了有意识的状态，并且在术后可以回忆起术中发生的与手术相关联的事件。麻醉深度维持在略高于个体意识消失的效应室浓度，是否可以防止术中知晓还缺乏循证医学的依据。不像吸入麻醉，已证实只要维持呼气末麻醉药浓度大于0.7MAC，即可有效预防术中知晓的发生。业已证实，全凭静脉麻醉中用BIS监测，维持BIS值在40~60，可以将发生术中知晓的高危人群的知晓发生率降低80%以上。

丙泊酚长时间大量输注可能出现丙泊酚输注综合征。对于术前即存在脂肪代谢障碍，尤其是胰腺炎患者，应该尤为警惕。丙泊酚输注综合征，以代谢性酸中毒、低血压、横纹肌溶解、肝脏肿大、肝脏脂肪浸润、高钾血症、心律失常、心力衰竭等为临床表现，为少见但致命的综合征。发生机制与丙泊酚的心血管抑制、线粒体呼吸链的抑制、脂代谢的影响及代谢产物的作用相关。小儿、头部创伤、大剂量长时间使用丙泊酚的患者应警惕。需要早期识别、及时停药，以及呼吸循环支持、血透等处理。新型水溶性丙泊酚的应用也许可以避免这种情形。

三、维持镇痛

手术的伤害性刺激程度在手术中并非一成不变的，不同程度的伤害性刺激，如气管插管、切皮、胃肠道探查、切开硬脑膜等，所需的血浆药物浓度也不同。术中伤害性刺激的变化、患者的反应性变化，都要麻醉科医师随时观察，及时调整靶浓度。提前预防性地改变靶浓度来对抗伤害性刺激，比伤害性刺激导致机体出现反应后才处理要平稳得多，对机体的干扰和影响也小得多。

麻醉中阿片类药持续输注的问题比较特殊。适用于持续输注的阿片类药应该是速效、短效药；长时间输注停药后药物浓度能迅速下降，达到不抑制患者自主呼吸的水平。常用的阿片类药中芬太尼最不适合持续输注。从图52-2可以看出芬太尼持续输注100分钟后的半衰期(时-量相关半衰期)已超出其输注时间的本身，因此不适合持续输注。

舒芬太尼的时-量相关半衰期特点表明它比较适合用于持续输注。手术中阿片类药采用持续输注或TCI输注的血药浓度设定见表52-10。图52-2显示舒芬太尼持续输注3~4小时左右，停止输注后血药浓度下降50%的时间大约25~30分钟。舒芬太尼对心血管系统几乎没有影响，在心血管手术麻醉时可以用到很大的剂量，且安全性非常好。唯一担心的是阿片类药的呼吸抑制作用。一般手术麻醉维持，舒芬太尼的输注速率为0.25~1.0μg/(kg·h)。相当于60kg的成人，每小时输注15~60μg。如果间断给予舒芬太尼，剂量为2.5~10μg。

舒芬太尼TCI配合静脉麻醉药用于麻醉诱导时，防止气管内插管引起的心血管反应的半数有效血浆浓度为1.08ng/ml(0.73~2.55ng/ml)。推荐的用法是麻醉诱导时将舒芬太尼TCI血浆靶浓度设置为2.0ng/ml，待效应室浓度上升达到0.5ng/ml时，可以满足气管插管所需的深度。术中维持TCI血浆靶浓度为0.25~3.0ng/ml(见表52-11)。文献报道，术中血浆舒芬太尼浓度低于0.5ng/ml，会导致其他补救措施增加。同理，也需要手术结束前30分钟停止输注舒芬太尼。

瑞芬太尼的速效和超短效的优越特性使其特别适合静脉麻醉维持期长时间持续输注。由于其停药后恢复时间(3~6分钟)几乎不受持续输入时间的影响，因此无论用恒速方法输注还是TCI方法输注，均能良好控制。瑞芬太尼被认为是阿片类药药理学上的新发展。瑞芬太尼有独特的代谢机制——被非特异性的水解酶持续水解，因此其恢复几乎不受持续输入时间的影响。图52-2显示，持续输注瑞芬太尼无论是1小时还是10小时，停药后其恢复

表52-10　芬太尼类药诱导和维持麻醉所需血药浓度(ng/ml)

	芬太尼	阿芬太尼	舒芬太尼	瑞芬太尼
诱导和气管插管				
合用静脉麻醉药	3~5	250~400	1~3	4~8
维持				
术中麻醉维持	2~5	100~300	0.25~1	2~6
强烈伤害性刺激时	4~8	250~450	1~3	4~8
恢复满意通气	<1~2	<200	<0.2	<1~3

时间不变，均是3~6分钟，较其他阿片类药有质的差别。持续输注的常用速率在0.1~1.0μg/(kg·min)，剂量范围很宽，由麻醉科医师根据手术刺激程度的大小和患者反应程度的强弱来调节。由于起效快，加深或减浅麻醉十分迅速，安全性也得以提高。临床麻醉维持常用的瑞芬太尼输注速率为0.2~0.4μg/(kg·min)。瑞芬太尼TCI方法给药时，术中维持血浆靶浓度为2.0~8.0ng/ml(表52-11)。

手术中阿片类药采用持续输注或TCI输注给药较间断给药有很多益处：①减少总用药量；②血流动力学稳定；③减少副作用；④减少追加；⑤意识恢复迅速。但是适用于TCI输注的阿片类药应该在血与效应室之间的转运非常迅速；并且停药后药物浓度迅速下降，达到患者清醒和不抑制呼吸的水平。

TCI解决的是持续输注时维持特定药物浓度的输注速率问题。EC_{50}是药效学的概念，解决的是针对术中不同的刺激，选择不同需要的药物浓度问题。二者相结合，即药代—药效模式(PK-PD)解决了药物浓度和效应的时间过程，即麻醉维持过程。图52-6显示了丙泊酚和瑞芬太尼的PK-PD模式。反映出该药的血药浓度在EC_{50}至EC_{95}效应窗内变化的时间过程。PK-PD模式不仅可以用于单一药物，也可以用于反映两种药物相互作用用后的结果。并且可以通过计算预测以当前给药方式15分钟后的麻醉水平(深度)点。

四、维持必要的肌松

大部分手术需要肌肉松弛。既要保证满足手术需要，又要兼顾术后患者能够迅速恢复，需要根据手术种类和时间长短选择合适的肌松药物，监测肌肉松弛的程度，以及熟悉手术进程。避免在手术结束前给予大剂量、长效肌松药。必要时可给予肌松药物拮抗剂。

临床工作中大部分患者适用间断静脉推注肌松药。静脉持续泵入肌松药的方法适用于不需要术后拔管、并对肌松要求非常高的手术。具体药物选择及用法见本书第三篇第三十二章，以及第四篇第四十五章。

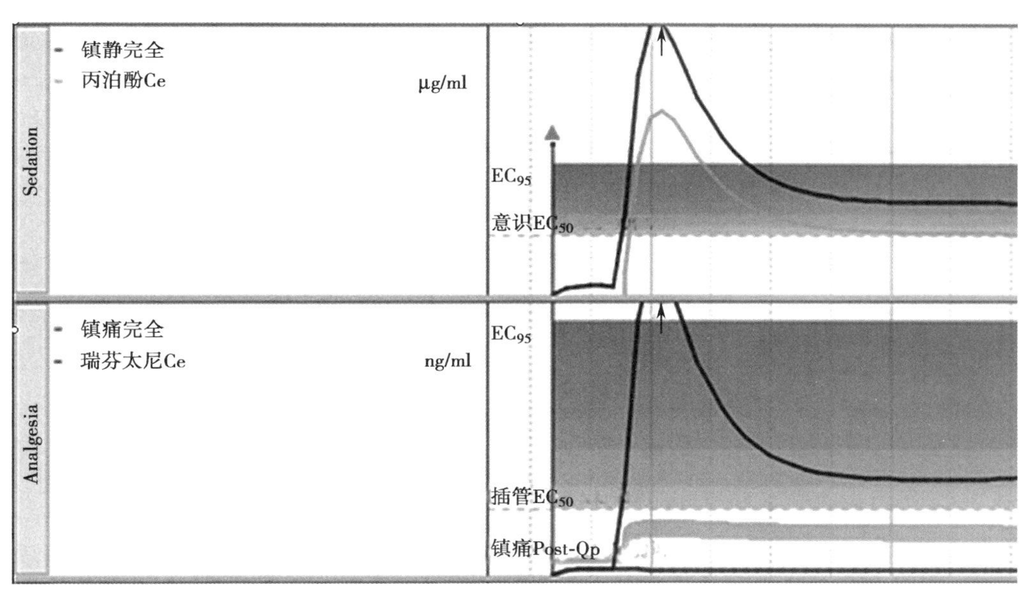

图52-6 丙泊酚和瑞芬太尼的PK-PD模型

药代-药效模式反映镇静催眠药丙泊酚和镇痛药瑞芬太尼的血药浓度在C_{50}至C_{95}效应窗(上部为意识消失，下部为气管插管反应消失)内变化的时间过程。

第五节 麻醉恢复

一、原则与目标

麻醉恢复期是非常关键且充满危险的时期。患者在恢复过程中可能出现谵妄、躁动、呼吸抑制、循环波动等一系列威胁生命安全的事件。因此麻醉恢复的目标是，在保证患者生命安全的基础上，尽量实现平稳、舒适的麻醉苏醒。在苏醒的过程中，保证重要脏器的充分灌注和氧供，提供足够的术后镇痛，使患者的肌力充分恢复，意识清醒。这不但需要麻醉医生具备相应的药理学知识，更需要细致的观察和评估患者。

患者的苏醒取决于体内药物浓度下降，而非外加刺激。因此用力拍打、大声呼唤，甚至采用气道内刺激等极端的方法并不能真正加快患者恢复。采用这样的方法，即使患者在手术室中醒来，回到普通病房后也可能出现意识障碍，甚至造成严重的后果。另外人为造成二氧化碳蓄积等方法来刺激自主呼吸恢复似乎也不可取。这需要严密的呼末二氧化碳监测，以防止二氧化碳分压过高，导致二氧化碳麻醉。另外二氧化碳潴留也可能造成心率增快，血压升高等不良反应，对心血管系统已有疾患的患者不利。

麻醉恢复室（post anesthesia care unit，PACU）为患者的术后恢复提供了安全保障，同时也提升了手术间的使用效率，缩短了连台手术的中转时间。PACU至少需要一名以上资深麻醉主治医师，以及若干麻醉护士，为患者提供持续监护、氧气吸入、术后镇痛、及其他突发情况的处理。需要配备麻醉机、抢救药物和设备、气道相关设备及物资，以及其他常用药物（详见第六十二章）。

二、麻醉苏醒相关药理学知识

药物浓度在体内下降的快慢主要取决于药物消除半衰期的长短。理论上，单次给药后，经过4~5个半衰期，体内的药物基本排除（表52-11）。

表52-11　药物消除半衰期

半衰期数量	药物剩余（%）	药物排除（%）
0	100	0
1	50	50
2	25	75
3	12.5	87.5
4	6.25	93.75
5	3.13	96.87

但是较长时间持续输注后的半衰期并不遵循这一规律。药物持续输注停止后，药物浓度的下降比单次负荷剂量给药后的下降要慢。这与输注时间的长短有关。输注时间越长，停止输注后药物在血浆和效应室衰减得就越慢。这一现象的发生是因为随着输注时间的延长，周边室里的药物渐渐地充满，导致周边室和中央室浓度梯度减少，停药后药物由中央室向周边室分布减慢，当中央室的药物浓度小于周边室的药物浓度时，药物将反向流动。输注时间更长的话，周边室和中央室最终达到平衡，此时继续输注将不会再加重停止输注后药物浓度的衰减变慢的情况。因此又提出时-量相关半衰期（context-sensitive half time，CHT）的概念。时-量相关半衰期是指维持恒定血药浓度一定时间后停止输注，中央室的药物浓度下降50%所需的时间。其不同于药物消除半衰期（$t_{1/2}\beta$）。

常用的静脉麻醉药的时-量相关半衰期持随输注时间的延长而变化（图52-7）。了解常用静脉麻醉药物的CHF，意义在于可以根据泵注时间、患者个体情况以及手术进程，合理安排停药时间，并且预测患者可能苏醒的时间。使患者在手术结束时能最大限度得减浅麻醉，恢复肌力，避免镇痛药物的大量蓄积但又提供足够的术后镇痛。

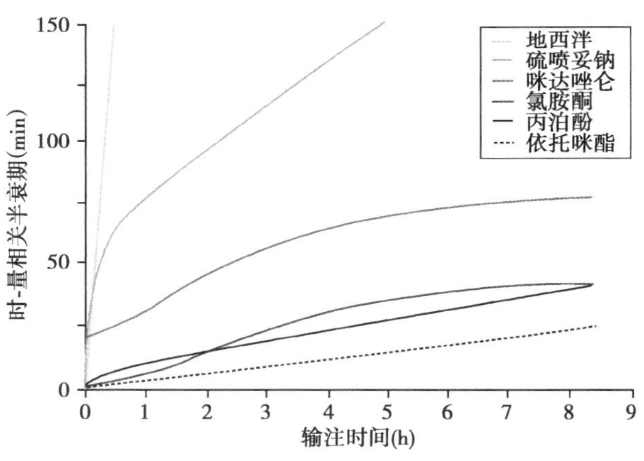

图52-7　常用静脉麻醉药的时-量相关半衰期

TCI系统降低靶浓度，计算机所能做的工作就是停泵，然后完全依赖该药在体内的重新分布与代谢。根据药代动力学参数，计算出何时下降到麻醉科医师设置的靶浓度，再重新开启注射泵维持该靶浓度。这方面，TCI的可控性不如吸入麻醉。

根据麻醉药的时-量相关半衰期，选择有优越的药代动力学特点的丙泊酚（图52-8）、依托咪酯、瑞芬太尼等麻醉。

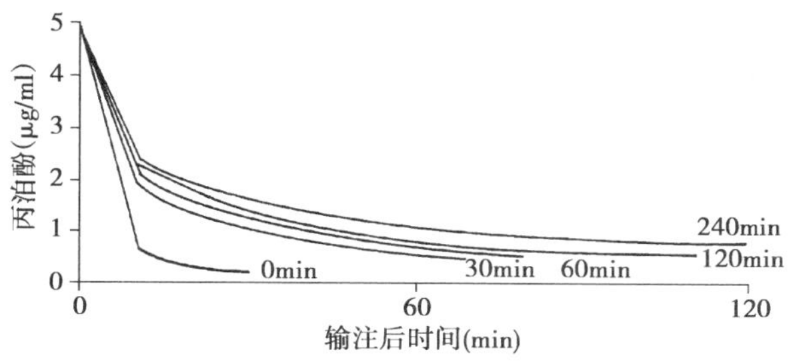

图 52-8　丙泊酚 TCI 输注停药后的血药浓度变化

TCI 系统在停药后可以继续计算随时间推移药物浓度的下降,并显示逐渐降低的血浆和效应室浓度。停药后可根据不同临床目标点的血浆和效应室浓度判断恢复所需的时间。意识消失时和苏醒时的丙泊酚效应室浓度基本是同一水平,因此停药后可根据意识消失时的效应室浓度判断苏醒所需的时间。只要在 TCI 系统中记录或输入患者个体丙泊酚麻醉诱导入睡(意识消失)时的血浆和效应室浓度,TCI 系统可以推算出停药后达到清醒所需的时间。

同理,利用药代动力学和药效动力学模型,可以推算出阿片类药物从麻醉状态降至苏醒状态可以拔除气管导管的时间,即恢复满意自主呼吸的时间。例如从表 52-11 可以看出,舒芬太尼在麻醉恢复期达到满意通气水平的血药浓度为 0.2ng/ml。如果麻醉维持 2~3 小时,从图 52-2 舒芬太尼恢复曲线上可以看出,停药后舒芬太尼血浆药物浓度下降 50% 大约需要 25 分钟左右。也就是说如果我们在手术后期将血浆舒芬太尼浓度维持在 0.4ng/ml,停药后 30 分钟将降至 0.2ng/ml 以下,达到了恢复满意通气的水平,可以拔除气管内导管。舒芬太尼时 - 量相关半衰期不如瑞芬太尼优越,但是了解舒芬太尼的药代动力学和药效动力学特性,在麻醉维持和恢复时仍然可以控制得得心应手。通常适用于 3~4 小时的手术,在手术结束前 30~40 分钟停止舒芬太尼 TCI 输注,手术结束时麻醉恢复迅速平稳。

表 52-11 列出了阿片类药维持满意通气的血药浓度,可供临床麻醉时参考。产生呼吸抑制的瑞芬太尼血药浓度和效应室浓度都低于疼痛反应消失时的浓度。国内研究结果,瑞芬太尼产生呼吸抑制时的 TCI 血浆和效应室半数有效浓度分别为 3.1ng/ml 和 2.1ng/ml。舒芬太尼产生呼吸抑制时的 TCI 血浆半数有效浓度为 0.14ng/ml。

三、静脉麻醉苏醒的注意事项

由于静脉麻醉独特的给药方式,药物消除依赖于患者的肝肾功能。对于肝功能及肾功能严重受损的患者,在苏醒阶段应该尤其小心。总的来说,静脉全身麻醉苏醒质量较好,患者可在短时间内完全清醒。

但是,躁动、术后认知功能障碍、术后恶心呕吐、寒战等仍可能在恢复期出现,需要给予特别的关注和处理(详见本章第六十一章及第六十二章)。应注意上述不良事件高危人群的预防工作,例如术中监测和维持体温、充分镇痛、预防性给予止吐药物、高龄患者避免使用抗胆碱类药物等。

有研究认为拮抗药物的使用似乎使患者苏醒更为安全。但由拮抗药物使用不当造成的安全事故时有发生。对于新斯的明是否影响术后肺功能恢复存在争论。在心律失常、低血压、肠梗阻、哮喘、迷走张力增高、甲亢、帕金森患者,以及明显心血管疾患的患者,新斯的明可能造成原发疾病加重。新斯的明的半衰期约一小时,应警惕新斯的明作用消除后出现肌松药物作用的反转。因此新斯的明的给药时机非常重要,一般应至少待自主呼吸基本恢复后。纳诺酮拮抗阿片类药物需要注意随后出现的暴发性疼痛。氟马西尼可特异性地拮抗苯二氮䓬类药物,对其他药物导致的意识障碍可能效果有限。

(朱　涛　尹芹芹)

参考文献

[1] WHITE P F. Textbook of Intravenous Anesthesia [M]. Baltimore: Williams & Wikins, 1997: 10-26.

[2] MILNE S E, TORY A, IRWIN M G, et al. Relationship between bispectral index, auditory evoked potential index and effect-site EC50 for propofol at two clinical end-points [J]. British Journal of Anesthesia, 2003, 90 (2): 127-131.

[3] XU Z, LIU F, YUE Y, et al. C50 for Propofol-Remifentanil Target-Controlled Infusion and Bispectral Index at Loss of Consciousness and Response to

Painful Stimulus in Chinese Patients: A Multicenter Clinical Trial [J]. Anesthesia & Analgesia, 2009, 108 (2): 478-483.

[4] SCHWILDEN H. A general method for calculating the dosage scheme in linear pharmacokinetics [J]. Eur J Clin Pharmacol, 1981, 20 (5): 379-386.

[5] WHITE P F. Use of continuous infusion versus intermittent bolus administration of fentanyl or ketamine during outpatient anesthesia [J]. Anesthesiology, 1983, 59 (4): 294-299.

[6] GLASS P S, HARDMAN D, KAMIYAMA Y, et al. Preliminary pharmacokinetics and pharmacodynamics of an ultra-short-acting opioid: Remifentanil (GI87084B)[J]. Anesth Analg, 1993, 77 (5): 1031-1040.

[7] SHAFER S L, GREGG K. Algorithms to rapidly achieve and maintain stable drug concentrations at the site of drug effect with a computer controlled infusion pump [J]. J Pharmacokinet Biopharm, 1992, 20 (2): 147-169.

[8] JACOBS J R, WILLIAMS E A. Algorithm to control "effect compartment" drug concentrations in pharmacokinetic model-driven drug delivery [J]. IEEE Trans Biomed Eng, 1993, 40 (10): 993-999.

[9] MINTO C F, SCHNIDER T W, SHORT T G, et al. Response surface model for anesthetic drug interactions [J]. Anesthesiology, 2000, 92 (6): 1603-1616.

[10] BRUHN J, BOUILLON T W, ROPCKE H, et al. A manual slide rule for target-controlled infusion of propofol: Development and evaluation [J]. Anesth Analg, 2003, 96 (1): 142-147.

[11] HUGHES M A, GLASS P S A, JACOBS J R. Context-sensitive half-time in multicompartment pharmacokinetic models for intravenous anesthetic drugs [J]. Anesthesiology, 1992, 76 (3): 334-341.

[12] MINTO C F, SCHNIDER T W, GREGG K M, et al. Using the time of maximum effect site concentration to combine pharmacokinetics and pharmacodynamics [J]. Anesthesiology, 2003, 99 (2): 324-333.

[13] RUSSEL D, WILKES M P, HUNTER S C, et al. Manual compared with target-controlled infusion of propofol [J]. Br J Anaesth, 1995, 75 (5): 562-566.

[14] Struys M, Versichelen L, Byttebier G, et al. Clinical usefulness of the bispectral index for titrating propofol target effect-site concentration [J]. Anaesthesia, 1998, 53 (1): 4-12.

[15] SCHWILDEN H, SCHÜTTLER J, STOCKEL H. Closed-loop feedback control of methohexital anesthesia by quantitative EEG analysis in humans [J]. Anesthesiology, 1987, 67 (3): 341-349.

[16] Murkin J M. Multicentre trial: sufentanil anaesthesia for major surgery: the multicentre Canadian clinical trial [J]. Can J Anaesth, 1989, 36 (3 Pt 1): 343-349.

[17] ZHANG F J, DONG H, ZHANG X L, et al. A noninvasive monitoring of propofol concentration in blood by a virtual surface acoustic wave sensor array [J]. Analytical sciences, 2017, 33 (11): 1271-1277.

[18] SOTO G, GONZALEZ M N, CALERO F. Intravenous lidocaine infusion [J]. Rev Esp Anestesiol Reanim, 2018, 65 (5): 269-274.

[19] RASCON-MARTINEZ D M, CARRILLO-TORRES O, RAMOS-NATAREN R G, et al. Advantages of ketamine as a perioperative analgesic [J]. Rev Med Hosp Gen Méx, 2018, 81 (4): 253-261.

5

第五十三章

局部麻醉与神经阻滞

目　　录

第一节　概　　述

局部麻醉也称区域麻醉(local anesthesia),是指局部麻醉药应用于身体局部,暂时阻断某些周围神经的冲动传导,使这些神经所支配的区域产生麻醉作用。这种阻滞应完全可逆,不产生明显的组织损害。广义的局部麻醉包括表面麻醉、局部浸润麻醉、区域阻滞、静脉局部麻醉以及神经阻滞,而狭义的局部麻醉一般包括表面麻醉、局部浸润麻醉、区域阻滞和静脉局部麻醉。

局部麻醉是古老的技术,早在1884年,年轻的奥地利实习医师Carl Koller将可卡因成功用于角膜表面麻醉。可卡因局部麻醉作用的发现被认为是现代区域麻醉的重要里程碑。一年之后美国著名外科医师William Stewart Halsted将可卡因注射到外周神经周围成功实施外科小手术,这些神经包括尺神经、腓浅神经、滑车神经和眶下神经。自可卡因作用被报道后,区域麻醉技术得到极大发展,但由于可卡因的不良反应,其在临床应用有很多局限性。此后,伴随着技术革新,化学、制药专业的发展,各种麻醉剂不断问世,如1948年利多卡因、1963年布比卡因和1992年罗哌卡因,这些新型局部麻醉药的应用极大提高了区域麻醉的效果和安全性,使局部麻醉技术得以广泛应用于临床,并不断提高,成为一种成熟的麻醉方法。

5

随着局部麻醉用于改善患者转归和改善疼痛治疗效果的研究资料以及门诊手术数量的迅速增长,研究发现,周围神经阻滞能降低术后疼痛的视觉模拟(VAS)评分,减少术后对镇痛药物的需求,减少恶心、呕吐的发生,缩短麻醉后恢复室停留时间,并能提高患者满意度,使得其在临床实践中越来越受欢迎。周围神经阻滞可用于麻醉、术后镇痛以及慢性疼痛疾病的治疗。可根据手术部位、预计手术时间、是否需要离床活动以及控制术后镇痛的持续时间来选择不同的区域阻滞技术。近年,随着加速康复外科(enhanced recovery after surgery, ERAS)的推广普及,对围手术期管理提出了更高要求。越来越多的临床证据显示,区域麻醉技术单独或联合全身麻醉应用,能更好地控制疼痛,减轻围手术期应激反应,减少全身麻醉特别是阿片类药物的用量,是实践ERAS的重要措施。

一、局部麻醉的分类

(一) 表面麻醉

将穿透力强的局部麻醉药施用于黏膜而阻滞位于黏膜下的神经末梢,使黏膜产生麻醉现象,称表面麻醉(topical anesthesia)。眼、鼻、咽喉、气道、尿道等处的浅表手术或内镜检查常用此法。

(二) 局部浸润麻醉

将局部麻醉药注射于手术区的组织内,以阻滞神经末梢而达到麻醉作用,称局部浸润麻醉(infiltration anesthesia)。手术医师常常可以独立完成该操作,不需要麻醉科医师辅助。局部浸润麻醉操作简单,起效快,需要较少的术后护理。基于上述原因,局部浸润麻醉成为小侵入操作和手术最常选择的麻醉方式。此操作较为安全,但成功实施的关键是操作者需要掌握局部麻醉药的药理,特别是剂量和药物毒性。局部浸润麻醉也应用于多模式术后镇痛中。

(三) 区域阻滞

在手术部位的四周和底部注射局部麻醉药,阻滞支配手术区的神经纤维,称区域阻滞(field block)。适用于肿物切除术,如乳房良性肿瘤的切除、头皮手术等。用药同局部浸润麻醉。其优点为:可避免刺入肿瘤组织;不致因局部麻醉药液局部浸润后出现肿块不易扪及而增加手术难度;不会因注药使手术区的局部解剖难以辨认。

(四) 静脉局部麻醉

静脉局部麻醉(intravenous regional anesthesia)是指经静脉向血流被止血带阻断的远端肢体内应用局部麻醉药(即Bier阻滞)。局部麻醉药从外周血管床弥散至非血管组织,如神经轴突和神经末梢。此区域麻醉的安全性和有效性取决于患肢血流的中断和驱血带的缓慢逐步开放。静脉局部麻醉多用于上肢手术(详见第五十三章第五节)。

(五) 神经阻滞

神经阻滞(nerve blockade)可分为神经干阻滞、筋膜间隙阻滞、硬膜外阻滞和脊髓麻醉,后两者称为椎管内麻醉。区域麻醉或部位麻醉(regional anesthesia)一般指椎管内麻醉和神经干阻滞。神经干阻滞指在神经干及神经丛周围注射局部麻醉药，阻滞其冲动传导，使所支配的区域产生麻醉作用。常用的神经干阻滞有臂神经丛阻滞、颈神经丛阻滞、股神经阻滞、坐骨神经阻滞等。随着超声技术的发展，新的阻滞技术不断涌现，如腰方肌平面阻滞、胸神经阻滞及竖脊肌平面阻滞等。目前超声引导技术已经广泛用于头颈、颌面部、上下肢、胸腹壁、脊柱及椎旁等区域的神经阻滞，在临床麻醉和急慢性疼痛治疗上取得了良好的效果。

二、局部麻醉的特征

与全身麻醉相比，局部麻醉在某些方面具有其独特的优越性。首先，局部麻醉对神志无影响；其次，局部麻醉因镇痛时间长，常用于术后镇痛；此外，局部麻醉还有操作简便、安全、并发症少、对患者生理功能影响小、可阻断各种不良神经反射、减轻手术创伤所致的应激反应及恢复快等优点。

在临床上局部麻醉与全身麻醉往往相互补充，不能把这两种麻醉方式完全隔离开来，应视为针对不同患者所采取的具有个性化麻醉方案的一部分。如对于小儿、精神病或神志不清患者，不宜单独使用局部麻醉完成手术，必须辅以全身麻醉；而局部麻醉也可作为全身麻醉的辅助手段，增强麻醉效果，减少全身麻醉药用量。

三、术前用药及监测

（一）术前用药

研究表明，麻醉科医师术前访视比术前使用镇静药物更能降低患者的焦虑。尽管有证据显示，患者受益于术前镇静、镇痛药和抗胆碱能药，但一些患者使用后，几乎处于麻醉状态。随着门诊手术和“日间”手术增加，临床实践也发生了变化。如今，术前镇静或阿片类药物几乎不再是常规术前用药。儿童，尤其是那些 2~10 岁的儿童，当与父母分开时，会产生分离焦虑，这些患儿有必要在术前等候区给予术前用药。如果患者清醒状态下接受手术或准备行深部外周神经阻滞时，建议术前或操作前给予小剂量苯二氮䓬类及阿片类药物，以缓解患者焦虑及不适。注意滴定给药，保证患者舒适的同时，确保患者能够对语言作出反应。当接受气道手术或广泛气道操作的患者术前应使用抗胆碱能药物以减少气道分泌物。

注意，应有目的地给予术前用药，而不是盲目地例行公事。

（二）监测

局部麻醉下患者需要与全身麻醉相同的监测手段，如 ECG、无创血压及脉搏氧饱和度监测。更重要的是观察潜在的局部麻醉药中毒症状，麻醉科医师在用药后与患者交谈以判断患者的精神状态，并始终保持高度警觉。同时也应监测阻滞范围。

（三）设备

局部麻醉需要准备好穿刺用品及抢救用品。穿刺用品主要包括消毒液、敷料、穿刺针、注射器、局部麻醉药、神经刺激仪。如需连续阻滞，尚需准备专用穿刺针及其相配的留置导管。抢救物品包括呼吸器、面罩、吸引器、通气道、气管导管、喉镜及抢救药品。

1. 穿刺针　穿刺针长度与阻滞部位深度有关，穿刺针粗细则与穿刺时疼痛和组织损伤等有关。为减轻穿刺时疼痛，尽量选用细的穿刺针，同时短斜面针较长斜面穿刺针损伤神经概率小。神经刺激针配合神经刺激器在神经定位时使用。

2. 神经刺激仪　在现代局部麻醉实践中，神经刺激仪已成为必不可少的工具。神经刺激仪可用来准确的定位周围神经。当穿刺针针尖贴近神经时，神经刺激仪输出的小强度电流传至刺激针末端，可引起去极化和肌肉收缩。这种方法需要考虑特定周围神经的分布区域，不需要引出异感，因此在阻滞期间可使患者处于镇静状态。神经刺激引导技术提高了神经阻滞的成功率和安全性。但从穿刺技术上，神经刺激引导的周围神经阻滞，仍然依靠体表标志定位，仍属盲法穿刺。充分掌握解剖知识是运用该方法定位周围神经的前提。

3. 超声仪　超声因体积小、操作灵活、无放射污染、能实时成像，已广泛应用于临床。行神经阻滞时可单独使用超声，也可联合神经刺激仪使用。超声引导神经阻滞时对超声仪的要求：图像清晰，特别是近场的分辨率要高；操作简单容易掌握；携带方便；能实时储存图像或片段。目前市场上有多种专为临床科室设计的便携式超声，建议配备线阵高频探头（6~15MHz）和凸阵低频探头（2~5MHz）。

四、局部麻醉的并发症

局部阻滞应用日益广泛，具有一定的潜在风险。不同技术、不同操作部位麻醉并发症有所不同。

（一）局部麻醉药中毒

如果剂量适当，给药部位准确，局部麻醉药的应用是相对安全的。然而，如果剂量过大、误入血管或鞘内，则可致全身或局部毒性反应，严重者可危及生命安全。此外，一些局部麻醉药会引起特定的不良反应，如酯类局部麻醉药引起过敏反应，丙胺卡因可导致高铁血红蛋白血症。

（二）神经损伤

神经损伤是周围神经阻滞的并发症之一。区域麻醉后发生神经功能障碍的危险因素包括神经缺血、穿刺或置管损伤、感染及局部麻醉药选择不当等。长时间暴露于局部麻醉药、应用大剂量或高浓度局部麻醉药也可导致永久性神经损害。

但患者体位不当造成的压迫、石膏或绷带过紧以及手术创伤均可致术后神经损伤，这些常被误认为是区域麻醉所致。此外，患者的体质或原先存在的神经功能障碍等也是术后神经损伤的原因。因此神经并发症的预防应从术前访视开始，麻醉科医师必须仔细询问病史、认真评估所选用的麻醉方法。

（三）感染

与局部麻醉有关的局部感染很少见。外源性因素如使用污染的药品或器械等和内源性因素均能导致感染。进针部位存在感染是周围神经阻滞的绝对禁忌证，而在邻近蜂窝织炎部位，或对菌血症、脓毒症等全身感染患者行周围神经阻滞时应特别谨慎。尽管连续周围神经阻滞时留置导管上的细菌生长并不少见，但造成局部感染确是罕见。

麻醉科医师必须严格遵守无菌技术。应该密切观察患者感染的症状和体征，以便能够及时做出诊断和治疗。

（四）血肿

常见原因为误穿血管。正确的定位，谨慎操作可减少血肿的发生，使用超声引导亦能降低刺破血管的概率。正在接受低分子肝素、华法林、抗血小板药或抗血栓形成药物治疗的患者出血风险增高。因此，深部阻滞慎用于正在应用抗凝或抗血小板药物的患者。

总之，适当的技术培训、正确的操作技术、必要的阻滞及监测设备可降低局部麻醉并发症的风险。

第二节 表面麻醉

将渗透作用强的局部麻醉药与局部黏膜接触，使其透过黏膜而阻滞浅表神经末梢所产生的无痛状态，称为表面麻醉。表面麻醉适用于眼睛、耳鼻咽喉、气管、尿道等部位的浅表手术或内镜检查术。

表面麻醉使用的局部麻醉药，难以达到上皮下的痛觉感受器，仅能解除黏膜产生的不适，因此表面麻醉只能对刺激来源于上皮组织时才有效果。黏膜细胞的指状突起与邻近细胞交错形成功能性表面，局部麻醉药容易经黏膜吸收。皮肤细胞排列较密，外层角化，吸收缓慢而且吸收量少。故表面麻醉只能在黏膜上进行。利多卡因和丁卡因喷雾剂已用于气管插管前的气管内麻醉以及支气管镜和食管镜检查前的黏膜麻醉。

一种复合表面麻醉配方 EMLA（eutectic mixture of local anesthetics）为 2.5% 利多卡因和 2.5% 丙胺卡因盐基混合剂，皮肤穿透力较强，广泛用于完整皮肤表面麻醉，可以减轻经皮肤静脉穿刺、深静脉置管的疼痛，也可用于植皮、包皮环切术等，但镇痛完善约需 45~60 分钟。还有多种可使用的表面麻醉制剂，包括丁卡因凝胶、利多卡因脂质体等。目前正在研究使用物理方法加快局部麻醉药穿透皮肤的速度，如离子电渗疗法、局部加热、电穿孔技术以及其他的无针注射技术。Synera（最初名为 S 卡因）是利多卡因和丁卡因的混合制剂并含有一个加热装置，其起效迅速并有扩血管的作用。

一、表面麻醉药

目前应用于表面麻醉的局部麻醉药分两类：羟基化合物和胺类。

临床上应用的羟基化合物类表面麻醉药是芳香族和酯类环族醇，为苯甲醇、苯酚、间苯二酚和薄荷醇等，制成洗剂、含嗽液、乳剂、软膏和铵剂，与其他药物伍用于皮肤病、口腔、肛管等治疗，与本章表面麻醉用于手术、检查和治疗性操作镇痛的目的并不一致。

本章讨论的胺类表面麻醉药，分为酯类和酰胺类。酯类中有可卡因、盐酸已卡因（cyclaine）、苯佐卡因（benzocaine）、对氨基苯甲酸酯（butamben）和高水溶性的丁卡因（tetracaine）。酰胺类包括地布卡因（dibucaine）和利多卡因（lidocaine）。另外尚有既不含酯亦不含酰胺的达克罗宁(dyclonine)和盐酸丙吗卡因(pramoxine),达克罗宁为安全的可溶性表面麻醉药,刺激性很强,注射后可引起组织坏死,只能作表面麻醉用。

混合制剂TAC(tetracaine, adrenaline, cocaine)可通过划伤皮肤而发挥作用,由0.5%丁卡因,10%~11.8%可卡因,加入含1:200 000肾上腺素组成,在美国广泛用于儿童皮肤划伤需缝合时表面麻醉,成人最大使用安全剂量为3~4ml/kg,儿童为0.05ml/kg。TAC不能透过完整皮肤,但能迅速被黏膜所吸收而出现毒性反应。为避免毒性反应及成瘾性,不含可卡因的替代表面麻醉剂如利多卡因-肾上腺素-丁卡因混合物(LET)和丁卡因-去氧肾上腺素混合物基本取代了TAC。

用于表面麻醉的局部麻醉药较多,但常见表面麻醉药主要有以下几种(表53-1):

二、操作方法

(一)眼科手术

角膜的末梢神经接近表面,结膜囊可存局部麻醉药1~2滴,为理想的给药途径。具体方法为患者平卧,滴入0.25%丁卡因2滴,令患者闭眼,每2分钟重复滴药一次,3~5次即可。麻醉作用持续30分钟,可重复应用。

(二)鼻腔手术

鼻腔感觉神经来自三叉神经的眼支,它分出鼻睫状神经支配鼻中隔前1/3;筛前神经到鼻侧壁;蝶腭神经节分出后鼻神经和鼻腭神经到鼻腔后1/3的黏膜。筛前神经及鼻神经进入鼻腔后都位于黏膜之下,可被表面麻醉所阻滞。

方法:用小块棉布先浸入1:1 000肾上腺素中,挤干后再浸入2%~4%利多卡因或0.5%~1%丁卡因中,挤去多余局部麻醉药,然后将棉片填贴于鼻甲与鼻中隔之间约3分钟。在上鼻甲前庭与鼻中隔之间再填贴第二块局部麻醉药棉片,待10分钟后取出,即可行鼻息肉摘除,鼻甲及鼻中隔手术。

(三)咽喉、气管及支气管表面麻醉

声襞上方的喉部黏膜,喉后方黏膜及会厌下部的黏膜,最易诱发强烈的咳嗽反射。喉上神经侧支穿过甲状舌骨膜,先进入梨状隐窝外侧壁,最后分布于梨状隐窝前壁内侧黏膜上,故梨状隐窝处施用表面麻醉即可使喉反射迟钝。

软腭、腭扁桃体及舌后部易引起呕吐反射,此处可以使用喷雾表面麻醉,但应控制局部麻醉药用量,还应告诫患者不要吞下局部麻醉药,以免吸收后发生毒性反应。咽喉及声带处手术,施行喉上神经内侧支阻滞的方法是:用弯喉钳夹浸入局部麻醉药的棉片,慢慢伸入喉侧壁,将棉片按入扁桃体后梨状隐窝的侧壁及前壁1分钟,恶心反射即可减轻,可行食管镜或胃镜检查。

咽喉及气管内喷雾法是施行气管镜、支气管镜检查,或施行气管及支气管插管术的表面麻醉方法。先令患者张口,对咽部喷雾3~4下,2~3分钟后患者咽部出现麻木感,将患者舌体拉出,向咽喉部黏膜喷雾3~4下,间隔2~3分钟,重复2~3次。最后用喉镜显露声门,于患者吸气时对准声门喷雾,每次3~4下,间隔3~4分钟,重复2~3次,即可行气管镜检或插管。

另一简单方法是在患者平卧头后仰时,在环

表53-1 常见的表面麻醉药

局部麻醉药	浓度	剂型	使用部位
利多卡因	2%~4%	溶液	口咽、鼻、气管及支气管
	2%	凝胶	尿道
	2.5%~5%	软膏	皮肤、黏膜、直肠
	10%	栓剂	直肠
	10%	气雾剂	牙龈黏膜
丁卡因	0.5%	软膏	鼻、气管、支气管
	0.25%~1%	溶液	眼
	0.25%	溶液	
EMLA	2.5%	乳剂	皮肤
TAC	0.5%丁卡因,11.8%可卡因及1:200 000肾上腺素	溶液	皮肤
LET	4%利多卡因,0.1%肾上腺素,0.5%丁卡因	溶液	皮肤

状软骨与甲状软骨间的环甲膜作标记。用22G 3.5cm针垂直刺入环甲膜，注入2%利多卡因2~3ml或0.5%丁卡因2~4ml。穿刺及注射局部麻醉药时嘱患者屏气、不咳嗽、吞咽或讲话，注射完毕鼓励患者咳嗽，使药液分布均匀。2~5分钟后，气管上部、咽及喉下部便出现局部麻醉药作用。

（四）注意事项

1. 浸渍局部麻醉药的棉片填敷于黏膜表面之前，应先挤去多余的药液，以防吸收过多产生毒性反应。填敷棉片应在头灯或喉镜下进行，以利于正确安置。

2. 不同部位的黏膜吸收局部麻醉药的速度不同。一般来说在大片黏膜上应用高浓度及大剂量局部麻醉药易出现毒性反应，重者足以致命。根据Adriani及Campbell的研究，黏膜吸收局部麻醉药的速度与静脉注射相等，尤以气管及支气管喷雾法局部麻醉药吸收最快，故应严格控制剂量，否则大量局部麻醉药吸收后可抑制心肌，患者迅速虚脱，因此事先应备妥复苏用具及药品。

3. 表面麻醉前须注射阿托品，使黏膜干燥，避免唾液或分泌物妨碍局部麻醉药与黏膜的接触。

4. 涂抹于气管导管外壁的局部麻醉药软膏最好用水溶性的，应注意其麻醉起效时间至少需1分钟，所以不能期望气管导管一经插入便能防止呛咳，于清醒插管前，仍须先行咽、喉及气管黏膜的喷雾表面麻醉。

第三节　局部浸润麻醉

5

沿手术切口线分层注射局部麻醉药，分层阻滞组织中的神经末梢而产生麻醉作用，称为局部浸润麻醉。各种局部麻醉药均可用于浸润麻醉，皮内注射或皮下注射后可立即起效。然而，麻醉持续时间各不相同，肾上腺素可延长所有局部麻醉药的浸润麻醉持续时间，其与利多卡因合用时这种延长作用更显著。浸润麻醉中局部麻醉药的选择主要取决于麻醉所需要的时间。

一、常用局部麻醉药

根据手术时间长短，选择应用于局部浸润麻醉的局部麻醉药，可采用短时效（普鲁卡因或氯普鲁卡因）；中等时效（利多卡因、甲哌卡因或丙胺卡因）或长时效局部麻醉药（布比卡因或罗哌卡因）。表53-2简介各时效局部麻醉药使用的浓度、最大剂量和作用持续时间。

二、操作方法

取24~25G皮内注射针，针头斜面紧贴皮肤，进入皮内以后推注局部麻醉药液，形成白色的橘皮样皮丘，然后用22G长10cm穿刺针经皮丘刺入皮下，分层注药，若需浸润远方组织，穿刺针应由上次已浸润过的部位刺入，以减少穿刺疼痛。注射局部麻醉药液时应加压，使其在组织内形成张力性浸润，与神经末梢广泛接触，以增强麻醉效果（图53-1）。

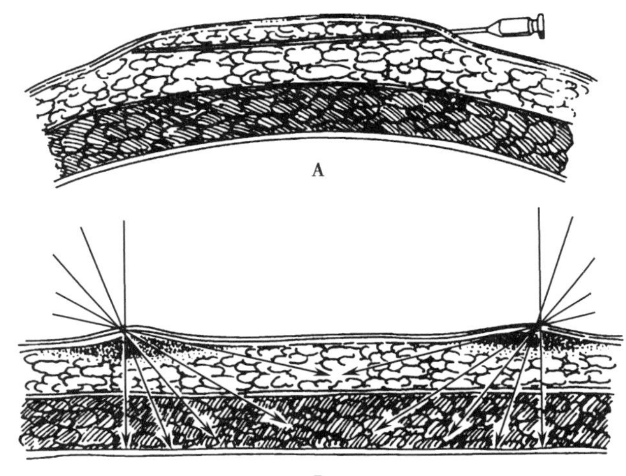

图53-1　局部浸润麻醉方法
A. 皮下浸润；B. 穿刺针深入皮下、肌肉、筋膜等层浸润。

三、注意事项

1. 注入局部麻醉药要深入至下层组织，逐层浸润，膜面、肌膜下和骨膜等处神经末梢分布最多，且常有粗大神经通过，局部麻醉药液量应加大，必要时可提高浓度。肌纤维痛觉神经末梢少，只要少量局部麻醉药便可产生一定的肌肉松弛作用。

2. 穿刺针进针应缓慢，改变穿刺针方向时，应先退针至皮下，避免针干弯曲或折断。

3. 每次注药前应抽吸，以防局部麻醉药液注入血管内。局部麻醉药液注毕后须等待4~5分钟，使局部麻醉药作用完善，不应随即切开组织致使药液外溢而影响效果。

4. 每次注药量不要超过极量，以防局部麻醉药毒性反应。当需要麻醉较大面积时，应采用较大容积稀释后的局部麻醉药溶液。这在婴儿或者儿童手术中尤为重要。

5. 感染及癌肿部位不宜用局部浸润麻醉。

表 53-2　成人局部浸润麻醉常用局部麻醉药及最大剂量

	普通溶液			含肾上腺素溶液	
	浓度（%）	最大剂量（mg）	作用时效（min）	最大剂量（mg）	作用时效（min）
短时效：					
普鲁卡因	1.0~2.0	500	20~30	600	30~45
氯普鲁卡因	1.0~2.0	800	15~30	1 000	30
中时效：					
利多卡因	0.5~1.0	300	30~60	500	120
甲哌卡因	0.5~1.0	300	45~90	500	120
丙胺卡因	0.5~1.0	350	30~90	550	120
长时效：					
布比卡因	0.25~0.5	175	120~240	200	180~240
罗哌卡因	0.2~0.5	200	120~240	250	180~240

第四节　区域阻滞

围绕手术区，在其四周和底部注射局部麻醉药，阻滞进入手术区的神经干和神经末梢，称为区域阻滞麻醉。适用于乳房良性肿瘤，头皮肿物，体表小囊肿的切除术（图 53-2），也可用于肿物的活组织检查，环绕被切除的组织做包围注射达到镇痛目的。还可用于腭垂、舌体、阴茎或有蒂的肿瘤，环绕其基底部注射。

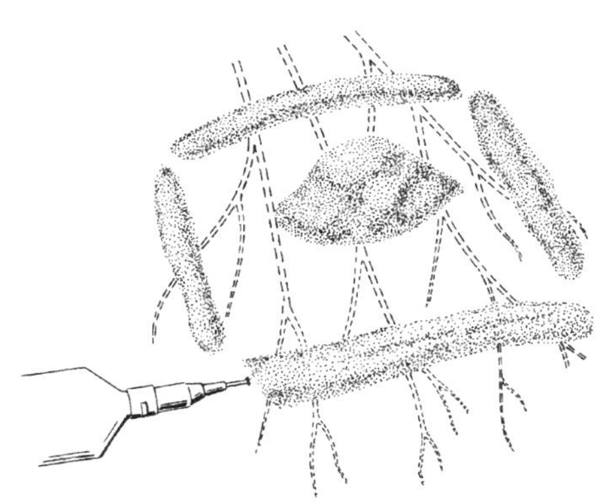

图 53-2　小肿瘤的区域阻滞

也可按手术部位的神经分布进行阻滞，如腹外斜疝手术有第 10~12 肋间神经皮支支配，可自髂前上棘向脐做皮下及肌层浸润，此外自髂前上棘沿腹股沟做皮内及皮下各层浸润，可以阻滞髂腹股沟神经、髂腹下神经皮支（图 53-3）。

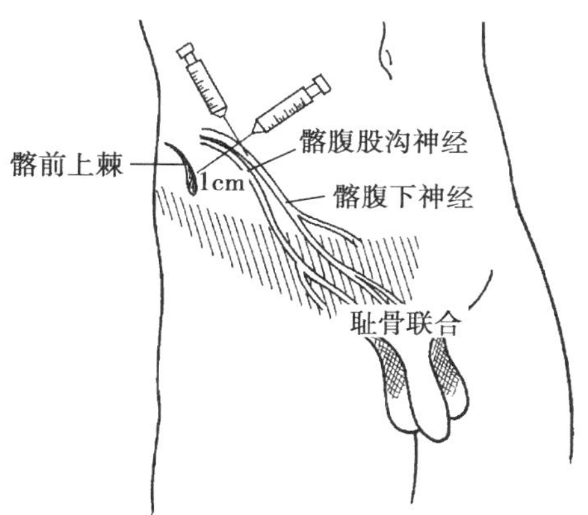

图 53-3　腹外斜疝的区域阻滞

区域阻滞操作方法和局部浸润法相同，主要优点在于避免穿刺肿瘤等病理组织；也不致因局部浸润肿胀后，小的肿块不易被扪及，局部解剖难于辨认，增加手术难度；便于手术切口的精确对合（如口唇裂修复术等）。适用于门诊小手术，也适于健康状况差的虚弱或高龄患者。

第五节　静脉局部麻醉

肢体近端上止血带，由远端静脉注入局部麻醉药以阻滞止血带以下部位肢体的麻醉方法称静脉局部麻醉。静脉局部麻醉由德国外科医师August Bier于1908年首次提出，故又称Bier阻滞，1963年Holmes成功实施了这项技术。主要应用于成人肢体远端短小手术，成功率94%~98%，具有价格低廉、操作简便、效果确切、无神经损伤等优点，在欧美国家广泛使用。但此法存在一些不足，如手术时间受限、术中止血带疼痛、止血带放气后的局部麻醉药毒性反应、术后镇痛效果差等。目前研究重点为选择长效局部麻醉药、添加辅助药物。

一、作用机制

肢体的周围神经均有伴行血管提供营养。若以一定容量局部麻醉药充盈与神经伴行的静脉血管，局部麻醉药可透过血管而扩散至伴行神经而发挥作用。在肢体近端缚止血带以阻断静脉回流，然后通过远端建立的静脉通道注入一定容量局部麻醉药以充盈肢体静脉系统即可发挥作用。局部麻醉药主要作用于周围小神经及神经末梢，而对神经干作用较小。

二、适应证

适用于能安全放置止血带的肢体远端短小手术，因止血带限制，手术时间一般在1~2小时内为宜，如神经探查、清创及异物清除等。如果合并有严重的肢体缺血性血管疾患则不宜选用此法。下肢主要用于足及小腿手术，采用小腿止血带，应放置于腓骨颈以下，避免压迫腓浅神经。

三、操作方法

1. 常规术前准备，监测生命体征，在非手术肢体建立静脉通路。

2. 在拟手术肢体近端缚两套止血带。

3. 肢体远端静脉穿刺置管据Sorbie统计，选择静脉部位与麻醉失败率之间关系为肘前 > 前臂中部，小腿 > 手、腕、足。

4. 抬高肢体2~3分钟，用弹力绷带自肢体远端紧绕至近端以驱除肢体血液（图53-4）。

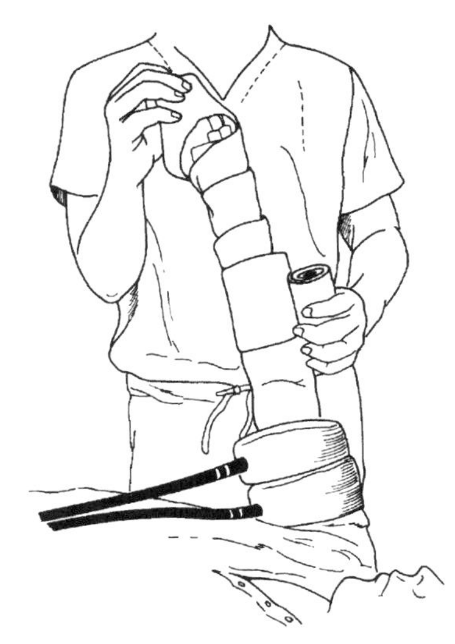

图53-4　局部静脉麻醉

5. 先将肢体近端止血带充气至压力超过该侧肢体收缩压100mmHg，然后放平肢体，解除弹力绷带。桡动脉搏动消失证明止血带压力合格。充气后严密观察压力表，谨防漏气使局部麻醉药进入全身循环而导致局部麻醉药中毒反应。

6. 经已建立的静脉通道注入稀释局部麻醉药，缓慢注射（90秒以上）以减轻注射时疼痛，一般在3~10分钟后产生麻醉作用。

7. 多数患者在止血带充气30~45分钟后出现止血带部位疼痛（VAS评分≥4分）。此时可将远端止血带（所缚皮肤已被麻醉）充气至压力达前述标准，然后将近端止血带（所缚皮肤未被麻醉）放松。无论何种情况，注药后20分钟内不可放松止血带。整个止血带充气时间不宜超过1~1.5小时。

8. 手术结束后，远端止血带减压30秒，再加压至200mmHg 32~3分钟，如此重复两次后，可将远端止血带松开，并观察有无眩晕、心律失常等局部麻醉药毒性反应，以策安全。也有建议术毕止血带充气1分钟放气10秒，重复三次，因为动脉利多卡因的血药峰值在15秒左右。5~10分钟内若无异常，可将患者送出手术室。

若手术在60~90分钟内尚未完成，而麻醉已消退，此时需暂时放松止血带，最好采用间歇放气，恢复肢体循环1分钟后，再次充气并注射1/2首次量的局部麻醉药。

9. 上肢掌指短小手术可用压脉带法，分割使用止血带。手术区域给予正常剂量的局部麻醉药，而非手术区域给予低剂量的局部麻醉药。弹力绷带驱血后，近端止血带充气，然后腕关节上5cm安扎橡胶管压脉带，掌背静脉给予0.5%利多卡因10ml，当针刺尺侧和桡侧指根无痛时麻醉起效，之后去除压脉带，再给予0.25%的利多卡因30ml。此法减少药物用量，起效时间更快，不良反应更少。

四、局部麻醉药的选用与剂量

利多卡因为最常用的局部麻醉药，为避免药物达到极量又能使静脉系统充盈，可采用大容量稀释的局部麻醉药，根据局部麻醉药渗透机制，如果容量 <40ml，就达不到预期的麻醉效果。以70kg患者为例，上肢手术可用0.5%利多卡因50ml（不含肾上腺素），下肢手术可用0.25%利多卡因60~80ml，一般总剂量不要超过3mg/kg。布比卡因和丙胺卡因也成功用于静脉局部麻醉。0.25%布比卡因用于Bier阻滞，松止血带后常可维持一定程度镇痛，但有报道因心脏毒性而致死亡的病例，故不推荐使用。丙胺卡因结构与利多卡因相似，且入血后易分解，故其0.5%溶液亦为合理的选择。氯普鲁卡因效果亦好，且松止血带后氯普鲁卡因可被迅速水解而失活，但约10%患者可出现静脉炎。0.125%罗哌卡因40ml效果亦确切。

为弥补局部静脉麻醉术中止血带痛及术后镇痛的不足，可在局部麻醉药中添加一些佐剂，以增强其作用。阿片类的吗啡、芬太尼、瑞芬太尼；非阿片类的曲马多；α_2受体激动剂可乐定、右美托咪定；胆碱酯酶抑制剂新斯的明；NMDA受体拮抗剂氯胺酮都可以加入局部麻醉药，发挥辅助镇痛功能，延缓止血带疼痛出现时间，加强麻醉效果。

五、并发症

静脉局部麻醉主要并发症是放松止血带后或漏气致大量局部麻醉药进入全身循环所产生的毒性反应。所以应注意：①在操作前仔细检查止血带及充气装置，并校准压力计；②充气时压力至少超过该侧收缩压100mmHg以上，并严密监测压力计；③注药后20分钟以内不应放松止血带，放止血带时最好采取间歇放气法，并观察患者神志状态。其他罕见的并发症包括静脉炎（氯普鲁卡因）、筋膜室综合征和肢体本体感觉缺失等。

第六节　神经干及神经丛阻滞

神经干（丛）阻滞是指将局部麻醉药注射至神经干（丛）周围，暂时阻滞神经的传导功能，从而使该神经支配区产生麻醉作用的方法。神经干阻滞技术从最初的盲探寻找异感法，体表定位加神经刺激器引导，发展到近年来的超声引导，其安全性和有效性得到提高。神经干阻滞技术可以单独使用，也可以与其他麻醉方式联合使用来提供镇痛。

神经干阻滞技术的适应证主要取决于手术部位和范围、手术时间以及患者的镇痛需求等。实施神经阻滞前宜与患者及手术医生充分沟通，如患者已合并神经损伤，或患者不能充分配合，或手术医生需要观察术后早期神经功能，判断有无石膏压迫皮肤或肢体骨筋膜室综合征等情况时，应谨慎考虑。

神经干阻滞技术的绝对禁忌为患者拒绝，相对禁忌包括操作部位感染、肿瘤、严重畸形、患者局部麻醉药过敏等。凝血功能异常或者使用抗凝药的患者，可根据其他麻醉技术相关风险，操作部位出血风险等级，患者潜在获益等因素综合考虑。

神经干阻滞时局部麻醉药的选择见表53-3。

一、颈丛阻滞技术

（一）解剖基础

1. 颈丛　颈神经丛由$C_{1\sim4}$脊神经前支构成，分布于颈部肌肉和膈肌，以及头、颈、胸部皮肤。颈丛深支多数支配颈部肌肉，浅支在胸锁乳突肌后缘中点处形成放射状分布，向前为颈横神经，向后上为耳大神经，向后为枕小神经，向下为锁骨上神经，分布于同侧颌下、锁骨、颈部及枕部区域的皮肤。

2. 颈袢　颈袢由$C_{1\sim3}$前支的分支组成，位于颈动脉鞘前方，其发出分支支配肩胛舌骨肌上腹、胸骨舌骨肌、胸骨甲状肌及肩胛舌骨肌下腹。

3. 膈神经和副膈神经　膈神经主要来自C_4

脊神经前支，也有来自 C_3 和 C_5 的纤维加入。膈神经在前斜角肌外缘形成后，在椎前筋膜深部前斜角肌表面下降。副膈神经可来自 C_5 脊神经前支，也可来自 C_4 或 C_6 前支、臂丛或颈袢，一般在膈神经外侧下降，在颈根部或胸腔内汇入膈神经（图 53-5）。

表 53-3 神经干阻滞时局部麻醉药的选择

名称	类型	常用浓度	最大剂量（mg/kg）	作用时间（min）
利多卡因	酰胺类	0.5%~2%	4.5 7（加肾上腺素）	120~240
甲哌卡因	酰胺类	1%~3%	4.5 7（加肾上腺素）	180~300
布比卡因	酰胺类	0.2%~50.75%	3	360~720
罗哌卡因	酰胺类	0.2%~0.5%	3	360~720
左旋布比卡因	酰胺类	0.25%~0.5%	3	360~720

注：神经阻滞的作用时间差异较大，影响因素包括药物浓度、剂量、给药部位及是否加用肾上腺素等。

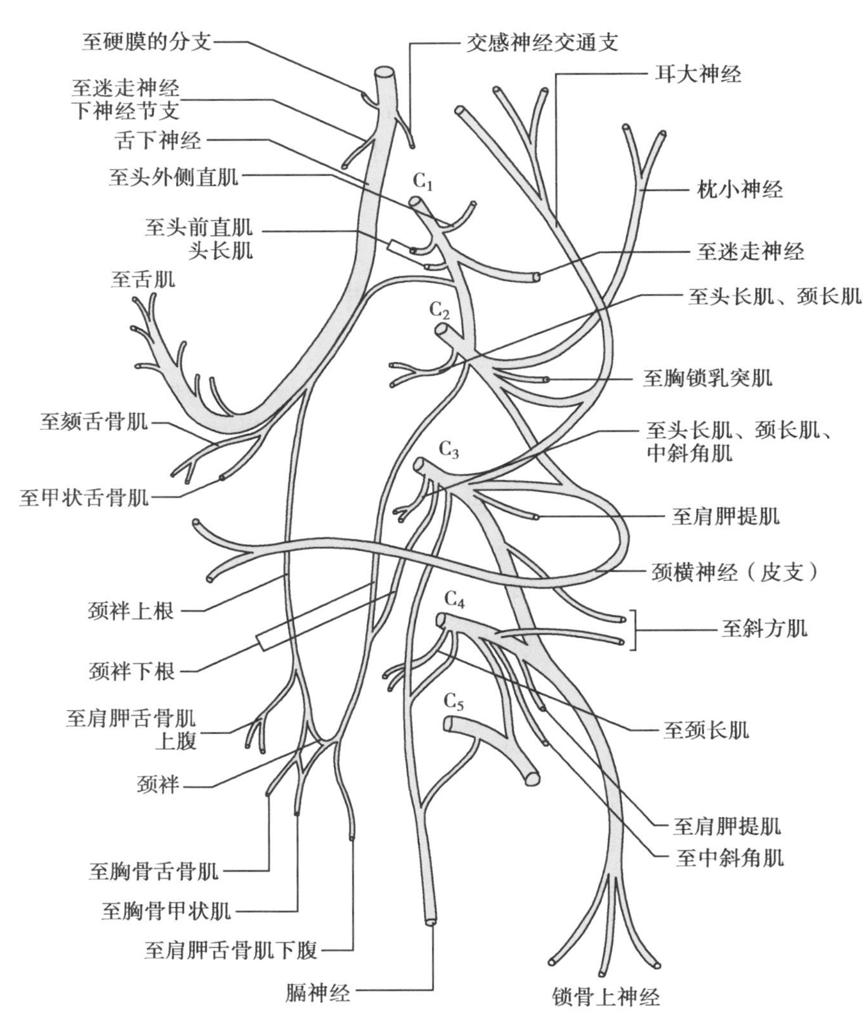

图 53-5 颈丛、颈袢及膈神经示意图

（二）颈丛阻滞的适应证，禁忌证和并发症

1. 适应证和禁忌证　适用于颈部手术，如甲状腺和甲状旁腺手术，颈动脉内膜剥脱术等。由于颈深丛阻滞会阻滞膈神经，应禁用双侧颈深丛阻滞，对于呼吸功能障碍患者慎用颈深丛阻滞。

2. 并发症

(1) 药液误入硬膜外间隙或蛛网膜下隙：行颈深丛阻滞时进针方向指向椎间孔，进针过深，可能导致局部麻醉药进入椎管内引起高位硬膜外麻醉甚至全脊髓麻醉。预防措施在于避免进针过深以及给与试验剂量。

(2) 局部麻醉药毒性反应：主要原因是穿刺针误入颈动脉或椎动脉未及时发现，或局部麻醉药吸收过快。因此穿刺针切勿过深，严格进行回抽试验，回抽及给药时牢固固定针尖，避免局部麻醉药用量过大。

(3) 膈神经麻痹：膈神经由颈 3~5 构成，走行于椎前筋膜深面，行颈深丛阻滞时常累及膈神经。呼吸储备较好者单侧膈神经麻痹可无明显呼吸困难或脉搏氧饱和度降低，双侧膈神经麻痹者需进行人工辅助通气或机械通气。应禁用双侧颈深丛阻滞。

(4) 喉返神经麻痹：局部麻醉药液扩散阻滞迷走神经，患者出现声音嘶哑或失声，严重者有可能出现呼吸困难。

(5) 霍纳综合征（Horner syndrome)：颈交感干位于颈动脉后方，通常由颈上神经节、颈中神经节、颈下神经节（星状神经节或颈胸神经节）构成，颈交感干的任何部位被阻滞或损伤均会导致霍纳综合征，表现为患侧眼裂变小、瞳孔缩小、眼结膜充血、鼻塞、面微红及无汗等。通常症状可在短期内自行缓解。

(6) 邻近血管损伤引起出血、血肿。

（三）颈丛阻滞操作技术

1. 颈浅丛阻滞　颈浅丛阻滞可用于颈部表浅手术，而深部手术尚需行颈深丛阻滞。由于颈部有脑神经参与支配，故单纯行颈丛阻滞效果可能不完善，可辅助药物以减轻疼痛。

(1) 定位：患者去枕平卧位，头偏向对侧，于 C_4 横突水平标记（见颈深丛定位部分），或采取颈外静脉于胸锁乳突肌后缘交点处（图 53-6)。

(2) 操作：常规消毒铺巾，操作者戴无菌手套，由标记点垂直刺入皮肤，缓慢进针遇到一刺破纸张样落空感表示穿刺针已穿透颈阔肌，将局部麻醉药注射至颈阔肌深面。也可以在胸锁乳突肌浅层分别向乳突、锁骨和颈前方做浸润注射，以阻滞耳大神经、枕小神经、颈横神经和锁骨上神经（图 53-7)。

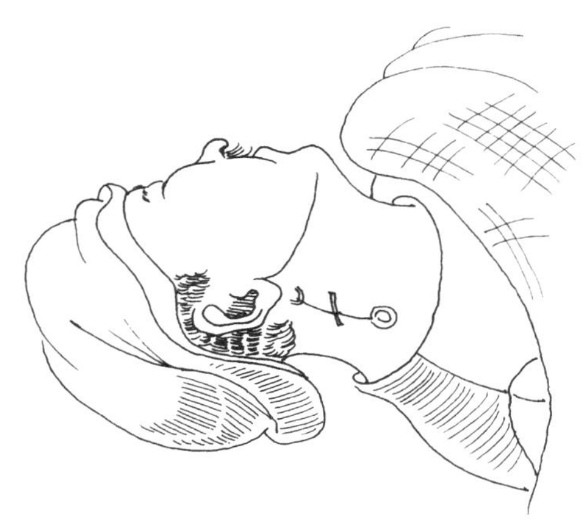

图 53-6　颈浅丛阻滞的定位

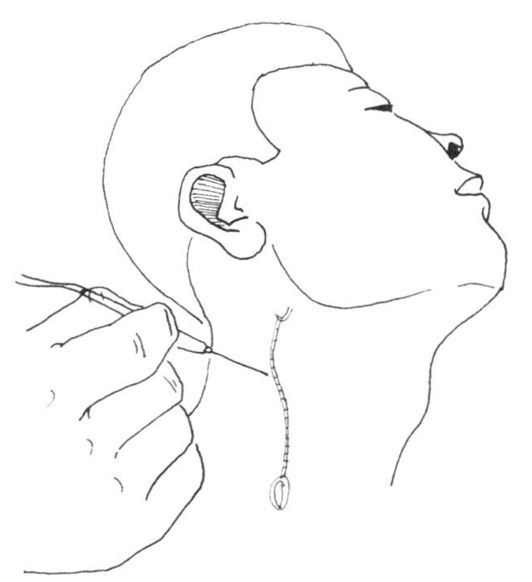

图 53-7　颈浅丛阻滞的操作

(3) 常用药物：一般可用 1%~2% 利多卡因或 0.2%~0.5% 罗哌卡因，每侧 5~10ml，或根据手术情况决定。

2. 颈深丛阻滞

(1) 定位：患者去枕平卧位，头偏向对侧，扪及 C_6 横突前结节（又称 Chassaignac 结节，为颈椎横突中最突出者），由此处至乳突尖做连线，在此连线上乳突尾侧约 1.5cm 处为 C_2 横突，C_2 横突向尾侧约 1.5cm 和 3cm 处分别为 C_3 横突和为 C_4 横突（图 53-8)。

(2) 操作：常规消毒，操作者带无菌手套。于 C_2、C_3 和 C_4 横突处垂直皮肤进针，在针尖触及横突时回抽无血无脑脊液可注入局部麻醉药，每节段

注入 3~5ml。对于颈中部手术可只阻滞 C_3 和 C_4。此外，也可以只定位 C_4 横突，注入局部麻醉药 10~15ml。由于颈深丛阻滞会引起膈肌麻痹，应禁用双侧颈深丛阻滞。

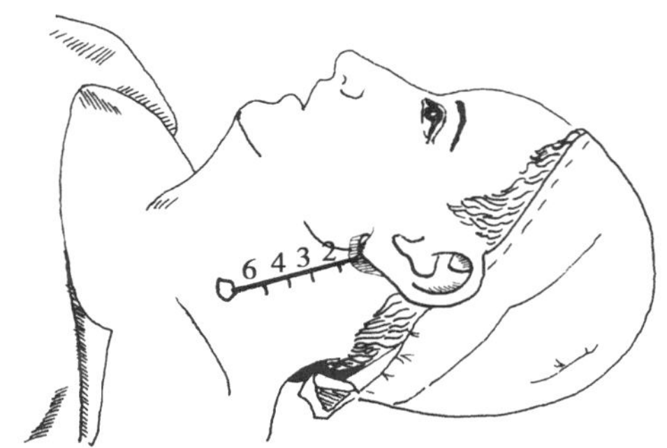

图 53-8　颈深丛阻滞的定位

二、臂丛阻滞技术

(一) 解剖基础

1. 臂丛神经解剖　臂丛神经通常由 $C_{5\sim8}$ 和 T_1 脊神经前支构成，有时也会接受来自 C_4 和 T_2 的纤维。构成臂丛的脊神经前支出椎间孔后在锁骨上方前斜角肌和中斜角肌之间构成三个干（通常 C_5 和 C_6 构成上干，C_7 构成中干，C_8 和 T_1 构成下干），在第一肋外缘每个神经干分成前后两股，并在锁骨中段后方进入腋窝，上干和中干的前股合成外侧束，下干前股成为内侧束，三个干的后股合成后束，三个束围绕腋动脉分布。在胸小肌外缘处三个束发出神经终支支配上肢，外侧束发出肌皮神经和正中神经外根，后束发出腋神经和桡神经，内侧束发出臂内侧皮神经、前臂内侧皮神经、正中神经内根和尺神经，正中神经外根和内根合成正中神经。除了这些神经终支，臂丛神经在走行中还发出以下神经：C_5 发出肩胛背神经，$C_{5\sim7}$ 发出胸长神经，$C_{5\sim6}$ 发出锁骨下肌支，上干发出肩胛上神经，外侧束发出胸外侧神经，内侧束发出胸内侧神经，后束发出上肩胛下神经、胸背神经和下肩胛下神经（图 53-9，图 53-10）。

2. 臂丛神经与邻近结构的关系　臂丛神经在不同水平处的位置以及与邻近结构的关系，是其定位技术以及相关不良反应的基础，会在后面各阻滞技术部分进行讨论。

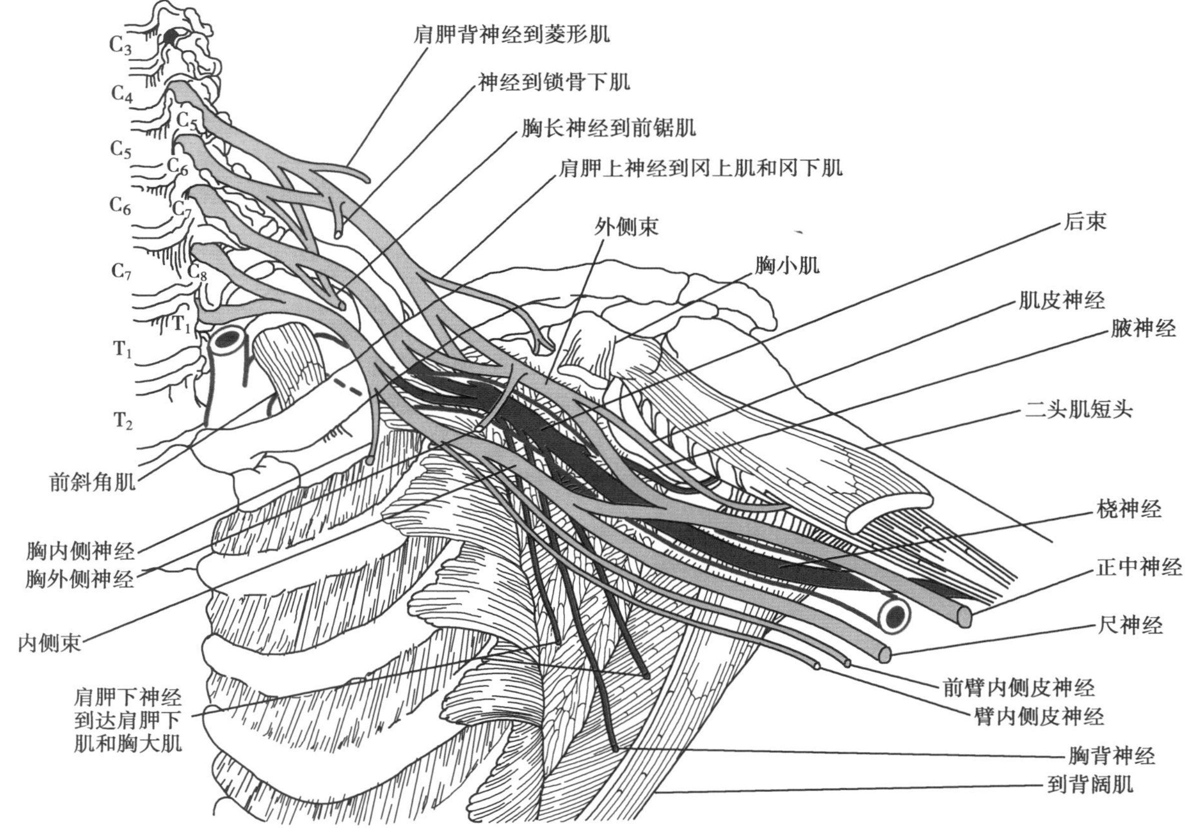

图 53-9　臂丛神经

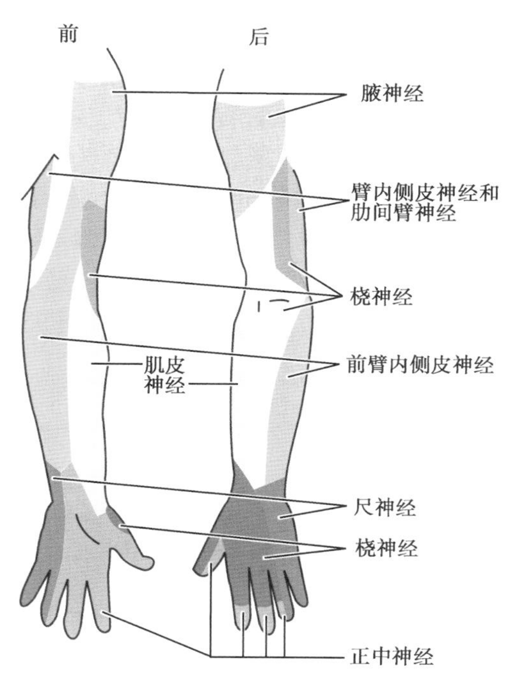

图 53-10 臂丛神经的皮肤支配

（二）臂丛阻滞的方法，适应证，禁忌证和并发症

1. 常用臂丛阻滞的方法　常用的臂丛神经阻滞方法有肌间沟阻滞、锁骨上阻滞、锁骨下阻滞、腋路阻滞和喙突下阻滞。

使用 1%~1.5% 利多卡因加 1∶200 000 肾上腺素一般可提供 3~4 小时麻醉，0.25%~0.5% 罗哌卡因或布比卡因一般可提供 6~12 小时麻醉。使用体表定位盲探技术时，通常需要使用较大容量局部麻醉药以利于其扩散。

2. 适应证和禁忌证　臂丛神经阻滞常用于肩部及上肢手术，上肢骨折或关节脱位的闭合整复。禁忌证包括患者拒绝，穿刺部位感染，严重凝血功能障碍等，应禁用双侧肌间沟阻滞以免发生双侧膈肌麻痹，存在血气胸等情况时应慎用肌间沟阻滞。

3. 臂丛神经阻滞的常见并发症

(1) 气胸：多发生于锁骨上和锁骨下阻滞，由于穿刺方向和 / 或深度不合适，或者穿刺过程中患者咳嗽，胸膜和肺尖被刺破。当有气胸时，除双肺听诊及叩诊外，行胸部 X 线片或透视有助于明确诊断。根据气胸严重程度和发展情况不同，必要时可行胸腔闭式引流。

(2) 出血及血肿：各阻滞方式均有可能损伤邻近血管引起出血，如穿刺过程中回抽有血，应局部压迫止血。锁骨上或肌间沟阻滞若引起血肿，还可引起颈部压迫症状。

(3) 局部麻醉药毒性反应：多因局部麻醉药用量大，误入血管，或吸收过快引起。

(4) 膈神经麻痹：肌间沟阻滞和锁骨上阻滞可出现膈神经麻痹，导致胸闷、气短、呼吸困难，需要吸氧或辅助通气。

(5) 声嘶：肌间沟阻滞和锁骨上阻滞时可能导致喉返神经麻痹，注药压力不要过大，药量不要过多，有助于减少此类并发症。

(6) 高位硬膜外麻醉或全脊麻：肌间沟阻滞时进针过深，穿刺针太靠近中线，有肯能穿入椎间孔、刺入硬膜套袖或膨出的脊膜而导致硬膜外麻醉或全脊麻。因此进针时应指向横突，注意有无神经异感，回抽时有无脑脊液。一旦出现高位硬膜外麻醉或全脊麻，应尽早采取相应措施处理。

(7) 霍纳综合征：多见于肌间沟阻滞。详见颈丛阻滞并发症部分。

（三）各种臂丛神经阻滞操作技术

1. 肌间沟阻滞　肌间沟阻滞常能有效阻滞由 $C_{5\sim7}$ 构成的臂丛神经上干和中干部分，而由 C_8 和 T_1 构成的下干部分则阻滞效果不好。肌间沟阻滞常用于肩部和上臂手术，肩关节脱位的闭合整复等。通常情况下 $C_{5\sim7}$ 前支越过相应椎体横突后走行于前、中斜角肌之间，然而有时 C_5、C_6 也可能穿过前斜角肌或从其前方滑过。此外，由 $C_{3\sim5}$ 构成的膈神经从前斜角肌前方下行，星状神经节位于颈动脉后方颈长肌表面，肌间沟阻滞时可因局部麻醉药液扩散而导致其被同时阻滞。

(1) 体位和定位：患者去枕平卧，头略偏向对侧，上肢贴于体侧，显露患者颈部。于环状软骨 (C_6) 水平找到胸锁乳突肌后缘，由此向外可触及前斜角肌和中斜角肌，两者之间的凹陷为肌间沟 (图 53-11)。

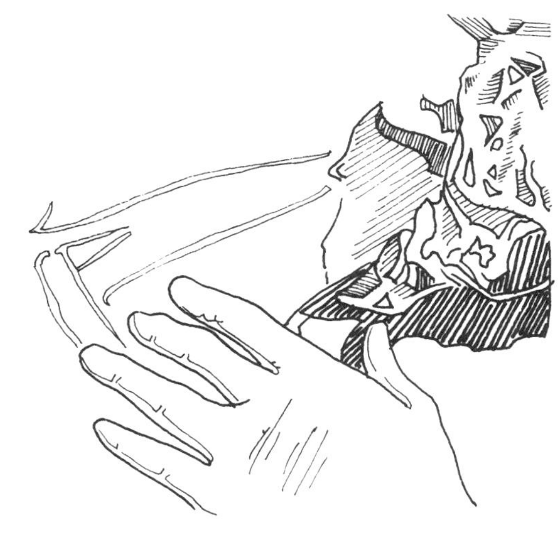
图 53-11 肌间沟阻滞的定位

(2)操作技术:常规消毒皮肤,操作者带无菌手套,右手持穿刺针于标记点垂直刺入皮肤,略指向对侧足跟方向,直到引出异感。如无异感则以穿刺针为轴扇形寻找异感。也可以以针尖触及 C_6 横突作为成功标志。穿刺成功后回抽,无血无脑脊液后注入局部麻醉药液,成人一般用量为 25ml(图 53-12)。

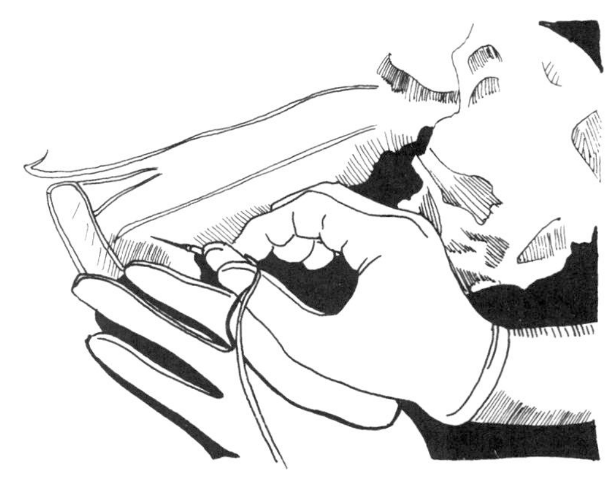

图 53-12　肌间沟阻滞的操作

(3)并发症及其防治:局部麻醉药液进入蛛网膜下腔可引起全脊麻,进入椎间孔或硬膜外间隙可引起高位硬膜外阻滞,穿刺针损伤椎动脉可能引起血肿或严重毒性反应,局部麻醉药液扩散可引起膈神经阻滞,星状神经节阻滞,喉返神经麻痹。因此操作过程中应严格进行回抽试验,密切观察患者反应。

2. 腋路阻滞　腋路阻滞是最常用的阻滞方法之一,其优点在于操作位置较为表浅,便于定位及压迫止血;对呼吸功能无影响;无引起高位硬膜外及全脊麻的风险。缺点包括需要患者肩关节外展,对上臂阻滞效果不佳等。了解以下情况有利于更好地实施腋路阻滞:①此处神经血管束常有分隔,采用多点注药法有利于缩短起效时间;②通常在此水平,肌皮神经已离开神经血管束而穿入喙肱肌;③腋动脉为最重要的解剖标志,而在少数情况下腋动脉数量和位置也可能存在变异;④肋间臂神经走行于腋筋膜浅层,常与臂丛神经产生交通。

(1)体位和定位:患者仰卧位,头偏向对侧,患侧肩关节外展 90°,屈肘 90°。于腋窝顶部扪及腋动脉搏动最强点(图 53-13)。

(2)操作技术:常规消毒皮肤,操作者戴无菌手套,持穿刺针于腋动脉上方向腋窝方向刺入,有时在刺穿鞘膜时有落空感,放开穿刺针见针尖可随动脉搏动而摆动,表明针尖已进入神经血管鞘,回抽无血后注入 30~40ml 局部麻醉药。对于较瘦患者,注药后可见局部呈梭形隆起。采用多点注药法可分别在腋动脉上方和下方进针,并且向腋动脉后方和近端注药,操作中应反复进行回抽试验。腋路阻滞时不必强求神经异感,但如穿刺中和注药时出现异感,宜调整针尖位置以减少神经损伤(图 53-14)。

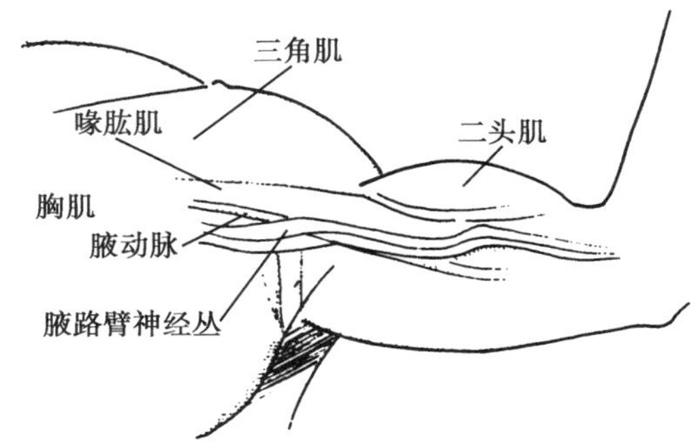

图 53-13　腋路阻滞的相关解剖结构

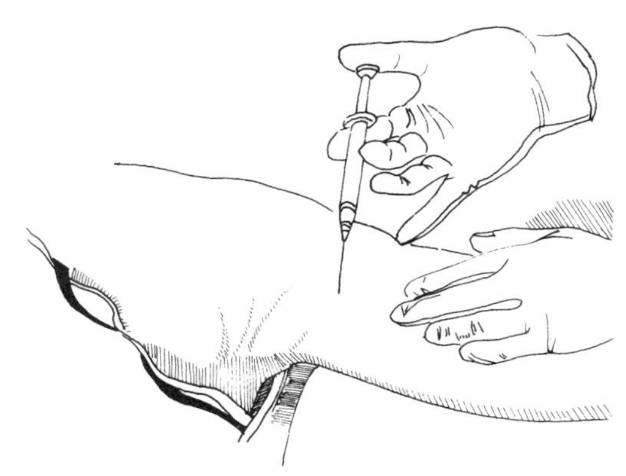

图 53-14　腋路阻滞的操作方法

(3)并发症及其防治:腋路阻滞时局部麻醉药用量较大,误入血管或吸收快可导致局部麻醉药毒性反应,因此在操作时需要严格进行回抽试验,回抽和注药时确保牢固固定针尖。一旦出现局部麻醉药毒性反应,应立即停止操作并给予相应处理。

3. 锁骨上阻滞　此处臂丛神经三干分为六股,位于锁骨下动脉后外侧从第 1 肋表面滑过,神经相对集中,使用较小容量局部麻醉药可获得较完善的阻滞效果,且对患者上肢体位无特殊要求。

(1)体位及定位:患者平卧位,肩部垫一薄枕,头偏向对侧,患侧上肢贴于体侧,锁骨中点上方 1~1.5cm 为进针点。

(2)操作技术:常规消毒皮肤,使用 22G 穿刺针经穿刺点刺入皮肤，针尖向尾侧、向后、略向内推进，进针 1~2cm 可引出异感，若触及第 1 肋而无异感，可沿第 1 肋向前向后寻找直到触及目标神经，若寻找过程中触及锁骨下动脉，可将穿刺针退出后略向后外侧调整寻找神经。定位到目标神经后固定针头，回抽无血无气体，注入局部麻醉药 20~30ml。

（3）并发症及其防治：锁骨上阻滞常见并发症包括局部血肿、气胸、膈神经麻痹、喉返神经麻痹、霍纳综合征、神经损伤等。

4. 锁骨下阻滞　越过肋锁间隙后，臂丛神经三束围绕腋动脉分布，位于胸大肌和胸小肌深面。此入路常能有效阻滞肌皮神经和腋神经，气胸的风险较低。

（1）体位及定位：体位同肌间沟阻滞，在锁骨下缘中点下方 2cm 处做一标记。肩关节外展后将 C6 横突与腋动脉搏动点做一连线有助于定位臂丛神经走行方向。

（2）操作技术：常规消毒皮肤，使用 22G 穿刺针从上述标记点穿刺，进针方向朝向外侧，引出异感后注入 20~30ml 局部麻醉药。

（3）并发症及其防治：刺破血管可导致出血、血肿，局部麻醉药误入血管导致毒性反应，穿刺针过于向内可导致气胸。

5. 喙突下阻滞

（1）体位及定位：体位同锁骨下阻滞，触及喙突后，其内侧 2cm、尾侧 2cm 处为穿刺点。

（2）操作技术：常规消毒皮肤，由上述进针点垂直皮肤刺入，穿过胸大肌和胸小肌可有两次突破感。如未引出异感，可沿头侧尾侧方向寻找。

（3）并发症及其防治：与锁骨下阻滞类似，穿刺方向过于向内会增加气胸的风险。

（四）臂丛阻滞各种入路的选择

上述几种臂丛神经阻滞范围因其解剖部位不同而异，此外神经来源、构成、走行、支配区的变异，局部麻醉药扩散情况和起效时间等因素，对最终阻滞效果也会产生影响。除了根据手术部位神经支配选择合适的阻滞技术外，还应设计合理的麻醉方案，对于神经阻滞不能满足所有手术需要（镇痛、术区制动、消除止血带痛等）的情况，应联合应用其他麻醉方式。

1. 肩部手术　肩部神经支配主要来自 $C_{3\sim7}$。来自颈丛 $C_{3\sim4}$ 发出分支支配颈部和肩上部皮肤，肩外侧皮肤由 $C_{5\sim6}$ 分支支配，而腋窝周围皮肤由 $T_{2\sim3}$ 肋间神经外侧皮支（肋间臂神经）支配，肩关节周围肌肉主要由 $C_{5\sim6}$ 分支支配，关节囊大部分由 $C_{5\sim7}$ 分支支配。故肩关节手术主要可采用颈丛阻滞加肌间沟阻滞，对于涉及腋窝周围区域切口的，还应阻滞 $T_{2\sim3}$ 肋间神经外侧皮支。

2. 上臂及肘关节手术　此部位手术需阻滞 C_5~T_1 神经，选择锁骨下阻滞最为合适，也可根据切口范围联合应用肌间沟阻滞和腋路阻滞，或选择锁骨下阻滞。涉及上臂内侧近端至腋窝区域的，需要复合肋间臂神经阻滞或 $T_{2\sim3}$ 肋间神经外侧皮支阻滞。

3. 前臂手术　此部位手术需要阻滞 C_5~T_1 神经，可选择锁骨下阻滞。腋路阻滞时肌皮神经可能阻滞不全，采用超声引导可以改善阻滞效果。

4. 腕关节及手部手术　由于存在不同来源神经之间的交通支或连接支，使得腕部及手部神经支配较为复杂，对阻滞技术要求较高。腋路阻滞有时出现拇指基底部阻滞效果不佳，原因在于此处由可正中神经、桡神经、肌皮神经参与支配，因此该部位手术可选择其他阻滞技术，或采用超声引导以改善阻滞效果。

总之，选择合适的阻滞技术，需要熟悉相关部位的解剖知识，了解手术过程和涉及范围。采用超声引导技术可以明显改善阻滞效果，缩短起效时间并减少不良反应。相关内容将在专门章节进行讨论。

三、上肢远端阻滞技术

上肢远端阻滞技术可以用于臂丛神经阻滞不全时的补救，也可以应用于不涉及止血带的前臂或手部手术麻醉。需要注意的是，由于神经变异和交通支的存在，单一的远端神经阻滞有时不足以提供完善的镇痛，需要根据手术部位，结合相关解剖知识，选择合适的阻滞入路。以下主要介绍尺神经阻滞、正中神经阻滞、桡神经阻滞和肌皮神经阻滞，阻滞水平包括肘部和腕部。对于手指手术，也可以进行指神经阻滞。

（一）尺神经阻滞

1. 解剖　尺神经发自臂丛神经内侧束（C_8~T_1），从腋动脉内侧分出，与尺侧上副动脉伴行，沿肱三头肌浅层走行，然后穿行于肱骨内上髁与尺骨鹰嘴之间的尺神经沟，在尺侧腕屈肌两头之间进入前臂，在前臂远端 2/3 与尺动脉并行，下行至腕部，位于尺侧腕屈肌与指深屈肌之间，在尺动脉内侧进入手掌。通常情况下，尺神经在腋窝和上臂无分支，在肘部发出分支支配肘关节，尺侧腕屈肌和指深屈肌内侧部分，在前臂中部发出掌皮支，近腕部发出手背支，在手部分成深、浅终支。

2. 肘部尺神经阻滞

(1)定位：屈肘 90°，在尺神经沟内可扪及尺神经，按压尺神经患者多有异感。在此沟内尺神经位置较为固定，在此处操作易出现神经穿刺和/或压力性神经损伤，可选择在其近端操作。

(2)操作：在尺神经沟近端 1~2cm 处做一皮丘，以 23G 穿刺针刺入皮肤，针与皮肤呈 45° 向近端推进，呈扇形注入 5~10ml 局部麻醉药。注意此处应避免引出异感，以减少神经损伤风险。

3. 腕部尺神经阻滞(图 53-15)

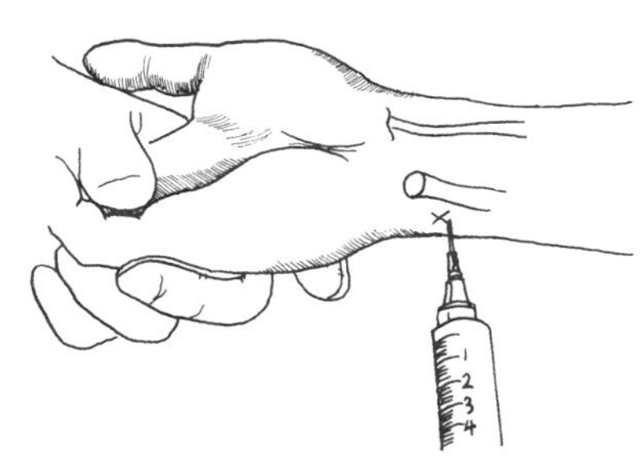

图 53-15 腕部尺神经阻滞

(1)定位：从尺骨茎突水平划一直线，相当于第二腕横纹，此线与尺侧腕屈肌腱外缘交点处为穿刺点。患者掌心向上握掌屈腕时该肌较明显。

(2)操作：在上述穿刺点做一皮丘，以 23G 穿刺针垂直刺入，遇异感后注入局部麻醉药 3~5ml。若无异感，可在该肌腱内侧缘进针，或向该肌腱深面注入局部麻醉药，注意不要注入该肌内。

(二)正中神经阻滞

1. 解剖 正中神经主要来自 C_5~T_1 脊神经前支，在胸小肌外缘处由外根(发自外侧束)和内根(发自内侧束)合成，通常在肱动脉外侧与之伴行下降，到上臂远端转至动脉内侧到达肘窝，穿过旋前圆肌进入前臂，沿指浅屈肌和指深屈肌之间下降，近腕部浅出后在指浅屈肌腱和桡侧屈腕肌腱之间，掌长肌腱深面向外侧走行，经屈肌支持带深面到达手掌。正中神经通常在肘关节附近发出关节支支配肘关节，肌支支配处尺侧屈腕肌以外所有浅层屈肌。在旋前圆肌中发出骨间前神经支配拇长屈肌，指深屈肌外侧部和旋前方肌，骨间前神经也可发出分支支配桡尺关节和腕关节。正中神经主干在屈肌支持带近端发出掌皮支。

2. 肘部正中神经阻滞

(1)定位：上肢置于中立位掌心向上，在肱骨髁间线(连接肱骨内上髁和外上髁)水平肱二头肌腱内侧可扪及肱动脉，正中神经位于肱动脉内侧。

(2)操作：用 22G 穿刺针从上述部位进针，引出异感后注入 3~5ml 局部麻醉药。如无异感，也可在肱动脉内侧做扇形注射。

3. 腕部正中神经阻滞(图 53-16)

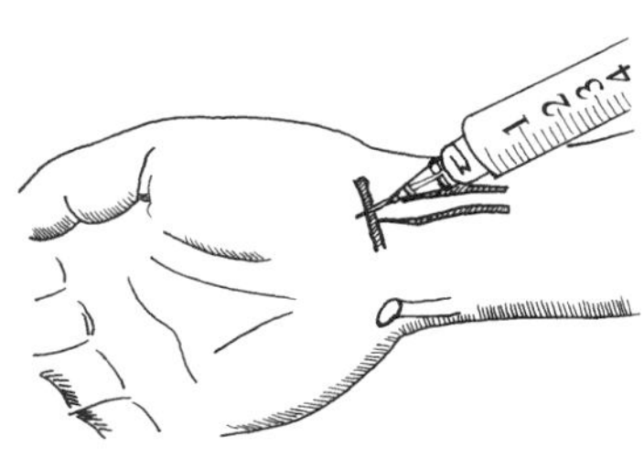

图 53-16 腕部正中神经阻滞

(1)定位：在腕横纹近端 2~3cm 处桡侧屈腕肌腱和掌长肌腱之间为穿刺点。握拳屈腕时肌腱更为清楚。

(2)操作：于上述穿刺点垂直皮肤穿刺，有落空感表示针尖穿过屈肌支持带，注入 3~5ml 局部麻醉药。将针头退至皮下，在屈肌支持带浅层注入 1~2ml 局部麻醉药以阻滞掌皮支。需要注意的是，正中神经在腕管内易受卡压，因此此部位不宜寻找异感，对于合并腕管综合征的患者慎用此入路。

(三)桡神经阻滞

1. 解剖：桡神经发自臂丛神经后束(C_5~T_1)，从背阔肌和大圆肌腱前方经过，然后与肱深动脉伴行并向后穿过三边孔(由大圆肌、肱三头肌长头和肱骨围成)，于桡神经沟处绕过肱骨后方，于三角肌止点外下方绕行肱骨外侧缘，穿行肱肌与肱桡肌近端之间，在肱骨外上髁前方分成深支(骨间后神经)和浅支。其深支(骨间后神经)从桡骨外侧穿旋后肌到达前臂背面，在深浅屈肌之间降至腕部。其浅支在前臂上 2/3 于桡动脉外侧下降，然后离开桡动脉越过桡骨外侧到达手背。桡神经在上臂发出肌支支配肱三头肌，关节支支配肘关节，皮支支配上臂、前臂背侧及上臂远端外侧皮肤。在肱肌与肱桡肌间发出肌支支配肱桡肌、桡侧伸腕肌及旋后肌，发出关节支支配肘关节。在前臂发出肌支支配尺侧伸腕肌、伸指肌、伸拇肌等，发出关节支支配腕关节。

2. 肘部桡神经阻滞

(1)定位：肱骨内、外上髁做一连线，该横线上肱二头肌腱外侧处即为穿刺点。

(2)操作：用23G穿刺针由上述穿刺点垂直进针，引出异感后注入3~5ml局部麻醉药。需要时可做扇形穿刺寻找异感。

3. 腕部桡神经阻滞　腕部桡神经(浅支)已分为多个终支，可在桡骨茎突前端做皮下浸润，并向掌侧和背侧分别注药，在腕部形成半环形浸润(图53-17)。

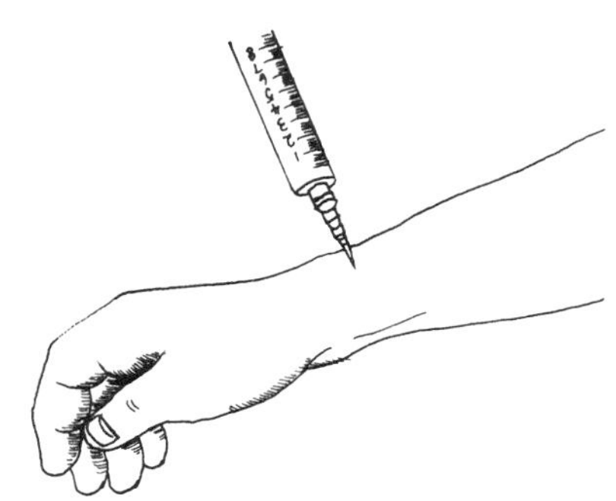

图53-17　腕部桡神经阻滞

(四) 肌皮神经阻滞

1. 解剖：肌皮神经发自臂丛神经外侧束($C_{5\sim7}$)，经过喙肱肌后走行于肱二头肌和肱肌之间，在肘窝处位于肱二头肌腱外侧，名为前臂外侧皮神经，分成前后终支，分布于前臂桡侧缘前后面。通常肌皮神经发出肌支支配上臂屈肌，发出关节支支配肘关节。肌皮神经经常发生变异，它可能在喙肱肌后方走行或穿行喙肱肌与肱二头肌之间，可能与肱动脉或正中神经并行而不穿行喙肱肌，可能代替桡神经到达拇指背面或支配手背。有时肌皮神经与正中神经间存在交通支。

2. 肘部肌皮神经阻滞　在肱骨髁间线近端1cm水平肱二头肌腱外缘进针，用3~5ml局部麻醉药在皮下做扇形浸润。

(五) 指神经阻滞

1. 解剖　手指由来自臂丛神经的终末支支配，临床上可采用指神经阻滞提供手指手术的镇痛。通常情况下手指掌侧由指掌侧固有神经支配，手指背侧远端部分由指掌侧固有神经的背侧支支配，而近端部分由指背神经支配。

2. 操作　用25G穿刺针在手指根部指骨旁由背侧向掌侧刺入，靠近指骨处回抽无血后注入少量局部麻醉药，然后边退针边注药直至皮下，然后在手指另一侧重复上述操作(图53-18)。

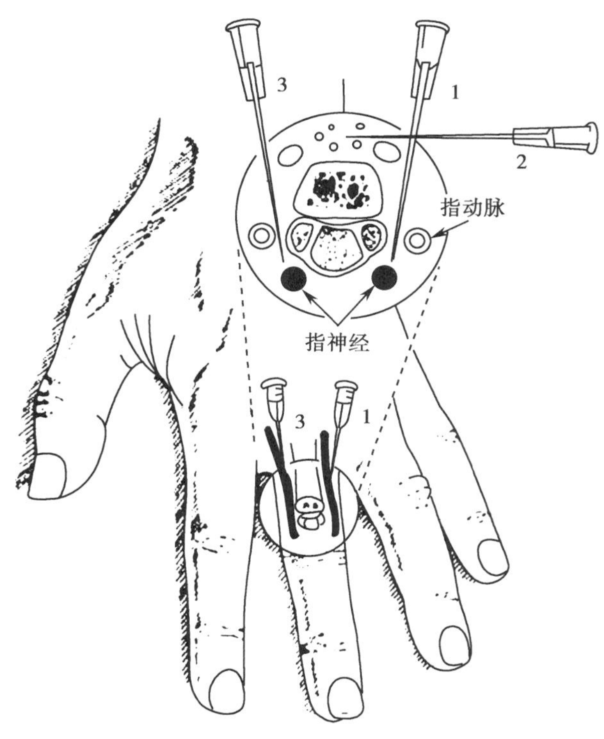

图53-18　指神经阻滞

四、下肢神经阻滞技术

(一) 下肢神经解剖

腰骶丛支配躯干的下部以及下肢，两者均由5支神经交汇形成，简而言之，以股神经为主的腰丛支配身体的前面，而以坐骨神经为主的骶丛支配身体的后面。根据手术位置及时长不同，可在不同位点选择不同神经进行阻滞。

1. 腰丛(图53-19，图53-21)通常情况下由$L_{1\sim4}$脊神经前支以及来自T_{12}前支的一部分构成，有高节段脊神经(如T_{12}前支的全部或T_{11})参与者为前置型，而有低节段脊神经(如S_1)参与者为后置型。通常情况下L_4为分叉神经，即一部分纤维加入腰丛，一部分纤维加入骶丛，有时L_5为分叉神经，或有两支分叉神经($L_{3\sim4}$或$L_{4\sim5}$)，或无分叉神经。通常情况下腰丛的终末神经自头侧向尾侧依次为：

(1)髂腹下神经(T_{12}~L_1)：穿过腰大肌，沿腰方肌向外侧走行，于髂嵴上方进入腹横筋膜，在腹内斜肌与腹横肌之间朝向腹股沟韧带走行，分成前皮支和外侧皮支。前皮支走行至耻骨上区，穿过腹外斜肌支配耻骨上皮肤，外侧皮支支配大转子及臀部外侧、耻骨表面皮肤及阴囊(或阴唇)。

(2)髂腹股沟神经(L_1):在其下方与髂腹下神经毗邻走行,分成腹股沟支和腹壁支。腹股沟支支配股内侧、股上部及会阴部,在腹股沟管中,走行于精索外侧,至前环浅出。

(3)生殖股神经($L_{1\sim2}$):出腰大肌后,在腹主动脉分叉处分支成生殖支和股支。其中股支与股动脉伴行穿过腹股沟韧带下方提供大腿内侧一小块儿皮肤的感觉神经分布。生殖支穿过腹股沟管后,在女性分布于子宫圆韧带和大阴唇,在男性同精索伴行支配提睾肌并提供阴囊根部和大腿内侧的感觉神经支配。

(4)闭孔神经($L_{2\sim4}$):穿出腰大肌后,沿闭孔神经沟走行,自闭孔穿出。分为前支和后支,前支在短收肌前方、长收肌后方走行,支配耻骨肌、长收肌、股薄肌、短收肌及膝关节内侧;后支在短收肌后方、大收肌前方走行,支配闭孔外肌、大收肌、短收肌,其关节支支配髋、膝关节。约50%人群的闭孔神经不含感觉皮支,其运动纤维支配大腿内收。

(5)副闭孔神经:约10%人群存在,其走行与闭孔神经类似,这类人群中,闭孔肌、耻骨肌及膝关节由副闭孔神经支配。

(6)股外侧皮神经($L_{2\sim3}$):自腰大肌外侧缘向髂肌走行,在髂前上棘旁腹股沟韧带下方穿出。是单一的感觉神经,支配大腿前外侧皮肤。

(7)股神经($L_{2\sim4}$):是腰丛最大的神经。沿腰大肌外侧走行,沿髂腰肌沟下行,经腹股沟韧带下方进入股部。此时,分为前、后2股主要分支。前股又分为前皮支和缝匠肌支,支配耻骨肌、缝匠肌及大腿前面的皮肤,运动功能为股前内侧肌肉的收缩。后股分为运动肌支和感觉(隐神经)神经,以及支配部分髋、膝关节的关节支。肌支支配股四头肌、股内侧肌、股中间肌及股外侧肌;隐神经始终与股血管伴行,至膝动脉水平,位于大隐静脉内侧,逐渐浅行,支配小腿内侧及踝关节内侧。后股运动功能为伸膝和收缩髌骨。

2. 骶丛(图53-20,图53-21)由$L_{4\sim5}$的前支及$S_{1\sim3}$脊神经构成,位于骨盆后壁,沿骨盆后部走行,并由梨状肌最低点的坐骨大切迹穿出。骶丛支配下背部、部分骨盆、会阴部、股后部、大腿后部及整个足部运动和感觉。骶丛的终末神经依次为:

(1)臀上神经($L_{4\sim5}$,S_1):骶丛中唯一从梨状肌上方穿出的神经,向上走行,支配臀中肌、臀小肌及阔筋膜张肌。

(2)臀下神经(L_5,$S_{1\sim2}$):在梨状肌下方的坐骨大切迹处分出,走行与股后皮神经的内侧,支配臀大肌。

(3)支配股方肌及下孖肌的神经(L_5,$S_{1\sim2}$):与坐骨神经一起自梨状肌下方出骨盆,进入所支配肌肉的前表面。此外,还发出一支支配髋关节的关节支。

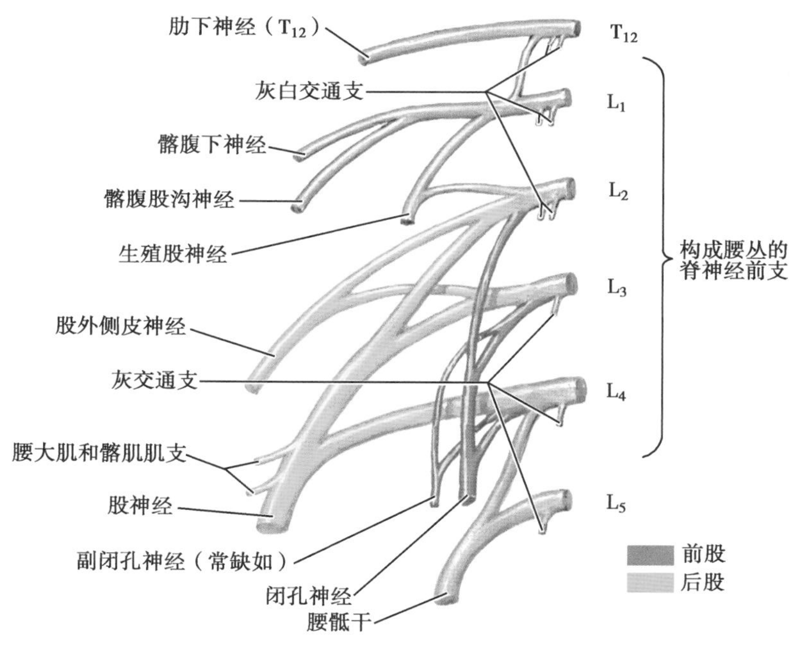

图53-19　腰丛的构成

(4)股后皮神经($S_{1\sim3}$):在臀部与坐骨神经伴行,支配股后侧至腘窝皮肤。

(5)坐骨神经($L_4\sim S_3$):骶丛最主要的终末神经,是全身最粗大的一支。在坐骨切迹,坐骨神经与股后皮神经和臀下血管毗邻,离开坐骨切迹后,其位于梨状肌下方,在臀大肌之下走行,出骨盆后,沿股后方向下走行。在腘窝后区,自腘窝皱褶4~12cm处,分支为胫神经及腓总神经。

(6)胫神经($L_4\sim S_3$):胫神经是坐骨神经两分支中较大者,在腓肠肌长短头间走行至小腿下部,向深处走行于胫骨和比目鱼肌腓骨头之间,到达后间隔,继续下行经内踝后侧至足部,与胫后动脉伴行。沿途发出分支形成腓肠内侧皮神经,与腓总神经发出的腓肠外侧皮神经汇合形成腓肠神经。胫神经及其分支支配小腿后侧、背外侧及足底皮肤感觉,参与小腿及足底诸肌运动。

(7)腓总神经($L_4\sim S_2$):与股二头肌肌腱伴行,经腓骨头后方分为腓浅神经和腓深神经。腓浅神经支配腓骨长、短肌,发出腓肠外侧皮神经支配小腿外侧皮肤。腓深神经走行至小腿前部,发出肌支支配胫骨前、趾长伸肌和趾长伸肌。腓浅神经终末支支配小腿外前侧及足背皮肤,腓深神经终末支支配第1、2趾相对缘的皮肤感觉。

(二) 下肢神经阻滞适应证

1. 单独应用下肢神经阻滞　对于需要使用大腿根部止血带的手术而言,通常需要进行近端阻滞,如腰丛阻滞复合坐骨神经阻滞(经臀入路)。对于不需要使用止血带的手术或者足踝部位短小手术,则可以根据手术部位选择进行远端阻滞,如腘窝坐骨神经阻滞、隐神经阻滞等。对于足趾手术,可以选择踝关节阻滞。

2. 联合其他麻醉方式　对于无法完全控制手术区疼痛和止血带痛的情况下,将下肢神经阻滞联合其他麻醉方式应用,也可以提供较好的围手术期镇痛,减少阿片类药物用量和相关不良反应。例如,对于髋关节手术常选择腰丛阻滞,股骨手术或大腿取皮可以选择股神经阻滞或髂筋膜间隙阻滞,膝关节手术可以选择股神经阻滞 + 闭孔神经阻滞 + 坐骨神经阻滞等。此外,对于下肢骨折患者实施椎管内麻醉前应用下肢神经阻滞技术镇痛,也能减轻患者痛苦,方便摆放体位和实施操作。对于膀胱侧壁肿物行电切术时,联合闭孔神经阻滞可减少因电刺激引起的大腿内收肌群收缩,从而降低膀胱穿孔等风险。

(三) 腰丛阻滞

1. 解剖　腰丛出椎间孔后位于腰大肌后内方的筋膜间隙中,腰大肌间隙前壁为腰大肌,后壁为第1~5腰椎横突、横突间肌与横突间韧带,外侧为起自腰椎横突上的腰大肌纤维及腰方肌,内侧是第1~5腰椎体、椎间盘外侧面肌起自此面的腰

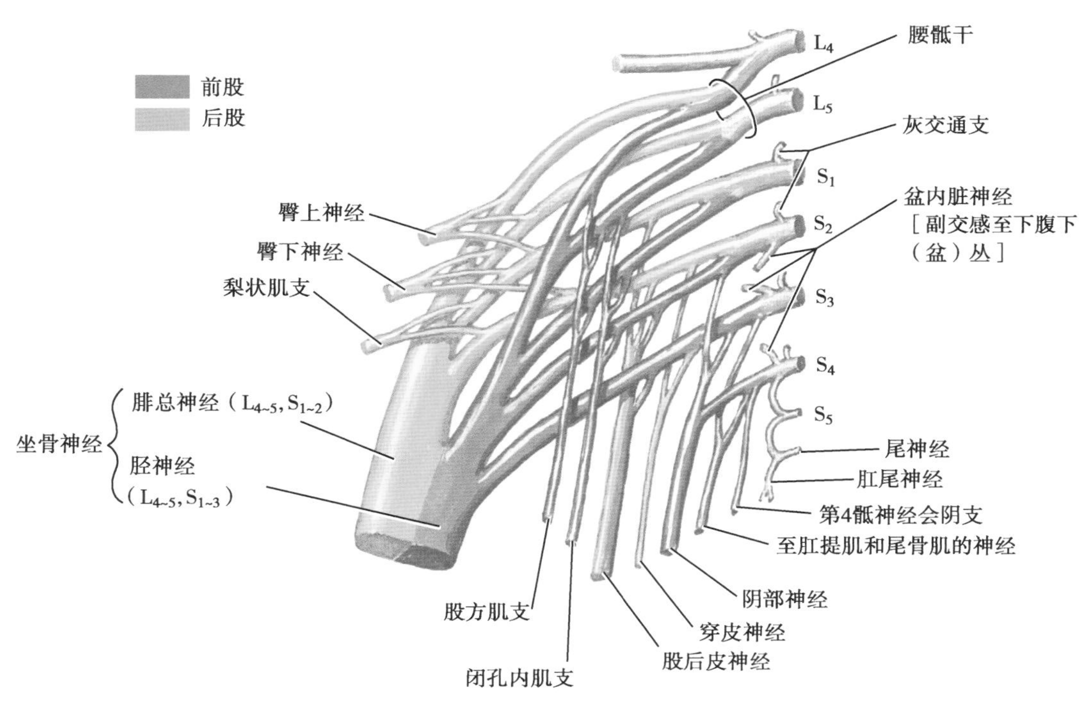

图 53-20　骶丛的构成

大肌纤维。腰大肌间隙上界平第 12 肋，向下沿腰骶干至骨盆的骶前间隙。其中有腰动静脉、腰神经前支及由其组成的腰丛。将局部麻醉药注入腰大肌间隙以阻滞腰丛，称为腰大肌间隙（或后路）腰丛阻滞。

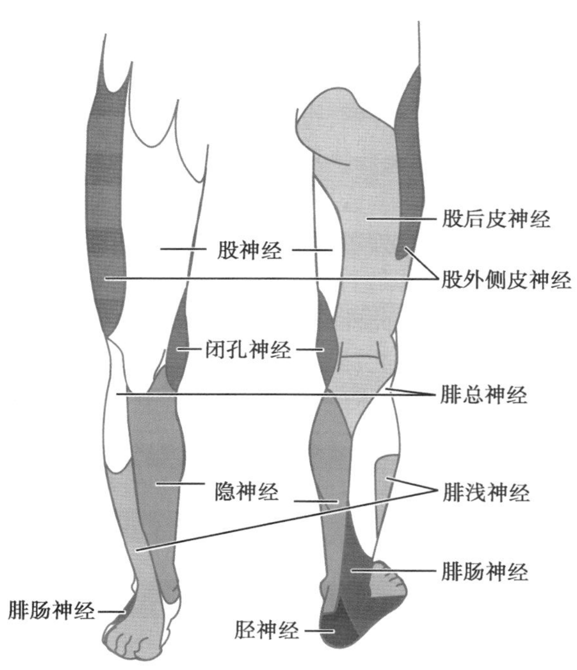

图 53-21　下肢神经的皮肤支配区

2. 定位（图 53-22）　腰大肌间隙腰丛阻滞入路较多，此处仅列出其中一种。患者侧卧位，手术侧在上。依次标记双侧髂嵴连线（相当于 L_4 棘突）和后正中线，两线交点旁开 4cm 为穿刺点。

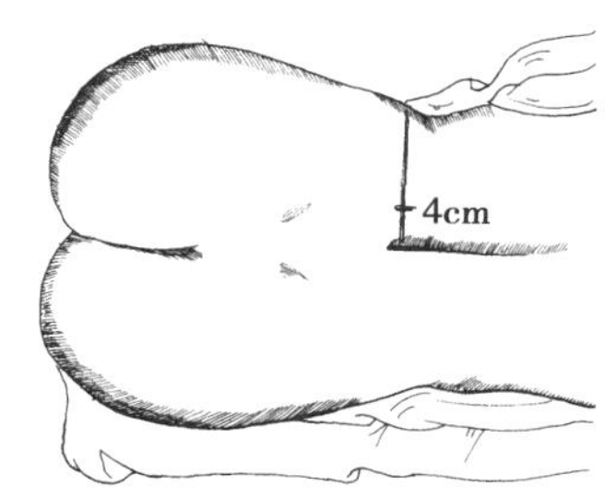

图 53-22　腰大肌间隙腰丛阻滞的定位

3. 操作（图 53-23）　常规消毒皮肤，穿刺针垂直皮肤刺入，触及 L_4 横突后将针尖滑过 L_4 横突上缘或下缘，再前进约 0.5cm 后有明显落空感后，表明针尖已进入腰大肌间隙，或使用神经刺激器引出股四头肌收缩以确认位置。回抽无血后注入局部麻醉药，成人常用容量为 20~30ml。

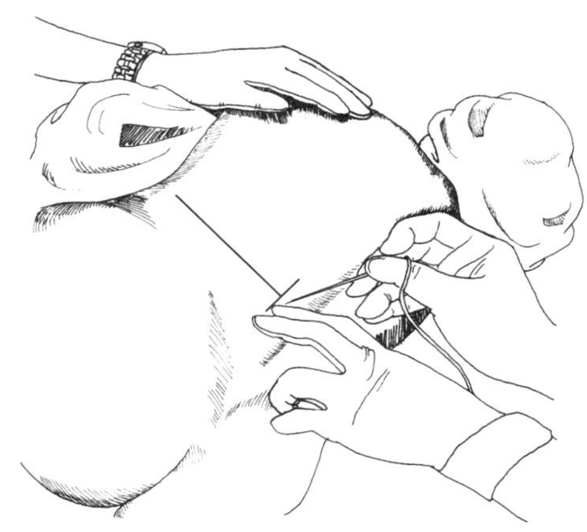
图 53-23　腰大肌间隙腰丛阻滞的操作

4. 不良反应　腰丛是应用很广的高级区域阻滞技术，除其他外周神经阻滞常见并发症外，还有一些特殊并发症。熟悉周围重要结构及常见解剖变异，严格进行回抽试验，给药前先给予试验剂量等有助于减少这些不良反应。

（1）硬膜外 / 双侧扩散：穿刺针过于偏向中线，或局部麻醉药进入椎间孔可导致硬膜外扩散而出现双侧阻滞。

（2）蛛网膜下腔内注药及全脊麻：穿刺针过于偏向内侧，刺入硬膜套袖或脊膜囊肿，可能导致蛛网膜下腔阻滞或全脊麻。

（3）腹膜后血肿：腹主动脉和下腔静脉位于腰大肌前内侧，进针偏向内侧且进针过深可能造成损伤导致腹膜后血肿。

（4）单侧 / 双侧交感链损伤：交感链位于腰大肌前内侧椎体旁，进针过于偏内且进针过深可能导致交感链损伤。

（5）肾损伤：通常情况肾位于腰大肌前外侧，肾下极位于 $L_{2\sim3}$ 间隙，如遇到低位肾，或者穿刺针过于偏外且进针过深，可造成肾损伤。

（四）股神经阻滞

1. 解剖　股神经是腰丛最大的分支，由 L_2、L_3、L_4 脊神经前支在腰大内汇聚而成，向外后方下行穿过骨盆，在腹股沟韧带中点，自其下方进入股三角，与股动脉伴行，位于髂筋膜深层，髂腰肌浅层。股神经分为前、后两支。前支支配缝匠肌和大腿前侧皮肤。后支支配股四头肌和膝关节，其最长终支隐神经支配小腿内侧至内踝的皮肤。

2. 定位　于腹股沟韧带下方扪及股动脉搏动，在其搏动点外侧约 1cm 相当于耻骨联合顶点水平做一标记（图 53-24）。

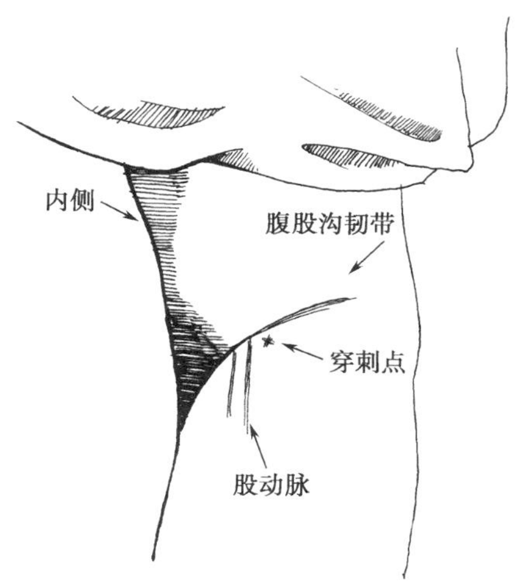

图 53-24 股神经阻滞的定位

3. 操作 在上述标记点垂直皮肤进针，穿过阔筋膜和髂筋膜时出现两次突破感，回抽无血后注入局部麻醉药。单独阻滞股神经时常用 15~20ml 局部麻醉药，进行髂筋膜间隙阻滞时需要 40ml 局部麻醉药（图 53-25）。

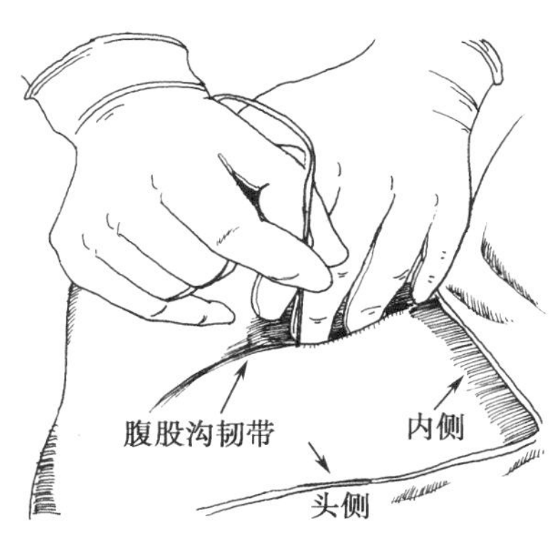

图 53-25 股神经阻滞的操作

（五）闭孔神经阻滞

1. 解剖 闭孔神经来源于 L_{2-4} 脊神经前支，离开骨盆后经过闭孔到达大腿。闭孔神经分为前、后两支，前支走行于长内收肌与短内收肌之间，后支走行于短内收肌与大内收肌之间。闭孔神经支配内收肌，髋关节和膝关节，其前支常汇入缝匠肌下丛，有时无皮肤支配区。

2. 定位 耻骨结节下 1.5cm 和外侧 1.5cm 处为穿刺点。

3. 操作 从上述穿刺点垂直刺入，缓慢进针直至触及骨质，为耻骨下支，轻微调节穿刺针方向使针尖向外向尾侧行进，划过耻骨下支边缘进入闭孔或其附近，继续进针 2~3cm 即达目标，回吸无血后，可注入 10ml 局部麻醉药。若采用神经刺激器引导，以引出大腿内收肌群收缩作为定位。

（六）隐神经阻滞

1. 解剖 隐神经来自股神经后支，是其最长的终支。隐神经在股动脉外侧下行进入收肌管，在收肌管内越过股动脉至其内侧。在收肌管远端，隐神经在缝匠肌和股薄肌肌腱之间穿过阔筋膜，与大隐静脉伴行下降。隐神经在大腿中部发出一支加入缝匠肌下丛，在收肌管内发出髌下支加入髌周神经丛，在远端分成两支，一支继续随胫骨到达踝关节，另一支从踝前方到达足内侧，最远可到达第一跖趾关节。

2. 操作 沿隐神经走行，可在不同水平进行阻滞，若采用体表定位，可选择膝下水平阻滞。患者仰卧位，在胫骨内上髁内侧，膝上缘垂直穿刺，缓慢进针直至出现异感，若遇到骨质，便在骨面上行扇形穿刺以寻找异感，然后注入 5~10ml 局部麻醉药。

（七）坐骨神经阻滞

1. 解剖 坐骨神经起始于 L_{4-5}、S_{1-3} 脊神经前支，它主要由胫神经（L_4~S_3 前股）和腓总神经（L_4~S_2 后股）组成。坐骨神经两条分支被共同的结缔组织鞘紧密包绕，由坐骨大孔出盆腔，进入臀部，其表面被梨状肌覆盖，沿股骨大转子和坐骨结节形成的坐骨神经沟继续向远端走行。成人坐骨神经在臀部走行位置距离中线约 10cm，且不受性别和体型影响。

2. 传统后入路（经臀）

（1）定位：患者 Sim 体位（侧卧位，阻滞侧在上，屈髋屈膝），由股骨大粗隆至髂后上棘做一连线，连线中点做一垂线，该垂线向尾侧 4~5cm 处为穿刺点；或该垂线与股骨大粗隆至骶管裂孔连线交点作为穿刺点（图 53-26）。

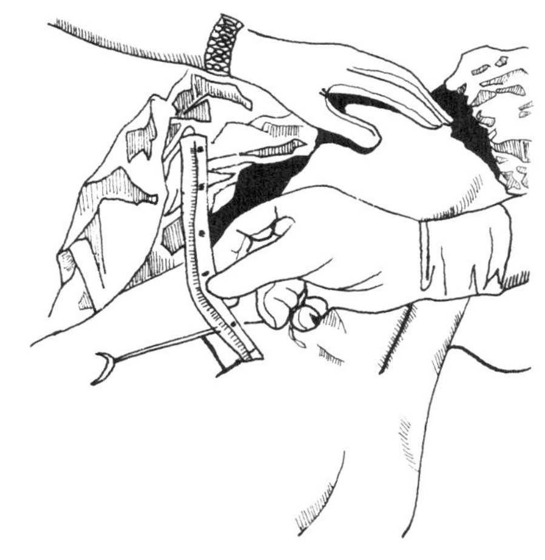

图 53-26 后路坐骨神经阻滞的定位

(2) 操作：以 10cm 穿刺针在上述穿刺点垂直皮肤进针直至引出异感，或者以神经刺激器引出坐骨神经支配肌肉收缩（通常寻找腓肠肌收缩，足背伸运动），注入 20ml 局部麻醉药（图 53-27）。

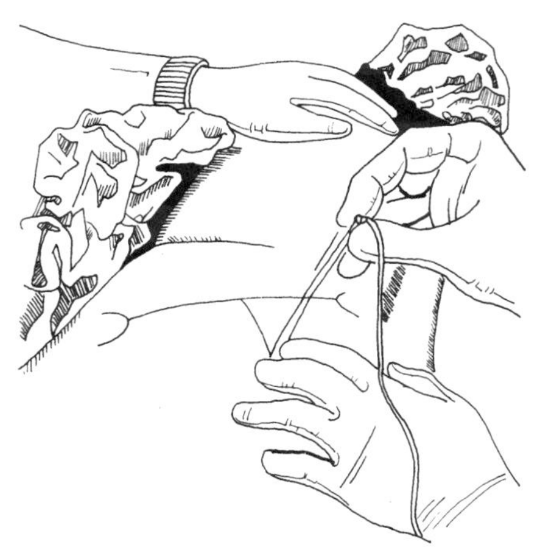

图 53-27　后路坐骨神经阻滞的操作

3. 前路　此入路优点在于不需要改变患者体位，适用于下肢骨折的患者，缺点是阻滞水平较低，且穿刺深度较深。

(1) 定位：患者仰卧位，阻滞侧大腿外旋、屈膝，小腿外旋。将髂前上棘与耻骨结节做一连线（称为上线），并将其三等分，然后经股骨大转子做其平行线（称为下线）。由上线中内 1/3 交界处做一垂直线，该垂线与下线的交点即为穿刺点。

(2) 操作：在上述穿刺点垂直进针直至触及股骨，调整进针方向略向内侧以越过股骨，继续进针 2 ~3cm 引出异感或采用神经刺激器定位。

4. 腘窝阻滞（图 53-28，图 53-29）　患者俯卧，膝关节屈曲，暴露腘窝边界，其下届为腘窝皱褶，外界为股二头肌长头，内侧为重叠的半膜肌腱和半腱肌腱。在腘窝皱褶上 7cm 处做一水平线连接股二头肌腱及半腱肌肌腱，此连线中点即为穿刺点，穿刺针与皮肤呈 45~60° 刺入，使用神级刺激器或超声定位。穿刺针可选择 50~80mm 长度，局部麻醉药量约为 30ml。

(八) 踝关节阻滞

1. 解剖　足踝部由 5 支神经支配，其中 4 支发自坐骨神经（胫后神经、腓肠神经、腓浅神经、腓深神经），1 支发自股神经（隐神经）（图 53-30，图 53-31）。

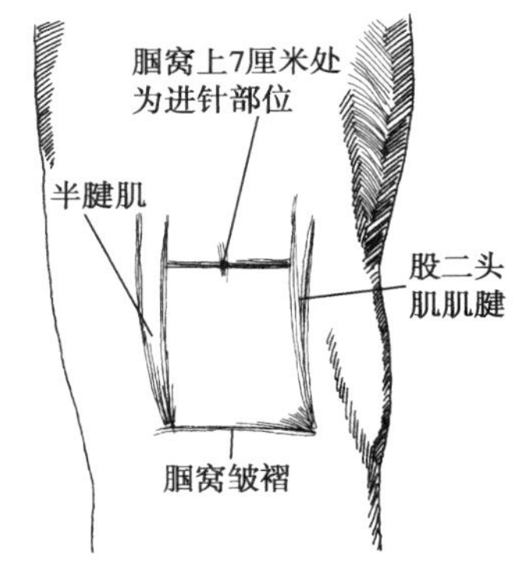

图 53-28　腘窝坐骨神经阻滞的定位

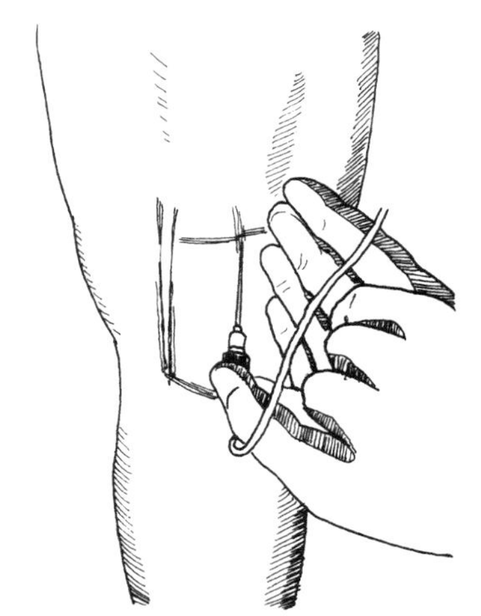

图 53-29　腘窝坐骨神经阻滞的操作

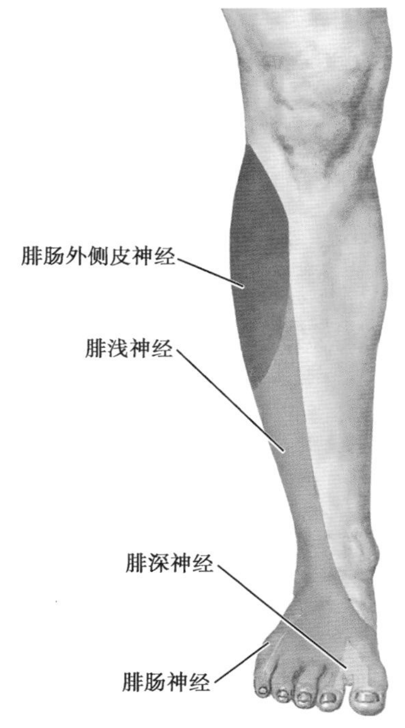

图 53-30　足部皮肤神经支配

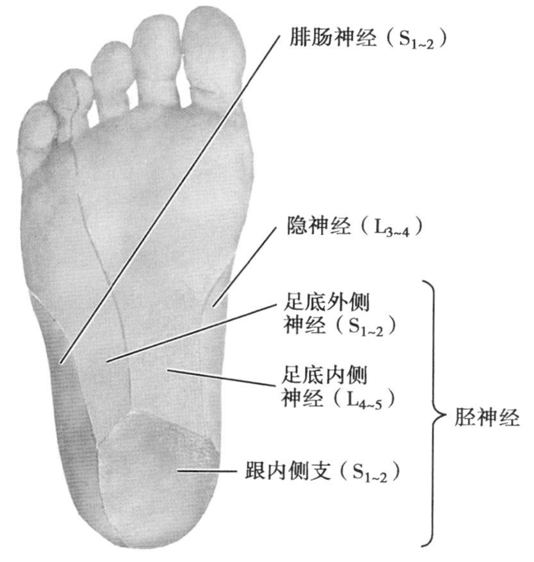

图 53-31　足底皮肤神经支配

胫后神经是胫神经的终末分支，支配足跟和足底感觉。在内踝附近，胫神经分为足跟内侧支、足底内侧神经和足底外侧神经。胫后神经位于胫后动脉的后方。内踝内侧由前至后依次为胫骨后肌腱、趾长屈肌腱、胫后动静脉、胫后神经和𧿹长屈肌腱。足底内侧神经支配𧿹展肌、趾短屈肌和第一蚓状肌，其感觉支配为足底内侧面，包括甲床和足趾背侧的内侧三个半足趾。足底外侧神经支配跖方肌、小趾屈肌、𧿹展肌、骨间肌、三条蚓状肌和小趾展肌。足底外侧神经感觉支配为甲床和足趾背侧的外侧一个半足趾皮肤感觉。

腓肠神经由发自胫神经的腓肠内侧皮神经和发自腓总神经的腓肠外侧皮神经的腓肠交通支构成。腓肠神经在小腿外侧位于小隐静脉附近的皮下组织内，与小隐静脉一起沿跟腱外侧缘下行，通过外踝和跟骨之间的间隙。腓肠神经支配足外侧皮肤。

腓浅神经在腓骨颈水平自腓总神经分出后，走行于腓骨肌和趾长伸肌之间，发出肌支支配腓骨长肌和腓骨短肌，发出皮支支配小腿下外侧皮肤。绕过腓骨颈后，腓浅神经位于小腿外侧，沿前侧肌间隔下行，在小腿中下 1/3 处腓浅神经穿过深筋膜后进入皮下组织，最终分为足背内侧皮神经和足背中间皮神经，支配除第一、二足趾之间的大部分足背皮肤感觉。

腓深神经在腓骨和腓骨长肌上半部之间向下向内走行，在趾长伸肌深面到达骨间膜前侧。腓深神经在小腿中段靠近胫前动脉，与之伴行向下直到踝关节前方，之后分为外侧终末支和内侧终末支。腓深神经支配小腿肌群包括胫骨前肌、趾长伸肌、腓骨长肌和𧿹长伸肌，腓深神经关节支支配踝关节。通过踝关节后，腓深神经外侧支支配趾短伸肌和𧿹短伸肌，内侧支支配第一、二足趾间的皮肤感觉。

内踝上方隐神经位于隐静脉后方。

2. 操作　患者仰卧位，足部稍抬高。触及足背动脉，在其外侧进针直至触及骨质，将针稍后撤几毫米，回吸无血后注射局部麻醉药 5ml 可以阻滞腓深神经。触摸胫后动脉，在其后方进针可以阻滞胫后神经。剩余 3 支神经，可用局部麻醉药在内踝和外踝之间环绕踝关节进行环形浸润麻醉，使用局部麻醉药总量为 10~15ml。

五、其他常用阻滞技术

（一）椎旁间隙阻滞

1. 适应证　可为多种躯体手术提供麻醉或围手术期镇痛，如乳腺手术、胸壁手术、腹腔手术等，也可用于急慢性疼痛治疗，如肋骨骨折、带状疱疹等。

2. 解剖　椎旁间隙是邻近椎体的楔形解剖腔室。该间隙的前壁为壁层胸膜，后壁为肋横突上韧带（胸段水平），内侧壁为椎体、椎间盘及椎间孔，上下边界为肋骨头。此间隙内，神经根从椎间孔穿出分为背侧和腹侧支。腹侧支的交感纤维通过该间隙内的节前白质交通支和节后灰质交通支进入交感干。在此间隙内注入局部麻醉药，能产生单侧运动、感觉和交感神经阻滞。

3. 胸部椎旁阻滞

（1）定位（图 53-32）：标记阻滞需神经根上一椎体棘突，在此棘突上缘旁开 3cm 作皮丘。

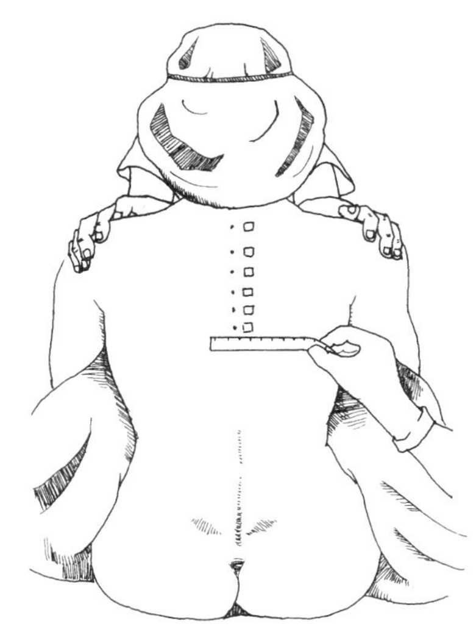

图 53-32　胸部椎旁阻滞的定位

(2) 操作(图 53-33)：以 100mm 22G 穿刺针经皮丘垂直刺向肋骨或横突，待针尖遇到骨质后，将针干向头侧倾斜 45°，即向内向下推进。可将带空气注射器接于针尾，若有阻力消失感，则表明已突剖韧带进入椎旁间隙，回抽无血、液体及气体即可注入局部麻醉药 5~8ml。

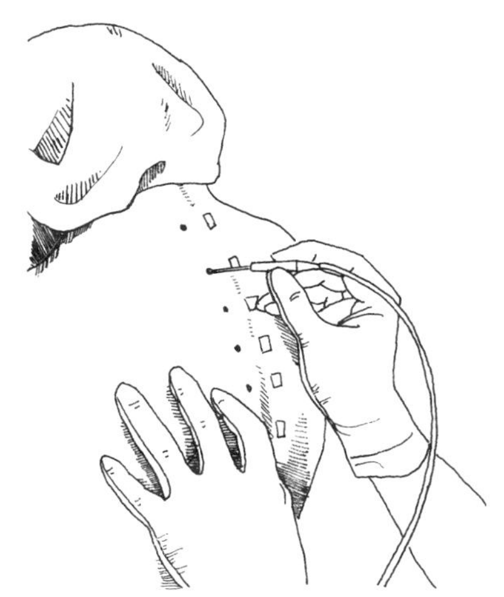

图 53-33　胸部椎旁阻滞的操作

4. 腰部椎旁阻滞

(1) 定位(图 53-34)：标记需阻滞神经根棘突，平棘突上缘旁开 3~4cm 作皮丘。

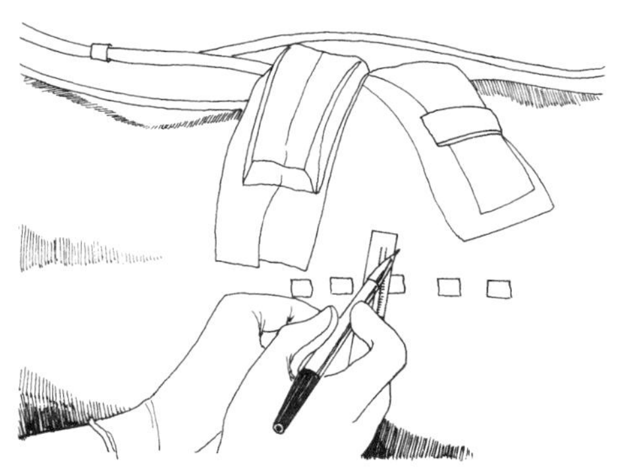

图 53-34　腰部椎旁阻滞的定位

(2) 操作(图 53-35)：取 100mm 22G 穿刺针由皮丘刺入，偏向头侧 10~30°，进针 2.5~3.5cm 可触及横突，此时退至皮下，穿刺针稍向尾侧刺入(较前方向更垂直于皮肤)，进针深度较触横突深 1~2cm 即达椎旁间隙，回抽无血或液体即可注入局部麻醉药 5~10ml。

5. 并发症　常见并发症包括穿破血管、低血压、胸膜损伤及气胸等。

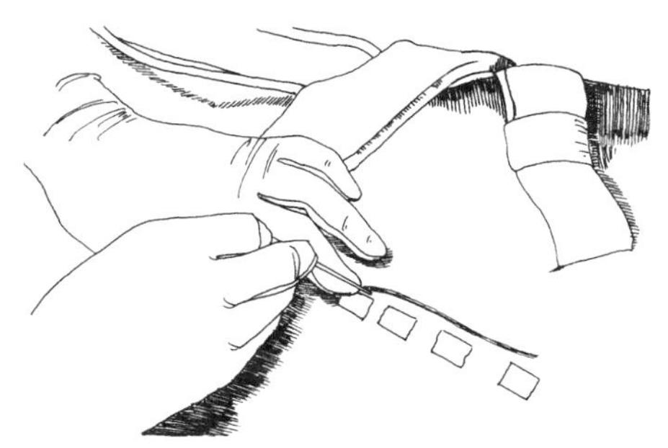

图 53-35　腰部椎旁阻滞的操作

(二) 星状神经节阻滞

1. 适应证　可用于诊断、治疗头颈上肢相关的交感神经功能障碍，各种头痛、雷诺病、动脉栓塞、面神经麻痹、带状疱疹等。

2. 解剖　星状神经节又称颈胸神经节，由颈交感神经节及 T_1 交感神经节融合而成，位于第 7 颈椎横突与第 1 肋骨颈之间的颈长肌外缘上。靠近星状神经节的结构有颈动脉鞘、椎动脉、椎体、锁骨下动脉、喉返神经、脊神经及胸膜顶。

3. 操作　患者仰卧，肩下垫小枕，头部轻度后仰。扪及胸锁乳突肌内侧缘与环状软骨，环状软骨外侧缘可触及第 6 颈椎横突前结节，过此结节作一条直线平行于前正中心线，线下 1.5~2cm 作一标记，该标记即为第 7 颈椎横突结节。使用 22G 50mm 穿刺针，垂直刺入，另一手指将胸锁乳突肌及颈血管鞘推向外侧，进针约 2.5~4.0cm 直至触及骨质，退针 2mm，回抽无血后即可注入 5~10ml 局部麻醉药。若阻滞有效，10 分钟后可出现 Horner 征(上睑下垂、瞳孔缩小、颜面无汗三联症)，上臂血管扩张，偶有鼻塞。

4. 并发症：常见并发症包括药物误入血管引起毒性反应；药液误入蛛网膜下腔；气胸；膈神经阻滞；喉返神经麻痹；血肿。

(三) 腰交感神经节阻滞

1. 适应证　可用于治疗下肢、盆腔或下腹部恶性肿瘤引起的疼痛。

2. 解剖　交感神经链及交感神经节位于椎体前外侧缘，其中，第 2 交感神经节较固定，位于第 2 腰椎水平，只要在 L_2 水平注入少量局部麻醉药即可阻滞支配下肢的所有交感神经节。

3. 直入法

(1) 定位：患者俯卧，腹部垫枕，使腰部稍隆起，扪及 L_2 棘突上、下缘，由其中点作一水平线，中点旁开 5cm 即为穿刺点，一般位于第 2、3 腰椎横突。

(2)操作：取 100~115mm 22G 穿刺针由上述穿刺点刺入，与皮肤呈 45°，直到触及横突，记录进针深度。然后退针至皮下，调整方向，使穿刺针更垂直于皮肤刺入，方向稍偏内，直至触及椎体，此时调整方向，使针稍向外刺入至出现滑过椎体并向前方深入感，即可停止进针，回抽无血和液体，注入试验剂量 3 分钟后，足部皮温升高约 3 度左右，然后注入 5~10ml 局部麻醉药。

4. 侧入法　为减少上述操作方法对 L_2 脊神经根的损伤可采用侧入法。取 150mm 22G 穿刺针由 L_2 棘突中点旁开 10cm 朝向椎体刺入，触及骨质后，调整方向，稍向外刺入，直至出现滑过椎体而向前方深入感，即可停针。用药方法同上。

5. 并发症　感染、脊髓损伤、肾脏损伤、低血压、截瘫、血管内注药或腰大肌坏死等。

(四) 腹腔神经节阻滞

1. 适应证　适用于缓解其支配的任何脏器疼痛，包括：胰腺、肝脏、胆囊、网膜、肠系膜及消化道，尤其适用于缓解上腹部癌痛，并可增加胃动力，改善患者生存质量。

2. 解剖　自 $T_{5\sim12}$ 交感神经节发出的节前纤维沿各自椎体外侧缘下行，分别组成内脏大神经、内脏小神经、各自下行至第 12 胸椎水平，穿膈脚入腹腔形成腹腔神经节。

3. 定位　扪及第 1 腰椎及第 12 胸椎棘突作标记，触及第 12 肋，在其下缘距正中线 7cm 处为穿刺点。

4. 操作　取 150mm 22G 穿刺针自该点刺入，针尖朝向第 12 胸椎下方标记点，即穿刺点与标记点连线方向，与皮肤呈 45°，缓慢进针，遇到骨质后，记下进针深度，退针至皮下，改变针与皮肤角度，由 45° 增大到 60°，再次缓慢进针，若已达前次穿刺深度，继续进针 1.5~2.0cm，滑过第 1 腰椎椎体到达椎体前方，回抽无血即可注入试验剂量，若无腰麻症状出现即可注入 20~25ml 局部麻醉药。由于穿刺部位较深，最好在 X 线透视或超声引导下穿刺。阻滞完成后，容易出现血压下降，应作血压监测，并及时处理。

5. 并发症　最常见并发症为穿刺导致的背痛，多为自限性，部分患者需药物治疗。操作时进针应轻柔，减少进针次数、充分局部麻醉来减轻症状。此外，还可能出现低血压、神经异感、血管内注药、肌肉内注药、神经损伤、腹泻、肾脏损伤、血栓形成或栓塞、气胸等。

第七节　神经刺激仪在神经阻滞中的应用

一、概述

神经刺激仪的问世，改变了传统的异感法盲探式神经定位，尤其是对于不合作的患者或小儿，也可在镇静或基础麻醉下进行操作，实现精确定位所要阻滞的神经，大大提高了麻醉的成功率，最大限度地减少了神经损伤，对神经阻滞麻醉是一次突破性的进展。本节内容将介绍神经电生理、定位外周神经的不同方法和神经刺激仪在现代区域阻滞中的应用。

(一) 神经刺激仪的历史

1780 年，Galvani 首次描述了神经肌肉电刺激的效果。直到 1912 年，Perthes 才成功开发了第一款神经刺激仪。1955 年，Pearson 总结了神经刺激仪在绝缘穿刺针针尖定位中的意义，为神经刺激仪引导下穿刺奠定了理论基础。1962 年，Greenblatt 和 Denson 开发了一款可调节输出电流的便携式固态神经刺激器，并描述了其在神经定位中的应用价值。直到 20 世纪 90 年代中后期，神经刺激仪才在临床工作中广泛应用。此后，神经刺激仪的定位原理被应用于经皮电极引导（percutaneous electrode guidance，PEG）、硬膜外置管和外周神经置管技术。

(二) 什么是外周神经电刺激（peripheral nerve stimulation，PNS）

PNS 是一种广泛应用的阻滞前神经定位方式。用于进行区域阻滞的 PNS 是一种低强度（<5mA）、持续时间短（0.05~1ms）的重复性（1~2Hz）电刺激。通过这种特定的电流刺激，引出相应的肌肉收缩或感觉异常，以引导绝缘针针尖定位于外周神经或神经丛附近。通过定位在神经周围的穿刺针将局部麻醉药注入到神经周围，以阻断其传导，并提供手术所需的感觉及运动阻滞和围手术期镇痛。

(三) 神经刺激仪的适应证与禁忌证

理论上来讲，几乎所有的神经丛及较大的周围神经都可以 PNS 进行定位。在神经定位时，PNS 引出的运动反应比患者的异感更为客观可靠。

神经刺激器也可以用于超声引导下穿刺时目标结构的辅助确认。

同时，PNS还可以帮我们避免神经内注药及相关的并发症。当电流在0.2~0.3mA以下仍然可以引出运动反应时(阈值过低)，强烈提示针尖位于神经内。这一指征尽管敏感度不高(有时候针尖位于神经内但阈值并不低)，但特异性非常高。一旦引出运动反应的阈值过低，提示神经内穿刺。

PNS的应用也存在一定的临床局限性。虽然在使用中枢神经阻断药物后仍可以使用PNS，但在应用肌肉松弛药物后，PNS的应用并不可靠。对已知心脏或循环系统功能障碍的患者使用外周神经丛刺激仪时应该进行仔细考虑。额外的设备和耗材可能会增加医疗成本。患者的解剖变异和特殊身体状况也可能增加引出运动反应的难度。

二、神经电生理学和刺激仪基本原理

(一)膜电位、静息电位、去极化、动作电位和冲动传导

所有的活细胞都有膜电位，即从细胞膜外到膜内的跨膜电压差，强度范围在-60mV到-100mV之间(与物种和细胞类型有关)不等。哺乳动物神经和肌肉细胞的膜电位(静息电位)大约为-90mV。只有神经和肌肉细胞具有产生一致的电脉冲的能力，这一脉冲被称为动作电位(或峰电位)。当发生去极化时，膜电位从静息电位(-90mA)变化到阈值水平(-55mA)时，就可以形成动作电位。根据全或无原则，动作电位沿着神经纤维(轴索)传导到末梢，通过兴奋-收缩耦连，引起所支配的肌肉的快速收缩。如果想人为的从细胞膜外侧使其去极化，可以给予一个负极性的电刺激以降低细胞膜外的正电荷，使得跨膜电压降低至阈值水平。

(二)神经纤维的髓鞘化

神经纤维的髓鞘化是指其被绝缘的Schwann细胞包裹的过程。根据神经纤维的直径和髓鞘化的程度，神经纤维可以被分成不同的种类(图53-36)。这一特性很大程度上决定了不同神经纤维的电生理行为，包括动作电位冲动传导速度和兴奋阈值。这一差异在运动纤维(Aα和Aδ纤维)和痛觉纤维(C纤维)之间非常明显(表53-4)。Aα纤维直径最大，髓鞘化程度最高，因此有最快的冲动传导速度，对外来刺激的阈值较低。传导剧烈钝性疼痛的C纤维髓鞘化程度很低，或者完全没有髓鞘，且多为细小的纤维，其传导速度相对低，而对外来刺激对阈值较高。因此，使用适当强度的电流对神经进行刺激，可以在引发肌肉运动对同时避免疼痛感(图53-37)。

与在神经周围直接刺激不同，在使用经皮刺激时，由于连接皮肤或肌肉受器的传出神经纤维(Aδ)，与Aα纤维相比，直径较小，髓鞘化程度较差，阈值较高。而负责传导轻微刺痛的传入神经，刺激阈值较低，因此，在引出运动反应之前，可能会出现刺痛感。

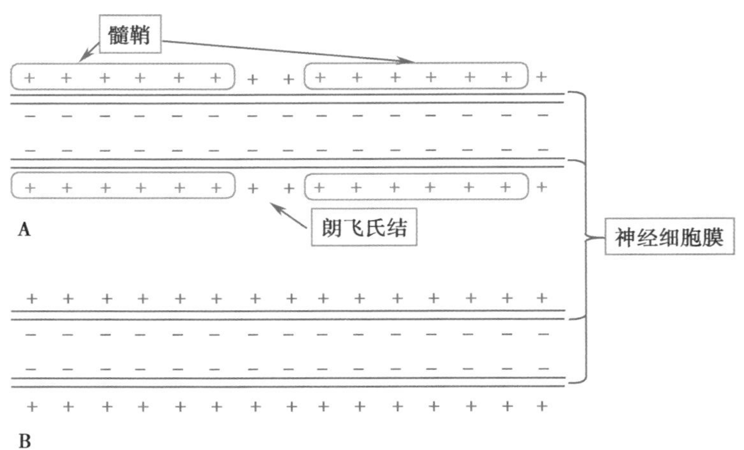

图53-36　神经纤维的髓鞘化

A. 髓鞘化的神经纤维；B. 无髓鞘的神经纤维。

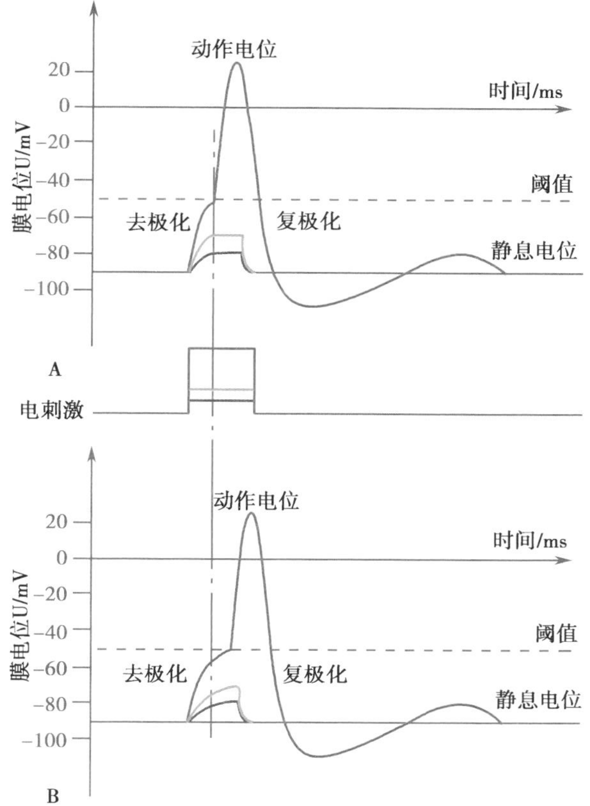

图 53-37 动作电位、阈值和电刺激的关系

A. 运动神经纤维的时值较短。由于髓鞘化程度较高，电容较低，因此只需要较短的刺激时间就可以使膜电位达到阈值水平，引发动作电位；B. 痛觉传导纤维的时值较长。由于髓鞘化程度较低，电容较高，因此需要较长的刺激时间才可以使膜电位达到阈值水平。短刺激不能诱发痛觉传导纤维的动作电位。

表 53-4 神经纤维的类型

类型	功能	时值
Aα	运动	0.05~0.1ms
Aβ、Aγ	触觉、压觉	
Aδ	痛觉、温度觉	0.150ms
B	交感神经系统	
C	交感神经系统、痛觉、温度觉	0.4ms

(三) 阈值、基强度和时值

当到达神经的电脉冲超过一个特定的最小电流强度时，会引起神经细胞膜去极化，从而引起沿神经纤维传导的兴奋。这一最小电流强度称为阈值。同一神经纤维的阈值与到达神经的电脉冲的持续时间程负相关。在假定的无限持续的电脉冲下的阈值（最小阈值）称为基强度。阈值为两倍基强度时的脉冲持续时间称为时值。当电脉冲的时长达到时值水平时，可以最有效的引发动作电位。不同神经纤维的时值不同（表 53-4）。因此，运动反应可以被小振幅的短脉冲（0.1ms）诱发，而传导痛觉 C 纤维不会被刺激。

(四) 神经刺激仪基本原理

1. 阻抗　刺激仪的刺激电路由神经刺激仪、刺激针及其针尖、患者的组织、皮肤、皮肤电极片和连接这些部分的电线组成。电路的总阻抗不能简单的根据各个组成部分的阻抗计算出来，因为其结果受到组织的电容特性、心电图电极和针尖形状的影响。整个电路的阻抗可以在很宽的范围内变，小于 1kΩ 和无限之间。

2. 电流强度和电压强度　神经刺激仪通过释放一定强度的电信号刺激活体神经，确定神经的位置。电信号的强度可以使用电压或电流强度体现。提供稳定电压的刺激仪称为恒定电压刺激仪，提供稳定电流的刺激仪称为恒定电流刺激仪。由于电阻抗受到很多因素影响，如果刺激仪输出电压恒定，则根据欧姆定律，电流可能会在应用过程中持续变化。因此，推荐使用恒定电流刺激仪，以实现在连接电极（阳极）和刺激针（阴极）两个电极之间的电流强度的恒定调整。

为了实现恒定电流，刺激电路的总阻抗应该相对稳定不变。因此，刺激仪本身必须提供非常高的输出阻抗，理想状态是无限大，使得发生在外部电路的阻抗及阻抗变化可以忽略不计，从而使得实际流过电路的电流相对稳定。临床上常用的恒流刺激仪电流范围在 0~1mA（或 5mA）内，调节精度高，可以显示确切电流强度。以目前较为先进的恒流刺激仪 MultiStim SENSOR 为例，外部阻抗可高达 12kΩ。应用过程中，如果外部阻抗超过允许范围，则实际流过患者的电流可低于标称电流。在这种情况下，标称电流与实际电流将同时显示在刺激仪的屏幕上，并通过视觉和听觉警告提醒操作者阻抗过大。同时，电路的阻抗将被连续测定并显示在屏幕上。

3. 脉冲宽度　目前应用于临床的神经刺激仪均可产生重复的频率可调的方波脉冲电信号。脉冲宽度通常介于 0.1ms 和 1.0ms 之间，用于选择性地刺激运动纤维（0.1ms）和刺激感觉纤维（1.0ms）。痛觉纤维和运动纤维的基强度、时值与脉冲宽度的关系（图 53-38）。

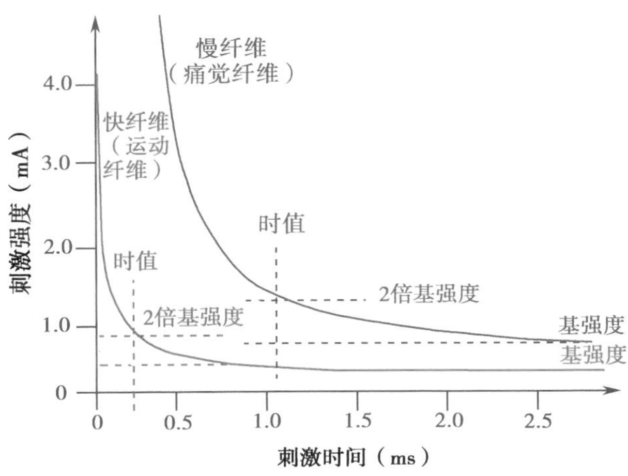

图 53-38　运动纤维和痛觉传导纤维阈值曲线、时值和基强度的关系

4. 脉冲频率　电信号的重复频率通常设定为2Hz。较高的脉冲频率有助于准确定位神经的位置。这是因为快速的脉冲序列可以降低在两个电信号之间刺激针滑过神经的风险。较低的脉冲频率(1Hz)引发的肌肉收缩次数较少，对于阻滞区域创伤较重的患者，可以减轻肌肉收缩造成的疼痛，但会导致针在相邻刺激之间的“盲目”推进。3Hz以上的频率会导致肌肉运动叠加或抽搐，使目标运动反应的监测更加困难。

三、神经刺激仪引导下神经阻滞的设备学

(一) 神经刺激仪(图 53-39)的基本特性

1. 电特性

1)可调恒流源，输出阻抗建议大于15kΩ。

2)电流强度精确可调(0~5mA)，模拟控制旋钮优于上/下键。

3)大而易于阅读的数字显示器，可以显示实际电流。

4)脉冲宽度在0.1ms和1.0ms之间可调。

5)刺激频率在1到3Hz之间。

6)输出单相矩形脉冲，并且具有可重复性。

7)可以根据临床需要预设启动参数，避免多个操作者使用同一个设备时出现设定错误。

8)建议显示电路阻抗(kΩ)，以判断电路的完整性，并辅助判断针尖位置(神经内或血管内)。

9)故障或遇到错误操作时，系统应发出警告信息。

10)选配遥控器(手持式遥控器或脚踏板)。

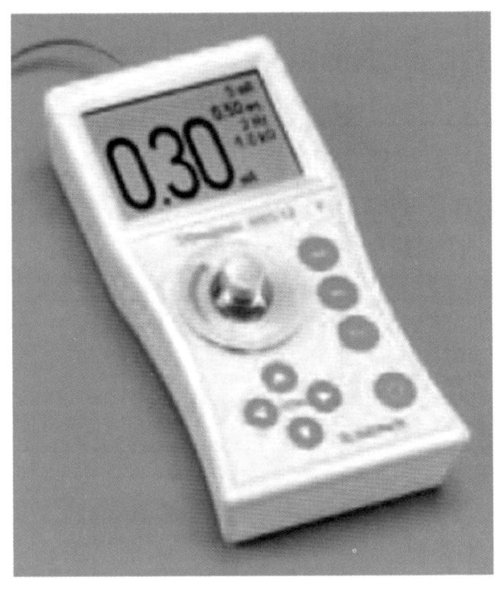

图 53-39　Stimuplex® HNS 12 刺激仪

2. 安全特性

1)简单直观、大且易读的显示器，并可以显示所有参数。

2)有限的电流行病调查节范围(0~5mA)和最大输出能量，避免电流过大造成的损伤或不适。

3)输出极性清晰明确(针尖为负极性)。

4)清晰明确的使用说明，并且列出各个参数的允许范围。

5)电池供电，可避免电路短路导致的电击伤或严重烧伤。

6)经皮神经刺激的设备(如肌松监测仪)不可用于神经周围刺激，避免该设备可能提供的超过安全范围的强刺激。

3. 报警

1)开路/断开报警(光学和声学)。

2)阻抗过高报警。

3)建议显示实时阻抗。

4)接近阈值提醒。

5)低电量提醒。

6)内部故障提醒。

(二) 刺激针(图 53-40)的基本特性

1. 针体

1)刺激针除针尖外是完全绝缘的。

2)完全绝缘的针柄和接口，避免漏电。

3)针尖的导电区域很小，使得针尖处能产生较高的电流密度。以实现精确的神经定位。

4)深度标记以便于识别和记录针插入的深度。

5)选择适当的针尖：短斜面针(45°)可以降低

神经损伤的危险。而长斜面针(15°)更容易穿透组织,损伤更小,这有助于神经定位。

图 53-41 比较了没有涂层的非绝缘针、完全涂层的短斜面绝缘针和长斜面绝缘针的电特性。与无涂层短斜面针相比,只有针尖处导电的长斜面穿刺针在神经定位过程中更为精准。

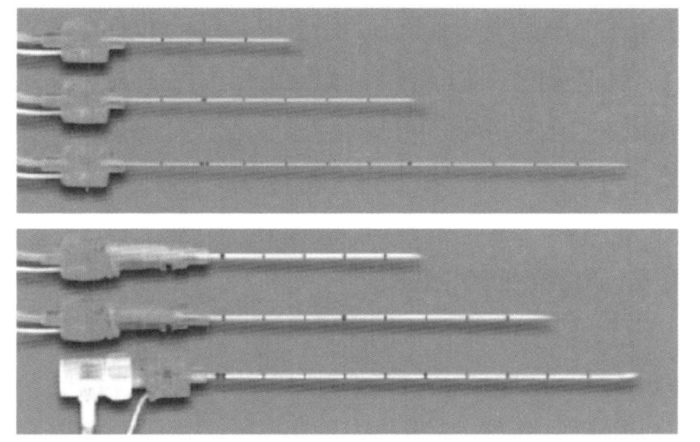

图 53-40 神经刺激针

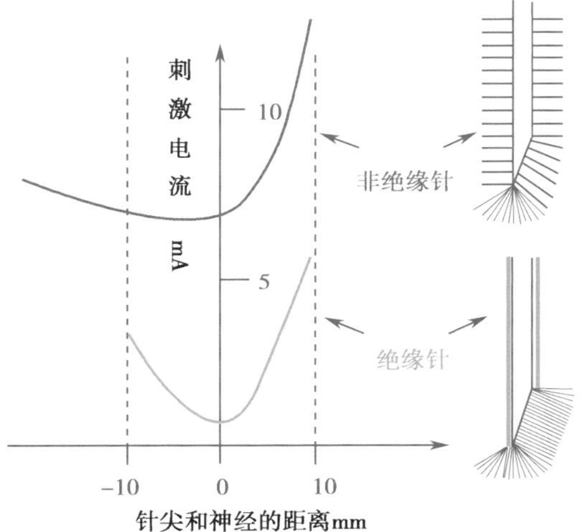

图 53-41 非绝缘针和绝缘针在神经定位中的比较

2. 连接装置

1)连接器和电缆应完全绝缘。

2)配有安全连接器,以防止在未连接刺激针时的电流泄漏。

3)使用配备标准鲁尔接头的延长管以防止在注射过程中的针尖移动。

(三)刺激导管的基本特性

1)由绝缘塑料材质制成,内部通常附有金属导线,用于将电流引导至导管尖端的电极。

2)刺激导管的放置通常需要使用连续神经阻滞针引导。

3)刺激导管传导短电信号引出目标运动反应可以帮助确认导管尖端的位置。

4)为避免运动反应消失,置管前不要预先注入盐水以扩充置管空间。使用 5% 右旋糖酐溶液(D5W)可以很好地避免运动反应的消失。

值得注意的是,超声引导下置管时,判断导管位置是否正确的标准是药物的扩散,而不是诱发的运动反应,因此,在合并使用超声引导时,刺激导管的作用尚不清楚。

四、神经刺激仪的常用模式

(一)经皮神经刺激

外周神经的电定位通常通过将针插入组织并将针定位在目标神经周围来实现。然而,经皮神经刺激笔(图 53-42)可以在体表释放电信号,在穿刺针插入前定位浅表神经(3cm 内)。对于正常体重患者,可以使用经皮神经刺激笔引出目标肌肉的反应,更好的确定穿刺部位和调整穿刺方向。对于有明显解剖变异或体表标志不可靠的患者,可以在穿刺前辅助确定穿刺点的位置。另一方面,也可以用于神经阻滞技术的教学过程中,展示神经位置及其相应的目标肌肉反应。

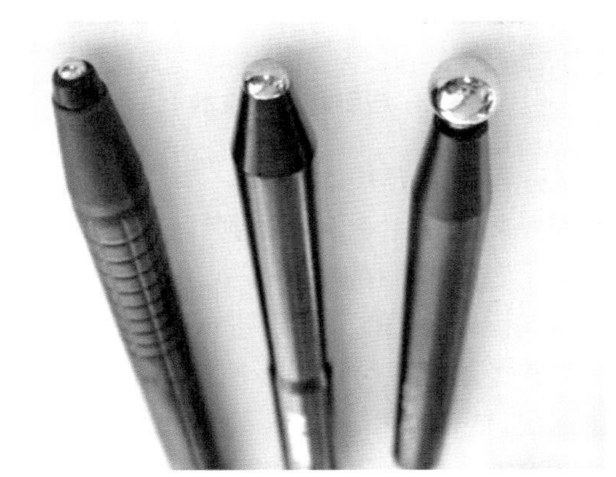

图 53-42 市售用于神经定位的周围神经刺激器的顶端

值得注意的是,由于经皮电刺激需要较高的能量,脉冲宽度应长于神经附近刺激(例如 1ms)。经皮神经刺激笔的尖端应设计为无创伤的球形。导电尖端的直径应不超过 3mm,以提高针尖的电流密度和空间分辨率。不是所有应用于临床的神经刺激仪都可以用于经皮神经刺激。因此,建议使用同一厂家生产的或相互兼容的神经刺激仪和经皮神经刺激笔。

经皮神经刺激通常导致患者的刺痛、针刺或轻微烧灼感。大多数患者可以很好的耐受,但也有部分患者不适感明显，甚至感觉疼痛。由于神经刺激器产生的 5mA/1ms 的极限量刺激所输出的能量也远低于造成皮肤或神经损伤的水平，因此可以通过适当的术前用药改善患者的舒适度。

（二）经皮电极引导（PEG）

PEG 是将一个小型瞄准装置安装并锁定在传统的神经阻滞针上，使得导电性的瞄准装置接触皮肤的同时不造成皮肤的损伤（图 53-43）。当引出特定的运动反应后，将穿刺针沿面准装置穿刺进皮肤，并将其引导向目标神经。操作过程中，操作者可以对皮肤和组织施加一定的压力，以缩小针尖与目标神经之间的距离，以及针在组织中穿行的距离。

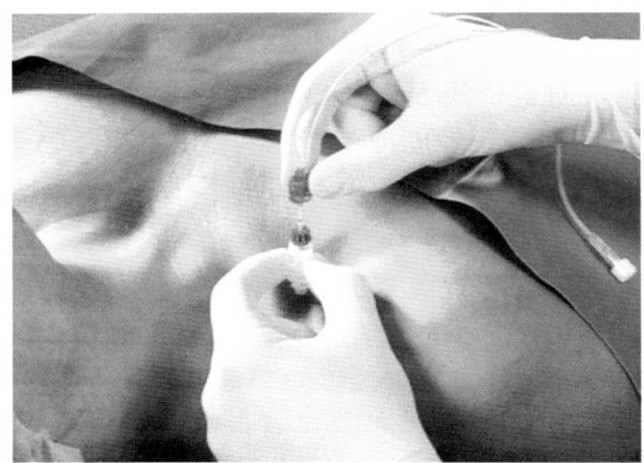

图 53-43　垂直锁骨下臂丛神经阻滞时使用经皮电刺激引导技术

（三）穿刺针定位

神经刺激仪用于定位穿刺针针尖都位置，是目前临床上最为常用的一种方式。正确连接刺激仪后，穿刺针从特定的穿刺点进入皮肤，并逐渐移动至目标神经附近。引出目标肌肉收缩后，逐渐减小电流强度，同时缓慢进针继续寻找目标肌肉收缩。直到在 0.2~0.5mA，0.1ms 的电流强度刚好可以引出目标肌肉收缩，即认为针尖已定位在神经附近。

刺激电流的阈值水平受脉冲宽度影响，一般来说，短脉冲可以更好地辨别针与神经之间距离。神经刺激仪的起始强度取决于阻滞的部位，以及神经距离皮肤的深度。对于浅表的神经，通常设定 0.1~0.3ms、1mA 作为起始强度。对于深部的神经，则需要将起始电流提高到 1.5~3mA，以保证在安全的距离范围内引出相应的肌肉反应。过高的电流可能通过直接刺激肌肉，引出肌肉收缩，或者引起患者不适，这两种情况都应该避免发生。

需要记住的是，虽然阈值在 1.5mA 以上并不能完全除外针尖位于神经内部（敏感度低），但阈值在 0.2~0.3mA 以下仍能引出运动反应，则可以肯定针尖位于神经内，甚至位于神经束内（特异性高），此时应稍稍退针，避免神经束内注射。

（四）阻抗的测定

阻抗测定的临床意义逐渐受到重视。首选，阻抗的测定可以帮我们明确电路的连接是否恰当，电路的各个组成部分是否接触良好。其次，在电路连接正常的情况下，阻抗测定还可以鉴别针尖是否在神经或血管内。目前的研究证实，针尖穿过神经外膜进入神经内部时，阻抗会有显著的升高。神经外注入 D5W 也会使阻抗显著升高。而血管内注入 D5W 则不会对阻抗产生明显的影响。这一方面，仍需要更多的研究来支持。

（五）序贯神经电刺激（sequential electrical nerve stimulation，SENSe）

目前的神经刺激使用特定脉冲宽度的电刺激（通常为 0.1ms），重复频率 1 或 2Hz。在神经刺激过程中，一个常见的问题是，修正针尖位置时，诱发的运动反应常常丢失。SENSe（顺序电神经刺激）技术可以在连续两个持续 0.1ms 的规则脉冲之后，额外给予一个持续时间更长的电脉冲，从而产生 3Hz 的刺激频率。第三个较长的脉冲比前两个输出了更多的电荷，可以在组织中传播到更远。因此，即使针尖离神经稍远的情况下，也能以 1Hz 的频率诱发运动反应。一旦针尖靠近神经，将诱发出 3Hz 的肌肉收缩。SENSe 的优点是，即使由于针尖移动导致了由前两个刺激诱发点肌肉运动消失，仍然可以看到有第三个刺激诱发的 1Hz 的肌肉运动。这一特性可以避免操作者盲目移动针尖。

五、优化操作指南

1. 操作前充分了解解剖知识。
2. 将患者置于正确的体位。
3. 选择适当的技术和设备。
4. 神经刺激仪的检查：检查电池电量和所有连接结构是否正确，必要时使用测试电阻检查整个神经刺激仪功能。
5. 标准刺激仪参数设置：

（1）刺激持续时间：0.1ms（混合神经）。

（2）电流区间：0~5mA 或 0~1mA（浅表神经）。

（3）刺激频率：2 或 3Hz，或 SENSe。

6. 针：使用适当直径和长度的完全绝缘针。
7. 神经刺激器的终点：阈值电流 0.2~0.3mA（0.1ms）。

8. 避免穿刺不适，并采取安全措施：

(1) 使用低强度低电流刺激神经，通过限制起始电流强度和刺激持续时间来避免刺激强度过高。

(2) 刺激时间不超过 1ms。

(3) 刺激阈值低，且注射阻力高时，立即停止注药以预防进一步神经损伤。

(4) 给予适当的辅助麻醉：穿刺部位的局部麻醉，适当镇静。

六、刺激仪引导下神经阻滞的临床常用入路

(一) 椎旁神经阻滞

椎旁神经阻滞技术是一种对选定节段单侧脊神经实施选择性阻滞的方法，理论上可以产生类似于"单侧"硬膜外麻醉的效果，能产生麻醉和镇痛的效果。椎旁阻滞包括颈椎旁阻滞、胸椎旁阻滞、腰椎旁阻滞及骶椎旁阻滞，可广泛应用于上肢手术、乳房手术、胸科手术、腹部手术、泌尿外科手术和下肢手术，均可以提供良好的镇痛效果。根据以往研究颈椎旁、腰椎旁和骶椎旁阻滞时均推荐使用神经刺激仪定位目标节段，胸椎旁阻滞时是否需要使用神经刺激仪定位肋间肌肉收缩一直存在争议，尤其是随着超声设备及技术的不断发展，神经刺激仪在椎旁阻滞中的作用可能会被逐渐弱化。在不同的节段使用神经刺激器寻找相应的目标肌群收缩。

椎旁阻滞技术基于的 6 个解剖步骤：

(1) 使用或不使用超声识别外部的解剖学标志之后，根据骨性标记放置穿刺针针尖。解剖学标记为操作者提供骨性标记，并且显示从该标记可以继续进针的安全距离。在进行颈椎旁阻滞时，C_7 横突的后结节是标记。行胸椎旁阻滞及腰椎旁阻滞时，相应椎体的横突是标记，行骶椎旁阻滞时骶骨或髂骨翼是其标志。

(2) 之后针尖滑过这一骨性结构或标记。

(3) 穿刺针继续向前进针穿过一层致密组织 - 滑过后斜角肌的起始部，在进行 CPVB 时后斜角肌起始部为腱性结构，注射器内置空气或 5% 右旋糖酐溶液（D5W）表现为高阻力。进行 TPVB 时这一致密组织是肋横突韧带，进行 LPVB 时是腰方肌的筋膜前层。

(4) 当穿刺针到达这些致密组织的前方时，置空气或 D5W 的注射器将感觉阻力消失。

(5) 行肩部手术时穿刺针继续进针大约 0.5~1cm，触及 C_6 神经根（引出二头肌收缩反应），行肘部或腕部手术时略向骶尾部进针触及 C_7 神经根（引出三头肌收缩反应）。在 TPVB 时将触及胸神经根，LPVB 时触及腰丛神经，SPVB 时触及骶丛神经。

(6) 最后，在需要连续神经阻滞时将导管放置到神经周围的最有效点，确认导管位于神经周围环形空间的下方区域内 - 在以前的教科书里我们称之为神经下区域。

(二) 臂丛神经阻滞

臂丛神经由颈 5~8 脊神经和胸 1 脊神经前支组成的一个神经分支网，支配肩和上肢的感觉和运动（表 53-5）。臂丛神经具有呈束状聚集、有包膜、较粗大、位置表浅的特点，在上肢手术中和术后镇痛的应用已经非常普遍。臂丛神经阻滞有肌间沟、锁骨上、锁骨下、喙突旁、腋窝、肱骨中段等入路的不同穿刺操作方法，各种入路均有一定的优缺点与并发症。文献报道，在成人使用外周神经刺激仪引导的标准方法下实施的肌间沟径路臂丛神经阻滞有 0.4% 的短期或严重长期并发症。大部分儿科患者或不配合的患者必须在深度镇静或麻醉下才能接受神经阻滞操作，但为了避免神经损伤及血管内注射等并发症的发生，深度镇静或全身麻醉下实施臂丛神经阻滞时，外周神经刺激仪是必要的仪器。

表 53-5 上肢不同神经分支引起的相应肌群收缩

外周神经	肌肉	功能
肩胛上神经	冈上肌 冈下肌	回旋肌的部分组成
腋神经	三角肌	肩关节处的臂外展
肌皮神经	肱二头肌 肱肌 拇短屈肌	旋后位屈肘 前臂旋前（拇指近节指骨屈曲）
正中神经	桡侧腕屈肌 指深屈肌（Ⅰ~Ⅲ）	屈腕和桡偏 拇指屈曲外展 Ⅰ~Ⅲ指屈曲
桡神经	肱三头肌 桡侧腕短伸肌 指伸肌	伸肘 伸腕和桡偏 伸掌和手的背伸
尺神经	尺侧腕屈肌 指深屈肌（Ⅳ~Ⅴ）	屈腕和尺偏 Ⅳ~Ⅴ指屈曲

(三) 坐骨神经阻滞（SNB）

坐骨神经由 L_4~S_3 神经根组成，是骶丛神经的分支，为人体最大的神经纤维，坐骨神经阻滞被非常广泛地应用于下肢尤其足部手术的麻醉和术后

镇痛，它的穿刺点和途径也不断地被学者们改良与创新，当今超声成像技术已广泛应用于各类神经阻滞，但对于像坐骨神经这样位置较为深的神经还是需要辅助 PNS 引导。对于下肢手术，坐骨神经和股神经的同时阻滞可以提供更为完善的麻醉和镇痛。

（四）腰丛神经阻滞

腰丛神经位于椎旁腰大肌间隙里，由第 12 胸神经前支、第 1~4 腰神经前支构成，支配髂腰肌、腰方肌、腹壁下缘与大腿前内侧的肌肉和皮肤、小腿与足内侧及大腿外侧的皮肤，以及生殖器等处（表 53-6）。在成人应用腰丛神经阻滞于下肢手术具有很好的镇痛效果，患者更容易接受，而且可以减少全髋置换术的出血量。进针点为 L_4 棘突和髂后上棘连线的中外 1/3 处，用 PNS 引导，垂直进针至有引出股四头肌肉收缩，调整刺激电流强度至 0.3 mA，如不再有肌肉收缩则注入局部麻醉药。此方法具有阻滞效果确切、安全性高的优点，虽然操作具有一定的难度，但经过严格的系统培训，还是可以获得很高的阻滞成功率。

5

表 53-6　下肢不同神经分支引起的相应肌群收缩

外周神经	肌肉	功能
股神经	股四头肌	屈髋，伸膝
闭孔神经	髋关节处的大腿内收肌	大腿内收
股神经	股二头肌 半膜肌 半腱肌 小腿三头肌 踇长屈肌 趾长屈肌	屈膝 跖屈 屈趾
腓总神经	胫前肌 趾伸肌 踇伸肌 腓骨肌	足的背屈和内翻 外足的背伸、外翻和旋前

七、神经刺激仪应用的注意事项及常见问题解决

（一）注意事项

1. 正确连接电极

（1）夹连接只能连接到皮肤电极上，刺激针则应连接到刺激仪的标准电极上。

（2）推荐使用电池供电的刺激仪，需要使用交流电供电时，严格避免电极与供电电路接触。

2. 避免电击伤或电烧伤。

（1）避免患者与接地金属或有导电连接的金属物体接触。建议在手术台上使用了足够的绝缘性防静电台垫。

（2）刺激导管尖端或皮肤电极与手术中的射频设备同时使用时，可能会在导管尖端产生很高的电流密度感应，引起急性烫伤的风险。因此，应在手术开始前移除刺激导管，或在术后放置刺激导管作为术后镇痛装置。

3. 正确使用皮肤电极

（1）确保电极接触良好。皮肤表面的油脂、毛发、污秽和反复使用皮肤电极可能影响电信号的正确输出，增加神经损伤风险。

（2）选择穿刺部位附近血供良好且肌肉丰富的区域放置皮肤电极，避免将皮肤电极放置于胸廓附近和创伤表面。

4. 对于有内置的电子设备的患者（例如心脏起搏器），刺激电流可能会干扰电子设备的正常工作，刺激仪的应用应在专业医师指导下进行。

5. 使用正确的电流设置和阈值，避免神经损伤。

6. 刺激仪使用时，警惕同时使用的其他电子设备的干扰。

7. 请注意金属植入物（如接骨板）在组织中的位置。金属内植物可能会导致不正确的运动反应，误导穿刺针的定位。

（二）常见问题解决

神经刺激仪使用中的常见问题及应对（表 53-7）

表 53-7　列出了外周神经电定位中的常见问题

问题	解决方法
神经刺激仪不工作	检查并更换电池；参考刺激仪使用手册
刺激仪突然停止工作	检查并更换电池
针尖定位准确但没有引出运动反应	检查连接，包括电极、连接线、刺激针等 检查并确保电流输出正常 检查刺激幅度和脉冲持续时间的设定 检查刺激器是否设定在工作状态 复查穿刺位点是否正确，确保体表定位点的正确性
运动反应消失，且在加大刺激强度后仍不能再引出	按前述清单进行检查；可能与注入局部麻醉药有关

第八节　超声引导在外周神经阻滞中的应用

近年来，超声在区域阻滞中的应用日益广泛。传统的外周神经阻滞技术没有可视化引导，主要依赖体表解剖标志来定位神经，有可能针尖或注药位置不理想而导致阻滞失败；在解剖定位困难的患者，反复穿刺和操作时间的延长导致患者不必要的疼痛，并使操作者产生挫败感。在神经阻滞中使用超声引导，可清晰看到神经结构及神经周围的血管、肌肉、骨骼及内脏结构；进针过程中可提供穿刺针行进的实时影像，以便在进针同时随时调整进针方向和进针深度，使穿刺针更快更好地接近目标结构；注药时可以看到药液扩散，有助于甄别无意识的血管内注射和无意识的神经内注射；与神经刺激器相比，使用超声引导可帮助识别解剖变异，提高穿刺和阻滞成功率，缩短感觉阻滞的起效时间，并可明显降低老人、儿童、肥胖患者及临产孕妇椎管内穿刺的难度。

一、超声引导下神经阻滞的原理及特点

超声引导下区域阻滞技术的基础是超声图像的获取和组织结构的辨识。在日常区域阻滞工作中熟练使用超声，操作者需掌握超声相关基础知识。

（一）超声成像的基本原理

超声是超出人耳听阈范围的高频声波，具有方向性及声波的其他一切特性，在物体表面可能发生反射、折射、散射和绕射，在穿过物体时会发生吸收和衰减。探头既是超声波的发出装置，也是超声波的接收装置。探头内的压电晶体在电能作用下发出超声波，超声波碰到物体后发生反射，由探头接收并将反射回来的超声波转换成电压信号。人体不同组织具有其特定的声学特性，位于机体不同位置的不同组织对超声波的透声率和声阻抗不同，其反射的信号频率、强弱和时间均有差别，这些不同的信号经过计算处理后可在屏幕上形成不同的超声影像。这些不同强弱和频率的信号在B超上表现为不同的亮度，以正常肝脾组织信号作为参照，将正常肝脾组织反射的信号称为等回声，高于正常肝脾组织信号的称为高回声（如钙化、针尖等）、强回声（如骨骼、结石等）或极强回声（通常为含气组织，如肺和胃肠道等），低于正常肝脾组织信号的称为低回声（如肌肉），完全没有反射信号的称为无回声（如积液、局部麻醉药等）。

（二）常见组织的超声影像

由于不同组织的透声率、声阻抗等物理性质迥异，其超声影像各不相同（图 53-44A~E）。血管在超声下表现为低回声中空管样结构。动脉壁厚，呈圆形，伴搏动；静脉壁薄，卵圆形，探头加压易被压闭。骨骼在超声下表现为高回声线条伴下方骨声影。外周神经在超声下通常表现为圆形或卵圆形高回声蜂巢样或藕节样结构。神经和肌腱的超声影像在横段面和纵切面都很类似，可滑动探头追溯其走行，肌腱会变成肌肉或附着于骨骼 / 筋膜上；而神经形态不变，仅会有分支或汇聚。

（三）常见超声伪像

伪像是在超声本身的物理特性、仪器性能和检查操作等多种因素综合作用下形成的、与人体不相符的、不能代表组织真实声学界面的图像。正确识别伪像有利于更好地实施超声引导神经阻滞。

1. 混响　声波在界面之间来回反射形成的等距的、明亮的线形回声，如肺超A线。

2. 声影和振铃效应　当超声撞击强反射界面，如气体或骨骼时，可能产生两种结果，一是所有的超声束均被反射，没有任何声束通过该区域，图像上在该强反射界面后方出现阴影，即声影，如骨声影、结石声影等；或是产生众多二次回响，在图像上形成一系列平行强回声线条，即振铃效应，也被称为彗星伪征，如针体和胸膜后方的彗星尾征等。

3. 后方回声增强　当超声束穿过声衰减小的结构时，其后方回声强于同等深度的周围回声，称为后方回声增强。临床上行经腹子宫超声检查时，常鼓励患者憋尿以后再进行扫查，就是利用后方回声增强效应。行腋路或锁骨下臂丛神经阻滞时，也易把腋动脉后方的回声增强与桡神经或后束的影像混淆，操作时要注意鉴别。

4. 部分容积效应　探头发出的超声波具有一定的厚度，超声图像代表声束容积内所有回声信号

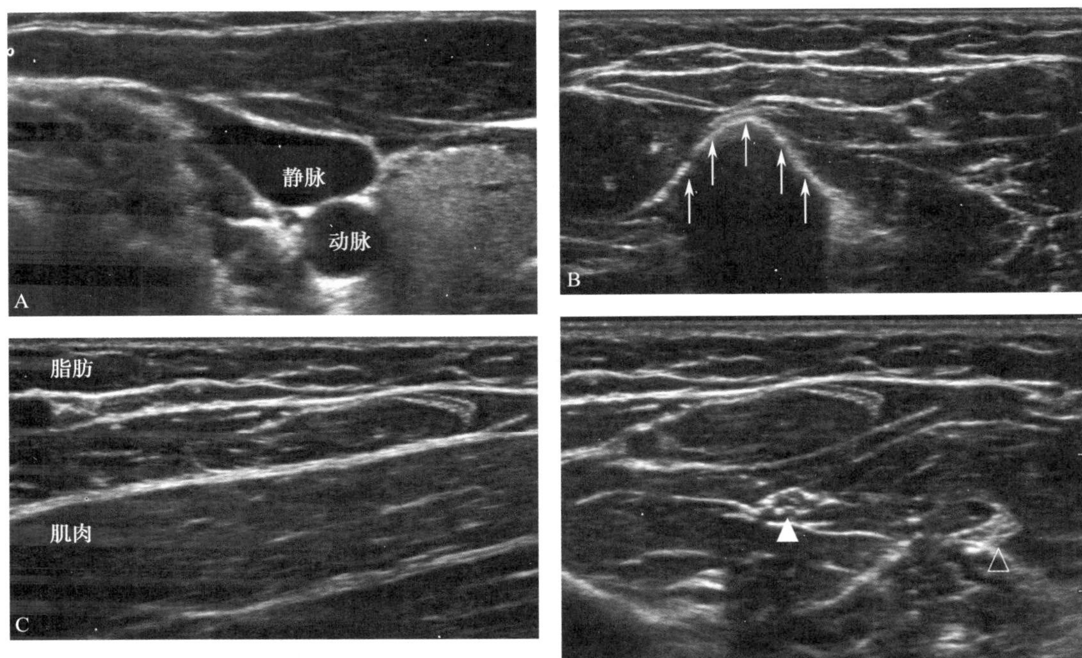

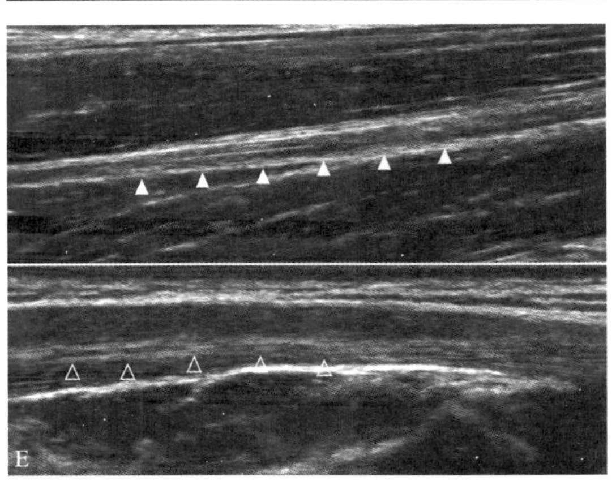

图 53-44　常见组织的超声影像

A. 血管的超声影像；B. 骨骼的超声影像　箭头：骨骼；C. 肌肉和脂肪的超声影像　脂肪和肌肉均表现为低回声背景伴高回声短线条，其区别是肌肉回声均质，而脂肪较为杂乱；D. 神经和肌腱的超声影像（横断面）　实心三角形：神经，空心三角形：肌腱；E. 神经和肌腱的超声影像（纵切面）　实心三角形：神经，空心三角形：肌腱。

的叠加。部分容积效应的产生就是由于超声断层的切片厚度较宽，将邻近区域结构的回声一并显示在超声图像上。使用超声引导进行细小血管穿刺时，超声影像见到穿刺针进入血管腔而并未回血，有可能就是因为部分容积效应的干扰而造成的误判。

5. 镜像伪像　声束遇到深部强反射界面时，发生完全反射而在该界面深部形成与界面浅层结构镜像对称的影像，称为镜像伪像。如锁骨上臂丛神经阻滞时，常在第一肋深面观察到锁骨下动静脉及臂丛神经的镜像伪像，应注意鉴别。

6. 各向异性　当超声束与目标结构呈 45° 入射并形成全反射时，所有的反射声束都不能被探头接收到，该目标结构在图像上不能被显示；倾斜探头改变超声波入射角后可充新获得该目标结构影像，称为该目标结构的各向异性。最典型的例子是前臂中段的正中神经。

（四）多普勒效应

1842 年，多普勒效应由奥地利物理学家 Christine Doppler 首先描述，可简单理解为当声源朝向观察者运动时，声音频率增加；当声源远离观察者运动时，声音频率降低。多普勒效应多被用于观察血流或其他液体的流动方向。在超声图上，用红色和蓝色分别表示目标结构相对探头的位移，通常，红色表示其运动迎向探头，蓝色表示其运动远离探头。

二、超声引导下神经阻滞技术简介

（一）体位摆放和仪器准备（配图）

建议操作者位于患侧，超声仪置于对侧，超声屏幕尽量与操作者眼睛同高。此时，患者操作部位、超声屏幕和操作者视线位于一条直线上（图 53-45），操作者可同时观察超声影像、操作部位和患者一般情况。

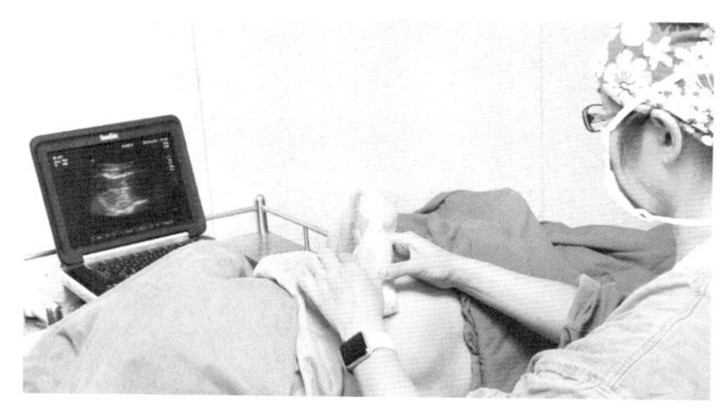

图 53-45 超声仪器的摆放

（二）探头选择

根据探头内压电晶体的排列方式，探头可分为线阵探头，凸阵探头，扇形探头等，线阵探头获取的超声影像为方形，而凸阵探头和扇形探头获取的超声影像为扇形。根据探头发出的超声波频率，可分为低频探头与高频探头，低频探头穿透性好，分辨率低，而高频探头穿透性差，但分辨率高。因此，目标结构较表浅应选择高频线阵探头，而目标结构位置较深时应选择低频凸阵探头。

（三）扫描技术

扫描技术即探头的运动方式，可总结为英文单词“PART”。

P：pressure 加压，利用不同组织结构在不同压力下的不同表现加以区别，如：静脉可被压闭而动脉不能。A：Alignment，沿皮肤表面滑动探头。一般用于追溯某结构的走行。R：Rotation，旋转探头，以获得目标结构的横断面或纵切面。T：Tilting，倾斜探头，改变探头与皮肤的夹角即改变超声的入射角度。超声束与目标结构呈 90° 入射时，超声束可被完全反射并被探头接收，此时图像最清晰。

通过以上几种运动，使超声束尽可能与目标结构垂直，以获得最多的反射波和最好的图像质量。

（四）图像调节

1. 图像深度的调节　选择适宜的深度可更好地显示目标结构。适宜的深度是指将目标结构置于超声图像的正中或使深度比目标结构深 1cm。

2. 增益的调节　即时间 / 距离补偿增益。超声在穿过组织时会发生衰减，调节增益补偿衰减，能够使组织结构内部与表面的回声一致。

3. 焦点的调节　选择适宜的焦点数，并调节聚焦深度，使聚焦深度与目标结构深度一致。

4. 合理使用多普勒功能　利用多普勒效应帮助鉴别血管及药物扩散方向。

（五）进针技术

1. 长轴与短轴　长轴与短轴描述的是扫描时目标结构与超声束平面的位置关系，当目标结构长轴与超声束平面平行即为长轴扫描，当目标结构长轴与超声束平面垂直即为短轴扫描（图 53-46）。这两种扫描方法各有优势，长轴扫描便于确定目标结构的走行方向和深浅，短轴扫描便于确定目标结构与周围结构的位置关系。

2. 平面内与平面外　平面内和平面外描述的是穿刺针与超声束平面的位置关系，根据穿刺方向与探头长轴（即超声束平面）的关系分为平面内（in-plane）、平面外（out-of-plane）两种进针技术。平面内技术是指穿刺方向与探头长轴一致，在超声影像上可看到针的全长（图 53-47）；平面外技术是指穿刺方向与探头长轴垂直，在超声影像上，穿刺针表现为一个高回声的点，但不能区分针尖与针体（图 53-48）。

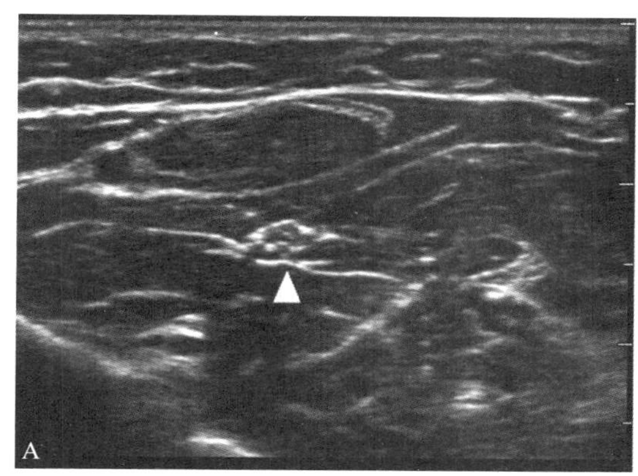

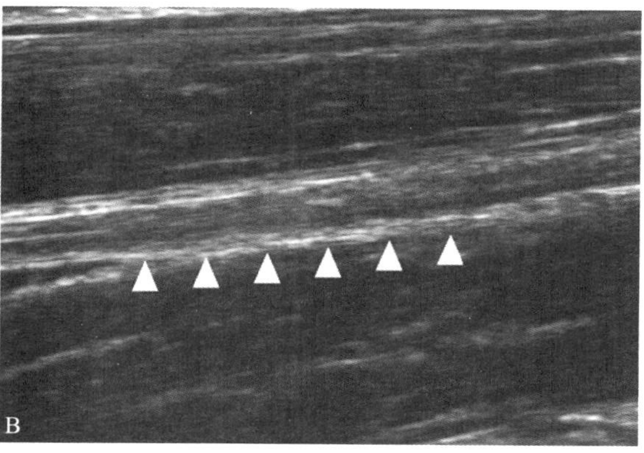

图 53-46 前臂正中神经的长轴和短轴超声影像

A. 长轴；B. 短轴，三角形所示为前臂正中神经。

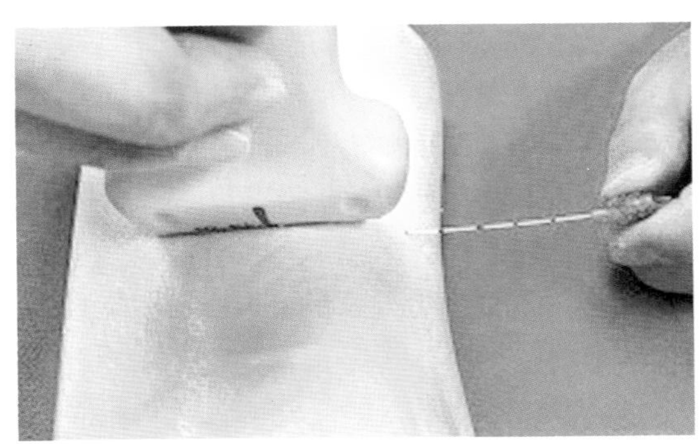
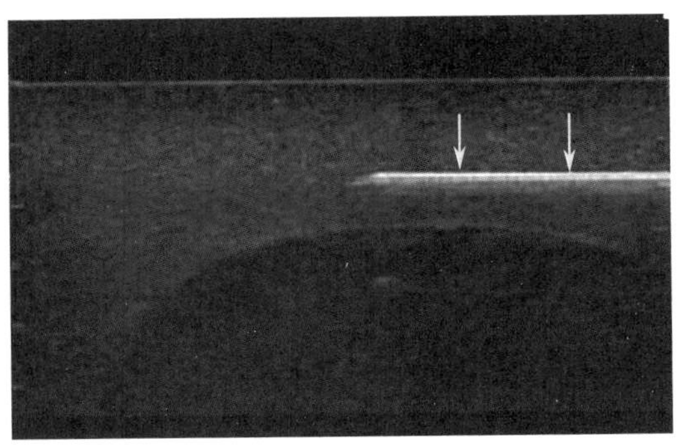

图 53-47　平面内进针
箭头：穿刺针。

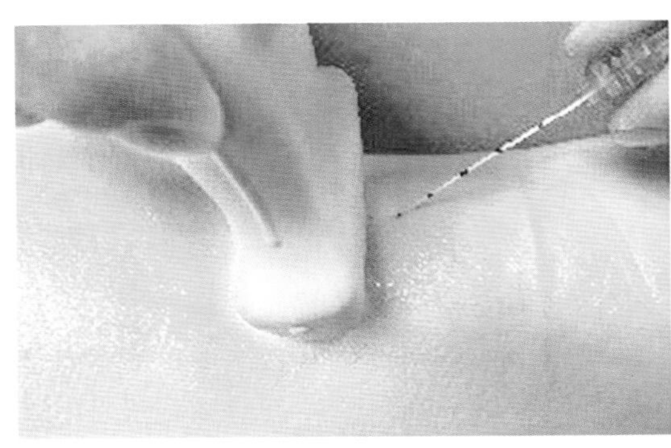
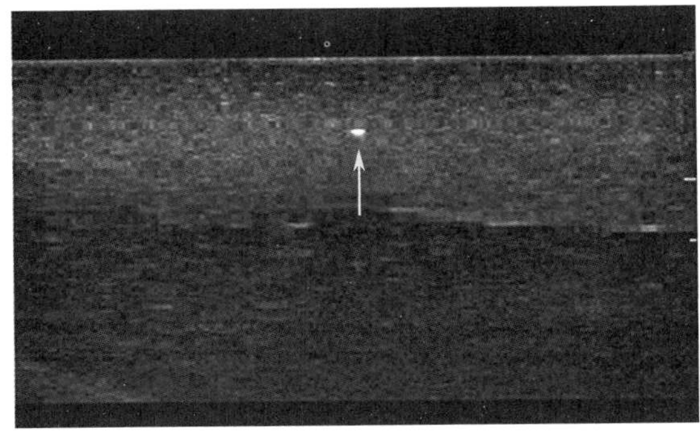

图 53-48　平面外进针
箭头：穿刺针。

3. 进针方法

(1) 短轴平面内进针

1) 此法的优点：短轴易确认靶神经位置，同时，超声下可显示针体及针尖，便于穿刺针准确定位神经（图 53-49）。

2) 此法的缺点：首先，始终保持针体在超声平面内有一定难度，当定位深部神经时，超声下针尖的辨认更为困难；另外，由于穿刺针垂直于神经，导管穿过针尖后，可能与神经交叉，造成置管成功率下降。因此，推荐置管长度为超出针尖 2~3cm。

(2) 短轴平面外进针：类似传统神经刺激器定位技术（图 53-50），理论上导管易于靠近神经，因此，导管通过针尖后可适当增加放置长度。推荐置管长度为超出针尖 3 ~8cm。

此法缺点是无法观察前进的针尖，理论上可能增加意外碰触神经、血管、腹膜及胸膜等重要结构的概率。然而，由于穿刺针与神经平行，因此，穿刺到神经的可能性较小。实际操作中可联合观察组织运动及“水定位”技术确定针尖位置。

(3) 长轴平面内进针：理论上，此技术结合了上

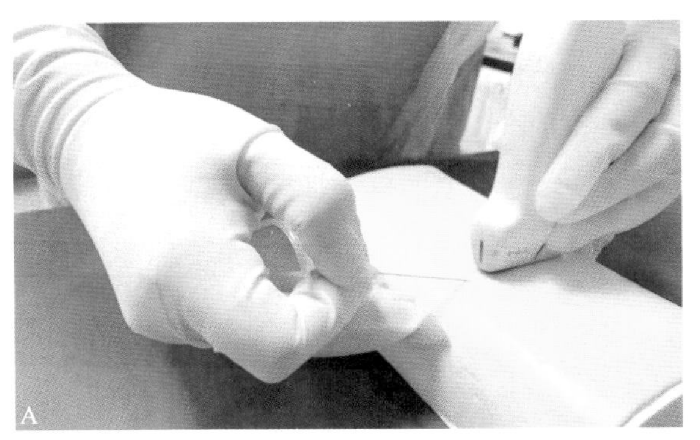

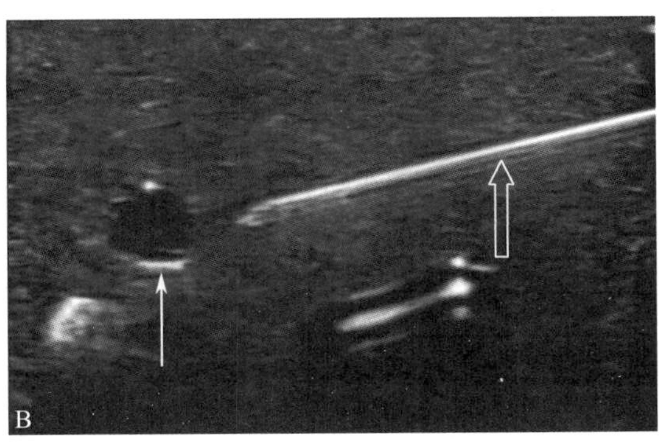

图 53-49　短轴平面内进针
A. 操作示意图；B. 超声影像。实心箭头：目标结构，空心箭头：穿刺针。

述两种方法的优点，同时避免了缺点。超声下可视神经长轴、针体/针尖及导管(图 53-51)。但操作存在相当难度，实际工作中难以做到持续保持神经、穿刺针及导管在同一超声平面内。

(4)长轴平面外进针：与短轴平面外类似，但显示的是目标长轴，对周围组织的显示有限。此穿刺方法不易观察针尖，且穿刺针与神经垂直，风险较高，故临床上较少选用。

穿刺时可根据个人习惯选择进针技术。对操作风险较高的部位如锁骨上臂丛神经阻滞，建议选择平面内技术，实时观察针尖位置，避免损伤邻近组织。

(六) 水定位和水分离技术

通过注射少量液体(0.5~1ml)、观察药液扩散来确定针尖位置，称为水定位技术；通过注射少量液体、利用药液扩散推开针尖周围组织结构，称为水分离技术。水定位技术可帮助确定针尖位置，水分离技术可减少进针时不必要的组织结构损伤。

(七) 无菌技术

穿刺部位常规消毒铺单。注意探头及其缆线均应保持无菌，尤其在进行椎管内阻滞和连续外周神经阻滞置管时，更应严格无菌。可选择无菌贴膜和无菌保护套。穿刺时要使用无菌耦合剂以避免穿刺部位感染。

(八) 超声引导神经阻滞的安全问题

尽管在超声引导下直视操作，但仍不能完全避免局部麻醉药全身毒性反应以及神经、血管及重要脏器的损伤。超声引导神经阻滞应在监护、吸氧并准备好相关抢救药品和设备后进行，穿刺前需确认患者已开放有效的静脉通路，认真核对阻滞部位、尤其是左右侧。对于初学者或无法清晰辨认神经的情况下易发生神经内注射，可联合使用神经刺激器定位；如神经周围存在小血管或血管丰富，建议使用彩色多普勒以区分血管及神经结构，注药时反复回抽，避免血管内注药；危险区域操作(如锁骨上臂丛神经阻滞)时采用平面内技术；使用局部麻醉药最小有效容量。

三、常用的超声引导下神经阻滞技术

(一) 颈丛

1. 解剖　颈丛神经来源于 C_1 至 C_4，分为深丛、浅丛和中间丛。

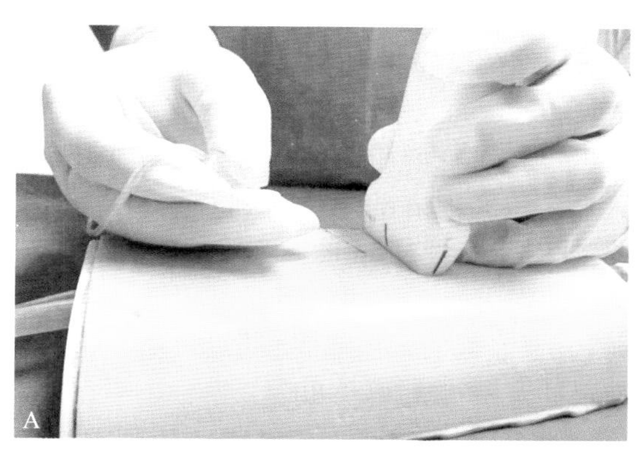

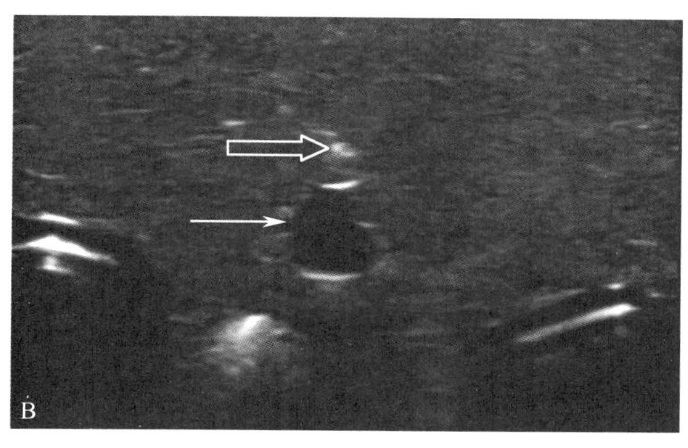

图 53-50　短轴平面外进针

A. 操作示意图；B. 超声影像。实心箭头：目标结构，空心箭头：穿刺针。

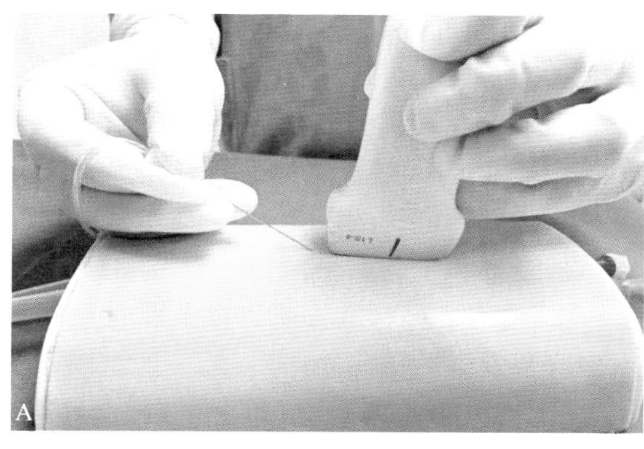

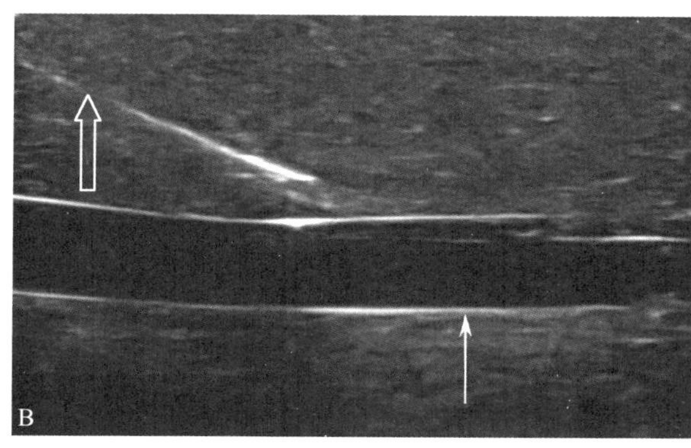

图 53-51　长轴平面内进针

A. 操作示意图；B. 超声影像。实心箭头：目标结构，空心箭头：穿刺针。

颈深丛神经出椎间孔经横突结节间沟下行，向外分布于颈部肌肉及其他深部组织。膈神经是颈深丛最重要的分支，支配同侧半膈肌的运动。颈深丛位于颈筋膜深层（即椎前筋膜）深面。

颈丛神经经胸锁乳突肌深部由内侧向外侧走行，于 Erb's 点（胸锁乳突肌后缘中点）穿出颈深筋膜浅层（即封套筋膜）形成颈浅丛，分为升支（耳大神经和枕小神经）、横支（颈横神经）和降支（锁骨上神经），支配枕部、耳部、颈前区和肩部的皮肤及表浅组织。

在颈筋膜浅层（即封套筋膜）与颈筋膜深层（即椎前筋膜）之间，颈深丛神经穿出椎前筋膜后在胸锁乳突肌和封套筋膜深面逐渐分支并向颈浅丛移行的区域，颈丛神经相对集中，称为颈神经通路（cervical nerves pathway，CNP），也叫颈中间丛（intermediate cervical plexus）。

2. 适应证　同传统颈丛阻滞。

3. 超声图像的获取　患者平卧，头转向对侧，选择高频线阵探头从颈根部向头侧进行横断面扫描（图 53-52）。依次辨认 C_7、C_6、C_5、C_4 横突。在 C_4 横突水平辨识气管、甲状腺、颈动脉及颈内静脉、胸锁乳突肌、头长肌、颈长肌、肩胛提肌。包绕胸锁乳突肌的筋膜即为颈深筋膜浅层，头长肌、颈长肌表面的筋膜即为颈深筋膜深层（图 53-53）。辨识颈深丛、颈中间丛及颈浅丛所在的层次，根据临床需要进行阻滞。通常选择平面内或平面外穿刺进针。

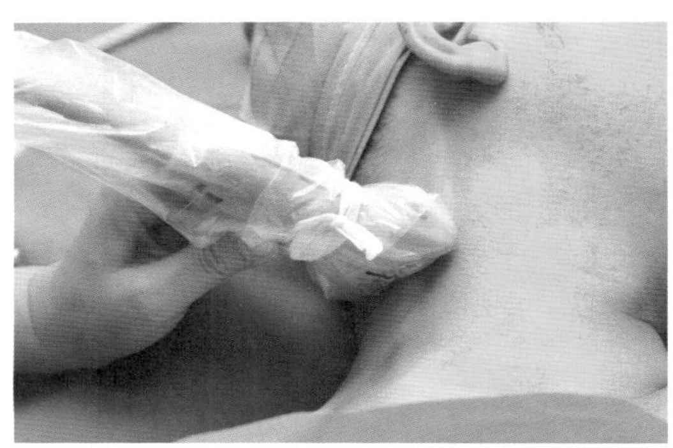

图 53-52　颈丛阻滞的扫描方法

4. 注意事项　几乎所有的颈深丛阻滞均伴有同侧膈神经麻痹，表现为膈肌运动幅度减退或膈肌麻痹。使用超声引导和减少注药剂量并不能完全避免膈神经阻滞的发生，因此进行颈丛阻滞需严密监护并备好气管插管。

颈神经通路阻滞也称为颈中间丛阻滞。颈神经通路阻滞由于定位的是封套筋膜与椎前筋膜这双层筋膜间的狭长潜在腔隙，故只能在超声引导下才能准确完成。进针时不宜过深，目标注药点以双侧筋膜间的胸锁乳突肌外侧缘深面为佳。进针太靠内侧或注药压力过大，药液易向颈动脉鞘扩散，阻滞迷走神经或喉返神经；进针过深，穿透椎前筋膜即为颈深丛，注药后会出现膈神经阻滞。

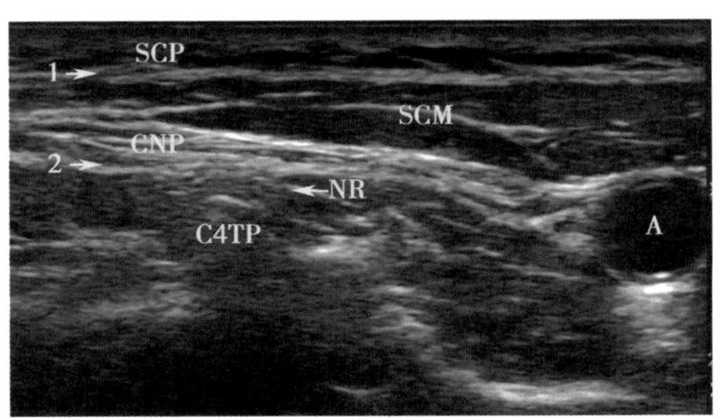

图 53-53　颈丛超声影像

1：颈深筋膜浅层（封套筋膜）；2：颈深筋膜深层（椎前筋膜），A：颈动脉，C4TP：颈 4 横突，SCM：胸锁乳突肌，SCP：颈浅丛，CNP：颈神经通路（即颈中间丛），NR：颈脊神经前支（即颈深丛）。

对于颈浅丛阻滞，盲法操作有可能穿透颈深筋膜浅层成为颈神经通路阻滞，甚至穿透椎前筋膜成为颈深丛阻滞。使用超声可以准确定位颈浅丛，使药物在颈深筋膜浅层扩散，避免了非预期的颈深丛阻滞。

5. 局部麻醉药用法及用量　超声引导下颈深丛阻滞将局部麻醉药注射到 C_4 水平的颈神经根旁，常用药量为 2~5ml。

超声引导下颈浅丛阻滞可将局部麻醉药注射到 Erb's 点处的颈深筋膜浅层（封套筋膜）表面，单侧用量为 3~5ml。

超声引导下颈神经通路法颈丛阻滞将药物注射到颈筋膜浅层（即封套筋膜）与颈筋膜深层（即椎前筋膜）之间的颈神经通路内，可阻滞走行在颈神经通路内的所有神经，单侧常用量为 7~15ml。

（二）臂丛及其分支阻滞

1. 肌间沟入路臂丛神经阻滞

（1）解剖：定位的是走行在前、中斜角肌之间，臂丛神经根和干的水平。

（2）适应证：肩部、锁骨远端及肱骨近端手术的术中麻醉及术后镇痛。

（3）超声图像的获取：患者平卧，头转向对侧，选择高频线阵探头从中线向外侧扫描颈根部横断面（图 53-54）。依次辨识气管、甲状腺、颈动脉及颈内静脉、胸锁乳突肌、前斜角肌、中斜角肌，前、中斜角肌之间低回声的串珠样结构即为肌间沟臂丛神经(图 53-55)。通常选择神经短轴平面内或平面外穿刺进针。

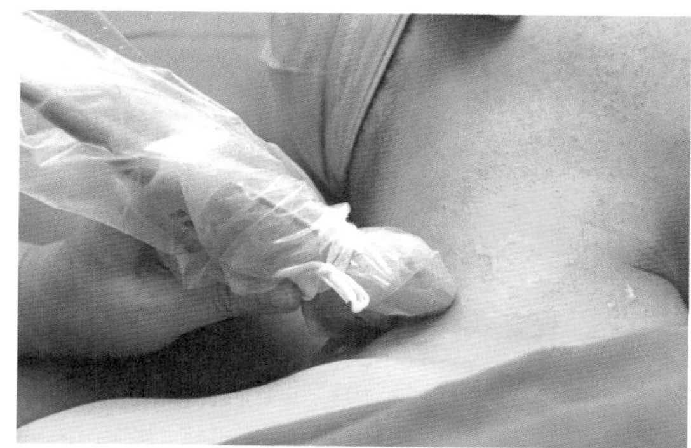

图 53-54　肌间沟臂丛神经阻滞的扫描方法

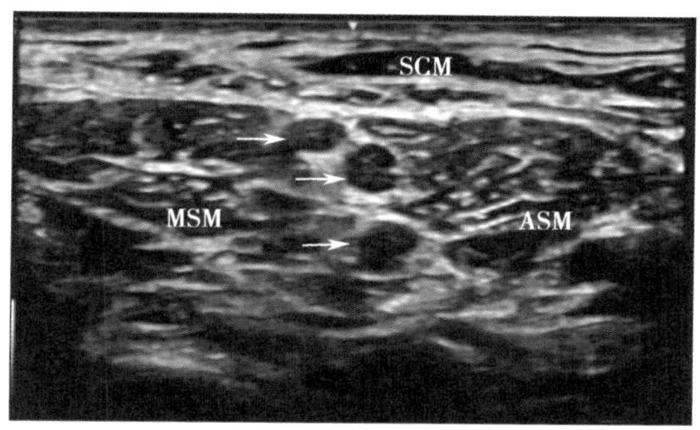

图 53-55　肌间沟臂丛神经的超声影像
SCM：胸锁乳突肌，ASM：前斜角肌，MCM：中斜角肌
箭头：肌间沟臂丛神经。

(4)注意事项：目前循证医学结果显示，肌间沟臂丛神经阻滞时所需局部麻醉药的最小有效容量为 5.1ml，但即使此容量的局部麻醉药依旧可引起膈神经阻滞。对于正常肺功能的患者单侧膈神经阻滞不会造成显著危害，而对于肥胖、COPD、对侧膈神经麻痹患者，将会带来显著影响，可造成术后呼吸功能障碍。

(5)局部麻醉药用法及用量

1)单次技术：通常使用 0.3%~0.5% 罗哌卡因 5~15ml。

2)导管技术：通常使用，0.15%~0.2% 罗哌卡因，背景量 3~5ml/h，PCA 3~5ml/ 次，锁定时间 30 分钟。

2. 锁骨上入路臂丛神经阻滞

(1)解剖：锁骨上区域通常是臂丛神经的上、中、下三干及上干前、后股，超声下显示为低回声葡萄串样结构(见前)。

(2)适应证：肘关节、前臂和手部区域手术麻醉及术后镇痛。

(3)超声图像的获取：

患者平卧，头转向对侧，选择高频线阵探头取横断面扫描颈根部并辨识肌间沟臂丛神经(图 53-56)。沿肌间沟臂丛神经走行向远端追踪，并逐渐向尾侧偏转超声束，在锁骨上窝内、锁骨和第一肋夹角略偏外侧寻找第一肋、锁骨下动静脉及位于动脉外上方呈葡萄串珠样排列的锁骨上臂丛神经。调整探头角度尽可能使臂丛神经和锁骨下动静脉均位于第一肋上方(图 53-57)。建议选择神经短轴平面内穿刺进针。

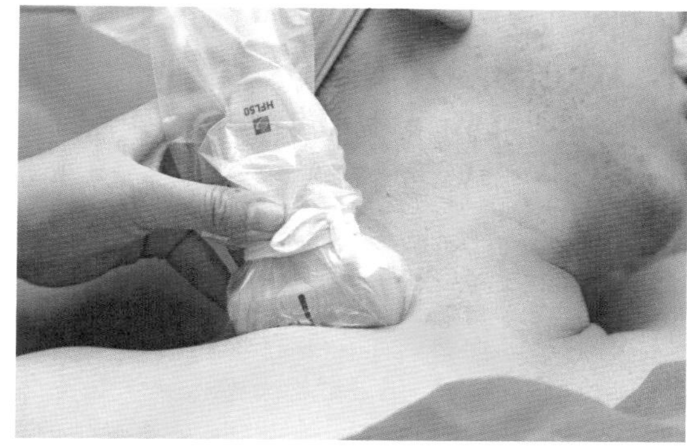

图 53-56　锁骨上臂丛神经阻滞的扫描方法

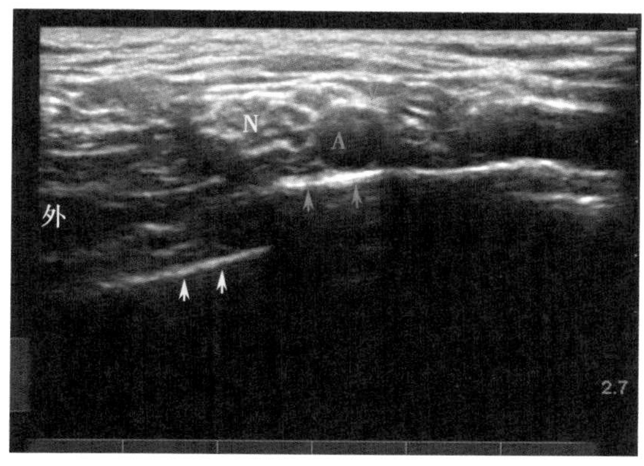

图 53-57　锁骨上臂丛神经的超声影像
A：锁骨下动脉；V：锁骨下静脉；N：臂丛神经；
黄箭头：第一肋；红箭头：胸膜。

(4)注意事项

1)锁骨上臂丛神经与胸膜距离在 1~2cm 以内，为避免发生气胸，建议采用平面内技术。

2)锁骨上区域常见肩胛上动脉和颈横动脉，建议使用彩色多普勒以鉴别低回声的血管和神经结构，避免发生血管内注药。

(5)局部麻醉药用法及用量：通常使用 0.4%~0.5% 罗哌卡因 25~40ml。

3. 锁骨下入路臂丛神经阻滞

(1)解剖:锁骨下区域通常是臂丛神经束的水平,超声下显示为围绕腋动脉排列的高回声蜂窝团块样结构。

(2)适应证

一般适应证:肘关节、前臂和手部区域手术麻醉及术后镇痛。

特殊适应证:

1)急性创伤前臂骨折:患者常因剧烈疼痛不能配合调整患肢体位,无法进行需外展患肢的其他臂丛入路,此时,如使用神经刺激仪定位,刺激电流引发患肢肌肉运动会加重其疼痛感,故推荐仅使用超声定位。

2)肘关节松解术:患者术后需及早开始关节屈伸功能锻炼,维持手术效果,优化预后。连续锁骨下臂丛神经周围置管,可有效减低术后运动 VAS 评分,改善功能锻炼依从性,提高患者满意度。

3)腕部骨折及内镜手术:手术时间较长,通常需要反复使用止血带,锁骨下臂丛神经阻滞可有效覆盖臂内侧皮神经及部分肋间神经,延长止血带使用时间,减少止血带反应。如配合连续置管技术,可提供良好术后镇痛效果。

(3)超声图像的获取:患者取平卧位,头转向对侧,上臂自然贴于胸壁或外展呈举手礼位。操作者可站于患者头侧,选择高频线阵探头以矢状位扫描锁骨下窝区域(图 53-58)。由浅至深依次辨识胸大肌、胸小肌、位于二者深面的腋动静脉及围绕腋动脉排列、呈高回声蜂窝团块样的臂丛神经三束。通常,外侧束位于腋动脉头侧,后束位于腋动脉深面偏外侧,内侧束位于腋动脉深面偏内侧或腋动静脉之间(图 53-59)。通常选择神经短轴平面内穿刺,从头侧向尾侧穿刺。一些患者锁骨角度锐利,探头放置后,一端已紧贴锁骨,无法从头侧进针,可选择平面外进针。

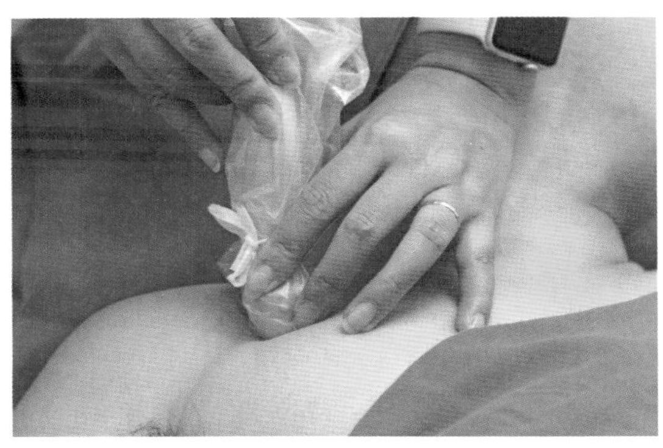

图 53-58　锁骨下臂丛神经阻滞的扫描方法

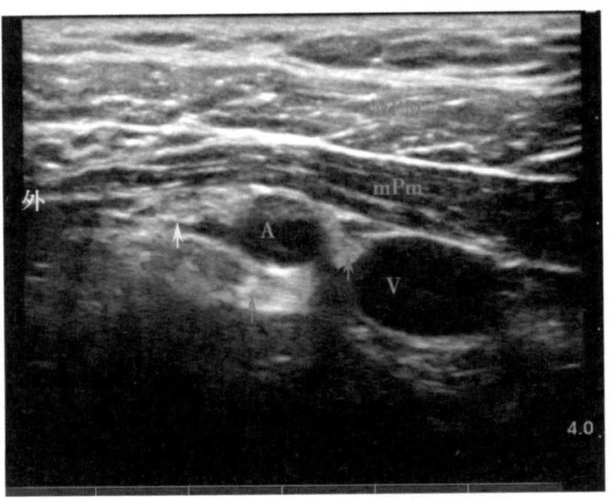

图 53-59　锁骨下臂丛神经的超声影像

A:腋动脉;V:腋静脉;MPM:胸大肌;mPm:胸小肌;黄箭头:外侧束;红箭头:后束;蓝箭头:内侧束。

(4)注意事项

1)单次技术:为避免意外血管损伤,穿刺过程中建议实时显示腋动脉和腋静脉,同时显示穿刺针针体和针尖。

观察局部麻醉药播散非常重要。如果其播散仅限于神经血管束浅层,阻滞成功率很低,此时需要重新调整进针角度,以保证动脉周围 270° 局部麻醉药的分布。

2)导管技术:目标位置为腋动脉后方 6~7 点,臂丛神经后束周围。

(5)局部麻醉药用法及用量:

1)单次阻滞:0.4%~0.5% 罗哌卡因 25~35ml。

2)连续阻滞:负荷量:0.5% 罗哌卡因 20~30ml;术后镇痛:0.2% 罗哌卡因,背景量 3~5ml,PCA 5 ~ 8ml,锁定时间 30 分钟。

4. 腋入路臂丛神经阻滞

(1)解剖:腋路臂丛神经定位的是腋鞘内臂丛神经的五个主要分支。正中神经来自内侧束和外侧束,是终末神经中最粗大和浅表的一支,在上臂同腋动脉伴行。尺神经是内侧束的延续,它同前臂内侧皮神经一起走行于腋动脉内侧。桡神经是臂丛后束延续,走行于腋动脉后方。肌皮神经位于喙肱肌和肱二头筋膜之间。

(2)适应证

一般适应证:肘关节以下、前臂和手部区域手术,术后镇痛。

特殊适应证:

1)断指再植术:适宜连续腋路臂丛神经周围置管,手术时间长,可按需补充局部麻醉药;再植后手指需保证良好血运，疼痛或血管痉挛导致的血运障碍均会影响手术效果，持续输注局部麻醉药镇痛及扩张血管，尤为重要。

2）腕部骨折闭合复位术：此类患者多为饱胃，高龄且合并较多内科疾病，顺利进行复位术需完善阻断包括肌皮神经在内的全部 4 支臂丛神经终末支，超声引导下可精确定位，减少每支神经局部麻醉药用量，快速起效。

3）腋窝或前臂严重烧伤瘢痕：体表定位困难，使用超声可视血管及神经，可获确切阻滞效果。

4）已行多次腋路臂丛阻滞者：患者腋鞘内可能含有大量分隔间隙，体表定位及神经定位易导致组织效果不完善，超声可视药物扩散与神经位置关系，提高阻滞成功率。

（3）超声图像的获取：患者取平卧位，头转向对侧，上臂外展呈举手礼位。选择高频线阵探头，将探头置于第一腋横纹上，沿腋动脉横断面扫描腋窝区域（图 53-60）。辨识腋动脉、腋静脉、肱二头肌、喙肱肌、肱三头肌及联合腱，在动脉周围寻找呈高回声蜂窝样结构的正中神经、尺神经、桡神经及前臂内侧皮神经，并在喙肱肌和肱二头肌区域寻找低回声的肌皮神经（图 53-61）。通常选择神经短轴平面内穿刺，分别阻滞这几支神经。

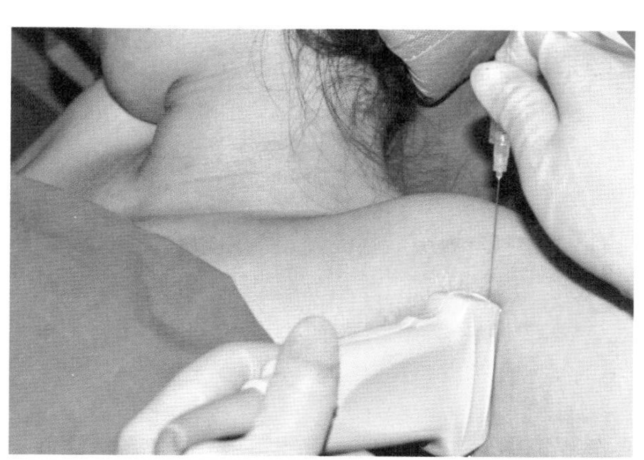

图 53-60　腋路臂丛神经阻滞的扫描方法

（4）注意事项：尽量确认每支终末神经与动脉位置关系，根据解剖特点，设计进针路径，按需调整方向，使针尖接近每支神经并注药，确保其充分包绕神经扩散。腋鞘内血管丰富，需辨识其位置，探头施加压力，使静脉管腔闭合，减少血管损伤。注药时注意观察药液扩散，并反复回抽，尽可能避免无意识的血管内注射。

5）局部麻醉药用法及用量

1）单次技术：0.4%~0.5% 罗哌卡因 20~35ml；或每支神经 5~10ml。

2）导管技术：通常使用 0.15%~0.2% 罗哌卡因，背景量 3~5ml/h，PCA 5~10ml/ 次，锁定时间 30 分钟。

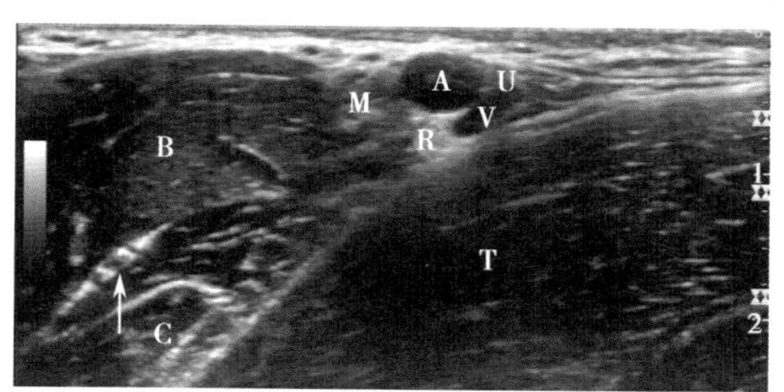

图 53-61　腋路臂丛神经的超声影像

A：腋动脉，V：腋静脉，B：肱二头肌，C：喙肱肌，T：肱三头肌，M：正中神经，R：桡神经，U：尺神经，箭头：肌皮神经。

5. 前臂阻滞

（1）解剖：前臂阻滞通常指的是前臂中段正中神经、尺神经及桡神经浅支阻滞。在前臂中段，正中神经走行于深浅屈肌群之间，桡神经浅支和尺神经分别与同名动脉伴行，走行于前臂的两侧。

（2）适应证：手部手术的麻醉与镇痛，或用于其他入路臂丛神经阻滞不全时的补救。

（3）超声图像的获取：患者平卧，手臂外展置于桌上。选择高频线阵探头扫描前臂的横断面（图 53-62，图 53-64，图 53-66）。辨识前臂正中、深浅肌群之间、呈高回声蜂窝样类圆形结构的正中神经（图 53-63），前臂内侧与尺动脉伴行的尺神经（图 53-65）和前臂外侧与桡动脉伴行的桡神经浅支（图 53-67）。可选择神经短轴平面内或平面外穿刺进针。

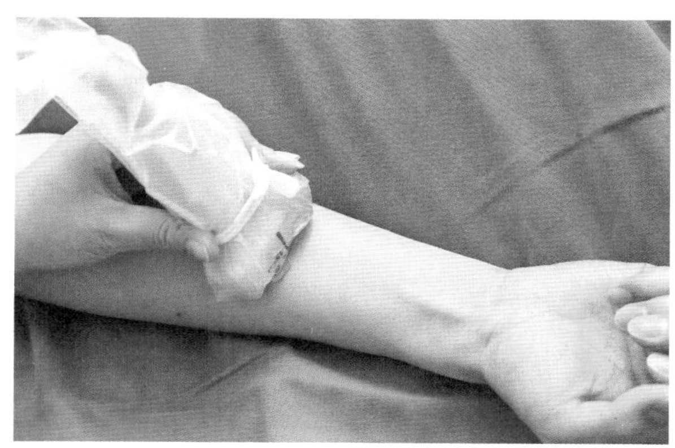

图 53-62　前臂正中神经阻滞的扫描方法

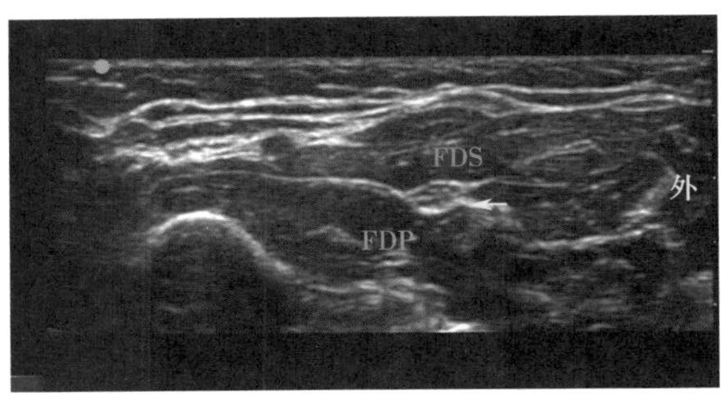

图 53-63　前臂正中神经的超声影像

FDS：指浅屈肌；FDP：指深屈肌；黄箭头：正中神经。

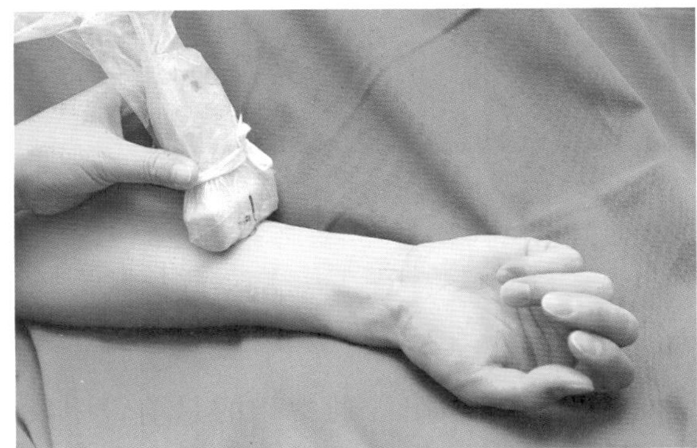

图 53-64　前臂尺神经阻滞的扫描方法

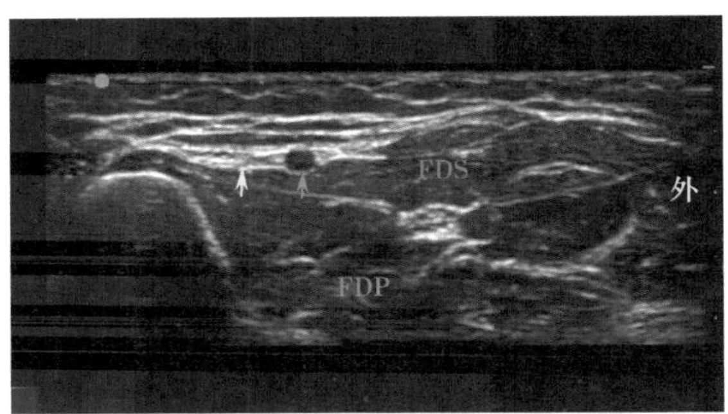

图 53-65　前臂尺神经的超声影像

FDS：指浅屈肌；FDP：指深屈肌；红箭头：尺动脉；黄箭头：尺神经。

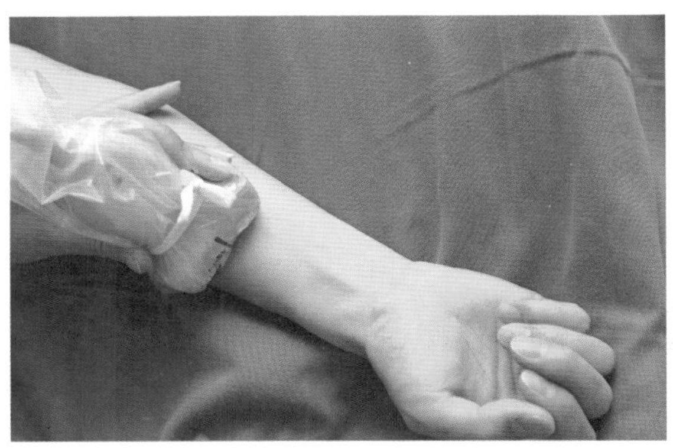

图 53-66　前臂桡神经阻滞的扫描方法

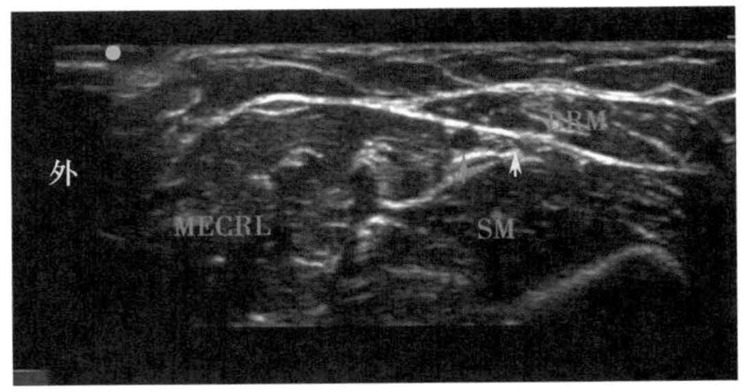

图 53-67　前臂桡神经的超声影像

BRM：肱桡肌；SM：旋后肌；MECRL：桡侧腕长伸肌；红箭头：桡动脉；黄箭头：桡神经。

(4) 注意事项：前臂正中神经各向异性表现明显，扫描时要注意超声束的入射角度。

(5)局部麻醉药用法及用量：可选择 0.3%~0.5% 罗哌卡因，每支神经 3~5ml。

（三）下肢

1. 腰丛及其分支阻滞

(1) 腰大肌间隙阻滞

1) 解剖：腰神经丛起源于 $L_{1\sim3}$ 脊神经前支及 T_{12}，L_4 的一部分，走行于腰大肌后 1/3 的间隙内。主要分支包括：股神经、股外侧皮神经、闭孔神经、髂腹下神经、髂腹股沟神经、生殖股神经。

2) 适应证：①单独应用时适用于大腿前方手术及大腿和膝部手术的麻醉或者镇痛治疗。与坐骨神经阻滞联合应用时，可用于几乎整个下肢的麻醉。②连续腰丛阻滞常用于股骨或者膝，髋关节手术的术后镇痛。

3) 超声图像的获取：患者侧卧位。

A. 横断面入路：将低频超声探头放置于 L_4 水平，由背侧向腹侧扫描脊柱横截面（图 53-68），可见骨性结构：L_4 棘突、椎板、横突和椎体；肌肉结构：腰大肌，竖脊肌和腰方肌。将探头移动到横突消失可见腰丛神经位于腰大肌后 1/3（图 53-69）。推荐平面内进针。

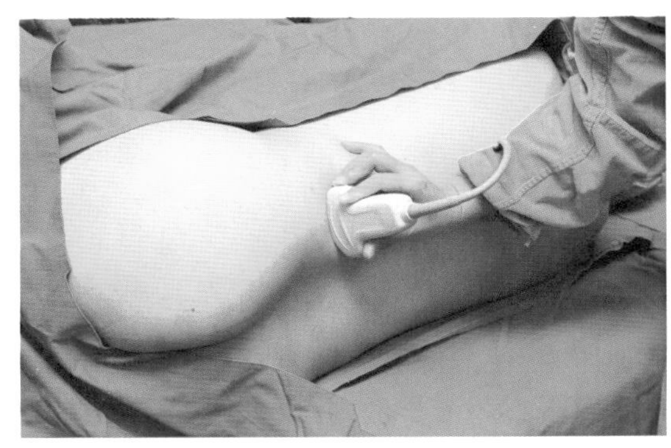

图 53-68　腰丛阻滞的扫描方法（横断面入路）

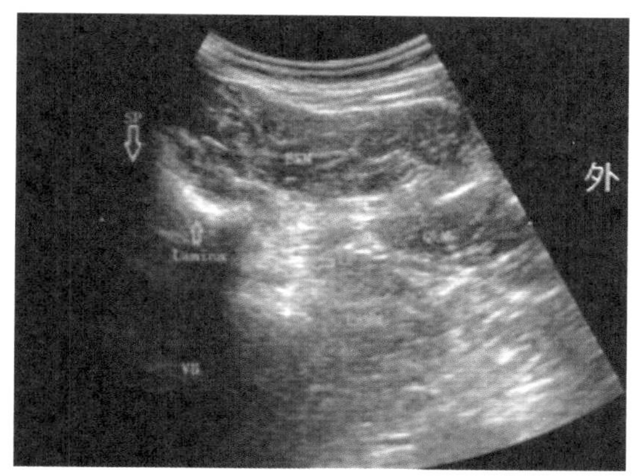

图 53-69 腰丛的超声影像(横断面入路)
Sp:棘突;lamina:椎板;VB:椎体;ESM:竖棘肌;PsMM:腰大肌;QLM:腰方肌;LP:腰丛。

B. 矢状面入路:将低频探头平行脊柱长轴放置于中线旁开 2cm 处,由背侧向腹侧扫描脊柱矢状面(图 53-70),可见骨性结构:横突;肌肉结构:腰大肌,竖脊肌。可见腰丛神经位于横突深方,腰大肌内(图 53-71)。推荐平面内进针。

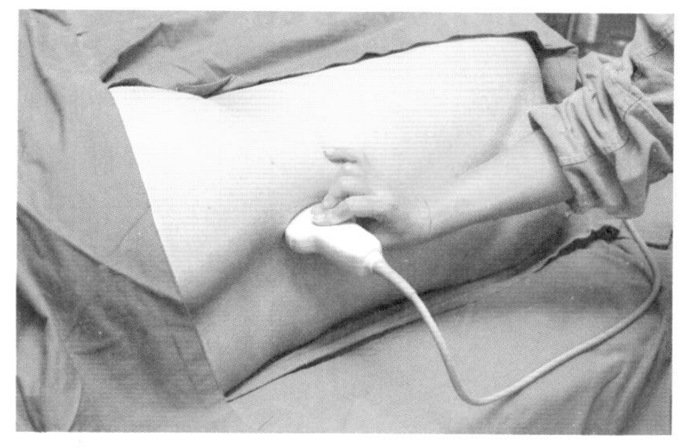

图 53-70 腰丛阻滞的扫描方法(矢状面入路)

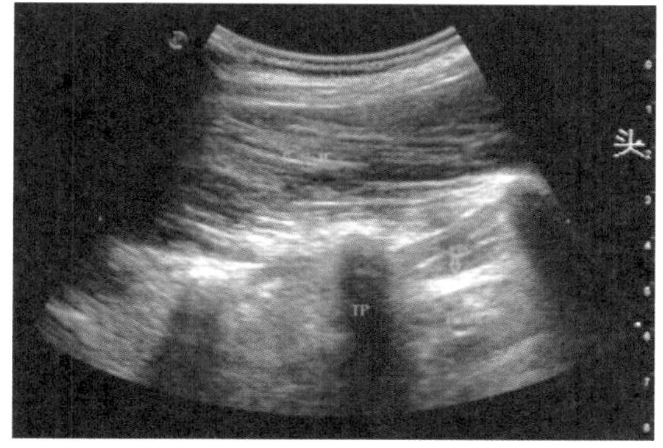

图 53-71 腰丛的超声影像(矢状面入路)
TP:横突;ESM:竖棘肌;PsMM:腰大肌;LP:腰丛。

C. “三叶草”入路:将低频探头置于腋中线处的髂嵴上缘,向中线方向扫描脊柱横断面(图 53-72),可见骨性结构:L_4 横突、椎体;肌肉结构:腰大肌、腰方肌、竖脊肌。腰丛神经位于腰大肌后 1/3 处(图 53-73)。周围可见腹主动脉、肾脏及肠管。将探头向头侧或尾侧稍移动使横突影消失,以便进针。推荐采用平面内方法由背侧向腹侧进针。

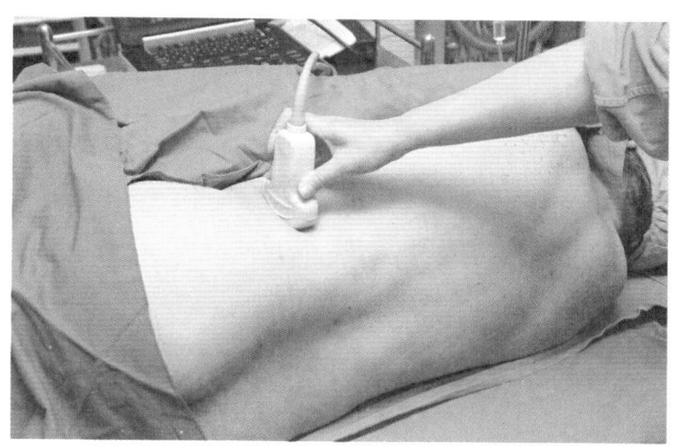

图 53-72 腰丛阻滞的扫描方法(三叶草入路)

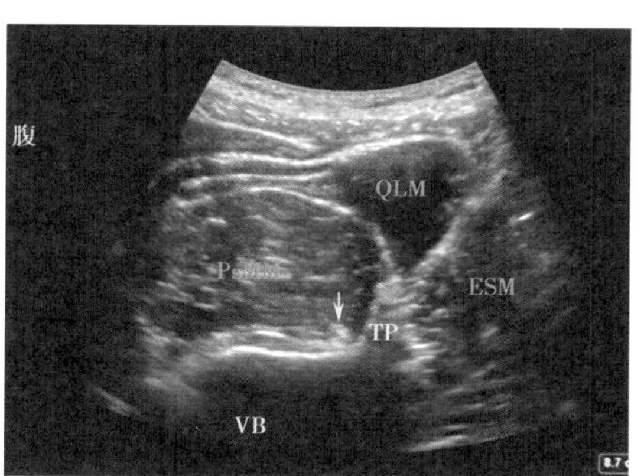

图 53-73 腰丛的超声影像(三叶草入路)
VB:椎体;TP:横突;ESM:竖棘肌;PsMM:腰大肌;QLM:腰方肌;黄箭头:腰丛。

4)注意事项:与腹膜邻近避免进针过深损伤腹部脏器;部分患者肾下极位置较低,避免损伤;注意进针方向及深度避免椎间孔注射;局部麻醉药容量过大可造成硬膜外阻滞;腰大肌血管丰富,避免局部麻醉药血管内注射;腰丛位置深,定位相对困难,建议配合刺激器使用。

5)局部麻醉药用法及用量:0.5% 罗哌卡因单次注射 ED_{95} 为 36ml,一般临床用量 20~30ml;连续阻滞通常使用 0.15%~0.2% 罗哌卡因,背景量 5ml/h,PCA 5~10ml/ 次,锁定时间 30 分钟。

(2)股神经阻滞

1)解剖:股神经起源于 $L_{2\sim4}$ 脊神经前支,于腹股沟部位走行于股动脉外侧,浅筋膜和髂肌之间。

2）适应证：单独应用时适用于大腿前方手术及大腿和膝部手术的麻醉或者镇痛治疗。连续股神经阻滞常用于股骨或者膝部手术的术后镇痛。

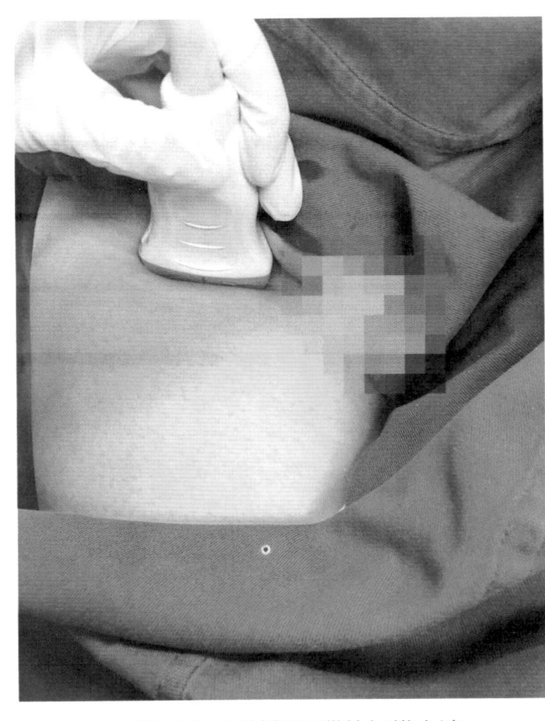

图 53-74　股神经阻滞的扫描方法

3）超声图像的获取：患者平卧位，患侧腿略外展（图 53-74）。使用高频探头呈横断面扫描腹股沟区域，可见搏动的股动脉，和位于股动脉外侧、髂筋膜与髂腰肌之间、呈蜂窝状高回声的椭圆形结构，即股神经（图 53-75）。股动脉内侧可见股静脉，髂筋膜浅层可见阔筋膜。可使用平面内或平面外进针。

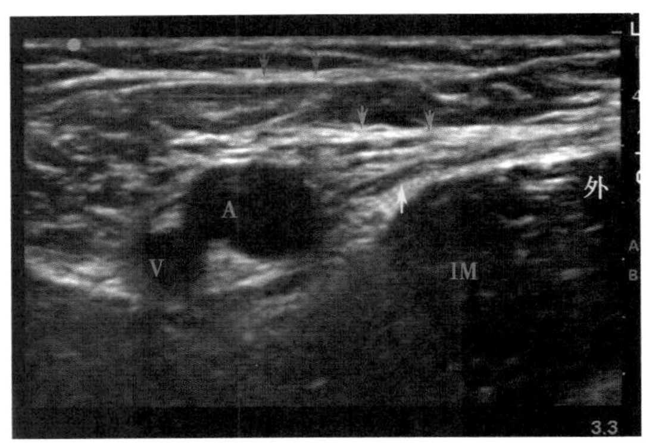

图 53-75　股神经的超声影像

A：股动脉；V：股静脉；IM：髂腰肌；红箭头：髂筋膜；蓝箭头：阔筋膜；黄箭头：股神经。

4）注意事项：为避免神经损伤，建议由外侧进针。因神经横断面的外侧轮廓较内侧显影更清晰。进针位置靠近头端时避免损伤旋髂浅动脉或者旋髂深动脉。

5）局部麻醉药用法及用量：超声引导下股神经最小有效容量为 15ml。局部麻醉药通常用量为 0.3%~0.5% 罗哌卡因 15~30ml。导管技术：通常使用 0.15%~0.2% 罗哌卡因，背景量 5ml/h，PCA 每次 5~10ml，锁定时间 30 分钟。

（3）闭孔神经阻滞

1）解剖：闭孔神经起源于 L_{2-4} 脊神经前支，穿过闭孔分为前后两支，分别走行于长收肌和短收肌，短收肌和大收肌的肌间隙内。

2）适应证：闭孔神经常联合骶神经和股神经阻滞，以满足大部分下肢手术要求。此阻滞可用于改善患者对止血带的耐受程度，并且提高术后镇痛的质量。在膀胱电切手术中用以防止内收肌收缩。闭孔神经阻滞还可用来诊断及治疗髋关节的疼痛综合征，并缓解内收肌的痉挛。

3）超声图像的获取：患者平卧位，髋关节外旋外展位。

4）远端阻滞：将高频探头横向放置于腹股沟韧带下方、股骨内侧（图 53-76），股动静脉内侧为耻骨肌，耻骨肌内侧由浅到深依次为长收肌、短收肌、大收肌，三块收肌的肌肉间隙内可见低回声神经影像（图 53-77）。可选择平面内或平面外进针。

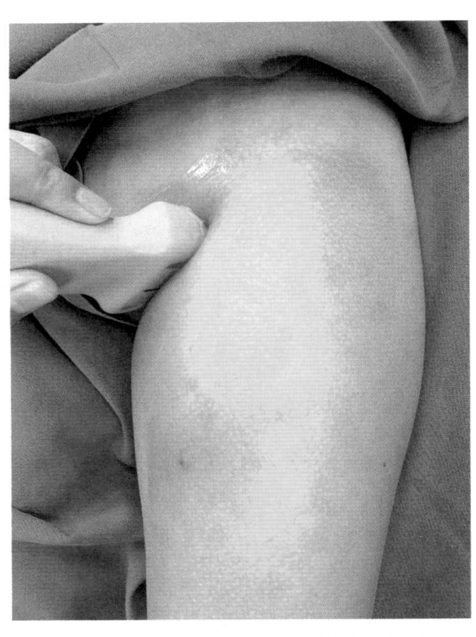

图 53-76　远端闭孔神经阻滞的扫描方法

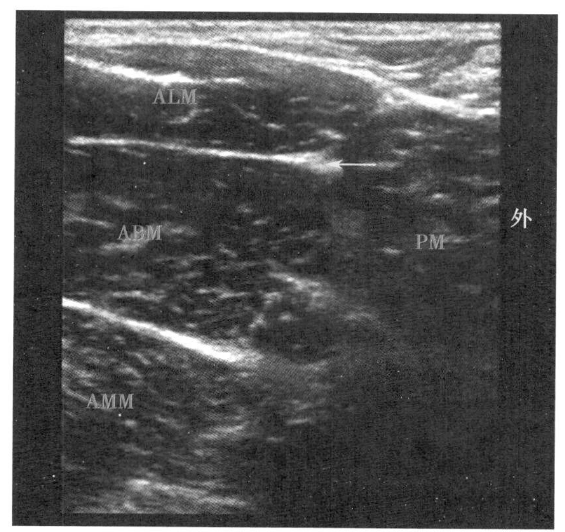

图 53-77 远端闭孔神经的超声影像
ALM:长收肌;ABM:短收肌;AMM:大收肌;
PM:耻骨肌;黄箭头:闭孔神经。

5)近端阻滞:在远端阻滞位置将探头向头侧滑动(图 53-78),可见骨性结构:耻骨上支;肌肉结构:闭孔外肌、耻骨肌、短收肌。在耻骨肌和闭孔外肌之间可见蜂窝状回声的闭孔神经总干(图 53-79)。推荐平面内进针。

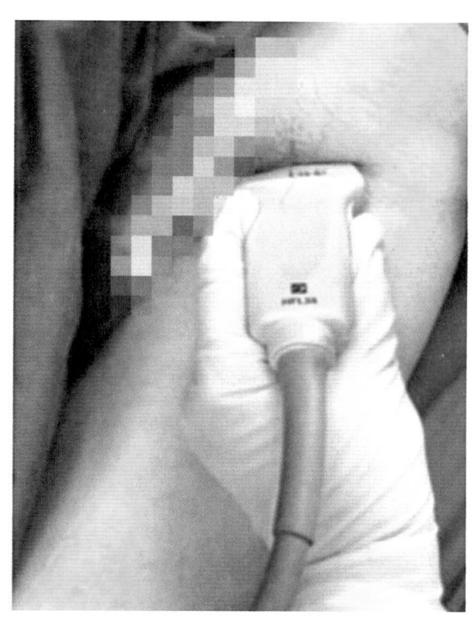

图 53-78 近端闭孔神经阻滞的扫描方法

6)注意事项:"水定位"技术有助于确认针尖的位置,而"水分离"技术能够在注药前分开筋膜层,提高阻滞成功率。神经有时会进入肌肉内走行,造成阻滞不全。远端阻滞无法阻滞闭孔神经髋关节支,推荐近端阻滞。闭孔神经有血管伴行,避免损伤血管或局部麻醉药血管内注射。

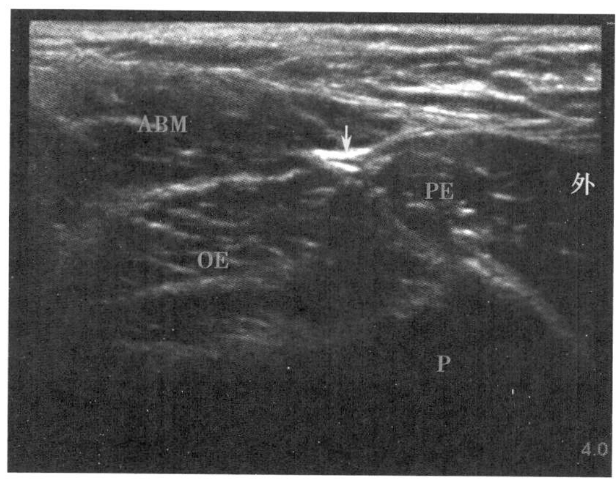

图 53-79 近端闭孔神经的超声影像
P 耻骨上支;OE:闭孔外肌;PE:耻骨肌;ABM:短收肌。

7)局部麻醉药用法及用量:阻滞每支神经(闭孔神经前支和后支)各需 0.35%~0.5% 罗哌卡因 5~10ml。

(4)股外侧皮神经阻滞

1)解剖:股外侧皮神经起源于 $L_{2\sim3}$ 脊神经前支。经腹股沟韧带下方或穿过韧带,在缝匠肌表面分为 2~5 支。

2)适应证:股骨外侧区域的手术麻醉及镇痛。联合股神经用于膝髋关节手术的术后镇痛。

3)超声图像的获取:患者平卧位。将高频探头横向置于腹股沟韧带外下方(图 53-80)。可见肌肉结构:缝匠肌和阔筋膜张肌,在缝匠肌外侧缘和阔筋膜张肌内侧缘间、阔筋膜和髂筋膜间的脂肪垫内,可见一支或几支低回声神经结构,即股外侧皮神经(图 53-81)。

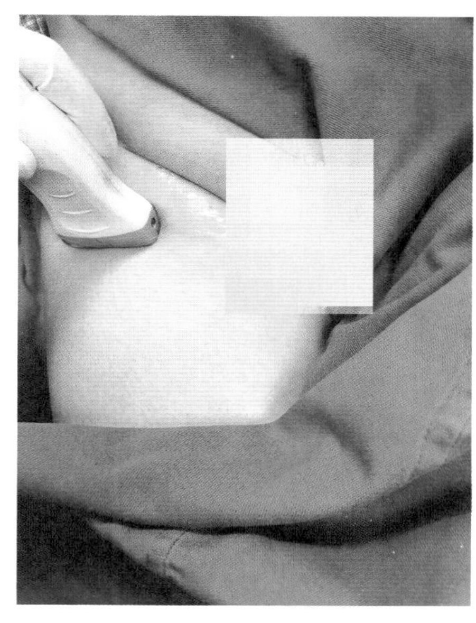

图 53-80 股外侧皮神经阻滞的扫描方法

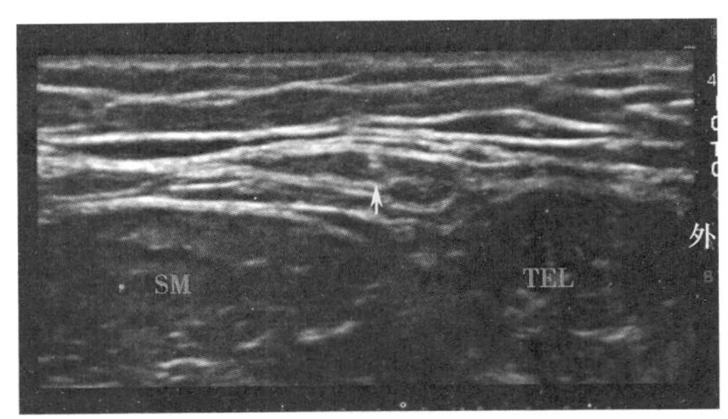

图 53-81　股外侧皮神经的超声影像
SM：缝匠肌；TFL：阔筋膜张肌；黄箭头：股外侧皮神经。

4）注意事项：股外侧皮神经变异较多，感觉支配范围差异大。

5）局部麻醉药用法及用量：阻滞每个分支 0.3%~0.5% 罗哌卡因 3~5ml。

（5）髂腹下 - 髂腹股沟神经阻滞

1）解剖：髂腹下神经来自于 T_{12} 及 L_1 脊神经的前支，在腰方肌表面向下走行，至髂嵴前上方穿出腹横肌，进入腹内斜肌及腹横肌之间的腹横筋膜平面。髂腹股沟神经来自于 L_1 脊神经前支，向外下斜行穿过腰方肌和髂肌，在髂嵴前部，髂腹下神经下方穿出腹横肌，进入腹横筋膜平面。两支神经间距离一般不超过 1cm。

2）适应证：可用于疝修补术、剖宫产术及开腹子宫切除术术中及术后镇痛，也可用于取髂骨植骨手术的镇痛。

3）超声图像的获取：患者平卧位，将高频探头紧贴髂前上棘内侧斜向放置于髂前上棘与脐连线上（图 53-82）。可见骨性结构：髂前上棘；肌肉结构：腹外斜肌、腹内斜肌、腹横肌。在腹内斜肌和腹横肌之间可见两个低回声类圆形结构，有时可见伴行的旋髂深动脉（图 53-83）。推荐使用平面内进针。

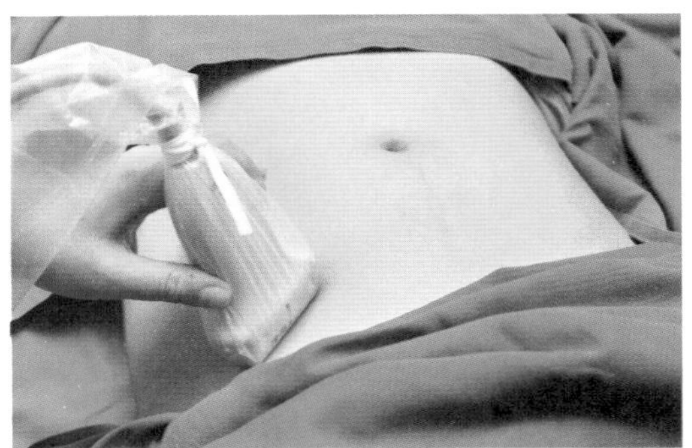
图 53-82　髂腹下 - 髂腹股沟神经阻滞的扫描方法

4）注意事项：旋髂深动脉与髂腹股沟神经伴行，注药前应仔细回抽以防局部麻醉药入血；使用超声引导平面内技术进针实时观察针尖位置可很好地避免腹膜或腹膜内脏器穿刺发生；阻滞范围差异大。

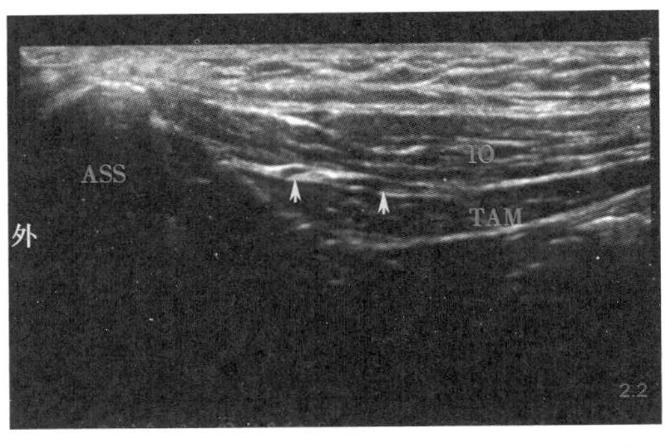

图 53-83　髂腹下 - 髂腹股沟神经的超声影像
ASS：髂前上棘；IO：腹内斜肌；TAM：腹横肌；黄箭头：神经。

5）局部麻醉药用法及用量：单侧 0.3%~0.5% 罗哌卡因 10~15ml。

（6）收肌管阻滞

1）解剖：收肌管位于股骨中 1/3 段前内侧，管状间隙。断面呈三角形，内含有：股动静脉，隐神经，股内侧皮神经。上口与股三角相通，下口为收肌腱裂孔，通腘窝上角。

2）适应证：①膝关节手术的术后镇痛。②与坐骨神经复合用于涉及内踝的足踝部手术的麻醉和镇痛。

3）超声图像的获取：患者平卧位，将高频探头横向放置于股骨内侧，髂前上棘和髌骨上缘连线中点附近，向远端扫描，确定收肌管入口和出口（图 53-84）。骨性结构：股骨；肌肉结构：外侧为股内侧肌，内侧浅层为缝匠肌，深层为长收肌或者大收肌。在缝匠肌深方，长收肌和股内侧肌之间可见股动静脉以及隐神经（图 53-85）。推荐平面内进针。

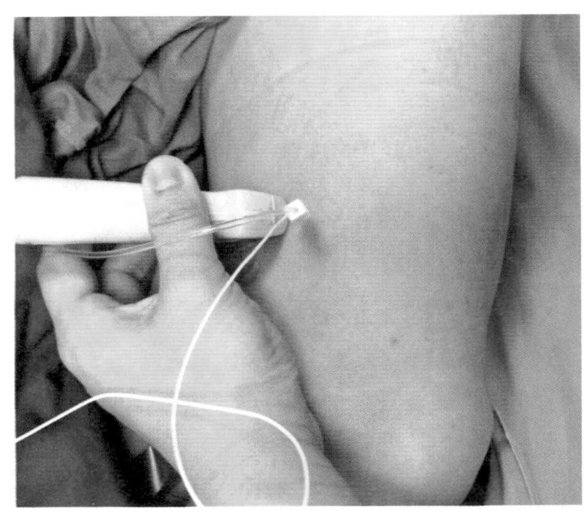
图 53-84　收肌管阻滞的扫描方法

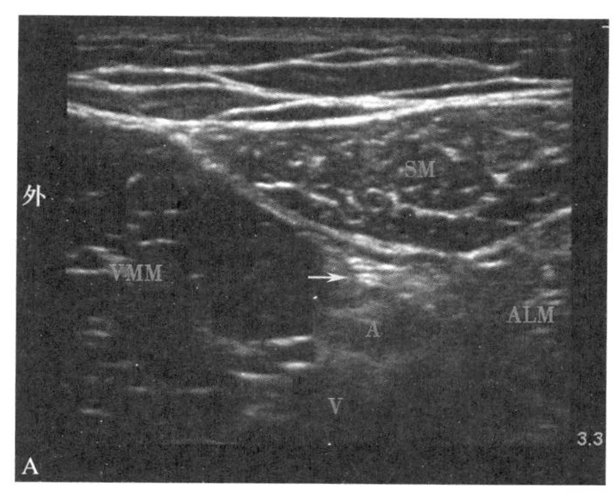

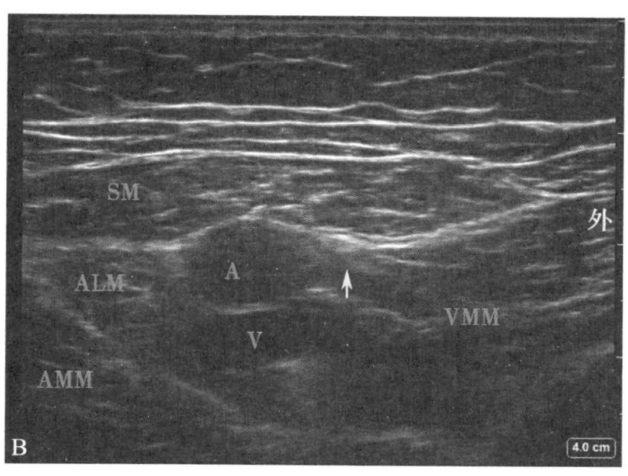

图 53-85　收肌管的超声影像

VMM：股内侧肌；SM：缝匠肌；ALM：长收肌；A：股动脉；V：股静脉；黄箭头：隐神经。

4）注意事项：收肌管膜有时与股动脉紧密相连，穿刺时避免损伤股动脉；注意股静脉的穿支和股动脉的分支膝降动脉，避免损伤；大容量局部麻醉药的收肌管阻滞可以阻滞股神经的肌支；隐神经显影不佳时，可将局部麻醉药注射在股动脉外侧。

5）局部麻醉药用法及用量：0.5% 罗哌卡因 ED_{95} 为 10.4ml，一般临床用量 10~20ml。连续阻滞通常使用 0.15%~0.2% 罗哌卡因，背景量 5ml/h，PCA 5~10ml/ 次，锁定时间 30 分钟。

2. 骶丛及其分支阻滞

（1）骶丛：即骶旁坐骨神经阻滞。

1）解剖：骶丛起源于 L4、L5、S1~S3 的脊神经前根，由坐骨大孔出盆腔，进入臀部，在梨状肌深面走行。

2）适应证：小腿、足踝部手术麻醉和镇痛；与腰丛神经阻滞可以完成全部下肢手术的麻醉和镇痛。

3）超声图像的获取：患者侧卧位或者俯卧位。将低频探头斜向放置于髂后上棘和股骨粗隆连线内侧 1/3（图 53-86），可见连续的高回声髂骨皮质，向尾侧滑动探头，看到连续的骨皮质消失即坐骨大孔，在坐骨大孔内穿出走行于臀大肌和梨状肌深方的高回声蜂窝状结构即为坐骨神经（图 53-87）。推荐平面内进针。

4）注意事项：坐骨神经位置较深，必要时复合神经刺激器帮助定位。臀下动脉位于坐骨神经深方，穿刺时避免过深损伤臀下动脉。大剂量局部麻醉药可以阻滞闭孔神经。大剂量局部麻醉药可以扩散到骶前间隙，造成尿潴留。

5）局部麻醉药用法及用量：0.3%~0.5% 罗哌卡因 15~25ml。

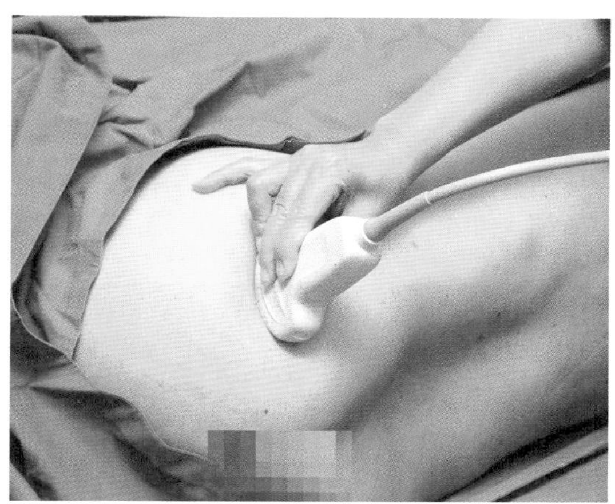

图 53-86　骶丛阻滞的扫描方法

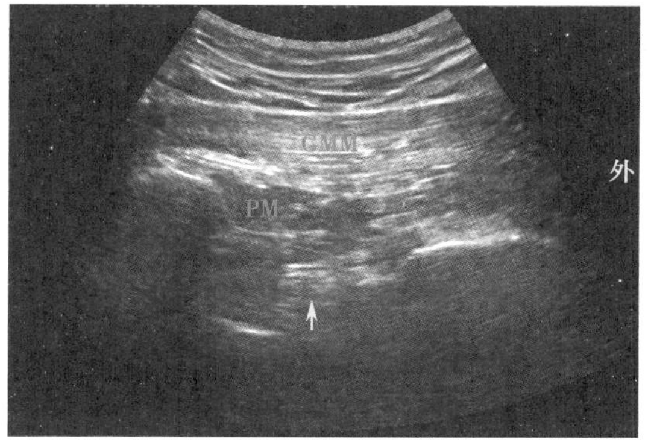

图 53-87　骶丛的超声影像

GMM：臀大肌；PM：梨状肌；黄箭头：坐骨神经。

（2）臀下入路坐骨神经阻滞

1）解剖：坐骨神经从梨状肌下孔穿出后，向外下方走行，在坐骨结节和大转子水平，神经位于两者连线的中点的深部，稍偏内侧。

2）适应证：小腿，足踝部手术麻醉和镇痛；与腰丛神经阻滞可以完成膝关节以下的麻醉和镇痛。

3）超声图像的获取：患者侧卧位或者俯卧位。将低频探头横向放置于股骨粗隆和坐骨结节之间（图 53-88）。可见骨性结构：外侧股骨粗隆，内侧坐骨结节；肌肉结构：臀大肌、股方肌。在两个骨性结构之间，臀大肌和股方肌之间的椭圆形高回声蜂窝状结构即坐骨神经（通常更接近坐骨结节）（图 53-89）。可选择平面外或者平面内进针。

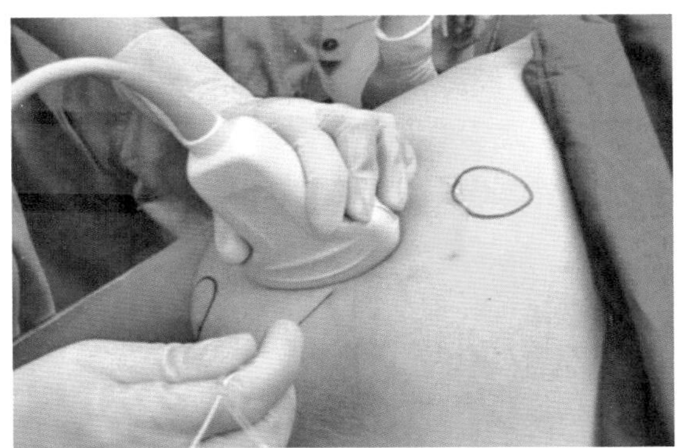

图 53-88　臀下坐骨神经阻滞的扫描方法

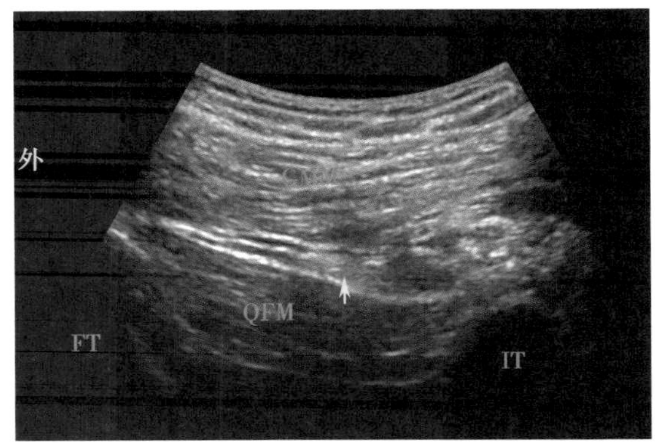

图 53-89　臀下坐骨神经的超声影像
FT：股骨粗隆；IT：坐骨结节；GMM：臀大肌；QFM：股方肌；黄箭头：坐骨神经。

4）注意事项：部分患者臀下区域坐骨神经扁而宽，短轴难以确认，采用长轴扫描有助于辨认神经，必要时联合神经刺激器定位。此处股后皮神经和半膜肌支，半腱肌支都有可能已经分出，阻滞有可能造成止血带镇痛不完善。

5）局部麻醉药用法及用量：单次阻滞常用 0.5% 罗哌卡因 20~30ml。连续阻滞可选择 0.15%~0.2% 罗哌卡因，背景量 5ml/h，PCA5~10ml/ 次，锁定时间 30 分钟。

（3）腘窝入路坐骨神经阻滞

1）解剖：腘窝的坐骨神经，外侧边界为股二头肌的长头，内侧为半膜肌和半腱肌。此处坐骨神经最为表浅，腘动脉和腘静脉位于坐骨神经深层。坐骨神经在腘窝区已分为外侧的腓总神经和内侧的胫神经。

2）适应证：膝关节以下坐骨神经支配区域手术操作；与隐神经阻滞联合可完成膝关节以下手术，术后镇痛。

3）超声图像的获取：患者通常侧卧位或者俯卧位，也可平卧、将患侧下肢垫高。将高频超声探头横向放置于腘窝三角内（图 53-90）。可见骨性结构：股骨；肌肉结构：外侧为股二头肌，内侧为半膜肌半腱肌。在肌肉深方可见股动脉和股静脉，在肌肉和血管之间可见两个椭圆形高回声蜂窝状结构，外侧为腓总神经，内侧为胫神经。两个神经从腘窝顶端到腘窝皱褶逐渐分开（图 53-91）。可选择平面内或平面外进针。

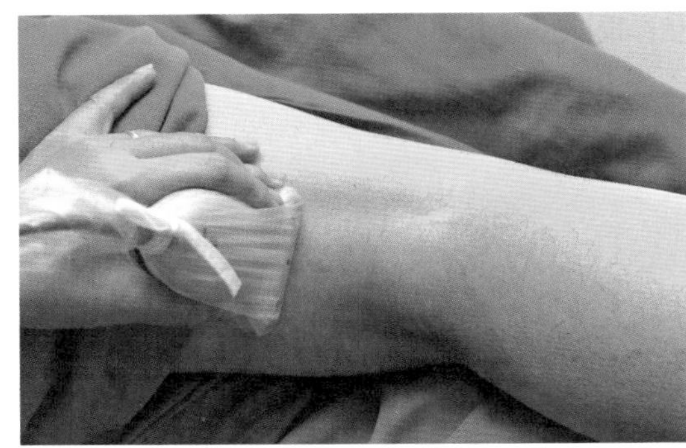

图 53-90　腘窝坐骨神经阻滞的扫描方法

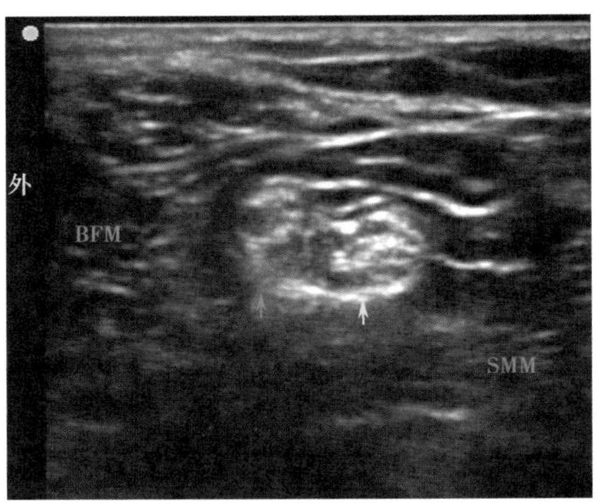

图 53-91　腘窝坐骨神经的超声影像
BFM：股二头肌；SMM：半膜肌；黄箭头：胫神经；红箭头：腓总神经。

4）注意事项：如坐骨神经未能清晰显示，可调整探头角度使超声束朝向足部。在腘部远端，坐骨神经的走行更为表浅。将探头角度朝向足部可以使超声束与神经呈 90°,从而使神经更易显影。如神经显影比较困难,可让患者跖屈或背屈足部。在足部的运动过程中,常可以观察到胫神经和腓神经上下移动的“跷跷板”征。胫神经和腓总神经分支的部位变异很大。

5)局部麻醉药用法及用量:通常用量为15~20ml。

3. 踝阻滞　踝部主要包括五根神经:股神经的终末支隐神经、坐骨神经终末支胫后神经、腓深神经、腓浅神经、腓肠神经。

(1)胫后神经阻滞

1)解剖:支配后踝和足底,走行于跟腱和胫后动脉之间。

2)适应证:足底和跟骨手术镇痛。

3)超声图像的获取:患者仰卧位,踝关节垫高,将高频探头横向置于踝关节内侧(图 53-92)。可见骨性结构:胫骨;肌肉结构:踇长屈肌肌腱、趾长屈肌肌腱。位于胫骨后侧,踇长屈肌肌腱、胫后动静脉与跟腱之间的蜂窝状高回声影像即胫后神经(图 53-93)。可使用平面内或者平面外进针。

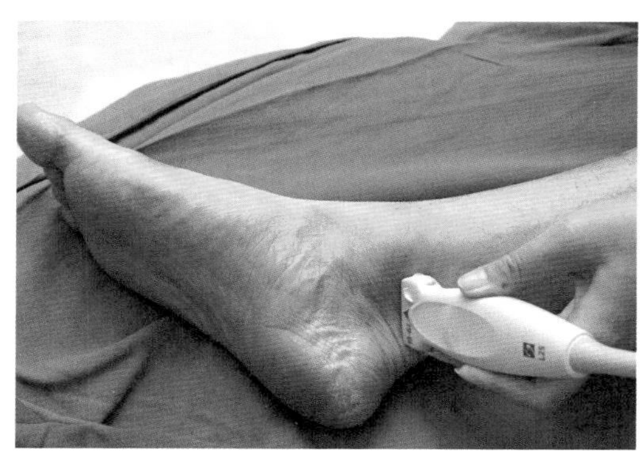

图 53-92　胫后神经阻滞的扫描方法

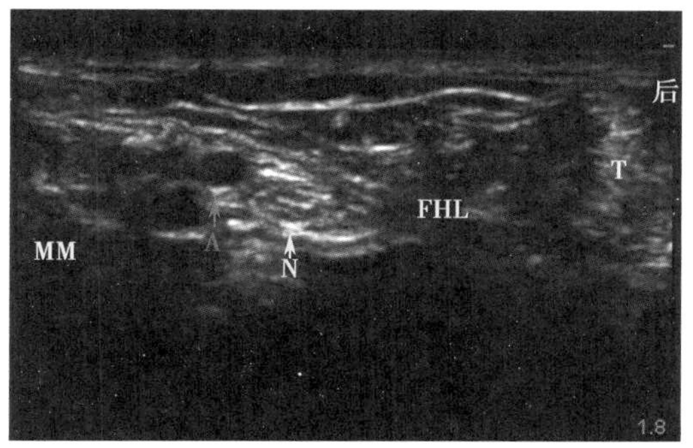

图 53-93　胫后神经的超声影像
MM:趾长屈肌;FHL:踇长屈肌;T:跟腱;A:胫后动脉;N:胫后神经。

4)注意事项:肌腱和神经超声影像接近,注意区分。有时胫后动静脉显影不明显,避免损伤血管。

5)局部麻醉药用法及用量:0.3%~0.5% 罗哌卡因 5~10ml。

(2)腓深神经阻滞

1)解剖:腓深神经在踝关节与胫前动脉在胫骨表面伴行。

2)适应证:腓深神经支配第一二趾间皮肤感觉,相应部位手术麻醉及镇痛。

3)超声图像的获取:患者仰卧位,将高频探头横向置于胫骨远端前方(图 53-94)。可见骨性结构:胫骨;肌肉结构:趾长伸肌、踇长伸肌。在肌肉和胫骨之间可见胫前动脉,腓深神经由内而外跨过胫前动脉的高回声结构(图 53-95)。推荐使用平面内或者平面外进针。神经较细,超声下有时显影困难。

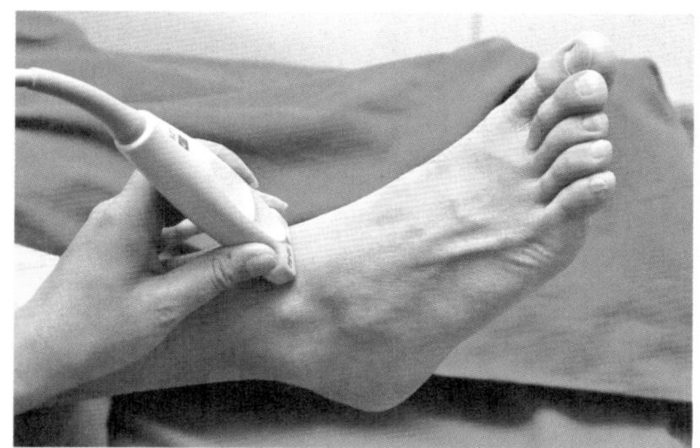

图 53-94　腓深神经阻滞的扫描方法

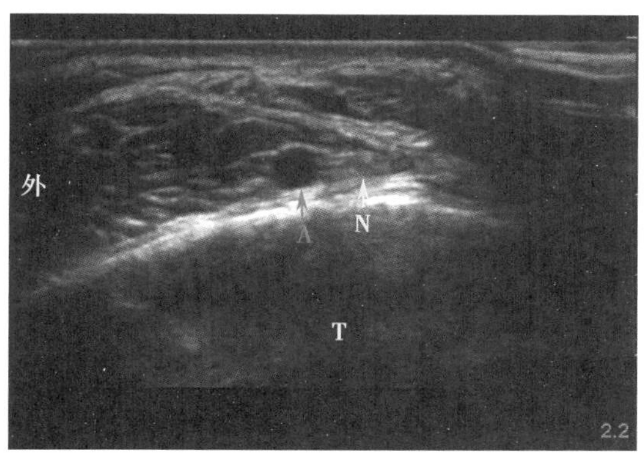

图 53-95　腓深神经的超声影像
T:胫骨;A:胫前动脉;N:腓深神经。

4)注意事项:腓深神经纤细,超声下显影困难,可于胫前动脉周围注射局部麻醉药。

5)局部麻醉药用法及用量:0.3%~0.5% 罗哌卡因 3~5ml。

(3)腓浅神经阻滞

1)解剖:腓浅神经在踝关节外上方,腓浅神经走行在腓骨肌和趾长伸肌之间。

2)适应证:足背部手术的麻醉或者镇痛。

3)超声图像的获取:患者仰卧位,踝关节垫高,将高频探头置于外踝前上方(图 53-96)。可见骨性结构:腓骨;肌肉结构:腓骨肌和趾长伸肌。腓浅神经在腓骨肌和趾长伸肌的肌间隙内的高回声结构(图 53-97)。可使用平面内或者平面外进针。神经较细,超声下有时显影困难。

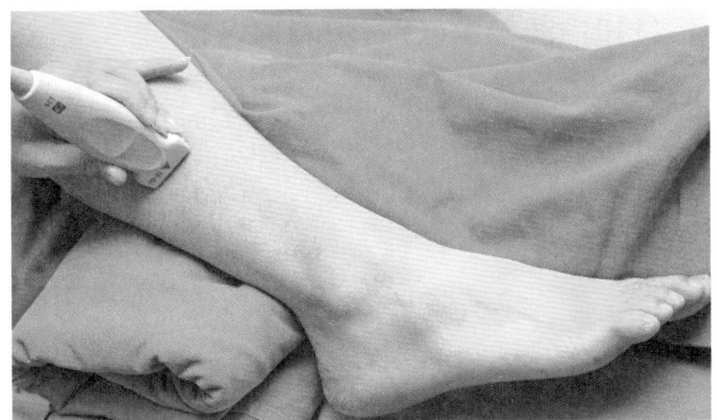

图 53-96 腓浅神经阻滞的扫描方法

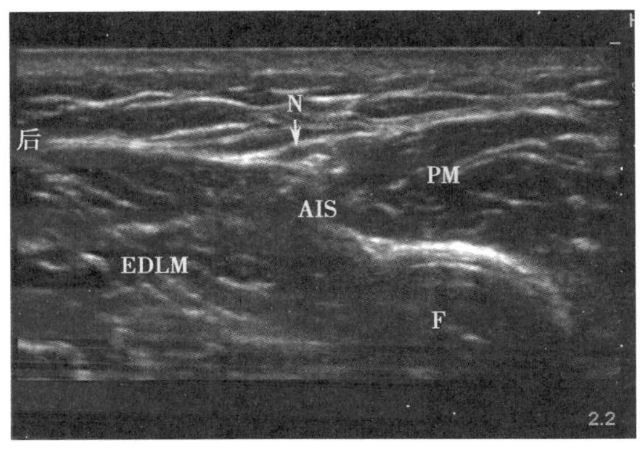

图 53-97 腓浅神经的超声影像

F:腓骨;EDLM:趾长屈肌;PM:腓骨肌;AIS:肌间隔;黄箭头:腓浅神经。

4)注意事项:腓浅神经纤细,超声显影困难时,将局部麻醉药注射在肌肉间隙即可。

5)局部麻醉药用法及用量:0.35%~0.5% 罗哌卡因 3~5ml。

(4)隐神经阻滞

1)解剖:隐神经为股神经的终末支,在小腿内侧与大隐静脉伴行。

2)适应证:涉及内踝及小腿内侧的手术麻醉及镇痛。

3)超声图像的获取:患者仰卧位,踝关节垫高,将高频探头置于内踝上方(图 53-98)。可见骨性结构即胫骨。在胫骨浅层,软组织筋膜内可见大隐静脉及与其伴行呈高回声的隐神经。神经较细,超声下有时显影困难(图 53-99)。可使用平面内或者平面外进针。

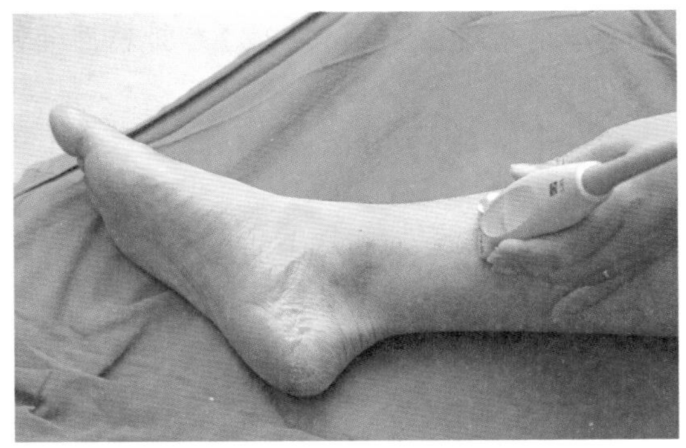

图 53-98 隐神经阻滞的扫描方法

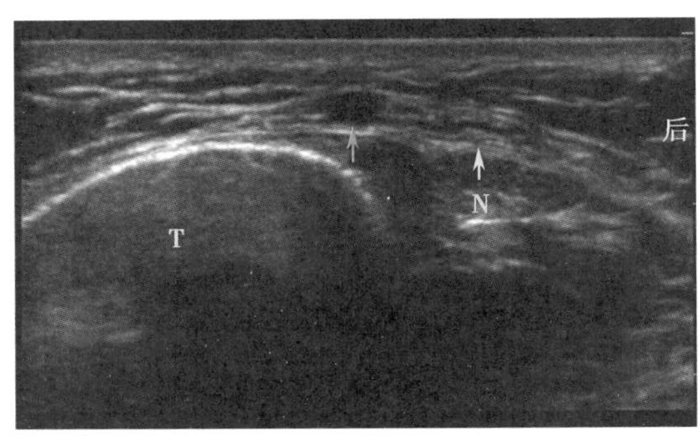

图 53-99 隐神经的超声影像

T:胫骨;红箭头:大隐静脉;黄箭头:隐神经。

4)注意事项:隐神经为感觉神经,支配区域变异较大;且神经纤细,超声显影困难时将局部麻醉药注射在大隐静脉附近即可。当大隐静脉显像不佳时,可在近端使用止血带使其充盈。

5)局部麻醉药用法及用量:0.3%~0.5% 罗哌卡因 3~5ml。

(5)腓肠神经阻滞

1)解剖:由胫神经和腓总神经的分支组成,与小隐静脉伴行。

2)适应证:涉及足和踝的外侧缘的手术麻醉及镇痛。

3)超声图像的获取:患者仰卧位,踝关节垫高,将高频探头置于外踝后上方(图 53-100)。可见骨性结构:腓骨;肌肉结构:比目鱼肌。在比目鱼肌浅层,软组织筋膜内可见小隐静脉,腓肠神经为与其伴行的高回声结构(图 53-101)。神经较细,超声下有时显影困难。可使用平面内或者平面外进针。

4)注意事项:①腓肠神经纤细,超声显影困难时将局部麻醉药注射在小隐静脉附近即可。②当小隐静脉显像不佳时,可在近端使用止血带使其充盈。

5）局部麻醉药用法及用量：0.3%~0.5% 罗哌卡因 3~5ml。

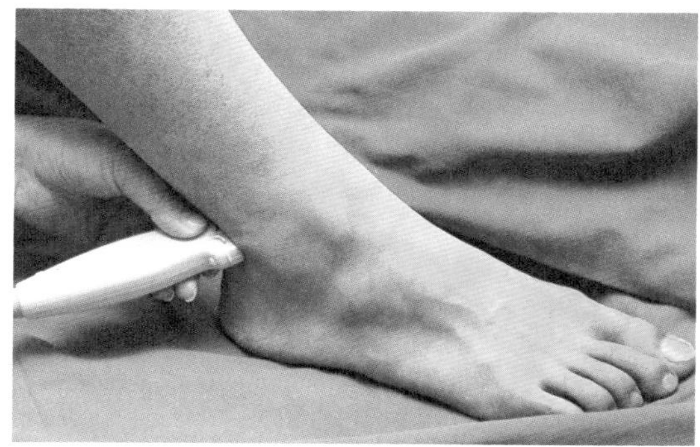

图 53-100　腓肠神经阻滞的扫描方法

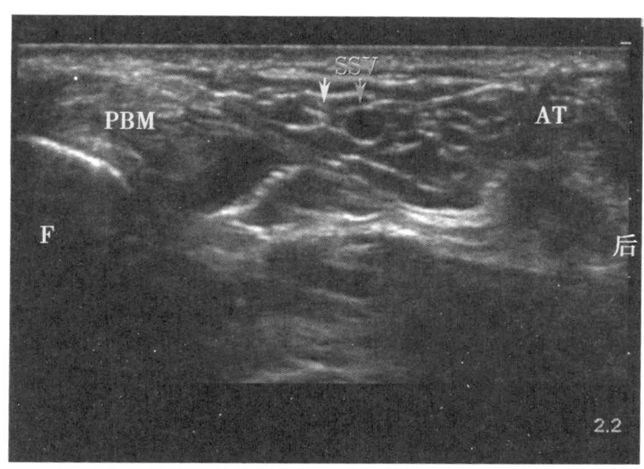

图 53-101　腓肠神经的超声影像
F：腓骨；PBM：腓骨肌；AT：跟腱；红箭头：小隐静脉；黄箭头：腓肠神经。

（四）躯干

1. 胸椎旁阻滞

（1）解剖：胸段椎旁间隙为肋骨头及肋骨颈之间的楔形区域，后壁为肋横突韧带，前外侧壁为胸膜及胸内筋膜，内侧壁为椎体、椎间孔及椎间盘。椎旁间隙向外于肋间隙相通，向内与椎管腔连接，并与上下相邻节段的椎旁间隙相通。椎旁间隙内走行了肋间神经、脊神经后支、肋间动静脉、交通支及交感链。

（2）适应证：乳腺手术、开胸手术、胆囊手术、肾及输尿管手术的术中及术后镇痛。

（3）超声图像的获取：患者侧卧位或者俯卧位。将高频或者低频探头放置于手术区域的肋间隙，棘突外侧，平行肋骨放置（图 53-102）。看到高回声的横突和肋骨的结构后向头侧或者尾侧平行滑动探头，确认胸椎旁间隙，高回声的胸膜，胸膜具有特征性的胸膜滑动征及彗星尾征。滑过横突可见肋横突上韧带，肋横突上韧带，胸膜，椎体围成的三角形间隙即胸椎旁间隙。推荐平面内进针（图 53-103）。将局部麻醉药注射到胸椎旁间隙内，注射局部麻醉药可见胸膜下陷。

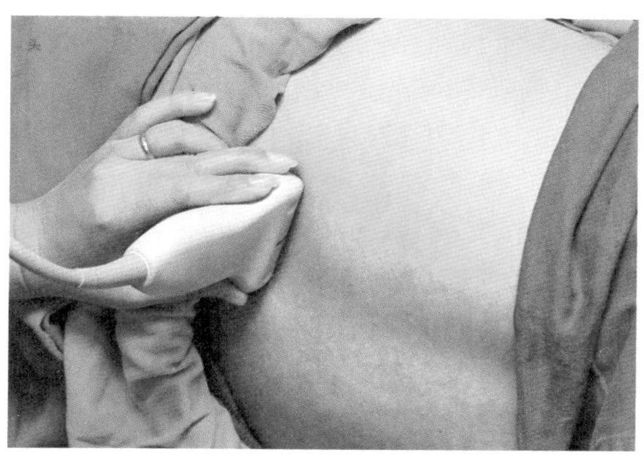

图 53-102　胸椎旁阻滞的扫描方法

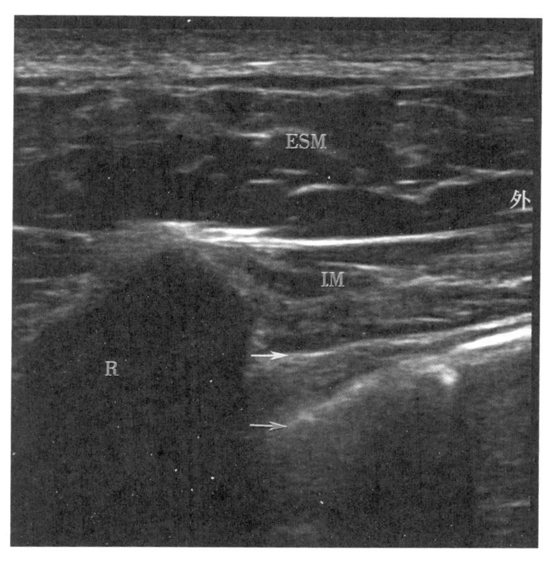

图 53-103　胸椎旁间隙的超声影像
R：肋骨；ESM：竖棘肌；IM：肋间肌；黄箭头：肋间内膜；红箭头：胸膜。

（4）注意事项

1）进针过程中注意明确针尖位置。穿刺后注意观察胸膜滑动征及彗星尾征是否存在，若存在则可基本排除气胸风险。

2）穿刺前应使用多普勒技术明确肋间血管位置，注意避免损伤肋间动脉。

3）有血气胸或者胸膜粘连的患者胸膜下陷可不典型。

（5）局部麻醉药用法及用量：由于肋间间隙存在神经的交叉支配，因此肋间神经阻滞需同时阻滞切口所在间隙及相邻上下两个间隙的肋间神经。一般选用 0.3%~0.5% 罗哌卡因，每个间隙注

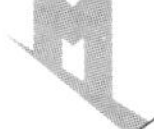

射 5~10ml 或者单个间隙 20ml。

2. 肋间神经阻滞

(1) 解剖：肋间神经走行于每条肋骨下缘的肋沟中，肋间神经与肋间血管伴行在肋间内肌和肋间最内肌之间，神经位于神经血管束的最下方。

(2) 适应证：胸部手术的麻醉和镇痛。

(3) 超声图像的获取：患者侧卧位，将高频探头纵向置于肩胛线与腋后线之间、拟阻滞间隙的肋间隙(图 53-104)。可见骨性结构：肋骨；肌肉结构：肋间外肌、肋间内肌及肋间最内肌；以及高回声的胸膜(图 53-105)。通常使用平面外进针，将局部麻醉药注射到肋间内肌和肋间最内肌之间。

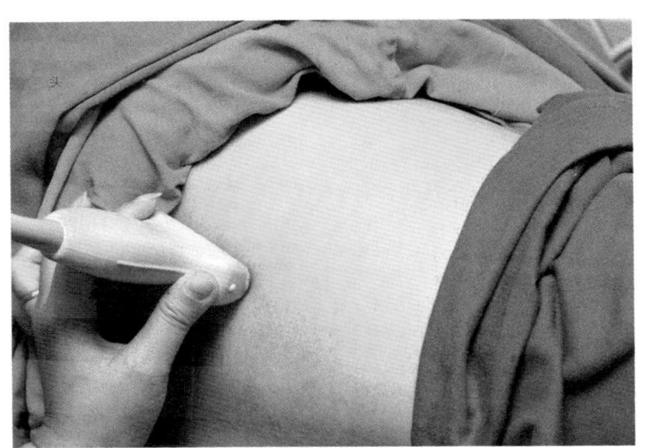
图 53-104　肋间神经阻滞的扫描方法

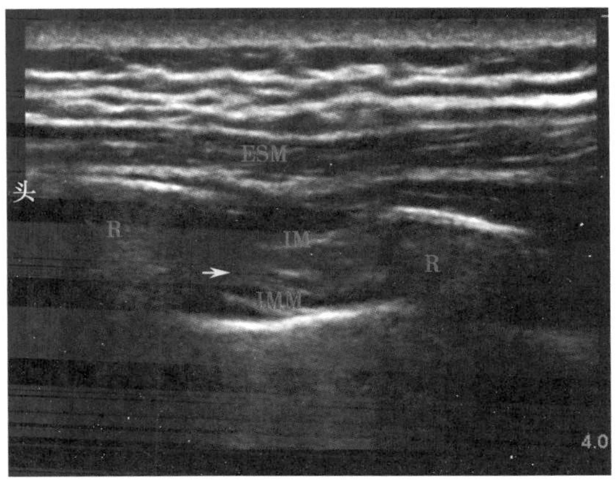

图 53-105　肋间隙的超声影像

R：肋骨；ESM：竖棘肌；IM：肋间内肌；IMM 肋间最内肌；黄箭头：血管神经束。

(4) 注意事项

1) 由于肋间神经紧邻肋间动静脉，且需要多点阻滞，因而易发生中毒，因此注药前应仔细回抽并控制局部麻醉药总量。

2) 穿刺前应使用多普勒技术明确肋间血管位置，注意避免损伤肋间动脉。

3) 一个肋间隙除受同一肋间神经分支支配外外，还有来自上一和下一节段的肋间神经分支支配，故要获得一个肋间隙的完善阻滞需同时阻断紧邻的三个肋间神经。

(5) 局部麻醉药用法及用量：一般选用 0.3%~0.5% 罗哌卡因，每个间隙注射 5ml。

3. 胸肌间隙阻滞(PECS 阻滞)

(1) 解剖：臂丛神经的分支胸内侧神经和胸外侧神经走行于胸大肌和胸小肌之间。$T_{2\sim4}$ 肋间神经外侧皮支穿出肋间内肌、肋间外肌、前锯肌分为前后两支走行于前锯肌浅层。来源于肋间神经的肋间臂神经纤维和胸长神经也走行在前锯肌浅层。

(2) 适应证：胸部、乳腺、腋窝手术的麻醉和术后镇痛。

(3) 超声图像的获取

1) PECS1 阻滞：患者仰卧位，将高频探头放置于锁骨下腋前线 2~3 肋(图 53-106)，可见骨性结构：第二、三肋骨；肌肉结构：胸大肌、胸小肌、前锯肌。有时可见胸肩峰动脉胸肌支位于胸大肌和胸小肌之间的肌间隙内(图 53-107)。推荐平面内进针，将局部麻醉药注射在胸大肌与胸小肌的肌间隙内。

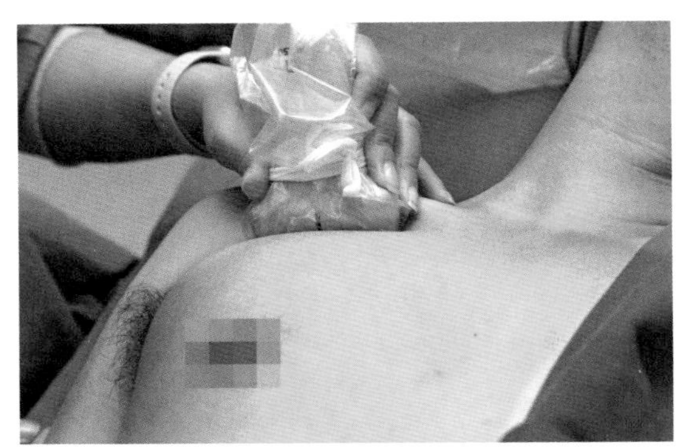
图 53-106　PECS1 阻滞的扫描方法

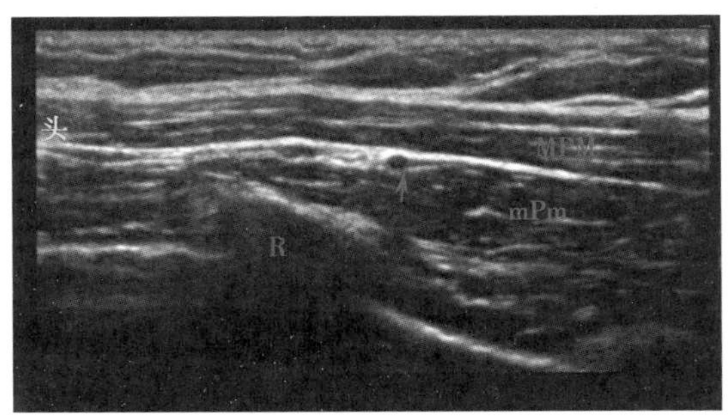

图 53-107　PECS1 阻滞的超声影像

R：肋骨；MPM：胸大肌；mPm：胸小肌；红箭头：胸肩峰动脉。

2) PECS2 阻滞：患者仰卧位，将高频探头纵向放置于腋前线 3-4 肋（图 53-108），可见骨性结构：第三，四肋骨；肌肉结构：胸大肌，胸小肌，前锯肌（图 53-109）。推荐平面内进针，将局部麻醉药一部分注射在胸大肌和胸小肌之间，一部分局部麻醉药注射在前锯肌浅层或者深层。

3) 前锯肌平面阻滞：患者仰卧位或者侧卧位，将高频探头纵向放置于腋中线第 5 肋（图 53-110），可见骨性结构：第四、五肋骨；肌肉结构：背阔肌、前锯肌、大圆肌（图 53-111）。推荐平面内进针，将局部麻醉药注射于前锯肌浅层或者深层。

（4）注意事项：注意区分肌肉的肌间隙，将局部麻醉药注射在间隙内。

（5）局部麻醉药用法及用量：胸大肌和胸小肌之间可选择 0.3%~0.5% 罗哌卡因 10ml，前锯肌浅层或者深层 20ml。

4. 胸横肌平面阻滞

（1）解剖：肋间神经前皮支在胸骨侧缘处穿出肋间内肌和胸大肌至皮下。

（2）适应证：胸骨手术镇痛，复合胸肌间隙阻滞用于胸部手术镇痛。

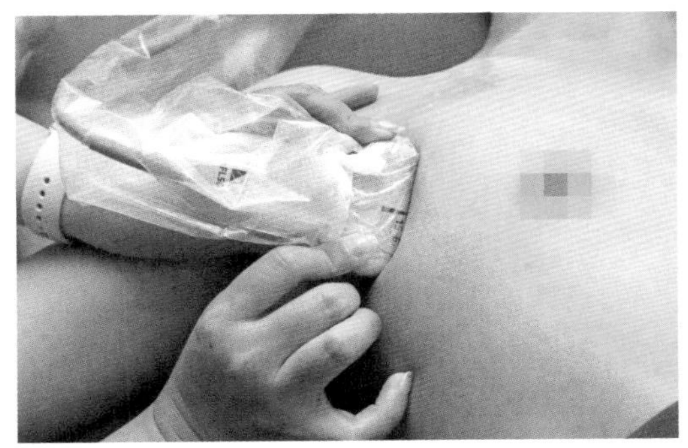

图 53-108　PECS2 阻滞的扫描方法

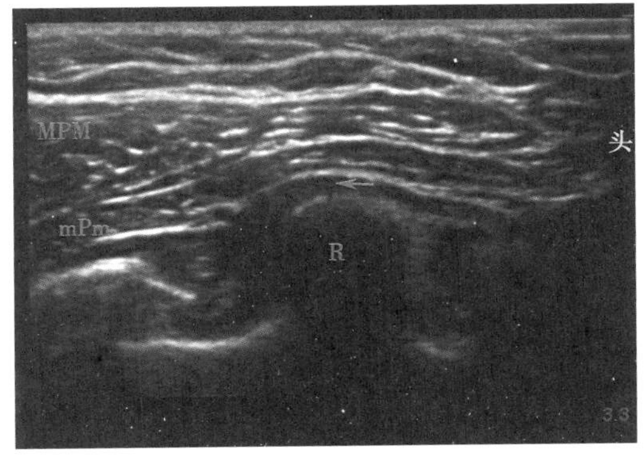

图 53-109　PECS2 阻滞的超声影像
R：肋骨；MPM：胸大肌；mPm：胸小肌；红箭头：前锯肌。

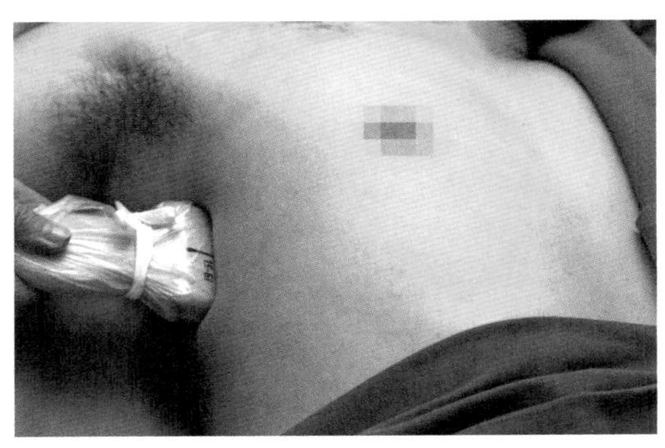

图 53-110　前锯肌平面阻滞的扫描方法

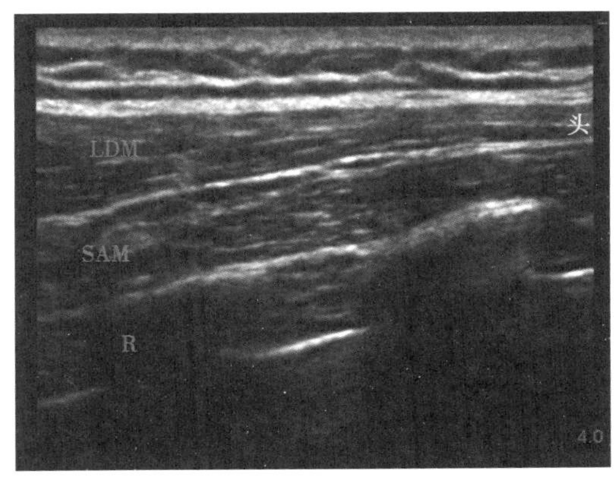

图 53-111　前锯肌平面的超声影像
R：肋骨；LDM：背阔肌；SAM：前锯肌。

（3）超声图像的获取：患者仰卧位，将高频探头纵向置于拟阻滞节段的胸骨旁（图 53-112）。可见骨性结构：胸骨及肋软骨；肌肉结构：胸横肌、肋间内肌、胸大肌（图 53-113）。推荐平面内或者平面外进针，将局部麻醉药注射到胸横肌和肋间内肌之间的肌间隙内，或者肋间内肌和胸大肌的肌间隙内。

（4）注意事项：胸廓内动脉位于胸横肌和肋间内肌之间，进针时避免损伤。

（5）局部麻醉药用法及用量：每侧 0.3%~0.5% 罗哌卡因 10~15ml。

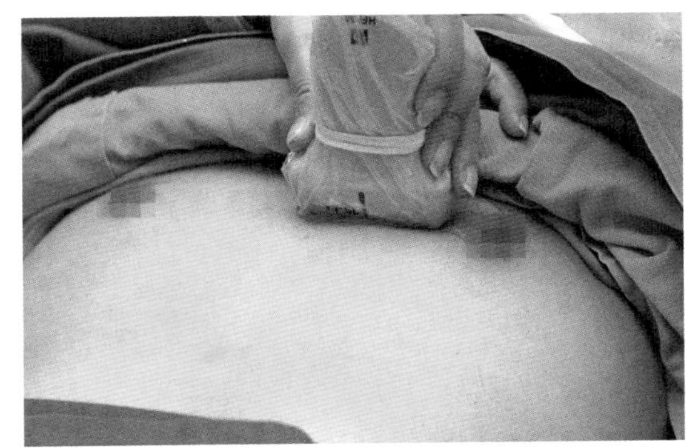

图 53-112　胸横肌平面阻滞的扫描方法

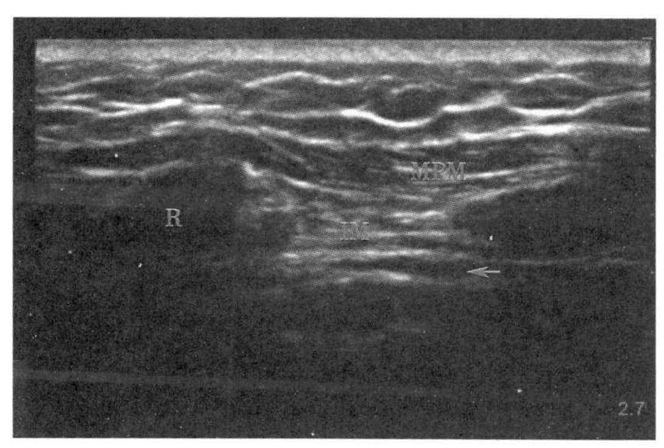

图 53-113　胸横肌平面的超声影像

R：肋软骨；IM：肋间肌；MPM：胸大肌；红箭头：胸横肌。

5. 腹横肌平面阻滞

(1) 解剖：支配前腹壁的神经来自于 T_6~L_1 神经根，它们在分支进入前腹壁之前将穿过位于腹内斜肌和腹横肌之间的神经血管平面（TAP），此外，在这一平面内，T_6~L_1 神经与相邻节段神经紧密联系并且广泛分支。将一定量局部麻醉药注射入这一平面可阻滞支配前腹壁皮肤及肌肉感觉的神经。

(2) 适应证：经腹前列腺切除术、肠切除术、胆囊手术、剖宫产术、经腹子宫全切术、阑尾切除术，以及疝修补术的术中及术后镇痛。

(3) 超声图像的获取：患者仰卧位，将超声探头横向置于肋缘和髂嵴之间的腋前线位置（图 53-114）。可见肌肉结构：腹外斜肌、腹内斜肌和腹横肌。以及腹横肌深方高回声的腹膜（图 53-115）。推荐平面内进针。将局部麻醉药注射于腹内斜肌和腹横肌之间的筋膜间隙内。

(4) 注意事项：由于脊神经的支配是双侧性的，因此阑尾、疝气及胆囊手术仅需行单侧 TAP 阻滞，而腹正中切口肠道手术、子宫手术及前列腺手术需行双侧 TAP 阻滞。

(5) 局部麻醉药用法及用量：每侧注入 0.5% 罗哌卡因 20~25ml。

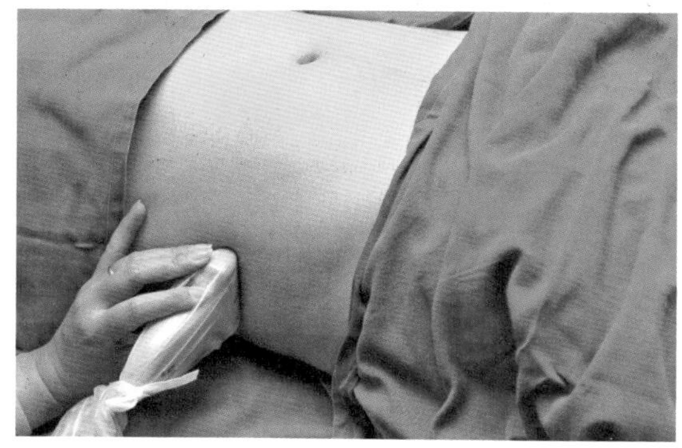

图 53-114　腹横肌平面阻滞的扫描方法

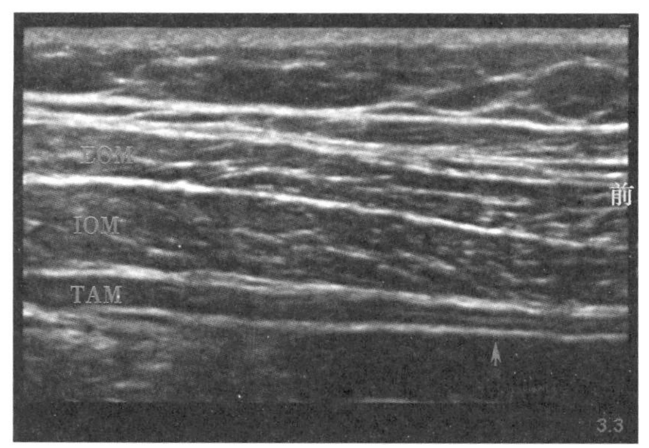

图 53-115　腹横肌平面的超声影像

EOM：腹外斜肌；IOM：腹内斜肌；TAM：腹横肌；红箭头：腹膜。

6. 腹直肌鞘阻滞

(1) 解剖：腹外斜肌、腹内斜肌、腹横肌的筋膜分成两层包绕腹直肌，形成前后鞘。弓状线以下水平，腹直肌仅有前鞘，没有后鞘。第 9~11 肋间神经走行于腹直肌和腹直肌后鞘之间，穿出腹直肌到皮下。

(2) 适应证：脐疝等腹正中手术。

(3) 超声图像的获取：患者仰卧位，将高频探头放置于脐的一侧（图 53-116）。可见肌肉结构：腹直肌、腹外斜肌、腹内斜肌、腹横肌（图 53-117）。推荐使用平面内进针，由外向内穿刺，将局部麻醉药注射于腹直肌和腹直肌后鞘之间。

(4) 注意事项：腹壁有小动脉，注意避免损伤或者局部麻醉药血管内注射。

(5) 局部麻醉药用法及用量：每侧注入 0.3%~0.5% 罗哌卡因 15~20ml。

7. 竖脊肌平面阻滞

(1) 解剖：胸神经的背支穿过竖脊肌、菱形肌和斜方肌至皮下。竖脊肌深方的局部麻醉药可通过神经穿出的位置以及韧带的间隙扩散到胸椎旁间隙内。

(2) 适应证：上腹部、胸部、背部手术的麻醉和镇痛。

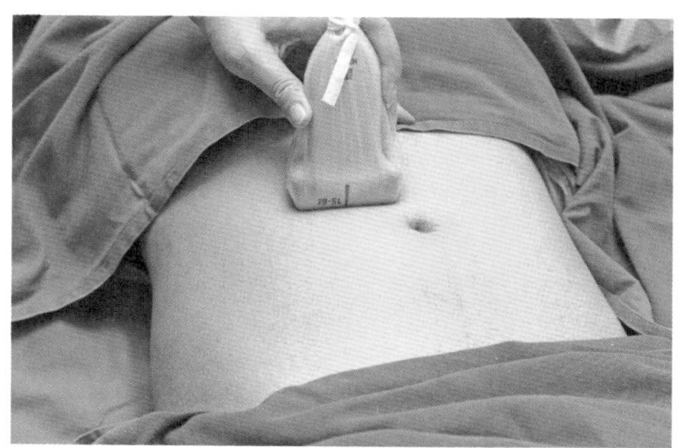

图 53-116　腹直肌鞘阻滞的扫描方法

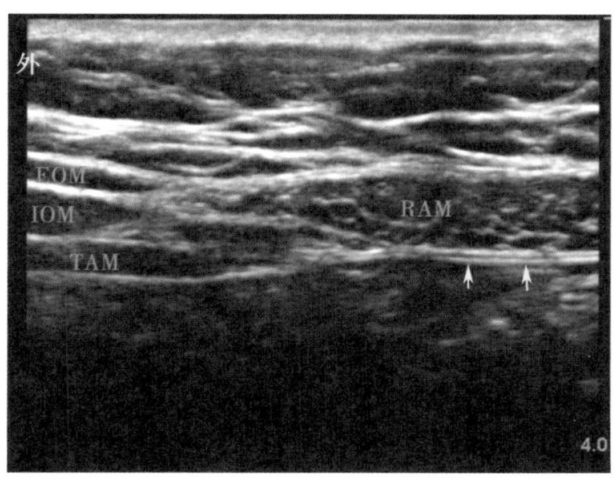

图 53-117　腹直肌鞘的超声影像

EOM：腹外斜肌；IOM：腹内斜肌；TAM：腹横肌；RAM：腹直肌；黄箭头：腹直肌后鞘。

(3)超声图像的获取：患者侧卧位或者俯卧位，将高频探头放置于相应胸椎棘突旁的位置(图 53-118)。可见骨性结构：胸椎棘突、横突；肌肉结构：竖脊肌、菱形肌、斜方肌等(图 53-119)。推荐平面内进针，将局部麻醉药注射在竖脊肌深层。

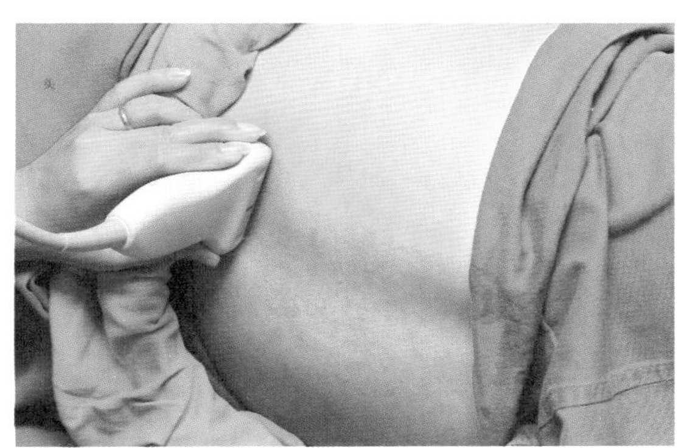

图 53-118　竖脊肌平面阻滞的扫描方法

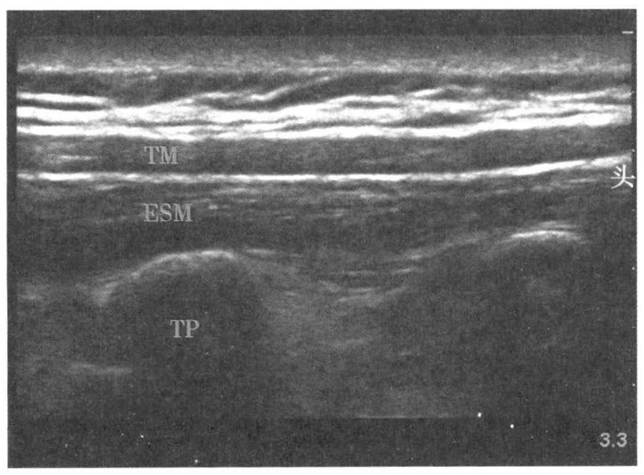

图 53-119　竖脊肌平面的超声影像

TP：横突；ESM：竖脊肌；TM 斜方肌。

(4)注意事项：竖脊肌阻滞操作简单，但是相对于胸椎旁阻滞，阻滞范围不确切，起效时间长。

(5)局部麻醉药用法及用量：0.3%~0.5% 罗哌卡因 20~30ml。

8. 腰方肌阻滞

(1)解剖：T_{12}~L_1 脊神经的前支髂腹下，髂腹股沟神经走行于腰大肌和腰方肌之间。

(2)适应证：髂骨手术和下腹部手术的麻醉和镇痛。

(3)超声图像的获取：患者侧卧位，将低频探头放置于腋后线，髂嵴上方(图 53-120)。可见骨性结构：$L_{2\text{-}4}$ 横突、椎体；肌肉结构：腰大肌、腰方肌、竖脊肌以及腹壁三层肌肉(腹外斜肌、腹内斜肌、腹横肌)((图 53-121)。推荐平面内进针。将局部麻醉药注射于腰方肌外侧与腹壁三层肌肉交界处(QLB1)；腰方肌背侧(QLB2)；腰方肌腹侧即腰大肌和腰方肌之间的筋膜间隙内(QLB3)。

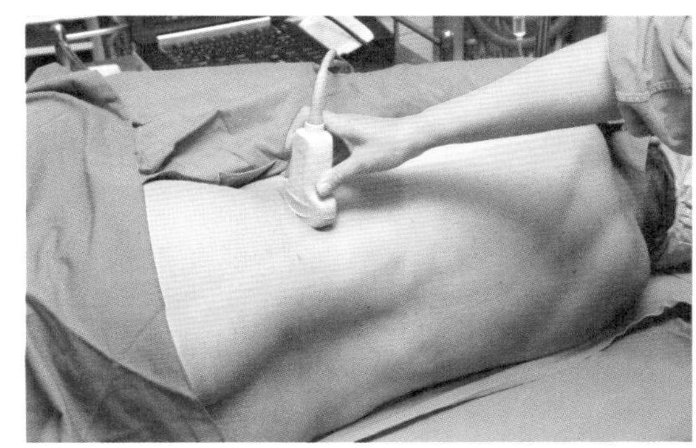

图 53-120　腰方肌阻滞的扫描方法

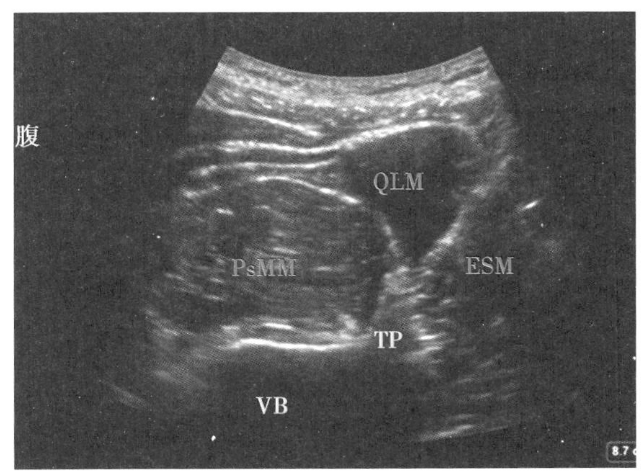

图 53-121　腰方肌阻滞的超声影像

VB：椎体；TP：横突；QLM：腰方肌；PsMM：腰大肌；ESM：竖棘肌。

(4)注意事项：①阻滞的要点是将局部麻醉药

注射到腰大肌和腰方肌之间的筋膜间隙内，有时超声下肌肉间隙及筋膜界限不是很清晰。②大容量局部麻醉药可以沿筋膜间隙扩散到胸部。

(5) 局部麻醉药用法及用量：0.5% 罗哌卡因 15~30ml。

（王　庚）

参考文献

[1] KEYL C, HELD T, ALBIEZ G, et al. Increased electrical nerve stimulation threshold of the sciatic nerve in patients with diabetic foot gangrene: a prospective parallel cohort study [J]. Eur J Anaesthesiol, 2013, 30 (7): 435-440.

[2] HESCHL S, HALLMANN B, ZILKE T, et. al. Diabetic neuropathy increases stimulation threshold during popliteal sciatic nerve block [J]. Br J Anaesth, 2016, 116 (4): 538-545.

[3] FRANK H. NETTER. Atlas of Human Anatomy [M]. 6th ed. Philadelphia: Elsevier, 2014.

[4] MILLER R D. Miller's anesthesia [M]. 8th ed. Philadelphia: Elsevier, 2015.

[5] 邓小明，姚尚龙，于布为，等. 现代麻醉学 [M]. 4 版. 北京：人民卫生出版社，2014.

5

第五十四章

椎管内麻醉

目　　录

椎管内麻醉是将局部麻醉药物注入椎管内的不同间隙，可逆性地阻断或减弱相应脊神经传导功能的一种麻醉方法。有人把这种方法称为椎管内麻醉。椎管内麻醉包括蛛网膜下隙麻醉和硬膜外麻醉两种。局部麻醉药物注入蛛网膜下隙，主要作用于脊神经根的蛛网膜下隙麻醉称为脊髓麻醉，简称为脊麻；作用于腰部及其以下部位的蛛网膜下隙麻醉称为腰部麻醉，简称为腰麻，主要作用于鞍部的蛛网膜下隙麻醉简称为鞍麻。局部麻醉药物注入硬膜外间隙作用于部分节段脊神经根，使相应节段的感觉神经和交感神经完全被阻滞，运动神经被部分或完全阻滞，称为硬膜外麻醉。骶管麻醉是硬膜外麻醉的一种，是将局部麻醉药物注入骶管硬膜外间隙产生的。

椎管内麻醉始于 19 世纪 90 年代，经过不断总结完善，现已成为现代麻醉技术的重要组成部分，也被应用于各种急性和慢性疼痛的治疗。

第一节　椎管内神经麻醉的解剖与生理基础

一、椎管的解剖

（一）椎管及椎骨的结构

脊椎由 7 节颈椎、12 节胸椎、5 节腰椎、融合在一起的 5 节骶椎以及 3~4 节尾椎组成（图 54-1）。成人脊椎呈现四个生理弯曲，即颈曲、胸曲、腰曲和骶曲。颈曲和腰曲向前，胸曲和骶曲向后。典型的椎骨由椎体和椎弓两部分组成。椎体的功能是承重，两侧的椎弓（椎弓根及椎板）从外侧向后围成椎孔，起保护脊髓的作用。每一椎板有 7 个突起，即 3 个肌突（2 个横突及 1 个棘突）是肌肉和韧带的附着处；4 个关节突，上下各 2 个，各有关节面。椎弓根上下有切迹，相邻的切迹围成椎间孔，供脊神经通过。

位于上、下两棘突之间的间隙是椎管内麻醉的常用穿刺路径。从颈椎到第 4 胸椎棘突与椎体的横截面呈水平位，穿刺时可垂直进针。从第 4 胸椎至第 12 胸椎，棘突呈叠瓦状排列，穿刺方向要向头侧倾斜 45°~60° 方可进入。而腰椎的棘突与椎体平行，垂直进针较易进入椎管（图 54-2）。

骶管裂孔是骶管下后面的斜行三角形裂隙，是硬膜外间隙的终点，用腰部硬膜外相似的穿刺方法，经骶管裂隙垂直进针行骶管麻醉，可以提高穿刺成功率。

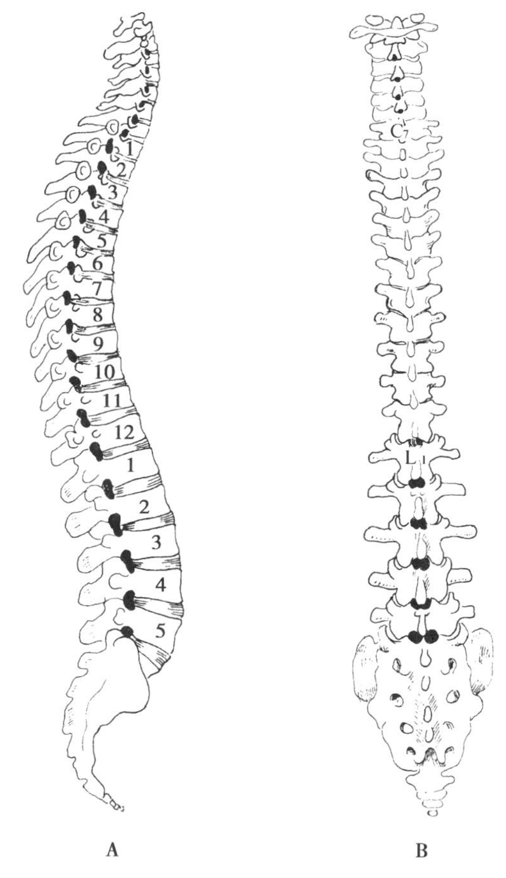

图 54-1　脊椎的侧面观及背面观

A. 侧面观见脊椎的自然生理弯曲；B. 背面观。

（二）椎管外软组织

相邻两节椎骨的椎弓及其棘突由三条韧带相互连接，从椎管内向外依次为：黄韧带、棘间韧带及棘上韧带（图 54-3）。

1. 黄韧带　黄韧带几乎全由弹力纤维构成，是连接椎弓板之间的韧带，协助围成椎管，限制脊柱过度前屈。黄韧带从上位椎弓板的下缘和内面，连至下位椎弓板的上缘和外缘，参与围成椎管的后壁和后外侧壁，从上往下逐渐增厚，刺入黄韧带时的阻力感和刺穿后的阻力消失感均较显著，常

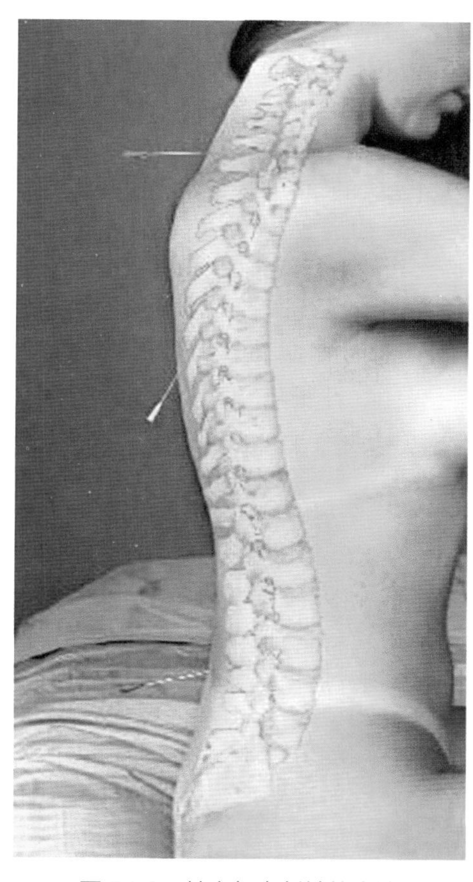

图 54-2　棘突与穿刺针的方法

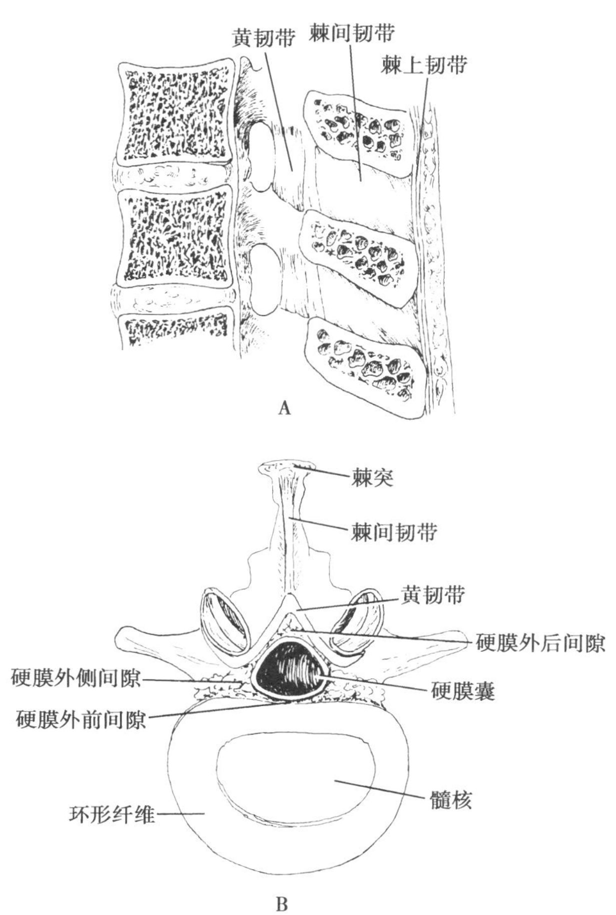

图 54-3　黄韧带、棘间韧带及棘上韧带

A. 脊椎纵面观，可见三层韧带的位置；B. 脊椎截面，可见黄韧带，硬膜外后、侧及前间隙。

以此作为是否刺入硬膜外间隙的依据。黄韧带的宽度约等于椎管后壁的 1/2，腰部最坚韧厚实。穿刺时，借助于穿刺针，可感知此韧带的坚实感，穿刺针再前进，一旦失去阻力，便知已进入硬膜外间隙。黄韧带常被认为是一条韧带，其实是由左、右两条韧带在脊椎中线融合而成。需要注意的是，某些患者的黄韧带在脊椎中线部位可能没有融合，或者在某些椎体部位没有融合，可能给硬膜外穿刺造成误判。

2. 棘间韧带　棘间韧带比较薄，连接上下两棘突，前面与黄韧带相连，后方移行于棘上韧带。棘间韧带起自第 7 颈椎棘突，止于骶中嵴。

3. 棘上韧带　棘上韧带在颈部特别发达，构成颈部两侧肌肉之间的中膈，故称项中膈或项韧带（据近年解剖学发现，该韧带止于第 3 腰椎棘突者占 22%，止于第 4 腰椎棘突者占 73%，止于第 5 腰椎棘突者占 5%。从未发现骶椎上韧带附着）。棘上韧带是由腰背筋膜、背阔肌、多裂肌的延伸（腱膜）部分组成，分 3 层，深层连接相邻 2 个棘突，且与棘间韧带交织在一起；中层跨越 2 到 3 个棘突；浅层跨越 3 到 4 个棘突。棘上韧带与棘间韧带由脊神经后支的神经末梢分布，是极敏感的组织，一旦受到损伤，可通过脊神经后支传入中枢，可引起腰痛或牵涉性下肢痛。老年人棘上韧带可发生钙化而坚硬如骨，甚至无法经正中线穿刺，因此可能需避开棘上韧带，以减少穿刺困难。

（三）脊髓及脊神经

1. 脊髓的解剖结构　脊髓是中枢神经系统的一部分，位于椎管内，呈圆柱状。脊髓上端起始自枕骨大孔，上端与延髓相连，下端呈圆锥形，随个体的发育而不同，在胚胎期充满整个椎管间隙，至新生儿终止于第 3 腰椎或第 4 腰椎，成人则在第 1、2 腰椎之间，平均长度为 42~45cm。一般颈部下段脊髓与脊椎相差 1 个节段，上胸段相差 2 个节段，下胸段相差 3 个节段，腰椎则相差 4~5 个节段。因此，成人在第 2 腰椎以下的蛛网膜下隙中只有脊神经，即马尾神经（图 54-4）。所以，成人行腰麻时多选择在第 2 腰椎以下的间隙，以免损伤脊髓。

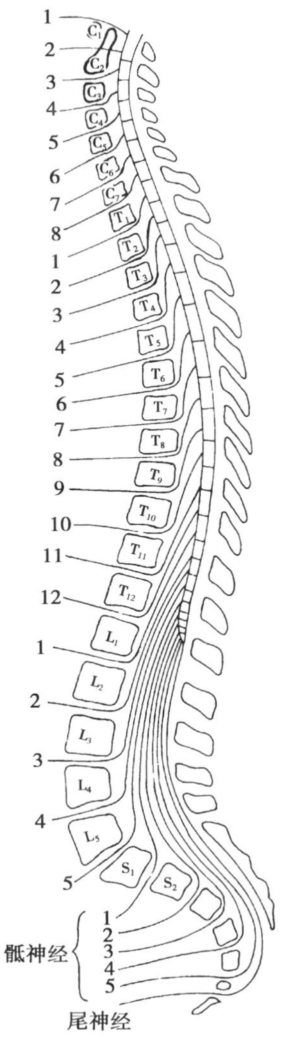

图 54-4　脊椎的颈、胸和腰及腰椎棘突的相对位置
可以见到颈椎棘突及腰椎棘突较平行，而胸椎棘突较倾斜和重叠。

2. 脊髓的内部结构　脊髓的横切面可呈现位于中央部的灰质和位于周围部的白质。脊髓的灰质呈蝴蝶形或“H”状，其中心有中央管。中央管前后的横条灰质称灰联合，将左右两部分灰质连接在一起。灰质的每一半由前角和后角组成。前角内含有大型的运动细胞，其轴突贯穿白质，经前外侧沟走出脊髓，组成前根。脊髓的白质主要由上行（感觉）和下行（运动）有髓神经纤维纵行排列组成，分为前索、侧索和后索。

3. 脊髓的功能　脊髓具有反射和传导功能。脊髓是神经系统的重要组成部分，其活动受脑的控制。来自四肢和躯干的各种感觉冲动，通过脊髓的上行纤维束，包括传导浅感觉，即传导面部以外的痛觉、温度觉和粗触觉的脊髓丘脑束、传导意识性本体感觉和精细触觉的薄束和楔束等，以及传导非意识性本体感觉的脊髓小脑束。这些传导径路将各种感觉冲动传达到脑，进行高级综合分析；脑的活动通过脊髓的下行纤维束，包括执行传导随意运动的皮质脊髓束以及调整锥体系统的活动并调整肌张力、协调肌肉活动、维持姿势和习惯性动作，使动作协调、准确、免除振动和不必要附带动作的锥体外系统，结果通过锥体系统和锥体外系统，调整脊髓神经元的活动。脊髓本身能完成许多反射活动，但也受脑活动的影响。

脊髓发生急性横断损伤时，病灶节段水平以下呈现弛缓性瘫痪、感觉消失和肌张力消失，不能维持正常体温，大便滞留，膀胱不能排空以及血压下降等，总称为脊髓休克。损伤一至数周后，脊髓反射始见恢复，如肌力增强和深反射亢进，对皮肤的损害性刺激可出现有保护性屈反射。数月后，比较复杂的肌反射逐渐恢复，内脏反射活动，如血压上升、发汗、排便和排尿反射也能部分恢复。膀胱功能障碍一般分为三个阶段，脊髓横断后，由于膀胱逼尿肌瘫痪而使膀胱括约肌痉挛，出现尿潴留；2~3 周以后，由于逼尿肌日益肥厚，膀胱内压胜过外括约肌的阻力，出现溢出性尿失禁；到第三阶段可能因腹壁肌挛缩，增加膀胱外压而出现自动排尿。

脊髓半侧切断综合征表现为病灶水平以下、同侧以上运动神经元麻痹，关节肌肉的振动觉缺失，对侧痛觉和温度觉消失；在病灶侧与病灶节段相当，有节段性下运动神经元麻痹和感觉障碍。由于切断后索，病灶节段以下同侧的本体感觉和两点辨别觉消失。由于切断锥体束，病灶节段水平以下同侧出现上运动神经元瘫痪；由于锥体外系统的抑制作用被阻断，而脊髓后根传入冲动的作用明显，因而肌张力增强，深反射亢进，趾反射变为趾背屈。由于切断脊髓丘脑束，在对侧，相当于病灶节段以下一或二脊髓节段水平以下，痛觉和温度觉消失。由于切断节段的后根受累，同侧出现节段性感觉消失；而由于对上位节段产生刺激，于感觉消失区的上方，有节段性感觉过敏。由于侧角受累，可以出现交感神经症状，如在颈 8 节段受损害，同侧颜面、头颈部皮肤可有血管运动失调征象和霍纳综合征(瞳孔缩小、眼裂狭小和眼球内陷)。

4. 脊髓的血供　脊髓的动脉来源主要由发自椎动脉的脊髓前动脉和脊髓后动脉以及来自节段动脉的椎间动脉脊膜支组成。脊髓前动脉发自椎动脉末端，沿脊髓前正中裂迂曲下降，供应脊髓全长，途中接受6~8支前根动脉。在下降过程中有两个分支，一支绕脊髓向后与脊髓后动脉的分支吻合，形成动脉冠。另一支又称沟动脉，进入前正中裂后。左右交替进入脊髓，穿过白质前连合，分布于脊髓灰质的前柱、侧柱和后柱基底部以及白质的前索和侧索深部。

脊髓后动脉发自椎动脉内侧或小脑后动脉，左右各一，沿脊髓后外侧沟下降，沿途接受5~8条后根动脉，在后根的侧方进入脊髓，分布于后索和后柱。供应脊髓后1/3部分。

椎间动脉根据部位不同可发自椎动脉、颈深动脉、肋间动脉、腰动脉或骶中动脉。在颈部，主要为椎动脉和/或颈深动脉的分支，沿脊神经进入椎管，分为前根动脉和后根动脉。

前根动脉沿脊神经前根达脊髓正中裂，分为升支和降支，与相邻前根动脉的降支和升支吻合并同脊髓前动脉相延续。其中有一支较大，为腰骶膨大动脉(又称大前根动脉或Adamkiewicz动脉)，起自T_7~L_3范围之内，以T_9常见，左侧为多；另一支次大的叫颈膨大动脉，起自C_4~T_4范围之内，以起自C_8者多。

后根动脉达脊髓后外侧沟时，在后根的侧方与前根动脉一样，分为升支和降支，同相邻的降支和升支吻合，延续为脊髓后动脉。

5. 脊神经　脊神经有31对，包括8对颈神经、12对胸神经、5对腰神经、5对骶神经和1对马尾神经。每条脊神经由前、后根合并而成。后根司感觉，前根司运动，后根较前根略粗，二者在椎间孔处合成一条脊神经干，感觉和运动纤维在干中混合。后根在椎间孔附近有椭圆形膨大，称为脊神经节。

脊神经干很短，出椎间孔后立即分为前支、后支、脊膜支和交通支。前支粗大，是混合性的，分布于躯干前外侧和四肢的肌肉和皮肤。脊神经前支形成的丛计有：颈丛、腰丛和骶丛等。后支较细，是混合性的，经相邻椎骨横突之间向后行走(出骶部的骶后孔)，都有肌支和皮支分布于项、背及腰骶部深层的肌肉和枕、项、背、腰、臀部的皮肤，其分布有明显的节段性。交通支为连接于脊神经与交感干间的细支。其中发自脊神经连至交感干的叫白交通支，而来自交感干连接每条脊神经的叫灰交通支。脊膜支细小，经椎间孔返回椎管，分布于脊髓的被膜和脊柱。

神经纤维分为无髓鞘和有髓鞘两种，前者包括自主神经纤维和多数感觉神经纤维，后者包括运动神经纤维。无髓鞘纤维接触较低浓度的局部麻醉药即被阻滞，而有髓鞘纤维往往需较高浓度的局部麻醉药才被阻滞。

神经根从脊髓的不同节段发出，称为神经节段。躯干部皮肤的脊神经支配区：甲状软骨部皮肤为C_2神经支配；胸骨柄上缘为T_2神经支配；两侧乳头连线为T_4神经支配；剑突下为T_6神经支配；季肋部肋缘为T_8神经支配；平脐为T_{10}神经支配；耻骨联合部为T_{12}神经支配；大腿前面为$L_{1\sim3}$神经支配；小腿前面和足背为$L_{4\sim5}$神经支配；足、小腿及大腿后面、骶部和会阴部为骶神经支配；上肢为C_3~T_1神经支配。脊神经的体表节段性分布是确定蛛网膜下隙和硬膜外麻醉平面的重要标记。

6. 脑脊液　脑脊液是存在于脑室及蛛网膜下隙的一种无色透明的液体。比重为1.005，总量为130~150ml。脑脊液产生的速率为0.3ml/min，日分泌量432ml。穿刺后测得的脑脊液压力，侧卧位成人为0.78~1.96kPa(80~200mmH_2O)，儿童为0.39~0.98kPa(40~100mmH_2O)，新生儿为0.098~0.14kPa(10~14mmH_2O)。

(四) 椎管内腔和间隙

脊髓容纳在椎管内，为脊膜所包裹。脊膜从内向外分为三层，即软膜、蛛网膜和硬脊膜。

硬脊膜由致密结缔组织构成，厚而坚韧，形成一筒状的硬脊膜囊，上端附着于枕骨大孔边缘，与硬脑膜相连续，下端在第二骶椎水平形成一盲端，并借终丝附着于尾骨。从枕大孔以下开始分为内、外两层。外层与椎管内壁的骨膜和黄韧带融合在一起，内层形成包裹脊髓的硬脊膜囊，抵止于第2或第3骶椎。因此通常所说的硬脊膜实际是硬脊膜的内层。硬脊膜内、外两层之间的间隙为硬膜外间隙或硬膜外腔(图54-5)。硬脊膜血供较少，刺破后不易愈合。

蛛网膜由很薄的结缔组织构成，是一层半透明的膜。蛛网膜上与脑膜相连续，下端止于第2骶椎平面。蛛网膜与软膜之间的间隙称为蛛网膜下隙，其中充满脑脊液。蛛网膜下隙上与脑室相通，下端止于第 2 骶椎平面，最宽处位于 $L_{3\text{-}4}$，称为终池，为蛛网膜下隙穿刺的最佳位点。硬脊膜与蛛网膜几乎贴在一起，两层之间有一潜在的间隙，称为硬膜下腔或硬膜下间隙。在硬膜外穿刺的过程中，如果导管误入硬膜下间隙，将导致硬膜下间隙麻醉，引起难以预料的后果。

软膜覆盖脊髓表面，血管丰富，与蛛网膜之间形成蛛网膜下隙。

蛛网膜下隙有无数蛛丝小梁，内含脑脊液，在 L_2 以下，内无脊髓，而且蛛网膜下隙前后径较宽，穿刺安全，且较易成功。硬膜下间隙为一潜在的、不太连贯的结缔组织间隙，内含少量的浆液性组织液。硬膜下间隙以颈部最宽，在此穿刺易误入此间隙。硬膜外麻醉时若误入此间隙，可引起广泛的脊神经阻滞，而脊髓麻醉时穿刺针针尖部分在硬膜下间隙，是导致脊髓麻醉失败的原因之一。硬膜外间隙是一环绕硬脊膜囊的潜在间隙，略呈负压，内有疏松的结缔组织和脂肪组织、淋巴管，并有极为丰富的静脉丛，血管菲薄。穿刺或置入硬膜外导管时，有可能损伤静脉丛引起出血，此时若注入药物易被迅速吸收，导致局部麻醉药中毒。

5

硬脊膜、蛛网膜和软膜均沿脊神经根向两侧延伸，包裹脊神经根，故分别称为根硬膜、根蛛网膜和根软膜。根硬膜较薄，且愈近椎间孔愈薄。根蛛网膜细胞增生形成绒毛结构，可以突进或穿透根硬膜，并随年龄增长而增多。根蛛网膜和根软膜之间的间隙称根蛛网膜下隙，与脊髓蛛网膜下隙相通，在椎间孔处闭合成盲囊。在蛛网膜下隙注入墨汁时，可见墨水颗粒聚积在根蛛网膜下隙处，故又称墨水套囊。蛛网膜绒毛有利于引流脑脊液和清除蛛网膜下隙的颗粒物。

骶管是骶骨内的椎管间隙，骶管内有稀疏结缔组织、脂肪和丰富的静脉丛，容积约为 25~30ml。由于硬膜囊终止于 S_2 水平，因此骶管是硬膜外间隙的一部分，并与腰段硬膜外间隙相通。在此间隙内注入局部麻醉药所产生的硬膜外麻醉称为骶管麻醉。骶管下端终止于骶管裂孔，骶管裂孔呈 V 形或 U 形，上有骶尾韧带覆盖，两旁各有一骨性突起，称为骶角。骶管裂孔和骶角是骶管穿刺定位时的重要解剖标志。硬膜囊至骶管裂孔的平均距离为 47mm，为避免误入蛛网膜下隙，骶管穿刺时进针不能太深。由于骶管的变异很多，有可能穿刺困难或麻醉失败。

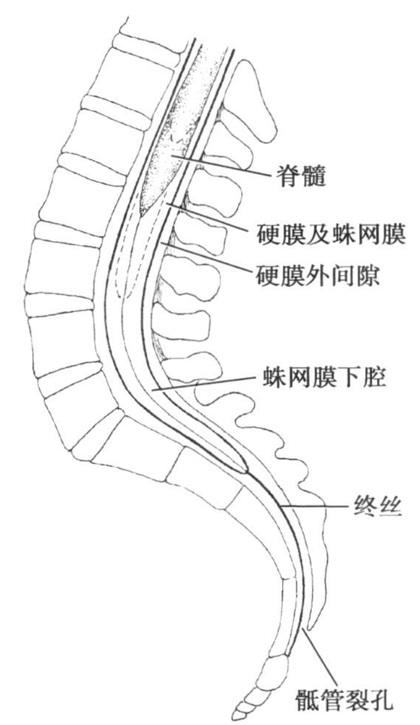

图 54-5　脊髓及其被膜

二、椎管内麻醉的生理学基础

（一）蛛网膜下隙麻醉的生理

蛛网膜下隙麻醉是通过穿刺，把局部麻醉药注入蛛网膜下隙的脑脊液中，从而产生神经阻滞的一种麻醉方法。尽管有部分局部麻醉药浸入到脊髓表面，但局部麻醉药对脊髓表面本身的阻滞作用不大。现在认为，蛛网膜下隙麻醉是局部麻醉药通过阻滞脊神经根而发挥其作用。离开椎管的脊神经根未被神经外膜覆盖，暴露在含局部麻醉药的脑脊液中，通过背根进入中枢神经系统的传入冲动及通过前根离开中枢神经系统的传出冲动均被阻滞。因此，脊髓麻醉并不是局部麻醉药作用于脊髓的化学横断（chemical transection）面，而是通过脑脊液阻滞脊髓的前根神经和后根神经，导致感觉、交感神经及运动神经被阻滞。Cohen 将 ^{14}C 标记的普鲁卡因或利多卡因注入蛛网膜下隙，发现脊神经根和脊髓都吸收局部麻醉药，进一步证实了局部麻醉药的作用部位，而且脊神经根的局部麻醉药浓度是后根高于前根。因后根多为无髓鞘的感觉神经纤维及交感神经纤维，本身对局部麻醉药特别敏感，前根多为有髓鞘的运动神经纤维，对局部麻醉药敏感性差，所以局部麻醉药阻滞顺序先从自主神经开始，次之为感觉神经纤维，而传递运动的神经纤维及有髓鞘的本体感觉纤维最后被阻滞。具体顺序为：血管舒缩神经纤维→寒冷刺激→温感消失→对不同温度的辨别→慢痛→快痛→触觉消失→运动麻痹→压力感觉消失→本体感觉消失。阻滞消退的顺序与阻滞顺序则相反。交感神经阻滞总是先出现而最后消失，因而易造成术后低血压，尤易出现体位性低血压，故术后过早改变患者的体位是不恰当的。交感神经、感觉神经、运动神经阻滞的平面并不一致，一般来说，交感神经的麻醉平面比感觉消失的平面多2~4神经节段，感觉消失的平面比运动神经麻醉平面多1~4节段。

（二）硬膜外麻醉的作用机制

局部麻醉药注入硬膜外间隙后，沿硬膜外间隙进行上下扩散，部分经过毛细血管进入静脉；一些药物渗出椎间孔，产生椎旁麻醉，并沿神经束膜及软膜下分布，阻滞脊神经根及周围神经；有些药物也可经根蛛网膜下隙，阻滞脊神经根；尚有一些药物直接透过硬膜及蛛网膜，进入脑脊液中。所以目前多数学者认为，硬膜外麻醉时，局部麻醉药经多种途径发生作用，其中以椎旁麻醉、经根蛛网膜绒毛阻滞脊神经根，以及局部麻醉药通过硬膜进入蛛网膜下隙产生“延迟”的脊髓麻醉为主要作用方式。鉴于局部麻醉药在硬膜外间隙中要进行多处扩散和分布，需要比蛛网膜下隙麻醉大得多的容量才能导致硬膜外麻醉，所以容量是决定硬膜外麻醉“量”的重要因素，大容量局部麻醉药使麻醉范围广。而浓度是决定硬膜外麻醉“质”的重要因素，高浓度局部麻醉药使麻醉更完全，包括运动、感觉及自主神经功能均被阻滞。相反，可通过稀释局部麻醉药浓度，获得分离阻滞（differential block），这种分离阻滞尤其适用于术后镇痛和无痛分娩，即仅阻滞感觉神经而保留运动神经功能。硬膜外麻醉可在任何脊神经节段处穿刺，通过调节局部麻醉药的容量和浓度来达到所需的麻醉平面和麻醉程度。

（三）椎管内麻醉对机体的影响

椎管内麻醉，无论是蛛网膜下隙麻醉还是硬膜外麻醉，均是通过阻滞脊神经，从而阻滞交感、感觉、运动神经纤维。椎管内麻醉对全身系统的影响，主要取决于麻醉的范围及麻醉的程度。

1. 对循环系统的影响　椎管内麻醉对心血管系统的影响与交感神经被阻滞的平面与范围有关，总的表现为心率减慢和血压降低。椎管内麻醉的这种心血管系统的改变与交感神经被阻滞有关，交感神经阻滞导致静脉和动脉血管扩张。由于静脉中的血量占总血容量的75%，静脉主要是容量血管，血管扩张主要是小静脉的平滑肌松弛的结果；相反，交感神经阻滞导致小动脉扩张对血管阻力影响较小，如果心输出量维持正常，在椎管内麻醉导致的交感神经阻滞的患者，其外周血管阻力降低只有15%~18%。

局部麻醉药阻滞胸腰段（T_1~L_2）交感神经的血管收缩纤维，导致血管扩张，继而发生一系列血流动力学改变，其程度与交感神经节前纤维被阻滞的平面高低与范围密切相关，表现为外周血管张力、心率、心输出量及血压均有一定程度的下降。外周血管阻力下降系由大量的容量血管扩张所致。心率减慢系由迷走神经兴奋性相对增强及静脉血回流减少，右房压下降，导致静脉心脏反射所致；当麻醉平面超过T_4时，更由于心脏加速神经纤维（cardio-accelerater fiber，$T_{1\sim4}$）被抑制而使心动过缓加重。心输出量的减少与以下机制有关：①$T_{1\sim5}$脊神经交感丛被阻滞，心脏的交感张力减小，使心率减慢，心肌收缩性降低；②静脉回心血量减少。低平面麻醉时，心输出量可下降16%，而高平面麻醉时可下降31%。心输出量下降，使血压降低，产生低血压。如果麻醉平面在T_5以下，循环功能可借上半身未麻醉区血管收缩来代偿，使血压降低幅度维持在20%以内。血压下降的程度除与麻醉平面有关外，还与年龄、麻醉前血容量状况以及麻醉前血管张力状况等有关，例如老年人或未经治疗的高血压患者，血压降低的幅度更为明显。

硬膜外麻醉与蛛网膜下隙麻醉对血压的影响主要与给药方式及麻醉平面与范围有关，但与麻醉方法本身无关。一般说来连续硬膜外麻醉对血压的影响是逐渐的、温和的，单次大剂量注入局部麻醉药对血压的影响较大。有报道表明10mg丁卡因脊髓麻醉与同一穿刺点的1.5%利多卡因20~25ml硬膜外麻醉，后者血压降低的幅度更大。椎管内麻醉时由于单纯交感神经阻滞而引起的血压下降幅度有限，可能在临床上仅出现体位性低血压，治疗时需把患者体位调整为头低位，妊娠后期的患者可将子宫推向一侧以增加回心血量。但如果合并血管迷走神经过分活跃，患者可迅速出现严重的低血压甚至心搏骤停，这种情况仅见于清醒的患者而不会见于接受全身麻醉的患者。下间隙静脉阻塞或术前合并有低血容量的患者，椎管内麻醉也容易导致严重的低血压。椎管内麻醉引发的低血压是由于交感神经阻滞所致，可用拟交感药物来处理。

2. 对呼吸系统的影响　椎管内麻醉对呼吸功能的影响，取决于麻醉平面的高度，尤以运动神经阻滞范围更为重要。高平面蛛网膜下隙麻醉或上胸段硬膜外麻醉时，运动神经阻滞导致肋间肌麻痹，影响呼吸肌收缩，可使呼吸受到不同程度的抑制，表现为胸式呼吸减弱甚至消失，但只要膈神经未被麻痹，就仍能保持基本的肺通气量。如腹肌也被麻痹，则深呼吸受到影响，呼吸储备能力明显减弱，临床多表现不能大声讲话，甚至可能出现鼻煽及发绀。有时虽然麻醉平面不高，但术前用药或麻醉辅助药用量大，也会发生呼吸抑制。此外，尚需注意因肋间肌麻痹削弱咳嗽能力，使痰不易咳出，有阻塞呼吸道的可能。有关硬膜外麻醉对支气管平滑肌的影响，存在意见分歧。一般认为支配支气管的交感神经纤维来自 $T_{1\sim6}$，高位硬膜外麻醉引起交感神经麻痹，迷走神经兴奋性增强，可出现支气管痉挛，但有文献报道用硬膜外麻醉治疗顽固性哮喘，可取得缓解的效果。

3. 对胃肠道的影响　椎管内麻醉易受影响的另一系统为胃肠道。由于交感神经被阻滞，迷走神经兴奋性增强，胃肠蠕动亢进，容易产生恶心呕吐。据报道，有 20% 以上的患者术中出现恶心呕吐。由于血压降低，肝脏血流也减少，肝血流减少的程度同血压降低的幅度成正比。硬膜外麻醉时胃黏膜内 pH 升高，术后持续应用硬膜外麻醉对胃黏膜有保护作用。

4. 对肾脏的影响　肾功能有较好的生理储备，椎管内麻醉时虽然肾血流减少，但一般没有临床意义。椎管内麻醉使膀胱内括约肌收缩及膀胱逼尿肌松弛，使膀胱排尿功能受抑制导致尿潴留，患者常常需要使用导尿管。

第二节　蛛网膜下隙麻醉

5

蛛网膜下隙麻醉系把局部麻醉药注入蛛网膜下隙，使脊神经根、背根神经节及脊髓表面产生不同程度的阻滞，称为脊髓麻醉。脊髓麻醉至今有近百年历史，大量的临床实践证明，只要病例选择得当，用药合理，操作准确，脊髓麻醉不失为一简单易行、行之有效的麻醉方法，对于下肢及下腹部手术尤为可取。近年来连续蛛网膜下隙麻醉技术的应用，使脊髓麻醉技术日臻完善。

一、适应证和禁忌证

一种麻醉方法的适应证和禁忌证都存在相对性，蛛网膜下隙麻醉也不例外。在选用时，除参考其固有的适应证与禁忌证外，还应根据麻醉科医师自己的技术水平、患者的全身情况及手术要求等条件来决定。蛛网膜下隙麻醉主要用于可以预知手术时间的下肢、会阴、骨盆或下腹部手术。当患者希望保持清醒或有严重呼吸道疾病或困难气道，使用全身麻醉风险增加的患者手术可选用。

（一）适应证

1. 下腹部手术　如剖宫产手术、阑尾切除术、疝修补术。

2. 肛门及会阴部手术　如痔切除术、肛瘘切除术、直肠息肉摘除术、前庭大腺囊肿摘除术、阴茎及睾丸切除术等。

3. 盆腔手术　包括一些妇产科及泌尿外科手术，如子宫及附件切除术、膀胱手术、下尿道手术及开放性前列腺切除术等。

4. 下肢手术　包括下肢骨、血管、截肢及皮肤移植手术，止痛效果可比硬膜外麻醉更完全，且可避免止血带不适。

5. 下腹部、盆腔、会阴部、下肢的疼痛治疗。

（二）禁忌证

绝对禁忌证包括：

1. 精神病、严重神经症以及小儿等不能合作的患者，或不同意该操作的患者。

2. 穿刺部位有感染的患者　穿刺部位有炎症或感染者，脊髓麻醉有可能将致病菌带入蛛网膜下隙引起急性脑脊膜炎的危险。

3. 中枢神经系统疾病，特别是脊髓或脊神经根病变者，麻醉后有可能后遗长期麻痹。

相对禁忌证包括：

1. 严重低血容量的患者　此类患者在脊髓麻醉发生作用后，可能发生血压骤降甚至心搏骤停，故术前访视患者时，应切实重视失血、脱水及营养不良等有关情况，特别应衡量血容量状态，并仔细检查，以防意外。

2. 止血功能异常的患者　止血功能异常者包括血小板数量与质量异常以及凝血功能异常等，穿刺部位易出血，可导致血肿形成及蛛网膜下隙出血，重者可致截瘫。

3. 全身感染的患者慎用脊髓麻醉。

4. 脊椎外伤或有严重腰背痛病史以及不明原因脊神经压迫症状者，慎用脊髓麻醉。脊椎畸形者，解剖结构异常，也应慎用脊髓麻醉。

二、蛛网膜下隙麻醉穿刺技术

(一) 穿刺前准备

1. 急救准备　在穿刺前备好急救设备和物品(麻醉机和氧气、气管插管用品等)以及药物(如麻黄碱和阿托品等)。

2. 麻醉前用药　用量不宜过大，应让患者保持清醒配合状态，以利于进行麻醉平面的调节。可于麻醉前1小时肌内注射苯巴比妥钠0.1g(成人量)，阿托品或东莨菪碱可不用或少用。存在术前疼痛患者，应当按需给与不同种类镇痛药。氯丙嗪或氟哌利多等药不推荐应用，以免导致患者意识模糊和血压剧降。

3. 无菌　蛛网膜下隙穿刺必须执行严格的无菌原则。所有的物品在使用前必须进行检查。

4. 穿刺点选择　为避免损伤脊髓，成人穿刺点应选择不高于$L_{2\sim3}$，小儿应选择在$L_{4\sim5}$。

5. 麻醉用具　穿刺针主要有两类：一类是尖端呈斜口状，可切断硬膜进入蛛网膜下隙，如Quincke针，由于对硬脊膜穿刺形成破口较大，现已少用；临床广泛应用的是尖端呈笔尖式穿刺针，注药口在针侧壁，可推开硬膜进入蛛网膜下隙，如Sprotte针和Whitacre针，笔尖式细穿刺针使腰麻后头痛的发生率大大降低。应尽可能选择细的穿刺针，24~25G较为理想，可减少穿刺后头痛的发生率。

(二) 穿刺体位

蛛网膜下隙穿刺体位，一般可取侧卧位或坐位，以前者最常用(图54-6)。

1. 侧卧位　侧卧位时应注意脊柱的轴线是否水平。女性的髋部常比双肩宽，侧卧位时脊柱水平常倾向于头低位。男性相反。因此应该通过调节手术床使脊柱保持水平。取左侧或右侧卧位，两手抱膝，大腿贴近腹壁。头尽量向胸部屈曲，使腰背部向后弓成弧形，以使棘突间隙张开，便于穿刺。背部与床面垂直，平齐手术台边沿。采用重比重液时，手术侧置于下方；采用轻比重液时，手术侧置于上方。

2. 坐位　臀部与手术台边沿相齐，两足踏于凳上，两手置膝，头下垂，使腰背部向后弓出。这种体位需有助手协助，以扶持患者保持体位不变。如果患者于坐位下出现头晕或血压变化等症状，应立即改为平卧，经处理后改用侧卧位穿刺。鞍区麻醉一般需要取坐位。

(三) 穿刺部位和消毒范围

成人蛛网膜下隙常选用$L_{2\sim3}$或$L_{3\sim4}$棘突间隙，此处的蛛网膜下隙较宽，脊髓于此也已形成终丝，故无伤及脊髓之虞。确定穿刺点的方法是：取两侧髂嵴的最高点作连线，与脊柱相交处，即为第4腰椎或$L_{3\sim4}$棘突间隙。如果该间隙较窄，可上移或下移一个间隙做穿刺点。穿刺前须严格消毒皮肤，消毒范围应上至肩胛下角，下至尾椎，两侧至腋后线。消毒后穿刺点处铺孔巾或无菌单。

(四) 穿刺方法

穿刺点可用1%~2%利多卡因作皮内、皮下和

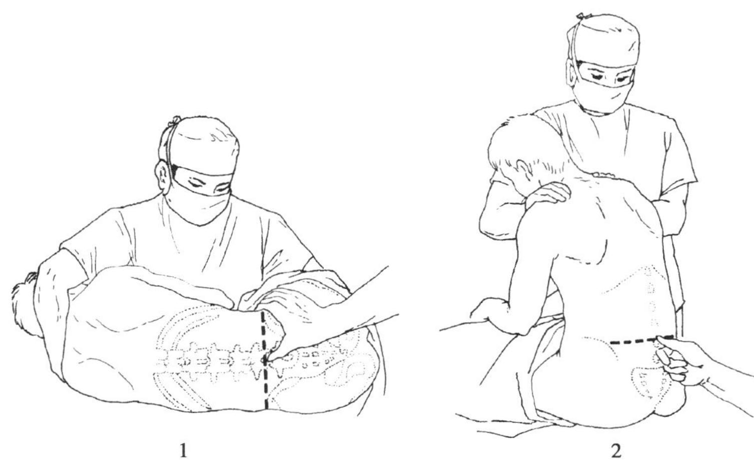

图54-6　脊麻穿刺体位
1. 侧卧位；2. 坐位。

棘间韧带逐层浸润。常用的蛛网膜下隙穿刺术有以下两种。

1. 直入法　用左手拇、示两指固定穿刺点皮肤。将穿刺针在棘突间隙中点，与患者背部垂直，针尖稍向头侧作缓慢刺入，并仔细体会针尖处的阻力变化。当针穿过黄韧带时，有阻力突然消失“落空”感觉，继续推进常有第二个“落空”感觉，提示已穿破硬膜与蛛网膜而进入蛛网膜下隙。如果进针较快，常将黄韧带和硬膜一并刺穿，则往往只有一次“落空”感觉。这种“落空感”在老年患者常不明显。

2. 旁入法　于棘突间隙中点旁开 1.5cm 处作局部浸润。穿刺针与皮肤约成 75° 对准棘突间孔刺入，经黄韧带及硬脊膜而达蛛网膜下隙。本法可避开棘上及棘间韧带，特别适用于韧带钙化的老年患者或脊椎畸形或棘突间隙不清楚的肥胖患者。

针尖进入蛛网膜下隙后，拔出针芯即有脑脊液流出，脑脊液流出是脊髓麻醉成功的重要标志，如未见脑脊液流出可旋转针干 180° 或用注射器缓慢抽吸。经上述处理仍无脑脊液流出者，应重新穿刺。穿刺时如遇骨质，应改变进针方向，避免损伤骨质。经 3~5 次穿刺而仍未能成功者，应请示上级医师或改换间隙另行穿刺。

5

三、常用药物

(一) 局部麻醉药

蛛网膜下隙麻醉较常用的局部麻醉药有普鲁卡因、丁卡因、布比卡因和罗哌卡因。其作用时间取决于脂溶性及蛋白结合力。短时间的手术可选择普鲁卡因，而长时间的手术（膝或髋关节置换术及下肢血管手术）可用布比卡因、丁卡因及罗哌卡因。普鲁卡因成人用量为 100~150mg，常用浓度为 5%，麻醉起效时间为 1~5 分钟，维持时间仅 45~90 分钟。布比卡因常用剂量为 8~12mg，最多不超过 15mg，一般用 0.5%~0.75% 浓度，起效时间需 5~10 分钟，可维持 2~2.5 小时。丁卡因常用剂量为 10~15mg，常用浓度为 0.33%，起效缓慢，需 5~20 分钟，麻醉平面有时不易控制，维持时间 2~3 小时，丁卡因容易被弱碱中和沉淀，使麻醉作用减弱，须注意。罗哌卡因常用剂量为 5~15mg，常用浓度为 0.375%~0.5%，最高浓度可用 0.75%。

(二) 血管收缩药

血管收缩药可减少局部麻醉药血管吸收，使更多的局部麻醉药物浸润至神经中，从而使麻醉时间延长。常用的血管收缩药有麻黄碱、肾上腺素及去氧肾上腺素。常用麻黄碱（1∶1 000）200~500μg（0.2~0.5ml）或去氧肾上腺素（1∶100）2~5mg（0.2~0.5ml）加入局部麻醉药中。但目前认为，血管收缩药能否延长局部麻醉药的作用时间与局部麻醉药的种类有关。丁卡因可使脊髓及硬膜外血管扩张、血流增加，将血管收缩药加入至丁卡因中，可使已经扩张的血管收缩，因而能延长作用时间；而布比卡因和罗哌卡因使脊髓及硬膜外血管收缩，药液中加入血管收缩药并不能延长其作用时间。麻黄碱、去氧肾上腺素作用于脊髓背根神经元 α 受体，也有一定的镇痛作用，与其延长麻醉作用时间也有关。因为剂量小，不会引起脊髓缺血，故血管收缩药被常规推荐加入局部麻醉药中。

(三) 药物的配制

除了血管收缩药外，尚可加入一些溶剂，以配成重比重液、等比重液或轻比重液以利药物的弥散和分布。重比重液其比重大于脑脊液，容易下沉，向低端扩散，常通过加 5% 葡萄糖溶液实现，重比重液是临床上常用的脊髓麻醉液。轻比重液其比重小于脑脊液，但由于轻比重液可能导致麻醉平面过高，目前已较少采用。5% 普鲁卡因重比重液配制方法为：普鲁卡因 150mg 溶解于 5% 葡萄糖液 2.7ml，再加 0.1% 肾上腺素 0.3ml。丁卡因重比重液常用 1% 丁卡因、10% 葡萄糖液及 3% 麻黄碱各 1ml 配制而成。布比卡因重比重液取 0.5% 布比卡因 2ml 或 0.75% 布比卡因 2ml，加 10% 葡萄糖 0.8ml 及 0.1% 肾上腺素 0.2ml 配制而成。目前临床也常用 0.5%~0.75% 盐酸布比卡因或盐酸罗哌卡因，均为等比重，或倾向于轻比重。必须注意的是甲磺酸罗哌卡因禁忌用于脊髓麻醉；配置的葡萄糖浓度不得超过 8%。

四、影响麻醉平面的因素

麻醉平面是指皮肤感觉消失的界限。麻醉药注入蛛网膜下隙后，须在短时间内主动调节和控制麻醉平面达到手术所需的范围，且又要避免平面过高。这不仅关系到麻醉成败，且与患者安危密切关系，是蛛网膜下隙麻醉操作技术中最重要的环节。

许多因素影响蛛网膜下隙麻醉平面（表 54-1），其中最重要的因素是局部麻醉药的剂量及比重、椎管的形状以及注药时患者的体位。患者体位和局部麻醉药的比重是调节麻醉平面的两个主要因素，局部麻醉药注入脑脊液中后，重比重液向低处移动，轻比重液向高处移动，等比重液即停留在注药点附近。所以坐位注药时，轻比重液易向头侧扩散，使麻醉平面过高；而侧卧位手术时（如全髋置换术），选用轻比重液可为非下垂侧提供良好的麻醉。但是体位的影响主要在5~10分钟内起作用，超过此时限，药物已与脊神经充分结合，体位调节的作用就会消失。脊椎的四个生理弯曲在仰卧位时，L_3最高，T_6最低（图54-7），如果经$L_{2\sim3}$间隙穿刺注药，患者转为仰卧后，重比重药物将沿着脊柱的坡度向胸段移动，使麻醉平面偏高；如果在$L_{3\sim4}$或$L_{4\sim5}$间隙穿刺，患者仰卧后，大部分重比重药液向骶段方向移动，骶部及下肢麻醉较好，麻醉平面偏低。因此腹部手术时，穿刺点宜选用$L_{2\sim3}$间隙；下肢或会阴肛门手术时，穿刺点不宜超过$L_{3\sim4}$间隙。一般而言，注药的速度愈快，麻醉范围愈广；相反，注药速度愈慢，药物愈集中，麻醉范围愈小（尤其是等比重液）。一般以每5秒注入1ml药物为适宜。穿刺针斜口方向（Whiteacare针）对麻醉药的扩散和平面的调节有一定影响，斜口方向向头侧，麻醉平面易升高；反之，麻醉平面不易过多上升。局部麻醉药的剂量对麻醉平面影响不大，Lambert（1989）观察仰卧位时应用不同剂量的局部麻醉药，由于重比重液的下沉作用，均能达到相同的麻醉平面，但低剂量的麻醉强度和作用时间都低于高剂量组。

具体实际操作中，有人建议以L_1麻醉平面为界。麻醉平面在L_1以上，应选择重比重液，因这些患者转为水平仰卧位时，由于重力作用局部麻醉药下沉到较低的胸段（T_6），可达满意的麻醉效果；而需麻醉L_1以下平面，可选用等比重液，因局部麻醉药停留在注药部位，使麻醉平面不致过高。在确定麻醉平面时，除了阻滞支配手术部位的皮区神经外，尚需阻滞支配手术的内脏器官的神经，如全子宫切除术，阻滞手术部位皮区的神经达T_{12}即可，但阻滞支配子宫的神经需达T_{11}、T_{10}，而且术中常发生牵拉反射，要阻滞该反射，麻醉平面需达T_6，所以术中麻醉平面达T_6，方能减轻患者的不适反应。

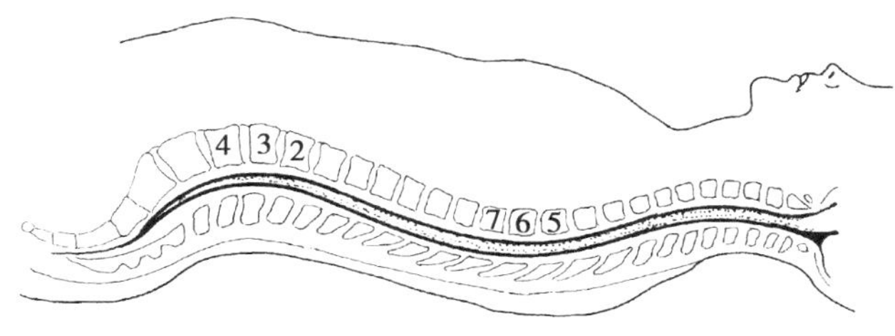

图 54-7 脊柱的生理弯曲与药物移动的关系

表 54-1 影响蛛网膜下隙麻醉平面的因素

影响因素
一、患者情况
年龄
身高
体重
性别
腹内压
脊柱的解剖结构
体位
二、穿刺技术
穿刺点
针头方向
斜面方向
注射速度
抽液加药注射
三、脑脊液因素
脑脊液组成
循环
容量
压力
密度
四、局部麻醉药因素
局部麻醉药比重
局部麻醉药体积
局部麻醉药浓度
局部麻醉药注入量
辅助用的血管收缩药

五、麻醉中的管理

蛛网膜下隙麻醉后，可能引起一系列生理扰乱，其程度与麻醉平面有密切关系。平面愈高，扰乱愈明显。因此，需切实注意平面的调节，密切观察病情变化，并及时处理。

（一）血压下降和心率缓慢

蛛网膜下隙麻醉平面超过T_4后，常出现血压下降，多数于注药后15~30分钟发生，同时伴心率缓慢，严重者可因脑供血不足而出现恶心呕吐、面色苍白、躁动不安等症状。这类血压下降主要是由于交感神经节前神经纤维被阻滞，使小动脉扩张，周围阻力下降，加之血液淤积于周围血管系，静脉回心血量减少，心输出量下降而造成。心率缓慢是由于交感神经部分被阻滞，迷走神经呈相对亢进所致。血压下降的程度，主要取决于麻醉平面的高低，但与患者心血管功能代偿状态以及是否伴有高血压、血容量不足或酸中毒等情况有密切关系。处理上应首先考虑补充血容量，如果无效可给予适量血管活性药物（去氧肾上腺素、去甲肾上腺素或麻黄

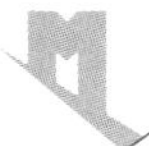

碱等),直到血压回升为止。对心率缓慢者可考虑静脉注射阿托品 0.25~0.50mg 以降低迷走神经张力。

（二）呼吸抑制

因胸段脊髓麻醉引起肋间肌麻痹,可出现呼吸抑制,表现为胸式呼吸微弱,腹式呼吸增强,严重时患者潮气量减少,咳嗽无力,不能发声,甚至发绀,应迅速有效吸氧。如果发生全脊髓麻醉而引起呼吸停止、血压骤降或心搏骤停,应立即施行气管内插管人工呼吸、维持循环等措施进行抢救。

（三）恶心呕吐

主要诱因包括:①血压骤降,脑供血骤减,兴奋呕吐中枢;②迷走神经功能亢进,胃肠蠕动增加;③手术牵引内脏。一旦出现恶心呕吐,应检查是否有麻醉平面过高及血压下降,并采取相应措施;或暂停手术以减少迷走刺激;或施行内脏麻醉,一般多能收到良好效果。若仍不能制止呕吐,可考虑使用异丙嗪或氟哌利多等药物镇吐。

六、连续蛛网膜下隙麻醉

5

连续蛛网膜下隙麻醉技术是通过放置于蛛网膜下隙的导管向其间断注射小剂量局部麻醉药物或镇痛药物产生和维持脊髓麻醉的方法。

1907 年这一概念首次由英国外科医师 Dean 提出。后续发现连续脊髓麻醉引起的麻醉成功率低和感觉异常发生率高,硬脊膜穿破后头痛(postdural puncture headache,PDPH)发生率高和神经系统并发症等限制了连续脊髓麻醉的应用。20 世纪 80 年代大量文献报道提示连续脊髓麻醉节段扩散和维持的高度可控性好,小剂量局部麻醉药即可产生良好麻醉效果,血流动力学稳定,PDPH 发生率不高,特别适合于老年患者、高危患者的手术麻醉。连续脊髓麻醉微导管技术的应用同时降低了 PDPH 的发生率。然而,1991—1992 年 12 例使用微导管脊髓麻醉后出现马尾综合征及类似严重的神经系统并发症的连续报道导致美国食品药品监督管理局(FDA)于 1992 年公布了禁止在美国使用 24G 腰麻微导管的禁令。直到 1996 年新型连续蛛网膜下隙麻醉导管针“Spinocath”(B.Braun Melsungen AG)研制成功,该技术再次得以研究推广。目前连续脊髓麻醉麻醉导管针设计均为内针芯设计,内针为 27G 腰穿针,外导管为 27G 或 24G 导管,长约为 10cm,穿刺后腰麻针孔可完全被留置导管封闭,避免了脑脊液外漏,减少了 PDPH;导管内径满足药物注射与脑脊液回吸。其优点有:

1. 所用局部麻醉药、镇痛药剂量显著减少,麻醉平面可控性好,效果确切。避免过量局部麻醉药造成的全身毒性反应。

2. 缓慢分次给药对呼吸循环干扰小,血流动力学稳定,尤其适用于老年患者和心血管系统高风险患者的麻醉。

3. 可广泛应用于术后镇痛、癌痛及其他慢性疼痛的治疗。

4. 虽然有 PDPH 的发生,随着细套管针技术应用,减少了脑脊液的外漏,PDPH 发生率显著降低。

5. 留置于蛛网膜下隙的导管长度、方向、所用局部麻醉药的浓度及合适的剂量选择是避免马尾综合征等神经系统并发症的多种重要因素。

6. 连续蛛网膜下隙麻醉器具、导管必须严格无菌操作,严密观察控制导管留置情况和时间,可有效避免中枢神经系统感染等并发症。

连续蛛网膜下隙麻醉技术是一项非常有意义的技术,对其临床应用范围、效果的研究有待更广泛更深入的探索。

第三节　硬膜外麻醉

将局部麻醉药注入硬脊膜外间隙,阻滞脊神经根,使其支配的区域产生暂时性麻痹,称为硬膜外麻醉。

硬膜外麻醉有单次法和连续法两种。单次法系穿刺后将预定的局部麻醉药全部注入硬膜外间隙以产生麻醉作用。此法缺乏可控性,易发生严重并发症,故已罕用。连续法是通过穿刺针,在硬膜外间隙留置导管,根据病情、手术范围和时间,分次给药,使麻醉平面完善,作用时间延长,并发症减少。连续硬膜外麻醉已成为临床上常用的麻醉方法之一。

根据脊髓麻醉部位不同,可将硬膜外麻醉分为高位、中位、低位及骶管麻醉。

一、适应证及禁忌证

（一）适应证

1. 外科手术　因硬膜外穿刺上至颈段、下至腰段，通过给药可阻滞这些脊神经所支配的相应区域，所以理论上讲，硬膜外麻醉可用于除头部以外的任何手术。但从安全角度考虑，硬膜外麻醉主要用于腹部及其以下部位的手术，包括泌尿、妇产及下肢手术。颈部、上肢及胸部虽可应用，但管理困难。此外，凡适用于蛛网膜下隙麻醉的手术，同样可采用硬膜外麻醉。

2. 镇痛　包括产科镇痛、术后镇痛及一些慢性疼痛的镇痛常用硬膜外麻醉，硬膜外麻醉是分娩镇痛最有效的方法，通过腰部硬膜外麻醉，可阻滞支配子宫的交感神经，从而减轻宫缩疼痛；通过调节局部麻醉药浓度或加入阿片类药物，可调控麻醉强度（尤其是运动神经）；而且不影响产程的进行；即便要行剖宫产或行产钳辅助分娩，也可通过调节局部麻醉药的剂量和容量来达到所需的麻醉平面；对于有妊娠高血压的患者，硬膜外麻醉尚可帮助调控血压。硬膜外联合应用局部麻醉药和阿片药，可产生最好的镇痛作用及最少的并发症，是术后镇痛的常用方法。硬膜外给予破坏神经药物，可有效缓解癌症疼痛。硬膜外应用局部麻醉药及激素，可治疗慢性背痛，但其长远的效果尚不确切。

（二）禁忌证

绝对禁忌证包括：

1. 精神病、严重神经症以及小儿等不能合作的患者，或不同意该操作的患者。

2. 穿刺部位有感染的患者　穿刺部位有炎症或感染者，有可能将致病菌带入硬膜外间隙引起硬膜外间隙感染或脓肿形成的危险。

3. 中枢神经系统疾病，特别是近期卒中、脊髓或脊神经根病变者，麻醉后有可能后遗长期麻痹。

4. 止血功能异常的患者　止血功能异常者包括血小板数量与质量异常以及凝血功能异常等，穿刺部位易出血，可导致椎管内血肿形成，重者可致截瘫。

相对禁忌证包括：

1. 严重低血容量的患者　此类患者硬膜外麻醉可能发生顽固性低血压，故术前访视患者时，应充分了解失血、脱水等有关情况，术中加强监测以防意外。

2. 全身感染的患者慎用。

3. 脊椎外伤或有严重腰背痛病史以及不明原因脊神经压迫症状者，慎用。

二、穿刺技术

（一）穿刺前准备

硬膜外麻醉的局部麻醉药用量较大，为预防中毒反应，麻醉前可给予巴比妥类或苯二氮䓬类药物；对麻醉平面高、范围大或迷走神经兴奋型患者，可同时加用阿托品，以防心率减慢，术前有剧烈疼痛者可适量使用镇痛药。

硬膜外穿刺用具包括：连续硬膜外穿刺针（一般为 Tuohey 针）及硬膜外导管各一根，15G 粗注射针头一枚（供穿刺皮肤用）、玻璃细管一根（用以观察硬膜外负压）、5ml 和 20ml 注射器各一副、50ml 的药杯两只（以盛局部麻醉药和无菌注射用水）、无菌单两块、纱布钳一把、纱布及棉球数个，以上物品用包扎布包好，进行高压蒸汽灭菌。目前，硬膜外穿刺包多为一次性使用。为预防并及时处理全脊髓麻醉等引起的并发症，须备好气管插管设备，给氧设备及其他急救用品。

（二）穿刺体位及穿刺部位

穿刺体位有侧卧位及坐位两种，临床上主要采用侧卧位，具体要求与蛛网膜麻醉类同。穿刺点应根据手术部位选定，一般取支配手术范围中央的相应棘突间隙。通常上肢穿刺点在 $T_{3\sim4}$ 棘突间隙，上腹部手术在 $T_{8\sim10}$ 棘突间隙，中腹部手术在 $T_{9\sim11}$ 棘突间隙，下腹部手术在 T_{12} 至 L_2 棘突间隙，下肢手术在 $L_{3\sim4}$ 棘突间隙，会阴部手术在 $L_{4\sim5}$ 间隙，也可用骶管麻醉。确定棘突间隙，一般参考体表解剖标志。如颈部明显突出的棘突为 C_7 棘突；两侧肩胛冈连线交于 T_3 棘突；两侧肩胛下角连线交于 T_7 棘突；两侧髂嵴最高点连线交于 L_4 棘突或 $L_{3\sim4}$ 棘突间隙。

（三）穿刺方法及置管

硬膜外间隙穿刺术有直入法和旁入法两种。颈椎、胸椎上段及腰椎的棘突相互平行，多主张用直入法；胸椎的中下段棘突呈叠瓦状，间隙狭窄，穿刺困难时可用旁入法。老年人棘上韧带钙化、脊柱弯曲受限制者，一般宜用旁入法。直入法、旁入法的穿刺手法同蛛网膜下隙麻醉的穿刺手法，针尖所经的组织层次也与脊髓麻醉时类同，如穿透黄韧带有阻力骤失感，即提示已进入硬膜外间隙。

穿刺针穿透黄韧带后，根据阻力的突然消失、推注无菌注射用水或盐水无阻力、负压的出现以及无脑脊液流出等现象，即可判断穿刺针已进入硬膜外间隙。临床上一般穿刺到黄韧带时，阻力增大有韧感，此时可将针芯取下，用一内含约 2ml 无菌注射用水或盐水和一个小气泡（约 0.25ml）的 3~5ml 玻璃注射器与穿刺针衔接，当推动注射器芯时即感

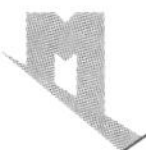

到有弹回的阻力感(图 54-8)且小气泡受压缩小，此后边进针边推动注射器芯试探阻力，一旦突破黄韧带则阻力消失，犹如“落空感”，同时注液毫无阻力，表示针尖已进入硬膜外间隙。临床上也可用负压法来判断硬膜外间隙，即抵达黄韧带后，拔出针芯，于针尾置一滴液体(悬滴法)或于针尾置一盛有液体的玻璃接管(玻管法)，当针尖穿透黄韧带而进入硬膜外间隙时，悬滴(或管内液体)被吸入，这种负压现象于颈胸段穿刺时比腰段更为明显。除上述两项指标外，临床上还有多种辅助试验方法用以确定硬膜外间隙，包括抽吸试验(硬膜外间隙抽吸无脑脊液)、正压气囊试验(正压气囊进入硬膜外间隙而塌陷)及置管试验(在硬膜外间隙置管无阻力)。试验用药也可初步判断是否在硬膜外间隙。

确定针尖已进入硬膜外间隙后，即可经针蒂插入硬膜外导管。插管前应先测量皮肤至硬膜外间隙的距离，然后即行置管，导管再进入硬膜外间隙 4~6cm，然后边拔针边固定导管，直至将针退出皮肤，在拔针过程中不要随意改变针尖的斜口方向，并切忌后退导管以防斜口割断导管。针拔出后，调整导管在硬膜外的长度，使保留在硬膜外的导管长度在 2~3cm；如需要术后镇痛或产科镇痛时，该硬膜外导管长度可为 4~6cm。然后在导管尾端接上注射器，注入少许生理盐水，如无阻力，并回吸无血或脑脊液，即可固定导管。置管过程中如患者出现肢体异感或弹跳，提示导管已偏于一侧而刺激脊神经根，为避免脊神经损害，应将穿刺针与导管一并拔出，重新穿刺置管。如需将导管退出重插时，须将导管与穿刺针一并拔出。如导管内有全血流出，经冲洗无效后，应考虑另换间隙穿刺。

5

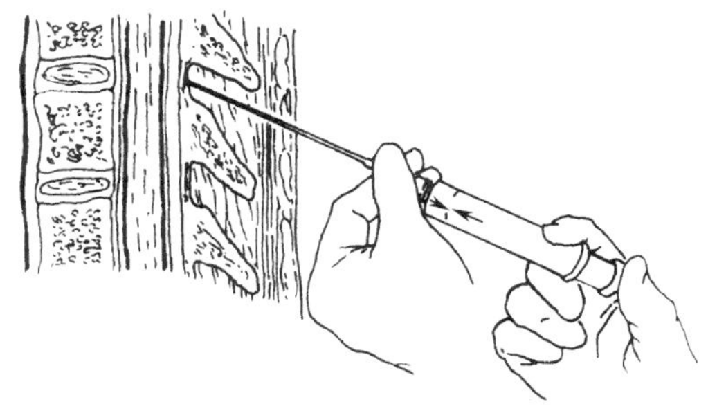

图 54-8　用注射器试探阻力

（四）硬膜外间隙用药

用于硬膜外麻醉的局部麻醉药应该具备弥散性强、穿透性强、毒性小，且起效时间短、维持时间长等特点。目前常用的局部麻醉药有利多卡因、丁卡因、布比卡因和罗哌卡因等。利多卡因起效快，5~10 分钟即可发挥作用，在组织内浸透扩散能力强，所以麻醉完善，效果好，常用 1%~2% 浓度，作用持续时间为 1.5 小时，成年人一次最大用量为 400mg。丁卡因常用浓度为 0.25%~0.33%，10~15 分钟起效，维持时间达 3~4 小时，一次最大用量为 60mg。布比卡因常用浓度为 0.5%~0.75%，4~10 分钟起效，可维持 4~6 小时，但肌肉松弛效果只有 0.75% 溶液才满意。

罗哌卡因是第一个纯镜像体长效酰胺类局部麻醉药。等浓度的罗哌卡因和布比卡因用于硬膜外麻醉所产生的感觉神经阻滞近似，而前者对运动神经的麻醉不仅起效慢、强度差且有效时间也短。所以在外科手术时为了增强对运动神经的麻醉作用，可将罗哌卡因浓度提高到 1%，总剂量可用至 150~200mg，10~20 分钟起效，持续时间为 4~6 小时。鉴于罗哌卡因的这种明显的感觉 - 运动阻滞分离特点，临床上常用罗哌卡因硬膜外麻醉作术后镇痛及无痛分娩。常用浓度为 0.1%~0.2%。

氯普鲁卡因属于酯类局部麻醉药，是一种较安全的局部麻醉药，应用于硬膜外麻醉常用浓度为 2%~3%。其最大剂量在不加入肾上腺素时为 11mg/kg，总剂量不超过 800mg；加入肾上腺素时为 14mg/kg，总剂量不超过 1 000mg。

左旋布比卡因属于酰胺类局部麻醉药，作用时间长。应用于硬膜外的浓度为 0.5%~0.75%，最大剂量为 150mg。

有关局部麻醉药的详细内容见第三十三章。

局部麻醉药中可加用肾上腺素，以减慢其吸收，延长作用时间。肾上腺素的浓度，应以达到局部轻度血管收缩而无明显全身反应为原则。一般浓度为 1∶200 000~400 000，如 20ml 药液中可加 0.1% 肾上腺素 0.1ml，高血压患者应酌减。

决定硬膜外麻醉范围的最主要因素是药物的容量，而决定麻醉强度及作用持续时间的主要因素则是药物的浓度。根据穿刺部位和手术要求的不同，应选择局部麻醉药不同的浓度。以布比卡因为例，用于颈胸部手术，以 0.25% 为宜，浓度过高可引起膈肌麻痹；用于腹部手术，为达到腹肌松弛要求，常需用 0.75% 浓度。此外，浓度的选择与患者全身情况有关，健壮患者所需的浓度宜偏高，虚弱或年老患者，浓度要偏低。

为了取长补短，临床上常将长效和短效局部

麻醉配成混合液，以达到起效快而维持时间长的目的，常用的配伍是 1% 利多卡因和 0.15% 丁卡因混合液，可加肾上腺素 1∶200 000。

穿刺置管成功后，即应注入试验剂量如利多卡因 40~60mg，或布比卡因或罗哌卡因 8~10mg，目的在于排除误入蛛网膜下隙的可能；此外，从试验剂量所出现的麻醉范围及血压波动幅度，可了解患者对药物的耐受性以指导继续用药的剂量。观察 5~10 分钟后，如无蛛网膜下隙麻醉征象，可每隔 5 分钟注入 3~5ml 局部麻醉药，直至麻醉范围满足手术要求为止；此时的用药总和即首次总量，也称初量，一般成年患者需 15~20ml。最后一次注药后 10~15 分钟，可追求初量的 20%~25%，以达到感觉麻醉平面不增加而麻醉效果加强的效果。之后每 40~60 分钟给予 5~10ml 或追加首次用量的 1/2~1/3，直至手术结束。

三、硬膜外麻醉的管理

（一）影响麻醉平面的因素

1. 药物容量和注射速度　容量愈大，麻醉范围愈广，反之，则麻醉范围窄。临床实践证明，快速注药对扩大麻醉范围的作用有限。

2. 导管的位置和方向　导管向头侧时，药物易向头侧扩散；向尾侧时，则可多向尾侧扩散 1~2 个节段，但仍以向头侧扩散为主。如果导管偏于一侧，可能出现单侧麻醉，偶尔导管进入椎间孔，则只能阻滞数个脊神经根。

3. 患者的情况　婴幼儿硬膜外间隙小，用药量需减少。妊娠后期，由于下间隙静脉受压，硬膜外间隙相对变小，药物容易扩散，用药量也需减少。Hoganc 研究表明，硬膜外间隙并非是一个规则的间隙，在硬膜外间隙内注射溶液传播并不均匀，这一假设说明了硬膜外药物扩散具有临床不可预知性。这种缺乏一致性的情况与年龄相关。有证据表明，随着年龄增加硬膜外空间的脂肪组织减少，这可能导致老年患者硬膜外所需剂量的减少。某些病理因素，如脱水、血容量不足等，可加速药物扩散，用药应格外慎重。

（二）术中管理

硬膜外间隙注入局部麻醉药 5~10 分钟内，在穿刺部位的上下各 2、3 节段的皮肤支配区可出现感觉迟钝；20 分钟内麻醉范围可扩大到所预期的范围，麻醉也趋完全。针刺皮肤测痛可得知麻醉的范围和效果。除感觉神经被阻滞外，交感神经、运动神经也被阻滞，由此可引起一系列生理扰乱。同脊髓麻醉一样，最常见的是血压下降、呼吸抑制和恶心呕吐。因此术中应注意麻醉平面，密切观察病情变化，及时进行处理。

四、骶管麻醉

骶管麻醉是经骶管裂孔穿刺，注局部麻醉药于骶管间隙以阻滞骶部脊神经，是硬膜外麻醉的一种，适用于直肠、肛门会阴部手术，也可用于婴幼儿及学龄前儿童的腹部手术。

骶管裂孔和骶角是骶管穿刺点的重要解剖标志，其定位方法是：先摸清尾骨尖，沿中线向头端方向摸至约 4cm 处（成人），可触及一个有弹性的凹陷，即为骶管裂孔，在孔的两旁可触到蚕豆大的骨质隆起，是为骶角。两骶角连线的中点，即为穿刺点（图 54-9）。髂后上棘连线在第二骶椎平面，是硬脊膜囊的终止部位，骶管穿刺针如果越过此连线，即有误入蛛网膜下隙而发生全脊髓麻醉的危险。

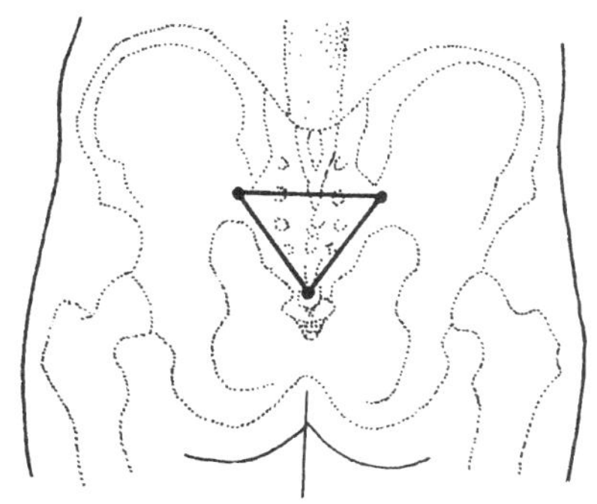

图 54-9　骶管裂孔与髂后上嵴的关系及硬膜囊终点的部位

骶管穿刺术：可取侧卧位或俯卧位。侧卧位时，腰背应尽量向后弓曲，双膝屈向腹部。俯卧位时，髋部需垫厚枕以抬高骨盆，暴露骶部。于骶管裂孔中心作皮内小丘，将穿刺针垂直刺进皮肤，当刺到骶尾韧带时有弹韧感觉，稍作进针有阻力消失感觉。此时将针干向尾侧方向倾倒，与皮肤呈 30°~45°，顺势推进约 2cm，即可到达骶管间隙。接上注射器，抽吸无脑脊液，注射带小气泡的生理盐水无阻力，也无皮肤隆起，证实针尖确在骶管间隙内，即可注入试验剂量。观察无蛛网膜下隙麻醉现象后，可分次注入其余药液。

骶管穿刺成功的关键，在于掌握好穿刺针的方向。如果针与皮肤角度过小，即针体过度放平，针尖可在骶管的后壁受阻；若角度过大，针尖常可触及骶管前壁。穿刺如遇骨质，不宜用暴力，应退针少许，调整针体倾斜度后再进针，以免引起剧痛和损伤骶管静脉丛。

骶管有丰富的静脉丛，除容易穿刺损伤出血外，对局部麻醉药的吸收也快，故较易引起轻重不等的毒性反应。此外，当抽吸有较多回血时，应放弃骶管麻醉，改用腰部硬膜外麻醉。约有 20% 正常人的骶管呈解剖学异常，骶管裂孔畸形或闭锁者占 10%，如发现有异常，不应选用骶管麻醉。鉴于传统的骶管麻醉法，针的方向不好准确把握，难免麻醉失败。近年来对国人的骶骨进行解剖学研究，发现自 S_4 至 S_2 均可裂开，故可采用较容易的穿刺方法，与腰部硬膜外麻醉法相同，在 S_2 平面以下先摸清骶管裂孔，穿刺针自中线垂直进针，易进入骶管裂孔。改进的穿刺方法失败率减少，并发症发生率也降低。

第四节　腰 - 硬联合麻醉

蛛网膜下隙与硬膜外联合阻滞麻醉（combined spinal and epidural anesthesia，CSEA），也简称为腰 - 硬联合麻醉，是通过硬膜外穿刺针将脊髓麻醉穿刺针刺破硬膜注射局部麻醉药与镇痛药至蛛网膜下隙，然后退出脊髓麻醉穿刺针，通过硬膜外穿刺针置管的技术。CSEA 既具有脊髓麻醉起效快、效果确切、局部麻醉药用量小的优点，又有硬膜外麻醉可连续性、便于控制平面和可用作术后镇痛的优点。主要用于下腹部及下肢手术的麻醉与镇痛，尤其是产科麻醉与镇痛。

5

一、适应证与禁忌证

（一）适应证

CSEA 适用于分娩镇痛、剖宫产手术以及其他下腹部与下肢手术。

（二）禁忌证

凡有脊髓麻醉或 / 和硬膜外麻醉禁忌证的患者均不适合选用 CSEA。

二、常用的腰 - 硬联合麻醉技术

CSEA 技术主要有两种：两点穿刺法与单点穿刺法。两点穿刺技术（double-segment technique DST）是在腰段不同间隙分别实施硬膜外穿刺置管和蛛网膜下隙麻醉，由 Curelaru 于 1979 年首先报道，目前已很少使用。单点穿刺技术（single-segment technique，SST）于 1982 年用于临床，该技术使用硬膜外穿刺针置入硬膜外间隙，然后从硬膜外穿刺针头端 - 侧孔（也称为背眼，back eye）或直接从硬膜外穿刺针内间隙插入细的脊髓麻醉针穿破硬膜后进入蛛网膜下隙实施脊髓麻醉，然后拔除脊髓麻醉针后经硬膜外穿刺针置入硬膜外导管。SST 是目前实施 CSEA 的通用方法。

目前国内外市场供应有一次性 CSEA 包，其中有 17G 硬膜外穿刺针，有的针距其头端约 1cm 处有一侧孔，蛛网膜下隙穿刺针可经侧孔通过。蛛网膜下隙穿刺针一般为 25~26G，尖端为笔尖式，如 Sprotte 针或 Whitacre 针。蛛网膜下隙穿刺针完全置入硬膜外穿刺针后突出硬膜外穿刺针尖端一般约 1.1~1.2cm。

穿刺间隙可为 $L_{2\sim3}$ 或 $L_{3\sim4}$。常规先行硬膜外间隙穿刺，当硬膜外穿刺针到达硬膜外间隙后，再经硬膜外穿刺针置入 25~26G 的蛛网膜下隙穿刺针，后者穿破硬膜时多有轻微的突破感，此时拔出蛛网膜下隙穿刺针针芯后有脑脊液缓慢流出。经蛛网膜下隙穿刺针注入局部麻醉药至蛛网膜下隙后，拔出蛛网膜下隙穿刺针，然后经硬膜外穿刺针置入硬膜外导管，留置导管 3~4cm，退出硬膜外穿刺针，妥善固定导管。

三、腰 - 硬联合麻醉的用药方案

CSEA 的用药方案可因分娩镇痛或手术要求而有所不同。CSEA 用于分娩镇痛见第七十四章，以下介绍 CSEA 用于成人下腹部和下肢手术的用药方案。

（一）脊髓麻醉用药

可选用 0.5%~0.75% 布比卡因，宜控制在 10mg 以内，可加入芬太尼 25μg。

（二）硬膜外麻醉的用药

当脊髓麻醉 15 分钟以后，如果平面低于 T_8 或未达到手术要求的麻醉水平、或单纯脊髓麻醉不能满足较长时间手术的要求或考虑硬膜外镇痛时，则需要经硬膜外导管给药。

1. 试验剂量　脊髓麻醉后 15 分钟，平面低于 T_8 或未达到手术要求的麻醉水平，可经硬膜外导

管给予 2% 利多卡因 1.5ml，观察 5 分钟。

(1) 如果平面上升仅为约两个脊椎平面，提示硬膜外导管位置合适。

(2) 如果导管在蛛网膜下隙，则麻醉平面升高明显，但该试验剂量一般不会引起膈肌麻痹。

2. 确认硬膜外导管在硬膜外间隙后可每 5 分钟给予 1%~2% 利多卡因 3~5ml，直至麻醉达到理想平面。

3. 90~120 分钟后可考虑经硬膜外导管追加局部麻醉药，如 2% 利多卡因或 0.5%~0.75% 布比卡因 5~8ml。

四、注意事项

1. 如果脊髓麻醉平面能满足整个手术要求，则术中硬膜外间隙不需要给药，或仅作为术后镇痛。

2. 硬膜外导管可能会经脊髓麻醉穿刺孔误入蛛网膜下隙，此时可能有脑脊液经导管流出。上述试验剂量可初步判断导管是否在蛛网膜下隙，因此启用硬膜外麻醉或镇痛时必须给予试验剂量，并且每次经硬膜外导管给药时均须回抽确认有无脑脊液。

3. CSEA 时脊髓麻醉用药量以及硬膜外麻醉用药量均较小，但是麻醉平面往往较单纯脊髓麻醉或硬膜外麻醉的范围广。主要原因可能包括：①硬膜外间隙穿刺后硬膜外间隙的负压消失，使脊膜囊容积缩小，促使脑脊液内局部麻醉药易于向头侧扩散；②注入硬膜外间隙的局部麻醉药挤压硬脊膜，使腰骶部蛛网膜下隙的局部麻醉药随脑脊液向头侧扩散；③注入硬膜外间隙的局部麻醉药经硬脊膜破损孔渗入蛛网膜下隙（称为渗漏效应）；④体位改变等。研究提示，前两个因素可能是 CSEA 时平面容易扩散的主要原因。

4. 硬膜外间隙置管困难，导致脊髓麻醉后恢复仰卧位体位延迟，结果出现单侧脊髓麻醉或脊髓麻醉平面过高或过低。一般要求蛛网膜下隙注药后 3~4 分钟内应完成硬膜外间隙置管。

5. CSEA 时可发生单纯脊髓麻醉或硬膜外麻醉可能出现的并发症，同样需引起高度重视。

第五节　椎管内麻醉并发症

椎管内麻醉并发症是指椎管内注射麻醉药及相关药物所引起的生理反应、毒性作用以及技术操作给机体带来的不良影响。总体而言，椎管内麻醉并发症可分为椎管内麻醉相关并发症、药物毒性相关并发症和穿刺与置管相关并发症三类。根据中华医学会麻醉学分会制定的《椎管内阻滞并发症防治专家共识》(2017 年) 总结如下。

一、椎管内麻醉相关并发症

(一) 心血管系统并发症

低血压和心动过缓是椎管内麻醉最常见的反应。低血压一般定义为收缩压低于 90mmHg，也可定义为收缩压（或平均动脉压）的下降幅度超过基础值的 30%。椎管内麻醉中低血压的发生率为 8%~33%。心动过缓一般指心率低于 50 次 /min，其发生率为 2%~13%。严重的低血压和心动过缓会导致心搏骤停，是椎管内麻醉严重的并发症。

1. 低血压和心动过缓的发生机制

(1) 交感神经阻滞引起体循环血管阻力降低和回心血量减少，是最常见的原因。

(2) 椎管内麻醉后血液再分布、心室充盈不足，引起副交感神经活动增强及交感神经活动减弱，导致椎管内麻醉后突发低血压、心动过缓，甚至心搏骤停。

(3) T_4 以上高平面麻醉，阻断心脏交感神经纤维（发自 $T_{1\sim4}$ 水平），削弱心脏代偿功能，进一步加重血流动力学的变化。

(4) 其他因素，如局部麻醉药吸收入血引起心肌负性肌力作用；所添加的小剂量肾上腺素吸收入血的 β_2 兴奋作用（扩血管效应）；可乐定的 α_2 兴奋作用、抑制突触前去甲肾上腺素释放和直接增加副交感活性等机制，均可引起血流动力学的变化。

2. 危险因素

(1) 引起低血压危险因素：包括：①广泛的麻醉平面；②原有低血容量；③原有心血管代偿功能不全、心动过缓；④术前合并应用抗高血压药物或丙嗪类药物；⑤老年或体弱患者；⑥高体重指数；⑦椎管内麻醉与全身麻醉联合应用；⑧突然体位变动。

(2) 引起心动过缓危险因素：包括：①广泛的麻醉平面、T_8 以上的高平面麻醉；②应用 β 受体阻滞药；③原有心动过缓或传导阻滞。

(3) 引起心搏骤停的危险因素包括：①蛛网膜下隙麻醉（与硬膜外麻醉比较而言）；②进行性心动过缓；③老年患者；④髋关节手术；⑤突然体位变动。

3. 预防

(1) 避免不必要的麻醉平面过广、纠正低血容量，必要时适当头低脚高位和 / 或抬高双下肢以增加回心血量；

(2) 对施行剖宫产的患者常规左侧倾斜 30° 体位。

(3) 椎管内麻醉前必须建立通畅的静脉通路，输入适量液体。

4. 治疗

(1) 一般治疗措施，包括吸氧、抬高双下肢、加快输液等。

(2) 中度到重度或迅速进展的低血压，静脉注射适量去氧肾上腺素、去甲肾上腺素或麻黄碱。麻黄碱或去氧肾上腺素均能治疗剖宫产手术椎管内麻醉后的低血压，若产妇无心动过缓，推荐使用去氧肾上腺素，有利于改善胎儿酸碱平衡状态。

(3) 对严重的心动过缓，静脉注射阿托品。

(4) 同时出现严重低血压和心动过缓，静脉注射适量麻黄碱或多巴胺，如无反应立即静脉注射小剂量肾上腺素（5~10μg）。

(5) 一旦发生心搏骤停立即施行心肺复苏。由椎管内麻醉严重低血压和心动过缓而继发的心搏骤停有别于院外或院内其他原因引起的心搏骤停，心肺复苏的关键在于迅速地增加回心血量、改善循环，强调早期使用肾上腺素的重要性（在心脏按压和机械通气之前），可考虑应用血管加压素和阿托品，必要时实施完整的后续复苏。

（二）呼吸系统并发症

严重呼吸抑制或呼吸停止极为罕见。呼吸停止多由于全脊髓麻醉或广泛的硬膜外麻醉时，局部麻醉药直接作用于延髓呼吸中枢或严重低血压导致脑干缺血以及呼吸肌麻痹所引起；硬膜外麻醉对呼吸的影响与运动麻醉平面和程度相关。静脉辅助应用镇痛药、镇静药可引起呼吸抑制或加重椎管内麻醉的呼吸抑制。椎管内麻醉，特别是复合静脉给予镇痛药、镇静药引起呼吸抑制未被及时发现和处理，可导致心搏骤停，预后较差。

1. 危险因素

(1) 呼吸功能不全患者在应用椎管内麻醉时容易出现呼吸功能失代偿。

(2) 高平面麻醉、高浓度局部麻醉药或合并使用抑制呼吸的镇痛药和镇静药，可引起严重呼吸抑制。

2. 预防

(1) 选择适当的局部麻醉药（浓度、剂量及给药方式），避免麻醉平面过高。

(2) 凡辅助应用镇痛药、镇静药物者，应严密监测呼吸功能，直至药物作用消失。

(3) 常规吸氧。

3. 治疗

(1) 椎管内麻醉中应严密监测麻醉平面，早期诊断和及时治疗呼吸功能不全。

(2) 呼吸困难一旦发生，先应排除高平面麻醉的存在。麻醉后出现呼吸困难多与呼吸肌麻痹、深感觉消失而引起患者不能体验深呼吸有关。患者能够正常说话，以及有力的握手证明麻醉平面在颈段以下及膈肌功能尚未受累，此时不需要特殊处理，吸氧即可。

(3) 患者出现呼吸困难伴有言语困难或低氧血症、高碳酸血症，应采取面罩辅助通气，必要时建立人工气道，进行机械通气。

（三）全脊髓麻醉

全脊髓麻醉多由硬膜外麻醉剂量的局部麻醉药误入蛛网膜下隙所引起。由于硬膜外麻醉的局部麻醉药用量远高于脊髓麻醉的用药量，注药后迅速出现广泛的感觉和运动神经阻滞。表现为注药后迅速出现（一般 5 分钟内）意识不清、双瞳孔扩大固定、呼吸停止、肌无力、低血压、心动过缓，甚至出现室性心律失常或心搏骤停。

1. 预防

(1) 正确操作，确保局部麻醉药注入硬膜外间隙：注药前回吸确认无脑脊液回流，缓慢注射及反复回吸；

(2) 强调采用试验剂量，且从硬膜外导管给药，试验剂量不应超过脊髓麻醉用量，观察时间足够（不短于 5 分钟）。

(3) 如发生硬膜穿破建议改用其他麻醉方法。如继续使用硬膜外麻醉，应严密监测并建议硬膜外间隙少量分次给药。

2. 治疗

(1) 建立人工气道和人工通气。

(2) 静脉输液，使用血管活性药物维持循环稳定。

(3) 如发生心搏骤停应立即施行心肺复苏。

(4) 对患者进行严密监测直至麻醉症状消失。

（四）异常广泛的阻滞脊神经

异常广泛的阻滞脊神经是指硬膜外麻醉时注入常用量局部麻醉药后，出现异常广泛的脊神经被阻滞现象。其临床特征为：延迟出现（注药后约10~15分钟）的广泛神经被阻滞，阻滞范围呈节段性，没有意识消失和瞳孔的变化，常表现为严重的呼吸循环功能不全。

1. 发生原因

（1）局部麻醉药经误入硬膜下间隙的导管注入。

（2）患者并存的病理生理因素：如妊娠、腹部巨大肿块、老年动脉硬化、椎管狭窄等，致使潜在的硬膜外间隙容积减少。

2. 预防　椎管内麻醉应采用试验剂量。对于妊娠、腹部巨大肿块、老年动脉硬化、椎管狭窄等患者局部麻醉药的用量应酌情减少。

3. 治疗　异常广泛地阻滞脊神经的处理原则同全脊髓麻醉，即严密监测并维持呼吸和循环功能稳定，直至局部麻醉药阻滞脊神经的作用完全消退。

（五）恶心呕吐

恶心呕吐是椎管内麻醉常见的并发症，脊髓麻醉中恶心呕吐的发生率高达13%~42%。女性发生率高于男性，尤其是年轻女性。

1. 发生诱因

（1）血压骤降造成脑供血骤减，呕吐中枢兴奋。

（2）迷走神经功能亢进，胃肠蠕动增强。

（3）手术牵拉内脏。

2. 危险因素　麻醉平面超过T_5、低血压、术前应用阿片类药物、有晕动史。

3. 治疗　一旦出现恶心呕吐，立即给予吸氧，嘱患者深呼吸，并将头转向一侧以防误吸，同时应检查是否有麻醉平面过高及血压下降。高平面（T_5以上）麻醉所致的恶心呕吐应用麻黄碱或阿托品有效，或暂停手术以减少迷走刺激，或施行内脏神经麻醉；若仍不能缓解呕吐，可考虑使用氟哌利多等药物。

（六）尿潴留

椎管内麻醉常引起尿潴留，需留置导尿管，延长门诊患者出院时间。尿潴留由位于腰骶水平支配膀胱的交感神经和副交感神经麻痹所致，也可因应用阿片类药物或患者不习惯卧位排尿所引起。如果膀胱功能失调持续存在，应除外马尾神经损伤的可能性。

1. 危险因素　椎管内麻醉采用长效局部麻醉药（如布比卡因）、腰骶神经分布区的手术、输液过多以及应用阿片类药物等。

2. 防治

（1）对于围手术期未放置导尿管的患者，为预防尿潴留引起的膀胱扩张，尽可能使用能满足手术需要作用时间最短的局部麻醉药，并给予最小有效剂量，同时在椎管内麻醉消退前，在可能的范围内控制静脉输液量。

（2）椎管内麻醉后应监测膀胱充盈情况。如术后6~8小时患者不能排尿或超声检查排尿后残余尿量大于400ml，则有尿潴留发生，需放置导尿管直至椎管内麻醉的作用消失。

二、药物毒性相关并发症

药物毒性包括局部麻醉药、辅助用药和药物添加剂的毒性，其中局部麻醉药的毒性有两种形式：①全身毒性，即局部麻醉药通过血管到达中枢神经系统和心血管系统，引起各种生理功能的紊乱；②神经毒性，即局部麻醉药与神经组织直接接触引起的毒性反应。

（一）局部麻醉药的全身毒性反应

局部麻醉药的全身毒性反应主要表现为中枢神经系统和心血管系统毒性，是由于局部麻醉药误入血管、给药量过多及作用部位的加速吸收等因素导致药物的血液浓度过高所引起。由于脊髓麻醉所使用的局部麻醉药量较小，因此并发症主要见于硬膜外麻醉以及外周神经麻醉。硬膜外麻醉的中枢神经系统毒性发生率为3/10 000。中枢神经系统对局部麻醉药的毒性较心血管系统更为敏感，大多数局部麻醉药产生心血管毒性的血药浓度较产生惊厥的浓度高3倍以上。但布比卡因和依替杜卡因产生心血管系统毒性的血药浓度接近于惊厥浓度，应引起临床注意。

1. 临床表现

（1）局部麻醉药的中枢神经系统毒性表现为初期的兴奋相和终末的抑制相，最初表现为患者不安、焦虑、感觉异常、耳鸣和口周麻木，进而出现面肌痉挛和全身抽搐，最终发展为严重的中枢神经系统抑制、昏迷和呼吸心跳停止；局部麻醉药中毒的中枢神经系统症状有时并不特异或十分轻微，甚至直接表现为心血管系统的毒性反应，而无明确的神经系统前驱症状。

（2）心血管系统初期表现为由于中枢神经系统兴奋而间接引起的心动过速和高血压，晚期则由于局部麻醉药直接作用心脏抑制心肌收缩功能引起低血压、传导阻滞、心动过缓、室性心律失常（室性心动过速、尖端扭转型室性心动过速），甚至心搏骤停。

2. 危险因素

(1) 婴幼儿及老年人。

(2) 心脏病患者（尤其是缺血性心脏病、传导阻滞或低心排状态）。

(3) 肝功能受损。

(4) 妊娠。

(5) 低氧血症和酸中毒。

(6) 注射的部位（局部麻醉药吸收的速度：经气管 > 肋间神经麻醉 > 宫颈旁麻醉 > 硬膜外隙或骶管麻醉 > 神经丛麻醉）、注射的速度。

(7) 局部麻醉药的种类（心脏毒性：丁卡因 > 布比卡因 > 左旋布比卡因 > 罗哌卡因 > 利多卡因 > 普鲁卡因）。

3. 预防　为使局部麻醉药全身毒性反应的风险降到最低，临床医师应严格遵守临床常规：

(1) 麻醉前吸氧，积极纠正低氧血症和酸中毒。

(2) 麻醉前可给予苯二氮䓬类或巴比妥类药物可以降低惊厥的发生率。

(3) 应进行严密监护以利于早期发现局部麻醉药中毒的症状和体征；应注意的是，即便是轻度的镇静也可能掩盖局部麻醉药中毒的早期症状和体征，不利于临床上对局部麻醉药中毒的早期识别。

(4) 注射局部麻醉药前回吸、小剂量分次给药、先注入试验剂量、采用局部麻醉药的最低有效浓度及最低有效剂量。

(5) 在无禁忌证情况下，局部麻醉药中添加肾上腺素（5μg/ml 或更低）有助于判定是否误入血管，并减少注射部位局部麻醉药的吸收。对于怀疑硬膜外导管误入硬膜外间隙血管的患者，可采用经硬膜外导管注入含少量肾上腺素的局部麻醉药的方法予以鉴别。传统的方法为：取含肾上腺素（5μg/ml）的 2% 利多卡因溶液 3ml（含肾上腺素 15μg），经硬膜外导管缓慢注入，观察注药后 2 分钟内患者的心率和血压的变化。出现以下三项中的一项或以上时，即为阳性反应，应考虑硬膜外导管在血管内：心率升高 ≥ 15~20 次 /min、收缩压升高 ≥ 15mmHg、心电图 T 波增高 ≥ 25% 或 0.1mv。但对于高血压、冠心病等患者应慎用，以免出现心率、血压的剧烈波动而致意外。

(6) 当需要大剂量高浓度的长效局部麻醉药时，选择对心脏毒性小的局部麻醉药。

(7) 加强监测：对注射大剂量局部麻醉药的患者应进行言语交流和状态观察，时刻警惕可能出现的精神或神经症状以及心血管功能改变，以便早期发现局部麻醉药中毒的症状和体征。在局部麻醉药注射期间和注射完毕之后均需对患者进行严密监管，局部麻醉药毒性反应可能延迟至 30 分钟后发生。

4. 治疗　局部麻醉药全身毒性反应轻微的可自行缓解或消除，严重反应需根据程度进行治疗。

(1) 早期发现局部麻醉药中毒的症状和体征并进行早期治疗是成功治疗局部麻醉药中毒的关键。

(2) 明确诊断以后，首先应立即保证呼吸道通畅，纯氧吸入；必要时气管内插管控制呼吸。

(3) 抑制惊厥：首选苯二氮䓬类药物，在控制气道的基础上可考虑肌肉松弛药。血流动力学不稳定者禁用丙泊酚。

(4) 一旦局部麻醉药中毒的诊断成立，应立即给予脂质治疗。推荐剂量为：20% 脂肪乳剂单次静脉注射 1.5ml/kg，注射时间超过 1 分钟，然后 0.25ml/（kg·min）持续静脉输注。顽固性心血管抑制者可重复单次静脉注射 1~2 次，持续输注剂量可增加至 0.5ml/（kg·min）。循环功能稳定后继续输注至少 10 分钟。建议最初 30 分钟内脂肪乳使用剂量上限为 10ml/kg。不能用丙泊酚代替脂肪乳进行脂质治疗。

(5) 控制心律失常：与其他原因引起的心搏骤停复苏措施不同，对由局部麻醉药引起的心搏骤停所实施的基础和高级心脏生命支持需要调整用药，并且心脏复苏可能持续较长的时间。应减少肾上腺素用量（$<1\mu g/kg$），避免使用血管加压素、钙通道阻断药、β 受体阻断药或者局部麻醉药。

(6) 在治疗局部麻醉药全身毒性，尤其当患者出现明显的血流动力学不稳定时，应尽早准备心肺转流装置，作为脂质治疗无效时最后的补救治疗措施。

(7) 对发生局部麻醉药全身毒性的患者应延长监管时间（> 12 小时），因为局部麻醉药的心血管抑制作用可能持续时间较长，或在脂质治疗作用消失后再发生心血管抑制。

（二）马尾综合征

马尾综合征（cauda equino syndrome）是以脊髓圆锥水平以下神经根受损为特征的临床综合征，其表现为：不同程度的大便失禁及尿道括约肌麻痹、会阴部感觉缺失和下肢运动功能减弱。

1. 病因

(1) 局部麻醉药鞘内的直接神经毒性。

(2) 压迫性损伤：如硬膜外间隙血肿或脓肿。

(3) 操作时损伤。

2. 危险因素

(1)局部麻醉药的浓度影响局部麻醉药神经毒性最重要的是在蛛网膜下隙神经周围的局部麻醉药浓度,其主要因素为:

1)脊髓麻醉使用的局部麻醉药浓度。

2)给药剂量是最重要的因素。

3)影响局部麻醉药在蛛网膜下隙分布的因素,如重比重溶液(高渗葡萄糖)、脊髓麻醉中选择更接近尾端的间隙、注药速度缓慢(采用小孔导管)等,将导致局部麻醉药的分布受限而增加其在尾端的积聚,使相应部位神经周围局部麻醉药浓度增加,加重对神经的毒性作用。

(2)局部麻醉药的种类:局部麻醉药直接的神经毒性,与布比卡因和丁卡因相比,利多卡因神经毒性发生率更高。

(3)血管收缩剂:肾上腺素本身无脊髓损伤作用,但脊髓麻醉药中添加肾上腺素可加重鞘内应用利多卡因和2-氯普鲁卡因引起的神经损伤。

3. 预防　由于局部麻醉药的神经毒性目前尚无有效的治疗方法,预防显得尤为重要:

(1)连续脊髓麻醉的导管置入蛛网膜下隙的深度不宜超过4cm,以免置管向尾过深。

(2)采用能够满足手术要求的最小局部麻醉药剂量,严格执行脊髓麻醉局部麻醉药最高限量的规定,利多卡因和2-氯普鲁卡因用于蛛网膜下隙麻醉推荐最高限量为60mg。如果已达限量而麻醉效果不满意,就应该放弃此技术,改行全身麻醉。

(3)脊髓麻醉中应当选用最低有效局部麻醉药浓度。

(4)注入蛛网膜下隙局部麻醉药液葡萄糖的终浓度(1.25%~8%)不得超过8%。

(5)应用利多卡因和2-氯普鲁卡因进行蛛网膜下隙麻醉时,应避免合用肾上腺素。

(6)在硬膜外麻醉时应常规采用试验剂量、注药前回吸及分次给药方法。

(7)如硬膜外麻醉剂量的局部麻醉药误入蛛网膜下隙,无论使用的何种局部麻醉药,应多次回吸少量(5~10ml)脑脊液并以等容量生理盐水注入,同时采用改变体位等方法促进局部麻醉药在蛛网膜下隙的扩散。

4. 治疗　一旦发生目前尚无有效的治疗方法,可用以下措施辅助治疗:

(1)早期可采用大剂量激素、脱水、利尿、营养神经等药物。

(2)后期可采用高压氧治疗、理疗、针灸、功能锻炼等。

(3)局部麻醉药神经毒性引起马尾综合征的患者,肠道尤其是膀胱功能失常较为明显,需要支持疗法以避免继发感染等其他并发症。

(三)短暂神经症(transient neroloqical syndrome,TNS)

1. 临床表现　症状常发生于脊髓麻醉作用消失后24小时内;大多数患者表现为单侧或双侧臀部疼痛,50%~100%的患者并存背痛,少部分患者表现为放射至大腿前部或后部的感觉迟钝,所有患者均不出现背痛。疼痛的性质为锐痛或刺痛、钝痛、痉挛性痛或烧灼痛。通常活动能改善,而夜间疼痛加重,给予非甾体抗炎药有效。至少70%的患者的疼痛程度为中度至重度,症状在6小时到4天消除,约90%可以在一周内自行缓解,疼痛超过二周者少见。体格检查和影像学检查无神经学阳性改变。

2. 病因和危险因素　目前病因尚不清楚,可能的病因或危险因素如下:

(1)局部麻醉药特殊神经毒性,利多卡因脊髓麻醉发生率高,且降低利多卡因的浓度并不能降低TNS的发生率,布比卡因发生TNS的风险最小。

(2)患者的体位影响,截石位手术发生率高于仰卧位。

(3)手术种类,如膝关节镜手术等。

(4)穿刺针损伤、坐骨神经牵拉引起的神经缺血、小口径笔尖式腰麻针造成局部麻醉药的浓聚等。

3. 预防　尽可能采用最低有效浓度和最低有效剂量的局部麻醉药液,尽量避免危险因素。

4. 治疗

尽管TNS的自然病程短暂,但患者感觉非常不适且目前治疗难以有效缓解。

(1)椎管内麻醉后出现背痛和腰腿痛时,应首先排除椎管内血肿或脓肿、马尾综合征等后,再开始TNS的治疗。

(2)最有效的治疗药物为非甾体抗炎药。

(3)对症治疗,包括热敷、下肢抬高等。

(4)如伴随有肌肉痉挛可使用环苯扎林。

(5)对非甾体抗炎药治疗无效可加用阿片类药物。

(6)扳机点注射局部麻醉药和地塞米松混合液:无对照研究,但风险低。

(四)肾上腺素的不良反应

局部麻醉药中添加肾上腺素的目的为延长局

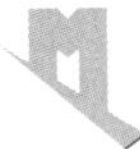

部麻醉药的作用时间、减少局部麻醉药的吸收、强化镇痛效果，以及作为局部麻醉药误入血管的指示剂。若无禁忌证，椎管内麻醉的局部麻醉药中可添加肾上腺素（浓度不超过 5μg/ml）。不良反应包括：

(1) 血流动力学效应：肾上腺素吸收入血常引起短暂的心动过速、高血压和心输出量增加。

(2) 肾上腺素无直接的神经毒性，但动物实验显示局部麻醉药中添加肾上腺素用于脊髓麻醉可增强局部麻醉药引起的神经损伤；动物实验和临床观察显示常规添加的肾上腺素不减少脊髓的血流，但动物实验显示可明显减少外周神经的血流。

（五）蛛网膜炎

脑脊膜弥散性炎症反应通常由感染、创伤、造影剂、多次外科手术等非麻醉因素所引起。椎管内麻醉引起蛛网膜炎十分罕见，可能由某种未知诱发物的特殊反应所引起。最近，有关皮肤消毒液（特别是氯己定 - 酒精混合物）引起蛛网膜炎的可能性越来越引起广泛关注。在椎管内麻醉操作过程中，消毒剂的使用应暂时远离穿刺器具和穿刺托盘。等待皮肤上的消毒溶液完全干燥后（2~3 分钟）再行穿刺针的置入。避免穿刺针和导管被氯己定溶液或蘸有氯己定的皮肤消毒棒所污染。

5

三、穿刺与置管相关并发症

（一）椎管内血肿

椎管内血肿是一种罕见但后果严重的并发症。临床表现为在 12 小时内出现严重背痛，短时间后出现肌无力及括约肌功能障碍，最后发展到完全性截瘫。如感觉麻醉平面恢复正常后又重新出现或更高的感觉和 / 或运动麻醉平面，则应警惕椎管内血肿的发生。其诊断主要依靠临床症状、体征及影像学检查。

1. 血肿的形成因素

(1) 椎管内麻醉穿刺针或导管对血管的损伤。

(2) 椎管内肿瘤或血管畸形、椎管内“自发性”出血。大多数“自发性”出血发生于抗凝或溶栓治疗之后，尤其后者最为危险。

2. 危险因素　患者止血功能异常或接受某些抗血小板聚集药、抗凝药物或溶栓药物治疗是发生椎管内血肿的最危险因素，应引起高度重视。

(1) 患者因素：高龄，女性，并存有脊柱病变或出止血功能异常。

(2) 麻醉因素：采用较粗穿刺针或导管，穿刺或置管时损伤血管出血，连续椎管内麻醉导管的置入及拔除。

(3) 治疗因素：围手术期应用抗血小板聚集药以及抗凝或溶栓治疗。

3. 预防

(1) 穿刺及置管时操作轻柔，避免反复穿刺。

(2) 对有止血障碍及接受抗凝或溶栓治疗的患者尽量避免椎管内麻醉。对止血功能异常的患者，应根据血小板计数、凝血酶原时间（PT）、活化部分凝血活酶时间（aPTT）、纤维蛋白原定量等指标对患者的止血状态做出评估，仔细权衡施行椎管内麻醉的利益和风险后做出个体化的麻醉选择。有关椎管内麻醉血小板计数的安全低限，目前尚不明确。一般认为，血小板低于 50×10^9/L 禁止施行蛛网膜下隙麻醉，血小板低于 80×10^9/L 禁止施行硬膜外麻醉。

(3) 产科患者凝血异常和血小板减少症较常见，其麻醉前血小板下降的速度与血小板计数同样重要，血小板进行性下降提示椎管内血肿的风险较大。

(4) 针对接受抗凝药物或预防血栓形成药物的患者椎管内麻醉，相关学会与组织发布了诸多指南或建议，如 2010 年美国区域麻醉与疼痛医学学会（ASRA）和欧洲麻醉学会（ESA）分别发布了《接受抗栓或溶栓治疗患者的区域麻醉—美国区域麻醉与疼痛医学学会循证指南（第 3 版）》《区域麻醉与抗栓药物：欧洲麻醉学会的建议》；2013 年大不列颠和爱尔兰麻醉科医师学会（AAGBI）、产科麻醉科医师学会（OAA）和英国区域麻醉学会（RAUK）联合发布了《凝血功能异常患者区域麻醉风险评估指南》。综合上述指南或建议，接受抗凝药物或溶栓药物患者椎管内麻醉 / 镇痛的建议见表 54-2。

4. 诊断及治疗

(1) 椎管内血肿治疗的关键在于及时发现和迅速果断处理，避免发生脊髓不可逆性损害，脊髓压迫超过 8 小时则预后不佳。

(2) 为早期发现硬膜外血肿，对高危人群应避免椎管内持续输注局部麻醉药。神经功能监测时间间隔的确定应综合考虑可能发生椎管内血肿的风险，对高危人群（如行溶栓治疗的患者）应每 2 小时进行一次神经功能检查。

(3) 注意观察新发生的或持续进展的背痛、感觉或运动缺失、大小便失禁。如果出现任何新发神经症状或原有神经症状出现变化，应高度怀疑有椎

表 54-2 接受抗凝药物、抗血小板聚集药物或溶栓药物患者椎管内麻醉 / 镇痛管理的建议[*]

华法林	长期服用华法林抗凝的患者在椎管内麻醉 / 镇痛及评估 INR 前 4~5 天停药。椎管内穿刺（置管）或拔除硬膜外导管时 INR 应≤ 1.4 近年来，为缩短术前准备时间，较多采用“华法林快速停药法”。术前华法林停药仅 1~2 天，静脉注射 Vit K1（2.5~10）mg/d，并监测 INR。但须保证椎管内穿刺（置管）或拔除硬膜外导管时 INR 应≤ 1.4
抗血小板聚集药物	阿司匹林或 NSAIDs 无禁忌。噻吩吡啶类衍生物（氯吡格雷和噻氯匹定）应在椎管内穿刺（置管）前分别停药 7 天和 14 天，拔管后 6 小时才可接受用药。血小板糖蛋白Ⅱb/ Ⅲa 受体拮抗剂操作前应停用，以确保血小板功能的恢复（替罗非班、依替巴肽停用 8 小时，阿昔单抗停用 48 小时），拔管后 6 小时才可接受用药
溶栓剂 / 纤维蛋白溶解剂	没有数据显示椎管内麻醉 / 镇痛前或拔管前 / 后应何时停用或使用这类药物。建议实施椎管内麻醉 / 镇痛前或拔管前 / 后 10 天禁用这类药物
低分子肝素	最后一次使用预防血栓剂量的 LMWH 后至少 10~12 小时，才可行椎管内穿刺（置管）或拔除硬膜外导管，且麻醉或拔管后 4 小时才可给予 LMWH；而对于使用治疗剂量的 LMWH，停用至少 24 小时，才可行椎管内穿刺（置管）或拔除硬膜外导管，且麻醉或拔管后 4 小时才可给予 LMWH。严格避免额外使用其他的影响止血功能的药物，包括酮咯酸
皮下注射预防剂量普通肝素	预防剂量普通肝素在最后一次用药后 4~6 小时或 APTTR 正常，才可行椎管内穿刺（置管）或拔除硬膜外导管，且麻醉或拔管后 1 小时才可给予普通肝素
治疗剂量普通肝素	静脉注射治疗剂量普通肝素在最后一次用药后 4~6 小时或 APTTR 正常，才可行椎管内穿刺（置管）或拔除硬膜外导管，且麻醉或拔管后 4 小时才可给予普通肝素。皮下注射治疗剂量普通肝素在最后一次用药后 8~12 小时或 APTTR 正常，才可行椎管内穿刺（置管）或拔除硬膜外导管，且麻醉或拔管后 4 小时才可给予普通肝素。应监测神经功能，并且应当谨慎联合服用抗血小板聚集药物
达比加群	根据用量，在椎管内麻醉 / 镇痛前应停药 48~96 小时；在穿刺置管 24 小时后及导管拔除 6 小时方可使用

管内血肿的发生，立即终止椎管内药物输注，同时保留导管于原位，尽可能快速地进行影像学检查，最好为磁共振成像（MRI），同时尽可能快速地请专科医师会诊以决定是否需要行急诊椎板切除减压术。

（4）如有止血功能障碍或应用抗凝药，可考虑有针对性地补充血小板和 / 或凝血因子。

（二）出血

在行椎管内麻醉穿刺过程中，可因穿刺针或置管刺破硬脊膜外间隙血管，见血液经穿刺针内间隙或导管溢出，其发生率约为 2%~6%。对于凝血功能正常的患者，此情况极少导致严重后果（如硬膜外血肿），但对于穿刺置管后出血不止并且有止血功能异常或应用药物某些抗血小板聚集抗凝或溶栓治疗的患者，则是硬膜外血肿的危险因素。

处理：

1. 是否取消该次手术，应与专科医师沟通，权衡利弊，根据患者具体情况作出决定。

2. 如仍行椎管内麻醉，鉴于原穿刺间隙的出血，难以判断穿刺针尖所达部位是否正确，建议改换间隙重新穿刺。

3. 麻醉后应密切观察有无硬膜外血肿相关症状和体征。

（三）感染

椎管内麻醉的感染并发症包括穿刺部位的浅表感染和深部组织的严重感染。前者表现为局部组织红肿或脓肿，可伴有全身发热。后者包括蛛网膜炎、脑膜炎和硬膜外脓肿。细菌性脑膜炎多表现为发热、脑膜刺激症状、严重的头痛和不同程度的意识障碍，潜伏期约为 40 小时。其确诊依靠腰穿脑脊液化验结果和影像学检查。

1. 危险因素

（1）全身性感染或菌血症。

（2）穿刺前穿刺部位存在皮肤、软组织或脊椎的感染。

（3）无菌术不严格。

（4）硬膜外隙置管（相对于蛛网膜下隙麻醉），以及导管长时间留置。

（5）预防血栓形成的相关治疗。

（6）激素治疗、慢性疾病或免疫抑制状态（如艾滋病、化疗、器官移植、糖尿病、慢性消耗状态、慢性酒精中毒、静脉药物滥用等)。

2. 预防

(1)麻醉的整个过程应严格遵循无菌操作程序,建议使用一次性椎管内麻醉材料。

(2)理论上任何可能发生菌血症的患者都有发生椎管内感染的风险,是否施行椎管内麻醉取决于对每例患者个体化的利弊分析。

(3)除特殊情况,对未经治疗的全身性感染患者不建议采用椎管内麻醉。

(4)对于有全身性感染的患者,如已经过适当的抗生素治疗,且表现出治疗效果(如发热减轻),可以施行脊髓麻醉,但对这类患者是否可留置硬膜外间隙导管或鞘内导管仍存在争议。

(5)对在椎管穿刺后可能存在轻微短暂菌血症风险的患者(如泌尿外科手术等),可施行脊髓麻醉。

(6)硬膜外间隙注射类固醇激素以及并存潜在的可引起免疫抑制的疾病,理论上会增加感染的风险,但HIV感染者并不作为椎管内麻醉的禁忌。

3. 治疗

(1)中枢神经系统感染早期诊断和治疗是至关重要的,即使是数小时的延误也将明显影响神经功能的预后。

(2)浅表感染经过治疗很少引起神经功能障碍,其治疗需行外科引流和静脉应用抗生素。

(3)硬膜外间隙脓肿伴有脊髓压迫症状,使用广谱抗生素治疗同时,尽早地进行积极的手术治疗。应在症状出现后12小时内行手术治疗,以获得最好的神经功能恢复。如同椎管内血肿一样,神经功能的恢复取决于治疗前功能损害的持续时间和严重程度。当病原微生物和敏感的抗生素确定后,应给予针对性的抗生素。

(4)脑膜炎最初的治疗是应用广谱抗生素和支持治疗。在病情诊断期间不应推迟抗生素开始应用的时间。

(四)硬脊膜穿破后头痛(postdural puncture headache,PDPH)

按照世界头痛协会(IHS)的最新定义,硬脊膜穿破后头痛(PDPH)是指“腰椎穿刺后5日内,因脑脊液(CSF)从硬脊膜穿刺孔漏出而引起的头痛。常伴有颈项僵硬和/或主观性的听觉症状。其往往在2周内自愈或采用腰段硬膜外自体血封闭漏口后缓解。”

PDPH是硬脊膜穿破后或脊髓麻醉后的常见并发症,因其在产科麻醉中较多见,因而有关PDPH的诊断和治疗方面的文献多数来自于产科麻醉。据统计,使用16~18G穿刺针穿破硬脊膜后PDPH的发病率在50%以上;脊髓麻醉后的发病率约为1.5%~11.2%。

PDHP的病理生理机制仍不清楚,可能的机制包括:①影像学证据显示,硬脊膜穿破后引起的CSF漏出导致颅内脑组织的“下垂”和牵拉,直立位下加重。这可能是引起体位性头痛的主要原因;② CSF漏出后引起的的颅内压下降可能导致代偿性的脑血管扩张,诱发或加剧头痛。但患者头痛的症状和CSF漏/低颅内压的程度并非完全一致。

1. 临床表现

(1)症状延迟出现,最早1天、最晚7天,一般为12~48小时(66%),98%在3天内发病。70%患者在7天后症状缓解,90%在6个月内症状完全缓解或恢复正常。

(2)头痛特点为体位性,即在坐起或站立15分钟内头痛加重,平卧后30分钟内头痛逐渐缓解或消失;症状严重者平卧时亦感到头痛,转动头颈部时疼痛加剧。

(3)头痛为双侧性,通常发生在额部和枕部或两者兼有,极少累及颞部。

(4)头痛的严重程度因人而异,头痛严重程度的分级是制订治疗方案的重要依据。依据临床症状,通常分为三级:轻度,为日常活动轻微受限的体位性头痛,患者可以在任何时间起床活动,无伴随症状;中度,为日常活动明显受限的体位性头痛,患者部分时间需卧床,伴随症状可有可无;重度,为全天均需卧床的严重体位性头痛,常有伴随症状出现。

(5)可能伴随有其他神经症状:如前庭症状(恶心、呕吐、头晕)、耳蜗症状(听觉丧失、耳鸣)、视觉症状(畏光、闪光暗点、复视、聚集障碍)、骨骼肌症状(颈部强直、肩痛)。

极少数情况下,PDPH可导致严重的并发症,如硬膜下血肿、颅内出血或颅内静脉栓塞、脑神经麻痹,甚至有致死的个案报道。少数患者症状迁延不愈,有演变成慢性头痛的风险。

2. 危险因素

(1)患者因素:最重要的是年龄和性别,年轻和女性是PDPH的明确危险因素。其他因素还可能有:妊娠、肥胖、慢性双侧性张力性头痛病史、既往有硬脊膜穿破后头痛病史、既往有意外穿破硬脊膜病史等。有研究表明，低体重指数的年轻女性发生PDPH的风险最高。

(2)操作因素：脊髓麻醉时细针发病率低、锥形针尖较切割型针尖发病率低；穿刺针斜口与脊柱长轴方向平行发病率低；穿刺次数增加时发病率高。然而硬膜外穿刺的Tuohey针斜口平行或垂直，其硬膜穿刺后脑脊液泄露几乎相同。

3. 诊断与鉴别诊断

PDPH在治疗前及治疗过程中出现头痛性质的改变或疗效不显著时，均应进行相应的鉴别诊断，以免漏诊和误诊。

(1)PDPH的诊断：有硬脊膜穿破史+体位性头痛的患者的诊断多不困难。但高达1/3以上的患者并无明确的硬脊膜穿破史。

按照头痛国际诊断标准Ⅱ(CHD-Ⅱ)，PDPH的诊断标准为：

1)进行过硬脊膜穿刺操作；

2)头痛，坐位或站立位15分钟内加重，平卧15分钟内改善，并出现下列至少一个症状：①颈项部僵硬；②耳鸣；③听力下降；④畏光；⑤恶心；

3)头痛出现在硬脊膜穿刺后5天内。

(2)PDPH的鉴别诊断：头痛是临床常见的症状，尤其是孕产妇，其发病率更高。需要鉴别诊断的常见疾病包括：①原发性头痛，如偏头痛和紧张性头痛等；②孕妇的子痫前期和高血压性疾病；③出血性或缺血性脑血管疾病等。

4. 预防

(1)对于既往有硬脊膜穿破或硬脊膜穿破后头痛史的患者(尤其是女性)，尽可能避免椎管内麻醉。

(2)临床上常采用麻醉后延长患者卧床时间、大量口服液体或静脉输液的方法来预防硬脊膜穿破后头痛的发生。但现有的证据并不支持上述方法的有效性。既往“常规”的去枕平卧6小时的做法甚至可能增加头痛的发生率，长时间卧床还有增加深静脉血栓形成和肺栓塞的风险。

(3)脊髓麻醉尽量选择非切割穿刺针，如使用切割型穿刺针，则针尖斜面应与脊柱长轴平行方向进针。有关硬膜外穿刺针斜面方向仍存在争议，考虑到针尖斜面平行脊柱长轴穿刺可能发生针侧向偏移、导管置入困难、置管时针90°旋转存在硬脊膜损伤风险，目前临床仍倾向于硬膜外穿刺针斜面垂直于脊柱长轴刺入黄韧带。

(4)脊-硬联合麻醉技术可降低头痛的发生率，采用脊-硬联合麻醉技术时建议选用25~27G非切割型蛛网膜下隙穿刺针。

(5)在硬膜外隙阻力消失试验中，使用不可压缩介质(通常是生理盐水)较使用空气发生硬脊膜意外穿破的风险较低。

(6)近年来超声技术的应用有可能降低硬膜外穿刺时硬脊膜穿破的风险，但仍缺乏循证证据。

5. 治疗　以减少脑脊液渗漏，恢复正常脑脊液压力为治疗重点。按照治疗方法和途径的不同，大致可以分为保守治疗、药物治疗、有创操作治疗、硬膜外液体填充治疗及硬膜外自体血补丁(EBP)五类：

(1)保守治疗

1)卧床休息：尽管多数患者，尤其是轻症患者，平卧位休息可以使症状得到一定程度的缓解，但其作用往往是一过性的和暂时的。无循证证据表明卧床休息可以促进PDPH的治愈。另外，长时间卧床(>24小时)可能增加患者血栓形成的风险，如有需要，应考虑加用预防血栓形成的措施。

2)口服或静脉补液治疗：脱水可能使头痛症状加剧，但无证据表明液体过多对患者有利，并可能增加相应并发症的风险。因此，无论何种途径补液，应以维持正常循环内血容量为度，不推荐过量补充液体。

3)腹带加压治疗：目前无证据支持患者腹带加压可以治疗PDPH，其预防PDPH的作用尚不明确，且患者对腹带加压的耐受性和依从性往往较差。

(2)药物治疗

1)口服或静脉使用镇痛药物：所有PDPH患者均应根据临床疼痛的评估，适当进行镇痛治疗。口服非甾类抗炎药(NSAIDs)、对乙酰氨基酚和弱阿片类药物(曲马多等)可能部分有效。口服镇痛药无效时，可以考虑适当使用更强效的阿片类药物。但药物镇痛的效果多是暂时性的，为避免出现阿片类药物的明显副作用，不推荐长时间(>72小时)使用阿片类药物。

2)咖啡因：用药目的在于希望能扩张脑血管并增加CSF的生成。尽管临床使用较普遍，但缺乏循证证据支持，且症状缓解作用较短暂。增加剂量后(≥1g/d)可能导致惊厥和心律失常(如房颤)，欧美国家已趋于少用。如需试用，推荐首选口服给药，常用剂量为300mg，最大剂量不超过900mg/d，使用不超过24小时。哺乳期的产妇最大剂量推荐不超过 200mg/d。

3）其他：如茶碱类药物、促肾上腺皮质激素（ACTH）及其类似物、皮质激素、曲坦类药物、加巴喷丁类药物以及针灸等，均有用于 PDPH 治疗的小样本研究和回顾性报道，但均尚无足够的证据支持用于 PDPH 的常规治疗。

（3）有创操作治疗：多种有创操作技术，包括枕大神经阻滞（GONBs）、蝶腭骨神经节阻滞（SPGBs）和硬膜外吗啡等，用于治疗 PDPH 的报道，但无明确证据支持其确切有效。

（4）硬膜外液体填充治疗：既往，尤其是国内麻醉界，曾一度认为硬膜外液体填充是治疗中、重度 PDPH 的首选最有效的方法。但这一观念目前已趋于被否定。

1）硬膜外晶体液填充治疗：尽管有多项研究提示硬膜外单次晶体液填充（15~30ml）可以缓解头痛症状，但由于其难以持续维持硬膜外压力，因而作用时间短暂（通常 <10~15 分钟）；而且晶体液不能起到“封堵”穿刺孔的作用，也不能诱发局部炎症反应而促进漏孔的愈合，因而其临床应用日益减少。现有的少数几项研究也不足以推荐硬膜外持续输注（数小时至数日）晶体液的方法用于 PDPH 的治疗。

2）硬膜外填充右旋糖酐、羟乙基淡粉、明胶或纤维蛋白胶：上述方法均有少量用于 PDPH 治疗的报道，但总体而言均缺乏前瞻性随机对照研究的证据，相关的安全性也未能明确，因而不足以支持推荐用于 PDPH 的治疗。

（5）硬膜外自体血补丁（epidural blood patch，EBP）治疗：自 1960 年 Gormley 等首次将自体血（2~3ml）注入硬膜外隙预防硬脊膜意外穿破后的头痛以来，EBP 的方法已得到了很大改进，并逐渐被公认为治疗 PDPH 的“金标准”，其 20 世纪 70~80 年代报道的成功率大于 90%。但近年来越来越多的证据表明，影响 EBP 效果的因素众多，早期报道的成功率“奇高”的原因可能与实验设计欠妥及观察时间不足等有关。目前看，EBP 用于治疗严重 PDPH 的完全治愈率不超过 1/3，部分或完全有效率也仅 50%~80%，部分患者可能需要再次甚至多次 EBP 治疗。尽管如此，EBP 仍是目前治疗中、重度 PDPH 的最有效方法。

1）可能的作用机制：①硬膜外注入一定容量的自体血后可增加腰段 CSF 压力，继而改善低颅内压症状，也可能使代偿性扩张的脑血管恢复收缩；②自体血在 CSF 的激活下凝固，起到“封堵”硬脊膜漏口的作用；同时激活损伤组织部位的炎症反应，加速修复和愈合。而自体血凝血块于 18~24 小时后被吸收溶解，不致引起明显的组织粘连和长时间血肿。

2）EBP 的适应证：因其具有一定的有创性，因而不推荐用于硬脊膜穿破后的预防性应用或用于 PDPH 轻症患者。目前一般推荐 EBP 用于经保守治疗无效的中重度 PDPH 患者，尤其是在症状已影响患者的日常活动和生活质量时。

硬脊膜穿破后第 1 天即出现严重症状的患者，应首选立即行 EBP 治疗。症状仅部分缓解或完全缓解后症状于数日内复发的患者，可以考虑再次行 EBP 治疗，这一比例可能高达 30%。当发现 EBP 治疗完全无效时，应考虑 PDPH 的诊断是否有误，并及时进行鉴别诊断。

3）EBP的禁忌证：通常包括：①患者明确拒绝；②全身性感染或穿刺部位局部感染；③凝血功能障碍，同椎管内麻醉的禁忌证；④颅内压显著增高；⑤患者不能配合完成操作等。

4）EBP 的使用时机：有趣的是，回顾性研究发现，硬脊膜穿破后 24~48 小时内行 EBP 治疗的效果常常欠佳，原因不明，可能与漏口 CSF 流速过高、局部麻醉药对自体血的稀释作用及凝血块的降解较快等有关。另外，在椎管内麻醉作用消退前过早进行 EBP 治疗可能会掩盖注射引起的腰痛症状，并有导致椎管内麻醉平面过高，甚至全脊髓麻醉的报道。因此，EBP 治疗较适宜的时机应在硬脊膜穿破后 24~48 小时后进行。

但有研究显示，推迟进行 EBP 治疗可能增加患者的痛苦及其持续时间，并可能显著增加严重并发症的风险，如脑神经麻痹、惊厥和颅内出血等。因此，目前不推荐单纯为了追求提高 EBP 的疗效而延迟进行操作。严重 PDPH 患者应及时进行 EBP 治疗，并告知患者有效果欠佳和可能需要重复 EBP 治疗的风险。

5）EBP 穿刺部位：自体血在硬膜外腔的扩散以向头侧较为明显，因而 EBP 的穿刺部位推荐采用与椎管内麻醉或穿刺时相同的节段，或下移 1 个椎间隙。

6）EBP 自体血的用量：目前推荐 EBP 时自体血的注射量以 ±20ml 为宜，但若在 20ml 注射完成前患者即出现难以耐受的腰痛时，即应停止注射。增加注射量（30ml）并不增加疗效，且显著增

5

加腰痛的发生率和强度。

7）重复进行 EBP 治疗的指征：对于 EBP 治疗部分有效或完全有效后复发的患者，在排除其他原因引起的头痛后，可以考虑再次行 EBP 治疗。两次 EBP 治疗后症状仍不能缓解或再次复发的患者，行第 3 次治疗时应十分慎重，须进一步明确诊断，并及时请神经内科等相关科室的专家会诊。

8）EBP 的常见并发症：自体血注射过程中，约 50% 的患者会出现腰痛；注射后 24 小时内腰痛的发生率可达 80% 以上，并持续术日（通常逐渐减轻），严重的患者可能持续数周，限制自体血的用量可能有帮助。EBP 与慢性头痛等的联系尚不明确。

尽管有影像学的直接证据表明硬膜外注入自体血 18~24 小时后大部分的凝血块可被吸收或溶解，但目前证据尚无法明确 EBP 是否会影响后续椎管内麻醉时麻醉平面的扩散和麻醉成功率等。

有案例报道，EBP 后偶可出现蛛网膜炎、脊髓血肿、惊厥、颅内静脉窦血栓形成、心动过缓、视觉障碍和感染等，但其发病率及与 EBP 之间的因果联系均不能明确。操作前应告知患者相关风险。

（五）神经机械性损伤

神经损伤的发生率，脊髓麻醉为 3.5/10 000~8.3/10 000，硬膜外麻醉为 0.4/10 000~3.6/10 000。

1. 病因

（1）穿刺针或导管的直接机械损伤：包括脊髓损伤、脊髓神经损伤、脊髓血管损伤。

（2）间接机械损伤：包括硬膜内占位损伤（如阿片类药物长期持续鞘内注射引起的鞘内肉芽肿）和硬膜外间隙占位性损伤（如硬膜外间隙血肿、硬膜外间隙脓肿、硬膜外间隙脂肪过多症、硬膜外间隙肿瘤、椎管狭窄）。

2. 临床表现及诊断　对于椎管内麻醉后发生的神经损伤，迅速的诊断和治疗是至关重要的。

（1）穿刺时的感觉异常和注射局部麻醉药时出现疼痛提示神经损伤的可能。

（2）临床上出现超出预期时间和范围的感觉和/或运动阻滞、感觉和/或运动阻滞的再现，应立即怀疑是否有神经损伤的发生。

（3）进展性的神经症状，如伴有背痛或发热，则高度可疑硬膜外间隙血肿或脓肿，应尽快行影像学检查以明确诊断。

（4）值得注意的是产科患者椎管内麻醉后神经损伤的病因比较复杂，并不是所有发生于椎管内麻醉后的神经并发症都与椎管内麻醉有关，还可能由妊娠和分娩所引起，应加以鉴别诊断。

（5）影像学检查有利于判定神经损伤发生的位置，肌电图检查有利于神经损伤的定位。由于去神经电位出现于神经损伤后两周，如果在麻醉后不久便检出该电位则说明麻醉前就并存有神经损伤。

3. 危险因素　尽管大多数的神经机械性损伤是无法预测的，但仍有一些可以避免的危险因素：

（1）肥胖、脊柱侧弯等体表解剖异常的患者，可能存在椎间隙定位错误、穿刺针偏离中线、脊髓终止位置异常、黄韧带中线融合不良等椎管内穿刺引起脊髓损伤的危险因素。

（2）外科特殊体位、严重椎管狭窄、椎管内占位病变（如硬膜外脂肪过多症、黄韧带肥厚、硬膜囊肿、室管膜瘤等）可能导致椎管内麻醉后短暂或永久的脊髓损伤，尤其合并有硬膜外血肿或脓肿的情况更容易发生严重的后果。

（3）硬膜外肿瘤患者应进行影像学检查以明确肿瘤位置，并尽量避免实施椎管内麻醉。

（4）长期鞘内应用阿片类药物治疗的患者，有发生鞘内肉芽肿风险。

（5）伴后背痛的癌症患者，90% 以上有脊椎转移。

（6）全身麻醉或深度镇静下穿刺，是否为椎管内麻醉神经机械性损伤的危险因素目前尚有争议。尽管许多清醒的患者在造成脊髓损伤时并无感觉，但清醒的患者至少有机会及时报告在穿刺、置管和注射麻醉药时异常的感觉，对麻醉者会起到警示的作用。因此，不建议常规地对于正在接受全身麻醉或者深度镇静的成年患者实施椎管内麻醉操作，椎管内穿刺、置管及注射首次麻醉药最好于全身麻醉诱导前实施。

4. 预防　神经损伤多无法预知，故不可能完全避免。如下方法可能会减少其风险：

（1）对于体表解剖异常的患者，采用超声或 X 线进行椎骨定位。

（2）椎间隙的精确定位、严格的无菌操作、细心地实施操作。

（3）在实施操作时尽可能保持患者清醒或轻度镇静。

（4）对已知硬膜外肿瘤转移高风险患者，或下肢神经病变的患者，尽可能避免应用椎管内麻醉。

(5) 对于已知椎管狭窄的患者，应明确狭窄的位置和严重程度，以便为麻醉科医师改变穿刺进针的路线，或为考虑改变麻醉方法提供参考，比如用低容量的蛛网膜下隙麻醉技术替代大容量的硬膜外麻醉技术，或者避免实施椎管内麻醉。

(6) 硬膜外置管时若伴有肢体异常、明显的疼痛，如症状为短暂性（通常无远期后遗症），可重新调整硬膜外进针或导管方向，必要时重新定位及穿刺；如椎管内麻醉穿刺时发生明显的突发性疼痛或肢体异动，则提示，穿刺针触及或损伤神经，应立即撤回穿刺针，放弃椎管内麻醉，改行其他麻醉方法。

5. 治疗　出现神经机械性损伤应立即静脉给予大剂量的类固醇激素（氢化可的松 300mg/d，连续 3 天），严重损伤者可立即静脉给予甲泼尼龙 30mg/kg，45 分钟后静脉注射 5.4mg/（kg·h）至 24 小时，同时给予神经营养药物。有神经占位性损伤应立即请神经外科会诊明确诊断，尽早实施手术解除神经压迫。

5

（六）脊髓缺血性损伤和脊髓前动脉综合征

脊髓的血供有限，脊髓动脉是终末动脉，但椎管内麻醉引起脊髓缺血性损伤极为罕见。脊髓前动脉综合征是脊髓前动脉血供受损引起，典型的表现为患者突发下肢无力伴有分离性感觉障碍（痛温觉缺失而本体感觉尚存）和膀胱直肠功能障碍。

1. 产生脊髓缺血性损伤的原因

(1) 手术操作直接损伤血管或误注药物阻塞血管可造成脊髓缺血性损伤。

(2) 患者原有疾病致脊髓血供减少，如脊髓动静脉畸形，椎管内占位性病变的压迫或动脉粥样硬化和糖尿病，椎管内麻醉可能进一步减少脊髓的血液供应。

(3) 外科手术时钳夹或牵拉胸、腹主动脉致脊髓无灌注或血供不足。

(4) 椎管内血肿或脓肿压迫血管引起脊髓血供不足或无灌注。

(5) 局部麻醉药液内应用强效缩血管药或肾上腺素的浓度过高（肾上腺素安全浓度不超过 5μg/ml），致动脉长时间显著收缩影响脊髓血供。

(6) 尽管经常提及术中低血压是术后脊髓缺血的原因，但低血压本身并不是主要原因。全身低血压时，某些器官（脑、心肌）比脊髓更易遭受缺血损伤，因此在没有脑和心肌等重要脏器损伤情况下，单纯低血压不可能造成脊髓缺血损伤。但当有其他危险因素（如血管疾病、严重椎管狭窄、硬膜外脂肪过多或肿瘤等）并存时，全身性低血压可能是脊髓缺血的一个诱因。

(7) 手术中患者过度伸展体位造成脊髓血管（脊髓内和脊髓外）受压，或者造成椎间盘突出患者脊髓受压，也是导致脊髓缺血的原因之一。

2. 防治　重视预防，椎管内麻醉时应注意

(1) 测试穿刺针是否在硬膜外隙时建议使用生理盐水。

(2) 椎管内避免使用去氧肾上腺素等作用强的缩血管药，应用肾上腺素的浓度不超过 5μg/ml。

(3) 采用满足麻醉要求的最小局部麻醉药液容量。

(4) 术中尽可能维护血流动力学稳定，避免长时间低血压。目前认为，椎管内麻醉术中应避免平均动脉压下降幅度超过基础值的 20%~30%、避免低血压持续时间超过 20 分钟。

(5) 脊髓缺血损伤有明确病因者，如硬膜外血肿或脓肿，必须早期诊断、早期处理才能使神经功能尽可能恢复。

(6) 脊髓缺血损伤没有明确病因者，需采取适当的支持治疗措施。如维持稍高于正常的血压、脑脊液引流、避免高血糖、高体温、低氧和贫血。

(7) 在创伤性脊髓损伤的治疗中，大剂量甲泼尼龙的使用仍有争议。纳洛酮、硫酸镁、甘露醇、雌激素、右美沙芬和环孢素 -A 在一些动物实验研究中证明能够减轻继发性神经损伤，但还缺乏足够的临床证据可用于人类脊髓缺血的治疗。

（七）导管折断或打结

导管折断或打结是连续硬膜外麻醉的并发症之一。其发生的原因有：导管被穿刺针切断、导管质量较差、导管拔出困难以及导管置入过深。

1. 预防

(1) 导管尖端越过穿刺针斜面后，如需拔出时应连同穿刺针一并拔出。

(2) 硬膜外间隙导管留置长度 2~4cm 为宜，不宜过长，以免打结。

(3) 采用一次性质地良好的导管。

2. 处理

(1) 如遇导管拔出困难，应使患者处于穿刺相同的体位，不要强行拔出。

(2) 椎肌群强直者可用热敷或在导管周围注射局部麻醉药。

(3) 可采用钢丝管芯作支撑拔管。

(4) 导管留置 3 天以便导管周围形成管道有利

于导管拔出。

(5) 硬膜外间隙导管具有较高的张力,有时可以轻柔地持续牵拉使导管结逐渐变小,以便能使导管完整拔出。

(6) 如果导管断端位于硬膜外间隙或深部组织内,手术方法取出导管经常失败,且残留导管一般不会引起并发症,所以不必进行椎板切除术以寻找导管,应密切观察。

(八) 其他

药物毒性相关性粘连性蛛网膜炎通常由误注有关药物入硬膜外间隙所致。临床症状逐渐出现,先有疼痛及感觉异常,以后逐渐加重,进而感觉丧失。运动功能改变从无力开始,最后发展到完全性弛缓性瘫痪。

第六节 超声引导下椎管内麻醉

随着现代超声分辨率的提高,以辨别筋膜韧带骨性结构影像为解剖基础的椎管内麻醉实现了可视化。

一、超声仪器准备

超声很难透过骨骼,脊柱的骨性结构非常复杂,使超声影像在脊柱麻醉中受到极大限制。1971年,超声首次被报道用来识别腰椎解剖结构。目前新一代超声仪已经能够较好地辨别脊柱周围的解剖结构,特别是脊椎的中线和间隙,明显提高了穿刺成功率。对于那些病态肥胖患者以及难以扪及骨性标志的患者,超声引导技术显示了极大优越性。年龄越小,骨骼钙化不全,超声在婴幼儿的椎管内麻醉应用上也具优势。通常选用 2~15MHz 的超声探头。这样的探头能够产生高质量的图像分析,得到正确的角度。线阵探头是神经结构成像的最有效的探头,用这种探头获得的图像能够确定理想的穿刺点、穿刺方向以及皮肤至黄韧带和硬膜外间隙的距离,对于 BMI 处于平均水平或以下的患者,采用高频线阵探头,探测表面骨性结构具有最佳分辨率;而凸阵探头也能够获得较好骨骼及黄韧带图像,从而能够观察硬膜及椎间隙;对于 BMI 较高的患者,首选低频、凸阵探头,其可穿透较深的部位以显示脊柱结构。

二、体位与扫查方法

患者体位可以是坐位或侧卧位。根据超声探头放置位置及方向产生以下 3 个切面:

(一) 短轴切面

探头定位于脊柱短轴平面,垂直脊柱(图 54-10A)。在此平面上,棘突表现为小的亮白色,棘突的尖端处于表面靠近屏幕的顶部。从棘突垂直延伸至屏幕底部的阴影部分为骨的深部(图 54-10B)。棘突在短轴切面上比长轴切面上看起来要薄一些。在棘突两侧几公分深的地方,横突在超声下表现为两条平行的白线,也可以进一步确定中线的位置。将探头精确地至于脊柱中线上,沿棘突垂直于探头做标记。

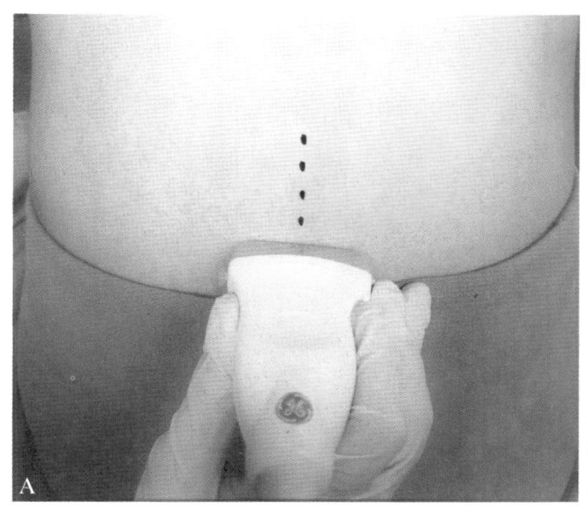

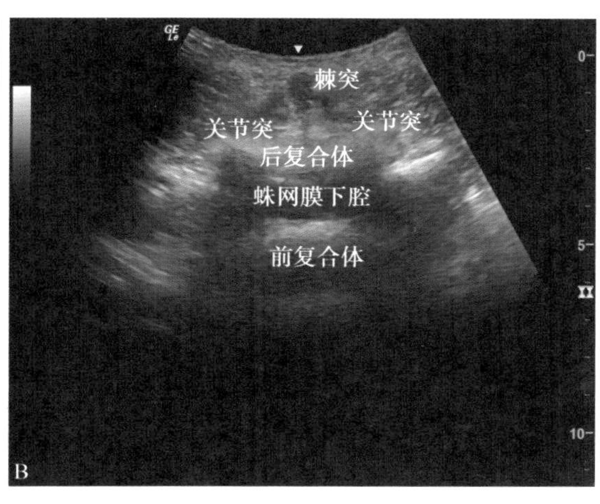

图 54-10 腰椎的短轴正中视图

A. 在短轴切面上,使用探头将腰椎棘突定位在屏幕中心,并做垂直于探头的标记线;
B. 超声扫查图像。

（二）长轴切面

探头平行脊柱，在正中线上处于长轴切面（图54-11），在该切面上调整深度以在间隙内显示棘突和黄韧带。

（三）旁正中切面

是应用较多的扫查方法。于长轴切面在脊柱正中线两侧滑动探头（图54-12A）可清楚显示椎板和棘突。因为在旁正中平面中，椎板可能被误认为棘突，尤其是在病态肥胖症患者，导致被误判成正中长轴平面。另外，在椎板的表面有竖脊肌的肌纤维，而在棘突表面仅有皮肤和皮下组织。在此位置腰椎棘突在B超下的图像类似于"墓碑"状（图54-12B）。旁正中入路是成年人观察硬脊膜的最佳途径，此入路使硬脊膜最大限度地可视化。在幼儿可见椎管内脊髓马尾神经（图54-12C）。若需要尽可能提高图像质量时，则应用旁正中入路。旁正中入路，可以减少超声区域内钙化结构的影响，扩大椎间隙"可视窗口"的利用率。"可视窗口"的扩大，使得可视程度提高并加强了硬膜外间隙结构细节的显像。这种入路大大提高了硬脊膜及蛛网膜内神经结构的成像。还可以应用BW探测和彩色多普勒有选择的展示硬膜外间隙的血管。旁正中入路允许我们更加准确的评价胸部硬膜外间隙这一紧密结构的超声影像及穿刺路径。超声可以观察到硬膜穿破后形成的裂隙，并在超声观察下放置血液补片。

三、超声引导下椎管内麻醉操作

穿刺前定位：先定位髂后上棘连线，L_4棘突位于该连线水平。通过长轴切面在连线上或下的5个腰椎棘突与间隙均可清楚识别。以短轴切面开始，将探头置于臀沟上方的骶骨上。探头的定位标记指向操作者的左侧。骶骨容易辨别，因为其在B超下有明显的强回声，并且超声下融合的骶骨有一个粗糙不平的表面。滑动探头首先看到的是L_5棘突。L_5棘突相对位置一般较深，甚至在偏瘦的患者身上也是如此。持续滑动探头可显示L_4、L_3、L_2、L_1棘突并做好标记。穿刺方法可采用多种入路，在超声引导下完成。

如脊髓麻醉可选择旁矢状斜位穿刺技术，操作如下：在两髂嵴连线水平，探头置于横突上方作旁矢状面扫查，可见横突及后方声影，在旁矢状面内向尾侧平移探头可见尾侧高回声的骶骨线，头侧依次排列着L_5、L_4横突，向中线平移探头落在关节突上方做旁矢状面扫查，可见由上下关节突构成的"驼峰征"，探头向中线倾斜约15°做旁矢状斜位扫查，调校探头角度令超声穿过椎间隙（图54-13A），可见两条高回声亮线，浅部的强回声带为黄韧带和背侧硬脊膜构成的后复合体，深部的强回声带由腹侧硬脊膜、后纵韧带和腰椎椎体组成（前复合体）（图54-13B）。自尾侧向头侧依次鉴别至$L_{3\text{-}4}$间隙穿刺。

四、超声引导椎管内麻醉的价值

（一）预判穿刺的困难程度，协助确定不能扪及的穿刺椎间隙

患者是否存在穿刺困难是麻醉科医师进行椎管内操作前必须评估的重要内容。传统的穿刺方法依赖体表解剖标志定位，解剖标志方法有效但是

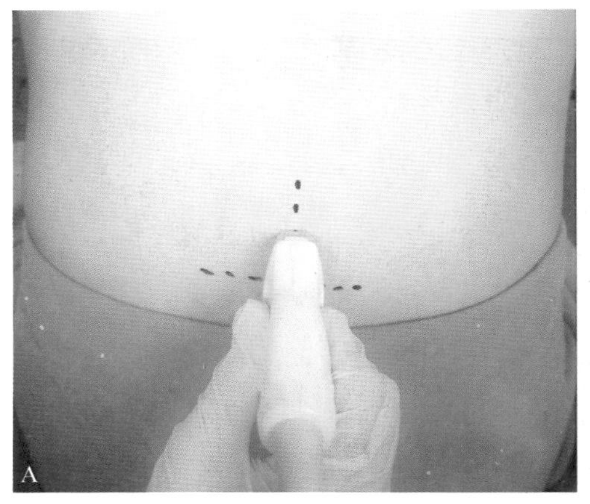

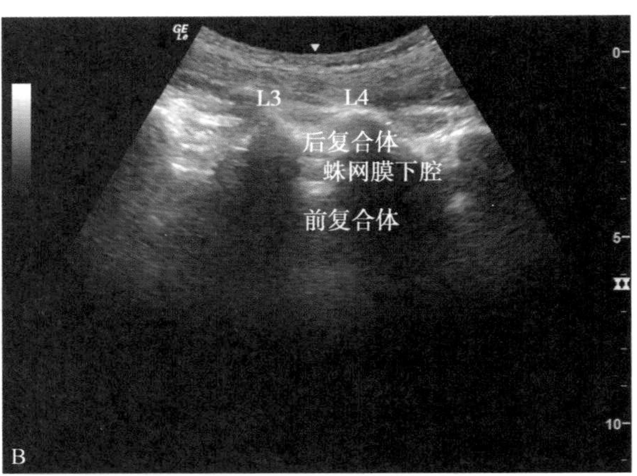

图54-11 腰椎的正中长轴扫查

A. 使用探头长轴平面上将两个棘突之间的间隙定位在屏幕正中。做一条垂直于探头正中的标记线。之前标记出的中线与该水平线垂直相交，两条线交叉点即腰椎穿刺的穿刺点；B. 腰椎的正中长轴超声视图。

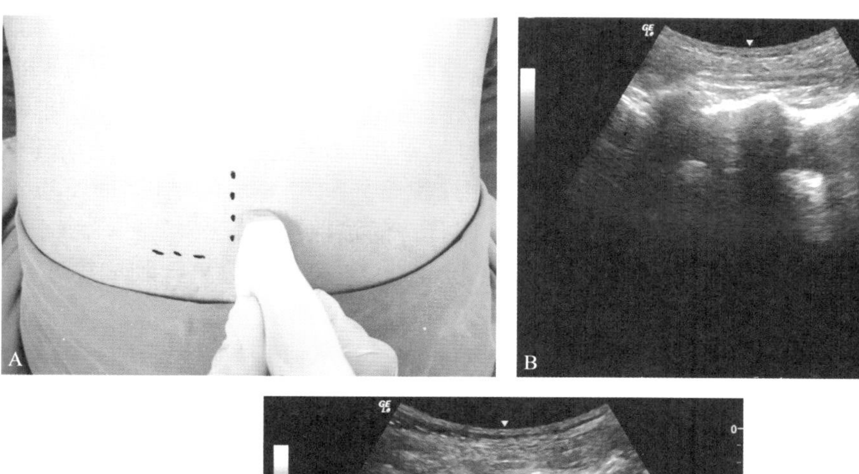

图 54-12　腰椎的旁正中长轴扫查

A. 使用探头长轴平面上将两个棘突之间的间隙定位在屏幕正中，做一条垂直于探头正中的标记线，后向右移动探头，获得旁正中切面；B. 腰椎的旁正中长轴超声视图，可见类似于“墓碑”征；C. 儿童腰椎的旁正中长轴超声视图可见椎管内脊髓。

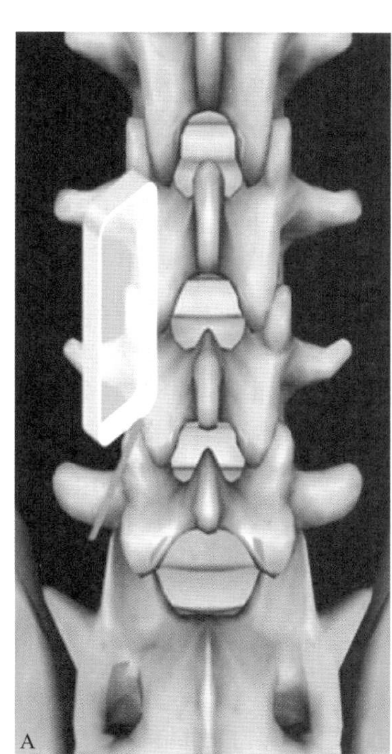

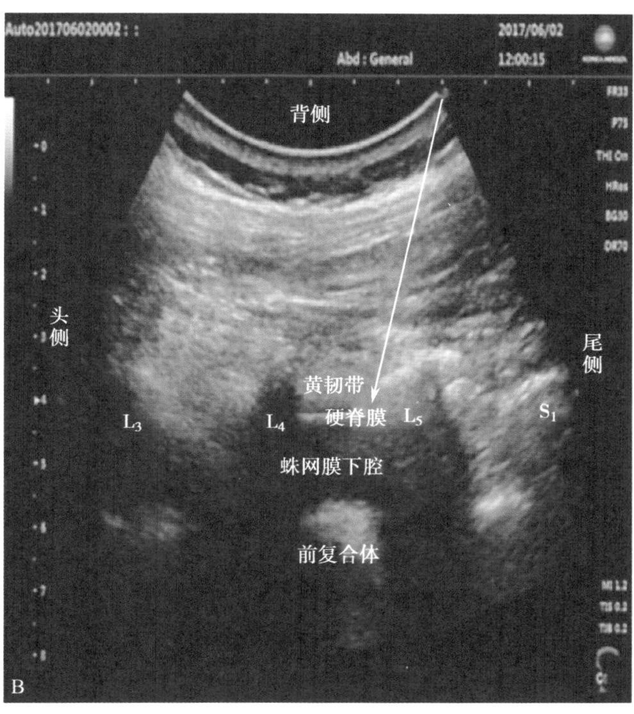

图 54-13　旁矢状斜位扫查探头位置与相应的超声图像

A. 旁矢状斜位扫查探头位置，白色立方体示超声探头位置，红色箭头示进针方向；B. $L_{3\sim5}$ 和 S_1 为相应节段椎板，白色箭头指示穿刺方向。

间接标志，且在肥胖患者很难触摸。即使是正常体重指数的患者，麻醉科医师也有错误定位的可能。超声显像技术在椎管内麻醉中应用的优势之一是直观显示椎管内的解剖结构，不但为预测椎管内穿刺是否存在困难提供依据，而且与临床判断相比超声下判断穿刺椎间隙极大提高了准确性，减少了潜在的高于 L_3 棘突水平穿刺行脊髓麻醉带来严重并发症的可能性，这有助于临床医师做出更好的临床决策。

（二）超声可准确测量预估穿刺深度

应用超声进行硬膜外间隙的研究最先是应用正中平面入路，这是麻醉科实施穿刺进入硬膜外间隙的传统方法。应用超声影像，可得到正确的穿刺间隙，最佳角度和硬膜外置管深度，从而减少穿破硬膜误入蛛网膜下隙的风险。有关腰部硬膜外间隙深度与腰椎穿刺时直接测得的深度之间的相关系数在 0.79~0.99 之间。

（三）超声指导穿刺角度

穿刺过程中，皮肤至硬膜外间隙的深度不仅仅取决于穿刺点的位置，还取决于穿刺针穿刺路径的角度。因为穿刺针穿刺的实际角度可能与超声评估穿刺时的超声角度有所不同，在估计的穿刺深度内，可能会发生 10%~30% 的错误率。需要用一个更正因素来更准确的评估穿刺角度。因此，有必要在超声测量角度与实际穿刺角度之间设定一个差别，尤其是当穿刺角度有倾斜的时候，这种穿刺角度的可变性相对于所测量的角度称为测量的精度。精度仍然是一个问题，除非用超声仪进行同步实时超声引导并一次穿刺成功才能解决。

（四）超声实时引导小儿硬膜外导管置入

由于婴幼儿骨骼尚未完全骨化，硬膜外导管的超声影像比较容易观察。超声引导下硬膜外导管置入，主要应用于婴幼儿。婴幼儿硬膜外间隙的鉴别困难，硬膜外导管经常很难置入。采用线阵探头进行旁正中纵切面扫描是胸腰部解剖结构成像的最佳方法，特别是小于 3 个月的婴儿。现行应用的硬膜外穿刺针及导管在超声下可见度比较低，随着最佳的高回声材料的应用（如金属加强型硬膜外导管），可以更清晰显示硬膜外穿刺针及导管，实现超声引导硬膜外导管准确到位。

（五）超声显像判断药液扩散方向

X 线通常是评估局部麻醉药扩散的直接影像学证据，但由于其放射性损伤，临床不常用。一般是通过感觉麻醉平面法间接判断。近年来研究指出超声作为另一项可视化技术，可用于直接显示药液在椎管内的扩散情况。在超声图像中，硬膜外间隙清晰可见，因而可以观察到局部麻醉药的扩散范围。

（六）超声引导提高穿刺成功率，减少穿刺相关并发症

大量文献研究报道超声引导的儿童椎管内穿刺中，硬脊膜破损以及出血事件的发生率显著降低，有的甚至为降低零。在成人患者，超声引导骶管麻醉时血管内注射的发生率也明显降低。另有研究结果表明穿刺总体并发症发生率也明显下降。

（七）超声引导脊柱结构异常或并存神经系统疾病患者的椎管内穿刺

神经系统疾病如多发性硬化、慢性脊髓损伤等一直是椎管内麻醉的禁忌证。有研究表明，在脊柱结构解剖异常或神经系统病变患者中超声引导椎管内麻醉中具有明显的临床优势，可以安全使用。

五、超声用于椎管内麻醉展望

目前超声已经成为麻醉学科必不可少的工具，相关的技术需要规范化培训才可能掌握。超声仪成本比较高，包括购买超声仪并对其进行维护，都限制了其推广应用。此外超声本身在脊柱区域的应用也存在技术局限性。脊柱的超声深度大约在 6~8cm 之间，因此图像清晰度受到了限制。四面环绕的骨性结构阻挡了较多超声声束进入硬膜外间隙，加之反射较多，致使声束减弱，最终削弱了超声成像的能力。脊柱部位允许超声研究的窗口是很小的，尤其是胸部脊柱，因此，获得脊柱硬膜外间隙的全貌是相当困难的。在声窗或可观察范围狭小的情况下，进行超声实时引导椎管内麻醉的评估，在技术上困难也有较大的困难。

尽管如此，超声研究人员正在研制新型的超声探头，增强脊柱解剖成像的清晰度，通过获得最佳对比度的多重平面来显示椎管内神经麻醉过程，未来椎管内神经麻醉将更加准确安全。

（姚尚龙　王　洁）

5

参考文献

[1] 杭燕南. 实用麻醉手册 [M]. 上海：上海世界图书出版社, 2011.

[2] 庄心良, 曾因明, 陈伯銮. 现代麻醉学 [M]. 4 版. 北京：人民卫生出版社, 2014.

[3] MIZUTANI K, ODA Y, SATO H. Successful treatment of ropivacaine-induced central nervous system toxicity by use of lipid emulsion: effect on total and unbound plasma fractions [J]. J Anesth, 2011, 25 (3): 442-445.

[4] PERLAS A, CHAPARRO L E, CHIN K J. Lumbar neuraxial ultrasound for spinal and epidural anesthesia: a systematic review and meta-analysis [J]. Reg Anesth Pain Med, 2016, 41 (2): 251-260.

[5] TIRMIZI H. Spinal anesthesia in infants: recent developments [J]. Curr Opin Anaesthesiol, 2015, 28 (3): 333-338.

[6] SRINIVASAN K K, LEE P J, IOHOM G. Ultrasound for neuraxial blockade [J]. Med Ultrason, 2014, 16 (4): 356-363.

[7] 耿姣, 李民. 超声在椎管内麻醉中的应用 [J]. 中国微创外科杂志, 2015, 15 (8): 749-751.

[8] 王长社, 闻大翔, 李胜华, 等. 超声在椎管内麻醉中的应用 [J]. 徐州医学院学报, 2015, 27 (2): 137-140.

[9] KILHK, CHOJE, KIM W O, et al. Prepuncture ultrasound-measured distance: an accurate reflection of epidural depth in Infants and small children [J]. Reg Anesth Pain Med, 2007, 32 (2): 102-106.

[10] DOO A R, KIM J W, LEE J H, et al. A comparison of two techniques for ultrasound-guided caudal injection: the influence of the depth of the inserted needle on caudal block [J]. KoreanJ Pain, 2015; 28 (2): 122-128.

[11] MOFIDI M, MOHAMMADI M, SAIDI H, et al. Ultrasoundguided lumbar puncture in emergency department: time saving and less complications [J]. J ResMedSci, 2013, 18 (4): 303-307.

[12] AMBARDEKAR A P, GANESH A, SCHWARTZ A J. The valueofultrasound in the safe care of a patient with neurofibromatosis [J]. Anesthesiology, 2013, 118 (5): 1206.

[13] SCHISLER T, HUTTUNEN H, TANG R, et al. Ultrasound-assisted Spinal anaesthesia in a patient with Wildervanck syndrome and congenital abnormalities of the lumbar spine [J]. Br J Anaesth, 2012, 109 (2): 290-291.

[14] SACHS A, SMILEY R. Post-dural puncture headache: the worst common complication in obstetric anesthesia [J]. SeminPerinatol, 2014, 38 (6): 386-394.

[15] RUSSELL R, LAXTON C, LUCAS D N, et al. Treatment of obstetric post-dural puncture headache. Part 1: conservative and pharmacological management [J]. Int J Obstet Anesth, 2019, 38: 93-103.

[16] RUSSELL R, LAXTON C, LUCAS D N, et al. Treatment of obstetric post-dural puncture headache. Part 2: epidural blood patch [J]. Int J ObstetAnesth, 2019, 38: 104-118.

第五十五章

麻醉期间呼吸管理

目　　录

麻醉和手术对呼吸功能有显著的影响，静脉和吸入麻醉药、肌松药、异常的手术体位、单肺通气和体外循环等技术都会改变正常的呼吸生理。麻醉处理不当或继发于循环功能紊乱所导致的呼吸功能障碍可造成严重的低氧血症，如不能及时正确的处理，可发展为呼吸衰竭，并危及生命。因此，麻醉期间的呼吸管理至关重要。

第一节　麻醉前对呼吸功能的评估及防治

术前并存慢性肺部疾病会增加围手术期呼吸管理的困难，呼吸并发症的发生率也会显著增高。术后肺部并发症的危险因素见表 55-1。术前充分评估可明确患者的基础生理功能和手术实施的可行性。术前适当的药物治疗和胸部理疗有利于麻醉期间呼吸管理，降低围手术期呼吸并发症的发生率及死亡率。常见的并存肺疾病为气道梗阻性与限制性肺疾病，均为肺泡通气/血流灌注（$\dot{V}_A/\dot{Q}$）不匹配导致低氧血症，增加麻醉中呼吸管理困难。

表 55-1　术后肺部并发症的危险因素

1. 术前并存的肺疾病
2. 胸部或上腹部手术
3. 吸烟
4. 肥胖
5. 年龄（>60 岁）
6. 全身麻醉时间过长（≥ 3 小时）

一、合并肺疾病的评估

（一）慢性阻塞性肺疾病

慢性阻塞性肺疾病（chronic obstructive pulmonary disease，COPD）是一种进展性慢性肺疾病，可累及气道和肺实质，进而引起肺功能逐渐丧失。COPD 患病率的增加与年龄有关，发病与吸烟相关，且男性高发。COPD 是麻醉中最常见的肺部疾病，其具有双重危险性，既有术后肺部并发症高发的风险，同时还伴有术后心脏和肾脏并发症的发生。

常见的 COPD 主要分为肺气肿和慢性支气管炎两大类：

1. 肺气肿　是由终末小支气管远端空腔异常的持续性扩张所致，并伴有肺泡壁结构的破坏性改变，从而导致肺正常弹性回缩功能丧失；呼气时，小气道提前关闭，残气量增加；肺部 CT 可以确诊。患者肺功能表现为：肺活量（VC）减低，残气量（RV）、功能残气量（FRC）、肺总量（TLC）、残气量/肺总量比值（RV/TLC）上升。

2. 慢性支气管炎　定义为至少连续 2 年，每年持续 3 个月以上的咳嗽、咳痰，并且排除其他疾病引起的上述症状。这类患者最常见的危险因素为吸烟。COPD 患者多因肺气肿或慢性支气管炎造成通气障碍；支气管黏膜的分泌物及黏膜水肿引起气道梗阻。麻醉前常存在低氧血症，需供氧治疗。

有关 COPD 患者术后转归预测　使用 BODE 评分系统可以评估 COPD 患者的呼吸和全身情况，较单纯使用 $FEV_1\%$ 更好。BODE 系统基于 4 个指标：体重指数（B）、气流阻塞程度（O）、功能性呼吸困难（D）、用 6 分钟步行距离评估的运动耐力（E）（表 55-2）。患者的 BODE 指数越高，发生死亡的风险越高。

表 55-2　BODE 评分系统

参数	BODE 指数评分			
	1分	2分	3分	4分
体重指数（B）	>21	≤ 21		
气流阻塞程度［FEV_1（% 预测值）］（O）	≥ 65	50~64	36~49	≤ 35
呼吸困难评分 *（D）	0~1	2	3	4
运动耐力［6 分钟步行距离（m）］（E）	≥ 350	250~349	150~249	≤ 149

* 采用修正的医学研究委员会（mMRC）呼吸困难评分，见表 47-3。

（二）支气管哮喘

支气管哮喘是一种慢性疾病，慢性气道炎症和可逆性呼气气流受限是其特征性改变。哮喘的病理生理包括气道内各种化学介质的局部释放及副交感神经系统的过度兴奋。哮喘发作时，多种细胞介质导致气道张力增高、水肿及黏液性分泌增多，引起气道狭窄。气道高反应性是这一疾病的特征。即使是无症状的患者，当气道受到刺激时（如运动、干冷气体、感染、药物、气道内器具操作及职业性接触物）也可引起支气管收缩，而这些刺激对正常气道仅有很小的影响甚至无影响。气道内慢性炎症对哮喘是一种诱发因素，同时麻醉过程中酯类局部麻醉药、苄异喹啉类肌松药及个别静脉麻醉药等也常诱发哮喘发作。

（三）囊性纤维化

囊性纤维化可导致黏液分泌及异常渗出，引起气道梗阻、肺纤维化、慢性肺内感染及恶病质。晚期改变包括气胸和支气管扩张伴咯血、低氧血症、CO_2 潴留及呼吸衰竭。

5

（四）限制性肺疾病

限制性肺疾病分为内源性和外源性两类，其主要特点是：肺顺应性下降、肺容量下降、呼吸流速不变与阻塞性肺疾病一样，限制性肺疾病低氧血症的主要原因是 $\dot{V}_A/\dot{Q}$ 不匹配。

1. 内源性　包括急性内源性肺疾病和慢性内源性肺疾病。急性内源性肺疾病包括肺水肿（含ARDS）、感染性肺炎和误吸性肺炎。慢性内源性肺疾病主要指肺间质疾病（如结节病、慢性高敏性肺炎和放射性纤维化）。急性内源性肺疾病肺顺应性下降，主要原因是肺血管外的液体增加，肺毛细血管通透性增加：ARDS 时，液体负荷增加，毛细血管通透性也增加；误吸及感染性肺炎时局部或整个肺也出现毛细血管通透性增加。慢性内源性肺疾病通常表现为劳力性呼吸困难、咳嗽无痰、病情加重时出现肺心病症状。治疗目的是阻止病情进展，远离致病因素。对于特发性肺纤维化、自身免疫异常和结节病，应使用糖皮质激素和免疫抑制剂；如存在慢性低氧血症，应给予氧疗以预防及延缓右心衰竭。

2. 外源性　包括胸壁畸形、胸膜纤维化或渗出、膈肌受压等。这些疾病均可导致通气量受限、肺功能受损、肺顺应性降低及控制呼吸时气道压升高。

患者有时可兼有阻塞性和限制性的混合型功能障碍，需详细询问病史和体格检查才能做出适当的诊断。肺功能试验可对阻塞性和限制性肺疾病进行鉴别诊断，并可评估患者对治疗的反应。

（五）肺功能试验（pulmonary function tests，PFTs）

PFTs 可以测定肺机械力学及功能性贮备，为肺功能提供客观评价，是明确阻塞性或限制性通气功能障碍唯一准确的方法。PFTs 可以为决定是否行肺切除提供帮助。1 秒钟用力呼气容积（FEV_1）与用力肺活量（FVC）、用力呼气中期流量（$FEV_{25\%\sim75\%}$）是相互关联的，它们是测量气道阻塞的可靠方法。在肺功能检查中，阻塞性和限制性通气障碍是两大主要异常表现。阻塞性通气障碍主要特点是阻力上升，早期表现为用力呼气中期流量（$FEF_{25\%\sim75\%}$）<70%。$FEF_{25\%\sim75\%}$ 的正常值在成年男性 >2.0L/s，在成年女性 >1.6L/s。随着病情的进展，FEV_1 及 FEV_1/FVC 都低于估计值的 70%。限制性肺疾病的特点是所有肺容量指标下降，而 FEV_1/FVC 比值正常或增加。

二、合并肺疾病的病史及临床表现

1. 应详细询问呼吸疾病的症状　咳嗽、咳痰、咯血、喘鸣、呼吸困难和胸痛。另外，应明确原有肺部和其他系统疾病及职业病、阻塞性睡眠呼吸暂停综合征（obstructive sleep apnea syndrome，OSAS）。尽管目前尚未有明确结论，但是 OSAS 是围手术期发生呼吸和心血管系统并发症潜在的高危因素，特别是未经治疗的患者。

2. 慢性咳嗽　可能提示患有支气管炎或哮喘。如有咳嗽带痰，应行痰标本化验检查，必要时行革兰染色或瑞氏染色（或两者同时进行）、痰培养或细胞学检查，以确定是否为急性感染。

3. 吸烟史　吸烟状况与 FEV_1 下降的关联最密切，有研究表明吸烟者比既往不吸烟者 FEV_1 多下降 21ml/ 年。应用累积吸烟量（每天吸烟包数乘以吸烟年数）来估计。累积吸烟量与恶性肿瘤、COPD 及术后肺部并发症的风险成正比。

4. 呼吸困难　呼吸频率超过 25 次 /min 称为呼吸急促，通常是呼吸窘迫最早期的征象。张口呼吸及明显呼气费力提示气道梗阻；呼吸辅助肌作用增强提示膈肌和肋间肌负荷加重或功能障碍；胸壁不对性扩张提示单侧支气管堵塞、创伤、气胸、胸膜渗出肺实变或单侧膈神经损伤（引起半侧膈肌抬高）；气管偏移可能提示气胸或纵隔疾病伴气管受压，严重时可致全身麻醉诱导气管插管困难或气道阻塞；当吸气时出现胸壁扩张而腹壁塌陷，则发生了反常呼吸，提示膈肌麻痹或严重功能障碍。

5. 一般状态　肥胖、妊娠、脊柱侧后凸，可引起肺容积减少和肺顺应性降低，容易发生肺不张和低氧血症；恶病质、营养不良患者可使呼吸驱动力减弱、肌力下降并易患肺炎。

6. 发绀　还原血红蛋白≥50g/L 就会出现发绀。发绀的出现取决于多种因素，包括心输出量、组织对氧的摄取量及血红蛋白含量。发绀可提示低氧血症，但不是可靠的征象。

7. 听诊　呼吸音减弱或消失提示局部肺实变、气胸或胸膜渗出；啰音通常出现在下垂部位，提示肺内渗出性病变；喘鸣提示阻塞性气道疾病；喉鸣提示存在上呼吸道梗阻。

8. 心血管体征　包括奇脉和肺动脉高压。

(1) 吸气时血压下降超过 10mmHg 称为奇脉，在哮喘患者可见。其发生机制尚不明确，可能由于自主呼吸期所产生的胸膜负压对左心室充盈及射血的选择性损害所致。

(2) 肺动脉高压是肺血管阻力升高的结果。体征包括第 2 心音分裂伴肺动脉瓣听诊区第 2 心音亢进、颈静脉怒张、肝大、肝 - 颈静脉反流及周围水肿。增加肺血管阻力的因素包括低氧血症、高 CO_2 血症、酸中毒、肺栓塞、急性呼吸窘迫综合征（acute respiratory distress syndrome，ARDS）及应用高水平呼气末正压（PEEP）。

9. 胸部 X 线改变　肺膨胀过度和血管显影减弱是 COPD 和哮喘的特征；胸膜渗出、肺纤维化或骨骼异常（脊柱后侧凸，肋骨骨折）提示限制性肺疾病；气胸、肺气肿性大疱和囊肿等特异性病变，提示不宜使用氧化亚氮；气管狭窄或移位可能是由于纵隔肿物或纵隔受压所致，需行进一步检查。

10. 心电图　严重肺功能障碍所导致的心电图改变包括：肺膨胀过度而导致低电压和 R 波低平；肺动脉高压及肺心病的体征，如：电轴右偏、肺性 P 波（Ⅱ导联 P 波 >2.5mm）、右心室肥厚（V_1 导联 R/S>1）及右束支传导阻滞。

三、合并肺疾病的麻醉前治疗

麻醉前治疗目的在于改善呼吸功能，提高心肺代偿能力，增加患者对手术和麻醉的耐受。对患者术前存在的支气管痉挛、呼吸道感染、肺水肿、胸腔积液、肥胖和胸壁损伤等，要尽可能的纠正。

术前 12 小时戒烟可降低血液中尼古丁和碳氧血红蛋白含量，促进组织氧的输送。长期吸烟者术前应尽可能戒烟，戒烟 6~12 周较为理想，至少应戒烟 2 周才能改善纤毛功能并减少气道分泌及刺激性，降低术后肺部并发症的风险。

COPD 急性加重期，择期手术应延迟至病情缓解。近期有病毒性呼吸道感染，特别是儿童，在麻醉时易激发支气管痉挛或喉痉挛。因为术后肺部并发症发生率较高，影响手术恢复，这些患者择期手术应推迟 1~2 周。COPD 的治疗以支持治疗为主。首先是戒烟，有可逆性气道梗阻的患者（使用支气管扩张剂后，FEV_1>15%）应长期使用支气管扩张剂。吸入 β_2 受体激动剂、糖皮质激素都有治疗作用。存在慢性低氧血症的患者（PaO_2<55 mmHg）和肺动脉高压的患者需要低流量吸氧治疗（1~2L/min）。膨肺措施（自主深呼吸、咳嗽、胸背部拍击及体位引流）可促进分泌物的排出，有助于改善预后。

评估哮喘患者的重点是临床病史，近期是否急性发病，是否现在处于理想状态。患者没有或轻微的呼吸困难、喘鸣及咳嗽为最佳状态。进行胸部听诊确认最近的加重病情是否已经好转。如果患者有最近哮喘发作史或听诊有喘鸣音，则麻醉过程中潜在危及生命的风险较大。经常发作或慢性支气管痉挛应该持续使用药物控制，包括 β_2 受体激动剂，也可使用糖皮质激素。肺功能检查，特别是 FEV_1、FEV_1/FVC、呼气高峰流量（PEFR）都有助于判断病情。FEV_1 正常情况下，男性 >3L，女性 >2L，FEV_1/FVC>70%，PEFR>200L/min（在青年男性 >500L/min）。FEV_1/FVC 或 PEFR 低于正常值的 50%，则说明是中度至重度哮喘。哮喘患者如在急诊手术时出现支气管痉挛，应进行积极有效的治疗：提供充足的氧，雾化吸入 β_2 受体激动剂，以及静脉输入糖皮质激素可以在数小时内改善肺功能。重度哮喘患者应进行血气分析。低氧血症、高碳酸血症是中、重度哮喘患者的典型表现，即使是轻度高碳酸血症也提示存在气体潴留，是即将进入呼吸衰竭的预兆。FEV_1< 正常值的 40%，也预示着将发生呼吸衰竭。

对于哮喘患者进行择期手术，特别是那些情绪对哮喘影响较大的患者术前适当的镇静是非常必要的。通常选择苯二氮䓬类药物。术前抗胆碱药物不作为常规药物。支气管扩张剂（β_2 受体激动剂、糖皮质激素、白三烯阻滞剂、肥大细胞稳定剂、茶碱和抗胆碱药）一直使用到手术时。长期使用糖皮质激素治疗的患者，需给予补充剂量以防止肾上腺危象，氢化可的松应用最普遍（术前50~100mg，术后1~3天内，每8小时100mg）具体可根据手术引起的应激程度调整剂量。

如有急性内源性限制性肺部疾病，应延期手术；如急诊手术，应术前吸氧和机械通气，以达到最佳状态。液体超负荷应予以利尿；使用血管扩张剂和正性肌力药物治疗心衰。胸腔积液量大者应予以引流，胃肠减压，放腹水以降低腹胀。顽固的低氧血症应使用正压通气和PEEP。相关的系统异常如低血压或感染，应积极处理。慢性内源性限制性肺部疾病，术前评估主要是确定肺功能不全的程度与潜在的病情进展。劳力（休息）性呼吸困难的患者应该进一步检查肺功能和动脉血气分析。

已确诊为OSAS的患者，在术前应建立适宜水平连续气道正压或双水平气道正压（continuous positive airway pressure/bilevel positive airway pressure，CPAP/BIPAP）通气治疗，可改善预后。

对合并支气管痉挛的患者，在未解除痉挛前择期手术应推迟进行。临床常用的治疗支气管痉挛药物包括：

5

（1）通常选用选择性β_2受体激动作用最强的沙丁胺醇吸入，喷雾器每3~4小时喷2次以上。长效β_2受体激动剂如沙美特罗（salmeterol）和福莫特罗（formtorol）与皮质醇激素吸入联合应用，多用于维持治疗，很少治疗急性发作。与支气管哮喘相比，COPD应用β_2受体激动剂治疗效果稍差。

对难治性支气管痉挛应考虑静脉注射同时具有β_1和β_2受体激动作用的药物，如小剂量肾上腺素或异丙肾上腺素<1μg/min静脉输入10~20分钟，多能见效。

（2）抗胆碱药可阻碍cGMP形成而直接扩张支气管，COPD患者吸入该类药时可提高FEV_1，常用异丙托溴铵（ipratropium bromide）喷雾，剂量为40~80μg（每喷40μg）。起效较β_2受体激动剂慢，但可长期应用，少有耐药。与β_2受体激动剂合用，可产生相加效应。也可用格隆溴铵（glycopyrrolate）0.2~0.8mg雾化吸入。很少应用阿托品，因全身吸收易产生心动过速。

（3）茶碱类药物可阻滞腺苷受体，抑制磷酸二酯酶而增加细胞内cAMP浓度使支气管扩张。长期口服茶碱的哮喘或COPD患者，应继续应用到术日早晨。但目前未作为临床一线用药。茶碱与沙丁胺醇或异丙托溴铵共用，可达到最大限度的解痉作用。

（4）糖皮质激素通常用于对支气管扩张药反应欠佳的患者，特别是在支气管哮喘持续发作时吸入倍氯米松，每6小时喷2揿。静脉输注常用氢化可的松每8小时静脉注入100mg，也可用甲泼尼龙每6小时静脉注入0.5mg/kg，按病情增加剂量。

（5）色甘酸钠（cromolyn sodium）可稳定肥大细胞膜和减少支气管活性介质的释放，可用于哮喘的预防。

四、麻醉前对气道通畅的评估

能够在麻醉前识别困难气道，是临床气道管理工作的重中之重。大约90%以上的气管插管困难患者可以通过术前评估被发现。根据气道评估的结果，临床医师进行充分准备，并选择相应的气道处理程序、技术和不同的气道管理装置。

有气道梗阻病史和可能累及气道疾病或创伤的患者更应特别重视。由于保持气道通畅最理想的方法仍为气管插管，导致气管插管困难者更难维持气道通畅。

术前气道评估的方法有很多，任何单一测试的敏感性、特异性和阳性预测值都很低，联合使用这些测试方法价值更大。这些测试是基于检查口咽间隙、颈部活动度、下颌前伸幅度及颈部形状等。（表55-3）

表55-3 ASA推荐术前气道评估项目

气道评估项目	提示困难气道体征
上切牙长度	比较长
正常咬合时，上下切牙关系	明显的覆咬合
下颚前伸幅度	下颌前伸不能使上下门齿对齐
腭垂可视度（Mallampati分级）	坐位，伸舌后看不见腭垂（>Ⅱ级）
上下门齿间距	<3cm
腭的形状	高拱门状，或狭窄
下颌空间顺应性	僵硬、有包块或缺乏弹性
甲颏间距	不足3横指
颈部活动度	患者下颌不能接触到胸部或颈部不能后仰
颈围	过粗
颈长度	极短

其他提示困难气道的因素还包括：肥胖、颌面畸形、咽喉疾病、肢端肥大症等，在临床上应综合考虑。

第二节 麻醉和手术对肺功能的影响和监测

一、麻醉和手术对肺功能的影响

麻醉对呼吸的影响是复杂的，与患者的体位改变和所使用的麻醉药物均有关。

1. 麻醉方式的影响　全身麻醉降低肺容量，导致肺 $V_{A/Q}$ 比失调和肺不张的形成。正压通气使上肺比下肺通气充分，而肺血流分布取决于肺血管解剖分布和重力，所以下肺血流增加。与自主呼吸相比，正压通气时生理无效腔量和 $\dot{V}_A/\dot{Q}$ 比失调都有不同程度的增加。肺不张在麻醉诱导几分钟后就可能出现，主要与患者手术时的体位、吸入氧浓度及氧化亚氮的应用有关。保持适当的PEEP(5cmH_2O)有可能改善肺泡充盈，促进肺不张消失。麻醉诱导通常可以使 FRC 减少 15%~20%，远远超过了仰卧位本身对 FRC 的影响。一般认为是由于肌肉松弛后，膈肌向头侧偏移的结果。全身麻醉所致的 FRC 降低可使气道阻力增加。但是由于挥发性吸入麻醉药的支气管扩张作用，气道阻力的增加通常难以观察到。气道阻力增加多是由于病理性原因（舌后坠、喉痉挛、支气管痉挛，或者被分泌物、血液或肿瘤阻塞气道）或者设备的因素（气管导管或接头过细、呼吸活瓣失灵或呼吸回路阻塞）。全身麻醉可以降低 15% 的氧耗量，其中以心脏和脑的降低最明显。

正常情况下上呼吸道可加热及湿润吸入的空气，为呼吸道纤毛及黏膜正常功能提供理想的环境。全身麻醉通常以高流速输送未湿化气体，使分泌物干燥并且容易损伤呼吸道上皮。气管内插管因气体绕过鼻咽部而使这一问题更加严重。分泌物黏稠，纤毛功能减弱，使患者对肺部感染的抵抗力降低。

区域麻醉、硬膜外阻滞及腰麻时可能会引起通气量不足。尤其是高位硬膜外麻醉或高平面脊麻，虽然对潮气量影响很小，但呼吸储备量显著降低。当大部分肋间神经及部分颈神经被阻滞，造成肋间肌及膈肌麻痹，出现呼吸乏力，呼吸储备量及静息通气量均显著降低，潮气量可减少 70% 左右，血氧分压下降。

2. 麻醉药物的影响　吸入麻醉药、丙泊酚、巴比妥类药、阿片类药的应用，降低了患者对高 CO_2 的通气反应，因此全身麻醉自主呼吸时 $PaCO_2$ 升高。同时，这些药物也减弱患者对缺氧的通气反应。这种作用在患有严重慢性肺疾病的患者尤为重要，这类患者通常有 CO_2 蓄积并依赖低氧驱动增加通气量。麻醉药和镇痛药的呼吸抑制作用，对 OSAS 患者尤为显著。吸入麻醉药通常使呼吸加快变浅，阿片类药物则使呼吸加深变慢。

3. 手术体位与手术部位的影响　仰卧位使膈肌向头侧移位致 FRC 下降。俯卧头低位可使肺胸顺应性降低 35%，而截石位时可增加顺应性 8%。手术操作对顺应性影响更大，开腹时用拉钩压迫肝区，使肺、胸顺应性降低 18%，开胸手术压迫肺脏或放置胸廓开张器，也可不同程度减少肺胸顺应性，术终肺胸顺应性可较术前减低 14% 左右。

与外周手术相比，腹部手术后咳嗽和深呼吸能力下降，这与膈肌功能受损和咳嗽及深呼吸引起的疼痛有关。上腹部手术后肺活量下降 75%，而下腹部或胸部手术后下降约 50%。术后肺功能恢复需要几周时间。外周手术对肺活量及清除分泌物的能力基本没有影响。

二、麻醉期间呼吸功能的观察和常用监测

全身麻醉时进行的呼吸监测包括通气参数、脉搏血氧饱和度、CO_2 波形图、吸入氧浓度和报警系统等。区域麻醉时，可通过直接观察脉搏血氧饱和度及 CO_2 波形图来监测呼吸。麻醉期间呼吸功能可能瞬间发生变化，除了利用监测仪器辅助外，临床体征的观察也不容忽视，往往可及时发现异常并挽救患者生命。

（一）常用呼吸功能的监测

1. 一般呼吸功能监测　多利用麻醉机的呼吸功能测定装置进行监测，可监测潮气量、气道压、呼吸频率、吸呼比等。

2. 脉搏氧饱和度(SpO_2)监测　麻醉患者均应监测 SpO_2。SpO_2 不能与动脉血氧分压(PaO_2)值混淆，作为临界值 SpO_2 91% 相当 PaO_2 60mmHg。正常 SpO_2 应为 92%~96%，相当 PaO_2：64~82mmHg，SpO_2 低于 90%，根据氧离曲线图，

氧分压急剧下降，相反 PaO_2 升至 100~400mmHg，SpO_2 也只能升至 100%，不能显示氧含量。此外，SpO_2 反映气体交换存在滞后现象；在低 SpO_2（低于 60%）时，大部分测量值高于实际 SpO_2；低灌注和肢体活动时，SpO_2 值可能出现异常或不可靠。

3. 经皮氧气张力测定　在局部血供超过局部氧耗需要的表皮区域，毛细血管 PO_2 与 PaO_2 近似。经皮 PO_2 监测仪的原理就在于此。当血供正常时，PO_2 与 PaO_2 相关性良好。但在外周血管收缩或皮肤增厚时，测量值容易出现错误。心输出量降低或外周血管疾病时，PO_2 测量值下降。经皮氧气张力测定特别适用于婴儿，可连续监测患者的 PaO_2，并可避免反复动脉采血。

4. 呼气末 CO_2 分压（$P_{ET}CO_2$）监测　反映 CO_2 产量和通气量是否充足以及发现病理状态（如恶性高热、肺栓塞等）。可用来分析和记录 CO_2 浓度，还用于确认气管插管位置及病情判断。

正常 $P_{ET}CO_2$ 波形（图 55-1）包括呼气部分（Ⅰ相、Ⅱ相、Ⅲ相，偶尔Ⅳ相）和吸气部分（0 相）。α 角和 β 角也有助于病情分析。Ⅰ相是小部分基线段，是生理无效腔呼气，此期不含 CO_2；Ⅱ相是快速的上升段，包括肺泡气和无效腔气体；Ⅲ相为平台期，包括肺泡气，略向上倾斜，$P_{ET}CO_2$ 在Ⅲ相末期测得；Ⅳ相为终末上升段，可见于胸廓顺应性降低的肥胖患者或孕妇；0 相为快速下降段和大部分基线段，是吸气相。α 角为Ⅱ相和Ⅲ相夹角，与肺通气 / 灌注比有关。β 角为Ⅲ相和 0 相夹角，通常约为 90°，用以评估重复呼吸。

正常个体，$P_{ET}CO_2$ 通常低于动脉血 CO_2 分压（$PaCO_2$）不超过 5mmHg，因此全身麻醉时 $P_{ET}CO_2$ 范围应为 35~40mmHg。气管导管误入食管时因为吞入气体，可出现与气管内插管类似的 CO_2 波形，但数次呼吸后 $P_{ET}CO_2$ 逐渐降低为零。所以 $P_{ET}CO_2$ 是鉴别气管导管误入食管的确切方法，也是呼吸管理中重要的指标。$P_{ET}CO_2$ 迅速升高是恶性高热的早期体征，尤其对过度通气无反应时。休克 / 低灌注、肺栓塞、内源性呼气末正压、气道梗阻和系统漏气时，$P_{ET}CO_2$ 可逐渐降低。腹腔镜手术时 CO_2 吸收、松开动脉夹或止血带后再灌注、CO_2 吸收剂失效或形成隧道均可导致 $P_{ET}CO_2$ 升高。β 角增宽伴有 0 相 / Ⅰ相和Ⅲ相增高提示吸气活瓣失灵。0 相 / Ⅰ相和Ⅲ相同时增高提示呼气活瓣失灵或吸收剂失效。

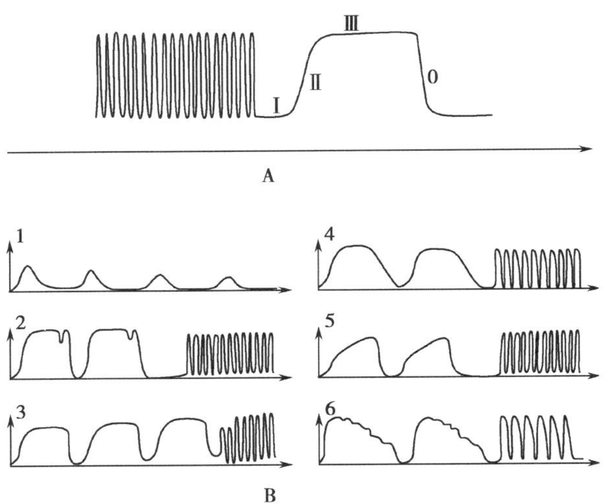

图 55-1　CO_2 波形图

A：正常 CO_2 波形图。Ⅰ相死腔气体呼出；Ⅱ相死腔气体和肺泡气的混合气呼出；Ⅲ相肺泡气呼出和平台期；0 相吸气。B：临床中各种 CO_2 波形图。1. 快速消失的不典型波形，见于食管内插管；2. 呼吸末平台有规律的切迹，见于通气不良或肌松恢复的患者；3. 基线和平台上移，见于 CO_2 重复吸入、校准错误等；4. 限制性肺疾病；5. 阻塞性肺疾病；6. 心源性波动。

5. 麻醉气体分析监测　有条件单位应使用麻醉气体分析仪，可连续测定吸气、呼气时氧、CO_2 浓度及吸入麻醉药气体浓度，便于调控麻醉深度及呼吸参数。

6. 血气分析　取肝素化动脉血通过血气分析仪可较准确地测定血氧和 CO_2 分压、血糖以及酸、碱代谢的变化，有的分析仪还包括各种离子及乳酸含量，更有利于呼吸及循环调控。常用于复杂或危重患者术中检查。

第三节　气 道 管 理

气道梗阻是发生麻醉死亡最多见的原因，尤其麻醉后常常掩盖气道梗阻的征象，因此必须严加防止和及早处理。

一、气道阻塞的原因及处理

（一）急性上呼吸道梗阻

麻醉中常遇到舌后坠、呕吐物或凝血块阻塞

等机械性因素导致气道完全梗阻或部分梗阻，有时发生喉痉挛也可能导致气道功能性梗阻。此外，麻醉器械也可引起通气障碍。麻醉过程中部分阻塞更为常见，表现为呼吸费力，三凹征，出现鼾声或严重喘鸣。气道阻力与气道口径的4次方成反比。因此部分梗阻时气道阻力成倍增加。如不及时解除梗阻，可引起呼吸肌疲劳，呼吸频率变慢，甚至可导致急性呼吸、循环衰竭。引起气道梗阻的常见原因如下：

1. 舌后坠　重度镇静、昏迷患者或全身麻醉后咬肌及下颌关节松弛，平卧时常导致舌根后坠，不同程度紧贴咽后壁使气道完全或部分阻塞，后者可闻及鼾声。处理：应立即托起下颌解除梗阻。深麻醉下也可置入口咽或鼻咽通气管或喉罩解除梗阻。浅麻醉下特别在硫喷妥钠麻醉患者切忌置入喉罩，以免诱发严重喉痉挛。

2. 误吸和窒息　全身麻醉状态或基础麻醉下常抑制保护性气道反射，一旦胃内容物反流或呕吐易误吸入气管，可引起支气管痉挛或淹溺、缺氧、肺不张、呼吸增快、心动过速、低血压，严重时可导致窒息死亡，特别在肠梗阻或饱胃患者诱导时更易发生。大咯血也可导致溺死。

预防及处理：择期手术术前按常规禁止摄入固体和液体食物，可减少麻醉诱导时胃液量，降低误吸的风险（详见第六十一章）。诱导前应取下活动义齿，以防麻醉后脱落、误吸和窒息。分泌物过多患者应给予阿托品或东莨菪碱肌内注射。诱导时头低位使分泌物或反流物流至鼻咽腔便于吸除，同时声门处于最高位避免误吸。有误吸风险的急诊患者应先下胃管抽吸并充分准备吸引器及吸痰管、有管芯的气管内导管或双腔导管（大咯血或湿肺患者）、不同型号喉镜片。采用快速顺序诱导及Sellick手法，即诱导前面罩给氧去氮3~5分钟后，静脉注入硫喷妥钠或丙泊酚等，随后注入快速起效的肌肉松弛药，同时请助手用示指压迫环状软骨（Sellick手法），以防止反流物进入咽部，行快速气管插管及套囊充气。拔管前应自胃管排空胃内容物。以往对有误吸风险的患者多行清醒插管，实际如表面麻醉阻滞气管黏膜（如环甲膜穿刺）同样消除保护性反射，不能防止误吸，且表面麻醉不确切，反易引起强烈呕吐动作，Sellick手法也难以见效。所以清醒插管并非最安全的措施。大咯血或湿肺患者必须采用双腔导管隔离两肺。

3. 喉痉挛　喉痉挛是功能性上气道梗阻，也是麻醉中防止异物侵入气道的一种防御反射。其发生的原因均在麻醉过浅，气管插管或拔管或用硫喷妥钠、氯胺酮等药诱导时，在咽喉部应激性增高状态下，直接刺激咽喉或间接刺激远隔部位引起喉痉挛，在缺氧和CO_2蓄积时更易导致喉痉挛。

（二）急性下呼吸道梗阻

主要是支气管痉挛，严重时可造成气道完全梗阻。麻醉中出现支气管痉挛多在全身麻醉诱导或苏醒时出现，常与误吸胃液、慢性支气管炎、麻醉变浅、气管导管插入过深等有关。偶尔由静脉麻醉药如硫喷妥钠或其他药物过敏所致。尤其有哮喘病史或过敏体质的患者，气道反应性也较正常人高100~1 000倍，一旦麻醉过程接触变应原，即可激发支气管痉挛，呈现可逆性呼气梗阻及喘鸣，也可并发大量黏稠痰液，此时气道阻力明显增大，甚至不能进气。出现哮喘严重状态时，FEV_1及最大呼气流率（$FEV_{25\%\sim75\%}$）往往分别小于35%及20%的预计值，$PaCO_2$急剧上升。

急性支气管痉挛的处理：首先应去除病因，用面罩给氧，争取气管插管，间断加压给氧。已插管患者应用吸痰管或纤维支气管镜排除气道机械梗阻诱发的支气管痉挛。核查气管插管位置勿触及隆突，通常加深吸入麻醉药如异氟烷、七氟烷等多能减轻痉挛。若支气管痉挛的原因是哮喘，且增大麻醉药浓度后仍不缓解，应在呼吸回路中使用速效选择性β_2受体激动剂，最常用的是沙丁胺醇气雾剂。考虑到气管导管的阻隔，应使用较大的剂量（8~10喷）以获得满意的疗效。若治疗后仍不缓解，可加用静脉皮质激素治疗，如甲泼尼龙125mg静脉注入。对严重难治性支气管痉挛应考虑静脉注入小剂量肾上腺素（0.5~2.0μg/min）以显示β_2效应，并有β_1兴奋作用，较单次注射相比很少出现心动过速的副作用。

二、麻醉期间呼吸变化及管理

全身麻醉抑制呼吸中枢，降低肺容量，引起肺$\dot{V}_A/\dot{Q}$失衡，许多麻醉药还减弱患者对高CO_2和低氧的通气反应，另外手术的机械刺激也使术中出现呼吸变化。

（一）呼吸停止

吸入麻醉诱导时，如应用刺激性吸入麻醉药时，患者可能出现主动屏气现象。浅麻醉下手术操作的机械刺激也可引起反射性呼吸暂停，如牵拉内脏刺激腹腔神经丛，甲状腺手术牵拉颈动脉窦，均可出现呼吸暂停，往往同时出现心动过缓、脉压变窄。骨膜切开时可出现呼吸暂停数秒钟。这类呼吸停止多能自行恢复，使用局部麻醉药局部阻滞也可防止此反射。有时还需静脉注入麻黄碱提升血压，或阿托品提升心率。麻醉过程中如 CO_2 蓄积过久，一旦 CO_2 排出过快也可出现呼吸暂停，往往同时出现血流动力学变化，即 CO_2 排出综合征。

（二）通气不足及交换障碍

麻醉期间通气不足和交换障碍也不少见，特别是合并有呼吸系统疾病的患者更为常见。麻醉药或麻醉性镇痛药对呼吸中枢的抑制使潮气量减少，而无效腔量不变，虽通过增加呼吸频率维持分钟通气量，但有效肺泡通气量[（潮气量－无效腔量）× 呼吸次数]明显减少。仰卧位使 FRC 减少，同时膈肌被腹腔内容物挤向头侧，缩小了胸腔容量。如用肌松药施行间断正压通气时 $\dot{V}_A/\dot{Q}$ 不匹配，增加了生理无效腔量和分流量，必将导致缺氧和 CO_2 蓄积，持续过久而不予纠正同样可以发生严重后果。所以麻醉过程不能只观察呼吸的“有”“无”及呼吸次数，更要观察呼吸的深浅、发绀与否。近年来已普遍应用 SpO_2 及 $P_{ET}CO_2$ 监测，以及时纠正通气不足和交换障碍。

5

由于局部麻醉、区域阻滞和低位椎管内麻醉不抑制呼吸中枢，对呼吸功能影响小。如合用镇静药或麻醉性镇痛药同样可影响通气量。而高位硬膜外麻醉或高平面脊麻，可显著降低呼吸储备量及静息通气量，并削弱患者咳嗽及清除分泌物的能力。一旦呼吸频率较麻醉前增速 30% 以上时说明静息通气功能已明显受损，必须用密闭面罩行辅助呼吸。若术前合并有严重肺疾病，可能会加重呼吸功能不全甚至引起呼吸衰竭。所以呼吸功能障碍的患者选用高位硬膜外麻醉，呼吸管理常不如气管内全身麻醉容易。

麻醉后手术体位对通气量的影响不容忽视。如俯卧头低位及侧卧位加腰桥的患者，胸腹受压降低通气量最为显著。必须适当调整固定位置，如俯卧位利用支架使胸腹架空，侧卧位腋下垫枕，尽量减少胸腹扩张活动的限制，可显著减轻通气量的降低，否则单纯靠辅助呼吸也难以奏效。

手术操作对通气量的影响也应重视：如开腹手术损伤胸膜出现气胸，严重降低通气量，应及时通知术者开大胸腔或排气后闭锁胸膜；开胸手术应用单侧支气管麻醉需用辅助呼吸或控制呼吸，一旦术中出现粉红色泡沫样痰时说明有急性肺水肿，必须施行呼吸末正压通气。对麻醉中有严重通气不足及交换障碍的患者除连续监测 SpO_2 及 $P_{ET}CO_2$ 外，还应间断监测血气分析及酸碱、电解质，才能有效的管理呼吸。

三、麻醉中维持通气功能的方法

麻醉期间出现通气不足必导致缺氧与 CO_2 蓄积，前者可通过增加吸入氧浓度来弥补，后者只有加强通气管理来消除。近来麻醉中通气监测已普遍使用，已明确麻醉期间不宜过度通气，潮气量为 6~8ml/kg，使 $PaCO_2$ 维持在 35~45mmHg 为宜。

（一）供氧

麻醉中为了避免患者吸空气时不能满足机体细胞代谢所必需的氧，适当增加吸入气氧浓度甚为必要。但除单肺通气等特殊情况外，一般不宜长时间吸入 100% 纯氧。吸入高浓度氧可以引起 COPD 患者 CO_2 蓄积、新生儿晶状体后纤维化、氧中毒及高氧肺损伤等并发症。全身麻醉中肺不张与吸入气体成分有密切关系，FiO_2 越高，吸收性肺不张程度越严重。

（二）人工通气管理

人工通气可分为辅助呼吸和控制呼吸。手法通气的优点是能保持患者生理状态，压力柔和，同时麻醉科医师可以了解麻醉深浅及肺 - 胸顺应性，及时发现通气装置漏气或脱机，保证足够的通气量。

1. 辅助呼吸　在保留患者自主呼吸情况下，随患者的呼吸动作在开始吸气时顺势同步，逐渐挤压麻醉机的贮气囊，压力 7~15cmH_2O 以维持成人吸气量约 500~600ml。当患者完成吸气动作时，应迅速将手放松，务必让吸入气体充分呼出，待下次吸气初再顺势辅助，如此反复加压（连续加压辅助呼吸）或每 2~3 次自主呼吸时，再辅助一次（间歇加压呼吸），主要依靠自主呼吸频率调整。当开胸手术关胸前需要膨肺时需持续挤压将三次呼吸并为一次（也称压力递增辅助呼吸），以膨张萎陷肺叶，此法只能短时间内使用 2~3 次，以免引起回心血量减少，导致低血压。当出现肺水肿时应连续加压辅助呼吸使呼气时保持 5~8cmH_2O 正压。在手术结束前，为恢复自主呼吸，应用辅助呼吸压力不能过大，需逐步减少压力，促进自主呼吸恢复，在通气量足够的时拔除气管导管。

2. 控制呼吸　其优点为呼吸平稳，特别在开胸手术时可避免反常呼吸或纵隔摆动，也适用于麻醉过程中辅助呼吸难以改善的呼吸紊乱。配合使用肌松药使膈肌运动停止，可保证手术野平静有利于需精细操作的胸、腹腔血管吻合。在危重患者中应用控制呼吸还可降低机体代谢30%左右，也间接降低心肌耗氧，减少麻醉药用量。目前，控制呼吸已普遍用于全身麻醉。通常呼吸频率10~16次/min，婴儿30~40次/min。潮气量约6~8ml/kg，吸气压随患者肺-胸顺应性而异，通常为7~15cmH₂O。如长时间进行控制呼吸，应采取保护性肺通气策略，尤其是术后肺部并发症的高危患者。

施行控制呼吸时应密切注意：①根据SpO_2、$P_{ET}CO_2$及气体分析功能等监测指标，随时调整通气参数；并应观察风箱升降是否完全，胸廓是否起伏。②注意气道压应在15cmH_2O左右，若超过30cmH_2O，则积极查找气道梗阻的原因，是否存在支气管痉挛或机械梗阻，并及时解除。③必须保持呼吸道通畅，随时清除分泌物和脓痰，以免挤压入细支气管导致阻塞和感染播散。④当患者出现自主呼吸干扰控制呼吸时应追加肌松药，不宜用较高正压强行对抗，以免造成气压伤并影响静脉回流及使血压下降。

四、肺部并存疾病围手术期管理

哮喘患者全身麻醉要保证诱导平稳、苏醒平稳和适当的麻醉深度。在插管和手术刺激前，足够的麻醉深度要比药物的选择更重要。丙泊酚和依托咪酯是最常用的麻醉诱导药物。氯胺酮是唯一可以扩张支气管的静脉麻醉药，尤其适用于血流动力学不稳定的患者。但是如果患者茶碱的血药浓度高，尽量避免使用氯胺酮以防止诱发癫痫。氟烷和七氟烷可用于小儿哮喘患者的麻醉诱导，并有支气管扩张作用。吸入麻醉药，具有潜在的支气管扩张作用，所以常用于麻醉维持。当存在气道梗阻时，曲线在呼气相表现为升高延迟，梗阻的严重程度与$ETCO_2$升高的斜率成反比。严重的支气管痉挛表现为，吸气峰压升高及呼气不足。机械通气时尽量保持适宜的气体温度和湿度。低潮气量(<10ml/kg)并延长呼气时间，可使肺气体分布更加一致，并减少气体潴留，在不影响循环及神经系统的情况下，适当的$PaCO_2$升高是可以接受的。术中支气管痉挛常表现为气道峰值压升高，哮喘呼气量下降，通过加深吸入麻醉予以纠正。如果处理后未缓解，先考虑是否其他少见因素，再予以特殊处理。气道导管进入支气管、呼气肌疲劳、肺水肿、栓塞、气胸等都可以引起支气管痉挛。在呼吸回路的进气端，给予雾化β_2受体激动剂也可治疗支气管痉挛。静脉给予氢化可的松1.5~2mg/kg，尤其适用于长期服用皮质激素的支气管痉挛患者。手术结束时不建议常规行肌松拮抗；条件许可情况下，深麻醉下拔管(气道反射恢复前)可防止支气管痉挛的发生。静脉注射利多卡因1.5~2mg/kg或持续输注1~2mg/min，都有利于降低气道反应性。

对于COPD患者，尽管区域麻醉通常被认为优于全身麻醉，但需注意高位脊麻或硬膜外麻醉减少肺容量，限制呼吸辅助肌肉的运动，还可导致无效咳嗽，最终引起呼吸困难，分泌物潴留。

全身麻醉诱导前充分吸氧，可以预防COPD患者氧合血红蛋白快速去饱和。术中麻醉处理和药物选择与哮喘患者一致。但支气管扩张剂仅对存在可逆性气道梗阻的患者有效，尽管加深麻醉，仍存在严重的呼气障碍。机械通气应设定低潮气量、低呼吸频率以减少气体的残留。如果存在严重支气管痉挛，并且时间较长(>2小时)应湿化气体。存在肺大疱及肺动脉高压的患者应避免使用氧化亚氮。

腹腔大手术、所有胸腔手术时应进行血气监测。动脉血气分析有利于发现肺内分流的改变。$PaCO_2$监测可用来指导调整机械通气参数以维持正常的动脉血pH值。术前患者CO_2潴留，术中$PaCO_2$正常，可导致碱中毒。任何潜在心脏功能不全、手术范围大的患者，都需要实施有创血流动力学监测。肺动脉高压的患者，中心静脉压更能反映右室功能而不是血管内血容量。

存在肺大疱的患者术中易出现气胸，尤其在正压通气过程中。气胸常不易被发现，尤其是中心静脉置管的患者。在正压通气时气胸患者可出现张力性气胸，表现为低血压、低氧血症、气道峰压升高、潮气量下降。体检发现气管移位、胸廓运动消失、呼吸音消失(尤其是中心静脉置管侧)。如果临床上怀疑气胸，应及时确诊并处理。

手术结束时，在拔管的时机上要权衡支气管痉挛的风险与肺功能不全的利弊，但有证据证明，早期拔管有益(手术室内)。清醒拔管可以更准确地判断术后肺功能，但有支气管痉挛的风险。深麻醉下拔管，可以减少支气管痉挛的风险，但前提是患者有满意的呼吸。FEV_1<50%预计值的患者，术后可能需要呼吸机支持尤其是上腹部和胸部手术后。

合并急性肺疾患，如ARDS、心源性肺水肿、肺炎的手术患者都是高危患者，麻醉处理是术前重症处理的延续，通常使用静吸复合麻醉辅以肌松药，需要高浓度吸氧，使用 PEEP。肺的顺应性下降，为防止压力性损伤，潮气量应设为 4~8ml/kg，呼吸频率 14~18 次 /min，使气道压力不应超过 30cmH_2O。

对于间质性肺病，要控制呼吸以达到最佳气体交换。麻醉药物选择不重要。由于患者易出现氧中毒，尤其是使用博来霉素的患者，尽量避免使用高浓度氧。高气道峰压易诱发气胸，所以使用低潮气量、高频率的机械通气。

第四节　麻醉期间换气功能障碍

麻醉期间换气功能障碍主要是急性肺水肿、急性肺损伤和急性呼吸功能障碍，均需要谨慎的呼吸管理。

一、急性肺水肿

急性肺水肿（acute pulmonary edema，APE）是指由于各种病因导致过量的液体积蓄于肺间质和 / 或肺泡内，形成间质性和 / 或肺泡性肺水肿的综合征。其临床特征为严重的换气功能障碍和 / 或粉红色泡沫样痰，病情凶险，如不及时处理，常危及生命。

5

1. 增加肺内液体生成的主要因素

(1) 肺毛细血管静水压增高：最多见于充血性心力衰竭和输液过量。

(2) 肺毛细血管通透性增加：常见因素包括感染、弥散性毛细血管渗漏综合征、弥散性血管内凝血、免疫反应、急性出血性胰腺炎、误吸性肺炎等。肺组织受到侵害后，肺毛细血管屏障损害，通透性增加，不能限制蛋白质和水通过内皮细胞。进而肺间质蛋白浓度增加，接近血浆内蛋白质浓度，又称为血管通透性肺水肿。

(3) 胶体渗透压降低：肝、肾疾病所致的低蛋白血症，营养缺乏和肠道蛋白丢失都会引起胶体渗透压降低，出现周围组织水肿和肺组织间隙水肿。

2. 急性肺水肿分类及诊断　临床上通常将 APE 分为心源性肺水肿（cardiogenic pulmonary edema，CPE）和非心源性肺水肿（noncardiogenic pulmonary edema，NCPE）两大类，两者临床表现相似，但发病机制不同，两者之间鉴别十分重要（表 55-4）。

3. 处理　包括 5 大方面：充分供氧和正压通气；快速利尿，减少肺间质和肺泡内过多的液体；应用扩血管药物，降低心脏前后负荷；增强心肌收缩力；发现和治疗原发病。

二、急性呼吸窘迫综合征

1. 定义　急性呼吸窘迫综合征（ARDS）是多种病因引起的急性呼吸衰竭综合征：主要症状为急

表 55-4　CPE 和 NCPE 的鉴别

	CPE	NCPE
急性心脏事件病史	有	一般无
体格检查		
末梢灌注	末梢发凉	末梢温暖
S3 奔马律	+	−
颈静脉怒张	+（伴右心衰竭时）	−
啰音	湿啰音	干啰音为主
潜在性非心脏疾病	−	+
实验室检查		
心电图	心肌梗死变化等	正常或非特异性改变
胸片	血流肺门周围分布	血流周围分布
肺毛细血管压力	>18mmHg	<18mmHg
肺内分流量	小	大
血清 B 型钠尿肽	>100μg/ml	<100μg/ml

性发病，严重低氧血症，气体交换障碍(动脉氧分压(PaO_2)/吸入氧分数(FiO_2)≤300)，胸片示双肺浸润，肺动脉嵌顿压≤18mmHg或无临床左心房压力升高的证据。

2. 病因　ARDS可由感染性病变引起，如肺炎或脓毒血症；也可由非感染性病变引起，如创伤、反流误吸、烧伤或输血相关性ALI。

3. 治疗　药物治疗ARDS的效果均不理想，目前ARDS仍以支持治疗为主。ARDSnet研究表明，与标准潮气量组(12ml/kg)相比，小潮气量组(6ml/kg)ARDS患者死亡率明显降低。此研究结果公布后，小潮气量通气策略已成为ARDS患者的标准治疗方案。同时，应积极治疗原发疾病，控制感染及支持其他脏器功能。

第五节　特殊患者的呼吸管理

特殊患者如小儿、肥胖患者或颅脑脊柱手术、胸外手术及应用激光手术患者的呼吸管理，除具有一般的呼吸管理共性外，还有其管理特性。

一、小儿麻醉的呼吸管理

婴幼儿头大、颈短、舌体肥大、咽喉狭窄、声门裂高。会厌长呈V形，气管插管时用弯喉镜暴露声门困难，应采用直喉镜挑起会厌。婴幼儿颈部肌肉较软弱，不能支持头部重量，气管插管后如头部固定不牢，易摩擦声门，造成损伤、水肿，头前屈易使导管脱出声门，头后仰易使导管误入单侧支气管。无气管插管小儿仰卧位极易发生舌后坠，肩部垫一薄枕常可改善舌后坠，或提下颌时应略张开嘴，或插入口咽通气道维持气道通畅。婴幼儿喉头组织脆弱、疏松，血管及淋巴等较丰富，喉头呈漏斗状，最狭窄部在声门下相当环状软骨水平，所以小儿气管插管时，如导管通过声门后遇有阻力，即应更换小一号导管。

儿童与成人生理上重要的区别是氧消耗。新生儿氧耗量大于6ml/(kg·min)。按体重计算是成人的2倍，为满足这种高氧耗，肺泡通气量需要达到成人的2倍。按体重计算婴幼儿的潮气量与成人相近，需要靠增加呼吸频率来增加肺泡通气量。另外婴幼儿胸小、腹部膨隆使膈肌上升，肺活量小，主要靠腹式呼吸。当增加呼吸做功时，容易导致呼吸肌疲劳，所以婴幼儿全身麻醉时应给予辅助呼吸。并且小儿FRC小，即肺内氧贮备少，而氧耗量较高，故对缺氧的耐力极差，但吸入麻醉时诱导及苏醒均较快。

二、肥胖患者麻醉时的呼吸管理

根据体重指数(body mass index，BMI)将成人肥胖分为三度：Ⅰ度，BMI 30~34.9kg/m^2；Ⅱ度，BMI 35kg/m^2~39.9kg/m^2；Ⅲ度即重度肥胖，BMI >40kg/m^2。BMI >40kg/m^2 或 BMI >35kg/m^2 并伴有明显并发症的患者称为病态肥胖(morbid obesity，MO)。肥胖使气道管理、体位摆放、呼吸管理和手术入路等变得复杂。

1. 肥胖对气道影响　过度肥胖常限制胸廓及膈肌运动，降低胸顺应性。肥胖患者表现为限制性通气功能障碍：功能残气量、补呼气量及肺总量减低，在仰卧位时尤甚。肥胖患者通气血流比失调，表现为动脉氧分下降与肺泡氧含量差增加。这些可因肺容量和肺功能下降而加重。相反，由于高弥散性和CO_2解离曲线特性使得CO_2及CO_2的通气反应在肥胖患者仍可维持在正常水平。但储备的限度很小，给予呼吸抑制药或采取头低位就会导致通气不足。与氧储备减少类似，药物导致的通气抑制极易造成CO_2蓄积。

约8%的MO患者可出现肥胖性低通气量综合征，也称Pickwickian综合征，即重度肥胖、嗜睡、肺泡低通气量及高CO_2血症、低氧血症、继发性红细胞增多症、肺动脉高压、右室肥厚及右心衰竭等。MO患者偶尔发生白天嗜睡和肺通气不足提示存在此综合征。肥胖性低通气量综合征的病因尚不明确，可能与呼吸中枢的调节紊乱和/或呼吸肌对神经冲动的反应性降低有关。

2. 预给氧　肥胖患者FRC减低，对呼吸暂停的耐受下降，这是氧储备减少和氧耗增加的结果。因此即使麻醉诱导前充分预给氧，肥胖患者在气管插管时仍极易出现SpO_2下降。与平卧位相比，肥胖患者在头高25°体位下纯氧去氮，可升高动脉氧分压，延长呼吸停止后SpO_2下降时间。也可在麻醉诱导前给予患者10cmH$_2$O的CPAP通气5分钟，然后在面罩通气期间加用10cmH$_2$O PEEP直到开始插管。

3. 气道管理　肥胖患者由于颈短，下颌和颈椎活动受限，气管插管的困难率约 13.2%，应充分准备各种困难气道处理设备。诱导时为了维持气道通畅，防止误吸，至少应有 2 人协助压迫环状软骨挤压呼吸囊等，以便麻醉者双手托起下颌压紧面罩。值得警惕的是由于肥胖患者胸壁过厚，气管插管误入食管有时很难鉴别，甚至因此导致窒息死亡，如能采取 $P_{ET}CO_2$ 监测，则能及早发现误入食管。

4. 通气控制　由于 MO 患者全身麻醉后的闭合气量可以超过 FRC，导致气道提前关闭而增加肺泡 /PaO_2 差。加用 PEEP 可轻度增加 PaO_2。在腹腔镜手术中，患者的动脉氧合受体重影响，且随吸入氧浓度增加而改善；但增加潮气量或呼吸频率不能改善患者氧合。此时，采用头高脚低位对肥胖患者更为合适，因为这种体位对血压影响轻微并且可以改善氧合。

三、颅脑手术麻醉的呼吸管理

颅脑损伤或颅脑占位性疾病患者，常并发颅内高压损伤脑干出现昏迷、误吸及呼吸过缓现象，一旦出现脑疝可很快导致心搏呼吸停止，所以应尽早进行气管插管，保持气道通畅。低氧血症是一种重要的脑血管扩张因素，当 PaO_2 低于 60mmHg 时脑血流（cerebral blood flow，CBF）明显增加。PaO_2 在 60~300mmHg 的范围内对 CBF 影响很小。$PaCO_2$ 通过影响脑细胞外液的 pH 值而对 CBF 有很大影响。$PaCO_2$ 处于 20~80mmHg 范围时，CBF 随 $PaCO_2$ 的增长呈线性增长，$PaCO_2$ 变化 1mmHg 会导致 CBF 变化 1~2ml/(100g·min)。由于脑脊液碳酸氢根浓度的缓慢适应性变化，$PaCO_2$ 对 CBF 的影响将在 6~24 小时后减弱。持续过度通气导致脑脊液（cerebrospinal fluid，CSF）碳酸氢根浓度下降，导致 CSF 的 pH 值逐渐正常化。过度通气一段时间后 $PaCO_2$ 的快速正常化导致明显的伴有血管扩张的 CSF 酸中毒及颅内压（intracranial pressure，ICP）上升。过度通气直到 $PaCO_2$ 为 25~30 mmHg，可作为控制急剧上升的 ICP 的临时措施，但其潜在的害处会导致 CBF 低的脑部受损部位缺血。因此，一旦明确有效的治疗就应该停止过度通气。

总之，颅脑手术麻醉时呼吸管理关键是维持气道通畅，防止低氧血症和高碳酸血症导致的颅内压升高。

四、胸外科麻醉的呼吸管理

胸外科手术对呼吸的干扰最大，侧卧、开胸、手术探查及单肺通气均可改变 $\dot{V}_A/\dot{Q}$ 比，引起低氧血症。气管重建手术术中还要改变气道通气。

(一) 单肺通气的呼吸管理

为了便于开胸手术操作或防止患侧肺咯血或脓痰流入健侧，经常采用双腔导管插管进行单肺通气，严重影响 $\dot{V}_A/\dot{Q}$ 比。在单肺通气期间，流经未通气侧肺的血流量（肺内分流）是决定动脉氧合情况的最重要因素。病肺多由于血管闭塞或血管收缩导致其血流灌注减少。这会减少单肺通气期间通过手术侧未通气肺的血液。缺氧性肺血管收缩（hypoxic pulmonary vasoconstriction，HPV）也会减少未通气侧肺的灌注。HPV 是一种肺血管调节机制，通过减少肺通气不良区域的血流，从而减少 $\dot{V}_A/\dot{Q}$ 的不匹配。在侧卧位时，由于重力作用减少了手术侧肺的血流，从而减少了肺内分流。开胸后也可要求术者压缩病肺，以减少血流量，改善 $\dot{V}_A/\dot{Q}$ 比值。

开胸手术中通常采用控制通气。单肺通气时推荐纯氧通气，通气侧肺的潮气量应设为 8~10ml/kg。5~7ml/kg 潮气量通气可造成通气侧肺不张，而单肺通气时 12ml/kg 的大潮气量会引起肺实质的过度膨胀和伸展，增加 ALI 的风险。调节呼吸频率使分钟通气量维持在双肺通气水平，将 PaO_2 维持在接近或略低于双肺通气时的水平。$PaCO_2$ 也应保持在双肺通气水平，但不应通过对通气侧肺的过度充气或过度膨胀来实现。动脉血 CO_2 分压的轻度增高通常可以很好的耐受。呼吸平台压（或吸气末压）应尽量保持在 25cmH_2O 以下，以避免肺过度膨胀。气道压过高通常是由于导管位置不当或分泌物造成，应立即检查。经常手动膨肺可减少通气侧肺膨胀不全的发生。

(二) 单肺通气时低氧血症的处理

单肺通气时若出现低氧血症，应使用纤维支气管镜对双腔气管导管重新定位，然后通过多种方法进行处理，包括降低非通气侧肺的血流（减少肺分流率）、减少通气侧的肺不张或向术侧肺增加供氧。改善 PaO_2 最有效的方法是对非通气侧肺施行 5~10cmH_2O 的 CPAP。这种水平的 CPAP 可最小程度的使肺膨胀，而不至于干扰外科操作。

对通气侧肺加用 PEEP 可以治疗肺不张，但如果采用 PEEP 会造成更多的血流被挤到非通气侧肺，则反可致动脉血氧饱和度下降。最近有关单肺通气时 PEEP 的研究表明，PEEP 能否改善氧合尚存在争议。

经上述处理未能纠正低氧血症，或突发 SpO_2 骤降，应通知外科医师，并将手术侧肺用纯氧重新充气。行双肺通气直至情况好转稳定后，再将手术侧肺重新塌陷。在某些手术的整个过程中，可能需定时充气或双肺手动通气以维持足够的 SpO_2。在进行改善氧合和通气的操作中，全凭静脉麻醉（TIVA）更易于维持稳定的麻醉深度。已有的研究表明 TIVA 对 HPV 的保护效应抑制最小。如果低氧血症持续存在，外科医师可通过压迫或钳闭手术侧肺动脉或肺叶动脉来减少肺内分流。

五、心内手术的呼吸管理

心脏功能受累常存在不同程度呼吸功能异常。而心内手术大部分又需用体外循环辅助氧合，易致呼吸功能紊乱，所以体外循环中应密切监测血气及酸碱值改变，使其维持接近生理状态，便于脱机后及早拔管。

患者进入手术室后应密切监测其呼吸功能的变化，发绀型先天性心脏病和心功能衰竭的患者应立即采用面罩吸入 100% 氧气。麻醉诱导期，麻醉科医师对患者的呼吸管理是由自主呼吸到辅助呼吸再到控制呼吸。

存在心内分流的患者，麻醉期间呼吸管理的主要目的之一就是通过调整外周血管阻力（systemic vascular resistance，SVR）和肺血管阻力（pulmonary vascular resistance，PVR）以保持分流的平衡。左向右分流的患者特征是肺血增加。如果 PVR 降低例如高吸入氧浓度或过度通气，则分流量增加（表 55-5）。已存在发绀的患者很难耐受右向左分流增加，将导致全身氧供降低和加重低氧血症。此时，应严格避免增加 PVR 的因素。

体外循环时机体血液已由人工肺氧合，但肺脏长时间不进行气体交换又无血流灌注，可导致不同程度的肺泡上皮缺氧、表面活性物质消耗，促使肺萎陷。肺萎陷还使肺毛细血管压力增高，灌注过度，肺血管外间隙液体的渗出增加。所以，体外循环期间应该维持静态膨肺供氧。一般成人用 10~15cmH_2O 压力，小儿可酌减至 5~10cmH_2O，使肺泡上皮供氧，并减少肺泡表面活性物质的消耗，对抗肺毛细血管静水压，防止肺血流灌注过度。另外，还能减少肺循环过度负荷和左心回流血量，增加全身灌注。

表 55-5 影响肺循环阻力的呼吸因素

增加肺循环阻力的呼吸因素	降低肺循环阻力的呼吸因素
PEEP	无 PEEP
高气道压	低气道压
低氧血症	高吸入氧浓度
酸中毒、高碳酸血症	碱中毒、低碳酸血症
肺不张	吸入一氧化氮

术终对严重心肺功能不良患者尚需用机械通气控制呼吸，同时需补充镇静药及阿片类镇痛药，必要时追加肌松药。对心肺功能良好的患者，应尽早脱呼吸机，拔去气管内导管。

六、喉、气道肿瘤激光手术的呼吸管理

喉、气道肿瘤手术既要在气道内进行手术，又要应用激光。激光手术对麻醉的要求包括提供充分的手术视野、防止气道燃烧、拔管前恢复保护性气道反射等。可采用气管内插管、喷射通气，也可用面罩间歇通气等。无论采用哪种方法，均应吸入氧和空气的混合气体（吸入氧 <30%）。勿用 N_2O，因 N_2O 有助燃性能。由于激光直射或点着易燃物如气管导管均可造成烧伤，手术室应设置非燃烧的保护屏以降低激光的反射烧伤。红橡胶及聚氯乙烯透明气管导管均可被 CO_2、Nd-YAG 及 KTP 激光点燃，所以激光手术应用特制导管，包有螺旋形的不锈钢套（如 Laser-Flex™）导管或包有螺旋薄带（如 Laser Trach）导管可防止 CO_2 或 KTP 激光燃烧穿孔，由于气管导管套囊未能包裹，所以应以注射用水充填套囊，一旦烧着有助于灭火。同时应准备灭火注射器。因可能发生气道水肿，手术后患者应吸入湿化氧并送入术后恢复室密切观察。必要时可给予类固醇激素雾化吸入。

（马 虹）

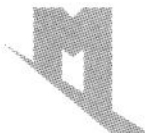

参考文献

[1] 盛卓人，王俊科. 实用临床麻醉学[M]. 4版. 北京：科学出版社，2009.

[2] 叶铁虎，吴新民. 疑难合并症与麻醉[M]. 北京：人民卫生出版社，2008.

[3] KRISTENSEN M S. Airway management and morbid obesity[J]. Eur J Anaesthesiol, 2010, 27 (11): 923-927.

[4] DELLA ROCCA G, COCCIA C. Ventilatory management of one-lung ventilation [J]. Minerva Anestesiol, 2011, 77 (5): 534-536.

[5] WONG J, LAM D P, ABRISHAMI A, et al. Short-term preoperative smoking cessation and postoperative complications: a systematic review and meta-analysis [J]. Can J Anaesth, 2012, 59 (3): 268-279.

[6] MCMULLEN S M, MEADE M, ROSE L, et al. Partial ventilatory support modalities in acute lung injury and acute respiratory distress syndrome-a systematic review [J]. PLoS One, 2012, 7 (8): e40190.

[7] SPIETH P M, GÜLDNER A, DE ABREU M G. Chronic obstructive pulmonary disease [J]. Curr Opin Anaesthesiol, 2012, 25 (1): 24-29.

[8] MATTHAY M A, WARE L B, ZIMMERMAN G A. The acute respiratory distress syndrome [J]. J Clin Invest, 2012, 122 (8): 2731-2740.

[9] DENNIS A T, SOLNORDAL C B. Acute pulmonary oedema in pregnant women [J]. Anaesthesia, 2012, 67 (6): 646-659.

5

第五十六章

麻醉期间循环管理

目　录

循环系统是维持人体生命活动正常延续的重要基础之一，也是各种治疗药物得以送达效应部位，从而发生治疗效应的重要载体。麻醉和手术过程中，由于各种麻醉药物的影响和手术操作的刺激，以及患者自身疾病的病理生理特点，均可能造成循环系统功能不稳定，导致各类并发症，严重者甚至危及患者的生命。

大量的基础研究和临床实践已证明，良好的围麻醉期循环管理、平稳的血流动力状态和充分的组织灌注是患者术后迅速康复的重要保证。反之，如果麻醉期间血流动力状态不稳定，血压、心率波动剧烈，组织灌注不良，则不仅使手术过程中的危险性显著增加，对患者术后康复也会带来不利影响。轻者使患者术后倍感疲惫、组织水肿、伤口愈合延迟，重者则会引起严重酸中毒、组织低灌注、吻合口瘘、肺部感染、脓毒症等一系列问题。围麻醉期严重的低血压和/或高血压与术后心肌缺血、脑卒中、谵妄、认知功能损伤、急性肾损伤、住院时间延长，甚至死亡都显著相关。

因为麻醉期间循环管理的重要性，因此，在现代生理学、病理生理学、药理学、麻醉学等基础理论研究进展的基础上，调动各种治疗手段，尽可能使麻醉期间循环系统功能维持稳定的状态，是每一个麻醉科医师的基本责任。

本章通过对麻醉期间循环系统功能状态的观察和判断，分析造成麻醉期间循环系统功能不稳定的原因，从而探讨维护循环稳定的相关方法和技术。

第一节　麻醉期间循环不稳定的原因

造成麻醉期间循环系统功能不稳定的原因很多，但大体上仍可分为三类主要原因：即患者自身基础状况、麻醉药物对循环系统功能的抑制和麻醉操作所造成的干扰，以及手术操作的不良刺激和手术本身带来的诸如急性大出血等因素。

一、患者自身基础状况

麻醉和手术前，患者自身的基础状况，特别是与术中循环系统功能稳定密切相关的重要脏器和系统（如脑、心、肺、肝、肾、内分泌等）的功能状况，有无严重器质性病变，正在接受哪些治疗和药物等，均会直接影响到麻醉期间循环功能的稳定。一般来说，年龄不超过60岁，既往身体健康，无重要脏器病变者，多可耐受各类麻醉药物对循环系统功能的抑制以及各种麻醉和手术操作所带来的不良刺激，并可通过其自身调节功能和麻醉科医师的适当干预，保持循环功能的稳定。但是，如果术前有下列情况者，则循环稳定性易受到破坏，需格外小心处理。

（一）中枢神经系统病变或损伤

中枢神经系统是全身各系统功能的管理和协调中枢，其病变或损伤必然影响其他系统功能，特别是循环系统功能。由于机体有较强的代偿能力，因此慢性中枢神经系统功能病变或损伤如脑卒中后，往往于术前对循环系统功能并无明显直接影响，但可因机体整体功能下降，部分肢体功能障碍、肌肉萎缩、血管硬化、自主神经功能失调，而使循环系统对麻醉和手术的耐受性降低，围麻醉期容易出现循环功能不稳定。

急性中枢神经系统病变或损伤，特别是颅内出血性病变或外伤后血肿，则可因颅内压急剧升高或直接压迫生命中枢，而对循环、呼吸产生明显影响。例如严重急性颅内高压患者，麻醉前往往表现为高血压和窦性心动过缓，且通常已接受脱水治疗，虽然临床表现为高血压，但血容量多为严重不足，麻醉诱导后很容易出现严重低血压，甚至心搏骤停，因此，需要容量填充治疗等提前干预措施，精确麻醉药物剂量，根据监测指标和药物的效应采用滴定式给药的麻醉方案。

据最近文献报道，交感神经系统功能异常（自主神经功能异常）对循环系统的影响正越来越被临床麻醉科医师所重视。交感神经系统的基本功能是调节血压，并在体位改变或应激状态下调节血管内容量的分配。交感神经系统功能异常所涉及的所有综合征其主要表现都是体位性低血压和心率变异性的下降，这种情况的出现主要与血管内容量不足、压力感受器功能降低（也见于颈动脉疾病）、中枢神经功能异常（如Wernicke综合征）、去甲肾上腺素储备不足（如特发性体位性低血压和糖尿病）或去甲肾上腺素释放不足（如创伤性脊髓损伤）有关。这类患者的肾上腺素受体数目增多（多为代偿性反应），对拟交感神经药物反应过强。由于交感神经系统功能异常的患者其神经功能变化的不可预测性,因此麻醉诱导需平稳缓慢,根据药物效应滴定式给药,使用任何直接舒缩血管药物和增快或减慢心率的药物时都应小心调整剂量。Kendrick 等对 300 例脊髓损伤患者的研究发现,当损伤部位在 T_7 皮肤分布区域以下时,不会引起自主神经反射过度综合征。但如果损伤部位在 T_7 皮肤分布区以上时,则 60%~70% 的患者会出现血管张力极度紊乱。此时,皮肤感受器、本体感受器受刺激或内脏刺激都会引起血管张力的极度变化或去甲肾上腺素能神经的过度反射,主动脉和颈动脉窦压力感受器会感知血压的突然变化而导致迷走神经的兴奋,从而引起心动过缓、室性异位节律和各种传导阻滞,严重影响循环的稳定。一项 2 600 例脊髓横断损伤的研究结果证实,交感神经功能异常患者的围手术期死亡率为 20%。由此这类患者的麻醉管理较为困难,需特别小心。

（二）循环系统病变

循环系统本身病变是导致围麻醉期循环不稳定的最主要原因。不论是心脏病变,还是外周血管病变,或是混合病变,均使麻醉风险大为增加。麻醉科医师必须熟悉有关病变的病理生理基础,才能正确管理麻醉。

1. 先天性心脏病　复杂、严重的先天性心脏病患儿,如未能及时进行矫治手术,往往在出生后早期或婴幼儿期即发展为严重终末期病变,导致死亡。但也有相当部分患儿可生存至青春期甚至成年。此类患者麻醉中循环管理的关键是掌握解剖变异造成的血流动力异常和对氧合的影响。如为单纯分流型病变,且病变尚未发展到肺动脉高压和右向左分流,术前氧合功能未受明显影响,则一般麻醉技术和方法均可保证麻醉的平稳。但如病变已发展至交替分流或右向左分流,则应在充分抑制应激反应的基础上,注意维持体循环阻力,避免过度扩张体循环系统血管,造成右向左分流加重。对于法洛四联症一类的患者,除应注意维持体循环阻力以减少右向左分流所引起的高碳酸血症外,还应避免过度通气带来的肺泡压力过高以及严重酸中毒所造成的右室流出道痉挛等因素所致的肺血流进一步减少,是循环稳定的重要保证。

2. 风湿性心脏病伴严重瓣膜病变　此类患者病史通常较长,除瓣膜病变本身对血流动力学的干扰外,还有心脏腔室变形和风湿性心肌病变造成的心肌收缩力下降或舒张功能减退带来的影响。通常严重狭窄型病变,麻醉处理要点在于控制心率于较慢水平,以保证在较长的收缩和舒张期内有足够的血流通过狭窄瓣膜,避免发生急性肺水肿和心衰。而对于严重瓣膜关闭不全型病变,则应将心率维持于较快的水平(70~90bpm),以增加前向血流减少反流。但临床上尚有相当部分患者为混合型病变,既有狭窄,也有关闭不全,此时患者的心率和血压控制较难。建议以患者入手术室后镇静状态下的基础心率和血压为基准,术中以维持心电图 ST 段于等电位线水平或者 ST 段趋势相对稳定无明显变化为原则,控制患者的心率和血压于合适的水平。

3. 冠状动脉狭窄或心肌梗死　对于冠状动脉病变患者的麻醉而言,控制心率、血压于最适水平,使心肌氧供需负平衡得以改善甚至纠正至关重要。此类患者的麻醉实施应注意诱导插管期和术毕拔管期的管理。如能平稳度过诱导阶段,则术中还应注意根据 ST 段分析,判断心肌氧供需状态。虽然理论上心率越慢氧耗越低,但临床上仍应根据 ST 段分析所显示的变化趋势,调整患者的血压、心率。有相当部分患者,心肌已相当肥厚,冠状动脉狭窄病变明显,侧支循环发育丰富,此类患者如心率慢、血压低,则可能因侧支循环供血不足,而使心肌缺血加重。对此类患者如将血压、心率维持于稍高水平,反而可能有助于改善心肌氧供。而对于冠状动脉狭窄同时合并二尖瓣或者主动脉瓣关闭不全的患者,术中应以维持心电图 ST 段于等电位线水平或者 ST 段变化趋势的相对稳定为原则来控制和调整心率、血压。因此,在保证血压、心率平稳的基础上,以 ST 段分析的趋势变化指导麻醉管理,应成为冠状动脉病变患者麻醉的常规。

综上所述,对于心源性因素引起的围手术期循环不稳定风险的评价,美国 ACC/AHA 于 2002 提出了更新的评价标准,见表 56-1。

4. 术前高血压　2017 年 AHA/ACC 美国高血压指南将高血压定义为≥ 130/80mmHg,取代了以前的 140/90mmHg 标准,降低了高血压的诊断门槛。而 2018 年欧洲的高血压诊断标准仍旧是≥ 140/80mmHg。我国也采纳欧洲的标准,同时强调高血压的早期干预对于并发症预防的价值。围手术期高血压同样应该提倡早期诊断,早期干预,维持术中血压平稳。大量研究证实，围手术期高血压对于患者的并发症发生率（心、脑、肾脏等）和死亡率都有极其不利影响。对于年龄大于60岁且没有糖尿病、肾脏疾病的老年患者，术前血压建议控制在：收缩压低于150mmHg，舒张压低于90mmHg。年龄低于60岁者，建议控制在收缩压低于140mmHg，舒张压低于90mmHg。术前高血压也分为高收缩压的高血压，高舒张压的高血压，以及高脉压的高血压，后者在老年患者中多见，这是由于随着年龄的增加，舒张压会有所降低，而收缩压却在升高，产生较大的脉压。

表 56-1　心源性因素引起的围手术期循环不稳定的临床风险预测指标

风险程度	临床预测指标
高度	不稳定心绞痛 　由临床体征或无创监测支持的、有明确缺血危险因素的近期心肌梗死 　不稳定或严重的心绞痛（Canadian* Ⅲ级或Ⅳ级） 失代偿性的充血性心力衰竭 严重的心律失常 　高度房室传导阻滞 　存在基础病变的有症状性室性心律失常 　室上性心律失常伴有未控制的心室率 　严重瓣膜疾病
中度	轻度心绞痛（Canadian Ⅰ级或Ⅱ级） 既往心肌梗死病史，有病史或病理性Q波为依据 代偿性充血性心力衰竭或以前有过充血性心衰 糖尿病
轻度	高龄 EKG异常（左室肥厚、左束支传导阻滞及ST-T变化） 窦房结以外的异位节律（如房颤等） 心功能储备低下（如不能拎东西爬一层楼梯等） 卒中病史 未控制的全身性高血压

*加拿大心脏病学会心绞痛分级：BEAN WB，NORA JJ.Letter：Grammar and genetics Circulation，1976，54：522.。

术前通常根据血压数值把高血压分为轻（Ⅰ级）、中（Ⅱ级）、重（Ⅲ级）三级，轻度Ⅰ级为临床血压在140/90~160/90mmHg（或者门诊血压为135/85~150/95mmHg。对于以舒张压界定的高血压，其标准数值为90~99mmHg），中度Ⅱ级为临床血压在160/90~180/109mmHg（或门诊血压高于150/95mmHg。对于以舒张压界定的高血压，其标准数值为100~110mmHg），而重度Ⅲ级高血压为血压超过180/110mmHg水平。需要强调的是以上高血压数值并非是在手术室内测定的，而是在病房或门诊，在多个不同场景下测定获得的血压真实数值。

对于术前存在高血压的患者，需要明确其是否存在靶器官的损害和药物治疗情况，以及控制程度等重要信息。对于术前服用高血压治疗的药物，需要仔细评估，注意药物的特点和半衰期，避免停药导致的术中血压反弹，以及服用药物导致的术中严重低血压。尤其是β受体阻滞剂，血管紧张素转化酶抑制剂和血管紧张素受体阻滞剂等降压药物。

5. 术前的心包积液，术前新辅助化疗药物（如曲妥珠单抗及蒽环类化疗药物。使用累积剂量超过550mg/m^{2}的多柔比星或者超过600mg/m^{2}的柔红霉素可能会导致剂量依赖性心肌病和心力衰竭）的心肌毒性，这些也会抑制麻醉手术期间的循环功能。

（三）呼吸系统病变

随着PACU、ICU的普及和术中麻醉技术的进步，呼吸系统病变患者的麻醉管理已不再是麻醉中的主要风险，特别是对循环系统的稳定性已不再构成主要威胁，但仍应考虑术前呼吸系统病变的影响。

1. 急性呼吸窘迫综合征（acute respiratory distress syndrome，ARDS）　此类患者多见于多发伤后，或急性出血性坏死性胰腺炎，或严重肠梗阻手术，往往循环系统稳定性已受到影响，但在麻醉过程中，ARDS本身并不对循环系统的稳定性构成明显影响，即使SpO_2降低，通过提高吸入氧浓度，也可维持SpO_2于正常水平。此类患者需注意的是术后，拔除气管导管后通常不能维持正常氧合，应维持气管插管转入ICU进一步治疗。

2. 慢性阻塞性肺疾患（chronic obstructive pulmonary disease，COPD）　轻、中度病变对循环系统功能并无明显影响。严重病变伴肺动脉高压者，需注意右心功能的维护。目前所用静脉诱导药，包括丙泊酚和吸入维持药异氟烷，均有一定的扩张肺血管和舒张小支气管的作用，对此类患者有益。麻醉管理的要点在于诱导插管和术毕拔管期的管理和呼吸机通气参数的调节。诱导期如麻醉深度不足，则气管插管操作可导致小气道强烈收缩，人工或机械控制通气可使气道压急剧增高，从而影响肺循环和右心功能。拔管期也可发生类似情况。故有条件者，应将患者转入ICU，经1~2天的呼吸支持后再拔管。此类患者呼吸机参数的调节，对降低气道压、改善通气效率和稳定循环功能有一定帮助。通常应根据气道压和$P_{ET}CO_2$波形数值的显示，调节呼吸频率、吸呼比和潮气量。可先设定每分钟12次~15次、吸呼比1:2或1:3，以利呼气。调节参数的原则是，先设定$P_{ET}CO_2$水平，此类患者可适当提高，如设为45~50mmHg（允许性高碳酸血症）；再调节潮气量和频率，以期以较低潮气量和较快频率，达到上述水平；然后调节吸呼比，观察气道压变化，从而达到最佳通气状态。

此外，术前存在的胸腔积液，也会抑制心脏的舒张功能，抑制麻醉手术期间的循环功能。

（四）内分泌系统病变

内分泌系统病变对循环系统有明显影响的主要有甲状腺、肾上腺病变、脑垂体、胰岛细胞病变以及交感神经系统功能异常。

1. 甲状腺功能亢进或低下　甲状腺功能亢进者在保守治疗无效后，通常要接受手术治疗，或因急症、外伤而需手术。此类患者由于甲状腺素的过度释放，机体处于高代谢状态，术前即可存在高血压、心肌病变等并发症，对麻醉药的摄取增加，耐受增强，容易因控制不当而发生甲状腺危象，导致心率急剧加快，血压升高，甚至心衰、肺水肿。因此，保证足够深度的麻醉和及时控制心率、血压是维持循环稳定的关键所在。

而甲状腺功能低下者则与甲状腺功能亢进者相反，因长期甲状腺分泌不足，出现低代谢，黏膜水肿，对麻醉药耐受差，容易出现低血压。麻醉前应适当补充甲状腺素，麻醉中注意调整麻醉药用量，此外，应当重视此类患者手术后麻醉药物的残留作用和危害。

2. 肾上腺病变　临床上常见皮质激素分泌过度（库欣综合征，含医源性）、原发性醛固酮增多症、嗜铬细胞瘤以及交感神经系统功能异常。

库欣综合征患者主要有肥胖、高血压、糖尿病、骨质疏松、肌无力、低钾等并发症。此类患者血管弹性差，对麻醉药和心血管活性药较为敏感，易发生血压剧烈波动，应滴定给予麻醉药和血管活性药。手术切除肿瘤后，应注意补充皮质激素。

醛固酮增多症患者因水钠潴留，出现明显高血压同时还有低钾及高氯性碱中毒，麻醉前中后期均应注意控制血压、补钾，并及时处理心律失常。

嗜铬细胞瘤患者的主要表现为阵发性高血压和心肌病变及心律失常。近年来，随着α、β受体阻滞剂的不断更新和发展，特别是长效α受体阻滞剂的临床应用，术前长时间口服长效α受体阻滞剂术前准备后，麻醉过程中循环波动幅度已明显减小。除术前准备充分外，麻醉诱导和麻醉科医师与外科医师之间良好的沟通更加重要，麻醉科医师应时刻关注手术过程中嗜铬细胞瘤血供的情况，以此来推断体循环中儿茶酚胺类激素水平的变化，调节血管活性药物的剂量以维持循环的相对稳定。麻醉中血管活性药物宜根据嗜铬细胞瘤的分型加以选用，宜选择单纯作用于α和/或β受体的药物。如去甲肾上腺素型嗜铬细胞瘤患者术中主要以α受体阻滞剂（酚妥拉明）降低血压，肿瘤切除后以去甲肾上腺素维持血压，并补足血容量。氟烷类吸入麻醉药物能增加心肌敏感性，并增加心律失常发生率，应避免使用。同时，地氟烷可引起非神经源性儿茶酚胺类激素的释放，也应当避免使用。对于嗜铬细胞瘤术前准备情况的评价，根据2017版"成人嗜铬细胞瘤手术麻醉管理专家共识"，术前准备充分的标准如下：①血压和心率达标，有体位性低血压；一般认为，坐位血压应低于120/80mmHg，立位收缩压高于90mmHg；坐位心率为60~70次/min，立位心率为70~80次/min；可根据患者的年龄及合并的基础疾病做出适当调整；②术前1周心电图无ST-T段改变，室性期前收缩<1次/5min；③血管扩张，血容量恢复：血细胞比容降低，体重增加，肢端皮肤温暖，出汗减少，有鼻塞症状，微循环改善；④高代谢症群及糖代谢异常得到改善。同时满足以上四点，我们认为术前准备充分，术中循环较稳定。

（五）消化系统病变

主要以晚期肝硬化对循环系统有一定影响，特别是已有低蛋白血症和门脉高压、腹水和凝血功能障碍者，其静脉压明显增高，严重者可导致肺动脉高压，但其心功能多无明显影响。麻醉中主要应注意避免低血压和缺氧，以防术后发生肝功能不全。对中心静脉压和肺动脉压均增高者，应注意适当控制输液量，同时注意右心功能的保护。

（六）术前营养功能受损

营养不良与手术预后不佳相关，也是少数可以改善的术前危险因素。营养不良的患者，其术后死亡率、发病率升高，住院时间（LOS）延长，再入院率和医疗费用增加。据估计，24%~65%的手术患者存在营养不良的风险。部分患者由于疾病因素导致术前营养功能严重受损，全身状态差，在麻醉手术期间也容易出现严重的低血压和循环受抑制的危害。如肿瘤患者，由于疼痛，恶心，口腔炎症，或者是胃肠道疾病进展，都会导致近期快速的体重减低，患者对于麻醉的耐受性大大降低。如果术前胃肠外营养和/或肠内营养支持不完善的话，会给围手术期带来较大的风险。这在老年高龄患者中尤其明显。

（七）术前合并用药

手术患者术前服用的多种药物会影响到术中循环的管理。可能会产生术中低血压有：肾上腺素能神经抑制类降压药，β受体阻滞剂，血管紧张素转化酶抑制剂与血管紧张素Ⅱ受体阻滞剂，钙通道阻滞剂等。此外，三环类抗抑郁药，单胺氧化酶抑制剂，α_2受体激动剂等的术前不合理使用也会导致术中循环指标的波动异常。

（八）术前容量状态

患者手术前的禁食禁饮，加之疾病本身的影响会导致绝大部分患者术前有效血容量不足，严重者亦会造成麻醉手术期间的低血压，这在老年患者和/或大型手术患者中更加明显。对于非计划手术，接台手术等，术前有效的血容量评估和治疗对于患者循环管理和术后顺利恢复至关重要。

其他系统病变对循环功能的影响详见有关章节。

二、麻醉药物和麻醉操作对循环功能的影响

一般而言，麻醉药物对循环功能均是剂量依赖性的抑制作用，这也是其抑制麻醉操作（如气管插管）和手术刺激的作用所在。但在未行麻醉插管和手术操作前，则对循环系统多是纯粹的抑制作用。

（一）静脉麻醉药

1. 丙泊酚　丙泊酚对循环系统最显著的影响是在麻醉诱导期剂量依赖性地降低动脉血压的作用。丙泊酚的降压作用与其抑制交感神经活性、抑制内皮细胞前列环素的合成、减少血管紧张素Ⅱ诱发的钙内流、影响血管平滑肌细胞内钙释放从而舒张小动脉平滑肌、抑制心肌功能以及刺激一氧化氮合成有关。丙泊酚诱导剂量（1.5~2.5mg/kg或4~8μg/ml血浆浓度）可使心出排量减少约15%，全身血管阻力降低约15%~25%，左室每搏做功降低约30%，从而导致血压显著降低10%~35%，尤其见于术前血容量不足、老年及体质衰弱者。丙泊酚还可以通过降低心脏前后负荷，从而降低瓣膜性心脏病患者的肺动脉压力和肺毛细血管楔压。

2. 硫喷妥钠　硫喷妥钠对循环的影响主要是扩张外周血管导致静脉系统淤血、减少心肌细胞内钙离子内流抑制心肌收缩力、增快心率以及降低心输出量。心输出量减少的机制包括：①直接的负性肌力作用。②外周血管的扩张引起容量血管内血容量的增加，导致心室充盈减少。③中枢神经系统的交感活性一过性降低。而心输出量的减少和血压的降低引起压力感受器介导的心脏交感神经反射，引起心率增快。硫喷妥钠可使冠心病患者心率增加11%~36%，导致心肌耗氧增加，所以具有潜在危险性。其诱导量（4~5mg/kg）往往并不足以抑制气管插管引起的血压升高反应，但如无气管插管操作，则此剂量已可使血压明显下降。而对于低血容量的患者，因硫喷妥钠显著减少心输出量的关系，血压降低更显著。若无完善的代偿机制，硫喷妥钠麻醉诱导可引起显著的心血管抑制作用。

3. 依托咪酯　依托咪酯对循环功能的抑制作用较轻。心脏患者行非心脏手术0.3mg/kg麻醉诱导时，心率、平均动脉压、平均肺动脉压、肺毛细血管楔压、中心静脉压、每搏量、心指数、肺血管阻力以及全身体循环阻力均无明显变化。但常用诱导剂量不足以抑制气管插管反应，以往曾推荐其用于心功能不稳定、高血压病变，虽用药后血压、心率无明显改变，但气管插管后常出现血压骤升、心动过速等所谓“心血管不良反应”；使用该药后肌肉震颤的发生率较高需加以重视，依托咪酯对于肾上腺皮质功能的抑制作用也使其在临床老年和/或危重患者的应用中需要仔细斟酌。

4. 氯胺酮　氯胺酮对心血管系统的影响较为独特，其对心肌的直接药理作用是抑制心肌收缩力，即为机体缺乏儿茶酚胺储备的条件下，由于无法激活交感兴奋性而抑制心脏收缩力，但是在机体具有正常儿茶酚胺储备的条件下，总体表现为交感神经兴奋、血压升高、心率加快、心输出量增加，因此对于此时低血压患者的诱导具有临床价值。单独用药后有较强的精神后遗症状。血流动力学的变化与氯胺酮的剂量无关。因有更好的药物可替代，故目前临床成人麻醉中已较少单独使用。氯胺酮的S(+)异构体具有更好的药理学效应。

5. 咪达唑仑　单独使用咪达唑仑对血流动力学的影响不大。咪达唑仑对血流动力学的影响主要是因全身血管阻力降低引起的动脉压轻度下降。

咪达唑仑对循环的影响呈剂量相关性，血药浓度越高，血压下降越大。静脉诱导时联合应用芬太尼1~2μg/kg可减轻因插管引起的心血管反应。

6. 右美托咪定　右美托咪定是临床常用的高选择性 α_2 肾上腺素受体激动剂，具有催眠镇静和镇痛的效应，在临床上常用于全身麻醉的辅助用药，节俭全身麻醉药物的用量，也降低术后苏醒期躁动和术后谵妄的风险。该药物对于心血管系统的表现为减慢心率和低血压。其降低心率的效应对于需要减少心脏氧耗的患者是有利的，可以减少由于伤害性刺激所导致的心率增快不良反应。但是对于存在心脏传导阻滞的患者需要格外小心，该药物可能会加重传导阻滞程度，减慢心率，带来严重的不良反应。对于老年患者，糖尿病等低血容量状态的手术患者，会产生明显的低血压，不利于组织的有效灌注。临床使用需要格外重视。

7. 阿片类药物　阿片类药物对于循环功能的影响较丙泊酚等全身麻醉药物的作用要更缓和，程度也轻。芬太尼及其同类药物（舒芬太尼，瑞芬太尼等）通过激活脑干的迷走神经张力而减慢心率。对于血管有轻度的扩张作用，从而表现为血压降低，这对于一般的患者影响并不显著，但是对于高血压和充血性心力衰竭等交感活性升高的患者而言，血压降低会更加明显。瑞芬太尼等强效阿片类药物与丙泊酚等静脉麻醉药物的联合使用可能会产生严重的低血压和心率减慢，临床需要格外重视，尤其是老年患者和/或低血容量的患者。临床剂量的阿片类药物不影响心脏的收缩力。在一些心肌缺血的研究中，发现阿片类药物具有心肌缺血的保护和治疗作用。

（二）吸入麻醉药

强效吸入麻醉药有减弱心肌收缩力的作用，但常常由于其合并有交感兴奋作用，增加了儿茶酚胺的分泌，而不易被觉察。吸入全身麻醉药对心肌收缩性抑制的顺序是：安氟烷 > 氟烷 > 异氟烷 > 氧化亚氮。但当患者存在心力衰竭时，这种负性肌力作用尤为明显。氟烷还可增加心脏对肾上腺素的敏感性，导致严重的心律失常。因此选用吸入麻醉药时应注意其对循环系统的影响，结合患者的术前状况，选择合适的吸入麻醉药，见表56-2。

1. 乙醚　是最早使用的吸入麻醉药之一，对循环抑制轻，不增加心肌对儿茶酚胺的敏感性，浅麻醉时兴奋交感神经引起窦性心动过速，麻醉中极少出现其他心律失常。随着麻醉技术的发展，临床现已很少使用乙醚麻醉，代之以卤素吸入麻醉药。

2. 氧化亚氮　俗称氧化亚氮。通过抑制细胞外钙离子内流，对心肌收缩力有轻度的直接抑制作用，可增强交感神经系统的活动，收缩皮肤和肺血管，掩盖心肌负性肌力作用，因此，对血流动力学的影响不明显，可用于休克和危重患者的麻醉。氧化亚氮可以改变其他麻醉用药的心血管作用，减轻含氟麻醉药的心血管抑制作用；增加吗啡类药物的心血管抑制作用。氧化亚氮很少引起心律失常，继发于交感兴奋的心动过速可增加心肌耗氧。与氟烷合用时，由于氧化亚氮增加儿茶酚胺的释放，氟烷增加心肌对儿茶酚胺的敏感性，易引起心律失常。

3. 氟烷　对循环系统存在剂量依赖性的抑制作用。有明显的扩张血管作用，突出表现为收缩压下降。直接抑制心肌收缩力，使每搏量和心输出量减少，并且使压力感受器对低血压的正常反射功能发生障碍。β 肾上腺素能受体阻滞剂及钙通道阻滞剂对氟烷的负性心肌肌力有协同作用，尽管仍能安全使用氟烷，但需降低吸入浓度。一旦血压下降，可使用钙剂、加快输液、非儿茶酚胺类升压药等治疗。氟烷可阻滞交感神经节，使房室结和希氏束传导减慢，减慢心率，术前应给予足量的阿托品对抗。氟烷还可以抑制交感、副交感神经中枢，减弱去甲肾上腺素对外周血管的作用，从而减轻机体的应激反应。与乙醚、氧化亚氮不同，氟烷麻醉时并不伴有交感—肾上腺素系统活动的增强，循环中儿茶酚胺类激素的浓度也没有增加。但在临床麻醉深度下，氟烷并不能完全消除交感—肾上腺系统对刺激的反应，一些适当的刺激，如二氧化碳张力增加或外科手术刺激，均可引起血压升高、心率和血浆中儿茶酚胺的浓度增加。氟烷提高心肌的自律性，增加心脏对肾上腺素的敏感性，可诱发严重的心律失常，如多源性室性期前收缩、二联律或室性心动过速，甚至心室颤动。氟烷全身麻醉中使用肾上腺素，尤其注入血供丰富的组织时更应谨慎，除非用于局部止血，麻醉时忌用儿茶酚胺类药。如前所述，术中应注意避免引起内源性儿茶酚胺升高的操作，维持适当的麻醉深度，保证足够的组织氧耗，避免呼吸性酸中毒。心肌电生理的研究发现，氟烷有一定的膜稳定作用，其阻滞钙通道的作用直接对抗肾上腺素对普肯野纤维的兴奋性刺激。钙通道阻滞剂、硫酸镁可以对抗氟烷麻醉中发生的心律失常。

4. 异氟烷　麻醉时随浓度增加，异氟烷可扩张血管，降低周围血管阻力，使血压下降，可用于控制性降压。血压下降是判断异氟烷麻醉深度的主要依据。对心肌收缩力的抑制较其他卤素吸入麻醉药小，心血管危害很低。由于异氟烷对迷走神经的抑制大于对交感神经的抑制，当每搏量减少时，心率增加，β受体阻滞剂可以减弱其心率加快作用。因此，在1~2MAC内心输出量无明显减少，可以保证重要脏器的灌注。异氟烷可以降低冠脉阻力，保持或增加冠脉血流量，降低心肌耗氧量。异氟烷不减慢希—浦纤维的传导，不增加心肌对儿茶酚胺的敏感性，很少引起心律失常，麻醉后，房性、交界性或室性心律失常发生率与术前相比无差异。异氟烷可以合用肾上腺素，适用于嗜铬细胞瘤患者。

5. 七氟烷　降压作用较异氟烷弱，心率亦较异氟烷慢。七氟烷呈剂量依赖性地抑制心肌收缩力，降低动脉压，扩张外周血管，由于此时压力感受器反射功能不像吸入氟烷时那样受抑制，所以对心率影响小，仅使每搏量和心输出量轻度减少。当交感兴奋使动脉压升高、心率加快时，七氟烷可抑制血管运动中枢。临床上在紧张、手术探查等应激状态及心力衰竭等交感神经兴奋的患者，应用七氟烷可以出现血压下降和心率减慢。另外，七氟烷与异氟烷具有几乎相同的冠状血管扩张作用，可使冠状血管的自我调节能力减弱。七氟烷对房室传导及普肯野纤维传导的抑制作用与异氟烷一样，因此，肾上腺素诱发性心律失常发生率较低。七氟烷与尼卡地平合用的安全性高于其他同类药物，其可抑制尼卡地平引起的血压下降及伴随的压力容量反射介导的收缩加速和收缩力增强作用。但同时尼卡地平强力的末梢血管扩张作用导致后负荷降低，在七氟烷负性收缩力作用下，心输出量反而增加。在高浓度七氟烷麻醉时心脏对前负荷的增大可以很好地调节，但在后负荷急剧增大时则出现明显的泵功能降低。从七氟烷对循环抑制的程度及其恢复速度来看，它是一种对循环系统调剂性较佳的麻醉药。

6. 地氟烷　对机体循环功能影响较小，呈剂量依赖性地抑制心血管功能和心肌收缩力，但较异氟烷弱。地氟烷/氧化亚氮复合麻醉有利于减轻对心脏和循环的抑制。地氟烷对迷走神经的抑制大于对交感神经的抑制，存在明显的交感兴奋作用。高浓度吸入地氟烷或突然增加吸入浓度时，较异氟烷更易出现明显的交感活性增强，心率、血压短暂（2~4分钟）而急剧升高，尤其在嗜铬细胞瘤手术中需引起注意。在增加浓度前静脉注射阿片类药物如芬太尼可有效预防此反应。地氟烷麻醉时对心律的影响很小，并且不增加血中儿茶酚胺的浓度，但在深麻醉时可以出现心律失常。

7. 氙气　作为新型的吸入麻醉药物，氙气对于心脏的抑制效应较其他吸入麻醉药物更低。

（三）局部麻醉药

局部麻醉药对循环抑制作用与剂量有关，小剂量可预防和治疗心律失常，但如果使用不当，如浓度过高、剂量过大或大剂量直接注入血管等，将对心血管系统产生毒性反应。这既是药物直接作用于心脏和外周血管的结果，也是间接作用于中枢神经或自主神经系统所致。局部麻醉药通过影响钙离子内流及钙离子释放来抑制心肌收缩力及扩张外周血管而使心输出量、心脏指数降低，左室舒张末压升高，血压下降，直至循环虚脱；局部麻醉药使普肯野纤维和心室肌中的快速传导组织去极化速度显著降低，从而减少自律性细胞组织冲动的产生，抑制传导。由于传导缓慢引起折返型心律失常，心电图表现为PR间期延长、QRS波增宽、严重的窦性心动过缓、高度的房室传导阻滞和室性心动过速、室颤。布比卡因的心脏毒性比利多卡因强，酸中毒和低氧血症可增强布比卡因的心脏毒性，且复苏困难。

（四）拟交感和副交感类药、强心药

此类药物均作用于心血管系统，β_1兴奋药和抑制药均直接作用于肾上腺素能β_1受体，分别增强心肌收缩性，使心脏每搏量、心输出量升高；抑制心肌收缩性导致心脏每搏量、心输出量下降。麻醉

表56-2　吸入麻醉药对循环系统的影响

	氟烷	安氟烷	异氟烷	七氟烷	地氟烷	氧化亚氮	氙气
心输出量	↓	↓↓	↓	—	—	↓	—
心率	↓↓	↑	↑	—	↑	↑	↓
血压	↓	↓↓	↓↓	↓	↓	—	—
外周血管阻力	—	↓	↓	↓	↓	↑	—

期间出现各种原因的心泵功能抑制时，均应主动寻找发生原因，针对发病原因给予积极处理，同时选择拟交感药进行对症治疗。对术前已使用或正在使用上述药物者，应注意麻醉后循环变化，随时调整剂量。为便于操作并控制用量，宜使用静脉输液微泵加以调节。

（五）麻醉操作

1. 气管插管　当麻醉诱导后进行气管内插管时，尤其是浅麻醉的情况下，喉镜暴露声门和插管过程中常易并发血压急剧升高（收缩压平均升高45mmHg），心率加快（多为室性或室上性）或心动过缓（老年患者多见）等循环反应，统称插管应激反应。不论采用弯型或直型喉镜片，都同样发生。但一般均为短暂性，对循环正常的患者，无大危害；但对高血压、缺血性心脏病、瓣膜性心脏病、动脉瘤、脑血管病变、妊娠高血压综合征等循环系统异常的患者则可能构成生命威胁。拔管及气管内吸引等操作也可诱发高血压。其发生与喉镜及导管刺激鼻、咽喉及气管感受器而引起的神经反射有密切关系。患者血液中儿茶酚胺含量的增加与血压升高呈正相关，充分镇痛或加深麻醉均可减少这种不良反应。

2. 椎管内麻醉　椎管内麻醉时，由于交感神经节前纤维被阻滞，其对循环的影响与静脉联合应用 α_1 和 β 肾上腺素能受体阻滞剂的作用相似，导致心率减慢、血管扩张、有效循环血量相对减少，可使血压下降，心指数降低，每搏量无明显变化，心泵功能也无显著影响。硬膜外阻滞对循环的影响虽然较蛛网膜下腔阻滞轻，但高位硬膜外阻滞麻醉平面超过 T_4，则对老年或伴心、肺疾病，以及血容量不足、感染等患者的影响较大。超过 T_4 平面不仅完全阻滞 T_4 平面以下的交感神经，使交感神经的张力降低，引起血管扩张，血容量相对不足；同时还阻滞了交感神经心支，使患者心率降低，血压进一步降低，可导致心肌缺血、严重心律失常等，甚至发生心功能不全、心搏骤停。因此，选择椎管内阻滞时，尤其麻醉平面高于 T_6 者，应综合考虑患者的循环系统状态，同时做好积极的应对措施，以避免或减少心血管不良事件的发生。

随着超声技术的使用，外周神经阻滞操作在临床也得到了越来越多的应用。超声引导的外周神经阻滞技术对于循环功能的影响随着阻滞部位，操作技术，以及手术种类和范围，以及麻醉药物的剂量等因素不同而有所差异。一般而言，该技术对于机体循环功能影响不大，但是对于阻滞范围广，效果确切者，可以减少术中全身麻醉药物尤其是阿片类药物的使用剂量，因为有直接的抑制伤害性刺激效应，而稳定术中循环功能。也有外周神经阻滞（如椎旁或腰方肌阻滞等）因为靠近中枢，或者是药物渗透到蛛网膜或硬膜外腔，产生广泛的神经阻滞，导致术中严重的低血压。

3. 机械通气　全身麻醉时采用机械通气能保持良好的通气，通常选择间歇性正压通气（intermittent positive pressure ventilation，IPPV）。当选择间歇正压合并呼气末正压通气（PEEP>10cmH_2O）时，影响则更为明显。此时由于跨肺压和胸内压升高，静脉回心血量更加减少，心输出量下降更明显，常使血压急骤下降，严重影响冠状血管灌注压，导致心肌缺血和心功能不全。特别是对血容量不足，交感神经张力低下，心血管代偿功能欠佳以及使用神经节阻滞药物和全身麻醉患者，则更易加剧循环功能的抑制而导致循环衰竭。

三、手术及其他因素

（一）低血压

关于术中低血压的定义目前还没有统一的标准，一般临床定义术中低血压的标准有术中收缩压 <80mmHg，平均动脉压 <50mmHg，也有将术中血压低于基础值的 20% 定义为术中低血压，有学者发现总结了相关定义在 100 种以上。虽然标准不同，但是术中低血压对于患者术后心（术后心肌缺血）、脑（脑卒中）、肾（急性肾损伤）等重要脏器的并发症和死亡率都有非常重要的影响。

最近的一些研究证实，对于非心脏大型手术患者而言，当术中平均动脉压（MAP）小于 65mmHg 时，持续 13 分钟后会直接造成相关器官损伤。当 MAP 下降超过基础值 20% 时，持续 90 分钟后也会直接导致器官损伤；当 MAP 下降大于基础值 50%，5 分钟就会有器官损伤迹象。这些研究也提示：维持术中 MAP>65mmHg 可能减少非心脏手术成年患者术后心肌缺血损伤及急性肾损伤的发生率。

与手术相关的术中低血压的因素如下：

1. 体位和手术干扰　坐位和头高足低位时，由于受重力影响，血液多聚集在下肢和内脏血管，导致相对血容量不足。而不恰当的俯卧位、仰卧位时妊娠子宫或腹内肿瘤压迫下腔静脉等，均可阻碍静脉回流而致血压下降。手术刺激影响循环系统的正常调节功能也可发生低血压，诸如颅内手术，特别是颅后窝手术刺激血管运动中枢、颈部手术时触压颈动脉窦、剥离骨膜及牵拉内脏、手术直接刺激迷走神经等，均可致反射性低血压，甚至可发生心搏骤停。胸腔或心脏手术中，直接压迫心脏和大血管常可使血压急剧下降。

随着微创手术的发展，腔镜技术越来越多的用于临床，CO_2 气腹或者是气胸对于循环功能的干扰，尤其是外源性的人工气腹（胸）压力导致的回心血流量减少，组织缺血缺氧带来的酸中毒等都可以产生严重的低血压。需要通过容量治疗，血管活性药物和手术方式的调整来综合应对。

2. 创伤失血和低血容量　麻醉期间由于手术创伤和失血，可使全血和血浆容量减少，是发生低血容量性休克的常见重要原因。当输血输液速度跟不上失血的速度，或输注量不足时，都可出现心率增快和血压降低。

3. 过敏反应或类过敏反应　全身麻醉药中硫喷妥钠、丙泊酚、非去极化肌松药、琥珀胆碱，局部麻醉药普鲁卡因等以及右旋糖酐等均可致敏，重者可出现组胺样作用，全身血管扩张，毛细血管通透性增加，大量液体渗入组织间隙，可致血压下降，甚至发生过敏性休克。围麻醉手术期间引起过敏反应的其他常见因素还包括：抗生素、人工胶体液、乳胶、造影剂等。

4. 输血反应　包括致热原反应、过敏反应、血液污染和溶血反应，前者发生率较高，但一般并不发生低血压；后三者虽较少见，但可伴发严重低血压，尤其以输入污染血液为显著，可发生严重中毒性休克。

5. 术中栓塞　术中栓塞包括血液栓塞，气体栓塞，脂肪栓塞等。一旦发生都可能会导致严重的低血压，甚至是心输出量降低，心肌缺血，组织缺氧。其发生程度根据栓塞的物质，部位，和机体的反应及代偿能力等而不同。

术中血液栓塞多发生于术前有心脑血管疾病、长期卧床和/或肿瘤患者，血液黏稠度高，血流缓慢，以及大量凝血因子激活，术前处于高凝状态的患者，大部分患者术前就存在血栓的高危因素，部分是由于手术操作和/或体位变动导致，严重者发生肺栓塞，会产生严重的低血压和低氧血症，威胁患者生命安全。

术中气体栓塞多和手术操作相关，外源性气体进入心脏和肺循环，产生严重的低血压和低氧血症。脂肪栓塞多发生于骨科手术操作或者是多发创伤的患者，术中出现低氧血症，低血压和皮肤瘀斑表现，严重者会出现右心功能不全。

此外，产妇的羊水栓塞综合征也会产生严重的低血压，低氧血症，呼吸功能损伤，凝血功能障碍等。

（二）血管麻痹综合征（vasoplegic syndrome，VS）

近年来随着人口的老龄化，大型手术（大型器官移植，心脏血管手术等），以及长时间手术，创伤患者手术的大量开展，围手术期血管麻痹的发生率也越来越多，发生VS的患者术后死亡率也相应增加，严重影响患者预后。VS也是心肺移植术等大型手术期间发生的难治性低血压的主要原因。血管麻痹综合征的主要表现是：①严重的低血压（MAP<50mmHg，低血压原因不明，传统的儿茶酚胺类升压药物治疗效果差）。②外周阻力低（SVRI<16 000 dynes·s·cm^{-5}·m^2）。③心输出量正常或升高（CI>2.2 L/min/m^2）。④对于传统的容量治疗和儿茶酚胺治疗无效。血管麻痹综合征在体外循环下冠状动脉搭桥手术后的发生率高达6.9%，心脏移植术的发生率为19%。发生血管麻痹综合征的高危因素有输血，体外循环，器官移植，创伤，烧伤和脓毒症，心室辅助装置等。临床也有使用的一些药物与VS相关的报道，这些药物包括：术前服用的肾素血管紧张素转化酶抑制剂和血管紧张素Ⅱ受体抑制剂，术前胺碘酮治疗，术中鱼精蛋白，肝素，抑肽酶等药物。VS的治疗措施包括容量治疗基础上的升压药物使用，对于去氧肾上腺素无效的低血压，要及时使用去甲肾上腺素和肾上腺素，垂体后叶加压素，或者是亚甲蓝，维生素 B_{12}，以及高压氧等综合治疗措施。

亚甲蓝（methylene blue，MTB）作为一氧化氮的抑制剂，能够改善血管的张力，学者研究显示MTB应用于围手术期血管麻痹综合征患者能够改善血管张力，并提高患者的平均动脉压。MTB首次应用应在10~20分钟内予以1~2mg/kg的负荷剂量，后可连续输注，静脉应用的半衰期在5~6小时。脓毒症休克患者负荷剂量为2mg/kg，之后可给予0.25mg/(kg·h)的连续输注剂量，持续应用6小时以上。心脏手术中推荐的应用剂量是负荷剂量2mg/kg，之后给予2mg/(kg·h)的连续输注。MTB中毒剂量（>7mg/kg）可能导致溶血、高铁血红蛋白血症、恶心呕吐及高血压的发生。MTB是一种单胺氧化酶A的抑制剂，禁止与5-HT能药物

5

一同使用。

（三）高血压

围手术期高血压的发生率是随着采用的标准、高血压手术患者的比率、预防高血压的效果及手术种类的不同而有所差异。与接受小手术的患者相比，接受心脏、血管、神经外科、头颈手术的患者具有较高的围手术期高血压发生率。围手术期高血压治防治的目的在于降低心肌氧耗和减轻心脏负担，预防心肌缺血、心力衰竭和脑血管意外，肾损伤等并发症。

1. 颅内压升高和颅内手术　颅脑外伤或颅内占位性病变患者，当颅内压升高时可出现高血压，经颅骨翻开减压后血压即可下降。颅脑手术时，当牵拉额叶或刺激第Ⅴ(三叉神经)、Ⅸ(舌咽神经)、Ⅹ(迷走神经）等脑神经时，可引起血压升高。脑干扭转时也可出现高血压或心率减慢，提示病情危险。

2. 儿茶酚胺大量分泌　嗜铬细胞瘤患者手术中刺激肿瘤，甚至术前翻动患者，叩击腰部，即可使儿茶酚胺大量释放进入血液循环，从而出现血压剧烈升高，其变化剧烈程度与血中儿茶酚胺分泌水平密切相关。随着肿瘤类型的不同，其临床表现也不同。以分泌去甲肾上腺素为主的嗜铬细胞瘤以单纯血压升高为主要临床表现；以分泌肾上腺素为主的嗜铬细胞瘤，临床表现不仅血压升高，同时伴有心率的显著增快以及不同程度的酸中毒；而混合型（同时分泌去甲肾上腺素和肾上腺素）嗜铬细胞瘤则同时具有上述两种临床表现。在骨科等手术中使用的止血带时间过长，也会产生血压逐步增高，心率增加的止血带反应，但是当释放止血带压力后，可能会出现严重的低血压，甚至是休克的表现。

3. 体外循环中流量过大或周围血管阻力增加　当平均动脉压超过 100mmHg 时，可能并发脑出血。

4. 二氧化碳蓄积和缺氧　当 $PaCO_2$ 升高时，通过主动脉、颈动脉体的化学感受器可反射性地兴奋延髓心血管中枢，使心率加快、心肌收缩增强，因而血压升高，但周围血管扩张。呼吸道不通畅、镇痛药和全身麻醉药抑制呼吸中枢、气管插管操作时间过长、辅助或控制呼吸操作不当以及碱石灰性能不好等，均可使二氧化碳蓄积。轻度缺氧时可兴奋化学感受器而使血压升高，但严重缺氧则抑制循环。

第二节　麻醉期间循环系统的监测

正确的治疗取决于正确的判断，而正确的判断必须建立在细致、周密和准确的观察基础上。现代监测技术已能使麻醉科医师获得系统而又具体的生理学参数，但围手术期仍需要麻醉科医师密切细致地观察。关于循环系统监测的具体内容可参阅相应章节，下面仅就麻醉期间对循环系统的基本观察项目和方法进行介绍。

一、心率和心律

心率监测是目前最简单和创伤性最小的心脏监测方法，是最基本的循环生命体征之一，许多血流动力学的拓展参数都基于此计算。心率还可以反映患者的基本情况和麻醉及手术刺激对患者的影响。一般成人的正常窦性心率范围是 60~100 次 /min，小于 60 次 /min 为心动过缓，大于 100 次 /min 是心动过速。常用的测定方法包括心电图监测、动脉压波形和脉搏氧饱和度指脉波形等。

（一）心电图

心电图（electrocardiogram，ECG）是心脏电生理活动的记录，对了解心脏的节律变化和传导情况有重要价值，对诊断心房、心室增大及心肌病变，如心肌梗死、缺血、劳损、药物与电解质影响等也都有较大的参考意义，并能反映起搏及传导系统功能。术中连续监测患者 ECG 对及时掌握心功能基本状况十分必要。当前的心电监护仪应当采用多导联 ECG 监测心脏电活动。

ECG 对心率的测定始于 R 波的正确监测和 R-R 间期的测定，计算心率并通过运算法则对一定数目的心跳进行平均，最后数字显示，每 5~15 秒更新一次。因此心率的瞬时变化对显示的数值没有影响。例如，一过性完全性房室传导阻滞出现在较慢的窦性心律中，由于受监护仪所运用的运算法则的限制，心律显示的数值可能只较基础值轻度下降。而且由于手术室内电刀使用、患者体动或其他电干扰影响 ECG 波形时，监护仪都可能显示不正确的心率。因此，需要临床麻醉科医师经常观察 ECG 波形以保证监护仪上心率显示的正确性，并能迅速识别错误数据，通过利用动脉波形或者脉搏氧饱和度波形来计算出真正的心室率数值。

临床麻醉手术期间，推荐采用5导联电极的标准心电图监测，其中胸前区的电极可以放在重点观测的心脏区域，从而能够更加准确的获得心脏电生理信号，评价心肌缺血的区域，以及心律失常的类型，连续观察多导联心脏区域的ST段变异趋势和ST段分析，及时获得心肌的氧供耗信息。传统的3导联电极心电图由于只能辨别简单的心律失常，无法及时观察到心肌缺血ST段的变化，并判断相关区域，因此不适合大型手术、老年患者和/或危重患者的手术麻醉管理。

（二）脉搏氧饱和度指脉波形

脉搏血氧饱和度仪的指脉波（脉氧波）是无创监测，它由快波和慢波两部分组成，快波代表心脏泵血，这是由于血液自主动脉根部沿血管壁推进至终末动脉床，即脉氧仪监测处；慢波代表呼吸波形，反映通气所致胸内压的变化传导至外周。由于静脉的顺应性是动脉的10倍，因此，胸内压的变化主要通过静脉血管床影响血容量，这在机械通气和气道阻塞时更为显著。由于脉氧波除可反映循环血容量的变化外，还能探测到机体对外界刺激的自主神经系统反应以及麻醉药的作用，故应仔细分析这些因素的作用，以做出正确的判断。

通过指脉波所测得的心脏搏动次数称之为脉率。脉率和心率的区别在于心脏电去极化和心脏收缩（心率）能否产生可触摸到的动脉搏动（脉率）。短绌脉反映脉率少于心率的程度，主要见于房颤患者，由于R-R间期缩短影响心室充盈，导致心输出量降低，因此感觉不到动脉搏动，引起短绌脉。脉率监测和心率监测互为补充，同时监测可以减少很多错误和虚假的信息。如同显示在床边监护仪上的其他数字信息一样，最终需要临床麻醉科医师仔细观察分析ECG波形和其他波形以确定有效心搏的准确性。

二、血压

动脉血压也是基本的生命体征之一，能较确切反映患者的心血管功能，其与心输出量及总外周血管阻力是初步估计循环血容量的基本指标，对指导术中输液及用药都有重要意义。

麻醉期间血压升高如超过麻醉前血压的20%，或139/95mmHg以上者称为高血压；如下降超过麻醉前血压的20%，或收缩压降到80mmHg以下者称为低血压。脉压减小提示心输出量减小，因此，脉压窄者常伴有速脉和心输出量降低所致的细脉。应当指出，有时脉压可减小到用听诊器无法测出血压的程度，而实际上血压是存在的，而且还可能相当高。

临床常用于监测动脉血压的方法分有创监测和无创监测。对于行择期手术的ASA Ⅱ~Ⅲ级患者，一般无创监测就能满足手术需要，但当收缩压低于60mmHg（8.0kPa）时，血压计振荡仪不能准确测出读数，即不适用于严重低血压患者。对重症、一般情况较差、并发症较多、手术对心血管系统影响较大的患者，如休克患者、婴幼儿、嗜铬细胞瘤手术患者、心内直视手术患者、低温麻醉和控制性降压患者、心肌梗死和心力衰竭抢救等，需行有创动脉压监测，以便更准确、直观、及时掌握患者情况。常用的穿刺部位包括：桡动脉、股动脉、肱动脉、足背动脉、腋动脉等。

近年来，连续无创血压监测在术中也被越来越多的使用，如连续监测桡动脉的T-Line和手指末端测压的CNAP技术等。对于存在外周血管病变，老年患者，以及术中循环剧烈波动，失血较多的患者，需要注意连续无创血压监测和作为金标准的有创血压监测之间的一致性和差异性，此时两者之间的误差可能会增大超过5mmHg的标准。

三、中心静脉压

在麻醉期间测定中心静脉压（central venous pressure，CVP）是一种比较易行而又有价值的方法。严格地说，CVP是指腔静脉和右心房连接处的压力，它反映了右心房和右心室充盈的驱动力。由于胸腔和腹部大静脉、肢体末端静脉等是容量血管，储备着大部分血容量，因此CVP高度依赖这些血管内的容量和血管的内在血管张力。换句话说，CVP反映血容量和静脉系统容积的相称性。CVP除可以监测循环的血容量外，还可以反映右心室的功能性容积。根据Frank-Starling机制，当右心室的收缩力受损时，需要较高的右心充盈压来维持心室每搏输出量。因此，右室收缩功能受损时，CVP明显升高。临床上CVP监测用于估计血容量和右心功能。麻醉状态下的CVP正常值为5~12cmH_2O（0.5~1.2kPa）。CVP<2.5cmH_2O（0.25kPa）表示心脏充盈或血容量不足，即使动脉压正常，仍需输入液体；CVP>15~20cmH_2O（1.5~2kPa）提示右心功能不全，应控制输液量。但CVP不能直接反映左心功能。测定时应注意调整零点至右心房水平。

中心静脉穿刺插管测压常用于脱水、失血和

血容量不足、各类重症休克、心力衰竭和低排综合征以及体外循环心内直视手术等心脏大血管和其他危重患者。主要穿刺途径是颈内静脉、锁骨下静脉和股静脉。

必须指出，从安全角度考虑，术中中心静脉压的变化反应可能太慢。当经静脉输液有效地使中心静脉压从 0cmH_2O 升到 5cmH_2O 或 10cmH_2O 时，说明此时已有足够的回心血量可被泵入肺动脉，但是，如果此时肺血管处于收缩状态，右心泵出的血液即可导致肺动脉高压，甚至可引起肺水肿。事实上只有当右心室功能不足以克服已经很高的肺动脉压力时，中心静脉压才开始上升。因此，在某些情况下，在中心静脉压升高之前，肺水肿可能已经形成，甚至已经处于危险状态。因此通过肺动脉插管测定肺动脉压，可为终止或减慢输液提供早期警报。在临床实际工作中，如果未作肺动脉测压，应在中心静脉压升到 7~10cmH_2O 后减慢输液速度，以便有时间对输入更多液体可能发生的问题进行评估，从而降低肺水肿的发生率。

中心静脉压、动脉压和尿量的联合观察和综合分析，并进行动态观察，注意这些参数对治疗的反应，可以作为维持麻醉期间循环稳定与否的重要指标，亦有助于判定血容量和心脏的功能状态（表 56-3）。

表 56-3 中心静脉压、动脉压改变的临床意义

中心静脉压	动脉压	临床判断	措施
低	低	血容量不足	快速补液
低	正常	血容量轻度不足	适当加快输液
高	低	心功能不全	减慢入量，强心药、扩血管药慎用
高	正常	周围血管阻力增加 肺循环阻力增加	可用血管扩张药
正常	低	心功能不全，周围血管阻力下降	酌情用强心药，分次小量输液负荷实验，如均无良好反应，方可考虑用缩血管药应急

四、微循环

微循环是由直径 <100μm 的血管构成，包括动脉，静脉和毛细血管。微循环是提供细胞氧气和清除组织代谢产物的直接途径。微循环血流状态的观察甚为重要，有时血压虽然偏低，但只要微循环血流良好，就不致对正常的组织供血产生明显影响；相反，即使血压较高，但出现微循环血流障碍的情况，组织血供便可减少，机体的生理功能即可受到损害。微循环状态的观察见表 56-4，应细致观察，并进行综合分析。

此外，有条件的情况下，下列项目亦可供参考：

1. 皮肤（腋下）与直肠温度的差别　正常情况下其温差不超过 0.5~1.0℃，若温差超过 2~3℃，则提示有周围血管收缩，微循环血流障碍。

2. 眼底检查　观察眼底血管有无收缩或痉挛，动静脉比例，有无渗出或出血等情况。

3. 生化测定　患者血液中乳酸盐含量、血液 pH 及 BE、HCO_3^- 等。

4. 微循环镜检查　目前已有专供观察微循环的显微镜，可在甲皱与球结膜等部位进行观察，对了解微血管的舒缩状态，微血管内的血液流态，以及有无渗出、出血等有很大帮助。

目前临床使用较多的微循环观察通常是采用先进显微技术（如暗视野成像术）获取舌下微血管的图像来评价舌下的微循环，从而反映机体血流动力学特点和容量及血管活性药物治疗效果。其他监测局部微循环的设备还有通过近红外光谱（near-infrared spectroscopy，NIRS）测定局部组织的静脉血氧饱和度，以及局部组织的 CO_2 分压，O_2 分压等。

表 56-4 微循环血流状态的观察

观察项目	血流良好	血流差
末梢颜色	红	苍白或发绀
充盈试验	苍白区恢复快	恢复迟缓

续表

观察项目	血流良好	血流差
尿量(ml/h)	成人 >30 儿童 >20 婴儿 >10	尿少或尿闭
血压(mmHg)	收缩压 >80 脉压 >30 舒张压 >39	任何一项低于左列数值
皮肤温度	末梢温暖	凉
脉率	正常范围	细弱而快速

五、Swan-Ganz 导管

Swan-Ganz 导管具有以下优点:

1. 肺动脉漂浮导管可持续监测肺动脉压,也可间断测量肺动脉楔压(PAWP),后者能评估左心室舒张末压(LVEDP),进而间接估计左心室前负荷。可以反映由于缺氧、肺水肿、肺栓塞和肺动脉功能不全等引起的肺血管阻力变化。

由于心脏右侧压力不能很好地反映左室充盈情况,而肺动脉漂浮导管在气囊充气嵌顿肺动脉分支时就将右心及其瓣膜的影响排除在外。舒张末期,向前血流停止,在漂浮导管的顶端与左室之间形成一流体液柱,理论上,左室舒张末压、左房压(LAP)、肺动脉舒张末压(PAEDP)和肺动脉楔压一致。肺动脉压的正常值为:收缩压 15~30mmHg(2.0~4.0kPa);舒张压 5~15mmHg(0.67~2.0kPa);平均压 10~20mmHg(1.3~2.7kPa)。

2. 可以采取混合静脉血,测定动静脉血氧含量差,计算心输出量和静脉血掺杂情况。混合静脉血氧饱和度(S_VO_2)与心输出量、血红蛋白浓度及氧耗的改变直接相关,持续监测能反映组织氧供需平衡,显示术中及重症监护患者的氧供耗变化情况,指导药物治疗并了解其疗效。正常组织 S_VO_2 为:68% ± 4%。

3. Swan-Ganz 导管除具有压力监测能力外,它的最重要的优点在于可通过热稀释法测定心输出量。心输出量是心脏泵出的血流量,正常成年人静息状态下的心输出量范围为 4.0~6.5L/min。心输出量的变化旨在满足组织代谢的要求,对心输出量的监测则可以提供对循环整体的评价,包括神经体液对其的影响。心输出量往往会在其他血流动力学指标同时监测(心率、动脉压、中心静脉压、平均肺动脉压和楔压),以计算得到其他一些重要的循环参数,例如全身循环阻力和肺循环阻力,如表 56-5。因此,Swan-Ganz 导管监测可以为麻醉科医师综合评价患者的心血管功能提供相当有分量的一部分数据。

表 56-5 正常血流动力学参数

	平均值	范围
心输出量(L/min)	5.0	4.0~6.5
每搏量(ml)	75	60~90
体循环阻力(wood units)	15	10~20
体循环阻力(dynes·s·cm^{-5})	1 200	800~1 600
肺循环阻力(wood units)	1	0.5~3
肺循环阻力(dynes·s·cm^{-5})	80	40~180
动脉血氧含量(ml/dl)	18	16~20
混合静脉血氧含量(ml/dl)	14	13~15
动静脉血氧含量差(ml/dl)	4	3~5
氧耗(ml/min)	225	200~250

六、食管超声

经食管超声心动图(transesophageal echocardiography,TEE)采用特殊探头,经食管中段升主动脉长轴、降主动脉长轴、四腔心、左心两腔心、左室长轴、左室流入 - 流出道、双腔静脉、主动脉瓣短轴、主动脉瓣长轴、左心室中段短轴、经胃中段左心室短轴等不同切面,从壁、腔、瓣、流四个方面观察和测量心脏的功能及血流动力学指标。在长期的围手术期医疗实践中,TEE 是最有效的心血管诊断技术,也是最及时的循环稳定性监测手段。大量研究已经证实,其在血流动力学测定、心肌缺血检测以及心脏前 / 后负荷、心室收缩 / 舒张功能、心输出量等方面具有重要参考和指导价值。

TEE 定量测定心室前负荷所反映的心室舒张期容积变化较 Swan-Ganz 导管获得的数据更为精确。Cheung 等对 30 例择期行体外循环下心脏手术患者的研究证实,术中 TEE 所监测的左室舒张末面积与体循环容量显著相关,在大多数成人中,舒张末期切面面积小于 12cm^2 提示低血容量,TEE 可以精确指导术中体循环容量的调控。TEE 虽然不能精确地估计左心房压,但能可靠的判断出临床左心房压力的显著升高。通过 TEE 获得的左室舒张期和收缩期的实时影像，能够更精确的通过测定血流速度和血流切面面积实时、定性的评价心输出量的变化。特别是当突然出现严重的血流动力学变化时，通过TEE的实时图像分析可以实际指导输液和正性肌力药物的应用，并及时鉴别诊断低血压的原因。

随着社会老龄化的发展和食管超声设备、技术的不断完善，在以后的手术中TEE将对循环系统的稳定起着越来越重要的监测和指导作用。

七、其他血流动力学测定的无创和微创技术

近年来，一系列心输出量监测技术和设备如PiCCO、NICCO、NINO、FLOTRAC、ESCO、USCOM、LiDCO等的诞生，为临床患者的循环监测提供了更安全、简便的监测手段。

其中作为无创技术的代表有：指端末梢压力和脉搏血管容积描记图连续监测获得的血压和CO；通过桡动脉处的扁平张力技术监测获得的连续无创血压和CO；采用胸部生物阻抗和电阻抗监测技术获得的CO；经食管或经胸超声技术测定的CO；通过脉搏波传输时间计算CO等。

作为微创技术的有：桡动脉穿刺测定的脉搏轮廓分析，计算CO，以及衍生出的脉搏压力变异度（pulse pressure variation，PPV），心脏搏出量变异度（stroke volume variation，SVV），PPV和SVV的数值变化更多的用于指导术中目标导向的容量治疗；经肺热稀释技术计算CO；部分CO_2重复吸入技术；染料或指示剂的稀释技术测定CO等。

总之，血流动力学参数中，临床应用最广的是无创动脉压监测，价值最大的当属直接动脉压，其次为中心静脉压，但对危重患者而言，心输出量和肺动脉压监测等有较大的意义。

第三节　麻醉期间循环系统稳定的维护

麻醉的首要任务就是消除患者手术时的疼痛，保证患者安全和舒适，并为手术创造良好的条件。所谓临床麻醉状态主要是在意识消失的基础上抑制交感–内分泌反应，而反映循环系统的各项指标，也就是反映交感–内分泌的基本指标。因此，归根结底，维持麻醉期间循环系统稳定的根本方法就是达到并维持稳定的理想麻醉状态。

所谓“理想麻醉状态”：①首先是确保患者安全，术中无意识、对术中刺激无记忆、术后无知晓；②然后是适度抑制伤害性刺激引起的应激反应，保持生命体征稳定；同时要求肌肉松弛，能满足手术需要。纠正一切可能存在的内环境紊乱，也即“麻醉是一个治疗过程”；③麻醉科医师在做每一例麻醉时，都应该问自己一个问题：我的患者是在充分“睡眠”？还是正在无意义地跑马拉松？④设立预定的目标管理范围，并采用强制控制措施，消除不必要的应激反应。而不是调动利用患者自身应激反应的适度控制方式，或仅根据血压、心率开关挥发罐的盲目方式。

随着对麻醉和疾病与手术认识的深入，以及监测技术的快速发展，为了快速实现理想麻醉状态，临床需要建立精确麻醉管理的策略。从临床麻醉深度的精确监测和调控，以及容量监测和治疗两个方面着手，快速达到和/或纠正并优化患者的基本生理指标和体征，通过数字反馈和滴定给药的方式，实现精确麻醉。其具体内容如下：①术中无意外知晓，无意识，术后无回忆，脑电麻醉深度监测BIS<50，或Narcotrend监测位于E~D水平范围，或AEP<30，无过深的麻醉；②术中血压、心率的标准：BP 90~110/60~80mmHg（1mmHg=0.133kPa），HR 55~80次/min；心肌氧供耗平衡，心脏应激反应的指标：S-T<0.2mV；③外周组织灌注充分，指脉搏波幅宽大，波形不随着呼吸而出现周期性的波动；④呼吸监测的各项指标和波形正常；⑤容量治疗完善，尿量>2ml/(kg·h)，或>100ml/h；⑥内环境正常，血气分析无酸中毒和电解质紊乱；⑦肌肉松弛良好，抗逃避反射抑制完善；肌松监测，确保无残余肌松效应。⑧体温正常，中心体温不低于36℃。达到上述量化的要求，就实现了理想麻醉状态和精确麻醉管理策略，也会更好的保护手术期间的患者安全和术后舒适优质的转归。

一、麻醉诱导期的管理

为尽可能快而平稳地将患者从清醒状态转入麻醉状态，并保持其间的循环稳定，麻醉科医师应

意识到：①在未行麻醉插管和手术操作前，绝大多数麻醉药对循环系统多是纯粹的抑制作用，特别是近年常用的全身麻醉诱导药，如：丙泊酚、芬太尼、咪达唑仑等；②患者由于术前禁食、禁水或原发疾病（如：肠梗阻、长期高血压等）的影响，往往处于循环血容量欠缺的状态，对任何外因引起的循环波动更为敏感。因此术前应早期快速扩容，实现有效血容量的填充。宜在诱导前后30分钟内输入平衡液或代血浆500~800ml，直至血压平稳，指脉波宽大，指脉波无随呼吸而波动的现象。指脉波即容积脉搏图形，反映交感神经紧张度、末梢灌注、组织器官灌注和有效循环血量。一般建议先输平衡液，尤其确保在麻醉诱导期间输无其他溶质（如抗生素等）的平衡液，以防过敏反应引起的循环变化被诱导时的变化所掩盖，或加重循环变化的程度，以尽量保证诱导期的循环稳定。

手术开始之前诱导期的有效血容量的填充治疗（诱导期有效血容量填充）策略不仅能够纠正患者术前因为禁饮禁食和疾病导致的容量欠缺的病理状态，也可以克服全身麻醉药物对血管扩张作用所导致的相对容量不足，同时能够保证患者在生命体征安全的前提下快速进入“理想麻醉状态”，足以应对手术切皮、气腹、探查等剧烈的伤害性刺激所带来的循环波动和过度应激反应；更为重要的是填充的液体能够适度降低血液黏滞度，在麻醉药物抑制应激反应（降低组织氧耗）的基础上改善微循环，提高组织灌注和氧供，从而提升组织，尤其是心脏等重要脏器的氧供储备，优化患者的生理功能，也能够促进术中循环的平稳。

5

该策略和以往部分学者提倡限液措施并调动患者自身的应激反应，由此所需大量频繁使用升压药物的临床方案的显著区别就在于此，能够避免在诱导期过度使用的升压药物导致的组织缺氧损害，也降低相关的术后并发症（如术后急性肾损伤、肾替代治疗等）发生率。此外，随着监测技术，尤其是SVV等指标的深入研究，目标导向输液策略也被术后加速恢复（Enhance recovery after surgery，ERAS）的指南和专家建议所推崇，但是有关以SVV和/或CO为靶向的目标导向输液策略研究并没有获得肯定的临床结论。其原因是：这种通过SVV和/或CO为靶向的目标导向容量管理方案采用的还是首先调动患者自身应激功能的适度控制方式，非理想麻醉状态理念所采用的强制控制措施，并且在反映全身整体水平的指标发生变化后再实施一定量的输液治疗，这种跟随式的方案，虽然满足了手术医生对于手术区域“干”的要求，但是损伤的是患者外周脏器和微循环功能，因此无法获得临床满意的效果。

最新的国际多中心前瞻对照研究也证实对于腹部大型手术，采用严格的限制性输液策略不能够改善患者术后1年内无障碍生存率，和相对宽松的输液策略比较，反而会增加围手术期的急性肾损伤和肾替代治疗发生率，增加升压药物的使用，也增加了术后手术切口感染的发生概率。这些都不利于患者的术后恢复和围手术期转归。

二、麻醉维持期的容量治疗和管理

麻醉期间维持有效循环血容量的重要性自不待言，容量负荷过多可增加心脏负担，甚至诱发心衰、急性肺水肿，而血容量的欠缺又可导致回心血量和心输出量减少，发生血压下降，甚至休克。麻醉期间维持良好的血压水平，常采用补充血容量的方法，当出现失血至血压降低时，补充血容量同时可使用肾上腺素、多巴酚丁胺、去甲肾上腺素等血管活性药物支持心功能，提升血压。发生心律失常时，去除诱因并依据心电图诊断给予抗心律失常药。对于术中高血压，应采取及时有效的措施迅速降压，以防止心脑肾等重要脏器的进一步损伤，选择的药物应具有快速高效、仅对阻力血管有作用而对其他平滑肌或心肌无作用，对中枢或自律性神经无作用或不良反应小等特点。常用药物有硝酸甘油、硝普钠、尼卡地平和拉贝洛尔等。但是，对每一具体病例术中血容量的补充究竟以多少为合适，确是麻醉科医师所面临的一个实际问题。考虑到血容量的补充受到术前情况（如脱水），术中出血以及肾、心、肺等脏器功能的多方面影响，因而建立生理学监测指标是十分重要的。如果有条件应测定、中心静脉压（CVP）、肺毛细血管楔压（PCWP）和动脉血压变异率（PPV）以指导体液治疗。调节输液量和速度，然后再在治疗中观察其动态反应，如此才有可能使麻醉患者的容量补充趋于合理。

由于各种指标均有其局限性，因此必须综合分析，切忌片面决断。麻醉深度的掌握既要避免麻醉过深（或椎管内阻滞范围过广）对循环的抑制，又要防止麻醉过浅、镇痛不全时体内应激反应对循环功能的扰乱。因此，维持适当的麻醉深度，保证充分镇痛对维持循环稳定是很重要的。根据BIS

指导麻醉深度的调控，使 BIS 维持于 <50，可以确保无知晓，无记忆。对因手术刺激而引起的血压升高，可用丙泊酚、芬太尼等加深或增加吸入麻醉药的吸入浓度。只有维持足够的麻醉深度，才能排除因手术刺激引起的循环改变，从而更精确地判断患者循环容量的情况。

至于补充什么，主要应根据原发病可能造成的水与电解质失衡的特点以及低血压时微循环障碍和各脏器的功能状态来决定。临床麻醉中最常用的晶体液，主要用以补充细胞外液，而钠离子是血浆的主要因子，对维持血容量起重要作用。即使是出血性休克，短时间内快速输入乳酸盐林格氏溶液也有一定好处。但过多输入平衡液也可导致组织水肿，宜在手术中、后期适度利尿。

胶体液的主要作用则是扩张血容量，对围手术期低血容量患者，通过输注胶体液可提高血浆胶体渗透压，使血管外组织间隙的水、钠转移并保留在血管内，从而改善血流动力学和氧运输。对某些特殊患者，如脑外伤合并系统脏器损伤者，为恢复脑灌注和降低颅内压，采用胶体液可能比晶体液效果更好。中分子右旋糖酐离开血管腔较慢，维持血容量的效果较好；而低分子右旋糖酐虽易于经肾排出，但具有改善微循环血液流变学，预防微血管血栓形成的作用。但如用量超过 2L/24h，则有引起凝血障碍的危险。

高渗高张液（HHS）是近年来刚引入临床的一种新型溶液。其组成为 7.2% NaCl 合并 6% 或 10% 的羟乙基淀粉溶液。由于 HHS 的高渗高张特性，输注后使细胞内液移至细胞外，继而进入血管腔，既有效扩张血容量又能防止组织水肿，同时，还可增加心肌收缩，减慢心率，促进氧供氧耗比例恢复正常。

对于胶体液的使用，也需要重视其大量输注可能对于患者凝血功能和肾脏功能的影响。这在分子量较大和半衰期较长的胶体液中更为明显。对于手术出血导致的容量不足患者，还需要及时测定血常规，规范的输血和补充血液制品，避免血液过度稀释对于循环和凝血功能的不利影响。

正常人对血容量增加或减少的代偿能力是较强的，只要其变化幅度不超过血容量的 15%，均不致发生明显血压下降（或升高）和心率增快。但是，如果患者在术前已存在病理改变，或患者循环系统的代偿能力已遭削弱，那么，即使是丢失或入超的量不多，亦可发生明显的循环障碍。例如原有脱水的患者如出血量未能及时补充或硬膜外阻滞使血管床容积扩大，则低血压常在所难免。原有肾脏功能衰竭、无尿的患者，或心功能衰竭的患者，如入量过多，则极易发生急性左心衰竭和急性肺水肿。因此，对麻醉科医师来说，应当在日常的工作中经常训练自己对血容量判断的相对精确性，否则就难以在遇到特殊情况时应付自如。

在手术过程中，由于维持合适的麻醉深度，诱导期有效血容量填充和术中相对宽松的液体治疗策略能够保证微循环的开放和功能，也维护组织的灌注和氧供，在患者应激功能被抑制的前提下优化组织的能量储备。但是，当手术即将结束，在麻醉深度相对减浅，患者应激功能被抑制的效应降低，外周血管收缩，外周循环阻力增加的情况下，需要适度的提前使用利尿药物，排出体内较多的液体，降低心脏的前负荷，从而适应患者从麻醉到清醒后的应激功能变化所导致的循环功能改变。保证维护患者生理功能的完整性。

三、麻醉苏醒期管理

麻醉苏醒期需要强调的是术中监测指标的延续，不能降低监测标准，否则会影响对于苏醒期并发症的诊断和认识能力。

麻醉苏醒期也常见循环的波动，表现为高血压，低血压，心律失常等并发症。

苏醒期的高血压多数原因是：疼痛，恶心呕吐，术后 CO_2 蓄积，缺氧，导尿管和 / 或引流管等不适，意识未完全恢复的躁动（如吸入麻醉药物未完全洗出，存在少量的吸入麻醉药物残留）等，术后使用阿片类药物的拮抗剂也会增加躁动和高血压的发生率。其管理方式通常是对症 + 对因治疗。即根据患者特点和血压升高的程度，使用诸如：尼卡地平，亚宁定等降压药物对症治疗，同时联合使用小剂量阿片类药物，右美托咪定，丙泊酚等药物的对因治疗。对于严重的疼痛需要排除手术因素（如敷料包扎过紧）的影响，可以根据手术区域选择外周神经阻滞和 / 或芬太尼（舒芬太尼），对于程度较轻无法定位的疼痛，可以使用非甾体抗炎药物。对于术后 CO_2 蓄积，多数原因是患者呼吸功能尚未完全恢复，呼吸道分泌物的阻塞，和 / 或肌松药物存在效应残留，也有腔镜手术后的高碳酸血症，皮下组织积气等常见因素。此时，可以继续机械通气，至血内 CO_2 水平恢复正常再可考虑拔管，吸除呼吸道分泌物，缓减气道痉挛，常规使用肌松拮抗剂（如新斯的明）拮抗肌松药物导致的残余效应。阿片类药物也具有呼吸抑制的不良反应，如系阿片类药物使用过度者，需要严密观察，必要时可以尝试小剂量的拮抗药物，但需要注意拮抗药物的作用时间，避免拮抗药物消退后的再度抑制。

右美托咪定对于术后躁动具有预防和治疗作用。对于术后躁动高危的患者，可以在手术后期，或苏醒室给予小剂量(0.5μg/kg)的右美托咪定，能够提高患者苏醒的质量，但是对于老年患者而言，由于该药物的镇静和嗜睡作用，需要严密观察意识，避免再度发生呼吸抑制。

苏醒期的低血压常见于麻醉药物的效应残留，术后出血或渗出过多，以及容量不足，发生体位搬动后的严重低血压，酸中毒，血电解质紊乱也是术后低血压的常见因素。术后低体温会导致患者术低血压和苏醒延迟。术后心肌缺血，心肌梗死，术后肺栓塞是非常罕见的原因，但可能是致命的危险因素。低血压的治疗一方面是对症治疗，如加温，补液，使用升压药物等。更为重要的是快速的床旁诊断，明确病因。经胸心脏超声可以快速判断低血压的心脏因素，发现血容量不足，心肌缺血，肺栓塞等危险因素。腹部超声也可以快速判断术后内脏出血等导致的低血压。术后严重的低血压者也需要测定血气分析和/或血常规等，了解患者有无酸中毒，内环境状态等，并且评价低血压治疗的效果。

与麻醉诱导期相比，苏醒期的过程较长，容易出现躁动、苏醒延迟等并发症。使患者平稳而安全的恢复也非易事。为保证苏醒过程平稳，笔者推荐在“深麻醉下拔管”，主要目的是减少拔管、吸引等刺激引起的循环波动，减少患者痛苦，以保证稳定的循环。所谓“深麻醉下拔管”，其实并非深麻醉状态下拔管，而是在呼吸完全恢复正常，而意识尚未恢复或未完全恢复下拔管，因此，也称之为“意识恢复前拔管”。其具体做法是，在手术临结束前，根据不同吸入麻醉药的药代学特征，提前10~15分钟停止吸入麻醉药吸入，改用丙泊酚维持BIS于麻醉水平，以保证患者仍无意识。如应用术后镇痛，此时可开始背景输注。胸腹腔关闭后拮抗肌松药，并持续机械通气，直至呼气末麻醉气体浓度<0.2%，同时观察呼出末二氧化碳浓度波形，有无自主呼吸引起的切迹或不规则波形，如有则表明自主呼吸恢复。此时停止机械通气，观察自主呼吸次数、幅度、潮气量、吸气后 SpO_2 变化，$PETCO_2$ 波形。如呼吸<20次/min，VT>6ml/kg，吸空气下 SpO_2>95%，$P_{ET}CO_2$ 波形规则，有正常的肺泡平台，即可拔管。拔管后如有舌后坠，可用口咽通气道、鼻咽通气道、或是喉罩处理，必要时可再插管。与此同时，还应注意麻醉状态下患者通常处于血管开放状态，末梢循环良好，循环容积较清醒状态下大，因此，手术结束前应适当给予利尿药，排出多余的容量，以适应术后应激功能恢复的循环状态，减少肺水肿等并发症的发生。

同时应注重患者术后的镇痛，不能因为手术、麻醉结束而不再顾及患者因术后疼痛可能引起的烦躁和循环不稳定。如患者完全清醒后诉疼痛，可追加阿片类药物，并给予PCA术后疼痛治疗。

（贾 珍 陈庆彬 李孔兵）

参考文献

[1] RICHARD C, MONNET X, TEBOUL J L. Pulmonary artery catheter monitoring in 2011 [J]. Curr Opin Crit Care, 2011, 17(13): 296-302.

[2] PUGSLEY J, LERNER A B. Cardiac output monitoring: is there a gold standard and how do the newer technologies compare ? [J]. Semin Cardiothorac Vasc Anesth, 2010, 14(14): 274-282.

[3] KLEIN A A, SNELL A, NASHEF S A, et al. The impact of intra-operative transoesophageal echocardiography on cardiac surgical practice [J]. Anaesthesia, 2009, 69(4): 947-952.

[4] YAMADA T, VACAS S, GRICOURT Y, et al. Improving perioperative outcomes through minimally invasive and non-invasive hemodynamic monitoring techniques [J]. Frontiers in Medicine, 2018, 17 (5): 144

[5] 于布为. 老鱼头的麻醉随笔 [M]. 上海：上海交通大学出版社, 2018.

[6] 于布为. 关于临床麻醉一些问题的思考 [J]. 临床麻醉学杂志, 2017, 33 (1): 8-10.

[7] 于布为. 心血管活性药物能否成为全身麻醉的用药组分 [J]. 上海医学, 2013, 36 (2): 81-82.

[8] LIU HENRY, YU LING, YANG LONGQIU, et al. Vasoplegic syndrome: an update on perioperative consideration [J]. Journal of Clinical Anesthesia, 2017, 40: 63-71.

[9] HOWELL S J. Preoperative hypertension [J]. Current Anesthesiology Report, 2018, 8(1): 25-31.

[10] MCCARTNEY S L, DUCE L, GHADIMI K. Intraope-

5

rative vasoplegia: methylene blue to the rescue ! [J]. Current Opinion in Anaesthesiology, 2018, 31(1): 43-49.

[11] OCAK ISIK, KARA ATILA, INCE CAN. Monitoring microcirculation [J]. Best Practice & Research Clinical Anaesthesiology, 2016, 30(4): 407-418.

[12] ASHER D I, AVERY IV E G. The perioperative significance of systemic arterial diastolic hypertensionin adults [J]. Current Opinion in Anaesthesiology, 2018, 31(1): 67-74.

[13] MYLES P S, BELLOMO R, CORCORAN T, et al. Restrictive versus liberal fluid therapy for major abdominal surgery. New England Journal of Medicine [J], 2018, 378(24): 2263-2274.

第五十七章

控制性低血压

目　　录

控制性低血压（controlled hypotension）的概念首先由Cushing等于1917年提出，1946年由Gardner等应用到临床。1948年Griffiths和Gillies提出“椎管内低血压技术”后，术中控制性降压更加普遍。50年代首先应用交感神经节阻滞剂次戊基三甲季铵（pentamethonium）降低动脉血压。1966年Eckenhoff和Rich等进行了第一项对照研究，表明将平均动脉压降至55~65mmHg可将失血减少50%。随后的降压技术包括使用吸入麻醉药物（如氟烷）、血管扩张剂（如硝普钠）、β肾上腺素能受体阻滞剂、α_1和β_1肾上腺素能受体阻滞药。联合应用静脉降压药物与挥发性吸入麻醉药的方法，例如硝酸甘油（nitroglycerine）和异氟烷（isoflurane）更为普遍，而随着瑞芬太尼及其他新药的诞生，控制性低血压的方法也愈加多样。

控制性低血压，也就是我们临床上所称的控制性降压技术，是通过药物或其他技术将收缩压降低至80~90mmHg，平均动脉血压降低至50~65mmHg，或将基础平均动脉压降低30%，同时不导致重要器官的缺血缺氧性损害，并视具体情况控制降压的程度和持续时间，终止降压后血压可迅速回复至正常水平的方法。

降低血压的主要目的是减少失血、减少术中输血和提供良好术野以增加手术的安全性。输注血制品使患者患传染性疾病的机会增加，故近年来提倡适当减少围手术期输血，控制性降压即是有效方法之一。

本章主要论述：①控制性降压的生理基础；②控制性降压减少失血的能力；③控制性降压的生理与药理学效应；④低血压对器官血流灌注与功能的影响；⑤控制性降压的适应证与禁忌证；⑥控制性降压的临床管理与处理；⑦控制性降压的并发症等。

第一节　控制性降压的生理基础

一、维持血压的主要因素

决定动脉血压的因素包括：心输出量、动脉内的血容量以及动脉管壁的弹性。而影响动脉血压的因素包括：①心输出量（cardiac output，CO）；②外周血管阻力（systemic vascular resistance，SVR）；③循环血量；④主动脉和大动脉的顺应性；⑤血液黏稠度。而主要调节动脉血压的因素是前三因素。

机体在相对稳定情况下平均动脉压（mean arterial pressure，MAP）可用心输出量（cardiac output，CO）乘外周血管阻力（systemicvascularresistance，SVR），以及中心静脉压（central venous pressure，CVP）估算。即：MAP = CO × SVR+CVP。心输出量是每博输出量（stroke volume，SV）× 心率（heart rate，HR），平均动脉压也既是SV × HR × SVR+CVP。

依照此理论，如能将总外周血管阻力降低而保持心输出量不变的情况下可达到降低血压的目的。

二、血管系统

人体的血管分为动脉、毛细血管和静脉。主动脉和大动脉以势能的形式扩张储存了心室收缩时释放的能量，心室舒张时大动脉发生弹性回缩，将储存的势能释放出来维持舒张压并驱动血液继续向前流动。大血管口径大，对血流的阻力小，可看做运送血液至全身各个器官的低阻力血管。而小动脉和微动脉平滑肌层厚，弹性很小，管径狭窄，是动脉系统中产生外周阻力最大的地方，称为阻力血管，可受神经体液因素调节，对血压的调控起重要作用。毛细血管是血液与组织液进行物质交换的部位，进入毛细血管的血流量主要受小动脉和微动脉对血流阻力的控制。此外毛细血管前括约肌也参与调节毛细血管的血流量。静脉与相应的动脉相比口径较粗、管壁较薄、顺应性大，可容纳60%~70%的循环血量，称为容量血管，是血液的“储存库”。虽然静脉平滑肌含量少，但其舒缩能力依然足以调节外周血容量以满足循环需要。

三、正常人体总血容量

约13%血液分布于动脉血管，7%分布于微循环，9%分布于心脏，12%分布于肺循环，其余60%~70%分布于静脉血管。动脉血管称为阻力血管系统，静脉血管称为容量血管系统。因此，静脉血管张力的改变对血容量有很大影响。如果静脉血管扩张，血液滞留于静脉系统，则回心血量减少，心输出血量随之降低，血压亦可下降。

第二节 控制性低血压与失血量的关系

一、血压降低与失血量减少程度的相关性

控制性降压与失血量减少的关系在近半个世纪以来一直受到关注。1966 年 Eckenhoff 和 Rich 进行的最早的对照研究结果显示，平均动脉压降至 55~65mmHg 后，控制性降压组患者失血量相比对照组下降了 50%。患者此后陆续有研究证实将平均动脉压降至 55~65mmHg，下颌角整形术中患者失血量减少约一半（从 304ml 降至 186ml），在青少年脊柱外科手术中同样可减少失血量（从 1 297ml 降至 761ml），在应用止血带的膝关节置换术中采用控制性降压，失血量可从 1 800ml 降至 1 000ml。在髋部手术中有研究结果显示，控制性降压可使失血量可从 667ml 降至 480ml。在针对全髋关节置换术的研究结果显示，控制性降压可使失血量从 1 000ml 降至 600ml。最近的两项研究结果分别指出，控制性降压可使根治性前列腺切除术中的失血量从 1 920ml 降至 1 260ml，以及从 1 335ml 降至 788ml。上述研究结果表明，控制性降压可使手术中平均失血量明显下降，最高减少量可达约 50%。2008 年有学者针对控制性降压在口腔颌面外科中的利弊进行了系统分析，发现控制性降压有益于改善术野、缩短手术时间、减少输血量等，相关并发症并不常见，认为控制性降压可在口腔颌面外科手术中常规应用。

5

二、血液稀释是否有利于减少全血性失血

急性等容血液稀释（acute normovolemic hemodilution，ANH）是指人工放血或急性失血时输入外源性液体以代替血液制品，使血容量保持在正常范围内。有研究表明，人体血液具有在低血红蛋白（hemoglobin，Hb）情况下的代偿储备能力，在机体血容量足够的前提下，即血细胞比容不低于 20%（Hb ≥ 70g/L）可满足组织供氧。30 余年前，ANH 被认为是有效的血液保护方法，虽然其减少失血程度有限（减少 10%~20%），但因为具有费用低廉等优点，在临床中经常使用。但 ANH 与控制性降压或术前促红细胞生成等方法合用时，是否可获得更佳的效果仍需要进一步的研究论证。

三、控制性低血压与心排血量关系

通过降低动脉血压以减少失血量的应用原则已得到公认，但此过程中应尽量避免心输出量的下降。降压过程中心输出量的变化与药物选择、全身血容量以及是否具有基础疾病有密切关系。Sivarajan 等对择期行双侧下颌矢状切骨术的 20 例健康的患者进行研究，发现用三甲噻芬进行控制性降压后心输出量减少 37%，但用硝普钠者，则心输出量增加 27%，两组患者失血量无显著差异。

四、体位与减少失血量

通过改变患者体位以减少失血量是临床上常用的方法。保持手术部位在较高水平线（高于心脏水平），使得手术部位的平均动脉压维持在 50~65mmHg 之间，可以减少失血量，保持术野的清晰。此外可以通过间歇正压通气控制呼吸的方法，增加胸内压，减少静脉回流，从而降低失血量。

第三节 控制性低血压对器官功能的影响

控制性降压通过降低外周血管阻力，使动脉血压下降，但同时要保证足够的器官灌注，而稳定的心输出量对维持组织的血流灌注量十分重要。另外，足够的心输出量可以提供充足的氧和能量物质，同时又能将积聚的代谢废物、产物从组织中带走。

低血压过程中，心输出量的保持依赖于前负荷、后负荷、心肌收缩力和心率之间的平衡；其他重要因素包括患者身体状况、辅助药物、术中所用的呼吸机控模式等。必须强调的是，足够的有效循环容量是维持器官血流充分灌注的必要前提条件，手术过程中行控制性降压应定时评估血容量，以维持器官最理想的功能状态。

一、神经系统

平均动脉压在60~150mmHg范围内时，脑血管可以通过自身调节以保证脑血流量保持恒定，即维持50ml/(100g脑组织·分钟)的正常血流量。但高血压患者的脑血管自身调节曲线右移，婴幼儿脑血管自身调节曲线左移。影响脑血管自身调节的最重要因素是脑灌注压(cerebral perfusion pressure，CPP)，即脑动脉血流入压(相当于MAP)与静脉血流出压(相当于颈内静脉压)的差值，而静脉流出压相当于颅内压(intracranial pressure，ICP)。因此，CPP计算公式为：CPP = MAP–ICP。

在控制性降压过程中，在保证脑灌注的前提下，控制性降压的幅度成了临床实践中的争议热点。有研究利用放射活性物质氙气的清除率、脑电图和测量颈静脉氧含量等来研究控制性降压期间(血压不低于可耐受限度下)保持脑灌注的适当降压程度，认为正常体温患者，MAP安全低限度为50~55mmHg，此范围内仍然保持着脑血流量(cerebral blood flow，CBF)的自身调节能力，一旦MAP低于此限度，CBF将随动脉血压下降而平行下降，有可能产生脑缺血、影响脑功能。需要注意的是，当血压低于能够自我调节低限时，脑灌注压开始下降，但与脑缺血发生仍有一段距离。已证实当平均动脉压被降至低于自身调节低限时，也不会发生脑缺血。正常大脑氧代谢可随CBF减少而降低。当动脉血压明显下降，CBF低至20ml/(100g·min)时，正常成人不可耐受，老年患者更不能耐受如此低的CBF水平。但儿童可耐受动脉血压降至35~45mmHg水平。颅骨打开后，大脑灌注压力相当于MAP，此时控制性降压患者要避免血压过低导致脑缺血缺氧发生，应避免或尽量轻柔使用脑牵拉器，避免脑组织受压，保证大脑氧供充分。

慢性高血压患者的脑血管自身调节曲线可右移(图57-1)。对这些患者，要保持CBF自身调节能力，其血压的安全低限与CBF低限均高于正常血压者，因而需要维持更高的脑灌注压来维持脑灌注。应用有效的抗高血压治疗后，CBF自身调节曲线可回到正常位置。因此，控制性降压对于已用药物控制的高血压患者仍是安全的。

而与失血引起的低血压相比，药物导致的控制性降压对脑灌注影响较小。控制性降压过程中，脑血管的自身调节曲线左移，意味着脑血管自身调节的血压低限小于正常时，或因失血而致的低血

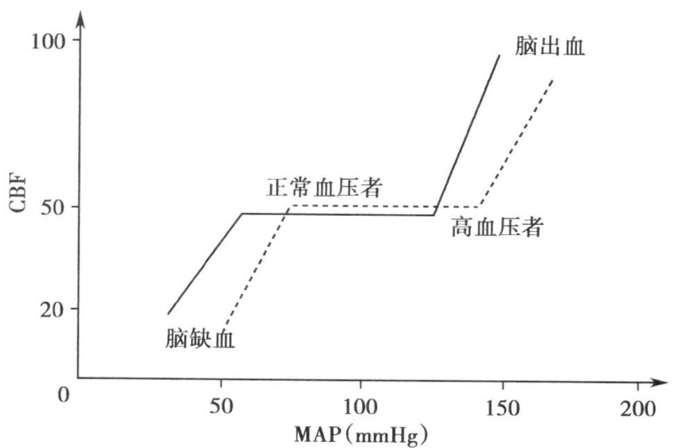

图57-1 脑血流量自动调节曲线

高血压病者的曲线较正常人右移

MAP:平均动脉压　CBF:脑血流量。

压。不同降压药物对自身调节曲线的影响不同，其中硝普钠使曲线左移的程度最显著。

在外伤性脑膨出、肿瘤或脑血管痉挛时，脑血管的自身调节能力受限。在上述病理状态下，脑灌注压随动脉压的下降而下降，在缺乏自身调节的脑组织中，由于局部脑水肿的存在，即使维持较高的动脉压，该区域的脑灌注压仍可较低，需要有较高的CPP及CBF，以防脑缺氧损害加重。如果患者有ICP升高，除非手术之前已有监测ICP，在切开硬脑膜之前不要进行控制性降压，否则可引起CBF急剧降低，导致脑缺血事件发生。

$PaCO_2$在控制性降压期间可明显影响CBF。$PaCO_2$升高1mmHg，CBF增多2.65%；$PaCO_2$从20mmHg升高至70mmHg时，CBF与$PaCO_2$呈线形变化关系。但当血压进一步降低时，此曲线的相关性逐渐减弱。当MAP降至低于50mmHg时，CBF对$PaCO_2$改变无反应(图57-2)。

二、循环系统

控制性降压期间必须保证心肌代谢所需的充足氧供。冠脉血流的自动范围在50~150mmHg之间，心肌耗氧量取决于室壁张力、HR和心肌收缩力，而冠脉血流与平均动脉压和冠脉血管阻力有关。与脑、肾等重要器官类似，为保证足够的心肌供氧，冠脉血流通过改变冠脉血管阻力来实现自身调节。与脑组织不同，当动脉血压和CO下降时，心肌氧耗也同时下降。但对于冠脉疾病患者而言，由于冠状动脉的狭窄，其自身调节的压力范围的下限大幅度上扬，其血管扩张性储备能力下降，心肌

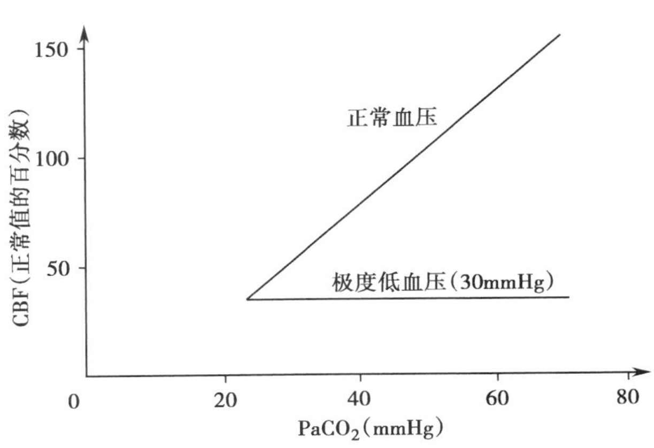

图 57-2　脑血流量与二氧气化碳分压相关图
$PaCO_2$:动脉二氧化碳分压　CBF:脑血流量。

完全依赖于动脉血压来维持足够血供,控制性降压可增加术中心肌梗死的风险,故围手术期的血压应维持在较高水平。心肌血流灌注期为心脏舒张期,舒张期的压力决定心肌灌注程度,故舒张期的压力不应低于 40~45mmHg。

CO 和冠脉血流也受到 $PaCO_2$ 的影响。当 $PaCO_2$ 在 20~40mmHg 时脑循环首先受到影响,当 $PaCO_2$ 升至 40~55mmHg 时,CO 也随之增加。但当 $PaCO_2$ 升至 70mmHg 时,会有年龄相关的心肌抑制出现。控制性降压合并低二氧化碳血症时,会直接引起心肌抑制。

挥发性麻醉药可在一定程度上干扰冠脉循环的血流 - 压力自身调节能力,深度的低血压可逐渐削弱冠状动脉的扩张储备能力;当应激状态下心肌需氧骤增时,心脏代偿能力将会受限。使用血管扩张药如硝普钠、尼卡地平进行控制性降压时可引起反射性心动过速、增加心肌代谢、缩短舒张期并减少心肌灌注。异氟烷与氟烷或恩氟烷比较,产生同等的降压效果情况下,能更好地维护心功能。异氟烷与七氟烷和地氟烷在控制性降压中具有同等的心肌保护作用。

连续输注丙泊酚也可进行控制性降压。麻醉剂量下的丙泊酚产生的心血管效应与异氟烷非常近似:血管扩张和 SVR 下降,导致动脉血压降低。然而,此时的麻醉药用量较大,有增加心肌抑制的危险性。实验研究表明,大剂量丙泊酚产生心肌 β 肾上腺素能受体结合率降低与受体下调,产生心肌抑制,单纯应用一种药物降低血压的方法有诸多不利之处,因此,采用吸入全身麻醉药与血管扩张药联合使用控制性降压的方法更为合理。

使用降低心肌代谢的药物(如吸入麻醉药和 β_1 受体阻滞药)可以避免发生心肌缺血。使用硝酸甘油也可能有益处,它能改善受损心肌的血流灌注;艾司洛尔可用于治疗反射性心动过速,但有明显的心脏负性肌力作用。较小剂量的艾司洛尔与血管扩张剂联合使用,既不会产生反射性心动过速,并且可减低心肌氧耗,又可避免引起心肌抑制;拉贝洛尔和乌拉地尔对心脏功能无明显影响;腺苷扩张血管的作用强,且直接抑制窦房结功能,降压时不产生心动过速。而在怀疑有心肌缺血的患者中,应避免使用腺苷和硝普钠,因为它们使缺血心肌冠状血流重分配,造成冠状动脉窃血。因此,已知或怀疑有心肌缺血患者,原则上不应作控制性降压,必须考虑其他代替控制性降压的技术减少失血量。

总之,在实施控制性降压过程中要时刻关注心肌灌注是否充足,可通过密切观察心电图的变化来进行初步判断,一旦出现可疑心肌缺血征象,即应终止控制性降压。

三、呼吸系统

控制性降压对于肺功能的影响存在不同的观点。降压过程中,会出现动脉氧分压下降,而肺泡 - 动脉氧梯度增加。相关机制可能是肺内出现了通气 / 血流比例失调,以及生理性无效腔量增加,肺内分流通常不受影响。有研究结果显示,应用硝普钠降压,若能维持足够的血容量及 CO,控制性机械通气时生理无效腔量不会增加。慢性阻塞性肺疾病(chronic obstructive pulmonary disease,COPD)的患者,已存在分流分数增加,控制性降压时分流分数不会改变。正常患者和 COPD 患者对硝酸甘油与硝普钠的反应相似。用硝普钠者肺内分流分数增加,这或许与硝普钠抑制了低氧性肺血管收缩有关,而用异氟烷者较少增加。

四、肾脏

正常肾血流量相当于 CO 的 20%~25%。肾脏的血液循环特征是具有良好的自身调节能力,平均动脉压 80~180mmHg 之间均属调节范围。而在全身麻醉状态下,肾血管的自身调节受到抑制,中度降压(收缩压 80~90mmHg)即可导致肾血流和肾小球滤过率的下降。此时肾血流主要取决于动脉血压和循环中儿茶酚胺水平。当收缩压低于 70mmHg 时,由于肾小球有效滤过压丧失,将不再产生尿液。肾脏并不具有内部分流，因而即使在控制性降压过程中，肾血流的正常分层也可以得到保持，肾实质功能并不会受到损害。早期在应用氟烷麻醉过程中，短时间将患者血压降至 40mmHg，除尿流停止外，未发现有肾功能损害，大多数血容量正常者在停止降压后，尿量迅速恢复。然而肾血流长时间低于危险值有可能引发急性肾衰竭，相关机制可能与肾素血管紧张素活性被激活有关。但此危险值具有较明显的个体差异，并且需考虑到患者是否具有基础肾脏疾病以及手术类型。

此外，肾脏氧耗为 8~10ml/(100g·min)，其中皮质氧耗比例最高，髓质最低。当氧分压降至 50mmHg 时肾血流并未受到影响，而高碳酸血症却可触发交感神经兴奋，导致肾血流的减少。因此在控制性降压过程中，必须监测呼气末二氧化碳。

五、内脏循环

内脏循环分布着丰富的交感神经，并受其支配。肝脏作为内脏器官中的重要一员，具有着双重血供。然而肝动脉血管床的压力 - 血流自身调节功能有限，门静脉循环本身无调节功能，控制性降压期间易发生肝脏血流灌注不足与肝细胞缺血缺氧。同时，由于交感神经支配占优势，血中二氧化碳和氧分压以及 pH 值均可通过交感兴奋效应影响肝脏血流，此外，手术的应激、麻醉药物或外源性血管加压药物也可降低肝脏血流。若采用腰麻或硬膜外麻醉进行控制性降压，肝脏血流灌注压也会下降。所以，低血压期间必须尽力维护 CO，必要时给予药物，例如小剂量多巴胺支持心血管功能。控制性降压过程中虽然不可避免会出现肝血流下降，但肝脏对控制性降压具有一定的耐受性，并无由于肝脏低灌注引发术后并发症的报告。

另一个内脏主要器官是胃肠道，其血管的自身调节能力更差，严重低血压时易产生内脏低灌流状态。手术刺激使交感神经兴奋性增加，可导致内脏血管收缩。异氟烷较氟烷或恩氟烷能更好地维护胃肠道血流与供氧并具有功能保护作用。

内脏循环的临床监测仍较困难。目前较为有效的监测手段包括胃肠道黏膜内 pH（pHi）、胃肠道黏膜局部二氧化碳（$PrCO_2$）等，但尚未能普遍应用于临床。

六、眼

眼压包含眼内血液和房水的联合压力，动脉血压降低则眼内压亦降低。眼球具有两套独立的血管系统：视网膜血管系统和虹膜血管系统。虹膜血管系统很独特，由毛细血管前括约肌来保持稳定的血流量。因为虹膜供应眼的大部分血液，如突然降低 MAP 可导致眼内压下降，从而引起某些并发症的发生，如视力模糊，偶有失明发生。所以，在某些特殊手术体位，如脊柱外科的俯卧位手术中行控制性降压应注意保护患者的眼睛，维持良好的血流量及眼的局部压力至关重要。

七、皮肤和肌肉

控制性降压时皮肤和肌肉的血流量减少，组织内氧分压降低，但不会导致皮肤、肌肉缺血坏死。测量皮肤和肌肉的血流量的重要性远不及内脏器官的重要。

综上所述，采用控制性降压技术以减少术中出血的临床价值已在多项研究中已经得到证实，同时更应重视降压过程中全身各脏器灌注的维持。控制性降压并非没有危险，必须充分考虑利弊，选择使用。麻醉科医师需要根据患者病情进行个体化分析，明确平均动脉压的安全范围，由于患者对低血压的耐受性不同，建议在保证患者安全的前提下，维持控制降压的幅度。

第四节　控制性低血压的技术方法

一、生理学技术

利用体位改变、机械通气的血流动力学效应、心率和体循环血容量变化等生理学方法，配合使用降压药物可把血压降低至要求的水平。改变体位使手术部位高于心脏可降低该部位血压及静脉压，但同时应注意此法会增加空气栓塞的风险。机械通气的血流动力学效应也可用于降低血压，如过度通气可引起血管收缩使血流量降低，通气不足引起血管扩张使血流量增加。应用这些简单而有效的生理调节方法有助于减少降压药物的剂量，避免毒性作用。

二、药理学技术

控制性降压的理想药物应是：①容易使用；②快速起效；③停止输注后血压可快速恢复；④消除快并且没有毒性代谢物产生；⑤对重要器官的血流量影响少；⑥可控性好，具有剂量依赖性的药效动力学特性；⑦不会在神经外科手术中增加脑容积或影响脑血流自身调节等。虽目前尚无满足上述所有条件的理想药物存在，但许多麻醉药和血管活性药已经成功地用于控制性降压，它们包括：①挥发性麻醉气体（氟烷、恩氟烷、异氟烷、七氟烷和地氟烷）；②直接作用的血管扩张药（硝普钠、硝酸甘油和嘌呤类衍生物等）；③交感神经节阻滞药（三甲噻芬）；④ α_1 肾上腺素能受体阻滞药［酚妥拉明（phentolamine）、乌拉地尔（urapidil）］；⑤β肾上腺素能受体阻断药［美托洛尔（metoprolol）、艾司洛尔（esmolol）］；⑥α和β肾上腺素能受体联合阻滞药（拉贝洛尔 labetolol）；⑦钙离子通道阻断药［尼卡地平（nicardipine）］；⑧前列腺素 E1（prostaglandin E1，PGE1）。

5

三、蛛网膜下腔和硬膜外麻醉

1940 年 Griffiths 与 Gillies 用蛛网膜下腔阻滞（腰麻）的方法可降低血压减少失血量。1952 年，Greene 提倡全身麻醉配合高位椎管内麻醉技术降低血压，缓解低血压引起的应激症状。20 世纪 50 年代早期推荐的硬膜外阻滞麻醉目前仍被认为是控制性降压的有效方法之一。局部麻醉药的神经阻滞作用也是控制性降压的一个非常有效的手段。蛛网膜下腔麻醉和硬膜外麻醉均可导致小动脉与静脉扩张，静脉回流和心输出量减少，导致血压下降，必须强调，硬膜外麻醉技术用作控制性降压来减少失血量最宜用于下腹部和盆腔手术。

然而，椎管内麻醉虽然阻滞了交感神经，使周围血管扩张，静脉回流和心输出量减少，导致血压降低，但也存在若干缺陷。由于缺乏药物剂量与药效的关系，阻滞平面和低血压的程度难于预测和调控，持续时间不固定，并且仅仅用于腹部和下肢等适用于椎管内麻醉的手术。不论使用何种局部麻醉药，通过阻滞交感神经使血压降低的起效时间均在 10 分钟之上，并且血压降低的程度有可能超过允许范围的最低值，可控性降低。此外如果阻滞平面扩展至胸部中段区域，心脏交感神经亦受影响，可抑制代偿性心动过速的发生。

第五节　控制性降压药物

一、挥发性麻醉药

通过增加吸入麻醉气体浓度来进行控制性降压的主要优点是：①降压快速；②应用简单方便，尤其是短暂性降压更是首选；③易于控制低血压程度，且血压易于恢复。然而吸入全身麻醉药降压必须权衡其利弊，长时间吸入高浓度麻药对器官功能的影响。应了解各种吸入全身麻醉药降压的优缺点，以提高安全性，减少并发症。需要注意的是，由于吸入全身麻醉药缺乏对压力感受器反射和对交感刺激的抑制，应用其降压会引起反射性心动过速以及术后反跳性高血压的风险。并且高浓度吸入麻醉药可干扰诱发电位的监测，在需要该监测的脊柱外科及神经外科手术中不宜使用。

（一）氟烷（halothane）和恩氟烷（enflurane）

氟烷可使心肌抑制，产生剂量依赖性的动脉压、CO 和每搏量等减少、右心充盈压增加。虽然氟烷亦会扩张皮肤血管，但骨骼肌肉的血管张力增加，并且肾血管阻力增加，所以全身血管阻力并没有显著降低。此外，氟烷可减少脑血管阻力，增加脑血流量，高浓度氟烷使脑血流的自身调节功能丧失，导致颅内压升高。恩氟烷亦有抑制心肌及升高颅内压等不利因素，低碳酸血症时恩氟烷可诱发抽搐，而长期暴露于高浓度恩氟烷下，其代谢产生的氟化物有可能致神经和肾毒性，因此采用吸入氟烷及恩氟烷的方法降压弊大于利。

（二）异氟烷（isoflurane）

人体和动物研究结果显示，异氟烷通过降低全身血管阻力使血压下降，心输出量保持恒定。异氟烷降低 MAP 至 40mmHg 时，心脏指数才显著下降。由于扩张全身血管，通常会引发反射性心动过速，因而需要与β肾上腺素能受体阻滞剂联合使用。

异氟烷诱导低血压之前，需要考虑患者的血容量状态对 CO 的影响。健康成年人吸入 2%~3% 异氟烷降低平均动脉压的同时使外周血管阻力降低，CO无明显影响；年老或慢性高血压患者，如有血容量不足，降低血压必将显著地减少CO，导致严重后果。

另外，低浓度异氟烷（≤ 1MAC）（minimum alveolar concentration，MAC）可使平均动脉压产生控制性下降，产生浓度相关的大脑代谢抑制，同时保持脑血流量、灌注压力及流量与代谢之间的生理调节能力。此外还有研究表明异氟烷对局部缺血脑组织具有保护作用。然而，低浓度异氟烷仍可使颅内顺应性减低的患者颅内压增加，并发生脑水肿与继发性神经损害。中等浓度的异氟烷降低血压的同时不会引起颅内压升高。但在高浓度时，无论异氟烷、氟烷或是恩氟烷，均具有直接血管扩张效应，增加脑血流的同时削弱脑血流的自身调节，继而引起颅内压升高。对于已有颅内疾病的患者会引起脑水肿恶化，即使打开硬膜后仍可出现ICP升高，加之脑血管自身调节的失代偿，升高的ICP和降低的MAP使脑灌注压降低，当脑灌注压低于40mmHg时将产生脑缺血。目前不推荐单用吸入全身麻醉药进行控制性降压，多数人建议采取吸入适量浓度异氟烷与具有保持心输出量的降压药物联合使用，可减轻因单独使用异氟烷作为降压药所带来的负效应以及各种药物的副作用。

（三）七氟烷（sevoflurane）和地氟烷（desflurane）

降压作用与异氟烷基本相似，七氟烷在中等或高浓度状态下可扩张外周和冠脉血管，并且不具有肝毒性，但有增加肾小管功能损伤的风险。七氟烷和地氟烷的药代动力学特性，包括较低的血/气分配系数，使其比异氟烷更容易控制血流动力学。用作控制性降压的药物中，似乎七氟烷更优于其他药物。在控制性降压过程中，七氟烷并不影响心率，而9%的地氟烷维持麻醉会出现心率加快。此外七氟烷在1%~3%浓度下并不影响CVP、交感神经活性和血浆去甲肾上腺素浓度，而地氟烷在等效浓度下却会明显影响上述指标。此外，快速增加七氟烷吸入浓度除降低MAP外并不影响心率和交感神经活性，但快速增加地氟烷吸入浓度却会明显增加交感神经活性，并使心率和MAP增加。在动物实验中，应用七氟烷将MAP降至50mmHg时仍可维持全身血管阻力，这一结果优于异氟烷。

总之，由于吸入性麻醉药易于控制和给药、具有降低血压和麻醉的共同效用，以及用药方便易于控制停药后快速恢复等特点，其在控制性降压中的实用性毋庸置疑。但临床安全浓度下降压作用并不明显，达到控制性降压标准需要吸入较高浓度的麻醉药，而在高浓度下不同的毒副作用也会伴随而来。在各种吸入麻醉药中，以七氟烷和地氟烷用于控制性降压更优。但吸入性麻醉药应用于控制性降压仍需要与其他药物合用，方可达到真正控制血压而又无副作用的效果。

二、静脉降压药物

静脉注射药物用于控制性降压已在临床上广泛应用。由于微量注射泵的普及，静脉降压药物的应用更加方便、简单、可控性更好，且更安全，比吸入性全身麻醉药物的效果更为满意，尤适用于较长时间的控制性降压。药物的不同药理特性提示联合使用比单独使用任何一种药物更为合适。下面分别介绍常用的静脉用降压药。

（一）硝普钠（sodium nitroprusside）

自20世纪50年代开始，硝普钠就作为最常用的静脉降压药物应用于临床。硝普钠是直接的外周血管扩张药，通过作用于小动脉的内皮细胞，在精氨酸酶作用下发生硫基反应而释放一氧化氮，使中小动脉血管的平滑肌松弛扩张，舒张阻力血管，继而引起动脉扩张。它起效迅速（<30秒）、作用时间短，通过微量泵输注方法易于控制血压至所需水平，并维持稳定的血压，停止输注后2分钟内血压即回升。

硝普钠对心肌收缩力无影响，每搏量不变，但由于周围血管扩张，压力感受器反射性引起心率加快，CO增加。但应注意，其对CO和每搏的影响与控制性降压前血液循环容量和心脏充盈压有关。若前负荷不足、低血容量，血压下降后CO亦随之降低。

硝普钠对CBF的影响随患者状态及采取麻醉方式的不同而不同。用硝普钠进行中度降压时，由于脑血管扩张且MAP降低幅度较小，CBF增加。给予更大剂量的硝普钠会进一步降低MAP，CBF保持接近低限值，直至MAP达到65mmHg。当MAP低于此水平，CBF随血压下降而下降，二者变化呈线性关系。与三甲噻芬比较，用硝普钠诱发低血压导致CBF下降和EEG的变化较轻微，维持更长时间的低血压，仍可保持神经功能正常。

硝普钠应用于控制性降压也存在下述不足，包括：①快速耐药；②反跳性高血压；③心肌缺血；④颅内压升高；⑤增加肺内分流；⑥氰化物中毒。

应用硝普钠过程中可出现快速耐药现象，其原因复杂，且未明确。正常人使用硝普钠后，由于对交感系统和肾素-血管紧张素系统的激活，血液中去甲肾上腺素和肾上腺素水平明显上升。可是，这种现象不会出现在低血容量伴蛛网膜下腔出血的患者身上，原因是这种患者在降压前交感神经-肾上腺素系统已被最大限度地激发。因此认为，降压后血中儿茶酚胺水平升高可能是硝普钠降压快速耐药的原因之一。

硝普钠代谢过程中产生的氰化物也是产生耐药现象的原因之一。游离的氰化物可使主动脉环收缩，而收缩作用可能需要更大剂量的硝普钠使其松弛，但更大剂量的硝普钠可能产生更多的氰化物，形成恶性循环。

因为硝普钠快速耐药的机制非常复杂，临床必须遵从给药指南，避免中毒。单纯根据动脉血压而简单地滴注硝普钠不恰当的。用药前应明确掌握用药剂量、用药速度和用药总量等，一般认为成人常用量：静脉泵注，开始剂量为0.5μg/(kg·min)。根据治疗反应以0.5μg/(kg·min)递增，逐渐调整剂量，常用剂量为3μg/(kg·min)，极量为10μg/(kg·min)，24小时累计安全剂量为不超过2 μg/(kg·min)。小儿常用量：静脉滴注，1.4μg/(kg·min)，按效应逐渐调整用量，如用量增加或时间过长应改用其他降压药以策安全。

硝普钠降解后产生氰化物和硫氰酸盐，其血浆浓度与硝普钠的用量正相关。氰化物经肝脏代谢，转化成的硫氰酸盐经肾脏排出，若氰化物转化为硫氰酸盐的速度较慢，则积累在血液中的氰化物浓度将逐渐增高，后者迅速扩散入组织，与细胞色素氧化酶结合，干扰细胞电子传递，导致组织缺氧和代谢性酸中毒。肝功能受损的患者氰化物中毒的风险更大。而肾功能受损的患者在长时间或大剂量应用硝普钠后可能会出现硫氰酸盐中毒，但硫氰酸盐的毒性很低，仅为氰化物毒性的1/200，其主要的毒性作用是抑制碘的摄取和结合，妨碍碘的转运而致甲状腺功能减退。症状表现为肌痛、意识模糊、视力模糊、眩晕、头痛、恶心及呕吐等。

用硝普钠诱导低血压时，肾素-血管紧张素系统亦被激活，而停止输注后，血浆中硝普钠被迅速代谢，而血液中的儿茶酚胺仍处于较高水平，这被认为是停药后反跳性高血压出现的原因。有两种方法可以消除肾素-血管紧张素系统对控制性降压过程的干扰作用。第一种方法是在实施降压前一天使用普萘洛尔抑制肾素的分泌，血浆儿茶酚胺浓度较低，使用普萘洛尔不仅可减慢心率，且可减少硝普钠的用量，停药后也不会发生血压反跳反应；但普萘洛尔的不良效应可致降压作用明显加强、加深，降压结束后血压难于迅速回升。第二种方法是患者口服卡托普利。血管紧张素转化酶抑制剂(angiotensin converting enzyme inhibitors，ACEI)抑制血管紧张素Ⅰ转化为血管紧张素Ⅱ。降压过程中，硝普钠的用量将减少至原来的1/5，且更易保持稳定的血压，停药后不会发生反跳反应，血浆中的氰化物浓度较低，不易发生毒性反应。早前有研究证实，患者在全身麻醉诱导前口服普萘洛尔或卡托普利后，低浓度恩氟烷和氧化亚氮维持麻醉中采用硝普钠泵注控制性降压，结果显示两种药物与硝普钠复合在低血压过程中均未出现CBF和脑氧代谢率(cerebral metabolic rate of oxygen，$CMRO_2$)的改变，提示合用β受体阻滞剂或ACE Ⅰ类药物可减少硝普钠的不良反应。

由于硝普钠扩张冠脉，降低动脉压和冠脉灌注压，冠脉相对缺血，特别对有缺血的心肌有发生“窃血”可能。也有人认为硝普钠扩张心外膜冠脉而缓解心肌缺血。由于硝普钠降低血压可反射性引起心动过速，心肌耗氧增加，或诱发心肌缺血，故合用β受体阻滞剂可缓解心动过速及减少心肌氧耗，改善心肌缺血。

硝普钠在减轻心脏前负荷的同时，右房压、肺动脉压和肺动脉楔压也明显降低，引起肺内静脉短路开放，增加了非通气部位的肺组织灌注，将加剧通气/血流比例失调和降低动脉血氧分压，增加高碳酸血症的发生。

虽然由于硝普钠在控制性降压上的诸多优点，曾作为推荐药物用于控制性降压，但由于快速耐药等副作用的存在，近年来有研究者建议用其他更好的药物，如瑞芬太尼等，替代硝普钠进行控制性降压。

(二) 硝酸甘油(nitroglycerin)

硝酸甘油直接扩张静脉容量血管，附带扩张动脉，半衰期短，无毒性代谢产物。临床工作中，硝酸甘油降压对心输出量的影响与患者血容量状况有关。硝酸甘油使外周阻力下降和容量血管扩张，后者的作用为主。因为用硝酸甘油后静脉循环的血容量明显增加、静脉回流减少、前负荷下降。如果前负荷下降明显，心输出量也可能下降。交感神经活动增加、血管收缩、心率加快及心肌收缩力增加以补偿前负荷的减少。压力感受反射机制亦会抵消外周血管阻力的减少，形成双相反应（早期小动脉血管扩张，继而肠系膜，骨骼、冠状血管和全身血管床的血管收缩）。

由于麻醉药物可以部分阻断肾上腺素能反应，硝酸甘油的心血管作用会因麻醉深度的不同而不同。与硝普钠比较，硝酸甘油起效较慢但作用时间较长，降压效果不如硝普钠有效。由于停药后仍有较长时间的血管扩张作用，停药后不发生反跳反应，并且没有毒性代谢产物产生，并不会引起心肌缺血等优点。但硝酸甘油会引起心动过速、脑血流量增加和肺内动静脉分流的增加。同硝普钠一样，颅内顺应性降低时，打开硬脊膜之前禁忌使用硝酸甘油。即使当硬脊膜已经打开，两种硝酸盐类都可能引起脑血流的明显增加和导致明显脑水肿，宜辅助应用降低颅内压的措施。还应注意低血容量的患者应用硝酸甘油会出现血压的大幅下降，有可能出现冠脉缺血。用法：开始剂量为 5μg/min，最好用输液泵恒速泵入，用于降低血压或治疗心力衰竭，可每 3~5 分钟增加 5μg/min，如在 20μg/min 时无效可以 10μg/min 递增，以后可 20μg/min。患者对本药的个体差异很大，静脉滴注无固定适合剂量，应根据个体的血压、心率和其他血流动力学参数来调整用量。此外，当硝酸甘油用量 >5mg/kg 时，有可能引起高铁血红蛋白血症。与硝普钠相比，硝酸甘油减少血小板聚集的作用略小，并且对凝血无明显影响。研究显示单用硝酸甘油或与 β 受体阻滞剂合用，均会使血压明显下降并显著减少失血量，减少输血需要并且不引起并发症。硝酸甘油可减少七氟烷的用量。

综上所述，硝酸甘油与硝普钠相比虽然具有较高的收益风险比，但其他血管扩张药减少术中出血作用更优。比较之下，使用硝酸甘油并非控制性降压的标准方案。

（三）嘌呤类衍生物（purine derivative）

三磷腺苷（adenosine triphosphate；ATP）和腺苷是体内存在的天然物质，腺苷是 ATP 的代谢产物。在体内，三磷腺苷迅速降解为腺苷和磷酸，腺苷继而代谢成尿酸。腺苷可剂量依赖的引起体循环和冠状动脉扩张，低血压发生快速，并且输注腺苷后可增加血浆中肾素的活性和儿茶酚胺的水平。此外，腺苷可扩张脑血管，增加脑血流量并可削弱脑微循环自身调节。腺苷的血浆半衰期仅为 10~20 秒，因而建议从中心静脉给药。外周给药时，药物到达小动脉血管平滑肌之前部分分解，需要量多于中心静脉给药量 40%。由于其半衰期极短，需要更高的浓度以维持其降血压作用。双嘧达莫可抑制腺苷的降解，合用时可减少高剂量腺苷引起的副作用。虽然腺苷不引起快速耐药、反跳性高血压和心动过速，但可减慢心内传导，冠脉血管扩张血流重新分配会增加心肌缺血发生的可能。有研究显示腺苷会引起肾小球前血管收缩，导致肾小球滤过率和肾血流的下降。这一情况可被选择性腺苷 A_1 受体拮抗剂改善。此外，腺苷可引起支气管痉挛，可能机制包括：①直接作用于支气管平滑肌；②作用于肥大细胞释放组胺；③刺激副交感系统；④激动腺苷受体，改变细胞内环磷酸腺苷的水平。有研究显示，与神经组滞和异氟烷合用时，腺苷可显著减少下颌手术的出血量。

由于需要与双嘧达莫合用，使用腺苷实现控制性降压的费用很高，与其他药物相比收益风险比极低。

（四）阿片类镇痛药

阿片类药物因具有镇痛作用通常用于麻醉中，一些阿片类药物可引起低血压，因而曾与其他药物合用于控制性降压中。瑞芬太尼的出现，使得阿片类药物可用于实现控制性降压。瑞芬太尼是短效 μ 阿片受体激动剂，其消除半衰期极短，除镇痛作用外，可将患者血压降至理想水平。在中耳手术中，通过多普勒血流速度测量得知，瑞芬太尼可减少血流，保持清晰术野，并且不损害耳部微循环，也不伴随并发症。与丙泊酚和七氟烷合用时，瑞芬太尼可替代硝普钠或艾司洛尔用于中耳手术的控制性降压。其降血压的机制可能与阻滞交感神经活性有关。

与地氟烷、异氟烷或七氟烷合用时，瑞芬太尼同样可以安全的提供理想术野。在内镜鼻窦手术中，瑞芬太尼与丙泊酚合用可减少失血并提供更理想的术野，这一效果优于阿芬太尼与异氟烷合用麻醉、舒芬太尼与七氟烷合用麻醉或芬太尼与异氟烷合用麻醉。

根据最新研究结果，瑞芬太尼复合吸入麻醉药物或丙泊酚是目前最佳的控制性降压技术。由于不需额外使用血管扩张药，避免了药物的多重副作用，具有较好的收益风险比。

（五）三甲噻吩（trimetaphan camsilate）

又名咪噻吩、阿方那特，是神经节阻滞剂，通过阻断自主神经节处的突触传递，导致动脉和静脉血管扩张，减弱心肌收缩力和心输出量，产生低血压。因三甲噻吩不会引发交感神经的体液反应，血浆肾素活性不受影响，停药后并无反射性高血压。但三甲噻芬的自主神经节阻滞作用缺乏选择性，交感和副交感神经都被抑制。副交感神经抑制产生不良反应如心动过速、瞳孔放大、睫状肌麻痹、胃肠张力减少、蠕动减慢、尿潴留等。其中睫状肌麻痹是由于睫状神经节受到阻滞所致，可增加脑缺血的风险。与其他药物相比，三甲噻吩不扩张脑血管，因而对颅内压和脑血流的自身调节均影响较小。但在脊柱手术中，三甲噻吩与前列地尔相比对髓质血供影响更大。三甲噻吩半衰期非常短，通过血浆胆碱酯酶代谢，经肾脏排出。应用后会出现快速耐药，可使组胺释放而导致支气管痉挛。此外，三甲噻芬抑制血浆胆碱酯酶活性，因此可延长非去极化型肌松药作用时间。由于存在上述缺点，三甲噻吩已极少在临床使用。

（六）酚妥拉明（phentolamine）

酚妥拉明（利其丁）是非选择性 α 肾上腺能受体阻滞剂，能拮抗血中肾上腺素和去甲肾上腺素的作用，使血管扩张从而降低血压。术中如血压升高，可静脉注射 2~5mg 或滴注每分钟 0.5~1mg。静脉注射酚妥拉明 2 分钟内即可使 MAP 降低，作用持续 15~30 分钟，停药后 15 分钟之内血压回复至基础水平，停药后亦可有高血压反跳现象。颅内压无明显变化，但给药后 10 分钟脑内灌注压降低，故临床上不建议用于降颅内压。由于可拮抗儿茶酚胺效应，故常用于嗜铬细胞瘤手术的降压。

（七）乌拉地尔（urapidil）

乌拉地尔通过以下两个机制降低血压：①阻滞外周 α_1 肾上腺能受体；②阻滞中枢神经系统 5- 羟色胺能受体。阻滞外周 α_1 肾上腺能受体，使血管扩张，产生血压下降；其对中枢具有自限性降压效应，使用较大剂量亦不产生过度低血压，是诱导中度低血压（MAP 为 70mmHg）最合适之药物。给予乌拉地而后交感神经活性不增高，不影响颅内压和顺应性；用乌拉地尔使 MAP 从（107 ± 13）mmHg 降至（70 ± 13）mmHg，脑血流不变。乌拉地尔应用于嗜铬细胞瘤术中控制降压比硝普钠更能控制血压水平，心率稳定，不发生反跳性高血压。乌拉地尔与异氟烷并用可减少挥发性麻醉药所需浓度。首次用药量为 10~15mg，持续 20~25 分钟，需要时可重复应用。

（八）艾司洛尔（esmolol）

艾司洛尔是选择性 β_1 肾上腺素能受体阻滞剂，静脉注射后 3 分钟内起效，作用时效短暂，约为 10 分钟。通过红细胞酯酶水解，其消除不依赖肝肾功能。由于阻滞 β 肾上腺素能受体，引起心率和 CO 的下降，以及血浆中儿茶酚胺浓度和肾素活性的下降，最终引发动脉血压的下降，降压效果较为稳定。艾司洛尔可抑制心肌收缩，会引起外周血管阻力的增加，存在致心衰的风险，应用艾司洛尔时应谨慎。术中用法：负荷量为 0.5mg/kg，在 1 分钟内给予，然后以 0.05~0.1mg/（kg·min）的平均滴速给药，最大维持量为 0.3mg/（kg·min）。但在高于 40~100 倍剂量时，可抑制支气管及血管平滑肌的 β_2 受体，引起气道阻力的增加，诱发支气管痉挛。

一项研究显示，艾司洛尔可产生明显心肌抑制，随机接受异氟烷（≤ 4%），硝普钠[≤ 8μg/（kg·min）]，或艾司洛尔（≤ 24mg/min）的患者，降压目标为 MAP 减少 20%，降至 60mmHg 到 65mmHg。结果显示，艾司洛尔降压同时出现心输出量减少 39%，超过 MAP 降低幅度。血清肾素活性下降 32%，但却出现 SVR 增高。相反，用硝普钠或异氟烷时，MAP 降低，SVR 以同样幅度下降而心输出量不变。应用硝普钠组，血清肾素活性增加 48%，异氟烷组增加 126%。硝普钠组心率增加 13%，异氟烷组无变化，而艾司洛尔组下降 23%。有研究显示，在下颌手术中，艾司洛尔可显著降低失血量和改善术野，这一效果优于硝普钠。艾司洛尔不引起代谢相关并发症，也不损害中耳微循环自身调节。尽管如此，由于它存在对心肌抑制作用，与其他药物联合时宜小心，通常只用于短暂性降压。与吸入性麻醉药或瑞芬太尼相比，艾司洛尔的收益风险比也并不理想。

（九）拉贝洛尔（labetolol）

拉贝洛尔为 α 和 β 肾上腺能受体阻滞剂，通过阻滞 β 受体降低心肌收缩力和心率，阻滞 α 受体扩张血管，从而降低 CO 和外周血管阻力。静脉注射拉贝洛尔起效时间较慢需 5~10 分钟，1~3 小时内血药浓度达峰值，半衰期较长，约 4 小时。

拉贝洛尔降压时肺内分流较少，无心率增快。其降压效应取决于麻醉方法的选择。拉贝洛尔与吸入麻醉药如氟烷或异氟烷联合使用，可产生协同降压效应；而与静脉麻醉药合用时效力较差。拉贝洛尔的一个重要特点是不会升高 ICP，即使患者原已存在颅内顺应性降低。与单独使用异氟烷相比，拉贝洛尔能更好维持生命器官的血流量。与硝普钠合用时，可降低硝普钠用量，改善动脉氧分压，以及避免反跳性高血压出现等优点。应当注意，拉贝洛尔同时存在β受体阻滞剂共有的副作用，如心脏传导阻滞、支气管痉挛、心力衰竭以及持续低血压等。并且拉贝洛尔有相对长的半衰期，它的作用会持续至术后，有可能掩盖了急性失血后的肾上腺素能反应。

（十）尼卡地平（Nicardipine）

尼卡地平是一种钙离子通道阻断药，扩张外周、冠脉和脑血管，不影响心肌收缩力和CO，此外由于具有内源性负性肌力、负性变时及负性传导作用，降压后不产生反射性心动过速。术中以每分钟2~10μg/kg的剂量给药，根据血压调节滴注速度，必要时可以10~30μg/kg的剂量静脉直接给药。静脉注射尼卡地平1~2分钟即可起效，消除半衰期约40分钟。与硝普钠不同，尼卡地平并不会影响动脉氧合，停用尼卡地平后，其降压效应可维持20分钟左右，但并不会引起不良结果。与硝普钠相比，尼卡地平控制性降压较少引起反射性心动过速。虽然注射后也会引起血浆肾素活性和儿茶酚胺浓度升高，但其具有延长降压作用，停药后不会出现反跳性高血压。另有研究显示，尼卡地平可增加脊柱旁肌肉血流，这对脊柱外科手术并无益处。与其他钙离子通道阻断药物类似，尼卡地平可增加脑血容量并升高颅内压。此外，长期通过外周静脉输注可致血栓性静脉炎。应用尼卡地平时需谨慎，因为尼卡地平诱发的低血压难以用传统的升压药物如去氧肾上腺素等拮抗。用静脉注射钙剂可能恢复血压。

（十一）美托洛尔（metoprolol）

美托洛尔是选择性的β_1受体阻滞剂，可明显减慢心率、降低血压，能有效地抑制肾上腺素或异丙肾上腺素引起的血压升高及心率加快的作用，同时降低心肌耗氧量。较大剂量时亦有较弱的β_2受体阻滞作用，但收缩周围血管和支气管的作用较轻微。多与其他药物联合使用进行控制性降压。首次药量为2~3mg，起效时为2~3分钟。持续时间15~25分钟。需要时可重复应用，但宜减量。

（十二）前列腺素E_1

前列腺素E_1（prostaglandinE_1；PGE_1）是另一种具有降压作用的天然物质。前列地尔是合成的PGE1类似物，通过扩张阻力血管实现降低血压的效用。此外，前列地尔具有抑制血小板聚集、干预免疫反应、抗炎和刺激凝血因子X的作用。由于其具有内源性负性变时作用，不会出现血管扩张药引发的反射性心动过速。由于药物代谢迅速可持续输注，停止输注后可快速恢复。前列地尔可扩张肾小动脉，增加肾小球滤过率，增加钠的排泄从而具有利尿作用。最重要的是，前列地尔不影响脑血流以及脑血管自身调节，这对神经外科及心脏外科手术有很大益处。相应的副作用包括：呼吸抑制、支气管扩张、心动过缓、腹痛、腹泻和高热等。与三甲噻芬相比，在脊柱手术中，前列地尔并不会引起髓质血流改变。由于可维持静脉张力，可改善CO，与硝酸甘油相比，前列地尔并不会影响氧吸收和二氧化碳清除。但应注意，在应用控制性降压过程中，注射部位有可能发生静脉炎。PGE_1是一种中效降压药，不能使所有患者产生深度低血压。由于价格昂贵临床上难于推广使用，加之其存在的诸多副作用，其应用收益风险比并不可观。

（十三）可乐定（clonidine）

是一种常用的中枢性降压药物，它通过兴奋中枢α_2受体发挥作用。与其他降压药联用能明显提高控制性降压的效果、降低耐药性的发生率、抑制降压期间的交感-肾上腺髓质反应和抗利尿激素分泌、降低心动过速及反跳性高血压的发生可能。术前应用可乐定1.5μg/kg和20μg/kg，能呈剂量相关性抑制降压中血儿茶酚胺升高，但应用5μg/kg或20μg/kg可乐定能分别降低降压期间硝普钠用量的47%和81%。但是，使用可乐定降压停止用药后仍有可能产生明显的血流动力学波动及低血压，降压的可控性较差，因此，可乐定在临床麻醉期间控制性降压的地位，其用量及使用方法尚需进一步探讨。目前，一种较高选择性α_2肾上腺素受体激动剂右美托咪定（dexmedetomidine）普遍在临床中使用，其通过激动突触前膜α_2受体，抑制去甲肾上腺素的释放，同时通过激动突触后膜受体，抑制交感神经活性从而降低血压和心率，不但具有镇静镇痛的作用，而且与吸入麻醉药或静脉麻醉药复合使用，可以提高术中控制性降压的质量和效果。成人剂量：配成4μg/ml浓度以0.5~1μg/kg剂量缓慢泵注10分钟，继以0.2~0.8μg/（kg·h）维持泵入。

（十四）联合用药控制性降压

不论静脉降压药物或吸入性麻醉药或阿片类药物，单独大剂量使用时均存在副作用。如大剂量的硝普钠能产生氰化物中毒，大剂量三甲噻芬可导致长时间低血压等，为了避免这些问题，提倡联合用药实施控制性降压，如用10∶1的三甲噻芬和硝普钠联合用药，瑞芬太尼与吸入性麻醉药合用等。已证实联合用药是一种有效、快速、恢复快的降压方法，可减少各药物的使用剂量以及毒副作用。

Miller 等对神经外科手术的患者比较了硝普钠与 10∶1 三甲噻吩 - 硝普钠联合用药的效果，术中动脉血二氧化碳分压保持在 25~30mmHg。结果发现，联合用药的心输出量明显低于单独使用硝普钠。产生相同程度的降压效果，联合用药组硝普钠所需总量是单独用药组的 1/5。这种联合治疗的方法可能对长时间降压较为有利。

第六节 控制性降压的适应证和禁忌证

一、适应证

许多情况和疾病需要控制性降压：

1. 复杂大手术、术中出血可能较多、止血困难的手术：例如神经外科手术、大型骨科手术，如全髋关节成形术或复杂的脊柱手术、动脉瘤切除手术、巨大肿瘤的手术及头颈手术等；

2. 显微外科手术、要求术野清晰的手术：例如中耳手术、不同类型的整形外科手术及口腔颌面外科手术等；

3. 宗教信仰（例如耶和华见证会）而拒绝输血的患者；

4. 无法确保可以进行大量快速输血的技术或有输血禁忌证的患者；

5. 麻醉期间血压、颅内压和眼内压过度升高，可能导致严重不良后果者。

二、禁忌证

每位患者器官灌注情况均需要个性化评估，并且目前有更好的药物、更严密的监测和更先进的技术应用于控制性降压，其禁忌证已较前放宽，但仍要考虑许多相对的禁忌证。如：

1. 重要脏器实质性病变者。脑血管病、心功能不全、肾功能不全及肝功能不全；

2. 血管病变者。周围血管病变、冠脉疾病、肾血管疾病及其他器官灌注不良；

3. 低血容量或严重贫血。

三、特殊患者进行控制性降压的问题

对于有长期严重高血压的患者行控制性降压应慎重。如前所述，高血压患者降压前进行良好的抗高血压治疗，脑血管自身调节能力恢复至正常水平。只要措施得当，控制性降压可安全用于这些高血压患者，并非是控制性降压的绝对禁忌证，但术前未经药物控制血压者则有安全隐患。此外还应注意，治疗高血压的药物可能会与控制性降压药物及麻醉药物相互作用，并且高血压的患者可能存在遗传因素而对血管扩张药和抗肾上腺素能药物更敏感，对高血压患者行控制性降压需多方面考量。

心肌缺血或有心肌梗死病史的患者可否进行控制性降压是有争议的。如手术确实需要，应在熟练掌握冠心病的相关知识，加强对患者心血管功能的监测的前提下，慎重应用。

值得注意的问题，在大脑血管瘤手术中，钳夹或结扎血管瘤时施行控制性降压，在理论上可降低血管瘤破裂的倾向。开颅前无论增加 MAP 或降低 ICP 将增加动脉瘤的跨壁压力（MAP-ICP），可能增加囊壁张力及跨壁压力而发生破裂危险。另外，用药物进行控制性降压还可能引起脑血管痉挛、瘤体周围组织缺血等不良情况，因此控制低血压不可于开颅前实施，开颅后暴露病灶后谨慎地进行控制性降压，可明显减少瘤体破裂的机会。

第七节 控制性低血压的临床管理

临床上进行控制性降压时，麻醉科医师术前应全面了解患者的基础状态、手术种类和手术时间，严格掌握适应证，确定降压药的种类。进行控制性降压前，应做到麻醉平顺、血压稳定、静脉输液通路通畅、血容量充足，充分供氧及避免缺氧和二氧化碳蓄积。无论全身麻醉或椎管内麻醉，均可产生不同程度的降压作用。与静脉降压药物联合使用，不但能减少降压药的使用剂量，还可使降压作用更为平稳。另外，要求麻醉科医师除要具备熟练的麻醉技术和正确处理病情的能力外，还应与术者

充分配合，适时、适度进行控制性降压处理。控制性降压过程中首先要考虑的就是重要器官的灌注情况，因此需要全面的监测和综合分析判断。

一、监测

1. 血压监测　可通过超声脉搏探测或动脉有创监测动脉血压，并以后者更为常用。通常在桡动脉内置入导管，即时、连续动态地测定动脉压力的变化。需注意压力换能器必须校零。

2. 心电图监测　可提示心肌灌注与缺血的情况，显示过度低血压过程中是否出现异位心律和ST段改变等。

3. 呼气末二氧化碳（end-tidal carbon dioxide，$ETCO_2$）监测　低血压时 $ETCO_2$ 和动脉二氧化碳分压之间的相关性并不可靠。因低血压时生理性无效腔、心输出量和机体代谢的改变使 $ETCO_2$ 监测失去了正常意义。但 $ETCO_2$ 的图形仍具监测意义，可以帮助判断是否出现心输出量突然急剧下降或呼吸管道连接中断等情况（$ETCO_2$ 突然下降或消失）。$ETCO_2$ 监测还有助于避免发生过度通气，控制性降压期间，低二氧化碳血症使脑血流进一步减少，可导致脑缺血。

4. 脉搏氧饱和度监测（SpO_2）。

5. 体温监测　因扩张皮肤血管，体热丧失更快，必须常规使用。

6. 中心静脉压监测　考虑出血多控制降压时间较长，必须放置中心静脉导管，以监测心脏前负荷容量的变化。

7. 血气分析可提供内环境酸碱平衡状态、电解质、血细胞比容水平等信息，有助于评估患者整体情况，在长时间手术中应常规测定。

8. 尿量监测是简单而重要的监测指标，降压期间不可长时间内无尿，至少应保持 1ml/(kg·h)。

9. 其他监测包括听觉诱发电位（AEP）、脑电图（EEG）、胃肠道 pH（pHi）或二氧化碳分压（$PrCO_2$）、组织 pH 值、肺动脉导管、脑电监测及心前区经胸多普勒检测气栓等。这些监测有助于了解低血压期间机体功能状态的变化。

二、降压程度

控制性降压的主要目的是减少失血与输血量，改善术野的环境，但不能以此作为降压程度的标准。血压下降的数值应以维持心、脑、肾等重要脏器的充分灌注为限度，还需根据患者的不同情况酌情分别对待，结合手术的具体要求，并参考心电图、心率、动脉血氧饱和度和中心静脉压等指标以及患者对低血压的耐受情况，随时调整降压速度和程度。正常体温患者，MAP 安全低限为 50~55mmHg，在此范围脑血流自身调节能力仍保持正常，一旦 MAP 下降低于此限度，CBF 将与血压平行下降。慢性高血压患者保持脑血管自身调节所需的脑灌注压水平更高。所以，在临床应用中，短时间内降压后，MAP 保持为 50~60mmHg 可能是安全的。而老年患者、高血压患者、血管硬化患者，血压降低不应超过原水平的 40%（通常约 30%~33% 左右），在满足手术要求的前提下尽可能维持较高的血压水平。在麻醉的状况下，机体通常对降压药的反应比较敏感，应注意防止降压速度过快，以使机体有一个调节适应过程。

三、降压措施与药物选择

可根据降压要求，时间长短及患者对低血压耐受程度而决定。

（一）全身麻醉或椎管内麻醉均有一定的降压作用，加深麻醉的降压方法亦适用于短时间降压；短效 β_1 肾上腺素能受体拮抗剂艾司洛尔更适用于短期降压。

（二）需要较长时间降压者。宜采用联合用药方法，使降压过程平稳，减少单一用药量，避免中毒及副作用，减少吸入麻药对 ICP 影响，减少脑缺血发生率。硝普钠是有效的降压药物，但不易控制稳定的血压水平，且有氰化物中毒之危险。停药后常有血压反跳现象，常需要逐渐减量与停药过程。近年来对它的应用逐渐减少。

（三）可选择联合降压的药物；如① β_1 受体阻滞剂美托洛尔可控制室上性心动过速及降低心肌耗氧量；②乌拉地尔有中枢性与自限性降压作用，使降压维持稳定，副作用少，受到越来越多的重视；③伴有冠心病患者，硝酸甘油或钙通道拮抗剂尼卡地平是首选之一；④瑞芬太尼联合丙泊酚或吸入麻醉药物的降压方法易控制，效果明确，在控制性降压中具有明显优势；⑤右美托咪定联合静脉或吸入麻醉药用于头颈颌面部手术具有其独特的优势。此外药物的选择还应根据个人经验与熟悉程度而定。

四、呼吸管理

控制性降压期间，肺内分流量和无效腔量均

可能增加，因此，供氧必须充分，潮气量和分钟通气量应能够保持正常的 $PaCO_2$；控制性降压时，$PaCO_2$ 过高或过低均可造成大脑缺血缺氧。$PaCO_2$ 过高，脑血管扩张，ICP 增高，脑灌注压降低；$PaCO_2$ 过低，脑血管收缩，脑血流量减少。$PaCO_2$ 同样也影响其他重要脏器的血流，如心脏、肝脏等。另外，降压后毛细血管动 - 静脉直接通道分流，微循环内的血流量降低，容易引起组织缺氧，用硝普钠降压时代谢产生的氰化物还可能使组织对氧的摄取能力下降。因此，为了保证患者的安全，应保持正常的通气量并提高吸入氧浓度，提高动脉血氧分压，保证组织充分氧供。

五、补充血容量

通过减少有效循环血量以获得控制性降压是极其危险的，因为它可能会减少器官血液灌流量，产生不可逆的器官功能损害。因此，控制性降压过程中，需要保证足够的有效循环血量，以维持正常的器官功能。要尽量精确估计失血量，及时补充血容量。当出现血压急骤下降时，应及时寻找原因，充分考虑有效循环血量不足的可能性。处理包括调整降压药用量、调整体位、加快输血输液等措施，除非必需否则不应轻易使用升压药，以免创面大量渗血而使情况进一步恶化。

六、停止降压后处理

引起出血的手术步骤结束即应停止降压，使血压回升至原水平，彻底止血后再缝合切口，以避免术后继发出血。采用短时效的降压药停药后经调整患者体位、麻醉深度和补充血容量后，血压易回升并保持稳定。长时效的降压药如神经节阻滞药使用后即使血压已恢复原有水平，仍可能产生因体位变化、麻醉深度变化等而再度出现低血压。因此，停止使用降压药并不意味着控制性降压作用已完全消失，仍应加强对患者呼吸和循环系统的监测、保持良好的氧供、及补足血容量、减少患者体位的变化并严密监测尿量。必须强调的是当控制性降压时出现异常性低血压或患者重要生命器官有缺血而不能耐受者，应及时将血压恢复至原水平，以免产生严重不良后果。

5

第八节　控制性低血压的并发症

控制性降压的并发症准确发生率难于估计。20 世纪 50 年代死亡率为 0.34%，有 0.24% 与麻醉和低血压有关。这些早期报道几乎令美国废除控制性降压技术。现今只有 0.055% 死亡者与麻醉和低血压有关。非致命并发症发生率为 3.3%，通常与神经系统有关。常见并发症有：①脑栓塞与脑缺氧，不同文献报道发生率差异较大，由 0.7% 至 13% 不等；②冠状动脉供血不足、心肌梗死、心力衰竭甚至心脏停搏，其中心肌缺血发生率小于 1%，在无心脏疾病患者中，约有 38% 在控制性降压过程中出现非特异心电图改变；③肾功能不全、无尿、少尿，少尿的发生率较低，有文献报道为 0.41%，大多数研究中并未报道肾脏并发症；④血管栓塞可见于各部位血管栓塞；⑤降压后反应性出血、手术部位出血；⑥持续性低血压、休克；⑦嗜睡、苏醒延迟等。此外，目前并无控制性降压后继发肝、肺功能损伤的报道。

综上所述，控制性降压大多数是安全的，但不等于无并发症发生。大多数的并发症或死亡都是与降压适应证选择、降压技术掌握及管理不妥当有密切关系。降压过急、药量过多、血容量不足，以及对患者术前潜在危险性因素缺乏了解等有重要关系。

总之，控制性降压可有效地减少失血和提供更好的术野清晰度。许多药物和技术已经成功应用于控制性降压。这些药物的作用机制各不相同，产生复杂多变的器官血流量改变。因此，控制性降压并非没有危险，必须充分考虑利弊，选择使用。健康年轻患者进行控制性降压少有并发症发生，而老年人和有潜在器官功能不全者进行控制性降压的危险性较大，所以麻醉科医师一定要小心评估每个患者，基于合理原因来作出行控制性降压的决定，有选择地应用控制性降压技术在特定手术中对患者有明显之益处。

（黄文起　安　珂　徐蓉蓉）

参考文献

[1] GHODRATY M, KHATIBI A, ROKHTABNAK F, et al. Comparing labetalol and nitroglycerine on inducing controlled hypotension and intraoperative blood loss in rhinoplasty: a single-blinded clinical trial [J]. Anesth Pain Med, 2017, 7 (5): 13677.

[2] LAVOIE J. Blood transfusion risks and alternative strategies in pediatric patients [J]. Paediatr Anaesth, 2011, 21 (1): 14-24.

[3] LEE J, KIM Y, PARK C, et al. Comparison between dexmedetomidine and remifentanil for controlled hypotension and recovery in endoscopic sinus surgery [J]. Ann Otol Rhinol Laryngol, 2013, 122 (7): 421-426.

[4] JAVAHERFOROOSHZADEH F, MONAJEMZADEH SA, SOLTANZADEH M, et al. Comparative study of the amount of bleeding and hemodynamic changes between dexmedetomidine infusion and remifentanil infusion for controlled hypotensive anesthesia in lumbar discopathy surgery: a double-blind, randomized, clinical trial [J]. Anesth Pain Med, 2018, 8 (2): 66959.

[5] HUGHES P J, HEGGIE A A. Hypotensive anaesthesia techniques in orthognathic surgery [J]. Int J Oral Maxillofac Surg, 2017, 46 (10): 1352.

[6] ERDEM A F, KAYABASOGLU G, TAS TUNA A, et al. Effect of controlled hypotension on regional cerebral oxygen saturation during rhinoplasty: a prospective study [J]. J Clin Monit Comput, 2016, 30 (5): 655-660.

[7] FREEMAN A K, THORNE C J, GASTON C L, et al. Hypotensive epidural anesthesia reduces blood loss in pelvic and sacral bone tumor resections [J]. Clin Orthop Relat Res, 2017, 475 (3): 634-640.

[8] ZHANG X, HU Q, LIU Z, et al. Comparison between nitroglycerin and remifentanil in acute hypervolemic hemodilution combined with controlled hypotension during intracranial aneurysm surgery [J]. Int J Clin Exp Med, 2015, 8 (10): 19353-19359.

第五十八章

输血与自体输血

目　　录

无论是异体输血(allogous transfusion)还是自体输血(autologous tansfusion),其主要目的应包括:①维持组织氧供;②维护机体止血和凝血功能。尽管理论上不应将输血作为补充血容量的措施,但在临床实践中,输血不仅提高了血液的携氧能力,同时也确实扩充了血管内容量,并因此增加心输出量和组织灌注。输血的不同功能由血液的不同成分完成,临床输血或血制品应用时应做到物尽其用。麻醉科医师作为输血专家,应熟练掌握输血指征和各种血液成分的临床应用技巧,认识、预防并正确及时地治疗输血不良反应。

第一节 输血指征

如上所述,血液的基本功能是维持组织氧供与维护机体止血、凝血功能。一旦患者出现血液丢失或因其他先天、后天因素对上述功能产生影响时,应考虑输血治疗。我们必须认识到,贫血对患者是有害的,输血治疗同样充满风险,错误或不合理的输血策略更是弊大于利。迄今为止,关于如何确定输血指征,国际上尚未有统一的结论。

一、维持和改善组织氧供

(一) 氧供生理

组织的氧供取决于心输出量和血氧含量:

$$DO_2(ml/min)=CO(L/min)\times CaO_2(ml\%)\times 10=HR\times SV\times[Hb(g/dL)\times SaO_2\times 1.34+0.003\,1\times PaO_2(mmHg)]\times 10 \quad (58\text{-}1)$$

注:DO_2:氧供;CO:心输出量;CaO_2:动脉血氧含量;HR:心率;SV:每搏量;Hb:血红蛋白;SaO_2:动脉血氧饱和度;PaO_2:动脉血氧分压

心输出量与心肌收缩力、有效的容量负荷及心率呈正相关。输血虽然可以提高容量负荷,但其并非提高容量负荷的首要措施。改善容量负荷应根据患者实际情况补充晶体液和/或胶体液。天然胶体如白蛋白或血浆,在危重患者扩容及维持胶体渗透压方面仍有不可替代的作用,以后的章节会作详细介绍。

从上述公式中不难看出,提高动脉血氧分压(PaO_2)可以提高动脉血氧饱和度(SaO_2),但 SaO_2 至多为 100%。由于氧气的低溶解度,进一步提高 PaO_2 增加血氧含量的作用很小,而提高血红蛋白(Hb)浓度对血氧含量的改善最为明显。但 Hb 浓度并非越高越好,血液中单位体积内红细胞数量过多,会影响血液流变学,易产生血液黏滞、微循环障碍,反而影响组织氧供。正常情况下,人体氧供储备充足,血红蛋白浓度为 100g/L 时,氧供水平达峰值。Hb 究竟低到多少才会引起组织氧供障碍,即 Hb 极限低值目前尚无明确答案。Weiskopf 等报道,对健康志愿者实施急性等容量血液稀释(ANH)至 Hb=50g/L 时,患者仍耐受良好,氧供、氧耗无异常,无血乳酸增加,由此推测 50g/L 并非为 Hb 极限低值。但健康志愿者急性等容量血液稀释至 70g/L 时,可主诉疲劳;血液稀释至 60g/L 时,神经心理测试可出现异常。术前血细胞比容(HCT)20%~22% 患者围手术期并发症发生率与死亡率并不增加,但围手术期严重贫血(Hb<50~60g/L)与术后高死亡率相关。动物实验和人体试验均证实,并存心血管疾病者对贫血的耐受性明显低于无心血管疾病者,由此可见,Hb 极限低值与器官特性、功能状态、病变情况、年龄等因素有关。

(二) 输血时机

临床上通常通过 Hb 和/或 HCT 决定输血指征。由于 Hb 极限低值与上述多种因素有关,在决定输血时机和判断输血效果时,除关注 Hb 外还须通过血压、心率、血氧饱和度、尿量和心电图等常规监测以及超声心动图、混合静脉血氧饱和度和血气分析等特殊监测,综合判定组织灌注与氧合情况。

卫生部 2000 年颁布的输血指南采用患者 Hb 作为输注红细胞的指标。在患者一般情况良好的前提下,Hb>100g/L 时不必输血,Hb<70g/L 的急性贫血应考虑输注浓缩红细胞,Hb 为 70~100g/L 时,应根据患者的代偿能力、一般情况和其他脏器的病变程度考虑输血指征。这些因素包括心血管系统的状况、年龄、预测血液可能进一步丢失量及患者的氧合状况。

2017 年中华医学会《围手术期血液管理专家共识》关于红细胞输入指征:建议采用限制性输血的策略,即血红蛋白 >100g/L 的患者围手术期不需要输红细胞,血红蛋白在 70~100g/L 之间,可由医师根据患者临床表现决定是否输红细胞。

2015 年美国麻醉科医师协会《围手术期血液

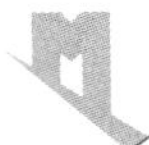

管理实践指南》建议如下：①急性贫血时，Hb 浓度 >100g/L 通常不需要输血，而 Hb 浓度 <60g/L，则必须输血；②血红蛋白 60~100g/L 是否需输血应根据是否存在进行性组织器官缺血、进行性出血、血管内容量不足和氧合不佳等危险因素决定；③单纯使用 Hb 作为输血的指征可能会忽略某些病理状态和外科因素造成的氧供障碍；④倡导多模式方案或运算法则输血，通过预先应用一些策略介入来减少失血及输血的需要。多模式方案包括医学专家会诊、技术支持、使用输血公式及床旁检测和其他围手术期保护方式。节约用血技术(如术前自体献血、术中或术后血液回输、急性等容量血液稀释、控制性降压及止血药等减少术中出血的措施)对患者的康复均有帮助；⑤由于并发症少，自体输血的指征应适当放宽。

2016 年，美国血库协会(american association of blood banks，AABB)在《红细胞输血阈值和存储临床实践指南》中强烈推荐：对住院血流动力学稳定的成人(包括危重症患者)，采用阈值为 70g/L 限制性红细胞输注。

5

也有专家建议 Hb 浓度 <80g/L 时应考虑输注红细胞，但输血指征的掌握不能单纯根据血红蛋白数值，应以保证患者氧合为目标。合并心血管与呼吸系统疾病的患者，最低血红蛋白浓度限值应升高至 90~100g/L。

因此，应对患者的情况综合评定后再确认患者输血时机，包括：心血管功能、年龄、动脉血氧合情况、混合静脉血氧分压、心输出量、血容量及外科因素，以便预测组织氧合不良的危险，因为输注红细胞的目的是改善组织氧供，而并不仅仅是为了提高 Hb 水平。

不同器官对氧供需求不同。心脏的氧摄取率高达 70%，故氧供储备少。心脏健康者在低 HCT 时，可通过增加心输出量，相应增加冠脉血流来代偿；而对冠心病患者来说，Hb 或 HCT 降低时血氧含量降低，心脏代偿性增加心输出量时，由于冠脉狭窄，冠脉血流并没有显著的增加，与此同时，心脏负荷增加、心肌氧耗增加，心肌缺血等并发症的发生率增加。同样，严重肺病患者不能有效提高血氧分压，相当一部分患者是通过增加血液中红细胞数量代偿性维持氧供，故在 Hb 或 HCT 降低时可造成机体氧供不足。目前尚无证据明确合并心肺疾病患者 Hb 极限低值，多数学者认为将 HCT 维持于 30% 或 Hb 维持于 100g/L 以上为宜。

通过快速血红蛋白分析仪或毛细管高速离心均可获取即时机体 Hb 浓度或 HCT 数值(图 58-1)。

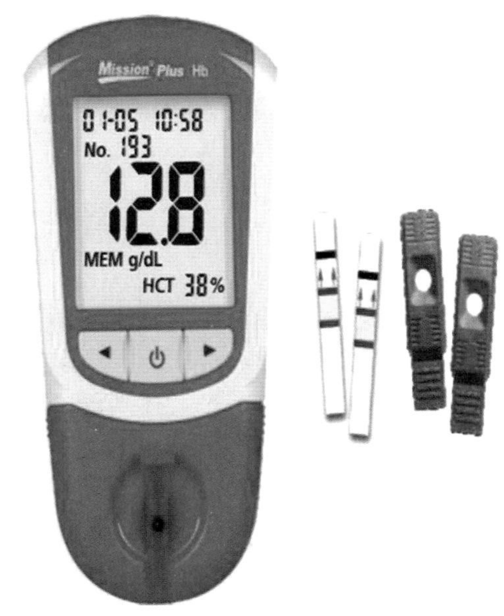

图 58-1 快速血红蛋白浓度监测仪

术中急性失血时，若无条件及时精确地判断患者的 Hb 或 HCT，可通过以下步骤决定输血时机：

1. 患者的临床表现和生命体征(表 58-1)；

2. 测量吸引瓶内血量，称量用后的纱布，检查手术单上的失血而粗略估计出血量；

3. 通过失血量预估出血后 HCT；

$$HCT_{出血后}=(1-出血量/2BV)\times HCT_{基础}/(1+出血量/2BV) \quad (58\text{-}2)$$

注：HCT：血细胞比容；BV：血容量。

4. 根据患者具体情况计算出最大允许出血量(EABL)，当出血量达到该阈值时即开始输血；

$$EABL=[(HCT\ 术前-HCT\ 允许值)\times BV]/[(HCT\ 术前+HCT\ 允许值)/2] \quad (58\text{-}3)$$

注：EABL：最大允许出血量；BV：血容量；Hct：血细胞比容。

血容量(BV)既可粗略地按照公斤体重的 7% 估算，也可按照性别年龄分类计算(成年男性 66ml/~77ml/kg、成年女性 66.5ml/kg、新生儿 85ml/kg)，还可按下列公式计算：

$$BV(ml)=H(cm)\times 28.5+BW(kg)\times 31.6-2\,820(男) \quad (58\text{-}4)$$

$$BV(ml)=H(cm)\times 16.25+BW(kg)\times 38.46-1\,369(女) \quad (58\text{-}5)$$

注：BV：血容量；H：身高；BW：体重

表 58-1 患者不同程度失血量的急性出血临床表现

	Ⅰ	Ⅱ	Ⅲ	Ⅳ
失血量(ml)	≤ 750ml	750~1 500ml	1 500~2 000ml	>2 000ml
失血量占体循环总量	≤ 15%	15%~30%	30%~40%	>40%
心率(次 /min)	>100	>100	>120	>140
血压(mmHg)	正常	正常	下降	下降
脉压(mmHg)	正常 / 增加	减小	减小	减小
毛细血管充盈试验	正常	阳性	阳性	阳性
呼吸频率(次 /min)	14~20	20~30	30~40	>35
尿量(ml/h)	≥ 30	20~30	5~10	无尿
CNS 表现(精神症状)	极轻度焦虑	轻度焦虑	焦虑,意识混乱	意识混乱,昏睡
体液替代疗法方案	晶体液	晶体液	晶体液 + 血	晶体液 + 血

临床实践中,不能机械地使用红细胞输注指南,而应根据手术类型和出血速度灵活确定输血时机:矫形外科手术出血速度往往较为缓慢且恒定,可考虑采用测定血红蛋白浓度作为输血治疗参考;胸腹腔开放手术大出血的原因往往是大或较大血管的损伤,出血速度快而猛,此时通过观测出血量和预判止血困难程度以指导输血治疗更为合适。因为容量治疗和体液再分布的滞后,出血后短时间内测定的血红蛋白浓度往往假性偏高,对于急性大出血的患者,血红蛋白浓度的测定更多的是作为何时停止输血治疗的依据之一,而不是用于确定开始输血的时间。

综上所述,尽管外科手术患者的输血指征备受争议,我们建议的输血时机为:①急性失血超过血容量的 20%;② Hb <70g/L 或 Hb<80g/L 并伴有症状(胸痛、体位性低血压、对液体复苏反应迟钝的心动过速或充血性心力衰竭);③伴随严重的内科疾病(如 COPD 和缺血性心脏病等)患者 Hb <100 g/L;④自体血回输不受 Hb 影响,Hb<100g/L 亦可开始;⑤机械通气依赖患者 Hb<100g/L。

(三) 预防性纠正术前贫血

若患者存在术前贫血,应对患者发生贫血的原因、手术的紧急程度等进行综合分析。通常,慢性贫血患者对低血红蛋白的耐受程度较急性贫血者强,对绝大多数外科手术患者而言,若术前没有出现器官组织氧供障碍,输血仅仅为了纠正贫血状态并不会改善患者的预后和降低并发症发生率。若患者的外科疾病是其发生贫血的原因,或患者需进行紧急手术,术前纠正贫血不仅延误了手术时机,而且收效甚微。通过手术解决引起贫血的外科问题,同时根据患者情况进行输血治疗,部分纠正贫血状态、保证组织氧供才是较为可取的节约用血行为。

有研究表明,体外循环(cardiopulmonary bypass,CPB)患者输注库血后,血清中 3 价铁离子浓度显著升高,直至输血后 20 小时恢复至基础值。3 价铁离子会增加患者 CPB 后肾功能不全的发生率,因此,对拟行 CPB 心脏手术的患者进行预防性贫血纠治有助于减少围手术期急性肾功能障碍的发生。

术前可应用促红细胞生成素和 / 或铁剂提高患者的红细胞数量,使血红蛋白恢复到正常水平,改善贫血。

二、维护机体的凝血机制

先天性或获得性出凝血功能障碍的患者需要手术治疗前,通常予以成分输血,以维护并改善机体的凝血功能,使之能顺利地渡过手术关。用于治疗出凝血功能障碍的主要血液成分为血浆及其制品、血小板制品。

(一) 血浆及其制品应用指征

用于围手术期凝血因子缺乏的患者。下列情况需要输注新鲜冰冻血浆或其提纯制品来改善凝血功能:①血友病;②大量输血而伴有出血倾向者,输血量 >5 000ml,活化部分凝血活酶时间(APTT)延长 1.5 倍以上;③肝功能衰竭伴出血者;④ V 或 X 因子缺乏伴出血者;⑤纤维蛋白原含量小于 150mg/dL,且出血倾向明显的 DIC 者。

（二）血小板制剂应用指征

用于血小板数量减少或功能异常伴异常渗血的患者。下列情况需要输注血小板制剂维护止血功能。

1. 原发性血小板减少性紫癜、肝硬化、原发性脾亢等因素造成的血小板计数减少并伴有临床出血倾向者。

2. 大量输血造成急性稀释性血小板减少症（血小板计数 $<70\times10^9/L$）并伴有临床出血倾向者。

3. 拟行重大手术的重度血小板减少（血小板计数 $<20\times10^9/L$）者。

4. 血小板过度消耗的 DIC 者。

三、输血和容量负荷

输血可以提高容量负荷，但从理论上说，输血并非提高容量负荷的首要措施，改善容量负荷应根据患者的实际情况，补充晶体液和胶体液。随着科技的进步，扩容效力强、维持时间长的人工胶体溶液不断出现（如明胶溶液、中分子量羟乙基淀粉溶液等），应作为扩容的首选。但对于某些特殊情况，如严重烧伤、创伤、浆膜炎症、消化道瘘、重症感染等，患者在丢失大量体液的同时，伴随着大量的血浆蛋白外渗。因此，此类患者除补充足够的功能性细胞外液，还需输注白蛋白或血浆以补充蛋白丢失量，维持血管内容量和正常的胶体渗透压，从而保证血管内外的体液平衡。通常，患者出血量达 1 000~5 000ml 时需输注人工胶体液和红细胞制剂共同维护容量，出血量 >5 000ml 时需输注人工胶体液、红细胞和血浆以共同维护血容量并保持血浆总蛋白水平 >52g/L 或血浆胶体渗透压 >15mmHg。

第二节　成 分 输 血

5

成分输血（transfusion of blood components）指根据患者所丢失或缺乏的血液成分补充相应的血液制品。目前临床上常用的血液成分为：全血、红细胞、新鲜冰冻血浆、血浆冷沉淀物、浓缩血小板，以及在此基础上进一步提纯的血液制品，包括白蛋白、球蛋白、凝血酶原复合物、纤维蛋白原、Ⅷ因子和 rF Ⅶa 等。

一、全血

全血是指将采集到的供体血直接保存于含有特殊保存液的塑料袋中，并置于 4℃冷藏。为防止血液凝固，采集的供体血必须加入适量抗凝剂。全血的性质主要取决于抗凝剂（或保存液）的种类以及贮存时间的长短。随着保存时间的延长，血液中的一些有效成分（2，3-DPG、ATP、白细胞、血小板等）含量减少，功能逐渐丧失，而一些有害成分（血氨、游离血红蛋白和血钾）将逐渐增加。其变化速度与抗凝剂（或保存液）的种类有较大关系。目前常用的抗凝剂（或保存液）有以下几种：

1. 单纯枸橼酸钠　1914 年 Hustin 首先发现枸橼酸钠可与血液中钙相互作用，形成可溶性复合物。1918 年发现血液可冷藏保存后，人们开始使用枸橼酸钠作为血液抗凝剂保存血液，这一进展使输血由最初的直接或半直接法发展为间接输血，这是输血史上的一大进步。由于单纯枸橼酸钠不含葡萄糖，血液的保存期只有 5 天。

2. 肝素　肝素是一种酸性黏多糖，可与抗凝血酶Ⅲ相互作用，阻止凝血酶生成，具有较强抗凝作用。肝素的抗凝过程不涉及钙离子，故血液中钙离子浓度保持正常。肝素抗凝作用时间有限，故不能长期保存，其保存期为 34 小时。

3. 枸橼酸 - 枸橼酸钠 - 葡萄糖保存液（ACD）　1943 年开始应用于临床。ACD 中含有葡萄糖，后者是正常红细胞糖酵解过程必需的底物，用于氧化供能，枸橼酸可防止葡萄糖在高压消毒时焦化，并可使保存的红细胞脆性增加的过程延缓。因此与单纯枸橼酸钠保存液相比，ACD 可有效防止红细胞溶解并延长红细胞的保存期限，保存期可延长至 21 天。目前国内各血站大多采用 ACD 保存血液。

4. 枸橼酸 - 枸橼酸钠 - 磷酸二氢钠 - 葡萄糖保存液（CPD）　1957 年开始应用于临床，与 ACD 相比能更有效地保存血液。CPD 保存 1 周的血液相当于 ACD 保存 1~2 天的血液，输注后 24 小时红细胞的存活率达 98%，2，3-DPG 水平达 99%。因此，欧美发达国家大多已放弃 ACD 而推广使用 CPD。

5. ACD- 腺嘌呤（ACD-A）或 CPD- 腺嘌呤（CPD-A）　目前已有大量试验证明，ACD-A 或 CPD-A 保存血液能显著延长红细胞活力，但不能阻止 2，3-DPG 减少或使氧亲和力增加。然而，ACD-A 或 CPD-A 保存的血液输入人体后，2，

3-DPG 浓度可在 24 小时内恢复。保存期为 35 天。

以上所定保存期，主要针对红细胞，即保存期末输入患者体内的红细胞在 24 小时后仍有 70% 以上的存活率，而忽略血小板、白细胞和凝血因子等成分的存活率或有效率。

全血包括新鲜全血和库存全血(库血)。对于新鲜全血而言，根据输血的不同目的有着不同的定义。当输血目的是为了改善携氧能力时，以输注含 2,3-DPG 较高的全血为宜，4℃保存 5 天内的 ACD 全血或 10 天内的 CPD 全血均可视为新鲜全血；当输血目的是为了补充血小板、粒细胞或不稳定的凝血因子Ⅴ时，以输用当天新鲜全血为宜；当输血目的是为了补充凝血因子Ⅷ，则可使用保存 5 天以内的全血。因为 HBsAg、梅毒血清试验及 HIV 抗体等检查不能在 1 天内完成，故输注新鲜全血有发生上述疾病的危险，应慎之又慎。因此现代输血大多采用成分输血法，不主张使用新鲜全血。

如上所述，库血的保存期依保存液种类而定。事实上，血液只要离开人体循环就开始发生变化，这些变化统称为“保存损害”，其程度与保存液种类、保存温度和保存时间有关。若保持保存温度和保存液种类不变，血液的变化随保存期的延长而增加，见表 58-2。如全血在 4℃保存 12 小时后，血小板丧失大部分活性；1 天后血小板丧失全部活性，粒细胞丧失功能，凝血因子Ⅴ活性下降 50%；3~5 天后Ⅷ因子活性下降 50%。比较稳定的是白蛋白、免疫球蛋白和纤维蛋白原。因此库血的有效成分主要为红细胞，其次为白蛋白和少量球蛋白。为了满足临床需要，建议使用浓缩提纯的血液制品。

表 58-2 ACD 库血保存期中的生化性质改变

	当日	7d	14d	21d
葡萄糖(mmol/L)	19.43	16.65	13.60	11.66
乳酸(mmol/L)	2	7	12	15
pH	7.0	6.85	6.77	6.68
红细胞生存率(%)	100	98	85	70
2,3-DPG(%)	100	60	23	10
游离血红蛋白(g/L)	0.04	0.08	0.18	0.29
Na^+(mmol/L)	172	158	150	146
K^+(mmol/L)	3.4	12	24	32
Ca^{2+}(mmol/L)	<0.5	<0.5	<0.5	<0.5
Cl^-(mmol/L)	100~150	260	470	680

血液保存的方法还在不断创新发展中。例如，将血液置于 500~3 000V 的静电场中保存，可减少溶血和减少与保存时间相关的 pH 下降。

二、红细胞制剂

(一) 少浆血

从全血中分离出一部分血浆，保留一部分血浆的血，其血细胞比容约为 50% 左右。可通过自然沉降或离心法制备。

(二) 浓缩红细胞

制备方法与少浆血类似，所得红细胞与全血具有相同的携氧能力，而容量只有全血的一半至三分之二，其血细胞比容可达 70%~90%。血细胞比容为 70% ± 5% 的浓缩红细胞输注时不必再加生理盐水稀释，使用最为方便。血细胞比容超过 80% 浓缩红细胞，因黏稠度过大，输注时需加适量生理盐水，配制成血细胞比容为 70% 的红细胞悬液，以便输注。

(三) 洗涤红细胞

使用生理盐水等溶液反复洗涤红细胞 3~6 次后的红细胞制剂，可去除原血 80% 的白细胞并保留 80% 以上的红细胞。洗涤红细胞除含少量白细胞、血小板外，血浆蛋白含量极少，残存的血浆蛋白含量不到原总蛋白的 1%。由于洗涤红细胞已基本去除血浆、白细胞和血小板，可明显降低不良反应的发生率。洗涤红细胞缺乏同种抗 A、抗 B 凝集素，因此洗涤的 O 型红细胞，可输给任何 ABO 血型的患者。洗涤红细胞中钾、钠、氨、枸橼酸盐以及乳酸等基本去除，更适用于心、肝、肾疾病患者。

(四) 冰冻红细胞

研究证明，红细胞代谢速度取决于保存温度，如果把血液保存在很低的温度下，可使红细胞的代谢活动降低或完全停止，从而减少红细胞代谢所需要的能量消耗，同时也可避免有毒代谢产物的积累，达到延长红细胞保存期的目的。

冰冻红细胞制备的主要难点是防止在冷冻过程中红细胞的破坏，常用方法为使用防冻剂，常用的防冻剂为甘油。甘油的最终浓度为 40%，红细胞冰冻及保存温度为 −70~−80℃。冰冻红细胞的最大优点为保存时间长，高浓度甘油冰冻红细胞可保存 3 年，低浓度甘油冰冻红细胞可保存 10 年以上，因此有助于解决稀有血型的贮藏问题。输用冰冻红细胞前需解冻并用盐水洗涤法或糖液洗涤法洗脱甘油，洗涤工序繁琐，需一定设备，故推广应用受限。冰冻红细胞解冻洗涤后应置于4℃ ±2℃保存，并在24小时内输注完毕。

（五）少白细胞红细胞

少白细胞红细胞适用于反复发热的非溶血性输血反应患者。患者因反复输血导致白细胞同种免疫，一旦输入带有白细胞的血液即可引起免疫反应，本制剂可防止此反应发生。多数学者认为，若患者有2次以上发热或非溶血性输血反应，宜输注少白细胞红细胞。再生障碍性贫血患者通常要多次输血与血小板，残余白细胞的同种异体免疫反应可能造成造血干细胞移植时出现严重排斥反应，因此要注意去除白细胞，以减少将来可能存在的危险。血液透析与器官移植患者等宜输注少白细胞红细胞。

（六）年轻红细胞

年轻红细胞（包括网织红细胞）的半存活期为44.9天，而成熟红细胞为20天，故输用年轻红细胞可明显延长输血间隔。根据衰老的红细胞体积小密度高而年轻的红细胞密度较小的特点通过离心法可将年轻红细胞分离。临床证实，输注年轻红细胞对长期依赖输血的贫血患者可延长输血间隔、减少铁积累、延迟或防止血红蛋白病的发生。

三、血浆及血浆蛋白制品

（一）血浆

血浆是承载血细胞的基质，其主要成分是水、电解质、糖和蛋白（包括白蛋白、球蛋白、凝血因子、细胞因子等）。血浆是天然的胶体，蛋白含量为60~70g/L，胶体渗透压为20~5mmHg，蛋白在血浆中的半衰期为15~20天，故可以很好地维持血管内容量，因此在人工胶体进入临床之前，输注血浆的主要目的为扩容和维持血液的胶体渗透压。输注血浆的真正重要目的为补充凝血因子。如前所述，由于凝血因子Ⅴ、Ⅷ的不稳定性，全血储存21天后，这两个因子的水平分别逐渐降低到正常的15%和50%。采用冰冻的方法可以很好地保存凝血因子Ⅴ、Ⅷ，因此新鲜冰冻血浆可用于治疗大量输血后的异常出血。

血浆的制备方法包括在制备红细胞制剂时分离获得与单采血浆法。发达地区将80%以上的全血制成各种血制品供成分输血用，既满足了临床对红细胞的要求，又取得了大量血浆供制备血浆蛋白制品。单采血浆法是近年来为取得大量血浆而发展的一种新技术。方法主要有两种，一种是多联塑料袋法，另一种是使用仪器如IBM或Haemon血细胞分离器。单采血浆法的优点在于只采集机体容易合成的血浆而回输生成较慢的细胞，尤其是红细胞。

血浆按使用抗凝剂的不同可分为枸橼酸钠、ACD、CPD、肝素和乙二胺四乙酸（EDTA）血浆等；按血液保存的时间不同可分为新鲜血浆和库存血浆；按保存时物理状态的不同可分为液体、冰冻和冻干血浆。新鲜冰冻血浆（FFP）使用ACD或CPD抗凝全血，于6小时内将血浆分离，并迅速在-30℃以下冻结和保存。FFP含有全部正常血浆蛋白，并保存了血浆中不稳定的蛋白成分，特别是易变的凝血因子（凝血因子Ⅴ、Ⅷ），凝血因子的含量基本保持于正常水平，并可保存12个月。

血浆具有一系列综合治疗价值，可用于抗休克、免疫、止血和解毒等。血浆具体应用指征为：

1. 大量输血伴出血倾向者。
2. 肝衰竭伴出血者。
3. 双香豆素抗凝剂过量者。
4. 凝血因子Ⅴ或Ⅹ缺乏伴出血者。
5. 提供其他血浆成分，如遗传性血管神经性水肿患者缺乏的Cl^-脂酶抑制剂；
6. 血浆置换，用于治疗某些疾病，如变态反应性疾病或去除体内的Ⅷ因子抗体和抗D抗体等。
7. 在缺乏更好的血液制品时，可用于纠正某单一凝血因子缺乏。通常，治疗甲型血友病时，每公斤体重输注10~15ml血浆只能提高凝血因子Ⅷ 15%~20%；治疗低纤维蛋白原血症与遗传性Ⅴ、Ⅷ、Ⅸ、Ⅹ因子缺乏症时，成人一次输注400ml血浆只能提高血液循环内凝血因子水平约10%。为达到止血目的，需要多次大剂量的输注血浆，可使循环负荷过重。因此，在治疗血友病或其他凝血因子缺乏性出血时，建议使用冷沉淀或凝血酶原复合物。
8. 在缺乏白蛋白制剂时，可用于扩容或纠正低蛋白血症。如烧伤、创伤性休克等引起的血液浓缩与循环血容量急剧减少时，输用血浆较全血更为合适。

通常，正常水平5%~20%的凝血因子Ⅴ和30%的凝血因子Ⅷ就足以满足外科手术中的凝血要求，术中大量输血造成的出血倾向更多是血小板缺乏所致，故以FFP作为大量输血诱发凝血障碍的治疗手段时，应满足如下要求：①外科缝合或电凝不能控制的全身性出血；② APTT超过正常值

5

1.5 倍以上；③血小板计数 >70 × 10^9/L（排除血小板减少为异常出血的主要原因）。

FFP 的使用剂量取决于临床表现，必须做到个体化，平均剂量为 5~15ml/kg。为了确定最适剂量，临床和实验室评价十分重要，如通过中心静脉压（CVP）和每搏量变异度（SVV）评估容量负荷，随访凝血功能包括 PT、APTT、纤维蛋白原定量等，有条件的单位还可以通过血栓弹力图动态观察患者凝血功能的变化。

血浆输注速度应根据具体情况而定，一般输注速度不应超过 10ml/min。对于失血性休克和严重血容量不足患者，输注速度可加快，可以在补充凝血因子的同时起到迅速扩容的作用。对于心功能不全、老年患者或婴幼儿应减慢输注速度。

由于个体遗传基因型不尽相同，血细胞和血浆蛋白的表现型也各有差异。因此，理论上受血者对输注异体血的同种抗原产生同种抗体具有潜在可能。受血者接受了血浆中存在的分浆时混入的少量红细胞、白细胞和血小板等同种抗原，另外血浆蛋白的种类繁多，包括免疫球蛋白、乙种球蛋白、白蛋白和结合珠蛋白等十多种，它们在不同个体都有不同的表现型，因此输注血浆的变态反应发生率较高，荨麻疹与发热反应最常出现，过敏反应虽然少见，但常危及生命。

（二）冷沉淀

冷沉淀为富含Ⅷ因子和纤维蛋白原的血浆制品，包括Ⅷ：C（促凝的活性部分）、Ⅷ：vWF（von willebrand 因子）和纤维连接蛋白（一种协助单核 - 吞噬细胞系统清除异物及细菌的糖蛋白），其他的血浆蛋白在冷沉淀中的含量很少。冷沉淀主要用于治疗Ⅷ因子缺乏或血友病甲，也用于治疗纤维蛋白缺乏症。

输冷沉淀时须做 ABO 配型，但并不十分严格，因为冷沉淀中抗体的含量极低。但冷沉淀含有少量的红细胞碎片，故 Rh 阳性制品输给 Rh 阴性患者可致敏。

输冷沉淀时会出现“矛盾出血”现象，即当Ⅷ因子水平达正常的 30%~50% 足以满足凝血需求时，异常出血仍未得到控制，甚至在Ⅷ因子水平正常时也不例外。产生此种现象的原因是冷沉淀中富含纤溶酶原，在输注冷沉淀的同时，血浆纤溶酶原浓度上升，造成出血概率增加。单纯输注Ⅷ因子则不出现上述情况。

输注冷沉淀时要求过滤后快速输注，速度 >200ml/h，解冻后尽可能在 6 小时内使用。

从某种意义上说，输注冷沉淀较输市售纤维蛋白原制剂更为安全，因为市售纤维蛋白原的肝炎病毒污染率很高，而输冷沉淀的感染机会与输血相同。目前治疗血友病甲的药物为纯的Ⅷ因子制剂，随着科技的发展，通过 DNA 重组技术生产出了合成的Ⅷ因子，从而避免了由血浆提纯的Ⅷ因子传播疾病的危险。

（三）凝血酶原复合物

凝血酶原复合物（PCC）是从健康人混合血浆中分离制备的一种能促进血液凝固的静脉注射血浆蛋白制剂，主要含有维生素 K 依赖性凝血因子Ⅱ、Ⅸ、Ⅹ，含或不含凝血因子Ⅶ，及少量其他血浆蛋白。根据其是否含有凝血因子Ⅶ将 PCC 分三因子 PCC 和四因子 PCC 两种规格，三因子 PCC 在美国暂只被用于凝血因子Ⅸ的替代治疗。PCC 中维生素 K 依赖的凝血因子浓度约是血浆中的 25 倍，其生物活性以凝血因子Ⅸ为代表，用国际单位（IU）来表示，1IU 的 FⅨ代表 1mL 正常人新鲜血浆中 FⅨ的活性，同时标签上还标明了其他几种凝血因子的效价。

凝血酶原复合物的治疗指征为：①主要用于预防和治疗因凝血因子Ⅱ、Ⅶ、Ⅸ及Ⅹ缺乏导致的出血，如乙型血友病、严重肝病（如急性重型肝炎、肝硬化等）、弥散性血管内凝血（DIC）及手术等所致的出血；②用于逆转抗凝剂（如香豆素类、茚满二酮等）诱导的出血；③对已产生凝血因子Ⅷ抑制性抗体的甲型血友病患者，使用本药也有预防和治疗出血的作用；④对继发性维生素 K 缺乏的新生儿、口服广谱抗生素者，仅宜在严重出血或术前准备中使用本药。

PCC 在临床使用过程中面临的一个主要问题是血栓风险，其使用剂量及用药次数应根据具体病情决定，参考患者的体重及 INR 水平进行个体化给药。INR 为 2~4 时，PCC 推荐剂量为 25IU/kg；INR 为 4~6 时，PCC 推荐剂量为 35 IU/kg；INR>6 时，PCC 推荐剂量为 50 IU/kg，分次给入并严密监测凝血功能。

（四）白蛋白

市售的人血白蛋白制剂有 4%、5%、10%、20% 和 25% 几种浓度，其中临床多使用 5% 和 20% 产品。两种白蛋白由于渗透压的不同带来了临床使用的差异，5% 白蛋白是等渗人血白蛋白，不引起组织间液向血管内转移，输入 250ml 后其血浆扩容量约为 250~500ml 之间；20% 是高渗白蛋白，显著削弱组织间液，更适合水肿患者，输注 50ml 后其血浆扩容量约为 230ml。因为 5% 等渗白蛋白不会导致组织间液向血管内显著流动，所以能更好的稳定人体内环境，对于心功能不好的患者也可减少心衰发生的风险。使用该制剂的主要目的是防治低蛋白血症和维持血浆胶体渗透压。

体重为 70kg 的成人体内大约储存白蛋白 300g，主要分布于皮肤、肌肉和内脏中。体内约 40% 的白蛋白位于血管内，60% 位于血管外，并以不同速率与血管内白蛋白保持平衡，通常每小时有相当于血管内总量 5% 的白蛋白进入血液。白蛋白的半存活期约 20 天，正常时合成率和分解率互相平衡。变性或变构的白蛋白主要为单核 - 吞噬细胞系统和血管内皮细胞吞噬代谢，少部分也可通过胃肠道丢失，如输注过多白蛋白或其他胶体液将抑制白蛋白合成并增加其分解。导致白蛋白分解率增加的疾病包括癌症、急性感染、手术、烧伤(烧伤面积达 50% 时，白蛋白分解率达正常的 2 倍)等。

5

四、血小板

(一) 血小板生理

血小板是止血机制中的一个重要因素，它来源于骨髓巨核细胞，生成受血小板生成素调节。正常人血小板数为 $(100\sim280)\times10^9$/L，存活期为 8~11 天。近年来用 ^{111}In(铟)标记自身血小板回输后发现，最初 10~20 分钟内血小板下降很快，以后逐渐变慢，半存活期为 3.7 天或 4.6 天。自身免疫性血小板减少性紫癜患者血小板存活期仅 48~230 分钟，总转换率为正常的 4~9 倍。

(二) 血小板的制备

血小板是血液有形成分中比重最轻的一种，约 1.032，相对白细胞更容易从全血中分离出来，因此血小板输注开始较早。分离血小板可以从 1 单位全血中提取，也可以使用细胞分离机采集单一献血者较大量的血小板供一位患者一次使用。血细胞分离机价格昂贵，费用高，但可以提供 HLA 配合的血小板，主要用于已产生血小板抗体，导致普通血小板输注无效的患者。一般情况下血小板的制备都采用前一种方法，从全血中制备血小板制品，供临床使用。血小板性质脆弱，离体后易变形、破坏，影响输后体内存活期。

(三) 血小板的保存

影响血小板保存的因素较多，以温度和 pH 最为重要，pH 的维持又与贮存袋的通透性、白细胞污染量、血浆残留量以及保存方式等因素密切相关。

1. 温度　以 22℃ ± 2℃保存为佳。研究证明，血小板遇冷后很快发生形态改变，由盘状变为球状，同时由于钙依赖性蛋白酶的活化和磷脂酰肌醇介导肌动蛋白聚合，使得血小板表面伸出多刺的伪足并且发生凋亡。另外，血小板 vWF 受体复合物在较冷的环境下发生聚集，使血小板更容易结合 aMb2 整合素受体，从而引发循环快速的清除行为，使得输入体内存活期短。既往研究发现，在 4℃状态下储存 24 小时和 72 小时后，血小板的生存力较之前分别下降 18% 和 9%。而 22℃ ± 2℃保存的血小板，可保持形态完整，输后在体内存活时间长。冰冻保存血小板虽有 20 多年历史，但因保存后损失较大，体内回收率低，至今没有被广泛应用。

2. pH　血小板保存质量与 pH 关系密切，适合血小板保存的 pH 为 6.5~7.2，保存期末测定 pH 应不小于 6.0、不大于 7.4，否则输后回收率低，存活期短。保存过程中 pH 的下降与乳酸浓度有关，当乳酸浓度升高到 30~40mmol/L 时，pH 降到 6.0。乳酸浓度升高又与贮存容器对气体的通透性有关，有氧条件下血小板代谢产生 CO_2，通过气体交换，CO_2 散出贮存容器，O_2 进入贮存容器，以保持 pH 不变。若通过袋壁的气体交换不能满足血小板对氧的需求，血小板代谢就由有氧代谢转化为无氧代谢，糖酵解增加，乳酸产生增多，pH 下降。此外，保存血小板必须保持轻轻地摇荡，摇荡可使氧气和二氧化碳容易通过贮存容器表面，有利于保存期间 pH 的维持。

3. 保存期　保存期长短在很大程度上取决于贮存容器的材料，20 世纪 70 年代至 80 年代早期使用的贮存器由含二乙基己基邻苯二甲酸盐增塑剂的聚氯乙烯组成，PL146 和 CL 3000 就属于此类容器，其表面对氧的通透性较差，22℃ ±2℃保存期只有 3 天。因此，学者们不断研发新型容器，以便增加气体的通透性，较好地维持 pH，新型容器可使血小板的保存期延长到 5 天。此类容器有三种类型，一种是不含增塑剂的聚烯烃贮存容器如 PL 732，另一种是含 1,2,4- 苯三增塑剂的聚氯乙烯贮存容器如 CLX-7 和 PL1240，第三类是含 DEHP 增塑剂的聚氯乙烯贮存容器如 XT-612。

(四) 输注血小板的适应证

血小板减少为输注血小板的适应证，但并非所有血小板减少患者均需输注血小板。按血小板数量可将血小板减少分为轻、中、重三度：血小板计数(50~100)×10^9/L 时为轻度血小板减少，血小板计数(20~50)×10^9/L 时为中度血小板减少，血小板计数 <20×10^9/L 时为重度血小板减少，血小板计数低于(5~10)×10^9/L 时为严重血小板减少。通常，轻度血小板减少除有皮肤出血点及紫斑外，无其他部位出血，虽经外伤也不易有严重出血；血小板数少于 20×10^9/L 时，皮肤、鼻、齿龈出血增多；血小板数(5~10)×10^9/L 时出血时间明显延长，出血严重，可出现血尿、呕血、黑粪，甚至颅内出血。但也有少部分患者血小板虽在 10×10^9/L，仍无明显出血症状，而某些患者血小板数在(40~50)×10^9/L 时已有出血症状，主要与血小板功能相关。因而，血小板输注的指征应视患者的出血情况、血小板数及出血时间作出综合判断。轻度血小板减少不必在手术前或外伤时预防性输注血小板，更不宜通过输注血小板来提高血小板数量；中度血小板减少者可耐受预计出血量不大的手术，不需预防性输注血小板，而预计出血量大的手术及严重外伤时可考虑输注血小板；血小板数少于 20×10^9/L 伴严重出血或手术、外伤时可输注血小板；急性白血病或再生障碍性贫血血小板数低于 20×10^9/L 不伴严重出血症状时可不必输注血小板。如果已知血小板功能障碍和微血管出血，即使血小板数量充足，仍可能有输注血小板指征。

(五) 血小板输注方法

输注血小板的效果难以确定，理想情况下，按每 10kg 体重输注血小板 1U 计算，体重 70kg 的患者输血小板 14U，相当于 3 000ml 新鲜全血所含的血小板数量，1 小时后可使血小板数上升 50×10^9/L (此处 U 为美国单位)。从血库取来血小板后应立即输用，输注速度越快越好。输注时可用常规过滤器或血小板过滤器(170Pm)，但禁止使用微聚集纤维，因后者可去除血小板，减低治疗效果。是否需用 ABO 相合的血小板，目前尚无定论。近年有研究证明，ABO 血型不合者的血小板输注后亦有明确的止血效果，虽然 ABO 血型相合的血小板疗效较好，但二者无显著差异。故当没有 ABO 血型相合的血小板时，也可使用血型不合的血小板。对于 ABO 血型不合的血小板疗效差的病例可改用 ABO 血型相合的血小板制品。血小板表面无 Rh 抗原，但血小板浓制剂可混有红细胞，若血小板制品中含红细胞 5ml 以上，应严格交叉配血，使用血型相合的血小板，以免溶血反应。Rh 阴性患者如接受 Rh 阳性献血者的血小板，可使受血者致敏，因而生育年龄妇女最好输 Rh 血型相合的血小板。

第三节 输血的相关问题

一、血型

血型通常是指红细胞膜上特异性抗原的类型。白细胞和血小板除存在一些与红细胞相同的血型抗原外，还有自己特有的血型抗原。红细胞血型为输血免疫学中最重要的部分，也是临床输血中问题最多的血型部分。自 1901 年 Landsteiner 发现第一个人类血型系统——ABO 血型系统以来，截止 2017 年已发现 36 个不同的红细胞血型系统。医学上较重要的红细胞血型系统包括 ABO、Rh、Lewis、MN、P、Kell、Duff 和 Kidd 等，其中与临床关系最为密切的是 ABO 血型系统和 Rh 血型系统。

(一) ABO 血型系统

ABO 血型系统是第一个被发现的人类血型系统。红细胞缺乏 A 或 B 抗原者，血清中有规律地出现相应的抗 -A 或抗 -B 抗体(表 58-3)，人类主要 ABO 血型有 A、B、AB 和 O 型，此外存在少见的 A 亚型如 A1、A2、Aint、A3、Am，B 亚型，孟买型和类孟买型，也有同时存在两种血型红细胞的个体即嵌合体血型。ABO 血型在国内人群中的分布为 O 型 28%~34%、A 型 23%~30%、B 型 29%~37% 和 AB 型 7%~11%。ABO 血型是最重要的血型系统，也是与临床安全输血关系最为密切的血型系统。ABO 同型输血者的安全性超过 99%。若不进行 ABO 血型检查而输血，约 1/3 输血不相合。

表 58-3 人类 ABO 血型

血型	红细胞凝集原	血清凝集素
A	A	抗 B
B	B	抗 A
AB	A 和 B	无
O	无	抗 A 和抗 B

（二）Rh血型系统

Rh血型是继ABO血型之后另一个临床意义最大的血型系统，也是最复杂的血型系统之一。Rh血型中常见5种抗原，即C、D、E、c和e抗原，其抗原强度仅为A、B抗原的1/10~1/100，并以D抗原最强。故临床上只按D抗原的存在与否分型，有D抗原者为Rh阳性，无D抗原者为Rh阴性。美国人群中Rh阳性人数为85%、阴性为15%，而我国汉族人口Rh阳性率为99.6%~99.8%。与ABO血型系统不同，Rh抗体系统并非天然存在，绝大多数是经过妊娠或输血后产生的免疫性抗体。60%~70%Rh阴性的患者在接受Rh阳性血液输注后会产生Rh抗体（anti-D）。故Rh阴性患者在第二次输入Rh阳性血液时可产生溶血性输血反应，Rh阴性妇女第二次孕育Rh阳性胎儿时，可致新生儿溶血。

二、血型鉴定（type screen）及配血（cross match）

5

ABO-Rh血型鉴定、筛选和鉴定不规则抗体、交叉配血是配血过程中常用的三个步骤，以确保供、受体间无不良抗原抗体反应。

（一）ABO-Rh血型鉴定

利用红细胞凝集试验，通过正反定型来确定ABO血型。正定型是用标准的抗A和抗B抗体血清测定受血者红细胞上的抗原，反定型即用标准的A型、B型和O型红细胞抗原测定受血者血清中的抗体，从而鉴定A、B、O、AB型。因为Rh抗原系统是除ABO抗原系统外最易引发免疫反应的物质，临床上除ABO血型鉴定外还有一项重要的红细胞抗原鉴定即Rh（D）抗原筛查。

（二）筛选和鉴定不规则抗体

所谓不规则抗体是指抗A、抗B以外的血型抗体。为了确保输血质量，应常规对所有供血者和受血者进行抗体筛选试验。该试验是用已知的配组试剂红细胞检查供血者和受血者血清或血浆中是否含有意外不规则抗体。一旦检测出不规则抗体，立即进行进一步抗体特异性鉴定，明确同种抗体和/或自身抗体。同种抗体在群体中检出率约为0.3%~2%，一般通过妊娠、输血或人体免疫而产生。

（三）交叉配血试验

主要目的是检查血型是否相符，供受者之间是否有不相配合的抗原、抗体成分，从而防止输血并发症。由于抗体筛选试验不一定能检查出所有有临床意义的抗体，即使血型已明确，供受者血清抗体筛选试验均阴性者，仍需进行交叉配血。交叉配血还可验证血型鉴定及抗体筛选试验结果的正确性，确保临床用血安全。交叉配血主要观察受血者的血清与供血者的红细胞是否相配，还需观察受血者红细胞与供血者血清是否相配合。常用的交叉配血技术有盐水法、酶介质法和抗球蛋白法。目前提倡常规同时使用三种技术进行交叉配血，以确保输血安全。交叉配血可以分为三个步骤：①在室温下将供受体的红细胞和血清相互滴定，检测是否有ABO血型、Lewis血型、MN血型、P血型不合的可能。这一过程约需1~5分钟；②将第一步的反应加入到白蛋白溶液或低张盐水溶液中并置于37℃的水浴中，以检测不完全抗体或在普通盐水红细胞悬液中不发生凝集反应的抗体。白蛋白溶液水浴需时30~45分钟，低张盐水水浴需时10~15分钟。第二步仍不能检出的不完全抗体则可以通过第三步抗球蛋白进一步检出；③在第二步样本中加入抗球蛋白血清，与已结合在红细胞上的抗体发生结合，并引起凝集反应，这是检测患者血中抗体种类最完全的方法，可以检测出Rh、Kell、Kidd和Duffy血型抗体。以上交叉配血步骤中以第一、二步尤为重要，因为此两步检测出的抗体可引起严重的溶血反应。

三、紧急情况下的输血问题

临床中常会出现，在相容性检验（ABO-Rh分型、抗体筛查及交叉配血）完成前就需要紧急输血。在这种时间不允许完整检验的情况下，可应用简化的检验程序。选择优先顺序如下：

1. 血型明确，已部分交叉配血　当使用非交叉配血血液时，最好获得至少ABO-Rh分型和快速阶段交叉配血检验结果。在室温下将患者血清加入到供血者RBCs中，离心，然后肉眼观察其凝集反应，即完成不完全交叉配血。该过程需耗时1~5分钟，可防止因ABO配型错误而导致的严重溶血反应。其仅能检测出少数ABO系统外的意外抗体，如直接抗Lewis、MN、P系统抗原的抗体，其中大多数并无临床意义。

2. 血型明确、未交叉配血的血液　为正确应用血型明确的血液，患者住院期间必须确定其ABO-Rh血型。来自于病史记录、患者家属、救护车司机或其他医院的血型常常不准确。对既往无输血史的患者，大部分ABO血型明确的输血可行。但应警惕既往有输血史或妊娠史的患者。有针对一年内56例患者输血的研究显示，即使未行完整的血清学检验，紧急输入血型明确、未交叉配血的血液并未出现任何不良反应。研究者认为，虽然应用未交叉配血的血液通常是安全的，但是仍然存在发生严重反应的可能性，因此他们对这种滥用发出了警告。约1/1 000的患者在交叉配血中检测到意外抗体。对于以前接触过RBCs抗原的患者而言，输入ABO-Rh血型明确、未交叉配血的血液可能更危险。

3. O型Rh阴性(万能供血者)、未交叉配血的血液　O型血液没有A与B抗原，因此不能与受血者血液中的抗-A或抗-B抗体发生溶血反应。因此，人们一直称O型血液的人为“万能供血者”，其血液能用于无法进行血型分型或交叉配血的急诊输血。然而，一些O型血液供血者可产生高滴度的溶血性IgG、IgM、抗-A和抗-B抗体。供体血液中这些高滴度的溶血素能引起非O型血液受血者A型或B型RBCs的破坏。O型Rh阴性未交叉配血的浓缩红细胞应该优于O型Rh阴性全血，因为浓缩红细胞所含血浆量较少，并且几乎不含有溶血性抗-A和抗-B抗体。如果拟使用O型Rh阴性全血，血库必须提供不含溶血性抗-A和抗-B抗体的O型血。

在需紧急输血时，麻醉和手术医师经常困惑于如何减少输血量及简化配血程序。有些医院会备有供紧急应用的RBCs，即未交叉配血的O(–)RBCs，情况危急时，这种血液可在5分钟内提供。类似的，在某些医院可应用“大量输血协议”，其包括4个单位未交叉配血的O(–)RBCs、4个单位解冻的AB型血浆和1个单位血小板浓缩液。在紧急情况下进行分析后，临床医师可以决定要求直接使用这种血液。这个过程使用的通常是浓缩红细胞而不是全血。

急诊输注超过2单位的O型Rh阴性未交叉配血的全血后，即使血库确定患者正确血型，仍不能立即输注与患者血型(A、B或AB)相符的血液。因为此时改换输注与患者血型相符的血液可能会因输入抗-A、抗-B抗体滴度的增加而引起供血者RBCs发生严重的血管内溶血。继续输注O型Rh阴性全血仅引起受血者RBCs轻微溶血，此时唯一并发症为高胆红素血症。直到血库确定输入的抗-A、抗-B抗体滴度已经降低到安全水平时，患者才能接受与其血型相符的血液。

4. 输血比例　对于创伤或手术中大量失血的患者，常需要大量输血来进行治疗。随着临床输血治疗从输注全血到成分输血的发展，大量输注RBCs会造成凝血因子和血小板稀释性减少，导致凝血功能障碍。而且组织低灌注还可能增加无氧代谢产生的过量乳酸，进而易引起酸中毒，进一步影响凝血功能。另外，大量输注未加温的血液后将造成患者体温降低，从而导致凝血因子活性、血小板功能受到影响，进一步引发凝血功能障碍。为减少大量输血过程发生的凝血功能障碍情况，临床需对大量输血模式予以评估，防止不合理输血，提高患者抢救成功率。

为了提高严重出血患者抢救的成功率，缩短进行血制品输注的时间，有学者提出了大量输血协议(massive transfusion protocols，MTP)。MTP即指的是对严重出血的患者实行优化复苏管理模式、纠正凝血病的经验性治疗。MTP旨在建立一个可重复的制度体系，使血制品从血库更加有效的输送到临床，涉及红细胞、血浆、血小板及冷沉淀和重组Ⅶ因子等的用量及使用时机。MTP的实施特别强调包括麻醉科、临床手术科室、急诊科、输血科及检验科等部门的团队协作。通常是麻醉和外科医生根据患者的病情决定是否启动或者终止MTP，期间与输血科人员保持密切联系，及时反馈患者病情，提前告知输血科患者下一步用血方案，让输血科人员提前准备血制品，确保血制品持续、正确的传送，提高临床科室与输血科之间的信息交流及血制品的周转效率。

MTP主要由控制出血的早期输血、应对继续出血以及创伤性凝血病(trauma-induced coagulopathy，TIC)的进一步输血和实验室支持等三部分构成。MTP强调复苏早期应尽量减少不必要的诊断检查、缩短前期诊疗所需的时间，加强临床医师与输血科之间的沟通与联系，为患者救治赢得时间。MTP的应用减少了首次血制品供应所需的时间，提高了血制品传递的效率，减少了晶胶体的用量，也提高了患者的生存率。

在严重出血患者的救治过程中，早期输注FFP及血小板纠正凝血功能障碍、补充血容量与输注红细胞恢复机体供氧同样重要。改善大量输注RBCs过程中患者凝血功能，要求合理搭配各血制品成分，基于此又提出了RBCs与血浆和/或血小板浓缩液的比例这个概念。21世纪初，涵盖外科医师、麻醉科医师和输血医生等在内的相关学科人员参与的学术研讨会提出红细胞：血浆：血小板大致为1：1：1的大量输血方案。就我国血液制品规格来说，1：1：1的大量输血方案相当于输注10U RBC，应同时输注1 000mlFFP和1U机采血小板。这个比例也就是全血中各血液成分的近似比例。

近年来围绕着大量输血中这个比例的研究较多，既往已有许多研究表明，高比例的FFP可以降低近期和远期病死率，一些临床医生对大量出血但尚未出现凝血障碍的患者主动给予FFP，结果发现并不增加死亡率。Holcomb等在PROPPR研究结果表明，增加血小板的比例与大量输血后的生存率上升有关，而且RBC：FFP=1：1和2：1两组在24小时和30天的病死率虽没有差异，但1：1组死于大出血的明显减少。在战地伤员及创伤救治中一项研究表明，维持高比例输注血浆与红细胞将使患者24小时死亡率明显降低。另一些研究则认为输注高比例血浆及红细胞所表现出的患者生存率的提高可能只是源于这类患者存活时间足够长，有机会接受更多血制品的输注。最近，Endo等研究表明，高血浆和血小板输注比例的输血策略并不提高大量输血后生存率，但与不良事件增加有关。还有研究表明，1：1.5~1：2的比例才是合适的，高于和低于这个比例均会增加病死率。2016年《欧洲创伤后严重出血和凝血障碍管理指南》建议对预期需要大量输血救治的患者输注血浆与红细胞之比≥1：2。

目前，对于大量输血治疗时各血液成分的输入还无一明确的最佳输注比例，是否给予FFP或浓缩血小板应依据实时实验室检查结果、临床情况等综合因素决定，特别是术中血栓弹力图(thrombelastogram，TEG)的应用。TEG用于术中指导血制品输注的优点包括：①快速了解患者的凝血状况，可以早期干预以纠正凝血异常；②准确判断出血原因，针对机体进行个体化血制品输注；③减少血制品用量。

紧急情况下，对于低血容量和可能需要输血的患者，推荐使用以下方案进行治疗：①用晶体液、胶体液进行扩容；②采血进行血型鉴定及交叉配血；③来不及做相容性检验者，按下列顺序给予输血：O型Rh阴性红细胞(无输血史的男性、无输血史且未曾妊娠的绝经后女性也可用O型Rh阳性红细胞)、血型相同未做交叉配血的红细胞、血型相同已完成第一步交叉配血反应的红细胞。

第四节　输血的并发症

输血不良反应的总体发生率为20%，其中绝大部分为轻微不良反应且不对患者造成长期影响。

一、一般输血并发症

(一) 急性溶血性输血反应

一般认为是输注血型不匹配的红细胞所致，其中绝大多数为ABO血型不匹配。当血型不匹配的红细胞输注后，即刻被受体血液中的抗体破坏，产生溶血反应。急性溶血性输血反应的总体发生率为1/(21 000~250 000)，死亡率为1/100 000。

患者输血时若出现发热、寒战、腰背部疼痛、气促或注射点灼烧感，均应考虑到输血反应。如输血反应继续，可出现低血压、出血、呼吸衰竭、急性肾小管坏死。麻醉状态下，由于患者没有主诉，溶血症状往往发展得更为严重，常在出现难以纠正的低血压和血红蛋白尿后才被发现。通常每100ml血浆中的结合珠蛋白可结合约100mg血红蛋白，因此只需输入50ml血型不和的血液，红细胞破坏后的血红蛋白量即可超过血浆结合珠蛋白的结合能力。游离血红蛋与结合珠蛋白结合后形成复合体由单核-吞噬细胞系统清除。若血浆中含有游离血红蛋白20mg/L，血浆外观为粉红色或浅棕色；血浆中游离血红蛋白达1g/L时，血浆呈红色；血浆中游离血红蛋白超过1.5g/L时，出现血红蛋白尿。血浆游离血红蛋白浓度与输入的血型不合血量正相关。

实验室检查主要包括血清结合珠蛋白、血浆和尿液中血红蛋白浓度及直接抗体测定等，对怀疑有急性溶血反应的患者应进行相关实验室检查以明确诊断。

一旦怀疑发生急性溶血性输血反应时，应立即停止输血，将血样和尿样送检，重新交叉配血、测定血浆血红蛋白浓度和直接抗球蛋白试验等。对急性溶血造成肾衰竭的成因有很多假说，但目前较为统一的观点是由于血红蛋白以酸性血红蛋白的形式沉积在远曲小管内造成机械性梗阻所致，此梗阻相当一部分可通过增加尿量和提高 pH 逆转。故治疗的首要措施是补充足够的水分并适当地使用呋塞米以保证充足的尿量(>100ml/h)并维持 24 小时以上。DIC 在急性溶血反应中很常见，可能是由于红细胞基质破坏后血红素的暴露激活了内源性凝血程序所致，随之而来的是血小板和凝血因子Ⅰ、Ⅱ、Ⅴ、Ⅶ的消耗。因此，当怀疑急性溶血反应时，应立即进行凝血功能检查，包括血小板计数、PT、APTT、纤维蛋白原定量等，以备后续比较使用。急性溶血反应后出现的低血压与激肽释放酶系统被激活相关，溶血反应发生后，经一系列反应，激肽原转化为缓激肽，从而发挥了强大的舒血管作用。低血压可参照过敏反应处理，若去氧肾上腺素等常规升压药物作用不明显，在静脉通路通畅的前提下，可使用小剂量肾上腺素治疗。具体措施见表 58-4。

表 58-4 急性溶血性输血反应的处理

1. 停止输血
2. 防治低血压
3. 保持尿量大于 75~100ml/h
   - a. 大量静脉补液维持 CVP 10~14cmH_2O，必要时于 5~10 分钟内快速滴注甘露醇 12.5~50g
   - b. 若补液与甘露醇无效，静脉注射呋塞米 20~40mg
4. 碱化尿液。通常使用碳酸氢钠滴注法，40~70mmol 碳酸氢钠可将尿液 pH 提高至 8，复测尿 pH 以指导是否需要进一步补充碳酸氢钠
5. 测定血浆和尿血红蛋白浓度
6. 测定血小板计数、APTT 和纤维蛋白原含量
7. 将未用完的血制品送至血库重新进行交叉配血试验
8. 将患者血、尿样送至血库检查

另一种治疗严重溶血性输血反应的方法是换血疗法，使用体外循环装置，采用 3 000ml 同型血将体内血液稀释。但多数情况下严重溶血反应者的肾功能会很快恢复，故采用此法应谨慎。

（二）延迟性溶血性输血反应

急性溶血反应是由于受体血中有足够高的抗体浓度以致输血即刻红细胞即被破坏，但此类现象很少见，更多情况是异体血在受血者体内存活 2~21 天后崩解，即为延迟性溶血性输血反应。受血者在上一次输血或妊娠时对异体红细胞抗原过敏产生抗体，在输血当时，体内抗体浓度太低，不至于造成红细胞破坏且不能在配血反应显现出来。当受血者再次输血时，抗原刺激免疫系统产生大量抗体导致红细胞破坏。延迟性溶血性输血反应在女性患者和已存在同种异体免疫的患者中更为常见。与急性溶血性输血反应不同的是，延迟性溶血性输血反应主要涉及 Rh 及 Kidd 血型系统免疫，而非 ABO 血型系统反应，因为输血前检验不能检出潜在受血者体内极低水平的抗体，大多难以避免。其临床表现可能仅表现为输血后血细胞比容下降，也可表现为黄疸、血红蛋白尿和肾功能受损，但罕有致死病例。因此，输血后 2~21 天左右出现不能解释的 Hct 降低时，应考虑本反应的可能。

（三）非溶血性输血反应

非溶血性输血反应是最常见的输血反应，在红细胞输注中发生率约为 1%，在血小板输注中发生率约为 30%。常见症状包括发热、寒战、头痛、肌肉酸痛、恶心及干咳，这是供血者白细胞释放出致热源性细胞因子和细胞内容物所致，使用滤过白细胞的血液可降低发热反应的发生率。少见症状包括低血压、呕吐、胸痛和气促等，偶有报道 X 线片上可见的淋巴结形成及肺低垂部位的水肿浸润影。

诊断非溶血性输血反应时应注意区别一般发热反应、变态反应以及微生物污染反应，并与溶血性输血反应鉴别，后者可使用抗球蛋白试验。非溶血性输血反应发热常为一般发热反应，多不超过 39℃，而且血流动力学无明显变化；也可能是溶血反应和微生物污染的首发表现。发生微生物污染反应时，患者一般表现为突发的重症脓毒症或脓毒性休克症状，即除寒战、高热外，还有明显的血流动力学变化；残留血样以及患者血培养可确认致病微生物。

如果非溶血性输血反应诊断确立，再次输血时应使用已滤过白细胞的血液制品。高危患者输注前可先给予对乙酰氨基酚或氢化可的松(50~100mg)，并减缓输注速度。

迄今为止，对于输血出现发热反应时是否需要终止输血仍有争议。

（四）变态反应

输血变态反应的发生率约为 1%~3%。多数变态反应表现轻微，与供血中的异体蛋白有关，多表现为荨麻疹并伴瘙痒。严重的变态反应为过敏反应，症状包括呼吸困难、喉水肿、胸痛、低血压，甚至休克。发生此类反应的原因主要是本身缺乏 IgA 的患者体内存在抗 IgA 抗体，输注了含 IgA 的异

体血后，发生抗原抗体反应。若无发热或任何提示溶血性输血反应症状时，则没有停止输血的必要，可予以抗组胺药物（苯海拉明 25~50mg 静脉注射和雷尼替丁 50mg 静脉注射），反应严重者还应予以类固醇激素。该反应并不出现红细胞破坏，但发展迅速，只需输入数毫升血或血浆即可发生。因此，此类患者只能输注洗涤红细胞或同样缺乏 IgA 的全血。

（五）输血相关急性肺损伤（transfusion related acute lung injury，TRALI）

TRALI 是目前输血相关性死亡的首要原因，这种损害表现为非心源性肺水肿，不伴随血管内容量超负荷。临床症状和体征多出现在输血后 1~2 小时，并在 6 小时达高峰。典型表现为发热、呼吸困难、气管导管内液体增多及严重低氧。麻醉期间血氧饱和度持续下降是首发体征。所有血液成分，尤其是 FFP，均可为致病因素。

免疫反应引起的 TRALI 的发生率约为 1∶5 000，与性别、年龄、种族、疾病及药物均无相关性。其与人类白细胞抗原（human leukocyte antigens，HLA）抗体有关：多产妇因为妊娠接触到胎儿的血产生白细胞抗体后，所捐献的血液具有产生免疫型 TRALI 的风险；曾接受输血或移植的患者通过类似的致敏机制而产生白细胞抗体，所献血液同样具有产生 TRALI 的风险。

“双击假说”认为，已存在的肺部病理反应先使白细胞固着在肺部微血管，此后输入体内的白细胞抗体攻击并且活化这些白细胞，导致白细胞释放出细胞因子及血管活性物质，从而形成非心源性肺水肿。“阈值学说”认为，导致 TRALI 的前提条件是，白细胞的能力和患者潜在因素综合在一起必须达到一定的阈值。

Silliman 认为，非免疫型 TRALI 的形成机制与含有白细胞的血制品（包括红细胞、血小板、血浆）中具有生物活性的脂质累积有关。

TRALI 的主要治疗措施为支持疗法，包括氧疗和机械通气治疗。据统计，逾 70%TRALI 患者需使用呼吸机维持氧合。由于 TRALI 的病理改变是肺泡损伤而非液体超载，因此建议在监测下（每搏变异度、心输出量监测）进行液体治疗，避免盲目使用利尿剂。约 80% 患者治疗后 4 天好转，部分患者需长时间治疗，甚致使用体外膜肺支持。

（六）血行传播疾病

凡能通过血液传播的疾病，都可能经输血途径由供血者传播给受血者，人们目前比较关注的除肝炎病毒甲～己（HAV~HFV）和人类免疫缺陷病毒（HIV）外，1995 年又发现了三种新的病毒，GB-病毒 -C（BGV-C）、庚肝病毒（HGV）和人类疱疹病毒 -8（HHV-8）。HGV 具有与丙肝相类似的传播特性，但发病率极低。HHV-8 被认为是与卡波希肉瘤及其他一些肿瘤发病相关的病毒，但其更多地通过器官移植传播，而非输血传播。多年来大多血库只进行梅毒和乙型肝炎表面抗原两项检查。但随着社会的发展，许多血行传播疾病有蔓延的趋势，包括艾滋病与丙型肝炎，一旦染疾，后果严重，因此关注度逐年提高。近年来，在发达国家和我国部分城市供体血 HIV 和 HCV 的免疫学检查已成为常规（表 58-5）。

表 58-5　美国供体血病原体检测项目

1. 血清谷丙转氨酶检测
2. HCV 抗体检测
3. HBV 核心抗体的检测
4. HIV-1
5. HIV-2
6. HIV 抗原（p24 抗原）
7. HTLV Ⅰ/Ⅱ
8. 梅毒螺旋体

1. 肝炎　一般在输血后 50~180 天左右发病，轻者无症状，重者可致死。输血后肝炎的主要临床表现为黄疸，亦有 40% 患者表现为无黄疸性肝炎，主要通过血清谷丙转氨酶的变化明确诊断。输血后 40~180 天内，血清谷丙转氨酶高出正常几何平均值的两倍以上，排除其他明确诱发肝炎的原因后，应考虑输血后肝炎。西方 90% 的血行传播肝炎为丙型肝炎，我国则以乙型肝炎多见。输血后肝炎的主要危害为发展成慢性肝炎、肝硬化，其慢性化率可达 23%~51%，另有 11% 可发展为肝癌。

2. 获得性免疫缺陷综合征（acquired immune deficiency syndrome，AIDS）　表现为细胞免疫能力重度下降。患者常因机会性感染（卡氏肺囊虫病等）及卡波希肉瘤等致极度衰弱，甚至致死。

3. Ⅰ型人 T 淋巴细胞病毒（type Ⅰ human T lymphocyte virus，HTLV-1）　可经血行传播，并证实与 T- 淋巴细胞白血病和进行性骨髓病的发生有关。

4. 巨细胞病毒（cytomegalovirus，CMV）　无症状 CMV 慢性感染者并不少见，可被认为是人体的正常病毒株。CMV以潜伏状态存活于白细胞内，IgM抗体检测可提示患者早期感染。CMV感染的临床表现与传染性单核细胞增多症类似，对嗜异染细胞抗体呈阴性反应。当患者输血后出现类似传染性单核细胞增多症的临床表现，且血清学指标由阴转阳时，需考虑CMV感染的发生。CMV主要对早产儿、器官移植的受体和脾切除患者产生严重影响，因此，免疫抑制患者可考虑使用少白细胞红细胞、去甘油的冰冻红细胞或CMV血清学阴性供体的血制品以减少感染CMV的风险。

5. 其他　由输血传播的感染性疾病包括Y-微肠球菌感染、梅毒、疟疾等。20世纪80年代，Tripples等描述了一组输血相关的致死性Y-微肠球菌败血症病例。通常，Y-微肠球菌仅造成轻微的肠道症状，但严重时可引发败血症，甚至致死。贮存于4℃下磷酸盐基质内的血液有助于Y-微肠球菌的繁殖，因此建议明确供血者4周内无肠道感染病史，并尽可能减少血液贮存时间。在1~6℃的环境中，梅毒螺旋体无法存活，因此只有贮存于常温的血制品才有可能传播梅毒，例如浓缩血小板。输血后疟疾少见，但仍有发生的可能。采血前必须询问供血者是否有过疟疾疫区的居住史。

为尽可能减少血行传播疾病的发生率，各国均已制定供血的卫生检疫标准。目前对病原体检测的主要指标为病原微生物免疫学，如抗体和抗原，但病原微生物侵入人体后并不立即引起免疫应答，这使常规免疫学检查无法检测出新近感染，但此时病原已可致病。这就是所谓的检验窗口期，即病原侵入人体到常规免疫学检测方法能检测到的时间。常见血行传播疾病的检测窗口期见表58-6。由于病原微生物检测存在窗口期，有相当一部分已受病原微生物污染的血液用于临床，造成危害。因此，供体血进一步检测的要求是直接检测病原微生物的核酸，将窗口期减少至1天，使HCV及HIV的感染率降至1/1 000 000。

表58-6　各类血行传播疾病的检测窗口期

	窗口期（天）
HIV	22
HTLV	51
CMV	快
HCV	82
HBV	59

（七）输血导致的免疫抑制

输血可导致非特异性免疫抑制。这可能有益于器官移植的受体，但对一般患者而言，输血将增加术后感染的机会，可能促使恶性肿瘤进展和术后复发。Agarwal等研究了4 000例创伤患者后认为，输血是创伤术后感染并发症的唯一危险因素，与输血量正相关，与疾病严重程度无关。Tartter等认为围手术期输血使患者感染率由4%增至25%，并具有明显的量效关系。Burrows等回顾总结了122例结肠癌患者的术后复发情况，发现围手术期输血者术后5年生存率低、复发率高、复发时间提前，与未输血患者比较有显著差异。但亦有学者对异体输血导致肿瘤复发概率增高的观点提出相反意见，Younes等研究了116例手术治疗结肠癌肝转移的患者，他们认为术中低血压的时间、肿瘤的部位、转移灶的数量及术前肿瘤抗原表达的水平才是决定患者预后的首要因素，输血并无显著影响（表58-7，表58-8）。

输血导致免疫抑制的机制尚未阐明，可能与前列腺素E合成增加、白介素-2产生减少以及新鲜冰冻血浆中纤维蛋白的分解产物有关。因此，肿瘤患者输注浓缩红细胞或少白细胞红细胞制剂更为合适。

表58-7　输血导致免疫抑制的机制

1. 单核-吞噬细胞系统内铁盐负荷过重导致一系列改变
2. 单核细胞合成前列腺素E_2增加，使巨噬细胞的二级抗原表达下调，抑制了白介素-2的生成
3. TH淋巴细胞抑制白介素-2，使B淋巴细胞对抗原的反应降低，抗体产生减少
4. 克隆无能理论——对移植物产生排斥反应的细胞功能丧失
5. T抑制淋巴细胞产物减少
6. 抗输血的抗个体基因型产物——T淋巴细胞受体或抗体形成新的抗原与先前抗体的结合位点竞争性结合

表58-8　输血导致免疫抑制的实验室表现

1. 培养的混合淋巴细胞反应降低
2. 细胞因子产生减少
3. 对促分裂素的反应降低
4. 免疫抑制细胞的数量及功能增加
5. 自然杀伤细胞的活力下降
6. 单核细胞的功能降低
7. 细胞介导的对靶细胞的细胞毒作用降低
8. 可溶性介质产量增加，抗个体基因型抗体受抑制，混合淋巴细胞反应降低

（八）输血相关循环超负荷（transfusion-associated circulatory overload，TACO）

输血过量或速度太快，可因循环超负荷而造成心力衰竭和急性肺水肿。多发生于患有心肺疾病、肾衰竭和极端年龄（尤其是婴儿）的患者中。表现为剧烈头部胀痛、呼吸困难、发绀、咳嗽、大量血性泡沫痰以及颈静脉怒张、肺部湿啰音、静脉压升高，胸部拍片显示肺水肿征象，严重者可致死，利尿剂可作为防治措施。输血相关急性肺损伤也会引起肺水肿，TACO 中循环超负荷的信号有助于区别二者。

（九）输血相关移植物抗宿主病（transfusion-associate graft-versus-host disease，GVHD）

是输注血制品后的一种少见并发症，进展迅速，死亡率高，主要由于供血者血制品中具有免疫活性的淋巴细胞攻击受血者的淋巴系统所致。大多数情况下，供血者的淋巴细胞会被受血者的免疫系统破坏，因而不会引起 GVHD。然而，当受血者存在免疫缺陷或供血者与受血者之间存在部分特异性 HLA 配型时将可能引起 GVHD。症状多在输血后 4~30 天内出现，主要累及皮肤、肝脏、胃肠道和骨髓等，最初表现为发热和皮疹，超过一半的患者在输血 3 周后发生感染，严重时可引起感染中毒性休克或弥散性血管内凝血，最终发生多脏器衰竭而导致死亡。研究表明，GVHD 发病率约为 0.01%~0.1%，死亡率约 84%~100%。诊断有赖于皮肤、肝脏或肠道活检，其中皮肤活检最常使用。目前对于 GVHD 缺乏有效的治疗手段，重在预防其发生。对血液制品进行 γ 射线辐照处理，可直接损伤细胞核 DNA 或间接依靠产生的粒子和自由基抑制淋巴细胞的增殖，预防 GVHD 的发生。其同时也可破坏红细胞蛋白结构，缩短红细胞寿命，降低红细胞修复能力。另一方面，γ 射线辐照在抑制其他方式免疫反应如抗体产生方面效果较差。因此，γ 射线辐照在临床应用受到限制。

二、大量输血后的并发症

大量输血是指一次输血量超过患者自身血容量的 1~1.5 倍，或 1 小时内输血量大于自身血容量的 1/2，或输血速度大于 1.5ml/(kg·min)。大量输血后容易发生的并发症有：

（一）供氧能力降低

血液离体贮存后，向组织释氧的能力下降。1954 年 Valtis 和 Kenendy 首次描述了血液在体外出现氧离曲线左移的现象，严重程度与其在 ACD 保存液中保存时间呈正相关。输入保存 7 天以上的库血后，所有患者均出现氧离曲线左移，持续 24 小时以上，输血量越大、血液贮存时间越长，氧离曲线左移越严重。目前大多数理论认为，此现象与库血中 2,3- 二磷酸甘油酸（2,3-DPG）的减少有关。2,3-DPG 减少后，血红蛋白对氧的亲和力增强，向组织释放的氧量减少，可导致组织缺氧。Marik 和 Sibbard 的临床研究发现，输注贮存 15 天以上的库血后，胃黏膜 pH（pHi）下降，表明可能发生内脏器官缺氧。但通常 2,3-DPG 下降并不影响重要脏器功能，原因是输注库血增加心输出量，单位时间内通过脏器毛细血管的红细胞数量增加，代偿了由于红细胞释氧能力下降带来的影响。故若患者术前脏器功能良好，应无此方面的顾虑。但对器官功能处于代偿边缘的患者，如冠心病者，必须考虑到此影响。

（二）出血倾向

大量输血后的出血倾向非常多见，这是一个多因素诱发的事件，但主要与输血量、低血压及低灌注持续时间相关。若患者术中血压维持良好、组织灌注充沛，即使输入较多异体血，也不至引发凝血功能障碍；若患者术中长时间低血压，同时输入大量异体血，则有造成凝血功能异常的可能。此异常可包括两方面：弥散性血管内凝血（DIC）和输注大量库血造成的凝血因子稀释（包括凝血因子Ⅴ、Ⅷ的缺乏和稀释性血小板减少症）。术前凝血功能正常的患者输血后出现术区渗血、血尿、齿龈出血，或静脉穿刺点出血、皮下瘀斑时，需考虑可能发生输血后凝血功能异常。

1. 稀释性血小板减少症　库血贮存的条件下血小板很快被破坏，4℃保存 6 小时后血小板活力下降 30%~50%，24~48 小时后活力仅存 5%~10%。被破坏的血小板进入人体后会迅速被网状内皮细胞系统吞噬清除，残余的血小板存活期也大大缩短。故大量输注库血可导致体内血小板稀释。一般认为，血小板计数迅速降低至 $<75 \times 10^9/L$ 时，出血危险性显著增加；慢性血小板减少达 $10 \times 10^9/L$ 以下时，亦可能不伴出血倾向。此现象尚未得到满意的解释。不少学者认为，仅根据血小板计数预防性使用血小板并无益处，但另有学者认为，由于手术创伤的存在，有必要将术中血小板计数维持在 $75 \times 10^9/L$ 以上，以满足创面止血的需要。

2. 凝血因子Ⅴ、Ⅷ水平降低　库血中除凝血因子Ⅴ、Ⅷ外，大多凝血因子较稳定。故大量输用库血会导致凝血因子Ⅴ、Ⅷ水平下降。早期研究表明，凝血因子Ⅴ只需达到正常水平的5%~20%，凝血因子Ⅷ达到正常水平的30%，即可满足外科手术凝血的需要。输血很少使这两种凝血因子降至上述水平以下。Miller研究发现，输注5 000ml红细胞后，补充500~1 000ml的FFP，虽然可使APTT恢复正常，但术区出血仍无明显减少，仅当输注血小板后，出血才趋于停止。上述现象表明凝血因子Ⅴ、Ⅷ的减少在输血后出血倾向中不占主导地位，只是加重了出血倾向而已，主要因素应为稀释性血小板减少。

3. 弥散性血管内凝血（DIC）　DIC是一组血液在血管内异常凝固，同时又造成凝血因子过度消耗和纤溶亢进引发出血的临床征候群。具体成因尚不清楚。DIC可由休克、感染、创伤、肝脏疾患或恶性肿瘤引发，多见于感染性休克和器官衰竭终末期，考虑与肿瘤坏死因子、外毒素激活外源性凝血程序有关，组织缺氧造成的酸中毒和血流缓滞亦可直接或间接促使组织凝血活酶的释放。多数情况下，DIC患者有输血指征。因此，当输血时出现出血倾向时，应加以鉴别，明确是否为上述诱因诱发的DIC还是大量输血引起的DIC。总之，DIC是少见疾患，同时伴有微血管血栓的机会很少，因而较少引起器官损伤或梗死，但合并非DIC诱发的大血管血栓机会较大；发生DIC时，出血症状极为常见，但出血的主要来源仍是局部创伤；肝素治疗对一部分患者有效，但亦可能引起更严重的出血；诱发DIC的原发病均较重，因此DIC的病死率较高；DIC的出现预示患者预后不良。

4. 急性溶血反应　输血过程中的出血倾向也可能是急性溶血性输血反应的重要临床表现之一，具体诊断和治疗请参看本章节内的专题介绍。

图58-2给出了在输血时出现出血倾向时的判断处理流程，以供参考。

（三）枸橼酸中毒

引起枸橼酸中毒的并非枸橼酸离子本身，而是枸橼酸结合钙离子后引发的低钙血症相关症状，包括低血压、脉压减小、心脏舒张末期容量增加、CVP升高等。低钙血症的临床表现与心肌的电生理特性有关。低钙使心肌动作电位Ⅲ相缩短，钙内流减少，兴奋-收缩耦联作用减弱，心肌收缩力下降。通常，若循环血量维持稳定，枸橼酸中毒症状并不常见，只有当ACD保存的红细胞输注速度超过150ml/min时才可能出现上述症状。使用改良后的含枸橼酸较少的保存液保持血制品，可大大

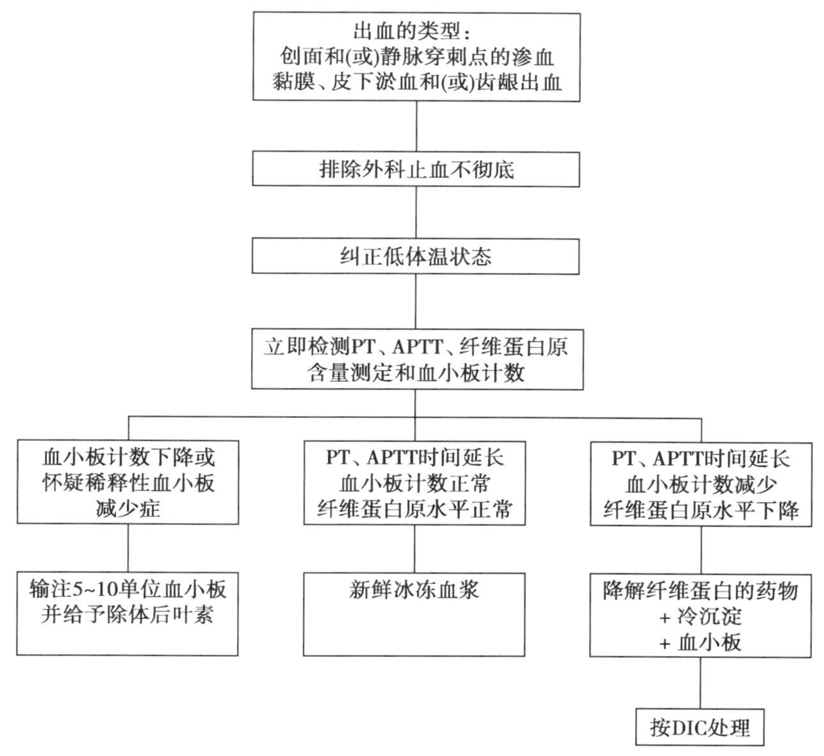

图58-2　输血后出凝血异常的诊治流程

减少枸橼酸中毒的发生率。若患者在输血后出现低心输出量的表现，应考虑枸橼酸中毒，此时，首要的处理是纠正低血容量，其次可考虑补充钙离子，推荐使用 0.5~1.0g 氯化钙，给药速度为 1.5mg/(kg·min)，并严密监测血清钙离子，以决定是否需要追加。停止输血后，输入体内的枸橼酸很快被肝脏代谢，释放出钙离子，机体亦调动内源性钙储备来维持血清钙的水平，因此低钙血症在停止输血后会很快得到纠正。某些特殊情况可增加枸橼酸中毒的风险，包括肝脏疾病、肝移植手术、低温、过度通气等。前三者主要是干扰枸橼酸代谢；过度通气则使 pH 升高，血清游离钙减少。低温和过度通气易于纠正，肝脏疾患和肝移植手术中大量输血后应常规补钙。通常，由输血造成的血钙降低并不足以引起出血增加，故临床上出现输血后出血倾向时不应首先考虑低钙血症。因血清总钙的测定结果包含有枸橼酸钙，不能完全反映血液中自由钙的水平，故应该监测游离钙水平。

（四）高钾血症与低钾血症

保存 21 天的库血，其血清钾含量可高达 19~30mmol/L，但临床实际中少见因大量输血造成的高钾血症，其原因是库血输入体内后，钾离子通过红细胞摄取、向血管外间隙扩散以及肾脏的排泌离开血管，从而使血清钾水平维持正常。仅当输血速度超过 120ml/min 时，才可能出现明显的血钾升高，处理的主要措施是补充钙离子，通常在出现典型的高钾表现时（T 波高尖）才考虑补钙，而不需要预防性使用钙离子。对抗高钾的钙制剂最好给予氯化钙而非葡萄糖酸钙，因 10% 氯化钙提供的钙为同容积 10% 葡萄糖酸钙的 3 倍以上。

临床上大量输血的患者更常见的是低钾血症，主要是由于输入的红细胞迅速摄取血中的钾离子以及同时输入大量无钾或低钾液体的稀释作用等所致。因此宜密切监测血钾的变化并及时处理。

（五）低体温

除血小板制剂外，库血一般保存于 4℃环境中，若未经加温直接输注，可造成患者体温下降。低温对人体有很多不利影响，尤其损害循环系统和凝血系统。此外，患者由于术中低温可在苏醒期出现严重寒战，造成氧耗量急剧上升，心肺负荷加重，对心肺功能不全患者的安全造成威胁。输血引起低体温的预防方法为血制品加热，可以在使用前将每一袋库血放入 37~38℃的水浴中加热，也可以使用快速输液加温系统，并配合其他物理加温手段如变温毯和充气加温被（air forced warmer system）。适当加热还可降低红细胞制剂的黏滞度，有利于输注（图 58-3）。

（六）酸碱平衡紊乱

血液保存液是酸性的，加之红细胞在保存过程中代谢产物及生成的二氧化碳不能被排除，所以库血均为酸性。保存 21 天的库血 pH 仅为 6.9，PCO_2 高达 150~220mmHg。库血的高二氧化碳并不会对通气量足够的患者产生影响，但大量输注库血可能造成体内代谢性酸碱平衡变化。虽然库血的大量酸性代谢产物可造成受血者代谢性酸血症，但库血中所含的枸橼酸可通过肝脏迅速转化为碳

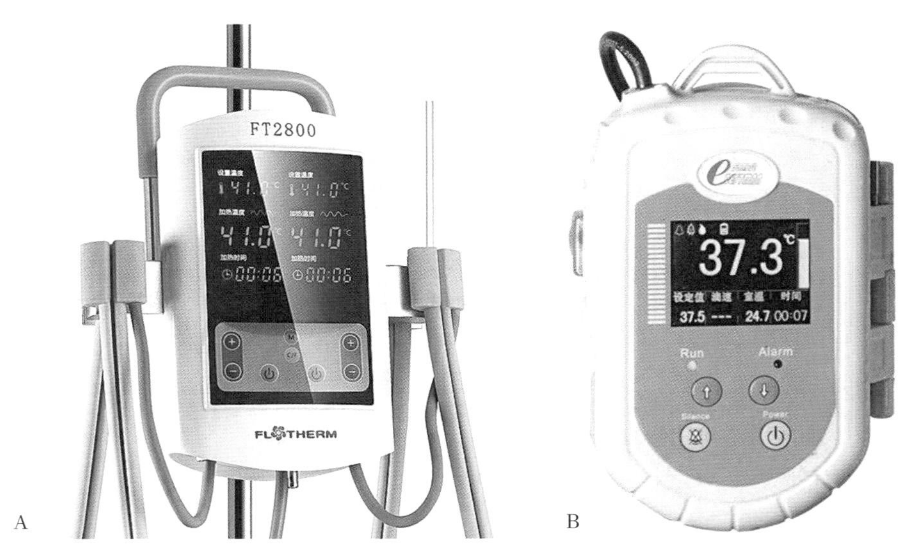

图 58-3 快速输液加温装置

A. Level One 加压加温快速输液设备；B. 非加压型快速加温输液套件。

酸氢根，有可能造成代谢性碱中毒。故仅凭经验在输血后予以输注碳酸氢钠治疗是不可取的，建议在动脉血气指导下调节酸碱平衡，同时应掌握宁酸勿碱的原则，因为轻度的酸血症有利于氧向组织释放。

（七）微小血栓的输入

20 世纪 70 年代，Moseley 就报道了库血中的小凝血块和碎片随血液贮存时间延长而增多。这些凝血块和碎片可通过普通输血管道的过滤网进入受血者体内。相当多的学者认为，出血和创伤后的急性肺损伤与输血过程中大量微小血栓进入肺循环造成肺毛细血管阻塞有关。理论上，使用孔径更小的过滤器可避免微小血栓的进入，但临床应用效果并不理想。或许将来对保存液的改进有利于解决库血保存过程中小凝血块的形成问题。

第五节 减少术中输血的方法

一、合理的麻醉技术

根据不同手术类型，有针对性地采用控制性降压技术、控制性低中心静脉压技术或止血带技术，可显著减少术中出血。

二、合理使用止凝血药物

（一）抗纤溶药物

抗纤溶药物的主要作用为抑制纤溶酶，主要代表药物为氨基已酸与氨甲环酸（tranexamicacid，TXA）。氨甲环酸和氨基已酸作为赖氨酸类似物，可以竞争性占据纤溶酶原上的赖氨酸结合位点、阻断纤溶酶原与纤维蛋白上的赖氨酸结合，减少纤维蛋白降解产物的生成，最终达到抑制纤溶活性、减少出血的作用。氨甲环酸已经常规用于心脏外科，肝脏外科等的手术中，其不但能减少手术出血，而且不会增加相关并发症和深静脉血栓形成的风险。研究表明，使用氨甲环酸抑制止血带松解后的纤溶物质释放，可显著减少全膝置换手术的出血量。在一些大型脊柱手术（脊柱矫形和多节段胸腰椎融合术）中使用大剂量氨甲环酸，首剂 10~20mg/kg，随后 1mg/（kg·h）维持，可显著减少出血量。但也有报道称常规腰椎后路手术中使用氨甲环酸并不减少输血量。

（二）重组活化Ⅶ因子（rFⅦa）

近年来凝血机制的新进展提示：凝血过程可分为三个阶段——始动期、扩增期和播散期。

凝血因子Ⅶ（FⅦ）是凝血始动期中重要的参与因子。血管壁损伤后组织因子（TF）暴露，与 FⅦa 结合形成 TF/FⅦa 复合物，启动凝血过程。TF/FⅦa 复合物在 TF 呈递细胞表面激活 FⅨ和 FX，FXa 在细胞表面与 FVa 结合形成 FXa/FVa 复合物，后者激活少量凝血酶原转化为凝血酶，少量凝血酶激活 FV、FⅧ、FⅪ和血小板。FⅪa 使 FⅨ转化为 FⅨa，活化的血小板则与 FVa、FⅧa 及 FⅨa 结合，激活 FX。FXa 与 FVa 结合，促进大量凝血

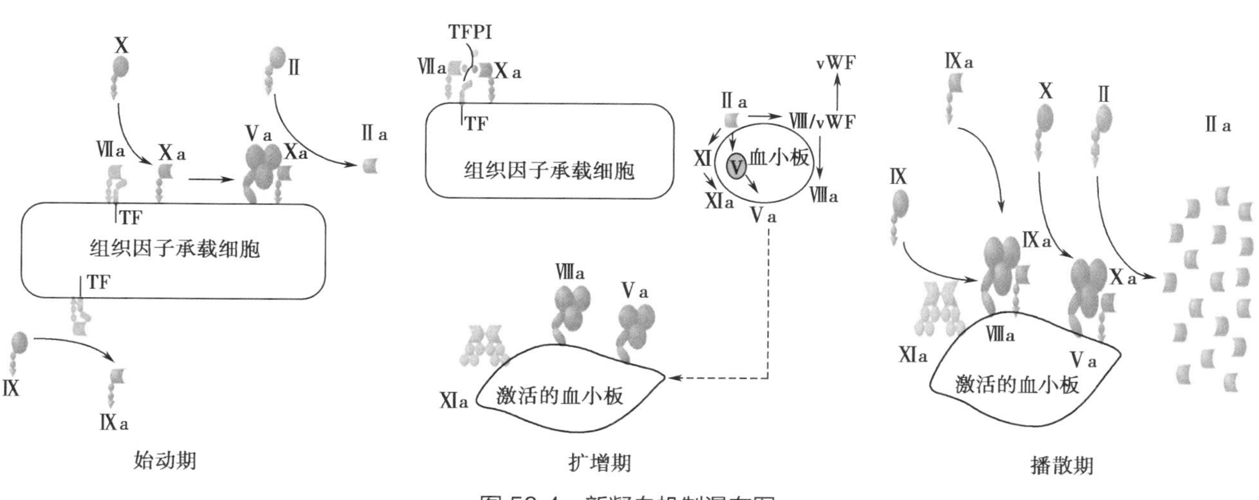

图 58-4 新凝血机制瀑布图

酶原转化为凝血酶，产生“凝血酶爆发”：①使纤维蛋白原转化为纤维蛋白；②活化纤维蛋白稳定因子（FⅩⅢ）；③激活凝血酶活化的纤溶抑制物（TAFI）；④激活更多的血小板和凝血因子，加速血小板的聚集和粘连。

rFⅦa 与 FⅦa 具有相同的作用，即可与血管损伤部位表达的 TF 结合形成 TF/FⅦa 复合物，启动并放大正常的凝血过程（组织因子依赖途径），药理剂量的 rFⅦa 还可在血管损伤部位表达活化的血小板表面直接激活 FⅩ，从而不依赖 FⅧ和FⅨ加速和加强“凝血酶爆发”，形成稳定的血块（非组织因子依赖途径）。

因此 rFⅦa 的主要临床适应证为已经产生FⅧ和 FⅨ抗体的血友病患者的急性出血治疗和预防，亦有部分临床医师将其作为广谱止凝血药物用于非血友病患者的急性出血或大型手术中，但需注意血栓形成的危险。其原因是在组织因子表达强度可能高于正常的病理情况下，包括晚期动脉粥样硬化疾病、碾压伤、重症脓毒症或 DIC，使用 rFⅦa 有发生血栓事件或导致 DIC 的潜在风险。一些散在临床研究显示，术中使用 rFⅦa 有助于减少肝移植手术的输血量且不增加门静脉和肝动脉血栓的发生率，但这一结果尚缺乏设计科学的临床试验的证实。斯坦福大学 Yank 博士等对 rFⅦa 超适应证用药的利弊进行了研究，分析了 5 种超适应证用药情况（颅内出血、心脏手术、创伤、肝脏移植和前列腺切除），结果发现与未使用 rFⅦa 的患者相比，使用 rFⅦa 的患者死亡风险无显著差异，而血栓风险增加，其中使用中等剂量 rFⅦa 患者的血栓风险高 3%，使用大剂量 rFⅦa 血栓风险高 6%。因此认为，rFⅦa 并不能提高非血友病患者的生存率并可能增加血栓风险。rFⅦa 具体使用方法如下：

1. 血友病患者　血友病患者出血发作开始后应尽早给予本品。静脉推注给药，推荐起始剂量为 90μg/kg，必要时可重复用药。疗程和注射间隔根据出血的严重程度、所进行的有创操作或外科手术的不同而不同，通常首次间隔为 2~3 小时，以达到止血效果，一旦达到有效的止血效果，可根据治疗需要，增至每隔 4、6、8 或 12 小时给药。血友病患者如需进行有创操作或外科手术，术前应立即给予初始剂量 90μg/kg，2 小时后重复给药一次，随后根据所进行的有创操作和患者临床情况在前 24~48 小时内间隔 2~3 小时给药。大创伤外科手术应连续 6~7 天间隔 2~4 小时按该剂量给药，此后用药间隔可增至 6~8 小时，用药 2~3 周，直至痊愈。由于连续静脉滴注疗效不佳，建议采用静脉推注给药（下同）。

2. 凝血因子Ⅶ缺乏症　治疗出血发、预防有创操作或外科手术中出血的推荐剂量为 15~30μg/kg，每 4~6 小时重复用药，直至达到止血效果。注射剂量和频率应个体化。

3. 血小板无力症　治疗出血发作、预防有创操作或外科手术中出血的推荐剂量为 90μg/kg（80~120μg/kg），每 2 小时（1.5~2.5 小时）重复用药。为确保有效止血，应至少给药 3 次。对于非难治性患者，血小板输注是血小板无力症的一线治疗方法。

4. 在治疗外科性出血时不能依赖 rFⅦa　作为单一的止血用药，应对凝血系统进行全面的评估、纠正，在使用 rFⅦa 前应保证纤维蛋白原浓度 >1g/L，血小板浓度 $>50\times10^9$/L，PT<1.5 倍正常值上限，严重的酸中毒得到部分纠正，pH>7.1。

5. 对于说明书适应证外的使用，剂量可参照以上标准，但目前为止尚无判断 rFⅦa 疗效确切的实验室指标，通常通过监测 PT、INR 和临床表现（创面渗血减少、凝血块出现）来综合判断。

（三）去氨加压素（DDAVP）

DDAVP 是一种结构类似于加压素的合成药物，可以促使Ⅷ因子和 von Willebrand 因子释放，并改善血小板黏附和聚集功能，起到加强凝血的作用。

（四）抑肽酶

抑肽酶为一种非特异性丝氨酸蛋白酶抑制剂，抑制纤溶酶而发挥抗纤溶作用。除抗纤溶作用外，其还兼有抑制补体激活的抗炎作用和保护血小板功能。用于治疗和预防各种纤维蛋白溶解所引起的急性出血。但随着抑肽酶临床应用，其引发包括血栓形成导致心肌梗死、脑梗死、肾功能不全以及过敏反应等的严重并发症也日渐增多，大大限制了该药的使用，如心脏手术已停用。现一般小剂量（200 万单位，静脉注射）或超小剂量（50 万 ~100 万单位，静脉注射）应用。

（五）纤维蛋白胶

其主要成分为纤维蛋白原和 FⅩⅢ（纤维蛋白稳定因子），临床使用时将含有该两种成分的溶液与含有凝血酶的溶液混合喷洒在创面，有利于小血管床和血管移植物表面的止血（图 58-5）。由于该

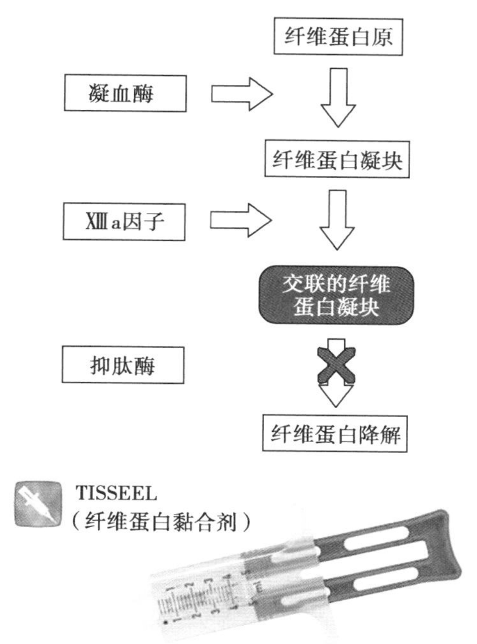

图 58-5 纤维蛋白胶作用和混合专用注射器示意图
两个管内分别装有纤维蛋白原 -FⅩⅢ溶液和凝血酶溶液。

产品由人血提制，使用时依然有发生过敏反应和传播疾病的危险，使用前应获取患者的知情同意。

三、合理使用血浆代用品

多数不足 1 000ml 的出血并不需要输血，只需补充血浆代用品（主要是各种人工胶体）。临床常用的人工胶体有：

（一）明胶（gelatin）

明胶是最先用于临床的人工胶体溶液。根据原材料来源、制造方法和理化性质的不同，有三种制剂：①尿素交连明胶，分子量 35 000，浓度为 3.5%，在血管内存留 2~3 小时；②改进液体明胶（MFG），分子量为 35 000，浓度为 4%，血管内存留为 2~3 小时；③氧基聚明胶（OPG）分子量为 30 000，浓度为 5.5%，血管内存留为 2~3 小时。

（二）右旋糖酐（dextran）

临床上最常用的是右旋糖酐 70（中分子右旋糖酐）和右旋糖酐 40（低分子右旋糖酐）。6% 右旋糖酐 70 溶液所产生的胶体渗透作用，若以在体每克不弥散多聚体的储水能力为 20~25ml 计算，高于白蛋白或血浆蛋白，且维持容量的时效相当长，因而特别适用于补充血容量。10% 右旋糖酐 40 的平均分子量为 40 000，比血浆有更高的渗透性，输注初期由于组织间液的跨毛细血管转移，其发挥的扩容效应几乎为输入容量的 2 倍，因此常规输注时应同时输一定量的生理盐水以避免脱水。因右旋糖酐 40 的平均分子量低，输注后 3~4 小时即排出体外，故所得到的血管内容量仅接近于输入的容量。红细泡在微循环的静脉端聚集和淤滞，使其成为微循环中最脆弱的部位。当升高的胶体渗透压使间质液回吸收入血管内，毛细血管后细静脉内发生血液稀释，有效循环血流很快恢复。这种局部的稀释效应取决于跨毛细血管膜的胶体渗透压差，因此不是右旋糖酐 40 所特有的。输入体内的右旋糖酐一部分经肾小球滤过排出体外，另一部分在肝脾内代谢，分裂成异麦芽糖后，继续被脾、肝、肌肉、肾所分解。大多数临床使用的右旋糖酐产品，注射后 24 小时内经尿排出 20%~45%。目前临床上，中分子右旋糖酐主要用作血浆代用品，可用于出血性休克、创伤性休克及烧伤性休克等；低分子右旋糖酐能改善微循环，预防或消除血管内红细胞聚集和血栓形成等，亦有扩充血容量作用，但作用较中分子右旋糖酐短暂，可用于各种休克所致的微循环障碍、弥散性血管内凝血、心绞痛、急性心肌梗死及其他周围血管疾病等。

（三）羟乙基淀粉（hydroxyethyl starch，HES）

羟乙基淀粉是由支链淀粉制成，含有羟乙基化葡萄糖，由 2-1-4 链连接。羟乙基淀粉的特性与浓度、分子量、分子取代级和取代方式有关。浓度影响 HES 的分布及扩容能力；分子量影响血浆黏度、凝血功能和免疫源性，高分子量易干扰凝血功能，低分子量则易诱发过敏反应；分子取代级为支链淀粉上羟乙基与糖基的结合比值，其决定 HES 的代谢半衰期，高分子取代级代谢时间长，低分子取代级代谢时间短；取代方式指 C2/C6 取代的比例，该值越高，表示代谢越慢，意味着在血液中滞留时间越长，即扩容持续时间越长。临床上常见的羟乙基淀粉制剂包括：①高分子量羟乙基淀粉（HES 450/0.7）6% 溶液的平均分子量为 450 000D，扩容作用与右旋糖酐 70 相当，输注 HES 450/0.7 1 000ml 时，Ⅷ因子抗原水平明显降低；②中分子量羟乙基淀粉，其平均分子量 100 000~200 000D，分子取代级为 0.4~0.5，通常使用 6% 的溶液，胶体渗透压 25~26mmHg，扩容时间达 4~8 小时，清除快，体内蓄积少，有减少毛细血管渗漏作用，是较为理想的血浆代用品，目前国内市售主要有 6%HES

(120，0.4，C2/C6 为 9/1)；③低分子量羟乙基淀粉(HES 20/0.9)常用的制剂为 706 代血浆，扩容能力差，维持时间短，清除半衰期长达 48 小时以上，有蓄积现象，过敏发应发生率较高。

因此，理想的血浆代用品的质量标准应包括以下各点：①血浆代用品浓度所产生的胶体渗透压需等于正常血浆的渗透压；②分子量 70 000~100 000D；③ $t_{1/2}\beta$ 不少于 6 小时，最好达 12 小时；④制剂易灭菌、无热原，保存有效期长；⑤无抗原性；⑥所用浓度不影响止血或凝血；⑦不使红细胞发生凝集、溶血或损害白细胞，不妨碍交叉配血；⑧能在体内代谢或最后从体内排出，反复使用也不会引起任何器官功能的持久损害；⑨不损害机体防御功能，特别对单核-吞噬细胞系统无严重抑制、不降低机体抗感染能力；⑩不妨碍造血功能或血浆蛋白的生成；⑪不影响心肾功能，也不产生代谢性酸中毒；⑫无致癌、致畸和致突变作用；⑬原料易得，生产工艺简便，价格合理。

第六节 输血的知情同意

《输血知情同意书》是输血过程最为重要的文书之一，输血前，应向患者、近亲属或委托人书面告知输血的必要性、使用的风险，尤其是传染疾病的危险以及不良反应的发生，以征求患者、近亲属或委托人的同意，并签字为证，《输血知情同意书》入病历保存。无近亲属签字、无自主意识患者的紧急输血，以患者最大利益原则决定输血治疗，并报医院职能部门或主管领导同意、备案，同时记入病历。

对准备输血的患者进行血型及感染筛查的相关检测。某些情况下，尤其是急诊和抢救患者时，可能无法在申请输血前完成血型鉴定及感染筛查，但我们必须确保在输血前，感染筛查标本已经采集，并在输血知情同意书中明确说明感染筛查的状态(包括“标本已经采集，尚未出具结果”之类的描述)。

5

第七节 自体输血

自体输血的概念已经存在近 200 年了。早在 1818 年就有将伤口流出的血液回输的记载，20 世纪 30 年代血库制度建立后，进一步提出术前自体血贮存的想法。自体输血最初只是作为抢救生命的一种手段，直至 1966 年 Symbas 进行了一系列自体输血的实验室和临床研究后，才将自体输血作为创伤性血胸的常规治疗手段。现代外科学的发展不能避免出现手术创伤出血，如矫形外科手术、心血管手术和大器官移植手术。而异体输血的并发症(特别是传播疾病和免疫抑制的危险)更促进了现代自体输血的发展。随着科技进步，术中流出的血液可以更简便、更安全地回收、洗涤后回输。

自体输血优点包括：①避免异体输血的并发症，如过敏及发热反应、溶血反应、免疫抑制、传播疾病等；②节约血液资源；③解决部分稀有血型的用血问题。

目前自体输血的方式有三种：术前自体采血贮存(preoperative active blood donation，PAD)技术、急性血液稀释(acute hemodilution)技术和术中及术后术区血液回收(intraoperative and postoperative blood salvage)技术。

一、术前自体采血贮存技术

PAD 是指手术患者在术前一段时间内(通常为 2~4 周)采集一定量的自体血，以满足手术用血的需要。

(一) 病例选择

自体供血患者的要求不如异体供血者严格，通常自体供血者在每次采血前 Hb>110g/L，HCT>33% 即可。没有年龄、体重限制，每次可采血 10.5ml/kg，每次采集至少间隔 3 天，最后一次必须早于术前 72 小时，以保证血容量的恢复及所采血液运送和检验的时间。不稳定型心绞痛、前降支的冠脉狭窄、充血性心力衰竭或者 3 个月内心肌梗死和重度主动脉瓣狭窄均应视作 PAD 的禁忌。

(二) 具体实施

每次采血一般控制在循环血量的 10%~15% 为宜。

1. 单纯采血法　如普通献血，将收集到的血液保存于ACD或PCD液中、此法采集到的血量有限，难以满足创伤较大手术的用血要求。

2. 转换（switch back）式采血返还法　目的是为了在一定时间内获取较多的自体血以满足手术需要。具体操作见表58-9。由表可见，通过一个月的采血和返输，可获得近5个单位的自体血（约1 000~1 500ml），基本满足大部分手术的需要。

表58-9　转换式采血返还法采血用血步骤

	手术前4周	手术前3周	手术前2周	手术前1周
采血（单位序）	1	2，3	4，5，6	7，8，9，10
返还血（单位序）		1	2，3	4，5

3. 促红细胞生成素（erythropoietin，EPO）与铁剂加强储血法　目的是为了获取更多的自体血，同时避免手术前医源性贫血。EPO是一种糖蛋白，由肝脏合成、肾脏释放；贫血、低氧等刺激其释放，并作用于骨髓，使红细胞数量增加。临床研究发现，短时期内（10天）中等量失血后4周机体仅能代偿丢失红细胞的1/3，成为了转换式采血返还法的主要障碍。使用EPO后，骨髓红细胞的增殖反应增加3~4倍，从而使手术前红细胞数量满足PAD的要求。EPO起效需要5天，术前两周使用EPO可使Hb平均增至150g/L。铁是成熟血红蛋白合成的必需原料之一。缺铁一般有三种原因：体内铁的绝对缺乏；炎症导致的铁利用障碍；促红细胞生成素缺乏导致的功能铁缺乏。即使患者术前没有缺铁，术前静脉注射一定剂量的铁剂也是有益的，因为在一些预计失血量大的手术中，大量失血机体没有那么多贮存铁来支持围手术期血细胞生成和其他需要铁参与的新陈代谢活动。

EPO用于PAD和血液稀释前加速红细胞生成的使用剂量尚未确定。临床研究表明，连续三周每周皮下注射600u/kg的EPO，与连续14天皮下注射300u/kg的效果相同。因此，传统用法推荐从术前三周开始，每周皮下注射500u/kg，连续三周；术前大剂量用法推荐首次静脉注射300u/kg+皮下注射500 u/kg，隔日皮下注射500 u/kg，一周后手术；低剂量用法为术前两周开始，每周皮下注射300u/kg，连续两周。治疗理想目标为HCT大于45%。目前市售人基因重组促红细胞生成素剂量为10 000u/支，价格昂贵。越来越多的研究将铁剂与EPO同时补充，取得了良好的升高血红蛋白效果，其原因不仅仅是EPO与铁对于造血促进作用的单纯叠加，还有EPO对铁吸收利用的协同作用。EPO的抗炎作用可抑制肝杀菌肽及IL-6等炎性细胞因子在围手术期的释放，从而减轻铁利用障碍，减轻血清中铁的相对缺乏。计算失血和支持自体捐血的患者铁补充的剂量：

$$\text{需补充的铁量(mg)} = \text{失血单位数} \times 200 \tag{58-6}$$

可肌肉、静脉注射或静脉滴注。每天补充100~200mg铁，根据补铁总量确定，一周2~3次。迄今为止，临床使用EPO与铁剂加强自体输血的经验不足，还需进一步研究，以便摸索EPO与铁剂有效而又经济的剂量。

除EPO及铁剂之外，维生素B_{12}，叶酸以及充分的营养支持均是造血过程中必不可少的重要因素，应注意同时给予补充。

（三）PAD的并发症

国内PAD工作并不普及，因此鲜有此方面的流行病学资料。自体输血较发达地区（如美国、西欧和加拿大）的统计资料表明，PAD并发症的发生率为1.5~5.5%。最常见的并发症是将自体血误输他人（包括溶血和过敏反应）和自体血在采血、保存过程受污染造成的并发症。另有地区扩大了PAD的应用指征，对高危人群采用PAD技术，如冠心病患者和老年患者，由此引起低氧供和低血容量相关并发症。此外，有自体血保存过期或保存不当导致变质的报道，使自体供血患者不得不输注异体血。

同时，亦有学者对PAD的有效性保持异议，他们认为由PAD造成的术前贫血有可能造成术中异体输血的概率增加。

二、急性血液稀释技术

急性血液稀释技术是指在麻醉后手术前，使用晶体液或胶体液将血液稀释到一定程度，从而达到在同样的出血量情况下，红细胞损失较少的目的。例如HCT为45%的患者和HCT为20%患者都出血1 000ml，前者丢失红细胞450ml，后者仅丢失200ml红细胞，系前者的一半，在很大程度上保留了体内的红细胞。

（一）急性等容量血液稀释（acute normovolaemic haemodilution，ANH）

急性等容量血液稀释是在麻醉诱导前或诱导后进行采血，同时补充等效容量的晶体或胶体液，使血液稀释，同时又得到相当数量的自体血。在手术必要的时候再将采得的自体血回输，以达到不输异体血或少输异体血的目的。

根据稀释程度的不同，可将ANH分为急性有限度的等容血液稀释（acute limited normovolaemic haemodilution，HCT稀释至28%左右）、急性极度等容血液稀释（acute extreme normovolaemic haemodilution，HCT稀释至20%左右）和扩大性急性等容血液稀释（augmented acute normovolaemic haemodilution，用具有携氧能力的红细胞代用品作为稀释液）。

1. 实施ANH的生理改变

（1）血流动力学变化：血液稀释可使红细胞和纤维蛋白原浓度降低、红细胞聚集倾向减弱、血液黏度下降。等容血液稀释时，全血黏度及血浆黏度与HCT的减少呈完全线性相关关系。采血600ml使HCT降至30%左右时，全血黏度从3.85降到3.43（$P<0.01$）。血液稀释时血液黏度降低、外周血管阻力（SVR）降低、后负荷减轻、静脉回流增加，从而使每搏量增加、心输出量（CO）增加。对麻醉犬施行ANH，使Hct由40%分段降到20%和10%，SVR分别降为稀释前的72%和52%，血液稀释时CO的增加以每搏量的增加为主，心率无明显改变，由于CO增加，所有器官血流都增加，但身体各部位血流量的增加并不均等，血流重新分布，使器官血流分布率发生改变——脾血管床收缩，心肌和脑血流明显增加；HCT达20%的中度血液稀释时，左心室血流分布率增加，右心室和脑无变化，肝脏、肾脏则降低，但亦有报告称此时肝脏的血流分布率没有变化，肾脏却明显增加；进一步血液稀释使HCT低于10%时，心、脑血流分布率增加，肝脏无变化，肾脏降低。这种血流重新分布的结果使组织能更有效地利用血液稀释后的有限氧供，以保证重要生命器官如心脏和脑的氧需求。HCT为20%的中度血液稀释对心肌内外层血流比无影响，当进一步血液稀释至HCT低于10%时，左心室内外层血流比显著降低，右心室无变化，提示高度血液稀释时，心脏做功量大的左室心肌内层缺血，有可能导致CO无法增加。故对心脏患者，特别是冠状动脉狭窄和老年患者施行ANH时必须慎重。

（2）组织氧供影响：组织氧供由CO、动脉血氧饱和度（SaO_2）和Hb含量决定。血液稀释后由于Hb浓度降低，血氧含量降低。通常，血液稀释时机体通过增加CO、改善微循环、增加组织氧摄取量和降低Hb氧亲和力等调节作用，使血氧含量降低得到代偿，以便维持组织氧供。动静脉分流血管具有调节参与组织物质交换的毛细血管网血流的作用，而与其自身的血流与组织代谢无关。HCT为21%左右的中度血液稀释时，各脏器动静脉分流率无增加，肾脏甚至降低。Messmer发现当HCT从42%降低到20%时，肝脏、胰腺、小肠和肾脏等器官组织的氧张力无明显改变。血液稀释不仅使CO增加、各器官血流量增加，而且由于各重要器官的动静脉分流率无增加，实际流入到各器官毛细血管网的血流大大增加。与此同时，红细胞的聚集倾向因血液稀释而减弱，使之很容易通过直径小于其自身的毛细血管，有助于周围组织的均一灌注和减少组织细胞的无氧代谢。因此ANH不仅不损害局部组织氧合，反而使之变得更加均匀。此外，ANH时，单位容量血液内的红细胞减少，而每单位时间内红细胞的流动却增快，使单位时间内组织氧摄取量增加，即使HCT降至20%时，组织氧摄取率仍可保持不变。进一步的血液稀释使HCT低于20%，机体开始通过降低Hb氧亲和力使血液在组织水平的氧释放增加，以提高组织氧摄取率，维持组织的氧需求。体外实验证实，HCT低于20%时，1，3-DPG转化为2，3-DPG增快，氧离曲线右移，Hb氧亲和力降低，血液在组织水平的氧释放增加。

（3）凝血功能的影响：血液稀释可使血小板总数降低，各种凝血因子稀释。此外，右旋糖酐和羟乙基淀粉等均可吸附在血小板的表面，影响其黏附与凝集功能。小堀等研究认为，快速输入1 000ml右旋糖酐或羟乙基淀粉后，血小板最大凝集率出现暂时性降低。施行ANH的患者分别使用800ml上述两种溶液置换血液后，APTT延长、各种凝血因子减少、血小板功能受抑制，右旋糖酐比羟乙基淀粉的改变更为显著，但均为暂时性、单纯血液稀释所致，其用量只要不超过1 500ml/d，对凝血、纤溶系统没有影响。由于新一代改良明胶液不具备抗血栓形成作用，对凝血功能影响更小，其用量可达5~10L/d，用于轻、中度血液稀释时不会造成凝血功能障碍。但重度血液稀释可使血小板总数急剧减少，加之右旋糖酐抑制其功能，可造成凝血功能障碍，出现所谓的“稀释性凝血病”。一般认为，急性血小板计数低于50×10^9/L就可引起出血，而凝血因子Ⅴ只需为正常的5%~20%、凝血因子Ⅷ仅需为正常的30%，即可满足临床止血需要。复旦大学附属中山医院使用血栓弹力图（TEG）研究了中度血液稀释（稀释后 HCT> 25%）对凝血功能的影响，稀释液采用 5% 羟乙基淀粉（200，0.6）或琥珀酰明胶溶液，结果发现代表各凝血因子功能的 R 时间和 K 时间在稀释前后没有发生显著改变，但代表血小板数量和功能的血栓最大直径（MA）和血栓强度（G）均有显著下降，考虑与血小板的稀释有关。与影响凝血功能相反，血液稀释对血栓形成的防治起到了积极的作用。

（4）对血管与组织间质体液平衡的影响：因血液稀释，血浆蛋白浓度随之下降，机体为了保持血浆渗透压的稳定，可通过肝脏加速合成蛋白、减缓蛋白分解代谢和从血管内外蛋白贮备中补充这三种方式补充。而第三种方式为蛋白转移，小分子蛋白经毛细血管直接弥散进入血管，较大分子的蛋白经毛细血管远端及淋巴管进入血液循环，而贮存于肝脏等内脏蛋白大分子则可通过细胞的吞饮作用转运到血管中。急性失血时，间质液在进入血液循环补充容量的同时，一部分蛋白亦随之进入，因而间质液中蛋白含量平行下降。因此，ANH 虽然使血浆蛋白有不同程度的降低，但与间质液中蛋白含量的差异变化较小，跨毛细血管胶体渗透压梯度变化不大。重度血液稀释使血浆蛋白浓度进一步降低，与间质液的渗透压差异增大，导致过多的液体透过毛细血管壁进入间质，引起组织水肿。为研究血液稀释是否会增加肺组织间液，影响氧弥散能力，复旦大学附属中山医院使用 PiCCO 热稀释导管对合并使用控制性降压技术的 ANH 患者进行了肺水测定，稀释液均采用 6%HES（200，0.5），结果发现血液稀释后及术中实施控制性降压时血管外肺水（extravascular lung water，EVLW）含量与基础值无显著差异，且与同时段对照组的 EVLW 含量无显著差异。另有研究使用不同种类的稀释液进行 ANH，包括全晶体液、晶胶混合液与全胶体液，同样使用 PiCCO 热稀释导管对 ANH 前后的 EVLW 进行检测，结果发现各组稀释前后 EVLW 均无显著变化，组间同时段的 EVLW 亦无显著差异。虽然全晶组的胶体渗透压由稀释前的 21.03mmHg ± 1.71mmHg 降至稀释后的 16.09mmHg ± 1.60mmHg，显著低于全胶组稀释后的 21.92mmHg ± 1.69mmHg，但两者稀释后的肺水及氧分压均无显著差异。根据 Starling 定律，肺间质水的生成 Qf = κf（肺毛细血管静水压 - 肺间质静水压）−σf（血浆胶体渗透压 - 肺间质胶体渗透压）。理论上，晶体液作为稀释液时血浆胶体渗透压的下降较胶体稀释液明显，当两者静水压相仿时，全晶组的 EVLW 应大于全胶组，但研究结果表明，肺有强大的 EVLW 清除能力，适度血液稀释条件下可保证自稳态。

正是因为从理论到实践都证实了 ANH 的安全和有效性，ANH 已在世界范围内得到广泛应用。在美国，ANH 已被用作全髋置换手术的标准治疗方案。

2. ANH 的实施　一般经桡动脉采血或中心静脉采血，不推荐外周静脉采血。动脉留置针直径要求 20G 或 18G，深静脉留置针要求 16G 以上。采血量（ml）= 体重（kg）× 7% × 2 ×（$HCT_{实际}-HCT_{目的}$）/（$HCT_{实际}+HCT_{目的}$）。血液稀释过程中应给予纯氧吸入以保证充分氧合。自体血回输的时机则根据出血量及预测 HCT 值决定，可直接参照临床输血指南输注异体红细胞的指征即 HCT<21% 或 Hb<70g/L。如果手术出血不多则可在手术止血后将自体血回输，回输血顺序与采血顺序相反，即后采的先输，先采的后输。

（二）急性高容量血液稀释（acute hypervolaemic haemodilution，AHH）

AHH 技术是通过深麻醉使血管容量得到一定的扩张，同时快速补充相当于 20% 自身血容量的胶体液，使血液稀释，达到减少出血时红细胞丢失量的目的。ANH 的优点为操作简便，出血量在 800~1 000ml 左右时能避免大多数的异体输血。

AHH 的问题包括：①与 ANH 相比节约用血效力较差，ANH 可以避免出血量在 1 500ml 左右的多数异体输血；②麻醉必须达到一定深度，掌控不良可能造成循环负荷过重产生心脏意外；③稀释效能有限。鉴于血管的固有容积，不可能无限制地进行血液稀释，而 1 000~1 200ml 的扩容量，仅可使 HCT 下降 7%~8%。此外根据 Starling 定律，组织间液的形成 = κf（毛细血管血压 − 组织静水压）+ δf（组织胶体渗透压 − 血浆胶体渗透压）。高容量补充液体可增加毛细血管压，假设血浆胶体渗透压不变，组织液生成有增多的趋势，保留在血管内的容量减少，影响稀释效果；④存在低 HCT 窗口期。AHH 的实施过程实际上是一个 HCT 进行性下降的过程，手术结束时达谷值，术后经机体调整将多余的体液排出体外后，HCT 上升，故患者存在一个低 HCT 的窗口期，可能产生氧供下降引起的不良反应。

鉴于上述问题，复旦大学附属中山医院麻醉

科提出了改良 AHH 法，试用于一组老年患者，取得了良好的效果。其具体方法为：麻醉前经动脉采血 400~600ml 或循环血量的 10%~15%，采血时不进行快速补液稀释，在全身麻醉诱导同时快速补充 2~2.5 倍于采血量的等效胶体或晶体液，达到高容量血液稀释的目的，并在手术结束前回输所采得的自体血。与传统的 AHH 相比，该改良方法的优点包括：①对循环的容量负荷影响较小，实际增容仅为系统容量的 10%~15%；②稀释效率提高，在血液稀释前转移出一部分红细胞后扩容，Hct 可下降 9%~10%。此外由于此法对系统静水压的影响小，使得扩容液在血管内保留量高于传统的 AHH 组，同样补充等效于 1 150ml 的扩容液，改良方法实际保留 1 014.3ml ±241.6ml 而 AHH 组为 934.6ml±303.6ml，两者有显著差异；③：避免低 Hct 窗口期，改良 AHH 法和 AHH 法术毕 Hct 分别为 31.5%±5.1% 和 27.7%±3.6%，故前者可适用于老年人和合并轻度心血管病变的患者。表 58-10 具体说明了改良急性高容量血液稀释法的优势所在——达到同样的稀释程度而采血量明显减少。

表 58-10　不同血液稀释方法的稀释效力 *

稀释方法	采血量（ml）	稀释液用量（ml）	稀释后血容量（ml）	稀释后 Hct（%）
ANH	1 500	1 500	5 400	28.8
AHH	0	1 500	6 000	>30
改良 AHH	600	1 500	4 500	28.8

* 假设患者血容量为 4 500ml，用 1 500ml HES 进行急性血液稀释，稀释后稀释液均保留在血管内。

（三）血液稀释技术的适应证和禁忌证

1. 血液稀释技术的适应证为　①预计手术出血 > 800ml；②稀有血型需行重大手术；③因宗教信仰而拒绝异体输血者；④红细胞增多症，包括真性红细胞增多症和慢性缺氧造成的红细胞增多。

2. 血液稀释技术的禁忌证为　①贫血：Hct<30%；②低蛋白血症：血浆白蛋白低于 25g/L 即可出现全身性水肿，血液稀释可使水肿加重，甚至发生急性肺水肿；③凝血功能障碍；④老年或小儿：70 岁以上老年人重要器官存在退行性改变、功能减退，机体代偿能力下降，而中度以上血液稀释可使重要器官发生缺血性损害。这一禁忌为相对性的，若老年人一般情况好，无其他禁忌，在条件成熟的医院仍可进行血液稀释。小儿体重轻，固有血容量少，不适合进行血液稀释；⑤高颅内压：血液稀释度过大有增加脑水肿的危险；⑥存在重要脏器功能不全：如心肌梗死，肺动脉高压，呼吸功能不全、肾功能不全等。

三、术中及术后术区血液回收技术及其他

（一）传统的术区血液回收技术

最早应用于临床的自体血回收技术，是将术区的出血通过吸引器收集至无菌瓶中，并按比例加入适量的抗凝剂（通常为每 100ml 回收血中加枸橼酸钠 0.4g）后回输入患者体内。也可以使用双腔吸引管道，在吸引器头端同步滴注抗凝剂，常用 3.8% 枸橼酸溶液，使用剂量与回收血量比例为 1∶10。此法曾被广泛用于脾破裂及异位妊娠破裂手术的血液回输。心脏手术中利用体外心肺机对术区血液回收利用也是人们所熟悉的血液回收技术，迄今为止，该方法仍为心脏手术的常规技术之一。

传统术中血液回收的缺点包括：

1. 红细胞破坏　当所用的吸引负压过大时血液形成的涡流、气泡和吸引泵液压等易破坏血细胞，或出现溶血。正常血浆内游离血红蛋白浓度低于 40mg/L，一旦发生溶血，血浆内游离血红蛋白浓度明显升高。当输入回收的血液 >2 000ml 时常可出现血红蛋白尿，严重者可引起急性肾衰竭。

2. 凝血功能障碍　在血液回收的过程中，血小板可因负压吸引和机械损伤而破坏或生理功能降低；纤维蛋白原则因为出血及与组织接触而耗损；其他凝血因子由于大量输入回收的自体血、血液稀释或抗凝剂用量不当而减少或失活。因此接受传统术中血液回收的患者可伴有出血倾向。回收的血液中含有促进血小板释放的介质，手术对血管内皮的损伤激活Ⅻ因子（接触因子），组织损伤可激活血管外的凝血因子，此外，红细胞破坏过多、低血压、酸中毒等亦促使 DIC 的发生，使凝血因子进一步耗损。因而输入回收血液不宜过多，仅建议在无血源或血源不足的情况下，为挽救患者生命时大量使用回收血。

3. 微血栓　回收血液中常存在脂肪滴（多见于矫形外科手术）、纤维蛋白、血小板、红细胞和白细胞团等，这些物质易形成微细的栓子。因此，大

量输入未经滤过的血液可引起广泛肺微血管栓塞，引起严重低氧血症，甚至出现急性呼吸窘迫综合征。

4. 污染　若空腔脏器或消化腺出血，血液则往往已受细菌污染或富含消化液，传统的血液回收方法无法将血液回收再利用。

（二）术中术区血液回收洗涤技术（intraoperative and postoperative blood salvage）

此法是在传统的术区血液回收技术上发展起来的。具体操作为使用血液回收机（cell saver），用双腔吸引管道将混有抗凝剂（肝素）的术区血经初步过滤，回收至储血罐，当回收血液达到一定量时，送至离心罐离心，分离出红细胞后使用生理盐水进行洗涤，通常300ml红细胞，需要1 000ml盐水洗涤。洗涤完的红细胞（Hct约60%左右）输入集血袋中保存，并根据手术需要将红细胞回输（图58-6）。

尽管在快速大量失血期间可能需要高负压吸引，但为避免吸引过程中负压过大造成的红细胞的破坏，推荐最大吸引负压设置不超过150mmHg。

此法收集的红细胞寿命与异体血相当，2,3-DPG含量显著高于异体库血。洗涤的红细胞悬液为弱碱性，钠、钾含量正常。90%的游离血红蛋白、肿瘤坏死因子-α（免疫调节因子）、弹性蛋白酶（与急性呼吸窘迫综合征的发生有关）和脂肪颗粒可以通过洗涤去除，从而大大减少了回收血输注的不良反应。

洗涤红细胞内含有残留的血小板和白细胞，但其功能并不确定。绝大多数的血浆蛋白，包括凝血因子都在洗涤中被清除，故大量输注洗涤血时仍应考虑补充血小板和凝血因子。

对于污染手术的回收血，洗涤过程可以去除大部分细菌，但不能完全清除，有学者认为预防性使用抗生素后，残留的细菌不足以产生严重的后果，但其利益风险的取舍目前尚无定论。

肿瘤术区出血是否能够安全回输利用的问题仍有许多争议。Elias回顾了1968—2000年有关肿瘤患者术中血液回收的文献，并利用Meta方法分析指出：回收血液中均发现肿瘤细胞，但统计结果表明，这些患者的肿瘤播散与回输回收血液无关。一项回顾性研究表明，在肾细胞癌行开放性肾部分切除术中应用自体血回收，术中节省血液效果显著，术后并发症的发生率及平均住院时间并无明显差异，在长达23个月的术后随访中，非自体血回收组有一例患者癌症复发，但两组中均未发现癌性转移或死亡。Akbulut等研究结果表明：肝细胞癌患者行肝移植手术时，术中持续应用自体血回收可减少异体血输入，维持血流动力学稳定，术后患者恢复较快，肿瘤复发率及复发位置并未见显著差异，且肿瘤的自然发生率也无明显变化。体外实验证实，白细胞滤膜仅可以除去75%的肝肿瘤细胞；

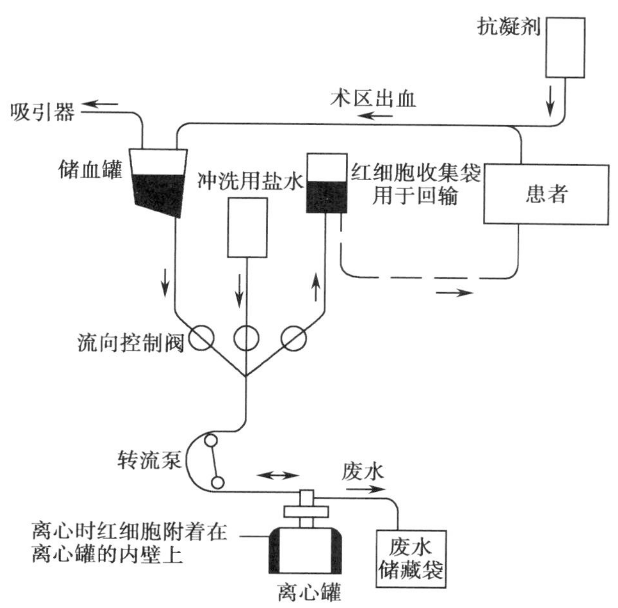

图58-6　Cell Saver工作示意图

X 射线照射可抑制肿瘤细胞增殖活性，但不能将其杀死。故目前总体的认识是恶性肿瘤术区的出血不宜回收，以避免肿瘤的扩散。

(三) 术后引流血液的回收

术后引流血液回输主要收集心脏手术后纵隔的引流液及部分骨科手术的术区引流液直接或洗涤后回输。但由于技术问题，国内接受度并不高。纵隔引流液中红细胞含量不高但游离血红蛋白浓度较高，易造成肾功能损害；不含纤维蛋白原但纤维蛋白降解产物含量较高，易引发 DIC；引流液中所含的谷草转氨酶(sGOT)及肌酸激酶 -MB(CK-MB)回输可干扰对病情的观察。骨科手术术区引流液通常含有许多细胞因子(TNF-α、IL-6、IL-8 等)、纤维蛋白降解产物、骨碎片和脂肪颗粒，且不能通过常规滤网去除，而必须通过洗涤，但多数患者术后引流量为 600~800ml，使用血液回收机洗涤的性价比很低，难以被接受。此外，随引流时间的延长，细菌污染的概率增加，这也限制其临床应用。很多医疗中心规定，自引流开始计时，回收血液在 6 小时内不能回输者必须废弃，以减少感染机会。

(四) 自体富含血小板血浆(platelete-rich plasma，PRP)

在术区自体血回收的基础上，采用两步离心技术，制备富含血小板的血浆，以解决在自体血回收，尤其是体外循环心肺转流过程中血小板破坏造成的止凝血机制障碍。虽然自体 PRP 回输能否减少异体输血尚存争论，但普遍认为自体 PRP 的制备成本低于输注等量异体血浆或血小板。

改善手术操作、严格把握输血指征、加强自体输血应该成为当前节约用血的三大主要措施，其中改善手术技巧减少出血是根本。对于麻醉科医师来说，应熟练掌握各种自体输血的方法，最大限度减少临床异体输血，从而减少由异体输血造成的各种并发症。PAD 技术需要建立完善的自体储血库建制，需要一定的建设周期；术中血液回收洗涤需专用设备且耗材昂贵，仅当出血量大于 2 000ml 时才显示出良好的性价比，多数基层单位难以实施；术中急性血液稀释因其操作简便、效果确切、生理干扰小，成为目前自体输血的主要趋势，并正不断地扩大其适应证，包括小儿、老年及心脏疾患等，但仍需更多临床研究以证明其安全性。

手术中的出血不可避免，在没有更好的血液代用品(基因合成红细胞等)出现之前，改善手术操作，减少术中出血和积极使用自体输血仍然是减少异体输血的主要措施。

(阎文军 黄锦文)

参考文献

[1] CARSON J L, GUYATT G, HEDDLE N M, et al. Clinical practice guidelines from the AABB: red blood cell transfusion thresholds and storage [J]. JAMA, 2016, 316 (19): 2025-2035.

[2] CINA C S, IT S C, CLASE C M. A cohort study of coagulation parameters and the use of blood products in surgery of the thoracic and thoracoabdominal aorta [J]. J Vasc Surg, 2001, 33 (3): 462-468.

[3] HOLCOMB J B, TILLEY B C, BARNIUK S, et al. Transfusion of plasma, platelets, and red blood cells in a 1 : 1 : 1 vs a 1 : 1 : 2 ratio and mortality in patients with severe trauma: the PROPPR randomized clinical trial [J]. JAMA, 2015, 313 (5): 471-482.

[4] POMMERENING M J, GOODMAN M D, HOLCOMB J B, et al. MPH on behalf of the PROMMTT Study Group. linical gestalt and the prediction of massive transfusion after trauma. Injury, 2015, 46 (5): 807-813.

[5] KUDO D, SASAKI J, AKAISHI S, et al. Efficacy of a high FFP: PRBC transfusion ratio on the survival of severely injured patients: a retrospective study in a single tertiary emergency center in Japan [J]. Surg Today, 2014, 44 (4): 653-661.

[6] MONROE D M, HOFFMAN M. What does it take to make the perfect clot [J]. Arterioscler Thromb Vasc Biol, 2006, 26 (1): 41-48.

[7] LOGAN A C, YANK V, STAFFORD R S. Off-label use of recombinant factor Ⅶ a in U. S. hospitals: analysis of hospital records [J]. Ann Intern Med, 2011, 154 (8): 516-522.

[8] YANK V, TUOHY C V, LOGAN A C. Systematic review: benefits and harms of in-hospital use of recombinant factor Ⅶa for off-label indications [J]. Annals of Internal Medicine, 2011, 154 (8): 529-540.

[9] WONG J, EL BEHEIRY H, RAMPERSAUD YR. Tranexamic Acid Reduces Perioperative Blood Loss in Adult Patients Having Spinal Fusion Surgery [J]. Anesth Analg, 2008, 107 (5): 1479-1486.

[10] GAJIC O, MOORE S B. Transfusion-related acute lung

5

injury. Mayo Clin Proc, 2005, 80 (6): 766-770.
[11] JAWA R S, YOUNG D H, STOTHERT J C, et al. Transfusion-Associated Graft Versus Host Disease in the Immunocompetent Patient: An On-going Pmblem [J]. J Intensive Care Med, 2015, 30 (3): 123-130.
[12] MEIER J, GOMBOTZ H. Pillar Ⅲ -optimisation of anaemia tolerance [J]. Best Pract Res Clin Anaesthesiol, 2013, 27 (1): 111-119.
[13] BISBE E, MOLTÓ L. Pillar 2: minimising bleeding and blood loss [J]. Best Pract Res Clin Anaesthesiol, 2013, 27 (1): 99-110.
[14] LIN D M, LIN E S, TRAN M H, et al. Efficacy and Safety of Erythropoietin and Intravenous Iron in Perioperative Blood Management: A Systematic Review [J]. Transfus Med Rev, 2013, 27 (4): 221-234.
[15] KIM J, NA S. Transfusion-related acute lung injury: clinical perspectives [J]. Korean J Anesthesiol, 2015, 68 (2): 101-105.
[16] LYON T D, FERRONI M C, TURNER R M, et al. Short-term outcomes of intraoperative cell saver transfusion during open partial nephrectomy [J]. Urology, 2015, 86 (6): 1153-1158.

第五十九章

体 外 循 环

目　　录

第一节 体外循环原理和用品

一、体外循环概况和原理

（一）体外循环定义

体外循环临床实践从开始至今近65年历史，回顾Lillehei首次描述人体交叉循环和Gibbon首次将体外循环成功应用于患者的经历，我们很难想象老一代学者面临的困难。再看体外循环的发展，老一代学者同样难以预测当今体外循环在理论、设备、实践所发生的巨大变化和进步。目前体外循环不仅用于心脏直视手术，也广泛地用于胸部肿瘤手术、肾脏肿瘤手术、复苏、创伤、介入治疗支持、肝移植、中毒抢救等。

狭义的体外循环是指将血液从左心房或右心房引出，经泵氧合注入动脉，在保证患者组织氧代谢的前提下，为心脏外科或其他治疗提供有利条件。广义的体外循环则是指将血液引到体外，对血液进行有效的物理和生化调控，使血液接近于生理或人为设定的条件再输入体内，以达到相应的治疗目的。如血液热疗、血液透析疗法、血液沉吸疗法等。

由于篇幅有限，本章体外循环主要介绍三大部分。第一部分机械性装置，如泵、氧合器、滤器、超滤器等。第二部分体外循环的管理。作为体外循环医务工作者应在这两方面均有良好知识和技能。第三部分介绍体外循环的最新动态，即体外膜氧合（extracorporeal membrane oxygenation，ECMO）的相关知识。

（二）体外循环基本原理

示意图（图59-1）简述了体外循环的基本原理。未氧合的血液通过静脉导管从右心房（或上下腔静脉）以重力引流的方式至氧合器的静脉回流室。静脉引流管有流量调控装置，可控制静脉回流量或心脏充盈情况。静脉回流室同时接受心外吸引和心内吸引的血液（或液体）。心外吸引俗称右心吸引，通过吸引头和吸引泵将心腔外或可见视野的血液（或液体）吸至回流室。心内吸引俗称左心吸引，以一特制导管置于心腔内，将心内非可见血液吸至回流室，通过左心减压防止左心膨胀。变温水箱可根据患者不同情况调节体外循环管道内的血液温度。气体混合器可根据患者血气情况调节不同的气流量和氧浓度。体外循环中还可通过超滤器排除一定的水分，使血红蛋白浓度达到合适的水平。回流室的血液通过滚压泵或离心泵注入变温器和氧合器。气体混合器将一定浓度的氧送至氧合器使血液在其内发生氧合，氧合器的血流经动脉微栓滤器去除栓子，再通过动脉插管注入患者体内。在静脉引流管和动脉管道上有血气监测装置，可连续监测和判断机体的氧供氧耗的平衡情况。动脉管道上还有饱和度监测装置和气泡监测装置。动脉滤器连有压力监测装置和循环排气管道。为了心肌保护专有心脏停跳液灌注泵灌注停跳液，在其管道上亦有压力监测装置和变温装置。

二、体外循环用品

（一）氧合器

心脏直视手术中体外循环任务之一就是将静脉血氧合成动脉血。这一过程是靠人工肺（氧合器）来完成。氧合器可分为血膜式氧合器，鼓泡式氧合器，膜式氧合器（简称膜肺）。前两种氧合器已经淘汰，本章只介绍膜肺。

绝大部分的静脉血通过重力引流进入膜肺的回流室，小部分胸腔和心腔的血液通过吸引泵注入膜肺的回流室，并经过滤网去除气栓、组织碎片和其他微栓。血泵将回流室的血液注入变温室进行热交换，再进入氧合室进行气体交换。血红蛋白结合氧气，血液释放二氧化碳，形成动脉氧合血，再通过管道注入患者体内，见图59-2。

膜式氧合器结构与设计的核心是血和气体可以在中空纤维膜表面进行气体交换。目前最为常用的中空纤维膜为聚丙烯中空纤维，表面带有微孔，以单丝缠绕或帘状编织缠绕。因为单丝缠绕型中空纤维膜需要比较复杂的工艺和设备，多数厂家目前使用的是帘状编织的中空纤维缠绕制成膜式氧合器。膜肺是根据仿生学原理，通过一层蛋白膜或涂层薄膜来实现血液的气体交换。气体和血液不直接接触，对血液有形成分破坏小。膜肺可分别控制O_2和CO_2的交换，预充量少，与鼓泡式氧合器相比具有明显的血液保护作用，可减少体外循环中栓塞的发生，改善患者的脏器功能。

早期膜肺中空纤维内走血液外走气体，由于

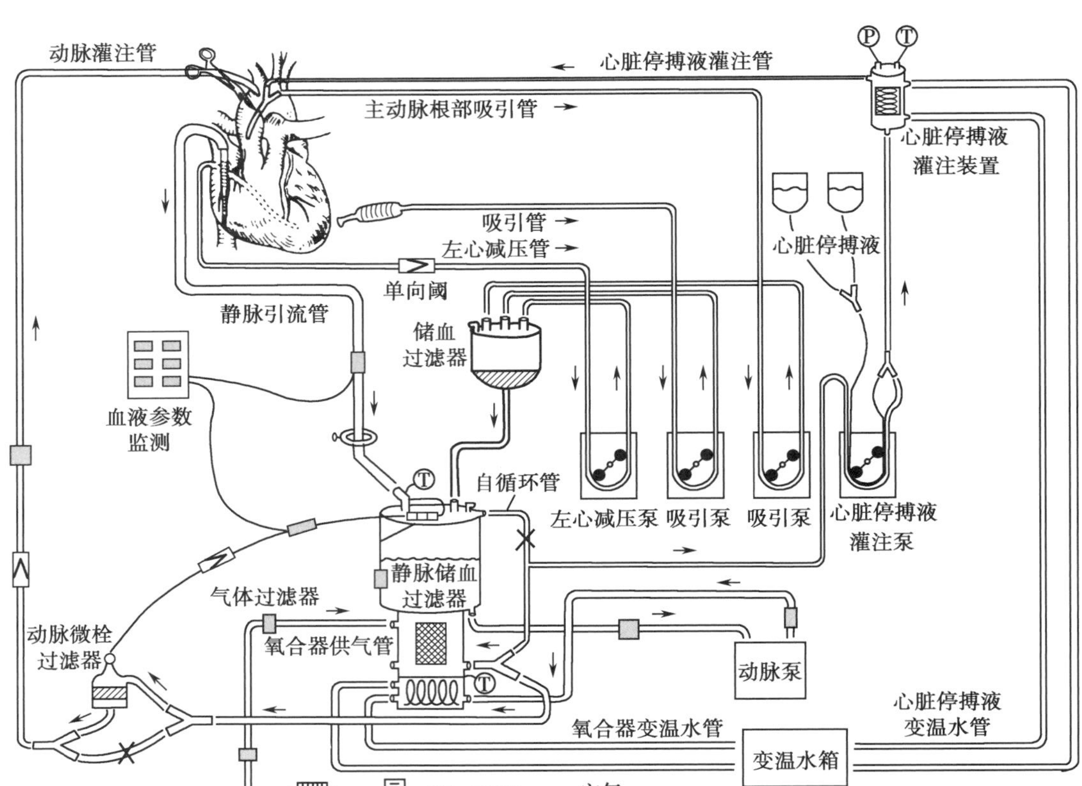

图 59-1　常规体外循环管道设置

血液的黏稠性，血液经过中空纤维时要承受很大的剪切应力，会对血液造成很大的损伤。现在的膜肺均为中空纤维内走气体外走血液，血液承受的剪切应力大大减低。但由于血液由血浆和血细胞组成，二者比重不同，在膜表面流动时会产生层流现象，即流速较快的血细胞在中央流动，而血浆流速慢，近于膜表面，而且越靠近膜表面，速度越慢，甚至为零。这种层流现象不利于气体交换，因为靠近膜表面的血浆增加了膜的厚度，影响气体交换。为减少层流，设计者努力使血液在中空纤维表面流动时形成曲线运动，这可通过中空纤维的网状编织得以实现。血液在这样的中空纤维表面流动可形成湍流，进而增进膜肺的氧合性能。

新型氧合器大多数采用聚尿氨脂中空纤维，其表面无孔，抗压能力强。虽然热传导性没有不锈钢好，但单位体积的有效热交换面积大，变温速度快。新型的氧合器将气体交换的中空纤维和热交换的中空纤维交织在一起，以达到减少预充量的目的。不同的中空纤维内分别走水和气体，中空纤维表面走血液，这样气体交换和变温同时进行，使氧合器的性能大为提高。图 59-3 为新型氧合器变温氧合示意图。另外，变温部分一定在氧合室以前，如果复温时血液产生气栓，气栓在通过氧合室时可以排除。

（二）体外循环机

体外循环机是一种由泵驱动血液按设定速度流动的机械设备。根据在体外循环手术中的需求不同，可分为主泵和从泵：主泵用来代替心脏供血功能，保证脏器的灌注；从泵主要用于心脏停搏液的灌注，心内吸引及心外吸引（图 59-4）。根据血液驱动方式的不同，可分为滚压泵和离心泵。

1. 滚压泵　滚压泵由泵管和泵头组成。泵头又分滚压轴和泵槽二部分。泵管置于泵槽中，通过滚压轴对泵管外壁以固定方向滚动挤压，推动管内液体向一定方向流动。这要求泵管有很好的弹性和抗挤压能力。目前泵管主要有硅胶、硅塑和塑料三种管道。硅胶管弹性好、耐压耐磨性强，但在滚压时易产生微栓脱落。塑料管不易产生微栓脱落，但弹性差、耐磨性差。而硅塑管介于两者之间。滚

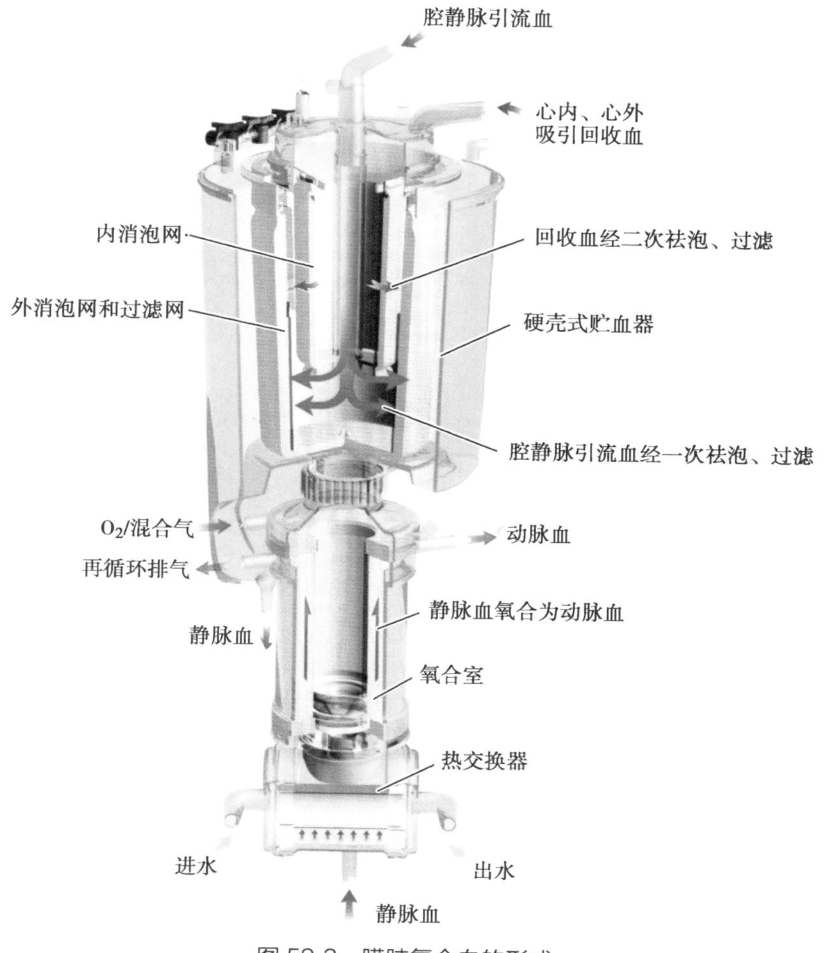

图 59-2 膜肺氧合血的形成

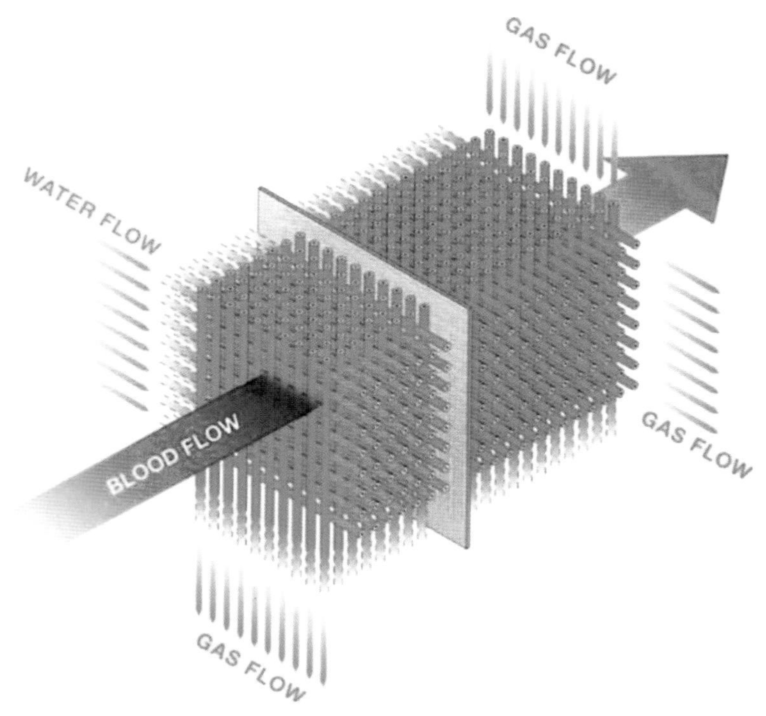

图 59-3 新型氧合器变温氧合示意图

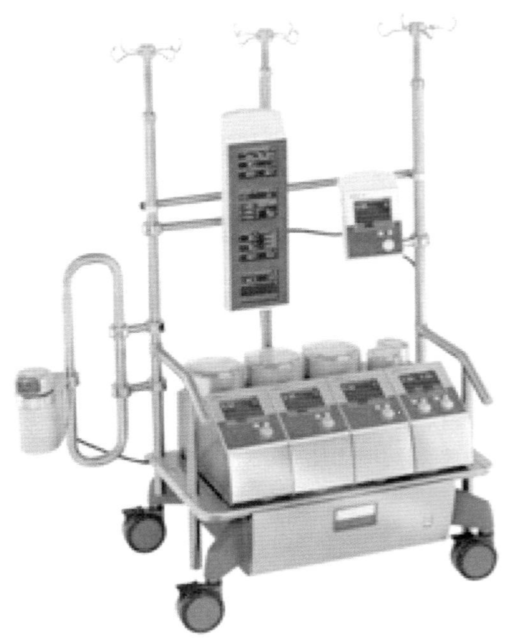
图 59-4　Stockert S5 型体外循环机

压泵一般为两个同圆心等距离滚压轴，能自身旋转，可减少滚压中的摩擦。泵槽半圆形，和滚压轴同一圆心，表面光滑。在灌注过程中滚压轴有可调性，快速可达每分钟 200 多转，慢则每分钟一转，滚动均匀，无噪声，见图 59-5。

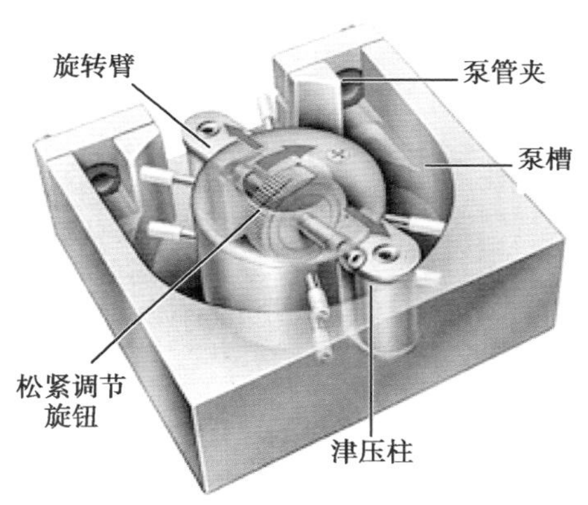

图 59-5　泵头结构图

2. 离心泵　具有一定质量的物体在做同心圆运动时产生离心力，它与转速和质量成正比。容器内的液体在做高速圆运动时，由于离心力受到容器壁的限制，液体将顺着容器的壁向上延伸，如果将容器密封，液体将对容器周边形成强大的压力。根据上述两种物理现象，人们设计了离心泵。液体在一个高速运动器内，圆心中部为负压区，外周为高压区，如果在腔的中心部位和外周部位各开一孔，液体就会因压差产生流动，当周边的压力高于腔外的阻力时，液体即可产生单方向运动，见图 59-6。

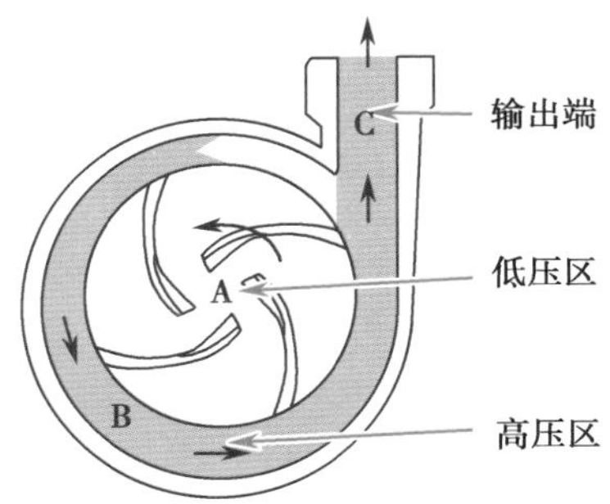

图 59-6　离心泵工作原理示意图

离心泵可分为驱动部分和控制部分。驱动部分由泵头和电机组成。电机带动磁性转子高速旋转，通过磁力带动离心泵头内密封的磁性轴承旋转。这种独特的密封分离设计可防止血液渗漏造成的电机失灵，并且电机可反复使用，而泵头一次性使用。离心泵的控制部分要求操作简便、调节精确、观察全面。所有的离心泵均采用计算机技术以达到上述要求。有的机器能对自身状态进行自检，一旦出现问题，及时报警并出现提示符以利调整。可以事先设定储存一些参数，如报警，各类报警上下限等。所有离心泵都有流量转速二窗同时显示。每个离心泵配有一个流量传感器，分为电磁传感和超声多普勒两种类型。

血液进入高速旋转的离心泵内，自身能产生强大的动能向机体驱动。离心泵内表面光滑可减少血液进入其内产生的界面摩擦。离心泵可避免压力过高，以减少对血液的破坏。离心泵可视为无瓣膜开放泵，血液进入高速旋转的泵腔内，产生离心力，当压力高于输出的阻力，血液即输入体内。泵的转速越高，产生压力越大，泵输出量就越高。同时它们受输出端阻力的影响，外周阻力高，流量会相应减少，这就是压力依赖性。离心泵是开放性的，管内高压难以形成，如果泵输出端管道扭折闭合，可避免管道崩脱。离心泵的压力依赖性使其在操作上和滚压泵有所不同，它的灌注压力是由转速来控制。由于它是开放性，要求 CPB 开始前和停止前维持一定的转速，不能用滚压泵逐渐加速和减速的方法，否则外周阻力高于泵压力而形成血液倒流。在灌注过程中，外周阻力不断变化，虽然转速相同但流量会有相应的变化，这就需要随时调整流量（表 59-1）。

表 59-1 离心泵和滚压泵的性能比较

	离心泵	滚压泵
流量	和转速呈正相关	和转速呈固定关系
类型	开放，限压	闭合，限量
血液破坏	较轻	较重
微栓产生	不能	可以
意外排气	不能	可以
远端阻塞	管道压力增高有限	管道压力增高至崩裂
长期灌注	适合	不适合
机动性能	良好	较差
血液倒流	转速不够时可发生	不会发生
费用	较高	较低
体积	较小	较小

（三）滤器

体外循环中有微栓产生，这些微栓直接阻塞微血管，对组织器官产生损伤，特别是脑和肺。滤器可有效地预防栓子进入体内。滤器根据滤除物质的大小可分为一般滤器、微栓滤器和无菌性滤器。一般滤器，滤除栓子大小在 70~260μm，在机制上以渗透式为主。微栓滤器滤除栓子在 20~40μm，以滤网式为主。无菌性滤器机制上为渗透吸收式，滤除细菌甚至病毒。体外循环中滤器应用于多方面，由于篇幅的原因只介绍动脉滤器、回流室滤器、晶体液滤器和白细胞滤器。

1. 动脉滤器 动脉滤器是体外循环血液进入体内最后一道关口。大量的实验表明，动脉滤器的应用可明显减少心脏手术的脑并发症。使用动脉滤器时，应根据患者的体重选用适当的型号。滤器的网状结构易储存气体，排除较困难，预充前应吹入 CO_2，使滤器内的空气被 CO_2 置换，即使有小量 CO_2 气体残留，可以溶解形式储存于血液中。动脉滤器顶端有一排气孔，它可用来排除滤器的气体，同时也可用来监测管道压力。

2. 回流室滤器 回流室滤器是体外循环中微栓的主要滤除装置。它滤除来自心腔内或手术野吸引血带来的微栓，如组织碎片、赘生物、滑石粉、小线头等。对于鼓泡式氧合器，它还有消泡功能。回流室滤器一般为渗透式，在最外层有 60~80μm 滤网，血液经混合方式滤过后，可清除 90% 的 25μm 以上的微栓。随着滤器的改进，回流室滤器滤过能力大大提高。回流室的滤过特点是滤过量大，压力低，它要求滤网吸附水能力小，动态预充量小，流量高而压力低。

3. 晶体液滤器（预充滤器） 有研究发现氧合器、泵管、晶体预充液都含有一些微栓，大小在 5~500μm，包括插头、玻璃、纤维、化学结晶、塑料、毛发、蛋白等。体外循环前滤除这些可明显减少栓塞和感染的发生率。体外循环管道预充时加用 5μm 的滤器，流量 5~6L/min 条件下运转以滤除 5μm 以上微栓，这一标准仅对晶体液有效，预充完毕后将此滤器废弃。

4. 白细胞滤器 体外循环血液和异物接触，白细胞激活，使其表面电荷发生变化，易于黏附于毛细血管壁，激活的白细胞可塑性小，变形能力差，易嵌于毛细血管网中。体外循环中大量白细胞淤滞于肺微血管。体外循环中应用白细胞滤器可使粒细胞数目减少 70%，同时沉淀于冠脉血管床的白细胞明显减少，血清中心肌细胞酶明显降低，冠脉循环阻力下降。应用白细胞滤器可以缓解心肌缺血后损伤。在心肺移植手术中，白细胞激活和氧自由基产生被认为是损伤肺组织的主要因素。白细胞滤器使氧自由基产生明显减少，左房右房白细胞计数差异明显减小，体外循环 90 分钟后白细胞仍处于低水平状态，肺内白细胞淤积和肺泡出血明显减轻。白细胞的激活是机体防御的一部分。心脏手术体外循环时，机体大面积暴露，感染机会增加，大量的白细胞减少，对细菌的抵御产生何种影响？术中使用白细胞滤器后白细胞减少至何程度为最佳？不同的患者如老人、儿童有何差异？上述一系列问题有待进一步探讨。

（四）滤水器

滤水器的滤水原理是遵从 Starling 定理，血液通过滤过膜时，一侧为正压，另一侧为大气压或负压，液体因跨膜压差而滤出（图 59-7）。滤出的液体分子量为 2 000~20 000D，不含蛋白质成分，其成分相当于原尿。影响滤水的因素有跨膜压差、血细胞比容、血浆蛋白浓度和温度等。用滤水器排除一些水分可减轻肾脏的负担，特别是婴幼儿的肾功能代偿能力差，应积极尽早使用。滤水器在 20 分钟内可排出 1L 的液体，对减轻水肿、排除毒素有积极的意义。滤水器的安装要注意时机，一般在体外循环结束前 40 分钟进行，在应用滤水器时要避免排出过多的水分，使灌注流量难以维持。滤水器对血液有一定的破坏作用，如异物表面接触、机械损伤等，且滤水器本身需要一定的预充量，对水负荷轻、肾功能和心功能好的患者可不安装滤水器。

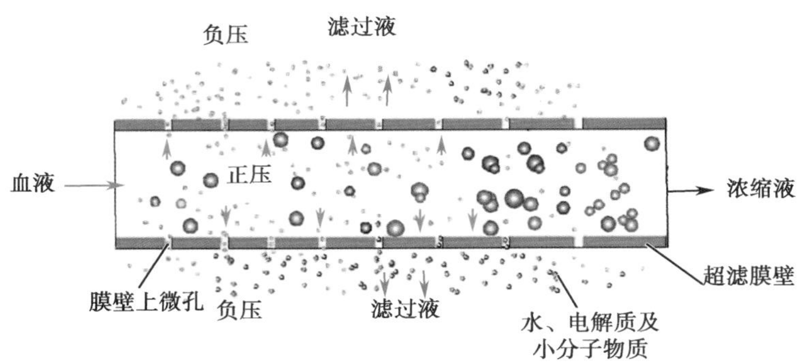

图 59-7 超滤膜滤过原理图

第二节 体外循环中的管理要点

体外循环必须经历三个阶段，即前并行、体外循环中、后并行。患者经历生理—非生理—生理的不同状态。三个阶段各有不同的技术要点，但其作用有不同。在体外循环完成后，灌注师还要有很多操作，配合外科和麻醉科医师完成手术

5

一、前并行的管理

所谓前并行通常指从体外循环转流开始至升主动脉阻断前的这一阶段，此阶段的主要目的是要将患者的体循环和肺循环顺利过渡到完全靠人工心肺支持患者生命，并进行适当的血流降温，为心脏停搏作好准备。

(一) 并行前的准备工作

并行前，即体外循环正式转流前。应根据核对单(checklist)逐项认真检查核对，这样可有效避免体外循环意外的发生。

1. 正常体外循环前应确认肝素的抗凝，通过中心静脉给予肝素 3mg/kg 或 400U/kg，检测 ACT>480 秒，方可进行体外循环。抗凝不足者应分析原因，具体操作见抗凝相关章节。如肝素给予时间过长，要考虑到肝素的代谢和半衰期，应及时再抽血测 ACT，达不到标准追加肝素。转机前观察心外吸引的管道是否有明显血栓，可初步判断肝素的抗凝效果。有时测 ACT 可出现伪像，如肝素未进入体内，ACT 值延长为血标本残留肝素的作用。

2. 核对整个管道的方向，如动静脉管道接反，并行前可通过压力排除。即动脉灌注管接到静脉引流管时，其管道压力远低于实际的动脉压。

3. 体外循环前对氧合器的性能应有很好了解，如鼓泡式氧合器动态预充量大，在转机前应保持足够的基本液面。

4. 如果手术室温度偏高，体外循环管道可有气体逸出，在前并行前应充分排气。前并行前输注一定的液体，如果压力急剧增高，可能为动脉管道打折或插入位置不当，应及时调整。

5. 转机前的各种检查，如变温水箱工作状况，压力零点校正，泵管的松紧度，紧急摇把、变温管道的连接等都要确保无误，确保气源通畅，监测仪器零点校正，准备好维持血压的药物。

(二) 前并行的操作要点

1. 动脉插管泵压监测 体外循环刚开始，注意力应侧重于安全监测上，主要是主动脉泵压的测定和氧合是否良好。主动脉插管后，打开测压表，输入一定量的液体同时观察泵压，如果压力快速上升或在流量较小的情况下压力大于 200mmHg，应及时停泵，并通知外科医师予以调整。泵压力异常尤应注意的是主动脉插管插入夹层，其后果严重，应及时发现。主动脉插管插入夹层的临床征象除泵压升高外，还包括升主动脉扩张，体循环压力(动脉压力)突然下降，颜面颜色变浅、变白，瞳孔扩大等。小儿主动脉插管特别是婴幼儿和新生儿具有一定挑战性。当升主动脉和主动脉弓发育不良时(如左心发育不良综合征)，体循环血流是动脉导管灌注的，需要经肺动脉插管灌注。在主动脉弓离断的患者，需要在中断部位的近端和远端插管。相对于婴幼儿的主动脉，动脉插管较粗，主动脉血流可能部分阻挡，并行期间影响心脏射血。在选择主动脉插管时除了根据年龄和体重外，还应结合超声心动图报告的升主动脉内径大小。插管过深在临床

中也常见，会影响脑灌注，主要表现泵压增高，外科医师要高度注意，及时调整插管位置。在一些中心CPB期间利用近红外线光谱法（NIRS）或经颅多普勒（TCD）评价脑血流情况。

2. 血流动力学 前并行是患者生命支持由自身循环呼吸转向完全由体外循环替代的过渡阶段，是一个从生理到相对“非生理”状态的急性过程，包含有血流动力学的改变、呼吸模式的改变、血液质和量的变化及在机体的重分布、内分泌的改变等。这其中能明确感受的是血流动力学的变化，特别是动脉血压的降低。动脉压一直是人们关注的问题，甚至对血压和灌注流量孰轻孰重争论不休。时至今日，什么是体外循环中的正常血压仍无定论。多数医疗中心所认为的理想血压范围多来源于临床经验，因此，在实际的临床工作中，会出现以下现象：同样是40mmHg的血压，有的灌注师忙个不停，加入各种各样的药物，把贮血室真正当成包罗万象的“贮藏室”，直到血压上升到他所希望的理想数值才心满意足。与之相反，有的灌注师却视而不见，泰然视之，任其发展。但不管怎样，应该明白一个事实，体外循环早期血压降低是必然的。其主要原因在于：①心脏搏动灌注变为人工泵平流式灌注；②血液稀释所致的血液黏度下降；③体内儿茶酚胺减少使血管张力改变；④低温抑制血管运动中枢，血管扩张；⑤体外循环操作不当，常见于灌注低于引流；⑥过敏。

体外循环前期的并行阶段对于血压的要求，主要考虑血压对脑和心脏灌注的影响，防止脑低灌注性缺血及心室纤颤。不同患者的年龄、病种、是否合并高血压及颈动脉病变等对血压要求应有所不同，一般将灌注压力控制在成人50~80mmHg，婴幼儿30~50mmHg。值得注意的是，发绀的患者，由于长期以来高血红蛋白水平，全血黏度增加，血液黏滞度对血压的影响较非发绀患者大，在体外循环早期血液稀释会使此类患者的血压下降尤其显著，单纯通过提高灌注流量往往难以达到目的，此时的低血压如果是短时间的（低于5分钟）可能不会导致不良后果，但较长时间的低血压是不可接受的。尽管有学者的研究显示当体外循环流量大于40ml/（kg·min）及平均动脉压超过34mmHg时，平均动脉压并不影响脑血流量。但是从能量代谢的角度，在并行循环早期温度尚未降低，还需要在一定的灌注压下提供组织氧供。从脑对灌注压力调节角度也需要适当的血压。在成年人特别是老年患者往往合并高血压或冠状动脉阻塞性病变，即使在体外循环的早期也应尽量避免动脉血压的过度降低。

对于偏低血压的处理，首先是在并行时缓慢过渡到全流量转流，适当控制静脉，使静脉引流量逐渐增加，避免因回流过多，使动脉血压急剧下降。与此同时，静脉引流又不能太少，以免发生心室过胀，导致心肌纤维的过度拉伸，发生这种损伤对心脏的复苏极为不利，特别是对左心室功能不全如左心室扩大、CABG患者，新生儿和婴幼儿患者心肌纤维也极易受过度牵拉的损伤。所以，在开始体外循环时，维持动静脉血流的出入平衡，保持心脏适当的前负荷尤为重要。在前并行期间，导致动脉压下降的另外一个特殊的重要原因就是过敏。在所有的手术中，体外循环心血管手术最容易发生过敏事件，因为此时各种预充液的成分大量进入机体，包括人工胶体、库血、肝素、抗生素等都有可能成为过敏原。发生过敏时最关键的是要作出快速判断，典型的临床症状为动脉压快速下降，氧合器回流室液面降低，有效循环容量不足，其他可能还有皮疹、面部发红等。此时单纯通过提高灌注流量往往不能达到目的，而且随着回流室液面减低提高灌注流量也不太现实。严重过敏使血压偏低，心脏冠状动脉灌注压力下降，心肌缺血，会导致心室过胀，甚至心室纤颤。因此，处理此类低血压应在补充血容量，提高灌注流量的同时，适当给予缩血管药物，如去甲肾上腺素，增加血管的外周阻力和张力，减少血管内液体向组织间隙的转移，也可适当使用抗过敏药物如苯海拉明、钙剂等。

临床上，前并行期间维持血压的方法：①通过静脉控制引流保持心脏适当的前负荷，做到静脉控制缓慢开放，动脉流量缓增；②引流充分的条件下，适当提高灌注流量；③适当应用α受体兴奋剂增加后负荷，常用去氧肾上腺素，剂量40~50μg，分次给予直到起效。

3. 部分心肺转流 并行循环期间，只有一部分体循环回心血液引流入CPB管路，其余部分进入右心房。理论上，右心房的血液进入右心室，之后进入肺血管床，在此进行气体交换，再回到左心系统继而射入主动脉体循环。所以，此时心脏必须跳动且能保持有效射血。如果心脏不能有效射血，心脏会胀满，同时体循环血液不足。同时肺需要通气，否则进入右心房的体循环静脉血没有进行气体交换又直接进入体循环，可能发生低氧血症或高二氧化碳血症。更重要的是只有血流没有通气时，血液滞留于肺血管床，血细胞激活后释放的炎性介质会加重肺泡的炎性渗出，甚至肺水肿。

相对于完全心肺转流，二级单房管引流时，并行循环可以通过用静脉阻断钳控制静脉引流来完成，而上下腔插管时可通过逐个开放静脉控制引流。当采用股静脉插管时控制引流的方法同样通过管道钳来实施。静脉引流管路中出现大的气泡造成气栓梗阻，引流不畅时有发生。气体通常由静脉插管周围开放部位进入管路，多因静脉插管位置不当甚至脱出引起，特别是新生儿和婴幼儿，需提高警惕。

4. 通气与给氧策略　使用膜式氧合器，在开始体外循环时应先转流后开通气体，而停机时相反，应先关闭气体后停机，始终保持转流过程中膜肺内的血相压力大于气相压力。目前所用膜肺通气 / 血流比值在 0.5~0.8 之间就能很好地排除二氧化碳。但对于术前合并慢性呼吸功能不全的患者，前并行期间的通气量不宜采用过度通气，此类患者血液中的［HCO_3^-］/H_2CO_3 在高水平下保持 20∶1 平衡，一旦过度通气 CO_2 极易透过血 - 脑屏障，而 HCO_3^- 却不易透过，会使脑血管内［HCO_3^-］/H_2CO_3 比例失调，出现代谢性碱中毒，脑血管收缩，增加神经系统并发症概率。

在逐渐增加腔静脉引流的同时，要严密观察氧合器的工作情况。氧合情况应观察 S_VO_2 和动、静脉管道内血液的颜色。一旦确认是由于氧合器的原因引起的氧合不良，不要急于降温，应逐渐减流量终止体外循环，及时更换氧合器，更换方法见《体外循环意外和处理》章节。在整个前并行阶段，全身血供部分靠体外循环机供给，部分靠患者自身心脏供给，意味着有部分的血液氧合依赖患者自身的肺脏。因此，此时呼吸机应继续工作，保持通气，只有当心脏血供阻断后，心脏停止射血，体外循环过渡到全流量转流后，才可停止呼吸机通气，并关闭吸入麻醉药，停输静脉血管活性药物。

先天性心脏病发绀的患者，术前机体组织处于缺氧状态。体外循环开始时如果氧浓度较高，心肌、肺组织暴露在突然增加的高氧张力下，导致了在抗氧化能力有限的缺氧的心肌中产生大量氧自由基，即出现所谓的缺氧 / 再给氧损伤，可表现为心输出量降低，心室功能抑制，肺血管阻力增加，肺泡损伤和肺泡 / 动脉氧张力下降。再给氧后自由基的产生和心肌功能不全的程度与氧分压的增加成正比。因此，对于这类患者体外循环开始时氧浓度一般设置在 30%~40%，尽量将氧分压（PaO_2）控制在 80~100mmHg。新生儿患者即使是非发绀，禁止使用 100% 氧浓度。

5. 降温期间温度的控制　除了遵循水温与血温的温差原则，一般体外循环开始后不要急于降温，应与外科医师交流，询问是否已安置好左心引流管。因为有时候前并行的时间较长，外科医师要在心脏跳动的状态下对心脏有一个初步的探查。必要时还应给预充液加温到 35℃，如巨大左心室的患者、新生儿及婴幼儿患者，避免预充液低温刺激引起心室纤颤。另外还应根据手术的难易程度，预计阻断时间的长短，是否发绀伴有丰富的侧支循环来确定降温的程度。

6. 静脉引流和升主动脉阻断后体外循环的管理　在上下腔静脉完全阻断后，患者心肺系统隔离，所有的静脉回心血液必须进入 CPB 系统。静脉血液由静脉插管和管路通过虹吸作用被引流入储血室，其位置低于患者平面，以保证适度落差。压力阶差等于患者右心房到储血室底部的垂直高度，压力阶差和静脉引流系统的阻力二者之差影响静脉的引流量。上腔或下腔静脉插管选择不当将直接影响静脉引流，通常下腔静脉插管较上腔静脉插管略粗。在先天性心脏病患儿中有些存在永存左上腔静脉，在内脏异位综合征患者肝静脉与下腔静脉中断，肝静脉直接引流入右心房底部或左上腔静脉，都需要在降温之前进行插管。一般选择直角静脉插管，不仅容易操作，而且不影响手术视野。微创手术时，由于使用较细的静脉插管，或为了缩短管道将氧合器安装较高，此时使用静脉负压辅助引流系统可增加引流效果。

7. 外科的配合　待鼻咽温下降至预定值时，术者可行上、下腔静脉和升主动脉阻断。一般阻断顺序为：下腔静脉、上腔静脉、升主动脉。当上、下腔静脉阻断后要严密观察中心静脉压、氧合器内血平面和颜面部皮肤的颜色。如发现有静脉压上升、血平面下降、面部发绀应及时通知外科医师调整阻断带的松紧度或插管位置，以免造成组织器官淤血水肿、灌注不良和代谢障碍。尤其是上腔静脉若引流不畅将会造成脑组织血液循环障碍导致严重并发症。同样，下腔静脉引流不畅可造成肝脏、肾脏、胃肠道淤血和低灌注状态，出现腹水。

8. 液面维持　并行期维持一定的液平面是体外循环运行的前提。如果液平面低，不要急于添加液体，在排除动脉过度灌注的因素外，应考虑如下因素：①管道阻塞：如大量气体、管道扭折等，此时应及时排除管道内气体或理顺管道；②插管过深：如果上腔引流管过深，表现为静脉压骤增，颜面部肿胀，眼结膜充血。下腔引流管插入过深，难以发现，可根据钳夹引流管对回流量的影响予以判断。通过和外科医师的沟通及时调整管路，保障血液引流；③血液丢失：如果胸膜破了，大量血液可残留在胸腔，应及时吸回体外循环系统内。血液还可通过手术创伤、血管穿刺等流失至体外，应及时发现、及时处理。在上述情况排除后，根据血液稀释度，可酌情添加血制品或血浆代用品。

9. 其他

(1) 动脉导管未闭的手术一定要有试阻断的过程。在阻断后如果发现下腔静脉回流减少，下半身温度变化缓慢，可能是主动脉弓中断，应及时松开阻断，改用其他手术方式。

(2) 二次手术的患者前并行，除维持好心跳外，还应在下肢准备好动脉通道和心外吸引管道，以在大出血时利用此通道建立体外循环，维持组织灌注。

(3) 前并行气源不畅可由动脉血颜色发暗做出直接判断。可能因素为气源未开，气管阻塞。在并行前将气源的氧合器接口对皮肤吹，有微风样的感觉就可避免上述问题。

(4) 前并行时血压骤降较为常见，并行前认真准备，可及时处理纠正。如胸膜破了，大量血液滞留胸腔，在并行前应将此血液吸到回流室，以利于并行时的体外循环。在上述问题排除后，前并行血压骤降，首先进行容量补充，如效果不显著可用缩血管药物提升血压，这些药物应在并行前配制好，有利体外循环中有条不紊的工作。

(5) 一些特殊手术，如复杂先天性心脏病、严重动脉钙化不能阻升主动脉，二次心脏手术需要心脏跳动。此时保持温度在32℃以上是心脏正常跳动的前提之一，这要求灌注师在转前对体外循环转流要预热和转中要保温。

二、体外循环中的运行管理

体外循环的运行期通常是指冠脉循环的阻断到冠脉循环的恢复。此时的基本任务有两方面，即保障患者安全，为外科提供良好的手术条件。由于本书的篇幅和结构，其内容只进行普遍性描述。

(一) 保障患者安全

1. 保证机体的氧代谢

(1) 实际流量控制：体外循环的动脉灌注是代替心脏运送氧及营养物质到身体各组织，并从组织带走代谢产物。因此，灌注流量应能满足机体的基本需要。灌注流量是体外循环重要的监测指标。流量与压力成正比，与阻力成反比，如增加周围血管阻力则流量减少。体外循环时流量的计算可按体重或体表面积来算，但因小儿的体表面积差异太大，如使用体重计算，可能造成灌注量不足。体外循环过程中，不同温度、年龄、病种、体表面积，甚至不同操作者的灌注流量都不尽相同。既要考虑到足够的灌注流量，也要防止过度灌注和血液破坏等因素，做到合理灌注。成人在28℃情况下给予1.8L/(min·m^2)的流量能够满足机体代谢需要。儿童和婴幼儿所需要的流量通常高于2.5L/(min·m^2)。成人复温时应给予2.2 L/(min·m^2)或更高的流量才能满足机体的代谢需要。上述流量只为参考标准，在体外循环情况下，主要根据静脉血氧饱和度做出灌注流量的判定。如果静脉血氧饱和度小于60%，在氧合器功能无误的前提下应积极提高流量，以满足机体氧代谢平衡。灌注流量不足可表现为混合静脉血氧分压低于30mmHg，静脉血氧饱和度低于60%。长时间可出现pH值下降，BE负值增大，血乳酸值升高。在平均动脉压降低时首先的处理是提高流量。

(2) 氧代谢的监测：体外循环中测定混合肺静脉血氧饱和度或氧分压具有重要意义，能判定机体氧供需的情况。假定机体的血红蛋白浓度、氧耗在P_{50}(为反映Hb与O_2的亲和力指标，是指血红蛋白氧饱和度为50%时的氧分压，正常值为26~27mmHg，P_{50}与2,3-二磷酸酐油酸的浓度、温度、pH有关)不变的情况下，机体的静脉血氧饱和度将随流量的变化而变化。例如在动脉血流、氧含量恒定时，随着氧耗的下降，静脉血氧饱和度会上升。这种静脉血氧饱和度的升高是由于氧耗的下降造成的。如果混合静脉血氧饱和度低于60%，提示循环灌注不足，长时间血中pH值以及乳酸浓度会升高。此时积极提高流量可增加缺血组织的灌注。另外，重要器官(脑、心、肾、内脏)在机体氧供减少的情况下能够优先保障氧供。虽然监测静脉血氧饱和度是体外循环的常规手段，但是静脉血氧饱和度在正常范围，不一定表明机体氧供需平衡，如微循环的短路。

体外循环期间保证脑血流意义重大。脑氧代谢的实时监测为体外循环灌注流量提供有力证据。脑部血液从脑静脉窦流出后进入颈内静脉球部，因为不含颈外静脉的血液，颈静脉球血氧饱和度（$SjVO_2$）监测可以准确反映脑组织氧供需的平衡关系。$SjVO_2$ 的正常值 55%~75%。通常认为 $SjVO_2$ 小于 50% 提示氧供小于氧耗，多见于脑供血减少（低血压、脑血管痉挛、颅内压增加）或氧耗增加（发热、体外循环复温过快）；$SjVO_2$ 大于 75% 提示脑代谢下降，可见于低温、镇静，异常增高可见于脑死亡或动静脉短路。

局部脑氧饱和度（$rScO_2$）监测可以实时连续地监测脑氧代谢。近红外光谱法（near-infrared spectroscopy，NIRS）测量的是所有血红蛋白即混合血管床的动静脉混合血氧饱和度，$rScO_2$ 主要代表静脉部分（占 80%），正常范围为 55%~75%，反映的是脑氧供/需平衡的指标，同时 $rScO_2$ 不受低温、无搏动血流和停循环的影响，是深低温停循环时监测脑氧合的有效方法。常温下 $rScO_2$ 一般不应低于 60%。$rScO_2$ 值 <0.38，提示脑氧合明显不足，可能出现术后神经系统并发症。局部脑血氧饱和度的动态变化意义更大。$rScO_2$ 进行性降低提示脑氧供不足，应尽量增加脑血流的供给。到现在为止，尚缺乏明显改变术后神经生理转归确定的循证医学证据，但在某些高危患者如主动脉弓手术和小儿心脏外科已经显示其独特的作用，是未来最接近标准监测的脑监测项目。

（3）分流量的控制：体外循环机显示的泵流量并不等于机体得到的灌注量，因为血液经泵流出后受很多因素的影响，因此在监测实际灌流量时应排除以下因素：

1）侧支循环分流：在发绀型先天性心脏病如法洛四联症侧支循环非常丰富，侧支循环分流量可高达灌注量的 1/3~1/5，严重影响全身的血流量，因此 CPB 中应常规监测心内回血量，并调整总灌注流量。

2）存在动脉导管未闭：手术前漏诊或 CPB 前动脉导管未闭未予处理，使 CPB 中部分灌注量通过未闭导管分流至肺动脉。一方面肺血过多损伤肺组织，另一方面全身灌注量减少影响机体血供。

3）升主动脉阻断不全：主动脉阻断不全时，大量血液分流到左心室，全身灌注流量下降。

4）使用血液超滤：为提高血细胞比容滤出过多水分、或提高胶体渗透压、或较快地排除高钾，可使用血液超滤。但通过血液超滤器的血量来自动脉泵，根据需要分流量 150~400ml/min 不等，而且分流量随动脉灌注流量、压力而改变，因此需根据具体情况增加灌注流量。

5）使用含血停搏液：近年来成人 CPB 基本都使用含血停搏液灌注冠状动脉进行心肌保护，而加入停搏液的氧合血是从动脉灌注旁路分流出来配制的，分流血量随配制比例不同而异，尤其是采用持续灌注含血心脏停搏液者，因而影响灌注流量。

（4）压力控制：体外循环过程中的灌注压力一直以来都是一个有争议的话题。总体来说体外循环的灌注流量比压力重要，尤其是在血液稀释的情况下。流量优先管理方式能够保证机体足够的灌注。正常情况下，脑和心脏的血液供给需要一定的压力。体外循环中为了外科直视手术心脏停搏，保证脑血流为体外循环术中主要关注点。

生理情况下器官血流的自我调控是在神经、体液调节下进行的，能够保证器官在不同的灌注压力下维持相对恒定的器官血流。有些器官在体外循环、血液稀释、低温的情况下仍然保持自我调节功能。有研究表明，低温体外循环下二氧化碳对中枢神经系统血流的影响仍然存在。压力对流量的影响在体外循环下仍然存在，只是曲线左移，表明对压力能够自动进行调控的低限由正常状况下的 50mmHg 降为 30mmHg。压力调控低限的下降与低温导致的氧耗降低有关。在血流量与代谢相互匹配的情况下，随着温度的降低，中枢神经系统的灌注压力逐步下降。临床经验表明，只要保证充分的灌注流量，体外循环中成人平均动脉压 50mmHg，小儿 30mmHg 对患者是安全的。体外循环中此压力虽然偏低，由于患者的静脉压为负值，微循环的有效灌注压仍可维持在正常范围。对于高龄、高血压、糖尿病的患者体外循环中的灌注压力应适当提高。

通常情况体外循环开始时血压下降明显，这和下列因素有关：大量血液回流至体外循环系统；血液稀释；低温导致血管麻痹，灌注流量相对不足等。此时的处理主要是提高流量。大部分患者随着体外循环的进行血压可自动升高。如果提高流量效果不明显，可适当应用缩血管药，增加血管张力来提高灌注压。过度强调压力，大量使用缩血管药，使微循环的真毛细血管闭合，动静脉短路，组织却得不到有效灌注。一些患者在体外循环中期可出现血压较高的情况，主要和麻醉偏浅有关。体外循环中如果成人灌注压高于 80mmHg，小儿高于 60mmHg 应予积极纠正。首先加深麻醉，效果不明显时应用血管扩张剂。

2. 保证血液抗凝　体外循环中血液必须为抗凝状态。体外循环必须在肝素化的条件下进行，肝素化过度会出现出血并发症，肝素化不足则发生机内凝血，这些均会对患者造成灾难性的后果。所以在体外循环前和体外循环中对肝素化的效果进行监测极其重要。

肝素抗凝的个体差异很大。体外循环中监测肝素的抗凝效果比监测肝素浓度更具有临床意义。激活全血凝固时间（activated coagulation time，ACT）是体外循环期间肝素抗凝效果监测的金标准。体外循环理想的 ACT 值为 480 秒。后来 Yong 等人研究了不同 ACT 值与纤维蛋白单体的关系，发现 ACT 值小于 400 秒时抗凝不足，建议体外循环时至少保持在 400 秒以上。自动 ACT 监测仪为硅藻土试管法，其影响因素较多，如血液稀释，温度，药物等。目前美国 Hemochron® 全血微凝检测仪的薄片（法）测定 ACT 较传统试管法数值更稳定、准确，且较少受低温、血液稀释等因素影响，通常建议初始体外循环薄片（法）ACT 值大于 410 秒。

体外循环中定时测定 ACT 极为重要。一般在心脏停搏后抽血检查血气和 ACT，小于 480 秒追加肝素，5 分钟再查，直至 ACT 达到目标值。低温每小时监测一次 ACT，复温每半小时监测一次 ACT。如果多次给肝素 ACT 仍然达不到目标值，怀疑患者 AT Ⅲ缺乏，可用新鲜血浆予以补充。温度较高的体外循环肝素代谢快，尿量多肝素排除也多，此时补充肝素应更积极。

3. 防止气体进入体内

（1）气体来源：体外循环中气泡来源见表 59-2。体外循环中气栓发生率很高，尤其是鼓泡式氧合器。微气栓数量和大小在一定范围内不至于表现出明显临床症状，但如果不慎进入重要组织器官内如冠状动脉、脑血管可能引起严重后果。防止大量的气体进入体内，主要在于灌注师的责任心。

表 59-2　体外循环中气栓来源

气／血比例过高	外科操作
鼓泡式氧合器	膜式氧合器中膜有破损
心内或术野过度吸引	加入冷库血并急速加温
回流室内血平面过低	心腔内排气不完全而心跳恢复
变温器水温与血温温差过大（>10℃）	动脉泵管破裂
药物注射入管路	动脉泵持续转动使氧合器排空
左心吸引管装反	灌注心脏停搏液时进气

（2）预防措施

1）加强监测：将气泡探测器探头固定于 CPB 循环动脉管路上，如有气泡随血流经过即可发现。目前多数体外循环机都配备有液面报警装置，以防止转流过程中氧合器贮血室内液体排空而使循环管路进气。当贮血室内液面低于设定值时则声音报警或泵自动停止运转。通过经食管超声心动图（transesophageal echocardiography，TEE）可清楚观察到心腔内气栓的活动状况，并指导外科医师术中排除气栓。将 TEE 探头放于降主动脉水平位置可检测出血流中气栓。

2）积极预防：提高责任心是防止动脉大量进气的主要因素。膜肺的应用可明显降低微气泡的产生。动脉滤器可有效的排除气栓。尽量从静脉通路给药；复温时温差不要过大；体外循环灌注和心脏停搏液灌注时液平面要留有余地，以防打空。术野吹入二氧化碳，对预防外科操作导致气栓有积极意义。一旦含有二氧化碳的残留气体进入体内，由于二氧化碳的可溶性，气栓不会造成微血管阻塞。

4. 其他安全措施

（1）温度控制

1）温度监测：体外循环期间通常建议进行三个部位的温度监测：鼻咽温度作为大脑温度，最快速反映动脉血液和脑部温度；膀胱或直肠温度作为简捷的躯体温度；体外循环动静脉管道的温度可以快速判断血液温度，防止有危险的低温或高温。

阜外医院过去通常使用直肠温度，直肠温度在降温及复温时，温度变化比食管和鼻咽温度慢。现在使用膀胱温度，通过安装在 Foley 导尿管头端的温度探头测得。现在国内外逐渐用膀胱温度代替直肠温度，可以避免体温电极污染和直肠黏膜损伤。膀胱温度与直肠温度意义相同。

2）温度控制：心血管外科的大部分手术需要低温体外循环。降温是体外循环中常用的重要脏器保护方法（尤其是大脑），目的是降低机体代谢率。某些复杂型先天性心脏病和成人主动脉弓部手术甚至要求深低温停循环，鼻咽温降到 15~20℃，以提供 40~60 分钟停循环的时间，给外科创造良好术野，从而缩短体外循环时间。

均匀的降温有重大意义。降温不均匀，温度高的组织在低流量或停循环时易发生缺氧缺血。体外循环心脏直视手术时降温可以通过体表及血液降温来实现。通过体外循环机血液降温，降温速度较快，但各组织器官降温并不均匀。食管温度降温速度最快，直肠温度最慢。降温时膀胱温度与直肠温度相近，但与鼻咽温、食管和皮肤温度的差别较大。低温时肾脏耗氧量比其他器官降低较快，肾脏血流降低也较快。降温过程中，氧合器动脉出口端和静脉回流端的温度梯度不应超过 10℃，降温时动 - 静脉温度梯度大于 20℃将会造成严重的脑损伤，而将这一梯度限制在 4℃范围内会明显降低脑损伤的发生。

体外循环复温时，食管和鼻咽温变化较快，膀胱及直肠温度变化较慢，通常膀胱温度比直肠温度恢复快，而且与肺动脉血液温度相关良好。食管温度和鼻咽温度可反映心、脑重要器官的温度，复温时主要以这些部位的温度为依据。体外循环降、复温后，温度都会下降，通常称为续降或后降（after drop）。续降指停降温或复温时的鼻咽温度与以后最低鼻咽温的差值，续降是机体温度趋于平衡的结果。体外循环复温阶段，应避免氧合器动脉端血温高于 37℃造成的高温脑损伤。此外，高温还与心脏术后的肾衰和纵隔炎等其他并发症相关。

5

体外循环均匀的复温对各组织偿还氧债有积极意义。复温对避免高温脑损伤及其重要。由于全身各部位血运供应不同，各部位的温度有差别，降温和复温（变温）的速度和程度不同，尤其是考虑到复温过程的危险性，保证各部位在此过程中合适的温差（<6℃）非常重要。某些组织降温很慢，降温后复温也慢（肌肉、皮肤和脂肪等）。另外，温度引起的血管收缩或舒张可以加剧不均匀变温。因体外循环时不均匀的变温，要求选择不同部位进行温度监测，如鼻咽温、直肠温度或膀胱温度。鼻咽部血管丰富，变温较快，能迅速与体外循环血液温度达到平衡。但直肠温度或膀胱温度变化较慢。当泵流量增加及使用扩血管药时，可以加快温度平衡，即使是温度平衡后，由于组织的血流量不同，患者各部位的温度仍然存在一定差异。复温时，如氧合器动脉端血温≤ 30℃：应维持氧合器动脉出口端和静脉回流端的温度梯度不超过 10℃进行复温。0.5℃ /min 的速度（鼻咽温与氧合器动脉端温度差约 2℃）可平衡复温速度与延长的 CPB 时间之间的危害，达到最佳的术后恢复效果。

（2）体外循环系统监测

1）氧合器性能监测：现在氧合器都是氧合、变温、贮血为一体的结构，使用前将氧合器的入水口与水源相连，通入水后检查有无水外渗现象，如有则禁止使用。在保证氧气源条件下，血气比例在降温过程中可逐步降低，可降至 1∶0.8~0.5，而在复温过程中血气比例最大可增加至 1∶1.5。血气比例在 1∶1 条件时测得动脉端血氧分压应在 200~250mmHg，至少不低于 100mmHg，动脉血氧饱和度不低于 95%，否则氧合器性能不佳，但也不应高于 300mmHg，以免产生气栓。

2）动脉泵压力：动脉泵压力来源于自泵到动脉内插管尖端之间的阻力，是其间每个部分阻力的综合反映，也受各部分影响。正常情况下泵压为 200mmHg 左右，最高应在 250mmHg 以下，如果太高则可发生各部分连接处崩脱，将引起 CPB 被迫停止，机体遭受缺血缺氧的严重后果。因此，泵压的持续监测是必不可少的项目。常见泵压增高的危险因素有：①动脉插管或接头选择不当：由于患者体重大而灌注流量高，但动脉插管过细或动脉管道连接管过细，阻力增加同时灌注量也将受到影响。②动脉插管位置错误：动脉插管误入动脉夹层，体外循环一开始就立即表现出泵压急剧增高，同时插管处动脉膨出，应立即停止 CPB，否则后果极为严重。在小儿可因升主动脉插管位置不当、过高或过深，如插入一侧颈动脉内，不但出现泵压增高，而且可引起严重脑部并发症。③动脉插管或管道梗阻：动脉插管固定不良发生扭曲，管道意外钳夹或扭曲，使阻力增高或发生梗阻。④抗凝不足：肝素用量不足或未及时补充而发生凝血反应，使动脉血滤器内、动脉管道或动脉插管内发生凝血致部分阻塞，使阻力增加，如用泵后型膜式氧合器可因氧合器内发生凝血块，使阻力增加更为明显，造成严重后果。⑤外周血管阻力升高：由于药物或其他原因，使外周血管剧烈收缩，导致阻力增加，使泵压上升。如给予肾上腺素、去甲肾上腺素过量。

（3）内环境的调节

1）水平衡：体外循环中因各种因素使血液处于过度的稀释，如心衰患者严重水潴留伴贫血，术中大量的液体进入体外循环（晶体停跳液、冲洗液）等。此时可应用血液超滤技术，血液超滤器可滤出除血细胞和蛋白质的一切可溶性物质，包括水、钾、钠、氯、钙、镁、尿素氮、葡萄糖等。使用血液超滤器主要目的是提高血细胞比容或血红蛋白浓度，随时进行目标监测。

2）血气管理：体外循环理想的氧分压为 100~200mmHg，通过气体混合器的氧浓度端进行调节。体外循环理想的二氧化碳分压为 35~45mmHg，通过气体混合器的气流量进行调节。

气流量和灌注流量的比例为 0.5~1，根据血气结果随时纠正。目前 Terumo 公司生产的连续血气检测仪可在体外循环中进行实时检测，为体外循环的血气调节提供了方便。

3）电解质：体外循环中根据化验结果调节电解质，一般维持在正常的生理范围，特别是对血清钾离子浓度的调节。

（二）为外科提供良好的手术条件

体外循环为心脏直视手术提供条件主要有两方面：静止的手术野，干净的手术野。前者和心脏停搏有关，后者和温控、流量、吸引有关。

1. 心脏停跳　心脏停跳主要通过灌注停跳液完成。其基本要素为高钾和低温。灌注部位有升主动脉顺行灌注或经冠状静脉窦逆行灌注。灌注方式有主动脉根部灌注和冠状动脉窦直视灌注。灌注液种类分为单纯晶体停搏液或含血停搏液。含血停搏液中血液与晶体液的比例为 1∶1~1∶4.4。根据所用设备及灌注部位不同灌注压力也不同，通常主动脉根部的灌注压力控制在 130~150mmHg。灌注效果以心肌电机械活动停止为标准。每次灌注量 10~20ml/kg，每隔 30 分钟灌注 1 次，记录手术全程的灌注总量。如果应用 HTK 液或 Del lido 液间隔时间可在两小时以上。

2. 低温低流量灌注　心脏直视手术虽然肺循环和冠脉循环予以阻断，一些血液还是可通过侧支循环影响手术野。如法四，动脉导管未闭患者侧支循环直接影响心脏直视手术进行。低流量的目的就是使侧支循环血流量减少，以利于外科医师手术。通过降温使机体的氧耗降低，以保证氧代谢的平衡和患者的安全。具体降温程度和低流量控制应根据手术特点和机体代谢状况而定。氧代谢的监测指标为低温低流量灌注的主要依据，混合静脉血氧饱和度应大于 60%。

3. 停循环　一些主动脉手术涉及主动脉弓，需要停循环来完成一些关键手术步骤。深低温停循环为外科手术提供干净的手术野。由于脑缺血耐受性低，脑细胞死亡后不能再生，体外循环采取全身深低温停循环，同时对脑进行局部灌注，以期延长停循环的安全时限，避免严重脑并发症的发生。目前认为这是一种迫于无奈的方法。深低温停循环能不用尽量不用，停循环时间能短尽量短，超过 30 分钟的停循环尽量分段进行以减少长时间停循环对机体的损伤。目前深低温停循环主要有两种方法：

（1）脑顺行灌注：通过无名动脉、左颈总动脉或右锁骨下动脉插管，在全身停循环时进行局部脑灌注，灌注流量 500~1 000ml/min 或 8~10ml/(kg·min)，灌注压 40~60mmHg。中心静脉压不高，面部颜色正常，无充血或发绀，头面部皮下组织无水肿，经颅脑氧饱和度 >50%。

（2）脑逆行灌注：采用上腔静脉作为灌注部位，即停循环时将体外循环泵的动脉管道与上腔静脉插管相连进行灌注。灌注流量 200~500ml/min，灌注压 15~20mmHg，不超过 30mmHg，全身温度 20℃ ±2.5℃。灌注指标同“脑顺行灌注”。

4. 吸引器　为了手术野的干净，心脏手术要使用多种吸引。大致可分为三种：普通吸引、心内吸引（俗称左心吸引）和心外吸引（俗称右心吸引，自由吸引）。

普通吸引通过中心负压将废液（如晶体停跳液，手术冲洗液等）吸至体外废液瓶。含血液的晶体停跳液和手术冲洗液可吸至洗血球机，通过处理排除废液保留红细胞。

心内吸引是将心内的血液吸至回流室，对保持心内术野干净有重要作用。心内吸引量取决于手术的类型，通常瓣膜病与先天性心脏病尤其是发绀型患者比 CABG 患者要多。降低流量是减少心内吸引的有效方法。冠脉循环阻断后如心内吸引异常增多，应考虑下列情况：动脉导管未闭，主动脉阻断不全等。此时应及时和外科医师沟通，及时发现问题并马上处理。

心外吸引主要将心外的血液吸至回流室，也可配合心内吸引将心内的血液吸至回流室。

心内、心外吸引通常是应用滚压泵来进行的。这也是最简便的方法，不足是当吸引端阻塞时，吸引管内会形成过度负压从而破坏红细胞引起溶血。长时间过度负压心内吸引可对心内膜造成严重损伤。这就需要灌注师与外科医师相互协作，尽量避免过度的负压。

从手术野（尤其是心包内）吸引回来的血液通常是被高度激活的，表现在凝血、纤溶、白细胞（包括单核细胞）和血小板方面，特别容易形成血栓。心内吸引与回收器是造成溶血、微粒释放、气体微栓、脂肪、细胞聚集、炎性介质（如细胞因子）、S-100B、内毒素及血小板损伤与破坏的主要来源。各种微栓激活了 WBC、血小板、细胞因子等，进一步造成了 CPB 后的再灌注损伤、器官损伤及全身炎症反应。如果将这些吸引的血液通过洗血球机处理，将有效清除上述炎性因子，但其血浆成分也随之丢失。

三、后并行的管理

（一）后并行的基本任务

后并行，指从心脏复苏（即心脏复跳）成功开始，至停止体外循环，也称为辅助循环期，包括辅助循环和停止体外循环两部分内容，此期间的主要任务是：①手术后的心脏逐渐恢复功能，从体外循环过渡到自身循环；②调整电解质及血气；③继续进行体表及血液复温；④调整体内血容量，在心功能允许情况下尽量补充体内血容量；⑤调整血红蛋白浓度，如血细胞比容过低，则使用利尿剂或滤水器使血细胞比容达到预期水平；⑥治疗心律失常，必要时安装临时起搏器等；⑦婴幼儿停体外循环后的改良超滤。

患者顺利停机是心脏手术关键部分。生理上，患者要经历这样一系列过程，即从静脉 - 氧合器 - 主动脉转化为静脉 - 氧合器和自身肺 / 左心室 - 主动脉，最后过渡到静脉 - 心脏 / 肺 - 主动脉，这一过程的完成从患者方面来看，取决于其心脏功能和呼吸功能，从医师方面来看，取决于手术完成的质量，如畸形矫正是否满意，冠状动脉移植血管是否通畅等，以及停机前的准备工作是否就绪。合理恰当的准备工作是成功脱离体外循环的关键，大致可分为四个部分：①心脏方面的准备工作；②肺的准备工作；③实验室检查；④其他如药物、除颤器、起搏器等的准备。

（二）心脏准备

理想的心脏复苏是升主动脉开放之后，心脏能自动复跳。阜外医院从 1994 年开始在成人心脏手术中采用 4∶1 氧合血停搏液后，自动复跳率在 80% 以上，而婴幼儿仍沿用晶体停搏液（St.Thomas 液或 HTK 液），自动复跳率近 100%，这可能与婴幼儿心肌耐受缺血缺氧的能力较强，同时心肌本身的病变较轻有关。尽管如此，自动复跳率并不能作为心肌保护和评价心功能好坏的主要指标。事实上，开放升主动脉后，部分患者心脏是以心室颤动的形式恢复电活动的，开始多为细颤，这时候不应急于电击除颤，因心肌收缩力不够，部分心肌细胞还处于顿抑状态，除颤成功率低，可给予适当的多巴胺，必要时给予少量的肾上腺素，同时按压心脏促使变为粗大活跃的颤动，才是电除颤的有利时机。另外两个不可忽略的因素是灌注压和温度。开放升主动脉后，维持足够的灌注压，心脏冠状动脉才能得到血供，一般成人平均动脉血压至少在 50~80mmHg，婴幼儿在 30mmHg 以上。较低温度下除颤可能不会成功，因为低温本身就可导致室颤，当血液温度大于 30℃后，采用 10~20ws 除颤。因此，从这一点上，要求体外循环医师与外科医师很好的交流，知道外科的手术进程，掌握好复温的时机，不能等到开放主动脉钳后温度仍然很低。成人患者复苏困难多见于心室肥厚或巨大左心室的患者，除了在阻断期对心肌保护给予足够重视外，不可一味地靠多次电击除颤复苏，可以采用开放前温血灌注加用利多卡因，或重新阻断灌注停搏液，让心脏休息 1~3 分钟后再恢复血流，即所谓的“二次停搏”法，往往能取得较好的效果。

心脏恢复自身泵血功能之前，从以下五方面稳步调整心脏的参数到最适程度，即节律、心率、前负荷、后负荷、心肌收缩性。

1. 节律与心率 停机时，理想的节律为窦性心律，即此维持正常的房室收缩顺序，有利于心室的充盈。房扑或房颤，即使是体外循环前就已存在，常能通过电复律转为正常窦性心律。对于室性的心律失常，应查找原因对症治疗，如血清钾、镁异常，必要时使用抗心律失常药物如利多卡因，对于出现房室传导阻滞的应安装临时起搏器。体外循环停机后早期，维持适度稍快的心率（成人 75~95 次 /min，婴幼儿 125~145 次 /min）有利于最大限度地提高心输出量，特别是婴幼儿心输出量对心率的依赖性强，对于每搏量受限的患者（如室壁瘤切除）尤为重要，对于心脏瓣膜置换者，则可防止心率慢致心脏膨胀，甚至破裂的危险。慢心率的治疗可放置起搏器，但一般首先使用阿托品、山莨菪碱、β 肾上腺素受体激动剂来提高心率。相比较而言，停机前的心动过速处理起来难一些，其原因可能包括高碳酸血症、麻醉深度不够或缺血，应针对不同原因区别对待。窦性心动过速，常随着停机过程中心脏的充盈而得到改善。对于室上性心动过速则可使用地高辛或钙通道阻滞剂来降低心室率，也可选用心脏电复律来治疗。

2. 后负荷 全身血管阻力（systemic vascular resistance，SVR）是最容易控制的心脏后负荷，它是决定心脏作功和氧耗的最主要因素。体外循环停机前适当的降低 SVR 将有利于心脏功能的恢复，一般通过加深麻醉来实现。在降低 SVR 的同时，会反射引起心率增加。根据公式，心脏作功

W=HR×SVR,SVR 过低会反射引起 HR 的显著升高,反而增加心脏作功和氧耗,同时使血压下降,冠状动脉的灌注压得不到保证。因此对于过低的 SVR(体外循环中常表现为高流量灌注下而动脉压很低)应适当采用 α 受体激动剂来纠正。但是,一般来说平均桡动脉压也不应该高于 100mmHg,过早地加大后负荷同样会增加心肌能量消耗,不利于心肌氧债的偿还,甚至损害肾脏灌注。

3. 心肌收缩性 终止体外循环之前,心肌的收缩力也应调整到最佳状态。术前心功能受损(低 EF 值)、高左室舒张末压(LVEDP)、高龄、长时间阻断和转流以及心肌保护不当的患者,心脏收缩力在术后可进一步降低,在尝试停机之前就开始使用正性肌力药物,必要时考虑心室辅助或主动脉内球囊反搏(intra-aortic balloon pump,IABP)。心室收缩功能低下的处理策略见图 59-8。

4. 前负荷 心脏的前负荷在停机调整流量的过程中来控制。体外循环前的中心静脉压可作为停机后容量负荷的参考值。对于合并肺动脉高压、严重左心功能不全、或未放置肺动脉导管的患者,外科医师可考虑在闭合心脏前通过房间隔放置左房测压管,根据左房压来判断前负荷是否充足。停机困难的患者,TEE 监测具有重大意义,它可直观的观察心腔的容量、心室收缩、瓣膜关闭以及先天性心脏病畸形矫正是否满意,还可帮助外科医师观察心内排气。复跳初期,由于心脏停搏液的作用尚未消除,心肌局部酸性代谢产物未完全清除,心肌细胞的电生理特性亦未彻底恢复,若此时前、后负荷加重,势必使心肌纤维过度拉长,能量消耗增加,不利于术后心功能的恢复。因此,对于术前心功较差或有主动脉瓣反流的患者灌注师在转流前应坚持让术者放置心内引流管,以防术中各期心脏膨胀,避免忙乱被动。

5. 心室功能和预防性应用正性肌力药物 主动脉阻断造成的心肌缺血会导致明确的心肌顿抑,即正常心肌细胞在缺血再灌注后的急性可逆性的心室功能不全。在慢性心肌缺血的病例,成功的冠脉再血管化可以改善心室功能。但是,由于心肌顿抑心室功能的改善需要迟后一段时间。主动脉瓣狭窄的患者由于慢性压力过载而造成的室壁心肌向心性代偿性肥厚,换瓣后心室功能的改善使室壁应力趋向正常。与之相反二尖瓣反流的患者换瓣

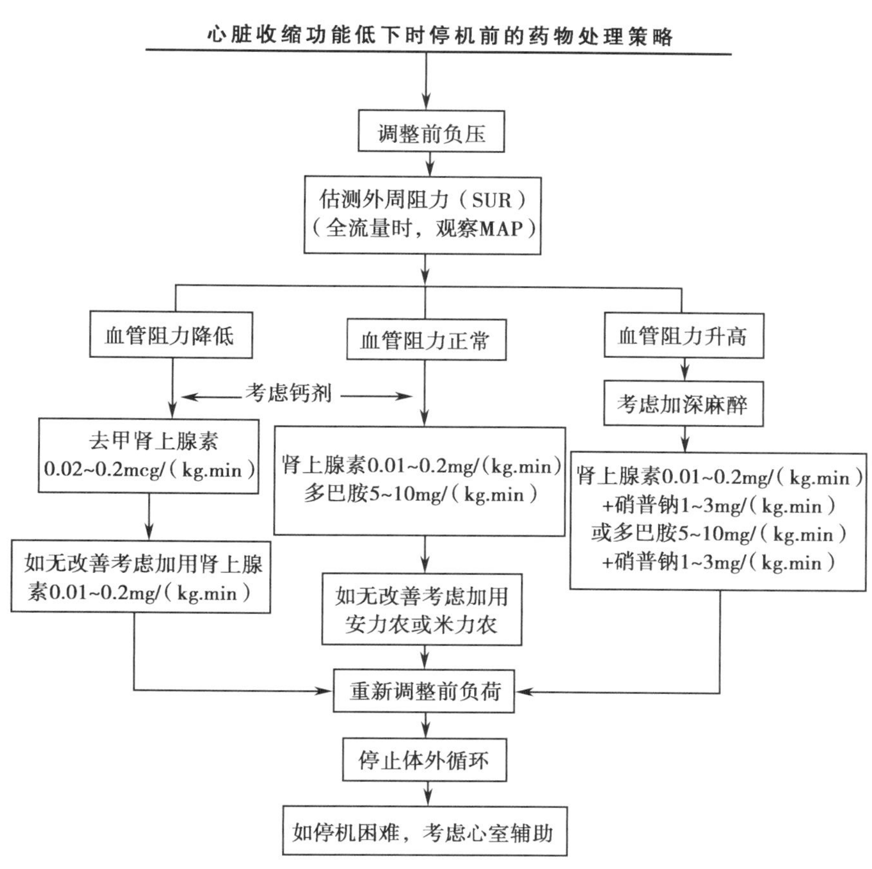

图 59-8 心脏收缩功能低下时停机前的处理策略

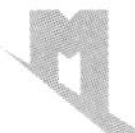

后由于术后左室压力较术前明显增加而会导致术后心室功能不全。二尖瓣狭窄和主动脉瓣反流的患者术后心功能不全的程度是不可预知的，但由于风湿性心脏病和非向心性心室肥厚，心肌功能低下仍然可存在。既往的心肌梗死是术后心功能不全的明确原因。心室切开术会严重打击术后心功能，可能在这一过程会损伤冠状动脉的重要分支或有存活心肌被切除后造成心肌顺应性的减低。

对术后药物支持的预判需要回顾术前和转前的血流动力学数据以及手术过程，诸如术前射血分数、术前术后经导管测得左室充盈压力的对比、心衰史、转前心指数、术中心肌保护效果、CPB 时间、是否适当地外科矫治等，这些信息都会影响术后预防性强心药物使用的决策。这种预处理的目标就是在排除心脏过胀、低血压和再次转机的可能，平稳过渡顺利脱机。

（三）肺的准备

后并行循环期间，患者心脏开始搏动灌注式供血，肺脏也开始进行气体交换，输送氧和排除二氧化碳。使用上下腔静脉引流者在开放上下腔插管阻断带后呼吸机就应通气，使用单根右心房插管引流者，应在开放升主动脉血流后就给予通气。在逐渐减低流量的过程中应观察呼末二氧化碳和脉搏氧饱和度的变化，判断肺的通气和血流状况。

在停机之前，应气管吸痰，必要时用生理盐水冲洗，吸尽气管和肺内的分泌物，放置胃管实施胃肠减压，防止胃液入气道影响通气。用 30~40cmH_2O 压力叹气式手控呼吸，并感觉肺的顺应性，然后用 100%O_2 机械通气。对于冠状动脉搭桥的患者，外科医师要注意查看随着肺的膨胀是否影响内乳内动脉，甚至有撕裂吻合口的可能。开启呼吸监测的报警装置，外科医师检查两侧胸腔是否有积血和肺不张。具体步骤如下：①清洗并吸引气管；②吸引胃管；③直视下手控膨肺；④ 100%O_2 机械通气；⑤查看是否有肺不张；⑥感觉肺的顺应性；⑦开启呼吸监测与警报；⑧检查胸膜是否破裂，是否有胸腔积液。

（四）实验室检查

体外循环常导致代谢、血气电解质等的异常，应在停机之前尽量调整到正常范围。在开放升主动脉之前应检测血气和电解质，调节酸碱平衡，纠正高钾血症。酸中毒不仅抑制心肌的收缩功能，还会干扰正性肌力药物的活性，增加肺血管阻力。高钾血症多发生在长时间体外循环后，由于多次的灌注停搏液或酸中毒，或伴有肾功能不全时。处理高钾的常用方法：①纠正酸中毒，加入 $NaHCO_3$；②钙剂；③胰岛素；④稀释性超滤方法。其中应用胰岛素时应注意血糖的监测，以免低血糖后引起神经系统并发症。K^+ 浓度在 5.5~6.0mmol/L，如果患者肾功能正常，可不予处理，因为体外循环后血浆 K^+ 常随尿的排出下降，此时过分处理高 K^+，常会导致术后 ICU 内低 K^+ 而需要补钾。对于 Ca^{2+}，由于存在缺血再灌注损伤这一理论，故在心脏复苏之前，血清 Ca^{2+} 的浓度不要太高，如血 Ca^{2+} 浓度过高，必要时可在开放之前加入白蛋白或血浆以降低血浆游离 Ca^{2+} 水平，待心脏复跳后 5~10 分钟再补充钙。血气值应尽量调整到正常范围，逐渐还血过程中 S_VO_2 也会上升。特殊病例如左向右分流合并肺动脉高压者保持适当的过度通气和高氧张力（低 PCO_2 和高 PO_2），防止停机后早期肺动脉高压危象发生。

（五）温度控制

后并行复温时必须监测动静脉端的温度；要保持动静脉温差小于 10℃，以避免复温时气体溶解度降低而使血液中气泡形成。一般需要鼻咽或食管达到 37℃、膀胱或直肠温到 35℃才能终止复温。触诊患者头部和肩部对于判断复温程度有帮助，但头颈部血管网血流 / 组织灌注率要比其他组织高，其温度也容易造成复温提前结束的假象。因此 CPB 复温过程中，前额出汗并不一定是患者麻醉浅了，而可能仅是复温过程体温调节的一种反应而已。

复温不充分是 CPB 后反弹性降温的原因。而患者暴露在温度较低的手术间环境中因温差对流又加重体温的流失。血管扩张药可以促进复温过程，同时可以减轻术后体温的流失；但是这种方法的应用需要加大液体输注量以维持适当的灌注压，势必导致血容量增加、血液稀释和加重组织水肿。不充分的复温可以使患者的体温从 CPB 结束到 ICU 期间降低 2~3℃，这可以导致寒战，其结果就是氧耗增加，CO_2 蓄积，外周阻力增加。而术后亚临床寒战可能源于 CPB 中的高碳酸血症或肌松药物剂量不够。当中心温度低于 35℃即可出现寒战，这与 CPB 中非理性复温策略有很大关系。

（六）其他

停机前，应控制明显的出血部位，拔除心内吸引管，开放腔静脉阻断带，检查冠状动脉移植血管是否漏血等。

四、停止体外循环

（一）停止体外循环的标准

1. 减低体外循环灌注流量时能维持满意的动脉压；

2. 血容量基本补足，中心静脉压满意；

3. 鼻咽温 36~37℃，直肠温度 35℃以上；

4. 血红蛋白浓度成人达 8.0g/dl，婴幼儿达 9.0g/dl，新生儿达 10.0g/dl 以上；

5. 血气、电解质基本正常；

6. 心律经药物、安装起搏器已调整到满意程度；

7. 血管活性药或正性肌力药已准备就绪或已开始输入。

（二）停机前的准备

如上述标准已达到，准备终止体外循环。此时，外科医师、麻醉科医师、灌注医师应保持密切联系，每个人应清楚自己该做的工作程序和内容。作为灌注医师首先应有 3 个数量概念：①此时贮血室的液面是多少；②静脉血氧饱和度（S_VO_2）是多少；③此时主泵的流量是多少。根据液面决定停机后要将心脏和肺充盈是否还需加液体。S_VO_2 帮助评估体外循环中外周灌注是否充分，一般 S_VO_2 大于 60% 提示氧代谢平衡。如果小于 50% 则氧供不足，停机前要采取办法改善氧供（增加流量，提高血细胞比容）和 / 或降低氧耗（加深麻醉和肌松）。S_VO_2 介于 50%~60% 之间是临床可接受的边缘值，但应观察其动态变化。一般而言，随着流量逐渐减低，血液回输给患者，并行期 S_VO_2 逐渐增高，表明自身心脏、肺可以脱离体外循环。反之，如果 S_VO_2 渐进性降低，可能提示患者自身心输出量不够或存在呼吸（机）方面的问题或手术畸形矫正不满意。此时应继续辅助循环，查找原因。

停机的过程中，部分控制静脉引流，逐渐给患者输血，同时逐渐减低流量，严禁从高流量突然停机，避免心脏过度充盈膨胀，导致心肌纤维的拉伤。随着心脏的充盈，左心室开始射血，动脉压波形由直线变为搏动灌注波形。一旦出现动脉压波形，输血应缓慢进行，最好参照中心静脉压（CVP）、左房压（LAP）、肺动脉压（PAP），直到达到满意的血流动力学指标。在监测指标不全的情况下，如仅有 CVP 反映前负荷时，可通过观察心脏外观饱满程度，S_VO_2 和动脉压的变化趋势，逐渐减流量至全流量的 20% 以下进而停机。

停止转流后，应与术者、麻醉科医师共同密切注意患者的心率、动脉压、静脉压变化。并根据动、静脉压和左房压分次缓慢由动脉输入剩余机血，当给予鱼精蛋白后，动脉泵要始终缓慢转动直至拔除动脉插管，以免在插管口处有血栓形成。待鱼精蛋白注入 5~10 分钟后，患者循环稳定，无过敏反应，方可拔除动脉插管并撤除台上所有管道。精确记录剩余机血量和灌注中的出入量及稀释度，至此转流全部结束。婴幼儿在停机后实施改良超滤时应继续保持肝素化，密切注意血流动力血变化及管道是否有气，具体操作见改良超滤章节（表 59-3）。

（三）体外循环停机流程

脱离体外循环后即回复到正常心肺循环。这个从部分 CPB 过渡的时间决定于左、右心室射血功能的恢复。由于左心功能减弱，所以在脱离部分 CPB 时需小心地调整静脉回流，增加血管阻力和收缩力，从而增加左室负荷，此时还需要慎重选择正性肌力药物。这个脱机过程要尽量避免心室膨胀同时保证冠状动脉灌注压。

主要停机过程见图 59-9。脱机是通过逐步减少静脉管回流来增加自身心肺血流的过程。此时泵入主动脉灌注管的血流逐渐减少，血流动力学和心功能通过直视心脏和 TEE 来判断。逐渐钳闭静脉回流，泵入血相应减少，继续评估血流动力学，重复此过程直到完全停机。每一个患者的血流动力学管理都集中于四项基本心功能决定因素：心率和心律、动脉压、前负荷（心室充盈压）、心肌收缩力（每搏量、心输出量）。

（四）停机困难的常见原因

停机困难时，首先应继续保持体外循环的人工氧合，此时很容易忘记肝素正在被代谢，应继续监测 ACT 值。其次在每次试停机时，最好重新审视上述后并行期间的几个准备，重新分析不能停机信息的准确性。例如，某些患者桡动脉血压的读数可能比实际的中心动脉压要低，此时如果只依靠桡动脉压就很容易被误导。接下来再仔细分析停机困难的原因，从以下几方面入手：

1. 心脏的舒缩情况　如果是心脏功能不全，要弄清是局限性的还是整个心脏。整个心脏收缩乏力常提示缺血期心肌保护不足，同时要排除高钾和使用负性肌力药（如吸入麻醉药），正性肌力药未进入体内等。局部心脏功能不全，除上述原因之外，要特别注意是否有急性冠状动脉痉挛或阻塞的发生，如冠状动脉内气栓。常表现为心电图 ST 段的突然抬高，高流量辅助，提高冠状动脉灌注压可较

表 59-3　停机前的准备

代谢数据	心率和心律
混合静脉氧饱和度	心电图
血清 K^+、Na^+、Ca^{2+}，血糖	心率 - 起搏能力
血细胞比容	心律
ACT，肝素浓度，血栓弹力图	传导
温度（鼻咽温 37℃，直肠或膀胱 35℃）	缺血 - 参考所有能用的导联
动脉血气	**器官功能判定**
麻醉 / 给氧 / 通气	心脏
镇痛 - 增加阿片类药物	心功能 - 收缩力，心脏大小
镇静 - 安定	节律
肌松 - 需要时	心室充盈
气道和机械通气系统	气体的排除
麻醉机工作	能否去除引流管
挥发罐关闭	双肺
脉氧仪	膨胀和舒张
二氧化碳监测仪 / 最大样本检测仪	顺应性
安全地监护仪 - 氧监测仪，循环压力报警，肺通气流量计	出血
左心和 / 或右心辅助	体积区域
合适的氧供	氧供 - 血颜色
完整的呼吸环路	
连接好气管插管，无扭结	**心脏支持**
通气状态	药物
保证双肺通气	正性肌力药物
血流动力学监护	血管扩张药
有创血压监护 - 零点和校正	血管收缩药
动脉管 - 桡动脉，股动脉，主动脉	抗心律失常药
肺动脉管	电击
中心静脉（右房）管	心房和 / 或心室起搏
左房管	机械辅助
膀胱 - 尿量	IABP
经食管超声心动图	左 / 右心室辅助装置

5

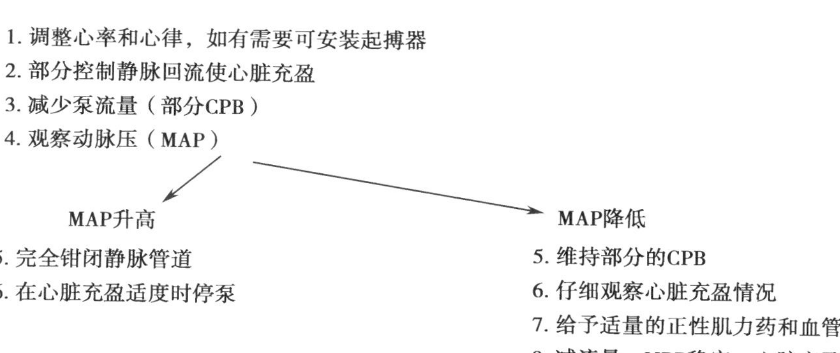

图 59-9　主要停机过程

好地解决。

2. 心率和心律　左心室顺应性减低的患者，心房的收缩对全心的心输出量很重要，应尽量保持房室收缩顺序。大部分成年患者，心率在 80~90 次 /min 能获得最大心输出量，同时又不影响心脏充盈和冠状动脉灌注。小儿心脏容量小，每博射血量少，其心率应在 100 次 /min 以上。个别患者由于术前和术中心肌损伤严重，出现心率慢和三度房室传导阻滞，可用起搏器控制心跳。小儿则强调应用房室顺序起搏器。

3. 血管阻力　体循环阻力随着复温逐渐降低，并在停机后的一段时期继续减低。已经明确的与 CPB 后血管扩张有关的因素有：复温持续时间、合并导致外周病变的疾病如糖尿病、长期药物依赖如血管紧张素转换酶抑制剂（ACEI）或脓毒症所致心内膜炎。这种状况的临床表现为低充盈压伴低血压，正常或高的心指数，TEE 显示正常的心室功能。血管收缩剂如去氧肾上腺素（苯肾）有效，因其兴奋 α 受体，通过增加外周循环阻力（后负荷）来提升血压并通过收缩静脉来提高血容量（增加前负荷）。如果出现顽固性血管扩张或血管扩张已影响左室功能，去甲肾上腺素可以恰如其分的抵消其扩张作用从而增加后负荷并能够强心。接受 ACEI 治疗的患者可能在使用苯肾或去甲肾上腺素后不显效，应考虑使用血管加压素。一些研究表明，这些患者缺少内源性加压素，当给予外源加压素后会发生戏剧性变化。单纯 α 受体激动剂对于心室功能好的患者相当有效。在合并冠脉疾患和心室肥厚的患者中其增加冠脉灌注压的好处要远胜于其减少心输出量和增加充盈压的负面作用。但在心功能差和肺高压的患者最好避免使用，因为其增加后负荷而没有代偿性的增加收缩力从而导致每搏量减低。

4. 血流梗阻　当心脏收缩有力而血压和心输出量却较低时，应高度怀疑流出道梗阻。这时外科医师可通过用套管针直接测压或通过 TEE 明确诊断。血流梗阻的原因可能有原先就存在瓣膜狭窄而漏诊，置换的人工瓣膜失灵，主动脉插管太粗挡住血流，或急性主动脉夹层等。

5. 瓣膜反流　常见于主动脉瓣、二尖瓣的反流，人工瓣膜瓣周漏，缺血所致乳头肌功能不全而导致的二尖瓣关闭不全。肺动脉和三尖瓣的反流常不会引起严重问题，除非合并有肺动脉高压导致右心功能下降和明显的血流动力学改变。TEE 很容易诊断，一旦诊断明确应及时治疗。

6. 前负荷　判断前负荷最好的依据是测定 CVP、LAP，通过观察心脏的外观饱满程度或缓慢输血观察动脉压的上升情况（输血反应）也能有一个大致的判断。但关键要找到不足的原因，是过敏引起的血管扩张，是仍然有出血存在，还是因为静脉流入道梗阻，如静脉阻断带没有完全开放或静脉管头端太粗影响血液回流入心脏。一般来说前负荷不足处理比较容易。

（五）停机后的注意事项

1. 准备二次转机　体外循环停止后，灌注师应提高警惕，准备再次体外循环。在下列情况易于发生，此时血液应保持抗凝状态。

（1）心脏和大血管严重出血，体外循环可控制出血量，同时将患者的出血回收，并回输患者，保持组织的血液灌注，并协助外科医师缝合止血。

（2）TEE 在心脏直视手术中发挥着越来越大的作用。停机后通过 TEE 可判断心脏畸形的矫正情况，心肌各部位收缩情况，以及置换瓣膜的功能情况。通过了解这些信息，外科医师、麻醉科医师、灌注师决定下一步工作流程。

（3）心肌收缩能力弱，血流动力学难以维持。

原因是多方面的，如心肌保护不佳，鱼精蛋白过敏，心肌顿抑等。再次体外循环可帮助心脏逐渐恢复功能或过渡至ECMO和心室辅助。

2. 心腔残余气体的排除 心脏直视手术中心腔内可有大量气体，除了在心腔闭合时注意排气外，在后并行时还要注意残留气体的排除。主要是通过停跳液灌注管，用心内吸引（左心吸引）逆行回抽，主动脉根部上端的的血液将主动脉残留气体排除。当TEE提示心腔内无气体残留时，可停止此吸引。

3. 血液回收和回输 在二次心脏手术、大血管手术、复杂畸形矫正术中最为常见。回输的血液要注意保温，同时根据患者的血流动力学状态实时输入。

4. 改良超滤 停机后，如果剩余血多，且血细胞比容低，可采用改良超滤，具体方法见有关章节，此时应注意管道内的气体进入和血液保温。

第三节 体外膜氧合

一、体外膜氧合的基本概念和类型

体外膜氧合（ECMO）是将患者血液由体内引到体外，经膜肺完成气体交换后再用泵回体内，可提供较长时间的心肺支持。按照血液引流和回输的血管类型ECMO通常有两种类型：从静脉系统引出，动脉分支注入为VA ECMO；从静脉引出又注入静脉为VV ECMO，另外还有几种特殊形式的ECMO，如AV ECMO，即体外二氧化碳排除技术（extracorporeal carbon dioxide removal，$ECCO_2R$）等。针对不同原因造成心肺功能衰竭需要ECMO辅助的患者，可以灵活采用不同的辅助方式，也可以联合使用两种辅助方式。

（一）VV ECMO

1. VV ECMO定义 由腔静脉引流血液（经股静脉或右颈内静脉插管），血液经膜肺进行气体交换后回到静脉系统（经股静脉或颈内静脉插管）。可以用一根双腔插管插入颈内静脉来实现，VV ECMO可以进行部分或全部肺支持。

2. VV ECMO的特点

（1）安全性：VV ECMO操作较VA ECMO简单、安全，单根双腔静脉-静脉体外膜肺氧合（double-lumen VV ECMO，DLVV ECMO）仅经皮穿刺即可，不需要结扎静脉，避免了患者在建立和撤离辅助时血管的切开、修复等相关操作。近年来新发明的可以用于成人的单根双腔插管可以将VV ECMO再循环量降至3%~5%，极大提高了呼吸辅助的有效性。

（2）并发症：同样用于呼吸衰竭辅助时，VV ECMO并发症要明显减少。VV ECMO辅助高氧合血液直接进入肺循环，当循环管路出现血栓或气栓时，患者肺脏可以起到阻隔作用，减少了可能产生的体循环栓塞的风险。VV ECMO氧合血经混合后进入体循环，减少了VA ECMO高氧合血直接进入脑而引起的再灌注损伤。

（3）血流动力学指标：使用VV ECMO进行呼吸辅助患者通常心脏无基础病变，功能良好，辅助过程中血流动力学指标较稳定。而且VV ECMO对血流的搏动性无影响，保持了生理血流的特征，对各器官的灌注和血管阻力的影响较小。

（4）肺循环血流：VV ECMO改善肺循环氧饱和度，减轻肺部炎症反应和细胞因子反应，可为病变肺脏功能恢复赢得时间；而VA ECMO辅助时肺循环血流量减少、流速变慢，可引起肺缺血或血栓，当患者左心功能衰竭很严重时，左心回血逐渐增多而不能完成射血，引起左心室膨胀，加重心脏功能损伤，而且也有可能引起肺淤血、水肿。

（5）循环辅助：VV ECMO可对心脏功能起到间接的改善作用，可以降低胸内压，肺得到充分休息，改善机体的氧合状态，逆转酸中毒；还可增加冠状动脉的血液供应及降低右心室后负荷，改善心脏氧供，增加心输出量。VV ECMO辅助初期血管收缩药物剂量迅速减低。对呼吸衰竭的新生儿研究发现，VV ECMO支持期间，患儿平均动脉压明显提高，心功能得到改善，甚至可允许停用缩血管药物。但在少数呼吸衰竭患者进行VV ECMO辅助时出现严重血流动力学指标不稳定，需要转成VA ECMO。

3. 插管方式

（1）连续血流两部位VV ECMO经典引流方法是经颈内静脉引流出右心房的血液，然后股静脉回输。目前临床上最常用的循环回路是经股静脉和/或头侧静脉引流，再经颈内静脉回输到右心房，该方法是儿童和成人严重呼吸衰竭的主要辅助模式。

(2) 连续血流 DLVV ECMO 因为新生儿股静脉细小，静脉引流管置于股静脉引流量往往不足，针对此设计出单根双腔管放置于颈内静脉，将血液从右房引流出，经过膜式氧合器氧合后再通过灌注口回输到右房，即 VV ECMO 辅助时利用一根静脉插管即可实现血液的引流和回输，又可减少氧合血再循环，提高 VV ECMO 的氧合能力。设计合理的双腔插管是 DLVV ECMO 辅助成功的关键。目前，在临床上使用单根双腔插管为 F_{12}、F_{15} 和 F_{18}。DLVV ECMO 可以满足辅助流量在 120~150ml/(kg·min) 的要求（体重 ≤ 12kg 患儿），是新生儿 VV ECMO 辅助的主要模式。目前成人也可 DLVV ECMO，主要得益于插管的改进，即静脉引流的开口分别在上腔静脉和下腔静脉的近心端，动脉开口正对三尖瓣开口。此管可有效的减少氧合血再循环。插管还可通过导丝经皮置入（图 59-10）。

（二）VA ECMO

1. VA ECMO 定义　由腔静脉引流血液（经股静脉或右颈内静脉或右心房插管），血液经膜肺进行气体交换后回到动脉系统（经股动脉或其他大动脉插管，如锁骨下动脉，升主动脉等）。VA ECMO 可以进行肺和心脏支持。VA ECMO 不仅用于各种原因导致的急性可逆性循环功能衰竭的短时间辅助治疗，而且也由单纯期待心脏功能恢复扩展到为患者提供后续治疗（心脏移植或安装长期心室辅助装置）作桥梁，提高重症心脏功能衰竭患者的临床救治率。

2. VA ECMO 的特点　通过和 VV ECMO 的比较可更好理解 VA ECMO 的特点，见表 59-4。

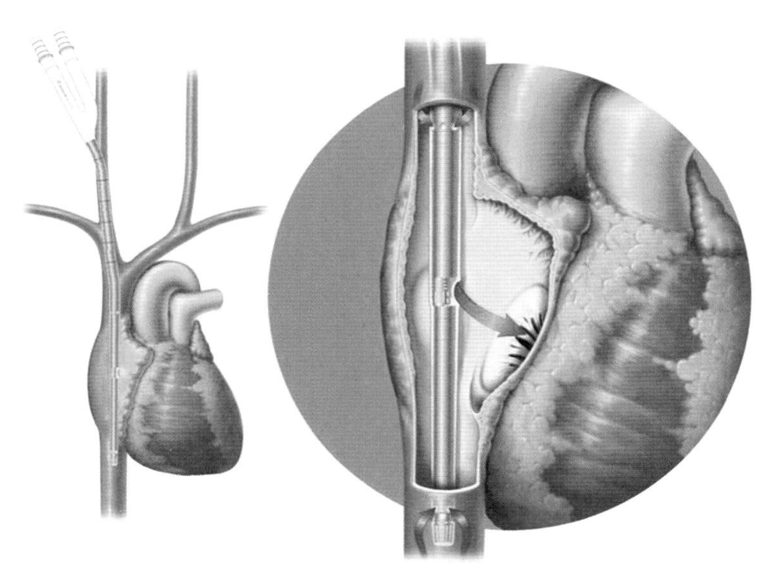

图 59-10　DLVV ECMO 示意图

表 59-4　VV ECMO 与 VA ECMO 比较

项目	VV ECMO	VA ECMO
插管部位	只需静脉插管，可一处插管	静脉和动脉插管
可达到的 PaO_2 值	45~80mmHg	60~150mmHg
氧供监测指标	静脉血 SvO_2；跨膜 O_2 分压差；患者 PaO_2；膜前 SO_2 的变化趋势	静脉血 SvO_2；患者 PaO_2，计算耗氧量
对心脏功能影响	无直接作用；CVP 和脉搏搏动不受影响；增加冠状动脉的氧供；降低右室前负荷	降低前负荷，增加后负荷；脉搏搏动减弱；冠状动脉血主要来自左心室射血；心肌顿抑发生率高

续表

项目	VV ECMO	VA ECMO
供氧能力	中等，增加引流管、提高引流量可增加氧供	高
循环支持	无直接作用，可通过增加心输出量、冠状动脉血流量和改善肺循环间接对循环辅助	部分或完全替代心脏做功
对肺循环血量的影响	无血流变化，增加肺循环氧供	中等或明显降低
存在右向左分流	增加主动脉血液血红蛋白饱和度	降低主动脉血液血红蛋白饱和度
存在左向右分流	可能发生肺充血和低血压	可能肺充血和低血压
再循环	有(15%~50%)，是影响患者氧供的主要因素	有(较少)

3. VA ECMO 转流途径

(1) 周围静脉 - 动脉转流：将静脉插管从股静脉置入，插管向上延伸至右房，引出的静脉血在氧合器中氧合，经泵从股动脉注入体内(图 59-11)。该插管方式可将 80% 回心血流引至氧合器，降低肺动脉压和心脏前负荷。缺点是股动脉插管位置低，患者心肌、脑组织和上半身得不到充分的血流灌注。有人将动脉插管延伸至主动脉根部试图缓解这一难题，但同时增加血栓形成的危险，并有可能造成动脉机械性损伤。另外肺循环血流骤减，使流经肺脏的血液淤滞，增加了肺部炎症和血栓形成的危险。此方法非搏动成分多，对维持稳定的血流动力学有一定困难。目前认为，在 ECMO 治疗中维持一定肺血流和肺动脉压力，有利于肺脏结构和功能恢复。

(2) 中心静脉 - 动脉转流：目前最常用的方法。由于右颈部血管对插管有很强的耐受，一般通过颈内静脉插管，经右房将血液引流至氧合器，氧合血通过颈动脉插管至主动脉弓输入体内(图 59-12)。主要特点为：体外循环注入的氧合血可替代衰竭的心肺功能。当流量达到 120ml/(kg·min) 时，心脏可处于休息状态。此法可降低肺动脉压力，人工呼吸依赖性成分少，适用于严重呼吸衰竭的患儿。不足之处在于：非搏动灌注成分多，血流动力学不易稳定；插管拔管操作复杂，特别是结扎一侧颈部血管，对今后的脑发育有潜在危险。McGough 等采用锁骨下动脉插管方法，能够保证双侧颈动脉的血液灌注，其要点为：插管外径应为无名动脉内径的 75%，这样可保证在灌注时右侧血管有充分的血流；ECMO 结束时进行动脉修复。由于婴儿体重小、插管细、颈内静脉引流往往不能满足灌注需要。Ford 等利用髂血管引流取得了良好效果。胎儿期的脐血管血流量可达 130ml/(kg·min)，因此有学者利用新生儿的脐血管增加静脉引流量，但也可带来一些并发症，如肝内膜下出血、门脉高压、坏死性小肠结肠炎等。中心插管和周围插管的比较见表 59-5。

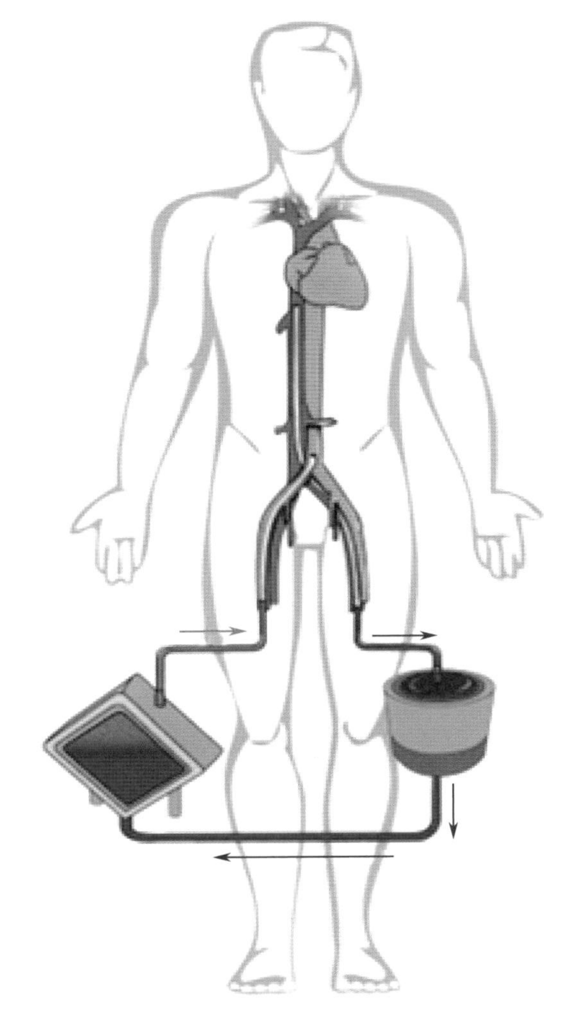

图 59-11　成人股动静脉 VA ECMO 示意图

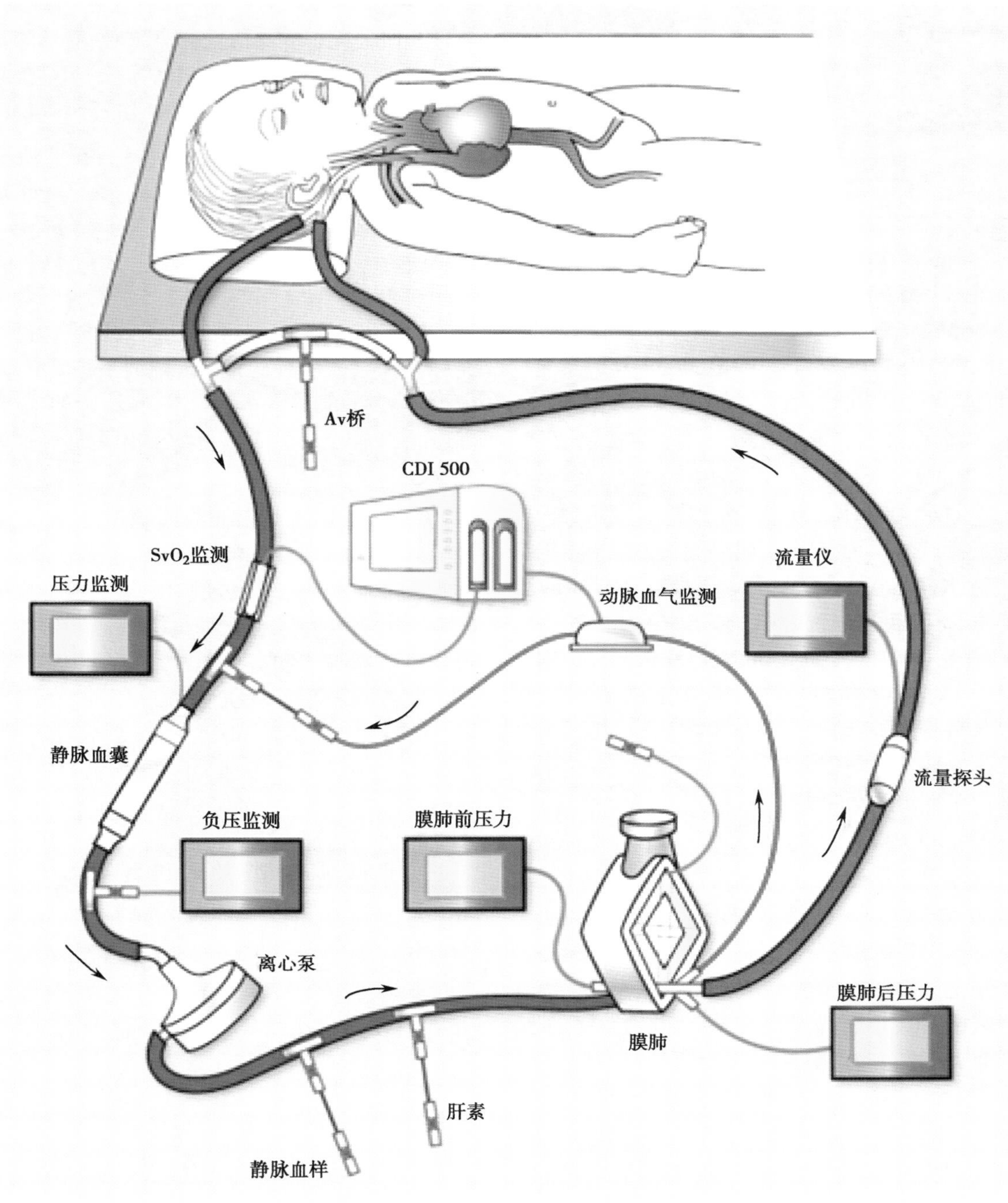

图 59-12 小儿经颈部血管的 VA ECMO 示意图

表 59-5 中心插管与周围插管比较

	中心插管	周围插管
部位	右心房、升主动脉	腹主动脉、颈动静脉、锁骨下动脉、股动静脉等
主要并发症	感染、出血	肢体缺血、淤血
供血	充分	尚可
上半身氧合	不受自身肺影响	受自身肺影响
插管、拔管	复杂	简单
主要人群	<12kg	>12kg

（三）体外二氧化碳排除技术

体外二氧化碳排除技术（extracorporeal carbon dioxide removal，$ECCO_2R$）是一种特殊形式的ECMO，其利用低血流量（200~1 500ml/min）静脉到静脉（或动脉到静脉）的体外装置，来实现足够的CO_2排除，但血液氧合能力有限。在某些特定情况下，如严重的上/下呼吸道梗阻、患者氧合足够，但CO_2排除困难，胸内压力过高或顾虑气压伤，这些问题的处理往往非常棘手。如果通过$ECCO_2R$排除体内过多的CO_2，可导致自主呼吸减弱，呼吸机条件降低，甚至可以脱离呼吸机。$ECCO_2R$以持续或潮式血流可在低流量[30ml/(kg·min)]用于排除血液中CO_2。$ECCO_2R$期间，患者的氧供仍然主要来自于自身肺脏，因此这项技术在某种程度上依赖于肺的气体交换功能。患者在给予低频率、小潮气量情况下即可有效排除动脉CO_2，防止过度通气和气压伤。$ECCO_2R$可用于严重上/下呼吸道梗阻需体外生命支持的患者。因为在严重哮喘状态下，CO_2的排除比O_2摄入更加困难。$ECCO_2R$也可用于进行支气管镜检查或气道手术等，以保证这些操作安全进行。

经典的$ECCO_2R$为VV ECMO，多数经颈-股静脉插管，需要自身心脏来实现血泵驱动，可提供中等流量（30%的心输出量）。而$AVCO_2R$为无泵驱动型，一般经股动静脉插管，低流量（10%~15%的心输出量）便足以达到有效排除多余CO_2的目的。近年来有新型的相关设备正处于研究改进阶段，如果进一步证明有效，$ECCO_2R$有望像连续肾替代技术一样应用于大部分重症监护室中。

实际临床中在考虑对一位危重患者开始ECMO辅助治疗之前，ECMO团队（通常包括心脏外科医师、麻醉科医师、体外循环灌注师、ICU护士和呼吸治疗师等）需要充分沟通与交流，共同决定该患者是否适合行ECMO辅助治疗。患者家属及其监护人的建议有时候也很重要。患者基础疾病的可恢复性是必须考虑的，ECMO辅助开始后，患者的血流动力学趋于平稳，但心肺器官基础疾病是否能够得到后续治疗往往直接决定辅助结果（如急性心肌梗死合并心源性休克患者，后续能否进行心内科介入或心外科冠脉搭桥手术）。对于基础疾病不可恢复的患者，是否适合心脏或肺脏移植等均是需要考虑的重要问题。另外，ECMO辅助随着时间的延长，其并发症的发生率明显增加，充分估计患者病变可复性的时间也很关键。

二、体外膜氧合监测与管理

ECMO技术是一种创伤大、高风险的高级生命辅助形式。为保障ECMO辅助能够安全、有效的发挥其辅助支持治疗作用，必须加强ECMO辅助期间各种监测，以指导患者获得最佳的辅助治疗效果。

（一）ECMO患者的监测

ECMO辅助期间很有必要进行以下监测，如ECMO辅助流量与平均动脉压、混合静脉血氧饱和度与乳酸水平、脉压、呼吸机机械通气参数、心律、膜式氧合器膜前和膜后压力、抗凝强度监测、下肢血运监测和中心静脉压监测等。常规监测项目主要是ECMO环路运行情况和患者全身情况，及时发现异常，尽早给予处理，可避免严重后果。ECMO辅助开始后各种设定的及目标参数见表59-6。

表 59-6 ECMO 辅助开始设定与目标参数

血流量	50~80ml/(kg·min)
气流量	50~80ml/(kg·min)
吸入氧浓度	100%
入口处压力（离心泵）	>100mmHg
氧饱和度（回输管路）	100%
氧饱和度（引流管路）	>65%
动脉血氧饱和度	VA：>95%；VV：85%~92%
混合静脉血氧饱和度	>65%
动脉血二氧化碳分压	35~45mmHg
pH	7.35~7.45
平均动脉压	65~95mmHg
血细胞比容	30%~40%
血小板数量	>100 000mm^3

（二）ECMO 患者的管理

患者接受 ECMO 辅助治疗时，部分或全部静脉血引出至体外，减轻患者肺脏和 / 或心脏的负担，等待其功能恢复。在此期间呼吸机机械通气参数和强心药物的剂量都降低，但往往由于辅助时间较长，几天或几周甚至数月，患者全身各脏器都会受到影响。因此 ECMO 的管理有其特殊性，不仅要考虑到患者心肺功能，同时还应高度关注血液系统、肝肾功能等多方面因素。ECMO 辅助期间应将 ECMO 环路和患者视为一个整体看待，一切医疗操作应以患者的安全为出发点。2008 年 ELSO 组织提出了 ECMO 患者的管理规范，而且不断更新，以期在世界范围内规范 ECMO 技术。

在国外通常是由床旁 ECMO 专业人员 24 小时监管患者，一般是接受过正规培训的 ICU 护士、麻醉护士、呼吸治疗师或体外循环灌注师。ECMO 专业人员必须熟悉 ECMO 的原理和辅助期间紧急突发事件的处理措施，同时还应定时观察患者辅助期间各种重要生命体征参数和生化指标的变化，以便尽早发现问题并给予及时处理。

1. 抗凝管理　尽管近年来不断有新的生物表面涂层材料问世，以试图减轻血液与非血管内皮细胞接触后激活的凝血和炎性反应，但不可否认的是 ECMO 辅助期间患者机体仍然处于一种消耗性高凝状态。ECMO 开始辅助后，血液跟 ECMO 管路中的非生物相容性异物表面相接触，激活一系列炎性反应，血浆中的某些蛋白立刻黏附到管道表面，有些蛋白成分的黏附可抑制进一步的细胞和蛋白反应，而有些蛋白成分如纤维蛋白原、凝血因子Ⅻ、补体和血小板等的黏附则会引起血栓形成。其过程先是由纤维蛋白原黏附于管道表面，继而血小板黏附在纤维蛋白原上，并释放出血小板中的颗粒内容物，吸引更多的血小板黏附和聚集，并使纤维蛋白原转化为纤维蛋白。血流速度较快时，由于血流的冲刷使血小板不能聚集，难以形成血栓；而血流速度缓慢时（如在撤机过程中），血小板和纤维蛋白可迅速形成筛网状，网罗红细胞形成血栓。因此 ECMO 辅助时必需使用抗凝措施以预防血栓形成。目前，美国绝大多数 ECMO 中心使用肝素来进行抗凝治疗。通常情况下，在 ECMO 插管前先首次给予肝素 100U/kg，使得 ACT 维持在 140~220 秒，辅助过程中肝素的静脉维持剂量为 25~100U/（kg·h），将 ACT 控制在 160~180 秒为宜。但不同个体对肝素的敏感性差异较大，静脉输入速度也存在很大不同。需要注意的是，由于肝素可以和血小板结合，并由尿液中排泄，当输血小板或尿量增加时应相应增加肝素剂量，而当血小板减少或肾功能损伤时需减少剂量。在 ECMO 辅助过程中不仅要防止血液凝固，而且还需要维持机体适当的凝血功能，防止发生出血。保持血小板数目≥ 50 000/mm^3，如有必要及时补充新鲜血小板。

对于心脏术后直接使用 ECMO 辅助病例，当患者从体外循环机转为 ECMO 辅助时，有学者主张先用半量鱼精蛋白中和肝素，回到监护室后直到凝血功能恢复正常后才开始使用肝素抗凝，维持 ACT 在 180~220 秒，而且这部分患者术后第一天出血风险很高，在术后第 1 个 24 小时通常不给肝素。抗凝治疗中密切观察患者全身情况，定期观察膜式人工肺和管道血栓形成情况，高度警惕纵隔出血以及颅内出血等各种出血征象。非外科因素导致的出血可通过输新鲜冰冻血浆、血小板、冷凝集物或其他凝血因子加以控制，发现患者有出血现象积极寻找其引起出血的原因并给予正确处理。

肝素由于价廉、抗凝效果可以在患者床旁快速监测和抗凝活性可以使用鱼精蛋白迅速中和等优点而广泛使用。但 ECMO 辅助期间使用肝素抗凝也存在许多缺陷，如：肝素只对外源性凝血途径加以抑制，而在 ECMO 辅助期间引起凝血很可能是内源性凝血途径起重要作用；肝素发挥其抗凝活性需要依赖一定浓度的抗凝血酶Ⅲ，在抗凝血酶Ⅲ缺乏的患者中肝素抗凝活性降低；肝素可以增强抗凝血酶的生物活性，但不能防止凝血酶的形成；肝素 - 抗凝血酶Ⅲ复合物仅作用于可溶性的凝血酶，而对已经与纤维素结合的凝血酶无作用；肝素可间接抑制血小板功能，长时间使用肝素可能出现肝素诱导的血小板减少综合征；肝素对激活的纤维蛋白溶解系统无抑制作用。另外，临床医师也应该认识到 ECMO 辅助期间凝血酶随时都有可能产生，同时纤溶系统也处于强烈的激活状态。总之，所有接受 ECMO 辅助治疗患者都存在一定程度的消耗性凝血病，总存在凝血系统和抗凝血系统之间不稳定的平衡。积极寻找新的抗凝药物，开发新的涂层技术，以进一步减少肝素的使用和 ECMO 辅助期间患者血液系统的并发症迫在眉睫。

2. 血气管理　ECMO 辅助后患者的心肺功能由 ECMO 来承担部分或全部功能，定期复查血气，及时调节辅助参数，可以准确判断患者心肺功能恢复情况指导进一步治疗。

ECMO 辅助时需要做到：定时检测动脉血气，通过调节血流量和气流量保持动脉血二氧化碳分压在 40mmHg 左右；持续监测静脉血氧饱和度，以维持在≥ 65% 为宜，静脉血氧饱和度主要受辅助流量影响，ECMO 辅助开始后需调节流量来保持适当的静脉血氧饱和度。如在流量恒定的情况下出现静脉血氧饱和度下降提示患儿哭闹、抽搐等原因引起的机体代谢率增加，可以通过增加灌注流量或镇静、使用肌松药等方法缓解，必要时可通过适度的降温来降低机体代谢率。如出现静脉血氧饱和度增加，则表示机体代谢率降低或患者肺脏功能有所恢复。

两种 ECMO 辅助模式对动静脉血气的影响有一定差别。当 VA ECMO 辅助开始后，动脉携氧量立刻增加，动脉血氧饱和度可维持在 95% 以上，并由于代谢率的降低和儿茶酚胺类药物用量的减少，静脉氧饱和度也有所上升。而 VV ECMO 辅助开始后动静脉血气指标可能没有明显变化，此后逐渐上升，稳定状态下动脉血氧饱和度一般保持在 85%~90% 之间即可。

当 ECMO 只是为了提供循环辅助时，机体自身肺脏功能基本正常。这些患者使用 VA ECMO 时肺部的气体 / 血流比值远远超出正常范围，如仅根据低呼气末二氧化碳分压来降低呼吸机的通气量会导致通气不足肺泡塌陷，从心肌血供角度考虑也应采取保护性肺通气策略（气道峰压 20~25cmH_2O；呼气末正压 5~15cmH_2O；吸入氧浓度 <0.5；呼吸频率 4~8 次 /min 和总潮气量 <100ml）。有学者建议在成人辅助过程中使用一定的呼气末正压 10~15cmH_2O，同时保持气道峰压≤ 30cmH_2O，这样不仅可以保持呼吸机的低频和低潮气量通气，而且有利于防止肺实变。如仍出现动脉二氧化碳分压过低，可考虑向氧合器的气源中加入适量的二氧化碳。德克萨斯州立儿童医院在使用 ECMO 过程中保持潮气量 10~12ml/kg，PEEP 5cmH_2O，呼吸频率保持 10~15 次 /min，氧浓度≤ 0.6，这样不仅可以预防肺不张，也能够防止气压伤。

3. 合适的辅助流量

（1）VV ECMO 辅助时合适的辅助流量：转流过程中合适的辅助流量应控制在能够保证全部的氧供和二氧化碳排出，并尽可能将再循环降至最低。通过调节血流量保持适当的血压以及合适的动静脉血氧饱和度，一般静脉血氧饱和度不低于 65%，可认为机体灌注充分。辅助起始流量通常为 10~15ml/（kg·min），逐渐加大流量，10~15 分钟后达到最大流量 140~150ml/ml/（kg·min），确认可达到最大流量后降低辅助流量至合适水平。流量不足往往与容量不足、气胸、心脏压塞、引流管位置不当或梗阻等有关。还应注意 ECMO 入口处的负压不能低于 –20mmHg，过低的负压会引起溶血和气穴现象。

辅助期间 SaO_2 在 85%~90% 之间是可接受的，有时更低也是可以忍受的。根据膜前 S_VO_2 和患者 SaO_2 的动态变化，以及查体和酸碱情况来综合判断可能出现的情况。呼吸机设置辅助参数降低，即在低频率、低潮气量（低吸气峰压）、低吸入氧浓度和一定的 PEEP 下通气，使肺脏得到完全的休息。

（2）VA ECMO 辅助时合适的辅助流量 VA ECMO 直接影响动脉血压和全身各脏器的灌注，既要满足其他器官的有效灌注，又要尽可能减轻心脏负荷，为受损心脏的功能恢复创造条件。大部分 ECMO 中心在循环辅助时将辅助流量设定为 2.5~3.0L/（kg·min），少数文献报道辅助流量高达 4.0~5.0L/（kg·min）。在辅助刚开始的几个小时内，往往需要使用一些血管活性药物来调节外周血管阻力。特别是心脏术后需要循环辅助的患者，由于体内儿茶酚胺等物质浓度高，常会引起血管收缩，而那些经过长期儿茶酚胺类药物治疗的患者在使用 ECMO 的初期会出现外周血管麻痹。辅助过程中有必要维持较低剂量的正性肌力药，这样不仅可以使心脏得到充分休息，而且可以降低机体代谢率，减轻心肌氧耗，避免左心室膨胀、左心室内血栓形成，维持必要的左心室射血有利于心脏功能恢复。一般来说，除使用小剂量多巴胺以增加肾脏血流外，可以视血压将肾上腺素维持在 0.02~0.04mg/（kg·min），循环功能稳定患者甚至可以停用肾上腺素。近来的研究表明在 ECMO 的使用过程中，由于体内肾素活性增高，可使用血管扩张药物以及米力农来降低左心室室壁张力。有些 ECMO 中心仅在准备撤离 ECMO 时才考虑开始使用强心药物。

大多数 ECMO 中心还是积极推荐 VA ECMO 辅助期间联合 IABP 辅助。理论上 IABP 能够增加冠脉血流量、减轻衰竭左心室的后负荷、增加血液搏动性灌注成分，能够抵消或弥补在外周（股静脉 - 股动脉）插管 VA ECMO 辅助时可能增加衰竭的左心室后负荷的缺陷，积极促进衰竭的心脏功能恢复。放置于降主动脉内的 IABP，球囊充气膨胀

5

也有可能阻挡来自 VA ECMO 股动脉逆行性向上的血供。但近期有关 VA ECMO 联合 IABP 辅助的临床研究结果表明，VA ECMO 联合 IABP 辅助组与单独 VA ECMO 辅助组比较，乳酸清除率、脱概率和出院存活率均无显著差异，也可能是研究样本数量较少的原因。因此，VA ECMO 循环辅助时是否应该合用 IABP 辅助以及 IABP 辅助介入的时机都有待于进一步临床研究。

在 ECMO 辅助过程中，平均动脉压应保持在 >40mmHg（新生儿）或 50 ~90mmHg（儿童或成人）。同时还需监测中心静脉压，保持其处于较低水平，以减少胸腔渗出，防止脏器淤血。左房压也是一个重要的监测指标，左房压的升高可能引起左心室或左房扩张，并由此导致肺水肿，所以左房压力过高时须安放左房引流管或进行球囊房间隔造口术来实现左房减压。

总之，ECMO 辅助尽可能给心脏创造适宜恢复的环境，增加心肌灌注，减少心肌氧耗，转流中可使用小剂量强心药物维持体内基本的激素水平和增加肾脏灌注。

4. 撤机过程　ECMO 是一项对机体创伤很大的治疗方式，辅助时间越长，其并发症发生率越高，预后越差。有研究表明，心脏术后接受 ECMO 辅助治疗患者辅助时间超过 120 小时患者的生存率明显降低，因此，当患者心肺功能恢复后就应该尽早考虑撤机，但多数 ECMO 中心并不推荐在 VA ECMO 辅助后 48 小时内撤机。

ECMO 辅助时需定期评价患者心肺功能。心脏术后使用 ECMO 辅助循环的病例在使用 24~48 小时后，可在直视下观察心脏的收缩情况（经胸插管建立 ECMO 辅助并延迟关胸患者）或床旁心脏超声来了解心脏功能的恢复情况（经股动静脉插管建立 ECMO 辅助）。心脏功能恢复表现为：在不改变辅助参数如氧供、动脉氧含量的情况下静脉氧饱和度增加，动脉血压搏动波形改善（脉压 ≥ 10mmHg）和超声显示心脏收缩状况改善（左心室射血分数 ≥ 35%）。肺功能恢复的标志有：在不改变呼吸机和 ECMO 辅助参数情况下出现动脉氧分压增加或二氧化碳分压降低、肺顺应性增加、动脉氧含量增加、二氧化碳含量减少和胸部 X 线片改善。

当心脏和 / 或肺脏功能出现好转，可逐渐降低 ECMO 辅助流量，准备撤离 ECMO。在此过程中，应逐渐加强辅助心肺功能的各项措施以维持正常的血气，VA ECMO 撤机有快撤机和慢撤机两种方式。慢撤机即逐渐减小辅助流量，观察患者情况，一般需 6~24 小时，快撤机直接将流量降至最低（1.5L/min），如患者在低剂量正性肌力药物作用下维持循环稳定，一般在 1~2 小时内就可完成撤机。当 ECMO 流量降低，机体自身的心输出量逐渐恢复时，呼吸机的频率和潮气量应随之恢复以免灌注冠状动脉的血液氧合不足。准备撤离前应稍加大强心药物用量，如果在小剂量或中等剂量的强心药物支持下，心指数能维持在 3L/（m^2·min），则可考虑撤离 ECMO。但如果需使用较大剂量强心药物时，如多巴胺 >10μg/（kg·min），则应继续 ECMO 辅助。经验表明，如使用大剂量强心药物支持才能脱离 ECMO，在脱离后会出现左心功能进行性下降、心律失常甚至多脏器功能衰竭，患者预后不良。部分 ECMO 中心对于脱离 ECMO 困难的高危患者，也有采用试脱离 ECMO 后，将连接好的 ECMO 环路继续在患者床旁预留维持 ECMO 环路 24 小时，以方便快速重新开始 ECMO 辅助。

VV ECMO 辅助时，当 70%~80% 的气体交换是由肺脏完成时（即 ECMO 的流量仅为起始流量的 20%~30% 时），可以考虑停止 ECMO，先停止向膜肺供气，继续转流监测静脉氧饱和度以观察机体的循环状态。在 VA ECMO 辅助中，辅助流量降至最低，交替钳夹和开放动静脉插管、动静脉桥，待心肺功能稳定后拔除插管。

由于在撤离 ECMO 的过程中流量逐渐下降，因此有些学者建议应该增加肝素的用量，将 ACT 延长至 220 秒以减少血栓形成的可能性。也有些医疗机构在撤离过程中开放旁路保持泵的流量不低于 100~200ml/min，防止血流缓慢所引起的血栓。

5. 其他方面

（1）护理：基础日常护理非常重要，包括黏膜、皮肤和气道护理，并保持安静的环境，新生儿或婴幼儿 ECMO 辅助期间进行所有操作都要动作轻柔，尽量减少镇静剂的应用，避免应用肌松剂。

（2）抗感染：ECMO 辅助时，患者免疫系统处于抑制状态、经血管插管等高侵入性操作、长时间呼吸机辅助通气、部分患者需要延迟关胸、可能存在肠道菌群异位、血液与人工界面持续接触等，以上因素使患者感染风险较大，多数 ECMO 中心一般主张联合使用广谱抗生素预防感染，有文献报道使用三代头孢 + 万古霉素 /+ 氟康唑能有效预防感染，

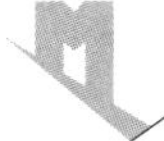

也有少数 ECMO 中心 ECMO 辅助期间并不积极预防性使用抗生素，患者出现感染迹象或血培养结果阳性时，才考虑使用抗生素。

(3) 营养支持：在 ECMO 使用过程中应尽可能给机体足够的营养支持，促进恢复。特别在新生儿中低心输出量可在 ECMO 辅助前导致新生儿坏死性小肠结肠炎，因此在新生儿中经常需要肠道外营养支持，如静脉高营养（parenteral nutrition）。最近有报告应用肠道营养也很安全，儿童和成人肠道内营养也易于接受。

(4) 肾功能：肾脏功能对血流动力学的改变非常敏感，非搏动灌注可直接引起尿量减少，因此在 ECMO 辅助期间不仅要维持肾脏良好的灌注，保护肾脏功能，同时需要使用小剂量的利尿药以维持足够的尿量。ECMO 辅助时可使用小剂量多巴胺增加非搏动灌注时的肾脏血流，静脉长期持续给利尿剂排除第三间隙的水分也是保持水代谢平衡的重要手段，必要时还可使用超滤或血液透析技术。近年来 ECMO 辅助患者的液体管理和血液透析治疗的相关研究较多，辅助期间行血液透析治疗的指征有所放宽，时机也更早，能否改善辅助结果仍然需要进一步临床研究。

(5) 血红蛋白和血小板：新生儿 ECMO 辅助过程中应维持血红蛋白 12~15g、成人 10~11g，保持血液的携氧能力。ACT 160~220 秒，血小板 50 000/mm^3 以上，以减少出血并发症。纤维蛋白原 >100mg/dl，有出血倾向患者纤维蛋白原 >150mg/dL，ACT 可适当维持在较低水平。

（龙 村）

参考文献

[1] 龙村 . 现代体外循环学 [M]. 北京 : 人民卫生出版社 , 2017.

[2] 龙村 , 侯晓彤 , 赵举 . ECMO——体外膜肺氧合 [M]. 2 版 . 北京 : 人民卫生出版社 , 2016.

[3] Gravlee G P, Davis R F, Utley J R. Cardiopulmonary Bypass Principles and Practice [M]. 2nd ed. London: Williams & Wilkins, 2000.

[4] 董培青 . 体外循环损伤与保护 [M]. 北京 : 人民卫生出版社 , 2007.

[5] Draaisma A M, Hazekamp M G, Frank M, et al. Modified ultrafiltration after cardiopulmonary bypass in pediatric cardiac surgery [J]. Ann Thorac Surg, 1997, 64 (2): 521-525.

[6] MUKHERJI J, HOOD R R, EDELSTEIN S B. Overcoming challenges in the management of critical events during cardiopulmonary bypass [J]. Semin Cardiothorac Vasc Anesth, 2014, 18 (2): 190-207.

[7] MURPHY G S, HESSEL E A, GROOM R C. Optimal perfusion during cardiopulmonary bypass: an evidence-based approach [J]. Anesth Analg, 2009, 108 (5): 1394-1417.

[8] TERRAGNI P, FAGGIANO C, Ranieri V M. Extracorporeal membrane oxygenation in adult patients with acute respiratory distress syndrome [J]. Curr Opin Crit Care, 2014, 20 (1): 86-91.

[9] 龙村 . 阜外体外循环手册 [M]. 2 版 . 北京 : 人民卫生出版社 , 2017.

[10] GHOLAMPOUR DEHAKI M, NIKNAM S, Azarfarin R, et al. Zero-balance ultrafiltration of priming blood attenuates procalcitonin and improves the respiratory function in infants after cardiopulmonary bypass: a randomized controlled trial [J]. Artif Organs, 2019, 43 (2): 167-172.

[11] ZABROCKI L A, BROGAN T V, STATLER K D, et al. Extracorporeal membrane oxygenation for pediatric respiratory failure: survival and predictors of mortality [J]. Crit Care Med, 2011, 39 (2): 364-370.

[12] LAWLER P R, SILVER D A, SCIRICA B M, et al. Extracorporeal membrance oxygenation in adults with cardiogenic shock [J]. Circulation, 2015, 131 (7): 676-680.

5

第六十章

手术患者的体位及其相关并发症

目　　录

为了方便手术操作，不同部位的手术常采用不同的体位。由于麻醉学的进展和外科技术的提高，外科手术的范围已不断扩大，各种新的手术体位也不断出现。但任何手术体位都有可能带来与体位相关的危险或并发症，手术时间越长，危险性越大。在非麻醉状态下，可通过自身的代偿能力来维持正常生理功能。但在麻醉状态下，由于患者的知觉部分或全部消失，各种保护性反射减弱或丧失，肌肉张力减弱，基本丧失自身保护和调节能力，由体位引起的生理改变而带来的危害则更加明显。因此，在选择手术体位时，应该考虑到各种危险因素，权衡利弊，既要使手术野的显露达到最佳效果，方便手术操作，又要使因体位对患者生理产生的影响及其危险性降到最低程度。一般来说，手术体位是由外科医师根据手术需要来选择的，并由外科医师和手术室护士共同摆放。但麻醉科医师应对体位改变引起的潜在危害性有充分认识，并应具备判断患者对某种体位耐受性的能力，根据患者的病情和手术需求，提出合理的建议。同时，在手术期间应密切监测因体位改变而引起的生理变化，以便及时采取有效的防治措施，确保患者的生命安全。

第一节　体位对生理功能的影响

机体对体位改变的生理反应主要是对重力改变的反应。重力可引起组织器官之间和组织器官内的血流及血流分布的改变。

5

一、对循环系统的影响

正常人由于体位改变而引起的血管内容量在血管内的再分布对生理产生的影响至关重要。在直立位时，由于重力的作用而使下肢血管内的压力明显增加，但这种血管内压力的增加是有限度的。因此，人体为了维持直立位，骨骼肌必须保持一定的张力和收缩性，结果使血管周围组织的压力也增加，同时许多静脉瓣也起到限制作用。即使存在这些代偿功能，下肢血管床的容量仍然有明显的增加。在平卧位时，如果将患者自髋关节以下的肢体放低，使下肢静脉的位置明显低于腔静脉，由于重力作用使静脉血回流较为困难，心输出量可降低；如果将患者置于头低位，则自心脏水平以下的静脉都高于腔静脉，结果血液回流增加，心输出量增加；当患者于俯卧位时，腔静脉可能处于最高位置，如再将髋关节以下的肢体放低，静脉回流则更困难，心输出量可明显降低。

当正常人体由直立位改变为平卧位时，血管内容量发生再分布性改变，回心血量和心输出量增加。因为人体下肢的静脉血向心方向回流明显增加，使心房壁张力增加，心脏每搏排出量增加。如果心肌收缩力和动脉张力保持不变，动脉血压则升高，同时机体可通过压力感受器的反射，使交感和副交感神经活动发生再平衡，引起心肌收缩力降低、心脏每搏排出量减少和心率减慢，结果动脉血压的改变很小。同样，正常人由平卧位突然改变为直立位时，可出现心脏容积缩小、每搏排出量降低和心率增快，但心输出量变化较小；约有 8%~10% 的人可出现一过性眩晕和黑蒙等症状，伴收缩压下降、舒张压上升，每搏排出量可减少 50% 左右，出现体位性低血压。但绝大多数人可通过反射功能的调节，使心率增快、血管张力增加、回心血量逐渐恢复，以恢复动脉压。而对于老年患者、循环代偿功能差的患者以及在某些药物的影响下，则难以自身代偿，体位性低血压可引起重要器官的灌注障碍和功能改变，这时最好的处理是将体位恢复为平卧位。侧卧位时对循环的影响不明显，而肾脏手术侧卧位时平均动脉压、右房压和肺毛细血管楔压（PCWP）明显降低，心脏指数（CI）和每搏排出量指数(SVI)降低，全身血管阻力指数(SVRI)明显增加，心输出量明显降低可能与静脉回流减少及 SVRI 增加相关。

总之，体位改变时静脉和动脉系统存在的复杂反射功能在维持血压稳定中起到重要作用。心房的反射主要来自心房壁的牵张和自主神经的变化。而动脉压力反射直接与位于主动脉弓和颈动脉窦的压力感受器有关。一般来说，单纯体位改变并不能改变这种反射功能，而其他因素，如药物、生理代偿功能的变化等，对维持反射功能有很大的影响。在麻醉状态下，由于骨骼肌张力降低或完全麻痹、心肌收缩力的抑制、血管平滑肌的舒张、呼吸作功减少以及对各种生理反射功能的抑制，不仅可加重因体位改变引起的循环变化，而且严重抑制了机体的代偿调节功能。在这种情况下改变体位时，一定要谨慎小心，并在严密监测下进行，以免发生意外。

二、对呼吸系统的影响

手术体位对呼吸系统的影响主要来自两方面：地球引力（重力）和机械性外力。重力影响主要指重力引起器官组织的移位和体液的再分布，结果引起胸腔及肺容量的变化，而机械性外力主要指外来压力对机体器官功能的影响。当正常人处于直立位时，肺内血液因受重力的作用，分布到肺底部的血液较肺尖部多，而肺泡的大小取决于胸膜腔内的压力改变。动物实验研究发现，自肺尖到肺底部胸膜腔内的压力逐渐增加，测定位置每降低1cm，胸膜腔内压增加0.25cmH_2O。可见，肺尖部的胸膜腔内负压较大，约为–12cmH_2O，而肺底部的胸膜腔内负压较小，约为–2cmH_2O。因此，在呼吸静止状态时肺尖部的肺泡容积比肺底部者大，约为肺底部的4倍。但在呼吸运动时，肺尖部的肺泡容积的变化较小，而肺底部的肺泡容积变化较大。如以肺压力 - 容积曲线来表示，在直立位时肺尖部肺泡位于曲线的水平段，而肺底部肺泡位于曲线的陡直段。说明肺尖部肺泡的顺应性低于肺底部者。

膈肌是主要的呼吸肌。在直立位自主呼吸时，吸气相的主要力量是来源于膈肌收缩和向下移位，加上腹腔内脏向下移位，使肺功能余气量（FRC）和肺总量都增加。而在仰卧位时，膈肌向头侧移位，并只能承担2/3的吸气力。腹腔内脏也向头侧移位，并压迫背侧的膈肌而使其更明显移向头侧。当膈肌收缩时，背侧的膈肌移位更为明显，结果使肺底部的通气量增加。相反，健康人在俯卧位时，无论是否在麻醉状态或肌松条件下，肺泡膨胀的程度都与重力梯度相关，气体更容易分布到上侧肺泡，而血液分布恰恰与此相反，更容易分布到下侧肺泡。研究表明，健康人或肥胖患者在俯卧位时，对胸肺顺应性无明显影响，且可使功能余气量明显增加并改善氧合功能。对急性肺损伤患者，俯卧位可改善肺泡的膨胀程度和通气功能，尤其是背侧肺泡。结果使肺容量增加，肺泡的血流灌注发生重新分布，改善肺泡的通气 / 血流比值。其原因可能与肺实质静水压的改变、胸廓形态的变化、呼吸系统机械性能的改善及心脏重心的改变有关。Cox等研究了10例儿童在全身麻醉下改变体位对肺顺应性的影响，结果发现，俯卧位时的动态及静态肺顺应性均明显低于仰卧位时。从仰卧位变为俯卧位时，平均动态肺顺应性由（14.9 ± 4.9）ml/cmH_2O降低到（11.6 ± 3.5）ml/cmH_2O，平均静态肺顺应性由（10.2 ± 2.8）ml/cmH_2O降低到（8.9 ± 2.3）ml/cmH_2O，但气体交换未见明显的改变。在侧卧位时，因重力的影响，下侧肺受到上侧肺和纵隔的压迫，内脏也通过横膈较集中地压迫下侧肺，使其功能余气量显著低于上侧肺。研究发现，全身麻醉机械通气下开胸前体位对呼吸力学影响较大，双肺通气时体位由平卧位变为侧卧位时肺顺应性降低，气道压力增加；单肺通气侧卧位时，上侧肺顺应性降低，气道压力增加。

Statio等研究发现患者从平卧位变为侧卧位时，可能引起头颈弯曲或过伸，导致导管向远端或近端移位，最多可达2.8cm。因此，胸科手术患者由平卧位改为侧卧位后，常常会影响双腔支气管导管的位置，应及时重新定位确认。体位对喉罩也有一定的影响，适度的头前屈位可增加气道密封压而不改变喉罩位置，不增加气道阻力，Brimacombe J发现最大头前屈位可使喉罩气道密封压增加25%。

三、对中枢神经系统的影响

体位改变对脑血流的影响主要取决于平均动脉压（MAP）和脑血管阻力的变化。一般认为，健康人的MAP在60~140mmHg时，可通过调节脑血管阻力使脑血流维持在稳定水平，称为脑血管自动调节机制。但当MAP超出一定界限时，脑血流直接受血压的影响。平均动脉压低于60mmHg时，脑血管的自动调节机制则可能丧失，可影响脑灌注甚至引起脑缺血缺氧。由于脑细胞对缺氧的耐受性差，因此可能引起脑细胞功能的损害。正常人具有自身调节能力，在体位改变时只要MAP能维持在60mmHg以上，则脑血流不会发生明显变化。如果出现眩晕和黑蒙等症状，则表示发生了体位性低血压。在麻醉期间，尽管脑缺氧、CO_2蓄积、脑肿瘤、手术创伤及麻醉药等因素都可影响其自动调节机制，但在平卧位时，只要能维持MAP高于60mmHg，脑血流仍可维持正常。如果在低血压的情况下，改变体位而使头处于较高位置时，对脑血流的影响则更加明显。Lovell等应用红外线技术测定不同体位时脑血容量（CBV）的变化时发现，正常清醒受试者在仰卧位时，CBV的改变与头的位置相关。当头高18°时，CBV即有明显降低；头低18°时CBV明显升高。但在麻醉患者中，头低位可使CBV明显增加，而头高位时对CBV的

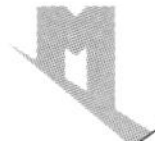

影响并不显著，推测可能与麻醉对脑血管的影响有关。Fuchs 等比较在仰卧位头转向一侧、俯卧位或坐位时，脑氧饱和度（rSO_2）的改变。结果表明，对健康受试者麻醉后在任何体位的 rSO_2 都无明显改变；但神经外科手术患者麻醉后在坐位时 rSO_2 明显降低，提示 rSO_2 的改变除体位因素外，可能与原发病有关。Marrocordatos 等在临床上观察了不同体位及改变头的位置对颅内压的影响，所采用的体位包括仰卧位、仰卧头高 30° 或头低 30°，以及仰卧头屈曲、头后伸、头右转 45° 或左转 45°，研究结果表明，除仰卧位外，其他所有体位都可使颅内压升高，尤其是头低 30°、向左或右转、仰卧头屈曲时，颅内压显著升高。因此，有颅内高压的患者，在选择手术体位时应特别注意。

第二节　体位的摆放和监测

一、摆放手术体位的原则

根据手术部位决定摆放的体位以方便手术野暴露和手术进行、避免体位不当引发不良反应是摆放手术体位的基本目的，同时兼顾保证输液顺利通畅、不影响患者的呼吸和循环功能、不压迫外周神经、皮肤压力最小化、无肌肉骨骼过度牵拉、便于麻醉、满足个人需要的原则。

5

1. 选择患者手术体位时应考虑全面　既要达到手术野易于暴露和方便手术操作，以提高手术成功率的目的，又要全面考虑患者的生理代偿功能，体位对生理功能的影响不能超越患者的代偿能力。尤其是老年患者，合并有心、肺、脑等器官功能障碍患者，其生理代偿能力较差，难以耐受一些对生理影响较大的体位，对突然改变体位时引起的生理变化也难以适应。应尽量避免一些风险较大的体位，如俯卧头高位、坐位等。

2. 操作缓慢，动作轻柔，协调一致　在麻醉状态下摆放患者手术体位时，由手术医师和手术室护士负责摆放体位，麻醉科医师可根据患者的病情和手术需求，提出合理的建议，其主要任务是保证麻醉稳定，避免麻醉过深而引起循环紊乱和麻醉太浅而引起患者呛咳，影响体位的摆放，相互之间应配合默契，互相提醒。在此期间，麻醉科医师更应密切监测患者的生理变化，保持呼吸道通畅，以免在体位变化期间发生意外，如气管内导管脱出、血压剧烈波动甚至心搏骤停等。

3. 保证体位固定舒适、牢固、准确　摆放体位时应合理设计好重心的支撑点、支撑物、固定部位及人体各部位的位置，尤其是头部的安放。支撑点应避免在大血管和神经集中的部位，不应影响静脉回流及过分限制呼吸动作。铺单平整干燥、支撑物应柔软，有一定弹性，避免长时间压迫引起皮肤缺血坏死。手术时间较长或需要降体温者，应特别注意肢端的保护，如脚跟、外踝、肘部等。体位摆放好后，应固定稳妥，避免术中发生体位的意外改变。

4. 特殊体位下手术需加强麻醉管理　麻醉深度应掌握适当。麻醉过浅时，患者的肌肉不松弛，可能发生呛咳、肢体或头部扭动，使已摆放好的体位发生改变。这不仅不利于手术操作，还会改变身体的支撑点，有发生意外压迫大血管、神经及器官脏器的危险；麻醉过深可减弱或消除患者的代偿功能，容易发生血流动力学的剧烈波动而影响重要器官的供血。

5. 根据患者手术体位选择合适的静脉　建立一个既便于输液、输血和用药，又便于手术操作的静脉通道。

6. 合理摆放手术体位，避免发生损伤　如颈部手术的患者，肩下放一小软枕，以使颈部过伸；胆囊手术的患者右肋下放置软枕；腰椎手术的患者置于特制的矫形架上。同时还应注意手术床的装置并合理运用。肾脏手术时，应使患者手术部位对侧置于腰桥上面，摇起腰桥固定好体位，可使腰部过伸，便于手术操作。此外，体位摆放好后，要用约束带固定好，并适当添加保护垫，如胸、肾、脑等部位手术需侧卧位手术的患者，应于前胸及后背各放置一软枕并固定，腋下垫一个软垫，以免臂丛神经受压。将患者位于下方的下肢屈曲，位于上方的下肢伸直，在两下肢之间放置软垫，分别于臀部及膝关节处以约束带固定，松紧适宜，以免长时间挤压形成压疮。全身麻醉或休克、昏迷的患者，长期处于一种体位，容易造成某些部位的肌肉、神经、血管损伤。截石位时可在固定架上垫软垫，增加弹性，以减少对腓总神经的压迫。胸侧卧位时，前臂应以合适角度放置在托手板上并约束，避免局部长期受压。应注意上臂外展不超过 90°；下肢约束带不要过紧；四肢勿过分牵引；患者体表勿接触金属。

二、常用手术体位的摆放和注意事项

1. 仰卧位　凡从人体前面径路施行的手术，一般采取水平的仰卧位，让患者自然地仰身平卧于手术台上，头部垫一薄枕以保持前屈位，使颈部肌肉放松以利于静脉回流。双臂靠近躯体自然伸直，上下肢作适当的固定。为了使手术部位显露良好，有的还要从背侧垫高局部。例如：颈后和肩后加垫，使头部后仰；肝胆和脾的手术，垫高腰背或提高手术的桥架，使季肋部前凸。腘窝和腹股沟是大血管和神经干集中通过的部位，应在双腘窝部垫一薄枕，使髋、膝部适当屈曲，以减轻对大血管及神经的牵拉。双足放松，垫软垫以免因长时间压迫而引起皮肤缺血坏死，这对于手术时间较长者尤为重要。如果脊柱过于伸展且时间较长时，可限制胸廓运动而影响呼吸，并影响下腔静脉回流，并导致部分患者术后腰痛。因此，应尽量避免脊柱过于伸展。

(1) 水平仰卧位：为临床上最常用手术体位，适用于腹部、乳房及身体前部的各种手术。患者仰卧，头垫薄枕，双上肢靠近体侧，在脊柱腰曲和膝部下各置一软垫，使腹肌放松，足跟部垫脚圈，减轻局部受压。腕部和膝部加约束带固定，以免手术中肢体移动影响手术。腕部约束带下要先包纱垫；膝部固定后以能插进一手为度，不宜太紧或太松。肩关节外展不超过 90°，以免损伤臂丛神经。此种体位对生理功能影响小，患者最舒适。

(2) 头低脚高仰卧位：手术台水平倾斜，头低 10°~15°，常用于盆腔或下腹部手术。该体位有利于下肢静脉回流和维持循环，对低血容量或休克患者有利。头低脚高一般不超过 30°，否则长时间或过度头低脚高位，可因膈肌升高引起呼吸功能不全、面部或球结膜水肿及脑淤血。当头低 45℃时，心脏容量增大，对原有心肌病或肺动脉高压患者可诱发急性心脏扩大和肺水肿。

(3) 屈氏体位（Trendelenburg）：是仰卧头低位的修正体位。让患者仰身平卧，腘窝部位于手术床可折处；先将手术床置于头低 10°~15° 斜坡位，再将腿板降低 15°~30° 使膝屈曲下垂，这样患者不会向头侧移位。这种体位常用于下腹部及盆腔手术，尤其是 CO_2 气腹腹部微创手术，也适合进行颈内或锁骨下静脉穿刺。因内脏向头侧移位，对呼吸有一定影响；内脏静脉回流增加，而下肢静脉回流可减少，对循环的影响较轻。有文献报道 CO_2 气腹可明显降低动态肺顺应性、增加吸气峰压和平台压，但屈氏体位下对这些参数无进一步影响，对血流动力学和肺功能无明显影响。在屈氏体位时，CVP、肺静脉压、颅内压、眼内压升高，心脏做功增加，胸肺顺应性和 FRC 降低，采用该体位可明显缓解麻醉诱导期低血压的发生，尤其在行冠脉搭桥、瓣膜置换手术等心功能代偿能力差、容量负荷依赖的患者可减少低血压的发生率和血管活性药的使用率。对于手术时间冗长者可发生面部、眼睑、球结膜及舌体的水肿，头颈部淤血症状，甚至因咽喉部水肿而使气管内导管拔管延迟。此外，在放置膝关节的位置时，应避免腘窝部过于受压，尤其是外来压力，如支撑物、器械托盘等。

(4) 头高脚低仰卧位：患者平卧，床头抬高 15°，这种体位可以减少头部的血流量，降低脑血管内的压力，所以脑积水、脑出血、开颅术常用此体位，也适用于上腹部手术。在一般情况下，头低或头高的角度不大，患者都能耐受。如果角度超过 30°，应加强对呼吸及循环的监测，尤其是对老年患者、体质衰弱及心肺代偿功能较差的患者，在改变体位时更应谨慎小心。

(5) 胆囊手术位：行胆囊部位的手术时，可在右侧肋缘部下面垫一薄枕，或将床桥升高，使脊柱稍伸展有利于手术部位的显露。胆囊手术部位应置于手术台的“桥”上，以便手术需要时将“桥”升起，充分显露术野。“桥”升起后可影响胸廓活动及下腔静脉回流，呼吸受影响，回心血量减少，血压下降，故不宜长时间使用。

(6) 头（颈）后仰卧位：在仰卧头高 10°~20° 体位的基础上，再将双肩垫高，头部尽量后仰，使颈部皮肤展开并处于高位。该体位适用于口腔、颈部入路等手术，有利于手术野的暴露，并可减少失血。在这种体位时，患者常会感到憋气难忍，尤其是颈部肿物较大、对气管有压迫者或胸骨后甲状腺肿物者。因此，术前应反复训练以适应这种体位，术中应加强对呼吸道的管理，手术时间较长或术前有气管压迫症状者，应在气管插管全身麻醉下手术。长时间头部过度后仰，可引起面部、眼睑及球结膜的水肿，有时因颈部肌肉牵拉而导致术后头痛。

(7) 人字分腿仰卧位：将仰卧位患者移至合适位置，使骶尾部超出手术床背板与腿板折叠处适合位置。调节腿板，使用双下肢分开。该体位适用于单纯人字分腿仰卧位下的开腹 Dixon 手术等，头低脚高人字分腿仰卧位下的腹腔镜结直肠手术等以

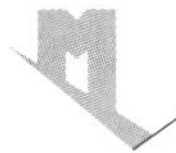

及头高脚低人字分腿仰卧位的腹腔镜胃、肝、脾、胰手术等。摆放该体位应评估双侧髋关节功能状态，是否实施过髋关节手术。防止腿板折叠处夹伤患者。两腿分开不宜超过 90°，以站立一人为宜，避免会阴部组织过度牵拉。

2. 侧卧位　颅脑、胸部及肾脏手术，如肺叶切除术、肾切除术以及髋关节手术等，需采取侧卧位。有的是采取“半侧卧位”，躯干背面与手术台面呈 45° 或 120° 左右。为保持侧卧位稳定，应适当固定躯干，头颈部与躯体保持正常关系，头部垫一稍厚的头圈以避免肩部和耳朵过分受压。下方的下肢取髋膝屈曲接近 90° 位，便于固定侧卧姿势和放松腹壁。而上方的下肢可保持伸直位置，在两下肢之间垫一软垫。双上肢向前平行伸开，或与躯体垂直，或肘部屈曲向头稍过伸，用双层支架固定。有时需上肢高于肩部，但应特别注意避免上肢过伸而损伤臂丛神经。固定上肢时应避免在肘部和腕关节处压迫尺神经和桡神经。在下侧胸壁靠近腋窝处垫一薄垫，以防腋窝部的血管和臂丛神经受压。骨盆为固定侧卧姿势的主要部位，其次是胸部，可以在骨盆或胸部前后以支架和软垫固定，也可以在骨盆腹侧置一沙袋，用束带固定。侧卧位对呼吸有一定影响，特别是肾手术位要升“桥”，手术床的腰桥应对准第 11~12 肋，当腰桥升高时可使手术侧展平有利于肾脏的显露，腰桥升高可使胸廓肺顺应性降低 12% 左右，较长时间则可导致缺氧。静脉辅助用药对非全身麻醉患者的呼吸抑制作用明显，应谨慎使用，严密监护，并面罩吸氧。

3. 侧卧前倾位　主要用于神经外科手术，易于暴露颅后窝部位，有时也用于背部和颈部的手术。该体位是在侧卧位的基础上再将患者躯体向前倾斜 45° 左右。下方的下肢保持伸展，上方的下肢维持髋膝屈曲位，在两下肢之间垫一软垫。在下侧胸壁靠近腋窝处垫软枕，腋窝与枕之间以能插入手掌为宜，以防腋窝部的血管和神经受压。双臂平行向前下方伸直，两肩尽量靠近手术台的边缘并与尾侧垂直，两臂之间以双层支架固定。头颈部与躯体保持正常关系，头部稍向前屈，一般都以特殊支架固定。

4. 俯卧位　用于颅后窝、颈椎、脊椎（髓）、背部和臀部等处手术。包括水平俯卧位和屈髋俯卧位，后者较少应用。患者腹部着床，头及肩下垫小枕，胸部两侧、髂部、耻骨联合、两小腿胫前各放置软垫。摆放体位时将患者双臂下垂紧靠躯体，以脊柱为轴心向一侧缓慢旋转为俯卧位，再将上肢外展屈肘，加软垫固定，腹部适当加垫，注意保持呼吸通顺。一般情况下，由麻醉科医师控制头部和气管内插管进行旋转。而有颈椎病拟行颈椎手术者，应由专科医师负责控制患者头部的位置。在翻身时注意保护动、静脉置管和气管插管，以免脱出。在俯卧位时，软垫摆放的位置十分重要，既应避免对呼吸和循环的影响，又要避免对外周神经及软组织的损伤。放置软垫的支撑点一般以双肩部和双侧髂前上棘为主，胸腹部两侧辅以长条状软垫或凝胶垫支撑，确保胸腹壁稍离开手术床面而不受自身体重的压迫。在俯卧位时，胸腹部受压可限制呼吸时胸廓的扩张，引起限制性的呼吸困难，胸廓和肺顺应性会降低 23%，潮气量可减少 15%，肺活量和功能残气量降低，严重时可导致 CO_2 蓄积和低氧血症。因此，俯卧位患者一定要垫高双肩、双髂前上棘及耻骨结节等支点。俯卧位可压迫下腔静脉使静脉血回流受阻，这不仅使心输出量降低而影响血流动力学稳定，同时下半身的静脉血通过椎旁静脉网经奇静脉回流，使脊柱手术的手术野严重淤血，渗血明显增加。头部位置应视手术部位而定，颈椎手术应以专用头架由外科医师固定头位，而其他部位的手术，一般将头部以前额及两侧颊部为支点置于 U 形硅胶头垫上，而眼和口鼻部置于头垫的空隙处。俯卧位对呼吸循环影响较大，应慎用对非全身麻醉患者呼吸循环影响大的静脉辅助药物，椎管内麻醉患者应防止麻醉平面过高。在俯卧位全身麻醉下手术时，应特别注意呼吸道的管理，气管插管不宜过浅，导管的固定一定要牢靠，避免导管脱出或发生导管扭折。在改变体位的前后都要听诊以确保气管导管位置正确。麻醉期间应监测有效通气量、气道压、$P_{ET}CO_2$ 及 SpO_2，如发生通气不足、气道压过高或氧合障碍，应迅速查明原因，如是否发生导管脱出、过深或扭折，或因患者的体位发生改变而严重限制胸廓的扩张等。此外，麻醉和手术期间，应经常检查患者的体位有无变化、支撑点是否改变、有无压迫易损部位或器官（如眼球）等，以免发生严重并发症。

5. 膝胸卧位　为俯卧位基础上的一种体位，适用于肛门及直肠部位的手术。让患者先取俯卧位，耻骨联合部应位于手术床背板的下缘，足背在腿板边缘外，将手术床摇至头低位背板低 15°，腿板摇低 30°，使患者躯体成折刀状。两臂自然前伸放在头部两侧，两下肢稍分开，其支撑

5

点及头的位置与俯卧位相同，上肢可紧靠躯体固定，也可屈曲放在手术床两旁的托手架上，但都应以布类敷料包裹，以免与金属接触而发生电刀灼伤。

6. 截石位　此体位是在仰卧位的基础上，用腿架使膝关节和髋关节屈曲，两下肢分开，充分显露会阴部，适用于肛门、直肠、尿道、阴道等部位手术。让患者仰身平卧，双上肢紧靠躯体；患者下移使骶尾部位于手术床背板的下缘；两大腿外展不超过 90° 并搁置于腿架上，穿上袜套或以软布敷料包裹并固定。在腿架上要垫软垫，并避免腿架过高而压迫腘窝部位，影响血液循环和压迫神经，导致腓总神经损伤或引起动静脉栓塞等严重并发症，特别是对老年患者应防止腘动脉受压所致的腘动脉栓塞，小腿坏死；应保护膝盖外侧，防止腓总神经损伤；应防止髋部过度屈曲，以免影响呼吸。这种体位对腰麻平面可能有一定的影响。由于下肢抬高可使回心血量增加，而当下肢突然放平时使回心血量减少，对血流动力学的影响较大，尤其是对心功能较差者应特别注意。

7. 半坐位（半卧位）　此体位临床应用广泛。半坐位时由于重力关系，部分血液滞留在下肢及盆腔脏器内，静脉回流血量减少，从而可减轻肺部淤血和心脏负担，减轻呼吸困难，帮助腹腔及盆腔引流，使炎症局限化等。常用于肺部感染、损伤、胸部术后闭式引流、心力衰竭等。头颈部术后取半卧位，可减轻头部压力性出血；腹部手术后取半卧位，可使腹直肌松弛，减轻伤口缝合处的张力及疼痛，并有利于愈合。

8. 坐位　主要用于鼻、扁桃体、颅后窝及颈脊髓等部位的手术。手术台上 1/3 部分置于头高 45°，中 1/3 部分置于头低 45°，而下 1/3 部分置于脚低 10°~15°。患者坐于手术台上、中 1/3 交界处，而小腿放在下 1/3 处。头部以特殊支架支撑和固定，保持头屈曲位使颈后部伸直，但下颌与胸骨之间应保持一定距离，一般以两指距离为宜，以防脊髓缺血损伤。两上肢的上臂应固定在躯体两旁，避免因重力作用使上肢过度外展导致臂丛神经损伤。在坐骨、腘窝及足跟部位都应以厚软垫或凝胶垫加以保护，以免因压迫而损伤局部组织、神经或血管。

坐位手术的优点是手术野暴露好有利于手术操作；静脉回流好可减少手术野渗血，减轻面部水肿；脑脊液引流通畅有利于降低颅内压；有利于呼吸道的管理尤其是气管插管的管理；有利于观察面部对脑神经刺激时的反应。颅后窝坐位全身麻醉患者应先行气管插管，双下肢缠弹性绷带后再置于手术椅上，做好前额及双上肢支架固定，防止眼部挤压伤。坐位手术对患者呼吸循环影响较大，应加强麻醉管理，避免颈部屈曲气管导管打折导致气管梗阻，尤其是在脑干部位操作或刺激颅内神经时，更容易引起血压和心率的剧烈变化；由于脑的位置处于最高位，容易发生与体位相关的脑灌流量不足和脑缺血；因手术位置高于心脏，使颅内静脉压力低于大气压，当静脉开放时容易发生静脉气栓。因此，应该根据患者的具体情况和手术条件，权衡利弊，以决定是否采取坐位手术。

为了维持术中血流动力学的稳定，保证大脑的血流灌注和供血，及时发现和处理低血压，坐位手术时应监测有创动脉压。因为有些在坐位进行的手术可因手术操作而引起血压和脉搏的剧烈波动，有创动脉压可以实时地反映组织灌注压。在坐位手术时，由于重力的影响，脑灌注压比实际测量的血压要低。因此，在校准零点时应将压力换能器放在外耳道水平，这样测量的压力可以直接反映脑灌注压。术中只要维持血压在正常范围内，就可以保证充足的脑血流灌注，不至于造成脑缺氧。监测中心静脉压（CVP）十分必要，因为动态 CVP 不仅可反映血管内容量与心功能的关系，而且有助于空气栓塞的诊断，同时可借助于 CVP 导管从心内抽出部分空气。但 CVP 导管开口的位置很重要，最好能放在上腔静脉与心房交界处。有条件者可监测肺动脉压（PAP），因为在出现气栓时，PAP 可明显升高，是诊断空气栓塞的依据。持续监测呼气末 CO_2 分压（$P_{ET}CO_2$）可以早期发现空气栓塞。因为空气进入静脉后经过心脏进入到肺动脉系统，并滞留在肺循环中，使无效腔通气增加。结果该区域的肺泡与血液之间不能进行有效地气体交换，使呼出气体中的 CO_2 浓度受到稀释，$P_{ET}CO_2$ 明显下降。但当经过数次呼吸后，体内 CO_2 与肺泡内气体发生平衡，$P_{ET}CO_2$ 又可恢复正常。因此，在坐位手术期间，如果发现 $P_{ET}CO_2$ 不明原因的降低，应首先想到发生空气栓塞的可能。当然，多普勒超声法和经食管超声心动图是监测气栓最敏感的方法。超声探头可放置在胸骨右侧第 3 至 6 肋间，也可放置在食管接近右心房处，当有气体通过时可发出异常声音。经食管超声心动图不仅可发现气栓，而且可显示气体的量及其在心脏内的位置，利于将气体抽出。

第三节 与手术体位相关的意外和并发症

与手术体位相关的意外和并发症，是指按照手术需要和常规摆放手术患者的体位时，由于患者本身的病理生理改变或因体位引起的生理变化而导致难以预料的损伤，或目前还难以完全避免的对组织器官结构或功能的损害。当然，如果术前进行充分的准备，纠正患者的病理生理变化，改善器官功能，并充分注意到所需手术体位对生理的影响，术中加强观察和监测，与手术体位相关的意外和并发症的发生率可以降低到最低程度。

一、呼吸系统

1. 通气不足或通气障碍　麻醉期间发生通气不足时，主要表现为 CO_2 潴留，血气分析显示 $PaCO_2$ 高于 50mmHg，同时 pH 值小于 7.30，为呼吸性酸中毒。由于麻醉期间吸入氧浓度较高，发生低氧血症者较少，但 $PaCO_2$ 太高或时间过长，也可发生低氧血症。发生通气不足和通气障碍的主要原因为限制性通气障碍，如果发生呼吸道梗阻必须立即解除。在术中，任何能限制胸廓活动和膈肌运动的因素都可引起呼吸系统机械性能的改变，导致胸肺顺应性降低。自主呼吸时，由于吸气时气道阻力增加而使潮气量减少，患者表现为代偿性浅快呼吸。若时间过长，可因呼吸作功增加而发生呼吸功能失代偿或局限性肺不张，导致通气不足和 / 或低氧血症。在机械通气时，如能保证呼吸道通畅，一般不容易发生通气不足，但气道阻力有不同程度的升高。如果气道阻力过高，有引起肺损伤的可能。容易引起通气不足或通气障碍的体位有：各种头低位，包括屈氏体位、膝胸卧位、截石位、俯卧位以及侧卧位包括肾侧卧位等。如果患者合并有过度肥胖、胸腹水、心肺功能障碍等，则更容易发生通气障碍，在摆放体位时应特别小心。

2. 呼吸道梗阻　一般为机械性梗阻，无人工气道的麻醉患者常表现为舌后坠、口腔内分泌物及异物阻塞、喉头水肿等，全身麻醉气管插管患者可因体位变化引起气管插管的位置改变、压迫或扭折，或气道分泌物增多或黏稠，可导致呼吸道梗阻。自主呼吸下不全梗阻表现为呼吸困难并有鼾声，完全梗阻者有鼻翼扇动和三凹征，虽有强烈的呼吸动作而无气体交换。舌后坠时可将头后仰、托起下颌、置入口咽或鼻咽通气道，同时清除咽喉部的分泌物及异物，即可解除梗阻。喉头水肿多发生于婴幼儿及气管内插管困难者气管拔管后，也可因手术牵拉或刺激喉头引起。梗阻的另一原因是喉痉挛，常在浅麻醉或缺氧时刺激喉头而诱发。喉痉挛时，患者表现为呼吸困难，吸气时有喘鸣声，可因缺氧而发绀。轻度喉痉挛者经加压给氧即可解除，严重者可经环甲膜穿刺置管行喷射通气，及时纠正缺氧。为预防喉痉挛的发生，应避免在浅麻醉时刺激喉头；行尿道、宫颈扩张等手术时，应给予阿托品，预防喉头副交感神经张力增高。对于气管内插管者，气道梗阻表现为通气压力增加，因此在体位改变时注意气管内插管的位置，避免导管受压或扭折。容易引起呼吸道梗阻的体位有：俯卧位、侧卧位、坐位及颈后仰卧位等。尤其在俯卧位时，如果发生呼吸道梗阻，其处理比较困难，应特别注意预防。

3. 气管内插管脱出　气管内插管的脱出是全身麻醉期间的严重并发症，若未能及时发现和处理，可危及患者的生命，尤其在患者体位发生改变时，应特别注意。气管内插管脱出后，吸气相阻力明显降低或完全消失，呼气相无气体回到呼吸囊，因而呼吸囊很快塌陷。如果以手控法进行人工呼吸则感到呼吸环路系统漏气。如果监测潮气量、SpO_2 或 $P_{ET}CO_2$，可发现呼出潮气量很快降低到零，$P_{ET}CO_2$ 波形也消失，SpO_2 迅速降低。在此情况下，必须迅速以面罩进行人工呼吸，待情况改善后再重新插管。容易引起气管内插管脱出的体位有：俯卧位、侧卧位及颈后仰卧位等。手术体位改变时可引起气管内导管的移位。头低位时，隆突可向头侧移动 1.9cm。在平卧位时即使导管固定牢靠，但当改变为头低位时导管有向下移位的可能。相反，由平卧位变为头高位时，尤其是头高后仰位，导管可向外退出 1.9cm 以上，有导致导管脱出气管的危险。因此，在上述危险体位时，气管内导管应适当深入，并在改变体位后应再次听诊以确保导管位置正确无误。

4. 肺不张　全身麻醉下可发生微型肺不张，尤以低垂部位肺最为明显。引起肺不张的因素较为复杂，而体位改变是重要因素之一。如侧卧位、肾体位及各种头低位等，都可使低垂部位的肺受到明显压迫，再加上全身麻醉期间功能余气量的降低、手术操作及器械敷料的压迫等因素，使肺容量降低，肺不张的发生率明显增加。此外，气管内导管插入过深而滑入一侧支气管内，使另一侧肺的通气显著降低或完全无通气，结果导致肺不张。因此，在全身麻醉期间，尤其是在体位改变时，应特别注意加强呼吸的管理；对于术后肺部并发症的高危患者，麻醉期间应实施保护性肺通气策略。

二、循环系统

1. 血压急剧改变　手术患者在体位改变时，血压可急剧升高或降低；如果患者的循环代偿功能较差或处理不及时，有可能发生心搏骤停而危及患者的生命。发生循环急剧变化多与患者的病理生理状态相关。相对或绝对的循环容量不足时，采取坐位或头高位过程中最容易发生严重低血压。在这种情况下，应及时补充血管内容量，同时避免突然改变体位，应逐渐改变体位，并严密监测循环变化。腹腔内巨大肿瘤患者在仰卧位时，可因腹主动脉受压而引起血压急剧升高，严重者可导致急性左心衰竭。当患者取俯卧位时，如果支撑物严重压迫下腔静脉或腹腔内脏器，都可引起回心血量显著降低或限制心脏舒张期的充盈，而导致心输出量的明显降低和血压急剧改变，严重者可发生心搏骤停。

2. 急性循环功能代偿不全　正常人在体位发生改变时，由于重力作用可引起血管内容量的重新分布。由于正常人存在复杂的神经反射功能，可维持循环功能的相对稳定。但在麻醉状态下，循环代偿功能明显减弱，如血管舒张、有效血容量相对不足、神经反射抑制、心肌抑制等。如果突然改变体位，则可引起急性循环功能代偿不全，表现为血压骤然降低，心率明显减慢，严重者可发生心搏骤停。这种情况多发生于由平卧位变为头高位或坐位时，由截石位变为平卧位时也可发生。有时由平卧位改变为截石位时，因双下肢突然抬高而使回心血量明显增加，对于心功能较差的患者来说，有可能难以耐受而导致急性肺水肿。因此，在麻醉状态下，改变体位时都应缓慢进行，即使是下肢的抬高或降低，也应特别注意。

3. 仰卧位低血压综合征　仰卧位低血压综合征是体位对循环影响的典型表现。产妇行剖宫产取仰卧位时，因巨大子宫压迫下腔静脉而使回心血量显著减少，导致心输出量降低，血压下降，尤其在麻醉状态下（无论是全身麻醉还是椎管内麻醉）更容易发生。如果压迫腹主动脉，虽然对血压的影响较小，但可影响子宫 - 胎盘的血流灌注，严重者可导致胎儿宫内窘迫。处理措施为将子宫推向左侧或将产妇置于左侧卧位，以避免压迫下腔静脉，同时调整体位至头低脚高位，并适当加快输液或经静脉注入小剂量麻黄碱或去氧肾上腺素以恢复血压。

三、外周神经损伤

在麻醉和手术期间，神经损伤的确切发生率目前尚未见报道。美国麻醉索赔终审案件资料显示，神经损伤索赔案例占 1990 年所有索赔案例的 15%，占 1999 年的 16%。尺神经、臂丛神经和腰骶部神经根损伤占所有外周神经损伤索赔案例的一半以上。1999 年的报道进一步证实，外周神经损伤的发生往往与传统的体位和肢体衬垫方式有关。ASA 非公开索赔数据库记录了 1970—2010 年间 1 564 例神经损伤案例，其中尺神经损伤占 21%，臂丛神经损伤 20%，脊髓损伤 19%，而全身麻醉患者中最常见的是臂丛损伤（27%），其次是尺神经损伤（22%）和脊髓损伤（19%）。

1. 外周神经损伤的机制　与手术体位相关的外周神经损伤主要是指因牵拉、压迫或缺血而引起神经细胞结构和功能的改变。有些神经纤维分布在体表，在两个固定点之间的距离也较长，特别容易受到牵拉和压迫而损伤，尤其是在固定体位或体位变动时，由于着力点不当而使软组织、神经或血管所承受的牵拉和压力超过其所能耐受的生理限度，即可引起损伤。有的神经行走在骨骼的附近或表面，也很容易受到周围组织的压迫而导致损伤。牵拉和压迫不仅可直接使神经纤维的结构发生改变，而且可使通过神经纤维的血管受压或拉长变细，使其血流灌注减少或完全中断，结果因缺血而导致神经营养性变性和功能损害。压迫损伤一般都是神经的某一点受到压迫而损伤，受压面积越小，神经所承受的压强越大，损伤也越严重。根据神经结构和功能的改变，外周神经损伤可分为 3 类：神经功能性麻痹损伤是指神经功能不全或丧失，但未发现神经结构改变的证据。一般不需要特殊治疗，6 周内可完全恢复。轴突断裂伤是指神经细胞的轴突发生断裂，但神经鞘和结缔组织仍然保留。轴突受损的远端发生退化，并以每天 1mm 的速度再生，功能逐渐恢复，但对于长纤维则需要 1 年或更长的时间，理疗对预防关节和骨骼肌功能的退化起一定作用。神经断裂伤是指同时引起轴索、神经鞘及结缔组织的完全离断，损伤远端则发生退化，神经功能难以恢复。如果患者处于清醒状态，因神经缺血可引起疼痛或麻木，则患者便会有相应主诉进而改变体位，不至于因长时间缺血而导致神经功能的损害。但在全身麻醉时，患者失去了自我保护能力，即使发生神经纤维的过度牵拉或缺血，患者因失去知觉而毫无反应，如牵拉或缺血时间过长，则可导致神经功能的障碍。

2. 臂丛神经损伤　臂丛神经位置表浅，走行距离长，在颈椎和腋窝两点位置固定，其间穿行于锁骨与胸大肌下，一部分走行于锁骨与第一肋骨之间。由于上肢的活动范围较大，臂丛神经特别容易因体位不当而受到牵拉或压迫损伤。压迫或牵张可使肌间沟、锁骨下、腋窝及肱骨头部处的臂丛神经受损。对神经的过度牵张是引起神经损伤的主要原因。在麻醉状态下，患者对疼痛无反应，肢体或颈部的过度牵拉都可能导致臂丛神经长时间的牵张和缺血，引起不同程度的神经功能障碍。头低脚高位并应用肩托的患者肩托位置靠内可压迫邻近神经根，靠外则会造成肩部与胸部分离，牵拉神经丛，易发生臂丛神经损伤。手术时如果患者头部过于后仰，在麻醉状态时上臂长时间垂于床边，可因压迫和牵拉而引起高位（$C_{5\sim6}$）臂丛神经损伤。用束带固定上肢时，如头转向对侧或颈部向对侧屈曲，可使臂丛神经的张力明显增加，尤其是头部旋转同时屈曲时，张力更大。上肢过度外展可引起低位（T_1）臂丛神经损伤。如以肱骨头为支点，使上肢向背侧过伸时或被床边或其他固定物直接压迫，都可使臂丛神经损伤，如再加上头颈位置的改变，神经损伤则更严重。

臂丛神经损伤的诊断并不困难，如果术后第一天发现患者的颈部或上肢不明原因的疼痛，并伴有局部的感觉障碍或运动异常，应首先想到神经损伤的问题。这种损伤可累及整个臂丛神经即C_5~T_1，但比较少见。一般损伤$C_{5\sim7}$者较多，表现为上臂及前臂的功能障碍。有时也可损伤低位臂丛神经（C_8~T_1），而引起手掌的功能障碍。

为避免臂丛神经损伤，应保持患者头部中立位，上肢置于身体两侧，肘关节轻度屈曲和前臂旋后，不要对肩部和腋窝加压。头高脚低位时应避免使用肩托，应采用防滑床垫，同时结合其他方法，尽可能避免压迫肩部。

3. 尺神经损伤　麻醉期间发生尺神经损伤的机制尚不清楚。许多情况下，即使非常小心地放置软垫和肘部位置以保护尺神经，但仍可发生神经损伤。有人认为，尺神经沟外压综合征是术后尺神经损伤的可能机制。尺神经的走行非常表浅，尤其在肘部尺神经沟部，很容易因直接受压而缺血损伤，导致麻痹。上肢的活动度较大，可因自身的重力或放置角度的改变而使尺神经过度牵张，或因床的边缘或不平整的敷料直接压迫尺神经沟，结果使尺神经受损引起尺侧肌肉麻痹。也可能在术中因手术操作、麻醉过浅等原因而使体位改变，常可使肢体处于危险位置。因此，在体位发生改变时，应特别警惕外周神经损伤的可能性。对于特殊体位应在肘部放置凝胶垫或其他软垫。在临床有时将上肢包裹后置于床边，如果包裹不严或过松，可使上肢尺神经沟正好压在床边，这是十分危险的。当肘部完全屈曲时间过长，也可能因牵拉作用而导致缺血和尺神经损伤。

发生尺神经损伤时，术后患者常主诉握力降低，检查可发现尺侧皮肤感觉异常。其临床表现可因损伤的部位或程度不同而异。肘部尺神经损伤时，指深屈肌尺侧半瘫痪，环指和小指不能屈曲；感觉障碍的范围较大，尺神经所支配的手掌、手背及手指的皮肤感觉都丧失。腕部尺神经损伤后可表现为腕屈肌无力，小指外展或对指无力，尺侧手指和手掌部皮肤感觉有不同程度的减退。如果发生完全性尺神经损伤，其功能恢复是十分困难的，最后可因手掌部的肌肉失用和挛缩而呈爪状。

4. 坐骨神经损伤　一般来说，在仰卧位时坐骨神经可由皮肤、软组织和臀部肌肉所保护，不容易受到损伤。但如果手术体位不当，使坐骨神经的任何部位压迫在手术床的边缘或其他坚硬的固定器上，都可能损伤神经，尤其是明显消瘦或营养不良者更易发生。如在膝关节镜检查或手术时，为了固定下肢常将硬固定物或沙袋放置在腘窝下；为了固定骨盆而将固定物放置在臀部等。坐骨神经高位损伤时，可引起股后肌群以及全部小腿肌和足肌的麻痹，膝以下的运动消失，呈现足下垂畸形，膝以下大部分皮肤的感觉也丧失。坐骨神经的分支腓总神经在手术期间也容易受损伤。腓总神经行走于腓骨小头的表面，其位置非常表浅，在体表的投影相当于从腘窝上尖至腓骨小头的连线，在腓骨颈处及易触及。在截石位或侧卧位时，可因小腿支架或其他硬支撑物的直接压迫或挤压而引起腓总神经的损伤。如发生腓总神经的损伤，术后患者的小腿肌前群、外侧群和足背短肌功能障碍，足不能背屈和外翻，而呈下垂内翻状，即马蹄内翻畸形。小腿前外侧与足背部的感觉功能丧失。因此，应根据神经解剖关系，正确放置手术患者的体位，尤其是对于外周神经损伤高发人群或体位，如消瘦、营养不良、截石位等，应特别注意。

四、术后视力丧失

术后视力丧失（postoperative visual loss，POVL）是一种罕见的但后果严重的术后并发症，分为暂时性术后视力丧失和永久性视力丧失。据报道，非眼科手术导致暂时性 POVL 发生率约 5.4/10 000，术后一个月永久性失明为 0.16/10 000。非眼科手术相关的 POVL 中，心脏手术（8.6/10 000 例）发生率最高，其次为脊柱手术（3.9/10 000 例）；相比于腹部手术，脊柱融合术患者的风险增至 19 倍，非融合性脊柱手术患者的风险增至 5 倍。脊柱手术不同体位对 POVL 发生率不同，如后路的脊柱手术发生 POVL 是前路 8.3 倍，提示手术体位对 POVL 的发生具有影响。

从角膜至大脑枕叶的视觉通路中，任何部位损伤都可导致 POVL 的发生，目前对 POVL 病理生理学尚未完全了解。POVL 导致的失能可从暂时性视觉模糊或丧失到严重的永久性双眼失明不等。视力完全丧失或视野缺损可能是由于视网膜中央动脉闭塞（central retinal artery occlusion，CRAO）、前部缺血性视神经病变（anterior ischemic optic neuropathy，AION）、后部缺血性视神经病变（posterior ischemic optic neuropathy，PION）、颅内视觉通路损伤和球后血肿（可为单侧或双侧）。术后患者眼部主诉的最常见的病因是角膜擦伤、术后缺血性视神经病变（ischemic optic neuropathy，ION）、脑性视力丧失和 CRAO。一项 80 例 ION 成人患者病例对照研究和另一项 315 例对照研究表明其独立危险因素包括：男性、肥胖、使用 Wilson 支架（该支架使患者的头部低于心脏水平）、手术持续时间长以及术中失血量较大等。

患者病情和手术方式是导致 POVL 主要病因之一。围手术期 POVL 的病因包括视网膜动脉主干或分支阻塞、前部或后部的缺血性视神经病变（分别是 AION 和 PION）、皮质盲和急性青光眼。视网膜中央动脉主干或分支闭塞的最主要原因是来自术野的栓子和眼部压迫。必须严格避免眼的外部压迫。缺血性视神经病变的原因还不明确。在诸多因素中，该疾病的发生可能与低血压、失血、输液、患者体位、栓子、血管升压药、视神经循环自动调节异常、视神经解剖变异和全身因素如高血压和动脉粥样硬化等有关。目前尚无由单纯麻醉导致 POVL 发生病例报道。

POVL 的症状和体征可能隐匿，应认真考虑患者的任何不适主诉，而不是将症状归因于麻醉药的残余作用。部分如角膜擦伤导致的 POVL 极少需治疗，而其他可能在数小时内随之发展为完全和永久性视力丧失，因此应急诊救治。一旦患者主诉眼痛、无光感、完全或部分视野缺损、视敏度降低或瞳孔反射消失，应立即请眼科会诊，以便快速评估、并迅速制定诊断及治疗计划，以尽可能多地挽救视力。

预计长时间俯卧位手术并出现大出血的患者发生缺血性视神经病变的风险较高。在维持适当的血压、血红蛋白、液体输入和应用血管升压药物等方面尚有争议。麻醉科医师在制订麻醉计划时，应仔细考虑缺血性视神经病的危险因素，评估在围手术期降低血压和血红蛋白浓度等措施的利弊。麻醉科医师应考虑告知患者，伴随长时间、俯卧位、预计出现大出血的手术，存在 POVL 的风险。POVL 同时合并有神经定位体征和 / 或共济反射消失以及眼球运动异常时，提示皮质盲，应请神经科会诊。

2009 年 ASA 关于围手术期失明的总结见表 60-1。

表 60-1 ASA 关于围手术期失明的总结

①全身麻醉俯卧位下接受脊柱手术的患者具有以下特征发生围手术期失明的风险增加：预计长时间手术的患者，大量失血的患者，或两者兼有的患者（高危患者）
②告知高危患者可能存在发生率较低、不可预知的围手术期失明风险
③尚未证实脊柱手术中控制性降压与围手术期失明的相关性
④同时使用胶体液和晶体液以维持明显失血患者的血容量
⑤尚未明确降低与贫血有关的围手术期失明发生风险的输血限值
⑥对于高危患者，摆放体位时应尽可能使头部与心脏相平或是高于心脏水平。此外，患者的头部尽可能保持在中立的前倾位（如无明显颈部前曲、后伸、侧屈或旋转）
⑦对于高危患者，应考虑分期进行脊柱手术

五、其他部位的损伤

1. 皮肤局部缺血坏死　在仰卧位时，跟腱和踝

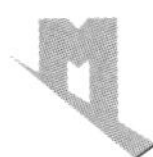

部可因直接受压引起局部血流障碍而导致皮肤缺血坏死。患者身材较高时，下肢常超出手术床的边缘，如果跟腱部位正好压在床边，时间过长可因自身重力压迫而导致局部皮肤发生缺血性损伤。消瘦患者，特别是营养不良的老年患者，骶部皮肤特别容易受压而发生缺血性损伤。一旦发生，术后可形成压疮，不易恢复。因此，手术床表面一定要平整，必要时可在骶部放置软垫，同时应避免患者身体直接与床边接触。有时为了保护神经而将上肢长时间放置在没有保护的位置时，有发生皮肤缺血危险的可能，尤其是低血压和低温时容易更发生。

2. 下肢静脉血栓形成　截石位时，患者在麻醉状态下由于交感神经阻滞，下肢血管扩张，肌肉松弛，造成下肢血管床扩张，血液淤积。腘窝处受托腿架顶压，小腿处于下垂位，血流方向改变，小腿血液回流障碍，是静脉血栓形成的主要原因。表现为肢体肿胀、疼痛，浅静脉扩张或曲张。

3. 局限性脱发　在仰卧位进行冗长手术时，头部皮肤特别容易损伤，并引起局限性脱发，尤其是枕部头皮，承受了整个头部的重力压迫，在麻醉状态下和长时间体位固定不变时，引起皮肤缺血和脱发的危险性更大。主要原因为压迫引起局部缺血所致，病理检查也证明为真皮深层闭塞性脉管炎。轻者仅表现为局部形成圆形肿块，伴有压痛和渗出；严重者可发生皮肤溃烂，头发呈圆形脱落；如合并感染，病程则更长。因此，对手术时间长者应采取保护措施。预防办法包括头部垫环形软垫，定时（一般每隔 1~2 小时）将头部抬起或变换位置，对受压部位进行按摩等。

（徐国海）

参考文献

[1] QUAH V Y, HOCKING G, FROEHLICH K. Influence of leg position on the depth and sonographic appearance of the sciatic nerve in volunteers [J]. Anaesth Intensive Care, 2010, 38 (6): 1034-1037.

[2] SUH M K, SEONG K W, JUNG S H, et al. The effect of pneumoperitoneum and Trendelenburg position on respiratory mechanics during pelviscopic surgery [J]. Korean J Anesthesiol, 2010, 59 (5): 329-334.

[3] LIM T, KIM H J, LEE J M, et al. The head-down tilt position decreases vasopressor requirement during hypotension following induction of anaesthesia in patients undergoing elective coronary artery bypass graft and valvular heart surgeries [J]. Eur J Anaesthesiol, 2011, 28 (1): 45-50.

[4] KINNARI T J, AARNISALO A A, RIHKANEN H, et al. Can head position after anesthesia cause occlusion of the tympanostomy tube？ [J]. J Otolaryngol Head Neck Surg, 2010, 39 (1): 1-4.

[5] Sashank P, Steven L. G. Approach to the patient with acute monocular visual loss. Neurol Clin Pract. 2012, 2 (1): 14-23.

[6] GASZYNSKI T. The effect of pneumoperitoneum on haemodynamic parameters in morbidly obese patients [J]. Anestezjol Intens Ter, 2011, 43 (3): 148-152.

[7] SIM W S, CHOI J W, LEE C J, et al. The influence of patient position on withdrawal force of thoracic epidural catheters [J]. Anaesthesia, 2012, 67 (1): 19-22.

5

第六十一章

麻醉及麻醉恢复期间严重并发症

目　　录

自现代麻醉学诞生以来，不断提高麻醉质量和麻醉安全性一直是无数麻醉工作者不懈追求的目标。近年来麻醉严重并发症的发生率和病死率均呈现了显著下降的趋势，麻醉安全性已得到了质的提高，但围手术期麻醉并发症的阴影依然如影随形地伴随着麻醉学的发展，并时常威胁着患者的安全。围手术期麻醉并发症和“意外”的发生主要涉及了患者因素、麻醉科医师因素、手术因素以及仪器设备因素等多个方面。本章仅介绍其他章节中未明确涉及的常见麻醉及麻醉恢复期间严重并发症。

第一节　反流、误吸及吸入性肺炎

反流、误吸及由此导致的气道梗阻和吸入性肺炎是围手术期常见的严重并发症。1848年，James Simpson 等报道了一例 15 岁女孩因饮用白兰地后发生误吸死亡，这是世界上首例有关误吸致死的报道。1946 年，产科医师 Curtis Mendelson 报道了 66 例产妇发生误吸，从而将误吸导致化学性肺损伤（Mendelson 综合征）的概念引入了该研究领域。近年来，虽然就反流误吸物的性状对肺损伤的影响、误吸的发病率、病理生理机制以及预防措施等方面的临床和实验研究已取得了明显的进展，但仍未能从根本上降低反流误吸的发病率，如何有效地预防其发生仍是目前临床麻醉工作中需面对的挑战之一。

5

一、流行病学特征及诱发因素

（一）基本概念

1. 反流（regurgitation）　是指人或动物将胃内容物从食管和咽部排出至口腔内或口腔外。反流物中最常见的是未消化的食物、胃液、胆汁和血液等。除部分动物反刍时进行的食物反流是正常生理性的消化过程外，人类发生的胃内容物反流绝大多数都是在刺激因素作用下出现的被动异常行为。

2. 误吸（aspiration）　是指物质（如口咽部的分泌物、食物、血液或胃内容物）从口咽部或消化道进入喉部和下呼吸道的过程。该过程可以是患者在吸气负压的驱动下吸入的，也可以是因正压通气而被动地被送入远端气道的。其后果的严重程度取决于误吸物的容量、化学性状、团块的大小、是否含有病原微生物以及患者的体质情况等。

长久以来，麻醉科医师在围手术期关注最多的是大量而明显的误吸，对微量（microaspiration）或少量的误吸及其后果知之甚少。实际上，人类在进化上防止误吸发生的气道保护性反射并不完善，微量或少量误吸的发生率要远高于人们的想象，约 50% 的健康成人在睡眠中即可出现。对于健康人而言，微量误吸较少导致严重后果，可被称为“静息性”误吸（silent aspiration）；但在疾病状态下，尤其是危重病患者和反复发生的误吸患者，则常可引起明显的呼吸系统并发症，如细菌性肺炎、肺损伤及呼吸机相关性肺炎等。

3. 吸入性肺炎　临床上依照误吸物导致肺损伤的病理生理机制的不同，将误吸性肺损伤分为 aspiration pneumonitis 和 aspiration pneumonia 两类。虽然两者均可翻译为吸入性肺炎，但两者的临床病理特征存在明显的差别。现在的倾向是将 pneumonia 一词专指感染性肺炎，而将 pneumonitis 特指非感染性肺炎。目前一般将 aspiration pneumonitis 又称为 Mendelson 综合征，特指因误吸入酸性胃内容物而导致的以化学性损伤为主的肺损伤；而将因吸入口咽部分泌物或反流物造成细菌肺内转植所引起的肺部感染称为吸入性肺炎（aspiration pneumonia）。但临床表现上，两者往往难以明确区分。两者的主要区别见表 61-1。

表 61-1　Mendelson 综合征与吸入性肺炎的主要区别

特征	Mendelson 综合征	吸入性肺炎
发病机制	误吸入相对无菌的胃内容物	误吸入含菌的口咽部物质（如分泌物）
病理生理	由酸性或含有特殊物质（如胆汁）的胃内容物造成急性肺损伤	感染性因素造成急性肺炎
细菌学检查	早期误吸物无菌，可继发出现细菌性感染	革兰氏阳性球菌、革兰氏阴性杆菌或厌氧菌（较少见）
首要易发因素	严重意识障碍	吞咽困难或胃动力障碍

续表

特征	Mendelson 综合征	吸入性肺炎
好发人群	所有人群	老年人较常见
典型表现	患者有意识障碍史，出现肺部渗出性改变和呼吸功能障碍	吞咽困难的患者出现肺炎的表现，且在肺下垂部位的肺段出现渗出性改变
临床特征	可以无症状，也可出现干咳、呼吸急促、支气管痉挛、血性痰或泡沫痰以及数小时后出现呼吸窘迫等不同程度的症状	呼吸急促、咳嗽以及肺炎的症状等

（二）流行病学特征

ASA Ⅰ级～Ⅱ级的择期手术患者的显性反流误吸的发病率最低，约为 1∶8 000；成年患者中的总体发病率约为 1∶2 000~1∶3 000。急诊手术患者的发病率明显升高，达到 1∶400~1∶800。全身麻醉剖宫产手术中的发病率更可升高至 1∶400。多数研究认为，新生儿和儿童反流误吸的发病率高于成人，约为成人的 2~3 倍；60 岁以上老年患者中的发病率亦明显上升。Kozlow 等发现，80 岁以上年龄组患者的发病率较 18~29 岁年龄组的患者升高 9~10 倍。区域阻滞麻醉和局部麻醉中的发病率一般很低，仅为 1∶30 000，但复合镇静、镇痛治疗患者的发病率显著升高。

虽然反流误吸在围手术期的任何时点均可发生，但以全身麻醉后气管拔管时的风险最高，原因可能与麻醉药物的残余作用、放置胃管以及口咽部肌群的张力异常等有关。

近 20 年来，随着喉罩（LMA）等声门上通气设备的使用日益增多，伴随出现的反流误吸风险增加也逐渐受到重视。这些声门上通气设备由于并未进入下呼吸道，因而理论上存在反流误吸风险增加的可能。但迄今为止，尚缺乏循证医学的证据证明这些通气设备能导致围手术期患者误吸风险的增加。

（三）诱发因素

围手术期，患者、麻醉和手术因素等均可导致反流误吸的风险增加（表 61-2），但值得注意的是，50% 以上发生误吸的患者并不存在明显的诱发因素。因此，对围手术期的每一例患者均不可掉以轻心。

表 61-2 围手术期反流误吸的常见诱发因素

因素	举例
患者因素	
胃内容物增加	饱胃（如急诊手术和创伤手术） 胃排空障碍 肠梗阻、幽门部狭窄等
神经功能障碍	卒中、惊厥、药物滥用、认知功能障碍、运动神经元损害等 遗传性（如胃 - 食管反流病、食管裂孔疝、贲门失弛缓症）
食管下段括约肌张力低下	妊娠（黄体酮的作用） 腹内压升高（如病态肥胖、肠梗阻） 神经肌肉疾病（如肌营养不良、吉兰 - 巴雷综合征） 内分泌疾病（如肢端肥大症）
声门上疾病	口咽部解剖畸形、口腔卫生差、吞咽障碍、食管运动障碍等 体位的改变、长时间使用呼吸机、频繁呕吐
其他	气道表面麻醉 术前长时间使用质子泵抑制剂降低了胃内 pH 值，致胃内菌群改变，使潜在的致病微生物过度增殖等
手术因素	手术操作（如气管切开术、上消化道手术） 腹腔镜手术 特殊体位（如头低位、截石位）
麻醉因素	麻醉深度不足引起呛咳和躁动，诱发反流和呕吐 经面罩或喉罩正压通气造成胃膨胀 过早拔除气管导管等

二、病理生理

误吸所致后果的严重程度与误吸物的性质、pH 值、容量以及机体的反应性等密切相关。例如，机体对血液误吸的耐受性较高，而对于其他某些物质则可能表现出强烈的反应。多年来被广泛引用的误吸导致严重后果的临界 pH 值为小于 2.5、临界容量为 0.4ml/kg（人体相当于约 25ml）的观念主要来自于恒河猴的实验研究，此结论目前已受到质疑。犬模型的动物实验发现，pH 值为 7.19 的胆汁可引起严重的吸入性肺炎；pH 值为 5.9、容量为 2ml/kg 的误吸量可导致严重的低氧血症和肺损伤。通过对猴气管内滴入稀盐酸的研究发现其半数致死量（LD_{50}）约为 1ml/kg，由此推断出人体发生严重误吸的临界容量约为 50ml。

值得警惕的是，临床上并无真正所谓“安全”的临界误吸容量，而试图通过升高胃内容物的 pH 值来降低误吸后肺部并发症严重程度的方法是不可靠的。

除了“静息性”误吸不引起呼吸系统出现明显的病理生理改变外，其他伴有明显症状的误吸所导致的结果一般分为以下三类：① Mendelson 综合征；②吸入性肺炎；③特殊物质的误吸所致肺部并发症，如固体性食物团块或凝血块等误吸所致的损伤和梗阻。前两者在临床往往难以截然分开，病情也常有所重叠。

（一）Mendelson 综合征

这是一种由于大量误吸低 pH 值的胃内反流物而引起的急性肺损伤，其病程大致可分为两期：

1. 第一期　在数秒中即发生酸性误吸物对气道的化学性烧伤，1~2 小时内作用达到高峰，6 小时内出现纤毛上皮细胞和非纤毛上皮细胞（尤其是肺泡Ⅱ型上皮细胞）的破坏。肺泡通透性的增加导致肺水量增加和间质性水肿，引起肺顺应性下降和通气 - 血流比失调。若病情不再进展，则 3~7 天内可见肺内上皮细胞的再生。

2. 第二期　主要由酸性误吸物诱发的急性炎症反应所介导，出现于误吸后的 4~6 小时。这时出现致炎炎性介质（如肿瘤坏死因子 α 和白介素 -8 等）释放增加、复杂的炎性介质网络激活、细胞黏附分子的表达上调、中性粒细胞的移行、释放活性氧自由基及蛋白酶等，其中尤以中性粒细胞和补体等发挥着最关键的作用。结果可以出现急性肺损伤、急性呼吸窘迫综合征（ARDS）和多器官功能障碍综合征（MODS）。

（二）吸入性肺炎

这是典型的感染性炎症反应过程。尽管理论上胃内容物是无菌的，但在患者长时间使用制酸剂、组胺 H_2 受体阻滞剂和质子泵抑制剂等情况下，由于胃内 pH 值的改变，可导致病原微生物的异常增生；另外，胃瘫、小肠梗阻及使用肠内鼻饲营养等患者，也可出现胃内革兰氏阴性菌的定植。

来自于口咽部或胃肠道内受污染的误吸物引起细菌向下呼吸道内的转植，造成感染性肺损伤。由于气道解剖结构的特点和重力的影响，吸入性肺炎的好发部位多为肺下垂部位，如平卧位时好发于右上叶后段和右下叶背段。病原微生物可以是革兰氏阳性球菌、革兰氏阴性杆菌、厌氧菌以及混合性细菌感染，常见的是金黄色葡萄球菌、假单胞菌和大肠埃希菌等。

近年来备受关注的是隐匿性误吸与吸入性肺炎之间的关系。目前认为，大部分的肺炎，尤其是院内获得性肺部感染患者的病原菌均来自于口咽部和消化道细菌的转植。围手术期面罩正压通气时少量口腔分泌物进入气道、气管插管过程中口腔分泌物经气管导管套囊与气管壁间向下呼吸道的渗漏以及气管拔管时声门下与导管套囊间积存的分泌物在气道内的存留等，均增加了发生隐匿性误吸的风险。当患者的抵抗力下降时，即可能导致术后肺部感染的发病率增加。

（三）特殊物质的误吸所致肺部并发症

这类损伤主要取决于误吸物的性状和容量。非酸性液体（如血液）误吸造成的肺损伤往往较轻微而局限。而大量固体性或黏稠的误吸物则可即刻造成气道梗阻和低氧血症的出现，其结果往往是致命性的。气道的部分梗阻可导致梗阻远端肺不张的出现等。

三、误吸的临床表现

（一）临床表现

依据误吸物的性状和容量的不同，围手术期发生的明显的反流误吸的诊断多无困难。其常见的临床特征为：①有明确的呕吐或呃逆史，尤其是意识障碍、放置胃管和饱胃的患者；②口咽部可见胃内容物，喉镜下可见声门和气管内有胃内容物或口腔分泌物；③在气管插管位置正确、通气良好的情况下，仍出现低氧血症；④机械通气时出现气道压升高；⑤自主呼吸时出现呼吸急促、呼吸困难、呛咳、发绀或过度通气等；⑥出现支气管痉挛或喉痉挛；⑦出现肺部听诊异常，如散在性或局限性干、湿啰音、哮鸣音等。

以酸性胃内容物为主的误吸（Mendelson 综合征）可出现“哮喘样综合征”的表现，误吸后迅速出现发绀、心动过速、支气管痉挛和呼吸困难，可逐渐进展为肺水肿，甚至 ARDS。大量团块状固体或黏稠液体造成的误吸可即刻出现呼吸道梗阻的症状，危及生命；较少量的误吸物可引起远端气道的梗阻，导致吸入性肺不张的出现，尤以右上叶后段和右下叶背段最易受累。

吸入性肺炎的发生多出现在术后恢复期。值得注意的是，围手术期少量或微量误吸可发生在任何时段，且发生率较高，多数可以不出现明显的误吸症状，而术后发展为吸入性肺炎。这时，吸入性肺炎的诊断多依靠影像学和细菌学培养的证据。

（二）实验室和影像学检查

1. 影像学检查　胸部 X 线检查是简便而迅速的诊断措施。在可疑有误吸发生后即可进行，并动态复查以判断病情的进展。通常表现为肺下垂部位或双侧散在的、斑片状的渗出性改变。Mendelson 综合征患者可迅速进展为典型的肺水肿或 ARDS 的表现。胸部 CT 检查对定位病变部位、肺不张的面积以及鉴别诊断较有帮助，但一般难以在床边急诊进行。

2. 血常规检查和血液培养　常表现为白细胞增多，疾病早期血液培养的阳性率较低，多不作为常规检查。

3. 痰菌或气道内标本涂片检查　对鉴别诊断有一定的帮助。与普通的肺部感染不同，吸入性肺炎患者的气道内标本中常见多种病原微生物，而 Mendelson 综合征患者的标本中早期可以不出现病原菌。细菌学培养有助于及时确定致病菌。

（三）鉴别诊断

主要需与气道梗阻、支气管痉挛、喉痉挛、肺水肿、肺栓塞、心功能障碍以及其他可导致肺顺应性下降和气道压升高的疾病等相鉴别。

四、预防

主要是针对导致误吸和肺损伤的诱发因素采取措施，目的在于：①减少胃内容物容量，提高胃液 pH 值；②降低胃内压，避免胃内压升高；③保护气道，尤其是针对气道保护性反射消失或减弱的患者。

（一）术前禁食与胃的排空

患者胃的排空速度受多种因素的影响，如食物的量和性质、患者病情轻重和应激水平、情绪以及用药情况等。为降低围手术期反流误吸的风险，理想情况下，理应在患者胃排空时再进行手术麻醉。但既往往往过度强调了术前禁食禁饮的时间，让患者在术前晚晚餐后或午夜即开始禁食水，这又增加了患者术前出现水电解质紊乱的风险，且患者常难以忍受，对手术麻醉的满意度降低，依从性下降，尤其是小儿患者；同时，患者术后出现胰岛素抵抗的风险增加。2017 年 3 月 Anesthesiology 杂志发表了 ASA 关于《健康择期手术患者术前禁食和减少肺误吸风险药物的应用指南》，结合 2017 年中华医学会麻醉学分会的相关指南内容，将推荐的健康择期手术患者术前禁食禁饮时间总结如下（表 61-3）。

表 61-3　健康择期手术患者建议的术前禁食禁饮时间

食物种类	最低禁食禁饮时间（小时）
清饮料	2
母乳	4
婴儿配方食品	6
非人乳（牛乳等）	6
淀粉类固体食物（简餐）	6
脂肪及肉类固体食物	8

清流质包括，但不仅限于，水、无果肉的果汁、碳酸饮料、清茶和黑咖啡，但均不能含有酒精；麻醉前 2 小时可饮用的量应≤ 5ml/kg（总量≤ 400ml）。非人乳的胃排空时间与固体食物相似，在决定其禁食时间时应考虑进食的量。淀粉类固体食物（简餐）最典型的代表食物是馒头、面包、面条、米饭和流质食物等，含有部分蛋白质，脂肪含量少。含脂肪的饮食、油炸食品和肉类的胃排空时间较长，其术前禁食时间应适当延长（8 小时或更长），并相应地考虑进食的量。遵循上述禁食禁饮时间并不能完全保证患者的胃排空。

上述推荐时间仅适用于无明显胃肠动力障碍的成年或儿童患者。有下列情况的特殊患者，则必须酌情适当延长术前禁食时间：产妇、严重创伤患者进食时间距受伤时间不足 6 小时、消化道梗阻、颅脑损伤、颅内高压、病态肥胖、困难气道以及昏迷等存在中枢神经系统严重病变的患者。

对于术前使用药物来降低反流误吸风险一直存在争议。近年的随机对照研究表明，术前使用制酸剂、质子泵抑制剂、组胺 H_2 受体阻滞剂和胃肠道兴奋剂等降低麻醉前胃内容量并升高胃液 *p*H 值的方法均未能证明可降低反流误吸的发生率和严重程度。因此，目前的共识是不建议常规使用上述方法和胆碱能受体阻滞剂降低误吸风险。

另外，不可因为患者在麻醉诱导前即刻嚼口香糖、吮吸硬糖或吸烟而取消或延迟手术。

关于全身麻醉术后患者何时恢复进食的问题，目前仍无明确的指南推荐。但既往全身麻醉术后患者需常规禁食水 6 小时以上的做法显然过于保守了。当前较为合理而一致的意见是，择期手术术后的患者如无特殊禁忌（如胃肠道手术后早期等），应允许其按照自身意愿尽早恢复进饮清流质。

（二）饱胃急诊手术患者的处理

饱胃或可疑饱胃的急诊手术患者，目前尚无

确切的措施能确保避免术中发生反流误吸。一般认为,采用局部麻醉或区域阻滞麻醉可较好地保留患者的气道保护性反射功能,有利于降低反流误吸的发生率。而对于选择全身麻醉的患者,可参考以下原则进行处理。

1. 全身麻醉诱导前准备　①置入硬质粗大的胃管排空胃内容物,并于诱导前拔除胃管,以免增加反流的风险;②手法或药物促发患者呕吐出胃内容物,但本身可增加患者的痛苦和应激水平,甚至引起消化道损伤,已较少采用;意识障碍患者禁用;③机械性堵塞食管,如已有采用带套囊的Macintoch管、Miller-Abbott管、Foley导尿管和特制的双腔胃管等多种方法的报道,但这些导管本身可刺激出现恶心呕吐,预防效果尚不确切;④采用多种药物减少呕吐发生、提高胃液*p*H值和减少胃内容物容量,如胃肠道兴奋药(如甲氧氯普胺)、胃酸分泌阻断剂(如西咪替丁、奥美拉唑)、制酸剂(如硅酸镁、枸橼酸钠)、止吐剂(如昂丹司琼、氟哌利多)和抗胆碱能药物(如阿托品、格隆溴铵)等。但目前仍无循证医学的证据支持上述方法能减少反流误吸的发生或减轻误吸后的损伤反应。2017年的ASA指南中仍不推荐将上述药物常规用于择期手术患者。急诊饱胃手术患者中的应用可酌情考虑。

2. 全身麻醉诱导气管插管与术后拔管　根据操作者个人的经验、习惯和手术室的条件,可酌情采用以下方法进行:

(1)清醒气管内插管:一般采用1%~2%丁卡因或2%~4%利多卡因表面麻醉、经环甲膜气管内注射或雾化吸入的方法进行。对意识清醒的患者,有利于在呕吐发生时将呕吐物自主吐出,降低误吸风险。意识障碍患者禁用,且此操作的刺激性较强,恶心呕吐的发生率较高。采用纤支镜辅助插管要优于采用直接喉镜插管。预计困难气道的患者推荐采用。

(2)插管体位采用半卧位:头部抬高约40º,以减少反流的风险。但此体位下一旦发生反流,则误吸难以避免。

(3)诱导前面罩纯氧去氮3~5分钟,避免快速诱导过程中面罩正压通气:对于肺功能良好的患者,该法可避免诱导过程中面罩正压通气引起胃膨胀的风险。已有多个报道有效,但其安全性尚缺乏大样本的客观评估。

(4)快速诱导气管插管:采用快速起效的静脉麻醉药和肌松剂。以缩短插管时间。推荐采用短效静脉麻醉药进行诱导,使患者意识迅速消失,便于尽快注射肌松剂;成人患者尽量不使用吸入麻醉药行全身麻醉诱导,以免增加躁动、呃逆和呕吐的风险;现一般认为罗库溴铵优于氯琥珀胆碱,可避免出现因肌肉强直性收缩而引起的胃内压升高等;诱导过程中,应嘱一助手将患者的环状软骨垂直压向颈椎方向(Sellick手法),以期闭合患者的食管,直至插管完成并确认气管导管位置正确。尽管对Sellick手法的有效性仍存在争议,但多数仍将其作为快速诱导插管的标准操作。Sellick手法推荐采用的施压压力约为30N(3kg)。

(5)术后拔管:术后拔管应在患者完全清醒、无肌松残余、通气功能良好的状态下进行。拔管前可放置粗大的胃管以排空胃内容物。拔管体位推荐采用左侧卧位,并在整个苏醒期保持该体位,并密切监护。

五、处理

治疗的首要原则是按患者的症状和病情的进展迅速加以处理,不必纠结于Mendelson综合征和吸入性肺炎的鉴别诊断。对于围手术期出现的可疑或明确的反流误吸患者,可参考以下危机处理流程进行操作:

(一)发生反流和呕吐的处理

1. 如条件允许,放置头低位和侧卧位。因误吸物易进入右侧肺,故放置右侧卧位利于保持左侧肺的通气和引流。

2. 尽量清理和吸引口咽部和气道。

3. 吸入100%的氧气,以免出现低氧血症而加重损伤;酌情雾化吸入支气管扩张剂。

4. 根据临床表现,迅速明确或排除误吸的诊断。

5. 一旦误吸的临床诊断明确,酌情考虑迅速加深麻醉,以便于暴露和清理口咽部和气道。气道清理前,尽量不采用正压通气,以免将气道内的异物送入远端气道。

6. 根据患者的意识状态、低氧血症和血流动力学变化的严重程度,迅速决策是否需要气管内插管。严重患者应尽快完成气管内插管。采用Sellick手法封闭食管,纯氧正压通气行快速全身麻醉诱导。

7. 使用快速起效的肌松剂,尽快完成气管内插管,过程中维持使用Sellick手法。

(二) 手术室内误吸的处理

1. 呼叫帮助，通知手术医师。

2. 维持足够的镇静、镇痛深度，以免出现知晓和加重应激刺激。

3. 气管导管内选用粗大的吸引管快速清理气道，继以纯氧机械通气，并采用保护性肺通气策略；放置粗大的鼻胃管吸引或引流出胃内容物，降低胃内压。

4. 酌情采用气管内冲洗或纤支镜支气管灌洗。液体误吸，如单纯的胃酸误吸，多不主张进行灌洗，以免灌洗液将误吸的液体冲入远端气道而扩散和加重肺损伤。黏稠液体、颗粒或团块状物体的误吸，推荐尽早采用纤支镜行气道内清理或灌洗，以尽量清除异物，同时留取标本作 *p*H 值测定和微生物学检测等。

5. 酌情静脉和 / 或气管内使用支气管扩张药物。当发生酸性液体误吸时，应谨慎使用吸入麻醉药来扩张支气管，因有文献报道吸入麻醉药有加剧酸性误吸物的损伤炎症反应的作用。

6. 适当补液，维持正常的血管内容量。

7. 建议早期经验性地使用广谱抗生素，并根据细菌学检验结果及时适当调整；不推荐早期常规大剂量使用糖皮质激素。

8. 胸部 X 线检查，若未发现明显异常，且患者的氧合功能良好，可考虑尽早拔除气管内导管。

9. 在 2 小时后，若患者病情稳定，可转入原病房，并密切随访；若病情尚未稳定或持续进展，需转入加强医疗病房（ICU）进一步治疗。

第二节　急性上呼吸道梗阻

呼吸系统主要由呼吸道和肺两部分组成。以环状软骨下缘为界，临床上通常人为地将呼吸道分为上呼吸道和下呼吸道两个部分。其中，上呼吸道主要包括口腔、鼻腔、咽腔和喉部四个部分；下呼吸道主要包括气管、支气管以及各级分支细支气管。当上述各解剖部位的任何部分因各种原因出现阻塞，造成呼吸气流受阻或中断时，即称为呼吸道梗阻。

作为围手术期常见的急症，其临床表现的共同特征为吸气性呼吸困难。临床上能引起急性上呼吸道梗阻的原因众多，其中较常见的包括四类：①分泌物、出血、感染、骨折、肿瘤和异物等引起的机械性梗阻；②各种原因所致意识障碍患者出现的舌后坠；③咽喉部刺激引起的喉痉挛；④神经肌肉系统病变所致的梗阻。本节着重介绍围手术期常见的舌后坠和喉痉挛。

一、舌后坠

(一) 病因和发病机制

1. 解剖学基础　咽腔是起始于颅底的一个呈漏斗状的纤维肌性管道，上接鼻后孔，下至食管上端、梨状窝附近。分别以软腭下缘和会厌软骨上缘为界，可将咽部人为地区分为鼻咽腔、口咽腔和喉咽腔。此纤维肌性管道由于缺乏骨性结构的有效支撑，因而咽壁的肿胀、炎症、脂肪堆积、受压（外压性）和舌体的松弛退缩等都可能造成咽腔的狭窄、塌陷和阻塞。

2. 发病机制　人体咽腔的开放和通畅的维持有赖于头颈部肌肉（尤其是咽壁肌肉和舌肌）张力的维持。清醒状态下，在每一次膈神经冲动发放之前都提前有一个神经冲动发放至咽部肌群，使吸气开始前咽部肌肉张力都能得以加强，从而维持咽腔的通畅。

临床上舌后坠的发生主要涉及两大机制：①当患者因各种原因（如中枢神经系统病变、麻醉和深睡眠等）出现意识消失时，头颈部肌肉张力下降，在仰卧位下，患者的咽腔出现塌陷和狭窄的趋势；加上松弛的下颌骨和舌肌受重力的作用而坠向咽后壁，最终造成气道的部分或完全性梗阻；②在自主呼吸状态下，当咽腔已被后坠的舌体阻塞时，患者吸气所产生的气道内负压与口、鼻腔内的大气压之间形成压力梯度，则进一步加剧咽腔的塌陷和舌体的后坠，造成上呼吸道梗阻的加重。

在自然睡眠状态下，舌后坠造成气道梗阻后，人体很快出现低氧和二氧化碳蓄积，刺激交感神经系统张力增加，导致其觉醒和头颈部肌张力的恢复；加上人体无意识状态下调节体位（如改为侧卧位）的作用，使气道梗阻得以解除或缓解，因而多数仅表现为程度不一的鼾症或阻塞性睡眠呼吸暂停（OSA）。但当患者因中枢神经系统损伤、麻醉和深镇静等原因导致意识障碍时，低氧和高碳酸血症的通气反射作用受抑制，自然觉醒机制遭到破坏，因而难以恢复头颈部肌肉的张力和自主调节体位的能力，从而造成窒息，很快出现低氧血症和发绀。如不能及时解除梗阻，则最终出现心搏骤停和死亡。

某些解剖异常的患者可能更易出现舌后坠，如 Pierre Robin 综合征、肥胖、颈部粗短、下颌退缩、舌体肥大、咽腔狭小、扁桃体肥大和咽后壁滤泡增生等。

3. 临床表现 舌后坠是临床上引起急性上呼吸梗阻最常见的的原因，其发生的前提条件是患者的意识消失或障碍，绝大多数发生在仰卧位状态下。围手术期常见于全身麻醉诱导期、苏醒期拔管后以及非全身麻醉患者辅助使用镇静镇痛药后的整个围手术期。

从回顾性研究的结果看，有两点尤其需要警惕：①很多因舌后坠导致严重后果的病例并非发生在手术室内或 ICU，而是发生在术后病房中。究其原因，主要与术后麻醉药物的残余作用、镇静镇痛药物的联合使用和剂量的动态调整以及术后缺乏必要的监测和密切的监护有关；②麻醉药物对人体自然睡眠节律的影响并非只存在于麻醉药物的药理作用期间，其作用可能延续至术后 2 周，甚至更长的时间。主要表现为麻醉苏醒后患者自然深睡眠（快速动眼相，REM）时间的反跳性延长。对于特殊的患者，如肥胖、上呼吸道解剖异常和 OSA 患者等，在此期间均可能存在鼾症加重，甚至窒息的风险。

舌后坠的典型临床表现为吸气性呼吸困难。依据上呼吸道梗阻程度的不同，其临床表现略有差别：①当舌后坠引起不完全性气道梗阻时，主要表现为患者发出强弱不等的鼾声，可出现不同程度的“三凹征”和喉头拖曳征；②当舌后坠引起完全性气道梗阻时，因呼吸气流完全中断，鼾声反而消失，早期即可出现明显的胸腹部反常呼吸、三凹征，口鼻部的呼吸气流无法探测到。随即迅速出现 SpO_2 进行性下降和发绀等，直至心搏骤停和死亡。

与其他引起上呼吸道急性梗阻病症的鉴别诊断要点主要在于：患者有无明确的反流误吸或异物吸入史；体检口鼻腔和咽部有无明显的分泌物或其他异物；是否存在鼾声或呼吸气流中断；肺部听诊是否未闻及啰音和哮鸣音等。

4. 处理 舌后坠处理的关键是迅速用手法将后坠的舌体抬离咽后壁或使用人工气道解除上呼吸道的梗阻。常用的方法包括：

(1) 改变头颈位或体位：下颌骨和舌体因重力作用的下垂是舌后坠的重要发病机制，因而改变咽腔与舌体下垂作用的力线方向之间的关系即可能缓解或解除气道梗阻。对一些梗阻并不严重的患者，将其头部略抬高并偏向一侧，或在病情允许的情况下将患者置于侧卧位均有可能解除气道梗阻。

但此方法多为权宜之计，须密切观察患者，及时采取必要的进一步处理措施。在野战或野外简陋的环境下，当无法及时取得下述必要的人工气道设备时，对于意识障碍的患者，可以采用应急措施，以手将患者的舌体拉出，用别针、钢丝或缝线将其固定在一侧口角以解除梗阻。

(2) 单手抬下颏法或双手托下颌法：这两种方法均是通过伸展患者的头颈部，并向前上方抬举下颌，达到将舌体抬离咽后壁的目的。对于可疑存在颈椎损伤的患者，在手法托举下颌时，禁止将患者的头后仰，并注意保持患者的头颈部在中线位固定。

1) 单手抬下颏法：如图 61-1A 所示，操作者立于患者头部的头端或侧面。将患者的头后仰，以一只手在下颏部向患者的上方抬举下颏，力争将患者的舌体抬离咽后壁，从而解除舌后坠造成的气道梗阻。

此种方法临床使用时的局限性较多。当患者存在头颈部粗短、肥胖、鼻道阻塞、牙关紧闭、颈部强直等情况时，往往难以奏效。此时需考虑采用双手托下颌法或其他更进一步的解除气道梗阻的方法。

2) 双手托下颌法：如图 61-1B 所示，操作者立于患者的头端。将患者的头部保持水平或略后仰；操作者双手的示指或中指置于患者下颌角的后支，向前上方托举患者的下颌。为了有效地将患者的舌体抬离咽后壁，应尽量使患者下门齿的高度超过上门齿。此种张口位可以形象地被形容为“地包天”。

值得注意的是，上述两种方法往往只用于需短时间解除舌后坠的患者，一旦停止操作，则气道梗阻可立刻再次出现。如需较长时间解除梗阻或手法托举无效时，可考虑放置口咽通气管、鼻咽通气管或其他声门上通气管（SGA），直至进行气管内插管或气管切开等，以确保开放气道。

3) 放置口咽通气管或鼻咽通气管：两种通气管的选择、使用方法和注意事项等请见第 50 章。若患者因咬肌紧张而致牙关紧闭，又不宜使用鼻咽

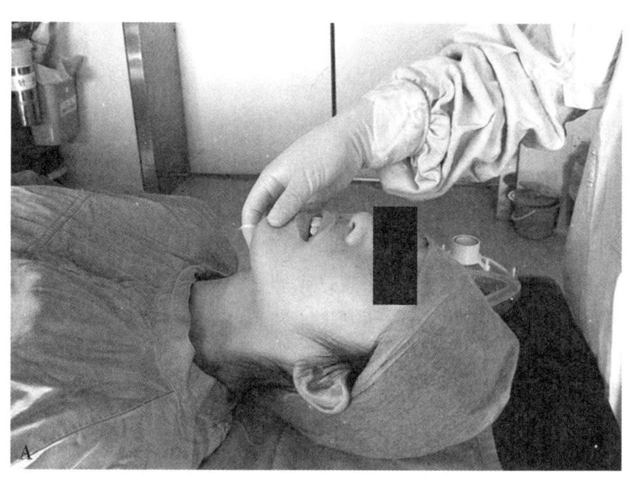

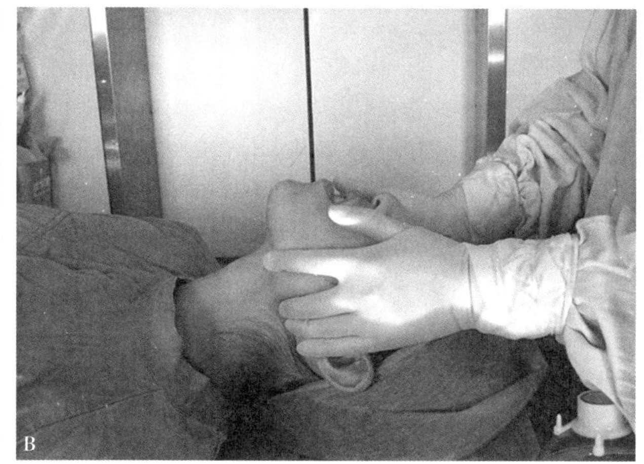

图 61-1 单手抬下颏法及双手托下颌法

A. 单手抬下颏法；B. 双手托下颌法。

通气管时，可考虑采用两块压舌板分别置于患者双侧的上下臼齿之间，利用杠杆原理将口腔撬开的方法，再置入口咽通气管。

4）其他人工通气管：若放置口咽或鼻咽通气管后仍不能解除梗阻，或出现面罩通气困难时，应果断参照相关的困难气道处理指南或专家共识中紧急困难气道的处理流程进一步处置。可首先采用必要的声门上通气管（如各种类型的喉罩和气管-食管联合导管等）缓解梗阻，再行气管内插管或紧急气管切开。

二、喉痉挛

喉痉挛（laryngospasm）指喉部肌肉反射性痉挛收缩，使声带内收，声门部分或完全关闭而导致患者出现不同程度的呼吸困难甚至完全性的呼吸道梗阻。

（一）病因和发病机制

1. 解剖学基础　喉部通常位于第 3 颈椎至第 6 颈椎平面之间，主要作用是发声和保护下气道。女性的喉部略高于男性，小儿比成人更高。随年龄的增长，喉的位置逐渐下降。喉以软骨为支架，由关节、肌肉和韧带组成，内衬以黏膜。喉部的软骨包括三块单个的软骨和三对成对的软骨。单个的软骨分别是甲状软骨、环状软骨和会厌软骨。成对的软骨是杓状软骨、小角状软骨和楔状软骨。

喉部的肌群包括喉外肌和喉内肌。喉外肌主要负责喉部的固定和升降运动，喉内肌主要负责控制声带的外展（环杓后肌）、内收（环杓侧肌、环杓间肌和甲杓肌）、紧张（环甲肌）、和松弛（甲杓肌）以及会厌的活动（杓会厌肌负责关闭喉口，甲会厌肌负责开放喉口）。

喉部肌肉的活动非常活跃，其神经支配主要来自于迷走神经的两个分支：喉上神经和喉返神经（表 61-4）。

表 61-4 喉部的神经支配

神经	感觉	运动
喉上神经（喉内分支）	会厌、舌基底部 声门上黏膜 甲会厌关节 环甲关节	无
喉上神经（喉外分支）	声门下前部黏膜	环甲肌（内收肌、张力肌）
喉返神经	声门下黏膜	甲杓肌、环杓侧肌、环杓间肌（内收肌群）
	肌梭	环杓后肌（外展肌）

2. 发病机制　简而言之，喉痉挛是由于在喉部局部或全身性的刺激作用下，使支配喉部的迷走神经张力增高，引起喉内肌群强烈收缩，导致声带反射性关闭所致的急性上呼吸道梗阻。临床上多发生于麻醉较浅（麻醉过渡期）的状态下，此时迷走神经功能处于相对占优势的状态，使喉部迷走神经反射相对亢进，在局部或全身性刺激作用下即可诱发。因此，围手术期喉痉挛的好发时间往往在全身麻醉诱导气管内插管时以及全身麻醉苏醒期拔管后的即刻，其中又以拔管后的喉痉挛更为多见，婴幼儿患者的发病率高于成人。当患者存在缺氧和/或二氧化碳蓄积时，浅麻醉状态下更容易诱发。

喉痉挛一旦诱发，其持续时间常超过刺激作用的时间。除一些轻度喉痉挛的患者在刺激消除后可自行缓解外，多数患者如不能及时加以干预，即迅速出现窒息和缺氧的表现。另外，喉痉挛发生时，患者多存在自主呼吸。这时，由于声门的紧闭，患者的吸气努力可造成胸腔内负压的急剧增加，在此压力梯度的作用下，肺毛细血管内的液体出现向肺间质和肺泡内转移的倾向，严重时可出现负压性肺水肿，进一步增加治疗的难度，延长治疗的时间。

在相对浅麻醉状态下，围手术期引起喉痉挛的常见诱因包括：放置喉镜以及咽部吸痰和气管内插管等操作的刺激、某些药物的作用、喉部局部或远隔部位的手术刺激（如腹腔内探查和牵拉、尿道和直肠肛门部手术的刺激等）、缺氧和高碳酸血症等。

3. 临床表现　出现吸气性呼吸困难的典型表现，以高调的吸气相哮鸣音（喉鸣）为特征，轻症患者在声门未完全关闭时，可伴有刺激性呛咳。临床上依据声门关闭的严重程度可将其分为轻、中、重三级：①轻症患者仅假声带痉挛，使声门变窄，出现不同程度的吸气性喉鸣；②中度喉痉挛时，真假声带均出现痉挛性收缩，但声门仍未完全关闭，因而吸气相和呼气相均可出现喉鸣音；③重度患者声门紧闭致完全性上呼吸道梗阻，呼吸气流中断，呼吸音消失，无喉鸣音，很快出现窒息和缺氧的症状。

5

喉痉挛与其他急性上呼吸道梗阻鉴别诊断的要点在于：出现特征性的喉鸣音，双肺听诊无明显干湿啰音和哮鸣音。但临床上有两种情况难以与喉痉挛相鉴别：一是术前未能诊断的会厌或声门部新生物（尤其是带蒂的肿瘤），在全身麻醉诱导面罩正压通气时阻塞声门；二是气管内插管患者出现了喉水肿而未能及时发现，拔管后出现的声门狭窄。这时往往需要直接或间接喉镜检查才能鉴别。

4. 处理　喉痉挛是围手术期的急症，必须及时诊断和处理。尤其是全身麻醉苏醒期的婴幼儿患者，不仅发病率显著高于成人，而且由于其代谢率和相对氧耗量远高于成人，因而一旦梗阻即迅速出现缺氧症状，病程进展迅疾。

临床应强调以预防为主，避免在麻醉过渡期（相对浅麻醉状态），尤其是伴有低氧和二氧化碳蓄积等情况下刺激咽喉部或进行腹腔和盆腔手术探查等操作。

其处理的简要流程如下：

(1) 立即面罩加压纯氧吸入，预防或减轻缺氧。

(2) 轻提下颌可有助于缓解轻度喉痉挛。

(3) 立即停止一切刺激和手术操作。

(4) 立即请求他人协助处理。

(5) 适当加深麻醉可缓解轻、中度喉痉挛。常用的方法为静脉注射诱导剂量约 20% 静脉麻醉药（现多首选丙泊酚），或增加吸入麻醉药浓度。

(6) 暴露并清除咽喉部分泌物，保持呼吸道通畅。

(7) 对重度喉痉挛，紧急情况下可采用 16 号以上粗针行环甲膜穿刺给氧或行高频通气。

(8) 对重度喉痉挛亦可静脉注射氯琥珀胆碱 1.0~1.5mg/kg 迅速松弛声带，为加深麻醉和气管内插管赢得时间。继而迅速加深麻醉，完成人工气道的建立。

轻度喉痉挛患者在解除刺激后多可自行缓解，常仅以面罩高浓度吸氧或行适当的正压辅助通气即可，不需要过多的特殊处理。

重度喉痉挛患者，由于声门紧闭，面罩正压通气不仅无效，而且可能因口咽腔内的压力增加而加剧声门紧闭；同时，过高的面罩通气压力有致胃膨胀的可能，增加反流误吸的风险。因而不应过于依赖面罩通气解除梗阻和缺氧，应迅速做好气管内插管的准备。若插管困难，则需紧急行环甲膜穿刺喷射通气或气管切开术。

在喉痉挛的状态下，常难以保证足够的肺泡通气量，因而不推荐将吸入麻醉药作为迅速加深麻醉的首选用药。

采用 Larson 手法（Larson maneuver）压迫患者双侧的“喉痉挛切迹”（laryngospasm notch）可能有效，尤其是对于轻度或中度喉痉挛的患者。“喉痉挛切迹”是一个位于耳垂后方，以颅骨为底，以乳突和下颌骨后支（下颌角的后上方）为边界的潜在性凹陷。该手法的操作要点是：操作者分别以双手的示指或中指紧紧地按压该切迹的顶点部位，作用力的方向朝向颅骨的底部；同时，采用与托举下颌相似的手法向前上方推举。若有效，则可在 1~2 个呼吸周期内缓解喉痉挛。该方法的有效性目前仍缺乏可靠的文献证据支持，且其作用机制仍未完全清楚，但经验性的使用过程中并未发现其存在任何不良反应，因而作为一种低风险（或无风险）的无创措施，可以在面罩氧疗和正压通气时同步进行。

第三节 支气管痉挛

围手术期发生轻度支气管痉挛(bronchospasm)和气道压升高是临床麻醉中较常见的问题。虽然严重危及生命的支气管痉挛并不多见,但一旦发生则往往较为凶险。据统计,有明显临床表现的支气管痉挛的发病率约为 0.15%~0.5%。而美国 ASA 终审索赔案例数据库的资料显示,在所有与呼吸系统并发症相关的索赔案例中,2% 的患者与支气管痉挛有关,其中约 70% 的患者最终死亡。另外,由于现有的术前访视和实验室检查技术并不能有效地评估和预测患者的气道高反应性(airway hyperresponsiveness,AHR),且围手术期许多严重的支气管痉挛患者并没有支气管痉挛史,因而近年来围手术期支气管痉挛的发生率仍无明显下降。

一、病因

AHR 患者在一定刺激下发生过度的支气管收缩反应是一个复杂的反应过程,既往将支气管痉挛看成是平滑肌的刺激性收缩而引起气道阻力增加,这显然是过于简单了。该过程至少包括了气道水肿、分泌增加以及平滑肌收缩等多种病理生理的改变。研究发现,即使是轻微的哮喘患者,其气道内也存在炎症反应,病情的严重程度与气道内炎症的严重程度密切相关;而气道炎症即可引起支气管反应性的增加。因而目前更倾向于将哮喘和 AHR 看作是一种复杂的炎症反应过程。

(一) AHR 的高危人群

1. 近期上呼吸道感染者　无论细菌或病毒性感染,均可使哮喘和支气管炎患者的病情加重。其原因可能与炎症导致的气道敏感性增加和自主神经系统功能改变有关。正常人体上呼吸道病毒感染后的气道反应性增高可持续 3~4 周,而儿童可高达 8 周以上。

2. 吸烟　长期吸烟者虽然术前可能并未达到支气管炎的诊断标准,但对多种刺激因子的反应性增高,出现支气管痉挛的危险性升高 5~6 倍。术前任何时间戒烟都有利于围手术期的气道管理和呼吸系统并发症的降低,但理想的术前戒烟时间应在 8 周以上。

3. 哮喘和支气管痉挛史　哮喘患者围手术期的风险与术前疾病的控制情况密切相关。近年来的多数研究和相关指南均认为,术前控制良好的哮喘患者,围手术期并发症的风险并无明显上升;而术前控制不佳的患者,风险亦急剧增加。术前无症状的哮喘患者术中发生严重痉挛的概率很低,但术前 2 年内有哮喘发作史的患者,术中痉挛的发生率显著升高,且发作史越接近围手术期的患者术中痉挛的发生率也越高。不幸的是,多数情况下,麻醉科医师能术前干预的时间极为有限,且术前评估时患者常是无症状的,因而很容易被其就诊当时的临床表现所误导而出现漏诊。

4. 患者的体格状态　ASA Ⅲ级 ~ Ⅳ级、器质性心脏病、慢性阻塞性肺疾病(COPD)及有呼吸道梗阻病史的患者,支气管痉挛的发生率增高。

尽管总体而言 AHR 术前难以预计,但一般认为符合下列 4 项中的 1 项及以上者,可以诊断为 AHR:

① 有哮喘病史,术前长期服用皮质激素和/或抗过敏药物;

② 支气管舒张试验阳性;

③ 登楼试验前后呼气峰值流速(PEF)下降 >15%;

④心肺运动试验(CPET)过程中出现干啰音或动脉血氧饱和度(SaO_2)下降 >15%。

(二) 支气管痉挛的诱发因素

气管内插管等机械刺激是诱发围手术期支气管痉挛的最重要的因素,而变态反应的重要性则较次之(表 61-5)。

表 61-5　围手术期支气管痉挛的常见诱发因素

刺激物的受体反应(副交感性)
交感—副交感神经张力失衡
误吸物的刺激
机械性刺激(如气管插管、气管内吸痰、苏醒期拔管等)
手术刺激(如颈部或气道手术、胸部手术、上腹部手术)
疼痛
介质释放(变态反应性)
组胺
白三烯
5- 羟色胺、慢反应物质

续表

呼吸系统炎症(如近期上呼吸道感染、COPD 病史、吸烟等)
液体过多或过少
药物因素 β 肾上腺素能受体拮抗剂 抑制肾上腺素的药物(如阿司匹林、吲哚美辛等) 抗胆碱酯酶药物(如新斯的明等) 肌松剂 非合成的阿片类药物(吗啡) 酒精(气道刺激)

二、临床表现及鉴别诊断

自主呼吸时出现呼气性呼吸困难;机械通气时气道压升高,胸廓呼吸动度下降或消失;双肺闻及广泛哮鸣音,以呼气时为著;低氧血症、$P_{ET}CO_2$ 升高、肺泡 - 动脉血 CO_2 分压差增加等。痉挛严重时,哮鸣音反而减轻,甚至消失(寂静肺)。

依据典型的临床表现,诊断多不困难。注意与以下多种急性疾病的鉴别,以免误诊或漏诊:①气管导管位置不当,如意外单肺通气、导管刺激隆突;②气管和 / 或气管导管阻塞;③间质性肺水肿;④张力性气胸;⑤反流误吸;⑥肺栓塞等。

三、预防

对有哮喘史和支气管痉挛史以及诊断为 AHR 的患者,应特别重视积极采取预防措施。

1. 详细了解患者既往的发病情况,分析可能存在的诱因　切记,此类患者在术前访视时,往往是无症状的。患者既往哮喘的发作频率、严重程度、最近一次发作时间、所用药物及其剂量、目前的控制情况等都是术前访视时需了解的极为有用的信息。近期呼吸道感染及吸烟的情况亦是访视的重点。最简单的筛查试验是用力呼气时间(FET)。FET>6 秒且 FEV_1/FVC 显著降低的患者,提示需要进一步检查或处理。

理想情况下,哮喘患者的择期手术宜在病情控制后进行手术,术前预防性使用支气管扩张剂和糖皮质激素治疗;术前戒烟至少 4~8 周以上;近期上感患者宜将择期手术延期至少 2~3 周。

2. 术前准备　近期哮喘发作或用药依从性差的患者,术前口服 40mg 甲泼尼龙 5 天可降低插管后出现哮鸣音的概率;术前 6 个月内使用皮质激素 >2 周、严重应激及大手术的患者,围手术期使用短效皮质激素(如静滴氢化可的松 100mg,q8 小时)可能有助于降低肾上腺皮质功能不全的风险;预防性吸入短效支气管扩张剂可能有利;支气管痉挛发作期的患者,择期手术为相对禁忌,宜在积极治疗使患者恢复至其基础水平后再进行。

3. 麻醉选择　气管插管是诱发痉挛的最主要因素,因而任何可能避免插管的措施都是有效的,包括加深麻醉、使用喉罩(LMA)或面罩通气麻醉等。局部麻醉和区域阻滞麻醉是较理想的选择,并无循证医学的证据证明高位硬膜外阻滞有增加支气管痉挛的风险。

4. 麻醉药物

(1) 静脉麻醉药:①硫喷妥钠本身并不增加气道反应性,但由于镇痛作用有限,在麻醉深度不足时易出现痉挛;②丙泊酚降低气道阻力的作用优于硫喷妥钠和依托咪酯,可用于麻醉诱导和维持;但也有个案报道其可能诱发支气管痉挛;③氯胺酮可明显降低气道阻力,作用有赖于其拟交感效应和抑制肥大细胞释放组胺等,宜用于快速麻醉诱导;但其作用优势的确立完全来自于动物实验,而非随机对照临床研究;④足够剂量的阿片类药物可阻断气道反射,多可选用;但大剂量非合成类阿片药(如吗啡)因增加血浆组胺水平而可诱发支气管痉挛;⑤其他多种静脉麻醉药在足够的麻醉深度时均可降低平滑肌张力,但单独用药时临床常用剂量多难以达到该麻醉深度。

(2) 吸入麻醉药:足够深度的吸入麻醉药水平(1.5~1.7 MAC)均可防止或逆转支气管痉挛。在低于 1.5 MAC 时,氟烷的解痉作用最强,其次是七氟烷。但具有气道刺激作用的吸入麻醉药在较低浓度时可能诱发咳嗽反射,有增加气道痉挛的风险。

(3) 肌松剂:是术中诱发变态反应最常见的麻醉药。筒箭毒诱发组胺释放,可诱发痉挛,禁用于哮喘和 AHR 患者。米库氯铵或阿曲库铵大剂量或快速注射可引起组胺释放,诱发痉挛。顺阿曲库铵的组胺释放作用不明显。新斯的明在用于肌松拮抗时有诱发痉挛作用,可在加大联用的阿托品或格隆溴铵的剂量的前提下谨慎使用。

(4) 利多卡因:气管插管前 1~2 分钟静脉注射 1~2mg/kg 可有效预防支气管痉挛反射,但气道内途径给药有刺激痉挛发作的风险。

(5) 抗胆碱能药物:预防支气管痉挛的作用要优于其治疗作用,但心血管副作用较大。异丙托溴铵气雾剂(吸入用异丙托溴铵溶液)吸入给药的作

5

用与阿托品相似，而副作用较少。

(6) 其他药物：脂皮素（lipocortin）、介质拮抗剂（如血小板激活因子和白三烯受体拮抗剂）和肥大细胞膜稳定剂等已开始试用于支气管痉挛的预防，具体应用前景尚待观察。

四、支气管痉挛的处理

1. 去除病因　对由药物或生物制剂诱发的变态反应性支气管痉挛，应立即停止使用。

2. 手控呼吸，加深麻醉　立即改为100%O_2手控呼吸。手控呼吸一方面可以动态评估呼吸顺应性的变化，另一方面也可以在患者肺总顺应性下降、呼吸时间显著延长的情况下，提供常规麻醉呼吸机难以达到的吸气流速。全身麻醉情况下，患者即使出现血压下降，也应适当加深麻醉。一般认为，强效吸入麻醉药浓度≥1.5MAC时，具有明确的防止和逆转支气管痉挛的作用。使用肌松剂可有效降低因呛咳和呼吸对抗引起的气道压升高。

3. 拟肾上腺素能药物　首选短效的β_2受体激动剂（如沙丁胺醇等）气道内给药，且剂量应足够。有研究显示，气管插管条件下，沙丁胺醇气雾剂15揿吸入可产生最佳效果，而1揿无效。尽管理论上静脉或肌肉内使用肾上腺素或异丙肾上腺素可迅速降低气道平滑肌张力，但用药后往往产生显著的血流动力学变化和快速性心律失常，因而用药须谨慎，尤其是对于有心血管疾病的患者和老年患者。相较而言，持续静脉泵注的安全性要高于间断静脉注射。另外，吸入方式给药与静脉方式同样有效，且副作用较小，对急性支气管痉挛的治疗相对安全，尤其是年轻的哮喘患者。当患者出现严重的支气管痉挛，特别是出现“寂静肺”（silent chest）时，静脉注射小剂量肾上腺素（25~100μg）往往可迅速起效。

4. 氯胺酮　可迅速升高血压、快速加深麻醉，且不需要行机械通气。但需警惕氯胺酮在较大剂量时的负性肌力作用和呼吸抑制等副作用的出现。

5. 糖皮质激素　可在多个环节阻断气道炎症、降低气道反应性，静脉使用几乎是必不可少的措施。常用剂量为等效剂量的氢化可的松1~2mg/kg，术前长时间激素治疗的患者剂量可加倍。但吸入途径给药对急性支气管痉挛的治疗几乎无效。需要注意的是，除氢化可的松在体内可以直接起效外，其他皮质激素在体内均需转化后方能起效，因而在紧急用药时，可以通过增大首次给药剂量的方法加快作用起效，如静脉注射甲泼尼龙120mg。

6. 茶碱类药物　现认为其主要是通过拮抗腺苷受体和释放内源性儿茶酚胺的作用舒张支气管，是哮喘患者维持治疗的标准用药。但对急性支气管痉挛的作用已备受质疑，其安全剂量范围较窄，在达到最大作用剂量前即已可能出现中毒反应；同时，在围手术期应用时，可能与吸入麻醉药（如氟烷）或拟交感类药物产生相互作用，而增加副作用发生的风险。因此，虽然尚无明确的循证医学证据支持，但目前多数已不主张将其作为围手术期急性支气管痉挛的一线治疗用药。

7. 抗胆碱能药物　此类药物静脉、肌肉或吸入方式给药后的起效时间较慢（一般20~30分钟），因而用于支气管痉挛的预防作用要优于治疗作用。阿托品因其全身性副作用明显，多不用于支气管痉挛的治疗。常用异丙托溴铵气雾剂吸入治疗。格隆溴铵（格隆溴铵）逆转支气管痉挛所需的剂量较大（静脉注射1mg），因而多用于痉挛的预防（术前较小剂量即可）而不是治疗。作为一种选择性的抗胆碱能药物，戊乙奎醚（长托宁）静脉注射对支气管痉挛的预防作用已被普遍接受，且心血管副作用较阿托品明显减少，但用于急性支气管痉挛的治疗作用仍需进一步研究。

8. 改用ICU专用呼吸机　由于麻醉呼吸机呼吸环路的可压缩容量较大，在气道阻力明显增加时难以保证患者获得足够的通气，且最大工作压力一般难以超过60~70cmH_2O。而ICU专用呼吸机的工作压力可高达120cmH_2O，且呼吸环路的可压缩容量较低，呼吸模式的调节也更灵活多样。严重支气管痉挛患者在换用ICU专用呼吸机后通气和氧合功能可以明显改善，内源性PEEP降低，有利于循环功能的改善。

9. 其他　硫酸镁（1~2g）用于难治性患者可能有益，且可抑制快速性心律失常，但大剂量时可引起肌无力和中枢神经系统抑制。如前所述，用于支气管痉挛预防的多种药物，如脂皮素、炎性介质阻释剂（色甘酸钠、酮替芬等）和介质拮抗剂（H_1受体拮抗剂、血小板激活因子拮抗剂、白三烯受体拮抗剂等）等均可用于支气管痉挛的防治，但在急性发作时的作用有限。同时，应积极防治常伴随严重支气管痉挛而出现的低氧血症、高碳酸血症以及水、电解质平衡紊乱等。

第四节 急性肺不张

肺不张(ateletasis)通常是指患者的肺段、肺叶或小叶出现萎陷,从而丧失通气功能。围手术期肺不张的发生率可能要远高于人们的想象,尤其是对于全身麻醉患者。据统计,全身麻醉患者中肺不张的发生率可达90%,且与麻醉选择无关。它是导致患者出现血氧含量下降、肺内分流量增加、肺顺应性下降和通气功能障碍及术后低氧血症等的最常见原因。而且,肺不张与术后肺部感染及其他肺部并发症的发生亦显著相关。值得庆幸的是,围手术期出现的大部分肺不张都是“静息性”的,通常不出现明显的症状和体征,只有在血气分析监测的情况下才有可能发现。但严重的患者则可能出现呼吸功能障碍,影响患者的病程及预后。

一、发病机制及影响因素

5

(一)发病机制

人们发现麻醉患者出现肺内分流量的增加已逾百年,但直到1963年,Bendixen等才根据临床征象首次推断出“肺不张”的概念。此种肺不张最大的临床特点在于普通X线胸片上没有明显的表现。20世纪80年代,随着CT技术的应用和普及,才最终通过影像学的证据证实围手术期肺不张的存在,并随即建立了临床肺不张的研究和监测方法,并于20世纪后叶开始得到全面而深入的研究。

大多数围手术期发生的肺不张的面积不超过肺总面积的15%,由此引起的肺内分流量约为5%~10%。肺内分流量与肺不张的面积成正比,并与低V/Q区和闭合容量(CV)的大小以及功能残气量(FRC)的下降明显像关。总体而言,全身麻醉中75%的气体交换功能障碍可以用肺不张和小气道提前关闭来解释。但临床研究发现,麻醉中肺不张的严重程度难以预计,其与患者的年龄、身高、肥胖、FRC下降的严重程度虽有一定联系,但并非显著相关;COPD患者因为存在小气道的提前关闭早于肺泡萎陷的趋势,加上肺组织弹性回缩力降低,反而有减轻肺不张发生的趋势。

目前认为,围手术期急性肺不张的发生主要与以下三种机制有关:

1. 压迫性肺不张(compression atelectasis) 在麻醉药物的作用下,尤其是使用肌松剂后,机体呼吸肌的张力下降或消失,胸壁在重力作用下出现一定程度的回缩,使胸腔容量下降;同时,由于膈肌张力的下降或消失,使腹内压相对升高,压迫膈肌向头侧移位,导致胸腔容量的进一步下降,从而压迫肺组织。另外,在自主呼吸受抑制或机械通气的情况下,膈肌运动也与正常自主呼吸时存在明显的不同,具体表现在平卧位时,膈肌靠近背侧的部分运动减弱或消失,只有腹侧的部分在通气正压的驱动下存在一定的运动,再加上重力的作用,使肺组织靠近背侧和膈肌的部分更易受到压迫。这可能是围手术期出现急性肺不张的最重要的发病机制。临床上肺不张最好发的部位也位于肺靠近膈肌的下垂部位,越接近肺尖的通气良好区域肺不张也越不明显。

2. 吸收性肺不张(absorption atelectasis) 这种肺不张可能存在两种机制:其一是,当气道出现完全梗阻时,梗阻远端肺泡内的气体只能向血液中转移,最终出现肺泡的萎陷;其二是,对于通气相对不足的区域(低V/Q区),如气道部分梗阻或肺下垂部位,由于肺组织的灌注仍良好,当FiO_2较高时,肺泡内的氧气(而非氮气)被吸收入血液,导致肺泡内的容量下降甚至萎陷。后一种机制在围手术期肺不张的发生中可能占更重要的地位。因为早已证实,肺不张的发生、发展速度及其严重程度均与FiO_2明显像关,尽量降低麻醉中FiO_2也是预防围手术期肺不张的重要措施之一。

3. 肺泡表面活性物质丢失(loss of surfactant) 肺泡表面活性物质的数量下降、活性降低或代谢异常在急性肺损伤和ARDS的发病中起重要作用,但在急性肺不张发病中的作用仍存在争议。相关研究尚未能证实该机制在肺不张的发病中起原发性的作用,肺不张患者肺泡表面活性物质的质和量的改变更有可能是继发性损伤的结果。

(二)影响因素

1. 吸入氧浓度(FiO_2) FiO_2是围手术期肺不张最明确的相关因素。FiO_2越高,肺不张的发生越快、面积也越大。纯氧通气时,肺不张在数十秒及数分钟内即可发生；而采用 40%FiO_2 通气时，肺不张可延迟至 40 分钟后出现。100%FiO_2 时，肺内分流量可由 0.3% 上升至 6.5%，肺不张面积达 8.0cm^2；而 30%FiO_2 时，肺内分流量仅上升至 2.1%，肺不张面积也仅为 0.2cm^2。但围手术期 FiO_2 的选择还需兼顾患者的氧合状况、气道管理的难易度，甚至术后恶心呕吐的发生率和手术切口的感染率等多种因素，并无所谓的“理想的”FiO_2，对于一般的全身麻醉患者，60%~80% 的 FiO_2 可能是较均衡的选择。

2. 肥胖　与正常体型的患者相比，肥胖（尤其是病态肥胖）患者的 FRC 更低、肺总顺应性下降、肺泡 - 动脉氧分压差增加，因而肺不张的出现更早、持续时间更长、不张面积也可能更大。多数患者在麻醉诱导期，甚至诱导前即已出现肺不张，并迁延至术后 24 小时或更长的时间才消失。肺不张的面积与体重指数（BMI）间存在弱相关性，因而这类患者围手术期低氧血症的发生率明显增加。

3. COPD　COPD 患者围手术期肺不张的发生率较低、面积也较小，甚至不出现明显的肺不张，其机制尚未完全明确，可能与此类患者在肺泡萎陷前已出现气道关闭、胸壁与肺组织的平衡机制发生改变以及残余功能的肺组织过度通气而较不易出现萎陷等多种因素有关。但此类患者围手术期低氧血症的发生率远高于肺功能正常的患者，主要原因还在于患者肺内低 V/Q 区的面积显著增加有关。正压通气作为一种反生理的通气模式，可进一步增加肺内低 V/Q 区的面积，因而导致肺内分流量明显增加。

4. 麻醉药物的选择　有研究显示，尽管总体而言，麻醉中肺不张的发生与麻醉选择无明显像关，但静脉麻醉下肺不张的严重程度可能轻于吸入麻醉，可能与静脉麻醉药对低氧肺血管收缩（HPV）反射的抑制作用较轻有关。1 MAC 以上的吸入麻醉药可明显抑制 HPV，加重 $\dot{V}/\dot{Q}$比的失调，引起肺内分流量增加。氯胺酮由于对呼吸肌的张力无明显影响，可能是唯一的不影响肺不张形成的静脉麻醉药。

5. 其他　①手术部位，胸腔和上腹部手术患者较易发生，而其中又以体外循环下手术患者的发生率最高、也最严重；②手术切口疼痛，不完善的镇痛可能影响患者的呼吸动度，叹气样呼吸和自主深呼吸减少或消失；③呼吸道感染，可能会增加气道梗阻的风险，使肺内分流量增加；④过量使用镇痛药物等。

二、临床表现

围手术期急性肺不张通常在全身麻醉诱导期即开始出现，术后拔除气管导管 24 小时内恢复。对绝大部分患者而言，小面积的肺不张一般无明显的临床表现，术中肺功能的改变是暂时而可逆性的。然而，尽管围手术期出现严重肺不张的概率较低，但由于全身麻醉手术数量庞大，这仍是一个值得重点关注的问题。

其最常见的症状是低氧血症，一般以术后苏醒期“难以解释”的低氧血症最常见，但严重的患者在麻醉诱导和术中即可出现。一般患者仅在术中动脉血气监测时发现氧分压下降（氧合指数下降）、肺泡 - 动脉血氧分压差增大，术后自主呼吸恢复后即缓解。

除非出现由气道梗阻和急性肺损伤等因素引起的大面积的肺叶或肺段不张，由麻醉和机械通气因素引起的肺不张通常不会表现出任何明显的体征，胸部体检无明显阳性发现，胸部 X 线检查亦无特征性的表现，这是此种肺不张最显著的特征之一。

其确诊的唯一有效方法是胸部 CT 检查。肺不张多出现在肺下垂、靠近膈肌的部位。平卧时，肺不张以膈肌上约 1cm、背侧靠近脊柱的双侧肺部区域最明显。此部位也是临床研究中判断肺不张面积最常用的切面部位。有些患者肺不张的面积“看起来似乎”并不是很大，而低氧血症却较严重。须谨记，肺不张区域内肺组织的密度是明显增高的，约为通气良好区域内的 4 倍，因而不能简单地以不张的面积占肺总面积的大小来判断肺内分流量。

新近开始采用的以肺部超声监测多位点肺超声评分（LUS）的方法有望成为一种围手术期半定量动态评估肺不张病情变化的床旁无创监测技术。

三、预防和处理

由于围手术期急性肺不张的发生率是如此之高，因而是否需要对所有全身麻醉患者均需要采取预防措施，一直备受争议。近年来，源自于 ARDS 患者机械通气治疗的“肺保护性通气策略”已越来越广泛地用于围手术期患者的通气管理。尽管在相对健康人群中预防包括肺不张在内的术后肺部

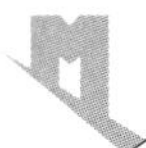

并发症方面的大样本多中心研究结论仍不一致，但至少并未发现这一策略会加重患者的损伤，因而多数研究结论和专家共识都推荐将其广泛用于全身麻醉患者。而对于临床高危人群（如病态肥胖，COPD、吸烟及肺部感染或损伤等），应将肺保护性通气策略列为常规。

肺不张的预防和治疗措施并无明显的差异，尽管尚未形成"标准化"的处理流程，但归纳起来主要有以下几点，具体患者可根据其病情或研究目的酌情加以增减：

1. 尽量降低吸入氧浓度　如前所述，所谓"理想的"FiO_2尚不存在，应在综合考虑患者的氧合和通气功能等多种因素的前提下谨慎选择。虽然30%FiO_2基本可以避免肺不张的发生，但术中低氧事件的发生率也显著增加；而60%~80%的FiO_2即可出现一定的保护作用，临床应用的安全性也显著提高。

近年发现，当患者难以耐受FiO_2显著降低的情况下，诱导前及麻醉中加用8~10cmH_2O持续呼吸道正压（CPAP）纯氧通气的模式也有助于显著减轻肺不张的发生。

2. 肺复张手法（recruitment maneuvers，RM）　研究发现，在进行肺膨胀时，气道压达20cmH_2O对肺不张无明显作用；当气道压至少达到30cmH_2O时，肺不张面积才开始减少；40cmH_2O的肺膨胀压力、持续15秒可使不张的肺组织完全复张。但过高的压力和过长时间的肺膨胀有导致循环功能障碍和加重压力性肺损伤的风险。现已明确，40cmH_2O、持续7~8秒的肺膨胀亦可达到持续15秒的相同的复张作用，因而现多将此作为标准的RM策略。由于在该压力水平下，肺膨胀的程度相当于患者自主呼吸下最大肺活量时的膨胀程度相当，因而也将该手法称为肺活量手法（vital capacity maneuvers，VCM）。其安全性虽受到一定的质疑，但目前尚无RM引起显著呼吸和循环系统严重并发症的报道，因而在患者不存在明显心功能障碍和低血容量的前提下，其临床应用应该是安全的。但RM的复张作用在停止肺膨胀后即刻迅速消失，如不加用一定水平的PEEP则难以使复张的肺组织维持膨胀状态。

需要明确的是，单纯通过增加潮气量的方法不能预防和治疗肺不张，反而有增加压力性和容量性肺损伤的风险。病态肥胖患者RM的推荐压力可能应该上升到55cmH_2O的水平。

3. PEEP　10cmH_2O水平的PEEP仅可预防和复张部分的不张肺组织，继续升高PEEP水平虽可能使更大面积的肺组织复张，但并不能使肺完全复张，也并不总能改善氧合和减低肺内分流，加上对循环功能的不利影响，因而往往是弊大于利。PEEP的复张作用在停止使用后的1分钟内也会消失，肺组织会重新萎陷。麻醉诱导时，加用一定水平的PEEP（常用6~10cmH_2O）或CPAP往往可能增加动脉血氧含量，减轻肺不张的形成，并延长患者气管插管前暂停通气的安全时限，对肥胖患者可能尤其有利。

目前通行的方法是在RM后立刻加用一定水平的PEEP，这样可能完全避免肺不张的形成或使肺完全复张。当前"理想的"方法还是应该在兼顾患者循环功能的前提下，采用"滴定法"测得各患者的"最佳PEEP"。

4. 尽量保留呼吸肌张力和患者的自主呼吸　麻醉状态下，即使保留患者10%~20%的自主呼吸也能明显减轻肺不张的发生，并改善氧合功能。

5. 选用较新型的通气模式　采用适当的气道减压通气（airway pressure release ventilation，APRV）或双水平气道正压（BiPAP）有利于保留患者部分的自主呼吸功能，减轻甚至消除肺不张。这两种通气模式的作用可以简单地理解为双水平的CPAP。

综上所述，成人预防和处理围手术期急性肺不张的主要措施包括：

①加用一定水平的PEEP（至少10cmH_2O，可通过"滴定法"确定单个患者的"最佳PEEP"）；

②间歇行RM（30cmH_2O开始起效，40cmH_2O、持续7~8秒可达最佳效果），术中应间断重复进行；

③尽量避免使用100%的O_2进行通气；

④麻醉诱导纯氧通气过程中加用一定水平的CPAP和/或PEEP；

⑤尽量保留患者的自主呼吸，力争避免不必要地使用肌松剂。

第五节 张力性气胸

张力性气胸(tension pneumothorax,TPT)是围手术期较少见但病情进展迅速的严重并发症。一般而言,气胸的早期临床症状多较轻微而隐匿,常易漏诊或误诊,但一旦发展成TPT,即可导致严重呼吸循环功能障碍,甚至危及患者的生命。尤其是在全身麻醉下,患者无法主诉呼吸困难或胸痛,而机械正压通气更增加了发生TPT的风险。

胸膜腔由胸膜壁层和脏层构成,是一个不含空气的潜在性腔隙。任何原因(如肺泡破裂、肺裂伤、支气管破裂或胸壁穿透伤等)使胸膜破裂,空气进入胸膜腔,即出现气胸。按病理生理学分类,一般将气胸分为单纯性、开放性和张力性三类。一旦胸膜出现穿透性的裂口,吸气时空气从裂口进入胸膜腔内;呼气时如果裂口呈活瓣样关闭,则胸膜腔内的气体不能排出,则胸膜腔内的气体不断增多,压力逐渐升高,从而压迫患侧肺组织,使之逐渐萎陷,形成TPT;进而可能压迫纵隔移位,挤压健侧肺,导致呼吸循环的严重障碍。若胸腔内的高压气体被挤压入纵隔,则可扩散至皮下组织,形成面颈胸部等处的皮下气肿。

一、病因

除非是外伤性气胸患者,麻醉和手术操作不当是围手术期TPT最常见的原因。存在解剖异常的患者更增加了术中出现TPT的风险。表61-6列举了围手术期TPT最常见的病因。需注意,气胸可以发生于无明显高危因素的患者。对于部分术前即存在少量气胸的患者,术中的正压通气等因素可使单纯性气胸发展成严重的TPT。

近年来,随着腹腔镜手术技术的不断普及,术中“意外”出现气胸的报道不断增加。其原因主要与以下解剖和病理因素有关:

(1)部分患者腹腔、胸腔和心包腔之间残存有胚胎发育时的潜在通道,这种通道可能因腔镜术中气腹压力的增大而重新开放。气体通过缺损的膈肌或食管周围和主动脉裂孔等薄弱部位进入胸腔而产生气胸;

(2)术中食管-胃连接部的胸膜撕裂也是气胸发生的可能原因,如修补食管裂孔疝的胃底折叠术。由于腔镜术中气腹正压的存在,这类气胸患者极易发展成TPT和/或纵隔气肿。因胸腹膜之间潜在的通道重新开放而引起的气胸多发生于右侧,而并发于胃底折叠术的气胸多见于左侧;

(3)术中使用的弥散性较强的气体,如N_2O和CO_2等,也可引起气胸。但这类气胸患者的症状多不明显,在无明确肺部损伤的情况下,气腹结束后30~60分钟内多可自行恢复而不需要特殊处理。

表61-6 围手术期气胸的常见原因

围手术期气胸的常见原因
患者因素
肺大疱、肺气肿、支气管扩张等
腹腔、胸腔和心包腔之间残存有胚胎发育时的潜在通道
胸部外伤(穿透伤伤、钝性伤、爆震伤、肋骨骨折等)
颈部及附近部位的操作
中心静脉置管
手术
臂丛神经阻滞
其他阻滞技术
胸壁及附近部位的操作
肋间阻滞
椎旁阻滞
腋部阻滞
活检术
心包穿刺
气管、支气管内操作
气管切开术
气管切开导管更换
环甲膜穿刺
困难气管插管
支气管镜检
活检术
胸外心脏按压
挤压伤
技术问题
气道压过高
气管导管阻塞
胸腔闭式引流(置管位置错误、引流管阻塞、扭曲、夹闭等)
胸部手术损伤
腹腔内手术损伤膈肌

二、临床表现

总体而言，围手术期气胸的发生多难以预料，症状多不典型，早期发现和诊断较困难，尤其是在全身麻醉下。依据气体进入胸膜腔的速度和积气量的多寡，以及肺组织的受压程度不同，可表现出不同的症状和体征。

少量气胸患者可无症状。自主呼吸时，健康的年轻人即使在单肺压缩 70%~90% 的情况下，亦可无明显症状。随着受压肺组织的增加，可出现呼吸急促、胸痛、呼吸困难、心率增加、烦躁不安、发绀、昏迷，甚至心搏骤停等。低血压和休克的出现往往意味着严重的 TPT，需紧急处理。全身麻醉下，早期症状易被掩盖，仅在病情进展到一定程度时才表现出低血压和心动过速，但难以与低血容量和麻醉过深等相鉴别。

典型的体征包括：患侧呼吸动度减弱、呼吸音减弱或消失、胸部饱胀、肋间隙增宽；可有皮下气肿的存在；叩诊呈高度鼓音；听诊呼吸音消失；气管可向健侧移位；自主呼吸患者出现 SpO_2 下降，动脉血气分析出现 PaO_2 显著下降和 $PaCO_2$ 升高。机械通气时可出现气道压的升高。

5

但近来的研究发现，上述所谓的典型体征，在围手术期气胸或 TPT 诊断中的价值有限，因为：①术中患者胸部常被手术铺单覆盖，难以及时发现诸如胸部饱胀、肋间隙增宽等细微的体征变化，甚至正规的胸部体检有时亦难以实现；②纵隔和气管移位在成人 TPT 患者中出现的概率并不高，儿童患者中可能更易出现，因而不能将气管或纵隔移位作为 TPT 的诊断依据，也不能因其不存在而排除 TPT 的可能；③气管插管全身麻醉下，单侧肺的呼吸音消失，尤其是左侧呼吸音消失，最常见的原因并不是气胸，而是因气管导管过深进入了一侧支气管所致的意外单肺通气，必须首先加以排除。因此，围手术期 TPT 的尽早诊断有赖于麻醉科医师的高度警惕性、丰富的临床经验和严密的逻辑推理等鉴别诊断过程。

胸部 CT 检查一直是气胸诊断的“金标准”。但现有条件下，往往难以在手术室内及时进行，可能导致延误诊断和治疗。既往将胸部 X 线检查作为围手术期气胸诊断快捷而可靠的方法，但有研究发现，虽然胸片诊断气胸的准确率接近 100%，但漏诊率仍高达 50% 以上，尤其是少量气胸的患者。

胸部超声检查已成为近年来手术室和 ICU 中诊断气胸的可靠方法。借鉴近 20 年来急诊和危重病医学的研究结果发现，包含胸部超声在内的创伤扩大聚焦腹部超声检查（extended focused abdominal sonography for trauma，E-FAST）对创伤后气胸诊断的特异性可达 98.0%~99.8%，已接近甚至超过 CT 检查。但其缺点在于敏感性（42.7%~84%）仍较低，提示对于检查阴性的可疑患者，仍需临床密切观察和处理。

三、处理

TPT 的紧急处理原则包括：适当排气，以解除胸膜腔积气对呼吸循环的影响，使肺尽早复张；同时积极治疗并发症和原发病。

是否所有气胸患者术中均应紧急行胸腔排气一直存在争议。手术开始前（包括麻醉诱导后）诊断的气胸患者，无论是否为张力性气胸，为避免机械通气后病情的恶化，一般均需放置胸管引流，以策安全；而对于术中发生的对呼吸循环功能影响较小的非张力性气胸患者（无论是否行全身麻醉机械通气），在手术尚在进行的过程中即强求暴露患者的完整胸部进行操作可能并非总是合理而现实的，但需密切监测患者的循环功能、氧合功能和呼吸力学等，并做好紧急胸腔排气的准备，以防病情迅速加重。

紧急处理的措施主要如下：

1. 停用 N_2O　使用 N_2O 复合麻醉的患者，应立即停用 N_2O，以免增加胸膜腔内积气的容量。

2. 胸腔穿刺排气　常用 10ml 或 20ml 注射器连接 23G 针头进行穿刺，注射器中保留约 3ml 液体。平卧位下，穿刺部位首选锁骨中线第 2~3 肋间，边进针边轻轻回抽。当回抽可见注射器内出现成串的细小气泡时，往往并不意味着穿刺成功。其原因可能是穿刺针与注射器的连接过松，或穿刺针已刺入了肺组织。当注射器内出现较大的气泡时（约 0.5ml 大小的气泡），才意味着穿刺针正确定位。亦可使用静脉置管用套管针进行穿刺，突破壁层胸膜后将穿刺针内芯取出，这样可能减少损伤肺组织的风险。如首选穿刺部位不适合穿刺时（如有感染或烧伤），可于第 2~3 肋间或第 4~5 肋间的腋前线进行穿刺。

3. 胸腔闭式引流　置管部位同胸腔穿刺，具体操作步骤请见医护常规进行。通常该操作由胸外科等专科医师进行。

4. 对症支持治疗　包括充分氧疗、呼吸支持、循环支持、镇痛镇咳、预防感染等。

第六节 急性肺血栓栓塞

肺栓塞(pulmonary embolism，PE)是指来自外源性或内源性的栓子堵塞肺动脉或分支，引起肺循环障碍和呼吸障碍的临床综合征。其在欧美国家的年发病率约为(66~112)/100 000，约1/3的患者在发病后1个月内死亡，其中约1/4的患者为猝死，是主要的致死性心血管疾病之一。

围手术期PE的发病率显著升高约5倍，总体可达0.3%~1.6%，其中又以膝关节或髋关节置换术、肿瘤手术、创伤手术以及脊柱损伤患者的发病率最高。PE的栓子绝大多数来自于静脉系统，以盆腔内静脉或下肢深静脉血栓(DVT)的脱落最常见。由来自静脉系统或右心的血栓阻塞肺动脉或其分支造成的PE称为肺血栓栓塞(PTE)，占临床PE患者总数的95%以上。尽管PTE的发生与麻醉没有直接联系，但仍是围手术期重要的呼吸循环系统并发症之一。

本节将着重介绍急性PTE的相关内容，其他原因引起的PE，包括空气栓塞、脂肪栓塞、肿瘤细胞脱落、羊水栓塞及肺动脉血栓形成等，将在其他相应章节中予以介绍。

一、病因及发病机制

(一) 危险因素

PTE是欧美等发达国家猝死的最常见原因，可发生于任何年龄段的患者。PTE的易患因素包括患者自身因素(多为永久性因素)与获得性因素(多为暂时性因素)，其中最相关的病因为Virchow三联症，即内皮细胞损伤、高凝状态和静脉瘀滞。围手术期组织损伤所引起的急性炎症反应、凝血级联反应的激活以及患者制动等因素，更进一步导致其发病风险的增加(表61-7)。

表61-7 围手术期PTE的易患因素

易患因素	注释
血栓性静脉炎、静脉曲张	出现静脉内皮损伤和血流淤滞
骨折或大的创伤	
膝或髋关节置换术	
外科大手术	
脊髓损伤	
全身麻醉	与下腹部或下肢的区域麻醉相比，风险增加
脱水	
心肺疾患	慢性心肺疾病是PTE的主要危险因素之一。25%~50%的患者同时患有心肺疾病
恶性肿瘤进展期	可能与出现凝血功能障碍有关
激素替代治疗	
口服避孕药物	女性口服避孕药者PTE的发病率升高4~7倍
妊娠及产后	易发生于妊娠后3个月内及围生期
有DVT病史	
性别	20~30岁女性DVT的发病率较同年龄段的男性高10倍
中心静脉置管	
用药	口服避孕药、化疗、抗精神病药物、抗纤溶药物
长期卧床	即使卧床1w的患者PTE风险也显著增加
长时间旅行	制动、静脉瘀滞
年龄	以50~60岁年龄段最多见。90%以上的致死性PTE发生在50岁以上的患者。
遗传性易感因素	如遗传性抗凝血酶Ⅲ缺乏症、遗传性蛋白C或蛋白S缺乏症、V因子莱顿突变以及凝血酶原基因缺陷等
其他	如肥胖、吸烟、糖尿病、植入人工假体等

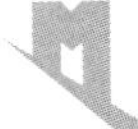

（二）发病机制

急性 PTE 的发病机制和临床表现涉及复杂的病理生理过程，其后果除了取决于栓子的大小、栓塞的部位和范围外，还与栓子的性质、患者的基础心肺功能状态、操作的特殊性、栓塞后的时程以及治疗的反应等密切相关。

急性 PTE 导致肺动脉管腔阻塞，血流减少或中断，引起不同程度的血流动力学和气体交换障碍。其主要临床表现为急性右心室功能障碍和低氧血症。若患者主要的肺血管血流被阻断（大面积高危 PE 患者），则迅速引起肺动脉高压、缺氧、心律失常、右心衰竭和循环衰竭而致死；也可因神经反射引起呼吸和心搏骤停。神经反射、低氧血症以及来自血小板（如血清素、血小板激活因子）、血浆（如凝血酶和血管活性肽 C3a、C5a）和组织（如组胺）等的体液因子释放，是导致肺血管收缩的重要机制。图 61-2 总结了高危 PE 患者的循环病理生理改变过程。

患者低氧血症和气体交换障碍的机制复杂，简而言之，主要与因肺血管机械性梗阻和由此导致的一系列炎症反应引起的肺泡无效腔量增加、右向左分流、通气 / 血流比失调以及混合静脉血氧分压下降（主要是心输出量下降所致）有关。

由于肺循环的侧支循环极为丰富，因而临床上仅有不到 15% 的患者会出现肺梗死。据报道，肺栓塞极易被临床漏诊，仅 10%~30% 能在生前作出诊断，尤其是肺小动脉栓塞，多在尸检时方被发现。

（三）危险分层

急性 PTE 的分类目前尚无统一的标准，临床上现多采用美国心脏协会（AHA）或欧洲心脏病学会（ESC）的两种分类方法。两种分类方法尽管所用术语不同，但均强调以临床症状和预后风险取代既往以血管造影术的结果对急性 PE 患者进行分类，以更有利于围手术期临床医师的使用。

AHA 指南将 PE 分为大面积和次大面积两类：

大面积 PE：急性 PE 伴有难以用其他原因解释的持续性低血压（收缩压 <90mmHg，并持续 15 分钟以上；或需要血管活性药物支持）、脉搏消失、或持续性的严重窦性心动过缓（心率 <40bpm，并伴有休克的症状或体征）。

次大面积 PE：血压正常的患者出现右心室功能障碍或梗死［右心室收缩或舒张功能障碍、脑钠肽（BNP）水平 >90pg/ml 或 pro-BNP>500pg/ml、新出现的右束支传导阻滞、新出现的前间壁 ST 段抬高或压低、新出现的 T 波倒置、或肌钙蛋白 -I >0.4ng/ml］。

ESC 指南中将血流动力学不稳定的急性 PE 患者归为高危组，患者 30 天内的死亡率显著升高；而将 AHA 分类中的次大面积 PE 归为低危组。

二、诊断

围手术期急性 PTE 的临床表现千差万别，从无症状到猝死，往往都缺乏特异性，这是由其病因的复杂性所决定的。

非全身麻醉患者的典型表现为突发性的呼吸困难、胸痛和晕厥等。呼吸困难常因靠近肺门部的 PTE 所引起；胸痛一般是远端栓子刺激胸膜所致；而晕厥则是肺动脉供血显著下降的表现。但全身

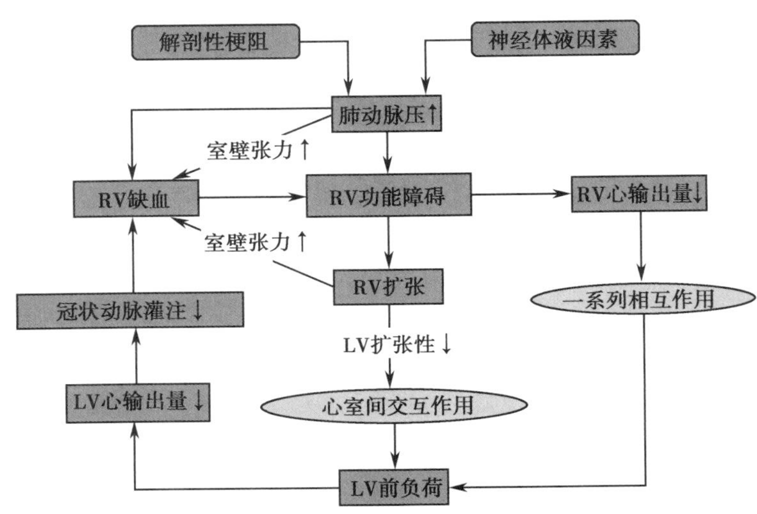

图 61-2 高危肺栓塞患者的循环病理生理改变

LV，左心室；RV，右心室。

麻醉和深镇静条件下，患者的症状常被掩盖，这时就有赖于麻醉科医师对生命体征和机械通气参数等的密切观察了，尤其是对于PE高危患者。

全身麻醉下的典型临床表现包括脉搏氧饱和度(SpO_2)下降、$P_{ET}CO_2$的陡降、低血压、心动过速以及心电图上右心张力增高的表现(SⅠQⅢTⅢ征，即Ⅰ导联S波变深，Ⅲ导联Q波出现和T波倒置)等。其中，心动过速最常见，有时可能是唯一的体征，但缺乏特异性。对于大面积PE患者，$P_{ET}CO_2$陡直下降的敏感性和特异性可能要优于循环衰竭的表现。

为了达到及时诊断和迅速治疗的目的，目前国际上通行的做法是采用一定的评估量表估测患者的PE风险，以决定下一步的诊断和治疗流程。例如，常用预测PE风险的Wells评分系统(表61-8)对可疑PE患者进行评分。对Wells评分中、高危的患者，需要迅速进行进一步的影像学检查，以明确诊断；而Wells评分高危的患者，即使在不能及时进行确诊性检查的情况下，也可开始治疗。

表61-8 预测PE风险的Wells评分系统

肺栓塞临床可能性	评分
鉴别诊断拟诊PE	3.0
出现DVT的临床症状	3.0
心率>100 bpm	1.5
4周内有制动或外科手术史	1.5
既往有DVT或PE病史	1.5
咯血	1.0
恶性肿瘤	1.0
Wells肺栓塞风险的三级分级	
低危	0-1
中危	2-6
高危	>6
Wells肺栓塞可能性的二级分级	
不大可能	≤4
可能	>4

其他一些评估急性PE可能性和严重程度的量表(如表61-9和表61-10)在不同的医疗机构中也仍在广泛使用。

表61-9 急性肺栓塞临床可能性评估的Geneva评分标准

项目	原始版(分)	简化版(分)
既往肺栓塞或DVT病史	3	1
心率		
75~94bpm	3	1
≥95bpm	5	2
过去1个月内手术史或骨折史	2	1
咯血	2	1
肿瘤活动期	2	1
单侧下肢痛	3	1
下肢深静脉触痛和单侧肿胀	4	1
年龄>65岁	1	1

注：总分0~3分为低度可能、4~10分为中度可能、≥11分为高度可能，对于简化版评分标准而言0~1分为低度可能，2~4分为中度可能，≥5分为高度可能。

表61-10 肺栓塞严重程度指数(PESI)及其简化版本(sPESI)的评分标准

项目	原始版本(分)	简化版本(分)
年龄	以年龄为得分	1(若年龄>80岁)
男性	10	-
肿瘤	30	1
慢性心力衰竭	10	1
慢性肺部疾病	10	
脉搏≥110bpm	20	1
收缩压<100mmHg	30	1
呼吸频率>30bpm	20	-
体温<36℃	20	-
精神状态改变	60	-
SpO_2<90%	20	1

注：原始版本评分中，总分≤65分为Ⅰ级，66~85分为Ⅱ级，86~105分为Ⅲ级，106~125分为Ⅳ级，>125分为Ⅴ级；危险度分层：原始版本评分Ⅰ~Ⅱ级或简化版本0分为低危，原始版本评分Ⅲ~Ⅳ级或简化版本≥1分为中危，原始版本评分Ⅴ级为高危。

常规的实验室检查通常缺乏特异性和敏感性，但由于急性PTE与围手术期多种其他心血管急症的表现相似，因而适当的实验室筛查有助于及时鉴别诊断。一般包括血常规、BNP、肌钙蛋白和D-二聚体等。其中D-二聚体升高在围手术期对诊断PTE的价值十分有限，因为手术和创伤本身即可引起其升高持续达25天；但如D-二聚体低于500μg/L，则可基本排除急性PTE的诊断，不必再进行相关影像学检查。

在现有的影像学检查手段中，CT或CT血管造影（CTA）仍被视作探查PE的“金标准”，其敏感性和特异性均较高，但对肺动脉亚段及远端肺动脉内的栓子诊断敏感性较低。近年来开始普及的多排螺旋CT的成像质量有了显著提高，可作为非高危患者的首选检查措施，并可用于溶栓治疗的效果评价和随访。但上述检查除非是在杂交手术室内，患者一般均需转运，常规需要使用造影剂，相对费时等，限制了许多高危患者的使用。

无法进行CT或CTA检查的患者，可以考虑选择肺通气-灌注扫描，有助于发现PTE引起的肺内局部无效腔的变化。但该方法也需转运患者，且较费时，诊断PTE的敏感性也较低。

心脏超声检查在PTE的诊断中往往发挥着重要作用。其不仅能发现栓塞的间接征象（如右心后负荷增加及运动减弱、肺动脉增宽、三尖瓣反流、肺动脉高压以及左心室变小等），还可用以动态监测患者的心脏功能，指导临床支持治疗。但其往往难以发现肺循环内的栓子。

下肢静脉超声检查（包括加压超声探查）发现DVT虽然并不能确诊PTE，但作为一种简便而无创的检查措施，可以为PTE的诊断提供间接的依据。可疑PTE的高危患者若发现下肢近端DVT，在其他影像学诊断明确之前，即可开始抗凝治疗。

在围手术期，PTE的诊断一方面刻不容缓，另一方面又受到多种条件的制约。经食管超声心动图（TEE）在诊断及判断PTE严重程度方面具有巨大价值，尤其是在患者出现难以解释的持续性循环不稳定的情况下。而且，业已证明，在急性PTE、且栓子集中在肺血管内时，TEE的诊断敏感性和特异性堪比CT或CTA。X线胸片检查缺乏特异性，仅凭此结果不能诊断或排除肺栓塞的可能。对于可疑PTE高危患者，一般可参考以下流程进行相关影像学检查（图61-3）。

三、治疗

围手术期急性PTE的治疗应在以血流动力学状态和影像学显示的右心室功能障碍为依据的风险分层的基础上，采用个体化的治疗方案。按治疗预案，高危和低危患者的治疗常常是直截了当的，而中危患者却往往令人踌躇，因为现有的资料尚未能证明积极的治疗方案能改善患者的预后。近年来，许多医疗机构都开始成立的多学科合作的PE应急分队（PERT）也正是为了顺应这一个体化治疗

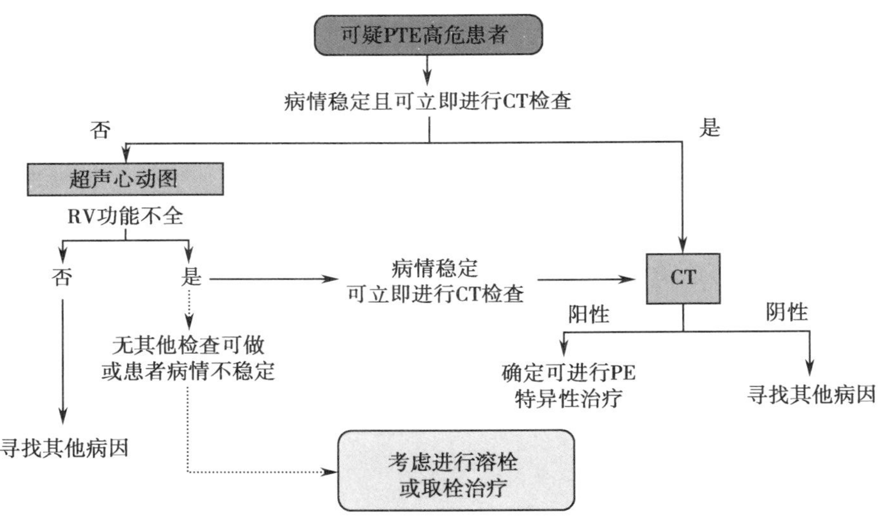

图61-3　可疑PTE高危患者的影像学检查流程

床旁超声心动图检查除了可以诊断RV功能不全外，有些病例可以直接看见右心的活动性血栓。作为其他辅助性的床旁影像学检查措施，经食管超声心动图（TEE）可能发现肺动脉及其大分支内的栓子；下肢静脉超声检查可能发现DVT，因而有助于急症患者的治疗决策。

的需求。

1. 对症支持治疗　对可疑PTE的患者应密切监测生命体征,为防止栓子再次脱落,患者应绝对卧床,必要时使用适当剂量的镇静剂和镇痛药以治疗焦虑、恐惧和胸痛。对危重症患者,应及时针对休克、心力衰竭、呼吸衰竭、心律失常等进行治疗。

2. 抗凝治疗　抗凝是所有PTE的基本治疗方法,可有效防止血栓的再形成和复发,促进自身纤溶和凝血块的逐步溶解。AHA、ESC和美国胸科医师协会(ACCP)均推荐将胃肠外途径抗凝作为急性PTE的一线治疗。

常用抗凝药物为普通肝素(UFH)、低分子肝素(LMWHs)、新型口服抗凝药(NOACs,包括Ⅹa因子抑制剂,如利伐沙班、阿哌沙班;凝血酶抑制剂,如达比加群等)和维生素K拮抗剂(如华法林)等。单纯抗血小板治疗通常不能满足PTE的抗凝要求。用药前应仔细评估出血等禁忌证的风险。对于PTE的确诊患者,大部分抗凝治疗的禁忌证均属于相对禁忌证。

抗凝药物的选择尚无明确的统一意见,一般而言,LMWHs的出血风险和诱发肝素诱导的血小板减少症(HIT)的风险要低于UFH;但UFH在证实出血风险升高或需要紧急手术的患者中有优势,其作用可迅速被鱼精蛋白拮抗;VitK抑制剂是指南推荐的持续长期用药方案;HIT或中低危的患者,选用NOACs替代VitK抑制剂的效果相似,但出血风险可能更小,作用也可被完全拮抗(新鲜冰冻血浆、凝血酶原复合物)。

抗凝治疗的时限因人而异,但在权衡抗凝和出血风险的基础上,所有PTE的抗凝时限均应在3个月以上,无诱因的PTE患者甚至可能需要终身抗凝治疗。出血风险的评估工具有多种,但均不能预测颅内出血的风险。

3. 静脉溶栓治疗(TT)　目前不推荐用于次大面积(中低危)的PTE患者,其出血风险可能要高于治疗的益处。大面积PTE且出血风险不高的患者,可以作为二线治疗措施。回顾性研究发现,与单纯抗凝治疗相比,可降低死亡率,但出血风险增加。主要的禁忌证在于患者存在明显的出血风险(如近期大手术、颅内、脊髓以及眼部手术、有活动性出血风险等)。溶栓治疗的时间窗以栓塞发生后48小时内为最佳,但对于有症状的患者,延迟至发病后6~14天治疗仍可能有效。常用的药物为链激酶和重组组织型纤溶酶原激活剂等。

4. 直接置管溶栓治疗(CDT)　急性PTE患者是否能降低出血、尤其是颅内出血的风险,目前尚缺乏足够的比较研究结论,其临床应用的方式也千差万别,因而各指南中仍推荐首选静脉溶栓治疗,CDT仅推荐用于特殊的患者(如大面积且出血风险高的患者)。

5. 手术或置管取栓术　主要作为大面积PTE、紧急使用其他溶栓方法或其他治疗措施无效的临床情况危急患者的一种抢救性措施,尚缺乏高质量的文献证据对其进行评价。可经皮或开放手术完成,但血管腔内操作较难以完成。操作死亡率达30%或更高。

6. 放置下腔静脉滤器(IVCF)　尽管尚缺乏足够的证据证实其有效,且并发症较多,但其使用量在过去20多年间有了急剧的增加。目前的共识是,IVCF仅推荐用于抗凝治疗绝对禁忌的患者或抗凝过程中发生VTE的患者。其长时间放置反而增加了DVT的发生风险。在患者重新开始抗凝治疗、且病情稳定的条件下,应迅速被取出,以防出现并发症。

7. 体外膜肺氧合(ECMO)　作为一种其他治疗手段无效时的危重休克患者的桥接支持手段,其使用复杂、成本高,且成功率较低,因而限制了其临床应用。多作为一种危重患者静脉溶栓治疗起效前、取栓术前或术后稳定患者状态的一种支持措施。

第七节　脑血管意外

脑血管意外(cerebral vascular accident,CVA),又称卒中(stroke),通常是指因脑血供异常(缺血性或阻塞性)而引起的脑功能迅速丧失。围手术期CVA的发病率可能超出人们的预期,且往往后果严重。其总体发病率达0.1%~0.9%,而在心脏、颅脑及颈动脉等手术中的发病率可高达1.9%~9.7%。另外,围手术期CVA的预后较差,死亡率较无卒中患者约高8倍,较院外CVA患者约高2倍,其中有卒中病史的围手术期CVA患者的病死率更可高达87%。

一、脑血管意外(CVA)的定义及分类

(一) 定义

卒中:按照2003年WHO的定义,卒中是指“由脑血管原因引起的、持续时间超过24小时或在24小时内造成患者死亡的局灶性或弥漫性神经功能障碍”。2013年AHA的专家共识中将这一定义的内涵扩大为:脑、脊髓或视网膜细胞等任何中枢神经系统部位因血流中断或下降而导致的梗死。

围手术期CVA:一般是指术中或术后30天内因缺血或出血导致的脑梗死。

短暂脑缺血发作(TIA):则是指局灶性的脑功能或视觉功能障碍持续时间不超过24小时,常常被推断为与栓子或血栓形成有关。

最近,另外一种新型的卒中类型日益受到关注,即“隐匿性卒中”(covert stroke)。这是一种无症状性的缺血性脑血管事件,目前仅能依靠先进的神经影像学技术才能诊断,如弥散加权磁共振成像技术(diffusion-weighted magnetic resonance imaging)。尽管目前及时诊断隐匿性卒中仍较困难,但研究发现其围手术期的发病率可能要远高于我们的想象,非心脏手术患者可达10%,其与患者术后的认知功能障碍密切相关。

5

(二) 分类

CVA的分类目前尚未得到完全的统一。按照病理机制的不同,目前多数仍习惯于将CVA分为缺血性卒中和出血性卒中两大类。

1. 缺血性卒中　较常用的是牛津社区卒中项目分类(Oxford Community Stroke Project classification,OCSP分类)和TOAST(Trial of Org 10172 in Acute Stroke Treatment)分类。

(1) OCSP分类:主要依据初始症状的程度,将缺血性卒中分为四种:前循环梗死(TACI)、部分前循环梗死(PACI)、腔隙性梗死(LACI)和后循环梗死(POCI)。

按照上述四种类型进行分类有助于预测卒中的程度、脑部受影响的范围、潜在的病因以及患者的预后。

(2) TOAST分类:主要依据临床症状和进一步的检验结果进行分类:①来自大动脉粥样硬化的栓子或血栓;②心源性的栓塞;③小血管的闭塞;④其他原因所致的缺血;⑤其他不明原因所致的缺血(这里可能存在两种情况,一种是无明确原因,另一种是目前研究尚不充分)。

2. 出血性卒中　可因颅腔内任何部位的出血聚集而导致出现临床症状。主要分为轴内出血(intra-axial hemorrhage)和轴外出血(extra-axial hemorrhage)两类。

(1) 轴内出血:主要由脑实质内出血或脑室内出血所致。

(2) 轴外出血:主要类型包括硬膜外血肿、硬膜下血肿和蛛网膜下腔出血。

二、围手术期脑血管意外的病因及发病机制

围手术期的CVA中,以缺血性卒中多见,可占卒中总数的96%~99%,是麻醉科医师临床关注的重点。而围手术期出血性卒中虽然发病率较低(通常1%~4%),但死亡率高达35%~44%,且常更需要强调尽早诊断和紧急治疗。两者的病理生理机制存在显著差异。

(一) 围手术期缺血性卒中

栓塞、血栓形成及低灌注是其最常见的三大病理生理机制。

1. 栓塞　是缺血性卒中的最主要原因。常见的栓子为血栓、空气、脂肪和异物等。最常见于涉及心脏和主动脉的手术操作或神经外科手术后,患者通常于麻醉苏醒期即出现神经功能障碍的表现。

术后出现的卒中多是由于术后房颤或手术诱发的高凝状态所致;脂肪栓塞常见于涉及长管骨的矫形外科术后;CVP置管和腔镜手术易引起中枢空气栓塞;动脉导管未闭患者可出现反常中枢性栓塞(来自静脉系统的栓子);头颈部手术易损伤颈动脉等。

2. 血栓形成　围手术期的多种因素可激活全身炎症反应和高凝状态,引起血栓形成风险和血管内斑块破裂脱落风险增加。术前接受抗凝或抗血小板治疗的患者,围手术期停药易致高凝状态反跳性加剧,尤其是存在抗磷脂综合征的患者。

3. 低灌注　易出现在分水岭区域。现有的多数文献认为,低灌注本身并非围手术期卒中的独立风险因素,但若低血压时存在脑血管狭窄等所致的局部低灌注,则可能导致发病。在栓塞性卒中发生时,低血压也限制了血流冲洗局部栓子或增加局部侧支循环的能力。

4. 贫血相关性组织低氧　血液稀释和贫血所致的脑组织低氧可能是围手术期缺血性卒中的

另一新近引起广泛关注的发病机制。在贫血状态下，心输出量（CO）和脑血流量的增加是维持脑组织氧合的重要代偿机制。贫血患者在使用非选择性β受体阻滞剂（如美托洛尔）时，都可能导致代偿性CO增加和血管扩张的机制受损，从而可能引起脑组织低氧。动物研究发现，β_2受体阻滞剂介导的血管扩张功能抑制参与了脑氧合降低的发病；降低β_2受体阻滞剂介导的血管舒张抑制可改善贫血动物的脑组织氧合。临床研究也发现，血红蛋白含量<90g/L的手术患者围手术期卒中风险增加。另外，术中大量失血（出血性贫血）患者的卒中风险也升高。

（二）围手术期出血性卒中

出血可能来源于原发性的血管瘤破裂或既往梗死区域的再灌注所致的继发性出血。围手术期的诱发因素包括：未控制的高血压、脑血管畸形、全身性疾病和抗凝药物的使用等。其中抗凝治疗引起的出血性卒中的血肿大小及死亡率往往都比其他因素引起的卒中要严重得多。

（三）围手术期CVA的高危因素

围手术期CVA的危险因素众多，且随各患者基础生理状态和手术操作的不同而各不相同。表61-11归纳了目前较为公认的一些术前和围手术期危险因素。其中高龄本身虽非卒中的独立预测因子，但该人群患者的合并易感因素较多。另外，统计发现，女性患者围手术期卒中的发病率较男性升高3倍以上，且卒中相关死亡率也显著升高。而围手术期出血性卒中最主要的诱因可能是慢性高血压，50%以上的卒中患者均合并该病史。

表61-11 围手术期卒中的风险因素

术前风险因素
高龄（>70岁）
女性
脑血管疾病
颈动脉粥样硬化性狭窄和升主动脉粥样硬化
伴有冠状动脉疾病的心脏病、房颤、心功能衰竭、心脏收缩功能障碍
高血压
高脂血症
肾功能不全
慢性阻塞性肺疾病
糖尿病
凝血病
吸烟、酗酒、药物滥用等
围手术期风险因素
手术和操作的种类
手术时间
麻醉种类
冠状动脉疾病、房颤、心功能衰竭、心脏收缩功能障碍
严重高血压或低血压
极端高血糖或低血糖
β受体阻滞剂

在围手术期风险因素中，急诊手术的风险要高于一般择期手术；术后房颤是主要的术后风险因素之一。需要再次强调的是，作为一种新近被识别出的一个围手术期风险因素，无论是前瞻性随机对照研究还是回顾性分析均发现，围手术期使用β受体阻滞剂的患者，尤其是非选择性β受体阻滞剂，卒中风险明显升高。提示该类药物对具有心血管疾病适应证的患者虽能有效降低心血管事件的发生率，但相应卒中风险的增加是今后值得关注的现实问题。

三、风险调控与卒中预防

如前所述，围手术期CVA的风险与手术类型密切相关，其中以心脏和大血管手术的风险最高，接近10%。而对于非心脏、大血管或颅脑手术等绝大多数的手术而言，总体风险急剧下降，仅约为0.1%。对这类患者，围手术期CVA预防的重点则在于高危人群的识别和处理。

流行病学的调查发现，这些患者最相关的高危因素包括高龄、有肾衰竭病史、卒中病史以及心脏病病史等。另外，据统计，这些患者围手术期CVA绝大多数都发生在术后24小时之后，仅5%~15%的患者发生在术中。这提示，对于围手术期CVA的患者而言，术后因素的影响可能较术中因素更重要。因此，对麻醉科医师和外科医师而言，能有效控制围手术期CVA的手段十分有限，最好的办法可能就是为患者提供高质量的常规医疗服务。

（一）术前风险因素的优化治疗

1. 近期发生CVA患者的择期手术时机　急性卒中会导致脑血流的自身调节功能受损，使脑血流量被动地依赖于脑灌注压。因而，即使是中等水平的低血压也可能会引起已受损的脑组织的损伤进一步加重。另外，无论是前循环还是后循环卒中的患者，脑血流自身调节功能障碍均不仅仅局限于受损的大脑半球，而是全脑均出现相同程度的功能障碍，其持续时间可迁延至发病后的2~6个月。大量的研究证实，近期发生过卒中的患者术后出现缺血性卒中的风险与手术时机明显相关。卒中<3个月者，优势比（OR）为67.6（CI 52.27~87.42）；3个月至6个月者，OR为24.02（CI 15.03~38.39）；6个月至12个月者，OR为10.39（CI 6.18~17.44）。因而，尽管卒中患者的最佳手术时机尚需进一步研究，但在权衡利弊的基础上，择期手术患者建议至少将手术时间推迟至卒中发生后的1~3个月，最好6个月以上。对于存在新出现的神经功能改变或障碍的患者，择期手术必须推迟进行。

2. 血压　35%~40%的卒中与高血压有关。流行病学调查发现，即使轻度的降压（收缩压下降5~6mmHg，舒张压下降2~3mmHg），卒中的发病率即可下降40%。控制高血压可同时降低缺血性和出血性卒中的发病率。

有关术中血压调控的靶目标的问题仍不能达成共识。通常采用的方法是将术中血压波动控制在基础血压（患者入手术室前即刻测量的血压）的20%范围内。对于高危患者，采用该相对保守的做法是较为合理的。对于较健康的患者，术中将血压调控在接近患者睡眠状态下的水平（较基础值低约25%~35%）是可以接受的。

3. 房颤　术前接受抗心律失常或心率控制药物治疗的房颤患者，围手术期应维持治疗，必要时可以静脉给药。术后应及时纠正水电解质平衡紊乱。大量文献证明，围手术期停用阿司匹林增加患者的卒中风险，出血风险小的手术，应继续抗凝治疗，即使需要停用抗凝药，也应尽量缩短停药时间。对于高危患者以及有CVA或TIA病史的患者，可以考虑采用肝素进行桥接治疗。新近发生房颤的患者，应检查超声心动图，并考虑采用电复律治疗。

4. 抗凝或抗血小板治疗　对于术前采用抗凝或抗血小板治疗的患者，尤其是进行卒中二级预防的患者，围手术期相关药物的应用问题仍未达成共识。临床停药或继续用药的决策多是在权衡栓塞和出血风险的利弊的基础上作出的。目前尚不清楚积极的围手术期抗凝治疗是否对降低CVA的风险有利。

5. 血糖控制　极端高血糖和低血糖均是围手术期CVA的独立风险因素，术前血糖控制不佳的患者，择期手术应适当延迟。但有关围手术期“理想”的血糖控制水平亦未达成共识。随机对照研究结果表明，严格控制血糖（4.4~6.1mmol/L）较传统的血糖控制方法并未能降低患者的总体死亡率，心脏手术患者严格控制血糖更可能增加患者发生CVA的风险。最近美国糖尿病协会和内分泌医师协会联合发布的指南中推荐将危重病患者的血糖控制在7.8~10.0mmol/L。该水平应该也同样适用于其他的手术患者。

6. 他汀类药物　有卒中病史的患者在作二级预防时常使用他汀类或其他降血脂的药物。围手术期中断他汀类药物的使用是有害的，可能会造成急性的血管功能障碍。

7. 其他　吸烟增加卒中的风险，所有患者均应鼓励戒烟。腹型肥胖、缺少运动、酗酒以及药物滥用等都可能是围手术期的可调控的风险因素，术前应鼓励积极控制。

（二）术中处理

1. 麻醉方法　现有的资料并未能证实何种麻醉方法对降低围手术期的CVA风险有利。即使对诸如颈动脉内膜剥脱术等高危手术而言，亦未能发现全身麻醉与区域麻醉对卒中的发生有显著差异。对于非心脏的大手术，氧化亚氮并未增加卒中风险。虽然有研究发现，与区域阻滞麻醉相比，全身麻醉可能增加矫形外科大关节置换术患者的卒中风险，但后续的研究并未能证实其中存在明确的因果关系。因而，有关麻醉对围手术期CVA的影响尚需进一步研究。

2. 血压的调控　尽管理论上围手术期将患者的血压维持在术前的基础水平可能有助于降低CVA的风险，但临床证据仍十分有限。相关研究的难点在于，各作者关于术前基础血压和低血压的定义以及低血压的时限等均存在显著差异，加上CVA的发病率较低，都为各研究结果间的比较和解读带来了极大的困扰。目前共识性的建议是将术中患者的血压波动维持在基础值的15%~20%之间，同时维持正常的血管内容量，并使用适当的血管活性药。

3. β受体阻滞剂　按2014年ACC/AHA的相关指南建议，此类药物的围手术期应用应在权衡利弊的基础上进行个体化用药。在权衡患者自身和手术的特异性风险因素的基础上，判断该患者是否存在围手术期脑血管缺血的高危风险。例如，贫血患者使用β受体阻滞剂，尤其是非选择性药物，可使卒中风险增加；术中大出血风险较高的患者，β受体阻滞剂的使用亦可能使风险增加。

第八节 恶性高热

恶性高热(malignant hyperthermia,MH)是一种在易感体质的患者中,由药物(多是麻醉药物)触发、骨骼肌代谢亢进所致的、以骨骼肌代谢紊乱、横纹肌溶解、突发性高热和高代谢状态为特征的临床综合征,具有显著的遗传性倾向。吸入麻醉药和去极化肌松药氯琥珀胆碱是最常见的触发药物。患者一旦发病,病情迅速进展,最终常因多器官功能障碍、高钾血症和凝血功能障碍等而死亡,具有"全身麻醉相关、散在发病、防不胜防、闻之色变"的临床特点,是围手术期最严重的麻醉相关并发症之一。

MH在人类多为常染色体显性遗传,麻醉期间的发病率约为1:50 000~100 000,在具有相关遗传学异常的患者中的发病率高达1:3 000~4 500;男性高于女性,据日本统计,男女发病比例约为3:1;青少年的发病率最高,平均发病年龄为18.3岁,15岁以下患者占了患者总数的52.1%。MH是一种亚临床肌肉病,几乎所有的MH易感者在非麻醉状态下均无明显异常表现,只有在暴露于触发药物下才有可能发病,其发病是基因与环境因素相互作用的结果,具有一定的随机性。据统计,易感者平均要经历3次麻醉才会触发MH。因此,多数MH的发病仍属防不胜防。

自20世纪60年代开始认识MH,以后的近20年中,其病死率一直居高不下,达70%~90%。随着对MH发病机制研究的深入及特效治疗药物丹曲林(dantrolene)的发现和普及,欧美发达国家MH的病死率已控制在1.4%~10%以下,日本的病死率低于15%。近年来的主要进展已转为研制一些有创或无创的诊断技术和设备,以及时识别MH易感者(MH susceptible,MHS)。

我国自1978年开始出现MH疑似病例的报道,但累计报道的病例数一直不多。有关MH的发病是否具有种族差异性的问题,一直存在争议。日本自20世纪60年代至1996年的累计爆发型MH病例已超过了400例。过去国内医学界一直认为黄种人的发病率较低,但这极可能与我国一直缺乏有关MH的流行病学调查资料有关。北京协和医院徐仲煌等的研究发现,MH在黄种人中的发病率与其他人种无明显差异,这对于中国的医学界,尤其是麻醉学界,具有重要的警示作用。另外令人遗憾的是,据文献资料统计,目前我国爆发型MH的病死率仍在70%以上,且丹曲林在国内各大医院的常规备药中还远未普及。

一、发病机制

MH是一种肌病,虽然确切的发病机制尚未完全明了,但其本质上是由于骨骼肌肌浆网(sarcoplasmic reticulum,SR)钙释放单位的异常,导致骨骼肌兴奋-收缩偶联(excitation-contraction coupling)调节失常而引起的综合征。

正常情况下,神经冲动到达神经肌肉接头(运动终板)处,触发运动神经末梢释放乙酰胆碱(Ach)与突触后膜上的受体结合,导致骨骼肌膜产生去极化电位。肌膜表面内陷(横小管或T小管)作为导管将动作电位快速而直接地传递到肌原纤维深部,介导电压敏感性受体——二氢吡啶受体(dihyaropyridin receptors,DHPRs)发生构象改变。这种构象改变能机械性地将电信号传递至SR表面的Ca^{2+}释放通道(雷诺丁受体,RyR1),从而将T小管和SR膜进行连接,引起SR内Ca^{2+}的释放,导致肌肉收缩。肌细胞内Ca^{2+}的主动转运以及肌肉收缩和舒张均需消耗三磷腺苷(ATP),同时产生热量。当骨骼肌强烈持续收缩时,导致热量产生过多,最终引起体温过高。

雷诺丁受体(ryanodine receptors,RyRs)即肌细胞内底物结合蛋白/SR Ca^{2+}释放通道,因该通道与植物生物碱雷诺丁有高亲和力而得名。它是一种由约5 000个氨基酸构成的四聚体Ca^{2+}通道,在Ca^{2+}信号产生和促发肌细胞收缩中起关键性作用。RyRs有三种类型:RyR1、RyR2和RyR3,分别主要位于骨骼肌、心肌和脑组织中,其中与MH相关的是RyR1。RyR1的基因编码位于人类染色体的19q13.1。约50%~80%的MH与RyR1的基因突变有关,目前已发现的RyR1基因突变已超过700种,其中只有约40种已证实与MH直接相关。其突变点可分布于基因的全长,大多数为错义突变,少数为缺失突变。另外还发现至少5个基因位点与MH有关,但已明确的致病基因仅为RyR1基因和位于1p32上的CACNA1S基因(编码DHPRs

α_1 亚单位的基因)。超过99%的MHS家族与RYR1基因突变有关,因此RYR1基因仍是当前临床遗传学分析所关注的主要靶点。

RyR1基因突变导致MH的发病机制亦仍不十分清楚,其大致途径为:在某些化学物质(常为吸入麻醉药和氯琥珀胆碱)的诱发下,RyR1或DHPRs的突变引起RyR1通道功能的严重失调,使骨骼肌SR上的 Ca^{2+} 通道持续开放,导致 Ca^{2+} 的失控性释放,大量 Ca^{2+} 持续外流入胞浆内,远远超过细胞内钙泵的摄取能力,最终引起骨骼肌持续强烈收缩和肌强直。

另外,研究显示,RyR1以外的其他因素也可能影响MH的发病。例如,非去极化神经肌松剂能够延缓或者预防MH的发作,用足够剂量的非去极化肌松剂预处理MH易感猪可以完全消除电刺激神经引出的肌颤搐,其预防氟烷触发MH的最长时间达90min(该实验观察的最长时间);而使用新斯的明使神经肌肉接头功能恢复后,则氟烷立即触发MH的发作。骨骼肌细胞膜上的 Na^+ 通道结构改变和脂肪酸也可能参与了MH的发病:脂肪酸通过作用于骨骼肌细胞膜上的 Na^+ 通道,使膜两侧产生电位变化,间接导致了 Ca^{2+} 通道改变,从而影响MH的发生;脂肪酸还可明显降低高体温下氟烷诱导 Ca^{2+} 释放的阈值。

丹曲林是目前唯一已被证明能逆转MH的有效药物。它是一种不阻断神经肌肉传递的乙内酰脲衍生物[1-[5-(4-硝基苯基)-2-呋喃基]亚甲基胺基]-2,4-咪唑啉二酮钠盐]。其作用原理可能与其抑制SR内 Ca^{2+} 的释放有关。但该作用是否是通过直接作用于RyR1而实现的,尚存争议。现有的实验研究证据提示,丹曲林的主要作用是通过改变关键蛋白质-蛋白质间的交互作用而产生的,直接作用于横纹肌可致肌无力。

二、恶性高热易感者和触发因素

(一) MH易感者(MHS)

据统计,在MHS和其亲属中骨骼肌收缩实验阳性患者中,50%~80%存在RyR1基因突变。另外,许多先天性或遗传性疾病患者常伴有RyR1基因突变,MH的危险性显著增加。尽管这种相关性的因果联系并非十分明确,但由于MHS筛查实验仍未能普及,因而临床上为安全起见,多将患有以下疾病的患者按MHS进行处理,除非特异性的MH活检收缩实验结果是阴性的:

1. 有MH史或MH家族史的患者　高达50%以上的MH患者具有家族遗传倾向。

2. Duchenne肌营养不良和其他肌病　如Schwartz-Jampel综合征、Fukuyama遗传性肌营养不良、Becker肌萎缩、周期性瘫痪、肌腺苷酸脱氨酶缺乏等。

3. King-Denborough综合征　常表现为侏儒症、智力发育迟缓和肌肉骨骼发育异常等。

4. 中央轴空病(central core disease,CCD)　是一种以肌无力为特征的遗传性肌病,此类患者多属MH易感者。

5. 多微小轴空病(multi-minicore disease,MmCD)　此类患者部分属于MH易感。

6. 其他　文献中提及多种先天性疾病的患者存在MH发病率增高的趋势,如进行性肌营养不良、先天性唇腭裂、先天性脊柱侧弯、睑下垂、斜视等。

(二) 触发因素

1. 强效吸入麻醉药　包括氟烷、恩氟烷、异氟烷、七氟烷、地氟烷等。此类药物是目前临床麻醉中应用范围最广、同时也是MH最常见的触发药物。其中,以氟烷麻醉下最多见,七氟烷和地氟烷是效能较低的触发药物,较少引起MH的暴发性发作。但在联合使用氯琥珀胆碱时,可表现出MH的暴发性发作。

2. 氯琥珀胆碱　此为去极化肌松剂中唯一仍在用于临床的药物,也是MH的常见触发药物。同时,由吸入麻醉药引起的MH轻症患者在使用氯琥珀胆碱后,常出现MH的暴发性发作。目前已将全身麻醉诱导期出现咬肌强直的患者,尤其是儿童患者,列为MH的高危人群,一旦出现即应终止麻醉,急诊手术患者亦应改用其他“非触发”药物进行麻醉。

3. 其他药物　氯胺酮、利多卡因、甲哌卡因、氟哌啶醇、戈拉碘铵、右旋筒箭毒碱、三氯乙烯和氯氮平等也有诱发MH的报道,但因果联系未能明确,且临床罕见。

4. 其他因素　MH的发病受多种因素的影响,如年龄、麻醉方式、环境温度、紧张、焦虑以及联合使用镇痛药物等,但其与MH间的确切关系尚未明了。临床发现,MHS患者采用轻度低体温或预先给予静脉镇静、镇痛或非去极化肌松剂,均可延缓或预防MH的发作,并可能减轻MH的严重程度。

5. 清醒激发　未接触上述触发药物的易感者是否能激发 MH 发作尚存争议。有剧烈运动和发热诱发 MH 样症状的个案报道。猪的实验研究也提示，运动、热应激、缺氧、恐惧等存在诱发 MH 的可能。

三、临床表现

围手术期 MH 的发病具有一定的随机性，可发生于麻醉诱导期、维持期，甚至恢复期，起始症状上也存在极大差异，且缺乏特异性的临床表现，这给 MH 的临床早期快速诊断带来了极大困扰。

临床上一般将 MH 分为两类：爆发型 MH 和衰减型（或称流产型）MH。爆发型患者往往起病急骤，接触触发药物后迅速出现 MH 典型的呼吸、循环和代谢等系统表现；衰减型患者则常常发病较晚，在麻醉后期甚至术后起病，多数临床仅表现为渐进性的高碳酸血症和心动过速，一般不会转变成爆发型危象。

近年来另外一种 MH，即术后 MH（PMH），日益受到关注。此类患者数量虽不多，但往往更易漏诊。患者 MH 的发病在停止接触触发性麻醉药之后，多数发生在麻醉后 30 分钟以内，70%~90% 在麻醉后 2~24 小时内发病，临床上需加以警惕。

（一）早期临床表现

明确 MH 的早期症状均与骨骼肌代谢的异常显著增高有关至关重要。临床上多数患者（超过 80%）仅表现为咬肌张力增高和咬肌痉挛等，具有一定的自限性，而严重的爆发型 MH 十分罕见。在使用触发药物后出现以下较典型的症状时，MH 的诊断易于确立。对于未使用明确触发药物而出现的 MH，临床诊断常较为困难。

1. 咬肌痉挛和全身肌张力增高　在使用氯琥珀胆碱后出现咬肌痉挛，以致出现牙关紧闭、气管插管时张口困难是 MH 最早出现的特异性表现，此时即应警惕 MH 的可能。如预先使用或加用非去极化肌松剂后仍不能解除咬肌张力，则高度怀疑 MH。如出现全身性肌张力增高，则几乎可以确立 MH 的诊断，治疗程序即应展开。

但超过 2/3 的出现咬肌痉挛的患者后续并未出现其他的肌肉强直表现，因而目前一般将咬肌痉挛视作正常患者的不同表现，不再称为咬肌痉挛型 MH，但必须加强监测，并至少持续至术后 12 小时以上。

2. 窦性心动过速　是除咬肌痉挛外最早出现的症状，但特异性较差。进展期心率可达 160~180 bmp 以上，并可出现严重的心律失常。

3. $P_{ET}CO_2$ 升高和高碳酸血症　这可能是 MH 围手术期最敏感的指标。MH 爆发时，由于骨骼肌有氧及无氧代谢均显著增加，CO_2 和乳酸水平急剧增高，很快出现呼吸性和代谢性酸中毒。以正常通气量的 3~4 倍进行手法通气也难以纠正此种高碳酸血症，$P_{ET}CO_2$ 可升至 60~80mmHg 以上。同时，由于全身肌张力的增加，出现气道压升高和通气困难等表现。

4. 体温升高　随病情进展的速度不同，体温升高的速率存在差异。爆发型 MH 患者体温升高急骤，可 5~15 分钟升高 1℃，常达 40℃，甚至达 43℃以上。出现皮肤潮红、色斑、发绀等。同时，由于呼出气热量的增加，碱石灰温度也迅速升高，更换碱石灰后数分钟即再次升高。此虽是 MH 的特征性表现，但此时开始诊断和治疗多数已较晚。轻症患者，若降温措施得当，可不出现体温升高。

5. 其他　血压早期升高，继之出现波动或下降；心律失常、呼吸急促、多汗、肌红蛋白尿等多种非特异性表现。

由于爆发型 MH 的病程发展迅速，其病死率与丹曲林使用时机密切相关。因此，临床上当患者出现一个以上异常体征时（首发症状高碳酸血症 30.7%，咬肌痉挛 24.8%，窦性心动过速 21.1%），即应宣布“MH 急症”并争分夺秒地开始相应治疗，而不必等待确诊性的实验室检查结果。

（二）晚期临床表现

可概括为全身高代谢状态所致的非特异性脏器功能障碍。如出现全身肌强直、角弓反张、心功能和肾衰竭、脑水肿、肺水肿、弥散性血管内凝血（DIC）等，最终患者可于数小时至数日内死亡。

（三）生化改变

1. 骨骼肌细胞损伤　骨骼肌细胞变性、横纹肌溶解、肌红蛋白尿、肌酸激酶（CK）升高

2. 水电解质平衡紊乱　呼吸性和代谢性酸中毒、肝功能异常、高钾血症、高磷血症、高钙血症等。晚期可出现低钙血症。

（四）实验室诊断

1. 咖啡因 - 氟烷体外收缩实验　此实验需取患者的骨骼肌活检标本作体外收缩实验，它仍是目前诊断 MH 的“金标准”。依据欧洲 MH 研究组（EMHG）和北美 MH 研究组（NAMHG）制定的诊断流程的不同，将其分别命名为 IVCT 和 CHCT。

两种方法的方案相似，但不完全相同。两者实验的敏感性分别为 99% 和 97%，特异性分别为 94% 和 84% 之间。国内仅北京协和医院麻醉科于 2005 年率先建立了相似的检测方法，但目前因各种原因已停止了相应的临床服务。

2. 基因检测　主要用于特定的、有遗传学特征的家族及 EMHG 和 NAMHG 推荐的指南中涉及的易感人群的筛查。由于仅约 50% 的 MH 明确与 RyR1 基因上的 100 多种基因突变有关，且代谢的复杂性和基因失调的多样性以及调节基因与 MH 临床患者的外显率间存在差异等，也限制了基因检测技术的开展。

四、恶性高热易感者的麻醉

对 MH 的有效预防是建立在 MHS 的有效判别基础之上的。对于既往有 MH 史或 MHS 患者，如有可能，应首选区域麻醉。可安全用于 MHS 的麻醉药包括氧化亚氮、巴比妥类、依托咪酯、丙泊酚、阿片类药物、镇静剂、非去极化肌松药、酯类和酰胺类局部麻醉药等。既往曾认为酰胺类局部麻醉药，如利多卡因，存在诱发 MH 的可能。但目前的临床和动物实验研究均未能证实此种可能。氯胺酮应慎用，因其具有拟交感样兴奋作用。因此，MHS 的麻醉选择上仍存在足够的选择空间。

此类患者即使在备好丹曲林的情况下，也应避免使用挥发性麻醉药和氯琥珀胆碱。但并不推荐将丹曲林作为 MHS 患者麻醉的预防性用药，以提高费效比。

若进行全身麻醉时，最稳妥的方式是采用全新的或专用的麻醉机。若要使用日常的麻醉机进行麻醉，除了避免使用可能的触发药物外，麻醉诱导前应将麻醉机中的强效挥发性麻醉药冲洗干净、去除或密封挥发罐、更换 CO_2 吸收罐和呼吸囊，采用药用炭过滤器可以加速麻醉机的冲洗过程；如有可能，可更换新鲜气体输出管路，并使用一次性呼吸回路。现代麻醉工作站日渐复杂，不同品牌的机器的冲洗方法也不尽相同。一般建议冲洗时新鲜气流量保持在 10 L/min 以上，持续冲洗呼吸回路 10~90min 以上，并在麻醉中将新鲜气流量保持在 10L/min 以上。

五、恶性高热患者的处理

依据 MH 病情的轻重缓急不同，在启动 MH 急症处理预案的基础上，尽快做好充足的人员和物资准备，并参照下列流程进行相应的治疗：

1. 立即停止使用所有可能的触发药物，并尽快冲洗出呼吸回路及患者体内的吸入麻醉药。采用药用炭过滤器有助于迅速降低环路内挥发性麻醉药的浓度。

2. 立即要求外科医师停止手术，并呼叫帮助。若无法立即停止手术，可酌情改用安全药物（如静脉麻醉药和非去极化肌松剂）继续麻醉。

3. 采用纯氧行过度通气，并维持新鲜气流量 >10L/ 分钟，尽量纠正高碳酸血症。

4. MH 一经诊断或高度怀疑，即尽早使用丹曲林，这是成功救治 MH 患者的根本保证。每 20mg 丹曲林采用 60ml 注射用水溶解，并充分摇匀。欧洲和北美 MH 相关指南中建议丹曲林的首剂为 2.5mg/kg，可间隔 5~10 分钟重复给药，直至症状消退。通常早期用量不超过 10mg/kg。维持用药时，至少每 10~15 小时重复给药一次，持续 24~48 小时，总量可达 30mg/kg。日本 JSA 指南建议丹曲林首剂为 1.0mg/kg，15 分钟内缓慢静脉注射，并根据体温、心率和 CO_2 分压的变化趋势酌情重复给药，最大剂量一般不超过 7mg/kg。

5. 建立有创动脉监测通路，并密切监测动脉血气，酌情给予碳酸氢钠（1~4mEq/kg）纠正代谢性酸中毒。

6. 采取一切可能的措施积极降低体温。可静脉输注冷却的生理盐水以及冰水浸泡和冲洗体表、胃腔和膀胱等；胸腹切开的手术患者可用冷却的生理盐水冲洗体腔，但需避免对心脏的直接冷刺激；使用变温毯辅助降温；适当冷却输注的液体等。体温降至 38~39℃时应停止使用降温措施。

静脉输液首选生理盐水，乳酸林格液有加重乳酸性酸中毒的风险。碳酸或醋酸林格液可能优于生理盐水，但尚无足够的推荐证据。

7. 监测尿量，并适当利尿和碱化尿液，减轻肌红蛋白尿对肾脏的损害。

8. 积极监测和纠正电解质紊乱和心律失常等。避免使用钙通道阻滞剂，以免和丹曲林合用时引起严重的高钾血症及顽固的低血压。治疗心律失常的一线药物是胺碘酮和美托洛尔，洋地黄类药物有升高细胞内钙离子浓度的风险，应慎用。使用葡萄糖和胰岛素纠正高钾血症时应缓慢而谨慎，丹曲林逆转 MH 病程才是纠正高钾血症最有效的措施。严重高钾血症的患者，可以谨慎使用氯化钙或

5

葡萄糖酸钙。

9. 积极监测和支持重要脏器功能。

10. 推荐的实验室检查和监测项目常包括：动脉血气分析、血糖、电解质、乳酸、CK、尿和血的肌红蛋白含量以及凝血功能状态等。建议每隔30分钟复查一次，病情稳定后间隔适当延长，并维持至48小时以后。

11. 及时发现MH复发并治疗。MH的复发率达50%，通常发生在6.5小时内，应及时发现并予以治疗。

第九节　苏醒期躁动

苏醒期躁动（emergence agitation，EA）是全身麻醉后的一种常见而"特殊"的并发症。虽然尚无统一的定义，但它一般是指"在全身麻醉苏醒期即刻出现的一种伴有定向功能和感知功能改变的、对自身环境的认知和关注能力的障碍"。EA多发生在全身麻醉结束后的30分钟内，以5~15分钟内的发生率最高，本质上是苏醒前意识障碍的一种表现，多为自限性，持续时间不等，一般在患者意识完全恢复后可自行缓解。自20世纪60年代最初被报道以来，随着七氟烷和地氟烷临床应用的普及，EA的发病率似乎呈现了上升的趋势，尤其是小儿麻醉中，发病率可高达50%~80%。

患者通常可表现为躯体和精神两方面的症状，即粗暴的动作和强烈或激动的情绪。尽管多为自限性，但在躁动过程中出现的应激反应增强、强烈的肢体动作以及无意识地拔除各种导管等仍可造成严重的呼吸循环并发症以及自身伤害，需要镇静或行为约束，增加了患者的风险和医务人员的医疗负担。

作为一种多属自限性的并发症，EA需与术后谵妄（delirium）相鉴别。虽然在定义上尚未完全统一，但后者是一种急性脑功能障碍，多发生在术后24~72小时，一般有明显的"中间清醒期"，发作时多以急性认知功能障碍为主要表现，常表现为意识障碍、嗜睡、定向功能障碍、出现幻觉以及烦躁不安等。术后谵妄与EA无论在发病机制还是预后上都存在本质的区别。

一、常见原因

能引起EA的原因较多，但具体的发病机制并未完全明了。常见的主要诱因如下：

1. 麻醉药物　麻醉苏醒过快但苏醒不全可能是EA发作的最直接原因。尽管临床上早已观察到，各种伤害性刺激是EA发作的最常见诱因，但这些诱因（如吸痰、导尿、放置胃管等）在患者清醒状态下通常只会使患者感受到痛苦或不安，极少表现为躁动。

尽管机制尚不能确定，但据临床研究推测，挥发性麻醉药在中枢神经系统各部位的清除速率是不一致的，导致苏醒期脑功能的恢复也存在差异。通常认知功能的恢复比其他功能（如听觉、运动觉和感觉等）要晚，在患者认知功能完全恢复前一旦发生"觉醒"，则易出现错乱状态，即可能出现局部中枢的敏化和伤害性感受的"泛化"，导致EA的出现。例如，七氟烷和丙泊酚的麻醉苏醒时间相似，但七氟烷的EA发病率要远高于丙泊酚麻醉，因而快速苏醒可能并非引起EA的主要因素，而与药物对中枢神经系统作用的差异更相关。

2. 术前用药　术前使用适当剂量的镇痛药行超前镇痛有助于降低EA的发生率。使用东莨菪碱可能致部分患者，尤其是老年患者，术后出现定向障碍及烦躁不安，与药物的中枢兴奋性有关。阿托品可导致术后谵妄的发生率增加。

3. 年龄　统计发现，学龄前儿童的EA发病率较高，这主要可能与年龄相关的脑功能发育有关。高龄患者也存在EA发病率增高的趋势。

4. 精神状态　入室时紧张、焦虑的患者在陌生的环境中突然苏醒易出现EA。另外，情绪化、多动、易冲动和不善交际等性格的患儿EA的发生率也较高；有神经精神疾病的患者，EA常难以避免。

5. 手术种类　眼科和耳鼻喉科手术患者的EA的发病率较高，可能与头颈部手术后苏醒期患者的"窒息感"有关，但缺乏足够的证据支持。

6. 各种不良刺激　传统上，疼痛、尿潴留、吸痰操作、导管刺激等不良刺激被看作是EA发作的最直接诱因。但需要强调的是，"刺激"直接导致的并非"躁动"本身，更可能的原因是在镇痛不全的情况下，存在伤害性刺激的患者更容易出现在认知功能尚未完全恢复的情况下的"提前觉醒"。

二、诊断

作为一种在全身麻醉苏醒期出现的急性并发症，其自限性的特点决定了 EA 的诊断必须迅速果断，以便能及时加以处理。需要强调的是，在作出 EA 诊断的同时，要注意鉴别低氧、低血压、呼吸道梗阻、低血糖、严重水电解质平衡紊乱以及严重肝肾脑功能等障碍所致的意识功能障碍引起的"躁动"，以免误诊和延误治疗。

儿童患者可以借鉴儿科麻醉苏醒期谵妄（PAED）量表进行诊断，通常 PAED 评分 >10 分可以确诊 EA（表 61-12）。

表 61-12　儿科麻醉苏醒期谵妄（PAED）量表

行为	行为频率				
	完全无	有一点	相当多	很多	极其多
能与医务人员眼神交流	4	3	2	1	0
有目的的运动	4	3	2	1	0
对所处环境有意识	4	3	2	1	0
焦躁不安	0	1	2	3	4
无法安抚	0	1	2	3	4

三、预防和处理

如前所述，EA 的本质是患者尚未完全清醒，挥发性麻醉药所致的中枢神经系统各部位的恢复不一致是目前认为最可能的原因，因而适当的麻醉技术和药物应用是其最有效的预防措施。

（一）苏醒期尽量消除不必要的伤害性刺激

虽然有研究证实，疼痛等刺激不是 EA 的必要条件，但却是 EA 最常见的诱因。苏醒期尽量减少刺激，相应措施包括让患者"自然""安静"地苏醒，不以疼痛刺激"催醒"、停止麻醉后暂停一切刺激性操作（吸痰、手术、更换辅料、改变体位等）、拔除不必要的导尿管及引流管、避免长时间处于强迫体位等，可明显降低 EA 的发生率。

（二）选择适当的麻醉药物

1. 阿片类药物　麻醉诱导时 2μg/kg 的芬太尼可以显著减少短小手术后的 EA，但增加术后恶心呕吐（PONV）和呼吸抑制的风险；芬太尼在苏醒时给药可能延长苏醒时间和人工气道的留置时间，但手术结束前 10~20 分钟给药则在降低 EA 风险的同时，对 PONV 和拔管时间无明显影响。

2. 咪达唑仑　术前口服给药对减少 EA 无作用；但手术结束时 0.03mg/kg 静脉注射可减少短小手术后的 EA。更大剂量的咪达唑仑或与其他药物联用可能延长患者在手术室和 PACU 中的留治时间。

3. 氯胺酮　小儿麻醉中低剂量的氯胺酮（如 0.25mg/kg）单次静脉注射具有预防 EA、镇静和镇痛的作用，呼吸抑制作用轻微，不延长苏醒时间。其常见的"分离麻醉"作用通常在大剂量使用时才出现，远高于预防 EA 所需的剂量。

4. α_2 受体激动剂类镇静药　可乐定和右美托咪定在降低 EA 风险的同时，具有镇静和镇痛的作用，呼吸抑制作用轻微，是近年来广受关注的预防措施。右美托咪定的小儿术前滴鼻给药以及所有人群的低剂量静脉维持泵注均能有效降低 EA 风险，Meta 分析证实其作用要优于咪达唑仑、氯胺酮、芬太尼，甚至丙泊酚等。

5. 丙泊酚　单纯在诱导期使用丙泊酚是否能降低 EA 风险尚不清楚。术中持续维持给药在有效降低 EA 的同时，兼具预防 PONV 的作用。尤其是与挥发性麻醉药相比，采用瑞芬太尼加丙泊酚的全凭静脉麻醉可显著降低 EA 风险。目前瑞芬太尼 + 丙泊酚 + 罗库溴铵 + 舒更葡糖的麻醉方案已成为成人和儿童麻醉的常用方法。

（三）选择适当的麻醉方法

目前大部分成人和儿童最适合的麻醉药物是丙泊酚和七氟烷 / 地氟烷，而丙泊酚的 EA 发病率要低于吸入麻醉药，且兼具术后止吐作用。因而，无论采用何种方式行麻醉诱导，术中均推荐单独或复合丙泊酚维持麻醉。联用瑞芬太尼一方面可以增强静脉麻醉的镇痛作用，同时也可以减少丙泊酚的用量。苏醒期采用丙泊酚加瑞芬太尼的全凭静脉麻醉方式可能更有利于减少 EA 的发生。采用单剂量注射芬太尼、持续输注低剂量右美托咪定、伍用硬膜外麻醉、骶管麻醉或外周神经阻滞等技术有助于完善术后镇痛，进一步减少 EA 的风险。

EA 一旦发生，其处理的基本原则是尽快去除病因，解除诱发因素，及时对症处理。所用措施需依据患者当时的实际情况而定。完善镇静、镇痛是

5

最基本的措施，同时采用适当的制动措施以免造成患者自伤。另外，需要密切观察和处理药物治疗后所致的循环、呼吸及中枢抑制等风险，并维持治疗后足够的监护时间。最后，密切关注病情的进展，适时进行必要的实验室检查，以免因误诊而延误其他前述严重疾病的诊治。

第十节 全身麻醉后苏醒延迟

随着临床上短效麻醉药的不断出现和麻醉技术的持续改进，定义苏醒延迟的时限也存在缩短的趋势。目前认为，全身麻醉在按计划停止给药后，患者若不能在60分钟内意识恢复，且不能对言语或刺激等作出有思维的回答或动作，即可认定为苏醒延迟（delayed emergence 或 delayed awakening）。在采用短效吸入或静脉麻醉药维持麻醉的情况下，若停止麻醉30分钟后患者仍未能如期苏醒，则即应高度警惕苏醒延迟的可能，并应开始积极寻找或排除可能的病因，以免因被动等待苏醒延迟的“确诊”而延误患者的及时诊治。

苏醒延迟在临床上虽然并非少见，但由于其致病因素众多，发病机制复杂，因而前瞻性研究仍相对缺乏，对其理解仍谈不上透彻。多数研究都是个案报道或小样本的病例系列研究，未能得到广泛的认可和关注。

一、常见原因

苏醒延迟的病因涉及了患者因素、麻醉因素和手术因素等多个方面，其中又以麻醉药物的绝对或相对过多、代谢性疾病以及中枢神经系统功能障碍等最相关。常见的引起苏醒延迟的原因见表61-13。

表61-13 引起全身麻醉后苏醒延迟的常见原因

麻醉药物的绝对或相对过量
药物作用时间延长
剂量过大（绝对过量）
中枢对药物的敏感性增加（相对过量）
年龄（高龄或婴幼儿）
生物学差异
遗传学差异（如γ-氨基丁酸的基因多态性、先天性胆碱酯酶异常等）
代谢效应的改变
药物的蛋白结合率下降
药物的清除能力下降
药物在体内的再分布
药物的相互作用和生物学转化

续表

代谢性疾病
肝、肾、脑或内分泌系统的严重疾患
低氧血症和/或高碳酸血症
酸中毒
低血糖
高渗综合征
水、电解质平衡紊乱
低体温
高热
神经毒性或抑制性药物
中枢神经系统损伤或功能障碍
脑缺血
卒中（出血或栓塞）
低灌注、低血压
脑水肿
血清素综合征
中枢抗胆碱能综合征
术后谵妄或术后认知功能障碍

（一）麻醉药物的绝对或相对过量

这是苏醒延迟最常见的原因。由于受患者年龄、体质、脏器功能、药物的药理学特性、代谢的个体差异、用药时机及联合用药等多种因素的影响，易致苏醒延迟，临床上又以麻醉药物的相对过量更为多见。

中枢神经系统中麻醉药浓度的下降受麻醉药的摄取、分布与清除的多种因素影响。例如，不同吸入麻醉药由于血/气分配系数和油/气分配系数的差异，在相同通气和颅脑灌注的条件下，苏醒时间存在明显的差异；当患者肺泡通气量不足时，吸入麻醉药也极易造成苏醒延迟；水溶性药物（如咪达唑仑）在高浓度长时间用于手术麻醉时，易出现术后苏醒缓慢；高脂溶性药物（如芬太尼、舒芬太尼）在剂量较大时，可大量储存于脂肪组织中，苏醒期可因药物的再分布而出现苏醒延迟，甚至出现迟发性呼吸抑制作用。另外，在联合用药的情况下，由于药物间相互作用的存在，单个药物的作用时间及剂量往往变得难以把握，常增加苏醒延迟的发生率。

（二）代谢性疾病

除吸入麻醉药以外，大多数麻醉药物的代谢和清除都严重依赖于肝肾功能。当存在严重肝肾功能障碍时，药物的代谢和清除会出现明显的变化，药物的药理学特性难以避免地会出现显著改变，增加了临床上药物剂量和给药时机把握的难度。另一方面，严重脏器功能障碍的患者，极易发生代谢性脑病，增加对中枢抑制性药物的敏感性，即使小剂量的麻醉药物即可能诱发昏迷的出现。其他如甲状腺功能低下或肾上腺皮质功能不全的患者也易出现苏醒延迟，甚至意识障碍。

围手术期中枢性低灌注、低氧血症、高碳酸血症等是造成患者意识障碍的最直接因素。在苏醒延迟发生时，应首先或迅速加以鉴别或排除。需要注意的是，在充分供氧的情况下，患者脉搏血氧饱和度不再能准确反映患者的通气状态，更不能排除高碳酸血症的可能。

肌松残余作用并不是导致苏醒延迟的原因，但对于没有经验的麻醉科医师，往往易将因肌松作用而瘫痪的患者作为“无反应”的意识障碍来处理。肌松监测可排除肌松残余的可能，但国内多数医院仍未将其列为围手术期监测常规，因而仍需警惕。

尽管在术中由于麻醉和手术应激刺激的存在，低血糖的发病率并不高，但却可能因未及时加以鉴别而漏诊或误诊，甚至导致严重的后果。术前长时间禁食、糖尿病患者术前采用长效口服降糖药或中长效胰岛素治疗、术前未诊断的胰岛素瘤患者等，术中或术后可发生致死性的低血糖昏迷、代谢性酸中毒和低血压等。

高渗综合征是全身麻醉后苏醒延迟的原因之一，死亡率高达 40%~60%，多表现为非酮性高渗昏迷，须尽早诊断和治疗。尤其需要重视的是，半数以上的围手术期高渗综合征患者术前并无明确的糖尿病病史，但多数合并有严重的和较长时间的疾病，如严重感染、脓毒症、重症胰腺炎、尿毒症等。围手术期脱水、使用大剂量皮质激素和输注高张性液体可增加发病率。除了患者的临床表现和用药史外，实验室检查也是诊断的重要依据。血糖水平 >600mg/d（约 33.3mmol/L），血浆容量渗克分子浓度（osmolarity）明显升高，但无酮体出现；常存在氮质血症和低钾血症。一般发病缓慢，在手术麻醉后期发生昏迷。确诊后，首先需积极纠正脱水，而不应立即大剂量地使用胰岛素。若血糖水平下降过快，则可能出现急性脑水肿，加速患者的死亡。

严重水电解质平衡紊乱可直接引起意识功能障碍。一般地，血钠 >160mmol/L 或 <100mmol/L、血镁 <0.5mmol/L 均可导致意识障碍。

（三）中枢神经系统损伤或功能障碍

全身麻醉后苏醒延迟或神志昏迷，可能由于大脑缺血缺氧、脑出血或脑栓塞、脑水肿等病理性损伤所致。

脑缺血多与患者的并发症有关，如糖尿病、高血压和脑血管疾病，尤其是老年患者。所以在进行控制性低血压的过程中，其降压幅度不宜过大（>基础水平的 30%~60%）、降压速率和低血压持续时间也不宜太快太长。头高位（<30°）或坐位时，加之血容量不足更易引起脑缺血。此外，其他不当的体位，如颈极度屈曲或后仰、旋转，甚至手术器械的牵拉等都会影响到颈椎血管或颈部血流的供应，而导致脑的缺血缺氧。

（四）临床易被忽视的“特殊”原因

尽管绝大部分的苏醒延迟经详尽的术前病史和检查以及手术麻醉过程的回顾可以找到明确的病因并加以处理，但仍有少数患者的病因难以明确，或易被漏诊，这时，一些通常表现为散在发病的少见“特殊”原因就应该加以考虑了。

1. 药物的相互作用　随着患者年龄的增加和并发症的增多，术前用药也存在日益复杂的趋势。尤其是中草药和保健品，在术前访视时除非麻醉科医师进行有针对性的询问，否则患者往往不会主动告知医师，这就为与麻醉药物发生相互作用致苏醒延迟埋下了伏笔。已有报道，治疗失眠的缬草（valerian）和治疗抑郁症等的卡瓦（kawa）均可能与苏醒期残余的麻醉药发生相互作用而致苏醒延迟；圣约翰草提取物（St.Jonh's Wort）、人参（西洋参）、锂制剂、昂丹司琼、甲氧氯普胺等可能影响血清素（5- 羟色胺，5-HT）的代谢，致血清素综合征；氨基糖苷类抗生素、利尿剂、钙通道阻滞剂、锂制剂、两性霉素 B、口服避孕药和局部麻醉药等可能延长非去极化肌松剂的神经肌肉阻滞作用；一些化疗药的神经毒性作用也可能造成中枢神经系统的抑制。

2. 血清素综合征　常发生于联合使用≥ 2 种可以影响 5-HT 代谢药物的患者，主要以临床诊断为主，缺乏特异性的诊断标准。其典型临床表现为神经肌肉异常、自主神经系统反应性增高及意识状态改变等三联症。轻症患者常表现为心动过速、肌阵挛、躁动不安、瞳孔散大、焦虑和出汗；重症患者可以出现肌肉强直、体温升高和多器官功能障碍（MODS），症状易与恶性高热相混淆。上述症状在麻醉苏醒期患者中并不少见，且缺乏特异性，因而为临床诊断带来了很大的困扰。

在常用麻醉药物中，芬太尼已知具有 5-HT_{1A} 激动作用，能增加血清素的释放，同时具有轻度的血清素再摄取抑制作用，进一步导致突触部位血清素水平的升高。曲马多、美沙酮、右美沙芬和哌替啶等也具有相似的作用。当与其他能影响血清素代谢的众多药物（表 61-14）合用时，即增加了血清素综合征的风险。特殊的是，明确不会影响血清素再摄取的羟考酮也可能导致相似的并发症。

3. 中枢抗胆碱能综合征　一种较少见的临床综合征，可能与使用抗胆碱能药物有关。以老年患者使用东莨菪碱较多见，但抗组胺药、抗抑郁药、吩噻嗪和哌替啶等也可能发生。病因尚未完全明了，可能与脑内抑制性胆碱能神经元作用能力下降有关。其症状从躁动不安到昏迷，可以千差万别，常易与麻醉药的残余作用相混淆。

该症最典型的临床表现为皮肤血管扩张、无汗症、发热、瞳孔散大、谵妄、尿潴留以及昏迷等。需要引起注意的是，在急诊室或神经内科遇到的该类患者通常表现为兴奋或谵妄状态，可以出现与使用阿片类药物或肌松剂无关的呼吸抑制；而术后早期的大部分患者则易表现为中枢神经系统抑制状态，其心动过速、皮肤干燥、发热和瞳孔散大等表现并不明显，因而加剧了临床诊断的难度。

据统计，40~50 岁的女性发病率最高，尤其是子宫切除术的患者；30 岁以下的男性最常见的表现为躁动。尽管理论上采用格隆溴铵（不能通过血 - 脑屏障，理论上不至发病）替代阿托品可以降

表 61-14　与血清素综合征相关的药物及可能的作用机制

作用机制	病史记录中发现的使用药物	患者未报告的药物	围手术期使用的药物
增加血清素的释放	左旋多巴 甲基多巴肼 - 左旋多巴	安非他命及其衍生物 可卡因 MDMA（摇头丸）	
减少再摄取	SSRIs（西酞普兰、氟西汀、舍曲林等） SNRIs（度洛西汀、文拉法辛等） 多巴胺 - 去甲肾上腺素再摄取抑制剂（安非他酮） 血清素调节剂（奈法唑酮、曲唑酮等） TCAs（阿米替林、氯米帕明、去甲丙米嗪等） 丙戊酸钠 卡马西平 美沙酮	可待因 MDMA（摇头丸） 圣约翰草提取物 右美沙芬	哌替啶 曲马多 喷他佐辛 甲氧氯普胺 5-HT_3 受体激动剂（昂丹司琼等）
抑制血清素的代谢	MAOIs（司来吉兰、甲氯苯酰胺等）	叙利亚云香（骆驼蓬）	利奈唑胺 亚甲蓝
直接的血清素激动剂	丁螺环酮 曲坦类化合物（舒马曲坦等） 麦角碱衍生物	麦角酸二乙基酰胺	芬太尼
增加突触后受体的敏感性	锂制剂		

SSIRs，选择性血清素再摄取抑制剂；SNRIs，血清素 - 去甲肾上腺素再摄取抑制剂；TCAs，三环类抗抑郁药；MAOIs，单胺氧化酶抑制剂；MDMA，3，4- 甲二氧基苯 - 去氧麻黄碱。

低其发病率，但临床回顾发现其并不能完全避免发病。

除文献建议静脉注射 0.04mg/kg 的毒扁豆碱可能暂时有效外，尚无特异性的治疗措施，临床还是以对症支持治疗为主。

4. 嗜睡症 / 睡眠麻痹　这是一类病因不清的疾病，患者往往术前即具有反复或偶尔发作的病史，通常不合并有其他精神性疾病，如抑郁或焦虑等。苏醒期与中枢抗胆碱能综合征等难以从症状上相鉴别，最重要的还是术前病史的采集和精神病学的相关检查。术前访视漏诊的患者，向患者家属及时补充询问病史有助于明确诊断。

5. 术后谵妄　目前对其研究尚不透彻，围手术期的发病率可能要高于既往的认知。术后早期的抑制型谵妄往往难以诊断，常被视做麻醉药的残余作用。此时常用的筛查性评估量表和神经学检查难以应用，因而对症治疗仍是最可靠的手段。氟哌啶醇和神经安定类药物的使用可能有助于预防或减轻术后谵妄，并缩短病程。

6. 精神疾病　一些特殊的精神疾病与苏醒延迟的表现相似。如转换障碍（出现神经症状，但无明确的器质性病因，近期的精神创伤或应激以及存在精神卫生疾病等是诱发因素）、闭锁综合征（患者意识清楚，但除了眼部以外几乎所有的随意肌均出现麻痹）以及癔症性麻痹等。及时请神经学专家会诊和检查是最有效的鉴别诊断措施。

二、处理原则

由于引起苏醒延迟的原因众多，因而在处理时也应尽量采用逻辑分析的方式，按照不同可疑病因的危害程度和轻重缓急，尽快作出必要的鉴别诊断，并采用个体化治疗方案。一般的治疗原则如下：

1. 支持疗法　无论何种原因引起的苏醒延迟，首先是保持充分的通气（包括机械通气），补充血容量的不足，维持循环稳定，保持和 / 或恢复水电解质平衡，维持内环境的稳定；避免麻醉过浅，增加患者的应激水平并危及气道等安全。

2. 及时而必要的实验室检查　包括血清 K^+、Na^+、Cl^- 水平、血糖、酮体；动脉血气分析以及尿常规（尿糖、酮体）。若有异常，则可进行纠正；必要时进行相关的影像学检查，及时排除中枢神经系统严重的器质性病变，以免误诊或漏诊。

3. 若是吸入性药物麻醉过深，在停止给药并保持充分通气后，当可逐渐苏醒，不必盲目应用呼吸兴奋药。若疑为麻醉性镇痛药和肌松药联合用药的残留作用，在排除肌松残余的情况下，一般可先拮抗麻醉性镇痛药（如纳洛酮）的效应。注意控制拮抗药物的剂量和时机，以免增加躁动和术后疼痛等风险。不建议常规采用非特异性的“催醒”药物进行催醒治疗。

4. 及时请内分泌或神经科有关专业医师进行会诊与治疗，以免延误病情。

第十一节　术后恶心呕吐

术后恶心呕吐（postoperative nausea and vomiting，PONV）通常是指术后 24 小时内发生的恶心和 / 或呕吐，是麻醉后极为常见的并发症，总体发生率约为 20%~30%，单纯恶心的发生率可达 50%，是仅次于术后疼痛的第二大常见并发症。特殊类型的手术（如腹腔镜手术）和大手术后的发病率可达 40%~50%，高危患者更高达 70%~80%。尽管多数患者的病情并不严重，但可造成患者的明显不适和满意度下降，部分患者甚至可能出现严重的并发症，如吸入性肺炎、脱水、切口裂开、食管撕裂、皮下气肿和气胸等。

以下内容主要参考美国门诊麻醉协会 2014 年《术后恶心呕吐管理共识性指南更新》及中华麻醉学会《术后恶心呕吐防治专家共识（2014）》整理编撰。

一、病因及危险因素

（一）病因

机体控制恶心呕吐的中枢是位于延髓的呕吐中枢。尽管导致 PONV 的具体机制尚未完全明了，但一般认为恶心呕吐的出现与呕吐中枢的以下五个传入神经通路有关：①化学感受器触发区（CRTZ）；②胃肠道系统的迷走 - 黏膜途径；③来自前庭系统的神经元通路；④大脑皮质的 C2 和 C3 区的反射性传入通路；⑤中脑传入通路。这些传入性神经通路的刺激能通过胆碱能、多巴胺能、组胺能或血清素能等多种受体的作用而激活呕吐中枢。

（二）危险因素

围手术期导致PONV的诱发因素涉及患者、麻醉与手术等多个环节，常见的危险因素见表61-15。

表61-15 成年患者发生PONV的危险因素

证据强度	危险因素
总体而言证据明确的	女性 PONV或晕动病病史 不吸烟 年龄较小 全身麻醉相对于区域麻醉 挥发性麻醉药和氧化亚氮 使用阿片类药物 麻醉持续时间 手术类型（胆囊切除术、腔镜手术、妇科手术）
证据不一致的	ASA分级 月经周期 麻醉科医师的经验 肌松拮抗剂的使用
未得到证实或缺乏临床相关证据的	体重指数（BMI） 焦虑 放置鼻胃管 氧疗 围手术期空腹 偏头痛

为便于围手术期风险的评估，Apfel等曾将成人多种PONV的诱发因素简化为以下四项：①女性；②有晕动病或PONV病史；③不吸烟；④使用阿片类药物。每项因素为1分，0~4分对应的PONV的发生率分别为10%、20%、40%、60%和80%。

成人门诊手术出院后恶心呕吐（PDNV）的危险因素有五个：①女性；②有PONV史；③年龄<50岁；④在PACU使用过阿片类药物；⑤在PACU出现恶心。评分0~5分对应的PONV的发生率分别为10%、20%、30%、50%、60%和80%。

另外，他们总结出的儿童PONV的四个最相关因素是：①手术时间≥30分钟；②年龄≥3岁；③斜视矫正术；④有PONV病史。评分0~4分对应的PONV的发生率分别为10%、10%、30%、50%和70%。

但迟发性呕吐（术后24~72小时）与Apfle风险评分无关。

二、抗呕吐药的分类

根据药物的作用部位不同，可将抗呕吐药分为以下几类：①作用在皮质：苯二氮䓬类；②作用在化学触发带：吩噻嗪类（氯丙嗪、异丙嗪和丙氯拉嗪）、丁酰苯类（氟哌利多和氟哌啶醇）、5-HT_3受体拮抗药（昂丹司琼、格拉斯琼、托烷司琼、阿扎司琼、雷莫司琼和帕洛诺司琼）、神经激肽-1（NK-1）受体拮抗剂（阿瑞匹坦、福沙匹坦、卡素匹坦、劳拉西泮吡坦）、苯甲酰胺类、大麻类；③作用在呕吐中枢：抗组胺药（苯甲嗪和羟嗪）、抗胆碱药（东莨菪碱）；④作用在内脏传入神经：5-HT_3受体拮抗药、苯甲酰胺类（甲氧氯普胺）；⑤其他：皮质激素类（地塞米松和甲泼尼龙）。

1. 抗胆碱药物　这类药物作用机制是抑制毒蕈碱样胆碱能受体，并抑制乙酰胆碱释放；可阻滞前庭的冲动传入。其作用与1.25mg氟哌利多或4mg的昂丹司琼相似。主要用作多模式预防措施中替代昂丹司琼的一种费效比较高的药物，预防晕动性呕吐或高危的大手术患者。目前临床常用东莨菪碱贴剂防治PONV，此种用药方式下，患者无明显的头晕、嗜睡、疲劳、视物模糊或口干等不良反应。

2. 抗组胺药物　组胺受体可分为H_1、H_2和H_3三种类型。H_3受体与组胺释放有关。抗组胺药如异丙嗪临床已很少使用，可导致困倦和锥体外系症状。但有随机对照研究证实，异丙嗪可减少术后恶心呕吐的发病率。苯海拉明的推荐剂量是1mg/kg静脉注射。

3. 丁酰苯类　氟哌利多尽管具有锥体外系症状以及大剂量下延长QT间期的副作用，但仍是目前用于PONV治疗的费效比最高的药物之一。小剂量的氟哌利多（0.625~1.25mg）能有效预防PONV，作用与4mg昂丹司琼相似。美国FDA关于其诱发QT延长和尖端扭转性室速的黑框警告已影响了其临床使用。但目前的证据表明，上述并发症的出现是时间和剂量依赖性的，小剂量用于预防PONV是安全的。但需注意患者术前应至少有12导联心电图检查，以排除QT延长综合征的风险，所有患者均需避免长时间和大剂量用药。已证明甚至在非常小剂量时（10~15μg/kg），也有抗呕吐作用。增加剂量虽增强抗呕吐疗效，但也带来副作用增加的危险，如镇静、锥体外系症状。锥体外系症状主要发生在较年长的儿童，剂量大于50~75μg/kg。氟哌啶醇可作为氟哌利多的替代药物，诱导后或手术结束前0.5~2mg静脉注射或肌内注射可预防PONV的发生。

4. 糖皮质激素类 地塞米松和甲泼尼龙的抗呕吐机制仍不清楚，量效关系也不明确，对中枢和外周5-HT的产生和释放均有抑制作用，可改变血-脑脊液屏障对5-HT的通透性并降低血液中5-HT作用于肠道化学感受器的浓度，是其可能的抗呕吐机制之一。由于地塞米松发挥作用需一段时间，应在手术开始时给药，主要需注意可能增高糖尿病患者的血糖，其对伤口愈合和感染等的可能影响尚在进一步研究中。

5. 多巴胺受体阻滞剂（苯甲酰胺类） 甲氧氯普胺有中枢和外周多巴胺受体拮抗作用，也有抗血清素作用，加速胃排空，抑制胃的松弛并抑制呕吐中枢化学感受器触发带，最常用作胃动力药和作为抗肿瘤化疗相关呕吐的辅助治疗用药。常规剂量10~20mg并未被证明有预防PONV作用，但可减少术后24小时内的呕吐。一组大样本研究表明，只有在高达25mg或50mg时与地塞米松8mg联合用药对PONV的预防效果优于单用地塞米松8mg。显然，如此大剂量的甲氧氯普胺可能增加锥体外系并发症。临床目前多用于预防性用药失败后PONV的治疗。

6. 5-HT_3受体拮抗药 5-HT受体90%存在于消化道（胃肠道黏膜下和肠嗜铬细胞），1%~2%存在于CRTZ。化疗和术后导致的呕吐与胃肠道黏膜下5-HT_3受体激活有关。该类药用于防治PONV和化疗后恶心呕吐。昂丹司琼治疗PONV的推荐剂量是4mg，有研究者发现1mg亦有效。建议用于PONV的预防，特别是高危患者的预防，不推荐使用多次治疗剂量，如果无效应试用另一类药物。研究表明，大多数该类药物治疗效果和安全性在PONV的预防时并无差别。也有研究表明，低剂量格拉司琼（0.1mg）复合8mg地塞米松以及昂丹司琼4mg复合地塞米松8mg预防疝气手术后恶心呕吐均可达到气管导管拔管后2小时内94%~97%和24小时内83%~87%的优良效果。

昂丹司琼的副作用为：头痛（5%~27%），腹泻（<1%~16%），便秘（<1%~ 9%，发热（<1%~8%），不适/疲乏（0%~13%），肝酶增高（1%~5%）。

托烷司琼可同时阻断5-HT_3/4受体，该药结构主环最接近5-HT，因而更具特异性。已证明急性呕吐主要是5-HT_3受体参与，迟发呕吐时5-HT_4受体起重要作用。本药半衰期长（8~12小时，昂丹司琼3小时，格拉司琼3.1~5.9小时），有口服制剂。

与较老的5-HT3受体阻滞剂相比，雷莫司琼的受体亲和力更高，作用时间更长。帕洛诺司琼作为第二代药物，其受体亲和力和作用时间也有所延长，0.075mg可有效预防术后24小时内PONV的发生。多拉司琼由于可引起QTc延长及尖端扭转性室速，已被美国FDA禁用。

7. NK-1受体拮抗剂 清除半衰期较长，主要通过与NK-1受体结合，阻断P物质的作用而发挥止吐效应，可有效预防和治疗PONV，其预防作用可能优于昂丹司琼。阿瑞匹坦推荐用于PONV高危患者或PONV可能导致严重副作用的患者，也可用于使用其他止吐药可能出现明显副作用的患者。

8. 麻醉药 丙泊酚持续静脉给药或小剂量静脉注射（20mg）可产生短暂的止吐作用，时间一般不大于30分钟。手术结束前30分钟静脉注射咪达唑仑2mg可有效预防PONV，作用与4mg昂丹司琼相似。

9. 其他药物和措施 有Meta分析表明，术中使用右美托咪定可通过阿片类药物的节俭作用降低PONV的发生率；术前使用普瑞巴林可能显著减少PONV；晕海宁（或称乘晕宁或茶苯海明）虽有效，但副作用较多，限制了其的临床使用。

另外，有关中医针灸和透皮电刺激等非药物方法亦被用于PONV的预防和治疗。

表61-16列出了抗呕吐药的主要副作用。

表61-16 抗呕吐药的主要副作用

药物	副作用
吩噻嗪类	镇静、低血压、锥体外系症状、口干、尿潴留、心动过速、不安
丁酰苯类	镇静、肌张力异常、低血压、心动过速、锥体外系症状、焦虑不安
苯甲酰胺类	镇静、锥体外系症状、不安
抗胆碱药	镇静、口干、视觉系统、记忆丧失、焦虑、谵妄、尿潴留、不安
抗组胺药	镇静、视觉模糊、口干、尿潴留、不安
5-HT_3受体拮抗药	头痛、眩晕、不安

三、预防和治疗

（一）预防原则

目前多数相关指南及专家共识认为，对所有

5

手术患者常规预防性应用抗呕吐药物并不具备良好的效价，同时增加了出现药物副作用的风险。预防性用药仅适用于PONV中、高危的患者。因而预防性PONV的基本原则如下：

1. 确定患者发生PONV的风险，去除基础病因 包括术前适当禁食；特殊患者使用胃管抽吸或引流等方式解除胃潴留。

2. 对PONV中危以上的患者使用有效的药物预防 目前的证据表明，尚无某一特定的药物对特定的患者或手术更有效；联合使用不同作用机制的多模式预防性药物可有效降低PONV的发病率（<10%），提高患者满意度，改善其恢复质量，减少单一用药的剂量和副作用。

中危患者可采用1~2种药物预防；高危患者可采用2~3种药物预防。当预防性药物无效时，推荐加用不同作用机制的药物。

有Meta分析推荐地塞米松+昂丹司琼的组合用药；地塞米松+格拉司琼或氟哌利多的组合作用也优于单一用药；5-HT_3受体阻滞剂+氟哌利多、5-HT_3受体阻滞剂+地塞米松、氟哌利多+地塞米松的不同组合的作用间无显著差异。但复合甲氧氯普胺的作用并不比单一用药更好。

3. 优化围手术期的麻醉和用药方案 应尽量避免使用能导致PONV风险增加的药物或手段，尤其是PONV中高危的患者。当全身麻醉并非必须时，可以考虑采用区域麻醉技术。如采用全身麻醉，术中尽量减少阿片类药物的用量，术后采用多模式镇痛。当全凭静脉麻醉可行时，可优先考虑以包含丙泊酚的全凭静脉麻醉取代吸入麻醉和氧化亚氮。尽量缩短手术和麻醉时间。围手术期适当补液，维持足够的液体等，其预防作用与液体的种类无关。

（二）预防性用药的剂量及时机

PONV预防性用药的作用除与药物的种类有关外，与药物的剂量及用药时机亦明显像关。表61-17总结了目前推荐的常用止吐药的药用剂量、时机和常见副作用。

（三）PONV的治疗

对于预防性药物治疗失败或未使用预防性药物的患者，PONV一旦发生即应在排除机械性或药物刺激（如使用阿片类药物、血液吞入咽喉、肠梗阻等）的基础上，开始进行有效的止吐治疗。但两类患者的处理原则略有不同：

对于采用预防性用药后仍发生PONV，尤其是术后早期（术后<6小时）的患者，应选用与预防性用药不同类型的药物进行止吐治疗。术后>6小时后发生的PONV，可以考虑与预防性用药相同的药物治疗。

对于未使用过预防性药物而发生PONV的患者，推荐首选低剂量的5-HT_3受体阻滞剂（如昂丹司琼1~2mg静脉注射）。其他常用备选药物为甲氧氯普胺10mg、氟哌利多0.625mg、地塞米松2mg、异丙嗪6.25~12.5mg、格拉司琼0.1mg或托烷司琼0.5mg。地塞米松和东莨菪碱一般不作为PONV的单药治疗用药，仅用于与其他快速起效药物的联合用药。

由于PONV在术后24小时内的复发率可高达30%~50%，因而治疗时亦可考虑联合用药。有

表61-17 预防性使用止吐药的剂量、时机及常见副作用

药物种类	药物	剂量	用药时机	常见副作用
5-HT3受体阻滞剂	昂丹司琼	4mg i.v.；8mg口腔崩解片	手术结束时	头痛、便秘、肝酶升高
	格拉司琼	0.35~3mg i.v.		
	托烷司琼	2mg i.v.		
	帕洛诺司琼	0.075mg i.v.	麻醉诱导后	
糖皮质激素	地塞米松	4~10mg i.v.	麻醉诱导后	血糖升高、低血压/高血压、糖尿病
	甲泼尼龙	40mg i.v.	手术结束时	
丁酰苯类	氟哌利多	0. 625~1.25mg i.v.	麻醉诱导后或手术结束时	幻觉、锥体外系症状、帕金森病、Q-T时间延长
NK-1受体阻滞剂	阿瑞匹坦	40mg 口服	诱导前1~2小时	头痛、便秘、乏力
抗胆碱药	东莨胆碱	透皮贴剂	术前晚；或术前2~4小时	头晕、口干、视觉模糊
多巴胺受体阻滞剂	甲氧氯普胺	10~25mg i.v.	手术结束前15~30分钟	镇静、低血压（快速推注时）

研究显示，能有效预防PONV的联合用药方案对治疗PONV也有效。昂丹司琼+地塞米松或氟哌利多的治疗作用可能要优于单药治疗。间隔6小时以上的重复给药可以考虑同类型的药物，但一般不推荐重复使用地塞米松、东莨菪碱透皮贴剂、阿瑞匹坦和帕洛诺司琼等。

第十二节　术后低氧血症

术后低氧血症（postoperative hypoxemia）通常是指患者术后在一个大气压下呼吸空气时动脉血氧分压（PaO_2）低于60mmHg。尽管其被发现已近50年，但仍是危及患者安全的最常见术后早期并发症之一，近几年的临床研究再次证明，术后低氧血症的发病率及其严重程度可能仍被严重低估了。

一、常见病因

（一）引起低氧血症的主要因素

临床上无论何种原因导致的低氧血症，究其发病机制，主要不外乎以下五种原因：

1. 吸入氧浓度（FiO_2）过低；
2. 肺泡通气不足，常见于限制性或阻塞性通气功能障碍；
3. 弥散功能障碍，包括弥散面积的下降和弥散距离的增加；
4. 肺泡通气/血流比失调，导致肺内功能性分流量的增加；
5. 解剖分流量增加，常见于先天性心脏病引起的右向左分流。

（二）术后低氧血症的常见原因

临床上能引起患者出现术后低氧血症的原因众多，包括患者因素、麻醉因素和手术因素等（表61-18）。肺不张、肺泡通气不足及术后阿片类药物镇痛是相对健康患者术后低氧血症的最常见原因。

5

表61-18　引起术后低氧血症的常见因素

分类	常见因素	备注
患者因素	年龄	随年龄增加，呼吸系统的退行性改变和并发症增多，手术麻醉的耐受性下降。高龄与术后低氧血症的发生明显像关
	吸烟	吸烟可致小气道慢性炎症和肺功能损伤。吸烟20支/天、>10年的患者术后低氧血症的发生率是不吸烟或术前戒烟8周以上患者的4倍
	肥胖	上呼吸道解剖异常；FRC下降，通气代偿功能明显减退，限制性通气功能障碍；术中通气相关性肺不张的发生率及严重程度明显增加；与OSAS的发生率明显正相关
	OSA	上呼吸道解剖和/或功能性异常，易出现舌后坠，致严重的气道梗阻，且多数患者术前易漏诊
	呼吸功能障碍	哮喘和COPD患者的肺功能术前即已可能存在减退，代偿能力下降。术前患者FEV_1/FVC%与术后低氧血症的发生率呈显著负相关
	心功能障碍	慢性器质性心脏病可致肺淤血、肺动脉高压和肺通气/血流比失调，术后易致低氧血症。
术中因素	手术部位	胸腹联合手术和上腹部手术的发生率最高，可>30%；与FRC下降、肺容量下降、胸腹壁顺应性下降、膈肌功能障碍、腹内压升高和切口疼痛等多种因素相关，主要表现为限制性通气功能障碍。按发生率排序：上腹部手术>头颅>胸部>下腹部>其他部位
	手术时间	手术时间与术后低氧血症明显像关，>3小时的手术发生率明显增高
	麻醉方法	全身麻醉较区域麻醉的发生率明显增加，且低氧血症的发生率和持续时间与麻醉时间呈正相关。全身麻醉后PONV发病率较高也是危及气道安全的重要原因之一
	麻醉和肌松药物残留	以肺泡通气不足为特点。吸入麻醉药和大部分静脉麻醉药均呈剂量依赖性地抑制低氧通气反射和CO_2通气反射；阿片类药物的呼吸抑制作用主要表现为深慢呼吸；芬太尼由于脂溶性较高，分布容积增加，术后可出现迟发性呼吸抑制（用药后3~4小时）。在无肌松监测的情况下，肌松残余的比例临床上常被低估，宜引起重视

续表

分类	常见因素	备注
术中因素	肺内分流增加	如肺不张（见第四节）、肺栓塞（见第十节）
	心功能障碍	如充血性心力衰竭、严重低血压
	反流误吸	造成肺的化学性损伤和机械性梗阻（见第一节）
	肺损伤	如肺水肿、气胸、肺部感染、ALI、ARDS 等。肺保护性通气策略的广泛应用可能有助于降低术后低氧血症的发生率和严重程度（有争议）
	弥散性低氧	使用 N_2O/O_2 麻醉的患者，在停止使用 N_2O/O_2 后的早期，因大量 N_2O 从血中弥散入肺泡，引起肺泡内 O_2 浓度下降，导致弥散性低氧血症。但持续时间较短，不超过 5~10 分钟在有额外氧疗的情况下罕有发生
	输血相关性肺损伤	一般出现在血液制品输注后 1~2 小时内，可延迟至输血后 6 小时发生。血液制品中的微栓子造成的肺损伤可出现得更晚
术后因素	伤口疼痛	尤其是胸腹部手术后的手术切口疼痛是诱发术后低氧血症的重要原因，主要表现为限制性通气功能障碍
	伤口包扎	胸腹部手术后包扎过紧可致限制性通气功能障碍
	术后镇痛	以过量或相对过量使用阿片类药物最相关
	气道梗阻	如分泌物过多、痰液黏稠、支气管痉挛等
	氧耗量增加	如寒战、疼痛等

FRC：功能残气量；OSA：阻塞性睡眠呼吸暂停；FEV_1：第 1 秒用力呼气容量；VC：肺活量；ALI：急性肺损伤；ARDS：急性呼吸窘迫综合征

值得注意的是，近年来术后低氧血症的发病率及严重程度被严重低估的问题日益受到重视。Lee 等对 ASA 终审索赔案例数据库 1990~2009 年的相关数据分析表明，92 例患者至少可能与术后镇痛引起的呼吸抑制有关，其中 77% 的患者出现严重脑损伤或死亡，88% 发生在术后 24 小时以内，97% 的案例经专家评议判定为通过改善术后监护和/或提高治疗质量是可以预防的，62% 的患者在出现严重不良事件前存在嗜睡等表现，但未能及时引起重视。

另外，Sun 等的一项多中心前瞻性盲法观察性研究表明，833 例非心脏手术患者通过术后持续监测 SpO_2 48 小时发现，21% 的患者出现 SpO_2<90% 的时间 >10 分钟/小时，8% 的患者持续时间≥ 20 分钟/小时；8% 的患者 SpO_2<85% 的时间≥ 5 分钟/小时。而且，长时间低氧并不少见，37% 的患者 SpO_2<90% 的时间至少持续了 1 小时，11% 者至少持续了 6 小时；3% 的患者 SpO_2<80% 的时间至少持续了 30 分钟。更让人触目惊心的是，在其中 594 例有 SpO_2 护理记录的患者中，仅 5% 的患者发现了有低氧血症，90% 的 SpO_2<90% 持续至少 1 小时的患者都被护士漏诊了。

总之，术后低氧血症十分常见且持续时间较长，现有的医疗记录模式可能严重低估了其发生率和严重程度。“未能及时发现”和“未能及时适当处理”可能仍是术后低氧血症导致严重后果的最主要因素。

（三）低氧血症的临床分度

临床上常根据 PaO_2 和动脉血氧饱和度（SaO_2）将低氧血症分为轻度、中度和重度：

（1）轻度：PaO_2>50mmHg，SaO_2>80%，多不出现发绀；

（2）中度：PaO_2 30~50mmHg，SaO_2 60%~80%，当游离血红蛋白大于 50g/L 时可出现发绀；

（3）重度：PaO_2<30mmHg，SaO_2<60%，出现明显的发绀。这是正常人能耐受的最低 PaO_2，如不及时处理，短时间内即可造成患者死亡。

二、预防与治疗

（一）预防

1. 加强和规范术后监测　虽然目前我国已将 SpO_2 监测列为了 PACU 和 ICU 患者的监测常规，但相对于术后患者的总体而言，监测比例及持续时间仍严重不足，术后低氧血症的漏诊率理应不会低于国际先进水平。尽管 2006 年始美国麻醉患者安全基金会（APSF）就提倡所有术后患者，尤其是使用阿片类药物镇痛的患者，均需持续监测 SpO_2，需要氧疗以维持适当 SpO_2 的患者还需监测 $P_{ET}CO_2$ 等通气功能，但其普及率及患者依从性仍令人堪忧。

2. 更好地识别术后低氧血症的高危患者，并重点予以监测并及时处理。

3. 术后采用多模式镇痛，减少阿片类药物用量　现有的证据未能证明术后采用短效阿片类药物（如芬太尼）镇痛的低氧血症的发生率和严重程度明显低于长效药物（吗啡或氢吗啡酮），因而采用多模式镇痛技术减少阿片类药物量才是避免该类药物不良反应的根本措施。另外，完善的镇痛也有利于减少其对呼吸功能的影响。

4. 加强相关医师、护士、患者及家属的培训和宣教，提高低氧血症的检出率和处理时效。

5. 氧疗　多数学者认为，术后患者常规吸氧利大于弊。值得注意的是，相当部分的患者（可能高达 25%）在拔管后 30~50 分钟时可能出现 SpO_2 降低，其严重程度比拔管后即刻出现的低氧血症严重，且持续时间更长，吸氧确实可以减少低氧性事件。所有采用阿片类药物镇痛的患者均应常规吸氧。

6. 呼吸锻炼和护理　越来越多的证据表明，不同类型高危手术的患者术前即开始行呼吸锻炼并坚持至术后，有助于降低围手术期呼吸系统并发症的发生率。及时清理气道、鼓励患者咳嗽、翻身拍背及气道雾化治疗等也是减少并发症的有效措施。

（二）治疗

1. 病因治疗　有明确病因引起的低氧血症，应积极针对病因治疗，去除或减轻病因所致损伤，逆转低氧导致的病理生理过程。

2. 氧疗　适当而及时的氧疗仍是治疗术后低氧血症最直接而有效的措施。依据病情严重程度和患者的状态，可供选择的方式包括鼻或口腔导管吸氧、可控式或非可控式面罩吸氧、持续呼吸道正压（CPAP）、无创正压通气（NIPPV）以及气管插管通气等。

3. 呼吸锻炼　鼓励患者呼吸锻炼和尽早活动是预防肺不张、肺部感染和改善通气功能最有效的方法之一。术后早期可辅助患者在床上变动体位、活动肢体和翻身，并力所能及地采用半卧位、坐位或下床活动。嘱患者深慢呼吸锻炼，依从性较差的患者可采用简易肺量计或吹气球的方法行更积极的呼吸锻炼。任何药物和呼吸支持手段的作用均不能替代患者自身呼吸锻炼的作用，应高度重视。

4. 其他　维持血流动力学稳定、积极代谢支持、防止反流误吸、预防和控制感染等。

第十三节　急性术后高血压

急性术后高血压（acute postoperative hypertension，APH）通常是指术后早期，尤其是全身麻醉后早期，出现的动脉压显著升高，可导致神经系统、心血管系统、肾脏和手术部位（如出血、血管吻合口破裂等）等严重并发症，需迅速予以干预和治疗。APH 通常在术后 2 小时内出现，多数持续时间较短，需要治疗的时间往往 <6 小时，特殊患者可持续 24~48 小时。

虽然慢性高血压治疗已取得了长足的进步，相关指南也在不断更新，但依手术种类和患者人群的不同，APH 的发病率仍高达 4%~35%。有报道其发病率甚至达 65%。业已证明，APH 患者与术后早期的卒中、心肌梗死、充血性心力衰竭、严重心律失常以及手术部位出血等存在显著的相关性，但其与上述并发症之间的因果顺序尚不能完全确定。

总体而言，APH 并非一个独立的疾病，而是一个症状学诊断。有关 APH 的发病机制、诊断和治疗阈值以及开始治疗的适当时机等都尚无定论，但根据美国《2017 高血压临床实践指南》及欧洲《2018ESC/ESH 动脉高血压的处理指南》的最新高血压分类，APH 通常是指 2 级或 3 级高血压，即收缩压 >160~180mmHg、舒张压 >100~110mmHg；也可将 APH 定义为收缩压较基础值升高 20% 或以上，舒张压或平均动脉压高于基础水平。

一、病因

APH 的发病涉及多种因素和机制，各患者的病理生理机制可能并不一致，但最常见的共同机制是交感神经系统的激活，因为该类患者血浆儿茶酚胺浓度普遍急性升高。肾素 - 血管紧张素 - 醛固酮系统是另一推断的常见机制，但多数研究发现，APH 患者血浆肾素、血管紧张素Ⅱ和醛固酮水平

5

较对照组并未显著升高。患者的血流动力学特征表现为后负荷(体循环阻力、收缩压和舒张压)增高,心动过速并非一定出现;患者的心脏指数、每搏量和左房舒张末压等一般并未明显升高。

临床上能诱发 APH 的原因较多(表 61-19),患者的特性、手术类型和操作技术、麻醉方法以及术后镇痛策略等都会显著影响其发病率。高血压患者的发病率最高,主要与此类患者的交感神经系统活性较高有关,尤其是术中使用了控制性降压技术的患者,术后停用降压药,更易出现反跳性的高血压。心胸、血管、头颈部及神经外科手术患者发病率一般高于其他类型手术。

表 61-19 急性术后高血压的常见诱因

术前因素
高血压,尤其是术前控制不佳或未经控制的高血压
高龄
糖尿病
血管病变的程度
肾脏疾病
手术因素
手术类型(血管、心胸、头颈部及神经外科手术高发)
麻醉技术
麻醉药物
血管活性药物使用不当
胆碱酯酶抑制剂
阿片类药物拮抗剂
氯胺酮
泮库溴铵
手术技术
手术和麻醉时间
术后因素
疼痛
焦虑
肌松作用残余
低体温、寒战
苏醒期躁动或兴奋
谵妄
低氧血症
高碳酸血症
尿潴留
留置的气管导管等刺激
停用抗高血压药物或控制性降压药物
容量过多
容量不足
心肌缺血
药物的相互作用
强迫性体位或约束
颅内压升高
肺栓塞
血管活性药物
支气管扩张剂

二、治疗

如前所述,作为一种常见的术后并发症,APH 治疗的时点、方案,甚至需要何种程度的“积极治疗”等都未达成共识。争议的焦点主要在于:APH 的明确定义是什么?短暂的术后高血压有何明确的临床意义?治疗的目标是什么?以及如何权衡降压药物的利弊等,总体缺乏前瞻性的研究结论。

一般情况下,非心脏手术患者的 APH 治疗的共识性方案相对缺乏,治疗决策往往都是麻醉科医师、外科医师或 ICU 医师根据患者的基础血压、并发症的情况以及发生并发症的预计风险等因素,在床旁作出的。而对于心血管手术患者,较为一致的观点是 APH 可显著增加并发症的风险,需要及时使用血管活性药物积极治疗。

可供参考的治疗原则如下:

1. 识别可逆性或可治疗的诱因,并积极加以纠正　单纯依赖血管活性药物处理 APH 不仅常难以达到良好的降压效果,还会增加药物不良反应的风险,并可能掩盖病情。针对疼痛、焦虑、低体温、低氧血症、低通气以及尿潴留等的处理效果往往事半功倍。排除或纠正容量过多或不足也是保障降压治疗安全的前提。

2. 优化高血压患者的血压和并发症的术前治疗是有效减少 APH 风险、降低其严重程度的重要措施。

3. 术前确定患者的基础血压作为术后血压管理的参考　有关基础血压的定义和测量方法亦存在争议,除非患者术前能持续或动态监测血压,一般认为将患者术日晨入手术室前的病房血压或入院后的安静时血压作为其基础血压较为合理。

4. 推荐采用短效降压药物治疗　理想的治疗 APH 的药物应具有起效快、作用时间短、可迅速调节血药浓度、对心率、心功能和氧耗影响小及副作用小的特点。但临床尚无此种“理想药物”,因而艾司洛尔、硝酸甘油、拉贝洛尔、亚宁定等仍是目前常用的静脉药物。对在 PACU 或 ICU 以外的术后患者，可以考虑使用口服降压药，但必须密切监护。

5. 避免降压药物引起循环的剧烈波动　尤其是并非高血压危象的患者，血流动力学剧烈波动的危害可能要远高于单纯收缩期高血压本身。

6. 术后尽早恢复术前的口服降压药治疗，以防出现血压反跳　严重高血压持续存在的患者，宜入 ICU 或 PACU 进行长时间监测治疗。

（倪　文　邓小明）

参考文献

[1] Practice guidelines for preoperative fasting and the use of pharmacologic agents to reduce the risk of pulmonary aspiration: Application to Healthy patients undergoing elective procedures. An updated report by the American Society of Anesthesiologists Task Force on Preoperative Fasting and the Use of Pharmacologic Agents to Reduce the Risk of Pulmonary Aspiration [J]. Anesthesiology, 2017, 126 (3): 376-393.

[2] 中华医学会麻醉学分会 . 2017 版中国麻醉学指南与专家共识 [M]. 北京：人民卫生出版社，2017.

[3] LEE A S, RYU J H. Aspiration pneumonia and related syndromes [J]. Mayo Clin Proc, 2018, 93 (6): 752-762.

[4] GREEN S M, MASON K P, KRAUSS B S. Pulmonary aspiration during procedural sedation: a comprehensive systematic review [J]. Br J Anaesth, 2017, 118 (3): 344-354.

[5] RENEW J R, ANISKEVICH S. Perioperative pulmonary medication management [J]. Curr Clin Pharmacol, 2017, 12 (3): 182-187.

[6] WOODS B D, SLADEN R N. Perioperative considerations for the patient with asthma and bronchospasm [J]. Br J Anaesth, 2009, 103 (Suppl.1): 57-65.

[7] DONES F, FORESTA G, RUSSOTTO V. Update on perioperative management of the child with asthma [J]. Pediatr Rep, 2012, 4 (2): e19.

[8] HEDENSTIEMA G, EDMARK L. Mechanisms of atelectasis in the perioperative period [J]. Best Pract Res Clin Anaesthesiol, 2010, 24 (2): 157-169.

[9] HEDENSTIERNA G, EDMARK L. Mechanisms of atelectasis in the perioperative period [J]. Best Pract Res Clin Anaesthesiol, 2010, 24 (2): 157-169.

[10] OSTBERG E, THORISSON A, ENLUND M, et al. Positive end-expiratory pressure alone minimizes atelectasis formation in nonabdominal surgery: a randomized controlled trial [J]. Anesthesiology, 2018, 128 (6): 1117-1124.

[11] MONASTESSE A, GIRARD F, MASSICOTTE N, et al. Lung ultrasonography for the assessment of perioperative atelectasis: a pilot feasibility study [J]. Anesth Analg, 2017, 124 (2): 494-504.

[12] BENDER S P, PAGANELLI W C, GERETY L P, et al. Intraoperative lung-protective ventilation trends and practice patterns: a report from the multicenter perioperative outcomes group [J]. Anesth Analg, 2015, 121 (5): 1231-1239.

[13] ZAROGOULIDIS P, KIOUMIS I, PITSIOU G, et al. Pneumothorax: from definition to diagnosis and treatment [J]. J Thorac Dis, 2014, 6 (Suppl.4): 372-376.

[14] AKOGLU H, CELIK O F, CELIK A, et al. Diagnostic accuracy of the Extended Focused Abdominal Sonography for Trauma (E-FAST) performed by emergency physicians compared to CT [J]. Am J Emerg Med, 2018, 36 (6): 1014-1017.

[15] BOROHOVITZ A, WEINBERG M D, WEINBERG I. Pulmonary embolism: care standards in 2018 [J]. Prog Cardiovasc Dis, 2018, 60 (6): 613-621.

[16] SMELTZ A M, KOLARCZYK L M, ISAAK R S. Update on perioperative pulmonary embolism management: a decision support tool to aid in diagnosis and treatment [J]. Adv Anesth, 2017, 35 (1): 213-228.

[17] BURNETT A E, MAHAN C E, VAZQUEZ S R, et al. Guidance for the practical management of the direct oral anticoagulants (DOACs) in VTE treatment [J]. J Thromb Thrombolysis, 2016, 41 (1): 206-232.

[18] MASHOUR AG, SHANKS AM, KHETERPAL S. Perioperative stroke and associated mortality after noncardiac, nonneurologic surgery [J]. Anesthesiology, 2011, 114 (6): 1289-1296.

[19] KO S B. Perioperative stroke: pathophysiology and management [J]. Korean J Anesthesiol, 2018, 71 (1): 3-11.

[20] PAI S L, WANG R D, ANISKEVICH S. Perioperative stroke: incidence, etiologic factors, and prevention [J]. Minerva Anestesiol, 2017, 83 (11): 1178-1189.

[21] VLISIDES P, MASHOUR G A. Perioperative stroke [J]. Can J Anaesth, 2016, 63 (2): 193-204.

[22] XU Z H, LUO A L, GUO X Y, et al. Malignant hyperthermia in China [J]. Anesth Analg, 2006, 103 (4): 983-985.

[23] LITMAN R S, GRIGGS S M, DOWLING J J, et al. Malignant Hyperthermia Susceptibility and Related Diseases [J]. Anesthesiology, 2018, 128 (1): 159-167.

[24] Safety Committee of Japanese Society of Anesthesiologists. JSA guideline for the management of malignant hyperthermia crisis 2016 [J]. J Anesth, 2017, 31 (2): 307-317.

[25] BROMAN M, ISLANDER G, MULLER C R. Malignant

5

hyperthermia, a Scandinavian update [J]. Acta Anaesthesiol Scand, 2015, 59 (8): 951-961.

[26] KANAYA A. Emergence agitation in children: risk factors, prevention, and treatment [J]. J Anesth, 2016, 30 (2): 261-267.

[27] MISAL U S, JOSHI S A, SHAIKH M M. Delayed recovery from anesthesia: a postgraduate educational review [J]. Anesth Essays Res, 2016, 10 (2): 164-172

[28] TZABAZIS A, MILLER C, DOBROW MF, et al. Delayed emergence after anesthesia [J]. J Clin Anesth, 2015, 27 (4): 353-360.

[29] GAN T J, DIEMUNSCH P, HABIB A S, et al. Consensus guidelines for the management of postoperative nausea and vomiting [J]. Anesth Analg, 2014, 118 (1): 85-113.

[30] CAO X, WHITE P F, MA H. An update on the management of postoperative nausea and vomiting [J]. J Anesth, 2017, 31 (4): 617-626.

[31] HOPF H W. Preventing Opioid-induced postoperative hypoxemia: no simple answer ? [J] Anesth Analg, 2016, 123 (6): 1356-1358.

[32] STOELTING R K. Continuous postoperative electronic monitoring and the will to require it [J]. Anesth Analg, 2015, 121 (3): 579-581.

[33] SUN Z, SESSLER D I, DALTON J E, et al. Postoperative hypoxemia is common and persistent: a prospective blinded observational study [J]. Anesth Analg, 2015, 121 (3), 709-715.

[34] LEE L A, CAPLAN R A, STEPHENS L S, et al. Postoperative opioid-induced respiratory depression: a closed claims analysis [J]. Anesthesiology, 2015, 122 (3): 659-665.

[35] WILLIAMS B, MANCIA G, SPIERING W, et al. 2018 ESC/ESH Guidelines for the management of arterial hypertension [J]. Eur Heart J, 2018, 39 (33): 3021-3104.

第六十二章

麻醉后监护治疗室

目　　录

第一节　概　　述

麻醉后监测治疗是指对住院或非住院患者在麻醉或镇静镇痛下实施外科手术或诊断性、介入检查或治疗，在麻醉苏醒和恢复期以观察和处理麻醉和手术后早期并发症为重点的医疗活动。其目的是通过评估、监护、治疗等手段来确保患者生理功能从麻醉手术中早期恢复，包括恢复意识和沟通能力、恢复气道保护能力、维持循环和呼吸功能稳定。其实施场所是麻醉后监护治疗室（postanesthesia care unit，PACU）或麻醉恢复室（recovery room，RR）。PACU 有专业的麻醉科医师、护士、工作人员利用专用的设备和设施管理术后患者，处理术后即刻并发症如疼痛、恶心呕吐，低温、低氧血症等，在术后患者恢复、麻醉并发症防治等方面发挥着越来越重要的作用，是现代麻醉科的重要组成部分。相对于手术间，PACU 属于麻醉科建制下的窗口单位，直接面对患者及家属，为畅通医患关系和树立科室形象增加了一条途径，同时也给麻醉科工作带来了新的挑战。

一、麻醉后监护治疗室的历史

有记载的 PACU 最早出现于 1801 年英国纽卡斯尔医院（Newcastle Infirmary）。随后各地陆续建立麻醉恢复室，直到第二次世界大战期间 PACU 的数量才开始迅速增加。PACU 的建立不仅缓解了病房的压力，而且大大减少了术后早期并发症发生率及死亡率。

我国 PACU 的建立始于 20 世纪 50 年代末。20 世纪 60 年代以后，随着心血管手术、颅脑手术及器官移植等高难度手术的开展，危重症患者的增多，术后患者的危险性增高，使得 PACU 在外科术后早期恢复中占有越来越重要的地位，受到越来越多的关注。20 世纪 90 年代以后，国内的 PACU 在三级医院，甚至二级医院逐渐普遍开展，并在确保手术患者术后安全方面的重要性日渐突出，至今已经成为麻醉质量控制以及三甲医院评选的重要标准之一。

二、麻醉后监护治疗室的任务

患者无论接受何种麻醉（全身麻醉、区域麻醉、MAC 等），原则上都应于术后送入 PACU 进行恢复。临床实际工作中，分管的麻醉科医师可依据手术大小、麻醉方式、术后患者具体情况以及 PACU 占用情况来决定患者是否在 PACU 恢复。根据择期手术与急症手术量，PACU 可 24 小时开放，亦可日间开放，晚间急症手术可由值班麻醉科医师在 PACU 对患者进行监护。

PACU 的任务是：

1. 麻醉后患者的苏醒和早期恢复。

2. 术后早期治疗，包括麻醉和手术后早期并发症的发现和治疗。

3. 改善患者情况，以利于其在 ICU、特护病房或普通病房的进一步治疗。

4. 评估和决定患者转入 ICU、特护病房、普通病房或直接出院回家的指征和时间。

5. 特殊情况下（如需要紧急再次手术）对患者状况进行术前处理和准备。

第二节　麻醉后监护治疗室的建制、设置、设备和药品配置

一、麻醉后监护治疗室的建制

PACU 主管麻醉科医师应对其团队进行必要的职责划分，负责在 PACU 拔除气管导管或其他人工气道装置，也可以授权具备资质的医师实施。

大型医院的 PACU 可设立为独立护理单元，一般的 PACU 也可由数名护士负责。根据工作情况配置护士人数，护士与 PACU 内床位比一般不低于 1∶3，护士的日常工作包括：① PACU 内医疗设施、设备、床位以及急救药品、急症气道工具车的准备与日常维护；②接收转入 PACU 的患者，连接监护设备及给氧装置或呼吸机；检查和妥善固定各种导管；③根据医嘱为患者进行血气分析、血糖检测或其他快速实验室检查；④对患者重要生命体征的监测和危急值的识别、报告，对疼痛的评估；⑤对患者是否适合转出 PACU 进行初步评估；⑥医疗

文书的记录与保管。

必要时应通知外科医师到场，以识别和早期处理可能的手术并发症；视情况可请其他专科医师进行紧急会诊。

二、麻醉后监护治疗室的设置和设备配套

1. 位置　PACU应与手术区域紧密相邻，以缩短患者转入时间。如有多个独立的手术室或其他需要麻醉科医师参与工作的诊疗区域，可能需要设置多个PACU并配备合适的医护人员和设备。医院在建设和改造过程中，应考虑将需要麻醉科医师参与的内镜检查/治疗室、介入治疗中心等区域适当集中，以提高麻醉科及PACU人员和设备的利用率，保障患者的安全(图62-1)。

2. 规模　PACU床位与手术台匹配比为1∶1~3。PACU所需的床位数与手术台数量和平均手术时间相关。如果以长时间手术为主、患者周转缓慢则所需床位较少，如以短小手术或日间手术为主则所需床位较多。

3. 工作时间　取决于择期手术的比例、ICU的收治能力及各医院的人力资源。如果手术安排许可，晚间PACU可以在一定时间内关闭，职责由ICU部分替代。长时间开放的PACU应保证医护人员适当的休息时间(建议在条件允许情况下，中心手术室内的PACU应24小时开放，以保证夜间结束手术患者的安全)。

4. 床位　应尽可能采用可移动式的转运床，有可升降的护栏和输液架，且能调整体位。每一床位周围应有一定的空间，以方便工作人员、急救推车及便携式X线机无障碍通过。床头应配备一定数量的电源插孔、氧气管道接口、医用空气管道接口、抽吸管道接口、紧急呼救按钮系统及生命体征监护仪。开放式的床位可以更方便观察患者，但应配备床帘以便保护患者隐私。

5. 监护设备　必备的床旁监护设备包括脉搏血氧饱和度、心电监测和无创血压监测。心电图记录仪、呼气末二氧化碳监测仪、神经肌肉刺激器及体温监测要处于备用状态，中心手术室的PACU至少需有一台麻醉机或呼吸机。根据个体化评估原则，部分患者或部分特定手术后可能需要特殊监测设备，如有创动脉测压、中心静脉测压、颅内压监测、心输出量测定及某些生化与血气指标检测。应配备足够的便携式监护仪；中心监护站可用于资料的记录和储存，同时应重视床旁监护仪的使用。

6. 其他设备和设施　除颤仪、急救车、困难气道车、超声仪及纤维支气管镜、加温毯、空气净化装置和消毒装置等。

7. 有必要的生活、休息、办公和物品储存区域。

8. 医护人员配备　取决于各医院的实际情况和PACU的转入标准：①当PACU有一例患者时，应有两名有资质的医护人员在场；②PACU主管麻醉科医师应没有PACU外的麻醉任务；③患者带气管导管入PACU时，需由相应的医护人员监护；进入PACU的患者如拔除了人工气道处于清醒或可唤醒状态时，护士管理的床位可适当增加；④可以根据医院的外科特色，建立专科化的PACU区及儿童PACU区，配备经过培训且相对固定的护士；⑤PACU护士的工作时间应以床旁护理为主。

三、麻醉后监护治疗室的药品配置

PACU内应备有各种急救药品，并分门别类放置于急救推车内，药品应有明显标记。

标准配置急救车中的急救药品包括：

1. 升压药　肾上腺素、去甲肾上腺素、去氧肾上腺素、麻黄碱、多巴胺、间羟胺、甲氧明、异丙肾上腺素等。

2. 降压药　压宁定、艾司洛尔、柳胺苄心定、地尔硫䓬、酚妥拉明、硝酸甘油、硝普钠等。

3. 抗心律失常药　利多卡因、溴苄胺、普罗帕酮、维拉帕米、艾司洛尔、胺碘酮、普鲁卡因胺、苯妥英钠、氯化钾、硫酸镁等。

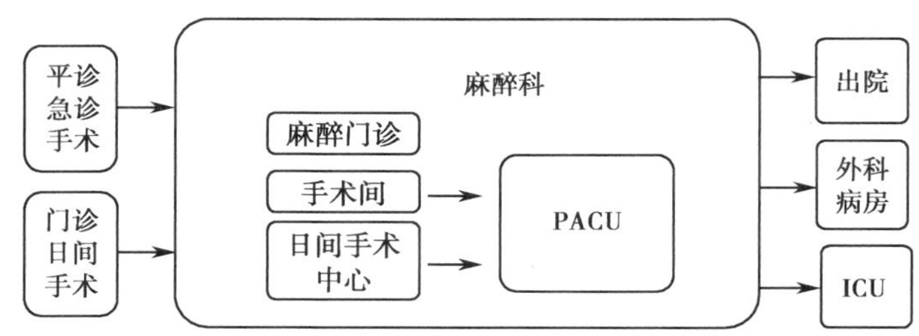

图62-1　PACU是麻醉科的重要组成部分

4. 强心药　地高辛、去乙酰毛苷、多巴酚丁胺、氨力农、米力农等。

5. 抗胆碱药　阿托品、长托宁、东莨菪碱、山莨菪碱等。

6. 抗胆碱酯酶药　新斯的明、毒扁豆碱等。

7. 利尿脱水药　呋塞米、甘露醇、甘油果糖等。

8. 中枢神经兴奋药及平喘药　尼可刹米、沙丁胺醇、异丙托品、氨茶碱等。

9. 镇静、镇痛药及拮抗药　地西泮、咪达唑仑、丙泊酚、氯丙嗪、哌替啶、芬太尼、瑞芬太尼、舒芬太尼、吗啡、曲马多、可待因、布托啡诺、烯丙吗啡、氟比洛酚酯(凯纷)、帕瑞昔布钠(特耐)、丙帕他莫、右美托咪定以及纳洛酮、氟马西尼等。

10. 肌肉松弛药　氯琥珀胆碱、罗库溴铵、阿曲库铵、顺阿曲库铵、维库溴铵、哌库溴铵等。

11. 凝血药及抗凝药　维生素K、氨甲苯酸、纤维蛋白原、凝血酸、肝素等。

12. 激素　琥珀酰氢化可的松、氢化可的松、地塞米松、甲基泼尼松龙等。

13. 作用于子宫药物　缩宫素。

14. 抗组胺药　苯海拉明、异丙嗪、氯苯那敏等。

15. 治疗液体　平衡液、各种人工胶体液、5%碳酸氢钠、生理盐水、5%葡萄糖、10%葡萄糖、50%葡萄糖、10%氯化钠、10%氯化钙及10%葡萄糖酸钙等。

第三节　麻醉后监护治疗室日常工作

一、患者进入麻醉后监护治疗室的转运和交接

将患者从手术室转运至PACU时应有一名熟知其病情的麻醉组成员和一名手术医师陪同。转入时，麻醉科医师使用能够进行头高或头低位调节的推车或有轮病床将术后患者直接护送入PACU。对血容量不足的患者可取头低位，呼吸功能或心功能不全患者可取头高位或半坐位，呕吐或上呼吸道出血危险的患者可取侧卧位。所有可能存在低氧血症的患者在转送时均应吸氧，病情不稳定的患者应带气管导管转送，并且转动途中均要求用便携式监护仪监护ECG、SpO_2和BP，备好抢救药物。在运送过程中，监护患者生命体征，携带输液和继续使用的升压药或其他治疗性药物，严密监测患者上呼吸道通畅程度和呼吸运动的有效性，观察胸廓是否随呼吸运动适当起伏，听诊呼吸音，或简单地把手掌放在患者口鼻上方感觉呼出气流，确定患者通气是否充分；全身麻醉患者在转运过程中都应吸氧。

护送患者到达PACU时，麻醉科医师应与PACU医务人员进行当面交接，交接内容包括如下：

1. 患者的姓名、年龄、术前简要相关病史(既往史、过敏史)、麻醉方式及麻醉中情况、失血、手术方法及手术中的意外情况等。

2. 麻醉期间所用的药物，包括麻醉前用药、抗生素、麻醉诱导和维持用药、肌肉松弛药和拮抗药、止吐药、静脉输注液体、术后镇痛药配方以及血管活性药等。

3. 麻醉与手术中生命体征(血压、心电图、脉搏氧饱和度、呼吸、尿量和体温等)情况，需氧量、呼吸速率、血气分析和化验结果等。手术或麻醉过程中任何有意义事件或并发症，如困难气道、血流动力学不稳定或心电图有异常变化等。

4. 经过何时处理或治疗性药物处理，效果如何。

5. 手术中液体平衡情况，包括输液量和种类、尿量、出血量与输血量等。

6. 各种导管情况，如外周动静脉穿刺导管、中心静脉导管、气管导管、导尿管、胸腔或腹腔引流管、胃肠道减压管等。

7. 估计手术麻醉后可能发生的并发症、疼痛处理情况以及其他需要交接的内容。

PACU医务人员立即接收患者，监测血压、ECG、脉搏及脉搏血氧饱和度、呼吸等，并向麻醉科医师和(或)手术医师询问相关病情。将患者妥善固定，以免摔伤、坠床或擅自拔除各种导管。

二、麻醉后监护治疗室患者的监护与治疗内容

(一) PACU患者的监护内容及其评价气道评估与管理

PACU患者应常规监测SpO_2、ECG和NIBP以及气道通畅程度，部分患者需要监测$ETCO_2$和

有创动脉压力，必要时可监测体温与肌松等，并且至少每 15 分钟记录一次。

患者围手术期与麻醉后管理内容包括定期评价与监测呼吸功能、心血管功能、神经肌肉功能、意识状态、体温、疼痛、恶心呕吐、液体量、尿量、引流量以及出血量。2013 年 ASA 更新的“麻醉后监护实践指南”对上述内容循证评价如下：

1. 呼吸功能　对麻醉恢复早期及恢复期患者应该定期评价和监测气道通畅程度、呼吸频率、脉搏血氧饱和度（SpO_2）和氧合指数。

2. 心血管功能　麻醉恢复早期和恢复期应常规监测脉搏、血压和 ECG，以便尽早发现和处理心血管并发症，减少不良预后。

3. 神经肌肉功能　神经肌肉功能的评估主要靠体格检查和神经肌肉监测。接受非去极化类神经肌肉阻滞药或伴有神经肌肉功能障碍的患者在麻醉恢复早期及恢复期应评价神经肌肉功能，以便尽早发现可能的并发症，从而减少不良预后的发生。

4. 意识状态　麻醉恢复早期及恢复期应采用评分系统定期评估患者意识状态，尽早发现并发症，减少不良后果的发生。

5. 体温　麻醉恢复早期及恢复期常规监测患者体温，便于及时发现和处理低体温，减少不良后果的发生。

6. 疼痛　麻醉恢复早期及恢复期应常规评估疼痛，尽早处理术后急性疼痛。

7. 恶心和呕吐　根据患者自身因素、术中麻醉和用药情况评估其恶心呕吐风险高低，针对性给予预防和治疗用药，可避免或减少恶心呕吐的发生，降低不良后果发生。

8. 液体量　围手术期常规评价患者液体出入量和水、电解质平衡，及时发现和纠正电解质紊乱，降低相关并发症的发生。

9. 尿量和尿排空　危重患者麻醉恢复早期和恢复期应监测尿量，便于发现并发症，并可减少不良后果。麻醉恢复期应常规评价尿排空能力，但其临床意义尚有争议。

10. 引流量和出血量　麻醉恢复早期及恢复期应常规观察患者伤口敷料、引流袋量及出血量，这可尽早及时发现术后出血、渗出等，可避免或减少不良后果发生。

（二）PACU 患者的有关治疗及其评价

PACU 患者全身麻醉手术苏醒时可能伴有许多影响多脏器系统功能的生理紊乱，最常见的是术后恶心呕吐、低氧、低温、寒战、急性疼痛和循环不稳定。患者的治疗或药物干预是 PACU 日常工作的重点内容之一，尤为注意如下内容：

1. 给氧　给予 PACU 患者吸氧可减少低氧血症发生率。转运过程中或在 PACU 的患者是否应该都常规给氧尚有不同意见。目前认为转运期间或 PACU 中存在低氧血症风险的患者应给予吸氧，如肥胖患者、镇静评分增高患者、呼吸急促患者、通气不足患者等。对日间手术患者，尤其是高龄、超重（>100kg）患者，在转运中呼吸空气时发生低氧风险明显增高，建议严密监测并吸氧。

2. 维持患者正常体温　人类是恒温动物，这对维持机体正常功能至关重要；麻醉可使体温有一定程度下降，术中由于术野暴露、手术间温度较低等因素可使患者体温进一步下降，所以围手术期需采取措施维持患者体温正常（除外特殊手术如体外循环下心脏手术等）。保温措施包括：对患者暴露部位进行包裹、盖上暖被、尽量减少患者暴露在空气中的面积、适当提高手术间温度等；另外，随着科学技术的发展，越来越多的保温装置应用于临床，如：强力空气加温装置、加温输液器、加温毯等都可以预防和治疗患者低体温，减少寒战发生，减少因低体温给患者带来的不适和并发症，提高患者舒适度和满意度。

3. 药物治疗减少寒战　低体温是患者寒战的常见原因。目前认为哌替啶治疗麻醉恢复早期及恢复期患者寒战的效果优于其他药物。当哌替啶禁忌或无效时，可考虑应用其他阿片受体激动剂或激动剂 - 拮抗剂。有研究表明，全身麻醉和区域麻醉前静脉给予小剂量氯胺酮（0.5mg/kg i.v.）可有效预防寒战发生。需注意的是低体温所致寒战的根本治疗还是复温治疗，药物治疗只是对症治疗。

4. 恶心呕吐的预防和治疗　手术操作刺激、麻醉药物、气腹、术后疼痛、致吐药物以及性别因素等可通过乙酰胆碱、组胺、多巴胺、5- 羟色胺等递质刺激外周感受器和呕吐中枢而诱发患者发生术后恶心呕吐（postoperative nausea and vomiting，PONV）。目前认为成人患者发生 PONV 的危险因素包括女性、既往有晕动史或 PONV 史、非吸烟者、应用阿片类药物以及年龄 <50 岁（表 62-1）。有证据提示手术类型与 PONV 有关，如妇科手术、腹腔镜手术、耳鼻喉手术、神经外科手术等。某些手术如内镜类手术中 PONV 发生率甚至高达 46%，致

使术后患者焦虑不安、痛苦、伤口裂开等并发症；从患者角度来说，PONV 可能较术后疼痛更加不适。与麻醉相关的预测 PONV 因素，据强度依次为应用吸入麻醉药、术后应用阿片类药物、术中应用氧化亚氮和术中低血压。因此 PONV 的预防和治疗是 PACU 常规工作中的主要内容之一。

表 62-1 术后恶心呕吐的危险因素

危险因素	已确认风险因素
患者因素	女性患者、无吸烟史、晕车、晕船史、既往 PONV 史、胃胀气
外科因素	妇科手术、耳鼻喉手术、斜视手术、腹腔手术、神经外科
全身麻醉	吸入麻醉药、氧化亚氮、围手术期阿片类药物、新斯的明、术中低血压

药物预防 PONV 可提高患者舒适度和满意度，缩短出院时间，应选择性地用于 PONV 的中高危患者。目前预防 PONV 的药物包括抗组胺药、$5\text{-}HT_3$ 拮抗剂、镇静安定类、甲氧氯普胺、东莨菪碱和地塞米松。“麻醉后监护实践指南”对这六类药物预防 PONV 的循证评价如下：

（1）抗组胺药：新近一项随机对照试验证实了以前的结果，即异丙嗪可减少术后恶心呕吐。

（2）$5\text{-}HT_3$ 拮抗剂：目前仍然认为 5-HT3 拮抗剂可有效地预防 PONV，并减少治疗性止吐药的应用。这些特异性 5-HT3 拮抗剂包括多拉司琼（呕吐减少）、格拉司琼（呕吐减少）、昂丹司琼（呕吐及治疗性止吐药应用减少）和托烷司琼（呕吐及治疗性止吐药应用减少）。但是帕洛诺司琼对 PONV 的效果尚有争议。雷莫司琼可有效地预防 PONV，并减少治疗性止吐药的应用。

（3）强效镇静药：氟哌利多及氟哌啶醇均可有效地减少 PONV 以及治疗性止吐药的应用。羟嗪、奋乃静和氯吡嗪的效果不确切。

（4）甲氧氯普胺：甲氧氯普胺（10mg）对麻醉手术恢复早期的恶心呕吐无明显效果，但可减少术后 24 小时内的呕吐。

（5）东莨菪碱：东莨菪碱透皮贴剂可减少 PONV，且无头昏、嗜睡、疲劳、视力模糊或口干等副作用。

（6）地塞米松：地塞米松可有效地预防术后呕吐，并减少治疗性止吐药的应用，而较大剂量下可预防恶心。

有文献显示，以下药物可用于 PONV 的防治。如：

（1）部分全身麻醉药有止吐的作用。如丙泊酚仅用于诱导并不具有止吐效果，但用于全凭静脉麻醉时，可显著降低 PONV 的发生；在防治高危人群发生 PONV 时，可考虑使用全凭静脉麻醉，同时适当复合其他止吐剂。

（2）神经激肽 -1（NK-1/P 物质）拮抗剂阿瑞匹坦，目前用于化疗患者。该类药物的有效性及显著疗效让它成为治疗 PONV 的一个选择。研究发现联合使用 5-HT3 和 NK-1 受体拮抗剂，显著降低了 PONV 的发生，持续作用时间最长达 48 小时。

（3）尽量使用胃肠道副作用少的镇痛药。如加巴喷丁和喷他佐辛使用后 PONV 的发生率较其他阿片类药物低。

患者一旦出现 PONV，则应该使用药物治疗，这样可提高患者舒适度和满意度，并缩短患者出院时间。一般认为 5-HT3 拮抗剂，如昂丹司琼、多拉司琼和托烷司琼可有效地治疗患者麻醉恢复期出现的 PONV。

但有些麻醉科医师以预防胜于治疗为理由，对所有术后患者都应用止吐药预防恶心呕吐，这可能导致过度治疗，增加患者费用甚至给患者带来副作用或伤害。目前有许多计分系统都试图预测恶心呕吐发生率，一个理想的记分系统应该能正确地识别 PONV 危险患者并给出建议和治疗方案。最近的一项研究表明，用 Apfel 评分（表 62-2）预测和治疗 PONV，可显著减少患者术后恶心呕吐的发生；对于 PONV 风险较低的患者（得分为 0），不需要预防性使用止吐药，在恶心呕吐发生时给予治疗才是合适的；对于高风险（评分高）的患者，可使用一种、两种甚至多种止吐药和方法来减少恶心呕吐的发生。

表 62-2 Apfel 评分

分数	PONV 的发生率
0	10%
1	21%
2	39%
3	61%
4	79%

注：每个因素得一分：女性、PONV 和眩晕史、不吸烟、围手术期使用阿片类药物。分数越高，患者 PONV 发生率越高。

有些患者患 PONV 的风险很低，但呕吐后可能导致严重不良后果，应适当采取预防措施。比如：下颌骨骨折切开复位术、食管手术和可能增加颅/眼内压风险的手术。

非药物治疗，如用针刺穴位、经皮电神经刺激器穴位按摩刺激等，这可能对部分 PONV 患者有效；同时，对术前焦虑和 PONV 高风险患者，应给予其安慰，与其进行良好的沟通和解释，这些对预防和治疗 PONV 的作用不应被忽视。

总之，有指征的情况下应该使用止吐药物来预防和治疗 PONV，联合使用两种药物合比单一药物防治 PONV 更有效。对于有中度至重度 PONV 风险的患者，联合使用两种不同种类的止吐药可更有效地预防 PONV，而头痛、头晕、嗜睡、焦虑、烦躁不安的副作用与使用一种药物无显著差异。

5. 镇静药、麻醉性镇痛药和肌松药的拮抗　对麻醉药物进行及时有效的拮抗，有助于减少麻醉相关并发症并能够提高患者的舒适度和满意度。

5

(1) 苯二氮䓬类药物的拮抗：PACU 应备有苯二氮䓬类药物的特异性拮抗剂。氟马西尼是拮抗苯二氮䓬类药物的最有效药物，可以用于拮抗某些患者的呼吸抑制与镇静，但不应常规使用。使用氟马西尼后，应延长监护时间，以确保患者不会再次出现呼吸循环抑制。

(2) 阿片类药物的拮抗：PACU 应备有阿片类药物拮抗剂。阿片类药物拮抗剂(即纳洛酮)，可用于拮抗某些患者的呼吸抑制，但不应常规使用。使用药物拮抗后，应延长监护时间，以确保患者不会再次出现呼吸循环抑制。同时应高度警惕快速拮抗阿片类药物的作用可能引起患者出现疼痛、高血压、心动过速或者肺水肿。

(3) 肌松药的拮抗：PACU 应备肌松药拮抗剂。有指征的情况下，应该给予特异性拮抗剂来逆转残余神经肌肉阻滞作用。

6. 采用多模式镇痛给予患者最佳的疼痛管理。随着舒适化医疗的要求，提高患者舒适度和麻醉质量，术后急性疼痛需及时有效地处理。给予适量镇痛药，减少术后躁动，稳定患者情绪；及时连接术后自控镇痛泵，并根据患者的需要追加负荷量；也可进行神经阻滞减少手术部位的疼痛，减少静脉镇痛药的用量和不良反应，如胸腔镜手术后采用前锯肌阻滞、椎旁阻滞与肋间阻滞，腹腔镜手术采用腹横肌平面阻滞，关节镜手术后髂筋膜阻滞与腰丛阻滞等。

7. 苏醒期兴奋　苏醒期兴奋是全身麻醉苏醒过程中的一过性意识模糊状态，不能与术后持续谵妄相混淆。苏醒期兴奋在儿童较常见，约 30% 以上的儿童在 PACU 期间会发生躁动和谵妄。苏醒期兴奋常发生在全身麻醉苏醒后的 10 分钟内，入睡后送到 PACU 的患儿也会有发作。儿童高发年龄为 2~4 岁。与谵妄不同，这种苏醒期兴奋迅速消失，患者很快恢复正常意识。

在儿童中，全身麻醉苏醒期兴奋最常见于吸入麻醉快速“苏醒”期，主要见于术中吸入难溶解的七氟烷和地氟烷的患者。一些研究提示，苏醒期兴奋发生主要与使用的麻醉药种类有关，与苏醒快慢无关。七氟烷与丙泊酚的对照研究显示，尽管丙泊酚苏醒迅速，但其麻醉苏醒远较七氟烷平稳。通过逐渐降低七氟烷吸入浓度来延长苏醒，也不能降低苏醒期兴奋的发生率。除苏醒迅速原因外，文献支持的其他病因包括，如麻醉药内在特性、术后疼痛、手术种类、年龄、术前焦虑、潜在疾病和辅助用药等。

对全身麻醉苏醒期兴奋高危儿童应采取简单的预防措施，如减轻术前焦虑、治疗术后疼痛、提供一个宽松的恢复环境等。预防和治疗儿童苏醒期兴奋的药物包括咪达唑仑、芬太尼等；尽管咪达唑仑常常可降低术后谵妄发生率和持续时间，但并非所有的研究都支持此观点。

成人全身麻醉苏醒期兴奋的发生率显著低于儿童，发生率 3%~4.7%。有研究发现，与全身麻醉苏醒期兴奋的手术和麻醉因素包括：术前给予咪达唑仑、乳腺手术、腹部手术，而手术持续时间与之相关性小。

8. 苏醒期延迟　即使患者经历了长时间手术与麻醉，患者也应在停药 60~90 分钟内对刺激出现反应。如患者发生苏醒延迟，应评估生命体征(血压、动脉氧合、心电图和体温)，并进行神经系统检查。监测脉搏氧饱和度和动脉血气分析，有助于及时发现氧合与通气方面的问题。必要时加做其他血液学检查，监测可能存在的电解质紊乱和代谢异常。

麻醉药物的残余镇静作用是 PACU 患者苏醒延迟的最常见原因。如延迟原因可能是阿片类药物的残余作用，可静脉注射纳洛酮，并逐渐增加剂量(成人每次增量 20~40μg)；同时注意该治疗将会同时拮抗阿片类药物的镇痛作用。氟马西尼是苯二氮䓬类药物残余中枢抑制效应的特效拮抗剂。在无法用药物效应来解释苏醒延迟时，应考虑其他引起苏醒延迟的原因，如低体温（<35℃）、低血糖和颅内压升高等。当考虑苏醒延迟可能原因是中枢神经系统原因所致时，有可能需行CT检查。已知胰岛素依赖型糖尿病患者可能存在低血糖时，则需测定血糖浓度。残余肌松作用也可能引起苏醒延迟，可通过外周神经刺激仪证实并给予拮抗剂来纠正。

9. 危重处理患者　在处理危重患者时，PACU医师应该随时与患者主诊医师和麻醉科医师保持联系；危重患者出现病情恶化、难以控制时，主管PACU医师应该及时请示上级医师如麻醉科副主任或主任等到场处理患者；必要时及时邀请相应专科住院总医师或高年资医师会诊，必要时请全院多学科会诊。

三、气管拔管

气管拔管前，PACU医师应了解患者气道情况，并做好再次气管内插管的准备。拔管前给予充分吸氧，吸引气管导管内、口腔内和咽部分泌物；拔管后面罩给氧，监测 SpO_2，评估是否存在气道梗阻或通气不足的征象。普通患者满足下述标准可进行拔管。

成人常规拔管的标准：

1. 吸空气情况下 PaO_2 >65mmHg、SpO_2>92%。
2. 呼吸方式正常　T形管通气10分钟试验表明，患者能自主呼吸，呼吸不费力，呼吸频率<30次/min，潮气量>300ml。
3. 意识恢复，可以合作。
4. 保护性吞咽、咳嗽反射恢复。
5. 肌力恢复，持续握拳有力，抬头试验阳性（无支撑下抬头坚持10秒以上）。

对于某些患者如：重度高血压患者、严重哮喘患者（可降低喉痉挛和支气管痉挛的风险）、手术、眼内手术的患者，可以考虑深麻醉状态拔管或者进行咽喉部表面麻醉后拔管；但需注意其常见的不良反应，并做好应对措施。拔管之前准备好口咽通气道，避免呼吸抑制和舌后坠；，患者自主呼吸和吞咽反射必须恢复，气管内分泌物应尽量吸引干净，以防止拔管后下呼吸道梗阻的发生，如若拔管后出现严重的呼吸道梗阻可考虑再次插管。

四、麻醉后监护治疗室患者的离室及去向

PACU麻醉科医师应及时动态地评估患者的病情，依据患者的病情演变，纳入不同的流程（图62-2）。

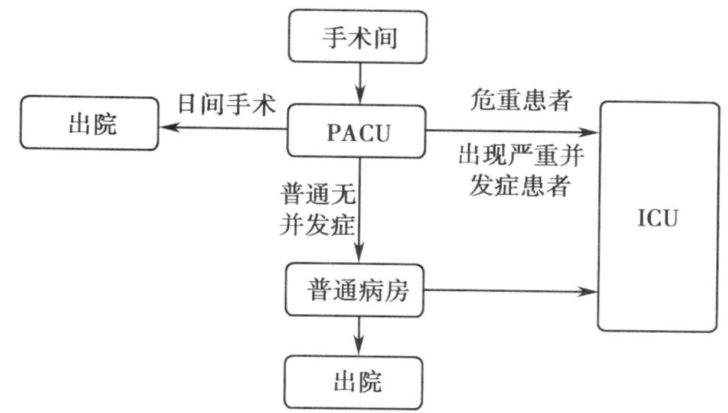

图62-2　手术患者在PACU中恢复后的离室流程

1. 病情稳定、恢复良好且达到离室标准的患者可送回普通病房　目前一般根据Aldrete评分（表62-3）或者Steward评分（表62-4）来判定患者是否可以离开PACU回普通病房。临床多采用Aldrete评分，离开PACU的患者评分至少要达到9分。

建议的具体标准包括：①神志清楚，定向能力恢复，平卧时抬头>10秒，或达到术前水平。②能辨认时间地点，能完成指令性动作。③肌肉张力恢复正常，无急性麻醉或手术并发症，如呼吸道水肿、神经损伤、恶心呕吐等。④血压、心率改变不超过术前静息值20%，且维持稳定30分钟以上；心电图正常，无明显的心律失常和ST-T改变，没有无法解释或无法控制的心律失常。⑤呼吸道通畅，保护性吞咽、咳嗽反射恢复，通气功能正常，呼吸频率在12~30次/min，能自行咳嗽，排除呼吸道分泌物，$PaCO_2$ 能保持在手术前正常范围内。吸空气下 SpO_2 不低于95%或等于术前水平。⑥电解质及血细胞容积在正常范围内。⑦无术后疼痛、恶心呕吐，或较好的得到控制和治疗。⑧体温正常。⑨椎管内麻醉患者出现感觉和运动阻滞消退的征象，且感觉阻滞平面不高于 T_{10} 水平或低于麻醉科医师指定的水平。⑩非腹部或者其他需要禁食患者，嘱患者饮用少量清水且不出现呛咳反应。伤口引流管或敷料完好无损，无伤口部位或引流管中大量失血。药物或静脉输液标签明确。

2. 病情不稳定且有发生严重并发症的可能性，或者发生了严重并发症经过及时救治后病情恢复稳定但需要继续监测的患者，需转入ICU进一步观察治疗。

3. 发生了严重并发症，经过救治后病情仍然不稳定，需要进一步诊治的患者，需要转入ICU。

表 62-3　Aldrete 评分

评估指标	分值
氧合	
吸空气 SpO_2 > 92%	2
吸空气 SpO_2 > 90%	1
吸空气 SpO_2 < 90%	0
呼吸	
能自由地深呼吸和咳嗽	2
呼吸困难、通气浅或受限	1
呼吸暂停	0
循环	
血压变化不超过麻醉前水平的 20%	2
血压变化为麻醉前水平的 20%~49%	1
血压变化超过麻醉前水平的 50%	0
意识	
完全清醒	2
呼喊能唤醒	1
不易唤醒	0
活动度	
按指令四肢活动	2
按指令双个肢体活动	1
无法按指令活动肢体	0

注：Aldrete 评分表是氧饱和度、呼吸、循环、意识及活动度一系列量化分值的简单总和。如果患者要转往其他的加强监护病房，则不需要达到所有的标准。患者离开 PACU 时总评分达到 10 较为理想，但至少达到 9。

表 62-4　全身麻醉患者术后 Steward 评分

清醒程度	完全清醒	2
	对刺激有反应	1
	对刺激无反应	0
呼吸道通畅程度	可按医师吩咐咳嗽	2
	不用支持可以维持呼吸道通畅	1
	呼吸道需要予以支持	0
肢体活动度	肢体能作有意识的活动	2
	肢体无意识活动	1
	肢体无活动	0

五、患者转出麻醉后监护治疗室的转运与交接

普通患者从 PACU 转运至普通病房时，需由 1 名麻醉科医务人员与 1 名手术医师共同护送。危重患者转运至病房监护室或 ICU，应采用标准化流程转运，由麻醉科医师和手术医师共同护送，并且转送途中要求需用便携式监护仪监测 ECG、SpO_2 和 BP，必要时监测 $ETCO_2$ 和直接动脉压，备好抢救药物。由麻醉科医师和外科医师一起向病房值班护士或 ICU 医师与护士详细交代病情，并移交病历，包括监护与治疗记录。

在转运途中应该注意观察病情，防止患者躁动、恶心呕吐、呼吸抑制、患者坠床，防止各种导管脱出等；另外护送人员还应考虑到电梯停电或故障、转运车损坏等意外情况，并针对意外情况及时处理，安慰患者，使患者保持安静状态。

六、日间手术和门诊手术患者的麻醉恢复

随着外科医疗技术的进步和医疗环境的改善，日间手术（day surgery）的运行作为一种典型医疗绿色通道、医疗效率提高的标志以及能够显著节约医疗资源等优势逐渐受到重视，亦是未来医疗资源争夺的焦点之一。目前日间手术在国内占所有手术的 30% 左右，而在欧美发达地区可达到 80%。中国日间手术合作联盟推荐的中国版日间手术定义：患者入院、手术和出院在 1 个工作日中完成的手术，除外在医师诊所或医院开展的门诊手术。日间手术患者在术前一天完成术前检查以及手术签字，手术当日直接到手术室接受手术，术后依据情况进入 PACU，充分恢复后出院回家，ERAS 可很好的应用于 PACU 麻醉恢复期。相对于住院患者，日间手术患者的术后恢复有如下特殊性：

1. 无明显心肺肾等基础疾病的日间手术患者，接受的是局部阻滞 / 浸润麻醉，手术结束后恢复良好且无外科观察项目，同时主刀外科医师判断保证安全前提下，患者可以直接从手术间离开，不必进入 PACU 恢复。如局部浸润麻醉下健康患者的拔牙手术、皮肤脂肪瘤切除、星源激光除斑手术等。如果外科角度有需要观察的项目，外科主诊医师可与 PACU 医师进行协商判断后决定是否进入 PACU。

5

2. 日间手术患者存在影响围手术期安全的基础疾病时，无论接受何种手术，原则上需进入PACU进行风险评估。日间手术患者无论接受何种手术，只要实施全身麻醉，原则上需要进入PACU监护和恢复。

3. 日间手术患者在PACU恢复时，需要依据情况适当延长恢复时间。在完全清醒、生命体征平稳、能自行安全活动的前提下，建议等待患者能够自行正常排尿、自行饮水无不适等后方可离开。

4. 随着日间手术数量和复杂程度增加，有学者对转出标准以及术后直接回家的标准进行了修改。麻醉后出院评分系统（PADSS）仍在不断改进。最新的PADSS根据以下5项标准制定：生命体征、活动度和精神状态、疼痛和恶心呕吐、手术出血以及液体出入量。现行标准将疼痛和恶心呕吐分开，并删除出院前要求排尿的标准。术后疼痛是造成日间手术患者出院延迟和非预期住院的重要原因，为增加患者满意度和保证患者按时出院，建议对术后疼痛高危的患者进行预防性镇痛治疗。

5. 日间手术的出室或离院标准可参阅本书第80章（日间手术患者的麻醉）。日间手术患者离院时，应该有一名具备民事行为能力的家属陪伴回家，并且PACU医师和患者家属进行书面交接并签字，依据患者具体情况向至少一名患者家属交代术后注意事项（最好是书面指导，包括术后饮食、用药、活动和紧急情况下呼叫的电话号码等），建议强调24小时内不得进行开车或机械操作等存在危险性的工作或行为。

七、监护期间的探视和陪伴

基于类似于ICU封闭式管理理念，PACU最初禁止患者家属探视，认为探视会影响PACU的日常工作以及对患者恢复不利。随着研究的深入和观念的更新，PACU对患者家属探视和陪伴的认识逐渐发生改变。首先是“患者家属被认为是患者的延伸”这一医疗护理理念的重大更新，强调同时关注患者和家属的医疗和护理；其次多项临床研究显示家属探视和陪伴对患者的恢复有益，尤其是对小儿患者；并认为可以减少患者和家属的焦虑，增进医患之间的交流，提供家属参与术后医疗护理的机会；即探视既是患者的权利，也是促进患者在PACU恢复的有益手段。在PACU探视中仍需注意以下几点：

1. PACU负责医师制定患者家属陪伴麻醉恢复须知，并挂贴在PACU入口处。负责医师应该就统一理念、学习交流技巧和介绍措施等对PACU所有医务人员进行培训。

2. 患者家属入PACU陪伴时，需按手术室规定更换衣帽、鞋；同时不得携带相机、拍照手机等私人物品。

3. 麻醉科护士或医师向患者家属交代陪伴注意事项；如叮嘱患者家属不得干扰其他患者的恢复。

4. 除非病情严重，小儿清醒拔管后，原则上请家属陪伴后续恢复过程。PACU应该常备不同年龄阶段小儿感兴趣的玩具。

5. PACU医师应从有益于成年患者的病情以及心理健康的角度判断是否允许其家属陪伴恢复。

危重患者不需要医疗处置时，PACU医师从患者最大受益角度判断是否让患者家属陪伴恢复，或仅进行探视。危重患者需要进行医疗处置时，原则上不宜安排家属陪伴恢复；如果患者家属十分担心或者焦虑，同时单靠病情交代亦无法缓解家属焦虑状态，以及外科主诊医师亦判断探视不会对患者的诊治造成影响时，PACU医师可以陪同患者家属进入PACU进行较短时间的探视。

第四节　麻醉后监护治疗室常见并发症

快速准确识别和处理PACU患者的并发症是PACU管理的重要环节。国内外多项大宗回顾性病例报道PACU患者出现低氧血症、高血压、心律失常、恶心呕吐、躁动等各类并发症的发生率高达10%~20%，其中术前ASA分级Ⅲ级或Ⅲ级以上以及老年患者是出现并发症的高危人群。具体内容可参阅本书第六十一章（麻醉及麻醉恢复期间严重并发症章节）。

第五节　麻醉后监护治疗室中针对患者实施人性化管理的措施

全身麻醉苏醒期，面对陌生的环境和未知的手术结果，手术患者更多地表现出人性脆弱的一面；同时苏醒期的各种不适和并发症亦会给患者心理上造成极大的恐惧与刺激。为了更好地帮助患者度过手术及麻醉后的不稳定期，减少患者心理创伤，在PACU中应该倡导人文关怀思想下的个性化管理，加强对患者生命与健康、权利与需求、人格与尊严的关注；亦是现代医学倡导的“以患者为中心”的理念。

1. 在PACU中应保护患者隐私，尊重患者信仰　对手术完毕、无法穿衣裤者，用干净的病服覆盖患者身体，在患者清醒之后做好解释工作。在进行一些暴露性操作时，做好适当的遮拦，避免多人围观，接受乳腺手术、妇产科手术的女性患者尤需注意隐私保护。交接班时，对涉及患者明显或重大隐私（如患有淋病、梅毒、乙肝等传染性疾病）者，采取私下或事先汇报的形式。尊重患者的知情权，在进行任何操作前做好解释工作；禁止愚弄、嘲笑或歧视患者。尊重患者的信仰，患者携带具有特殊意义的用物，应注意保护其不受破坏，清醒之后及时告之患者用物完好、置于患者能看到或者能触及的地方。对于清醒合作的患者，应及时松解约束带，并做好解释工作。

2. 患者在PACU无疼痛、舒适自然地清醒　在患者未清醒前清除呼吸道分泌物，以避免剧烈咳嗽所致疼痛与不适。通过改善患者的呼吸状态、补充液体量、纠正水电解质酸碱平衡紊乱、稳定循环系统等使其全身情况得到改善直至自然苏醒。当患者意识逐渐恢复后，发现自己身处陌生的环境，特别是气管插管患者突然发现自己无法发声时，会产生紧张、恐惧，甚至窒息感。此时患者如有躁动、挣扎，则应用亲切和蔼的话语主动介绍所处环境，告知其手术已结束、有医护人员严密监护和切勿紧张，指导患者平静呼吸，配合好呼吸支持，并告知达到拔管指征时，医生将会拔除导管。

3. 对患者及家属实施心理护理　良好的印象是建立信任的基础，相对于手术间，PACU医务人员应更加注重仪态，穿戴整齐、举止得体、以诚相待。对患者进行细致的观察和分析，根据每个患者的不同心理状态，采取灵活多样的心理护理措施。安慰哭泣的患者，注重目光的交流，谈话尽量从患者熟悉的方面开始。患者为小儿时，可轻轻抚摸患者的头、肩等，会收到很好的效果；不宜采取恐吓、大声斥骂等方式。老年人自尊心强、敏感性强，手术对老年人来说是一种生与死的考验，因此会变得脆弱。应注意倾听他们的需要，不与之争论，保护他们的自尊。中年人大多是家庭的支柱，面对疾病可能忧心忡忡，有较多顾虑，应该教导患者如何面对疾病、如何适应患者角色。对于恶性肿瘤患者，应鼓励他们增强信心，接受治疗。对于不孕者可能害怕家属的指责、抛弃，应注意谈话环境，以患者的角度换位思考，可向患者介绍一些术后成功妊娠的病例增加其信心。加强非语言交流，用手势或比划形象做好指导工作，或递给患者纸笔让其表达需要。认真回答家属提出的问题，了解家属的需求，尽量满足其合理要求，向家属交代注意事项非常重要；并根据具体情况决定是否让家属陪伴。

4. PACU基础护理之中强化个性化护理　对于麻醉后眼睑不能完全闭合者，给予外涂眼膏以保护结膜，并用医用透气胶布轻轻贴合。转运患者时头发可能散落，应将患者头发塞进帽缘，避免口水污染头发。当患者有便意时，应仔细查看是否插有导尿管、引流是否通畅、膀胱是否充盈、是否由于疾病或者灌注药物后需要暂时夹闭等。未插导尿管者应及时提供尿壶或便盆，协助患者在床上大小便。依据病情给患者取合适的体位，对于腹部手术者适当抬高上身可以减轻腹部皮肤张力，减轻疼痛与不适。保持皮肤清洁干燥，使用清洁纱布擦净其头面部及肢体等部位血渍。

5

第六节 麻醉后监护治疗室中感染控制

由于空间、人员和时间等方面的限制，使感染微生物在PACU容易传播。PACU一般是开放式的，病床间无屏障隔离，麻醉科医师和护士常同时管理几名患者，而患者在PACU停留时间以小时计。常规监测不能发现PACU因感控疏忽导致的感染，通常数日后在外科病房才被发现。考虑到上述问题，人们一直将PACU看做手术室消毒“最薄弱”环节，因此需采取措施降低PACU中的感染。

1. 手卫生制度　经手接触传播是导致病原微生物在医患之间交叉感染的主要传播途径。医护人员手污染是引起医院感染的主要危险因素之一，通过正确的洗手可以显著地减少手上携带的潜在病原菌，有效地切断接触传播。原卫生部2009年12月颁布施行的《医务人员手卫生规范》中指出：接触患者前、接触患者后、进行清洁或侵入性操作前、接触患者体液或分泌物后、接触患者使用过的物品后，均应洗手或手消毒；随着现代医学的发展和控制医院感染理念的提高，手卫生已成为控制医院感染的最重要的措施之一；通过医院洗手可以降低30.0%的医院感染。最近一项关于PACU人员洗手研究结果表明，目前PACU人员遵守感染控制标准的依从性很差，在面对已知污染或已知有感染伤口的患者时，工作人员对洗手的依从性最好。PACU床旁安装酒精洗手液装置，可提高医务人员对保持手部卫生规定的依从性。疾病控制和预防中心发布的《医疗保健机构手部卫生指南》建议：“在病房入口、床旁及其他方便的地点安装含酒精洗手液容器，以及医务人员携带个人便携式洗手液容器”。尽管安装酒精洗手液装置有望提高医务人员对手部清洁规定的依从度，但在PACU未进行过有关随访性研究。

2. 感染的预防控制　医护人员要严格执行无菌操作，对各种消毒措施熟练掌握，在治疗操作中使用无菌手套，避免病原菌通过医护人员的手进行传播；医护人员在进行侵入性操作时应格外小心，尽量避免锐利器械对患者皮肤或黏膜的损伤。

3. 加强呼吸机治疗患者的管理　术后转入PACU仍需呼吸机支持治疗的患者，预防呼吸机相关肺炎(VAP)，应用无菌操作技术吸痰，并记录痰液的性质和量；按需吸痰；条件允许时，尽可能使用封闭式吸痰管；呼吸机连接管道用品必须一人一用一消毒，湿化瓶和蒸馏水也须每人更换，并用含氯消毒剂消毒，消毒时湿化瓶接头等可拆卸部分应充分拆开；吸痰负压瓶及外连接管每日更换消毒，这些都切断呼吸道污染途径的重要措施。

4. 重视空气消毒及环境卫生　加强PACU室内环境的卫生生清洁和空气消毒工作尤为重要，根据术后患者的生理需要和细菌的生长特性，室内温度保持在18~24℃，湿度保持在50%~60%之间为宜。使用含氯制剂擦拭床旁桌面。

第七节 麻醉后监护治疗室的未来展望

近年来，欧美各国和我国一些大医院对ICU床位的需求显著增加。由于PACU拥有对全身麻醉苏醒期患者进行监测、呼吸支持和复苏的设备和专家，所以在ICU无床位情况下，PACU是治疗危重症患者理想的选择，比如开颅手术、肝移植和心脏手术。尽管常在PACU治疗危重症患者，但如何保证患者治疗质量，对医院管理者和医务人员来说是一个挑战。

在PACU有效实施ICU救治方案的一个障碍是需多学科医师的参与。在PACU工作的多是麻醉科医师，而管理非外科ICU的患者需有关专科医师的参与。故在遇到危重患者时，需尽快联系并沟通有关专科医师，以确保对危重症患者及时有效的救治。

当然，PACU还面临许多挑战，比如：需多学科医师协作，由内科医师、外科医师和麻醉科医师共同负责对患者进行救治；缺乏家属访视空间，传统开放式PACU缺乏足够空间；由于PACU病床间距小和患者周转快，感染控制力度无法提高；PACU护士应预先接受ICU专业培训等。

（李勇帅　易　斌　鲁开智）

参考文献

[1] 邓小明，姚尚龙，于布为，等．现代麻醉学 [M]. 4 版．北京：人民卫生出版社，2014: 1878-1884.

[2] MEISSNER W, HUYGEN F, NEUGEBAUER E A M, et al. Management of acute pain in the postoperative setting: the importance of quality indicators [J]. Curr Med Res Opin, 2017, 34 (1): 187-196.

[3] SIBBERN T, BULL SELLEVOLD V, et al. Patients' experiences of enhanced recovery after surgery: a systematic review of qualitative studies [J]. J Clin Nurs 2017, 26 (9/10): 1172-1188.

[4] KELLNER D B, URMAN R D, et al. Analysis of adverse outcomes in the post-anesthesia care unit based on anesthesia liability data. J Clin Anesth, 2018, 50: 48-56.

5

第六十三章

手术室安全与污染的防治

目　录

手术室和麻醉工作区域可能发生的危及患者和工作人员健康的情况主要有四种，即燃烧与爆炸、用电意外、麻醉污染以及其他环境安全相关问题（如噪声、辐射、传染性疾病暴露等）。加强对手术室内工作人员安全教育和建立安全有效的安全操作规程将有助于预防或减少不必要的伤害事故发生。

第一节　手术室安全

一、燃烧与爆炸

（一）发生率

在可燃性吸入麻醉药物广泛应用的时代，燃烧和爆炸是手术室安全的最大威胁。根据国外不完全统计，燃烧和爆炸的总体发生率约为1/200 000。过去曾广泛应用的三种易燃易爆麻醉药物的发生率分别为：乙醚1/58 000、乙烯1/41 000、环丙烷1/25 000。随着科技的进步，新型麻醉药物的应用及麻醉和手术设备的改进，此类事故已经很少发生。目前临床已经不用上述三种麻醉药物，取而代之以恩氟烷、异氟烷、七氟烷和地氟烷等挥发性吸入麻醉药或静脉-吸入复合麻醉，故燃烧和爆炸发生率极低。尽管燃烧和爆炸目前已不是手术室内主要的安全隐患，但这并不意味着可以麻痹大意。尤其在现代化手术室内，有大量的电气设备和高压氧气、高压空气及氧化亚氮等的应用，一旦发生燃烧和爆炸事故，将严重危及患者和手术室内工作人员的生命安全。据紧急医疗研究机构（Emergency Care Research Institute，ECRI）估计，美国每年约有500~600起手术室火灾事件，其中10%的火灾对患者和工作人员造成严重伤害。为此，美国麻醉科医师学会于2008年发布了“手术室火灾预防和管理指南”，并在2013年更新了该指南。

（二）引起燃烧和爆炸的条件

手术室内有非易燃品和易燃品，前者系指不能被点燃的物品，而后者则指可被点燃的物品，在一定条件下可引起燃烧与爆炸事故。一般手术室内发生燃烧和爆炸事故，必须具备3个条件，即火源（明火或静电火花）、氧化剂（氧气或氧化亚氮）及可燃物质（橡胶、塑料类及棉、布类用品等），此称为火灾三要素（火灾三角）。

1. 火源（明火或静电火花）　在现代手术室内，最常见的火源为手术电刀，近70%的火灾与其有关。其他常见的火源包括电凝器、激光、加热探针、钻头和牙钻、氩气刀、纤维光导电缆、除颤器电极等。旧式的手术室内可能还有电炉、酒精灯、电动吸引器开关等。

1937年Green对230例手术室内燃烧爆炸事故进行分析，由于应用吸引器、电刀、透热器而引起的爆炸有136例，占60%。近年来由静电火花引起的燃烧和爆炸事故见，按Green的分析，因静电火花引起的事故有63例，占27%。手术室里产生静电的原因有：①通风不良，湿度过低（相对湿度低于50%容易产生静电）；②麻醉选用的橡胶制品如呼吸囊等容易发生静电；③手术室地板无导电装置，蓄积的静电不易及时释放入地；④手术室内工作人员的衣服，如尼龙塑料等也容易产生静电等。

2. 氧化剂（氧或氧化亚氮）燃烧和爆炸，实质上是可燃物在一定温度下遇到氧而引起的强烈氧化反应。手术室内的氧化剂主要是氧和氧化亚氮气体。氧化亚氮不但有麻醉作用，在一定条件下分解释放热能和氧气，也同样起着提高温度和助燃作用，其助燃作用与氧气相等。因此，50%氧气和50%氧化亚氮混合气体的助燃作用相当于100%纯氧。

富含氧化剂的空气环境增加了火灾的可能性和强度。通常紧闭或半紧闭的呼吸系统都富含氧化剂，包括患者的气道内。紧闭式麻醉装置中，由于高浓度氧取代了化学作用惰性的氮气，使之产生燃烧和爆炸的危险性大大增加。

在开放式吸氧（面罩或者鼻导管吸氧）的条件下，手术单巾的铺设也可引起局部的氧气或氧和氧化亚氮混合气体的蓄积，形成富含氧化剂的空气环境。

3. 可燃物质　手术室内的许多物品，如麻醉所用气管导管、面罩、鼻导管和麻醉机上的塑料橡胶制品，手术所需的无菌单、纱布、棉球、胶布、手套、含酒精的消毒液、各种消毒包装物，以及患者的头发、衣物等均可燃烧，尤其在氧浓度高和氧化亚氮气流速度极快时，可燃性更高。

以往常用的吸入麻醉药物都系沸点低的挥发性碳氢化合物，如乙醚，都具有燃烧爆炸性。现在常用的恩氟烷、地氟烷、异氟烷、七氟烷、地氟烷等临床应用的浓度理论上不应有燃烧和爆炸发生，但仍有因使用高浓度氧和电刀而发生燃烧和爆炸的报道。因而为安全考虑，即使为非可燃性吸入麻醉药物，在应用氧、氧化亚氮、电器情况下，也难以完全避免燃烧和爆炸的危险。

（三）燃烧和爆炸对机体的伤害和处理

手术室燃烧可分为两类：患者体内着火和患者体外着火。体内着火包括气道内和腹腔内着火，前者是由气管内导管或纤维支气管镜着火引起。体外着火包括手术床单失火等。

1. 患者体内着火　最严重的类型是气管内导管着火。尽管电刀能引燃气管内导管，但激光引燃更常见。

如果气管内导管着火，应立即拔除气管内导管，停止所有气体供应。一旦氧化剂隔离火源，燃火会熄灭。需要时可向气道内灌入生理盐水。火焰熄灭后可使用面罩重新建立通气，避免使用高浓度氧气和氧化亚氮。此时应检查气管导管，评估是否有碎片残留于气道内，可考虑用支气管镜检查气道，清除任何异物，评估伤情，以确定后续处理。

当吸入高浓度氧气时，激光引燃的气管内导管着火能造成灾难性后果，特别是发生爆炸时，会波及肺、气管和食管。临床观察证明，燃烧和爆炸发生在麻醉机内，如已经和患者的气道连接，则患者的呼吸系统立即受到爆震伤害，可引起气管、支气管黏膜和肺泡的损伤出血。当出血量大阻塞呼吸道时，要及时吸净气道内血液，保持呼吸道通畅。由于可燃性气体的燃烧，瞬时产生大量的二氧化碳，涌入气道内势必造成窒息，应立即更换另一架麻醉机充分给氧和进行机械通气。如果呼吸道能保持通畅，供氧充分，循环可无影响，血压能维持满意。如处理及时，患者可无严重不良后果。如发生燃烧爆炸时麻醉机尚未与患者气道连接，则麻醉机的挥发罐可被炸碎，形成气雾外喷的麻醉药可引起燃烧，应即刻灭火和保护患者免受烧伤。

电刀或激光有可能进入气道内的手术，应采用有气囊的气管内导管。手术医师应尽量避免或减少电刀或激光进入气道内。在气道使用电刀或激光前麻醉科医师应当在避免缺氧条件下把供氧浓度降至最低，同时停用氧化亚氮，等候几分钟后待氧浓度降低后再行手术。在某些病例中（如口咽部手术）可用吸引器尽可能吸除手术野周围的氧气。

患者体内发生着火的另一种情况是腹腔镜手术。即使腹腔内充满二氧化碳，吸入氧化亚氮 30 分钟后，氧化亚氮可弥散入腹腔，并达到可助燃的浓度。Neuman 等研究显示吸入氧化亚氮 30 分钟时，腹腔内氧化亚氮的平均浓度是 36%，有的患者可达到 47%。肠内含有甲烷和氢气两种可燃性气体，有报道它们在肠腔中的最高浓度可分别达到 56% 和 69%。二氧化碳气腹内，56% 甲烷需要 47% 的氧化亚氮才能助燃，但是 69% 氢气只需要 ≥ 29% 的氧化亚氮即可助燃。因此，腹腔镜手术时，手术医师意外切开含有高浓度氢气的肠腔时，则可引起燃烧。此时氧化亚氮作为氧化剂起助燃作用，氢气为可燃气体，电刀为火源。

2. 患者体外着火　另一类型的手术室燃烧发生在患者体外。最常见于头、颈部手术患者的监护麻醉（monitored anesthesia care，MAC）中，这类患者术中需要面罩或鼻导管吸氧。对需要应用中深度镇静的患者，应考虑采用密闭的供氧装置（如有气囊的气管内导管或喉罩）。不需要中深度镇静的患者可以开放式吸氧（如面罩或鼻导管）。此类手术在使用电刀前外科医师应及时提醒麻醉科医师停止供氧或将供氧浓度减低至避免缺氧所需的最低浓度并等候数分钟，以待术野周围空气中氧浓度减低。

手术医师给术野铺单后，在手术单下面和近手术区域的氧气浓度可达到 100%。在一定条件下这些氧气可直接弥散至手术部位，使用电刀或激光即能引起燃烧。因此术野应正确铺单，最大限度减少氧和氧化亚氮在巾单下的积聚和流入手术部位。

许多物品可能都是易燃物，如纸样铺单、纱布和棉球、连接氧气面罩的塑料管道，以及患者毛发。术中纱布和棉球等在电刀和激光下使用时应先用生理盐水浸湿。

某些挥发性消毒液含有醇类物质，如果手术医师和手术室工作人员并不了解该液体含有高浓度的醇，手术开始前该溶液尚未完全干透，也可引起燃烧。医护人员一方面要了解皮肤消毒液的成分，另一方面手术开始前应待消毒液挥发干燥。

麻醉机使用的含有一价碱的二氧化碳吸收剂可与七氟烷反应产生非常多的热量，实验室研究中能持续产生超过 200℃的高温，有报道在特殊情况下干燥高温的吸附剂可引起燃烧。使用氢氧化钙或氢氧化钡的吸附剂因不含有一价碱，因此不会和吸入麻醉药产生高温。

（四）手术室内燃烧和爆炸的预防和应对措施

1. 杜绝手术室内一切开放火源　①不用可燃性吸入麻醉药；②在有高压氧和可燃性吸入麻醉药时，不应使用电炉或火炉取暖，不允许在手术室内燃烧酒精消毒器械，对手术室里所用吸引器、电凝电刀等电气设备应经常检修，防止电火花的产生；③为避免和比重高的可燃性吸入麻醉药物相接触，电源开关和电源插头位置最好离地 1.5m 以上，吸引器的足踏开关应用橡胶密封，如能将所有开关插头借吊塔接向天花板上的电路，尽可能保证用电安全；④在用电凝器和内镜时应选用小于 0.5A 和低于 8V 的电源，并尽量不用可燃性麻醉药。若正在应用可燃性麻醉药，而需要用电凝电刀，则应暂时停止吸入麻醉药，并使呼出气内的麻醉药蒸发浓度降到可燃临界值以下（通常需要等待 3 分钟以上），再用电凝电刀以保证安全。

2. 防止静电蓄积和发生火花　两个材质不同的物体（如丝绸和玻璃）接触后再分离或相互摩擦可以产生静电，摩擦即为不断地接触后再分离。绝缘物体移入带电体所产生的电场时，不带电的物体也可以产生感应电荷，从而带电。当静电电荷积聚在表面时形成电位差，当表面静电电位差高到一定值时，就可以击穿介质（空气）形成火花放电，遇有可燃性气体就可以引起燃烧爆炸。因而，为防止和消除手术室内静电的发生，必须采取以下预防措施：①所有电气设备均应接地良好，使静电对地释放。②手术室内用品如手术台用垫、麻醉用贮气囊、螺纹管及面罩等均应配有传导性物质，保持电的释放通路。③手术室宜用传导性地板，传导性物质可以为静电荷传至地下提供通路。④棉织品导电性能比合成纤维品、毛织品和丝织品为好，所以手术室内所用的布类及工作人员所穿衣服均应采用棉织品，所穿的鞋袜亦宜用传导性良好的材料制作。⑤所有器械位置固定后，尽量减少移动，以降低静电的产生。⑥手术室内温度保持在 25℃左右，相对湿度以保持在 50%~60% 为宜，如低于 50%，必须及时纠正。

3. 改进手术室通风设备，防止可燃性麻醉药物在手术室内积存　考虑到许多吸入麻醉药比空气比重大，可沉降于地面，因而通风装置的入口应设于高出地面 1.8m 以上的位置，而出口应接近地面，以导出麻醉药蒸汽。

4. 消防安全预案　最重要的措施是明确的消防预案，定期对手术室所有工作人员进行培训，才能使其在火情发生时实施合理救护措施。手术室工作人员应定期反复接受消防训练，包括灭火训练、知晓火警报警流程、了解报警开关、易燃易爆气体（如氧气、氧化亚氮等）的关闭阀门和消防器材的种类与位置。医护人员在火情发生的第一时间应该立即启动预案，及时报警和求救，同时应尽快采取措施保护患者并及时有序地撤离手术室。对每例患者，都应评估和判定是否存在火灾高危状态。如果存在火灾高危状态，所有手术室工作人员都应紧密联系并积极参与，一致决定如何防范和处理。每一位工作人员都应被指定在火情发生时其需完成特定的任务（如拔除气管导管、关闭气道气源等）。在火灾发生时应当立即执行被指定的任务，而不需要等待其他人采取行动。当完成了自己特定的任务后，应当积极帮助其他人完成尚未完成的任务。

每个手术室和存在火灾三角的工作区域（如富氧化剂空气环境、有火源和可燃物质）都需要在醒目位置张贴火灾预防和处置方案和流程。在所有存在火灾三角的工作场所，均应妥善放置消防器材并专人管理。紧急情况下消防安全通道的通畅至关重要，应定期检查。便携式应急照明装置的配备亦极为重要。

二、用电安全

（一）简介

尽管手术室的安全措施和报警系统日益现代化，各种报警系统相当完善，但在手术和麻醉期间因用电发生的意外情况时有发生，仍然会造成患者和手术室工作人员的伤害。用电意外除可能引起手术室燃烧与爆炸外，手术室工作人员和患者的触电及电灼伤也时有发生，这些伤害事件大部分是可以避免的。从一百多年前第一件电气化手术器械发明到现代化电脑数字控制手术设备出现，电气设备不当使用造成的严重损害甚至死亡事件一直都有发生。电气设备使用不当的原因是对电气设备设计、功能、使用规范缺乏基本的了解，以及各类型人员之间的沟通和协作不足所造成。因此，预防此类伤害事件的重点首先是普及手术室工作人员关于电气设备的基本常识及使用规范，其次是需要对手术室工作人员有计划的统一培训、演练，增进彼此之间的了解及正确的相互协作配合。

（二）电的基本常识

1. 电源　发电厂提供三相高压电通过高压电

缆输送到医院的变电站，经变压器降压后成为三相线电压 380V 的电源供医院作为电源使用。引入手术室、病房的电源通常为 220V 的单相交流电。变压器的三个次级线圈按星形连接，公共端接地称为中线，这种接法叫做三相四线制星形连接法。

一般手术室电源与电气设备之间通过墙壁插座接通。为保证设备用电，中间又通过多插座的电插板，按规定都为三眼插座，亦都有火线、中线、地线三根线。三根线的连接不准接错，否则就易导致触电。

2. 保护接地与保护接零　把电气设备不带电的金属部分如金属壳与大地可靠地连接以保护人身安全，称为保护接地。由于电气设备的绝缘不良，金属壳带电，电流可直接由地线入地，不致造成对工作人员的危害。

把正常不带电的电气设备金属构件与电力系统的零线做良好连接，称为保护接零。医疗部门宜使用单相三眼插座和插头。所有地线插座必须接有用电单位自己制备的可靠地线，以确保安全。

3. 地线回路　在手术室内的患者，身上往往同时与多个电气设备相连接，这些电气设备虽然都通过同一地线，也接地良好，但因为接地线不在同一点，两个地线插头之间距离过长，它们之间仍可能存在电位差，形成地线回路。

4. 漏电流　电气设备一般都有微小漏电，是交流电感应到设备的其他部分或电路而产生的。一般情况下漏电量很小，其中 99.8% 可通过地线被排除，不致造成触电危险。长期使用的绝缘物老化或设备陈旧失修、绝缘性能降低、部件损坏、污垢积聚、湿度过大，都可使漏电增加。如果没有地线，则几乎所有的漏电都可通过人体，就可发生危险。

（三）触电对人体的影响

医用电器都与人体接触，而人体犹如“导电单元”，人体内电阻很小，当电流通过人体形成闭合电路时，就有发生触电的危险。触电按电流量大小分为宏电击（macro-shock）和微电击（micro-shock）；按通电的途径分为体表电击和体内电击。前者指电极在体表，电流通过皮肤产生的电击；后者指电极在体内，电流通过低电阻的体液到达心脏而产生的电击。触电对人体的影响后果不一，轻者只引起“惊跳反应”，重者可致“室颤死亡”。这取决于下列因素。

1. 电流种类　交流电比直流电危险大，交流电中尤以 50~60Hz 者为甚。动物实验研究显示，近似电压下不同频率的交流电对动物造成的致死率可不同。

2. 电压　在一定范围内，电压越高，危险性越大，因为电压越高，其穿过机体的电流越大。直流电压 300V 以下，很少引起触电死亡，而交流电则电压 36V 以上即可有危险。

3. 电流量　通过人体的电流量越大，通过的时间越长，伤害也越重。交流电时不同电流量对人体的影响亦不同。

4. 人体电阻　体表电击时因皮肤电阻较高，且可因角化与出汗的程度，以及有无外加导电物质等不同而有很大差异，因而人体所受影响也不相同。如干燥时皮肤电阻可高达 50 000Ω，因此对于同样 220V 电压，通过人体的电流将被限制在 4.4mA。一般情况下，超过 100mA 电流通过体内就能引起室颤而死亡。体内电击时，电流低至 270μA 即可造成室颤。

5. 电流在人体的通路　致命的电击，必须通过心脏。如电流的两端在同一肢体上，只引起局部灼伤；如通过头部，一般只引起呼吸停止而对心脏损害较小；如直接影响心脏（如心导管检查时），仅 150μA 就可以引起室颤。

另外，当电击发生在心动周期的易损期（即 T 波上升支）时，更易发生室颤。女性和儿童也较男性及成人易受电击损害。

（四）几种常见触电情况

1. 体外电击（宏电击）　宏电击是指高电压或大电流作用于机体，导致神经和（或）肌肉功能受到干扰。当宏电击发生在心脏附近，如患者心电监护导联突然与电源线接通，则可能发生致命的事故。即使接触位置远离心脏，宏电击也可造成伤害。宏电击大多由增高的漏电流所致，但通过机壳之间的导线破漏，插座极向颠倒或短路，也可造成致命的电击。

（1）没有接地或接地不良所致的电击，漏电电流的大小对人体的影响不同，从小量电击直到引起死亡。漏电电流量可按下列公式进行计算：

$$I_{漏}(mA)=(U_{漏}\times 1\,000)\div(RV+RG)$$

其中：$I_{漏}$= 漏电压引起的漏电流；$U_{漏}$= 漏电压；RV= 人体电阻；RG= 人体与地之间的接触电阻。

（2）电气设备接地良好，由于接触到另一漏电装置而引起触电。

2. 体内电击（微电击）　微电击系指微量电流

意外通过某些途径经过身体或心脏内部所致的电击，临床上常见的有：①来自引入心内的导线或导管：经静脉置入心脏作为起搏作用的导线；经胸达心脏作为起搏用的导线；经胸或静脉置入心脏以监测压力充满液体的导管；心血管造影术，其右心室内有一充满造影剂的导管，当连接到电动注射器，如电动注射器的接地线没有接好，金属外壳漏电电压增至79V，电流经过导管、患者及心电图接地电极入地，以致患者发生室颤。②来自靠近心脏的电极：用以监测心电图或中心温度而接近心包的食管电极；经静脉或动脉插入监测血气变化的电极；测定血流的传感器导程；胸前或心脏区应用电凝电刀。③心内导线作为电流的汇集点，当连接接地的起搏器后引起室颤。④地线回路：当有大电流通过手术室接地线时（例如另有第三个有漏电的仪器接入），就有可能在地线回路中形成电压差（V=IR）。于是，尽管两仪器自身并无漏电，地线也完好无损，仍有一个电位差加在患者身上，使之发生室颤。假设仪器有10A的漏电电流接入时，地线有10A电流流过，仪器1与2之间的地线电阻设为0.02Ω，则形成200mV的电压差，在人体（两个极板之间）电阻为1 000Ω的情况下，可产生200μA电流，大大超过10μA的安全极限。

（五）触电事故的预防

1. 仪器的良好绝缘和可靠接地是避免触电的关键　仪器应定期检修，定期测试耐压和绝缘情况，及时更换老化的导线。如果仪器电源不是由三眼插座而是由两眼插座引入，则仪器外壳必须另接地线。接地柱接地的一端应经常保持清洁、无锈，以保证符合安全要求。地线的设置应符合要求，不可随意引接地线，不用暖气管道，更不准用地下煤气或易燃气体管道接地线。与手术患者接触的各种仪器的外壳接地应从一个接地性能良好的公共接地点接地。

2. 应用隔离变压器　这是一种初、次级之间有一层静电屏蔽并将其接地的变压器，既可以减低电源线上传来的干扰信号，又可以在初级线间绝缘层击穿时，220V的电压对地短路，不致波及人体能够接触到的次级用电部分。

3. “浮动”输入　一般情况下，生物电讯号测量仪器的输入端，如心电图机是把前置放大器“零”电位和患者右腿连接到机壳和地线，即以大地为参数电极，漏电易于通过人体和地线构成回路。浮动放大器的零电位则与机壳相绝缘，此时机器的零电位是浮动的（对大地来说）。放大器的前极与后极用变压器隔离，使得人体输入电路和前置放大器都与交流电完全隔开，避免了电击危险。

4. 其他　操作各种心内导线要戴手套，并尽可能保持干燥；每个手术台要有单独集中的电源插座板，避免仪器电缆、导线扭曲、打结或被重物挤压；接、拔插头要手持插头，不用力拉扯导线或足踏；防止插座、插头受潮或被水浸泡；设备应有专人保管，不随意更换电缆线及保险丝等。

三、电灼伤

手术室内引起的电灼伤，大多数与使用高频电刀有关。

我国目前使用的电凝电刀系由“火花隙”产生的高频电流来操作，其作用电极（active electrode）小（$<1cm^2$），接触电极（indifferent electrode）大（$>100cm^2$）。电路通过组织所产生的热量取决于电流强度（单位面积中所通过的电流安培数），而电流强度又取决于所使用的电压与功率、组织电阻、作用电极的接触面积。

在正确使用高频电凝电刀时，应尽量减少各部分电阻中消耗的功率，这样既可以降低总功率损耗，又可防止组织的灼伤。

（一）临床上常见的灼伤原因

临床上常见的灼伤原因主要是接触电极以及接触电极以外的部位出现电流的局部集中，致使皮肤过热而灼伤或者由于电流（即高频电流）通过和人体相接触的其他金属部分引起灼伤。正在进行外科手术的患者，可能通过体液、输注的液体或其他导电液体与手术床、地面、监护电极、外科牵开器等其他导体形成导电回路，这样就形成了潜在的电流通路。这种情况下，电手术设备产生的电流虽然没有在手术过程中通过电刀的头端，但在患者身上同样可产生灼伤。

1. 接触电极引起的灼伤　电极接触不良系由电极板的接触面积不均所致，或因电极本身不够平整等。另外，非一次性电极板盐水包布破损裸露、过干或干湿不均致使部分接触电阻增加等，都可引起灼伤。

2. 接触电极以外部分的灼伤　当接触电极电阻增大或偶尔发生断线时，高频电流可经接触电极以外触及人体的其他金属导体产生回流，如心电图接地电极、各种换能导线或手术台及输液架等，包括患者佩戴的金属饰品。此时高频电凝电刀的电

5

流可有 50% 流经接触电极，50% 流经心电图电极。这种漏电电流(RF)可高达 100mA。当电刀足闸(足踏开关)已经接通，而作用电极未接触患者时，漏电电流即可经心电图的低阻地线入地而引起接地电极处的灼伤。

（二）防止电灼伤的措施

1. 接触电极要与患者接触均匀良好。

2. 防止电凝电刀本身接地不良，以避免全部电流将通过其他小面积电极或金属导体而引起灼伤。

3. 作用电极凝聚有污物时，要立即清除，不要随便加大功率，以免失误造成灼伤。

4. 作用电极不需要工作期间，电闸应关闭。

5. 接触电极应注意检查其引出端是否接触良好，有无断线、脱落、接触电极接触患者的面积是否过小(应 >100cm^2)。

6. 心电图电极对组织的接触面积不得小于 100mm^2。电凝电刀的作用电极不要靠近心电图接地电极以免造成短路灼伤。接触电极和心电图电极也不要靠得太近。

7. 使用前应将火花隙调整好，不允许在电凝电刀工作期间任意调节火花隙，以免影响输出能量。

8. 射频电流可能影响心脏起搏器工作，不应同时使用。

9. 对佩戴金属饰物的患者，应考虑术中是否会出现意外电灼伤。最好的办法是术前移除金属饰物。如饰物不便或患者不同意移除且手术野远离饰物或该饰物不在电刀和接触电极构成的电流通路中，也可将其保留，同时应尽量使其与皮肤保持最大接触面积并固定。

火花隙装置在高频电凝电刀工作过程中，输出波形为间歇的，它的瞬时能量大而平均功率小，用于电凝比较理想，而用作切割则不如晶体管振荡器产生的连续波，而且这种连续波可以设计成双极式电刀，电流只在两个作用电极之间流动，对组织的损坏可以限制在很小范围内，而且界限清楚，减少高频和接触电极对患者灼伤的可能性，是现代高频电凝电刀的发展方向。

值得强调的是，在使用高频电凝电刀时，虽然高频电流不会造成患者触电事故，但如果高频电气设备有漏电现象，使高频电流叠加有 50Hz 的漏电电流，仍可造成触电事故，国内已经有这方面的报道。

氩气刀是一种更有效的单极电刀，正被更多的外科医师广泛接受，尤其是在需要对血管组织进行电切或电凝操作时。对于不熟悉氩气刀设计和应用的手术室工作人员来说，很容易将它和氩气激光混淆。氩气刀的电切和电凝作用来源于氩气接触组织局部电流带来的热量，类似于传统电弧焊接，麻醉科医师应注意可能发生类似于使用易燃麻醉气体时发生的燃爆事件。

（三）术中电刀应用对心脏起搏器的影响及处理

心脏起搏器一般由脉冲发生器和导联组成，包括单极、双极和多极导联，对电磁干扰很敏感。术中电刀的高频电流会影响起搏器的工作甚致使其完全丧失功能，可能给患者带来致命性的风险。现代起搏器种类繁多，如何避免术中受到干扰，应根据起搏器的具体型号及其性能而定。总的来说，是否被干扰，取决于患者体内起搏电极的种类(单极或双极)、电路屏蔽、电刀电流的强度和患者体内电流路径。双极起搏装置较单极的抗干扰能力更强，而单极电刀对起搏器的影响远大于双极电刀。

术中起搏器的管理包括：

1. 术前应通知患者至心脏电生理门诊详细咨询和检查，明确起搏器的型号及其性能，保证起搏器功能正常，了解术中使用电刀可能对起搏器产生的影响以及处理方式。

2. 患者术中需要使用电刀时应尽可能采用双极电刀。

3. 如必须使用单极电刀，采用“电切”比“电凝”要好。

4. 接触电极尽可能粘贴在远离起搏器及其导线的位置，同时要避免接触电极与电刀电极间的回路与起搏器，因心脏回路存在交叉。

5. 麻醉科医师应随时准备将起搏器调整为非同步模式。

6. 麻醉科医师应熟悉药物起搏，对起搏器依赖患者应备好异丙肾上腺素，必要时 1μg/ml 单次静脉注射。同时应准备好除颤仪。

四、医疗仪器使用安全

随着麻醉学科的不断发展，麻醉工作范围(如手术室、ICU、疼痛治疗室)内，医疗检查仪器日益增多，一旦发生故障，可对工作人员和患者产生致命影响。其危险因素如下：

1. 医疗仪器释放电能的影响。

2. 医疗仪器功能停止、老化引起的危险　呼吸机、人工心肺机、心脏起搏器、除颤仪等人工代替部分机体生理功能的医疗仪器功能停止时可引起致命后果。使用电能作为动力源的仪器停电时也产生同样的影响。为了提高安全性和可靠性，仪器宜设有报警装置或仪器本身的功能监测显示装置，尽量使用有蓄电功能的设备，可在意外断电后仪器仍可短时间不间断工作。医疗仪器使用过久产生老化，影响仪器的精确度及功能参量，也达不到诊断、治疗的目的。

3. 几种医疗仪器并用引起的危险　近年来常常数种医疗仪器并用，在单独使用时能安全可靠应用，并用时则可相互影响。例如向心脏内送入电极及导管起搏器，创伤性的血压计与其他仪器并用时可产生微电击，电刀与其他医疗仪器并用时容易产生灼伤。输出大能量的医疗仪器如除颤仪并用诊断用仪器时易产生干扰等。

4. 医疗仪器重量的危险　建筑物对医疗仪器的负重能力，病房为 180kg/m^2，手术室为 300kg/m^2。单位面积放置过重仪器可造成致命危险。

5. 致病细菌污染的医疗仪器　如不进行妥善的处理，可使接触者感染。有些仪器经过消毒、灭菌可影响其功能，应予注意。

6. 医用气体供应中断　如氧气、吸引器中断可引起缺氧或其他致命意外。

7. 医疗仪器的错误操作可引起严重危险。

因此麻醉科医师对工作环境应做好下列安全管理：

1. 医疗仪器应按国家规定的安全标准进行设计及制造。购置设备应多注重性能及安全性。

2. 对医疗仪器的供电、供氧设备应安全可靠。

3. 对医疗仪器应熟悉其结构功能，进行正确的操作，做好仪器的保养、定期维修，保持仪器的最佳工作状态。

4. 使用前再次检查所用仪器的安全性及功能是否良好。

五、激光的使用安全

目前国内临床常用手术激光种类主要有：二氧化碳（CO_2）气体激光，波长 10 600nm（红外激光），用于外科手术；掺钕钇铝石榴石激光（Nd：YAG），波长 10 640nm（红外激光），多用于耳鼻喉科、妇科和外科手术；钬激光，波长 2 140nm（近红外激光），多用于经尿道前列腺切除术；以及准分子激光，最常见的波长有 157nm、193nm、248nm、308nm、351~353nm，其中 193nm 激光用于眼屈光矫正术，308nm 用于皮肤科治疗。随着技术和设备的发展，激光手术在临床上的应用越来越广。由于激光的性质特殊，使用功率高，对人体有一定的危害性，因此必须强调激光手术器械使用的安全措施。

（一）激光外科和安全系统

激光手术的危害可以分为两类：光束危害和非光束危害。光束危害最常见的是眼和皮肤损伤。对眼睛的损伤可瞬间造成视网膜损伤，这种损伤也许不能修复。另外，角膜、结膜也可以被激光照射损伤。当激光进入眼睛时，大部分光被角膜和晶状体吸收。根据接触的水平，可能会导致立即热烧伤或者一段时间后发展为白内障。激光对皮肤的损伤中，最可能受伤的部位是手臂、手和头。非光束危害包括电气危害、化学危害、电离辐射、紫外与可见光辐射、火灾、爆炸、压缩和有毒气体、低温流体、空气污染、等离子辐射等。为防止这些事故发生，手术时必须采用安全措施，如防护眼睛等，建立安全系统。

安全系统包括事故情报收集、性质分析、体系化、措施研究及措施实施。安全系统规范可分为技术、管理和人的因素。

（二）激光设备的管理及使用注意事项

1. 管理方法

（1）医疗部门保管激光手术设备，选定正、副管理人员各 1 人。

（2）管理人员对激光管理区和激光保管、管理负有责任。

（3）管理人员指定激光使用人员，并对其进行基本的和技术方面的指导。

（4）激光刀使用者必须听从管理人员意见。

（5）管理人员制定使用人员名册，并妥善保存。

（6）使用人员必须经过严格培训，并对激光全面了解，掌握激光刀的使用、安全管理法和危险防治法。

2. 管理区

（1）管理区由经营者选择设计，而且应标明“管理区标志”。

（2）管理区于显眼处悬挂警告标志，使用激光名称和管理、注意事项等。

（3）进入管理区人员须经管理者许可，并认真听取管理者讲述管理区注意事项和保护措施后方可进入。

（4）人员进入管理区前后应该进行视力检查，

视力减弱者须加注意。

管理区设备及物品的设置：①管理者根据装置说明安装和设置；②激光装置和安全管理需要的设备和物品，由管理者负责；③管理者按照使用说明书进行保养。定期检查，并把结果记录在案。

使用说明书记载事项：①激光基本工作原理；②激光对人体的作用；③皮肤和眼睛的防护措施；④患者安全措施；⑤使用人员和其他人员的安全措施；⑥防止手术器械、机器等反射措施。

其他必要的安全措施：①对高压电应注意触电时处理（复苏法）；②装置使用前准备及使用方法；③装置停止步骤；④工作性能不良时发生故障，装置使用限度规定；⑤保养、检查范围规定。

3. 激光外科和安全管理　激光除对眼睛和皮肤的损害作用外，还会引起其他并发症，如反射性烧伤、错误照射等。激光手术时的注意事项应作为手术室的外科医师、护士和其他有关人员教育的重要课目（注意事项已前述）。手术室激光安全管理项目包括：

(1) 手术室安全管理组织。

(2) 医师和护士教育。

(3) 激光管理区的设置。

(4) 激光使用中的标志。

(5) 确保患者、术者、护士和见习人员的安全。

（三）激光手术时的注意事项

1. 戴防护眼镜。

2. 防止误伤、皮肤和气管保护。

3. 操纵器和机头熟练操作。

4. 不用易燃性物质（尼龙盖物、麻醉气体）。

5. 使用防止反射的器械：黑色镀金（铬）器械。

迄今为止，激光对人体有肯定结论的伤害还只限于眼睛和皮肤。使用中有时不可避免直接接触或者观察激光。为了保证工作人员的健康，应规定允许照射眼睛和皮肤的极限标准及最大允许照射量（maximum permissible exposure，MPE）。美国国家标准 Z136 详细规定了不同波长、不同照射时间的皮肤允许标准，以及以角膜允许照射量为基础的眼睛允许标准。我国于 2016 年发布了类似的激光产品安全的国家标准（GB/T7247.9-2016）。

（四）激光外科的建筑和设备

激光刀一般使用高功率激光，必须具有高压电源、电动力装置的冷却水供应设备和具有安全设备的手术室及附属设施。

1. 激光手术室　激光手术室应具备各类激光设备，适合于各种手术。随着激光外科的发展，想用一种激光进行理想的激光手术是不大可能的，有时需要 2~3 种激光组合使用，或与传统手术相结合。

激光手术室应宽敞，约 12~20m^2，与普通型手术室邻接，有的可设立专门激光手术间，以供其他激光手术同时使用。激光手术室由器械室、器材室、各种测定仪器、激光手术器械等附属设施和激光管理区组成。

2. 激光手术装置的电源　激光手术装置（激光刀）必须用高压电源。一般情况下，CO_2 激光手术装置（功率 60W）用 100V，40A，需要时用 200V，20A。Nd：YAG 激光装置（功率 100W）用三相电源，220V，40A。手术室电源应该用有双重绝缘变压器的非触地型电源，以防止电击事故。

3. 冷却水供给设备　激光手术装置的发电管及其外周容易发热，小型 CO_2 激光现在可用空冷式冷却装置冷却，但 Nd：YAG 或其他大功率激光需要循环水冷却装置。冷却 Nd：YAG 激光装置的冷却水流量 8L/min，因而激光手术室必须设有冷水供给装置。有的冷却水装置比较先进，当冷却水供给装置不足的时候，激光装置内部温度上升至一定温度时激光动力系统自动终止。

4. 激光管理区　激光手术室及其附属室都应视为激光管理区。在此区内不准许不了解激光知识的人员进入，要进入激光管理区的人员必须经过激光管理员的同意，并且由管理人员向其说明管理区的注意事项和必要的保护方法后才可入内。正在进行激光手术的手术室门口应悬挂标记。

随着激光医学的发展，激光管理区逐渐扩大，国内已有激光专科医院，配备有各种不同类型的激光手术装置，可进行各科的特殊激光手术治疗和以激光为主、其他方法为辅的综合性治疗，为拓展激光医学创造了良好的条件。

（五）激光安全标准

为了保证激光安全使用，需要制定并遵循如下标准：

1. 激光本身对机体损害防护标准。

2. 激光器械制造安全标准。

3. 激光器械使用安全标准。

4. 激光手术安全管理标准。

5. 除制定激光安全标准以外，安全教育也是一个重要问题。

6. 激光手术中排烟标准　在激光手术中产生

的汽化烟雾由于病灶性质不同，产生的毒副作用不同。应有特殊排烟装置，将有害烟雾排除，保持室内空气清新，不影响手术人员视野。

（六）激光对机体损害防护标准

当前这类标准较多，但都未经充分地研究和检验，而切实可行者并不多，需进一步努力改进，制定出更合适的标准。按激光四级分级法，激光手术中以皮肤及眼睛最易受到伤害，大都分属于 3 或 4 级激光，必须采取防护措施和医疗监视。

（七）激光手术器械使用安全标准

激光手术器械的使用安全标准因手术所使用的激光种类不同各有规定。目前常用的 CO_2、Nd：YAG 激光共同点较多，但为确保安全起见，根据不同对象分述：

1. 术者和助手必须详细了解器械的性能和使用方法。

2. 出入人员配戴防护眼镜。手术室工作人员应佩戴安全护目罩或与所用激光波长相配的彩色滤镜。使用 CO_2 激光刀时配戴无色玻璃眼镜或塑料眼镜；使用 Nd：YAG 激光时配戴能切断波长为 1.06m 射线的滤过眼镜（D7-BG8.AO584 等）。在激光手术室内所有人员必须配戴防护眼镜。但 Nd：YAG 激光的防护眼镜着色浓、影响视力、给操作增加困难，有待改进。操作熟练人员，只要加强严格使用管理，不带眼镜也可手术。

3. 操作器和机头等需熟练使用。

4. 激光手术操作须熟练。如聚焦照射、离焦照射、机头转向组织方法、在组织移动速度、组织切开法、凝固法及汽化法等。

5. 术前可用木板或塑料地板进行照射试验。

6. 光束勿照射于照射野以外，照射野周围的组织用湿纱布保护。

7. 使用黑色镀金器械，黑色镀金器械可使激光反射波减弱 60%~70%。

8. 患者周围不能放置易燃性布料、塑料类和使用易燃性或易爆性气体。

9. 使用特殊专用设备排除烟尘。

（八）激光手术安全管理标准

1. 选定安全管理者。
2. 选定操作者。
3. 编制操作者名册。
4. 操作者的教育。
5. 管理区的设置。
6. 保养管理。

以上安全标准为使激光设备发挥更好作用，防止意外伤害事故发生提供重要参考。

激光作为一种医疗工具已被用于临床的许多领域。目前，它已应用于眼科屈光矫正、治疗视网膜疾病、耳鼻喉科治疗喉和气管肿瘤、皮肤科治疗皮肤病、外科用以切割止血和妇科治疗宫颈糜烂等。激光用于手术治疗的优点是：止血效果好；激光可以会聚成一束很细的光束，对病灶周围组织损害小；术后很少出现水肿和疼痛；愈合迅速，结痂甚少。缺点是：不能使用易燃麻醉剂；激光束可引起某些麻醉药分解，如三氯乙烯可分解为卤化物；当乳胶、橡胶、丝绸、硅或塑料导管接触激光束时，可立即起火，并可因氧气和氧化亚氮的存在而加剧。

由于激光的能量集中、强度大，使用时要注意防护，应注意以下几方面。

1. 在使用激光的地方，工作人员和患者都必须戴防护眼镜，以免损伤眼镜。由于激光的强度大，而且方向集中，反射也是有害的，必须严格执行操作规程。

2. 如果靠近目标的组织区需要保护，只要盖一层潮湿纱布就可以起到适当防护作用。

3. 与麻醉风险相关最常见的是咽喉部的激光手术。如果气管导管位于术野附近，应特别注意防止激光束损害气管导管，在有氧气的情况下，导管可被烧坏。目前临床常用的聚氯乙烯（PVC）导管最易燃（燃点 69℃），过去反复使用的红色橡胶导管较耐燃，硅胶导管最不易燃。做此类手术时，可以选用激光专用的气管导管，以防止意外发生。同时要注意根据手术使用激光种类的不同选用不同的激光专用导管。但是激光专用导管价格非常昂贵，且与 PVC 导管一样不能防止电刀引起的燃烧，并不能保证完全安全。如没有不易燃烧的导管，也可采取在 PVC 导管外包上一薄金属层，如用自动粘合铝箔包绕导管远端（套囊除外），可保护导管免遭激光损害。但金属表面会对激光产生很强反射，术中包裹的金属层也容易松动，会造成气道黏膜的损伤和阻塞，同时这种方法的具体实施也很复杂，临床应用并不多见。术中使用盐水纱条保护气管导管对麻醉科医师和外科医师都是比较简便易行的方法，由于二氧化碳激光对水的穿透力很差，术中只要保证盐水纱条的持续湿润，可以取得比较好的防护效果。但纱条自身也是易燃物质，干燥后反会增加燃烧的机会，所以使用时一定要注意及时湿润和更换。

尚没有不影响套囊功能的保护方法，但目前多建议改用盐水代替空气对低压高容气囊进行填充。可在盐水中加入亚甲蓝等染色物，以便套囊破裂时及时发现。

4. 气管切开的患者，银制气管切开导管或有纱布套或铝鞘的塑料气管切开导管，可用于全身麻醉给药。

5. 对与气道相关的激光手术，手术医师在激光操作前应及时提醒麻醉科医师做出相应调整，吸入氧浓度应尽量保持在40%以下或者能够维持氧合的最低浓度。全身麻醉可以考虑在激光使用期间改为空气通气，同时应避免使用氧化亚氮及其他可燃性麻醉气体，可改用全凭静脉麻醉。同时手术医师应尽量降低所用激光能量，采用间断激发的方式，以减少发生燃烧的可能。

6. 所有不燃烧的麻醉药物均可用于接受激光手术的患者。全身麻醉时，凡是可用于高频电刀手术的药物，也可用于激光手术。

7. 此外手术室工作人员还要注意：在金属仪器和有反射性的表面上放置潮湿纱布；不要放置任何物体在激光束通过的路径上。

六、其他安全问题

有关麻醉和手术室安全，还应重视手术室温度和湿度的调节。

麻醉中决定患者体温最重要的因素是环境温度。当手术室温度为24~26℃时，不论患者的年龄、性别、手术类型和所用麻醉如何，患者体温均能维持正常。空气的温度、湿度及流速对热的消散有很大关系。皮肤蒸发速率与空气的温度成正比，而与其湿度成反比。当空气内水分达饱和时，皮肤蒸发即停止。空气的湿度除影响蒸发外，还影响对流及传导，手术室湿度应保持在60%~70%。低于50%应纠正，以免影响手术患者的散热和静电蓄积。

体温中枢对血流0.2℃的温差即可起反应。体温低时，机体一方面通过神经体液调节提高代谢率，同时也通过运动神经直接控制横纹肌的运动，产生寒战以增加产热量；另一方面还通过自主神经使皮肤血管收缩以减少散热。体温升高时，则降低产热过程，提高散热过程，如通过自主神经使皮肤血管扩张并出汗散热，从而保持正常体温。全身麻醉患者的这种生理性调节功能削弱。

冬季时更应注意保温，麻醉时间长、手术创面大、大量冷库血输注以及人工呼吸时间长的患者体温可能剧烈下降，要加强这类患者术中的体温监测与体温保护。

婴幼儿的体温控制能力低，因其有较大的体表面积，皮下脂肪少，呼吸中丧失的水分多，因而如暴露于寒冷环境下，极易体温过低。新生儿通过增加肌肉活动、啼哭、存积脂肪的分解利用、动员内源性去甲肾上腺素可以适应一定程度的低温，但早产儿在周围温度低至28℃时即不能维持温度。术中许多因素可导致体热丢失而使体温下降，如手术室冷气设备、冷液体的输入、长时间手术麻醉、肌松药、库存血和无复吸麻醉装置等的应用等。低温对心脏手术有利，但术后苏醒延迟、呼吸抑制、进食延迟；体温低有导致新生儿硬皮病的可能，严重者也可导致患儿死亡。

反之，手术室内温度过高，加上其他许多因素也可使患儿产生高热。

第二节　手术室的污染与防治

以往对麻醉科医师和患者潜在的威胁是手术室的燃烧与爆炸。随着医学的发展和麻醉技术的不断进步，这种危险正逐渐减小。手术的环境问题成为当今手术室内工作人员最大的威胁。工作环境与人体健康有密切关系，手术室环境对麻醉科医师和手术室护士等的健康亦有影响，如手术室内各种气体（吸入麻醉药物的蒸气及麻醉中所排出的废气等），如果处理不当，势必造成手术室内空气污染，对长期工作在这种环境中的工作人员的健康可能带来不利影响。直到20世纪60年代后期，此项污染问题才得到广泛重视，进行了大量研究，并采取了许多有效的措施。另外，在手术室中不容忽视的是病毒污染，特别是乙型肝炎病毒（hepatitis B virus，HBV）和人类免疫缺陷病毒（human immunodeficiency virus，HIV）污染，直接威胁着手术室工作人员的健康。

一、麻醉废气污染的来源和监测

手术室内的废气主要来源于麻醉中麻醉气体的外漏或麻醉废气的排放。尽管有研究报道慢性吸入低浓度的麻醉废气可能对身体有害，但这些研究都未得到公认。

麻醉废气的浓度通常用ppm（parts per million）表示。因此，100%氟烷在贮存瓶或挥发罐中的饱和蒸气浓度为10^5ppm；同样，1%氟烷相当于1 000ppm。氧化亚氮废气和其他卤代类麻醉药的废气可能分别接近3 000ppm和50ppm。美国国家职业安全和健康学会（national institute for occupational safety and health，NIOSH）建议手术室内大气中氧化亚氮不能超过25ppm，挥发性麻醉药不能超过2ppm（如与氧化亚氮同时存在时不能超过0.5ppm）。1ml挥发性麻醉药可产生200ml蒸气，如果漏出到20英尺（6.096米）×20英尺（6.096米）×9英尺（2.743米）大小的密闭房间可有2 ppm的浓度。尽管通过改善手术室的排污系统可使废气减少达90%，但事实上NIOSH的建议不可能实施。鉴于目前尚无完备的监测系统，只有当环境中挥发性麻醉药浓度超过NIOSH建议最大浓度好几倍时才能被察觉到。有研究表明，50%的志愿者能闻到33ppm的氟烷，感觉阈值在3~100ppm。因此，当人们闻到麻醉气体气味时其浓度已经超过NIOSH建议的最大浓度水平。

5

（一）高压气源系统漏气

氧化亚氮（N_2O）钢瓶至麻醉机中心供气系统至流量表的气路系统中，都为高压气源，其中N_2O系统的接头以及钢瓶阀门是最容易漏气的部位。

（二）低压气源系统漏气

流量表至患者的气路系统，为低压气源系统，其压力很少超过2.9kPa（30cmH_2O）。但如果漏气，也足以使手术室内空气的N_2O达200~300ppm。漏气最常见的情况是CO_2吸收罐的垫圈密闭不严，其他为接头、导管和活瓣等处漏气。

（三）麻醉方式

应用开放式滴醚、吹入法、半紧闭、半开放法以及应用麻醉呼吸器时，均有大量麻醉废气排入手术室中，尤其以麻醉机无麻醉废气清除系统设备者为严重。在已设置排污设备的手术室中，麻醉气体泄漏及排污机器功能失灵仍是手术室空气污染的主要原因。

（四）麻醉废气污染水平的监测

麻醉废气空气污染水平的监测方法有两类：①采集一般工作场所的空气样本，进行测定，此方法称为区域监测（area monitoring）；②采集正在进行麻醉的麻醉科医师呼吸区域的空气样本，进行测定，称之为个人监测（personal monitoring）。如有条件，可定期检查工作人员呼出气和血液中的麻醉药物水平，如发现某人的麻醉药物水平过高，应考虑调整其工作时间，以策保护。比较理想的监测方法为连续地对手术室内进行浓度监测。

废气排放（scavenging）系统是将麻醉废气进行转化处理后排入大气中，使这些气体对人体不产生危害。手术室内氧化亚氮浓度不应超过25ppm，而含卤素麻醉药物浓度不能超过2ppm。应该常规使用专用的麻醉废气排放系统，这些系统包括气体收集、转运、接收和排放系统。

二、麻醉废气污染与人体健康的关系

有关麻醉废气对人体影响的研究，最早是在1967年，其研究结果提示麻醉废气对手术室人员有危害。在20世纪70年代中期，美国和英国的三大研究机构认为，在手术室内工作的女性医师比手术室外工作的女性医师流产率高。此外，手术室内男性和女性工作人员的孩子先天性异常的发生率也比手术室外工作人员高。虽然流行病学研究表明手术室内工作人员和其他人员一样，但在男性麻醉科医师中肝脏疾病的报道更常见。这些研究结果提示，应该特别注意手术室内的环境因素，因为除了有废气污染外，还存在其他的一些危害人体健康的因素，如射线、压力、有机化学物质的接触等，都可对身体产生不良影响。

（一）手术室工作人员对麻醉废气的摄取

长期接触麻醉废气，可使组织中含麻醉废气的量增加。监测接触者呼气末卤代类麻醉药物浓度是衡量麻醉废气污染程度的重要指标。有报道麻醉科医师呼气末氟烷为0~12.2ppm，平均值为1.8 ppm，并可在血液中检出；甲氧氟烷为0.1~0.7ppm。

摄入体内的麻醉废气也随呼吸排出体外，待排至不能再在呼气中检出时，所需要的时间称为洗出时间（wash out time）。甲氧氟烷的洗出时间为10~29小时，氟烷为7~64小时，氧化亚氮为3~7小时。一般脂溶性越高的卤代类麻醉药物，其洗出时间越长。麻醉科医师每天在手术室接触8小时麻醉废气后，要有16小时的洗出时间，如果在16小时内重新接触麻醉废气，则势必因无法排尽而逐渐积聚达明显的危险程度。

（二）麻醉废气对人体健康的影响

麻醉废气在体内蓄积后，可能产生多方面影响，包括心理行为改变、慢性遗传学影响(包括致突变、致畸形和致癌)以及对生育功能的影响等。

1. 心理行为的影响　有研究显示吸入0.001MAC麻醉药物会使麻醉科医师达到轻度麻醉作用，包括听力、记忆力、理解力、读数字能力及操作技能等心理行为的影响。也有研究表明，在无排污装置的手术室中，即使氧化亚氮达6 000ppm和氟烷达10ppm，也难以证实对人有不良的心理行为影响。有学者认为只有5%~10%MAC高浓度麻醉药物环境，才有可能影响人类的心理行为，并导致麻醉操作准确性下降。

2. 致癌性　1968年Bruce等对美国20年间麻醉科医师死亡原因作了回顾性调查，提示女麻醉科医师死于白血病和淋巴瘤者较多，长期暴露于微量麻醉废气的致癌问题由此得到普遍关注。

(1)致癌的可能性：①某些吸入麻醉药物与化学致癌物一样，可与DNA分子共价结合。化学致癌物的致癌过程，一般与此种共价结合有密切关系，共价结合所引起的细胞损伤，如果不能修复，即可能引起细胞增生而形成肿瘤。已证实氯仿和氟烷的活性降解物，可与小鼠肝脏形成共价结合。②许多吸入麻醉药的化学结构与致癌物相似。甲氧氟烷、恩氟烷和异氟烷与化学致癌物二氯甲基醚、氯甲基醚和二(α-氯乙基)醚均是α-卤化醚；氟烷和氯仿与动物致癌剂甲基碘、丁基溴和丁基氯均是烷基卤化物；多数吸入麻醉药、三氯乙烯与人和动物的致癌物氯乙烯相同，都是含氟烯属烃；氟乙烯醚和二乙烯基醚均含有乙烯基。尽管吸入麻醉药与化学致癌物的化学结构式有相似之处，但绝不意味着吸入麻醉药有同样的致癌性。毕竟其存在结构差异，故不能等同相视。③某些吸入麻醉药可能引起体细胞突变，可能与肿瘤的形成有关。④吸入麻醉药用于离体实验，在麻醉浓度下证实对各种细胞具有免疫抑制作用，但对人体免疫力的影响尚难定论。

(2)对人类致癌的调查：对人类长期暴露于各种微量麻醉废气是否可致癌问题，目前尚缺乏有说服力的资料，因没有测定接触人群中各种吸入麻醉药的浓度。曾有几项调查结果似乎认为长期暴露于吸入麻醉废气的女性，其癌症发病率有不同程度的增高，但结论较片面，未得到公认。

(3)动物致癌的实验研究：各种吸入麻醉药的致癌性，在动物实验方面已有大量研究。用极高剂量氯仿经口灌药，可使B6C3F1小鼠产生肝癌，也可诱发大鼠出现肾脏肿瘤；经口灌注三氯乙烯仅使小鼠产生肝肿瘤。这种经口灌注药物使动物致癌的资料，可能与临床上吸入途径用药的后果毫无相关性。给妊娠小鼠吸入麻醉药，出生后的小鼠继续短时期吸入，其中异氟烷是唯一致癌阳性的全身麻醉药。但另有作者做类似的研究，使小鼠每天4小时、每周5天暴露于最大耐受量(0.4%异氟烷)中，结果证实并不增加致癌率。动物终身吸入氟烷、恩氟烷、N_2O或氟烷/N_2O最大耐受量的数项实验研究表明，吸入麻醉药均不增加致癌率。

综合上述动物实验研究和临床观察的结果表明，手术室工作人员长期接触麻醉废气并不增加致癌危险。但长时间在没有排污设备的手术室内工作，对身心的影响不可忽视。

（三）对生育功能的影响

麻醉废气对手术室女性工作人员生育功能的影响，可能是最受关注的问题，但争论最大，也难以得到确切可信的资料证实。孕期妇女长期暴露于微量麻醉废气中，是否导致自发性流产率增加、婴儿畸形率增高或非自愿性不孕率增高，至今仍不明确。

在人体上研究麻醉废气对生育功能影响，主要采用流行病学调查方法进行。但20多年来虽然做过许多流行病学调查，但大多均存在某些限制，不能说明任何问题。例如，缺乏严格的对照组，没有严格的调查设计控制诸如孕妇年龄、既往有无流产史、吸烟和饮酒等其他影响自发流产率的因素。

1. 回顾性填表调查　1967年首次报道回顾性填表调查结果，此后历年都有资料报道。尽管在长期接触麻醉废气的手术室女性和男性成员的妻子，自发流产率和婴儿畸形率有所增加，但发现回顾性填表调查方式本身有明显缺陷，如回复率低，不回复者可能存在不愿回答的问题，对妊娠、流产、婴儿畸形和不孕的诊断可靠性不能保证，同时还存在对麻醉废气污染的偏见等，这些都可直接影响调查结果的准确性和可靠性。

2. 诊断可靠性的显著性意义　瑞典自1973年开始实行生育注册登记制度，并对全体护士进行注册登记。利用两项登记资料，研究麻醉废气污染对生育功能的影响，其性质接近前瞻性调查，具有资料完整、报告准确和无记忆误差之优点。Ericson等总结了1973年至1975年期间至少孕期的一半时间在手术室工作的妇女494次妊娠的资料。结果显示，暴露于麻醉废气的妇女，其早产率和婴儿畸形率与对照组均无差别，只是妊娠期短于37周者较多。

迄今仅英国报道一项前瞻性研究结果，对1977年至1986年10年期间各专业40岁以下的所有女医师，通过邮寄填写调查表方式进行研究，回复率基本满意。结果显示：①流产率与既往妊娠史、妊娠年龄、母体吸烟和饮酒有关；②与专业、手术室工作年限长短及其有无污染设备无关；③先天性畸形和胎儿出生体重，与微量麻醉废气污染无关。

（四）其他疾病的影响

小动物长期暴露于微量吸入麻醉药环境，可引起白细胞减少和肝、肾、脑功能下降。手术室工作人员可能出现头痛不适、消化道或呼吸道疾病、散发性肝病、喉炎、肌肉无力、偏头痛、房颤以及哮喘加重等疾病，认为可能与长期吸入微量麻醉废气有关。

5

三、麻醉废气污染的控制措施

控制麻醉废气污染，要从减少污染源及依靠排污设备着手，二者不可偏废。原则是尽量少用或不用吸入麻醉，需要使用时，应取低流量紧闭式静吸复合麻醉。

（一）麻醉气体漏气

1. 高压系统漏气的检查　将N_2O中心供气系统的接头浸没于水中，可发现是否漏气。麻醉机是否漏气，可用下列检查方法：如果是N_2O中心供气系统，先关闭输入麻醉机的气源；如果是N_2O钢瓶，先开启钢筒阀后随即关闭，然后记录压力表读数，如果存在漏气，压力表指针多在1h内降为零。

2. 低压系统漏气的检查　先关闭逸气活瓣，折除贮气囊，用塞子或手指堵住贮气囊接口和Y形管口，然后开启氧流量表，使麻醉机压力值达到3.9kPa（40cmH_2O），通过调节氧流量的大小，使压力表值维持在此水平，如果氧流量为零，表示无漏气；否则表示有漏气，其漏气量相当于当时的氧气流量。应定期作上述检查，特别在更换二氧化碳吸收剂以后应列为常规检查。

（二）减少麻醉废气污染的操作方法

在不影响麻醉正常进行的前提下，采用减少麻醉气体泄漏的操作方法有以下几种：①选用密闭度适宜的麻醉面罩；②待麻醉机与患者建立回路通气后才启用麻醉气体；③气管内吸引时先关闭麻醉气源，排尽气囊内残余气体后方可吸引；④麻醉结束拔除气管导管或移开患者面罩之前，先给予纯氧吸入，待麻醉气体完全排入排污系统后再拔除导管；⑤向挥发器内添加麻醉药物时，应在麻醉结束后或麻醉开始前进行，不应在麻醉期间添加；⑥向挥发器内加药过程中应尽量防止麻醉药物外漏，否则将显著升高手术室内的麻醉药物浓度。如果已经闻到麻醉药气味，其浓度至少达到33ppm，如果已经有强烈气味，则麻醉浓度至少超过规定的100倍以上。

（三）麻醉废气清除系统

麻醉废气清除系统，简称清除系统（scavenging system），是将麻醉通气系统中多余的麻醉气体排到手术室外的装置，是减少麻醉污染最重要的措施，污染率减少可达90%左右。清除系统一般由三部分组成：气体捕获装置、处理装置和连接装置。

1. 气体捕获装置　该装置分收集系统和输送系统两部分，可收集麻醉机通气系统、体外循环机氧合器或麻醉呼吸器排出的多余麻醉废气，输送至处理装置。当代新型麻醉机均已配置性能良好的气体捕获装置，其收集系统与输送系统已合为一体，与麻醉机通气系统和麻醉呼吸器相互接通，并具有足够的废气清除能力。

2. 处理装置　由废气处理管和废气驱动装置组成。用患者自身的呼吸作为驱动力者，称为被动清除（passive scavenging）。用抽气泵作为废气排出驱动者，称为主动清除（active scavenging）。

（1）被动清除是将麻醉机上的废气处理管直接通到手术室外即可。要求：废气处理的管径合适，抗压性能强；通到手术室外的排气口应与风向相顺，防止气流倒灌；排气口应安装钢丝滤网，防止灰尘、昆虫等进入废气处理管道内而造成阻塞；如果将废气处理管外口置于排风扇邻近，则排气效果会更好。被动清除一般对患者无危险性，但仍应注意防止废气处理管曲折，否则可致呼气阻力增高，呼吸做功增加，从而干扰麻醉通气系统中的气流模式，导致$PaCO_2$升高。有人建议在30L/min气流量时，废气处理管内气流阻力不应大于0.049kPa

$(0.5cmH_2O)$；警惕紧靠患者侧废气处理管的受阻意外，一旦发生而未能发现，可导致肺内压力增高，甚至心搏骤停。

(2) 主动清除为一种抽气驱动排污装置，包括中心真空泵、排气扇、喷射装置以及抽气泵等部件。由于抽气泵负压较大，故选用细长的废气处理管即可。

3. 连接装置　是气体捕获装置与处理装置之间的连接装置，是清除系统中最重要的组成部件。实际上，清除系统的设置扩大了麻醉通气回路，不仅增加复杂性，更重要的是清除系统的管道一旦受阻，或抽气泵发生故障，均可将正负压直接传递至麻醉机通气回路、呼吸器或氧合器内，由此可显著影响麻醉通气回路等的正常工作状态，严重者甚至可威胁患者生命安全。为防止上述危险，设置了连接装置，可有多种不同的设计类型，但必须能有效调整清除系统的内压力，使正压不超过 0.98kPa $(10cmH_2O)$，最大负压变化在 0.049~0.098kPa $(0.5\sim1.0cmH_2O)$。典型的连接装置由两部分组成：贮气装置，可贮存暂时超出清除能力的气体；压力保护装置，可防止正压和负压过大。连接装置又可分为密闭式和开放式两种，密闭式的贮气装置由可膨胀气囊、正压排气阀和负压进气阀组成。提供压力保护，适用于低流量装置或被动清除。开放式的压力保护由输送装置和处理装置之间的开孔或裂隙所提供。作为贮气装置的管道，其一端封闭，另一端开口于大气，管道上有不同位置的进气口和清除排气口，适合于高流量处理装置。

(四) 通风系统

手术室内的麻醉废气往往先沉积于手术室地面，但因工作人员的走动和活动，麻醉废气可被搅动而满布整个手术间。因此，手术室内应设置有效的通风系统，或空调系统，以辅助麻醉机清除系统的排污工作。

通风系统排污的有效性，一般按手术间空气每小时可被完全更换的次数来表示，至少每小时能更换 10 次方称有效。通风系统有隧道设置，其中有高流速区和流速较低的淤滞区，而麻醉机应放置于高流速区为妥。手术间空气更换的次数，与麻醉废气污染水平不相关。值得注意的是，再循环通风方式不仅可使正在进行麻醉的手术间污染加重，还可因麻醉废气的再分布而使没有麻醉的手术间乃至休息室均招致不同程度的污染，因此不宜采用。

四、其他有害物质的污染

(一) 其他有害化学物质污染

手术室内其他有害化学物质污染的研究资料还比较少，缺乏完善的评价标准，因此对其影响手术室工作人员健康的关系，难以作出客观评价。

手术室内有害化学物质主要为消毒剂，如甲醛、戊二醛、异丙醇、乙醇、苯酚及环氧乙烷等。此外，还有紫外线照射分解空气所产生的臭氧、工作人员呼出的二氧化碳、骨水泥挥发气体中所含的甲基丙稀甲酯和对苯二酚及激光器所释放的毒气等。

甲醛和戊二醛对黏膜有刺激性，为致敏性物质，动物实验证明其具有致突变、致癌和致畸形性。德国法律规定，工作人员在 8h 工作时间内，最大的平均接触水平：甲醛为 0.5ppm，戊二醛为 0.2ppm。有报道用 0.228% 甲醛和 0.15% 戊二醛混合液施行手术间消毒时，两者在手术间内的 8h 平均浓度，均可能已超过上述规定。用甲醛气体消毒时，手术间和走廊中的甲醛浓度为 4 ~20ppm。晚间用甲醛气体消毒手术间，次日晨甲醛仍可达到 5ppm。

甲基丙烯酸甲酯可引起局部和全身毒性作用，如头痛、全身不适、眼结膜刺激等，可能系通过破坏谷胱甘肽等非蛋白质的巯基起反应，消耗细胞的保护性物质所致。高浓度对苯二酚可引起眼刺激症状、畏光，甚至结膜溃疡。

激光器所用的染料，多数是高毒性物质，如花青和炭化青是极毒物质。激光束照射组织可产生烟雾，其中含有苯、醛及多环芳香烃等气体和颗粒状污染物，气味难闻，对呼吸道可造成不同程度的危害。用激光烧灼乳头状瘤时，烟雾中的乳头状瘤病毒可能不受影响，或影响轻微而又恢复感染力，工作人员因此面临感染病毒的威胁。激光下的乙型肝炎病毒和人类免疫缺陷病毒也存在这种可能性。紫外线激光器可产生臭氧，紫外线空气消毒和电源的电晕，也可以产生臭氧；臭氧是眼和肺组织最危险的刺激物，慢性接触可导致肺气肿和肺组织纤维化，已证实对动物具有致突变、致畸形和致癌性。

苯酚是一种细胞原浆毒，慢性吸收可致动物肺损伤和致癌；对人可引起神经和消化系统症状。乙醇为神经毒物，慢性吸收可降低脑氧化还原电位，引起神经胶质细胞蛋白破坏及脑白质萎缩。孕妇长期摄入酒精可致胎儿酒精综合征。环氧乙烷对眼和皮肤均有刺激性，吸入后可出现头痛、头晕、反应迟钝及嗜睡等中枢神经抑制症状，还可引起恶心、呕吐、腹痛和腹泻等，慢性接触对人类和动物均有致癌性。二氧化碳浓度达0.05%时，可引起人体不适，达0.2%~0.6%时可产生危害。

上述这些化学物质的污染水平一般都较低，但污染时间长，各个化学物质的化学性质不同，对手术室工作人员仍可能引起损害。数种有害物质混合污染空气时，其毒性作用可相加，这是环境毒理学的一般规律，其所引起的环境病，临床症状常不典型，也缺乏特异性诊断标准，但可能有潜在的遗传毒理学效应。因此，对空气混合污染，应引起高度重视，应减少排放，加强清除。特别需要有良好的通风换气等预防措施，进一步加强有关的科学研究，以保障手术室工作人员的身体健康。

（二）噪声污染

手术室噪声常被忽视。目前对噪声污染的有害影响已有了一定认识。从环境保护的角度看，噪声系指不需要、不悦耳、紧张而有害的声音。噪声有许多测定方法，但大多以dB-A为单位来分级。通常A-加权声级为10dB（频率在1 000~4 000Hz）时，刚可听到声音；10~40dB代表相当安静；40~80dB则属中等声响；80~100dB已很响，100~300dB则令人很不舒服。

5

根据美国的相关规定，手术室内允许的最高噪声定为90dB。噪声的来源涉及全体工作人员的动作和交谈以及机器设备工作的声音。许多常规操作也可以产生不愉快的声音，如打开纸包、穿衣、戴手套、台桌的轮子滚动、手术器械的接触以及工作中的机械呼吸机等。

噪声可引起内分泌、心血管和听觉系统的生理改变。如刺激垂体-肾上腺轴，使下丘脑核释放ACTH，引起皮质激素的分泌增加和髓质分泌肾上腺素和去甲肾上腺素增加，可使周围血管收缩，血糖和血压升高。除非持久和反复刺激，一般为暂时性反应。超过80dB时，有的人听力可减退。

手术室内噪声常接近90dB，这可影响患者的安睡，使局部麻醉患者需要更多的镇静和镇痛药，又可使工作人员思想不集中，精力分散，工作中容易出差错。

为此，手术室内应限制不必要的交谈、限制不必要的人数、噪声大的器械移到手术室外；应用无噪声技术，如加橡皮垫，改用塑料制器械等；加强保护性医疗制度，做到走路轻、说话轻、动作轻。建立闭路电视，减少参观人员；采用无声反射墙壁则更理想。

（三）X线辐射污染

过去的几十年里，随着外科手术技术和仪器设备的发展，包括介入放射手术在内的X线相关手术大量增加，明显增加了麻醉科医师和手术室工作人员暴露于X线的危险。这种辐射不能被人体感知，所以采取措施加以保护就显得格外重要。

X线所产生的电离辐射，可使人体产生生物学改变。如果接触的辐射足够严重，会造成组织破坏或染色体变异而引发细胞恶性增殖。

接触X线的剂量通常以雷姆（roentgen equivalents man，rem）为单位，用来测量作用于人体的射线对组织造成的生理伤害。人体自然辐射暴露剂量是不同的，它取决于地理位置，国内通常每年为100~200mrem，主要来自于宇宙射线和周围环境中具有放射性的化合物。大多数医师接触的职业辐射量不超过自然辐射量。

X线和普通光线一样能被物体表面反射，职业暴露的主要原因是患者和周围设备散射的X线。虽然X线机设计时尽量减少杂散辐射，但还是有散射会被工作人员吸收。

对X线的防护主要是时间防护、距离防护和屏蔽防护。

射线辐射的剂量和时间成正比，在满足诊断和治疗质量的前提下，曝光时间越短，工作人员所受辐射剂量就越少。而射线的强度与距离的平方成反比，3m的距离可以使射线衰减81%，所以麻醉科医师和其他工作人员应尽量远离X线管和散射体。

仅靠时间和距离防护当然非常有限，还需要采用屏蔽防护，所谓屏蔽防护就是在放射源和散射线与工作人员之间放置一道能有效吸收隔离射线的屏障，常用的包括专用铅板、铅玻璃防护屏、加厚或者添加有防护材料的混凝土墙壁以及用于穿着的防护用品如铅衣、防护围脖和防护帽等。麻醉科医师在有X线辐射情况下进行麻醉操作（常见于介入手术室内）应当穿戴防护服装，尤其对敏感器官如甲状腺、性腺等应加以保护。

第三节 手术室相关的医源性感染

麻醉时必须充分考虑感染从患者到患者、从患者到麻醉科医师和从麻醉科医师到患者之间相互传播的危险(通过个人、环境和麻醉器械的传染)。许多研究已证实,麻醉科医师由于职业特点接触血液和其他感染性体液而极易患感染性疾病。大量著作阐述了感染肝炎病毒和反转录病毒的危险性。手术室传播血源性病原体危险的重要途径是通过皮肤损伤,主要由针刺造成。虽然血源性病原体的成功传播需要许多条件,但其中一个决定因素是传染病原体接种的数量。研究表明,由于空心穿刺针传播的血液容量远远大于实体针,因此传播疾病的概率更大。与手术室其他人员相比,在与针刺有关的损伤中,麻醉科医师受到空心穿刺针损害的比例最高(麻醉科医师为 82%,技术人员为 28%,外科医师为 15%)。

一、病毒性肝炎

病毒性肝炎(viral hepatitis)是由多种肝炎病毒引起的以肝脏病变为主的一种传染病。病毒性肝炎根据病原学分型,目前已被公认的有甲、乙、丙、丁、戊五种肝炎。除乙型肝炎病毒(hepatitis B virus,HBV)为 DNA 病毒外,其余四种肝炎病毒均为 RNA 病毒。甲型肝炎病毒(hepatitis A virus,HAV)及戊型肝炎病毒(hepatitis E virus,HEV)传播途径为粪 - 口途径。乙型肝炎病毒(HBV)、丙型肝炎病毒(hepatitis C virus,HCV)可通过受感染者的血液、黏膜表面或破损的皮肤表面,接触到感染者的血液、血制品以及体液(尿液、唾液)传播。丁型肝炎病毒(hepatitis D virus,HDV)为有缺陷的单股负链 RNA 病毒,必需依赖 HBV 等嗜肝 DNA 病毒为其提供外壳,才能进行复制,因此 HDV 感染需同时或者先有 HBV 或其他嗜肝 DNA 病毒感染的基础。HDV 主要通过血液传播,近年来有报道可通过性接触传播。因此手术室中需要警惕肝炎病毒,尤其是 HBV、HCV 及 HDV 的医源性感染。在我国流行范围最广,危害最为严重的病毒性肝炎为乙型病毒性肝炎。HBV 是 DNA 病毒,由 DNA 和蛋白质(核心抗原)组成核心,外面包绕着一层蛋白质和脂质(表面抗原)。HBV 在外界很稳定,甚至可在干燥的血液中保持 1 周的活性。手术室相关医源性感染需警惕的首位传染性疾病就是乙型病毒性肝炎。

(一) 病原学与血清学

肝炎病毒主要从肝炎患者及病毒携带者的血清、肝组织中检测出。

1. HAV　主要依靠血清抗 -HAV 抗体检测:血清抗 -HAV IgM 阳性可确诊为 HAV 近期感染,抗 -HAV IgG 阳性提示既往感染且已有免疫力。

2. HBV　包括三个抗原抗体系统,即表面抗原抗体系统(HBsAg,抗 -HBs)、核心抗原抗体系统(HBcAg,抗 -HBc)及 e 抗原抗体系统(HBeAg,抗 -HBe)。除抗 -HBs 单独阳性可能是注射乙型肝炎疫苗后产生的抗体外,其余各项阳性,均提示已经感染过 HBV,其中 HBsAg、HBeAg(被含 HBeAg 阳性的血液针头刺破出血,至少有 30% 的医护人员要感染乙肝)及抗 HBc IgM 阳性,表示 HBV 在体内复制。若仅抗 -HBe 和抗 -HBc IgM 阳性,说明已经感染过 HBV,目前体内无 HBV 复制。HBV 检测还可使用分子杂交或 PCR 法检测,血清中 HBV DNA 阳性,直接反映 HBV 活跃复制具有传染性。我国 HBsAg 携带者约为 10%。HBV 抵抗力强,耐酸,对下列消毒剂敏感;0.5% 过氧醋酸、3% 漂白粉、1% 碘酊、5% 甲醛和 2% 戊二醛。

3. HCV　由于血中抗原量太少无法测出,故只能检测抗体抗 -HCV 为 HCV 感染标记,抗 -HCV 不是保护性抗体。用套式反转录 PCR 法检测,血清 HCV-RNA 阳性提示病毒活跃复制具有传染性。

4. HDV　由于是缺陷病毒,依赖 HBV 的存在才能复制,可表现为 HDV-HBV 同时感染或者重叠感染。HDAg 仅在血中出现数天,随之出现 IgM 型抗 -HDV 抗体。慢性 HDV 感染抗 -HDV IgG 持续升高。自血清中检出 HDV-RNA 则是更直接、更特异的诊断方法。

5. HEV　急性期血清中可检出抗 -HEV IgM 抗体,恢复期血清中抗 -HEV IgG 滴度很低,且持续时间短于 1 年,故抗 -HEV IgM 和 IgG 均可作为 HEV 近期感染指标。

(二) 麻醉科医师感染肝炎病毒的危险性

HAV、HEV 主要通过粪 - 口途径传播,在手术室中医源性感染的风险较小。

HBV、HCV、HDV 主要经血液、血液制品和注射器传播。肝炎患者的唾液、乳汁、汗液、精液、月经、阴道分泌物及尿液中均可能携带病原体，与这些体液接触，也是主要传播途径之一。麻醉各项基本操作如静脉穿刺置管、注射药物、抽取血标本、安置导尿管、腰椎穿刺、口腔插管、清理呼吸道等，都有可能导致麻醉科医师感染病毒性肝炎，甚至吸入病毒性肝炎病毒污染液体也可以感染病毒性肝炎。多数麻醉科医师在临床工作中都有被刺破手指的经历，则更容易感染病毒性肝炎。美国的研究指出，麻醉科医师乙型肝炎的感染率为 12.7%(8.7%~22.7%)，是普通人群的两倍。另有报道麻醉科医师乙型肝炎的感染率可达 20%~30%。

（三）减少麻醉科医师感染病毒性肝炎的预防措施

1. 患者手术前尽可能常规做病毒性肝炎免疫学检查，以明确是否感染及是否存在传染性；若未能查出，应视患者的血液和分泌物有传染性。

2. 遇到血清学检查阳性的患者，防止皮肤和黏膜直接接触患者的血液和体液，应采取必要的防护措施：①尽可能不直接接触患者的皮肤、黏膜、血液和分泌物；②必须接触时，穿隔离衣服，戴手套、口罩、护目镜及护面罩等；③尽可能使用一次性物品；④吸引瓶内加用消毒剂；⑤清洗和消毒已经用过的器械前，先用甲醛等消毒溶液浸泡至少 3 小时；⑥对手术切除标本应贴危险标志；⑦手术后对地面、器械台及麻醉机等用消毒液擦洗，呼吸机螺纹管、面罩等用甲醛气体或氧化乙烯消毒；⑧如果接触了患者的血液或体液，应立即清洗手或其他皮肤表面，脱下手套后应用肥皂和清水将手洗干净，以防止患者与医务人员之间的交叉感染。

3. 污染肝炎病毒的针头或刀片意外刺伤手指等时，应立即从伤口近心端向远心端轻轻挤压，尽量挤出血液，同时用流动水冲洗伤口，并用 0.5% 碘伏消毒伤口，然后用防水敷料包扎。如果是黏膜暴露，应用大量生理盐水对局部进行反复冲洗。同时立即取患者和麻醉科医师的血液送检。特殊处理：① HBV：若患者 HBsAg 阴性，则不需要进一步处理；若患者证实有传染性，而麻醉科医师有高滴度保护性抗体—抗 -HBs(10RIA 单位)，一般也不需要特殊处理；如果抗 -HBs 低下或缺乏者，应于 48 小时内肌内注射高滴度的乙型肝炎免疫球蛋白，1 个月后重复注射 1 次，剂量为 0.06ml/kg。② HCV：若麻醉科医师抗 -HCV 阳性应进一步检测 HCV-RNA，HCV-RNA 阳性者建议进行干扰素 + 利巴韦林的标准抗病毒治疗；若麻醉科医师抗 -HCV 阴性，应于暴露后 12 周再次检测抗 -HCV，抗 -HCV 阳性者进一步检测 HCV-RNA，HCV-RNA 阳性者建议行干扰素抗病毒治疗，HCV-RNA 阴性者于暴露后 24 周监测抗 -HCV 和 ALT，并进行跟踪管理。

4. 受伤后处理措施不能到达 100% 有效，因此减少职业性接触危险的预防措施的关键是麻醉科医师行为改变，包括了解感染的危险程度，培训和改进有创操作步骤，减少使用传染性危险性高的仪器和设备，给穿刺针加帽，采用无针系统操作。

5. 其他　麻醉科医师应勤洗手。定期检查，早期发现乙型肝炎症状，如发热、恶心、腹痛、黄疸、关节痛以及一些其他特异性症状，一旦发现异常应及时治疗。有条件者应常规预防注射乙型肝炎疫苗。大约 95% 的接种者可以产生达到保护作用的抗体效价，保护作用至少可持续 13 年。

二、获得性免疫缺陷综合征

获得性免疫缺陷综合征(acquired immunodeficiency syndrome，AIDS)，简称艾滋病，是人类免疫缺陷病毒(HIV)所引起的传染病，现已形成世界性流行。

（一）病原学及传播途径

HIV 是一种双螺旋 RNA 病毒，对光、热、pH 变化及各种消毒剂都比较敏感，在体外不易生存。HIV 侵犯 T 辅助细胞(Th)，Th 被大批破坏使患者淋巴细胞减少，HIV 同时也可攻击巨噬细胞及中枢神经系统内的细胞。机体免疫功能因 B 细胞、自然杀伤细胞、单核细胞及巨噬细胞功能异常而进一步受损。HIV 抗体的出现可确认感染，虽然血清学变化并不意味着活动性疾病。

艾滋病患者和病毒携带者是唯一的传染源。传播介质主要为被 HIV 污染的血液、血浆；未经灭活处理的血液制品和凝血因子制剂；冻存精液；带 HIV 的供肾等。传播方式主要是性接触和共用未消毒的针头等用具，因此，同性恋、宿娼、注射毒品、娼妓等人群的感染率最高。医源性传播如输血和血制品，特别是凝血因子Ⅷ和 IX 及母婴传播等，均已经证实是 HIV 的传播方式。

HIV 感染数天后出现一个非特异性病毒感染综合征，表现为发热、不适、潮红、关节痛以及淋巴结肿大。这些症状只见于少数患者，消退后将转入漫长的无症状期，大约在感染病毒达 6 个月时血清学呈阳性，而到临床症状明显时则需数月或数年时间。艾滋病的临床表现症状较多，但无特征性症状，其中包括消瘦、乏力、贫血、白细胞减少、慢性腹泻以及渐进性痴呆等。也有最初的表现是恶性肿瘤，如 Kaposi 肉瘤或非霍奇金淋巴瘤。艾滋病的主要特征是对条件性感染的易感性，如卡氏肺囊虫性肺炎、弓形虫病、念珠菌病、隐球菌病、组织胞浆菌病、巨细胞病毒、单纯疱疹病毒、进行性多灶性脑白质病及非典型性分枝杆菌等。

（二）麻醉科医师的自我防护措施

因 HIV 通过血液或体液传播（其中包括精液和阴道分泌物），如直接接触艾滋病患者和带病毒者的血液、体液和分泌物，及 HIV 患者用过的针头和器械等，均可感染 HIV。手术室工作人员有接触这些危险物品的可能性，所以必须重视，并进行自我保护，防止 HIV 感染。针头或锐器的意外损伤是麻醉科医师感染艾滋病最危险的因素。暴露的黏膜、结膜以及破损的皮肤也都有感染危险性。

对 HIV 血清试验阳性而无症状的患者，应视为艾滋病患者对待。术前访视一般多无危险。患者痰液和尿液的传播性目前还不清楚，但仍以危险物对待为好。对出血广泛或已被隔离的患者进行检查时，应戴手套，穿隔离衣服，甚至戴眼罩。戴一层可使直接接触到血液的机会减少 80%，因此如再加戴一层手套则使穿透里层的危险性又减低了 50%。

将多痰、大量出血的患者，从病房运送至手术室时，麻醉科医师应穿隔离衣服。施行麻醉时还应特别注意：穿刺血管时防止血液外流；被污染的锐性器具，应立即集中放于专备的容器中；静脉穿刺后的针芯，要注意避免刺伤手指；气管插管和拔管时，手指尽可能不接触其唾液和血液；尽量使用一次性麻醉用品，否则于使用后应立即消毒；尽可能减少所用器械用具的数量，以缩小污染范围；衣服和皮肤应尽量减少与患者血液和引流物接触。

工作人员的皮肤一旦被患者血液和分泌物污染的锐器损伤，应立即挤压受伤部位，使之出血，以尽可能排出含 HIV 的血液，并用肥皂和清水彻底冲洗。皮肤受伤后引起血清学转阳性的危险因素包括：①损伤的情况（刺入皮肤内的血液的量、针头内径、、损伤深度、针头的血液情况、既往血管内器材或针头的接触情况等）；②传染源（循环中病毒的效价、临床状态及抗病毒药物的应用）；③医务人员健康状况（隔离物品的使用及接触后的处理）。目前尚无被缝合针刺伤后艾滋病血清学转阳性的证据，但也不能排除被感染的可能性。目前齐多夫定（zidovudine，ZDV）200mg 每天 3 次是唯一有效的药物，为增加抗反转录病毒活性或抗 ZDV 耐药性毒株的活性，应加用拉米夫定（lamivudine，3TC）800mg 每天 3 次。对接触了 HIV 高危传染患者的医务人员，则应加用蛋白酶抑制剂（如 indinavir，IDV；600mg 每天 3 次）。最好在接触艾滋病后 1~2 小时内就开始快速、积极地实施接触后预防（PEP）。尽管 36 小时后开始治疗可能无效，但对高危接触者即使在 1~2 周后也应进行治疗。PEP 的最佳疗程目前还未确定，但只要能耐受，治疗或许应持续 4 周。在目前推荐使用的剂量范围，ZDV PEP 通常可以很好地耐受；期短期毒性作用包括胃肠道症状、乏力、头痛。其他药物的副作用目前还未得到总结。如果患者 HIV 感染源不明，PEP 的开始应根据接触的危险及患者感染 HIV 的可能性决定。皮肤接触并不增加感染危险性，药物毒性的危害大于 PEP 的益处。对有感染危险的工作人员应取基础血样检测 HIV 标志物，并在接触后的 5 周、3 个月、1 年内复查。接触 HIV 患者的医务人员应注意：① PEP 的效果和毒性都是有限的；②除 ZDV 以外的一些药物，只对非 HIV 患者或孕妇有毒性；③ ZDV 在妊娠中三月和末三月使用时，尚未发现严重的副作用，但在妊娠首三月应用资料还很少；④PEP 可能被接触过HIV的患者的医务人员拒绝。

三、细菌性感染

（一）细菌感染的常见来源及传播途径

手术室细菌感染病原体的来源可分为三类：患者、医务人员以及环境。来源于患者的细菌性病原体主要源于患者体表、呼吸道、血液、分泌物、排泄物所携带的致病菌。来自医务人员的细菌性病原体多由于不规范的手卫生、手消毒行为及不规范的无菌操作。来自于环境的细菌性病原体，主要是指手术室空气、医疗器械、耗材等由于净化、消毒、灭菌不严格所带来的病原菌。手术室内细菌性病原体传播途径主要有接触传播、空气传播、血液传播。污染手术部位、切口等的病原菌主要通过接触或者空气传播；造成患者呼吸系统感染的病原菌主要通过空气传播或接触传播（被污染的气管内导管等）；造成患者血行感染的病原菌主要是通过血液传播或接触传播（被污染的静脉或动脉穿刺针）。

（二）手术室细菌性感染的危害

1. 对患者的危害　手术室细菌性病原体感染患者最直接的后果就是导致患者术后感染，术后感染是一类常见且严重的术后并发症。麻醉手术期间的患者由于应激反应、体温降低、失血、低蛋白等多种原因免疫功能受抑制，对病原体的抵抗能力降低。手术部位的细菌污染，无论是通过被污染的医务人员接触，还是被污染的医疗器械、敷料、耗材，都可导致手术部位和切口感染，影响术后恢复及切口愈合。通过吸入有致病菌的空气或气管插管、呼吸回路内细菌增殖、传播，则有可能引起呼吸道感染。留置各类导管、引流管、尿管等操作时无菌操作不严格或用物耗材被细菌污染，均有可能引起血行性、留置导管部位或泌尿系感染。患者术后感染将会延长患者术后恢复时间，增加医疗花费，严重者可危及患者生命。

2. 对麻醉科医师的危害　麻醉科医师在手术室内工作时间长，大量的麻醉基础操作需要接触患者血液、体液、破损的皮肤等，并且麻醉操作中针刺有关损伤的发生率在医护人员中比例最高。如果手术室空气受到病原菌污染，长时间吸入受污染空气将大大增加麻醉科医师呼吸系统感染的概率。另外，接触患者血液、体液、分泌物的空心针，其内病原体的数量远远大于实体针，若发现、处理不及时，都可能导致感染。

5

细菌感染的患者可通过空气、接触、血液等途径，将病原菌传播给麻醉科医师并造成感染，麻醉科医师也可通过上述途径将自身携带的病原菌传播给患者，造成患者感染。手术室空气被病原菌污染后可以通过共用的空调或通风系统在手术间之间传播。

（三）手术室细菌性感染的防护措施

1. 严格进行手卫生、手消毒操作　手术室内病原菌很大程度上通过受污染的手作为媒介传播的。麻醉科医师要严格遵守手卫生、手消毒指征，并严格进行有关操作流程。切断病原菌通过“手”这一渠道的传播途径。

2. 严格进行无菌操作，不重复使用一次性医疗耗材　进行有创操作及侵入性操作时严格遵守无菌操作原则，戴好帽子、口罩，正确进行外科洗手、手消毒及戴无菌手套。进行深静脉穿刺、放置漂浮导管等操作时，应当穿无菌手术衣。接触特殊类型感染患者时穿隔离衣、戴手套，有创操作时戴双层手套及护目镜。定期检查各类耗材、无菌器械的有效期、包装完整性及消毒指示卡。禁止重复使用一次性医疗耗材。

3. 定期进行手术室空气采样及医务人员手部菌落采样　定期对手术室空气进行采样培养，监控手术室菌落总数。医务人员手部菌落采样可以监控医务人员手卫生、消毒的执行力度及效果，及时发现问题，防患于未然。

4. 有创操作时遵守操作原则，避免自伤或损伤患者　接触锐器（包括刀片、缝针、穿刺空心针、玻璃安瓿等）时要小心操作，避免刺伤操作者自身及意外损伤患者。

5. 发生暴露时的处理　发生意外穿刺损伤时，应立即从伤口近心端向远心端轻轻挤压，尽量挤出血液，同时用流动水冲洗伤口，并用 0.5% 碘伏消毒伤口，然后用防水敷料包扎。如果是黏膜暴露，应使用大量生理盐水对局部进行反复冲洗。对于经处理后仍然发生感染的医患，要开始抗生素治疗，必要时根据细菌培养和药敏试验结果选择用药。对于预防性抗生素的使用，目前仍无统一意见。如判断感染风险极大，比如大量直接接触携带病原体的污染物、病原体致病力及传染性极强，感染将引起严重后果者，考虑预防性使用抗生素者需注意监测药物不良反应。

6. 特殊类型细菌感染的处理　梭状芽孢杆菌、破伤风杆菌、铜绿假单胞菌感染或可疑感染的手术，需在入口远离其他手术间的手术间进行，手术间的通风、空调、空气净化装置不与其他手术间相通，并可进行正负压切换。手术间门口悬挂特殊感染手术指示牌，拒绝参观。进行此类手术时医务人员需着隔离衣，患者进入手术间后医务人员不得随意出入手术间，需在手术结束后将隔离衣、口罩、帽子、鞋脱于手术间内，消毒液洗手后方可离开。此类患者使用的物品尽量为一次性使用物品。医疗废物需特殊标志，并焚烧处理。手术器械需独立存放、包装、运输及经特殊消毒。手术间需彻底打扫卫生、净化消毒，进行细菌培养方可开封。

四、其他感染

（一）单纯疱疹病毒（herpes simplex virus，HSV）

通常继发于口腔或结膜感染（如感冒），单纯疱疹病毒也可导致生殖器损害。疱疹性瘭疽是手指的 HSV 感染，发生于受损皮肤接触口腔分泌物后。它可继发于轻微的皮肤损伤，因此戴手套可预防感染。口腔损伤不是病毒播散的必须途径。HSV 可通过疱疹水疱传播，活动期疱疹性瘭疽者不应直接处置患者直至所有的病损干燥和结痂。鉴别疱疹性损伤和蜂窝织炎及脓肿很重要，因为切开引流会严重加剧疱疹性瘭疽感染。

（二）结核

近年来，由于对免疫接种的忽视和耐药菌株的产生，结核的发病率有所增加。活动性和开放性结核的患者如需麻醉和手术，一般应送至专门的医院（结核病医院）进行。此类医院应有良好的环境控制和呼吸保护，包括专门的隔离病房、手术室的通气和过滤、废气处理、手术和麻醉设备的消毒处理及医护人员个人防护设备等。对有结核传播可能的患者，麻醉科医师在全身麻醉气管插管时的风险最大，需要佩戴相应的口罩和面罩，要求能够过滤小于 1μm 颗粒，在吸入流速达到 5L/min 时滤过有效性为 95%。

（张 琦　邵建林　侯 炯）

参考文献

[1] VASUDEVAN L, MENCHACA D I, TUTT J. Laser safety program development at Taxes A & M University-issues and challenges [J]. Health Phys, 2015, 109 (3): 205-211.

[2] OVERCASH M. A Comparison of Reusable and Disposable Perioperative Textiles: Sustainability State-of-the-Art 2012 [J]. Anesth Analg, 2012, 114 (5): 1055-1066.

[3] EDWARDS B E, REIMAN R E. Comparison of Current and Past Surgical Smoke Control Practices [J]. AORN J, 2012, 95 (3): 337-350.

[4] ENGEL S J, PATEL N K, MORRISON C M, et al. Operating Room Fires: Part Ⅱ [J]. Optimizing Safety, Plast Reconstr Surg, 2012, 130 (3): 681-689.

[5] MARY S. Laser safety: practical measures and latest legislative requirements [J]. J Perioper Pract, 2011, 21 (9): 299-303.

[6] Blokker-Veldhuis M J, Rutten P M, De Hert S G. Occupational exposure to sevoflurane during cardiopulmonary bypass. Perfusion, 2011, 26 (5): 383-389.

[7] SMITH F D. Management of exposure to waste anesthetic gases. AORN J, 2010, 91 (4): 482-494.

[8] BALL K. Compliance with surgical smoke evacuation guidelines: implications for practice [J]. AORN J, 2010, 92 (2): 142-149.

[9] BLAZQUEZ E, THORN C. Fires and explosions [J]. Anaesth Intensive Care Med, 2010, 11 (11):455-457.

[10] 邓小明，姚尚龙，于布为，等．现代麻醉学．4 版．北京：人民卫生出版社，2014.